普通外科手术学

第3版

Operation of General Surgery

主编 黎介寿 吴孟超

河南科学技术出版社

·郑州·

内容提要

本书在第2版的基础上修订而成，系统阐述了普通外科手术治疗的基础理论和各种手术方法，包括颈部、乳腺、腹壁、胃、肠、肝、胆、胰、脾、肛管、周围血管等普通外科伤病的手术治疗技术和腹腔镜肝胆胰手术，既有传统经典手术，又有国内外新术式和新理论、新技术介绍。对各种手术均按适应证、禁忌证、术前准备、麻醉与体位、手术步骤、术中注意要点、术后处理和并发症防治等予以详述，并配以精细的局部解剖图和手术操作图。作者以总结自己的实践经验为主，同时参考国内外最新文献，较全面地反映了普通外科手术学的发展水平，具有很高的学术价值和实用价值，适合各级普通外科医师、相关专业人员和医学院校师生学习参考。

图书在版编目（CIP）数据

普通外科手术学/黎介寿，吴孟超主编．—3版．—郑州：河南科学技术出版社，2022.3
ISBN 978-7-5725-0689-5

Ⅰ.①普…　Ⅱ.①黎…②吴…　Ⅲ.①外科手术　Ⅳ.①R61

中国版本图书馆CIP数据核字（2022）第016442号

出版发行：河南科学技术出版社
北京名医世纪文化传媒有限公司
地址：北京市丰台区万丰路316号万开基地B座1-115　　邮编：100161
电话：010-63863186　010-63863168
策划编辑：杨磊石
文字编辑：艾如娟
责任审读：周晓洲
责任校对：龚利霞
封面设计：吴朝洪
版式设计：崔刚工作室
责任印制：程晋荣
印　　刷：北京盛通印刷股份有限公司
经　　销：全国新华书店、医学书店、网店
开　　本：889 mm×1194 mm　1/16　　**印张**：75.25·彩页4面　　**字数**：2199千字
版　　次：2022年3月第3版　　2022年3月第1次印刷
定　　价：398.00元

主编简介

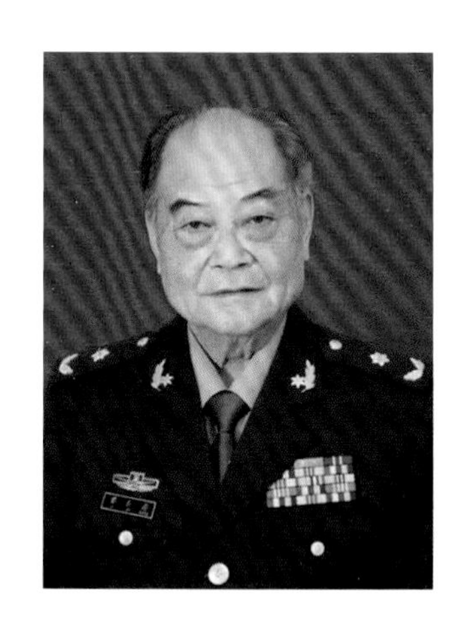

黎介寿 男，湖南省浏阳市人。中国工程院院士，主任医师、教授，博士生导师，国际著名普通外科专家、医学教育家。1949年毕业于国立中正医学院，获学士学位。曾任南京总医院副院长、南京大学临床学院副院长、全军普通外科研究所所长，国家、军队、江苏省重点学科负责人，解放军医学科学委员会副主任、江苏省医学会副会长。国际外科学会国家级会员，欧洲肠外与肠内营养学会理事、欧洲消化道外科学会会员等。

长期致力于肠功能障碍的研究，尤其对肠外瘘、小肠移植、临床营养支持治疗、短肠综合征、重症急性胰腺炎、肠黏膜屏障功能的研究与损伤维护、损伤控制性外科及加速康复外科概念的研究和推广应用等方面有丰富治疗经验与卓越效果。

遵循医学教育与卫生人才的成长规律，确立科学的临床医学教学理念，建立全新的临床医学教育模式，凝练大师加团队的组织形式，培养了一大批博士、硕士研究生和博士后，绝大部分成为我国临床医学的拔尖人才。

发表学术论文600余篇，担任13卷巨著《手术学全集》第一总主编，主编出版《肠外瘘》《临床肠外及肠内营养支持》《围手术期处理》等专著10部。以第一完成人，获全国科技大会奖1项，国家科技进步一等奖1项、二等奖2项，军队及省部级医、教、研成果一等奖18项。

荣获"何梁何利奖励基金"医学与药学奖、中国医师奖、解放军专业技术重大贡献奖等称号10余次。2009年胡锦涛主席签署命令为黎介寿院士记一等功。领导的团队，2011年被南京军区授予"科技创新模范医疗科室"荣誉称号，2012年被中央军委四总部授予"全军科技创新群体"，2013年获"江苏省科学技术突出贡献奖"。2014年国际小行星中心和国际小行星命名委员会命名192178号小行星为"黎介寿星"。2015年9月3日作为英模代表应邀到北京参加抗日战争胜利70周年阅兵观礼。2019年授予胜利勋章。

主编简介

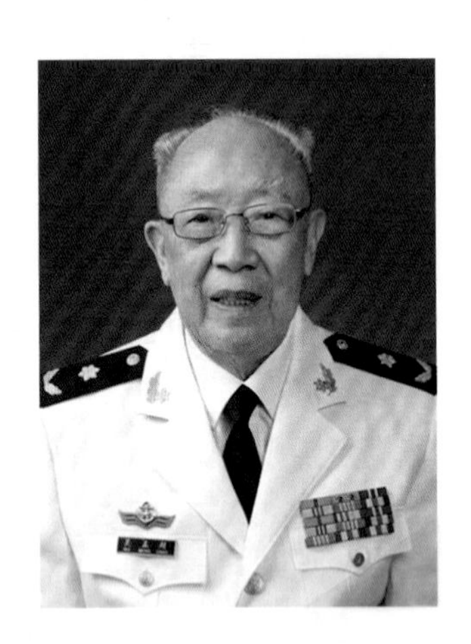

吴孟超 男，中国科学院院士，著名肝胆外科专家。国家最高科学技术奖获得者，原第二军医大学副校长 。1922 年 8 月出生于福建闽清，1956 年 3 月入党。1943 年至 1949 年就读于同济大学医学院，毕业后进入华东人民医学院附属医院工作。1987 年起任第二军医大学教授、主任医师、博士生导师，专业技术一级，文职特级。曾任上海东方肝胆外科医院院长、东方肝胆外科研究所所长。先后兼任中华医学会副会长、中国癌症基金会副主席，解放军医学科学技术委员会常务委员等职。

吴孟超院士是我国肝脏医学主要创始人。首创肝脏解剖学理论和常温下间歇性肝门阻断切肝法等系列理论与临床技术，完成以世界首例中肝叶肿瘤切除为代表的一系列标志性手术，取得了多项世界级创新性成果。从医 70 多年，先后完成 16000 多台肝胆手术，并组建了中国肝癌研究中心。培养了一大批博士、硕士研究生和博士后，绝大部分成为我国肝胆外科的拔尖人才。担任 13 卷巨著《手术学全集》第二总主编，主编出版《肝脏外科学》等专著 20 余部，发表学术论文 1200 多篇。

吴孟超院士先后荣获国家及军队科技进步奖 24 项，立军功 6 次。1996 年被中央军委授予“模范医学专家”，2004 年获国际肝胆胰协会杰出成就奖，2005 年获国家最高科学技术奖，2011 年 5 月国家科技部将 17606 号小行星命名为“吴孟超星”，2012 年 2 月被评为感动中国 2011 年度人物。2019 年 1 月退休。2021 年 5 月逝世，享年 99 岁。

第3版编著者名单

主　　编　黎介寿　吴孟超

主编助理　唐星明　杨甲梅　姜　凯

编 著 者　（以姓氏笔画为序）

王　义	海军军医大学	外科教授	
王敖川	陆军军医大学	外科教授	
尹　路	上海同济大学	外科教授	
叶必远	海军军医大学	外科教授	
冯玉泉	解放军总医院	外科教授	
仲剑平	海军军医大学	外科教授	
全竹富	东部战区总医院	外科教授	
刘永雄	解放军总医院	外科教授	
李幼生	上海交通大学	外科教授	
李国立	东部战区总医院	外科教授	
杨业发	海军军医大学	外科教授	
杨甲梅	海军军医大学	外科教授	
吴伯文	海军军医大学	外科教授	
吴性江	东部战区总医院	外科教授	
吴孟超	海军军医大学	外科教授	中国科学院院士
张柏和	海军军医大学	外科教授	
张智坚	海军军医大学	外科教授	
陈　汉	海军军医大学	外科教授	
陈　夷	海军军医大学	外科教授	
周伟平	海军军医大学	外科教授	
周家华	东南大学	外科教授	
宗　明	海军军医大学	外科教授	
姚晓平	海军军医大学	外科教授	
顾倬云	解放军总医院	外科教授	
钱光相	海军军医大学	外科教授	
钱国军	海军军医大学	外科教授	

第1版编著者名单

主　　编　黎介寿　吴孟超　黄志强

主编助理　尹　路　舒志军　姜　凯

编 著 者　（以姓氏笔画为序）

王敖川	第三军医大学	外科教授	
叶必远	第二军医大学	外科教授	
冯玉泉	解放军总医院	外科教授	
刘永雄	解放军总医院	外科教授	
仲剑平	第二军医大学	外科教授	
严以群	第二军医大学	外科副教授	
杨广顺	第二军医大学	外科教授	
吴孟超	第二军医大学	外科教授	中国科学院院士
吴世宽	南京军区南京总医院	副主任医师	
陈　汉	第二军医大学	外科教授	
陆家齐	解放军三〇四医院	主任医师	
张国华	解放军总医院	外科教授	
张柏和	第二军医大学	外科教授	
邹忠寿	南京军区南京总医院	外科教授	
宋子信	解放军一〇六医院	主任医师	
周伟平	第二军医大学	外科副教授	
孟荣贵	第二军医大学	外科副教授	
顾倬云	解放军总医院	外科教授	
钱光相	第二军医大学	外科教授	
黄志强	解放军总医院	外科教授	中国工程院院士
巢振南	第四军医大学	外科教授	
喻德洪	第二军医大学	外科教授	
蒋彦永	解放军总医院	外科教授	
蔡景修	第三军医大学	外科教授	
黎介寿	南京军区南京总医院	外科教授	中国工程院院士
黎沾良	解放军三〇四医院	外科教授	

第3版前言

《普通外科手术学》是原总后卫生部组织编写的《手术学全集》之一卷，前两版分别于1995年、2005年由人民军医出版社出版。《手术学全集》曾获解放军图书奖、全国优秀科技图书奖和全军科技成果一等奖，是原军医版品牌畅销书之一，曾多次重印，取得了良好的社会效益和经济效益。但由于军改，全面停止有偿服务，人民军医出版社已撤销，本书停止印刷发行已5年。

为满足普通外科医生的需要，使本书继续发挥学术交流和临床应用的指导作用，我们在前两版的基础上再次对本书进行了修订。经与出版社协商并签订出版合同，本版改由河南科学技术出版社出版发行。

本次出版的第3版，前18章内容未做大的修改，但我们已组织人员进行通读，做了部分文字修改，同时采用升级版软件调整版面，使图像更加清晰美观。为使内容与时俱进，特邀请东南大学附属中大医院的周家华教授撰写了"肝胆胰腹腔镜手术"，作为第19章，为本书增添了新的内容。由于本书容量大，参编者人数较多，书中如有错漏不当之处，欢迎读者批评指正。

在本版修订之际，本书前两版主编和本版主编之一、著名肝胆外科专家吴孟超院士不幸逝世，享年99岁，于此特表示哀悼与怀念。本书前两版主编之一、著名肝胆外科专家黄志强院士已于2015年逝世，享年93岁。吴、黄两位院士为本书的编写、修订做出了重要贡献，他们严谨的治学精神和认真的工作态度，永远值得我们学习和发扬。

祝愿我国的外科学队伍人才辈出，外科手术学水平不断提高，外科学事业蓬勃发展！

黎介寿

2021年8月于南京

《手术学全集》第2版序

总后勤部卫生部组织全军医学专家编写的《手术学全集》第2版，几经艰辛即将与读者见面。我们高兴地看到，在我国手术学的文库中，又增添一套完整、新颖的学术巨著。

手术是治疗伤病的重要手段，有时甚至是主要的和唯一的手段。手术又是一项很精细的工作，需要正确的理性认识，需要周密的考虑和严谨的组织，更需要手术者高度的责任感、渊博的医学知识和熟练的操作技术。随着科技的进步和经济的发展，手术医生面临的任务更为艰巨和繁重：一方面，新材料、新设备和新的术式不断涌现，手术的领域不断拓宽，手术的禁区不断缩小，因而急需知识不断更新，只有勤奋学习，善于实践，勇于探索，才能与时俱进，有所创新；另一方面，随着人民生活水平的提高，病人及其家属对医疗质量的要求也越来越高，不仅要求安全渡过手术，解除病痛，还要求创伤小，并发症少，保持良好的生理功能和生活质量。这两个方面都对手术医生提出了更高的要求，因此，交流和推广手术学理论、方法、技术，提高手术学的整体水平，对社会、对病人、对手术医生都具有极其重要的意义。

军队医学工作者由于其工作性质和服务对象的特殊性，历来十分重视手术学的理论研究和临床实践，并在长期的实验研究、理论探索和医疗实践中积累了丰富的经验，培养造就了大批专业人才。由军队医学工作者集体编写的这套《手术学全集》，在组织工作和编排方面具有以下三个特点：一是编著者、绘图者均在全军范围内遴选。他们对承担的任务都有深入的研究和丰富的经验，特别是总主编和各卷主编，均系学术造诣颇深的知名学者。高水平的编著者队伍和严格的审稿制度，保证了书稿的质量。二是篇幅宏大，内容新颖实用。全集13卷，近2000万字，几乎包含了目前各科开展的所有常用手术和近年来开展的最新手术，其中既有作者长期从事临床工作的宝贵经验，又吸收了国内外先进的研究成果；既有手术方法、步骤的详尽阐述，又有作者对手术的评注和手术要点的提示。三是图文并茂，编排精细。全书插图近2万幅，对重要的解剖结构和手术步骤均有图示，非常适合外科各专科和妇产科、眼科、耳鼻咽喉科、口腔科的中青年医生学习参考。正是由于以上三个特点，这套《手术学全集》的第1版受到读者的广泛好评，并获得国家、军队给予的很高荣誉。第2版在保留第1版特点的基础上，为适应科技发展和读者阅读的客观需要，补充更新了近年来进展的新理论、新观念、新术式，删除了一些不再适用的手术方法。特别需要提出的是，第1版总论卷改为围手术期处理，以强调围手术期处理在手术学中的重要性。在编排方面也作了较大改进，使本书更具实用性。

兹值《手术学全集》第2版出版之际，我谨表示热烈的祝贺，并向医学工作者，特别是外科各专科和妇产科、眼科、耳鼻咽喉科、口腔科的中青年医生推荐这套书，深信读之将获益匪浅。

裘法祖

中国科学院院士

中华医学会外科学分会

名誉主任委员

2004年10月

《手术学全集》第1版序

手术是治疗伤病最为重要的手段之一。从现代医学创立至今，手术在医学中所占的重要地位始终没有动摇。医学工作者在实践中创造了多种手术方法和技术，构成了现代医学科学的重要组成部分，挽救了无数伤病员的生命。

在我国，传统医学文献中早在2000多年前就有手术治疗的记载。现代医学传入我国以后，经过几代医学工作者的不懈努力，手术学在我国得到了迅速的发展，特别是近几十年来，我国广大医学工作者本着全心全意为人民服务的宗旨，刻苦钻研，勤奋实践，勇于创新，使我国的手术学水平达到了相当的高度，有些方面走在了世界的前列。

交流和普及手术技术，是推动医学向前发展的一项重要工作。国外出版过不少精美的手术学图谱，国内也出版过一些手术学图书。然而，手术学是以技能为主的学科，编绘和出版手术图谱比较繁难，因此，手术学图书的出版或内容更新往往跟不上实际要求。编著出版新的手术学图书，是摆在我国医学和出版工作者面前的一项重要任务。

基础医学研究的进展，对疾病的机制和转归规律的正确认识，使手术更加有的放矢；随着科学技术的高度发展，术前对疾病的诊断和对病情的判断可以更加准确；麻醉技术的发展，ICU的建立，各种先进的监护设备、技术和观念的引入，大大提高了手术和术后恢复期的安全性，以往不可能做的手术现在得以在临床开展，一些传统的手术操作方式也发生着改变。手术的领域在拓宽，手术的禁区不断被突破。对医学工作者而言，手术的专科性更明显，手术的技术难度在加强，所面临的业务挑战更加严峻，对手术的学习，应该是在一个新的层次上的学习。因此，对手术学参考书的要求也在不断提高。

中国人民解放军总后勤部卫生部组织军内专家编著《手术学全集》，是一件非常有意义的工作。这套全集，是一个恢宏的工程，它凝聚了解放军参加编写工作的数百位学者的智慧，它的出版，是对我国医学科学事业的一个重要贡献。

这套全集篇幅宏大，共分13卷，包括总论、普通外科、整形与烧伤外科、矫形外科、神经外科、胸外科、心血管外科、泌尿外科、眼科、耳鼻咽喉科、口腔颌面外科、妇产科、小儿外科，字数近2000万，这样大的篇幅，在现今手术学图书中是不多见的。书中针对外科手术医生的迫切需要和临床工作实际，从实用的角度出发，将临床上普遍应用的常规手术及其改良术，作为重点，进行全面、系统的介绍。同时还着力介绍代表当前发展趋势的新术式，对于在临床工作中较有影响的有争议的手术方式也作了分析介绍，并介绍了一些有学术意义的不常用手术。本书向读者展示的内容相当全面，所提供的知识极为丰富。

在《手术学全集》出版之际，我谨表示祝贺，并向医学工作者推荐这套书。

吴阶平

1994年4月10日

目 录

1 颈部手术

Operations on Neck

1.1 颈部的外科解剖学

Surgical Anatomy of Neck

颈部为头、胸、上肢的交界处。颈部的上界起于下颌骨下缘，下颌骨角经茎突至第 1 颈椎与枕骨隙下水平线。

下界为胸骨上切迹、锁骨上缘、经肩锁关节至第 7 颈椎棘突的连线。

1.1.1 颈部的浅层结构

Superficial Structures of Neck

颈部的皮肤和皮下组织薄而松弛，伸缩性好并有丰富的血液循环，含有颈阔肌和皮神经，愈合力强。

颈部的浅静脉均位于皮下组织内，颈前浅静脉起始于颏下沿中线向下，左右两侧分别向外注入颈外静脉。颈外浅静脉在耳垂下方由耳后静脉汇合而成，向下斜越过胸锁乳突肌的浅面在锁骨与该肌所形成的角处，穿过深筋膜注入锁骨下静脉。

舌骨、甲状软骨和气管环状软骨是颈部的主要骨性标志。

舌骨与下颌骨在同一水平，舌动脉途经舌骨大角上缘。

甲状软骨是最大的一块喉软骨，位于舌骨体下方。左右有两个软骨板，在男性其前缘呈直角凸向前方，形成喉结。两板上缘间的凹陷为甲状软骨切迹，相当于颈部上侧颈动脉分支的水平。

环状软骨，在甲状软骨下方，两者间有环甲膜相连，上缘有小关节面与杓状软骨相连。

气管为 C 形软骨环所构成，缺口向后。为保持其开张状态，各软骨环由环韧带连接在一起，后方的膜壁为平滑肌和结缔组织构成。

颈段的气管位置浅，下行于颈前正中线，可在环状软骨下缘至胸骨上凹间扪及。在第 2～4 气管软骨前方，有甲状腺峡，两侧的甲状腺叶邻近颈部的大血管，其后方邻近食管(图 1-1-1)。

胸锁乳突肌位于颈的两侧，此肌的胸骨头和锁骨头之间为锁骨上小窝。在其深面有颈总动脉、颈内静脉和迷走神经。

在胸锁关节水平上缘深处，左侧有颈总动脉，右侧为无名动脉的分支。

颈部肌肉分为颈浅肌群、舌骨上肌群、舌骨下肌群和颈深肌群 3 组。它们共同构成颈部的肌性标志。

颈浅肌群包括①颈阔肌：位于颈部浅筋膜中，起自胸大肌和三角肌表面的筋膜，止于口角；②胸锁乳突肌：位于颈部的两侧，起自胸骨柄前面和锁骨的胸骨端，两头汇合后斜向上方，止于颞骨的乳突。

舌骨上、下肌群位于舌骨与下颌骨与颅底之间。由二腹肌，茎突舌骨肌，下颌骨舌肌和颏舌骨肌组成。

舌骨下肌群位于颈前部的舌骨下方中线两

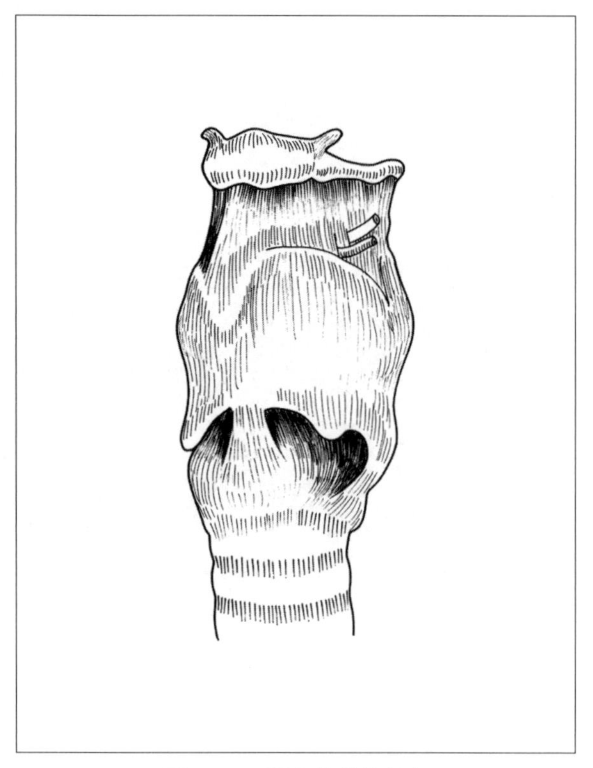

图 1-1-1 颈部的骨性标志

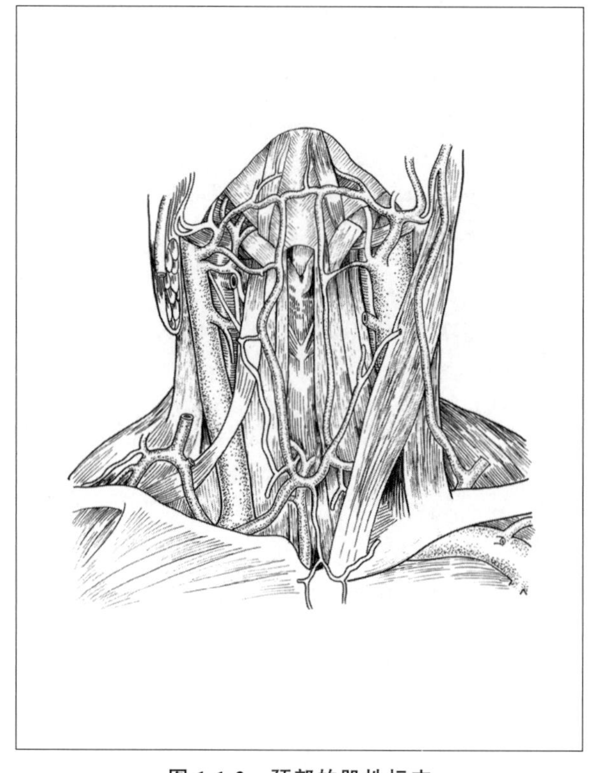

图 1-1-2 颈部的肌性标志

侧，每侧均有胸骨舌骨肌、肩胛舌骨肌、胸骨甲状肌和甲状舌骨肌。其后方有喉、气管和甲状腺。

颈深肌群分为内、外侧两群。外侧群包括前斜角肌、中斜角肌和后斜角肌。前、中斜角肌与第1肋骨之间为斜角肌间隙，有血管、神经通过。内侧群包括脊柱颈段前方的椎前肌，头长肌和颈长肌(图 1-1-2)。

颈部筋膜层次的划分各家不一。各层筋膜间常有分有合。颈部筋膜的层次是手术解剖面的标志之一。从临床的角度可将颈部筋膜分为浅层和深层筋膜。

颈浅层筋膜位于皮下，是由疏松的结缔组织、脂肪、颈阔肌、皮神经的终末细小的分支和血管组成。颈浅层筋膜软薄，并且不完整。颈部手术行皮肤切口时，一般将此层筋膜包括颈阔肌同时切开，在颈阔肌下分离皮瓣。

颈深层筋膜又可分为浅层、深层、脏器层及椎间筋膜。颈深层筋膜浅层位于颈阔肌的深面，包绕整个颈部，此层筋膜较完整。包括斜方肌、胸锁乳突肌，腮腺及颌下腺。它形成锁骨上间隙和胸骨上间隙。颈深层筋膜深层包绕舌骨下肌群。包括胸骨舌骨肌、胸骨甲状肌、甲状舌骨肌及肩胛舌骨肌，构成各肌的肌鞘。颈深筋膜的浅、深两层在颈前中线处结合形成颈白线。此处血管较少。

脏器层筋膜分为脏层和壁层两部分。脏层包绕甲状腺、气管、咽、喉、食管；壁层形成颈动脉鞘，包绕颈总动脉、颈内静脉。

椎前筋膜位于椎前肌前面，起于胸锁乳突肌后面和气管前筋膜。该筋膜覆盖在椎前肌及斜角肌的表面，包绕锁骨下动脉、静脉和臂丛。

颈部的筋膜之间形成组织间隙，位于舌骨上方的筋膜间隙有筋膜内间隙、咽周间隙；位于舌骨下方的有内脏间隙、颈动脉鞘以及椎前和腋筋膜间的间隙。

颈内筋膜脏层与壁层之间向下与前纵隔蜂窝组织间隙相通。椎前筋膜下的蜂窝组织间隙与腋腔的组织相通。包绕咽与食管和椎前筋膜之间的间隙上达颅底，向下经后纵隔达膈肌。椎前筋膜与颈脊柱之间的椎前间隙为颈椎寒性脓肿腔所在(图 1-1-3)。

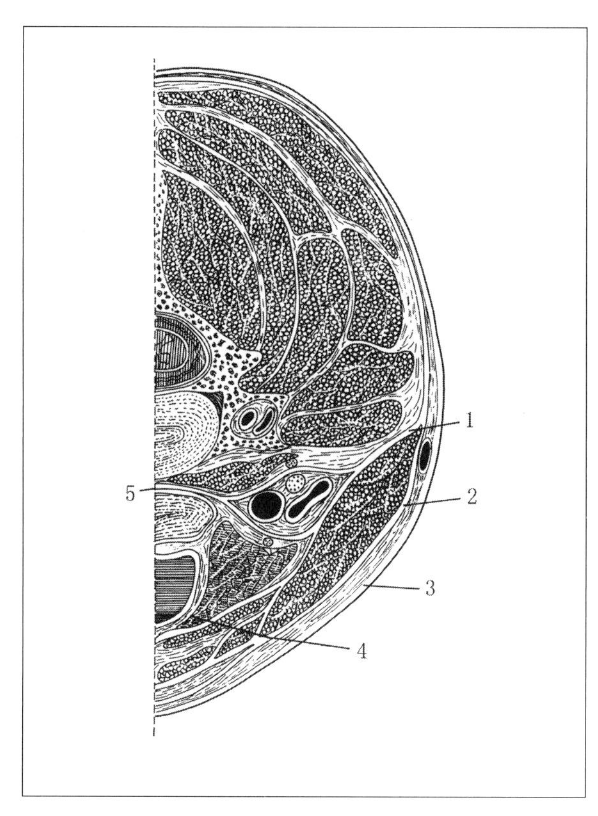

图 1-1-3 颈部的筋膜

1—颈深筋膜深层；2—颈深筋膜浅层；
3—浅层筋膜；4—脏器筋膜；5—椎前筋膜

1.1.2 颈部的重要血管
Vessels of Neck

颈总动脉的体表投影位于下颌骨角与乳突尖端的中点至胸锁关节间的连线。左侧颈总动脉起自主动脉弓，右侧发自头臂干，上行经过胸锁关节后方，沿气管、食管和喉的外侧至甲状软骨上缘，分为颈外动脉和颈内动脉。颈总动脉的外侧有颈内静脉和迷走神经，三者皆包被于颈动脉鞘内。

颈内动脉垂直上升达颅底，经颈动脉管入颅腔，主要分布于脑和视觉器官。与颈外动脉不同，颈内动脉在颈部无分支，与颈外动脉之间无侧支循环，故颈内动脉结扎后可发生脑软化等血供应障碍性病变。

颈外动脉走向下颌角，穿过腮腺分为颌内动脉及颞浅动脉。颈外动脉的分支主要有甲状腺上动脉、舌动脉、颌外动脉及枕动脉。

在颈总动脉分为颈内动脉和颈外动脉处有颈动脉窦和颈动脉小球。颈动脉窦为颈总动脉末端，和颈内动脉起始处的膨大部分。窦内有特殊的感觉神经末梢，为压力感受器。刺激这两处的压力感受器即向中枢发放神经冲动，可以反射性地引起心率减慢、血管扩张，使血压下降。

颈动脉小球位于颈内动脉，颈外动脉分叉处的后方，是一个扁椭圆形小体，借结缔组织连于动脉壁上，属化学感受器。当血液的二氧化碳浓度升高时，会反射性地促使呼吸加深加快。

颈内静脉起始于颅内硬脑膜窦，下行的起始段先与颈内动脉伴行至胸锁关节后方偏外时与锁骨下静脉汇合成无名静脉。由于颈内静脉壁附着于颈动脉鞘，并与颈深筋膜深层和肩胛舌骨肌中间腱相连，使管腔经常处于开放状态，有利于头颈部静脉血的回流。当颈内静脉损伤时，因管腔不能闭锁，胸腔内负压能吸引静脉血，有导致空气栓塞的可能。

颈内静脉的属支以及按其所在的部位可分颅内支和颅外支。

颈内静脉的颅内属支有硬脑膜窦及进入窦内的静脉。收集脑膜、脑、颅骨、视觉器官等处的静脉血，最终经乙状窦注入颈内静脉。颈内静脉颅外的属支主要包括：①面静脉，在眼内眦处起自内眦静脉，下行于舌骨大角处汇入颈内静脉；②下颌后静脉，其前后两支分别注入面静脉和颈外静脉；③甲状腺上静脉和中静脉汇入颈内静脉。甲状腺上静脉汇入头臂静脉(图 1-1-4)。

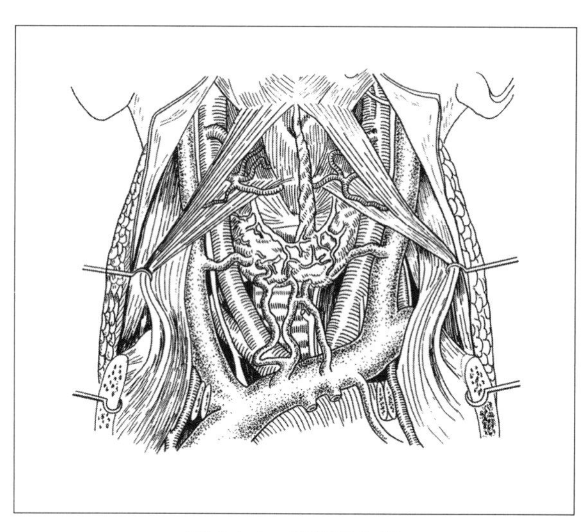

图 1-1-4 颈部的血管

椎动脉为左右锁骨下动脉的第 1 个分支。由第 1 至第 6 椎骨的横突孔相连的骨管中上行，绕寰椎上关节突后由枕骨大孔进入颅腔，在脑桥的下缘与对侧椎动脉汇合，形成基底动脉(图 1-1-5)。

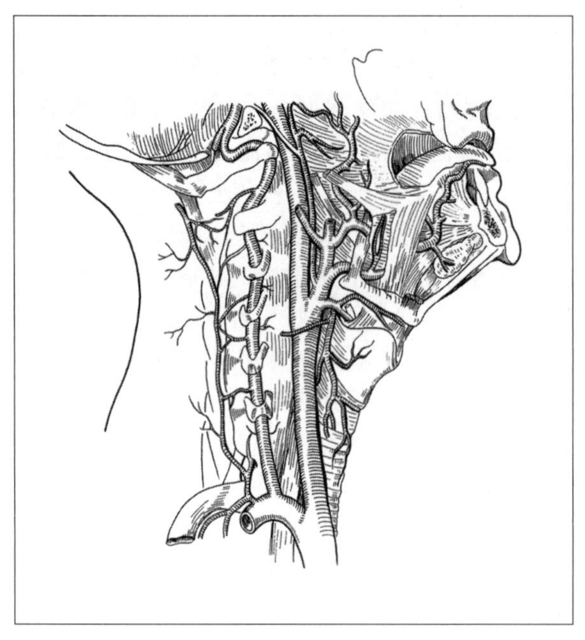

图 1-1-5 椎动脉

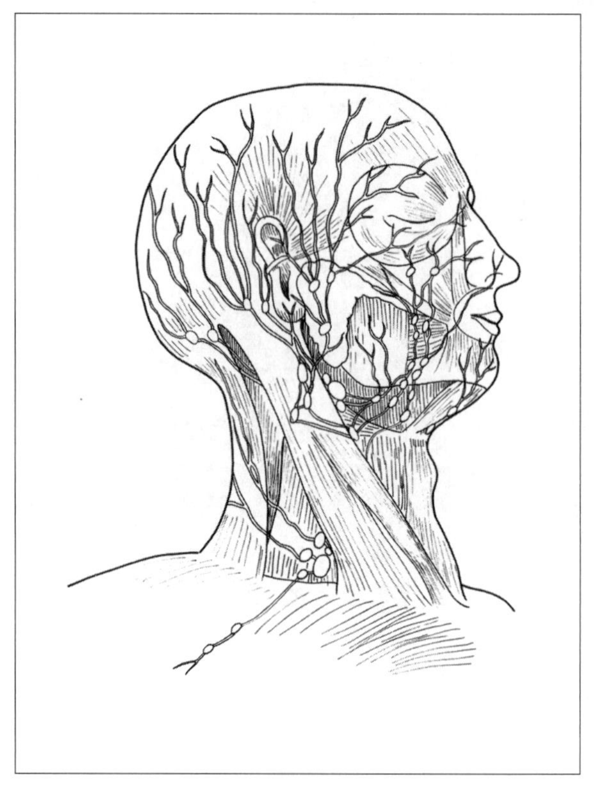

图 1-1-6 颈部的浅组淋巴结

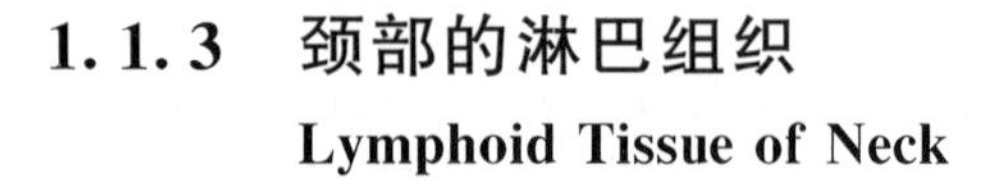

1.1.3 颈部的淋巴组织
Lymphoid Tissue of Neck

颈部的淋巴管基本与静脉伴行。各部淋巴管的位置及其间的吻合情况无定型，因而其回流方向也常有变异。

颈部的淋巴结有 250～300 个，大致可分浅(横)组和深(纵)组。两组淋巴组织成网状，有丰富的交通支。

浅组淋巴结主要包括枕淋巴结、耳后淋巴结、腮腺淋巴结、颌下淋巴结及颏淋巴结(图 1-1-6)。

深组淋巴结大多数位于颈动脉鞘内的结缔组织中，少数位于咽后部，与颈内静脉相邻。颈总动脉分叉以上的淋巴结位于颈内静脉的后方，此处淋巴结肿大时可在锁骨上凹处触及。

颈部深层的淋巴结还有位于气管、食管沟处气管周围淋巴结。以及沿副神经分布的淋巴结和位于颈横动、静脉的浅面的锁骨上淋巴结(图 1-1-7)。

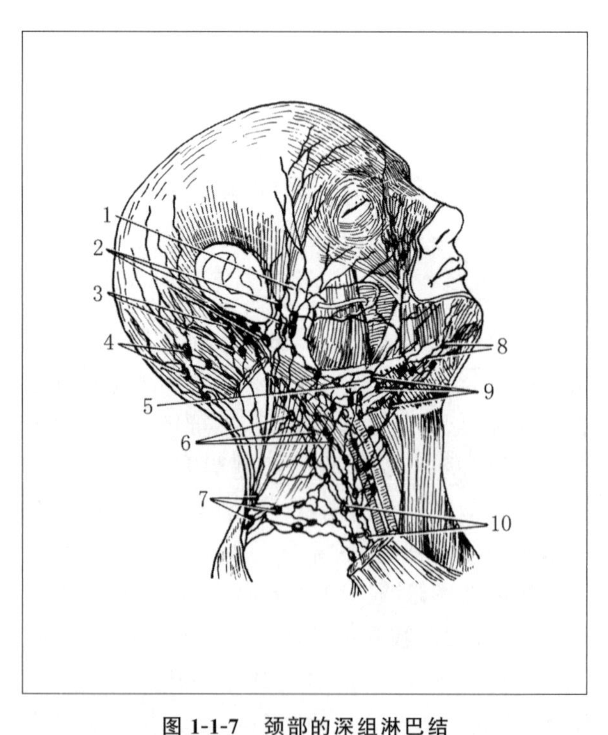

图 1-1-7 颈部的深组淋巴结

1—腮腺；2—耳下淋巴结；3—耳后淋巴结；4—枕淋巴结；5—颌下腺；6—颈上深淋巴结；7—锁骨上颈淋巴结；8—颏下淋巴结；9—颌下淋巴结；10—颈下深淋巴结

胸导管源于第 2 腰椎平面的乳糜池，经后纵隔上行至左锁骨上部，约在第 7 颈椎水平转向前外方，在颈动脉鞘后方形成胸导管弓，经锁骨下动脉、胸膜顶、膈神经及前斜角肌浅面，注入颈内静脉与锁骨下静脉汇合的交角处（图 1-1-8）。

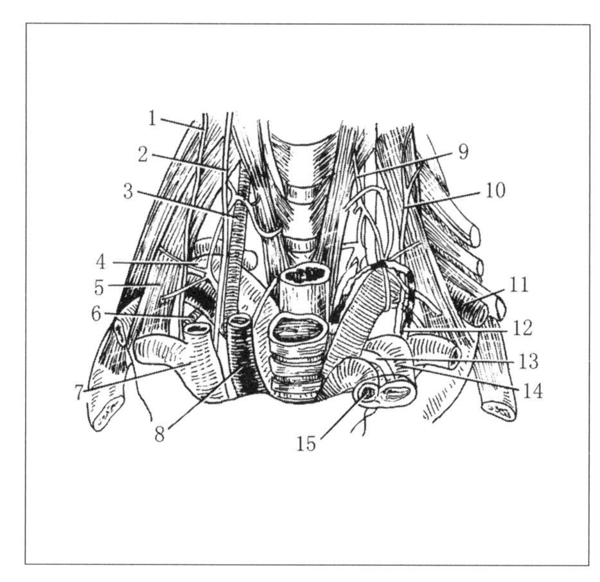

图 1-1-8 胸导管和右淋巴导管

1—中斜角肌；2—迷走神经；3—椎动脉；4—胸膜顶和肺尖；5—前斜角肌；6—胸廓内动脉；7—左头臂静脉；8—头臂干；9—交感干；10—膈神经；11—锁骨下动脉；12—胸导管；13—迷走神经；14—颈内静脉；15—颈总动脉

胸导管长约 40cm，其弓的顶部可达锁骨上 2～5cm。胸导管可有多个开口进入静脉，各淋巴干属支也可单独进入锁骨下静脉或颈静脉。胸导管接收膈以下的各器官和组织的淋巴液及来自胸腔左侧的淋巴液。在上行的过程中没有淋巴结，仅在其末端可有淋巴结。因外伤或手术损伤胸导管见乳白色液体外流，可导致乳糜胸（图 1-1-9）。

右淋巴导管长约 1cm，解剖变异较多。它是由右侧颈淋巴干、锁骨下淋巴干及支气管纵隔淋巴干汇合而成。注入右颈静脉角或分别注入右锁骨下静脉及颈内静脉。引流右侧胸腔的淋巴（图 1-1-10）。

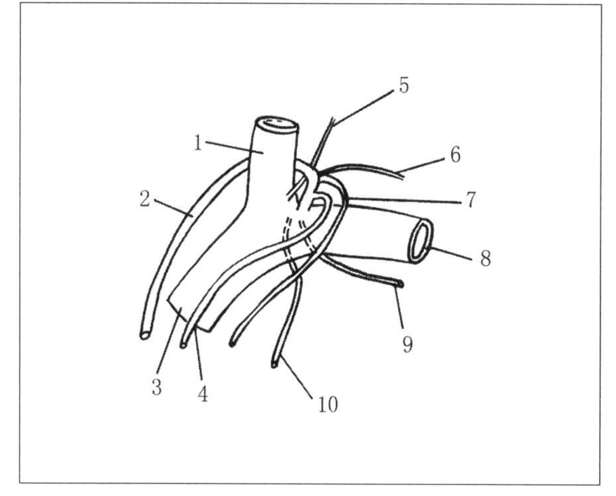

图 1-1-9 胸导管和各支主要的左侧淋巴干

1—左颈内静脉；2—胸导管；3—头臂静脉；4—前纵隔干；5—颈内淋巴干；6—颈横干；7—气管旁干；8—左锁骨下静脉；9—锁骨下干；10—乳内干

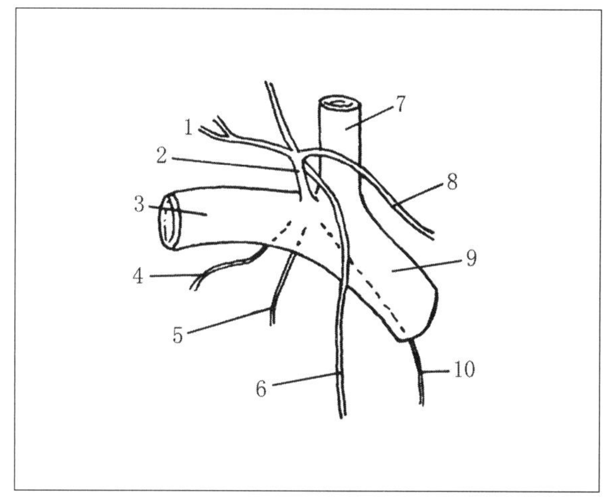

图 1-1-10 右淋巴导管

1—颈横干；2—右淋巴导管；3—右锁骨下静脉；4—锁骨下干；5—肋间干；6—乳内干；7—右颈内静脉；8—前纵隔干；9—右头臂静脉；10—气管旁干

1.1.4 颈部的主要神经

Nerves of Neck

颈丛位于颈侧部的胸锁乳突肌上部深面，以及中斜角肌和肩胛提肌起始部的前方。由第 1～4颈神经的前支构成，由这一小丛神经发出皮支和肌支。

颈部皮神经由颈丛发出后，由右胸锁乳突肌后缘近中点处自深层浅面经颈部的固有筋膜分布到皮下组织中。4 个主要分支为颈横皮神经、耳大神经、枕小神经和锁骨上神经。它们是颈部手术麻醉的阻滞点(图 1-1-11)。

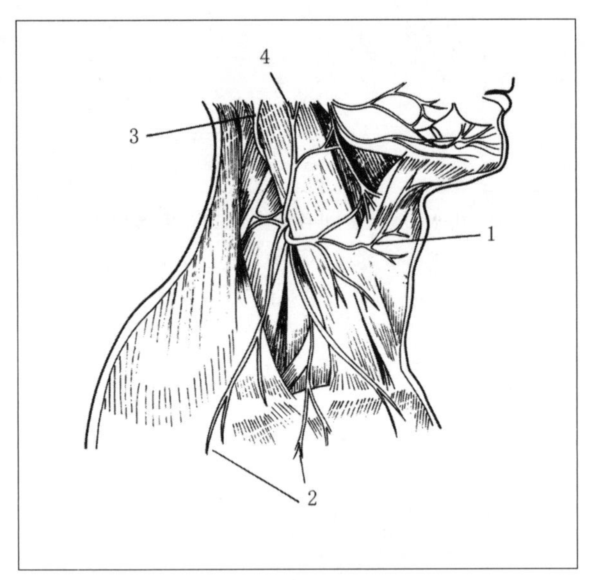

图 1-1-11　颈部的主要神经

1—颈横皮神经；2—锁骨上神经；
3—枕小神经；4—耳大神经

颈$_{5\sim8}$和胸$_1$前支组成臂丛神经，即为颈部深层神经。该神经自颈部前、中斜角肌之间穿过，分布于上肢。迷走神经位于颈动脉鞘内，经颈部到胸、腹部。在颈部分出的喉上神经穿过甲状舌骨肌。喉返神经是左右侧的迷走神经在不同平面发出的分支，返回到颈部，分布于喉部运动肌肉。喉返神经损伤后，可致声带麻痹引起声音嘶哑、误吸、呼吸困难甚至窒息。颈部交感神经丛位于颈动脉鞘的后方，颈交感神经丛受伤可出现霍纳(Horner)综合征。

膈神经从前斜角上、外侧方，沿其浅面降至内侧，在锁骨下动、静脉间经胸廓上口进入胸腔。膈神经属混合型神经。其运动神经纤维支配膈肌，感觉神经纤维支配胸膜、心包、腹膜，右侧膈神经分布到肝、胆系统。膈神经损伤导致同侧膈肌瘫痪。

分布于颈深肌群的肌支，支配颈长肌、前斜角肌、中斜角肌和肩胛提肌。第 2～3 颈神经部分纤维参与颈神经降支，在近环状软骨处组成颈襻，支配舌骨下肌群。

迷走神经是分布范围最广的颅神经，经颈内静脉孔出颅腔，在此处神经干膨大形成上、下神经节后下行至颈部。颈部的迷走神经位于颈内静脉与颈外动脉和颈总动脉的后方、经胸廓上口进入胸腔。

左侧迷走神经在左颈总动脉与左锁骨下动脉之间，越过主动脉弓的前方，在食管下端延续为迷走神经前干。右迷走神经在锁骨下动脉前沿气管右侧下行组成迷走神经后干。

迷走神经在颈部的分支包括：①喉上神经，从颈内动脉内侧下行，在舌骨大角处分为内、外支。外支分布于环甲肌及甲状腺。内支与喉上动脉并行，经甲状舌骨膜进入喉部，分布于声门裂上的喉黏膜、会厌及舌根部。此外，自迷走神经还发出颈心支、耳支、咽支、脑膜炎；②喉返神经，是迷走神经在胸部的分支。右侧喉返神经在右锁骨下动脉处绕行向上；左侧喉返神经在主动脉弓处折返向上，沿气管食管沟至咽下缩肌，分成数支进入喉部称喉下神经。其运动纤维支配除环甲肌以外所有的喉肌，感觉纤维分布在声门裂以下的喉黏膜，喉下神经在入喉前与甲状腺下动脉的终支互相交错。喉返神经在行程中发出小支至心丛、气管和食管。

副神经为运动神经。其神经干由颅根和脊髓根组成。由颈静脉孔出颅腔，其内支分布于咽喉肌。外支自胸锁乳突肌前缘中上 1/3 处穿入肌肉层，经其深面下行至斜方肌，支配胸锁乳突肌和斜方肌(图 1-1-12)。

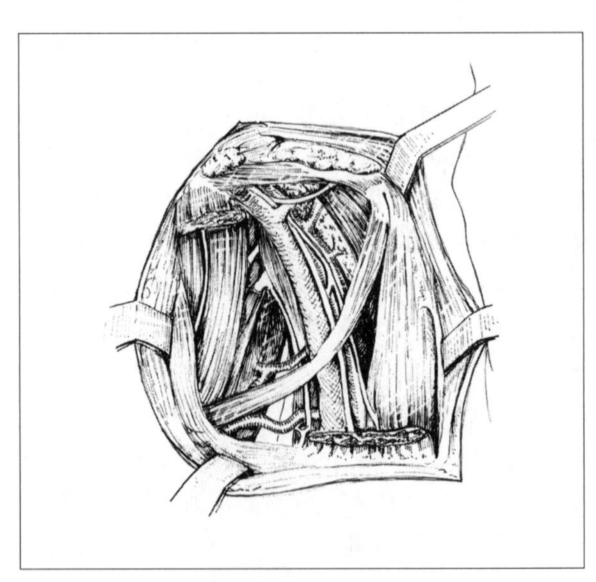

图 1-1-12　副神经

1.1.5 颈 椎
Cervical Vertebrae

颈椎的椎体较小而椎孔较大。横突中的孔隙为横突孔，有椎动脉、椎静脉通过。第1颈椎又称寰椎，由前弓与后弓和侧块组成，无椎体。第2颈椎又称枢椎，其椎体向上伸出齿突，与寰椎齿突凹相联(图1-1-13)。

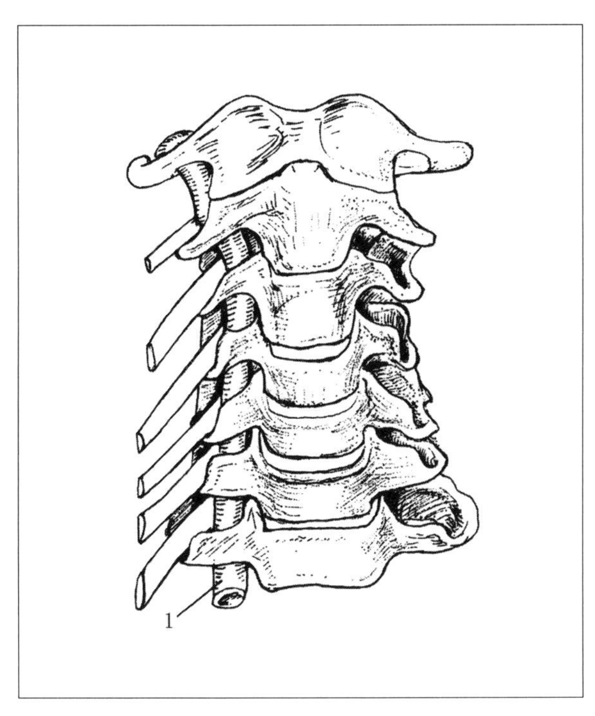

图1-1-13 颈椎

1—椎动脉

1.1.6 颈部主要的分区
Division of Neck

每一侧颈部自颈前正中线由前向后可分为3个区。由胸锁乳突肌将颈部分为颈前三角与颈后三角及胸锁乳突肌区。

颈前三角区内有颈总动脉、颈内静脉、迷走神经、甲状腺、甲状旁腺、气管和食管。

颈后三角区内的重要解剖结构有锁骨下动脉、臂丛神经、副神经、胸导管和淋巴结(图1-1-14)。

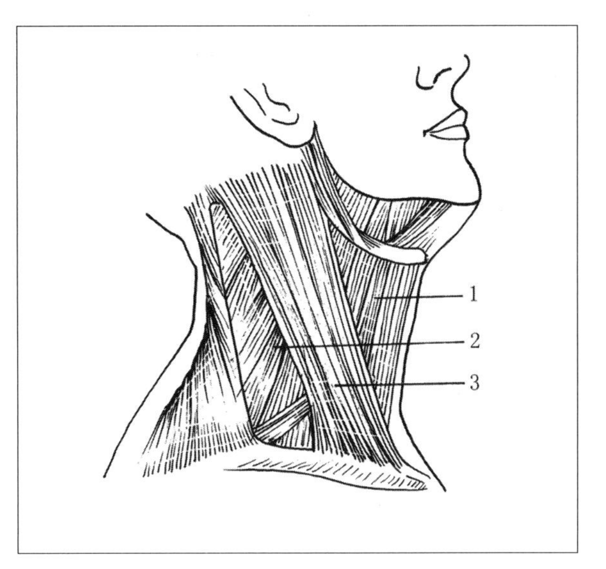

图1-1-14 每侧颈部的主要分区

1—颈前三角区;2—颈后三角区;
3—胸锁乳突肌区

(黎介寿)

1.2 颈部损伤的手术
Operations for Cervical Wound

颈部损伤可累及颈椎、气管、食管、咽喉及其他软组织。贯通伤多由刀或弹片引起，非贯通伤多由钝物或他种外力撞击颈前部所致。

有颈部损伤的病人，应检查颈部的重要血管(颈总、颈内、颈外动脉及颈内、颈外静脉等)、神经(迷走、舌下、交感、膈神经等)以及颈部重要脏器和组织(食管、气管、甲状腺、甲状软骨等)有无伤情。发现颈部有进行性增大的搏动性肿胀，提示有血管破裂。发音嘶哑可能伤及迷走神经，伸舌歪斜为舌下神经损伤的征象，横膈运动障碍要考虑膈神经损伤，出现霍纳(Horner)征(患侧瞳孔缩小、眼球内陷、睑裂狭窄)时常表示颈交感神经损伤。颈胸部有皮下气肿则应考虑是否穿破气管。此外，在检查颈部的伤道时，忌用探针或其他器械盲目地向深部探查，以免引起严重的出血。

损伤部位可根据颌面颈部有无畸形如皮肤颜色、硬结、捻发音、搏动、震颤等。检查皮肤、皮下、肌肉、骨骼以及邻近组织器官的情况，肿胀、膨隆移位可能有软组织挫伤或骨折。气管移位而不居中，常为大血肿压迫所致。

对颈部的伤情可参考颈部的划区来推断，即根据骨性标志，将颈部划为3个颈区。

第Ⅰ颈区是颈部基底区，其上界为胸骨上切迹的水平线。在第Ⅰ颈区的外伤死亡率较高。第Ⅱ颈区的下界为胸骨上切迹，上界为下颌骨角的连线。在此颈区穿透伤最多见，死亡率相对较低。损伤漏诊机会较少，比较容易止血。第Ⅲ颈区的下界为下颌骨角的水平线，其上界为颅底。重大的血管结构和呼吸道，消化道等结构都位于此颈区中，唾液腺损伤亦在此颈区中(图1-2-1)。

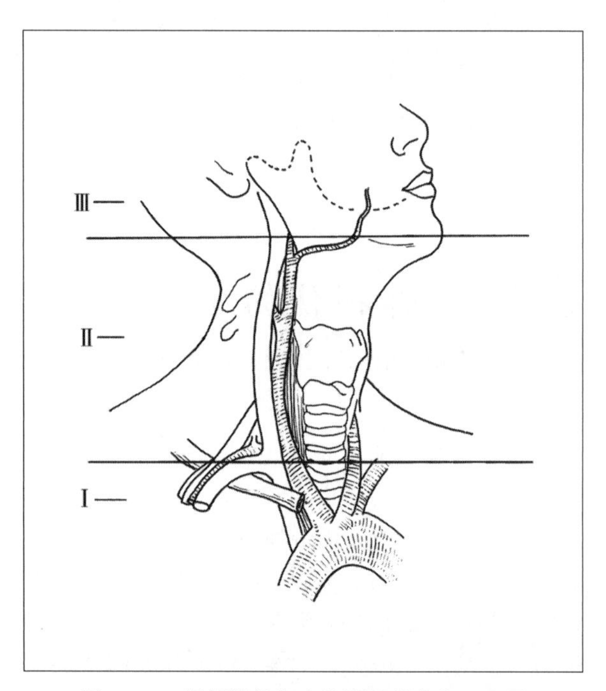

图1-2-1 根据骨性标志将颈部划分为3个区

【适应证】

有下列症状者应行颈部损伤的手术处理：血流动力学不稳定，颈部创口大量出血，颈部有扩展性大血肿，呼吸道阻塞、缺氧，创口内有气泡，咯血，呕血，神志障碍者。

【术前准备】

经创口有大量出血者，术前应先垫纱布团用手将伤口组织向颈椎做局部压迫止血，并防止发生空气栓塞。保证呼吸道通畅，必要时做气管插管或气管切开术。并应积极输液、输血。

【麻醉与体位】

表浅的损伤可用局部麻醉。严重的损伤宜采用气管内插管麻醉。低温可减少手术中因缺氧所产生的脏器或神经损害。

手术野应包括颌部、颞部头皮、颈部和全胸部。

1.2.1 颈部软组织伤
Soft Tissue Injuries in the Neck

颈部软组织刺割伤或切割伤的伤口边缘整齐，坏死组织少，浅层组织污染多不引起浸润性的感染和深部积脓。但如伤及深筋膜下的组织因引流不畅可形成积脓。这类新鲜伤口如边缘整齐，可彻底清创后做一期缝合。如果伤口接近大血管，清创后可放置引流物，将伤口缝合数针，避免完全敞开。若伤口边缘有炎症，清创后，不缝合，保持通畅的引流，经过细心的伤口换药，应使用抗生素，待感染消退后，再将创口缝合。深筋膜下积脓者应切开引流。

颈部软组织火器伤的伤口常大小深浅不一，组织破坏的程度也不同。创面污染严重，多有异物。处理此类伤口时应先以大量温盐水冲洗伤口，尽量去除表浅异物，再用双氧水和等渗盐水反复冲洗伤口，彻底清除异物和坏死组织。用手术刀切除创缘的坏死组织，直至显露红润颜色，或有少量鲜血渗出。若颈部的伤口小，或弯曲不直，则脓肿可沿筋膜间隙扩散，并可进入胸腔、纵隔。对此类伤口应逐渐剪开其浅面的各层筋膜，清除异物并保持引流通畅。

有伤道通向大血管时，不可盲目地探取异物，以免导致致命性大出血。颌下或深的颈部伤口可保持开放引流。颈部伤口通口腔时，不缝合颈部伤口，但应尽力缝合口腔黏膜。

1.2.2 颈部血管伤
Injuries of Neck Vessels

颈部主要的血管有颈总动脉、颈内动脉、颈外动脉、椎动脉及其他的一些动脉分支(图1-2-2)。颈部的静脉主干为颈内静脉及颈外静脉(图1-2-3)。

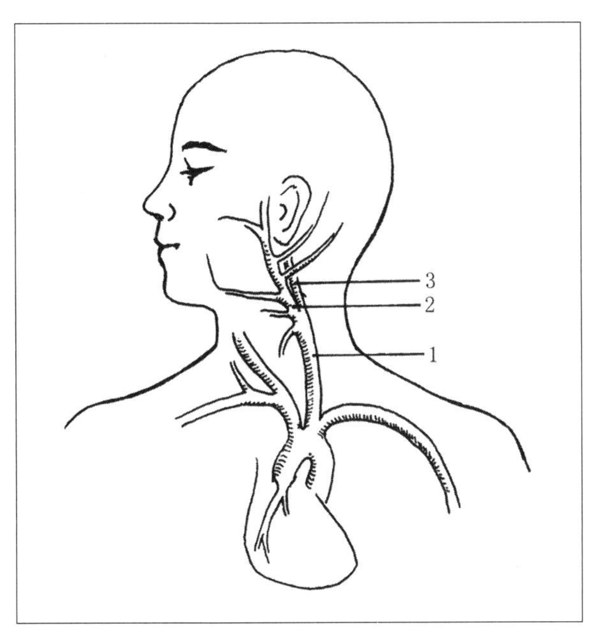

图 1-2-2 颈部的主要血管

1—颈总动脉；2—颈外动脉；3—颈内动脉

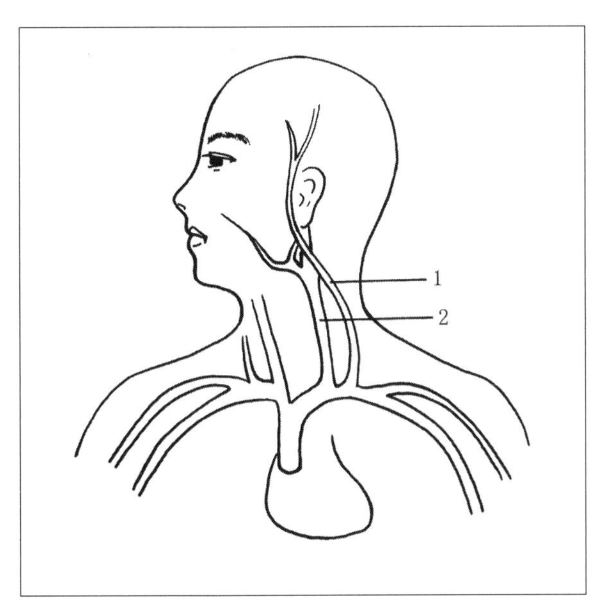

图 1-2-3 颈内静脉和颈外静脉

1—颈外静脉；2—颈内静脉

颈动脉出血可引起休克或死亡。如果伤口较小，组织内积血过多，可压迫呼吸道发生呼吸困难或窒息。椎动脉出血，常因止血困难而死亡。颈部静脉出血，可因血管腔的负压，发生空气栓子而死亡。颈部血管伤常伴有咽、喉、气管伤，可因误吸血液而发生窒息。此外，也因清创不当或引流不畅而导致大出血。有些血管伤可遗留下外伤性动脉瘤或动、静脉瘘。因此，对颈部血管伤要遵守手术治疗的原则。

颈部X线摄片有助于诊断复杂的颈部损伤，伴有颈椎骨折者可能有血胸或血气胸。对血流动力学不稳定者应及时准备施行开胸手术。对颈部穿透伤要积极地探查，有助于降低病死率。

急症探查未发现大血管损伤者几乎无死亡，但漏诊或延误诊断者病死率较高。

由于新技术不断完善，除病情危急需抢救者，对颈深部穿透伤可采用联合的诊断技术，包括全内镜术(食管镜、喉镜、气管镜)和动脉造影术。然后再进行有预见性的计划周全的外科手术。这样可以减少阴性手术探查率。

1.2.2.1 颈外、颈内动脉损伤的手术

【麻醉与体位】

采用全身麻醉或局部麻醉。病人取仰卧位，肩下稍垫高，面部转向对侧。

【手术步骤】

(1)沿胸锁乳突肌前缘做切口。起自下颌角之上，向下行6～8cm(图1)。

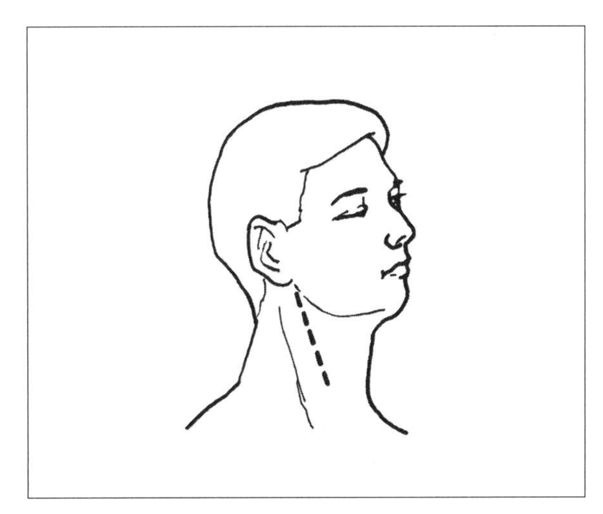

图 1

(2)切开皮肤、颈阔肌和颈筋膜，将胸锁乳突肌牵向外后方。显露斜行的面静脉和舌静脉或甲状腺、舌静脉干。先将此两静脉结扎、切断后将切口上部的二腹肌后腹和舌下神经向上方牵开，在切口内侧即可摸到舌骨大角(图2)。

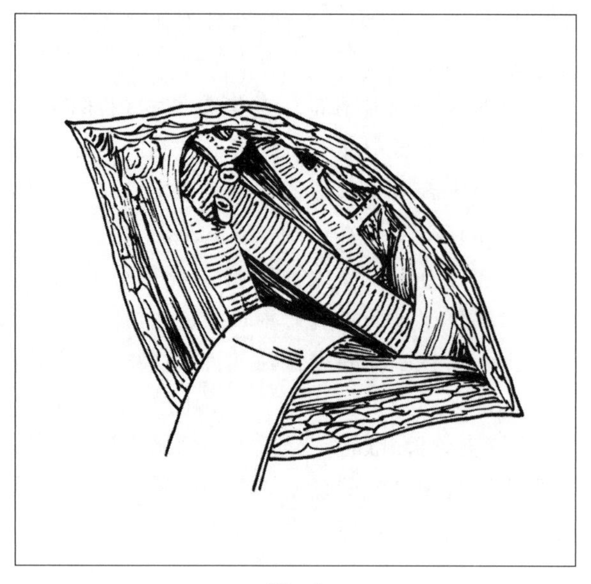

图 2

(3)颈动脉分叉常位于下颌角的下方。可借此分叉辨明颈外动脉，它位于前方稍深处。舌下神经、迷走神经、喉上神经或交感神经处于分叉之后，谨防损伤。因位置较深难以显露颈内动脉的上部，大部分被下颌升支所遮盖。将胸锁乳突肌与乳突分开，在舌骨大角的下方分离出动脉鞘，将其剪开后，即可显露颈外动脉、颈内动脉和颈总动脉分叉点(图 3)。

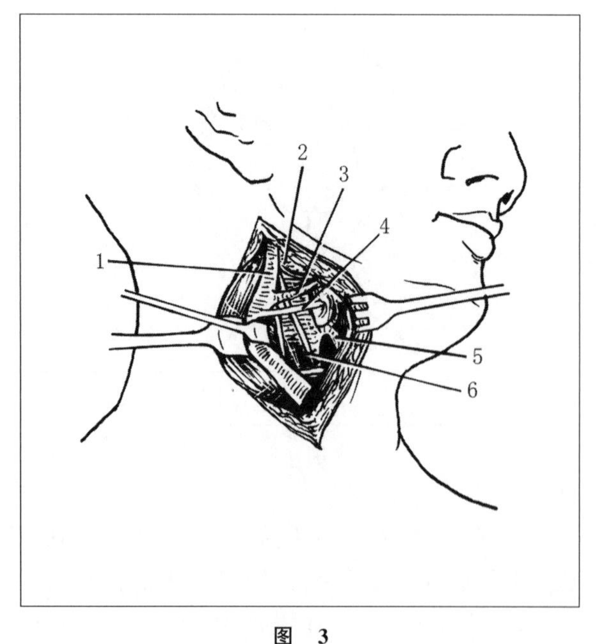

图 3

1—颈内静脉；2—颈外动脉；3—面静脉；4—舌静脉；5—甲状腺上动脉；6—舌下神经降支

(4)细心推开颈内静脉，用小圆拉钩将颈内静脉轻轻地向外侧牵开。在颈外动脉的起始部略上方的内侧，为颈外动脉的第 1 个分支——甲状腺上动脉。

需确认颈外动脉时，可在结扎前试用手指压迫颈外动脉，并触摸面动脉或颞浅动脉。如果搏动消失，可确认是颈外动脉。颈外动脉的结扎点应位于甲状腺上动脉处的远端，使颈总动脉至甲状腺上动脉血流保持通畅，避免形成血栓，并阻止血栓延至颈总动脉或颈内动脉(图 4)。

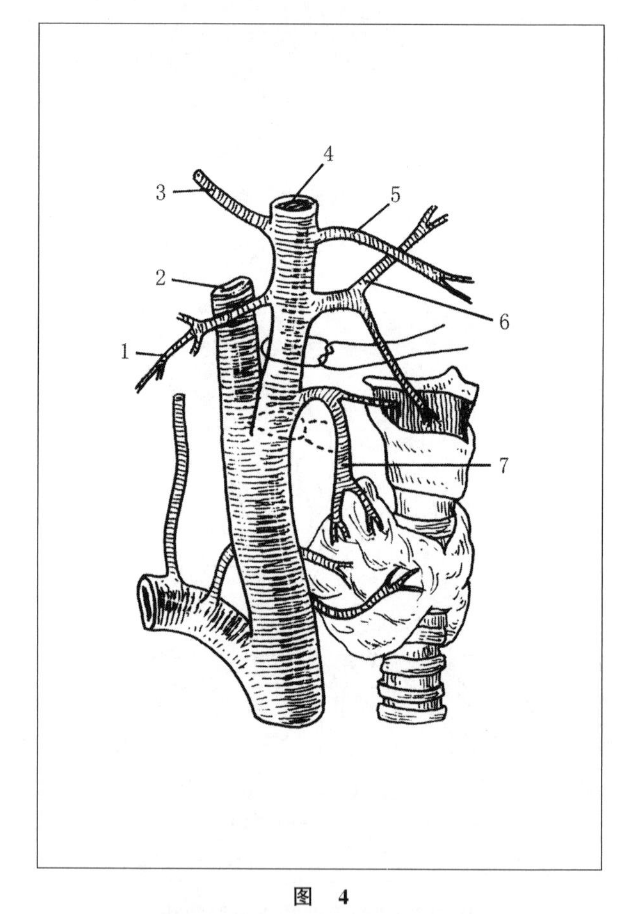

图 4

1—胸锁乳突肌动脉；2—颈内动脉；3—枕动脉；4—颈外动脉；5—面动脉；6—舌动脉；7—甲状腺上动脉

(5)颈外动脉损伤时，可行结扎术。在甲状腺上动脉和舌动脉之间分离颈外动脉，待整个周径游离后，用小直角钳在血管后方带过粗不吸收线分别结扎离断的上下端。远端可结扎一次，近端则应双重结扎并加缝扎一针。结扎线要牢固，结扎时应避免用力过猛以致管壁断裂。血管较粗大时，断离结扎后容易滑脱，可以用连续缝合法来关闭断端较为安全可靠(图 5)。

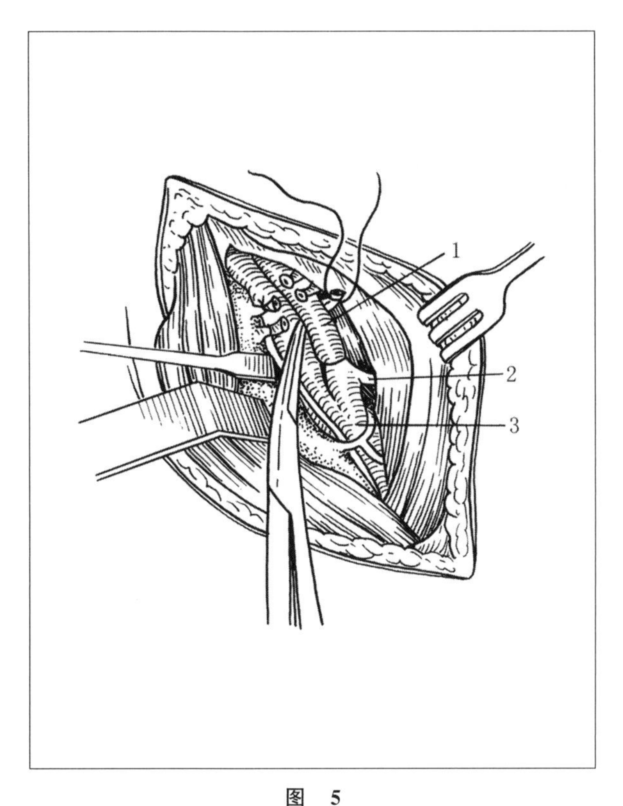

图 5

1—颈外动脉；2—甲状腺上动脉；3—颈总动脉

(6)颈内动脉位于深部，偏外侧。颈外动脉有很多分支而颈内动脉则无分支，因损伤结扎颈内动脉，可引起同侧脑部血循环障碍，以致发生偏瘫或死亡，处理颈内动脉损伤时，需十分慎重(图 6)。

修补动脉时先在血管正常的部位阻断血流后显露损伤部位，去除裂口处的血凝块，经裂口注入肝素溶液(12 500U 溶于 500ml 等渗盐水)将血管腔冲洗干净，检查血管内膜，确属完整者，可行修补缝合。先用小剪刀修去挫灭的组织，再沿创口边缘修去少许外膜，用 6-0 号不吸收线做间断或连续缝合，使内膜外翻，取与血管纵轴垂直的横行缝合可避免管腔狭窄。如管腔较大血管，其纵行裂口亦可做纵行缝合。

(7)非火器性或清洁的伤口可行动脉对端吻合。血管的伤缘可稍加修整，缝合后血管的吻合口应无张力。在吻合的过程中，可使用“内分流”法以防止脑缺血。即用比血管腔稍细的塑料管，将其两端分别插入动脉的上、下端，暂时用不吸收

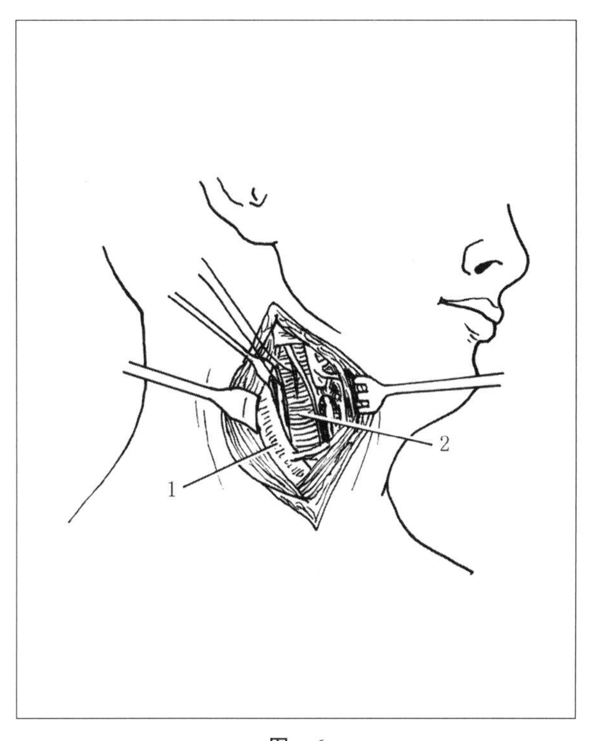

图 6

1—颈内静脉；2—颈总动脉

线结扎，以便血管内的血液继续流通。待血管的缝合已达 3/4 时，拔除塑料管，继续缝合直至完成。

有条件时可考虑颈内、外动脉吻接术。

遇颈内动脉损伤难于修复时，可将断裂段切去，将其近端结扎。然后将颈外动脉剪断，结扎其远端，将颈外动脉的近端与颈内动脉的远端吻接，使颈外动脉的血液流向颈内动脉(图 7)。

(8)如管径裂口较大，管径大部离断，挫伤严重或内膜损伤较重，或修补后将发生明显狭窄者，应切除损伤段血管做动脉端端吻合术。损伤血管切除后无法对端吻合时，则应施行血管(自体大隐静脉)移植术(图 8)。

【术后处理】

需将颈屈向患侧，术后做头臂石膏固定。

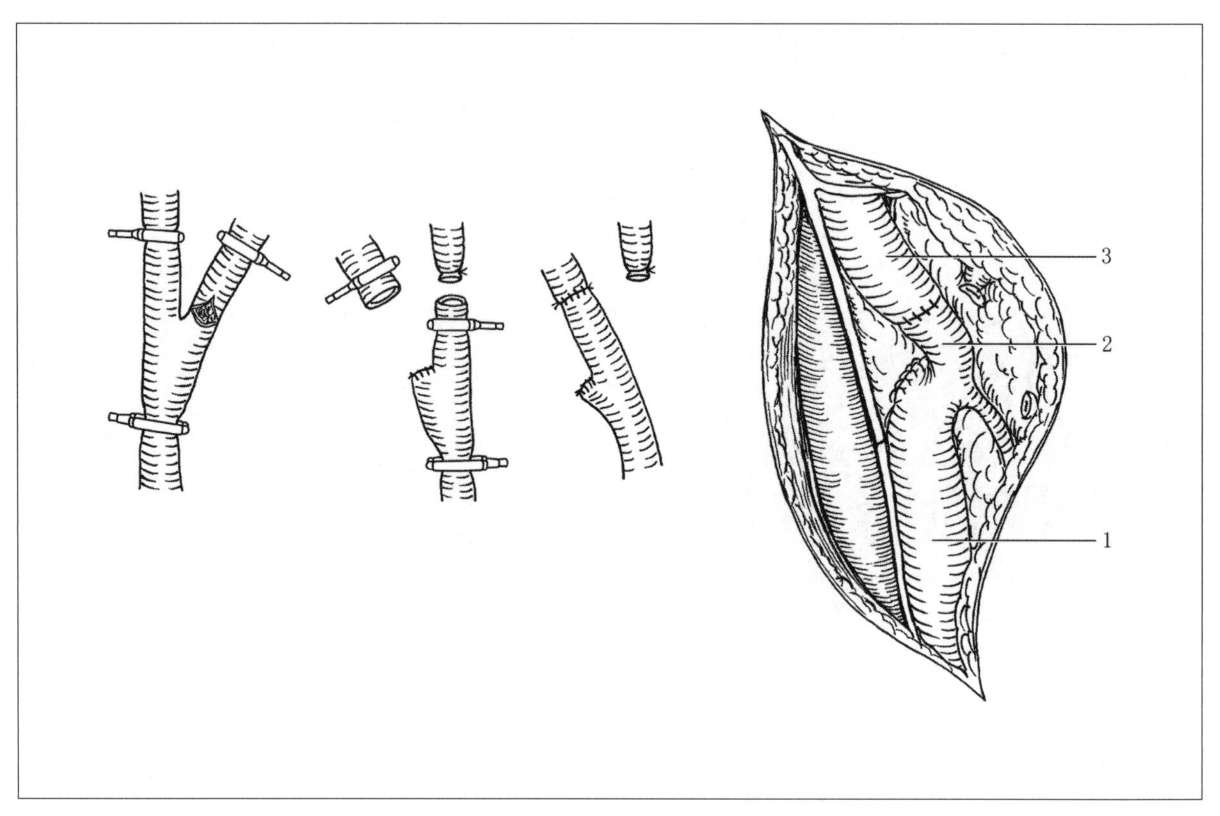

图 7

1—颈总动脉；2—颈外动脉；3—颈内动脉

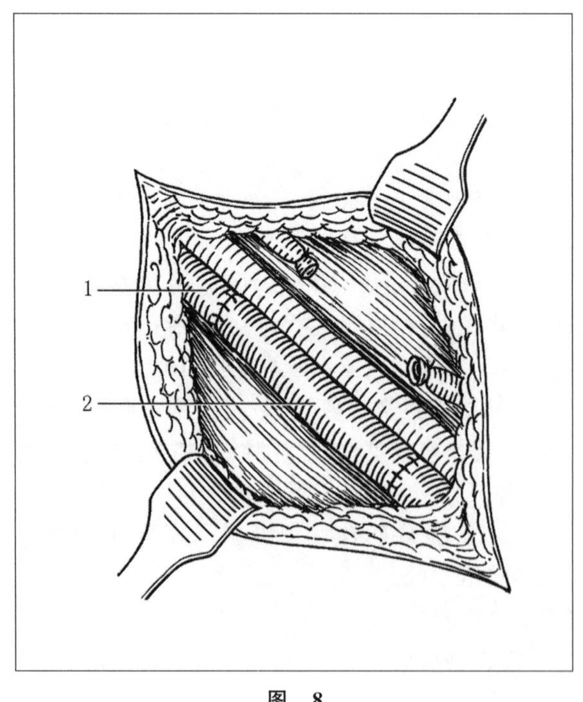

图 8

1—颈内动脉；2—自体静脉

1.2.2.2 椎动脉损伤的手术

椎动脉是锁骨下动脉的第 1 个也是最大和最主要的分支。沿前斜角肌的内侧垂直上升，在第 6 颈椎横突进入横突孔内，在由第 1 到第 6 颈椎的横突孔组成横突管之内上行，经枕骨大孔进入颅内，再和对侧椎动脉汇合为基底动脉，构成脑动脉环的一部分。椎动脉可分为 3 段：自锁骨下动脉分出处至进入第 6 颈椎横突孔为第 1 段；行走在横突管内血管为第 2 段；位于第 1 颈椎与颅底之间的为第 3 段。

由于椎动脉的血流从锁骨下动脉和基底动脉两个方向流入，在椎动脉损伤时，必须结扎第 1 段和第 3 段，才能达到止血的目的(图 1-2-4)。

【麻醉与体位】

全身麻醉或局部麻醉。仰卧位，肩下垫一小枕，使头后仰，面部转向健侧。

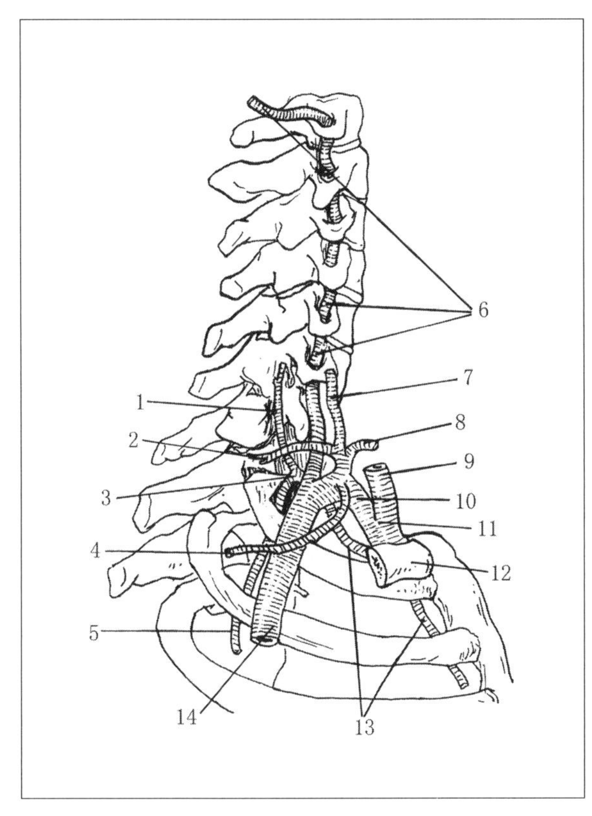

图 1-2-4 椎动脉

1—颈深动脉；2—颈浅动脉；3—肋颈干；4—肩胛横动脉；5—最上肋间动脉；6—椎动脉；7—颈升动脉；8—甲状腺下动脉；9—颈总动脉；10—锁骨下动脉；11—无名动脉；12—锁骨；13—乳房内动脉；14—腋动脉

【手术步骤】

(1)显露第1段椎动脉，自舌骨平面开始，沿胸锁乳突肌前缘做一斜行切口直到胸锁关节6～8cm。切开皮肤、颈阔肌和颈筋膜，将胸锁乳突肌牵向外侧，将胸骨舌骨肌、胸骨甲状腺肌和甲状腺体牵向内侧，显露颈总动脉、颈内动脉并将其向外侧拉开，在甲状腺下动脉弓上下方约1cm处，可用手指摸到第6颈椎横突，在此横突下方，即是椎动脉进入横突孔之处。

在前斜角肌边缘处切开颈筋膜深层，将前斜角肌连同膈神经向外侧牵开。在甲状腺下动脉的上方纵行分离颈长肌，用咬骨钳去除第6颈椎横突的部分前壁，即可看到椎动脉进入横突孔的情况(图1)。

(2)显露第3段椎动脉，采取俯卧位，头前倾。自乳突后方做纵行切口，沿胸锁乳突肌后缘分离，向前拉开，并拉开耳大神经支，在乳突尖的平面切

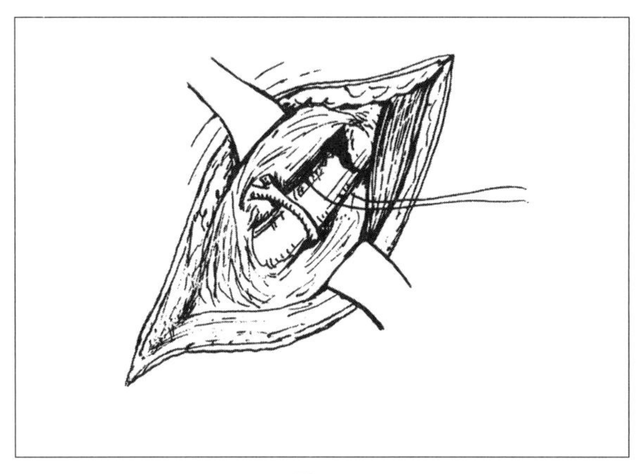

图 1

断头夹肌3～5cm，再切断头半棘肌，经切口，伸入手指沿第1颈椎后弓上缘探查并将其完全分离，在此处有静脉丛，应细心止血，在清晰的手术野中可显露椎动脉和其下方的枕下神经。用小直角钳伸入由头后大直肌和上、下头斜肌间的三角区内，可将椎动脉的第3段分离结扎(图2)。

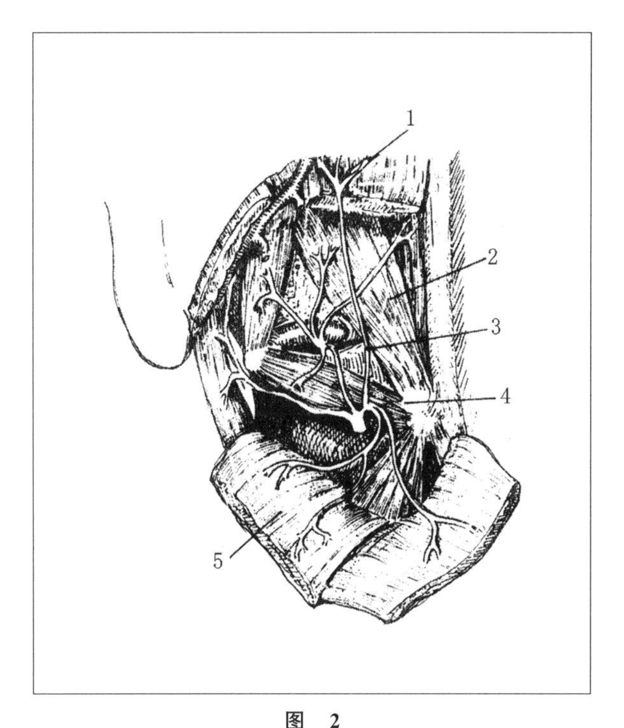

图 2

1—枕大神经；2—头后大直肌；3—枕下神经
4—头下斜肌；5—头半棘肌

1.2.2.3 颈总动脉损伤的手术

【手术步骤】

(1)颈部轻度伸展，头稍转向对侧，沿胸锁乳

突肌前缘做 5～7cm 的切口。

需显露颈总动脉下部时，切口自环状软骨平面沿胸锁乳突肌前缘至胸骨。切开皮肤、颈阔肌、颈筋膜浅层，将胸锁乳突肌的胸骨头连同胸骨舌骨肌、胸骨甲状肌牵向内侧，将锁骨头牵向外侧，即可以见到颈总动脉的下段，需广泛地显露颈总动脉及颈内静脉时，则可沿锁骨上缘延伸切口，切断胸锁乳突肌起始部(图 1A、B)。

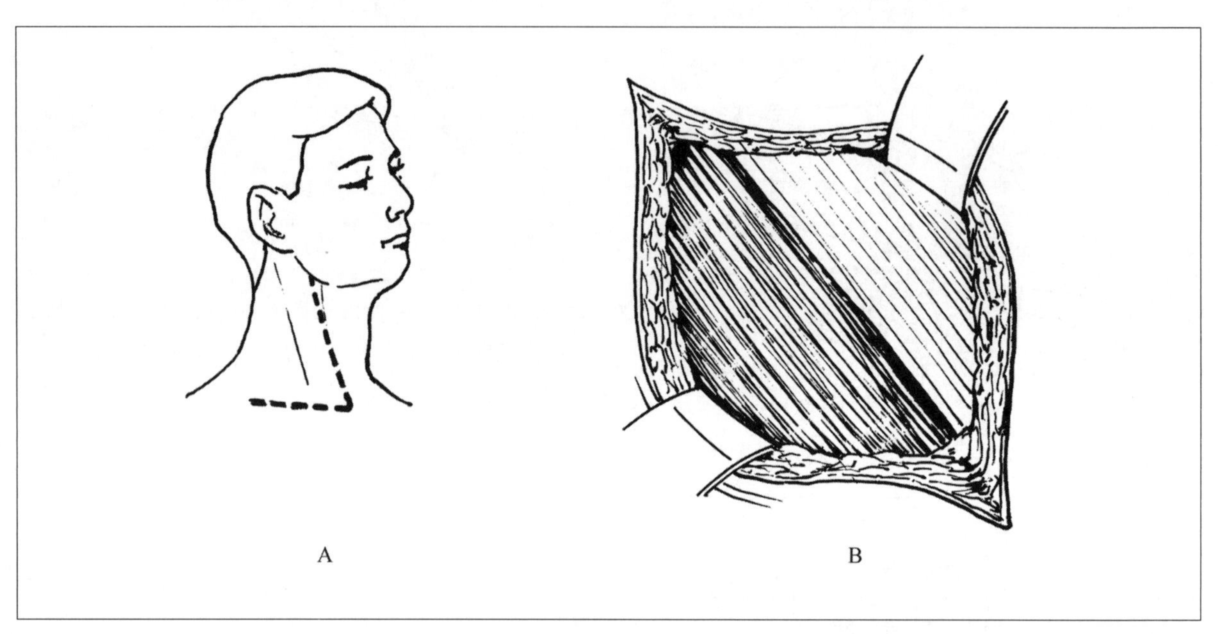

图 1

(2)沿切口切开深筋膜，将胸锁乳突肌及舌骨下肌与位于其下的血管鞘分开(图 2)。

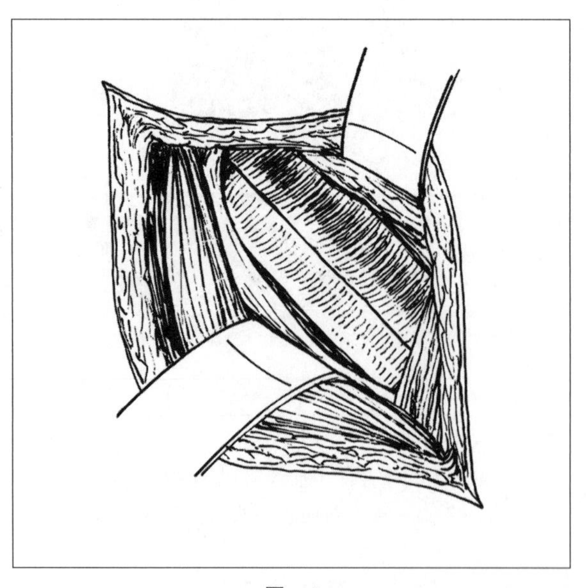

图 2

(3)在肩胛舌骨肌上将鞘切开，切断有碍显露的横行静脉，游离颈总动脉。在此段动脉后有迷走神经，交感神经干处于其内侧。甲状腺下动脉在颈部下方颈动脉之后越过(图 3)。

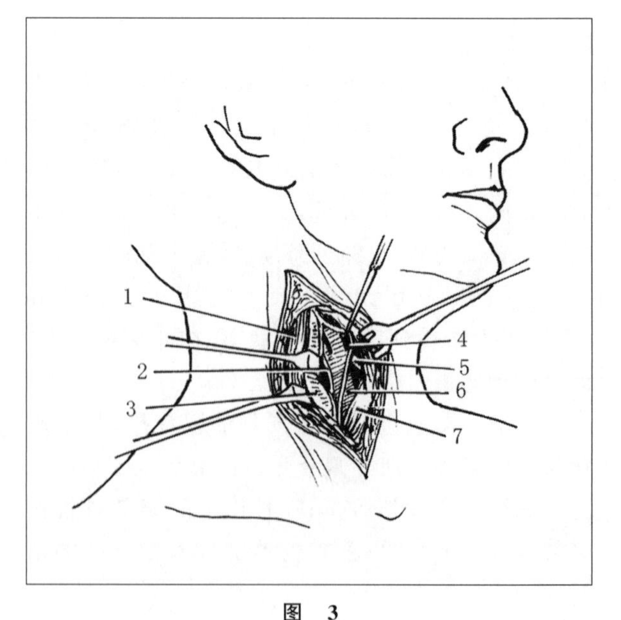

图 3

1—胸锁乳突肌；2—迷走神经；3—颈内静脉；4—舌下神经降支；5—甲状腺上动脉；6—颈总动脉；7—肩胛舌骨肌

(4)用小直角钳细心地分离出颈总动脉，应避免损伤位于其外侧的颈内静脉和迷走神经(图4)。

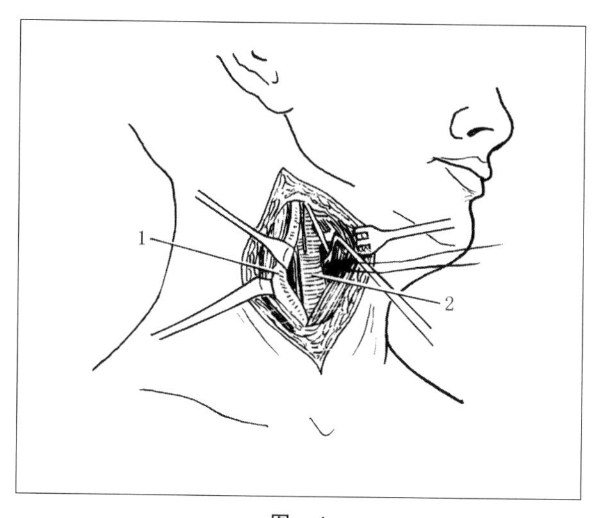

图 4

1—颈内静脉；2—颈总动脉

(5)动脉修补术适宜于裂口较小或管径仅部分离断，裂口部位的边缘整齐，血管内膜无损伤者，最好横行缝合，这种方法不易引起管腔狭窄(图5A)。而纵行缝合可能引起血管腔狭窄(图5B)。缝合时，用肝素溶液冲洗血管腔，去除血凝块。

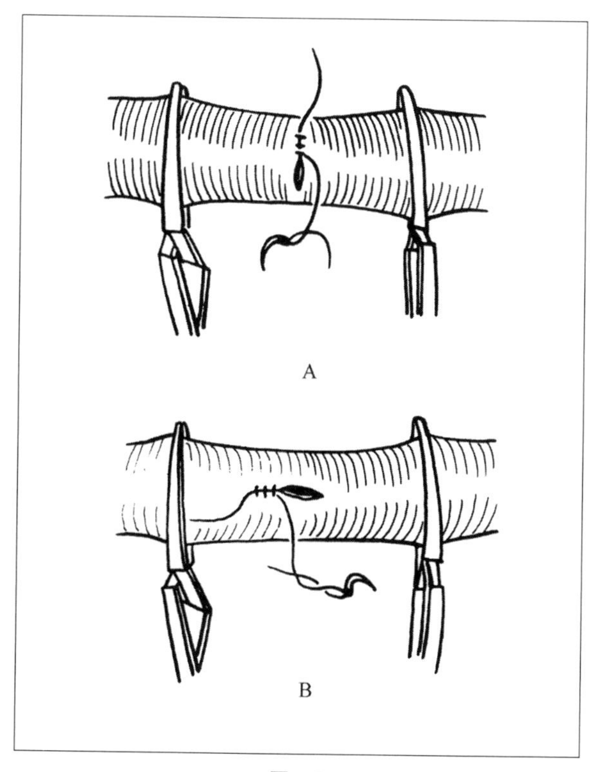

图 5

火器性血管伤的创伤范围大，有污染者需行清创术。

结扎颈总动脉引起同侧大脑半球的严重缺血以至发生偏瘫甚至死亡。鲜有抢救成功者。

1.2.2.4 颈内静脉损伤的手术

颈内静脉是颅内血液的主要回流途径。它与颈总动脉和迷走神经均被包在颈动脉鞘内，上经颅底颈静脉孔，下行与锁骨下静脉汇合成为无名静脉。颈内静脉受到损伤后，极易发生空气栓塞。

【适应证】

颈部的肿瘤或炎症病变时，受累的淋巴结与颈内静脉发生粘连，手术时如强行粗暴地分离，极易将静脉壁撕裂。

【手术步骤】

(1)颈内静脉探查途径与颈总动脉相同。切开颈血管鞘，颈内静脉位于颈总动脉的外侧，颈内静脉管壁较薄，游离静脉时不宜使用血管钳猛撑，需沿血管壁小心地剪开颈血管鞘膜，然后慢慢推开颈总动脉和迷走神经(图1)。

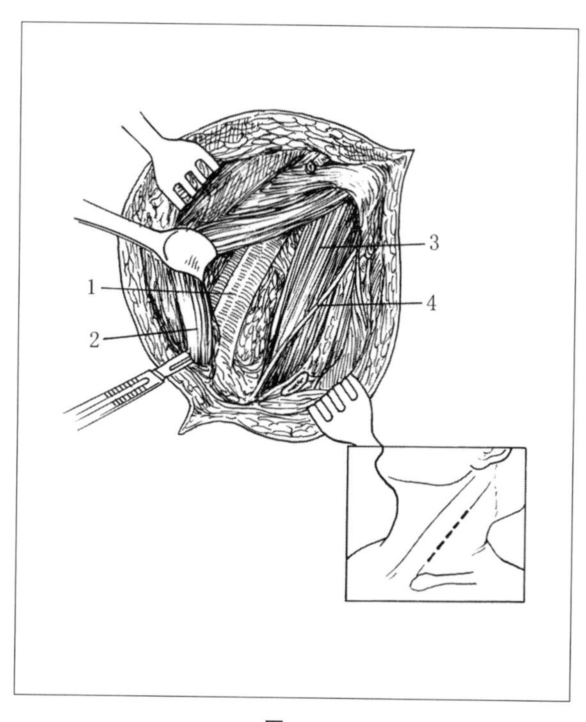

图 1

1—颈内静脉；2—胸锁乳突肌；3—前斜角肌；4—膈神经

(2)严重的颈内静脉损伤,需结扎上、下两端。颈内静脉的小裂口,伤口污染较轻,可做静脉壁的缝合。近颅底处颈内静脉损伤可先用明胶海绵填塞再用碘仿纱布做持久性的填塞止血。

大脑的静脉血液主要经右侧颈内静脉回流,故根据伤情需在近颅底部阻断。阻断右侧的颈内静脉时,如果左侧的颈内静脉发育不全,病人就可能死亡(图 2)。

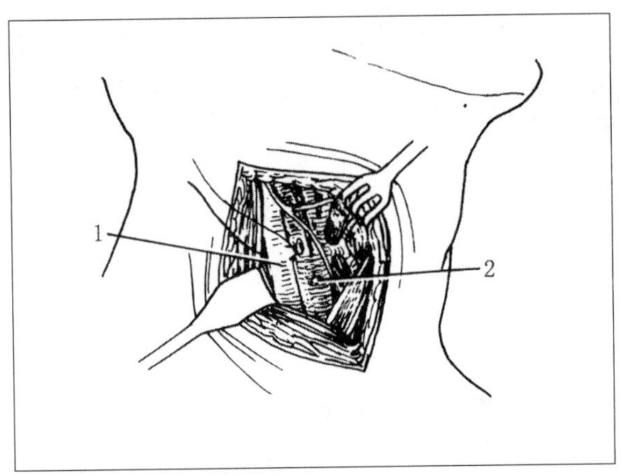

图 2

1—颈内静脉;2—颈总动脉

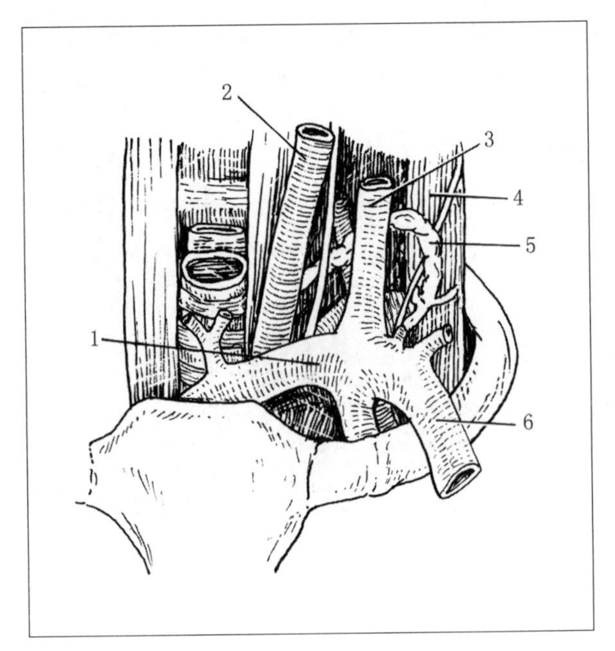

图 1-2-5 胸导管及其毗邻

1—左无名静脉;2—颈总动脉;3—颈内静脉;4—前斜角肌;5—胸导管;6—锁骨下静脉

1.2.3 胸导管损伤的手术

Operations for Injury of Thoracic Duct

胸导管位于左侧迷走神经与颈内静脉的后方,椎动脉和胸神经的前面,弯向左前方,开口于左侧静脉角处。在进入静脉处的胸导管内可能充有血液,使之外观似小静脉。右淋巴导管较小,位置与胸导管相似(图 1-2-5)。

【适应证】

手术误伤或外伤导致胸导管损伤,见有乳白色液体或血清样液体流出。

【麻醉与体位】

局部麻醉或全麻。仰卧位,肩部垫一小枕,面部转向右侧。

【手术步骤】

(1)沿胸锁乳突肌后缘,做切口,长约 6cm。切开皮肤、颈阔肌和颈筋膜,将其分离,并在近锁骨端处将该肌部分切断,便于向内侧牵拉,显露颈内静脉。切断肩胛舌骨肌后,可见前斜角肌及在其浅面的膈神经,清除颈内静脉与前斜角肌之间的脂肪和结缔组织(图 1)。

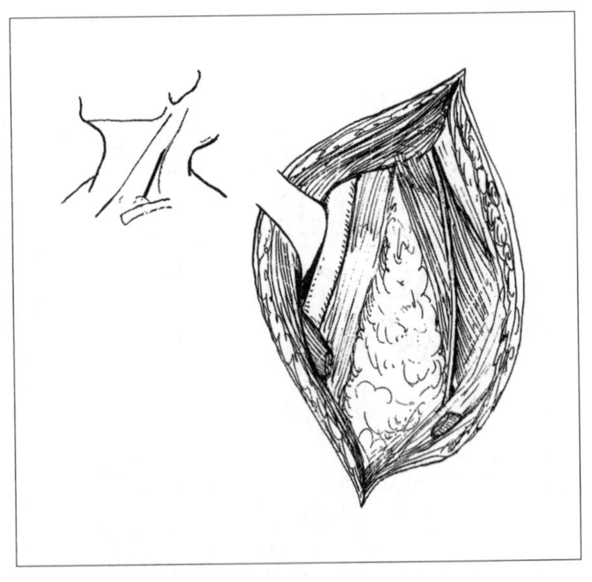

图 1

(2)将颈内静脉向内侧牵开,逐层剥离结缔组织,在颈内静脉和锁骨下静脉交接处即可显露胸导管。胸导管壁极薄,半透明,呈串珠样,管径不匀的脉管(图 2)。

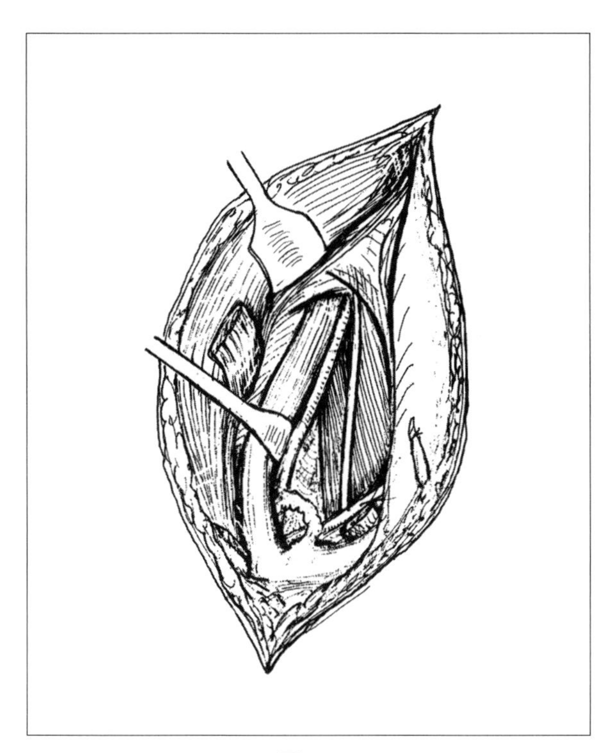

图 2

(3)在损伤处上、下端以小直角钳将胸导管分离一段,用细不吸收线结扎其近、远端口并切断(图 3)。

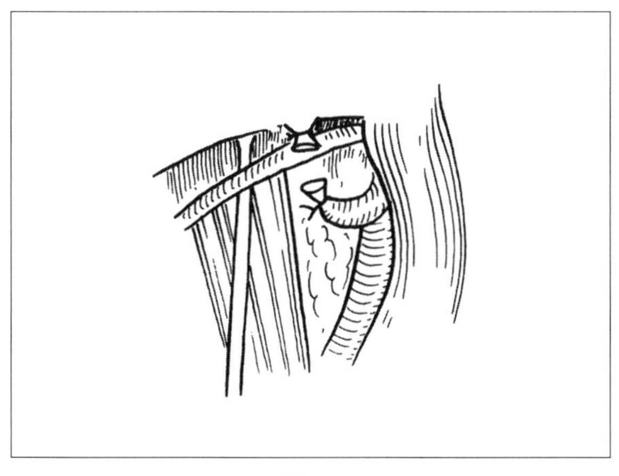

图 3

【术中注意要点】

清创彻底,又无明显感染现象者,可缝合皮肤层,酌情放置引流。组织损伤严重,有感染者,则可做疏松的间断缝合,将肌肉离断处修复,但不缝合创口,待日后做延期缝合或二期缝合。

1.2.4 喉和气管损伤的手术 Operations for Laryngeal and Tracheal Injury

颈段气管是外伤多发部位,常见于环状软骨骨折及声带下区外伤。气管可破裂或完全离断(图 1-2-6)。

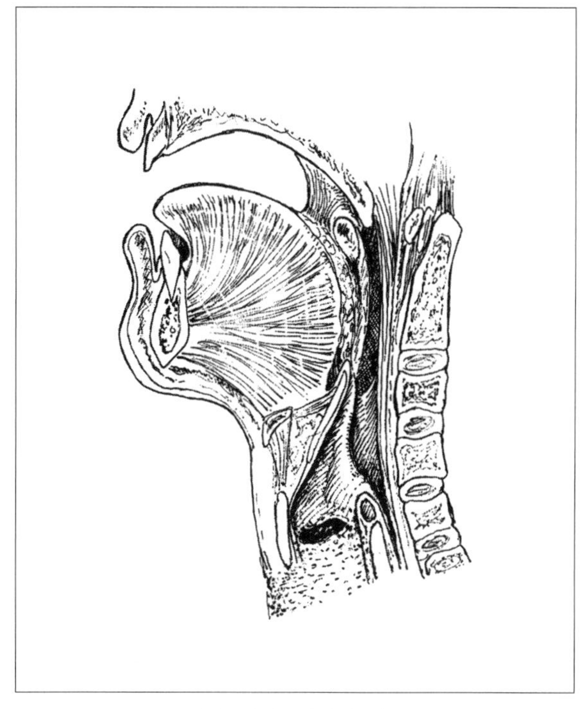

图 1-2-6 喉与气管

损伤初期,往往发生喉、气管缺损或中断,气管扭曲等改变,可出现颈部软组织和纵隔气肿或气胸。随伤情发展可有气管腔变窄以致完全阻塞(图 1-2-7)。

【适应证】

自伤口逸出有空气或泡沫样出血,亦可有咯血,或因皮下气肿或纵隔气肿而致呼吸困难,可做气管修复。

【麻醉与体位】

局麻。取仰卧位,肩下垫枕,头向后仰伸,取正中位,使气管向前突出。若病人呼吸困难,可取半卧位,肩下垫高,使头向后仰伸。

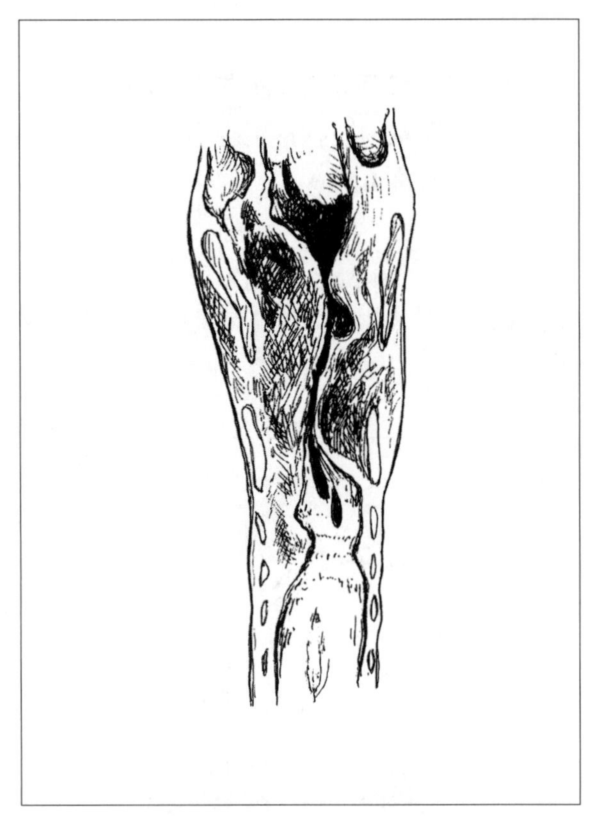

图 1-2-7 气管腔变窄

【手术步骤】

(1)可根据伤道做切口,其途径应容易显露损伤处,且不损伤重要的血管神经。

(2)修补前应先吸净气管、支气管内的积血和分泌物。气管损伤创口小,可将气管软骨环和黏膜做一层严密的间断缝合,于气管前筋膜加强缝合数针,筋膜层和皮肤层不做严密的缝合,否则可形成组织内气肿或纵隔气肿。体表的创口不宜缝合,保持引流通畅。

(3)如气管裂伤较大,组织有水肿时,应先做气管切开术。

1.2.5 咽和食管损伤的手术

Operations for Pharyngo-Esophageal Wound

【适应证】

咽和食管的各类损伤。

【麻醉与体位】

同 1.2.4 喉和气管损伤的手术。

【术前准备】

咽和食管的损伤根据其伤口的大小而决定手术方案。

【手术步骤】

(1)食管壁小的伤口或挫伤,可不必缝合,清创后置橡皮片或凡士林纱布条引流,有利于食管内的分泌液直接引流到颈部创口外,颈部的创口只做部分对合。

(2)咽和食管裂伤超过 1cm,黏膜就会外翻,裂口就不能自行闭合,极易引起广泛的颈部感染,危险极大,因此,必须细心探查。必要时可让病人在术中吞咽颜料,以帮助确定损伤的确切部位(图 1)。

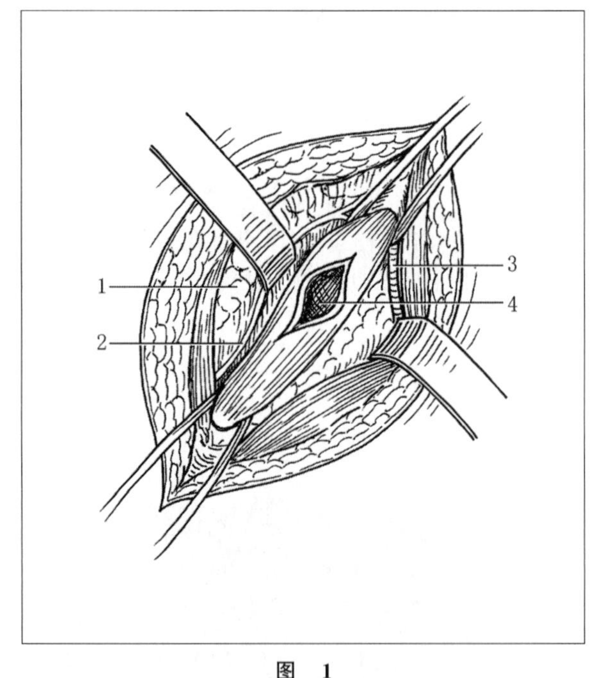

图 1

1—甲状腺;2—喉返神经(左侧);3—颈总动脉;4—食管裂伤

(3)食管裂口须用不吸收线做双层缝合(内层黏膜连续内翻缝合,外层肌层间断缝合),然后再修复软组织损伤,使周围组织覆盖咽及食管处的创口(图 2)。

【术中注意要点】

如果食管壁的伤口较大,不能缝合,应将伤口暴露,将食管壁与皮肤缝合,形成食管外瘘。同时用鼻胃管喂食,待病情稳定后,再施行二期手术。

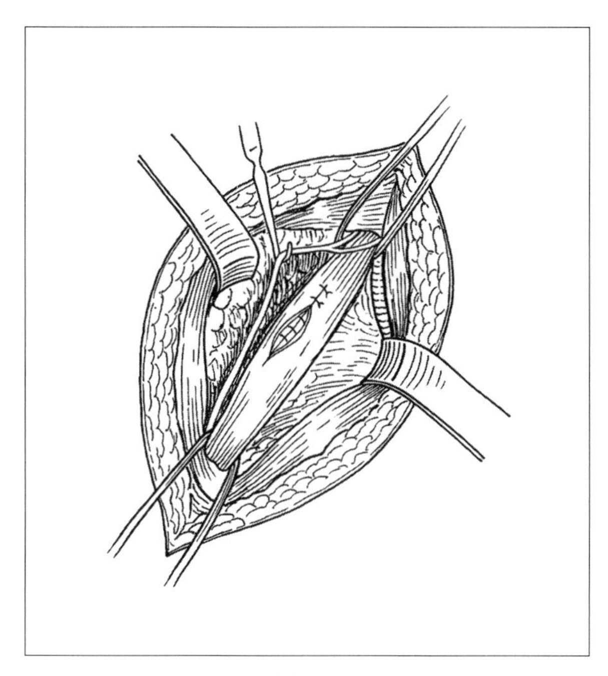

图 2

食管损伤修补后，伤口需用橡皮片引流，引流片不可直接接触修补处。颈筋膜可任其敞开或略加缝合，皮肤做疏松部分缝合，以减少纵隔感染发生的机会。

【术后处理】

(1)避免食物经食管瘘口漏至颈部伤口，应用鼻饲管给予肠内营养支持。亦可用肠外营养。

(2)加强抗感染治疗和支持治疗。

(3)每日更换颈部敷料，保持引流通畅，伤口清洁，仅有少量分泌物时可去除引流物。

(4)进少量口服流质饮料，自颈部伤口无漏出时可拔除鼻饲管。

(黎介寿)

1.3 颈部脓肿切开引流术 Incision and Drainage of Cervical Abscess

【适应证】

头面部的疖肿和咽喉齿龈部感染均可引起化脓性颈淋巴结炎。出现局部红肿有积脓征象时需及时切口引流。

【术前准备】

应用抗感染治疗控制原发性炎症。

【麻醉与体位】

局部浸润麻醉。取仰卧位，头偏向健侧，使脓肿部位显露清楚。

【手术步骤】

(1)切口宜做在脓肿的中部，切口的方向顺皮纹或沿脓腔的长轴。切开皮肤和颈阔肌层，切口的长度应相当于脓肿的直径(图1)。

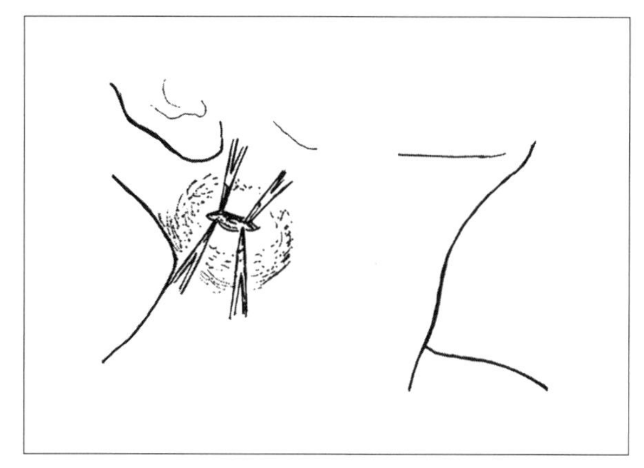

图 1

(2)在脓腔处穿刺，得脓后沿穿刺孔伸入血管钳，达脓腔后扩大引流口，排出脓液后伸入小指探查脓肿的内壁，分离间隔至无残余脓腔(图2)。

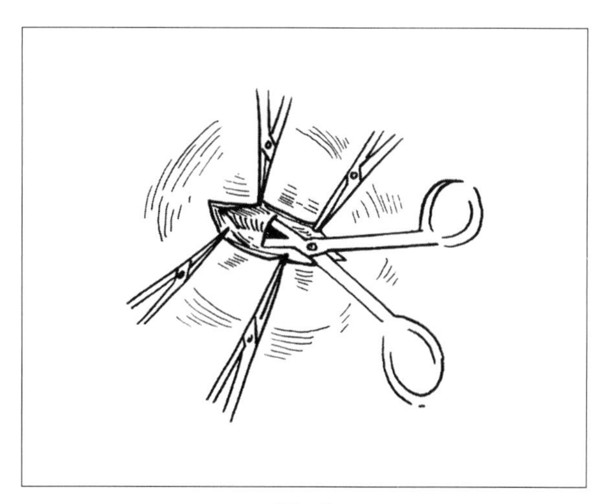

图 2

(3)在脓腔内置入橡皮引流片，保持切口边缘张开。将引流片适当固定以防脱位。将其夹在纱布间，避免橡皮片直接贴附在皮肤上(图3)。

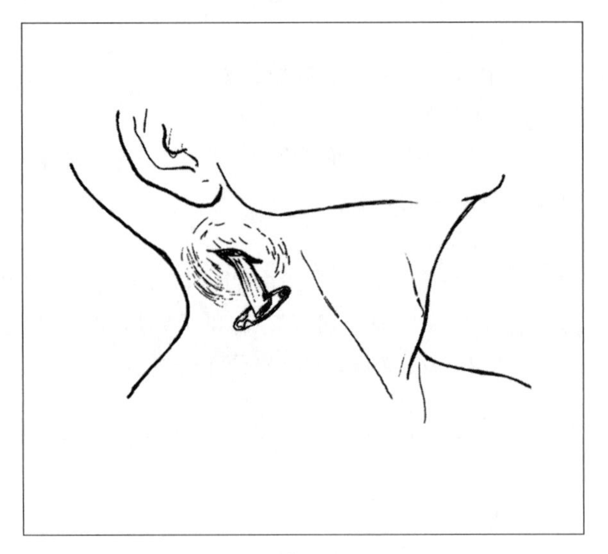

图 3

【术后处理】

及时更换敷料，保持外层敷料无渗透。待脓腔无积脓感染好转，即可拔除引流物。

【主要并发症】

切口内出血多因盲目地用锐性器械探查脓腔而损伤血管所致。应按常规先穿刺再切开的原则操作。

（黎介寿）

1.4 颈部囊肿、瘘管手术 Operations for Cervical Cyst or Fistula

常见的颈部囊肿、瘘管有颏下皮样囊肿，甲状腺舌骨囊肿、瘘管，鳃囊肿及鳃瘘管，囊状淋巴管瘤等。各有特点，手术治疗的方法分述如下。

1.4.1 颏下皮样囊肿切除术 Excision of Submental Dermoid Cyst

【适应证】

（1）深达舌底的囊肿引起颏下肿胀和舌部活动受限者（图 1-4-1）。

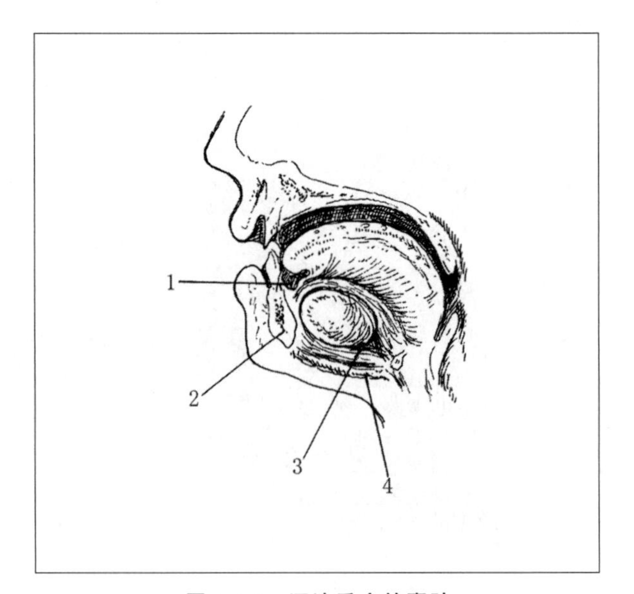

图 1-4-1 深达舌底的囊肿

1—颏舌肌；2—颌骨；3—颏舌骨肌；4—下颌舌骨肌

（2）囊肿合并感染。

（3）囊肿增大压迫咽喉引起婴幼儿呼吸困难者（图 1-4-2）。

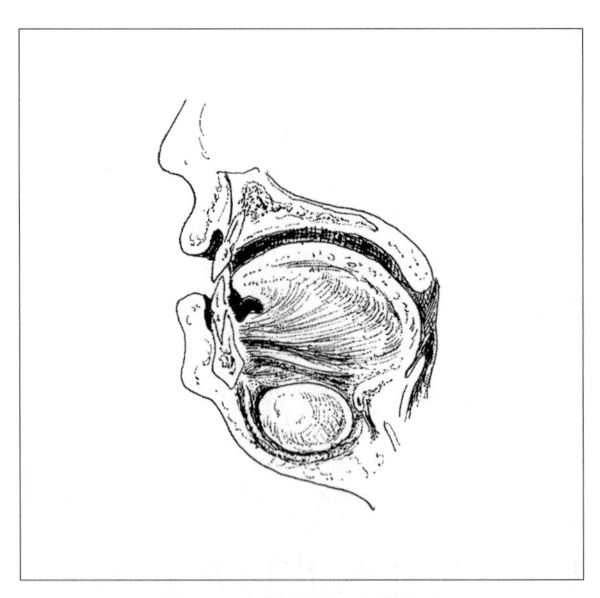

图 1-4-2 囊肿增大压迫咽喉

【术前准备】

做好口腔护理，保持牙齿清洁，治疗齿龈感染。

【麻醉与体位】

局部麻醉适用于能合作的成年病人。儿童病人应做气管插管全麻。

取仰卧位，手术台倾斜，头端抬高 15°～30°，肩下垫布枕，使颈颏部适度伸展，并以沙袋将头颈部位置固定。

【手术步骤】

(1)经颏下部做囊肿切除术，切口位于舌骨上缘于颏下部做弧形横口(图 1)。

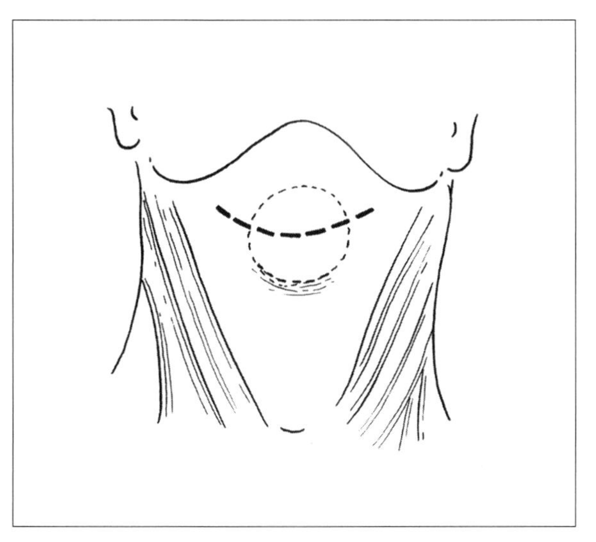

图 1

(2)切开皮肤、皮下组织和颈阔肌层，将皮瓣翻向上方至下颌骨缘，向下做潜行分离达舌骨上缘，显露下颌二腹肌前腹，牵开二侧肌腹，分离下颌舌骨肌浅面(图 2)。

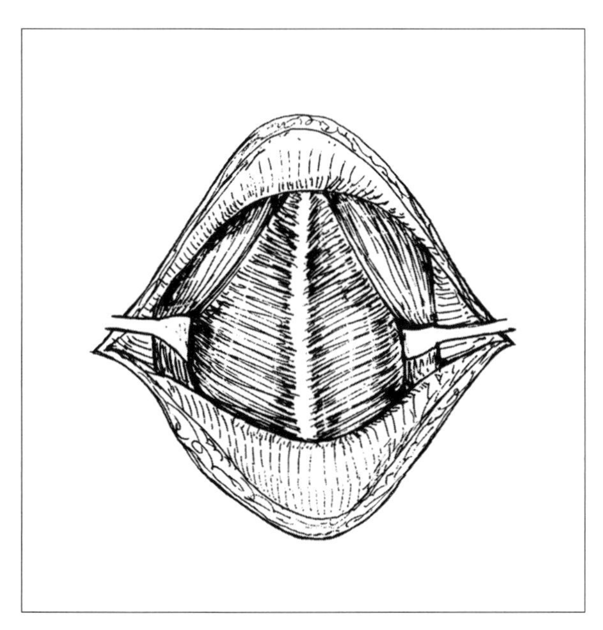

图 2

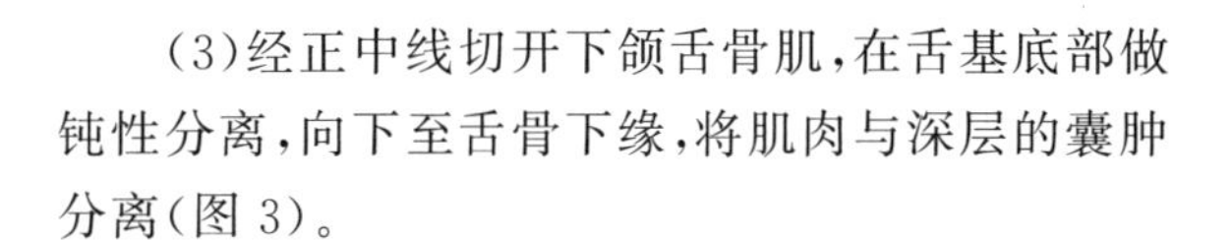

(3)经正中线切开下颌舌骨肌，在舌基底部做钝性分离，向下至舌骨下缘，将肌肉与深层的囊肿分离(图 3)。

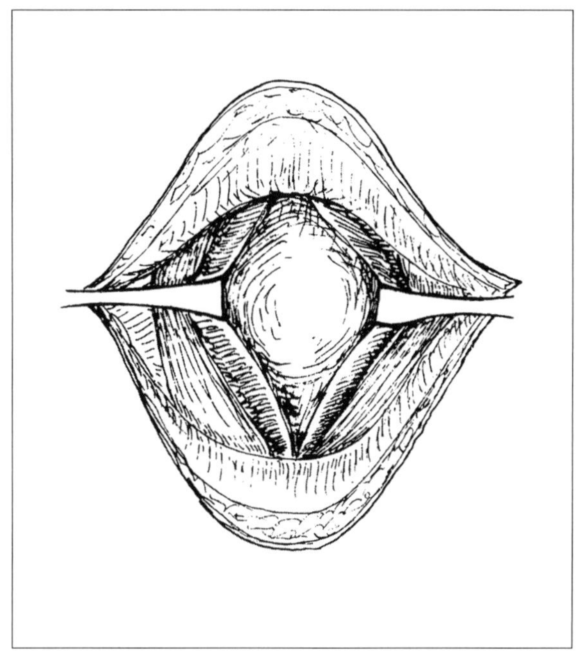

图 3

(4)沿囊肿与颏舌骨肌间的分离面将囊肿游离，直至舌的基底部，将囊肿的深面与周围组织完全分离后，结扎蒂部的血管，将囊肿切除(图 4)。

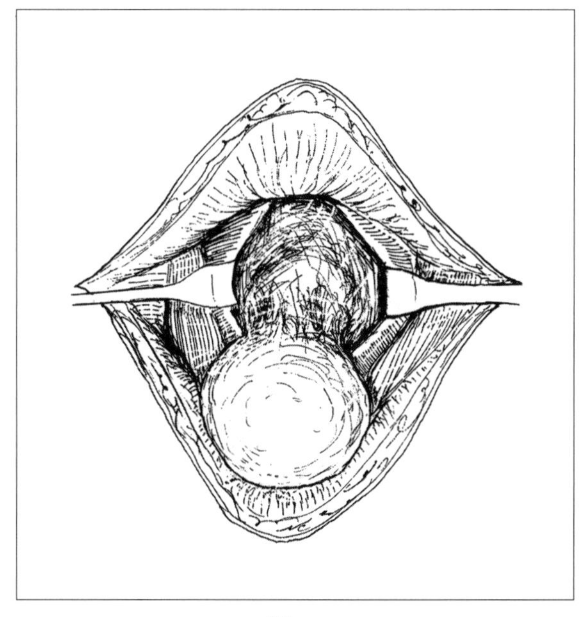

图 4

(5)清洗创口,用细线间断缝合下颌舌骨肌,细心对合颈阔肌层,用 2-0 不吸收线缝合皮下组织和皮肤。无污染和渗血的创口内可不置引流(图 5)。

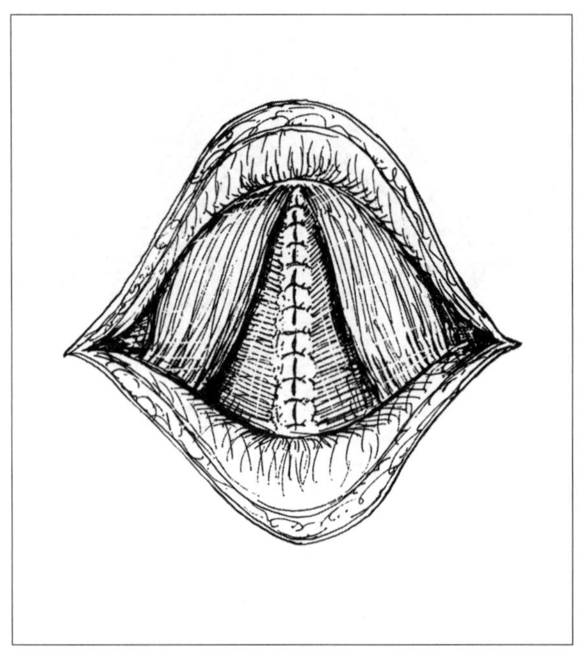

图 5

【术后处理】

全麻的病人注意清醒前呼吸情况。切口缝线可在术后第 5 天拆除。

【主要并发症】

颏下间隙血肿,使口底软组织水肿影响呼吸。手术后 12～24h 内血肿逐渐增大者,应拆除创口缝线,排除舌骨舌肌间隙内的积血,并严密止血。

1.4.2 甲状舌骨囊肿和瘘管切除术 Excision of Thyrohyoid Cyst and Fistula

甲状舌骨囊肿为先天发育异常所致。如果囊肿位于婴儿舌根部可能引起窒息。

甲状舌骨经舌骨前方向下至甲状腺。其囊肿发生的部位多在舌盲孔与舌骨间,舌骨与喉间,喉下部气管前等部位(图 1-4-3)。

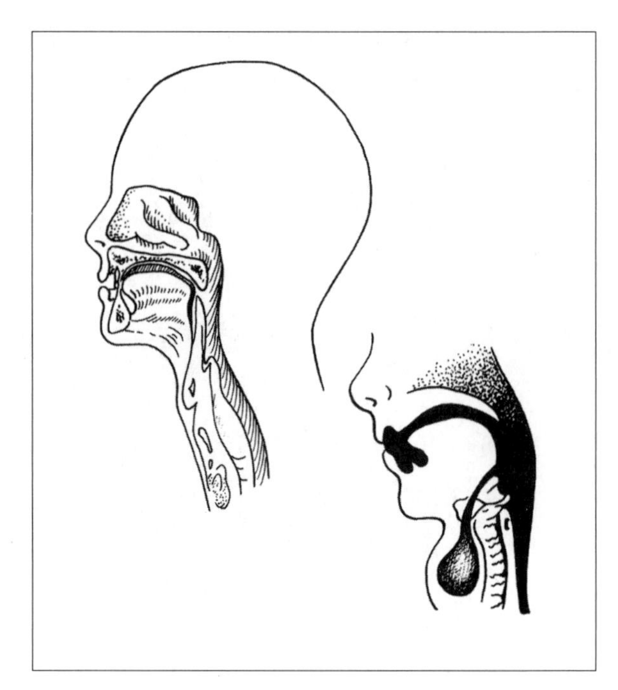

图 1-4-3 甲状舌骨囊肿、瘘管的发生部位

甲状舌骨囊肿或甲状舌管瘘处常因反复感染而形成较多的瘢痕组织,给彻底切除病变组织带来困难。未成年的病人因组织发育不完全,解剖层次不清楚,手术后容易复发。

【适应证】

甲状舌骨囊肿或瘘管局部有炎症感染,经年不愈和颈部病变有碍美观者。

【术前准备】

甲状舌骨囊肿(瘘)局部有急性炎症时应先抗感染治疗。术前 3～5d,用 1%盐水漱口保持口腔清洁,治疗牙龈部炎症。

【麻醉与体位】

成人可施行局麻。幼儿不能配合手术者宜采用全麻。仰卧位,头部后仰。

【手术步骤】

(1)以囊肿为中心做与皮纹一致的弧形横切口(图 1)。

(2)如为瘘管因其瘘道常经舌骨中部或下部上达舌盲孔。要显示瘘管便于完全切除,可先经瘘口注入亚甲蓝液,使瘘管内壁呈蓝色,将探针伸入瘘口,在其周围边缘做梭形切口。以鼠齿钳提起瘘口边缘的组织做牵引,沿瘘道做潜行分离,注意使瘘管保持完整(图 2)。

(3)在颈深筋膜浅面上分离显露囊肿(图 3)。

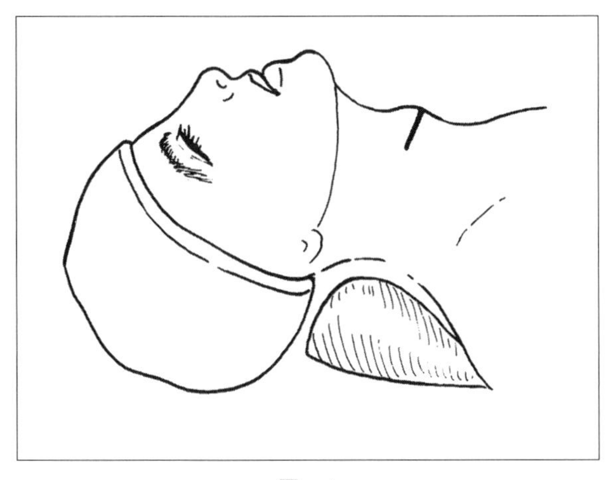

图 1

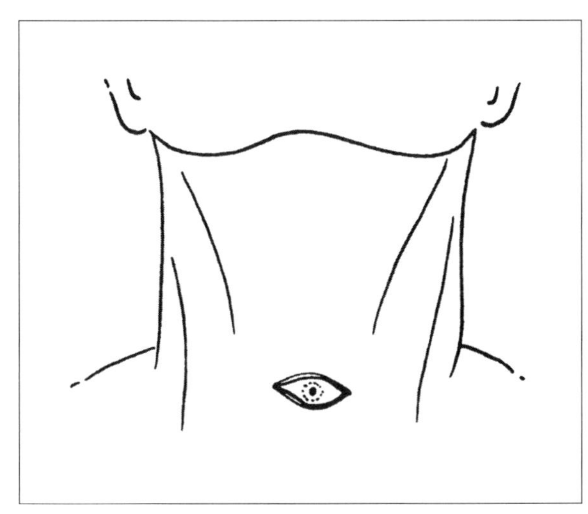

图 2

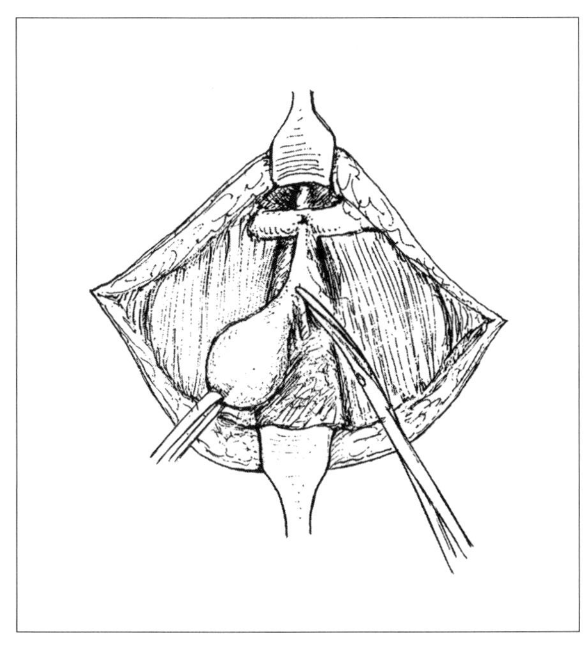

图 3

(4)如有瘘管则沿其行径向上分离至舌骨体处的根部至终止深处切除之(图 4)。

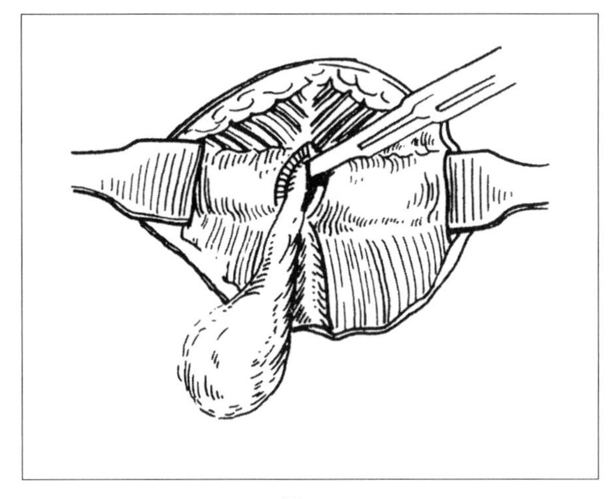

图 4

(5)也可在瘘管的两侧 3～5mm 处用骨钳将舌骨切断,去除瘘管及与其相关的舌骨中段(图 5)。

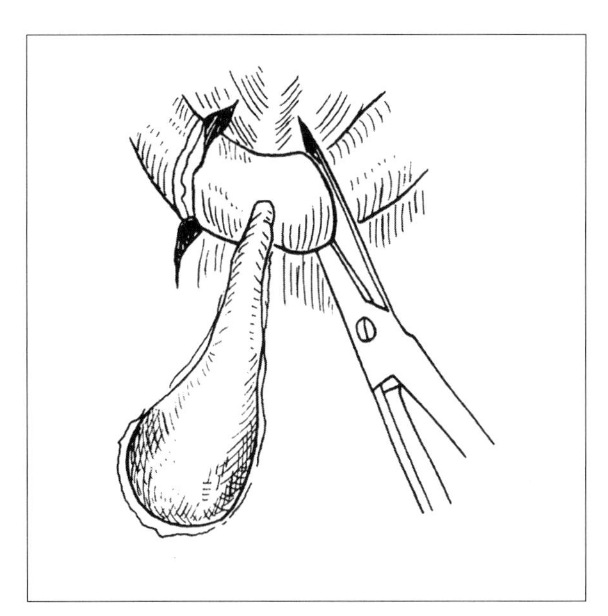

图 5

(6)甲状舌骨囊肿(瘘),根部深达盲孔者。手术时需沿瘘管追踪至舌根部。其解剖的方法可取以舌骨为中心做水平及垂直线,沿 45°平分线,向上达舌盲孔(图 6)。

(7)术者用左手指伸至舌根,将舌向颈前部推移使囊肿(瘘管)底部接近切口(图 7)。

(8)将囊肿、瘘管分离到盲孔部(图 8)。在瘘管根部结扎,将整个病变组织从舌底部切除(图 9)。

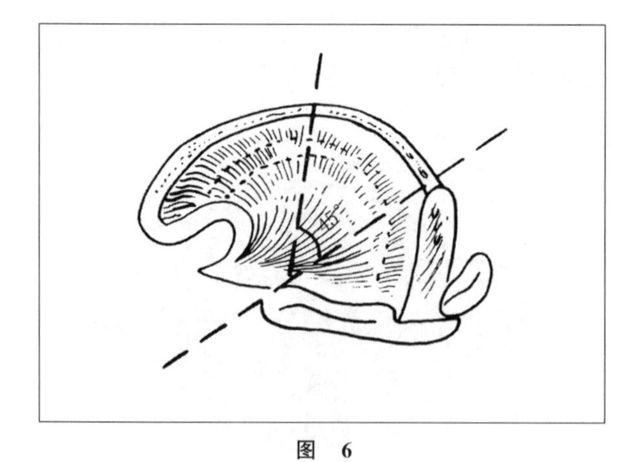

图 6

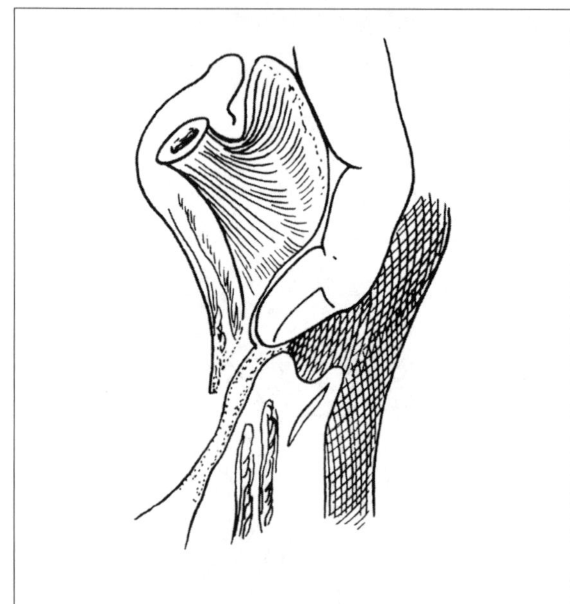

图 7

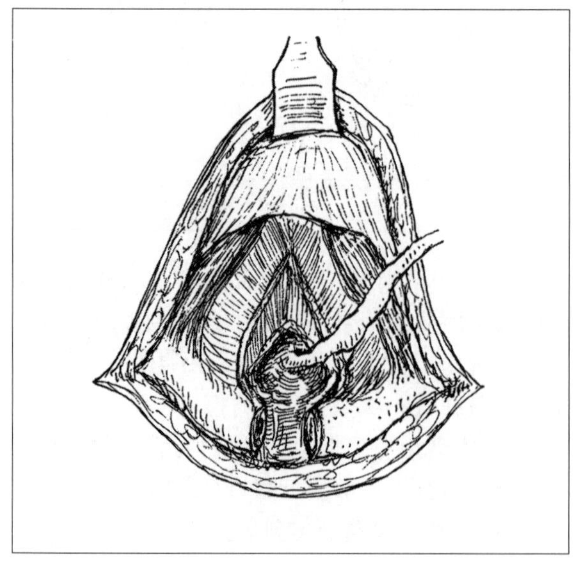

图 8

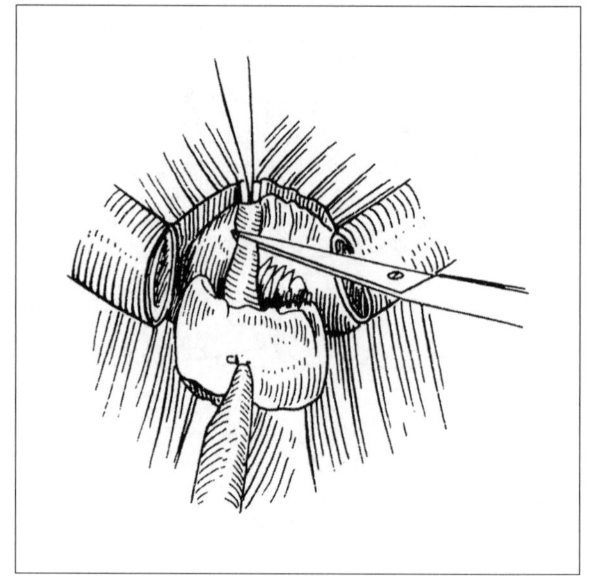

图 9

(9)舌骨的断端间可留有空隙将其缝合修复(图 10)。

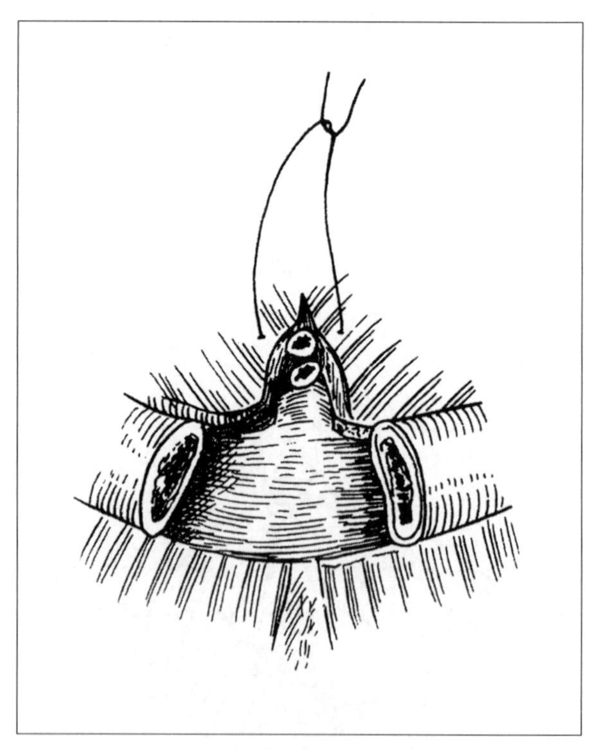

图 10

(10)盲孔处舌肌中的创口经清洗后用可吸收线缝合数针,避免误伤舌神经,置引流条,用不吸收线缝合舌骨肌间隙(图 11)。

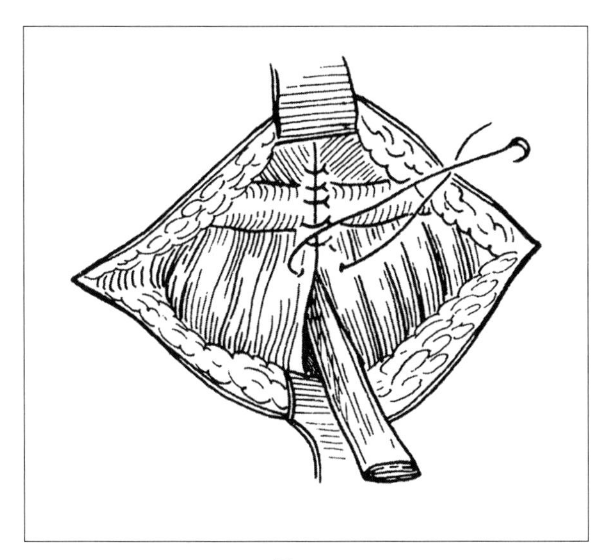

图 11

(11)按层缝合皮下组织和皮肤(图 12)。

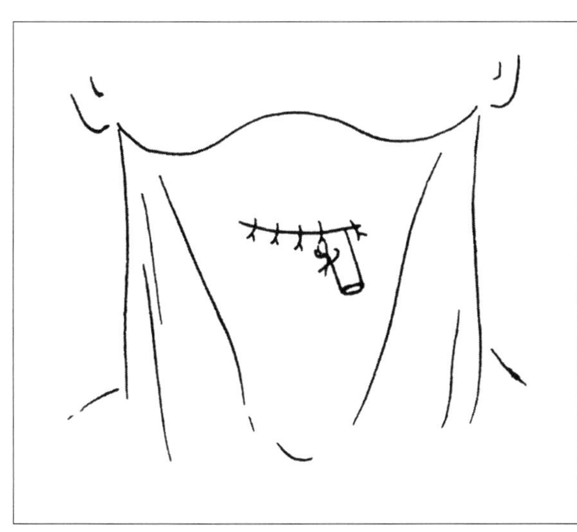

图 12

【术后处理】

创面较深的病人,手术后床边应备消毒拆线器械。术后每日做 2 或 3 次口腔卫生处理。引流橡皮片可在术后 24～48h 去除。

口底部水肿或血肿压迫可引起呼吸困难,有严重呼吸道阻塞者应及时做气管切开术。

1.4.3 鳃囊肿及鳃瘘管切除术
Excision of Branchial Cyst and Fistula

鳃囊肿是原始的呼吸器官在发育过程中未能消失留下的痕迹。第 2 鳃裂或囊肿不完全关闭的间隙始于胸锁乳突肌前缘,上行穿过颈阔肌和颈前筋膜,在舌下神经前方经过颈内和颈外动脉之间,经舌骨上方水平转向咽部,然后于茎突舌骨肌和二腹肌后膜的下方,通过后腭弓的上半部入喉,通向扁桃体上窝处(图 1-4-4)。

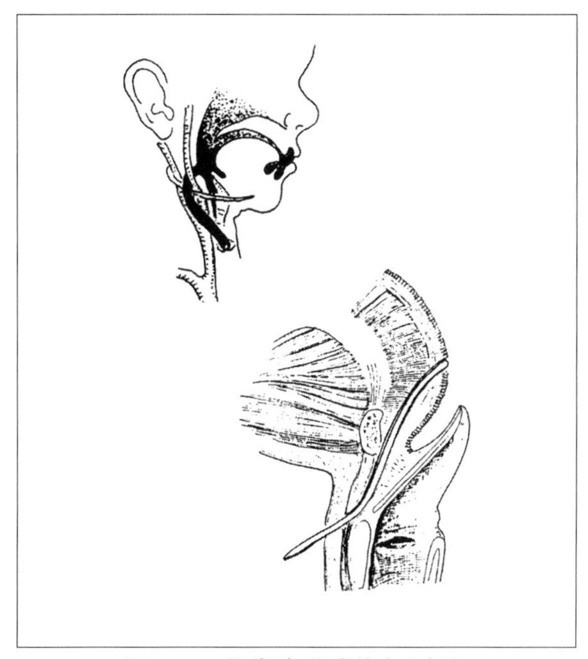

图 1-4-4 鳃囊肿、鳃瘘的发生部位

第 2 鳃裂或囊肿的位置有 4 型:Ⅰ型位于胸锁乳突肌边缘;Ⅱ型位于肌肉和颈静脉之间;Ⅲ型位于颈内和颈外动脉分叉处;Ⅳ型位于咽壁内(图 1-4-5)。

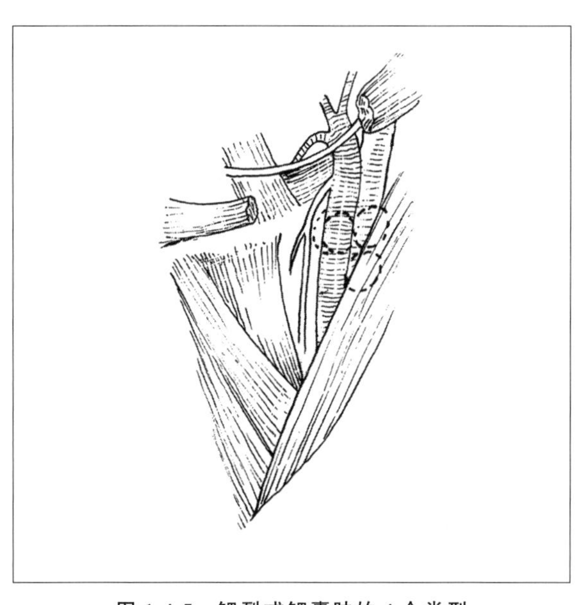

图 1-4-5 鳃裂或鳃囊肿的 4 个类型

1.4.3.1 鳃裂囊肿切除术

【适应证】

鳃裂囊肿不会自行消退,发生鳃瘘者多有继发感染,并排液不止。发现鳃裂囊肿宜早期手术,小儿手术可在2岁左右进行。

【麻醉与体位】

位置浅表无炎症瘢痕粘连者,可采用局部浸润麻醉。位置深的鳃裂囊肿或儿童宜采用气管插管全麻,保证呼吸道通畅。

手术台的头端宜升高15°~30°,呈斜坡位,以减轻面颈部静脉淤血。病人取仰卧位,肩下垫布枕,使颈部适度后伸,并使颏部转向健侧,用沙垫固定位置。

【手术步骤】

(1)手术野消毒区上界为乳突颌骨缘平面,颈后三角区,下界为胸骨柄上方,广泛消毒颈部。

切口可沿胸锁乳突肌前缘,做斜行切口。或以囊肿为中心,或沿皮纹做横行切口。切口长度应能充分显露鳃裂囊肿或瘘道为宜,一般应超过囊肿的直径(图1)。

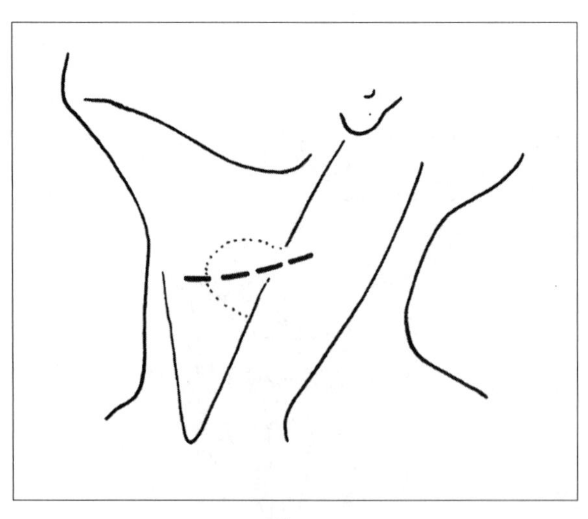

图 1

(2)切开皮肤,颈浅筋膜,颈阔肌层后,分离皮瓣,以便能充分显露囊肿的边界。将切口牵开,切开胸锁乳突肌前缘的颈深筋膜,将肌肉与筋膜分离后被牵向外侧。切开囊肿浅面的筋膜,分离胸骨舌骨肌,并将其牵向内侧。沿囊肿浅面分离后,于鳃裂囊肿的上、下方剥离,再沿正常组织层面细心地钝性分离,使囊肿的基底部逐渐游离。进行分离时勿钳夹囊肿壁,以免破裂后有残留组织(图2)。

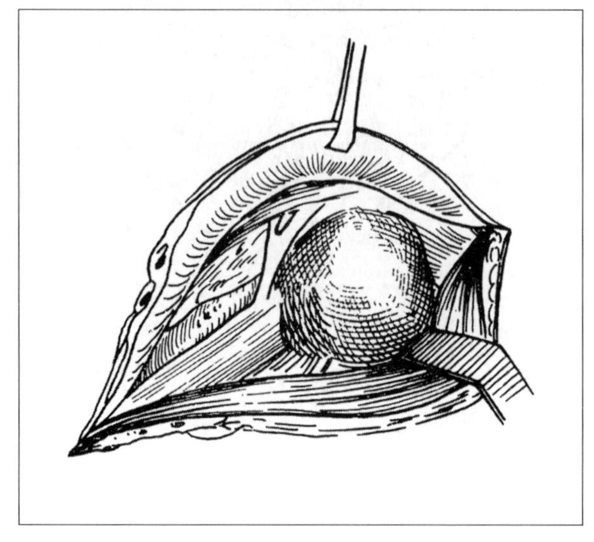

图 2

(3)囊肿的深面可能贴近颈内静脉或颈总动脉,在此处如面总静脉有碍囊肿游离时,可将其结扎,切断。

在胸锁乳突肌上段,如囊壁与副神经粘连需将副神经游离,避免损伤(图3)。

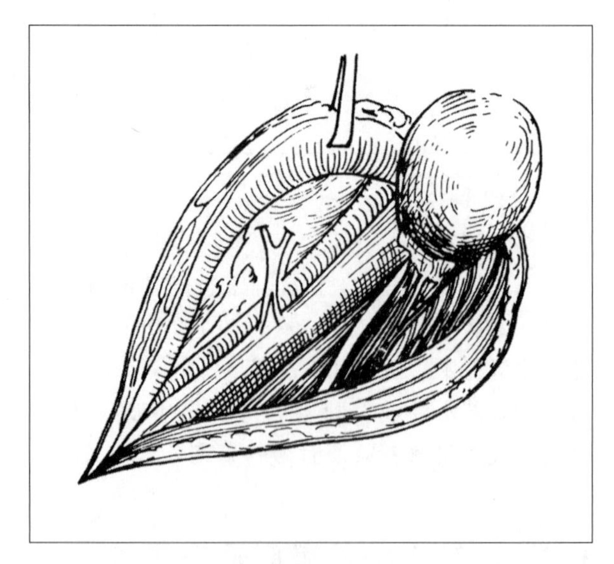

图 3

(4)如有瘘管向上伸延至咽部,需在切口上方将二腹肌牵开即可全面显露囊肿或瘘管(图4)。

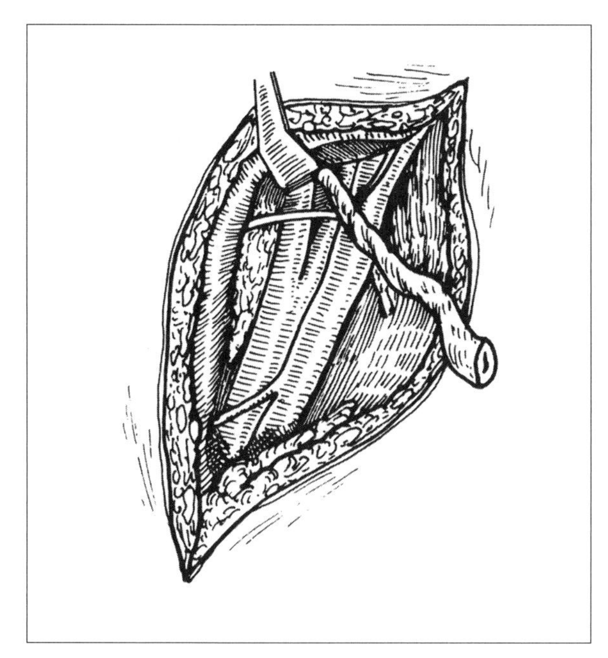

图 4

(5)如病变深达近咽腔时应追踪至其根部将其结扎、切断。注意保护舌下神经(图 5)。

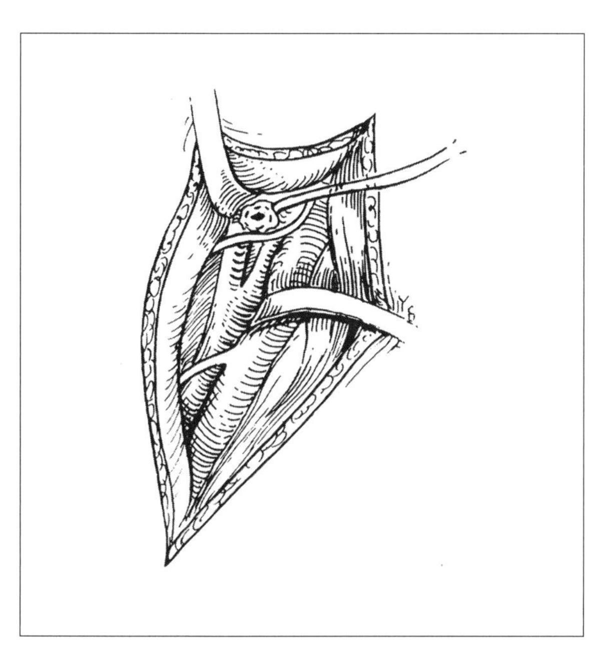

图 5

1.4.3.2 鳃裂瘘切除术

【手术步骤】

(1)先自瘘口注入 0.5～1ml 亚甲蓝溶液,在瘘口处做梭形切口,沿瘘道做沿胸锁乳突肌前缘的斜行切口,或沿皮纹做横行切口,为便于向上追踪瘘管的行径,有时还可以在高位另做横行切口。按显露鳃裂囊肿的步骤,在颈深筋膜浅面的瘘管游离(图 1)。

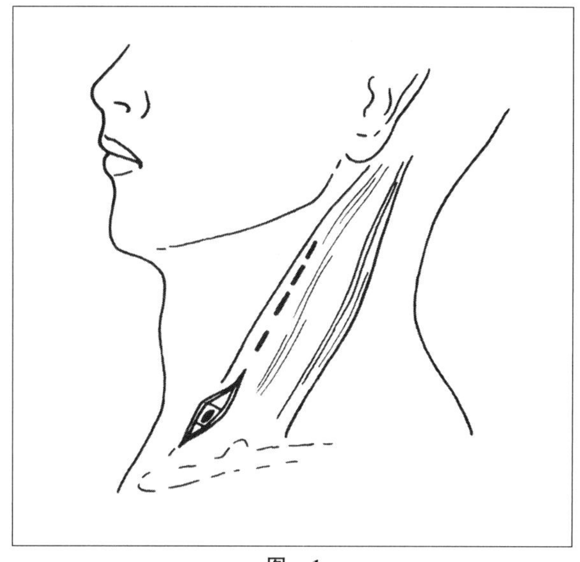

图 1

(2)切开胸锁乳突肌前缘,使其与颈深筋膜分开,将肌肉带牵向外侧,游离颈血管鞘前面的瘘管至颈总动脉分叉处(图 2)。

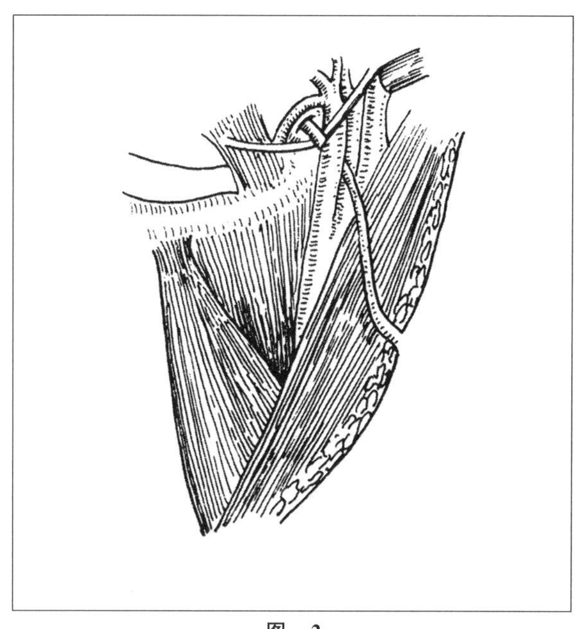

图 2

(3)将二腹肌后腹牵向上方,注意瘘管浅面的舌下神经以及两侧的颈内、颈外动脉和后方的迷走神经。显露并保护副神经。在瘘管末端切断。

第2鳃裂囊肿向内开口于扁桃体间隙，瘘管可直达咽壁，切除后，黏膜处的创口用吸收线缝合，咽部的手术创口必须严密止血。无感染或较多渗血的创口可不放置引流物，冲洗创口后缝合肌肉断端，用细不吸收线缝合颈阔肌层和皮肤。

1.4.4 囊状淋巴管瘤切除术

Excision of Cystic Lymphangioma

囊状淋巴管瘤是由胚胎淋巴组织发展所致的囊性肿瘤。多在胸锁乳突肌的后方，可发展到锁骨上窝，并可突出伸入肌肉或筋膜间隙。

囊状淋巴管瘤的囊壁很薄，内含黄色或褐色的淋巴液。自然好转的可能性很小，对一些小型的囊肿尚无严重压迫症状者可暂行观察。

婴幼儿有较大的囊肿，但无压迫症状者，可等待到3—4岁再行手术，此时发育成熟，手术解剖层次也比较清楚。

非手术治疗的方法可考虑做穿刺抽吸，注射硬化剂和放射治疗。穿刺抽吸可解除囊肿的张力，减轻压迫症状。但由于囊内液体会再度积聚，而且穿刺可引起感染等并发症。注射硬化剂对体积较小的囊肿可能有疗效，但因囊肿多与主要的淋巴管相交通，使注入的硬化剂扩散而降低了局部的药物浓度，难以奏效，且用药剂量容易超出安全剂量而产生危险性。

放射治疗无可靠的疗效，而且放射区组织粘连从而增加了以后手术的难度。所以切除囊肿是比较好的治疗方法。

【适应证】

囊状淋巴管瘤压迫气管引起呼吸困难或较大的肿块有碍美容者。

【麻醉与体位】

需做广泛解剖的手术气管插管全麻为宜，有利于保持呼吸道通畅。较小型的囊肿切除可做局部浸润麻醉体位，取仰卧位，若囊肿边界达颈后部或在锁骨上窝，应在肩下垫布枕，将头偏向健侧。置颈部于适度后伸位。囊肿边缘达腋窝者，需将上臂外展。

【手术步骤】

(1)切口需根据囊肿的位置和范围而定。小的囊肿可在肿瘤的中心做顺皮纹的切口，大的囊肿需在囊肿的中央部位做梭形切口，以去除部分皮肤(图1)。

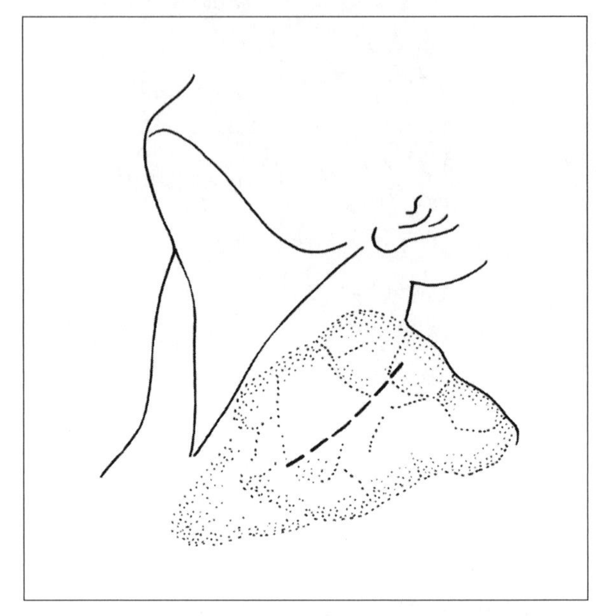

图 1

(2)切开皮肤、颈阔肌和颈筋膜浅层，显露囊肿。有时在皮下组织的浅层即见有囊肿的小房。囊状淋巴管瘤有完整的包膜，沿包膜做钝性分离，遇有跨越囊肿表面的小血管，应一一分离结扎。尽量保持囊壁的完整。使向深层组织和器官伸延的囊肿突出部保持充盈的状态，从而易于分离，避免残留组织(图2)。

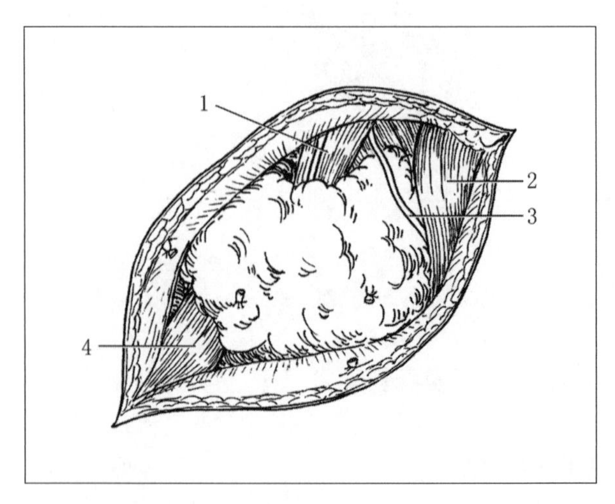

图 2

1—颈外神经；2—斜方肌；3—副神经；4—胸锁乳突肌

(3)囊肿壁菲薄,游离囊肿的浅部时,应在包膜和周围组织的界面中分离。当囊肿浅部已从周围组织中分离出来后,在其表面覆以湿纱布,用推、移、压、提的手法显露囊肿周围的解剖平面,动作务求轻柔,不用组织钳等器械夹持囊壁,避免囊肿破裂。一旦囊壁破裂,囊内积液流出,囊肿伸延的突出部萎陷即难以完全切除(图 3)。

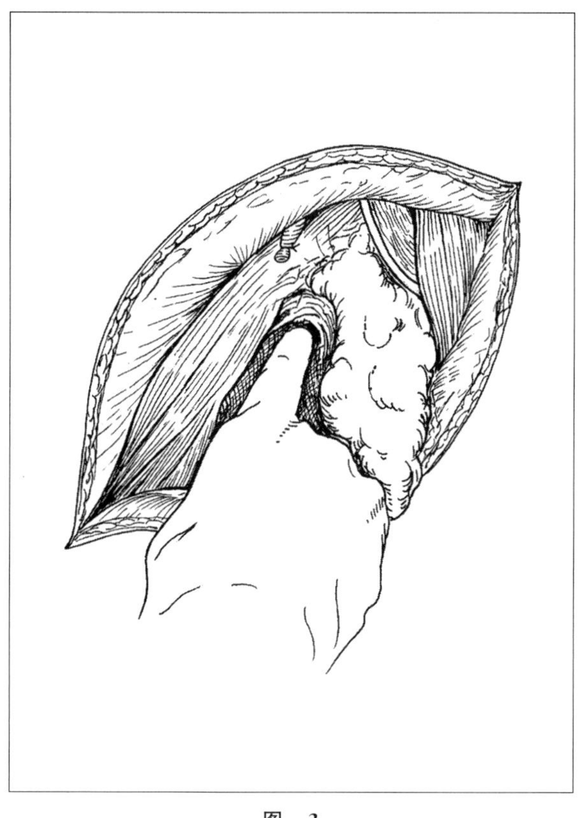

图　3

(4)显露囊肿底部需分离胸锁乳突肌后缘和斜方肌前间隙。在胸锁乳突肌上段后缘近舌骨平面处,注意副神经由此进入斜方肌深面,将此神经牵开,观察囊肿深面是否与颈血管鞘有粘连。为避免损伤颈内静脉和颈总动脉,分离此处粘连时宜剪开颈动脉鞘,将囊肿的突出部和颈部重要血管分离后,将囊肿完全切除。

当囊肿发展到颌下三角区时,分离时应防止损伤面神经与舌下神经。在锁骨上区应辨明臂丛神经和锁骨下动、静脉(图 4)。

(5)大的囊状淋巴管瘤或与血管,神经粘连难以完全切除时,可在囊肿的主体切除后,用碘酊或

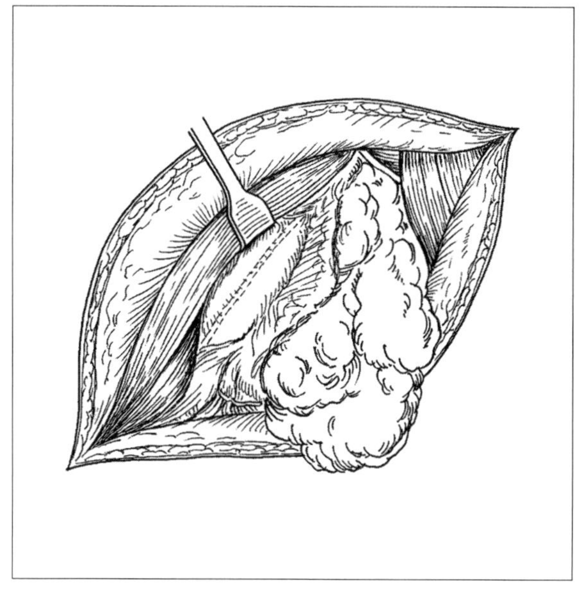

图　4

石炭酸、乙醇处理残留的组织,创口内用碘仿纱条填塞。仔细止血,放置橡皮片引流管或烟卷引流经原切口或戳口安置引流管。用不吸收线缝合颈阔肌。缝合皮肤时应修整创缘,去除多余的皮肤,注意减少死腔和切口的美观。切口外做局部加压包扎。

【术后处理】

手术后 24～48h 可去除引流物。应用碘仿纱条填塞创口者,应在术后 3～5d 更换敷料,以后每隔日或每日更换敷料 1 次,直至创口愈合。

【主要并发症】

创口下淋巴液积聚,多因淋巴囊肿小房有残留,可酌情穿刺,排出积液,使残腔逐日缩小,促其粘连愈合。有时残余的小房组织可能退化消失。

(黎介寿)

1.5　颈动脉体瘤切除术

Excision of Carotid Body Tumor

颈动脉体位于两侧颈总动脉分叉的外鞘内,常有一小蒂与颈动脉相连,没有分泌功能。血液供应来自颈外动脉。神经支配来自舌咽神经及交感神经的颈上神经节(图 1-5-1)。

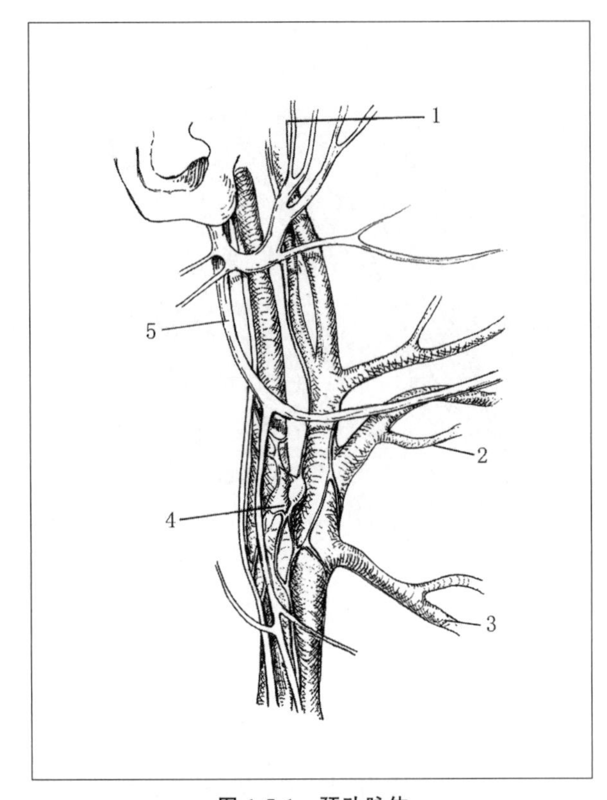

图 1-5-1 颈动脉体

1—面神经;2—颈外动脉;3—甲状腺下动脉;
4—颈动脉体;5—舌下神经

颈动脉体瘤生长十分缓慢,多属良性,且发生于副交感神经系统。颈动脉体瘤切除后约有25%左右复发,伴有恶性肿瘤的特征。

大的颈动脉体瘤可使同侧咽腔壁向内推移,而且因为肿瘤的血供丰富,可闻及血管杂音和膨胀性搏动,易被误诊为颈动脉瘤。颈动脉体瘤非嗜铬性副神经节瘤,为化学感受器瘤。因巨大的颈动脉体瘤压迫引起的症状表现为压迫咽喉、舌下神经引起吞咽和呼吸困难,伸舌歪斜,压迫喉返神经、颈交感神经节导致声音嘶哑和霍纳(Horner)综合征以及副神经受压引起的抬肩困难等。

【适应证】

(1)颈部肿块有压迫症状。

(2)病人的全身情况尚好,无严重脑血管病变。

(3)对高龄病人应慎重掌握手术适应证。

(4)切除颈动脉体瘤的主要风险是结扎或切除颈动脉体瘤时损伤(或误伤)颈总动脉或颈内动脉会引起偏瘫、失语甚至死亡。具有动脉移植血管外科的技术可提高手术的成功率。

【术前准备】

选用血管手术器械,根据病情需做血管移植者,应准备切取大隐静脉或选择人造血管。

【麻醉与体位】

选择全麻有助于颈部血管广泛解剖。病人取仰卧位,肩下置布枕使颈部适度后伸,头面部转向对侧。

【手术步骤】

(1)切口多选用沿胸锁乳突肌前缘斜行切口,上端起自乳突下端达胸骨。如瘤体较大可做附加切口以广泛显露颈区血管(图 1)。

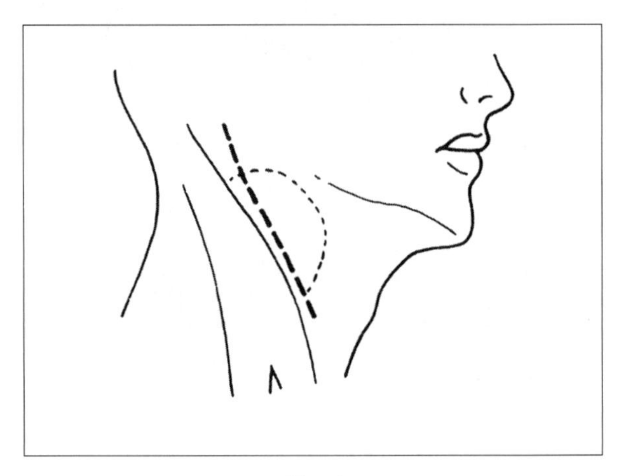

图 1

(2)切开皮肤、皮下组织、颈阔肌后向内外侧分离皮瓣,内侧瓣至中线位,外侧显露胸锁乳突肌后缘,在胸锁乳突肌前缘切开筋膜做钝性分离后,将其肌肉牵向外侧,切开颈深筋膜后即显露颈动脉鞘,分离汇入颈内静脉分支,在颈动脉前方将其结扎,切断。离断肩胛舌骨肌将颈内静脉向外侧牵开,在切口的上方注意勿损伤舌下神经(图 2)。

(3)找到颈动脉体瘤后,可在其周围用0.5%的普鲁卡因做封闭,在其下方分离显露颈总动脉与肿瘤的基部,沿颈动脉体瘤的上方分离以显露颈内与颈外动脉。结扎甲状腺上动脉。在以颈动脉体瘤为中心的Y形颈动脉干上从各支后方引出纱带,注意保护迷走神经(图 3)。

(4)将神经分离后轻轻地向外侧牵开。游离各动脉干,探查肿瘤切除的范围,利用牵提各纱带可将肿瘤的基底部渐渐地分离清楚(图 4)。

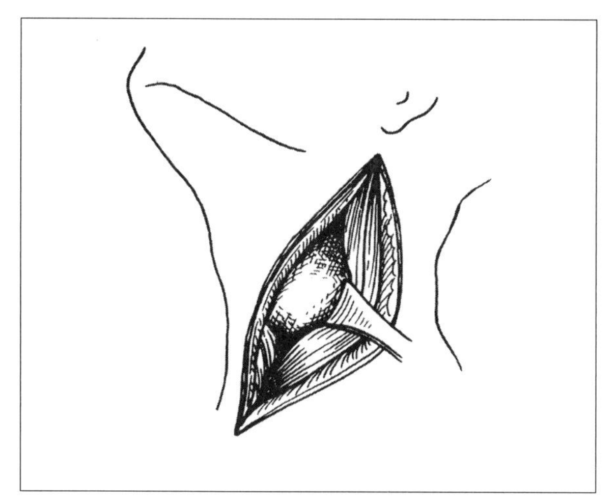

图 2

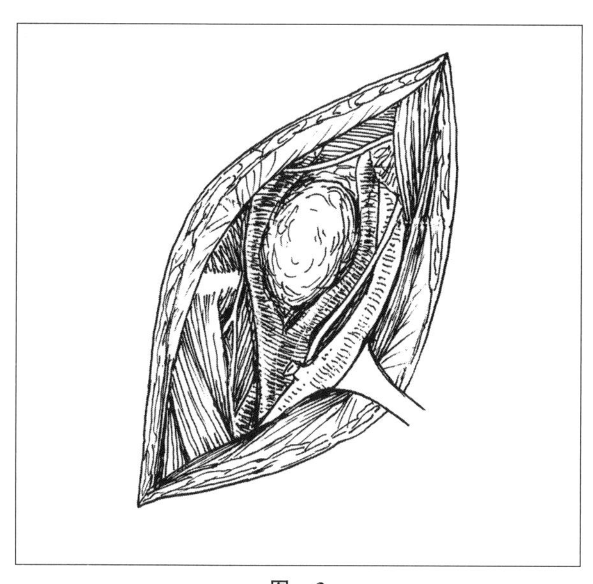

图 3

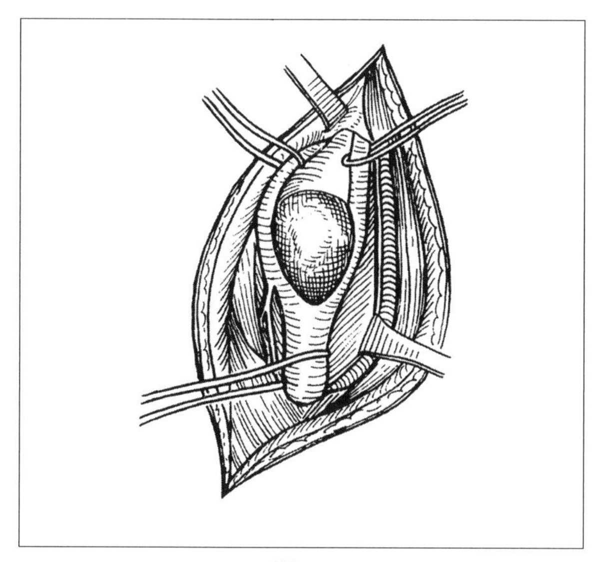

图 4

(5)颈动脉体瘤充分游离后,即需探查肿瘤是否能从动脉壁上分离。体积小的肿瘤属实质性,无海绵状血管结构者,可沿肿瘤边缘细心地将肿瘤与动脉的外膜分离。有时因肿瘤与动脉壁粘连较紧,分离时可能有动脉壁的损伤,小的动脉穿孔处应及时做血管壁缝合修补(图 5)。

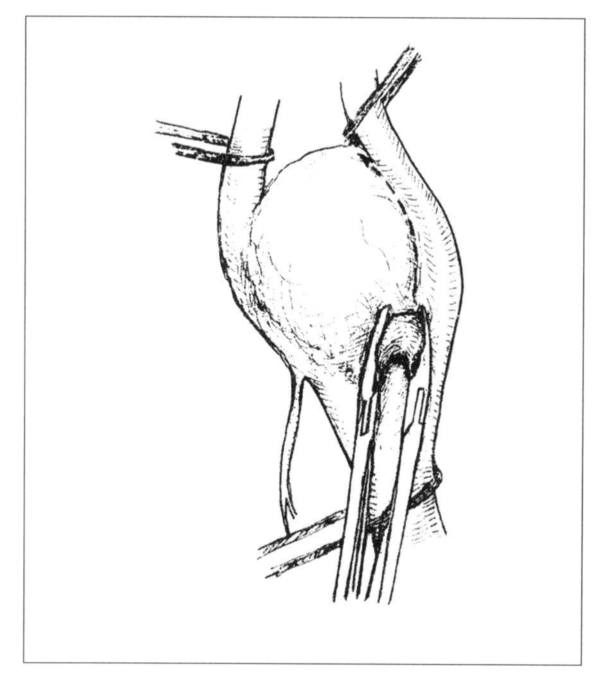

图 5

(6)如切除肿瘤需包括部分颈外动脉时,可在肿瘤的上方结扎颈外动脉,再将瘤体与受累血管一并切除(图 6)。

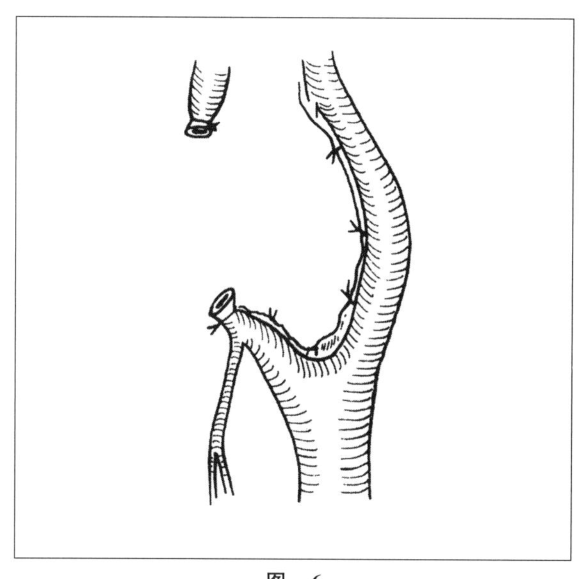

图 6

(7)切除颈动脉体瘤重建颈内动脉的技术。

在颈内动脉的远心端，分离出 2cm 的血管段，在颈内动脉与颈总动脉间置入一段大隐静脉或人造血管，重建颈总动脉向颈内动脉的血液循环。

巨大的颈动脉体瘤有压缩性，呈血管瘤样的病变，而肿瘤侵及颈内和颈外动脉者，应做二期手术。此时应显露颈部动脉置入螺旋渐进式血管夹，以期日后逐渐旋紧此夹至完全钳闭颈总动脉。当病人不致发生大脑损害症状时，显示患侧 Willis 血管弓已与健侧建立了侧支循环，则可施行第二期手术将颈动脉体瘤与颈总动脉和颈内、颈外动脉一并切除。

【术中注意要点】

发现颈动脉体瘤侵入颈内动脉，无法找到分离的界面时，不可勉强做肿瘤切除术，应有在肿瘤切除后做血管移植术修复颈内动脉的准备。

【术后处理】

仔细检查手术野，彻底止血，血管的结扎处务必结扎稳妥。

（黎介寿）

1.6 颈淋巴结根治性清扫术 Radical Dissection of Neck Lymph Nodes

原发于头颈部的癌肿其转移灶可在较长时间内局限于颈部某一组淋巴结，然后再向周围淋巴结扩散，往往直到晚期才出现远处的转移灶。颈淋巴结转移癌对放射线和化学药物的敏感性一般较差。由于颈部解剖结构的层次较清楚，淋巴结多位于椎前筋膜浅面，所以比较容易达到根治性切除。颈淋巴结清除术有多种。

全颈淋巴结清除术切除的范围，其上界为下颌骨，下界达锁骨，外侧至斜方肌前缘，内侧至颈中线，浅面自颈阔肌以下，深面至颈筋膜深层。切除的内容为淋巴组织，脂肪结缔组织和肌肉，颈内静脉、胸锁乳突肌和副神经，但保留颈总、颈内、颈外动脉，迷走神经、喉返神经。

双侧颈淋巴结切除术，施行两侧颈部全颈淋巴组织的整块切除，但需分期进行，另一侧的手术一般间隔至少 1 个月，以减轻颈内静脉结扎后的并发症。

联合根治术，可从病情出发保留淋巴结病变较为局限一侧的颈内静脉。腮腺癌、颌下腺癌、甲状腺癌和咽下部癌，可将原发癌肿与颈部淋巴组织做一期联合整块切除。早期唇癌和早期舌尖部癌，可考虑施行两侧舌骨上或肩胛舌骨肌上的颈淋巴组织清除术。

近舌中线的舌癌宜施行一侧全颈和对侧舌骨上颈淋巴组织清除术。

颈淋巴结根治性切除术仅适于原发灶尚能得到控制的病人，发现颈部有转移的原发癌常位于头颈部，原发于锁骨下的胸腹部恶性肿瘤发生颈部淋巴结转移时，均提示病期较晚，不宜施行颈淋巴结清除术。

1.6.1 颈淋巴结根治术 Radical Neck Dissection

传统式颈淋巴结根治术，遵循 Crile 的原则，切除的范围由下而上由浅至深，切除包括胸锁乳突肌、副神经、颈内静脉（行双侧颈根治术者可保留一侧）、颈外静脉，肩胛舌骨肌、二腹肌、茎突舌骨肌，颌下腺，腮腺下极，以及自斜方肌前缘至颈前正中线，下颌骨下缘至锁骨上缘、颈阔肌深面至椎前筋膜浅层，清除这一范围内的全部淋巴结、淋巴管、筋膜、脂肪组织，蜂窝组织，舌下神经降支、颈浅神经分支等。

甲状腺癌，咽喉癌有气管周围淋巴结转移，应清扫气管食管沟。因甲状腺癌颈淋巴结转移多不累及颌下及颏下三角部位，所以一般不清除颌下及颏下的三角。

传统式颈根治术保留颈阔肌、颈总动脉及颈内、外动脉，迷走神经、膈神经、舌神经、舌下神经等。

改良型颈淋巴结根治术的特点是保留颈内静脉、胸锁乳突肌和副神经，或仅切除颈内静脉而保留胸锁乳突肌和副神经。术后病人颈部和肩部的外形和功能均较传统式手术为好。

【适应证】

面颈部癌肿的转移多经淋巴道而不经血运。

切除原发灶和颈部淋巴结能取得较好疗效的恶性肿瘤，常见的有甲状腺癌，腮腺癌、颌下腺癌、唇癌、舌癌和咽下部癌等。

施行颈淋巴组织清除术为减轻对饮食、言语的功能障碍，应尽量保全口腔器官的功能，尽量不施行大范围的切除，发生在口腔器官黏膜或面部上皮的鳞状上皮癌，可用放射治疗控制原发灶，待原发灶被控制后，再手术处理颈淋巴引流区。部分病例在放射治疗后疗效不能肯定，则可考虑将原发癌与全颈淋巴组织整块切除。

喉外癌多数为鳞状上皮癌，对原发灶可行放射治疗，面颈淋巴组织需行手术切除。

原发灶不明的颈部转移癌，肿块直径＜5cm，界限比较清楚，与周围组织无明显粘连的肿块，癌细胞的分化较高者可手术切除。

【禁忌证】

（1）颈部、面、口腔和喉外癌（咽下部癌）的癌肿已属晚期。

（2）口腔癌肿，有颈部皮下淋巴结转移的病人，表明颈深淋巴结的转移扩散到颈部皮下淋巴结，全颈淋巴组织清除术的疗效不佳。

（3）鼻咽部的癌肿，有两侧颈部广泛转移，由于其恶性程度高，手术切除颈部淋巴组织达不到控制的目的，故适宜于放射治疗。

（4）癌肿已侵入颅底或已有固定于颈筋膜深层的倾向时，手术已不能彻底。

（5）发生远处转移，如锁骨下和纵隔内淋巴结转移。

（6）舌下神经的麻痹属晚期的征象，应慎重考虑手术的效果，宜行非手术治疗。

（7）颈部转移癌而未能发现其原发灶的病人，如有转移淋巴结侵及副神经和近颅底处，颈部病变直径超过5cm，与颈深部组织有粘连者均不宜施行颈淋巴结清除术。

【术前准备】

进行全身各系统的体检，做术中输血的准备。术前2周即开始禁烟，对呼吸道的感染灶应加强控制，避免术后发生呼吸道炎症，甚至阻塞所致的严重并发症。

手术前应维持电解质和体液平衡。恶性肿瘤病人由于不断消耗，常发生低蛋白血症，如进行肿瘤根治术，必然导致蛋白质分解代谢亢进。因此在手术前必须纠正低蛋白血症和贫血，应少量输血和给予冻干血浆及其他蛋白制剂。

由于肿瘤压迫呼吸道引起阻塞者，术前应行气管切开术。

肿瘤根治手术的时间长，创面大，应合理使用抗生素，预防感染。并应认真地做好口腔清洁和颈胸部的皮肤准备。

准备皮肤的范围，剃除耳后一部分头发直达颈后以免污染手术野。

【麻醉与体位】

采用气管内麻醉以保持呼吸道通畅。由于肿瘤的压迫或牵引而致喉头、气管有移位或张口困难，或头不能后仰的病人，可先于局部麻醉下行气管切开，而后于气管切开处插入短而带气囊的导管进行麻醉。经口腔的手术则应行鼻腔插管。个别体弱的病人可在颈丛与三叉神经同时阻滞下施行手术。

取仰卧位，肩下用扁枕垫高，使颈部后仰，并将头转向对侧，使锁骨上区、气管以及颈后部充分暴露。头部垫两层无菌巾，用上面的一层包裹头部并在前额固定，然后再铺4块手术巾。手术野上自耳下平面及颏部，下至第1肋骨以下的平面，外侧自斜方肌缘向内越过中线到对侧颈部。将皮肤巾均缝于皮肤上固定。手术台调整至头端15°～30°斜坡位，以减少头颈部淤血。

【手术步骤】

（1）切口的方位应能使颈区充分显露。“X”形切口是传统的基本切口，切口线的夹角尽量避免成锐角，可防止尖端皮肤血供发生障碍。根据清除的范围和颈部的情况以保护术后皮瓣不发生坏死和颈部大血管浅面有健康的软组织覆盖，也可选择其他类型的切口（图1）。

腮腺癌切口，上支于耳垂下方向前、后延伸，后至乳突上，前至外耳道上缘或Y形，此切口向前至下颌缘，向后至乳突下（图2A）。对其他可酌情选择的切口，有颈部平行切口（图2B），适用于颈部行放射治疗后，皮肤血供较差的病人。以减少切口愈合不良，但手术野显露较差。单一弧形切口（图2C），自乳突，沿斜方肌前缘向下，至锁骨上缘约2cm处呈弧形向前，跨越锁骨前、中1/3交界处斜向前下至胸骨切迹下2～3cm。宽蒂矩形切口（图2D），颈上横切口，从颏中线沿下颌骨

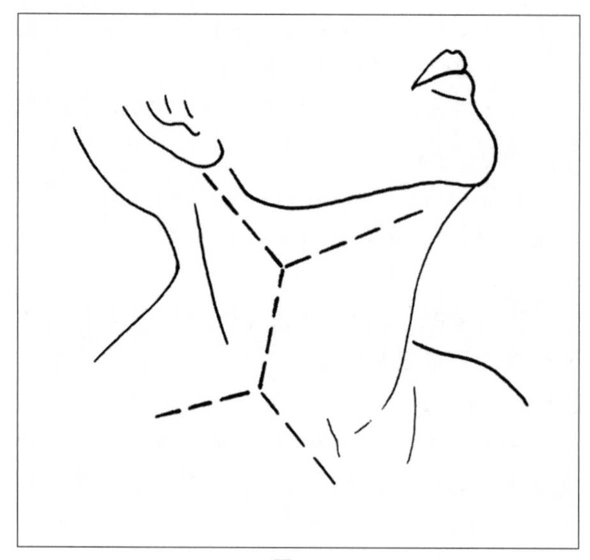

图 1

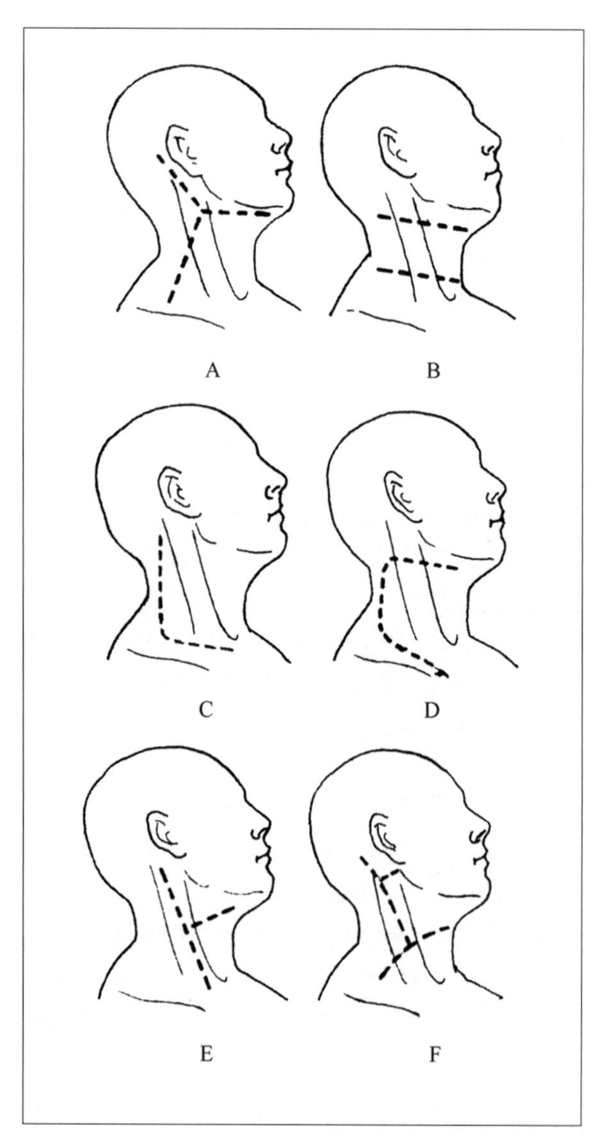

图 2

下 1.5cm，平行后延，达斜方肌前缘后，以钝角转向下，经斜方肌前缘向下，至锁骨上 2cm 处，再以钝角向下，跨越锁骨中、前 1/3 达胸骨切迹下 2～3cm 中线处。上述两种切口的优点是：皮瓣没有交角，血供好，易愈合，缝合口避开颈部大血管处。

其他可根据清除术的范围酌情设切口的皮瓣（图 2E，F）。

（2）切开皮肤达颈阔肌层下，分离包括颈阔肌深面的皮瓣，由此形成的皮瓣血供良好，否则可导致创口愈合不良及瘢痕粘连，扩展上方的皮瓣时要小心保存面神经下颌下缘支（图 3）。

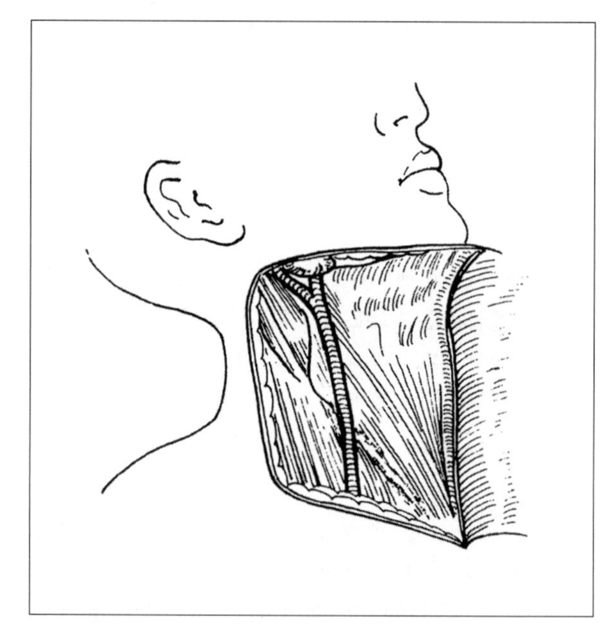

图 3

（3）向上下分离皮瓣显露下颌下缘，沿舌骨及舌骨下肌分离后显露下颌与颏下三角区，可见到腮腺下缘。

在颌下区应尽量保留面神经的下颌缘支，需清除在颌下区的淋巴结。面动脉、面静脉均须在面部高位结扎（图 4）。

皮瓣形成后其下界恰在锁骨和胸骨附着点上方，切断胸锁乳突肌。

（4）皮瓣分离后，解剖一般自下而上进行，在锁骨上 1cm 处切断胸锁乳突肌至腱状的胸骨头，缝扎其下端。然后将锁骨头分次切断，结扎血管。肩胛舌骨肌在锁骨上三角区横贯斜向前上方，需将其切断结扎（图 5）。

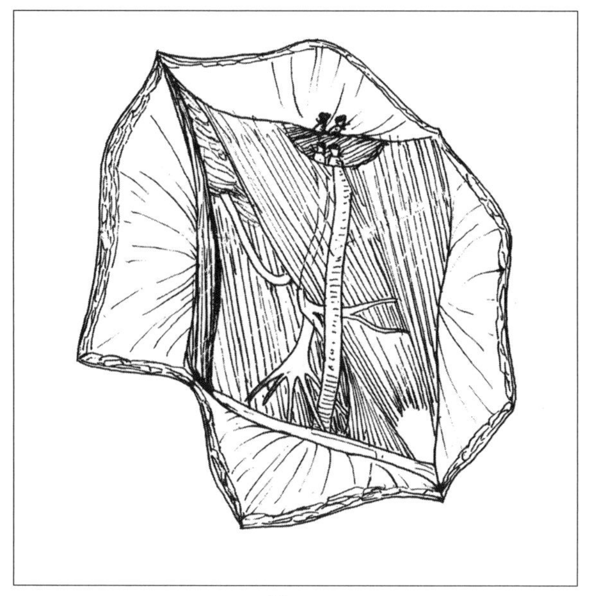

图 4

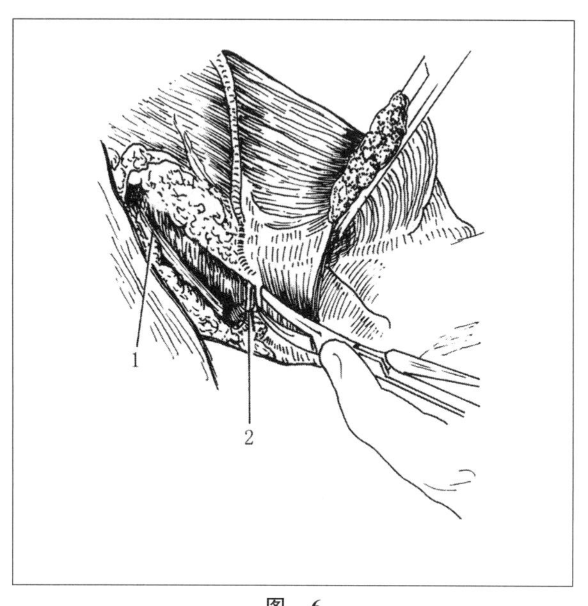

图 6
1—副神经；2—颈外静脉

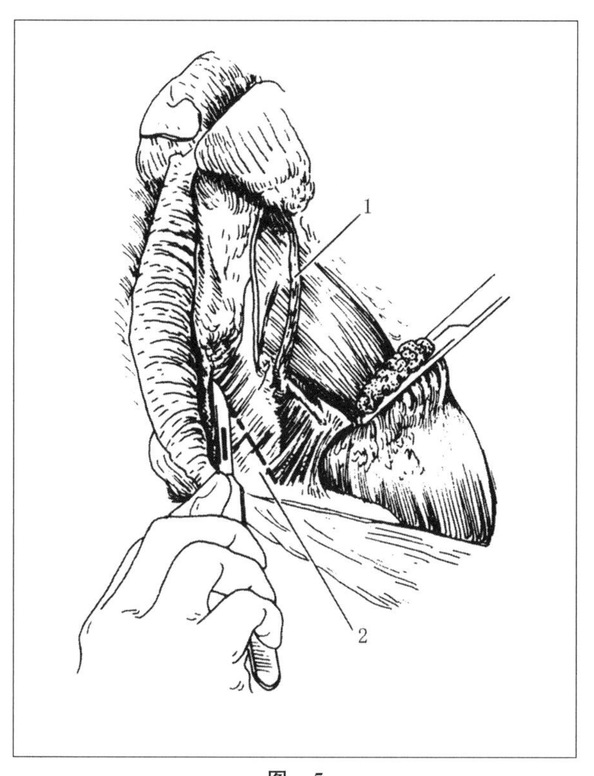

图 5
1—颈外静脉；2—斜方肌

在颈后三角区做锐性和钝性解剖，暴露斜方肌的前缘。

(5)沿斜方肌前缘，在锁骨上切开筋膜，在其下方将由颈丛分出的肌支及副神经切断，并将颈外静脉在注入锁骨下静脉处切断。结扎切断颈外静脉及位于该处所有较大的静脉(图 6)。

(6)将脂肪组织及筋膜向前方牵开，可显肩胛舌骨肌之下腹，由上内方行至锁骨之上方(图 7)。

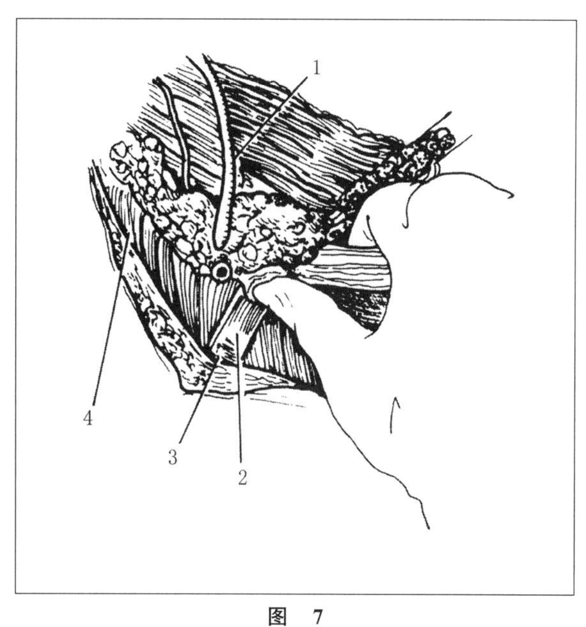

图 7
1—颈外静脉；2—肩胛舌骨肌；
3—锁骨下静脉；4—切断的副神经

(7)于斜方肌之深处切断肩胛舌骨肌之下腹，可见被覆于臂丛上的脂肪组织，膈神经位于臂丛和颈内静脉之间，位于前斜角肌上(图 8)。

(8)探查膈神经位于前斜角肌上，除非已被癌肿侵犯，应予保留，以免膈肌瘫痪。在膈神经的内侧即为颈血管鞘(图 9A，B)。

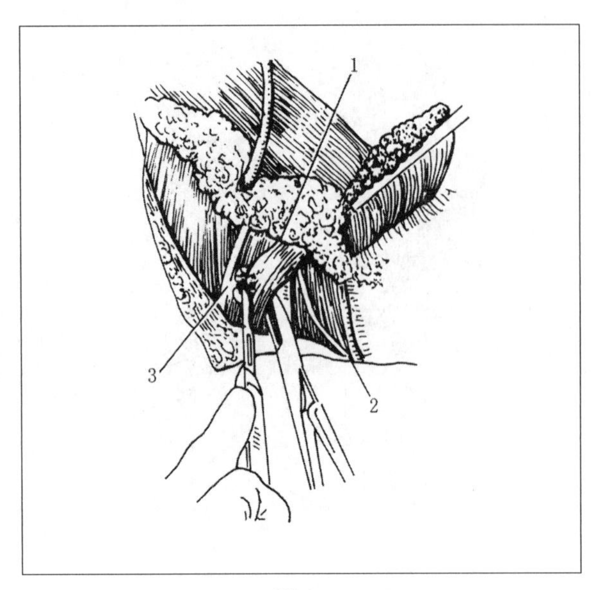

图 8
1—肩胛舌骨肌；2—膈神经；3—臂丛

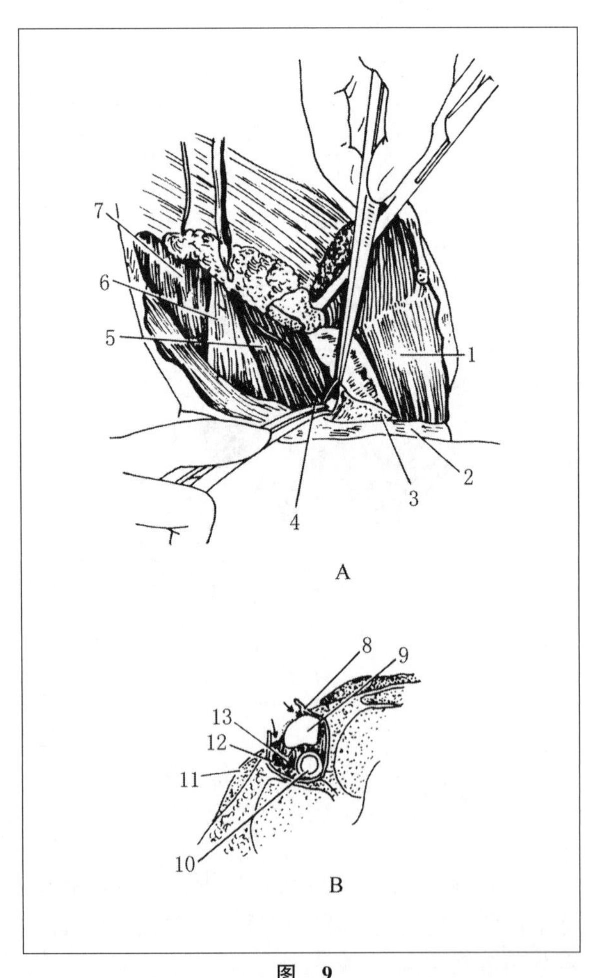

图 9
1—胸骨舌骨肌；2—锁骨；3—颈动脉鞘；
4—膈神经；5—前斜角肌；6—臂丛；7—中斜角肌；
8—颈动脉鞘；9—颈内静脉；10—颈总动脉；
11—膈神经；12—右淋巴导管；13—迷走神经

(9)切开颈血管鞘后，钝性解剖显露颈内静脉下段，并将其稍做游离，引入两根不可吸收线在锁骨上1横指水平上结扎颈内静脉(图10)。

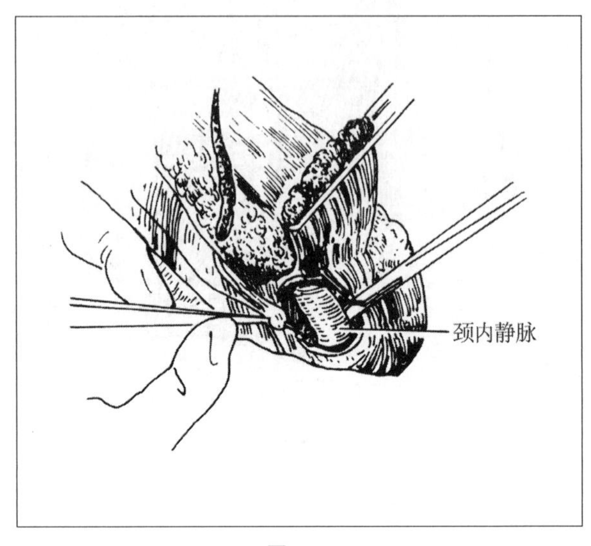

图 10

(10)再于稍高处再结扎一次，然后于两处结扎之间切断颈内静脉，近心端应再做一次贯穿结扎。为了避免颈内静脉断端从血管钳内滑脱，除在血管钳的上下方均有1～2mm的游离段，使结扎线不致滑脱外，还应常规地先结扎后切断的原则(图11A、B)。

(11)分离颈动脉鞘，游离颈内静脉下端时，避免将分离面扩展到锁骨的后方，以防纵隔气肿，或误伤胸膜引起气胸，此静脉后面的小分支均应仔细结扎，切断。结扎、切断颈内静脉前，需先显露内侧深面的迷走神经，以免误伤切断神经，在左侧要避开胸导管(图12)。

(12)显露颈部动脉后，开始自下而上，沿着颈底面或椎前筋膜进行剥离，将疏松结缔组织和淋巴结连同颈内静脉一起整块向上翻转。在清楚的手术野中追踪膈神经，小心有小血管被撕破而于止血时误将该神经夹住，可在膈神经根部远端切断第4颈神经。应注意不可伤及颈筋膜深层深面的臂丛神经。副神经在斜方肌前缘，用钳触之可引起斜方肌的收缩，除受转移淋巴结侵犯一般可保留此神经。清除锁骨上三角区，横越锁骨上三角区的肩胛上动、静脉和颈横动、静脉应先用血管钳夹住而后切断、结扎。穿行在脂肪和淋巴结群

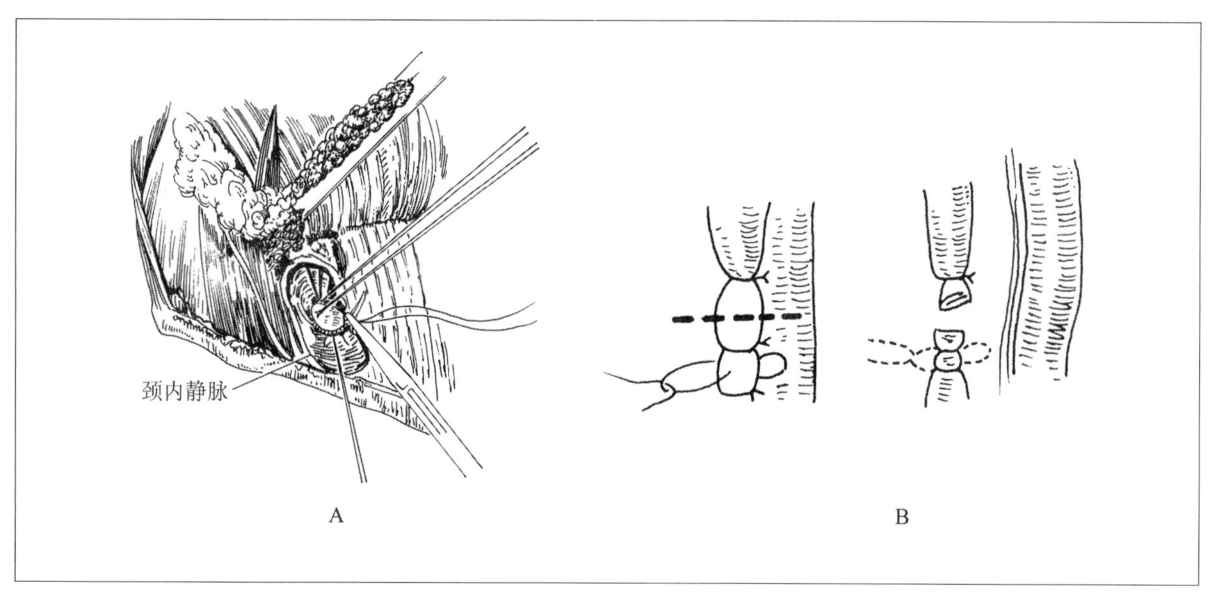

图 11

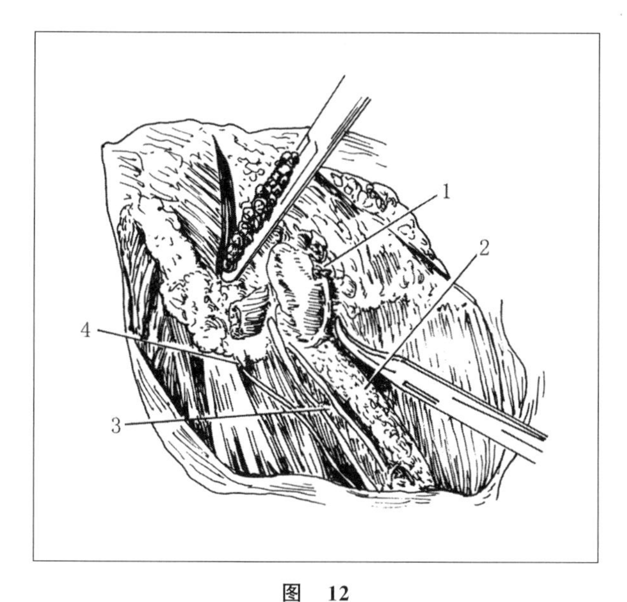

图 12

1—颈内静脉；2—颈总动脉；

3—迷走神经；4—膈神经

内的颈丛神经支有碍胸锁乳突肌上翻，需将其切断。在近锁骨上三角区的下缘结扎胸导管或右淋巴导管后应注意钳住颈淋巴干和锁骨下淋巴干。解剖斜方肌前缘、锁骨外侧段的淋巴结、脂肪组织并切断结扎。将切断的胸锁乳突肌、颈内静脉、肩胛舌骨肌以及锁骨上三角区的淋巴结、脂肪组织等整块地翻起，用纱布将其自颈动脉及迷走神经进行钝性剥离（图 13）。

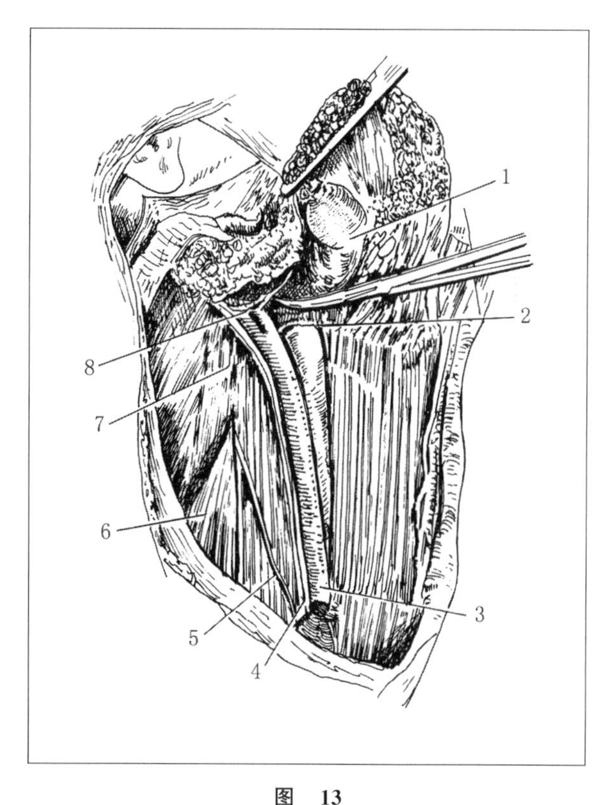

图 13

1—颈内静脉；2—甲状腺上动脉；

3—颈总动脉；4—迷走神经；5—膈神经；

6—臂丛；7—颈丛的切端；8—舌下神经

（13）将整块组织上翻时，要结扎进入颈内静脉前面的整个分支。在二腹肌后腹下及颈总动脉的前方分叉处解剖舌下神经。识别舌下神经后，转向颏下三角切开颈筋膜，暴露二腹肌前腹和其下的下颌舌骨肌。为切除成串的颏下淋巴结，必须全部暴露颏下间隙内的二腹肌(图 14)。

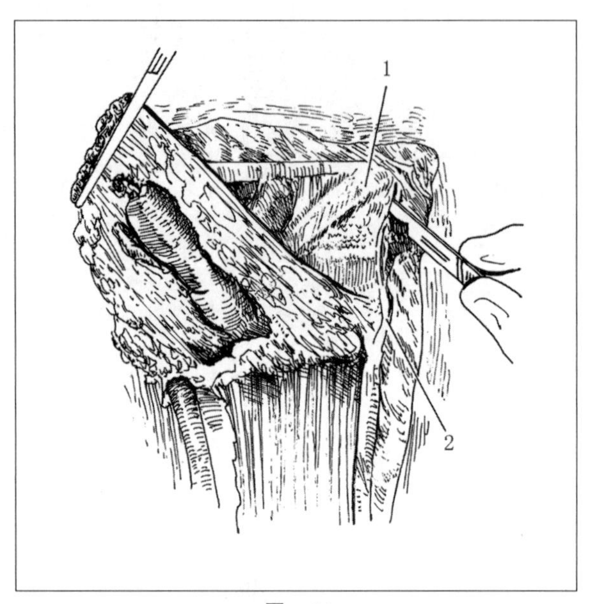

图 14

1—二腹肌前腹;2—颈前静脉

(14)沿下颌骨之下缘切开筋膜浅层，循二腹肌前腹由前向后即可见到颌下腺，从前面开始，即可清除下颌下区的脂肪和淋巴组织和颌下腺，结扎和切断面动脉和面静脉，在舌骨处切断肩胛舌骨肌(图 15)。

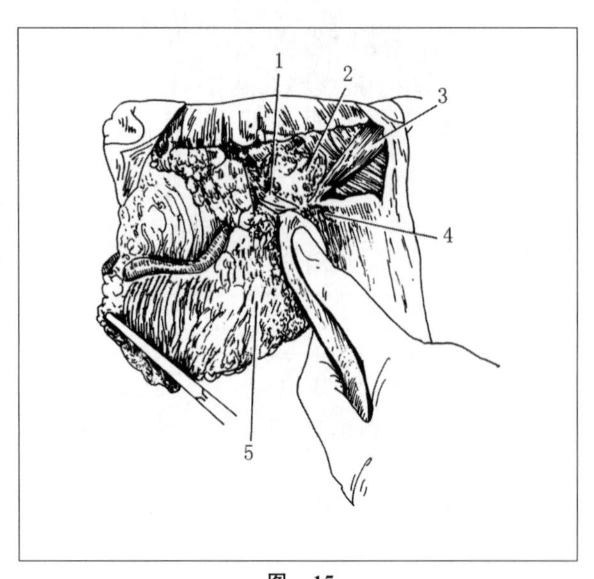

图 15

1—二腹肌后腹;2—颌下腺;3—二腹肌前腹;
4—肩胛舌骨肌的舌骨侧断端;5—肩胛舌骨肌

(15)在颌下间隙的最上方可见舌神经。颌下腺导管位于此间隙的中部，最下方为舌下神经。牵引颌下腺即可显露舌骨肌的后缘，从而显露三个重要结构:舌神经、颌下腺管和舌下神经在对侧二腹肌前腹内侧缘处切开筋膜，即可显露颏下区。此处的筋膜及淋巴结可从肩胛舌骨肌及二腹肌前腹浅面清除(图 16)。

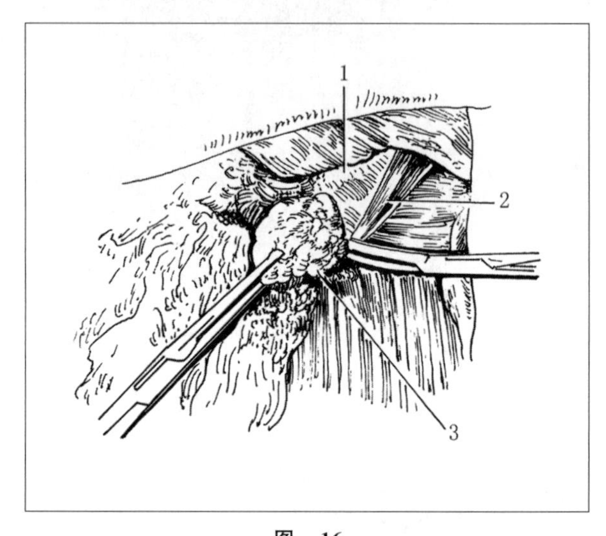

图 16

1—下颌骨;2—二腹肌前腹;3—颌下腺

(16)清除颏下区后，沿下颌舌骨肌后缘显露并保护舌神经，舌下神经，结扎切断颌下腺管和血管后，将整个颌下三角区的组织从前向后分离。面动静脉和伴随舌下神经的舌静脉等血管均应分别结扎(图 17)。

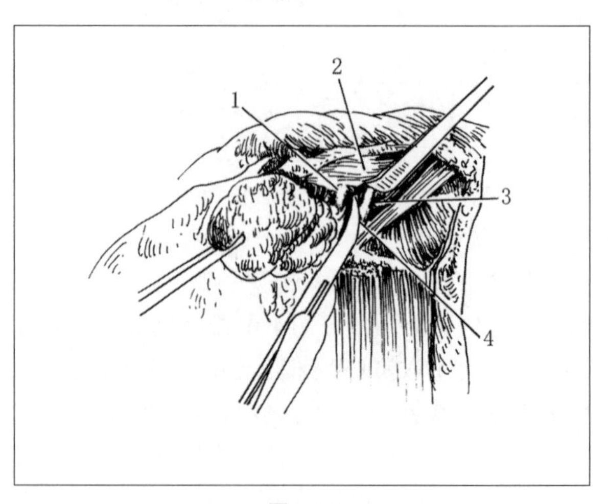

图 17

1—舌神经;2—下颌舌骨肌;
3—唾液腺导管;4—舌下神经

(17)切除颌下腺。将肩胛舌骨肌前腹自二腹肌悬韧带切断,暴露二腹肌后腹(图 18)。

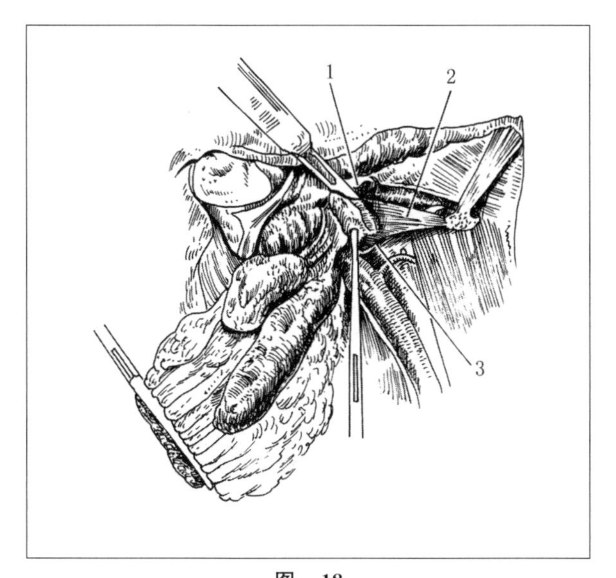

图 18

1—腮腺;2—二腹肌后腹;3—舌下神经

(18)将二腹肌后腹向上牵引,以显露和结扎、切断颈内静脉。牵引二腹肌后腹,较清楚地显露舌下神经(图 19)。

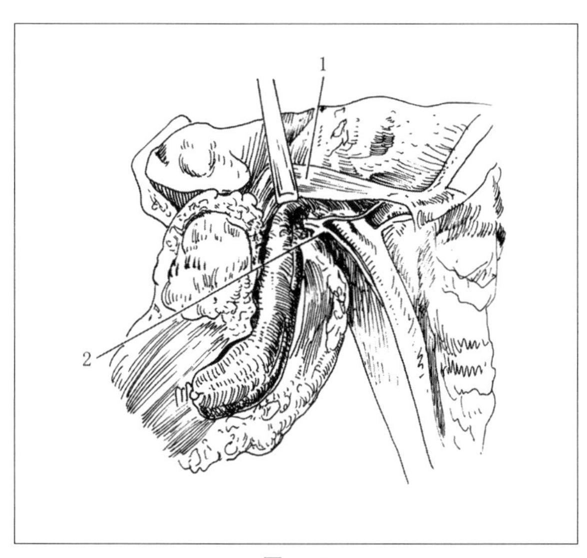

图 19

1—二腹肌后腹;2—迷走神经

(19)在舌癌病例颈内静脉周围的淋巴结常已肿大。为彻底清除颈内静脉上端的颈深淋巴结群,可自颈内静脉较低部位分离,在近颅底处有小静脉尤其是来自咽丛的分支,切断这些静脉时,采取先结扎下方的静脉,然后,再向上结扎,使静脉在切断前处于充盈的状态而易于识别。小静脉需分别结扎、切断,然后将颈内静脉做高位结扎。切开颈内静脉上端外侧的筋膜即可清除颈深上组织的淋巴结群,并将腮腺下极的淋巴结也同时切除,将胸锁乳突肌和颈内静脉整块组织向上解剖,胸锁乳突肌在乳突处切断(图 20)。

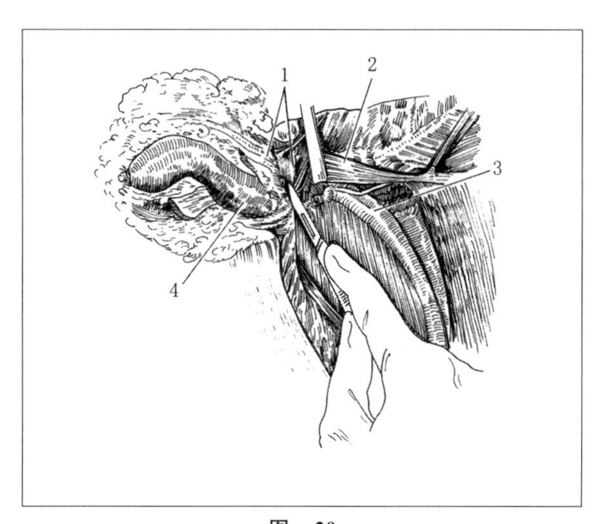

图 20

1—胸锁乳突肌;2—二腹肌;
3—颈动脉分叉;4—已结扎的颈内静脉

(20)整块组织切除后,创口内显露颈血管及其分支与迷走神经及已分离的颈神经根部和膈神经及臂丛。下颌下三角区内可见横越的舌下神经。下图显示颈横断面切除的范围(图 21)。

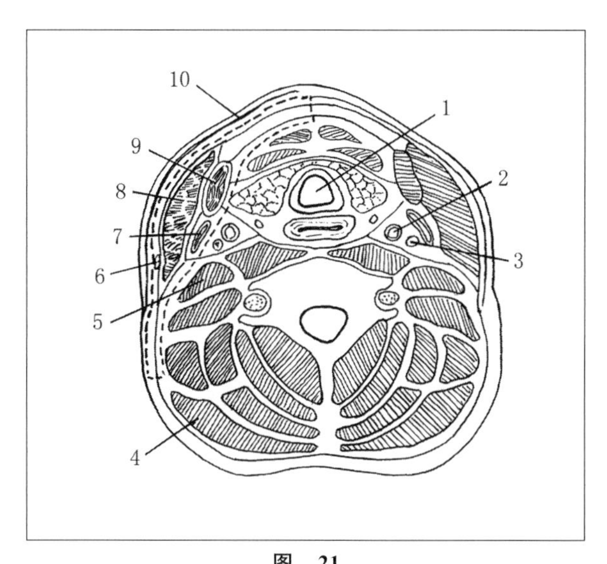

图 21

1—气管;2—颈总动脉;3—迷走神经;4—斜方肌;
5—前斜角肌;6—颈外静脉;7—颈内静脉;
8—胸锁乳突肌;9—肩胛舌骨肌;10—颈阔肌

(21)细心冲洗创口,在下方的切口或另做戳口置负压引流管,仔细对合皮瓣角。创口外加用纱布团适当压迫,减少死腔积液。送检标本的各淋巴结群均应有明确的标志(图22)。

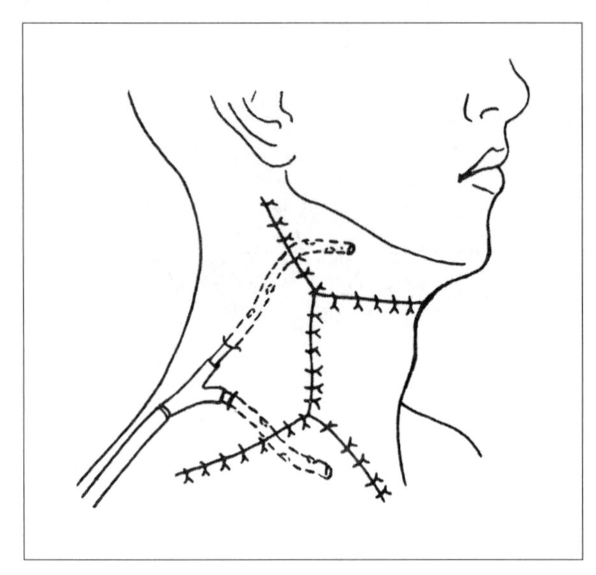

图 22

【术中注意要点】

(1)动脉损伤:如肿瘤与颈总动脉或颈内、外动脉严重粘连,强行分离;或术前大剂量放射线治疗后,血管壁变脆;以及手术野显露不良,操作粗暴等,均可能将血管壁撕裂,造成致命性大出血。如遇意外动脉损伤出血,应先压迫止血,并尽快补足血容量,然后清除积血,在直视下查找损伤的部位。颈外动脉损伤,可将损伤处两端结扎。若为颈内或颈总动脉损伤,应争取修复,如无法修复,出血可能致死时才可考虑结扎。术后绝对卧床休息,吸氧,头低位,应用血管扩张药和抗凝药。

(2)颈内静脉损伤:静脉管壁一般菲薄,若发生颈内静脉损伤,盲目地钳夹,易扩大血管壁撕裂或损伤周围主要的神经、血管,应先压迫止血,清除手术区积血后,结扎、切断。颈内静脉损伤除造成大量出血外,还可致空气栓塞。发生空气栓塞时,应将病人头位放低,输氧,并可将病人的体位倾向左侧,经右心穿刺,排出气体。

(3)胸导管损伤:胸导管弓,在锁骨上缘2～5cm处。施行左侧颈根治术时,在清除颈下区解剖靠近颈动脉鞘之淋巴结及脂肪组织时,要仔细检查有无白色乳状液体流出,在可疑处还需缝扎。切口缝合后局部应做加压包扎。

(4)迷走神经损伤:若肿瘤与神经粘连或显露不佳,在结扎、切断颈内静脉前,应在直视下将其充分游离,然后再将颈内静脉结扎、切断。一侧迷走神经切断,少数病人发生脉搏加快或呼吸障碍,一般系暂时性,可恢复正常。手术中对迷走神经的机械性刺激,如牵拉、钳夹、挫伤,可能引起严重的呼吸、循环障碍甚至死亡。

(5)面神经下颌缘支损伤:走行于颈阔肌深面,下颌缘支可行经颌下缘上、下约1cm范围,分离皮瓣至颌下缘时,应注意勿损伤该神经分支,造成口角歪斜。

(6)舌神经损伤:多发生在结扎、切断颌下腺导管时,故在舌骨舌肌前缘应注意保护舌神经。舌神经损伤可引起同侧舌及口底黏膜等感觉障碍。

(7)舌下神经损伤:舌下神经在二腹肌的深面下行进入颈动脉三角,越过颈内、外动脉的浅面,经二腹肌深面进入颌下三角,该神经损伤将导致患侧舌肌麻痹并萎缩。

(8)喉返神经损伤:在甲状腺癌清除气管旁淋巴结时充分显露是防止误伤喉返神经的良策。如神经切断,应做对端吻合,先将断端修齐,准确对合后缝合神经外膜。如断端张力过大应做神经移植术。

(9)防止胸膜穿破与纵隔气肿:解剖锁骨上内段时,因严重粘连而强行分离组织所致,胸膜穿破后,有发绀、烦躁、呼吸困难等,应立即用纱布封闭胸膜穿破口,按气胸治疗原则处理。对清醒的病人,应立即给氧、辅助呼吸和气管插管术,待情况稳定后仔细检查裂口部位,对一般的小裂口,可将周围软组织缝合将裂口封闭。

(10)避免发生颈动脉窦综合征:在解剖颈动脉分叉处,切勿挤压或用强力牵引。手术中应先做局部封闭,以避免心动过缓或血压下降等颈动脉窦综合征。

【术后处理】

颈部广泛解剖,淋巴管和血管的损伤易引起皮下积液,故应十分重视有效的负压吸引,以保证皮瓣下无死腔。

手术后发生口腔内舌或口底水肿,影响呼吸。应酌情做气管切开。

涉及口腔手术的病人，术后需置鼻饲管。

【主要并发症】

(1)出血：术中止血不彻底，血管结扎线脱落所致。术后24～48h内若引流管内有大量新鲜血液或切口处有血肿，应及时将伤口缝线部分拆除，清除积血，发现动脉性出血，应做手术探查，施行有效的止血措施。

(2)窒息：气管插管时间过长，损伤声门黏膜导致声门水肿或在术中损伤喉返神经所致，有严重呼吸困难者应做气管切开术。激素有预防和减轻声门水肿的作用。

(3)乳糜瘘：左侧颈部根治术引起胸导管损伤未能及时结扎所致。如在术后2～3d见伤口有白色水样或乳状液体引流物引出，培养无菌，可先在锁骨上区用敷料压迫，促其自然愈合。若引流的乳糜液持续2～3d仍不减少，应探查创口寻找破裂口予以结扎、缝合。采用前斜角肌组织瓣做漏液处局部加强缝合的效果不佳。如难缝合时，可试用碘仿纱条填塞，在以后1周内逐日分次抽出。

乳糜液体可沿颈部筋膜间隙进入纵隔，并可穿破纵隔进入胸腔形成乳糜胸，必要时应做胸腔穿刺术或行胸腔闭式引流。若引流量大而无好转者，需开胸结扎胸导管。

(4)感染：施行口腔及咽喉处联合根治术时，易有创口污染及引流不畅，是造成感染的主要原因，可形成口咽瘘。术前清洁口腔，手术中创口引流通畅，增强机体抵抗力，应用抗生素均有利于病人的康复。

(5)皮瓣坏死：接受过术前放射线治疗或切口及皮瓣设计不当以及引流不佳等均能影响皮瓣愈合甚至发生大面积皮瓣坏死，导致颈部重要的血管暴露和坏死破裂。应适时做植皮术或用转移皮瓣将创口修复。小灶性组织坏死经一般清创处理均可自愈。

1.6.2 改良型颈淋巴结清扫术

Modified Radical Neck Dissection

改良型颈淋巴结清除术即在达到目的前提下保留颈内静脉、胸锁乳突肌及副神经，保存功能及外形，是一种较新的改良术式。

【适应证】

分化程度较高的甲状腺癌，淋巴结转移无粘连固定者。

【麻醉与体位】

同传统术式。

【手术步骤】

(1)一般采用单一弧形切口，沿斜方肌前缘切开颈深筋膜浅层。在斜方肌前缘中、下1/3交界处(距锁骨上缘的5cm)颈深筋膜层深面可找到副神经在胸锁乳突肌后缘穿出，斜向后下中点经颈后三角区上部进入斜方肌，将其越过颈后三角的一段充分游离(图1)。

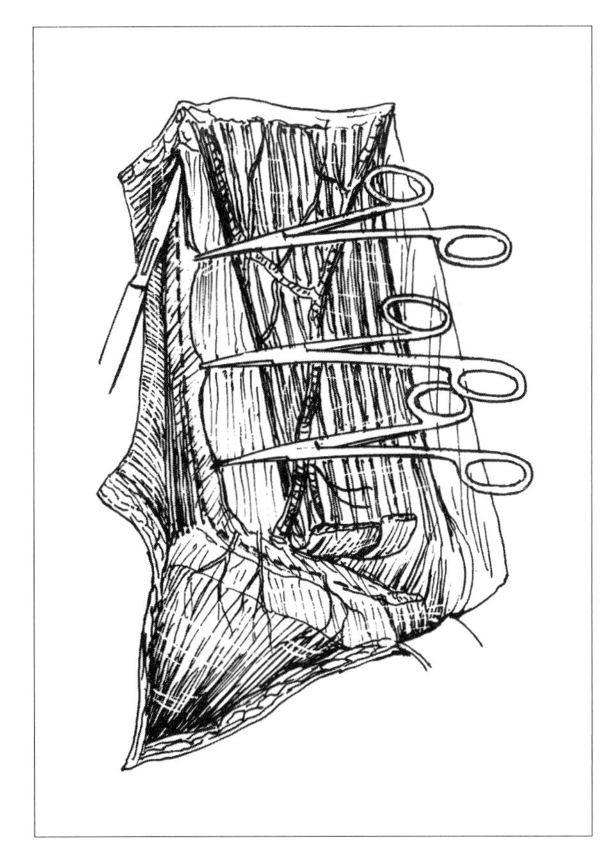

图 1

(2)副神经出颅后，经二腹肌后腹及茎突舌骨肌深面，在乳突下约3.5cm处舌骨平面穿入胸锁乳突肌，注意保护。沿锁骨外1/3段上缘切开颈深筋膜浅层，结扎切断肩胛舌骨肌下腹，在锁骨上窝脂肪组织中暴露颈横动、静脉，沿椎前筋膜浅面向前解剖直达颈动脉鞘外侧。清除锁骨上窝中全部淋巴结、脂肪组织等(图2A、B)。

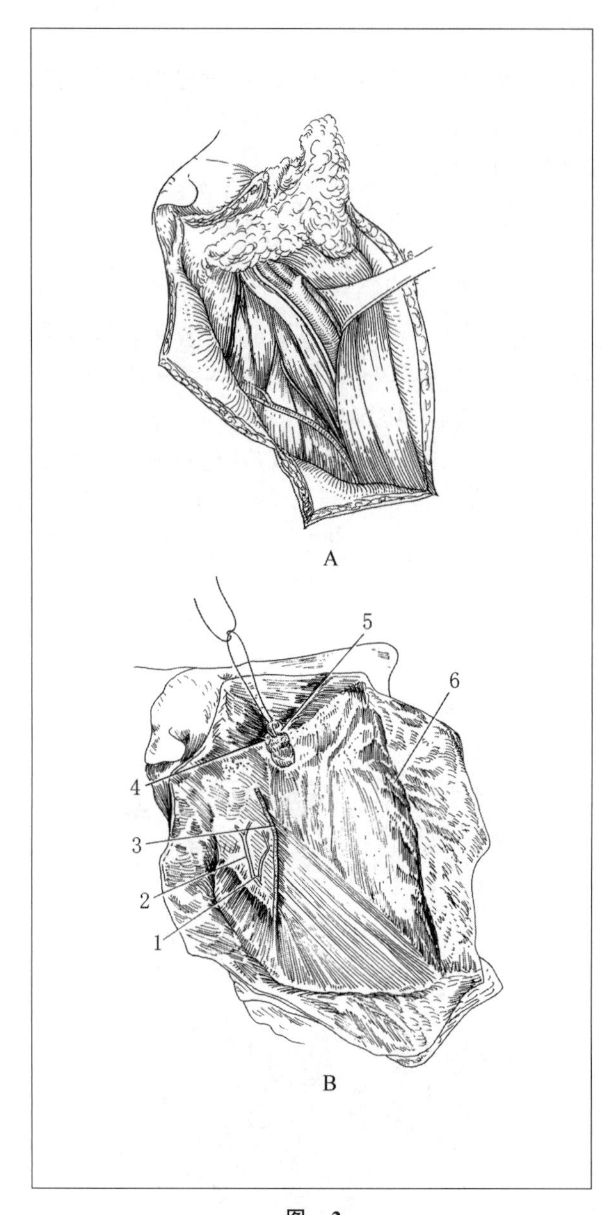

图 2

1—颈皮神经;2—耳大神经;
3—颈外静脉;4—颌外动脉和面静脉;
5—面神经的下颌下缘支;6—颈前静脉

(3)将游离之胸锁乳突肌后缘提起向内侧牵引,显露颈动脉鞘,在颈内静脉浅面沿其全长切开颈动脉鞘,并充分游离颈内静脉、迷走神经及颈总动脉。沿颈内静脉全长纵行切开其深面之筋膜。循椎前筋膜浅面向外侧解剖,将颈内静脉外侧至斜方肌前缘这一范围内的软组织全部切除,但保留副神经。

循胸锁乳突肌深面潜行解剖,勿伤及深面的血管和神经。需广泛显露时可在锁骨上缘1～2cm处切断胸锁乳突肌,待清除术完成后再将肌肉的断端修复缝合。

将胸锁乳突肌向外侧牵,自颈内静脉深面起,循椎前筋膜浅面向内侧解剖至气管旁,显露喉返神经,清除气管食管沟之淋巴结。在气管表面沿颈前正中线纵行切开颈筋膜,切除颈前肌,将标本向上翻起解剖至颌下,清除二腹肌下及腮腺下区之淋巴结。注意勿伤及胸锁乳突肌上端深面的副神经干。分离颌下软组织后,依次将颈后三角区和颈前三角区的淋巴结脂肪组织整块切断(图3A、B)。

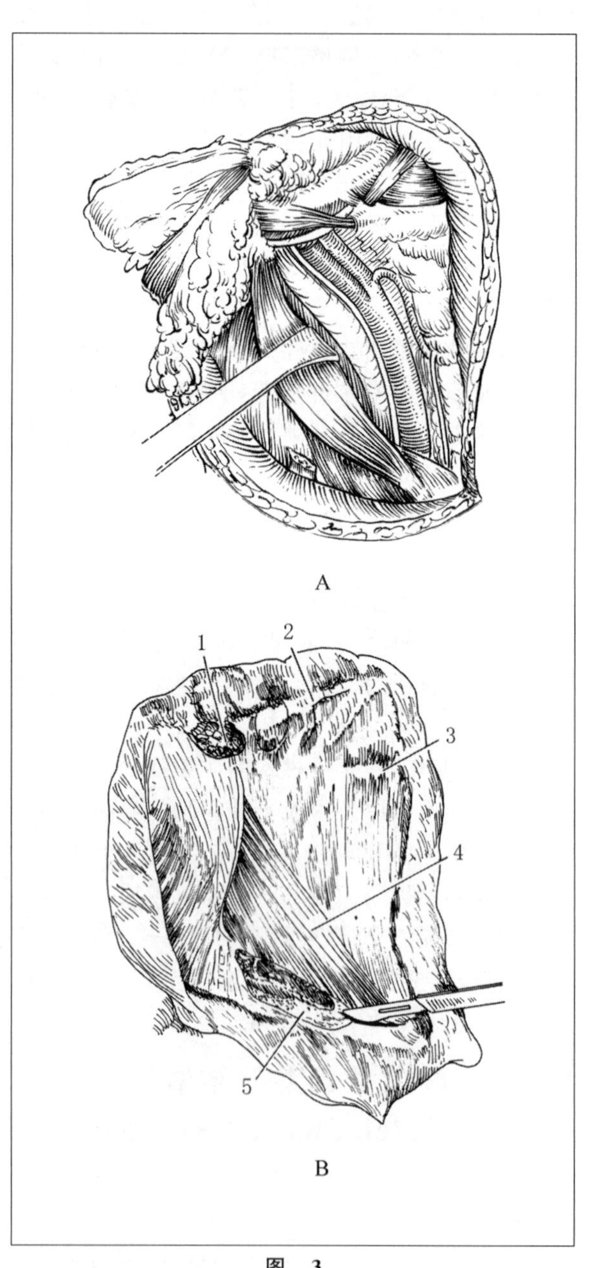

图 3

1—腮腺尾部;2—下颌骨;3—舌骨;4—胸锁乳突肌;5—锁骨

(4)创面处理、缝合等均同传统术式。

【术后处理】

同颈淋巴结根治术。

(黎介寿)

1.7 甲状腺手术 Operations on Thyroid

1.7.1 甲状腺的外科解剖学 Surgical Anatomy of Thyroid

甲状腺由左右两个侧叶及连接两叶间的峡部组成。正常甲状腺的位置多从第 5 颈椎至第 1 胸椎水平间。

在青少年期甲状腺自峡部有向上伸出的锥状叶,以后随年龄而逐渐退化。

甲状腺的腺体表面有结缔组织被膜,称为甲状腺外膜或包膜,与腺体紧密相连,并发出纤维伸入腺体内将腺体分隔为小叶。在包膜之外有颈部固有筋膜称假包膜。在此两层膜组织之间的蜂窝组织为解剖面易于分离,而在甲状腺真包膜内有静脉丛。

甲状腺的毗邻组织较多。覆盖在甲状腺浅面的有胸骨舌骨肌、胸骨甲状肌和肩胛舌骨肌。甲状腺的内侧面与后方有气管、食管、喉返神经、喉上神经外支、甲状旁腺相邻。甲状腺的后外侧为颈血管鞘(图 1-7-1)。

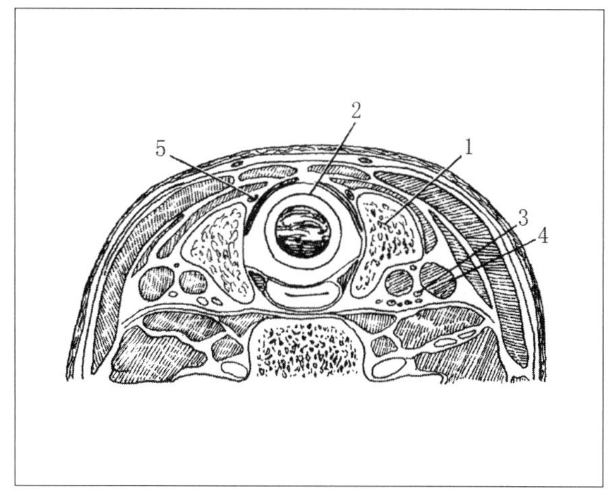

图 1-7-1 甲状腺横切面

1—甲状腺;2—环状软骨;3—迷走神经;4—颈内静脉;5—甲状腺上动脉

甲状腺的血液供应很丰富。每侧有两条动脉和 3 条静脉。甲状腺上动脉起自颈外动脉。甲状腺上动脉下行至甲状腺上极即分为前后两支,前支和对侧动脉吻合,后支和甲状腺下动脉的分支相交通。该动脉在行程中与喉外神经平行并位于它的浅面。腺体上端位置太高时亦可邻近喉内神经。

甲状腺下动脉起自甲状颈干,在颈动脉和喉静脉后方向上进入椎前筋膜后即有分支,喉返神经可在动脉的分支之间通过。甲状腺下动脉的分支供应甲状腺的下极。

甲状腺最下动脉起自主动脉弓或头臂干,沿气管前上行,进入甲状腺峡部。此外供应食管和气管的小动脉均有分支至甲状腺。

甲状腺实质内的静脉丛汇流成上、中、下 3 支静脉干。①甲状腺上静脉自腺体上端发出,经过甲状腺上方和侧面越过肩胛舌骨肌和颈总动脉,注入颈内静脉或甲状腺上静脉与甲状腺上动脉有伴行的部分。②甲状腺中静脉位于腺体侧面的中、下 1/3 交界处,跨过颈总动脉的前面注入颈内静脉,无伴行的动脉。在甲状腺手术中分离腺体侧面时应注意避免撕裂此静脉。静脉损伤后,不但出血难于制止,而且有空气进入颈内静脉的危险。③甲状腺下静脉起于甲状腺下缘,由峡部发出,经气管前面汇入头臂静脉。在两侧的甲状腺下静脉之间,有丰富的吻合支在气管前面则形成静脉丛(图 1-7-2)。

甲状腺上动脉的后支有小动脉供应上极的甲状旁腺。下极的甲状旁腺的位置可在其假包膜之间,甲状腺实质内或在筋膜外,其血液供应多来自甲状腺下动脉的最下方的分支(图 1-7-3)。

甲状腺的淋巴回流径路是经峡部上缘的淋巴管,汇入环甲膜前的喉前淋巴结。经腺体侧叶上极的淋巴管沿甲状腺上动、静脉汇入颈总动脉分叉处的颈深淋巴结。甲状腺的淋巴管向下汇入气管前淋巴结和沿喉返神经的小淋巴结群(图 1-7-4)。

近邻甲状腺的神经主要是喉返神经。它经由右侧迷走神经在锁骨下动脉前发出右侧喉返神

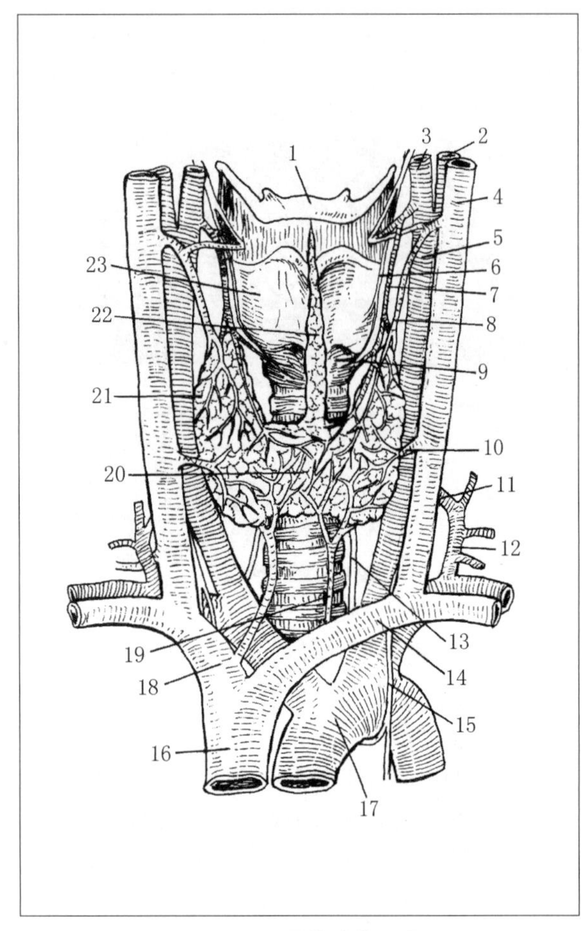

图 1-7-2 甲状腺前面观

1—舌骨；2—颈内动脉；3—颈外动脉；4—颈内静脉；5—颈总动脉；6—喉上神经；7—甲状腺上动脉；8—甲状腺上静脉；9—环甲支；10—甲状腺中静脉；11—甲状腺下动脉；12—甲状颈干；13—左喉返神经；14—左头臂静脉；15—左迷走神经；16—上腔静脉；17—主动脉弓；18—右头臂静脉；19—甲状腺下静脉；20—甲状腺峡；21—甲状腺右叶；22—锥状叶；23—甲状软骨

经，绕过动脉沿气管食管沟上行，在甲状腺右叶后方于近甲状软骨下角的后方进入咽喉部。

右侧迷走神经在跨过主动脉处发出右侧喉返神经，在主动脉下方绕行向上，在环甲状节附近处进入咽喉部。两侧的喉返神经在近甲状腺下极处与甲状腺下动脉交叉。

右侧喉返神经走行的位置约有 1/3 在甲状腺下动脉的前面。左侧喉返神经则多在甲状腺下动脉的后方(图 1-7-5)。

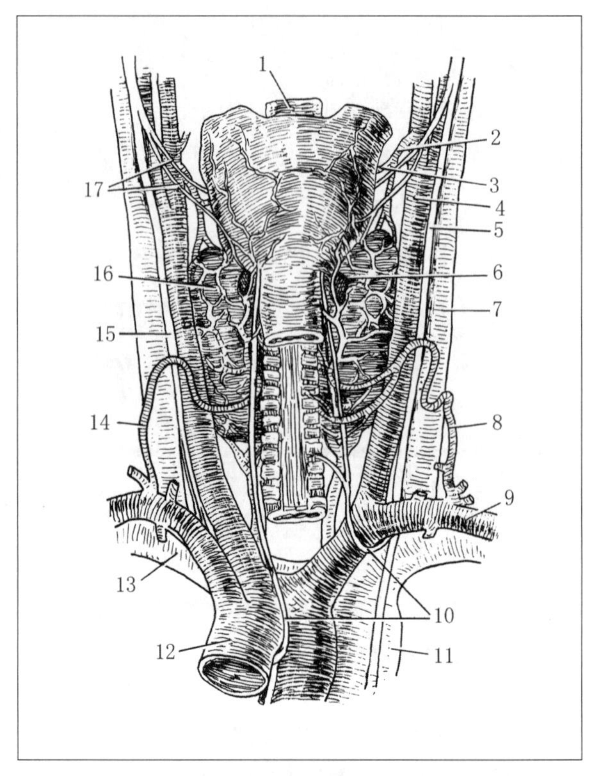

图 1-7-3 甲状腺后面观

1—会厌；2—甲状腺上动脉；3—喉上神经；4—颈总动脉；5—迷走神经；6—甲状旁腺；7—颈内静脉；8—甲状腺下动脉；9—右锁骨下动脉；10—喉返神经；11—上腔静脉；12—主动脉；13—右头臂静脉；14—甲状腺下动脉；15—迷走神经；16—甲状腺；17—喉上神经

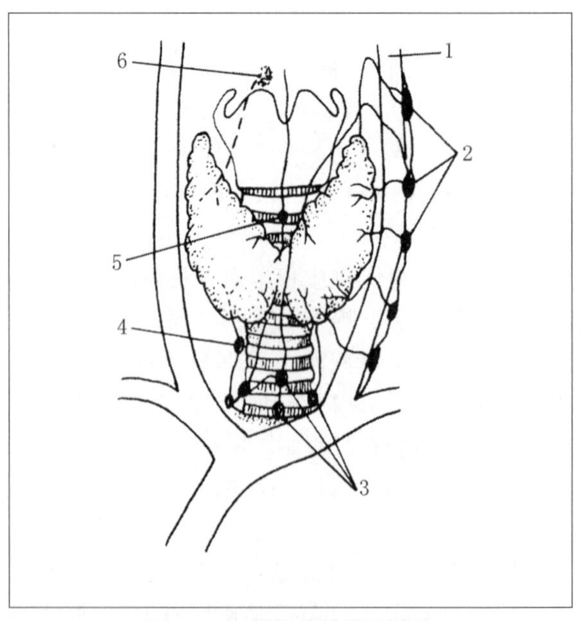

图 1-7-4 甲状腺的淋巴回流

1—颈内静脉；2—颈内链淋巴结；3—气管前淋巴结；4—返链淋巴结；5—喉前淋巴结；6—外侧咽后淋巴结

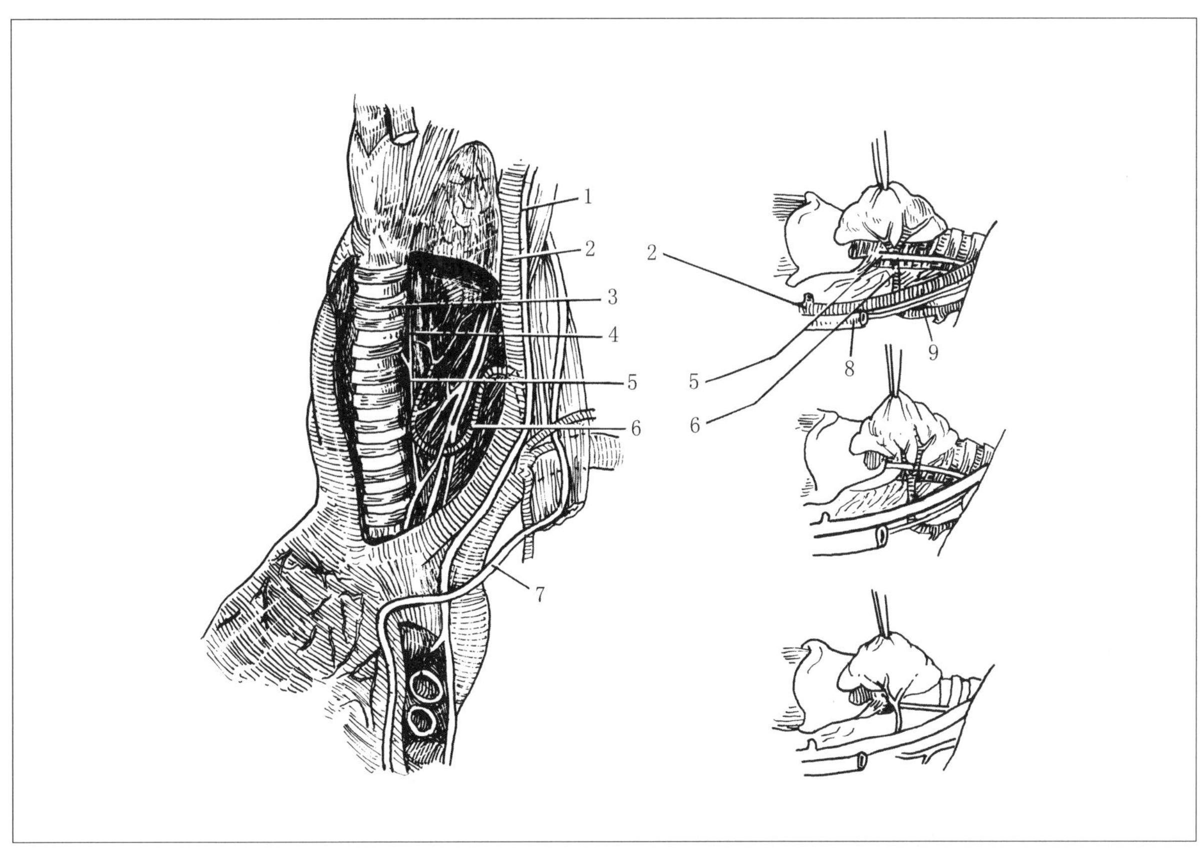

图 1-7-5 邻近甲状腺的神经

1—迷走神经;2—颈总动脉;3—气管;4—食管;5—喉返神经;
6—甲状腺下动脉;7—膈神经;8—颈内静脉;9—甲状腺下动脉

1.7.2 甲状腺腺瘤切除术

Excision of Thyroid Adenoma

【适应证】

甲状腺腺瘤或囊肿一般都是单发结节,有完整的包膜。它与甲状腺正常组织有明显分界。

甲状腺单发结节需与甲状腺癌相鉴别者,在施行甲状腺手术前应先做细针穿刺细胞学检查。为计划手术方案提供依据。

【术前准备】

一般的甲状腺囊肿不需特殊的术前准备。大型腺瘤患者术前 1 周可应用复方碘溶液。术前 2 周应停止吸烟。

【麻醉与体位】

局部浸润麻醉。

颈部的感觉神经主要来自第 1～4 颈神经。这些神经均与交感神经系沟通。经胸锁乳突肌的后缘中点有颈浅神经丛穿行向前,在此处做筋膜下和皮下封闭,可达到颈部麻醉的目的。

手术台头端抬高约呈 15°斜坡,将薄枕放于肩下,使头部伸直。适当地调整枕头以充分地显露颈部,而又不致使颈肌紧张(图 1-7-6)。

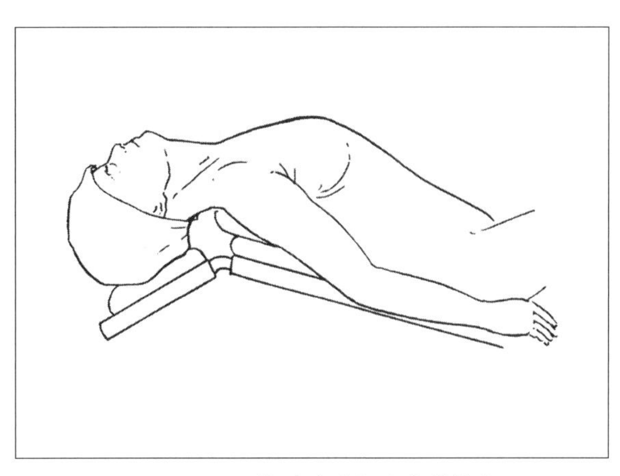

图 1-7-6 甲状腺腺瘤切除术的体位

【手术步骤】

(1)局部麻醉后,取胸骨颈静脉切迹上2横指相应的皮肤皱纹处做切口可减轻术后的瘢痕(图1)。

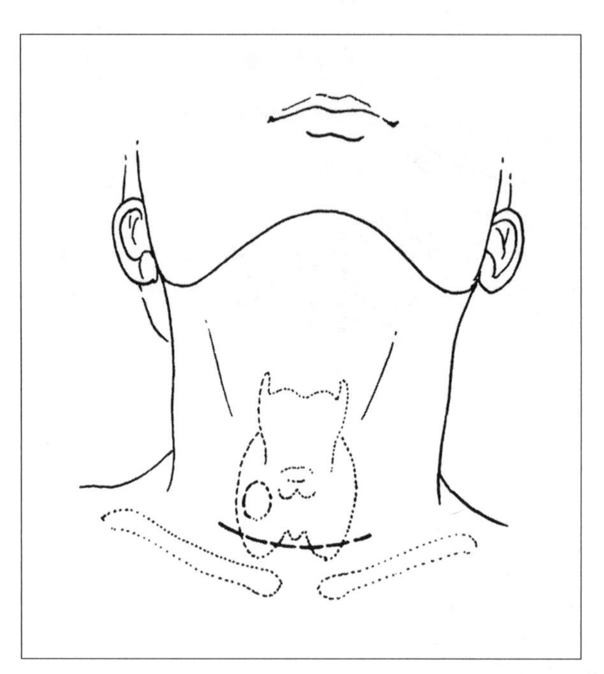

图 1

(2)切口的长度应以能获得最佳显露为原则。位于峡部,体积较小的腺瘤可取2～3cm的小切口,位于甲状腺侧叶的肿瘤手术切口不宜过小。切开皮肤、皮下组织、颈阔肌,结扎、切断颈前静脉,游离上下皮瓣使位于上极或下极的肿瘤能在直视下切除。纵行切开颈白线(图2)。

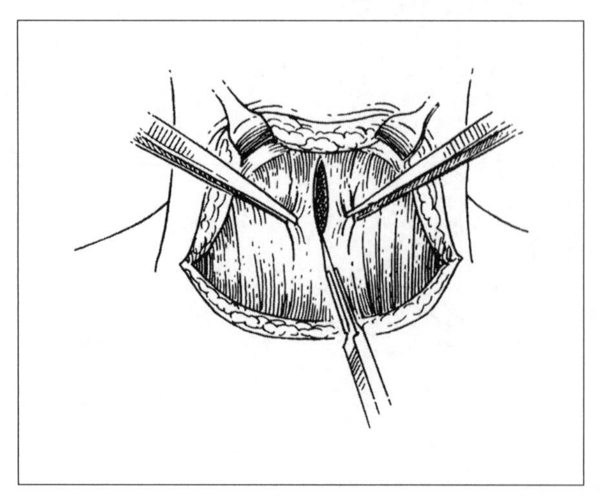

图 2

(3)钝性分离颈前肌与甲状腺包膜间隙后,将一侧肌肉牵开即可显露肿瘤。肿瘤较大,应横断部分或一侧舌骨下肌群方能满意地显露一侧腺叶(图3)。

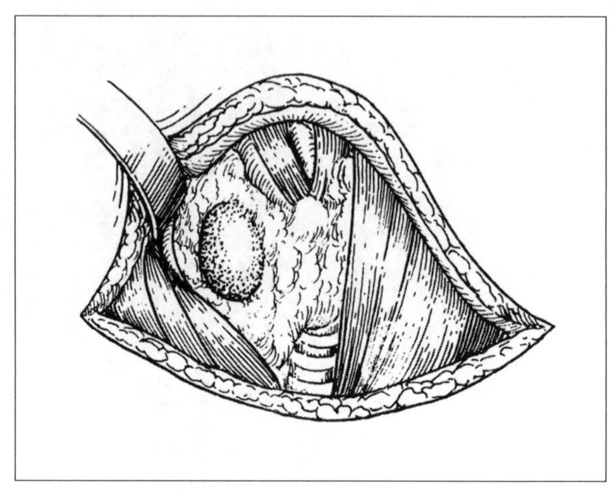

图 3

(4)甲状腺浅表的囊肿在充分显露后常可用手指将其剥出(图4)。

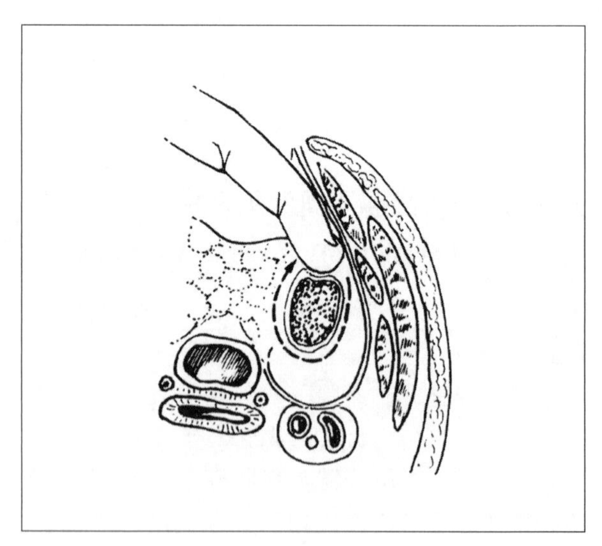

图 4

(5)甲状腺实质内的肿瘤与正常组织间的界面不甚清楚时,用小弯血管钳夹住肿瘤周围的甲状腺血管,切开肿瘤包膜,由浅入深地分离,在切除肿瘤的过程中,先钳夹再切断,出血较少(图5)。

(6)分离到达腺瘤基底部后,用弯血管钳夹住蒂部后切断，结扎止血，将甲状腺瘤连同周围一层腺组织完整切除(图 6)。

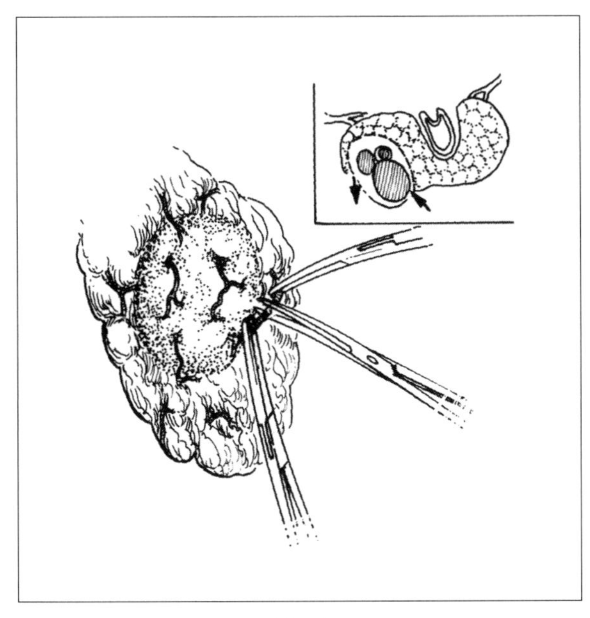

图 5

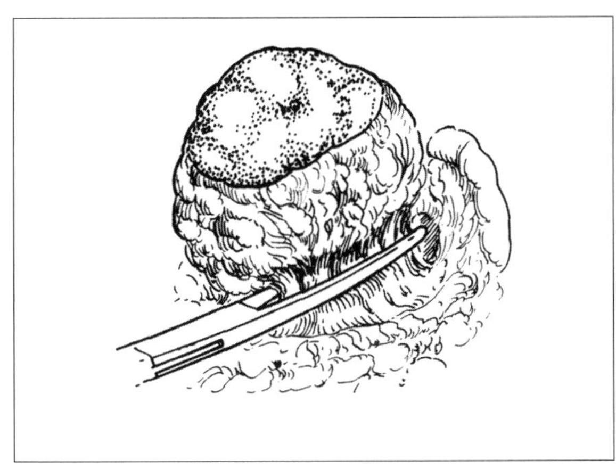

图 6

(7)仔细止血后，清除手术野中的积血，残留组织碎片，间断缝合甲状腺的残腔，若残腔较大可用细不吸收线在包膜层面处将创缘内翻缝合，使局部不留粗糙面也避免有残腔(图 7)。

(8)用不吸收线缝合横断的颈前肌，用 2-0 线缝合颈白线、颈阔肌(图 8)。

(9)缝合皮下组织及皮肤切口。颈部组织较松弛，血供丰富，术后创口常有渗液，一般应放置引流物(图 9)。

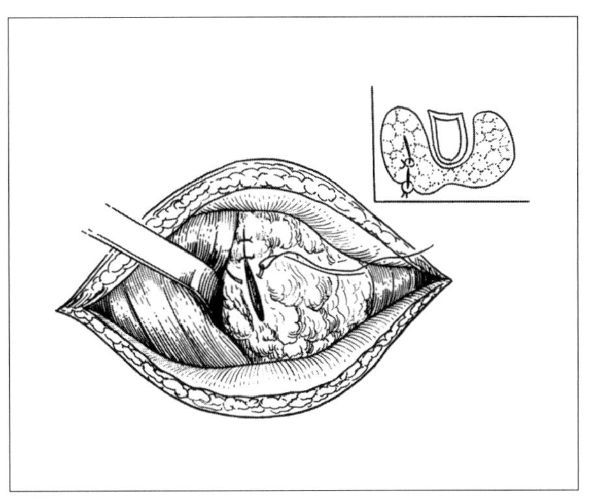

图 7

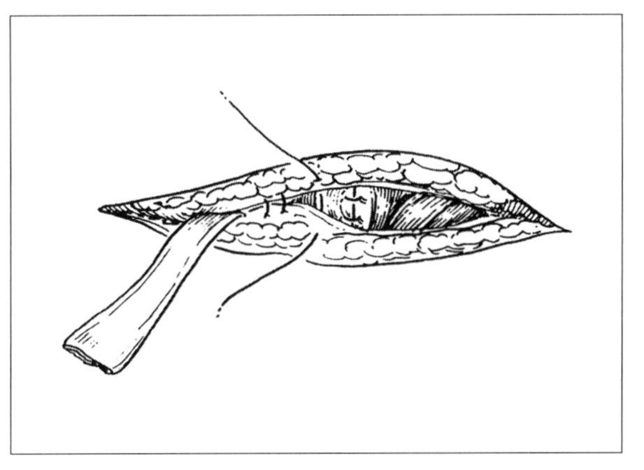

图 8

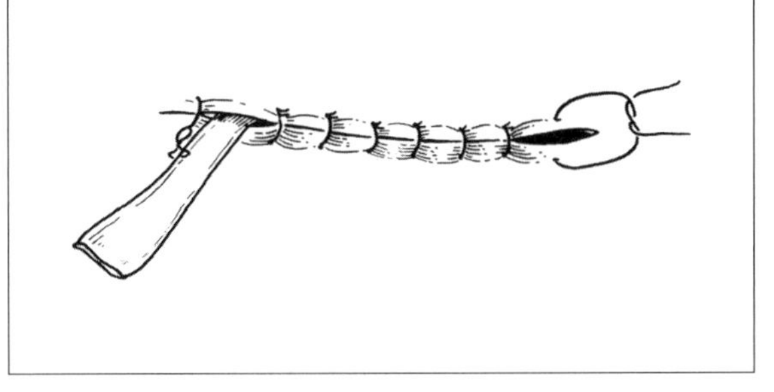

图 9

【术后处理】

术后 24～48h 将引流条去除。4～5d 拆线。

甲状腺腺瘤切除后应立即送病理切片检查。有条件的医院应做快速切片检查，如发现有癌性病变，应按甲状腺癌的外科治疗原则，做一期手术处理。

1.7.3 甲状腺大部切除术
Subtotal Thyroidectomy

【适应证】

(1)单纯性甲状腺肿压迫气管、食管、喉返神经或颈部大静脉而引起临床症状者,X线检查发现气管已变形或移位,喉镜检查有声带麻痹现象者。

(2)巨大的单纯性甲状腺肿影响病人参加生产劳动者。

(3)青春期后单纯性甲状腺肿明显增大。

(4)结节性甲状腺肿伴有甲状腺功能亢进症或有恶性变的可能(4%~7%)者。

(5)甲状腺囊肿,继续长大,压迫气管引起呼吸困难,有囊内出血,体积明显增大,引起急性气管压迫,难与腺瘤鉴别,不能排除癌性变者。

(6)较严重的甲状腺功能亢进症其基础代谢率在+30%以上,经抗甲状腺药物治疗一年左右无明显疗效者。

(7)结节性甲状腺肿继发甲状腺功能亢进症,或有恶性变的可能,手术治疗的效果优于抗甲状腺药物和放射性^{131}碘治疗。

(8)并发心功能紊乱的甲状腺功能亢进症者,宜施行手术治疗。

【禁忌证】

(1)青少年甲状腺功能亢进症的病人手术治疗的复发率高。青春期后,抗甲状腺药物治疗不能控制症状者,才考虑施行手术治疗。

(2)伴有其他严重疾病的病例。

(3)手术后复发的病例慎用手术治疗。

(4)青年人患弥漫性单纯性甲状腺肿,常与青春期甲状腺素需要量激增有关,应服用药物或观察机体自身内分泌调节平衡,一般不适宜手术治疗。

(5)甲状腺功能亢进能导致流产、胎儿宫内死亡和妊娠中毒症,而妊娠又可能使甲状腺功能亢进病情加重。手术治疗宜在妊娠早期(前4~5个月)施行,在妊娠后期,需待分娩后再行手术。

【术前准备】

(1)有单纯性甲状腺肿或甲状腺功能亢进症的病人,在术前应测定基础代谢率。有中度和重度代谢率增高者需先用药物控制,使术前代谢率趋于正常。

(2)行颈部前后位和侧位的X线摄片检查,了解气管和食管的位置,有胸骨后甲状腺肿时,需确定胸骨后甲状腺肿累及的范围。有气管壁软化的病人,可用X线检查,观察当气管内有明显的压力差改变时气管腔的变化,能预测甲状腺切除后气管塌陷的可能性。手术中和术后应有气管切开的准备,有助于预防发生窒息。

(3)喉镜检查如发现一侧的声带有麻痹现象,手术时应注意保护另一侧的喉返神经。

(4)测定电解质,尤其是血中钙和磷的含量。

(5)做心功能检查。

(6)单纯性甲状腺肿的病例,术前服用卢戈碘溶液,每日3次,每次10滴以减轻甲状腺充血。

(7)甲状腺功能亢进症的病人有精神紧张、不安和失眠者,需用镇静药(溴化物、苯巴比妥等)。有心力衰竭、心房纤颤,应先做内科治疗,服洋地黄、心得安等药物。

(8)对确定实施手术的病人,应口服碘剂10~14d,待心率降至100次/min以下,甲状腺肿有缩小趋势,血管杂音减弱,循环系统及全身情况好转时,再抓紧时机完成手术治疗。否则,反复应用碘剂将增加手术的难度和风险。

(9)甲状腺功能亢进病情严重,可先服用丙基硫氧嘧啶等硫脲类药物,待基础代谢率接近正常,再继续服用碘剂2~3周后施行手术。

【麻醉与体位】

对肿瘤或腺体体积较小,无气管受压者,可选用颈丛神经阻滞麻醉。甲状腺功能亢进伴有气管严重受压的病人,为保持术中呼吸道通畅和充分给氧,采用气管内插管乙醚麻醉比较安全。

甲状腺腺瘤发展至胸骨后的病人,应采用气管内插管全麻。病史较长,甲状腺腺瘤较大,可能有气管软化症,应有术中或术后气管切开的准备。

做颈部浅表层皮神经麻醉时,可在两侧胸锁乳突肌的前缘中央注入0.5%~1%普鲁卡因10~20ml,最后在切口线处行皮下浸润麻醉稍加按摩,使药液弥散麻醉同侧颈部、枕部皮肤、肌肉、血管及甲状腺。

行颈丛神经阻滞麻醉时,将麻醉药液注射于

颈浅丛和颈深丛的神经即产生暂时性的局部麻醉作用。

由于颈前软组织的神经末梢分支经胸锁乳突肌的后缘穿出至皮下，应在胸锁乳突肌筋膜后的颈浅神经丛分布区做扇形浸润。用药剂量，在皮下和筋膜下注射量约15ml。深部注射的量不超过30ml，两侧阻滞的麻醉溶液总量为100ml。常用的麻醉药为1%～2%普鲁卡因，0.5%～1%利多卡因，有时可加用0.1%～0.15%地卡因。

颈深神经麻醉的注射点选在下列3处：①乳突下1横指，下颌角水平，第2颈椎横突处；②第6颈椎横突水平；③甲状软骨上缘水平，第3～4颈椎横突处，介于第1和第2穿刺点之间的位置。

上述每一穿刺点先使用7号针垂直刺入1～3cm直至横突，不能将针刺入两横突之间或在横突之前，以免刺破颈动脉、硬脑膜。用1%普鲁卡因，不致发生膈神经或迷走神经麻痹。穿刺时，应防止针尖误入血管或蛛网膜下腔，或刺入食管或气管，回吸无血或脑脊液时方可注入麻醉药液。由于大血管壁均有丰富的交感神经纤维分布，尤其是甲状腺上动脉处手术、刺激会引起明显的疼痛。因此在甲状腺上极邻近及动脉周围进行操作时需加用局麻药液5～10ml做浸润以达到满意的止痛效果。

病人取仰卧位，肩下垫枕，头部后仰，两侧放置沙袋固定。手术后做15°～30°倾斜，使头部及胸部抬高。下肢亦轻度抬高5°～10°以避免下肢充血和人体下滑(图1-7-7)。

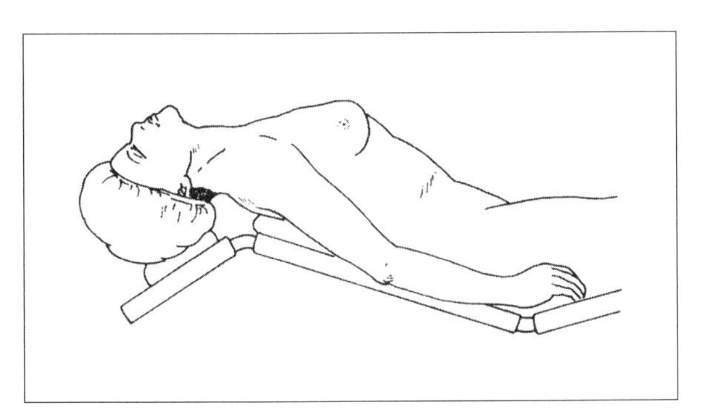

图1-7-7 甲状腺大部切除术体位

【手术步骤】

(1)在胸骨切迹上2横指，顺皮纹方向做领式横切口，两端达胸锁乳突肌外侧缘(图1)。

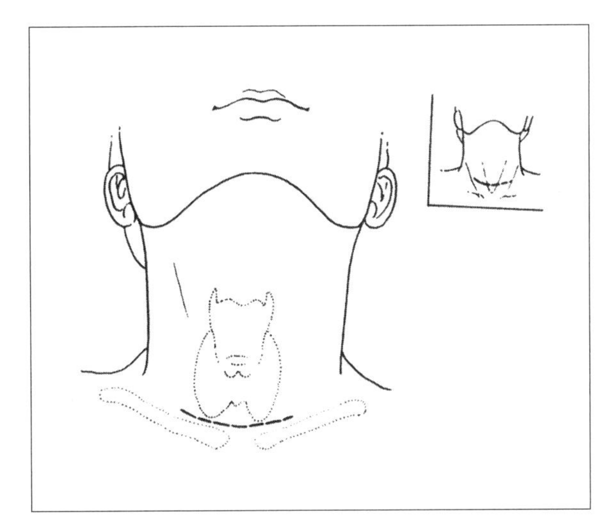

图 1

(2)切开皮肤、皮下组织、颈阔肌、颈深筋膜浅层，牵起切口上、下缘，在颈阔肌和颈深筋膜的疏松组织平面间分离皮瓣，上至甲状软骨上缘，下至胸骨切迹，充分显露颈深筋膜外层(图2)。

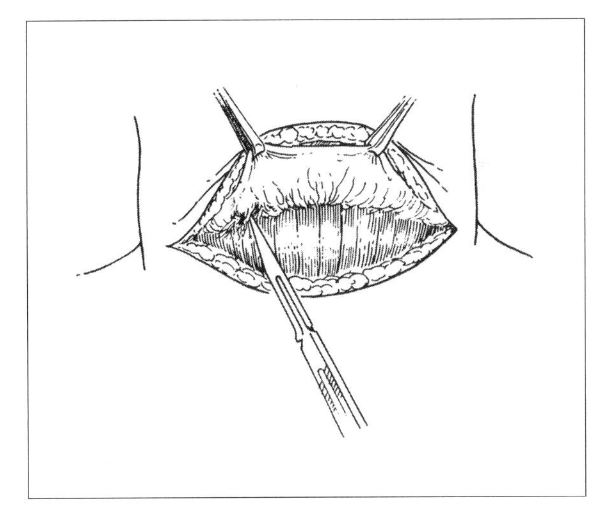

图 2

(3)沿胸锁乳突肌前缘切开筋膜，分离两侧胸锁乳突肌与深面的舌骨下肌的疏松间隙(图3)。

(4)经胸锁乳突肌和胸骨甲状肌外界之间的分离层向上、下扩大分离范围至侧叶上下极平面(图4)。

(5)缝扎颈前静脉上下端各1针(图5)。

(6)提起正中线两侧的筋膜，切开颈白线，直达甲状腺包膜，沿正中线剪开，上至甲状软骨，下达胸骨切迹(图6)。

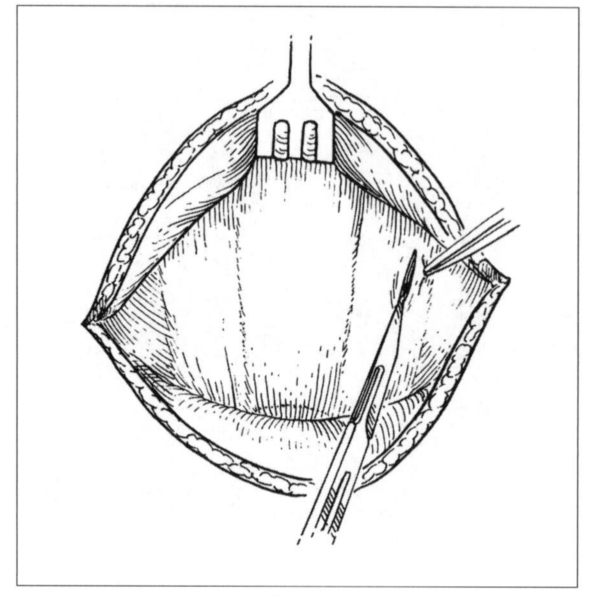

图 3

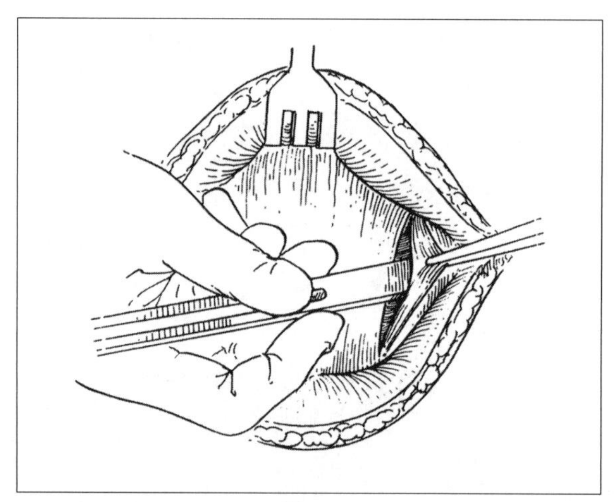

图 4

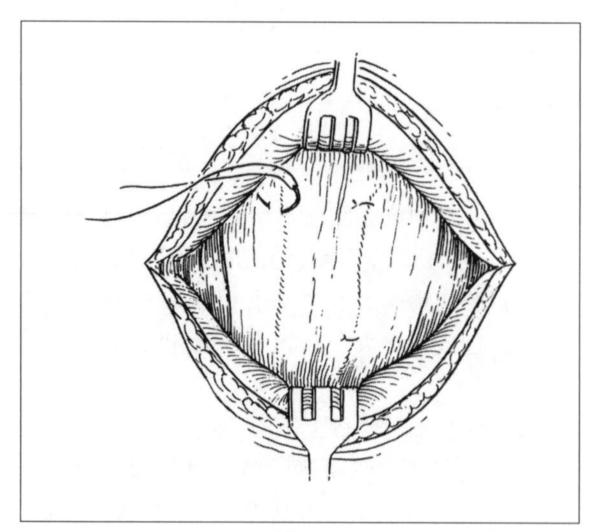

图 5

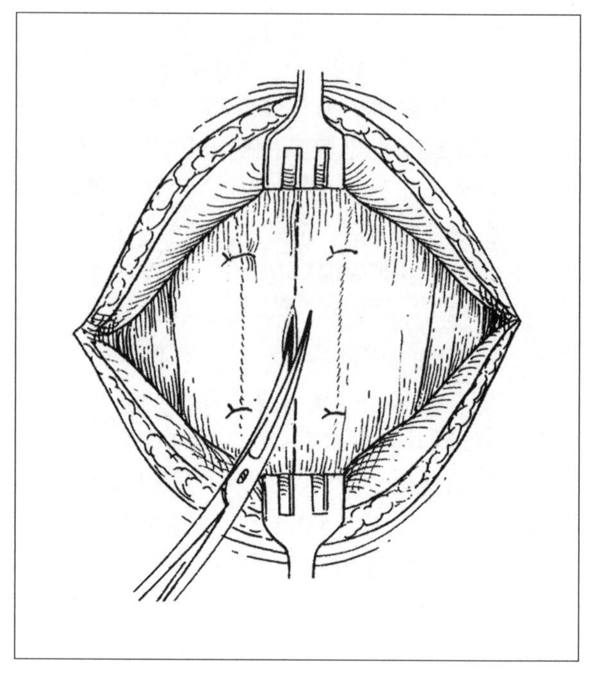

图 6

(7)可用手指或血管钳分离舌骨下肌群与甲状腺包膜浅面的间隙至胸锁乳突肌前缘,勿损伤甲状腺包膜下静脉丛(图 7)。

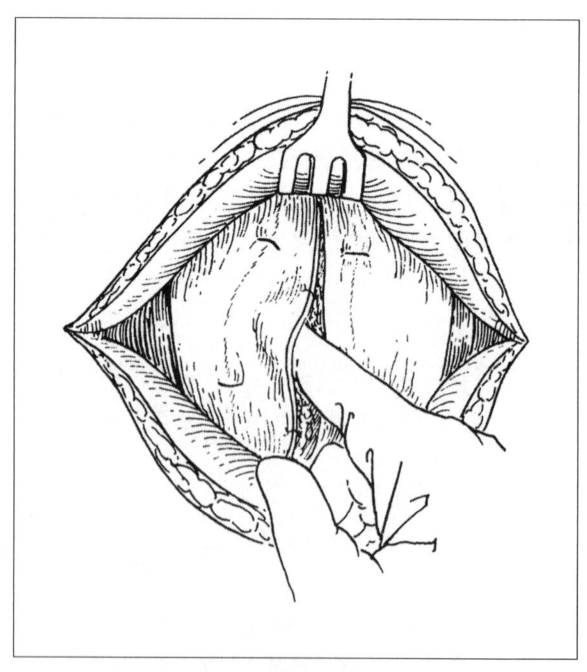

图 7

(8)在胸骨舌骨肌、胸骨甲状肌中上 1/3 处置 2 把有齿血管钳后再切断该肌(图 8)。

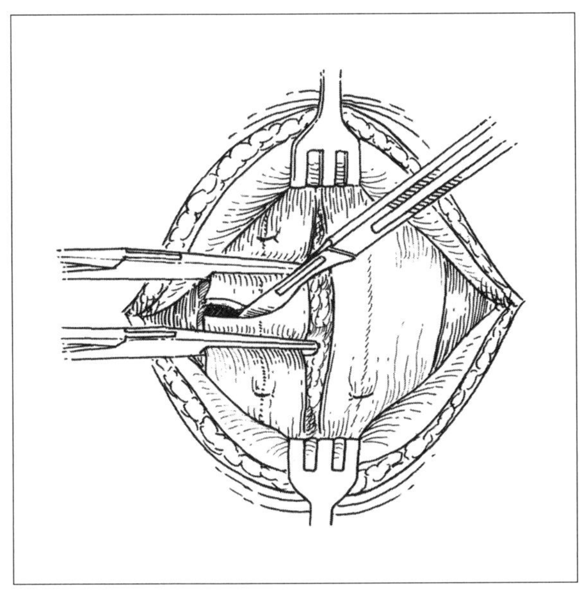

图 8

(9)将肌肉向上、下牵开,显露出甲状腺侧叶(图 9)。

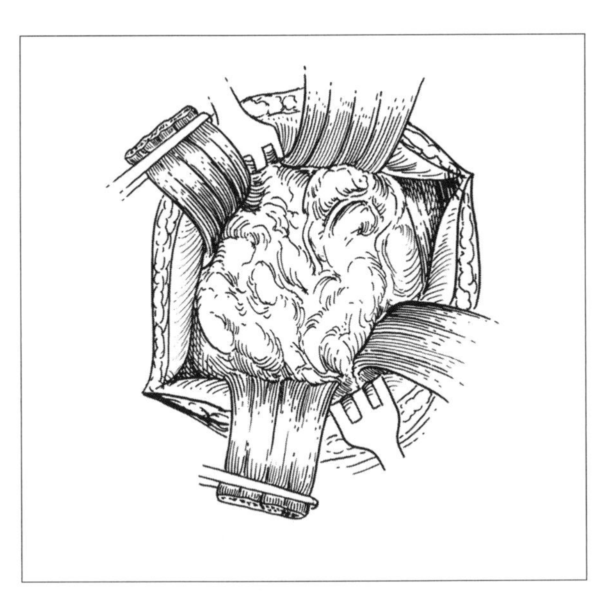

图 9

(10)甲状腺中静脉经腺体之外侧缘汇流入颈内静脉,它和所有引流甲状腺的静脉相同,其壁甚薄,容易撕破,在侧叶外缘用剥离子分离甲状腺中静脉比较安全,而用手指盲目地分离甲状腺侧叶容易使中静脉壁撕裂。甲状腺中静脉在直视下结扎、切断。将腺叶向内侧提起,整个腺叶即可游离(图 10)。

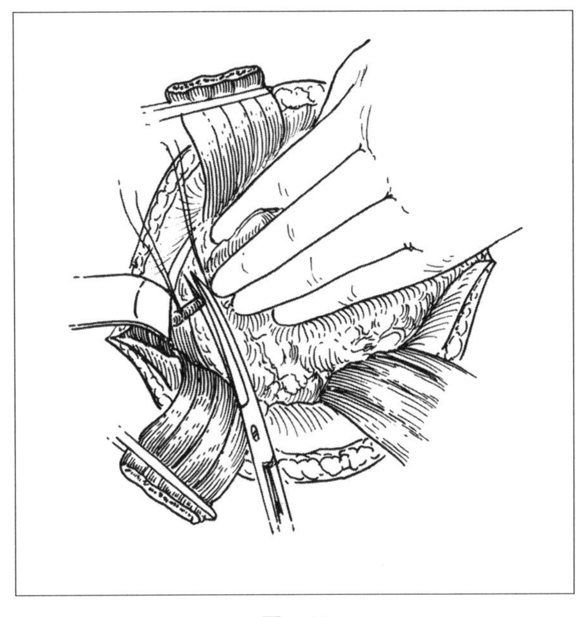

图 10

(11)沿外侧缘向上游离甲状腺上极,清楚地分离出上极的动、静脉。术者以左手示指抵住甲状软骨的后角,用弯血管钳紧贴甲状腺实质经内侧绕过血管,以避免累及喉上神经外支。血管钳的尖端顶住左手示指渐渐分离后,向外穿出,经血管钳穿通处引出 2 根较粗的游离不吸收线。在甲状腺上动、静脉上、下方各结扎 1 道(图 11)。

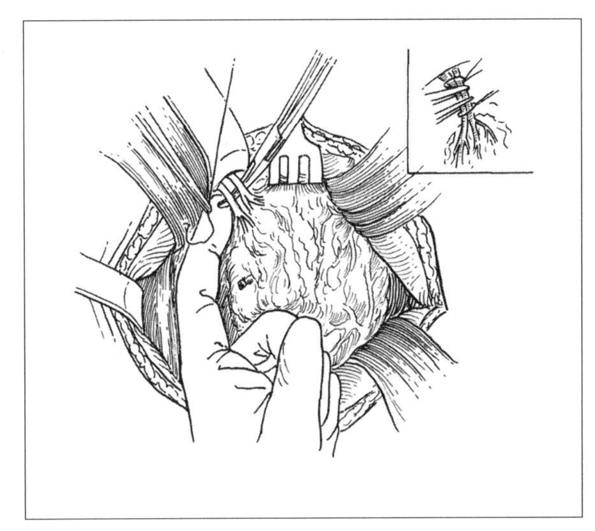

图 11

(12)在血管近端再置 1 把止血钳,在血管钳与远端结扎线之间切断上极血管。必须在结扎牢固后再撤去血管钳。上极血管离断处应尽量靠近甲状腺，可避免损伤喉上神经外支。遇上极血管难以分离，切断包膜层间的上极血管分支，小心游离上极，也可避免损伤神经(图 12)。

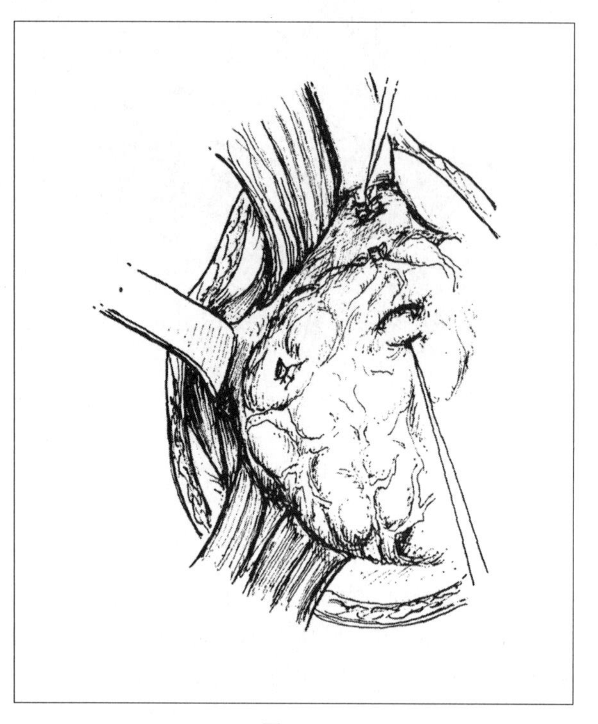

图 12

(13)将甲状腺上极向内上牵开，显露甲状腺下极和甲状腺下静脉。甲状腺下静脉常分 3 或 4 支汇入无名静脉，这些静脉均应分别结扎。大块结扎有滑脱的危险。当下极位置较深，在分离甲状腺时应避免损伤无名静脉，将甲状腺进一步牵向内上方，在甲状腺中部偏下处做纯性分离即可显露甲状腺下动脉。该动脉在颈动脉鞘下横过于甲状腺后面中点，并在喉返神经前方进入甲状腺。喉返神经的位置常有变异。左侧喉返神经的位置较右侧为恒定，且较靠近气管。显露喉返神经，这种操作本身就可引起暂时性的麻痹，所以要借扪摸或辨认其相应的解剖关系查明其行程。如腺体巨大，粘连较多，可在甲状腺的背面结扎甲状腺下动脉主干，显露喉返神经避免误伤，也可在近包膜处切断进入腺体的下动脉小分支，而不解剖甲状腺下动脉和显露喉返神经(图 13)。

(14)将甲状腺侧叶向外后方牵开，显露峡部。用血管钳做钝性解剖分离峡部和气管前间隙，在峡部上缘穿出(图 14)。

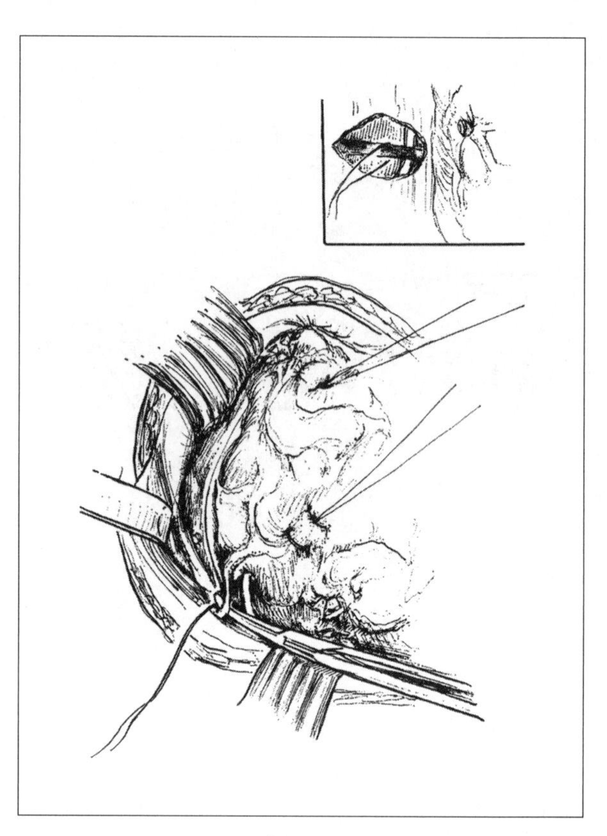

图 13

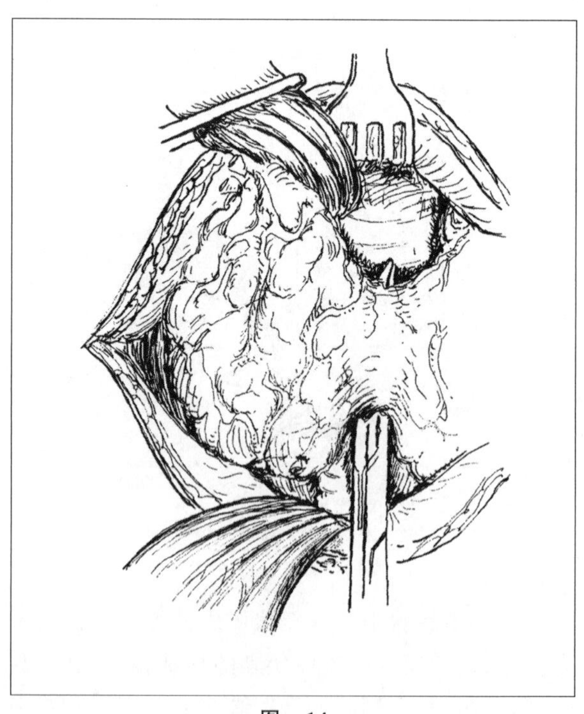

图 14

(15)在甲状腺峡部后方，气管前方置 2 把血管钳，在其间将峡部切断。有锥体叶时，应于分离后切除。切除峡部时，应注意气管软化，勿损伤气管(图 15)。

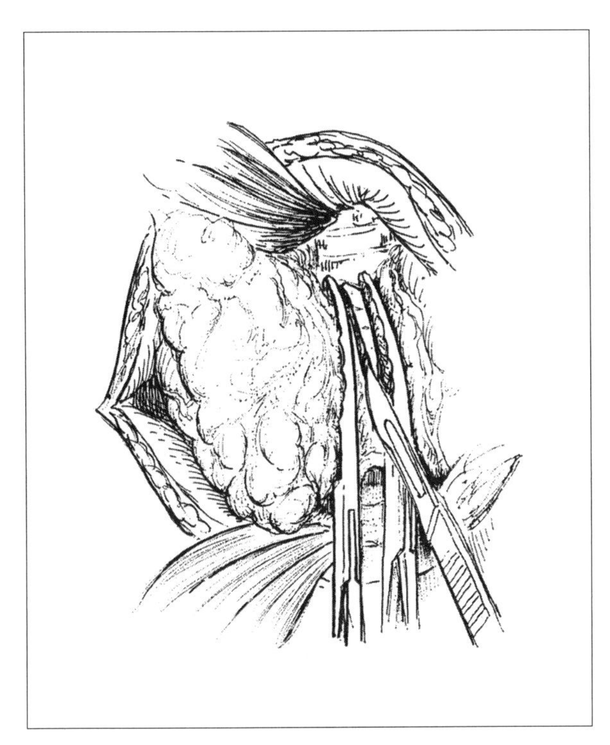

图 15

(16)将甲状腺侧叶牵向内侧,显露甲状腺后面。在近环甲关节处保留腺体侧叶后面下 2/3 的甲状腺后包膜和腺体,仅留一小片遮盖喉返神经及甲状旁腺的组织(图 16)。

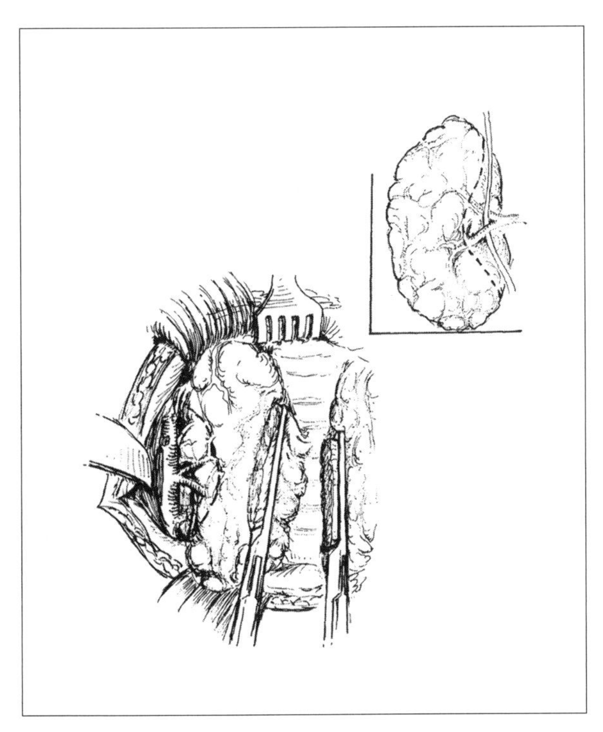

图 16

(17)在预定切线上钳夹一排蚊式血管钳,在血管钳远端切断腺组织,切除一侧腺叶时最好向气管方面倾斜,留下楔形创面,便于缝合。必要时可将其外侧缘缝于遮盖气管的筋膜上(图 17)。

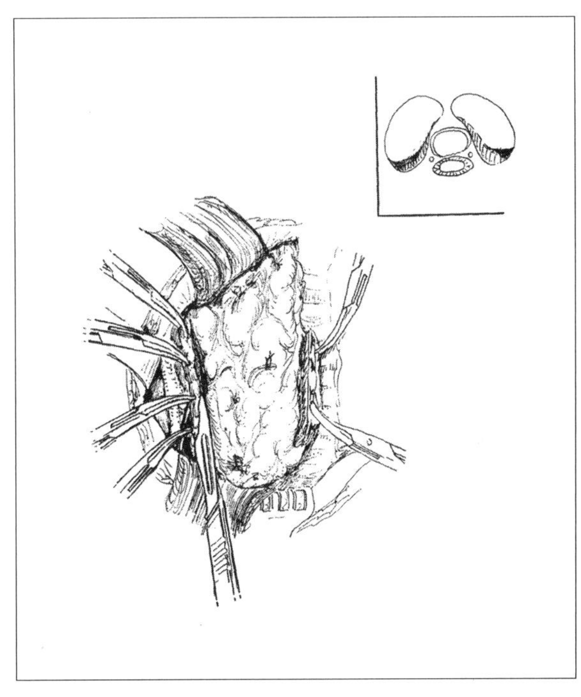

图 17

(18)残留的甲状腺切面上的出血点均应结扎,将腺体的边缘彼此缝合更可减少渗血(图 18)。

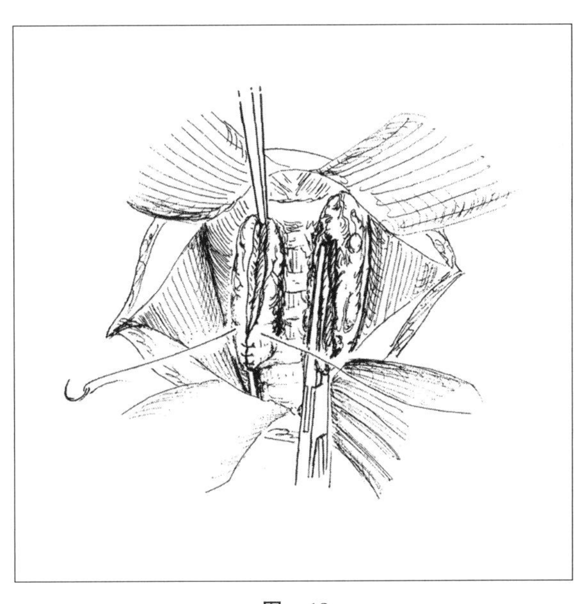

图 18

(19)施行两侧甲状腺次全切除术时，切除一侧叶后，按相似的方法做另一侧叶切除术（图19）。

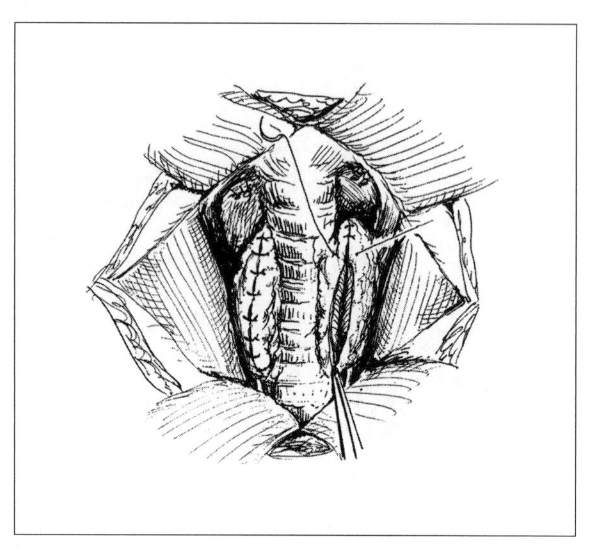

图 19

(20)甲状腺切除后，以等渗盐水冲洗切口。反复检查甲状腺主要血管断端的结扎线是否牢固，有无明显渗血，气管前有无受压情况。然后常规放置负压吸引管引流残腔。由颈前肌的外侧引出，将颈下的枕垫去除使颈部肌肉减张（图20）。

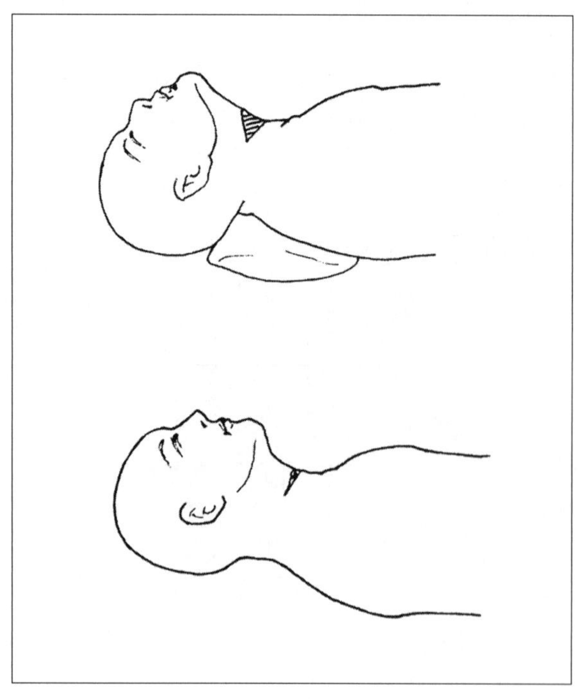

图 20

(21)以1号线间断缝合舌骨下肌（图21）。

(22)以"0"号线缝合颈前肌间的浅处（图22）。

(23)"0"号不吸收线缝合颈白线（图23A），2-0号不吸收线缝合颈阔肌层和皮下及皮肤切口，针距不宜过密，一般为0.5～1cm（图23B）。

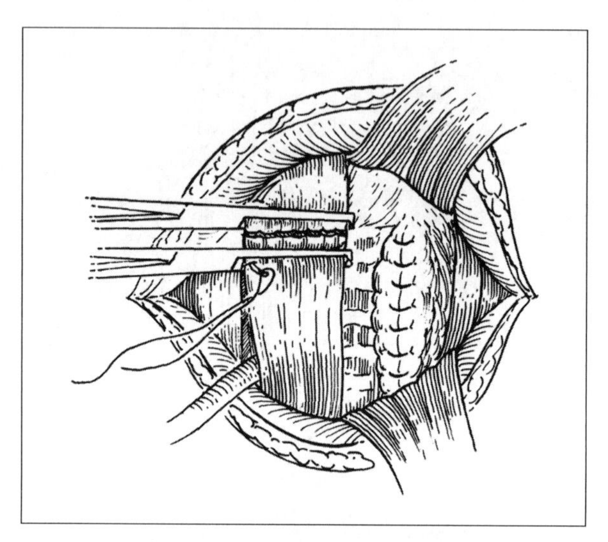

图 21

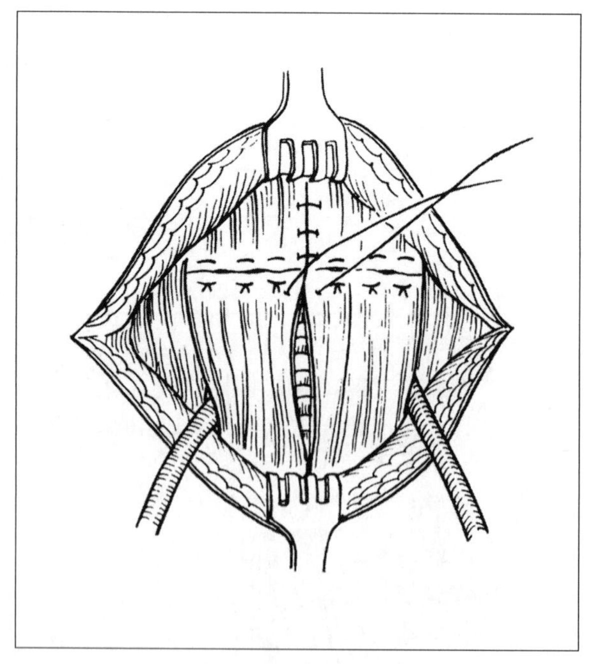

图 22

【术中注意要点】

(1)术中出血：常因术中解剖层次不清，血管结扎不准确，分离甲状腺上极时，撕裂上、下动脉，

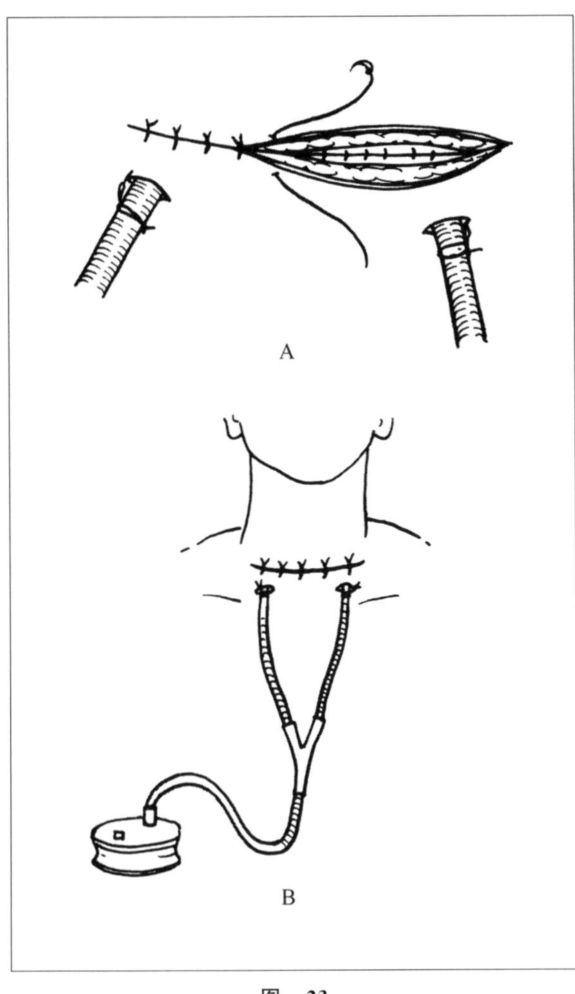

图 23

引起严重出血;动脉的近端常即退缩,不易用血管钳夹住止血。在甲状腺上动脉出血时,应先垫小块纱布,用手指压迫出血处,再分离上极进行有效的止血。甲状腺下动脉的撕裂,因大量出血使局部解剖结构难以辨认,盲目钳夹易损伤喉返神经。术中应谨慎操作,细心止血,防止伤及此动脉。发生下极血管出血时需延长切口,用吸引器吸除积血,显露主要结构,结扎甲状颈干。

甲状腺下静脉干损伤引起术中严重的出血,且可发生空气栓塞。应细心地解剖,发现较粗静脉时,应在其近端双重结扎,以避免这种危险。

功能亢进的甲状腺体的血管丰富,组织比较脆弱,外、内层被膜间常有粘连,在游离和切除过程中,渗血往往较多。充分的术前准备,口服碘剂能显著地减少创面渗血。

手术中应该做到:①分清层次,操作轻巧,甲状腺上动脉、静脉应分别双重结扎或结扎加缝扎以防滑脱。②残余甲状腺断面的活动性出血应缝合结扎,创面和被膜要缝合严密。不留积血的残腔(图 1-7-8)。③手术结束时,要再一次检查线结及手术野。局麻病人可做咳嗽动作,全麻病人可通过气管插管导管刺激气管黏膜,诱发咳嗽反射或在清洗手术野时,以纱布轻拭创面,均可发现手术区有无出血,以便及时止血。④引流管易扭曲,缝合切口时,注意保持引流道通畅,以防创腔积血。⑤凡是甲状腺切除的病人,均应警惕有并发出血、呼吸道梗塞和窒息。术后应常规准备无菌器械和气管切开包,置于床边,以备急需时拆除缝线清除积血和止血。

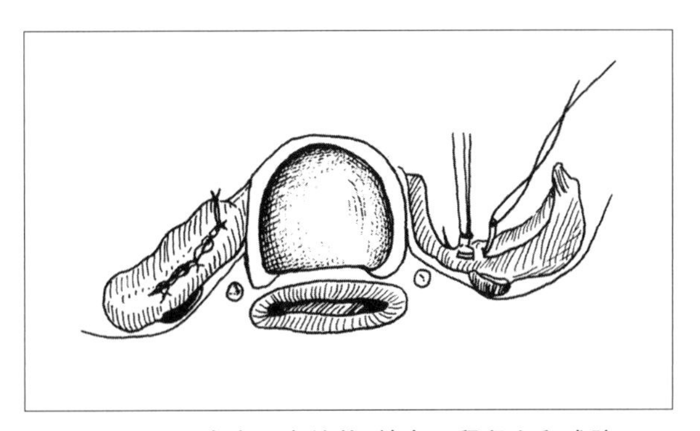

图 1-7-8　术中严密结扎、缝合不留积血和残腔

(2)喉返神经损伤:多发在甲状腺左右两叶腺体背面。这一喉返神经自甲状腺下动脉分支交叉处到环状软骨下缘平面入喉处。喉返神经分前支和后支,前支支配声带的内收肌,后支支配声带的外展肌。分支处的高低常有变异。损伤喉返神经的全支,使声带处于内收与外展之间。前支的损伤引起内收肌的瘫痪,使声带外展,后支的损伤引起外展肌的瘫痪,使声带内收。一侧喉返神经的损伤,可在呼吸或发音时无明显的临床症状(后支损伤),但大都引起声音嘶哑(全支或前支损伤)。两侧喉返神经的损伤,可造成严重的呼吸困难,甚至窒息(两侧后支损伤),两侧全支或前支损伤大都使病人失音。

喉返神经麻痹往往是手术中被切断、挤压、挫伤、强力牵拉所致,前两种情况引起永久性神经麻痹。手术过程中应特别注意:分离腺体上、下极时均不要深及腺体背面的内侧。处理甲状腺下动脉时避免强力向内侧牵拉甲状腺。在甲状腺残面处止血时避免止血钳深入腺质内或缝扎过深(图 1-7-9)。

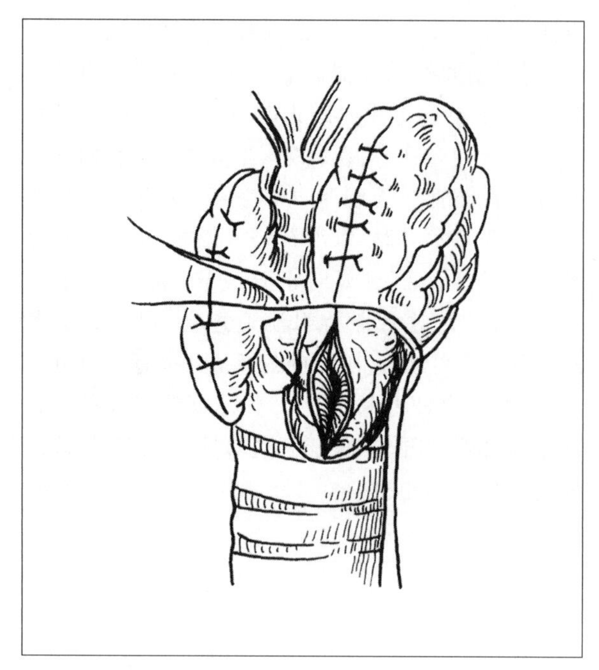

图 1-7-9 术中避免伤及喉返神经

一侧喉返神经所引起的声音嘶哑(声带外展)可由健侧声带的代偿功能(过度向患侧内收)而有所补救。两侧后支损伤所引起的严重呼吸困难(两侧声带内收),多须施行气管切开术。

清醒的病人在手术中解剖腺叶背面的内侧时可反复检听病人的发音,有助于避免钳夹或结扎切断喉返神经。

(3)空气栓塞:分离甲状腺时,不慎损伤颈前静脉、甲状腺中静脉干和下静脉干,均可引起空气栓塞。如果听到有吸吮声,或病人出现恐惧、胸痛、呼吸急促等症状,应即用手指或湿纱布压住静脉,同时用等渗盐水充满切口,并速将病人的躯干上部降低,再酌情封闭损伤的静脉。有大量空气吸入时,可试行右心穿刺,吸出空气,尽可能抢救病人的生命。

(4)呼吸道阻塞:病程长的甲状腺肿压迫,引起的气管移位或狭窄和软化的气管壁内陷可导致呼吸道阻塞。甲状腺切除后,软化的气管壁裸露发生内陷,术前已感困难的病人,或经 X 线检查证明气管严重受压,有软化现象者,最好在气管内麻醉下进行手术。腺体切除后将软化的气管壁用线固定在两侧胸锁乳突肌上。在缝合切口前,拔除气管导管后,如果发现呼吸道不通畅,则需行气管切开术。

(5)喉上神经损伤:喉上神经的外支(运动支)靠近甲状腺上动脉,在上极较远处分离甲状腺上动脉和其伴行的静脉时,将血管与周围组织和喉上神经的外支一并结扎,致环甲肌瘫痪而致声带松弛、声调降低。在甲状软骨上缘向上分离甲状腺上极血管并做大块结扎时,可损及喉上神经的内支(感觉支),致喉黏膜丧失感觉而失去喉部的反射性咳嗽功能引起咳呛。

【术后处理】

(1)全麻病人清醒后即可改为半卧位。

(2)术后 24h 内严密观察有无创口出血和呼吸困难等症状。床边常规放置气管切开包,吸引器、给氧装置。

术后创口内出血,敷料或引流管中的血量较多,呈鲜红色,疑为创口内小动脉出血,应及时去除敷料并拆除部分皮肤缝线,在无菌条件下排出积血并结扎明显的出血点。

(3)因气管软化坍陷或喉返神经损伤导致声带麻痹发生窒息者应行紧急气管切开术。术前应用普萘洛尔准备,易产生气管痉挛。

(4)甲状腺功能亢进者,术后应继续服用复方碘溶液,每日 3 次,每次 10 滴,可服 5～7d,以防发生甲状腺危象。在术后 12～36h 内病人出现高热,心动过速,大汗,谵妄甚至昏迷等甲状腺危象时,可应用镇静药(如哌替啶、巴比妥及冬眠药物),及时给氧并采取降温措施(如冰帽、冰袋、乙醇擦身)以及增加复方碘溶液口服量,每日 4～6 次,每次 15 滴,或加入葡萄糖液 500ml,静脉滴注。应用激素,氢化可的松 200～400mg 或地塞米松 10～20mg 加入葡萄糖溶液中静脉滴注,1 或 2 次/d。亦可应用利血平、普萘洛尔等抗交感神经药物。

(5)手术后有甲状旁腺功能减退手足搐搦症,可口服葡萄糖酸钙、维生素 D、双氢速变固醇或静脉给予氯化钙,剂量以血清钙水平趋于正常为准。

(6)术后 24～48h 拔除引流条。术后 4～5d 拆除缝线。

【主要并发症】

(1)术后再出血:术后因血管结扎线滑脱或甲状腺血供丰富,组织脆弱,术后剧烈咳嗽、咽下动作诱发腺体切断面渗血,或结扎线与血凝块脱落可致术后出血。一般在术后 24～48h 内发生,主要表现为局部迅速肿大,紧张,呼吸困难,甚至发生窒息。

甲状腺切除术后如在颈深筋膜深面空间留有很小的残腔，少量(<100ml)出血，即可压迫气管造成严重呼吸困难，甚至窒息死亡。因此在抢救时首先应解除气管压迫，恢复呼吸道通畅，其次是止血措施。

甲状腺切除术后出血，起初为单纯出血，尚无明显的气管受压或呼吸困难表现，此时应根据引流的变化采取急救措施。一般甲状腺大部切除术后引流的血液来自毛细血管渗血，术后2h的引流血量不应超过20～30ml，以后每经过2h引流血量依次减半，术后12～24h仅有少量血清渗出时，即可拔除引流条，若术后4～6h，引流血量多于100ml或术后短期内，突然急剧增多，并有颈部肿胀，则应立即在床边拆除各层缝线，查明出血原因，并酌情敞开包腺，清创止血，更换引流条，重新缝合切口，继续严密观察。

出血量大，颈部肿胀加重，气管逐渐受压，出现典型的“三凹征”，因窒息而危及生命时的急救处理，为解除压迫，给氧，以缓解缺氧状态，呼吸稳定后清创止血。必要时行气管插管或气管切开术。

(2)气管内痰液阻塞，喉头水肿，气管软化或萎陷，喉、气管痉挛，病情危重者，吸痰效果不佳时，应施行紧急床边气管切开术。因甲状腺已大部切除，气管即在视野中，手术操作不困难。切开1～2个气管软骨环，用止血钳撑开切口，痰液自然喷出，可很快解除呼吸困难。

彻底清除呼吸道分泌物，气管套管要定时滴入抗生素或雾化吸入，以防感染，若合并脑缺氧，应按常规治疗，留置的气管切开导管在病情稳定后1～2周拔除。

(3)甲状腺危象：在甲状腺功能亢进症病人，大多于术后12～36h内发生甲状腺危象。临床症状为高热、脉搏快速而弱、不安、谵妄以至昏迷，常伴有呕吐、水泻。如不积极治疗，可导致迅速死亡。

首先给予镇静药。静脉连续滴注大量10%葡萄糖液，氧气吸入。以减轻组织的缺氧情况。可用冰帽、冰袋、乙醇擦浴退热。口服大量复方碘溶液，首次量60滴，以后每4～6h 30～40滴。紧急时，可将碘溶液(静脉滴注用)2ml，加入10%葡萄糖溶液500ml中静脉滴注，在没有静脉滴注用的碘溶液时，亦可用碘化钠1g做静脉滴注。给予大剂量肾上腺皮质激素(氢化可的松或地塞米松)，疗效良好，肌注利血平每日2～4mg(分次)亦有疗效。

(4)术后手足搐搦：多因甲状腺大部切除术时甲状旁腺误被切除或受挫伤，或甲状旁腺的血液供给受累所致术后手足搐搦。严重持久的手足搐搦症的发生率在1%以下。

临床症状多在术后2～3d出现。轻者有面部或手足的强直感或麻木感，常伴有心前区重压感。重者发生面肌及手足搐搦。严重病例还伴有喉和膈肌痉挛，甚至窒息致死。在搐搦间歇期间，周围神经和肌肉的刺激感应性增高，血中钙含量多降低至1.996mmol/L以下，在严重病例至1.497mmol/L，血中磷含量则升高至1.937mmol/L或更多。同时，尿中钙和磷的排出量都减少。

搐搦发作时，可静脉注射10%葡萄糖酸钙溶液。甲状旁腺组织移植和甲状旁腺素无明确的疗效。双氢速变固醇对手足搐搦有治疗作用。

轻度的甲状旁腺损伤，手术后发生轻微的手足搐搦易于恢复，残留的正常甲状旁腺可逐渐肥大，起代偿作用。

手术中为防止甲状旁腺被切除，应注意：①切除甲状腺腺体时，应保留腺体背面部分的完整性；②结扎甲状腺下动脉的主干，使其供给甲状旁腺的血液的分支与喉部、气管、咽部、食管的动脉分支保持良好的侧支循环；③切除的甲状腺体应随即做详细检查，如发现有甲状旁腺在内，应立即将腺体取出移植至肌层中。

(5)切口感染：手术后3～4d，病人体温升高，切口周围红肿、压痛，是切口感染的征象。广泛、深在的感染蔓延至咽喉可引起呼吸困难，甚至延伸到纵隔。按感染的范围和深浅，早期拆开切口的各层，并置入橡皮片做引流，同时应用大量抗生素，控制感染。

切口处有窦道形成，大多由于深处存留的线结，合并有轻度感染所致，或残留腺体的部分组织发生坏死。如窦道较深，需切开以彻底清除线结和不健康的肉芽组织。

严格地执行无菌操作，尽量应用较细的不吸收线，是防止切口感染和窦道形成的有效措施。

(6)甲状腺功能减退：因甲状腺组织切除过多或残留腺体的血液供应不足可导致甲状腺功能减

退。临床症状为黏液水肿，毛发疏落。病人常感疲乏，性情淡漠，智力较迟钝，性欲减退。基础代谢率降低，需给予甲状腺素做替代治疗。

预防甲状腺功能减退的措施主要有：①切除甲状腺腺体时，须保留腺体背面5mm厚的腺体组织，使残留部分约大如拇指末节；②结扎甲状腺动脉时应保证残留腺体术后有相应的血液供给。单纯性甲状腺肿因其腺组织的功能低下，在施行手术切除时，更应重视上述原因。

(7)术后复发：甲状腺大部切除后，甲状腺肿的复发率在4%～6%。复发多见于手术后6～10年，且常为40岁以下的病人。造成复发的常见原因是腺叶切除不足、腺体残留过多，未切除甲状腺峡和锥体叶，甲状腺下动脉未结扎等。因此，应正确掌握甲状腺切除的范围。对甲亢症状明显的病人，结扎两侧的甲状腺上、下动脉是预防术后复发的有效措施。对40岁以下的病人、妊娠或闭经期的妇女，术后服用碘剂能起一定的预防作用。

复发甲状腺肿的再次手术易损伤喉返神经和甲状旁腺，除有严重的压迫症状如呼吸困难和头颈部静脉回流障碍者才考虑手术治疗外，一般以服用抗甲状腺药物、放射性^{131}碘治疗为宜。

(8)术后恶性眼球突出：原发性甲状腺功能亢进症的病人，手术切除大部腺体后，甲状腺素的分泌减少，促使垂体前叶促甲状腺激素的分泌逐渐增多，因而引起眼球后脂肪和纤维组织的充血、水肿、增生，以致眼球突出加剧。由于视神经受到牵拉，逐渐发生视神经萎缩，又由于眼睑不能正常地闭合，使角膜受损，发生溃疡，进而造成失明。

可先试予碘剂或甲状腺制剂治疗，应用促肾上腺皮质激素，口服泼尼松，在眼球后注射透明质酸酶等。戴眼罩以避免角膜的过度暴露，应用醋酸可的松滴眼、抗生素眼膏。对严重突眼的病人可施行双侧眼眶减压术。

1.7.4 甲状腺全切除术

Total Thyroidectomy

【适应证】

(1)甲状腺乳头状癌，癌灶局限于一侧，无淋巴结转移及远处转移时可行一侧腺叶加峡部切除术。

原发癌累及双侧腺叶应施行全甲状腺或近全甲状腺切除术。乳头状癌致死因素主要是局部复发，故有必要彻底切除原发灶。

(2)滤泡状癌发生远处转移，其癌灶有摄取^{131}碘的能力，施行全甲状腺切除术，术后应用^{131}碘放射治疗，能较有效地清除转移癌。

(3)髓样癌，为多中心性散发性病人或家族性病人均宜施行全甲状腺切除术。

(4)甲状腺恶性淋巴瘤，局限于腺体内者。

【禁忌证】

(1)甲状腺未分化癌，有淋巴结转移者。

(2)甲状腺癌与气管、颈部大血管或喉返神经粘连者，不做根治性切除术。

【术前准备】

术前应仔细进行全面体检，注意有无肺、肝的转移。术前诊断未明确，核素扫描为无功能结节的甲状腺病变，在术前需做细针穿刺细胞学检查。应做好术中快速病理检查的准备。

【麻醉与体位】

双侧颈丛麻醉或高位硬膜外麻醉。甲状腺肿瘤大，有气管受压移位或狭窄者应行气管内插管全身麻醉。

取仰卧位，肩部垫高，头稍偏向健侧，用沙袋固定头颈部。

【手术步骤】

(1)切口及显露甲状腺的方法同甲状腺腺叶切除术。游离甲状腺可从分离甲状腺中静脉开始，在直视下经中静脉深侧引入细线后结扎静脉的两端后，在线结间切断该静脉(图1)。

(2)在肿瘤病灶外的正常甲状腺组织的缝隙置牵引线，将甲状腺上极牵向下方，分离上极血管后，经血管深面引出两根粗不吸收线，先结扎血管，然后于靠近血管处夹一把止血钳，在血管钳与远端的血管结扎线间将血管切断。

将部分游离的甲状腺上极及侧方腺组织向内牵引即显露出甲状腺后面，即可分离甲状腺与环甲肌邻接的间隙，切断部分上极血管垂直进入环甲肌的血管分支，手术中应注意喉外神经。

喉上神经的分支喉外神经沿喉外侧部下行，

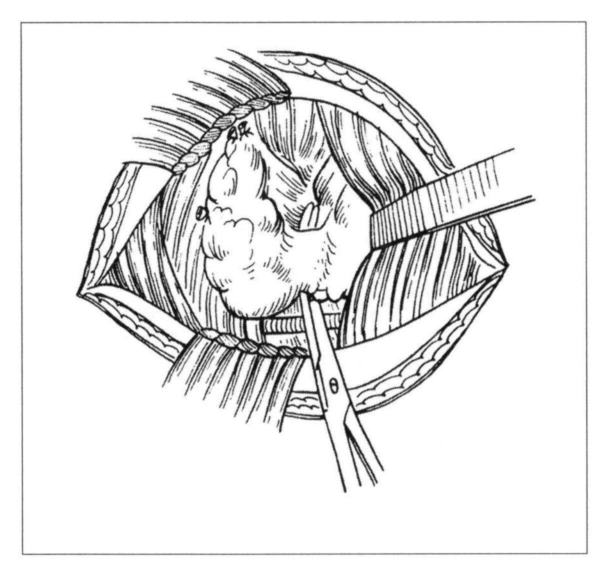

图 1

与甲状腺上动脉相邻而位于其深面，若甲状腺上极位置达甲状软骨上方，需注意勿损伤喉上神经内支。为避免损伤喉上神经外支，结扎甲状腺上动脉时，应将腺体分离清楚，每一支小的血管均应分别结扎(图 2)。上方的甲状旁腺常位于喉返神经进入环甲膜处。上极游离后，可将腺体向内、向下牵引。

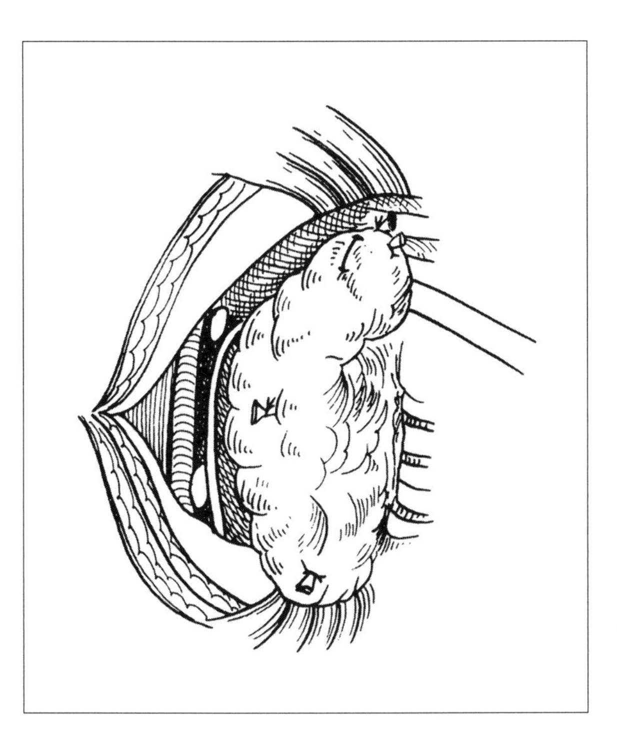

图 2

切断甲状腺下极血管时，应注意勿损伤喉返神经。喉返神经的横径 1.6～2.2mm，行经在峡部紧贴气管食管沟。在峡部下，右侧喉返神经离沟稍远，在左侧喉返神经离沟较近，距沟 3～6mm。右侧喉返神经绕过锁骨下动脉而斜行走向沟内，左侧喉返神经绕过主动脉弓后，几乎垂直上行。

喉返神经喉外分支多数分为 2 支，也有单干入喉或分 3～5 支者。分支平面多在峡部。

右侧喉返神经多在甲状腺下动脉之前和分支间，左侧喉返神经多在甲状腺下动脉之后方。神经多从环甲关节后方入喉，一般距离甲状软骨下角最突出点 8～10mm。

神经为白色，有光泽，呈条索状，有 1～2 支细小营养血管。在手术中可仅显露而不予解剖，忌用血管钳拨弄。但术中如解剖层次正确而找不到神经，则应考虑有癌变。术中容易损伤喉返神经的部位，多在分离甲状腺上极时因解剖过深及靠近内侧，结扎甲状腺下动脉时未能靠近颈总动脉或仔细辨认出血管，在缝合腺体或缝扎止血时缝扎过深已达腺体的背面。

(3)游离峡部做一侧全叶甲状腺切除术(图 3)。

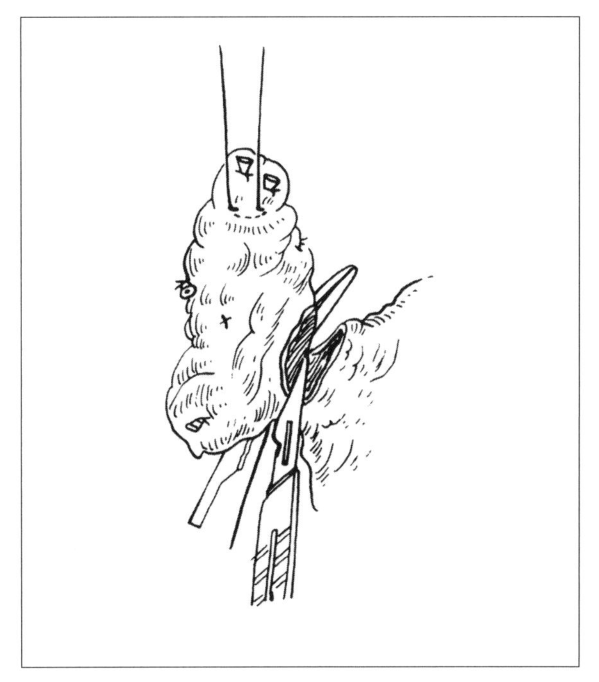

图 3

(4)一侧甲状腺切除后,以相同的步骤切除另一侧甲状腺。有时在两侧的喉返神经与环状软骨间的甲状腺有角状嵌入的部分,局部如有粘连,为保证喉返神经的完整,可保留该处少许腺体(图4)。

(5)施行全甲状腺切除术时,除用肉眼观察甲状旁腺是否被切除外,对疑为甲状旁腺的组织,应取材 $1mm^3$ 做组织学检查。已切下的甲状旁腺先置于冰盐水中,待移植时可将其切为数小块组织,植入同侧胸锁乳突肌或前臂肱桡肌的肌袋中并以银夹标示,便于术后观察(图5)。

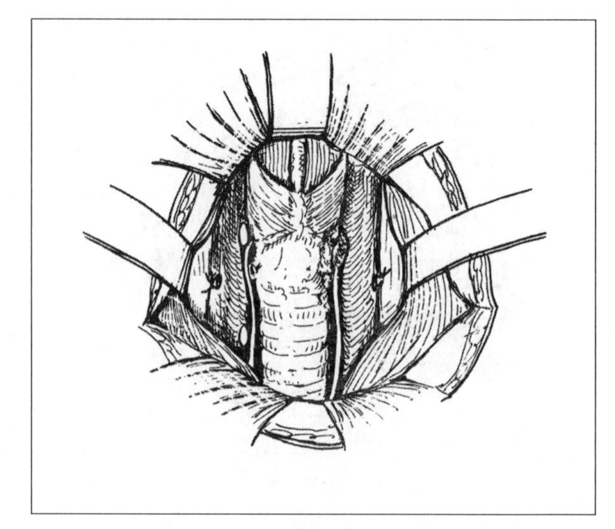

图 4

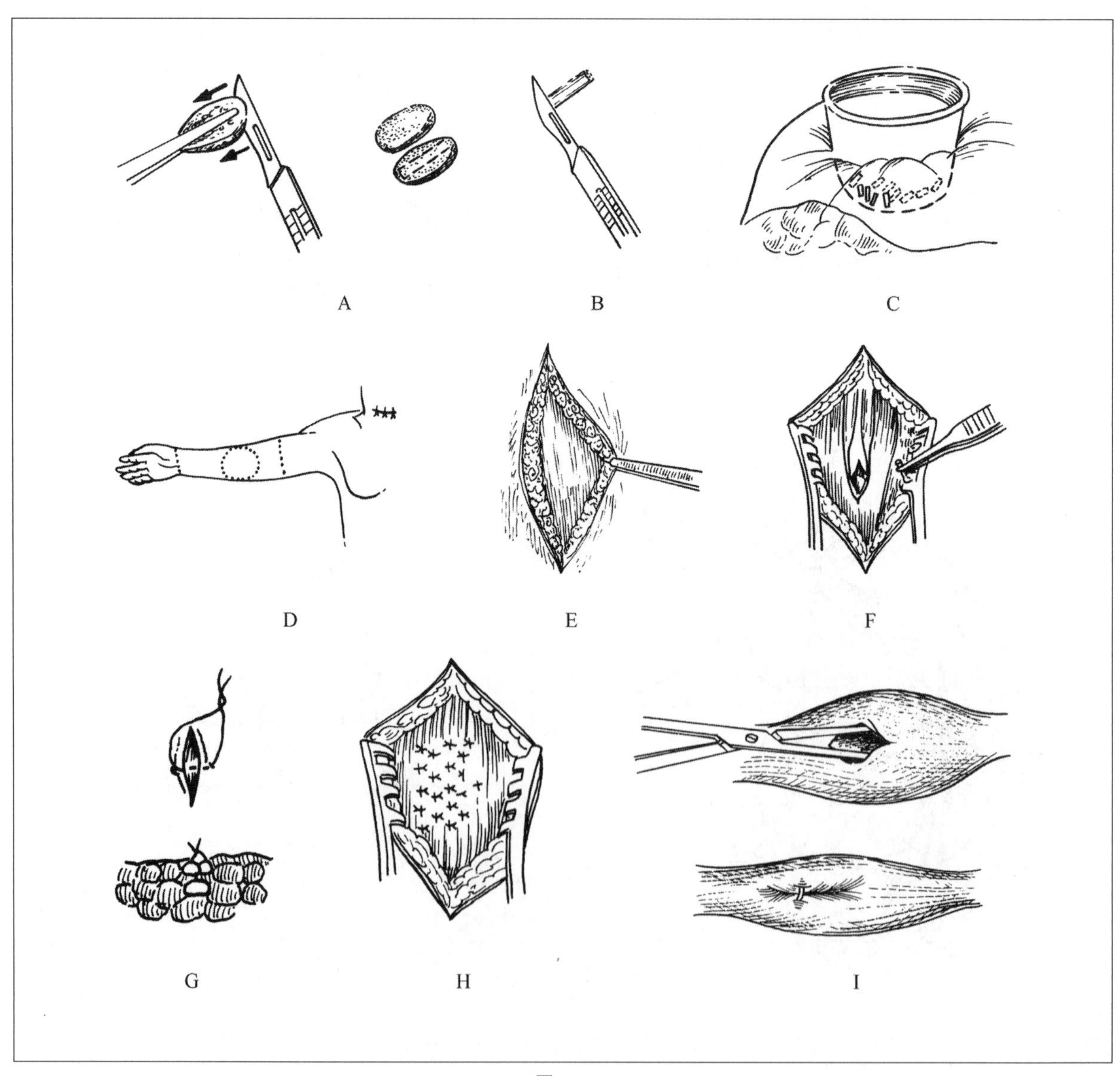

图 5

【主要并发症】

(1)术中结扎不当可能导致术后出血。甲状腺上动脉结扎不牢固,残端回缩引起严重出血。防止措施是,在上极分离动脉后,先结扎再切断,残端不可过短。避免大块结扎,以免漏扎一个分支造成出血。

(2)甲状腺下动脉必须分别结扎,在多血的手术野中忙乱地止血,不仅无效而且容易损伤喉返神经。

(3)甲状腺中静脉较短而且容易被撕裂,意外切断时,断端将回缩造成止血的困难,若因强力牵拉甲状腺,撕裂经常发生在该静脉与颈内静脉连接处。手术中应在静脉充盈时分离,先结扎,后切断。

(4)解剖结构辨认不清盲目切割可伤及邻近器官。较大的甲状腺肿瘤向外侧伸展并向下进入前或后纵隔,可紧贴胸膜。因炎症、钙化或恶性肿瘤浸润,甲状腺与气管、食管有粘连固定,试图强行分离时可能穿破胸膜、气管、食管。应掌握切除的分寸,在解剖结构不能辨认的情况下切忌盲目切割。有气管损伤时需酌情修复或做气管切开术。

(5)全甲状腺切除术损伤甲状旁腺可能出现甲状旁腺功能低下症。甲状旁腺紧靠甲状腺后包膜。进行全甲状腺切除术时由于腺体的创伤或被全部切除导致术后发生低钙血症。但只要保留一个正常的甲状旁腺,就有可能避免甲状旁腺功能低下的症状。

(6)喉返神经受损可导致发声障碍。喉返神经损伤的原因,多为对甲状腺后、内侧区解剖不熟悉或在甲状腺再次手术时对神经周围病变移位不清,另一损伤的原因是处理甲状腺下极血管时做大块结扎。一侧喉返神经损伤时由于影响环甲肌内收使声带处于中线旁位,声音有改变。一侧喉返神经和喉上神经损伤时声带处于中间位,导致声音嘶哑和无力咳嗽。为明确手术后声哑,是否都是手术损伤喉返神经所致,在手术前应做一次喉镜检查。

有的作者认为减少喉返神经损伤的措施,除必要时可不显露喉返神经,避开神经可能隐藏的部位而避免损伤外,要避免牵拉、压榨和剥除气管食管沟的结缔组织,对神经不需要做全程解剖,简单的显露一般不会损伤喉返神经。

1.7.5 甲状腺癌根治性切除术

Radical Resection of Thyroid Cancer

甲状腺癌(常为乳头状癌)在何种情况下需要做根治性切除术仍没有明确的结论。主要的原因是这类癌肿的组织学改变和转移特点以及临床表现和致死性与其他癌肿有其特殊性。甲状腺乳头状癌生长速度慢,有内分泌依赖性。大多数甲状腺癌,颈外侧淋巴结不是主要的转移区域。按传统的癌肿手术原则,盲目地扩大切除重要的组织并不能提高治愈率。

较早期的甲状腺癌手术不应以病人残毁作为代价。事实证明,给予甲状腺素抑制垂体分泌刺激甲状腺的激素可使乳头状癌的病灶缩小或消失。因此,扩大切除组织范围以求根治应慎重。

【适应证】

(1)甲状腺癌腺体内多发性病灶的发病率高。大多数病人临床上虽未发现淋巴结转移而切除的组织中,却常有隐匿的淋巴结转移。因此,证实为甲状腺乳头状癌时,可做包膜外甲状腺全切除,再切除两侧颈内静脉间内侧至甲状腺包膜间的蜂窝组织及淋巴脂肪组织。目的是清除在癌肿近处可见或隐匿的淋巴结。

(2)有颈淋巴结肿大的病人,手术中淋巴结活检证实有转移者,多采取积极的清除术。

(3)已有远处转移,但局部还可以全部切除的腺癌,应将患叶的腺体全部切除,清除患侧的颈部淋巴结并同时切除对侧叶的全部腺体。以防止因原发癌的发展而引起气管压迫症状。腺癌有远处转移者需同时切除整个甲状腺后,采用放射性^{131}碘治疗,远处的转移才能摄取放射性^{131}碘。控制病变的发展。

【禁忌证】

(1)甲状腺滤泡状腺癌,发生颈部淋巴结转移,预示已有远处转移,颈淋巴结清除往往不能提高手术治疗效果。

(2)晚期甲状腺癌侵及甲状腺内层包膜,向外侵入邻近的气管、血管、神经者不宜施行手术治疗。应做放射性^{131}碘治疗，给予甲状腺制剂，有严重呼吸困难的病人，做气管切开术。

【术前准备】

全面体格检查，应包括心、肺、肝、肾等主要器官功能检查。术前声带检查对于一切甲状腺手术均有意义。甲状腺癌术后声带麻痹的发生率较高。胸部X线检查注意有无远处转移。酌情备血。术前未确诊者应做好术中冷冻病理检查的准备。

【麻醉与体位】

多采用高位硬脊膜外麻醉。甲状腺肿瘤大，在气管受压移位者，宜做气管内插管静脉复合全身麻醉。

病人的体位采用仰卧位，肩部垫高，头偏向健侧，头颈部用布枕固定稳妥。

【手术步骤】

(1)甲状腺癌手术切口要求广泛显露颈部重要组织和器官，并能整块地切除病变组织。

纵向切口可沿胸锁乳突肌，横向切口应能显露颌下区乳突、锁骨上区和气管前区(参考1.6.1“颈淋巴结根治术”)(图1)。

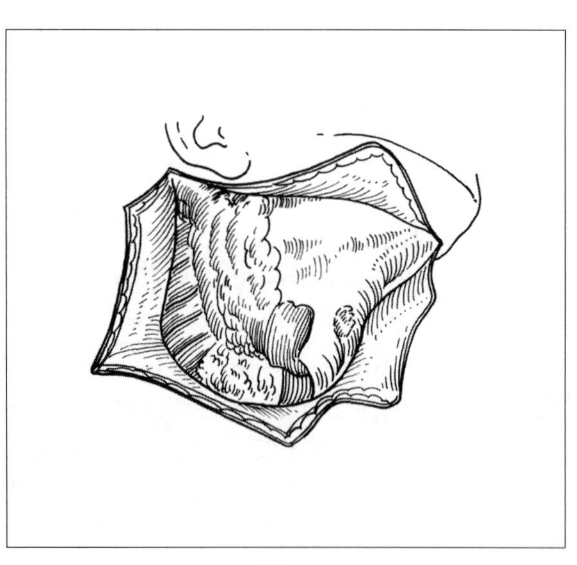

图 1

(2)经切口后下方开始，切断胸锁乳突肌肩胛舌骨肌及气管前、颈前肌群，在锁骨上水平切断颈内静脉。沿甲状腺外缘向上分离，在直视下钳夹、切断甲状腺中静脉和甲状腺下极血管。喉返神经受肿瘤浸润难以解剖时，做钝性分离尽量保留神经表面的薄层组织(图2)。

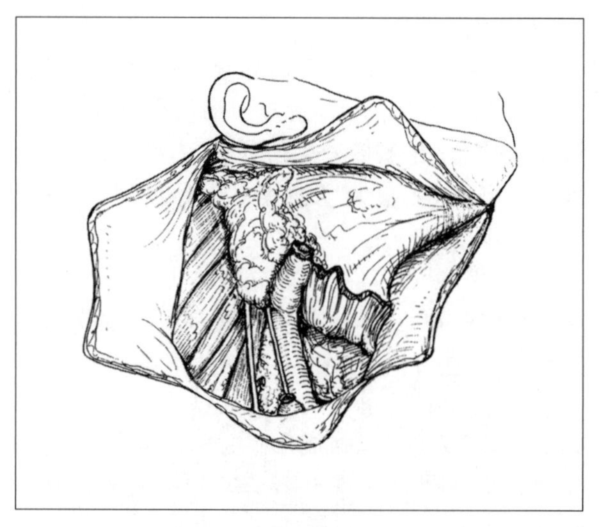

图 2

(3)游离甲状腺下极显露并保护喉返神经。完全游离下极后，将组织块翻向对侧，在气管壁表面做锐性解剖，将腺体游离至对侧叶包括峡部甲状腺的整块切除(图3)。

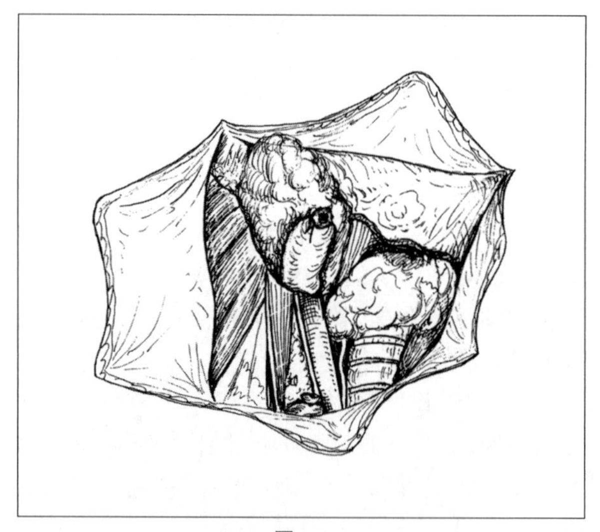

图 3

(4)在甲状软骨和舌骨水平切断胸骨舌骨肌和胸骨甲状肌(图4)。

(5)检查切口内有无出血，冲洗后置负压引流管，逐层缝合(图5)。

(6)分化较好的甲状腺癌侵犯气管外膜时可试将粘连处剥离后切除，在气管鞘内分离保留膜部的血供，电灼气管浅层创面。如癌肿侵犯气管全层，往往不超过气管周围的侧壁，可酌情做全气管壁或部分气管壁切除术(图6)。

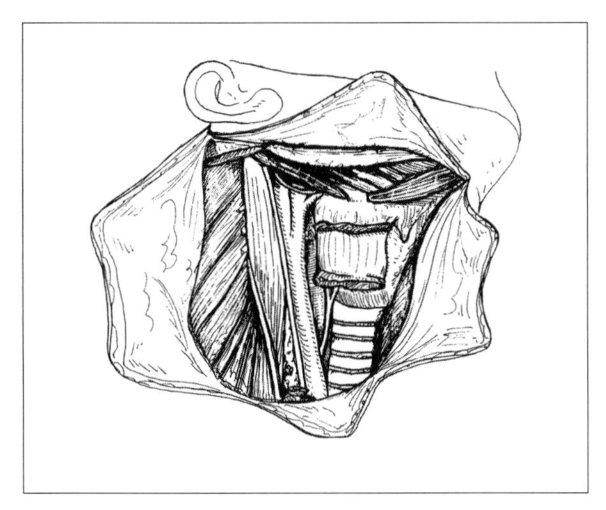

图 4

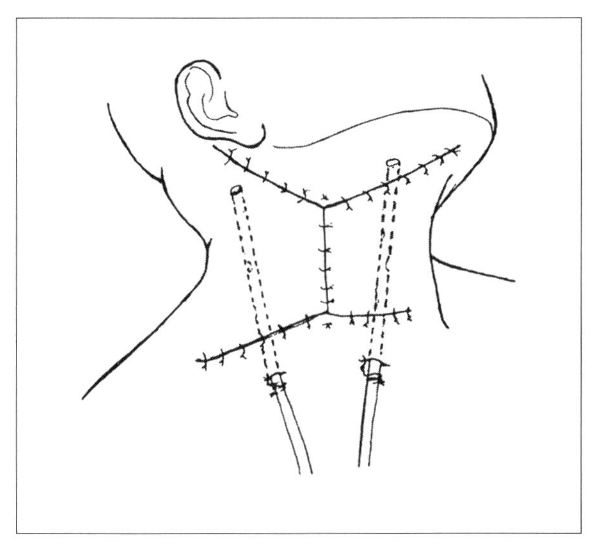

图 5

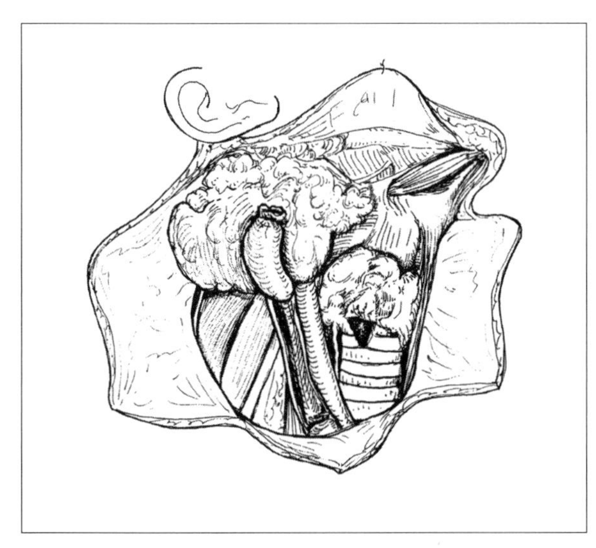

图 6

(7)切除甲状腺误伤气管后应防止血液流入呼吸道引起阻塞,如损伤的部位在第3或第4软骨环处,则可在此处置入气管切开套管。在其他位置,气管损伤的范围在1cm左右,可缝合气管环上的软组织。为保证安全,经修补后仍需做正规气管切开术(图7)。

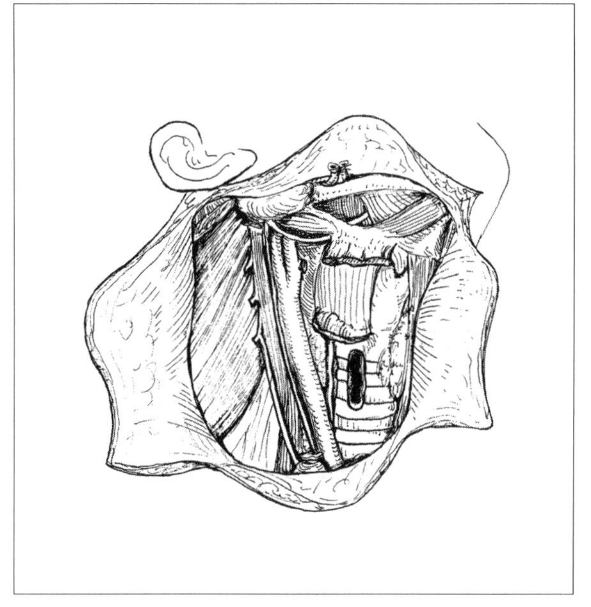

图 7

(8)上端气管受损时可用甲状软骨直接与气管缝合,再覆以周围的软组织。对较大的气管缺损,在锁骨上切取一片骨膜与胸锁乳突肌腱的附着处,做成胸锁乳突肌骨膜板,然后转移到缺损处修复缺损。也有应用甲状软骨板移植补入气管缺损者。软骨板有一定坚韧性,切取方便,可根据缺损大小,将气管修复后可无凹陷,同时因保留了甲状软骨板基底的软组织,使少量的血液循环仍能进入被游离的甲状软骨板,然后将其转移向下填补气管缺损,用间断缝合法固定之。

自体颈部皮瓣做气管修复即做颈部I形切口,然后将两端皮瓣转移植入气管缺损部位。根据气管缺损情况,在适当位置处戳孔,做局部气管造口,待日后自行愈合或再做修复手术将其封闭(图8)。

【术中注意要点】

(1)癌肿与食管粘连,手术中可能将部分食管误与癌肿一并切除。若在术前留置胃管,有利于

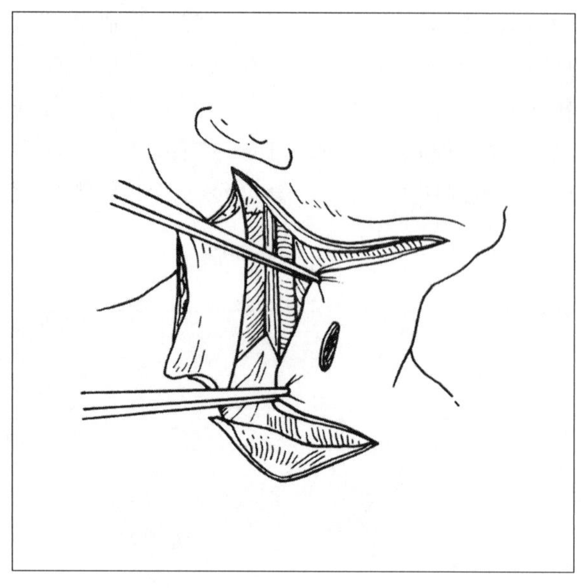

图 8

预防这种损伤。为达到清除癌组织的目的，有的医生在发现癌肿侵犯纵行肌时，将受累及的软组织切除，如侵犯黏膜则酌情施行食管局部切除吻合术。

(2)癌肿侵犯一侧颈内静脉，可行颈内静脉结扎切除。若侵犯两侧颈内静脉，又同时做双侧结扎，少数病人可引起颅内高压乃至急性死亡。确实需做两侧同时结扎时，应做一侧静脉移植。如侵犯动脉，应尽量将肿瘤从血管壁剥离做动脉切除，阻断时间应在15min左右。需要延长阻断时间时，应先行血管内外转流，再做血管移植术。

(3)应尽量保留喉返神经。神经完全被肿瘤包裹，需切断神经时，切断神经后争取施行喉返神经端端缝合。

(4)应逐个确认甲状腺癌侵犯甲状旁腺。肉眼鉴别甲状旁腺与淋巴结比较困难。故在术中应取1/3的腺组织快速检查，证实为甲状旁腺者，可将剩余部分切成碎片，埋在胸锁乳突肌或股四头肌肌肉的筋膜下。

【术后处理】

见1.6.1“颈淋巴结根治术”。

【主要并发症】

主要有术后出血、喉上神经、喉返神经损伤、喉头水肿等。处理原则和预防见甲状腺大部切除术及根治性颈淋巴结切除术。

1.7.6 甲状腺癌改良式颈淋巴结清除术

Modified Radical Neck Dissection for Thyroid Cancer

甲状腺癌改良式颈淋巴结清除术的目的与传统的颈部清除术相同。大多数甲状腺癌的颈部转移常局限在一侧或中线处。甲状腺癌颈部清除术与喉部恶性肿瘤需做大块清除术有所区别。目前，从美容角度出发，主张保留胸锁乳突肌，手术中为了显露重要的血管、神经也可将胸锁乳突肌的断端缝合，从而保留良好的颈部外形和功能。

【手术步骤】

(1)可采用颈部低位横切口。切口外侧伸向乳突，沿颈阔肌下分离皮瓣，广泛显露一侧颈部和对侧颈部前方的组织结构。

(2)将胸锁乳突肌与颈前肌群游离后切断胸锁乳突肌的胸骨和锁骨附着处。游离甲状腺上极，沿甲状腺外侧缘游离侧叶和下极，显露喉返神经。

(3)按一侧叶甲状腺切除术切断甲状腺峡部，清除患侧的颈部淋巴结，包括颈外侧部的颈总动脉和颈内静脉深面的淋巴结，气管前、甲状腺峡以上的淋巴结，甲状腺后气管旁、喉返神经周围以及气管食管沟处的淋巴结和锁骨上区的淋巴结(图1)。

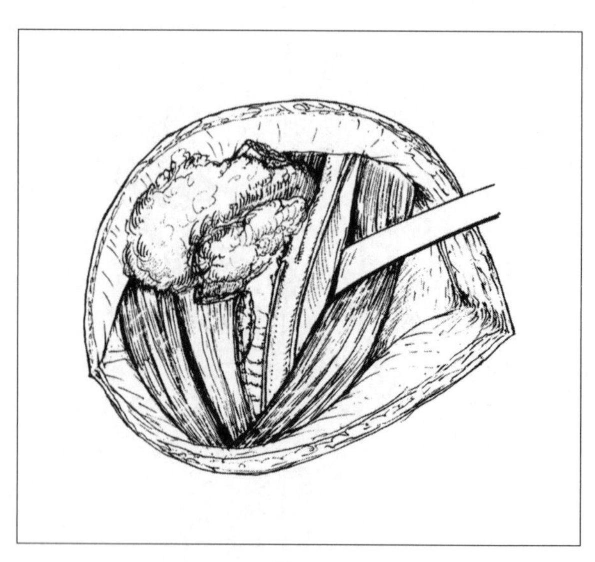

图 1

（4）切口缝合后，在颈阔肌皮瓣下放置多孔负压引流管，手术后 48h 取除。

1.7.7 胸骨后甲状腺腺瘤切除术 Excision of Retrosternal Thyroid Adenoma

【适应证】

明显增大的甲状腺，其下极有部分伸达胸骨后间隙，因巨大甲状腺肿压迫颈内静脉、无名静脉、锁骨下静脉，并且因气管受压，病人有呼吸困难症状（图 1-7-10）。

应区别常见的胸骨后与胸骨后异位甲状腺。前者是甲状腺从颈部一般位置向下突出。异位甲状腺组织，有时也可低达横膈，成为真正胸腔内甲状腺。

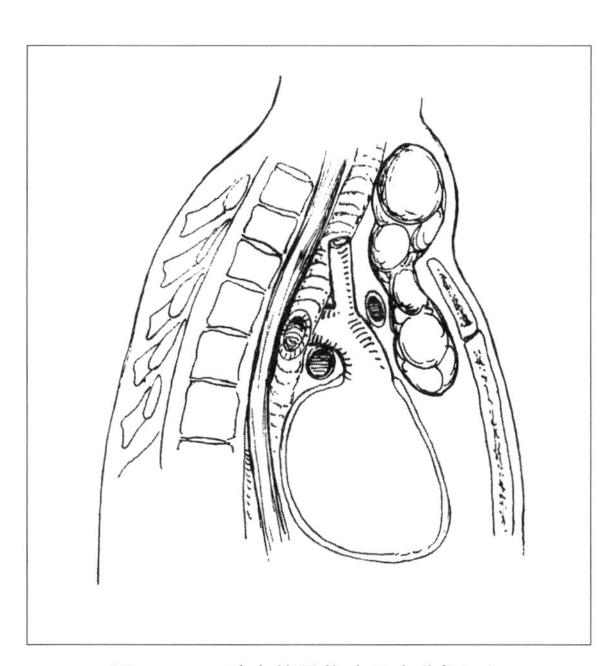

图 1-7-10 肿大的甲状腺压迫毗邻组织

【术前准备】

除按甲状腺手术常规准备外，应摄颈、胸部正侧位 X 线片，明确甲状腺下极的位置以及气管、心、肺情况。

【麻醉与体位】

如果胸骨后腺体部分甚大，或术前已有呼吸困难，则应采取气管内麻醉。

病人取平卧位，肩下垫布枕，头部适度后仰以不引起呼吸不畅为宜。

【手术步骤】

（1）经颈部切除胸骨后甲状腺肿可做领式切口，但位置可略低，切口要比较宽大。有时为清楚地显露巨大的甲状腺瘤，将两侧胸锁乳突肌前缘部分切开，便于操作（图 1）。

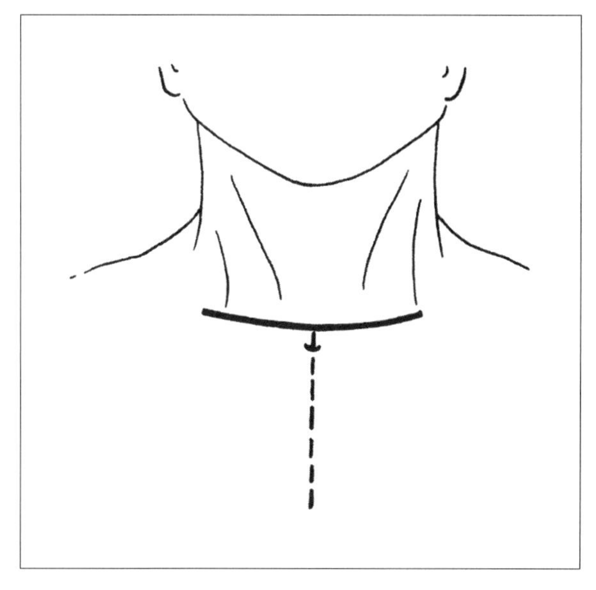

图 1

（2）按甲状腺切除术的步骤，切开皮肤、皮下组织、颈阔肌层，分离皮瓣，游离颈前肌群与胸锁乳突肌间的界面，切开颈中线向两侧分离舌下肌群，横断该肌后即可显露甲状腺。切断胸锁乳突肌有利于扩大手术野（图 2）。

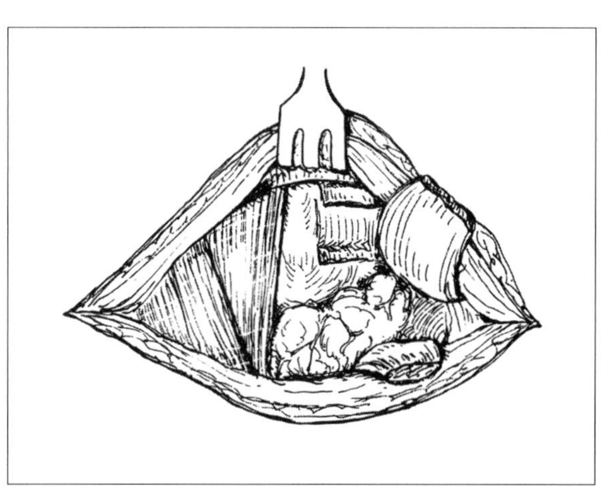

图 2

(3)显露甲状腺后，必须决定是否要劈开胸骨。在少数情况下，因甲状腺下极位置低达第3、4肋软骨平面，并与周围组织有粘连，不宜游离，需在领式切口中点将皮肤由中线切开，直达第2、3肋软骨水平。显露整个胸骨柄及其与胸骨体间的关节。以手指或钝性器械进入前纵隔分离胸骨柄后方(图3)。

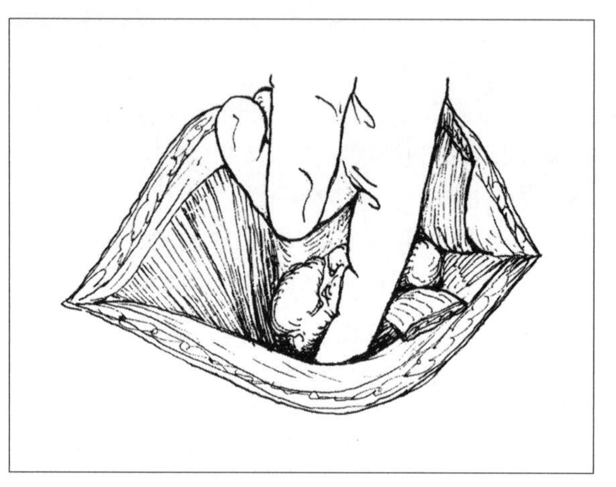

图 3

(4)用骨凿及胸骨剪将胸骨柄沿中线垂直劈开(图4)。

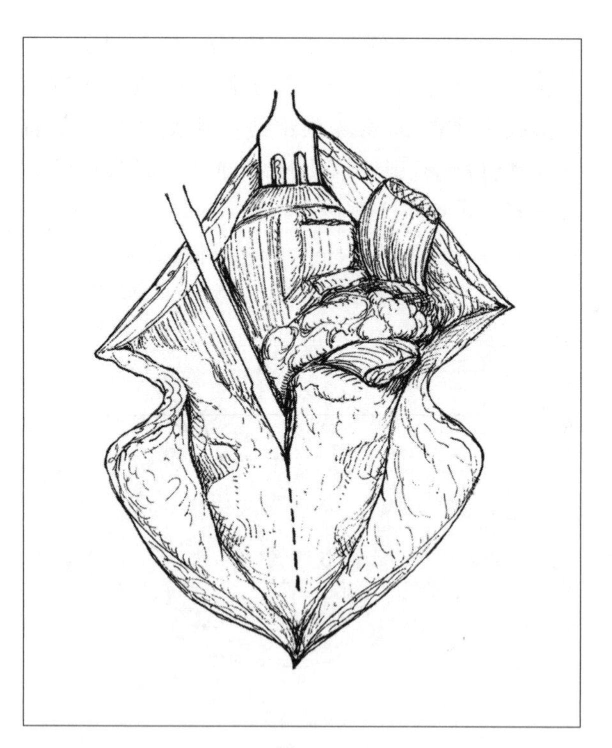

图 4

(5)然后向两侧做短臂横向切口进入胸骨后间隙，将骨瓣掀开，骨断面出血可用骨蜡封闭止血(图5)。

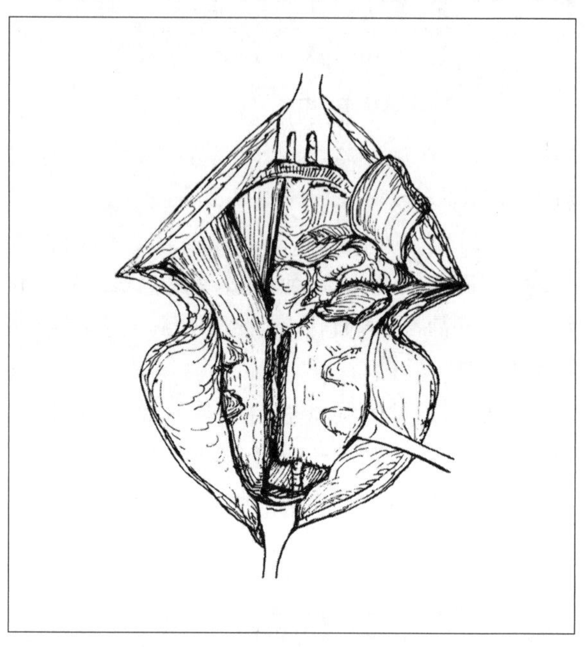

图 5

(6)用自动牵开器将胸骨的两瓣撑开(图6)。

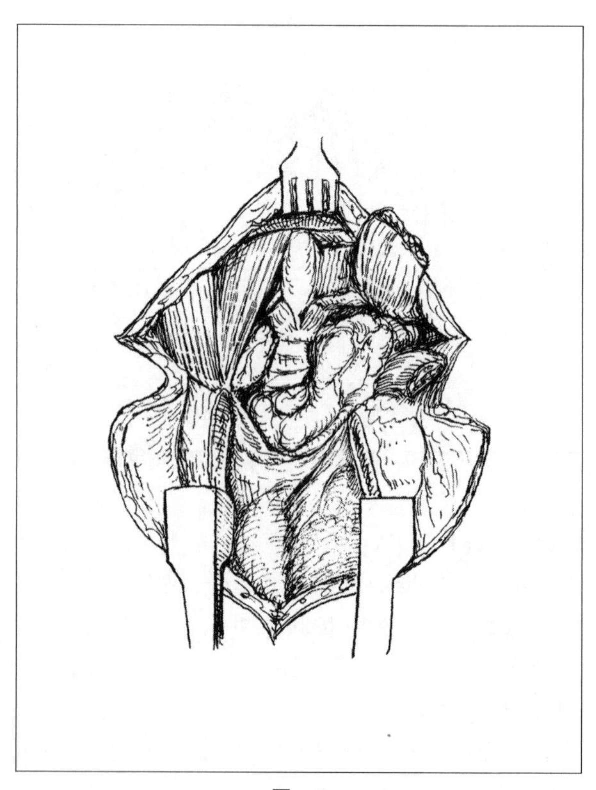

图 6

(7)将胸廓的上口扩开,显露前纵隔。分离胸廓内动脉、静脉并钳夹后切断、结扎。

因腺体囊肿内大量液体积聚形成较大囊肿时,可穿刺吸出,缩小其体积后以便由颈部取出。用手指插入胸骨后间隙,绕甲状腺将其分离提出颈部。

遇甲状腺下极难于一次顺利提出,可推开外层被膜,应用粗线缝置在大块腺体上,将腺体向上、向外侧提起,逐渐地将胸骨后部分腺体提离出来,再一步一步地用第 2、第 3 根粗线缝住低位的腺体组织缓缓地提起。未能从胸骨后提离出的腺体部分,用手指细心地伸入胸骨后外层和内层被膜的分离平面,在下极处做钝性分离。即可将下极完全抬出来。分离胸骨后腺体时操作不可粗暴,否则可损伤喉返神经或撕裂颈根部的静脉干,引起空气栓塞。所有下行的静脉均应逐一结扎、切断。

牵引胸骨后部的甲状腺时,如病人有呼吸困难,应暂缓强行牵拉组织,再做数次由浅入深地分离以减少机械性刺激所致的气管受挤压的不适,缓慢地将腺体完全提至颈部切口、找出甲状腺下静脉予以结扎。再按甲状腺次全切除术施行甲状腺切除术。先分离上极,并将甲状腺上动脉和其伴行的静脉结扎、切断,再分离腺体的外侧面,并结扎、切断甲状腺中静脉干,然后提离胸骨后的腺体部分,最后处理甲状腺下动脉。将甲状腺峡部自气管前分离后将其切除。肿瘤体积过大不易由胸骨后提出颈部时,如用手指在胸骨后将肿瘤挤碎再劈开胸骨,有出血不止和损伤重要血管、神经的危险(图 7)。

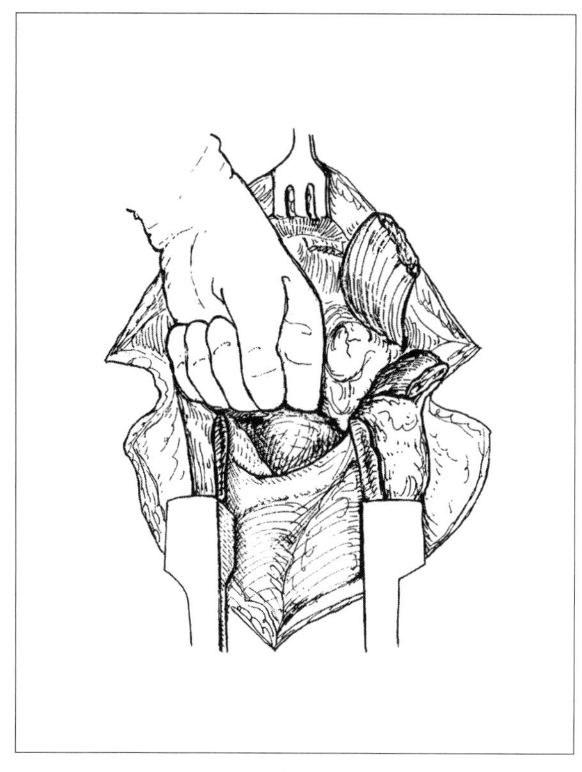

图 7

(8)甲状腺肿瘤完全显露后,切除有肿瘤的一叶甲状腺,显示由右向左行的无名静脉(图 8)。

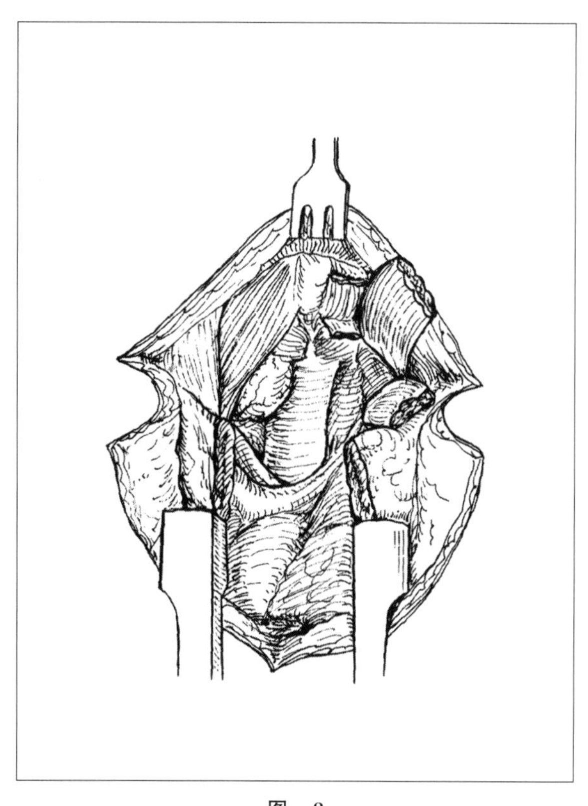

图 8

(9)检查创口内无活动性出血后,先缝合切断的颈部肌肉,然后在胸骨上钻孔,用金属线将胸骨对合(图 9)。

(10)经颈部切口放置空心引流或细负压引流管至胸骨后及颈部残腔内,再缝合切口各层(图 10)。

【术后处理】【主要并发症】

同 1.7.3“甲状腺大部切除术”。

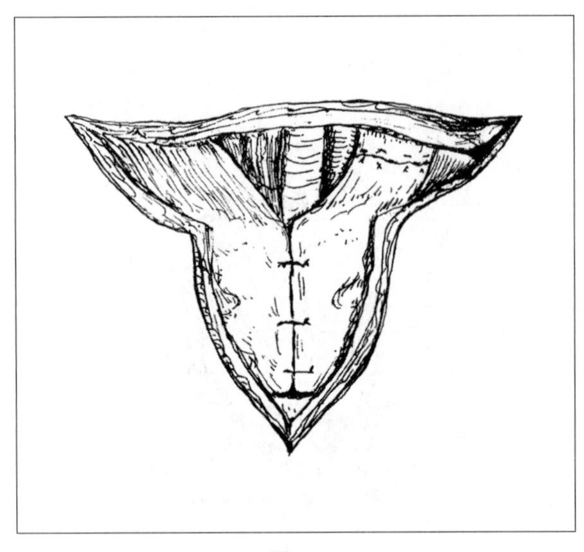

图 9

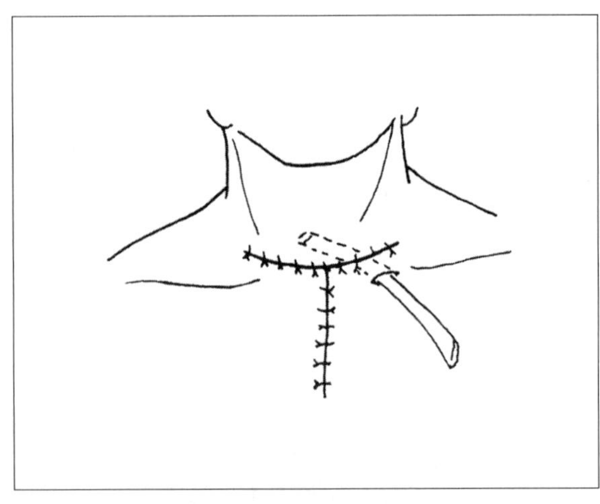

图 10

（黎介寿）

1.8 甲状旁腺手术
Operations on Parathyroid

1.8.1 甲状旁腺的生理与解剖
Physiology and Anatomy of Parathyroid

甲状旁腺是胚胎发育过程中的第 2、第 4 鳃囊的内胚层背侧上皮增生发育而成的。在迁移的过程中，第 3 鳃囊的衍生物发展成为位于甲状腺背面下部的甲状旁腺，第 4 鳃囊则演变为上方的甲状旁腺。

甲状旁腺是棕黄色、鲜栗色或红色似大豆的扁圆形小体。每个甲状旁腺的重量约 35mg。贴附于甲状腺侧叶的后缘，多位于甲状腺被膜之外，有时则在甲状腺实质之中。甲状旁腺一般有 4 个，每个都有其结缔组织包膜。

甲状旁腺的结缔组织包膜很薄，此包膜向腺组织中伸入微细的纤维，使腺细胞排列成索状或团状。

主细胞构成甲状旁腺实质的主体，分泌甲状旁腺素。多边形嗜酸性细胞的生理功能尚未阐明。

甲状旁腺内脂肪组织随年龄增长而增加，至成年期脂肪细胞含量最多，可占腺体的 50%。

甲状旁腺的生理功能主要是分泌甲状旁腺素(PTH)。PTH 的生理作用是促进钙离子进入细胞并激活细胞内腺苷环化酶，使三磷酸腺苷转变为环磷酸腺苷(cAMP)，使线粒体内钙离子逸出，从而提高细胞质内钙离子浓度。cAMP、钙离子激活蛋白激酶和胞膜上的钙泵，增强破骨细胞的溶骨作用，增加骨和血中碱性磷酸酶活性，抑制近端肾小管对磷和钙的重吸收，促进近端肾小管 $25(OH)D_3$ 羟化成为 $1,25(OH)_2D_3$ 的过程，增进肠黏膜对钙、磷、镁的吸收。

甲状旁腺素和甲状腺滤泡旁细胞分泌的降钙素相拮抗，并受血浆钙离子浓度的调节，以维持血钙水平的相对稳定。

一般情况下，上部的甲状旁腺多位于甲状腺两侧叶后面的中上 1/3 交界处，位置比较恒定。下部的两个甲状旁腺在胚胎发育过程中可随胸腺向下移位，位置变异较大。常见位置是在甲状腺下极的附近，甲状腺下动脉的下部和食管的后面或沿气管前方至上纵隔内。

甲状旁腺的血液供应来自于甲状腺上、下动脉间交通支延伸的小动脉支，亦可直接由甲状腺上动脉或甲状腺下动脉的分支供应甲状旁腺的静脉回流至甲状腺中静脉和甲状腺下静脉的静脉丛。甲状旁腺的神经来自血管丛周围的交感神经纤维。甲状旁腺的淋巴引流至气管旁淋巴结和颈内静脉的淋巴结链(图 1-8-1)。

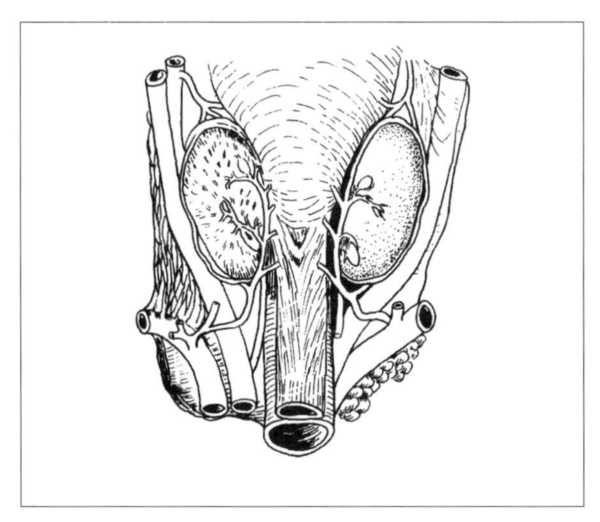

图 1-8-1 甲状旁腺

甲状旁腺位置的变异较大。上部的两个甲状旁腺腺体位于近甲状腺下极(图 1-8-2A)。右上部甲状旁腺在甲状腺下动脉分支处,左下部甲状旁腺包埋在甲状腺较外侧方的包膜内(图 1-8-2B)。上方的两个甲状旁腺在常见的位置之上,而下方的两个甲状旁腺在气管的前方(图 1-8-2C)。右侧的上、下有两个甲状旁腺,而左侧的甲状旁腺融合为一个较大的甲状旁腺腺体(图 1-8-2D)。左侧甲状旁腺萎缩,两侧上、下部的甲状旁腺的位置均有所改变(图 1-8-2E)。

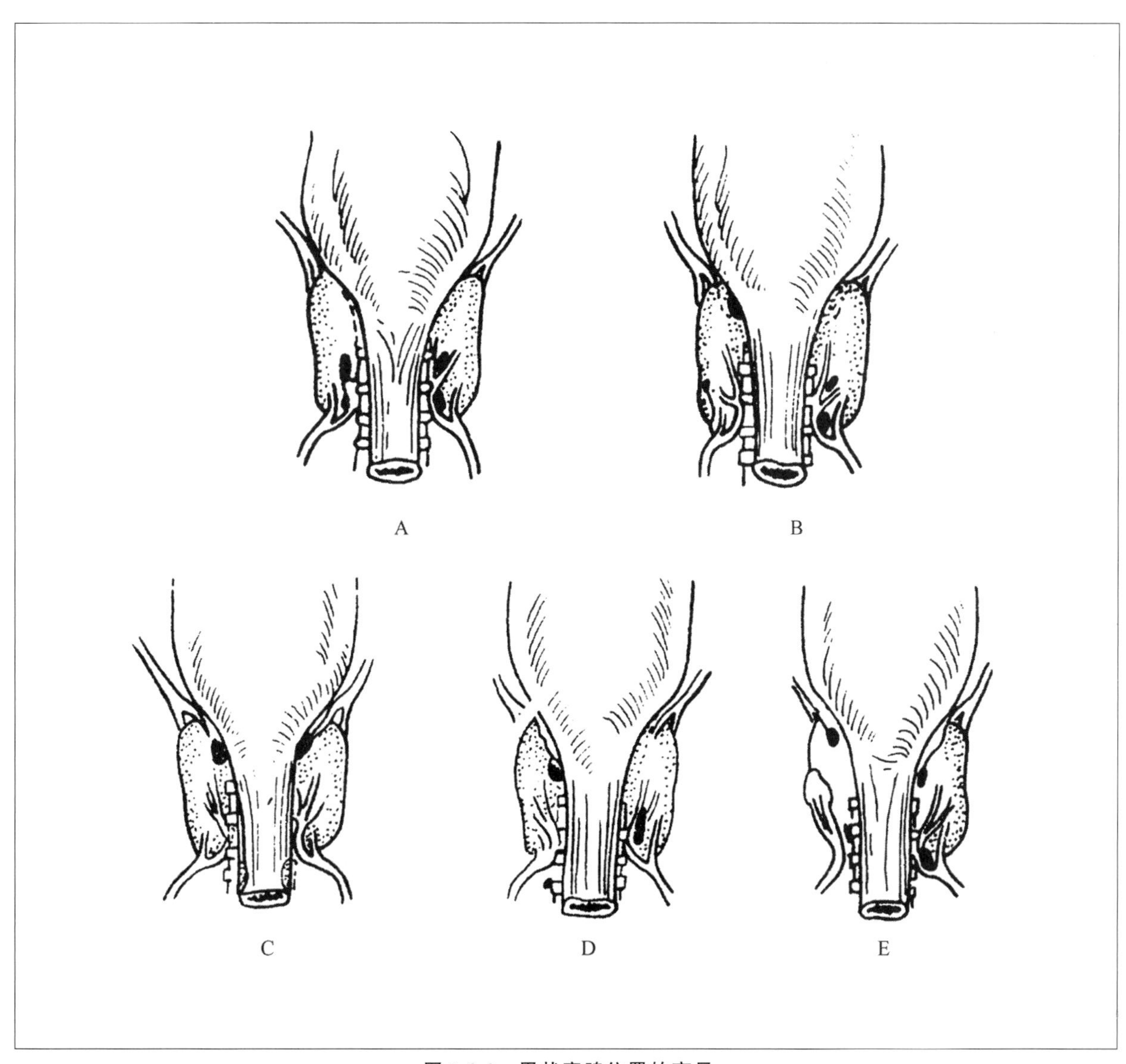

图 1-8-2 甲状旁腺位置的变异

下方的异位甲状旁腺约1%位于颈血管鞘内,2%位于甲状腺内,80%位于甲状腺下极,距甲状腺下动脉与喉返神经交界处2cm的范围内,20%位于胸腺上极,1%位于主动脉弓下方。

上方的甲状旁腺的异常位置多在甲状腺后方(图1-8-3)或后纵隔内(图1-8-4)。

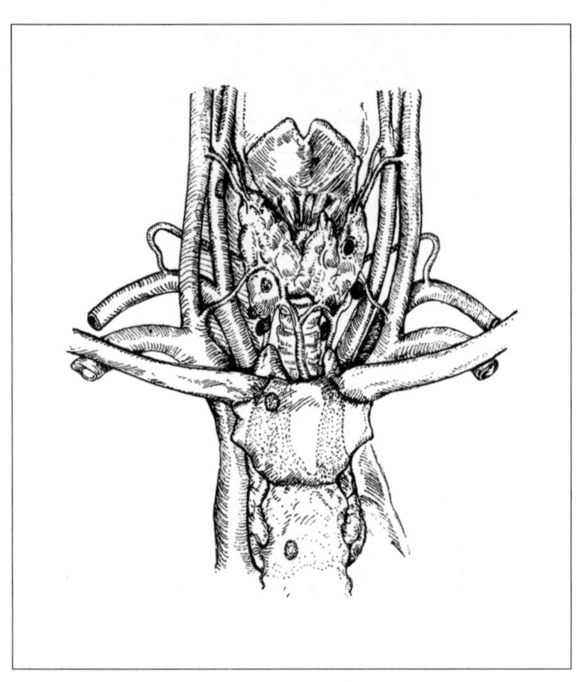

图1-8-3 上方甲状旁腺于甲状腺后的异位

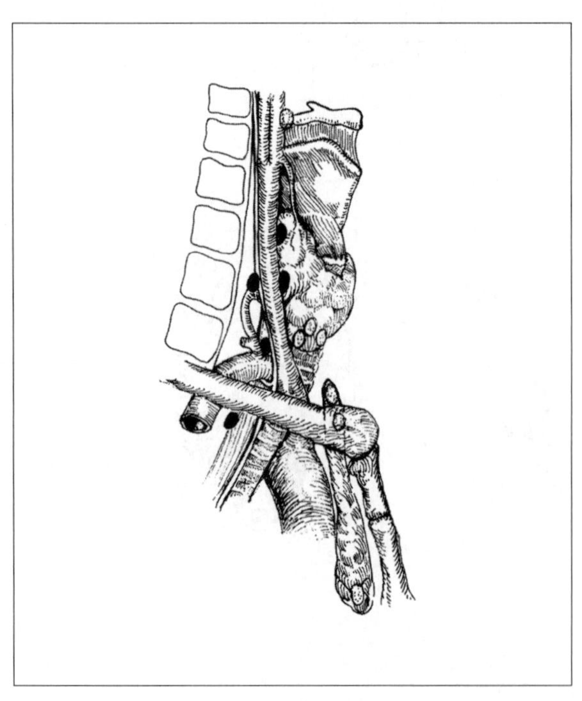

图1-8-4 上方甲状旁腺异位于纵隔内

呈腺瘤样或增生性病变的甲状旁腺的位置,大多在食管上段的后方(43%),胸腺上方(>10%)或后方沿大血管处(2%),纵隔内(>10%)以及包含在甲状腺内(13%)。

下部甲状旁腺腺瘤可在颈动脉鞘内(图1-8-5)。

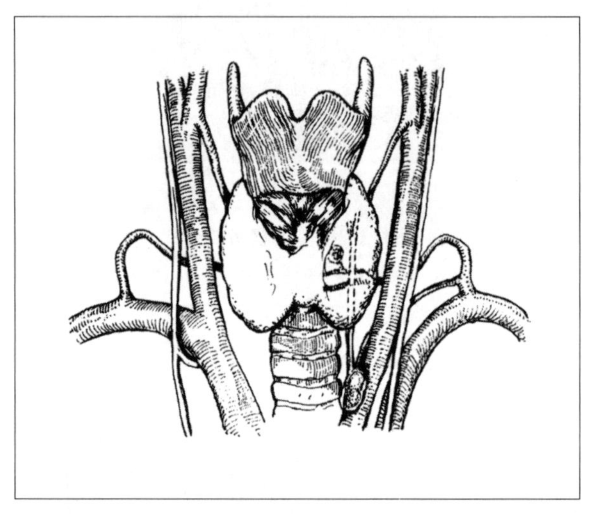

图1-8-5 下部甲状旁腺瘤异位于颈动脉鞘内

1.8.2 甲状旁腺切除术

Parathyroidectomy

【适应证】

(1)高钙血症,经B超、核素扫描、CT选择性动脉造影术,选择性颈静脉插管采血测定PTH浓度,有阳性发现的病人。

(2)原发性甲状旁腺功能亢进症,多数为腺瘤(80%左右),其次为甲状旁腺增生,而甲状旁腺癌仅占1%。病人有高钙血症综合征和消化系统、泌尿系统或肌肉骨骼系统的病症,如肋骨、脊椎、髋骨的畸形,病理骨折或严重骨痛症。

诊断为MEA-Ⅰ(Werner综合征,包括胃泌素瘤、垂体瘤并伴有甲状旁腺腺瘤,胃肠道类癌)或MEA-Ⅱ(Sipple综合征,包括嗜铬细胞瘤、甲状腺髓样癌伴甲状旁腺功能亢进症)的病人。

根据甲状旁腺功能测定和甲状旁腺增生或肿瘤的定位诊断发现甲状旁腺的直径超过1～2cm。

(3)慢性肾功能不全或肾功能衰竭继发甲状旁腺功能亢进症,需施行肾移植术的病人,应在肾移植术同时做甲状旁腺次全切除术。其意义在于缓和在肾移植术后数月或数年内因甲状旁腺功能亢进所致的高钙血症而威胁肾功能的恢复。

(4)有纤维性囊性骨炎症状的病人,经实验室检查甲状旁腺对其刺激因素反应过度,腺体由增生逐渐发展为腺瘤,表现为自主性分泌导致血钙水平明显增高者。

严重骨骼痛有进行性的纤维囊性骨炎,经内科治疗后无好转者,施行甲状旁腺次全切除术后,上述症状可能有所缓解。

(5)甲状旁腺癌有颈淋巴结转移尚无远处转移者。

【禁忌证】

(1)病情已发展到晚期,合并有肾功能衰竭。

(2)甲状旁腺癌已发生肺、肝、骨等远处转移者。

【术前准备】

(1)做B超、CT检查,明确甲状旁腺腺瘤的位置。经皮穿刺锁骨下动脉做甲状腺下动脉造影术、上纵隔充气造影或铊-锝核素扫描和磁共振图像(MRI)以检查隐蔽在甲状腺后面的甲状旁腺。超声波检查难以发现时,可做经食道的内镜超声波甲状旁腺定位检查。超声波通过放在传感器周围的水囊被传至食管壁,在甲状旁腺处表现为低声波的病变。

(2)处理高钙血症导致的心肌敏感性增高。有心律失常者应在术前做相应治疗。调整体液失衡。适当应用皮质激素降低血钙。有重症高钙血症的病人需进行血液滤过。

(3)甲状旁腺手术需要比较精细的血管钳、剪、刀等以便于解剖腺体周围纤细血管和其他组织。

【麻醉与体位】

比较简单的腺瘤切除可采用颈丛麻醉。如需要全面探查的手术,应做气管内麻醉。体位同甲状腺叶切除术。

【手术步骤】

(1)手术切口同甲状腺叶切除术(图1)。

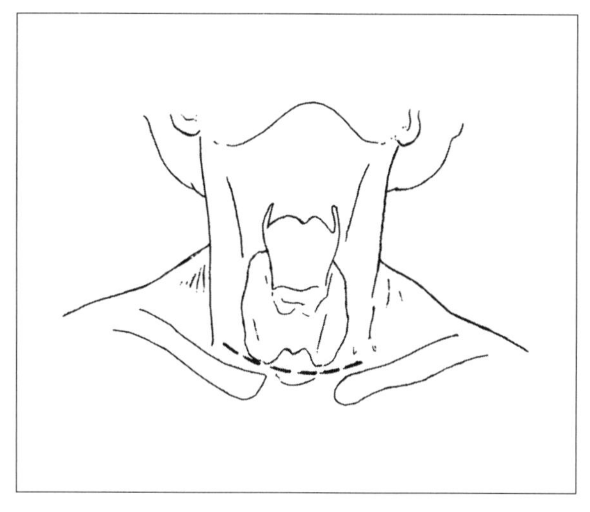

图 1

(2)分离颈阔肌层下的皮瓣后,经中线切开颈白线,将舌骨下肌群向两侧牵开。如病人的颈部短而粗,可酌情将该肌横断,有利于更好地显露甲状腺及甲状旁腺(图2)。

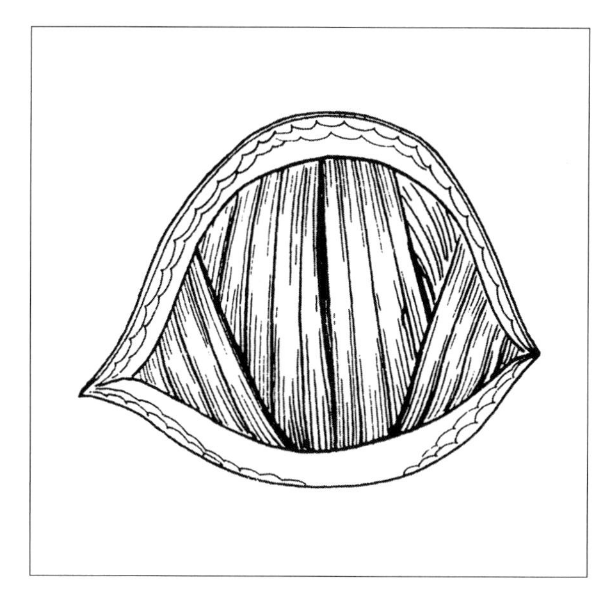

图 2

(3)先游离一侧甲状腺叶再酌情探查另一侧腺体,结扎、切断甲状腺中静脉(图3)。

(4)在甲状腺叶的中部缝置粗不吸收线,将腺叶向内侧牵引,即可开始探查甲状旁腺(图4)。

(5)在探查过程中手术野应保持无血染并细心地解剖分离,使结构显露清楚。可先从甲状腺下动脉分支进入甲状腺处。一般先探查甲状腺右

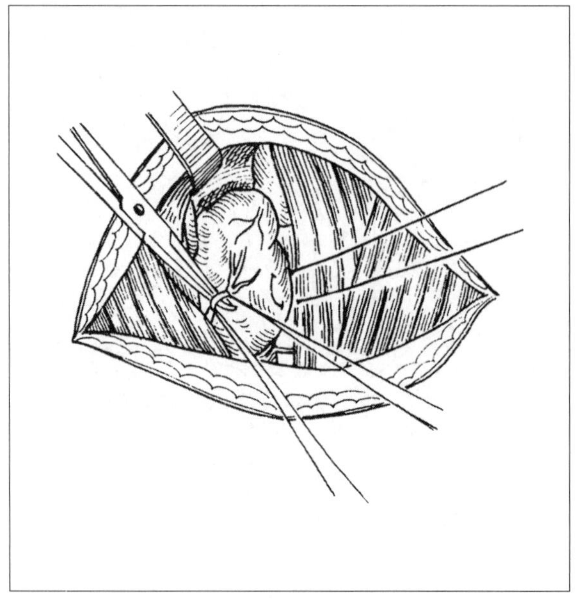

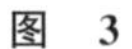

图 3

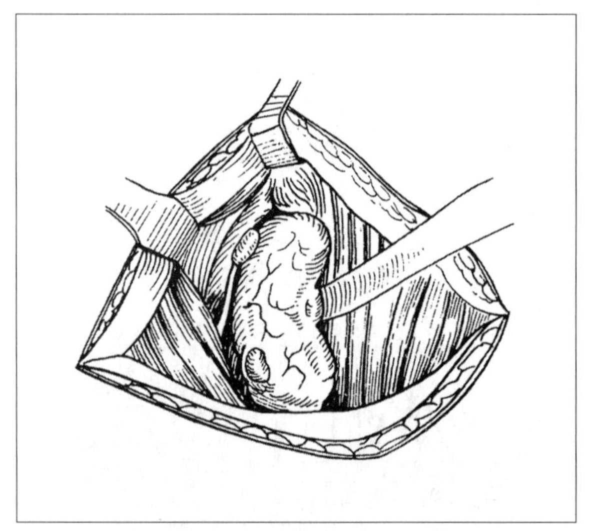

图 4

叶的背面，由于多数腺瘤发生在位于右侧下部的甲状旁腺，从甲状腺下动脉分支处开始，甲状旁腺常位于甲状腺下极的后面，甲状腺下动脉及喉返神经的前面。因为它紧贴着神经，所以显露腺体之前最好先辨明此神经。有时甲状旁腺埋藏于甲状腺下极的组织中，有时则居于甲状腺下动脉的附近，当向前内方牵引甲状腺时，甲状旁腺并不随之移位(图 5)。

(6)继而探查右叶背面，近上极处及上极上方甲状腺上动脉周围。上方的甲状旁腺比下方的位置较为恒定，寻找比较容易，通常都在环状软骨下

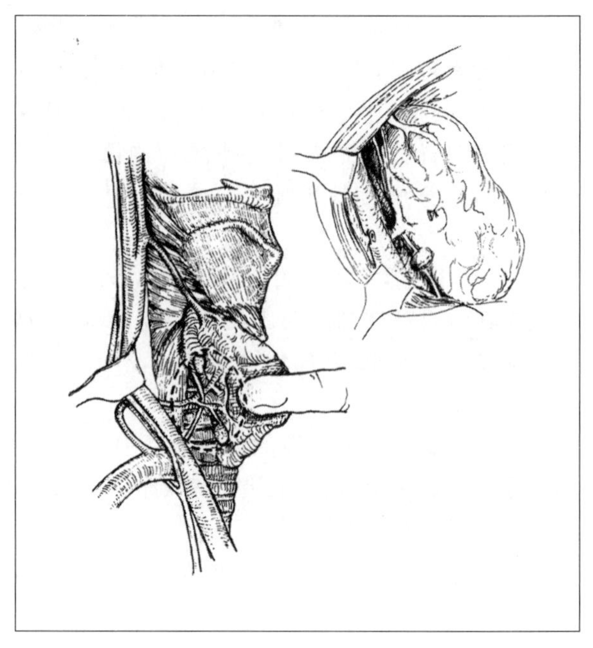

图 5

缘平面处，甲状腺体与其包膜之间，并靠近食管的后外侧缘。将甲状腺叶向前内方牵引时，如豌豆大小的棕黄色甲状旁腺即显露在眼前，如腺体比正常小，则功能亢进的甲状旁腺肿瘤发生在其他甲状旁腺内(图 6)。

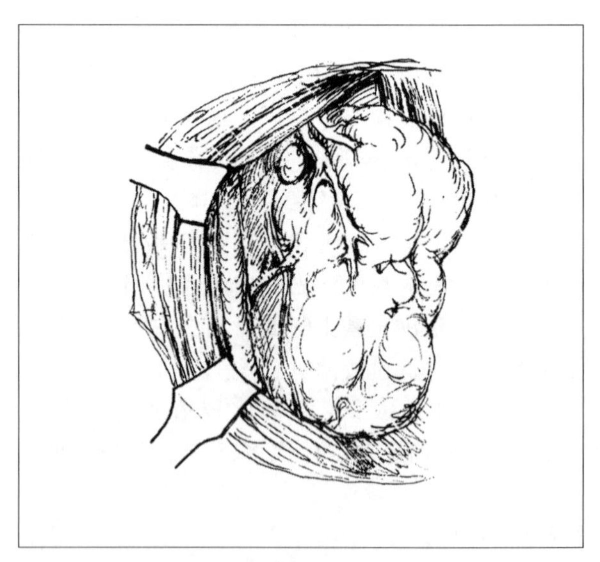

图 6

(7)最后再探查下极下方的前上纵隔，直至胸骨处。在后纵隔的异位甲状旁腺组织可在这一区域的颈部结缔组织和脂肪组织中找到小岛样甲状旁腺组织，或可低达胸腔内而居于肺动脉与主动

脉的沟内。探查时将手指探入后纵隔气管两侧，可能摸到不正常的结节，如探及肿瘤即可将其游离，上提至颈部切口内，将其蒂部的血管结扎，其血液供应大多来自甲状腺下动脉(图 7)。

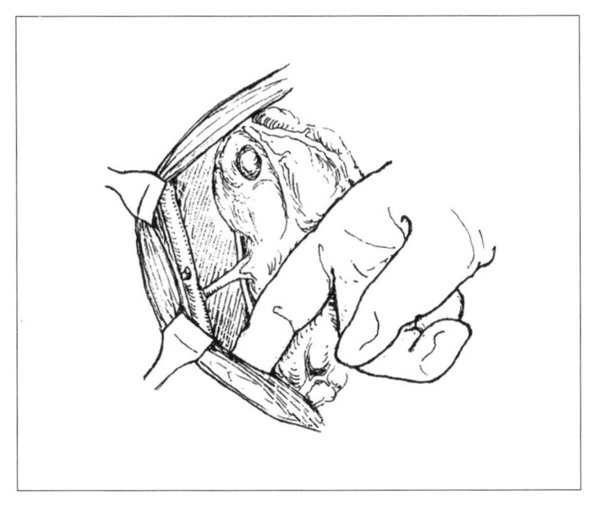

图 7

(8)于正常位置探查甲状腺区域及后纵隔后。因为甲状旁腺可以包埋于甲状腺组织之中，手术者必须注意检查颈部甲状腺假包膜的外面及甲状腺本身。探查这一部位时需将甲状腺的假包膜(颈深筋膜的气管前层)于甲状腺下动脉的上方1cm 处切开，手术者可用手指探入此层筋膜的后面，分别探查(图 8)。

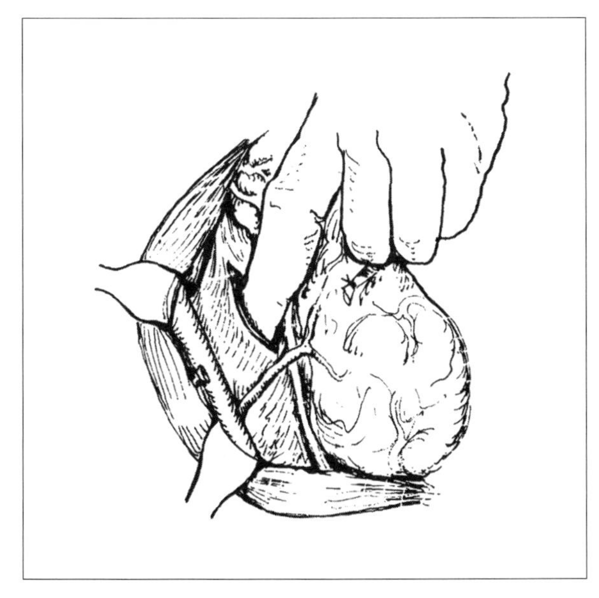

图 8

(9)异位的甲状旁腺可存在于气管食管沟内，上纵隔的前、后方，甲状腺、胸腺组织中。术中准确识别异常甲状腺十分重要。正常腺体重 35～40mg，除去周围脂肪，大小平均 5mm×3mm×2mm，直径约为 5mm。质地柔软有弹性可压缩而光滑。异常的腺体可增大到 5～80mm，重 0.4～120g，外形较圆，较硬，色较黑，不能压缩，周围脂肪少或无。有时肉眼或镜下均不易鉴别其为腺体增生或腺瘤。

发现腺瘤时应与甲状腺的小囊肿、小腺瘤或肿大的淋巴结相鉴别。因此，术中应做病理切片检查。

腺瘤自甲状腺背面分离出来后，要仔细结扎并切断血管蒂(图 9)。

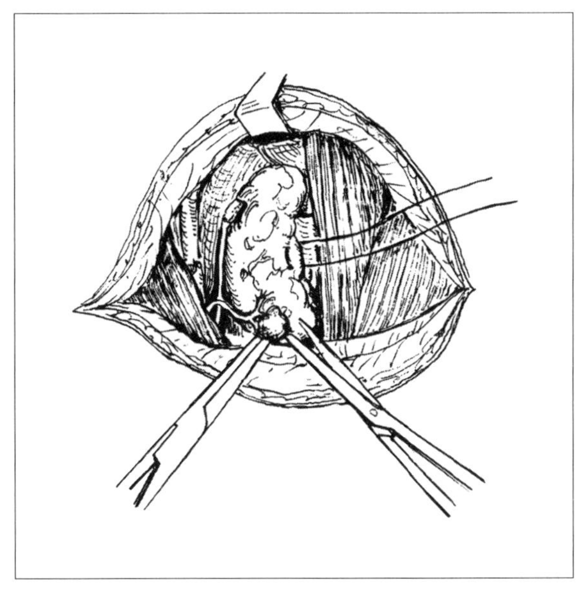

图 9

(10)因多发甲状旁腺瘤行甲状旁腺探查时，4 个甲状旁腺均肿大的病人宜施行甲状旁腺次全切除术(即切除 3 个半甲状旁腺)。多发内分泌瘤综合征 Ⅰ 型病人，手术时若只发现 1 个增大的腺体，其余虽正常，亦应切除 3 个半腺体。因为其余的甲状旁腺会继续增大而使甲状旁腺功能亢进症复发。术中，应探查颈部双侧的全部 4 个甲状旁腺，切除那些大小、质地、颜色和结构异常的腺体。肉眼观察正常的腺体不取活检也不切除。

甲状旁腺次全切除的步骤是先切除最大的两个甲状旁腺，在其余的两个甲状旁腺中再切去血液供应较差的一个甲状旁腺，最后将第 4 个甲状旁腺做部分切除。保留在原位的甲状旁腺实质重 50～70mg。在甲状旁腺残端可置小金属夹，以便在手术后随访(图 10)。

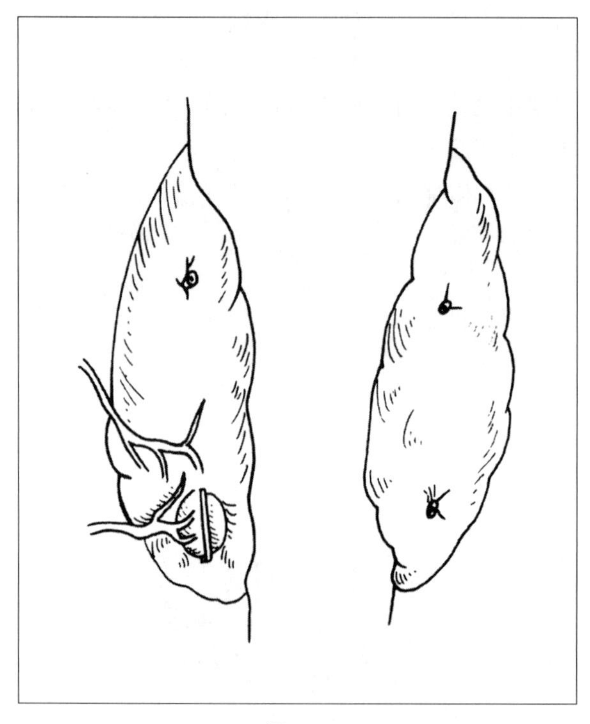

图 10

(11)单纯甲状旁腺切除，未做甲状腺切除者，可不放置引流，应用 2-0 号以下的细线缝合颈白线(图 11)，间断缝合颈阔肌瓣和皮肤(图 12)。

颈部敷料不宜过厚以免影响观察颈部肿胀情况。

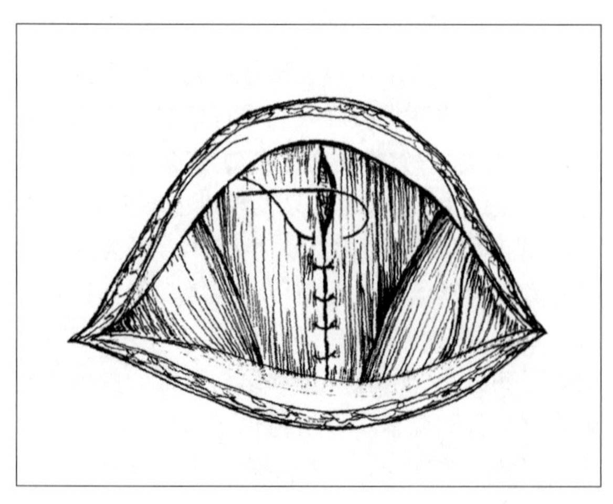

图 11

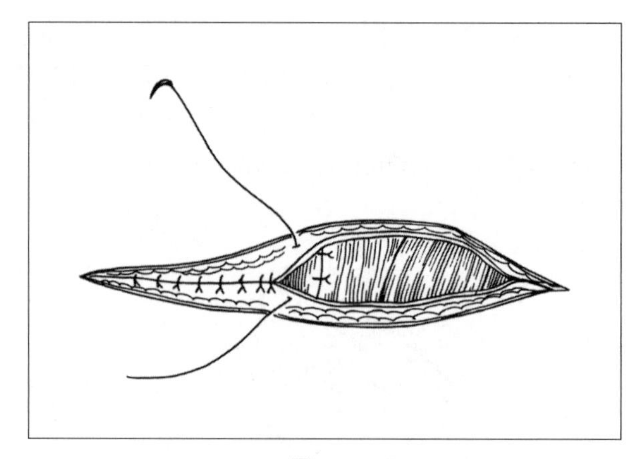

图 12

【术中注意要点】

全面探查后找不到腺瘤，应考虑甲状旁腺可能位于甲状腺腺体内。一侧甲状腺腺体明显肿大，宜施行大部切除术，立即将切除的腺体做病理检查，如果腺体的大小正常，须自上极至下极纵行切开腺体检查切面。

手术中应检查 4 个甲状旁腺。80%的病人可找到 4 个腺体，6%有 5 个甲状旁腺，而少于 4 个甲状旁腺的病人占 14%。单发或多发腺瘤或增生则只切除增大的腺体即可达到治愈目的。

在极少数情况下，所保留的甲状旁腺的血液供应极差，留在原位可能失去活力，则应将其摘除并切成小块组织，移植到胸锁乳突肌中。

在手术中如对甲状旁腺的病变不能做组织学的定性诊断时，做一侧甲状腺叶盲目性切除，常不能达到预期的效果。

甲状旁腺癌与周围组织有严重粘连时，应扩大手术范围，切除受累的肌肉和清除邻近气管食管沟处的肿瘤组织。证实甲状旁腺癌有颈部淋巴结转移者，应酌情施行颈联合根治术。

【术后处理】

(1)病人取半卧位，应用止痛药以减轻手术后的应激反应。不宜应用吗啡类药物，以避免 Oddi 括约肌痉挛而引起胆道、胰腺疾病如急性胰腺炎等。

(2)术后第 1 天应保持呼吸道通畅，全麻时插管损伤可导致咽喉部水肿，引起呼吸道阻塞。应做紧急气管切开术的准备。

(3)注意颈部创口内出血或血肿压迫气管或颈静脉引流。有进行性的血肿时，应及时拆开切口缝线，排出积血，探查出血处。

(4)手术成功的病人,甲状旁腺功能亢进的症状在手术后迅速好转。病人常在手术后48h内有短期的甲状旁腺功能降低的表现,表现为低钙血症和低镁血症。临床上有口唇周围麻木感和Chvostek和Trousseau征阳性体征。或有精神症状,应适当应用镇静药。

(5)甲状旁腺腺瘤与增生症经手术切除术后应做血清钙、磷,尿钙、磷的监测。

术后6～12h血清钙即下降。由于术后钙、磷大量沉积于脱钙的骨骼,血钙可于术后1～3d降至正常水平以下。表现出口唇麻木、四肢抽搐等。可静脉推注10%葡萄糖酸钙10ml,每日2或3次。对应用毛地黄等药物的病人,应用钙剂时需有心电图监测,以防止发生心律失常。充分输液有助于防止钙盐沉淀在肾小管和肾实质中。血钙、血磷多在术后1～2周内恢复正常。

骨型甲状旁腺功能亢进者,术前低磷状态可能进一步下降。

手术后尿钙、磷迅速正常化。有轻度肾功能不全的病人于手术后骨骼病变可逐步恢复。已形成的结石须按泌尿科处理原则进行治疗。

甲状旁腺功能亢进病人有严重的纤维囊性骨炎,消化性溃疡等胃肠道并发症的病人应注意这种情况的进展。

施行根治性甲状旁腺癌手术者,术后血钙和甲状旁腺素含量应降至正常,如在随访过程中上述检查指标再次升高,多为肿瘤复发或转移所致。如手术后上述指标无下降趋势,证明有隐匿性转移病变未被清除。

【主要并发症】

参考1.7“甲状腺手术”。

(黎介寿)

2 乳房手术

Operations on Breast

2.1 乳房的外科解剖学

Surgical Anatomy of Breast

乳房由腺体、脂肪和纤维组织构成。乳腺由表皮衍生而来，位于网状筋膜组织中。乳头是表皮的棘状突层的局部增生。乳腺的生理活动受垂体前叶激素、肾上腺皮质激素和性激素等多种激素所制约，并产生相应组织结构上的变化。成年女性乳房位于浅筋膜所构成的囊内，上下位居4～5个肋间，上界一般在第2肋水平。两侧外界达腋中线。腺体的外上部向腋窝突出为乳腺尾叶。

乳腺的中心为乳头，周围为环状乳晕。乳房的包囊是胸浅筋膜，它向乳房深部延伸，将乳腺分隔成约20个呈放射状排列的乳腺小叶，小叶间为蜂窝样脂肪组织。每个乳腺小叶均有相应的输乳管，开口于乳头。近乳头部位的乳管扩大称为输乳管窦(图2-1-1)。每个输乳管的周围有纤维束(Cooper)韧带与皮肤以及胸大肌筋膜相连(图2-1-2)。

乳房的淋巴管非常丰富，主要的回流途径是腋窝淋巴结和内乳淋巴结。

腋窝淋巴结可分为外、前、后、内和中央5群。外侧群在腋动、静脉周围；前群位于前锯肌浅面、胸小肌下缘和胸外侧动脉，乳腺癌转移首先侵及这群淋巴结；后群位于腋窝后侧壁，沿肩胛下血管分布；中央群在腋窝基底中央，腋筋膜深面的疏松脂肪结缔组织内，各群淋巴结在此汇合；内侧群位于胸小肌上方的深面，其输出管集合为锁骨下干与颈外侧淋巴结相通，锁骨下淋巴干，左侧注入胸导管，右侧注入右淋巴导管(图2-1-3)。

胸骨旁淋巴结沿胸廓内血管排列，乳腺内侧部和胸前壁的浅组和深组淋巴管汇入此组淋巴结，继而经肋间淋巴管汇入纵隔或锁骨上淋巴结(图2-1-4)。

乳房下内侧的淋巴管，穿过腹前壁上方，在膈下间隙汇入肝淋巴管。乳房深面的淋巴管穿过胸肌注入锁骨下淋巴结。乳房浅层的淋巴管与皮肤淋巴管有广泛联系。癌肿由此可转移至对侧乳房和腋窝(图2-1-4)。

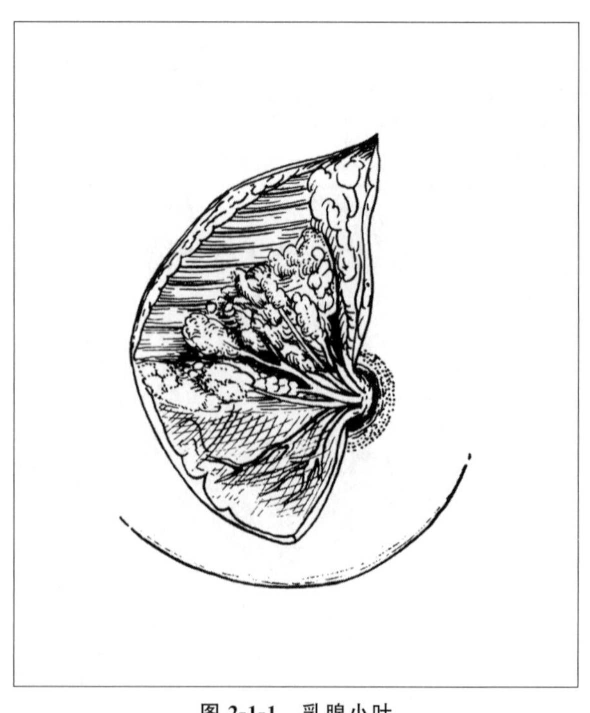

图2-1-1 乳腺小叶

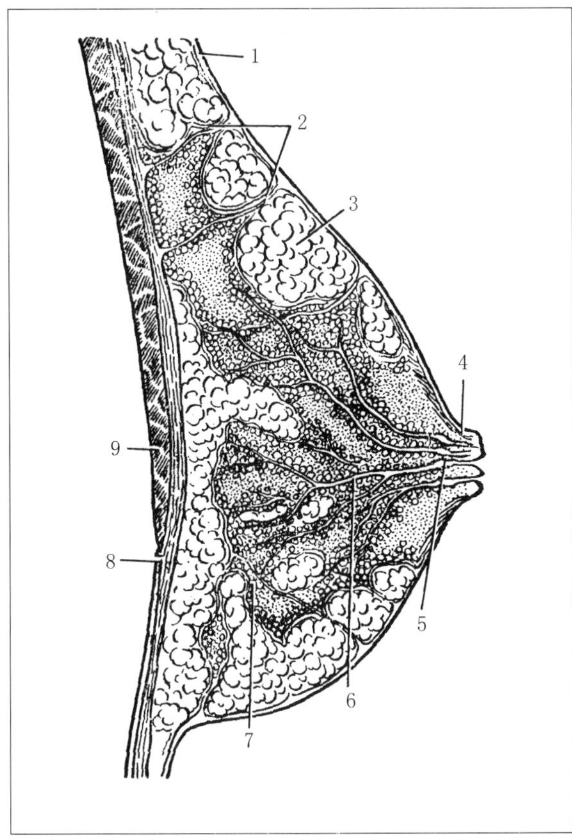

图 2-1-2 女性乳房矢状切面
1—皮肤；2—小叶间结缔组织；3—脂肪组织；4—乳头；5—输乳管窦；6—输乳管；7—腺组织；8—深筋膜；9—胸大肌

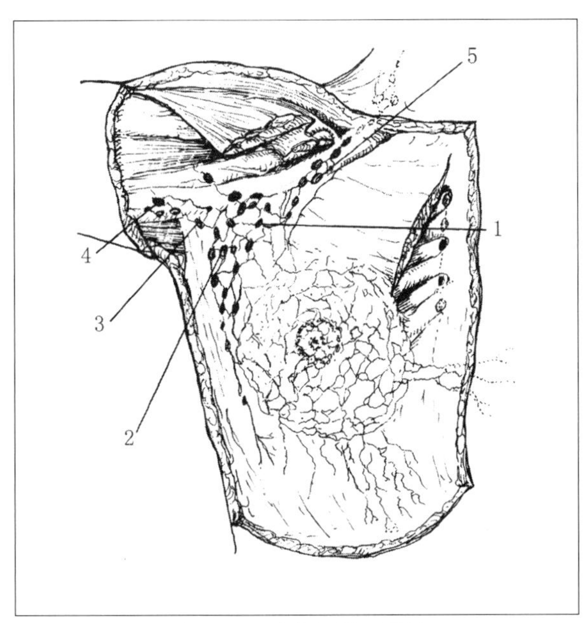

图 2-1-3 乳房的淋巴回流
1—腋淋巴结前群；2—腋淋巴结中群；3—腋淋巴结后群；4—腋淋巴结外侧群；5—腋淋巴结上群

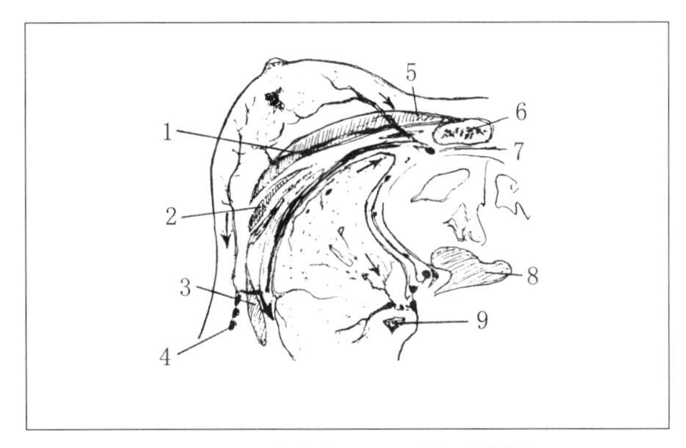

图 2-1-4 乳腺输出淋巴经络(胸横断面)
1—胸大肌；2—胸小肌；3—前锯肌；4—淋巴结群；5—肋间淋巴结；6—胸骨；7—肋间淋巴；8—左心房；9—支气管

乳房的血液供应主要来自胸外侧动脉、胸廓内动脉的肋间穿支和肋间动脉的外侧支。

乳房的浅静脉即皮下静脉，深静脉与同名动脉伴行，汇入胸廓内静脉、腋静脉、奇静脉或半奇静脉，最终流入肺血管网。

乳房的神经支配主要是第 2～6 肋间神经外侧皮支及前支以及锁骨上神经及胸前神经。

2.2 乳房脓肿切开引流术

Incision and Drainage of Breast Abscess

乳房的感染最多发生在产褥期，哺乳期。导管阻塞是主要原因。致病菌多为金黄色葡萄球菌。感染从乳头开始，迅速蔓延至输乳管和腺组织。由于分娩后乳房的血循环特别旺盛，一旦发生炎症，可迅速引起腺组织广泛破坏，甚至引起脓毒血症，应积极地进行综合治疗。

非哺乳期发生的乳房脓肿多局限在乳头和乳晕处，常为乳晕腺感染所致。致病菌除常见的金黄色葡萄球菌外，还有厌氧菌和肠球菌，易遗留慢性窦道。

【适应证】

乳头周围或乳腺组织的炎性肿块开始软化并出现波动感；形成脓肿的深部感染，脓液穿破乳腺纤维囊进入乳房后蜂窝组织内，经超声波检查或穿刺吸出脓液；乳房结核有混合感染者(图 2-2-1)。

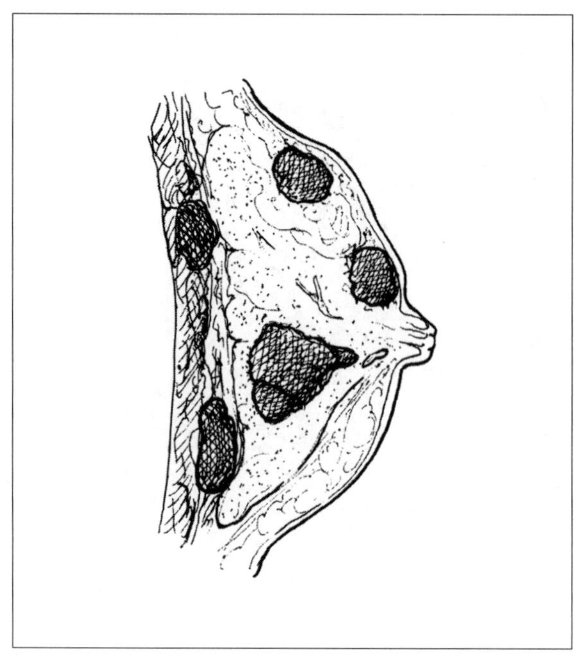

图 2-2-1 乳房脓肿

【术前准备】

应用抗生素或其他抗菌药物。局部热敷促进脓肿局限化。应用乳罩减轻淤血和坠胀感。

【麻醉与体位】

全身麻醉下有利于彻底引流。局部麻醉镇痛效果较差，适于较浅表的脓肿引流。也可以在乳房与胸大肌间隙内注入麻醉药液(图 2-2-2)。

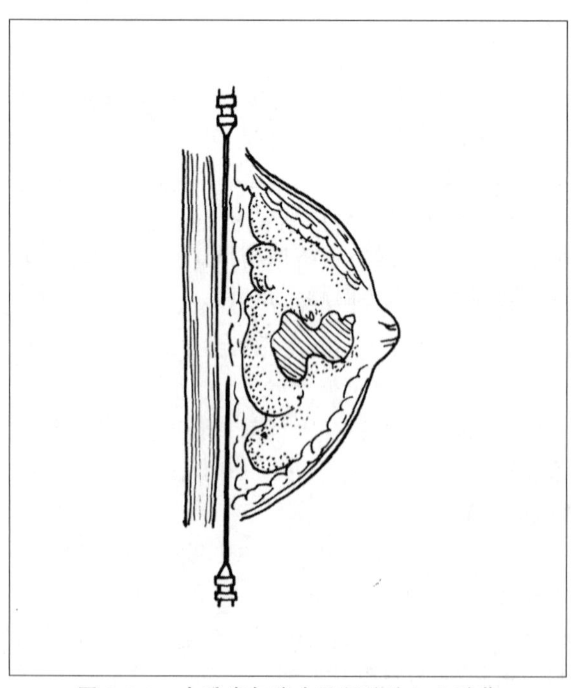

图 2-2-2 在乳房与胸大肌间隙注入麻醉药

【手术步骤】

(1)多做乳头向外延伸的放射状切口，也可根据脓肿的位置做横行略有弧度的切口。切口两端如超过脓肿伸至正常的乳腺组织，则有可能引起乳瘘。切口也不可过小，如切口在脓腔顶部呈瓶口状，则使引流不充分而延迟愈合。乳头周围或乳房上方的脓肿可在乳晕边缘或同心圆方位做弧形切口。乳腺深部脓肿，位于下方象限时，可选沿乳房皱襞下的胸乳部切口，不仅引流通畅而且瘢痕组织少(图 1)。

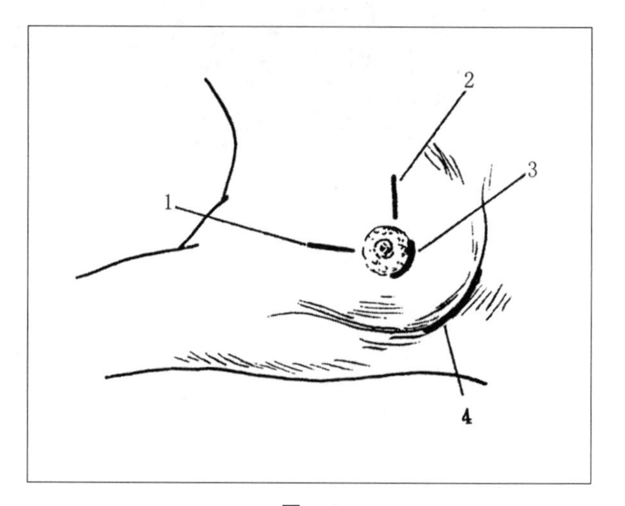

图 1

1—放射状切口；2—放射状切口；
3—乳晕边缘切口；4—乳腺皱襞下切口

(2)先做脓腔穿刺，明确其深度，然后在脓腔顶部切开，适当分离皮下组织并沿针刺方向，插入血管钳直达脓腔，脓液排出后，需扩大切口(图 2)。

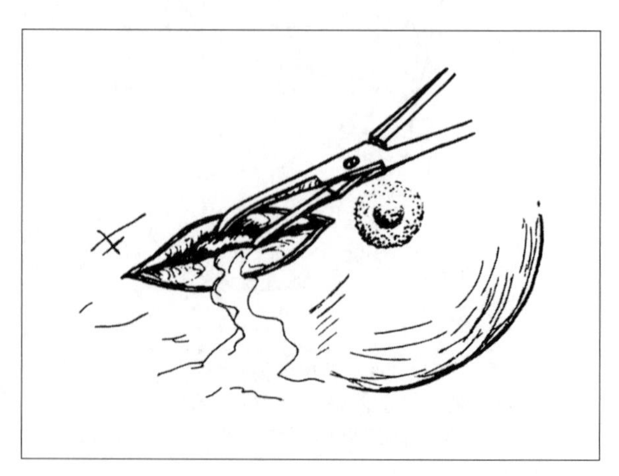

图 2

(3)从切口伸入手指分离脓腔间隔,使小间隔完全贯通,排出分离的坏死组织(图 3)。

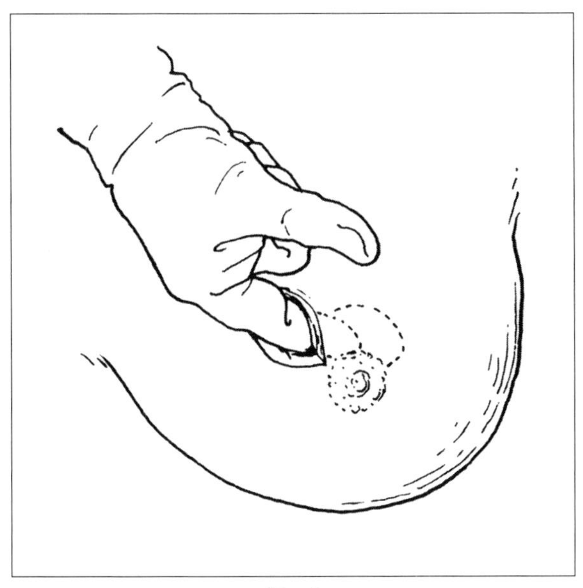

图 3

(4)浅表脓肿,排脓后用等渗盐水冲洗脓腔,用凡士林纱布或橡皮片引流。如手指探查脓肿的底部,遇脓腔较大,切口又较高,则应在重力引流的最佳位置再做切口以便对口引流。放置凡士林纱条或橡皮片或橡皮管,将其固定在皮肤上或用安全别针使其不致滑入脓腔内,周围用凡士林纱布松松填塞,敷盖纱布包扎(图 4)。

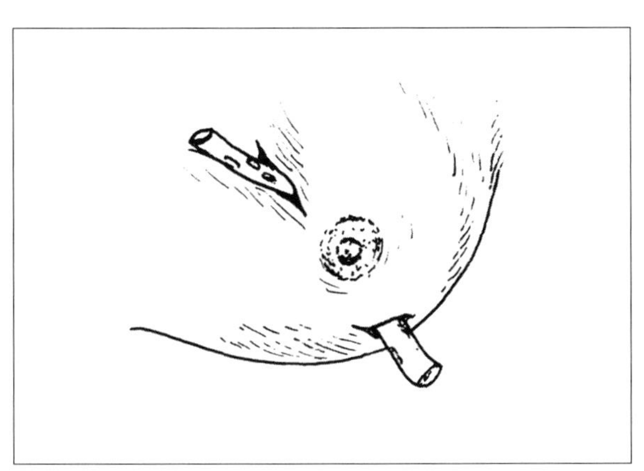

图 4

(5)乳房后脓肿位于乳房和胸大肌筋膜间,从乳房前方不易引流。手术时将乳房推向上方,沿乳房与胸壁交界处的皱褶,根据脓肿底部的位置做乳房外下缘或内下缘的弧形切口。然后用血管钳行钝性分离,在胸大肌筋膜前间隙达脓腔。排脓后探入手指,分离脓腔纤维间隔清除大部分坏死组织后,以等渗盐水或 3% 过氧化氢液冲洗脓腔。放置引流橡皮片(或管)或凡士林纱条并将引流物妥加固定避免其脱位。敷以纱布包扎(图 5)。

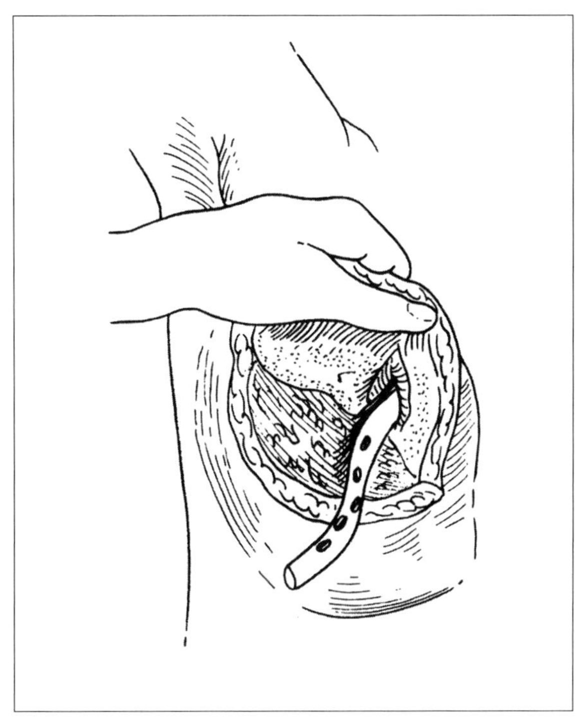

图 5

(6)脓液应做细菌培养。对慢性乳房脓肿反复发作者应切取脓腔壁做病理检查。

【术后处理】

覆盖消毒敷料后,应用宽胸带或乳罩将乳腺托起以减轻坠痛感,继续使用抗生素等抗感染药,控制感染至病人体温趋于正常。术后第 2 天应更换外层敷料,待术后第 3～4 天,引流纱布稍有松动时可抽出,更换引流物。若曾置放引流管,可在每日换药时用等渗温盐水冲洗。脓液引流量逐渐减少直至仅有少量分泌液便可去除引流物。引流术后用热敷和理疗促进局部炎性浸润块吸收。

炎症消退后可继续哺乳。乳腺区蜂窝织炎明显者,应停止哺乳并用吸乳器将乳汁排空,减轻乳腺组织充血或应用药物抑制乳汁分泌。

(黎介寿　李幼生)

2.3 乳腺良性肿瘤切除术 Excision of Benign Breast Tumors

乳腺属于复杂的内分泌靶器官。乳腺的病变与催乳激素、卵巢类固醇、精神神经内分泌因素以及在乳腺微环境中激素的代谢有关。乳腺的良性病变中，纤维腺瘤约占半数。现代研究认为，它是生理性生长和退化性的异常，并非真正的肿瘤。乳腺纤维腺瘤中有几种特殊类型：叶状囊内瘤、巨大纤维腺瘤、少女期发生的纤维腺瘤、多发性纤维腺瘤。乳腺囊肿导管扩张症、导管内乳头状瘤多发生在中老年妇女。临床上难以与乳腺癌相鉴别的乳腺良性疾病有硬化性乳腺病。

成年男子催乳素和雌激素水平增高和乳腺局部激素受体和激素代谢失常，可导致两侧或单侧乳腺肥大。此外，雄激素减少，雌激素增加，药物导致促性腺激素调节紊乱可继发男性乳腺肥大。

绝经后妇女发现乳腺结节，乳腺疼痛，有压痛、乳头有分泌物等均应警惕发生乳腺癌。

【适应证】

诊断为乳腺纤维瘤、乳管内乳头状瘤、乳腺囊肿、乳腺小叶增生局部有腺瘤形成、乳腺内脂肪瘤、寄生虫性囊肿，或性质未明确的局限性肿块，局部无急性感染征象者均可做肿瘤切除进行活组织检查。

【术前准备】

清洁手术野皮肤，以碘仿等消毒剂清洗皮肤，范围是同侧胸前壁、锁骨上区和腋窝区。

【麻醉与体位】

切除小肿瘤可采用局部麻醉或肋间神经阻滞。也可在距肿块边缘 2～3cm 处做皮下浸润麻醉或在切口缘做局部麻醉（图 2-3-1）。大的肿瘤切除应采用全身麻醉。取仰卧位。乳腺肥大悬垂可在同侧肩下的胸侧放置方垫，有利于显露乳腺侧方的肿块。患侧上肢不做静脉注射。

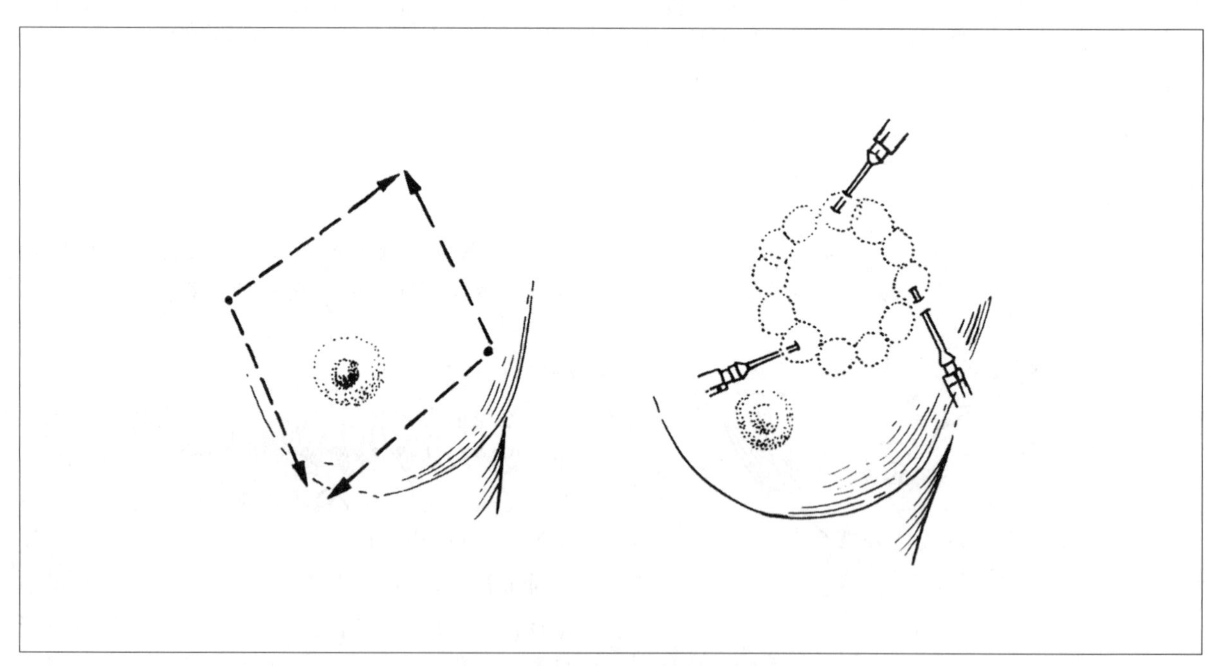

图 2-3-1 乳腺良性肿瘤切除术的麻醉

【手术步骤】

（1）根据肿瘤体积大小决定切口方位和长度。

一般乳腺上半部多采用弧形切口，乳腺下半部多采用放射状切口。弧形切口的优点是显露好，处于乳腺内侧的病变采用弧形切口优于放射状切口，同时其美容效果也优于后者。

乳房下部位置深的腺瘤可在乳腺皱褶纹下做弧形切口（图 1）。

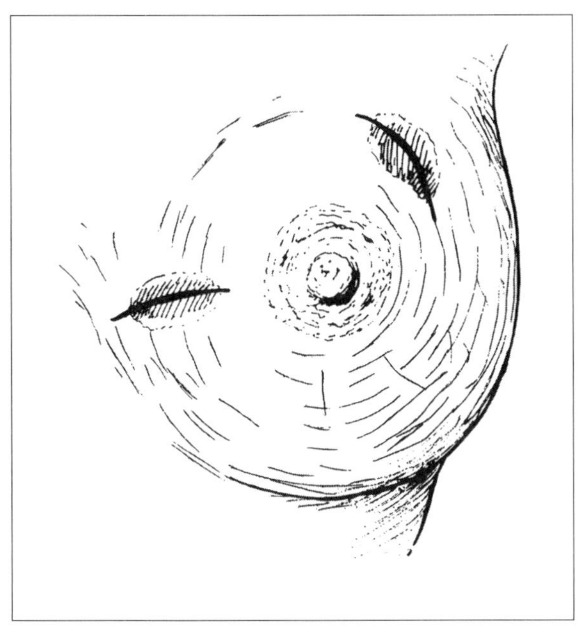

图 1

(2)切开皮肤、皮下组织后,找到肿瘤组织(图2)。

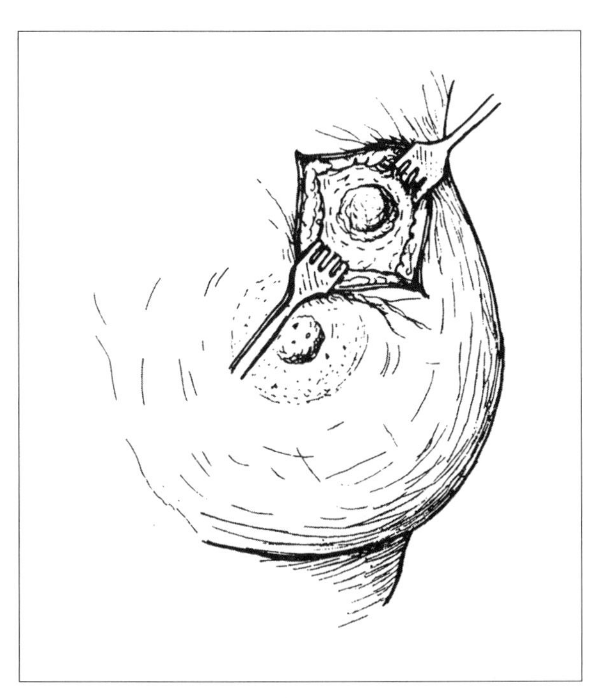

图 2

(3)用组织钳夹持肿瘤组织或用1号线缝吊实质性肿瘤,在包膜上做适当的牵拉(图3)。

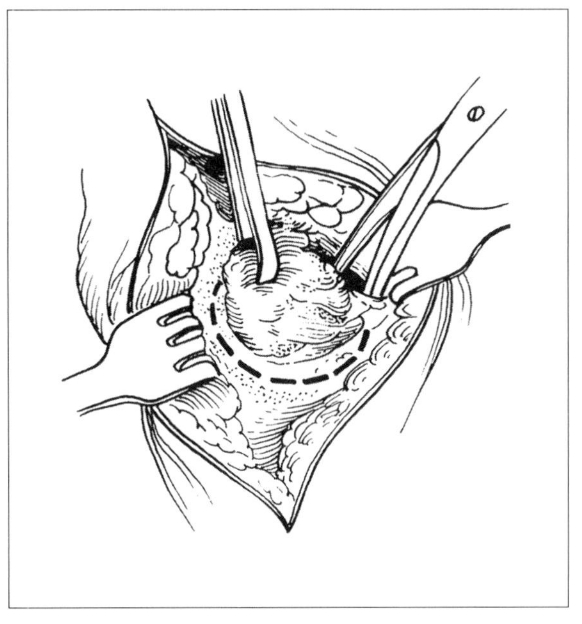

图 3

(4)乳腺腺瘤、有明确包膜的囊肿等可在其与正常乳腺的间隙中做锐性与钝性分离。病变处与正确组织无明确界限者应将肿瘤组织及其周围0.5～1cm内的正常组织一并切除(图4)。

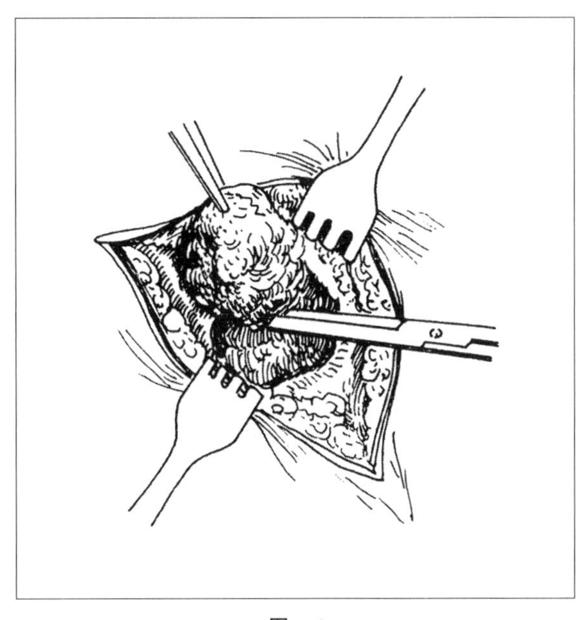

图 4

(5)肿瘤切除后检查残腔内无活动性出血后,将一条橡皮片引流管置入创口的深部(图5)。

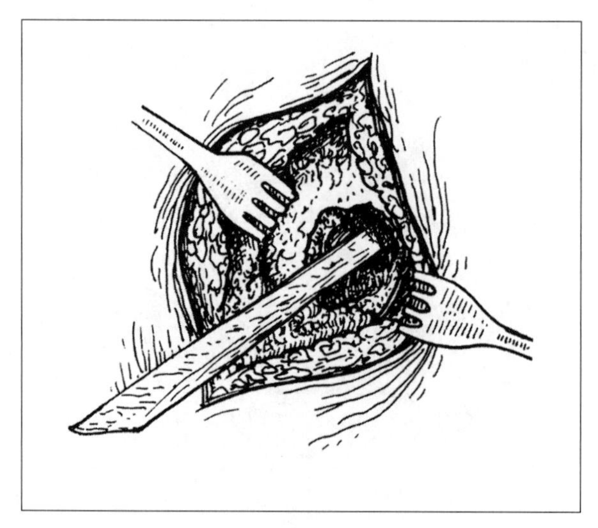

图 5

（6）用“0”号不吸收线将乳腺的残面对合，尽可能避免局部出现凹陷，缝合皮下脂肪层和皮下组织，应使切口满意对合（图6）。

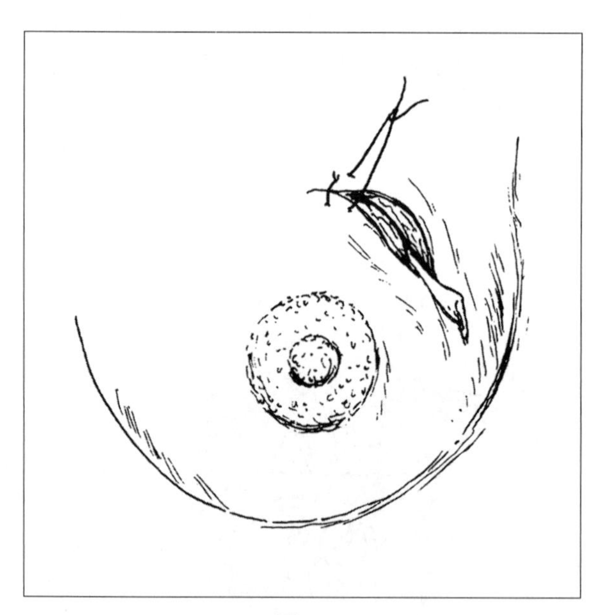

图 6

2.3.1 乳管内乳头状瘤切除术

Excision of Intraductal Papilloma

【手术步骤】

（1）在乳头处找到血性液体溢出口，并根据乳管造影所提示的病变部位做切口（图1）。

（2）用细软的探针徐缓地伸入乳管内，沿探针的方位将放射状切口延至乳晕边缘，切开脂肪及筋膜，暴露病变导管（图2）。

（3）分离有病变的导管（图3）。

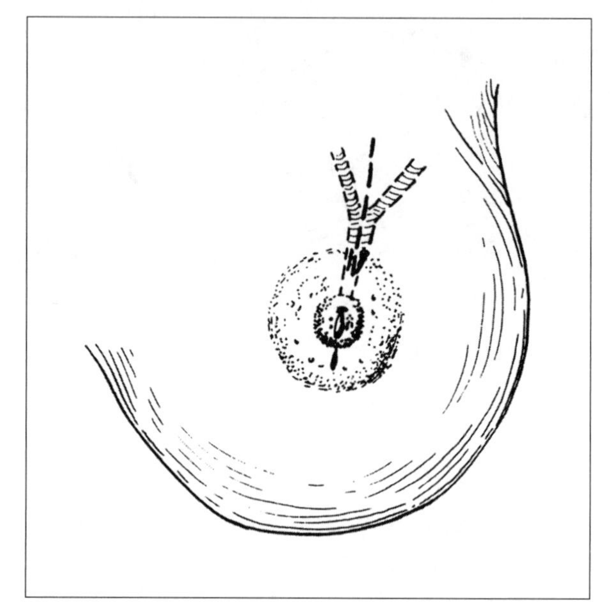

图 1

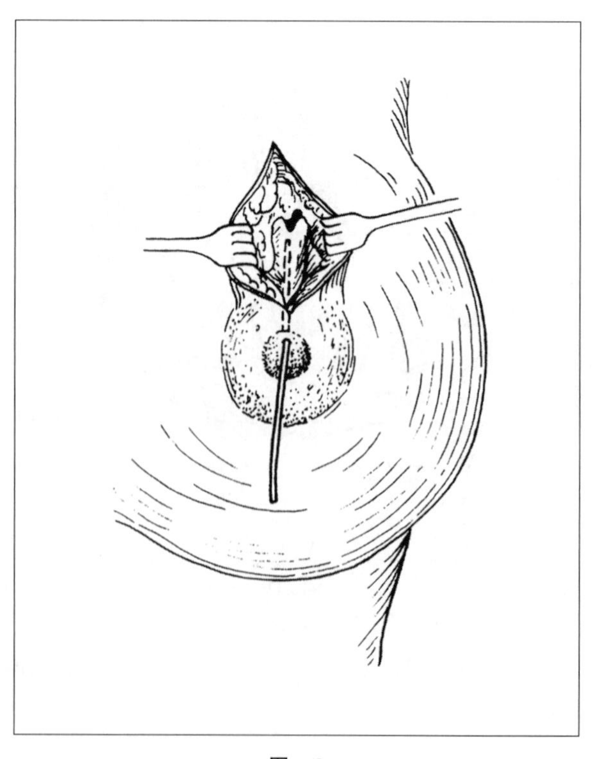

图 2

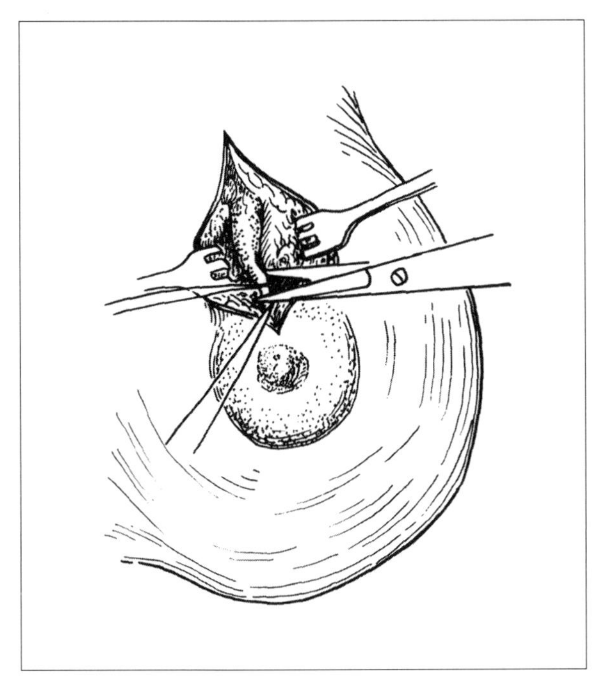

图 3

(4)确认为溢血、有病变的导管并解剖完全后,将其边缘的腺组织楔形切除。有时需将病变导管切开。找到很小的乳头瘤,有助于检查手术的成功率(图 4)。

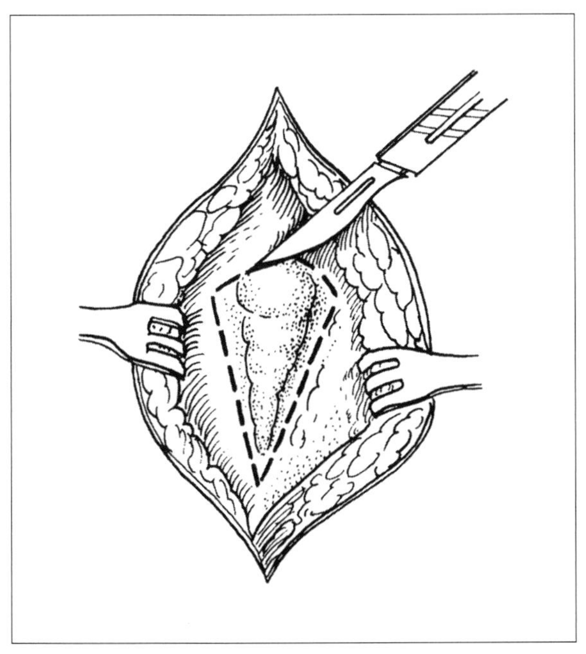

图 4

(5)将有病变的组织切除后,用"0"号线将残腔缝闭(图 5)。

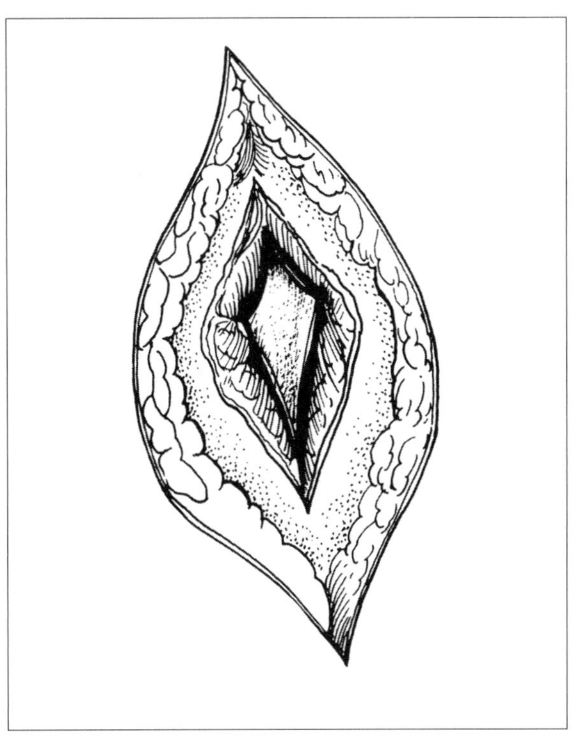

图 5

(6)缝合时应使乳晕边缘组织良好地对合。间断缝合皮下组织和皮肤,如无积液空隙可不置引流物(图 6)。

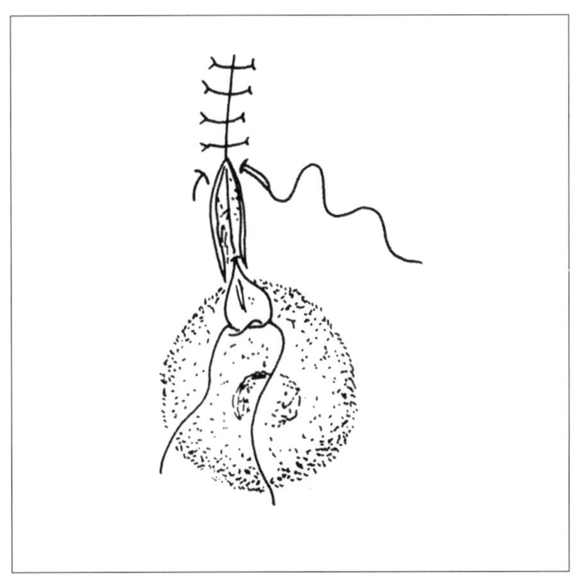

图 6

对难以准确地找到病变的导管,可将手术方式作如下改变。

①钝头注射针插入有血性液体溢出的导管口

内,并注入亚甲蓝溶液 1～2ml。注意压力不可过高,以无明显阻力为度。在相应部位乳晕边缘做弧形切口(图 7)。

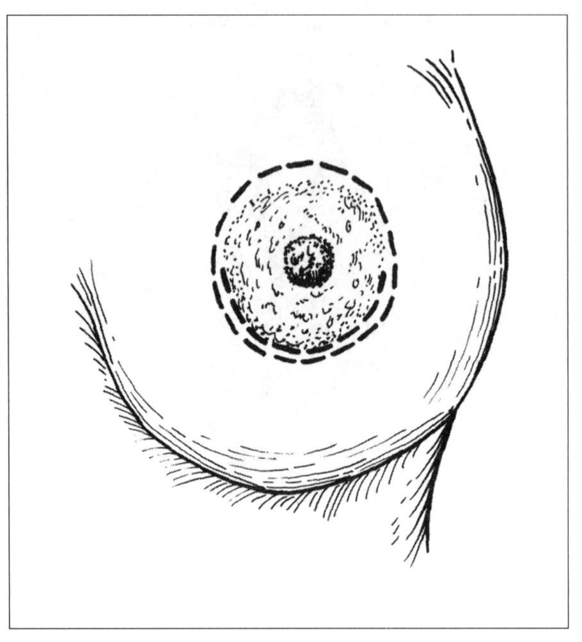

图 7

②翻起皮瓣,显露乳晕下大部分导管组织,仔细地解剖有病变的导管及周围组织(图 8)。

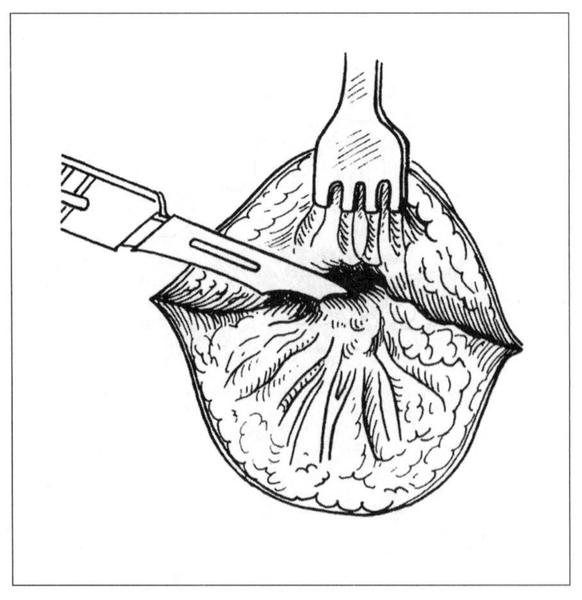

图 8

③楔形切除该处的乳管及相邻组织和有病变的导管(图 9)。

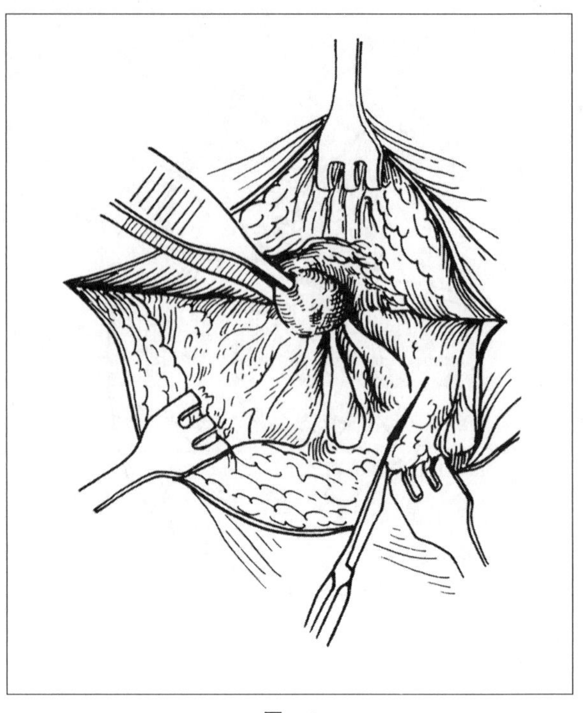

图 9

④切口用"0"号线按层缝合(图 10)。

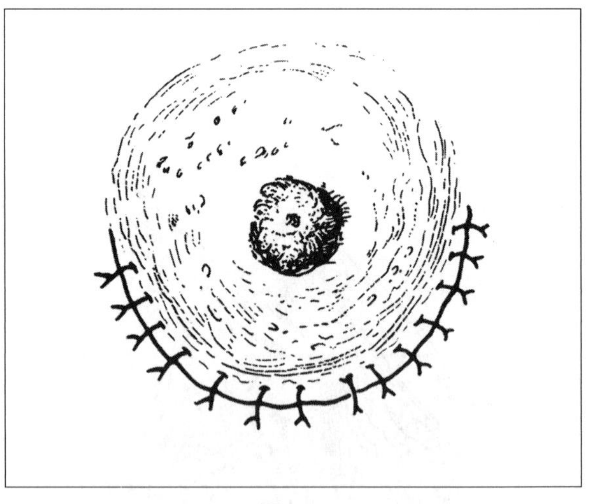

图 10

2.3.2 乳腺腺叶区段切除术

Lobe Excision of Mammary Gland

【适应证】

局限性乳腺囊性增生,病变局限在某一区段者。

【手术步骤】

(1)硬块位于乳腺上半部者,按病变的长轴做弧形切口或放射状切口,位于乳腺下半部者,做放射状切口或乳房下皱褶纹的弧形切口(图 1)。

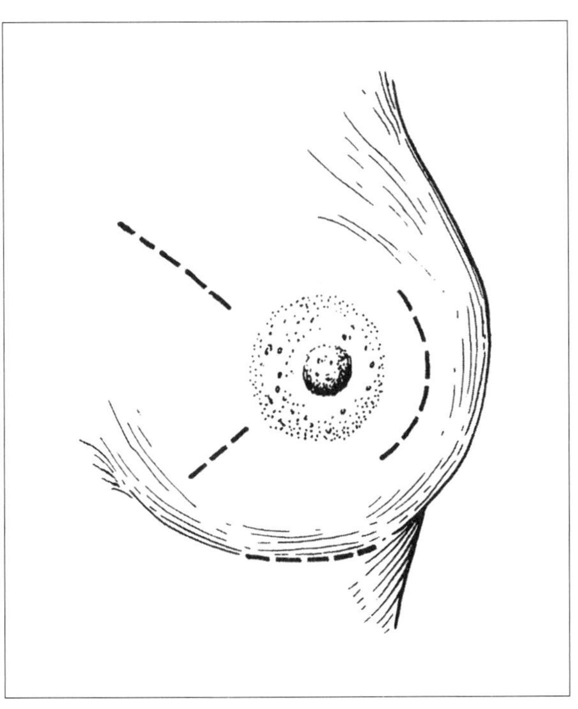

图 1

(2)切开皮肤及皮下组织,潜行分离皮瓣,使肿块全部显露。(图 2)。

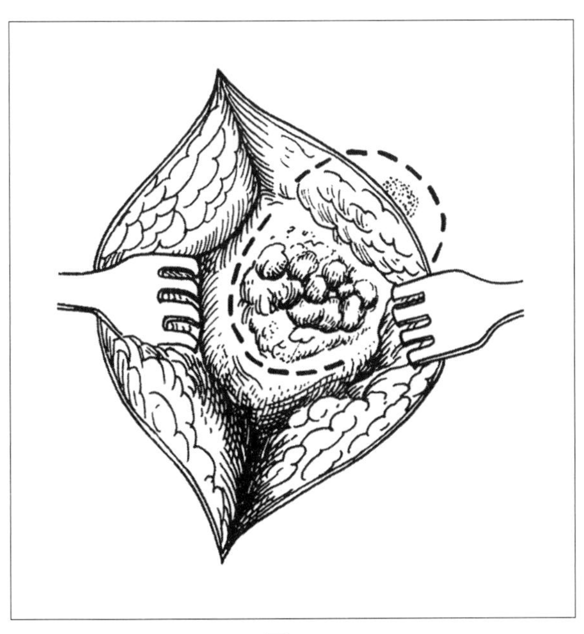

图 2

(3)仔细检查确定肿块的范围后,在其中心缝置一根粗不吸收线或用鼠齿钳夹持牵引(图 3)。

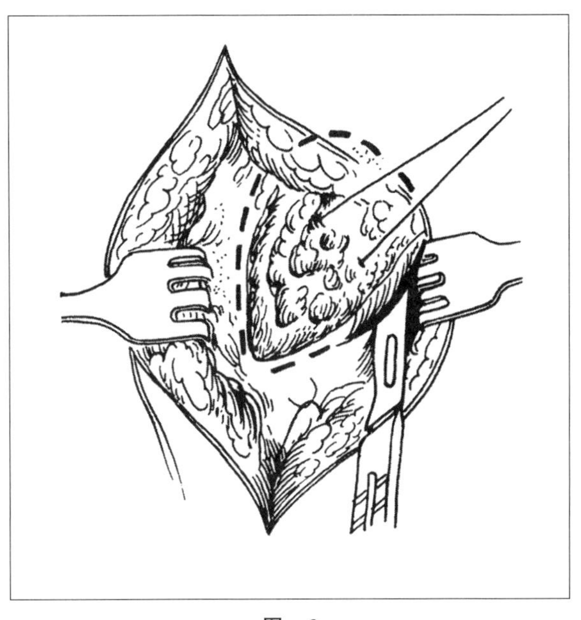

图 3

(4)沿肿块两侧,距病变区处 0.5～1cm 做楔形切口,然后自胸大肌筋膜前将肿块切除(图 4)。

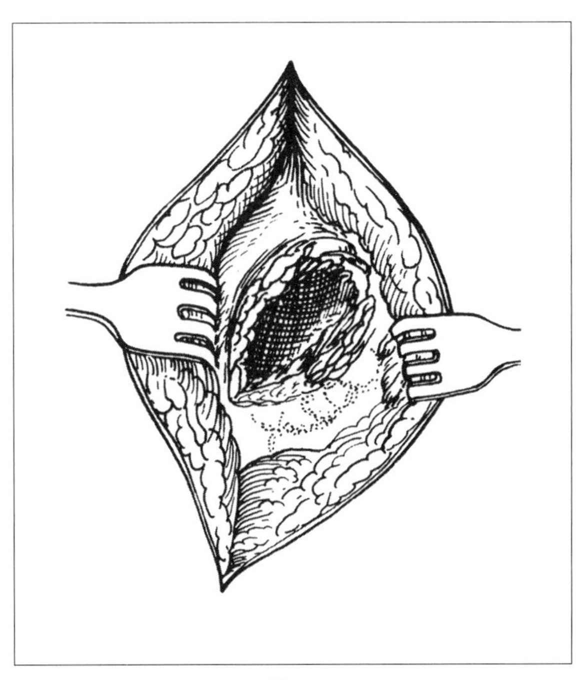

图 4

(5)严密止血后,用不吸收线间断缝合乳腺组织创口,避免出现残腔(图 5)。

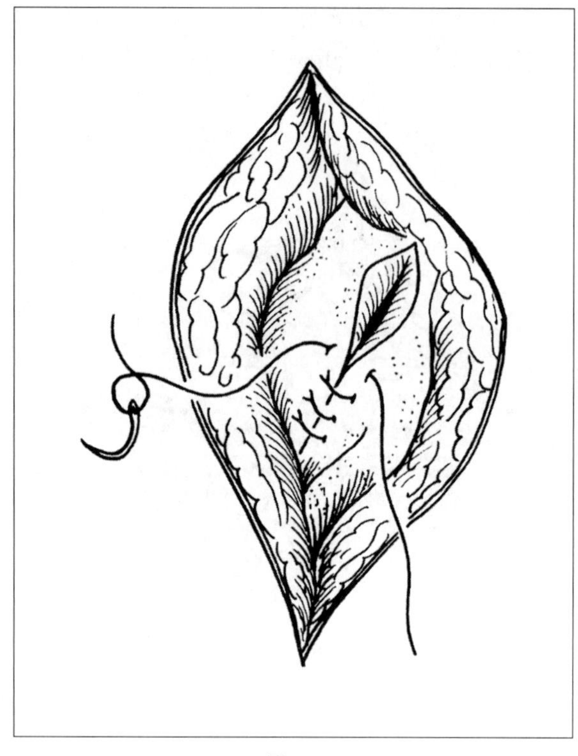

图 5

(6)逐层间断缝合浅筋膜、皮下组织和皮肤。如有较多渗血可放置橡皮片或橡皮管引流,加压包扎(图 6)。亦可放置多孔负压引流管。

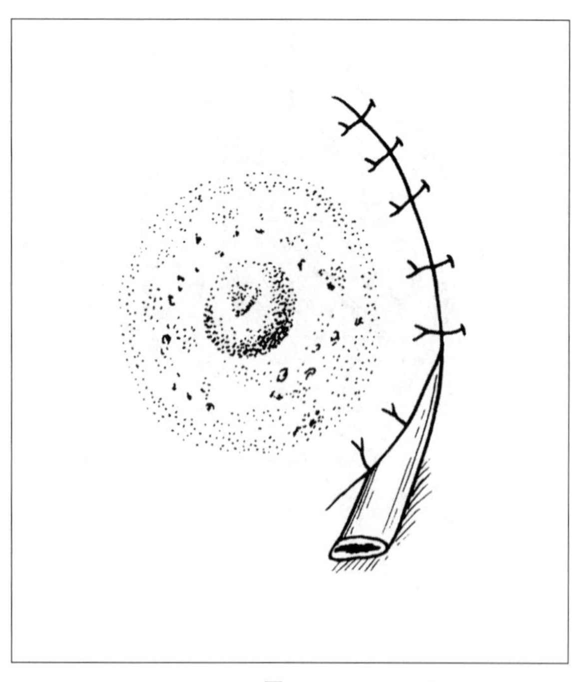

图 6

2.4 全乳房切除术

Total Mastectomy

【适应证】

(1)较大的乳管内乳头状瘤或伴有出血,且年龄大的病人。

(2)慢性囊性乳腺病,病变广泛,怀疑有癌前期病变者,有相对的病侧乳腺全切除的指征。

(3)乳腺结核,因慢性炎症有广泛瘢痕、窦道,病变破坏大部分乳腺组织,经长期抗结核或非手术治疗不愈者。

(4)乳房肉瘤、晚期乳腺癌作为姑息性手术者。

(5)乳腺原位癌或微小癌,湿疹样癌病变主要在乳头部位者。

(6)男性乳腺增生,一侧乳房明显大于对侧非手术治疗无效者。

【术前准备】

手术野准备的范围是同侧胸前和锁骨上区和腋窝。剃尽腋毛。

结核性病变者,术前应行抗结核治疗。

【麻醉与体位】

乳房较小的病人或体弱、年老者可在肋间神经阻滞基础上辅以局麻。

乳房肥大手术创面较大者宜采用全身麻醉或硬脊膜外麻醉。

【手术步骤】

(1)上肢外展 90°,根据乳房大小设计切口。胸部宽,乳房丰满者可在第 2~6 肋间做纵向梭形切口。胸部瘦窄的病人,可酌情做横式梭形切口,如系原位癌或早期癌症,切缘应距肿瘤 5cm(图 1)。

(2)切开皮层和皮下组织,在脂肪层锐性解剖分离两侧皮瓣,内至胸骨缘,外至胸大肌外侧缘。注意腋前部的副乳腺应包括在切除范围之内(图 2)。

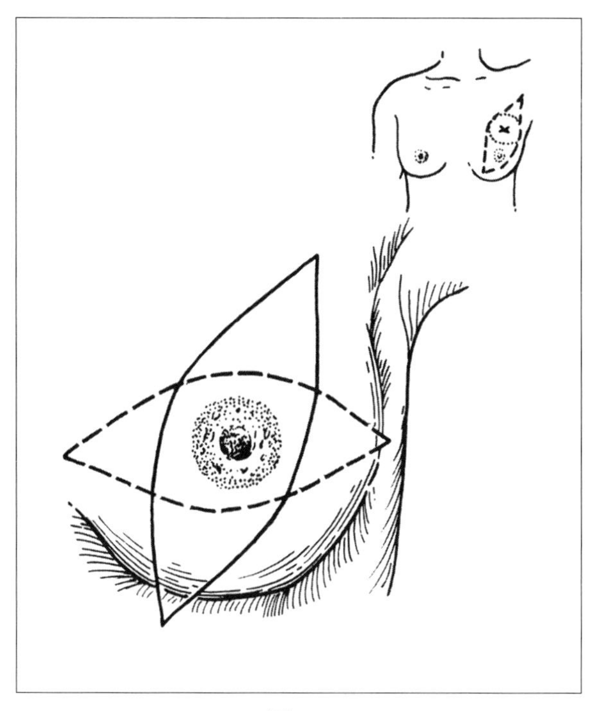

图 1

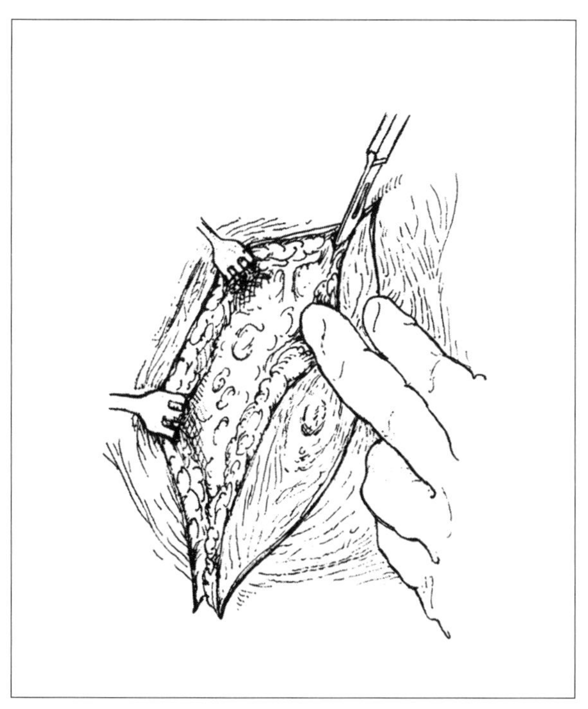

图 2

(3)沿胸大肌筋膜表面分离乳腺组织,可酌情自内上方至外下方腋前线处,将乳腺组织切除(图3)。

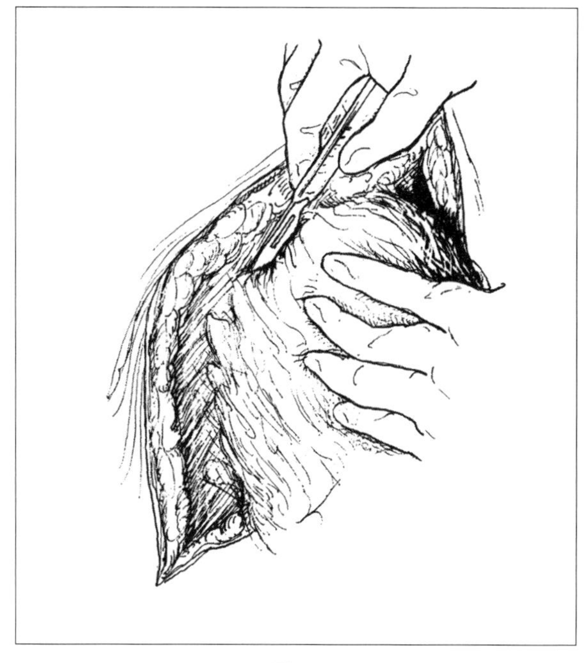

图 3

(4)遇胸壁的血管穿支需仔细止血。肋间、胸廓内动脉应缝扎止血,渗血多的创面用湿热纱布覆盖有利于止血。若切口中部缝合张力较大,可适做潜行分离(图4)。

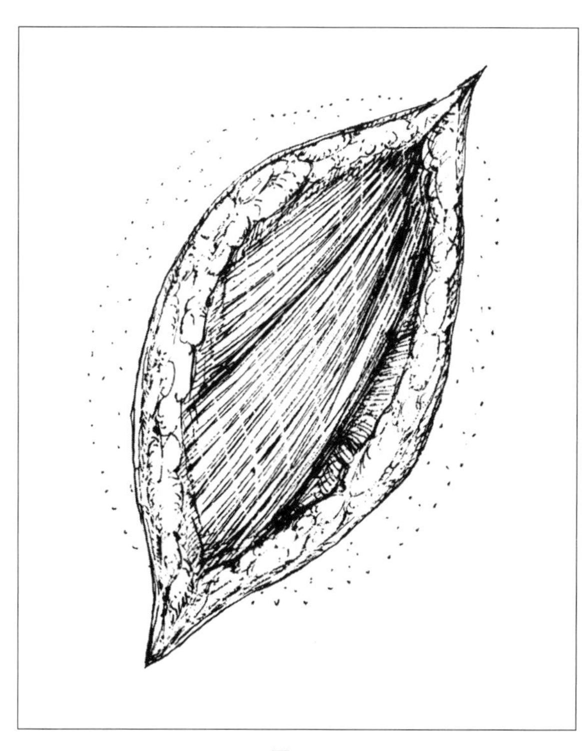

图 4

(5)乳房组织切除后,清洗创口,清除残留的血凝块、脱落的脂肪和结缔组织,在切口最低位或切口外侧方戳孔置入有侧孔的引流管或橡皮卷,妥善固定在皮肤上或用安全针固定于引流物上以免脱位。大的残腔内宜用负压引流管,引流效果更好(图 5)。

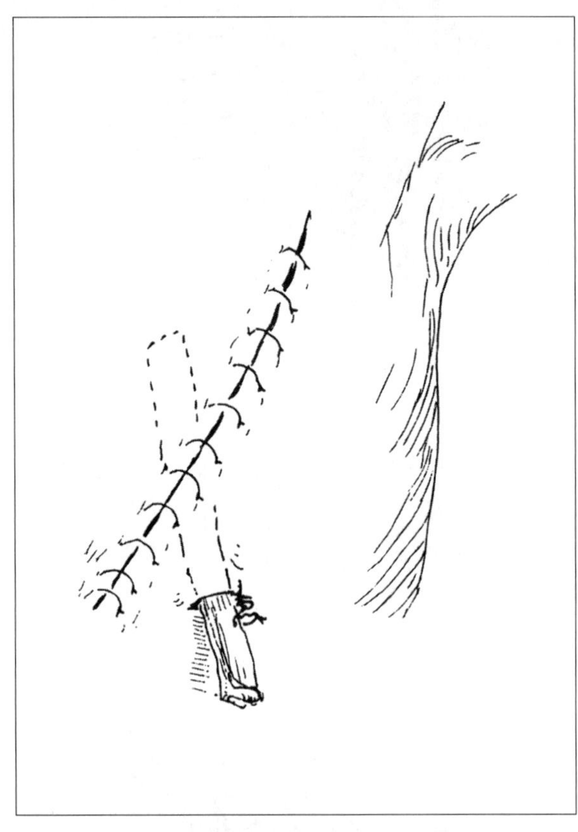

图 5

(6)按层缝合皮下组织和皮肤,如病人属瘢痕体质,其切口可略呈 Z 形,愈合情况较好。切口用纱布垫适当加压包扎。24～48h 后取出引流管。

【术后处理】

(1)有慢性感染者可酌情应用抗生素。

(2)术后 2～3d 拔除引流物,加压包扎 3～5d。

(3)术后 7d 拆线。

(4)如为癌肿,术后应考虑全身化疗或局部放射治疗。

【主要并发症】

(1)切口皮瓣坏死是常见的并发症之一。常因切除的皮肤过多,缝合时皮缘有张力,或缝合不正确地使皮瓣边缘成角,局部血循环障碍,影响切口愈合。

(2)遇创面大,皮瓣缘难以对合时,应酌情潜行游离皮瓣下的脂肪组织直至切口中部皮肤张力不大为止。切口的缝缘不应过紧,以免线脚处缺血、感染。

(3)创口皮下积血或积液,多因创面大,手术中未能彻底止血,在皮瓣下又有来自切断的毛细淋巴管的广泛淋巴渗出液所致。手术中放置的引流管位置不当或创面缝合后未能在创面上适当地加压,也可导致此种并发症。

处理的方法是,术后 24h 检查创口,有积血者应改善引流。在 48h 后仍积血、积液,应做局部穿刺,吸净积储的血液,或在局部做切口旁小切口置入硅胶管做负压吸引。少数情况下可经原切口拆除 1 或 2 针缝线排出积血、积液后加压包扎。

(黎介寿　李幼生)

2.4.1　皮下全乳腺切除术

Subcutaneous Total Mastectomy

【适应证】

乳腺广泛性病变(非恶性肿瘤)需手术切除乳腺,并有整形愿望的病人。

【禁忌证】

乳腺有炎症,病变性质不明确者需慎重考虑。

【术前准备】

同“全乳腺切除术”。

【麻醉与体位】

同“全乳腺切除术”。

【手术步骤】

(1)乳房下皱褶处做弧形切口或沿乳房外侧缘做纵向弧形切口(图 1)。

(2)切开皮肤和皮下组织(图 2)。

(3)从皮下脂肪组织开始,锐性解剖游离皮瓣,将其上翻,使之与乳腺组织浅面分离(图 3)。

(4)由乳腺的一侧边缘开始分离,进入胸大肌筋膜浅面的乳腺后间隙,将乳腺组织完全切除(图 4)。

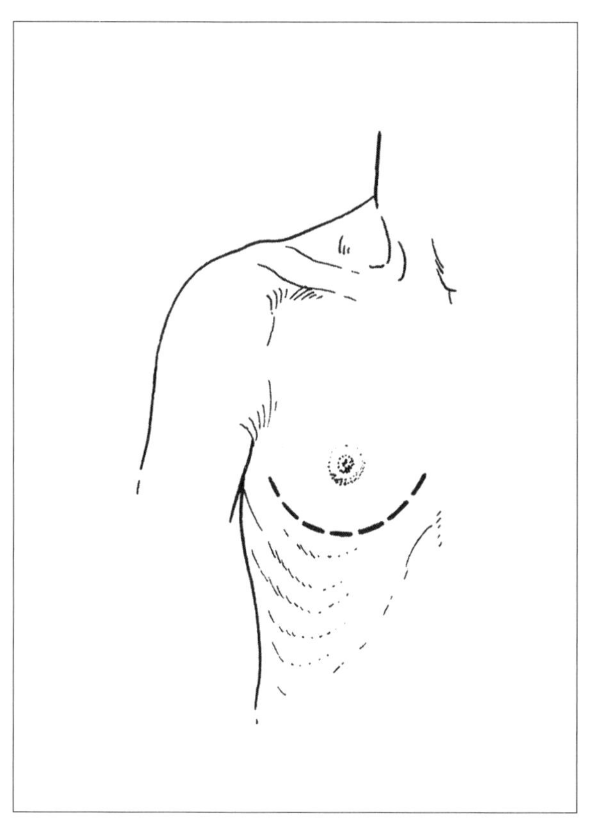

图 1

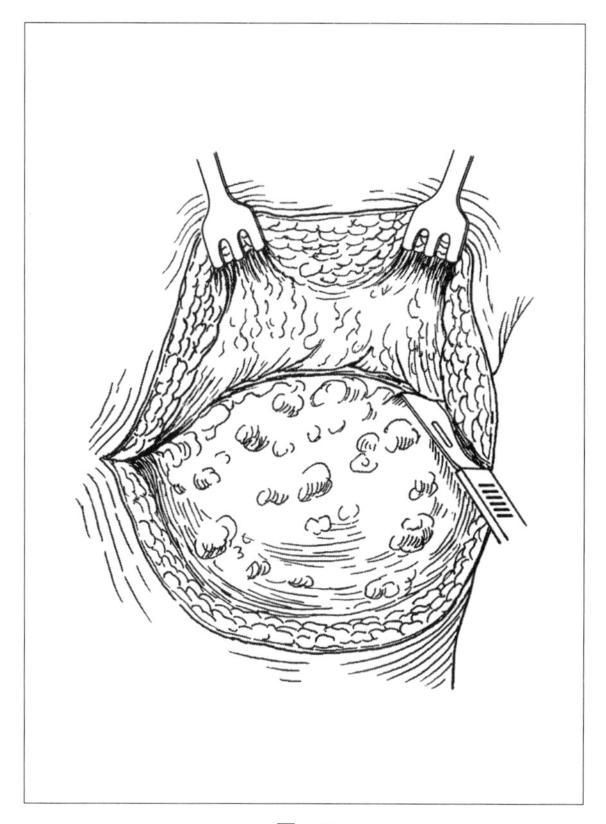

图 3

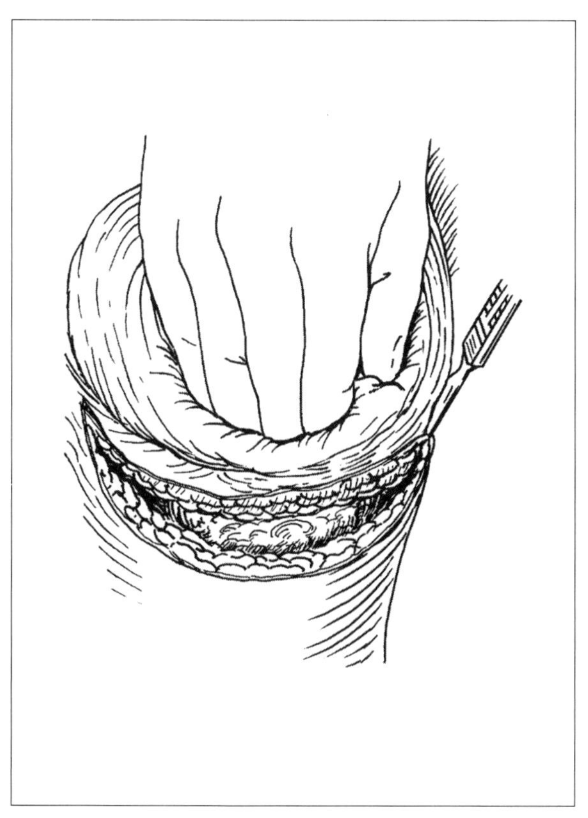

图 2

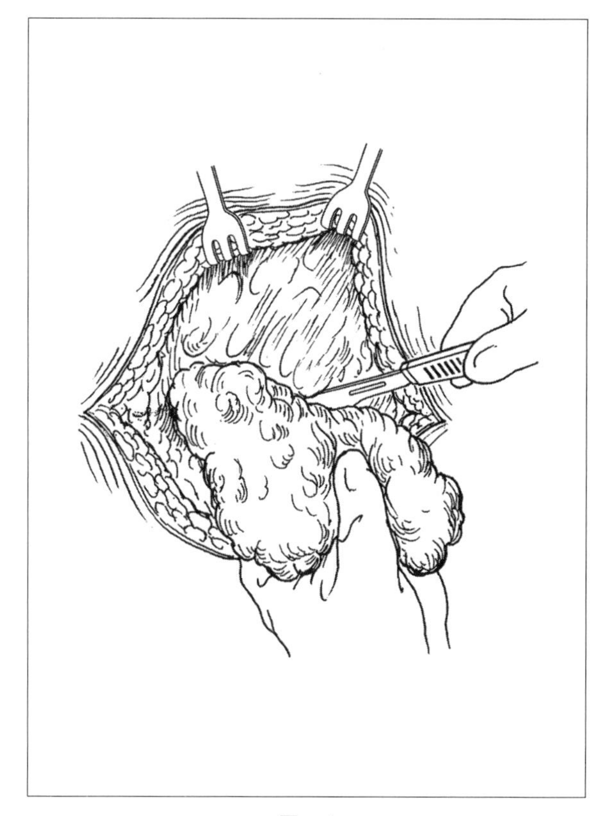

图 4

(5)切除全部乳腺组织,保留乳腺部的皮肤及皮下组织(图 5)。

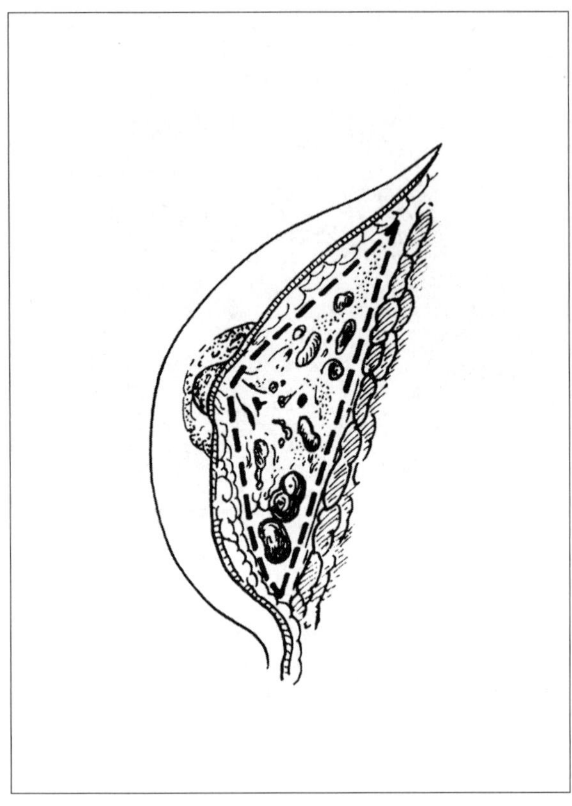

图 5

(6)创口仔细止血后,在最低位置戳口,放置引流皮管或负压引流管,妥为固定(图 6)。

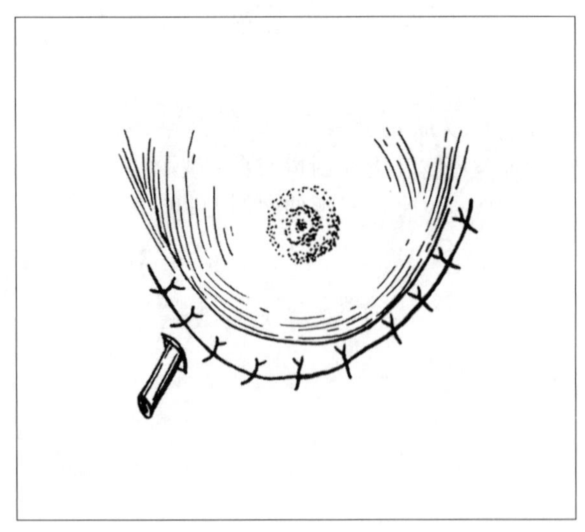

图 6

(7)以胸带固定,适当加压。引流管在手术后 24~48h 内取出。术后 5~7d 拆线。

(黎介寿　李幼生)

2.5　乳腺癌根治切除术 Radical Mastectomy for Breast Cancer

乳腺癌根治切除术的主要目的是切除原发性肿瘤,广泛切除受累皮肤及该区域内的淋巴结,要尽可能减轻手术在外形及功能方面的影响。

乳腺癌的特点是多中心性。临床发现的肿瘤只是癌肿最突出的部分。乳腺癌的病灶越大,多中心性发生率越高。乳腺癌的病期越晚,腋淋巴结转移率也越高。

传统的乳腺癌根治术是同时做淋巴结清除。研究表明区域淋巴结有免疫功能,所以是否需要做腋淋巴结清除术,各家意见尚不一致。

有些作者认为腋淋巴结有无转移仅对临床分期有意义。确定腋淋巴结有无转移仅为是否做辅助治疗提供依据。因此,腋淋巴结活检的意义似较清除癌灶更为实际。

另有作者重视腋淋巴结的清除,争取不在乳腺区域内残留肿瘤,提高早期癌症的治愈率并降低乳腺癌手术后胸、腋部区域内癌的复发率。

临床研究表明<1cm 的乳腺内原发癌病灶的淋巴结转移率远低于更大的癌肿淋巴结转移率,腋淋巴结转移的比例越高,预后越差,同时淋巴结有无转移比原发癌的大小,对预测治疗的效果意义更大。

乳腺癌是全身性疾病,手术治疗仅是综合治疗的一个重要方面。放射和化学药物治疗、女性激素治疗和神经内分泌调节均是不可忽视的治疗手段。

【适应证】

Ⅰ、Ⅱ期(按 TNM 国际分期)乳腺癌,没有心、肺、肝脏、骨骼及脑等远处转移征者。

全身情况尚好,年龄较轻,无严重的心、肺功能异常者。

【禁忌证】

(1)有恶病质,乳房皮肤有广泛橘皮样变和多处卫星结节,癌肿与皮肤粘连,伴有癌性溃疡者。

(2)乳腺癌与胸壁粘连固定,胸骨旁和锁骨上淋巴结有转移者。

(3)癌细胞腋部转移,淋巴结粘连集合成块,侵犯腋静脉导致回流障碍,患侧上肢水肿等。

【术前准备】

(1)根治术前尽可能明确肿瘤的性质。目前可采取细针穿刺做细胞学检查。有经验的医生从较大的病灶中吸取组织,诊断准确性可高达90%以上。但对较小的病变,如细胞学检查不能判断其性质,则应在手术时先切开可疑组织行快速切片检查或将较小的肿块完全切除立即做病理学检查。切取的部位应在根治术的切除范围之内。

(2)确定为癌肿施行根治手术时,活检所用的器械不应重复在根治术中使用,应重新消毒手术野并更换手术衣和手套。

(3)术前还应对局部病变的范围和在肺、骨骼或内脏中是否有远处转移有正确的估计。如果原发灶较大,区域淋巴结有转移,在上述部位潜藏着癌细胞,手术后短期将会有明显的临床表现。因此,对每一例乳腺癌病人均应做十分细致的全面检查,盲目扩大手术适应证不能提高治疗质量,相反,严重的手术创伤可能损害机体的免疫机制而对病人产生不利影响。

【麻醉与体位】

全身麻醉或有选择地酌情采用高位硬脊膜外麻醉。心、肺功能异常,全身情况差的老年病人可做胸部肋间神经阻滞。

病人取仰卧位,患侧上肢外展90°,肩、胸侧部置薄布垫垫起,使腋后线部位显露(图2-5-1)。

全面消毒胸部皮肤,患侧达腋后线,对侧达腋前线包括上臂和腋窝部,上界从颈根部平面开始下界达脐平面。手术野需显露锁骨、肩峰、胸骨缘、肋骨缘、侧胸部腋中线部。

【手术步骤】

(1)切口曾有多种设计,如图所示(图1)。

目前多采用梭形切口。根据肿瘤位置、乳房形态大小决定切口的方位。先距肿瘤边缘5cm处做标记,再以肿瘤为中心做纵向的梭形切口。切缘应尽可能远离肿瘤以避免有肿瘤浸润。纵向梭形切口的轴线可指向脐部,根据同样的原则也可做横向的梭形切口(图2)。由于乳房形状和肿块部位不同,切口两边皮瓣不等,尤其是肥胖和皮肤松弛者,缝合后常在切口外侧形成"狗耳"状畸形。

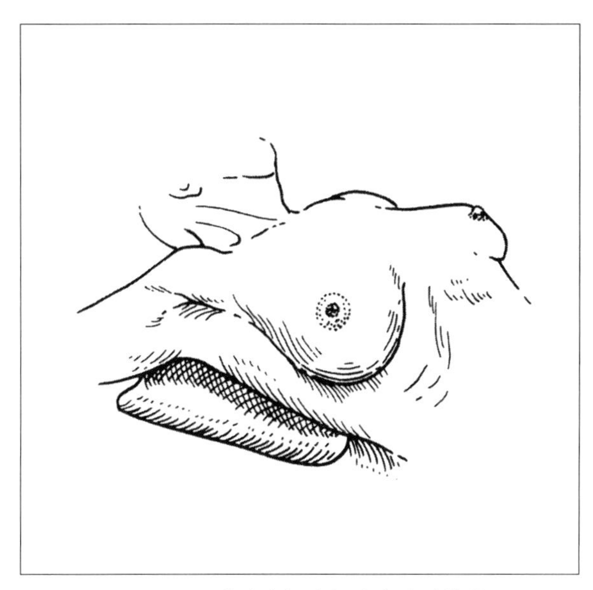

图2-5-1 乳腺癌根治切除术麻醉体位

Nowacki MP介绍"鱼形"切口,在梭形横切口外侧加两个三角形切口,使切口两边等长,切去多余的松弛皮肤。同时还能充分显露腋窝,切口缝合后,呈T或Y形。

切口不宜切至腋窝中部和上臂,以免瘢痕限制上肢的活动。皮肤的切缘应距肿瘤不少于5cm,并根据腋窝显露及胸部创口对合,可调整切缘的弧度或做附加切口以便延伸,如切口的上缘长于下缘则 $ab>ac$, $bf=cf$; $ad=bd$, $ae=ce$(图3)。

(2)切开皮肤后以锐利的刀片或电刀、激光刀分离皮瓣,在皮肤及浅筋膜浅层做锐性解剖,从锁骨平面,向下至腹直肌上方,皮瓣的内、外侧界分别为近胸骨正中线和背阔肌前缘,保留供应皮瓣的毛细血管层(图4)。

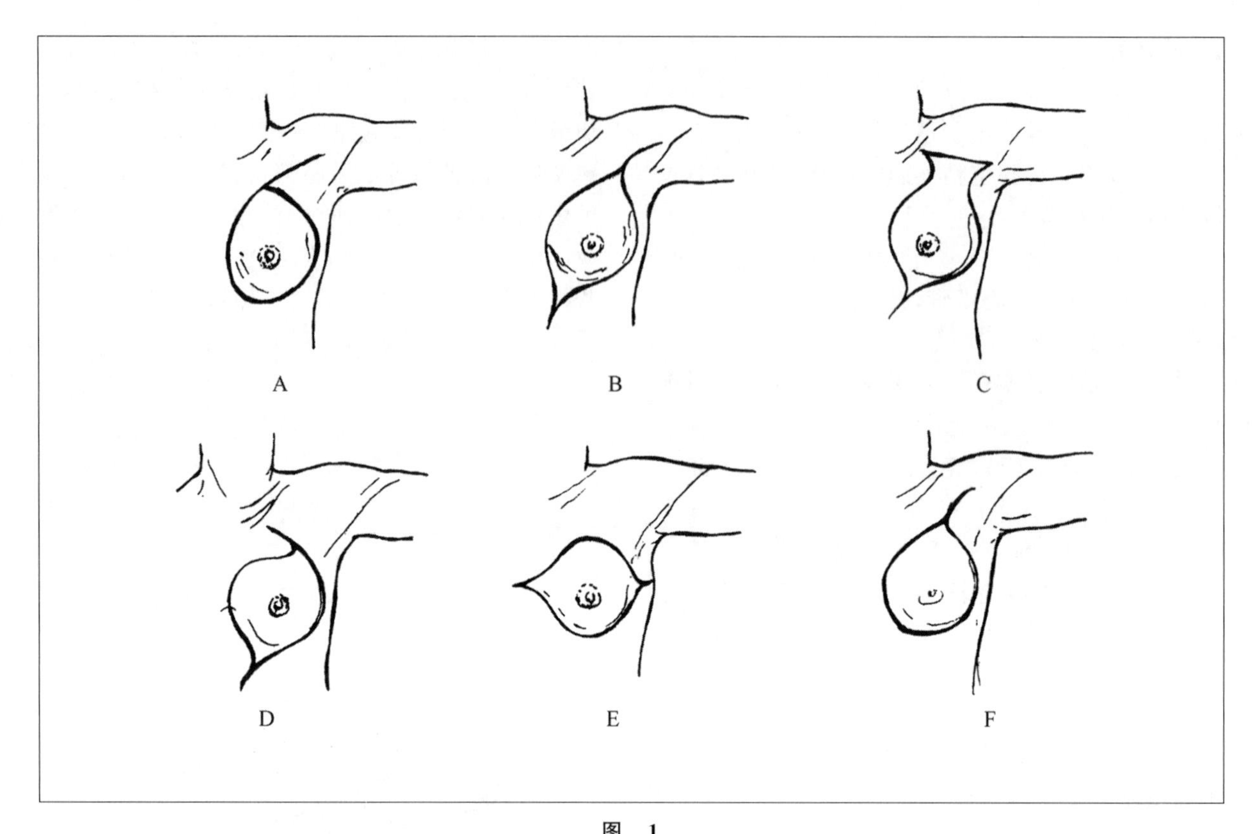

图 1

A—Halsted; B—Meyer; C—Greenough;D—Kocher; E—Stewart;F—Warren

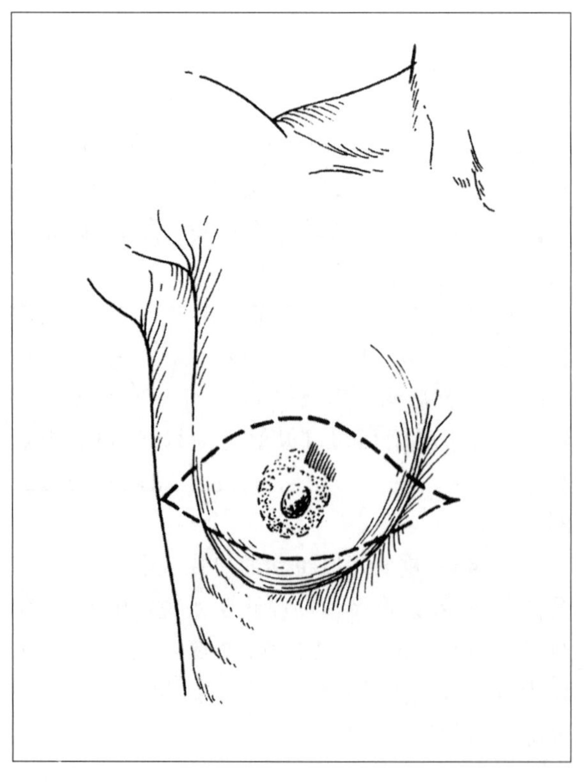

图 2

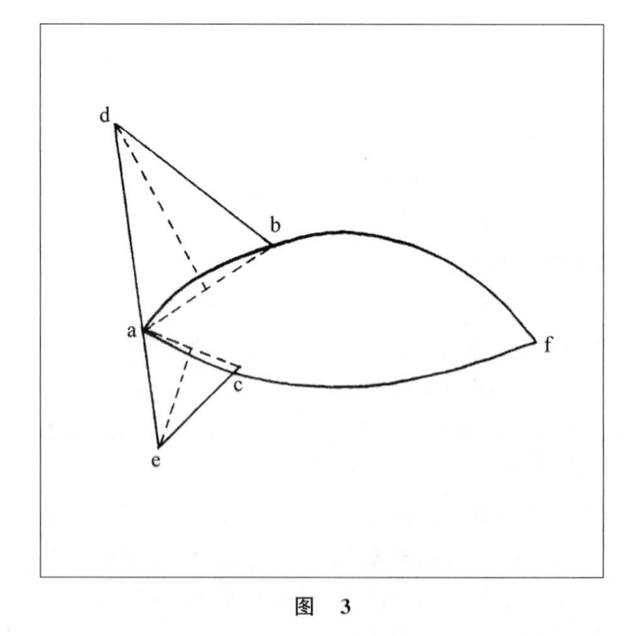

图 3

(3)在胸锁关节处,钝性分离胸大肌,在切口上方的胸大肌三角肌沟显露头静脉(图 5)。

(4)沿锁骨下方显露胸大肌,距头静脉 2～3cm 处切断胸大肌,然后钝性分离胸大肌至肱骨

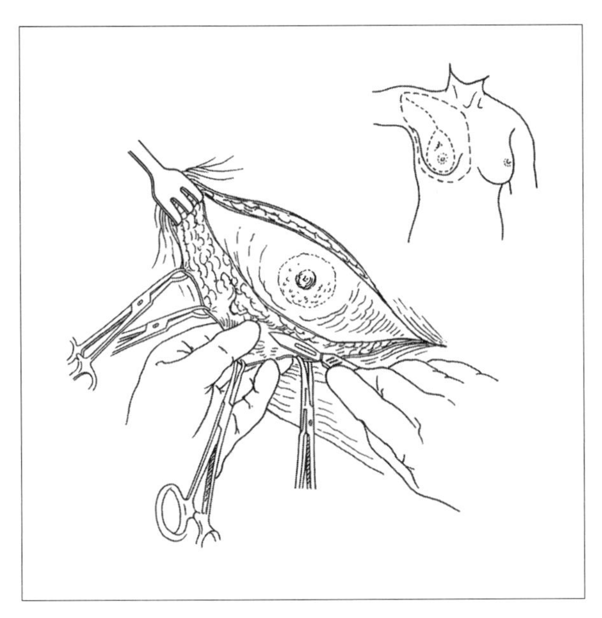

图 4

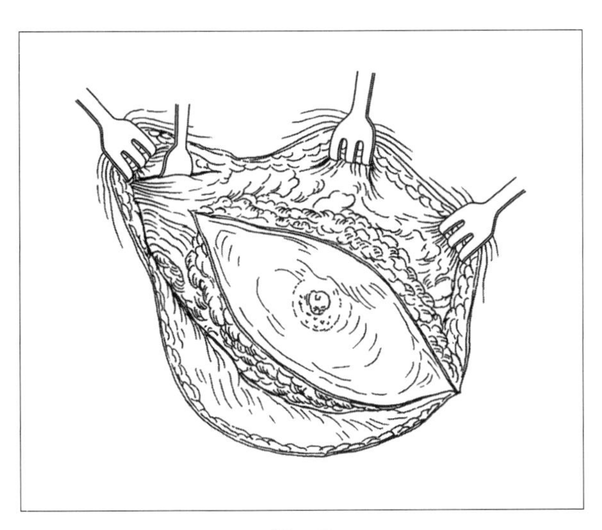

图 5

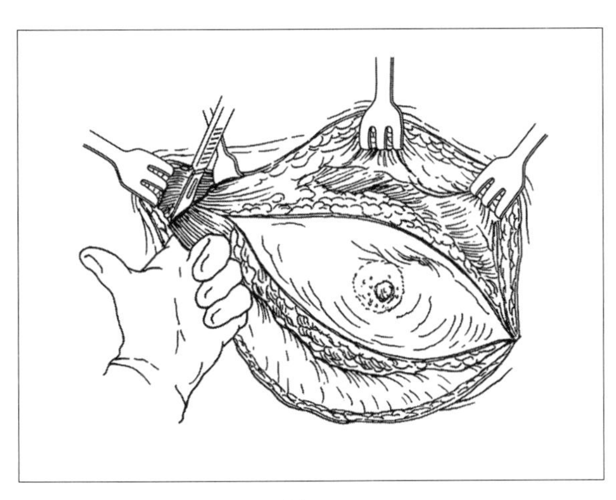

图 6

大结节。近肌腱处离断后，沿其与锁骨和胸骨附着处，横断胸大肌。切断并结扎胸肩峰血管和胸内侧神经，将胸大肌自胸骨缘附着处切断(图 6)。

(5)分离胸小肌，切断并结扎其内缘的肌营养血管。将胸小肌肌腱在喙突附着处离断，显露腋窝。

在锁骨下缘喙肱肌浅面分离胸锁筋膜。显露胸肩峰、腋动脉、腋静脉和臂丛(图 7)。

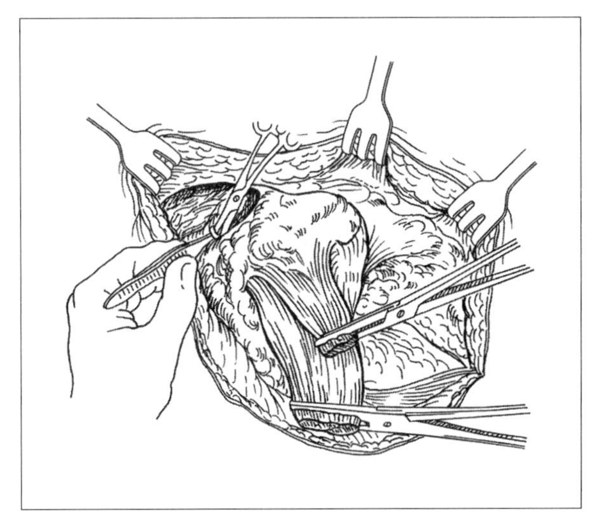

图 7

(6)在重要血管、神经周围清除腋窝的淋巴脂肪组织，剪开腋血管鞘，切断胸外侧及肩胛下血管和供应前锯肌的血管，将腋窝、锁骨下的淋巴和脂肪组织与胸壁分离。切下的组织包括胸大肌、胸小肌、腋窝的脂肪组织、淋巴和乳腺、癌肿组织以及乳腺部的皮肤(图 8)。

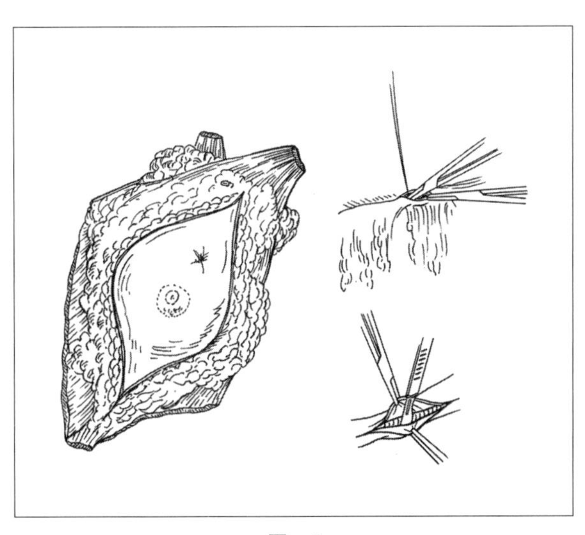

图 8

(7)将乳腺、胸大肌、胸小肌和腋窝的淋巴组织完整切除，保留胸长神经和胸背神经(图 9)。

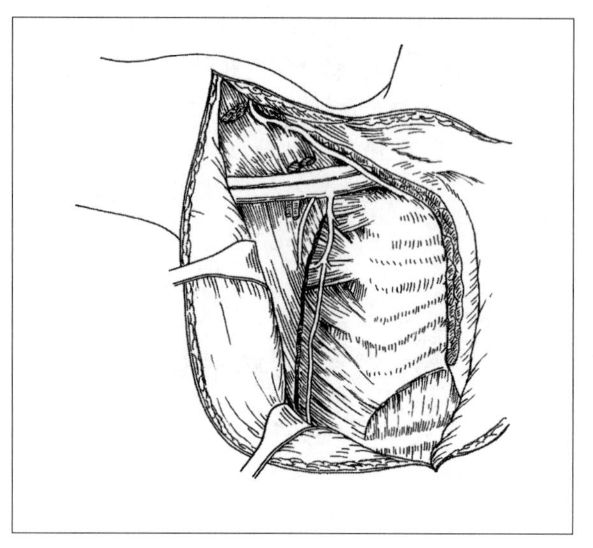

图 9

(8)检查创口内无活动性出血、清洗脱落的脂肪组织和残余血块。缝合切口时应使皮瓣在无张力的情况下对合，自创口最低处置入负压吸引管，注意消灭残腔。检查上肢位置复原后引流管顶端应不会伤及腋血管，从切口旁戳孔将引流管引出，固定在皮肤上。间断缝合切口时，如中部切口张力过大难以对合，可扩大皮瓣的游离面，有利于减张。否则宜行植皮术以达到创口Ⅰ期愈合(图 10)。

为减少术后创面大量血浆渗出，可在创面清洗、止血后，喷洒薄层纤维蛋白胶，再缝合切口，术后创面血浆渗出量可明显减少。

【术中注意要点】

(1)广泛切除乳腺表面的皮肤，缝合切口避免创缘张力过大。当难以对合，留有胸壁上的裸露区时应游离植皮。

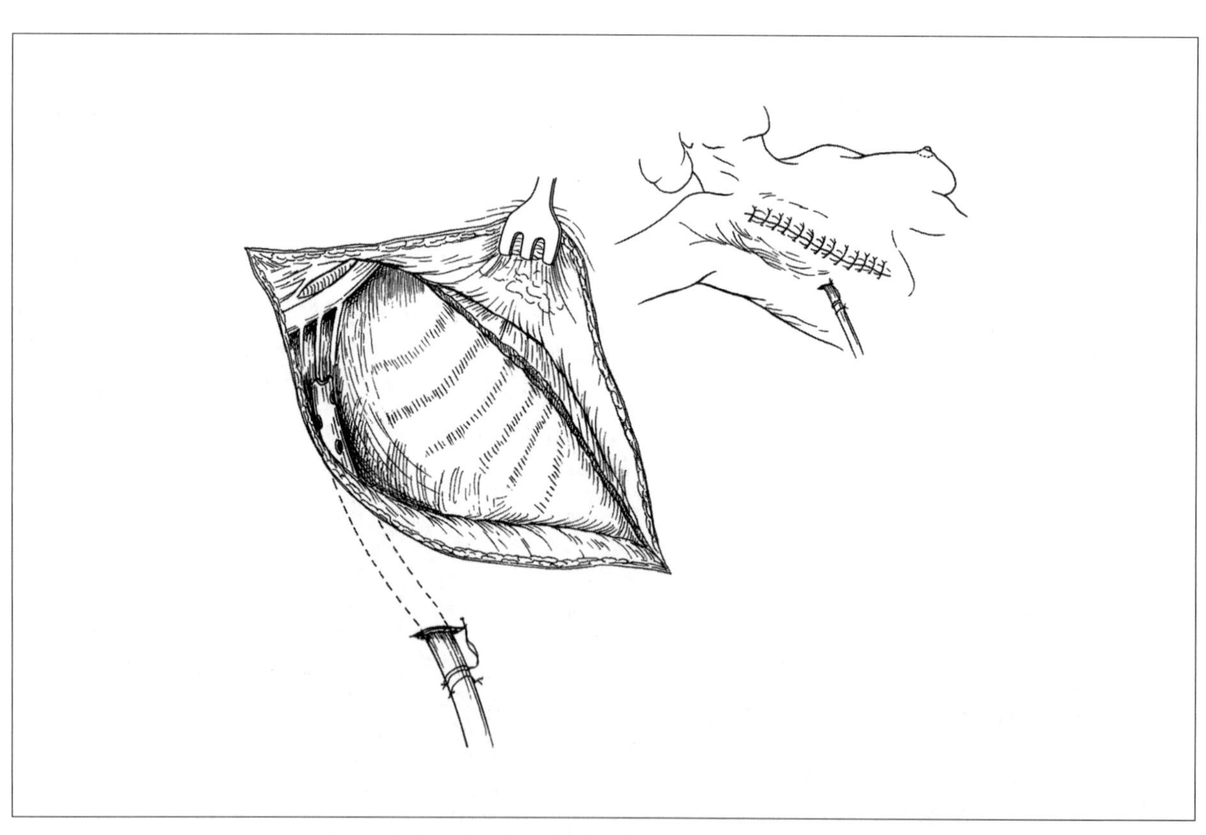

图 10

(2)应切除胸大肌、胸小肌，清除腋窝淋巴结和脂肪组织。与淋巴结粘连的肩胛下血管和胸背神经亦可切除。

【术后处理】

(1)根治术后应用有弹性的胸带适当加压包扎，在腋腔处加压应避免患侧肢体的血液循环障碍。不宜过度地使上臂内收。

(2)注意病人的呼吸情况。

(3)负压引流管应固定稳妥,使其无扭结并及时排出引流管内的凝血块,保持引流通畅使皮下无残腔。

(4)术后2～3d可去掉加压包扎的胸带。如引流管内仅有少量血清样渗液,可在手术后第3天拔除引流管。

(5)术后第5～6天可多做前臂活动,包括手、腕及肘部的活动。缝合有张力的切口,可迟至术后第10～12天拆线。拆线后可活动肩部并逐渐增加其辐度。

(6)术后应根据肿瘤的分级、分期进行化疗、放疗、生物化学治疗以及女性激素治疗。

【主要并发症】

(1)因皮瓣设计不当,发生组织缺血坏死。使用电刀切开止血,功率过大可导致大块焦痂有碍伤口愈合。

(2)第1～2肋间血管、腋动静脉的分支与主干相近的血管,不宜使用电凝止血。用"0"号线与主干相距约1mm处结扎。否则,可损伤主要血管。

(3)腋窝处淋巴组织广泛切除会导致淋巴引流障碍;腋窝解剖过程中,对腋静脉有粗暴的机械刺激,导致内膜损伤或形成血栓;静脉周围组织大块结扎或修复时缝合处遗有缩窄压迫静脉都可导致上肢水肿。

(4)在肋间肌肉较薄处应用血管钳钳夹穿支血管时,血管钳垂直插入肋间软组织可导致气胸,发现后应及时修补,必要时还应抽吸气胸。

2.5.1 改良式乳腺癌根治切除术
Modified Radical Mastectomy for Breast Cancer

目前国际上有以改良根治术取代根治术之势。它可能成为治疗原发性早期乳腺癌的标准手术。

解剖学研究认为深筋膜淋巴不是癌肿转移的重要途径,所以在早期乳腺癌应可保留胸肌,仅切除乳房和腋窝淋巴结。

切除胸小肌、清除腋窝淋巴结的技术与根治术相仿。但保留胸小肌致使锁骨下区和胸大肌、胸小肌间的淋巴结难以清除,达不到清除胸小肌内侧缘的腋窝上群淋巴结的要求。

所以对Ⅰ、Ⅱ期的病人,腋窝淋巴结无转移者施行改良根治术是合理的。但对腋区淋巴结已有转移,采取保留胸小肌的术式未得到公认。

【适应证】

(1)非浸润性导管内癌,浸润性导管癌＜1cm者。

(2)乳腺癌位于乳房外侧方,无腋淋巴结转移征者。

(3)湿疹样乳腺癌,乳房内未能触及明确肿块者。

(4)黏液癌、髓样癌、乳管内乳头状癌、叶状囊肉瘤等,腋淋巴结转移较晚者。

改良根治术有两种术式,即保留胸大肌手术(Patey-Dyson手术)和保留胸大肌、胸小肌的改良根治术(Auchincloss或Madden手术)。

【手术步骤】

(1)纵式或横式切口均可,切缘应距肿瘤边缘约5cm。

如日后再行整形手术,可采用横式切口(图1)。

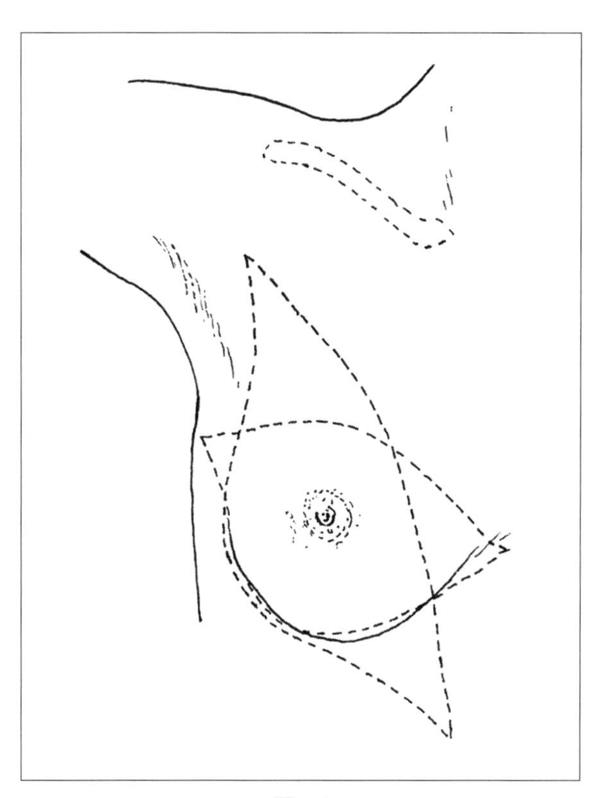

图 1

(2)在皮肤与浅筋膜间做皮瓣分离,皮瓣下可酌情保留稍厚的皮下脂肪层,上界为锁骨下缘,下界达肋弓处,内侧界近胸骨,外侧界为背阔肌前缘,将乳腺从胸大肌筋膜浅面分离(图 2)。

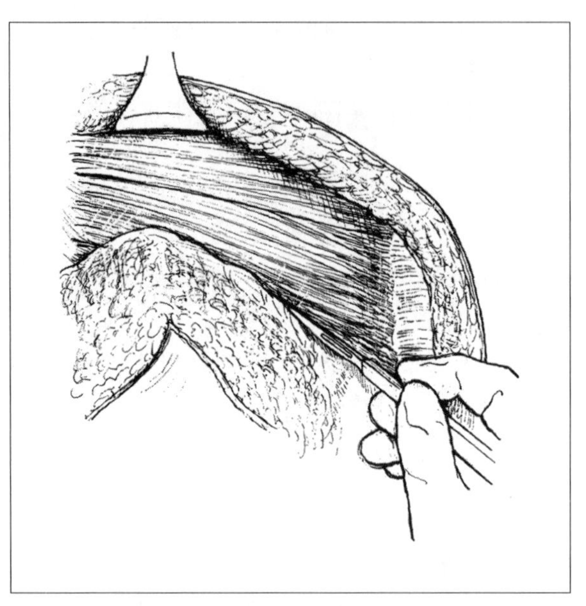

图 2

(3)将胸大肌、胸小肌分离,保留胸肩峰动脉胸肌支和胸前神经外侧支,切断其内侧支(图 3)。

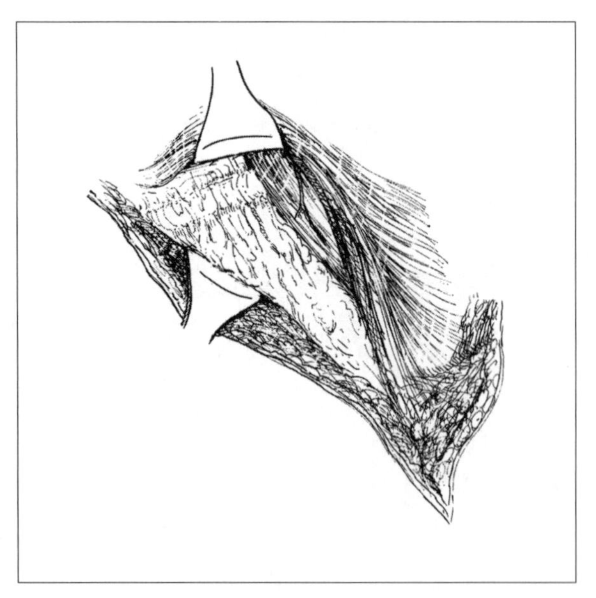

图 3

(4)在喙突处切断胸小肌止点,在胸小肌深面解剖腋静脉,清除腋血管周围的淋巴组织。

保留胸长神经、胸背神经及肩胛下血管支(图 4)。

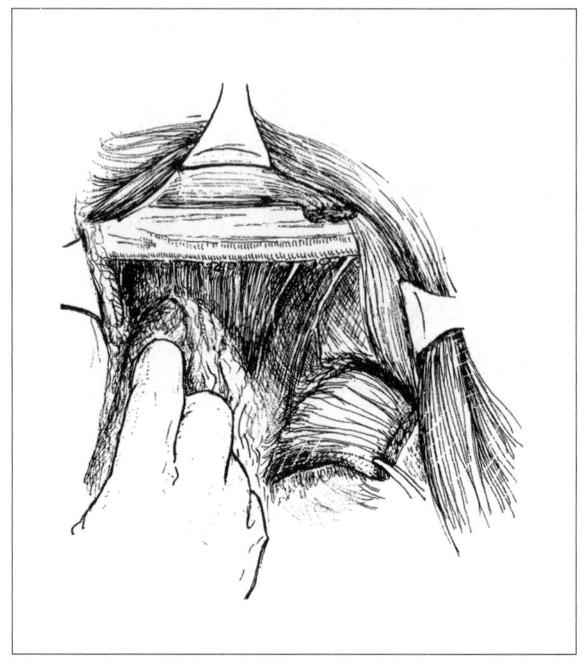

图 4

(5)切断胸小肌与肋骨的附着处,分离前锯肌、肩胛下肌和背阔肌的筋膜组织,将其与腋部淋巴结、脂肪组织、胸小肌和整个乳房成块地切除(图 5)。

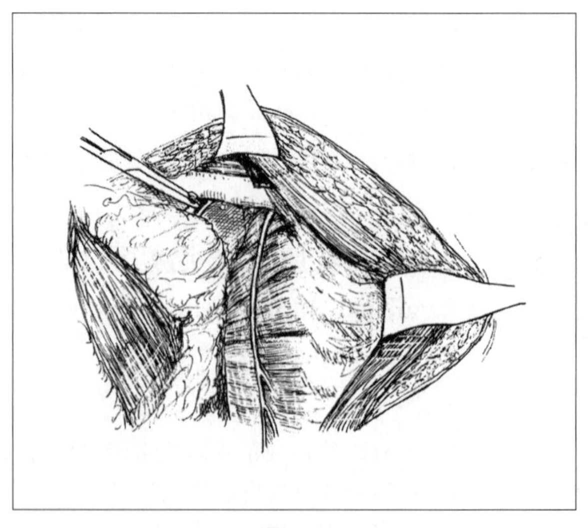

图 5

(6)如保留胸大肌和胸小肌,在清除胸小肌筋膜和胸肌间淋巴结时,需将乳房向外侧牵拉,将淋巴脂肪组织切除(图 6)。

(7)乳腺、胸肌间淋巴结、腋淋巴结整块切除后,保留胸大肌、胸小肌、胸前神经分支以及胸长和胸背神经(图 7)。

(8)放置负压引流管和缝合切口的原则与“乳腺癌根治术”同。

【术后处理】

同“乳腺癌根治术”。

【主要并发症】

同“乳腺癌根治术”。

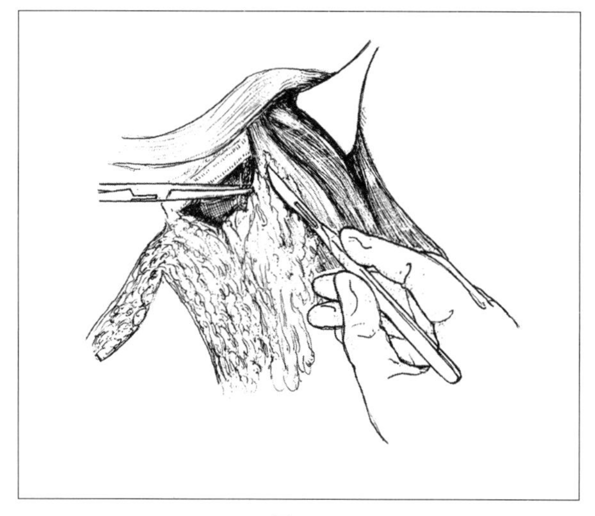

图 6

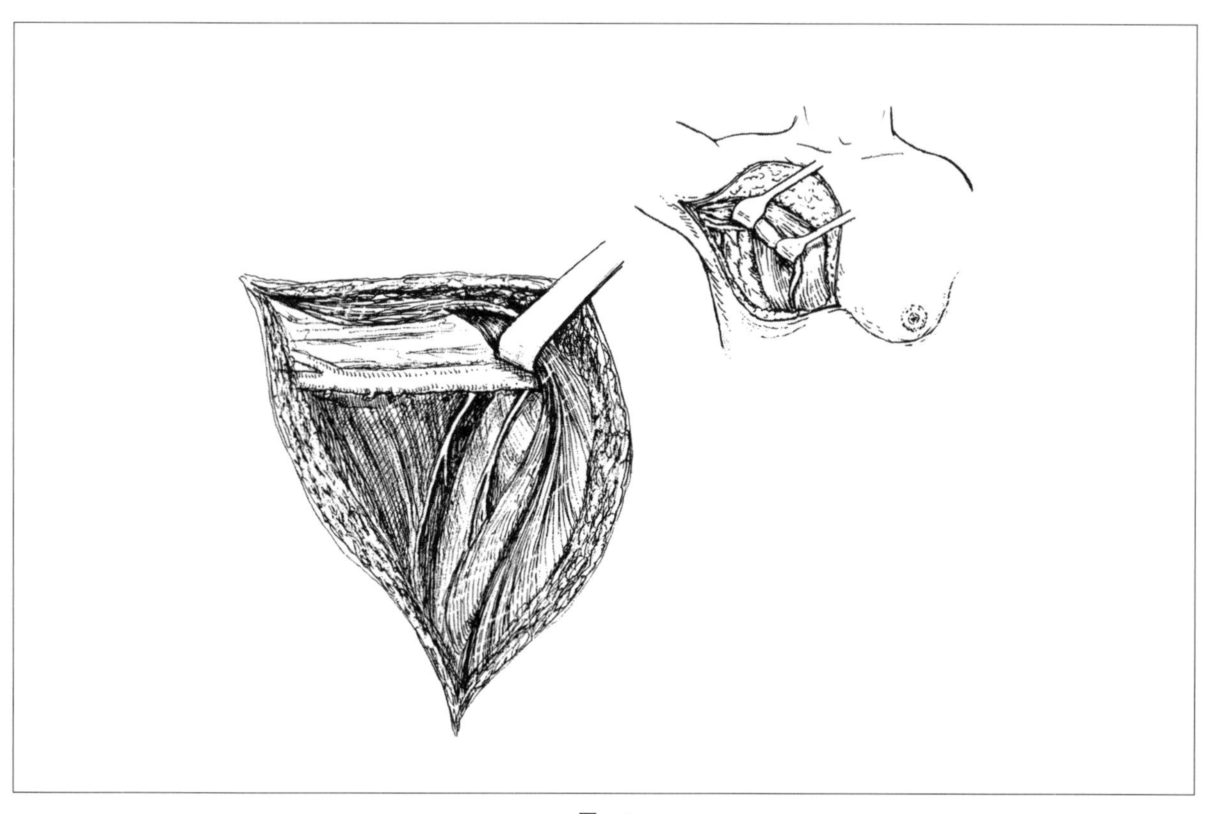

图 7

2.5.2 乳腺癌扩大根治切除术 Extensive Radical Mastectomy for Breast Cancer

腋窝淋巴结和内乳淋巴结都是乳腺癌早期直接转移的途径。在传统根治术的基础上再做胸骨旁的内乳淋巴结清除,是为乳腺癌扩大根治切除术。

内乳淋巴结位于胸骨缘的内乳血管脂肪组织中,淋巴结主要分布在上方的肋间处。第 1、2 肋间处内乳淋巴结的位置在胸内筋膜的表面。

内乳淋巴结的转移发生率与原发癌病灶的位置和病期有关,位于内象限者淋巴结转移率高于乳腺外侧的癌种。原发肿瘤大的，其内乳淋巴结的转移率高于较小的癌肿。

扩大根治术对Ⅱ、Ⅲ期的病人，远期疗效比根治术为好。手术清除内乳淋巴结比放射治疗彻底。对位于乳房中区和内侧的癌肿，有腋淋巴结转移时，行扩大根治术，术后5年生存率较根治术高。

胸膜外扩大根治术清除内乳淋巴结，术后胸部畸形不明显。用病理学方法确定内乳淋巴结有否转移可以辅助选择术后的治疗方案，提高手术治疗效果。

当前，乳腺癌早期诊断率提高，且有综合治疗。除有明确的适应证外，乳腺癌扩大根治切除术创伤大，术后病人的生活质量差，不宜扩大其适应证。

2.5.2.1 胸膜外乳腺癌扩大根治术

【手术步骤】

(1)切口及显露范围同根治术。内侧皮瓣分离需超过胸骨缘，切断肱骨头上胸大肌止点，并分离锁骨和胸肋部的肌肉附着处，达第2肋软骨的下方，切断胸小肌在喙突的止端，然后按根治术的手术步骤切断胸肩峰血管、肩胛下血管和胸外侧血管，显露腋窝(图1)。

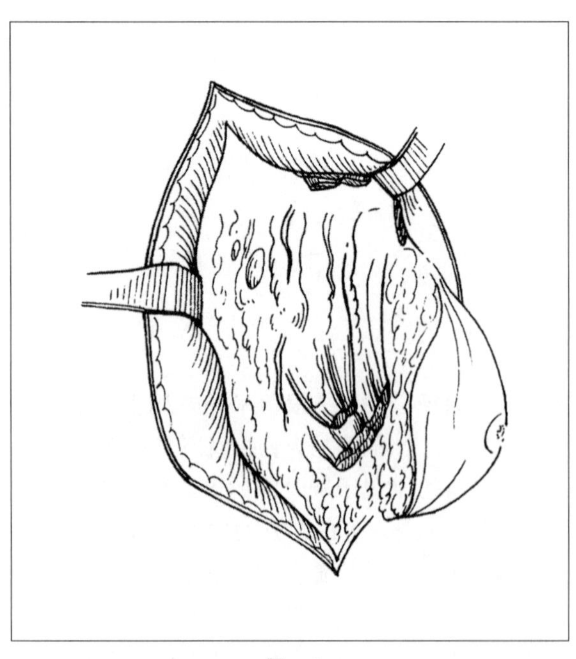

图 1

(2)剪开腋血管鞘分离腋静脉上下方组织，分离腋动脉和腋静脉以及臂丛周围的脂肪和淋巴组织(图2)。

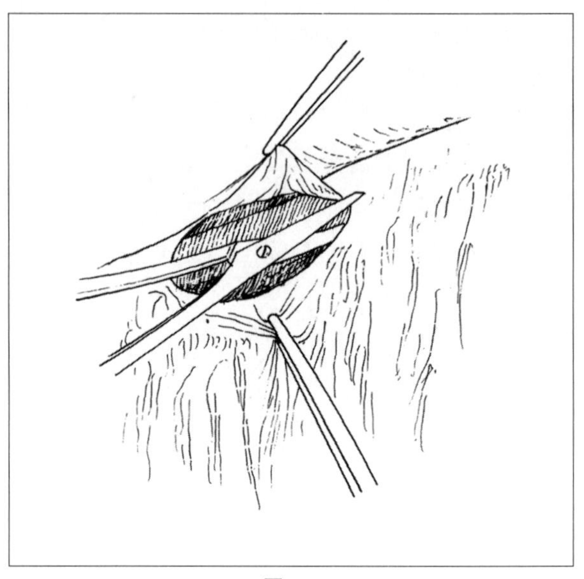

图 2

(3)分别切断结扎胸短静脉、胸长静脉、肩胛下静脉、胸外侧动脉、肩胛下动脉，使腋窝的内容易于被清除。胸长神经位于胸外侧动脉后方，胸背神经在胸长神经外侧，应注意保护(图3)。

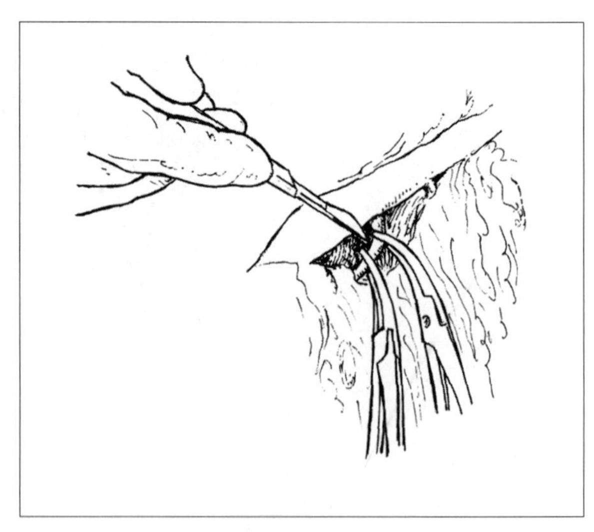

图 3

(4)沿背阔肌前缘锐性解剖，切除脂肪和淋巴组织，切断胸大肌和胸小肌的起端，结扎、切断胸廓内动脉的肋间穿支即可将切离的乳腺及胸大肌、胸小肌、腋窝淋巴组织等整块组织向内翻转(图4)。

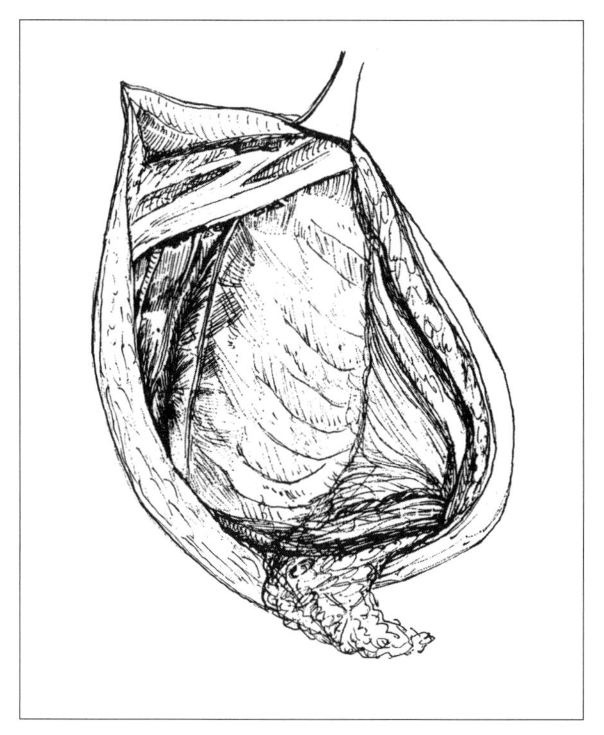

图 4

(5)在第1肋水平切开肋间肌。在近胸骨缘内侧1cm处,分离脂肪组织,在胸内筋膜浅面显露内乳血管,离断后结扎其近、远端(图5)。

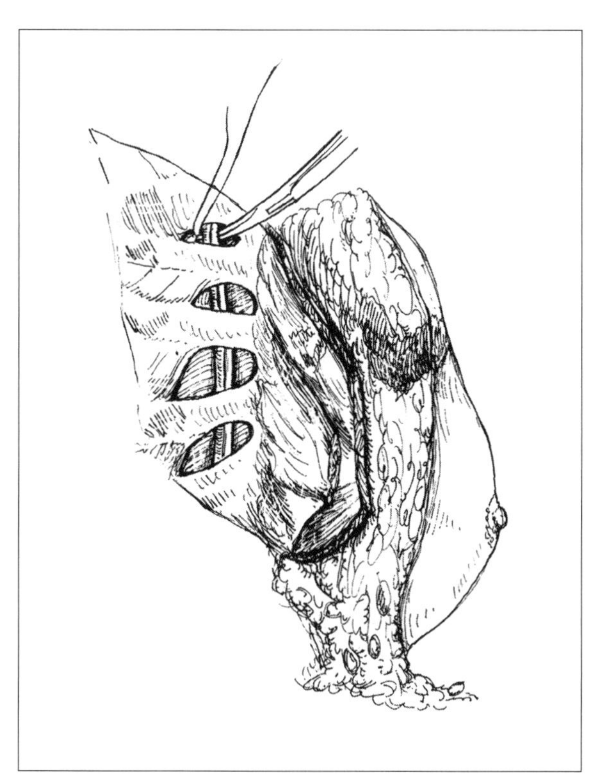

图 5

(6)于第4肋间切断肋间肌(内肌层和外肌层),在胸横肌浅面钝性分离,将第4肋软骨在胸肋关节外侧切断,向内侧提起断端,即可分离内乳血管,将其结扎后切断(图6)。

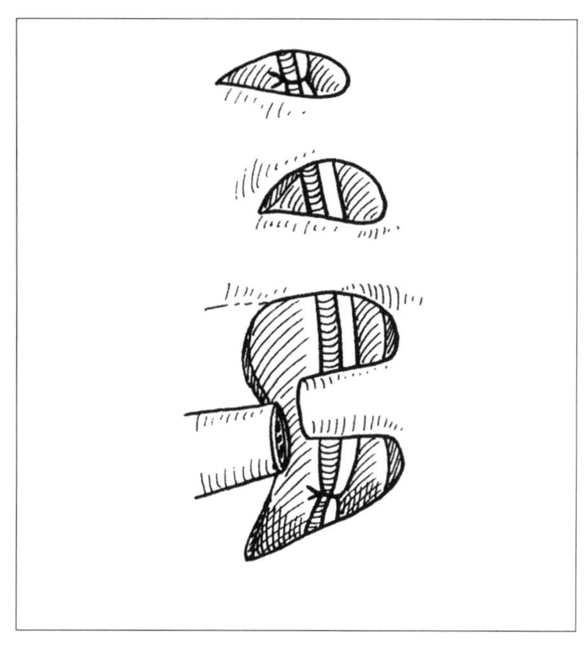

图 6

(7)在肋软骨后方用手指自下而上地推开胸膜,再切断第2和第3肋软骨(图7)。

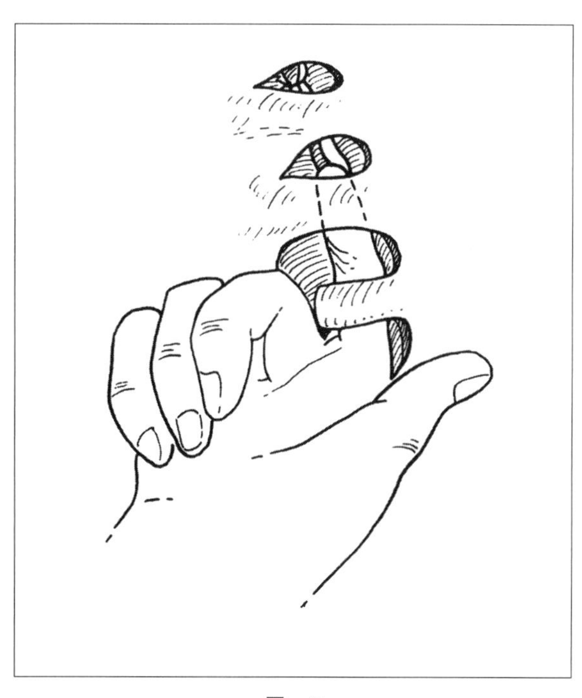

图 7

(8)然后切断胸大肌的胸骨附着部,即可将肋软骨与上述已切断的组织块全部切除(图 8)。

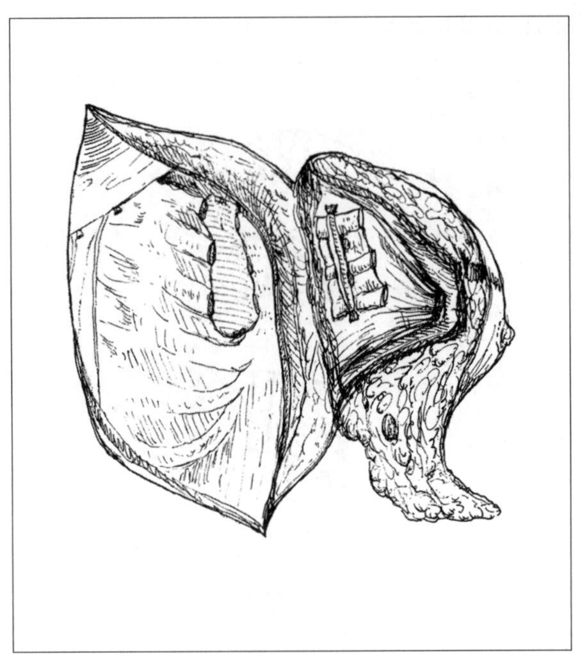

图 8

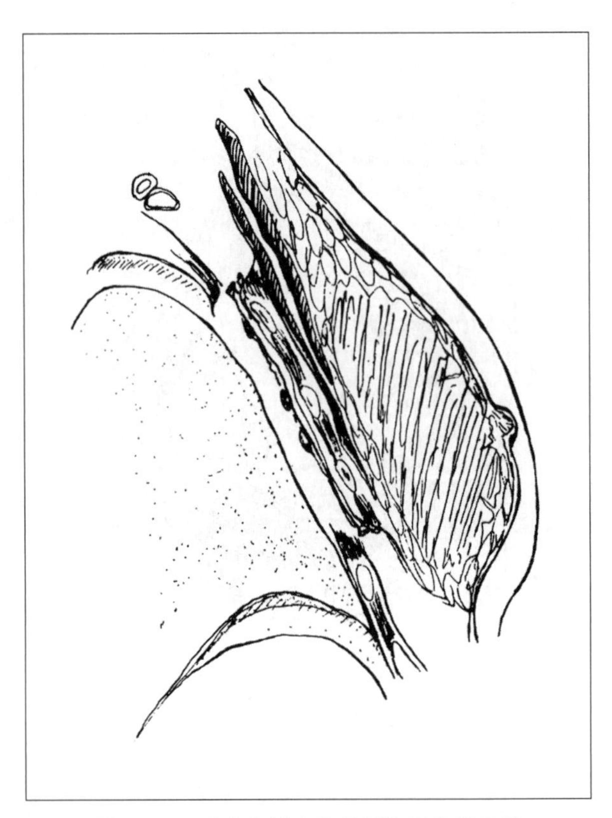

图 2-5-2 乳腺内侧癌肿侵及胸骨旁淋巴结

【术中注意要点】

第 2 肋以上胸横肌延伸变薄为胸内膜,分离时如果损伤了胸膜应做辅助呼吸,加压给氧,并及时修补,较大的胸膜损伤,应按气胸处理。手术后做闭式引流。

胸壁缺损无需特殊修补,将内侧皮瓣与创缘固定,防止明显的反常呼吸。如胸壁缺损较大,亦可自病人的大腿部切取阔筋膜,或用人工合成材料如涤纶布修补。其他与根治术相同。

2.5.2.2 胸膜内胸骨旁淋巴结清除术

Intrapleural Parasternal Lymphadenectomy

手术的特点是,切除第 2～5 肋软骨,清除内乳淋巴结,不保留胸膜。胸壁缺损应用阔筋膜或人造织物补片修补。

【适应证】

位于乳腺内侧的癌肿,侵及胸骨旁淋巴结者。病人的年龄较轻,无肺、肝、骨骼及其他远处转移者(图 2-5-2)。

【麻醉】

全身麻醉,气管内插管。

【手术步骤】

(1)按胸膜外扩大根治术做切口,皮瓣分离的范围、胸大肌、胸小肌离断的部位以及腋窝淋巴结的清除与胸膜外扩大根治术相同。

胸壁切除的范围包括胸骨边缘。在第 1 肋骨下方,胸骨旁切开肋间肌,进入胸膜腔,伸入手指探知内乳动脉并游离,然后结扎、切断。再于第 4 肋间处,切开肋间肌及胸膜,分离内乳血管后将其结扎切断(图 1)。

(2)自下而上切断第 4、5 两肋软骨后,在胸骨缘稍内侧 0.5～1cm 处,将胸骨纵行切开,自内向外翻起胸骨肋软骨瓣,并切除附着于深面的内乳血管和淋巴结以及局部胸膜(图 2)。

(3)然后将全部乳腺、胸大肌、胸小肌、腋窝淋巴、脂肪组织切除。

(4)严密止血后,将胸膜缘与周围组织缝合。

(5)取阔筋膜或人造织物修复胸壁缺损。缺损处经封闭后,局部应无明显的反常呼吸,浅面可覆以内侧皮瓣(图 3)。

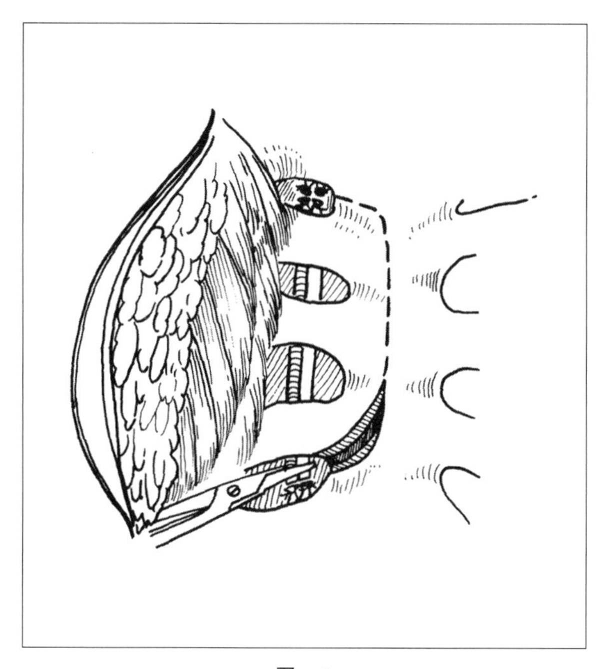

图 1

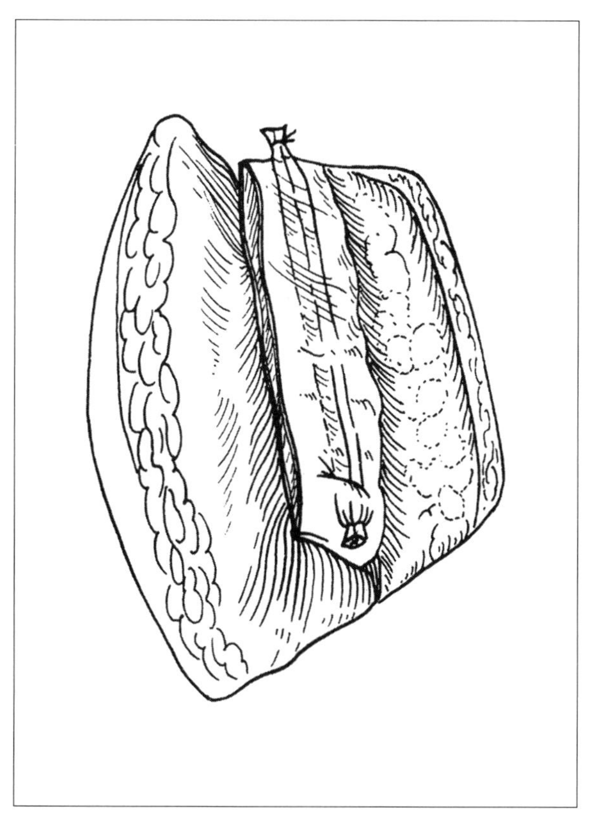

图 2

(6)在第 6 肋间腋后线置胸腔闭式引流管。清洗创口,放置负压引流管及缝合方法与乳腺癌根治术同(图 4)。

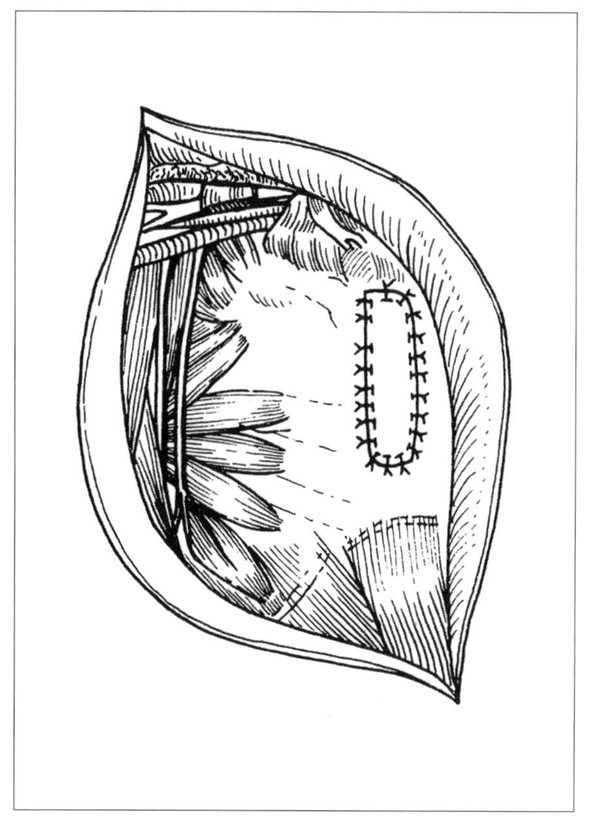

图 3

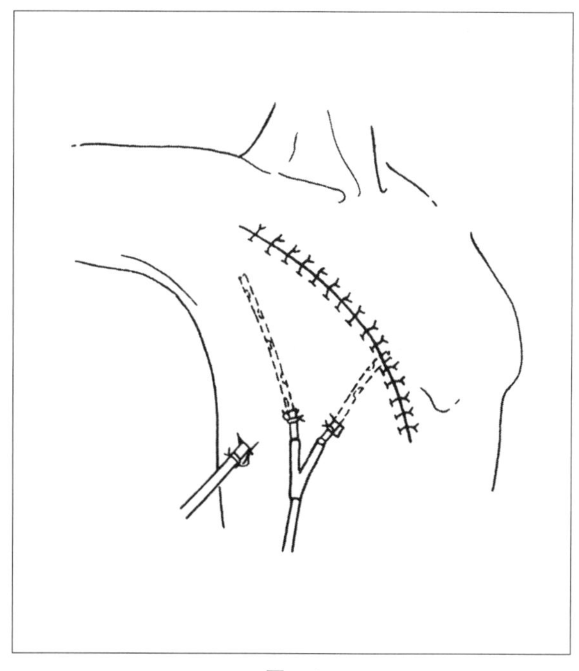

图 4

【术后处理】

除按一般乳腺癌根治术手术后处理外,应每天检查胸部情况,创口部有无积液、积血、肺部膨胀情况是否满意。

拔除胸腔引流管前应做胸部透视或摄胸片，明确胸腔积液已基本排尽，方可去除胸腔闭式引流管。

术后应考虑化疗、放射、生物治疗及雌性激素治疗。

【主要并发症】

扩大根治术的主要并发症为胸腔积液、肺不张、肺部感染、胸膜肋骨感染，创面出血和纵隔气肿等。均应在手术中重视清除胸壁缺损处的残腔。若有皮瓣缺血坏死，需及时处理。可以应用抗生素控制感染，促进创面的肉芽生长或适时植皮。

（黎介寿　李幼生）

2.5.3 乳腺癌切除术后即刻乳房再造

Immediate Breast Reconstruction after Radical Masfectomy

2.5.3.1 横行腹直肌肌皮瓣(transverse rectus abdominis myocutaneous flap, TRAM 皮瓣)移植乳房再造

乳腺癌切除术后的乳房再造可即刻施行，也可在第 1 次手术后进行二期乳房再造，即完成化疗后再进行。如果是乳腺癌手术后需要放射治疗的患者，则宜在停止放疗后 6～12 个月进行。

【TRAM 皮瓣的应用解剖】

TRAM 皮瓣的血供来自腹壁上动脉及腹壁下动脉的吻合支。腹壁上动脉的胸廓内动脉的延续，腹壁下动脉来自髂外动脉，腹壁上、下动脉有二条伴行的静脉，动脉及静脉的外径均在 2mm 以上，在腹直肌下两血管形成不同的吻合形式(图 2-5-3)。

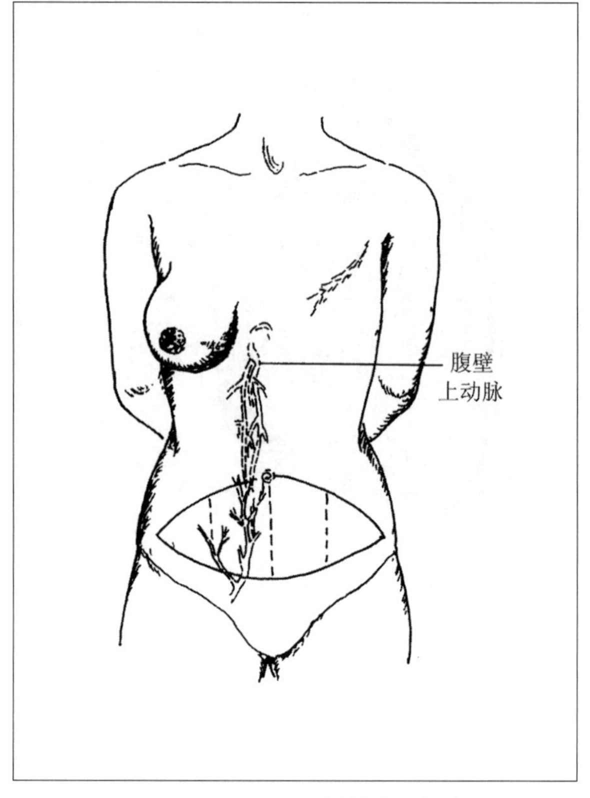

图 2-5-3　TRAM 皮瓣的应用解剖

【适应证】

同“改良式乳腺癌根治切除术”。

【禁忌证】

(1)季肋区已行横腹部切口手术，或下腹横部切口手术。

(2)下腹部正中切口或旁正中切口术后。

(3)术前放射治疗，胸壁动静脉已被损毁。

【术前准备】

(1)同“乳腺癌根治术”。

(2)所需组织测量。

测量时应让患者取立位或坐位，测量内容如下：①锁骨中点到乳头的距离；②乳头至乳房下皱襞中点的距离；③胸骨中线至乳头的距离；④乳头至腋前线的距离。

【麻醉与体位】

同“乳腺癌根治切除术”。

【手术步骤】

(1)常规行乳腺癌改良根治术。

(2)设计 TRAM 皮瓣：TRAM 皮瓣一般呈纺锤形，左右两端以两侧髂前上棘为界，上缘位于脐上 0.5～1cm，下缘位于阴毛的上缘(图 1)。

(3)切开 TRAM 皮瓣上缘处皮肤、皮下组织达腹直肌前鞘和腹外斜肌腱膜，将皮肤的两翼在两侧腹外斜肌腱膜表面掀起，直达腹直肌前鞘的外缘 2.5～3cm(图 2)。

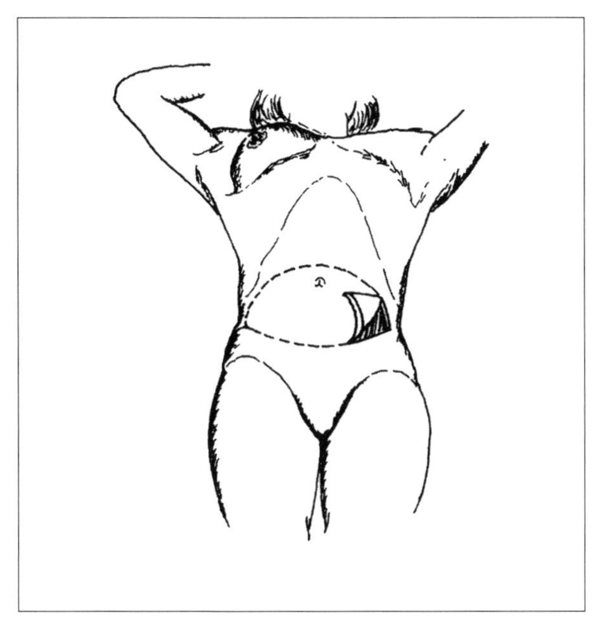

图1 TRAM 皮瓣的设计

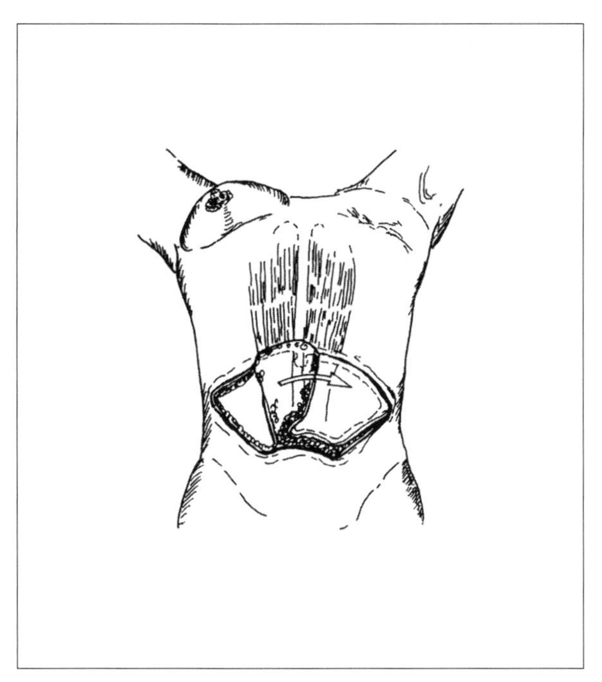

图2 切开 TRAM 皮瓣上缘

(4)切开 TRAM 皮瓣下缘处皮肤,达腹直肌前鞘、腹外斜肌腱膜。在健侧腹直肌前鞘做 L 形切口,于腹直肌深层、腹直肌后鞘可查及腹壁下动、静脉的存在,向下解剖腹壁动、静脉的起始段,切断结扎(图 3)。

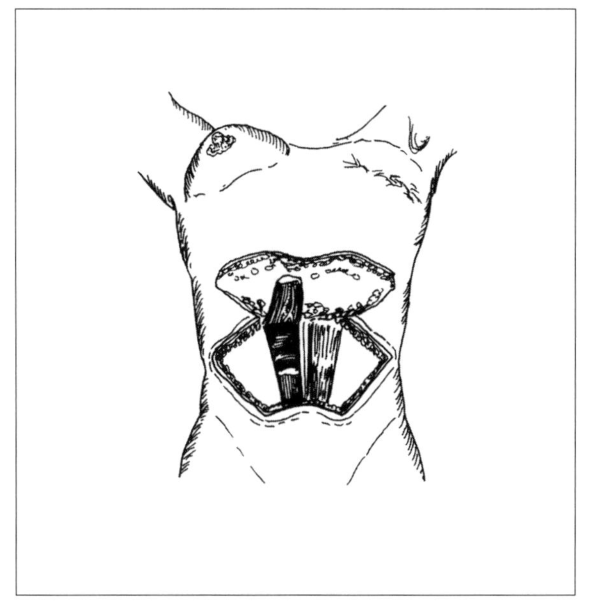

图3 保留 TRAM 皮带

(5)在腹直肌前鞘外缘,切开腹直肌前鞘边线,将脐下对侧腹直肌前鞘及部分同侧前鞘,连同腹直肌一并包括在皮瓣内,保护肌皮血管穿支,制成皮瓣,保护好上部的肌肉,以供移植(图 4)。

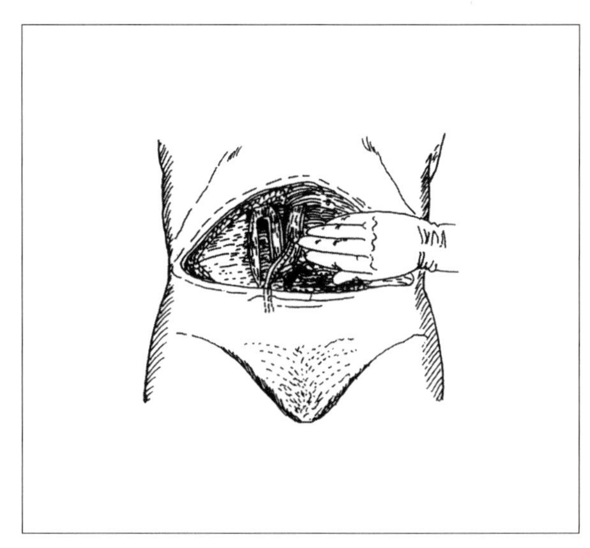

图4 切开腹直肌前鞘边线

(6)在上腹部做隧道,与胸部切口相连,容 TRAM 皮瓣能够顺利进入胸部切口内(图 5)。

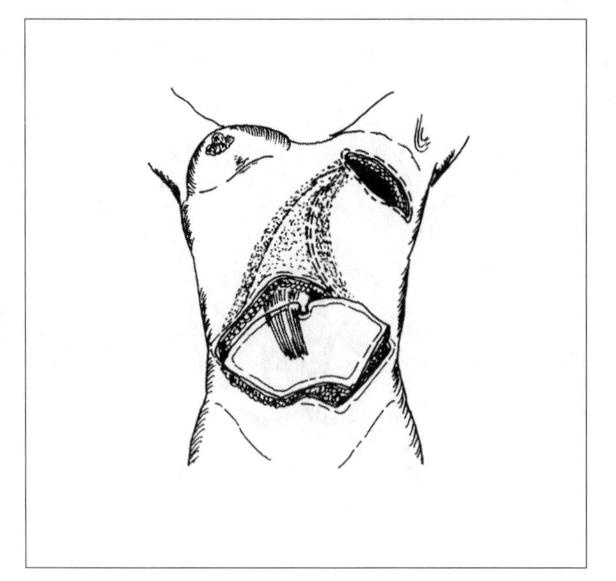

图 5　制作隧道,皮瓣转移至胸部切口

(7)根据受区需要,修整肌皮瓣的大小及形态,部分区域支上皮,做乳房形体塑型(图 6)。

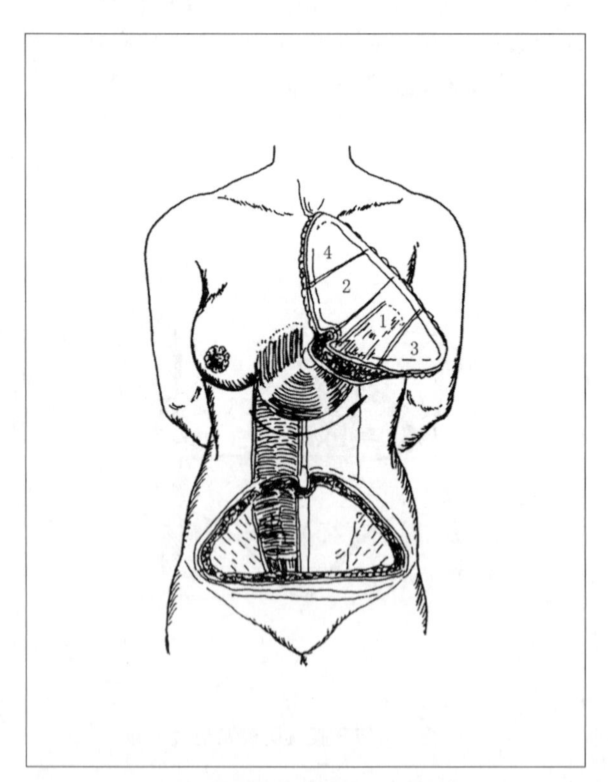

图 6　修整肌皮瓣的大小及形态

(8)为了避免皮瓣转移时肌肉蒂过度扭转影响皮瓣的血供,一般选择对侧腹直肌的肌肉蒂,也可选择同侧腹直肌的肌肉蒂(图 7)。

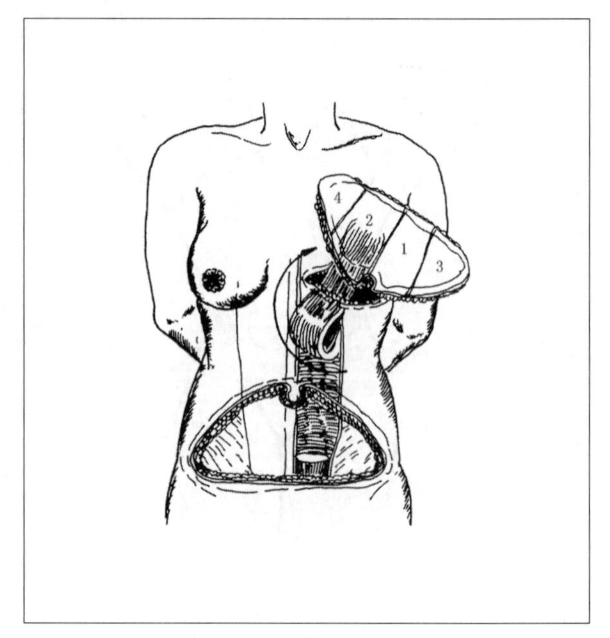

图 7　同侧腹直肌的肌肉蒂

(9)将上腹部皮肤、皮下组织广泛游离到季肋处,使其向下拉向耻骨上皱襞区切口缘,做腹壁整形。做腹直肌前鞘修补,做脐孔再造,完成腹壁整形(图 8)。

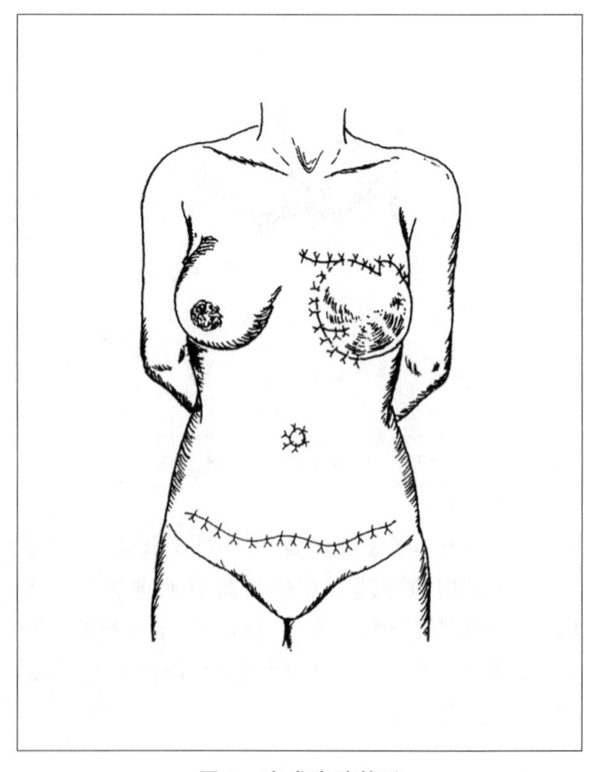

图 8　完成腹壁整形

(10)也可做双侧腹直肌及其下方的腹壁上动、静脉为蒂的皮瓣移植,为一安全的术式(图 9)。由于有双侧的腹壁上动、静脉为蒂,手术成功率得到提高。其手术方法同单蒂 TRAM 皮瓣乳房再造。

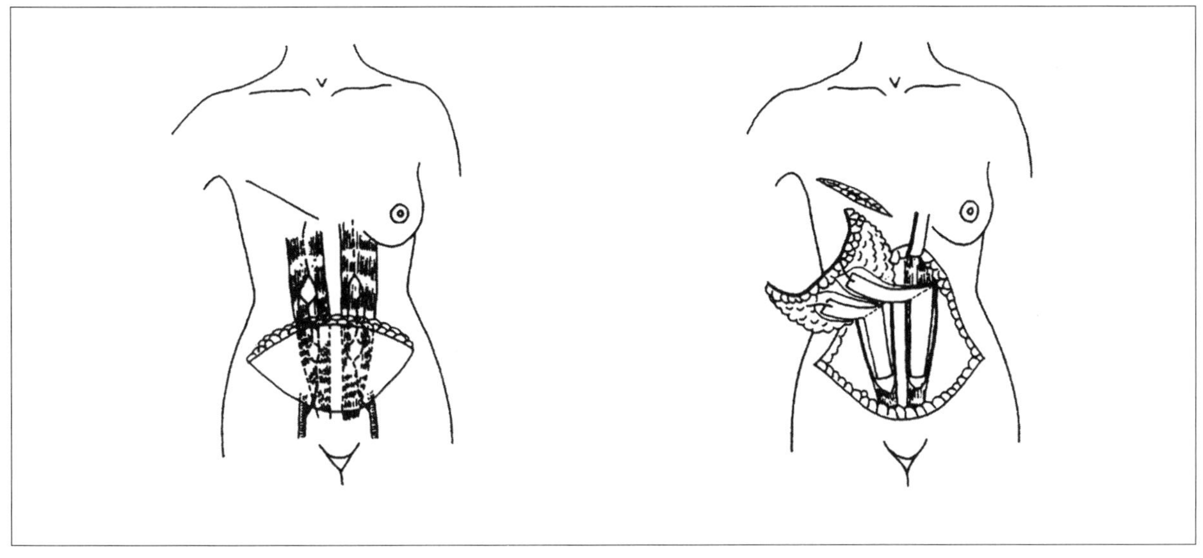

图 9 双侧腹直肌皮瓣移植

(11)在胸部和下腹部切口内置负压引流。

【术中注意要点】

下腹部取肌皮瓣时应尽可能保留肌瓣端的血管长度,并防止损伤,必要时可行血管吻合。

为了保护腹壁的强度,保留 25%~30%的外侧腹直肌前鞘及腹直肌,使内侧的腹直肌前鞘及腹直肌包括在皮瓣内。

【术后处理】

(1)手术后 3d 密切观察造成皮瓣的血供,及时处理皮瓣血供障碍的原因。

(2)保持大小便通畅,防止由于腹内压过高导致腹壁疝发生。

(3)手术后 4~5d 拔除引流管。

(4)手术后 1 个月内用腹带包扎腹部。术后 3 个月可行乳头再造,完成乳房再造的整个过程。

【主要并发症】

(1)皮瓣坏死:单肌肉蒂皮瓣血供不足导致组织缺血坏死,皮瓣转移时造成腹壁上动脉扭转或成角,术后加压包扎,造成蒂部受压。

(2)腹壁软弱和腹壁疝:手术中过分注意皮瓣血供,将整条腹直肌及其前鞘都带入皮瓣。术后腹部妥善加压包扎,穿弹力腹带 3~6 个月,防止腹壁软弱和腹壁疝的发生。

(3)脂肪液化:见“改良式乳腺癌根治切除术”。

(4)切口裂开:既可发生于受区,也可于发生供区。发生原因是由于皮瓣边缘坏死所致,在供区是由于切口张力过大引起切口愈合不良所致。

(5)再造乳房形态不良:主要表现为乳房两侧不对称,再造乳房过小或缺乏正常的乳房正常结构。发生的原因是由于胸部组织缺损过多,而皮肤提供的组织量较少;皮瓣放置方向不对,造成乳房形态不良。

(李幼生 黎介寿)

3 腹壁手术

Operations on Abdominal Wall

3.1 疝修补术
Hernioplasty

腹壁疝，又称腹外疝，是指内脏器官或组织，如小肠、结肠、大网膜等，经过某一正常或不正常的孔隙(图 3-1-1)进入腹壁突出体表的伴或不伴症状的疝出物。疝通常由疝环、疝囊、疝内容物和疝被盖等部分组成。

疝形成的原因，分先天性和后天获得性两大类。先天性者常存在组织的发育缺陷，后天性者常由于腹内压增高或腹壁、盆壁和膈肌软弱(包括肌肉瘫痪、致密结缔组织消失和胶原蛋白代谢异常)所致。

疝的治疗方法包括手术(含腹腔镜疝修补术等)与非手术治疗两种。一般来说，可复性疝以及早施行手术修补为宜，以免转变成绞窄性疝而危及生命。婴幼儿、妊娠 6 个月以上的孕妇及年老体弱者，可以考虑采用非手术治疗，例如用绷带包扎或用疝带压迫疝环，防止疝块突出。

疝修补术因疝的部位和类型不同而有多种修补方法。它们的共同手术原则是除去疝囊、高位结扎或缝扎疝囊残端、关闭和加强局部组织缺损或软弱区域。

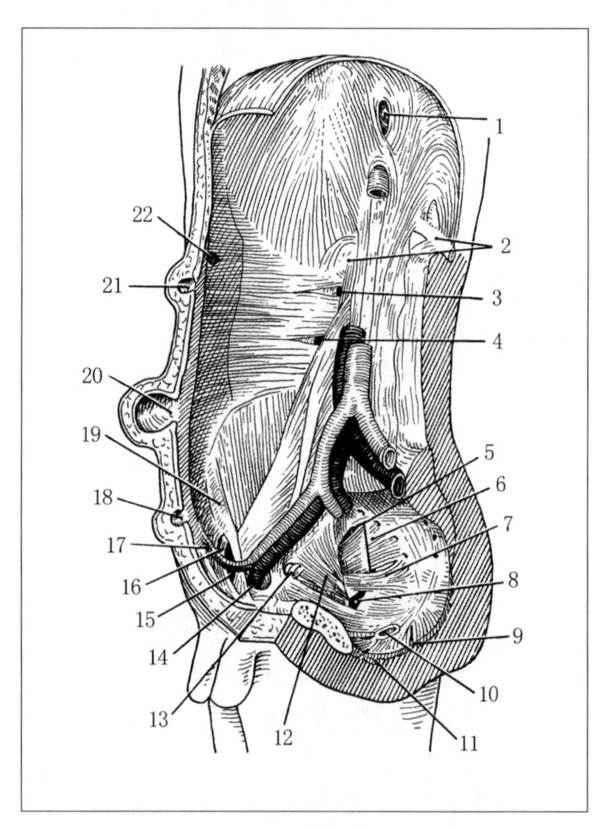

图 3-1-1 腹壁及会阴部疝的突出部位

1—膈肌食管裂孔；2—第 12 肋；3—上腰三角；4—下腰三角；5—坐骨孔疝(大骶骨坐骨孔)；6—梨状肌；7—尾骨肌；8—小骶骨坐骨孔；9—会阴疝；10—直肠；11—浅会阴横肌；12—闭孔内肌；13—闭孔及闭孔疝；14—腹环及股疝；15—直疝；16—内环及腹股沟斜疝；17—腹壁下血管；18—下腹白线疝；19—腹股沟韧带；20—脐疝；21—上腹白线疝；22—侧腹壁裂孔疝

3.1.1 腹股沟疝修补术

Inguinal Hernioplasty

3.1.1.1 概　　述

熟悉腹股沟区的解剖对施行腹股沟疝修补术至关重要。腹股沟管起自腹股沟内环(腹环),止于腹股沟外环(皮下环)。内环是腹横筋膜上的一个卵圆形裂隙,其位置相当于髂前上棘与耻骨结节连线中点腹股沟韧带上方约 1.5cm 处;腹股沟外环是由腹外斜肌腱膜纤维形成的三角形裂隙,在耻骨结节的外上方(图 3-1-2)。

腹股沟区位于髂部,呈三角形,左右各有一个。其上界在髂前上棘至腹直肌外缘的水平线上,内界是腹直肌外缘,下界为腹股沟韧带。腹股沟区的腹壁由浅入深可分为 9 层,即皮肤、皮下组织、浅筋膜(Scarpa 筋膜)、腹外斜肌及其腱膜、腹内斜肌、腹横肌、腹横筋膜、腹膜外脂肪和壁层腹膜。它的层次虽与其他部位腹壁相同,但远较薄弱(图 3-1-2)。

腹外斜肌腱膜在髂前上棘至耻骨结节之间的部分往后向上翻转、增厚,成为腹股沟韧带。该韧带内侧有一小部分纤维继续向后、向下、向外转折成陷窝韧带,附着于耻骨梳上,其弧形游离缘构成股环的内界。此韧带继续往外延续,附着于耻骨梳状线上的腱膜,称为耻骨韧带(图 3-1-3)。腹内斜肌与腹横肌下缘的部分纤维在内侧绕行到精索后方,止于耻骨结节,并融合成联合腱(图 3-1-4)。

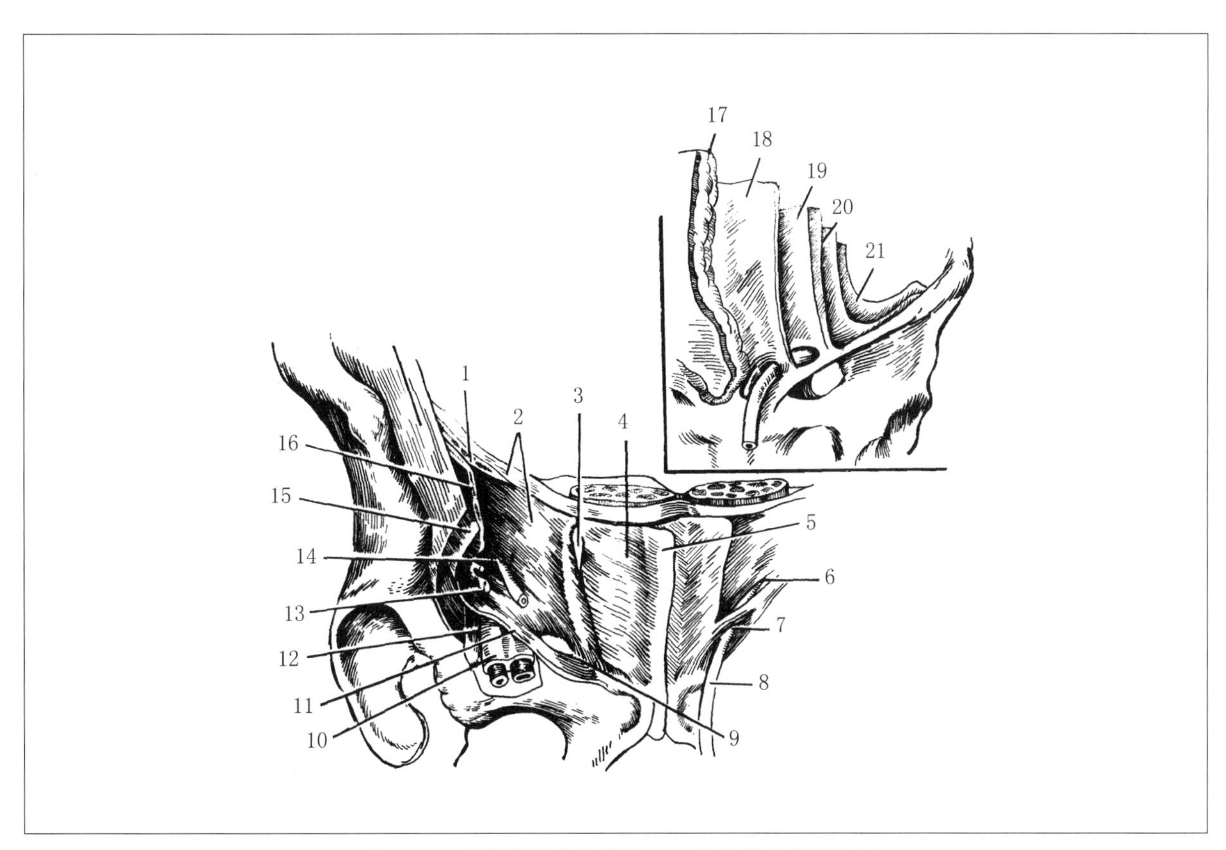

图 3-1-2　腹股沟区应用解剖——腹股沟区腹壁各层

1—腹横肌;2—腹横筋膜;3—腹内斜肌腱膜;4—腹直肌;5—腹外斜肌腱膜;6—精索;7—外环;8—精索;9—陷窝韧带;10—股鞘;11—腹股沟韧带;12—阔筋膜;13—睾提肌;14—精索及内环;15—腹外斜肌;16—腹内斜肌;17—皮肤及浅筋膜;18—腹外斜肌;19—腹内斜肌和腹横肌;20—腹横筋膜;21—腹膜

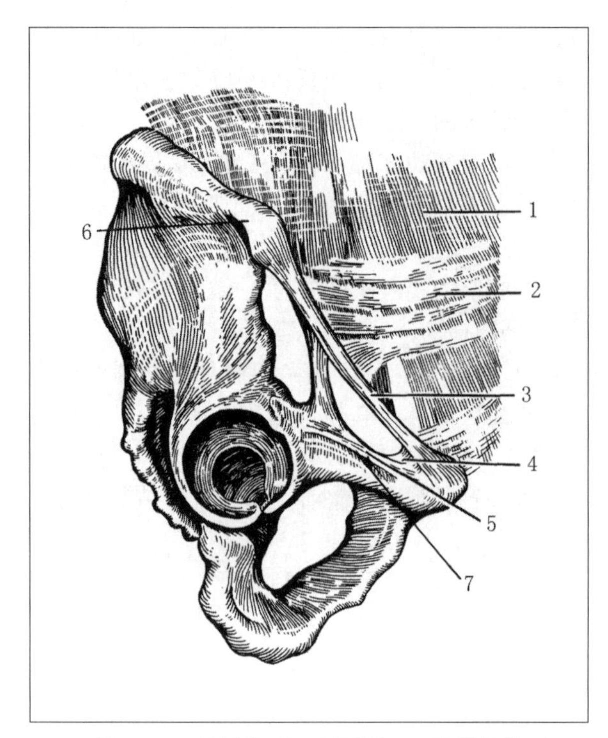

图 3-1-3　腹股沟区应用解剖——耻骨韧带

1—腹外斜肌腱膜；2—脚间纤维；3—腹股沟韧带；4—陷窝韧带；5—耻骨韧带；6—髂前上棘；7—耻骨梳

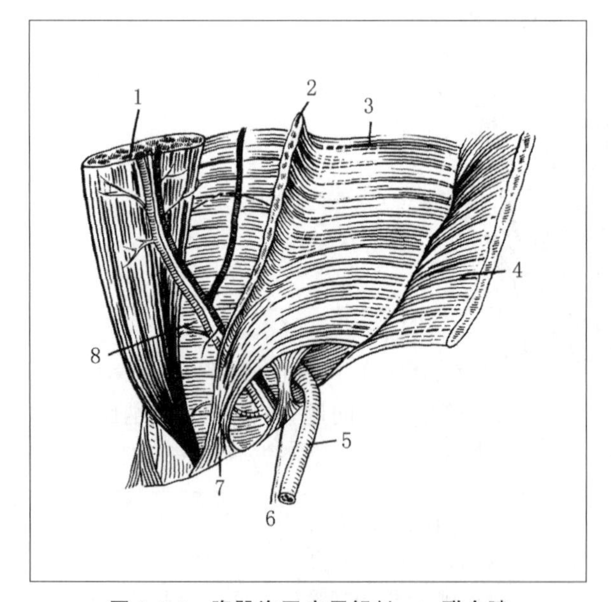

图 3-1-4　腹股沟区应用解剖——联合腱

1—腹直肌；2—腹内斜肌；3—腹横肌；4—腹外斜肌；5—精索；6—窝间韧带；7—联合腱；8—腹壁下动静脉

上述两肌下缘的部分纤维沿精索的内外缘向下移行，形成较薄的睾提肌(图 3-1-5)。

髂腹下神经在髂前上棘前方约 2.5cm 处穿过腹内斜肌，向内下方走行于腹外斜肌的深面，然后在外环上方约 2.5cm 处穿过腹外斜肌腱膜，离开腹股沟管。髂腹股沟神经较髂腹下神经细，在其外下方，几乎与之平行，在腹股沟中与精索伴行，然后出外环，分布于阴囊或大阴唇。生殖股神经生殖支沿精索的后外侧穿出，分布于睾提肌和阴囊内膜(图 3-1-5)。

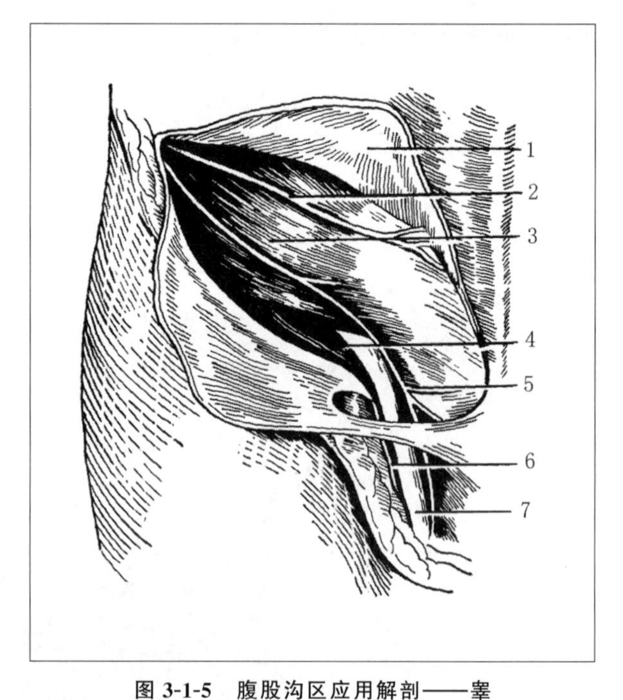

图 3-1-5　腹股沟区应用解剖——睾提肌及腹股沟区神经

1—腹外斜肌腱膜；2—髂腹下神经；3—腹内斜肌；4—睾提肌；5—髂腹股沟神经；6—生殖股神经生殖支；7—精索

在腹股沟区，有腹壁下动脉由外下方斜行走向内上方，经过腹股沟内侧缘，上行至腹直肌深面，与腹直肌外侧缘相交。腹壁下动脉在外上方，腹直肌外缘在内侧，腹股沟韧带在下方，三者之间形成一个三角形区域，称为腹股沟三角。此三角区内无腹直肌，腹横筋膜也较其他部位薄弱，是腹股沟区的最软弱处，腹股沟直疝即由此直接向体表突出(图 3-1-6)。

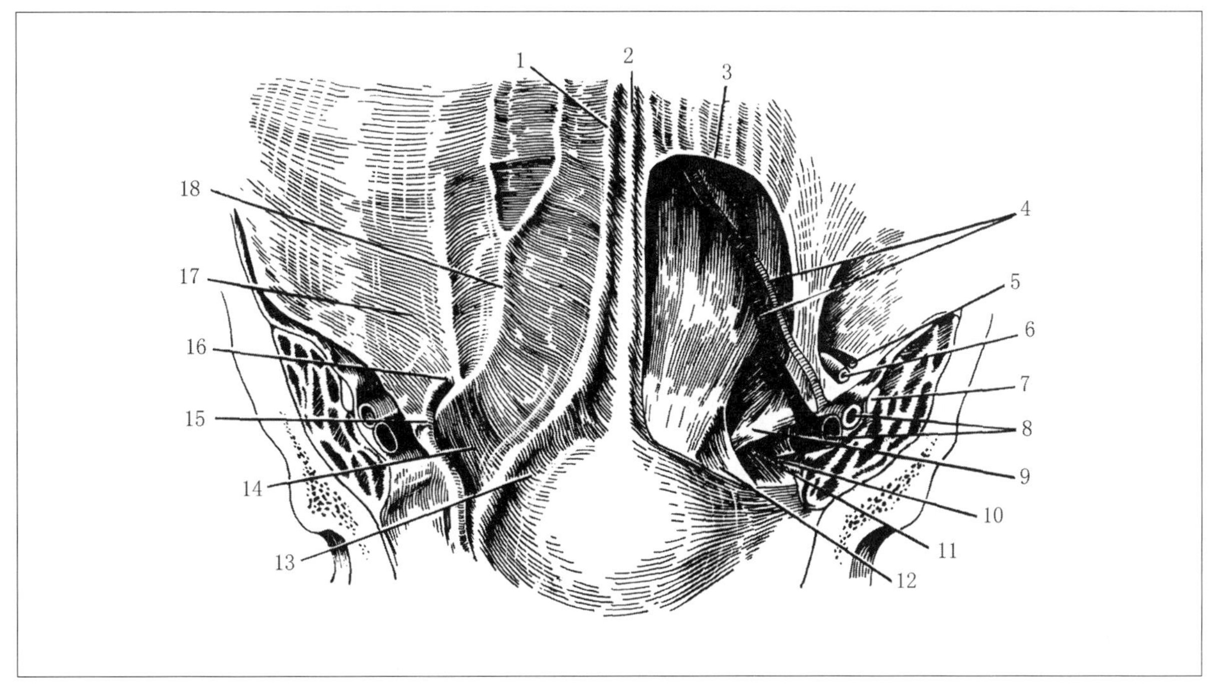

图 3-1-6 腹股沟区应用解剖——腹股沟三角区

1—脐外侧襞；2—脐中襞；3—半环线；4—腹壁下动静脉；5—精索动静脉；6—输精管；7—股神经；8—股动静脉；9—腹股沟韧带；10—股环；11—陷窝韧带；12—联合腱；13—膀胱上窝；14—腹股沟内侧窝；15—精索；16—内环；17—腹股沟外侧窝；18—腹壁动脉襞

【适应证】

（1）有症状的腹股沟疝，一般均宜施行疝修补术，以防发生箝闭或绞窄。

（2）无症状的婴幼儿腹股沟疝可等到1—2岁以后再手术。

【禁忌证】

腹股沟疝患者若未发生箝闭或绞窄，则在下列情况下不应施行手术。

（1）患急性疾病、疝部位皮肤有病变或有剧烈咳嗽等使腹内压增高者。

（2）预计生存期不长，又无严重症状的老年疝病人。

【术前准备】

（1）术前应重复做详细的体格检查和必要的化验检查，特别注意检查咽喉、心、肺、血液及手术部位。

（2）手术前一日完成手术区皮肤准备。

（3）有上呼吸道感染，慢性咳嗽，慢性便秘或存在其他使腹内压增高的情况时，应待其得到控制后再手术。

【术中注意要点】

（1）注意勿损伤髂腹股沟神经、髂腹下神经及腹股沟韧带附近的股神经；股血管及腹壁下动脉；输精管及精索内血管；疝囊内组织及膀胱等。

（2）切开疝囊后，注意检查有无组织或肠管发生绞窄；有无滑动性疝存在。

（3）修补腹壁缺损时，勿用强力拉拢和勉强缝合。缺损较大时可用自体筋膜或人造材料涤纶布、聚丙烯网等做植入修补。

（4）采用精索移位法修补时，防止内环或外环缝合过紧，以免压迫精索而发生血供障碍。

（5）行绞窄性疝手术时，应辨认肠管有无坏死，确认肠管活力无问题，方能将其还纳腹腔，以免还纳后发生肠坏死、肠穿孔，引起腹膜炎。判断肠壁活力的方法如下：观察色泽、蠕动、弹性及血管搏动。有疑问时，可用温热盐水纱布湿敷3～5min或用0.25%～0.5%普鲁卡因、1%～2%赛罗卡因封闭肠系膜血管后观察肠壁颜色有无好转。有肠坏死者应做肠切除吻合术。若病人情况危急，可暂做肠外置术。

【术后处理】

（1）术后平卧，膝下垫枕，使术侧髋关节屈曲，并抬高阴囊。

(2)术后 24h 内在切口部位压一小沙袋(约 0.5kg 重),防止切口出血和阴囊血肿形成。

(3)保持大便通畅。防止受凉和伤风感冒。咳嗽时嘱病人用手轻压伤口。

(4)给予半流食,2～3d 后改为普食。

(5)未出现并发症者,术后 3～5d 可下床活动,7d 左右可拆线。2 周后恢复一般活动,3 个月内避免重体力劳动。

【主要并发症】

(1)手术中出血:有的出血量较大,出血可由损伤下列血管而引起:①闭孔动脉的耻骨支(所谓死冠,corona mortis),系指围绕疝囊的闭孔动脉分支;②腹壁下动脉;③股动、静脉。损伤前面两根血管引起的出血比较麻烦,但是只要延长切口,改善显露,这些血管都可结扎或缝扎而不致造成大问题。股血管损伤后产生的问题比较严重,缝合腹股沟韧带时缝得太深,就可能损伤股血管,引起大出血。最好在没有结扎损伤血管以前把缝针退出,局部先行压迫止血。如压迫不能立即止血,需扩大切口,充分显露受伤股血管,再行局部压迫止血,或用细针细线缝合修补血管破口。

(2)切断输精管:误伤输精管之后,应立即修复。可用很细的不吸收线将两侧断端吻合;也可先用细塑料管做内支撑,再用细线间断缝合吻合口,术毕拔除塑料管。如现场有手术显微镜,也可用 6-0 细线做对端吻合,这种情况下就无需用内支撑管(图 3-1-7)。

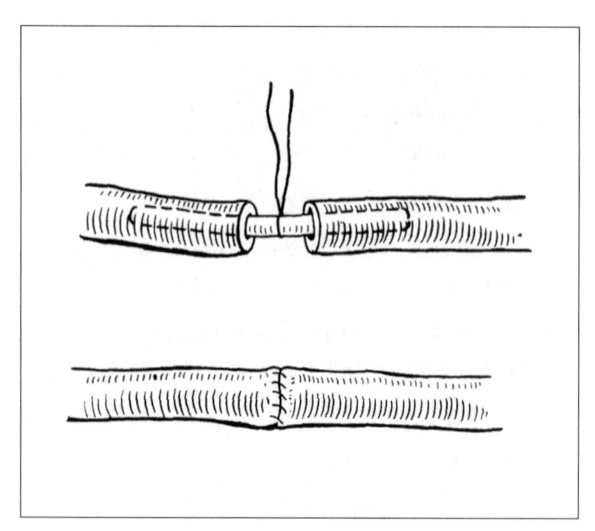

图 3-1-7 输精管吻合术

(3)损伤下腹部神经:疝修补术中遇到的重要神经有髂腹下神经和髂腹股沟神经,此外还有骶神经的感觉支和生殖股神经的生殖支等。由于髂腹股沟神经位于腹外斜肌腱膜下靠近外环部,切开腱膜时容易损伤此神经。行 Cooper 法疝修补手术中在腹直肌前鞘处做松弛切口时容易损伤髂腹下神经。一旦神经损伤,修复并无实际价值。神经断端可在修整后用银夹夹住,以免产生神经瘤。由于神经的节段分布有重叠和交叉联系,患部感觉麻木在损伤后可能会逐渐减轻。神经不慎被缝线部分缝住可能会产生长期症状。生殖股神经的生殖支在切断内环附近睾提肌时可能被损伤,患者会出现术侧睾丸比术前下垂。在疝修补缝合过程中,如将腹股沟韧带缝得太深,有时可将股神经缝住,术后可出现股神经不全瘫痪,患者行走时易跌跤。拆去缝住神经的缝线后可以恢复。

(4)损伤睾丸的动脉血供:在游离疝囊过程中,应防止损伤精索的血管束,这些血管较细,难于修复。精索内动脉起始于腹主动脉,其远侧的睾丸动脉是睾丸的主要动脉供应。精索内动脉在内环平面与精索组织相连。精索外动脉是腹壁下动脉的一个分支,加入精索组织后,沿输精管通过腹股沟管全程,为睾提肌提供血供。它和精索内动脉之间都有吻合支。由于上述侧支循环的存在,精索血管稍有意外损伤不致酿成严重后果。但在复发性疝修补术时,偶尔可以横断精索血管,以致影响睾丸血供。这种情况应尽可能避免,否则有可能造成睾丸萎缩。

(5)损伤腹内脏器:疝修补手术中,每缝一针都应十分细心。滑动性疝手术时可以损伤盲肠或乙状结肠,由于术者对这种疝缺乏认识,等到认清是滑动性疝,可能已将肠壁切开或已将肠系膜血管切断。疝囊位于精索前内侧,因此所有疝囊的分离和切开都应从前面开始进行。肠系膜血供都从滑动性疝的后面进入,在后面分离常会引起出血或因血供障碍而发生肠管坏死。在滑动性疝的前内侧切开,可以避免发生这种并发症。万一损伤了结肠壁,则应立即按常规修补结肠壁破口。直疝内侧常有膀胱壁,在切开直疝疝囊时可因不慎而将膀胱切破。见到血管丰富的柠檬色脂肪组织要提高警惕,可能就是膀胱前脂肪瘤,不要轻易切开。一旦损伤了膀胱壁,应立即用细铬制肠线或可吸收缝线和丝线分两层内翻缝合膀胱壁，同时经尿道留置导尿管数天。疝可按常规修补(图 3-1-8，图 3-1-9)。

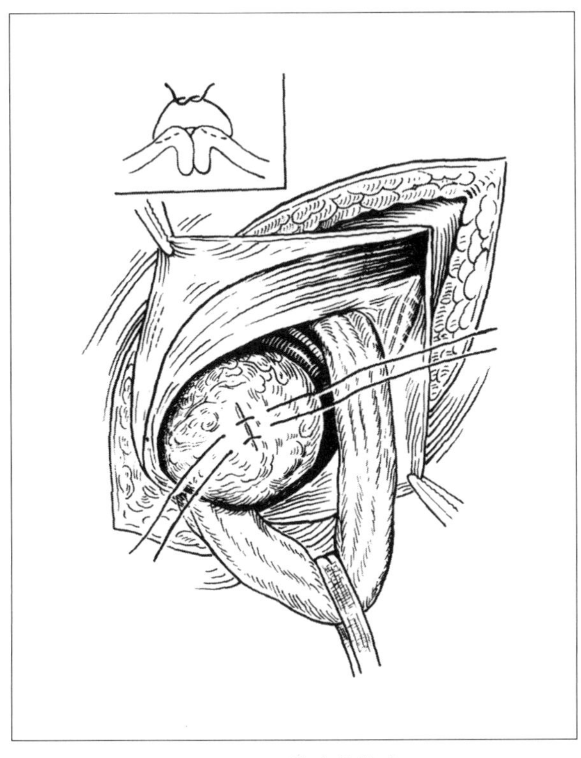

图 3-1-8 膀胱修补术

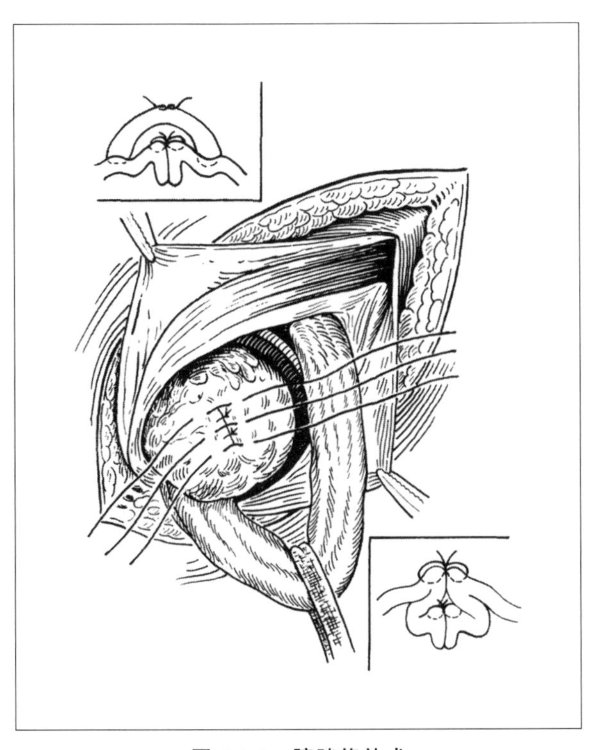

图 3-1-9 膀胱修补术

3.1.1.2 腹股沟斜疝修补术

Hernioplasty for Indirect Inguinal Hernia

腹股沟斜疝修补术有下列几种术式。下文分别叙述。

3.1.1.2.1 巴西尼法

Bassini's Method

【适应证】

此术式适用于疝囊较大而腹壁薄弱的成年病人。其特点是将精索移位至腹内斜肌和腹外斜肌腱膜之间。

【麻醉与体位】

局部麻醉(适用于腹壁薄弱者)或椎管内麻醉。儿童用全麻或基础麻醉加局麻。一般采用仰卧位。

【手术步骤】

(1)在腹股沟韧带中点上方 1.5～2.0cm 处开始向下至耻骨结节，做与腹股沟韧带平行的斜切口，长 6～8cm。切开皮肤和皮下组织，显露出腹外斜肌腱膜，切口下端露出外环(图 1)。

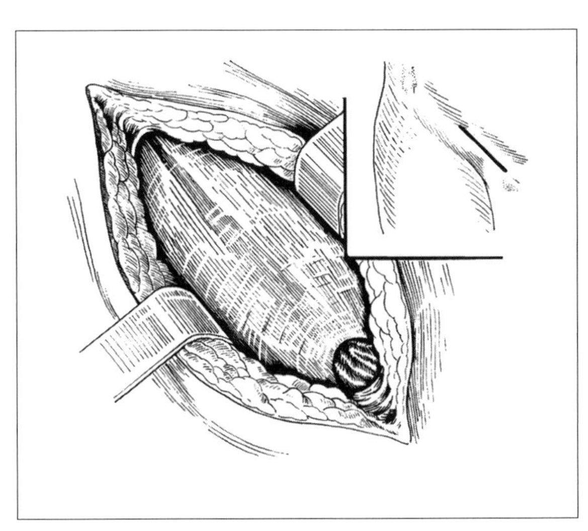

图 1

(2)沿腹外斜肌腱膜方向，先在腱膜中部做一小切口，提起两侧腱膜，用剪刀在腱膜下面潜行分离，然后往上、下方剪开腱膜和外环，注意勿损伤腱膜下的髂腹下神经和髂腹股沟神经(图 2)。

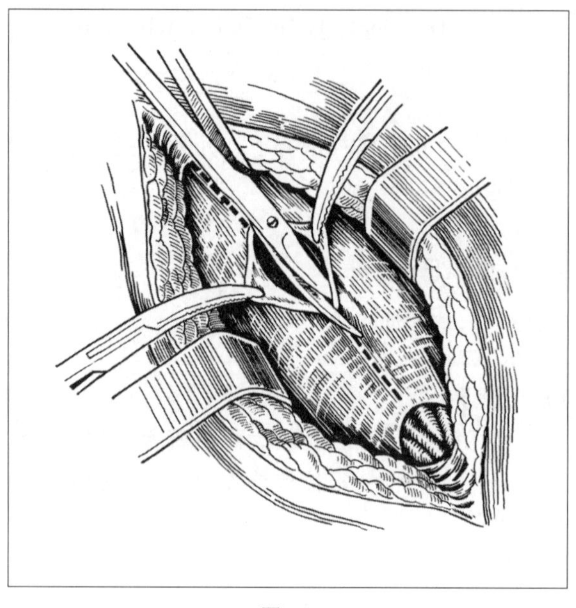

图 2

(3)将腱膜向两侧剥离分开,充分显露腹股沟韧带的内面和联合腱。从腹内斜肌及睾提肌表面细心游离出髂腹下神经和髂腹股沟神经,并往两侧牵开,保护在腹外斜肌腱膜的外面和下面(图 3)。

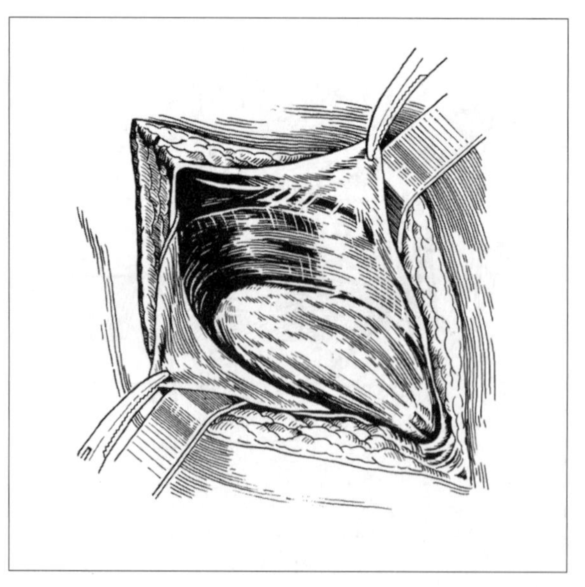

图 3

(4)纵行分开睾提肌及腹横筋膜纤维,显露疝囊。斜疝疝囊位于精索的前内侧,略呈灰白色。辨认困难时,可让病员咳嗽,或捏闭其鼻孔使之憋气,常可见疝囊随之沿精索突出(图 4)。

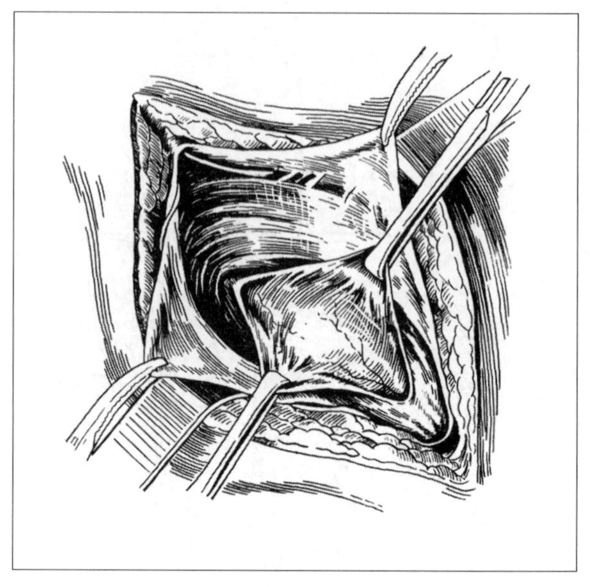

图 4

(5)提起疝囊壁,先用刀在壁上切一小口,再用剪刀扩大切口,注意勿损伤疝内容物。然后经切开处向腹腔内伸入示指,摸清腹壁下动脉的位置,并辨明有无第二个疝并存(图 5)。

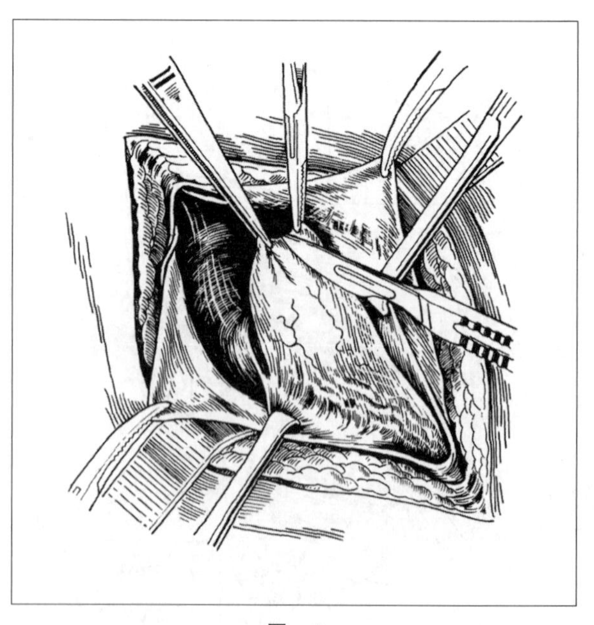

图 5

(6)将疝内容物还纳腹腔。在疝囊中部钝性剥离疝囊外面的精索和周围组织,使疝囊中部完全游离。横行切断疝囊，细心止血后，让远侧疝囊留置阴囊内。不要缝闭远侧疝囊口，以免形成疝囊内积液或积血(图 6)。

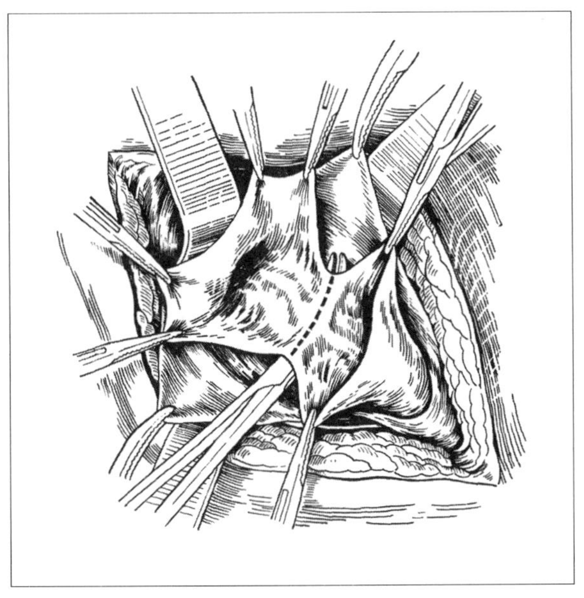

图 6

(7)近侧疝囊用止血钳提起，伸入左手示指托住疝囊内面，右手示指包以纱布，继续剥离近侧疝囊到囊颈部。剥离过程中，注意勿损伤精索血管和输精管(图 7)。

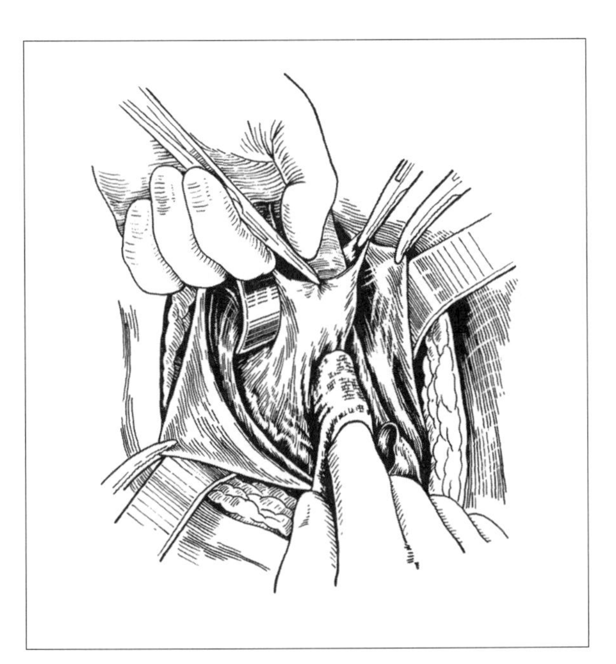

图 7

(8)将腹内斜肌与腹横肌弓状下缘往外上方牵开。在疝囊颈部上方约 0.5cm 处用中号丝线做荷包缝合，收紧荷包环绕一圈再打结，必要时在其远侧再结扎一道(图 8)。

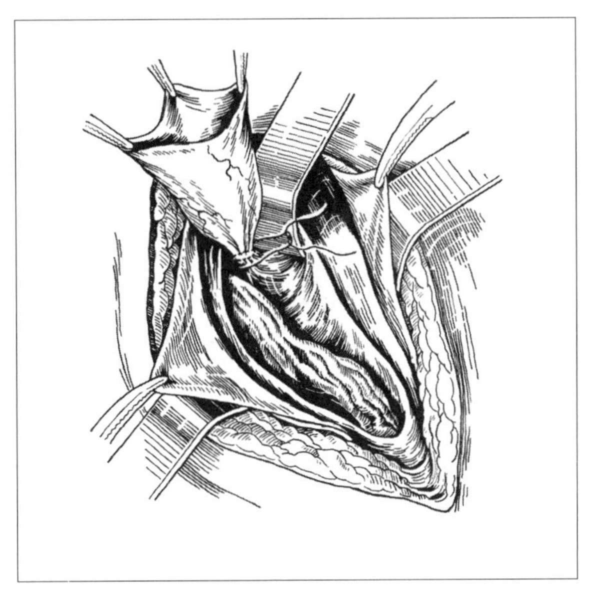

图 8

(9)在结扎线远侧约 0.5cm 处，剪去多余疝囊壁，利用结扎线的两断端，穿针后由腹横肌和腹内斜肌的后面往前穿出，然后结扎，将疝囊颈部固定在该处(图 9)。

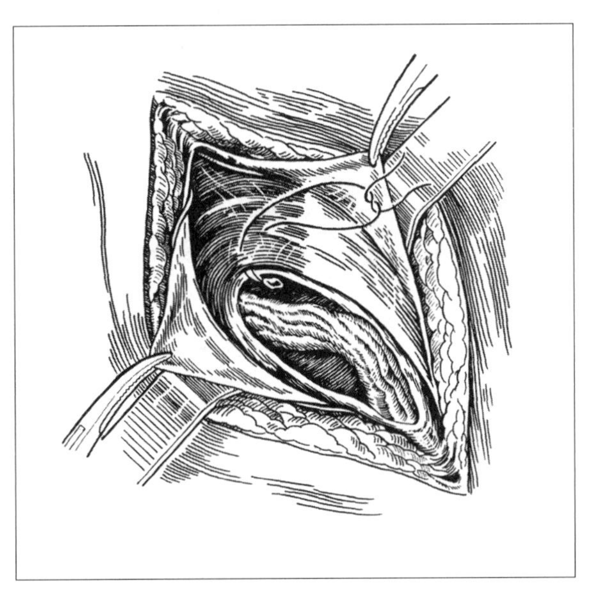

图 9

(10)提起精索,在其下方穿过一根纱布条,用做牵引,同时将精索周围的睾提肌和腹横筋膜分开(图10)。

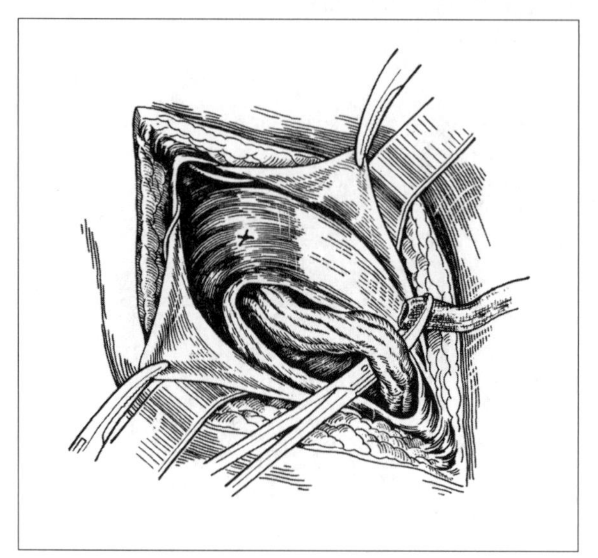

图 10

(11)若内环处缺损较大,或内环处筋膜已被切开,则在修补术之前应先将内环处的腹横筋膜缝合修补,也可先做一"8"字形缝合。但缝合不可过紧,内环处需能容纳一个小指尖通过(图11)。

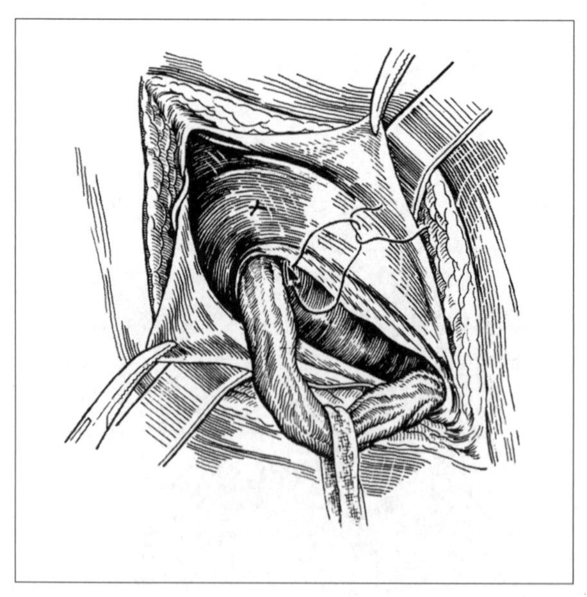

图 11

(12)将精索牵开,自切口内下方开始,用粗的不吸收缝线将联合腱与腹股沟韧带依次间断缝合在一起,共缝合约4或5针,每针相距约1cm,第1针应将耻骨结节后面的骨膜也缝在一起,使该处不会留下三角形空隙。缝合腹股沟韧带时,应紧贴其后面方向进针,以免损伤股动、静脉。每针的进、出针点宜选在不同平面上,免得在结扎缝线时撕裂腹股沟韧带,最后一针注意勿让内环处的精索受到压迫(图12)。

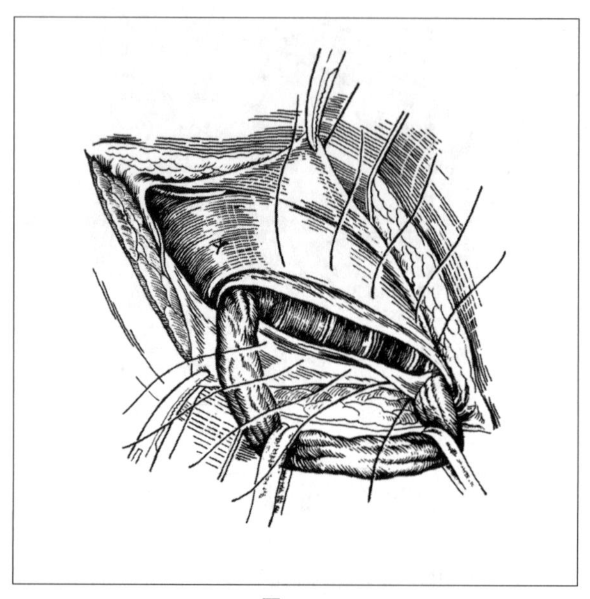

图 12

(13)除去牵引用纱布条,放回精索,使牵开的神经回到原处。冲洗伤口。在精索前方用细的不吸收线间断缝合腹外斜肌腱膜,外环处应留下能容纳一小指尖通过的空隙,使精索的血供不致受到影响(图13)。

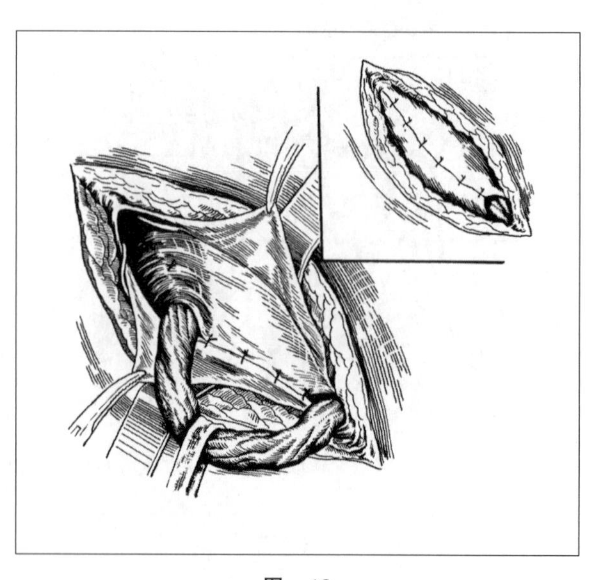

图 13

(14)用细的不吸收线分层间断缝合皮下组织及皮肤。切口中渗血较多者,可在皮下放置橡皮片引流。引流物通常在术后48h内拔除。

3.1.1.2.2 麦克威法

McVay's Method

【适应证】

此法适用于腹壁肌肉很薄弱的成人、老年人和复发性腹股沟斜疝。其特点是将联合腱缝合在耻骨韧带上,以达到加强和修补腹股沟管后壁的目的。

【麻醉与体位】

同"巴西尼法"。

【手术步骤】

(1)切口、剥离疝囊、疝囊切除及高位结扎等步骤同巴西尼法。

(2)提起精索,在腹股沟韧带中部内下方摸清股动脉搏动,其内侧即为股静脉,以手指紧贴此处作为标记,向内下方沿耻骨支内缘钝性剥离开腹横筋膜,推开其浅面的疏松结缔组织,即可显露出耻骨韧带(图1)。

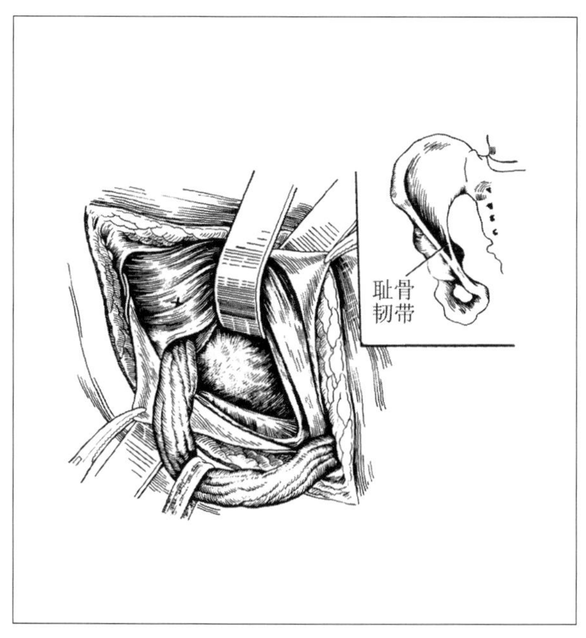

图 1

(3)从切口的内下方开始用粗的不吸收缝线将联合腱缝合在耻骨韧带上,共缝2或3针,第1针缝线应穿过陷窝韧带,然后拉紧缝线结扎。在缝最后一针时,可用左手示指挡住股静脉,避免造成损伤。再将其余腹内斜肌和腹横肌的游离缘缝在外上方的腹股沟韧带上(图2)。

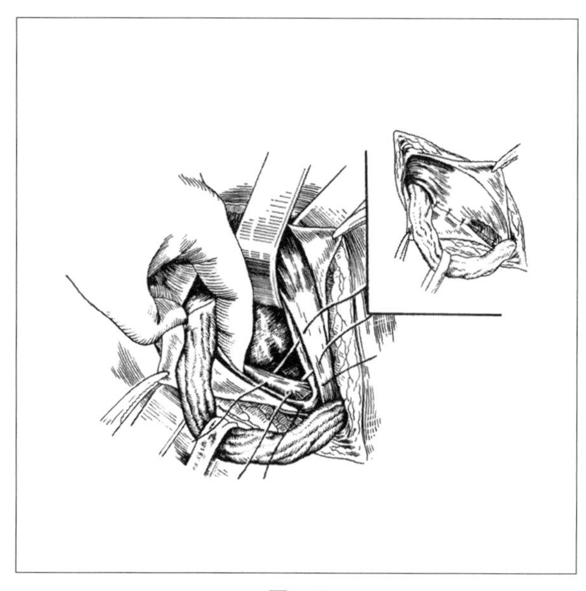

图 2

(4)放回精索。冲洗伤口。在精索前面分层间断缝合腹外斜肌腱膜、皮下组织和皮肤。

3.1.1.2.3 福克森法

Ferguson's Method

【适应证】

此法适用于疝囊较小和腹股沟后壁较坚强的病例。其特点是不游离精索,只在精索前面加强腹股沟管的前壁。一般用于青年人。

【麻醉与体位】

同"巴西尼法"。

【手术步骤】

(1)切口及分离疝囊步骤同巴西尼法。

(2)将疝囊高位结扎后,精索保持原位不动。在精索前面用粗的不吸收缝线将联合腱和腹股沟韧带间断缝合在一起。其缝合方法与注意事项同巴西尼法(图1)。

(3)将牵开的神经放回原处。用中号不吸收缝线间断缝合腹外斜肌腱膜。若腹外斜肌腱膜较松弛,也可行折叠缝合。分层缝合皮下组织及皮肤(图2)。

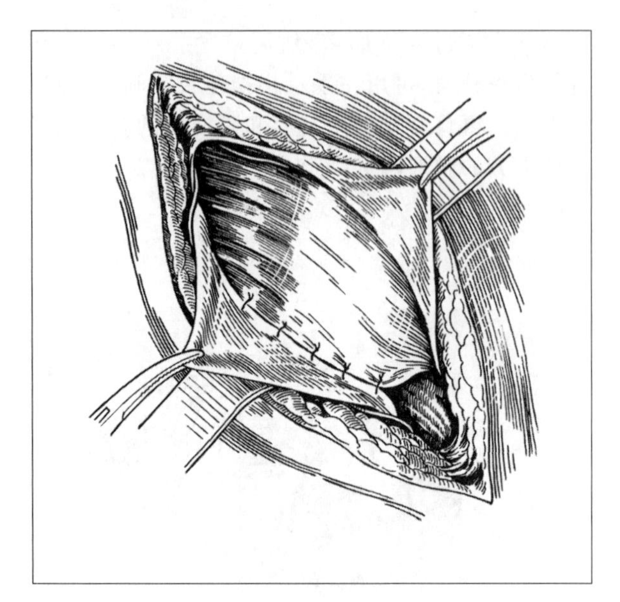

图 1

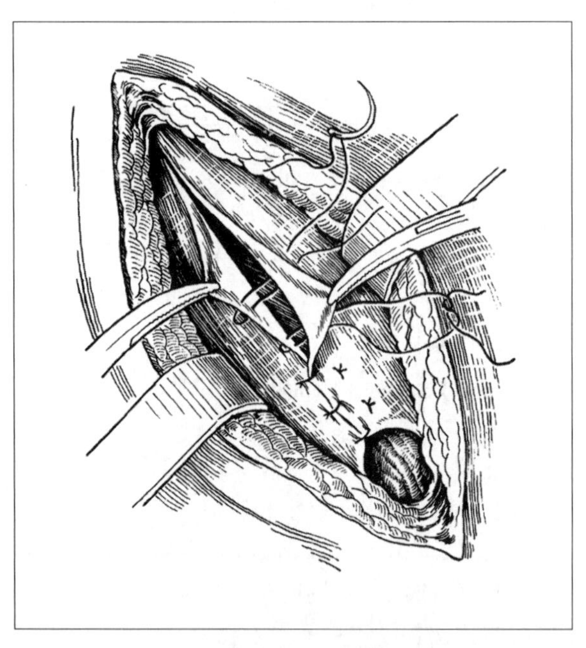

图 2

3.1.1.2.4 哈斯特德法 Halsted's Method

【适应证】

此法适用于老年人或腹股沟后壁很薄弱的病例。其特点是将精索移位至皮下。

【麻醉与体位】

同“巴西尼法”。

【手术步骤】

(1)按巴西尼法修补后,将腹外斜肌腱膜也在精索后做间断缝合,精索被移位至皮下。注意在外环处必须保留足够的空隙,使精索能在这里通过而不致发生血供障碍(图 1)。

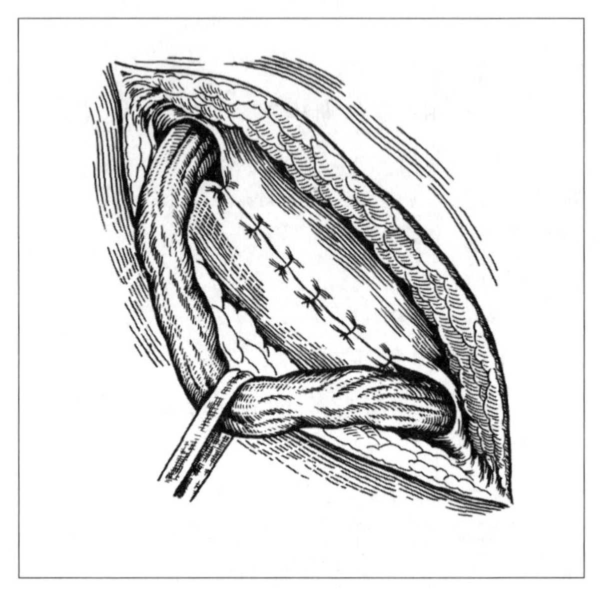

图 1

(2)分层缝合皮下组织、皮肤。

3.1.1.2.5 休尔德斯法(加拿大法) Schouldice's Method

采用前述几种方法,曾治愈过许多腹股沟疝病人。这些方法的不足之处是没有真正修补和加强腹股沟管的后壁,即腹横筋膜层,且张力较大,有一定的复发率。1945 年 Schouldice 首先发表无张力修补法,近来国内也陆续有采用此法的报道,认为这一手术操作简便、安全、合乎生理及解剖要求,且复发率低,适用各种腹股沟疝。

【适应证】

同“巴西尼法”。

【麻醉与体位】

同“巴西尼法”。

【手术步骤】

(1)切口与疝囊处理步骤与前述疝修补术相同,但不做疝囊结扎后的悬吊固定。

(2)提起精索与睾提肌,切开精索内筋膜,显示内环口下缘。用示指伸入腹横筋膜与腹膜外脂肪之间轻轻分离。

(3)纵行剪开腹横筋膜,直至耻骨结节部位,将腹横筋膜分成内、外两侧叶(图 1),并于两侧叶下进行分离(图 2)。

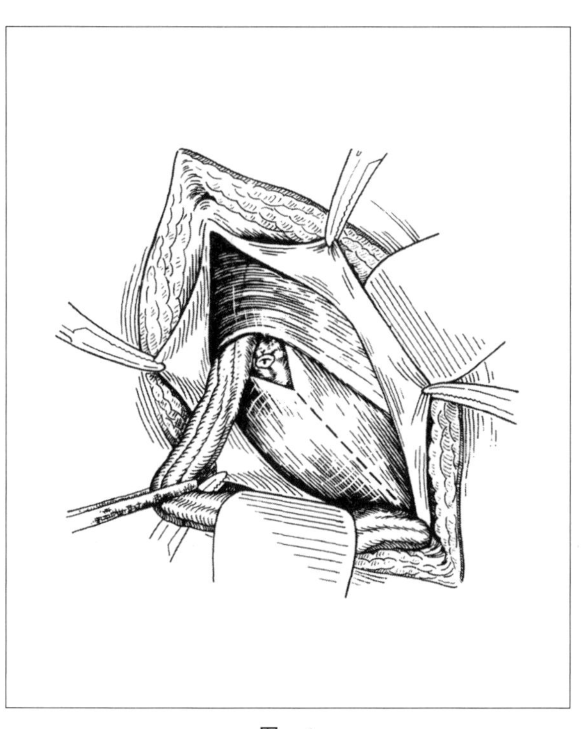

图 1

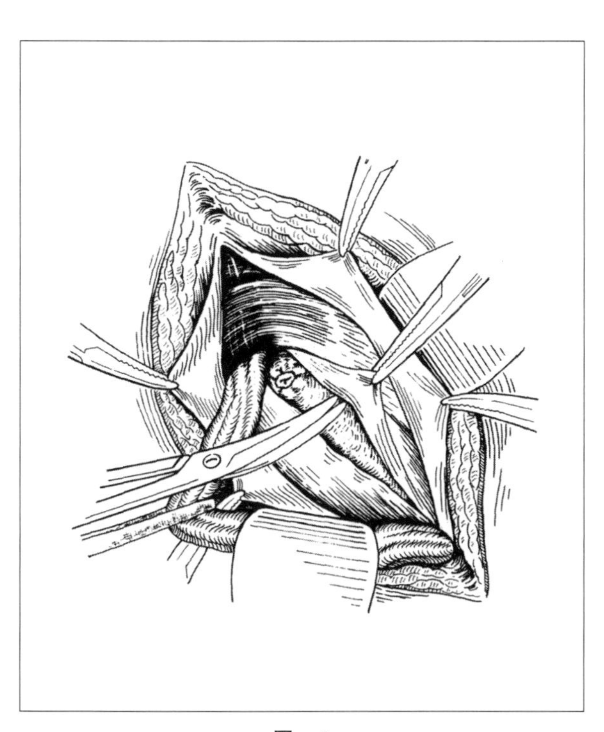

图 2

(4)用中号不吸收缝线自耻骨部开始将腹横筋膜外侧叶在内侧叶的下面用连续缝合法与联合腱或腹内斜肌腱下面相缝合,直至内环口处(图 3)。

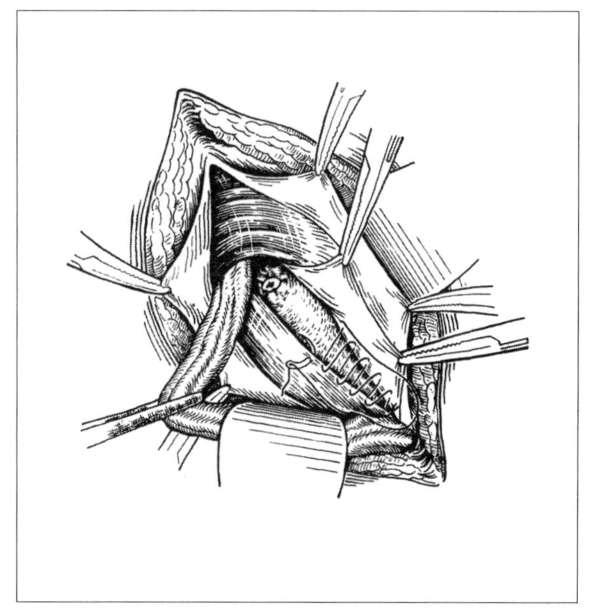

图 3

(5)仍用此线再将腹横筋膜内侧叶在外侧叶之上与腹股沟韧带做连续缝合,直至耻骨部打结(图 4)。

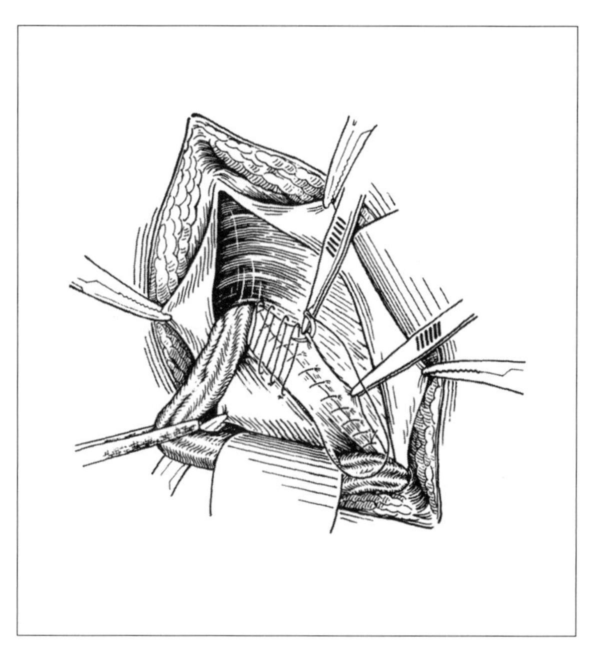

图 4

(6)再从内环外开始将腹内斜肌和腹横肌边缘与腹股沟韧带深面连续缝合在一起,以加强第2层(图5)。

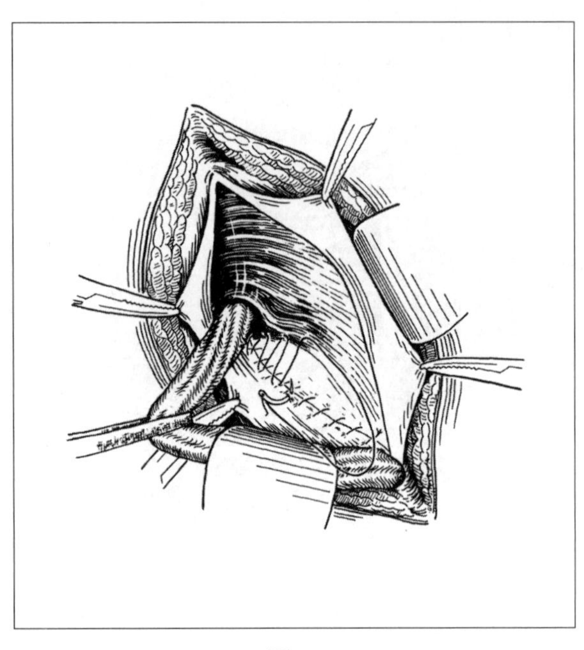

图 5

(7)放回精索。冲洗伤口。分层缝合腹外斜肌腱膜、皮下组织及皮肤(图6)。

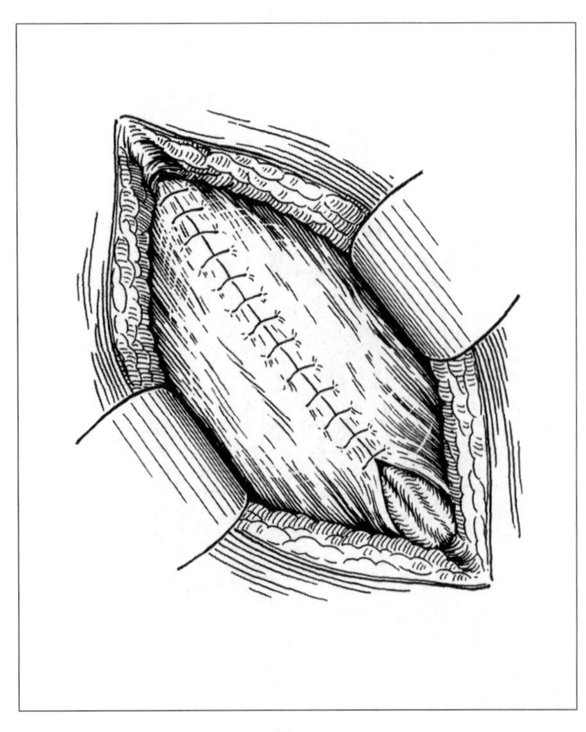

图 6

3.1.1.2.6 疝环充填式无张力修补术
Mesh Plug Hernioplasty

【适应证】

同腹股沟疝修补术。尤其适用于缺损较大的腹股沟直疝。

【禁忌证、术前准备、麻醉与体位】

同腹股沟疝修补术。备好花瓣状充填物及补片。

【手术步骤】

按Bassini术式做切口,切开皮肤、皮下组织及腹外斜肌腱膜(图1)。游离精索,分出疝囊(图2)。沿囊颈基底部周围切开腹横筋膜,高位游离疝囊至暴露腹膜前脂肪(图3)。将花瓣状充填物(Perfix Plug)顶端对准疝囊底部往腹腔内方向还纳,直至充填物到达疝环边缘(图4)。嘱病人咳嗽,证实充填物已顶住疝孔后,用数针(一般在5～8针左右)不吸收缝线将充填物花瓣周边缝合在疝环周围(图5)。然后,将聚丙烯或膨体聚四氟乙烯(ePTFE)人工补片剪成与腹股沟后壁薄弱区相仿大小,放置在腹股沟后壁的前面,从耻骨结节内面至内环上方,在相当于内环处,将补片剪一缺口,容纳精索通过,将缺口二侧补片缝合一针。补片的内、外缘分别与腹横筋膜、腹股沟韧带适当缝合固定数针(图6)。用生理盐水冲洗伤口后,逐层缝合腹外斜肌腱膜、皮下组织与皮肤(图7)。

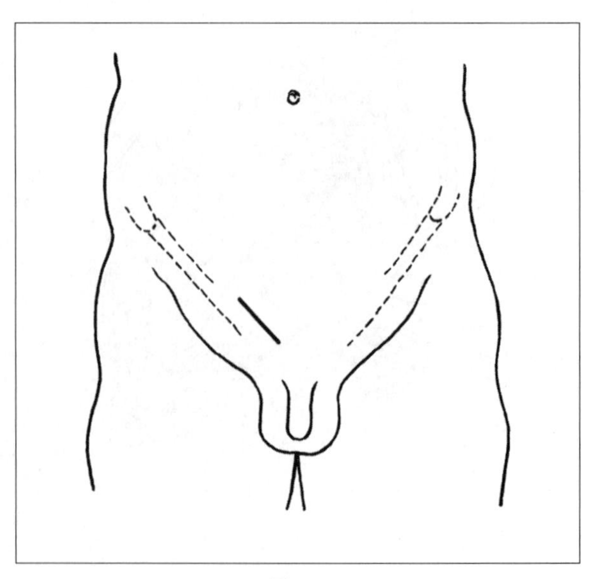

图 1

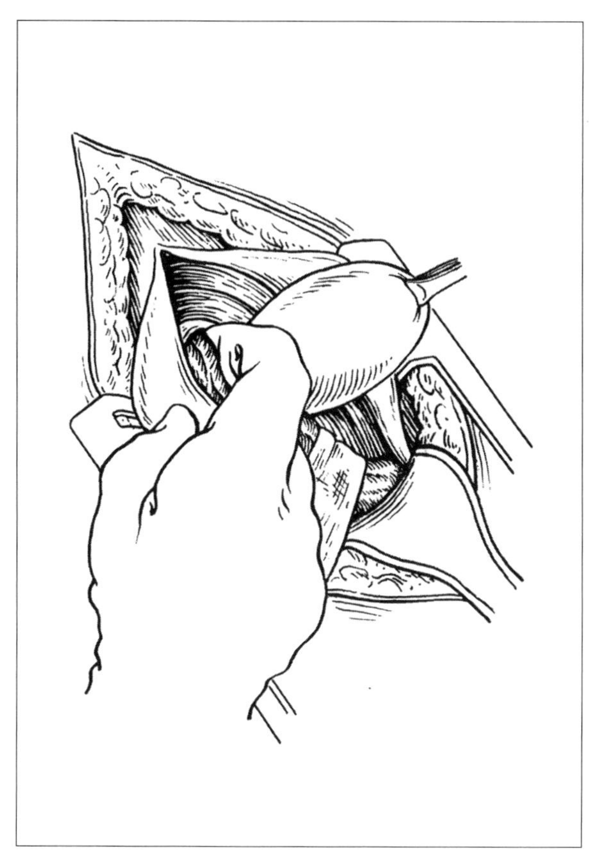

图 2

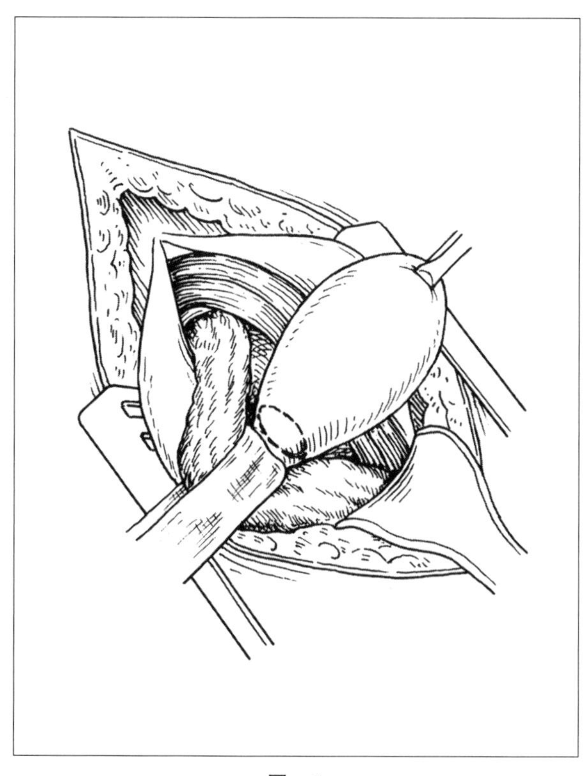

图 3

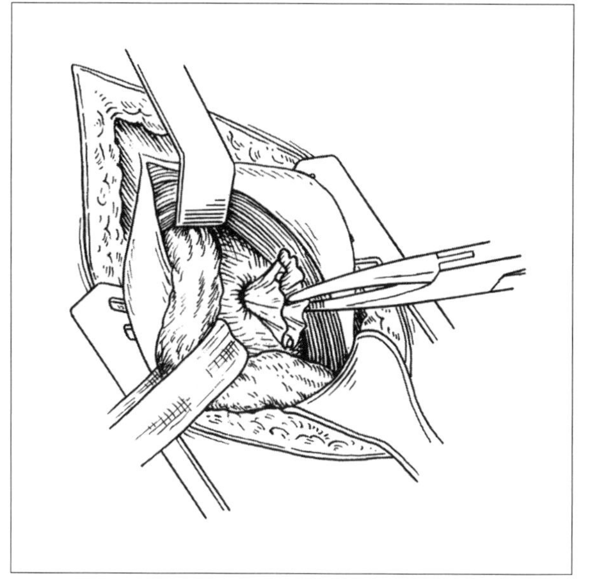

图 4

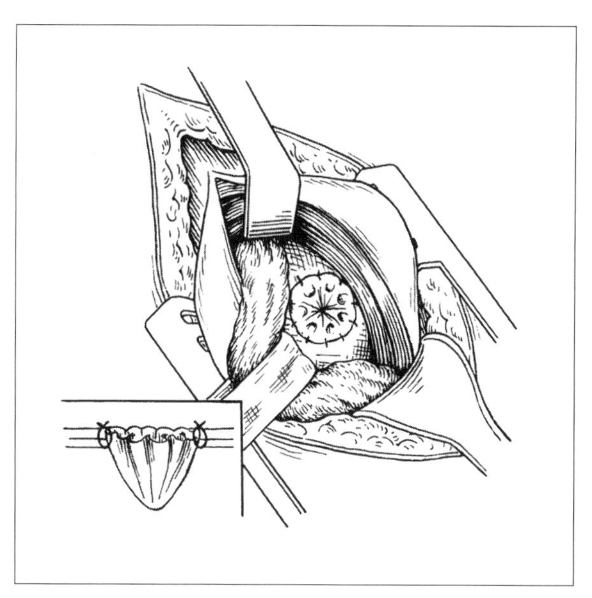

图 5

对疝环不大，疝囊较小的腹股沟斜疝，用传统的疝囊切除、高位结扎加补片行腹股沟无张力修补（不用花瓣状充填物），亦可获得良好治疗效果。

对直疝的修补方法基本同斜疝修补术。只是因为直疝疝囊一般较大，常需用大号花瓣状充填物，花瓣与周围组织需缝合10针左右。再在腹股沟后壁前面和精索后方放置一聚丙烯或ePTFE补片，其内、外缘分别与腹横筋膜、腹股沟韧带适当缝合固定数针（同斜疝）（图8）。

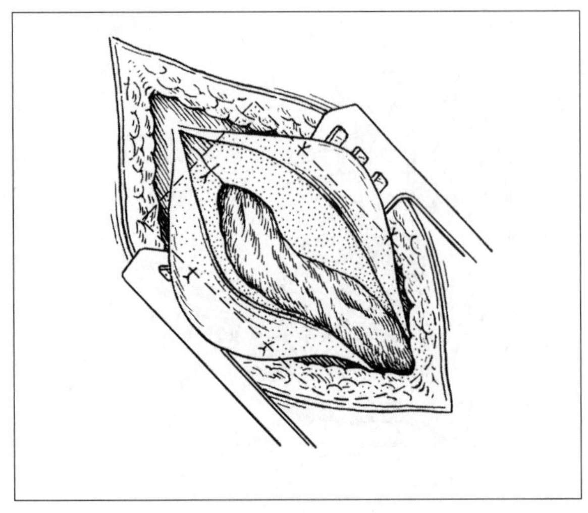

图 6

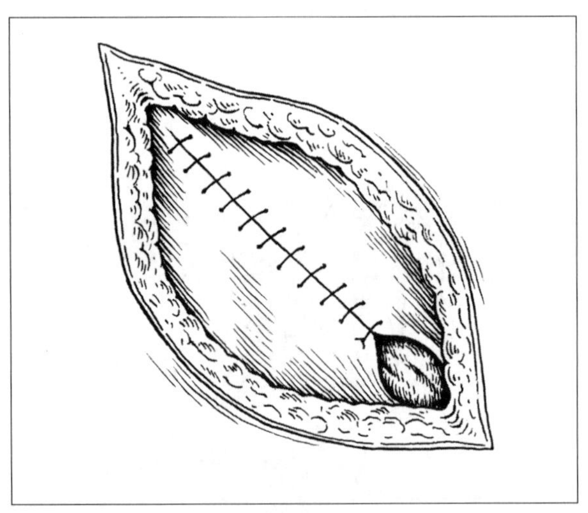

图 7

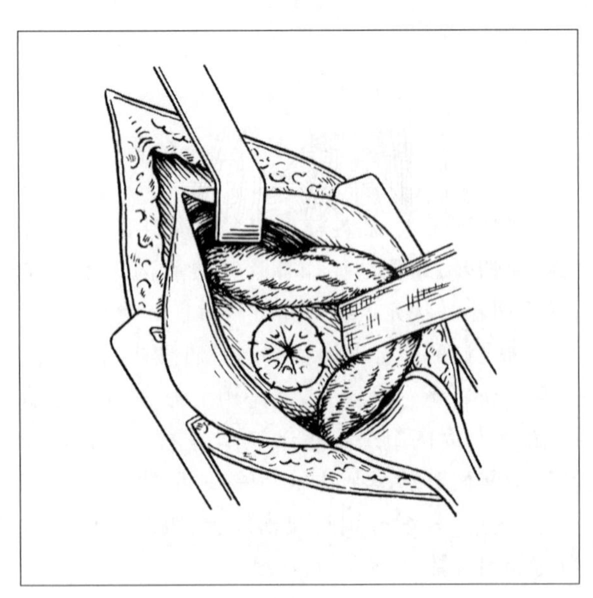

图 8

3.1.1.2.7 女性腹股沟斜疝修补术 Inguinal Hernioplasty in Females

【适应证】【麻醉与体位】

同“巴西尼法”。

【手术步骤】

(1)切口与疝囊的处理同一般腹股沟斜疝。

(2)子宫圆韧带一般可与疝囊分开,如因粘连不能分开,也可将圆韧带与疝囊一起在内环处结扎切断,近侧残端缝合在附近腹内斜肌或腹股沟韧带深面(图 1)。

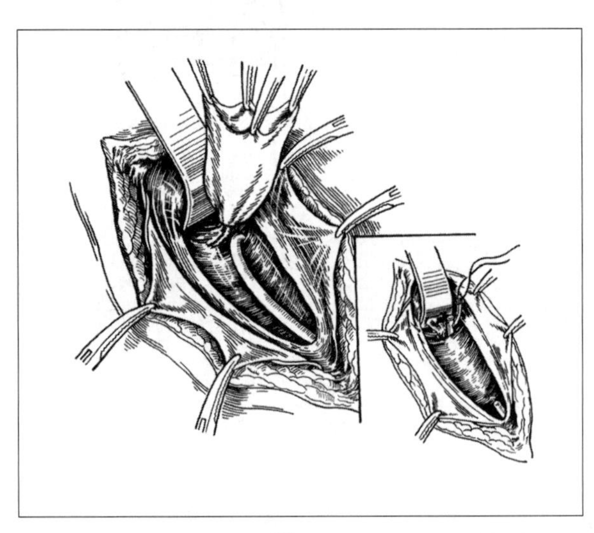

图 1

(3)在圆韧带前面将联合腱和腹股沟韧带缝合在一起。

(4)分层缝合腹外斜肌腱膜、皮下组织及皮肤。

3.1.1.2.8 小儿腹股沟斜疝修补术 Inguinal Hernioplasty in Infants and Young Children

手术特点是仅做疝囊的高位结扎和切除,腹壁按解剖层次缝合,不做特殊的修补。

【手术步骤】

(1)自腹股沟韧带中点内上方沿皮纹做长3～5cm的横切口。显露和切开腹外斜肌腱膜直至外环附近(图 1)。

(2)从腹内斜肌的下面沿精索分离出疝囊(图 2)。

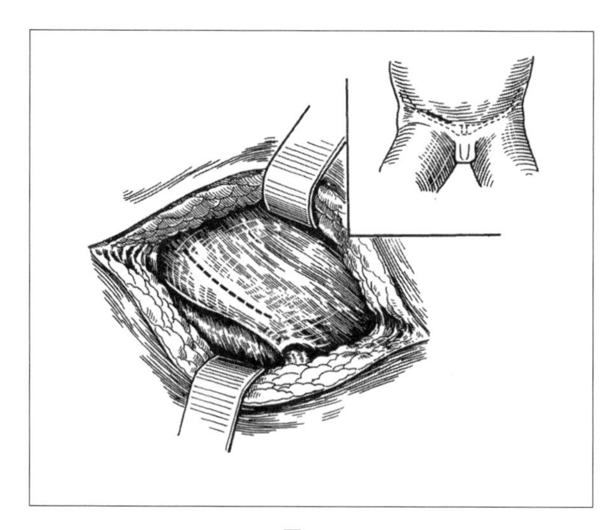

图 1

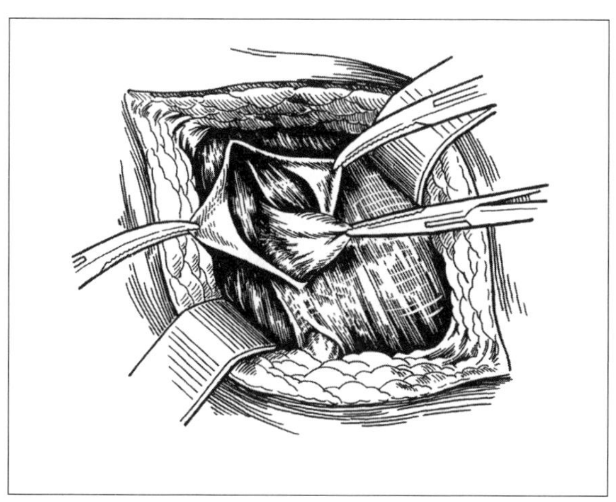

图 2

(3)剥离疝囊到颈部,高位结扎,并将远侧疝囊切除(图 3)。

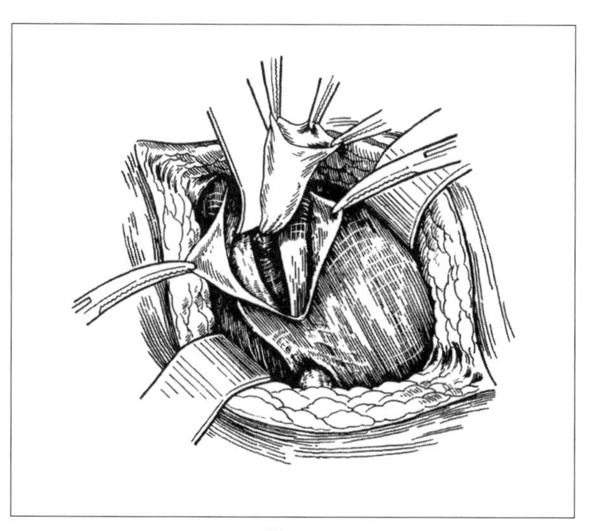

图 3

(4)分层缝合腹外斜肌腱膜、皮下组织及皮肤。

3.1.1.3 绞窄性腹股沟斜疝手术

Operations for Strangulating Indirect Inguinal Hernia

绞窄性腹股沟斜疝的处理与一般腹股沟斜疝有所不同,存在一些特殊问题:①病人情况相当严重,选择麻醉应慎重,一般可用椎管内麻醉,老年及危重病人可用局麻加基础麻醉或用全身麻醉;②并发肠梗阻的病人术前应做胃肠减压,以免胃内容物在麻醉时被误吸入肺。胃管应留置至术后;③术前应补液和使用有效抗生素,如氨苄西林、庆大霉素、甲硝唑、头孢三嗪噻肟(菌必治,Ceftriaxone)等。

【手术步骤】

(1)切口同择期性腹股沟斜疝手术,但应略长。

(2)依次切开腹股沟区域各层组织,找到疝囊。分离疝囊。切开疝囊壁最好在离钳闭处的稍远侧。可先在卡紧的疝环与绞窄的肠襻间插入小指或有槽探针,在直视下细心地逐渐由远侧向近侧切开疝囊和全部疝环(图 1)。

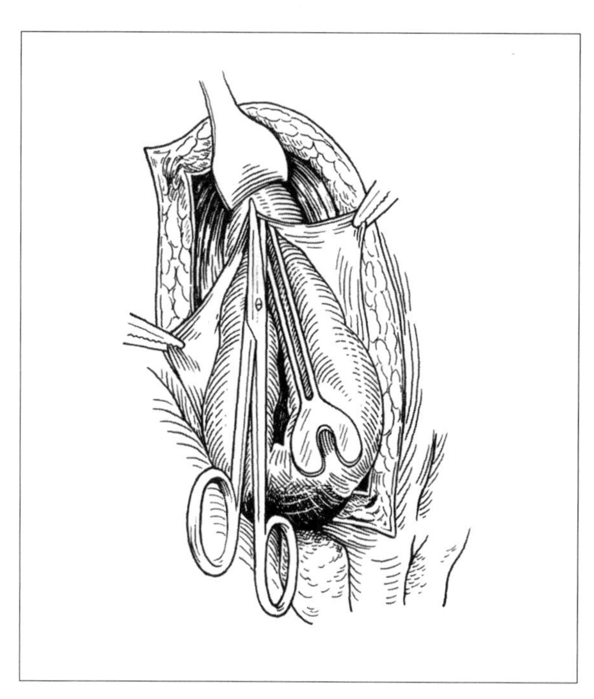

图 1

(3)解除钳闭后,继续剪开疝囊壁直到壁层腹膜。此时,不能让被钳闭过的肠襻缩回腹腔内,而且还需将怀疑绞窄的全部肠襻和近、远两侧的肠襻各约 20cm 拖出切口外,仔细观察肠管活力。

(4)如绞窄肠管已失去活力或已坏死,应将该段肠管切除,包括近、远侧正常肠管各约 5cm,并行对端吻合。检查吻合口通畅并确认肠管活力正常后,再将肠襻循序送回腹腔。

(5)缝合切开的壁层腹膜,高位缝扎疝囊,切除疝囊多余部分。用盐水和抗生素溶液冲洗伤口后,松松分层缝合腹股沟区组织。通常不做一期腹股沟疝修补术,以免发生感染,导致手术失败。腹壁和腹腔是否放置引流,视污染程度而定。

(6)如病人情况不允许做肠切除吻合术,可将坏死的或活力有疑问的肠管暂时做小肠外置插管造口术(图 2)。等待一段时间,待病人情况好转后,再行肠切除吻合术。

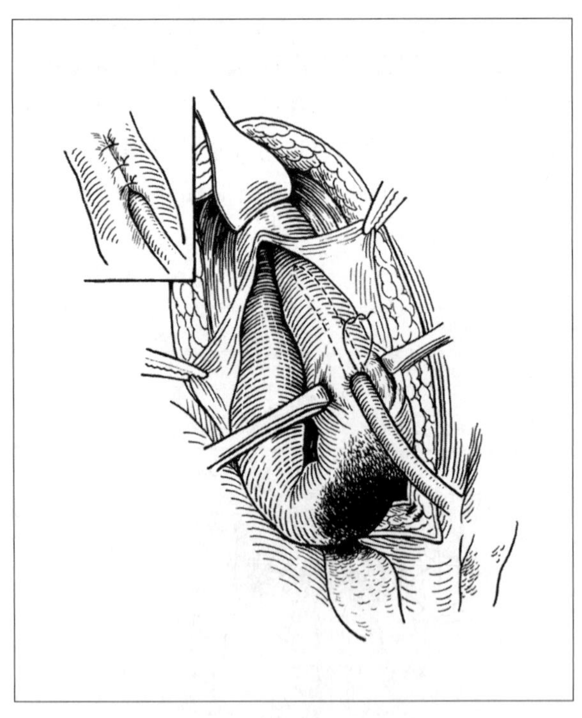

图 2

(7)有少数绞窄性或钳闭性疝,由于麻醉作用的影响,疝环放松,肠襻缩回腹腔,手术中切开疝囊时已无绞窄的肠管可见。这时候,必须重新拖出疝环附近的肠管,仔细辨认肠管有无失去活力或坏死,再根据情况施行相应的手术。判断肠管失去活力的根据是,肠管失去弹性,蠕动消失,肠壁发黑、塌陷,肠系膜血管搏动不能触及等。

3.1.1.4 腹股沟滑动性疝修补术

Operations for Sliding Inguinal Hernia

滑动性疝的临床特点是,绝大多数患者是男性,平均年龄在 40 岁以上,右侧多见,内容物多为盲肠及其相连的回肠、阑尾、升结肠等(图 3-1-10);左侧多为乙状结肠与降结肠。疝块较大,大多下降至阴囊,有的不能还纳,构成难复性疝。滑动性疝的手术目的,除了切除疝囊,缩小疝环,加强和修补腹股沟管外,还需将脱出的结肠还纳入腹腔。手术后容易复发,故应特别注意加强腹股沟管的修补。修补方法有下列几种。

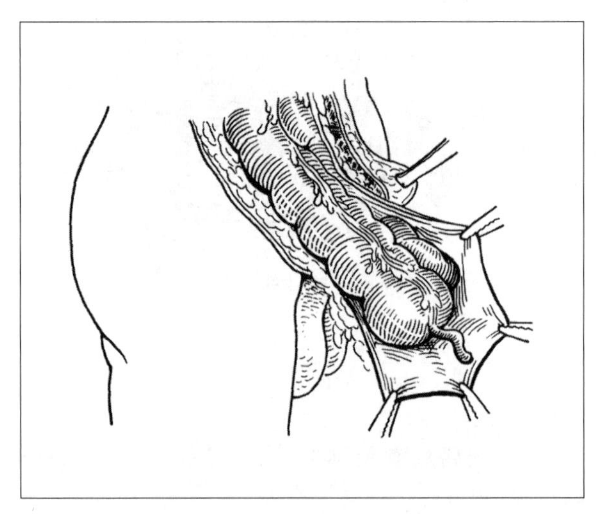

图 3-1-10 滑动性疝示意图

3.1.1.4.1 哈特齐开斯法

Hotchkiss's Method

【适应证】

适用于右侧滑动性疝。

【手术步骤】

(1)切口和疝囊的显露与腹股沟斜疝手术相同。

(2)在疝囊前面切开囊壁,露出结肠。注意勿损伤肠壁及肠系膜血管。在距离结肠附着部约 1cm 处,沿疝囊颈做环状切开(图 1)。

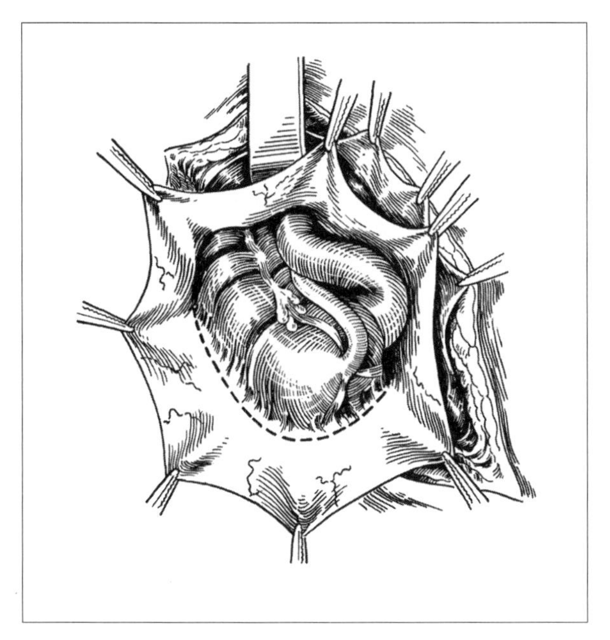

图 1

(3)将脱出的结肠往后上方翻转,露出结肠后壁,用细的不吸收缝线连续缝合结肠两侧剩余的囊壁,使形成新的结肠后壁系膜(图 2)。

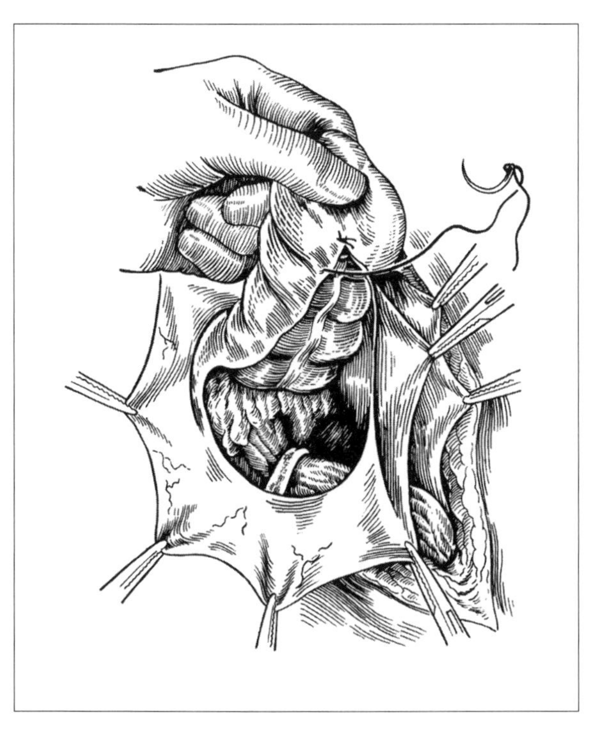

图 2

(4)将余下的疝囊缺口也连续缝合(图 3)。

(5)将结肠还纳腹腔,先在内环处囊颈部用中号不吸收缝线做一荷包缝合,并结扎。在第 1 荷包的外周再做另一荷包缝合,结扎后切除多余的疝囊壁(图 4)。其他手术步骤与斜疝修补术相同。

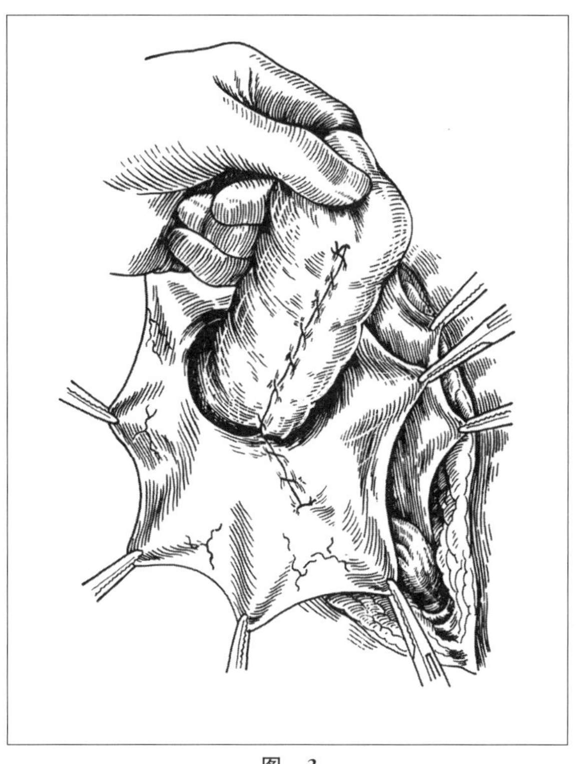

图 3

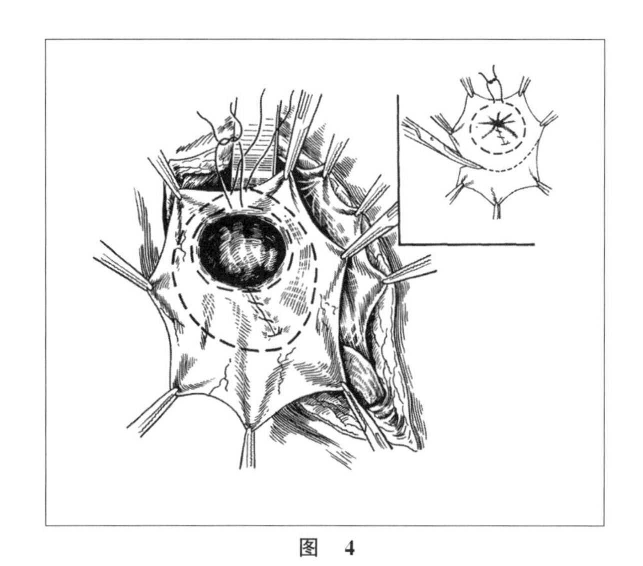

图 4

3.1.1.4.2 齐默尔曼法

Zimmerman's Method

【适应证】

适用于右侧滑动性疝。

【手术步骤】

(1)切口和疝囊的显露与腹股沟斜疝修补手术相同。

(2)切开疝囊后,如发现是滑动性疝,则在贴近肠壁周围的疝囊上做荷包缝合,剪去多余疝囊。(图 1)。

(3)将疝囊与后面的精索组织钝性分开,并使疝块还纳腹腔(图 2,图 3)。

(4)提起精索,将腹横筋膜缝于腹股沟韧带的倾斜缘上,以封闭内环。疝修补的其他步骤与一般疝修补术相同。

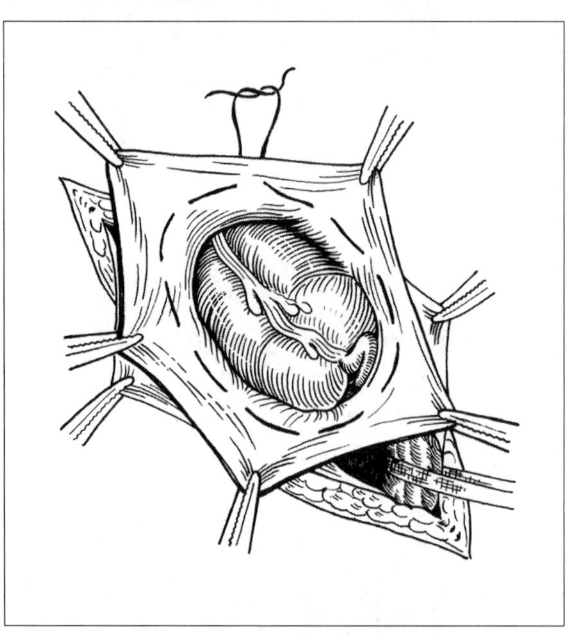

图 1

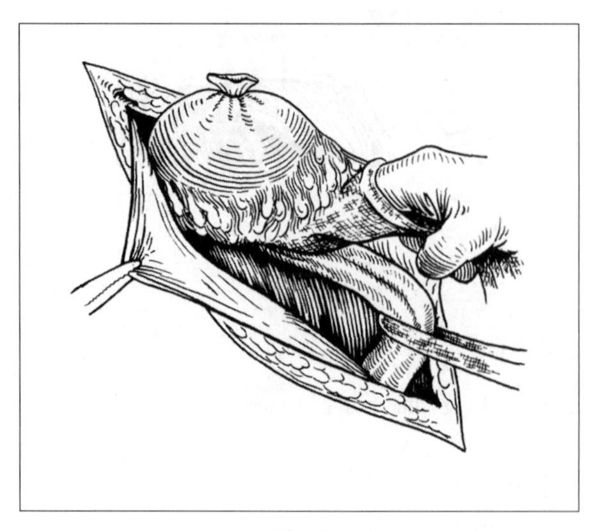

图 2

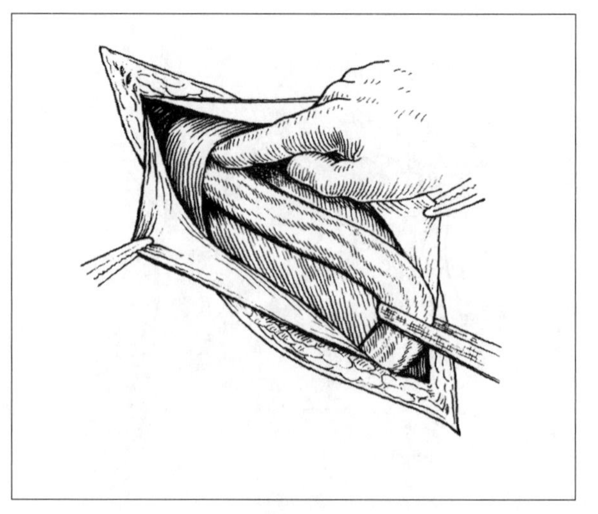

图 3

3.1.1.4.3 拉罗求法
La Roque's Method

【适应证】

适用于左侧滑动性疝。

【手术步骤】

(1)切口、腹股沟区和疝囊的显露与腹股沟斜疝修补手术相同。

(2)切开疝囊后,如发现为乙状结肠滑动性疝,则需在内环上方另做一腹部切口,切开腹外斜肌、腹内斜肌、腹横肌以及腹膜、经箭头所示方向,由腹部切口拉出乙状结肠(图 1)。

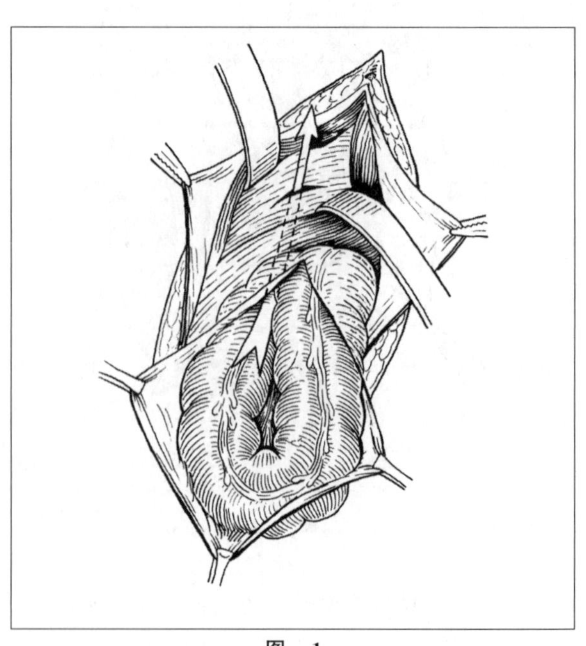

图 1

(3)乙状结肠经上述切口翻出后,裸露出疝囊的外侧面(相当疝囊前壁切开处的后面)(图 2)。

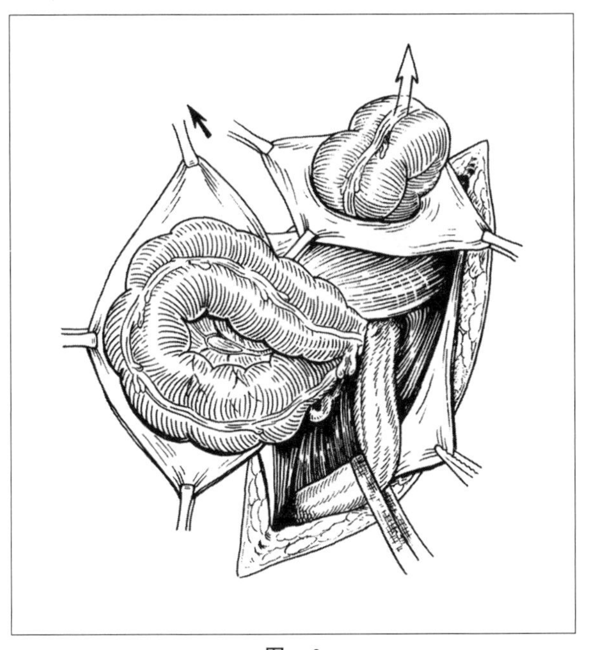

图 2

(4)缝合裸露的外侧面,形成新的肠系膜。将乙状结肠还纳入腹腔(图 3,图 4)。

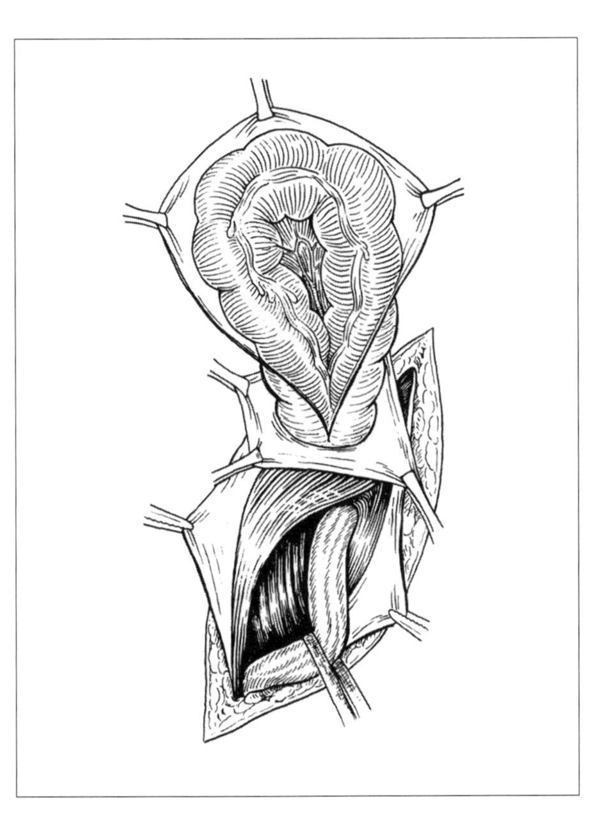

图 3

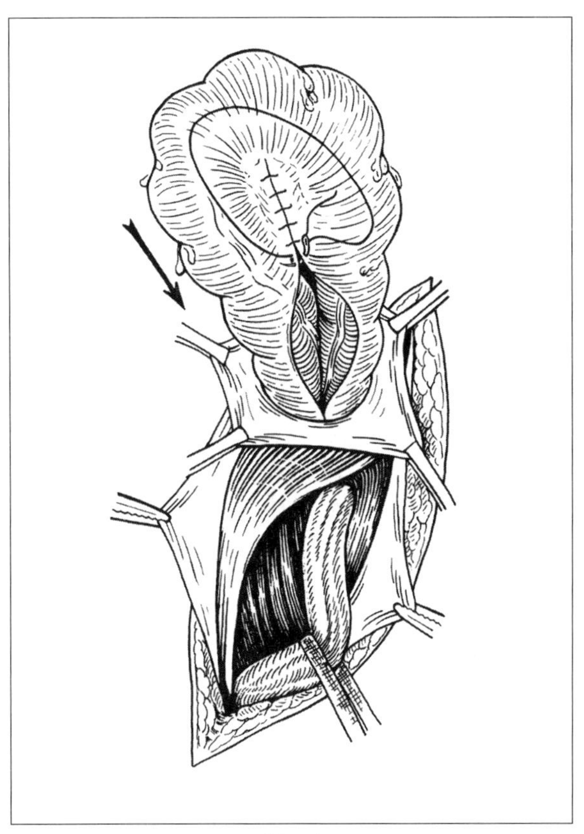

图 4

(5)分层缝合内环上方切口处的腹膜与肌层(图 5)。

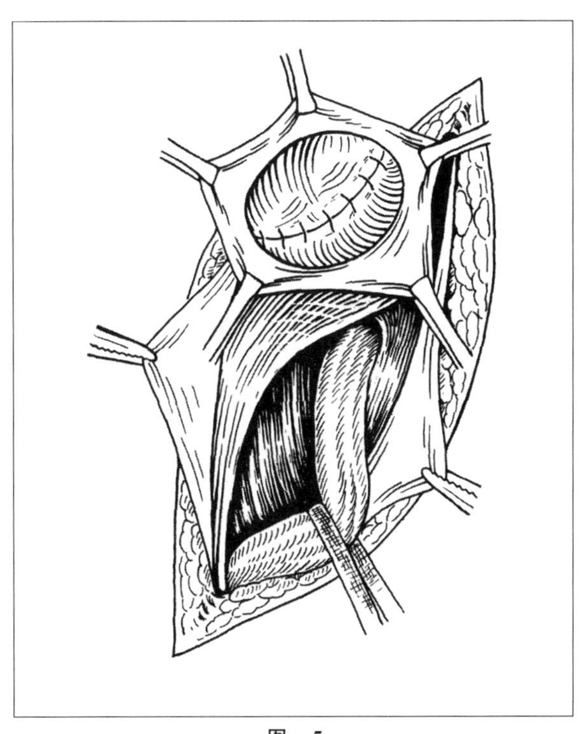

图 5

(6)缝紧内环,按 Bassini 法或 McVay 法修补腹股沟管(图 6)。

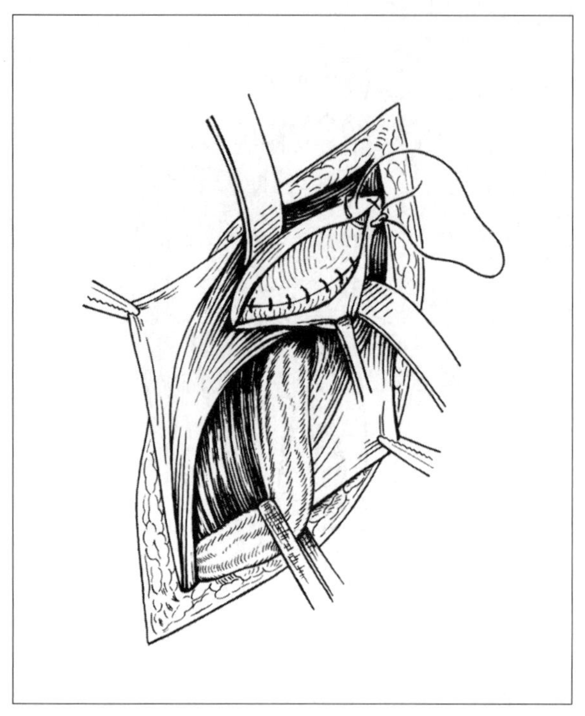

图 6

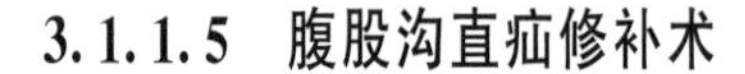

3.1.1.5 腹股沟直疝修补术

Hernioplasty for Direct Inguinal Hernia

直疝是指从腹壁下动脉的内侧,经腹股沟三角突出的疝。这里原是腹股沟部的特别薄弱区,仅有一层薄弱的腹横筋膜,其浅面即是腹外斜肌腱膜和皮肤。腹股沟直疝手术的关键步骤是修补和加强腹股沟三角。

【手术步骤】

(1)切口与腹股沟斜疝相同。在切开腹外斜肌腱膜后,先游离精索并用纱布条将它往外侧牵开。在精索内后方,腹股沟管后壁,可以找到颈部较宽大的直疝疝囊(图 1)。

(2)切开腹横筋膜钝性分离疝囊,切开疝囊底部,避免损伤膀胱。在疝囊颈部上、下两端各缝一针牵引线,剪去多余疝囊壁。在疝囊颈部用中号不吸收缝线间断或连续缝合(图 2)。然后按 Bassini 法或 McVay 法修补腹股沟区。

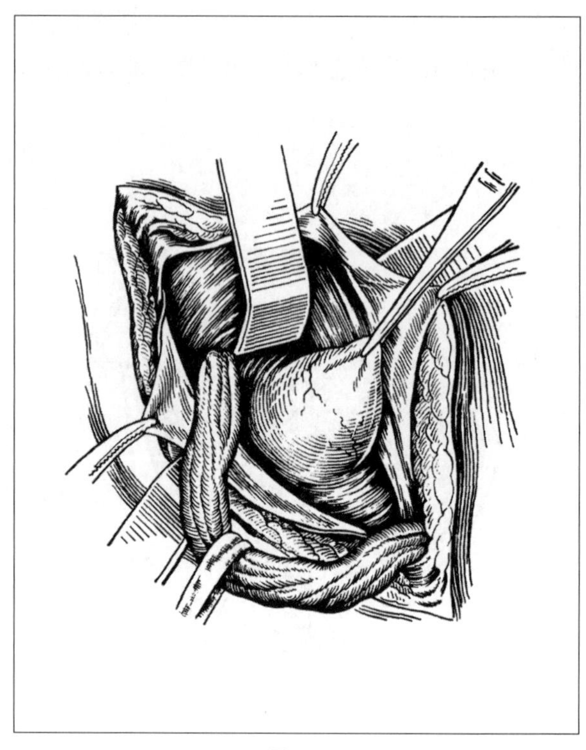

图 1

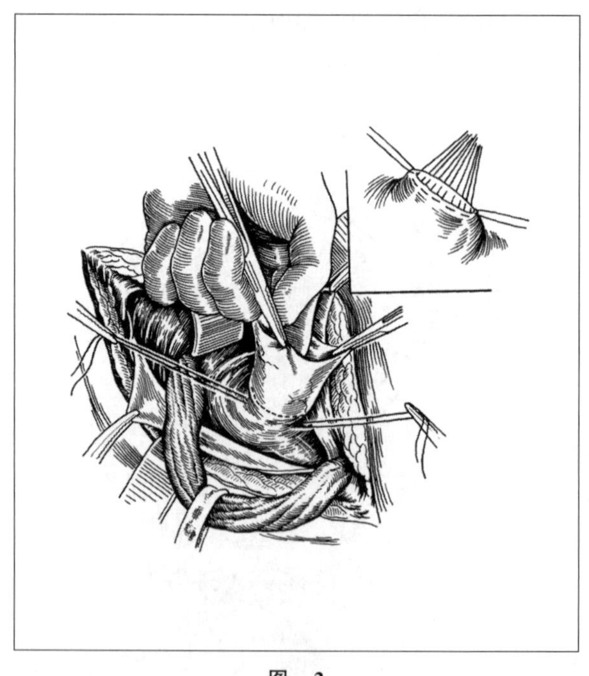

图 2

(3)如发现缺损过大,又无足够坚实的联合腱可供缝合时,则可应用往外侧翻转的腹直肌前鞘或用涤纶布、尼龙布等材料修补腹股沟薄弱区。补片在精索后进行缝合,以增强后壁(图 3,图 4)。

(4)然后分层缝合腹股沟区组织。

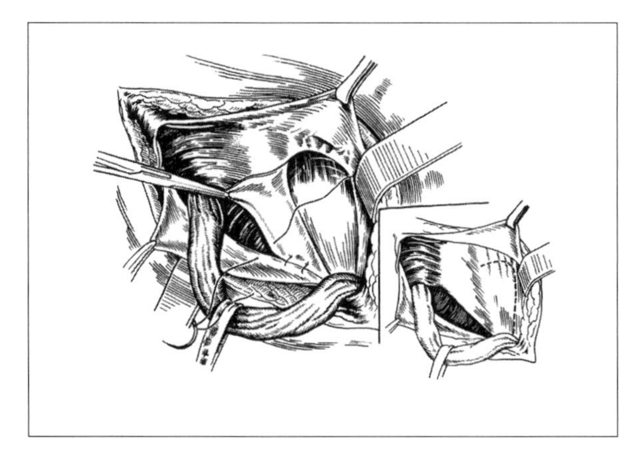

图 3

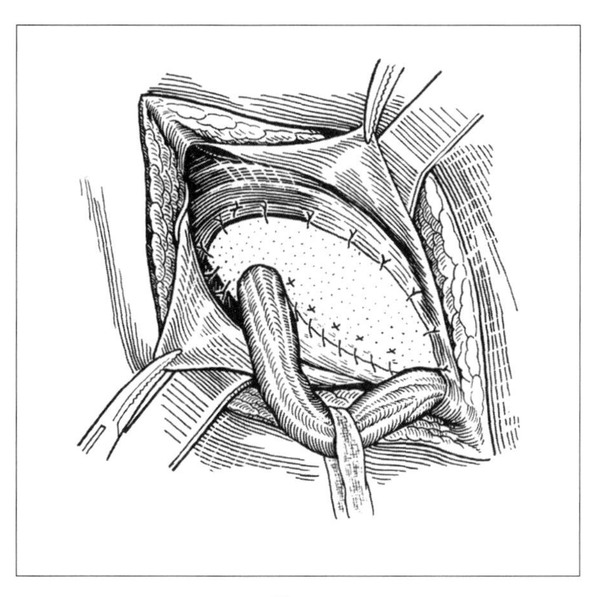

图 4

3.1.1.6 腹股沟疝成形术

Fascial or Prosthetic Patch Inguinal Hernioplasty

【适应证】

复发性疝，特别是腹股沟后壁缺损较大或十分软弱者。

【手术步骤】

(1)切口和精索分离以及疝囊处理同一般腹股沟斜疝修补术。

(2)在大腿外侧做切口，切取略大于腹股沟后壁缺损的阔筋膜1片(也可用涤纶布或尼龙布)，上端剪出豁口，使移植在内环处的补片能紧贴精索周围。清除疝缺损区边缘的疏松结缔组织，以便移植片能妥善缝合(图1)。

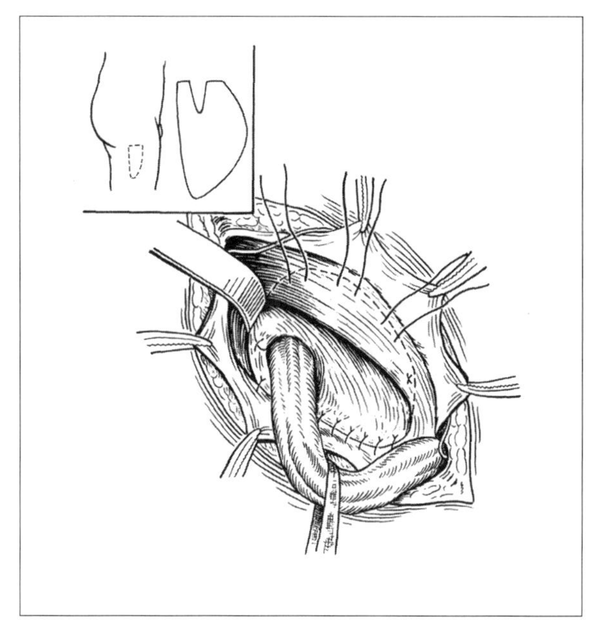

图 1

(3)阔筋膜等移植片绷紧后，将其内侧缘缝在腹内斜肌和腹横肌下面，外侧缘与腹股沟韧带和陷窝韧带缝合(图1)。

(4)用粗的不吸收线将联合腱在移植物上面与腹股沟韧带缝合。精索移位至腹内斜肌前面(图2)。

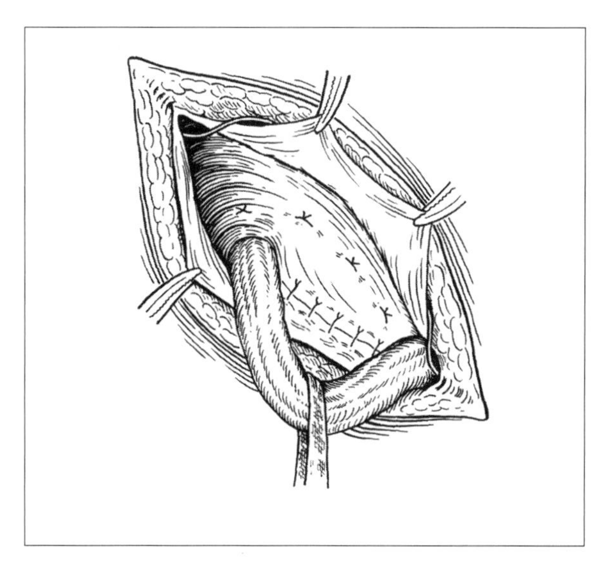

图 2

(5)分层缝合腹外斜肌腱膜、皮下组织与皮肤。

3.1.1.7 腹腔镜腹股沟疝修补术

3.1.1.7.1 腹膜内(腹腔内)腹股沟疝修补术

【适应证】

(1)单侧或双侧性腹股沟疝。

(2)复发疝。

【禁忌证】

(1)无法耐受全麻者。

(2)无法耐受气腹者。

(3)嵌顿、绞窄性腹股沟疝。

【术前准备】

(1)术前排尿,以免误伤膨胀的膀胱。

(2)腹腔镜器械准备:包括摄像系统、CO_2 气腹系统、5～10mm 穿刺套管(trocar)、各类无损伤抓钳及分离钳、连发疝修补钉、聚丙烯补片等。

【麻醉与体位】

(1)麻醉:气管内插管全身麻醉。

(2)体位:患者仰卧位,两手固定于体侧;术者站立于病变部位对侧,助手站于术者对侧(图 1)。

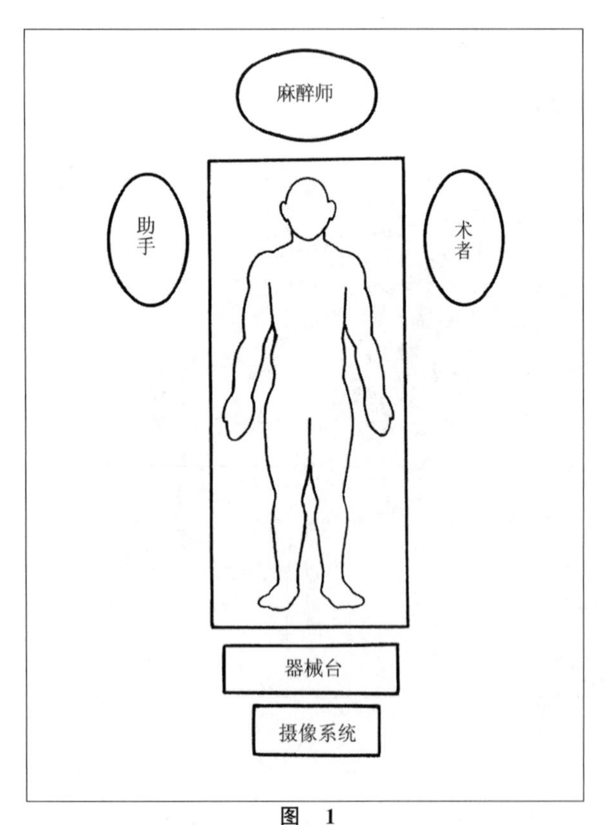

图 1

【手术步骤】

(1)脐部置入 10mm trocar,建立气腹,使压力至 12～15mmHg,此孔作为观察孔;在脐水平线与两侧腹直肌外侧缘的交汇点置入另外两个 5～10mm trocar,作为操作孔(图 2)。

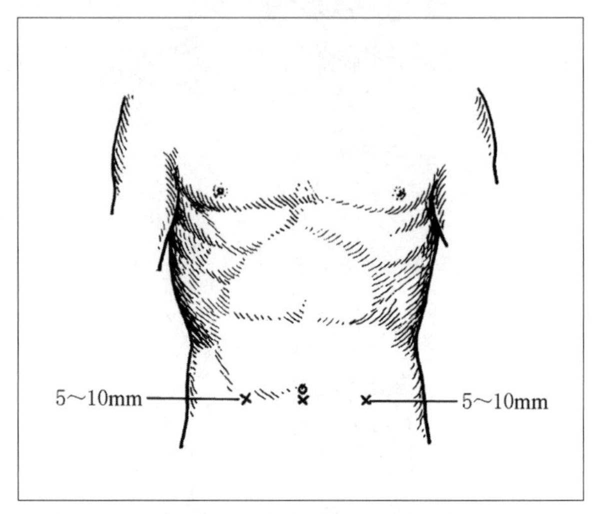

图 2

(2)辨别腹股沟区的结构及直疝或斜疝的缺损部位。从中线的脐腹膜皱襞开始,距直疝腹膜薄弱缘及斜疝内环口 3～4cm 处将腹膜弧形切开。钝、锐性分离腹膜及其下方的所有脂肪组织,显露腹股沟部的结构,包括 Cooper 韧带、腹壁下血管、精索或圆韧带、腹直肌外缘、腹股沟韧带等(图 3,图 4)。

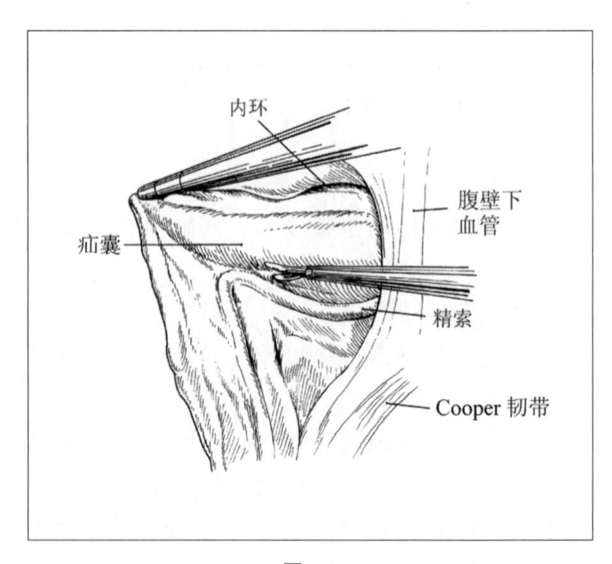

图 3

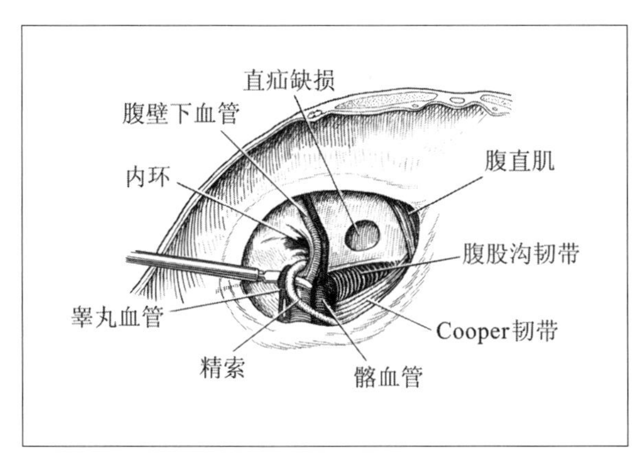

图 4

(3)将补片剪裁成合适大小(即须完全覆盖斜疝及直疝薄弱区),平铺在腹股沟区,以疝修补钉将补片周边与腹直肌、腹壁、腹股沟韧带、Cooper韧带钉合。补片的放置可有两种方式,即覆盖精索或环绕精索(图 5,图 6)。

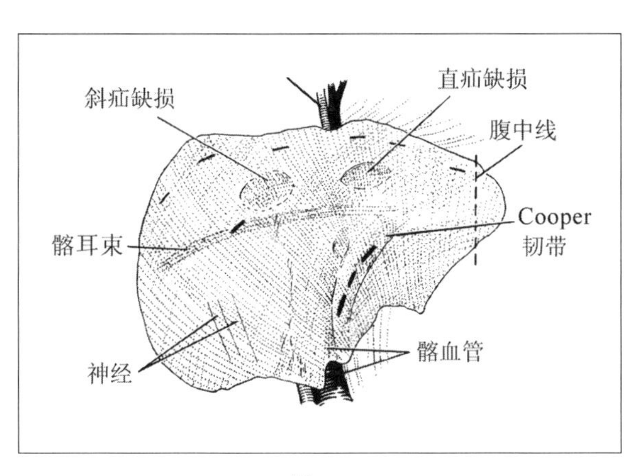

图 5

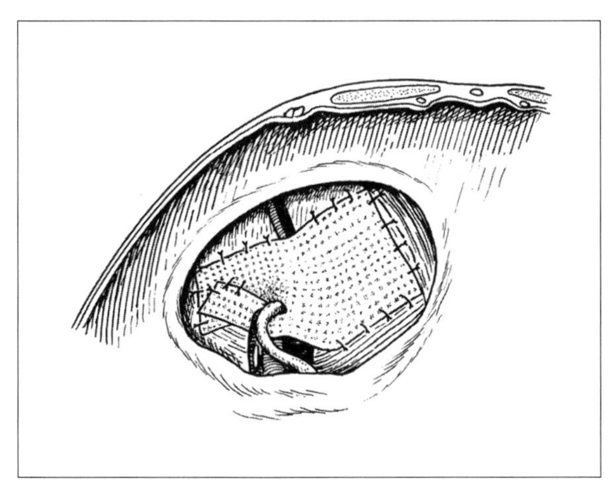

图 6

(4)将切开的腹膜原位缝合以重建完整的腹膜腔。

(5)排净 CO_2,拔除穿刺套管,缝合伤口。

【术中注意要点】

(1)游离腹股沟区腹膜及脂肪组织、钉合补片时应注意勿损伤血管和神经。

(2)对于小疝囊可完整剥出,还纳入腹腔。大疝囊可予以切断,近端闭合结扎,远端旷置。

(3)缝合腹膜时,应将气腹压降低,以利缝合。

【术后处理】

对于老年人、手术时间较长及术中出血较多者,术后应适当给予补液,并应用抗生素与止血药物。

3.1.1.7.2 腹膜外腹股沟疝修补术

【适应证】

同"腹膜内腹股沟疝修补术"。

【禁忌证】

同"腹膜内腹股沟疝修补术"。

【术前准备】

备带扩张气囊穿刺套管(distension ballon trocar)、密封式穿刺套管(structural trocar)、加压泵(pump)。其余同腹膜内腹股沟疝修补术。

【麻醉与体位】

同"腹膜内腹股沟疝修补术"。

【手术步骤】

(1)自脐中线开始向疝侧做约 2.5cm 的横切口,分离皮肤、皮下直至腹直肌,游离腹直肌并将其抬起,以手指钝性分离肌肉后间隙(图 1A、B)。

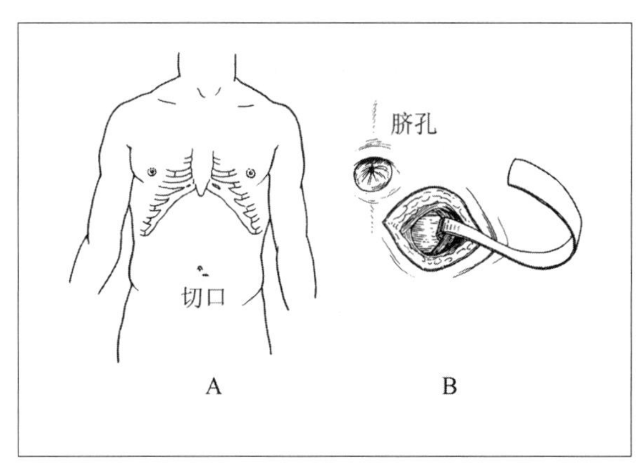

图 1

(2)此间隙内置入带扩张气囊穿刺套管，在腹腔镜直视下进行气囊加压注气，直至气囊完全膨胀。排空气囊内气体，拔除并换入密封式穿刺套管，注入 CO_2 使扩张的间隙内压力达到 12mmHg，以此建立修补操作空间(图 2，图 3，图 4)。

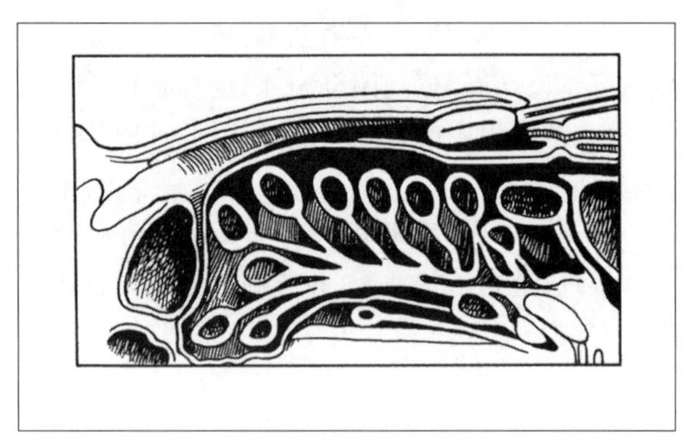

图 2

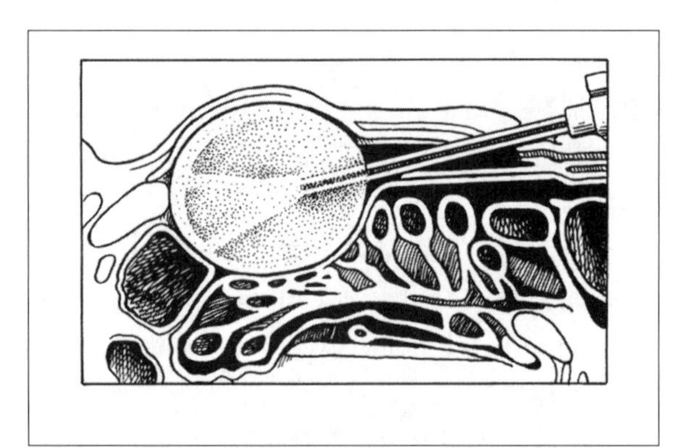

图 3

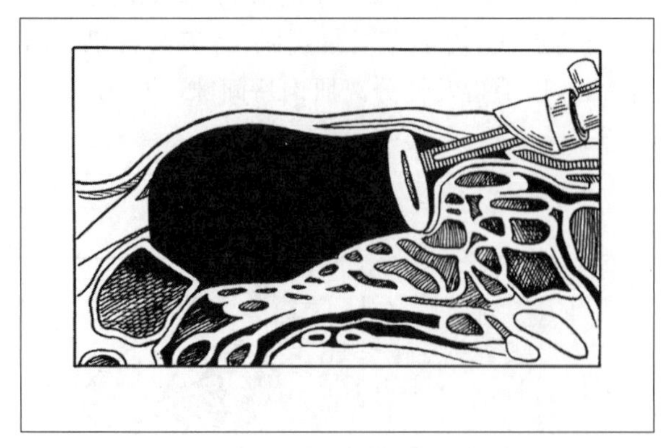

图 4

(3)直视下在中线或两侧建立操作孔(图 5)。

(4)将疝囊完全游离后还纳入腹腔(参见腹膜外修补术图 3)。

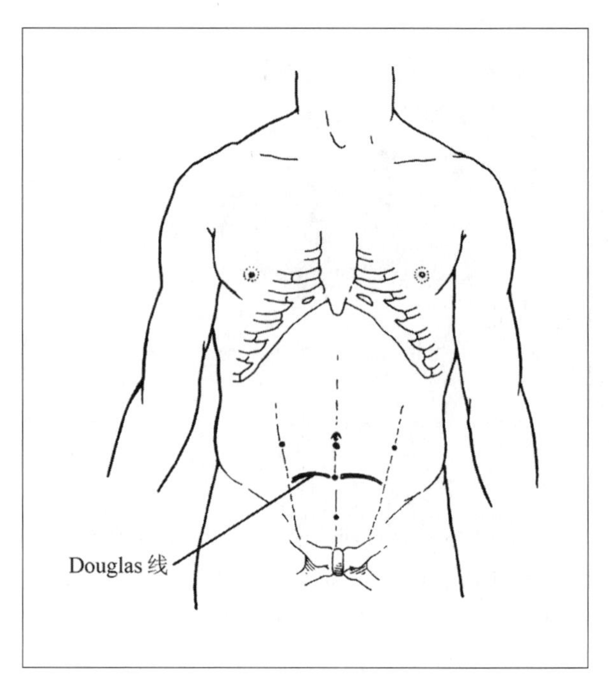

图 5

(5)置入补片，大小须覆盖整个腹股沟区，用疝修补钉将其钉合在前腹壁及 Cooper 韧带等组织上(图 6)。

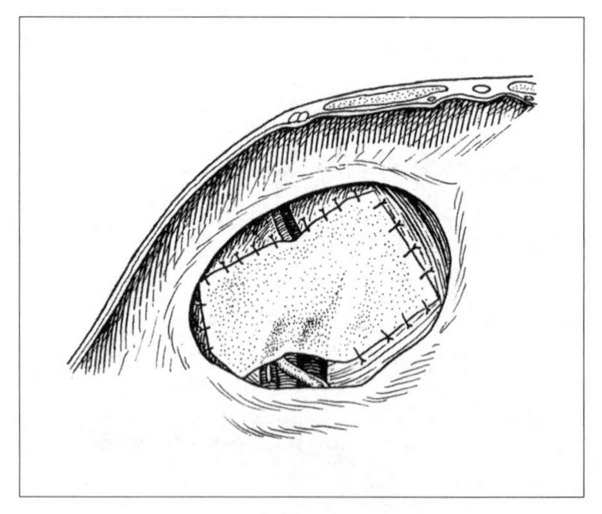

图 6

(6)排净 CO_2，拔除穿刺套管，缝合伤口。

【术中注意要点】

(1)建立操作孔时注意勿穿破腹膜。

(2)游离疝囊时应辨别清楚腹壁下血管、精索血管等，以免损伤。

(3)在钉合补片时注意勿损伤血管。

【术后处理】

同“腹膜内腹股沟疝修补术”。

（仲剑平　印　慨）

3.1.2 股疝修补术

Hernioplasty for Femoral Hernia

腹腔内容物经股环、股管和从卵圆窝突出的疝，称为股疝。股疝多见于中年以上的经产妇女，右侧多见。

3.1.2.1 经腹股沟(又名腹股沟上)股疝修补术

Inguinal or Suprainguinal Femoral Hernioplasty

此法的优点是显露股环较充分，对还纳困难的股疝(如钳闭性和绞窄性股疝)修补较满意。

【手术步骤】

(1)切口同腹股沟斜疝修补术。切开皮肤、皮下组织和腹外斜肌腱膜。显露联合腱和腹股沟韧带。将精索(或子宫圆韧带)向内上方牵开。在腹壁下动静脉内侧剪开腹横筋膜，推开下面的腹膜外脂肪组织，即露出股环上方的疝囊颈部，其内侧为陷窝韧带，外侧为股静脉，上面是腹股沟韧带，下面是耻骨韧带(图 1)。

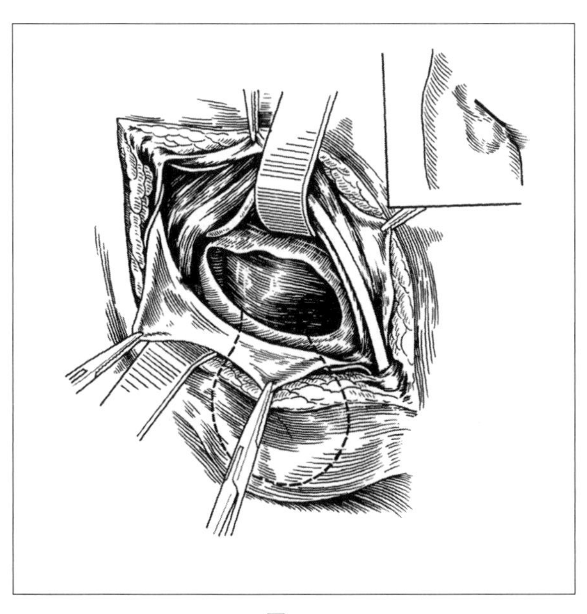

图　1

(2)将疝囊往上提起，钝性分离其周围组织。同时在股部用手指将疝块适当往上推顶，将整个疝块推出股环。若为钳闭性或绞窄性股疝，疝块难以拉出时，可先将囊颈附近腹股沟韧带做“└┐”形切开，使疝环松解(图 2 右上角图示)。

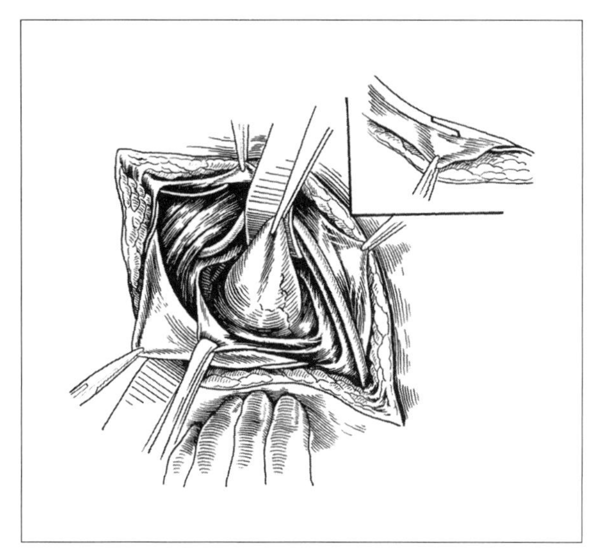

图　2

(3)切开疝囊前壁，检查疝内容物有无坏死。若无坏死，即可将其还纳腹腔(图 3)；若肠管已有坏死，则应将坏死肠段切除，并做对端肠吻合术。

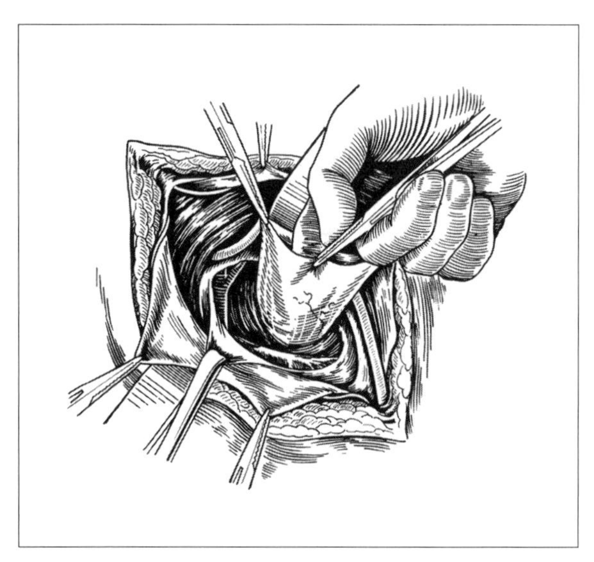

图　3

(4)将疝囊剥离到颈部，在颈部做高位荷包缝合，收紧缝线后环绕一圈再结扎(图 4)。

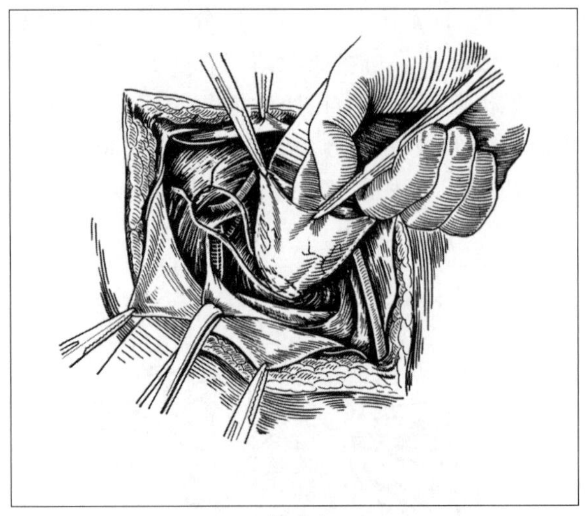

图 4

(5)在距荷包缝合约 0.5cm 处剪去多余的疝囊壁。如在切口中行过肠切除吻合术,则应用生理盐水和抗生素溶液充分冲洗伤口。再将联合腱、耻骨韧带和腹股沟韧带一并缝合,封闭股环。如腹股沟韧带已被切断,应先缝合(图 5)。伤口污染明显者,宜做延期疝修补术。

(6)分层缝合腹外斜肌腱膜、皮下组织和皮肤。

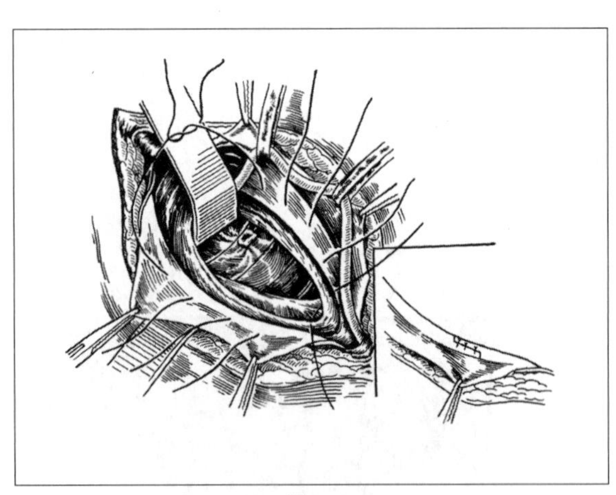

图 5

3.1.2.2 经股部(又名腹股沟下)股疝修补术

Femoral or Subinguinal Femoral Hernioplasty

此法的优点是可以较快地直接显露和修补疝环。可在局麻下施行。适用于较小和较简单的股疝。通常不如前述方法满意。

【手术步骤】

(1)以卵圆窝为中心,在腹股沟韧带下约 3cm 处做斜切口,或在股动脉搏动内侧从腹股沟韧带上 1cm 向下做纵切口,长 6~7cm(图 1a)。

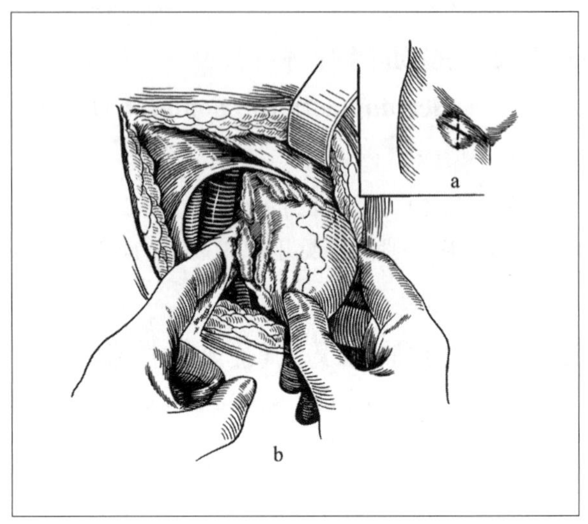

图 1

(2)切开皮肤、皮下组织,剪开筛状筋膜,分开脂肪组织,即可显露疝囊(图 1b)。

(3)将疝囊与股静脉、大隐静脉及周围组织分开,直至囊颈部。

(4)切开疝囊前壁至囊颈部,松解粘连后,将疝内容物还纳腹腔。清除囊颈外组织,在囊颈部做荷包缝合或贯穿缝合,收紧后环绕一周再结扎。剪去多余的囊壁。将结扎好的囊颈部推向股环以上(图 2)。

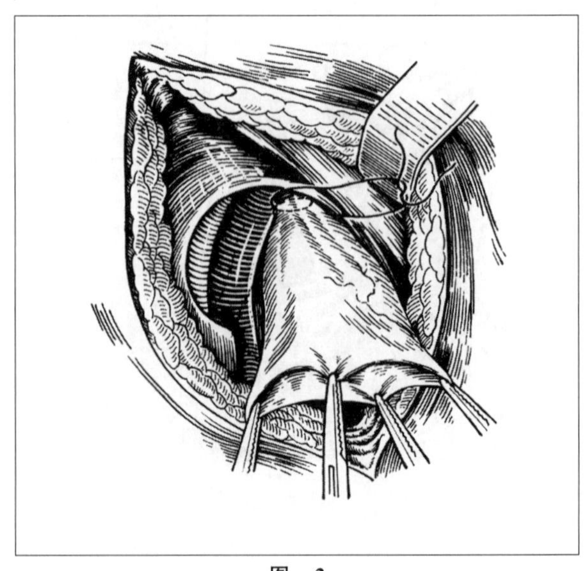

图 2

(5)在股静脉内侧，将腹股沟韧带连同陷窝韧带和耻骨韧带一并缝合 2 或 3 针，闭合股管上口(图 3)。

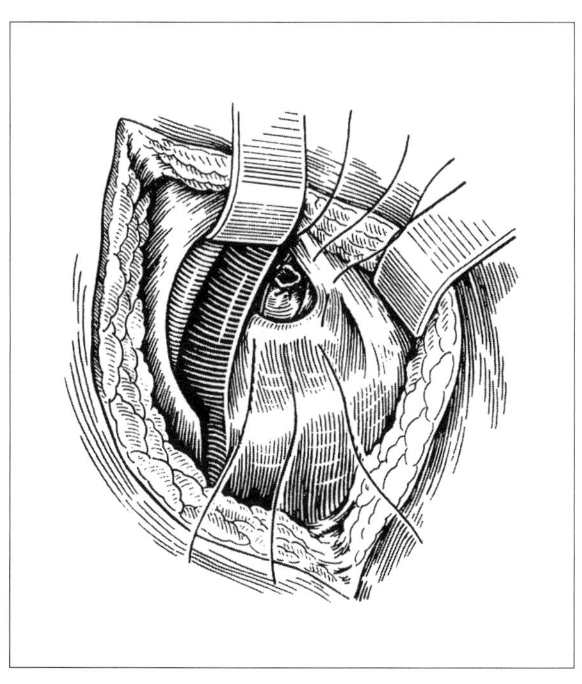

图 3

(6)再将卵圆窝的镰状缘与耻骨筋膜缝合，以封闭股管下口(图 4)。

(7)分层缝合皮下组织与皮肤。

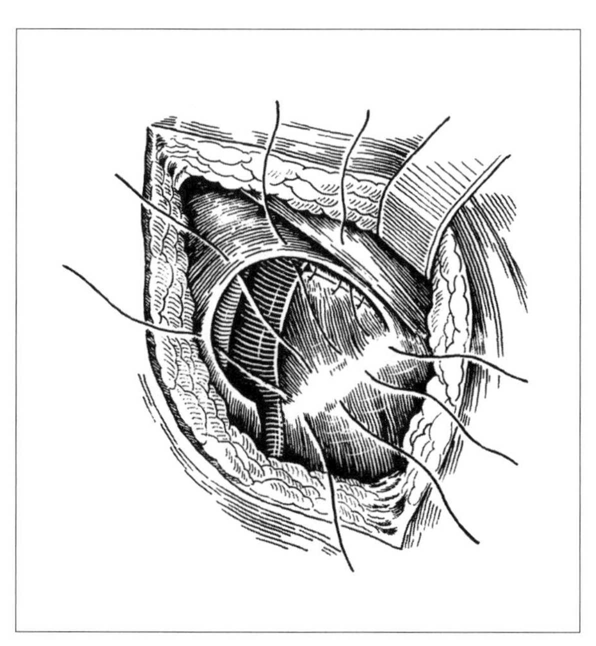

图 4

【术后处理】

同“腹股沟斜疝修补术”。

3.1.3 脐疝修补术

Hernioplasty for Umbilical Hernia

脐疝的发病原因有脐部发育不全、脐环没有完全闭合或脐部瘢痕组织薄弱等。一旦腹内压骤然增加，内脏就可以从脐部突出而形成脐疝。手术修补是唯一有效的治疗方法，发生钳闭或绞窄时应行紧急手术。

【适应证】

(1)疝体积愈来愈大且有症状的脐疝。

(2)难复性、钳闭性和绞窄性脐疝。

【禁忌证】

(1)同一般疝修补术的禁忌证。

(2)少数巨大脐疝。因大量疝内容物在突然被还纳腹腔后，腹内压急剧增加，横膈上抬，以致严重影响呼吸功能(尤其有肺气肿的老年患者)、妨碍静脉血回流心脏，因而可危及生命者。

【麻醉】

通常用椎管内麻醉。也有人主张用区域阻滞麻醉或配合应用肌松药的全麻。

【手术步骤】

(1)围绕脐疝基底部做横向或纵行菱形切口(图 1)。切开皮肤、皮下组织，往深处分离，直至腹直肌前鞘筋膜。对体积较大的脐疝，可先从切口的上部往深处分离，因为疝的上部很少有内容物突出至腹直肌鞘平面之外。

(2)围绕脐疝上、下、左、右进行分离，充分显露腹直肌前鞘筋膜，助手提起脐疝部的皮肤、皮下组织及疝内容物。围绕疝环，清除筋膜前脂肪结缔组织，直至疝囊颈部。

(3)在接近疝囊基底部切开，使脐部皮肤及附近软组织与疝囊分开，并把内容物还纳入腹腔(图 2)。

(4)在囊颈基底部行切除术，切除粘着的皮下脂肪结缔组织和疝环及其周围的瘢痕组织。

(5)分离出腹直肌鞘、腹直肌和腹膜(图 3)，切除疝被盖，将腹膜与后鞘作为一层缝合，前鞘筋膜折叠缝合(图 4，图 5)。

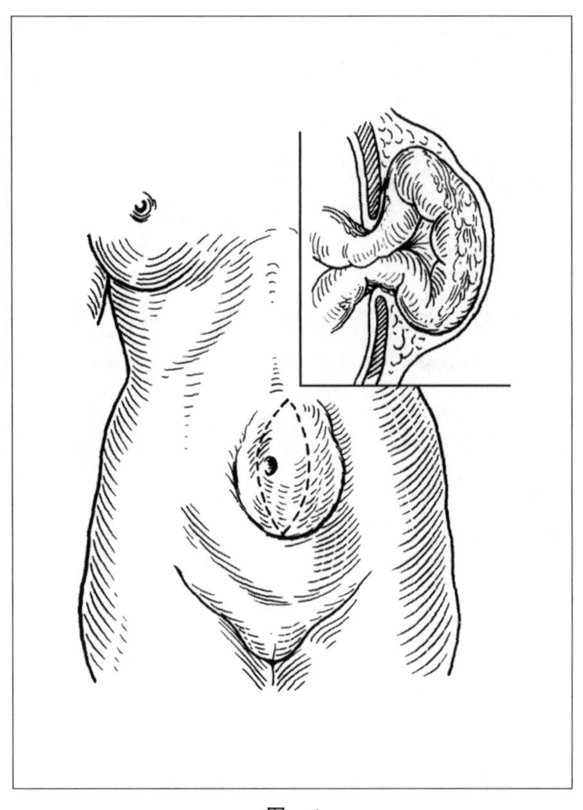

图 1

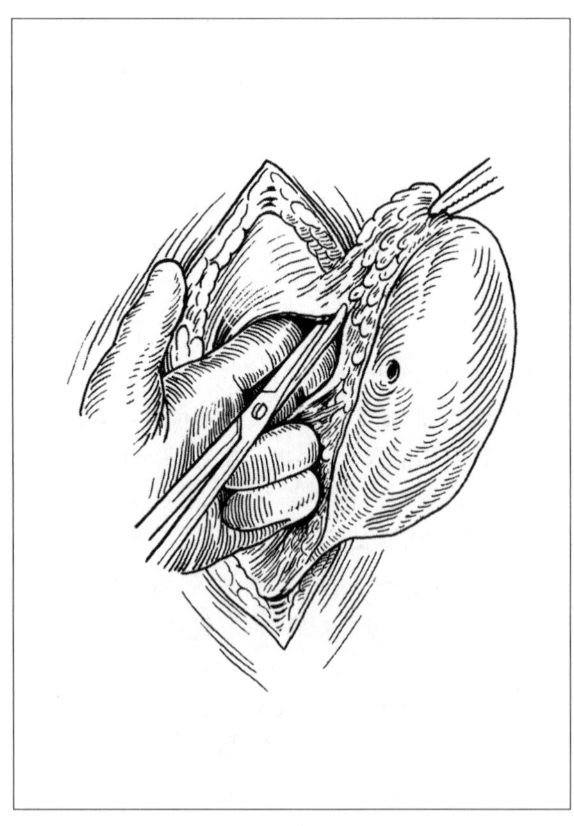

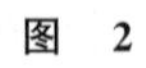

图 2

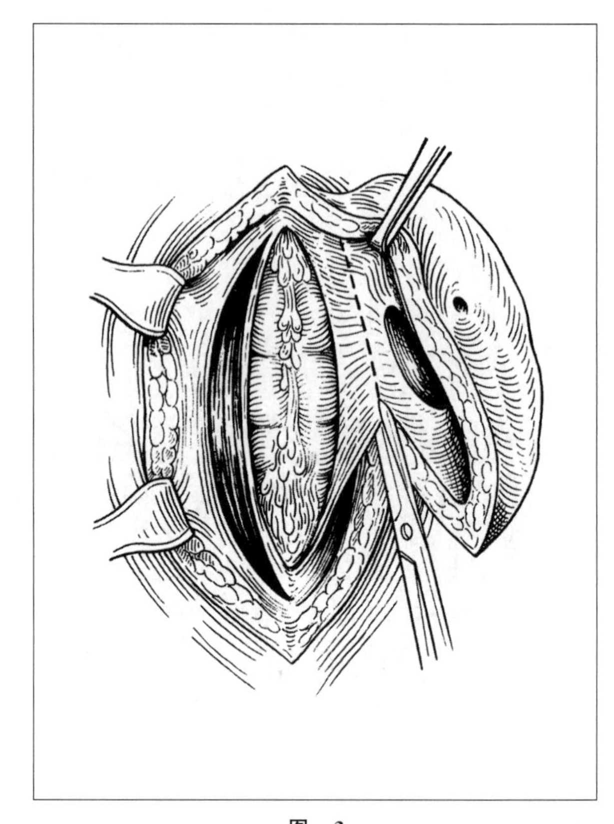

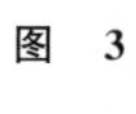

图 3

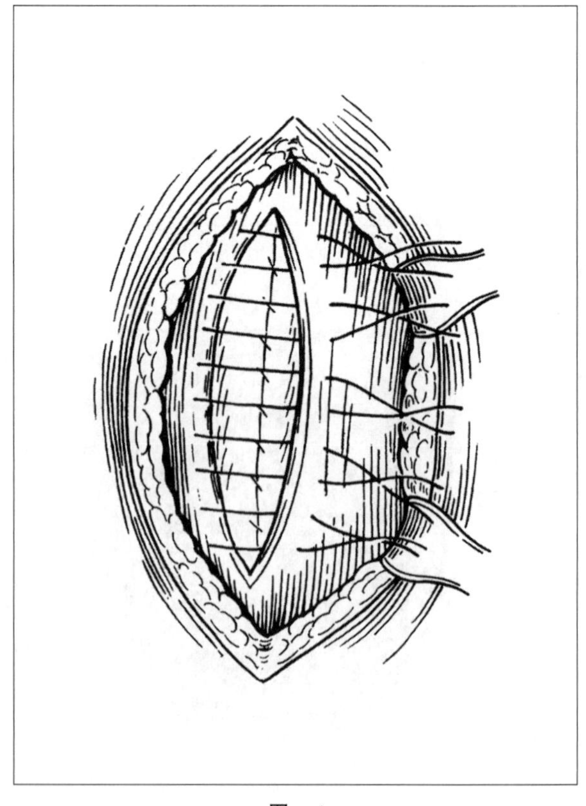

图 4

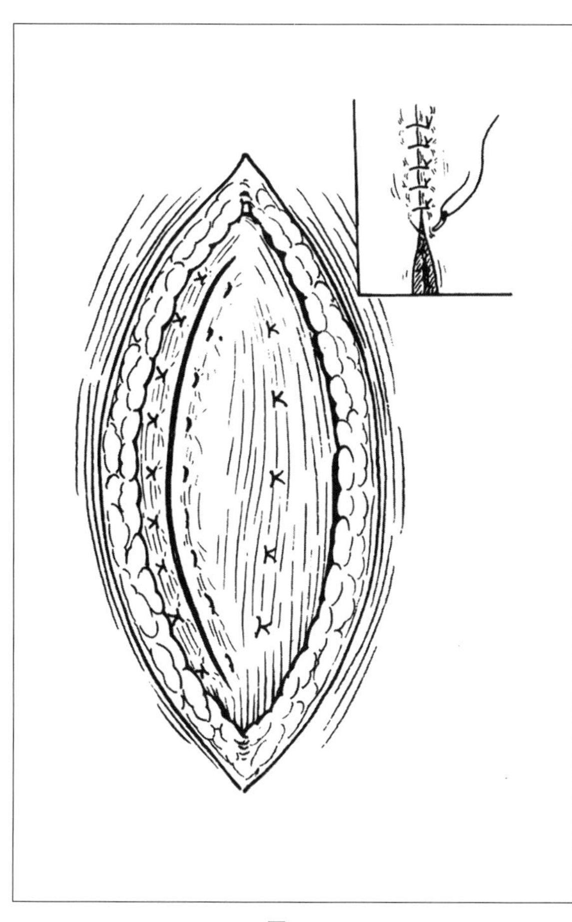

图 5

(6)尽量在很少张力的情况下缝合其余诸层。这种单纯疝修补术适用于不太大的脐疝，疝环周围各层组织完整，且缝合时无明显张力者。

(7)如为巨大型疝，应做疝成形术，移植自体阔筋膜或用尼龙布等修补腹壁缺损处(参见3.2.2)，在其前面再缝合覆盖皮下组织及皮肤。

3.1.4 腹壁白线疝修补术

Hernioplasty for Hernia of Linea Alba

脐上白线疝又称上腹部疝，脐下白线疝又称下腹部疝，统称白线疝。上腹部疝多见于20—40岁男性，下腹部疝罕见。其原因可能是脐上白线较宽之故。此疝很少发生绞窄。白线疝的主要症状是上腹痛，活动时加重，休息后减轻。检查时可在脐上偏左处触及一个约1.5cm×1.5cm的结节状肿物。用手指放在怀疑疝的部位，嘱病人在立位时咳嗽，往往在咳嗽的同时，手指可感到有碎裂声(crepitation，Litten征)。

有症状而且逐渐增大的白线疝或难复、钳闭、绞窄的白线疝应行手术治疗。

3.1.4.1 腹膜外修补术

Extraperitoneal Method

【适应证】

小的白线疝或腹膜前脂肪瘤。

【术前准备】

很小的可复性疝，术中不易寻找，因此最好在术前不久用不褪色的染料(如硝酸银棒沾盐水后)在疝部位皮肤上作好标记。

【麻醉】

椎管内麻醉、局麻或全麻均可。

【手术步骤】

(1)在疝部位做较长的垂直切口或横切口。切开皮肤、皮下组织，细心往深处分离，直至辨认疝或其突破口(图1)。

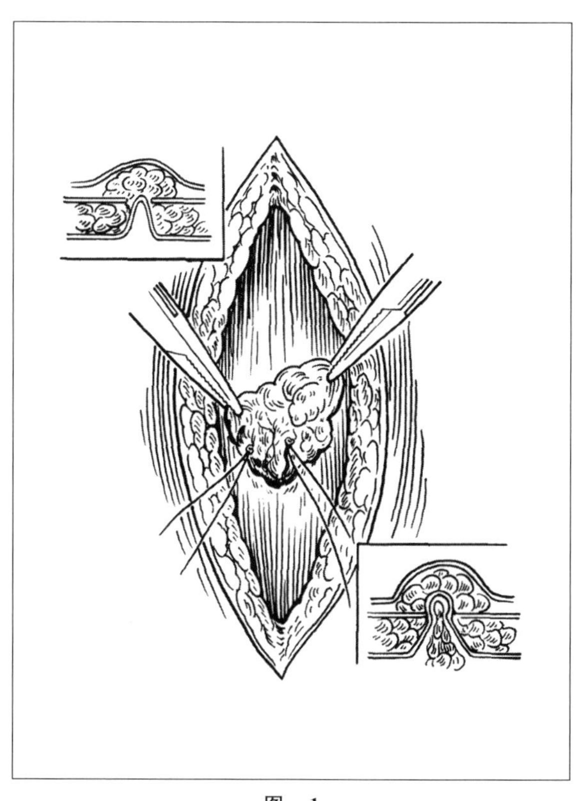

图 1

(2)如在疝块处有腹膜外脂肪组织存在,应将其分开,确定有无疝囊。脂肪组织或脂肪瘤应在基底部结扎后切除,附近小血管予以结扎(图 1)。

(3)如有疝囊,应切开,并将其内容物还纳。然后分离疝囊,在腹膜平面高位结扎,切除多余疝囊。

(4)将疝囊残端等全部推入白线筋膜裂口下面。疝环筋膜可稍向上、下方纵行剪开,形成左右两瓣,以便用丝线或尼龙线将其拉拢缝合或折叠缝合(图 2)。

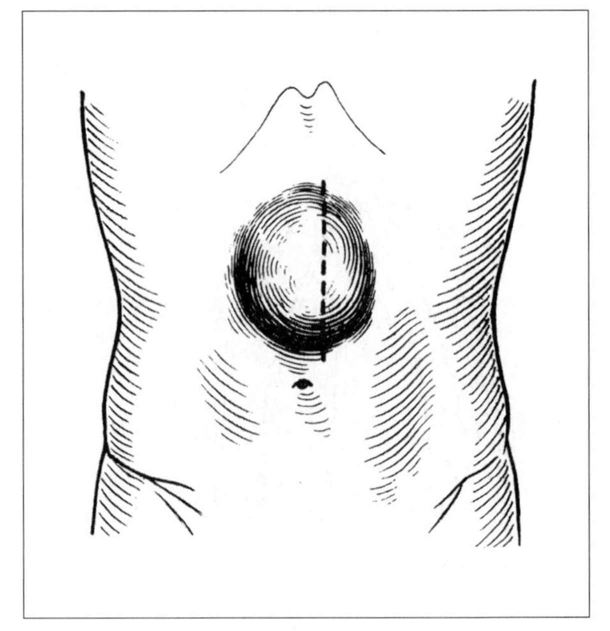

图 1

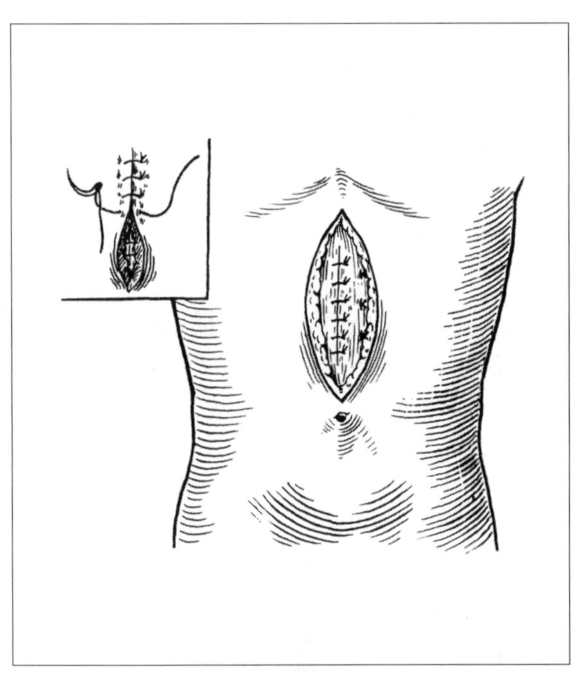

图 2

(5)分层缝合皮下组织及皮肤。

3.1.4.2 腹膜内修补术

Intraperitoneal Method

【适应证】

白线疝内含有内脏组织或少数绞窄性疝。

【手术步骤】

(1)在疝的左侧或右侧做正中旁切口,切口往深处分离,直达腹直肌前鞘筋膜(图 1)。

(2)在此平面潜行分离组织,使皮瓣往对侧翻转(图 2)。

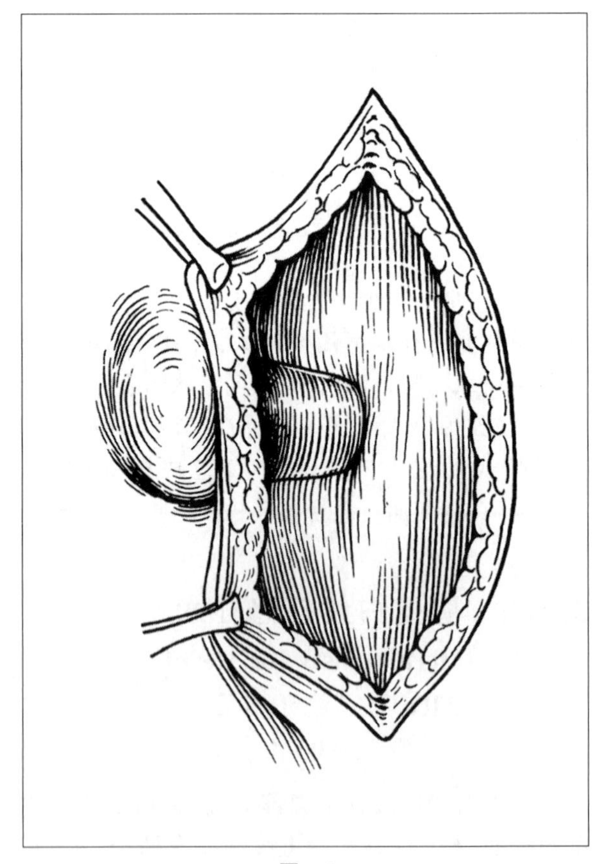

图 2

(3)分出白线疝疝囊,切开、切除,并将内容物还纳腹腔(图 3)。

(4)疝环筋膜在正中线处稍往上、下方切开(包括白线与壁层腹膜),切开长度视腹腔探查需要而定(图4)。

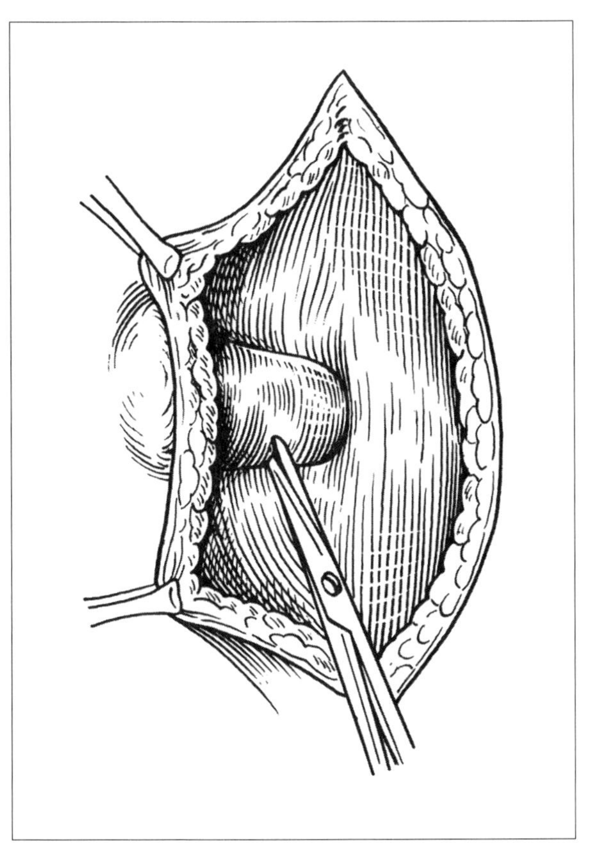

图 3

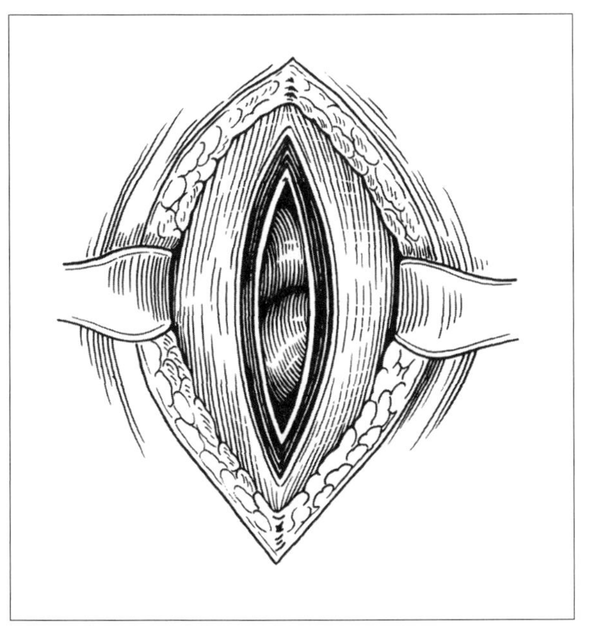

图 4

(5)探查毕,如腹腔内脏无问题,可将腹膜(包括疝囊口)和白线分别用不吸收缝线连续或间断缝合(图5)。

(6)用不吸收缝线分层缝合皮下组织和皮肤(图6)。

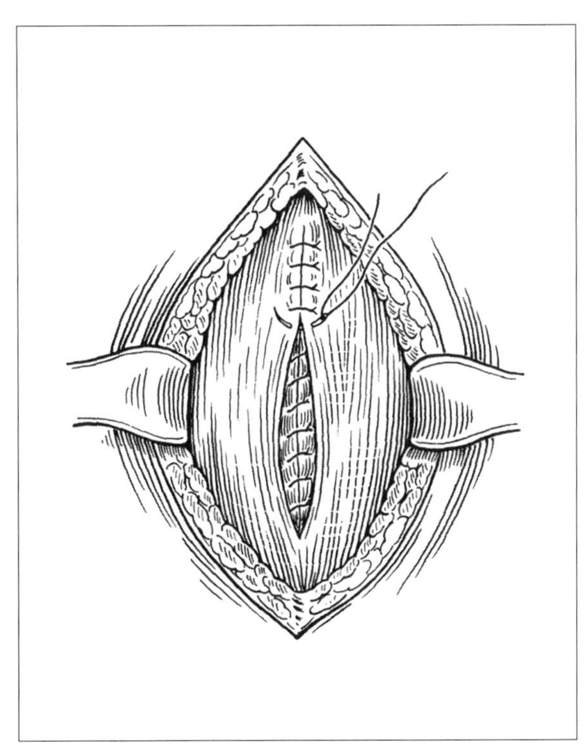

图 5

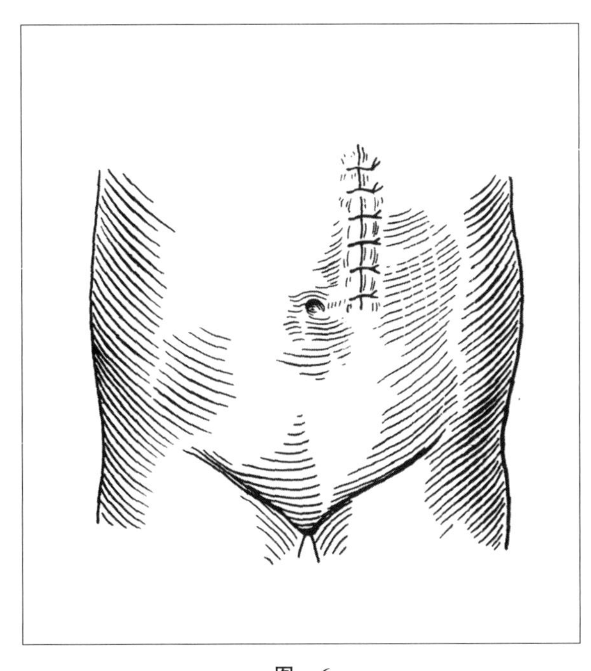

图 6

3.1.5 半月线疝修补术

Hernioplasty for Spigelian Hernia

半月线(linea semilunaris 或称 spigelianline)是沿腹直肌外缘的一条曲线,相当于腹内斜肌与腹横肌腱膜的汇合处(图 1)。半月线疝是从腹直肌外缘半月线处突出的一种腹壁疝,又称自发性侧腹壁疝。除先天因素外,肥胖、妊娠、慢性咳嗽、腹水、肌肉过度用力等,均可成为它的诱因。此疝易发生在脐以下平面,在腹壁下血管穿过的弱点处附近突出。疝块一般不大,疝囊在腹外斜肌腱膜下的腹壁夹层中行进,可在偏离半月线的部位突出,呈扁平袋形。疝囊前面常有脂肪瘤样组织,疝内容物为大网膜或小肠。症状较轻,体检时不易辨认,尤其是肥胖者,但在立位用力时可见该处腹壁隆起(图 2),咳嗽时更加明显,用手压迫,隆起可消失,有时局部可触及腹壁缺损。这样,即可诊断此疝。由于疝环较小,边缘较硬,容易发生绞窄。

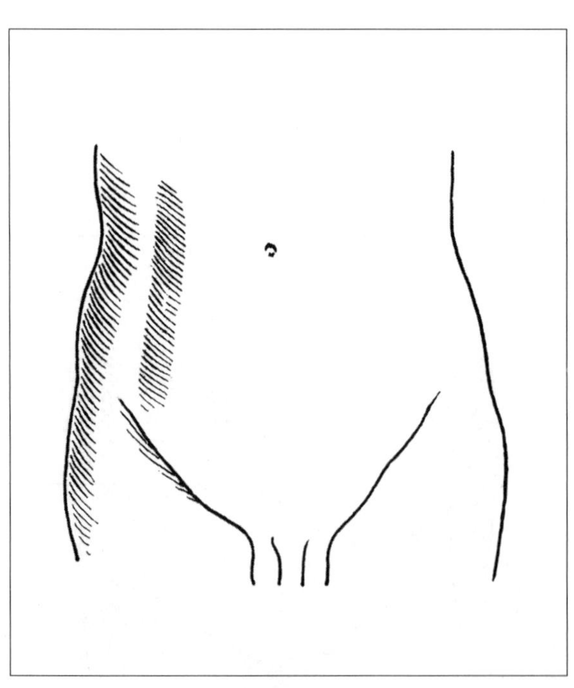

图 1

【适应证】

一旦诊断明确,应及早行手术修补。

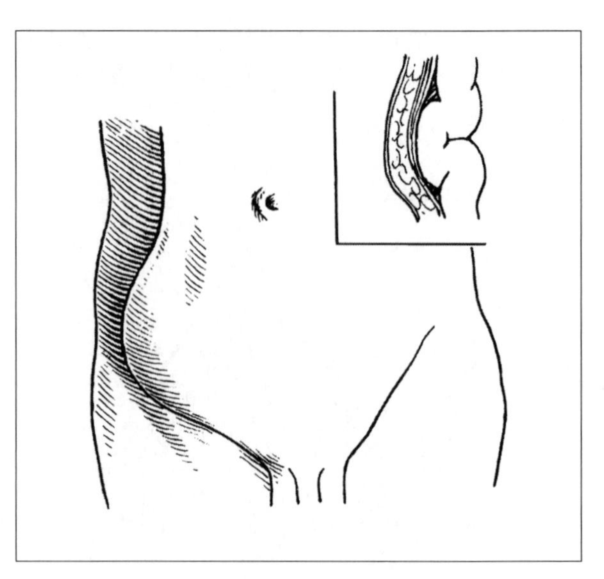

图 2

【禁忌证及术前准备】

同"腹股沟疝修补术"。

【麻醉】

椎管内麻醉。

【手术步骤】

在疝块上面做一横行或斜行切口,深达腹外斜肌腱膜(图 3),切开腹外斜肌腱膜后,游离疝囊及其颈部,并清除其周围的粘连及脂肪组织(图 4),切开疝囊,还纳疝内容物,将囊颈部缝合结扎,切除多余疝囊(图 5),用不吸收缝线妥善缝合腹内斜肌和腹横肌腱膜的缺损处(图 6),再将腹外斜肌腱膜折叠缝合在其前面(图 7)。皮下组织及皮肤分层间断缝合。

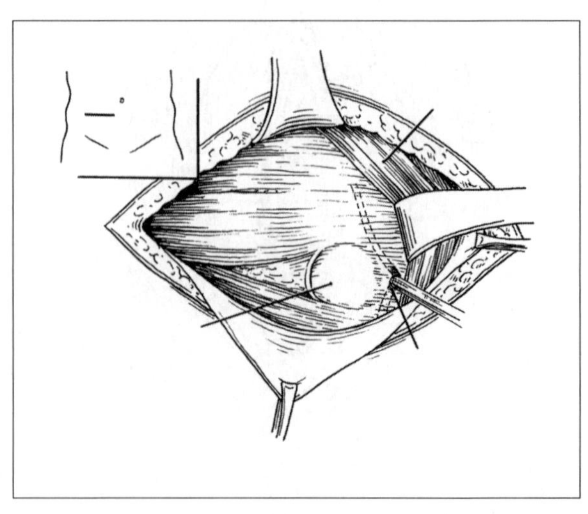

图 3

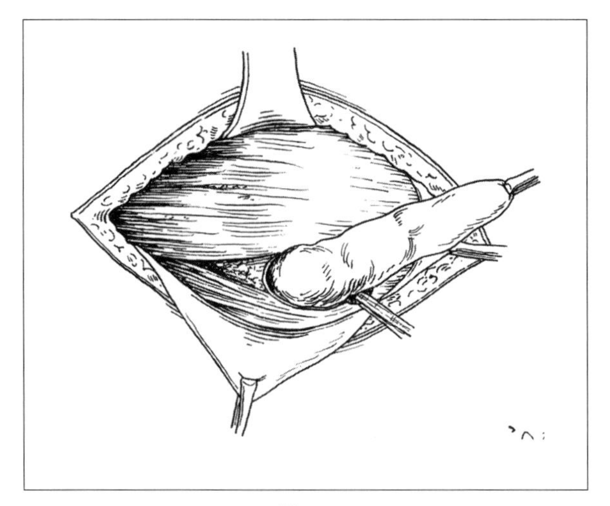

图 4

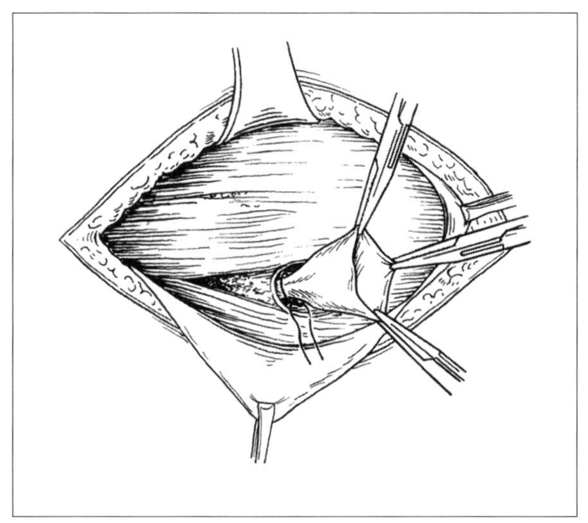

图 5

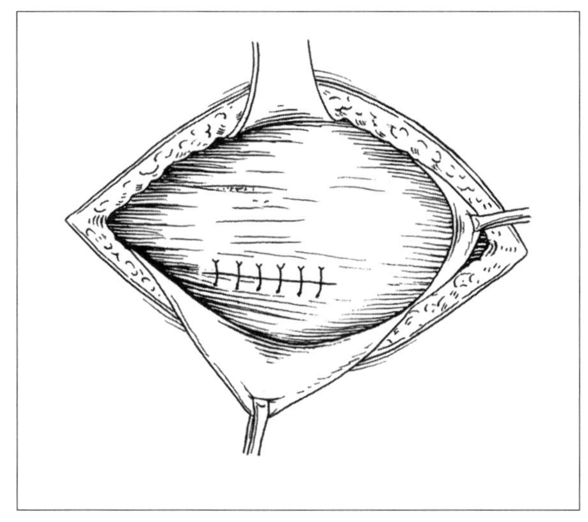

图 6

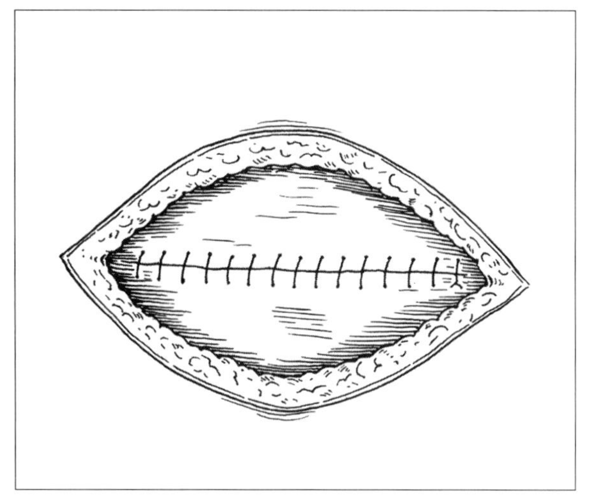

图 7

【术后处理】

术后 7d 左右可拆线，拆线后，仍应用腹带包扎 2～4 周。其余同腹股沟疝修补术。

3.1.6 腹壁切口疝修补术

Hernioplasty for Incisional Hernia

腹壁切口疝系指发生在腹部手术切口部位的疝，多发生在纵行切口之后，尤其是腹直肌旁切口。诱发切口疝的原因有两大类：一是术中和术后处理不当，例如缝合层次错位，腹膜缝合不密，有撕裂或缺口，或术后留置引流管时间过长等；二是术后腹内压增高，如腹胀、频繁呕吐和剧烈咳嗽等。

【适应证】

小切口疝适于使用单纯修补术；大切口疝适于使用成形术。

【禁忌证】

年老、体弱者宜使用腹带包扎，不宜手术。

【麻醉】

椎管内麻醉最常用，也可用全身麻醉加肌松弛药。

【手术步骤】

(1)做椭圆形切口，这样可以把原手术切口瘢痕一并切除。应该记住，疝囊往往就在皮下层中，疝的前面仅覆盖着萎缩的皮肤和皮下组织。切开时注意勿切破肠管等内脏(图 1)。

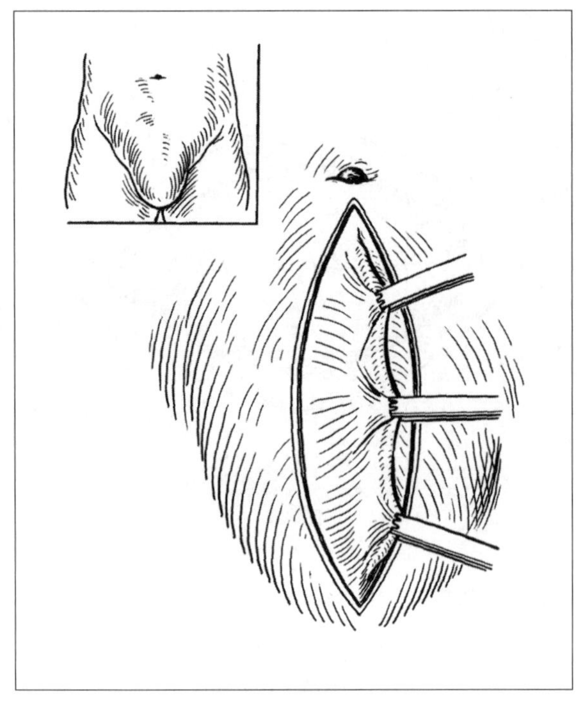

图 1

(2)先在切口上部往深处分离,达到腹直肌前鞘或腹外斜肌腱膜。清除疝囊周围脂肪结缔组织,显露疝囊及疝环部(图 2)。

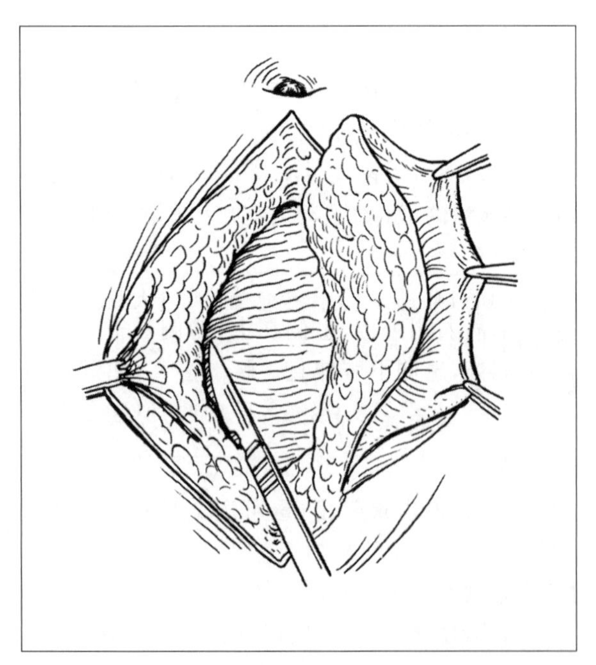

图 2

(3)切开囊颈部,还纳其内容物至腹腔,在伸入腹腔内的手指保护下,扩大腹膜切口,分离附近粘连,直至整块切除疝被盖及周围附着的脂肪结缔组织。

(4)全周切除疝环处瘢痕组织,露出正常外观的腹壁各层组织,然后用不吸收缝线分层缝合腹壁各层组织(图 3,图 4,图 5)。

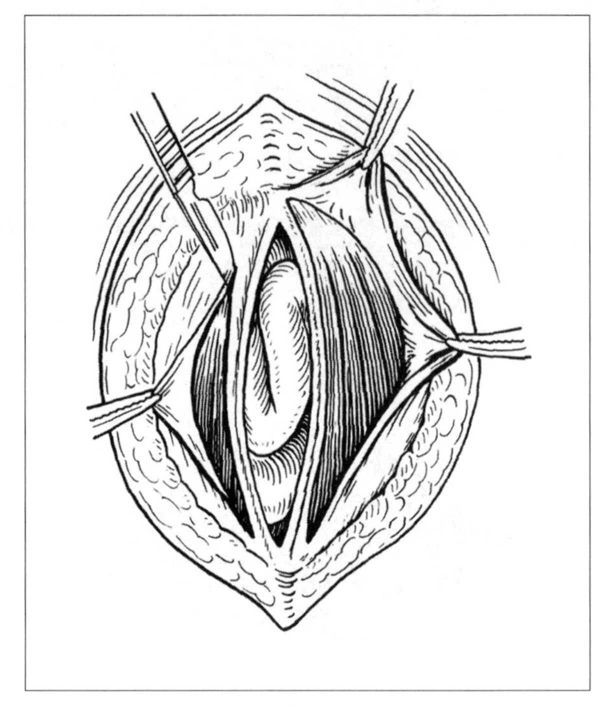

图 3

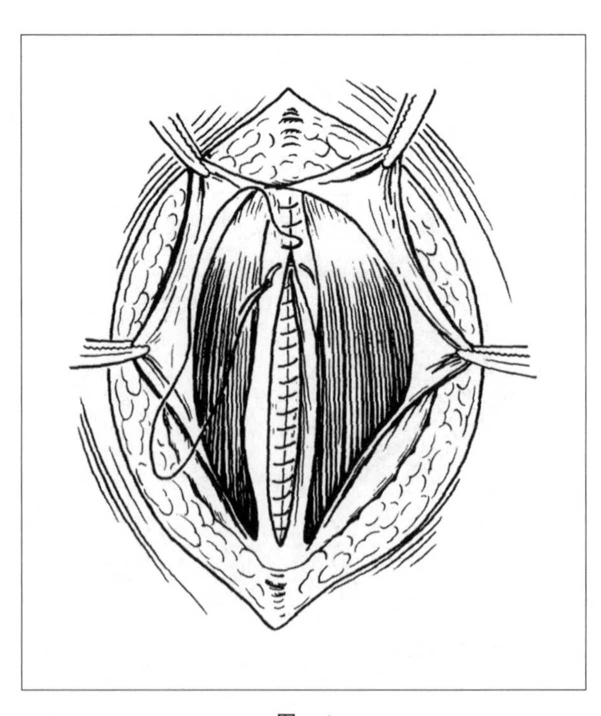

图 4

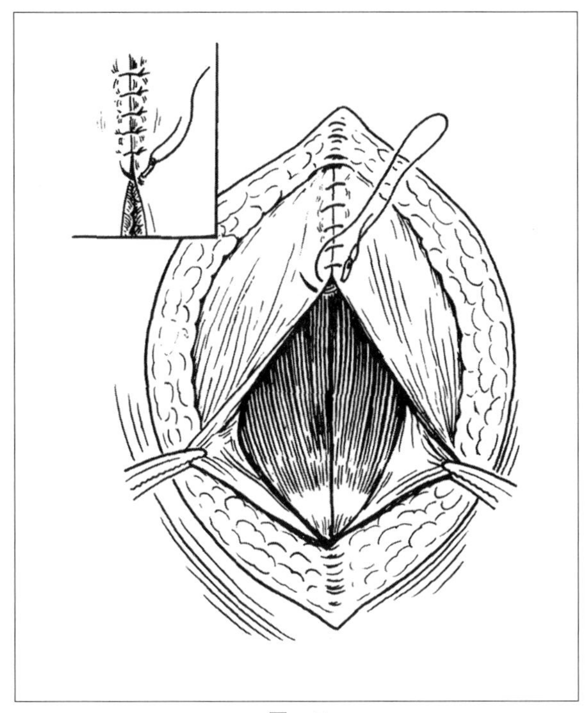

图 5

(5)如腹壁缺损较大,两侧边缘直接缝合张力太大,难于拉拢时,应做疝成形术,即用自体阔筋膜,或用尼龙布、涤纶布、聚四氟乙烯布等与腹膜、腹直肌后鞘一起缝合修补缺损。必要时,在腹直肌前鞘处再用同样材料缝补一层(参见 3.2.2 图 1)。

(6)缝合、覆盖在其前面的皮下组织及皮肤。

(7)腹壁放置细硅胶管做闭式引流。3～5d 后拔除。

【术后处理】

(1)防止腹胀,必要时行胃肠减压。直至能肛门排气。

(2)巨大腹壁切口疝修复后可使膈肌上抬影响心肺功能,宜严密监护。

(3)应用有效抗生素,积极预防感染。

(4)腹部包扎腹带,包扎时间视疝大小而定。

(5)术后 2 周左右拆线。

(6)术后 3 周左右可以轻度活动,2 个月左右可以恢复一般活动。

3.1.7 腰疝修补术

Hernioplasty for Lumbar Hernia

从腰三角间隙突出的疝称为腰疝。腰三角间隙有两个:上腰三角间隙,亦称 Grynfelt-Lesshaft 三角,较大,其上界是第 12 肋骨和后下锯肌的下缘,内界是骶棘肌,外界是腹内斜肌上缘,底部为腹横肌腱膜。下腰三角间隙亦称 Petit 三角,其外界为腹外斜肌,下界为髂嵴,内界为背阔肌前缘,底部为腰深筋膜(图 3-1-11)。腰疝有时有疝囊,囊内有大网膜或一部分胃肠道组织;有时无疝囊,仅存在腹膜外脂肪组织。腰疝通常采用手术治疗,40 岁以上若患较小的腰疝,也可用疝带做非手术治疗。

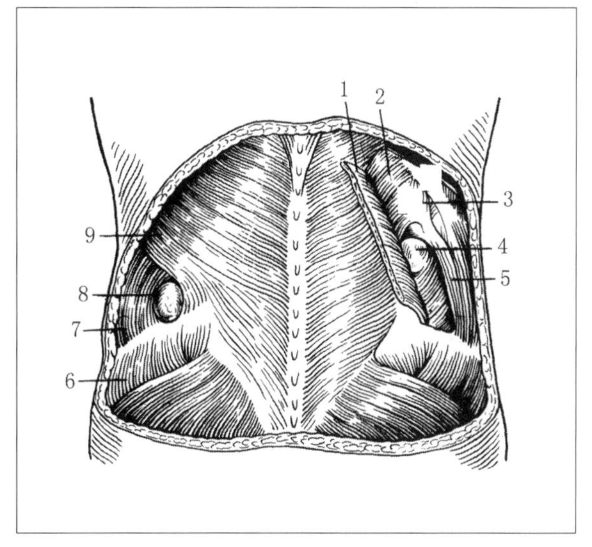

图 3-1-11 腰疝的应用解剖

1—背阔肌;2—后下锯肌;3—第 12 肋骨;
4—Grynfelt-Lesshaft 三角;5—腹内斜肌;6—髂嵴;
7—腹外斜肌;8—Petit 三角;9—背阔肌

【手术步骤】

(1)病人侧卧位,患侧在上,健侧在下。健侧屈膝、屈髋,患侧下肢伸直。腰部垫高,使髂嵴与肋缘之间尽量张开。患侧上肢内收,经胸前至手术桌对侧。病人肩部和骨盆部固定在手术桌上(图 1)。

(2)切口可用直切口或斜切口。直切口自 12 肋骨至髂嵴,通过疝块。斜切口自第 12 肋骨肋脊角开始,往下内方斜行,通过疝块止于髂嵴前部(图 2)。斜切口显露更充分。

(3)沿切口往深部分离时必须细心,因为大的疝块可能就在皮肤下面,也可能没有疝囊。疝块常由脂肪组织构成,由肌肉覆盖者很少。

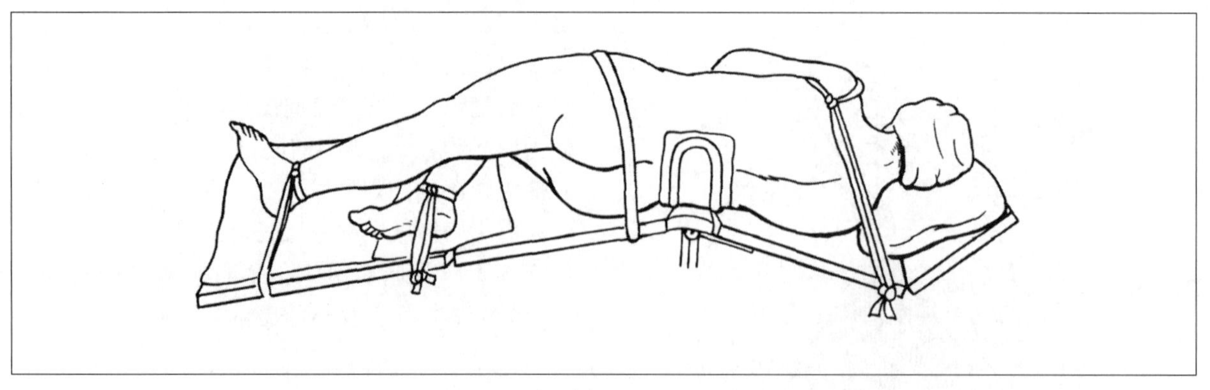

图 1

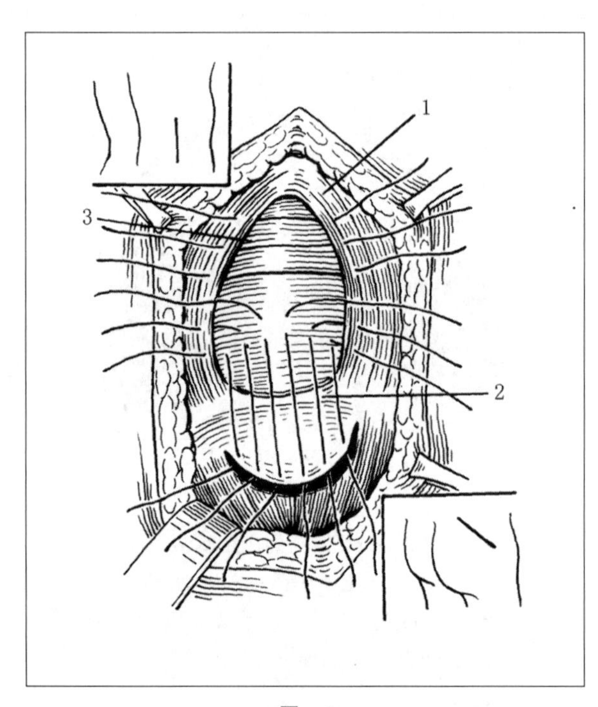

图 2
1—腹外斜肌；2—髂嵴；3—背阔肌

(4)辨认疝囊较困难。疝囊内容物可能只有腹膜外脂肪组织。在寻找疝囊过程中，注意勿切破肠系膜血管或肠管。

(5)找到疝块后，认清疝环周围边界。若疝块仅为腹膜外脂肪组织，可在脂肪组织蒂部结扎，并予切除。

(6)如有较大疝囊，则可切开，看清疝内容物，在无绞窄的情况下，可将其还纳腹腔。高位结扎疝囊，切除多余疝囊，使疝囊残端缩入疝环下。

(7)如疝囊较小，也可不切开而将疝囊经疝环翻入。

(8)疝裂隙较小时，可用不吸收缝线将其周边组织重叠缝合。疝裂隙较大者，通常可将疝环周围的背阔肌、腹外斜肌和向上翻转的臀肌筋膜缝合在一起，修补缺损(图 2，图 3)。再用从内侧翻转过来的背阔肌筋膜瓣加强缝合修补处(图 4)。也可将劈开的背阔肌与腹外斜肌缝合在一起修补裂隙(图 5)。还可以纵行切开腹横筋膜，两端各加一横行小切口，将其重叠缝合，再用翻转的臀肌筋膜加强缝合(图 6)。

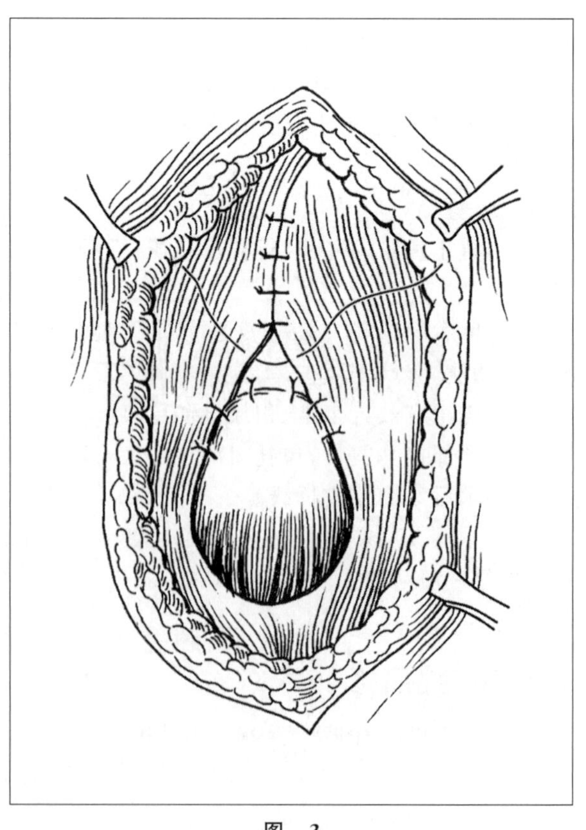

图 3

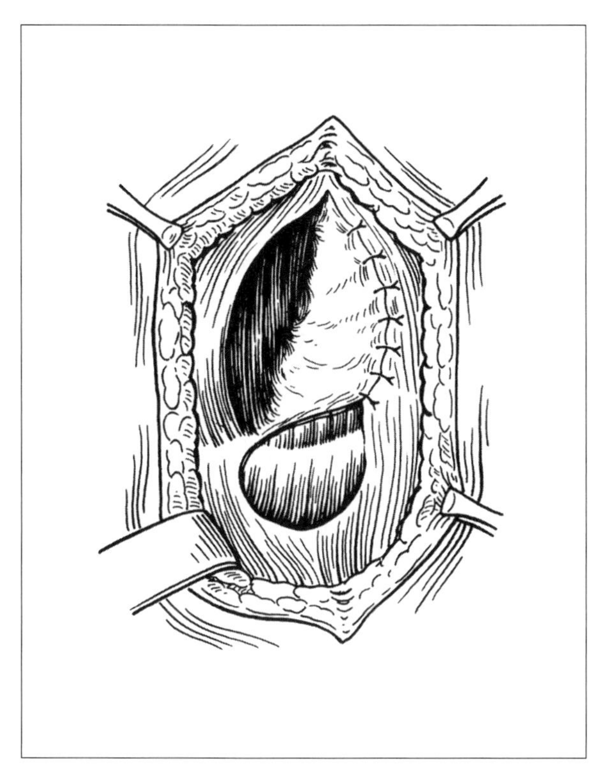

图 4

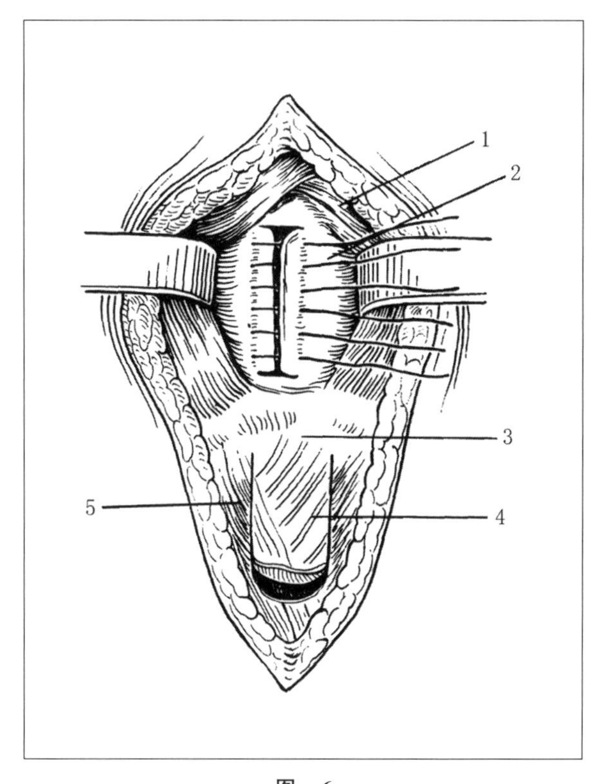

图 6
1—腹外斜肌；2—腹横筋膜；3—臀小肌；
4—筋膜瓣外形；5—臀大肌

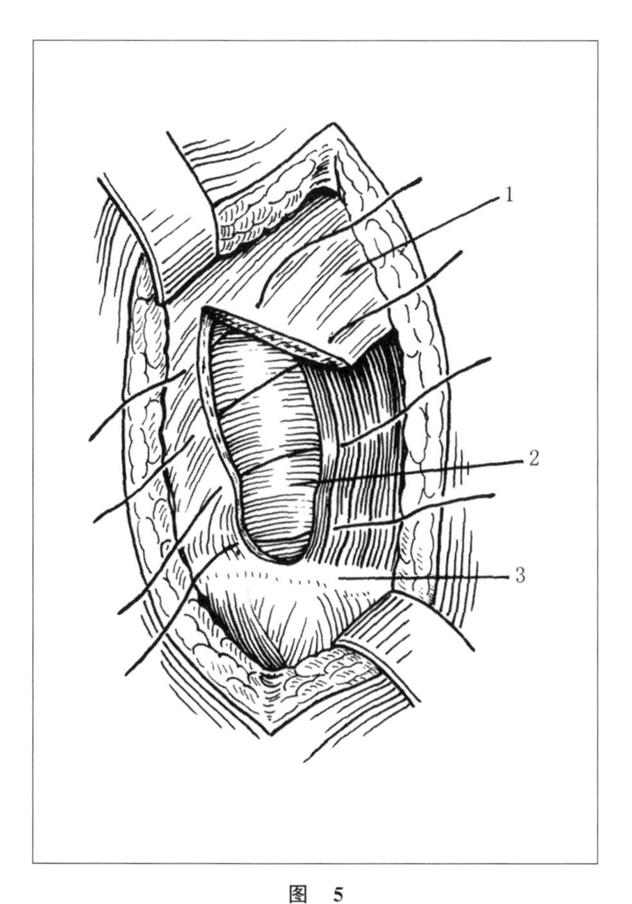

图 5
1—背阔肌；2—腹横肌筋膜；3—髂嵴

3.1.8 闭孔疝修补术
Hernioplasty for Obturator Hernia

经闭孔管突出的疝，称为闭孔疝，较少见。闭孔管长约 2cm，其上方和外下方为闭孔管的骨组织壁，约占周径的 2/3，内侧和内下方为闭孔膜，约占周径的 1/3；内口有腹膜和腹膜外组织覆盖，外口则有闭孔肌和耻骨肌覆盖。所以闭孔疝位于耻骨肌的深部、股三角的下端、闭孔肌的上方和耻骨肌与内收肌之间（图 3-1-12）。闭孔疝多见于消瘦的老年妇女。内容多为小肠，也可有结肠、膀胱、卵巢等。主要症状是闭孔神经受压迫而引起的股部和膝关节内侧的局部刺痛、麻木和异常感觉（Romberg-Howship 征），咳嗽或用力时疼痛加剧（图 3-1-13）。大多数病人常以原因不明的急性肠梗阻症状而住院，做直肠或阴道指检时，在骨盆前壁处可扪及索条状的疝囊颈部（图 3-1-14）。发生部分绞窄或肠管壁疝的情况并不少见（图 3-1-15）。闭孔疝一经明确诊断，都应及早施行手术治疗。一旦发生绞窄，病死率就会大大增加。手术可以用经腹、经腹股沟、经闭孔（腹股沟下）等进路，也可应用上述各法的联合进路。

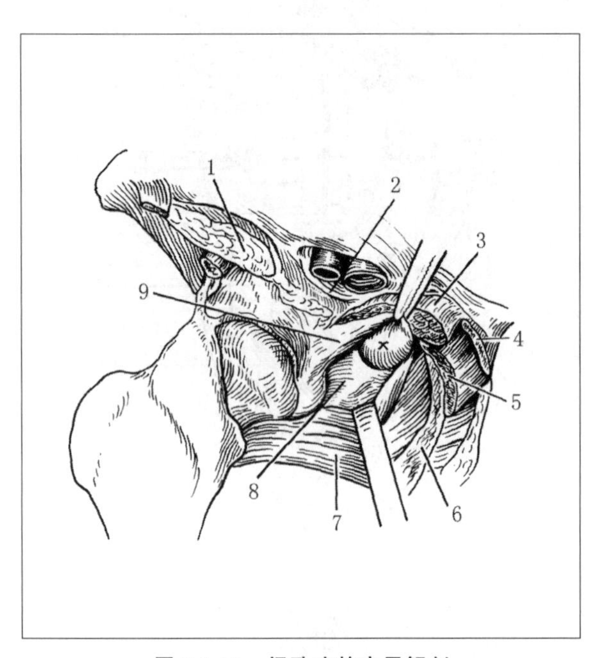

图 3-1-12 闭孔疝的应用解剖

1—髂腰肌；2—耻骨筋膜；3—耻骨肌；4—内收长肌；5—内收短肌；6—大内收肌；7—闭孔外肌；8—闭孔膜；9—内收短肌腱膜

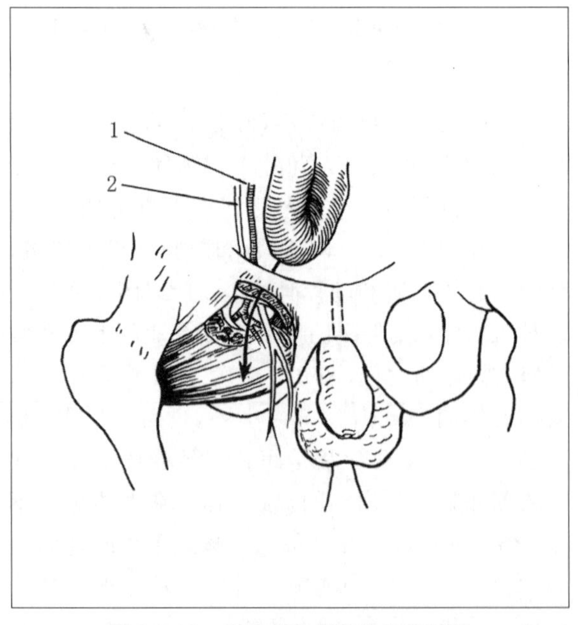

图 3-1-13 闭孔疝突出的途径和产生压迫闭孔神经的机制

1—闭孔动脉；2—闭孔神经

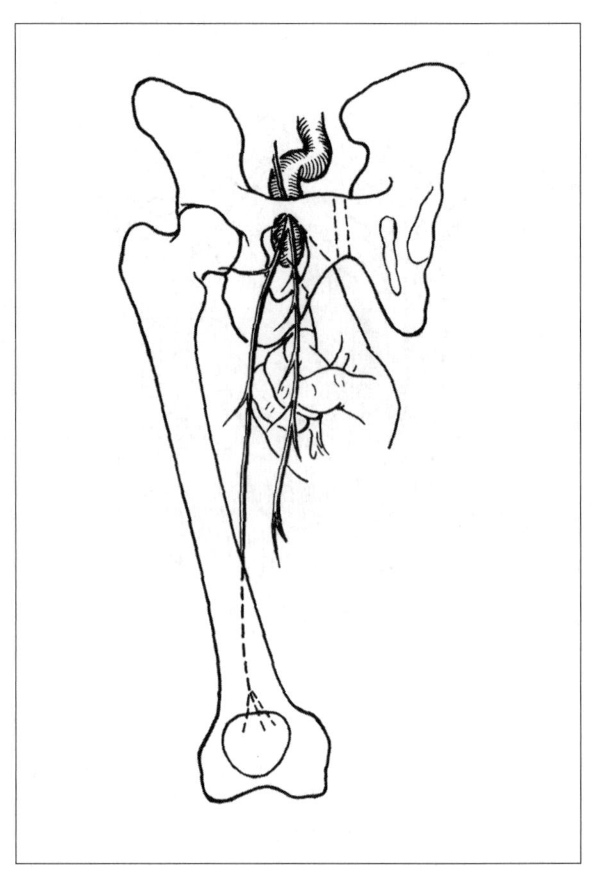

图 3-1-14 在骨盆前壁处触及索条状疝囊颈部

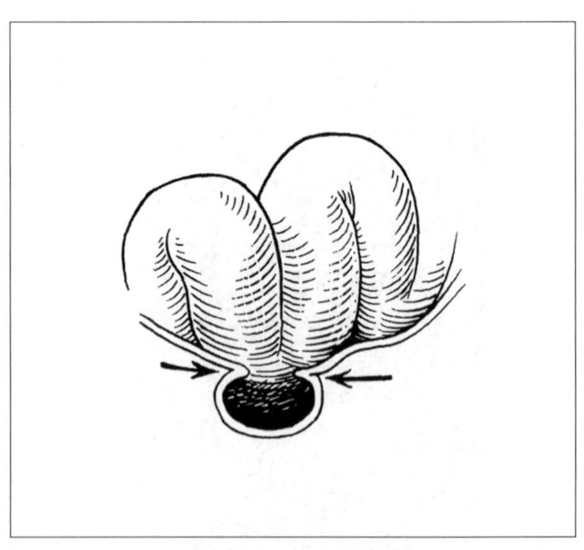

图 3-1-15 发生肠管壁疝

大多数闭孔疝在发生肠梗阻和肠绞窄以前常常未能明确诊断，被迫施行急诊手术，经治医师往往缺乏时间去仔细考虑修补闭孔疝开口的方法，因此复发率较高，可达 10%。

3.1.8.1 经腹闭孔疝修补术

Abdominal Obturator Hernioplasty

对于大多数闭孔疝，这一进路最合适。它对于迅速明确诊断、显露闭孔疝环和切除肠管等都较有利，意外损伤闭孔血管的机会也较少。

【麻醉】

椎管内麻醉或吸入全身麻醉最为满意，也可用静脉硫喷妥钠加肌松药麻醉。

【手术步骤】

(1)患者取垂头仰卧位，自脐下至耻骨联合做一低位正中切中，进入腹腔。

(2)先检查腹股沟疝和股疝出口，证明无异常，怀疑闭孔内有内脏突出时，即将游离肠管用纱布垫推出盆腔，这样就很容易看清或摸清闭孔开口处的情况。如有肠管钳闭在疝囊内，则看不清疝的开口，这时候沿输出、入肠襻追溯，即可找到疝环(图 1)。

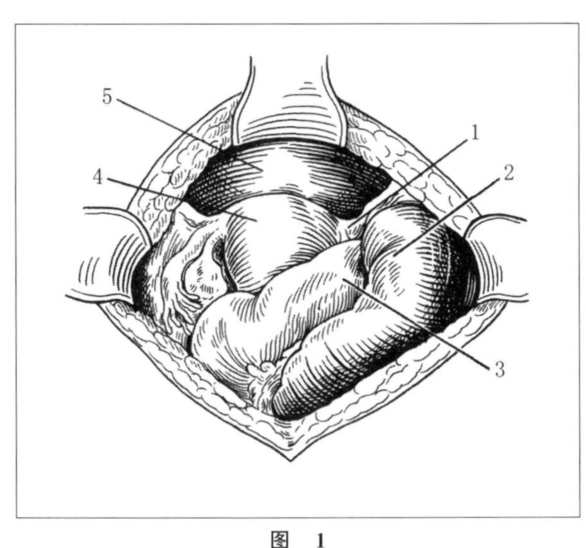

图 1
1—阔韧带；2—膨胀的输入肠襻；
3—萎陷的输出肠襻；4—子宫；5—膀胱

(3)轻轻用力牵拉肠襻，以期达到复位目的，注意勿拉破钳闭的肠襻。若肠襻不能被拉出，则可在闭孔疝环的内下缘细心切开，这时候往往可以把疝入的肠管拉出。倘若还不能拉出，可能疝囊外有粘连，应该用联合进路法再切开闭孔疝环。

(4)应仔细观察退回腹腔的肠管，并予适当处理，包括温盐水纱垫热敷、系膜内注射 0.25%～0.5%普鲁卡因或 1%～2%赛罗卡因溶液和给予吸氧等。

(5)拉出肠管后，用长弯钳伸入疝囊内，夹住疝囊底部，经闭孔疝环往内翻转(图 2)。

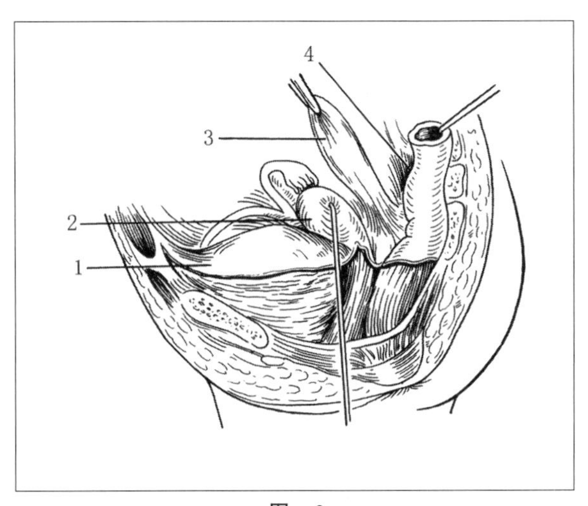

图 2
1—膀胱；2—子宫；
3—内翻的疝囊；4—乙状结肠

(6)如疝囊与周围粘连，不能内翻，则可将闭孔疝环附近的腹膜切开一部分，经切开处钝性分离疝囊外面粘连组织，直至疝囊能被内翻(图 2)。

(7)在疝囊颈部行结扎，切除多余疝囊(图 3)，将其残端缝在闭孔边缘处，消灭这里的缺损部。一旦疝囊不能被切除，则闭孔疝的开口必须予以缝合，或用附近游离的腹膜补片覆盖缝合(图 4)。

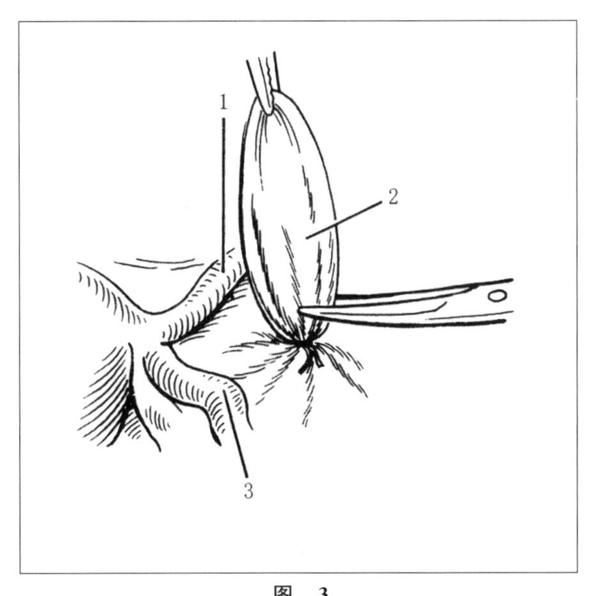

图 3
1—圆韧带；2—疝囊；3—输卵管

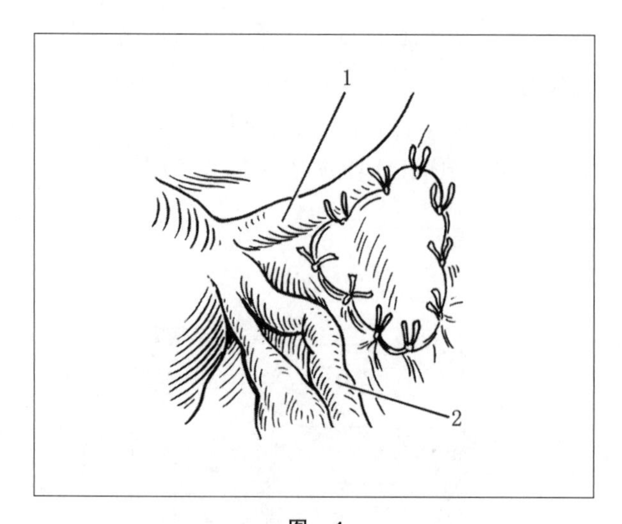

图 4
1—圆韧带;2—输卵管

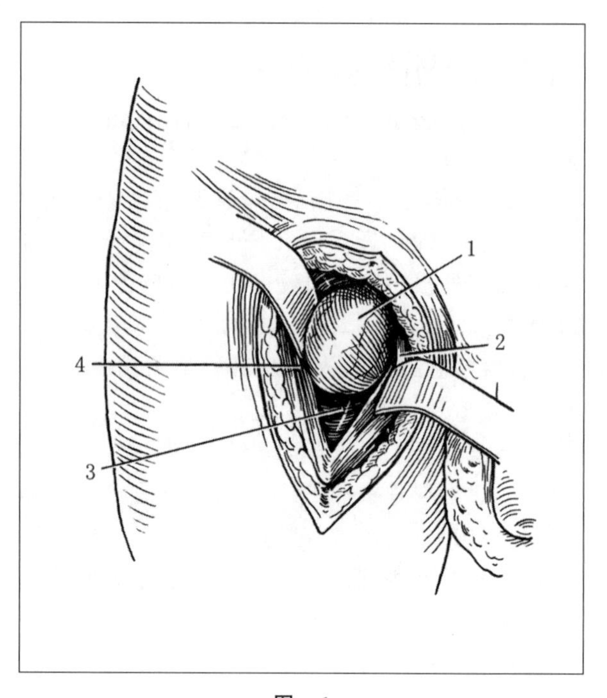

图 1
1—闭孔疝囊;2—内收肌;3—闭孔外肌;4—耻骨肌

3.1.8.2 腹股沟下闭孔疝修补术

Subinguinal Obturator Hernioplasty

此法不如上述方法满意。虽然是腹股沟下手术,但腹部仍需消毒和铺单,因为在需要时还要经腹部进行手术。

【麻醉与体位】

同"经腹闭孔疝修补术"。

【手术步骤】

(1)病人仰卧,骨盆部用沙袋垫高,大腿屈曲并外展。

(2)摸清股动脉搏动位置。在耻骨结节与股动脉搏动部位的中点做垂直切口,与股动脉平行,长约10cm,其中心刚好在卵圆窝的内侧。

(3)切开皮肤、皮下组织和阔筋膜。将大隐静脉往外侧拉开或结扎、切断。如遇外会阴动脉,亦予结扎、切断。打开内收长肌与耻骨肌之间的间隙,往侧方拉开内收长肌。如显露仍不充分,可以横行切断耻骨肌(图1)。注意勿损伤闭孔神经,该神经通过闭孔上缘。

(4)显露疝囊,细心将其切开,注意勿损伤疝内容物。疝内容物被还纳以前,必须确认肠管活力无问题。如发现肠管已有绞窄或坏死,则应立即开腹 ,切除坏死的肠管。

(5)若肠管活力无问题,则可往疝环内插入一手指或一把血管钳,在用血管钳或手指往内下方扩大疝环的同时设法还纳疝内容物(图2)。

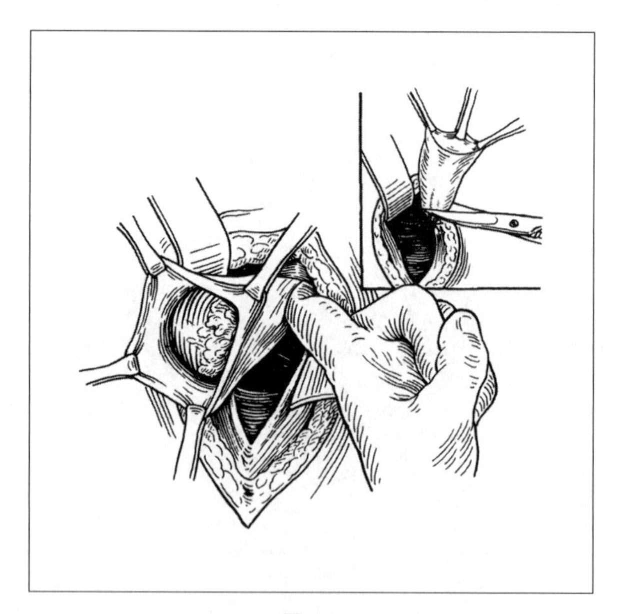

图 2

(6)如用上述方法不能扩开缩紧的疝环和还纳疝内容物,则应认清闭孔血管(通常在闭孔后下方),在远离血管处将其切开,再将疝内容物还纳。

(7)分离疝囊,高位结扎,切除多余疝囊。闭孔开口用取自耻骨肌内侧约2cm×8cm大小的肌瓣移植,缝合封闭疝环。

(8)切口分层缝合。

3.1.8.3 经腹股沟腹膜外闭孔疝修补术

Inguinal Extraperitoneal Obturator Hernioplasty

本手术仅适用于非绞窄性闭孔疝，一般没有前述几种手术方法满意。可参考“股疝修补术”和“闭孔疝修补术”的有关手术图施行手术。

【手术步骤】

(1)手术切口同腹股沟疝修补术。位于腹股沟韧带附近，并与其平行。

(2)沿腹股沟管全程剪开腹外斜肌腱膜，用纱布条将精索及其周围组织往内上方牵开。

(3)将腹内斜肌下缘往上牵开，切开腹横筋膜，显露腹膜。由耻骨部开始往上方推开腹膜，显露髂血管及股环。进一步推开腹膜后，即可见到或用手摸到闭孔，该孔在股环后方约 2.5cm 处，这里能见到闭孔神经。

(4)就在闭孔开口的近侧，切开腹膜，将疝内容物还纳入腹腔。如发现肠管已坏死，则应在腹部另做切口，将坏死肠管切除。

(5)将疝囊经闭孔管往上翻出，在其基底部高位结扎，切除多余的疝囊。可用缝合法缝闭闭孔管。最好还是用一块筋膜、尼龙布或涤纶布作为补片缝合封闭闭孔。

(6)腹股沟部切口分层缝合。

【术中注意要点】

闭孔环较坚硬，不能单靠缝合法把开口缝闭得很满意。以前单用腹膜缝补强度不够，最好用坚实的阔筋膜、尼龙布或涤纶布作补片，缝合覆盖闭孔开口，这样可以使闭孔疝的复发率明显降低。

3.1.9 坐骨孔疝修补术

Hernioplasty for Sciatic Hernia

坐骨孔疝是指腹腔内容物经大、小坐骨孔突出而形成的疝。这是最少见的疝，男女发生率相仿。坐骨孔被骶结节韧带和骶棘韧带分成两个孔，上面一个较大，称为大坐骨孔，它的前上方边界是髋骨后缘，后面是骶结节韧带，下面是骶棘韧带；下面一个较小，称为小坐骨孔，它的前面是坐骨结节，上面是骶棘韧带，后面是骶结节韧带(图 3-1-16)。大坐骨孔又被通过这里的梨状肌分成两部分，臀上血管和神经在此肌上缘伸向骨盆外侧；坐骨神经、臀下动脉和神经在此肌的下缘离开骨盆(图 3-1-17)。女性坐骨孔疝的内口位于阔韧带后方的卵巢窝中(图 3-1-18)。

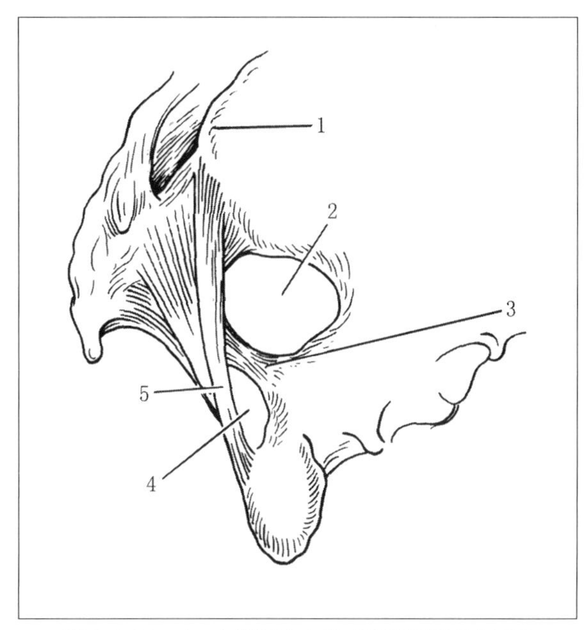

图 3-1-16 大、小坐骨孔与有关韧带(后外侧观)

1—髂前上棘；2—大坐骨孔；3—骶棘韧带；4—小坐骨孔；5—骶结节韧带

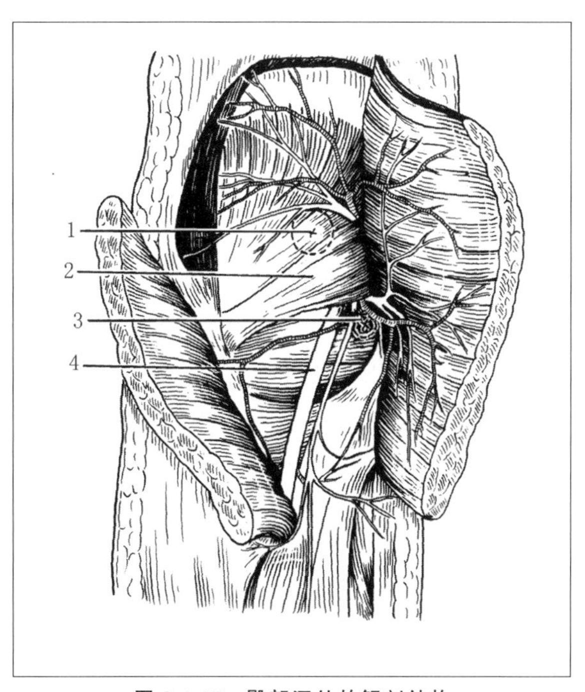

图 3-1-17 臀部深处的解剖结构

1—梨状肌上孔；2—梨状肌；3—梨状肌下孔；4—坐骨神经

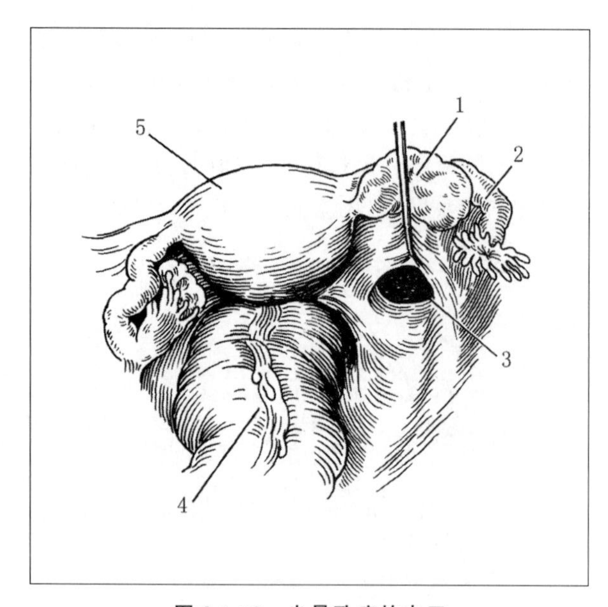

图 3-1-18 坐骨孔疝的内口

1—卵巢;2—输卵管;3—坐骨孔疝内口;4—直肠;5—子宫

坐骨孔疝通常可以分为三类:

(1)梨状肌上坐骨孔疝:这是最常见的一类。疝在梨状肌上缘经大坐骨孔突出,它位于臀上动脉和神经的外侧,上面是髋骨的后缘,下外方是梨状肌(图 3-1-19)。

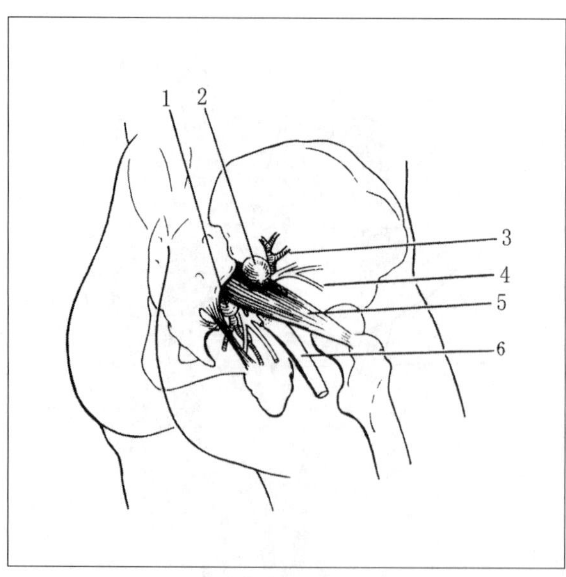

图 3-1-19 坐骨孔疝突出部位与坐骨神经的关系

1—梨状肌下坐骨孔疝;2—梨状肌上坐骨孔疝;3—臀上动脉;4—臀上神经;5—梨状肌;6—坐骨神经

(2)梨状肌下坐骨孔疝:此类较少见。它也从大坐骨孔突出,但从梨状肌的下缘外突。此疝位于坐骨神经、臀下动脉和阴部内血管的内侧,上面是梨状肌,下面是骶结节韧带的上缘(图 3-1-19)。

(3)棘下坐骨孔疝:这一类型最为少见。疝经骶棘韧带外突,它的后面是骶结节韧带,外下方是由闭孔肌覆盖的髋骨弓,疝位于阴部内血管和神经的内侧(图 3-1-20)。

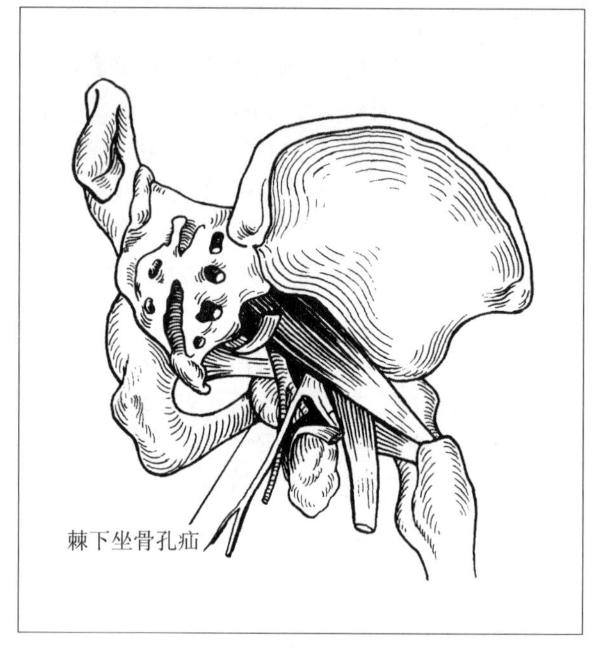

图 3-1-20 棘下型坐骨孔疝

坐骨孔疝常有一疝囊,下腹部及骨盆部脏器都可成为疝内容物,最常见的是小肠。当疝往外突出时,由于其周围受到臀肌的限制,故常沿坐骨神经往下突出至臀下部或大腿部(图 3-1-18)。疝块大小不一,主要症状是在臀部出现一肿块,可有咳嗽冲动感,并可沿坐骨神经发生放射痛。坐骨孔疝的诊断一旦明确,应即手术治疗,因其发生绞窄的危险性很大。

3.1.9.1 经腹坐骨孔疝修补术

Abdominal Sciatic Hernioplasty

【麻醉与体位】

一般用椎管内麻醉。病人取垂头仰卧位。

【手术步骤】

(1)自脐至耻骨联合做下腹正中切口。

(2)进入腹腔后,经探查证明常见疝部位无异常。女性患者在阔韧带卵巢窝处常可发现坐骨孔疝的开口(图 3-1-18)。附近如见有扩张或萎陷的肠管,应追溯至发生钳闭处。轻轻用力还纳肠管,若不能还纳,则应在确定疝环附近的血管和神经的位置后,设法将疝环扩大(参见"经腹闭孔疝修补术"图 1)。

(3)在远离血管和神经处切开疝环,还纳疝内容物,还纳的内容物必须细心观察并进行适当处理。

(4)将疝囊底部经坐骨孔疝开口向内翻转拉入腹腔,在囊颈部行结扎,切除远侧多余疝囊(参见"经腹闭孔疝修补术"图 2)。坐骨孔疝开口用游离筋膜、尼龙布或涤纶布等作为补片将其缝闭,再用附近腹膜缝盖在上面加强(参见"经腹闭孔疝修补术"图 3、图 4)。

(5)另一种闭合坐骨孔疝开口的方法是从梨状肌制作一筋膜瓣缝在坐骨孔疝开口处,再用附近腹膜缝盖在其上面(图 1)。

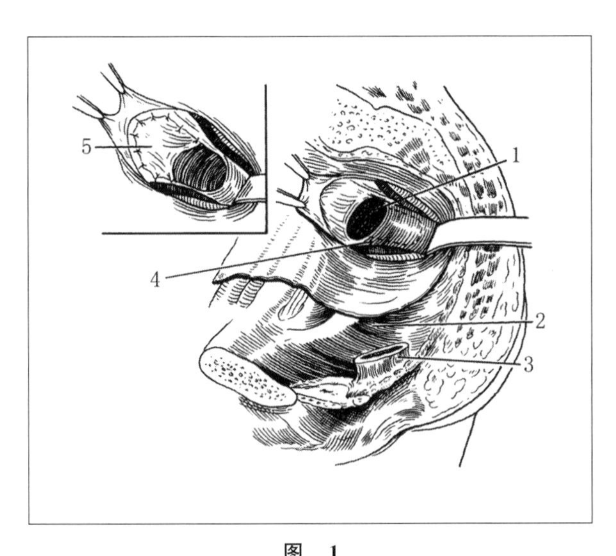

图 1

1—疝孔开口;2—肛提肌;3—直肠;
4—制作梨状肌的筋膜瓣;5—筋膜瓣封闭疝孔开口

(6)若疝囊较大且与盆骨下面组织有粘连者,往往不能经坐骨孔将疝囊往上翻转。这种情况下可横行切断疝囊颈部,囊体部可任其留在坐骨孔下方,再用上述方法缝闭疝孔。

(7)腹壁切口分层缝合。

3.1.9.2 经臀坐骨孔疝修补术

Gluteal Sciatic Hernioplasty

与经腹手术相比,本手术的进路比较复杂,且不能处理已经发生坏死的肠管。术前发现臀部软组织中有一肿块,诊断不太明确者,作为探查可用这一进路。坐骨孔疝的诊断明确者不应采用这种手术方法。

【手术步骤】

(1)病人俯卧手术台上,手术台向一侧倾斜,患侧略高于健侧。

(2)自髂后下棘至大粗隆后缘中部做切口,切口应直接通过肿块区。

(3)臀大肌顺其纤维方向分开,然后往两侧拉开,充分显露疝块,避免损伤臀动脉和坐骨神经(图 1)。

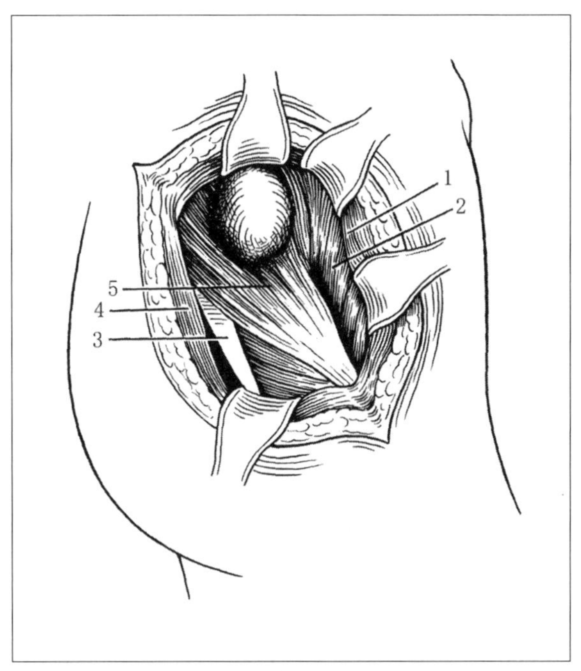

图 1

1—臀大肌;2—臀中肌;3—坐骨神经;
4—臀大肌;5—梨状肌

(4)确定疝囊位于臀大肌下面,细心认清后切开疝囊,注意勿损伤疝内容物(图 2)。还纳疝内容物之前,必须仔细观察,确认内容物活力无问题。

(5)肠管如有小块坏死,可用附近健康肠管的浆肌层行间断缝合覆盖,将该处肠壁埋入。需要

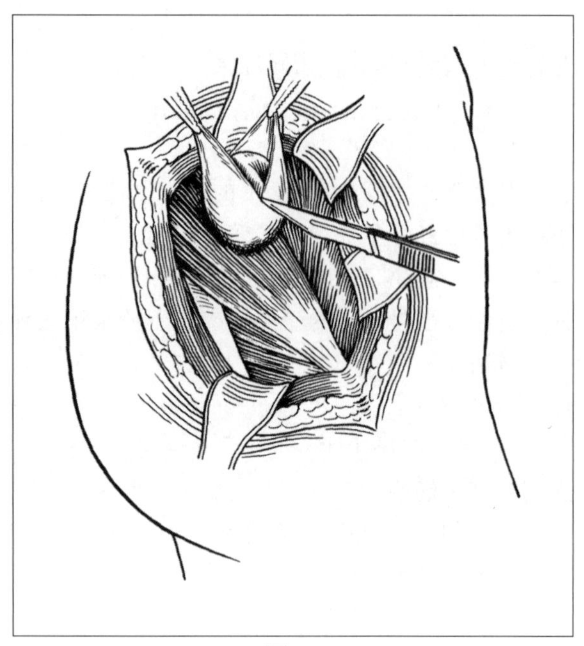

图 2

肠切除时，可将臀部切口关闭，让病人转取仰卧位，再行经腹手术。

(6)如缩紧的疝环太小，不能还纳疝内容物时，对梨状肌上坐骨孔疝，可细心切开疝环下缘，扩大疝环后再还纳。梨状肌下型及棘下型坐骨孔疝应切开疝环的内缘。

(7)分离高位结扎和贯穿缝合疝囊，切除远侧多余疝囊。从附近梨状肌制作一肌瓣，填塞并缝合疝孔(图 3，图 4)。

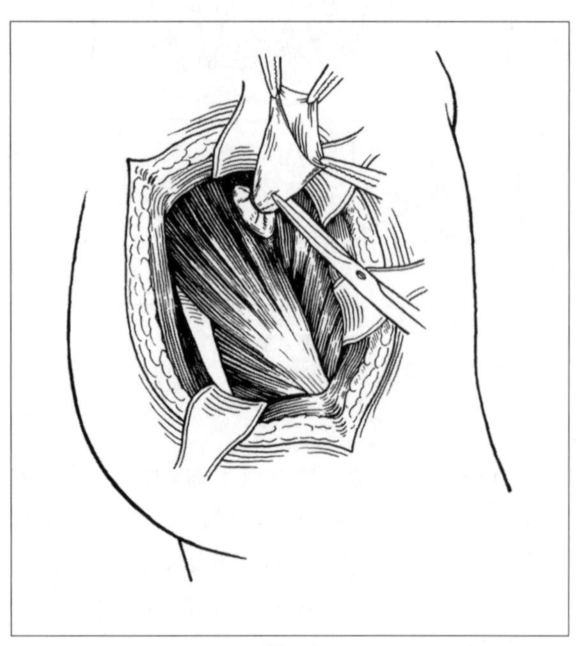

图 3

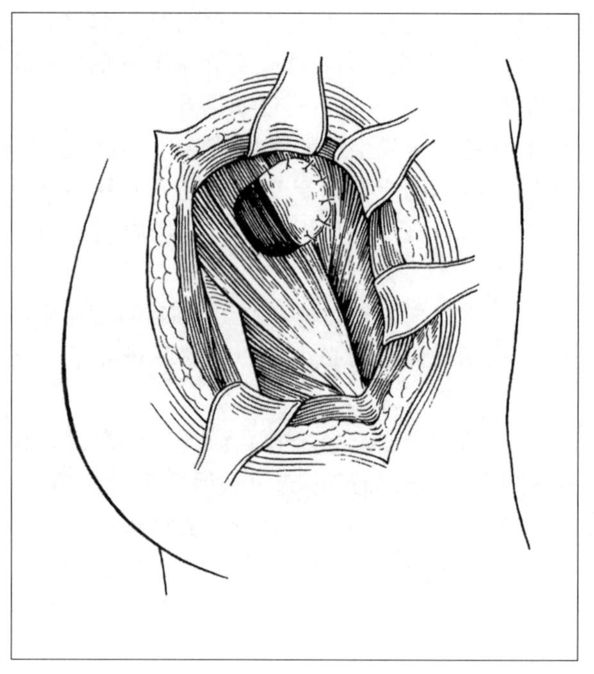

图 4

(8)冲洗伤口后，分层缝合臀部切口。

3.1.10 会阴疝修补术

Hernioplasty for Perineal Hernia

骨盆出口周围有坚硬的组织，前面是耻骨和坐骨，后面是大骶棘韧带和尾骨端，外侧是坐骨结节。直肠、尿道和阴道经此出口通往外面。骨盆出口底部有软组织，由肛提肌和尾骨肌构成。肛提肌上、下两面都有筋膜覆盖，肛提肌上筋膜将这一肌肉组成的膈膜与内脏和腹膜隔开。肛提肌下筋膜构成坐骨直肠窝的顶部。在肛提肌后外缘与尾骨下缘之间两侧都有一个潜在软弱的间隙。这里是大多数后侧会阴疝突出之处。前会阴疝在会阴横肌前面经尿生殖膈突出至一侧大阴唇处(图 3-1-21，图 3-1-22)。疝内容物中最多见的是肠管和膀胱。后会阴疝男女都可发生，女多于男。男性会阴疝在膀胱直肠之间下降至一侧坐骨直肠窝，在臀大肌下缘处形成肿块，也可以直肠脱垂的形式经肛门突出。女性还可在阴道后壁上部突出(又称阴道后疝)。会阴疝通常多能还纳，偶尔可以发生绞窄。

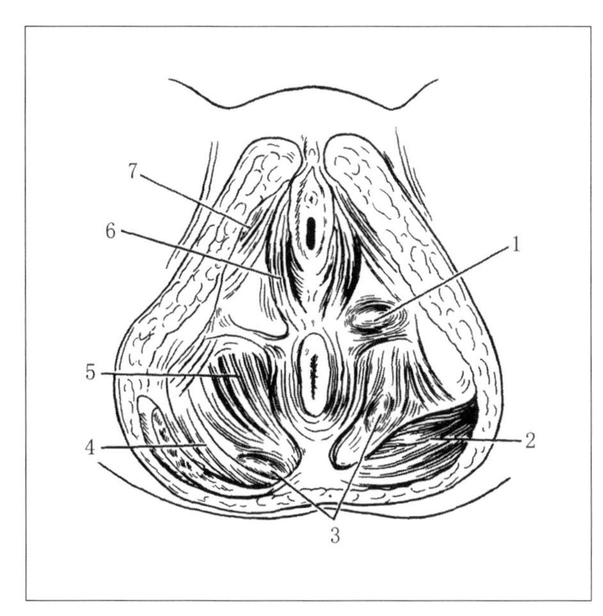

图 3-1-21 会阴疝的应用解剖

1—前会阴疝;2—臀大肌;3—后会阴疝;
4—尾骨肌;5—肛提肌;6—球海绵体肌;
7—坐骨海绵体肌

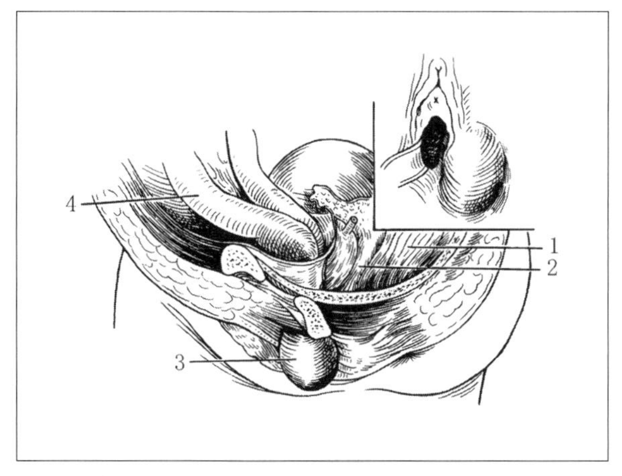

图 3-1-22 前会阴疝突出至一侧大阴唇后方

1—直肠;2—阴道;3—前会阴疝;4—肠管

会阴疝一经明确诊断,均应及早手术治疗。手术可经腹、经会阴或经腹会阴联合施行。

3.1.10.1 腹会阴联合会阴疝修补术 Combined Abdomino-Perineal Hernioplasty

【手术步骤】

(1)患者取垂头仰卧位。

(2)自脐至耻骨联合做下腹正中切口,进入腹腔。经检查证明常见疝部位无异常。会阴疝的内口常可在阔韧带的前方或后方发现。内口周围是子宫骶韧带、阔韧带和乙状结肠(图 1)。将突出的内脏从疝囊中拉回腹腔,此时让助手用两个手指经阴道将疝块往上推顶,常能使疝的还纳更加方便。设法将疝囊壁往上翻转入腹腔。(参见"经腹闭孔疝修补术"图 2)。

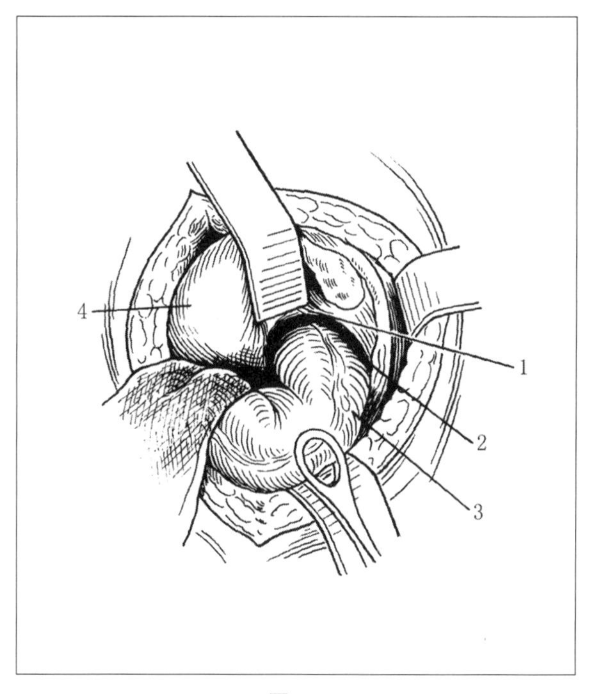

图 1

1—阔韧带;2—会阴疝的内口;
3—乙状结肠;4—子宫

(3)如疝囊周围有粘连不易翻转,可以切开部分囊壁,分离周围粘连,直至疝囊能被内翻(参见"经腹闭孔疝修补术"图 3)。

(4)如粘连紧密,疝囊实在不能内翻时,则可在囊颈部横断,疝囊体部任其留在疝囊开口下方,待会阴部手术时再将其切除。

(5)疝囊能被内翻者,则在囊颈部结扎、切断,切除疝囊体部。筋膜构成的疝环口用间断缝合法封闭,上面加盖一层腹膜对腹膜的缝合(图 2)。再将阔韧带基底部的下端和子宫骶韧带缝在一起,用以加强。如疝内容物为乙状结肠,可将其拉出后固定在腰大肌的前面。

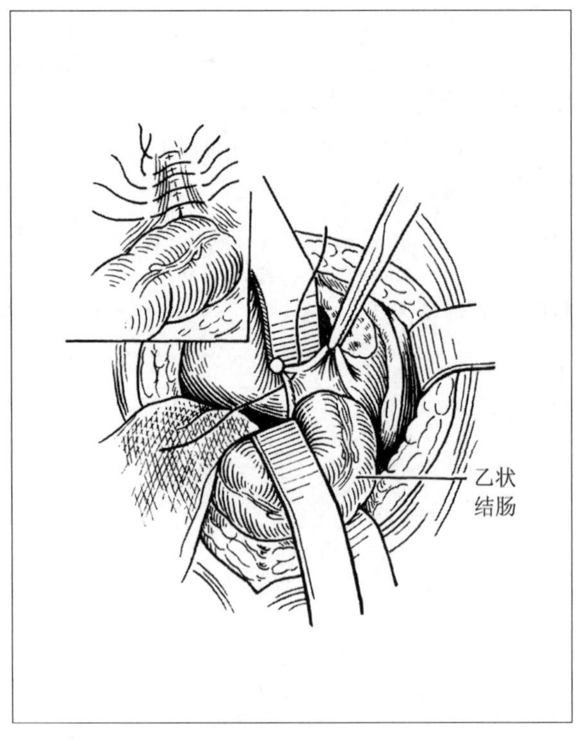

图 2

(6)如疝囊已被切除,修补疝孔也较结实,全部手术到此即告结束。否则应接着做经会阴手术。

3.1.10.2 经会阴腹会阴联合会阴疝修补术
Perineal Combined Abdomino-Perineal Hernioplasty

【手术步骤】

(1)患者取仰卧截石位。

(2)做一个约 8cm 长的 U 形切口,在患侧大阴唇皱襞高处的皮肤黏膜交界处开始往后延伸,需要时可经会阴部到达对侧相应部位(图 1)。直肠内置一纱布团以便辨认直肠。向上分离阴道黏膜、浅筋膜和皮肤,显露耻骨下三角(此三角内侧为球海绵体肌、外侧为坐骨海绵体肌、后方为会阴横肌)。在此三角内常可见疝囊经盆底软弱处突出。肌肉往两侧拉开(图 2)。

(3)分离疝囊,切开后还纳疝内容物,缝扎疝囊残端(图 3),切除多余疝囊。盆底缺损部分行缝合修补。伤口深部放一 Penrose 引流,于术后 2～3d 拔除。

(4)切口分层缝合。

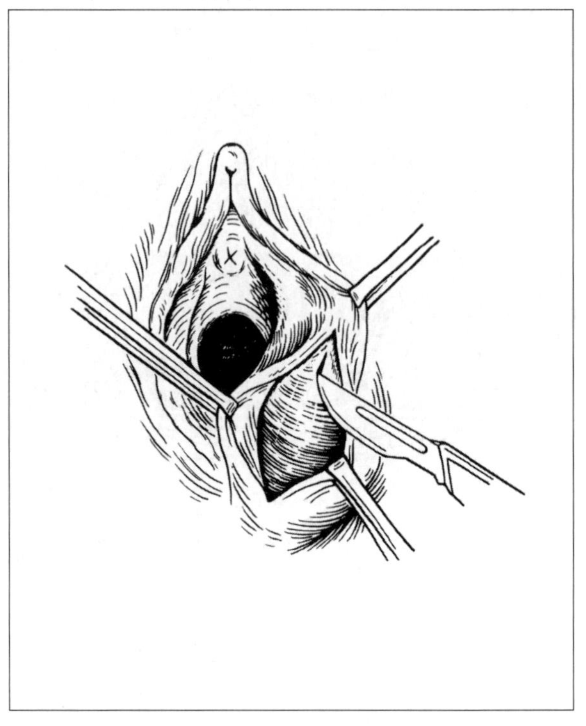

图 1

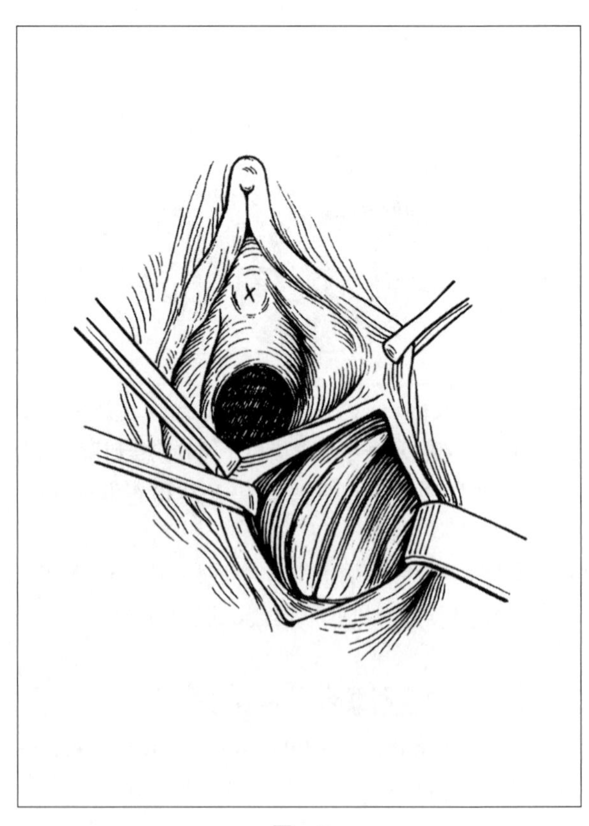

图 2

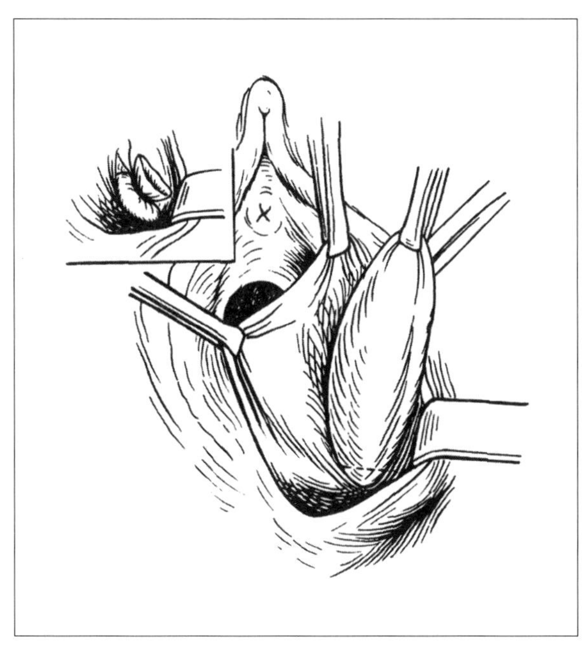

图 3

3.1.11 经腹膈疝修补术

Transabdominal Repair of Diaphragmatic Hernia

腹腔内容物经膈肌往胸腔内突出称为膈疝。分非外伤性和外伤性两种，前者又可分为先天性和后天获得性两种。膈肌组织由胸骨部、肋骨部和腰部组成，三部分往中心腱方向汇合，其中胸骨部最弱，腰部最强。

本节着重介绍外伤性膈疝的经腹修补术。膈肌破裂是比较隐蔽的一种损伤，左侧多于右侧，也可以是两侧性的，误诊不少。先前有胸、腹部外伤的历史，包括乳头线以下的刺伤，都应想到膈肌损伤的可能性。胸部听到肠鸣音和X线检查发现胸腔内有胃肠道充气影或肠梗阻征象，即可确诊。怀疑有肝脏疝入胸腔时，可用B超或核素扫描加以证实。

患者突然发作上腹部剧烈疼痛，伴恶心、呕吐，或有呃逆和干呕。上腹显得空虚。有时可出现呼吸困难、发绀和循环衰竭。对外伤性膈疝应采用经腹进路，因为这种损伤合并腹内脏器损伤的机会较多。一旦有胸腔损伤，可以再把切口往胸部延伸，改成胸腹联合切口后再行处理。

【适应证】

适用于左侧外伤性膈疝。右侧膈疝因有肝脏影响手术视野，应该采用经胸或胸腹联合切口。

【麻醉】

气管内插管全身麻醉。

【手术步骤】

(1)采用上腹正中、左侧经腹直肌或肋缘下斜切口。如疝较大，宜先设法使膈肌暂时麻痹。

(2)进入腹腔后，先切断肝脏的左侧冠状韧带和三角韧带，将左肝往右侧拉开，显露手术野(图1)。

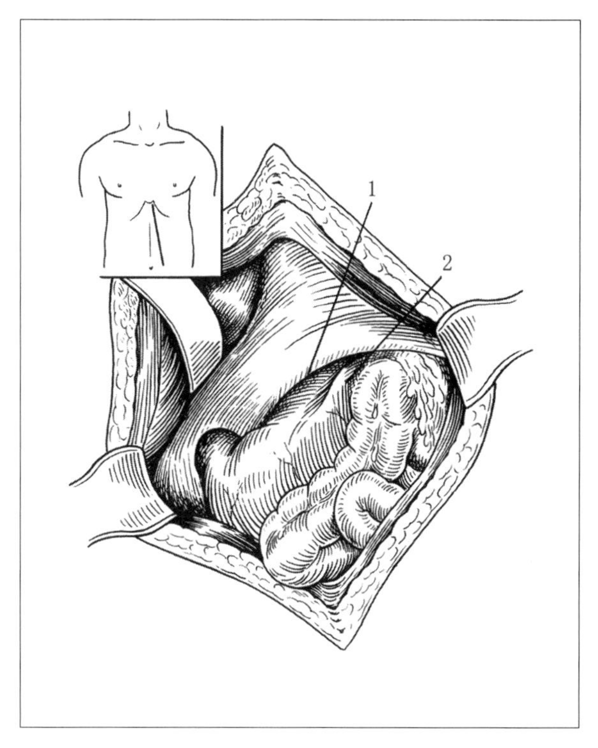

图 1

1—裂开的膈肌；2—疝入胸腔的腹部脏器

(3)钝性分离膈肌下面与腹腔内脏之间的粘连，直至露出疝的裂口。全周分离疝入内脏与膈肌裂口之间的粘连。

(4)用手指经疝裂口沿疝入内脏伸入胸腔，分离膈肌上方与疝入内脏之间的粘连。

(5)充分分离内脏周围粘连后，将疝入胸腔的内脏经疝裂口还纳腹腔，这时候沿内脏往胸腔内插入一根导尿管以平衡胸、腹腔内的压力，将有助于内脏的还纳。

(6)用生理盐水冲洗胸、腹腔后，膈肌裂口用粗丝线分两层重叠间断缝合(图2)。

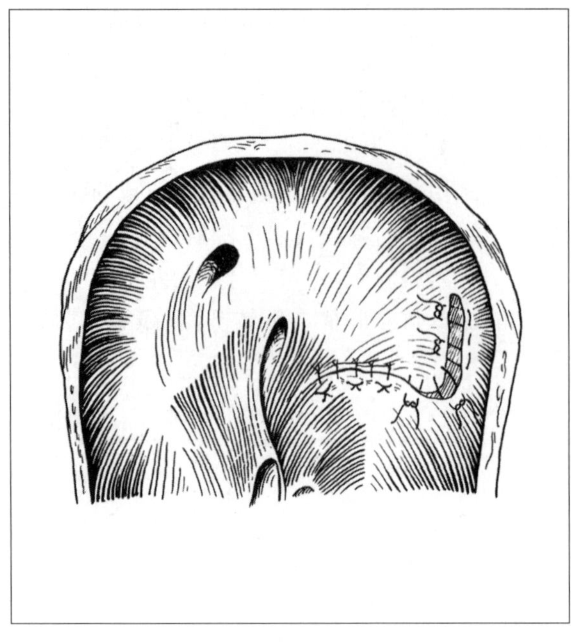

图 2

(7)如膈肌两侧边缘相距较大,难于对拢时,缺损部分可用自身阔筋膜,或用尼龙布、涤纶布等修补缝合,都可能获得成功(图 3)。

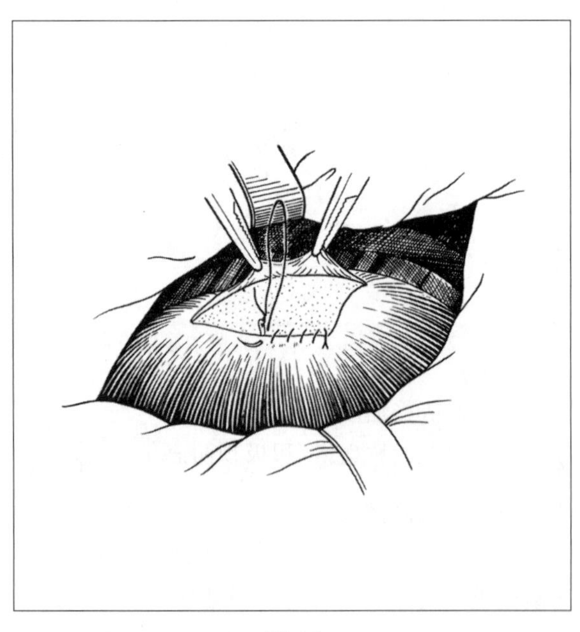

图 3

(8)全部闭合膈肌前,麻醉医师应该把患侧肺吹胀,同时在胸腔内插入一根导尿管排气,在全部闭合膈肌裂口前拔除。

(9)腹部切口分层缝合。

【术后处理】

(1)术后防止腹胀十分重要,应放置胃管行适当胃肠减压 48h。

(2)在肛门排气以前,只能经口少量饮水,排气后开始进流食。

(3)全身应用有效抗生素,积极预防感染。

(4)如有呼吸困难,在吸氧同时应行 X 线检查,观察有无肺膨胀不全、胸腔积液或肺炎,根据检查结果采取相应措施。

(5)无并发症病例,3d 后可以起床活动。

(6)切口缝线可在术后 7d 左右拆除。

3.2 腹壁巨大缺损修补术 Repair of Large Abdominal Defect

造成腹壁巨大缺损常见的原因有:腹壁巨大切口疝,腹壁恶性肿瘤行广泛切除术后或腹部严重外伤与感染后。腹壁巨大缺损的修补,术前必须进行充分准备,包括减轻患者体重、加强腹肌和呼吸功能锻炼,必要时还应作气腹准备。因肿瘤而广泛切除腹壁后,常可按原先计划的方案做皮瓣转移修补术或人造材料修补加皮肤覆盖术。严重创伤与感染造成的腹壁缺损常需先在缺损区肉芽创面上种植中厚皮片等以封闭创面,2~3 个月后再做腹壁缺损修补术。修补腹壁巨大缺损常用两种方法,即整形外科的皮瓣转移术和人造材料修补术。

3.2.1 腹壁转移皮瓣修补术 Repair with Rotating Skin Flaps

【适应证】

腹壁全层缺损,伤口清洁,有适当的皮瓣可供利用时。

【手术步骤】

(1)分离和切除腹壁缺损周围的瘢痕组织(包括疝环和腹直肌前、后鞘及腹膜边缘部分的瘢痕组织)和覆盖在腹腔内容物前面的中厚皮片等,显露腹壁缺损的范围(图 1)。

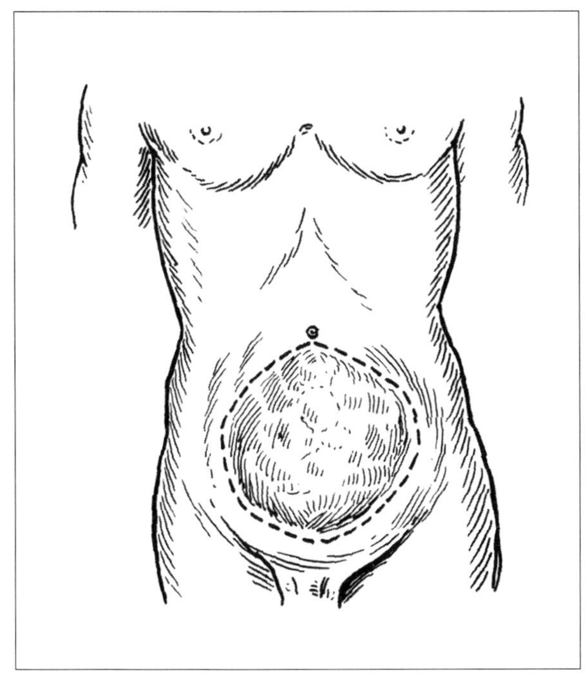

图 1

（2）根据腹壁缺损的大小，在患者的大腿部分切取与缺损大小相仿的阔筋膜一块，用 0-4 号不吸收线将它与缺损边缘的腹膜和筋膜连续缝合在一起，中间适当加几针间断缝合。缝合的阔筋膜应保持一定的紧张度，平整而无皱褶，剪去边缘多余部分（图 2）。

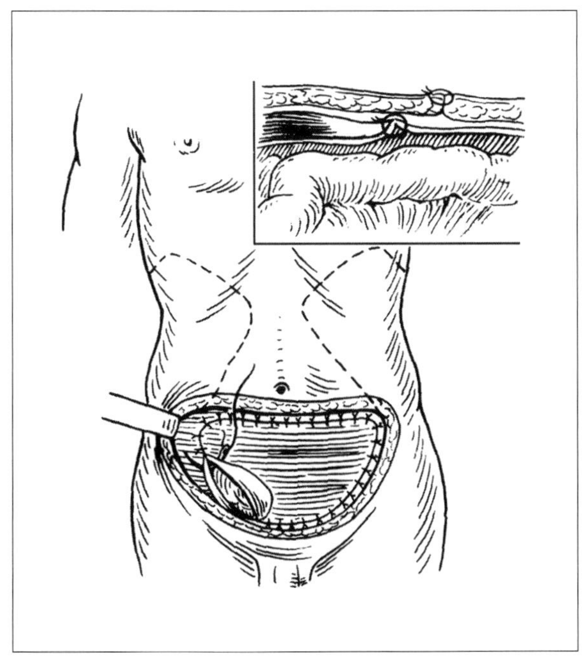

图 2

（3）用生理盐水和抗生素溶液冲洗伤口后，将预先设计好的双侧胸腹转移皮瓣或臂部迁移皮瓣往下方转移修补腹壁缺损。用细的不吸收线将皮瓣与腹壁缺损部分边缘的皮肤和皮下组织间断缝合在一起，不留死腔（图 3，图 4）。

（4）皮下置橡皮片引流。

（5）皮瓣转移或迁移后留下的创面，用自身中厚皮片覆盖。

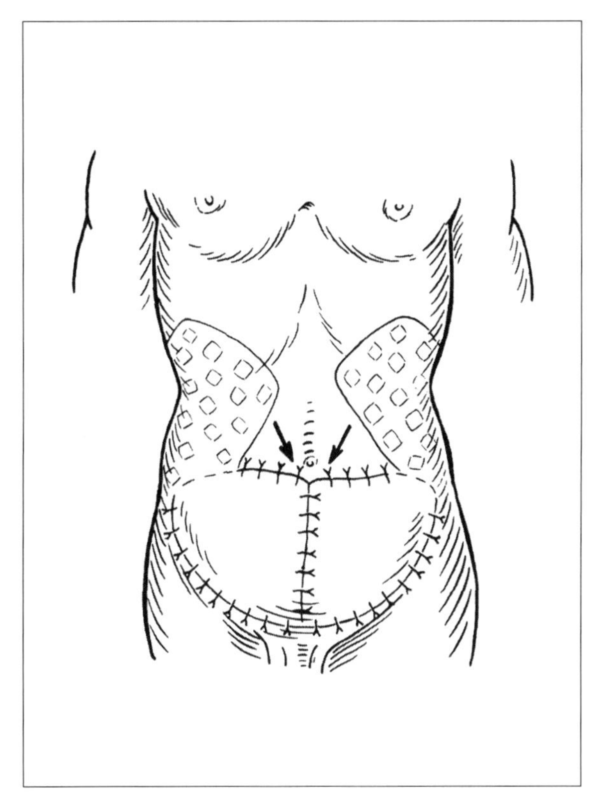

图 3

【术后处理】

（1）腹部适当加压包扎。

（2）使用有效抗生素，积极预防感染。

（3）密切观察皮瓣颜色有无异常，有无受压或过度扭曲，深部有无积血。如发现血供障碍，应及时处理。

（4）橡皮片引流于术后 2～3d 拔除。

（5）一般在术后 10～12d 拆线，必要时可适当延长。拆线后可以起床活动。

（6）术后 3 周左右可在腹带支持下轻度活动，3 个月后恢复一般活动。

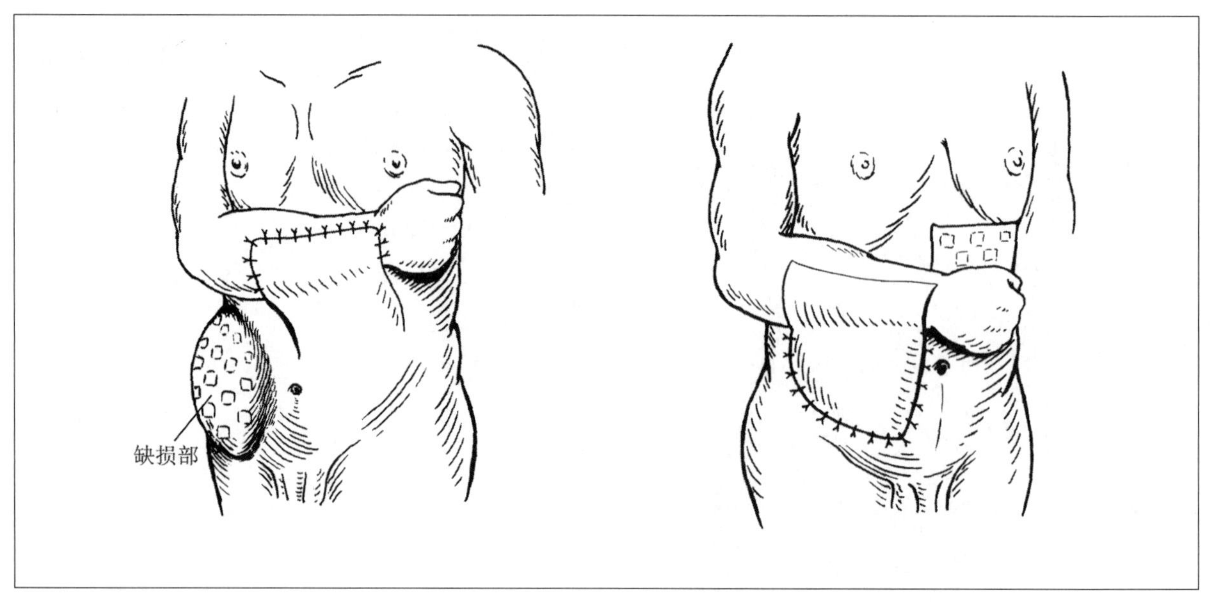

图 4

3.2.2 人造材料修补术
Repair with Synthetic Materials

用聚丙烯网等人造材料修补腹壁缺损始于1960年。用人造材料网修补腹壁缺损后，人体纤维组织可以长入网状物内填补缺损而达到满意的治疗效果。近年来，又采用涤纶布、聚四氟乙烯布等修复腹壁缺损，同样获得了良好效果。手术成功的必要条件是：这些人造材料修补物下面应有大网膜等组织衬托，上面应有皮肤、皮下组织等覆盖，而且在术后不发生感染。

聚丙烯、涤纶和聚四氟乙烯在化学上和生物学上都是稳定的，其熔点较高，达140℃(335℉)，可用高压灭菌。它们的抗张强度和柔软性较好，也不易老化。实验研究证明，它们很少引起异物反应，且有一定的抗感染力。

【手术步骤】

(1)分离和切除腹壁缺损周围瘢痕组织，包括疝环、腹直肌前后鞘和腹膜边缘部分的瘢痕和脂肪结缔组织等(参见“腹壁切口疝修补术”)。缺损部腹腔面尽量用大网膜铺垫。

(2)根据腹壁缺损大小，选择合适的人造材料布，用4-0号不吸收线将人造材料布的边缘与两侧腹直肌后鞘与腹膜连续缝合在一起，保持一定的紧张度，剪去多余的人造材料布。

(3)再用同样人造材料布与腹直肌前鞘做同样的缝合修补。在连续缝合线之间可适当加一些间断缝合(图1)。

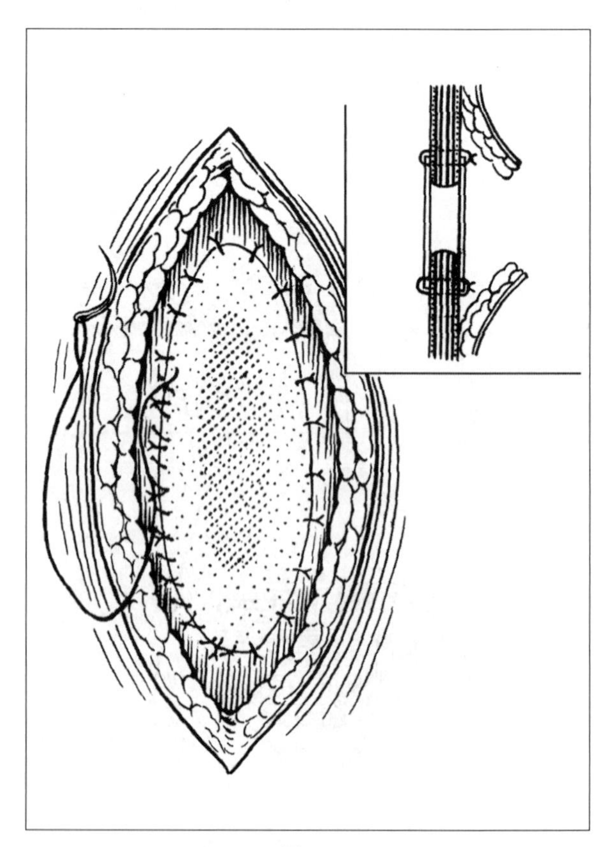

图 1

(4)切除多余的皮下脂肪组织和皮肤。用生理盐水和抗生素溶液冲洗后,分层缝合覆盖在上面的皮下组织和皮肤。腹壁不留死腔。

(5)相当伤口中部置一小口径(5mm左右)负压吸引管,管子经伤口附近戳口外引(图2)。

【术后处理】

(1)腹部适当加压包扎。

(2)引流管持续吸引4d,术后5d左右拔除。只要引流充分,即可避免血清肿的形成。

(3)使用有效抗生素,积极预防感染。

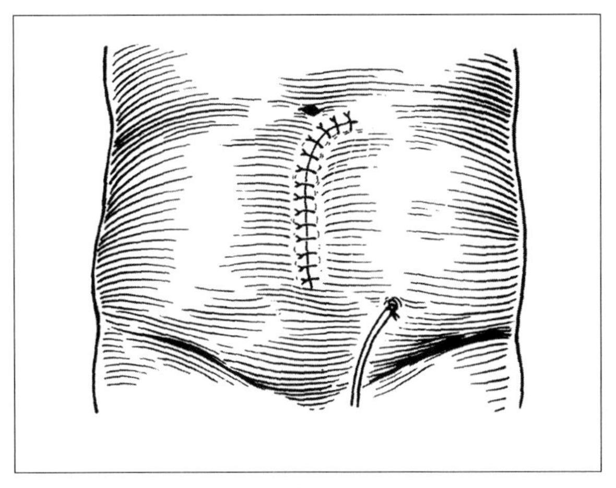

图 2

(仲剑平)

4 腹腔手术

Operations for Abdominal Cavity

4.1 剖腹术
Laparotomy

4.1.1 腹部的切口与缝合
Abdominal Incisions and Sutures

做腹部手术时，先要考虑腹壁切口的位置及其走行方向。理想的切口，应能充分显露手术野，使手术顺利进行，并可避免产生一些术后并发症。简言之，良好的腹部切口应满足三个要求：易达性(accessibility)，可延长性(extensibility)及安全性(security)。

腹壁具有保护和支持腹内脏器、参与呼吸和躯干运动及产生腹压以利于咳嗽、排便等功能。腹前壁平整且富于弹性，开腹后容易获得较大范围的显露，绝大部分手术均通过腹前壁进行。

腹壁的上界为胸骨剑突、肋弓下缘、第 11 肋和第 12 肋下缘；下界为耻骨联合、腹股沟韧带和髂嵴；侧界是腋后线，与腹后壁相接。

腹壁的重要表面标志有剑突、肋弓、腹白线、脐、髂嵴、耻骨联合和腹股沟韧带。在确定腹部切口的位置和方向时，必须利用这些标志，才能表达清楚。

腹前壁由浅及深由 6 层组织构成。第 1 层为皮肤。其皮纹方向大致为横行。第 2 层为皮下组织。在下腹部，皮下组织又可明显分为两层，浅层为脂肪层，深层为纤维层。第 3 层为肌层(图 4-1-1)，分为两组。在两侧者为 3 层扁平肌，由浅及深有腹外斜肌、腹内斜肌和腹横肌。其纤维方向，前者由外上走向内下方，中者由外下走向内上方，后者为横行走向。此 3 肌的外侧部分为肌纤维，内侧部分为腱膜；腱膜部分约占全肌的 1/3。开腹时，如循 3 肌纤维方向进行分离，便可减少损伤，又便于操作。在中间者为腹直肌，被腱鞘包绕，鞘分前后两层。腹直肌后鞘在脐与耻骨联合的中点处形成弧状游离缘，称为半环线。在半环线以上，

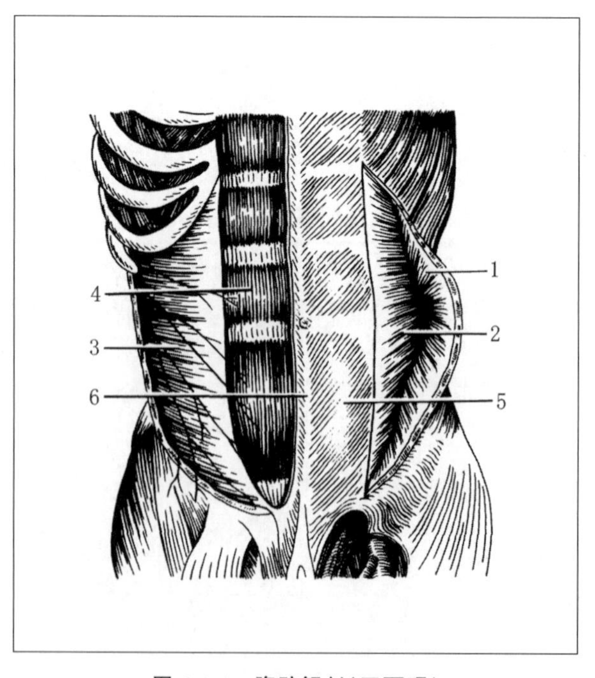

图 4-1-1 腹壁解剖(正面观)

1—腹外斜肌；2—腹内斜肌；3—腹横肌；
4—腹直肌；5—腹直肌前鞘；6—腹白线

腹直肌前鞘由腹外斜肌腱膜和腹内斜肌腱膜前层所构成;腹直肌后鞘由腹内斜肌腱膜后层和腹横肌腱膜所构成。在半环线以下,3肌腱膜均移行至腹直肌前面构成前鞘,而后面缺乏腹直肌后鞘(图4-1-2)。第4层为腹横筋膜。该筋膜在上腹部较薄弱,在半环线平面以下即有所增厚,对腹直肌后鞘的缺如有补偿作用,及至腹股沟区则更形增厚,构成坚实的腹股沟管后壁。第5层为腹膜外脂肪。此层在上腹部较薄,脂肪较少,在下腹部较厚,脂肪较多。第6层为壁层腹膜。

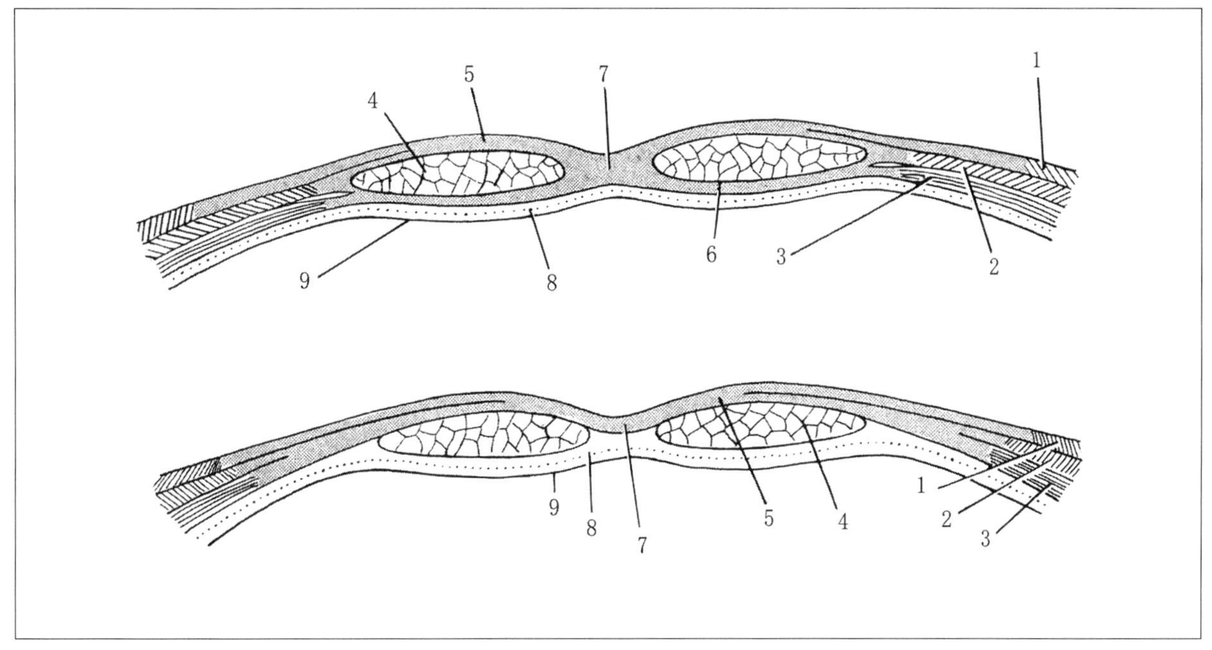

图4-1-2 腹壁解剖(横断面)

1—腹外斜肌;2—腹内斜肌;3—腹横肌;4—腹直肌;5—腹直肌前鞘;
6—腹直肌后鞘;7—腹白线;8—腹横筋膜;9—腹膜

两侧腹直肌鞘在剑突至耻骨联合的中线上交织,形成白线,白线的中点位置有脐。脐以上白线较宽,以下较窄。

腹前壁血供来自腹壁上动脉、腹壁下动脉、下6根肋间动脉和4根腰动脉。腹壁上、下动脉在腹直肌与其后鞘之间相吻合,在做切口时,应避免损伤之。神经支配来自下6根肋间神经、髂腹下神经和髂腹股沟神经。腹内斜肌和腹横肌之间称为神经血管平面,肋间神经和动脉在此平面内斜向内下方走行。做腹壁切口时,应考虑神经、血管的走向,不使其损伤过多,导致肌肉萎缩和腹壁软弱。

脐位于白线上,与剑突至耻骨联合中点偏下处。是胚胎时期脐带的遗留痕迹。胚胎时有4条管道通过,即左右脐动脉、脐静脉和脐尿管。出生后脐动脉闭塞成脐侧韧带,脐静脉闭塞成肝圆韧带,脐尿管则闭塞成正中韧带。

临床上采用的多种切口,都各有其利弊,显然不存在一种完美无缺的切口。但以下各项要求,有助于手术者做出恰当的切口选择。

(1)位置适当:切口应接近病变部位,便于显露病灶。

(2)长度合理:切口长度应充分,使手术操作能顺利进行。切忌做小切口,徒增手术的困难,并可导致意外的内脏和血管损伤;但也不可盲目延长切口。

(3)延长方便:切口要便于向两侧延长,以迎合手术的需要,而不致受到解剖关系的限制。

(4)损伤较少:切口对肌肉、血管和神经的损伤应尽量减少。

(5)操作简便:切口的切开与缝合简单而省时。

(6)并发症少:术后切口疼痛轻,愈合牢固,伤口裂开、切口疝等发生率低。

选择腹部切口时，还应考虑患者的体型、肥胖的程度、是否需紧急开腹以及有无过去手术的切口瘢痕等因素。例如横切口适用于肥胖且肋弓宽大的患者，而不适用于瘦削且肋弓狭小的患者；又如对严重腹部损伤伴内出血或腹主动脉瘤破裂的患者，显然应做正中切口方能迅速进腹，并根据需要向上下延长；如腹壁原有切口瘢痕，应争取切除该瘢痕，从原位进腹，而不另留一切口瘢痕；避免在原切口瘢痕的近旁做一与之平行的切口，如此将影响两切口中间皮肤的血供，导致该处皮肤的坏死。

腹壁切口可分为直切口、横切口、斜切口和特殊切口 4 类(图 4-1-3)。直切口是腹部手术中最常用的切口。优点是切开与缝合迅速、出血少、组织损伤少，并能按手术需要向上、下方延长。故尤其适合于腹部外伤或诊断未定的剖腹探查术。直切口要求有较好的腹肌松弛，否则显露和缝合均较困难。由于张力较大，术后伤口疼痛较明显，伤口裂开和切口疝的发生率也较高。横切口的优点是切口方向与腹壁张力方向相同，故切口受到的张力很小，仅为直切口的 1/30，术后疼痛较轻，不易裂开；对呼吸功能的干扰也较轻，术后肺部并发症的发生率仅为直切口的 1/4。横切口与腹壁的神经、血管大致平行，因而对它们的损伤较少；且又与皮纹方向一致，切口愈合后外观较直切口为完善。但横切口需切断腹直肌和一定量的两侧扁平肌，出血较多，开腹与关腹费时较长，使其应用受到一定限制。斜切口中常用的是肋缘下斜切口，虽然损伤较大，但显露良好，颇为常用。特殊切口用于特殊的病情需要。例如腹部巨大肿瘤或多次手术病例，可用特别设计的非典型切口；有时可在直切口的基础上附加横切口，使切口呈各种“L”形或“T”形，以增加显露。

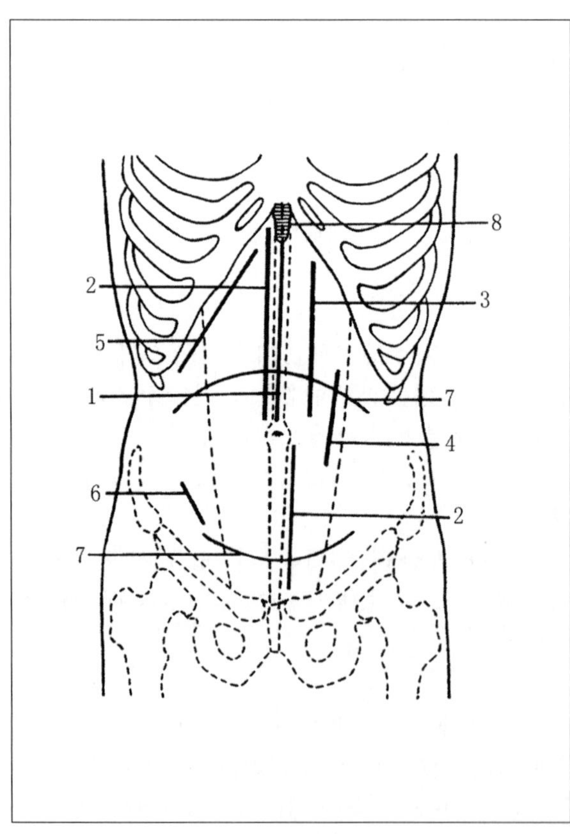

图 4-1-3 腹壁切口种类

1—正中切口；2—旁正中切口；3—经腹直肌切口；4—旁腹直肌切口；5—肋缘下切口；6—右下腹斜切口；7—横切口；8—向上延伸的正中切口并切除剑突

4.1.1.1 正中切口

Median Incision

正中切口是通过腹白线所做的切口，分为上腹部正中切口和下腹部正中切口两种。前者自剑突至脐，后者自脐至耻骨联合。另有全长正中切口，自剑突至耻骨联合，中间绕脐而过。目前在西方国家这种切口颇盛行。上腹部正中切口可绕过脐的左方向下延长，也可切除剑突向上延长。正中切口的优点是通过腹壁的层次少，组织损伤少，出血少，进腹和关腹快；80%以上的腹部手术均可通过这种切口来完成。白线位于腹中部，两侧血供到此已成强弩之末，故愈合较差，伤口裂开和切口疝发生的机会较多。现以上腹部正中切口为例说明。

【手术步骤】

(1)术者和助手分别用一手将皮肤向两侧拉紧，或以术者左手拇、示指将皮肤向两侧并向上绷紧。右手持刀，自剑突开始向下达脐孔上方，沿正中线切开皮肤和皮下组织直至白线(图 1)。用细不吸收线结扎出血点或电凝止血。注意刀片必须与皮肤垂直，免使皮肤边缘歪斜；并使皮肤和皮下组织一次切开，避免多次切割而增加组织损伤。

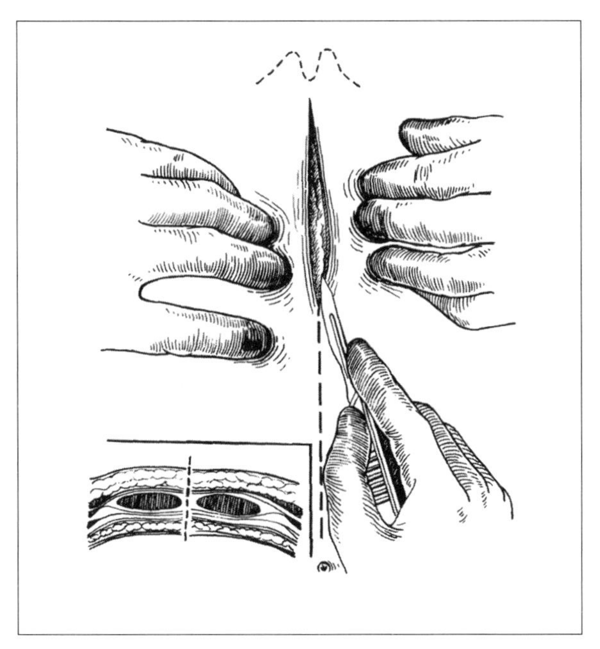

图 1

(2)将白线上的脂肪组织向两侧略加分离,使其显露清楚。用两条消毒巾遮盖切口两边的皮肤并以巾钳固定,以保护伤口。若术中需 X 线摄片,可将巾钳改为丝线缝合固定(图 2)。

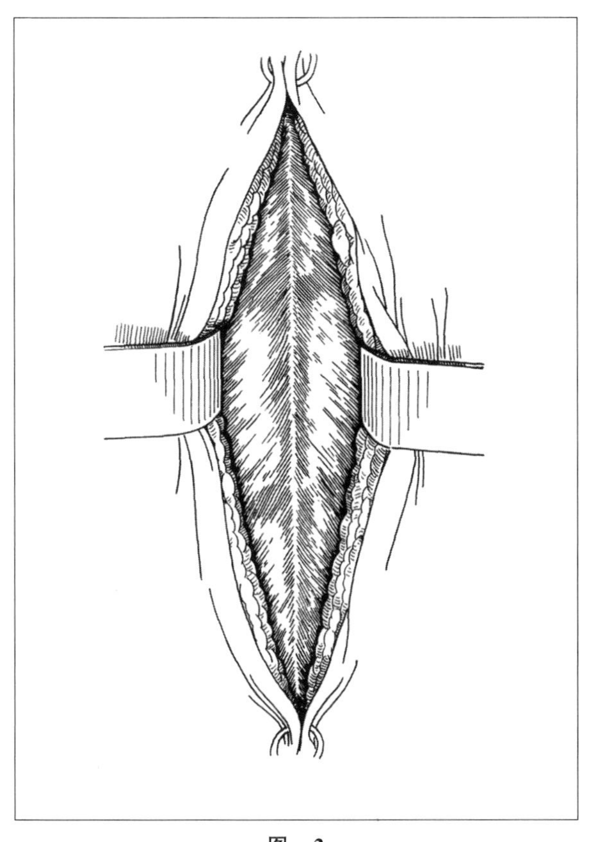

图 2

(3)更换手术刀。切开白线。白线为腱性组织,切开时不应见到肌肉,否则说明切线有偏斜,应加改正。白线于近脐部分较宽,近剑突部分较窄,为避免切线偏斜,也可先切开下部白线,再向上切开上部白线(图 3)。

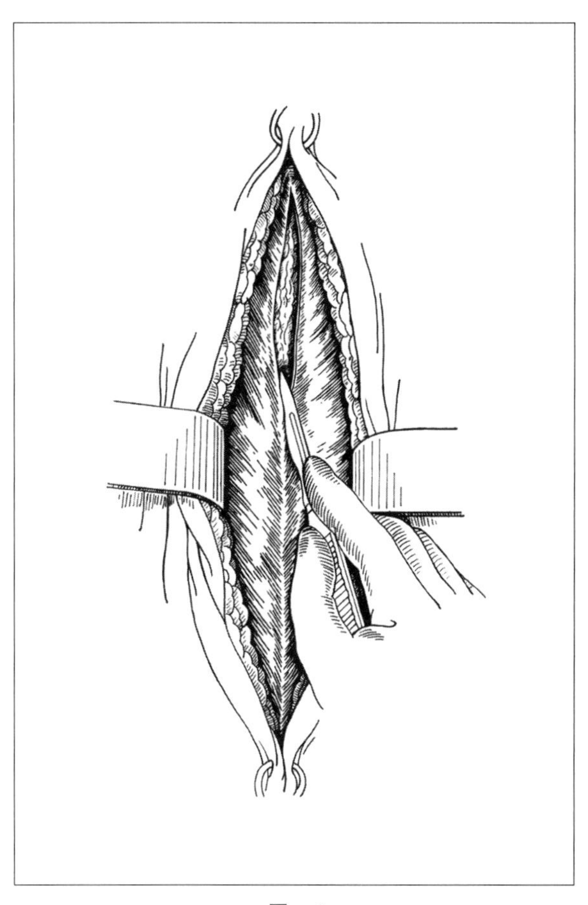

图 3

(4)用盐水纱布或刀柄将腹膜外脂肪推开,露出腹膜(图 4)。如行胆道手术,应将脂肪层推向左侧,腹膜切口位于肝圆韧带的右方;如行胃、脾手术,应将脂肪层推向右侧,腹膜切口位于肝圆韧带的左方。如系腹膜炎手术,在切开腹膜前用纱布垫保护好伤口,防止污染。

(5)术者和助手各持有齿镊或弯止血钳一把,在切口中部相对部位夹起腹膜,再用刀柄在腹膜上轻叩几下或以手指推挤,然后术者和助手先后放松腹膜并再夹起,使可能与腹膜夹在一起的肠管或网膜脱落。最后在两镊之间切开腹膜(图 5),两边各夹一把弯止血钳。

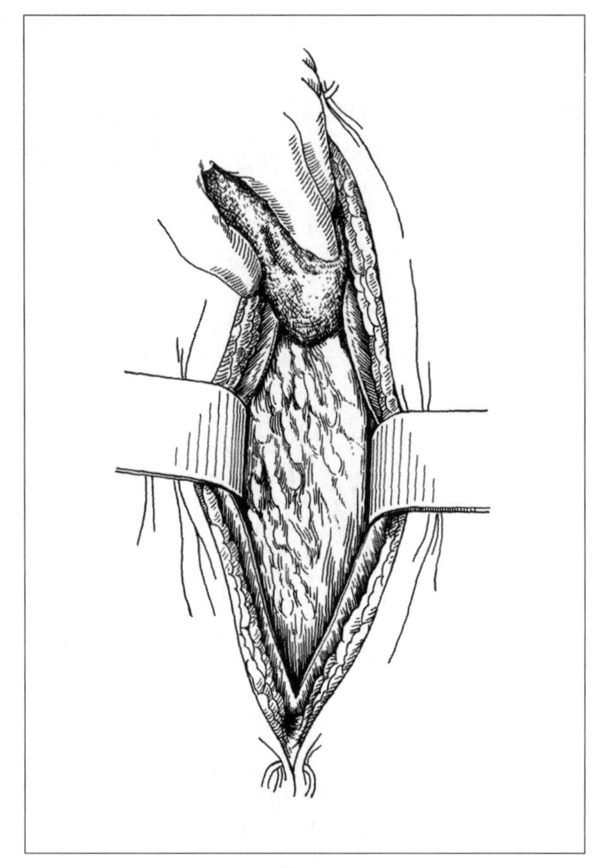

图 4

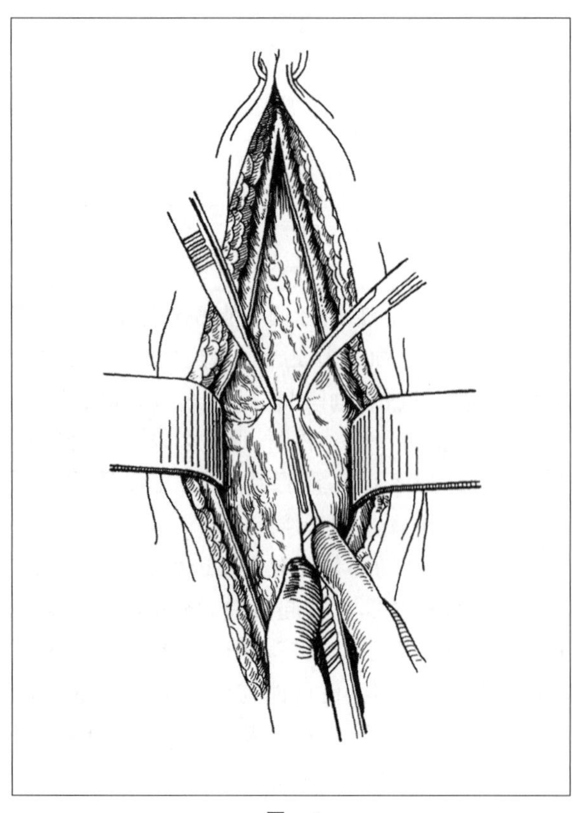

图 5

(6)提起止血钳，向上剪开少许腹膜后，用左手示指与中指插入切口中托起腹膜，将内脏挡开，在两指之间继续剪开腹膜，扩大腹膜切口(图 6)。开腹完成后，腹膜两旁用盐水垫加以保护。安置自持拉钩或用手拉钩。一般而言，手拉钩可根据需要随时加减拉力，或变换拉钩位置，显得机动灵活；而自持拉钩向两边平均施力，在需要显露的方向受到相反方向的牵制，是其缺点(图 6)。

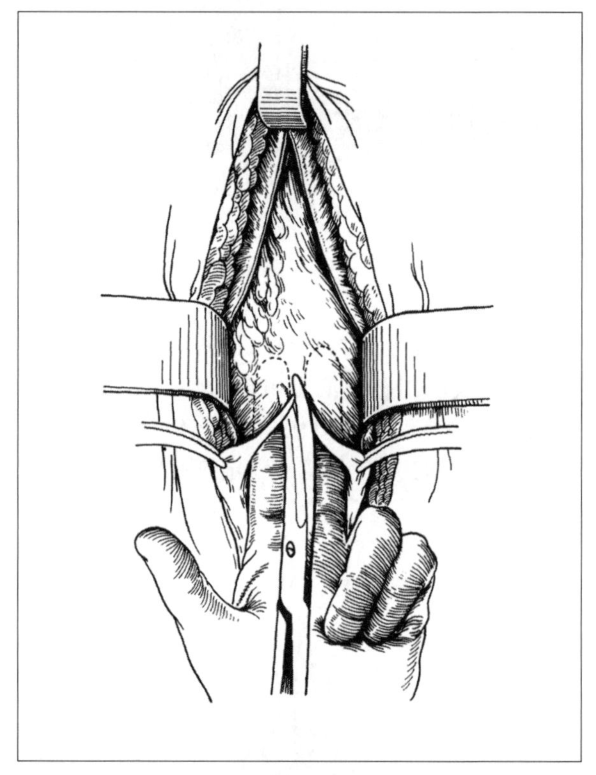

图 6

(7)经上腹部正中切口或旁正中切口做手术时，如上方显露不良，可切除剑突。剑突切除后所增加的显露范围，并非剑突本身的长度。因膈肌在此处附着于剑突后面，当剑突切除后，向上延长的腹膜切开可继续向膈肌延长，切开膈肌 4～5cm，使膈肌下解剖结构更为接近(图 7)；切口的宽度也可增加 50%左右(图 8)；膈肌在剑突上的附着被分离后便自动向后坠落，并牵带附于其上的腹膜也向后坠落，从而使伤口变浅，有利于操作(图 9)。剑突切除最适用于全胃切除、迷走神经切断及经腹膈疝修补等手术。剑突切除和膈肌切开均在中线部位进行，一般不至于损伤胸膜，但偶尔会并发气胸，应加注意。

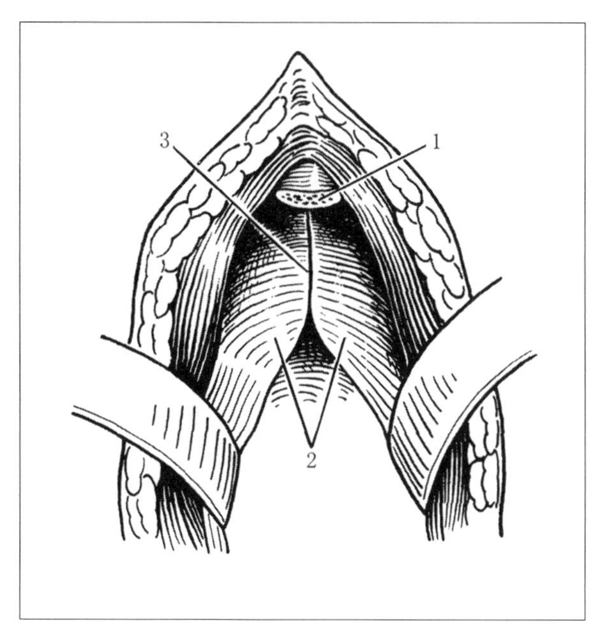

图 7

1—剑突与胸骨界面；2—腹膜切开；3—膈肌切开

切除剑突按下列方法进行：①将上腹正中切口向上延长至剑突胸骨体交界处以上 2cm。白线附着于剑突上半部的前面，切开之；②用骨膜剥离器将剑突前、后及侧面的软组织附着分开，使剑突游离。此时附着在剑突后面的膈肌连同腹膜向背后方向坠落。用咬骨钳将剑突分次咬除；③腹膜切口向上延长至剑突胸骨体交界处。腹膜至此移行至膈肌表面，如继续向上延长切口，势必将膈肌同时切开。一般可在中线处切开膈肌 4～5cm。

（8）关闭腹腔前，应仔细检查腹内有无出血或异物，清点纱布和器械，以免遗留在腹腔内。先用弯止血钳夹住腹膜上、下角及两侧缘，由上而下或由下而上用 1 号可吸收线或 4 号不吸收线连续缝合腹膜（图 10）。也可将腹膜和白线当作一层，用 4 号不吸收线做间断缝合。

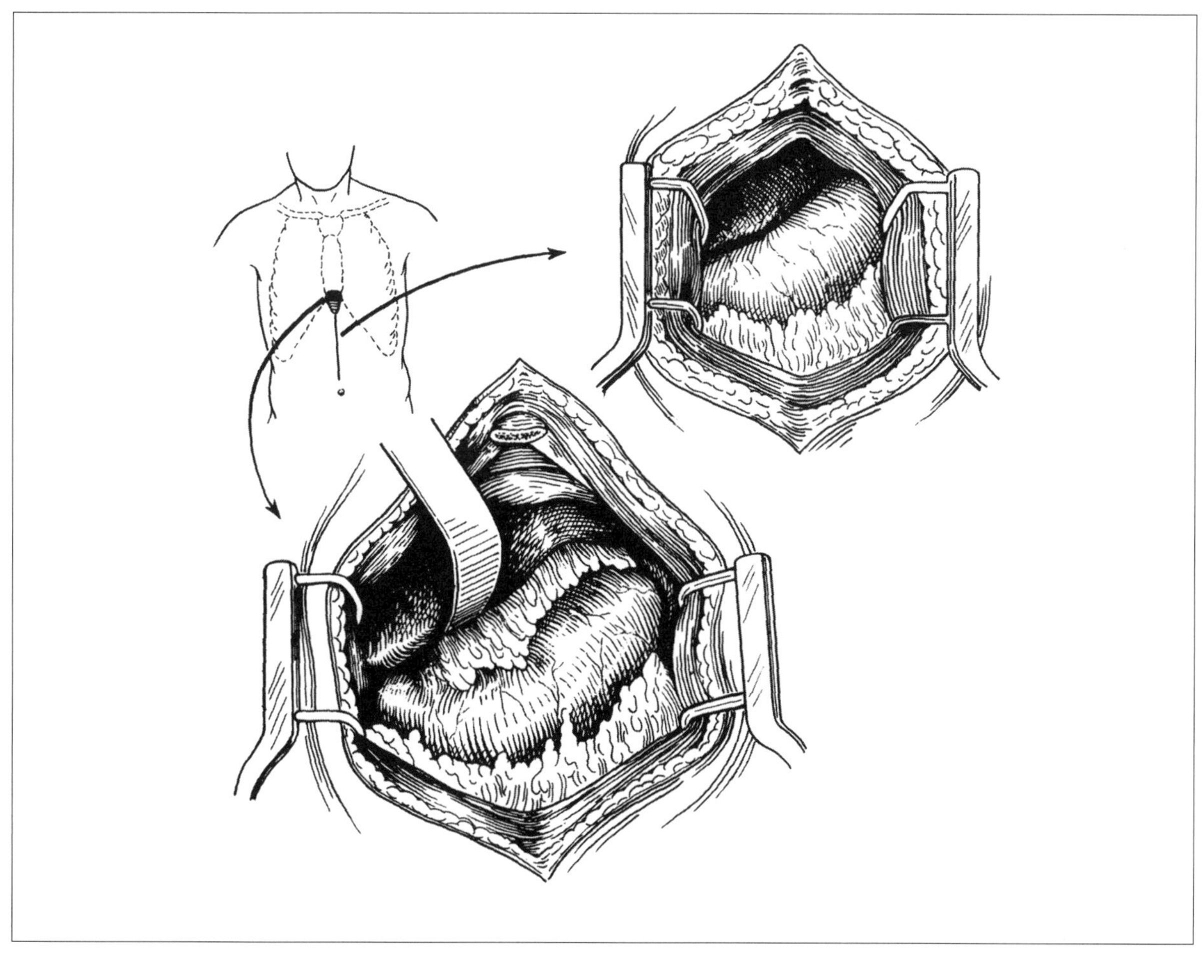

图 8

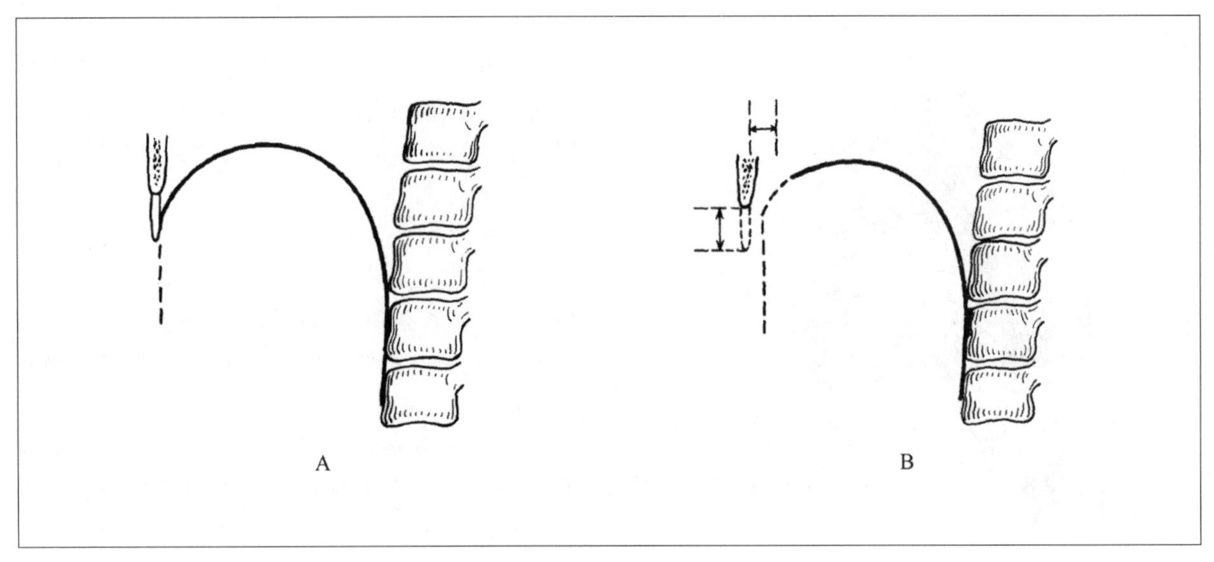

图 9

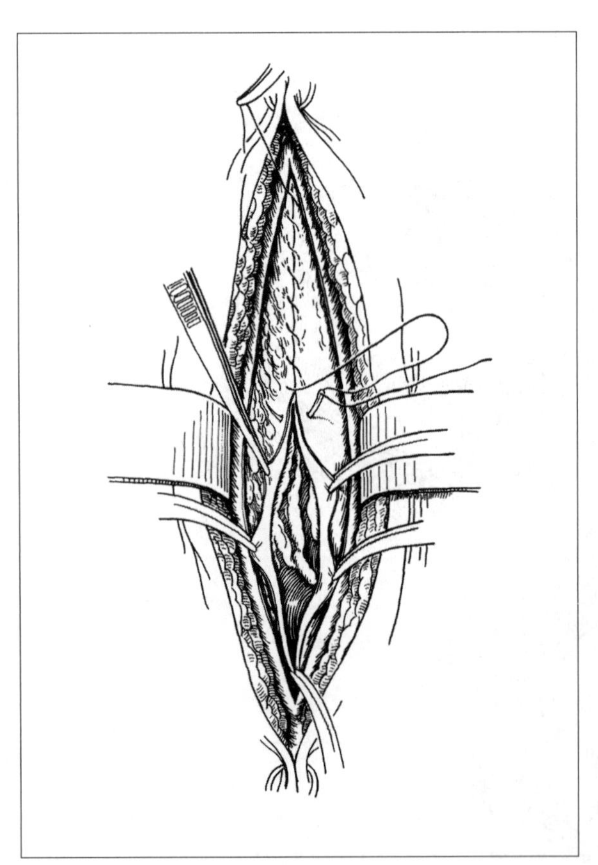

图 10

如将剑突切除，关腹时先将腹膜切口缝合。原剑突两旁切开的白线做 3 或 4 针缝合，并同时将缝线穿过后面的膈肌一起做结，使膈肌又重新附着于腹中线，并清除了因剑突切除而留下的死腔。

(9)用 4 号不吸收线间断或“8”字缝合白线(图 11)。白线是本切口中最强固的部分，缝合时应特别仔细。

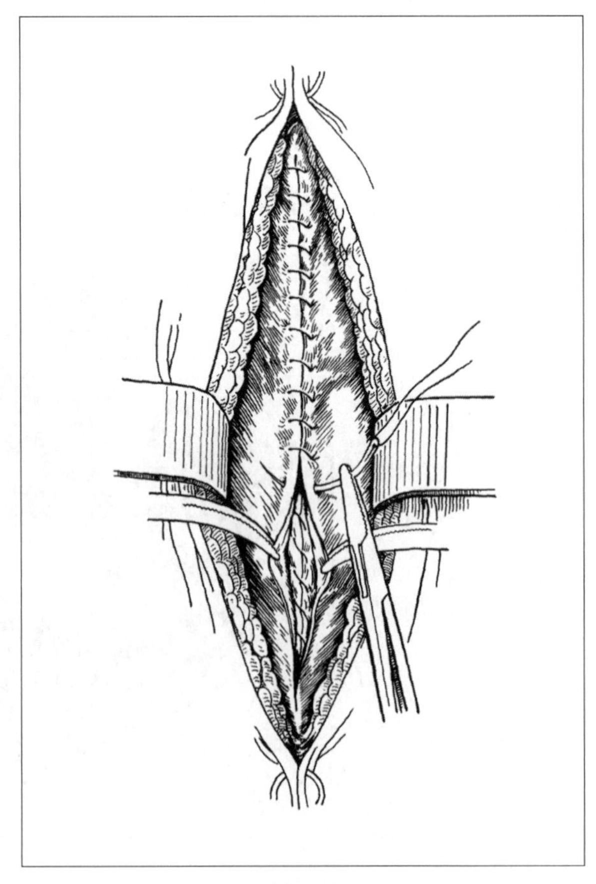

图 11

(10)去除保护皮肤的消毒巾。用乙醇擦拭周围皮肤。然后用细不吸收线分别缝合皮下组织和皮肤(图 12)。缝合完毕,挤出切口内积血,用有齿镊对合皮肤切缘,勿使内翻。加盖敷料。

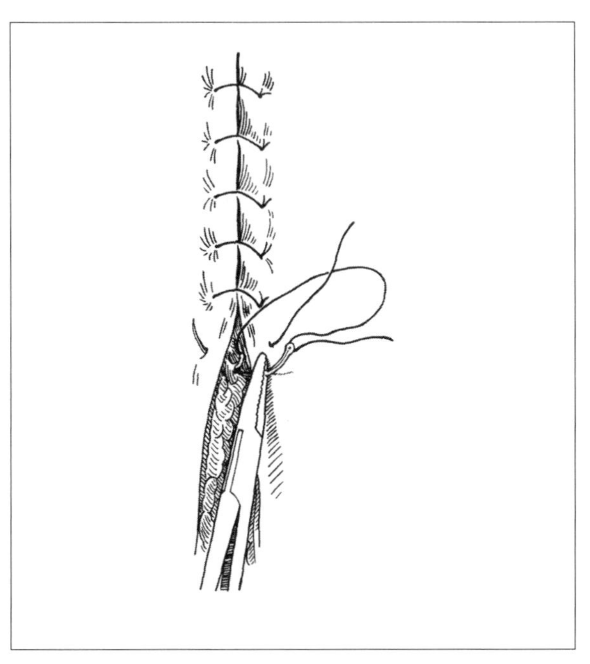

图 12

4.1.1.2 旁正中切口

Paramedian Incision

旁正中切口可根据需要位于左或右侧,上、中或下腹部。但以右上、左下及右中部旁正中切口为常用,后者最适用于诊断不明的急腹症,故又专称为剖腹探查切口。本切口优点是操作简便,容易延长,不损伤腹直肌或肋间神经,血供较好,愈合优良。不足之处是显露对侧的脏器稍差。以下介绍右中部旁正中切口。

【手术步骤】

(1)在中腹部中线右侧 2cm 处做纵切口,脐上脐下各占半长。切口长度约为术者手掌宽度加 5cm,在手术过程中还可按病变位置和手术范围适当延长。切开皮肤和皮下组织。显露腹直肌前鞘,并将其切开(图 1)。

(2)用几把止血钳提起腹直肌前鞘的内侧缘,以刀柄将腹直肌内缘向外侧剥离(图 2)。因腱划常与腹直肌鞘及白线相愈着,需用刀切开。此处有小血管易出血、应仔细止血。

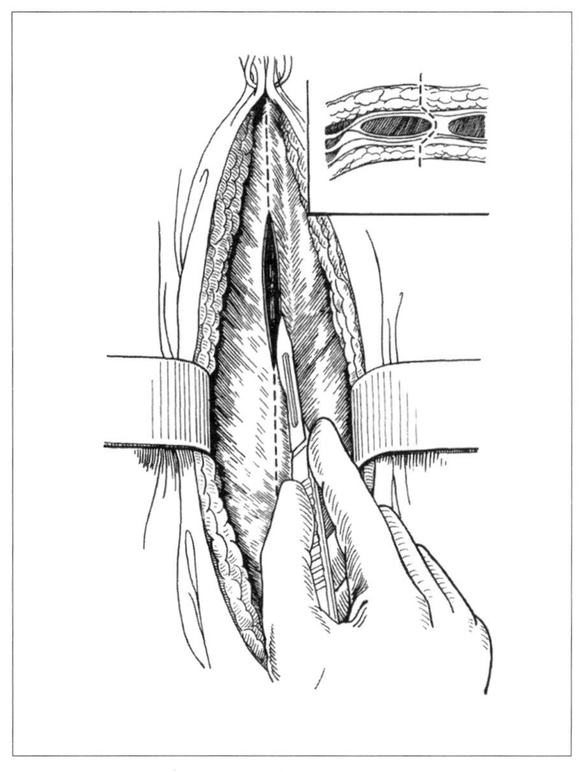

图 1

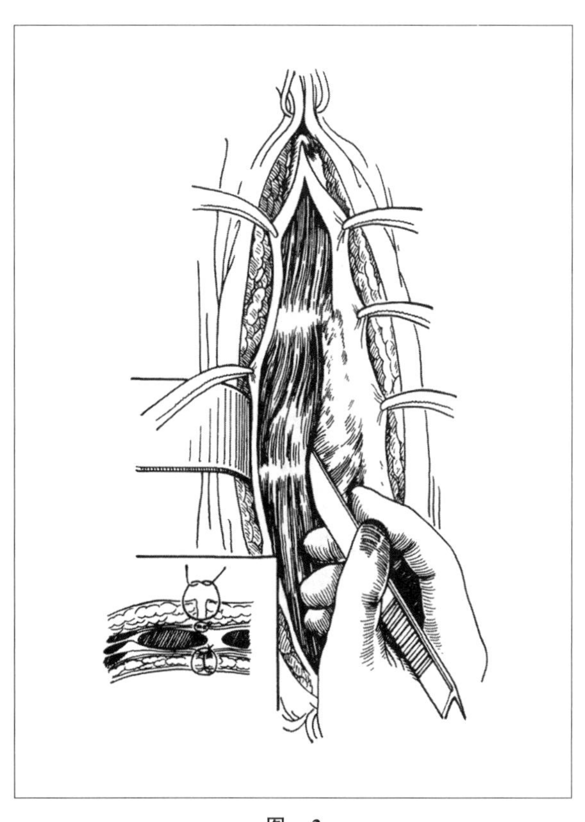

图 2

（3）腹直肌拉向外侧后，显露腹直肌后鞘。在中线右侧 2cm 处将腹直肌后鞘与腹膜一并切开。

（4）关腹时，腹膜与腹直肌后鞘连续缝合。腹直肌自然向中线复位，不必固定。腹直肌前鞘用中号不吸收线间断缝合。然后用细不吸收线间断缝合皮下组织和皮肤。

4.1.1.3 经腹直肌切口

Transrectus Incision

经腹直肌切口亦可位于左或右侧，上、中或下腹部。其优点为操作简便，可任意延长，显露一侧脏器较正中和旁正中切口为满意。缺点是腹直肌鞘和腹直肌在同一矢状面上被分开，在伤口尚未愈合期间不耐腹压；且腹直肌纵行剖开后，至少有 3 根肋间神经受损，内侧部分的腹直肌必将萎缩，影响腹壁强度。

【手术步骤】

（1）皮肤切口位于腹直肌内外缘之间，距中线 3～4cm。切开皮肤、皮下组织和腹直肌前鞘后，用刀柄在腹直肌中间劈一小口直达后鞘。然后用刀柄和手指顺肌纤维方向钝性分离（图 1），遇腱划或肌肉之间的小血管应先钳夹，再切断并结扎。后鞘显露后，与腹膜一同提起切开。

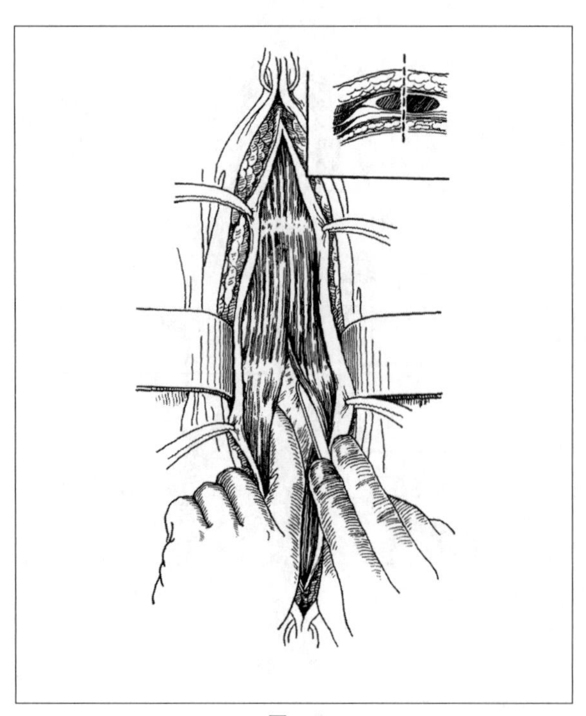

图 1

（2）关腹步骤与旁正中切口相同。

4.1.1.4 肋缘下斜切口

Subcostal Incision

肋缘下斜切口可位于右或左侧肋缘下。优点是显露良好，腹膜缝合较易。对肥胖病人而肋角宽广者尤为适合。如前次胆道手术采用直切口，再次手术时宜选用肋缘下斜切口进腹。缺点为损伤较大，需切断 1 或 2 根肋间神经，操作较直切口费时。现以右肋缘下斜切口为例加以介绍。

【手术步骤】

（1）沿肋缘下 2～3cm，自剑突下向右外侧与肋缘平行切开皮肤、皮下组织，显露腹直肌前鞘和腹外斜肌腱膜（图 1）。切口内上端在腹中线，外下端在腋前线。

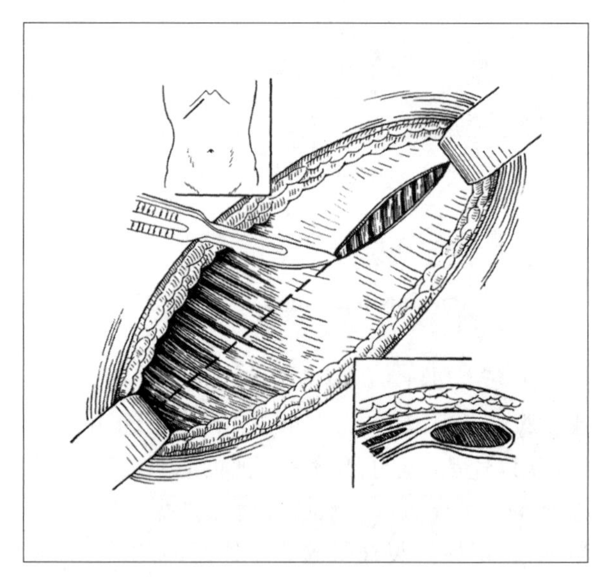

图 1

（2）沿切口方向斜行切开腹直肌前鞘，再向外侧切开腹外斜肌（图 2）。

（3）切断腹直肌，妥善止血。再向切口外侧切开腹内斜肌腱膜，顺纤维方向分开腹内斜肌（图 3）。此时可见第 8、9 肋间神经进入腹直肌，第 8 肋间神经必须切断，第 9 肋间神经可牵向外侧，尽量保留。

（4）将腹直肌后鞘和腹膜提起切开（图 4）。沿切口向外侧剪开腹横肌和腹膜，进入腹腔。

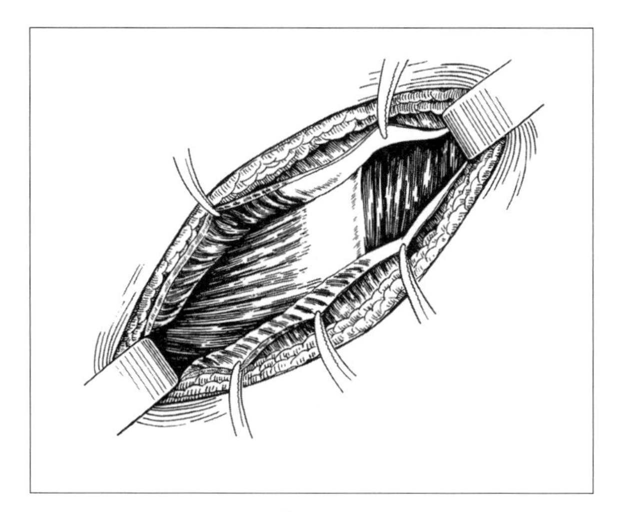

图 2

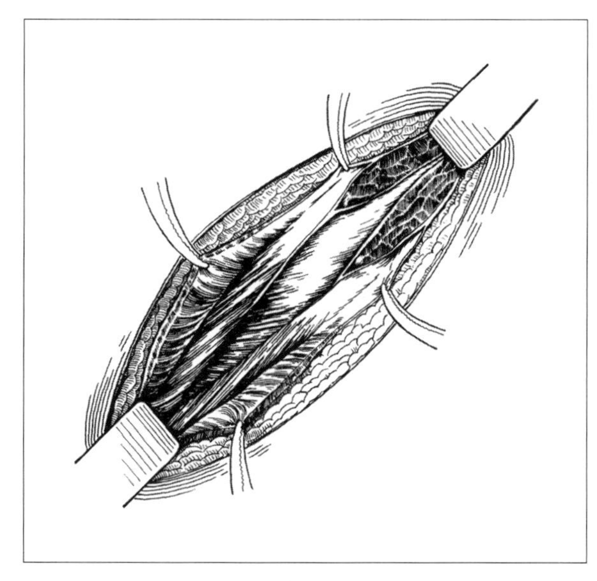

图 3

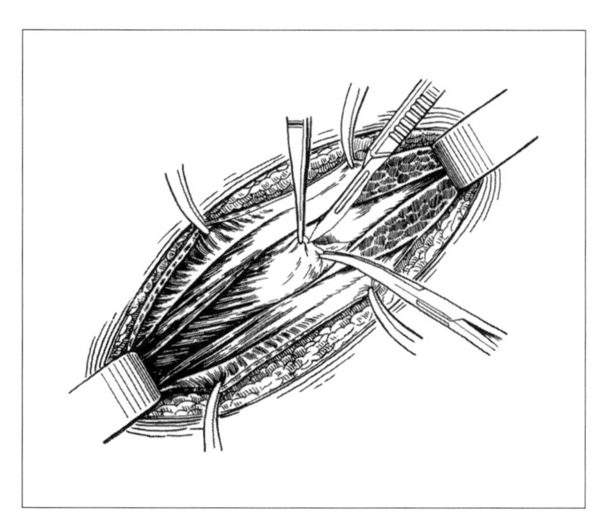

图 4

(5)关腹时,先在切口内侧连续缝合腹直肌后鞘及腹膜。至切口外侧将腹横肌和腹膜一并缝合(图 5)。

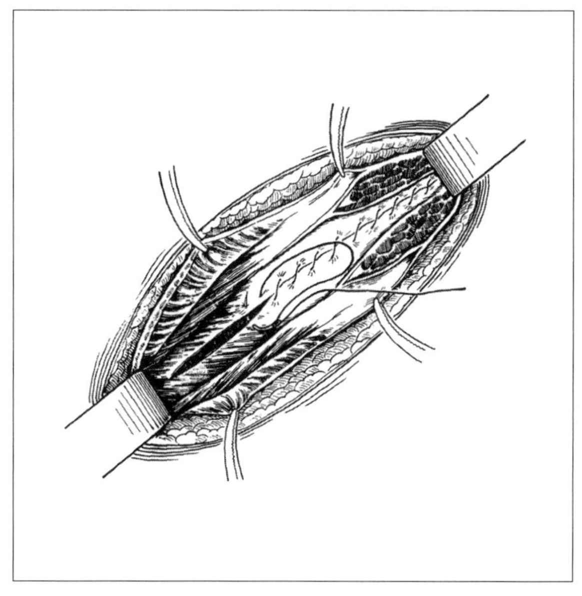

图 5

(6)腹直肌前鞘和腹内斜肌腱膜间断缝合。腹外斜肌腱膜、皮下组织和皮肤分层间断缝合(图 6)。

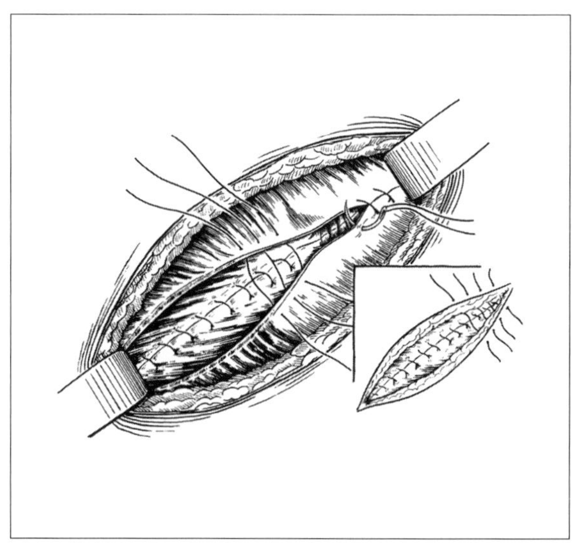

图 6

4.1.1.5 其他腹壁切口

横切口(Transverse Incision)做法与前述肋

缘下斜切口基本相同,约等于做双侧斜切口。旁腹直肌切口(Pararectus Incision)位于腹直肌外缘。切开皮肤和皮下组织后,在近半月线处切开腹直肌前鞘,将腹直肌牵向内侧,然后切开后鞘和腹膜。此切口需切断数根肋间神经和血管,导致一侧腹直肌萎缩。是一个应予以指摘和废弃的切口。其他尚有麦氏切口(McBurney's Incision)等,将于各有关专题中介绍。

麦氏切口为以往做阑尾切除术的标准切口,但近年来渐为右下腹横切口所取代。笔者在美国考察数家医院并遇到一些术后病人,阑尾切除术皆取右下腹横切口。该切口的优点是沿皮纹做切口,术后瘢痕细隐;外侧可向腰部延长,内侧可切开腹直肌外侧的半月线,将腹直肌拉向内侧,然后充分切开腹膜,使切口扩大。特别适用于肥胖和腹膜后阑尾的患者。

右下腹横切口做法:在脐平面下 1~3cm 做沿皮纹的横切口,其中点在锁骨中点至腹股沟中点的联线上(图 1)。依切口方向切开腹外斜肌腱膜并钝性拉开腹内斜肌及腹横肌(图 2)。切开半月线,将腹直肌拉向内侧,切开腹膜(包括原在腹直肌后方的腹膜)(图 3),进入腹腔。

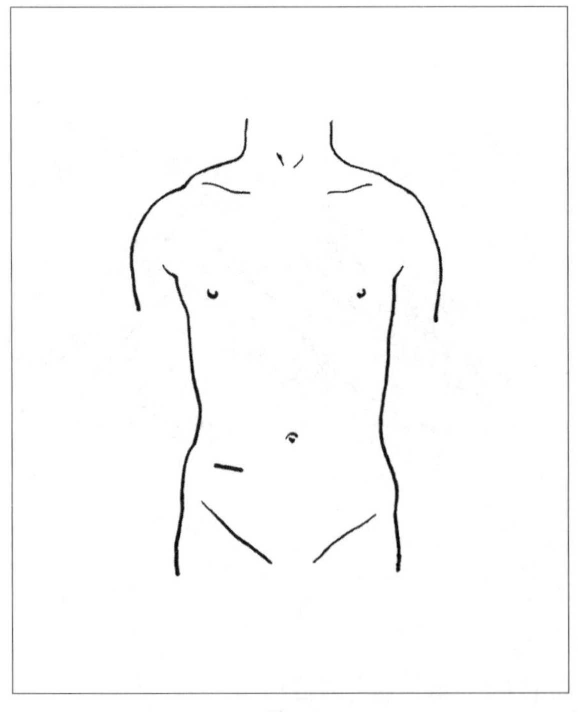

图 1

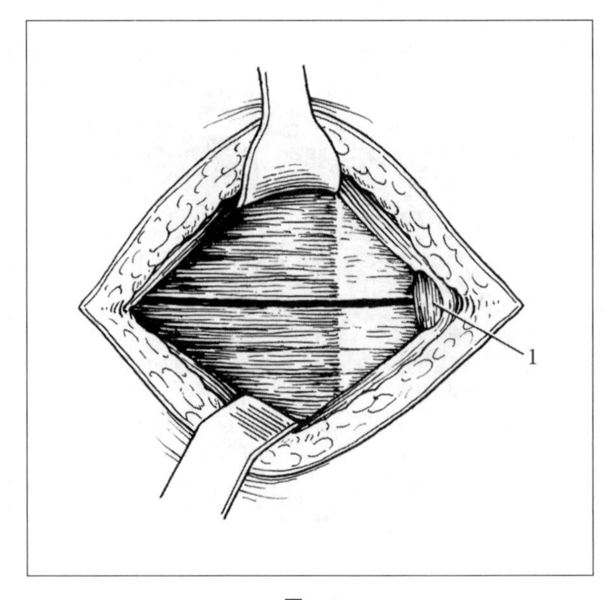

图 2

1—显露腹直肌

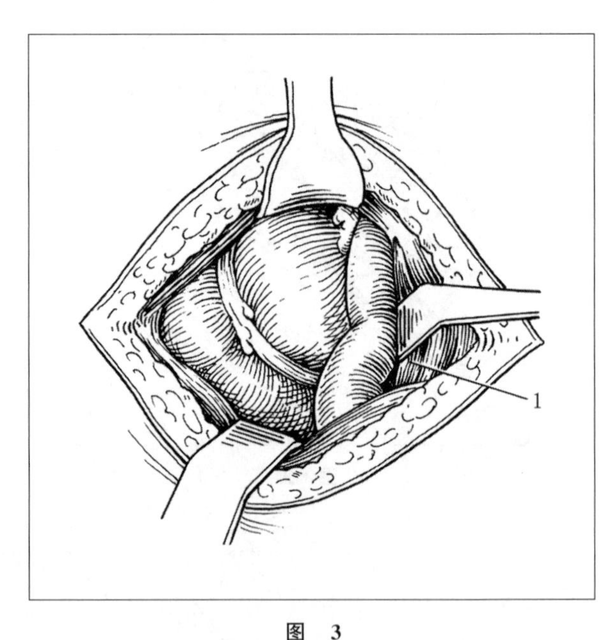

图 3

1—腹直肌拉向内侧

1990 版 Maingot《腹部手术学》及 1997 版《克氏外科学》均推荐右下腹横切口做阑尾切除术。

4.1.1.6 腹部切口减张缝合

Retention Sutures for Abdominal Incision

减张缝合是一种对腹壁切口的加强缝合。用于年老体弱、严重消耗性疾病和营养不良的病人。

腹内压增高者，如肠膨胀、剧烈咳嗽、腹水或妊娠等，为避免术后伤口裂开，也应加做减张缝合。对于已有术后伤口裂开的患者，减张缝合则是基本的缝合法。

【手术步骤】

(1)腹膜和腹直肌后鞘做一层连续缝合后，用组织钳或有齿镊将创缘提起，距切口 2～3cm 处，用大弯三角针穿以 10 号粗丝线、合成线或不锈钢丝，自皮肤进针，从腹直肌后鞘的前方穿出(图 1)。

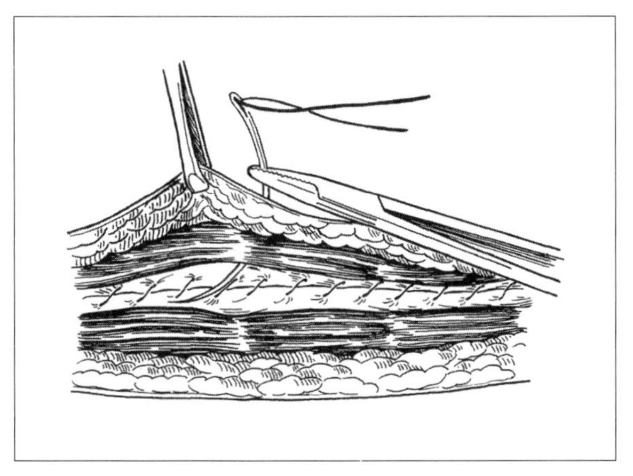

图 1

(2)缝针再由对侧相应部位穿出，然后将缝线穿过一段小橡皮管，以此为衬垫，防止缝线割裂皮肤(图 2)。每间隔 3～4cm 缝合 1 针，暂不收紧打结。一般缝合 3～5 针。

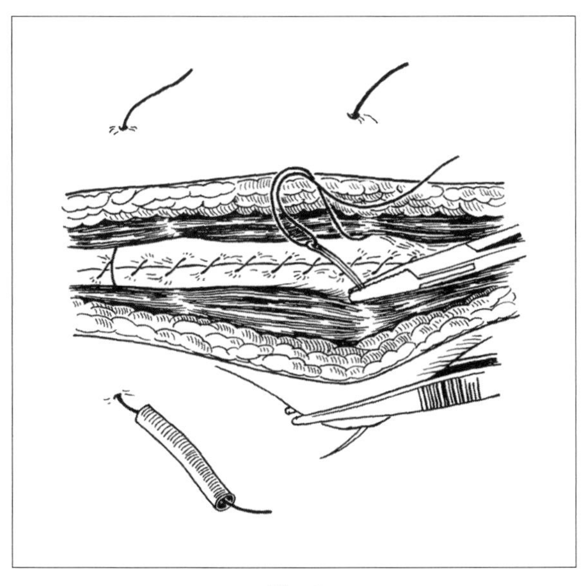

图 2

(3)用不吸收线逐层缝合腹直肌前鞘和皮肤。最后将减张缝线收紧打结(图 3)。注意减张缝合不应打结过紧，以免局部血供受累，引起水肿甚至组织坏死。减张缝线于术后 2 周拆除。

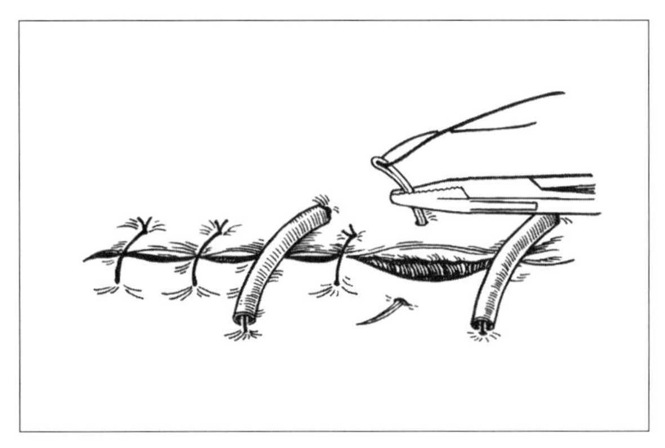

图 3

4.1.1.7 胸腹联合切口

Combined Thoraco-abdominal Incision

胸腹联合切口可位于左或右侧。左侧者用于全胃切除术、有广泛粘连的巨脾摘除术及腹膜后肿瘤切除术等；右侧者用于右半肝切除术等。一般经第 7、8 肋间或切除第 7、8 肋骨经肋床进胸。如为腹腔内病变，先行开腹探查，确定病变可以切除而显露不够时，再行开胸。本切口显露优良，但损伤较大，术后并发症也较多。除非必须，不应轻易选用。现介绍用于全胃切除的左侧胸腹联合切口。

【手术步骤】

(1)取仰卧位。左侧肩下及臀部垫高 45°，左肘屈曲固定在床头架上(图 1)。

(2)胸部切口上端在腋后线，经第 7 肋间进胸，定位后用龙胆紫在皮肤上做好标志。腹部切口可为胸部切口向内下方的延伸，直至腹正中线；也可与腹部预做的直切口相连(图 1)。以后一种程序较常用，即先做上腹正中切口或左侧经腹直肌切口进腹，探腹后如需要开胸，再做胸壁切开。

(3)切开腹、胸壁肌肉进腹进胸：切开腹壁各层进腹后，探查完毕。按龙胆紫标志切开胸壁皮肤、皮下组织(图 2)和腹外斜肌，分开或切开前锯肌，切断部分背阔肌(图 3)。扪触并核实为第 7 肋间隙。在肋间隙中切开一小口，一并切开肋间肌

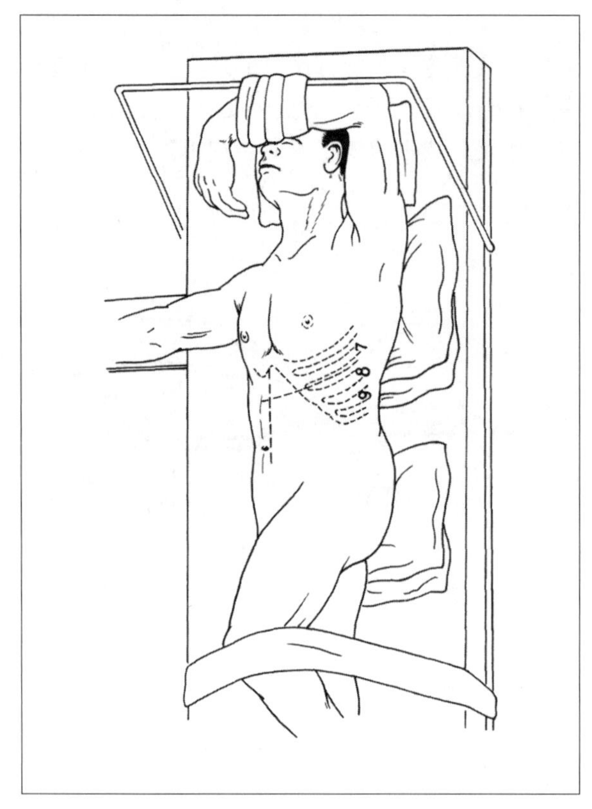

图 1

和胸膜，待肺萎陷后，用剪刀扩大胸膜切口而进胸。若经肋床进胸，则对准第 7 肋做切口，最后切除该肋一段，从肋床中间切开进胸(图 4)。

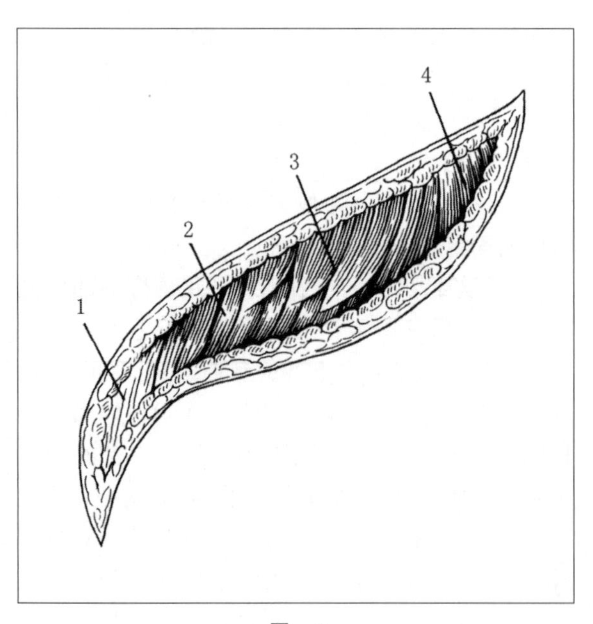

图 2

1—腹直肌前鞘；2—腹外斜肌；3—前锯肌；4—背阔肌

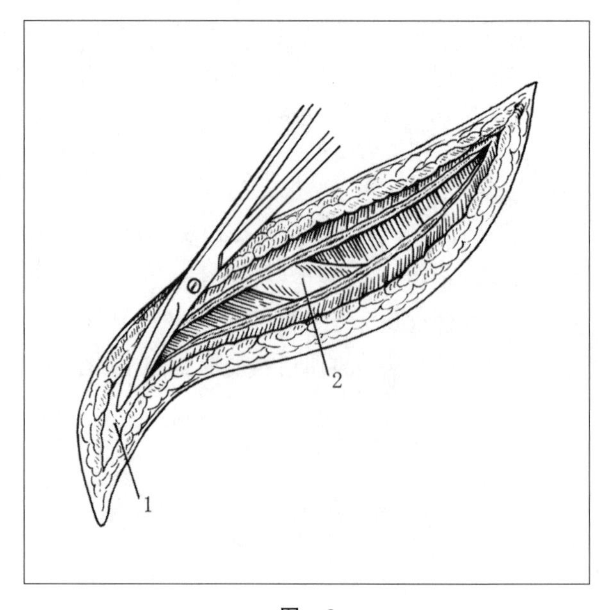

图 3

1—腹直肌前鞘；2—肋弓

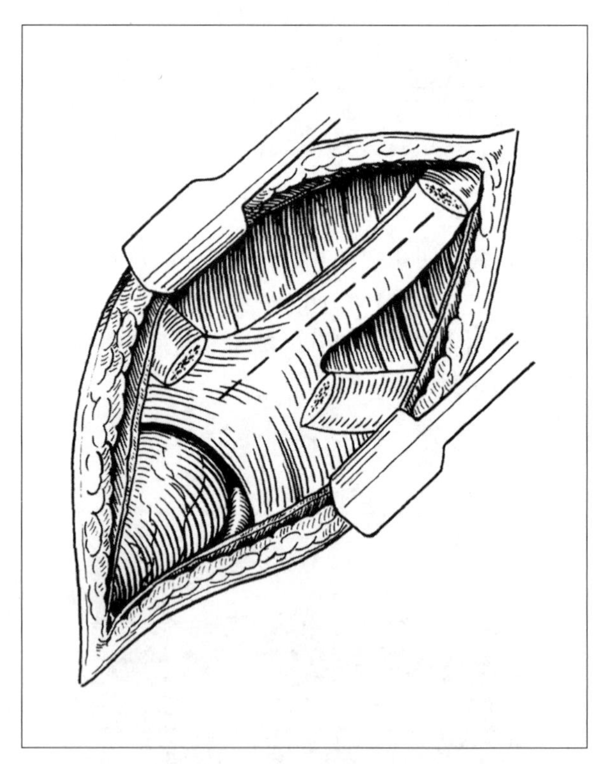

图 4

(4)用刀或肋骨剪切断胸腹切口相接处的肋弓，并切除一段肋软骨(图 5)，使肋软骨断面不相接触，防止术后摩擦疼痛。注意此处肋弓下有腹壁上动脉(内乳动脉)和第 8 肋间动脉经过，应钳夹后切断并结扎。

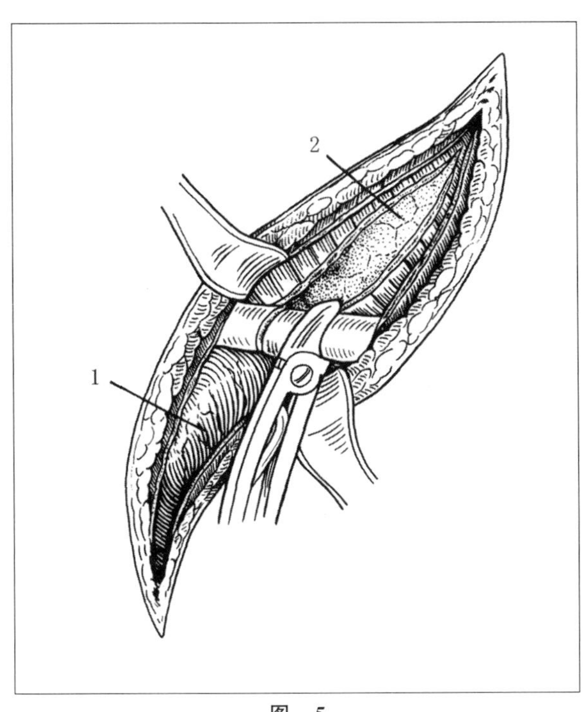

图 5
1—胃；2—肺

(5)用纱垫保护创缘，安放胸腔自持拉钩，先稍扩张，然后将膈肌从肋弓切断处循辐射方向切开，直达食管裂孔(图 6)。膈肌上出血点应仔细缝扎，防止因膈肌不停活动而致结扎线脱落。该缝扎线暂不剪断，留做牵引。最后将胸腔自持拉钩充分扩开。如感显露不足，可将切口上端上或下一肋骨剪断。剪断前先将肋骨膜切开，剥离，并注意勿伤及肋间血管。

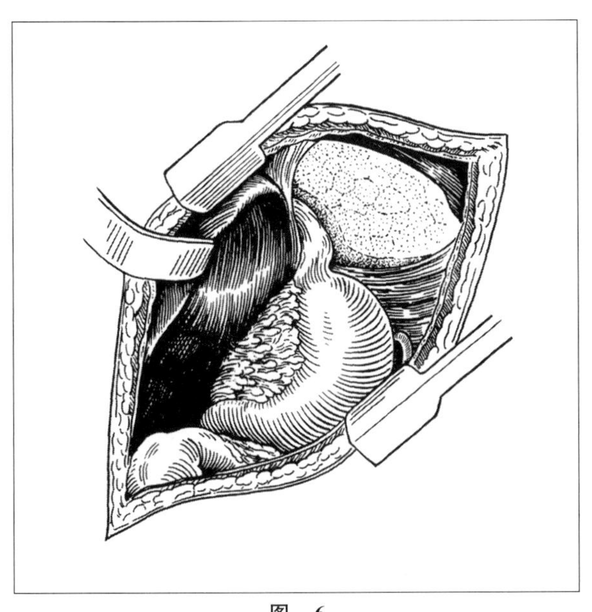

图 6

(6)缝合：关闭次序为先缝膈肌，次关胸，最后关腹。用中号不吸收线做“8”字形缝合膈肌，缝合要确实，否则缝线脱落后可形成膈疝。缝合自食管裂孔处开始，向体表方向进行。再造的食管裂孔应大小适当。膈肌缝合至中途时，即将自持拉钩撤去，以减少张力。膈肌缝毕后，置胸腔引流管，自第 8 或 9 肋间腋中线平面的戳创穿出。然后用粗铬制肠线或不吸收线穿过上一肋的上缘和下一肋的下缘，作为预置缝线，共约 3 针。取肋骨合拢器将上下肋骨合拢，结扎预置缝线。切缘的肋间组织不需再加缝合。进一步缝合胸壁肌肉，逐层关腹，最后缝合皮下组织和皮肤。

4.2 腹部外伤剖腹探查术
Exploratory Laparotomy for Injury

腹部外伤在平时或战时均甚常见。平时以腹部闭合伤多见，战时则以开放伤为主。腹部外伤有时伤情严重，病情发展迅速，对生命的威胁很大，需要及时而恰当的手术处理。

【适应证】

(1)病人有内出血甚或已有出血性休克的表现，腹腔穿刺有不凝血液者。

(2)有腹膜炎症状，腹腔穿刺有胃肠道内容物，或 X 线检查有气腹者。

(3)诊断不明确，但经观察病情无好转，甚而加重者。

(4)为开放伤做腹壁清创时，发现伤口与腹腔相通者。

(5)腹壁伤口有气体、胃肠道内容物或胆汁溢出者。

(6)从弹道方向或子弹(弹片)存留位置，判断为涉及腹腔的贯通伤或盲管伤者。

【术前准备】

(1)抗休克：快速输液和输血，纠正水与电解质紊乱和低血容量。输液途径最好选用上肢静脉，因为若有下腔静脉系统的血管损伤，下肢静脉输液有加重内出血的可能。一般争取在病情改善、收缩期血压达 90mmHg 后开始手术。但若经快速输血 1000ml 以上休克无好转，或好转后又迅速恶化,说明有严重的内出血存在,应立即开腹,边抗休克边进行手术,切不可因抗休克而延误手术时机。

(2)预防感染:兼顾需氧和厌氧两类细菌,选用抗生素。

(3)留置胃管:胃肠减压可减轻腹胀,有利手术中操作和术后肠麻痹的恢复。

(4)留置导尿管:留置导尿管保持膀胱排空状态,便于手术进行;又可观察单位时间尿量,对补充血容量和抗休克有指导意义。

【麻醉与体位】

一般用全身麻醉。硬膜外麻醉可使血压下降,加重休克。体位取平卧位。

【手术步骤】

(1)对闭合伤可按受伤部位和可能损伤的内脏选择切口。上、中或下腹部的旁正中切口或经腹直肌切口均甚常用。在腹内伤情不明或疑有多脏器损伤时,可采用全长或近全长的正中切口;必要时再加做横切口甚至胸腹联合切口。对开放伤,原则上在伤口附近做正中、旁正中或经腹直肌切口。禁忌在原伤口处做探腹切口。

(2)切开腹膜前观察其颜色,如腹膜呈紫蓝色,表明腹腔内有大量积血。切开腹膜时注意有无气体、血液、胃肠液或胆汁溢出;有无臭气可闻。进腹后迅速吸尽积血或积液,清除凝血块,造成一个清楚的术野。腹腔内探查要求顺序进行,避免遗漏,任何一个脏器损伤的遗漏都是不可原谅的;操作要轻柔,避免粗暴地来回翻动,使休克加重。

(3)寻找出血来源,控制出血:一般在凝血块集中处即是出血部位。如发现脾破裂有猛烈出血,可用手指捏住脾蒂(图 1)。暂时止血,同时快速输血,改善休克,然后将脾外置,切除。肝破裂大量出血时,也可用拇、示二指捏住肝十二指肠韧带血管,控制出血(图 2)。小肠系膜血管损伤也是常见的出血所在,探查时应将小肠外置,先后将其向两侧搬移(图 3),使小肠系膜能充分显露;同时后腹膜也可显露无遗;腹膜后大血管如有损伤出血,其势汹涌,应迅速用手指压迫止血。当后腹膜显露时,应趁机探查肾、输尿管和膀胱。如小肠系膜两层之间有较大血肿,应切开一侧浆膜,清除血块,处理破裂的血管。

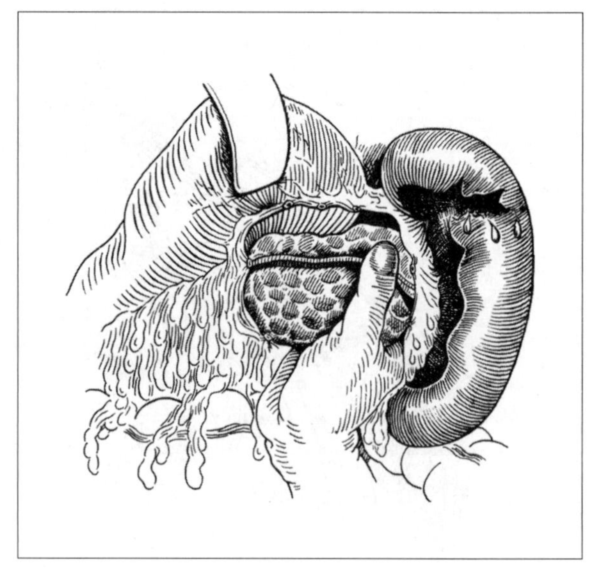

图 1

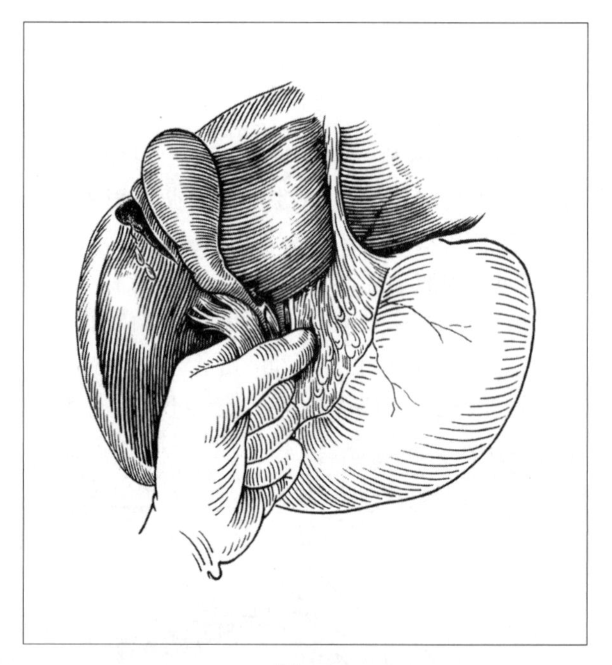

图 2

(4)一般渗液积聚、有纤维蛋白沉着和脓苔的部位,多有穿孔存在。发现穿孔后,立刻用肠钳控制两端肠管,防止肠液继续外溢。然后由此分别向远、近侧探查其余小肠。也可自屈氏韧带或末段回肠开始,向另一端逐段检查,详细观察肠管的两侧(图 4)。肠壁血肿可将穿孔掩盖,可用止血钳将血肿撑开检查(图 5)。小肠系膜缘的穿孔常表现为肠壁与系膜交界处的血肿(图 6)。极易被忽略,应特别注意。

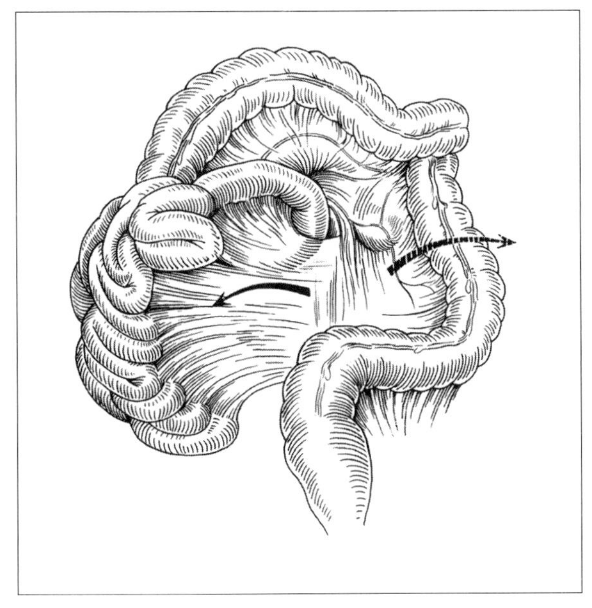

图 3

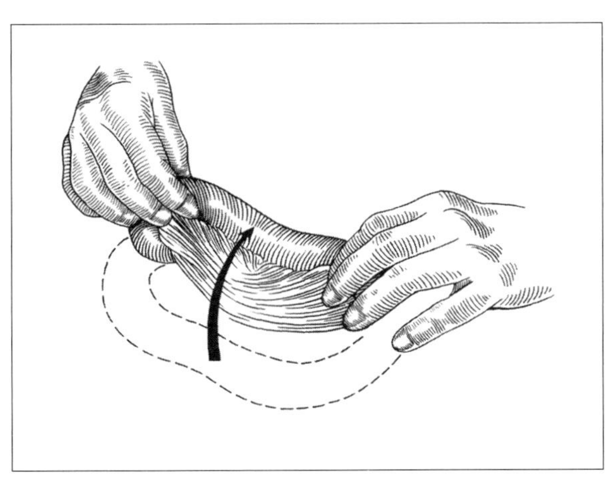

图 4

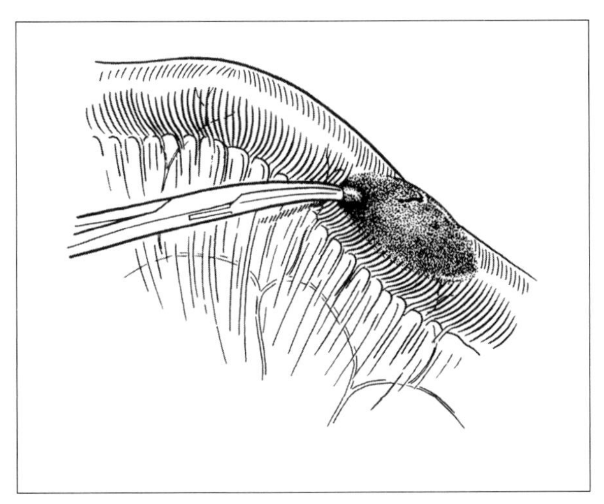

图 5

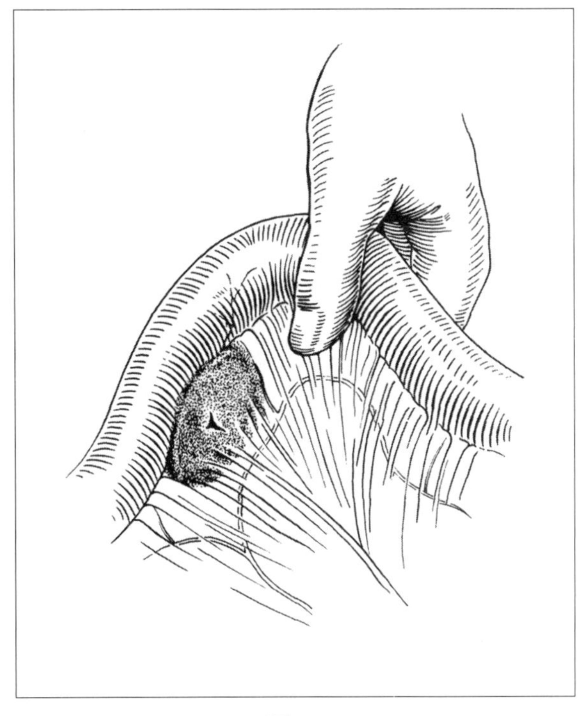

图 6

(5)从盲肠开始,向远端检查至直肠。遇升、降结肠侧方有腹膜后血肿时,需切开结肠旁沟的后腹膜,将结肠向内翻转,寻找有无结肠破裂。结肠脾曲和肝曲固定,位置又深,不易检查,必要时可将其从后腹壁游离后再行检查。

(6)此时若手套已污染,应清洗干净或换手套后再探查上腹部。先从贲门开始探查全胃。如有胃前壁穿孔,必须探查胃后壁,尤其是战伤,胃肠穿孔常为双数。再检查肝外胆道和十二指肠。十二指肠腹膜外部分的损伤,很容易漏诊,不可疏忽。凡十二指肠第 2 段外侧有腹膜后血肿、水肿、气肿或有黄染者,常指示该段十二指肠有破裂,应切开后腹膜,将十二指肠连同胰头翻起检查(图 7);如横结肠系膜根部有血肿,则可能由十二指肠第 3 段破裂引起,也应将该段游离后检查。对胰腺前面的检查,有 3 条径路,即切开肝胃韧带、切开胃结肠韧带或切开横结肠系膜,以切开胃结肠韧带(图 8)为常用。

(7)腹腔探查的顺序可根据具体情况加以更改,但最终必须完成全面的检查,才能掌握伤情,统一考虑,决定处理方法。不能满足于找到一、两处损伤而疏忽了全面检查的原则。对脏器损伤的处理,要求先止血,后修补。其细节参见有关章节。

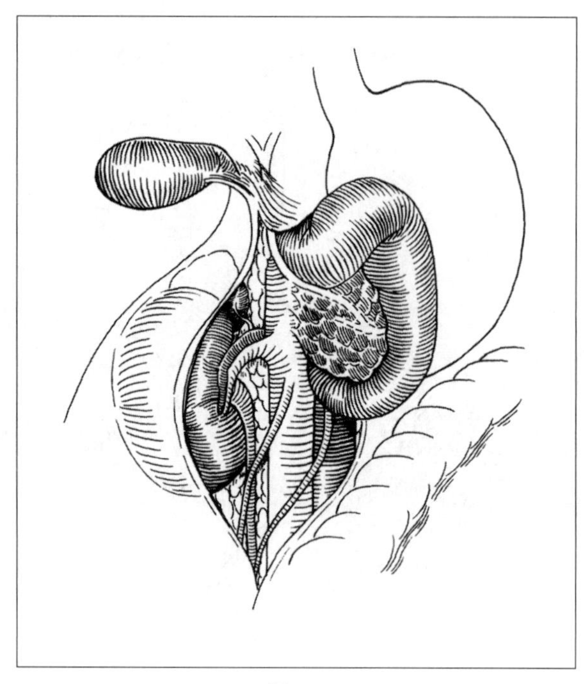

图 7

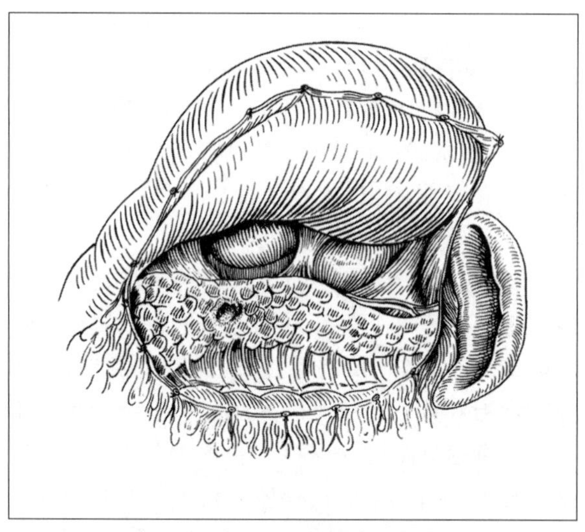

图 8

(8)彻底清除腹腔内积血、肠液、异物、组织碎片、食物残渣及粪便等。用大量盐水冲洗腹腔,然后吸尽。有以下情况时,需做腹腔引流:①肝、胆、胰、十二指肠及结肠损伤;②胃肠缝合处有渗漏可能;③创面渗血不止;④局部脓肿形成。常用的引流物有烟卷引流及双套管等。引流物自腹壁适当部位的戳口穿出。

(9)按层缝合切口。如病人情况差或切口有张力者,加做减张缝合。污染严重者,皮下放置乳胶片引流。

【术后处理】

(1)继续严密观察病情。注意并记录尿量、腹腔引流量及性质。每日按病情规定补液量和液体种类。必要时输血。

(2)保持胃管、导尿管和腹腔引流管通畅。

(3)全身应用抗生素。

(4)根据不同的内脏损伤做相应的术后处理。

4.3 腹腔内脓肿引流术 Drainage of Intraabdominal Abscesses

腹腔内脓肿引流方法有经皮脓肿引流(Percutaneous abscess drainage,PAD)和手术切开引流二种。PAD可经套管针穿刺插管引流,也可利用Seldinger技术,即经导丝插管引流,留置导管的直径可达8～12F。该技术于近10年来取得较大进展。1990年Brummelkamp认为腹腔脓肿中75%病人可用PAD治愈。1992年Lambiase报道PAD 335例,治愈率62.4%。其中盆腔脓肿73例75个脓肿,39个脓肿治愈;右膈下脓肿16例,13例治愈;左膈下脓肿16例,12例治愈;肠间脓肿19例,10例治愈。

但PAD有其不足之处:①有时引流不畅,需中转手术引流;②不适合于腹腔内深在的脓肿。

因此传统的手术切开引流仍有其重要的地位。

腹腔内脓肿多位于原发病灶处,也可发生在腹腔内任何部位。临床上常见的有盆腔脓肿、膈下脓肿和肠间脓肿3种,以下分别介绍其切开引流的方法。

4.3.1 盆腔脓肿引流术 Drainage of Pelvic Abscess

在急性腹膜炎的恢复期,有体温升高、大便次数增多、粪便中有黏液、白细胞计数增高及直肠指检发现直肠前壁有隆起和触痛时,表明有盆腔脓肿存在,应切开引流。按不同病情,可经腹部、经直肠或经阴道切开引流。

4.3.1.1 经腹部切开引流术
Transabdominal Approach

【适应证】

用于位置较高，不宜经直肠或阴道引流的盆腔脓肿。对于上达腹部的巨大盆腔脓肿，也应经腹部切开引流。某些情况，如急性阑尾炎穿孔等，经腹部切开引流尚可同时处理原发病灶。本手术在直视下进行，因此比较安全可靠。

【术前准备】

留置导尿管，使膀胱排空，便于盆腔内手术操作，且不易损伤膀胱。

【麻醉与体位】

硬膜外麻醉、腰麻或全麻。平卧位。

【手术步骤】

(1)下腹部正中切口。切开皮肤、皮下组织、腹直肌前鞘，向一侧推开腹直肌，在切口上部切开腹直肌后鞘和腹膜，再向下延长。膀胱位于腹膜外，可能被脓肿推挤向上，向下剪开腹膜时慎勿损伤。

(2)进腹后，用手或长弯止血钳沿直肠前壁向下，探入直肠膀胱窝或直肠子宫窝，即有脓液流出，立刻将脓液吸尽，再用手指分开腔内间隔使成单房。放置烟卷引流(图 1)或双套管引流。按层缝合腹壁。

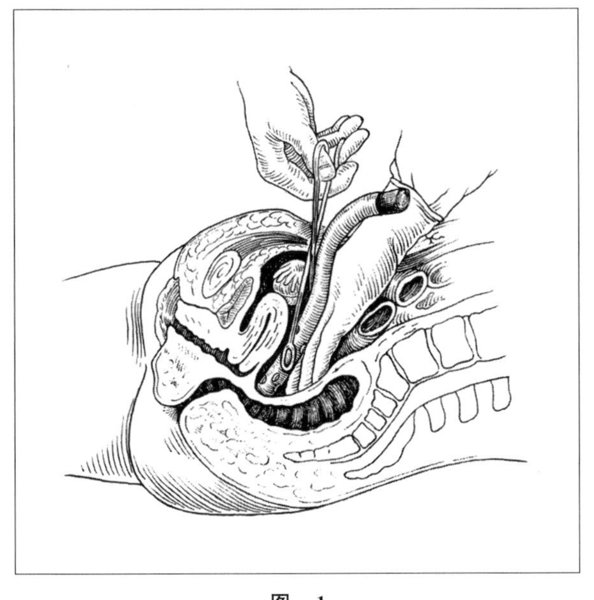

图 1

【术后处理】

(1)继续抗生素应用。

(2)根据引流量和体温情况，逐渐拔出引流物。

4.3.1.2 经直肠切开引流术
Transrectal Approach

【适应证】

低位盆腔脓肿可经直肠前壁切开引流。操作较简单，引流和重力方向一致，因而疗效较好。但本手术是一种盲目操作，有损伤肠管引起肠瘘的可能。故要求在切开直肠壁以前，先确定肿块有波动感，并穿刺证实有脓液。否则，应将病人送回病房，继续行非手术疗法。

【术前准备】

盐水灌肠 1 次。留置导尿管，排空膀胱。

【麻醉与体位】

低位腰麻或骶管麻醉。膀胱截石位。

【手术步骤】

(1)会阴部皮肤消毒。先做直肠指检了解脓肿位置。然后用手指徐徐扩张肛门括约肌。将肛门扩张器放入肛门内，到达直肠时撑开扩张器，看清直肠前面隆起部位后，用苯扎溴铵(新洁尔灭)、硫柳汞液、PVP 碘消毒该处，随即用穿刺针向前上方刺入(图 1)。

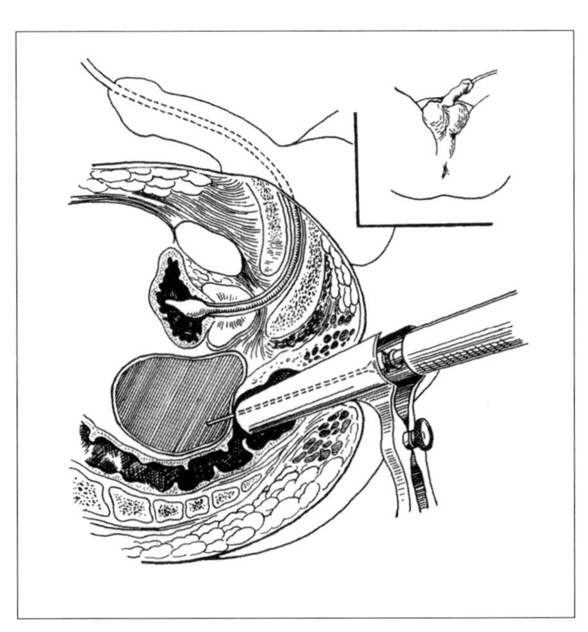

图 1

(2)抽得脓液后,穿刺针暂不拔出,用尖刀沿穿刺针切开直肠壁少许,再用止血钳插入脓腔,撑开止血钳,扩大引流口,放出脓液(图2)。也可直接用止血钳强行插入脓腔而不需切开直肠壁。若有可能,将示指伸入脓腔进行探查。脓腔无需冲洗。

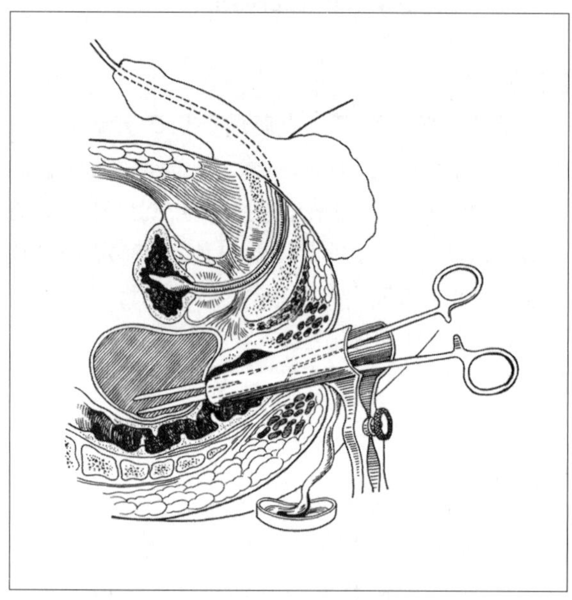

图 2

(3)排出腔液后,取一根软橡皮管放入脓腔内,从肛门引出。橡皮管顶端剪2或3侧孔,以利脓液引流(图3)。取出肛门扩张器,用胶布固定引流管。

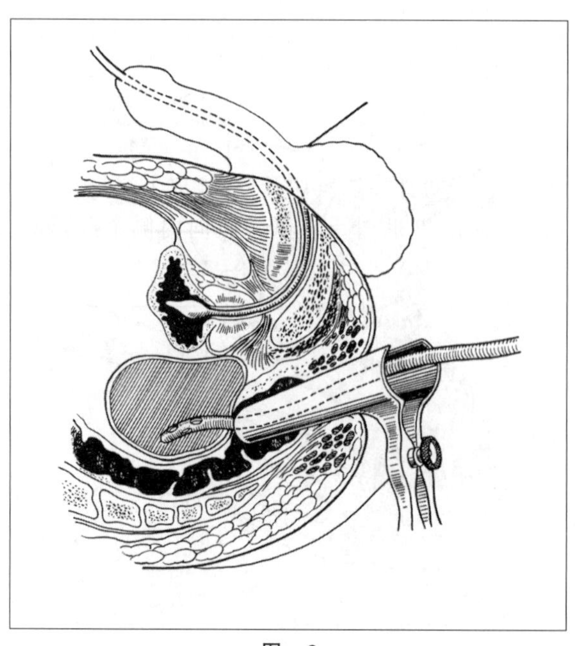

图 3

【术后处理】

取半卧位,以利排脓。进流质饮食2d。3~4d后拔除引流管。脓液排尽后,直肠上切口可迅速愈合。实际上引流管往往于术后1~2d内随排便而脱出,一般不影响疗效。若术后体温不降或降而又升高,应行直肠指检,如发现又有盆腔肿块向直肠内突出,需将原引流口扩大。

4.3.1.3 经阴道切开引流术

Transvaginal Approach

【适应证】

对已婚妇女的盆腔脓肿,可经阴道后穹窿切开引流;未婚者,仍应经直肠切开引流。

【手术步骤】

经阴道切开引流可不用麻醉。取截石位。放置导尿管,排空膀胱。阴道冲洗后用苯扎溴铵(新洁尔灭)、硫柳汞液、PVP碘消毒,放入阴道扩张器,在后穹窿隆起部位试行穿刺(图1)。抽得脓液后,以长柄尖刀在后穹窿中间纵行切开一小口,再用止血钳扩大切口,排出脓液。脓腔内置一软橡皮管引流,由阴道引出,并在会阴部固定。

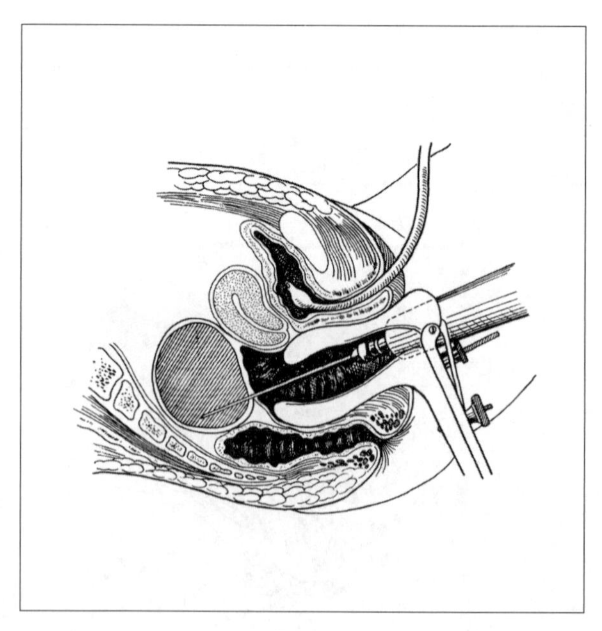

图 1

【术后处理】

同“经直肠切开引流术”。

4.3.2 膈下脓肿引流术

Drainage of Subphrenic Abscess

脓肿位于膈肌之下，横结肠及其系膜之上者，统称为膈下脓肿。多继发于胃、十二指肠穿孔、胆囊炎、胰腺炎及阑尾炎等疾病。由于解剖的特殊性，脓肿比较隐蔽，体检不易发现，诊断常被延误。故临床上凡疑有腹腔内感染而不明确其部位者，都应考虑到膈下脓肿的可能。

膈下间隙是指膈肌以下，横结肠及其系膜以上的一个大间隙。肝脏处于这个大间隙之中，并将它分膈为肝上和肝下两个间隙。

肝上间隙又被纵行的镰状韧带分隔为右肝上间隙和左肝上间隙。右肝上间隙又被横行的冠状韧带和右三角韧带分隔为右前肝上间隙和右后肝上间隙。二间隙之间亦即冠状韧带二叶之间为腹膜外间隙，又称肝裸区。左肝上间隙不再被分隔。

肝下间隙以镰状韧带和肝圆韧带为界，分为右肝下间隙和左肝下间隙。后者又被肝胃韧带、胃和胃结肠韧带分隔为左前肝下间隙和左后肝下间隙，后者即网膜囊，它通过网膜孔与腹腔相通。

因此，膈下间隙共有 7 个，6 个在腹腔内，1 个在腹膜外；4 个在上，3 个在下；3 个在左、4 个在右(图 4-3-1)。

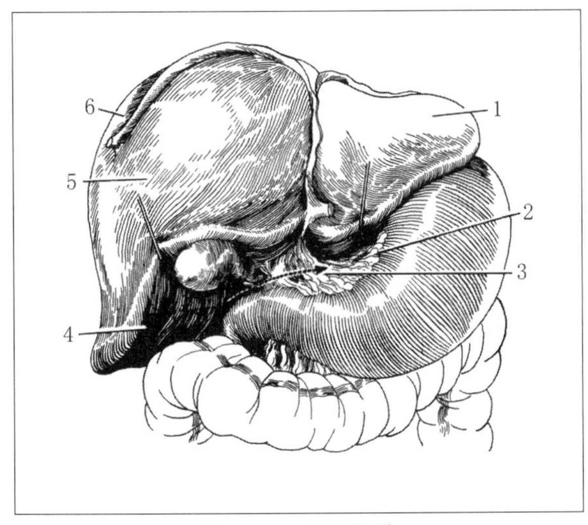

图 4-3-1 膈下间隙

1－左肝上间隙；2－左前肝下间隙；3－左后肝下间隙；4－右肝下间隙；5－右前肝上间隙；6－右后肝上间隙

以上为膈下间隙的传统分区。但从实用出发，膈下间隙的分区，可以简化。近来研究发现，冠状韧带并非起自膈肌，而来自后腹壁，因此只有一个右肝上间隙，而不存在右肝上前、后间隙之分。左侧肝上、下区由于肝左外叶很小，两个间隙相通，可视为一个间隙。网膜囊与腹腔的交通孔道很小，可不算作一个膈下间隙。腹膜外间隙因不与腹腔相通，腹腔内化脓性病灶累及该间隙者罕见，也可忽略不计。因此，膈下间隙可简化为 3 个，即右肝上间隙、右肝下间隙和左肝周间隙(肝左外叶上、下方相通之间隙)。

临床上，右肝上间隙和右肝下间隙为膈下脓肿的好发部位，尤以右肝上间隙脓肿为常见。

4.3.2.1 经背部切开引流术

Posterior Approach

【适应证】

右肝上间隙后部(传统称右后肝上间隙)和右肝下间隙的脓肿，可经本途径引流。

【术前准备】

(1)一般无特殊准备。对全身情况较差者，需注意支持疗法，包括营养、输液和抗生素应用等。必要时输血。

(2)超声波检查，确定脓肿部位。

【麻醉与体位】

全身或硬膜外麻醉。对衰弱病人可用局麻。左侧卧位，右侧在上，腰部垫一沙袋。

【手术步骤】

(1)于棘突旁 3cm 开始，沿第 12 肋骨做一斜切口，止于肋骨尖端。切开皮肤、皮下组织和背阔肌，显露第 12 肋骨。将骶棘肌向内侧牵开，分离骨膜，在骨膜下肋骨颈的远端切断第 12 肋骨并移除之(图 1)。

(2)沿第 1 腰椎棘突平面的肋床处做一横切口。切口向前方切断第 12 肋间肌，后方切断附着在第 12 肋骨下缘的下后锯肌和腰方肌，深面为膈肌，也一并切开(图 2)。显露右肾周围脂肪和肝右叶的背面。切口长度约可容纳一手，不足时可稍向外下方延长。注意切口不可过高，否则有误伤胸膜的可能。

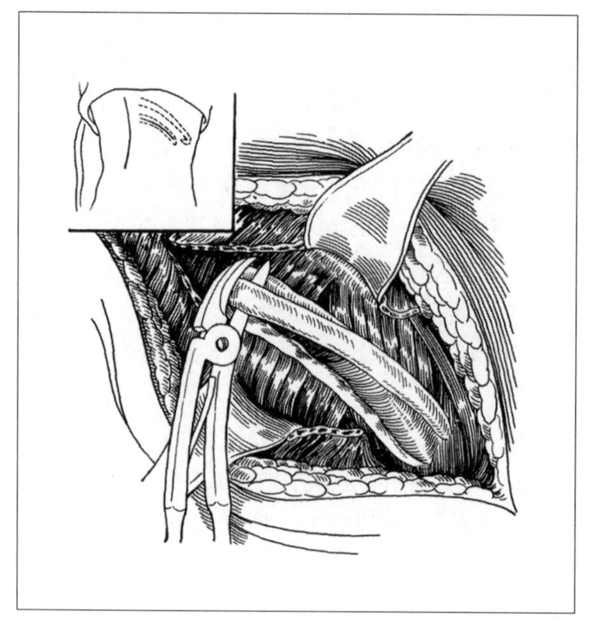

图 1

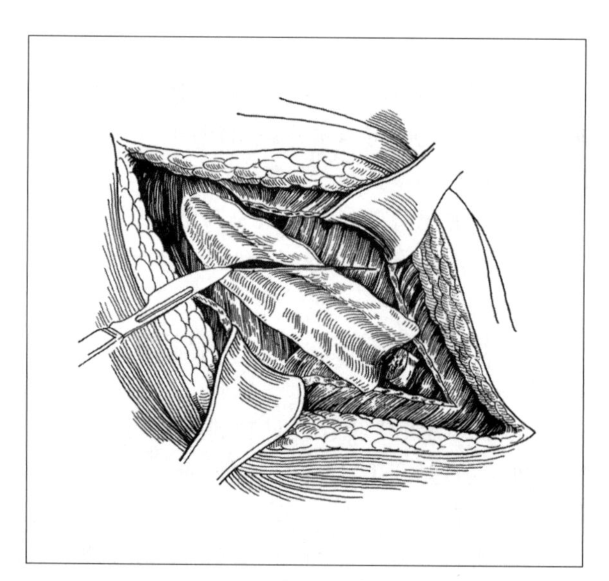

图 2

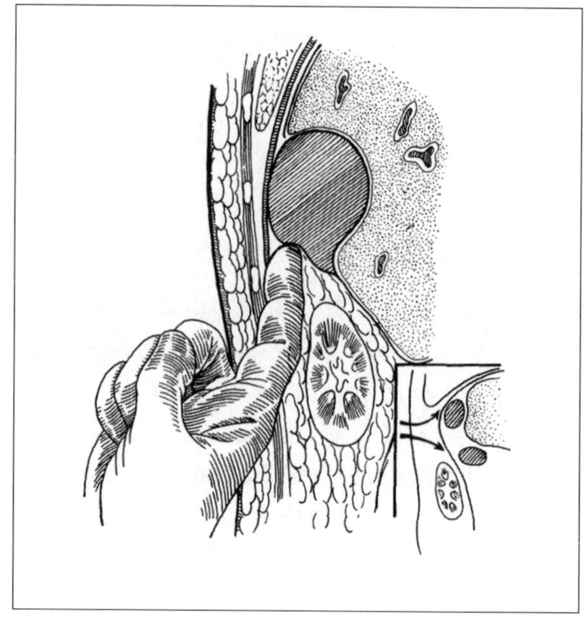

图 3

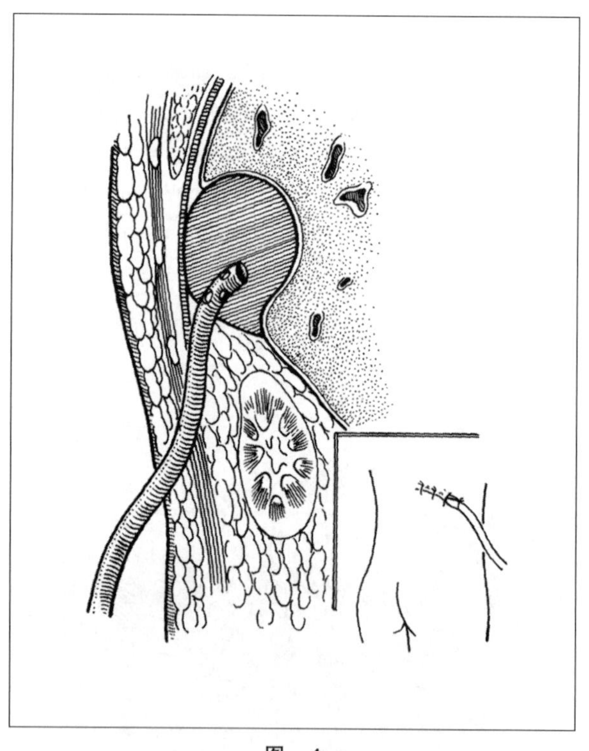

图 4

(3)手指钝性分离肾周围脂肪,直达肾上极。自此应根据脓肿部位做不同方向的分离。如脓肿在右肝下间隙,则向前在肾上极与肝脏之间进行分离;如脓肿在右肝上间隙后部,则向上在肝脏与膈肌之间分离(图 3)。抵脓肿部位后,用示指强行穿破脓肿,也可先行穿刺,抽得脓液后,再用示指沿穿刺针插入脓腔排脓。

(4)用手指分离脓腔内的间隔,吸尽脓液和坏死组织,在脓腔内放置多孔橡皮管引流或烟卷引流。按层缝合切口(图 4)。

【术后处理】

(1)一般支持疗法。

(2)引流管接引流袋,记录引流量。待每日引流量减少至 10ml 以内时,即可拔除引流管,时间约在术后 1 周。若脓腔大小不能确定,可做脓腔造影,以决定拔管事宜。

(3)鼓励病人做深呼吸运动,促进脓液的排出。

4.3.2.2 经前腹壁腹膜外切开引流术

Subcostal Extraserous Abdominal Approach

【适应证】

本途径切开引流适用于右肝上间隙、右肝下间隙和左肝周间隙的脓肿。但右肝下间隙脓肿的引流效果,不及经背部腹膜外途径的切开引流法。现以右肝上间隙脓肿的切开引流为例。

【术前准备】

同“经背部切开引流术”。

【麻醉与体位】

全身或硬膜外麻醉。仰卧位。

【手术步骤】

(1)在右肋缘下一横指做与之平行的斜切口,起自腹直肌的中点,长约10cm(图1)。切开皮肤和皮下组织,显露腹直肌前鞘和腹外斜肌。沿切口方向切开腹外斜肌、腹内斜肌、腹横肌和腹横筋膜。一般不需切开腹直肌鞘。

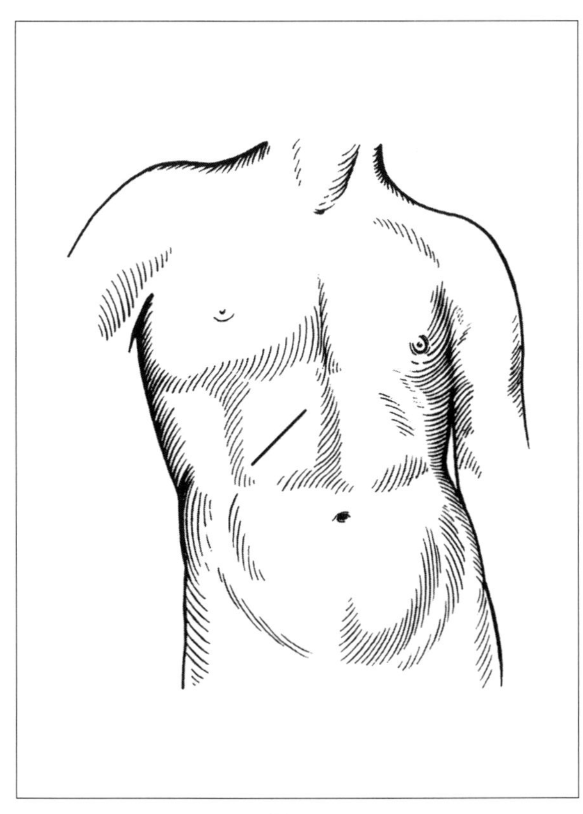

图 1

(2)腹膜显露后不切开,手指沿腹膜前方向上在膈肌和肝脏之间做钝性分离,直达脓肿所在(图2)。经穿刺抽得脓液后或径直用手指插入脓肿,放出脓液。置入烟卷引流或双套管引流。腹壁切口按层缝合。

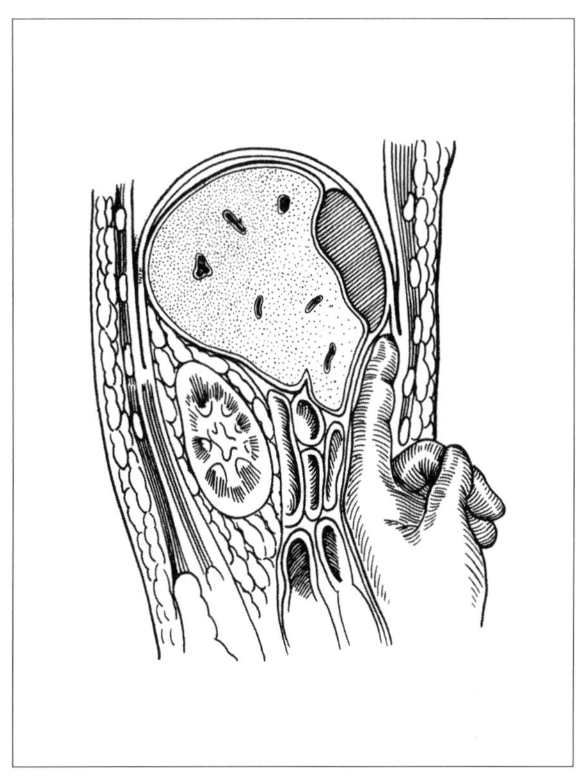

图 2

4.3.2.3 经腹腔切开引流术

Transperitoneal Approach

【术前准备】

同“经背部切开引流术”。

【麻醉与体位】

全身或硬膜外麻醉。仰卧位。

【手术步骤】

(1)一般做肋缘下斜切口;如需探查腹腔,也可做上腹部纵行切口。

(2)切开腹壁各层及腹膜,在切口容许范围内做腹腔探查。脓肿周围用纱布垫将其与腹腔脏器隔开。在膈肌与粘连的结肠、小肠或大网膜之间小心分离,慎勿伤及肠管。进入脓腔后伸入手指探查,分开脓腔内纤维隔,吸尽脓液。最后放置引流物，从切口旁戳创穿出。缝合切口。

【术后处理】

同“经背部切开引流术”。

4.3.3 肠间脓肿引流术

Drainage of Interloop Abscess

肠间脓肿多系弥漫性腹膜炎后，腹腔脓液被包裹在肠管、肠系膜之间，或肠管与腹膜之间，形成单发或多发性脓肿。脓肿接近于腹中部，即横结肠系膜以下盆腔以上的位置。

【适应证】

肠间脓肿常可以非手术疗法使其消散吸收，需手术引流者不多。但部分病人局部炎症范围有扩大趋势，甚至出现急性肠梗阻，须行手术治疗。

【术前准备】

(1)做营养支持、输液和抗生素治疗。必要时输血。

(2)做超声波、CT 等检查，准确定位。

(3)合并肠梗阻时，应予胃肠减压。

【麻醉与体位】

全身或硬膜外麻醉。仰卧位。

【手术步骤】

(1)据术前特殊检查做出的脓肿定位，结合腹部肿块位置，选择腹部的切口。

(2)切开腹膜时小心避免肠管损伤，因二者之间常有粘连。

(3)分离腹腔内粘连，找到炎性肿块，用纱布垫保护周围组织。然后用手指钝性分离进入脓腔，吸出脓液，并以手指分开脓腔内纤维隔。

(4)吸尽脓液后，脓腔内放软质引流物，如烟卷引流(图 1)，使之不致压迫肠管，引起肠壁坏死和肠瘘。如脓肿不甚大，或无较厚的脓肿壁，也可不放任何引流。引流物可根据情况自原切口或另做戳口穿出。

【手术注意点】

(1)腹腔内操作以钝性分离为主，少用锐器分离。

(2)吸尽脓液后，注意检查脓腔是否与肠管相通，以便做相应处理。

(3)如合并肠梗阻，需分离粘连，解除梗阻。

(4)肠间脓肿，有多发的倾向，应仔细探查，避免遗漏。

【术后处理】

(1)一般支持疗法。继续应用抗生素数日。

(2)如置烟卷引流，每日换药时应转动引流，并剪去少许其末端部分，以利引流。至基本上无脓液时，拔出全部引流物。

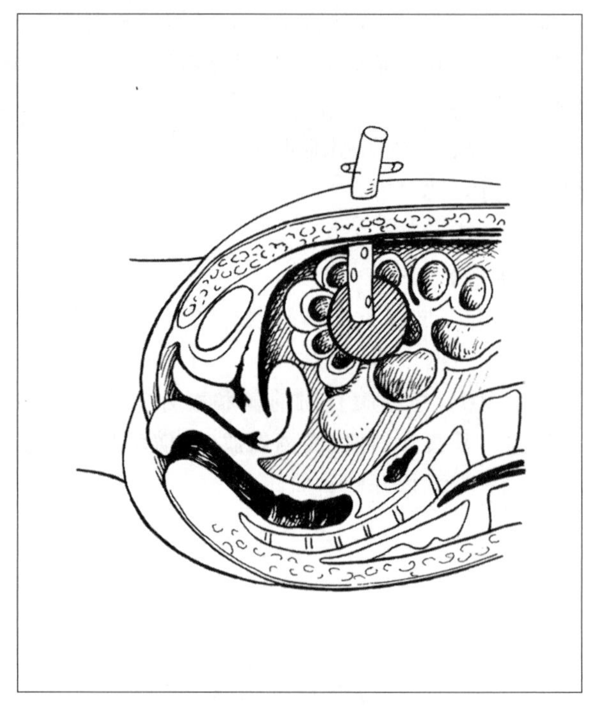

图 1

4.4 大网膜囊肿切除术

Excision of Omental Cysts

网膜囊肿多由淋巴管阻塞或先天性异位淋巴组织发展而来。囊肿的内容物为浆液性，小者直径 1～2cm，大者达 30cm 以上。另一类网膜囊肿为皮样囊肿，罕见。偶因网膜脂肪坏死或外伤性血肿液化后形成囊肿，内容物浑浊或带血性，称为假性囊肿。

网膜囊肿均为良性病变，做局部切除(图 1)效果良好。

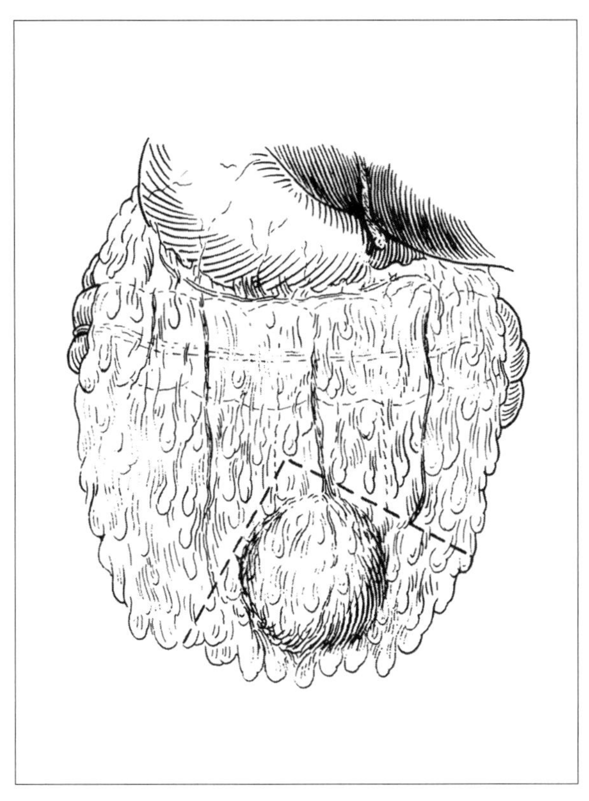

图 1

4.5 肠系膜囊肿切除术

Excision of Mesenteric Cyst

肠系膜囊肿有以下类型：属胚胎遗留的有肠源性囊肿和皮样囊肿；属发育缺陷的有乳糜性囊肿和浆液性囊肿；属新生物性的有囊状淋巴管瘤；另有外伤性囊肿。其中以肠系膜淋巴组织发育异常引起的潴留性囊肿较常见。

绝大多数的肠系膜囊肿为良性，仅淋巴管肉瘤及恶性畸胎瘤为恶性，但甚罕见。

本病的手术方法为囊肿摘除或局部切除。但如囊肿与肠管紧密相连，或切除后血供受累，应同时做肠切除。

【适应证】

小型或中型肠系膜囊肿，切除后不致影响广泛肠段之血供者。

【术前准备】

切除囊肿时可能同时切除一段肠管，故术前准备同肠切除术。术前1d进流质饮食，手术前晚灌肠，手术日晨放置胃管。

【麻醉与体位】

硬膜外麻醉或全身麻醉。仰卧位。

【手术步骤】

(1)根据囊肿部位做适当的直切口进腹。探查囊肿的位置、大小及与肠管和其系膜血管的关系。观察肠系膜的两面，选择无血管区或血管最少区切开囊肿表面的浆膜(肠系膜两层中的一层)(图1)。

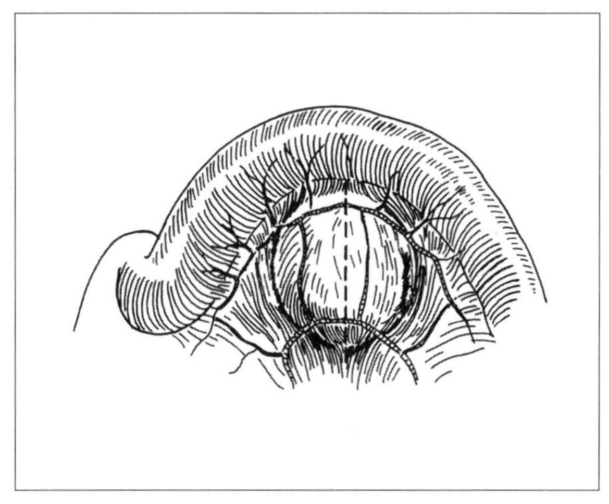

图 1

(2)提起浆膜切口的边缘，用钝头组织剪在囊肿和浆膜之间分离(图2)。分离过程中应尽量保留肠管的血供。

(3)分离出部分囊肿后，改用手指分离，最后将囊肿完全游离出系膜外(图3)。

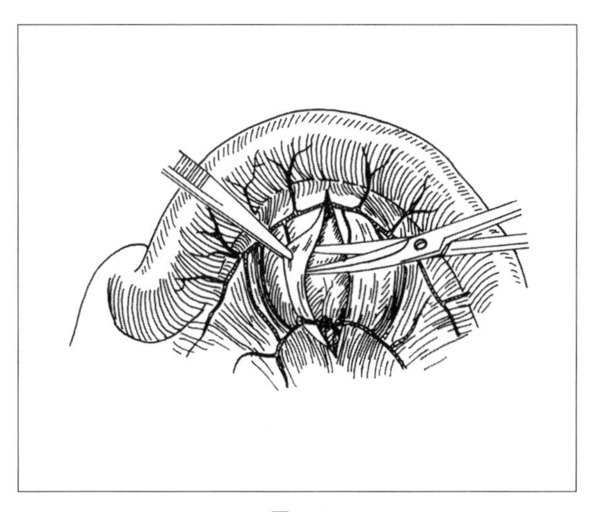

图 2

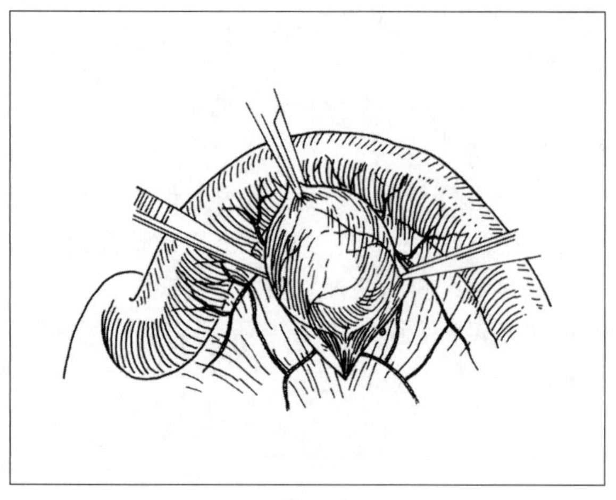

图 3

（4）摘除囊肿，止血，缝合肠系膜上的切口（图 4）。

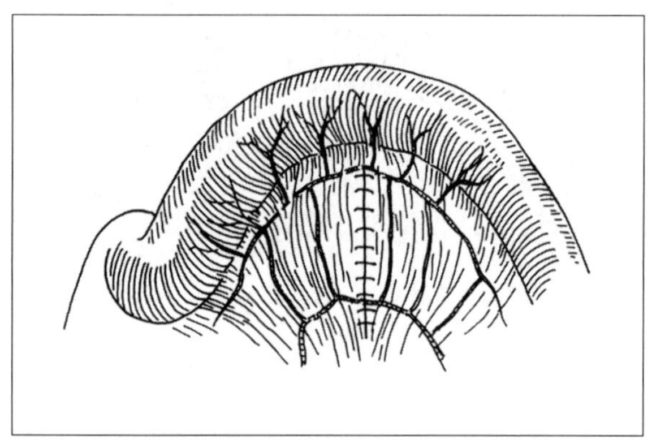

图 4

（5）若囊肿切除后，发现相应肠管的血供受累，或囊肿原本与肠管紧贴，无法分离，则将囊肿和肠段一并切除（图 5），然后将切断之肠管做对端吻合（图 6）。

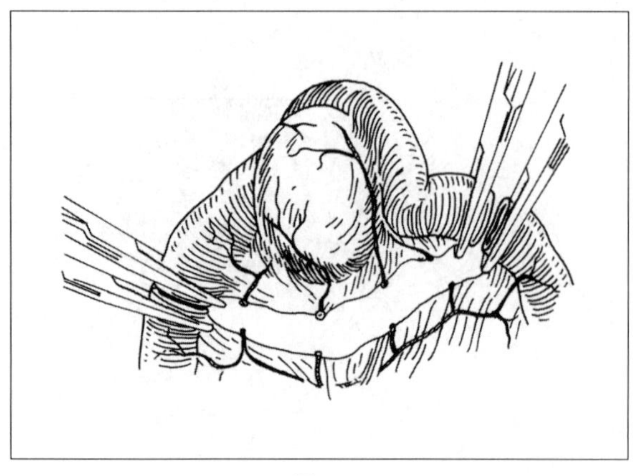

图 5

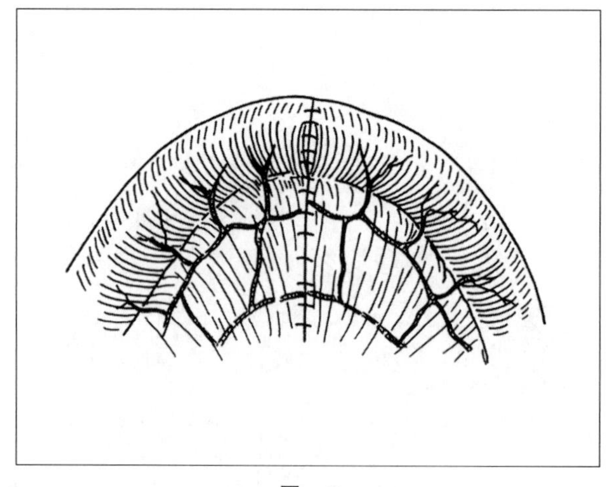

图 6

【术中注意要点】

（1）剥离囊肿时，注意少损伤肠系膜上的血管，争取不切除或少切除肠管。

（2）对巨大型囊肿或位于空肠系膜根部接近肠系膜上动脉主干的囊肿，处理时应慎重。不能为切除一个良性病变而牺牲大部分小肠，置病人于严重病废甚至于死地。遇到这种情况，应考虑改用以下术式：

①囊肿部分切除术：切开浆膜后分离囊肿，直至粘连紧密或有较大肠系膜血管时为止。切开囊壁，吸尽内容物，然后扩大囊壁切口并将已分离的囊壁切除。用刮匙搔刮囊壁的衬里（多为内皮细胞），再涂以纯石炭酸、乙醇和盐水。缝合肠系膜上的浆膜切口。

②Y 形内引流术（Roux-en-Y 手术）：在适当部位切断小肠，远断端与囊肿做吻合，近断端在此吻合远侧 30cm 处与小肠做端-侧吻合。

③袋形外引流术（marsupialization）：将囊肿前壁与腹壁切口的腹膜缝合一圈，再缝合腹壁其余部分，使圈内的囊壁裸露于体外。切开裸露的囊壁，吸出内容物，用干纱布擦拭囊肿内壁，再涂以化学烧灼剂。最后用碘仿纱条填塞囊腔，并将尾端留在腹壁外。本术式的术后处理耗时费力，现已少用。

【术后处理】

（1）按一般腹部手术后处理，如胃肠减压和输液等。禁食 2～3d，待肠功能恢复后开始进流质饮食。

（2）袋形外引流术自术后 3d 起，每日拔出一段碘仿纱条，直至完全拔出。再填入凡士林纱条引流。由于腹压作用，囊腔逐渐缩小，最后因肉芽组织生长而愈合。

【主要并发症】

（1）囊肿切除后，肠管血供受损，而术中未予察觉或判断失误，以致术后发生肠坏死。

（2）较大囊肿可能合并一定程度的肠扭转，在术中和术后应注意观察。

（3）如同时做肠切除，术后可能发生吻合口渗漏、出血及梗阻等并发症。

（叶必远）

参 考 文 献

1 中国人民解放军后字二四三部队．手术图谱．上海：人民出版社，1975：59－66

2 韩学德．现代外科感染学．北京：科学技术文献出版社，1995：314－322

3 Williams PL，Warwick R. Gray's Anatomy. 36th ed. Norwich：Jarrold & Sons，1980：551－559

4 Schwartz SI，Ellis H. Maingot's Abbominal Operations. 9th ed. Norwalk：Appleton & Lange，1990：179－193

5 Schwartz SI. Principles of Surgery. 7th ed. New York：McGraw-Hill，1999：1551－1578，1534－1537

5 胃肠道吻合术

Gastro-intestinal Anastomosis

胃肠道吻合及缝合是胃肠外科手术中最常应用的技术。吻合式缝合可用手工或机械完成。

胃肠道重建的基本吻合方式分为侧-侧吻合、端-端吻合及端-侧吻合 3 种，下面分别描述这 3 种吻合方式的基本缝合方法。

5.1 手工缝合法

Hand Suturing

迄今，手工缝合胃肠道吻合口仍是外科医师必须掌握的技术。在某些特定解剖部位，或特殊病理状态下，只能用手工缝合法。

5.1.1 常用缝合材料

由于胃肠道的自身生理、解剖与组织特性，因此选择合适的缝合材料是决定胃肠道吻合术效果的重要因素之一。近年来随着科学技术的发展，用于胃肠道缝合术的缝合材料亦有较大的改进，使得外科医师有了更大范围的选择，胃肠道吻合的效果也更加优良。

现缝合材料可分为四类，即可吸收与不可吸收，单丝与多丝。每类缝合材料又有粗细不等的不同规格，每种缝合材料均可制成与缝合针相连的无创伤缝合材料。表 5-1-1 示常用的缝合材料。

表 5-1-1 缝合材料

类型	单丝	多丝
不可吸收	聚丙烯，尼龙，金属丝	丝线，Ethibond
可吸收	肠线，铬制肠线，Monocryl	丙交酯与乙交酯共聚物(Vicryl)，PDS，聚乙交酯纤维(Dexon)

选择用于胃肠道缝合型号时，一般以 1-0 或 3-0 为佳(以丝线为准)，因为当做胃肠道间断全层缝合时，收紧结扎缝合线时，细线切割胃肠道壁的黏膜层达到黏膜下层，而黏膜下层是胃肠壁最坚固的一层。当黏膜愈合后胃肠腔内无缝线外露或残留，这种方法在南京军区南京总医院已用 30 余年，且当病人术后做胃肠内镜检查或再次手术时，均证实腔内无缝合线外露。

欧美主要用可吸收缝合线做胃肠道缝合，用的较广泛的是 PDS，且大多是连续缝合，其理由是 PDS 既有较好的强度，又可在体内持续 2～3 周时间，通过水解而吸收，以后不留任何杂物，组织反应也较小，缺点是价格较贵，限制了在国内的应用。肠线或铬制肠线虽价格便宜，但强度差，体内持续时间短，组织反应大，加上胃肠道消化液的作用，不适合做胃肠缝合材料。

目前国外较强调单丝的缝合材料，这是基于多丝缝合线间的空隙是细菌侵入的良好通路，单丝虽不利于细菌移走，但强度不如多丝，在一般胃肠道手术做胃肠道缝合时，单丝与多丝实无大的区别，但在有腹腔感染、肠梗阻等情况下，如有条件，则可选用强度较好的单丝缝合材料。

5.1.2 胃肠道侧-侧吻合法

The Technique of Side-to-Side Gastro-intestinal Anastomosis

胃肠道侧壁之间的吻合称为侧-侧吻合。以胃与空肠侧-侧吻合为例说明操作步骤。

【手术步骤】

(1)选择用于吻合的部位应是正常的胃肠壁组织，游离空肠应有足够的长度。

(2)于胃壁与肠壁预定吻合部位的两端各缝一针牵引线，将空肠上提与胃壁靠拢，用0号不吸收线做浆肌层间断缝合，针距0.3～0.4cm。此层即为吻合口的后壁外层的浆肌层缝合。其长度应略长于吻合口的长度(图1)。

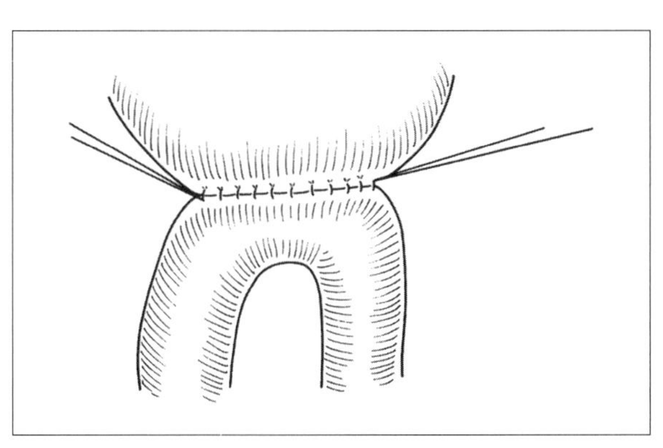

图 1

(3)用两把肠钳分别夹住胃壁及肠壁，暂时夹闭胃、肠腔及胃、肠壁血管，钳夹部位应距浆肌层缝合线3～4cm并与其平行(图2)。距缝合线0.4～0.5cm，与其平行切开胃壁浆肌层，显露出黏膜下层及其血管。切口长度略短于浆肌层缝合线(图3)。

(4)缝扎胃黏膜下血管。胃黏膜下层的血管比较丰富。为防止吻合口出血应在切开黏膜层之前将黏膜下血管缝合结扎，在切开浆肌层后，黏膜下血管一般都清晰可见，可用3-0号不吸收线将每一支或每一组血管的两端靠近浆肌层切缘分别缝合结扎(图4)。再于两缝扎线之间切开胃黏膜层(图5)。

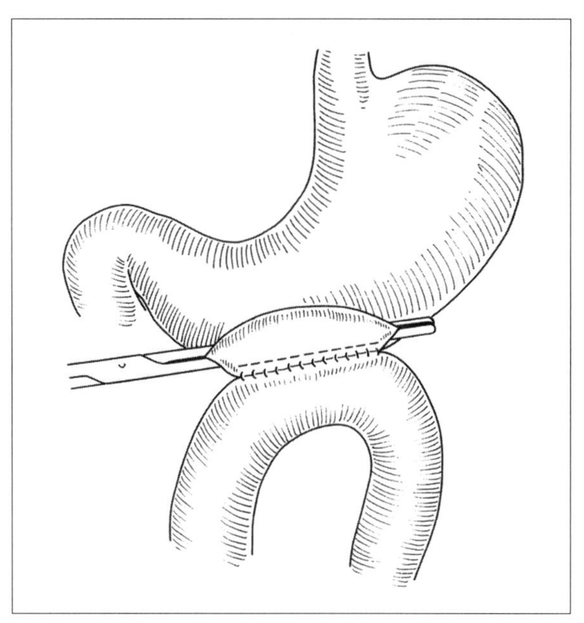

图 2

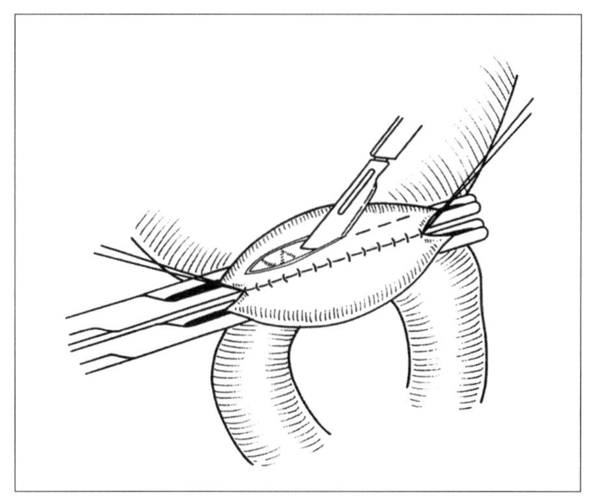

图 3

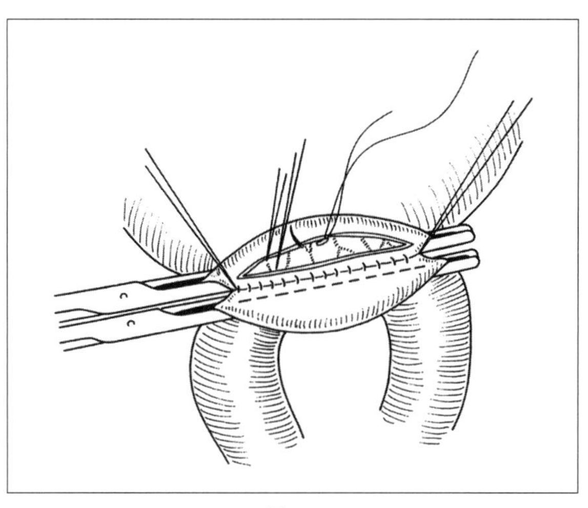

图 4

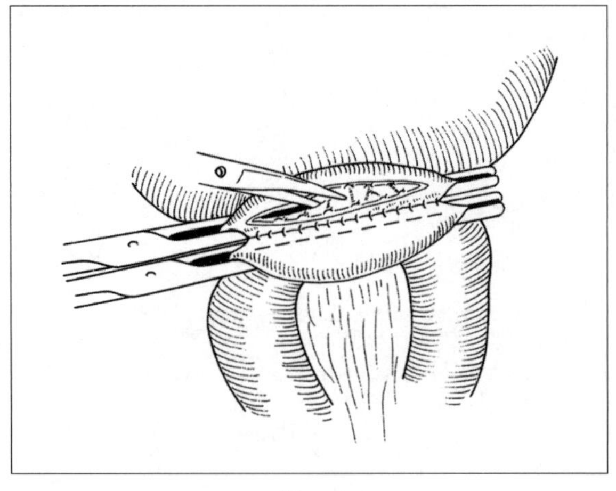

图 5

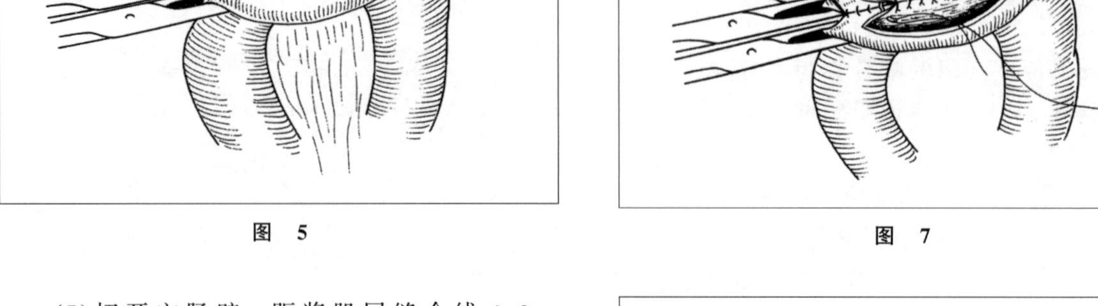

图 7

(5)切开空肠壁。距浆肌层缝合线 0.3～0.4cm 处,与其平行切开空肠壁全层,其长度应与胃壁切口相等(图 6)。

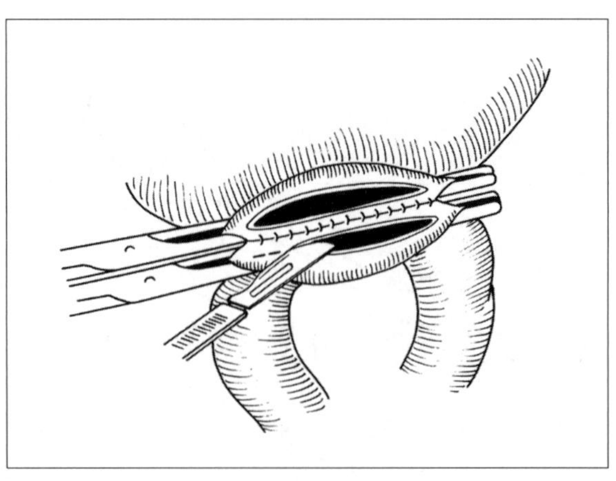

图 6

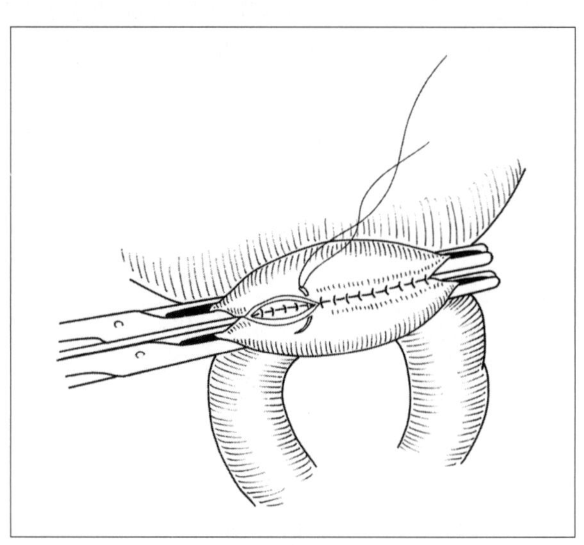

图 8

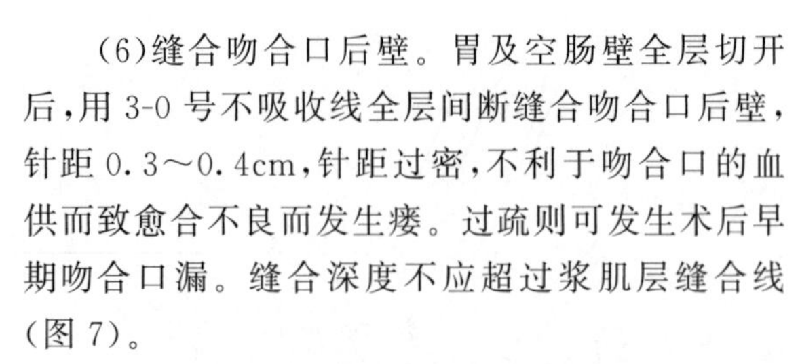

(6)缝合吻合口后壁。胃及空肠壁全层切开后,用 3-0 号不吸收线全层间断缝合吻合口后壁,针距 0.3～0.4cm,针距过密,不利于吻合口的血供而致愈合不良而发生瘘。过疏则可发生术后早期吻合口漏。缝合深度不应超过浆肌层缝合线(图 7)。

(7)缝合吻合口前壁。用 3-0 不吸收线行吻合口前壁的全层间断缝合(图 8),要求与后壁缝合相同。缝合至两端时应与后壁缝合线相接,不能遗漏。去掉胃及空肠上的肠钳,然后再用 0 号不吸收线行吻合口前壁的浆肌层缝合。至此已完成吻合(图 9)。

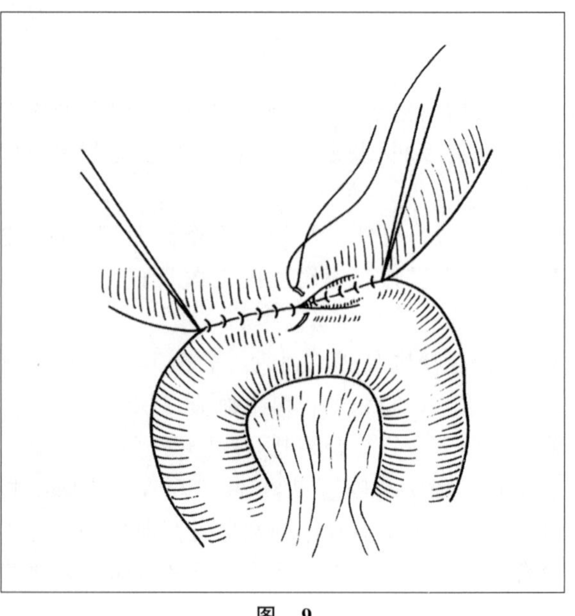

图 9

5.1.3 胃肠道端-端吻合法

The Technique of End-to-End Gastro-intestinal Anastomosis

胃肠道横断后，断端之间的吻合为端-端吻合。胃肠端的系膜分离要适当，分离过多易致残端缺血，过少不利于吻合。下文以小肠端-端吻合为例说明操作步骤。

【手术步骤】

(1)用于吻合的小肠两个断端各上一把肠钳，钳夹部位应距切端 4～5cm。上肠钳的方向应是肠钳远端夹住肠系膜，近端夹住肠壁，以便于吻合操作时向前后翻转(图 1)。将小肠两端靠拢，系膜侧应在同一个方向，先缝合前壁，用 3-0 不吸收线行全层间断缝合，针距 0.3～0.4cm(图 2)。

(2)前壁缝合完毕后，将两把肠钳及小肠翻转 180°，使吻合口后壁转到前面，同时将两端的牵引线交换位置(图 3)，再用 3-0 号不吸收线行全层间断缝合(图 4)。

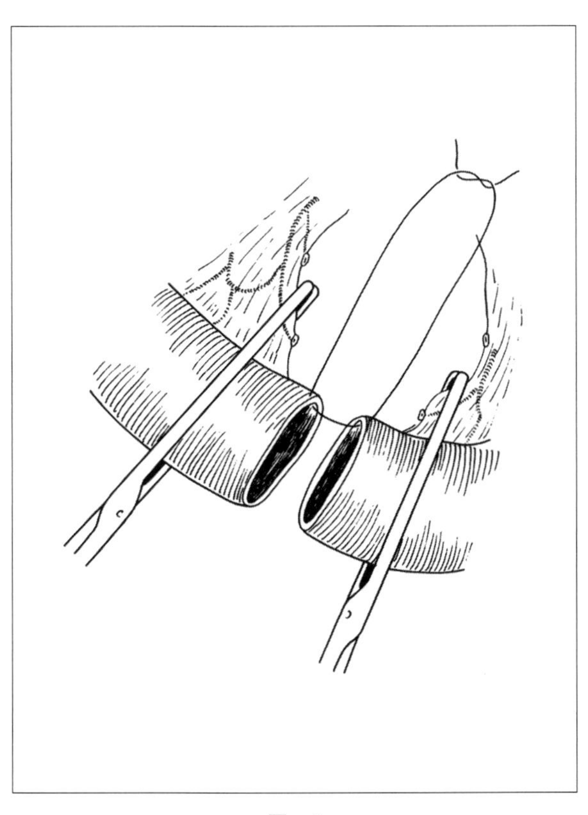

图 1

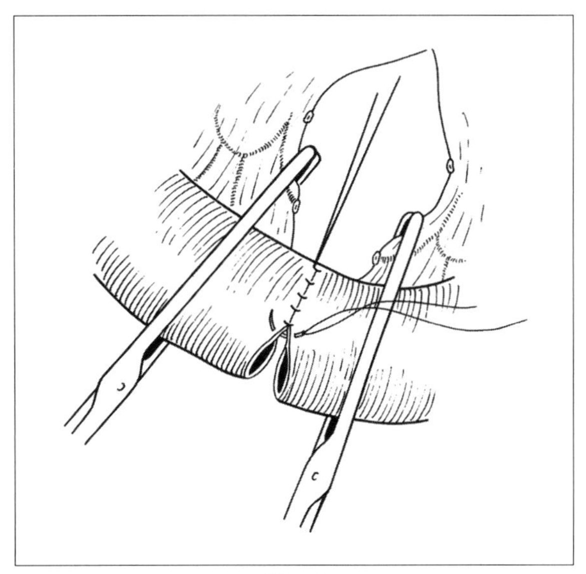

图 2

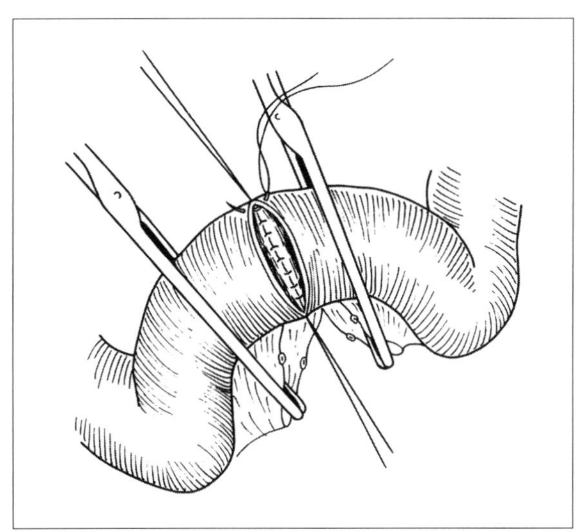

图 3

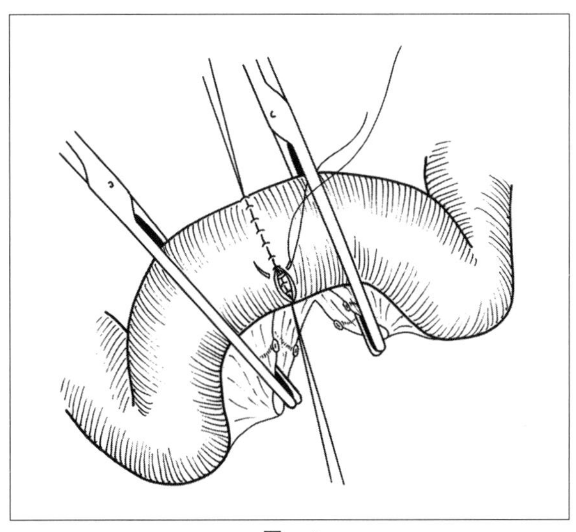

图 4

(3)去掉肠钳,还可行吻合口外层的浆肌层缝合,用 0 号不吸收线做间断缝合(图 5),针距 0.3～0.4cm。注意缝合时内翻组织要适当。完成整圈的浆肌层缝合后,再将肠系膜对拢缝合(图 6)。

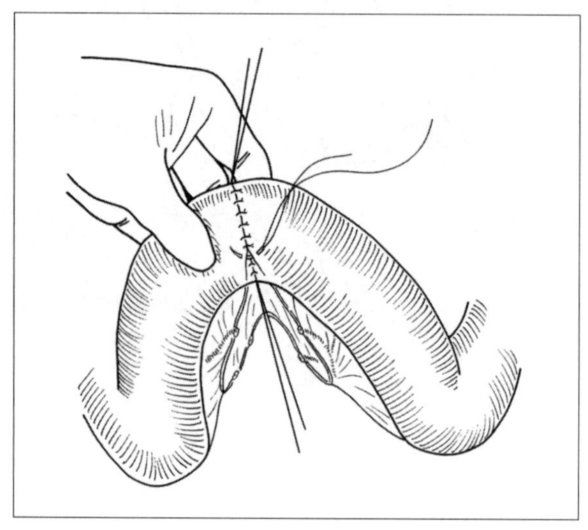

图 5

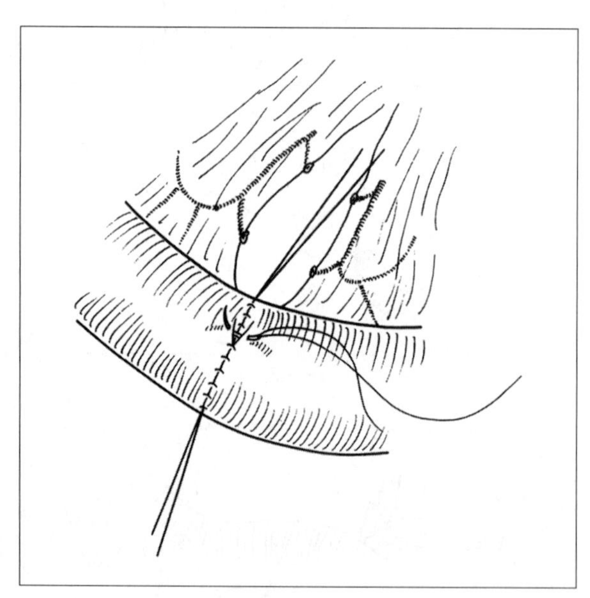

图 6

5.1.4 胃肠道端-侧吻合法

The Technique of End-to-Side Gastrointestinal Anastomosis

胃肠道的一个断端与另一个侧面的吻合为端-侧吻合。下文以空肠与空肠的端-侧吻合为例说明操作步骤。

【手术步骤】

(1)空肠的断端用一把 Kocher 钳夹住。用于侧面吻合的空肠于肠系膜侧及对肠系膜侧分别用不吸收线缝合一针做牵引。提起两根牵引线使小肠呈折叠状,距折叠端 2～3cm 处上一把肠钳,肠钳尖端对肠系膜侧(图 1)。

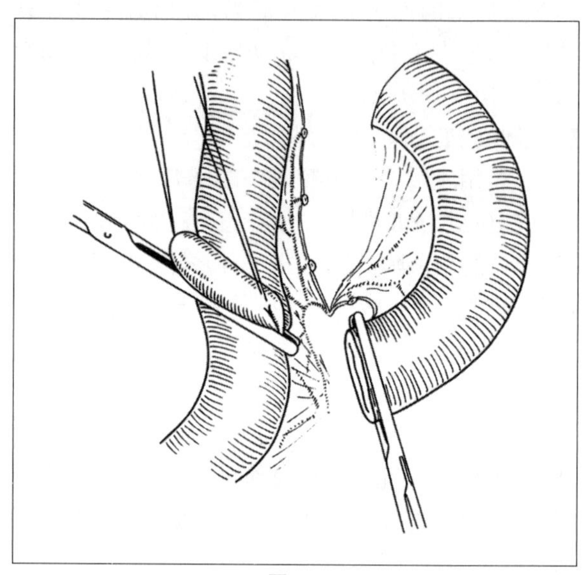

图 1

(2)将 Kocher 钳与肠钳靠近,使两端小肠靠拢,肠系膜侧对肠系膜侧。用 0 号不吸收线间断缝合浆肌层,缝合线应距预定肠壁切开线 0.3～0.4cm(图 2),亦可不用 Kocher 钳夹住断端,而用肠钳距残端 2～3cm 夹住,直接做间断全层端-侧吻合。

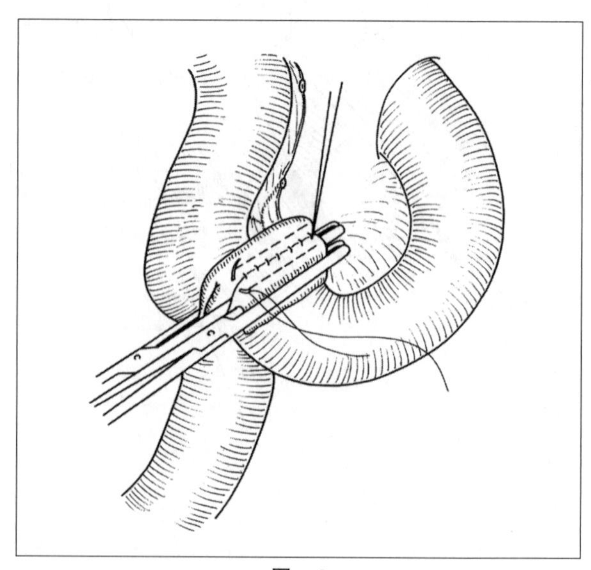

图 2

(3)于浆肌层缝合线的两侧分别切开小肠壁全层,均为小肠的横行切口,其长度为小肠周径的一半(图3)。全层切开后,吻合口后壁用3-0号不吸收线全层间断缝合(图4)。

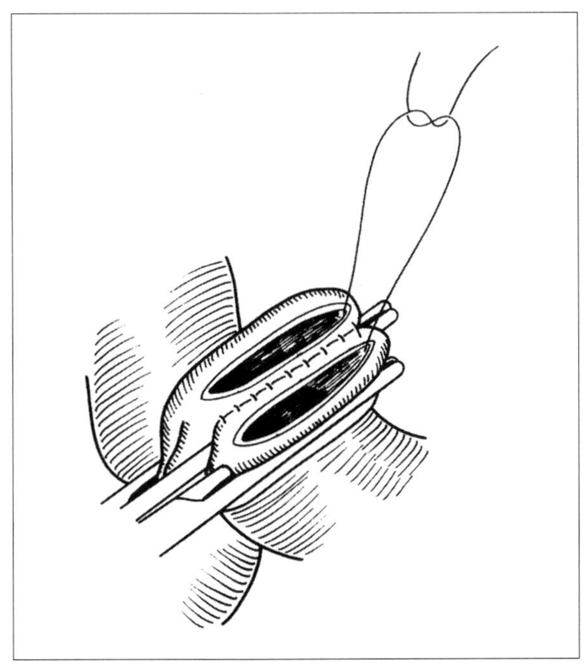

图 3

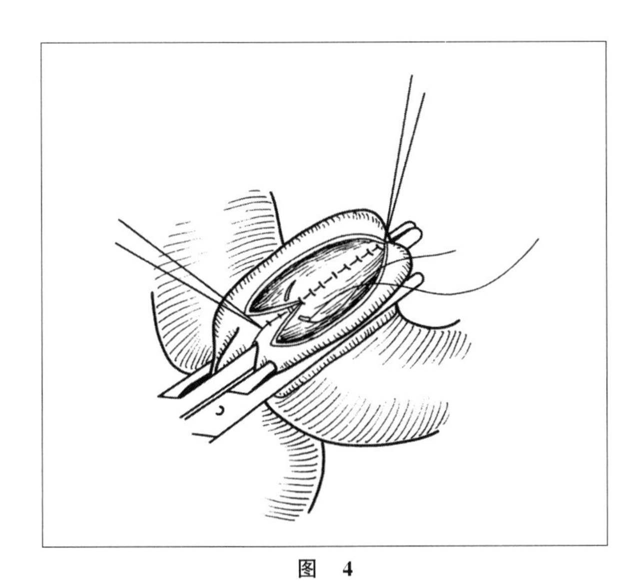

图 4

(4)沿 Kocher 钳切断空肠,去除空肠残端,吻合口前壁再用3-0号不吸收线全层间断缝合,缝至两端时应加缝一针以防遗漏(图5)。

(5)去掉肠钳,吻合口前壁用0号不吸收线行浆肌层间断缝合(图6)。至此端-侧吻合口已完成,然后再做空肠系膜对拢缝合(图7)。

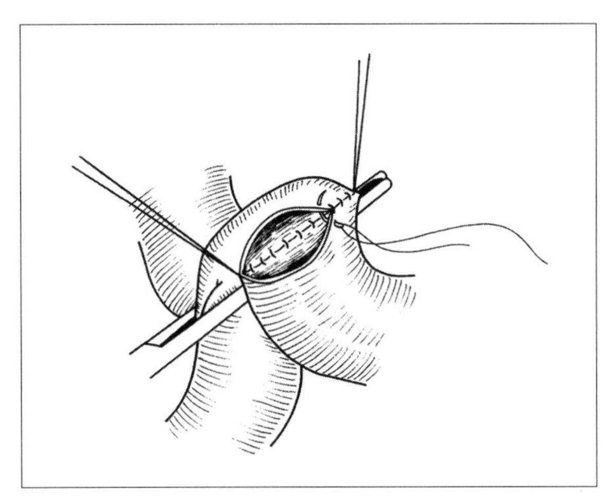

图 5

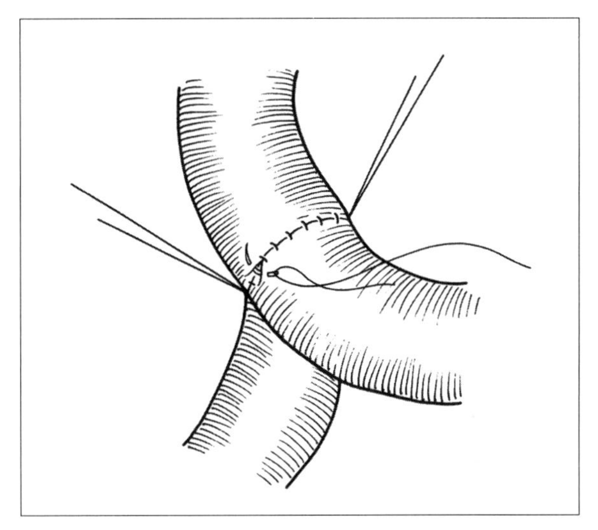

图 6

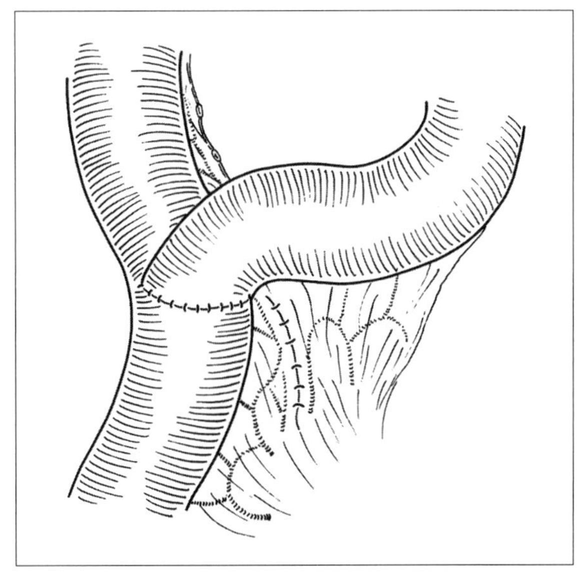

图 7

5.1.5 胃肠道吻合术的注意事项 The Matters Needing Attention for Gastro-intestinal Anastomosis

(1)用于行吻合或缝合的部位必须是正常的胃肠组织,不能在有炎症、放射损伤或有肿瘤的部位行吻合手术。

(2)吻合部位应有良好的血供,且无张力。

(3)防止和减少污染。胃肠道吻合术必须切开胃肠腔,存在感染的条件。术中应注意保护手术野,尽量减少污染。在切开胃肠壁之前应当上肠钳暂时夹闭胃肠腔,并及时吸净胃肠内容物,以防外流。肠钳钳夹的时间不宜过长,应尽量缩短肠壁缺血的时间。

(4)胃壁血管极为丰富。行胃肠吻合时,胃壁黏膜下血管必须缝扎,以防吻合口出血。

(5)吻合口的组织内翻不能过多,以防引起吻合口狭窄。

(6)缝合线的材料要适当,线的粗细要适中。

5.2 机械缝合法(吻合器法) Mechanical Suturing with Stapler

用胃肠吻合器行胃肠道手术的方法亦可称为订书机式胃肠道吻(缝)合技术。近年来这项技术有较大的发展。

5.2.1 胃肠吻合器的发展简史 Brief History of Anastomotic Machine

早在1908年,匈牙利的Hultl及Fisher首先在胃切除术中应用了一种胃缝合器。由于该器械太笨重,未能被推广。1920年Von-Pitz改进了Hultl-Fisher缝合器。1950年日本的Nakayama进一步发展了该缝合器。1954年苏联莫斯科实验外科器械研究所开始设计及制造吻合器。1960年制成了PKS管状吻合器并应用于临床。1972年美国的Ravitch发展了苏联的吻合器,设计制造了系列的吻合器产品,计有LDS(Ligating-Dividing Stapling),用于结扎分离系膜及大网膜血管;TA(Thoracic-Abdominal)用于胃肠道的缝合;GIA(Gastro-Intestinal Anastomosis)用于胃肠道侧-侧吻合。1977年美国又介绍了EEA(End-End Anastomosis)管状吻合器。至20世纪80年代初,美国的USSC公司(United States Surgical Corporation)又推出了新一代一次性使用的系列塑料吻(缝)合器,已在临床上广泛使用。20世纪70年代后期我国江苏、上海、北京及杭州等地已开始设计与制造胃肠吻合器。1977年上海手术器械六厂与上海中山医院协作研究国产胃肠吻合器,相继制造了GF-1型管状吻合器、XF残端缝合器、CF侧-侧吻合器及荷包成型器等。1979年通过鉴定,已基本定型并在全国推广应用。

5.2.2 胃肠吻合器的基本原理及类型 Principle and Types of G-I Anastomotic Machine

胃肠吻合器都是根据订书机的原理设计的。器械的吻(缝)合部位像订书机一样装有“Π”形的缝钉,推力作用于“Π”形钉上使其穿过胃肠壁组织,然后弯曲成“B”形,将胃肠组织缝合在一起。国产吻合器采用直径0.2～0.3mm的钽丝作为缝合材料。这种材料与人体组织的生物相容性好,可长期存留在人体组织内,无不良反应。

5.2.2.1 国产胃肠吻合器

(1)种类:主要有以下几种类型:

①GF-1型管状吻合器(简称GF)(图5-2-1)。这种吻合器相当于美国的EEA,用于吻合的组件呈圆环形,内装有两排呈环形排列的钽钉及一个环形切刀。使用时吻合及切割可同步完成。为适应各部位吻合的需要,GF吻合部位的外径大小分别为34、31、28及26mm四种规格;其内径分别为21、18、17及15mm。外径34mm者主要用于直肠与结肠的吻合,外径31及28mm者一般

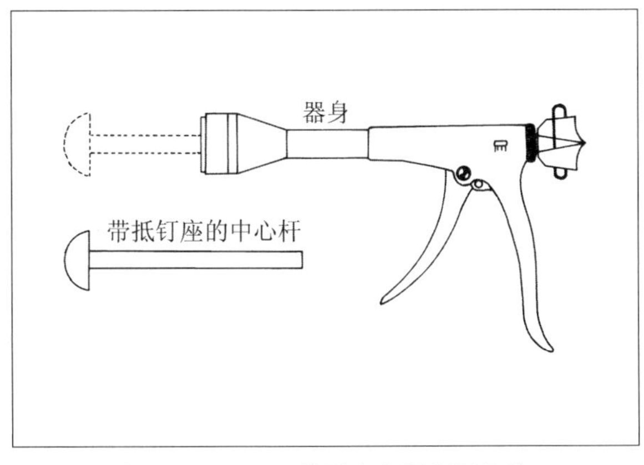

图 5-2-1 GF-1 管型吻合器主要组件

用于食管及胃肠道吻合，外径 26mm 者一般用于较小的胃肠道吻合。用 GF 完成的吻合口为全层内翻式吻合。

此管型吻合器的主要技术参数见表 5-2-1。

②XF 残端缝合器（简称 XF）。这种缝合器相当于 TA，为直线型，内装有两排呈直线排列的钽钉，无切刀。其长度有 60mm 及 90mm 两种。主要用于缝合关闭胃肠道的残端，为全层外翻式缝合（图 5-2-2）。此线性缝合器的主要技术参数见表 5-2-2。

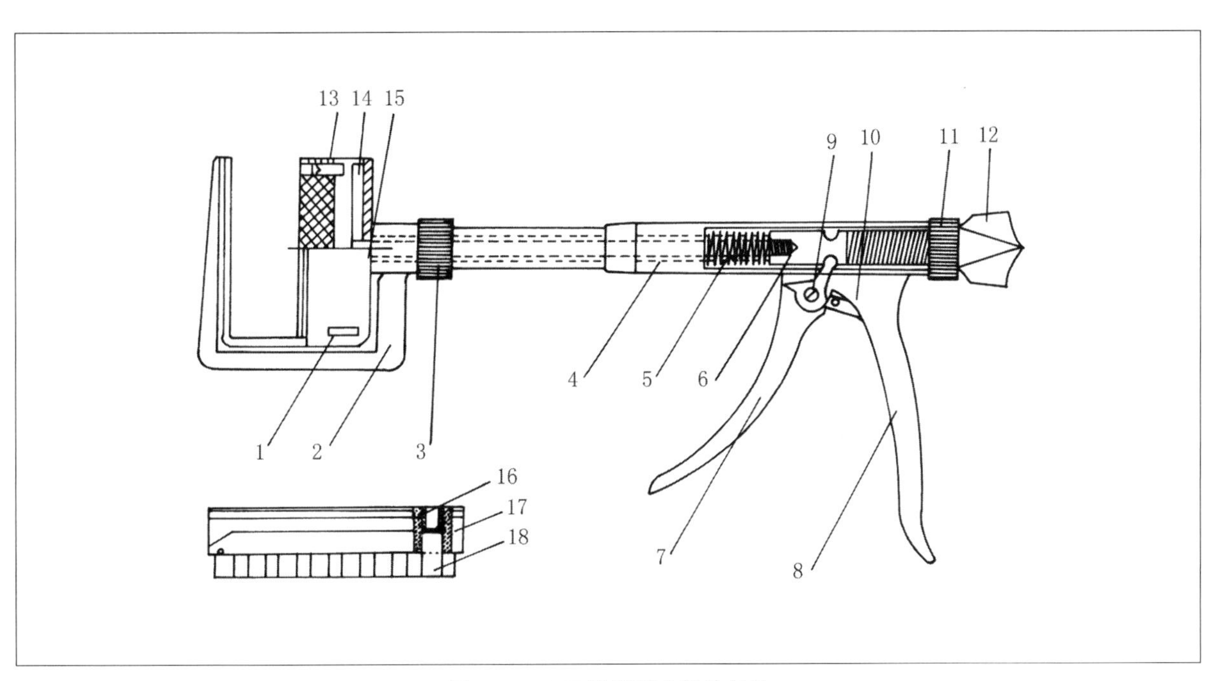

图 5-2-2 XF 线型缝合器的结构

1—定位钮；2—弓形架；3—紧固螺母；4—外套管；5—复位弹簧；6—滑块；
7—左柄；8—右柄；9—鳃轴螺钉；10—保险钮；11—尾翼螺钮；12—调节螺钉；13—塑料组件；
14—推钉板；15—组件架；16—缝钉；17—钉仓；18—推钉片

表 5-2-1 国产 GF-1 管型吻合器的技术参数

型　　号	26#	28#	31#	34#
器械头最大直径(mm)	26	28	31	34
环形刀直径(内径 mm)	15	17	18	21
缝合钉数	16	16	16	20
缝合钉脚高度(mm)	4.2	4.2	4.6	5
组织缝合厚度(mm)	1～1.5	1.4～2	1.4～2	1.8～2.4
器械外形尺寸(长×宽，mm)	225×120	225×122	225×122	310×125
器械净重(kg)	0.38	0.40	0.40	0.48

表 5-2-2 国产 XF 线型缝合器的主要技术参数

	XF60	XF90
头部长度(mm)	60	90
缝钉数	15	23
缝钉直径(mm)	0.3	0.3
钉脚间距(mm)	2.3	2.3

(2)国产 CF-1 侧-侧吻合器的构造:利用订书机的原理,捏拢锁柄时,将组织对合固定。向前拨动推刀片,由于推刀片前端的斜面与顶钉料的斜面互相作用,而将缝钉从钉仓内顶出穿透两层组织。因受到抵钉座导向槽的阻力,钉脚向内弯成B字形,推刀片同时将组织切割分离。

(3)CF-1 侧-侧吻合器的主要技术参数:CF-1 侧-侧吻合器器身为不锈钢材料制造,全长220mm,头部宽 60mm,最大缝合长度 60mm,缝合口承受内腔压力不低于 2.7cmHg,缝合器身可重复使用,钉仓为压铸工程塑料,供一次性使用。缝钉材料为钽丝,直径 0.2mm,有 4 排缝钉,共 32 枚,双排对称交替排列,钉排间距为 1.2mm,钉脚间距 2.4mm(图 5-2-3)。

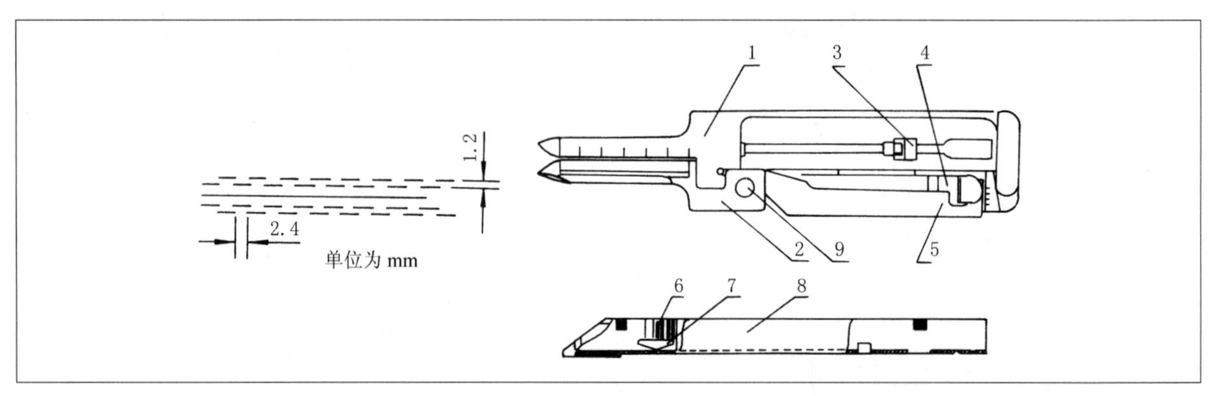

图 5-2-3 CF-1 侧-侧吻合器技术参数和结构

1—钉仓臂;2—抵钉臂;3—推刀;4—锁紧弹簧;5—锁柄;6—缝合钉;7—顶钉料;8—钉仓;9—固定螺钉

5.2.2.2 进口消化道吻合器

美国外科(Auto Suture)公司和爱惜康(Ethicon)公司生产的管型吻合器有重复使用的不锈钢吻合器和一次性使用的吻合器。前者产品称为 EEA(End-to-End Anastomosis),后者产品称为 ILS(Intraluminal Stapler)。一次性使用的吻合器有直轴型及弯轴型两种,美国外科公司生产的可重复使用的吻合器与国产 GF-1 型吻合器构造基本相同(图 5-2-4)。不同之处在于抵钉座和中心杆是分开的,中心杆和抵钉座通过钳夹弹簧使两部分连接,操作更为方便。目前国内大多数医院使用的进口管型吻合器是一次性吻合器,其优点是做工精致,对合好,内径较大,与国产 GF-1同等外径的吻合器比,其内径大2~3mm,

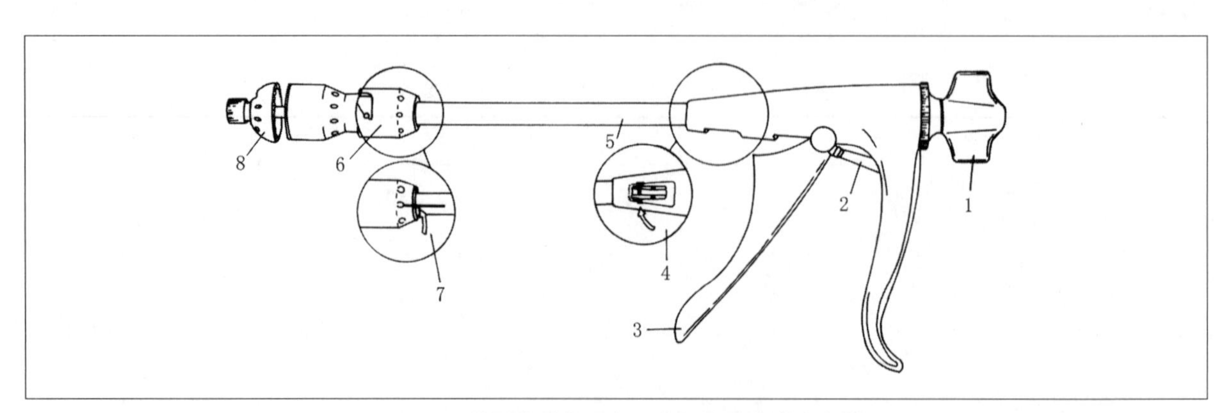

图 5-2-4 美国外科公司产可重复使用管型吻合器

1—调节螺杆;2—保险杆;3—击发柄;4—指示针;5—套杆;6—钉座套;7—钉座套批示针;8—抵钉座

可以减少吻合口狭窄的发生，但价格均较昂贵。

爱惜康公司产一次性使用的SDH系列轴型吻合器为单手击发柄，有21、25、29和33mm四种规格。其基本结构与可重复使用吻合器相似，只是在生产过程中将切割、缝合配件预先装镶在吻合器内，免去了在手术中安装、检查的步骤，拆封后即可使用。由于是一次性使用，吻合器器身以塑料为材料。缝钉材料为金属钛，其优点是强度高，与组织有更好的相容性，且对CT或MRI的扫描图像干扰较小。EEA和ILS的技术参数见表5-2-3。

表5-2-3 一次性直轴型消化管吻合器的技术参数

型号	美国外科公司管型吻合器(EEA)				美国爱惜康公司产管型吻合器(ILS)			
	21#	25#	28#	31#	21#	25#	29#	33#
外径(mm)	20.9	25	28.6	31.6	21	25	29	33
内径(mm)	11.4	15	18	21.2	12.4	16.4	20.4	24.4
钛钉个数	16	22	26	30	16	20	24	28
钛钉脚高度(mm)	4.8	4.8	4.8	4.8	5.5	5.5	5.5	5.5
适用于组压榨厚度(mm)	＜2.0				1.0～2.5			

弯轴型消化道管型吻合器目前均为一次性使用产品，由于工艺上的困难，可重复使用的弯轴型消化道吻合器尚未能在临床上应用。目前尚无弯轴型国产商品。国内医院使用较多的是美国外科公司(图5-2-5)和爱惜康公司(图5-2-6)两家公司的产品。弯轴型消化管型吻合器与轴型的型号基本相同，技术参数与直轴型消化道管状吻合器相同，如25#弯轴型吻合器在外径、内径、铁钛数及切割组织厚度等均与25#直轴型完全相同。型号相同的直轴型和弯轴型消化道吻合器，其颜色、技术参数亦相同，故弯轴型消化道吻合器的技术参数可参考相对应的直轴型消化道吻合器。弯轴型吻合器长轴仿人体脊柱弯曲角度设计，符合人体解剖学的自然弯曲，对显露较困难的部位的吻合，如食管吻合和直肠吻合更为方便。另一特点是有防不当击发装置，如果压迫后组织厚度超过允许缝合的厚度，保险杆打不开，可以防止不当缝合。

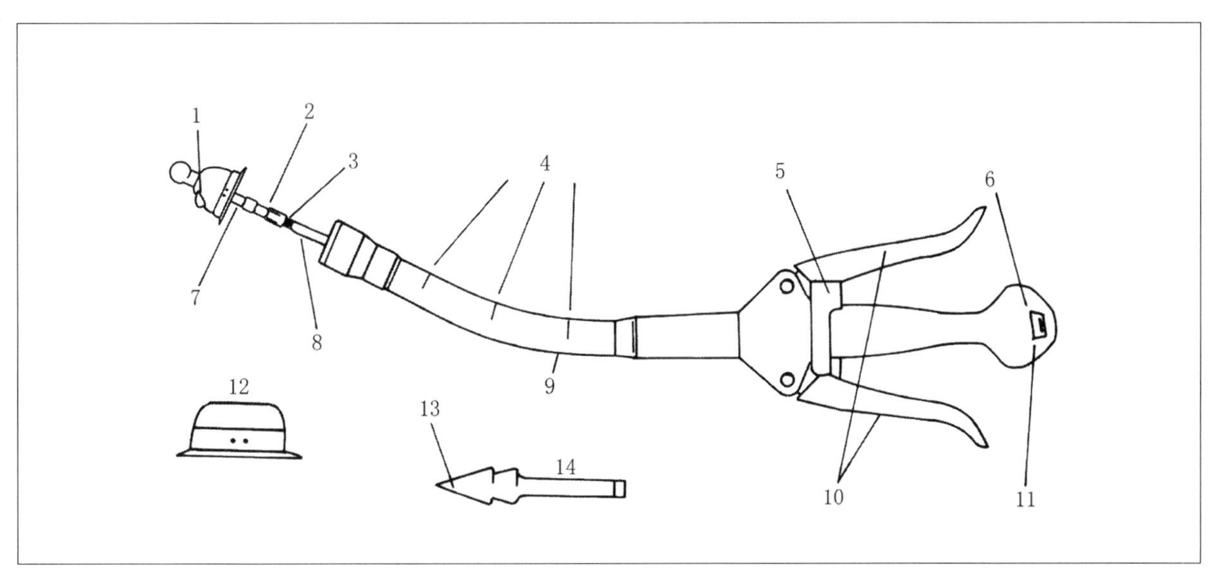

图5-2-5 美国外科公司产弯轴型消化道管型吻合器

1—抵钉座钮；2—手捏槽；3—橙色结扎区；4—厘米刻度；5—保险杆；6—指示窗；7—荷包结槽；8—中心杆；9—套杆；10—击发杆；11—调节螺杆；12—平头抵钉座；13—穿线孔；14—中心穿刺头

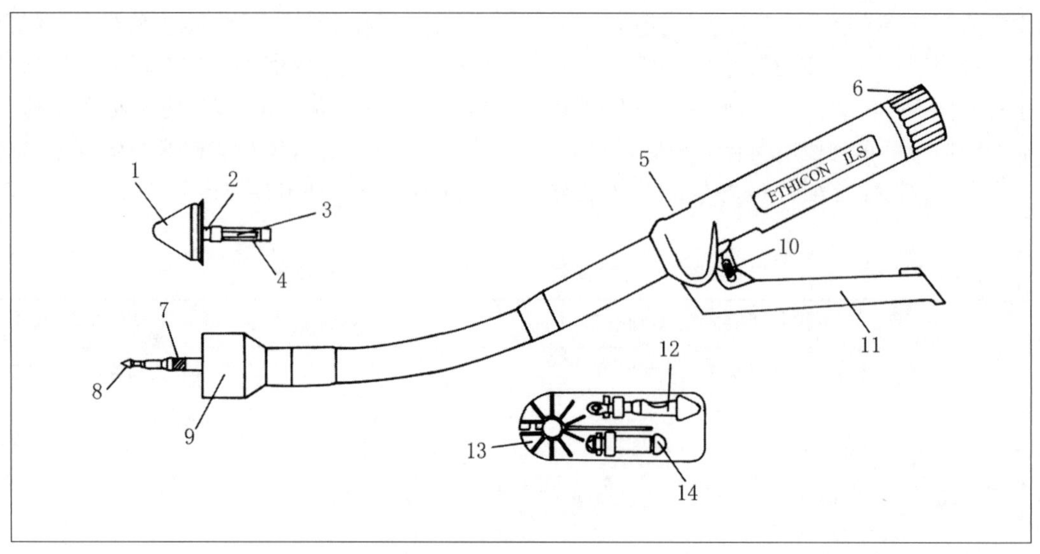

图 5-2-6 美国爱惜康公司产弯轴型消化道管型吻合器

1—抵钉座;2—荷包结槽;3—弹簧锁;4—中心杆;5—指示窗;6—调节旋钮;7—橙色结扎区;8—器身穿刺头;9—钉仓套;10—保险杆;11—击发杆;12—辅助穿刺器;13—保护板;14—保护罩

5.2.2.2.1 各种测量器的使用方法

(1)管腔探头的使用:管腔探头是为测量待吻合管腔的直径而设计的,从插入管腔的探头号数可得知管腔的直径,从而选择相应大小的管型吻合器(图 5-2-7)。大多数外科医师在积累一定经验后,多采取目测的方法选择管型吻合器的号数。

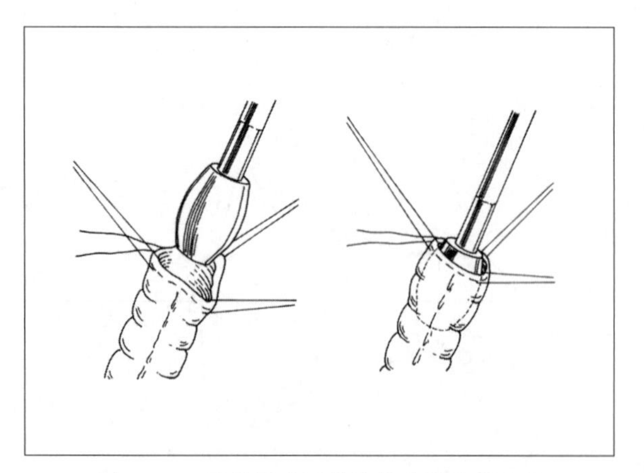

图 5-2-7 管腔探头测量待缝合管腔的直径

(2)厚度仪的使用:厚度仪是用于测量管壁厚度的仪器,操作比较简单,颚嘴夹在肠管上就可以读出组织的厚度,可以根据待缝组织的厚度选择不同高度的缝钉进行吻合或缝合(图 5-2-8)。厚度仪两长臂的底边刻度尺还可以测量待缝组织的宽度,据此选择荷包缝合器的大小和管型吻合器的号数(图 5-2-9)。

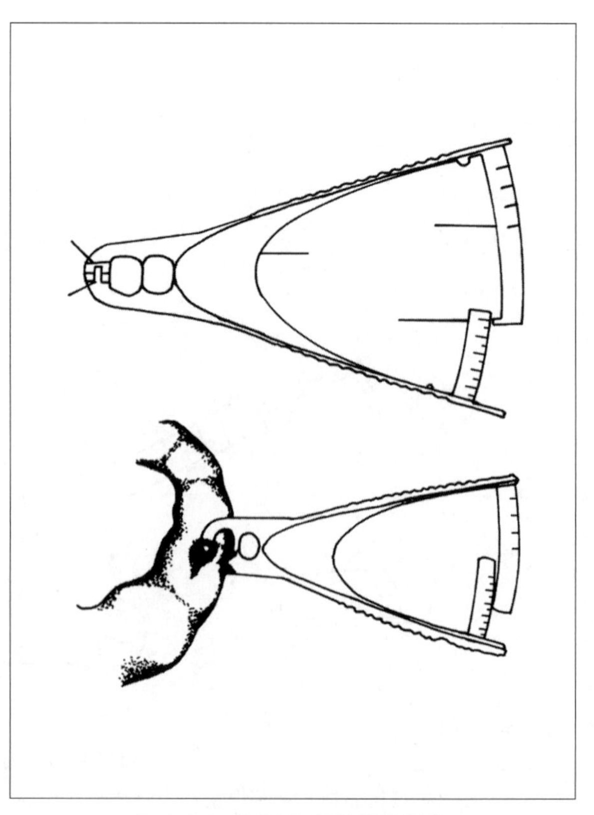

图 5-2-8 厚度仪测量管壁厚度

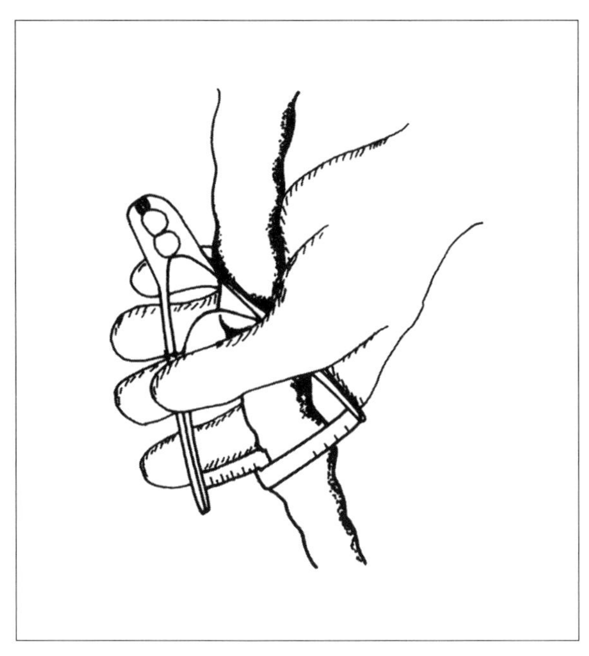

图 5-2-9 厚度仪测量肠管宽度

5.2.2.2.2 LS管型缝合器的使用方法

(1)逆时针转动调节旋钮两周，松开抵钉座，取下保护板。保留所附穿刺器和保护罩以备后用(图 5-2-10)。

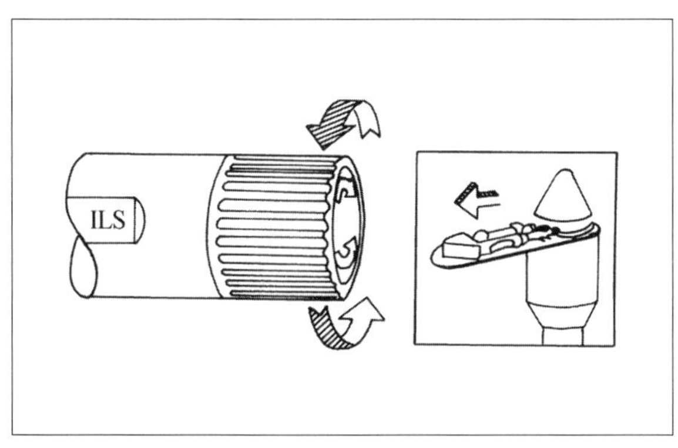

图 5-2-10

(2)待吻合的断端做荷包缝线(图 5-2-11A)。也可用侧-侧吻合器封闭断端，再用交叉性双吻合或三吻合方法做吻合(图 5-2-11B)。

(3)如采用双吻合技术，则转动调节旋钮松开抵钉座，旋至橙色结扎区显露为止，取出抵钉座，显露穿刺器(图 5-2-12A)。再逆时针方向转动调节旋钮，回缩穿刺器(图 5-2-12B)。如果做手法荷包缝合消化管断端，则将抵钉座插入吻合器，顺时针方向转动调节旋钮，使抵钉座和钉仓合拢(图 5-2-12C)。

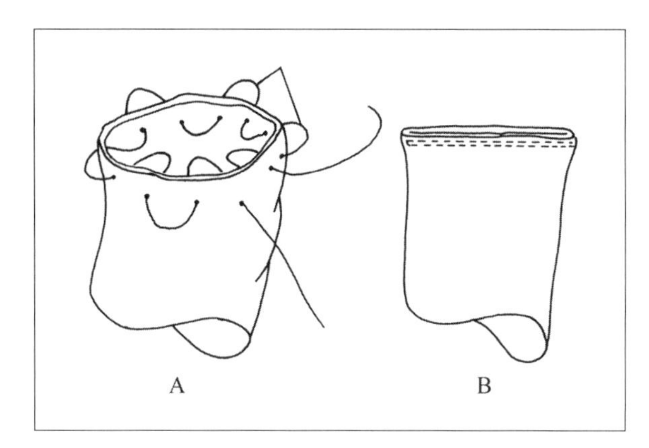

图 5-2-11

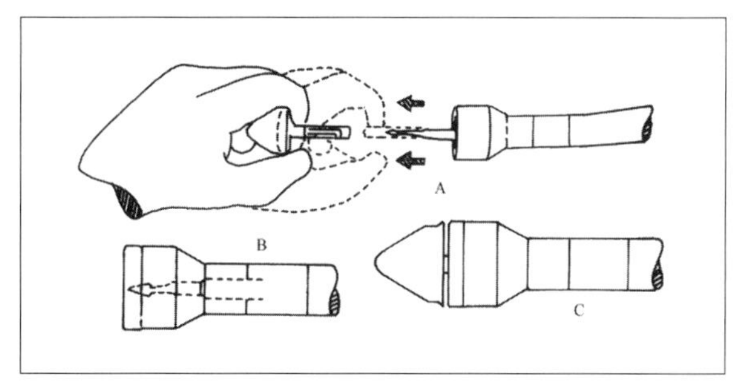

图 5-2-12

(4)把抵钉座头插入消化管断端腔内，确保荷包结扎紧在抵钉座杆上的荷包结槽上(图 5-2-13)。

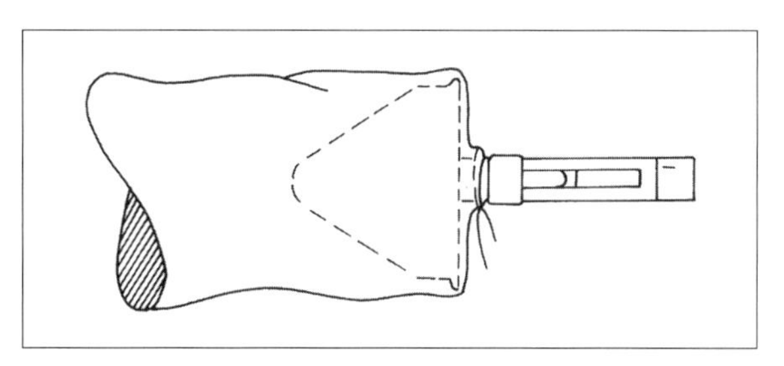

图 5-2-13

(5)如用交叉性双吻合或三吻合方法做吻合，则取下抵钉座，在穿刺器完全缩进的情况下，把吻合器整体插入待吻合消化腔，逆时针方向转动调节旋钮，使穿刺器充分伸出，刺入拟吻合的肠壁组织并穿出封闭端之外，直到见橙色结扎区域为止。注意穿刺器一直保持直视状态，以避免造成邻近组织结构的损伤。将抵钉座已经置入另一断端的座杆套入器身穿刺头，直至抵钉座咔嗒一声落档到位为止(图 5-2-14)。

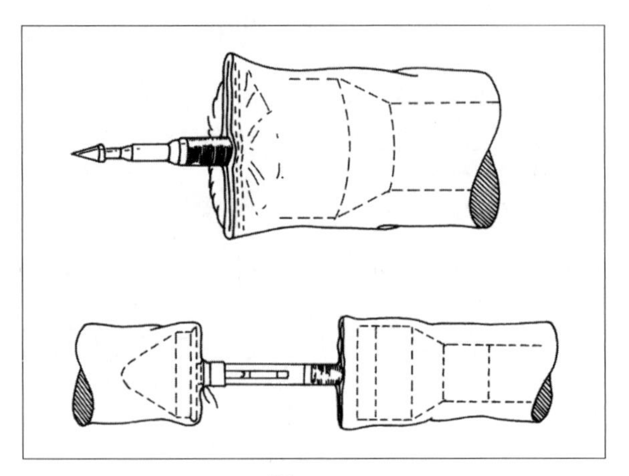

图 5-2-14

(6)靠拢吻合器时，避免消化管外组织被钉合(图 5-2-15A)，顺时针方向转动调节到位时，橙色标志进入刻度指示窗的绿色区域内(图 5-2-15B)，注意在橙色标志尚未充分进入刻度指示窗的绿色区域前切不可击发吻合器。击发前应将红色保险杆往后打开，调节旋钮，直至其落档于吻合器之内。如果保险杆打不开，表明吻合器不处在安全击发的范围，保险杆一松开，就可压下击发手柄。当吻合器完成击发程序时，术者可感到扳机压力消除，并同时听到"咔嗒"一声，击发后，放松击发手柄，使其复位，重新契合保险杆(图 5-2-15)。

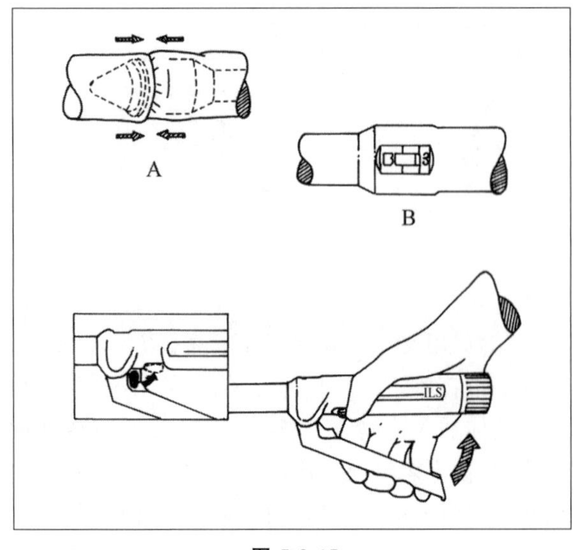

图 5-2-15

(7)逆时针方向转动调节旋钮以打开吻合器。为易于退出，打开吻合器时，调节旋钮只做 1/2～3/4 的转动(图 5-2-16)。

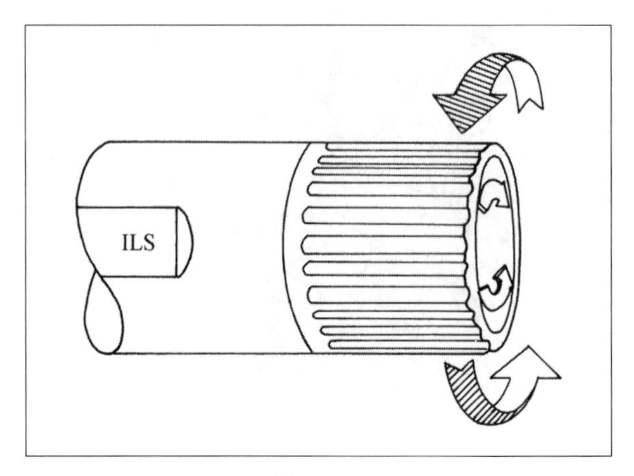

图 5-2-16

(8)为确保避免缝钉粘着组织，将吻合器按顺时针、逆时针相反方向先后转动 90°。在转动的同时，轻轻后拉吻合器(图 5-2-17)。

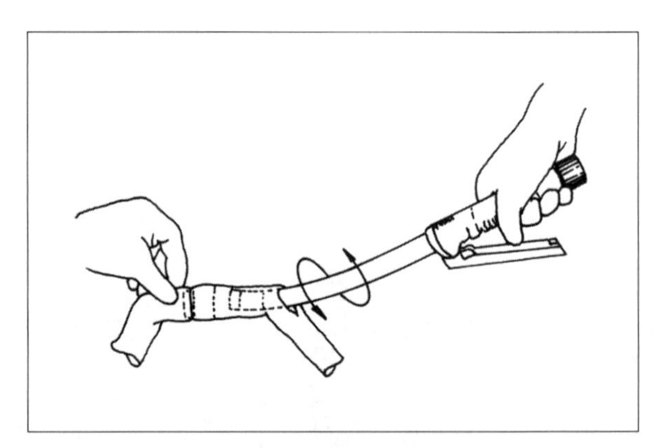

图 5-2-17

(9)从圆形刀内取出组件和切除圈(图 5-2-18A)。检查切除圈是否完整。切除圈应该是完整无缺的，组织是全层的(图 5-2-18B)。如果切除圈不完整，必仔细检查吻合是否有缺漏，必要时做适当的修补(图 5-2-18)。

管型吻合器击发后退出有时较困难，美国外科公司最近推出一新产品，抵钉座可侧弯轴管型吻合器(Premium Plus CEEA)，可在一定程度上弥补此项不足。新型管型吻合器在击发前其抵钉座保持正常位，击发后逆时针旋转调节螺杆时，抵钉座自动侧向一边，吻合器退出时较为容易，其基本结构见图 5-2-19。

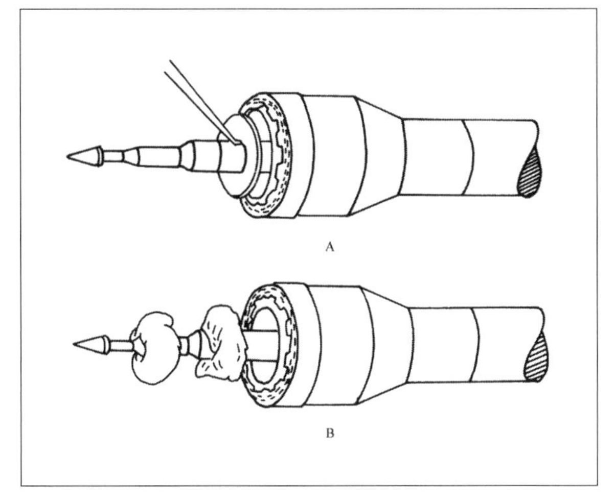

图 5-2-18

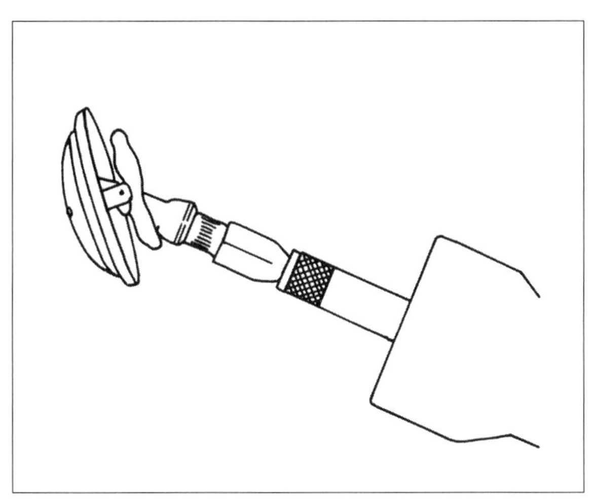

图 5-2-19

5.2.2.2.3 使用管型吻合器可能出现的问题及处理方法

(1)吻合退出困难：使用管型吻合器可遇到吻合器退出困难这一情况，其主要原因是吻合器选型过大和吻合口切割不全。处理方法是：在退出吻合器前，用丝线在钉合线周围做数针间断浆肌层加固缝合，以防止退出吻合器时撕裂吻合口，然后先退出吻合器器身，再退出中心杆。退出中心杆时上下、左右摆动，并缓慢旋转逐渐退出。如仍不成功，可伸出示指，通过吻合口触及抵钉座侧边，中心杆向相反方向倾斜，使抵钉座一侧先退出吻合口，然后旋转并摆动中心杆，缓慢退出。值得强调的是，退出困难多是因吻合器型号选择过大，在置入管腔时已较勉强，所以选择大小适宜的吻合器可以减少吻合器退出困难。在退出吻合器之前，预先在吻合口上行浆肌层间断缝合 2 或 3 针对防止吻合口的撕裂是有意义的。使用进口吻合器遇到退出十分困难时，除上述处理方法外，还可以在抵钉座侧、吻合口上方切开肠管，手指伸进肠腔内，捏住抵钉座，稍稍用力拔动，使抵钉座与吻合器身分离，从切口取出抵钉座，退出吻合器后再缝合肠管的切口。

(2)吻合口切割不完全：当退出吻合器发现肠壁组织粘在抵钉座或吻合器身的钉仓表面时，会发生吻合器退出困难，此时切不可用力牵拉，否则易引起吻合口断裂。此时应将吻合器尾部旋钮逆时针旋到底，退出吻合器身，或仿上述方法，在吻合口的近端或远端，距吻合口 3cm 以上切开肠管，直视下剪断粘留组织，并需对吻合口加固缝合数针，以减少瘘和术后出血的发生。

(3)断端切除圈不完整：退出吻合器后，应常规立即检查切除圈是否完整(图 5-2-20)，在取出切除圈之前应确定其前后左右与吻合口相对应的位置关系，然后取出切除圈。如发现切除圈不完整，必须在吻合口的相应位置全层加固缝合，以防吻合口瘘的发生。这种情况的出现多是荷包缝线结扎不紧、抵钉座与钉仓间组织太多、或因抵钉座和钉仓合拢时过度挤压时，胃侧开口部分超出钉合线的范围之外，就会出现切除圈不完整。我们的经验证明，在胃侧绕中心杆做一荷包缝合并打结于中心杆上，可以减少切除圈不完整的发生。

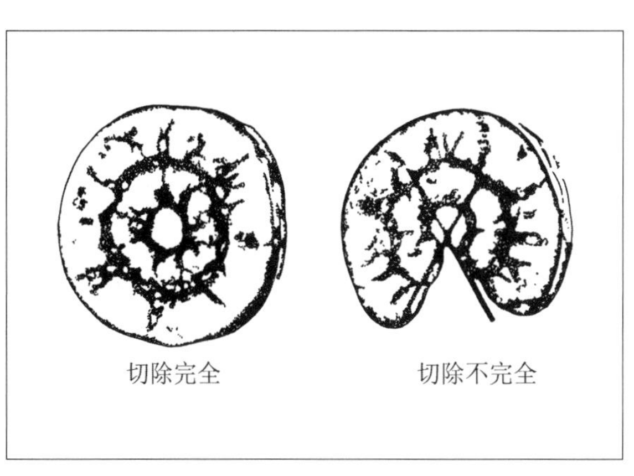

图 5-2-20

(4)吻合口出血:吻合器吻合后发生吻合口出血并不多见,多数发生在肠系膜缘分离不足。管型吻合器不能用作结扎血管,如系膜缘进入吻合口,切割吻合后往往在系膜缘发生出血,吻合口出血的另一常见原因是缝合的组织过厚,压榨程度不足,缝合钉不能完全成为B形,切缘不能起到压迫止血的作用。预防的方法是充分游离系膜缘。吻合口组织过厚采用手工缝合更为完全。当退出缝合器后见血液溢出时,应积极止血,系膜缘可加固缝线数针,如仍有溢血,应在吻合口的近侧或远侧切开肠管,缝扎止血,止血后关闭肠管之切口。

吻合口缝合不全和撕裂:对经验不足者来说,器械吻合所致缝合不全的并发症必须引起高度重视。实际上,缝合器缝合发生瘘的机会比徒手缝合更低,统计资料表明,器械吻合的吻合口瘘在0.8%~2%之间,并不高于手法缝合者。术中判断有无缝合不全的方法有两种:一种是在肠腔内注入亚甲蓝或活性炭,观察有无染料漏出。另一种是将吻合口浸泡在生理盐水中,然后经胃管或肛管将空气注入消化管腔内,观察有无气泡逸出,如有逸出,应判断在吻合口的逸出部位,可加缝几针修补缝合不全,此法多能解决问题。缝合不全或撕裂不大的,可采取手法加缝的方法。如裂口较大,可拆开吻合口,重新用缝合器吻合或徒手吻合,修补缝合过多易引起吻合口的狭窄,拆开重缝方法更为安全。

5.2.2.3 进口线型缝合器

现在临床上使用的国外线型缝合器主要有美国外科公司和爱惜康公司两家的产品,包括可重复使用、一次性使用及可曲式一次性使用3种线型缝合器。

爱惜康公司的消化道线型缝合器有TL、TLH、TX三个系列,钉合的长度有30、60和90mm三种,美国外科公司可重复使用线型缝合器TA系列的主要技术参数见表5-2-4。

表5-2-4 TA线型缝合器的主要技术参数

型　号	TA30			TA55		TA90	
缝钉直径(mm)	0.21			0.28		0.28	
缝钉种类	TA30-V	TA30-3.5	TA30-4.8	TA55-3.5	TA55-4.8	TA90-3.5	TA90-4.8
钉脚长度(mm)	2.5	3.5	4.8	3.5	4.8	3.5	4.8
缝合组织厚度(mm)	1	1.5	2	1.5	2	1.5	2
缝钉数	23	11	11	19	19	33	33
颜　色	白	蓝	绿	蓝	绿	蓝	绿

TA30适用于较小的管道如支气管、输尿管、阑尾、下腔静脉、门静脉等及肺的较小支气管的缝合;TA55适用于小肠、阴道、粗大支气管、胰腺残端等的缝合;TA90则适用于胃大部切除及直肠手术的管腔缝合。根据组织厚度的不同可选择钉脚长度为3.5或4.8和2.5(TA30-V)mm的缝钉,缝钉均呈两层排列,而TA-30-V3则为三层排列,适用于有一定弹性的组织和血管的缝闭。

一次性使用的线型缝合器主要有美国外科公司的TA系列和美国爱惜康公司的系列产品。美国外科公司的一次性线型缝合器为注塑而成,共有七种类型,钉仓可置换,与重复使用线型缝合器的区别主要是制作材料上的不同,其他技术参数完全相同,而且钉仓的规格、颜色也完全相同,所有技术参数可参照表5-2-4。美国爱惜康公司一次性使用线型缝合器有6种类型,用途不同型号各异。主要有线型缝合器、胃缝合器和血管缝合器。主要技术参数见表5-2-5。

一次性使用线型缝合器在胃肠手术应用最多。虽然标明为一次性使用,但在同一手术、同一病人可置换钉仓重复使用达4次以上。所以在消化道手术需多处缝闭管腔时可节省时间。

表 5-2-5 爱惜康公司的线型缝合器技术参数

型 号	适合组织及厚度(mm)	色标	型 号	适合组织及厚度(mm)	色 标
TLV30	血管组织 30	红色	TX30V	血管组织 30	红色
TL30	一般组织 30	灰色	TX30B	一般组织	灰色
TL60	一般组织 60	灰色	TX60B	一般组织 60	灰色
TL90	一般组织 90	灰色	TX30G	一般组织 30	黄色
TLH30	厚组织 30	黄色	TX60G	厚组织	黄色
TLH60	厚组织 60	黄色			
TLH90	厚组织 90	黄色			
XR30V	血管组织 30	红色	TTC55	血管组织 55	白色
XR30B	一般组织 30	灰色	TLC55	一般组织 55	蓝色
XR60B	一般组织 60	灰色	TLC75	一般组织 75	蓝色
TR90	一般组织 90	灰色	TCT55	厚组织 55	绿色
XR30G	厚组织 30	黄色	TCT75	厚组织 375	绿色
XR60G	厚组织 60	黄色			
TRH90	厚组织 90	黄色			

爱惜康公司的线型缝合器所用的钉仓见表5-2-6。

表 5-2-6 爱惜康公司的线型缝合器的钉仓

型 号	适合组织及厚度(mm)	色 标
TTR55	血管组织 55	白色
TCR55	一般组织 55	蓝色
TCR75	一般组织 75	蓝色
TCT55	厚组织 55	绿色
TRT75	厚组织 75	绿色

此外,美国爱惜康公司和外科公司均有一次性可曲式线型吻合器。爱惜康公司一次性可曲式线型吻合器有 AX55B 和 AX55G 两种类型,前者用于一般组织缝合,后者用于较厚组织缝合。美国外科公司的一次性可曲式型吻合器的技术参数见表 5-2-7。

可曲式线型缝合器用于深部的,难于显露位置的空腔脏器的缝闭。如直肠前切除,经腹食管离断,胆囊颈的离断等,缝闭宽度为 33~55mm,旋转角度在 320°,折角可达 120°,应该说可以达到胸腹腔内任何部位的管腔缝闭。

可曲式线型缝合器的优点是可在难以显露手术野的情况下做深部组织的缝闭。结构上还有合拢杆,使组织均匀拉近,可使缝合均匀。

表 5-2-7 美国外科公司可曲式线型缝合器的技术参数

型 号	颜 色	缝钉数	缝钉跨度(mm)	缝钉脚长度(mm)	直 径(mm)	缝合范围(mm)
Roticntater 30-3.5	蓝	15	4.0	3.5	0.21	1.5
Roticntater 30-4.8	绿	15	4.0	4.8	0.21	2.0
Roticntater 30-V3	白	15	4.0	3.5	0.21	1.5
Roticnlater 55-3.5	蓝	19	4.0	3.5	0.23	1.5
Roticnlater 55-4.8	绿	19	4.0	4.8	0.28	2.0

5.2.2.4 侧-侧吻合器

侧-侧吻合器(Side to Side Stapler)又称为侧-侧缝合器,已广泛用于肠吻合、胃空肠吻合、全结肠直肠切除术后的回肠贮袋的制作等。使用缝合器可以节省时间,减少出血,吻合质量高。使用侧-侧吻合器制作回肠贮袋,其贮量较徒手缝合为大,贮粪功能较强。

目前在临床上使用较多的进口侧-侧吻合器

有两种：GIA 为美国外科公司产品（含无推刀片的 SGIA 侧-侧吻合器）；LC 为美国爱惜康公司产品。

侧-侧吻合器采用横向订书机原理，有两组共四排交替的缝钉，每组双排交替排列，中间有推刀片，可在其间切开。

GIA 的主要技术参数见表 5-2-8。侧-侧吻合器 GIA 系列产品种类较多，有不锈钢制可重复使用的 GIA，也有一次性使用的 GIA，但钉仓可在这两类吻合器上互换使用。一次性使用的 GIA 在同一种病人可换钉仓重复使用 4～8 次。GIA 有带推刀片和无推刀片两种（无刀片为 SGIA），头臂长度有 50、60、80、90mm 4 种。缝钉材料为钛，直径均为 0.2mm（图 5-2-21）。

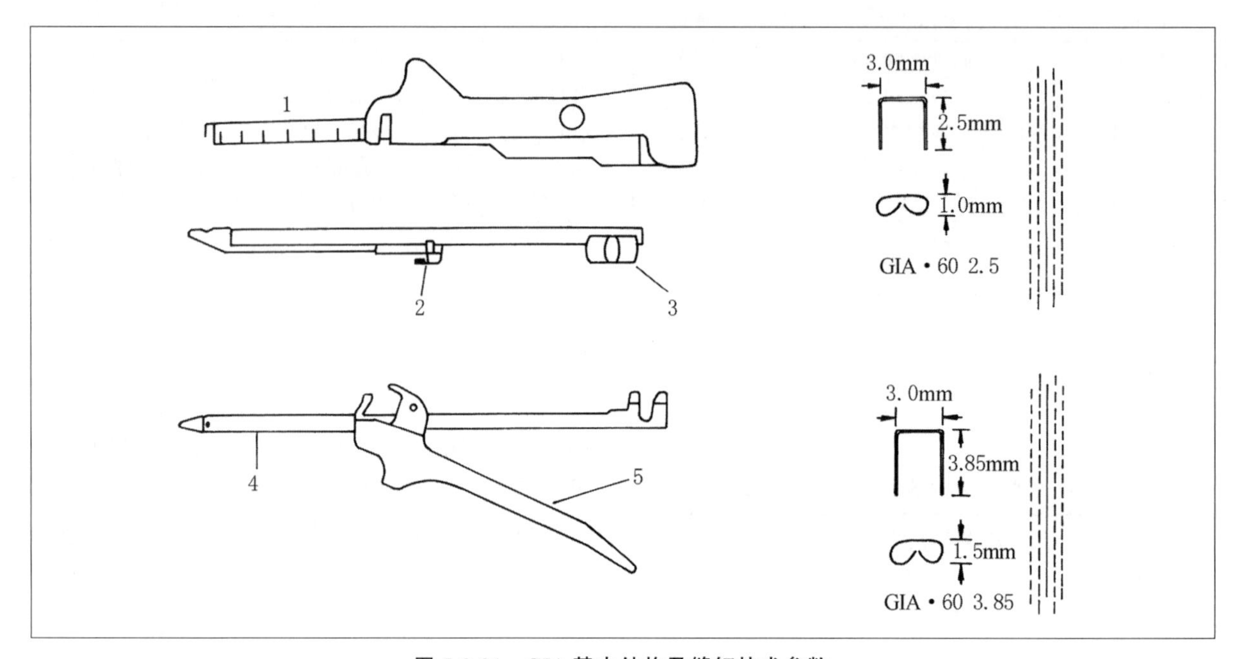

图 5-2-21 GIA 基本结构及缝钉技术参数

1—钉仓壁；2—组织间隙制钮；3—推刀把手；4—抵钉壁；5—锁杆

表 5-2-8 GIA 主要技术参数

型号及最大缝合长度	缝钉数	排列	主要参数（mm）		
			钉脚长度	组间间距	钉合后高度
GIA-50(52mm)	32	两组双排交错	3.85	4	1.75
SGIA-50(52mm)	32	四排并列交错	3.85	4	1.75
PGIA-50(52mm)	32	二组双排	3	4	1.25
GIA-60(61mm)	60	同上	3.85	3.5	1.5
GIA-80(85mm)	84	同上	3.85	4	1.5
GIA-90(90mm)	92	同上	3.85	3.5	1.5
SGIA-90(90mm)	92	同上	3.85	3.5	1.5

侧-侧吻合器做胃肠吻合的缺陷与不足：

（1）吻合口周边组织裂开：组织过厚时使用侧-侧吻合器可能出现组织裂开，使用侧-侧吻合器进行胃的关闭和胃肠吻合时，如钉脚长度为 4.8mm，缝合组织厚度超过 2.0mm 是常见的。如果强行压榨到 2.0mm，周边的组织可以裂开。如出现这种情况，可进行修补。在手术中如发现组织过厚，改用徒手缝合可能是预防组织裂开的最好方法。

（2）吻合口出血：吻合部位的出血原因有两种：第一类原因是组织过薄，例如当侧-侧吻合器钉脚长度为 3.5mm，适宜缝合厚度为 1.75mm。如缝合组织厚度少于 1.5mm 时，就可出现吻合口压迫不紧，造成缝合部位的出血。预防的方法是选择钉脚长度合适的钉仓。缝合部位出血的处理是缝扎止血。第 2 类原因是侧-侧吻合器缝合了系膜血管。系膜动脉若被缝钉穿透,且缝钉向内弯曲成 B 形时,缝钉穿透的孔隙增大,可造成缝合部位出血,所以在吻合器进行胃肠道吻合或缝合时,应避免压榨系膜血管,以免引起出血或缝合部位的供血不足。吻合器不是血管结扎器,不能进行血管的结扎。

(3)吻合口梗阻:使用侧-侧吻合器时,还可能出现缝合部位的梗阻。侧-侧吻合器前臂插入肠腔要在肠的对系膜缘进行吻合。这样可以保证吻合口两侧来源的血供,同时减少两侧不对称造成的缝合口扭曲。侧-侧吻合器前臂插入肠腔时,如一臂插入对系膜缘,另一臂插入靠近系膜缘处,缝合后的吻合口可能出现不同程度的扭曲,如有一支前臂与肠的长轴不平行,更加重了肠合口的扭曲,可造成不同程度的通过障碍。

(4)缝合不全:缝合不全是吻合器在胃肠外科应用的早期较常出现的一种并发症,侧-侧吻合器的前臂越长,缝合不全的可能性越大,这是吻合器本身的缺陷。但目前美国外科公司新研制的产品弥补了该项不足,新产品在向前推刀的过程中,前臂外侧各有一块黄色塑料块随刀向前移动,使前端的压力逐渐增大,间隙变小,前端压迫的组织不易被挤皱增厚,改善了器械本身的性能。缝合不全还有技术上的原因,如结肠上的脂肪垂太厚没有清除;组织太薄造成推刀时组织移动,缝合不匀;吻合器插入肠腔,锁上锁柄前组织摆放不匀、皱褶;吻合口的张力过大等。只要手术者在操作时给予足够的注意,这些缺陷是可以避免的。

5.2.2.5 进口荷包缝合器

荷包缝合器(Purstring Instrument)主要应用于胃肠外科,有节省手术时间、针距和深浅度均匀、缝合规范可靠等优点,尤其对结肠直肠吻合和经腹的食管胃或食管空肠吻合优点更突出。胃肠道两极端的手术野显露较困难,徒手荷包缝合费时较多,也有一定的难度。荷包缝合器缝合在一定程度上可以克服上述困难。

荷包缝合器有可重复使用和一次性使用两种。可重复使用的荷包缝合器由上、下两个叶片组成,叶片上均有相对应的带孔凹凸齿槽,钳夹组织时,组织嵌入齿槽内,当用带线直针穿过齿槽孔时便自动做好荷包缝合。可重复使用荷包缝合器的结构比较简单,操作方便。进口同类产品与国产荷包缝合器在质量及使用上无明显差异。使用时,根据待缝肠管或组织的宽度选择头端宽度不同的荷包缝合器。

目前在国内各家医院使用的一次性荷包缝合器多为美国外科公司的产品(图 5-2-22)。缝合器宽度为 5.5cm,即管腔闭合后的宽度不超过 5.5cm。基本原理是荷包缝合器和缝钉已镶合在缝合器头部,手柄击发后,缝钉将缝线固定在肠壁周边,类似工业用“马钉”,缝线仍可在“马钉”跨度下滑动,要求压榨后的管腔壁厚度不少于 1mm,否则可能缝闭管腔。美国外科公司一次性荷包缝合器 Purstring 65 的技术参数为:颚部宽度 65mm,可缝合最大宽度 58.4mm,钛钉数 14 枚,钉直径 0.2mm,缝钉高度在缝合前为 2.6mm,缝合后为 1.8mm,尼龙缝线 2-0,缝线长度为 48 英寸。

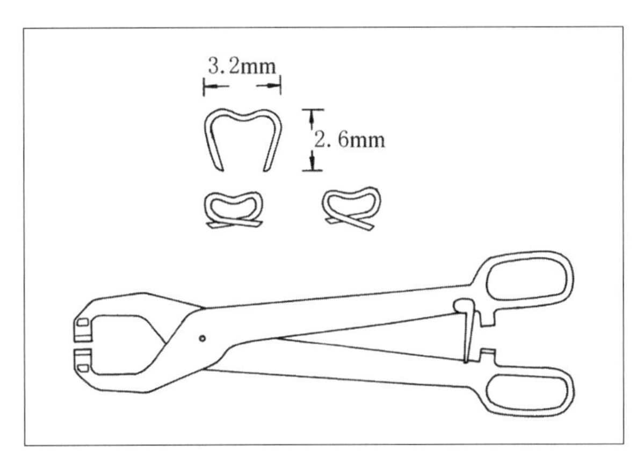

图 5-2-22 一次性荷包缝合器

使用荷包缝合器可能出现的问题:

(1)荷包缝合间距不匀或部分撕脱:收拢荷包缝合线时如发现荷包缝合间距不匀或部分撕裂,可在收紧荷包缝线并结扎在吻合器中心杆后,用丝线在原荷包线略上方绕中心杆做一稀疏的荷包缝合结扎一次,多能防止荷包结扎不全。如纵行撕裂,也可在荷包结扎于中心杆后用丝线做间断缝合。

(2)残端口径较小,吻合器头部套入困难:严格地说,吻合器头部套入困难与荷包缝合器的使用并没有直接的关系,而与荷包缝合的肠管口径关系密切。因此，如遇吻合器头部套入困难时，最好的办法是更换较小的吻合器。必要时也可用卵圆钳扩张肠腔残端或用与吻合器配备的扩张探子稍做扩张，用三把皮钳夹住残端边缘，吻合器头部蘸少许液体石蜡，缓慢旋转套入或先将吻合器头侧向一边，残端侧缘套住管型吻合器头部侧边时，再摆正头部套入。

(3)手术视野窄小，荷包缝合用直针进针困难：深部手术如骨盆较狭小的男性Dixon手术，在直肠肿瘤远端用荷包缝合器缝合时往往较为困难。又如腹部入路做食管断端的荷包缝合时也有类似情况。此时应选用可弯曲的双直针缝线，这种直针可随意弯曲，而且也有一定的韧度。进针时，用持针器钳夹直针尖部，将直针弯曲成弧形，然后逐渐推进。出针时，也用持针器钳夹直针，将直针折弯，退出一段折弯一段，然后逐渐退出。进出针时要在明视下保护周围脏器，避免损伤。

5.2.3 胃肠吻合器的基本应用技术 Basic Technique for Application of G-I Anastomotic Machine

用胃肠吻合器行胃肠道手术的基本方式有吻合术、缝合术及阻断术三类。

5.2.3.1 胃肠道残端缝合法 Closure of Gastric or Intestinal Stump with Stapler

XF主要用于胃肠道的缝合。常用于闭合胃残端及十二指肠残端。根据缝合部位所需要的长度选用XF60或XF90。以关闭十二指肠残端为例说明它的使用方法。

【手术步骤】

(1)将装配好的XF尾端螺丝向逆时针方向旋转使针座与抵针座分开。夹住十二指肠预定切断及缝合部位，肠壁应平整，勿折叠。顺时针方向旋转尾端螺丝，使针座与抵针座靠拢，夹紧肠壁(图1)。

(2)调整间距。顺时针旋转尾端螺丝夹紧肠壁时注意观察窗口的刻度，将间距调节至1～2mm，然后以适当的力量捏手柄(亦称“击发”)，至两个手柄靠近且捏不动为止。此时已完成缝合(图2)。

(3)用手术刀沿XF表面切断十二指肠壁，然后以逆时针方向旋转尾端螺丝使针座与抵针座分开，去掉XF，即可见到十二指肠残端的两排钽钉的缝合线。若残端有出血点，可用细的不吸收线做全层“8”字形缝合止血(图3)。

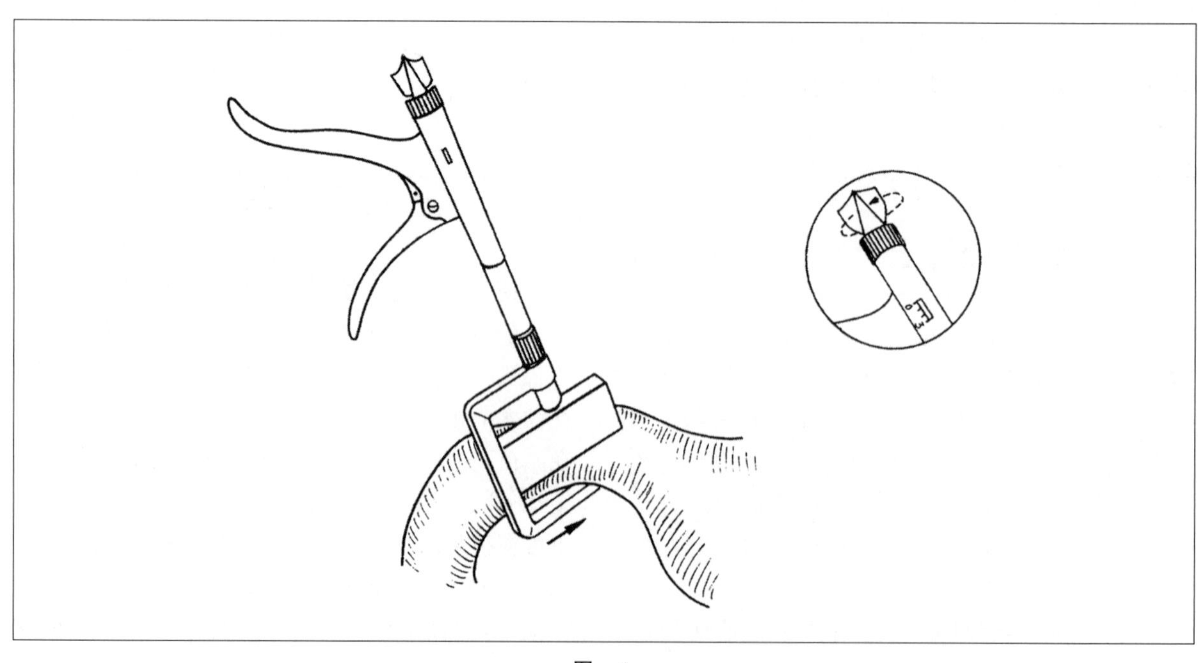

图 1

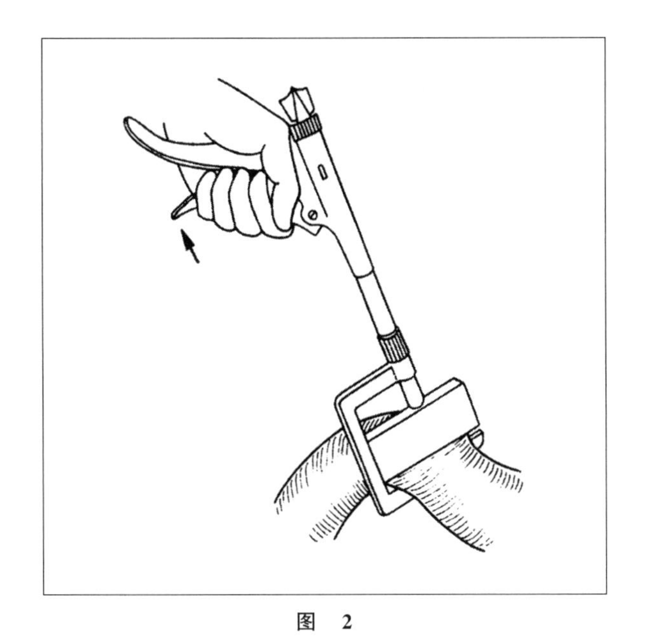

图 2

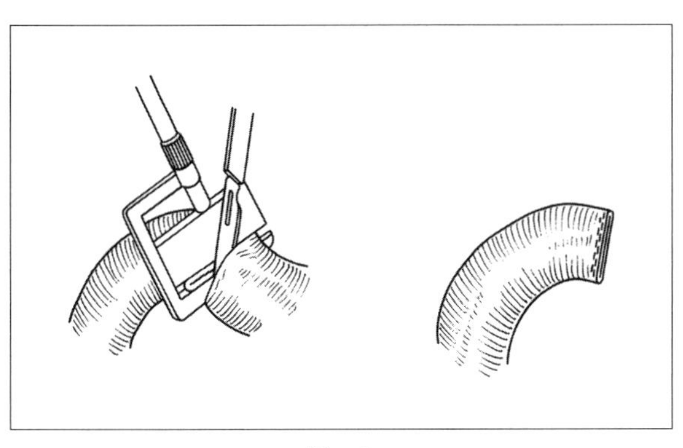

图 3

5.2.3.2 胃肠道吻合术

Gastrointestinal Anastomosis

胃肠道的吻合术可用GF或CF吻合器来完成,前者最常用。用GF行胃肠道的吻合术必须将吻合器的头端,通过胃肠道一个残端或切口进入胃或肠腔内来完成吻合。根据需要,可以行端-端、端-侧或侧-侧的全层内翻式吻合。例如吻合器通过肛门进入直肠行直肠与结肠的端-端吻合;通过胃的残端进入胃腔与空肠行侧-侧吻合等。下文分别介绍用GF或CF吻合器行胃肠道吻合术的步骤。

【手术步骤】

用GF行吻合术的手术步骤:

(1)充分游离用于吻合的肠管及其系膜,使无张力并保持良好的血供。肠管断端肠壁脂肪垂必须清除,约2cm。

(2)做好荷包缝合线。用于吻合肠管的切断端用不可吸收线做全层绕边连续缝合。一般缝8～10针即可,不宜过密(图1)。

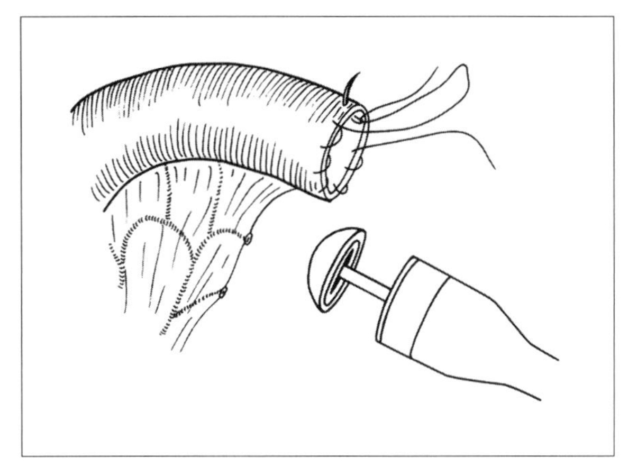

图 1

(3)将装配好的GF头部置入肠腔,再由肠切断端伸出,旋转尾端螺丝,使针座与抵针座分开,收紧荷包缝合线使肠壁被结扎于中心杆上并将GF针座包绕,再将抵针座置入另一肠断端,同样收紧结扎荷包缝合线,使肠壁将抵针座包绕(图2、图3)。

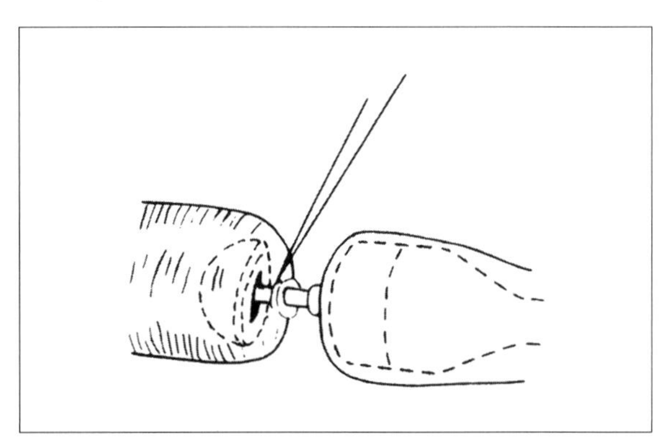

图 2

(4)顺时针方向旋转尾端螺丝使针座与抵针座靠拢,夹紧两端的肠壁,调节间距至1～2mm。注意两端肠壁的浆膜面必须紧密相贴,周围的厚度应均匀一致,中间不能夹入其他组织(图4)。然后“击发”,此时吻合与切割已同步完成(图5)。

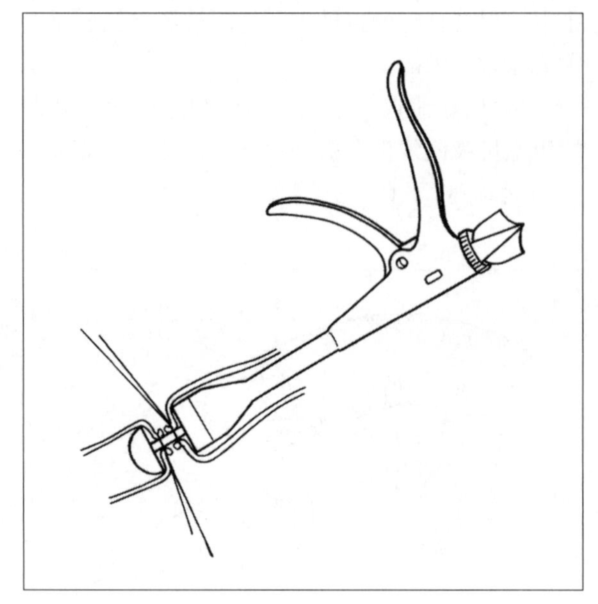

图 3

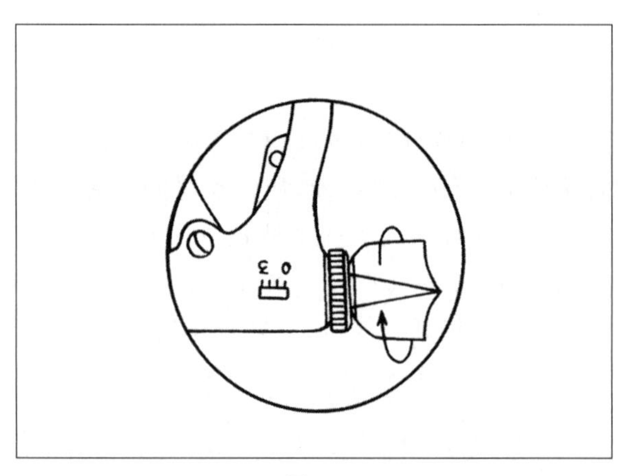

图 4

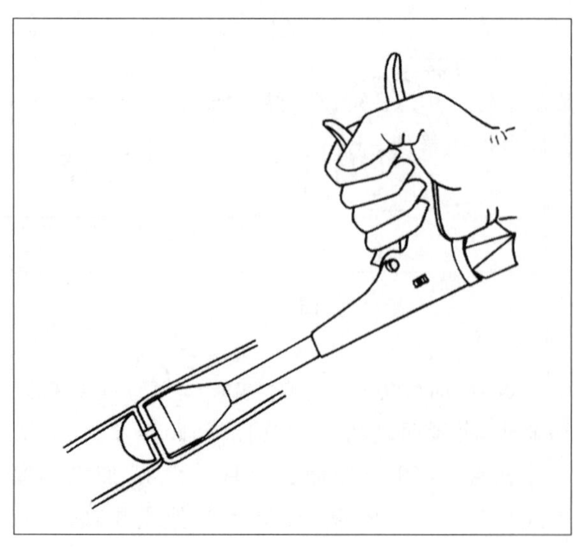

图 5

(5)逆时针方向旋转尾端螺丝使针座与抵针座分离,从肠腔内取出吻合器。检查吻合口是否完整,同时检查吻合器的环形切刀圈内应有两个被切下的环形肠壁组织。如两个环形肠壁组织完整,表示吻合可靠。完成的吻合口为端-端的全层内翻吻合(图 6、图 7)。

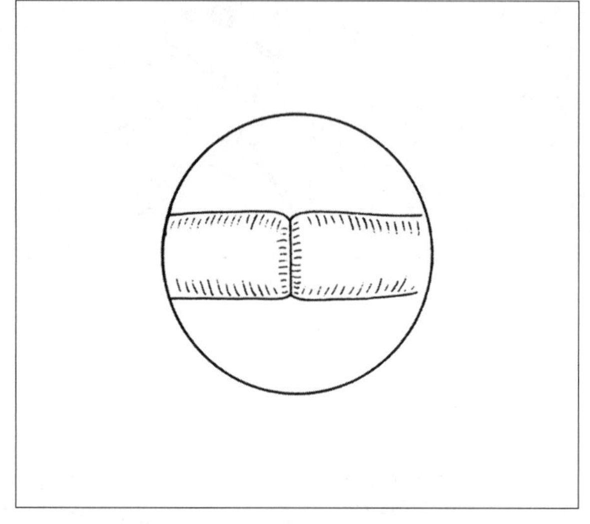

图 6

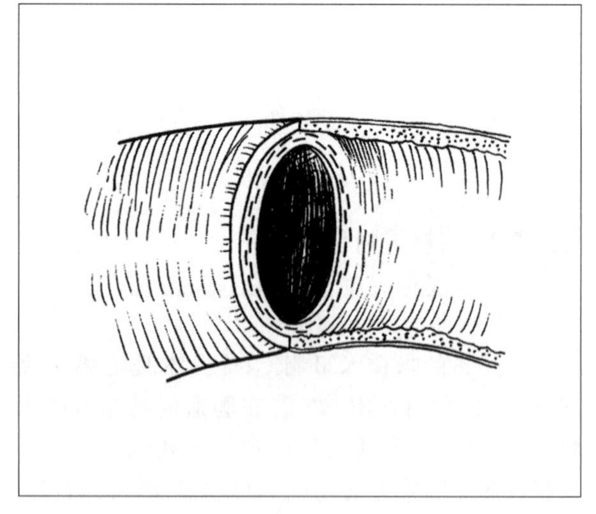

图 7

用 CF 行胃肠吻合术的步骤:图解见“胃空肠吻合术”。

(1)将胃与空肠预定吻合部位靠近,于胃壁及空肠壁的对肠系膜侧分别切开一小口,长约 1cm,切口的两边用不吸收线缝一针做牵引。

(2)将装配好的 CF 上、下两片分开。一片的吻合部经胃的切口放入胃腔，另一片经空肠切口插入肠腔，插入的深度为5cm。将CF上下两片合拢夹住胃与肠壁，调整好方向后扣紧，用手握住CF器身，拇指用力将推杆向前推动，使推片及切刀完全进入针槽及刀槽内，此时已完成了吻合及切开。

(3)将上下两片松开，取出CF。胃壁与肠壁上的小切口用不吸收线间断缝合或用XF缝合关闭。

5.2.3.3 胃肠道阻断术

Stapler Disruption of Gastro-intestinal Tract

用吻合器可以完成胃壁的血流阻断也可以完成胃肠腔的阻断。

(1)用CF行胃壁的血流阻断方法(以门奇断流术为例说明)。首先移去CF的切刀，只保留推片。于胃小弯距贲门2cm处横行切开胃壁约1cm，上下切缘各缝一牵引线，将CF的一片经此切口置入胃腔，另一片放在胃壁后面。上下两片吻合部的尖端对准His三角区夹住胃后壁，靠拢后扣紧，推动推杆完成胃后壁4排钽钉的缝合。胃前壁以同样的方式打上4排钽钉，前后壁钉合线应在胃底部的His三角区相连接。胃小弯的切口用细不吸收线间断缝合关闭(见“门奇静脉断流术”图)。

(2)以治疗肥胖症的胃分隔术为例说明XF行胃腔阻断的方法。

装配XF90缝合器组件时，先要将组件的中部去掉两个钽钉。游离出胃体的上部，将XF90沿预定的阻断线从胃大弯侧至小弯侧夹住胃壁。调整间距至1～2mm“击发”，将胃体前后壁缝合在一起，使胃贲门部内腔的容积不超过60ml，只留下两个钽钉未缝合处可让食物通过。

5.2.4 机械吻合技术的适应证及禁忌证

Indications and Contraindications for the Technique of Mechanical Anastomosis

与手缝法相比，订书机式胃肠道吻合技术的应用有以下优点：①吻(缝)合口的质量较好，吻合口内壁整齐光滑，胃肠壁受到的损伤较少，吻合口的血供亦较好；②用吻合器可以完成某些用手缝法不容易完成的手术操作。如低位直肠结肠吻合及经腹入路的食管空肠吻合术等；③完成手术较快，缩短了手术时间。但胃肠吻合器的应用并不能完全替代手缝技术，有其适应证与禁忌证。

胃肠道各部位的吻(缝)合手术几乎都可以用各种类型的吻合器来完成。为了能更好地发挥订书机式胃肠吻合技术的作用，应有选择地使用。其目的是：①能提高吻合及缝合口的质量；②能简化手术操作；③能减少手术的创伤；④能缩短手术时间。根据上述条件，胃肠道各部位的手术是否适合用吻合器有以下3种情况。

(1)最适合应用胃肠吻合器手术的部位是胃肠道的上下两端即食管与胃肠的吻合术和直肠结肠吻合术。因为这些部位的手术野暴露差，用吻合器手术既简便易行又能保证吻合质量。可以充分发挥订书机式吻合技术的优点。

(2)适合应用吻合器手术的种类，有胃大部切除术BillrothⅠ式或Ⅱ式的重建吻合操作、右半结肠切除回肠与结肠吻合术等。吻合器可以通过胃肠道的切断端进入胃肠腔内来完成吻合操作，不需要另外在胃肠壁上切开，不增加手术创伤。

(3)不需常规应用吻合器手术的种类。如单纯小肠切除吻合、结肠切除吻合等。因为这些手术用手缝法比较简单。如果用GF来做吻合还必须增加一个肠壁切口及缝合口，反而会增加创伤及复杂性。用XF可以行结肠端-端外翻吻合，但也显得操作繁琐。

下列两种情况不宜使用订书机式胃肠道吻合技术。

①胃肠壁组织太厚，估计两层胃肠壁组织靠拢压紧后其厚度仍超过2.5～3mm者不能用吻合器吻合或缝合。因为这个厚度已超过了钽钉成型为B形的范围，不能达到有效的缝合。

②胃肠壁有炎症、水肿或肿瘤的部位不宜用吻合器手术。

5.2.5 机械吻合法的并发症及注意事项

Complications and Points for Atention in Mechanical Anastomosis

用胃肠吻合器手术一般是安全的。主要并发症有吻合口瘘、出血及狭窄。其原因多与吻合部位张力过大、血供不良及感染等因素有关。这些因素不论是用手缝还是吻合器缝合都可能存在，处理的方法相同。用吻合器手术的并发症常常与吻合器的使用不当有关。例如，用 XF 缝合胃残端时调节间距过紧，胃黏膜受挤压过分而断裂出血。用 GF 行食管空肠吻合后又在外增加一层浆肌层埋入缝合，使组织内翻过多，形成吻合口狭窄。又如在增厚的或有炎症的胃肠壁用吻合器手术，术后发生吻合口裂开或感染形成吻合口瘘等。为了防止并发症，除正确掌握适应证外，必须熟练掌握胃肠吻合器的正确应用技术。用吻合器手术的要点及注意事项如下：

(1)手术医师必须熟悉胃肠吻合器的结构及性能，会装卸及排除故障。

(2)使用前必须仔细检查吻合器的型号、装配是否正确、吻合组件的钽钉是否完整无缺、塑料刀座有否遗漏。

(3)用于吻合的胃肠道应充分游离、无张力、血供良好、吻合部位的肠壁应剥光约 2cm。

(4)荷包缝合是重要的步骤。缝合要包括全层胃肠壁组织，尽量靠边缘，以避免收紧结扎荷包缝合线时围绕于中心杆的组织过多，影响胃肠壁组织的对合；在收紧结扎荷包缝合线时还必须使肠壁组织均匀地分布于中心杆的四周，以防止组织拥挤在一起导致钉合及切割不全。

(5)调节间距要适当。一般以 1～2mm 为宜。如间距＞2.5～3mm 应放弃这种吻合方式。

(6)“击发”完成吻合后取出吻合器时动作要轻柔，防止撕裂吻合口。在松开尾端螺丝后将吻合器边转动边后退即可取出。

(7)吻合器取出后必须立即检查切下的两个环形的胃肠壁组织是否完整。两个环完整说明吻合成功。如不完整应仔细检查吻合口，并在相应的部位加丝线缝合。

5.2.6 胃肠吻合器的常用术式

Common Operative Types for Gastrointestinal Anastomosis with Stapler

胃肠吻合器的常用术式主要包括：①近端胃切除，食管胃吻合术；②门奇断流术，食管下端横断再吻合；③门奇断流，胃壁血流阻断术；④全胃切除，食管空肠吻合术；⑤胃大部切除，胃十二指肠吻合术；⑥胃大部切除，胃空肠吻合术；⑦直肠前切除，直肠结肠吻合术；⑧部分小肠或大肠切除，肠吻合术；⑨胰尾或胰体尾切除术。

5.2.6.1 近端胃切除，食管胃吻合术

Proximal Gastrectomy and Esophagogastrostomy

【手术步骤】

(1)游离及切除近端胃及食管下端，远端胃残端小弯侧用 XF 缝合关闭(图 1)。

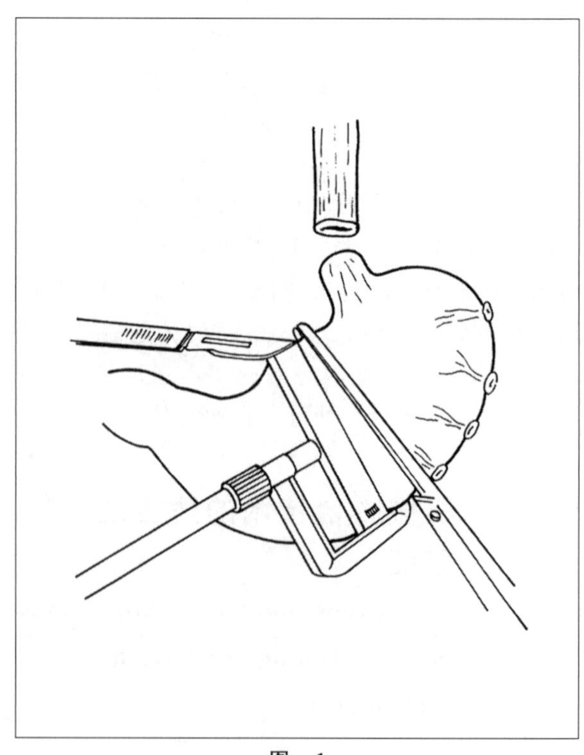

图 1

(2)于胃大弯侧预定吻合处戳一小孔,将 GF 的中心杆经此小孔插入胃腔再经胃大弯侧残端引出,将抵针座置入食管断端,收紧结扎食管断端的荷包缝合线,将吻合器身套在中心杆上并顺中心杆进入胃腔,与抵针座靠拢(图 2)。

(3)调整好适当的间距,“击发”完成吻合,胃大弯侧残端再用 XF 缝合关闭(图 3)。

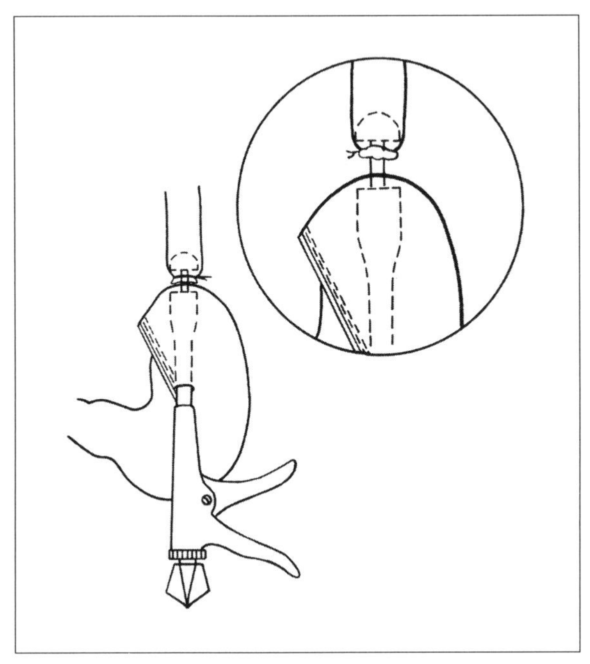

图 2

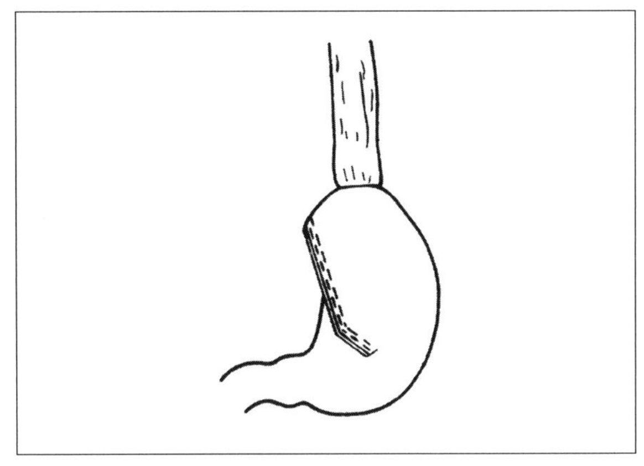

图 3

5.2.6.2 门奇断流术,食管下端横断再吻合

Portoazygos Disconnection, Esophageal Transection and Anastomosis

【手术步骤】

(1)在完成贲门部及食管周围的血管离断后,于胃体前壁距贲门 8～10cm 处横行切开一小口,长 2～3cm。

(2)将装配好的 GF 经此切口置入胃腔,再通过贲门进入食管下端,旋转尾端螺丝使针座与抵针座分开,用一根粗的不吸收线绕于食管外并收紧结扎,使食管壁被结扎紧贴于中心杆上,将抵针座与针座靠拢,调整间距,然后“击发”完成切断及吻合。

(3)胃壁的切口再用 XF 缝合关闭(图 1)。

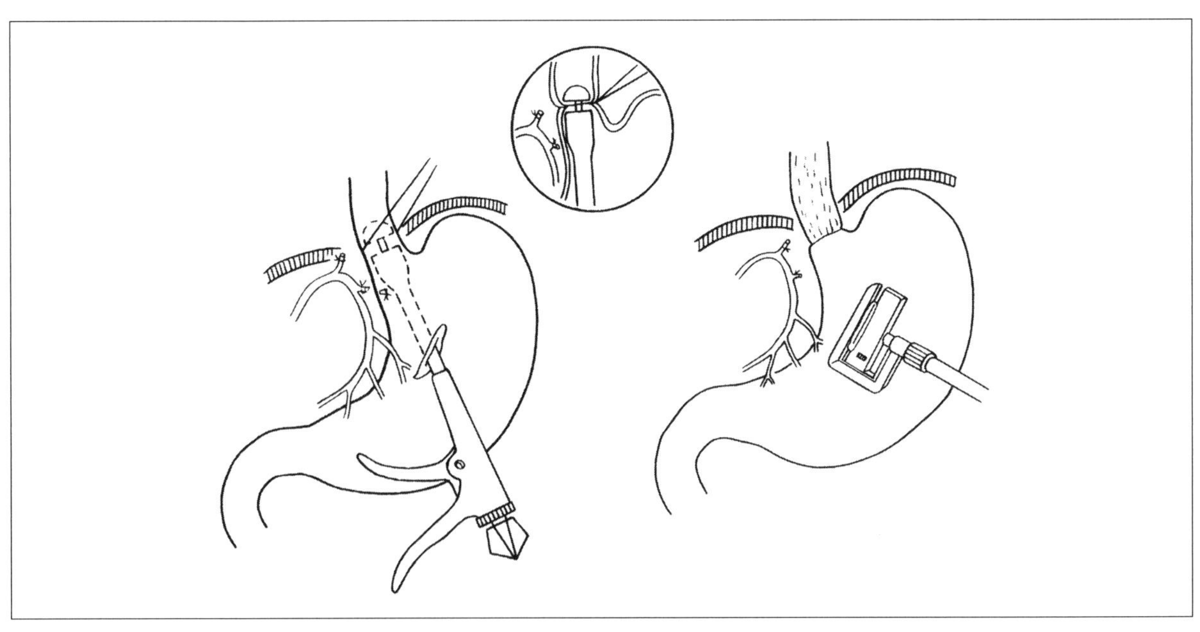

图 1

5.2.6.3 门奇断流、胃壁血流阻断术

Portoazygos Disconnection and Vascular Interuption of Gastric Wall

【手术步骤】

(1)在完成贲门部及食管周围的血管离断后，于贲门下 2cm 的胃小弯侧横行切开胃壁约 1cm。

(2)取除 CF 侧-侧吻合器的切刀，只保留 4 个推片。再将 CF 两片分开，一片经胃小弯的切口置入胃腔，另一片置于胃的后面。

(3)将两片对合夹住胃后壁，尖端抵达 His 三角区，靠拢扣紧后向前推动推杆，完成胃后壁 4 排钽钉的缝合阻断线。再以同样方法完成前壁的缝合阻断线(图 1)。前后壁的阻断线应在 His 三角处相接。

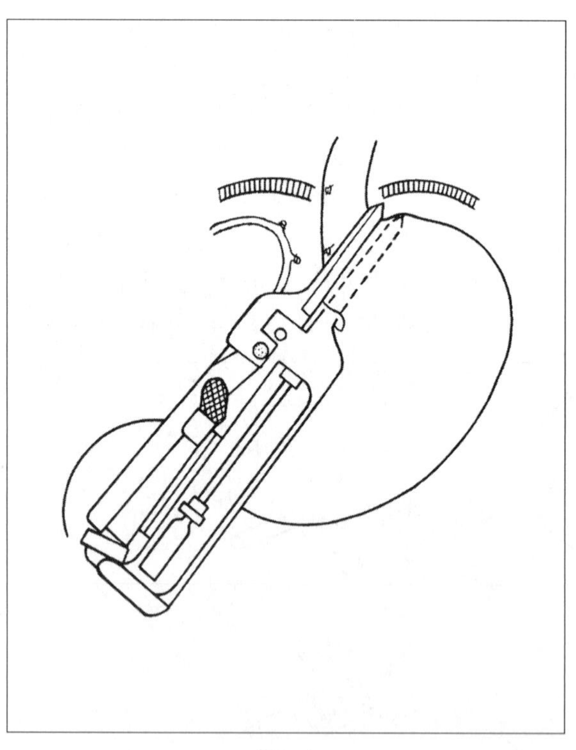

图 1

(4)然后将胃小弯的切口用不吸收线缝合(图 2)。

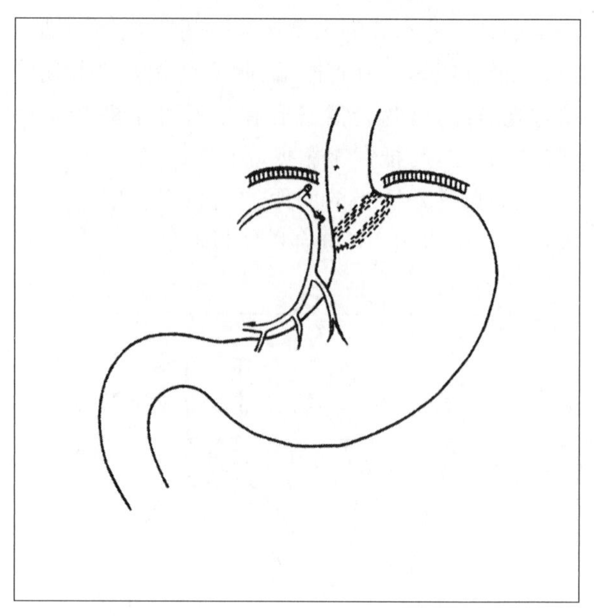

图 2

5.2.6.4 全胃切除，食管空肠吻合术

Total Gastrectomy, Esophagojejunostomy

【手术步骤】

(1)整个胃及食管下端的游离及切除完成后，十二指肠残端用 XF 缝合关闭，食管断端做好荷包缝合线。

(2)提起近端空肠，于屈氏韧带下 15～20cm 处将空肠横断，游离延长远端空肠系膜，于距空肠断端 4～5cm 处的肠系膜对侧肠壁戳一小孔，将 GF 中心杆经此孔插入肠腔并由空肠断端伸出，再将抵针座放入食管断端内。

(3)收紧结扎荷包缝合线，将吻合器身套在中心杆上并顺中心杆进入空肠腔与抵针座靠拢，调节间距，然后“击发”完成吻合。空肠残端再用 XF 缝合关闭(图 1)。

(4)再行近端空肠与远端空肠的端-侧吻合，仍用 GF 吻合，方法同上，并从近端空肠残端置入导管，早期可做引流，如有食管空肠吻合口瘘等并发症，后期尚可做管饲用(图 2)。

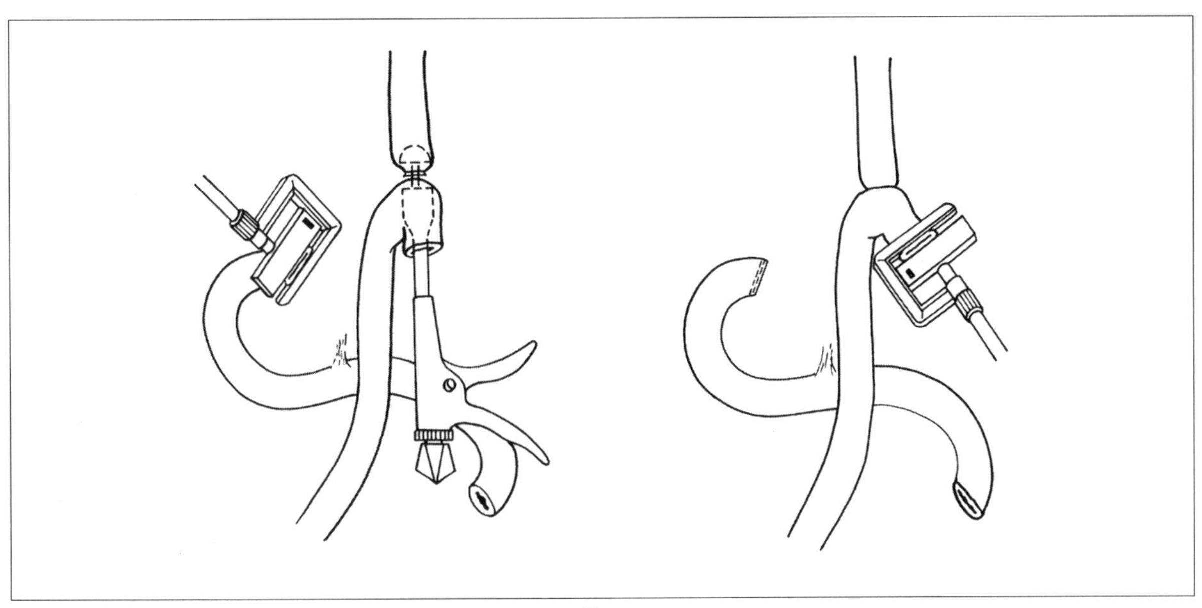

图 1

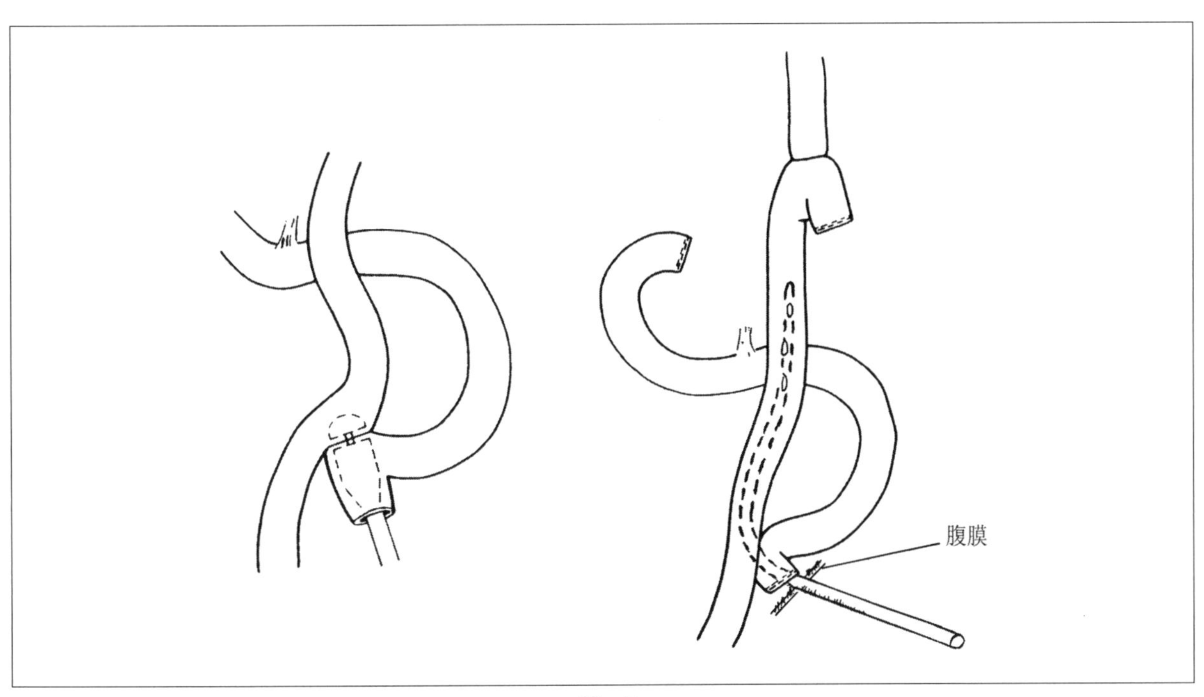

图 2

5.2.6.5 胃大部切除,胃十二指肠吻合术

Subtotal Gastrectomy and Gastroduodenostomy

【手术步骤】

(1)完成了胃与十二指肠的游离后,于幽门下切断十二指肠,残端做好荷包缝合线,于预定切除部位横断胃体。

(2)胃残端小弯侧用XF缝合关闭,残端大弯侧暂不缝合。于胃体部后壁大弯侧距胃残端4~5cm处戳一小孔,将中心杆经此孔插入胃腔再由胃断端伸出,将抵针座放入十二指肠残端。

(3)收紧结扎荷包缝合线,顺中心杆套上吻合器身并进入胃腔。靠拢并调节间距,然后"击发"完成吻合(图1)。

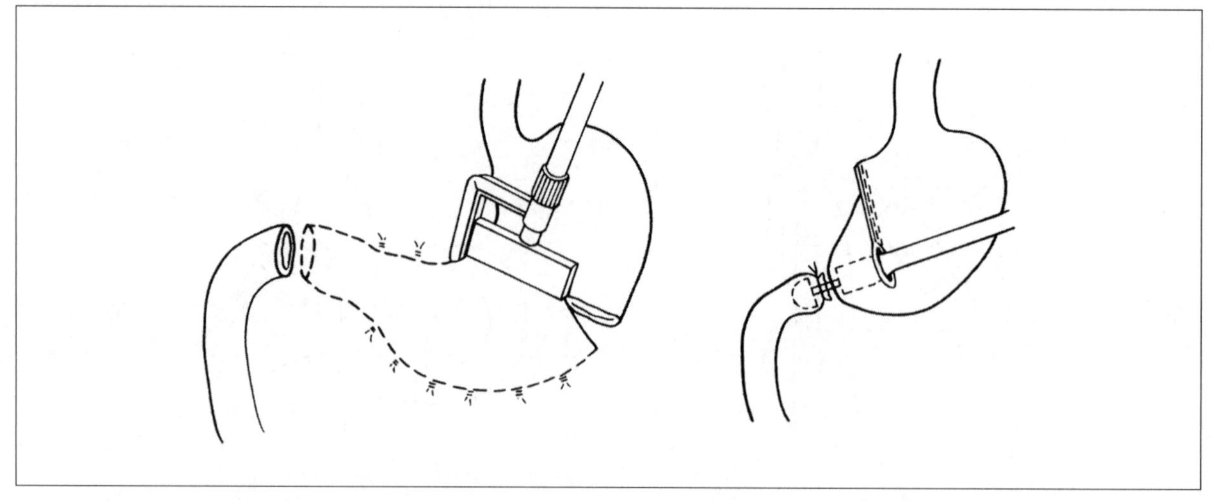

图 1

(4)胃大弯侧残端再用 XF 缝合关闭(图 2)。

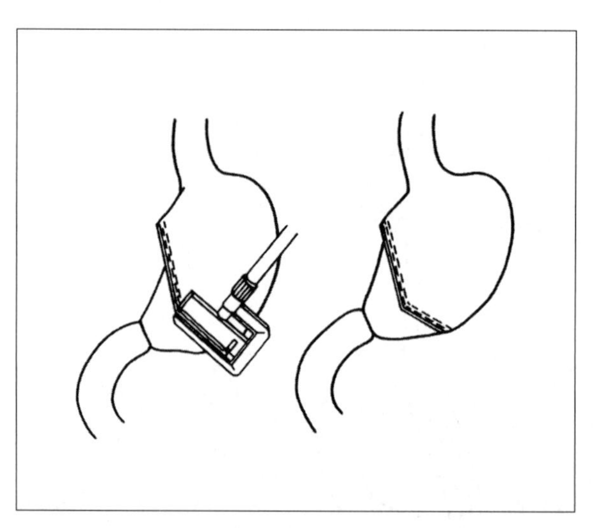

图 2

5.2.6.6 胃大部切除,胃空肠吻合术

Subtotal Gastrectomy and Gastrojejunostomy

【手术步骤】

(1)胃及十二指肠游离后,先于幽门下切断十二指肠,残端用 XF 缝合关闭(图 1、图 2)。

(2)切胃、缝合关闭胃残端及戳孔插入中心杆等步骤同胃十二指肠吻合术。

(3)提起近端空肠,于预定吻合部位(距屈氏韧带约 10cm)的肠系膜对侧肠壁切除约 1cm 直径的肠壁组织,绕切缘做好荷包缝合线。

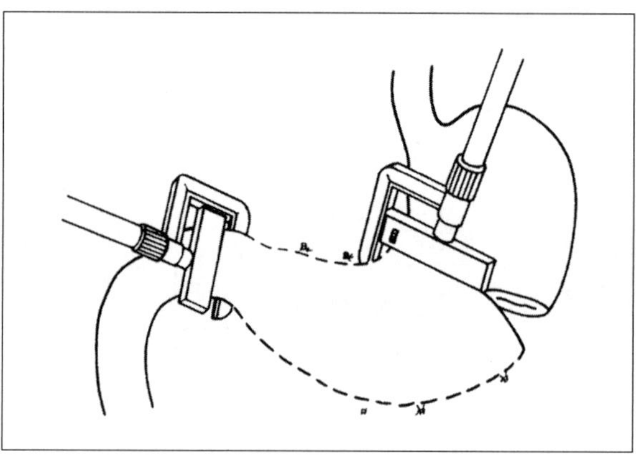

图 1

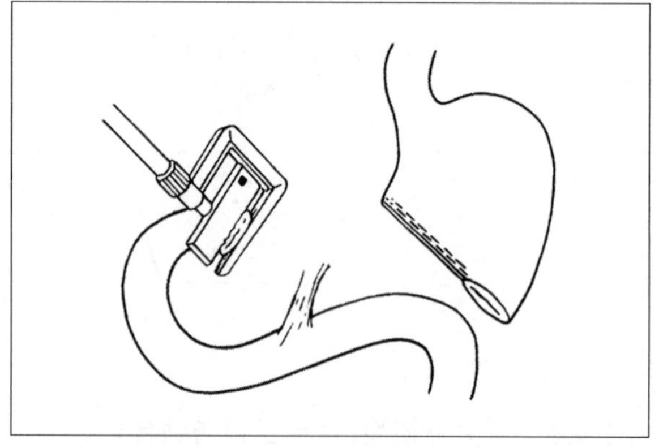

图 2

(4)将 GF 的抵针座经此孔置入空肠。收紧结扎荷包缝合线,顺中心杆套上吻合器身进入胃腔,与抵针座靠拢,调整间距,然后“击发”完成吻合(图 3)。

(5)胃大弯侧残端再用 XF 缝合关闭(图 4)。

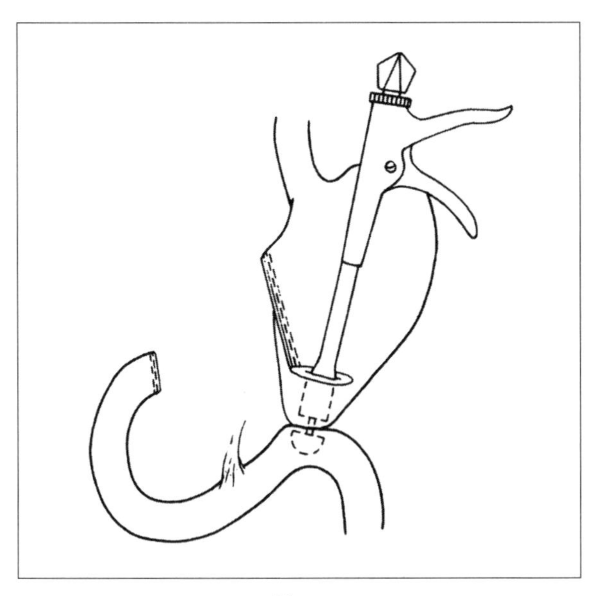

图 3

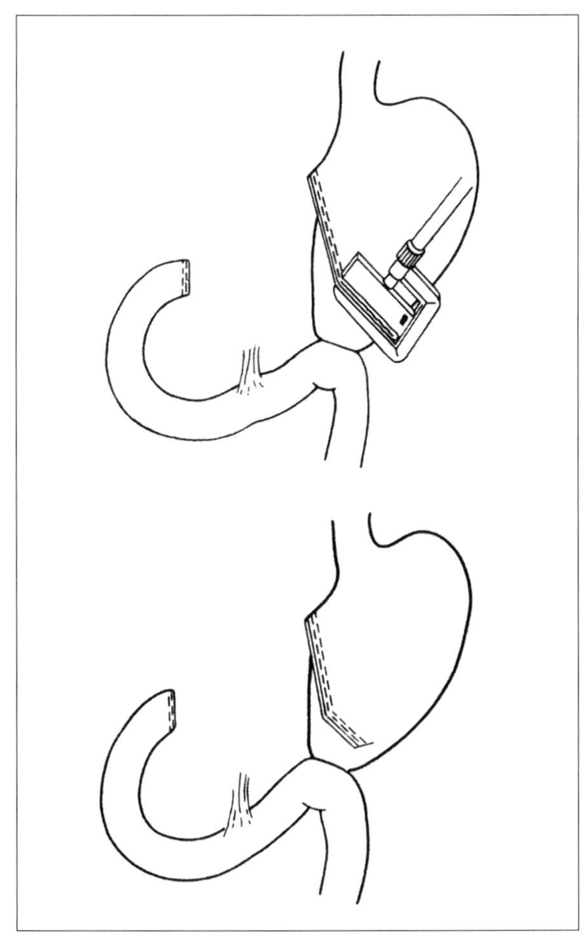

图 4

5.2.6.7 直肠前切除,直肠结肠吻合术

Anterior Rectectomy and Colorectostomy

【手术步骤】

(1)取腹会阴手术体位,经腹部切口游离及切除病变直肠或乙结肠段后,分别于直肠及乙状结肠断端做好荷包缝合线。

(2)将装配好的 GF_{34} 经肛门插入直肠内。当GF前端露出直肠断端时即旋转尾端螺丝,使抵针座与针座分开,收紧结扎直肠端的荷包缝合线,再将抵针座置入结肠断端。

(3)收紧结扎结肠的荷包缝合线,旋转尾端螺丝,使针座与抵针座靠拢,调整间距,然后"击发"完成吻合(图1)。

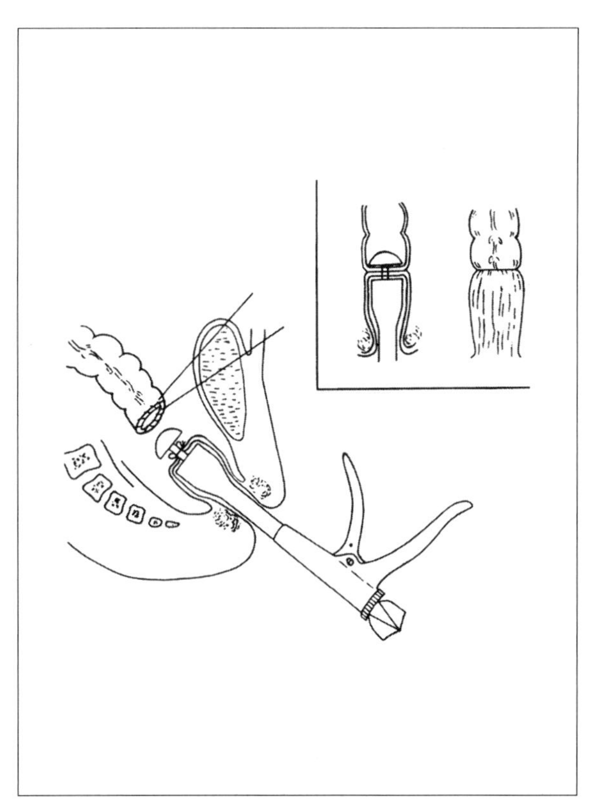

图 1

(尹 路 全竹富)

6 胃、十二指肠手术

Operations on Stomach and Duodenum

6.1 胃、十二指肠的外科解剖学

Surgical Anatomy of Stomach and Duodenum

6.1.1 胃的外科解剖学

Surgical Anatomy of Stomach

胃的近端为贲门，与食管相连接，远端为幽门，延续至十二指肠。其间可分为胃底、胃体及胃窦3个部分。胃底是胃向上高起的部位，相当于贲门的水平线以上的部分。胃窦部是胃的远端部分，相当于幽门近端7～8cm的范围，胃窦与胃底部之间的部分即为胃体部(图6-1-1)。

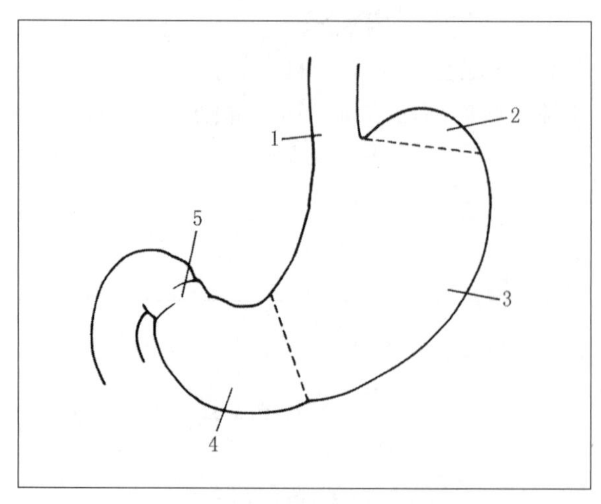

图6-1-1 胃的解剖示意图
1—贲门；2—胃底；3—胃体；4—胃窦；5—幽门

幽门的表面有一条幽门静脉，是幽门管部位的标志。胃壁自内向外分为黏膜层、黏膜下层、肌层及浆膜层。肌层由三层不同方向的肌纤维组成，内层为斜行纤维，中层为环形纤维，外层为纵行纤维。中层肌肉在幽门部特别肥厚，形成幽门括约肌，该层延续至十二指肠后突然变薄。黏膜下层由疏松的结缔组织构成，由于较疏松，黏膜可以在肌层上滑动。黏膜下层内含有丰富的血管、淋巴管及Meissner神经丛。胃黏膜被覆于胃的内面。胃底部的黏膜较薄，胃幽门部黏膜较厚。胃黏膜的面积大于其他各层，因而形成许多皱襞，胃体部黏膜皱襞较多，胃窦部皱襞较少，故此较平整光滑。胃黏膜层含有丰富的腺体。胃体、胃底部黏膜的腺体由主细胞、壁细胞及颈黏液细胞组成。主细胞分泌胃蛋白酶原，壁细胞分泌盐酸，颈黏液细胞分泌黏液。胃窦黏膜的腺体主要分泌黏液。腺体内有分泌胃泌素的内分泌细胞，亦称为G细胞。胃与十二指肠黏膜的界线一般可以辨认，但其界线并不一定与幽门括约肌的位置一致，可在其近端，也可在其远端。

胃前后壁的腹膜在胃大小弯处融合成为韧带，与邻近的脏器相连。贲门部与膈肌之间有胃膈韧带；胃小弯与肝之间有肝胃韧带，亦称小网膜；胃大弯上部与脾之间有脾胃韧带；胃大弯下部与横结肠之间有胃结肠韧带。

胃的动脉来自腹腔动脉及其分支(图6-1-2)。主要有胃左、胃右及胃网膜动脉。胃左动脉起自腹腔动脉干，在小网膜后壁向左上走行至贲门平面跨过小网膜腔至胃小弯，在该处食管升支与食管动脉相吻合，然后再分为前后两支沿胃小弯前后侧向下与胃右动脉吻合，形成胃小弯侧动脉弓。

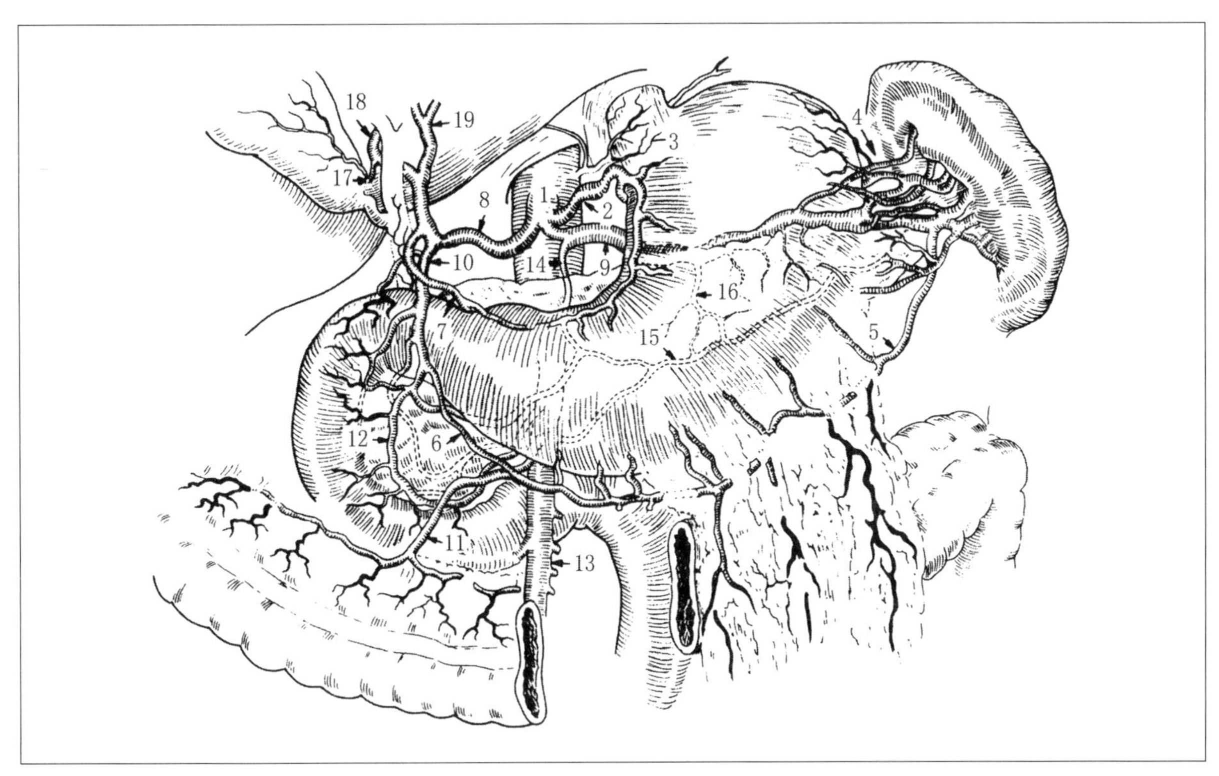

图 6-1-2　胃部的血液供应

1—腹腔动脉；2—胃左动脉；3—膈下左动脉；4—胃短动脉；5—胃网膜左动脉；6—胃网膜右动脉；7—胃右动脉；8—肝总动脉；9—脾动脉；10—胃十二指肠动脉；11—结肠中动脉；12—胰十二指肠前和后（上和下）动脉；13—肠系膜上动脉；14—胰上（背）动脉；15—胰下（横）动脉；16—胰大动脉；17—胆囊动脉；18—肝右动脉；19—肝左动脉

胃右动脉来自肝动脉，向下行至胃小弯处亦分为前后两支，与胃左动脉相吻合。胃大弯侧的动脉弓由胃网膜左右动脉及胃短动脉组成。胃短动脉来自脾动脉，有 4 或 5 支，经脾胃韧带至胃大弯上部。胃网膜左动脉起自脾动脉，在胃结肠韧带内沿胃大弯向右下走行。胃网膜右动脉起自胃十二指肠动脉，沿胃大弯向左与胃网膜左动脉相吻合。这一吻合部位的血管较少，又称为无血管区。胃十二指肠动脉来自肝动脉，在十二指肠后面与胰腺之间下行至十二指肠第 1 段下缘时分为胰十二指肠上前动脉与胃网膜右动脉。胃大弯的动脉弓分出许多胃支至胃的前后壁。这些分支进入胃壁，在胃壁各层尤其是黏膜下层内有广泛吻合交通，因而胃壁的血供十分丰富（图 6-1-2）。

胃的淋巴引流区域与胃的动脉供血区域一致，但其流向与动脉相反。胃的淋巴液从黏膜汇流至黏膜下淋巴网穿过肌层至浆膜下淋巴网，经淋巴管汇流至胃周围区域淋巴结，分为 4 组：①胃大弯右侧 2/3 区域的淋巴结沿胃网膜右动脉汇流至位于胃结肠韧带内的胃下淋巴结及幽门下淋巴结，再沿胃十二指肠血管汇流至肝和腹腔淋巴结；②胃大弯左侧 1/3 区域淋巴液沿胃网膜左动脉汇流至位于胃结肠韧带和脾胃韧带内的胰脾淋巴结，再沿脾动脉汇流入腹腔淋巴结；③胃小弯上 2/3 区域淋巴液沿胃左动脉汇流至胃上淋巴结和贲门部淋巴结，再汇流入腹腔淋巴结和食管旁淋巴结；④胃小弯下 1/3 区域淋巴液沿胃右动脉汇流至幽门上淋巴结，再沿肝动脉汇入腹腔淋巴结（图 6-1-3）。

胃的神经支配有交感神经和副交感神经系统。交感神经系统来自腹腔神经丛的分支，伴随腹腔动脉及其分支走行。副交感神经来自左右迷走神经。左右迷走神经在肺门下方形成许多分支，这些分支互相交通成为食管神经丛，在食管裂孔上方食管神经丛的纤维重新汇合成为前后迷走神经干，一前一后沿食管右半侧下降进入腹腔。迷走神经前干紧贴食管前壁，至贲门部胃小弯处的肝胃韧带前层腹

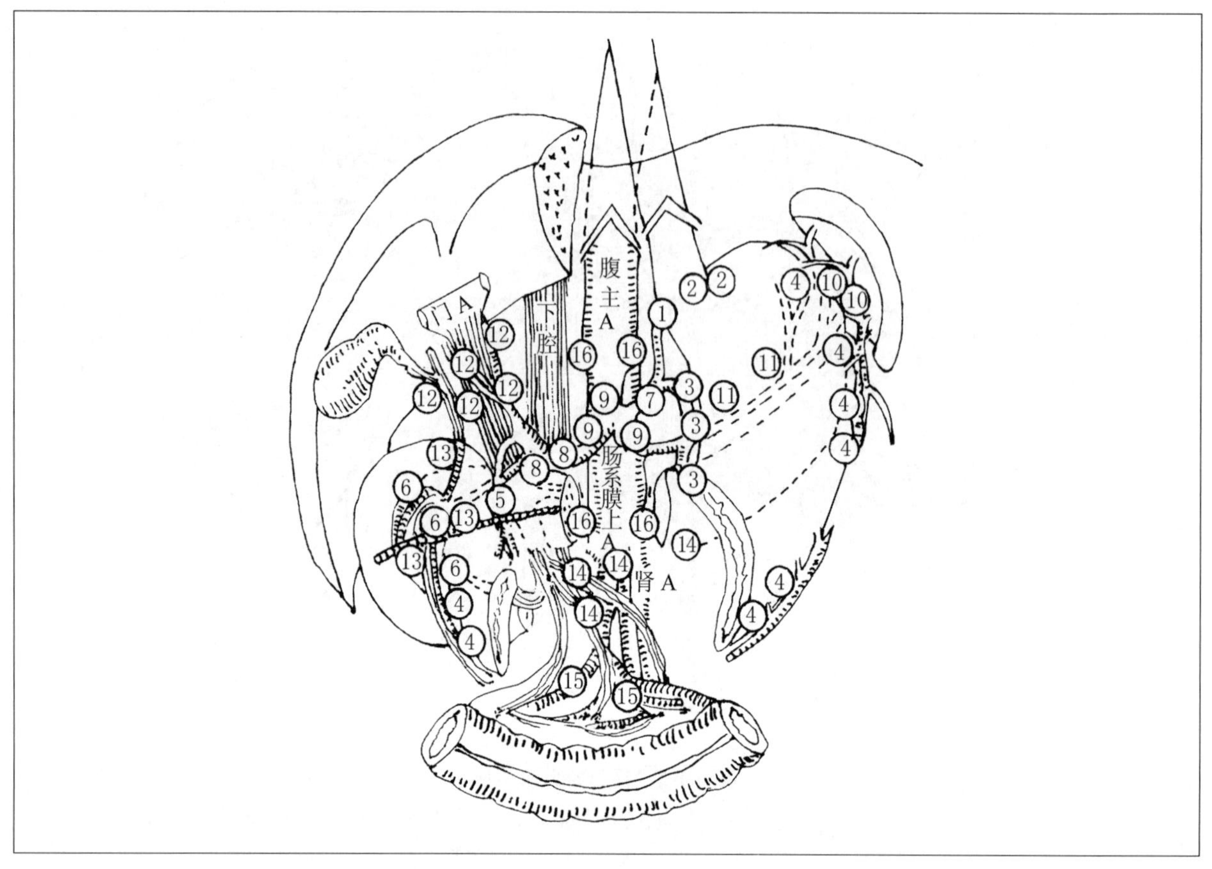

图 6-1-3 胃部的淋巴回流

1—贲门右;2—贲门左;3—胃小弯;4—胃大弯;5—幽门上;6—幽门下;7—胃左动脉旁;8—肝总动脉旁;9—腹腔动脉周围;10—脾门;11—脾动脉;12—肝十二指肠韧带内;13—胰头后;14—肠系膜根部;15—结肠中动脉周围;16—腹主动脉旁

膜下分为两支。一为肝支,沿肝胃韧带的上部分布到胆管和肝动脉周围,部分纤维沿胃右动脉和胃十二指肠动脉分布到幽门部,十二指肠近端和胰腺头部;另一支为前主胃支(前 Latarjet 神经),沿胃小弯下行,同时向胃的前壁分出胃支,至胃窦部小弯侧时最后分成 3~5 个小支支配胃窦部的前壁,又称为前"鸦爪"支。迷走神经后干行走于食管右后方的结缔组织中,至贲门部肝胃韧带后层腹膜下亦分为两支。一为腹腔支,沿胃左动脉到腹腔神经丛,再沿肠系膜上动脉到达小肠和右半结肠,部分纤维沿胰十二指肠下动脉至胰腺、十二指肠和幽门;另一支为后主胃支(后 Latarjet 神经)、沿胃后壁小弯侧下行,并分出胃支到胃体后壁,终末支亦分成 3~5 支即后"鸦爪"支,支配胃窦部后壁。支配胃体部的迷走神经还有些来自沿食管壁下行的小支,这些神经称为膈上胃支(图 6-1-4)。

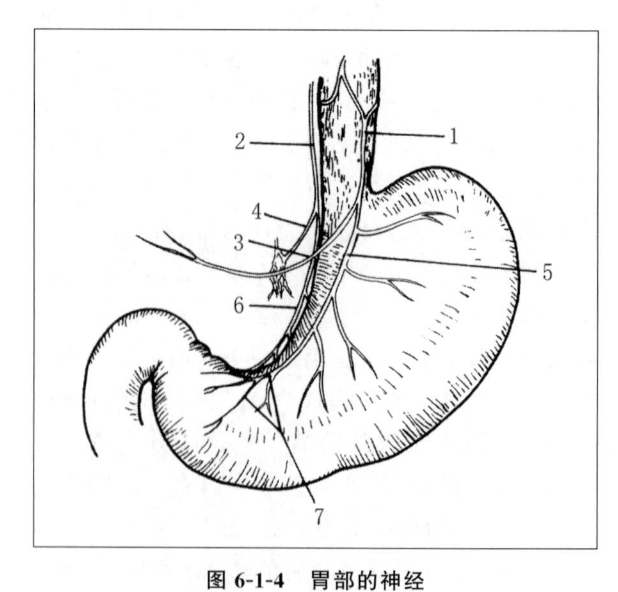

图 6-1-4 胃部的神经

1—迷走神经前干;2—迷走神经后干;3—肝支;4—腹腔支;5—前 Latarjet 神经
6—后 Latarjet 神经;7—前"鸦爪"支

6.1.2 十二指肠的外科解剖学
Surgical Anatomy of Duodenum

十二指肠位于幽门与空肠之间，紧贴于胰头部的右侧。呈半环形。分为4段：第1段又称为球部，其走行方向向后，有腹膜覆盖，比较游离活动，是十二指肠溃疡的好发部位。第2段又称为降部。向下走行，其内侧面与胰头部紧密相连，有胆总管与胰管开口在其内侧壁中点的乳头处，此点距幽门8～12cm，有时在乳头的上方还有副胰管的开口。降部的前外侧有腹膜覆盖，后方为疏松的结缔组织与下腔静脉相邻。第3段又称为横部。自降部转向内侧横行，从椎体右侧行至左侧，这一部分位于腹膜后，其上方与胰腺的钩突相连，其远端肠壁的前方有肠系膜上血管跨过。第4段又称为升部。先向上行，然后急转成锐角向前向下与空肠相连，此处称为十二指肠空肠曲。从右膈肌脚处有纤维肌肉索带样组织与十二指肠空肠曲相连，称为十二指肠悬韧带或屈氏韧带。

十二指肠球部的黏膜较薄而平滑。自降部起黏膜呈环状皱襞。十二指肠黏膜内有Brunner腺，分泌碱性的十二指肠液。

十二指肠的血液供应来自胰十二指肠前、后动脉弓。胰十二指肠前动脉弓在胰腺的前方，由来自胃十二指肠动脉的胰十二指肠上前动脉与来自肠系膜上动脉的胰十二指肠下前动脉吻合而成，位于胰头与十二指肠之间的沟内，分出许多细小动脉支进入胰头及十二指肠壁。胰十二指肠后动脉弓由来自胃十二指肠动脉的胰十二指肠上后动脉与来自肠系膜上动脉的胰十二指肠下后动脉吻合而成。这两个动脉弓构成腹腔动脉与肠系膜上动脉之间的侧支(图6-1-2)。

6.2 胃、十二指肠损伤的手术
Operations for Gastric and Duodenal Injury

胃的活动度大，壁较厚，且有肋弓保护，在一般条件下，胃破裂伤不多见。发生胃损伤的主要原因为锐器的刺伤及枪弹穿透伤，也可以在饱餐后上腹部受伤而引起胃破裂。胃损伤时常伴有邻近脏器的损伤。

由于解剖位置的特殊性，十二指肠受到损伤后的临床表现及处理比较复杂，原因是：①十二指肠的大部分位于腹膜后，损伤破裂时常不易早期发现，易漏诊；②约80%十二指肠损伤位于第2段，合并胰腺损伤者较多；③十二指肠损伤行缝合修补术后容易发生狭窄，由于位置较固定、肠壁受伤缺损后无法拉拢做对端吻合，容易发生并发症，病死率高。凡有上腹部及腰部外伤的病人都应警惕十二指肠损伤的可能，应力争早期发现，早期处理。

【适应证】

(1)上腹部或腰部外伤后出现腹痛、呕吐等症状并有腹膜刺激症状及体征，病人常有呼吸增快，脉搏细速，甚至血压下降等休克症状。如腰背部及肾区疼痛或出现浮肿及皮下气肿，常提示有十二指肠损伤。

(2)腹部X线检查发现右肾周围有游离气体，腰大肌阴影模糊或右肾及右侧腰大肌阴影消失伴脊柱侧弯者为十二指肠破裂的征象。

(3)胸腹联合伤不能排除十二指肠损伤时，不能强调手术前必须明确诊断后再处理，应不失时机地及早进行剖腹探查。

【术前准备】

(1)首先要积极进行抗休克处理，及时输液输血，注意检查有无合并伤。若合并其他脏器的严重损伤如大出血、气胸、窒息等应首先进行处理。

(2)置鼻胃管，持续胃肠减压。

(3)给予抗生素。

【麻醉与体位】

应采用全身麻醉。

6.2.1 胃损伤的手术方法
Surgical Procedures for Gastric Injury

【手术方式】

(1)剖腹探查：平卧体位。上腹部中线切口或腹直肌旁正中切口。进入腹腔后，注意腹腔内有无积血和积血的主要部位。如胃壁损伤有活动性出血点，应立即钳夹及结扎止血，将腹腔的积血吸净，清除血块。进一步探查有无其他脏器损伤，若有肝脏、脾脏的严重损伤，应首先处理。若无其他严重损伤，应详细检查胃的各个部分。胃损伤常见于胃底及贲门部。为了更好地显露及探查，应将切口向上延长超过剑突或将剑突切除。用各种适合的牵开器将肋弓及胸廓上提，显露左膈下间隙、贲门及胃底部，必要时需要游离肝左叶，以增加手术野的显露（图1），如发现损伤破裂，应行修补缝合。如胃底贲门部未发现损伤病变，应切开胃结肠韧带，将胃大弯向上翻开探查胃后壁及胰腺。如发现胃破裂口亦应及时缝合修补（图2）。

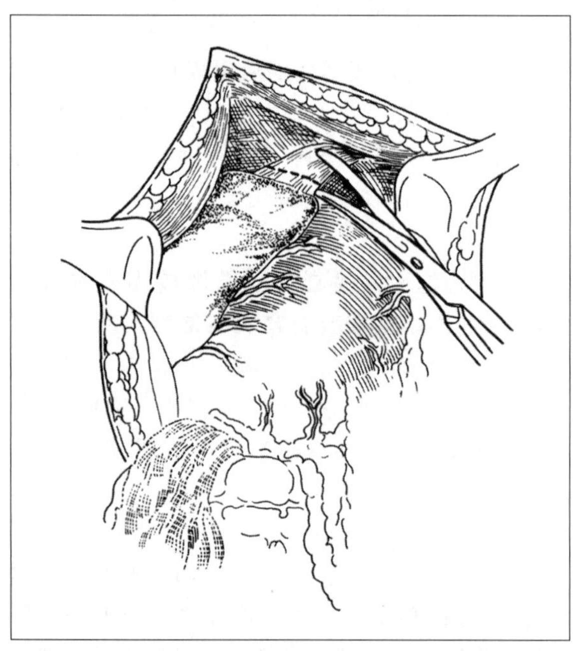

图 1

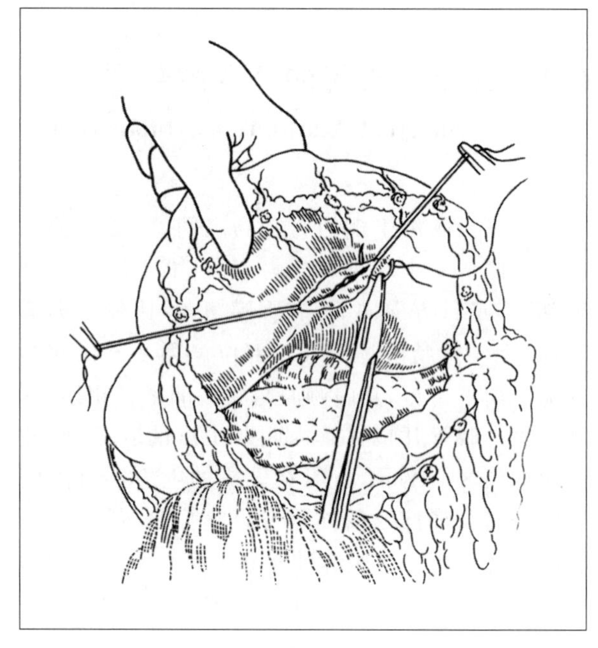

图 2

（2）胃损伤的缝合与修补：根据损伤及破裂的程度及范围采用不同的处理方法。胃壁浆肌层裂伤而黏膜尚完整，可用不吸收线做浆肌层间断缝合修补即可；胃壁全层裂开较整齐，裂口边缘及四周无严重挫伤，可以直接缝合。先做全层间断缝合，再加一层浆肌层缝合；胃壁裂口不整齐、周围组织挫伤严重或有组织坏死，应将这些组织切除、修整、结扎出血点，再行缝合修补。胃体及胃底部的裂伤可以纵行缝合，也可以横行缝合。由于胃腔大，一般不致引起狭窄。若胃壁有局部的严重挫伤，虽未破裂但有可能发生继发性坏死或穿孔者，应将挫伤严重的胃壁组织切除后再缝合（图3）。

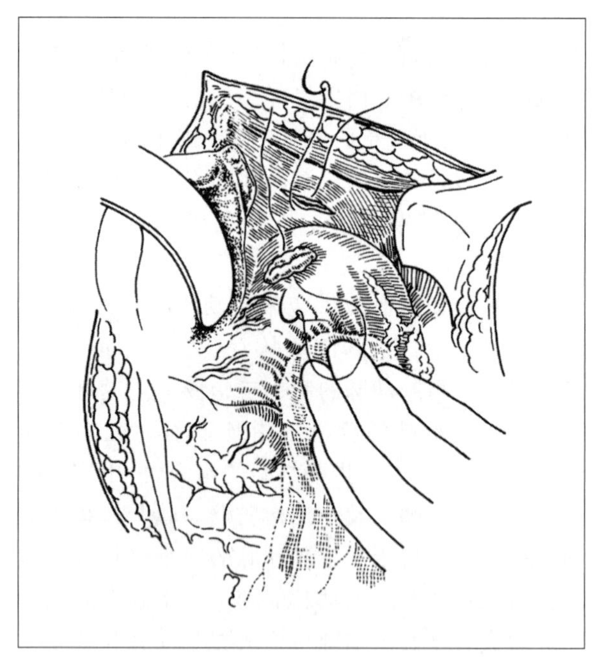

图 3

（3）胃幽门部破裂口的缝合：胃幽门部破裂时应采取纵切横缝的方法，以防手术后狭窄。若缝合时张力过大，应切开十二指肠外侧腹膜，使十二指肠降段松解游离，减轻胃缝合口的张力（图4、图5）。同时还应做幽门成形术扩大幽门管，以防止术后发生胃潴留。若胃幽门部损伤广泛而严重、局部修复困难，可行胃远端部分切除术。

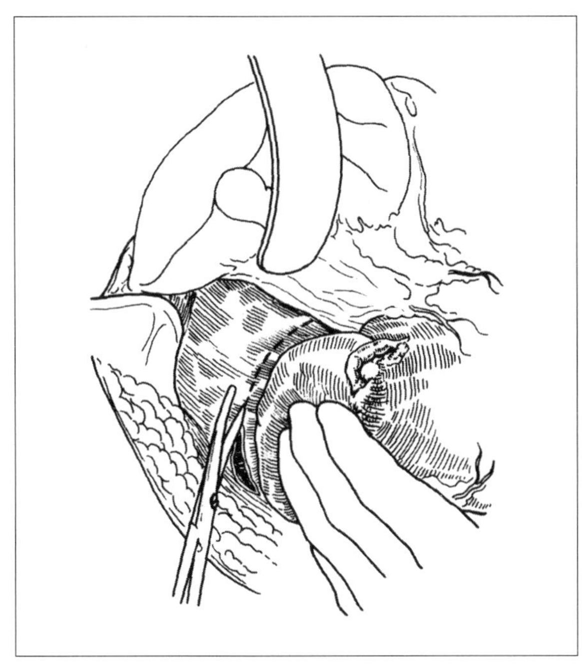

图 4

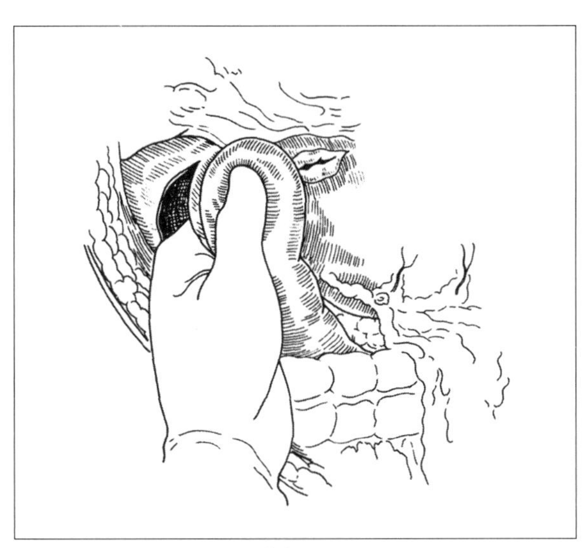

图 5

6.2.2 十二指肠损伤的手术方法
Surgical Procedures for Duodenal Injury

上腹部创伤行剖腹探查时，必须对十二指肠是否有损伤及其严重程度做出判断。若手术中发现腹膜后有血肿、游离气体和胆汁染色，应考虑有腹膜后十二指肠破裂。大网膜或肠系膜根部有皂化斑是合并胰腺损伤和胰腺炎的表现。凡具上述特征者，应打开后腹膜探查十二指肠及胰腺。

根据损伤部位、范围及程度以及是否合并胰腺损伤等，十二指肠损伤的修复方式有所不同。

6.2.2.1 单纯十二指肠破裂的手术方式
Surgical Procedures for Simple Duodenal Rupture

【手术方式】

(1)单纯缝合术或吻合术：游离结肠肝曲，沿盲肠、升结肠外侧切开后腹膜，将右结肠向左翻开显露十二指肠(图 1)。切开十二指肠外侧腹膜，游离十二指肠后面及胰头后面，将十二指肠降段向左侧翻开可显露出十二指肠降段的后面，若有损伤及破裂可发现有血肿或十二指肠液(图 2)。单纯十二指肠破裂未影响胰腺、胆管及十二指肠乳头部者可行单纯缝合修补。先将破裂口做适当的修剪，再用细的不吸收线做全层间断缝合，加浆肌层缝合，缝合口应与十二指肠纵轴方向垂直，以防止术后发生肠腔狭窄。缝合后再分离出一条带蒂的大网膜覆盖固定。腹膜后区及腹腔内应用大量的生理盐水冲洗。为保证十二指肠缝合口的愈合，应同时行胃造口置管术(6.3 胃造口术)。导管应通过幽门管插入十二指肠，导管尖端应超过十二指肠缝合口以下 8～10cm，以做术后十二指肠的持续减压之用。同时行空肠吊置造口术，以做术后维持营养之用。十二指肠缝合处的外侧置乳胶管或双套管引流(图 3)。

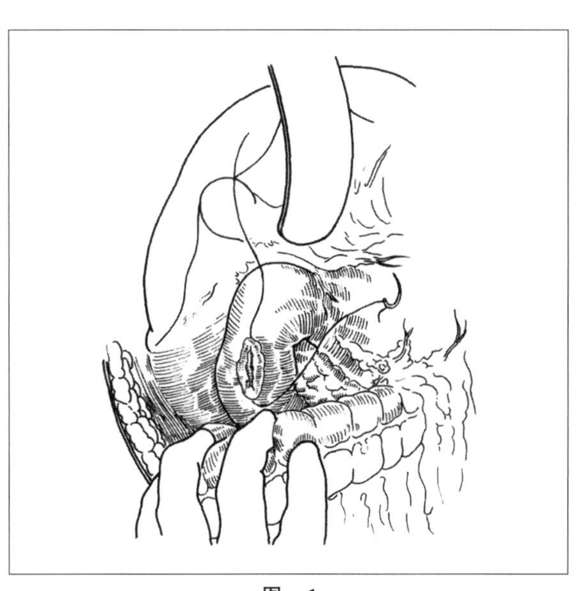

图 1

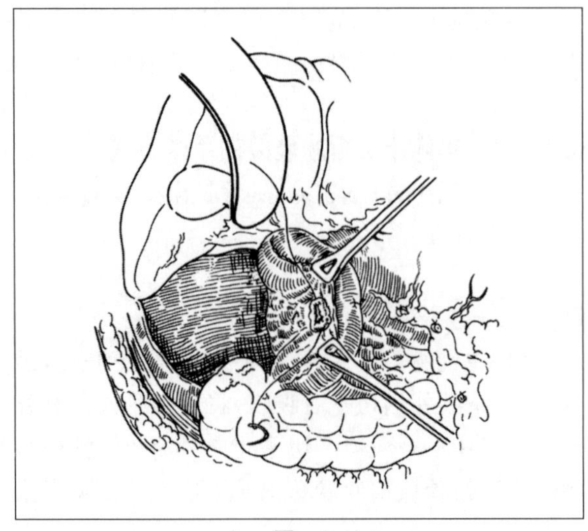

图 2

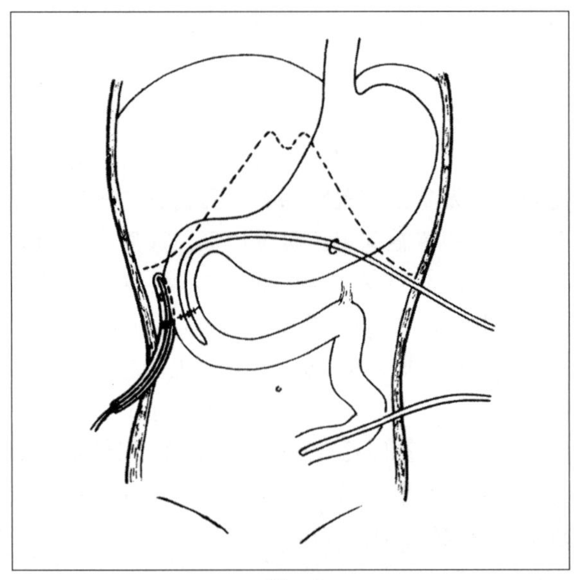

图 3

(2)十二指肠破裂口置管造口术：十二指肠前壁小裂口可用14～16号导尿管经裂口插入，按顺蠕动方向插入到裂口以下的十二指肠腔内。破口处肠壁做荷包缝合固定导管，并用大网膜覆盖，再将导管近端经右上腹壁戳口引出。术后持续减压，一般于手术后2～3周拔除导管，后来管道会自行愈合。

6.2.2.2 十二指肠壁缺损的修补方式

The Techniques for Repair of Duodenal Defect

十二指肠外伤引起肠壁缺损，不论是否合并胰腺损伤，均属于严重损伤。这种损伤不宜行单纯修补术。其原因是：①十二指肠内侧与胰头紧密相连、固定，肠壁缺损后不容易拉拢对合；②十二指肠的蠕动较强，腔内压力较高，肠腔内有大量胆汁及胰液。腹膜后的裸区肠壁无浆膜层覆盖、缝合后容易发生吻合口瘘；③十二指肠壁的血液供应为末梢动脉，损伤后易引起肠壁供血不全。基于上述3点，若行单纯修补极易发生吻合口破裂，造成严重后果。

修补肠壁缺损的方法主要有以下几种：

【手术方式】

(1)小肠浆膜覆盖修补术：小肠浆膜的愈合能力强，有封闭内脏穿孔的作用，可用于覆盖十二指肠缺损，亦可作为缝合后的加强。小肠浆膜覆盖修补术有空肠襻式浆膜覆盖术和空肠Y形吻合覆盖术。

空肠襻式浆膜覆盖术：先将十二指肠破口做初步的修整与缝合。将一段近端空肠襻通过横结肠系膜的切口拖至结肠上方，将空肠襻的一侧覆盖于十二指肠破口处的表面，用不吸收线将空肠襻与十二指肠壁做固定缝合。缝合处应在裂口的四周，有一定距离，缝于健康的肠壁上。空肠襻的近远端之间再做侧-侧吻合(图1)。

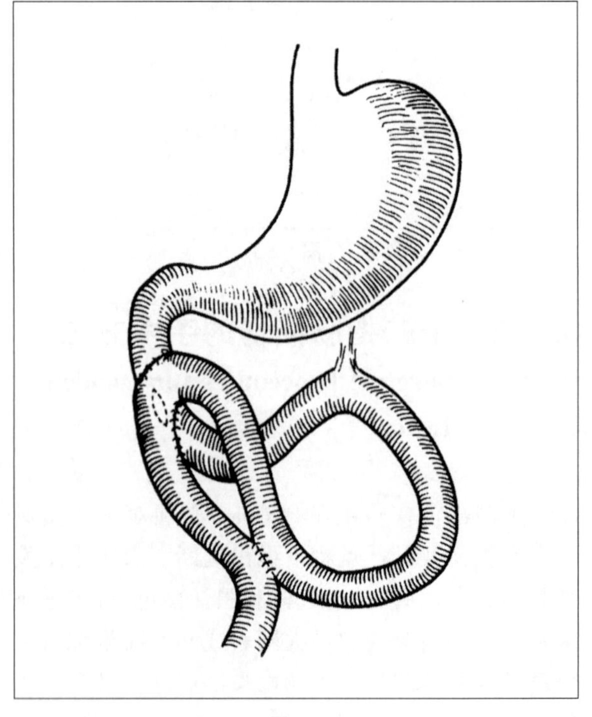

图 1

空肠Y形吻合覆盖术：于屈氏韧带下15～20cm处横断空肠，远侧断端缝合关闭。将远端空肠系膜游离延长，于横结肠系膜上切开一小孔。经此孔将远端空肠拖至横结肠上方，将空肠端的侧面覆盖于十二指肠缺损部，四周用不吸收线做浆肌层缝合固定。要求同襻式覆盖法。再将空肠近端与远端做端-侧吻合。空肠覆盖前，十二指肠缺损处可先做缝合亦可不缝合，效果基本相同。Y形空肠襻的活动度较大可以覆盖修补十二指肠任何部位的缺损、包括十二指肠后壁的缺损（图2）。

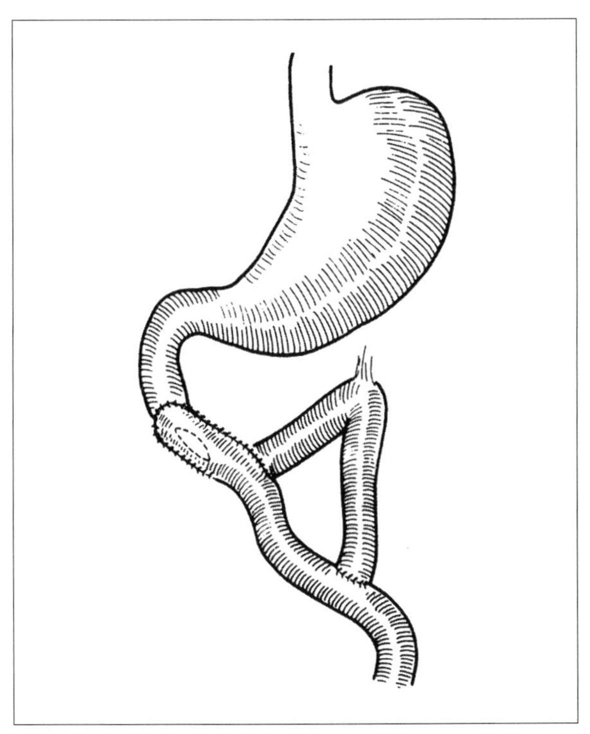

图 2

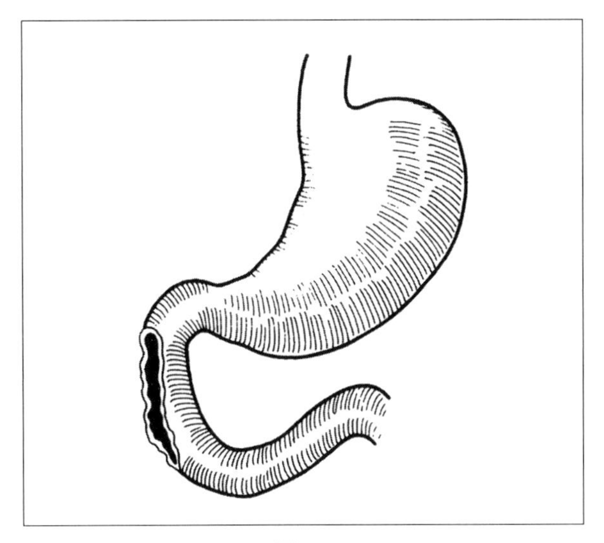

图 3

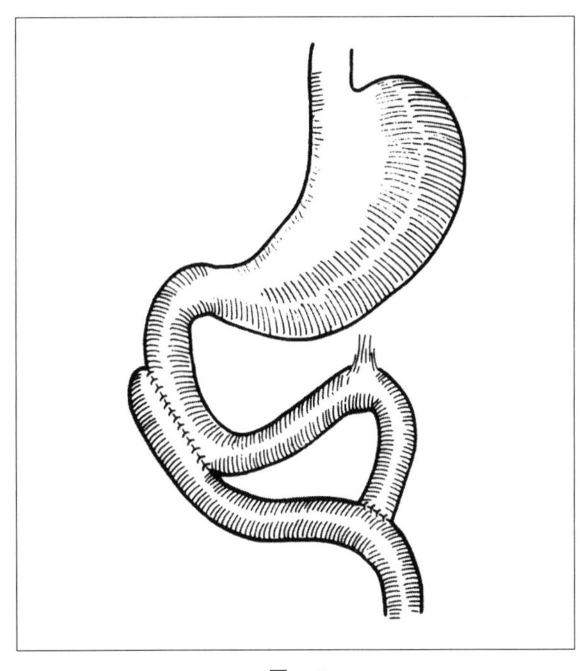

图 4

（2）十二指肠缺损处与空肠吻合术：这种方法适用于十二指肠第2、3段巨大缺损的处理。

先将十二指肠缺损处进行修整，选择一空肠上段的肠襻通过横结肠系膜切口提至横结肠上方与十二指肠缺损处做侧-侧吻合，亦可采用空肠Y形肠襻经横结肠系膜切口提至横结肠上方与十二指肠缺损部吻合（图3、图4）。十二指肠第3段的横断伤亦可采用此法，将断端的远端缝合关闭，近端与空肠襻或Y形空肠襻吻合。

（3）小肠带蒂浆肌层片移植修补术：根据十二指肠缺损的大小切取回肠一小段，保留该段肠系膜血管，游离延长血管蒂，回肠做端-端吻合。将带蒂的回肠段肠系膜对侧肠壁纵行切开剥除肠黏膜层，使成为一带血管蒂的浆肌层片。于横结肠系膜上切开一小口，将带蒂浆肌层片经此切口提至横结肠上方。十二指肠缺损部边缘做适当修整，将浆肌层片置于缺损处修补缝合或先缝合十二指肠缺损，再用浆肌层片覆盖加强，周围缝合固定。用此法修补缺损时，浆肌层片的面积应适当地大于十二指肠的缺损面积，以防止愈合后浆肌层片收缩引起肠狭窄（图5）。

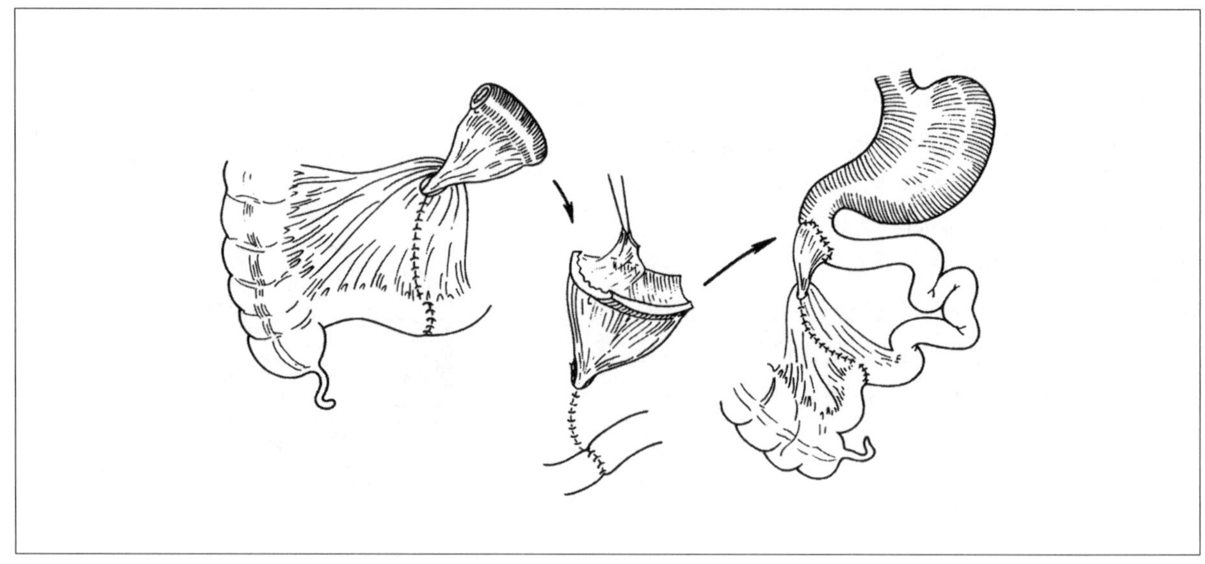

图 5

6.2.2.3 十二指肠损伤后的并发症及术后处理 Complications and Postoperative Management of Duodenal Trauma

由于解剖生理上的特点，十二指肠受到损伤后的手术并发症的发生率较高。常见的并发症有再出血、十二指肠瘘、腹膜后间隙感染、急性胰腺炎、腹腔及膈下感染等。一旦出现并发症，处理较困难。因而在手术中要尽可能地采取一些预防并发症的措施，手术后注意观察处理。常用预防措施包括下列若干项。

（1）充分的十二指肠减压：不论采用何种十二指肠的缝合术或修补术，手术中必须放置十二指肠内减压管。用胃管通过胃造口经幽门插入十二指肠，管端要超过十二指肠缝合修补部位。手术后应做持续的负压吸引减压，经常保持通畅有效。当合并严重胰腺损伤时，术中应行胆总管切开并放置T形管，术后保持胆汁的引流通畅。

（2）放置腹腔引流管：手术结束前，应在十二指肠缝合修补处附近或腹膜后间隙放置引流管。可置乳胶管或双套引流管。手术后应维持3～7d。一旦发生十二指肠瘘，可以及早发现并进行冲洗及引流。

（3）营养支持治疗：十二指肠损伤手术后恢复及禁食的时间较长，若出现并发症则时间更长。在这期间维持足够的营养非常重要。根据病人受伤的程度及全身情况，可采用全胃肠外营养（TPN），能提供足量的热卡、蛋白质、维生素、电解质及微量元素，并可减少胃肠道分泌、有利于愈合及恢复。损伤严重术后恢复时间长的病人，在手术中应同时行空肠吊置造口术，术后早期可做肠减压，肠功能恢复后开始行全肠内营养（TEN），每日经空肠造口灌食，可以避免长时间应用TPN可能产生的并发症。

（4）加强抗感染治疗：手术中及手术后常规给予适当的抗生素。

（5）其他方面与一般腹部大手术后的处理相同。

6.3 胃造口术 Gastrostomy

胃造口术就是在胃前壁与腹壁之间建立一个通向体外的通道作为病人的营养供给途径或暂时性的胃引流措施。

胃造口术分暂时性及永久性两类。暂时性胃造口的内壁是由胃浆膜层内翻形成的。瘘口内需放置一导管，拔除此管后即可自行愈合。永久性胃造口的内壁由胃黏膜构成。黏膜管道直接开口于皮肤，无需长期留置导管，可较长时间维持。

【适应证】

(1)食管梗阻。食管癌晚期常导致食管梗阻，可行胃造口术灌食。估计生存期短于3个月者行暂时性胃造口，生存期超过3个月者应行永久性胃造口术。食管良性狭窄的病人可行暂时性胃造口维持营养，为进一步手术治疗做准备。

(2)暂时性的胃引流。某些腹部大手术的高危、高龄病人及预计术后可能发生肺部并发症或营养障碍的病人，做临时性胃造口术代替插鼻胃管胃肠减压以避免因置鼻胃管带来的不适及并发症。

【术前准备】

因食管梗阻长期不能进食的严重营养不良病人术前应适当静脉输液或输血，纠正失水及电解质紊乱、补充营养、改善全身情况。增强病人支持手术的能力。临时性胃造口属于外科手术的一部分，常无需特殊准备。

【麻醉与体位】

应根据病人的原发疾病及全身状况选择麻醉。可用硬脊膜外阻滞麻醉或全麻。不适合上述麻醉时亦可用局部浸润麻醉。

【手术步骤】

(1)荷包式胃造口术：这是最简便的一种暂时性胃造口术。取平卧位，做上腹部中线或左上腹直肌切口。进入腹腔后，将胃体部置于手术野中，一般选择在胃体部前壁胃大弯小弯的中点处造口。用湿纱布垫覆盖于手术野四周，保护腹腔防止污染。用细的不吸收线于预定造口处做一荷包缝合。于荷包缝合的中央切开胃壁全层，切口大小以正好置入导管为度。用F14～16号导尿管或乳胶管经此切口插入胃腔3～5cm，亦可用蕈状导管或带气囊的导管插入，以防脱出。收紧结扎荷包缝合线使浆膜内翻紧贴导管。于第1个荷包缝合线外1～1.5cm处再做一荷包缝合并收紧结扎。必要时可做第3层荷包缝合(图1)。于切口左侧腹壁戳一小口，将导管经此口拖出。造口周围的胃壁与腹壁戳口四周的腹膜固定缝合3或4针，应无张力(图2)。最后将导管固定缝合于皮肤，按层缝合切口(图3)。

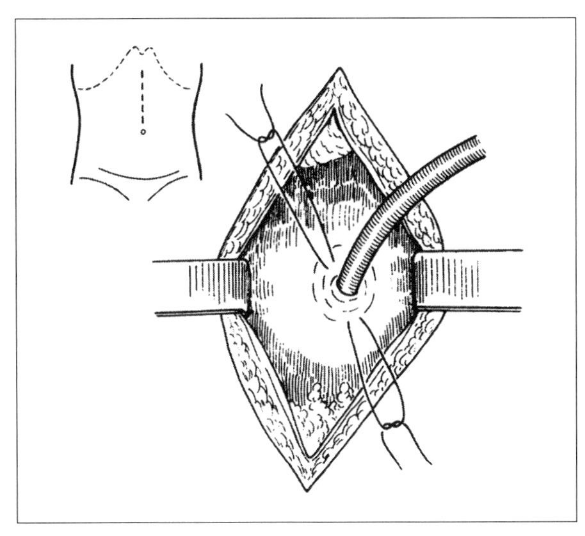

图 1

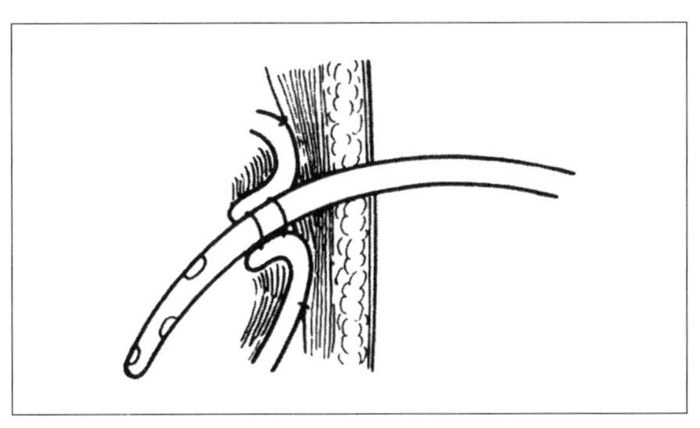

图 2

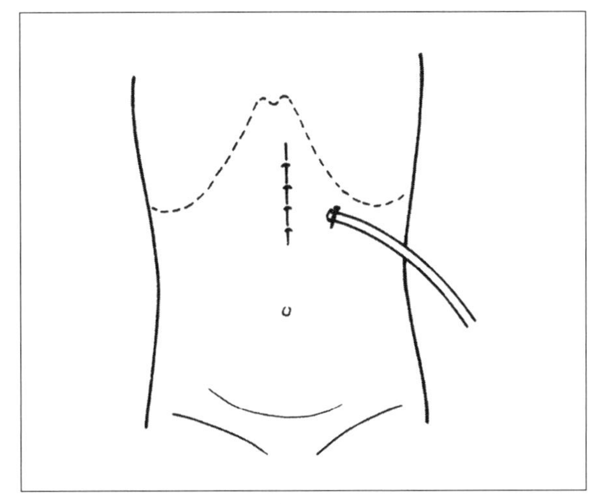

图 3

(2)隧道式胃造口术：切口及显露手术野的步骤与荷包式胃造口术相同。胃造口部位应选择在胃前壁偏右侧，用不吸收线做一荷包缝合，于其中央切开胃壁，用导尿管经此切口插入胃腔并收紧结扎荷包缝合线(图 4)。按照胃的纵轴方向,沿导管两侧做胃壁浆肌层缝合,将导管包埋于浆肌层缝合的隧道中,长度为 4～5cm(图 5)。将导管从切口左侧腹壁的戳口拖出,沿导管四周的胃壁与腹膜缝合固定 3 或 4 针,使造口处胃壁紧贴腹壁。最后将导管与皮肤固定并缝合切口(图 6)。

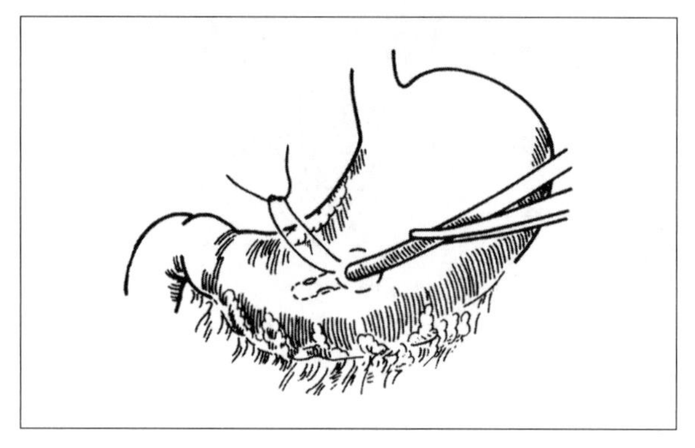

图 4

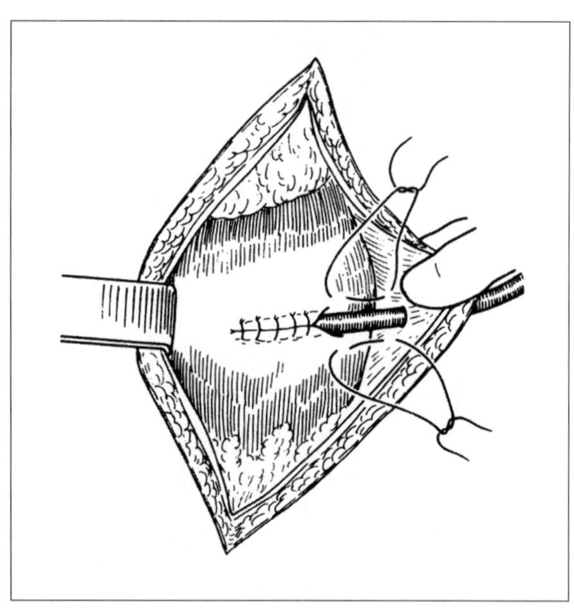

图 5

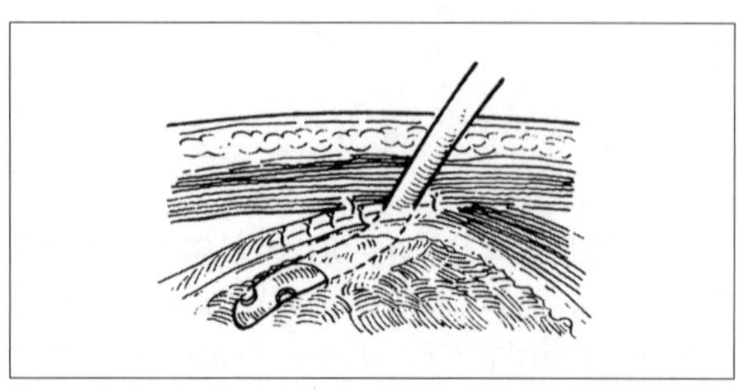

图 6

(3)管式胃造口术:这是常用的一种永久性胃造口术。进腹后显露出胃前壁,于胃前壁中部设计一个长约 7cm、宽约 5cm 的长方形瓣。瓣的底部位于胃大弯侧,使做成的胃壁管道容易拖出腹壁切口。于其远近两侧各上一把肠钳夹住胃壁暂时夹闭胃腔以防止胃内容物外流并减少出血。按设计将胃壁做 Ⅱ 形的全层切开(图 7)。胃黏膜下血管应逐一缝扎止血,吸净胃内容物,用两把 Allis 钳夹住胃瓣小弯侧的两个角,将胃瓣向大弯侧翻开(图 8)。用一根 F14～16 号导尿管置入胃腔 7～8cm,导管置于翻开的胃瓣中央。自小弯侧开始缝合胃壁切口,用细的不吸收线做全层间断缝合。缝至胃瓣的基底部时,继续缝合胃瓣的两边直至瓣端将导管包住,使成一胃瓣管,然后再加一层不吸收线 Lembert 缝合。导管仍留在胃瓣管内(图 9)。将胃瓣管经腹壁切口上端或另做一切口拖出,应超过皮肤表面 1cm,再用细的不吸收线将胃瓣管的浆肌层与腹膜切口四周做固定缝合,将露出皮肤切口以外的胃瓣管口的黏膜与皮肤切口固定缝合(图 10)。

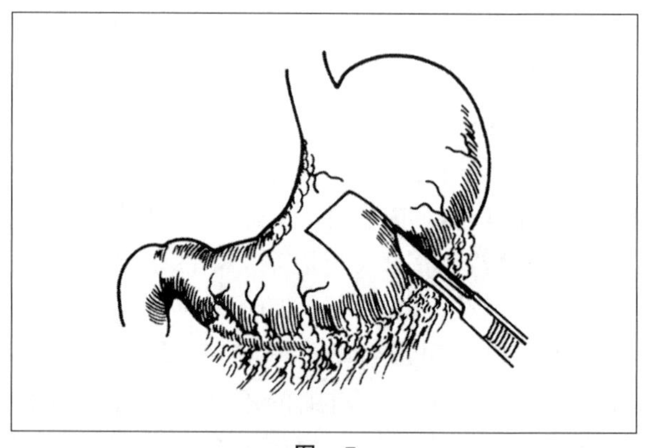

图 7

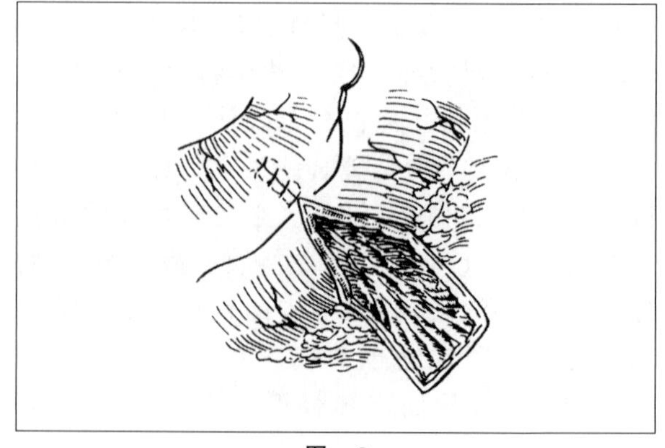

图 8

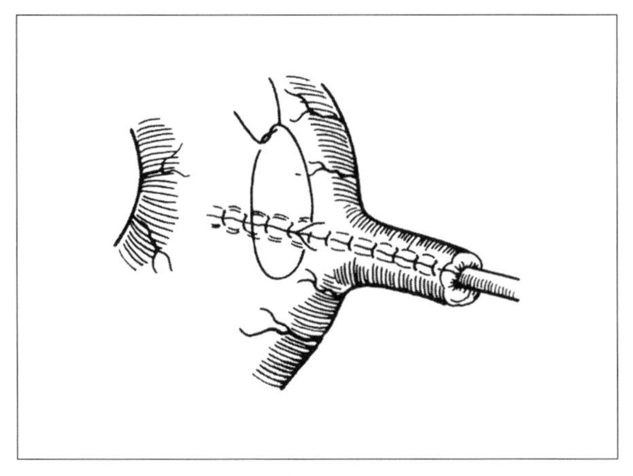

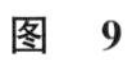

图 9

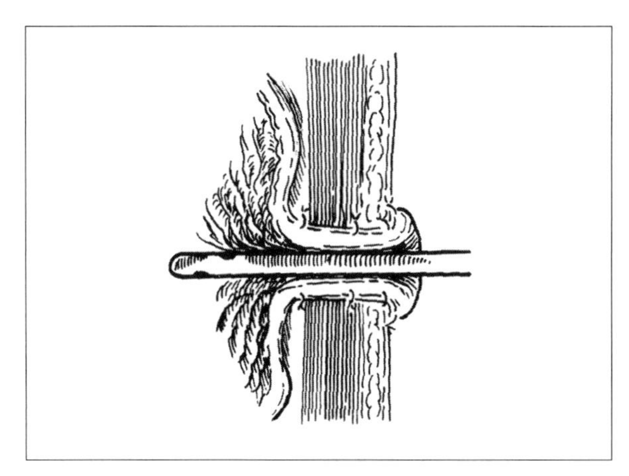

图 10

(4)活瓣管式胃造口术：在管式胃造口术的基础上加以改进，于胃瓣管的基底部制造一个活瓣防止胃内容物的外溢。

设计胃壁瓣的部位与管式胃造口术相同，只是将瓣的基底部放在胃小弯侧。在胃壁预定的基底部横放一把血管钳，用不吸收线沿血管钳两侧将胃前壁浆肌层做间断缝合，使胃壁突入胃腔内形成脊状，缝成管状后即成为一个活瓣(图 11)。

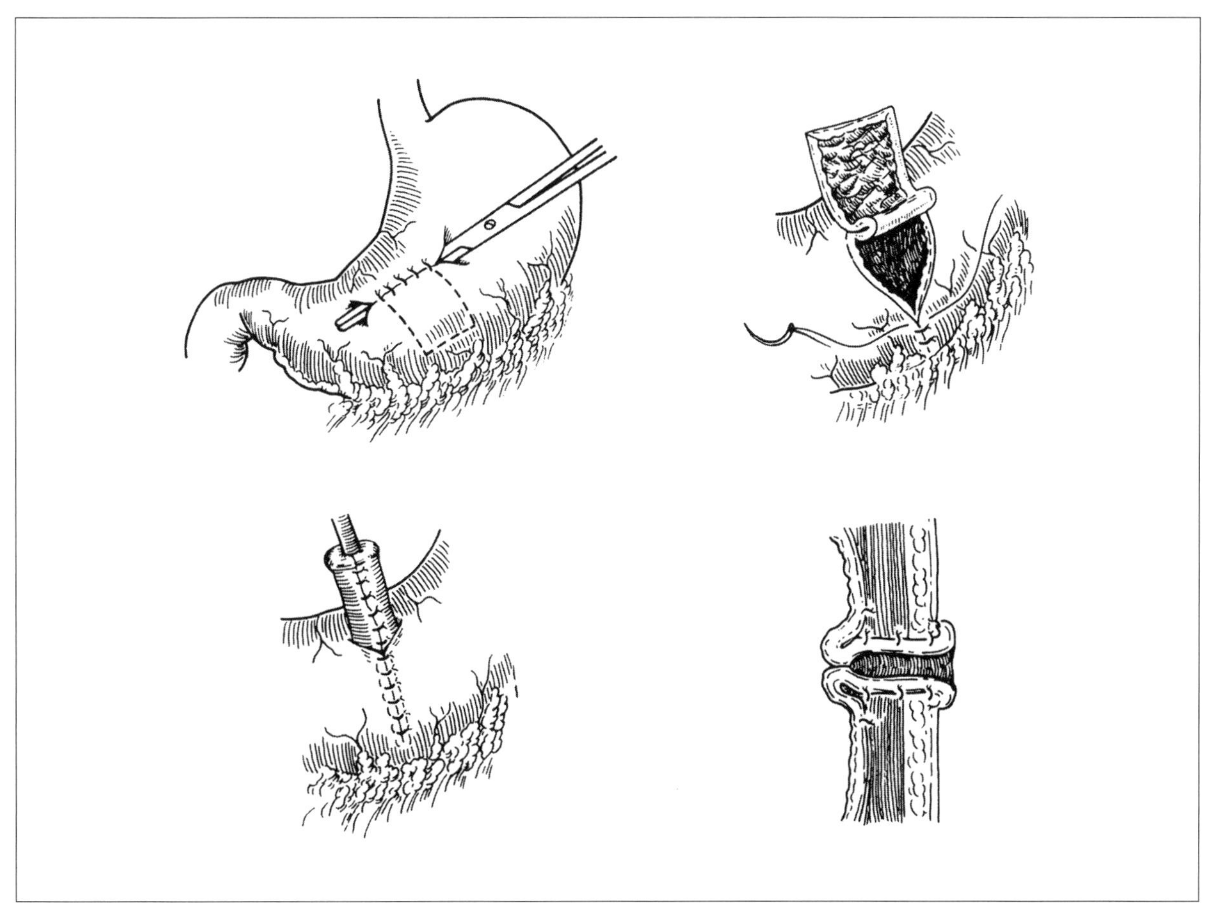

图 11

（5）经皮内镜胃造口术（PEG）：经皮内镜胃造口术是在纤维胃镜广泛应用后发展起来的一项新技术。在内镜的指引下穿刺置管完成胃造口而不需剖腹手术。这项技术的应用必须具备能安全地将纤维胃镜插入胃内并充气的条件。若不能安全地插入胃镜（如食管梗阻等）或不能从腹壁见到胃镜在胃内透照的亮光者应列为禁忌。有腹水、腹腔感染及凝血障碍者亦为禁忌。

操作时，患者口咽部喷雾局部麻醉，仰卧于手术台上，头侧略抬高，将纤维胃镜经口插入胃腔。上腹部常规消毒，铺消毒巾。内镜医师通过胃镜向胃内充气使胃扩张、结肠下移、胃前壁紧靠前腹壁，直视下将胃镜端抵住胃前壁，同时将房间灯光转暗，观察上腹部由胃镜透照出的光亮区。这一部位通常是在肋缘与脐之间的中点（图 12），消瘦病人从该处可以触到胃镜端。在透光处做一个标记，将胃镜退回少许，检查一下选点是否合适。于标记处做局部麻醉，切开皮肤长 1cm，用 16 号斜面导管针经切口穿刺，通过腹壁及胃壁进入胃腔。同时内镜医师应观察到穿入胃腔的针头。这些步骤应迅速完成，以减少胃从腹壁向后移的机会。拔除穿刺针芯从外套管内插入一粗的不吸收线或尼龙缝线。内镜医师通过胃镜插入一息肉圈套器将不吸收线套住，然后拉住不吸收线连同胃镜一起从病人口腔内退出（图 13）。将带有内衬垫的 de Pezzer 导管（图 14）或 PEG 专用导管牢牢固定在口腔侧长线上。导管端必须呈锥形，必要时可做一锥状塑料套管套住 de Pezzer 导管的开口端。长线及导管端涂上无菌水溶性润滑剂，将腹侧端长线轻柔、稳定持续地向外牵拉，使锥形导管被牵拉拖入食管进入胃腔，并由腹壁穿刺孔拖出（图 15）。再次插入胃镜确认置入的导管位置是否正确并及时加以调整。腹壁外放置外衬垫或圈状物，将导管与衬垫固定在皮肤上，注意松紧要适度，不宜过紧，以防皮肤压迫坏死（图 16）。4 周后，胃前壁已与腹壁牢固附着，可以改用硅胶代用品导管并可以装配一合适的堵塞器装置（图 17、图 18）。

（6）管状胃造口术（用吻合器）：进腹后，显露出胃体部，于胃窦部大弯侧游离切断胃网膜右动脉，沿胃大弯游离胃结肠韧带，保留胃网膜血管，于胃体部大弯及小弯侧各缝一针牵引线将胃前壁提起。用侧-侧吻合器夹住被提起的胃前壁 5～6cm，由小弯向大弯的方向夹紧后，推动推杆完成缝合及切开（图 19）。

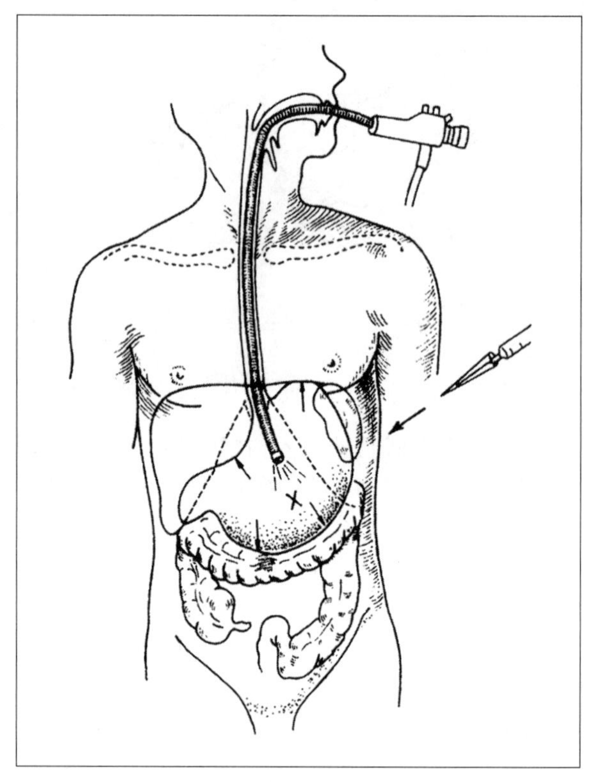

图 12

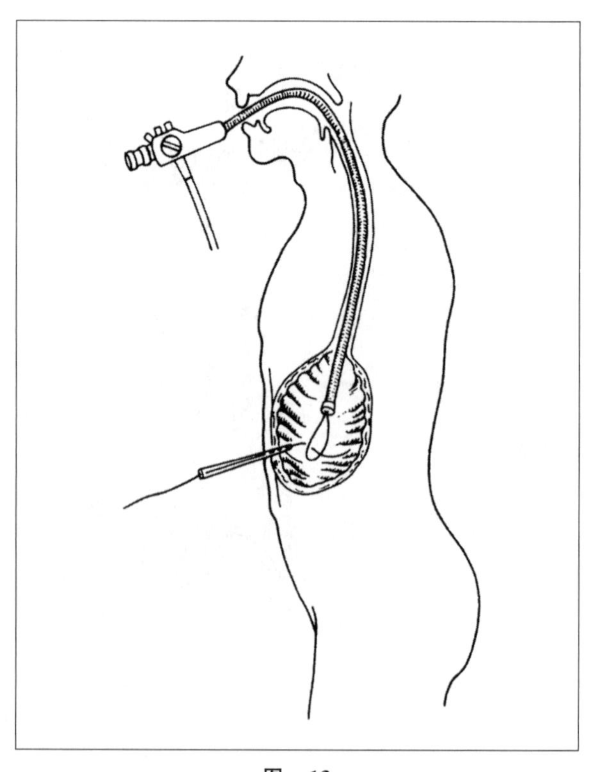

图 13

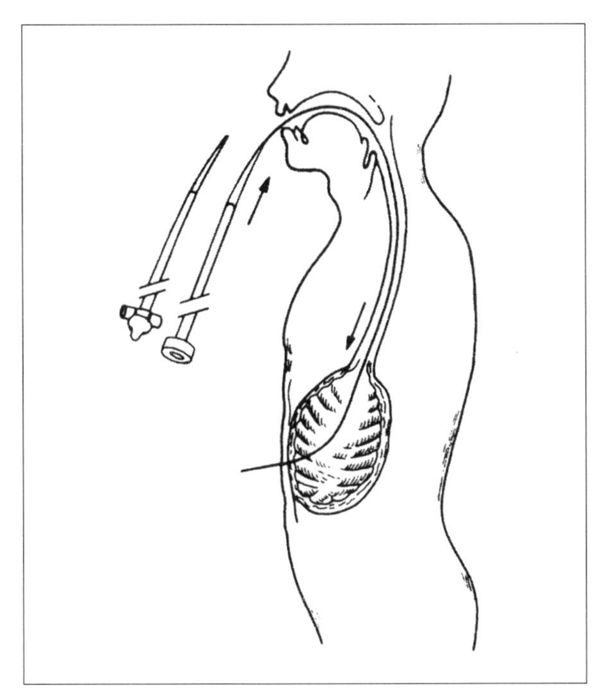

图 14

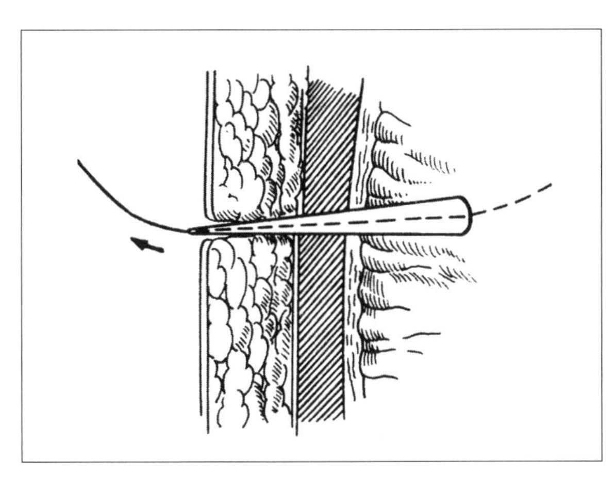

图 15

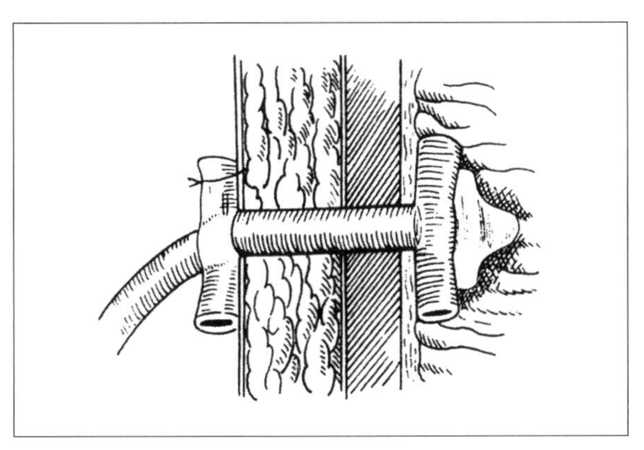

图 16

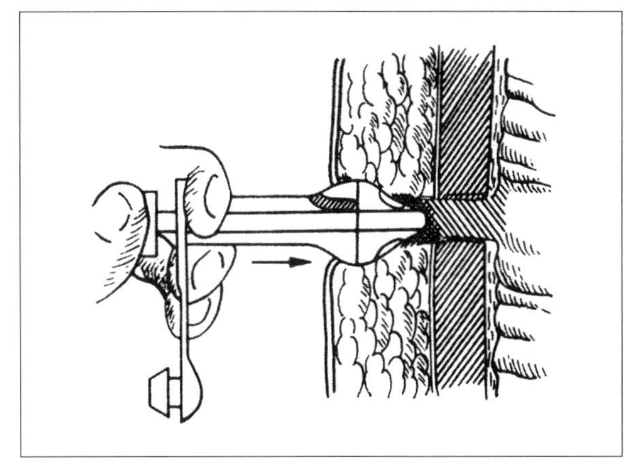

图 17

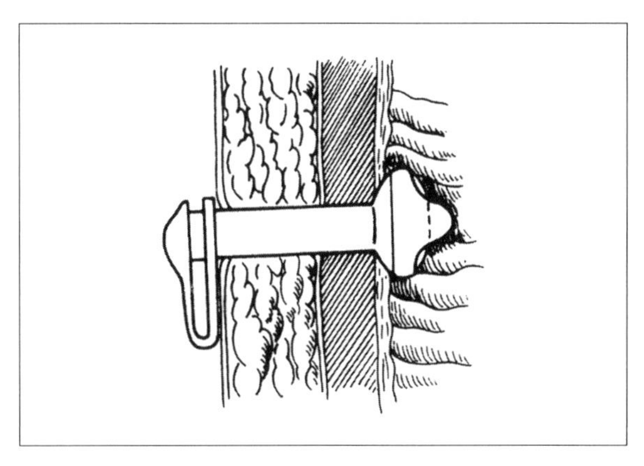

图 18

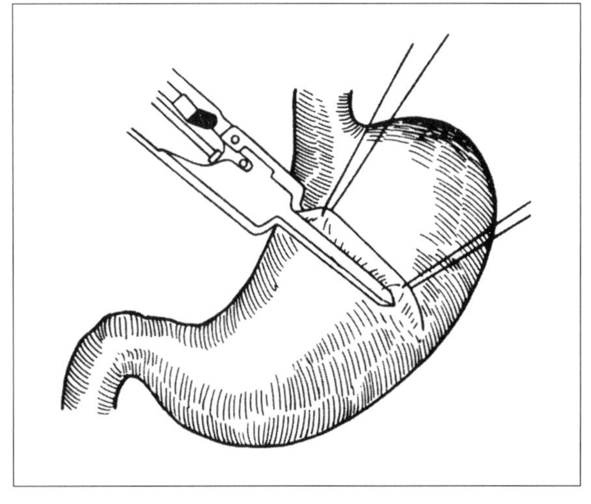

图 19

将胃前壁形成的管状组织向前翻开，可见到两排钽钉形成的整齐的钉合线为全层外翻式缝合（图 20）。

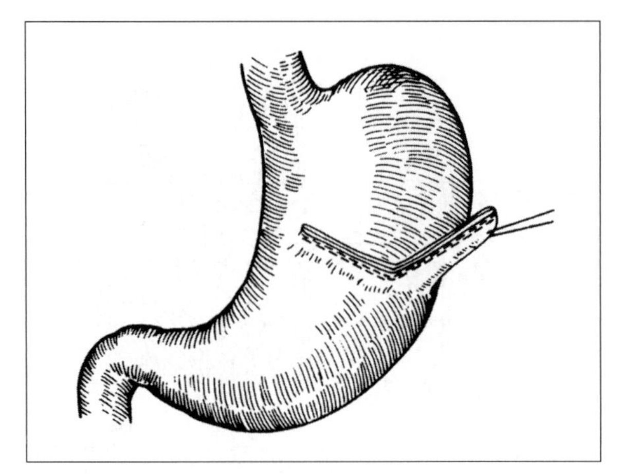

图 20

再用细的不吸收线做一层浆肌层间断缝合(图 21)。

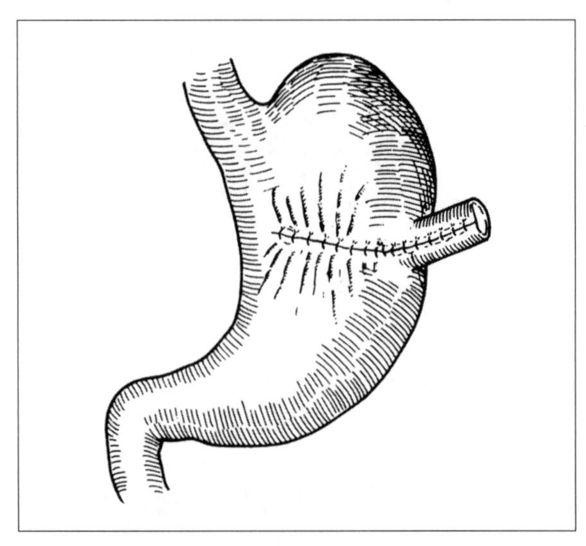

图 21

将胃前壁的管状组织经切口上端或另做切口拖至腹壁,切开及修整管状胃壁组织的远端并与皮肤切口缝合固定(图 22)。

【术后处理】

(1)暂时性胃造口的术后处理:若胃造口是以胃肠减压为目的,术后即可接持续负压吸引减压。应注意保持导管的通畅,每日用生理盐水冲洗导管。胃肠道蠕动功能恢复后即停止减压,将导管夹住并开始进流质饮食。一般在手术后 7~10d 即可拔除导管。拔管后伤口在 2~3d 即会愈合。若胃造口是以灌注营养为目的,则手术后 2~3d 内导管应开放引流,待肠蠕动功能恢复后开始灌食。

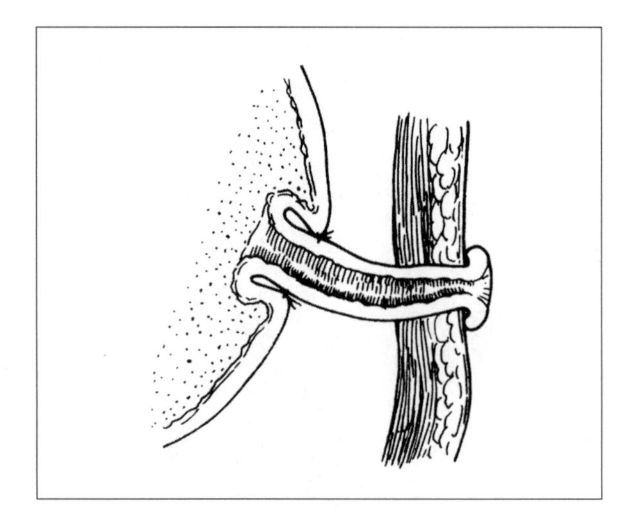

图 22

(2)永久性胃造口的术后处理:术后 2~3d 内导管应开放引流,待肠蠕动功能恢复后即开始灌食,7~10d 伤口愈合后将导管拔除,以后每次灌食时再将导管重新插入胃腔。

【主要并发症】

(1)伤口感染、裂开易发生于导管经切口拖出者。若将导管经另外戳口引出则发生感染及裂开的机会甚少。

(2)导管不慎脱出后,应立即插入。暂时性胃造口术后若在 2d 内导管脱出,再插入导管时要特别小心,插入时有阻塞感时不要盲目插入,否则有可能在插管时使胃壁从腹壁上撕脱,这种情况下应立即再手术插管。

(3)导管周围皮肤糜烂是胃液沿导管四周溢出所致,多见于维持时间较长的暂时性胃造口,应加强局部清洁及处理。

6.4 胃良性肿瘤局部切除术

Local Excision of Benign Gastric Tumors

常见的胃良性肿瘤分两类。一类是来源于上皮细胞的肿瘤,如息肉状腺瘤及乳突状腺瘤等,多位于胃窦部,常带蒂;另一类是来源于结缔组织的肿瘤,如平滑肌瘤、血管瘤、纤维瘤及脂肪瘤等,位于黏膜下、浆膜下或肌层内,以平滑肌瘤最常见。

临床表现主要为上消化道出血,有转变为肉瘤的倾向。

【适应证】

胃的良性肿瘤不论哪一种类型都有恶性变的可能,应及时行手术治疗。尤其当肿瘤引起梗阻或上消化道出血时,应尽早行手术切除。手术方式应根据肿瘤的具体部位、大小及是否有恶变倾向等而定。较小的有蒂息肉样腺瘤可以在纤维胃镜下行电凝圈套法切除;较大的位于黏膜层的良性腺瘤应经腹手术,切开胃壁后在直视下将肿瘤切除;多数良性肿瘤可以行肿瘤部位胃壁的局部切除;如疑有恶变倾向应行胃大部切除。

【术前准备】

(1)手术前当日禁食,置鼻胃管。

(2)其他准备同胃造口术。

【麻醉与体位】

一般可采用硬脊膜外阻滞麻醉。取平卧体位。

【手术步骤】

(1)肿瘤的局部切除术:上腹部中线切口,进腹后首先行腹腔探查。胃肿瘤较大时一般可以看到或触到。若未发现病变,应切开胃前壁进入胃腔探查,必要时应切开胃结肠韧带将胃大弯侧向上翻开探查胃后壁。

发现肿瘤后,沿肿瘤四周的正常胃壁切开,将肿瘤连同局部的胃壁全层一并切除(图1),切除的范围根据肿瘤的大小及形态而定,切除后胃切缘黏膜下出血点应逐一结扎或缝扎,然后用1-0号不吸收线做胃壁全层间断缝合,再加一层浆肌层缝合(图2)。

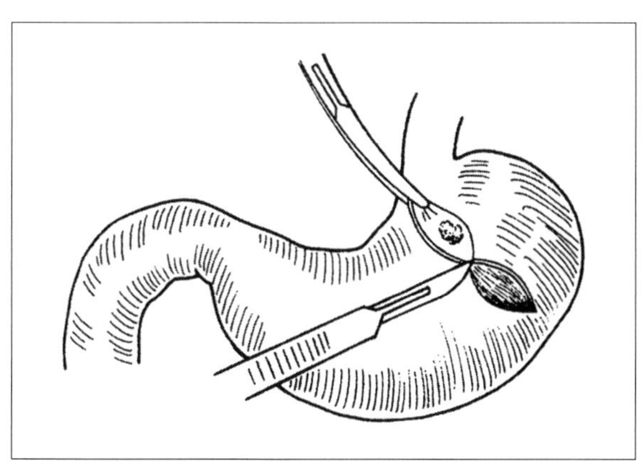

图 1

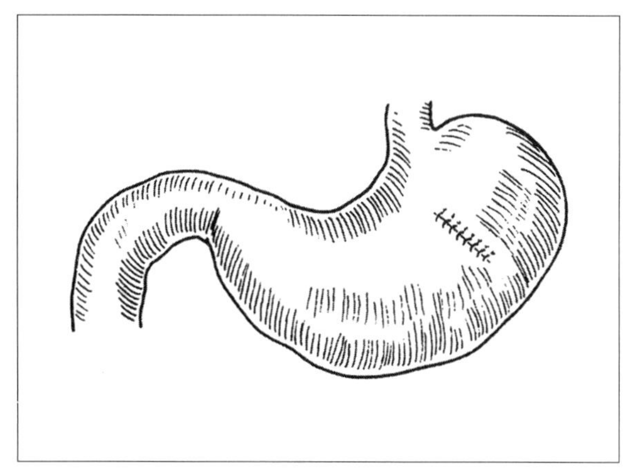

图 2

(2)用吻合器行胃肿瘤的局部切除:于肿瘤两端的胃壁用不吸收线各缝一针牵引线,将胃壁及肿瘤提起,用XF90沿肿瘤的边缘夹住肿瘤两侧的胃壁(图3)。

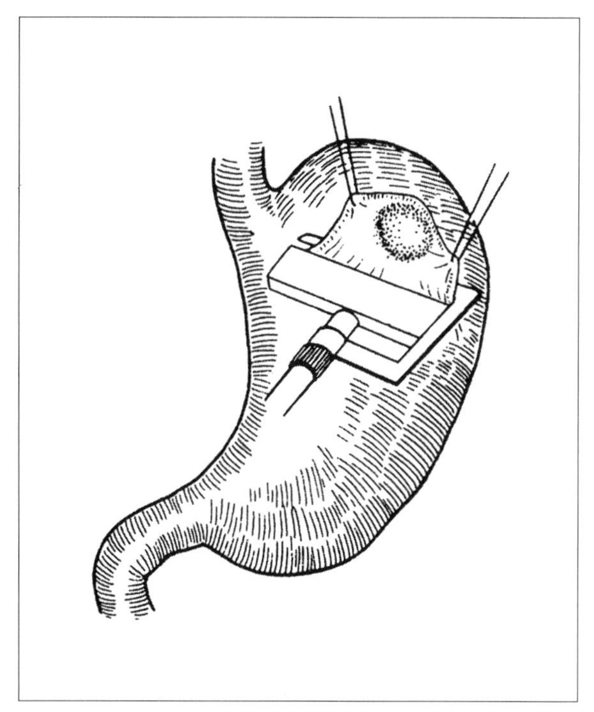

图 3

旋转尾端螺丝,调整间距至1～2mm,然后“击发”,将两层胃壁缝合在一起,沿XF表面切除胃壁及肿瘤(图4)。

去掉XF后,如边缘有活动性出血点可用细丝线做“8”字形缝合止血,然后再加一层浆肌层缝合(图5)。

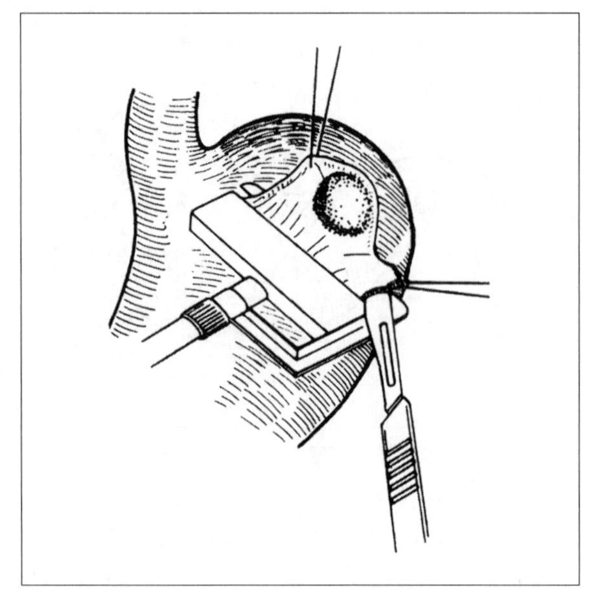

图 4

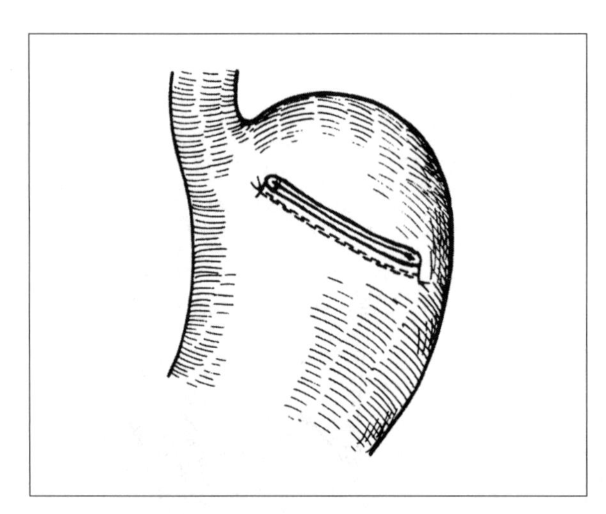

图 5

【术后处理】

(1)禁食并持续胃肠减压 2～3d。

(2)输液维持水、电解质平衡。

(3)适当应用抗生素。

6.5 胃、十二指肠溃疡穿孔修补术

Repair of Peptic Ulcer Perforation

急性穿孔是胃十二指肠溃疡常见而且严重的并发症。一般应行紧急手术处理。手术方式有单纯穿孔修补术及治疗溃疡病的确定性手术两类。单纯穿孔修补术就是只将穿孔进行缝合以解决穿孔后消化液及食物进入腹腔所引起的一系列问题,并未解决溃疡病的治疗,手术后溃疡的复发率甚高,约 1/3 的病人还需再次手术。确定性手术是指不但治疗穿孔所致的病变,同时也治愈溃疡的手术方式。如胃大部切除术、选择性迷切术加胃窦切除术、高选择性迷切术加穿孔修补术等。当前应用确定性手术者较多。但是单纯穿孔修补术操作较简单,在一般的条件下及病人全身情况较差不能耐受较大手术的情况下均可应用,也可以在行穿孔修补术时加做高选择性迷切术,因而穿孔修补术仍有其实用价值。

【适应证】

(1)穿孔时间已超过 12h,腹腔感染严重不宜行胃大部切除术者。

(2)高龄的胃十二指肠溃疡穿孔病人,全身情况差或伴有心肺肝肾等脏器的严重疾病,不能耐受较大手术者。

(3)穿孔修补术不致产生十二指肠狭窄或通过障碍者。

【术前准备】

(1)置鼻胃管,持续胃肠减压。

(2)输液纠正失水及电解质紊乱,抗休克治疗,必要时输血。

(3)术前应用广谱抗生素并适当给予止痛药或镇静药。

【麻醉与体位】

一般可用硬脊膜外阻滞麻醉,亦可用全身麻醉,取平卧体位。

【手术步骤】

(1)上腹部中线切口:进腹后吸净腹内的积液及胃内溢出物。

(2)探查寻找病变:显露胃及十二指肠前壁。胃及十二指肠前壁的穿孔部位很容易发现,可见到穿孔处周围组织明显充血水肿、发硬并有胃或十二指肠液溢出。但有时穿孔处可能被食物或纤维蛋白渗出物所堵塞或被大网膜、肝脏、胆囊所覆盖愈着,将这些粘连物分开后即可见到穿孔部位(图 1)。若前壁未发现穿孔应切开胃结肠韧带将胃向上翻开探查胃后壁。

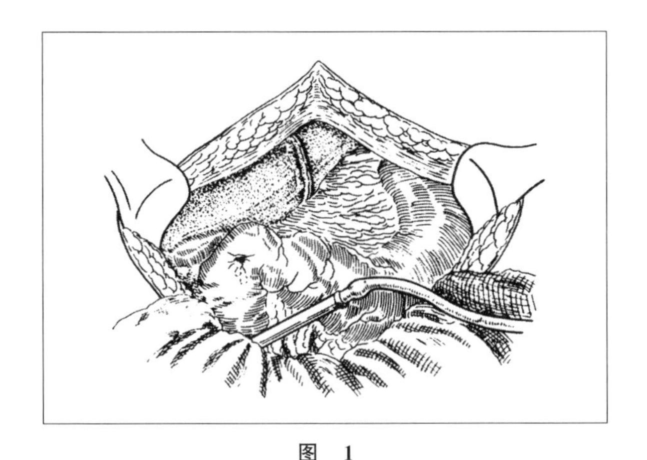

图 1

(3)缝合修补穿孔:胃壁的小穿孔其四周坚硬的范围不大者可用不吸收线做间断的浆肌层缝合,以其周围的正常浆肌层对拢后覆盖穿孔,然后再用大网膜覆盖并与胃壁缝合固定。

若为十二指肠溃疡穿孔,可用不吸收线经穿孔边缘做间断缝合。缝合口的方向应与十二指肠纵轴垂直(图2,图3)。结扎缝线时不可用力过大,将穿孔的两侧边缘密切对合即可,以防勒断周围有水肿及炎症的组织。缝合后用大网膜覆盖于其表面,再用不吸收线缝合于肠壁表面使之固定(图4)。

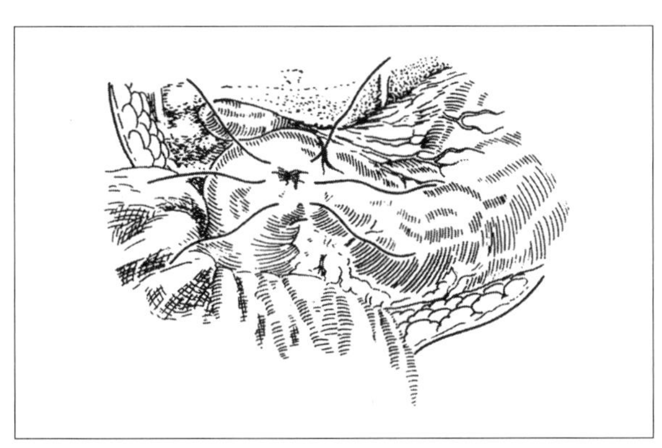

图 2

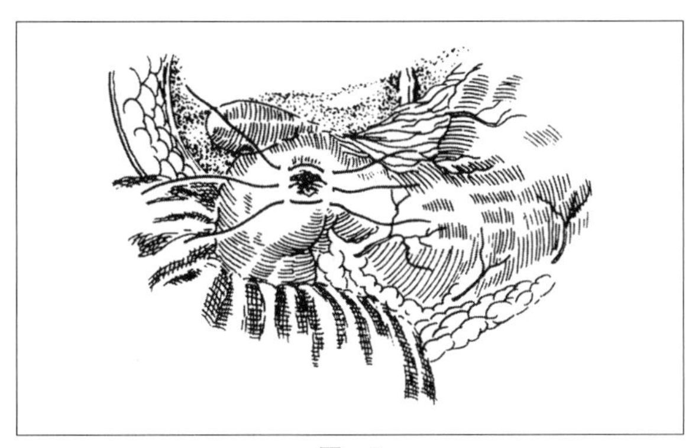

图 3

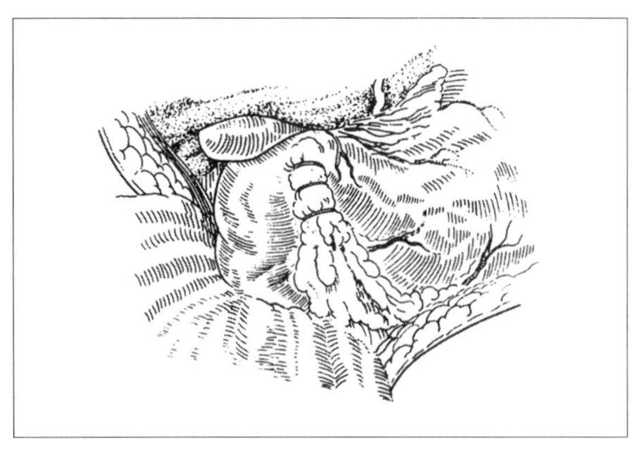

图 4

若穿孔较大,炎症水肿较重,不宜行直接缝合,或估计缝合后会引起狭窄及通过障碍者,可用大网膜直接堵塞穿孔处,再用不吸收线将大网膜与穿孔四周的肠壁固定缝合(图5)。

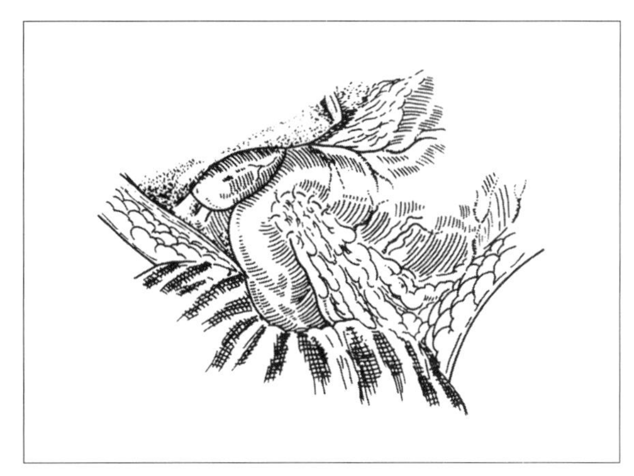

图 5

(4)清洗腹腔:缝合毕用生理盐水冲洗腹腔。尤其注意膈下间隙、盆腔及肠襻间是否有食物残渣或渗出物存留,必须清除并冲洗干净。穿孔在12h内腹腔感染不严重者一般不需置放腹腔引流。

【术后处理】

(1)继续胃肠减压防止胃扩张,一般需持续减压2~3d,直至肠功能恢复。

(2)禁食期间每日输液、维持营养及水与电解质平衡,必要时输血。

(3)应用广谱抗生素。

(4)其他同一般腹部手术后处理。

6.6 胃部分切除术
Partial Gastrectomy

根据切除胃范围的大小，胃部分切除术可分为胃大部切除术或称胃次全切除术（Subtotal Gastrectomy）、半胃切除术（Hemigastrectomy）及胃窦切除术（Antrectomy）。根据胃切除的部位分为远端胃切除及近端胃切除术。通常应用的胃大部切除术的范围是切除胃远端的70%～75%。这个范围切除线的标志大约相当于胃小弯侧胃左动脉第2胃支与胃大弯胃网膜左动脉终末支近侧第2支处的连线。半胃切除的标志约相当于胃小弯侧胃左动脉第2胃支与胃大弯侧胃网膜左右动脉相交接处的连线。胃窦切除的界线可以胃角切迹上2cm至胃大弯侧的垂直线为标志或以迷走神经的前Latarjet神经终末支（即“鸦爪”支）的最近端一支与大弯侧垂直连线为胃窦胃体的分界标志（图6-6-1）。

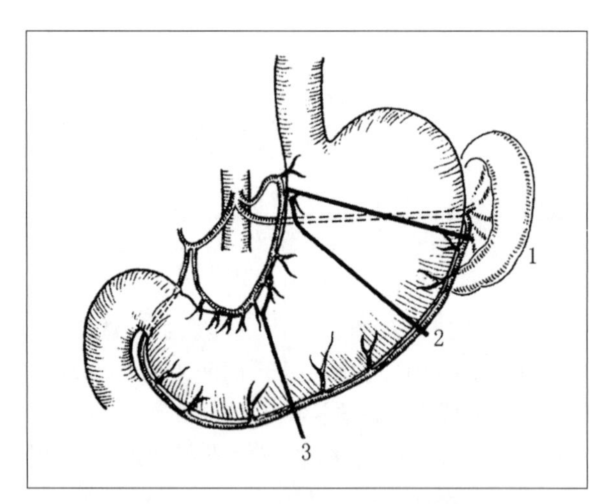

图 6-6-1 不同胃切除的手术范围

1—胃大部切除范围；2—半胃切除范围；3—胃窦切除范围

胃部分切除（通常指胃远端部分切除）后胃肠道的重建方式有胃十二指肠吻合及胃空肠吻合两类。

（1）胃部分切除胃十二指肠吻合术（Billroth Ⅰ）：将胃的残端直接与十二指肠残端吻合。这种重建方式维持了食物经过十二指肠的正常通路，比较接近正常的生理状态。手术后远期并发症较少，手术操作也比较简单，应作为胃部分切除后首选的重建方式。一般说，这种方式比较适合于治疗胃溃疡，而十二指肠溃疡病人常由于溃疡周围瘢痕组织多并与邻近脏器粘连或后壁穿透性溃疡等原因切除溃疡肠段比较困难或切除后无足够的十二指肠用于吻合。在这种情况下常常无法行胃十二指肠吻合。有时为了保证胃与十二指肠吻合口无张力，切除胃的量不够，而导致术后发生吻合口溃疡（图6-6-2）。

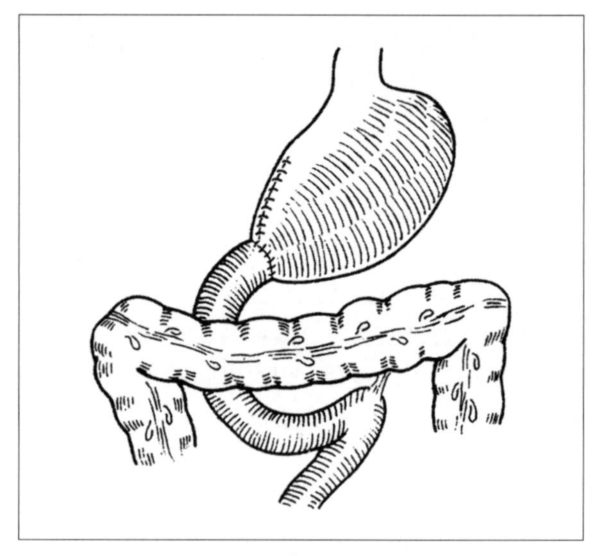

图 6-6-2 胃切除量不足

（2）胃部分切除胃空肠吻合术（Billroth Ⅱ）。胃远端部分切除后将十二指肠残端缝合关闭，残胃与空肠吻合。这种重建方式术后食物由胃直接进入上段空肠，十二指肠溃疡病变可以旷置而不予切除，可以切除较多的胃组织而无吻合口张力过大的问题，因而比较适合于治疗十二指肠溃疡，也适合于胃溃疡及胃癌根治性切除后的重建。但这种方式引起的解剖及生理变化较大，手术并发症发生率较高。

BillrothⅡ式手术又有结肠前和结肠后吻合、胃残端全口和半口、空肠近端对胃小弯或胃大弯等不同的方式。BillrothⅡ式原法是将胃的残端缝合关闭、在胃前壁另开口于结肠前与空肠吻合（图6-6-3），以后在这个基础上有了许多发展，出现了许多改良的手术方式，主要有以下几种：①Polya法：胃残端全口与空肠于结肠后或前行端-

侧吻合，空肠近端对胃小弯（图 6-6-4）；② Hofmeister 法：将胃残端小弯侧缝合关闭，胃残端大弯侧于结肠后与空肠行端-侧吻合，近端空肠对胃小弯（图 6-6-5）；③Moynihan 法：胃残端全口于结肠前与空肠吻合，空肠近端对胃大弯（图 6-6-6）。④Eiselberg 法：胃残端小弯侧缝合关闭，残端大弯侧于结肠前与空肠吻合，近端空肠对胃小弯。也可称为结肠前 Hofmeister 法。（图 6-6-7）。

一般认为上述这些胃肠重建吻合的方式以 Hofmeister 法较好。胃残端大弯侧半口与空肠吻合，吻合口大小比较适当，胆汁向胃内反流的机会少于 Polya 法，同时空肠输入襻的长度相对较短，减少了发生输入襻并发症的机会。所以此手术方式目前应用得比较普遍。至于结肠前吻合或结肠后吻合可根据病人的具体情况来选择。

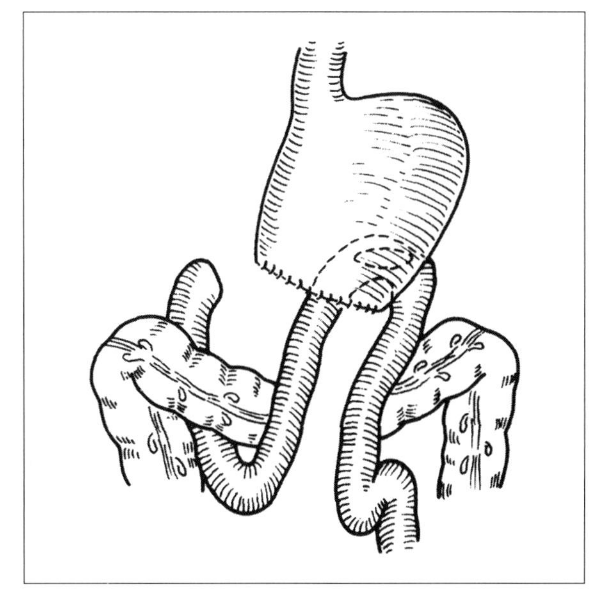

图 6-6-3 Billroth Ⅱ 式胃切除术

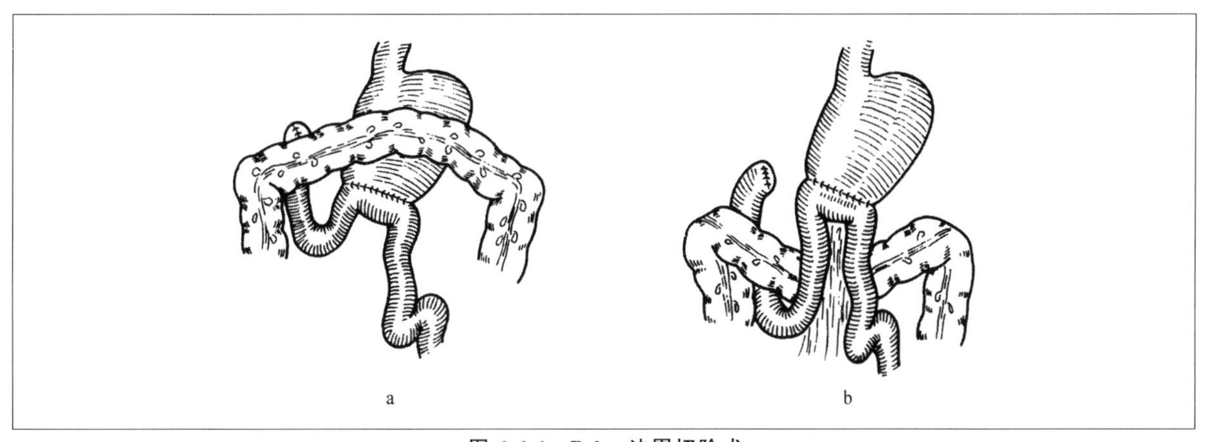

图 6-6-4 Polya 法胃切除术
a—结肠后胃空肠吻合；b—结肠前胃空肠吻合

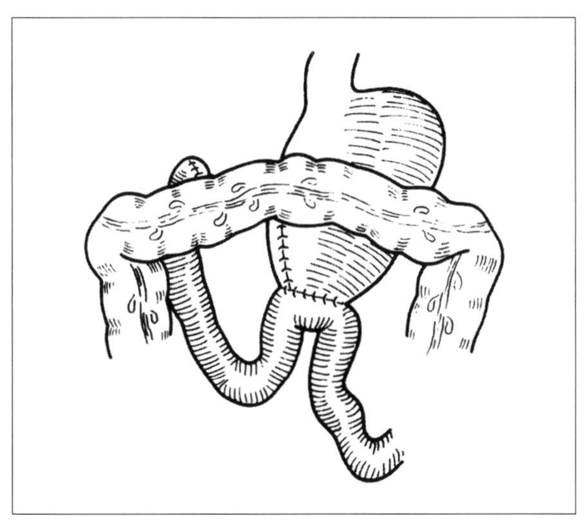

图 6-6-5 Hofmeister 法胃切除术

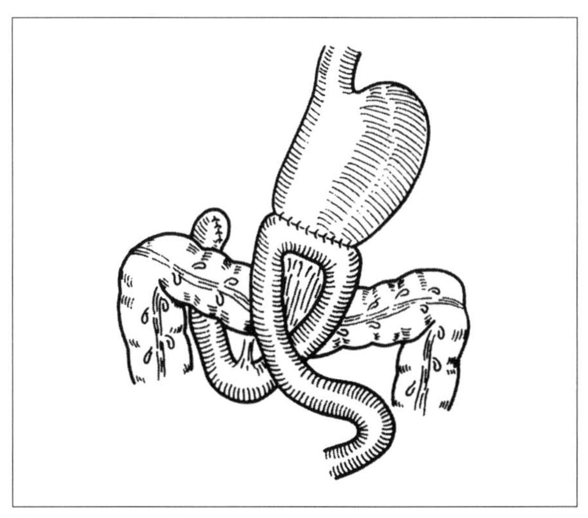

图 6-6-6 Moynihan 法胃切除术

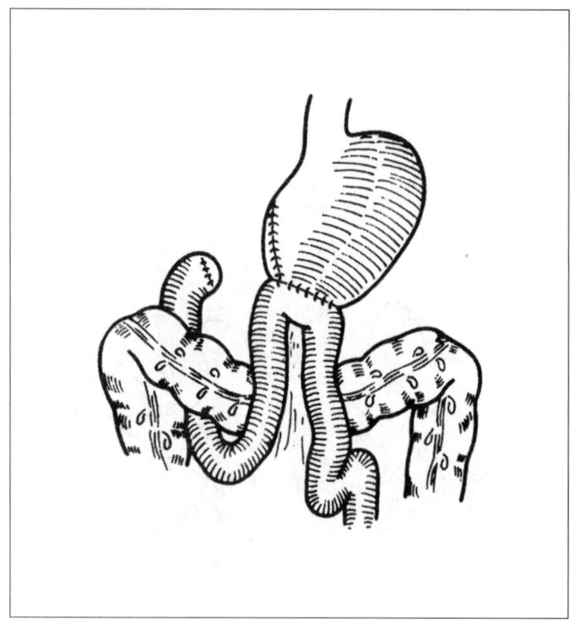

图 6-6-7 Eiselberg 法胃切除术

【适应证】

(1)十二指肠溃疡:主要用于溃疡急性穿孔、溃疡急性大出血、幽门梗阻以及内科治疗效果不好及多次溃疡复发的病人。胃大部切除术治疗十二指肠溃疡的基本理论是减少壁细胞及主细胞的数量,使胃酸及胃蛋白酶原的分泌量降低;切除富含胃泌素细胞(Gastrin Cell)的胃窦部使血清胃泌素降低;切除或旷置溃疡病灶。

(2)胃酸分泌高的胃溃疡。

(3)胃远端的肿瘤:主要是胃癌。应按癌肿的治疗原则行根治性胃大部切除术。

半胃切除术适用于胃溃疡胃酸不高者。由于无高酸的刺激因素存在,术后不会发生吻合口溃疡。在我国已有大量的治疗经验证明了这一点。胃溃疡有恶变的倾向,年龄 40 岁以上的胃溃疡病人经正规内科治疗 4～6 周溃疡不愈合者应积极采用手术治疗。半胃切除术也可以作为选择性迷走神经切断术或迷走神经干切断术的附加手术、治疗十二指肠溃疡。

胃窦切除术主要用于十二指肠溃疡行迷走神经干切断或选择性迷走神经切断术的附加手术,以解决迷切后的胃引流问题。胃窦切除后血清胃泌素降低,可增强迷走神经切断术的降酸效果。同时由于保留了较多的胃组织,术后的远期并发症较少。

【术前准备】

(1)全身情况及营养状况差的病人应在手术前改善全身情况,纠正营养不良、贫血及低蛋白血症。应给予高蛋白及足量维生素的饮食,必要时输血或输血浆提高血红蛋白及血浆蛋白的水平。

(2)有脱水及电解质紊乱的病人应在术前适当输液及补充电解质,纠正水及电解质紊乱。

(3)伴幽门梗阻的病人应在术前 2～3d 开始禁食 、胃肠减压、输液、每日洗胃 2 或 3 次、排空胃内存留的食物及分泌物,减轻胃黏膜的炎症及水肿,以利于手术及手术后恢复。

(4)溃疡大出血的病人术前应采取各种抗休克措施,积极输血,尽量补足血容量。

(5)择期手术的病人手术前 1d 晚上行肥皂水灌肠 1 次,手术当日晨禁食,插鼻胃管。

【麻醉与体位】

一般可用硬脊膜外阻滞麻醉。伴有大出血及休克的病人应采用全身麻醉。取平卧体位。

6.6.1 Billroth Ⅰ式胃大部切除术

Subtotal Gastrectomy, Billroth Ⅰ

【手术步骤】

(1)切口:一般用上腹部中线切口。

(2)胃的游离及切除:进腹后先进行探查以明确病变。确定需行胃切除后即开始行胃的游离。一般从左侧开始游离胃大弯,因胃大弯左侧的胃结肠韧带比较游离,与横结肠系膜之间有较宽的间隙,容易分开。于胃结肠韧带的无血管区剪开一小孔,用手指经此切口进入小网膜腔做指引,握住胃结肠韧带,于胃大弯与胃网膜血管弓之间进行游离,用血管钳分次钳夹由血管弓进入胃大弯侧的血管切断并结扎(图 1)。沿胃大弯向左侧逐一钳夹、切断及结扎血管,使胃大弯游离至胃网膜血管弓左右血管相交通处以上 4～5cm,然后再沿胃大弯向右侧分离。胃大弯右侧及胃窦部后壁常与横结肠系膜及胰腺表面有粘连,可用剪刀做锐性分离。应注意保护横结肠系膜中的结肠中动脉(图 2)。

游离胃大弯侧至幽门部时,将胃大弯侧向右

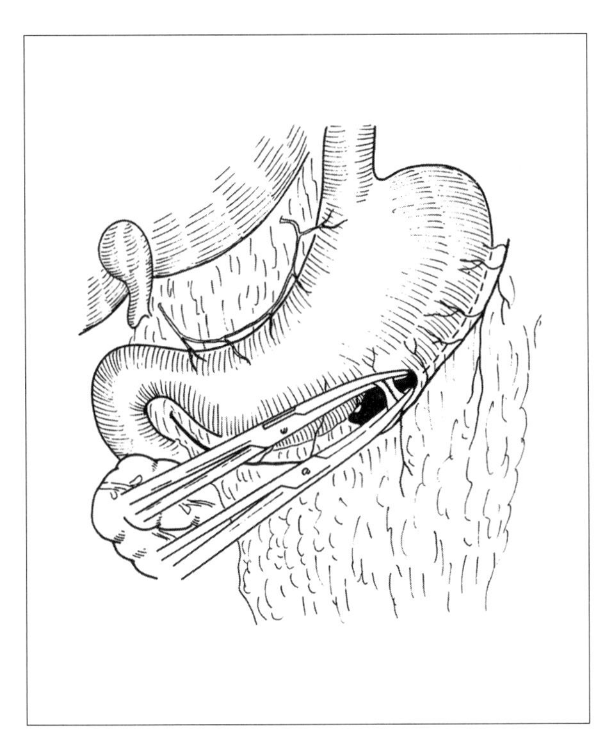

图 1

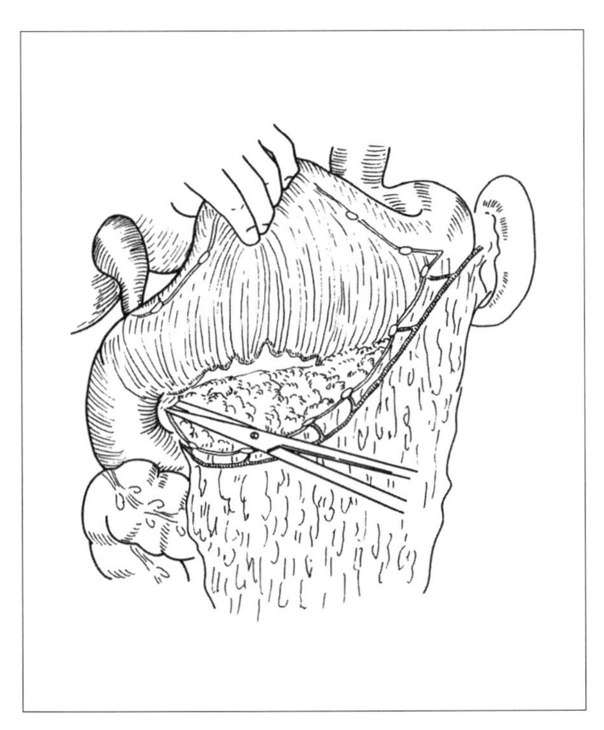

图 2

上方翻开，沿胃窦部后壁用锐性或钝性方法分开与胰头部表面相连的疏松组织，直达幽门下方的十二指肠后壁。该处与胰头之间常有几支小血管，应逐一切断结扎。再于十二指肠第1段下缘切开腹膜层，用蚊式血管钳沿十二指肠第1段下缘经幽门下血管丛后面的疏松组织间隙将幽门下血管一次钳夹、切断做双重结扎。至此，幽门及十二指肠第1段的下缘及后面的游离已基本完成(图3)。

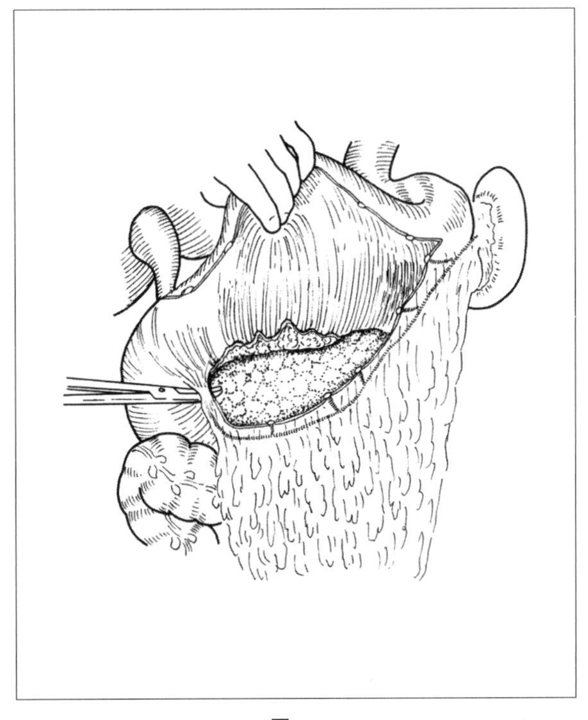

图 3

助手用左手握住胃窦及胃体部并轻轻向左下方牵引显露肝胃韧带，于小网膜无血管区剪开一小孔，然后用血管钳分离及钳夹胃右动脉，切断并在近心端双重结扎。再分离十二指肠第1段的上缘。小血管均需钳夹切断后结扎。此处邻近肝动脉、门静脉及胆总管，在分离时必须认清不要损伤(图4)。游离十二指肠的长度应根据重建方式的需要而定。行BillrothⅠ式重建时至少应分离出2～3cm；行BillrothⅡ式重建时只需1～2cm即可。十二指肠第1段游离后，于幽门下方上两把Kocher钳，在两钳之间切断十二指肠(图5)。

将胃远端向左侧翻开，切断肝胃韧带左侧部分，分开胃体后壁与胰体尾表面的粘连，显露出胃左动脉。通过与胃小弯之间的间隙钳夹胃左动脉，切断结扎。也可以在胃左动脉分为前后支处分别切断结扎(图6)。

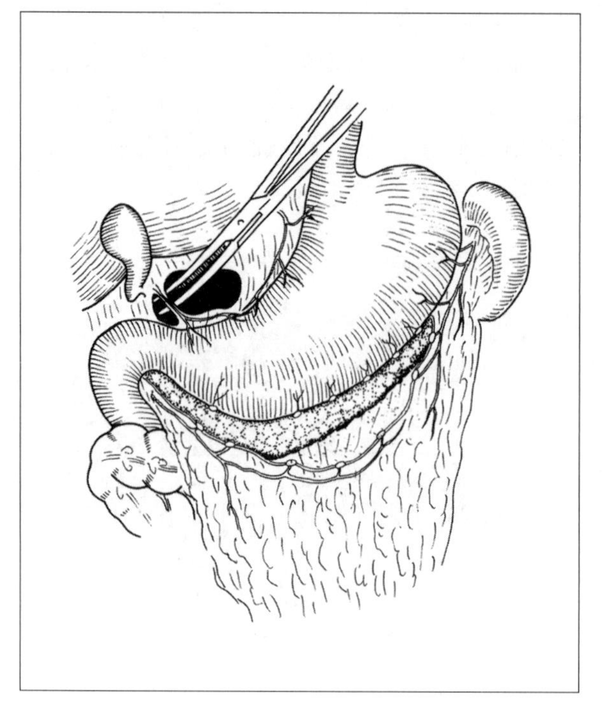

图 4

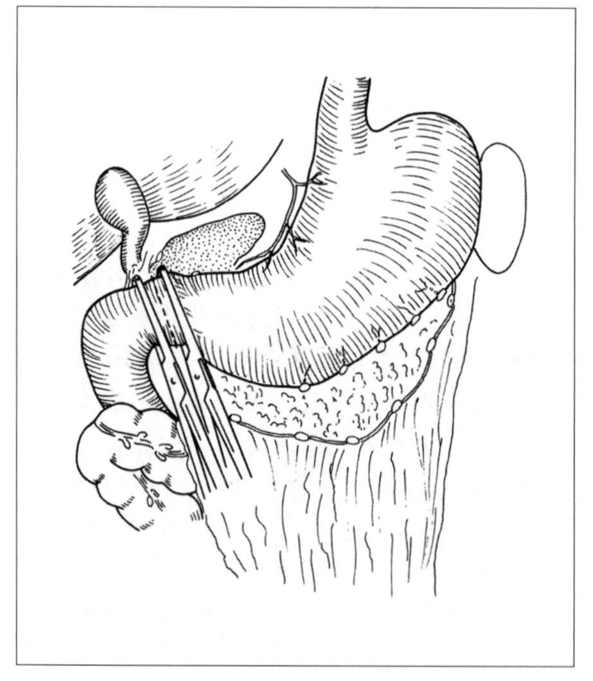

图 5

将胃壁小弯侧脂肪组织清除，于小弯侧预定横断胃体部位用不吸收线缝一针做牵引及标志。于胃体部大弯侧预定切断线上一把有齿血管钳，方向与胃大弯垂直，钳夹长度约 4cm（相当于十二指肠的宽度，亦即吻合口的宽度），再于有齿血管钳的远端及近端各上一把肠钳暂时夹闭胃腔。沿有齿血管钳的远侧切断胃体，切至与有齿血管钳夹部等长（图 7）。

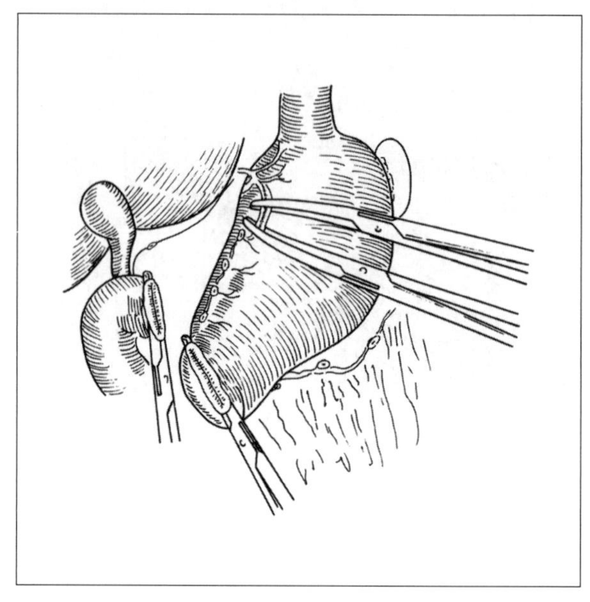

图 6

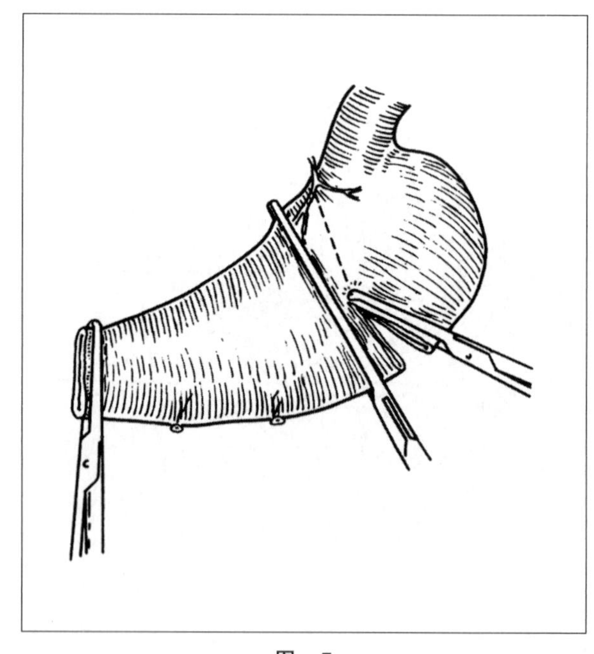

图 7

再于有齿血管钳夹处尖端斜向左上方对准胃小弯牵引线处将胃体部横断，去除胃的远端，胃残端黏膜过多时可稍加修剪。胃残端小弯侧用不吸收线做全层间断缝合或“8”字缝合，关闭残端后再加一层 Lembert 间断缝合（图 8）。

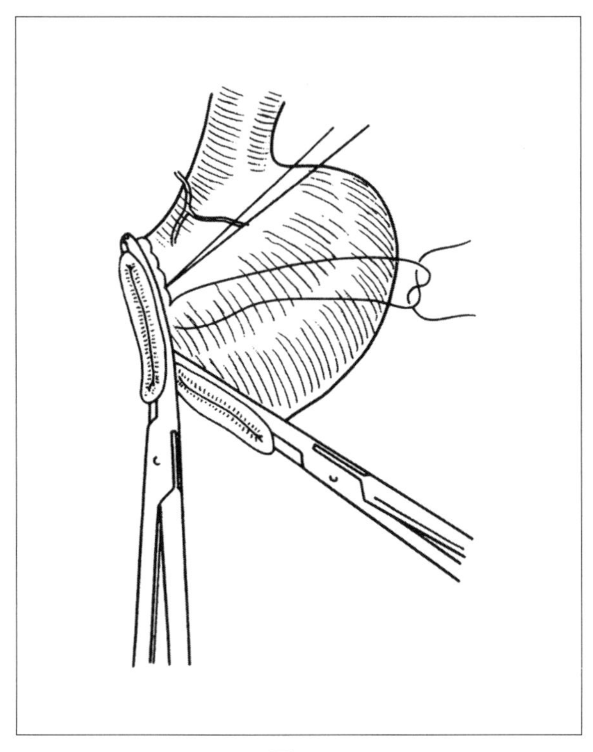

图 8

亦可在有齿血管钳与牵引线之间再上一把弯的有齿血管钳，沿此钳远侧断胃，再沿此钳的近侧用不吸收线做全层褥式缝合，然后再加浆肌层间断缝合（图 9）。

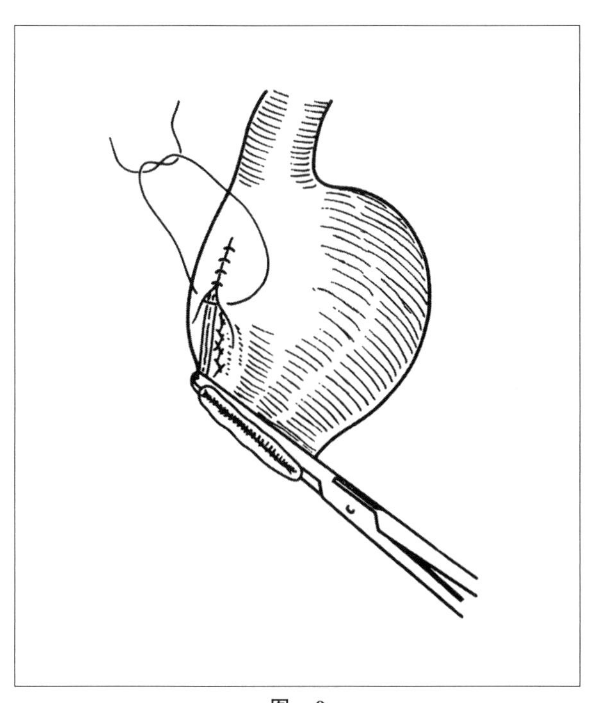

图 9

（3）胃与十二指肠吻合：将夹住胃和十二指肠残端的有齿血管钳靠拢。先缝合后壁，用 0 号不吸收线做浆肌层间断缝合。缝合线距钳夹线应有 0.5～1cm 的距离。当十二指肠残端位置较深时，可在两个残端靠拢之前先按上述要求做好后壁的浆肌层间断缝合线，缝完后再靠拢收紧打结（图 10）。

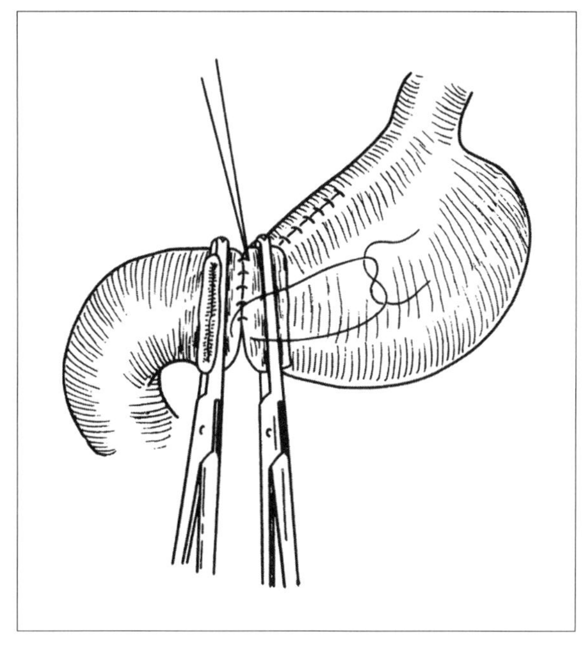

图 10

沿有齿血管钳切开胃后壁浆肌层显露胃黏膜下血管，用 3-0 不吸收线靠切缘将血管逐一缝合结扎（图 11）。再以同样方式切开胃前壁浆肌层及缝扎黏膜下血管（图 12）。

沿有齿血管钳近侧切开胃黏膜，去除胃残端被钳夹的边缘组织（图 13）。

于十二指肠残端的远侧及近侧各上一把肠钳，沿有齿血管钳切除被钳夹的十二指肠边缘。胃与十二指肠断端的后壁用 3-0 不吸收线做全层间断缝合（图 14）。

再用 3-0 不吸收线做吻合口前壁的全层间断缝合（图 15）。

去除胃和十二指肠上的肠钳。吻合口前壁再用 0 号不吸收线做浆肌层间断缝合。胃小弯侧残端缝合线与吻合口交界的三角区应加浆肌层荷包缝合（图 16）。

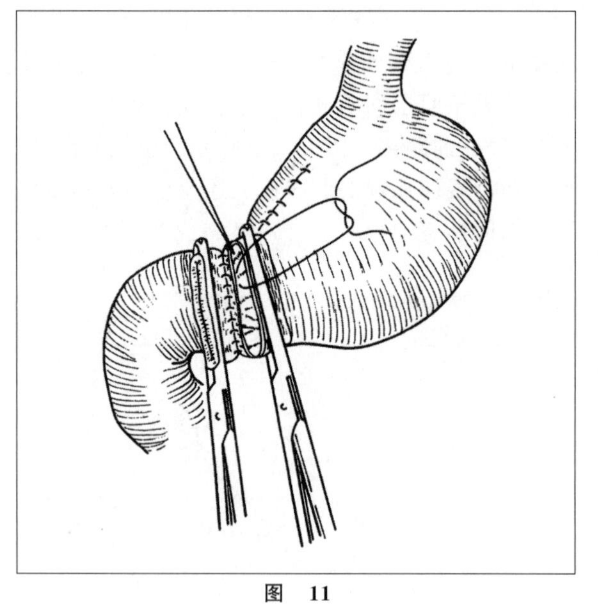
图 11

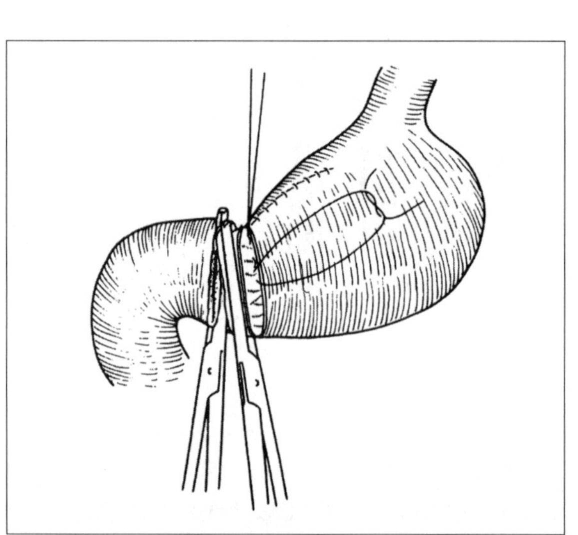
图 12

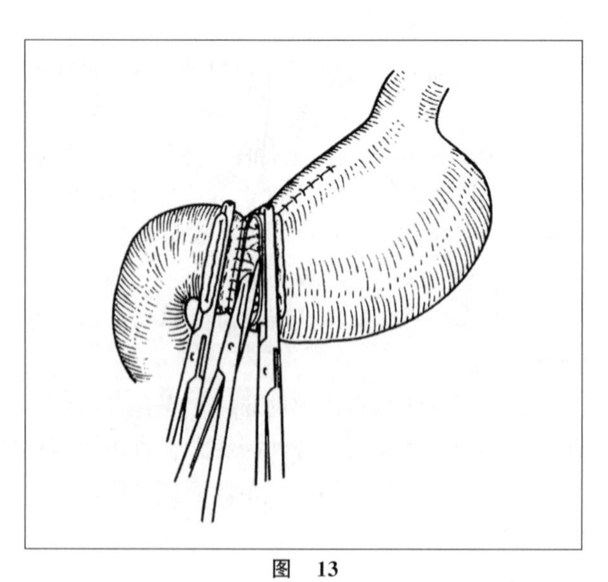
图 13

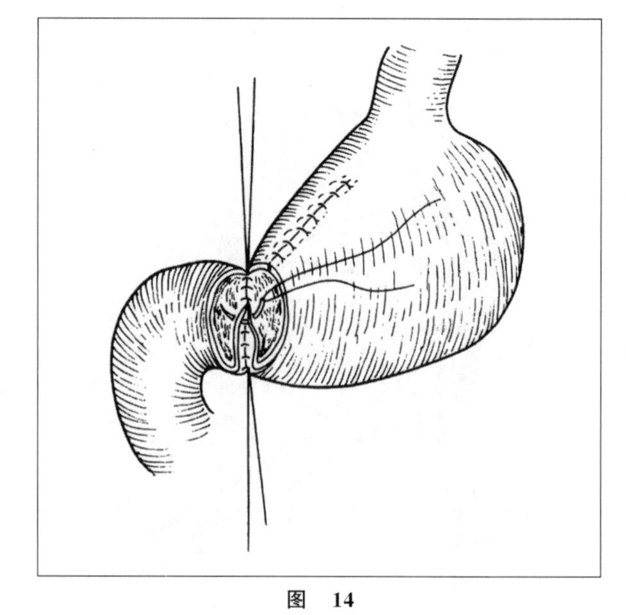
图 14

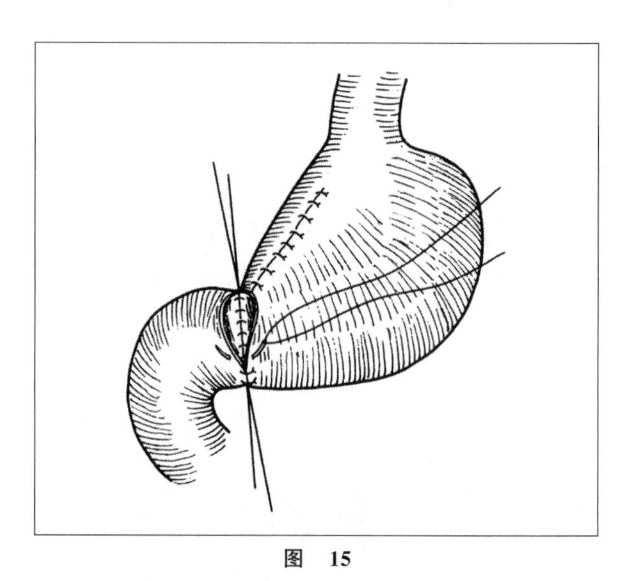
图 15

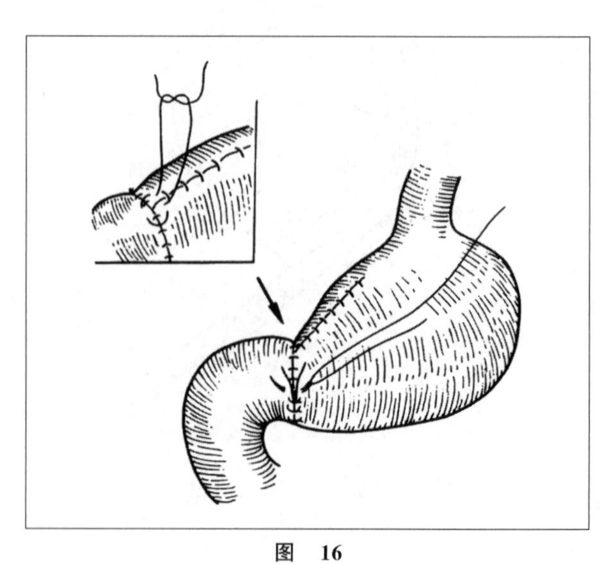
图 16

6.6.2 Billroth Ⅰ式胃大部切除术（吻合器法）

Subtotal Gastrectomy with Stapler, Billroth Ⅰ

【手术步骤】

（1）胃与十二指肠的游离方法同手缝法。

（2）胃与十二指肠游离后，先行胃体部横断，操作步骤如下：于胃小弯侧预定横断线处缝一牵引线做标志。胃大弯侧用组织钳夹住向下牵引，调整好鼻胃管的位置，使位于切断线以上，以免被缝合器钉住。从胃小弯侧沿预定切断线上一把XF缝合器，夹住胃前后壁的小弯侧（胃体部较宽者用XF90，较窄者用XF60），留下胃大弯侧4～5cm，上一把有齿血管钳，钳尖端应与XF前端靠拢（图1）。

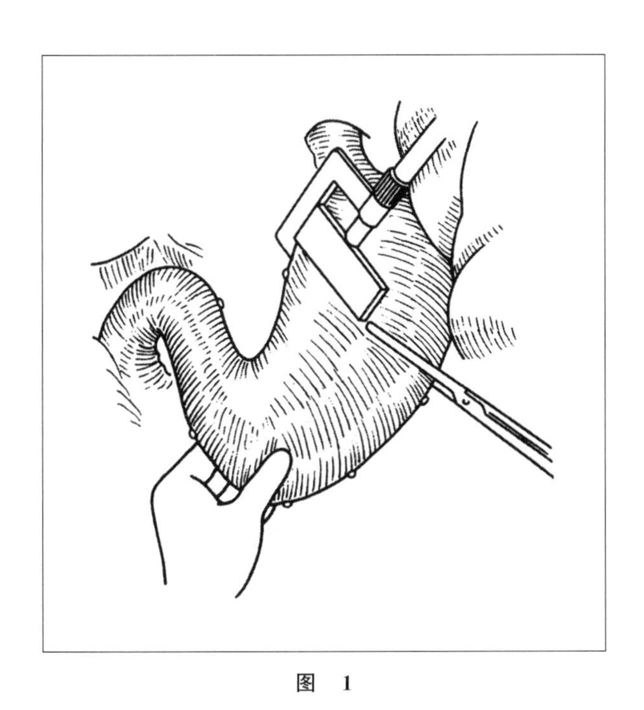

图 1

调整XF间距至1～2mm时“击发”完成缝合。胃远端上肠钳，沿XF及有齿血管钳远侧切断胃壁，将胃远端向右侧翻开，去除XF后可见胃残端的两排整齐的钽钉缝合线。如有活跃的出血点，可用细的不吸收线做“8”字形缝合止血。然后再加不吸收线浆肌层缝合（图2）。

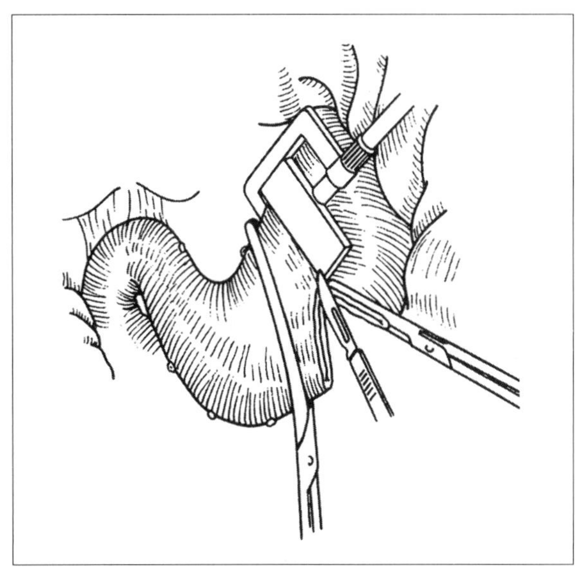

图 2

（3）切断十二指肠：于十二指肠远端上一把肠钳，在幽门下方切断十二指肠并去除胃的远端。十二指肠残端用6号不吸收线做全层绕边的荷包缝合备用（图3）。

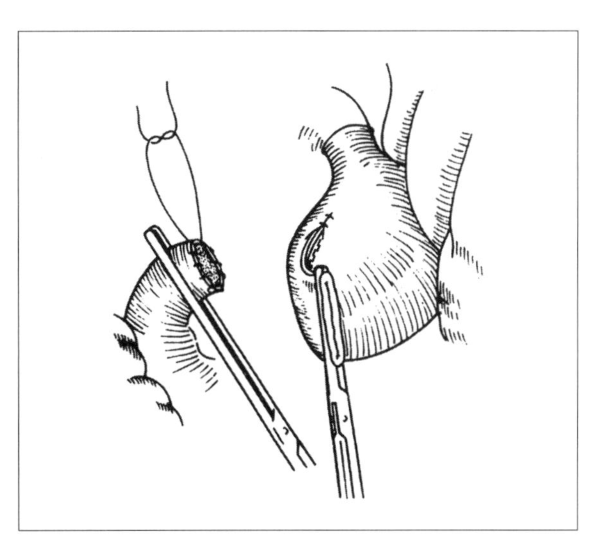

图 3

（4）用GF行胃十二指肠吻合：将胃残端大弯侧的有齿血管钳松开，边沿用不吸收线缝4针止血及牵引，用吸引器吸净胃腔内的积液。于胃后壁大弯侧距残端3～4cm处用弯血管钳由胃内向外戳一小口，将抵针座的中心杆经此口插入胃腔再从胃残端引出，助手握住中心杆，将抵针座放入十二指肠残端（图4）。

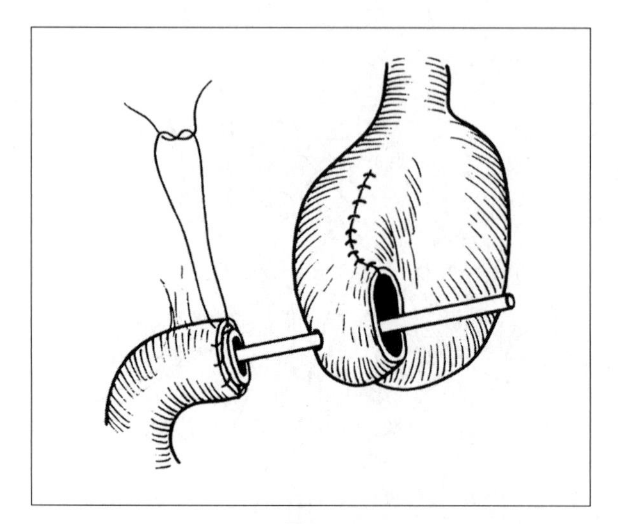

图 4

收紧结扎荷包缝合线使十二指肠残端均匀地分布被结扎于中心杆并包绕抵针座。用一把血管钳靠抵针座夹住中心杆使其固定，将 GF 器身套于中心杆上，顺中心杆经胃残端进入胃腔(图 5)。

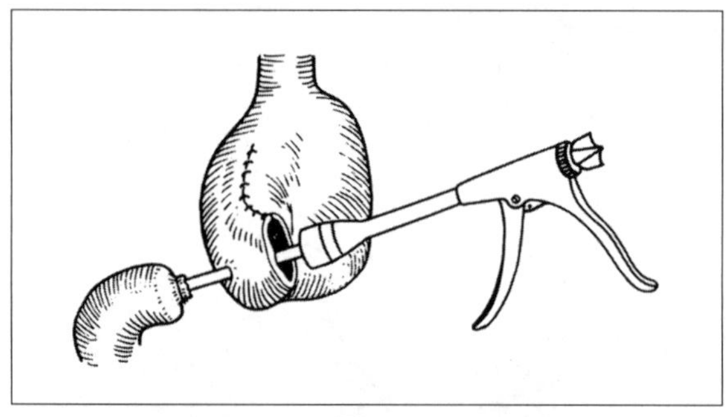

图 5

将 GF 器身向前推进使针座与抵针座靠近，同时使胃后壁与十二指肠靠拢，旋转尾端螺丝，调节间距至 1～2mm，然后“击发”完成吻合(图 6)。

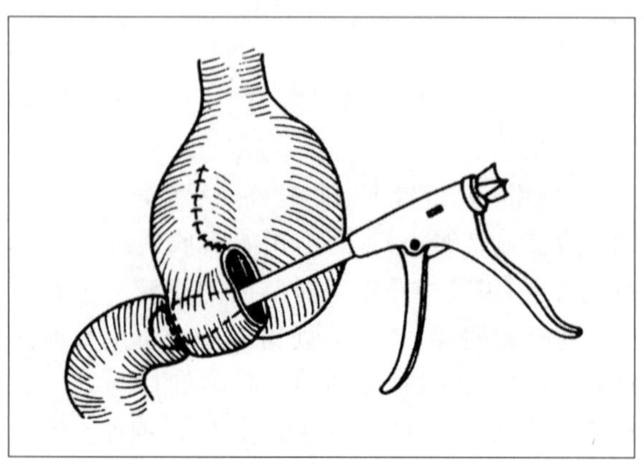

图 6

取出吻合器，从胃残端可以看到吻合口。胃大弯侧残端再用 XF 缝合关闭，再加不吸收线间断浆肌层缝合。胃残端缝合线与吻合口之间的距离不应＜1cm(图 7、图 8)。

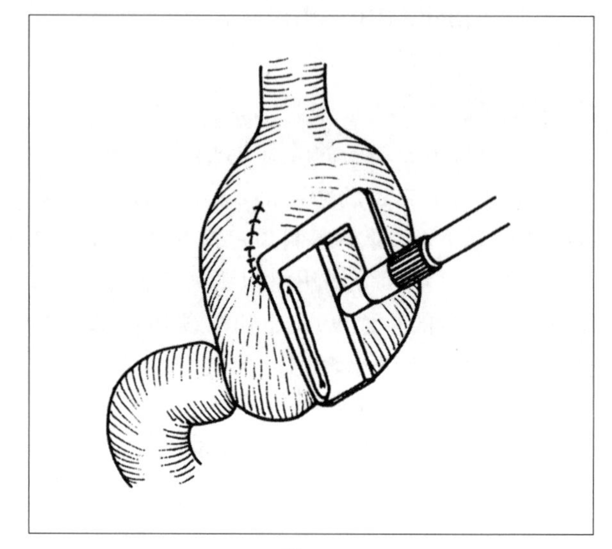

图 7

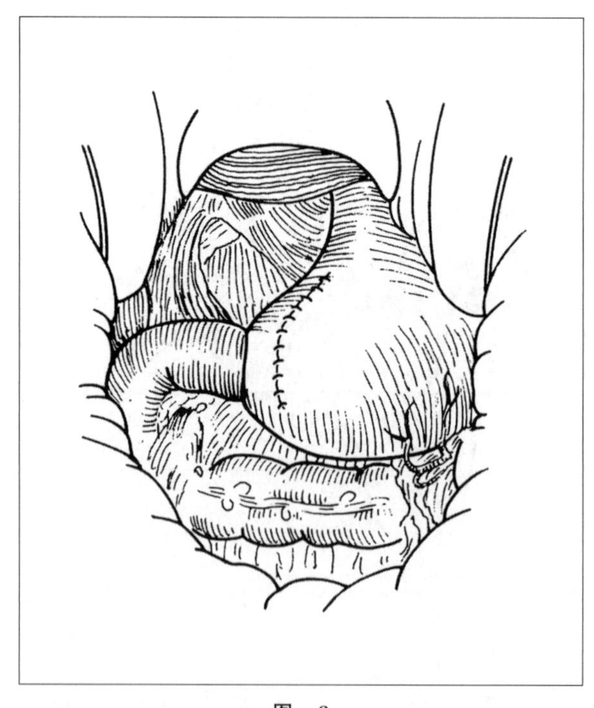

图 8

用吻合器行 Billroth Ⅰ式胃切除术也可用另一步骤来进行。在切断十二指肠后，将 GF 通过扩大的幽门管进入胃腔完成胃体后壁大弯侧与十二指肠的吻合。然后再用 XF90 于吻合口以下

1～2cm 处将胃缝闭并切除。

采用订书机式胃肠吻合技术完成的吻合口实际上是十二指肠与胃后壁的端-侧吻合。这种吻合方式比较符合十二指肠第1段由前向后走行的解剖关系，避免了可能发生的吻合口处扭曲或折叠现象。

6.6.3 Billroth Ⅱ式胃大部切除术
Subtotal Gastrectomy，Billroth Ⅱ

【手术步骤】

(1)胃及十二指肠的游离方法同 Billroth Ⅰ式手术。

(2)切断十二指肠及缝合残端：于幽门下十二指肠预定切断处上两把有齿血管钳，在两钳之间切断十二指肠，将胃向左侧翻开(图1)。

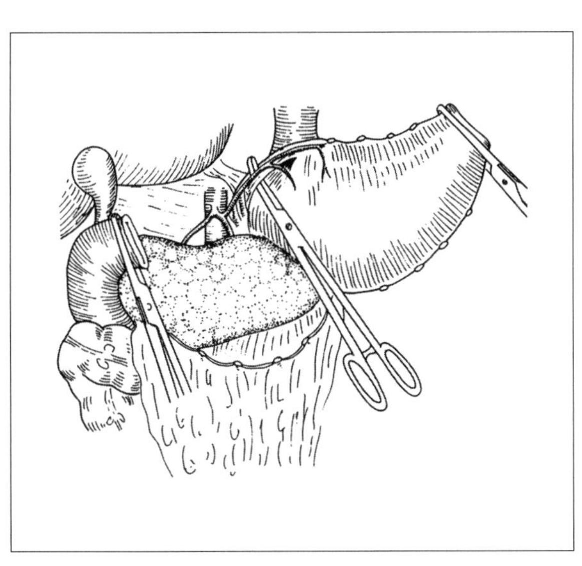

图 1

关闭十二指肠残端可用不吸收线间断缝合，也可用连续缝合法。间断缝合法是沿有齿血管钳的右侧用不吸收线做一排全层贯穿的间断缝合线，先不打结，松开有齿血管钳后再将缝线一针一针地抽紧结扎，然后再加一层浆肌层缝合。连续缝合法是用不吸收线绕有齿血管钳做全层连续缝合。缝线暂不抽紧(图2)。缝毕，松开有齿血管钳后再将缝线从两头抽紧，打结(图3)。然后再用缝线的一头做连续浆肌层缝合(图4)。

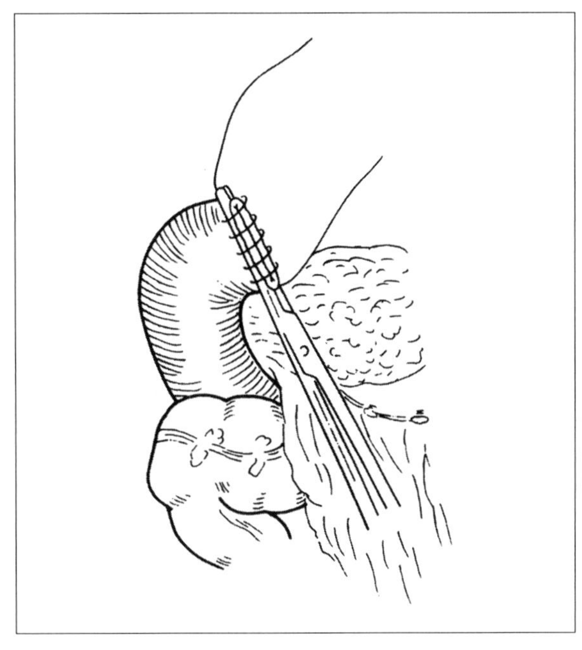

图 2

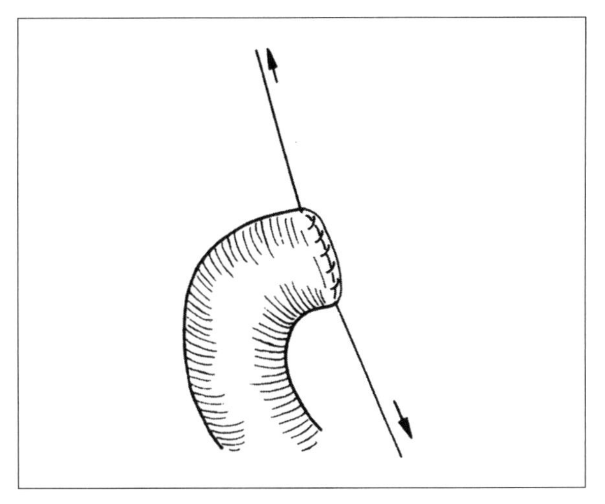

图 3

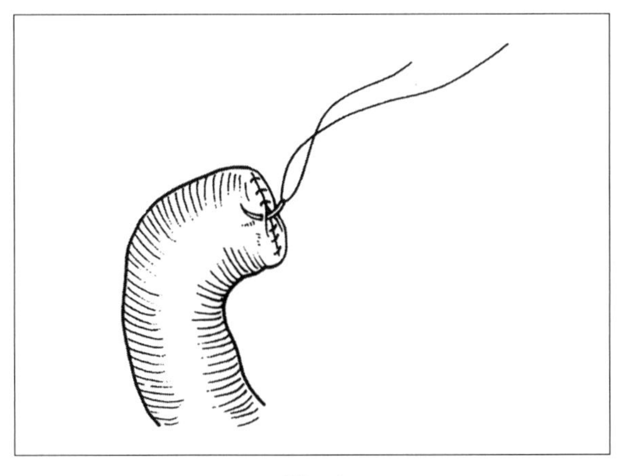

图 4

十二指肠残端较长时，可在十二指肠远端上一把肠钳，横断十二指肠后残端开放，用不吸收线做残端全层浆肌层间断缝合（图5）。再加浆肌层缝合（图6）。

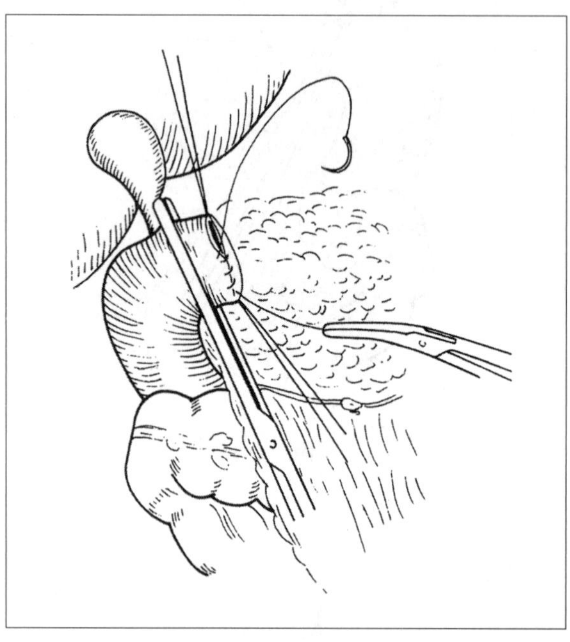

图 5

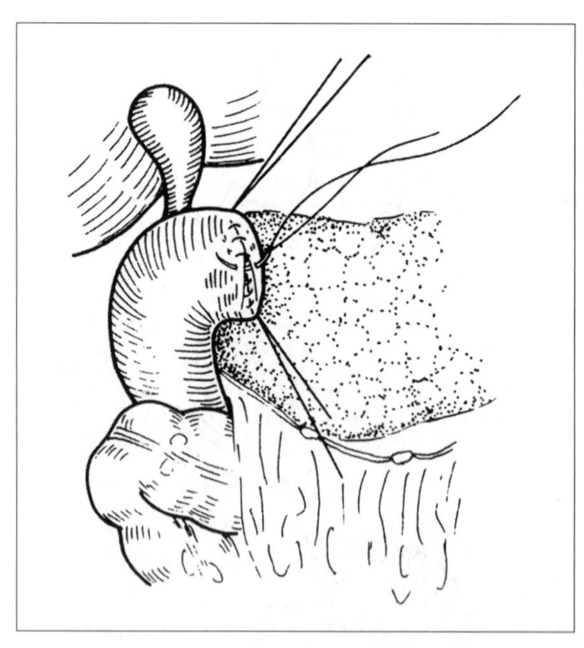

图 6

十二指肠溃疡病变范围大，瘢痕组织多或有后壁穿透时，残端缝闭困难，应做特殊处理（详见6.7困难十二指肠残端的处理）。

(3)胃左动脉切断及胃切除的方法步骤同BillrothⅠ式手术。

(4)结肠后胃与空肠吻合：提起横结肠，显露结肠系膜及其血管。于结肠中动脉左侧无血管区横结肠系膜上做十字形切开，长5～7cm（图7）。

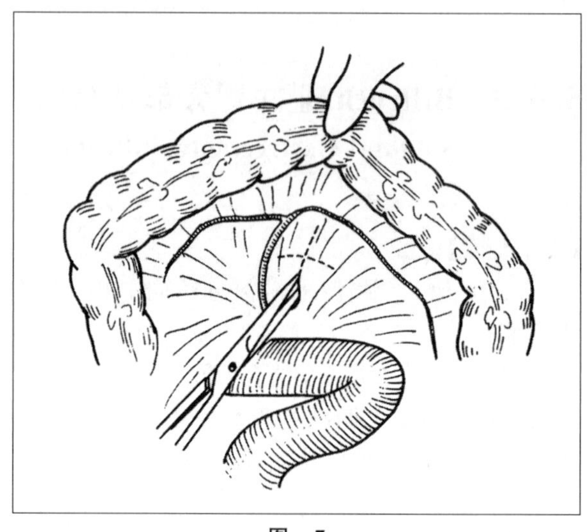

图 7

找到空肠近端。于屈氏韧带下5～10cm空肠的对系膜侧肠壁缝两针牵引线，两线之间为切开及吻合处。将胃残端向上翻转暴露胃后壁。将横结肠系膜切口的后半部与胃后壁固定缝合5～6针，缝合线应距胃残端5～6cm。将空肠的牵引线通过横结肠系膜孔把空肠拖到横结肠系膜上面并与胃残端靠拢（图8）。

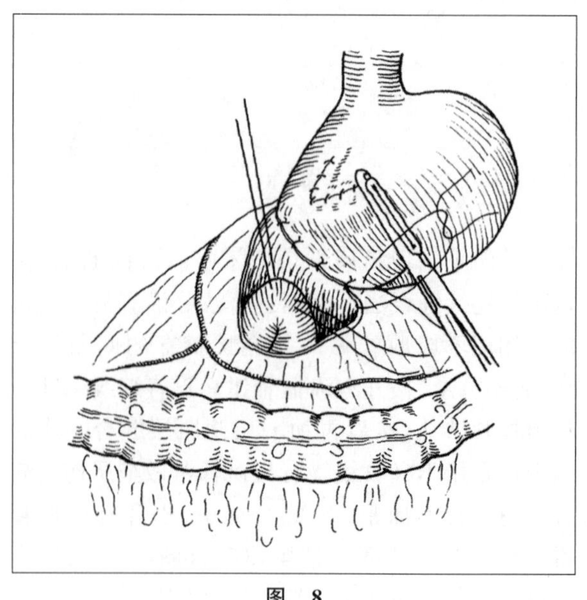

图 8

行胃空肠吻合，将胃残端的有齿血管钳向前翻转显露胃残端后壁，与空肠靠拢。用 0 号不吸收线行浆肌层间断缝合。缝合线距有齿血管钳 0.5～1cm(图 9)。

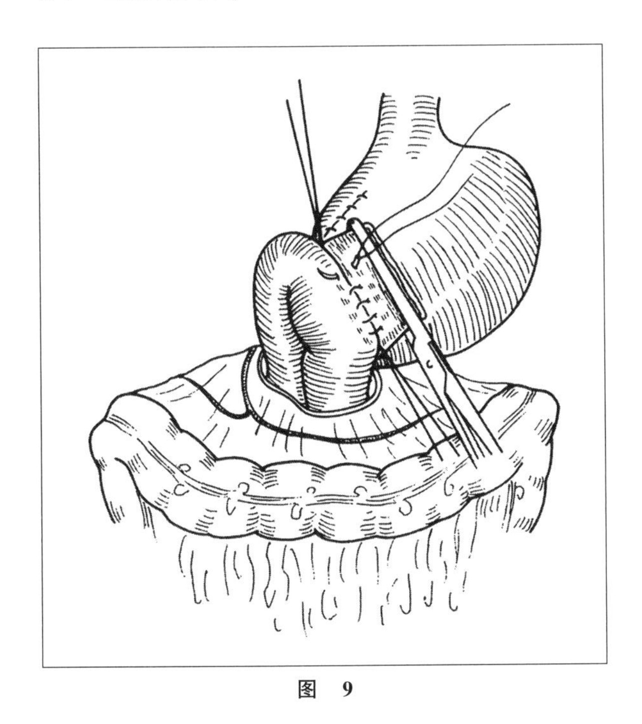

图 9

沿有齿血管钳切开胃后壁浆肌层，缝扎胃黏膜下血管，再切开胃前壁浆肌层，缝扎黏膜下血管，切除被钳夹的胃残端边缘。这些步骤与 Billroth Ⅰ式吻合相同(图 10)。

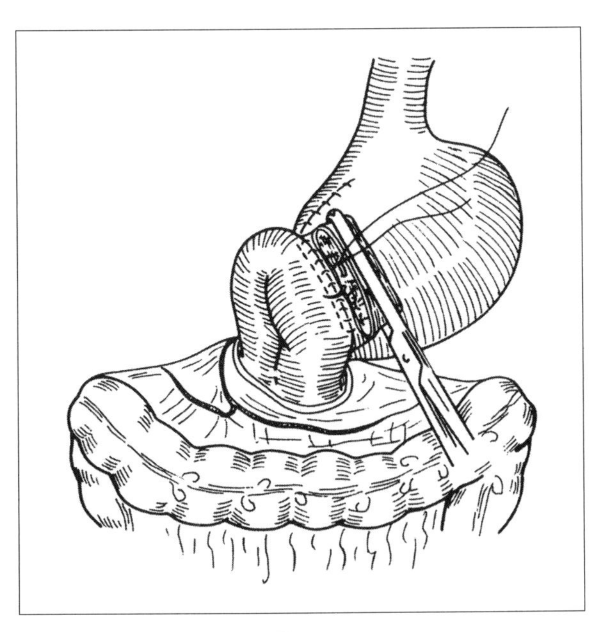

图 10

于胃和空肠侧各上一把肠钳。于距浆肌层缝线约 0.5cm 并与其平行切开空肠壁。切口长度应与胃残端口相等。然后缝合吻合口后壁，用 3-0 不吸收线做全层间断缝合(图 11)。

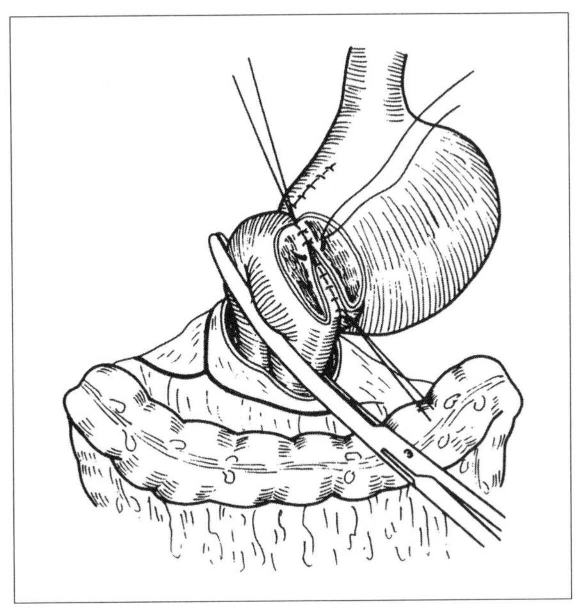

图 11

吻合口前壁亦用 3-0 不吸收线做全层间断缝合。松开空肠及胃上的肠钳(图 12)。

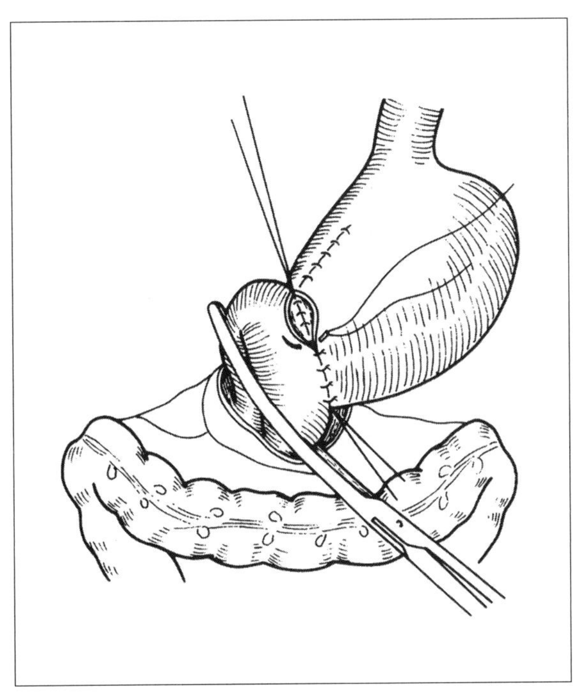

图 12

再用 0 号不吸收线行吻合口前壁的浆肌层间断缝合，两角处加强缝合。至此吻合已完毕（图 13）。

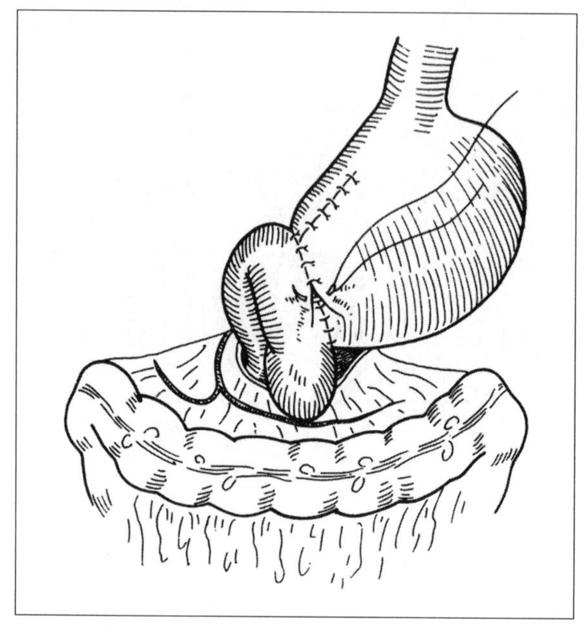

图 13

将吻合口部置于横结肠系膜孔的下方，将横结肠系膜孔的前缘上提与胃前壁缝合固定。缝合处应距吻合口 5～6cm（图 14）。

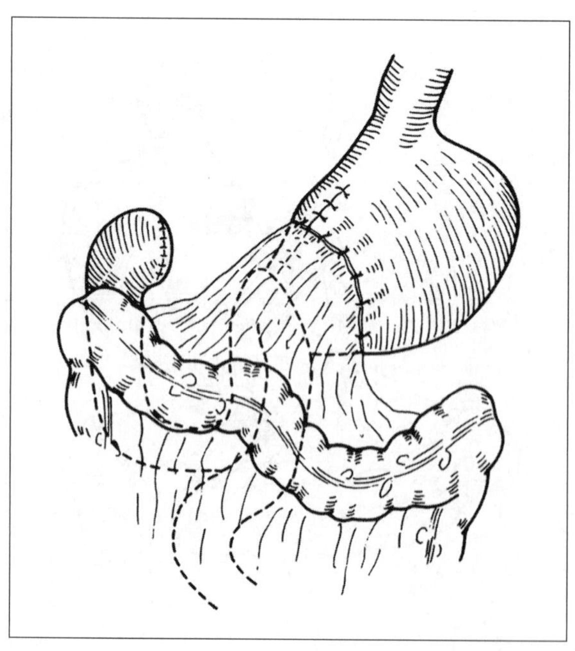

图 14

（5）结肠前胃与空肠吻合：将横结肠提起沿其系膜根部相当于第 1 腰椎左侧找到屈氏韧带及空肠起始部，距屈氏韧带 15～20cm 空肠壁肠系膜对侧缝两针牵引线作为吻合口的标志。将该段空肠在结肠前面上提与胃残端靠近。空肠系膜与横结肠系膜的下面用不吸收线固定缝合 3～4 针，以防内疝形成。将胃残端的有齿血管钳向前面翻转暴露出胃残端后壁。将空肠与胃后壁靠拢，空肠输入段对胃小弯。用 0 号不吸收线行胃后壁与空肠的浆肌层间断缝合，缝合线应距有齿血管钳 0.5～1cm（图 15）。

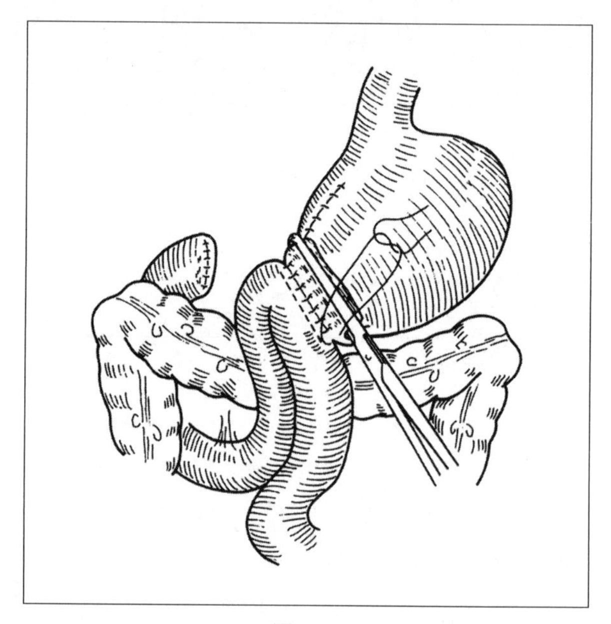

图 15

沿有齿血管钳切开胃壁浆肌层，缝扎黏膜下血管并切除胃残端被钳夹的组织同 Billroth Ⅰ式手术。胃及空肠侧各上一把肠钳暂时夹闭胃肠腔，距浆肌层缝合线 0.3cm 并与其平行切开空肠壁。其长度应与胃残端口相等。然后缝合吻合口后壁，用 3-0 号不吸收线行后壁全层的间断缝合。进针处不能超过浆肌层的缝合线。再转向吻合口前壁，亦用 3-0 号不吸收线行全层间断缝合（图 16）。

除去肠钳，再用 0 号不吸收线完成前壁的间断浆肌层缝合。吻合口与胃残端缝合口交界的三角区加一针浆肌层荷包缝合（图 17）。

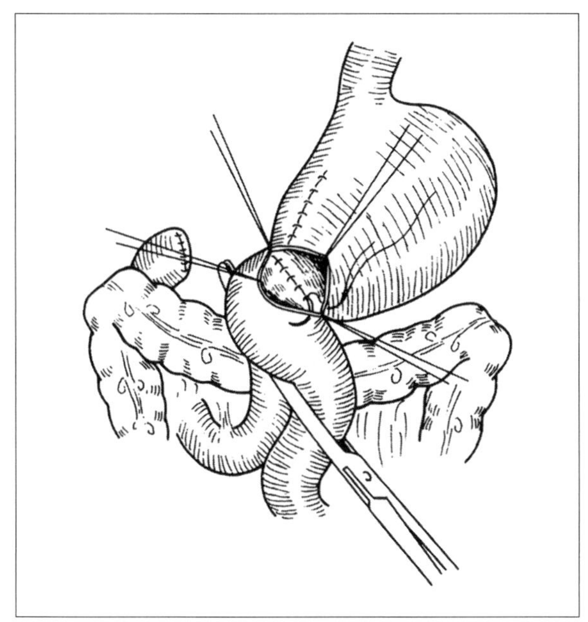

图 16

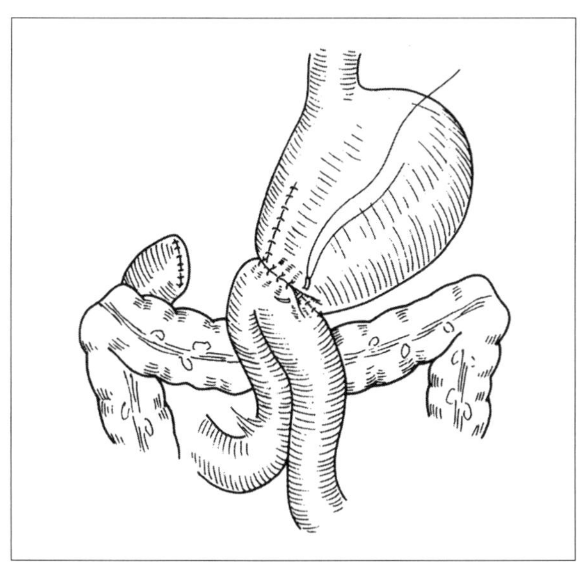

图 17

6.6.4 Billroth Ⅱ式胃大部切除术（吻合器法）

Subtotal Gastrectomy with Stapler, Billroth Ⅱ

【手术步骤】

(1)胃及十二指肠的游离同手缝法。

(2)缝闭及切断十二指肠：用 XF60 置于幽门下预定切断的十二指肠处夹住前后壁，调整间距至 1～1.5mm“击发”完成缝合。沿 XF 表面切断十二指肠。去除 XF 后可见到十二指肠残端的两排整齐的钽钉缝合线。如有出血点应加不吸收线做“8”字形缝合止血(图 1)。

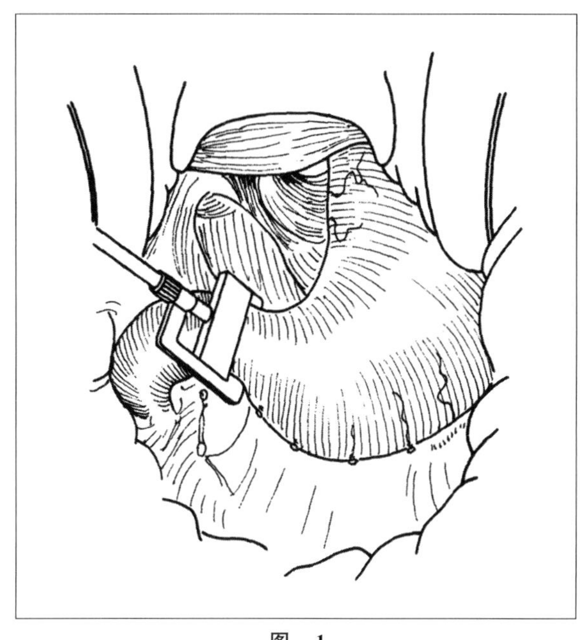

图 1

(3)横断胃体：于胃体部小弯侧预定切断部位上一把 XF60 或 XF90，可根据胃体部的宽度来选择。XF 夹住胃体小弯侧后，大弯侧留出 4～5cm 的宽度，上一把有齿血管钳。钳尖端应与 XF 相接(图 2)。

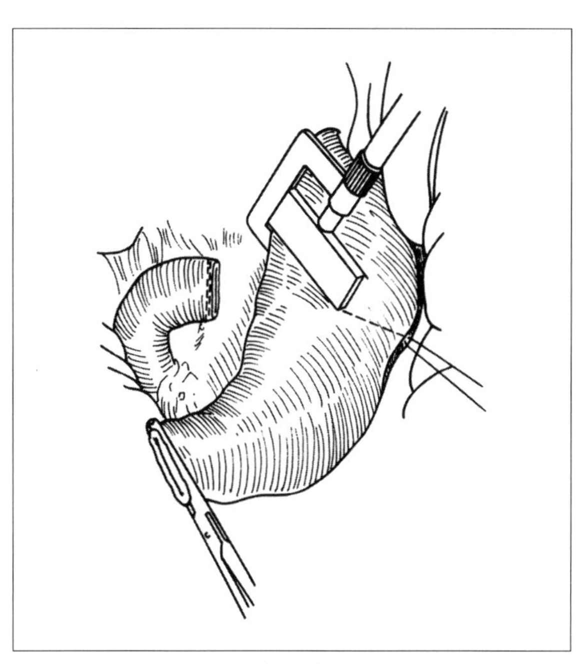

图 2

旋转尾端螺丝，调整间距至 1～2mm，然后"击发"完成缝合。沿 XF 及有齿血管钳的远侧切断胃体，去除胃远端组织(图 3)。残端小弯侧出血点用不吸收线做"8"字缝合止血，再加不吸收线做浆肌层间断缝合(图 4)。

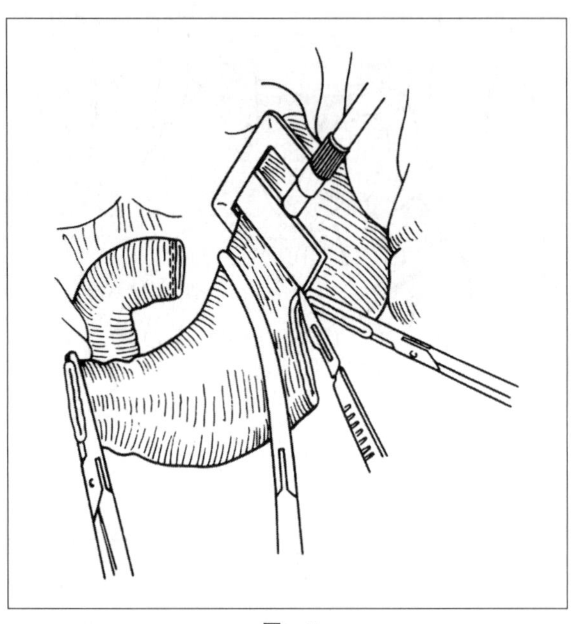

图 3

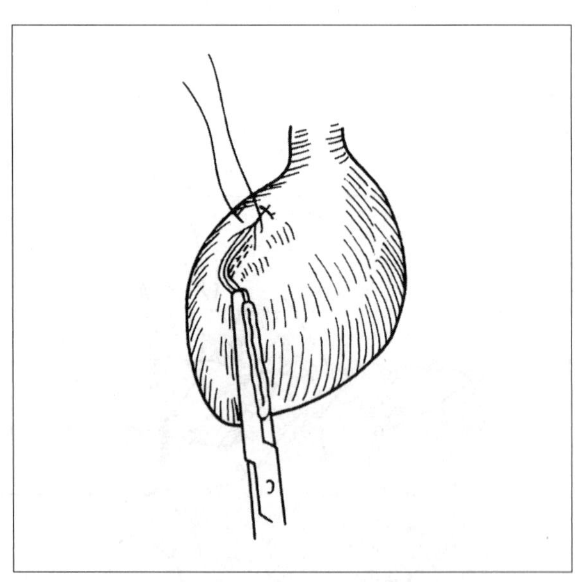

图 4

(4)胃空肠吻合(结肠前)：提起近端空肠距屈氏韧带 15～20cm 处上一把肠钳暂时夹闭空肠。于对肠系膜侧剪去全层肠壁一小片，直径约 1cm 大小。用血管钳将此切口稍加扩张，用 6 号不吸收线沿切口边缘做绕边的连续荷包缝合。放开胃残端的有齿血管钳使胃残端开放，吸净胃内容物。用一血管钳进入胃腔于胃后壁大弯侧距残端 3～4cm 处向外戳一小口，再将 GF 抵针座的中心杆经此孔插入胃腔，经胃残端伸出(图 5)。

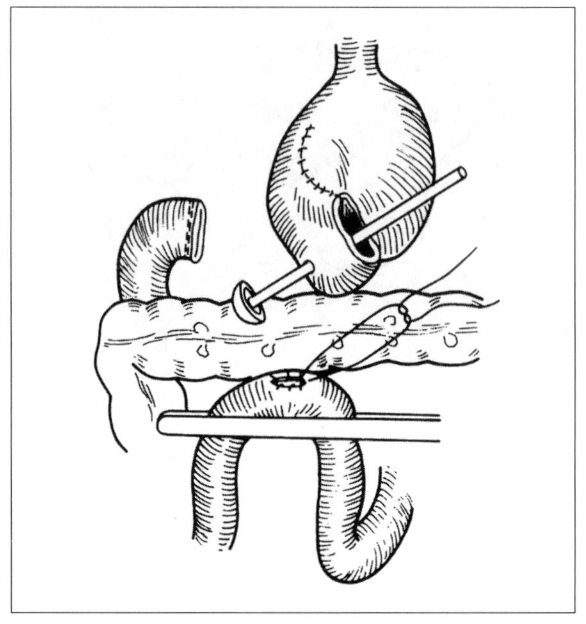

图 5

助手握住中心杆将抵针座经空肠的切口放入肠腔，并收紧结扎空肠的荷包缝合线。再将 GF 器身套于中心杆上，并顺中心杆进入胃腔，顶住并推动胃后壁与抵针座靠近(图 6)。

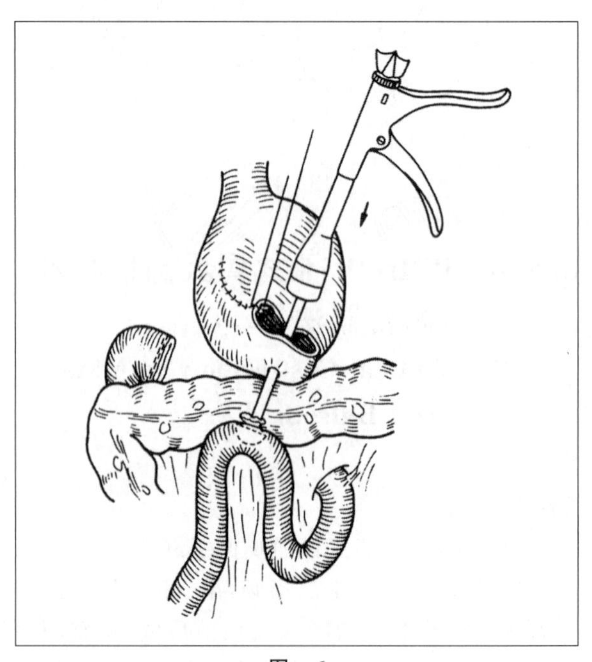

图 6

抵针座与针座靠拢后旋转尾端螺丝调节间距至 1～2mm，然后"击发"完成吻合(图 7)。

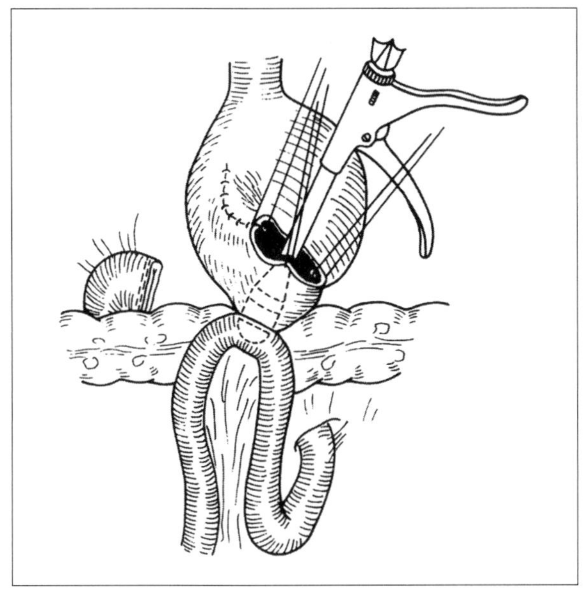

图 7

取出 GF 后再用 XF 关闭缝合胃残端，并加不吸收线间断浆肌层缝合。用吻合器行胃空肠吻合时应将空肠输出段放在前方，输入段放在后面(图 8，图 9)。

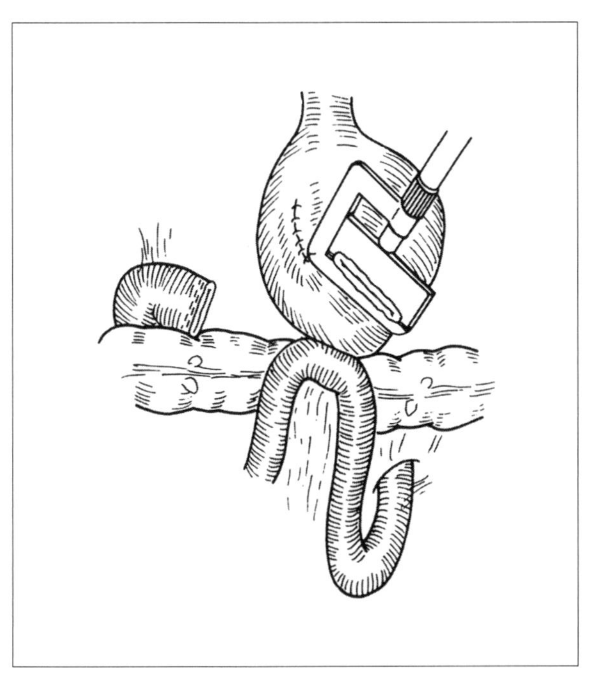

图 8

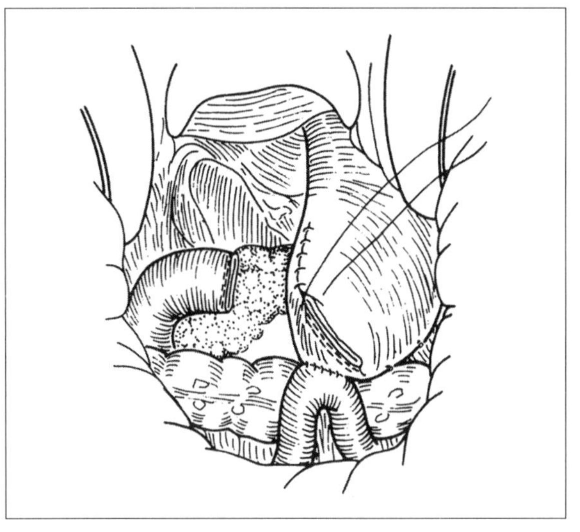

图 9

(5)胃空肠 Roux-Y 吻合(结肠前)：于屈氏韧带下 15～20cm 处横断空肠，并游离空肠远端的肠系膜。保留肠系膜的血管弓使其延长，其长度应以空肠远端经结肠前上提，与胃吻合时无张力为宜。空肠断端用 6 号不吸收线做全层绕边的连续荷包缝合备用。于胃大弯侧后壁距残端 4～5cm 处戳一小口将 GF 的中心杆经此小孔插入胃腔，再经胃残端伸出(图 10)。

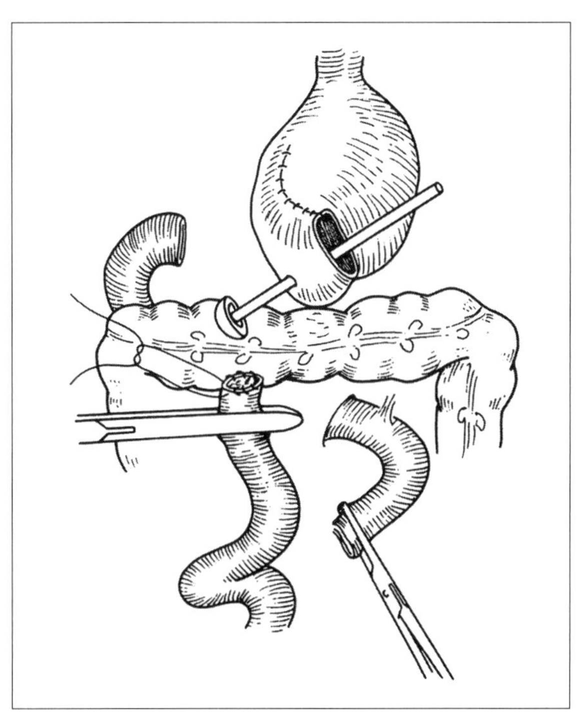

图 10

将远端空肠经结肠前上提与胃残端靠近。助手握住GF的中心杆将抵针座置入空肠断端，术者将空肠的荷包缝合线收紧结扎，使空肠壁均匀地包绕抵针座。将GF器身套在中心杆上，顺中心杆进入胃腔，使针座与抵针座靠拢（图11）。

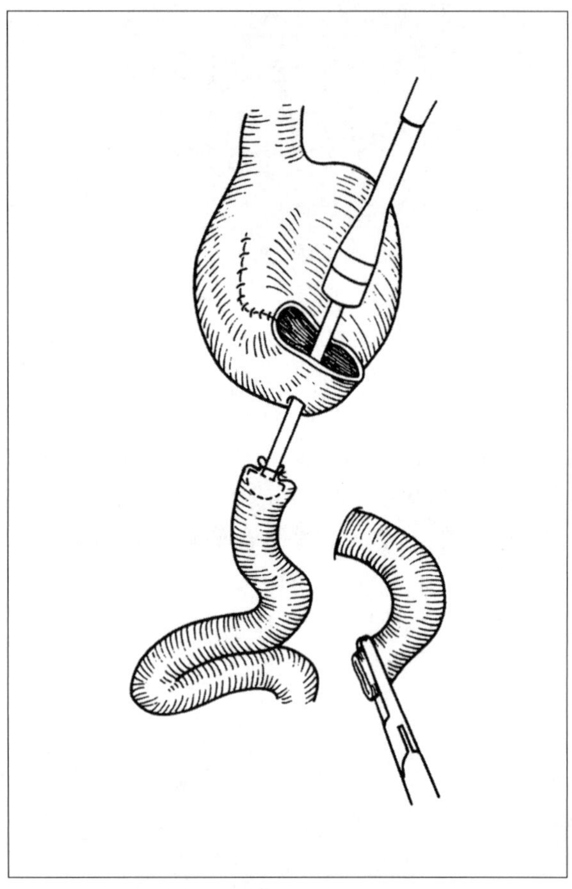

图 11

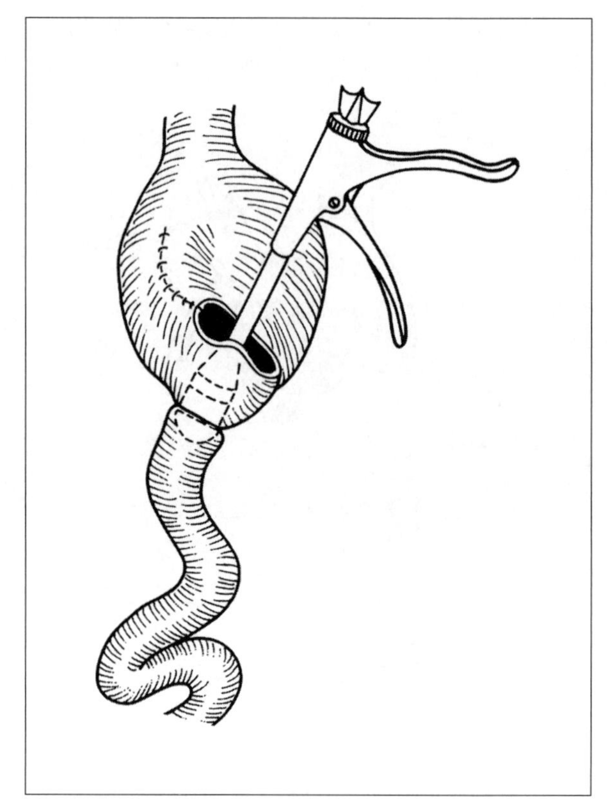

图 12

胃与空肠壁靠拢后，旋转尾端螺丝调整间距至1～2mm，然后“击发”完成吻合（图12）。

取出GF后胃残端用XF缝合关闭。用不吸收线加一层浆肌层缝合。至此胃空肠吻合已完成（图13）。

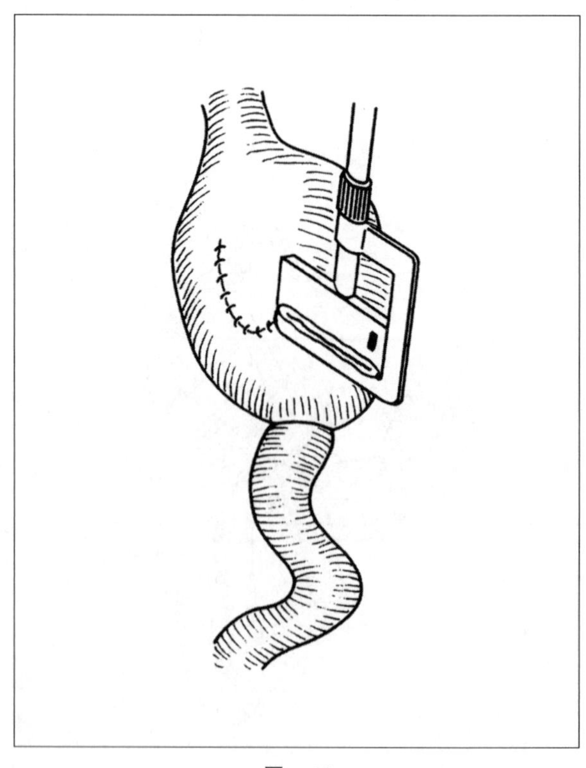

图 13

于远端空肠距胃空肠吻合口45～50cm处切开一小口。一般可用剪刀剪除约1cm直径大小的全层肠壁，不宜过大。沿此切口的边缘做绕边连续荷包缝合线。开放近端空肠，于距断端4～5cm的对系膜肠壁戳一小口，将GF中心杆经此孔置入肠腔再经肠断端伸出到腔外（图14）。

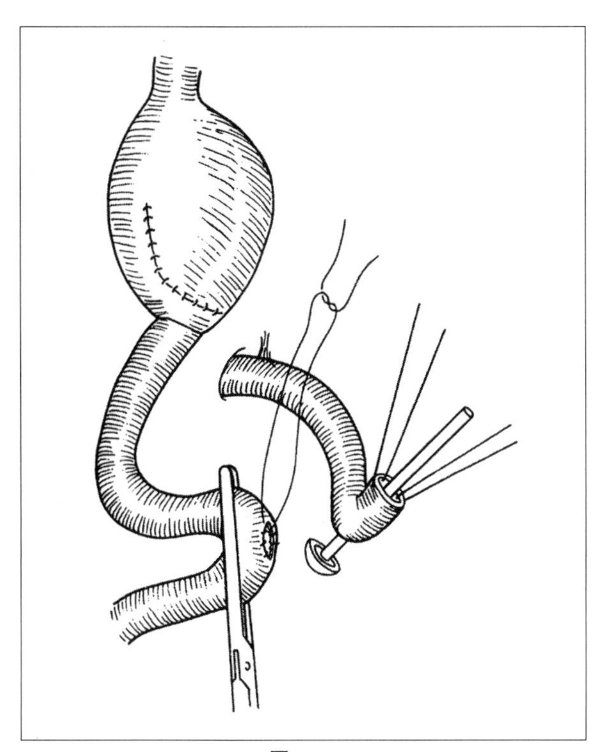

图 14

将抵针座经远端空肠壁的戳口置入肠腔，同时收紧结扎荷包缝合线。再将 GF 器身套在中心杆上，顺中心杆插入肠腔使针座与抵针座靠拢，调节间距至 1～2mm，然后“击发”完成吻合（图 15）。

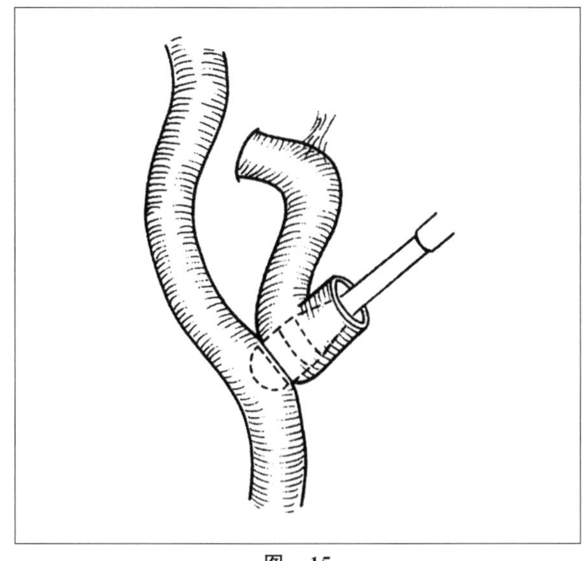

图 15

取出 GF 后，空肠残端用 XF 缝合关闭，并加不吸收线间断浆肌层缝合。至此胃空肠 Roux-Y 吻合已全部完成（图 16、图 17）。

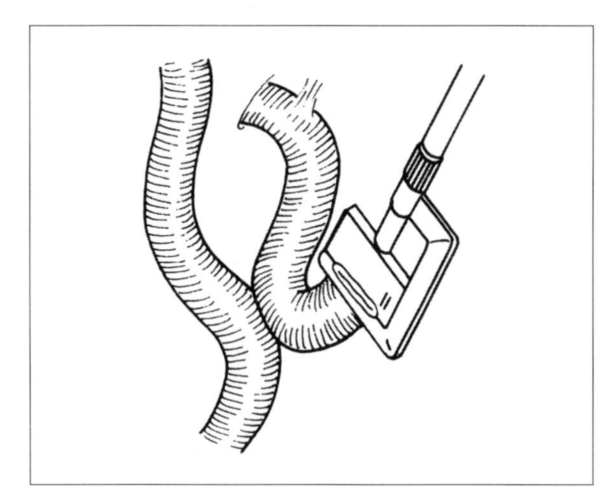

图 16

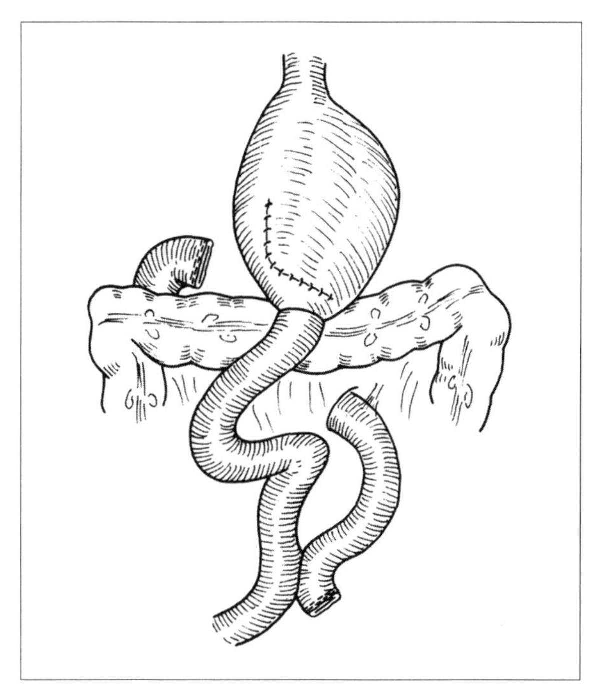

图 17

6.6.5 近端胃部分切除术 Proximal Partial Gastrectomy

近端胃部分切除是切除胃近端及胃贲门部后，胃远端与食管吻合。这种手术可以经腹、经胸或经胸腹联合切口来完成。

【适应证】

（1）胃体部近端及贲门部肿瘤，其中包括胃贲门癌及较大的胃良性肿瘤。用于治疗贲门癌时应行根治性近端胃切除。

(2)胃体及贲门部溃疡,内科治疗无效或并发出血、穿孔者。

(3)门脉高压症胃底或食管静脉曲张破裂出血或贲门部黏膜撕裂症并发上消化道大出血。

【术前准备】

同远端胃部分切除术。

【麻醉与体位】

由于手术的部位主要在左膈下区,有可能需要开胸,一般应采用气管插管全身麻醉。

体位视手术径路而定。经腹切口可取平卧位,经胸入路应取右侧卧位,经胸腹联合切口可取半侧卧位,即将左背部垫高约45°。

本节主要描述经腹入路用胃肠吻合器的近端胃部分切除术。

【手术步骤】

(1)上腹部中线切口,切口上端应超过剑突1～2cm。必要时将剑突切除,下端绕至脐下。用链式牵开器牵开切口上端并将胸骨及肋缘上抬,显露膈下区。

(2)探查腹腔明确病变后,开始行近端胃的游离。沿胃大弯切开胃结肠韧带向左侧游离,逐一分离胃网膜左血管的胃支,切断后结扎(如为贲门癌应切除大网膜)。至胃底部时,沿脾胃韧带逐一切断结扎胃短血管,一直到胃贲门部His三角区。再游离近端胃的小弯侧,于小网膜无血管区切开,沿胃小弯向左侧分离,于贲门下胃小弯的内侧游离出胃左血管,钳夹后切断结扎。于贲门上方横行切开膈食管韧带,游离食管下端的前面及两侧,迷走神经前干紧贴于食管下端前壁,将其游离后切断结扎。然后手术者用右手示指由食管下端左侧沿食管后壁向右侧分离,食管后面与膈肌脚之间为疏松组织容易分开。分开后用一条带绕过食管下端做牵引,沿食管壁向上分离,游离食管下端5～7cm。将胃大弯侧及胃底部向右侧翻开,分离胃后壁与胰腺的粘连,切断、结扎来自胰腺上缘的胃后血管。

(3)于胃体部大弯侧预定切断线上一把有齿血管钳,钳夹长度约4cm。胃小弯侧上一把XF90与有齿血管钳尖相接,调整好间距后"击发"(图1)。

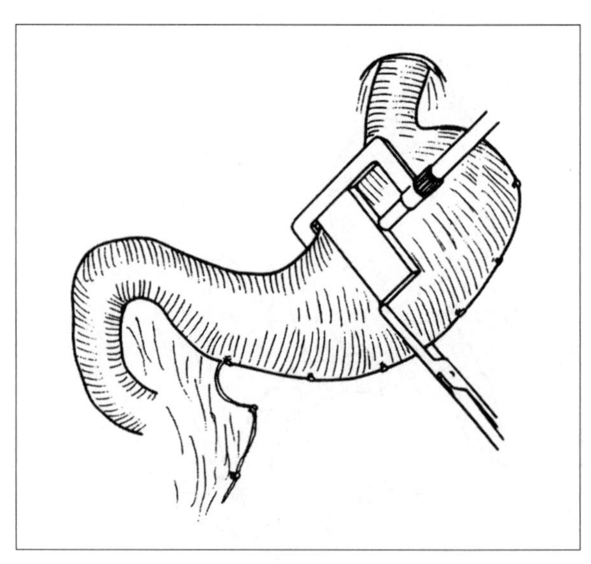

图 1

胃体近端上肠钳,沿XF及有齿血管钳的近侧切断胃体,去掉XF。胃残端如有出血点,用细线做"8"字形缝合止血,然后加浆肌层间断缝合。

(4)将鼻胃管向上拖至食管内,于贲门上横断食管,将近端胃组织去除。沿食管切断端边缘用6-0号不吸收线做连续绕边荷包缝合备用(图2)。

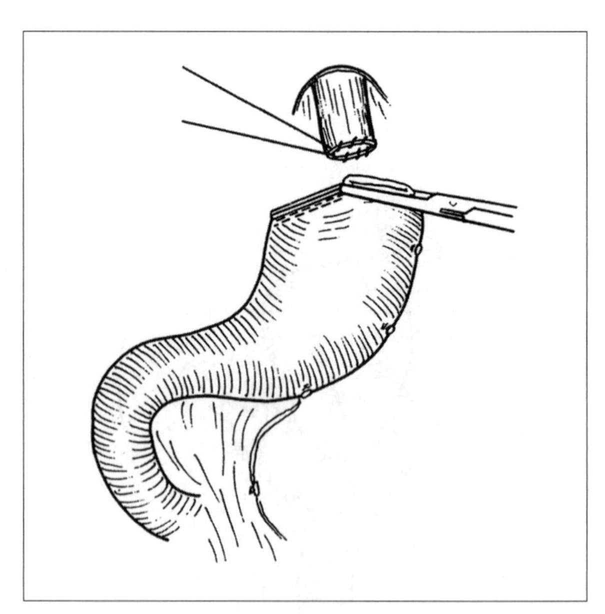

图 2

(5)放开胃大弯侧残端的有齿血管钳,在残端边缘缝4针牵引线,用血管钳经胃残端进入胃腔,于胃后壁大弯侧距残端3～4cm处戳一小口,将GF抵针座的中心杆经此小孔插入胃腔再由胃残端伸出，术者握住中心杆，将抵针座放入食管断端，收紧结扎荷包缝合线，使食管壁均匀地包绕抵针座，再将GF器身套在中心杆上，顺中心杆进入胃腔(图3)。

旋转尾端螺丝使针座与抵针座靠拢，调节间距至1～2mm，然后"击发"完成吻合(图4)。

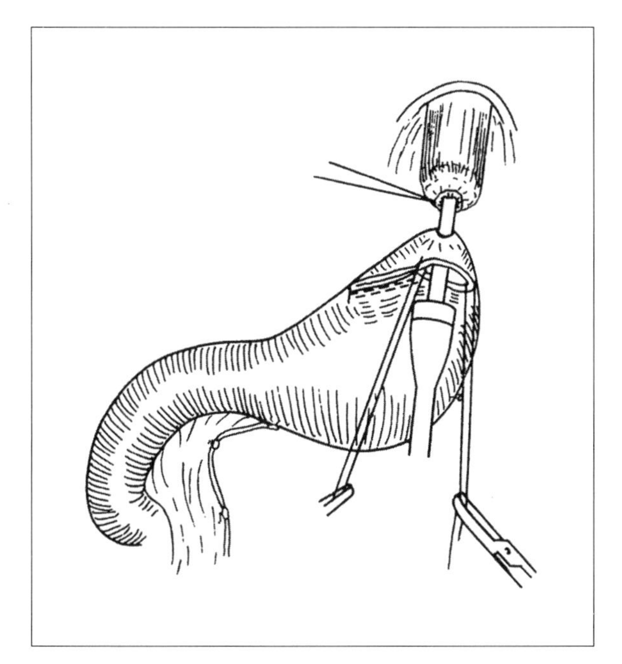

图 3

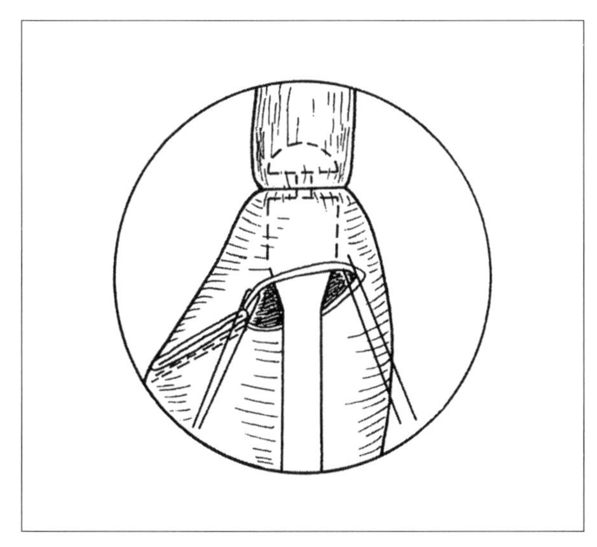

图 4

取出吻合器，胃残端用XF缝合关闭，加不吸收线浆肌层间断缝合。然后再行幽门成形术(图5，图6)。

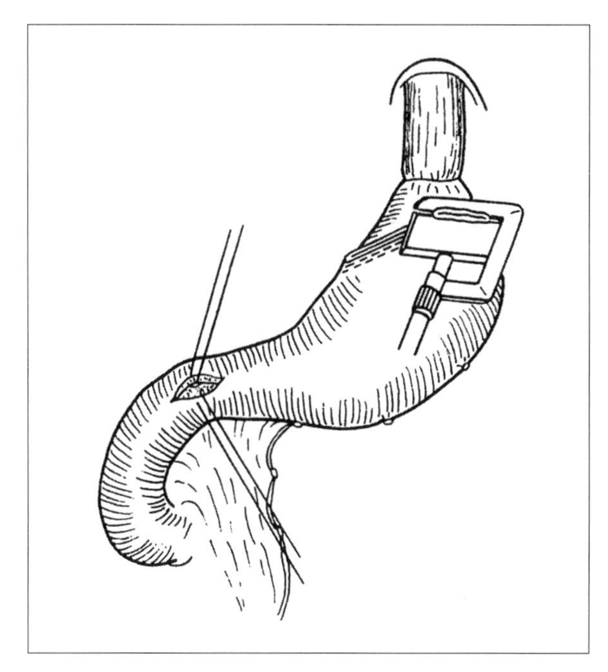

图 5

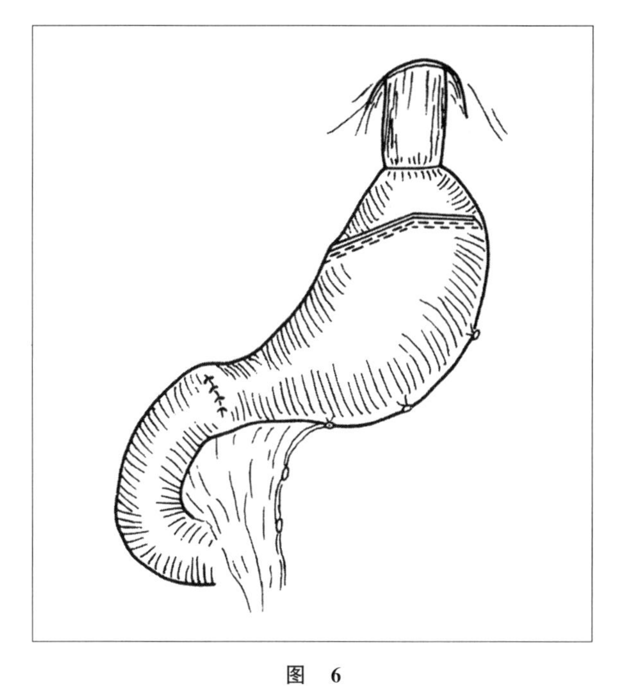

图 6

6.6.6 胃部分切除术的术后处理 Postoperative Management of Partial Gastrectomy

(1)麻醉清醒后病人应取半卧位。

(2)禁食、持续胃肠减压2～3d，记录输入排出量。

(3)静脉输液,维持营养及水、电解质平衡。术前营养情况差或有贫血者适当输血或血浆。

(4)应用广谱抗生素。

(5)术后 3～4d 胃肠道功能恢复后即开始进流质饮食,术后 5～6d 开始进半流质饮食,以后逐步增加饮食量。

(6)其他同腹部外科一般手术后处理。

6.6.7 胃部分切除术的并发症 Complications of Partial Gastrectomy

胃部分切除术除可能发生一般的腹部手术并发症外,还有一些特殊的并发症。有些并发症与手术技术操作有关,有些则与胃肠道的解剖生理改变有关。一般可分为近期并发症与远期并发症。

6.6.7.1 胃部分切除术的近期并发症

(1)出血:胃手术后出血可发生在胃内,也可在腹腔内。

腹腔内出血大多数是由于手术止血不完善或某一血管的结扎线脱落所致。主要临床表现为手术后早期出现出血性休克症状,如皮肤苍白、出冷汗、呼吸急促、脉搏增快及血压下降等症状。可能出现腹部饱满,叩诊有移动性浊音等。腹腔穿刺吸出多量鲜血即可明确诊断。一旦确诊,应立即手术止血。

常见的胃内出血部位在胃肠吻合口,胃残端缝合口及十二指肠残端。后者多发生于十二指肠溃疡旷置手术后。胃切除手术后从鼻胃管吸出少量的血性液体是常见的,会逐渐减少以至消失。若胃肠减压管吸出的血液较多,应严密观察。如果不断地吸出多量的鲜血,说明胃内有活动性出血,应及时地向胃内灌注去甲肾上腺素盐水溶液行胃冲洗,同时输血及静脉内滴注止血药等。经过这些处理出血大多数都能逐渐停止,若出血不止或出现休克症状,应及时再次手术止血,手术中可将胃前壁切开清除胃腔内的积血及血块。仔细检查、寻找出血部位。多数在胃残端缝合口或吻合口。用不吸收线缝合结扎止血。如果出血来源于十二指肠残端,应拆除残端缝合线检查,止血后重新缝合或经十二指肠残端置管造瘘。

(2)十二指肠残端或吻合口瘘:十二指肠残端瘘多数发生于十二指肠残端处理较困难的病例。输入空肠段狭窄或梗阻也是促成十二指肠残端破裂的重要因素。十二指肠残端瘘的临床表现是术后早期出现腹膜炎症状,如右上腹痛、腹胀、发热及出现腹膜刺激症状。腹腔穿刺吸出胆汁性液体即可明确诊断。一旦发生十二指肠残端瘘,必须及时手术处理。进腹后吸净腹腔内积液,用大量生理盐水冲洗腹腔,于瘘口附近放置双套管及冲洗管冲洗并持续负压吸引。术后持续胃肠减压,给予全胃肠外营养支持或手术中同时行空肠吊置造口给肠内营养,并给广谱抗生素。经过上述处理,瘘口会逐渐缩小并愈合。为防止十二指肠残端瘘,在行 Billroth Ⅱ式胃切除时应正确处理十二指肠残端。若残端处理困难或估计残端的缝合不可靠,应通过残端插管至十二指肠做外引流。术后 10～14d 导管四周已形成窦道壁后即可拔除导管。

吻合口瘘常发生于胃肠吻合口与胃残端缝合口交界的三角区。手术时在该处增加一荷包埋入缝合是必不可少的步骤。吻合口部张力过大也是引起瘘的原因之一。因而在手术时应注意使吻合口部无张力。在行 Billroth Ⅰ式手术时,若发现吻合口张力过大,应将十二指肠外侧的腹膜切开使十二指肠向中线移动以减少吻合口的张力,吻合口瘘的临床表现及处理原则与十二指肠残端瘘基本相同。

(3)梗阻:胃部分切除术的梗阻并发症常见的有胃排空障碍、输入空肠段梗阻、输出空肠段梗阻和内疝。

胃排空障碍:胃部分切除术后残胃内容物不能通过吻合口进入肠道而发生胃潴留。功能性的或机械性的因素统称为胃排空障碍。由于吻合口过小、内翻过多或扭曲引起吻合口梗阻属机械性梗阻。由于残胃无张力或吻合口炎症水肿引起的梗阻属功能性往往是暂时性的。胃无张力的原因尚未完全清楚。一般认为与下述因素有关。①胆汁反流引起急性反流性胃炎、吻合口及胃的黏膜水肿、糜烂;②支配胃的迷走神经支被切断,胃的蠕动功能减退；③电解质紊乱，如低血钾及低血钠症；④精神因素及其他不明原因。

胃排空障碍的主要临床表现为上腹部饱胀及呕吐。机械性的吻合口梗阻常在停止胃肠减压后出现症状。功能性的排空障碍多发生于术后7～10d。病人开始进半流质饮食后即出现上腹饱胀及呕吐，胃造影检查可见造影剂在胃内潴留，不能通过吻合口。纤维胃镜检查对于鉴别机械性或功能性梗阻有重要作用。只要不是机械性的吻合口梗阻应坚持非手术治疗，行持续胃肠减压，用生理盐水或2%碳酸氢钠溶液洗胃，给 H_2 受体拮抗药抑制胃酸分泌，输液维持水、电解质平衡，纠正贫血及低蛋白血症等。时间超过1周者应给全胃肠外营养支持。经过2～4周的治疗，一般均可逐渐恢复。少数病人还需更长的治疗时间，不要急于行手术探查。如果因不能排除有机械性吻合口梗阻的可能性而行手术探查，在手术中发现吻合口通畅无机械性梗阻因素，可行胃造口置管减压及空肠吊置造口置管维持肠内营养，切勿轻易增加一个胃肠吻合口或其他复杂的手术，使病情更加复杂化。胃镜检查证实吻合口有机械性梗阻或狭窄应再次手术切除梗阻部位重新吻合。

输入空肠段梗阻：Billroth Ⅱ式胃部分切除术后发生输入段空肠梗阻的常见原因有：①输入空肠段过短、空肠与胃吻合处形成锐角引起梗阻(以近端空肠对胃小弯时容易发生)；②结肠前胃空肠吻合时结肠下坠压迫输入空肠段；③输入空肠段过长产生扭曲、扭转或粘连；④结肠后胃空肠吻合时横结肠系膜孔下滑压迫输入空肠段引起梗阻(图6-6-8～图6-6-13)。

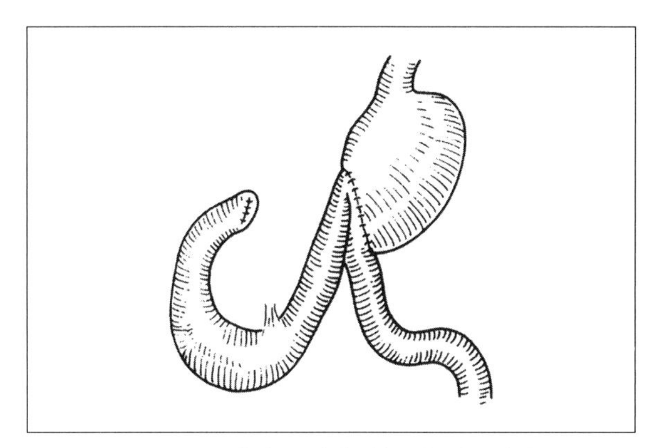

图 6-6-9 吻合口过高，输入段过短成角

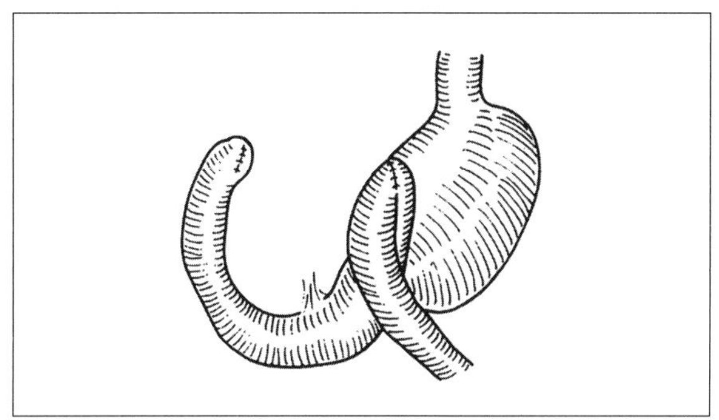

图 6-6-10 吻合口缝合扭曲

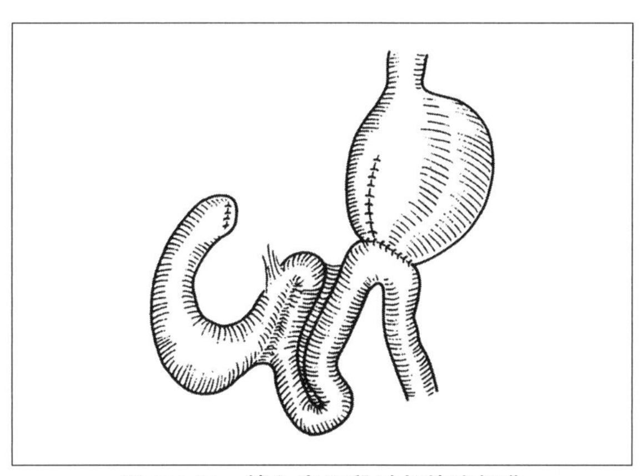

图 6-6-11 输入空肠段过长粘连扭曲

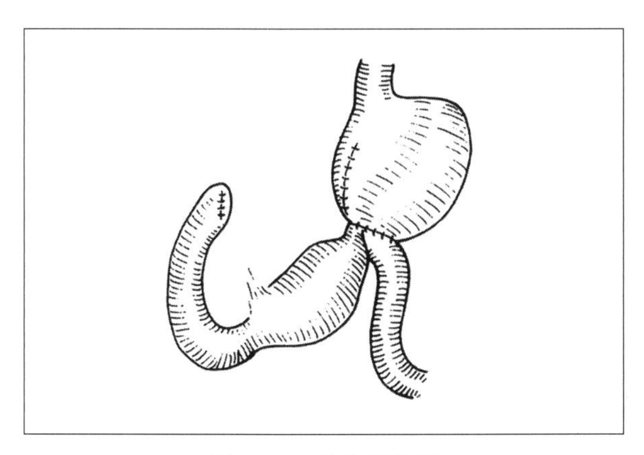

图 6-6-8 吻合口狭窄

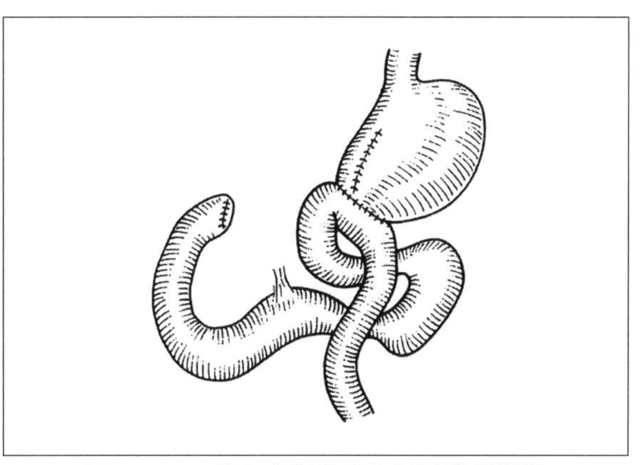

图 6-6-12 输入空肠段疝入肠系膜后间隙

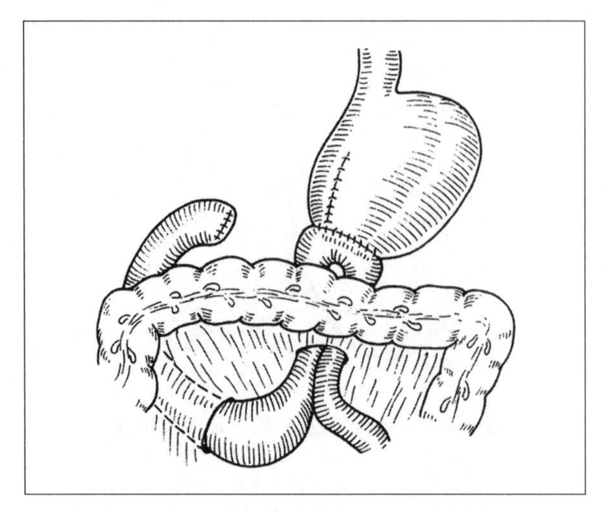

图 6-6-13 结肠系膜孔滑脱压迫空肠

输入段空肠梗阻分急性与慢性两类。急性梗阻多为完全性梗阻，常发生在手术后数日内，也可以在数年后才发生。临床主要表现为腹部剧痛、饱胀、右上腹部包块。输入段空肠梗阻为闭襻型梗阻，呕吐物及胃肠减压吸出物往往不含胆汁，常伴有血清淀粉酶、血胆红质增高，易误诊为胰腺炎。病变进一步发展可引起十二指肠残端破裂或肠坏死，出现严重的腹膜炎症状。慢性梗阻常为部分性梗阻。典型的表现为进食后 10～20min 即感上腹部饱胀、恶心。这是由于胆胰液在十二指肠内聚积，肠襻扩大及肠内压增高所致。腔内压力增高到一定程度克服梗阻障碍，大量的十二指肠液迅速倾入胃内引起大量的呕吐。一次呕吐量可达 500ml 以上，呕吐后症状缓解。这种呕吐轻者数日一次，严重者可一日数次。

症状轻的输入段空肠梗阻的治疗可采取饮食调节或应用解痉药等措施。经过一定的时间，症状可以缓解或消失。症状严重者应行手术治疗。急性闭襻型梗阻应行急诊手术处理。手术方式根据手术探查所见而定。输入段空肠过短者可行屈氏韧带松解术。将十二指肠空肠曲游离，使空肠输入段延长。输入段空肠过长者可重新行胃空肠吻合。将吻合口移向空肠近端或切除一段输入段空肠再吻合，亦可在空肠输入与输出段之间做侧-侧吻合或切断输入段后与输出段做端-侧吻合。行上述短路手术的同时应加选择性迷走神经切断术，以防发生吻合口溃疡。

输出段空肠梗阻：常见的原因为输出段空肠粘连、扭曲，大网膜团块的压迫及横结肠系膜孔下滑压迫等。也可能因输出段空肠的炎症、水肿及痉挛所致。临床表现为高位肠梗阻。治疗这类梗阻应先采用非手术疗法，若症状不缓解则应行手术治疗。术中根据不同的原因做相应的处理。

内疝：BillrothⅡ式胃部分切除术后空肠输入段肠系膜与横结肠及其系膜之间有一间隙。小肠可以从左向右或从右向左进入这一间隙而形成内疝。输入段空肠过长时比较容易发生，时间多在手术后早期，亦可发生在术后数月或数年。临床表现为典型的高位急性肠梗阻，容易产生肠绞窄坏死。一旦发生内疝应及时行手术处理。将内疝复位、缝合疝孔。若疝入的小肠已坏死，应行肠切除吻合（图 6-6-14，图 6-6-15）。

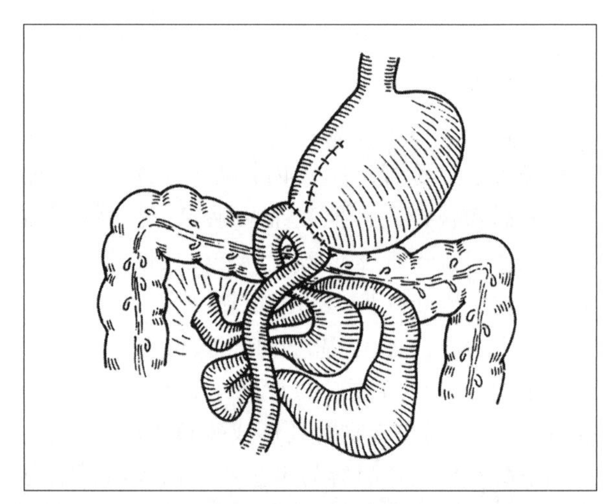

图 6-6-14 输入段过长，从右向左疝入肠系膜后间隙

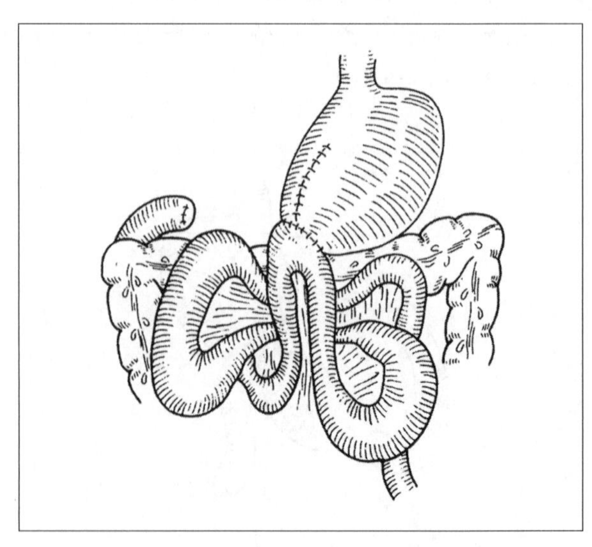

图 6-6-15 输出段空肠从左向右疝入肠系膜后间隙

(4)胆总管损伤:十二指肠溃疡行胃大部切除术时由于局部炎症水肿及瘢痕组织增生改变了十二指肠与胆总管的正常关系。在分离与切除溃疡部位时若未加注意则容易损伤胆总管。如果在手术中已发现胆总管损伤,应进行修复并置T形管引流。若手术中未发现损伤,术后早期即会出现严重的腹膜炎。腹腔穿刺吸出胆汁即可明确诊断并及时行手术探查处理。为了防止胆总管损伤,对局部病变严重、粘连严重的十二指肠溃疡不必强行切除,可行 Bancroft 旷置术,必须切除十二指肠溃疡病灶时,可先切开胆总管插入一导尿管至胆总管下端作为引导及标志,手术结束时放置T形管。

(5)胃回肠错误吻合:行 BillrothⅡ式胃部分切除术时误将胃与回肠吻合是少见而严重的错误。胃与回肠吻合后,大量的小肠被旷置,食物直接进入下端的回肠,从而出现短肠症状。症状的严重程度与吻合口距回盲部的长度有关,距离愈短症状愈重。主要临床表现为严重腹泻,进食后不久即要排便,粪便含大量未消化食物,伴呕吐者的呕吐物带粪臭味。随着时间的延长必然出现严重的营养不良及水、电解质紊乱。消化道钡餐检查发现钡剂由残胃直接进入远端小肠即可明确诊断。病人应及时行手术处理纠正错误的吻合。为防止这种错误吻合,在行胃肠吻合之前必须确认十二指肠空肠曲的部位,决不能认为与后腹膜固定拉不动的小肠就是空肠起始部。空肠起始部应在横结肠系膜根部脊柱的左侧,上端与十二指肠相延续,转向右侧称十二指肠空肠曲。其上缘为屈氏韧带,在屈氏韧带左下方有肠系膜下静脉通过。确定空肠近端后,应在预定吻合部位缝2针牵引线做标记,吻合前再检查1次。

6.6.7.2 胃部分切除术的远期并发症

(1)复发性溃疡:胃大部切除术后的溃疡复发或吻合口溃疡多发生于十二指肠溃疡病人。BillrothⅡ式手术多于Ⅰ式手术。溃疡复发的原因是手术后胃酸未能有效地降低。手术后仍处于高胃酸状态的原因有以下几种:①胃切除的量不够,未按要求切除胃远端70%以上,保留了较多的胃体部;②十二指肠残端部有胃窦黏膜残留。在碱性的胆汁和胰液环境的影响下,胃窦黏膜的G细胞分泌大量的胃泌素,刺激壁细胞分泌胃酸;③胰源性溃疡又称为 Zollinger-Ellison 综合征,即在胰腺或十二指肠附近存在胃泌素瘤。由于这种肿瘤分泌大量的胃泌素不断刺激壁细胞大量分泌胃酸导致产生消化性溃疡。这种病人常常表现为溃疡病症状。大多数患者溃疡病内科治疗无效而行胃大部切除术,手术后很快又复发溃疡,易发生出血或穿孔,有的病人经多次手术仅残留很少的胃,但溃疡仍复发。

胃大部切除术后复发性溃疡多位于吻合口附近的空肠内,也可发生在吻合口。复发性溃疡内科治疗效果较差,多需再手术。手术前应行胃酸分泌功能及血清胃泌素测定、钡餐X线及胃镜检查,进一步分析溃疡复发的原因。手术的方式视不同的原因而确定。

胃切除量不够引起的复发溃疡,其手术方式有:①再次行胃部分切除(包括复发溃疡的切除)重新行胃肠吻合;②选择性迷走神经切断术;③再次胃部分切除加迷走神经切断术。

胃窦黏膜残留者应检查十二指肠残端,切除残留的胃窦黏膜,重新缝合残端或行迷走神经切断术。

胃泌素瘤病人应仔细检查胰腺及十二指肠。若能发现肿瘤应行切除。但胃泌素瘤一般都比较小,有些可能是多发性的,常在胰腺实质内不易发现,完全切除肿瘤常有困难,因而宜行全胃切除术。

(2)倾倒综合征:胃大部切除术后部分病人于进食后出现腹部不适、心慌、头晕、出汗、无力、恶心、腹泻以及血管神经系统等症状称为倾倒综合征。进食后几分钟即出现症状者称为早期倾倒综合征。尤以进流质饮食、甜食或站立位进食时症状更明显。病人进餐后必须平卧才能缓解症状。早期倾倒综合征的原因尚未完全清楚。一般认为与下列综合因素有关:①胃部分切除后丧失了幽门的功能,加上胃的容量明显减少,进食后食物迅速大量进入小肠引起小肠突然的膨胀、蠕动增强加快及肠系膜受牵拉,刺激了腹腔神经丛;②高张性的食物大量进入小肠后组织内的水分被吸入肠腔,使全身血循环容量骤减;③空肠黏膜的嗜银细胞受刺激后释放出多量的5-羟色胺,导致血管运动障碍、肠蠕动加快。进食后1～1.5h出现症状者称为晚期倾倒综合征。由于大量的碳水化合物进入小肠后被分解为葡萄糖又迅速被小肠吸收，使血糖迅速升高刺激内源性胰岛素大量分泌，血糖降低。血糖降低后胰岛素仍在继续分泌，导致血糖过低从而出现低血糖症状。

多数倾倒综合征症状较轻，可用非手术治疗。加强饮食调节，给予少量多次的低糖高脂半固体饮食，避免流质及甜食，同时给予对症处理。若肠蠕动功能亢进可给予解痉药，有明显血管神经运动功能障碍者可给5-羟色胺类药物如利血平等，精神紧张者可给镇静药。经过治疗及一定时间的适应，症状会逐渐缓解。只有那些症状严重因长期不能工作，非手术治疗无效的病人才考虑行补救性的外科手术治疗。各种手术方式都是围绕增加胃的容量及延缓胃的排空时间而设计的。主要有以下几种：

第1种，将Billroth Ⅱ式改为Ⅰ式加顺蠕动空肠段间置术（Henley原法）：将十二指肠残端切开并加修整。将空肠输入段近吻合口处切断，吻合口端缝合关闭，再将空肠输出段于距吻合口10～15cm处横断，近端与十二指肠残端吻合，远端与输入空肠段的切端行对端吻合。为防止吻合口溃疡形成再加迷走神经切断术（Hedenstedt法，图6-6-16，图6-6-17）。

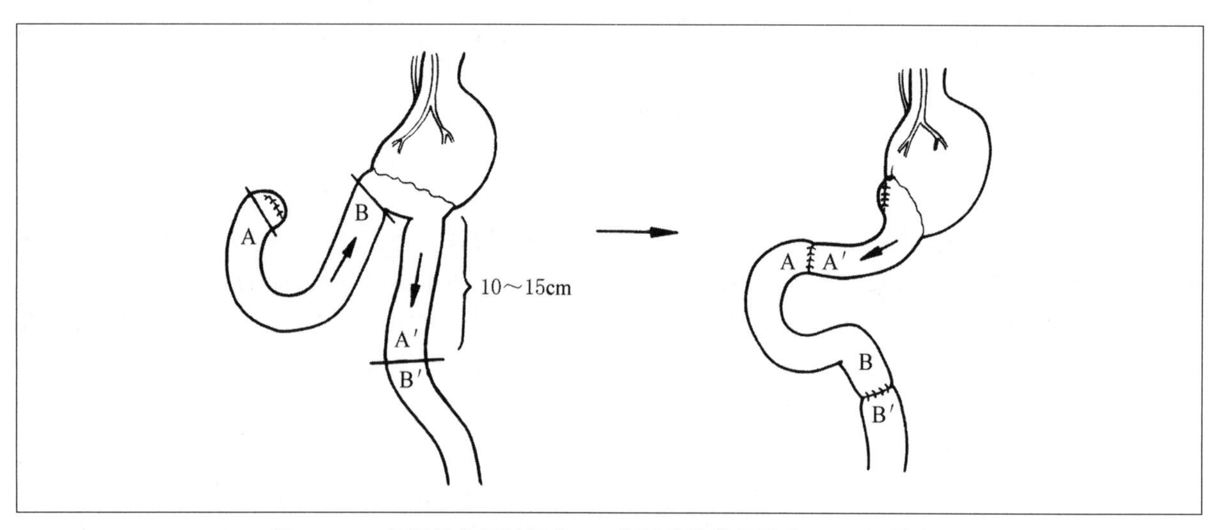

图 6-6-16 倾倒综合征纠正术——顺蠕动肠段间置术（Henley原法）

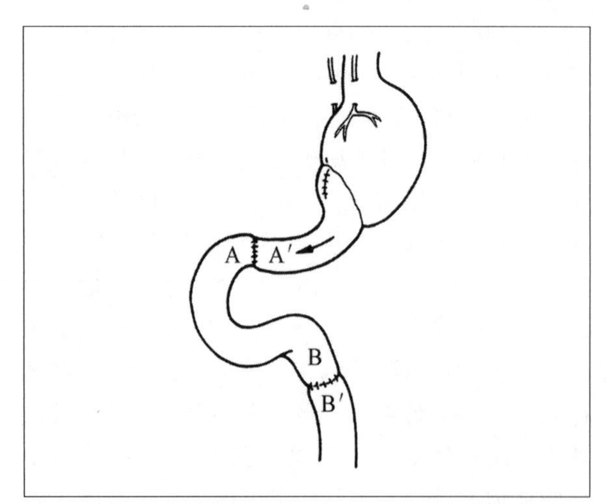

图 6-6-17 倾倒综合征纠正术——Hedenstedt法

第2种，胃与十二指肠间逆蠕动空肠间置术：于近端空肠切取肠管10cm保留其肠系膜血管蒂，以肠系膜血管蒂为轴旋转180°，置于胃与十二指肠之间（图6-6-18）。

第3种，胃与十二指肠间双襻空肠袋间置术（Poth法）：取带系膜血管蒂的空肠两段，各长10～12cm。一段按顺蠕动方向另一段按逆蠕动方向并列缝合形成一空肠袋。将此空肠袋置于胃与十二指肠之间同时加迷走神经切断术（图6-6-19）。

第4种，Billroth Ⅱ式加空肠袋及Roux-Y式吻合术：适用于空肠输入段较长的病例。距吻合口8～10cm处将输入段空肠横断，将吻合口下的空肠输入与输出段做侧-侧吻合使成为一空肠袋，再将近端空肠与输出段空肠做端-侧吻合，吻合口应距胃肠吻合口50～60cm，再加迷走神经切断术（图6-6-20）。

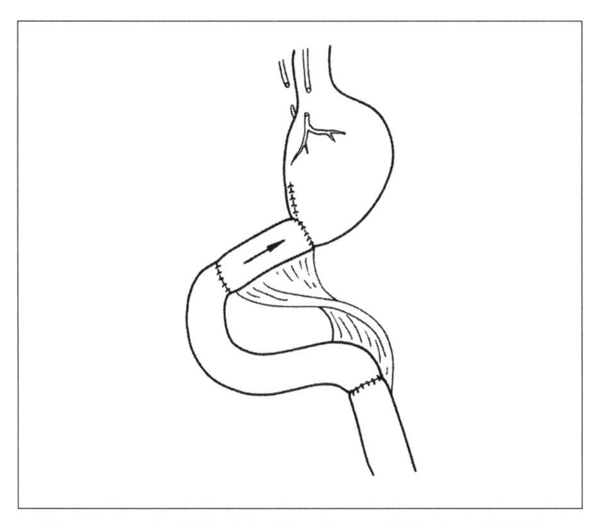

图 6-6-18 倾倒综合征纠正术——胃与十二指肠间逆蠕动空肠间置术

第 5 种，其他术式：

①在 BillrothⅡ式的输出空肠段中间间置一个 6cm 长的倒置（逆蠕动）空肠段（Christeas 法）。或在 BillrothⅡ式的胃与输出段空肠之间，间置一个长 6cm 的倒置（逆蠕动）空肠段（Jordan 法）（图 6-6-21）。

②利用 BillrothⅡ式近吻合口的空肠输入段作为逆蠕动肠段，与空肠输出段吻合。近端空肠再与远端空肠吻合（Kennedy-Green 法，图 6-6-22）。

③将 BillrothⅡ式改为 Roux-Y 吻合，在输出段空肠与胃之间倒置一条长 8cm 的肠段（Kenndy 法，图 6-6-23）。

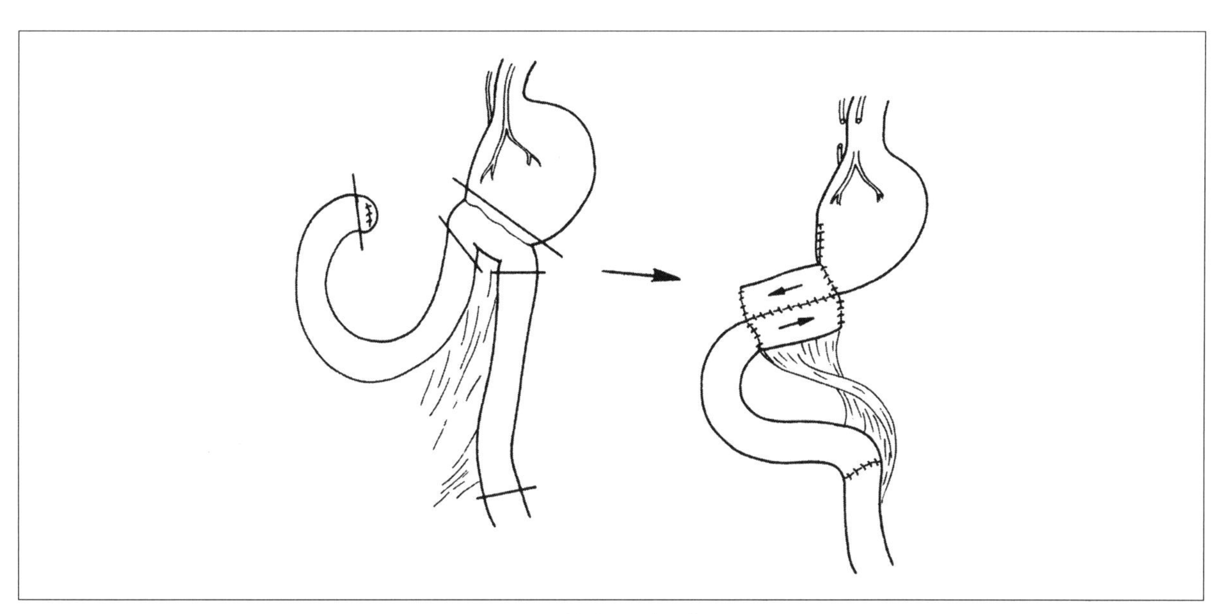

图 6-6-19 倾倒综合征纠正术——Poth 法

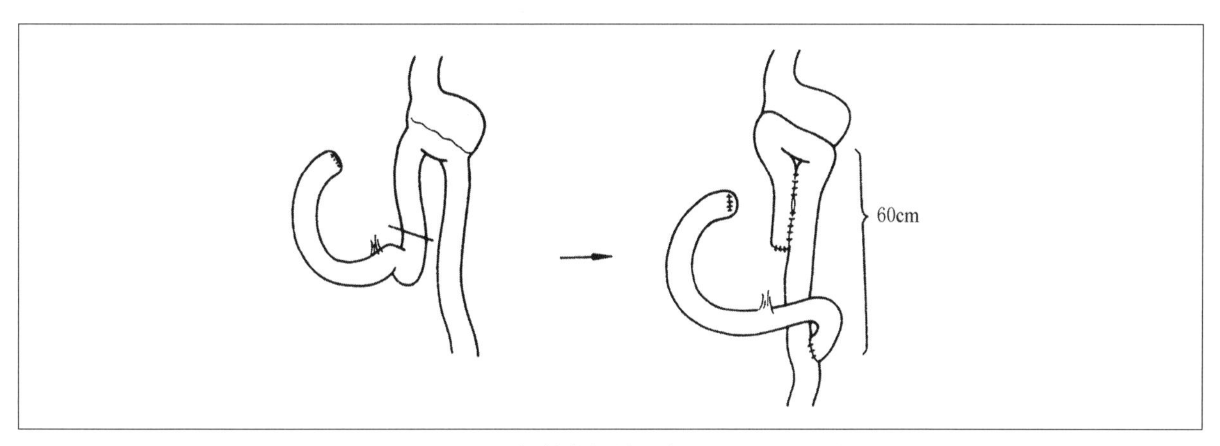

图 6-6-20 倾倒综合征纠正术——Lygidakis 法

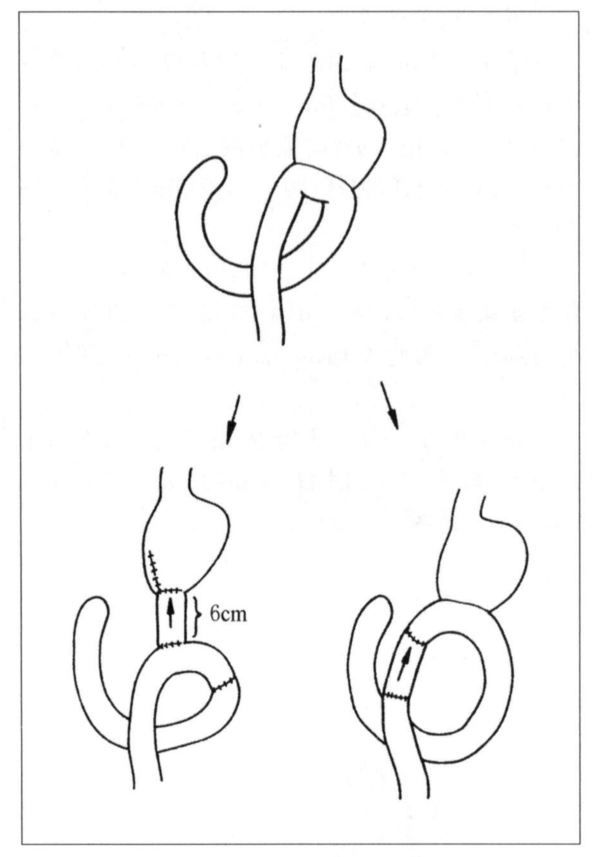

图 6-6-21 倾倒综合征纠正术
Jordan 法(左)——Christeas 法(右)

(3)胆汁反流性胃炎:胃部分切除术后由于丧失了幽门功能,十二指肠内容物容易向胃内反流。部分病人因此而发生反流性胃炎症状。不论是 BillrothⅠ式或Ⅱ式都可能发生,其中 BillrothⅡ式较多见。主要临床表现为上腹痛及灼心感,进食后疼痛加重,常呕吐胆汁样液体。病人不敢多进饮食,出现消瘦、营养不良、体重下降。症状严重者不能正常工作。反流性胃炎的发病机制是由于胆汁酸破坏胃黏膜屏障,胃液中的 H^+ 离子发生逆向弥散产生胃黏膜炎症。通过胃镜可直接观察到胆汁向胃内反流及胃黏膜炎症的表现。胆汁反流性胃炎的诊断必须结合临状症状,因为胃大部切除术后几乎都会有不同程度的反流,有反流并不一定都有反流性胃炎,出现临床症状者仅是少数。

胃大部切除术后大多数的胆汁反流性胃炎症状较轻,经过内科治疗并随着时间的推移症状会逐渐好转。症状严重者亦应先做内科治疗,手术治疗应持慎重态度,只有症状特别严重、长期内科治疗无效才考虑行外科手术。到目前为止,用于治疗反流性胃炎的各种手术的基本原理都是围绕如何防止十二指肠液向残胃的反流。常用的手术方式有以下几种:

第 1 种,将 BillrothⅡ式改为Ⅰ式,以减少反流。但这种方式效果较差。

第 2 种,将 BillrothⅡ式改为Ⅰ式,在胃与十二指肠之间间置一段顺蠕动空肠。

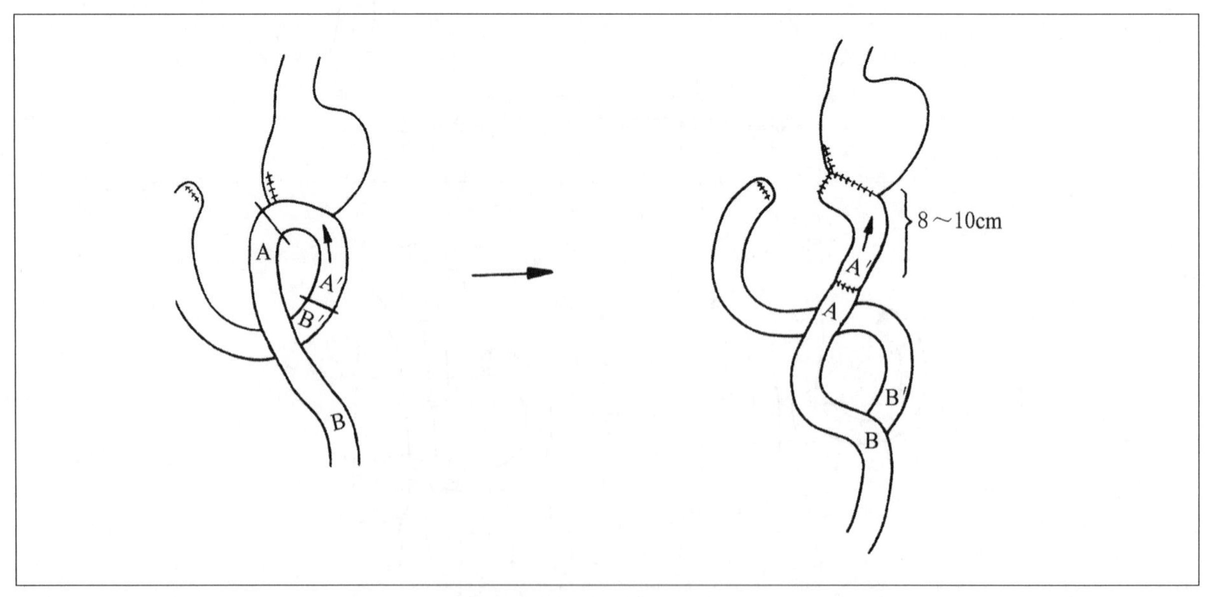

图 6-6-22 倾倒综合征纠正术——Kennedy-Green 法

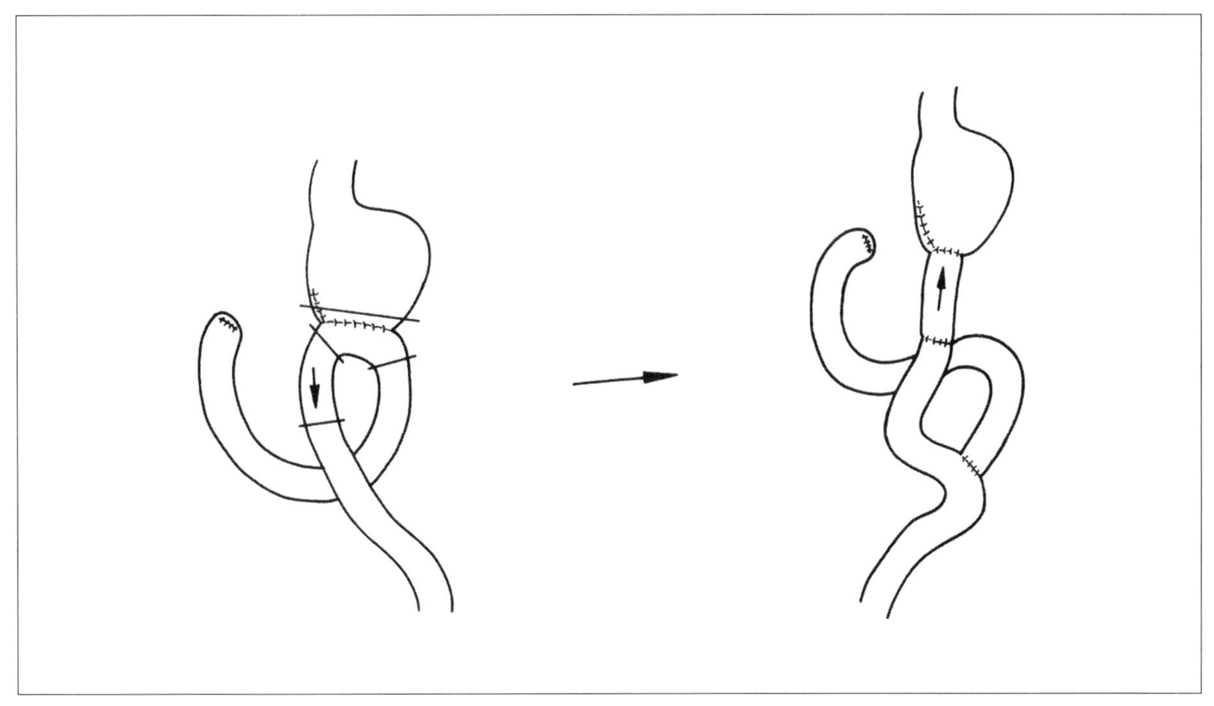

图 6-6-23 倾倒综合征纠正术——Kenndy 法

第 3 种，将 BillrothⅡ式改为 Roux-Y 吻合，上提空肠段的长度应为 50～60cm 才能有效地防止反流。为预防发生吻合口溃疡应加做迷走神经切断术(图 6-6-24，图 6-6-25，图 6-6-26)。

第 4 种，Tanner“19”手术，若原先做的是高位胃切除术，再次切除吻合口有困难则可保留吻合口。只切断空肠输入段并将输入段的两个断端分别与输出空肠段吻合(图 6-6-27)。

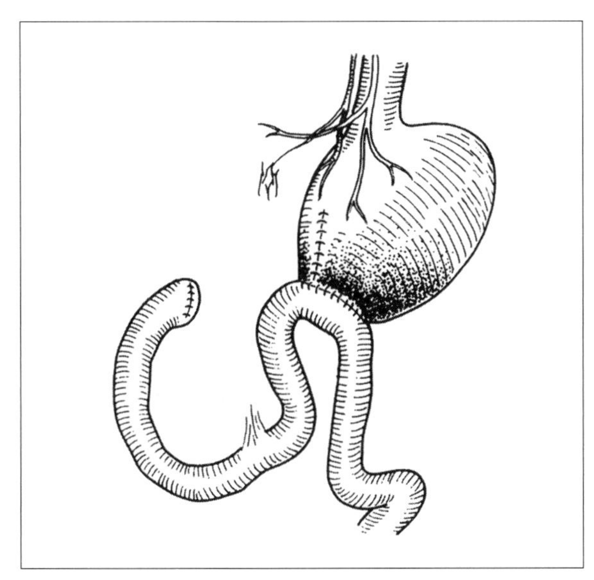

图 6-6-24 反流性胃炎

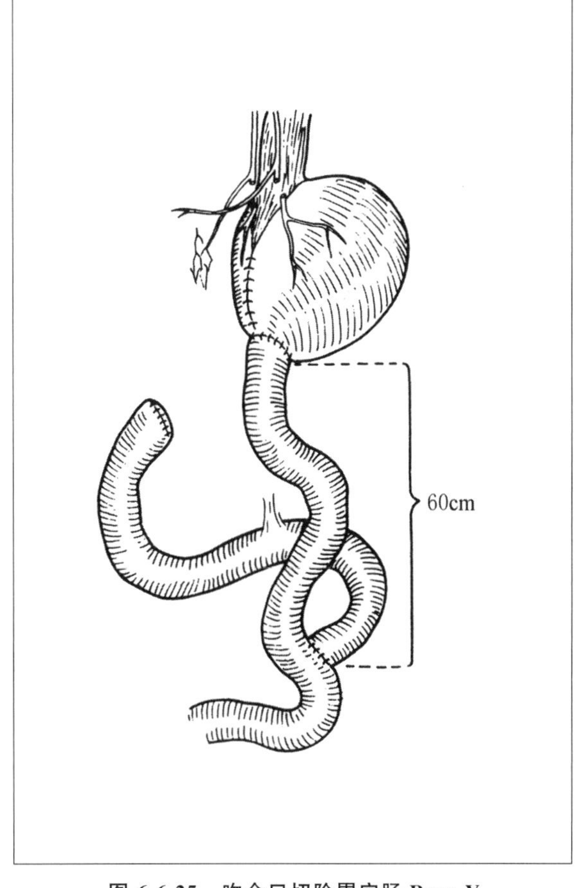

图 6-6-25 吻合口切除胃空肠 Roux-Y 吻合加选择性迷走神经切断术

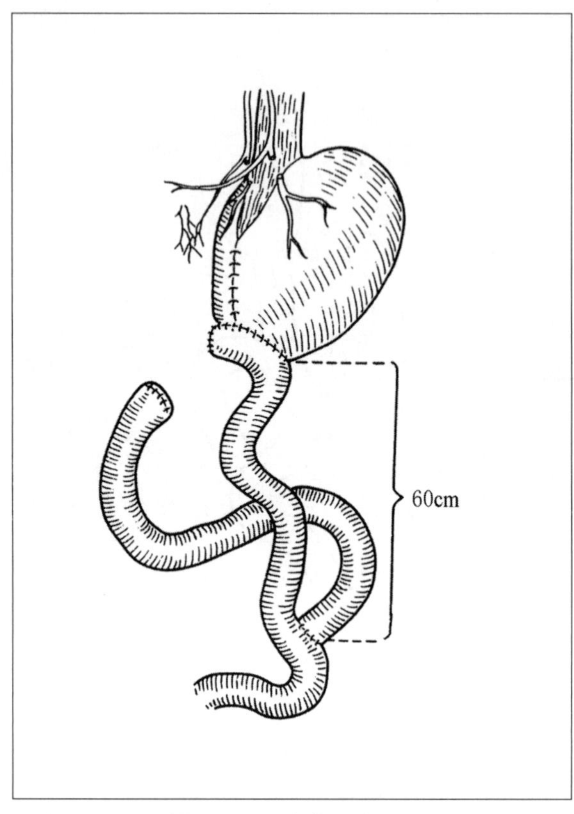

图 6-6-26 改良 Roux－Y 吻合加选迷走神经切断术

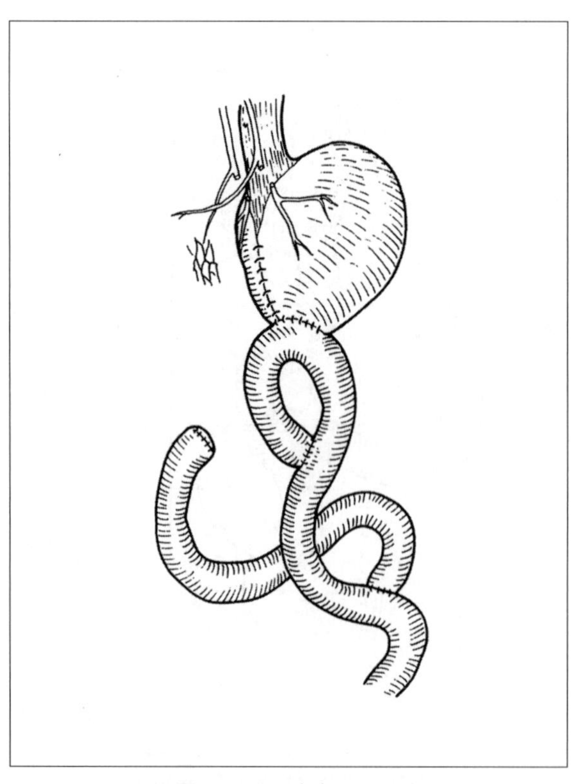

图 6-6-27 改良 Tanner "19"术加选迷走神经切断术

(4)贫血及营养障碍:胃大部切除术后胃的容积变小,病人的进食量减少,食物在胃肠道通过加速,不能与消化酶充分混合,从而发生消化及吸收不良。胃酸降低后维生素 B_1 缺乏、维生素 B_{12} 吸收障碍,这些因素使 40%～50%的病人手术后远期出现不同程度的贫血及营养障碍。表现为缺铁性贫血、消瘦、体重下降及腹泻。由于脂肪吸收障碍、脂溶性维生素(A、D、E)亦缺乏,从而影响钙与磷的吸收,少数病人因而发生骨质疏松症。对这些远期并发症以内科的对症处理为宜。如加强饮食调节,采用补充铁剂及维生素等治疗措施。

6.7 困难十二指肠残端的处理

Management of the Difficut Duodenal Stump

因胃及十二指肠溃疡行胃大部切除术时常会遇到一些困难的问题。对此常采用的处理方法有:①十二指肠溃疡旷置术;②十二指肠残端造口置管术。

【适应证】

①十二指肠溃疡病变及其周围炎症水肿明显或因瘢痕组织形成团块,与胆管及胰腺致密粘连,界线不清,或因瘢痕收缩使幽门与十二指肠壶腹之间的距离缩短。这些情况在处理十二指肠残端时容易损伤胆总管及胰腺;②广泛的瘢痕组织形成、十二指肠壁变硬、残端无法行内翻缝合;③十二指肠或胃后壁的穿透性溃疡向后穿透到胰腺组织内,实际上已无后壁残端问题。

【术前准备】

同"6.6 胃部分切除术"。

【麻醉与体位】

同"6.6 胃部分切除术"。

6.7.1 十二指肠溃疡旷置术

Exclusion of Duodenal Ulcer, Bancroft Operation

当十二指肠溃疡病变因炎症水肿、瘢痕组织

形成并与周围粘连成团块时，由于界线不清，切除溃疡病灶有损伤胆总管或胰腺的危险。在这种情况下，不必强行切除，可采用溃疡旷置术。旷置于十二指肠残端的溃疡在没有胃酸刺激的环境条件下会逐渐愈合。为了能可靠地关闭十二指肠残端，切断的部位应远离溃疡的瘢痕组织。一般应在幽门管以上的胃幽门部，但必须剥除胃窦部的黏膜，保留浆肌层。如果胃窦部黏膜存留在十二指肠残端内，黏膜腺体中的胃泌素细胞(G 细胞)则经常处于碱性的环境之中大量地分泌胃泌素，刺激壁细胞大量分泌胃酸，可导致溃疡复发。

【手术步骤】

(1)胃近端的游离同胃大部切除术。游离胃远端时要保留胃右动脉或胃网膜右动脉，以维持残端的血供。在幽门管上方 3～5cm 处的胃壁处垂直上两把长的有齿血管钳，于两钳之间切断胃窦部。将近端胃向左侧翻开。沿胃窦部残端的有齿血管钳右侧切开浆肌层，再切开后壁的浆肌层(图 1)。

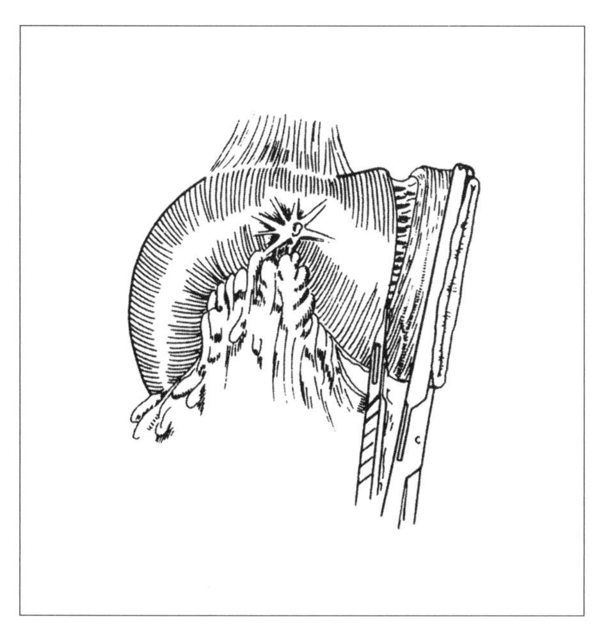

图 1

(2)沿黏膜下层的疏松间隙向幽门管方向剥离，出血点用细的不吸收线结扎或用电凝止血。剥离近幽门管时黏膜的管径变细并可以看到环形的幽门括约肌纤维(图 2)。

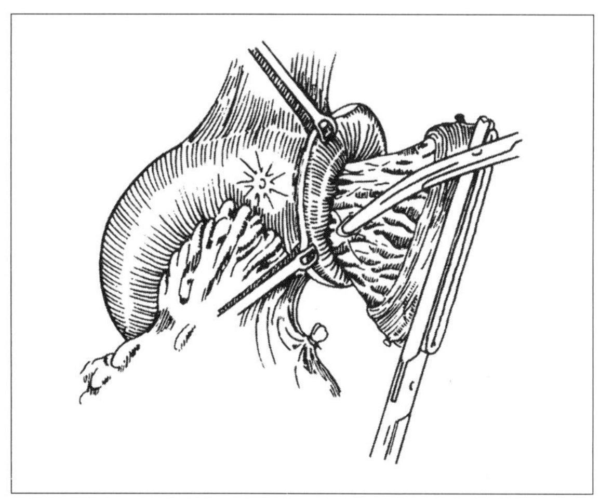

图 2

(3)平齐幽门管处用不吸收线做黏膜层的荷包缝合。切除胃窦黏膜后再用不吸收线缝合(图 3,图 4)。

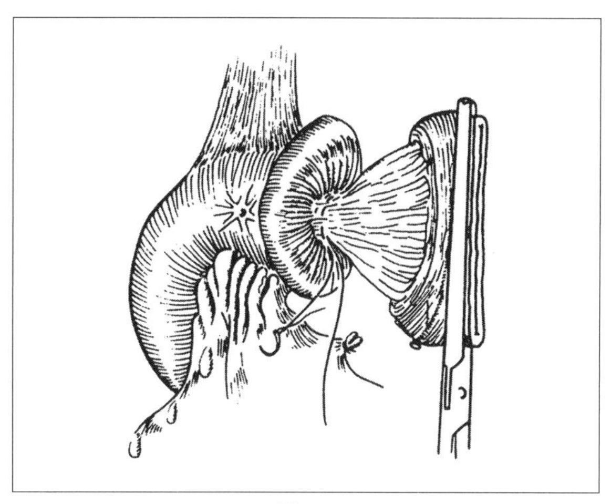

图 3

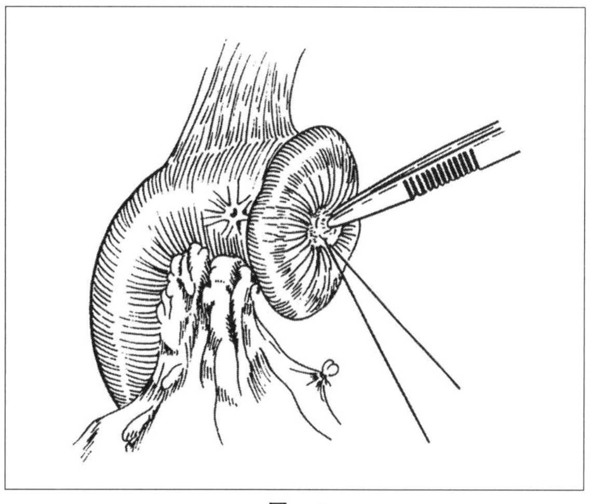

图 4

(4)缝合残端的肌层应先从内面将前后壁肌层做间断缝合或荷包缝合,再行残端浆肌层内翻缝合,必要时可用大网膜覆盖残端(图 5～图 7)。

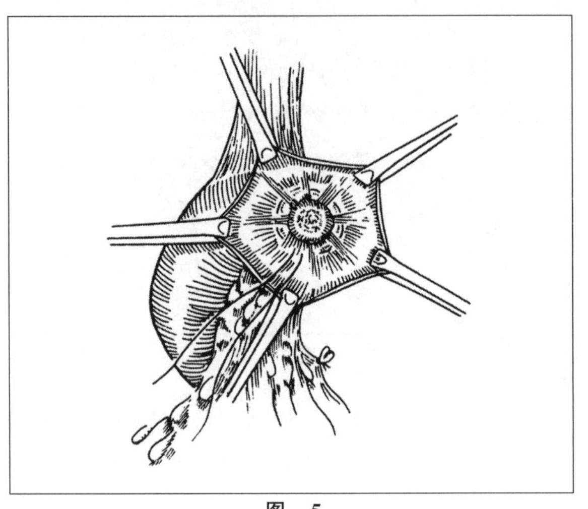

图 5

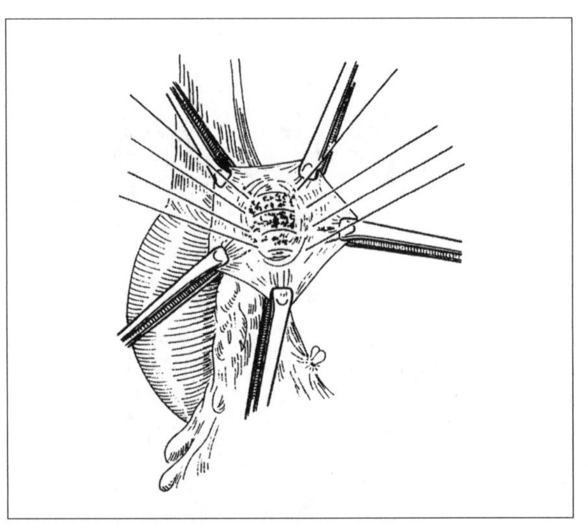

图 6

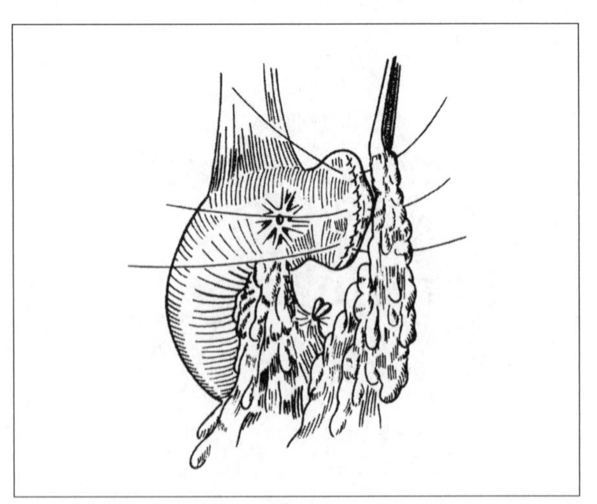

图 7

6.7.2 十二指肠残端造口置管术

Tube Enterostomy in Duodenal Stump

当十二指肠溃疡周围有广泛的瘢痕组织、肠壁组织变厚变硬,切断后残端难以做到满意的缝合或估计缝合后其牢固性不可靠时,应行十二指肠残端造口置管,以防发生十二指肠残端瘘。

【手术步骤】

(1)十二指肠切断后,通过残端向十二指肠腔内插入一根 16 号导尿管,插至十二指肠降段。

(2)然后将十二指肠残端缝合,导管近端通过右上腹部的戳口引出体外,将导管与皮肤固定缝合(图 1,图 2)。

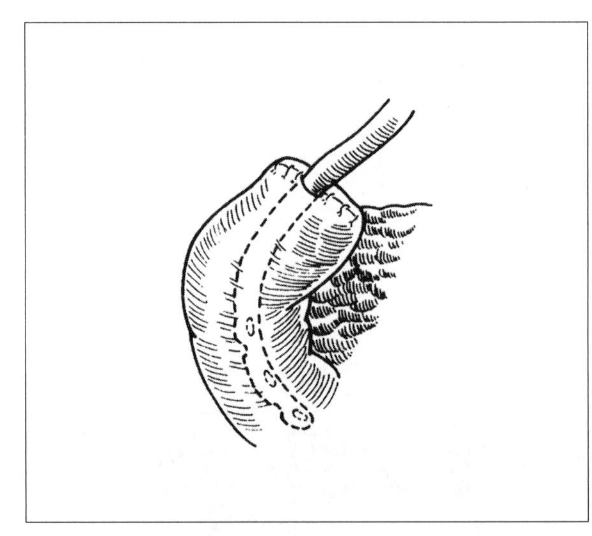

图 1

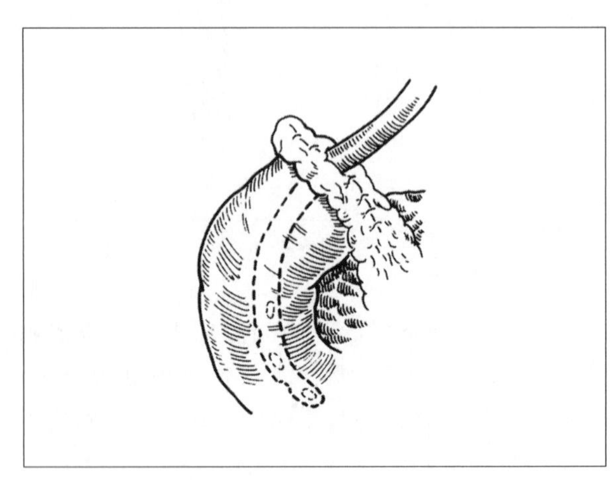

图 2

【术后处理】

手术后注意保持导管通畅，使十二指肠液引流无阻。术后12～14d导管周围形成窦道后即可拔除。

6.8 十二指肠后壁穿透性溃疡的处理

Management of Penetrating Ulcer in Posterior Duodenal Wall

十二指肠溃疡向后壁穿透时，溃疡的底部实际上是胰腺组织，底部的血管被侵蚀后可致大量出血。在这种情况下，行溃疡旷置术不可能取得可靠的止血效果。为防止再出血，应直接处理溃疡底部并关闭十二指肠残端。常用的手术方式有Graham法及Nissen法。

6.8.1 残端后壁覆盖溃疡法

Graham's Operation

【手术步骤】

(1)游离十二指肠后壁至十二指肠溃疡与胰腺粘连处，即穿透性溃疡的边缘处，沿溃疡近侧的边缘切开十二指肠后壁，靠近幽门切断十二指肠前壁，尽量多保留前壁组织，用手指伸入十二指肠腔抵住十二指肠后壁，以此作指引，切开及游离溃疡远端的十二指肠后壁。游离时应尽量靠十二指肠壁仔细分离，以防止损伤胰腺。一般要向远端游离出约1cm(图1,图2)。

(2)将十二指肠残端前壁向后壁靠拢，用细的不吸收线行全层间断缝合(图3)。

(3)再将十二指肠残端前壁的浆肌层与溃疡近侧的胰腺包膜用不吸收线做间断缝合，使十二指肠残端的后壁覆盖于溃疡面上。必要时再用大网膜覆盖残端(图4、图5)。

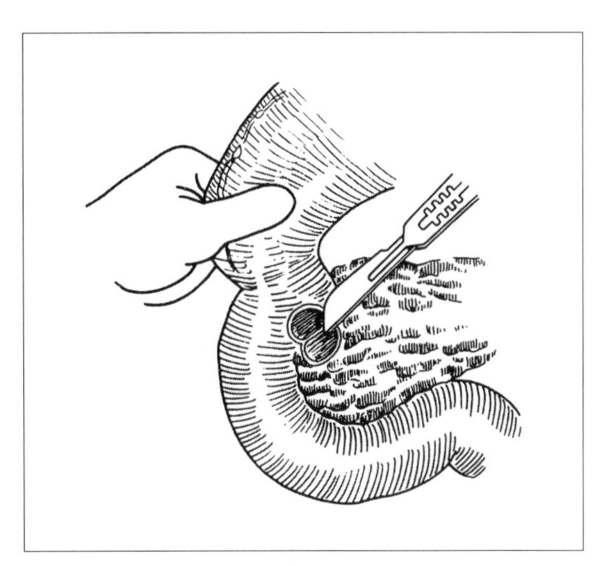

图 1

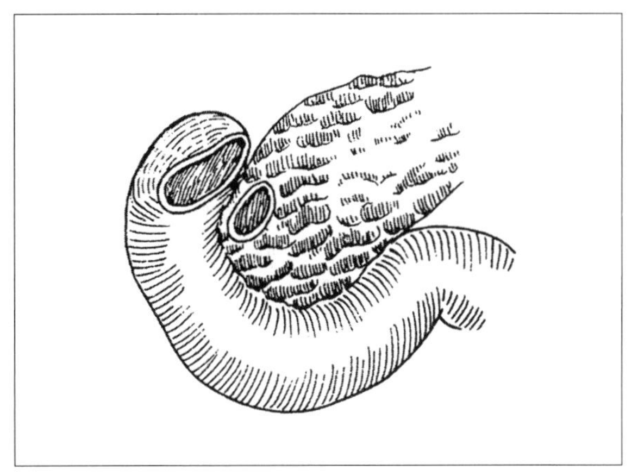

图 2

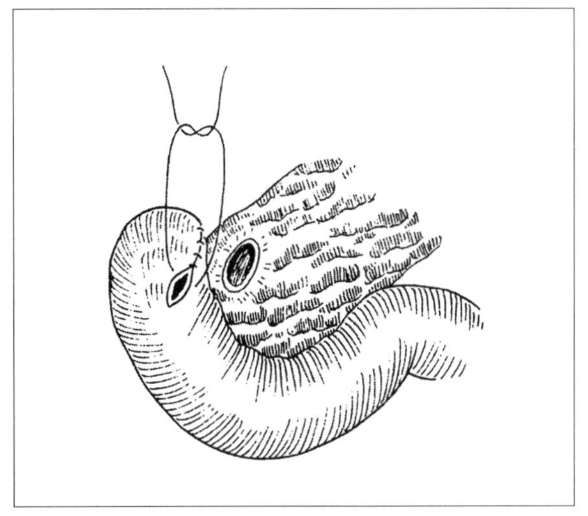

图 3

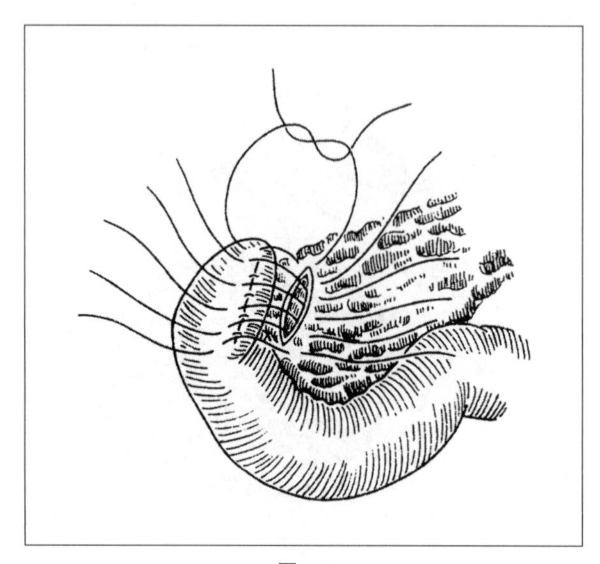

图 4

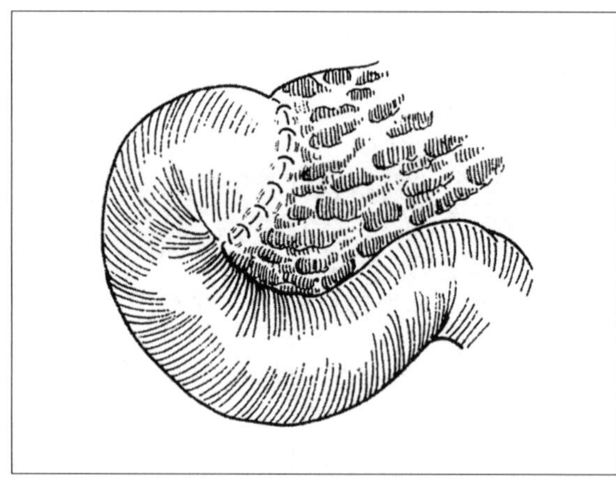

图 5

(4)因溃疡大出血行此种手术时应先结扎胃右动脉或胃十二指肠动脉及胃网膜右动脉。后壁溃疡游离及暴露后应将溃疡底部的出血点缝合结扎。

6.8.2 残端前壁覆盖溃疡法
Nissen's Operation

用 Graham 法必须游离溃疡远端的十二指肠后壁。这个操作过程有一定难度。当溃疡远端边缘与胆总管靠近并有粘连时，容易损伤胆总管及胰腺，遇到这种情况可采用 Nissen 法。

【手术步骤】

(1)切开十二指肠前壁显露出后壁的溃疡。沿溃疡近侧的边缘切开十二指肠后壁，不去游离溃疡远侧的十二指肠后壁，然后进行缝合。第 1 层以间断缝合法将十二指肠残端前壁缝合于溃疡远侧的边缘上(图 1)。

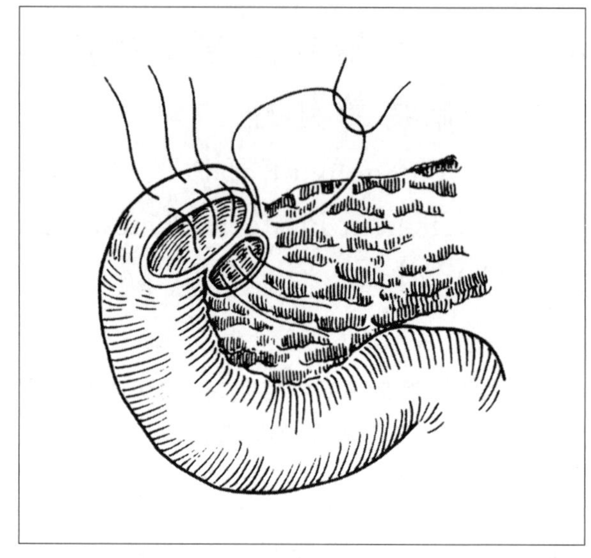

图 1

(2)第 2 层将十二指肠残端前壁浆肌层缝于溃疡近侧边缘上。第 3 层将残端前壁浆肌层缝于溃疡近侧的胰腺包膜上。其结果是将十二指肠残端的前壁覆盖于溃疡上面(图 2、图 3)。

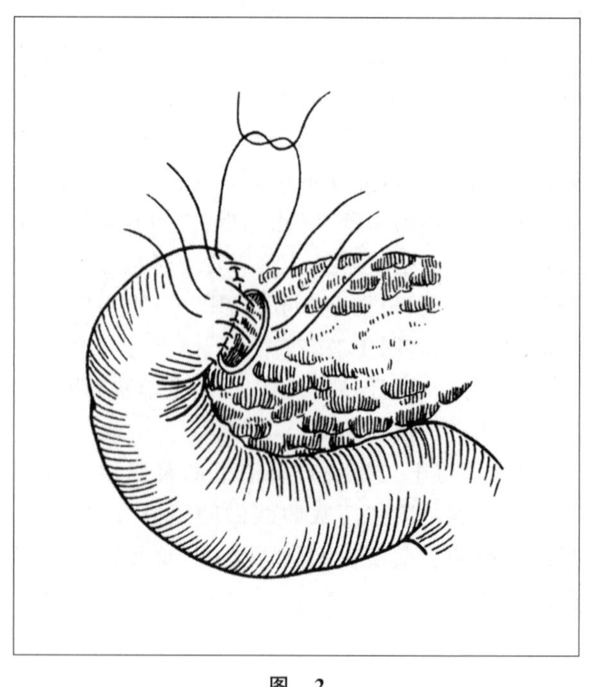

图 2

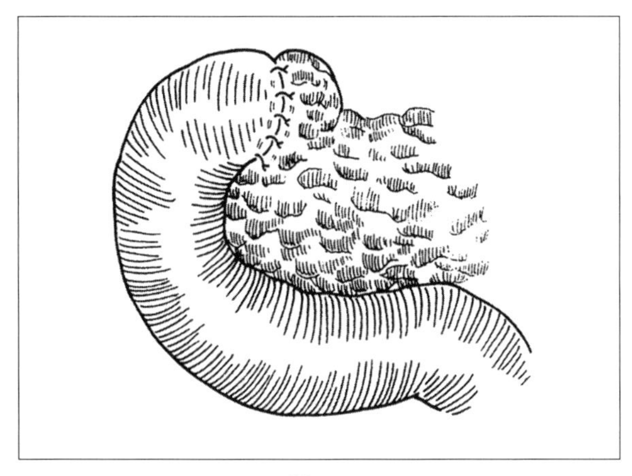

图 3

（尹 路 全竹富）

6.9 胃后壁穿透性溃疡的处理
Management for Penetrating Ulcer in Posterior Gastric Wall

胃后壁溃疡常常向后面穿透至胰腺体部，溃疡底部即为胰腺组织。在行胃切除术时可将溃疡病灶与胃离断旷置于胃外。

【手术步骤】

(1)切断十二指肠后将胃向左侧翻转，显露出溃疡与胰腺穿透及粘连处。

(2)先将胰腺与胃后壁之间的粘连分开，分到溃疡边缘时沿溃疡边缘剪开胃后壁，使胃与胰腺完全分开，溃疡的底部留于胰腺上；将溃疡边缘残留的胃黏膜剪除即可。切忌用搔刮或电凝法处理溃疡面，以免损伤胰管或引起术后出血。可用附近的大网膜覆盖溃疡面。

(3)胃后壁切口暂时缝合关闭，其余按胃部分切除术处理。

6.10 高位胃溃疡的手术
Operations for Proximal Gastric Ulcer

高位胃溃疡是指靠近贲门部的胃溃疡。其特殊性在于这个部位的溃疡行常规胃远端大部切除将会破坏贲门或食管下端的功能，吻合后易引起贲门部狭窄。高位胃溃疡虽可以行保留溃疡的胃远端大部切除，术后溃疡可以愈合，但在防止溃疡出血、穿孔或癌变等方面不如将溃疡切除可靠。根据接近贲门的程度，高位胃溃疡分为高位胃小弯溃疡及贲门前溃疡。

6.10.1 高位胃小弯溃疡切除术
Gastrectomy for Proximal Gastric Ulcer in Lesser Curvature

高位胃小弯溃疡指胃小弯溃疡距贲门较近，但切除缝合后尚不致影响贲门的通畅及功能。可行包括溃疡病灶在内的胃小弯切除并保留较多的胃大弯。行 BillrothⅠ式或Ⅱ式重建。

【手术步骤】

(1)游离及切断十二指肠，沿胃大弯向左游离至胃网膜左右动脉交界处，胃小弯侧需向上游离至贲门部，切断结扎胃左动脉胃支，保留食管支。于胃大弯侧预定切断部位与大弯垂直上1把有齿血管钳，钳夹长度约4cm，再于其远端胃壁上一把肠钳，暂时夹闭胃腔。沿有齿血管钳远侧切断大弯侧胃壁至钳尖端。再于胃小弯溃疡近端与有齿血管钳之间上1把长弯有齿血管钳(图1)。

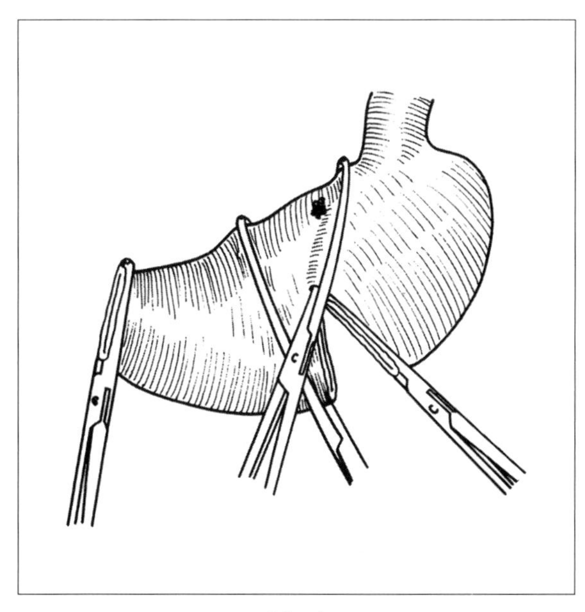

图 1

(2)沿血管钳右侧将胃小弯溃疡及胃远端一并切除。胃小弯侧残端用不吸收线做两层缝合关闭。胃残端再与空肠吻合(图2)。

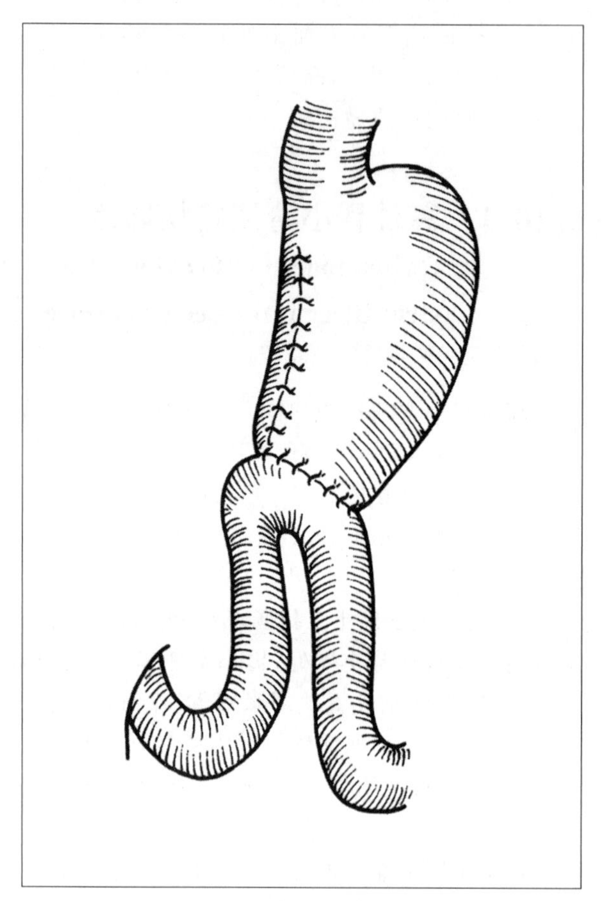

图 2

6.10.2 贲门前溃疡切除术 Excision of Cardial Ulcer in Anterior Wall

这一部位的溃疡切除后可能造成食管下端及贲门的狭窄,需用整形方法来修复以扩大食管下端的开口。

【手术步骤】

(1)位于贲门部小弯侧的溃疡切除线应绕过溃疡近侧边缘,需切除部分贲门及食管的前壁并保留贲门下胃小弯侧部分的舌状胃壁组织,将其黏膜层剥除作为覆盖点2至点5缝合口的组织瓣(图1),以防吻合口瘘的发生。

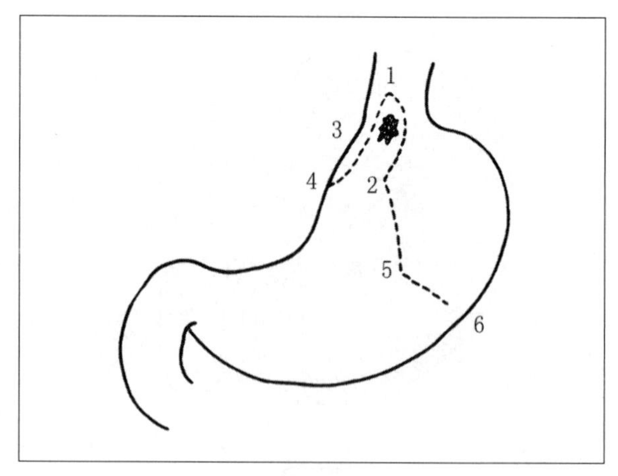

图 1

(2)胃切除后,按图示将胃前后壁点2上提与点1缝合,使食管下端的纵行切口缺损变成一横行的食管与胃的缝合线,并修复了食管壁的缺损,然后再缝合胃小弯点2至点5,并将点3点4的舌状组织瓣覆盖于其上。然后再根据情况将点5至点6与空肠吻合(图2)。

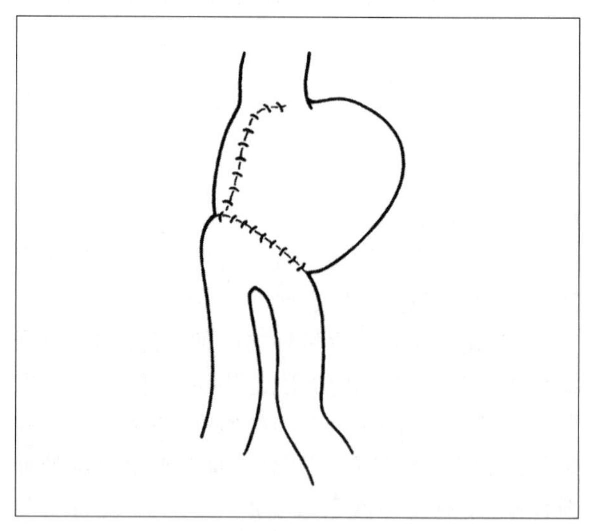

图 2

6.11 胃迷走神经切断术 Gastric Vagotomy

迷走神经切断术主要用于治疗十二指肠溃疡。十二指肠溃疡病人的胃酸都有不同程度的增高。到目前为止,控制胃酸分泌仍是治疗十二指肠溃疡的主要手段。胃酸分泌的多少与壁细胞的数量有关,同时又受神经系统及内分泌因素的支配与调节。迷走神经兴奋可促使壁细胞分泌盐酸并促使胃的蠕动,也促使胃窦黏膜的 G 细胞分泌胃泌素。后者又可刺激壁细胞增加胃酸的分泌。20 世纪 40 年代初 Dragstedt 首先倡导切断迷走神经的方法来治疗十二指肠溃疡。其基本原理是切断支配胃的迷走神经,去除了神经对胃酸分泌刺激因素,使胃酸分泌减少,达到治愈溃疡的目的。但必须行附加手术解决迷走神经切断带来的胃潴留问题。

【适应证】

同“6.6 胃部分切除术”。

【术前准备】

十二指肠溃疡病人行迷走神经切断术前必须做胃酸分泌试验了解胃酸分泌功能。其中主要包括下列试验:①基础胃酸分泌量(BAO):表示在无任何刺激的条件下壁细胞分泌盐酸的功能;②胃酸最大分泌量(MAO):包括 5 肽胃泌素刺激胃酸最大分泌量(PMAO)及胰岛素低血糖刺激胃酸最大分泌量(IMAO)。PMAO 代表壁细胞对于激素(体液)相刺激的胃酸最大分泌反应,IMAO 代表壁细胞对神经相刺激胃酸分泌最大反应。这项检查对于选择迷走神经切断方式,估计迷走神经切断的完全性及判断迷走神经切断效果和预后有重要意义。

其他术前准备工作同胃大部切除术。

【麻醉与体位】

应采用全身麻醉。因迷走神经切断术中牵拉较多,位置高,全身麻醉才能满足手术要求。硬脊膜外麻醉不能阻断内脏牵拉反应,术中常引起呕吐及不适,影响显露及操作。

取头高足低卧位,倾斜 10°~15°,膈肌及内脏下移有利于显露。

6.11.1 迷走神经干切断术

Truncal Vagotomy

1943 年 Dragstedt 首先应用这种手术方式治疗溃疡病。将迷走神经的前干及后干于膈下部位切断。这种方式不仅切断了支配胃的迷走神经,也切断了支配整个腹腔脏器的迷走神经,故又称为全腹腔迷走神经切断术。迷走神经干切断后胃的蠕动功能降低,术后会发生胃潴留。因而必须附加胃引流手术,如幽门成形术、胃肠吻合术或加胃窦或半胃切除术。迷走神经干切断术由于去除了整个腹腔脏器的迷走神经支配,手术后并发症较多,如胃肠道功能紊乱、腹泻、肝胆系统疾病等。现在这种手术方式的应用较少(图 6-11-1)。

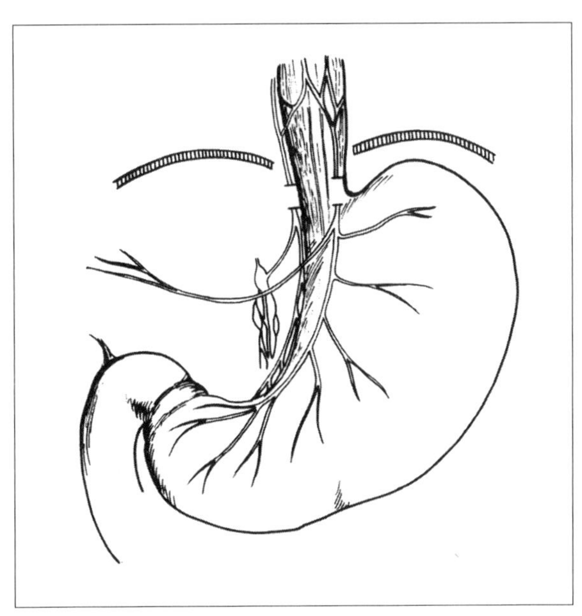

图 6-11-1 迷走神经干切断术

【手术步骤】

(1)显露出左膈下面。首先游离食管下端,提起食管前腹膜,横行切开并向两侧延长,沿腹膜下疏松组织将腹膜与食管前壁进行分离(图 1)。

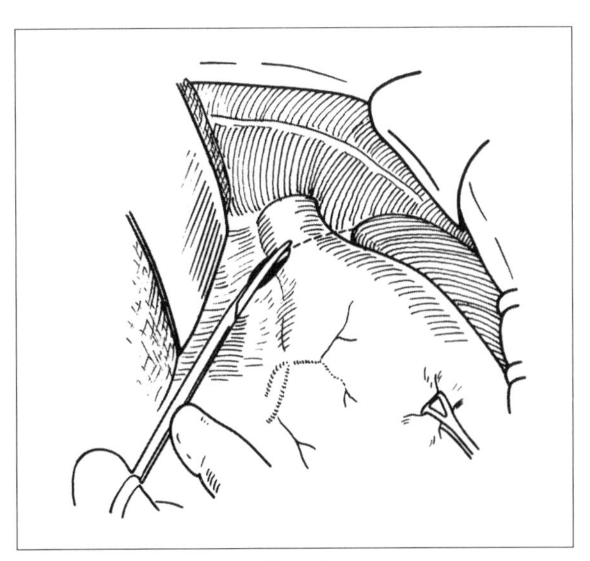

图 1

(2)在腹膜上切缘用不吸收线缝一针做牵引,充分显露并分离出食管前壁及其两侧。术者用右手示指沿食管左侧向后壁钝性分离。通常食管后面有疏松组织间隙,手指容易通过,注意用手指分离时必须沿食管后壁。迷走神经后干与食管之间尚有一间隙,手指应通过此间隙将迷走神经后干向后面分开,然后从食管右侧伸出(图2)。

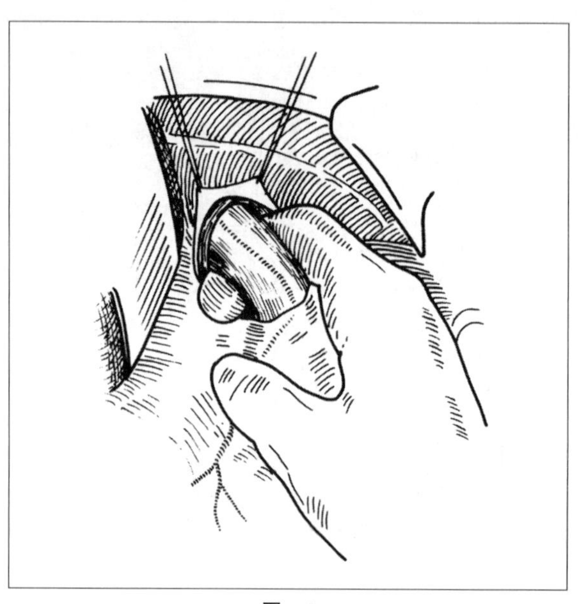

图 2

(3)手指进入食管右侧时可能遇到肝胃韧带的最上缘而不易通过,应将此韧带切开,同时用一条带顺手指绕过食管后面将食管下端向前下方牵引以显露食管后面的结构(图3)。

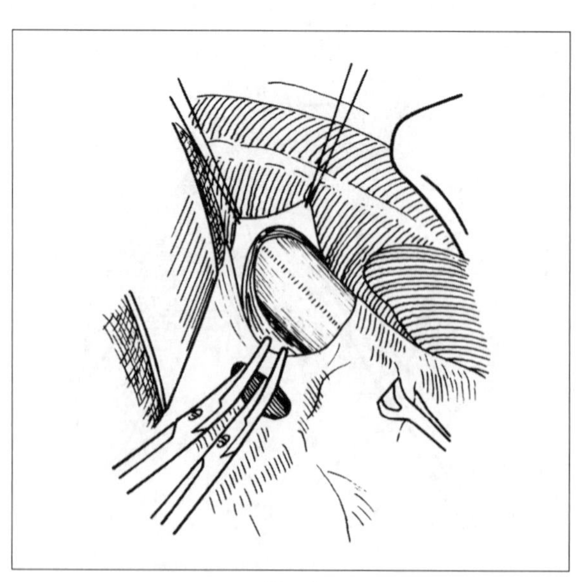

图 3

(4)迷走神经前干紧贴食管前壁下行,常不易认清,但可能触及如一紧张的绳状条索。沿条索将迷走神经前干游离出2～3cm后将该段切除。上下端分别用不吸收线结扎(图4～图6)。

(5)提起条带将食管向左前方旋转牵开。以同样的方式找出迷走神经后干并游离出2～3cm后切除该段。上下端用不吸收线结扎(图7,图8)。

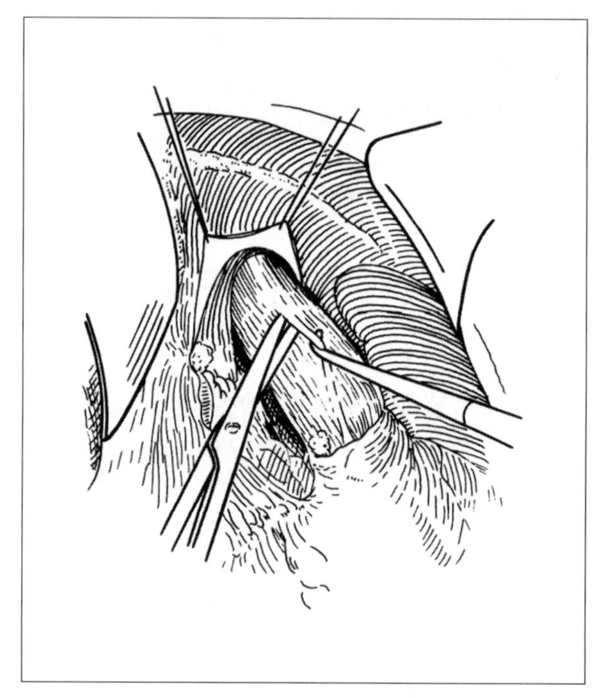

图 4

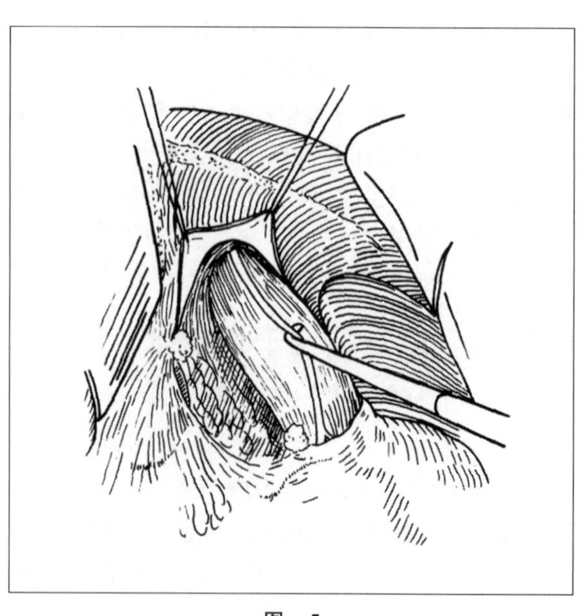

图 5

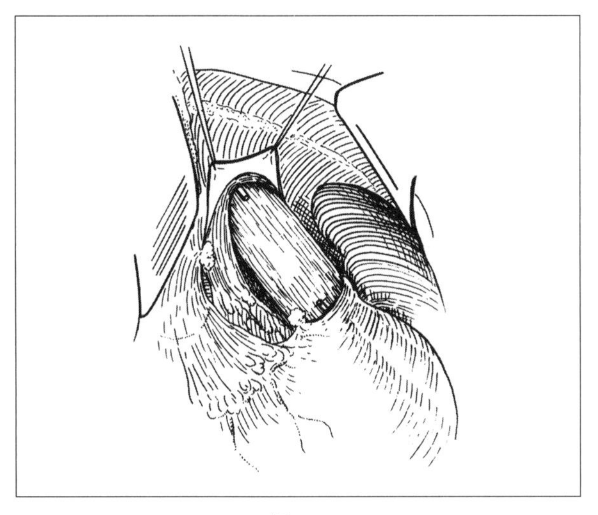

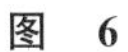

图 6

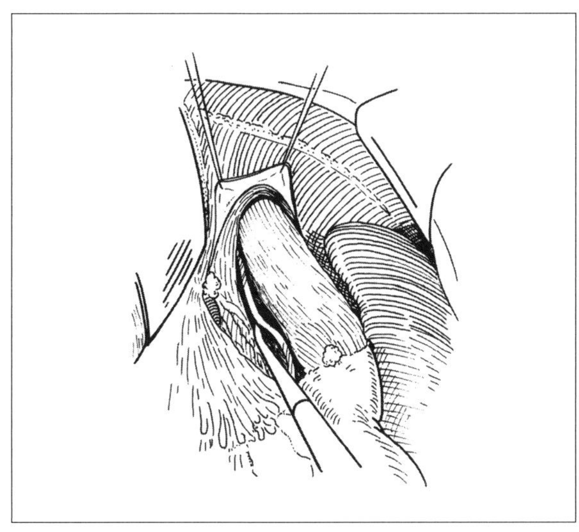

图 7

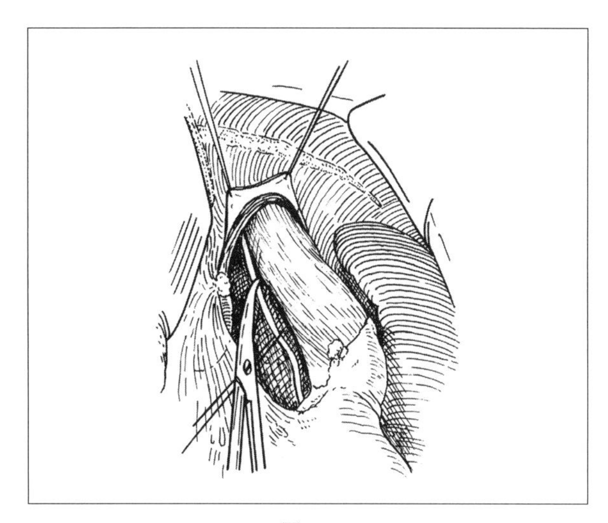

图 8

(6)在分离及切断神经的过程中还可能看到一些沿食管肌层表面下行的纤维组织。其中可能有迷走神经的膈上胃支，均应切断结扎。出血点均应结扎或缝扎止血。最后将食管向左上方牵引，显露食管裂孔及膈肌脚。若食管裂孔过大，可用不吸收线缝合 2 或 3 针使其缩小至可进入一指的大小，以防止发生食管裂孔疝(图 9A、B)。

然后去除牵引条带，食管恢复原来位置，腹膜不需缝合。

迷走神经干切断后需附加胃引流手术、胃窦切除术或半胃切除术。

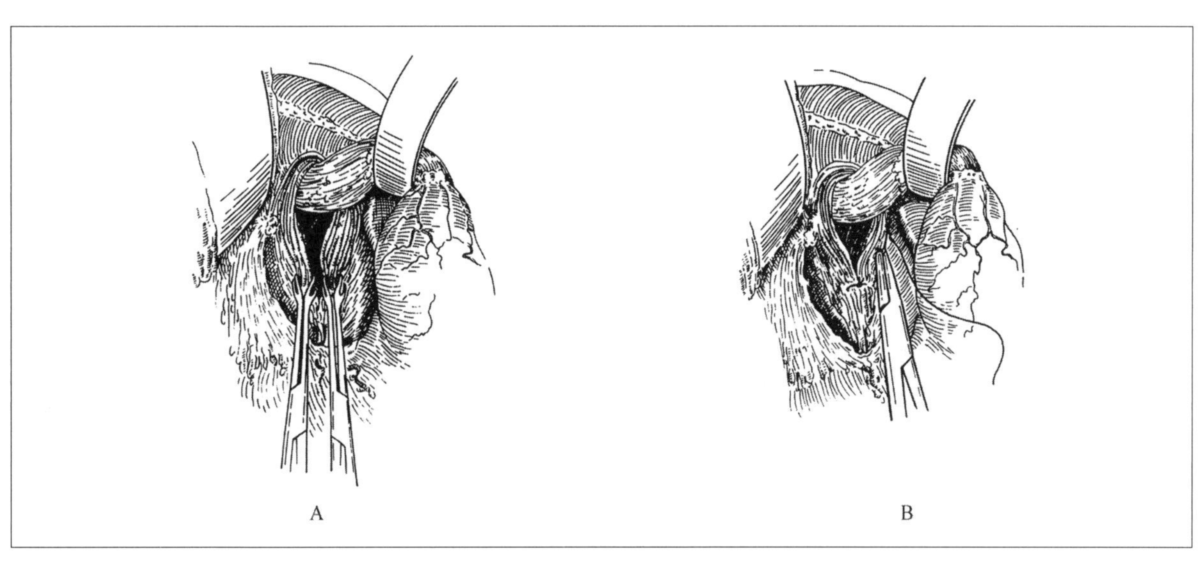

图 9

6.11.2 选择性迷走神经切断术
Selective Vagotomy

1948年由Franksson和Jackson把此方法用于临床。于迷走神经前干的肝支以下切断前主胃支(即前Latarjet神经)。于迷走神经后干的腹腔支以下切断后主胃支(后Latarjet神经),保留了肝支及腹腔支,只切断了支配整个胃的迷走神经,故又称为全胃迷走神经切断术。与迷走神经干切断术相比,这种手术缩小了迷走神经切除范围,保留了除胃以外的迷走神经支配,对腹腔其他脏器功能的影响较小。但由于支配胃,尤其是胃窦部的迷走神经亦被切断,术后会发生胃的排空障碍。因而也必须行附加手术,如幽门成形术、胃窦切除或半胃切除术等(图6-11-2)。

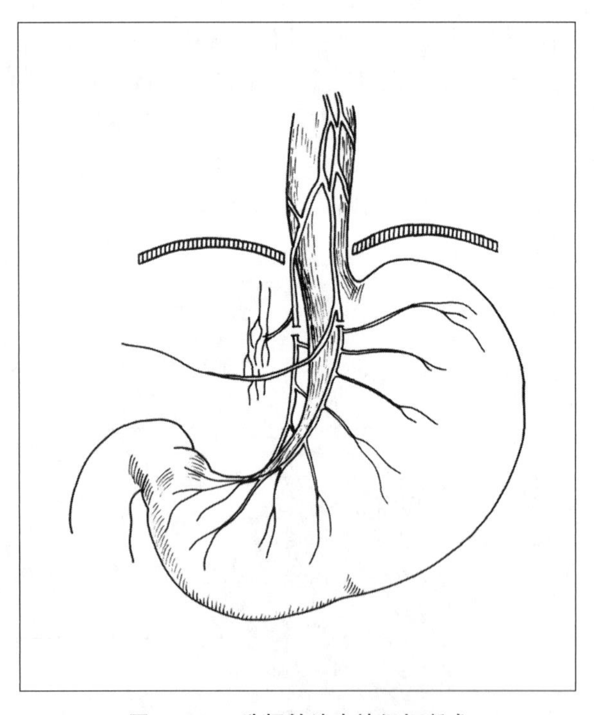

图6-11-2 选择性迷走神经切断术

1967年Holle及Hart提出了选择性近端胃迷走神经切断术(Selective Proximal Vagotomy)的设想。1970年Johnston与Willian提出了高选择性迷走神经切断术这一名称并用于临床。同年Amdrop与Jenson命名为壁细胞迷走神经切断术(Parietal Cell Vagotomy)。此外,这一手术方式还被称为酸分泌迷走神经切断术(Acidosecretive Vagotomy)及超选择性迷走神经切断术(Ultraselective Vagotomy)。

高选择性迷走神经切断术只切断支配胃体部即支配壁细胞区域的迷走神经,保留了支配胃窦部的迷走神经,从而保留了胃窦部的蠕动功能,不需要附加胃引流手术。这种术式既减少了胃酸分泌,又保留了胃窦、幽门及十二指肠解剖及功能的完整性,被认为是治疗十二指肠溃疡有效和比较符合生理的手术方式。手术并发症率最低,但溃疡复发率较高(图6-11-3)。

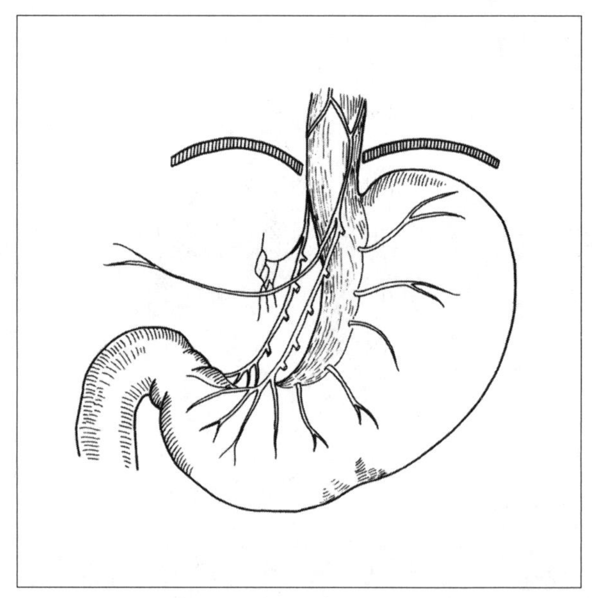

图6-11-3 高选择性迷走神经切断术

选择性迷走神经切断术可以沿食管向下游离切断神经(Griffith法),亦可沿胃小弯由下向上游离切断。下面分别叙述。

6.11.2.1 Griffith法

【手术步骤】

(1)进腹后显露出左膈下区。贲门部右侧无血管的小网膜上可见到由迷走神经前干分出的肝支向肝门方向走行,其后方为肝尾状叶。于贲门右侧及迷走神经肝支的下方切开小网膜,再将贲门左侧三角区的腹膜切开,迷走神经的前主胃支(前Latarjet神经)即位于这两个切口之间(图1)。

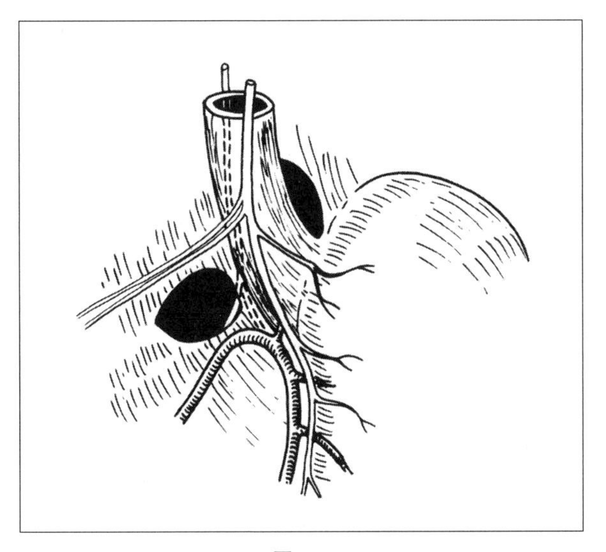

图 1

(2)迷走神经的后主胃支(后 Latarjet 神经)的位置较深,一般不容易看见,可用手指分离来判定。术者用右手示指从 His 三角区的腹膜切口伸入,沿食管后壁向右侧分离至后面时可以触到迷走神经的后干,手指从迷走神经后干的后方疏松组织中通过,进到食管右侧由小网膜的切口伸出,然后以手指指引换上一根橡胶带通过食管后方,环绕食管下端,其中应包含迷走神经前、后干及腹腔支(图 2,图 3)。

游离食管前面的腹膜包括迷走神经前干及前主胃支(图 4),于肝支的下方切断前主胃支及食管前腹膜,分离及剥光食管前壁使显露出纵行肌层(图 5)。

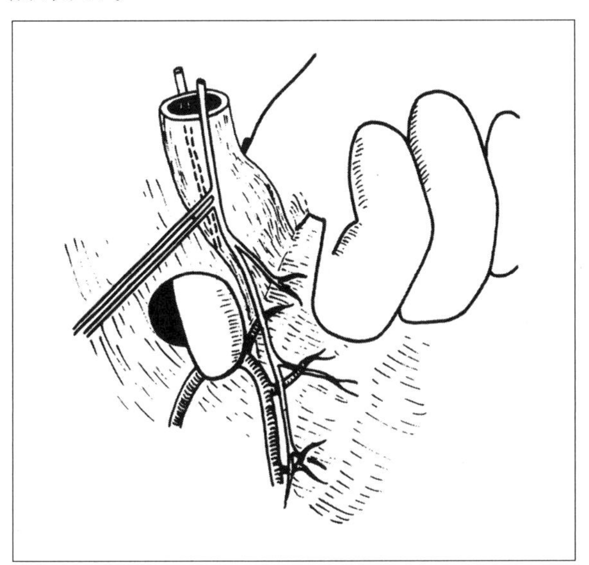

图 2

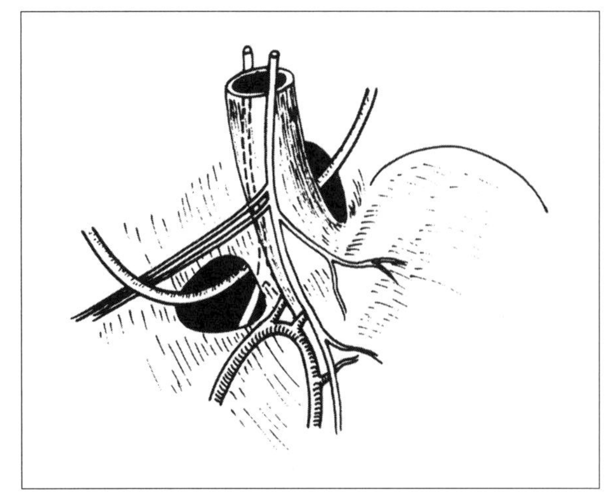

图 3

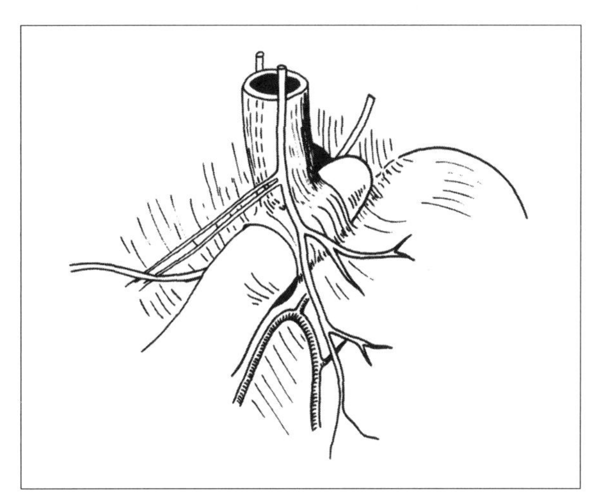

图 4

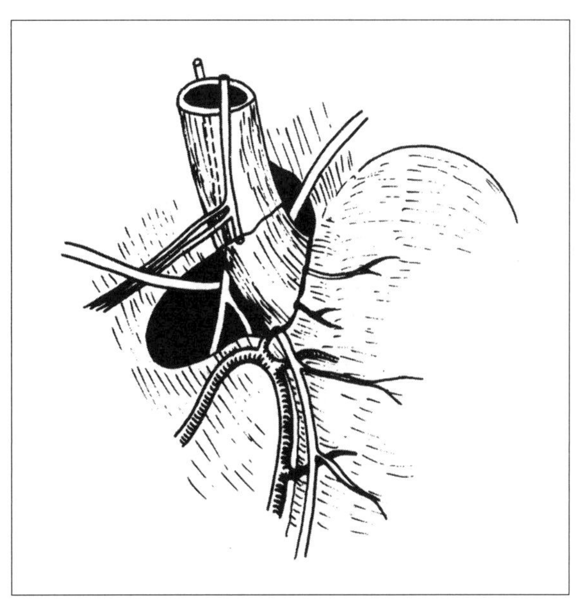

图 5

(3)将迷走神经后干从胃胰皱襞中游离出来，用另一根条带环绕向右侧牵开，再将原来从后面绕过食管及迷走神经后干的条带重新放置，沿食管后壁与迷走神经后干之间通过，将食管下端向左侧牵开(图 6)。

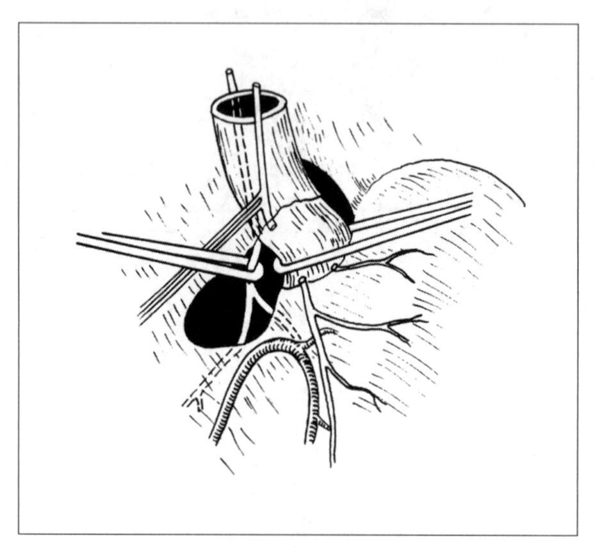

图 6

(4)此时可见到胃左动脉及其向上分出的食管支以及向下分出的胃支。为了能完全切断与血管伴行进入胃小弯的迷走神经支将胃左动脉及迷走神经的后主胃支一起切断，使迷走神经后干、腹腔支与贲门及食管下端完全分开。后 Latarjet 神经已完全切断(图 7)。

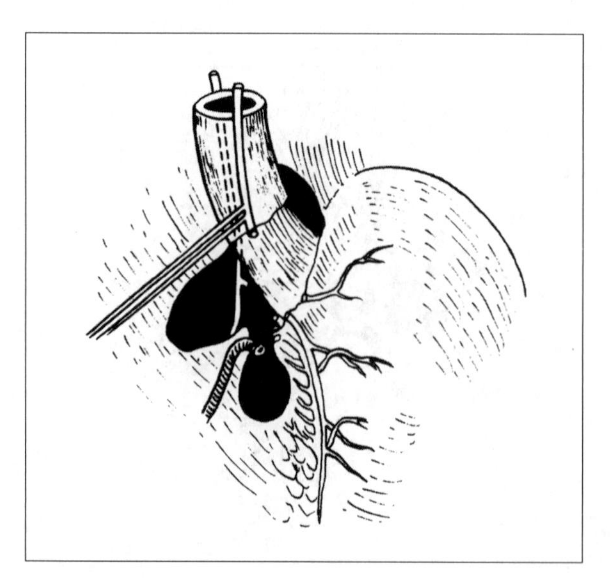

图 7

手术中有时可以看到沿食管肌层表面下行的神经纤维，均应分离并切断。将食管整圈剥光露出纵行肌层。

6.11.2.2 选择性迷走神经切断术沿胃小弯切断法

【手术步骤】

(1)沿胃小弯的切断法不需直接分离显露迷走神经干。进腹后显露左膈下区手术野，将胃体部向左下方牵引，显露食管下端、贲门部及胃小弯并使肝胃韧带展平，同时可看到迷走神经前干分出的肝支由贲门部向肝门部走行的纤维和前 Latarjet 神经沿胃小弯下行。手术于贲门下胃小弯侧开始，于胃左动脉第 1 胃支处沿胃小弯切开小网膜前叶，分离切断及结扎该血管及其伴行的神经支(图 1，图 2)。

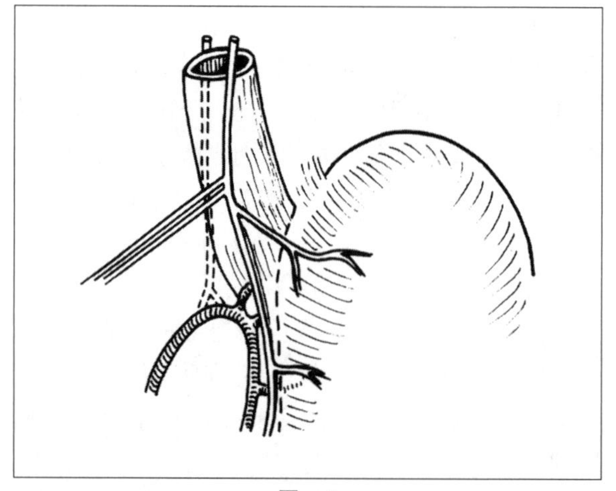

图 1

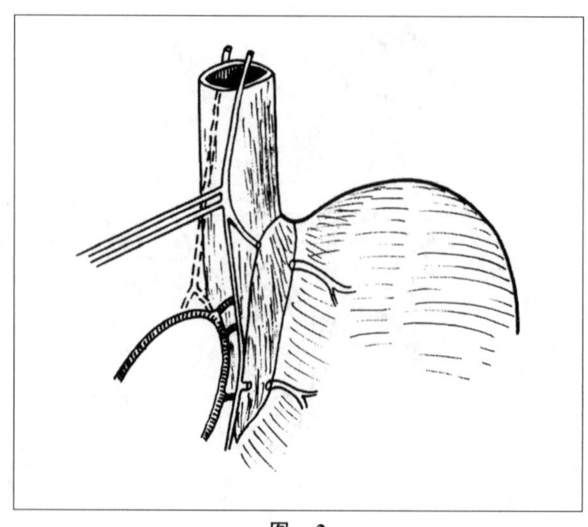

图 2

(2)沿胃小弯分离并切开小网膜前叶向上至贲门食管区,切开食管前面的腹膜向左侧至 His 三角区。从腹膜下游离食管前壁 2～3cm,将迷走神经前干及前 Latarjet 神经推向右侧,于肝支下方将前 Latarjet 神经切断结扎(图 3,图 4)。

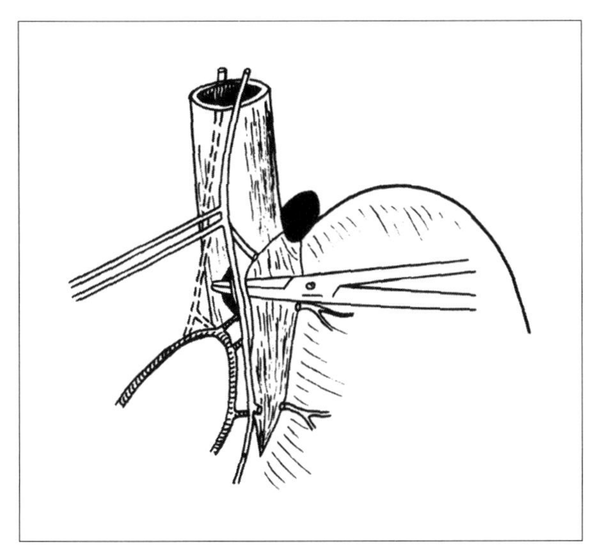

图 3

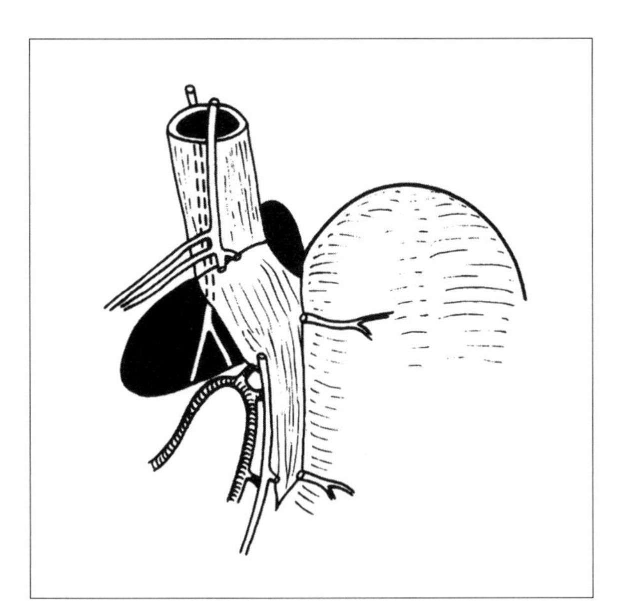

图 4

(3)术者用右手示指从食管左侧的 His 三角区沿食管后壁向右侧分离。手指通过食管后壁与迷走神经后干之间的疏松组织间隙从食管的右侧伸出,再换上一根橡皮条带绕过食管将食管下端向左上方牵引,显露食管后面的结构(图 5)。

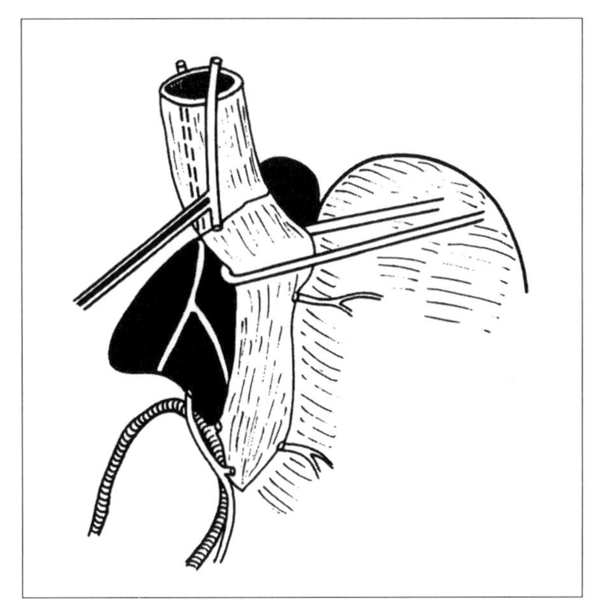

图 5

(4)此时可以看到迷走神经后干,或用手指可触到呈线状的迷走神经后干。将后干向右侧牵开,在后干与贲门部之间进行分离切断与胃小弯的一切连系。腹腔支一般不容易看到。再于贲门右后方分离出胃左动脉及其食管支和胃支,后 Latarjet 神经一般都与动脉伴行。将胃左动脉及伴行的神经一并切断结扎。再将食管下端游离剥光 2～3cm、切断沿食管肌层表面下行的神经纤维(图 6,图 7)。

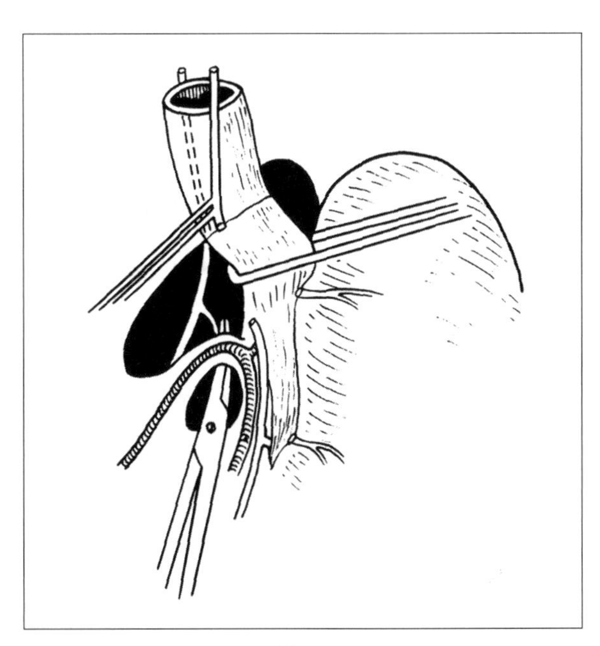

图 6

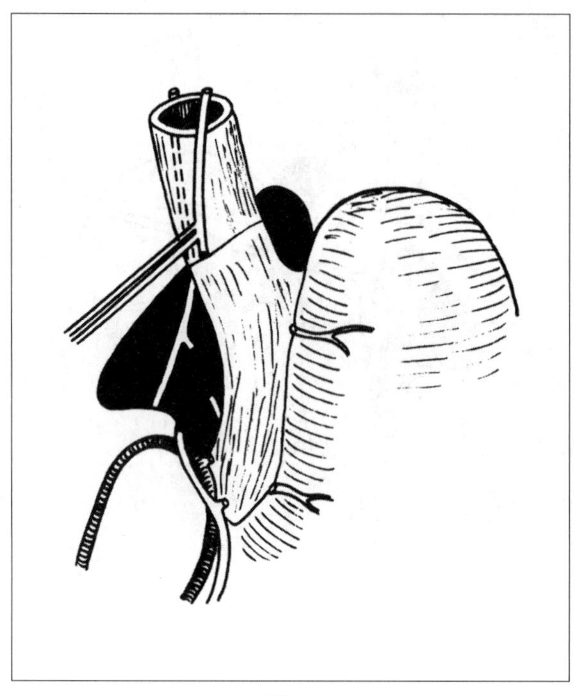

图 7

6.11.3 迷走神经切断术的附加手术
Affiliated Procedures of Vagotomy

迷走神经干切断术及选择性迷走神经切断术都必须行附加手术以解决胃的排空及引流问题。这些附加手术的种类有:①幽门成形术;②胃空肠吻合术;③胃窦切除术;④半胃切除术。

以上几种手术的步骤详见有关各章节。

6.11.4 壁细胞迷走神经切断术
Parietal Cell Vagotomy

【适应证】

(1)十二指肠溃疡症状较严重内科治疗效果不好或反复发作且无幽门梗阻者。

(2)十二指肠溃疡急性穿孔时间未超过8h腹腔内污染不严重者,在行穿孔修补及腹腔清洗后行壁细胞迷走神经切断术。

(3)十二指肠溃疡大出血行急诊手术时,切开十二指肠前壁直视下缝扎溃疡底部的出血点、缝合十二指肠切口,然后再行壁细胞迷走神经切断术。

6.11.4.1 显露迷走神经干的壁细胞迷走神经切断术

【手术步骤】

(1)于贲门上方横行切开食管前腹膜,沿腹膜下分离及显露食管前壁。迷走神经前干紧贴食管前壁下行。仔细将迷走神经前干与食管壁分开,用一根不吸收线绕过做牵引,再沿食管壁分离食管的右后方,寻找迷走神经后干。后干一般都不紧贴食管,与食管间有疏松组织。将迷走神经后干游离,并用不吸收线绕过做牵引。这一操作步骤有助于在解剖贲门和胃小弯交界处时不致损伤迷走神经(图1)。

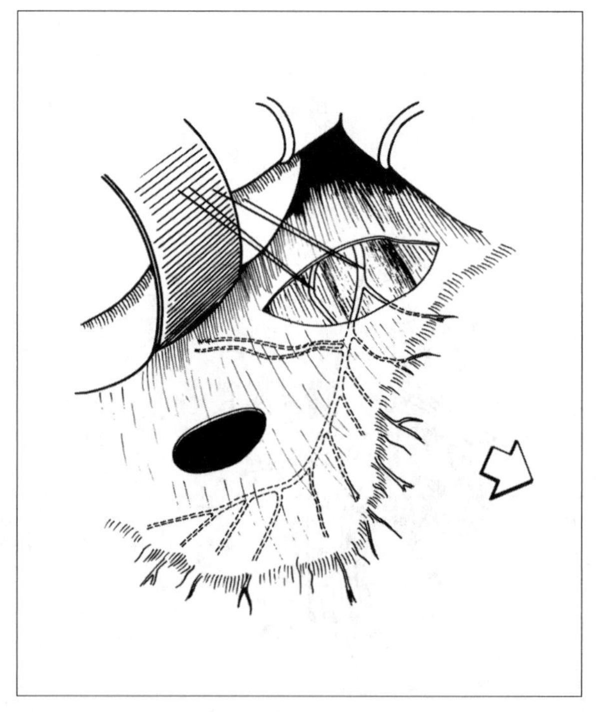

图 1

(2)于小网膜的无血管区切开一小口。术者用左手中指及示指经此切口伸入小网膜腔,轻轻握住胃小弯侧的小网膜,向右上方牵引同时助手握住胃体部大弯侧轻轻向左下方牵引,显露出沿胃小弯下行的前Latarjet神经及与血管伴行的胃支(图2)。

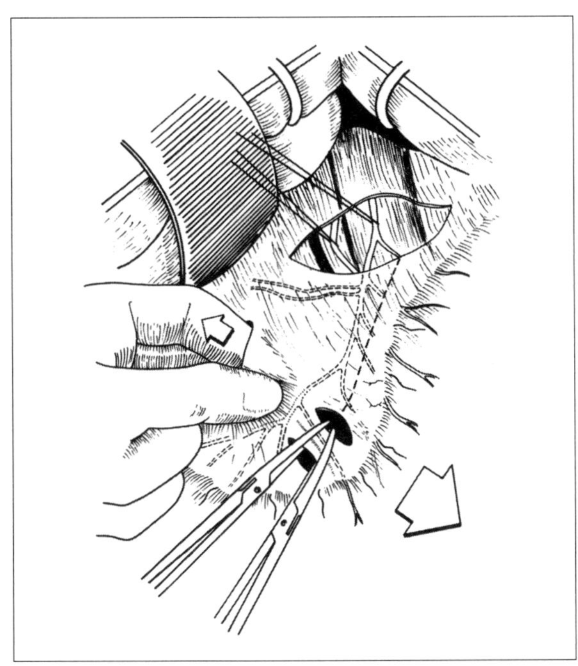

图 2

(3)于胃小弯距幽门约 7cm 处开始分离小网膜的前叶,认清前 Latarjet 神经的走行方向及其分支。从前 Latarjet 神经“鸦爪”的第 1 支开始,沿胃小弯分离由 Latarjet 前神经分出支配到胃前壁的神经支及其伴行血管。尽量靠胃小弯钳夹,切断并结扎,一支一支地向上分离直达贲门部。将迷走神经前干向右侧牵引,沿神经左侧分离、切断与贲门部的连系,再转向左上分离、切开食管前腹膜及沿食管下行的神经纤维,直达 His 三角区。在分离、切断神经及血管时要注意保护 Latarjet 神经不受损伤。切断后均用不吸收线结扎,禁用电凝止血以防损伤神经(图 3)。

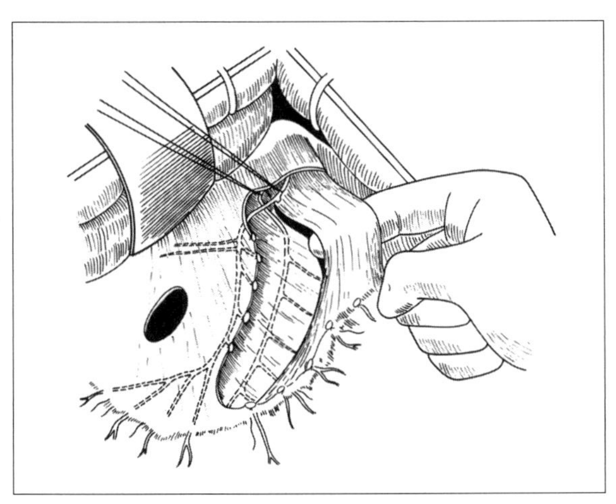

图 3

(4)分离小网膜后叶也是从胃小弯距幽门 7cm 处开始。小网膜后叶包含的血管及神经支的分布与前叶相似。后 Latarjet 神经一般不容易看到。与处理前叶一样沿胃小弯一支一支地将血管及神经支钳夹、切断、结扎,要尽量靠胃小弯离断,以防损伤后 Latarjet 神经,小网膜前后叶与胃小弯附着处之间有一间隙,胃小弯上部的间隙较宽,分离时应将间隙内之小血管及纤维组织切断结扎。小网膜后叶游离至贲门部时将迷走神经后干向右上方牵开,再沿神经干的左侧离断与贲门部后方的连系(图 4)。

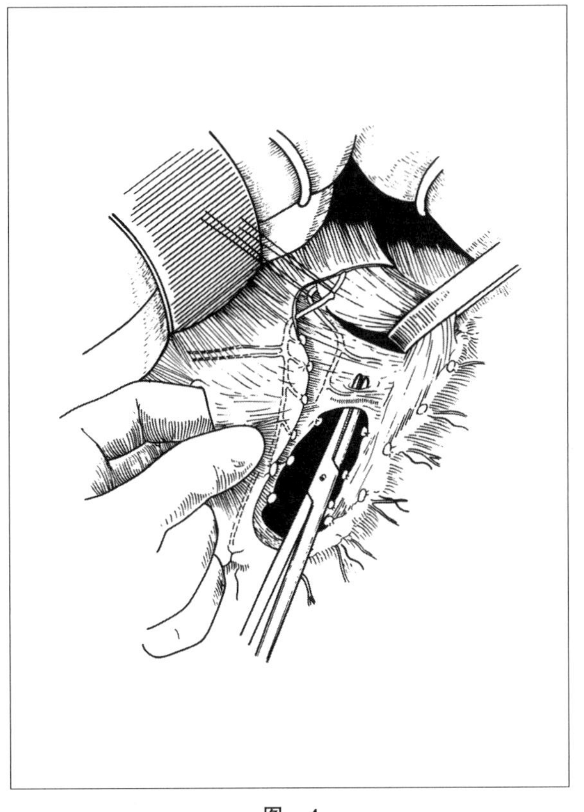

图 4

(5)充分游离食管下端,用一条带绕食管下端向前牵引,沿食管肌层表面向上分离,切断沿食管壁下行的神经纤维。食管剥光长度为 5~7cm。

(6)仔细检查有否被遗漏未切断的神经支,要完全切断,彻底止血。胃小弯肌层裸露部分前后壁的浆肌层用不吸收线间断缝合使腹膜化(图 5)。

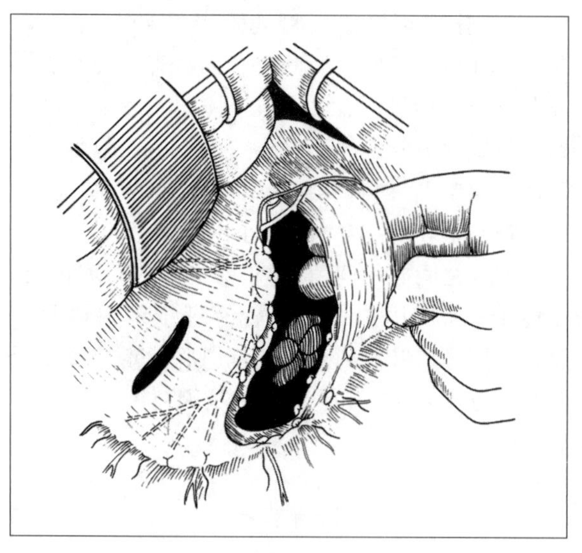

图 5

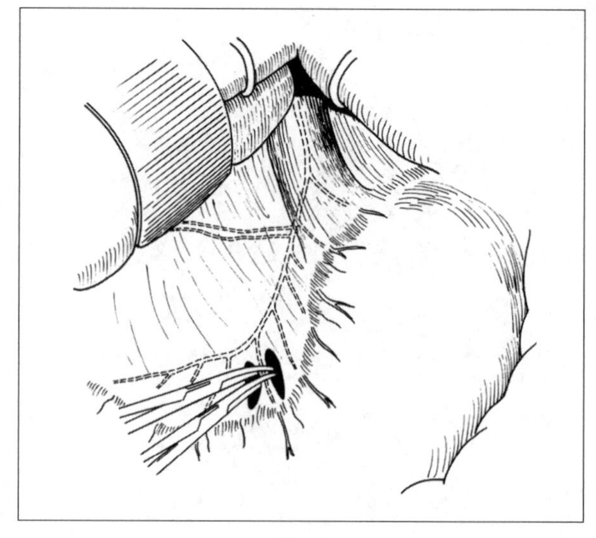

图 2

6.11.4.2 不显露迷走神经干的壁细胞迷走神经切断术

【手术步骤】

(1)手术从胃小弯远端开始,助手将胃体部向左下方牵引显露出前 Latarjet 神经及其分支(图1)。认清“鸦爪”支的最上一支,由这一支开始分离,用尖头弯血管钳靠胃小弯分开小网膜,进入小网膜前后叶之间的间隙,沿此间隙向上一支一支地分别钳夹,切断,由前 Latarjet 神经分出的胃支及其伴行血管,分别用不吸收线结扎。右侧的结扎线暂不切断用做牵引,以利手术野的显露及防止损伤 Latarjet 神经伤(图 2,图 3)。

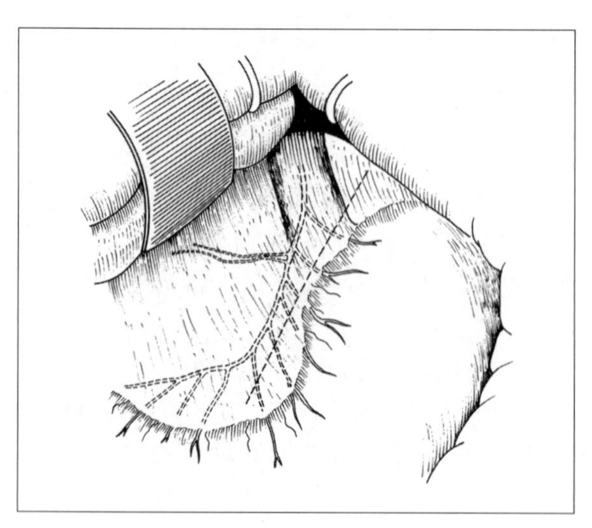

图 1

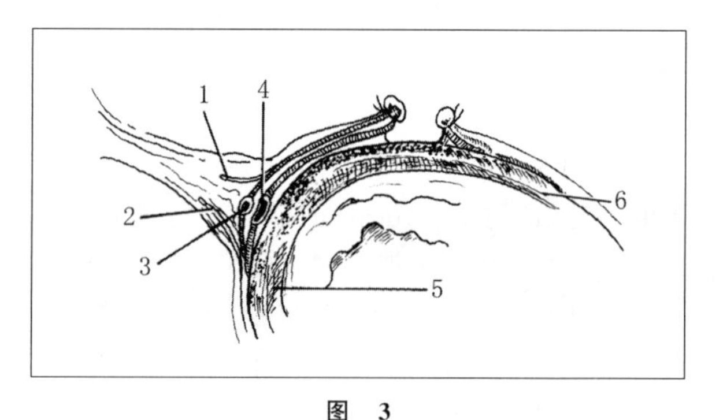

图 3

1—前拉式神经干;2—后拉式神经干;
3—胃左动脉;4—胃左静脉;
5—胃小弯壁;6—胃前壁

(2)沿胃小弯向上分离小网膜前叶的神经及血管至贲门下部时,该处小网膜前后叶间的间隙较大,中间的小血管及纤维组织均应切断结扎以减少出血。游离至贲门部时,分离切口要转向左侧,再沿食管表面切开食管前腹膜,向左侧达 His 三角区,并延长腹膜切口至胃底部距贲门 2～3cm 处(图 4)。

(3)游离食管下端。沿腹膜下分离食管前壁及两侧壁。术者用右手示指由食管左侧的 His 三角区沿食管后壁向右侧钝性分离。在食管后面的疏松组织中可以触到如条索状的迷走神经后干。手指应从该神经干的前面与食管后壁之间通过,由食管右侧伸出,然后换上一根条带绕过食管下端将食管向左前方牵引,此时迷走神经前干及前 Latarjet 神经自然地离开食管壁而偏向右侧(图 5)。

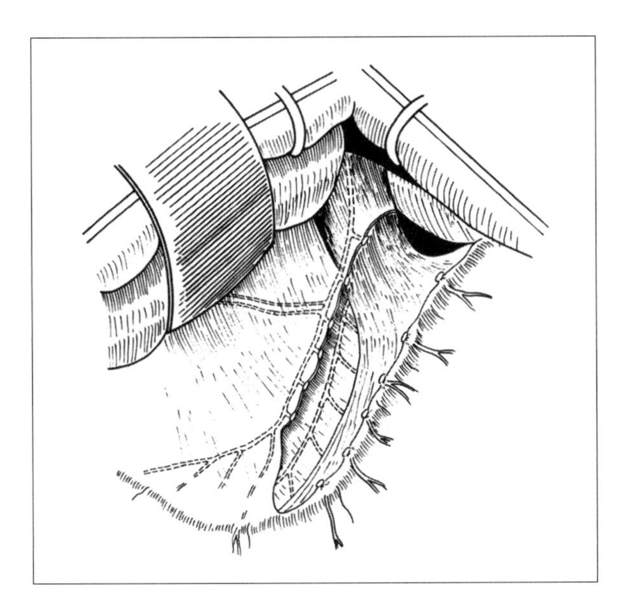

图 4

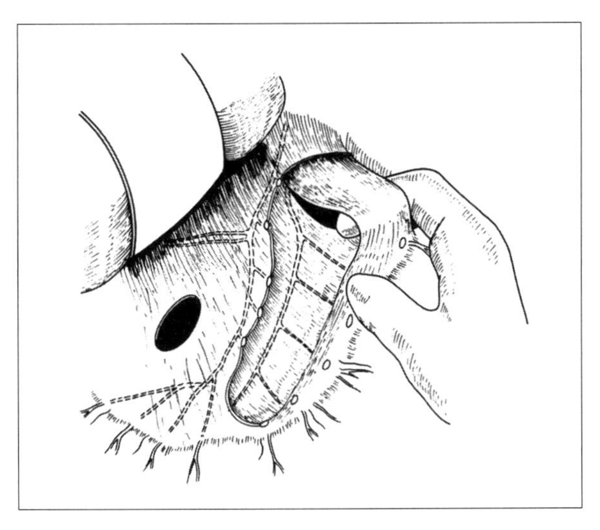

图 5

（4）分离小网膜后叶的血管和神经。为了更清楚地了解小网膜后叶与胃小弯及其后面的关系，于小网膜无血管区切开一小孔，术者将左手中指及示指经此孔伸入小网膜腔，握住胃小弯侧的小网膜及血管，轻轻向右侧牵引，以显露出胃小弯的后叶小网膜及血管、神经。要求与前叶一样分离切断由后 Latarjet 神经分出的胃支及其伴行的血管。后 Latarjet 神经一般不容易看到，为了不被损伤，术者左手中指、示指可在胃小弯的后面做指引，用弯的尖血管钳靠胃小弯无血管区分破小网膜进入小网膜腔，尽量靠胃小弯将血管及神经钳夹、切断及结扎。这样不致损伤后 Latarjet 神经。沿胃小弯向上一支一支地分离切断及结扎，直达贲门部的后面。右侧的结扎线暂时保留做牵引（图 6）。

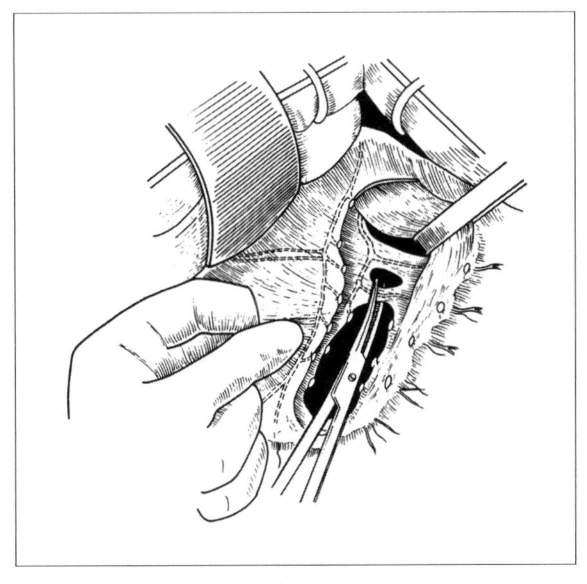

图 6

（5）分离食管下端及贲门部。将食管下端向左前方牵引，显露贲门及食管下端的后面。沿贲门及食管下端的后壁进行分离，切断与后面的一切联系，使食管下端及贲门部完全游离。

沿食管肌层表面向上分离食管，切断沿食管壁下行的全部神经纤维，直至清楚地显示出食管的纵行肌纤维。食管向上剥光的长度应为 5～7cm。所有的小血管均应结扎（图 7）。

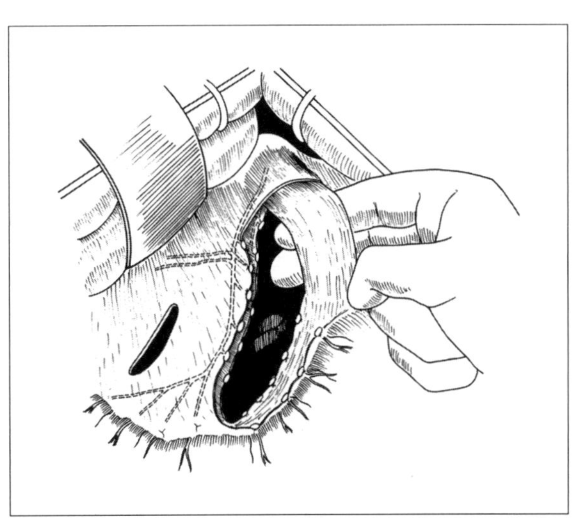

图 7

这种由胃小弯远端向近端游离的迷走神经切断方式不需专门游离出迷走神经干。在沿胃小弯向上分离的过程中，Latarjet 神经、迷走神经干都自然地与胃小弯及食管分开而偏向右侧。不但简化了手术操作也避免了神经的损伤。

6.11.5 保留交感神经的壁细胞迷走神经切断术 Parietal Cell Vagotomy with Adrenergic Preservation, PCV-AP

交感神经系统有抑制胃酸分泌的功能。行高选择性迷走神经切断术若能保留支配胃的交感神经支，将会增强迷走神经切断术的降酸效果。

胃的交感神经来源于腹腔神经丛，沿腹腔动脉及其分支分布到胃壁。只要在切断迷走神经时能够保留胃左动脉及其分支不受损伤，就可以保留支配胃的交感神经。

腹腔动脉及其分支与胃迷走神经之间的解剖关系见图 6-11-4。

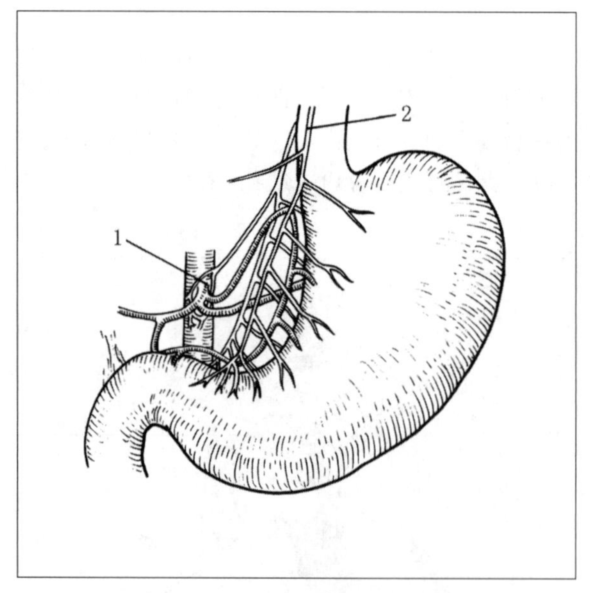

图 6-11-4 腹腔动脉与胃迷走神经的关系

1—腹腔动脉；2—迷走神经

【手术步骤】

(1)体位、切口及手术野的显露方法同 PCV 手术。

(2)游离食管下段。横行切开膈食管韧带，分离出食管前壁及两侧壁。术者用右手示指从食管左侧沿食管后壁分离，游离出食管下端，同时绕过一根条带做牵引。

(3)解剖游离迷走神经干。按迷走神经干切断术的方式找到并游离出迷走神经前干及后干，游离长度 4～5cm。分别用不吸收线绕过做牵引，同时将食管向左侧牵开使神经干位于其右方。切断沿食管肌层表面下行的神经纤维(图 1)。

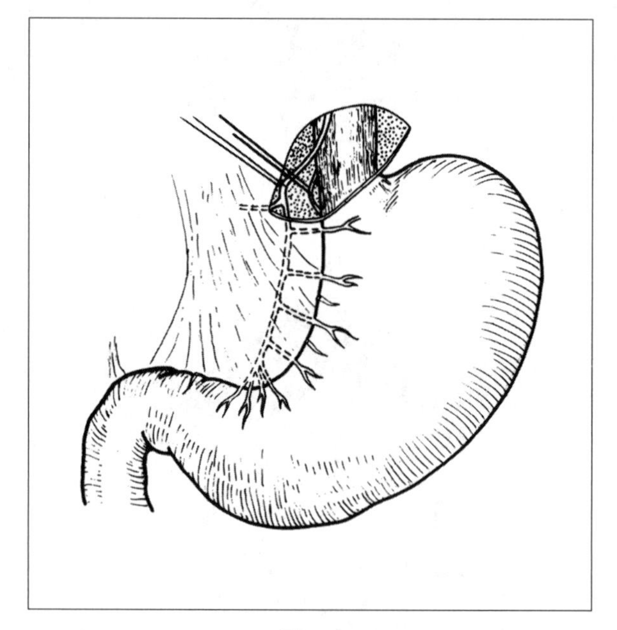

图 1

(4)游离前 Latarjet 神经干。前 Latarjet 神经一般均可看到。在小网膜前叶内沿胃小弯下行至胃角切迹处分为终末支即“鸦爪”支。在“鸦爪”分支的上方用神经钩将 Latarjet 神经干钩住，沿其左侧切开小网膜前叶，将神经干分离出来用不吸收线绕过牵引，同时将胃体部向左下方牵引。从幽门以上 6～7cm 的胃小弯侧开始分离出由 Latarjet 神经干分出至胃壁的神经支。分离时必须与血管分开。血管与神经之间有疏松组织相连很容易分开。沿 Latarjet 神经向上一支一支地分离切断直到迷走神经前干(图 2，图 3)。

(5)切开胃结肠韧带游离胃大弯并向上翻开，显露出胃后壁及小网膜后叶，可以看到小网膜后叶内的神经及血管分布(图 4)。

（6）游离后 Latarjet 神经干。该神经位于小网膜后叶内，其下行的方向与前 Latarjet 神经的方向一致，与上述方法相同，将 Latarjet 后干分离出用不吸收线牵引，同时将胃体向右上方牵引。沿神经干的小弯侧分离出胃支并切断，注意勿伤及血管。如此向上分离至胃左动脉的平面以上再将牵引后 Latarjet 神经的牵引线通过小网膜开孔拉到食管及贲门的前面。将胃体部恢复到原来的正常位置（图 5～图 7）。

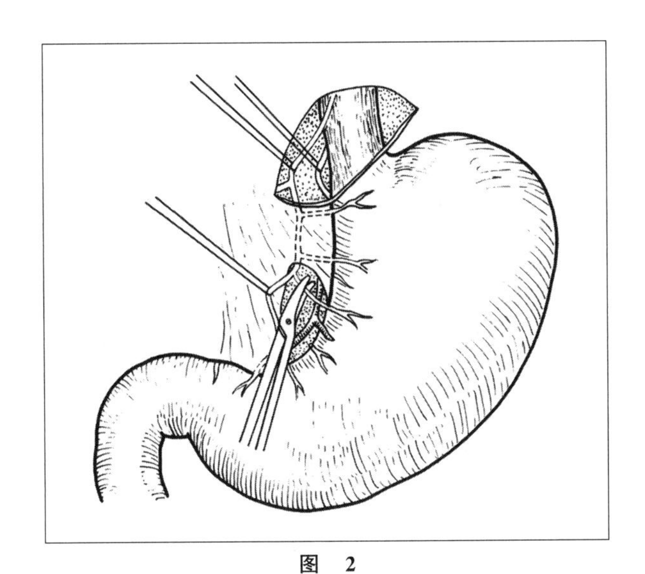

图 2

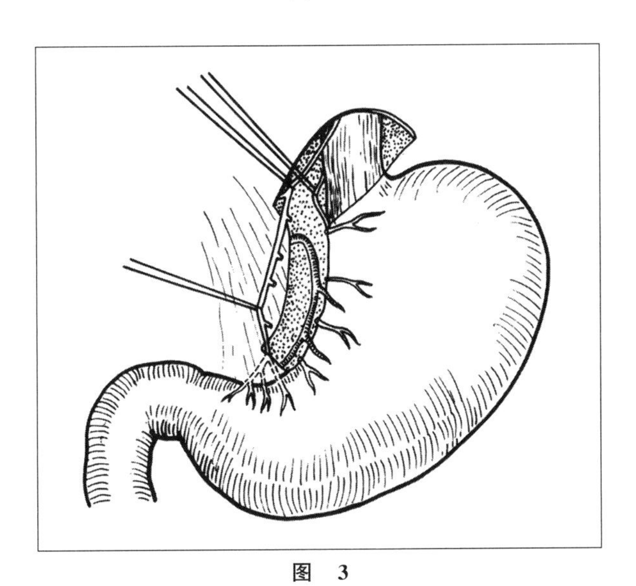

图 3

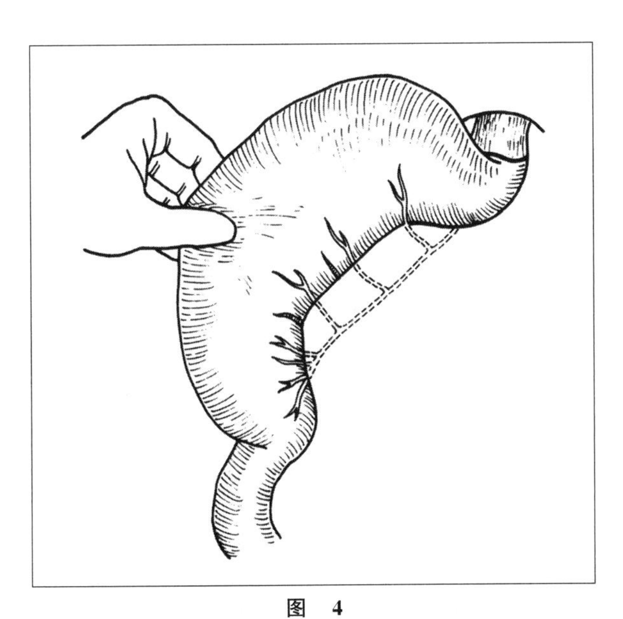

图 4

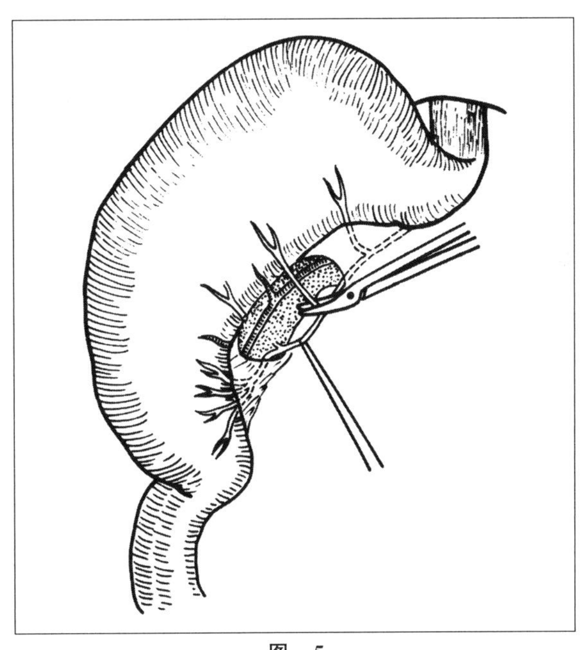

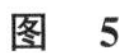

图 5

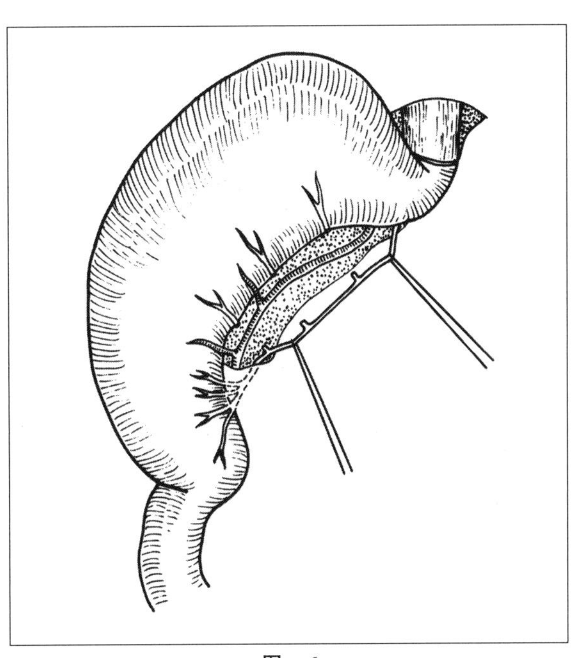

图 6

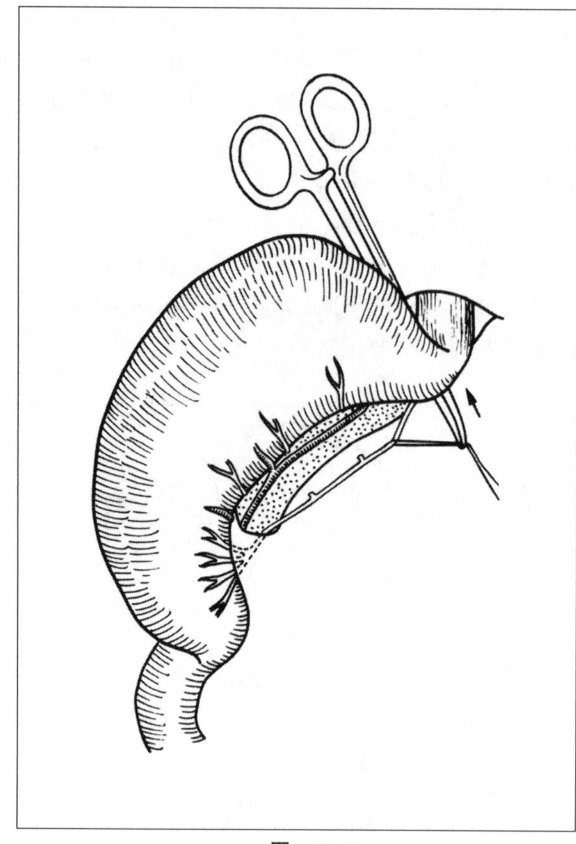

图 7

(7)由前面继续进行解剖与分离,轻拉后 Latarjet 神经及迷走神经后干的牵引线即可以显露出迷走神经后干分出的腹腔支。沿神经的左侧切断与胃贲门及胃底部的连系。

胃小弯前后壁的腹膜不需缝合(图 8,图 9)。

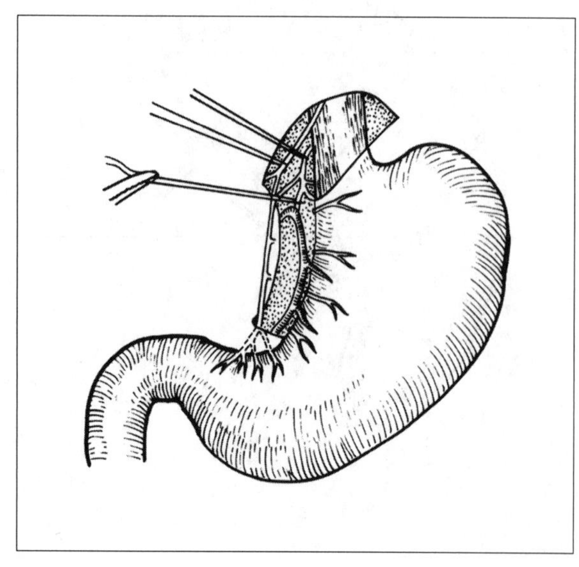

图 8

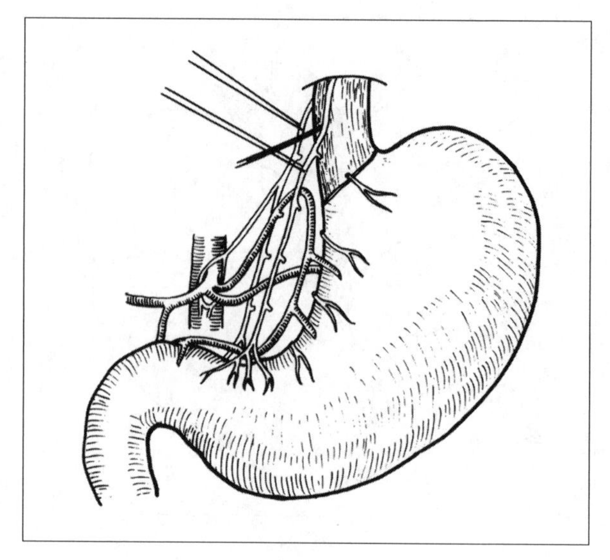

图 9

6.11.6 迷走神经切断术的注意要点

Points for Attention in Vagotomy

迷走神经切断术的手术部位主要在左侧膈下区,必须进入膈下区充分暴露贲门、食管下端及胃底部才能顺利进行手术。故应注意如下几点。

(1)切口取上腹部中线切口。皮肤切口的上端要超过剑突以上 1～2cm,必要时可将剑突切除。切口下端达脐部,必要时可延长绕至脐下。

(2)采用各种类型固定于手术台的牵开器,如链式牵开器(图 6-11-5)等,将胸骨下端及肋弓向上抬高同时将切口向两侧牵开以利于膈下区的暴露。

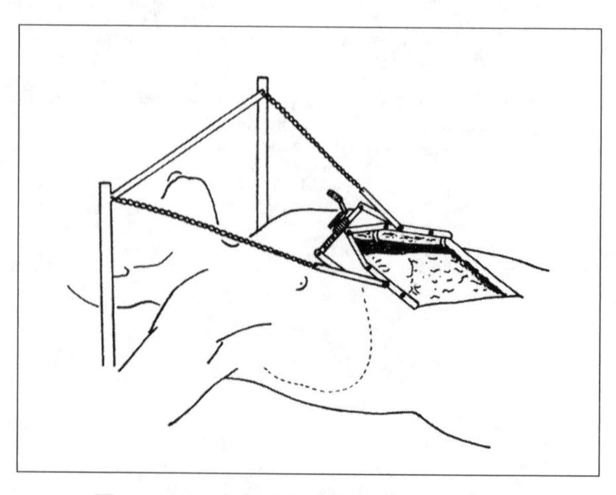

图 6-11-5 迷走神经切断术的链式牵开器

(3)用长的弯形拉钩(Deever's retractor)将肝左叶向右上方牵开,显露贲门部。若左肝叶较大影响手术野,可切开三角韧带,再将肝左叶牵向右侧(图 6-11-6)。

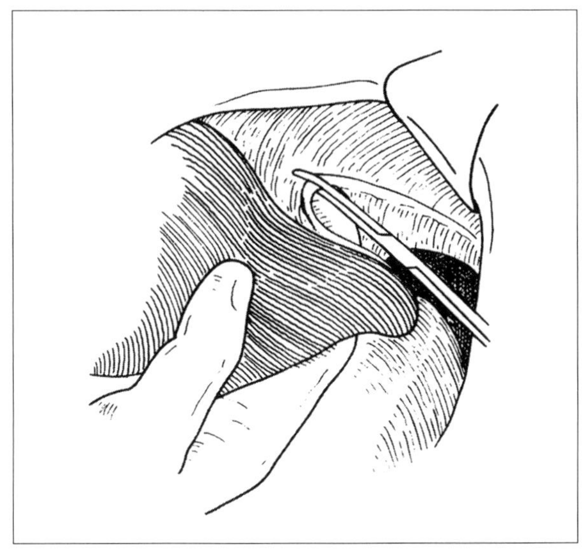

图 6-11-6 牵开肝左叶显露贲门部

(4)助手用左手握住胃体部向左下方轻轻牵拉,为了便于抓住胃体部,可以将鼻胃管插至胃大弯侧作为衬垫,助手握住胃大弯时不致滑脱也减少了胃壁的损伤。同时麻醉师协助抽吸胃管将胃液和空气吸出以增加隔下区暴露的空间。

6.11.7 迷走神经切断术的术后处理 Postoperative Management of Vagotomy

(1)迷走神经切断术后应持续胃肠减压 48~72h,禁食期间,静脉输液维持营养及水、电解质平衡。

(2)迷走神经切断加引流术或胃窦切除术后的饮食恢复同胃部分切除术。一般在术后 3~4d 胃肠道功能逐渐恢复后开始进流质饮食,术后 5~6d 改半流质饮食。高选择性迷走神经切断术后肠蠕动功能恢复即可进食。可直接进半流质饮食,不必经流质饮食的过渡。部分病人进食后可能出现吞咽阻塞感,此时仍应鼓励病人适当进食。这一症状在术后 1~3 周会自行消失。

(3)迷走神经切断术的治疗效果决定于切断迷走神经的完全性。迷走神经切断的完全性可能通过手术前后胃酸分泌功能测定的结果来评定。手术后若 BAO、MAO 比手术前明显降低、Hollander 试验阴性,表明切断迷走神经较完全,预后较好。若 BAO MAO 下降不明显、Hollander 试验阳性,表明迷走神经切断不完全,有复发溃疡的可能。

PCV 手术后应行纤维胃镜复查,直接观察溃疡愈合情况。一般多在手术后 2~4 周溃疡完全愈合。此外还应做胃排空功能的检查,行上消化道钡餐 X 线检查,观察手术后胃的蠕动及排空情况。

(4)其他处理与一般腹部手术相同。

6.11.8 迷走神经切断术的主要并发症 Complications of Vagotomy

迷走神经切断术的并发症有近期和远期并发症两类。

近期的手术并发症常与手术操作有关。主要有以下几种:

(1)食管下段穿孔是一严重并发症。主要由于在剥离食管下端时的损伤所致。文献报道的发生率低于 0.5%。穿孔发生后,如能在手术中发现并及时修补,预后较好。否则术后会招致严重的膈下感染或纵隔炎。一旦发生这类情况,应再次手术。

(2)胃小弯缺血坏死、穿孔。在开展高选择性迷走神经切断术的初期有过一些报道,认为与手术中胃小弯分离过广、过深、破坏了局部的血流供应有关,发生率低于 0.4%。一旦发生胃小弯缺血坏死、穿孔,病死率高达 50%。临床表现为严重的腹膜炎症状。应立即再次手术处理。近几年来这一并发症已不多见。实际上这种胃壁的局部坏死穿孔可能与手术损伤胃壁有关。

(3)手术后出血。文献报道迷走神经切断术后腹腔内出血的发生率为 0.3%~0.8%。主要原因是术中血管结扎不妥,也有医源性损伤,如因牵拉引起脾破裂、肝左叶损伤等。一旦发生,应立即再次手术止血。

迷走神经切断术的远期并发症包括下列6项。

(1)吞咽阻塞感。这是迷走神经切断术后的常见并发症。高选择性迷走神经切断术后尤为常见,发生率15%~40%。为食管下端失去神经支配,发生肌肉松弛障碍所致。症状明显的病人行X线钡餐检查可见食管下端锥形狭窄,食管测压证实下段张力增高,松弛不全。这一并发症一般是暂时性的,多数病人在术后2~4周逐渐消失,只有极少数病人症状严重长时间不缓解,需行食管扩张治疗。

(2)腹泻。迷走神经切断术后产生腹泻多发生于迷走神经干切断术后。其原因可能是:①腹腔支被切断后小肠失去迷走神经支配,肠蠕动加快及胆汁酸吸收不良。②迷走神经的肝支被切断后胰腺功能下降、胰酶分泌减少;③附加胃引流术或胃窦切除术使幽门功能丧失。腹泻多数为暂时性或间歇性,随时间推移逐渐好转或消失。迷走神经干切断后腹泻发生率20%~65%,严重腹泻者约5%。选择性迷走神经切断后发生率在10%以下,严重者在1%以下。高选择性迷走神经切断术后很少有腹泻的并发症。

(3)术后胃排空障碍。胃失去了迷走神经的支配,使胃的运动功能受损是发生胃排空障碍的原因。因此迷走神经干切断术及选择性迷走神经切断术后必须附加胃引流术或胃窦切除术,以解决胃的排空问题。少数病人术后早期仍有胃排空延缓,出现进食后饱胀或呕吐症状。一般经过饮食调节,症状会逐渐消失。高选择性迷走神经切断术的迷走神经切断范围正确时一般不会发生胃排空障碍。如果手术中损伤或切断了Latarjet神经或“鸦爪”支,则会出现胃排空障碍,严重者需再次手术行胃窦切除。

(4)胆道功能障碍发生于迷走神经干切断术后。由于去除了肝的神经支配,胆囊收缩功能减弱,排空不良,可能增加胆囊结石的发生率。

(5)迷走神经切断术加引流术或胃窦、半胃切除术者,术后亦可发生倾倒综合征、胆汁反流性胃炎等并发症。但其发生率及严重程度都低于胃大部切除术后。高选择性迷走神经切断术后很少发生这些并发症。处理方法与胃大部切除术后相似。

(6)复发溃疡。迷走神经切断术后的复发溃疡或溃疡未愈的发生率报道差异较大。一般认为,迷走神经切断加胃窦切除后的复发溃疡率低于迷切加引流术后。高选择性迷走神经切断术后溃疡复发率明显高于前者。

6.12 胃引流术 Operations for Gastric Drainage

当胃的排空发生障碍引起胃潴留时,可采用手术方式解决引流问题。常用的手术方式有幽门成形术及胃空肠吻合术,总称为胃引流术。

【适应证】

(1)作为迷走神经切断术的附加手术解决因迷走神经干或选择性迷走神经切断术引起的胃排空障碍问题。

(2)近端胃部分切除术应附加幽门成形术,防止因迷走神经被切断引起胃潴留,减少胃食管反流。

(3)幽门及十二指肠梗阻。若为恶性肿瘤引起梗阻已无法切除者,行胃空肠吻合术作为姑息性的治疗措施;若为炎性病变如结核、克罗恩病等可行暂时性胃空肠吻合术。

【术前准备】

(1)幽门梗阻的病人手术前2~3d开始禁食,置鼻胃管减压、洗胃。

(2)其他术前准备同胃部分切除术。

【麻醉与体位】

同“6.6 胃部分切除术”。

6.12.1 幽门成形术 Pyloroplasty

幽门成形术是将幽门环肌切断消除幽门的功能,扩大幽门的出口。幽门部有明显炎症或严重的瘢痕畸形时禁用。

6.12.1.1 幽门环肌切开成形术

Heineke-Mickulicz Operation

幽门环肌切开成形术即幽门环肌纵切横缝法。

【手术步骤】

以幽门管为中心于幽门管前壁沿幽门纵轴的方向做长 3～4cm 的切口(图 1)。切开幽门管全层,完全切断幽门环肌,止血后横行缝合(图 2)。第 1 层用不吸收线全层间断缝合(图 3),再加一层浆肌层缝合。注意在缝合时勿内翻过多,以免妨碍通畅。切开后亦可用胃肠缝合器(XF)缝合(图 4)。

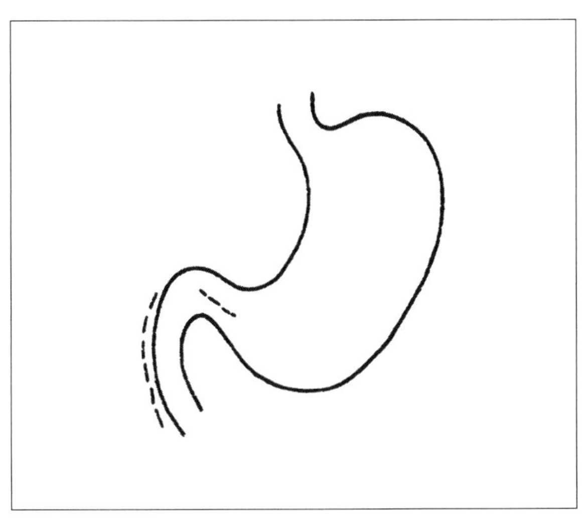

图 1

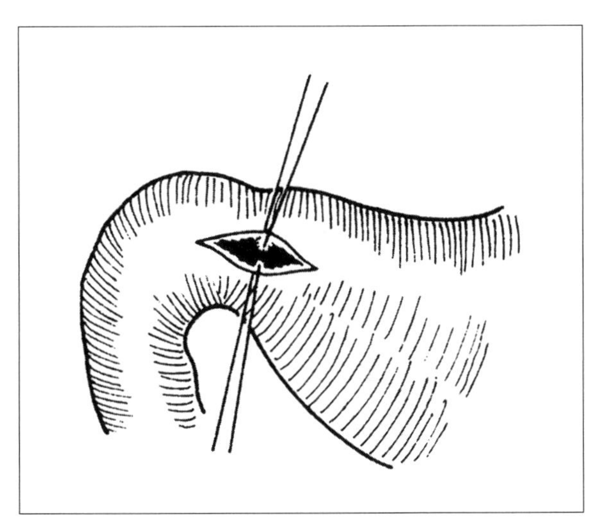

图 2

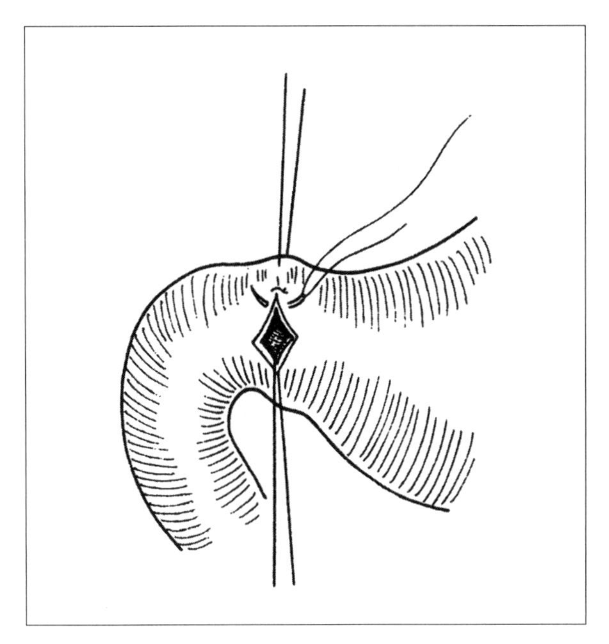

图 3

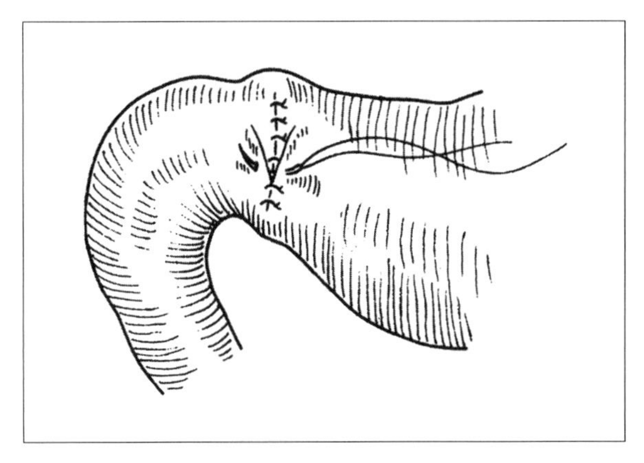

图 4

6.12.1.2 幽门成形术(缝合器法)

Pyloroplasty with Stapler

【手术步骤】

(1)于幽门管前壁缝合两针牵引线。在两缝线之间纵行切开幽门管全层,长 2～3cm。将切口两端缝合一针使其按横行方向靠拢并牵引(图 1)。

(2)提起 3 根牵引线,用 XF60 夹住切口边缘(注意应夹住全层),边缘不要留得太多。旋转尾端螺丝,调整间距至 1～2mm,“击发”完成缝合。平齐 XF 表面切除切口边缘组织(图 2)。

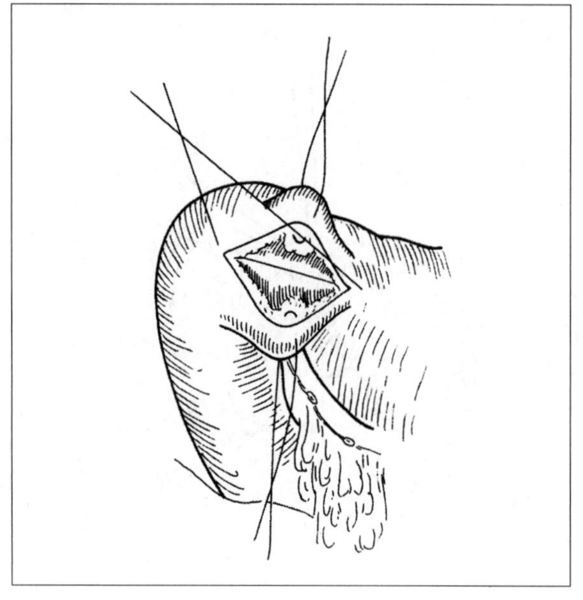

图 1

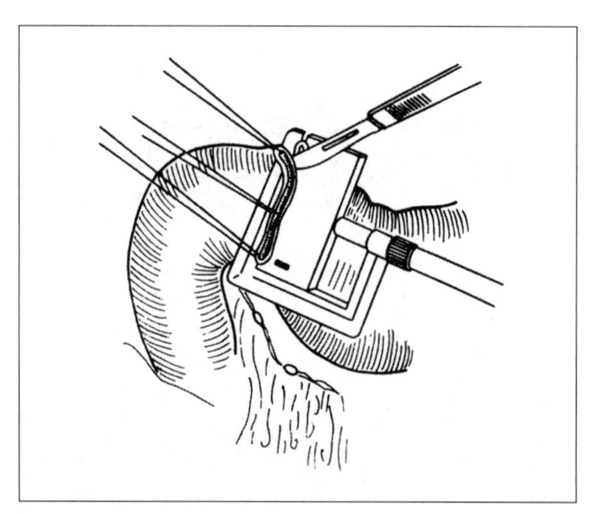

图 2

(3)去除缝合器。如有活跃出血应用 3-0 号不吸收线缝合止血(图 3)。

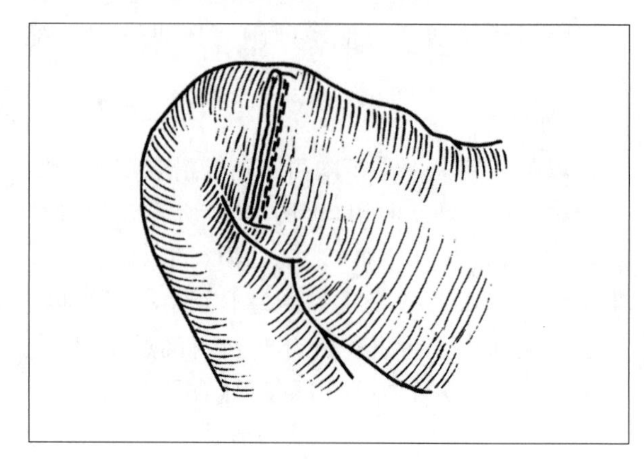

图 3

6.12.2 胃、十二指肠吻合术(Finney 法) Gastroduodenostomy

【手术步骤】

(1)首先分离十二指肠幽门部的粘连。沿十二指肠外侧切开后腹膜使十二指肠充分游离松解。于幽门中点的上缘缝一针牵引线,再于胃大弯距幽门 5cm 处和十二指肠距幽门 5cm 处用不吸收线固定缝合 1 针,使幽门下方的胃大弯与十二指肠靠拢。用 0 号不吸收线做浆肌层间断缝合(图 1)。

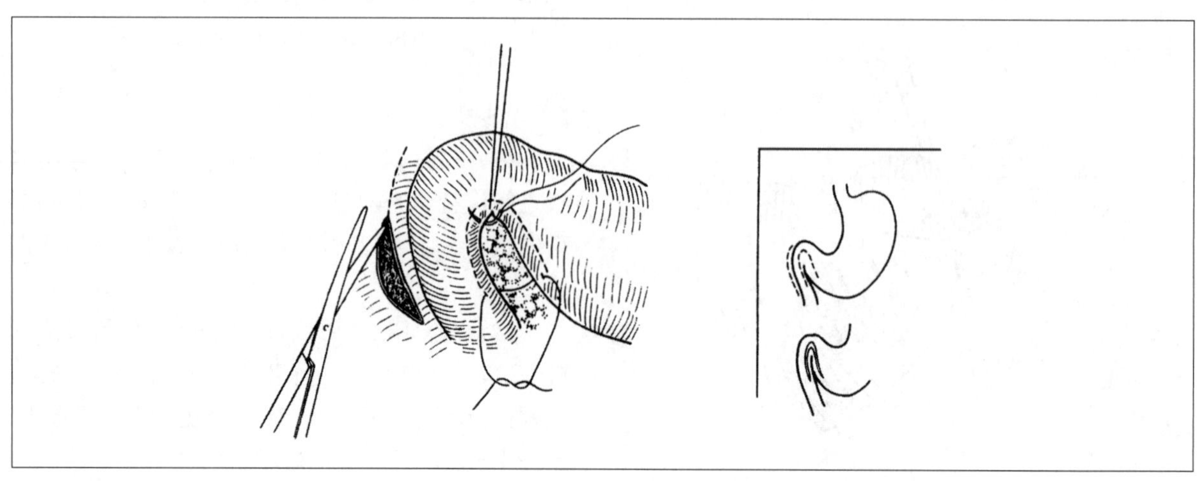

图 1

(2)沿浆肌层缝合线的两侧切开胃及十二指肠并切开幽门管,使成为倒∪形切口(图2)。

(3)然后用3-0不吸收线行吻合口后壁全层间断缝合(图3)。

(4)再用3-0不吸收线行吻合口前壁全层间断缝合(图4),再加浆肌层缝合(图5)。

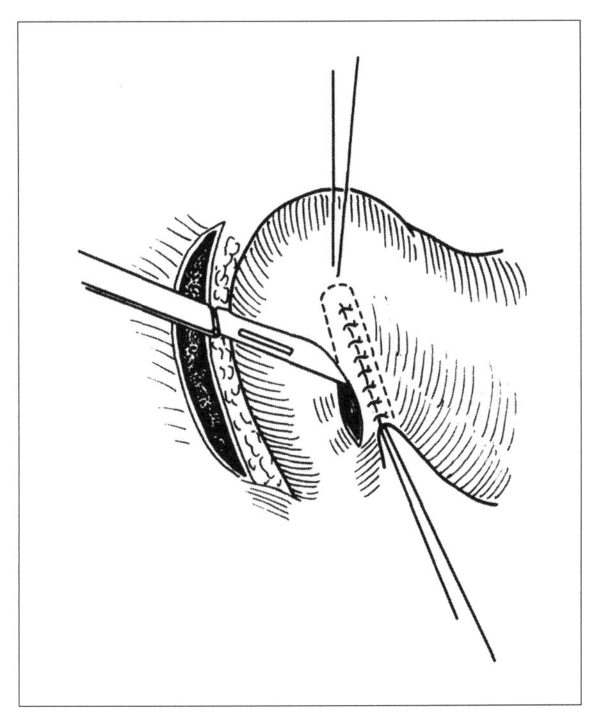

图 2

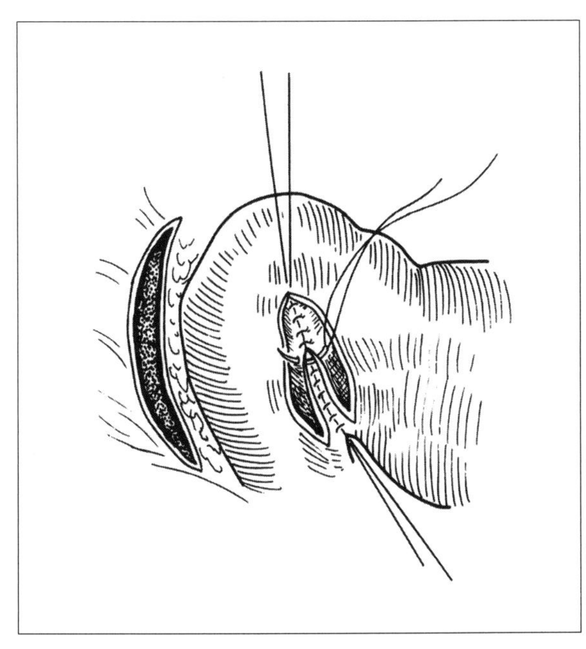

图 3

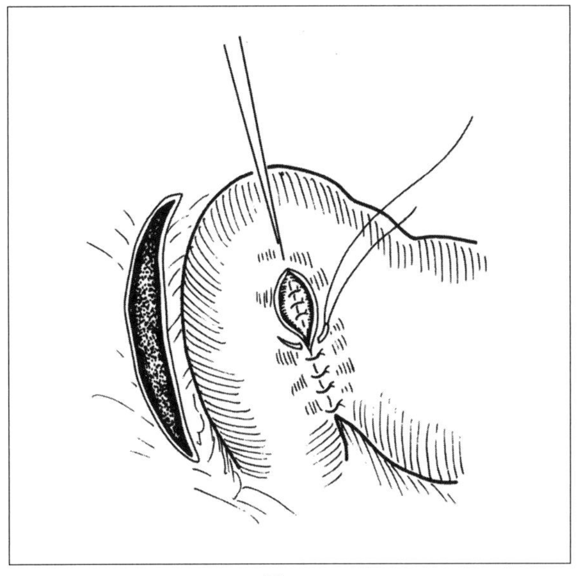

图 4

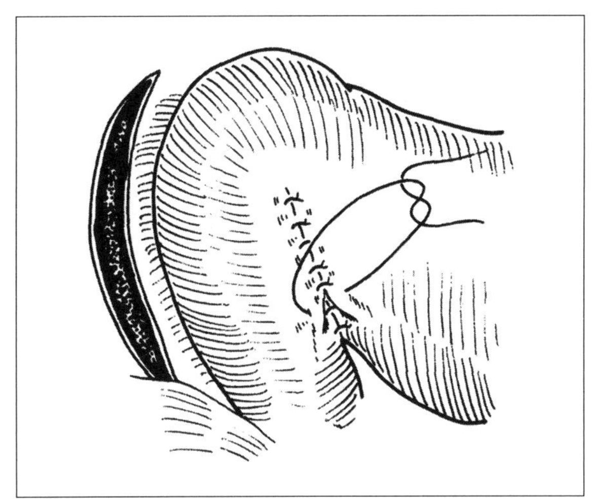

图 5

6.12.3 胃、十二指肠吻合术(Jaboulay法)

Gastroduodenostomy

【适应证】

适用于幽门部瘢痕畸形严重或有明显的炎症水肿者。

【手术步骤】

(1)沿十二指肠降段外侧切开后腹膜充分游离十二指肠第2、3段。将胃大弯近幽门部的大网膜清理干净,再将十二指肠第2段与胃大弯靠拢,用0号不吸收线做浆肌层间断缝合(图1,图2)。

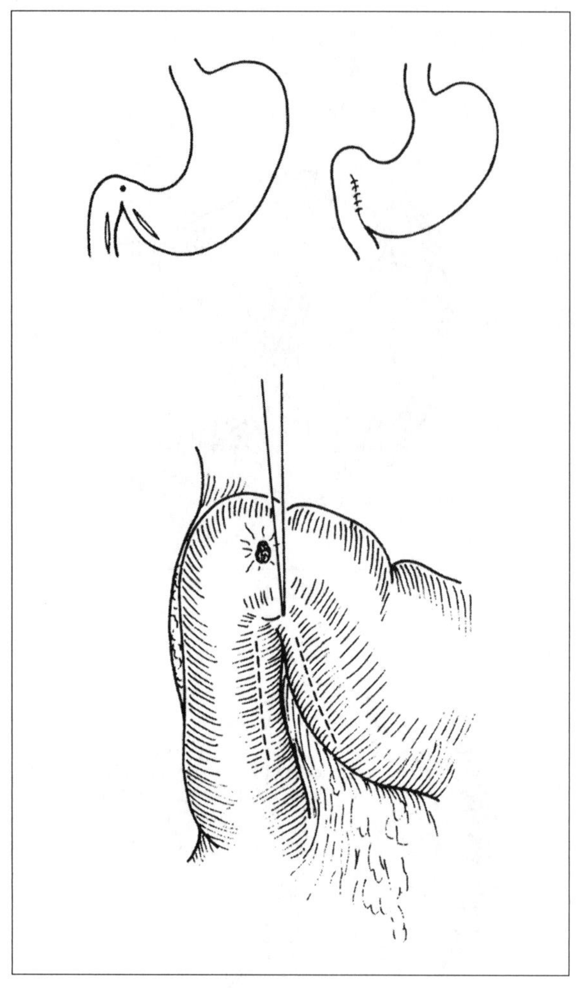

图 1

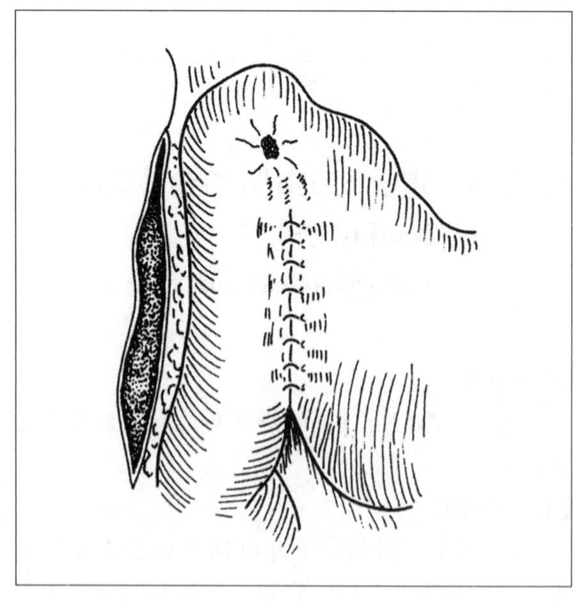

图 2

(2)沿浆肌层缝合线的两侧分别切开胃壁及十二指肠壁。吻合口后壁用3-0不吸收线做全层间断缝合。前壁行全层间断缝合,再加浆肌层缝合(图3)。

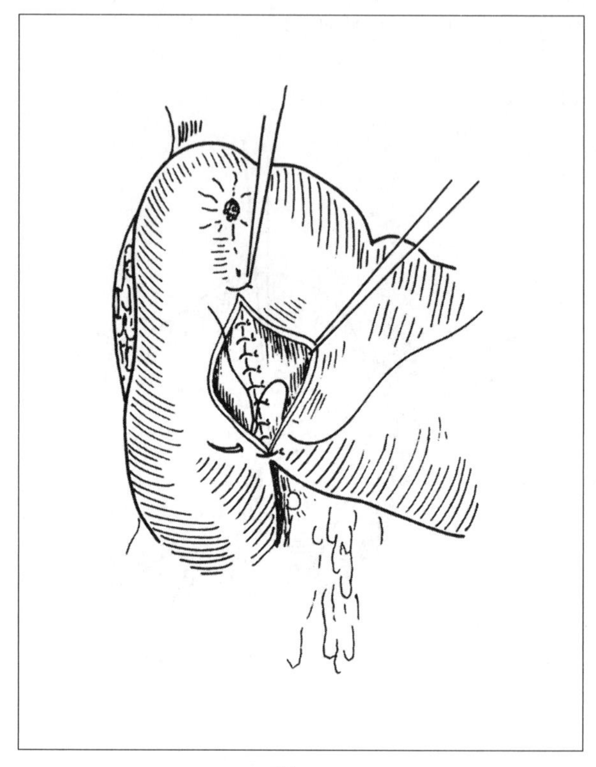

图 3

6.12.4 胃、空肠吻合术

Gastrojejunostomy

用于迷走神经切断术的引流术,吻合口在胃窦部后壁的引流效果较好;因肿瘤引起的幽门或十二指肠梗阻,吻合口应在胃体部前壁或大弯侧。胃后壁吻合一般为结肠后径路,胃前壁吻合一般为结肠前径路。

结肠前胃空肠吻合术操作比较方便。由于空肠上提与胃吻合必须绕过横结肠及大网膜的前面,输入空肠段较长,有可能发生输入空肠段的并发症是其缺点。结肠后胃空肠吻合的空肠输入段较短,但如横结肠系膜过短或小网膜腔粘连过多时则不能用此法。

6.12.4.1 结肠后胃空肠吻合术

Retrocolic Gastrojejunostomy

【手术步骤】

(1)在胃前壁相当于胃后壁预定吻合口的两端各上一把 Babcock 钳作为标志。吻合口部位一般应在胃最低部后壁大弯侧,呈横行。提起横结肠,于结肠中动脉左侧无血管区切开肠系膜,长 7～8cm。将胃大弯向上翻同时将胃前壁的两把 Babcock 钳向下顶住胃后壁使胃后壁从结肠系膜切口露出,用不吸收线将胃后壁缝合两针做牵引。将胃后壁经结肠系膜孔拖出少许,再将横结肠系膜孔边缘与胃后壁固定缝合一圈(图 1)。

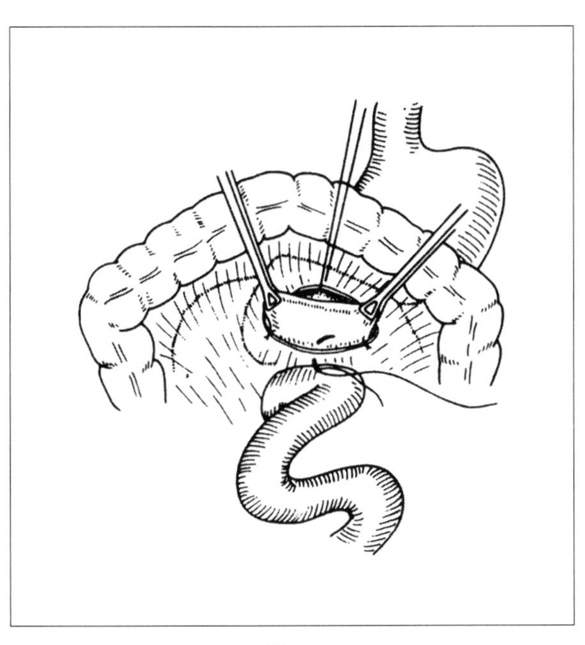

图 1

(2)提起近端空肠向胃后壁靠拢。胃壁和肠壁各上一把肠钳。用 0 号不吸收线行胃后壁与空肠的浆肌层缝合,缝合线长 5～6cm。输入空肠段不宜过长,通常不超过 10cm(图 2,图 3)。

(3)于距缝合线 0.4～0.5cm 处平行切开胃后壁浆肌层,显露出胃黏膜下血管。用 3-0 号不吸收线将血管两端一一缝扎,再于两缝线之间切开胃黏膜。同时在距浆肌层缝合线 0.4～0.5cm 处平行切开空肠壁。吻合口后壁用 3-0 不吸收线行全层间断缝合(图 4)。

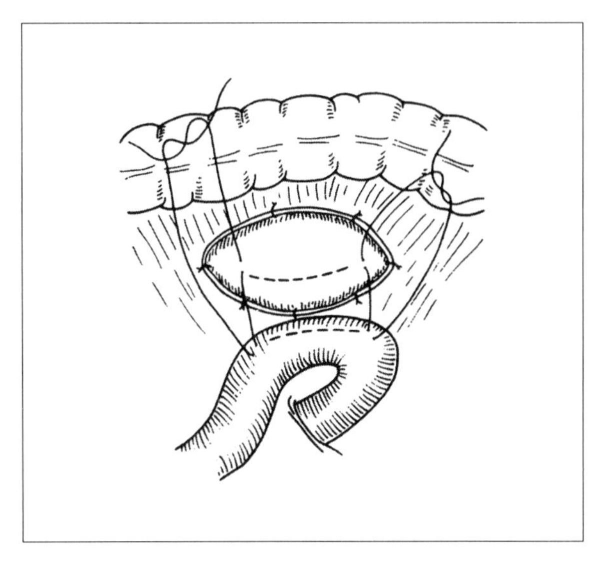

图 2

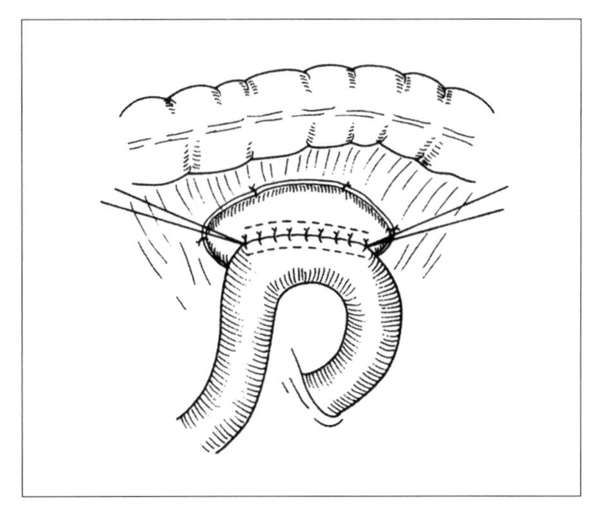

图 3

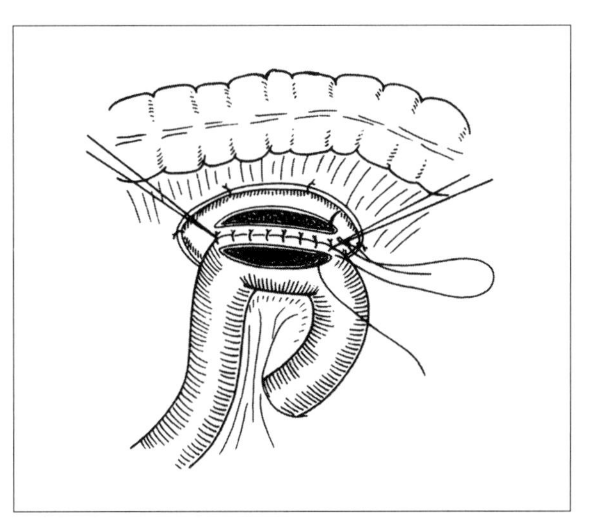

图 4

(4)吻合口前壁亦用 3-0 不吸收线全层间断缝合。松开胃壁及肠壁的肠钳再用 0 号不吸收线行浆肌层间断缝合(图 5,图 6)。

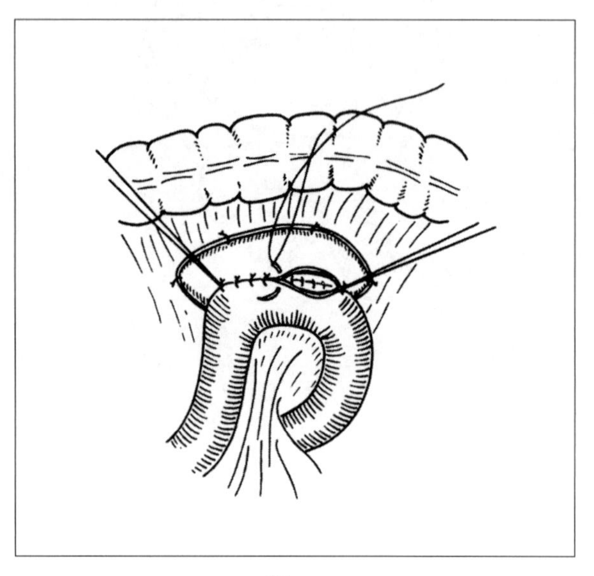

图 5

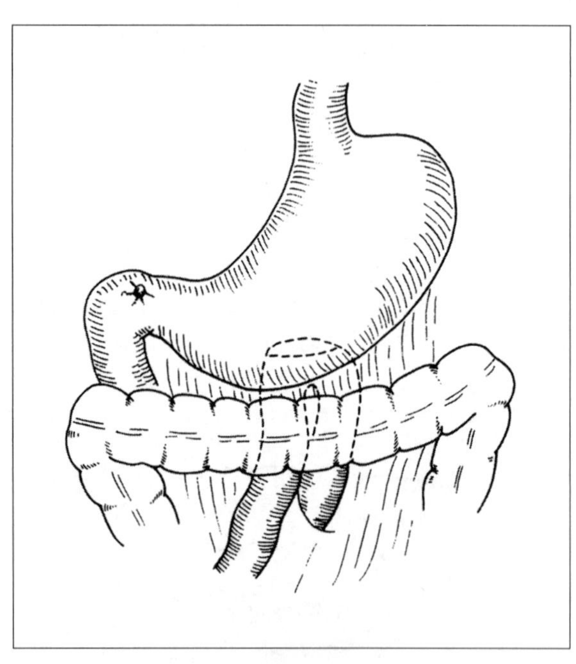

图 6

6.12.4.2 结肠前胃空肠吻合术

Antecolic Gastrojejunostomy

【手术步骤】

(1)将近端空肠经结肠前上提,与胃前壁大弯侧靠拢。用 0 号不吸收线行胃与空肠浆肌层间断缝合,长度 5～6cm。然后于胃壁和肠壁各上一把肠钳,暂时夹闭胃及肠腔(图 1)。

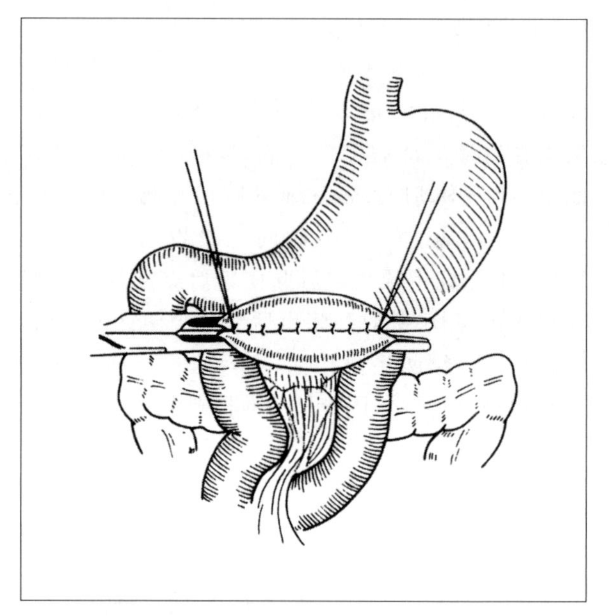

图 1

(2)距缝合线 0.4～0.5cm 处平行切开胃壁浆肌层显露胃黏膜下血管。用 3-0 号不吸收线将血管的两端缝扎止血(图 2)。

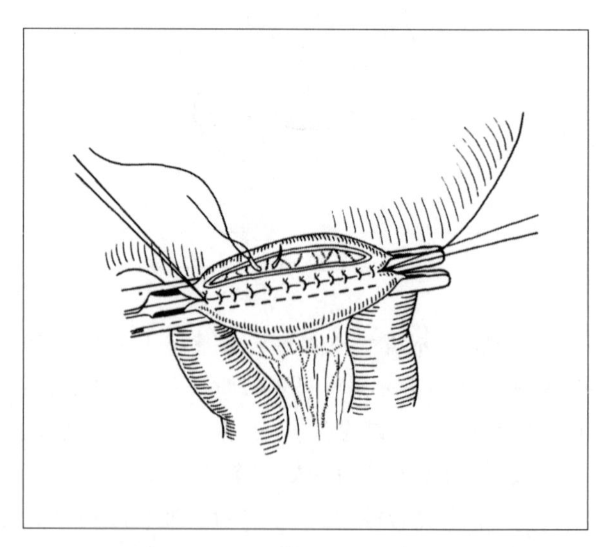

图 2

(3)于两端缝扎线的中间切开胃黏膜进入胃腔,再切开空肠壁。切口的长度及与浆肌层缝合线的距离同胃的切口(图 3)。

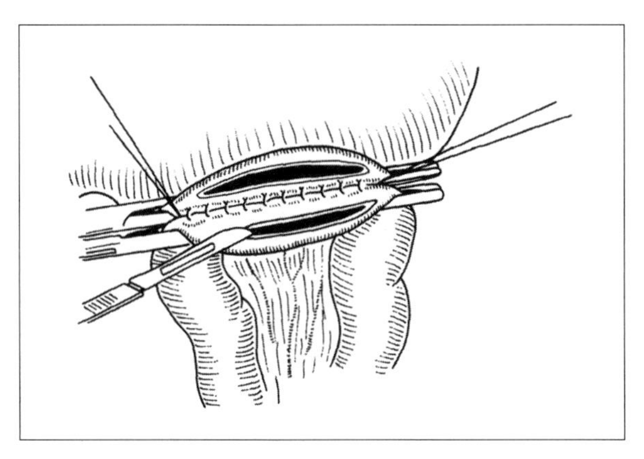

图 3

(4)用 3-0 不吸收线做全层间断缝合吻合口后壁。缝合时缝针不应超过浆肌层缝合线。然后缝合吻合口前壁。先用 3-0 不吸收线做全层间断缝合,然后松开胃及肠壁的肠钳,再用 0 号不吸收线行浆肌层间断缝合。即完成吻合(图 4~图 6)。

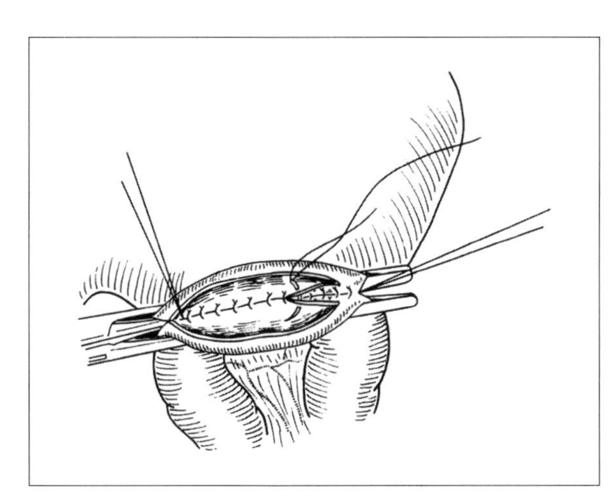

图 4

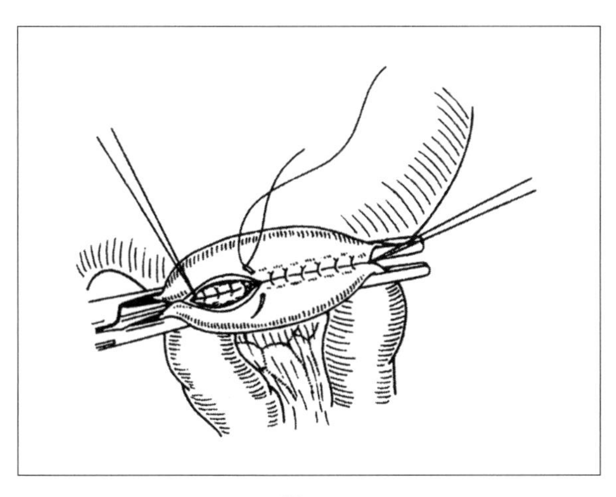

图 5

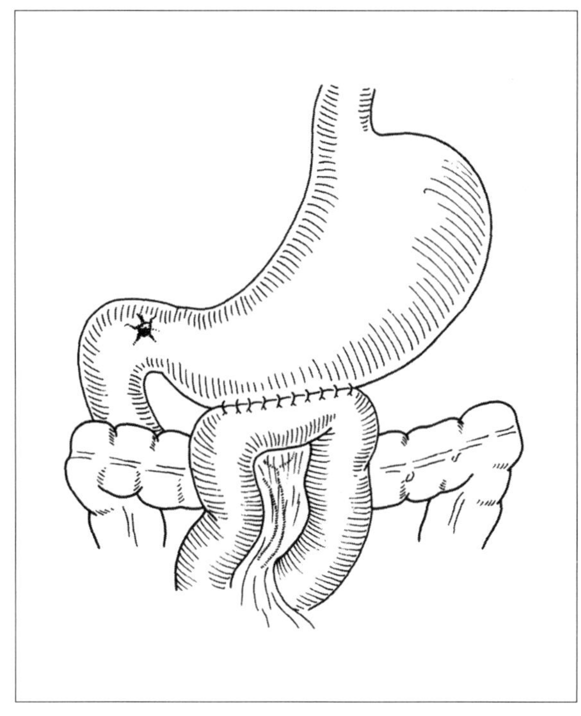

图 6

【术中注意要点】

(1)大网膜太肥厚者应适当切除,使输入空肠段不致太长;

(2)输入空肠段的长度要适当。既不能压迫结肠过紧,又不能留过大的间隙,以防发生内疝;

(3)吻合口应尽量靠近大弯侧,以横行方向较好,有利排空。

6.12.4.3 胃、空肠吻合术(吻合器法)

Gastrojejunostomy with Stapler

胃空肠吻合术可以用订书机式胃肠吻合技术。一般可用侧-侧吻合器(CF)来完成吻合。

【手术步骤】

(1)将胃与空肠预定吻合部位靠拢。吻合前的准备及操作步骤与手缝法相同,可在结肠前吻合,也可行结肠后吻合。

(2)于胃肠壁预定吻合部位的两端分别缝两针牵引线。于两线之间切开胃壁及肠壁。切口长约 1cm(图 1)。

(3)将装配好的 CF 两片分开。一片的前端吻合部经胃切口插入胃腔,另一片的前端吻合部插入空肠腔,进入的长度为 5~6cm。上下两片沿预定吻合口的方向靠拢扣紧将胃与空肠壁夹在一起(图 2)。

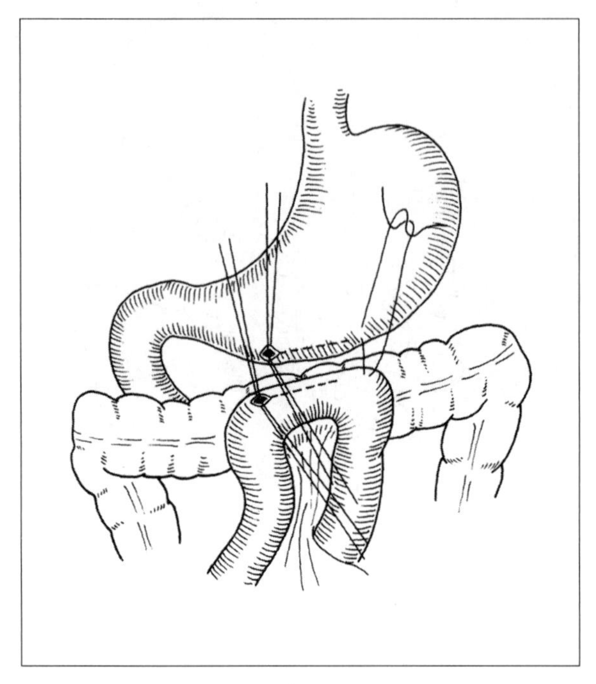

图 1

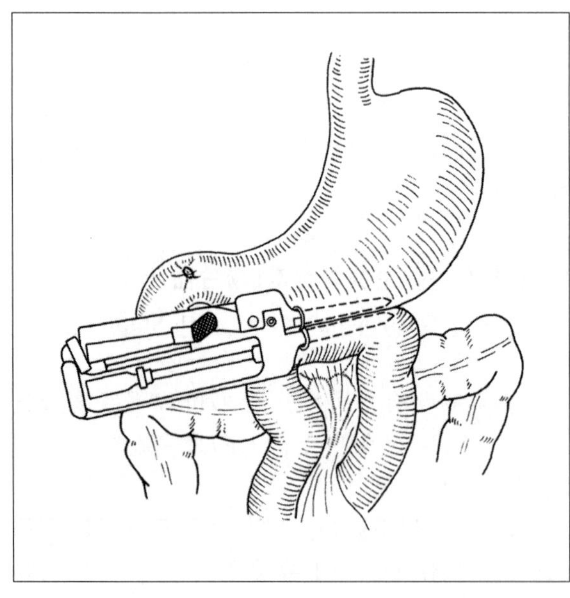

图 2

(4)手术者用右手握住 CF 器身,用拇指用力推动推片,将推片推进到顶端,此时即已完成了胃肠壁的缝合及切开。完成的吻合口为两排钽钉缝合的全层内翻式吻合。松开 CF 器身上下两片,将 CF 取出(图 3)。

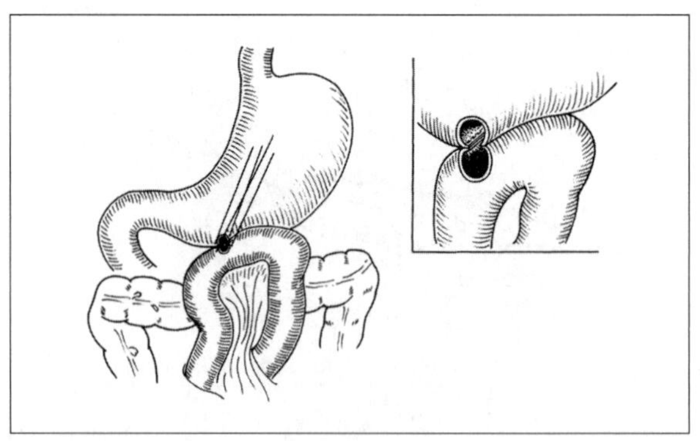

图 3

(5)胃肠壁上留下的小口可用不吸收线间断缝合或用残端缝合器(XF)缝合关闭(图 4,图 5)。

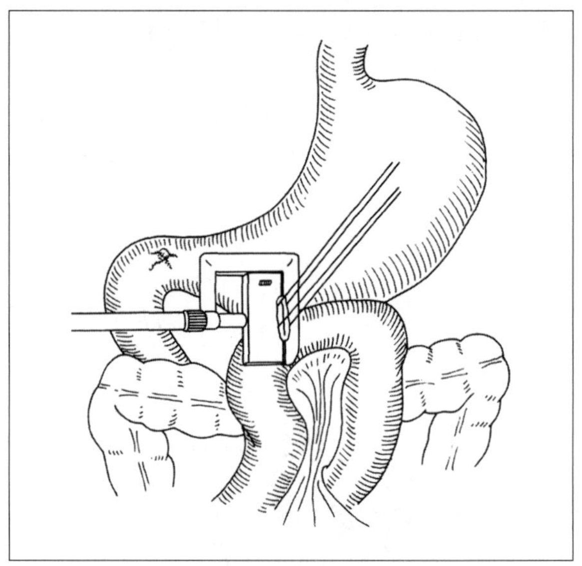

图 4

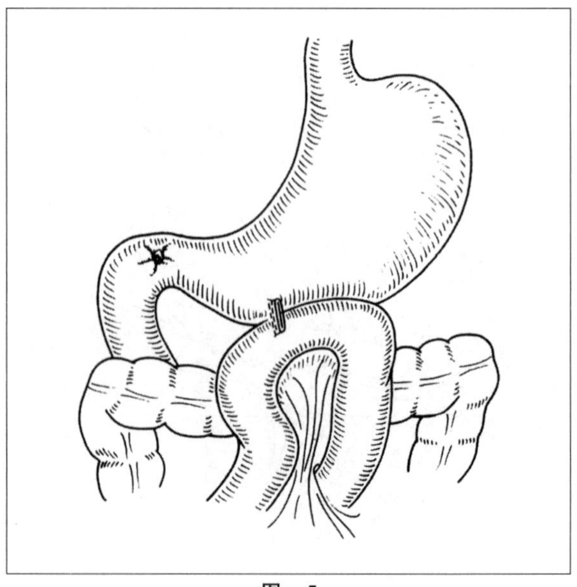

图 5

6.13 复发性溃疡的手术

Operations for Recurrent Peptic Ulcers

复发性溃疡是指胃十二指肠溃疡手术治疗后又发生的溃疡。以往也称为吻合口溃疡、边缘性溃疡。据统计，复发性溃疡并不一定发生在吻合口，常发生于距吻合口不远的空肠，故以胃手术后复发性溃疡这一名称较为适合。复发性溃疡主要发生于十二指肠溃疡手术后者占95%，胃溃疡术后很少发生。不论是胃大部切除术、迷走神经切断术都有可能发生复发性溃疡。

复发性溃疡的常见原因如下。

(1)单纯胃空肠吻合术。以往曾有人用这种手术来治疗十二指肠溃疡，其目的是想要分流胃液、隔离溃疡，实际上这种手术既未能减少胃酸的分泌量，又未消除神经相的胃酸分泌。术后复发性溃疡发生率高达30%以上。

(2)胃切除量不够。消化性溃疡行胃大部切除术时未按要求切除胃远端的70%以上。近端胃保留太多，术后胃酸仍然较高。这是胃手术后复发溃疡最常见的原因。

(3)十二指肠残端胃窦黏膜残留。行Billroth Ⅱ式胃大部切除时，有些处理困难的十二指肠溃疡需旷置于十二指肠残端。行旷置术时未将胃窦黏膜剥除而残留于十二指肠残端的胃窦黏膜长期处于胆汁的碱性环境中，受刺激后胃窦黏膜的G细胞大量分泌胃泌素，促使残胃大量持续地分泌胃酸，导致溃疡复发。

(4)BillrothⅡ式胃切除术输入空肠段过长。因远端空肠对胃酸刺激的耐受性比近端空肠差。

(5)迷走神经切断不完全，不能有效地降低胃酸。这是各种迷走神经切断术治疗十二指肠溃疡术后溃疡复发的主要原因。

(6)胃泌素瘤(Zollinger-Ellison综合征)。这是一种非β细胞胰岛细胞瘤，多生长于胰腺或十二指肠壁。由于大量地分泌胃泌素，刺激壁细胞大量分泌胃酸，在临床上常表现为十二指肠溃疡。手术后很快产生复发溃疡，甚至产生溃疡出血或穿孔。

(7)其他原因尚有甲状旁腺腺瘤高钙血症的影响；如阿司匹林等对胃黏膜的局部刺激作用；咖啡因、组胺、利血平等增加胃酸分泌的药物作用等均可致溃疡形成(图6-13-1)。

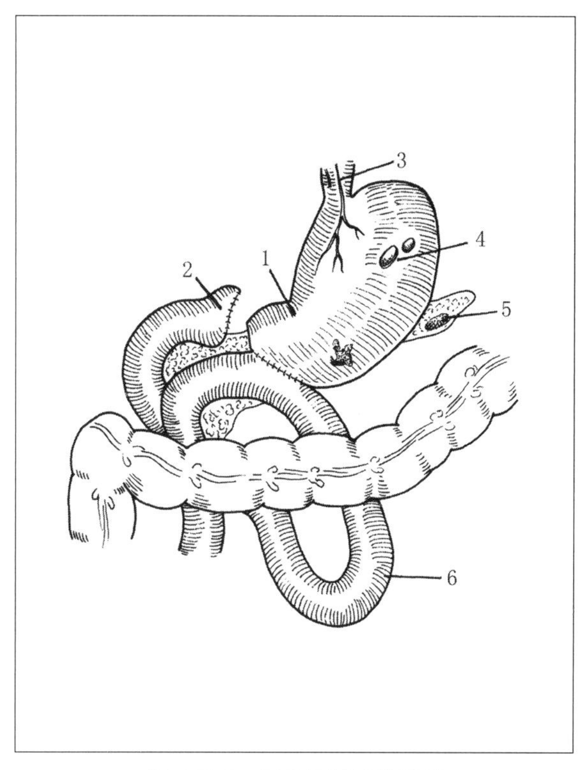

图6-13-1 复发性溃疡的原因

1—胃切除太少；2—十二指肠残端胃窦黏膜残留；3—迷走神经切断不完全；4—药物的影响；5—胃泌素瘤；6—空肠输入段过长

复发性溃疡的手术处理：复发性溃疡首先应行内科治疗，包括饮食调节及药物治疗等。若内科治疗无效，应行外科再次手术治疗。根据不同的原因选用不同的手术方式。

(1)单纯胃空肠吻合术后的复发溃疡应行再次胃大部切除术或迷走神经切断加胃窦切除术(图6-13-2)。

(2)胃切除数量不够者可行再次胃部分切除，BillrothⅡ式重建或行迷走神经切断术。也可以行再次胃部分切除加迷走神经切断术。输入空肠段过长者，在胃空肠吻合时要调整缩短。

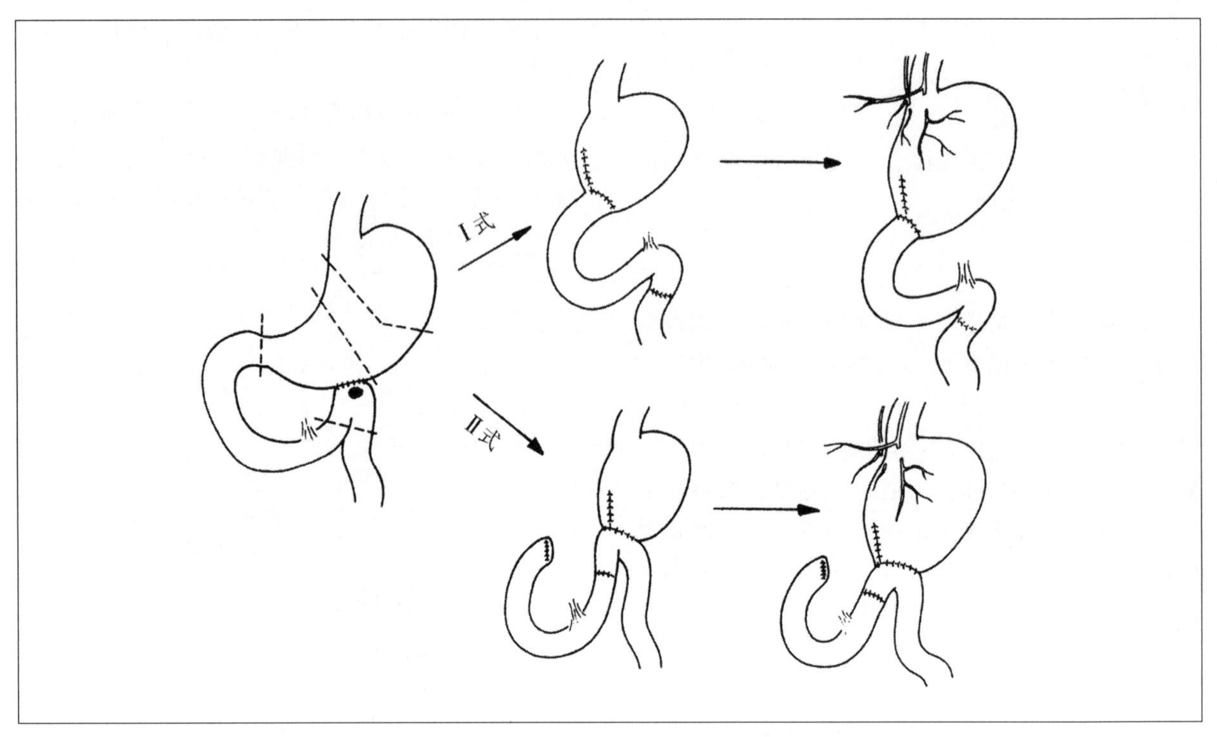

图 6-13-2 单纯胃空肠吻合术后吻合口溃疡的处理

(3)十二指肠残端的胃窦黏膜残留应切开残端探查,将残留的胃窦黏膜切除。

(4)选择性迷走神经切断加幽门成形术后的复发溃疡应行胃窦切除或再次迷走神经切断加胃窦切除术(图 6-13-3)。

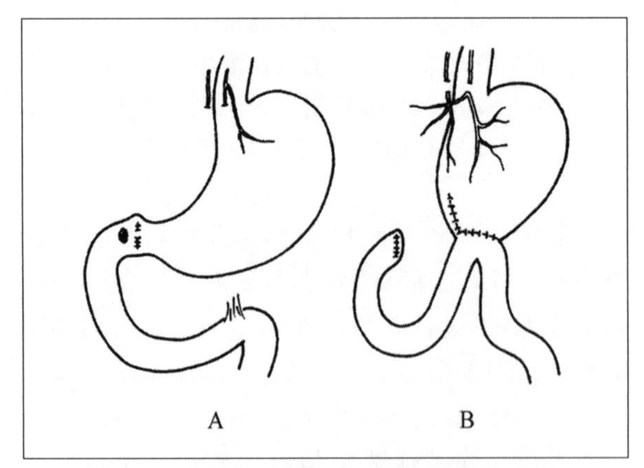

图 6-13-3 选择性迷走神经切断加幽门成形术后复发溃疡的处理

A. 胃窦切除;B. 再次迷走神经切断加胃窦切除

(5)选择性迷走神经切断加胃窦切除术后的复发溃疡可行再次迷走神经切断术或胃大部切除术,或再次迷走神经切断加胃大部切除术(图 6-13-4)。

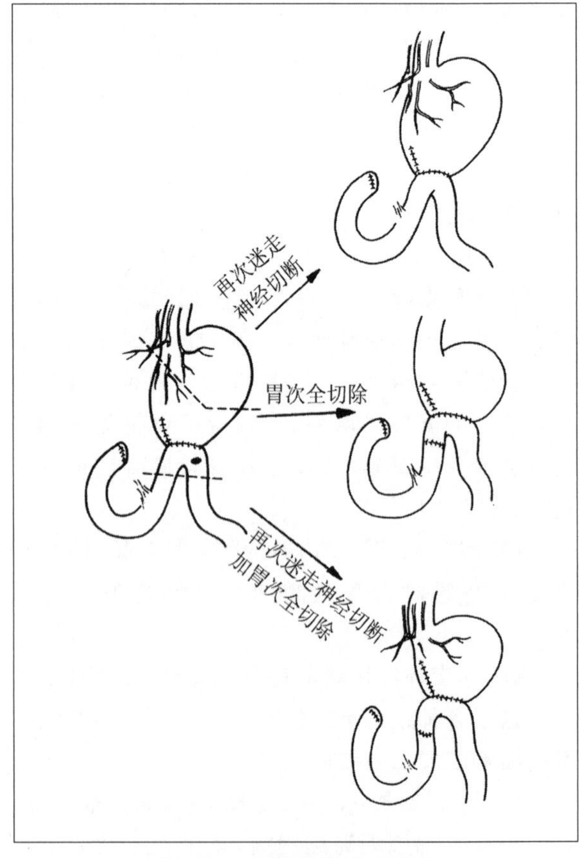

图 6-13-4 选择性迷走神经切断加胃窦切除后复发溃疡的处理

(6)高选择性迷走神经切断术后的复发溃疡应加胃窦切除术(图 6-13-5)。

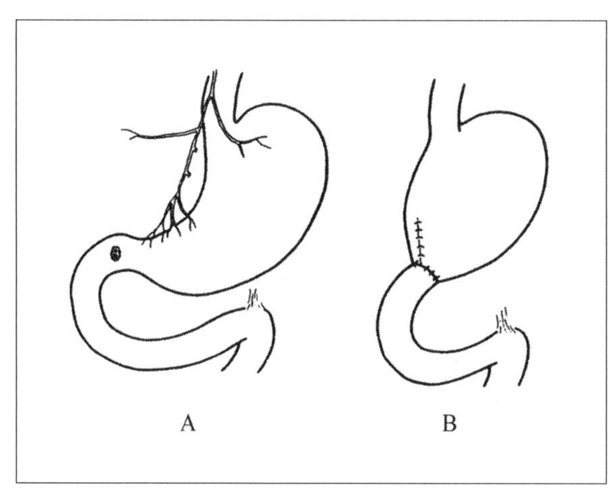

图 6-13-5 高选择性迷走神经切断术后复发溃疡的处理

A. 高选择性迷走神经切断后复发溃疡；B. 胃窦切除

(7)胃泌素瘤，应行全胃切除术。

6.14 十二指肠憩室手术

Operations for Duodenal Diverticulum

十二指肠憩室的发生率较高，占整个消化道憩室的第 2 位，单发型较多。有 2/3 位于十二指肠降段。常常很靠近十二指肠乳头，约 1/3 位于十二指肠第 3、4 段。大多数憩室位于十二指肠内侧，与胆总管及胰头接近，有的则深埋在胰腺组织中，与胆总管及胰管关系密切，甚至胆总管及胰管直接开口于憩室内。

十二指肠憩室大多数没有症状或无典型的症状。各种症状的发生常与憩室的并发症有关。若憩室发生炎症可出现腹痛，也可能发生出血。十二指肠憩室大多数都可以通过上消化道钡餐 X 线检查明确诊断。

【适应证】

(1)憩室颈部狭小，有潴留症状，X 线钡餐检查发现钡剂在憩室内存留 6h 后仍未排空。常发生憩室炎、腹痛，长期内科治疗无效。

(2)憩室出血、穿孔或形成脓肿。

(3)憩室巨大，X 线显示>2cm，总胆管或胰管受压，引起胆胰系统症状者。

十二指肠憩室手术的并发症发生率较高，一旦发生，则比较严重。因而必须严格掌握手术指征。

【禁忌证】

无症状或症状轻微的十二指肠憩室，一般无需手术处理。

【术前准备】

十二指肠憩室的手术不是一个简单的手术，切忌草率从事。手术前应做好充分的准备工作，除按一般胃肠道手术准备外还应做好下列准备工作：

(1)手术前行 X 线钡餐检查，确定憩室的具体部位。照片应包括正位、侧位及斜位，必要时需行内镜检查及胆道造影检查。了解憩室与胆总管及十二指肠乳头的关系。清楚地了解憩室的位置、大小，有助于确定手术方式。

(2)术前置鼻胃管。在手术中寻找憩室困难时，可将胃管通过幽门插入十二指肠行充气试验，有助于寻找憩室。

常用的治疗十二指肠憩室的手术方式有憩室切除术、憩室内翻术及憩室旷置术。容易显露及游离的憩室可行切除术，较小的憩室可行憩室内翻缝合术。十二指肠憩室的分离及切除有可能损伤胆管、胰腺或影响肠壁血供或憩室内翻缝合后可能阻塞肠管时可行转流术。

【手术步骤】

(1)切口：一般用右上腹直肌切口，亦可用右肋缘下斜切口。

(2)探查及显露憩室：进入腹腔后，首先要探查上消化道、胆道及胰腺，排除其他病变，再寻找憩室，根据术前检查诊断的部位采用不同的方式来显露。位于十二指肠第 3、4 段的憩室应切开横结肠系膜寻找。注意不要损伤结肠中动脉。位于十二指肠降部内侧的憩室需解剖十二指肠降部内侧缘与胰腺附着部(图 1)。

位于十二指肠降段内后方的憩室需切开十二指肠降段外侧腹膜，将降段与胰头后面游离，向前面翻开寻找憩室(图 2)。

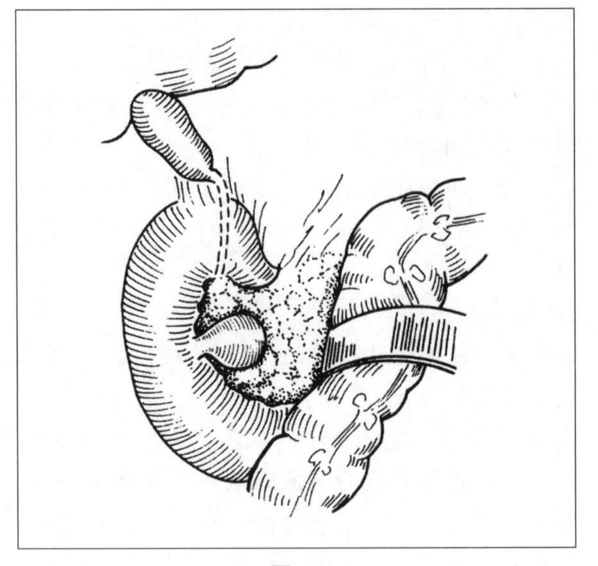

图 1

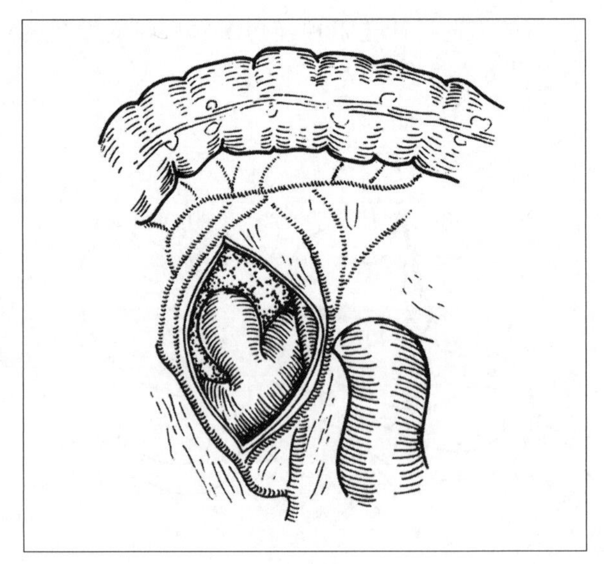

图 3

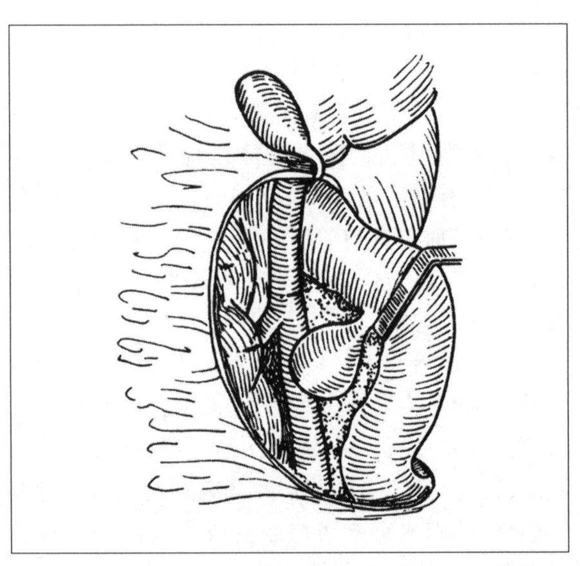

图 2

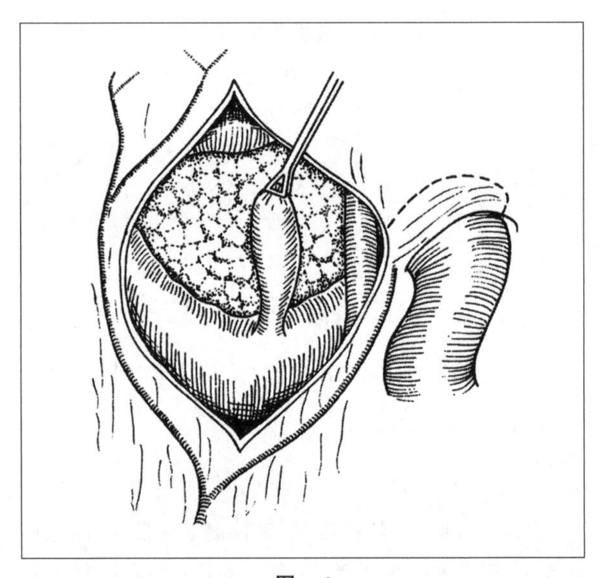

图 4

如果按上述步骤未能找到憩室,应将胃管通过幽门插入十二指肠,用肠钳夹住空肠起始部,用手捏住十二指肠球部,然后从胃管内注入适量空气使十二指肠充气,憩室被充气而膨胀易于辨认。

(3)憩室的处理:找到憩室后要进行憩室的游离(图 3)。用蚊式血管钳沿憩室表面将周围组织分开,分离时要仔细,切勿撕破肠壁或损伤胰管及胆管(图 4)。

憩室被完全游离后,从憩室颈部切断(图 5)。肠壁上的切口可用 0 号不吸收线做全层间断缝合,再加浆肌层缝合(图 6)。注意在切除时牵拉憩室不要用力过大,以防黏膜切除过多,缝合后引起肠狭窄。憩室切除后肠壁切口较大者应横行缝合,组织亦不要内翻过多。憩室颈部较细者,亦可沿颈部切开浆肌层,贯穿缝合结扎黏膜与黏膜下层,然后切除憩室再缝合浆肌层。

位于十二指肠乳头附近或胆总管与胰管开口处的憩室切除后,可能会影响该部位的解剖和功能,应同时行胆囊切除。胆总管切开置 T 形管引流或附加十二指肠乳头部的成形术(图 7)。

(4)憩室内翻缝合术:于憩室颈部四周肠壁做一荷包缝合线,用一血管钳将憩室顶入肠腔,然后结扎荷包缝合线(图 8)。

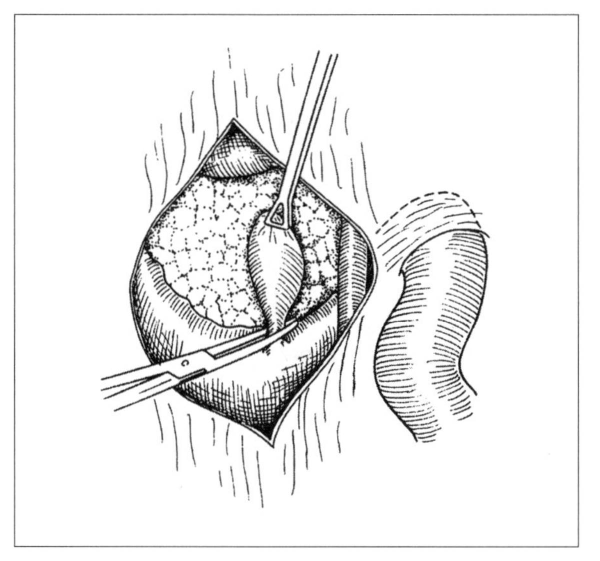

图 5

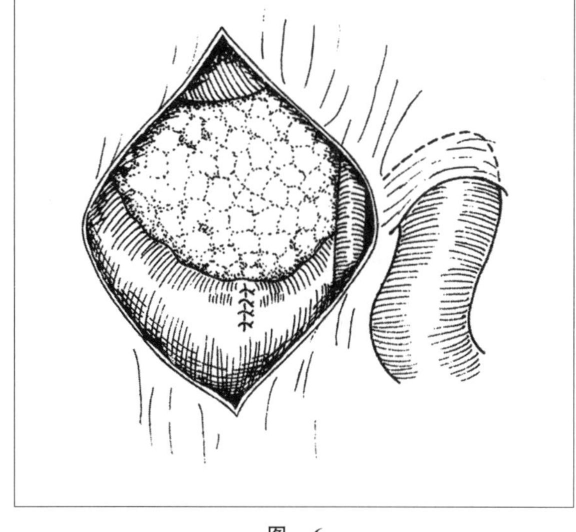

图 6

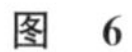

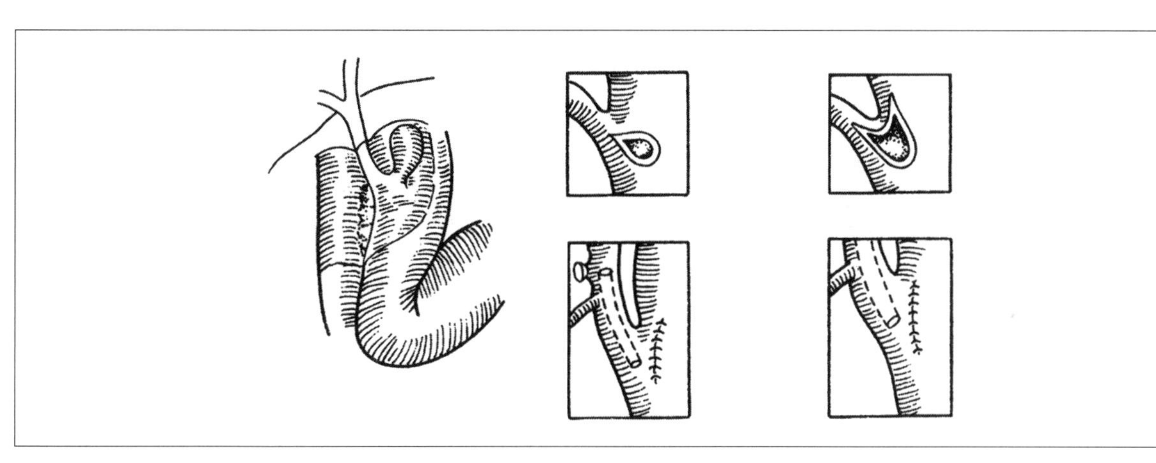

图 7

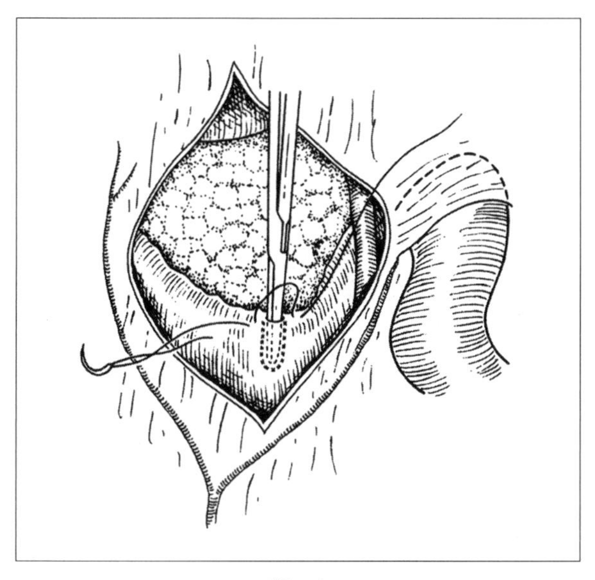

图 8

(5)十二指肠憩室旷置术：行 BillrothⅡ式胃部分切除术，将憩室旷置于十二指肠(详见“6.6.3 BillrothⅡ式胃大部切除术”)。

(6)深埋于胰头组织中的十二指肠憩室处理：纵行切开十二指肠前壁，找到十二指肠内侧壁憩室的开口，用一血管钳插入憩室的底部，将憩室翻入十二指肠腔内，于憩室根部切断，用 0 号丝线间断缝合关闭十二指肠内侧壁缺损(图 9～图 11)。

如憩室紧靠十二指肠乳头(图 12～图 14)，则可先做胆总管切开，向下置入支撑导管并通过十二指肠乳头，达十二指肠肠腔，将憩室翻入十二指肠腔内，沿十二指肠憩室根部环行切开憩室壁，因而十二指肠乳头被游离开，图 13 中的间断粗线表明憩室底部的环形切口，完成憩室的切除后，将支撑

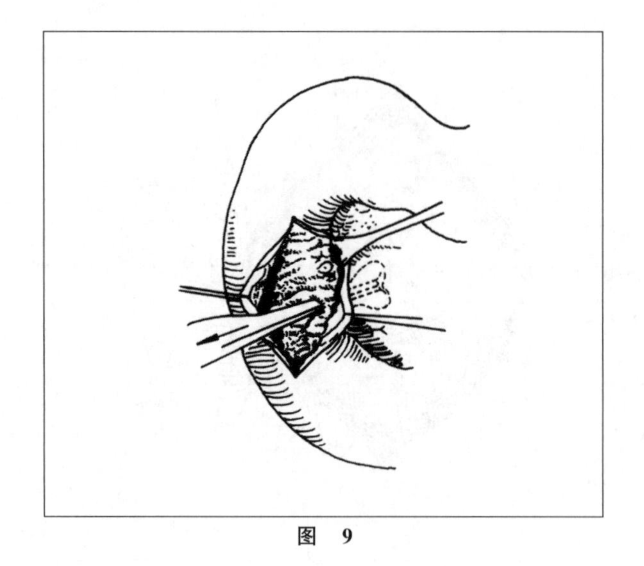
图 9

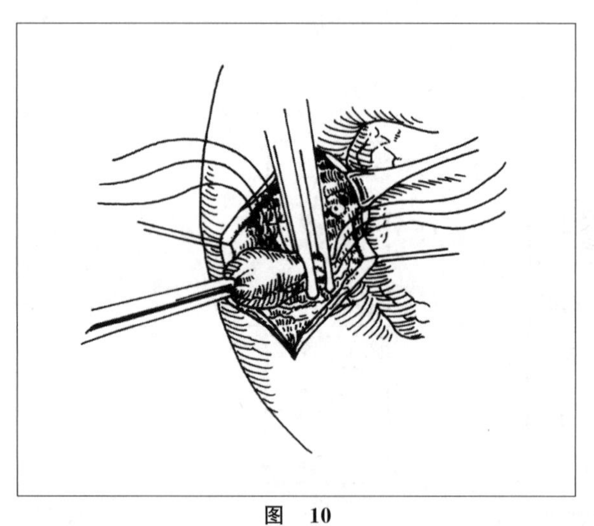
图 10

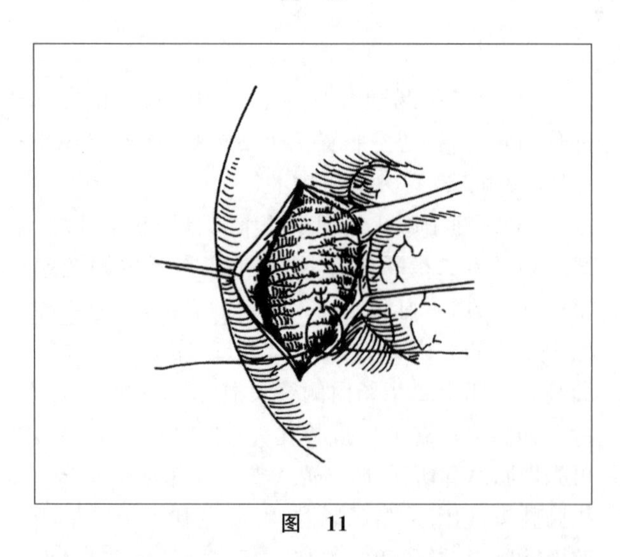
图 11

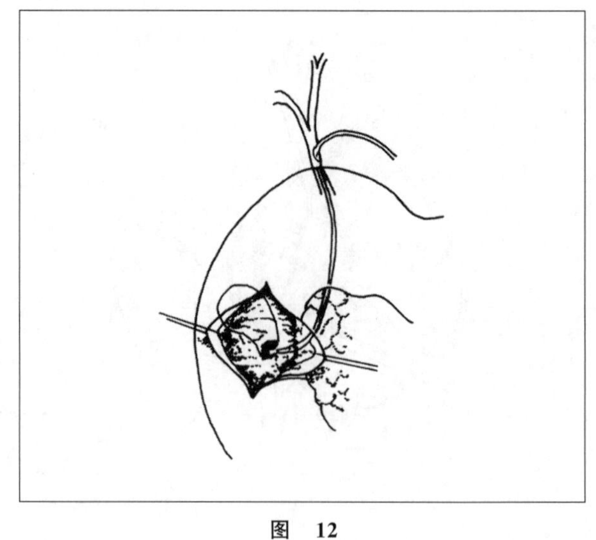
图 12

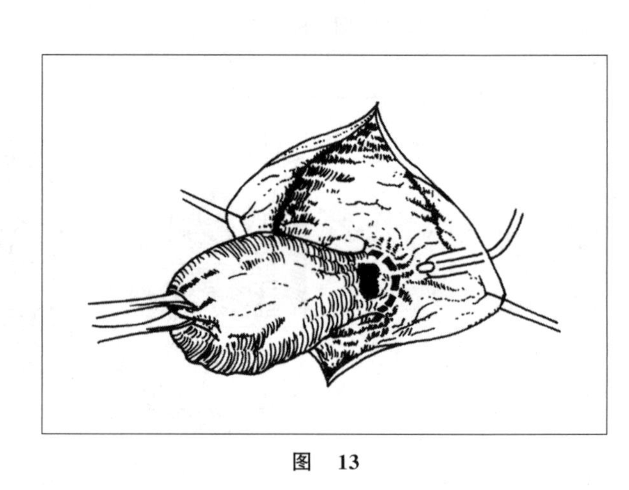
图 13

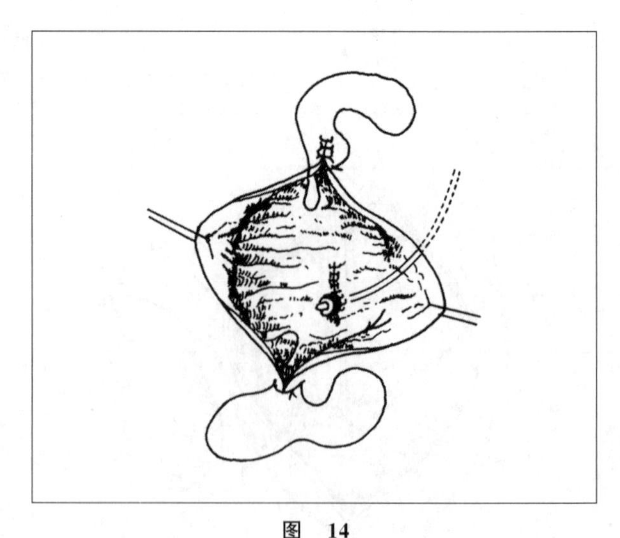
图 14

导管和乳头置于憩室切除处的缺损处，黏膜对黏膜环形缝合十二指肠乳头和十二指肠后壁，最后缝合关闭十二指肠前壁。

【术后处理】

十二指肠憩室切除术易发生十二指肠瘘。重要的预防措施是维持有效的十二指肠减压。鼻胃管应放置在十二指肠内做持续吸引，维持 2～4d。如手术范围较大，或缝合十二指肠壁困难，或病人的营养状态不良，愈合时间较长者，可做空肠造口。其他与一般胃肠道手术相同。

6.15 肠系膜上动脉压迫综合征的手术

Operations for Superior Mesenteric Artery Syndrome

肠系膜上动脉压迫综合征是指肠系膜上动脉压迫十二指肠引起十二指肠梗阻的一系列症状，亦称为十二指肠血管性压迫征。

十二指肠第 3、4 段通常在第 3 腰椎前面横过（图 6-15-1）。肠系膜上动脉在相当于第 1 腰椎平面由腹主动脉分出后向下走行，与腹主动脉之间形成一个夹角。十二指肠的横段则位于这个夹角之间（图 6-15-2）。如果由于某种因素使这一夹角变小或十二指肠空肠曲的位置太高使横段上移（图 6-15-3），均可能使十二指肠横段受压引起梗阻。此外，还有一些因素，如瘦长体型内脏下垂、肠管重量牵拉肠系膜根部、脊柱过伸位的石膏固定等亦可使十二指肠受压。

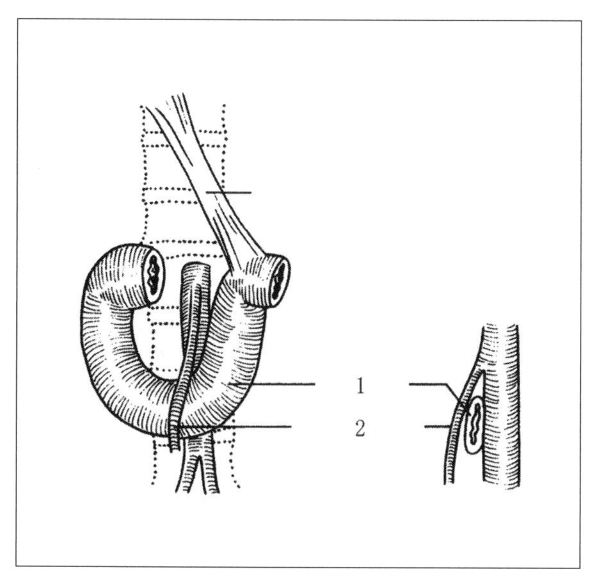

图 6-15-1 十二指肠第 3、4 段在第 3 腰椎前面横过

1—十二指肠；2—肠系膜上动脉

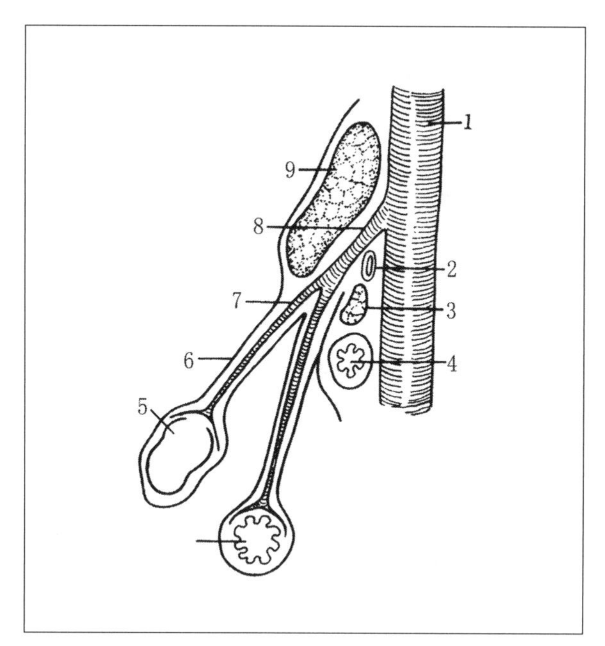

图 6-15-2 肠系膜上动脉与腹主动脉形成一个夹角

1—腹主动脉；2—左肾静脉；3—胰腺钩状突；4—十二指肠第 3 部；5—横结肠；6—横结肠系膜；7—结肠中动脉；8—肠系膜上动脉；9—胰腺

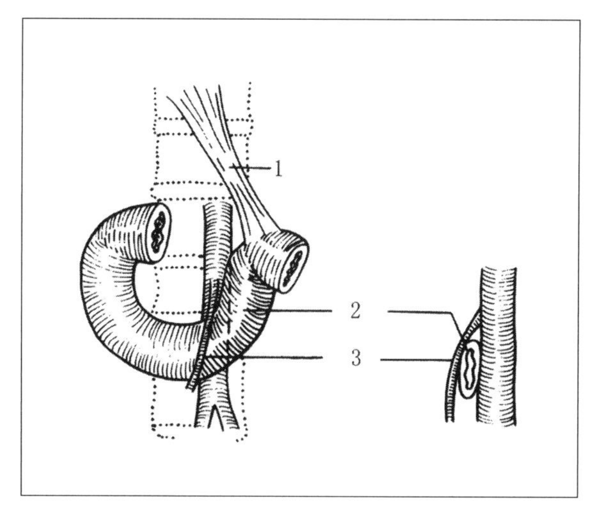

图 6-15-3 屈氏韧带过短十二指肠空肠曲上移

1—屈氏韧带；2—十二指肠；3—肠系膜上动脉

肠系膜上动脉压迫综合征的主要临床表现为腹痛及呕吐。当病人取俯卧位时症状可以缓解。X 线钡餐检查可以明确诊断。其特点是：①钡剂通过十二指肠横部时受阻，可见到该处有纵行整齐的压迹；②受阻以上的十二指肠扩大并出现较强的逆蠕动波；③胃的排空延迟；④改为俯卧位时行 X 线透视观察，钡剂容易通过、逆蠕动可消失。

【适应证】

肠系膜上动脉压迫综合征的手术指征应严格掌握。症状轻者行内科对症治疗可以缓解、营养状况差的病人通过营养支持治疗，待营养状况改善后，肠系膜上动脉四周脂肪组织增厚，夹角增宽，症状亦可消失。若症状严重、内科治疗无效、可行手术治疗。

【术前准备】

(1)症状严重，全身情况差的病人，术前应适当改善全身情况，纠正失水与水、电解质紊乱，输血输液，必要时给予肠外营养支持治疗。

(2)术前置鼻胃管行胃肠减压或洗胃。

(3)根据手术中探查的发现决定手术方式。由于屈氏韧带过短、十二指肠空肠曲的位置过高所致的梗阻可行屈氏韧带松解术。除此之外一般应行空肠与十二指肠短路吻合术。

(4)其他准备同一般胃肠道手术。

【麻醉与体位】

可选用硬脊膜外阻滞麻醉或全身麻醉。

【手术步骤】

(1)屈氏韧带松解术(Lysis of Treitz Ligament)：进腹后，将横结肠向上翻开，提起近端空肠，显露出位于横结肠根部的屈氏韧带。将该韧带及后腹膜横行切开，分离十二指肠空肠曲，使其向下移位 3～4cm 直至十二指肠横部不再受压，然后将后腹膜切口纵行缝合。这种手术的优点是创伤小、操作较简单、比较符合生理状态(图 1，图 2)。

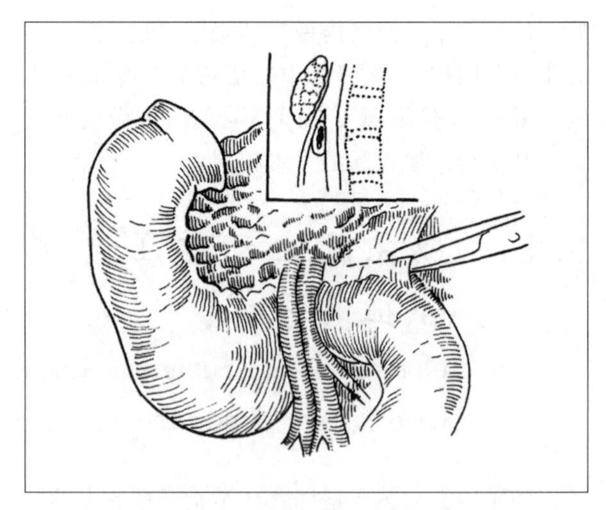

图 1

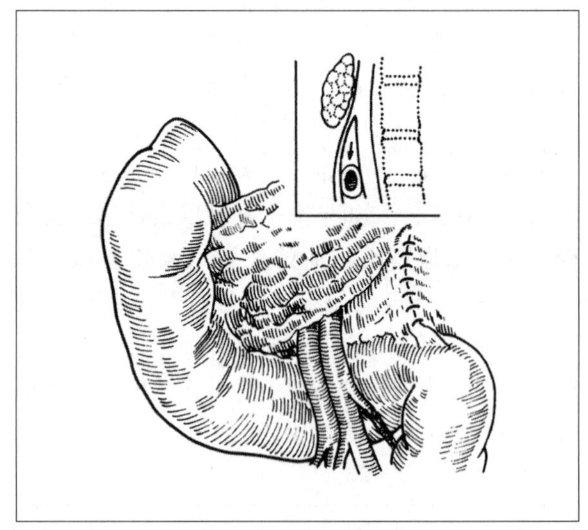

图 2

(2)十二指肠空肠侧-侧吻合术(Duodenojejunostomy)：进腹后，将横结肠向上翻开显露横结肠系膜。于结肠中动脉右侧无血管区切开系膜，扩大的十二指肠第 3 部分即可以显露。将空肠上段上提与十二指肠第 3 部靠拢，行空肠与十二指肠的侧-侧吻合。吻合口大小为 5cm 左右。吻合完成后将横结肠系膜切口边缘与十二指肠壁做固定缝合(图 3，图 4)。

(3)十二指肠空肠 Roux-Y 吻合术(Duodenojejunal Roux-en-Y anastomosis)：显露十二指肠第 3 段的步骤同上。将空肠于距屈氏韧带 15cm 处横断，游离并延长空肠远端的肠系膜。将空肠远端上提与扩大的十二指肠第 3 段做端-侧吻合再将近端空肠与远端空肠做端-侧吻合(图 5)。

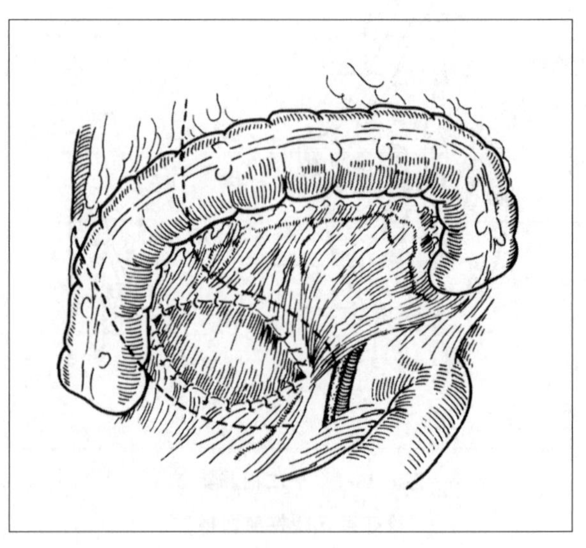

图 3

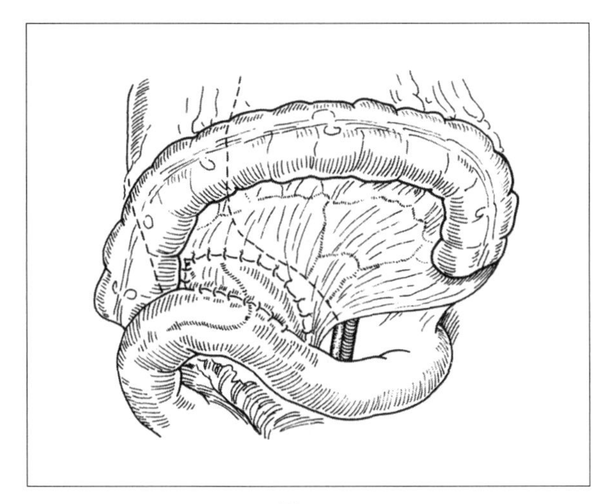

图 4

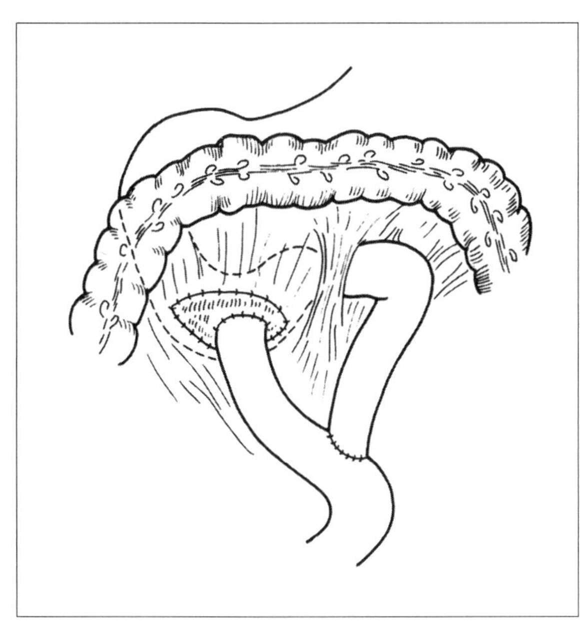

图 5

6.16 十二指肠肿瘤的手术 Operations for Duodenal Neoplasm

十二指肠的肿瘤不论是良性或恶性都属于少见的肿瘤。但不能因此而忽视它。因为十二指肠的长度仅占小肠的 8%，而其肿瘤的发生率却占小肠的 10%～22%。所以又是小肠肿瘤的好发部位。在治疗方面，由于解剖部位的特殊性，十二指肠肿瘤手术是胃肠外科中手术难度较大的。下文着重叙述十二指肠息肉的手术治疗。十二指肠癌根治术见胰、十二指肠切除术的有关章节。

十二指肠息肉是十二指肠肿瘤的一种，多数来源于腺上皮细胞，故又称为腺瘤性息肉。也可以是 PJ 综合征肠息肉的一部分。在处理十二指肠息肉时应警惕肠道其他部位也可能有息肉存在。十二指肠乳头状息肉虽属良性，也可以发生恶变。多位于十二指肠第 3、4 段，体积较大。

十二指肠息肉常无典型的临床症状或没有任何症状。有些病人表现为消化道出血、梗阻、黄疸以及消化不良等。通过胃肠道钡餐 X 线检查，低张十二指肠造影以及纤维十二指肠镜检查，即可以明确诊断。

【手术步骤】

（1）较小的带蒂息肉可通过纤维内镜行电凝圈套切除。息肉较大者一般可行十二指肠切开息肉切除术。

（2）进腹后，探查确定息肉的部位。位于十二指肠降段的息肉应游离结肠肝曲显露出十二指肠降段前壁。位于十二指肠第 3、4 段的息肉可通过切开横结肠系膜右侧无血管区来显露。发现息肉后，于息肉相应的部位沿纵轴切开十二指肠（图 1），牵开切口显露出息肉所在部位（图 2）。于根部切断结扎切除息肉。必要时亦可行缝合结扎（图 3）。然后采用两层不吸收线间断缝合法按横的方向缝合，将鼻胃管通过幽门管放入十二指肠。手术后行持续吸引减压，术后处理同十二指肠憩室切除术（图 4，图 5）。

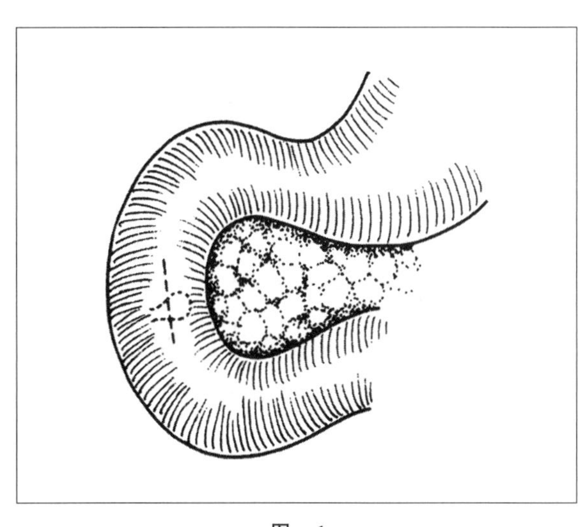

图 1

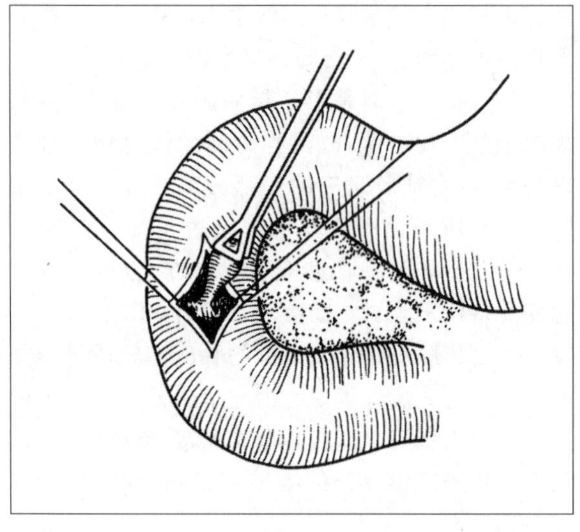
图 2

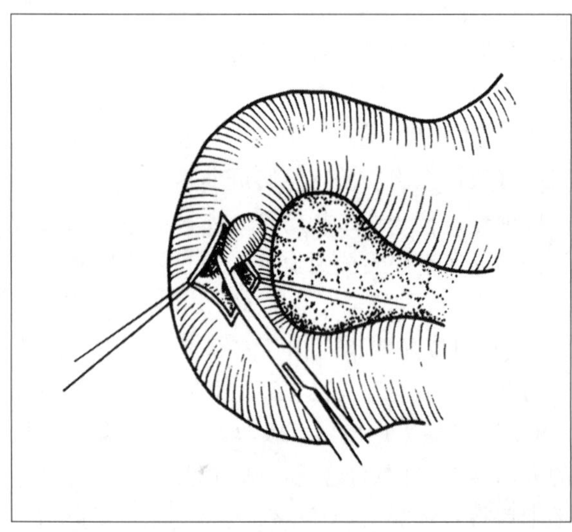
图 3

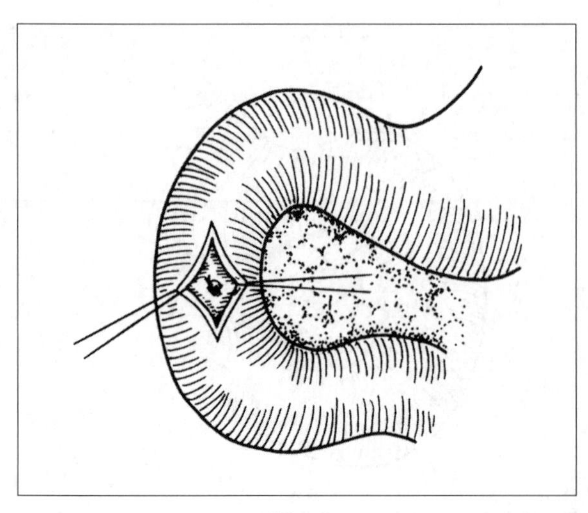
图 4

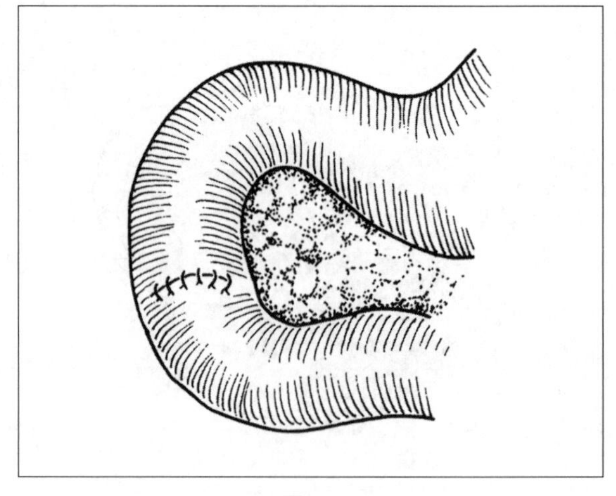
图 5

（尹 路 全竹富 黎介寿）

6.17 胃癌根治术

Radical Gastrectomy for Gastric cancer

胃癌分为早期、进展期。早期胃癌是指癌灶仅局限在黏膜内或黏膜下层，尚未侵及浅肌层者。病变范围的大小，有无淋巴结转移，均不能作为判断早晚的标准，唯一的标准是侵犯的深度。进展期胃癌是与早期胃癌相对而言的。凡癌灶侵及肌层以上，不论大小或有无淋巴结转移，均属进展期胃癌。

按照淋巴结清除范围的不同，可将胃癌手术方式分为根 1、根 2 和根 3 三类。根是指对胃本身癌灶的彻底切除。1、2、3 是指对淋巴结清除的范围，即清除第 1 站、第 2 站或第 3 站淋巴结。根据原发癌灶所处部位的不同（胃窦部、胃体部和胃底部），应清除相应的第 1 站、第 2 站或第 3 站淋巴结所包括的范围亦有不同（表 6-17-1）。

根据癌灶的部位和大小，可将胃癌的术式分为远端胃次全切除、近端胃次全切除、全胃切除和扩大胃根治性切除（包括同时切除脾脏和胰体尾部和伴部分肠切除）。病灶位于胃窦或胃底，范围不超过一个胃区者可行远端或近端胃次全切除；范围超过一个胃区或癌灶位于胃体偏大者均应行

表 6-17-1 各部位胃癌淋巴结分级与分组

级别	胃下部		胃中部		胃上部	
	淋巴结组	淋巴结名称	淋巴结组	淋巴结名称	淋巴结组	淋巴结名称
1	3	小弯淋巴结	1	贲门右淋巴结	1	贲门右淋巴结
	4	大弯淋巴结	3	小弯淋巴结	2	贲门左淋巴结
	5	幽门上淋巴结	4	大弯淋巴结	3	小弯淋巴结
	6	幽门下淋巴结	5	幽门上淋巴结	4	大弯淋巴结
			6	幽门下淋巴结		
2	1	贲门右淋巴结	7	胃左A干淋巴结	7	胃左A干淋巴结
	7	胃左A干淋巴结	8	肝总A干淋巴结	8	肝总A干淋巴结
	8	肝总A干淋巴结	9	腹腔A周围淋巴结	9	腹腔A周围淋巴结
	9	腹腔A周围淋巴结	11	脾A干淋巴结	10	脾门淋巴结
		胃左A根淋巴结	2	贲门左淋巴结	11	脾A干淋巴结
		肝总A根淋巴结	10	脾门淋巴结	5	幽门上淋巴结
		脾A根淋巴结			6	幽门下淋巴结
3	11	脾A干淋巴结	12	肝十二指肠韧带内淋巴结	12	肝十二指肠韧带内淋巴结
	12	肝十二指肠韧带内淋巴结	13	胰后部淋巴结	13	胰后部淋巴结
	13	胰后部淋巴结	14	肠系膜根部淋巴结	14	肠系膜根部淋巴结
	14	肠系膜根部淋巴结				
	2	贲门左淋巴结				
	10	脾门淋巴结				
15 中结肠A周围淋巴结　16 腹主A周围淋巴结						

全胃切除。若术前胃镜活检病理为低分化腺癌，此类肿瘤侵犯性强，病变范围亦广，癌细胞常由黏膜下弥漫扩散。术前胃镜检查和术中肉眼及手感判断，往往难以确定病变的范围。不少病例行胃次全切除术后病理检查切缘亦无肿瘤，但术后仍出现吻合口局部复发。故对低分化腺癌病例，应放宽全胃切除的适应证。

【适应证】

(1)经胃镜和钡餐检查后确诊为癌者。

(2)临床检查锁骨上无肿大之淋巴结，无腹水征，直肠指诊直肠膀胱(子宫)窝未触及肿物者。

(3)无严重心、肺、肝、肾功能不全，血清白蛋白在3.5g/L以上者。

(4)术前B超及CT检查无肝脏或肺部等远处转移者。

(5)剖腹手术探查未发现肝转移，无腹膜弥漫性种植转移，肿瘤未侵犯胰腺、肠系膜上动脉，无腹主动脉旁淋巴结转移者。

【禁忌证】

(1)临床已证实有远处转移，如锁骨上淋巴结转移，直肠指诊触及直肠膀胱(子宫)窝有肿物，B超、CT或胸片证实有肝或肺转移者。

(2)剖腹探查发现腹壁已有弥漫性种植转移，肝脏有转移灶，肿瘤已侵犯胰腺实质或已累及肠系膜上动脉，盆腔已有肿物种植，腹主动脉旁已有淋巴结转移者。

出现上述现象的肿瘤已属不可能行根治性切除的范围，可酌情行姑息性手术，包括姑息性胃部分切除或胃空肠吻合术。

【术前准备】

(1)纠正贫血、腹水和低蛋白血症。可酌情给输血、血浆或人血白蛋白，以及短期的静脉营养，改善营养状况。

(2)对伴有不全幽门梗阻者应禁食或仅进流质饮食，同时给予3～5d的洗胃。

(3)术前常规进行肠道清洁准备。

(4)术前1d常规进行上腹及周围皮肤清洁准备。

(5)手术日晨放置鼻胃管。

(6)手术日晨静脉给予甲硝唑0.5g和抗生素。

【麻醉与体位】

一般采用连续硬膜外阻滞麻醉。对老年、心

血管疾病患者，宜采用气管插管全身麻醉。

体位无特殊要求，均采用平卧位。

6.17.1 远端胃癌根$_2$式胃次全切除术

R_2 Distal Subtotal Gastrectomy

【手术步骤】

(1)手术切口：以上腹正中由剑突向下绕脐左侧到脐下4cm为最常用的切口，可自由延伸，达到充分显露的要求(图1)。

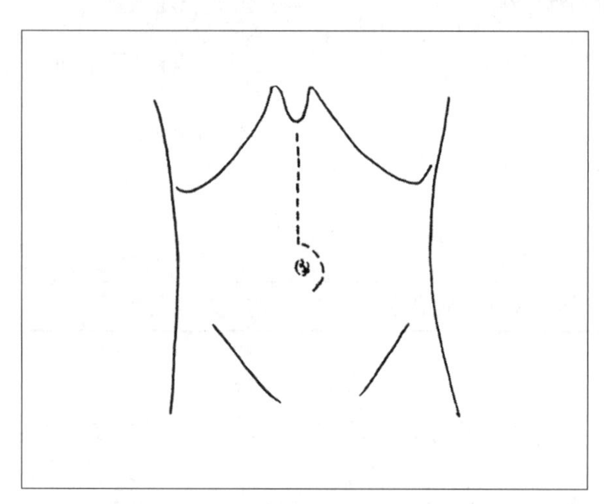

图 1

(2)腹腔探查：剖腹后先做全面探查，注意有无腹水，记录腹水的色与量。按顺序探查肝右、左叶，胆囊、脾脏、双肾、横结肠及小肠系膜根部，大网膜及腹壁，盆腔有无肿瘤转移或种植之结节。最后再查胃原发肿瘤部位、大小、肿瘤是否侵及或侵出浆膜。在横结肠上缘切开胃结肠韧带，进入小网膜囊，了解胃后壁的肿瘤有无侵及胰腺。检查胃周各组淋巴结的情况，重点是腹腔动脉根部、胃左动脉、肝总动脉、脾动脉根部及此干处的淋巴结以及腹主动脉旁的淋巴结。根据探查结果，确定手术方式。

(3)游离大网膜：在横结肠上缘剪开胃结肠韧带，将横结肠系膜之前叶分离，用钝性分离，在疏松间隙内进行，可有小的血管支，均加以切断结扎(图2)。向上分离直到胰腺下缘，将胰腺之包膜分离，直到胰腺上缘(图3)。

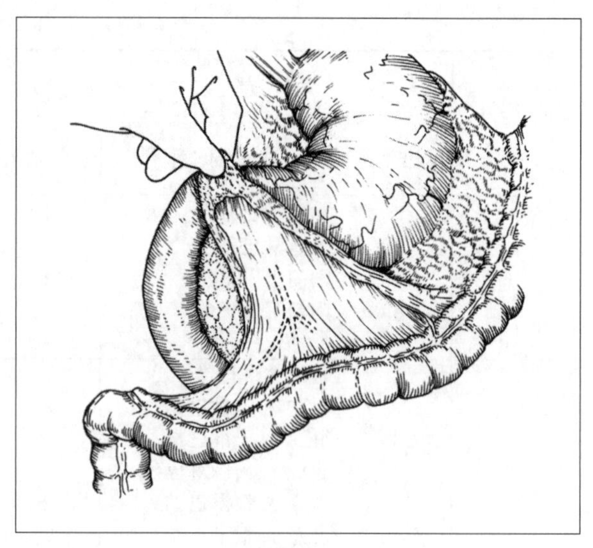

图 2

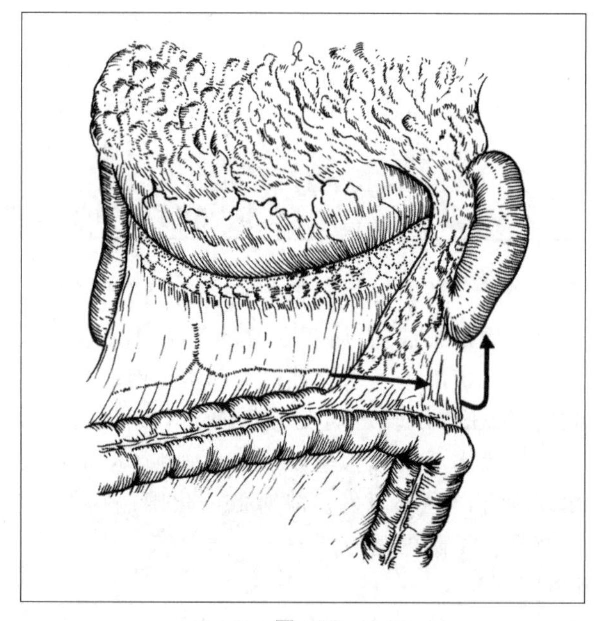

图 3

(4)游离胃网膜右动脉根部：此部位有幽门下淋巴结群(第6组)，不宜大块分离，应将前后两叶腹膜分开，将胃网膜右动脉由胰十二指肠动脉分支根部离断结扎。否则难以清除全部淋巴结(图4)。

(5)游离小网膜：在十二指肠上缘，胆总管内侧切开小网膜，清除肝固有动脉周围之淋巴结(第12组)。在胃十二指肠动脉分出胃右动脉处切断胃右动脉(图5)，清除幽门上淋巴结群(第5组)。沿肝总动脉切开动脉鞘，清除肝总动脉及胰腺上缘之淋巴结(第8组)，向左直到腹腔动脉及胃左动脉交叉处(图6)。

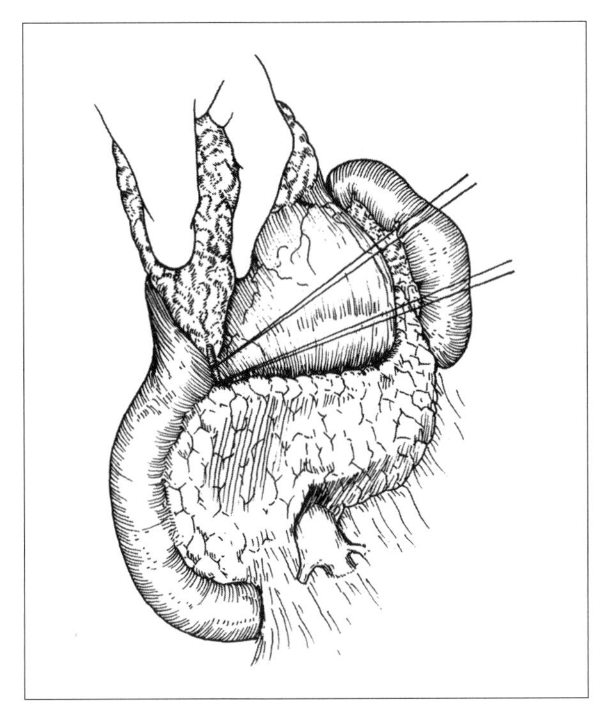

图 4

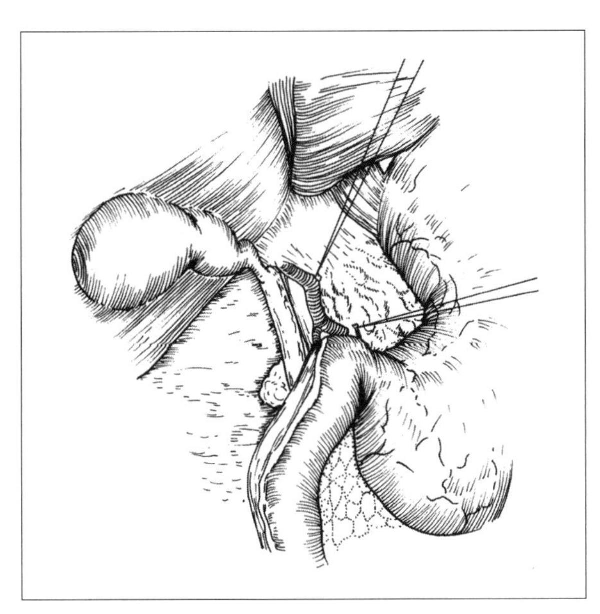

图 5

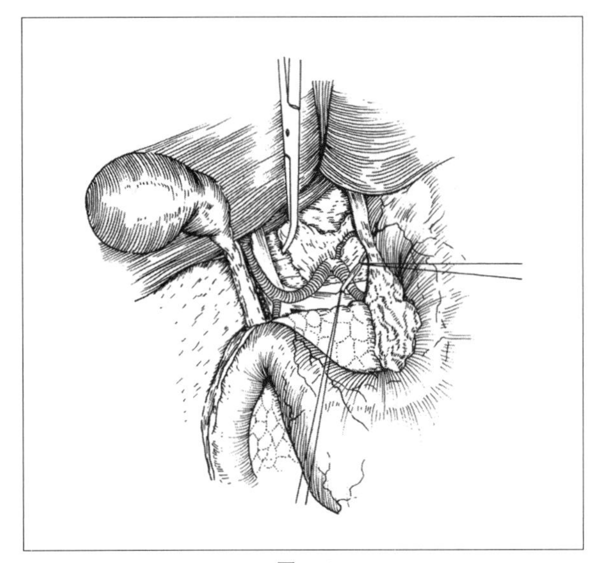

图 6

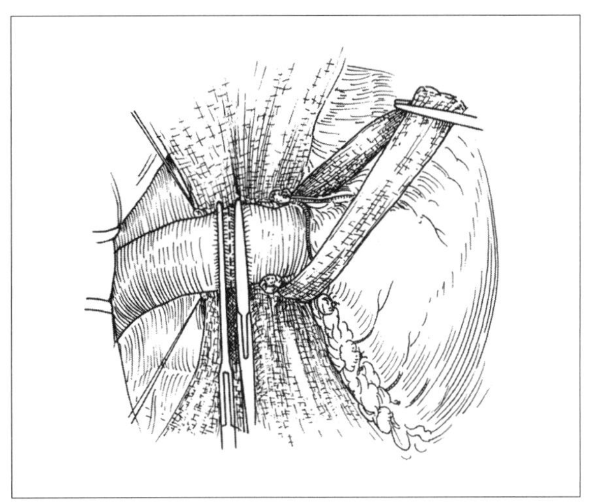

图 7

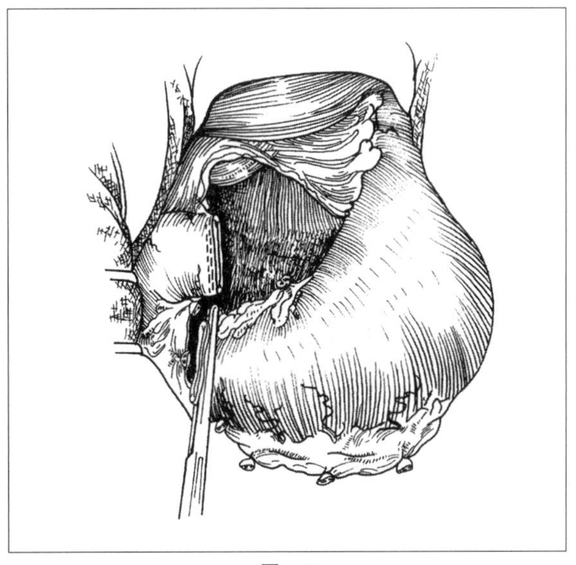

图 8

(6)离断十二指肠：在幽门右侧约 4cm 处用两把有齿血管钳夹住十二指肠，在其间切断十二指肠。远端留做胃十二指肠吻合用(图 7)。若肿瘤较晚，可因局部肿瘤复发而致胃十二指肠吻合处出现梗阻，则不宜做胃十二指肠吻合，准备行胃空肠吻合，则可用 XF 型吻合器将十二指肠远端钉合封闭(图 8)，或用手法分两层缝合封闭(图 9)。

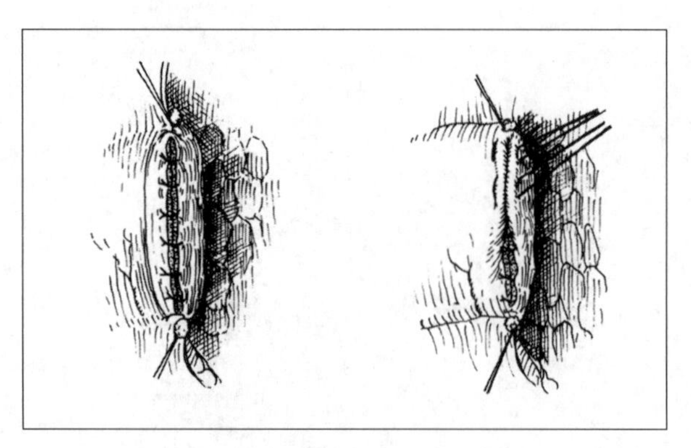

图 9

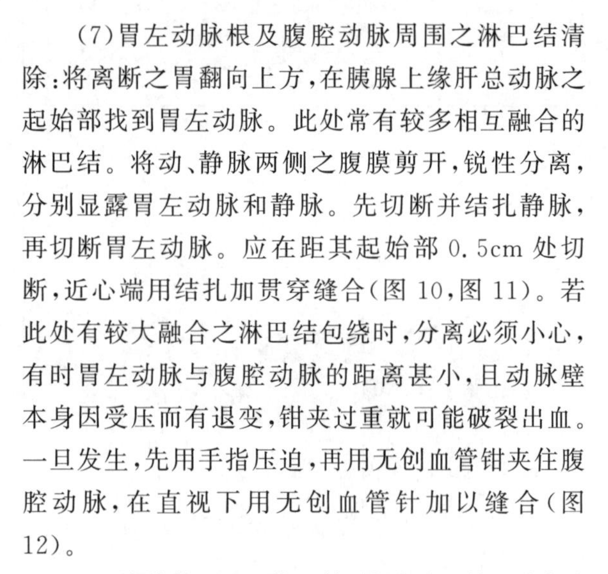

(7)胃左动脉根及腹腔动脉周围之淋巴结清除:将离断之胃翻向上方,在胰腺上缘肝总动脉之起始部找到胃左动脉。此处常有较多相互融合的淋巴结。将动、静脉两侧之腹膜剪开,锐性分离,分别显露胃左动脉和静脉。先切断并结扎静脉,再切断胃左动脉。应在距其起始部 0.5cm 处切断,近心端用结扎加贯穿缝合(图 10,图 11)。若此处有较大融合之淋巴结包绕时,分离必须小心,有时胃左动脉与腹腔动脉的距离甚小,且动脉壁本身因受压而有退变,钳夹过重就可能破裂出血。一旦发生,先用手指压迫,再用无创血管钳夹住腹腔动脉,在直视下用无创血管针加以缝合(图 12)。

(8)清除第 11 组淋巴结:沿胰腺上缘,顺脾动脉向左分离,清除脾动脉周围之淋巴结及脂肪组织。此处可能有一支胃后动脉由脾动脉分出,应将之切断结扎,一般不必分离到脾门处(图 13)。

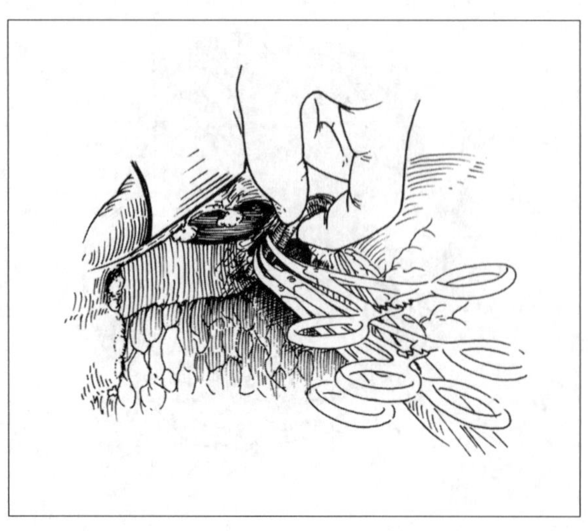

图 10

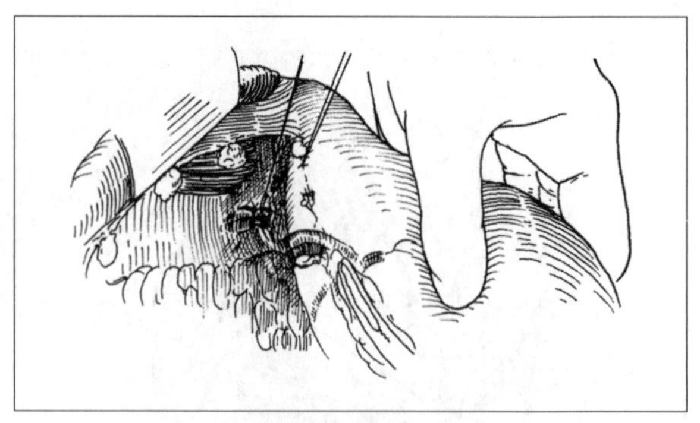

图 11

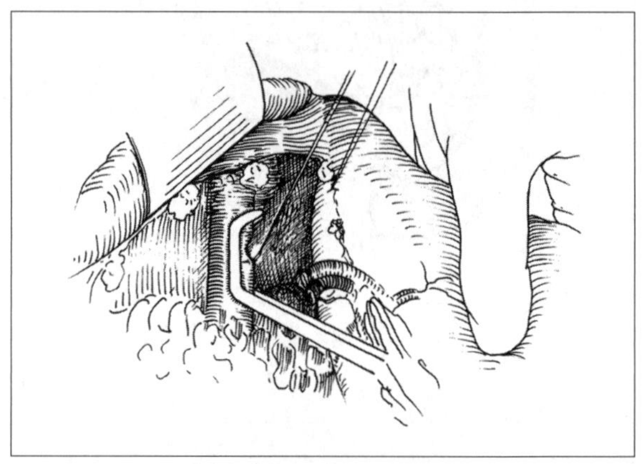

图 12

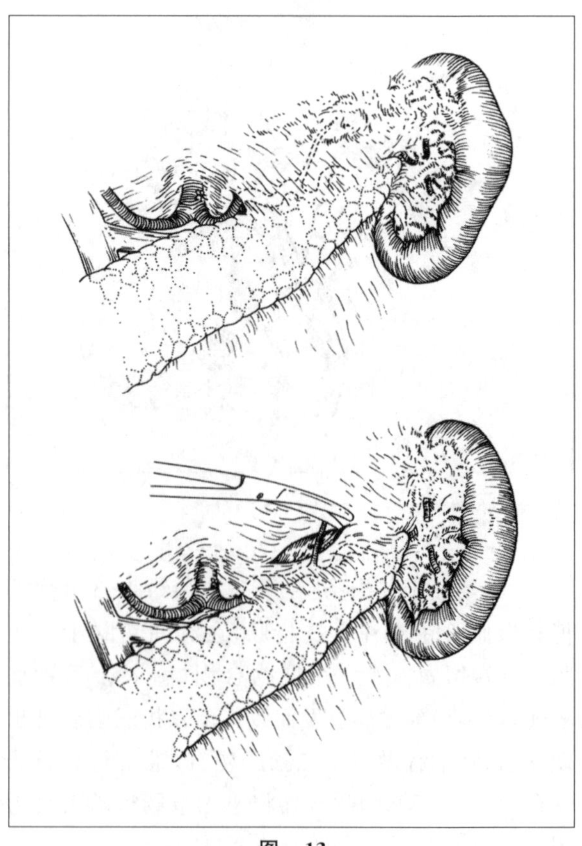

图 13

(9)清除第1、2组淋巴结:将胃向上翻起,离断小网膜,先清除贲门右侧淋巴结及脂肪组织,再清除贲门左侧之淋巴结及脂肪组织。胃后壁与膈肌角之间的脂肪组织亦应清除。此处手术可用剪刀进行锐性分离,一般无重要血管(图14)。

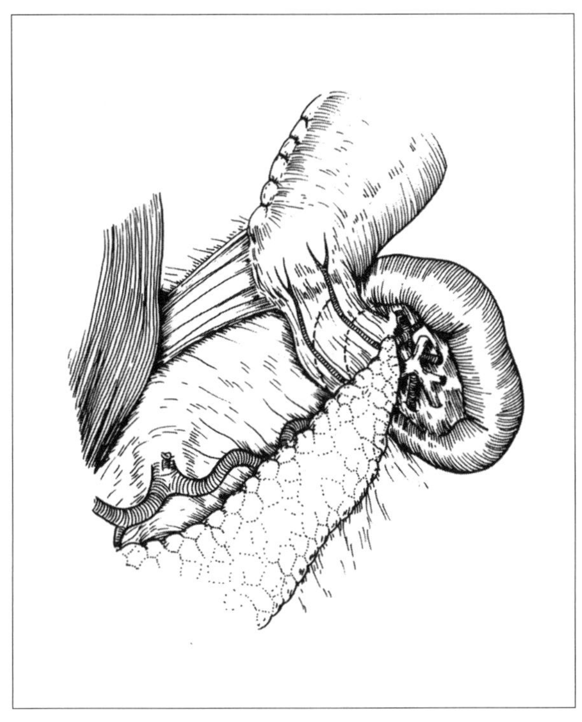

图 14

(10)离断胃近端:远端胃切除时的切断线在小弯侧相当于贲门下4cm,大弯侧在切断第2支胃短血管上方,先用两把有齿血管钳在大弯侧钳夹胃壁,根据十二指肠的宽窄,一般要夹4~5cm。在两把有齿血管钳之间切断胃,在切断的右端胃壁缝一支持线,用XF型缝合器钳夹小弯侧之胃壁,将胃切除。若缝合满意,可不必做浆肌层内翻缝合,否则可加一层浆肌层内翻缝合(图15)。

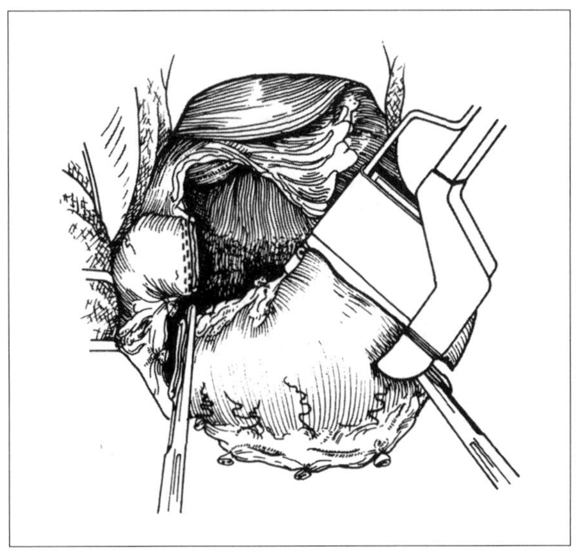

图 15

(11)胃肠吻合重建通路:胃十二指肠吻合可用手法缝合或器械吻合。

手法缝合:①先将胃后壁与十二指肠后壁做浆肌层间断内翻缝合,一般是先放置缝线,后逐一打结(图16)。后壁缝合后,在有齿血管钳的前后切开胃壁浆肌层,缝扎黏膜下血管(图17)。最后切开黏膜,将胃残端之有齿血管钳去除;②在十二指肠近端沿有齿管钳切断十二指肠壁,若有血管性出血,应加以缝扎(图18)。③将胃后壁与十二指肠后壁用3-0不吸收线做间断全层内翻缝合。将胃管末端5cm放入十二指肠内(图19),再用3-0不吸收线间断全层内翻缝合胃与十二肠的前壁,然后将胃与十二指肠前壁间断浆肌层内翻缝合。注意在小弯侧之三角区应做胃前后壁与十二指肠的U形缝合1针(图20)。

器械吻合参见胃十二指肠溃疡的有关章节。

(12)放置引流:做根2式胃次全切除术,由于做大量淋巴结清扫及剥离胰腺被膜,术后有较大量的渗液,必须加以引流。一般在右侧肝下,吻合口外侧放置香烟及乳胶引流管各一根,由右肋缘下腹直肌外缘外侧另做戳口引出(图21)。

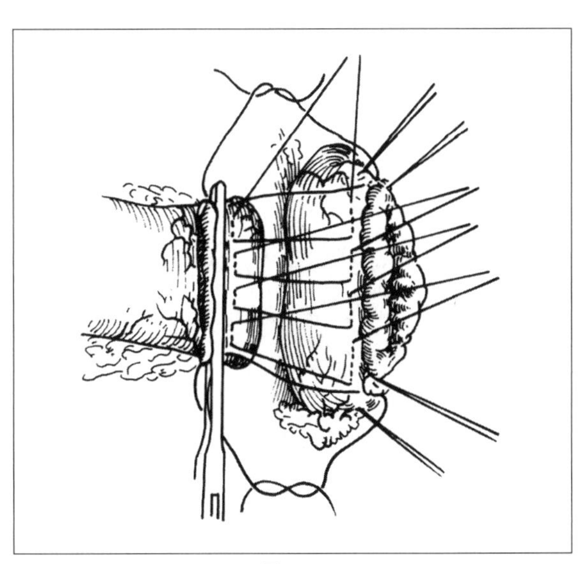

图 16

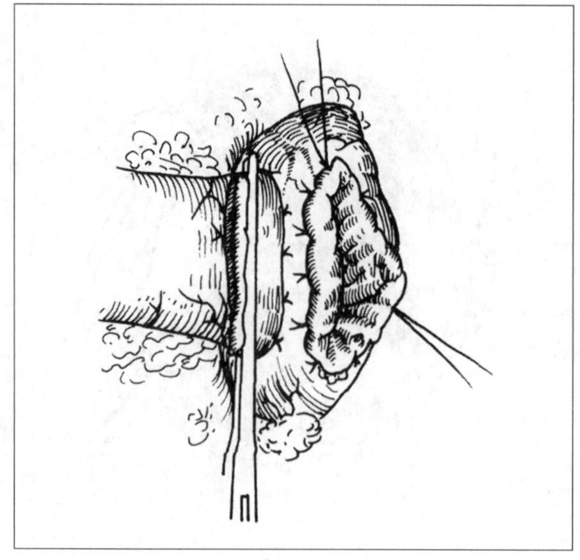

图 17

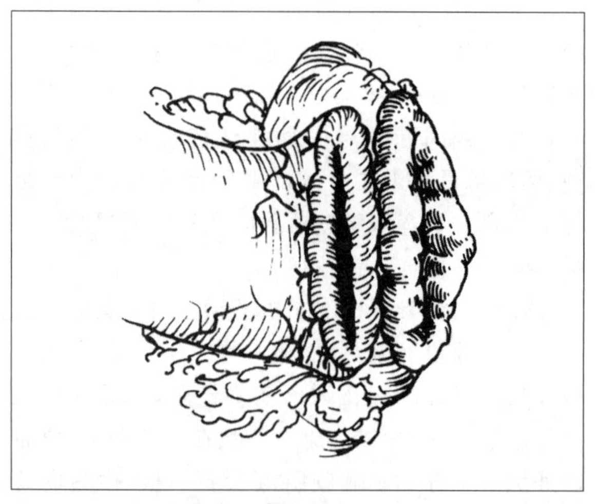

图 18

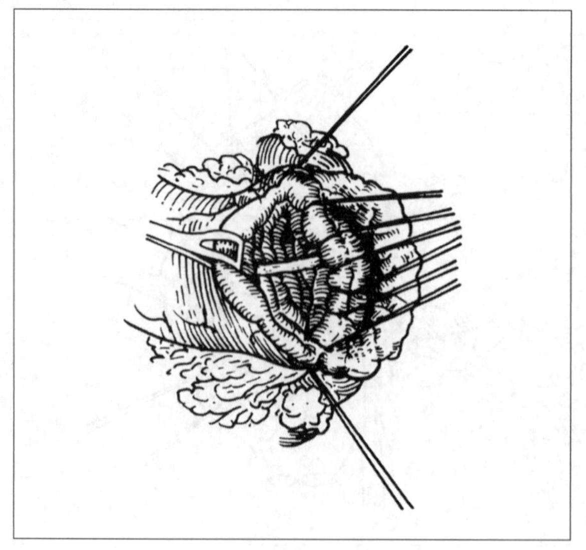

图 19

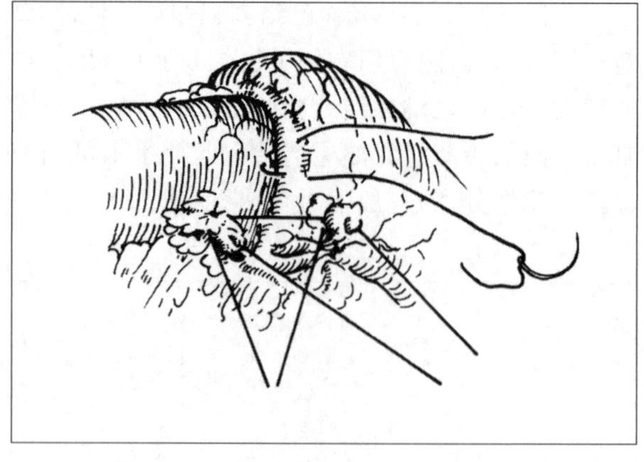

图 20

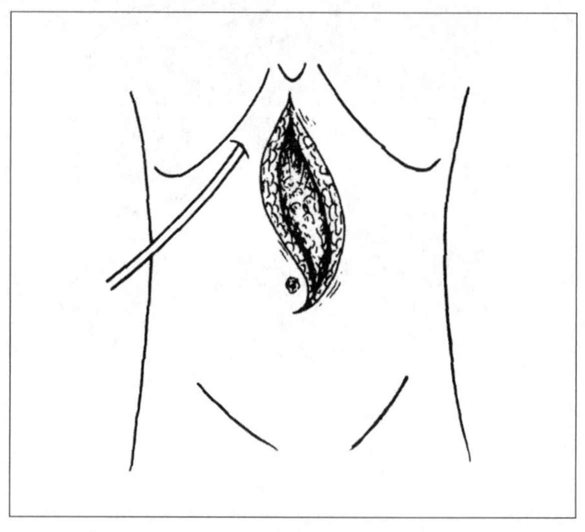

图 21

(13)关闭腹部切口：腹壁各层切口应按腹白线与腹膜，皮下组织、皮肤等层间断缝合(图 22)。

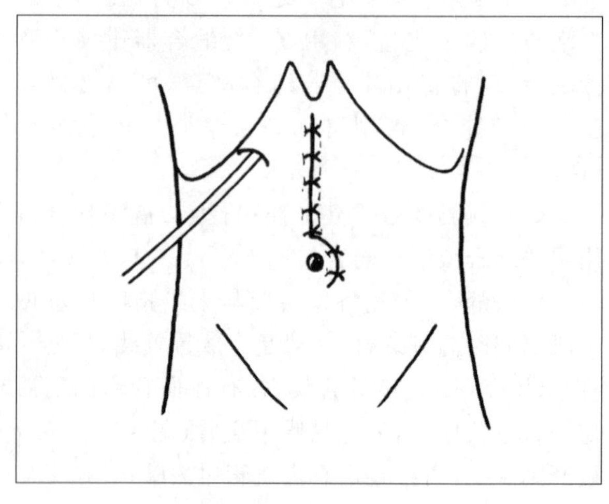

图 22

6.17.2 经腹近端胃癌根$_2$式胃次全切除术

R_2 Proximal Subtotal Gastrectomy, Transabdominal

【手术步骤】

（1）手术切口：同远端胃次全切除术。

（2）剖腹探查：除上文中提及的以外，重点探查贲门食管处肿瘤的范围。若膈下食管受累不足2cm者，即可经腹切除；若膈下食管受累超过4cm者，经腹手术难以切尽，需考虑开胸手术。若脾门处淋巴结转移，脾胃韧带处有肿瘤受累者，需考虑同时切除脾及胰尾。

（3）游离胃大弯侧：由横结肠中部上缘切开胃结肠韧带，向左离断大网膜，直至结肠脾曲，继续离断胃脾韧带（图1），直至贲门左侧。此处可用剪刀将食管及左侧之腹膜剪开，一般无血管，可不必用钳夹离断（图2）。

（4）离断小网膜：由肝十二指肠韧带内侧剪开小网膜，勿切断胃左动脉，将小网膜尽量切除，上端至贲门右侧，用剪刀剪开食管前右侧之腹膜，使之与左侧相通（图3）。

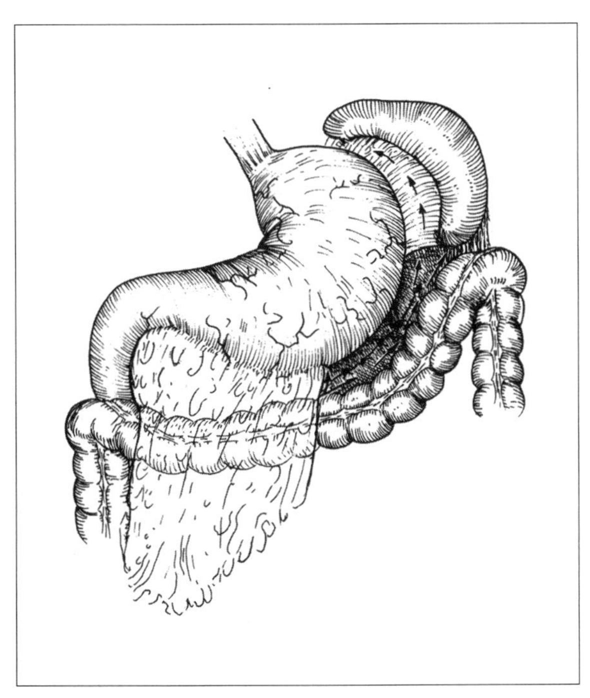

图 1

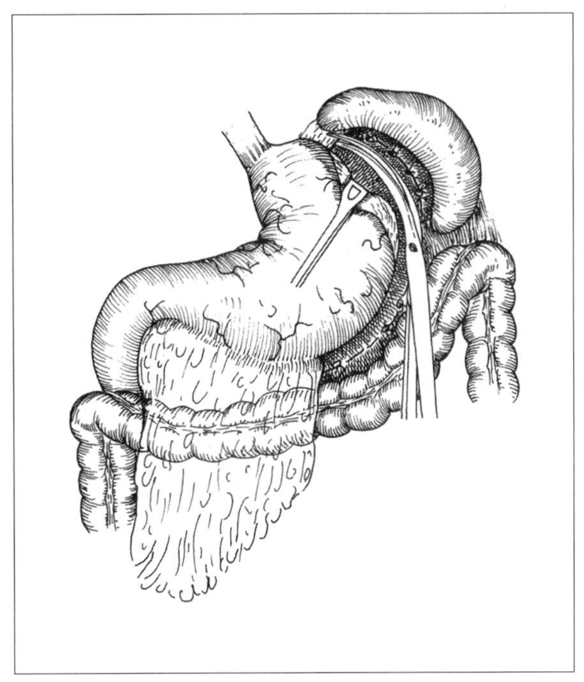

图 2

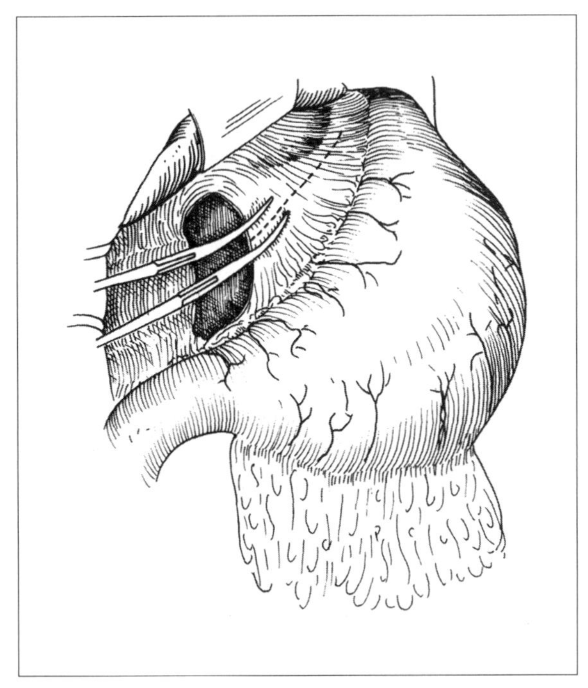

图 3

（5）离断胃体：在相当于胃大弯之无血管区远侧贴近胃壁离断两支胃网膜血管。在相对应之胃小弯处贴近胃壁，距肿瘤下缘6cm以上处切断胃左动脉向远之分支。用XF型缝合器在大弯侧钳夹并切断胃体（图4）。小弯侧用有齿血管钳钳夹后切断胃体（图5）。

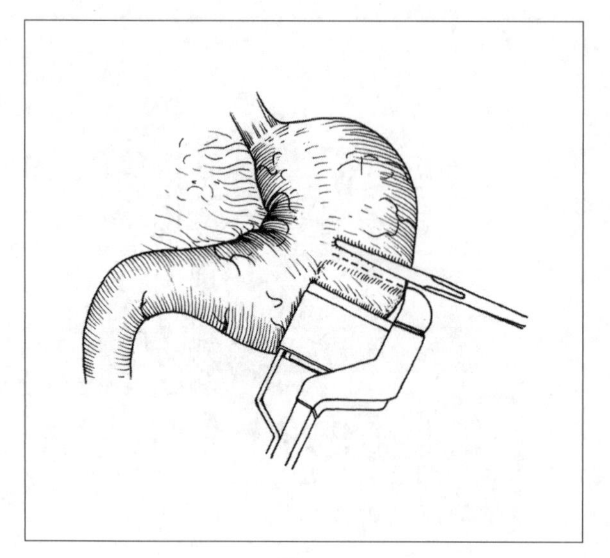

图 4

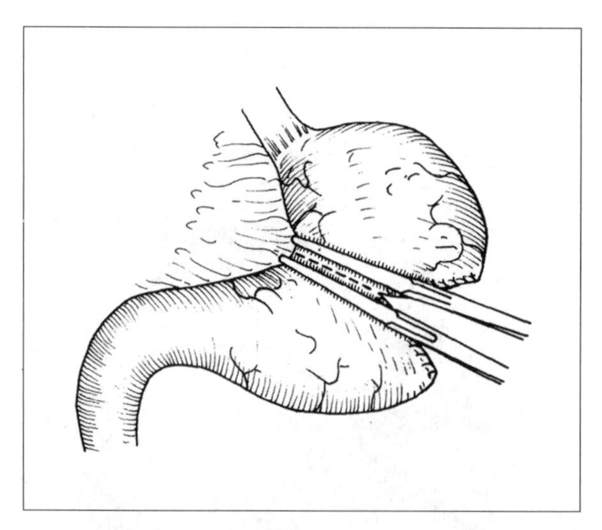

图 5

(6)处理胃左动脉:将离断之近端胃翻起牵向上方,助手用手将胰腺轻轻拉向另侧,显露胃左血管起始部(图 6)。用剪刀剪开前后两叶腹膜,在胃左静脉及动脉根部分别游离此两血管,先结扎切断胃左静脉,用粗线结扎胃左动脉根部及远侧 1cm 处,再切断胃左动脉,其残留端加贯穿缝合一针(图 7)。

(7)离断食管:将近端胃翻起向头端牵拉,在膈肌角剪开附着之后腹膜,此处无重要血管,可锐性分离至食管后方,将食管左前及右后之迷走神经干切断,可将膈下之食管游离出 6~8cm(图 8)。让麻醉师将胃管退出到食管上部,用无创钳在贲门上 5cm 处钳夹食管(或用荷包缝合钳在贲

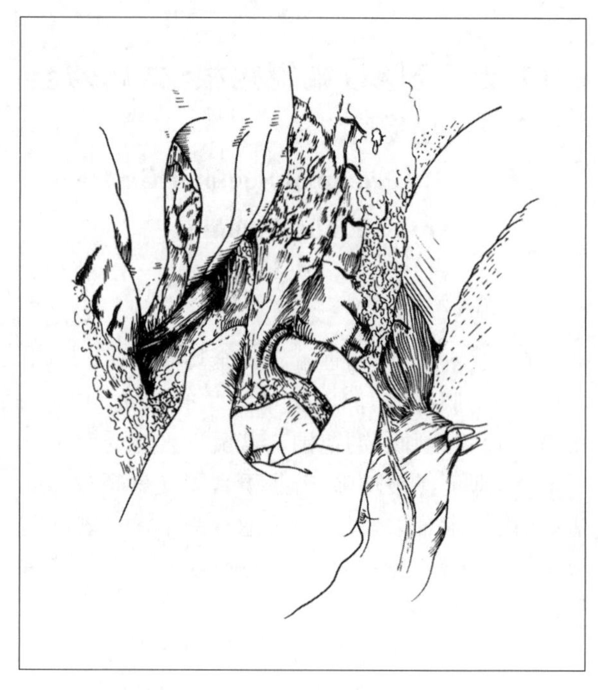

图 6

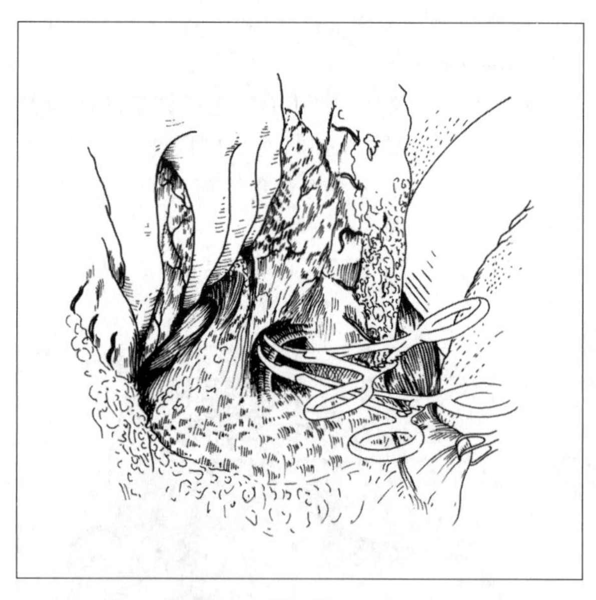

图 7

门上 3 处钳夹食管),用气管钳或大直角钳夹食管远端后,将其离断(图 9)。将切除之近端胃整个标本去除。在食管切端处做一荷包缝合(图 10)。将合适之管状吻合器的抵针座插入食管腔,插入时应用两把组织钳钳夹食管切缘,另用一长平镊夹住食管正前侧,先将抵针座之一半圆斜行放入,后边转动边全部插入(图 11),收紧并结扎荷包缝线(图 12)。

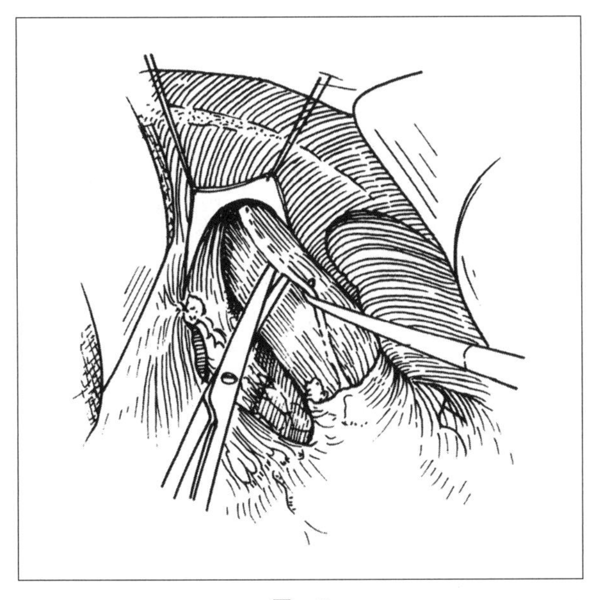

图 8

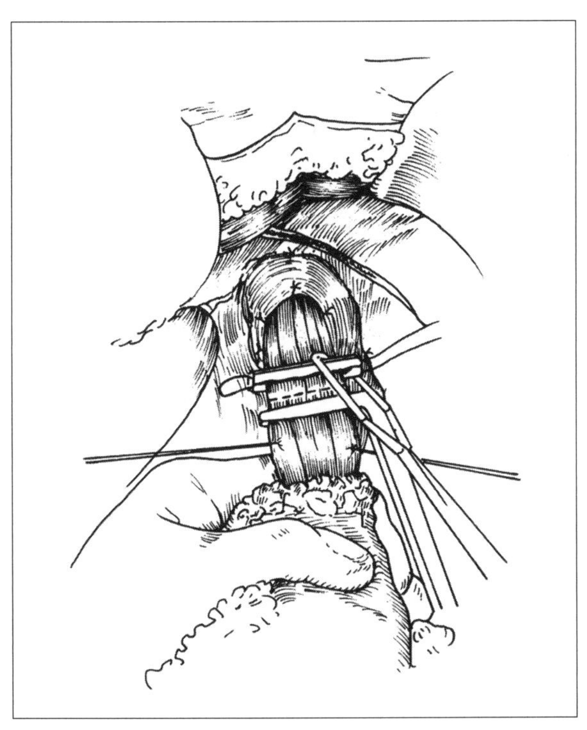

图 9

(8)远端胃与食管做吻合:将远端胃小弯侧之有齿血管钳去除,胃壁出血之血管均加以缝扎。在胃大弯侧形成之管状胃距末端 4cm 处前壁(或后壁)做一荷包缝合(图 13)。在其正中将胃壁切开一小口,将吻合器抵针座之中心杆插入此小口,收紧并结扎荷包缝线(图 14)。将管状吻合器的主体由胃小弯之切口插入,将抵针座之中心杆插

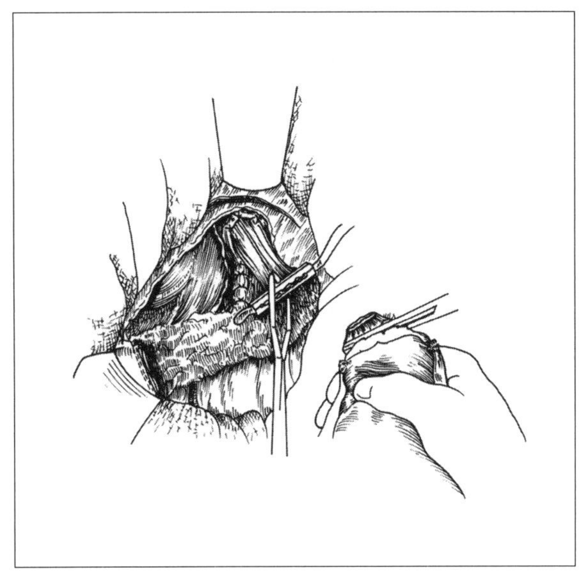

图 10

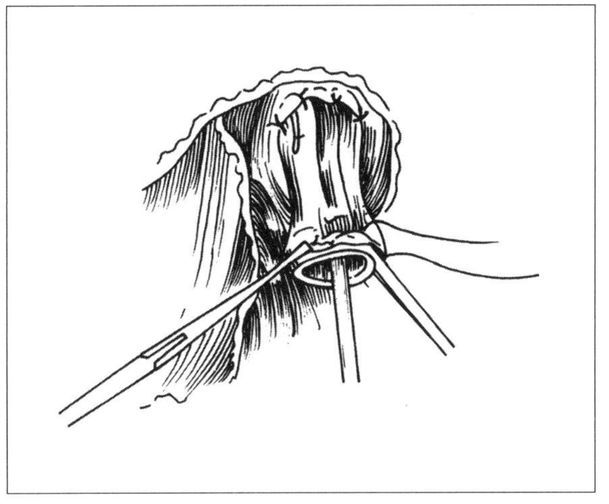

图 11

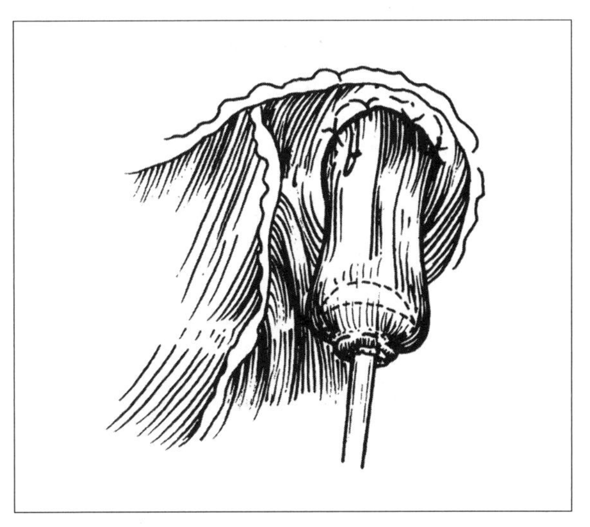

图 12

入吻合器主体之中心。待中心杆与吻合器对位衔接后，转动吻合器尾部之螺旋，使胃与食管紧接。此时应用手检查胃与食管交接处一圈是否均光滑，无不规则的组织突出。打开保险，握紧切割吻合刀具，切割吻合一次完成转松螺旋，将吻合器主体连同中心杆抵针座一并（或分别）取出，检查证实有 2 个完整的组织环被切下（图 15）。一般可不必再加固缝合，将胃管放下，末端 5cm 留在胃腔内，用 3-0 不吸收线分两层间断内翻缝合胃小弯处切口，吻合结束（图 16）。

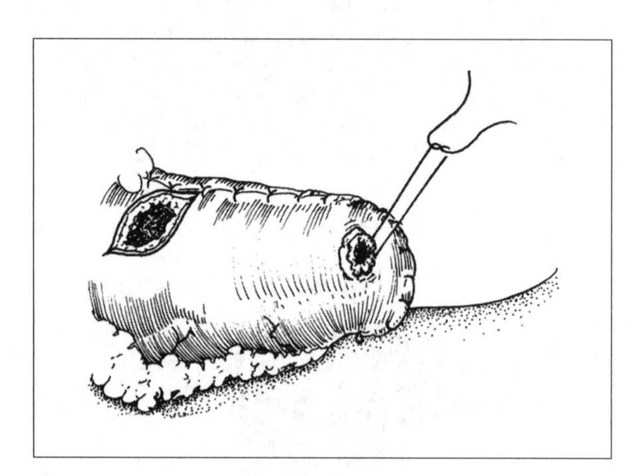

图 13

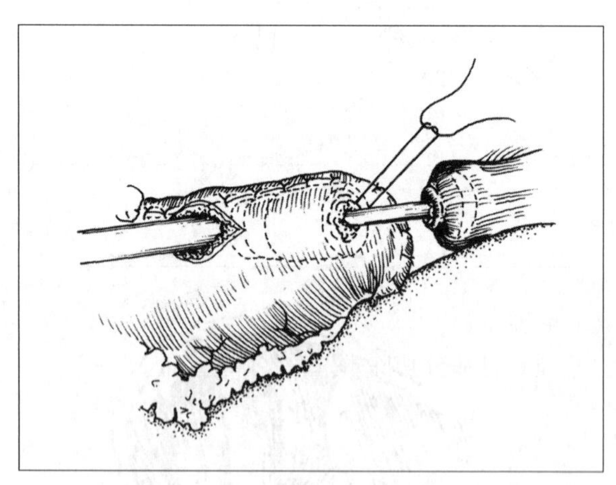

图 14

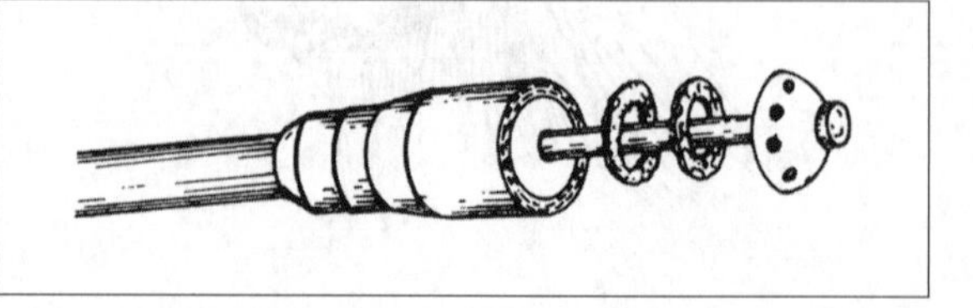

图 15

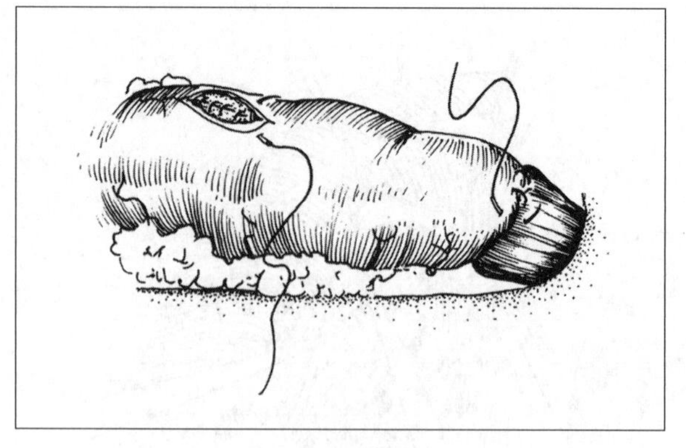

图 16

（9）放置引流：在吻合口左侧膈下放置香烟及乳胶引流管各 1 根，由左肋缘下另做戳口引出（图 17）。

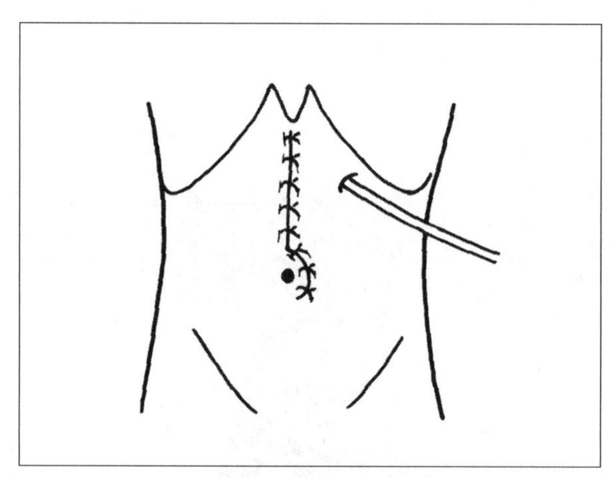

图 17

（10）关闭腹部切口与远端胃次全切除术同。

【术后处理】

（1）保持胃管通畅，持续引流，一般在术后 48～72h 排气后可拔除。

（2）适量给予抗生素，防止切口感染，术后 3～5d 无感染迹象者即可停用。

（3）根据引流液的多少，定时更换敷料，保持局部清洁。香烟引流可在术后 48h 拔除，乳胶引流管则视引流量而定，一般在术后 1 周内拔除。

（4）术后早期需用静脉维持营养，在拔除胃管后可开始口服清淡的流质饮食。后改为流质至半流质饮食。一般在术后 5～7d 即可进半流质饮食。

（5）抗肿瘤治疗：在术后第 1、2、3d 可经静脉输入氟尿嘧啶或其他化疗药物，开始饮食后可改为口服抗癌药物。

【主要并发症】

(1)术后吻合口漏:若患者术前已有幽门梗阻,长期进食不足,营养状况低下,手术操作时吻合口有较大张力,缝合不够确切,术后可能出现吻合口漏。一般在术后5~7d出现。如腹腔引流管尚未拔除,可由引流管处流出胃肠内容物,有局限的腹膜炎现象,吞服亚甲蓝可进一步证实。一旦出现吻合口漏,应禁食,将腹腔引流管改为双套管冲洗吸引,用全肠外营养支持治疗。绝大多数病例的漏经上述治疗后可在3~4周内愈合。

(2)切口感染:本手术为污染手术,若术中对切口防护不够完善,在实施胃肠吻合过程中有胃肠液外溢,就可能发生切口感染。一般在术后1周左右出现。多数是在皮下层的感染,应将有感染部位的切口敞开,充分引流。

(3)腹腔内残留感染:若手术后放置的引流管引流不畅,或引流管拔除过早,使部分渗液积存于局部,有可能导致腹腔局部感染。表现为体温升高,白细胞总数及中性粒细胞比例升高,可有或无局限的腹痛或腹部压痛,一般较难确诊。多次用B超扫描腹部,可能发现局部有积液的暗区。一旦确诊,可通过B超引导穿刺证实后加以引流。

(蒋彦永)

【新的进展】

(1)过去把胃癌手术方式分为根$_1$(R_1),根$_2$(R_2),根$_3$(R_3),现将R改为D(Dissect),D_1,D_2,D_3表示要解剖清除第1,第2,第3站淋巴结。这种描述比较科学准确。

(2)徐光炜教授将放射免疫引导下的手术用于胃癌的临床研究,对今后如何正确清除淋巴结是一值得推广的手术。将专门制备的胃癌单克隆抗体标以放射性核素,在术前1d用胃镜把标以核素的单抗加上碳墨注射到胃肿瘤的四周。手术时可清晰地看到黑染的淋巴结。用特殊的手持式γ探测仪检查所有的淋巴结,将含核素高于正常组织的淋巴结定为(+)(即此淋巴结内有肿瘤细胞)。标有核素的单克隆抗体会结合到肿瘤细胞表面的肿瘤抗原上,此处的核素浓度就会明显高于周围的正常组织。将探测所得的结果和术后病理检查的结果对比,两者(+)相符率高达98%以上。对胃的肿瘤组织的核素探测(+)和病理结果相比,其符合率也接近98%。这一研究为我们今后合理地清除淋巴结提供了很好的依据。只要有比较好的肿瘤单抗,标以核素后就可以区别哪些淋巴结是有肿瘤转移的,哪些是没有转移的。这样就可以避免做不必要的淋巴结清除。

(3)随着腹腔镜手术的发展,在掌握严格的手术适应证(肿瘤较小,不>4~5cm)的情况下,可采用腹腔镜技术,行胃癌的手术治疗。尤其是采用手助腹腔镜(Hand Help or Hand Assistant Laparoscope)可以较合理地进行胃癌切除和重建术。在手助情况下进行解剖,界面清晰,操作可较连续地进行。对切除大部胃和清除相应的淋巴结可以做得相当满意。但重建胃肠道时不像做大肠手术可以将肠管提到切口外进行吻合,而需要靠用几个吻合器来完成,故在开展此手术的初期要严格掌握手术适应证。

6.17.3 经腹全胃切除术 Transabdominal Total Gastrectomy

全胃切除术是外科医师治疗胃良、恶性疾病的一种重要的方法,临床上经常应用于贲门癌,胃上、中部癌,弥漫浸润型胃癌等的治疗。作为胃癌根治术的重要组成部分,全胃切除术与淋巴结的清除的操作是同时进行的,所以在此以胃癌的D_2(根$_2$)手术为例介绍全胃切除术的方法与步骤。其他胃恶性、良性疾病的全胃切除手术,如需行D_1、D_3的胃癌手术,某些胰腺促胃泌素瘤的手术等,可根据其病情需要酌情增减手术切除的范围与步骤。

【术前准备】

同"胃部分切除术"。

【麻醉与手术切口】

气管内插管静脉复合麻醉,腹部正中切口或肋下屋顶形切口。

【手术的范围与要点】

胃癌D_2手术的全胃切除术除了切除全胃外(图6-17-1),还应包括与胃癌转移密切相关的淋巴结及有可能与肿瘤细胞播种有关的网膜、后腹膜等,操作中还应尽量保持网膜囊的完整,以避免可能存在于网膜囊内的癌细胞的医源性播散,这一点对于后壁有浸润者更有意义(图6-17-2)。

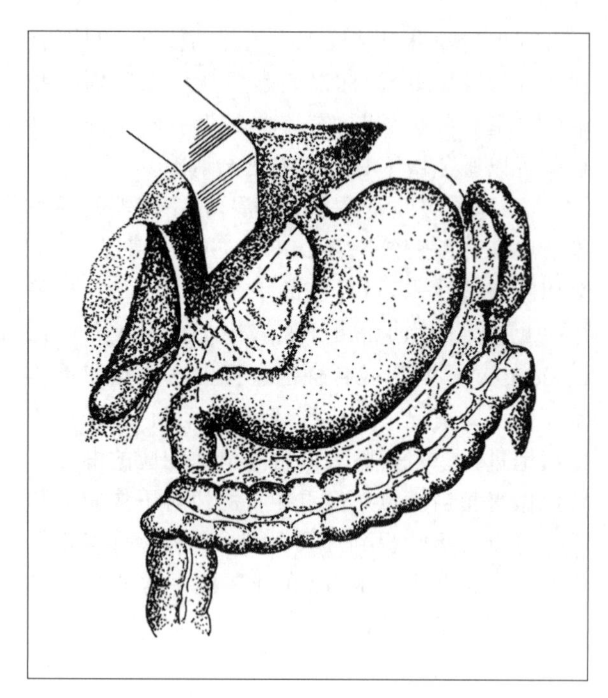

图 6-17-1 全胃切除术的正面

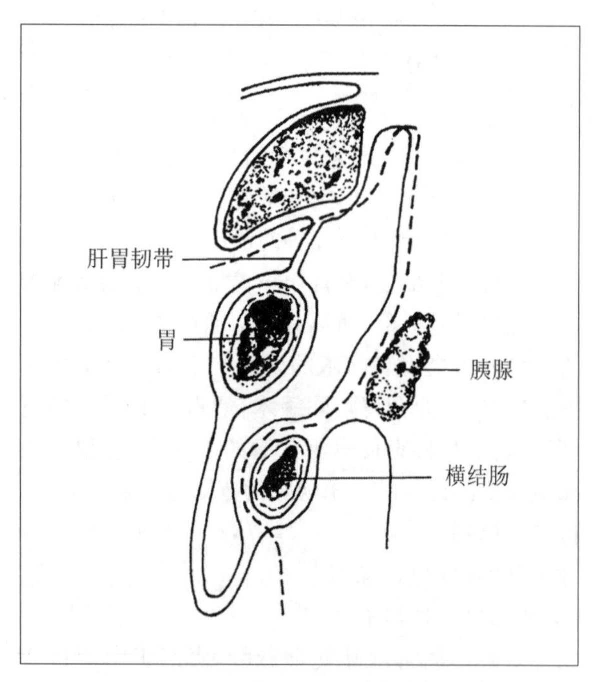

图 6-17-2 胃及其周围脏器侧面

【手术步骤】

(1)探查腹腔:通过腹腔探查可以补充与修正术前诊断,是确定胃切除的范围与淋巴结清除的程度的最终依据。探查腹腔应遵循无瘤术的原则,由远及近探查与胃癌转移密切相关的部位,按盆腔-膈下-肝脏-肠系膜根部的顺序,最后探查原发灶的进展程度。需进行腹腔脱落细胞检查者可在探查腹腔后进行。

(2)胃大弯侧的操作:术者左手提起大网膜,右手进行分离,助手左手向下牵拉横结肠,右手协助分离。沿横结肠切开大网膜并剥除横结肠系膜前叶(图 1,图 2),向右侧分离,充分显露胰头、十二指肠,在胰腺下方可以显示出结肠中静脉与胃网膜右静脉汇合处,务于此处切断、结扎胃网膜右静脉,否则易造成幽门下淋巴结的残留。继续向十二指肠内侧分离,于根部切断、结扎胃网膜右动脉。完整清除幽门下淋巴结。继续向左分离大网膜至脾结肠韧带处,在分离的同时将延续于横结肠系膜前叶的胰腺包膜剥除(图 3,图 4)。

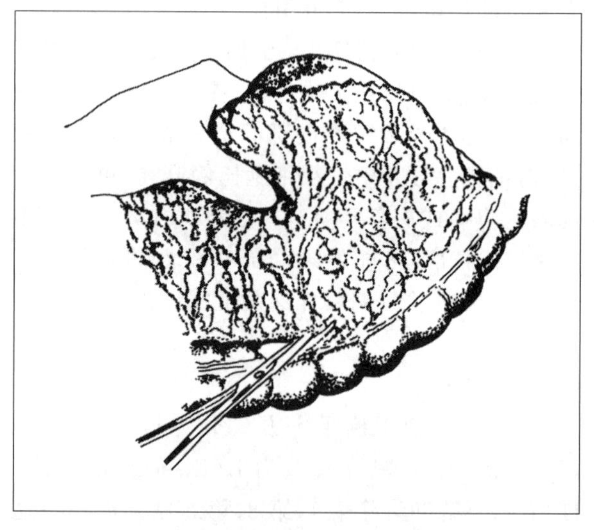

图 1 大网膜、横结肠系膜前叶剥离

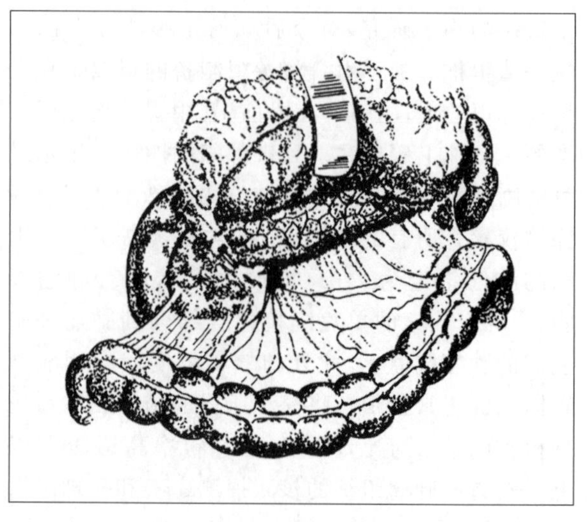

图 2 剥离的大网膜、横结肠系膜前叶及胰包膜

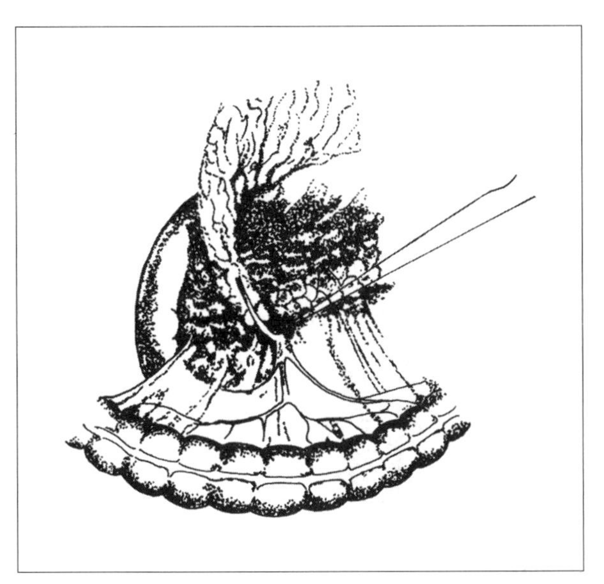

图 3 胃网膜右静脉的结扎位置

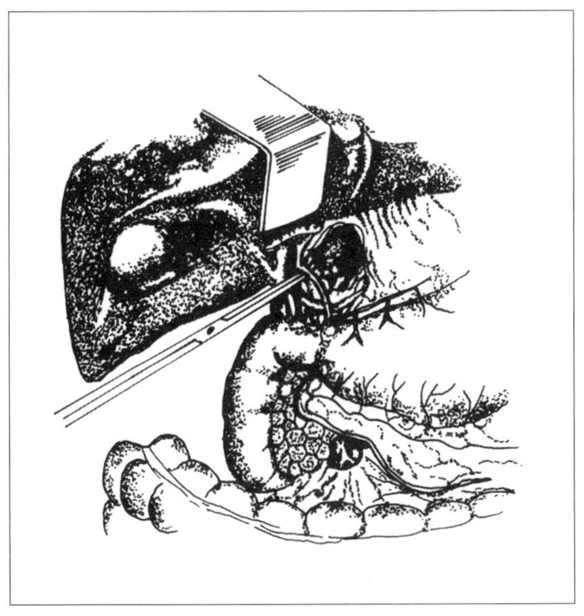

图 4 肝十二指肠韧带及胃右动脉的处理

(3)切断十二指肠：先贴近肝脏切开肝胃韧带至贲门右侧，这样更利于确认胃右血管所在。有些病例肝胃韧带内有副肝动脉走行，应予以结扎。剪开肝十二指肠韧带浆膜，于根部切断结扎胃右动、静脉，并清除其周围含淋巴结的疏松组织。充分游离十二指肠并予离断，可采用闭合器关闭十二指肠残端，外加丝线缝合包埋。

(4)胰腺上缘相关淋巴结的清扫：上述步骤中已将胰腺下方组织充分游离，所以将胃向左上腹翻转拉起后即可充分显露胰腺上缘含有与胃癌转移密切相关的各组淋巴结的组织，可一并予以清除。首先清除肝总动脉前方和上方的疏松组织(图 5)，此段内多有胃冠状静脉回流入脾静脉，应在其汇流处予以结扎。继续向左侧分离，清除脾动脉根部疏松组织，继续向上方解剖则可显露出胃左动脉(图 6)，于其根部予以确切结扎、切断，剥除后腹膜及其前方疏松组织直至贲门后侧。

(5)胃大弯左侧的操作：依次切断、结扎胃脾韧带直至贲门左侧。清除胰尾部后腹膜及其前方、上方的淋巴结宜在切断胃脾韧带后操作更为方便，有些病例在脾门至脾动脉根部的外 2/3 处有胃后动脉发出支配胃大弯、后壁血供，应予切断结扎。依次向食管前方分离，切开其前方腹膜，以手指由食管后方伸入做钝性分离可触及迷走神经前、后干，予以切断、结扎，此时可以充分游离食管下段。根据肿瘤所在位置及生长方式在贲门上方适当的距离切断食管，完整切除标本。一般以无损伤钳钳夹食管下端(图 7)，使用吻合器进行吻合者也可以荷包钳夹闭之。

(6)消化道重建：在距屈氏韧带下 20～40cm 处按血管走行剪裁出带血管弓肠襻，切断肠管。将远端肠管提起于横结肠前方与食管吻合。空肠与食管的吻合采用吻合器较为稳妥，先在食管断端做一荷包缝合(图 8)，一般根据空肠的内径选择适当的吻合器。将吻合器的钉砧座塞入食管断端，收紧并结扎荷包线。把吻合器插入远端空肠，将中心杆穿出肠壁(图 7)后与钉砧座接合(图 8)，拧紧手柄上的可旋调钮，使食管下端与空肠靠近，按下击发柄，完成吻合。在食管下端与空肠靠近过程中应将空肠向下拉平整，避免击发时将对侧肠黏膜夹入吻合口造成狭窄(图 9)。空肠残端以闭合器关闭，外加丝线缝合包埋。

(7)在此吻合口下方 50cm 处将近端空肠与远侧空肠襻做端-侧吻合，亦可以吻合器行侧-侧吻合，再以闭合器关闭其残端(图 10)。间断缝合肠系膜裂孔，完成消化道重建。亦有经结肠后行空肠食管吻合的方法，操作步骤与此类似，但最后需将横结肠系膜裂孔与穿越的空肠间断缝合。

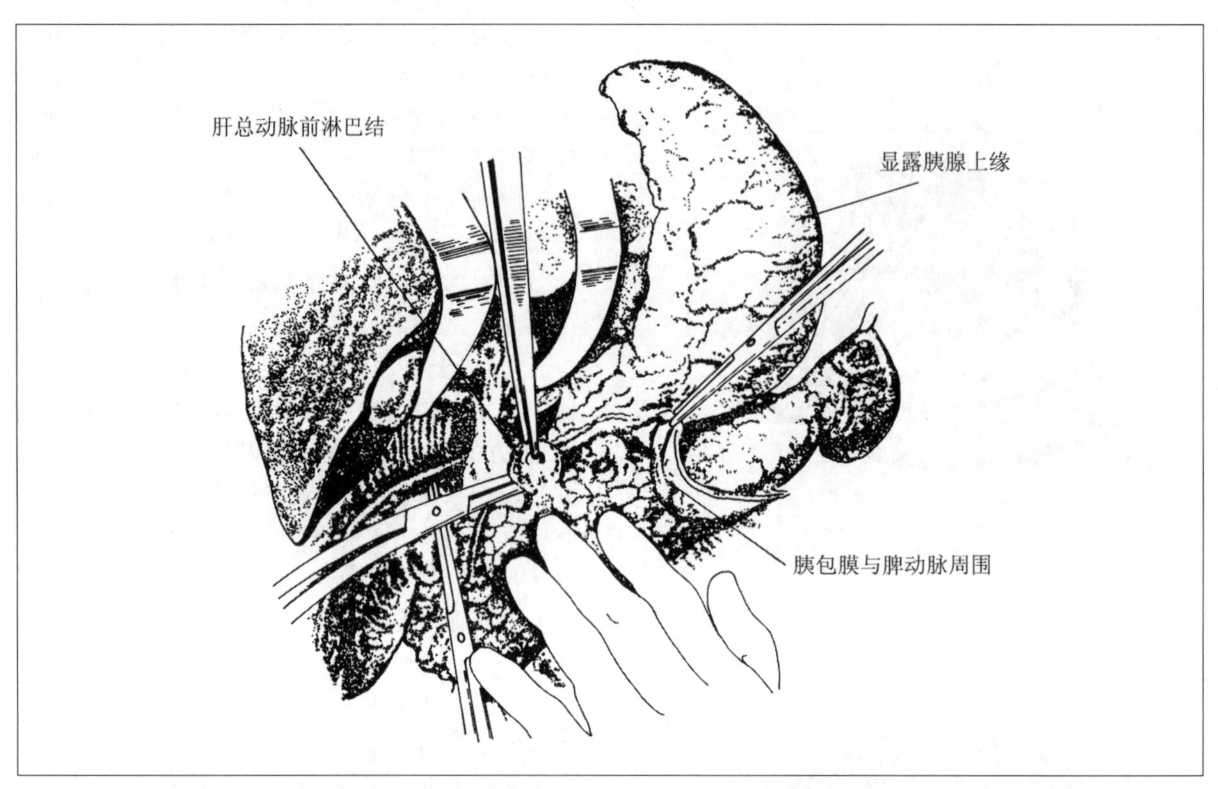

图5 肝总动脉前、胰上缘及脾动脉周围淋巴结清扫

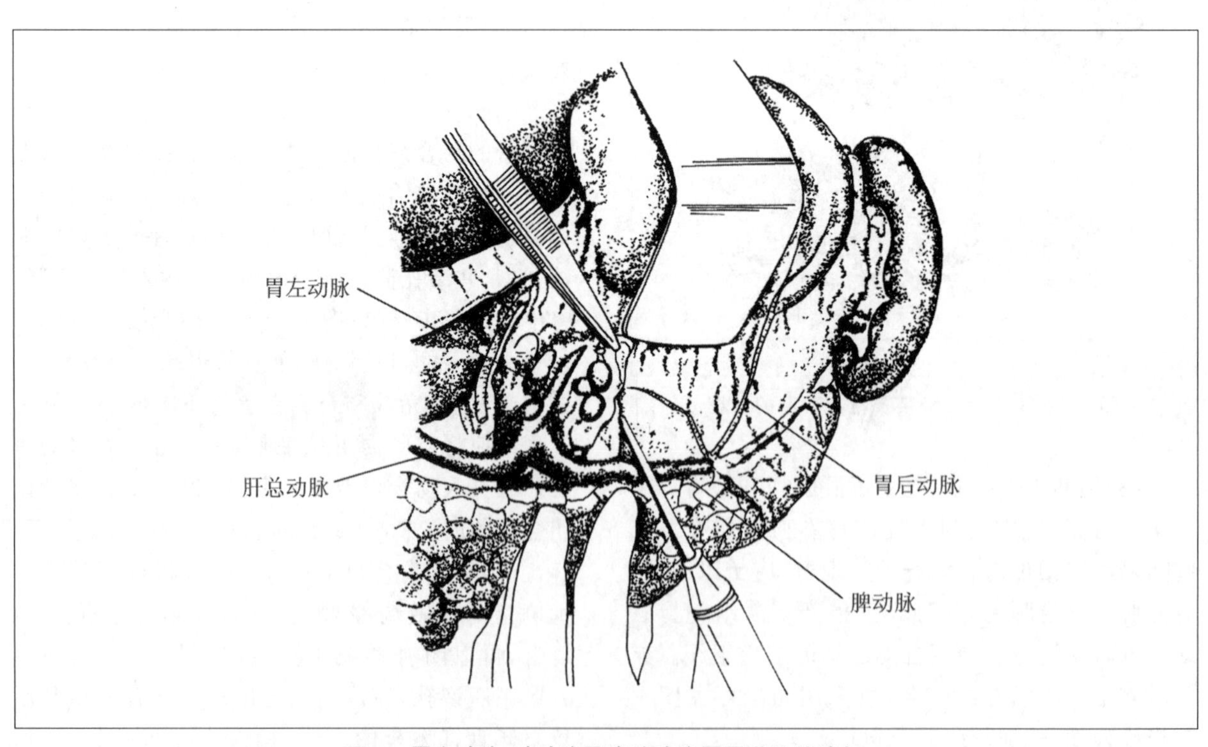

图6 胃左动脉、脾动脉及腹腔动脉周围淋巴结清扫

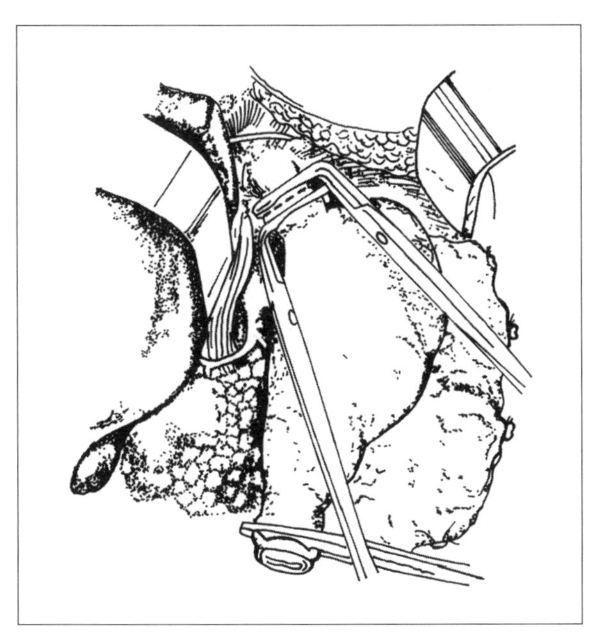

图 7 离断食管下段

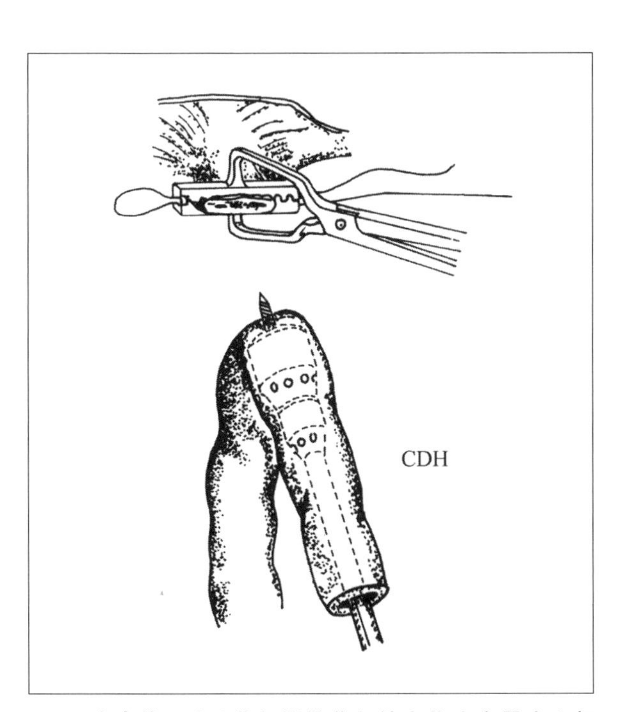

图 8 在食管下端以荷包钳做荷包缝合将吻合器中心杆穿出空肠壁

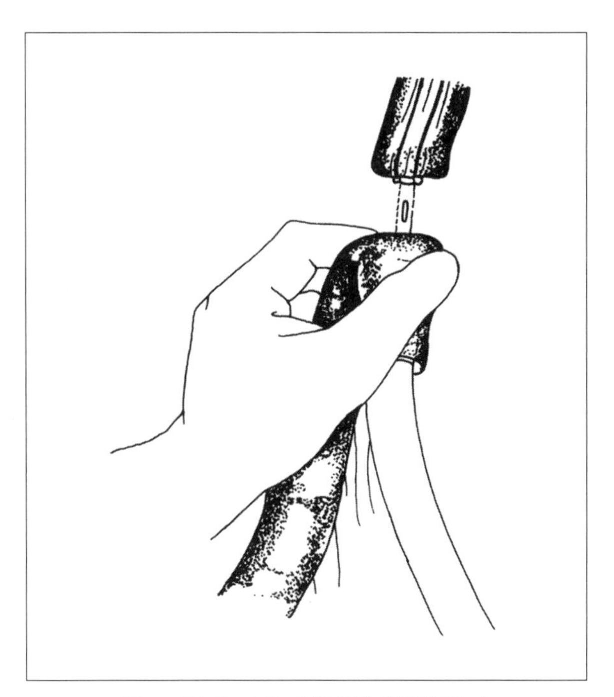

图 9 以 CDH 吻合器行食管空肠吻合

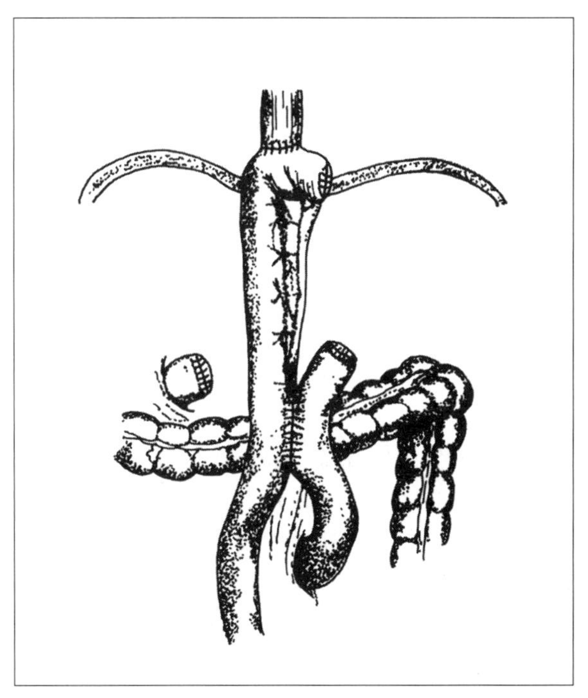

图 10 完成消化道重建(Roux-Y 方式)

(8)其他方式的消化道重建:随着全胃切除术后长期存活病例数的增加,其术后有关的并发症也日益引人关注,如反流性食管炎、倾倒综合征、消化不良、餐后饱胀、食欲低下,以及远期出现的营养不良、贫血、骨代谢障碍等等。所以全胃切除术后消化道的重建一直是外科医师所重视的问题。全胃切除术后重建的种类繁多,至 20 世纪 90 年代就已超过了 65 种,迄今还不断有新的术式出现,这也说明在诸多的重建方式中仍无一项令人完全满意。在此选择几种常用的术式(图 11)加以介绍。

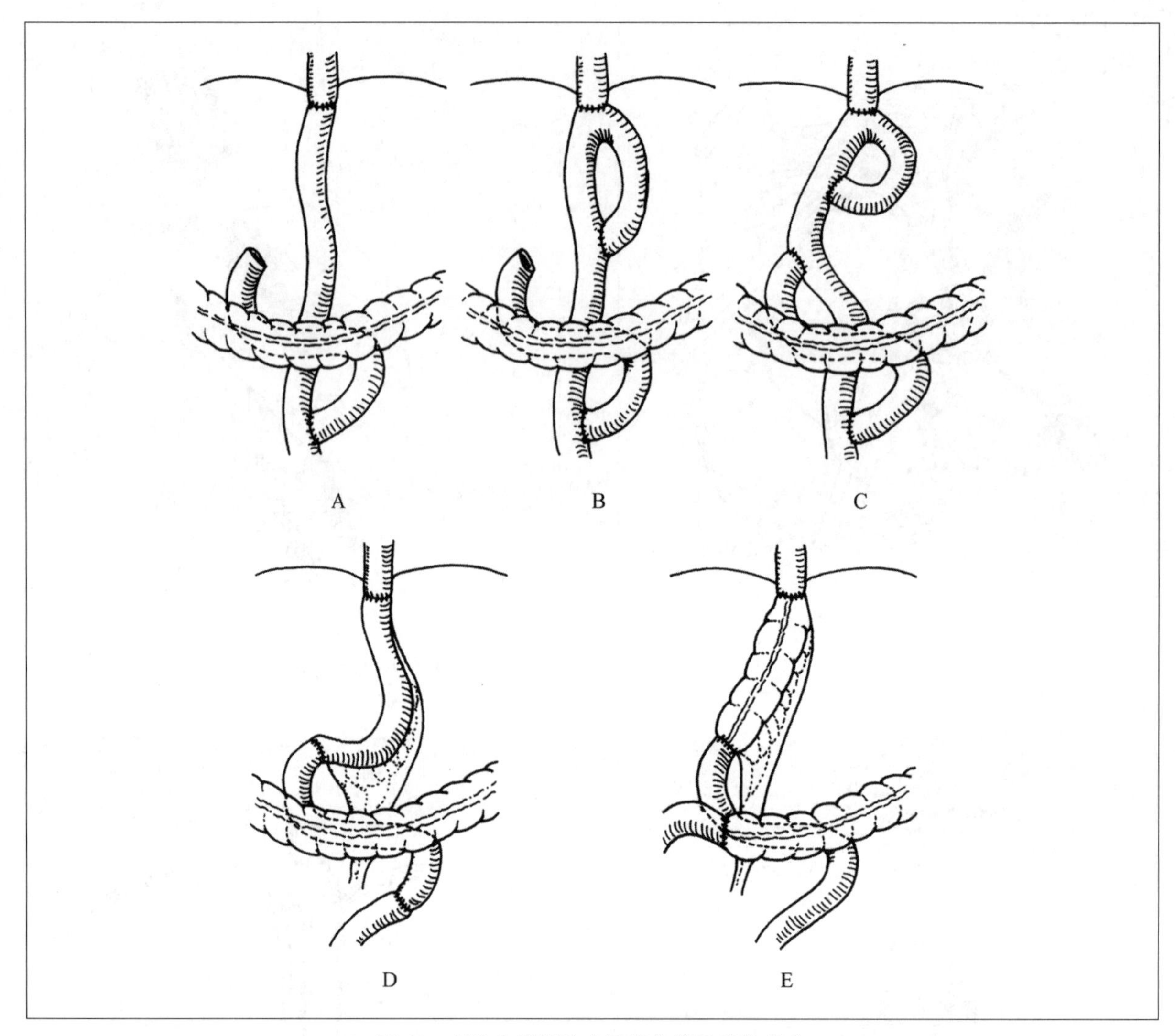

图 11 几种全胃切除术后消化道重建的术式

A. Roux-en-Y 吻合；B. ρ 形 Roux-en-Y 吻合；C. 双 S 形空肠间置术；D. 空肠间置术；E. 结肠间置术

在全胃切除术后消化道重建的术式中，Roux-Y 吻合法与空肠间置术是两种最基本的重建术式，其他的各种重建方式基本上是由其演变而来的。Roux-Y 吻合法的优点是手术操作简单、方便，同时反流性食管炎发生率低。缺点是对食物贮存功能差，所以有术者采用 ρ 形以及各种空肠囊袋等的 Roux-Y 吻合法进行重建，在从理论上提高了对食物贮存功能的同时，也增加手术操作难度与手术创伤；Roux-Y 吻合法的另一缺点是食物不经过十二指肠，不能直接刺激消化液的分泌，消化液与食物也就不能同步进入小肠，对消化吸收有影响，尤其是在术后远期，营养障碍、贫血等更为严重。空肠间置术截取一段空肠，将其两端分别与食管、十二指肠吻合则弥补了 Roux-Y 吻合法的此项不足，但仍存在对食物贮存功能差的缺点，所以，ρ 形空肠间置术、双 S 形空肠间置术（double tract）等就应运而生，其目的是既提高对食物贮存的功能，又解决食物经过十二指肠的问题，从理论上讲远期效果较好。但空肠间置术本身就存在着吻合口多，操作复杂，手术创伤大，易出现出血、梗阻、吻合口漏等缺点，各种改良式的空肠间置术在其基础上又增加了手术的复杂性，故在改善其手术的远期效果的同时也就更突出了其固有的缺点。结肠具有容积较大的优点，截取一段结肠间置于食管、十二指肠之间则既具有改良式的空肠间置术的优点，又避免了各种改良式的空肠间置术的手术复杂性。尤其是以回盲部代胃者还可利用回盲瓣的抗反流功能。但是与小肠相比，结肠血供差、肌层薄，愈合能力差；结肠内细菌含量多，术中易污染手术野造成感染，术后一些厌氧菌等常驻菌的存在与繁殖会使病人有异味感等等，这些缺点成为其不能在临床广泛应用的主要原因。

各种术式都各有其优、缺点，临床工作中应根据病人的具体情况加以应用。如年龄大等高危病人就不宜采用操作复杂、创伤大的术式；肿瘤晚期病人、复发可能性大的病人也不必选择远期效果佳的术式；甚至病人本身的一些特点，如肥胖程度都值得术者在设计术式时加以考虑。另外，由于受肿瘤类型、进展程度及个人生活、饮食习惯等许多个体差异的影响，在长期的临床实践中，人们对各种代胃术式的效果仍存在许多争议，甚至有些权威性的研究结果认为 Roux-Y 吻合法与空肠间置术的远期效果的差别并不像理论上想象的那样大。

【术后处理】

同“6.17.2 经腹近端胃癌根$_2$式胃次全切除术”。

【术后并发症】

同“6.17.2 经腹近端胃癌根$_2$式胃次全切除术”。

（李国立　黎介寿）

7 小肠手术

Operations for Small Intestine

7.1 小肠的外科解剖学和生理概要

Surgical Anatomy and Physiology of Small Intestine

小肠系指胃幽门至盲肠间的肠管，含十二指肠、空肠与回肠。空肠与回肠是小肠的主要部分，通称小肠。空肠与回肠是腹腔中面积最大，高度活动的器官。起始于 Treitz 韧带（十二指肠空肠曲）盘曲于中腹部与下腹部，部分为大网膜及结肠所覆盖。若患者无腹部手术史，手术时从左上腹取出的小肠多为空肠，从盆腔取出者多半为回肠。空肠与回肠间无明显的分界线，但在结构上有若干区别点（表 7-1-1）。手术时，可借助这些区别点，辨认空、回肠。

表 7-1-1 空肠和回肠的区别点

肠	位置	肠腔	肠壁	黏膜环形皱襞	肠系膜	肠系膜血管弓	淋巴结	颜色
空肠	左侧腹部	宽	厚	明显	薄、系膜血管明显可见	长而稀	很少、较小、成环状	较深
回肠	右下腹部及盆腔	窄	薄	不明显	厚而高有脂肪、系膜血管不明显	短而密	多较大成片状	较浅

肠管有一定的伸缩性，故在活体与标本测量的长度不一致。一般测量的结果是空、回肠长 6m。现在认为最适合的方法是从鼻放置细聚乙烯管让其自然到达回盲部，测量其长度。用此方法测得空、回肠的长度为 2.6m。小肠上部的 2/5 为空肠，下部 3/5 为回肠。

小肠系膜甚宽，附着于第 2 腰椎左侧腹后壁，向右斜行至右骶髂关节之下。肠系膜内含有血管、神经、淋巴管、淋巴结及脂肪。肠系膜附着部能防止扭转，影响循环。手术时，根据系膜的走向能辨别游离肠段的近、远端。肠系膜根部至肠缘的距离在小肠起始部为最短，末端回肠部亦较短，而跨过脊柱的部分为最长，一般不超过 20～25cm。

小肠的血供来自上肠系膜动脉，它是腹主动脉的第 2 个大分支。上肠系膜动脉自胰腺的钩状突部穿出，跨过十二指肠第 3 段，进入小肠系膜根部，然后分出右结肠动脉，回结肠动脉和 10～20 个小动脉分支（图 7-1-1）。前 2 支动脉经腹膜后或系膜根部供应升结肠、盲肠及末端回肠。因此，当肠系膜上动脉损伤或梗死时，随损害部分的高低可引起空肠、回肠、在半结肠或部分空肠、回肠的缺血坏死。

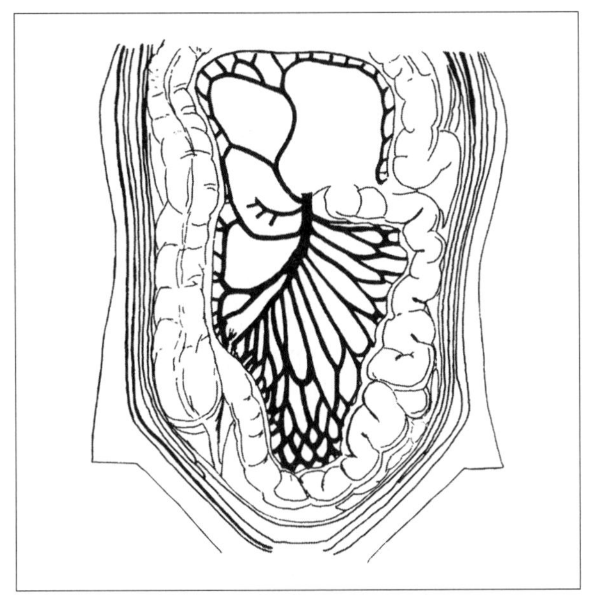

图 7-1-1 上肠系膜动脉及其分支

小肠动脉分支位于小肠系膜内,形成吻合网(动脉弓),再由动脉弓分出直支到达肠壁内。小肠上部系膜动脉弓仅一个(初级弓),直支较长,周围脂肪较少,愈向远端小肠动脉弓愈多。由初级弓分出动脉支吻合为2级、3级弓,动脉直支较短(图7-1-2)。系膜内脂肪亦较多。在肠系膜缘,血管又再分支。肠管壁的血管与环形肌层平行走行,先后穿过浆膜、肌层和黏膜下层。主要的动脉分支与直支被破坏后,这些血管供应的肠管便易发生坏死。

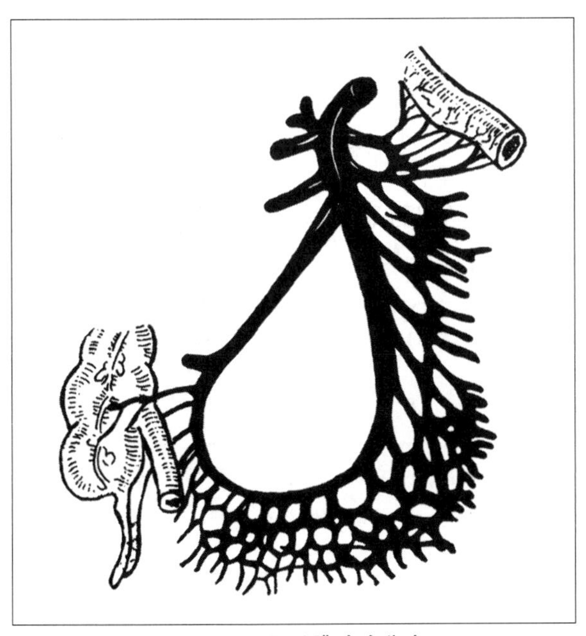

图 7-1-2 肠系膜动脉分支

小肠静脉的分布与动脉大致相同,最后汇合成为肠系膜上静脉。它与上动脉并行,在胰颈的后方与脾静脉汇合形成门静脉。肠系膜上静脉损伤或发生栓塞时,也可致小肠静脉充血、坏死和腹膜炎。

小肠肠壁分为浆膜、肌肉和黏膜3层。肌肉又分为外层纵肌和内层环肌。黏膜下层为较强的弹力纤维与结缔组织。不论用哪种方式缝合肠壁,缝线必需通过这一层。

小肠黏膜下层有聚合淋巴结与淋巴板(Peyer's patches),尤以回肠部为多。小肠部的淋巴流入肠壁、邻近血管弓部与上肠系膜动脉主干部等3个部位的淋巴结,然后进入乳糜池。

小肠的主要生理功能是消化和吸收。除胰液、胆液及胃液等可继续在小肠内起消化作用外,小肠黏膜腺体也能分泌含有多种酶的碱性肠液。其中主要的是多肽酶(肠肽酶)。它能将多肽变为可由肠黏膜吸收的氨基酸。食糜在小肠内分解为葡萄糖、氨基酸、脂肪酸后,即被小肠黏膜吸收。小肠黏膜上有很多绒毛。每一个绒毛被柱状上皮细胞多层覆盖,含有一个毛细血管襻和淋巴管(乳糜管),因而使吸收面积大为增加,构成近10万m^2的吸收面积。葡萄糖、氨基酸及40%脂肪酸系由毛细血管吸收,经过门静脉到达肝内。其余60%脂肪酸则由乳糜管吸收,到达乳糜池及胸导管内。除食物外,胃液、胆液、胰液,肠液内的电解质,以及摄入的大量电解质也在小肠内被吸收进入血液循环。小肠被大量切除后,营养的吸收将受到影响。吸收最差的是脂肪,其次是蛋白质。碳水化合物是易被吸收的营养物质。根据临床实践,空肠与回肠保留100cm以上,并有回盲部,经过机体的代偿,仍能维持营养的消化,吸收。末段回肠对蛋白质、脂肪、碳水化合物有良好的吸收功能,并具有对某些微量物质(铜、维生素B_{12})与胆汁的特定吸收功能。因此,大量小肠切除后,虽然切除的长度相当,但营养不良在回肠被切除的病例较为明显。

小肠是产生免疫球蛋白的场所,特别是IgA。一般认为它由laminal propria的血浆细胞产生。

小肠也可以产生缩胆素(cholecys tokinin)、促胰酶素(pancreozymin)、肠高糖素(enteroglucagon)、肠血管活性肽(VIP vasoactive intestinal peptide)、胃抑制多肽(GIP gastric inhibitory polypetide)、生长抑素(somatostatin)等物质。这些物质直接影响消化系统其他器官如胆囊、胰腺等的功能。

肠黏膜尚具有屏障功能,能阻挡肠腔内细菌、毒素越过肠壁进入淋巴系统或门静脉内。

小肠由自主神经系统支配。交感神经纤维自第9、第10脊髓节分出,进入上肠系膜神经节。节后神经伴随肠系膜上动脉进入小肠。副交感神经节前纤维通过迷走神经与肠内神经丛的神经元相接。刺激副交感神经,则增加肠管之张力和运动及肠腺分泌。刺激交感神经,则肠管之张力松弛,运动受抑制,且血管收缩。肠内神经包括肠肌内 Auerbach 神经丛和黏膜下 Meissner 神经丛两部分。刺激肠肌丛部分使肠管平滑肌收缩,刺激黏膜下丛部分抑制平滑肌。

小肠的肌肉有节段性收缩和蠕动两种运动型式。前者是局部周径收缩。上段小肠每分钟约收缩9次,远段小肠每分钟收缩11次。这一动作使肠内容物得到搅拌,使之与更大范围的黏膜相接触。蠕动为小肠自上而下的收缩,每分钟1或2次,1次数厘米。在消化吸收过程,小肠有自上而下的环形收缩,起自胃或十二指肠,每分钟推移6~8cm,每次持续4~5min。小肠的运动受肌浆蛋白因子(myogentic factor)、神经源性因子(neurogenic factors)与内分泌因子(hormonal factors)的调控。

综上所述,小肠是人体吸收营养的主要器官,它具有极其强大的代偿功能。尽管如此,外科医师在处理小肠病变时,仍应考虑到这些功能的重要性,要尽量保留可保留的肠管。

7.2 肠吻合的基本缝合方法

Basic Suture Techniques of Small Intestinal Anastomosis

概括起来,小肠吻合方法可分为两大类:①手工吻合;②吻合器吻合。前者由手术医师持针、线逐针缝合,后者应用吻合器,缝合器以钽钛合金钉做订书机式吻合或缝合。

7.2.1 手工吻合法

Manual Anastomosis

手工缝合小肠吻合口是普通外科医师必须掌握的基本操作方法。它的应用范围很广。吻合肠管的缝线和缝针对愈合有一定的影响。一般缝合线宜细一些。缝合内层用可吸收的线(高分子材料线、肠线),外层用不吸收的线(高分子材料线、丝线)。有时内层也可用或必需用不吸收线。例如,胰液能过早地消化可吸收线,十二指肠的缝合、吻合需用不吸收线。缝合用针宜细。一般使用小圆针,针孔以恰能带过缝线为宜。若用带针的线则更佳。粗针粗线将增加组织的创伤与增加异物量而影响愈合。

手工常用的肠缝合方法有两层缝合与一层缝合法。

两层缝合法的内层用连续吸收线缝合全层(图 7-2-1),后壁做简单连续缝合,前壁做 Connell 内翻缝合,外层以不吸收线连续内翻缝合浆肌层(图 7-2-2)。这一缝法的优点是封闭严密,操作简便,费时较少。它的缺点是由于全层的连续缝合,

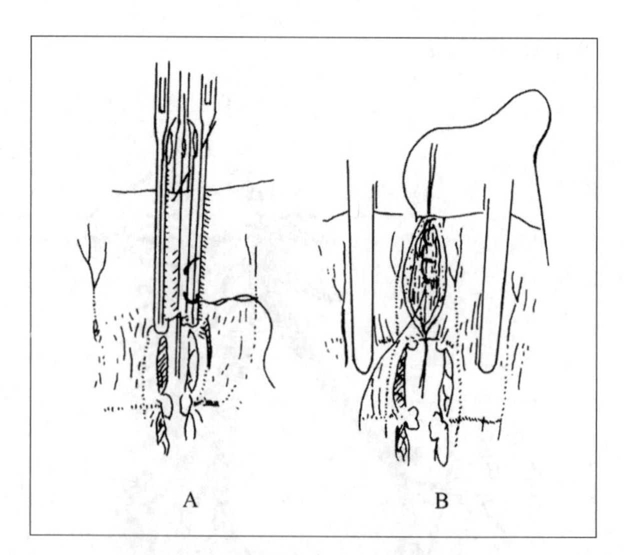

图 7-2-1 两层缝合法内层用连续可吸收线缝合全层

A—后壁浆肌层间断缝合(第1层);B—后壁全层连续缝合(第2层)

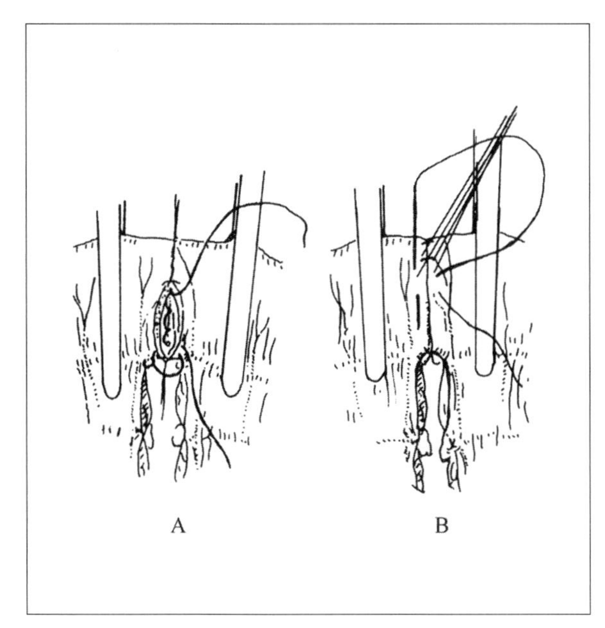

图 7-2-2 两层缝合法的内层用连续吸收线缝合全层

A—前壁连续内翻缝合全层(第 3 层);B—前壁间断缝合浆肌层(第 4 层)

内翻的组织多,吻合口壁厚,组织反应较大,易产生吻合口狭窄。为避免上述的缺点,可改用吸收线连续缝合黏膜内层,但收线不要过紧,同时防止撕裂黏膜。外层用不吸收线间断内翻缝合。这一分层的两层缝合法可以减少吻合口的组织反应,吻合口平薄。内层封闭严密,外层由于是间断缝合,可以减少口径的紧缩程度。

小肠也可应用两层不吸收线间断缝合法,其优点是组织反应小,在没有内层缝合线头炎症时愈合亦快,吻合亦平薄。其缺点是止血不好时可发生术后出血;操作比较费时;有线头肉芽肿发生的可能。如内层缝合采用一层缝合的方式,使黏膜内层的缝线均埋入在黏膜下层,不暴露在黏膜表面,则可避免形成线头肉芽肿或溃疡,必须指出,应用丝线等不吸收线做内层连续缝合是不适宜的。这样缝合的吻合口不但有紧缩作用,且有其他弊病。丝线连续环圈缝合,缝合较浅时将使黏膜撕裂,深达肌层时则成圈的丝线不能脱落,造成吻合口部长期炎症和肉芽肿等,出现吻合口溃疡,甚至导致大量出血。

小肠吻合一层缝合法是符合生理愈合的原理,其方法是全层内翻的间断不吸收线缝合。它的优点是组织反应少,吻合口产生狭窄的机会亦少,并且黏膜在操作中受损亦少、愈合迅速良好。但是,最大的缺点是在缝合不当时,容易发生吻合口漏或出血。一层缝合时,要求每一针均贯穿全层,而靠近黏膜切缘,这样在结扎缝线时,线已切入黏膜下层,而切破的黏膜即时自行对合而无线头外露,保证了黏膜的愈合(图 7-2-3)。肠壁各个组织层次(图 7-2-4)都有不同的特点。

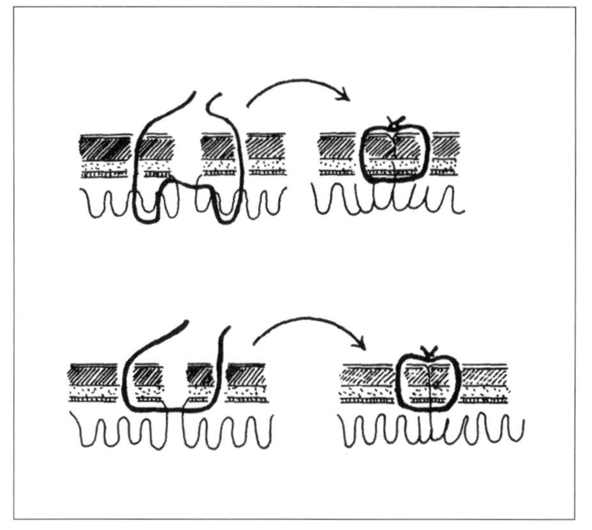

图 7-2-3 肠吻合一层缝合法

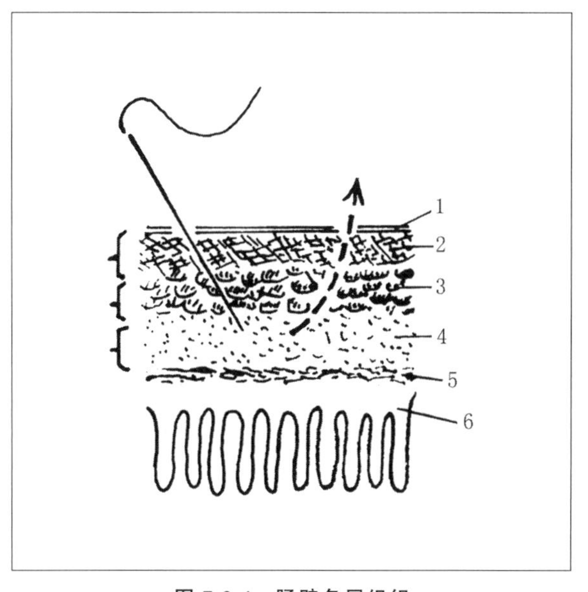

图 7-2-4 肠壁各层组织

1—浆膜层;2—纵行肌;3—环行肌;4—黏膜下层;5—黏膜下肌层;6—黏膜层

外层浆膜层最富于黏合力,但因没有拉力易于撕裂;纵、环肌层愈合力最差,易回缩和断裂,拉力也差;黏膜下层是一层薄的结缔组织最富有拉力,很少回缩且不易撕裂,愈合能力亦强,是缝合肠壁中取得愈合良好的主层。因而,不论哪种缝合法都需要缝合到这一层。黏膜下肌层很薄亦缺拉力,愈合亦慢,黏膜最脆弱,常为缝线撕裂,但是愈合力最强,愈合最快,只要对合良好即能愈合。

7.2.2 吻合器吻合法
Stapler Anastomosis

订书机式缝合机械自1908年澳大利亚Humer Hutll创造后,经过多次改进。现较广泛地应用于临床。用于肠管缝合与吻合的器械有XF、GIA与EEA。

XF缝合器用于关闭肠断端或切口,有30mm、60mm,90mm等宽度,缝合完成后钉入两排缝合钉,使断端形成黏膜对黏膜外翻缝合。一般不再做浆肌层的加固缝合,但如有活跃性出血或钉合不够满意时可加缝浆肌层。

GIA吻合器用于侧-侧肠吻合。两段肠管的浆膜层对合后,GIA吻合器伸入肠腔内钉合,钉合线的两边各有两排缝合钉,并在中间部切开完全吻合(图7-2-5)。放入吻合器的切口再以XF关闭(图7-2-6,图7-2-7)。

其他吻合器的操作步骤参看“5.2.3,胃肠吻合器的基本应用技术”。

EEA吻合器在国内称管状吻合器,用于肠管端-端或端-侧吻合,有34mm,31mm,28mm,26mm等规格,亦即吻合口的直径为34mm等。在小肠吻合多应用端-侧吻合,吻合小肠的一端做荷包缝合,缚扎于吻合器的中心杆上,吻合器的主件自小肠的另一端插入肠腔内,然后将中心杆插入吻合器内完成吻合。完成的缝合口呈圆形、周边为两排环形排列的缝合钉,中心多余的肠壁组织已被吻合器上的圆刀切除。断端再以XF缝合器关闭。

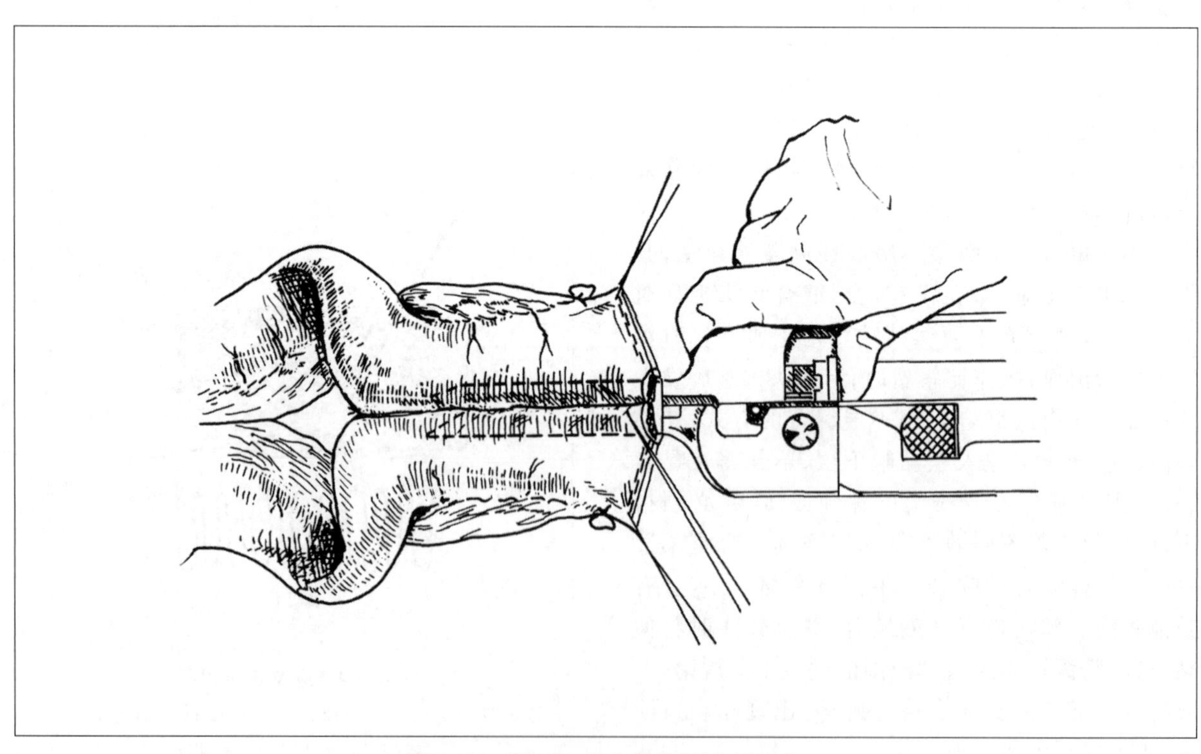

图7-2-5 用GIA吻合器做肠侧-侧吻合

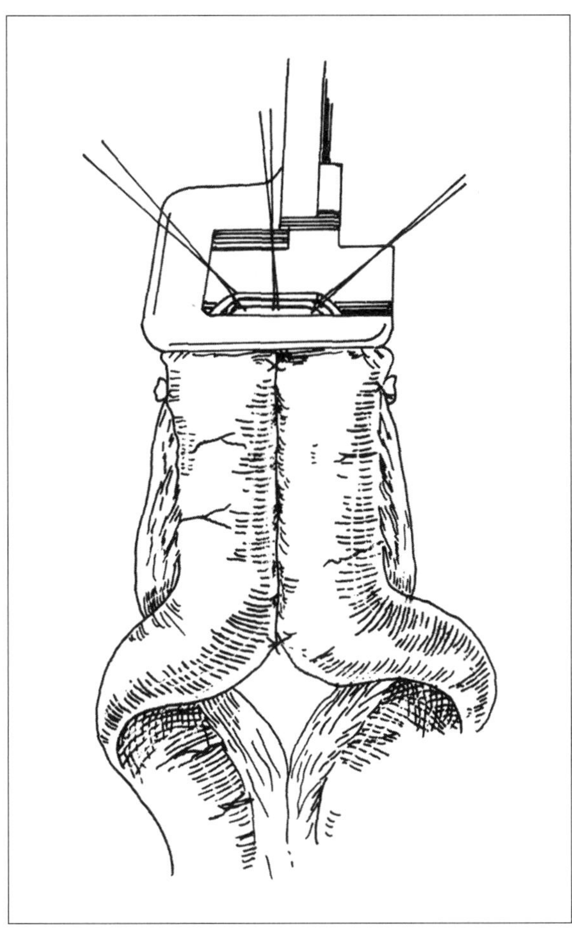

图 7-2-6 用 XF 缝合器关闭小肠侧-侧吻合端

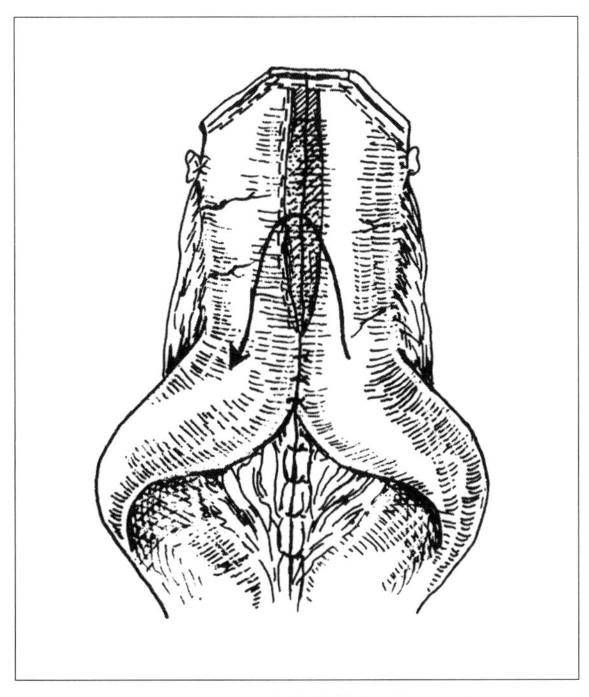

图 7-2-7 用吻合器做的侧-侧肠吻合

7.3 小肠损伤的手术

Operations for Intestinal Injury

小肠是占腹腔容积最大的器官，不论在闭合性损伤或开放性损伤，它都最易受到损害，发生率分别为 15%～20%与 25%～30%。闭合性小肠损伤有如下几种情况：①暴力撞击腹中部时，小肠被迅速挤向脊柱，受挫压而破裂，是常见的一种损伤类型；②空肠近段系膜较短，由屈氏韧带固定。末段回肠系膜亦较短，有一些腹膜反折固定且与较固定的盲肠相连。某些肠段因病变或手术而发生粘连、固定。这些肠段可在直接或间接暴力(如高处坠落)作用下，容易撕裂甚至撕脱；③肠腔内压力骤增而使肠管破裂。这种情况多发生于饱餐后，肠腔内充满食糜时。腹部突然受到打击，肠内压力增加而将肠壁胀破。特别是上、下端肠管呈关闭状况时更为明显。或是肠管受暴力冲击时，肠腔内流体压力向两端分散。当压力达到 140mmHg 或更高时远离外力作用处的肠管侧壁系膜血管斜行穿入处可以发生孤立小穿孔。这种穿孔的特点是：发生于有液体充盈的肠段，受暴力挫伤处的肠壁并无穿孔，而穿孔位于远处的小肠侧壁，穿孔小，周围组织正常；④驾驶汽车时的安全带是造成肠损伤的一种原因。安全带若使用不当，系于腹部或滑移至腹部，当汽车突然刹车时，可挤压小肠造成破裂。

有腹壁疝的患者，如受钝器伤亦易发生肠破裂。

小肠破裂后肠内容物进入腹腔，刺激腹膜而有腹膜炎症状。亦可因出血较多而有内出血的症状。腹膜炎症状与腹腔穿刺阳性即能明确诊断。但有时合并有其他器官伤而掩盖小肠损伤的症状。也可有部分病例在肠穿孔后数小时甚至 10h 尚无明显的腹膜炎症状，需严密观察。小肠破损未能及时做出诊断，可导致弥漫性腹膜炎，甚至后遗肠外瘘。

小肠损伤除破裂外，尚有浆膜层撕裂、肠壁或肠系膜血肿、肠系膜血管损伤等。

【术前准备】

小肠损伤后，患者可发生腹膜炎或有腹内出

血出现失血性休克。故术前应根据病人失血的程度、年龄和心脏状况，纠正水、电解质的失衡，补充血容量的不足。同时，还应注意检查全身各部位，以免发生遗漏其他损伤。

【麻醉与体位】

小肠破损时，可根据病人的情况给予全麻并气管内插管。也可用单次或持续硬脊膜外麻醉。

【手术步骤】

(1)腹正中切口是腹部创伤时最常用的切口。它可根据需要向上或向下延伸与增加横切口(图 1)。

(2)进入腹腔后，先探查腹腔。整个小肠都应仔细检查，对肠襻血肿、肠系膜血肿、浆肌层损伤，肠管破裂都逐一探查。破损处先以肠钳暂时钳夹关闭以免肠液持续污染腹腔。然后，将损伤的情况做一全盘的了解，考虑如何处理损伤部分。不宜发现一处处理一处，以免在短段小肠上有多处损伤，逐个处理浪费时间，且影响破损的愈合与治疗效果。

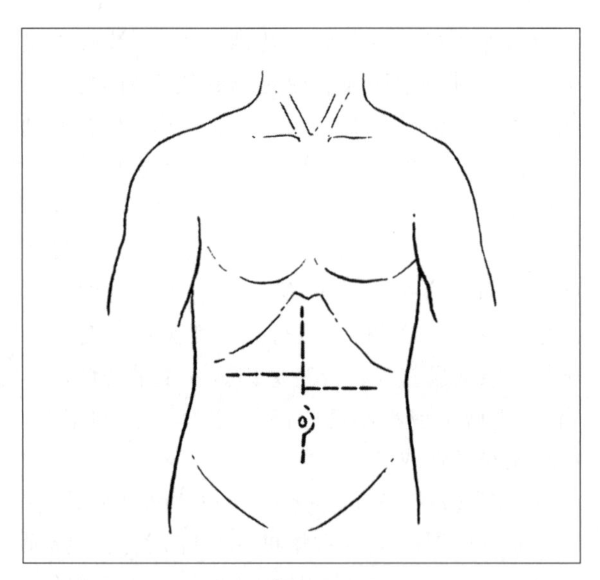

图 1

空肠和回肠的损伤可用 3 种方法进行检查：①从十二指肠空肠曲开始，即由上端向下开始探查。用左手提起横结肠系膜，右手沿系膜向下伸向腹后第 2 腰椎的左侧，摸到固定的十二指肠悬韧带(屈氏韧带)，在直视下辨认空肠起端的固定部分，由此向下循序检查肠管及其系膜，直达右下腹的末端回肠和盲肠；②以回盲部为起点向上循序检查直达十二指肠空肠曲。先在右下腹找到盲肠。在盲肠的内下侧即可找到末端回肠，有时末端回肠处有与骨盆边缘紧连的韧带，而使末端回肠较为固定。从末端回肠向上，逐段检查直达十二指肠空肠曲处；③以任何一段小肠作为起点，由此分别向上与向下循序检查。为避免在上、下探查过程中不易辨认起点，可以在选定肠段系膜的无血管区刺一小孔，穿越一根较长的细纱条，用钳子夹住纱条两端或以不吸收线贯穿系膜部缝扎一针留长尾做为标记，当需要时随时可以提起这一肠段来辨认起点。

在循序检查肠管过程中既要避免肠襻长时间暴露在腹腔外空气中，又要避免不必要的重复检查。因此，检查应有序，边检查边将肠襻还纳回腹腔。

(3)肠管浆膜损伤可以是线状撕裂或成片的撕裂，肌层外露，但黏膜未损破而有疝出。为防止黏膜疝出较多或肠腔内有压力时引起破损，可将撕破浆膜的边缘以 3-0 不吸收线按横轴做间断缝合，使黏膜还纳，纵轴缝合可使肠管径缩小发生狭窄。当有较大面积的浆膜撕裂，缝合修补有困难时可将肠系膜上提覆盖浆膜缺损部，予以缝合固定(图 2)。

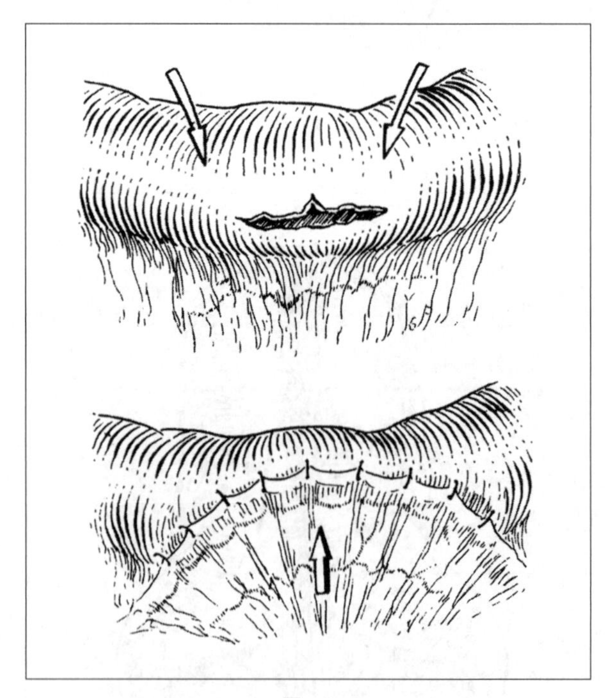

图 2

(4)肠壁的血肿除属少量出现瘀斑外，都需切开浆膜，肌层加以清除并仔细检查肠壁有无穿孔。血肿应按肠管的横轴切开，原位缝合。血肿大，供应相应肠管的血管破裂，则应行该段肠管切除吻合，以免日后肠管缺血坏死（图 3）。

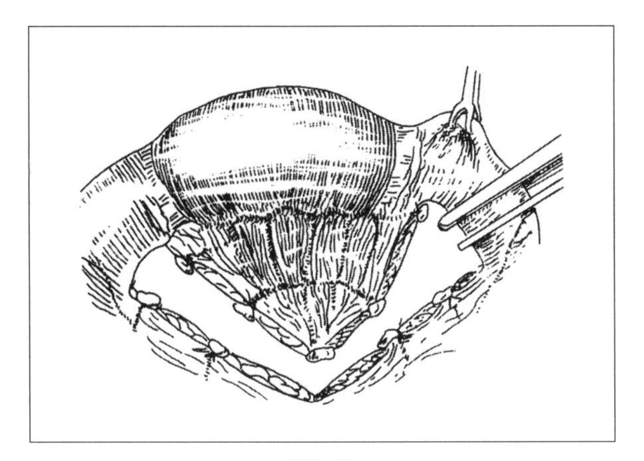

图 3

（5）如果小肠有破口，其破口不及肠管的一半，边缘整齐，挫伤不重者，可将创缘稍加修整进行缝合，最常用的方法是将肠壁破口向肠管两侧牵引，使其与肠管纵轴呈垂直的横向，然后加以缝合。习用两层缝合，内层为缝合肠壁全层，外层为浆肌层缝合，两层均可用 3-0 不吸收线做间断缝合。亦可内层为可吸收线连续缝合，外层为不吸收线间断缝合。

肠壁上遇有两个靠近的小破口时，可以相互剪通，修整为一个较大破口，再按上法做横向缝合。这样可以减少缝线反应，并且缝合整齐，操作迅速，更可避免肠腔变窄（图 4）。

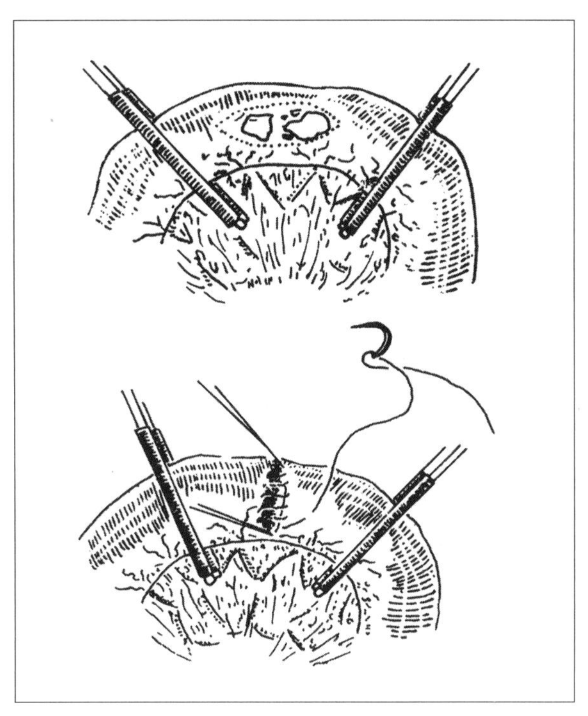

图 4

如肠壁破口巨大，特别是纵行裂口，而肠壁血供良好，挫伤不重，系膜完整时，可以采取对合的缝合方法。即以纵裂口的两端互相对合，以裂口两个边缘各自的中点为起点，将裂口边缘对合，做 V 形缝合，缝合后就形成一个内折肠襻，外面光洁，肠腔又有通路（图 5）；并可减少肠壁外面的粗糙面，从而减少粘连形成等优点，后果良好。

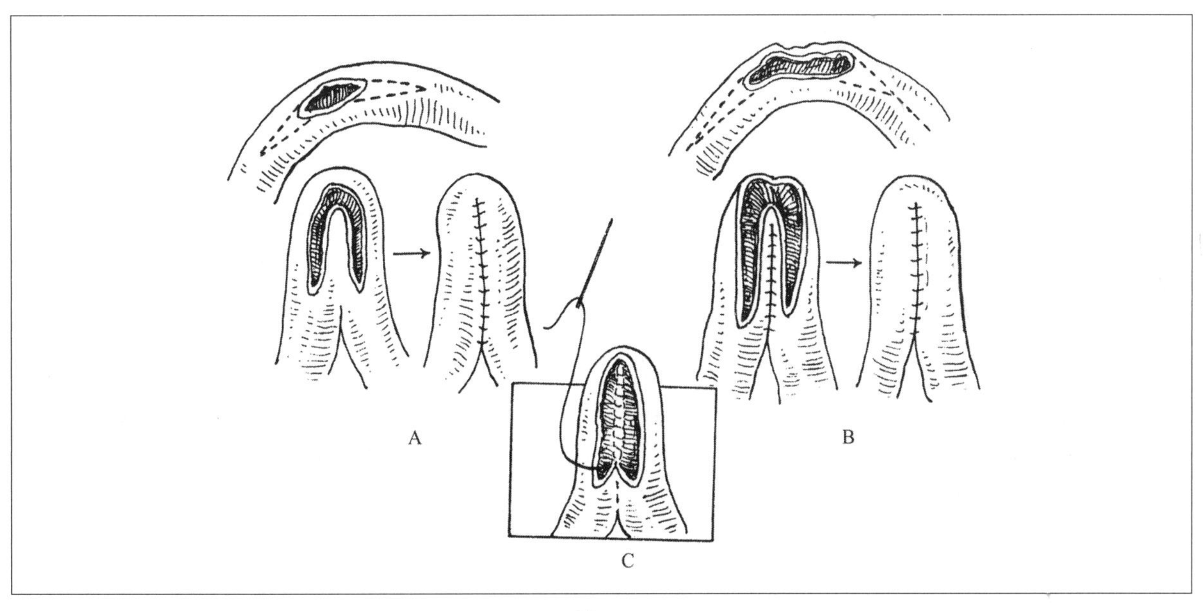

图 5

总之，小肠肠壁的破损口多数可进行缝合修补，但应注意以下几点：①缝合后勿使肠腔狭窄；②较大的破裂口横径缝合时，避免缝合口的两端形成乳头样或口袋角样憩室状突起。否则，这些部位将成为弱点，不能承受肠腔内的压力，易于产生肠瘘；③破裂口靠近肠系膜时，即使很小，也必须严密缝合，否则容易发生肠瘘。

（6）破损小肠的基本修复方法是修补，但有下列情况时，应进行肠部分切除术：①一个肠段有多数密集破口，逐个修补可能影响肠管的通畅程度或使手术时间过长；②肠壁破裂口巨大或挫伤严重甚至断裂；③肠系膜损伤严重，造成血供障碍，可能发生肠段坏死；④肠管与肠系膜断离；⑤肠壁有较大的血肿形成。

【术中注意要点】

（1）对破损的小肠进行小肠切除吻合术以开放式操作和端-端吻合术最为有利。大段小肠切除不宜超过 2m 或保留的小肠至少应在 1m 以上并争取保留回盲部，以免术后发生营养吸收障碍。因此，应珍惜组织不轻易多切。必要时，为保留有一半以上的肠管，可将几段较短的肠襻连接吻合。手术结束后，既要测量记录切除肠管的长度，也要记录保留肠管的长度，供日后患者的医疗作参考。

（2）在破损肠道处理完毕后，破损的肠系膜和肠切除后的缺损口必须缝合修补。修补时用不吸收线，注意系膜两侧的浆膜面要对合良好以避免内疝。系膜内有血肿时要清除，以避免血管受压或产生血管痉挛或系膜内感染。凡有血栓形成的边缘系膜均需切除，然后再进行缝合修补。靠近肠管吻合口部的系膜要缝合严密，但注意勿伤及系膜血管，以求有良好的血循环，保证愈合，避免肠瘘和感染。

（3）肠损伤后，腹腔易为肠液所污染。在开放性损伤尚有创道及外源性污染。因此，肠破损部虽已做完善的处理，但腹部炎症未能消除。腹内污染和反应渗液得不到引流时，就可导致腹膜炎、腹内脓肿；修复部溃破并发肠瘘。在关闭腹腔前，须普遍检查一遍，观察止血是否完善，有无异物存留。清除腹内积潴的肠内容物与血块后，先以大量（5～10L）等渗盐水继以 0.5%甲硝唑液冲洗腹腔，以减轻腹腔内感染与粘连的程度。

（4）腹腔内放置引流是控制腹膜炎，减少术后并发症、缩短术后住院日程的有效措施。根据肠损破的程度、腹腔内感染的范围、手术处理距肠损伤的时间、腹膜炎的情况等在腹腔内放置不同的引流，常用的有烟卷引流条、乳胶管及双腔负压引流管等，其中以负压引流的效果为最好。引流物宜从切口以外的小切口引出，以保证切口的愈合。腹腔污染严重者，除腹腔引流外还应在腹壁切口部放置引流物。

【术后处理】

小肠破损后肠液将污染腹腔，先有肠液所致的化学性腹膜炎，继有化脓性腹膜炎，虽经手术处理但可有腹膜炎或残留腹腔感染，胃肠功能障碍，因此，术后处理应着重以下方面：①继续抗休克，纠正低血容量与维持水、电解质、酸碱平衡；②加强抗感染的处理，除保持腹腔内引流与腹壁切口引流通畅外，还应给予头孢菌素、氨基糖苷类偏重于抗阴性杆菌的抗生素。还宜增用甲硝唑等抗厌氧菌的药物；③在肠损伤的部位较广泛，腹膜炎程度较重的病人，预计胃肠道功能障碍在 5d 以内仍将存在，应考虑给予肠外营养支持。当有低蛋白血症时，可给予人白蛋白等血液制品，但不能视血液制品为营养制品。

7.4 小肠造口术

Enterostomy

小肠造口术的目的是灌注肠内营养或减轻肠内压力。如为灌注营养为目的，宜在高位小肠造口。为减轻肠内压，造口可做在小肠梗阻部的近端，亦可在小肠吻合口的近端以防止吻合口的破裂，小肠造口也可做在病变的近端使粪便改流，远端肠道能得以休息，若在溃疡性结肠炎患者做末端回肠造口可使结肠得以休息。

在多数情况下，小肠造口术是腹部其他手术的附加手术。但在少数情况下，小肠造口术是一单独的手术。小肠造口是为肠灌食或肠减压，需要灌食的病人常有营养不良，需要肠减压的患者则常有肠梗阻或肠道炎性病变。因此，在术前应考虑到腹壁切口与肠切开处能否愈合，对患者的营养状况进行测定，必要时可先给予肠外营养。特别要注意的是在有腹水的情况下，应慎重进行这一手术以防止肠造口部的腹膜不能愈合，以致肠液从造口处溢至腹腔。

小肠造口术可在全麻、硬脊膜外阻滞麻醉或局麻下进行。常用的是硬脊膜外阻滞麻醉，手术野显露好，对病人机体的扰乱较少。

根据不同的目的与造口的部位，小肠造口术可分为：①隧道式小肠插管造口术（Witzel 法）；②荷包缝合小肠插管造口术（Stamm 法）；③小肠外置造口术；④导管针穿刺置管造口术。

7.4.1 隧道式小肠插管造口术 Witzel's Enterostomy

【适应证】

隧道式小肠插管造口术用于高位小肠造口。因高位小肠内含有较多的消化液，易循造口管溢出，侵蚀周围组织而影响愈合甚至成瘘，故将导管埋入肠壁的隧道中防止肠液外溢。

【麻醉与体位】

手术可在全麻、硬脊膜外阻滞麻醉或局麻下进行，是腹部手术的一部分，也可是一单独的手术。单独做空肠造口的切口，可在左上腹做腹直肌直切口，横切口等，约 5cm 长。

【手术步骤】

（1）隧道式小肠造口多做在近端空肠。因此，首先要找到上段空肠。在腹部切口较大，手术野显露较清楚时，可先提起横结肠，循其系膜向脊椎方面寻找，在直视下可在第 2 腰椎左横突部找到十二指肠曲韧带。将距空肠的起始部 15～20cm 的空肠提起供造口用。当腹部切口较小，显露差或以往曾做过剖腹手术，寻找上段空肠有一定的困难，除用上述的方法寻找外，还可根据空肠直径较粗、肠壁较厚、肠系膜的脂肪较少、系膜血管较直等特点来判断是否为空肠。也可采取提起一段小肠向上、下端探查的方法。但要注意勿将空回肠混淆。也可循肠管向上探查，直追溯到肠管固定不能再提起为止。这种方法有较大的缺点，易将回盲部作为空肠的起点，以致造口的部分较低，不能达到原为灌食造口的目的。

（2）为灌食用的造口多选择在距十二指肠屈氏韧带空肠曲起始部以下 20cm 左右的部位。为保证吻合口部减张的造口多选在吻合口近端 5～10cm 处。先在选定的空肠对肠系膜面用 0 号不吸收线做一直径约 1.5cm 的荷包缝合。在其中央部戳一小孔约 0.3cm 直达肠腔，以止血钳的尖端伸入稍扩张，插入一前端 5cm 内有 3～4 孔的 F14～16 导管，导管进入约 15cm，前端指向远段，收缩荷包缝合的缝线（图 1），并将导管稍向肠腔内推送使肠壁戳孔缘内翻。结扎荷包缝合线。

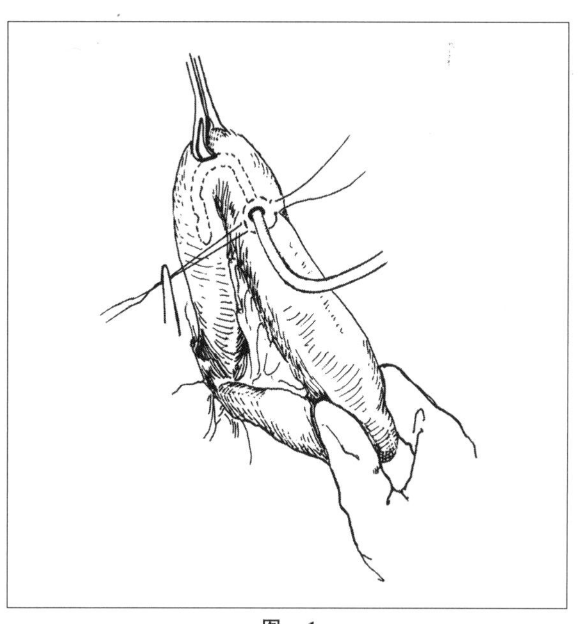

图 1

（3）将肠腔外的导管沿肠纵轴放置，以 0 号不吸收线做肠浆肌层间断缝合包埋导管 4～5cm，包埋的范围约超过导管进入肠腔口 1cm，以防止空肠液循导管溢出（图 2）。

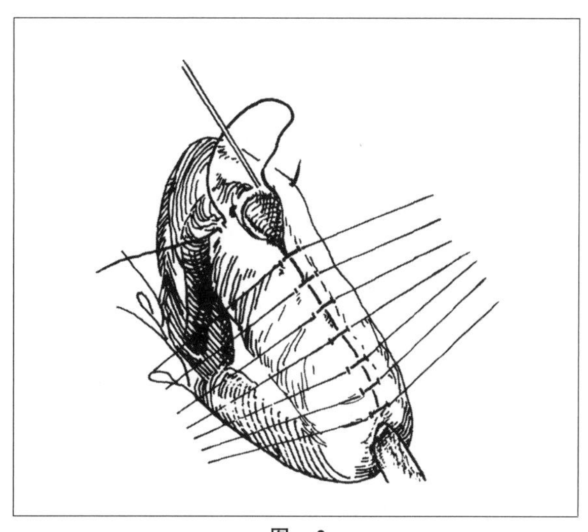

图 2

（4）导管的隧道缝合后，以注射器或洗创空针自导管尾端注入等渗盐水 20～30ml，检查导管通畅及缝合部有无溢漏。

（5）选择空肠造口部至腹壁的最近点，在该处戳一小孔将导管的尾端引出。使空肠造口部与腹膜紧贴，并固定缝合 3 或 4 针，要求提起的空肠襻无张力，无扭折（图 3）。腹壁戳口以不可吸收线缝合并同时缚扎固定导管。

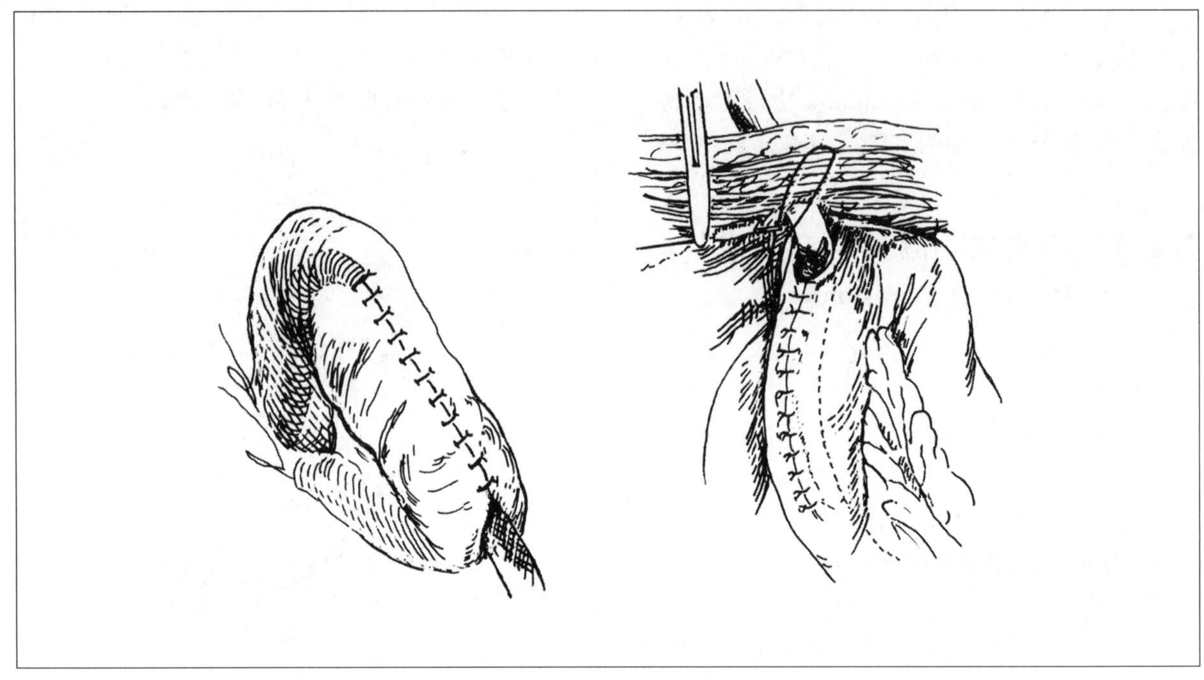

图 3

【术中注意要点】

参见本章“7.4.2 荷包缝合小肠插管造口术”。

7.4.2 荷包缝合小肠插管造口术

Stamm's Enterostomy

【适应证】

荷包缝合小肠插管造口多为减压用，常选择在回肠部或梗阻部的近段肠襻上。由于回肠部肠液的腐蚀性差一些，不致腐蚀肠壁的插管口而外溢，故可采用双层荷包缝合的方法来封闭肠壁的插管造口。

【麻醉与体位】

同隧道式小肠造口术。

【手术步骤】

（1）在梗阻部的近端扩张的肠管部挤推排空一段并以肠钳控制。在选择做减压的肠襻上，以 0 号不吸收线做直径 1.5cm 的荷包缝合，在其中央部做 0.5cm 的小戳孔，插入一前端 4～5cm 内有 3～4 侧孔的 F16～18 导管约 15cm 长，收紧荷包缝合线，并将导管稍向肠腔内推送，结扎荷包缝合线使肠壁戳口缘稍内翻。

（2）距已结扎的第 1 圈荷包缝合线 0.3～0.5cm 再做一荷包缝合，使导管部内翻埋入（图 1）。

（3）在肠梗阻的病例，插管造口结束后，松去肠钳，以吸引器接导管进行抽吸，减压。

（4）选择距肠造口部最适宜的腹壁部，在腹部切口的一侧做一小戳口，将导管尾端引出，缝合腹壁戳口并缚扎固定导管。从腹腔内以 0 号不吸收线缝合腹膜与肠造口管附近的肠壁 3 或 4 针，使造口部的肠壁与腹膜紧贴固定（图 2，图 3）。

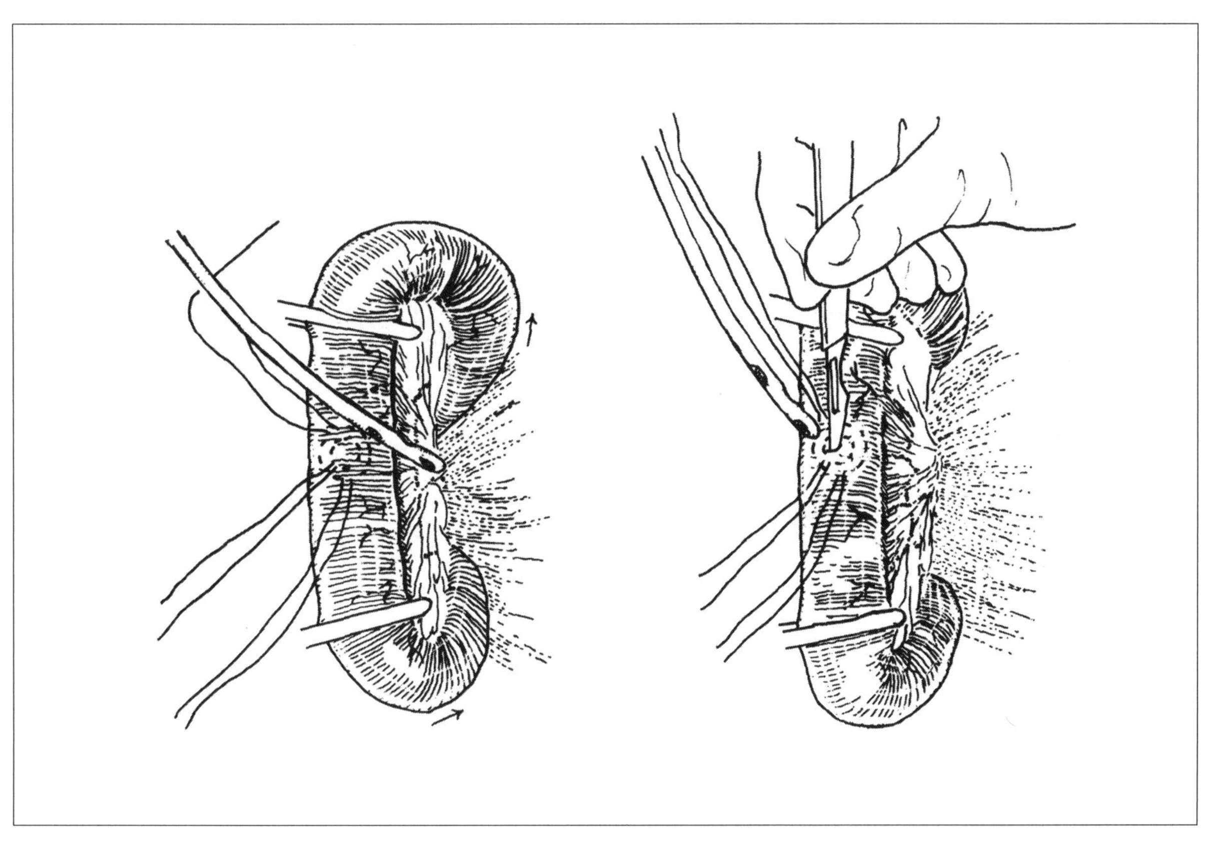

图 1

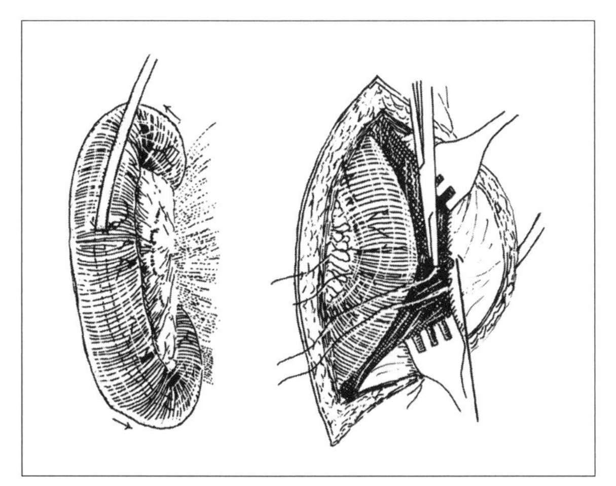

图 2

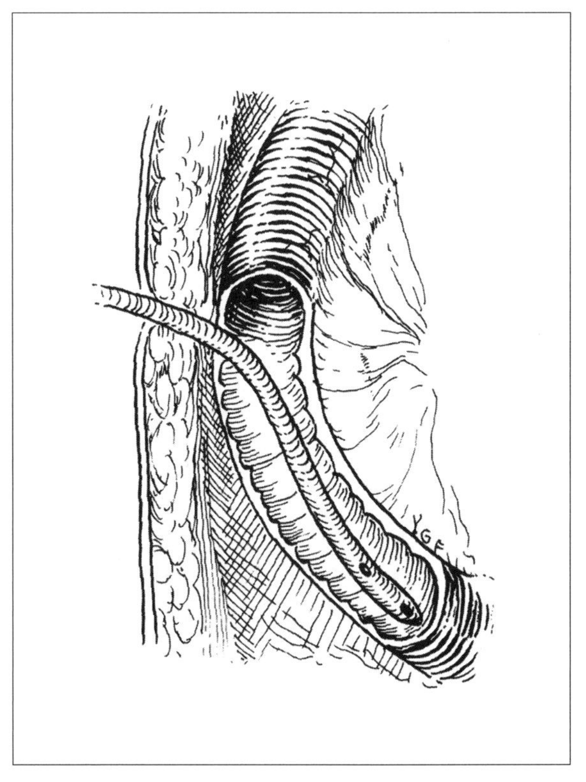

图 3

【术中注意要点】

小肠造口术是一常用、简单的手术，但是如处理不当，可以导致一些并发症，如肠液外溢造成腹膜炎；肠腔狭窄、梗阻；插入的导管拔除后形成瘘。因此，在造口时应注意：①不论是隧道式或荷包缝合式造口均不应缝合肠壁过多造成肠腔狭窄；②肠壁插管口的肠襻必须与腹膜缝合固定，以免脱落酿成肠液外溢引起腹膜炎；③肠壁插管口的肠壁必须内翻，以免日后拔管后黏膜外翻成瘘；④插管口部肠襻与腹膜固定时面积宜大一些，以免形成锐角曲折产生梗阻。

7.4.3 小肠外置造口术 Exteriorization and Enterostomy

【适应证】

小肠肠襻外置造口术较为少用。仅用于小肠破损严重、病人情况差，不允许做较复杂的手术操作或是远端肠襻有病变需要旷置时使用。

小肠肠襻外置造口有两种术式，一是双腔造口，另一是单腔造口。双腔造口用于远端肠管有阻塞，肠黏膜本身的分泌亦难以通过的情况或是病人情况极其危重，不允许有过多的操作。

【手术步骤】

(1)将选择好的肠襻系膜缘的血管分离切断2～3cm(图1)。将肠襻从腹部的适宜部位引出腹壁3～5cm，或从切口外另一戳口引出，以可吸收线间断缝合肠管的周围与腹膜切缘缝合6～8针，针不可穿过黏膜进入肠腔。腹膜缝合也不宜过紧，以免产生狭窄。

(2)以硬橡胶管、玻璃棒、管等穿过血管之切断的小肠系膜孔，将肠襻搁置在腹壁上(图2～图4)。

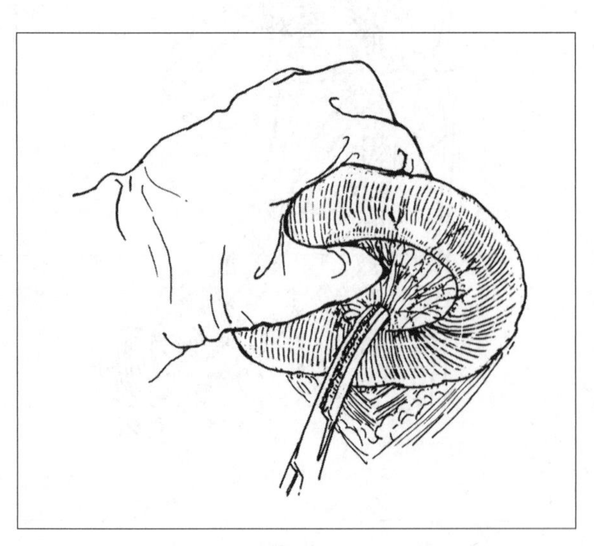

图 1

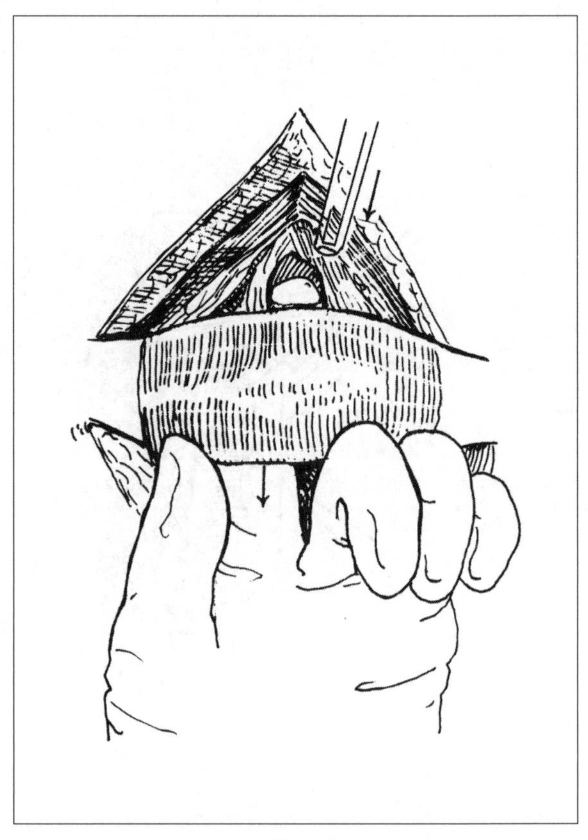

图 2

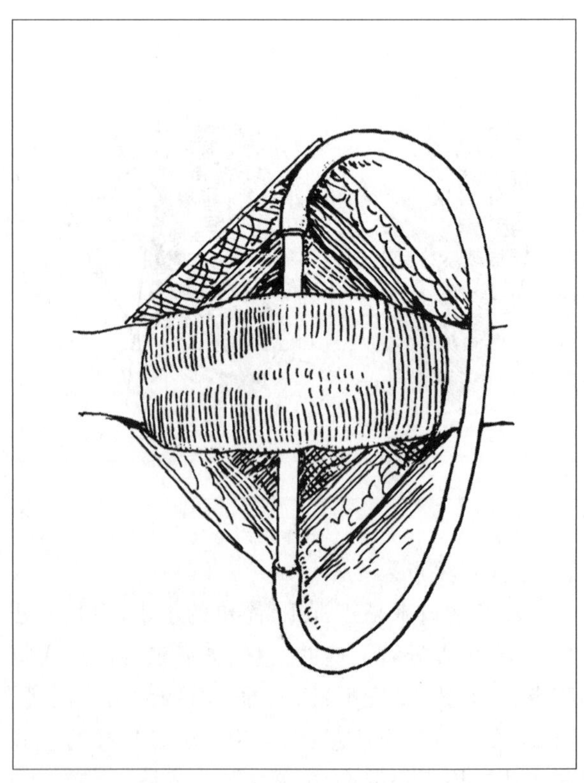

图 3

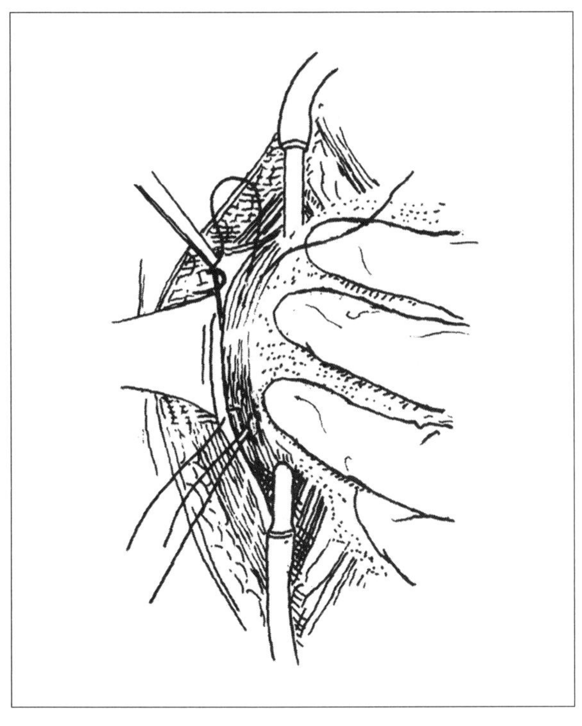

图 4

(3)为达到立即减压的目的,或是肠管已破损为防肠液外流,可在近端肠管内插入一双腔负压吸引管,术后立即进行负压吸引减压(图 5～图 7)。

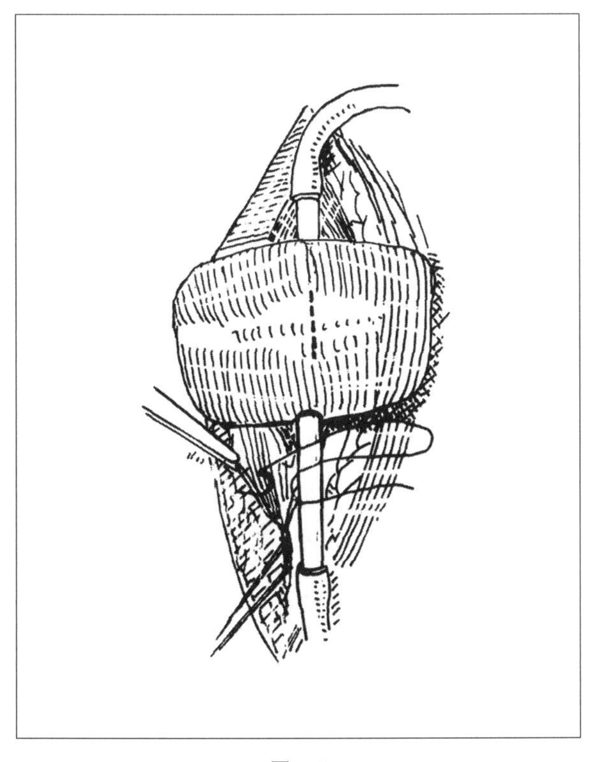

图 5

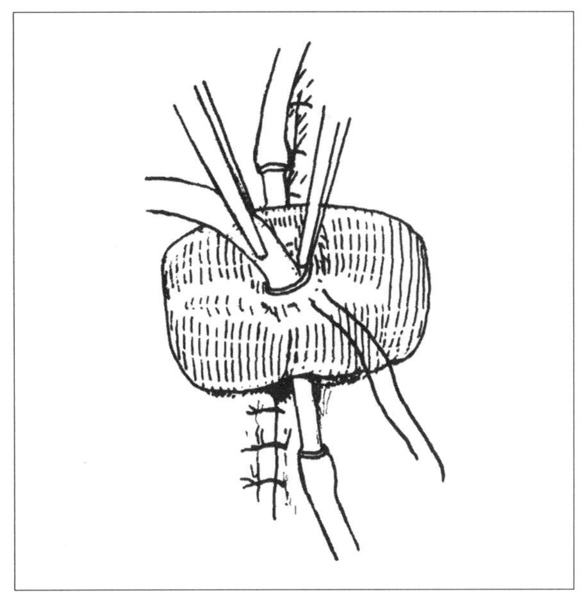

图 6

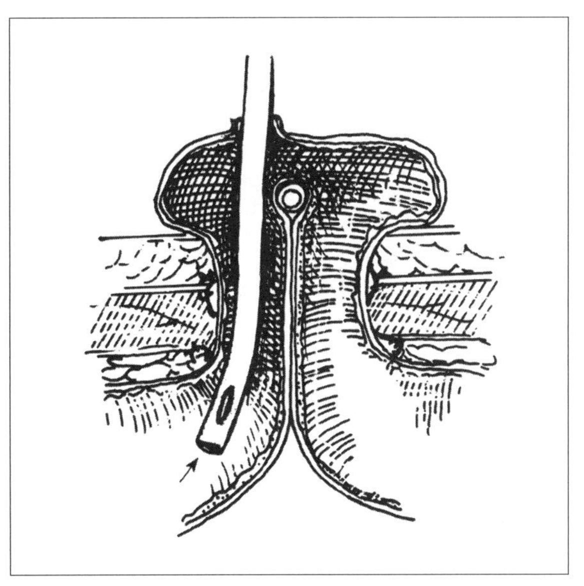

图 7

(4)单腔小肠外置造口系将欲造口的肠襻切断,远端切断端以吸收线连续缝合切断端的全层,外加不吸收线间断缝合浆肌层将缝合端内翻埋入。近端切断端提出腹壁切口或另做一戳口(切除直径约 3cm 的皮肤,十字形切开腹直肌前鞘,切断腹壁肌肉)。

(5)提出的肠管长约 3cm,肠管周围与腹膜做 6～8 针缝合固定。以吸收线间断缝合肠管切断端全层与皮下组织,或将肠管全层与皮肤缝合固定(图 8,图 9)。

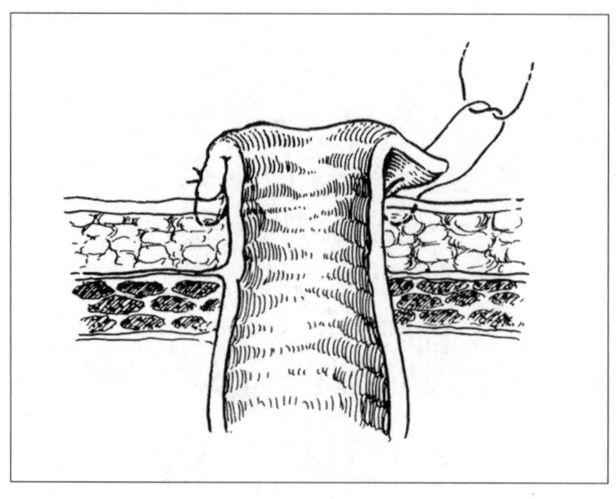

图 8

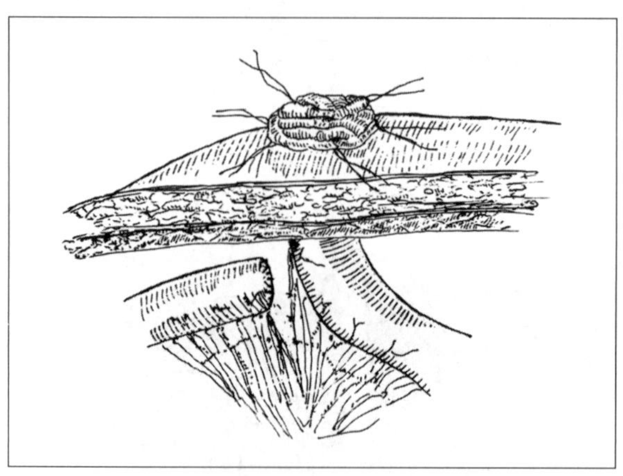

图 9

7.4.4 套管针穿刺造口术

Needle Enterostomy

【适应证】

腹部手术后早期进食有利于机体的恢复。但胃的功能在术后48～72h始能恢复，而小肠在术后12h即可恢复功能。因此，经空肠造口插管灌注肠内营养(enteral nutrition，elemental diet)是一可取的途径。为简化空肠插管口的手术操作，减少习用方法对肠管的损伤。经套管针穿刺插管造口术是一较好的方法。

【手术步骤】

(1)在腹部手术结束、关腹前，提起距屈氏韧带20cm处，以F14穿刺针在抗肠系膜面穿破浆肌层进到黏膜下层，在黏膜下潜行3～4cm后，再穿破肠黏膜进入肠腔(图1)。

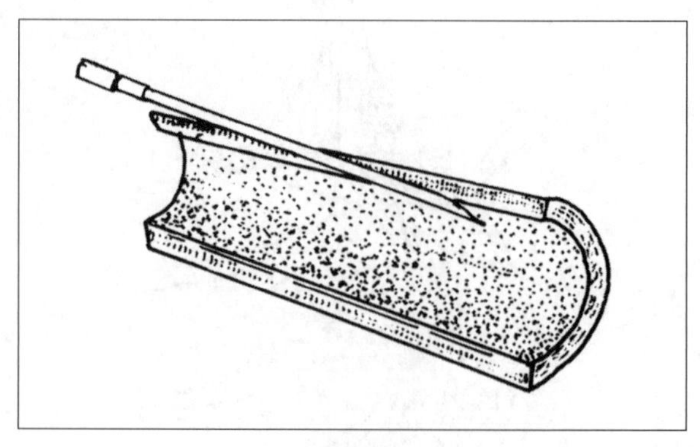

图 1

(2)将一直径0.3cm前端有侧孔的硅橡胶管经穿刺针置入肠腔内，硅管在肠腔内约10cm，肠管外长约20cm。由于硅管在肠壁的入口与进入肠腔的内口不在同一断面，且管在黏膜下层潜行3～4cm后始进入肠腔，有如隧道式肠造口术。

(3)为防止肠液沿硅管外溢至肠腔外。以0号不吸收线在硅管进入肠壁处缝合一针，既关闭穿刺口，又可固定穿刺管，以注射器连接硅管注入5～10ml等渗盐水，试验硅管是否通畅。

(4)在适当的位置，于切口外的腹壁上戳一小孔，将硅胶管的尾端经戳口引至腹壁外并使硅管入口部的肠襻紧贴腹膜，以0号线缝合3～4针固定肠襻于腹膜上。以0号线缝合腹壁戳孔并固定硅管(图2)。肠内营养是溶解度很好的营养素单体，易从0.3cm直径的硅管滴入。

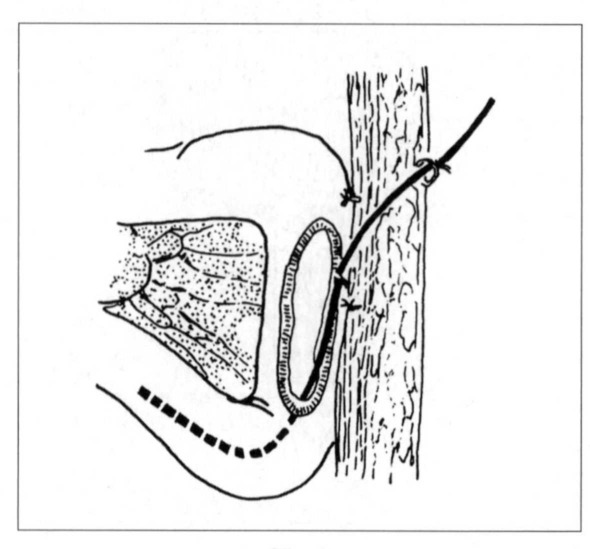

图 2

7.5 小肠部分切除术

Partial Resection of Small Intestine

【适应证】

小肠部分切除术是腹部手术中常用的一种手术。它用以治疗可切除的小肠病变如良、恶性肿瘤、肠损破，肠炎性病变，肠缺血性病变等。

【麻醉与体位】

根据患者情况可选用全身麻醉、硬脊膜外阻滞麻醉，必要时也可用局部浸润麻醉。

【手术步骤】

(1)可采用腹部任何切口。较常用的是腹直肌切口。

(2)将选定切除的肠段提起，辨明肠系膜供应血管的分布情况，按肠切除范围将肠系膜血管做扇形切开，其中的血管以血管钳钳夹后切断，以不吸收线结扎或缝合结扎。肠系膜根部的血管较粗，是主要的供应支，应双重结扎以免脱落发生大出血。切断肠系膜血管时，必须观察这些血管供应的范围，以免切除过多致保留肠管的切断端供血不足。切除有恶性病变的肠段时，必须将相应肠系膜的淋巴结随同肠系膜一并切除。有时，在切除非恶性病变的肠段时，为了便于手术或意欲保留相应的系膜，肠系膜血管可沿肠管予以切断结扎(图 1，图 2)。

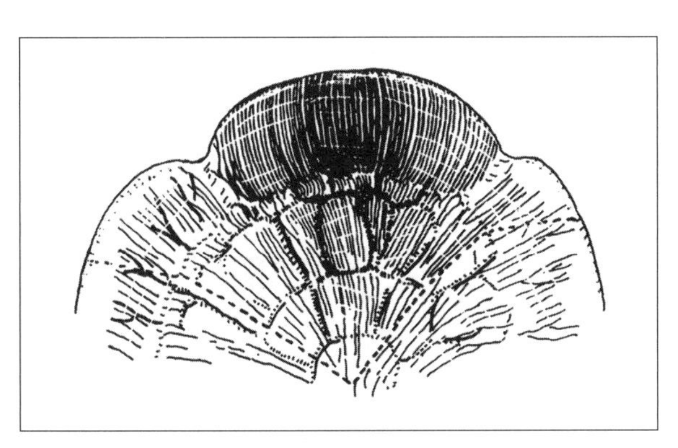

图 1

(3)将肠系膜分离妥善后，以肠钳钳夹离肠切除线 5cm 左右的远、近端。钳夹一端后，将肠内

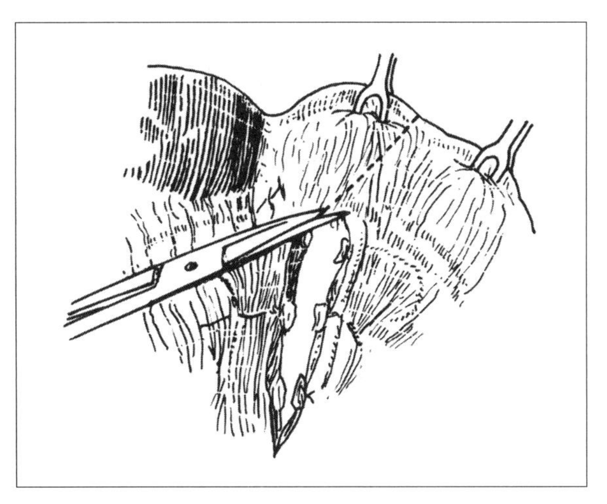

图 2

容物挤向另一端，再用肠钳钳夹另一端，使切除的肠管内不含很多的内容物，避免切断肠管时肠液溢出污染手术野。以有齿血管钳按预定的肠切除线钳夹肠管，有齿钳可与肠纵轴垂直或成 15°，抗肠系膜缘稍多切除一些，以保证血供。肠系膜缘的切除点可距保留血管的系膜缘约 1cm，亦即肠管切断端的 1cm 内肠系膜缘无血管与系膜便于吻合时能在系膜缘确切地缝合浆膜面。在准备切断肠管的部位垫以纱布并将周围组织与其隔离以减少污染。沿有齿血管钳切断肠管，将切除的肠襻及系膜一并移离手术台。以碘伏或硫柳汞液涂搽保留肠襻的切断端黏膜起消毒作用。当切断端的肠壁或系膜缘有活跃性出血时，可以 3-0 不吸收线，结扎止血(图 3)。

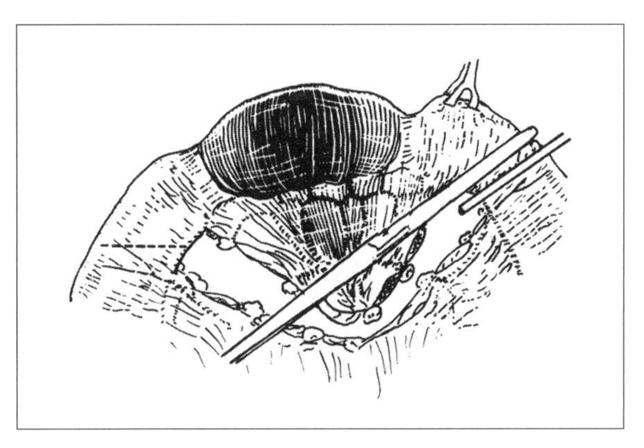

图 3

【术中注意要点】

小肠有较长的系膜，肠系膜血管源于肠系膜

上血管，其分支呈扇形供应小肠襻。因此，在做肠部分切除术时，必须辨清准备切除段的血管分布情况，若将供应血管切断过多，则将切除较多的肠管。在供应血管有损伤、病变时，肠管的切除范围要够大，否则，将影响吻合口的愈合。小肠是消化、吸收营养的主要器官。虽然它有较大的代偿能力，但切除过多将会影响营养的消化、吸收。切除时，应根据病变的范围适当地予以规划，要尽量保留能保留的肠管，当切除量达小肠全长的50%或保存的肠管少于150cm时则更应加以注意。保留肠管少于100cm时，则应设法保留能保留的肠管，设法使肠管的长度达到100cm以上并有回盲部，否则，患者在术后将产生短肠综合征（short bowel syndrome）。

【术后处理】

小肠切除术后暂不能经胃肠道进食、且多数患者在术前即不能经胃肠道进食或有大量的胃肠液丢失如呕吐、胃肠减压等，术后应注意维持水、电解质与酸碱平衡。针对主要并发症，除给予头孢菌素、氨基糖苷类抗生素以及抗厌氧菌的药物如甲硝唑等外，还应放置鼻胃管做胃肠减压或胃造口、肠造口以减轻肠内压力，直至胃肠道恢复功能可正常排空胃肠道内容物。手术时，腹腔如有较重污染，应放置引流管，术后应保持其通畅，减少腹腔内感染的发生，并观察是否有吻合口瘘的发生。

术后发生吻合口出血，一般是由于肠黏膜下的血管出血，给予全身性药物，补充血容量后多能控制。如出血量大或有休克等情况应及时再次剖腹止血。

【主要并发症】

小肠部分切除吻合后的最常见并发症有出血、腹膜炎、肠吻合口瘘。

7.6 小肠吻合术

Anastomosis of Small Intestine

小肠切断后，两断端可用下列方法进行吻合以恢复肠襻的连续性：①对端吻合；②侧-侧吻合；③端-侧吻合等。

肠吻合可用吻合器或手工缝合，吻合器的操作步骤可参看“5.2.3 胃肠吻合器的基本应用技术”与“7.2.2 吻合器吻合法”。

7.6.1 对端吻合术

End-to-End Anastomosis

【手术步骤】

对端吻合是最常用，也是最符合生理状况的吻合方式。将切断的两断端靠拢在一起，应用可吸收线连续缝合肠壁全层（图1），外层浆肌层再用不吸收线间断缝合（图2）。亦可用两层间断缝合，单层缝合或吻合器吻合。吻合完毕后，肠系膜裂隙间断缝合关闭。在缝合系膜时注意勿伤及血管以免吻合部血供不足而影响愈合。

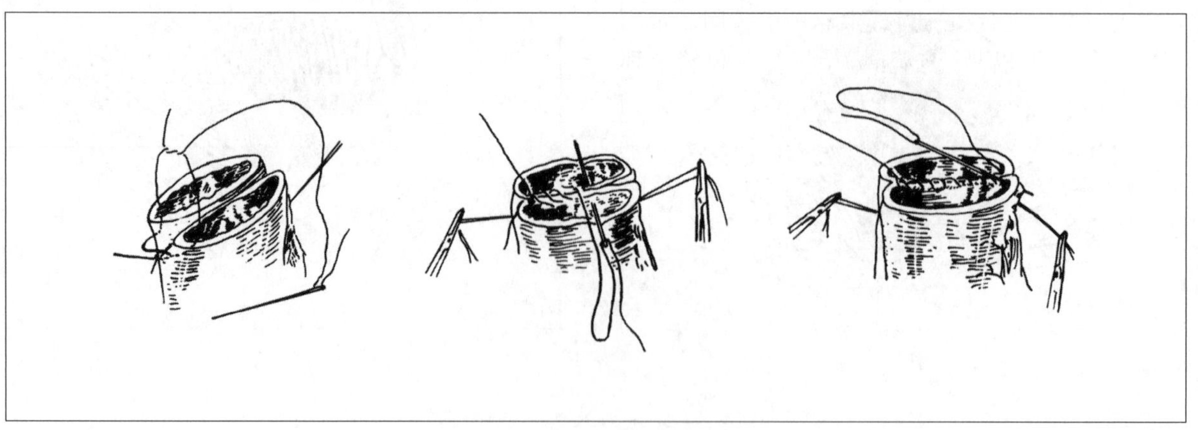

图 1

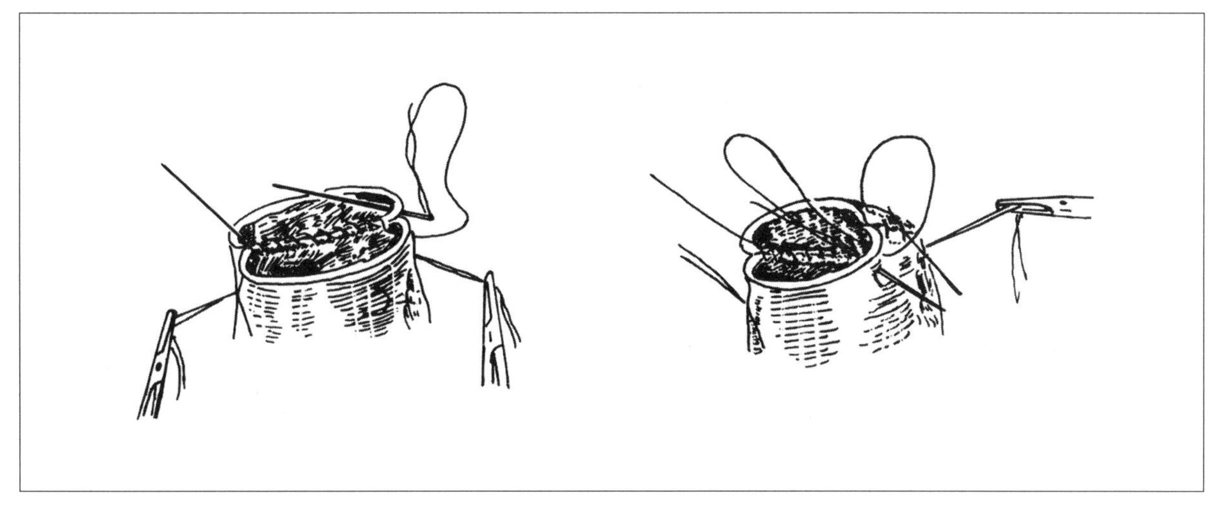

图 2

7.6.2 侧-侧吻合术

Side-to-Side Anastomosis

【适应证】

端-端肠吻合时多要求两端的肠腔直径相近,有时一端的肠管较粗而另一端较细,特别是慢性梗阻的患者,梗阻近端肠管有明显的扩张,而梗阻的远段肠管正常或变细,两者的管径相差甚多,不便做对端吻合,可做侧-侧吻合或端-侧吻合。肠管的病变不能切除,为了减少肠内容物通过病变处亦需做侧-侧吻合,以旷置肠管的病变部。

【手术步骤】

(1)侧-侧吻合前先将两端肠断端关闭。常用的关闭方法可以是:①缝合关闭;②荷包缝合埋入;③缝合器关闭。

用可吸收线连续缝合或不吸收线间断缝合断端肠壁全层,再用细线间断缝合浆肌层将已缝合的断端埋入缝合(图 1,图 2)。

肠断端亦可沿肠管周做一荷包缝合,收紧缝线后关闭断端,后再做一荷包缝合将残端内翻埋入(图 3~图 5)。

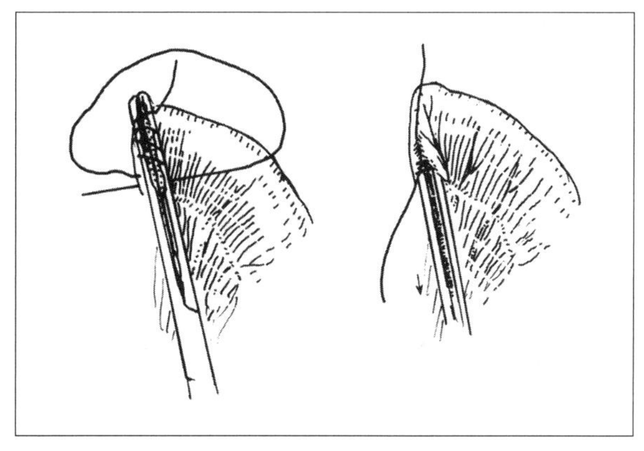

图 1

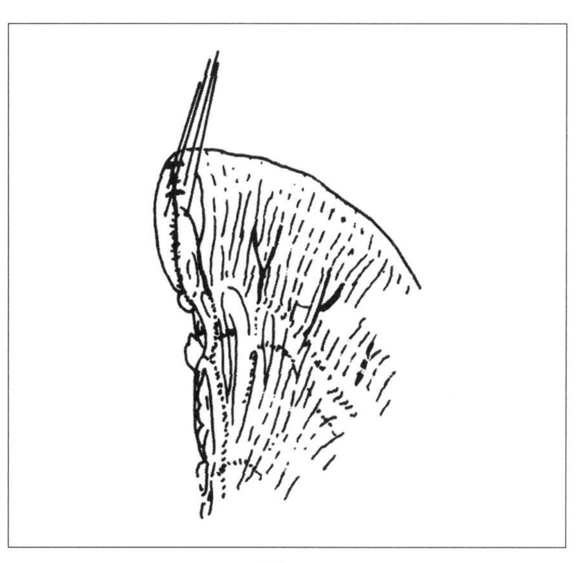

图 2

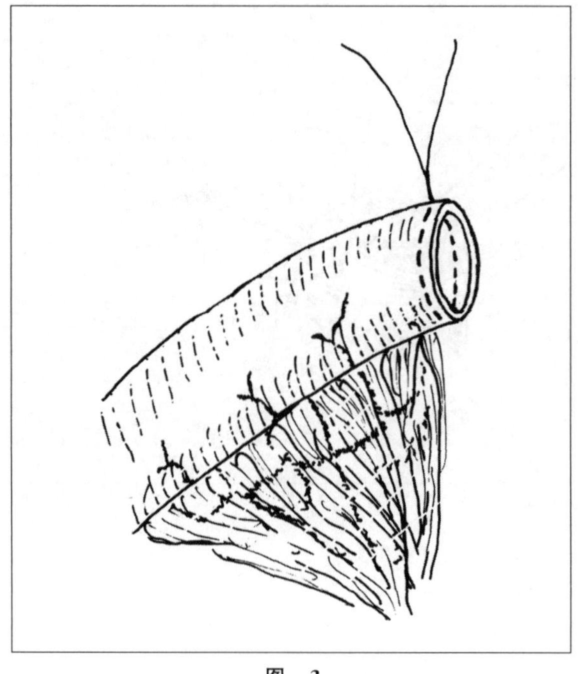

图 3

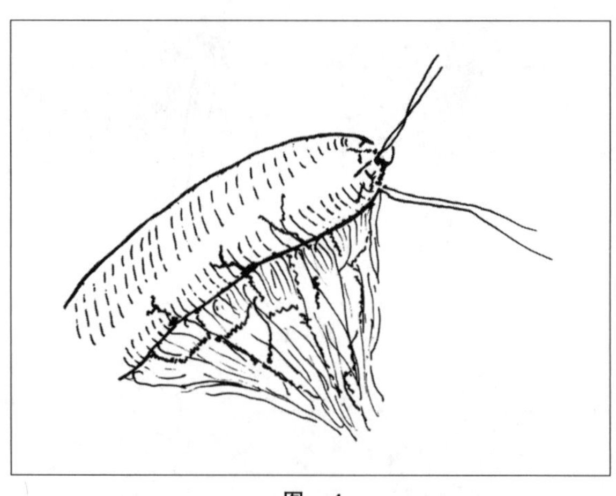

图 4

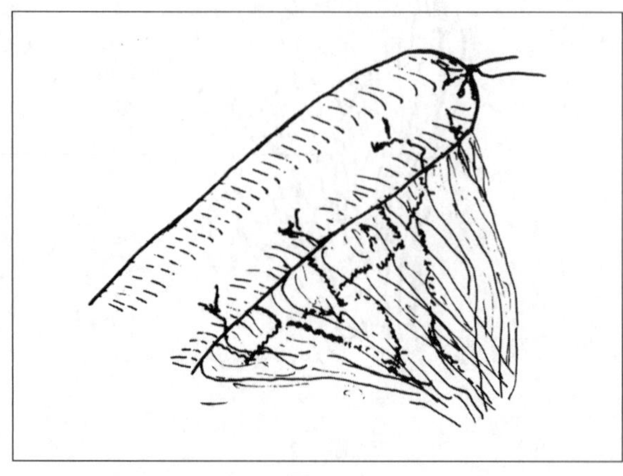

图 5

用缝合器关闭肠切除断端较为简便。断端封闭后可以不再缝合，亦可再做浆肌层间断缝合将封闭端内翻埋入(图 6)。

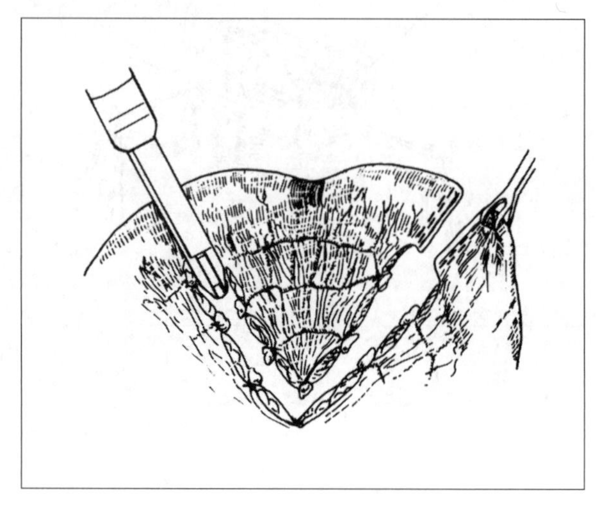

图 6

(2)肠切除后的两端封闭后，两断端靠拢相重约 10cm，并以肠钳钳夹控制(图 7)。在抗肠系膜面距纵轴中线 0.8～1.0cm 处以 3-0 不吸收线连续缝合或间断缝合两肠襻的浆肌层约 4～5cm(约等于肠管直径的两倍)(图 8)。沿中轴中线切开两段肠管壁的全层直达肠腔。切口距缝合封闭的残端约 2cm，以防止循环障碍，影响吻合口的愈合。残端保留过多，易有肠内容物存留而有症状。稍修整切开的肠黏膜缘并对活跃性出血点加以结扎止血。以吸收线连续缝合两段切开肠壁的全层，亦可以不吸收线做间断缝合(图 9)。后壁缝合后，可继续缝合前壁的全层。然后，再以不吸收线间断缝合浆肌层(图 10)。

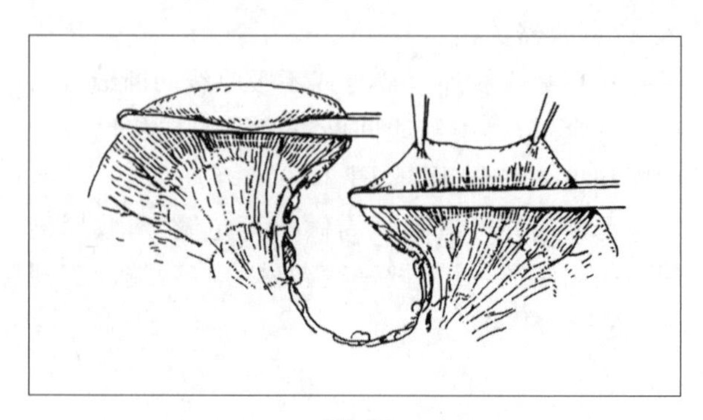

图 7

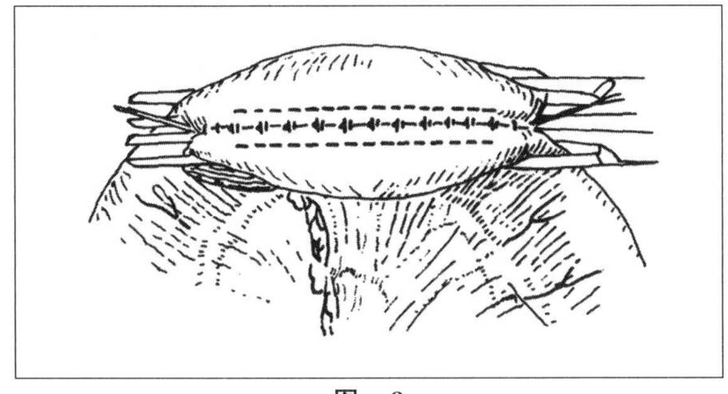

图 8

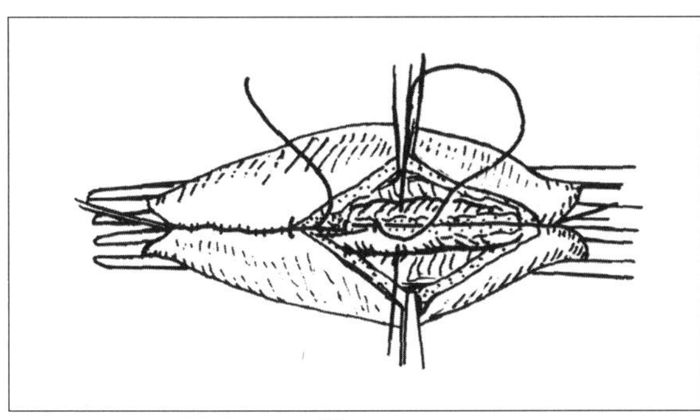

图 9

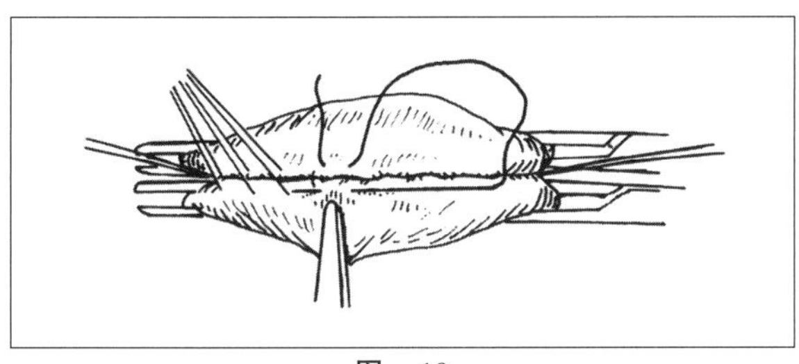

图 10

(3)侧-侧吻合亦可做单层缝合或用吻合器吻合。参见“7.2 肠吻合的基本缝合方法”。

(4)侧-侧吻合完成后,以 0 号不吸收丝线间断缝合关闭重叠的肠系膜边缘(图 11)。

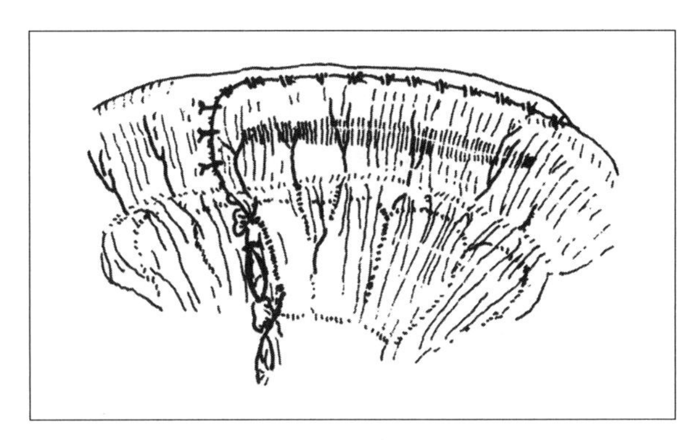

图 11

7.6.3 端-侧吻合术

End-to-Side Anastomosis

【适应证】

有时远、近端肠管的直径相差甚多,行侧-侧吻合不合适。或者为了行胆肠吻合或胰腺囊肿空肠吻合,防止肠内容物的反流而行 Y 形吻合,则可行端-侧吻合。近侧肠管的断端与远侧肠管的侧面吻合。在半结肠切除后,小肠与结肠吻合时如口径不一致也可进行小肠的断端与结肠的侧面相吻合。

【手术步骤】

(1)远侧肠段的切断端先行缝合封闭(图 1)。将近侧肠管的断端靠拢远侧段的抗肠系膜面,距缝合封闭端 2～5cm(图 2),以不吸收线缝合近侧肠管的切断端的系膜端与抗系膜端固定于远侧肠管的抗系膜面纵轴上或结肠的结肠带上。以 3-0 线做第 1 层间断或连续吻合浆肌层(图 3)。

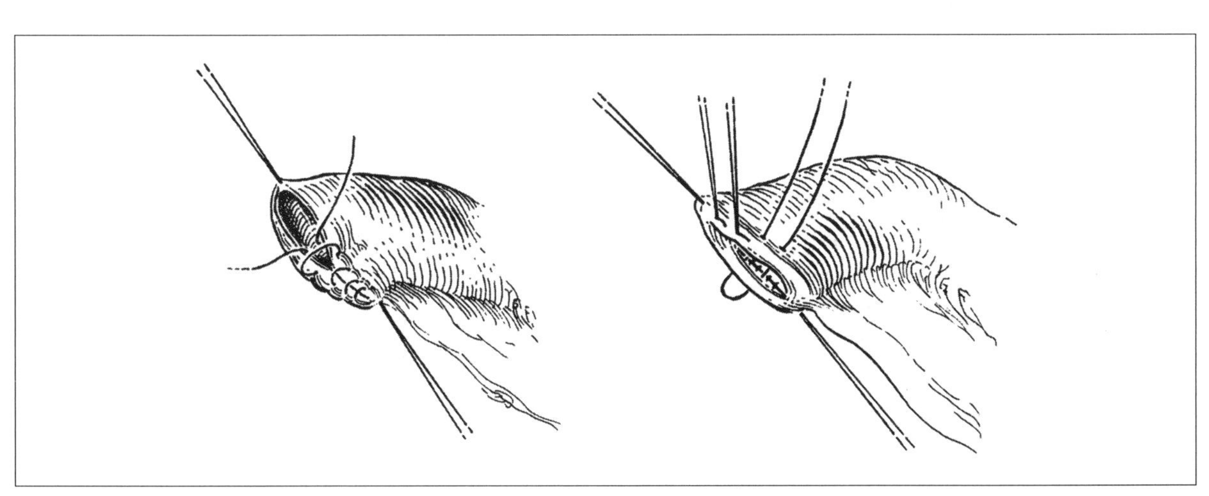

图 1

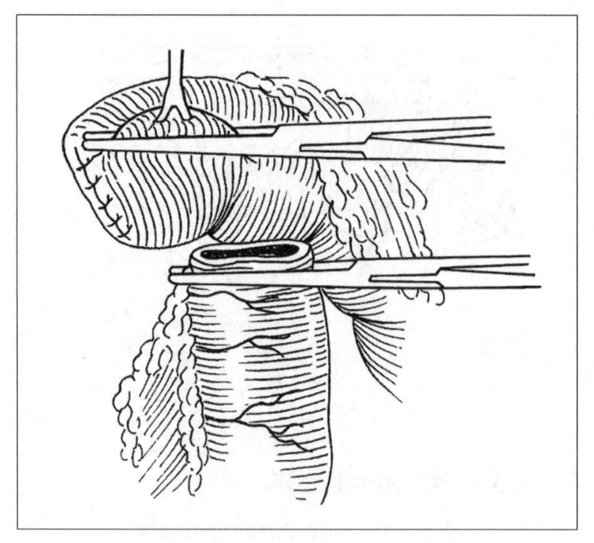

图 2

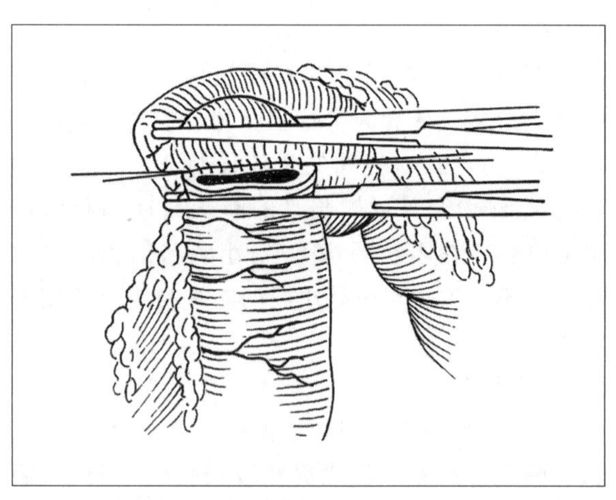

图 3

（2）沿纵轴切开远侧肠管的全层（图 4）。以可吸收线连续缝合或以不吸收线间断缝合两侧肠管后壁的全层（图 5），亦即第 2 层。再缝合前壁的全层（第 3 层）（图 6），最后做不吸收线间断或连续缝合前壁的浆肌层（第 4 层）（图 7）。近、远侧肠管成 T 形相接。

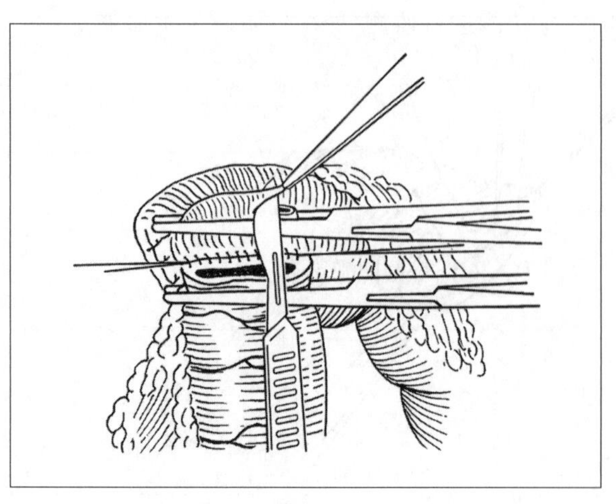

图 4

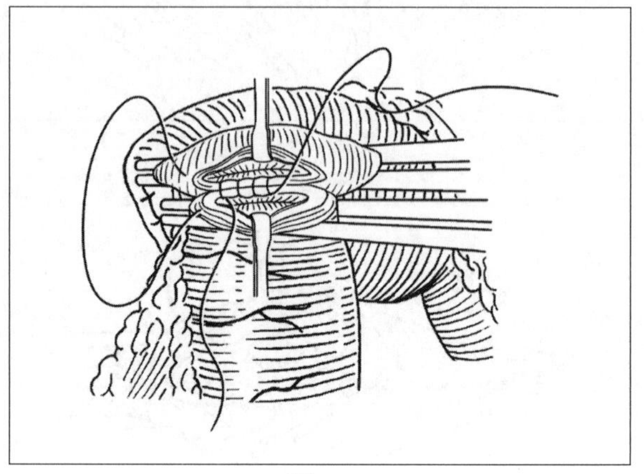

图 5

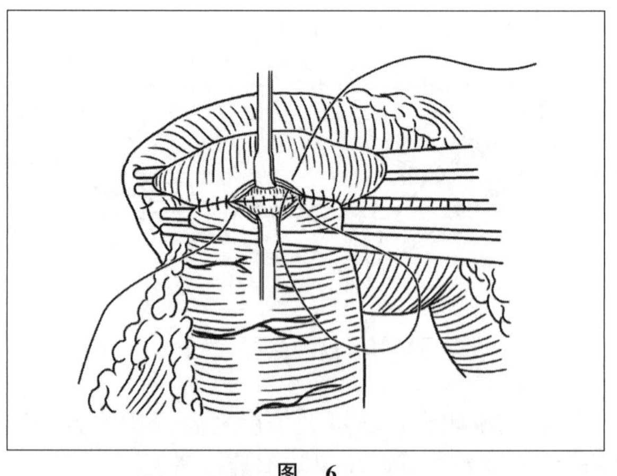

图 6

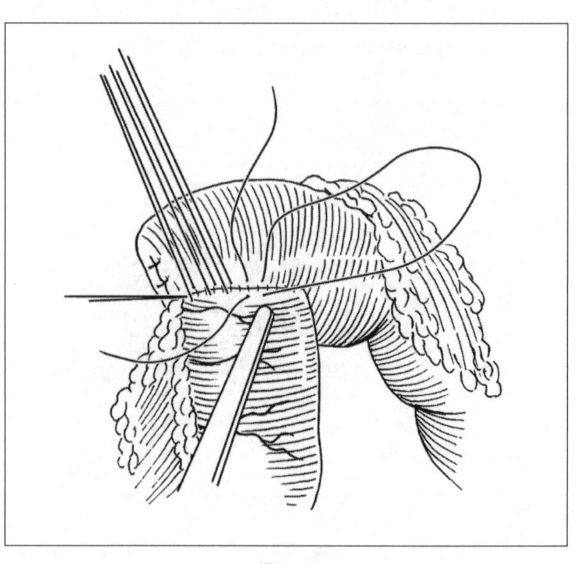

图 7

(3)在 Roux-Y 吻合时,近侧肠管的切断端吻合在远侧端的侧面,使近侧肠管与远侧肠管形成一角度,近侧肠管内容物可通向吻合口的远端,减少肠内容物向上反流的机会。吻合的方法同上述的侧-侧吻合,但远侧肠管的切口是在肠管的一侧而不在抗肠系膜面上(图 8),远、近两侧肠管在吻合口处相重。这种 Y 形吻合亦称定向吻合(图 9)。

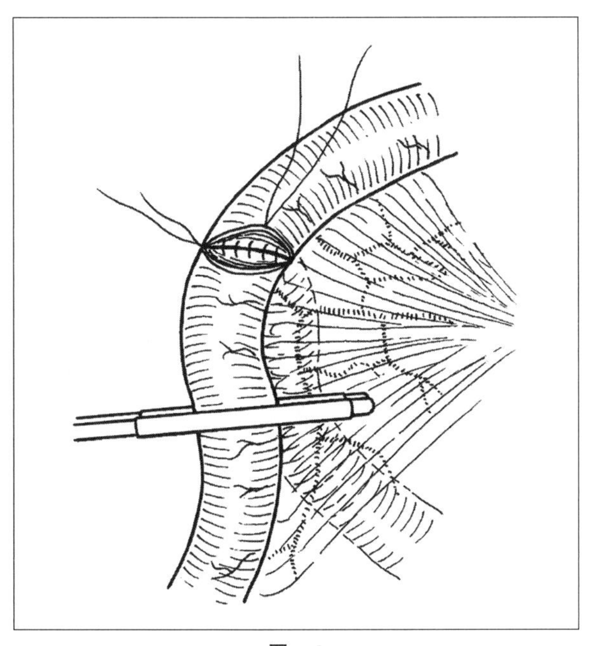

图 8

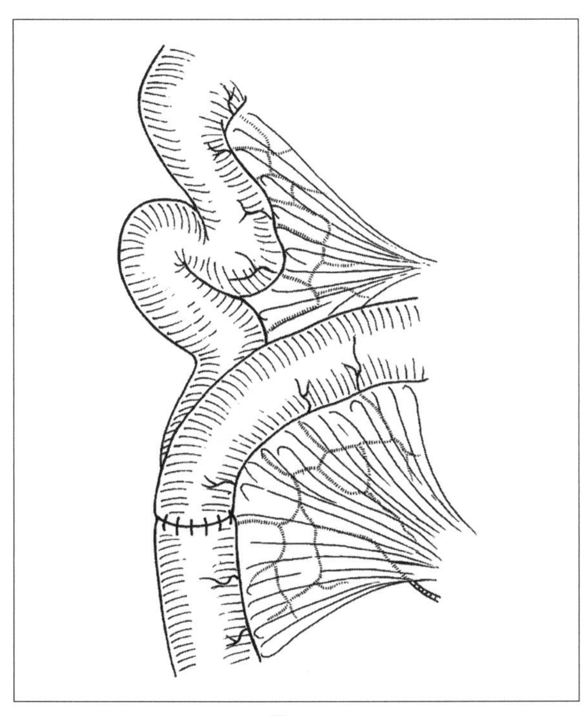

图 9

【术后处理】

小肠吻合术的术后处理以及主要并发症,参见“7.5 小肠部分切除术。”

7.7 肠梗阻的手术 Operations for Small Intestinal Obstruction

【适应证】

肠梗阻可因粘连束带、扭转、套叠、肠管病变、狭窄、肠内异物、肿瘤等引起。可以是急性发作也可以是慢性发作。梗阻可以是完全性的,也可以是部分性的。当经非手术治疗无效或出现腹膜炎症状时为解除梗阻,可以根据梗阻的程度与肠襻的血供情况,采用不同的手术方式。术前应对病人的重要器官功能及内稳态的情况进行检查,如有器官功能严重障碍,宜先行纠正,慎重考虑手术的时机。

【术前准备】

肠梗阻病人常因呕吐、胃肠减压、不能进食而有内稳态失衡,慢性肠梗阻病人更可能有营养不良。因此,在术前应对内稳态进行调整使之恢复正常,即使在急性梗阻的情况下也应做这方面的处理。在慢性梗阻病人则更可以进行较全面的检查与治疗,且可对营养状态加以调理,改善病人的营养状态。应用肠外营养支持可获得满意的效果。

由于水、电解质与酸碱紊乱以及营养不良,尤其是那些病程较长的慢性肠梗阻病人,术前应对肝、肾功能进行监测、处理。防止手术而加重这些器官的损害。

在肠梗阻病人,术前宜放置鼻胃管行胃肠减压,既利于术时的显露也可防止麻醉时因呕吐发生窒息等意外情况。

【麻醉与体位】

手术一般在硬脊膜外阻滞麻醉下进行,能获得较满意的手术野显露与促使肠蠕动的恢复。在病人一般情况较差,耐受手术的条件不好的情况下,可行气管内麻醉或静脉复合麻醉。

【术中注意要点】

肠梗阻时肠襻多有炎症水肿、肠腔内有大量

肠液积蓄，剥离肠襻粘连时应轻柔细致力求不损伤肠管。一旦肠管破损将有大量肠液流出至腹腔，易导致术后腹膜炎与残余脓肿。

肠梗阻手术时腹腔内有炎性渗出液，可导致腹腔内的再发生粘连与腹腔内感染。因此，肠梗阻手术后应以大量等渗盐水(8～10L)冲洗腹腔清除炎性物质。腹膜被刺激后巨噬细胞产生炎性介质，细胞因子是形成粘连的基础，腹腔冲洗后减少这些炎性物质的残留，将有利于减轻粘连的产生。

7.7.1 剖腹探查及肠减压术 Exploratory Laparotomy and Intestinal Decompression

【手术步骤】

(1)小肠梗阻手术的切口可根据术前预测的梗阻部位与以往手术部位来决定。常用的是接近病变所在的左或右，上或下腹直肌切口。当梗阻部位难以确定时，可做腹部正中切口，进腹后根据发现再向上或下扩大(图 1)。

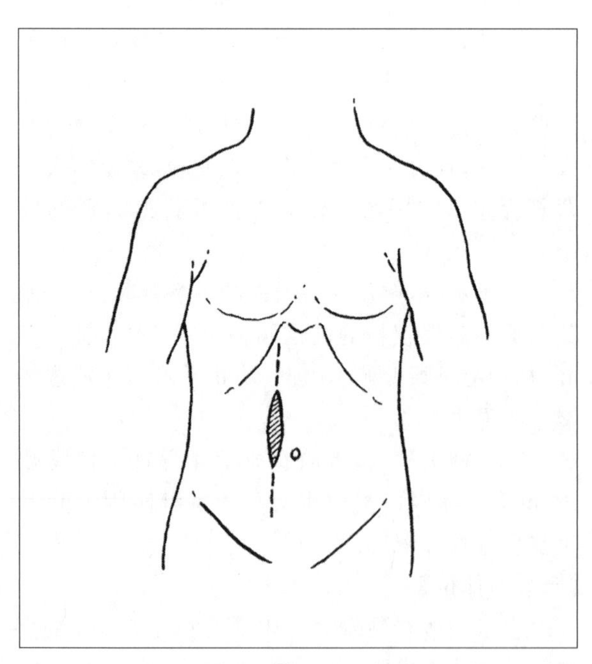

图 1

(2)进入腹腔后，如有腹水应观察其颜色，是否浑浊，有无臭味及气体，以判断肠管是否有坏死、穿孔等。吸净腹水，提起一段扩张或空瘪的肠管，循肠管的走向向远侧或近侧探查。扩张的肠管是梗阻部的近段肠管，空瘪的肠管是梗阻以远的肠管。找到梗阻部位后，根据病变的性质给予相应的处理(图 2)。

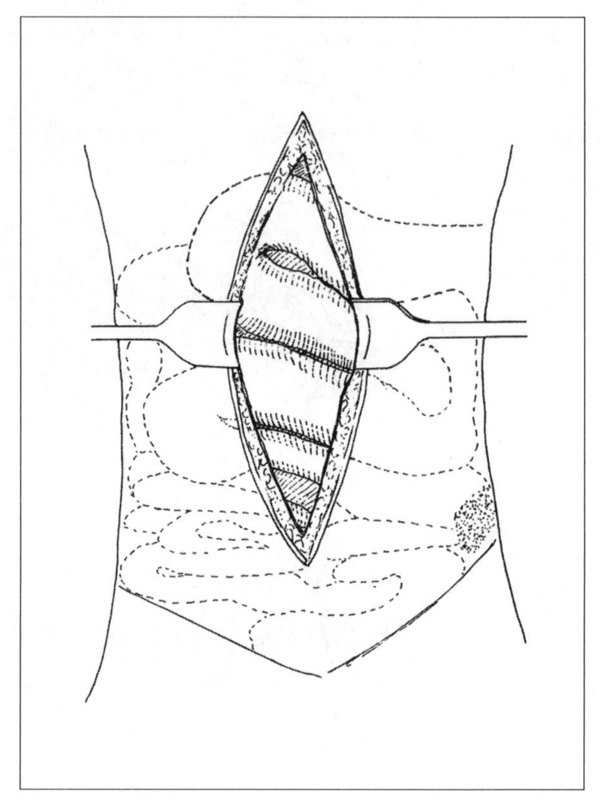

图 2

(3)当肠管扩张明显而占满整个腹腔使探查发生困难或腹腔内有致密的粘连难以分离或扩张的肠管妨碍了粘连的分离，则可先进行肠减压术。选择一段血循环良好、肠壁无破损的肠管进行减压以防止减压区形成瘘。在肠壁上用 1 号线做一直径 1.5cm 的荷包缝合。用肠钳控制荷包缝合部的肠腔。在该肠管的周围垫以纱布垫防止肠管切开时肠液外溢污染腹腔。在荷包缝合的中心部切开一小口，插入带负压的双套多孔吸引管，收紧荷包缝合线但不结扎仅为防止肠液的溢出(图 3)，松开控制钳，逐渐吸出肠腔内的气体与液体，并用手挤压扩张的肠管，使其他部位的肠液、气体向吸引管部分集中便于吸出。待减压满意后，将吸引管缓慢后退至将出肠腔时，再用肠钳控制肠管防止肠液外溢。收紧荷包线并结扎，再做第 2 圈荷包缝合或做浆膜层间断缝合，将第 1 圈荷包缝合部内翻埋入。扩张的肠管减压后，继续进行梗阻部位的手术。

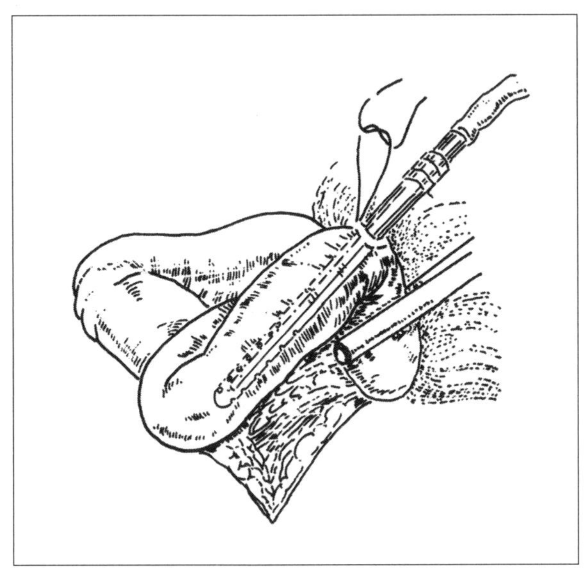

图 3

7.7.2 肠扭转手术

Operation for Intestinal Valvulus

小肠扭转是一种严重的肠梗阻情况。它将导致部分肠系膜血管或全肠系膜血管阻塞而有部分或全部小肠坏死。因此，应急速解除扭转恢复肠系膜血管的循环。小肠扭转的病例除有肠梗阻的症状外，因有肠系膜血管堵塞尚有早期休克症状。

【手术步骤】

进入腹腔后即可见肠襻呈瘀血状且有血性腹水。此时，可以左手提起一段肠襻，右手循系膜向系膜根部探查。从横结肠系膜根部或下腹部找到扭转的系膜根部。辨清扭转的方向，确定顺钟向还是逆钟向。一般逆钟向多于顺钟向。辨认清楚后，将整个小肠向扭转的相反方向恢复(图 1)。可以是 180°～720°扭转。复位后，应判断肠管是否仍有生机。

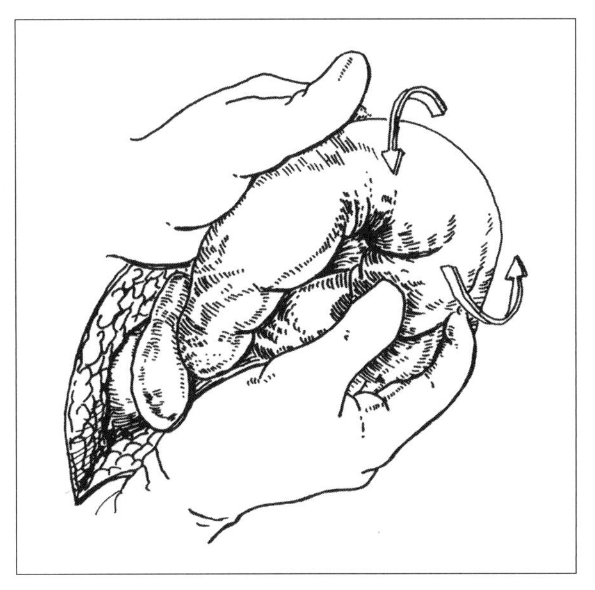

图 1

【术中注意要点】

小肠扭转复位及处理后，小肠的循环将有所恢复，但肠管是否仍有生机，有时甚难判断，需要反复处理及观察。一般可根据下述几点来判定肠管的生机：①肠管及系膜有无严重淤血及出血点；②肠浆膜层的色泽是否正常；③有无肠蠕动存在；④系膜静脉有无血栓；⑤系膜动脉及肠缘动脉有无搏动；⑥腹腔内有无臭味。其中动脉搏动是重要的标志。如有可疑，可在肠系膜根部或肠系膜的较大分支部用普鲁卡因、苄胺唑啉或罂粟碱注射解除血管痉挛，恢复动脉搏动。当肠管循环存在时，病人吸入纯氧后，肠管的颜色能很快地由发绀转为红色。若有准备，亦可在动脉注射荧光素，再用紫外线灯照射，可估计血液灌注的范围。多普勒超声仪也可用来检测该区域肠系膜动脉供血的情况。

经观察证实全部小肠的血供已恢复，可吸净腹腔内的渗液并以温等渗盐水清洗。这些渗液中含有大量细菌与毒素，清除后可减轻机体因吸收这些毒素而产生的症状。其后，仔细观察与检查肠管是否还有区域性坏死或是破损，若有，则可给予切除、修补等相应处理。处理完善后，腹腔内放置引流。全小肠扭转在复位后虽恢复了血液循环，但应考虑到肠黏膜不能耐受缺血，时间稍长(>6h)即可产生坏死脱落。因此，在那些发病时间较长的病人，除术后对腹部严密观察外，还应考虑在 24h 后进行二次观察剖腹探查术(second-look laporotomy)。如有肠管出现延迟性坏死，可再做切除或旷置造口术。

局部节段性小肠坏死可做部分切除吻合，切

除线应在肯定的健康肠管组织上。血循环有障碍的肠管切除得不够将导致术后发生吻合口瘘等严重并发症。但是，过多地切除小肠则会影响病人日后营养的消化与吸收功能出现短肠综合征。需要术者认真判断肠切除的范围。

小肠扭转可以是全小肠扭转，也可以是以部分粘着的小肠为轴而扭转，还有的是腹腔内有间隙、内疝，小肠进入后扭转。在这些情况下，除解除扭转外还应消除这些造成扭转的原因。

【术后处理】

小肠扭转有肠管的阻塞，也有肠系膜血管的阻塞。其病理生理改变远较单纯的肠管阻塞为严重。有明显的内稳态紊乱，腹腔内渗出液多，细菌与毒素进入腹膜腔的量大，易造成腹膜炎。故术后应重视水、电解质、酸碱平衡的纠正，输入胶体以维持胶体渗透压。必要时可给予肾上腺皮质激素，减轻机体的应激状态。

腹腔内放置引流，特别是双套管负压引流以减少腹膜炎的发生。肠梗阻、肠血循环障碍都是肠细菌易位的诱因，可以引起肠源性感染。术后加强广谱抗生素与抗厌氧菌药物的应用实为必要。

肠缺血时间稍长后，肠黏膜将坏死成溃疡、出血。有时出血量甚多，可造成休克，且多在术后2周左右出现。除观察外，可给予肠外营养使肠道休息。亦可给予生长抑素（somatostatin）等控制胃肠液的分泌，减少消化液对屏障已被损坏的黏膜的再一步损害。

对肠管缺血时间长的病人，应考虑做小肠外置造口，既旷置了病变最重的部分又提供了直接观察肠黏膜改变的窗口。

为了使病人能保留有一定长度的肠管，有时对那些活力处于临界状态的肠管不得不加以保留。这些病人术后24h的观察必须很仔细，当发现有肠管失去活力的征象时应立即再剖腹处理。但是，有些病人的肠管虽已失去活力但腹部或全身并无症状出现。为进一步了解保留的肠管是否成活，可在24h后再次剖腹观察（二次剖腹探查）并做相应的处理。再次剖腹观察在这些病人十分必要，是一种保证安全的措施，以免坏死的肠管遗留在腹内，产生严重的后果。

再次剖腹观察通常在全身麻醉下进行，拆除第1次手术的腹壁切口缝线后进入腹腔，观察腹腔内是否有血性腹水、肠管是否有失活状态。值得注意的是不要遗漏局灶性的肠管坏死。根据发现的情况给予全部、部分或节段肠切除吻合。

7.7.3 肠套叠手术

Operations for Intestinal Intussuception

肠套叠多发生在婴儿，亦可出现在成年人。在成年人多有肠道病变为诱因，如息肉、局部肿瘤。套叠多发生在回盲部，尤以婴儿套叠发生在回盲部者为多。但在有肠管肿瘤等诱因的病例，套叠可发生在小肠或结肠。可以是简单的一层套入，也可以是两次套入，致套入的肠鞘由3层变为5层。在套叠时间较长或套入肠管较长时，系膜血管的循环受到障碍而发生肠坏死。

【手术步骤】

（1）在进行肠套叠手术时，应先进行仔细的探查，发现病变所在的位置，观察套入的肠管是否有坏死，选择相宜的手术。

（2）对外观无肠坏死的肠套叠，可采用挤捏外推的方法如同挤牛奶一般将套入的肠管挤出。先在套叠部的远端肠管部握住肠管靠近套叠部，缓缓地握紧并增加挤的压力（图1）。这样，套入的肠管可逐渐退出复位（图2）。由于肠套入后，肠壁有水肿，组织脆弱，不能承受牵扯的力量，若采用扯拉的方法，容易产生肠管浆肌层撕裂甚至肠管全层破裂。套叠复位后应观察系膜动脉搏动的情况、静脉有无梗塞、肠壁损伤的程度。检查肠壁或肠管部有无肿瘤等引起套叠的诱因。若无这些情况可以温盐水垫湿敷复位后的肠段，观察肠管是否可以恢复正常，对一些游离度甚大的盲肠可以用不吸收线缝合将其固定在后腹膜上以防再次套叠（图3）。

（3）当套叠的肠管复位后，如发现肠壁有较广泛的出血或损破、坏死则应行肠段部分切除吻合。并根据肠管切除的部位、肠系膜血管损伤的情况进行端-端、端-侧吻合。

（4）如套叠是由于肿瘤、局部肠管病变引起，则可根据病变的性质进行部分切除或区域根治性切除。

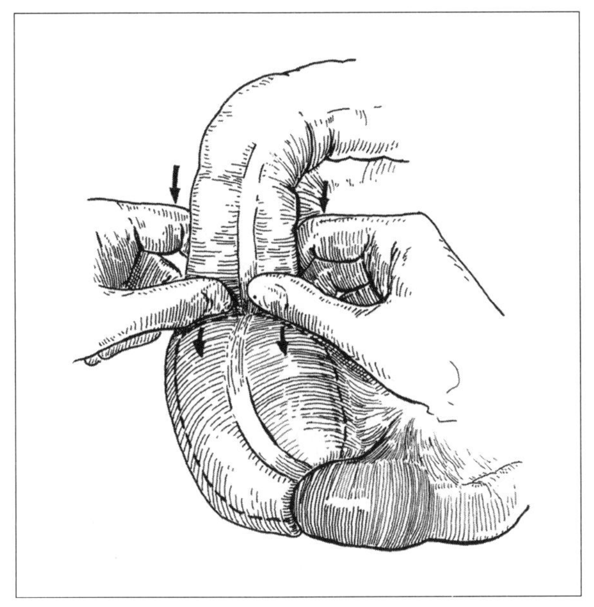

图 1

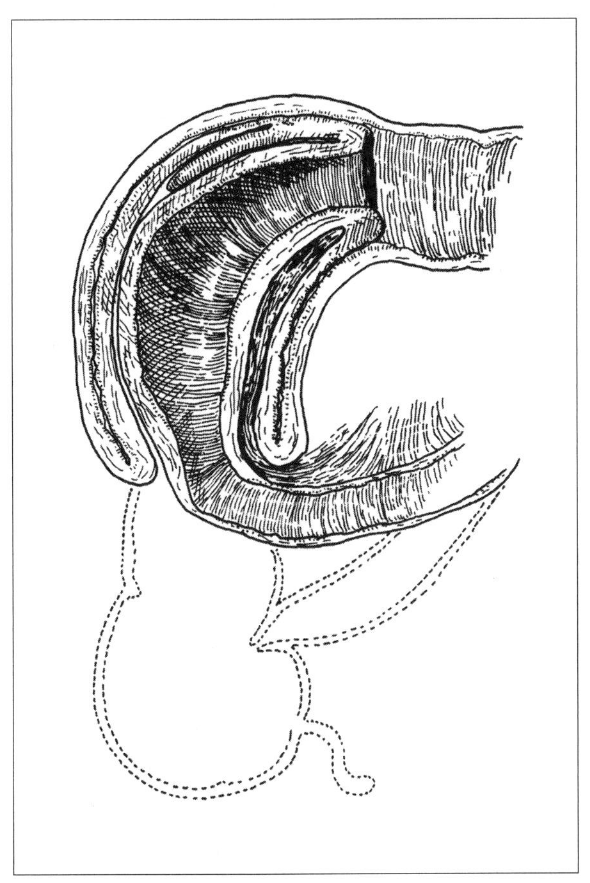

图 2

(5)套叠部分处理结束后,根据腹腔污染的程度进行清洗,如果有肠坏死或污染程度较重,还应考虑是否需要放置腹腔内引流。

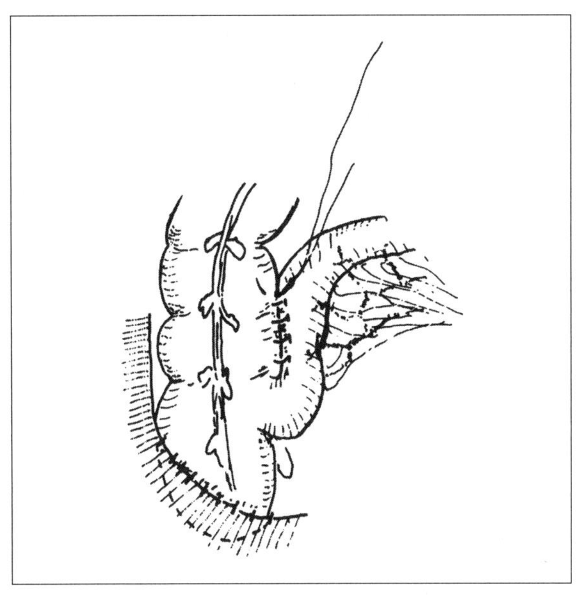

图 3

7.7.4 粘连性肠梗阻手术

Operations for Adhesive Intestinal Obstruction

粘连性肠梗阻是最常见的一种梗阻,常发生在腹部手术后,也可发生在腹腔感染之后。可以发生在任何年龄、性别。粘连性肠梗阻可以是单纯性梗阻,也可以是绞窄性梗阻。造成肠梗阻的病变可以是粘连束带,片状粘连或以粘着的肠襻为支点引起的肠扭转。因此,粘连性肠梗阻的手术需根据病变的情况,肠管受累的程度而定。

粘连性肠梗阻的手术,大致可分为:①粘连松解术;②肠部分切除吻合术;③肠捷径手术等;④在粘连广泛、剥离后肠管粗糙面广泛的病例,为防止术后再发生粘连性肠梗阻,可进行肠排列术,使肠襻按序做有规律的固定排列而不发生梗阻。

7.7.4.1 肠粘连松解术

Lysis of Intestinal Adhesions

【麻醉与体位】

肠粘连性梗阻手术要求有较好的显露,因此,常采用硬脊膜阻滞或全身麻醉。

【手术步骤】

(1)肠粘连与原腹部切口、腹腔内原手术部位有密切的关系。因此,在粘连性肠梗阻手术时应选择合适的切口。为了便于分离粘连,多希望病变在切口显露部,除对粘连的部位在术前能有明确的定位外。如原有腹部手术切口,一般都应考虑粘连在切口的邻近,从原切口进入是合适的,但是肠襻很可能粘着在腹壁切口下,直接进入很容易伤及粘着的肠管。为便于进入腹腔,避免伤及粘着于切口的肠襻,可在超过原切口任一端4~5cm的部位切开进入腹腔。这样,可先进入肠管与腹膜无粘着或轻度粘着的部位。然后边分离边逐渐扩大切口直至达到需要的程度。

(2)进入腹腔后,即可跟随扩张或空瘪的肠管进行探查。扩张的肠管是梗阻的近段,反之,空瘪的肠曲是梗阻的远段。有时,肠梗阻的部位在切口部,将肠襻自切口部分离下来,梗阻即已解决,但仍可见到扩大与空瘪的肠管,判断梗阻部的所在。

(3)在肠管扩张明显占满整个腹腔难以探查时,可先行减压,后再探查。当找到梗阻的部位后,判明导致梗阻的原因,如为束带,则切断束带的起点及附着点并尽量修复粗糙的浆膜。粘连束带多是一端在一肠襻上,另一端在另一部位的肠系膜或后腹膜上。

(4)有时引起肠梗阻的不是粘连束带而是成片的粘连使肠管成锐角粘着或是引起肠管狭窄。这时,应将粘连松解,在细心地分离下,锐性分离较钝性分离为佳,创伤小,损破肠管的机会也少些。不论用刀或剪刀剥离都宜从容易剥离处开始逐渐向粘着最紧密的部分扩展,直至松解梗阻的部分。用锐性分离时,应先找到剥离的界面,后再扩展。应避免钝性剥离,钝性剥离将产生更多的损伤也容易撕破肠管。

(5)分离的肠管粗糙面可以行局部修补,也可将系膜上提覆盖。不论是修补粗糙面或是以肠系膜覆盖修补,均应顾及到修补后是否将形成狭窄,一般都应依横轴加以修补。

7.7.4.2 肠部分切除术

Partial Resection of Intestine

肠损伤程度较轻、范围较小的部分可以进行修补或局部缝合。程度重、范围较大者修补或缝合可能产生狭窄,也可能是范围过大对功能、愈合有妨碍,在这种情况下,可以考虑部分肠切除、吻合术。由于是梗阻后的肠管,尤其是慢性梗阻后的肠管,近、远两端肠管的直径与肠壁的厚薄可能相差甚多,吻合时,可根据情况行端-端、端-侧、或侧-侧吻合术(参见“7.6 小肠吻合术”)。但是在切除肠段时应考虑保留肠管的长度及是否有回盲部,一般要求空回肠保留100cm以上并有回盲部。若回盲部不能保留则肠管应在150cm以上,过短的肠管则难以维持病人术后的营养情况,产生短肠综合征。遇到多处肠管破损或是以往曾经切除过部分肠管,术者应设法保证有足够的肠管以维持病人术后的营养状况,多段小肠吻合以保留有足够的长度是常用的方法。

肠梗阻病人的近端肠管常有水肿炎症,为了有效地降低肠内压,可以考虑在吻合口的近端行肠造口插管减压。

7.7.4.3 肠梗阻捷径(短路)手术

Bypass Operation for Intestinal Obstruction

【手术步骤】

(1)由于肠粘连严重无法剥离或者产生梗阻的病变无法切除或处理,或者病人的情况不允许做范围大、操作复杂的手术。为了恢复肠管的通畅,可以考虑行梗阻的近段扩张肠管与远段空瘪肠管吻合(图1)。通常是行近端肠管与远端肠管的侧-侧吻合,吻合口大小相当于2倍肠管的直径,使肠内容物达到充分的引流。若吻合口过小,肠内容物仍将大量地循肠管进入梗阻部。

(2)行捷径手术时应该将吻合口靠近梗阻部,以减少旷置肠襻的长度与防止盲襻综合征(图2)。如旷置的肠管过多则形成功能上的短肠,术后有短肠的症状。同时,自侧-侧吻合口到梗阻部的肠襻较长,肠内容物仍然进入其中,但不能向远端排出,仍得经逆蠕动返出而近端肠段的内容物不断循顺蠕动进入,致该段肠管的肠内容物越积越多,且有细菌繁殖产生毒素,病人不但感到有腹痛、腹胀且有发热等全身性症状。

(3)有时肠梗阻的部位甚高,难以在屈氏韧带以下部分找到扩张的近段肠襻,则可考虑将梗阻远段的肠管与胃做侧-侧吻合。同样,梗阻近段的肠管不能旷置过多。如屈氏韧带下的肠管有条件做短路吻合时,不宜做胃肠吻合(图3)。

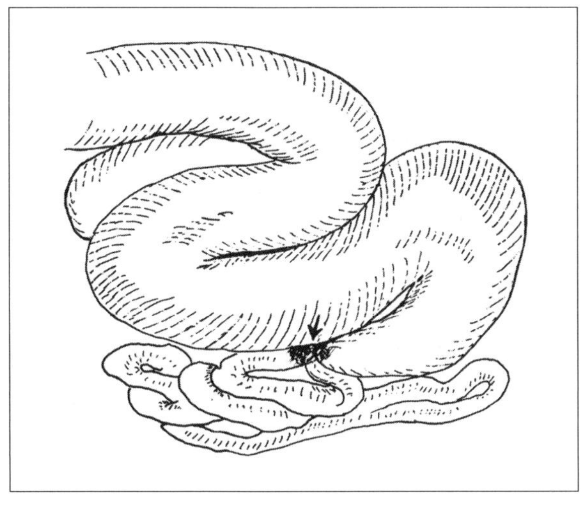

图 1

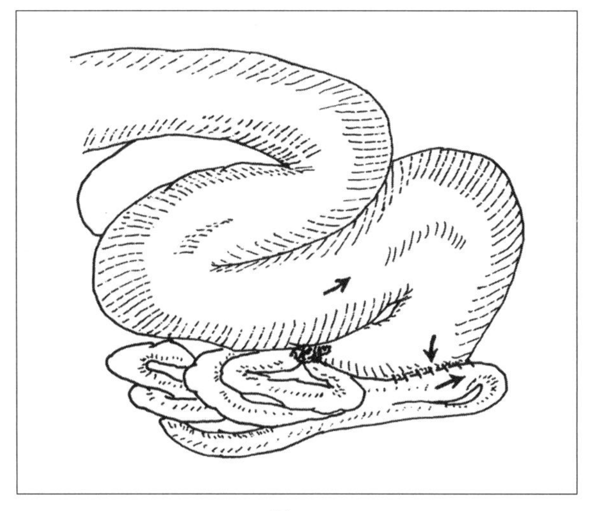

图 2

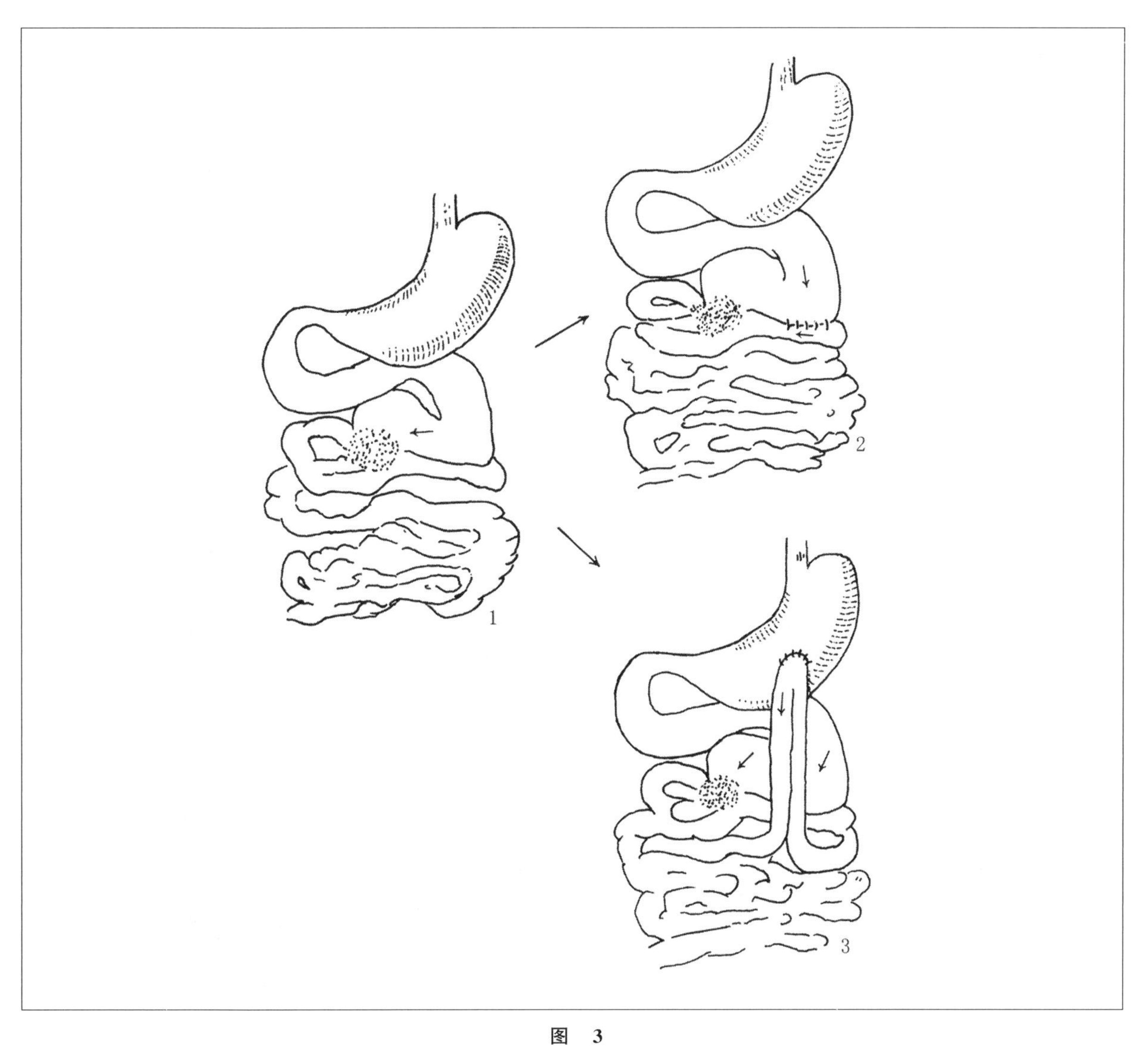

图 3

1—梗阻部位；2—正确做法；3—错误做法

(4)肠梗阻病人的肠管尤其是近端肠管常有水肿、炎症,为保证捷径吻合口的愈合,可以在吻合口的近端肠管上做肠造口插管减压。

7.7.4.4 肠粘连肠排列术

Intestinal Plication

粘连性肠梗阻手术后常可因粘连再次梗阻。因而,怎样预防粘连性肠梗阻成为一个引起很多学者进行研究的问题。至今,虽可在腹腔内放置肾上腺皮质激素、肝素、右旋糖酐、脂肪、硅油等药物,但都有其不足之处,未能被广泛采用。肠排列术是在承认粘连是机体本身的一种抵御外物、愈合创伤机制的基础上,为防止粘连引起肠梗阻的方法。也就是让肠襻相互粘着在一个有顺序不成角的状况,不致产生肠梗阻。

【适应证】

肠排列术可以是粘连性肠梗阻手术的附加手术,以防再次发生梗阻。也可是原无肠梗阻,但有大范围肠粘连分离后预防粘连梗阻的方法。

7.7.4.4.1 肠排列外固定法(Noble 法)

【手术步骤】

(1)肠排列外固定法系在肠襻或系膜间缝合固定。全部小肠游离后,从末端回肠开始,按序回曲折叠排列肠襻。根据腹腔的大小,每段长度为 12～18cm,6～8 段即可排列全部小肠。在已切除部分肠襻的病例,排列可以很整齐,而后进行缝合固定。

(2)缝合固定,一是在相邻的肠襻间缝合固定;另一是在相邻排列肠段的系膜间缝合固定。前法因有损破肠壁的危险,并且操作费事、费时,因此,改用后法。

肠系膜间缝合固定的方法目前应用的也有两种:第 1 种是将折叠后相邻的肠系膜逐一缝合固定;第 2 种是将折叠排列后的所有肠系膜全部贯穿缝合固定。

(3)相邻系膜间缝合固定法:肠段排列后,先在相邻折叠肠襻的两叶系膜根部处用不吸收线做一针缝合固定,而后在这两个相邻排列肠襻的两端处的边缘系膜上各做一针缝合固定。这 3 针缝合构成一个三角形的平面,即可将相邻两叶系膜对合固定(图 1)。需要时,在这 3 个基本缝合点之间还可补加 1 或 2 针缝合固定。这样也就使两个相邻排列肠段平行靠拢。按顺序如法缝合固定每一折叠单位。当全部小肠排列固定后成为蛇形排列的整块,而后纳回腹腔。肠襻成块地纳回腹腔后,再选择外围的系膜和腹内周围组织做几针缝合固定(一般和横结肠系膜缝合固定),以防止手术后排列肠襻在腹内摆动扭转。

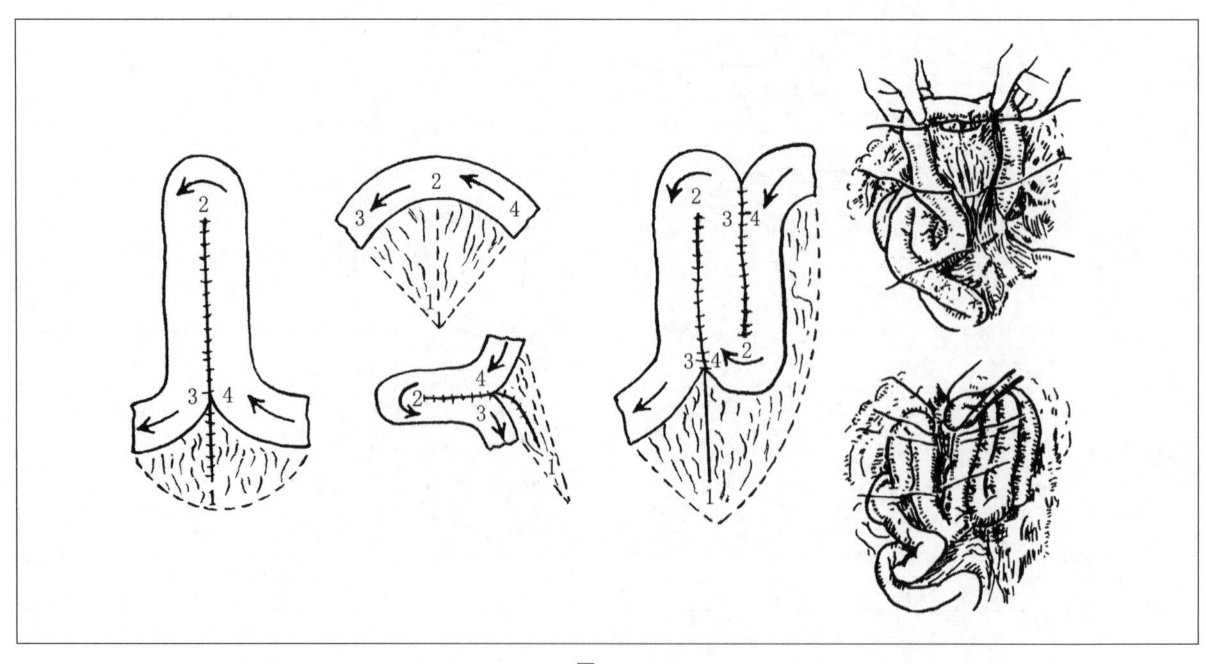

图 1

(4)上述的缝合固定法仍需较长的操作时间，因此有另一种经肠系膜缝合的固定方法。将游离的全部小肠按每段 12～18cm 进行排到。排列后，以末段回肠的折叠段的系膜为缝合的起始部，用弯度浅的大弯针穿上一根长的粗不吸收线，在离末段回肠肠襻和离肠襻转折部各 3～4cm 处的系膜处进针，穿越各个顺序排列肠段的所有系膜，一直穿过最后一段的空肠系膜，缝线暂留置。再离肠管 3～4cm，距第 1 针缝线 3～4cm 的末段回肠系膜处，做第 2 点进针，同样贯穿所有相邻排列的系膜。这样共串缝 3～4 针缝线，就可统揽排列的全部肠襻。最后将折叠的系膜在贯穿线上相互靠拢后，适度收紧每根缝线，将各个贯穿线的两端分别与最外侧的系膜缝合固定，迅速地完成了外固定手术(图 2)。缝合时应注意每个系膜缝穿部都要离肠管有一定的距离，即 3～4cm，并避免刺伤肠系膜血管。如果贯穿线靠系膜侧的肠管过近，术后缝线可以紧扣肠管而有造成肠瘘的危险。收紧贯穿线时，力量要均匀和适度，避免过紧而发生扣压现象。

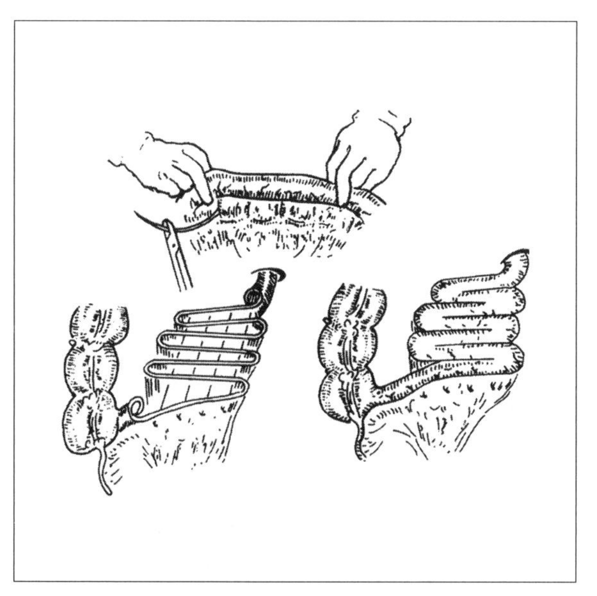

图 2

广泛粘连性肠梗阻病例手术时，往往见到部分肠襻虽已有粘连，但已有良好的自然排列，且肠管通畅。在这种情况下，可以酌情保留这些原有的粘连部分，不做或少做分解剥离，以减少创伤。而将这一部分肠襻适当地参插在其余已分解游离的肠襻之中，再按系膜间缝合的方法进行排列固定。这样，仍不失全小肠排列固定的意义。

不论是采用肠系膜间缝合固定或肠系膜贯穿缝合固定，均应注意使每一段肠襻在转折时不能形成锐角造成梗阻。

【术后处理】

肠排列术应用于广泛小肠剥离的病人，涉及到全部小肠。因此，术后肠蠕动恢复需要较长时间，肠襻易有水肿及胀气，需要有满意的胃肠减压。采用肠内固定法时，除鼻胃管外，肠内排列管亦有减压的作用，特别是采用逆行插管时，排列管的尖端在十二指肠或上部空肠，有较好的减压作用。

7.7.4.4.2 肠排列内固定法(White 法)

【手术步骤】

肠排列外固定法虽经改进，但操作仍较复杂，且因肠管内无支持，转折部仍可成角。因此，外固定后仍有再发肠梗阻者。肠排列内固定法是将一条 M-A 管(单气囊双腔长管)贯穿全小肠肠腔，起支撑定形的作用，待肠粘连形成后，肠襻即按 M-A 管顺序排列，不致成角、扭折而形成梗阻。应用 M-A 管除有可贯穿全小肠的长度外，其前端有气囊，充气后在肠腔内形成一球状物，在肠腔外挤捏使其带动导管前进。再就是它为双腔，其一腔供气囊充气用，另一腔可作肠减压用。具体操作方法是：

(1)内固定的方法是将全小肠游离，待其他处理结束后，在空肠上部，距十二指肠悬韧带约 15cm 处的肠壁上造一小孔，插入 F14～16 的 M-A 管，将此管向下引至末端回肠部，如回盲部亦经剥离，导管亦可进入盲肠。排列管的管尖到位后，将肠襻顺序排列，每段 12～18cm，由于肠管内有排列管支持，肠弯曲时不致形成锐角避免了梗阻的发生。

(2)在空肠插管口处做荷包缝合，再将此管的尾端由左上腹壁的穿刺口引出，在腹膜与腹壁皮肤处固定，有如肠插管造口(图 1)。

(3)在空肠上部穿刺插管需将空肠吊置在腹壁上，病人术后常感该处不适。现可改从切除的阑尾残端开口或盲肠造口部插入 M-A 管，再经回

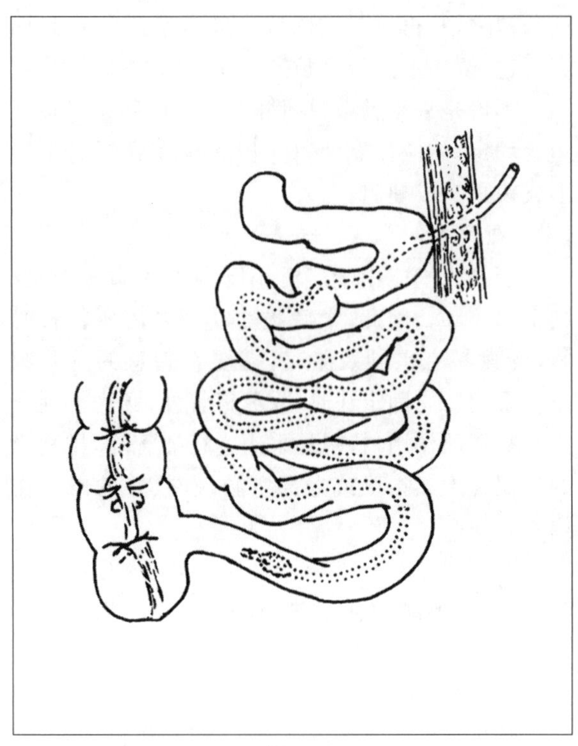

图 1

盲瓣逆行插入空肠上端甚至十二指肠的第3、4段。然后，进行排列(图2)。经临床应用后验证

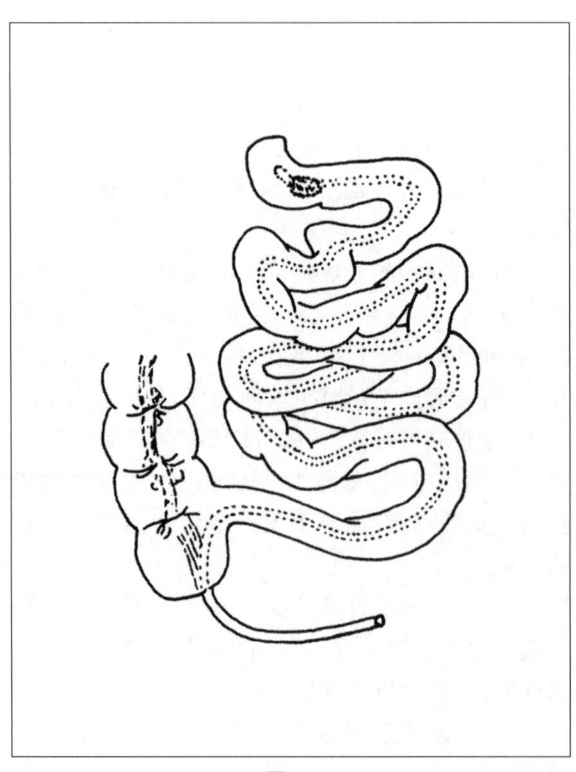

图 2

该管不致被排退出，因为小肠经剥离、插管后，蠕动在术后3～4d甚或更长的时间始能恢复，此时粘连已初步形成。同样，在M-A管插入到合适位置后，结扎阑尾残端(M-A管在腔内)并做荷包缝合将残端送入包埋，如是在盲肠上造口者，可做荷包缝合固定。M-A管的尾端自右下腹穿刺口引出，在腹腔与腹壁部固定。

【术后处理】

肠内固定用的排列管一般保留8～10d。待肠蠕动恢复有肛门排气时，即可将排列管拔除。自空肠向末段回肠插入的导管拔除时是与肠蠕动的方向相反，拔除时应轻柔缓慢，以免造成肠套叠，如拔除一段后遇有阻力时可暂停等待一些时间甚或等待1～2d再拔。排列管自盲肠向空肠插入者则为顺蠕动拔除，一般都很顺利。

肠外固定排列采用系膜固定，肠系膜间形成多个间隙，可能因引流不畅而有积液、感染。肠内固定排列时，导管可压迫肠黏膜形成溃疡出血，也可因导管放置时间较长，特别是通过回盲瓣的导管可引起肠痉挛出现功能性梗阻的现象。故排列管一般在术后8～10d即可拔除，不需要达到2周。实际上，肠襻间的粘着固定早已形成。

7.7.5 蛔虫性肠梗阻手术

Operation for Intestinal Obstruction by Ascariasis

蛔虫性肠梗阻较常见于儿童，但也可在成年人发生。一般可用禁食、驱虫剂等方法治疗。但在肠蛔虫量多且扭结成团时，可造成梗阻，应用非手术疗法不能缓解。手术的目的是解除这些蛔虫所造成的扭结块，恢复肠道的通畅。

【手术步骤】

(1)采用腹直肌或正中切口，进入腹腔后，找到蛔虫扭结成团形成梗阻处，先试肠外挤捏驱散虫团，如蛔虫过多不能驱散时，可按横轴切开肠壁将造成梗阻的蛔虫取出(图1)。

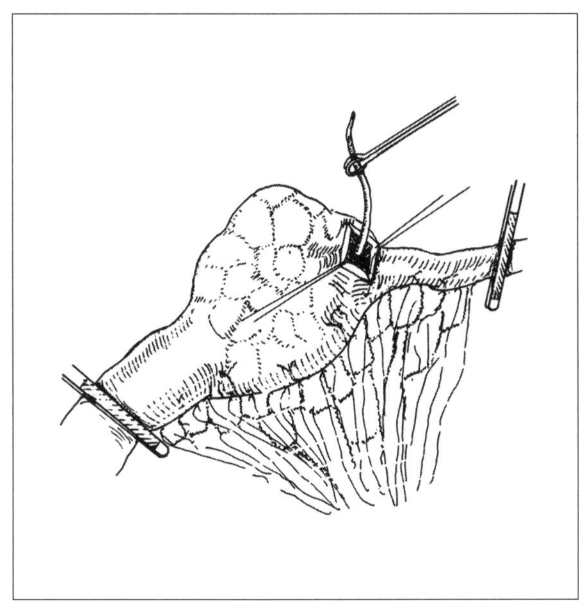

图 1

(2)虫团去除,梗阻解除后,缝合肠壁切口。蛔虫可布满在整个肠道之中,不宜追求取尽。

7.7.6 肠梗阻手术后的处理
Postoperative Management of Intestinal Obstruction

肠梗阻手术是在肠道梗阻非手术治疗无效或不能非手术治疗的情况下进行的。因此,病人在术前常已有水、电解质、酸碱平衡的紊乱。肠道梗阻解除后,肠腔内的毒素被吸收。手术又多是在有粘连、水肿与炎症的肠管上进行。腹腔内可能还存在着明显的腹膜炎。因此,术后常易产生下列并发症:①水、电解质、酸碱失衡及由此而导致的循环、肾功能障碍;②腹腔感染;③肠吻合口或修补处愈合不良发生肠瘘;④营养不足;⑤再梗阻;⑥肠腔内毒素被吸收而引起的全身症状。

在术后,可针对上述的一些问题进行一些处理,包括①在术后的早期,积极纠正已存在的水、电解质与酸碱紊乱,并维持内稳态的平衡;②给予以控制阴性菌为主的氨基糖苷类或头孢菌素类抗生素并加用抗厌氧菌的药物如甲硝唑等;③保证鼻胃管或胃、肠造口管的减压效果,加速肠壁循环的恢复、改善肠壁的炎症、水肿。同时,减少肠腔内积留的肠液。降低毒素的吸收量;④保持腹腔内引流物的通畅,减轻腹腔内炎症,预防残余感染的发生。当有肠瘘发生时,应采用双腔负压引流管改善引流效果。若引流效果不佳,宜及时剖腹进行再次引流,但不以寻找瘘口进行修补为再次剖腹手术的目的;⑤术前已禁食数日,估计术后在5d以内不能恢复口服饮食的患者将有营养不足,应在纠正内稳态失衡的基础上,从静脉给予营养,促进病人的康复;⑥在术后1、2周内,若患者又发生炎性粘连性肠梗阻。在判明无绞窄或明确的机械性梗阻的情况下,可给予静脉营养、胃肠减压。待炎症、水肿消退后有症状自然解除的希望。不宜过早再次手术。在术后2周左右手术常会遇到肠壁水肿、脆弱不易剥离,肠管易破损的困难,甚至梗阻未解除又增肠瘘等情况。

7.8 梅克尔憩室切除术
Resection of the Meckel Diverticulum

梅克尔憩室系先天性回肠憩室,为卵黄管闭合不全所致。由于它是一盲管似如阑尾,有时有系膜,可因肠内容潴留而有症状,其症状亦酷似阑尾炎。但其疼痛与压痛的部位偏内。有时,可以有胃黏膜、胰腺细胞异位于憩室黏膜上产生出血、溃疡等症状。因此,在急性炎症时或剖腹手术时,可将其切除。

【手术步骤】

(1)憩室直径较细如同阑尾样时,可在根部以血管钳钳夹,在钳上切断,粗线结扎根部,残端黏膜以5%石炭酸烧灼或以0.5%碘伏涂擦。沿其根部在回肠壁上做荷包缝合,将残端埋入(图1)。

(2)憩室直径较粗,结扎与荷包缝合埋入后可引起肠管狭窄时,则可先结扎供应憩室血管(图2),再以肠钳控制回肠,在根部切除憩室(图3)。肠壁切口止血后以3-0不吸收线按肠管横轴间断全层缝合(图4),再间断缝合浆肌层(图5～图7)。

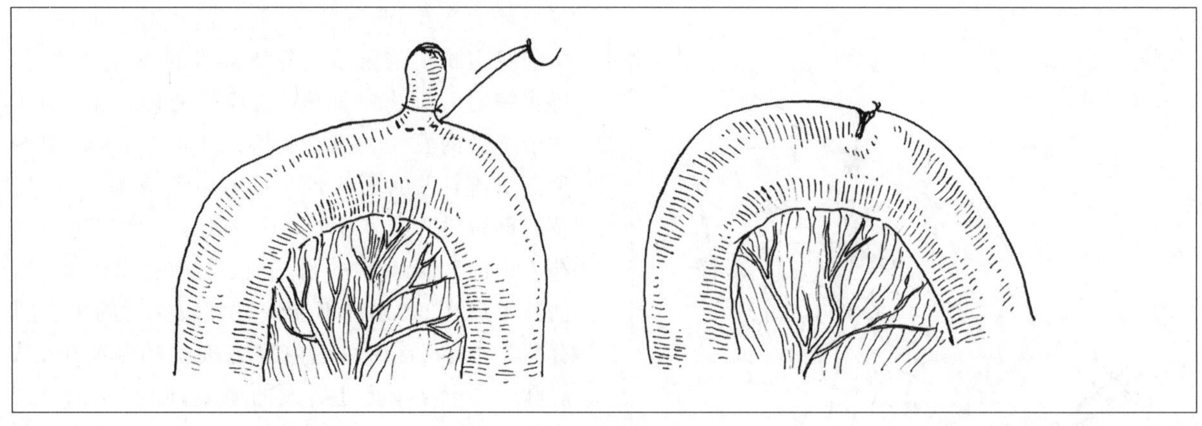

图 1

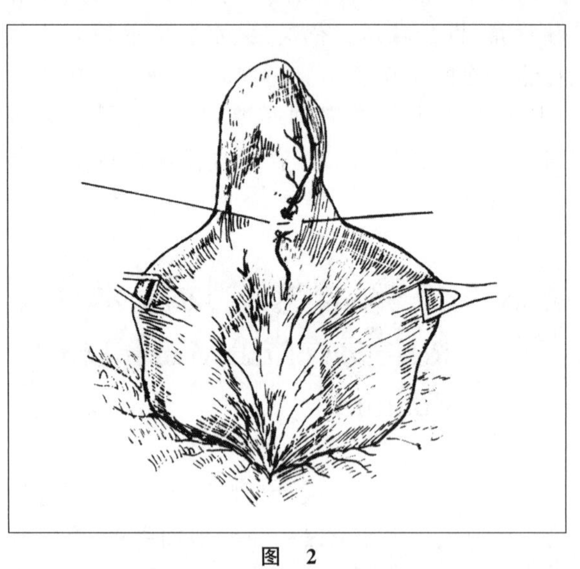

图 2

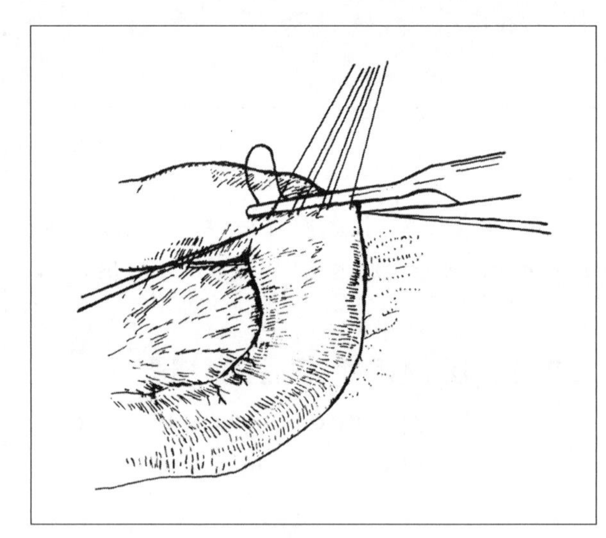

图 4

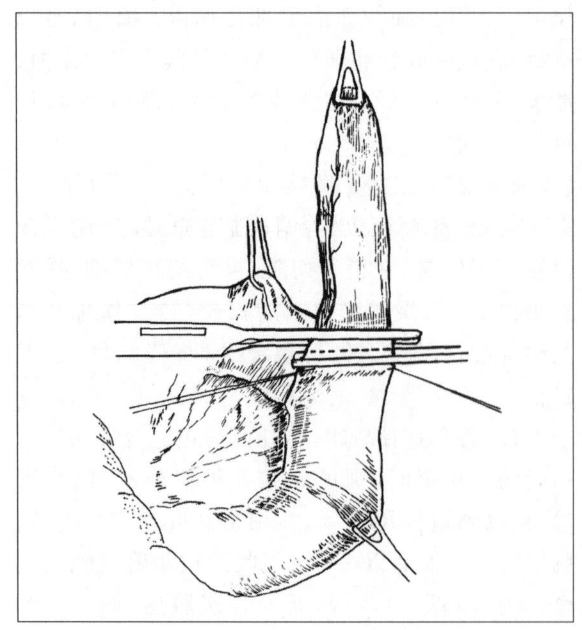

图 3

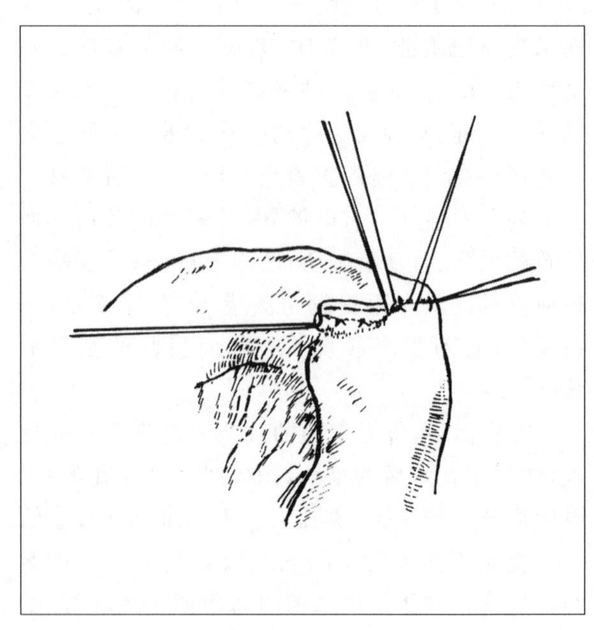

图 5

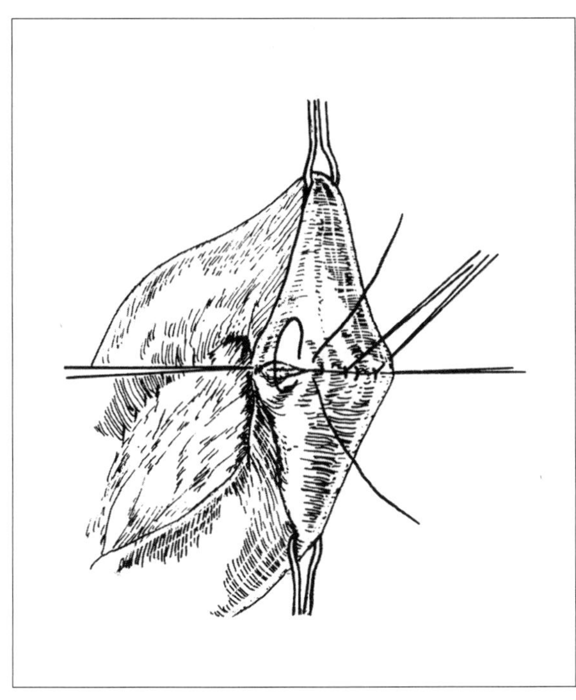

图 6

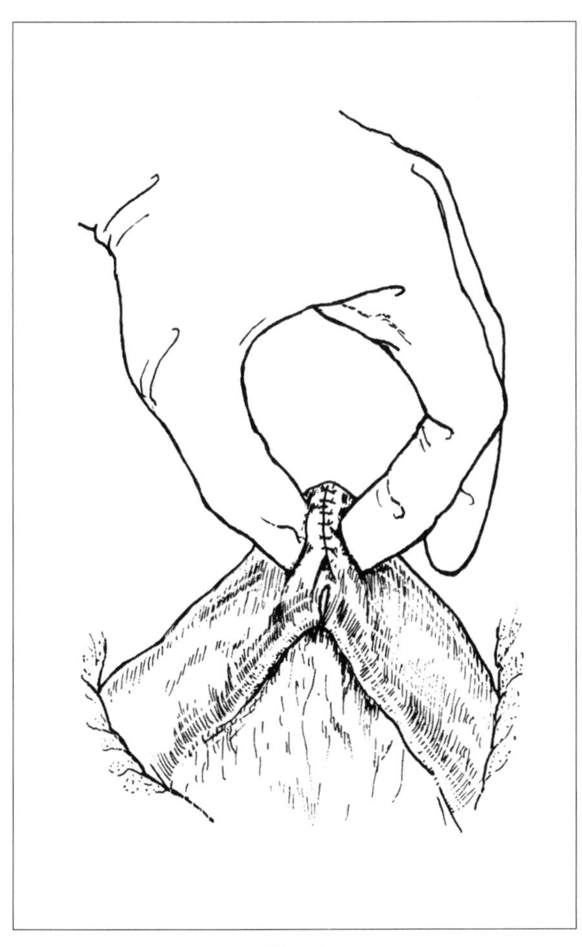

图 7

7.9 肠外瘘的手术

Operations for External Intestinal Fistula

肠外瘘有别于医疗性肠造口。它是由于肠吻合口、缝合口破裂、手术损伤、肠外伤、肠炎性疾病(克罗恩病、溃疡性结肠炎等)、放射损伤等引起的肠损破,肠液外溢至腹腔、腹壁外所致。由于内稳态紊乱严重,有营养不良及腹腔感染,其引起的病理生理改变极其复杂且严重。当前的治疗原则是纠正内稳态失衡,控制感染、管理瘘口,加强营养支持,维护器官功能,以争取自愈。只有在不能自愈时,才进行确定性手术治疗。这与 20 世纪 70 年代以前的治疗策略有明显的改变。以往,针对肠瘘的确定性手术是在早期进行。经非手术治疗后,瘘可能自行愈合。影响肠外瘘愈合的原因有:唇状瘘(肠黏膜外翻与腹壁创口愈着)、特异性感染、远段肠襻梗阻、肠瘘口部有异物存留,放射性损伤、瘘管瘢痕化等。一般经过合适的非手术治疗后,若无影响愈合的原因,肠外瘘将在 3~8 周的时间内愈合。若不能自愈则需寻找原因并准备手术治疗。

【术前准备】

肠外瘘病人,尤其是那些瘘流出量大,瘘口数多,腹腔内感染严重的病人都有营养不良与脏器功能受损,而手术常很复杂且创伤较大,较其他肠道手术有较高的手术失败率。手术准备是否完善直接影响手术能否成功。

手术准备包括了解瘘及腹腔感染的情况,重要器官功能的状况,营养情况并对肠道进行准备。

在日常生活情况下,80%的肠外瘘是腹部手术的并发症,有一部分病人还曾接受过修补瘘的手术,腹腔内器官及肠的正常解剖位置已被改变。术前对瘘的情况做一较全面的了解将有助于手术方案的设计。

腹腔感染是导致肠外瘘病人产生复杂的病理生理改变的一个因素,也是关系到肠瘘确定性手术能否成功的一个关键。感染使腹腔内产生严重粘连,肠组织水肿脆弱致吻合、修补的部分愈合不良,甚至术后发生脓毒症、器官功能障碍。

心、肝、肺、肾等器官在有严重营养不良与感染的情况下，其功能都受到了一定的损害，手术前对它们做一了解与判断甚为重要。肠外瘘病人手术最易发生功能障碍的器官是肺与肝。前者有急性呼吸窘迫综合征（ARDS），后者表现有黄疸等。当然，在术后有严重腹腔感染时，将更易产生多器官功能障碍。

营养始终是治疗肠外瘘病人过程中一个应加以重视的问题。术前病人的营养状况将影响到术后的创伤愈合、感染控制与器官的功能，术前加强营养支持并不意味着给予超量的营养，而是根据营养测定的结果，对不足的部分给予调整。营养状况也非术前数天即能得以改善的，一般至少需经过 10d 以上时间的准备。在一个从瘘发生即开始接受合理治疗的病人，营养支持是治疗的一个重要部分，至手术前营养情况都能维持在适当的水平。然而在术前治疗中，营养未得到重视的病人，营养状况的改善却是术前准备中的一个重点。胃肠道营养包含管饲要素饮食是首选的营养方法，但当胃肠道营养无法供给时，肠外营养能有效地改善病人的营养状况。营养状况是否得到改善的重要标志应是内脏蛋白质能否恢复到正常水平而不是单纯的体重增加。除营养状况外，水、电解质与酸碱紊乱在术前也应加以纠正。

一般小肠手术前都不需进行肠道准备，小肠内的细菌受胃肠液酸碱度的影响，其繁殖受限制。但在有小肠瘘时，肠内环境被破坏，肠腔与体外直接相通，体外细菌也可进入肠内寄生、繁殖。术前禁食、口服抗生素（氨基糖苷类）与抗厌氧菌药物（甲硝唑）常能达到肠道准备的要求。

综上所述，肠瘘病人的术前准备有其特殊性，一个择期肠外瘘确定性手术的手术时机选择决定于腹腔内感染是否已被控制、营养状态的改善与重要器官功能的情况。而不是以瘘发生后有多少时间为准。

【麻醉与体位】

肠外瘘手术时常需做全腹探查与广泛的小肠剥离，要求有较好的手术显露，且手术时间长，可用持续硬脊膜外阻滞麻醉或全身麻醉。

【切口与术式选择】

手术切口的选择在肠外瘘手术是一个值得多加考虑的问题。对切口的要求是：能安全地进入腹腔、充分显露粘连、在困难的瘘口部位容易操作。加之，这些病人曾接受过至少一次手术，腹壁已有手术瘢痕，甚至在腹壁的每个区域内都有手术切口或瘘口。切口的选择在术前应很好地设计。一般以肠瘘口为中心做直切口或横切口，但瘘口周围腹腔内有较多的粘连，邻近瘘口的切口下即有肠襻与腹膜甚或皮肤粘着。为避免在做切口或进入腹腔时即损破其下的肠襻，切口的一端应在无切口瘢痕的腹壁进入。如在原右腹直肌切口的上端或下端超过原有切口 4～5cm。这样，可先切开这一部分腹壁，进入腹腔后，在手指的引导下边分离粘连边扩大切口。有时，根据情况可做弧形。斜 L 形等切口，无一定的规律。

肠外瘘病人曾接受过手术，腹腔内有过感染，粘连广泛。在决定术式时，常需了解瘘以下肠襻通畅的情况，瘘的近、远段肠襻的长度以及以往在肠襻上进行过手术的方式等，需要做全小肠的探查。肠瘘口附近的粘连常常是最致密，已瘢痕化，难以剥离的部位。应保留有足够的小肠以防术后出现短肠综合征。分离粘连，探查小肠常从屈氏韧带或回盲部开始，从近，远端向中央部分离，直至瘘口或不可分离处为止，对近、远端可保留肠襻的长度有一定了解后，对肠瘘宜进行何种术式便有了一个基础。

7.9.1 肠瘘楔形切除缝合术

Wedge Excision and Suturing of Intestinal Loop with Fistula

【适应证】

肠瘘楔形切除缝合术适用于那些瘘口所在肠襻组织健康，瘢痕少，游离度好的病例。常见的是腹部切口裂开，肠襻外露面破裂成瘘，腹腔内无感染，瘘口周围无严重粘连、炎症。瘘口的直径不超过肠径的一半。

【手术步骤】

（1）切口的选择参见本节“切口与术式选择”。

（2）肠瘘段肠襻分离后，将瘘口周围的边缘进行修整至正常组织，切口缘止血后，以 3-0 不吸收线循肠管的横轴做全层间断缝合（图 1），再做浆肌层的间断缝合（图 2）。

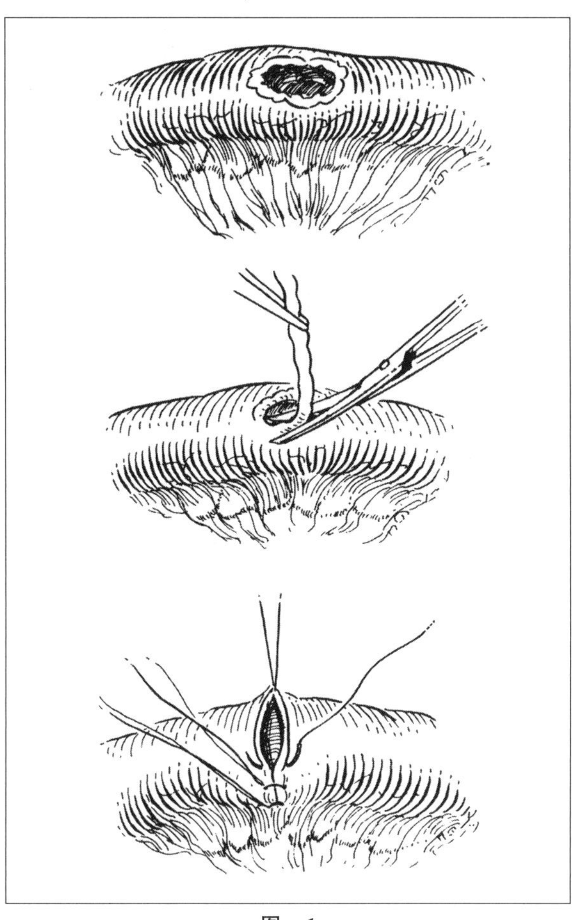

图 1

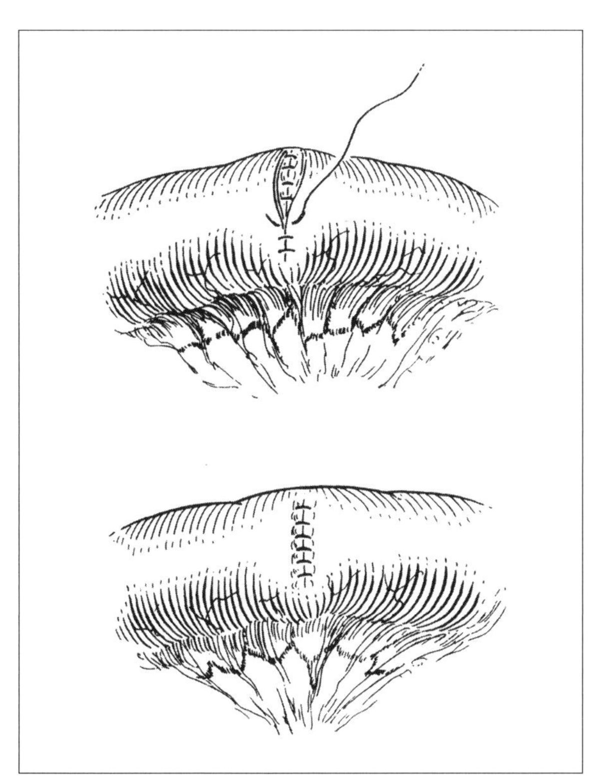

图 2

7.9.2 肠瘘部肠管切除吻合术
Resection and Anastomosis of Intestine with Fistula

【手术步骤】

(1)切口的选择参见本节“切口与术式选择”项。

(2)肠瘘部肠管游离后,切除包含肠瘘、粘连多、浆肌层损破多或有肠损破的肠襻(图 1,图 2),但应注意保留有足够长度的小肠。切除缝合方法可参看“7.5 小肠部分切除术”、“7.6 小肠吻合术”。肠部分切除吻合术是肠瘘手术中最常用的术式,约占 80%,其成功率亦属最高的一种术式。

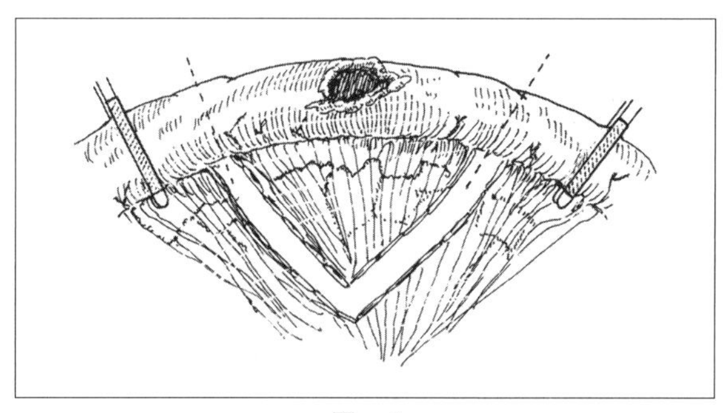

图 1

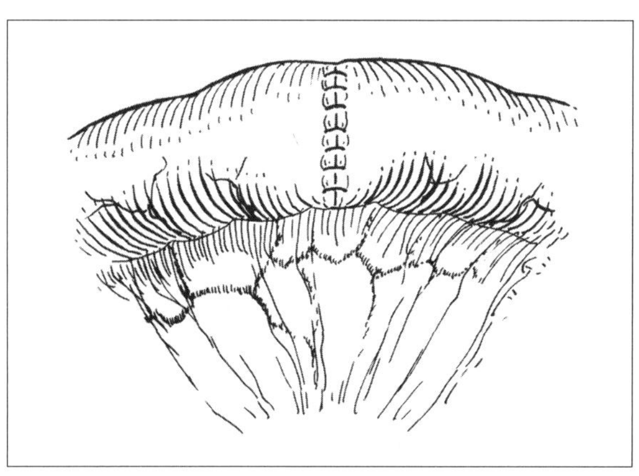

图 2

7.9.3 肠瘘旷置术
Operations for Exclusion of Intestinal Fistula

【适应证】

肠瘘所在肠襻粘连严重,难以分离或将损破

他处肠管或其他组织、器官，但为恢复肠道的连续性、恢复口服饮食、减少肠液的丢失，可行肠瘘旷置术。亦即将有肠瘘的肠段旷置在腹腔内，吻合肠瘘的近、远端，使肠液不再通过肠瘘部。

【手术步骤】

(1)自十二指肠悬韧带空肠的起始点向瘘口分离出近段肠襻，自回盲部向瘘口分离出远段肠襻。

(2)近、远段肠襻分离至粘连严重难以再行分离处，按下列方法之一旷置肠瘘。

①切断近、远段肠襻相吻合，关闭靠近瘘口的两残端(图 1)。此手术恢复了肠道的连续性，肠液不再经瘘口流出。旷置肠段的黏膜分泌等自瘘口排出。但经旷置后，肠管内的分泌液仍需从瘘口流出，肠瘘不能愈合，需再次手术将旷置的肠管切除。并且要求近、远段肠管的切断处愈近肠瘘愈好。

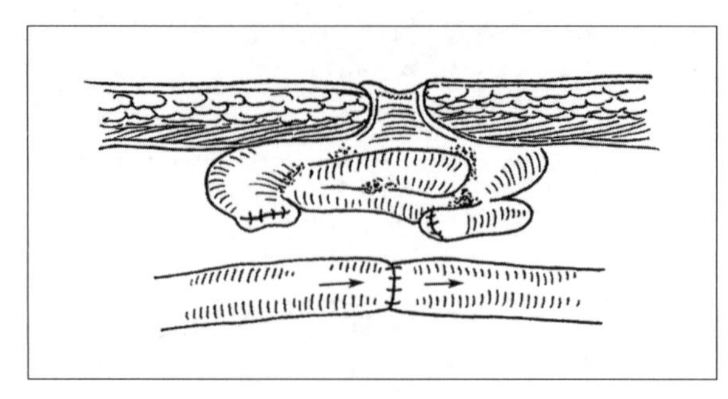

图 1

②切断瘘口的近端肠襻，将近段肠管的近侧断端与瘘口远段肠管行端-侧吻合(图 2)。吻合口应距肠瘘口有一段距离(>25cm)。瘘口近段肠管的断端关闭。肠液虽不再从近段肠管流经肠瘘部，但有可能从远段端侧吻合口流入远段肠管逆行至瘘口部流出。这种方式的优点是肠瘘有自愈的可能。

③瘘口的近、远段肠管在远离瘘口的部分行侧-侧吻合(图 3)。这种方式可应用于那些瘘口附近粘连十分严重，无法分离近、远端肠管至瘘口近处，而在远离瘘口的近、远端肠管上行侧-侧吻合而不切断肠管。这种手术方式操作较简便，但旷置的肠管较多，且仍有肠液经瘘口流出的可能，较少在临床应用。

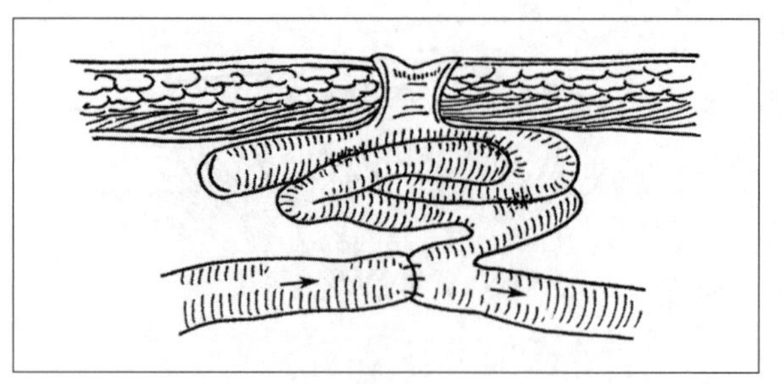

图 2

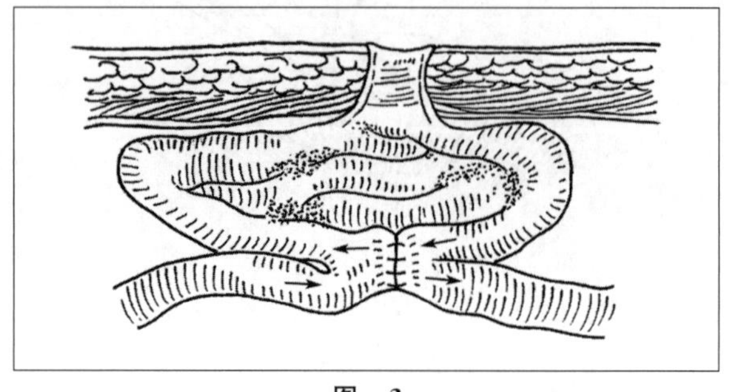

图 3

7.9.4 肠襻浆膜层覆盖修补术

Repair of Fistula with Intestinal Loop Serosa

【手术步骤】

(1)在十二指肠等固定肠襻上的瘘行肠管切除手术操作复杂，单纯缝合修补又有再破裂的高度危险。可以将一段肠襻覆盖在单纯修补甚或未缝合的瘘孔上，环绕瘘口缝合上提肠襻的浆膜与十二指肠壁以加强瘘口的愈合(图 1)。这种方法虽能加强瘘口的愈合，但操作较复杂。

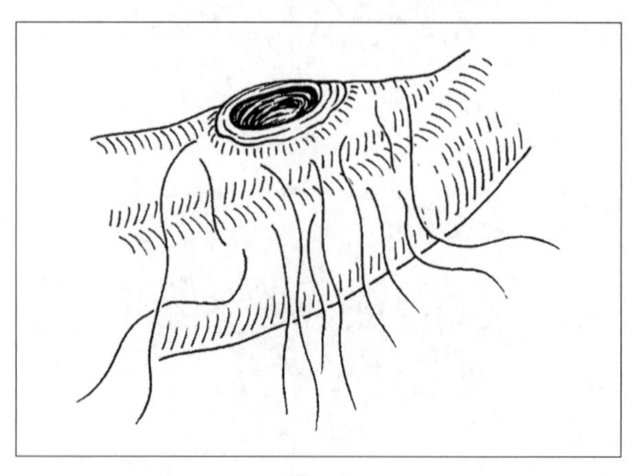

图 1

(2)这一术式的具体方法是将距肠瘘 3cm 范围肠壁的粘连予以分离。修整瘘口边缘组织,以 3-0 不吸收线间断缝合瘘口 1 层。若瘘周围瘢痕较重,缝合后张力较大亦可不缝合。再在距十二指肠悬韧带 20cm 处切断空肠,亦可在较远的部位切断小肠,远端的切断端予以关闭,近端切断口在距远端切断端关闭口约 20cm 处做端-侧吻合。远端肠襻上提,将肠襻侧面的浆膜面覆盖已缝合或未缝合的瘘口部。沿瘘口周围,用不吸收细线做间断缝合上提空肠浆膜襻与瘘口肠襻的浆肌层两圈。

(3)用肠襻浆膜修补肠瘘的术式中,亦有将小肠襻圈覆盖而不切断形成 Y 形吻合者(图 2),但因肠襻浆肌层缝合固定后易产生扭折梗阻,故现改为切断肠襻做 Y 形缝合(图 3),切断小肠肠襻的目的不似其他 Y 形吻合,如胆道空肠 Y 形吻合,胰腺囊肿空肠 Y 形吻合。在这些 Y 形吻合,其目的是减少肠内容物反流入胆道或是囊肿造成感染。在本术式中,切断小肠做 Y 形吻合的目的是避免扭折成角形成梗阻,故上提的肠襻不需要有一定的长度(>35cm)。

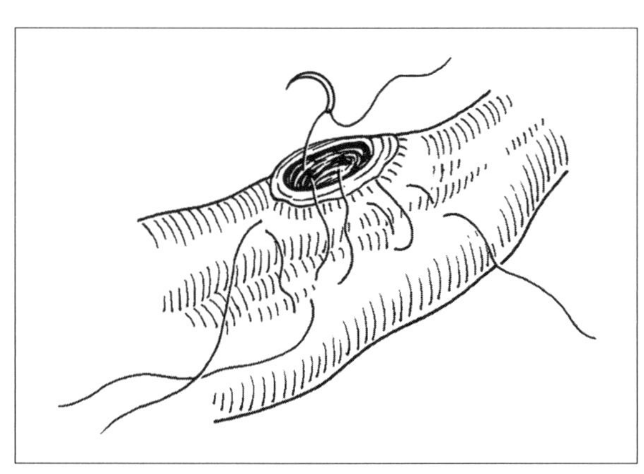

图 2

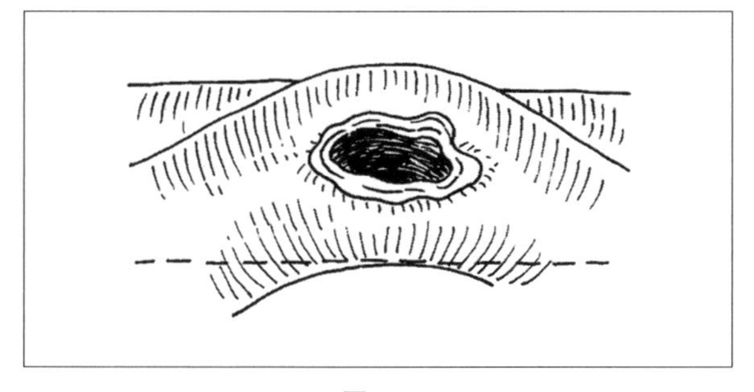

图 3

7.9.5 带蒂肠浆肌层片覆盖修补术

Repair of Fistula with Padicled Intestinal Sero-muscular Patch

【适应证】

带蒂肠浆肌层片覆盖修补术是与肠襻浆膜层覆盖修补术相似的一种术式。但它较肠襻式为简单,效果更为确切。适用于所在肠襻不能切除或切除有困难的肠瘘,如十二指肠 2、3 段瘘或残端瘘,局部粘连严重的直肠中段瘘等。还可用以修补腹壁缺损、膀胱瘘等。在肠瘘确定性手术术式中,这种术式的实用性与有效性仅次于肠部分切除与吻合术。

【手术步骤】

(1)首先是分离肠瘘口周围的组织,距瘘口 3cm 范围的肠壁上的粘连与瘢痕予以清除。瘘口缘予以切除并止血,3-0 不吸收线简单缝合 1 层关闭瘘口。如不能关闭,亦可任其敞开。

(2)截取一段小肠,较瘘口直径约长 2.0cm,保留其肠系膜的血供,在肠瘘手术中常可利用肠襻浆膜粘连多或极其粗糙或有较重的损破需要切除的肠段。取材时注意保证血循环良好,且保留的含血管系膜应稍宽一些以保留有较多的血管。吻合被取材肠管的近、远端恢复其连续性(图 1)。

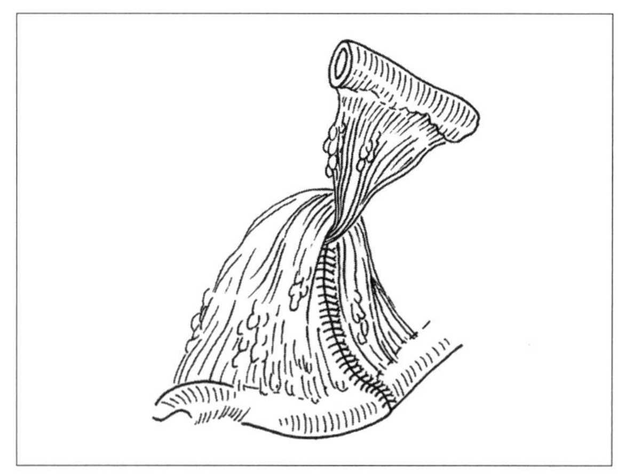

图 1

(3)沿截取肠段的抗肠系膜面剖开,成为带血管蒂的肠片(图 2),用肠钳控制肠片系膜减少出血,以手术刀刮除肠片上的肠黏膜(图 3),刮除肠黏膜时应注意不残留肠黏膜组织以免日后肠黏膜细胞仍有生长与分泌黏液。肠黏膜刮除后即形成肠浆肌层片，取除系膜控制钳，细线缝扎肌层的活跃出血点(图 4)。修剪肠浆肌层片的边缘。注意清除边缘残留的肠黏膜，带蒂肠浆肌层片即为制成，以盐水纱布包裹后待用。

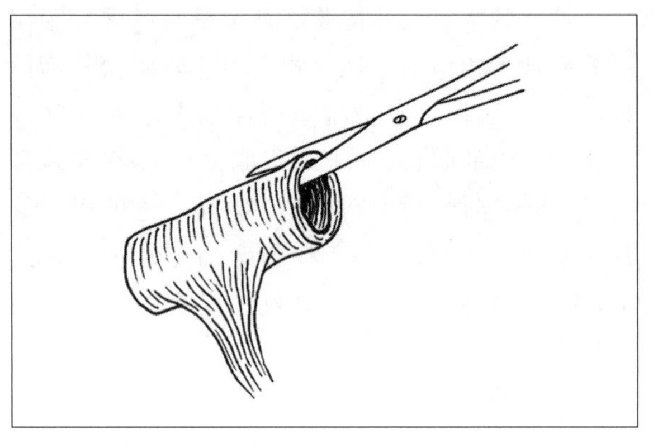

图 2

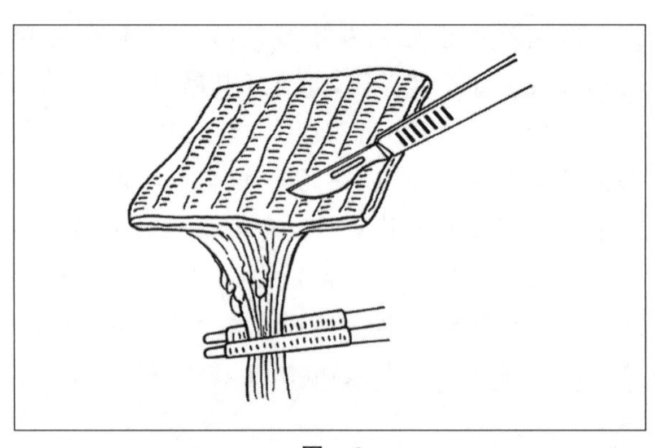

图 3

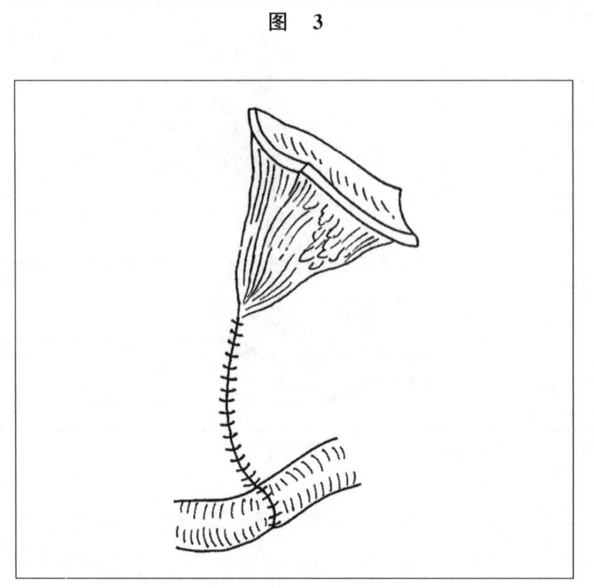

图 4

(4)以带蒂肠浆肌层片的浆膜面覆盖在已缝合的瘘口上，肠片的浆膜面覆盖在肠瘘襻的浆膜面上既有利于愈合，又减少瘢痕挛缩。在肠浆肌层片与肠瘘周的浆肌层间以不吸收线做间断缝合两圈固定。肠浆肌层片的系膜边缘与周围组织缝合两圈固定(图 5)。肠浆肌层片的系膜边缘与周围组织缝合固定数针，关闭存在的间隙(图 6)。

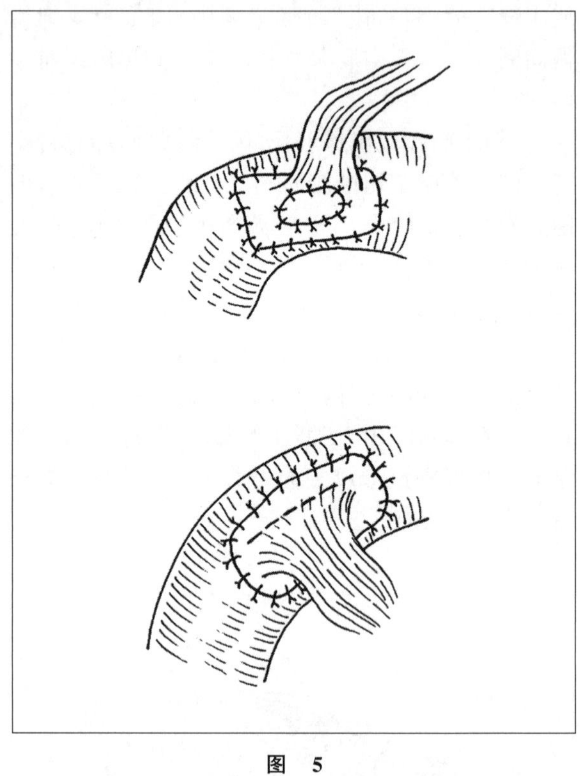

图 5

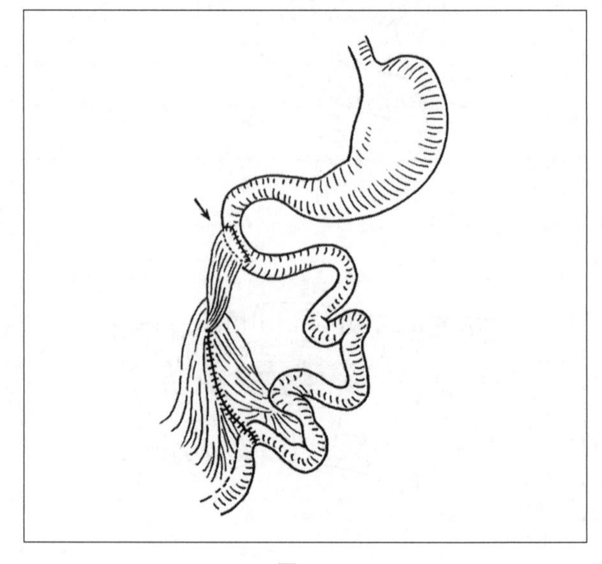

图 6

在肠瘘缺损较大不能缝合靠拢，或是周围瘢痕组织过多缝合后张力过大时，可改用带血管蒂的全层肠片修补。手术方法有如肠浆肌层片。截取小肠一段，从抗肠系膜面剖开肠管，但不刮除肠黏膜，按稍大于瘘口面积修整全层肌片并予止血。以3-0不吸收线间断缝合肠片与肠瘘的边缘并缝合浆肌层加固。全层肠片可采取小肠的任何一段，以最佳的距离与位置为合适。

(5)用肠浆肌层片修补膀胱瘘时，其方法如同修补肠瘘(图7)。但应注意到肠膀胱瘘的膀胱多已有炎症，瘢痕挛缩，修补后膀胱容量不再扩大，病人无法耐受尿频之苦，反不如耻骨上膀胱造口易为病人所接受。

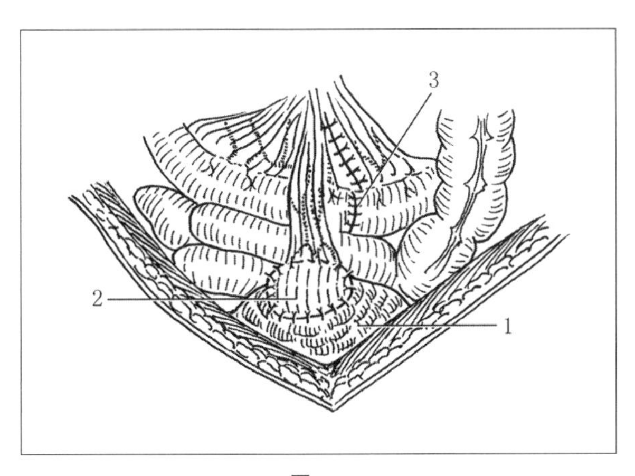

图 7

1—膀胱；2—带蒂肠片；3—肠片切取处

(6)肠浆肌层片亦可用以修补腹壁缺损。在多次手术后的肠瘘病人，其腹壁上瘢痕甚多，肠瘘又可造成腹壁缺损，在腹腔有感染的情况下，腹壁缺损的修补是一难题，减张，皮瓣转移，带蒂皮瓣，带血管游离皮瓣等都有因感染而失败的可能。以带蒂的肠浆肌层片修补，外加自体中厚层皮片移植，能获一期成功的效果。肠浆肌层片的制作方法如同修补肠瘘，但在修补腹壁缺损时，肠浆肌层片的肌层面向腹腔外。肠片的四周边缘与腹壁缺损缘以丝线间断缝合且稍有张力(图8)(腹壁切口先行缝合，缺损部留待修补)，再自病人的大腿切取相应面积的中厚层自体皮片，移植于已缝合在腹壁缺损口的肠片肌层片上，四周以3-0线间断缝合(图9)。皮片上以刀尖做多个小刺口以利引流，皮片上加压固定。由于腹腔内粘连较广泛，肠襻多已相互粘着，同时，缺损部有肠浆肌层与自体皮片两层组织，不致有疝形成。

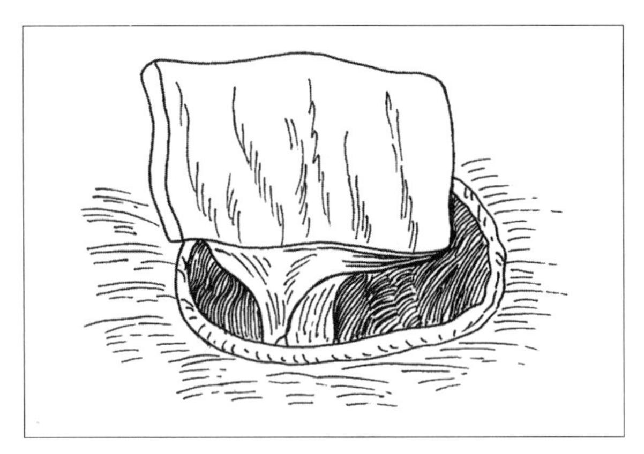

图 8

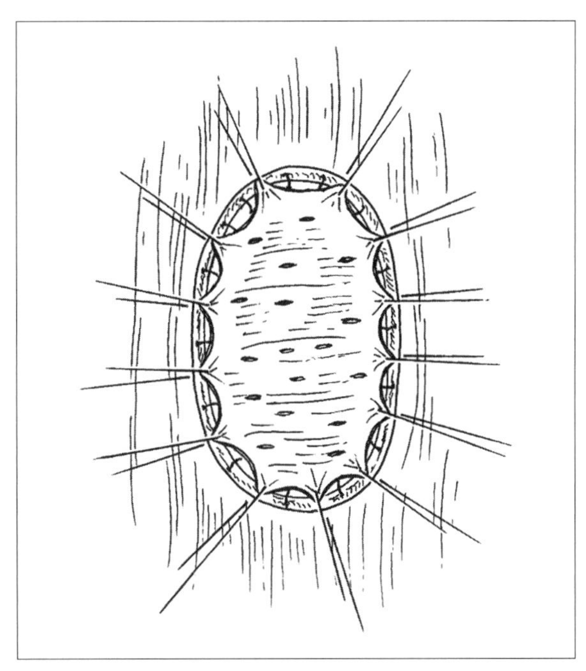

图 9

7.9.6 空肠与十二指肠瘘吻合术

Duodenal Fistula and Jejunum Anastomosis

【适应证】

十二指肠残端瘘或侧瘘的瘘口较大、周围瘢痕较多，缝合修补难以愈合，肠段切除有困难时，可以切断的空肠端与瘘口行对端或端-侧吻合以关闭瘘口。这一手术方式的适应证较少。

【手术步骤】

(1)将肠瘘口分离出来后,将四周的粘连与瘢痕予以清除,瘘口缘进行修整至血供正常的肠组织、止血后以盐水纱布覆盖待用。

(2)在十二指肠悬韧带下 15～20cm 切断空肠、远端上提与已准备好的肠瘘口做两层间断 3-0 不吸收线缝合完成空肠断端与肠瘘口做端-端或端-侧吻合(图 1)。在距这一吻合口下 20～30cm 处,做空肠切断端的近侧端与上提的远端空肠的端-侧吻合。这虽也属 Y 形吻合但不要求防止近端空肠的肠内容物反流至肠瘘部,相反,肠瘘部的肠内容物仍将进入上提吻合的肠段。故两吻合口间不需有较长的距离。正由于肠内容物可经肠瘘口及近端空肠进入下段空肠,有可能产生一些肠内容物过快进入下段肠襻的症状。

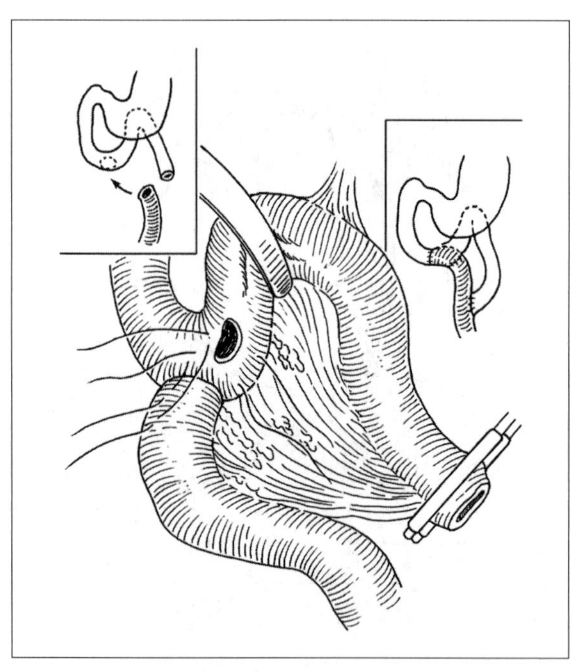

图 1

7.9.7 肠瘘手术腹腔的处理与切口的缝合

Management of Peritoneal Cavity and Ineisional Wound after Procedures for Enteric Fistula

肠瘘手术是一污染严重,且操作范围广、粗糙面多的手术,术后易发生广泛粘连、肠梗阻及腹腔感染。腹壁瘢痕组织污染重,愈合困难、容易感染。因此,肠瘘手术时腹腔的处理及切口的缝合有其特殊性,否则,可影响手术的成功。

腹腔内有肠液、渗血、分离后的破碎组织,关腹前宜用大量生理盐水冲洗,以机械性冲洗为主,并不需添加抗生素或杀菌药物。据实验,冲洗的盐水量达到每千克体重 150ml 时,腹腔内液的细菌数可由 10^6/ml 降至 10^2/ml,能明显地减少术后腹腔感染的发生率。当然,术时还应放置腹腔引流,现时认为双套管负压持续吸引的效果最佳。吸引管多放置在髂凹、盆腔、结肠旁沟、肝下等自然间隙部分,不宜放在肠襻间或横跨肠管以免引起粘连、肠梗阻。

术后发生粘连性肠梗阻是导致肠瘘手术失败的原因之一。如何防止术后粘连性肠梗阻是肠瘘手术后一值得注意的问题。药物防止肠粘连的效果不确切,且不宜用在有感染,渗血多的肠瘘手术。Noble 肠排列固定的缺点是要缝合肠管或系膜,在肠襻间形成很多小间隔不利于引流,且有肠襻转角处急性扭折再次梗阻的可能。肠内插管固定排列的效果好且无外固定排列的不足之处,在临床应用已获良好效果。

具体方法参见:“7.7.4.4 肠粘连肠排列术”。

肠瘘手术的腹壁切口缝合关闭也有其特殊之处。多数肠瘘病人是经过一次以上的腹部手术,腹壁瘢痕较多。腹壁有肠瘘口,有感染或严重污染,有的还有缺损。为了解决这些问题,腹壁切口在腹膜缝合后,多采用腹膜外全层间断减张缝合,并要求缝合结扎不宜过紧,以利切口渗出物外流减少感染。需要时,可在切口部放置引流物,遇有腹壁缺损时,可术前预加考虑,术时留取一小段肠襻制作带蒂肠浆肌层片修补腹壁缺损(见“7.9.5 带蒂肠浆肌层片覆盖修补术”)。

7.9.8 肠瘘手术后的处理

Postoperative Management of Fistula Operation

肠瘘手术后的处理除按腹部手术的一般要求外,对胃肠减压,抗感染与营养支持应重点处理。

肠瘘手术的范围广,创伤重,术后胃肠功能恢复缓慢,常在术后 4～7d 才能恢复肠蠕动,如有肠排列，肠蠕动的恢复更慢。术后应放置鼻胃管，必要时还可在肠吻合口的近端做肠造口插管减压。良好的胃肠减压以降低肠内压力是保证肠壁的循环与吻合口愈合的必要条件。

手术结束时大量盐水冲洗腹腔，放置腹腔内引流都是预防腹腔感染的必要措施。围手术期还应加用抗肠道细菌的抗生素如氨基糖苷类或头孢菌素类，还应加用抗厌氧菌的药物如甲硝唑等。

营养支持始终是治疗肠瘘病人的一个重要措施，手术后它仍然是处理的重点。由于多数病人在术前需依赖肠外营养支持，术后肠功能的恢复又慢，肠外营养需继续维持一段时间，直至病人能恢复胃肠道营养。良好的营养支持将有利于机体创伤的愈合、器官的维护，促进免疫功能与体力的恢复。

7.10 同种异体小肠移植 Small Intestine Allotransplantation

同种异体小肠移植（简称小肠移植）在1964年即开始用于临床，由于当时在移植技术、免疫排斥、感染与肠功能恢复等方面没能很好地解决，阻碍了肠移植进一步在临床的应用，成为大器官移植中成功较晚的一个。1990年，加拿大Grant报道了1例存活1年以上的肝肠联合移植者，并认为肝肠移植后可增加免疫耐受性。其后美国Todo比较了肝肠联合移植与单独小肠移植，却认为后者的技术操作较简单，术后恢复亦较为顺利。文献中虽陆续有成功的病例报道，但迄今（2003年）尚不足千例，进展甚为缓慢。

【适应证】

小肠移植被认为是治疗不可逆转肠衰竭的合理方法，肠衰竭是指那些病人的肠道因解剖或功能的关系而不能维持机体最低的营养需要甚至水、电解质的平衡。它包含短肠综合征、广泛慢性炎性肠道疾病、严重系膜血管疾病，肠神经、肌肉以及先天性肠道畸形。

【禁忌证】

由于小肠移植是一复杂的手术。因此，它除有一般腹部大手术的禁忌证外，对腹腔内有广泛粘连；原已有不适宜于应用免疫抑制药的疾病；高度营养不良已损及重要器官以及高龄体弱患者（>50岁）应慎重选择。

【手术步骤】

小肠移植尚不是定性的手术，它可以是单一的小肠移植，也可以是与其他器官的联合移植，最常见的是肝肠联合移植，由于长期应用肠外营养，导致肝脏损害至衰竭，文献中报道的肠移植与肝胆联合移植的数量相等。如同其他器官移植一样，整个手术可分为供体手术、受体手术与围手术期处理3部分。现就单独小肠移植作一介绍。

（1）供体手术：理想的供体应是年龄相似，体型相似，同性别，以便移植肠容积、长短、血管的口径与宿主相同。要求血型相同，最好做HLA配型和淋巴毒试验。但是，在当前供体有困难的条件下采用非脑死亡供体时，难以如此要求，然血型必须相同。

①为缩短热缺血时间，获取供肠时，手术组应紧密配合动作迅速。先向供体腹壁倾倒大量碘伏消毒皮肤，做"＋"字大切口（图1），进腹腔后立即放入大量无菌碎冰块（图2）。

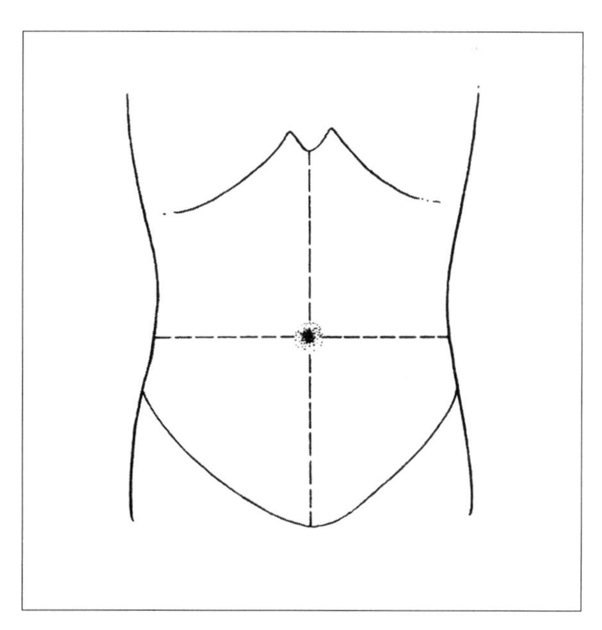

图 1

②分离出髂动脉分叉上腹主动脉，结扎下端，立即插入导管灌入4℃林格液1000ml压力为120cmH_2O后再灌入UW液（威斯康辛大学溶液）（图3）。

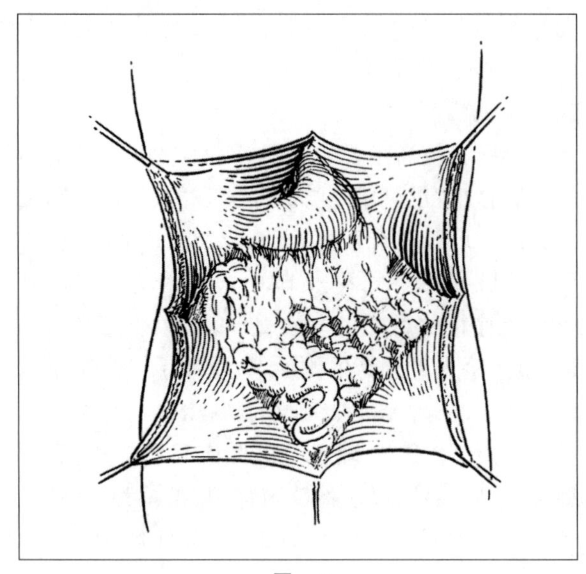

图 2

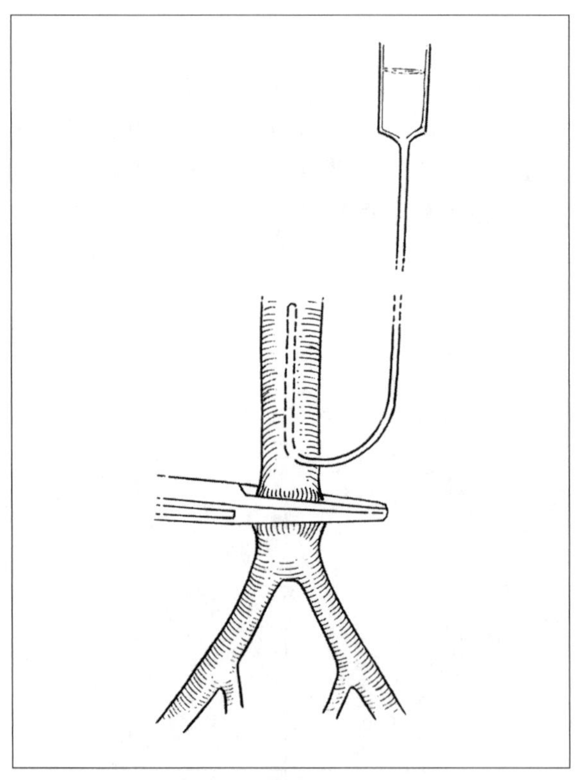

图 3

③在膈下结扎阻断腹主动脉，使灌注液逆行注入肠系膜上动脉（SMA）。然后沿右结肠及左结肠旁沟切开后腹膜，将整个肠襻、脾、胰、十二指肠、胃一并掀起。在肝门部钳夹切断肝、十二指肠韧带，也钳夹切断两侧肾血管，切断上肠系膜动脉段上下的主动脉与下腔静脉，以血管钳封闭幽门下十二指肠及回肠并切断。将整个小肠、胰、脾等取出浸泡在4℃UW液中，并从主动脉段再插入导管，灌入UW液约1000ml，要求在短暂的时间内完成肠系膜血管床的灌洗，小肠及其肠系膜应无血色，完成整个小肠及附近器官的获取，一般约需10min。将供肠等转送至手术室做进一步处理。分离出SMA在开口部带有Carrel主动脉片，肠系膜上静脉（SMV）分离到门静脉部，注意防止血管骨骼化，但旁支及周围组织应清除干净（图4）。

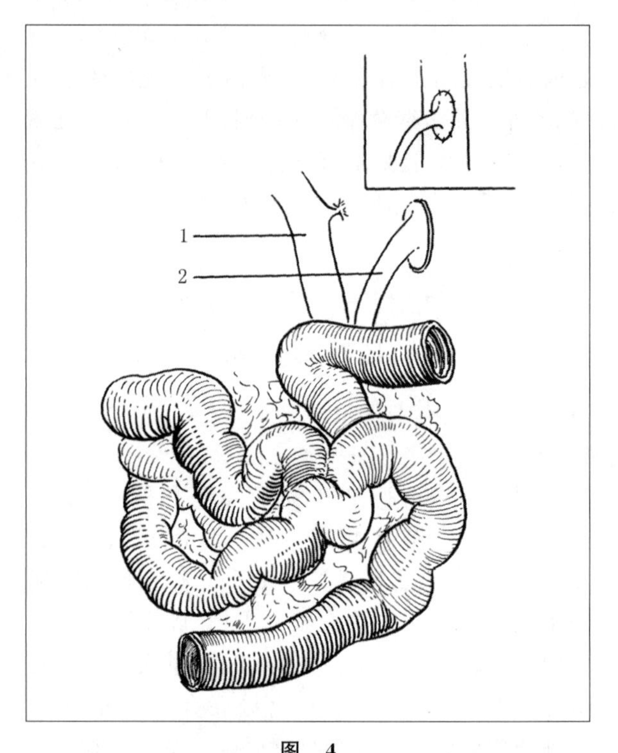

图 4

1—静脉；2—肠系膜上动脉

④切断的肠系膜缘血管应妥善止血。切除胰腺、十二指肠及空肠近端、回肠远端各50cm，剩下小肠3～4m。敞开肠管的两端，以4℃含卡那霉素2g的0.5%甲硝唑100ml溶液做肠腔内灌注，并可灌注UW液。

在修整供肠的整个过程应浸泡在4℃UW液中进行，并注意保持液体的温度在4℃，严格按无菌技术操作。

（2）受体手术：根据病人腹内病变的复杂程度，在供体整理前数小时或同时开始手术，一般要求受体的移植床应在供体整理妥善前完成，以缩短供体的缺血时间。不可让整理好的供肠等待受体床的准备。

按要求选择切口，多数采用腹正中长切口，便于向上、下、左、右延伸。进腹后首先将需要切除的肠襻清除。除 MSV 有栓塞者外，应注意显露与保护肠系膜上静脉的残留部分，观察静脉的粗细及残留长度，考虑是否可留做吻合用，然后再考虑其他步骤。

在选择小肠移植的手术方式时主要考虑的是肠系膜静脉回流；供肠的长度；供肠与受体肠的吻合是一期完成还是分期完成等问题。

肠系膜静脉的回流：通常移植肠只有动脉与静脉两根主要的血管要进行吻合，动脉的吻合仅考虑吻合的位置要合适，操作方便，保证有充足的血供即可。静脉的吻合部则要考虑是门静脉系统还是体静脉系统，后者如髂总血管，显露方便，位置浅。在技术操作上无大困难，有如肾异位移植。但其主要缺点是肠系膜血流直接返回体静脉系统，反流血中的营养素及某些因子不能直接进入肝脏，对肝脏与营养都不利，且肠系膜静脉血中含有大量的氨，直接进入到体静脉系统后易引起高氨血症。因此大多数学者主张肠系膜静脉血宜反流至门脉系统进肝。为此，供肠系膜的血管与宿主的血管吻合通常有下列 4 种形式：

①供肠肠系膜上动脉、静脉分别与宿主的髂总动脉、髂总静脉或是腹主动脉，下腔静脉吻合(图 5)。静脉血流直接返回至体静脉系统。

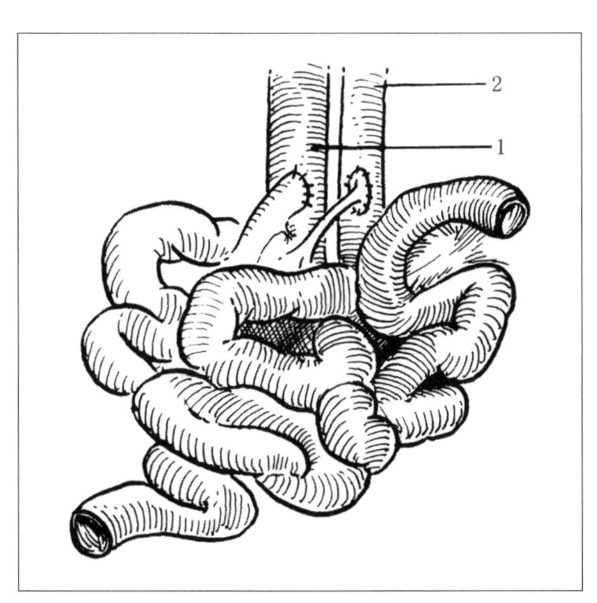

图 5 供肠的肠系膜上动脉、静脉与受体的腹主动脉、下腔静脉吻合

1—腹主动脉；2—下腔静脉

②供肠 MSV 与宿主 MSV 做对端或端-侧吻合，根据宿主的 MSV 口径而定。供肠 MSA 与宿主肾动脉平面下腹主动脉端-侧吻合，只要宿主的 MSV 能用于吻合，这一术式操作不困难，静脉反流合理，较多被采用(图 6)。

③供肠 MSV 与宿主的门静脉做端-侧吻合，MSA 与宿主的腹主动脉做端-侧吻合。这一术式用于宿主的 MSV 不适合做吻合时用。静脉的反流通畅，直接进门静脉是其优点，但需将整个胰、十二指肠向内掀起，操作范围稍大，MSA 相应地要吻合在较高的腹主动脉平面上，增加了操作的难度(图 7)。

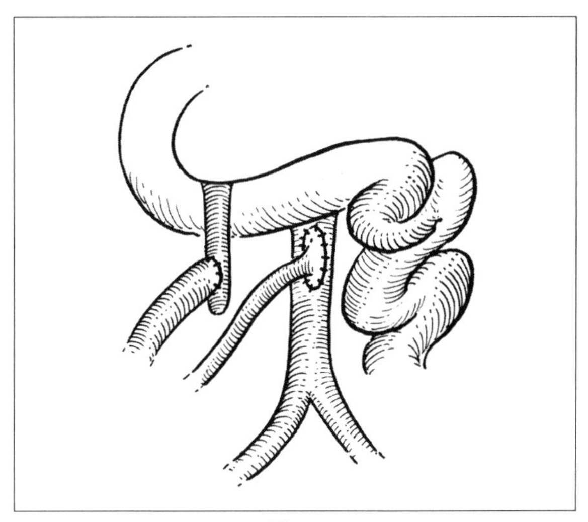

图 6

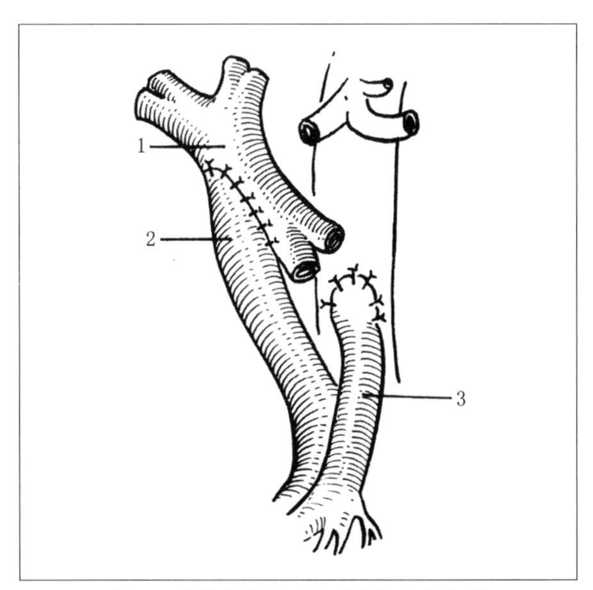

图 7 供体门静脉、肠系膜上动脉分别与受体门静脉、腹主动脉吻合

1—受体门静脉；2—供体门静脉；3—受体腹主动脉；4—供体肠系膜上动脉

④在少数情况下，将宿主的脾切除，供肠的MSA、MSV与脾动、静脉断端做对端吻合。动物实验与临床应用均有这种术式，缺点是脾动脉、静脉口径较小，血循环量不足，也易有吻合口狭窄。尤不适用于成年人(图8)。

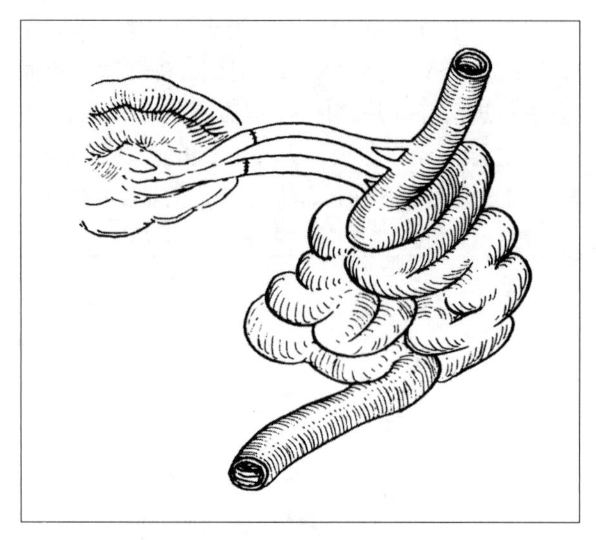

图 8

不论吻合在何部位，均应考虑到宿主血管吻合口与血管本身管径，是否能有足够的动脉血供应，静脉能否使血流及时反流而不致淤血，通常应以供体MSV与MSA的管径为准。血管吻合以5-0高分子线连续外翻吻合，术时注意防止血栓的形成，并尽量避免漏血、补针。吻合时，一般宜先吻合静脉，在吻合血管时，从动脉置管灌注4℃血浆，将供肠血管内的UW保存液排出血管不致返回至受体循环系统。由于全肠管约可灌入1400～1800ml血液，因此，开放循环前应通知麻醉师，预先补充血容量，以免骤然出现低血容量的现象。术后是否应用抗凝药应根据手术野创伤的范围与渗血程度，病人的凝血情况而定，通常在血容量充足，吻合口操作满意时，一般都不需在术后应用抗凝药。

供肠的长度：它曾是一个讨论较多的问题，长度愈长，其中所含的淋巴组织愈多，可能排异越重。且有时是由活体供肠，长度的切取有一定的限度。但是，移植肠的长度术后要能维持营养，供肠的功能是否能全部恢复也值得加以考虑，同时现在的临床经验也不足，究竟以多长为合适，尚无定论。有报道活体供肠仅长60cm者，而尸体供肠多是全小肠移植。早期报道的病例，都以小肠移植为主，但在无结肠的病人，术后常有腹泻加重的情况。因此，在无结肠的病人可与小肠一并移植回盲部、盲肠、升结肠，或更多的结肠，有利于液体的吸收减少腹泻，但增加了细菌易位、感染的危险。多数作者多不赞同移植结肠。

一期或二期完成肠吻合：动物实验时多采用二期完成移植。一期手术时先吻合动静脉，供肠两断端暂时外置有利于观察及实验研究用，其后，待肯定供肠成活后再二期手术将供肠与受体肠吻合完成移植。临床上虽也有灌食与观察的需要，但如采用二期手术，尤其在已经应用较多的免疫抑制药及肾上腺皮质激素后，对控制感染与切口愈合都将有影响。因此，现在多采用一期完成供肠与宿主肠的吻合。但为肠道灌食，可在近端做肠插管造口，供肠远端与宿主肠做侧-端或侧-侧吻合后，再将末端提出外置造口做观察窗用(图9)。末端回肠造口可在急性排斥的易发期后，吸收情况有好转的情况下复位关闭，一般在移植后6个月左右进行。

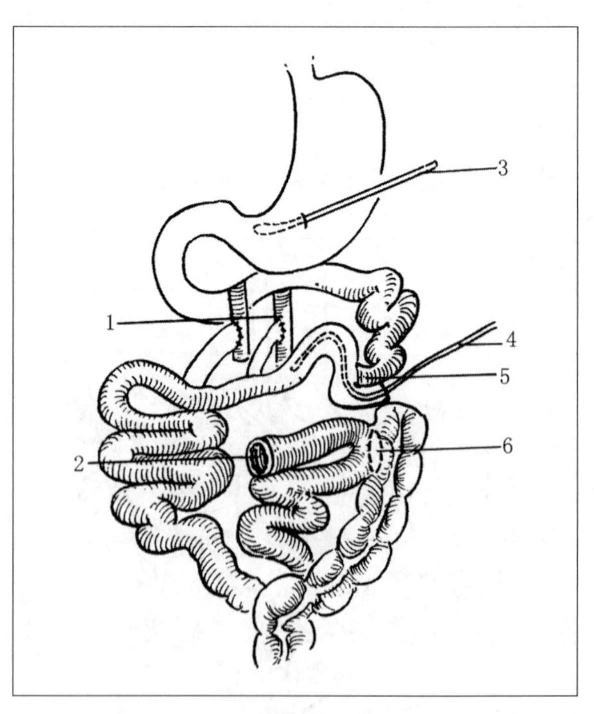

图 9

1—肠系膜血管吻合部；2—末端回肠外置造口；3—胃插管造口；4—近端空肠插管造口；5—近端受体肠与供肠吻合口；6—远端供肠与受体肠吻合口

【围手术期处理】

(1)供肠的准备。供体在术前可以给予免疫抑制药如环孢素 A(CsA)、FK506 等。肠道可作准备,应用缓泻药与抗生素以清除肠内容物,还可给予足量肝素以防血凝。但从非脑死亡供体获得供肠时难以做到这些准备。

(2)免疫抑制药的应用。受体在术前宜先接受免疫抑制药治疗,CsA、FK506 可在术前 1～2d 给予。肠道也做清洁、抑菌的准备。营养不良者应先做术前营养支持。手术日,在手术开始时给予预防性广谱抗生素,手术开始后给予大剂量甲泼尼龙 500～1000mg 静注持续滴入;CsA 或 FK506 等亦在手术开始时给予。CsA 为静注 6mg/(kg·d)(静脉注射剂的药效 3 倍于口服制剂),亦有给予前列腺素 E_1 0.6μg/(kg·min)或 ATG(Anti thymoglobulin),OKTs 等。当前,可采取 FK506 或 CsA 与甲泼尼龙,骁悉、赛尼哌(人源化 IL-2 受体阻断剂)联合。所有免疫抑制药应根据血药浓度与病人的体征、症状与肝肾功能进行调整。术后,除按腹部手术处理外,重点是免疫抑制药的应用与抗感染。免疫抑制药可以是环孢素 A+硫唑嘌呤,有的还在这两种三联用药方案外,再加 ATG 成为四联方案。我们应用的是 FK506+甲泼尼龙+骁悉。由于小肠移植尚处于临床开始应用阶段,免疫抑制药的应用方案,有待进一步完善。小肠移植后,急性排斥率高达 87.5%且多在术后 1 个月后发生。除此,尚有 GVHD(供体对宿主的反应病)与慢性排斥发生,为了防止慢性排斥的发生,需要服用维持剂量的免疫抑制药。常用的是 CsA,全血药浓度维持在 200μg/ml,或是应用 FK506。全血药浓度维持 10～15mg/L。

(3)防治感染。在免疫抑制药应用的情况下,器官移植病人的感染发生率甚高,抗感染的要点是防止感染,一切操作严格按无菌技术要求进行,加强消毒隔离制度,应用广谱抗生素。肠移植后有较高的肠道细菌易位的发生率,尤其在有排斥反应肠黏膜屏障发生损害时更易发生。如有发生,不但要应用抗菌药物,还得加大免疫抑制药的剂量。除细菌感染外,由于应用大量免疫抑制药药物,很易发生巨细胞病毒感染,如肺炎,肠炎等,巨细胞病毒肠炎可导致严重的腹泻。

(4)促进肠功能的恢复。肠移植的目的是建立一个能维持机体营养需要与其他功用的新肠襻。无疑,维持营养是最主要的。营养的吸收功能涉及很多方面,其中最主要的是肠黏膜形态和功能的恢复。促进供肠黏膜在形态与功能方面的恢复是肠移植后着重处理的核心问题。肠黏膜是耐受缺血能力尤其是热缺血较差的一种组织。在我国,从尸体获得供肠尚不能完全避免热缺血。为此要设法使供肠的黏膜及早度过退化、再生恢复到正常的过程。经过一可耐受的热缺血(<6min)和总缺血时间(<17hr)后吸收功能有变化,术后 2 周内其吸收功能明显受损,4 周时才开始恢复。显示有一个由炎症退变到修复再生至正常的过程,历时约 2 个月。缺血时间越长,其功能恢复缓慢甚至不能恢复。故在术中要求尽量缩短热缺血与恢复血循环的时间。木糖吸收试验是当前检测肠吸收功能的有效方法。在肠功能未恢复前,肠外营养是主要的营养途径,待肠内营养开始后即可缓慢撤去肠外营养至肠内营养能完全供给营养时为止。理论上,谷氨酰胺是肠黏膜所必需的组织营养素,它能帮助肠黏膜的修复,当肠蠕动恢复后即可从高位空肠造口缓慢灌入,早期氨基酸的吸收较葡萄糖、脂肪为好,以氨基酸为氮源的肠道制剂较合适。食糜能刺激黏膜绒毛的再生,及时给予口服饮食甚为必要。

肠道营养可促进肠黏膜细胞的增生,有利于维护肠黏膜屏障功能,当肠黏膜屏障功能发生障碍时,易有肠细菌易生,导致全身性炎症反应、脓毒症,也为诱发排斥反应的发生。

从营养支持方案举例(图 7-10-1)中可以看出,营养支持的梗概。

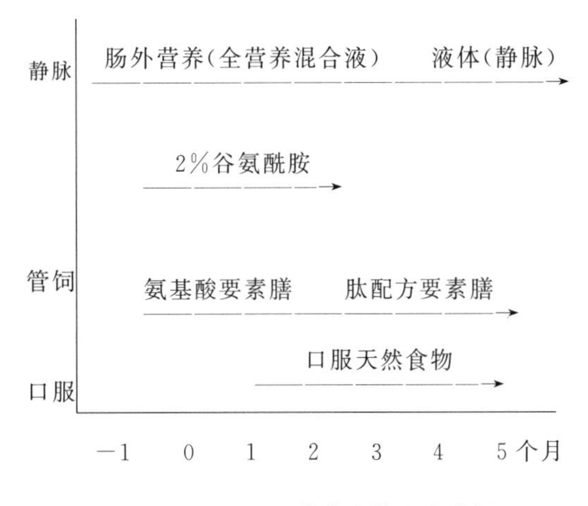

图 7-10-1 营养支持方案举例

在术后早期应用全肠外营养的基础上即开始从肠道灌入谷氨酰胺液以促进受损害肠黏膜的恢复，待肠功能有所改善时加灌以结晶氨基酸组成的要素膳，因氨基酸较易被吸收，其后改为肽配方的要素膳以有利于肠黏膜功能的恢复，根据肠吸收的情况增加口服天然饮食，并抽出肠外输注液中的营养成分仅补充摄入水分的不足。各类营养相互之间有一相互重叠的过程。在这过程中应该有细致的监测。

【主要并发症】

小肠移植后的并发症除一般腹部手术后的并发症外，主要有排斥反应、感染和腹泻。

(1)排斥反应：(rejection)。

①供体对宿主的反应症(graf versus host disease,GVHD)：GVHD是器官移植中供体对宿主的反应，较多出现在骨髓移植与肠移植。在鼠模型动物实验中，GVHD较常有出现。在临床病例中发生率较低。主要表现为全身症状、皮疹。皮疹病理切片可显示皮层与表皮层交界部有淋巴细胞浸润伴基层细胞退变。

②急性排斥(acute rejection)：由于肠壁与系膜中有较多的淋巴组织，故小肠移植排斥的发生率较高。第7届国际小肠移植会议(2001年)报道全球注册的小肠移植共656例，排斥发生率为88%。Todo报道15例、16次肠移植中，排斥的发生率高达93.8%(15/16)，术后第1个月的发生率为87.5%、(14/16)，3个月时为28.6%(4/14)，6个月时为36.4%，但在12个月时7例病人中仍有3例发生急性排斥，表现为发热、腹痛、呕吐与水样泻，重者可有肠麻痹、肠道出血、感染性休克与ARDS样表现。诊断主要是依据肠黏膜活检，病理切片观察。治疗是以大剂量肾上腺皮质激素冲击，增大免疫抑制CsA或FK506，与给予OKTs，抗淋巴细胞球蛋白，抗胸腺细胞球蛋白等。治疗适当，多数病人能够恢复。

③慢性排斥：慢性排斥的主要病变是小血管壁增厚，肠壁纤维化，症状为不可控制的腹泻、腹痛、间歇出现脓毒血症，进行性体重下降与间歇性肠道出血，肠镜检查示肠管黏膜有假膜形成，黏膜皱襞增厚，慢性溃疡到肠腔呈管状。如血管造影显示系膜血管弓有节段性狭窄，提示移植肠段应切除。

(2)感染：小肠移植后除因免疫功能受抑制易有一般化脓性感染，如肺炎与静脉导管有关的感染外，尚易有因肠道细菌易位引起的感染、霉菌感染与巨细胞病毒感染(cytomegalovirus infection)，细菌易位引起感染多与排斥有关，发生排斥时肠黏膜屏障功能受损，易有细菌易位。霉菌感染与细菌易位、应用免疫抑制药与大剂量抗生素有关。巨细胞病毒在人群中有较高的携带率，器官移植后可因免疫抑制药的应用而发生感染，常表现为肺炎或肠炎。因此，有学者主张在术后应用更昔洛韦(ganciclovir)或免疫球蛋白预防，诊断主要是依赖巨细胞病毒抗体试验。

(3)腹泻：肠移植后腹泻的原因甚多，除排斥与巨细胞病毒感染外，还可以有菌群失调、霉菌感染。更可以由于神经被切断，淋巴管切断，激素失调，肠黏膜功能恢复不全等引起。因此，术后发生腹泻者甚多，可应用止泻剂，如复方苯乙哌啶、洛哌丁胺、白陶土、次碳酸铋等，有时还难以奏效，也有应用生长抑素者。有些病人切除了小肠与大部结肠而仅移植了小肠，小肠代偿功能缓慢，腹泻的时间可较长，在这些病人可同时移植回盲部与部分结肠(图7-10-2，图7-10-3)。

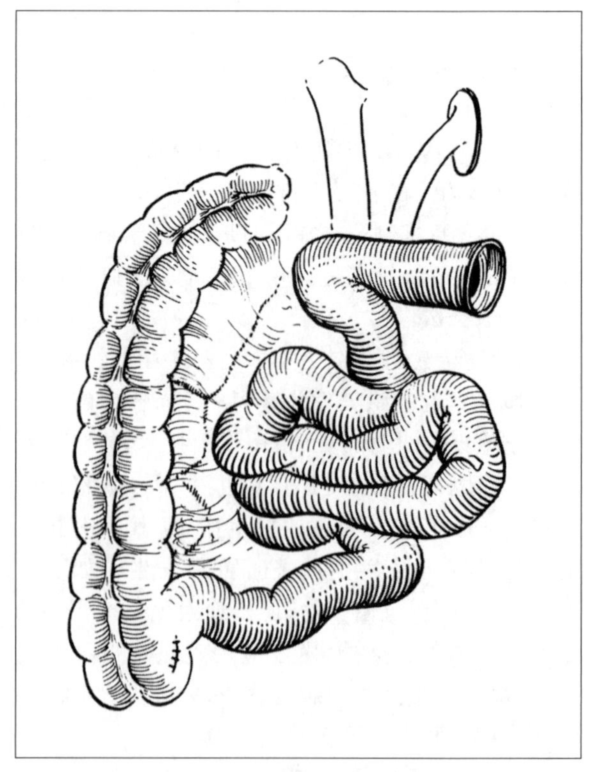

图7-10-2 附有结肠的供肠

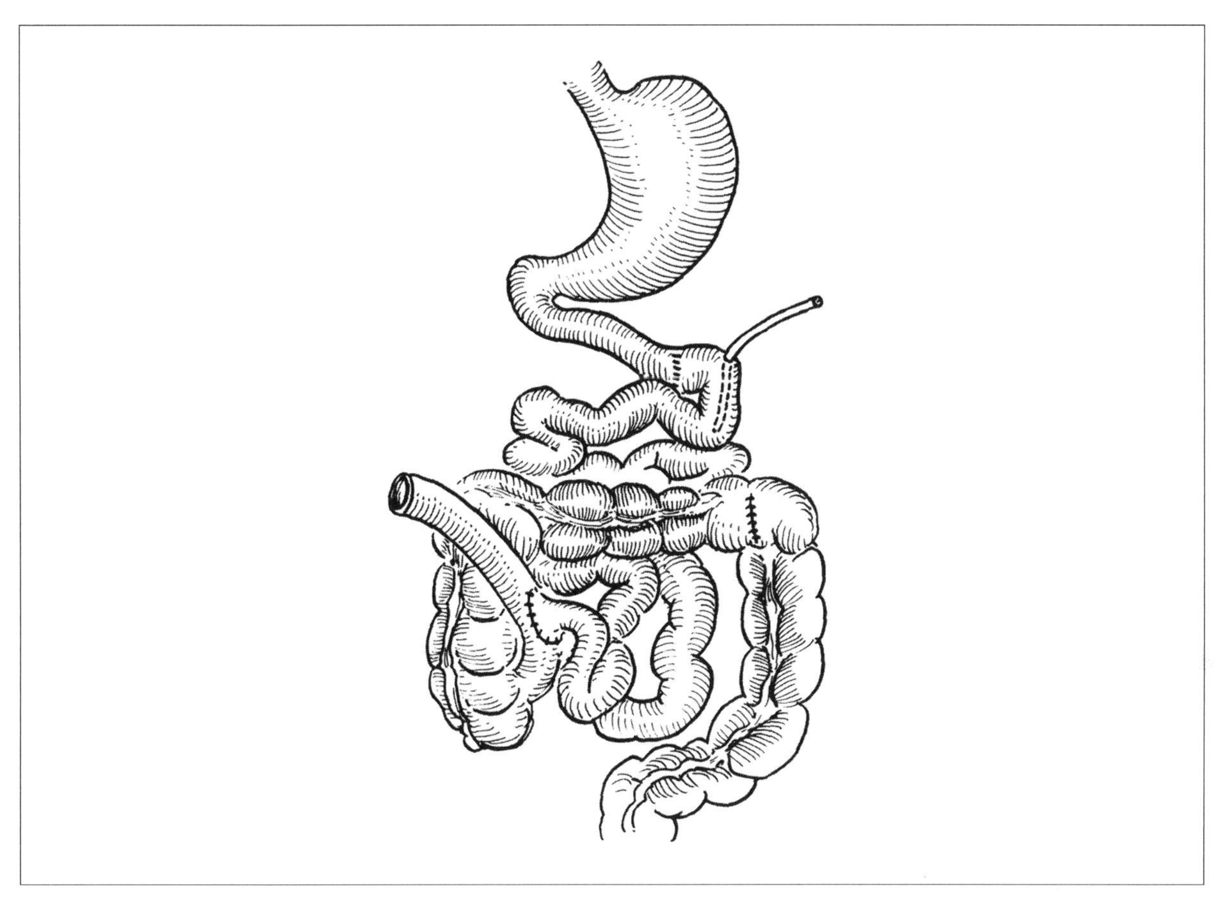

图 7-10-3　附有结肠的肠移植示意图

（黎介寿）

参　考　文　献

1　中国人民解放军后字二四三部队，手术图谱，上海：人民出版社，1975：59—66

2　Delany HM，Jason RS. Abdominal Trauma，1st Edition，Springer—Verlag Inc，1981：109—116

3　Schwarts，Principles of Surgery，2nd Edition，Mc Graw-Hill Co，1974：1305—1308

4　Dudley. Operative Surgery (Abdomen)，3rd Edition，Butter-Worth Co，1977：431—436

5　Shackelford and Zuidema，Surgery of the Alimentary Tract (vol. 2) 2nd Edition，W B Saunders Co，1981：491—494

8 结肠手术

Operations on Colon

8.1 结肠的外科解剖学

Surgical Anatomy of Colon

结肠长约 1.5m，约为小肠的 1/4。结肠外观上有 4 个特征，易与小肠鉴别：①结肠带：是结肠壁纵肌层集聚而成的 3 条纵带，自盲肠端至乙状结肠直肠交界处；②结肠袋：因结肠带较短而结肠较长，引起肠壁皱缩成囊状；③脂肪垂（肠脂垂）：是结肠的脏层腹膜下脂肪组织集聚而成，沿结肠带分布最多，在近端结肠较扁平，在乙状结肠则多呈带蒂状；④肠腔较大，肠壁较薄（图 8-1-1）。

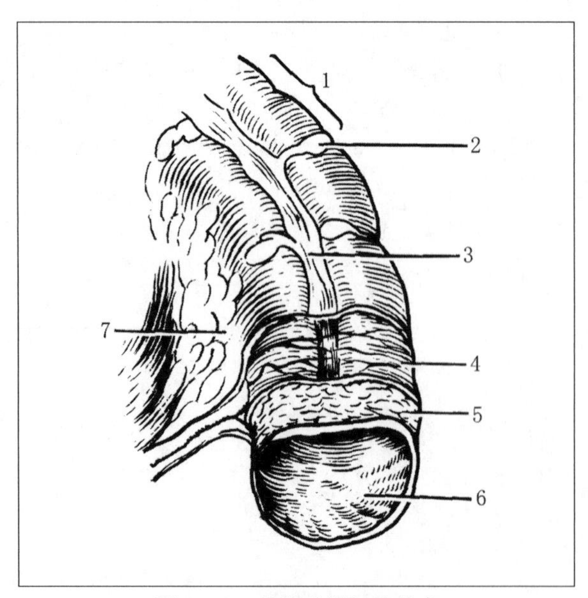

图 8-1-1　结肠壁解剖的特点

1—结肠袋；2—脂肪垂；3—结肠带；4—环形肌；5—黏膜下；6—肠黏膜；7—肠系膜

结肠分为盲肠、升结肠、横结肠及乙状结肠等。结肠的功能主要是吸收水分和储存粪便（图 8-1-2）。吸收作用以右半结肠为主，因其内容物为液体、半液体及软块样，故主要吸收水分、无机盐、气体、少量的糖和其他水溶性物质，但不能吸收蛋白质与脂肪。若右半结肠蠕动降低，则加强吸收能力；横结肠内若有硬的粪块，常导致便秘。左半结肠的内容物为软块、半软块或固体样，故仅能吸收少量的水分、盐和糖。若左半结肠肠蠕动增强，则降低吸收能力，常有腹泻或稀便。结肠黏膜仅能分泌黏液，使黏膜润滑，以利粪便通过。切除结肠后，吸收水分的功能逐渐由回肠所代替，故主要对切除结肠的任何部分，甚至全部，也不致造成永久性代谢障碍。

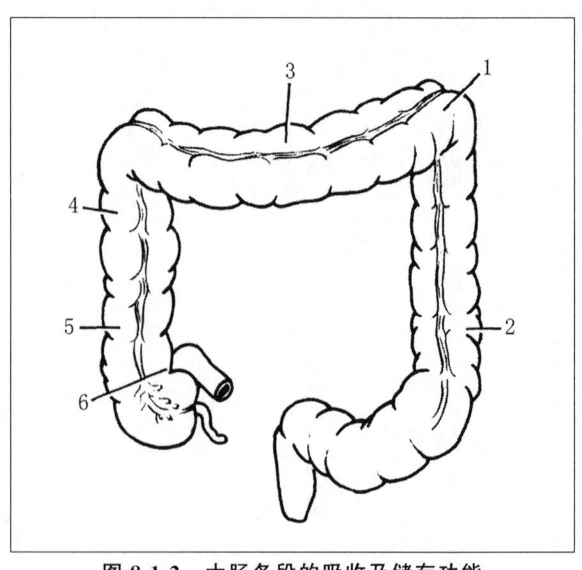

图 8-1-2　大肠各段的吸收及储存功能

1—半软块；2—固体；3—软块；4—半液体；5—液体；6—回盲瓣

盲肠位于右髂窝，为升结肠的起始部，与回肠末端相接，在其后下端有盲管状的阑尾。回肠突入盲肠处的黏膜折成唇状为回盲瓣，它具有括约肌的作用，可防止肠内容物反流。盲肠全被腹膜所覆盖，故有一定的活动性。若活动范围过大，可形成移动性盲肠，并可发生扭转，也可进入疝囊中。升结肠是盲肠的延续，上至肝右叶的下方，向左弯成结肠肝曲，其移行于横结肠。升结肠前面及两侧有腹膜覆盖，位置比较固定。但后面以蜂窝组织与腹后壁自右肾和输尿管相隔。结肠肝曲内侧稍上方有十二指肠降部，在右半结肠切除时，切勿损伤十二指肠，特别是有粘连时更应注意。横结肠自结肠肝曲开始，向左在脾下极变成锐角，形成结肠脾曲，向下连接降结肠。横结肠全被腹膜所包裹，并形成横结肠系膜，同时借此系膜连于腹后壁。结肠脾曲的位置较高，上方与胰尾及脾相接近，在结肠切除时须注意对胰、脾的保护。同样，在脾破裂大出血及巨脾切除时，也应随时防止结肠脾曲的损伤。降结肠自结肠脾曲开始，向下至左髂嵴处与乙状结肠相接。降结肠与升结肠大致相同，只在前面和两侧被以腹膜。由于升、降结肠的后面均在腹膜之外，故在腹膜后有血肿存在时，须游离结肠探查其腹膜外部分，以免遗漏造成严重后果。乙状结肠起自左髂嵴，至第3骶椎上缘连于直肠。乙状结肠的系膜比较长，故活动性较大，可能成为肠扭转的诱因之一。

右半结肠的血液供应(图 8-1-3)来自肠系膜上动脉分出的结肠中动脉的右侧支、结肠右动脉和回结肠动脉。约25%病人无结肠中动脉，而由结肠右动脉的一支代替，有的病人有两条结肠中动脉。横结肠的血液供应来自肠系膜上动脉的结肠中动脉。左半结肠血液来自肠系膜下动脉分出的结肠左动脉和乙状结肠动脉。静脉与动脉伴行，最终注入门静脉。有的结肠左动脉与结肠中动脉之间无吻合，也很少有边缘动脉，此处称Roilan点，手术时应加注意。淋巴管也与血管伴行，经过肠系膜上、下动脉根部淋巴管至腹主动脉旁淋巴结，最后注入胸导管。因此，在根治结肠癌时，须将该部结肠动脉所供应的整段肠管及其系膜全部切除。

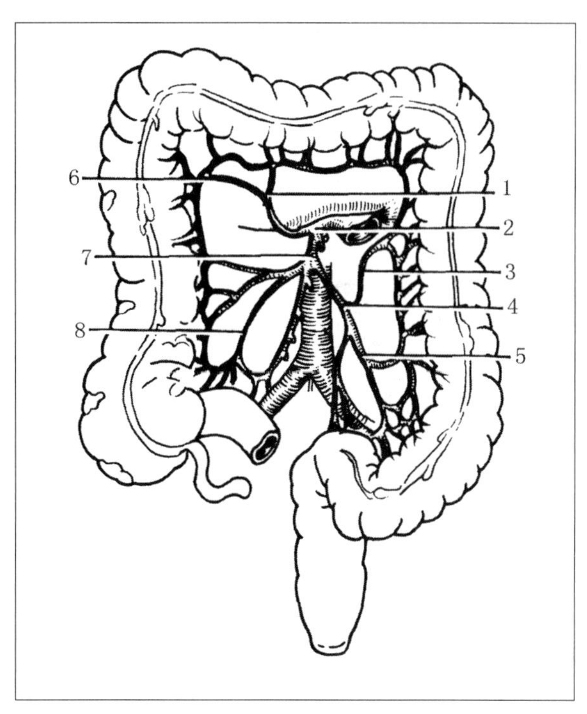

图 8-1-3 结肠的血液供应

1—结肠中动脉；2—肠系膜上动脉；3—结肠左动脉；4—肠系膜下动脉；5—乙状结肠动脉；6—结肠中动脉右侧支；7—结肠右动脉；8—回结肠动脉

8.2 阑尾手术
Operations for Appendix

阑尾为一腹膜内器官，长5～7cm，少数不足2cm或长达20cm，直径0.5～0.8cm。

阑尾为一盲管，其根部位于盲肠末端内后3条结肠带汇合之处，与盲肠相通。尖端游离，可伸向任何方向。常见的部位有回肠前位或后位、盲肠下位、盲肠后位、盲肠外侧位等(图 8-2-1)。所以，在阑尾手术时，应先找到盲肠，顺结肠带向下寻找，在3条结肠带的汇合处，即能找到阑尾根部。阑尾系膜中有阑尾动脉和静脉。阑尾动脉起于回结肠动脉，为一终末支，一旦血循环受阻，极易发生阑尾坏疽；阑尾静脉通过回结肠静脉到肠系膜上静脉入门静脉。因此，在阑尾化脓时，有可能导致门静脉炎或肝脓肿。

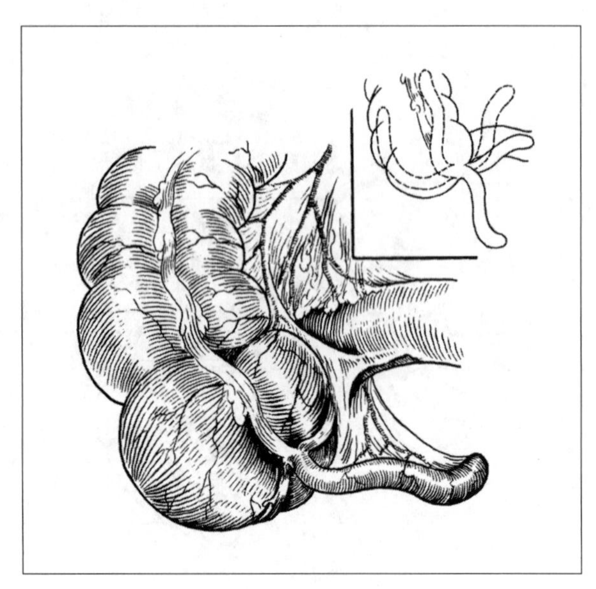

图 8-2-1 阑尾的位置

8.2.1 阑尾切除术
Appendectomy

阑尾切除术是治疗阑尾炎常用的方法之一。在一般情况下手术操作较容易,但有时也很困难,如异位阑尾。因此,绝不能认为阑尾炎是“小病”,阑尾切除术是“小手术”。必须予以重视,以提高治疗效果,避免或减少术后并发症和后遗症的发生。

【适应证】

(1)急性阑尾炎或急性穿孔性阑尾炎合并局限性或弥漫性腹膜炎。

(2)化脓性或坏疽性阑尾炎。

(3)小儿、老年人急性阑尾炎,因确诊较难,且患者抵抗力较差,易致阑尾穿孔形成弥漫性腹膜炎,应争取早做手术切除。

(4)妊娠期急性阑尾炎,在妊娠早期(3 个月以内)宜早做手术。妊娠中、晚期一般均应手术切除阑尾。预产期或临产期急性阑尾炎症状较重者也应施行手术。

(5)慢性阑尾炎急性发作者。

(6)阑尾周围脓肿经切开引流术或经非手术治疗后 3 个月仍有症状者,可行阑尾切除术。

【禁忌证】

(1)急性阑尾炎发病已超过 72h,或已有包块形成,阑尾的局部炎症性水肿明显,此时期不适合手术治疗。

(2)阑尾周围脓肿经过治疗而无症状者,不必强行做阑尾切除术。

【术前准备】

(1)急性阑尾炎一般状态较好者不需特殊准备;对不能进食或呕吐严重者,应根据情况适当补液。

(2)急性阑尾炎合并腹膜炎者需给抗生素治疗。为了预防厌氧菌感染,除用一般抗生素外,术前 1h 口服甲硝唑 0.4g,或应用甲硝唑直肠栓剂 1g。

(3)妊娠期阑尾炎应肌肉注射黄体酮 30mg,以便减少子宫收缩,以防发生流产或早产。

【麻醉与体位】

局麻,硬膜外麻醉或腰麻。后者多用于阑尾位置较高或估计阑尾与周围组织有粘连时。小儿用全身麻醉。仰卧位。

【手术步骤】

(1)右下腹麦氏切口(McBurney),即自脐孔到髂前上棘连线的中外 1/3 交界点上,做一与此线垂直的切口。切口的长度 5～6cm。如诊断不明确或估计手术复杂,可用右下腹部经腹直肌切口,其优点为切口可随意向上、下延长(图 1)。切开皮肤和皮下组织。按腱膜纤维方向剪开腹外斜肌腱膜。

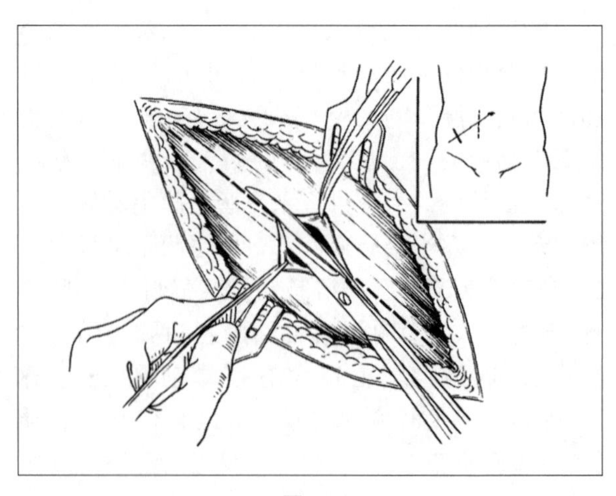

图 1

(2)用牵开器将腹外斜肌腱膜向两侧牵开,显露腹内斜肌。先沿腹内斜肌纤维方向剪开肌膜,然后术者和助手各持一把直止血钳，交错插入膜内斜肌和腹横肌内，边撑边分开肌纤维，直到腹膜(图 2)。

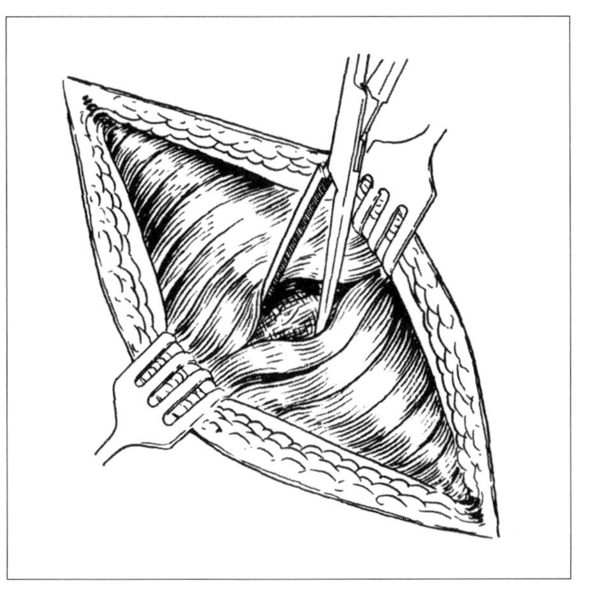

图 2

(3)用两把甲状腺牵开器拉开肌肉，再换阑尾牵开器，推开腹膜外脂肪，充分显露腹膜(图 3)。

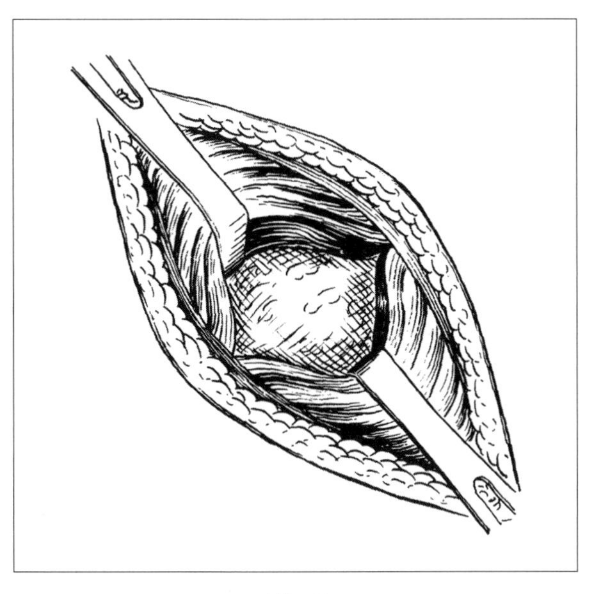

图 3

(4)术者和第 1 助手各用组织镊提起腹膜，为避免夹住腹腔内脏器官而在切开腹膜时将它切破，可先后交替放松镊子 1 次，证明未镊住腹内脏器时，提起腹膜，在两把镊子间将腹膜切一小口(图 4)。

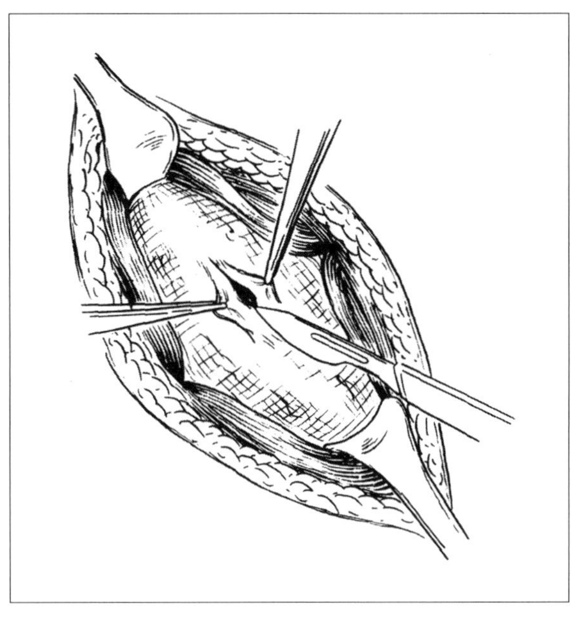

图 4

(5)再用两把弯止血钳夹住切开的腹膜边缘，按皮肤切口方向剪开腹膜。若有脓液溢出，应及时吸尽。切口周围用盐水纱布垫保护(图 5)。

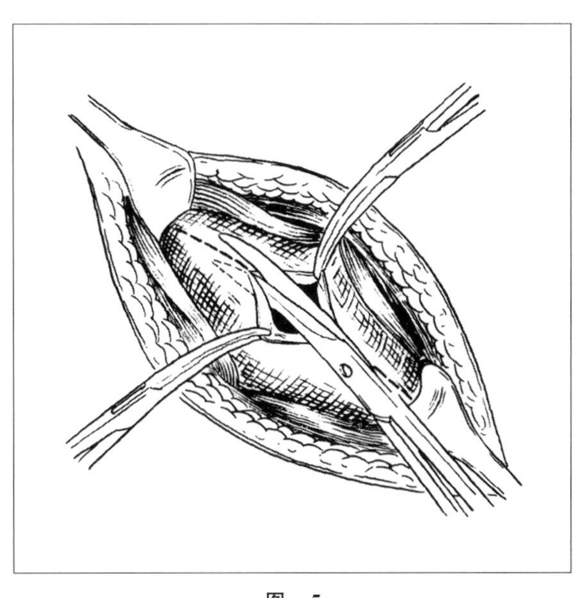

图 5

(6)切开腹膜后，用牵开器牵开切口，充分显露手术野，将小肠或大网膜推向内侧，在右髂窝部寻找盲肠。盲肠的特征是有结肠袋、脂肪垂和结肠带，颜色较小肠略显灰白。找到盲肠后，即可顺结肠袋向下后寻找阑尾。用海绵钳或手指将盲肠用盐水纱布覆盖，并用拇指和示指轻轻捏住，以免盲肠滑回腹腔（图 6）。

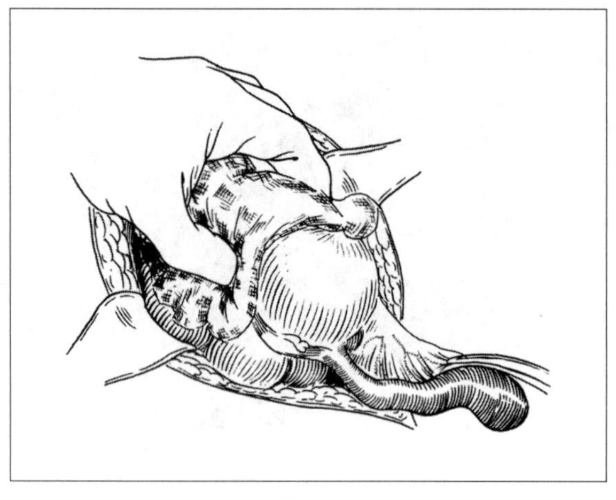

图 6

（7）用弯止血钳夹住阑尾尖端的系膜，将阑尾提出切口外，充分显露阑尾及其系膜。在阑尾根部系膜的无血管区，用弯止血钳戳一小孔（图 7）。

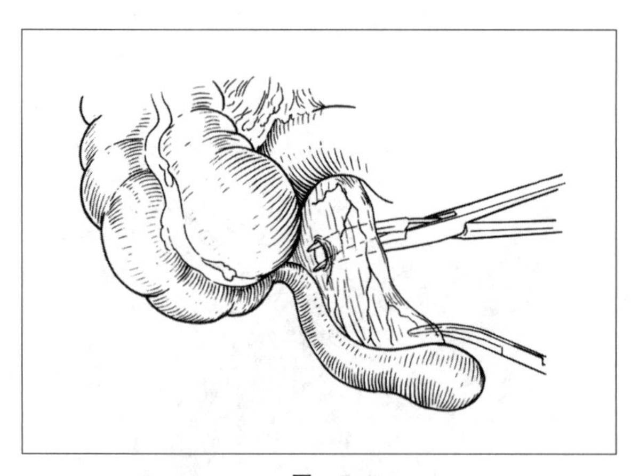

图 7

（8）用两把弯止血钳通过小孔夹住系膜和阑尾血管，在两止血钳间剪断系膜，分别用丝线结扎，近端系膜结扎两道（或结扎一道，缝扎一道）。若阑尾系膜短小而肥厚，含脂肪较多，或因感染水肿，可用两把弯止血钳从阑尾尖端的系膜部开始，分段夹住系膜后切断、结扎，直到根部，使阑尾与系膜完全分离（图 8）。

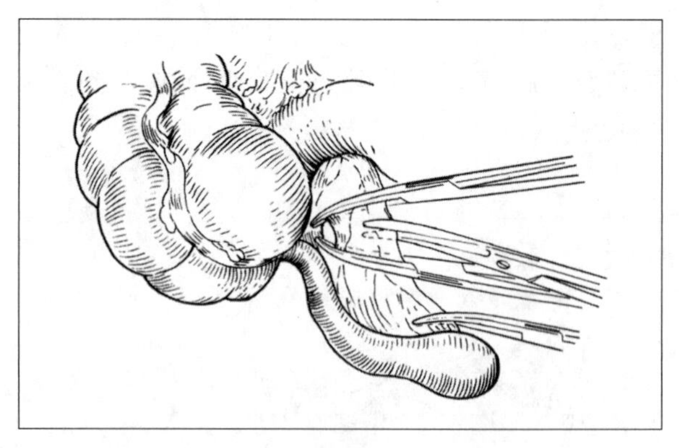

图 8

（9）提起阑尾，用直止血钳在阑尾的根部压榨一下，然后用 1 号肠线或不吸收线在压榨部结扎阑尾根部，用蚊式直血管钳在靠近线结处夹住、剪断（若阑尾根部炎症严重或已形成坏疽，压榨时恐有压断的危险，则不应压榨，可直接用肠线轻轻结扎，以免勒断阑尾（图 9）。

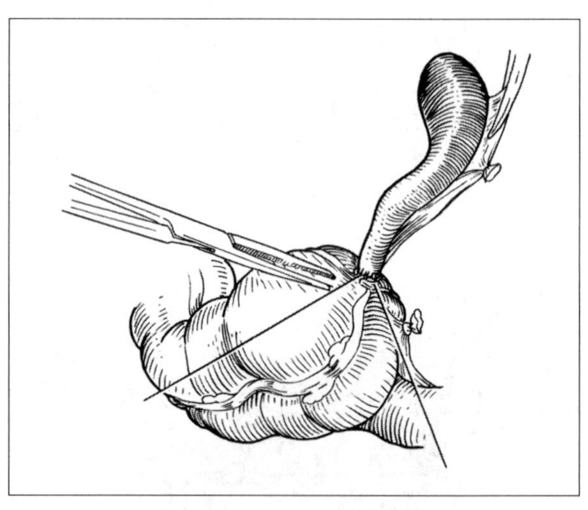

图 9

（10）在距阑尾根部 0.5cm 的盲肠壁上，用细、不吸收线做一荷包缝合，缝线仅穿过浆肌层，暂不打结（图 10）。

（11）在阑尾根部的周围，用干纱布加以保护，以免切断阑尾时内容物污染周围组织。在阑尾结扎处的远侧约 0.5cm 处，用一把直血管钳夹住阑尾，在止血钳下切断阑尾。阑尾残腔用蘸以纯石炭酸的棉签涂擦，再用乙醇、盐水棉签依次拭擦。处理完毕，取去干纱布（图 11）。

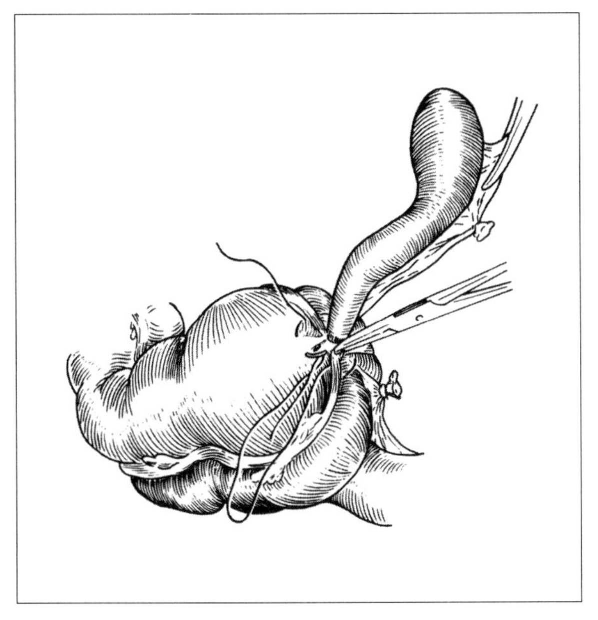

图 10

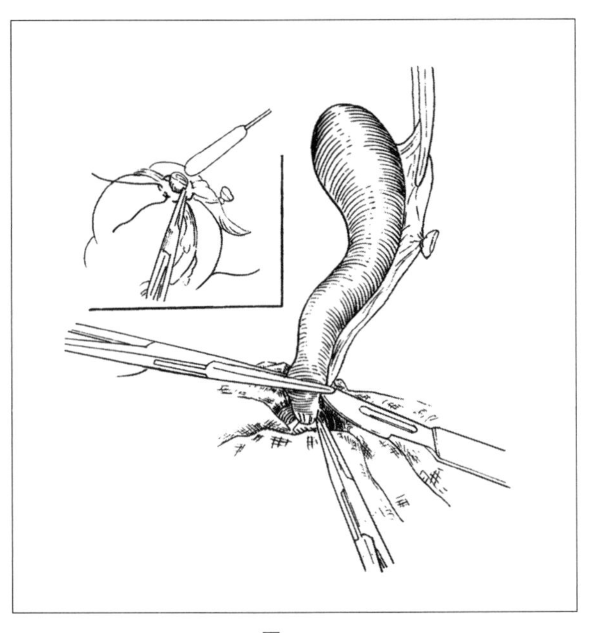

图 11

（12）提起蚊式直止血钳，将残端塞入荷包口，荷包缝线收紧打结，使阑尾残端完全埋入。若阑尾残端埋入不够满意，可在荷包缝合外再做几针浆肌层间断缝合，加固残端的埋入（图 12）。

（13）仔细检查阑尾系膜有无出血，髂窝有无积液（若有积液，用吸引器吸出）。最后将盲肠放回原位。腹膜用 2 号铬制肠线（或不吸收线）连续缝合，关闭腹腔（图 13）。

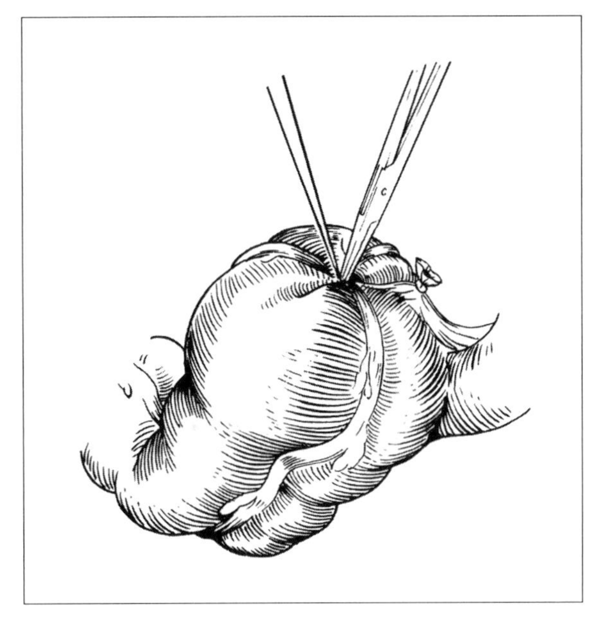

图 12

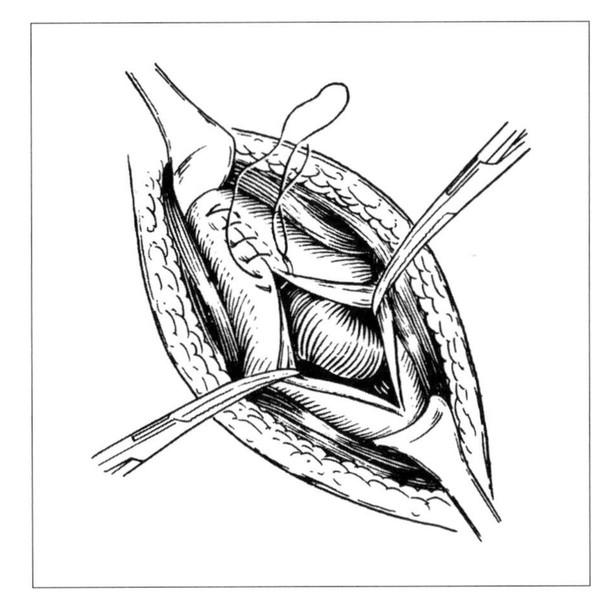

图 13

（14）腹内斜肌腱膜用细丝线间断缝合。对化脓性阑尾炎或阑尾穿孔，缝合腱膜前，要用温盐水冲洗创口，减少切口感染的可能性（图 14）。

（15）用中号不吸收线间断缝合腹外斜肌腱膜，再用细不吸收线分别间断缝合皮下组织和皮肤（图 15）。

（16）手术中若发现阑尾穿孔，腹腔内积脓较多，在吸出脓液后，应在右髂窝或盆腔内放一根烟卷引流，在切口下方引出（图 16）。

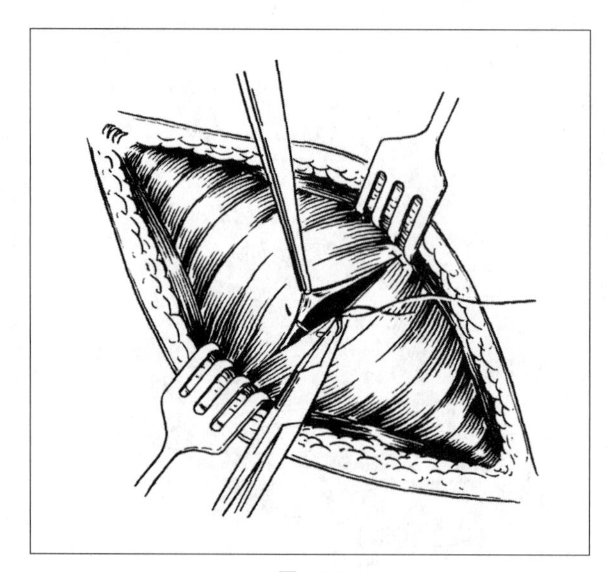

图 14

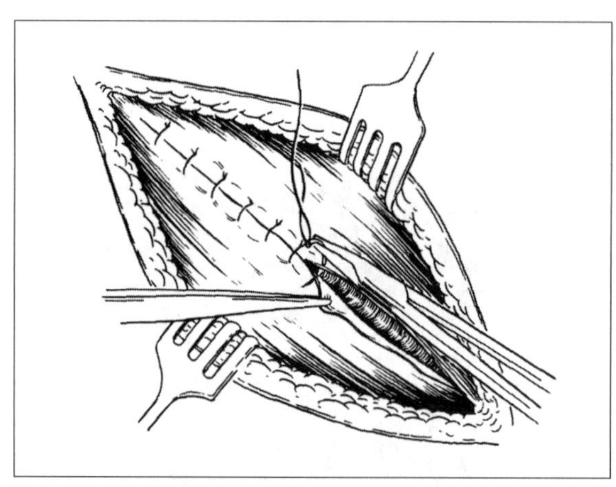

图 15

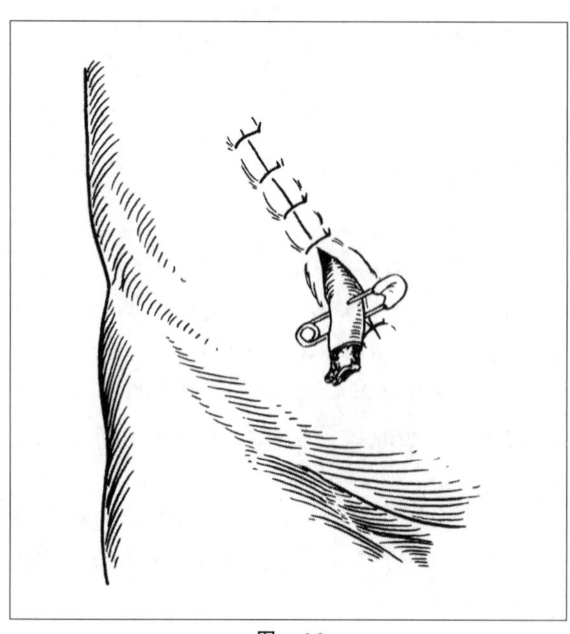

图 16

【术中注意要点】

(1)麦氏切口是最常用的切口,但由于阑尾位置有所不同,应根据腹部压痛最明显的部位,相应地调整切口的位置,稍高或稍低,稍内或稍外。如果手术中仍显露不良,可向上、下或内方适当扩大切口,切断部分腹内斜肌及腹横肌;或横行切开腹直肌前鞘,将腹直肌向中线牵开,再切开腹横筋膜及腹膜。

(2)若阑尾周围无任何粘连,可用手指将阑尾尖端拔至切口外,以阑尾钳或一般的组织钳夹住阑尾系膜。此时患者由于系膜的牵引,常感上腹不适、恶心、呕吐,可在阑尾系膜上用1%普鲁卡因封闭。

(3)阑尾位置的异常,给找阑尾造成困难。如位于盲肠浆膜下阑尾,从外观看不到,但于盲肠壁上可触到硬索条,将盲肠浆膜切开,即可显露阑尾。如阑尾位于盲肠后、腹膜外位,须切开盲肠外、下的侧腹膜,用手指从后腹壁钝性分离,将盲肠掀起,即可显露阑尾,常需逆行切除阑尾。如有的阑尾呈左旋位,但内脏亦转位于左侧髂窝内,术中可见降结肠及乙状结肠亦位于左髂窝内。

(4)手术中如遇到阑尾无明显炎症改变,与术前诊断不一致,要根据术中具体情况进行腹腔探查:①如腹腔内有气体,黏液或食物残渣,或有胆汁性渗出液,应探查胃、十二指肠或胆囊以除外胃、十二指肠溃疡急性穿孔或急性胆囊炎;②如女性患者腹腔内有血性渗出液,应探查输卵管及卵巢,以除外输卵管破裂或黄体囊肿破裂;③如阑尾正常,腹膜也无改变,应考虑克罗恩病、梅克尔憩室炎、肠系膜淋巴结炎等,须探查距回盲部100cm范围内的回肠。

【术后处理】

(1)一般阑尾切除术后不需特殊处理,患者宜早期下床活动,促进肠蠕动的恢复,有益于肠粘连的预防。

(2)术后6h禁食,待肠蠕动恢复后开始进流质。

(3)对阑尾穿孔并发弥漫性腹膜炎者,则按腹膜炎进行处理。如半卧位、禁食、胃肠减压、全身使用抗生素及静脉输液等。为了预防和控制厌氧菌感染,用甲硝唑0.2~0.4g,每隔8h 1次,并根据感染程度继续用药4~6d。

(4)妊娠期阑尾炎术后给予镇静药物,继续使用黄体酮。

(5)放置引流者,应根据脓液多少,手术后24～72h逐渐拔除。

【主要并发症】

(1)术后出血:有腹腔内出血、腹膜后出血及肠腔内出血等。腹腔内出血较常见,由于阑尾系膜结扎线脱落所致。腹膜后及肠系膜内出血系因阑尾动脉回缩所致,严重者发生右腹部包块,出血性休克,甚至回盲部坏死。肠腔内出血,则因阑尾残端未经结扎即做荷包缝合埋藏而引起。

(2)手术切口感染:多见于阑尾有化脓、坏疽或穿孔者。切口发生感染后,应将其敞开,取除线结,充分引流。

(3)腹腔残余脓肿:多发生于阑尾穿孔引起腹膜炎者。腹腔内的脓肿可局限于膀胱直肠陷凹、肠间隙、右髂窝,甚至膈下脓肿。术后仍有腹痛、体温升高、脉快、白细胞增加和局部触痛等。利用B型超声检查,可早期明确诊断。诊断确定后,则按不同部位的脓肿予以处理。

(4)粘连性肠梗阻:多发生于阑尾穿孔并发腹膜炎者。一般表现为不完全性肠梗阻,系由炎症性水肿、粘连所致。经积极抗感染治疗及全身支持疗法,梗阻多可缓解。如不好转,发展为完全性肠梗阻时,需再次手术。

(5)粪瘘:多发生于坏疽性阑尾炎、阑尾根部穿孔或盲肠病变严重者。常于术后数日内,由切口排出粪臭分泌物,如见到食物残渣或蛔虫即可确定。粪瘘常被局限于阑尾周围,很少污染游离腹腔。如远端肠道无梗阻,经换药治疗多可自行闭合。如经过2～3个月仍不闭合,则需再次手术治疗。

8.2.2 阑尾逆行切除术

Retrograde Appendectomy

【适应证】

(1)盲肠后位阑尾炎。

(2)阑尾系膜过短。

(3)阑尾因炎症粘连不易提出切口外。

【禁忌证】【术前准备】【麻醉与体位】

同"阑尾切除术"。

【手术步骤】

(1)同"阑尾切除术(1)～(5)"。

(2)先将盲肠提起,显露阑尾根部(图1)。

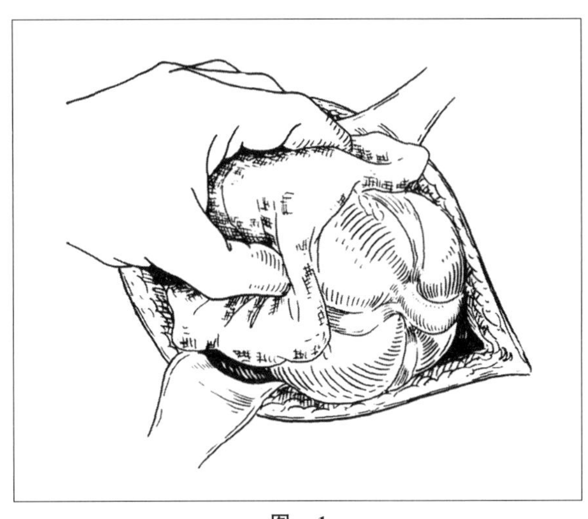

图 1

(3)在阑尾根部靠近阑尾侧用弯止血钳穿过阑尾系膜,再用可吸收线或不吸收线结扎阑尾根部。在结扎线远端0.5cm处,用直止血钳夹住阑尾,在结扎线与止血钳间切断阑尾(图2)。

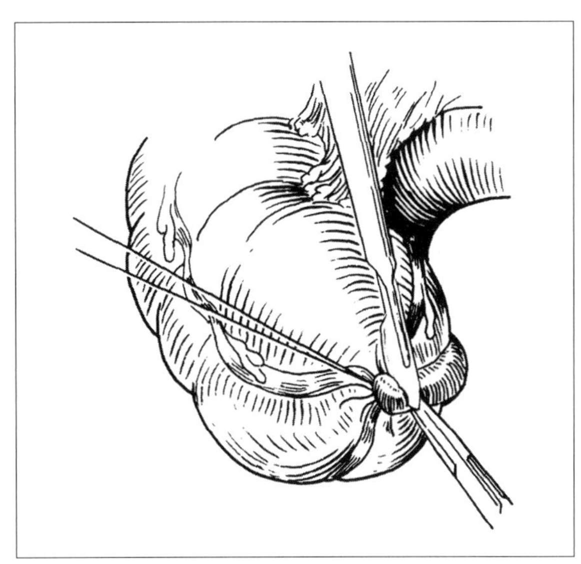

图 2

(4)阑尾两断端用纯石炭酸、乙醇和盐水处理后,再在阑尾根部的盲肠壁上做荷包缝合,将阑尾残端埋入(图3)。

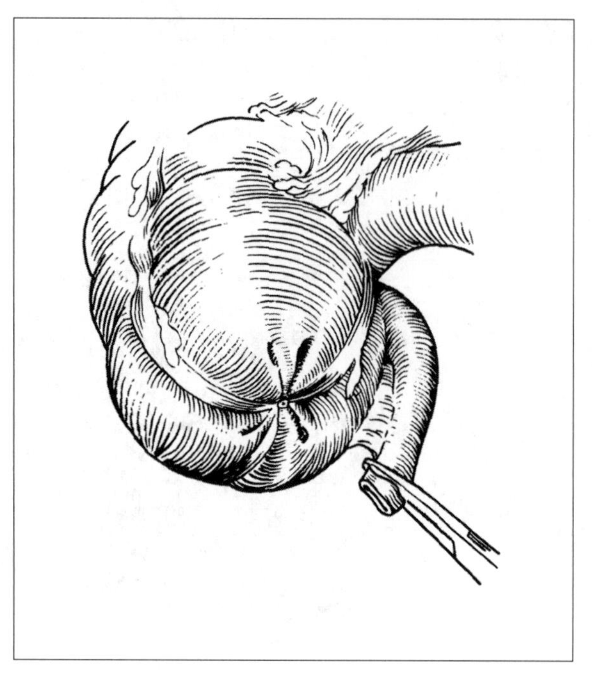

图 3

(5)然后逐步分段用弯止血钳钳夹和切断阑尾系膜,用丝线缝合结扎,直到取出整个阑尾(图4)。

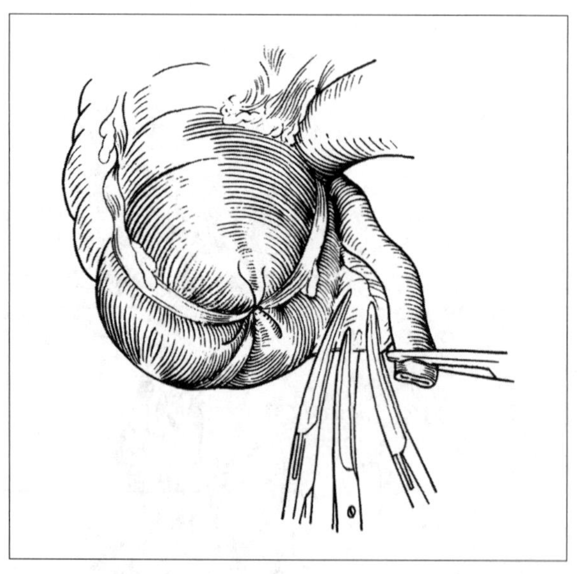

图 4

(6)若阑尾位于盲肠后,应将盲肠的侧腹膜剪开,分离盲肠侧后壁,将盲肠翻向内侧,显露阑尾,按常规方法或逆行方法切除(图5)。

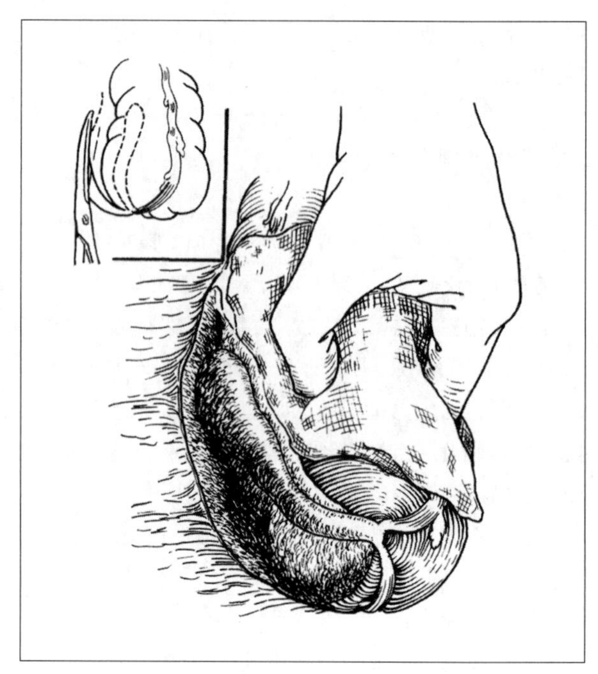

图 5

【术中注意要点】【术后处理】【主要并发症】

同“阑尾切除术”。

8.2.3 阑尾脓肿引流术

Incision and Drainage of Appendical Abscess

【适应证】

阑尾脓肿一般采用非手术疗法多可治愈。当疼痛明显,肿块边界清楚,叩诊实音,说明已与局部腹部形成粘连,或感染迅速向周围扩延时,应行切开引流。

【手术步骤】

(1)在右下腹肿块隆起明显处或压痛最明显部位做切口,切口常位于髂嵴之上内方,为一短切口。一般长3~5cm,视腹壁厚度而定。

(2)切开皮肤、筋膜及肌肉各层,切开腹膜时要特别注意腹膜与腹腔内脏粘连情况。一般脓肿壁多由侧腹壁腹膜、盲肠、小肠和升结肠围绕而成。腹膜常构成脓肿的前壁,因此,切开腹膜即可进入脓腔(图1)。

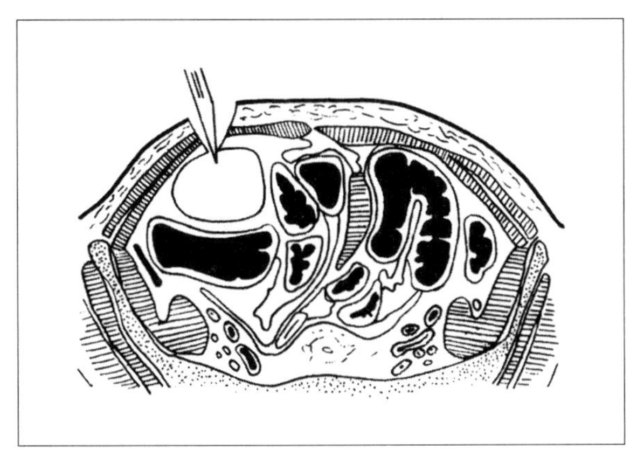

图 1

(3)切开脓肿前，一定要做试验性穿刺，抽出脓液后沿穿刺针用弯血管钳或手指分开脓肿壁，排出并吸净脓液，再扩大切口，取出坏死的组织和粪石。然后用温生理盐水反复冲洗脓腔并吸净。

(4)根据脓腔大小，放置1～2条烟卷引流或双导管吸引，由切口引出。

(5)关于阑尾切除的时机，一般都选择在阑尾脓肿治愈后2～3个月，此时阑尾周围的炎症已消退，粘连较松弛，切除阑尾较安全。若阑尾立即见于脓腔之内，可在不破坏脓腔壁之原则下试行切除。

(6)某些阑尾脓肿深藏在盆腔底部，当其十分成熟时，可经直肠或阴道(已婚)壁做一纵行小切口引流。但必须特别小心，不可损伤肠襻和膀胱，因此在术前必须使患者排尿或导尿，且在做切口以前，必须先用空针穿刺，以确定脓肿位置。抽出脓液后，穿刺针暂不拔出(图2)，用尖刀沿穿刺针方向切开，再用直血管钳插入脓腔，撑开止血钳，

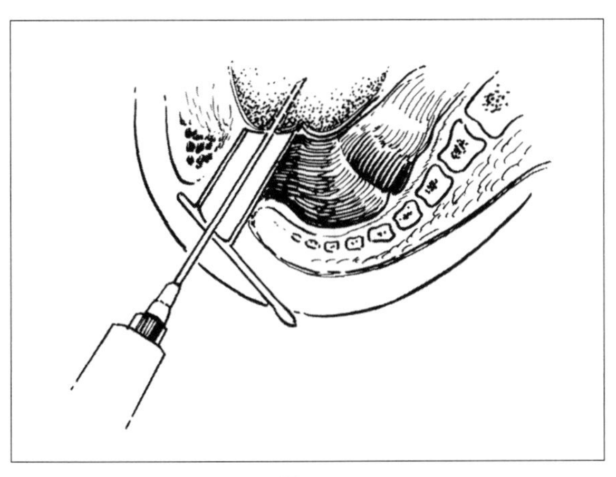

图 2

扩大引流口，放出脓液。排出脓液后，取一根软橡皮管放入脓腔内，从肛门引出。橡皮管顶端剪2或3个侧孔，以利脓液引流。最后取出肛门扩张器，用胶布固定引流管。

【术中注意要点】

(1)切开腹膜后，如有大网膜覆盖可将其分离、结扎、切断，显露脓肿壁；如为肠管时则应避开肠管显露脓肿，切勿直接分离炎症水肿的肠壁，以防肠管被撕裂。

(2)切开脓肿前，一定要先用粗穿刺针抽脓，抽出脓液后再做切开，以免误伤内脏。

(3)切开前要准备好吸引器吸出脓液，防止腹膜腔被污染。

(4)若腹壁发生感染，应及时拆去部分缝线，并撑开切口，以资引流。

【术后处理】

(1)引流物在术后第3天开始逐渐向外拔除，至5～7d完全拔除。

(2)继续使用抗生素。

(3)导尿管术后尽早拔除。

【主要并发症】

若术中不损伤肠管及膀胱，术后引流通畅，一般无特殊并发症。

【述评】

近20年来，急性阑尾炎发病率有所下降，而诊断准确率则显著上升，但在某些医院，阑尾炎的误诊率仍可达10%左右。应提倡对诊断不明者，应4～6h复查1次病情，则误诊率就可减少。

近年来，阑尾切除术的病死率几乎为零，但术后并发症仍屡有发生，故不应轻视这一所谓“小手术”。阑尾切除术的操作方法很多，包括近期开展的经腹腔镜阑尾切除术，孰优孰劣，尚未定论，值得探讨。

有关阑尾残端的处理方法，术者可根据各自的实践经验和习惯选用。前述的荷包缝合法，虽操作烦琐，不少单位已长期采用，仍不失为一种可以应用的方法，但不宜应用于小儿阑尾切除术，因幼儿的肠壁较薄。

凡阑尾术后4～5d患者体温再度上升，应常规行直肠指诊或盆腔检查，以排除盆腔脓肿，一旦指尖触及直肠前壁有柔软、波动感的肿块即可确诊。可通过肛门镜进行诊断性穿刺，吸出脓液后，

可用止血钳或小尖刀沿穿刺针扩大切口进行引流。盆腔脓肿也可经 B 超或 CT 确诊,在 B 超引导下,经皮行脓肿穿刺置管引流。

8.3 结肠、直肠损伤的手术 Operations for Injury of Colon and Rectum

结肠伤是较常见的腹内脏器损伤之一,仅次于小肠伤。几乎所有的结肠伤都是腹部穿透伤的继发伤。结肠钝性伤仅占 3%～5%,直肠伤占结肠直肠伤 20%以下。

结肠直肠伤的特点:①结肠和直肠是含菌数最多的腹内脏器,据测定,每克粪便含厌氧菌约 $10^{11\sim12}$,大肠埃希菌 10^8,厌氧菌对绝大多数抗生素已产生抗药性;因此,一旦损伤,极易感染。②结肠壁薄,特别是右半结肠,血循环差,损伤后愈合能力远不如小肠;又由于其生理生化特性,结肠术后常发生肠胀气而致吻合口漏,造成严重的腹内感染。③直肠下端周围组织间隙多,内充填较多的疏松脂肪结缔组织,血供差,损伤后感染易向周围组织扩散;升、降结肠较固定,后壁位于腹膜后,损伤后易漏诊而造成严重的腹膜区感染。④结肠直肠伤常伴有其他组织器官损伤,给诊断及治疗造成困难。⑤结肠直肠钝性伤易漏诊或误诊,处理不及时,易造成不良后果。有报道结肠直肠伤后感染率高达 25%以上,认为感染是术后死亡和并发症发生的主要原因。因此,结肠直肠伤的早期诊断、及时而有效的处理是非常重要的。

结肠伤的治疗方法:①外置造口;②修补或切除吻合,近端不造口;③修补或切除吻合,近端加造口;④修补后外置,观察 7～10d,如果伤部愈合,则可还纳于腹腔,若修补处发生漏,则改为造口。至于如何选择手术适应证,目前仍无统一意见,不管使用何种方法,避免肠腔内高压,消除腹腔内污染,适当的抗生素应用,造口部附近不放置引流,以及手术切口的延期缝合等因素与降低结肠伤病死率和并发症有密切的关系。

直肠伤的早期诊断应注意,凡体检或 X 线检查发现骨盆骨折,应在检查膀胱、尿道的同时检查直肠。指套染有血迹时,必须立即进行肛门镜检查,以确定有无直肠损伤。直肠伤的处理原则:①直肠伤口缝合修补;②乙状结肠造口;③直肠后间隙引流。

8.3.1 结肠穿孔缝合、盲肠造口术 Suture of Colonic Perforation, Cecostomy

【适应证】

适用于盲肠及升结肠较小的穿孔,腹腔污染不严重。

【禁忌证】

穿孔较大,腹腔污染严重。

【术前准备】

(1)抗休克:伴有休克的结肠伤,其病死率可高达 80%。因此,术前积极而有效的抗休克在结肠伤的治疗中具有重要的意义。

(2)抗生素的应用:目前多主张联合用药,如庆大霉素和氯林可霉素联合使用,术前开始用药,术后继续使用 7～8d。

(3)胃肠减压:可防止术后肠胀气。

【麻醉与体位】

硬膜外麻醉。平卧位。

【手术步骤】

(1)经下腹部正中切口或右腹直肌切口行腹腔内探查,若破口较小,周围肠壁正常,剪除裂口边缘的坏死组织,以 1-0 号不吸收线做全层间断缝合,再间断缝合浆肌层,并利用附近脂肪垂及大网膜覆盖加强。

(2)对于腹部穿通性损伤,应切开升结肠外侧的后腹膜,游离盲肠及升结肠,检查其后壁是否有穿孔。为了保证缝合处愈合良好,可同时做一盲肠造口减压(见"8.4.1 盲肠造口术")。

【术中注意要点】

(1)所有腹部损伤,在术中要仔细探查腹腔,防止漏诊。防止术中漏诊,要注意以下几点:

①手术野照明要良好,并备好吸引器,随时吸除腹腔内积血、消化道内容物或慢性渗出液。保证手术野清洁,视野清楚,尽量做到在直视下探查。照明不良,麻醉不满意,手术野不充分,常是术中漏诊的原因之一。

②腹腔探查应有步骤地进行，尽量做到一次而又确实的探查。特别要注意固定段结肠的探查，如对升结肠和降结肠有怀疑时，应切开侧腹膜探查后壁。脾曲结肠位置较高且深，也是结肠伤容易漏诊的部位。有伤道者应找出其全过程。

③对微小的损伤，如结肠壁上有小血肿，均应仔细检查。据报道结肠伤漏诊者约有30%是因为局部小血肿未加注意而造成漏诊。

④腹腔内污染物之多少不能完全反映有无结肠伤，如患者在缺水、空腹、大便干结等情况下，即使有穿孔，腹腔污染也可能不严重，因此，探查应十分仔细。

(2)若破口周围肠壁不健康，特别是爆炸性伤，缝合前应剪除不健康的肠壁，直至有出血为止。

(3)手术结束时应充分冲洗腹腔，并吸净腹腔内冲洗液。

(4)引流应可靠，引流置于吻合口或修补部之附近，不可与缝合部直接接触。

【术后处理】

同"结肠部分切除术"。

【主要并发症】

同"结肠部分切除术及盲肠造口术"。

8.3.2 盲肠、升结肠损伤部分切除，一期吻合，近端造口术

Excision of Injuried Part of Cecum, Ascending Colon, Primary Anastomosis without Proximal Colostomy

【适应证】

(1)较广泛的盲肠及升结肠损伤或系膜血管损伤，影响肠壁血循环者。

(2)理想的一期切除吻合情况：①病员一般情况良好，无休克征象；②手术治疗在伤后6～8h内施行；③无严重的合并伤；④腹腔污染不严重。

【禁忌证】

一般情况差，腹腔污染严重者。

【术前准备】

同"结肠穿孔缝合、盲肠造口术"。

【手术步骤】

(1)用肠组织钳夹住损伤处的肠壁，外加纱布垫包裹，以减少手术时对腹腔的污染。吸净腹腔内渗出液、粪便及血块等。以大量温热等渗盐水清洗腹腔后，进行手术处理。

(2)在升结肠外侧切开后腹膜，钝性分离盲肠及升结肠并提至切口外，根据损伤的部位和程度，决定切除的范围。一般盲肠、升结肠伤多做右半结肠切除术，回肠横结肠对端吻合术(图1，图2)

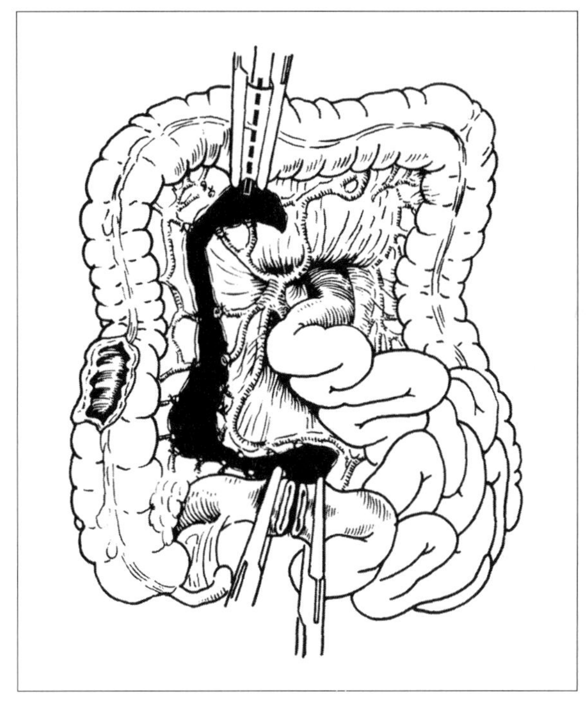

图 1

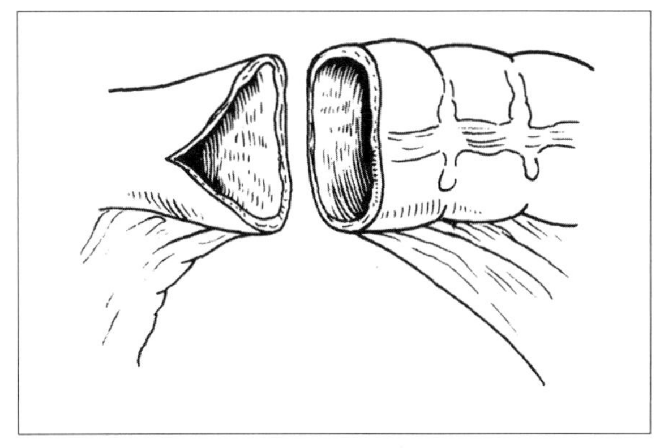

图 2

【术中注意要点】

(1)探查中要仔细检查腹膜后的组织与脏器，如输尿管、十二指肠等有无损伤。

(2)对回盲部的损伤，一般不宜过于广泛地游

离升结肠，以减少感染在腹膜后扩散的机会，但位于升结肠的广泛损伤，由于结肠肝曲所处位置较深，操作不便，则需将其全部游离，施行右半结肠切除。

(3)肠系膜不必切除过多，可靠近肠管进行，并保存回结肠血管的主干，以免影响余下肠段的血循环。肠管断端处系膜上的小动脉应有明显的搏动，吻合处应无张力。

(4)不要在有严重水肿的肠壁上做吻合或缝合。

(5)术毕，用大量温热等渗盐水清洗腹腔，特别注意吸净膈下及盆腔内的液体。

【术后处理】

同“右半结肠切除术”。

【主要并发症】

同“右半结肠切除术”。

8.3.3 结肠损伤部外置造口术
Exteriorization of Injuried Colon

【适应证】

横结肠及乙状结肠活动肠段。

【术前准备】

参见“8.3.1 结肠穿孔缝合、盲肠造口术”。

【麻醉与体位】

参见“8.3.1 结肠穿孔缝合、盲肠造口术”。

【手术步骤】

(1)因横结肠系膜较长，以行伤段肠襻外置术较安全简便，若伤口较小，可行缝合后外置(图1)。在肠系膜系置一玻璃管支撑。

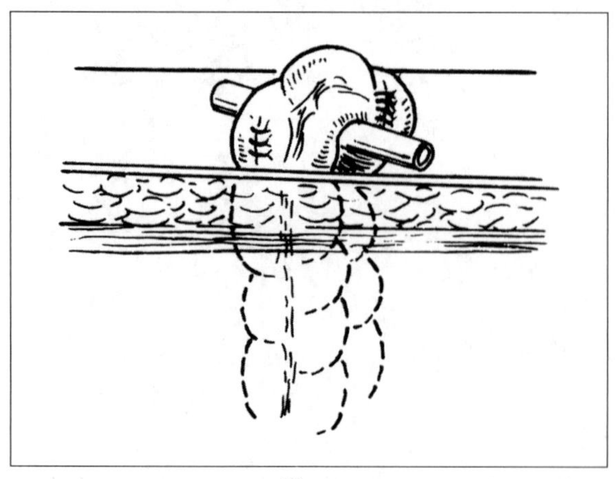

图 1

(2)如损伤超过结肠周径的一半，或结肠系膜的损伤严重影响肠壁血循环，需将损伤肠段切除，并做双管式结肠造口，或将结肠的远近端分别拉出造口(图 2)，以后再择期修复。

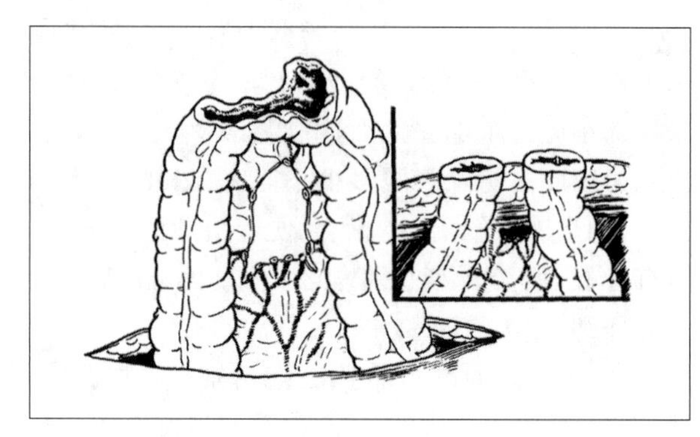

图 2

【术中注意要点】

(1)肠襻上如有网膜应剥去并还纳腹腔，其血管在切断前均需仔细结扎。

(2)腹壁切口不可过小，以防止狭窄，一般为5～7cm。腹膜与结肠襻之间应有良好的固定。

(3)横结肠脾曲及降结肠的损伤，由于结肠的位置深且固定，应将外侧腹膜切开，充分游离结肠，使损伤的肠段外置后不致有张力。

【术后处理】【主要并发症】

同“横结肠双腔造口术”。

8.3.4 直肠、肛管损伤的手术
Operation for Rectal and Anal Canal Injury

战时下腹部、臀部、会阴部及大腿上部等处的穿通性伤均可能伤及直肠，损伤可发生在腹膜返折以上或以下。平时尖锐物直接刺入或跌坐于其上所引起戳伤；周围器官的手术，内镜检查和电切等所致的损伤；骨盆骨折所致的骨片刺伤；产妇分娩时的损伤等。

直肠和肛管伤的治疗原则是先抗休克挽救生命，然后应尽早手术以防治感染和并发症。手术原则上都要做完全粪流转向的去功能性结肠造口，远侧肠道的内容物要彻底清除，并以大量盐水冲洗，然后关闭远侧肠端。除伴有其他脏器伤应剖腹探查外，凡疑有直肠伤（无论腹膜内外）都应做剖腹术。若已明确为直肠伤，应采取下腹正中或左下腹直肌切口入腹，然后按不同部位的伤情而做不同的处理。

8.3.4.1 腹膜内的直肠损伤

Intraperitoneal Rectal Injury

除因内镜检查、电切和术中误伤直肠可立即缝合修补伤口并于盆腔放置引流外，凡战伤、直肠广泛伤及位置低、时间长、感染严重的直肠伤，都应在损伤的近侧（一般以乙状结肠双腔造口为宜），做去功能造口，远侧肠道以大量盐水冲洗，清除粪便后，必要时关闭远侧肠端，直肠破裂处在剪去坏死组织后予以缝合，另于盆腔放置2根烟卷引流（图8-3-1），术后3～5d拔除，待伤口痊愈后，再择期手术，端-端吻合关闭造口。

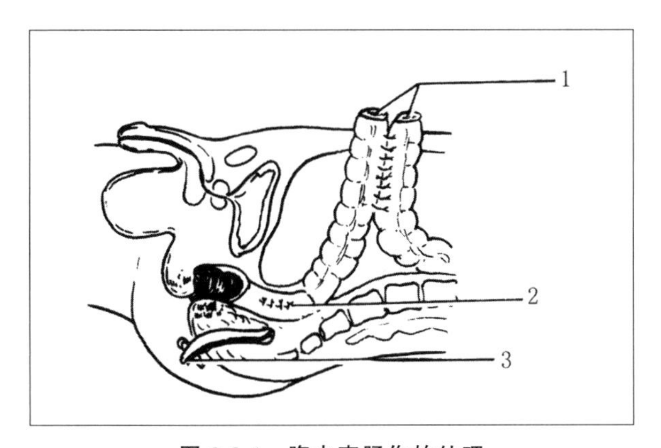

图8-3-1 腹内直肠伤的处理

1—乙状结肠双腔造口；2—直肠伤口缝合修补；3—直肠后间隙引流

8.3.4.2 腹膜外的直肠损伤

Extraperitoneal Rectal Injury

仍应做剖腹术，近端结肠去功能性造口，远侧肠道以盐水冲洗粪便后，关闭远端。若破口在腹膜返折线附近，可先将直肠周围游离，尽可能将直肠破孔缝合做定位缝合，然后将盆腔腹膜缝于裂口的近侧直肠，使裂口位于腹膜外，并在腹膜外裂口附近放置负压引流，术后3～5d拔除。破口小而位置低，污染不重者可不修补。低位直肠伤经腹腔不易修补者，在结肠造口，远侧直肠冲洗关闭残端后，关闭腹腔；然后改为侧卧位，对骶尾部消毒后在尾骨上做纵切口，游离并切除尾骨后，切开直肠周围的筋膜，止血后进入骶前凹和直肠周围间隙，清除血肿中的血块、异物和骨折碎片，反复冲洗伤口内残存的陈血和粪便后，将直肠的破口缝合或定位缝合，在骶前放置烟卷引流，并缝合部分伤口，术后3～5d后拔除。待破裂口及伤口均痊愈以后再做二期结肠造口的关闭术。

【述评】

处理结肠、直肠及肛管损伤患者的方法，必须因人而异。其依据是：损伤的性质、发射物的速度、污染的轻重、联合损伤的严重程度和数量、患者情况的稳定性、损伤与手术的时间间隔等。当注意到以上因素时，可望降低术后发病率和病死率。

8.3.4.3 肛门和肛管损伤

Anus and Anal Canal Injury

若仅有表浅的肛门肛管伤，可不做结肠造口，但应彻底清创，尽量保存健康组织，内、外括约肌应尽可能予以保存并分开修补，黏膜和周围组织予以缝合；但皮肤应不缝合或仅部分缝合，以利术后引流。若损伤严重，伤口过大，甚至有组织缺损时，则应做乙状结肠的去功能造口，远侧彻底冲洗干净后予以关闭。然后转到会阴，修补肛管直肠，修复肛管括约肌和肛门，皮下置引流。若有组织缺损时，应尽可能将周围组织转移到缺损区，予以修复，达到尽可能地保护肛管直肠黏膜皮肤的完整，尤其是残余的括约肌，应尽可能地修复。若为广泛性的组织缺损和坏死，完全不能修复时，且患者情况又差，则可考虑做会阴切除和永久性的腹壁人工肛门。

8.4 结肠造口术

Colostomy

【适应证】

结肠造口术的目的是使粪流改道，分永久性及暂时性两种。

(1)永久性多用于:①低位直肠癌根治性切除术,如 Miles 手术后;②左半结肠以下的晚期癌肿不能切除者。

(2)暂时性多用于:①肛门、直肠或结肠严重损伤;②急性结肠梗阻,由于全身情况不良或肠胀气严重者可先做暂时结肠造口;③ 某些结肠良性病变如复杂性肛瘘、阴道或直肠瘘,先天性异常,狭窄和憩室等,亦可先做结肠造口以便粪便改道,远端肠道休息,准备以后手术。

【手术方法】

结肠造口的部位分盲肠、横结肠和乙状结肠,后两者常用。造口的类型又分单腔及双腔。低位直肠癌根治术后,常采用乙状结肠单腔造口;晚期直肠癌未能切除者,采用乙状结肠双腔造口;左侧结肠病变未能切除者,采用横结肠双腔造口。结肠梗阻紧急减压时,也可行盲肠造口术。

此外还有隐性肠襻结肠造口(hidden loop colostomy)。如晚期结肠癌术中发现不能行根治术,又不宜做捷径吻合者,又无梗阻症状,即在癌肿近端做襻式结肠造口,造口置于皮下(图 8-4-1),不切开,待肿瘤引起肠梗阻时再切开。Romleau 报道 15 例,有 9 例直至死亡时尚无需造口切开。上海肿瘤医院简化了手术,在癌肿近端做襻式结肠造口,术后 2 周拔除固定造口肠襻的玻璃棒即出院,待发生肠梗阻时再切开。暴露肠壁如长期不切开,3~4 个月后周围皮肤之表皮可向肠浆膜面生长,使肠浆膜面上皮化。该院共做 14 例,其中至死尚无需做造口切开者 5 例。

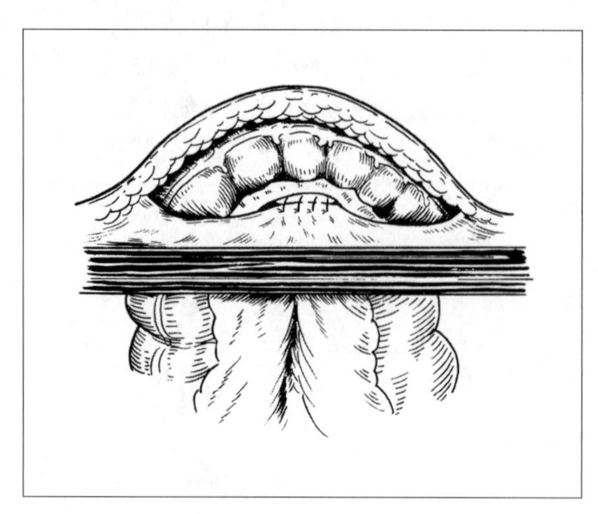

图 8-4-1 隐性结肠造口

【术中注意要点】

结肠造口术注意事项:

(1)造口部位的选择:任何造口部位都应避开瘢痕、皮肤凹陷、皱褶、浸润区、腰带区及骨骼突起处;此外,造口周围皮肤 5cm 内应是平坦的,易于佩戴造口器材。理想的永久性结肠造口部位应在左髂窝处,经过腹直肌鞘切口引出腹壁,因可减少造口旁疝的机会。将肠系膜间断缝合在结肠旁沟处关闭这一缺损区可以预防内疝。

(2)从腹壁切口拉出的结肠必须无张力,这是防止肠管回缩的重要措施。造口段结肠必须有明显的动脉搏动,以保证结肠端的活力,这是防止造口处肠管坏死的要点。造口肠段应垂直拉出,防止肠梗阻及扭曲。最好使造口肠段高出皮肤少许(6~25mm),以便利造口袋收集粪便。避免过分修剪造口边缘的脂肪、系膜组织及筋膜;也应避免浆肌层的假性缝合,以防止肠缺血及脱垂。

(3)肠造口部的黏膜尽可能与皮肤一期缝合,可预防造口处的浆膜炎及皮肤瘢痕挛缩,但近端结肠若短、造口末端疑有血循环不良、有放射性肠炎病史者则应行外翻或结肠造口。

(4)术后可立即应用透明的一件式或二件式造口袋,便于观察肠襻的血循环,也可减少护理上的换药工作量。

(5)对急性肠梗阻时行肠造口更应倍加小心。因为是急症,未做术前准备,造口处常有张力,或有血循环障碍,手术后并发症发生率高。

(6)结肠造口还纳并恢复消化道的连续性不是一个简单的小手术,而是有一定的并发症发生率。单腔结肠造口还纳比一个简单的襻式结肠造口还纳的并发症发生率明显要高。在结肠造口还纳前,应行放射线或内镜检查并行肠道准备。总之,对结肠造口还纳不能掉以轻心。

8.4.1 盲肠造口术

Cecostomy

盲肠造口有盲肠插管造口(插蕈状导尿管)及经皮肤切开盲肠造口两种。后者不需冲洗,护理简单,且可立即减压,优于前者。

【适应证】

(1)急性肠梗阻(特别是升结肠癌和横结肠癌所致肠梗阻),情况差,并伴有心、肺、肝、肾功能不全,不能一期切除,或不能耐受其他经腹减压手术的结肠梗阻者,可行暂时性盲肠造口术。

(2)在横结肠吻合术中,若吻合欠满意,可同时做盲肠造口,短期减压,以保证吻合口愈合。

(3)腹部X线平片见盲肠异常扩张,若>13cm直径者,应立即行盲肠造口术。以防穿孔。

【禁忌证】

由于盲肠造口术的减压效果不佳,有些作者认为凡可选作其他结肠造口术或内转流者,均不宜做盲肠造口术。

但近年来法国作者Perrier报道盲肠插管造口113例癌肿所致的结肠梗阻仍有好的减压效果,无死亡。其优点:①盲肠靠近右下腹部,手术寻找容易,可用局麻及小切口完成手术,因此手术病死率低,并发症少,适合急诊手术。②盲肠造口术不影响以后左结肠癌病变的切除。③盲肠造口术最适宜盲肠穿孔者,因可直接行穿孔盲肠拖出外置引流。④可以立即将胀气的盲肠引流减压。⑤在第二期肿瘤切除手术,留下盲肠造口可以保护吻合口,因可预防腹胀。⑥插管后造口可自行封闭,占88.4%。但也有以下缺点:①固体粪便或粪渣不易排出,因此减压有时不够完全,半固体粪渣仍可停留在盲肠近端,这将影响以后切除手术。②由于要经常冲洗导管,增加护理工作量。③Perrier报道早期并发症占18.6%,如内脏突出、脱垂及感染等。造口封闭后也有34%并发症,如腹部感染、内脏突出、瘘及狭窄等。

【术前准备】

(1)结肠急性梗阻者,应及时纠正失水和电解质紊乱,并做胃肠道持续抽吸减压,必要时输血或白蛋白。

(2)如病情允许,应口服抗生素,以减少肠道内细菌,有利于防止感染。

【麻醉与体位】

硬膜外麻醉或局部浸润麻醉。一般采用平卧位。

【手术步骤】

(1)右下腹部斜切口,进腹后,提出膨胀盲肠,周围用盐水纱布保护。用不吸收线在盲肠前结肠带处做两个同心荷包缝合,彼此相距1cm。在荷包缝合中央做一小切口(图1)。

(2)从切口插入双导管吸引管,吸出肠内容物(图2)。

(3)取出吸引管,插入一蕈状导管,结扎第1荷包缝线,剪去线尾(图3)。

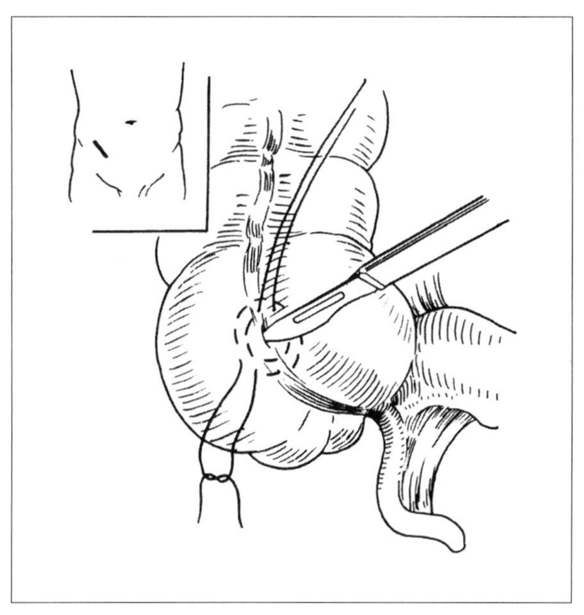

图 1

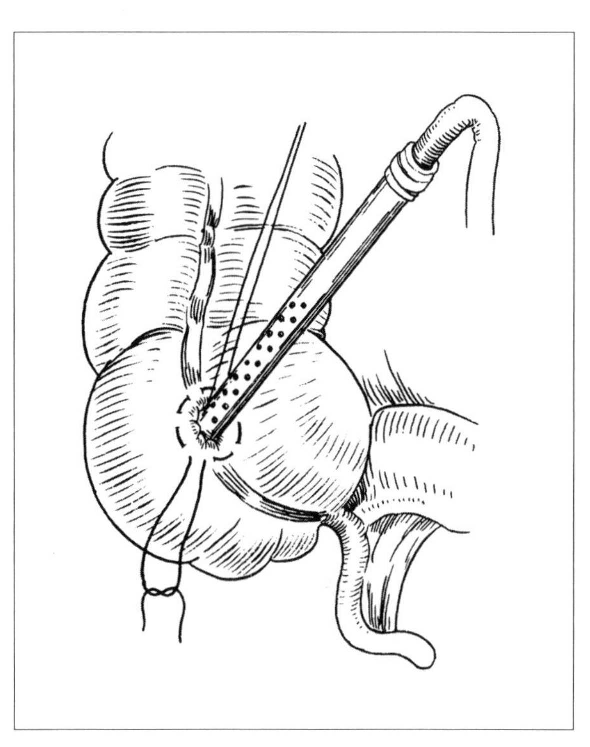

图 2

(4)结扎第2荷包缝合线,使盲肠壁内翻。再将线尾穿过腹膜后打结,使盲肠壁固定于腹膜上。造口管从腹壁切口或右下腹另一戳口引出(图4)。

(5)逐层缝合腹壁切口,并将造口管固定于皮肤上(图5)。

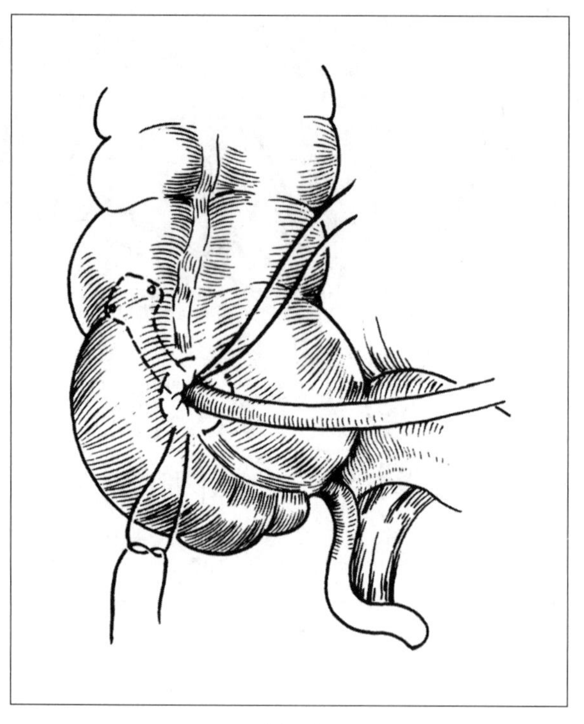

图 3

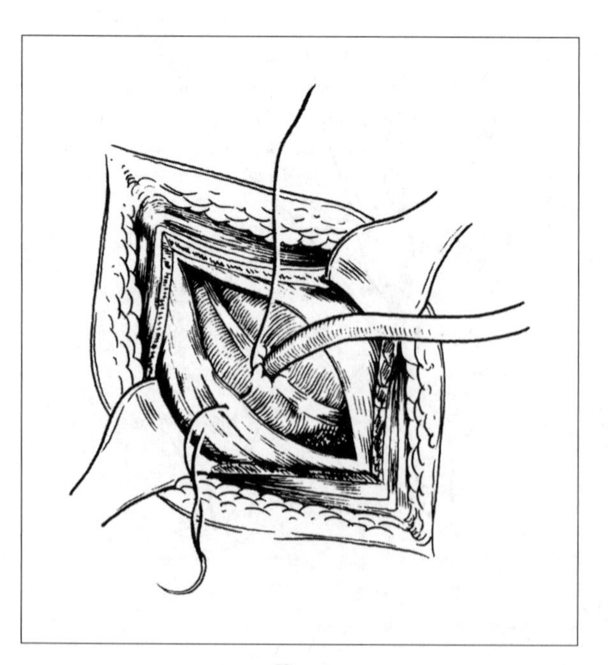

图 4

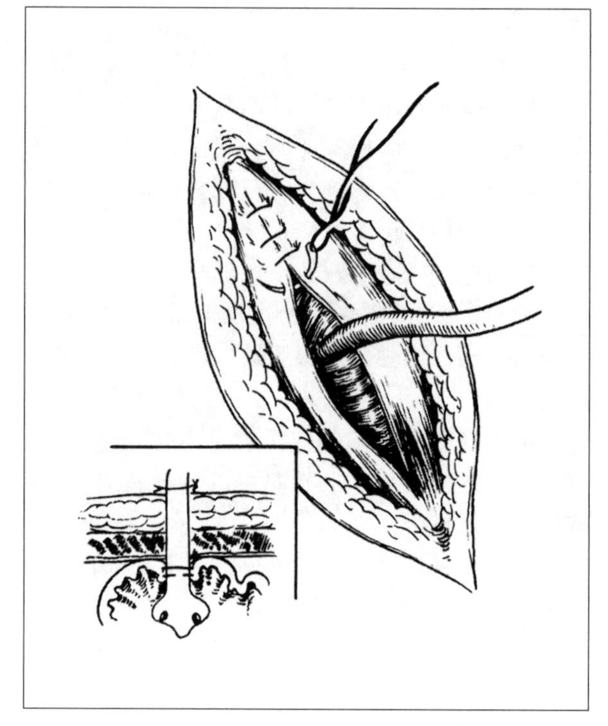

图 5

(6)如估计用上述方法不能满意地解除梗阻,准备术后切开盲肠减压时,可将腹壁切口的壁层腹膜与皮肤的真皮层行间断缝合(图6)。最后,将盲肠的浆肌层与壁层腹膜缝合,以此缝线结扎凡士林纱布条(图7)。最后用凡士林纱布覆盖。

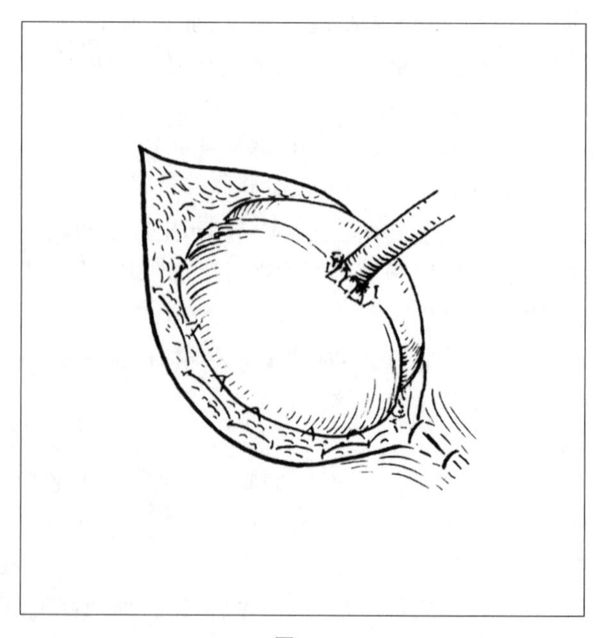

图 6

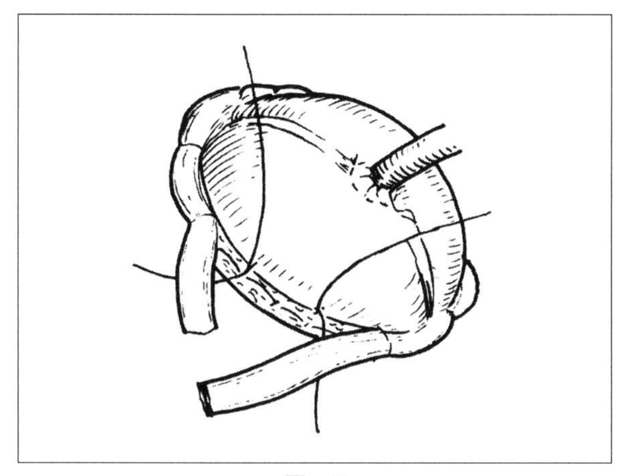

图 7

【术中注意要点】

(1)应严格注意无菌操作,否则将引起难以控制的腹壁感染,甚至危及生命。

(2)所有缝线不应穿入肠腔内,特别是穿过膨胀盲肠的缝线要特别细心,否则将发生漏液或破裂,后果严重。

【术后处理】

(1)造口管接于床旁引流瓶。术后24h内,可每4h用盐水冲洗引流管,以保证管腔通畅。

(2)造口管可于术后1~2周拔除。创口如有粪便流出,须更换敷料。如结肠梗阻已解除,则瘘口可自行愈合。

(3)需要切开盲肠的盲肠造口,可于术后3d将蕈状导管拔除,沿结肠带扩大造口,将其开放。每8~12h用温盐水洗肠1次,以便尽快解除梗阻。梗阻解除后,盲肠瘘需要手术闭合。

【主要并发症】

(1)腹壁切口感染:多因肠腔漏液所致,因此手术时应小心操作,特别是缝合膨胀的盲肠要细心。

(2)粪便沿橡皮管溢出,多发生在术后4~8d,可将导管拔出或在皮肤平面剪断导管,其尖端可由肛门排出。拔管后,造口多能自行愈合。如手术时已将盲肠壁与皮肤缝合,则须以后另做手术,使造口闭合。

8.4.2 横结肠双腔造口术

Double Barrel Transversostomy

多数学者认为横结肠造口术比盲肠造口术安全而有效,因可完全减压,完全转流粪渣。减压满意率前者为85%~95%,而后者只有50%~75%。但有以下缺点,如造口较大,护理不便;穿孔远端肠腔的粪便仍可继续污染腹腔。

【适应证】

(1)不能切除的左半结肠癌或狭窄,伴有梗阻者,需做永久性横结肠造口。

(2)伴有梗阻的左半结肠和直肠癌或狭窄者,行切除术的术前准备。

(3)左半结肠有炎性水肿,吻合后估计吻合口愈合不良或血循环欠佳者,做暂时性横结肠造口。

(4)作为复杂性肛瘘、直肠膀胱瘘或直肠阴道瘘等疾病的术前准备。

(5)左结肠或直肠损伤时,为保证修补处的愈合,可行暂时性横结肠造口术。

【禁忌证】

(1)凡右半结肠有梗阻性病变者,不宜行横结肠造口术。

(2)乙状结肠扭转是绝对禁忌证,因这种闭襻性梗阻,不能经横结肠造口减压。

【术前准备】

同“8.4.1 盲肠造口术”。

【麻醉与体位】

同“8.4.1 盲肠造口术”。

【手术步骤】

(1)在脐与剑突连线中点的右侧做一横切口,长约8cm,切断右腹直肌。进入腹腔后,取出拟外置的右侧横结肠,沿横结肠边缘剪开连着于该段横结肠的大网膜(图1)。

(2)术者用左手捏住横结肠的系膜缘,右手用止血钳在肠系膜无血管区戳一小口(图2)。

(3)将1根玻璃管通过此孔,在玻璃管两头接上橡皮管(图3)。

(4)切口两端的腹膜稍缝数针,以免肠襻膨出(以能在结肠旁插入一指为宜),但也不要太紧,以免造成狭窄。肠壁上的肠脂肪垂可与腹膜缝合固定。切口两端的皮肤和皮下组织,同样稍加缝合。造口部肠曲和切口周围用油纱布覆盖,外加干纱布垫包扎(图4)。

(5)如结肠胀气明显,可在结肠壁上做一荷包缝合,于荷包缝合中央处切开肠壁,插入1根橡皮管到结肠近端减压。结扎荷包缝线,固定好橡皮管(图5)。

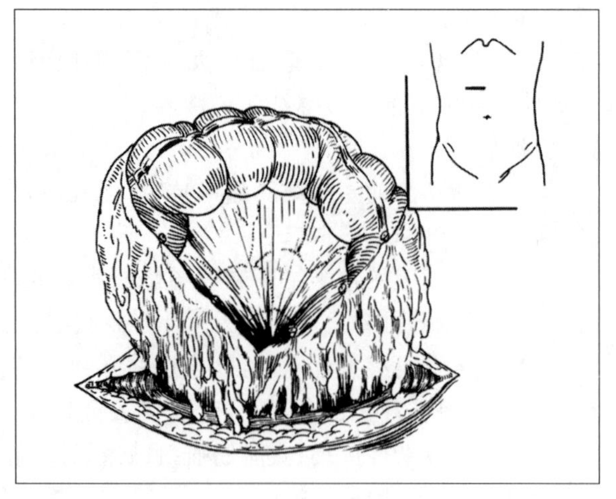

图 1

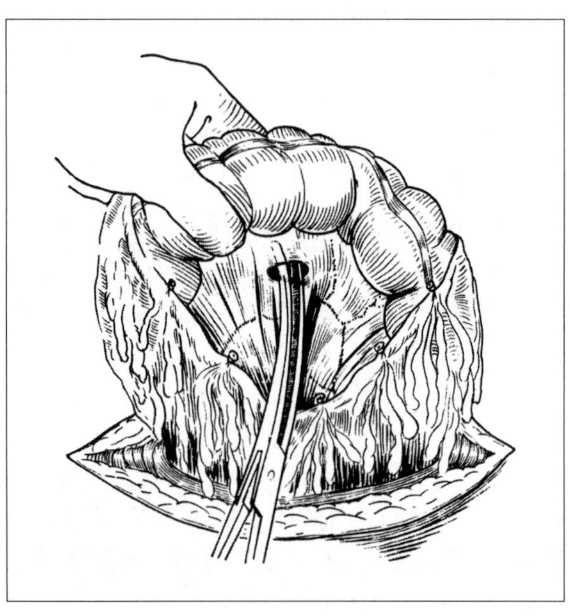

图 2

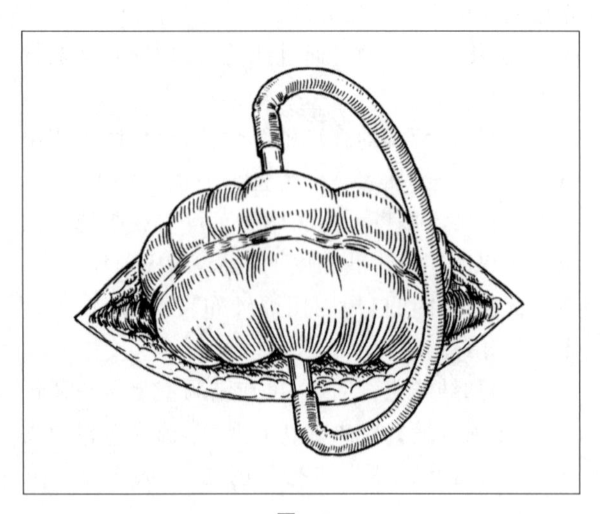

图 3

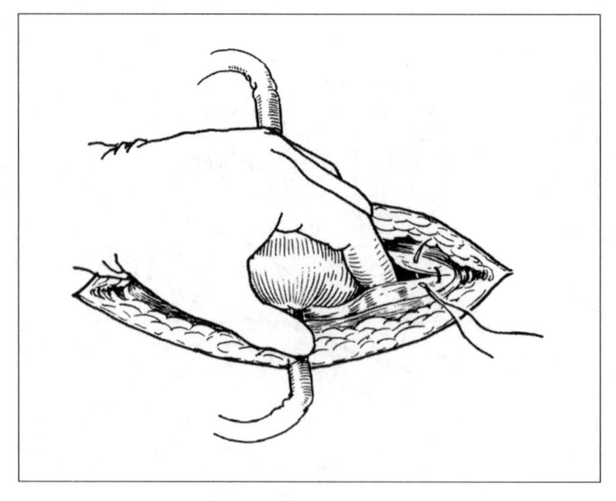

图 4

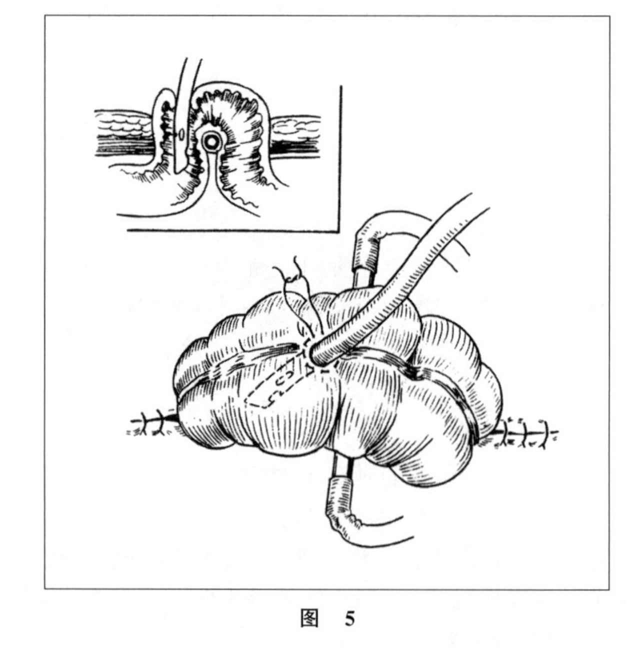

图 5

(6)如胀气不明显，也可暂不切开肠壁。待术后2～3d用电刀在肠段的结肠带上纵行切开约3～4cm，或做椭圆形切开，排出肠内容物。造口部的周围用油纱布覆盖，外加干纱布垫包扎(图6)。

【术中注意要点】

(1)行肠腔减压时，需将横结肠多提出一些，要先缝好荷包缝线再穿刺抽液；缝合浆肌层与腹膜时，缝针不可穿透肠壁全层，以防肠内容物外溢污染腹腔。

(2)肠襻与腹膜缝合前，应认真辨别其近、远端，以防扭转。

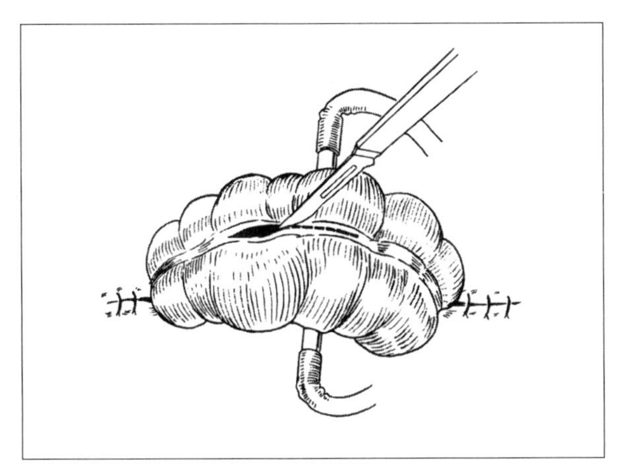

图 6

(3)腹壁切口缝合松紧要适当,过紧可影响造瘘肠襻的血循环及引起排便不畅;过松可引起肠脱出。一般以缝合后结肠旁能伸入一示指较合适。

(4)腹膜与结肠系膜缝合时,不要缝在结肠壁上,以免结肠收缩时撕裂肠壁形成结肠侧壁瘘,发生切口或腹膜感染。缝线除皮肤外,都该用铬制肠线,以免因感染后形成窦道。

(5)在双腔人工肛门术中,必须注意固定穿过结肠之玻璃棒,以防滑脱。

【术后处理】

(1)非梗阻病例,一般在术后 2～3d 切开肠壁,造口有粪便排出,需经常更换敷料。

(2)手术时做插管减压者,术后连接引流瓶,并固定好勿使脱出,以免粪便污染腹壁切口,术后 3～4d 切开结肠时拔除。

(3)支撑肠段的玻璃管在术后 2 周内拔除。不宜过早,以免外置肠段缩进腹腔。

【主要并发症】

(1)造口肠管内陷:是双腔造口术比较多见的并发症。主要与外置肠管过短、缝合固定不确切及过早拔掉或滑脱起支持作用的玻璃棒有关。治疗方法:将肠管与腹膜缝合处切开,提出内陷的造口结肠,再与腹膜重新缝合、固定,并经造口肠襻系膜无血管区插入一玻璃棒,抬高结肠,防止回缩。

(2)小肠脱出:由于造口肠管与腹膜缝合不确实或残留的空隙过大所致。治疗方法:立即开腹将脱出的小肠还纳腹腔,将腹壁切口两侧的皮肤和腹膜缝合、固定。预防方法:除注意术中适宜缝合技术外,还应避免肠管过度胀气。

(3)造口周围感染:如已有脓肿出现,应即剪去皮肤缝线引流,以免感染向腹腔内发展,同时应加强抗生素及全身治疗。

8.4.3 乙状结肠双腔造口术

Double Barrel Sigmoidostomy

这是常用的暂时性结肠造口术,其优点是:①手术操作简单、快速、无污染,可使左结肠完全减压。②造口关闭容易,闭合可在腹腔内,也可在腹腔外进行。③手术可用局麻或全麻,行小的横切口。④若胀气严重可立即穿刺减压,一般在 2～3d 切开,肠壁周围有粘连,肠液不会有漏入腹腔的危险。缺点同“横结肠双腔造口术”,造口较大,不易护理。

【适应证】

(1)用于直肠外伤、梗阻及狭窄,做暂时结肠造口,以保证修补处的愈合。

(2)直肠癌做暂时性或永久性结肠造口。

【术前准备】

同“横结肠双腔造口术”。

【麻醉与体位】

同“横结肠双腔造口术”。

【手术步骤】

(1)左下腹切口(相当于右侧的阑尾切口),长约 5～7cm,“+”字形切开腹外斜肌腱膜,分离腹壁肌肉,切开腹膜,提出乙状结肠(图 1)。

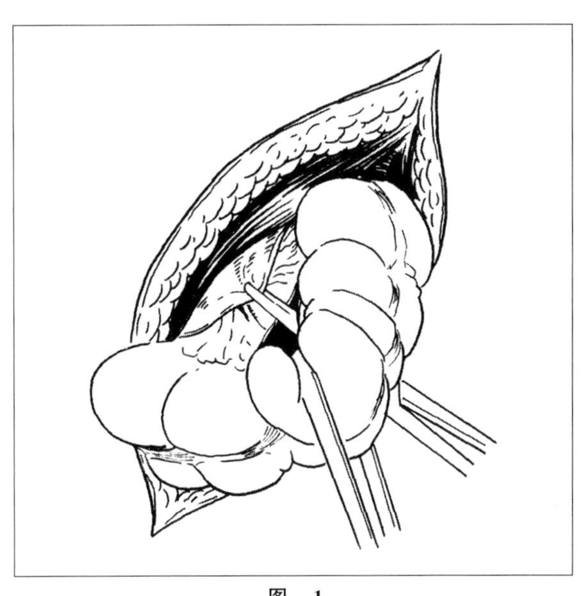

图 1

（2）切开乙状结肠系膜约 3cm 宽，结扎止血，经此裂孔将腹膜缝合，并将结肠系膜及肠壁的脂肪垂缝于腹膜上（图 2）。

（3）最后再经裂孔将皮肤缝合数针，使远、近段肠襻分开（图 3）。

（4）肠襻下放置一玻璃棒。若腹胀不严重，3d 后再纵行切开肠壁，10d 左右横断肠管，剪除过多的肠壁，使成为两个分开的瘘口（图 4）。

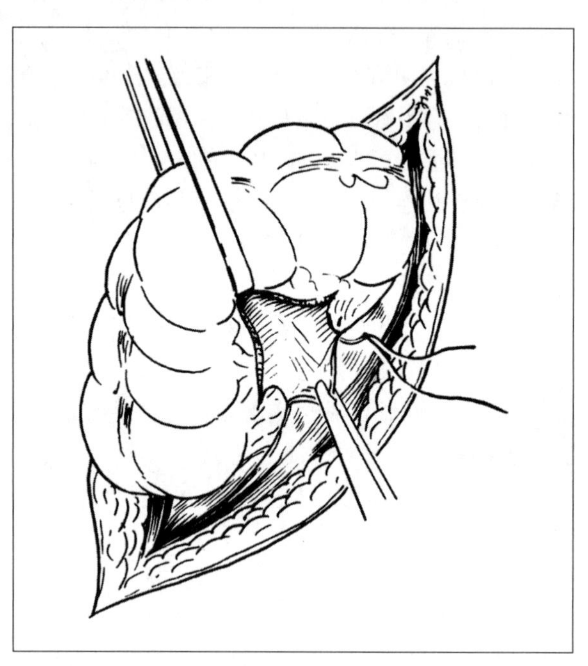

图 2

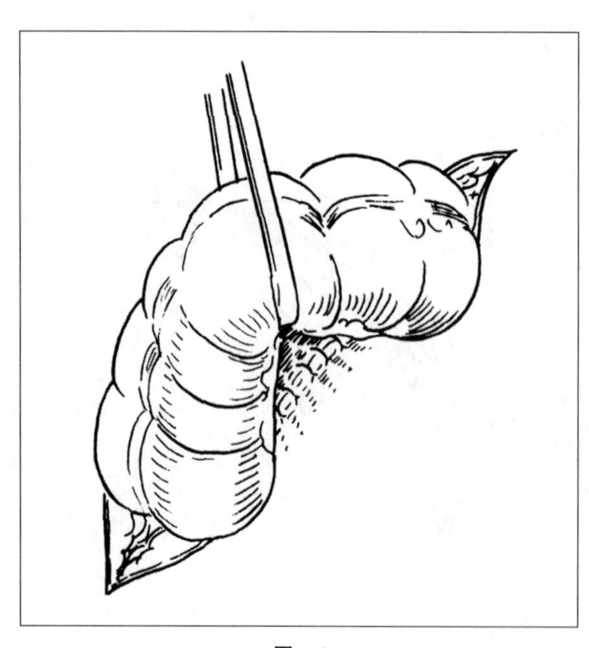

图 3

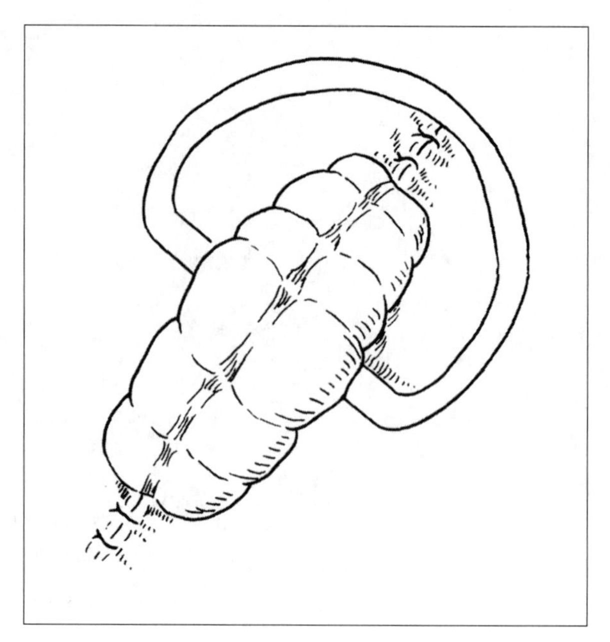

图 4

【术中注意要点】

（1）乙状结肠造口位置，一般应选择乙状结肠移动度较大部位做造口，应使乙状结肠的位置自然，以免发生扭曲或牵拉过紧。

（2）缝合注意事项同横结肠造口。

【术后处理】

（1）外置的结肠切开后，初期粪便可能较稀且多，但以后逐渐转干。1 周后可每天或隔天定时灌肠，以养成有规律的排便习惯。

（2）局部皮肤应保持清洁，避免外翻的肠黏膜与衣物摩擦。最好教会病人自己使用粘贴式人工肛门袋。

【主要并发症】

同“横结肠双腔造口术”。

8.4.4 乙状结肠单腔造口术

Single Lumen Sigmoidostomy

多用于 Miles 术或 Hartmann 术。

【适应证】

（1）低位直肠癌根治术后，做永久性人工肛门，如直肠、肛管经腹会阴联合切除术后。一般称 Miles 手术。

（2）有时切除病变后，由于肠壁水肿或全身情况不佳,不能做一期肠吻合或远断端不能提出腹腔外行双腔造口时,可将远断端缝合关闭,并置入腹内,一般称为 Hartmann 术(图 1)。若远端结肠不易缝合,可与皮肤缝合行造口,此称为改良的 Hartmann 术(图 2)。

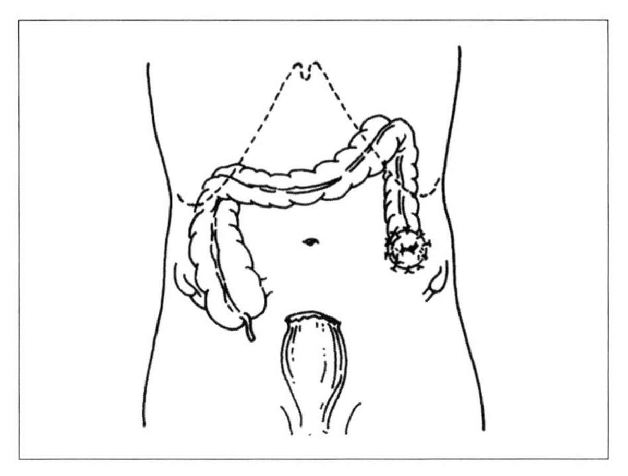

图 1 Hartmann 术

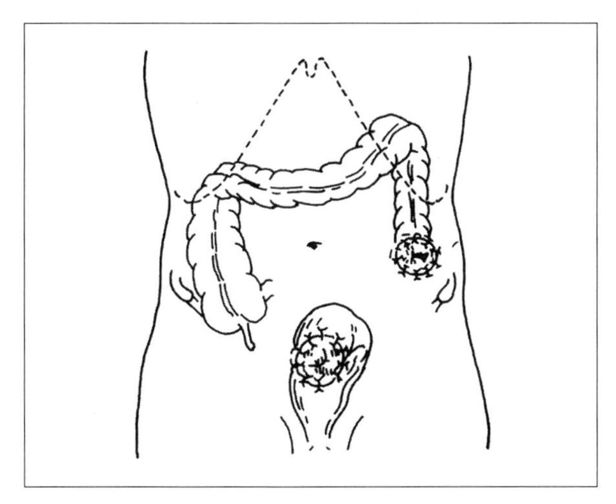

图 2 改良的 Hartmann 术

本手术的术前准备、麻醉与体位、手术步骤、术中注意要点、术后处理、主要并发症等各项内容,参见“9.7.1 直肠、肛管经腹会阴联合切除术”。

【Hartmann 手术优点】

(1)避免对炎症、水肿组织进行吻合。

(2)根除脓毒症的病源。

(3)后期可恢复结肠连续性。

(4)并发症少、病死率低、手术操作也不难。一般老年人多能耐受。

【Hartmann 手术缺点】

(1)原肛门处仍持续有分泌物流出。

(2)再恢复肠道连续性有时较困难,因此造口有时为永久性。

【Hartmann 手术注意事项】

(1)将横结肠充分游离并拉至左腹部处,使造口位置尽量接近远端大肠,易于将来闭合。

(2)远端结肠或近端直肠闭合后也应适当游离,将其靠近造口位置。闭合结肠或直肠一侧以黑丝线做一标志并固定于腹膜上,便于在二期重建时容易找到闭合肠端。如在二期手术时无法找到远端肠段(如术中未做标记),可用卵圆钳经肛门缓慢插入直肠残端处,向上顶至结肠或直肠肠段闭合口,再将卵圆钳撑开协助切开肠腔。

Hartmann 手术二期重建时间一般可在 2～3 个月后施行。根据是:

(1)此时腹腔和肠道炎性水肿已消退,做二期吻合时不会因肠道炎性水肿、血供不良而发生漏。

(2)2～3 个月后腹腔内粘连多为膜性粘连,分离容易且不会损伤其他肠管,远端肠管也易找到。

(3)2～3 个月后病情多已稳定,术后并发症少。

Desai 曾报道 Hartmann 手术 185 例,其中憩室炎 108 例,直肠乙状结肠癌 31 例,其他疾病 46 例。术后并发症<9%。在 158 例健在的病人中有 96 例最终进行二期手术,恢复了结肠的连续性。初期手术与二期手术之间的间隔时间平均为 149 天。死亡病例与二期手术及并发症无关。死亡原因主要为脓毒症。Desai 认为:在治疗高危直肠乙状结肠疾病中,Hartmann 手术是安全有效的。

8.4.5 结肠造口关闭术

Closure of Colostomy

【适应证】

暂时性横结肠造口术后,病员情况好转,造口远端的肠道通畅,可以将造口关闭。一般在造口术后 3 个月左右施行关闭为妥。

【禁忌证】

凡造口远端有梗阻者不宜关闭。

【手术步骤】

（1）围绕结肠造口周围，紧贴黏膜做梭形切口，切开皮肤和皮下组织，分离结肠。用剪刀剪除黏膜边缘和其上附着的皮肤和瘢痕组织（图 1）。

（2）用 3-0 号铬制肠线做横行全层连续内翻缝合，关闭造口（图 2）。

（3）再用细不吸收线做一排浆肌层间断缝合。然后术者更换手套，重新消毒手术野皮肤，更换手术巾及全部污染器械（图 3）。

（4）继续分离结肠与腹壁的粘连，直达腹腔，使肠管与腹壁完全分开，然后将肠段送回腹腔（图 4）。

（5）以 1 号铬制肠线连续缝合腹膜后，以盐水冲洗创口，再以丝线按层间断缝合腹壁切口，腹直肌前鞘下置一橡皮条引流，从切口引出（图 5）。

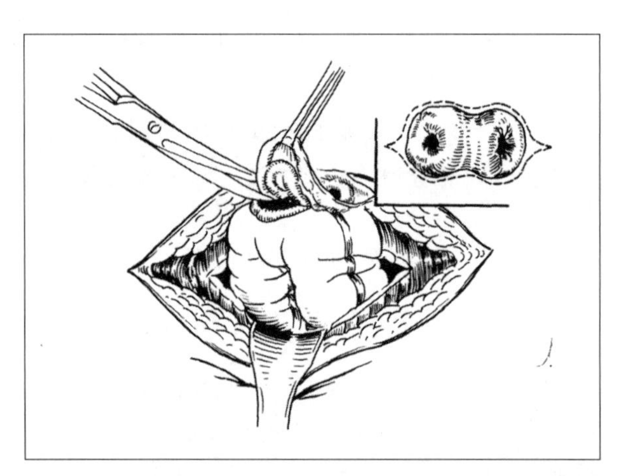

图 1

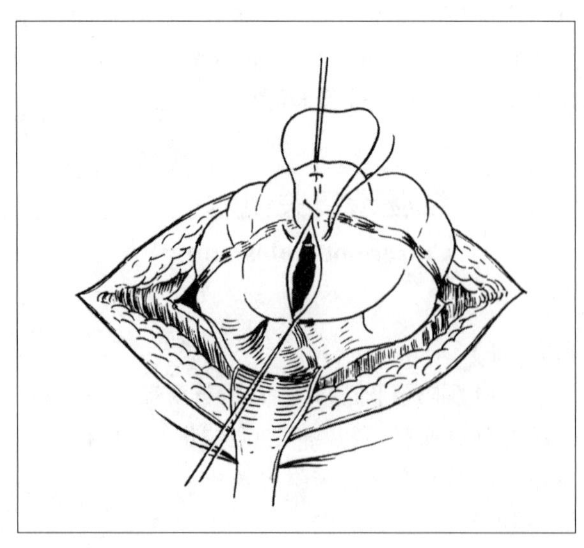

图 2

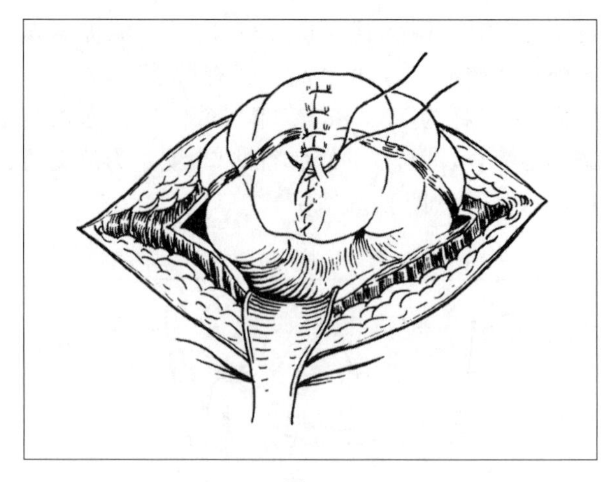

图 3

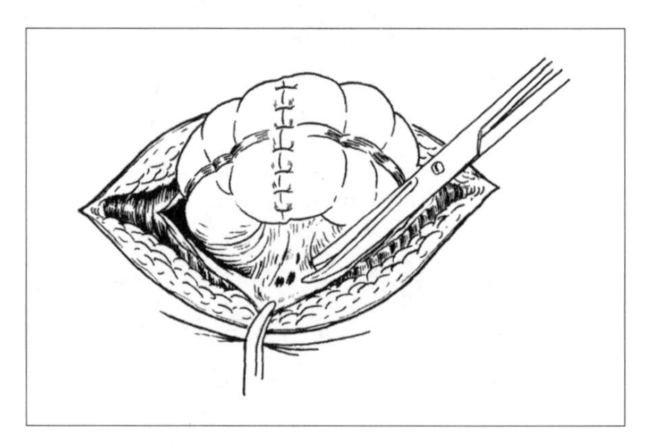

图 4

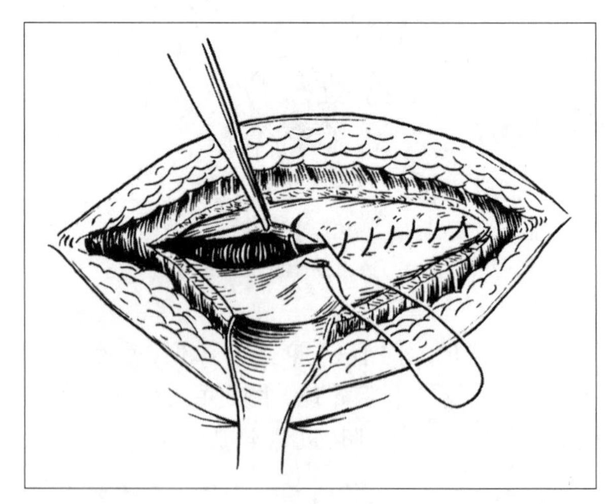

图 5

【术中注意要点】

（1）如手术时发现有远端肠梗阻，如肠结核、克罗恩病及异物等情况存在，则不应只考虑闭合造口，而应对上述病变进行适当处理。

(2)术中游离结肠时,应避免切破肠壁。

(3)在闭合造口时,应将黏膜内翻,肠壁与腹膜应充分分离,不能有张力。

【术后处理】

同"结肠部分切除术"。

【主要并发症】

同"结肠部分切除术"。

附 如何使用粘贴式肠造口袋

目前常用的粘贴式造口用品主要有两种。

1.单件式造口袋 这是指一种背面有粘贴胶的袋子,按照造口的大小在粘贴胶处剪好开口,撕去背面的纸片,贴在皮肤上即可。但为了皮肤的保护,最好附加使用一些保护用品,即在造口周围涂上"猪油膏"(又称防漏油膏)等。

2.两件式造口袋 这是指有一个护肤胶片和与其配套的一个造口袋。使用时先将胶片贴在造口皮肤上做基底,然后利用胶片和造口袋上凸凹相对的两个胶环扣牢,即将袋子固定在胶片上。

不管是单件式还是两件式袋子,又可分开口式或闭口式两类。如果是回肠造口、盲肠造口、横结肠造口或是尿道造口的患者,由于排出物量较多且不成形,为了便于清理,最好选择开口式袋子,如果是乙状结肠造口者,则两类袋子均可。

当然,造口用品还需要测量板、皮肤保护用品及清洁用具(如肥皂、纱布等),个别患者还要配以腰带。

两件式造口袋的使用方法:

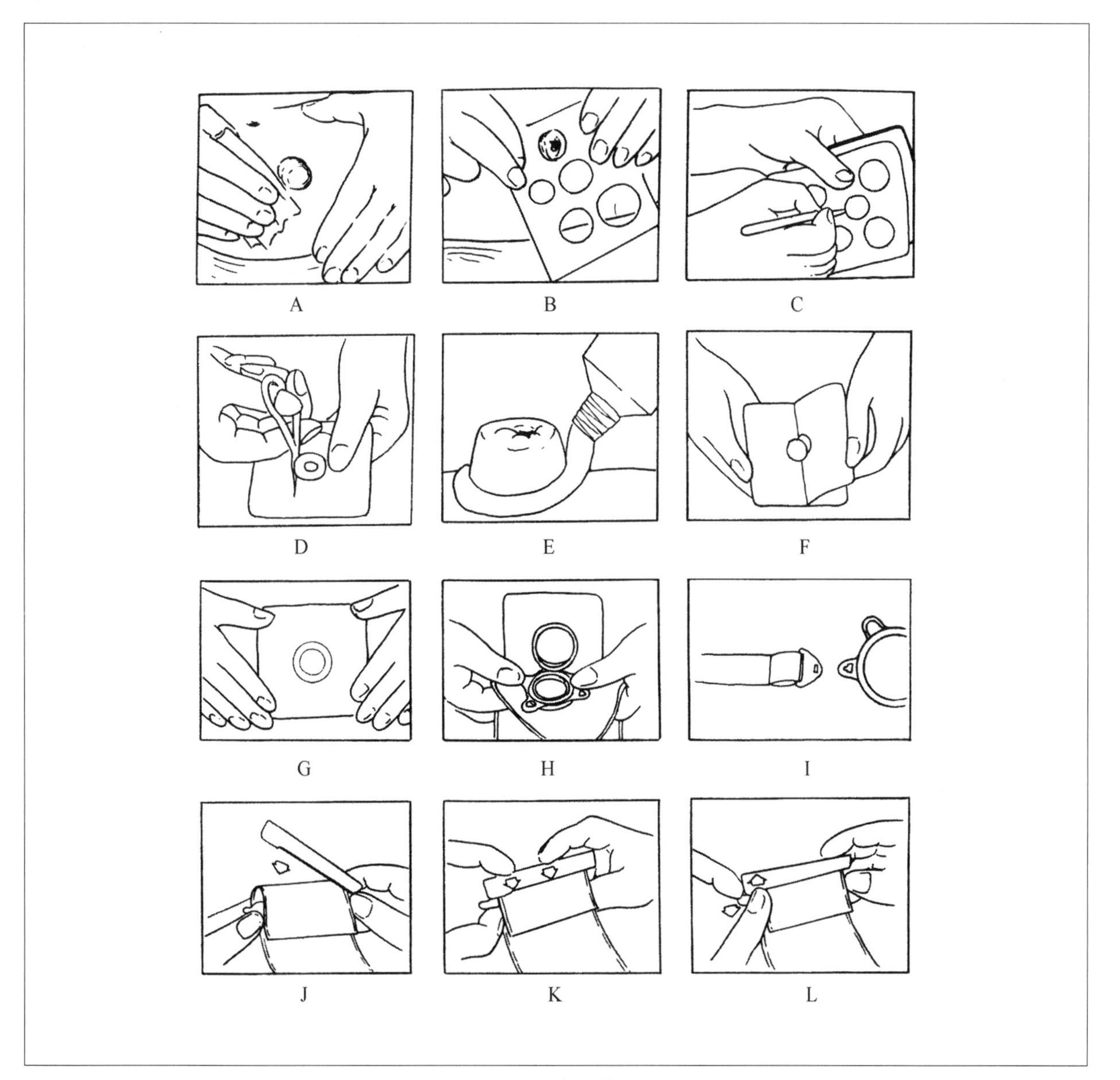

图 8-4-2 两件式造口袋的使用方法

(1)首先应清洁造口及周围皮肤,观察有无异常。(图 8-4-2A)。

(2)用测量板测出造口的大小(一般应比造口稍大一些,过小会造成对造口的压迫,过大又容易引起渗漏),然后用笔在胶片(适透膜)背面画出造口的大小,并用剪刀尖部沿记号剪下(图 8-4-2B~D)。

(3)必要时将防漏膏以挤牙膏方式挤一圈在造口周围的皮肤上。也可用防水纸胶贴于胶片周围,以防洗涤时水渗进胶片内(图 8-4-2E)。

(4)将胶片背面的粘纸撕下,并依造口位置贴上,轻压胶片环及其周围,使胶片紧贴于皮肤上(图 8-4-2F、G)。

(5)将便袋或尿袋背面的胶环与胶片上的环相连接,以点、线、面方式由下而上扣紧,轻轻往下拉一拉便袋,看安装是否牢固(图 8-4-2H)。

(6)如使用的是开口便袋,应将便袋尾端包住夹子的一端,以两手相扣,夹闭便袋的开口(图 8-4-2I、J)。

(7)使用腰带者,应以腰带固定便袋两旁的扣洞,稳固便袋(图 8-4-2K)。

(8)当内容物超过 1/3 时,应将便袋取下清洗,以另一个便袋替换。

(9)便袋取下后,用示指固定便袋夹的一边,再用拇指向上一推,打开便袋夹(图 8-4-2L),将内容物引流入马桶,再用清水洗净袋子以备用。一般胶片可用 7~10d。

(喻德洪)

8.5 结、直肠息肉的手术

Operations for Colorectal Polyps

大肠黏膜面任何向肠腔内突起的实质性病变统称为大肠息肉。根据息肉数目多少,分单发性息肉、多发性息肉及结肠息肉病。单发性息肉指大肠内只有 1 枚息肉,多发性息肉是指大肠内有 2 枚以上息肉。结肠息肉病是指结肠内有 100 枚以上腺瘤性息肉。大肠息肉除新生儿外,其余年龄均可发生。40 岁以上发病率明显增高,50 岁的发病率是 40 岁的 2 倍,60－80 岁发病率最高,并且以腺瘤性息肉增加显著。长期饮啤酒,大量吸烟,免疫功能低下,动脉粥样硬化和冠心病患者息肉的发生率增高。若用结肠镜检查有腹痛、腹泻或便血的患者,大肠息肉的检出率是 30% 左右。

息肉大体观可分为长蒂息肉、短蒂息肉、宽基底蒂息肉、半球形息肉、丝状息肉和桥形息肉。息肉的组织学分类方法较多,我国多采用新生物性和非新生物性息肉两大类分类方法。

(1)新生物性息肉:多呈淡红色,常有充血、糜烂。①管状腺瘤性息肉,癌变率较低;②管状绒毛状腺瘤性息肉,癌变率较高;③绒毛状腺瘤,恶变率最高。

(2)非新生物性息肉:①错构瘤性息肉,包括幼年性息肉及 Peutz-Jeghers 息肉,一般认为癌变率很低;②炎症性息肉,包括炎性息肉,良性淋巴样息肉等;③化生性息肉,即增生性息肉;④其他:如肠黏膜肥大赘生物等。②～④类息肉一般认为不会癌变。<1.0cm 的腺瘤性息肉恶变率是 0.2%～1.3%,1.0～2.0cm 的腺瘤性息肉恶变率是 4.2%～9.5%,>2.0cm 的恶变率是 27%～40%。从形态上看小息肉以及有蒂息肉恶变率低,宽基底较大的息肉恶变率较高,广基底较大的息肉,如息肉头部有溃疡,几乎 100% 恶变。

8.5.1 经结肠镜摘除大肠息肉

Colorectal Polypectomy by Colonoscopy

经结肠镜或乙状结肠镜用高频电或微波,或激光摘除或凝除大、小肠息肉,是对息肉治疗的一大改进。患者避免了剖腹术的痛苦,并且一次可以摘除多枚息肉,如患者年轻,息肉有蒂,又无动脉硬化症,一次可圈套摘除 1.0cm 大小的息肉 10 枚左右。如凝除小息肉可在 30 枚左右。但对有动脉硬化的老年患者一次圈套摘除不应多于 5 枚,凝除不超出 20 枚。如息肉恶变经结肠镜摘除后,癌只浸润到黏膜层可不补行根治术。如癌浸润到黏膜下层,但息肉有蒂、残蒂无癌,肿瘤分化好,淋巴管及血管无癌浸润,经结肠镜摘除后可密切观察。

【适应证】

(1)无蒂的小息肉。

(2)有蒂息肉,但其蒂<2.0cm。

(3)息肉呈宽基底,但息肉本身<2.0cm。

【禁忌证】

(1)有严重高血压、冠心病者。

(2)有严重的腹痛、腹胀、恶心、呕吐等肠梗阻症状者。

(3)有弥漫性或局限性腹膜炎,或疑有肠穿孔者。

(4)有出血性疾病者。

(5)息肉基底>2.0cm。

(6)息肉恶变已浸润到蒂部。

(7)息肉集簇存在范围较广者。

(8)妊娠期患者。

(9)较衰弱,或不能配合者。

【注意事项】

装有心脏起搏器者慎用。

【术前准备】

(1)查出、凝血时间,血小板。

(2)模拟试验:检查高频电发生仪工作是否正常,并且根据息肉大小,调整电流强度。

(3)息肉摘除前2d半流质饮食,1d流质饮食,行息肉摘除当日禁早餐,如饥饿者可进少量糖水。

(4)肠道清洁准备主要有以下两种方法:①口服蓖麻油法:检查前晚口服蓖麻油30ml,3～4h后产生腹泻,并于检查前1～2h用温开水(37℃左右)清洁灌肠。一般不用肥皂水灌肠,以免刺激肠黏膜引起充血、水肿。②口服硫酸镁法:检查前4h口服25%的硫酸镁150～200ml,再服5%葡萄盐水(或温开水)1000ml,2h内服完。服后45min开始腹泻,一般腹泻5或6次后肠道多较清洁,即可做检查。

息肉摘除前禁用甘露醇行肠道准备,以防产生易燃气体甲烷,在电灼息肉时碰到电火花发生气体爆炸,发生肠穿孔。

【手术步骤】

(1)圈套摘除息肉法

①清除息肉周围的粪水及黏液,防止导电击伤肠壁。

②必要时调换体位,充分显露息肉。使息肉暴露在3、6、9点位置,以便圈套。

③抽换肠腔内空气2或3次,以防肠内易燃气体浓度高,引起爆炸。

④圈套丝应套在息肉的颈部,小息肉提起悬空(图1),大息肉应使息肉头部广泛接触对侧肠壁(图2),切勿接触过少,电流密度大燃伤肠壁(图3)。

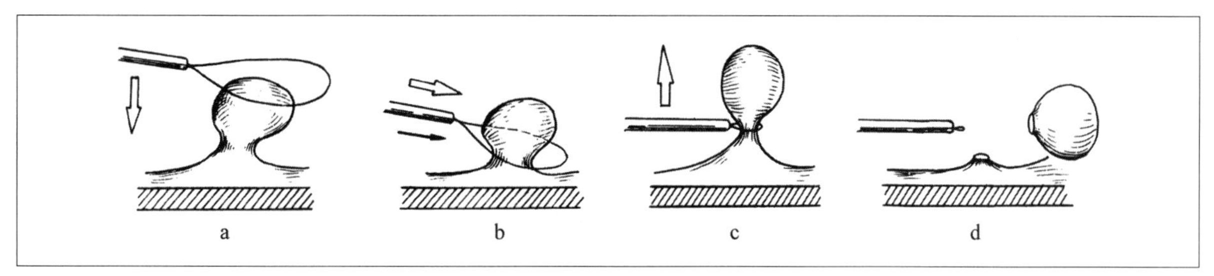

图 1

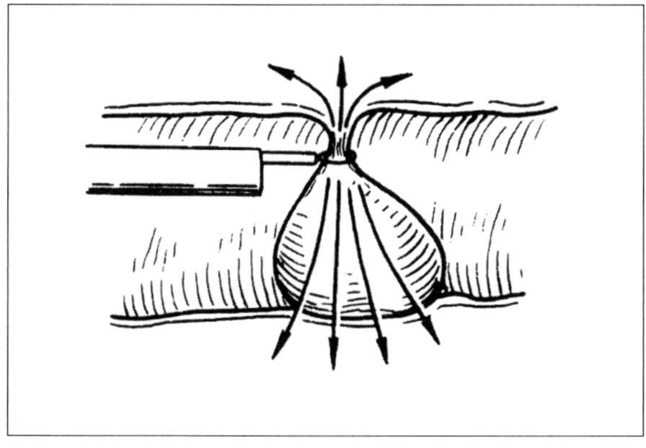
图 2

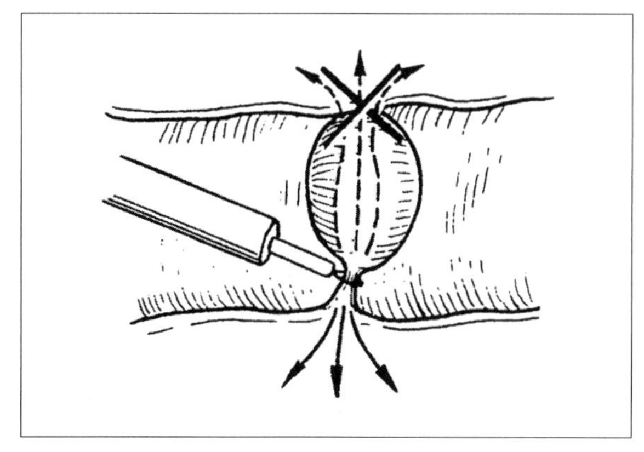
图 3

⑤>3.0cm 不是分叶状的巨大息肉，每次圈套不能>2.0cm，以防当切割到一定程度时，被切割部分相互接触，电流密度分散不能产生高温切除息肉，使圈套丝陷入息肉组织内，进退不能。

⑥>3.0cm 的巨大分叶状息肉，应从息肉周围逐叶向息肉蒂部烧除，使息肉蒂内较大的血管多次受到热及电流的影响而凝血，切勿盲目套入蒂部因视野不清，或蒂凝固不全而发生并发症。

⑦一般高频电发生仪用混合电流 2.5～3.5 挡。

⑧接通电源，通电，每次通电 2～4s，酌情可通电 1 次或多次。

⑨通电见圈套丝处发白或冒白烟时，方令助手逐渐收紧圈套器，边收紧圈套器边间断通电。术者和助手一定要配合得当，防止因通电不足或收紧圈套器过快产生凝固不全而出血，或因通电过久而击穿肠壁。

(2)用热活检钳钳除息肉：多用于 0.5cm 大小的息肉。

①用凝固电流 2.5～3 挡。

②钳住息肉头部提起，使息肉基底部形成一细长假蒂，通电时假蒂部位的电流密度增大产生高温摘除息肉(图 4)。钳环内的息肉受电流影响小，可行组织学检查。

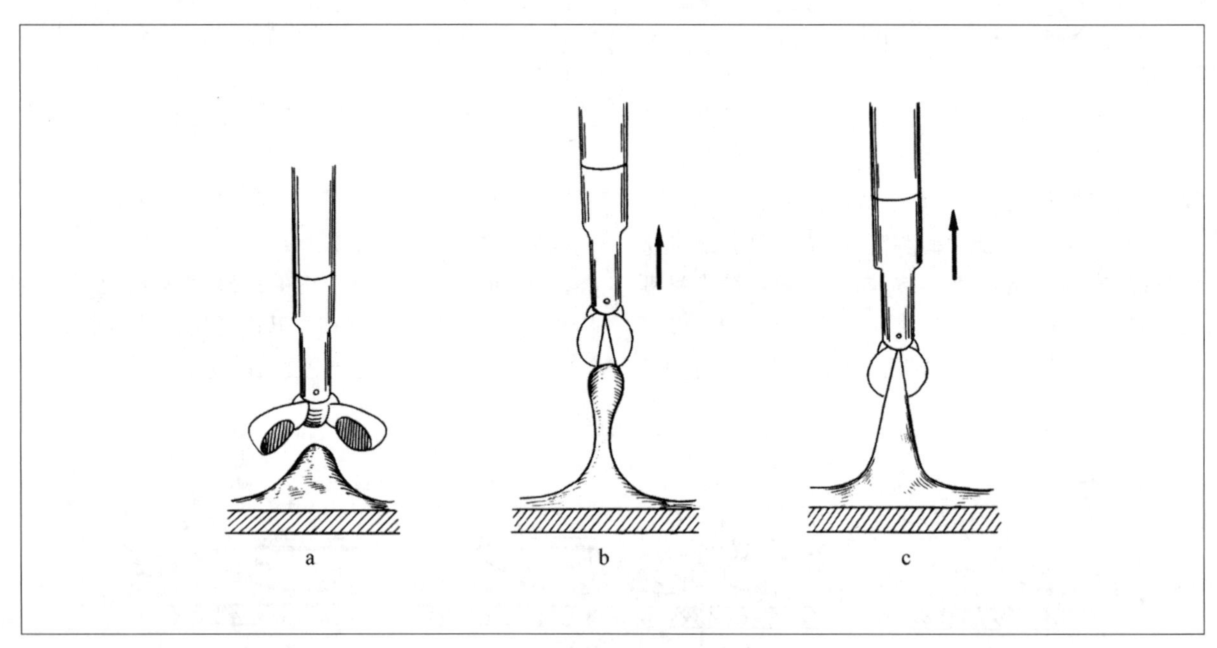

图 4

(3)用电凝器凝除息肉法

①高频电发生仪用凝固电流 2～3 挡。

②电凝器对准息肉头部，凝除息肉 2/3 才能达到治疗目的，但不宜凝除过深，以防穿孔。

【术中注意要点】

(1)在摘除息肉过程中术者与助手要配合默契，即通电与收紧圈套器要合适，不要因通电不足，收紧圈套器过快而出血，也不要因通电时间过长或电流过大，收紧圈套器过慢而致肠穿孔。

(2)避免圈套丝尖端部接触息肉旁正常肠壁发生肠穿孔(图 8-5-1)。

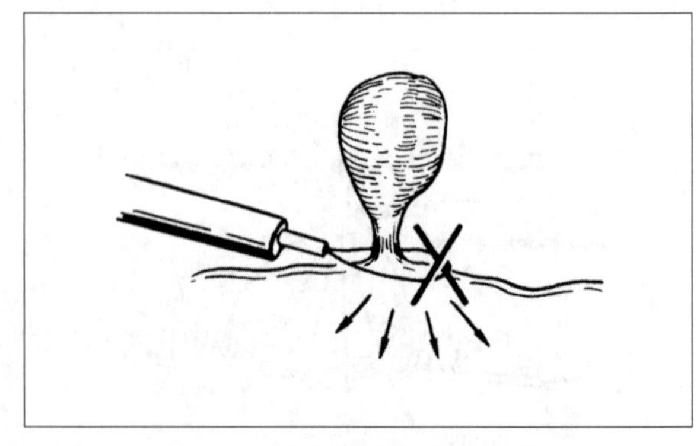

图 8-5-1 避免圈套丝尖端部接触息肉旁正常肠壁

(3)分叶摘除息肉时,避免摘下来的息肉接触还未摘掉的息肉,发生导电烧伤肠壁。

(4)回收标本,单个息肉可用篮式取出器套住息肉或用镜吸住息肉随镜退出。一次摘除多枚息肉者,如让患者便出,应记录息肉形态、部位,以便定位,或术中在一枚息肉上钳取多块组织送检,或用双镜法取出息肉,即一镜留在肠腔内继续摘除息肉,另一镜从肛门插入取出息肉。

【术后处理】

(1)留观 5～7d,息肉摘除较多、较大者应用止血剂,适量补液及应用抗生素。

(2)息肉摘除术后 0.5～1 年复查 1 次,如无异常以后可适当延长复查时间。

(3)腺瘤性息肉恶变属原位癌者,半年内 1～2 个月复查 1 次,0.5～1 年内 3 个月复查 1 次。如无异常,以后延长复查时间。

【主要并发症】

(1)肠穿孔:一旦发生应立即手术治疗。

(2)息肉残蒂出血:包括术中出血及术后 1 周左右焦痂脱落出血,如出血可经内镜用高频电电凝止血。方法:高频电仪用凝固电流 2 或 3 挡,电凝器接触出血处通电 2～3s,通电一次或几次。在提起电凝器时再通电 1 或 2 次,使焦痂断裂,防止拉掉焦痂再出血。

(3)腹膜后气囊肿:应用抗生素,待其逐渐吸收,并注意心肺功能。

8.5.2 剖腹术结合结肠镜摘除小肠及大肠息肉

Laporatomy and Endoscopic Polypectomy

该方法避免了仅凭术中手摸探查切除小肠息肉,常使息肉遗留,一部分患者需反复多次手术的缺点。曾有报道 1 例 P-J 综合征患者曾先后行了 10 次剖腹术。故采取剖腹术加结肠镜经小肠切口插入清除小肠息肉,以及剖腹术加结肠镜经肛门插入摘除大肠及回肠息肉,是一种良好的清除肠道息肉的方法。该方法清除息肉较彻底,不易遗漏,术后复发少,肠壁切口小,损伤小,肠瘘及腹腔污染机会减少;术后肠粘连、肠梗阻也少。十二指肠等不易用手摸探查到病变的部位,用结肠镜容易发现病变,并且防止了手术切开十二指肠摘除息肉发生十二指肠瘘的危险。该方法较安全,在切、凝除息肉时如发生出血,可立即缝扎止血。

【适应证】

(1)小肠多发性息肉,如 P-J 综合征患者肠道的多发性息肉,无肠梗阻及明显肠粘连者。

(2)息肉蒂＜1.0cm。

(3)无出血倾向,心、肺及肝、肾功能正常,具备剖腹手术的患者。

【禁忌证】

(1)小肠多发性息肉合并有急性肠梗阻者。

(2)有肠穿孔及腹膜炎者。

(3)水电解质紊乱者。

(4)有严重高血压,心、肺、肾等功能不全,不能耐受手术者。

【术前准备】

(1)肠道准备包括:①术前半流饮食 2d,流质饮食 1d;②术前 2d,开始服卡那霉素 1.0mg,1 日 4 次,甲硝唑 0.4mg,1 日 3 次,25%硫酸镁 30ml,每晚 1 次;③若要摘除大肠息肉,术前清洁灌肠;④配血备用;⑤备皮;⑥留置导尿。

(2)结肠镜的准备包括:①纤维内镜用(OES)CF-PI 型大肠内镜最好,因镜身细,能防水,全镜可浸泡在 1∶1000 的氯己定溶液中 30min 消毒;②用电子结肠镜只浸泡镜身及操作部,导光束段可不浸泡,用乙醇擦拭即可。

(3)插镜者与手术医师准备工作相同,都需要刷手、穿无菌衣。

【麻醉与体位】

(1)持续硬膜外麻醉或全身麻醉。

(2)仰卧位或截石位。经小肠切口插入内镜摘除小肠息肉者取仰卧位;经肛门插入结肠镜摘除回肠及大肠息肉者取截石位。

8.5.2.1 剖腹术与经小肠切口插入内镜清除小肠息肉

Laporatomy and Transenterotomy Endoscopic Polypectomy

【手术步骤】

(1)皮肤消毒、铺巾同剖腹术。

(2)腹部切口，多采用剖腹探查切口。

(3)进入腹腔后探查，在最大的息肉处切开小肠(最好在小肠中段)，在息肉的蒂部结扎后再缝扎，切除息肉，肠壁切口不缝合。在切口边缘用4号不吸收线做一荷包缝合后，将该段肠管牵出腹壁切口外。在小肠切口周围加盖无菌治疗巾，防止污染。内镜从小肠切口插入后，适当收紧荷包缝合线打结(图1)。并且由手术者保护该切口，防止污染和拉伤小肠切口。

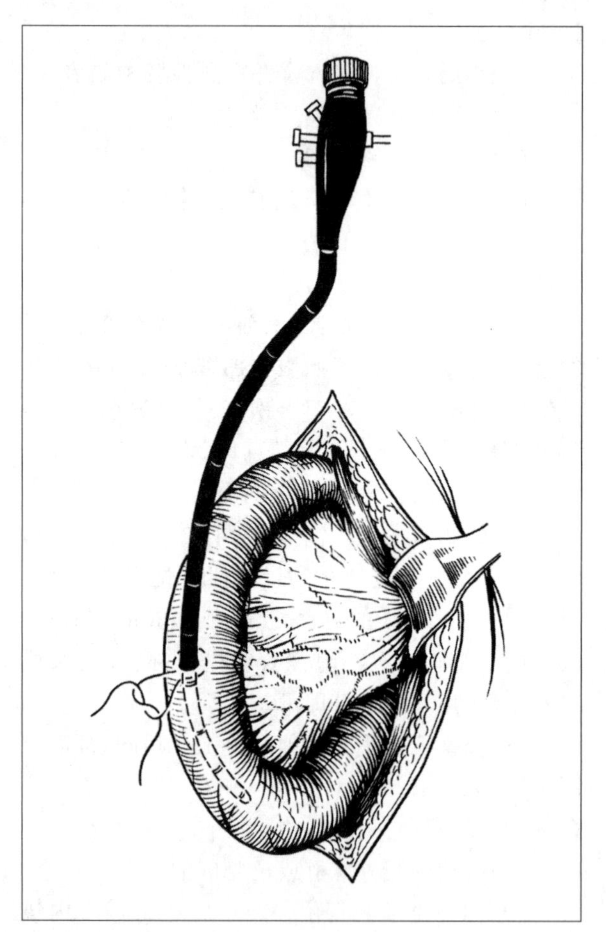

图 1

(4)镜先向切口近端插入。插镜动作要轻柔，方法是逐渐向镜身上套入肠襻，镜应插到十二指肠。边插镜边仔细观察，手术者亦用透照法观察，这样肠内细小病变均不易遗漏。故在插镜过程中，室内光线应暗。发现小息肉或息肉蒂＜1.0cm，当即经内镜用高频电或微波摘除。摘除的方法同大肠息肉经结肠镜摘除法。大息肉不经内镜摘除者，在肠壁上用不吸收线缝一针作标记，待镜退出后再切开肠壁切除，切开肠壁时结肠的切口应做在结肠带上，纵切纵缝，小肠的切口应纵切横缝。切口均小于息肉的直径，因挤压息肉时息肉可使切口撑大挤出，暴露于切口外，在息肉根部先结扎，后缝扎，切除息肉。而后全层及浆肌层间断缝合关闭肠壁切口，如此操作可多处切开肠壁切除息肉(图2，图3)。

(5)退镜过程中再次仔细观察。镜退到切口处，不要将镜退出，将镜头转向切口的远端，以同样的方法寻找及切除息肉。

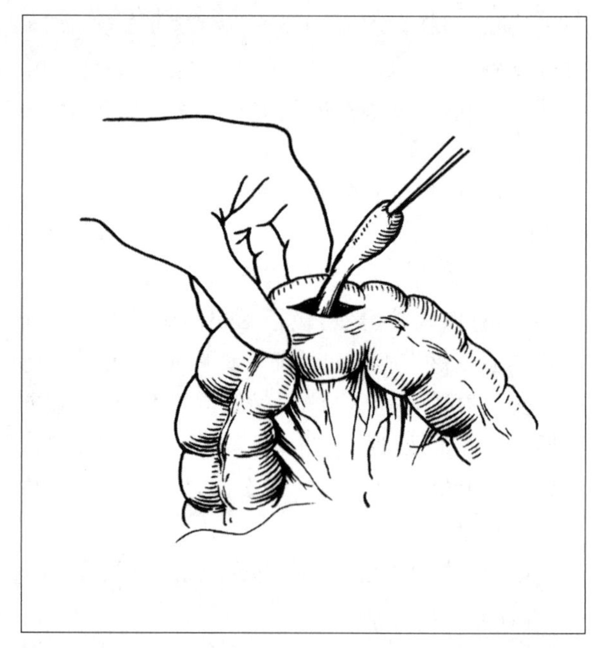

图 2

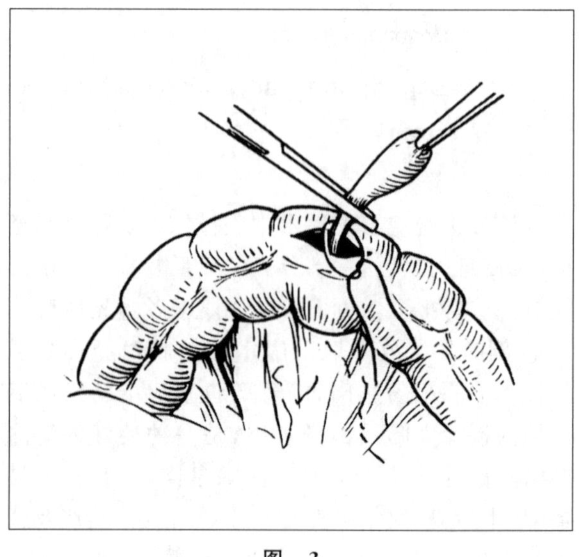

图 3

8.5.2.2 剖腹术加结肠镜经肛门插入摘除大肠及回肠息肉

Laparotomy and Trans-anus Colonoscopic Polypectomy

【手术步骤】

(1)皮肤的消毒,切口同“8.5.2.1”。

(2)结肠镜从肛门插入,通过回盲瓣插镜达回肠,镜尽可能向小肠近端插入,但肠襻往镜身上套入时,不能损伤小肠。

(3)经结肠镜用高频电或微波摘除小肠及结、直肠息肉,摘除方法同前。

(4)空肠内息肉以及镜所见到的大息肉不能经镜子摘除时,应切开肠壁逐个切除,如果息肉较密集者,可行肠段切除。

【术中注意要点】

(1)内镜医师向肠腔内送气,送水要适当,送气过多肠腔膨胀,不利插镜,过少妨碍病变的观察。

(2)防止插镜中拉伤小肠切口。

(3)摘除息肉过程中,认为残蒂有出血可能时,应缝扎。

【术后处理】

(1)持续胃肠减压。待肠功能恢复后拔除胃管进流质。

(2)适当应用抗生素。

(3)补液,注意水电解质紊乱。

8.5.2.3 剖腹术加小肠套叠法切除小肠多发性息肉

【适应证】

一段小肠内有多个较大的息肉。

【禁忌证】

息肉引起的肠套叠,肠梗阻。

【手术步骤】

(1)先行术中肠镜检查及息肉摘除,如某段肠管内有较集中的多发性大息肉,而经内镜摘除较困难者,则可用套叠法切除息肉。

(2)先切除其中的1枚息肉,此切口不缝合,用两把鼠齿钳将切口牵开,用盐水纱布保护好切口,然后用手挤法逐个将靠近小肠切口的息肉切除,距切口较远的息肉不能用手挤出时,用鼠齿钳或弯圆钳将息肉头体部夹住,缓慢轻柔地往切口处拖,逐渐形成人为的肠套叠,然后将息肉牵出切口外切除,结扎后再缝扎残蒂,查无出血,将套叠肠管复位(图1,图2)。如此反复操作可切除距小肠切口远近端各30~40cm的多枚大息肉。笔者用此法切除了4例34枚息肉,其中最多1例切除了17枚,肠壁仅1个切口。并且其中2例还利用该切口行了术中肠镜治疗息肉。该方法既克服了术中肠镜摘除大息肉的危险,又避免了在肠壁上做多个切口发生肠漏的危险。

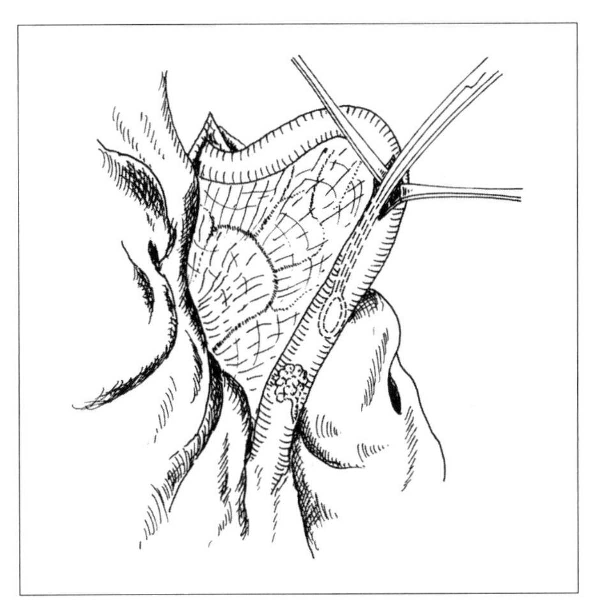

图1 套叠法小肠息肉摘除术

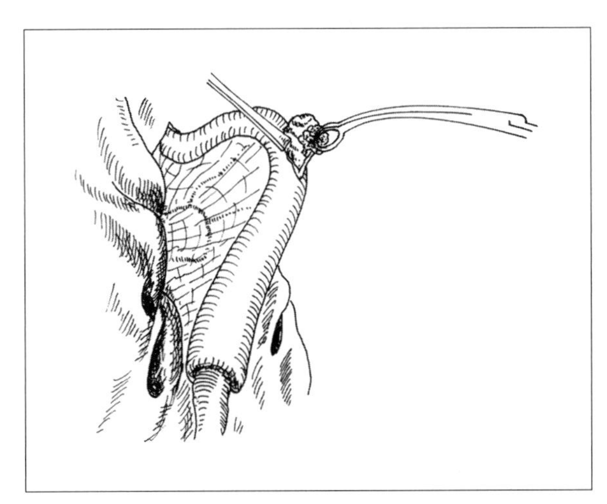

图2 套叠法小肠息肉拉出小肠外切除术

8.5.3 经肛门行直肠息肉摘除术

Rectal Polypectomy via Anus

8.5.3.1 息肉能拖出肛门外的手术

【适应证】

(1)带蒂息肉能脱出肛门外者。

(2)直肠下端息肉虽不能脱出肛门外,但麻醉肛门松弛后,可用手指或组织钳将息肉拉至肛门缘者。

【术前准备】

必要时术前用温盐水清洁灌肠。

【麻醉与体位】

息肉能脱出肛门,可不用麻醉。如不能脱出肛门可用鞍麻或骶麻。体位用截石位或侧卧位。

【手术步骤】

(1)扩肛。

(2)用手指将息肉勾出肛门外,或用组织钳夹住息肉牵至肛门外或肛缘。

(3)用血管钳钳住息肉蒂部,用7号不吸收线结扎,然后在结扎的远端再用4号不吸收线贯穿缝扎(图1),切除息肉。

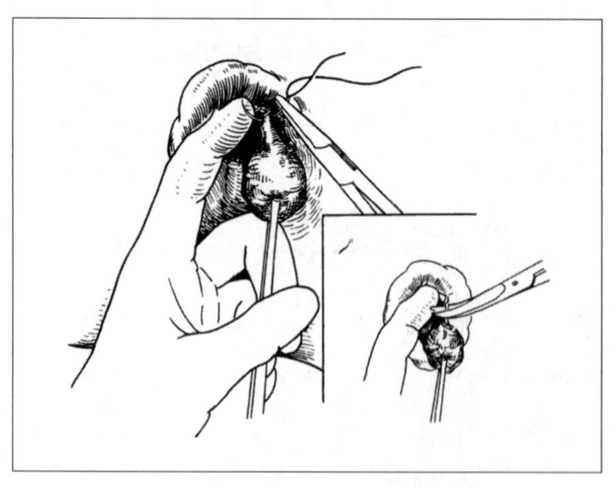

图 1

(4)在肛门内放一油纱条,包扎。

【术中注意要点】

牵拉息肉时不要用力过猛,因息肉蒂脆,容易拉断。不能拖出肛门外的息肉在切除过程中应防止损伤肛门括约肌。

【术后处理】

术后适当应用抗生素、补液及应用止血药。便后用1:5000的高锰酸钾液坐盆,痔疮栓1枚塞肛,每日1~2次。

8.5.3.2 息肉不能拖出肛门外的手术

【适应证】

(1)直肠下端(距肛缘7cm以下)的息肉,不能拖出肛门外。

(2)息肉直径<4cm。

【禁忌证】

肛门有瘢痕,扩肛达不到3~5指者。

【术前准备】

同直肠癌手术。

【麻醉与体位】

用腰麻或骶麻。体位用截石位或折刀位。

【手术步骤】

(1)扩肛后在息肉的上下左右各缝一牵引线拉出肛门外,沿息肉边缘0.5~1cm切开黏膜及黏膜下组织(图1),逐步切除息肉。可边切除边缝合直肠壁,这样既有利于止血,又可防止切除息肉后肠壁回缩,创面难以缝合。切除息肉可用电刀,有利于止血。

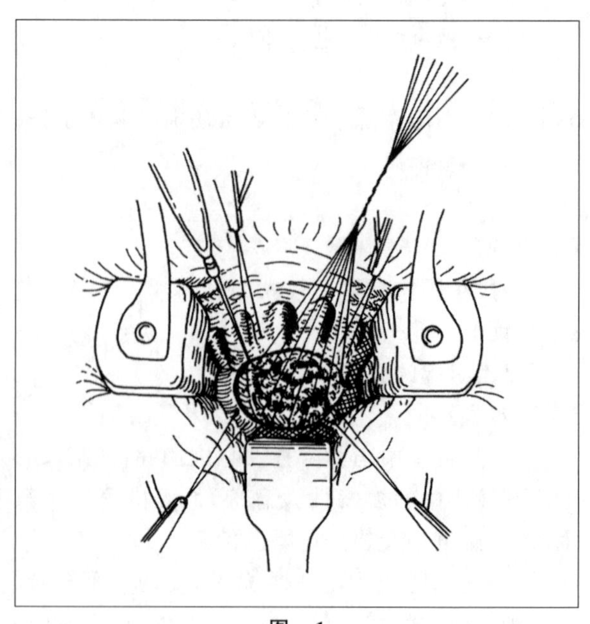

图 1

(2)息肉切除后用2-0可吸收缝线间断或连续缝合黏膜下组织及肌肉(图2),再间断缝合黏膜。

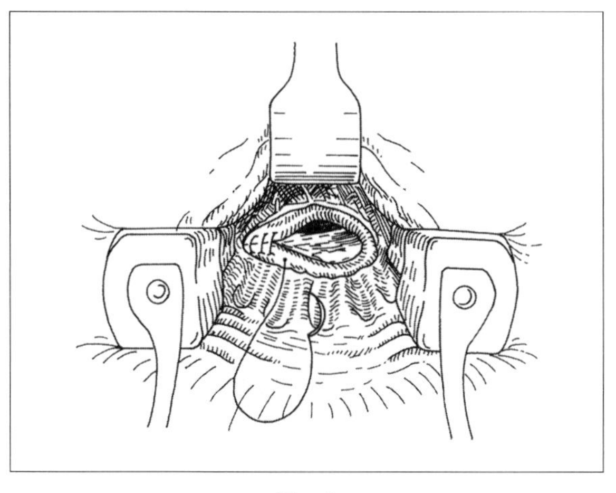

图 2

8.5.4 经骶入路切除直肠息肉术

【适应证】

(1)息肉较大或基底较宽,不宜经肛门切除。

(2)息肉癌变但局限于黏膜及黏膜下层。

【禁忌证】

(1)直肠肿瘤位于腹膜反折线以上。

(2)肛门括约肌功能明显减退者。

【术前准备】 同直肠癌。

【手术步骤】

(1)取俯卧位:在头部,两肩部及下腹两侧垫软垫,腹部及下胸部悬空以利呼吸,双手置头旁,双腿稍下垂。

(2)切口:骶骨旁开1横指、尾骨尖上3横指与骶骨平行向下做6~8cm长的切口,切开皮肤、皮下组织,显露臀大肌后缘(图1),并注意辨认外括约肌、肛提肌、肛尾韧带及骶棘韧带。因为括约肌与肛提肌相互交织难以辨别,但是肛提肌与骶棘韧带之间易辨别。

(3)钳夹、切断、缝扎部分臀大肌、肛提肌,括约肌尽量不切断,肌肉切断后必须缝扎,缝线不剪断(图2)。以待切除病变后缝合切口时将两侧的线相互结扎重建盆底用。

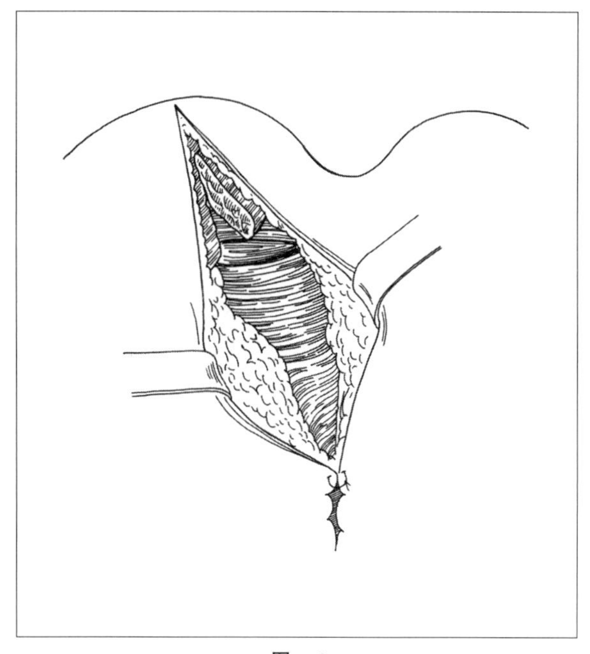

图 1

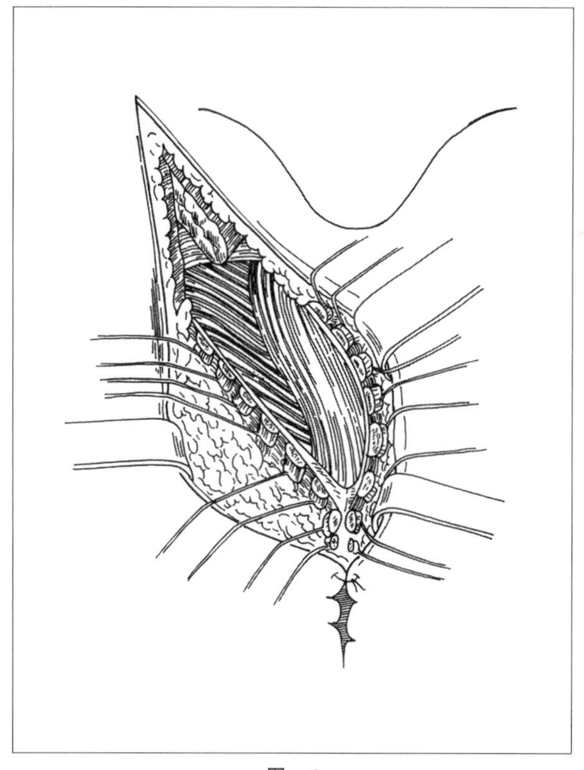

图 2

(4)切开肛提肌后显露Waldyer筋膜,从上至下剪开Waldyer筋膜,分离结扎Waldyer筋膜,显露Denonvilliers筋膜。此时要注意侧方的神经及血管,分离应紧贴直肠壁进行(图3)。

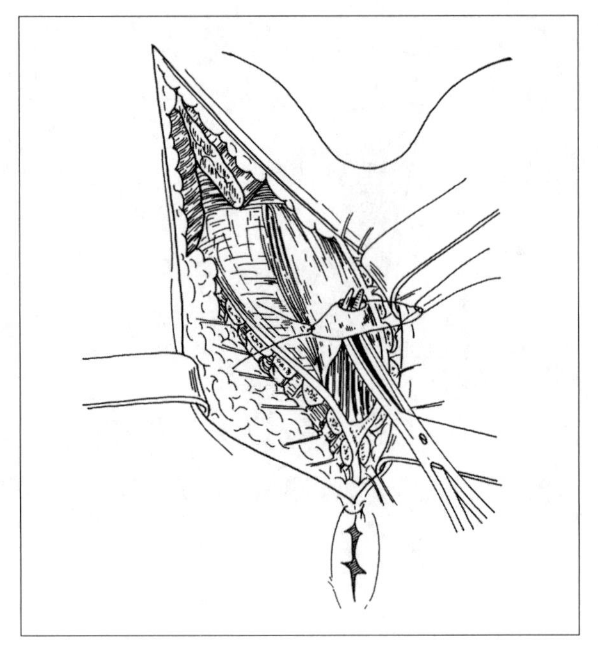

图 3

(5)分离直肠周围组织、游离显露直肠、直肠游离好后,用一纱布条穿过直肠前壁提起直肠。(图 4)。然后切开肠壁,切除息肉。

如息肉有恶变应切除距息肉边缘 2cm 的直肠壁(图 5)。

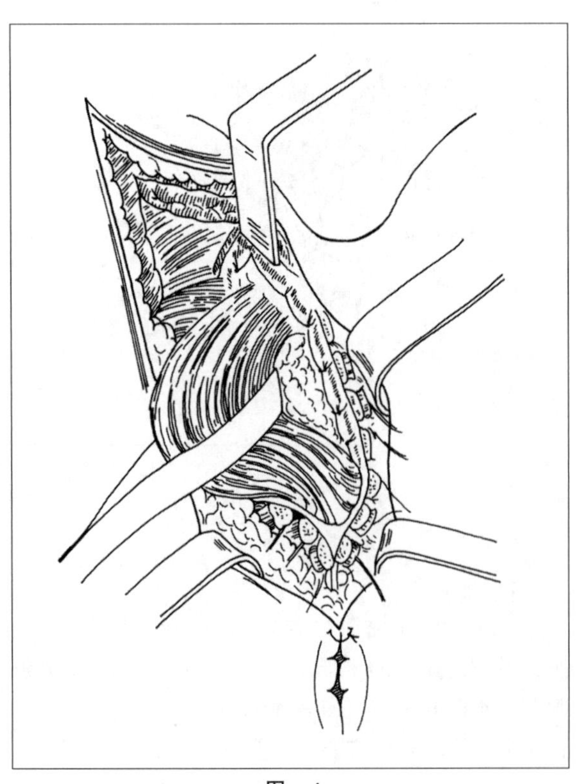

图 4

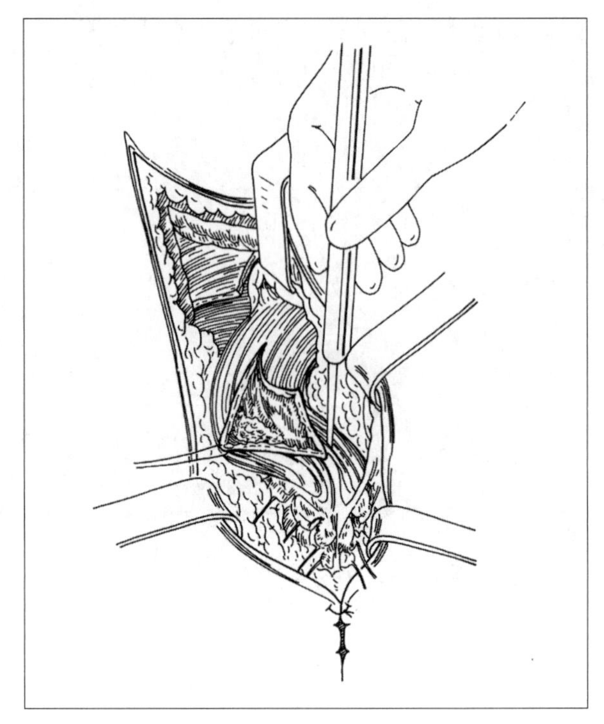

图 5

(6)全层间断缝合直肠后(图 6),再缝合直肠外膜层。然后再逐层缝合切口。术中应仔细止血。

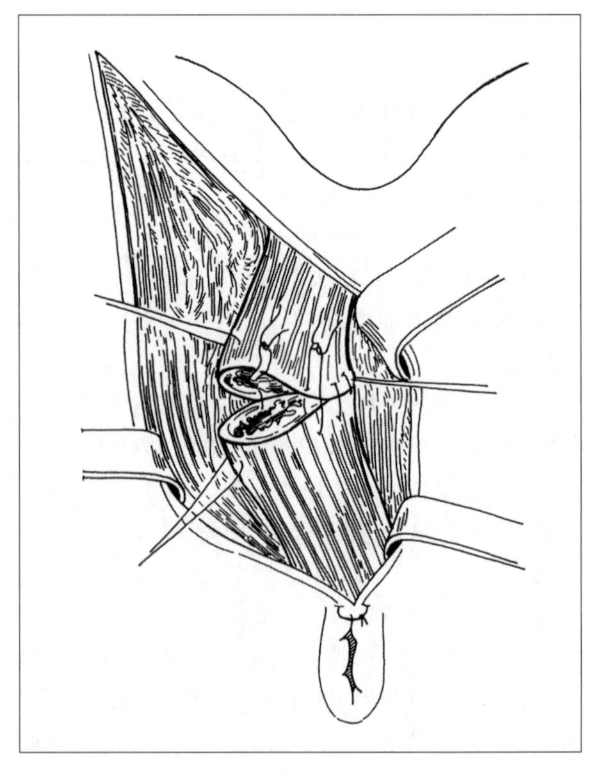

图 6

【术后处理】

(1)术后禁食 3～5d,补液,应用抗生素;

(2)术后 5～7d 可进流质饮食,逐渐过渡到少渣饮食,2 周后恢复普食;

(3)术后 36～48h 拔除引流管,保持会阴清洁。

【并发症】

(1)创面出血:由于骶前静脉丛丰富,在游离直肠时容易损伤出血。

(2)肛门失禁:在分离切断肛提肌时,由于括约肌与肛提肌不易分开,有时容易切断括约肌致肛门失禁。但如术中注意鉴别,并将切断的肌肉全部缝合好,而肛门失禁是可以避免的。

(3)切口漏:一旦发生就应充分引流,并禁食,用深静脉高营养,或行乙状结肠造口,笔者经此入路行直肠肿瘤切除 10 余例,无 1 例并发症。

【术中关键及注意点】

(1)切口不宜过大,以防损伤骶神经及血管,并且在分离直肠时,如果不是恶性肿瘤应紧靠直肠壁分离以免损伤神经、血管。

(2)在切断肛提肌时注意与肛门括约肌鉴别,一般不切断括约肌,并且臀大肌只是切断后外侧少部分。

(3)该手术止血要彻底,一般不放置引流管,以防感染。

(4)避免损伤骶尾神经,术者应充分熟悉局部解剖,术中仔细操作。

【述评】

肠道散发性息肉的治疗,目前应用内镜用高频电或激光,或微波治疗是对肠道息肉治疗的一大改革,其适应证广,并发症少,治愈率高,并且可减少肠癌的发生。并认为经内镜用高频电治疗肠道息肉较用激光或微波好,因为标本可回收送病理检查,而其他两种方法则较困难,笔者曾用高频电经内镜摘除大小肠息肉 6000 余例,摘除息肉 1 万 3 千余枚,除 2 例需剖腹手术外,其余无重大并发症。术中内镜治疗小肠多发性息肉,其肠壁切口少,腹腔污染少,术后并发症少,治疗息肉较彻底,术后复发少,避免了患者反复多次剖腹术切除息肉的痛苦,故是目前治疗小肠多发性息肉的最佳方法。经骶入路切除直肠巨大息肉及肿瘤是一种较好的手术途径,可避免剖腹术的并发症,并且手术较简单,治疗病变较彻底。但该手术局部解剖要熟悉,以免损伤骶神经和血管。

(孟荣贵)

8.6 结肠部分切除术

Partial Colectomy

盲肠、升结肠和降结肠较固定于后腹壁,而横结肠和乙状结肠比较游离而活动。横结肠上有大网膜附着,胃与结肠之间的网膜组织称胃结肠韧带,结肠肝曲处有肝结肠韧带,在脾曲处有膈结肠韧带和脾结肠韧带。

右半结肠的血液供应来自肠系膜上动脉分出的结肠中动脉右侧支、结肠中动脉和回结肠动脉。横结肠的血液供应来自肠系膜上动脉的结肠中动脉。左半结肠的血液供应来自肠系膜下动脉分出的结肠左动脉和乙状结肠动脉。静脉与动脉伴行,最终注入门静脉。淋巴管也与血管伴行,经过肠系膜上、下动脉淋巴结至主动脉旁淋巴结,最后通向胸导管。因此左、右结肠切除或横结肠切除时,应将其所属的血管结扎。

8.6.1 右半结肠切除术

Right Hemicolectomy

右半结肠切除范围,若对盲肠及升结肠癌,应同时切除回肠末端 15cm、盲肠、升结肠、横结肠右半部及部分大网膜和胃网膜血管;切断及切除回盲动脉、右结肠动脉、中结肠动脉右支及其伴随的淋巴结。治疗右半结肠癌的手术特点是着重预防癌细胞的扩散,所以应首先切断病变结肠的淋巴及血管干,广泛切除肠系膜,最后才游离盲肠及升结肠。若是治疗回盲部良性病变时,为了便于手术,可先游离盲肠及升结肠,对肠系膜则不做过多的切除。本节中以升结肠癌为例说明手术方法,对于良性病变的手术方法不另作介绍。

【适应证】

(1)盲肠或升结肠严重损伤。

(2)盲肠、升结肠或结肠肝曲的恶性肿瘤,且无远处转移者。

(3)回盲部结核伴有部分肠梗阻经非手术疗法无效者。

(4)回结肠型肠套叠不能复位伴有肠坏死者。

(5)其他:盲肠扭转、回盲部慢性炎症肉芽肿、慢性局限性肠炎等。

【术前准备】

(1)饮食:术前3～5d进半流食,术前1～2d进清流食。

(2)内服泻药:术前3d每晚口服25%硫酸镁30ml或蓖麻油30ml。

(3)机械性肠道灌洗:术前3d,每晚盐水灌肠1次,术前晚清洁灌肠。

(4)口服抗生素:下述方案可任选一种:①新霉素1g,红霉素0.5g,术前1d 8时、14时、18时、22时各服1次;②卡那霉素1g,甲硝羟乙唑0.4g,术前3d,3次/d。

(5)其他药物:维生素K 4～8mg,4/d。注意水与电解质平衡。必要时,术前1d静脉输入适量的水与电解质溶液。为避免结肠准备过程中营养供给不足,可用要素饮食替代半流食和全流食。要素饮食本身可导致轻微腹泻,故应减少或不给泻药。如用要素饮食达1周左右,则口服泻药及肠道灌洗均可免除,但仍需服抗生素及维生素K。

(6)全胃肠道灌洗法:手术前日中餐给流食,午餐后3h开始做全胃肠道灌洗。灌洗液为等渗的电解质溶液或用温开水1000ml加氯化钠6g,碳酸氢钠2.5g,氯化钾0.75g配制的溶液,经胃管注入或口服,每小时灌入2000～3000ml,直到肛门排出的液体清洁无粪渣为止。该法优点是快速、效果好并可免除饥饿状态。缺点是易致腹胀,可引起水钠潴留,故心、肝、肾功能不全者不宜应用。

【麻醉与体位】

持续硬膜外麻醉或全麻。仰卧位。

【手术步骤】

(1)右中腹部经腹直肌或旁正中切口。进腹后,探查病变的性质及范围。如系癌肿,还必须注意有无远处转移,特别要仔细触诊肝脏有无转移灶。待确定做右半结肠切除时,将小肠和大网膜推向左侧,用温盐水纱布垫保护好。在横结肠右段和回肠末端距盲肠20cm处,用止血钳穿过横结肠和小肠系膜的无血管区,各带一纱布条,分别结扎,闭锁病变肠管的近、远端。结扎后,分别在小肠及结肠隔离腔内,注入氟尿嘧啶,总剂量按30mg/kg体重计算,可减少术后肝脏转移。然后显露右半结肠系膜,在系膜根部分离、结扎和切断结肠上动、静脉,结肠右动、静脉,回结肠动、静脉和结肠中动、静脉的右侧支,血管断端必须结扎两道(图1)。

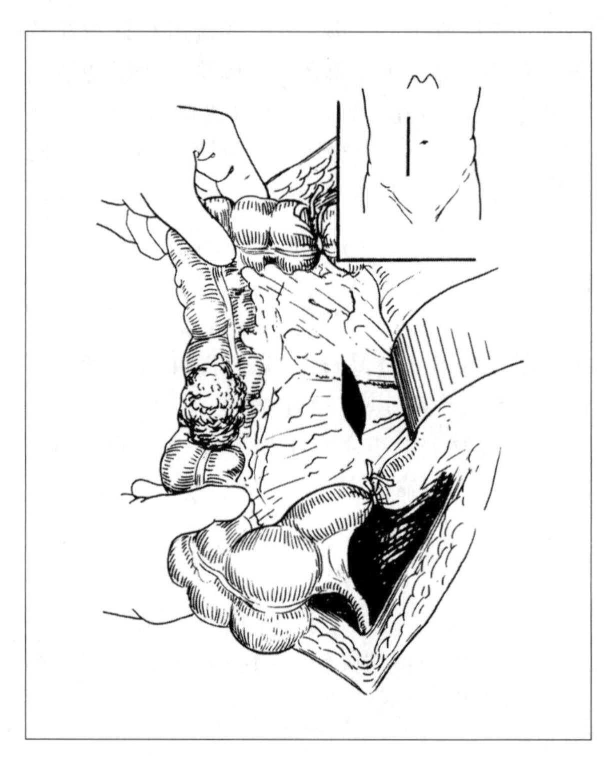

图 1

(2)然后将升结肠和盲肠推向内侧,在其外侧缘剪开后腹膜直达肝曲,前剪断肝结肠韧带。再沿横结肠上缘切断右侧的部分大网膜(图2)。

(3)用剥离子或手指钝性分离腹膜后脂肪和淋巴组织,直达系膜根部。在分离过程中注意勿损伤输尿管、精索血管(或卵巢血管)和十二指肠降部及水平部(图3)。

(4)将右半结肠的系膜完全切断,在距回盲部10～15cm的回肠上安置一把有齿止血钳和一把肠钳,在两钳间切断肠管,切时应稍倾斜,以增大回肠断端口径。然后以同法切断横结肠右端,切除右半结肠(图4)。

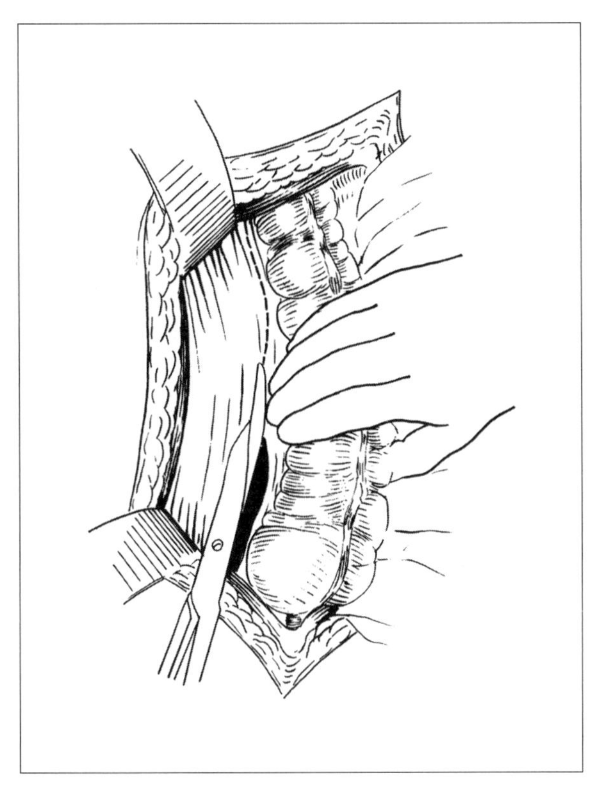

图 2

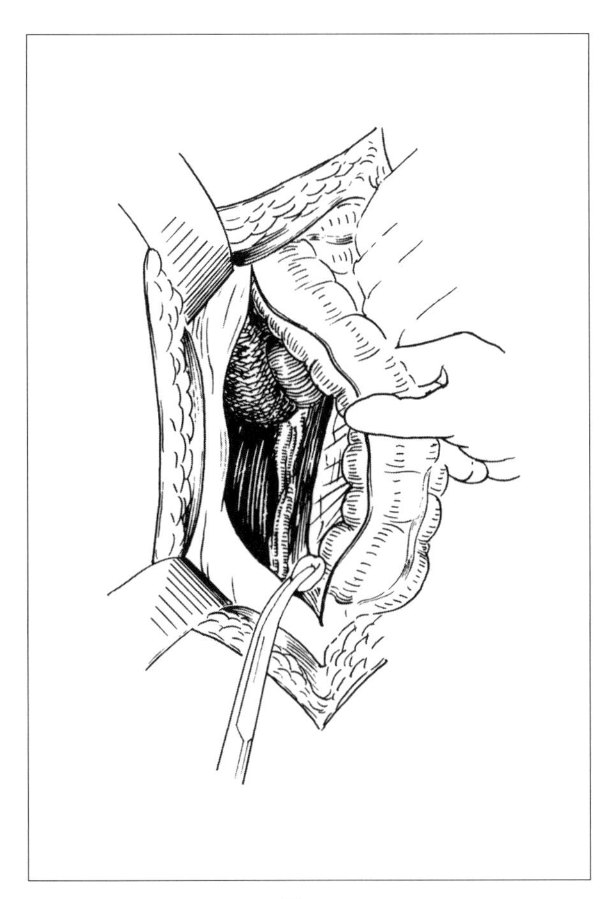

图 3

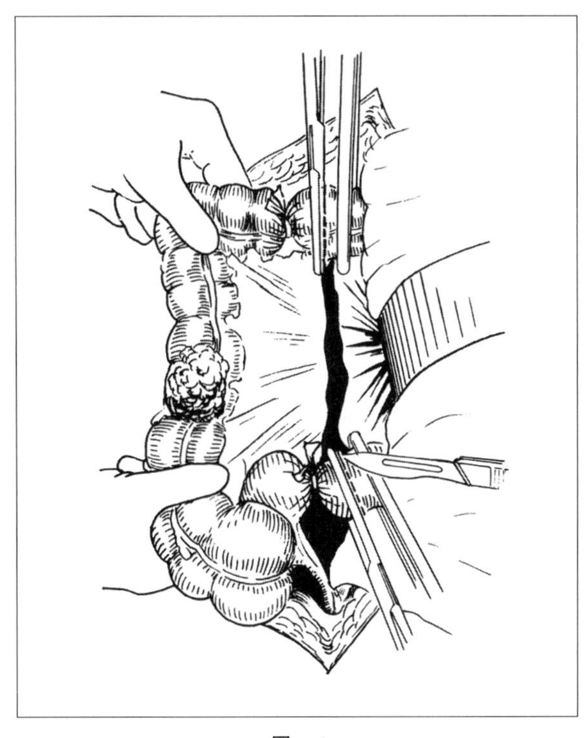

图 4

(5)将末端回肠按顺时针方向上提与横结肠断端靠拢，做对端吻合。先在两肠端的上下缘各做一针牵引线。用3-0号铬制肠线在吻合口的后壁做全层连续缝合(图5)。

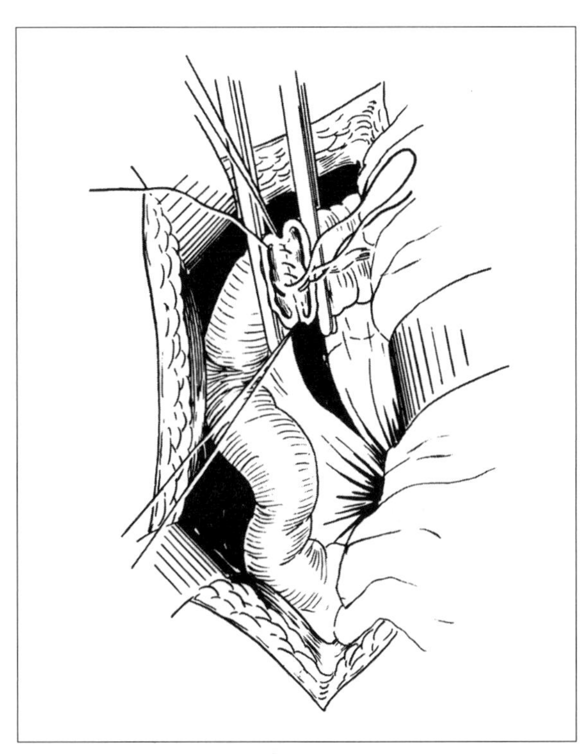

图 5

(6)再用一肠线在吻合口前壁做全层连续内翻缝合,缝合要点同胃肠吻合术(图 6)。

(7)然后用细不吸收线在吻合口的前后壁各做一排浆肌层间断缝合(图 7)。

(8)吻合完毕后,用细不吸收线将回肠和横结肠系膜做间断缝合,再用温盐水冲洗手术野,吸净后,按层缝闭腹壁切口(图 8)。

(9)回肠与横结肠的吻合有时由于两肠端口径不一致,也可采用端-侧吻合术,但吻合后结肠残端不能留得过长。即先将横结肠断端缝闭,在靠近闭合端的结肠带上,顺肠轴方向做一与回肠断端口径相一致的纵切口,然后将回肠断端与横结肠做端-侧吻合术。吻合分两层进行,内层用 3-0 号铬制肠线做全层内翻连续缝合,外层以细不吸收线做浆肌层间断缝合。回肠与横结肠系膜以细不吸收线做间断缝合(图 9)。

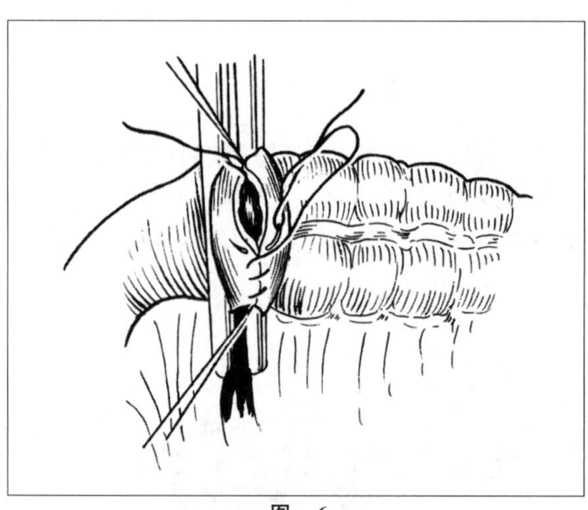

图 6

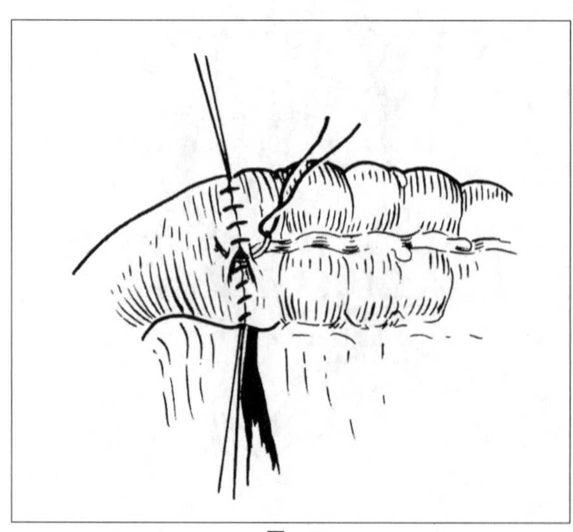

图 7

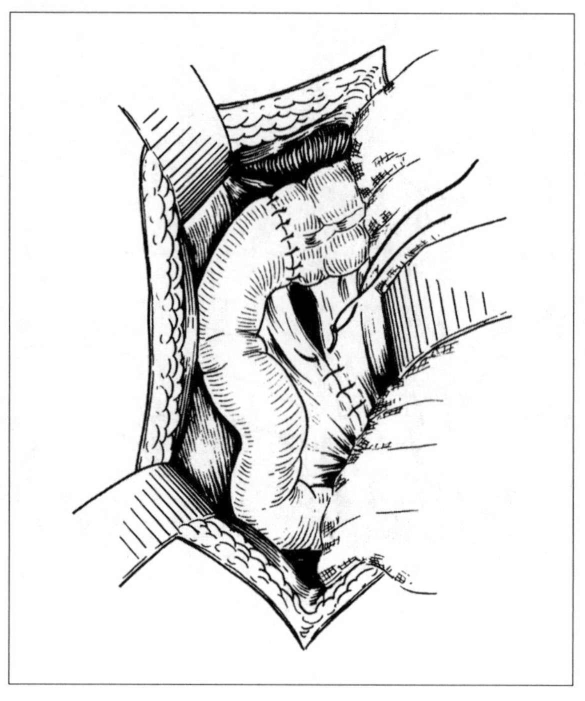

图 8

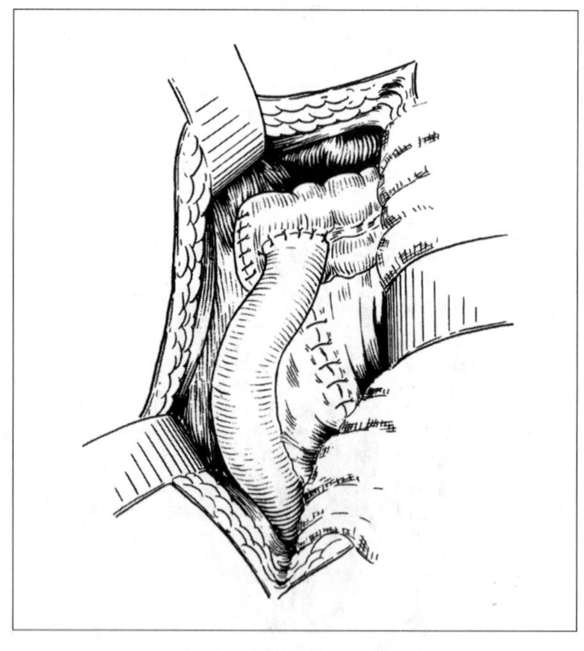

图 9

【术中注意要点】

(1)结肠癌的扩散主要通过淋巴、血管、直接浸润及腹膜腔内种植等途径,其中最主要的是经淋巴途径转移。所以结肠癌手术时,强调广泛切除癌肿部位的淋巴引流区域是必要的。根据癌肿占据部位,廓清术式不同。盲、升结肠癌沿肠系膜上动脉分离、切断、结扎主干血管，廓清根部即回结肠动脉根淋巴结及结肠动脉根淋巴结，距盲肠20cm切断回肠，切断、结扎中结肠动脉右根，切除回肠末端、盲肠、升结肠、横结肠右1/3及其所属大网膜。肝曲结肠癌还需廓清中结肠动脉根部淋巴结。横结肠癌要将中结肠动、静脉自根部切断、结扎，重点廓清中结肠动脉根部淋巴结，距癌肿10cm切断横结肠及所属大网膜。

(2)有资料证明，若在手术开始时，先在距离肿瘤上、下端10cm处以线结扎，闭塞肠腔，手术后检查切除的标本，发现在被结扎的肠腔内，有脱落的癌细胞，而在结扎以外的肠腔内则未见癌细胞。因此，手术时应先将预定切除的肠管上、下端结扎，以阻止癌细胞在肠腔内播散。

(3)有结肠梗阻者，回盲部结肠胀大，肠壁变薄，易在游离中损伤肠管，粪便污染腹腔，故应先给予减压，然后再游离肠管。

(4)右结肠动脉变异较多，术中一定要在充分显露回结肠动脉、右结肠动脉和肠系膜上动脉关系后，根据血供情况决定结扎血管的平面。

(5)钝性分离腹膜后脂肪时，往往因撕裂小血管引起渗血，用温盐水垫压迫即能止血。对活跃的出血点，应予以结扎。在腹膜后分离中，也要保护好右输尿管，以免误伤。

(6)分离肠系膜时，注意保留肠管断端附近肠系膜的血管，以免影响吻合口的血液供应。吻合时，肠的切缘不可翻入过多，以免引起吻合口狭窄。一般翻入0.3cm较为合适。

(7)回肠末端的切除长度不应少于15～20cm，以免造成肠坏死及吻合口瘘。因回结肠动脉结扎后，回肠末端的血液供应即被阻断。

(8)对不能根治切除者，应力争做姑息性切除。这时对解除梗阻、出血、疼痛及机体中毒有一定作用，较旷置术为好。

(9)手术完毕后，应用多量盐水冲洗腹腔及腹膜后间隙，吸净积血及血块，再用500ml蒸馏水冲洗，利用其低渗的特点，有可能破坏癌细胞。最后可再用塞替派10mg溶于300ml蒸馏水冲洗，并吸净腹腔内的液体。因为结肠癌切除术后从创口的冲洗液中，可找到具有活力的癌细胞，此等细胞种植于网膜及腹膜表面，是手术后腹膜腔内复发的原因之一。

【术后处理】

(1)继续胃肠减压，直至肠蠕动恢复、肛门排气、即可拔除。减压期间须静脉补液。

(2)术后第2天可进少量水，第3天进流食，第5天改半流食，以后根据情况逐渐改为软食。

(3)继续使用抗生素。

(4)术后第5天起，每晚口服液体石蜡30ml，共3～4次。

【主要并发症】

(1)吻合口瘘，若缝合技术完善，则系肠胀气或肠系膜血管结扎过多所致。前者与肠麻痹同时存在，不易察觉；后者临床表现清楚，主要为晚期腹膜炎的表现。如腹部炎症明显，且范围广泛，应开腹引流；如炎症局限，可将切口缝线拆除几针，放入引流，用非手术疗法待其愈合。

(2)吻合口狭窄：轻度狭窄，不必特殊处理，由于粪便的扩张作用，大多可自行缓解。重度狭窄，则须手术处理。

【述评】

1967年Turnbull提出结肠癌根治性切除的不接触技术。最大限度地减少术中“肿瘤细胞医源性播散”的可能，以提高手术效果，改善生存率。1981年傅培彬倡议整块切除右半结肠时应在十二指肠前间隙自内而外，自上而下进行解剖，这样可以保存后腹膜壁层的完整性，从而避免在分离过程中损伤十二指肠第3段及右侧输尿管的可能。由于肠系膜上血管的全程得以显露，为直视下处理所有供应右半结肠各血管分支的根部，尤其是结肠中血管根部，创造了条件。

8.6.2 横结肠切除术

Transverse Colectomy

横结肠分中部、肝曲及脾曲3部分，各部的淋巴转移途径不同，因此手术切除的范围也各异。下面分述各部位癌的切除范围。手术前后处理，麻醉、体位、手术步骤的有关内容、术中注意事项及主要并发症，可参考右半结肠切除术。

【手术步骤】

(1)横结肠中部癌，随中结肠动脉的左、右支转移至肠系膜上动脉区淋巴结。手术应将大网膜、横结肠及其系膜、淋巴结等全部切除，再游离升结肠及降结肠，做结肠对端吻合(图 1)。横结肠癌常与附近脏器粘连，如胃大弯、小肠等，或浸润至胰腺体尾部，手术时如有可能应将粘着的组织一并切除。对引起梗阻的晚期癌肿，可做回肠末端与降结肠或乙状结肠吻合，以解除梗阻症状。

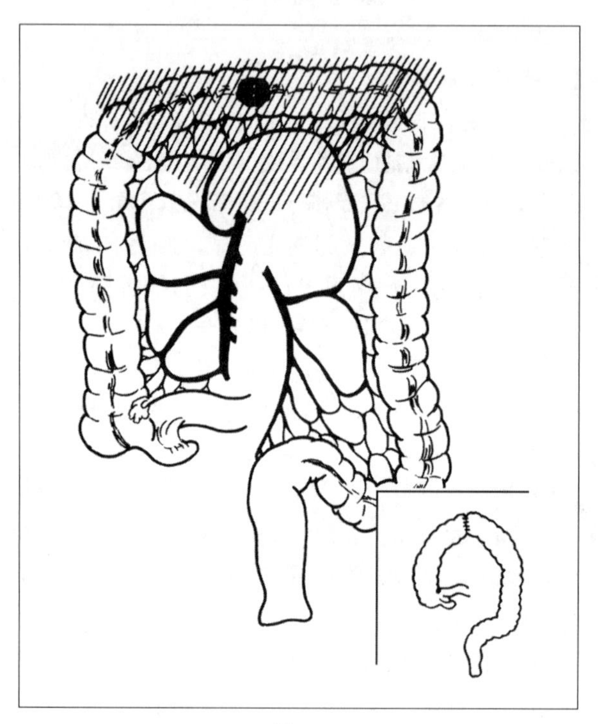

图 1

(2)结肠肝曲癌随右结肠动脉及中结肠动脉转移至肠系膜上动脉区淋巴结。切除范围应包括回盲部、升结肠、横结肠大部分、中结肠动脉及其周围淋巴结。此外，肿瘤常侵犯肝右叶下缘，从该处可向肝脏广泛转移或向肝门处淋巴结转移，故当病情许可时，同时将肝右叶部分切除，以增加手术的彻底性(图 2)。

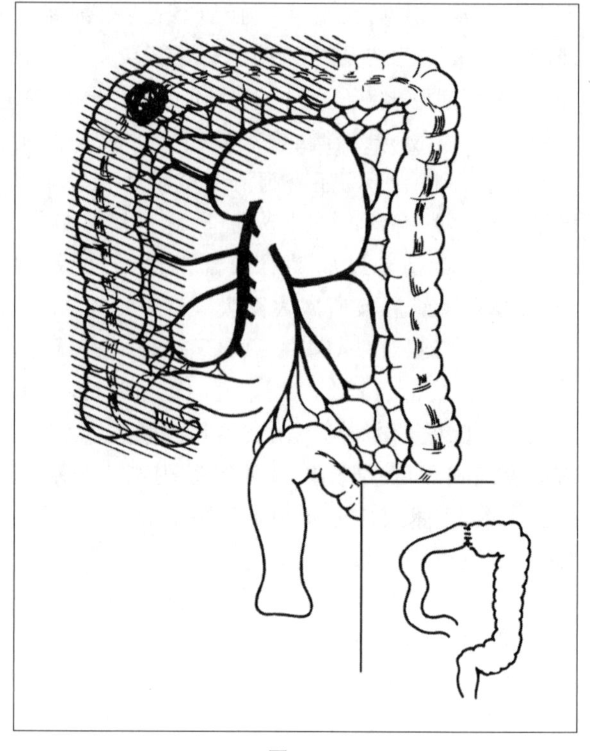

图 2

结肠脾曲癌的淋巴转移途径是：一方面沿左结肠动脉转移至肠系膜下动脉周围淋巴结，另一方面沿中结肠动脉左侧支循中结肠动脉转移至肠系膜上动脉周围淋巴结。由于结肠脾曲与脾下极、胰尾的关系密切，肿瘤可向脾门处转移，因此手术范围除应切除中结肠动脉左支与左结肠动脉的所属范围外，同时切除脾脏及胰腺尾部，以便清扫脾门处的淋巴结，增加手术彻底性(图 3)。

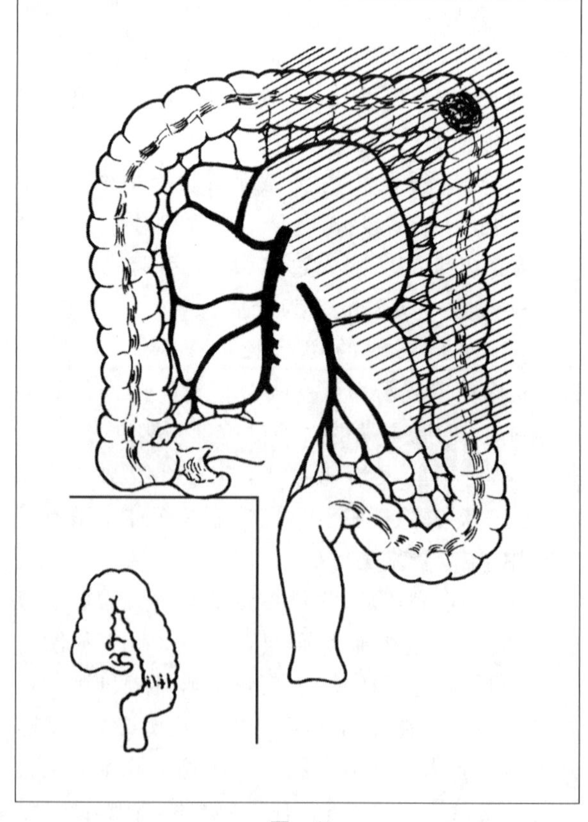

图 3

【述评】

傅培彬认为横结肠癌行横结肠切除术的关键是在胰腺钩突内侧，胰腺下缘解剖肠系膜上血管和结肠中血管。清除结肠中血管根部的脂肪淋巴组织，即在此处予以结扎切断，然后将受累肠段和相应的肠系膜整块切除。

8.6.3 左半结肠切除术

Left Hemicolectomy

左半结肠切除术的范围包括乙状结肠、降结肠、横结肠脾曲、左半横结肠及其系膜(图 8-6-1)。因为降结肠及乙状结肠的淋巴引流至肠系膜下动脉周围淋巴结，再至腹主动脉周围淋巴结(腹主动脉附近 3cm 以内的淋巴结受侵犯者约占 22%)。根治手术方式是切除肠系膜下动脉的所属区，以及腹主动脉旁和髂动脉处的淋巴结，行横结肠与乙状结肠下端或直肠上端吻合。该手术的效果比常规切除者略有提高，适用于全身情况较好，癌肿较广泛的病例。对左半结肠良性病变，或全身情况较差者，可用比较保守的切除方法，只切除包括癌肿下方 5cm，上方 15cm 左右的肠管并 V 形切除肠系膜。

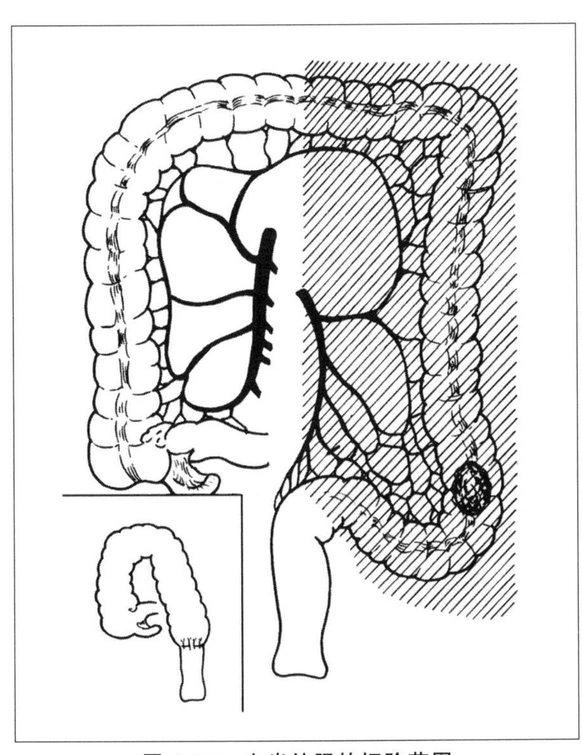

图 8-6-1 左半结肠的切除范围

【适应证】

(1)乙状结肠、降结肠及结肠脾曲的恶性肿瘤。

(2)已发生血循环障碍的乙状结肠扭转。

(3)乙状结肠及降结肠多发性憩室，尤其是合并憩室炎、出血及梗阻者。

(4)经非手术疗法治疗无效的溃疡性结肠炎，出现瘢痕狭窄，穿孔、持续出血或疑有恶性变者。

(5)直肠及左半结肠多发性息肉，直肠病变较轻，而且能用电灼等疗法治疗者，可行左半结肠切除术。

【禁忌证】

左半结肠病变伴有梗阻及坏死者，不宜行一期切除术。

【术前准备】

(1)与右半结肠切除术基本相同。

(2)对术前伴有梗阻及机体衰弱不能耐受手术者，应行横结肠造口或盲肠造口，待梗阻解除，机体状态好转后，再行左半结肠切除术。

【麻醉与体位】

同“8.6.1 右半结肠切除术”。

【手术步骤】

(1)切口及探查：左下腹旁正中或经腹直肌切口。首先探查肝脏，其次是盆腔、腹主动脉旁和横结肠系膜有无转移灶和肿大的淋巴结，结肠和直肠有无多发癌的改变。此外也要探查肠系膜淋巴结有无肿大、癌肿大小、肠壁浆膜有无侵犯，周围组织及器官有无转移。估计是否适合根治性切除。

(2)结扎、切断肠系膜血管：为癌瘤病人行左半结肠切除术时，应先处理血管。提起大网膜及横结肠，将左半结肠显露清楚。首先钳夹、切断、结扎结肠中动脉左支及伴行静脉(图 1)。再于根部切断、结扎左结肠动、静脉以及乙状结肠动、静脉第 1～2 分支。显露十二指肠空肠曲，在其下方剪开后腹膜，仔细分离肠系膜下血管。是否在其根部结扎视淋巴结转移情况而定。如有淋巴结转移，则在根部处理。双重结扎，切断肠系膜下动脉，近端再缝扎一次。向下扩大后腹膜切口，显露腹主动脉。将腹主动脉周围淋巴结及脂肪组织用电刀自上而下一并向左侧分离，做一整块切除(图 2)。

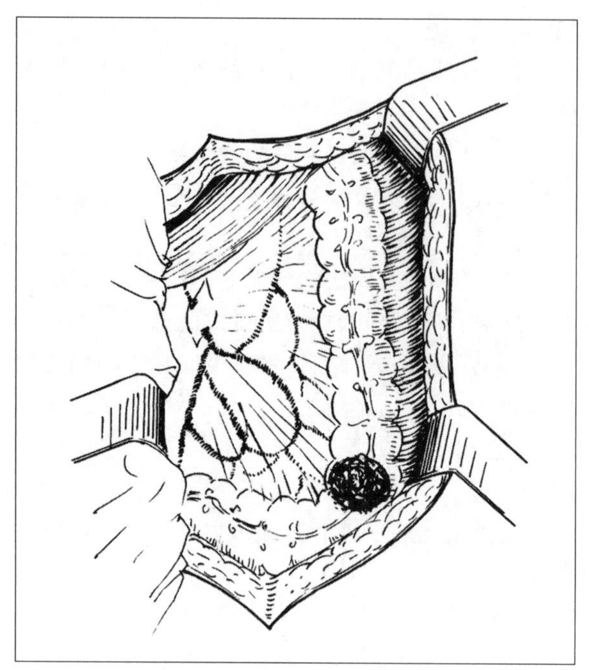

图 1

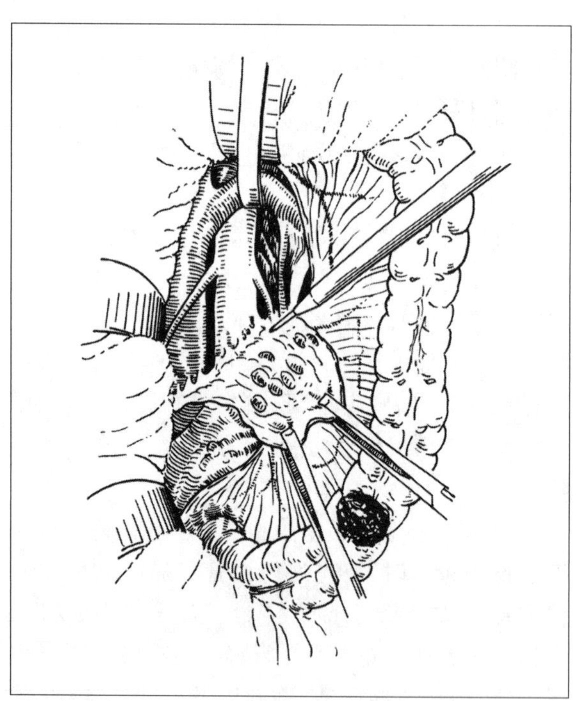

图 2

(3)游离左半结肠：沿降结肠旁沟剪开侧腹膜，上至脾曲，下至直肠、乙状结肠交界处(图 3)。再用纱布条在距肿瘤上下各 5～10cm 处结扎、勒紧肠管，以防脱落的癌细胞向上下肠腔内扩散(图 4)。将胃推向右上方，沿胃大弯向左切开胃结肠韧带。继将胃结肠及脾曲牵向右下方，剪断脾结肠韧带与后腹膜(图 5)。以钝性分离法将左侧结肠及其系膜与腹膜后组织分离(图 6)。注意勿损伤输尿管及精索内(或卵巢)血管。再沿乙状结肠的后侧向下分离至直肠上端(图 7)。最后切断附着于胰腺体尾部下缘的横结肠系膜根部。左侧结肠游离完毕后，以热盐水纱布垫填塞腹膜后的创面，并用纱布垫包裹肿瘤。

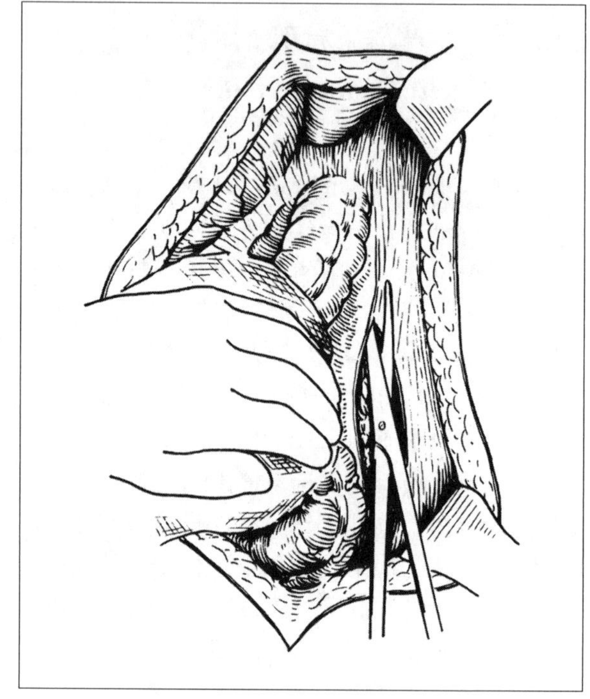

图 3

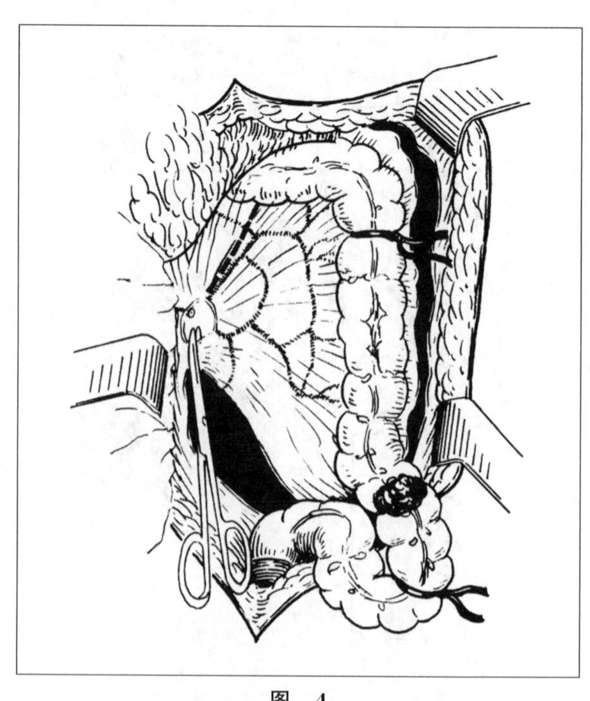

图 4

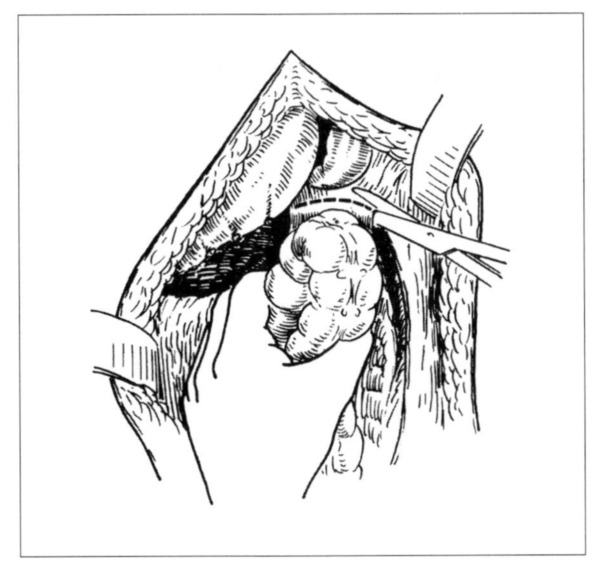

图 5

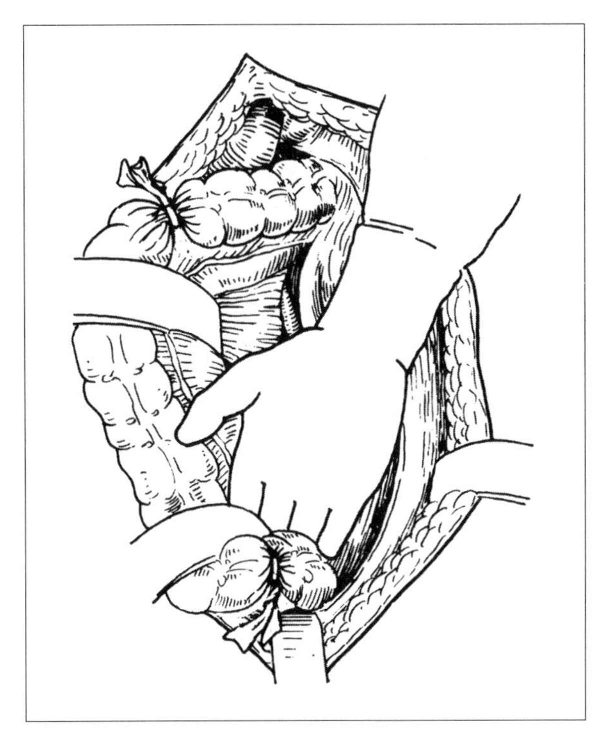

图 7

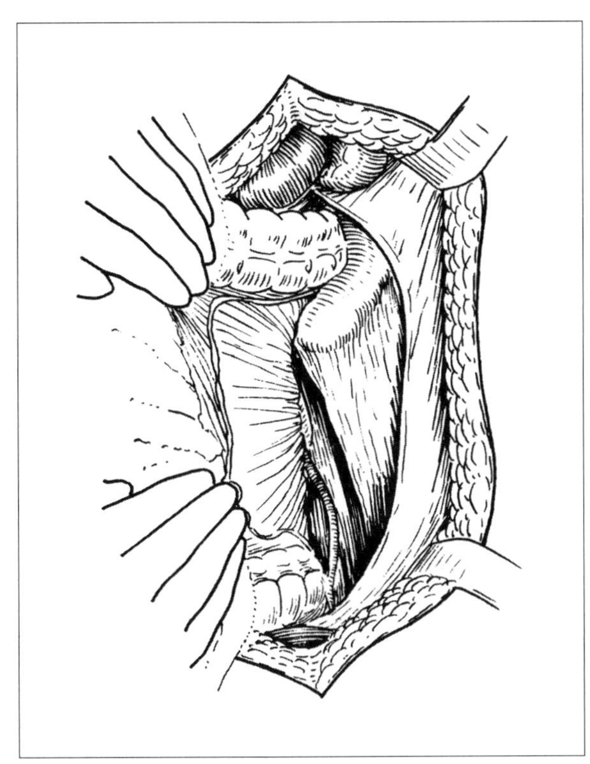

图 6

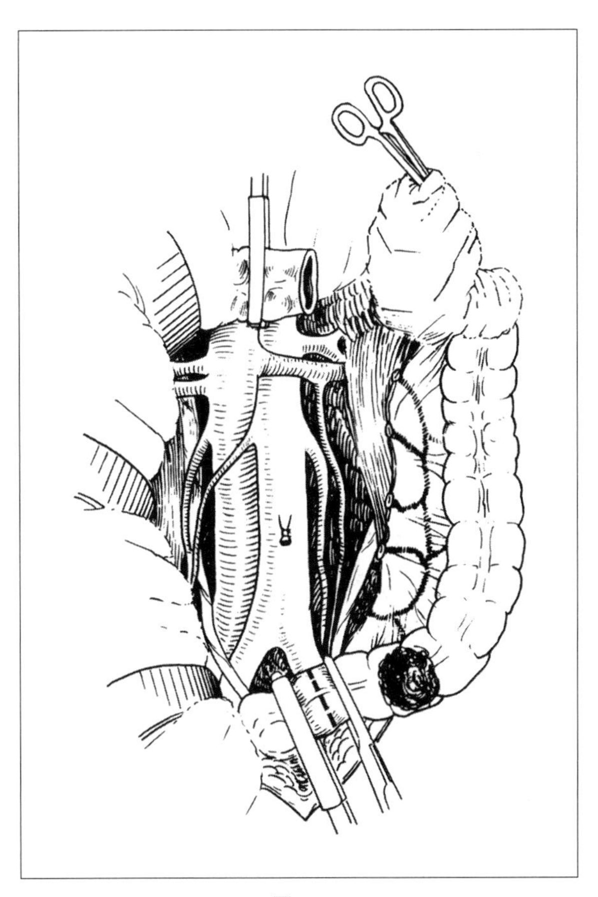

图 8

(4)切除吻合:在腹膜返折约 8cm 处用一把有齿直血管钳及一把肠钳夹住乙状结肠下端,在两钳之间将其切断,以同法在脾曲处切断横结肠,移除切下的左半结肠(图 8)。将横结肠断端拉至盆腔,用两层连续缝合法与乙状结肠下端或直肠上端吻合(图 9A～E)。

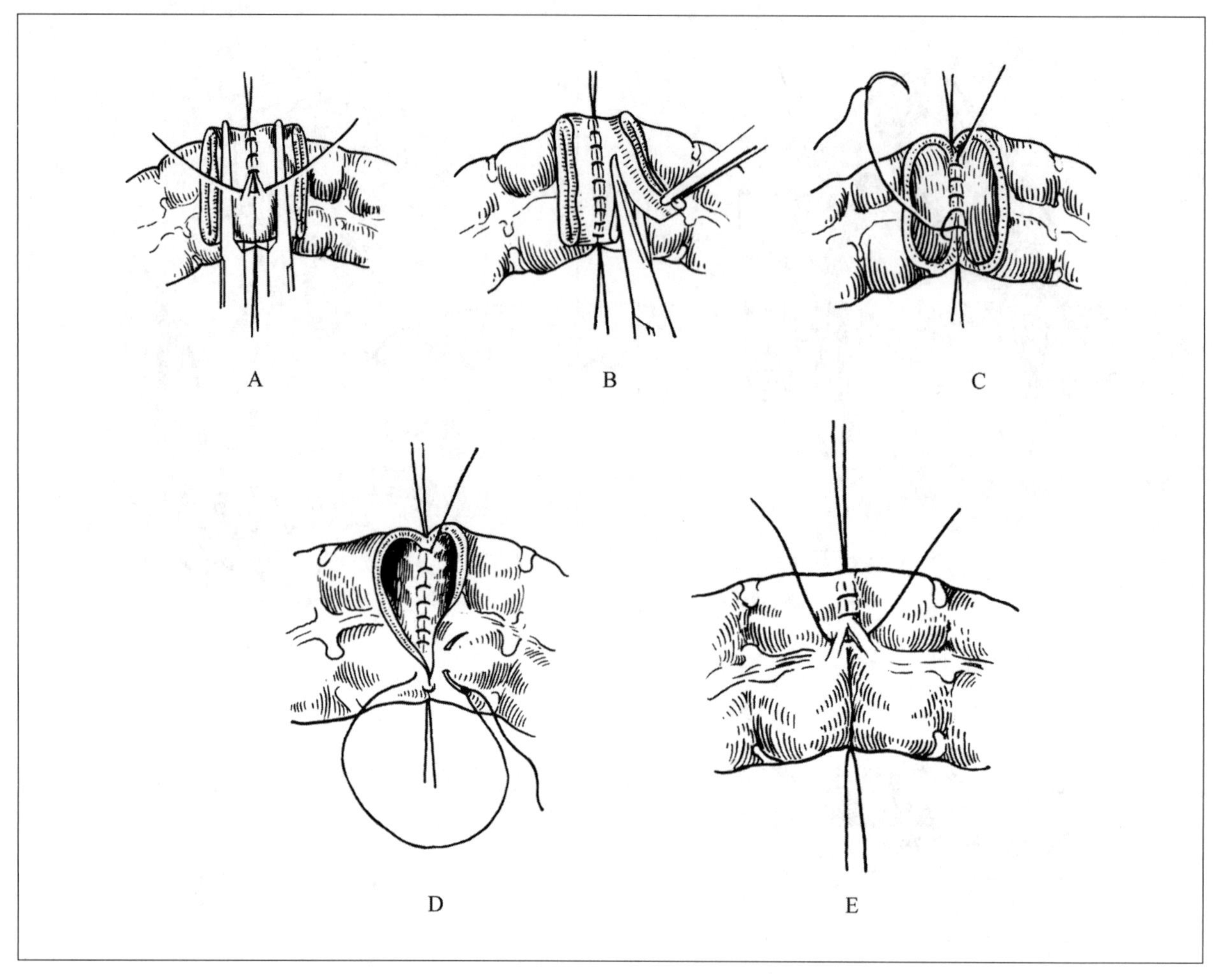

图 9

(5)缝合切口:用不吸收线间断缝合侧腹膜及肠系膜裂口。不留间隙,以防术后小肠内疝形成。将小肠复位,再以多量温生理盐水冲洗腹腔(同右半结肠切除术)。由切口外侧另做戳口置双导管或烟卷引流,于吻合口两侧,以利引流腹膜后间隙。固定引流管,分层缝合腹壁各层。

【术中注意要点】

(1)左侧输尿管应小心保护避免损伤,术中认清解剖关系是预防发生意外的关键。

(2)脾曲为脾结肠韧带所固定,游离中应小心切断此韧带,并结扎其中血管,以防出血。

(3)脾曲附近的脾脏和胰腺尾部,亦不可损伤。若结肠系膜含有大量脂肪,使术者看不清其中血管,则盲目穿过针线可能引起血肿。此时应用小钳只将肠系膜上的腹膜层提起,然后缝合,较为安全。

【术后处理】

(1)同"右半结肠切除术(1)~(4)"。

(2)留置导尿管至自己能排小便时为止。

(3)2 周内避免灌肠。

【主要并发症】

同"8.6.1 右半结肠切除术"。

【述评】

傅培彬认为左半结肠癌行左半结肠切除的手术关键在于解剖肠系膜下血管,清除该血管根部的脂肪淋巴组织并分别将其予以结扎和切断,然后将受累肠管和相应的肠系膜整块切除。

8.7 全结肠切除术

Total Colectomy

根据疾病性质、范围和患者情况,可做全结肠切除术，包括所有结肠、直肠和肛管，行永久性回肠造口术。或全结肠切除直肠黏膜切除，经直肠肌鞘内拖出回肠肛管术。后者又称“直型回肠拖出手术”(straight-ileal pullthrough)。为了减少腹泻，又有各种贮袋重建术相继产生。根据患者情况，手术可一期完成，或分二期或三期手术完成。

8.7.1 直肠、结肠全切除、永久性回肠造口术

Total Resection of Colon and Rectum, with Permanent Ileostomy

【适应证】

(1)大肠多发性息肉病，直肠已有恶变；也适用于直肠息肉极多几乎没有正常黏膜和电烙式摘除所有息肉后可能产生严重瘢痕和梗阻者。

(2)慢性溃疡性结肠炎经综合治疗无效或并发直肠癌。

(3)少数用于多发性结肠癌和广泛性结肠憩室。

【禁忌证】

对溃疡性结肠炎高危病人，特别是伴有游离穿孔等并发症时，应行二期手术。

【术前准备】

(1)术前口服抗生素做肠道准备(同“8.6.1 右半结肠切除术”)。

(2)慢性溃疡结肠炎患者，因术前和术后均有电解质损失，故术前应做各种血生化学检查，如钾、氯、钠等测定，以便给予应有的纠正。因患者情况常不佳，应给适量高蛋白、高热量、低渣食物，必要时给静脉营养或要素饮食。根据病人治疗情况，选择适宜手术时间。

(3)必要时，术前可插双侧输尿管导管，以免术中损伤输尿管。

(4)对回肠造口患者要有特殊的心理准备，最好对已行此手术而恢复自如的病员进行访问，并看其示范。应给病人观看永久性回肠造口的用具，并鼓励病人阅读有关这方面的资料和参加造口联谊会的一些活动。

【麻醉与体位】

持续硬膜外麻醉或全身吸入麻醉。仰卧位。

【手术步骤】

(1)正中切口或左旁正中切口，从脐孔以上3cm或更高处开始，下达耻骨。

(2)剖腹后，首先将大网膜向上翻起，靠近横结肠结扎和切断连于其上之血管，尽量保存大网膜；如为癌肿病例，大网膜应与横结肠一并切除，而不加保留。

(3)游离右半结肠。在离回盲瓣10～15cm处，切断回肠末端及其系膜，切开盲肠、升结肠及肝曲外侧之后腹膜，将结肠推向中线，尽量靠近肠壁切断结肠系膜，以便以后覆盖后腹壁显露面，其他步骤见右半结肠切除术(图1)。

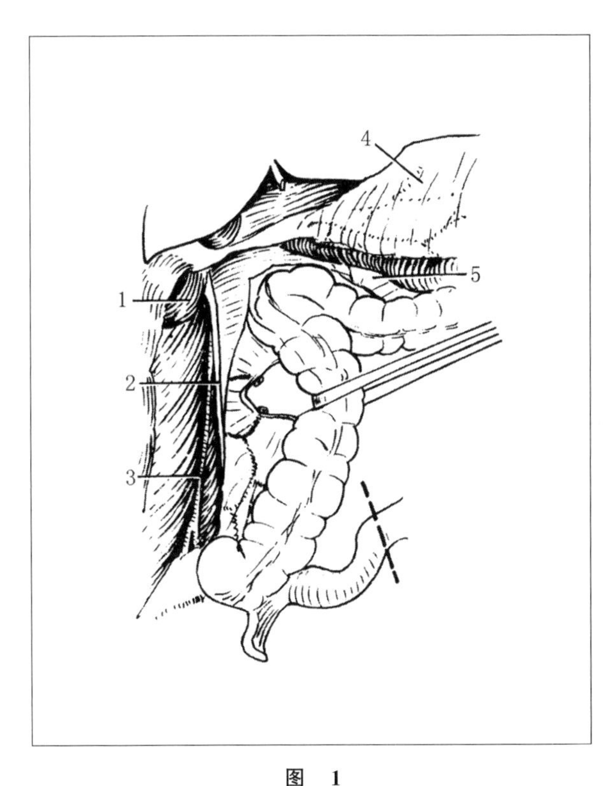

图 1

1—肾；2—输尿管；3—精索动脉；
4—大网膜；5—横结肠系膜

(4)游离横结肠及左半结肠。横结肠亦同样与横结肠系膜分离，切断脾结肠韧带并结扎其中血管，以游离脾曲。切断降结肠和乙状结肠外侧之后腹膜，并将结肠向中线游离如左半结肠切除术(图2)。

(5)切除全部结肠。根据情况，可游离左、右输尿管，并用橡皮片牵引保护，以防在腹膜后及盆

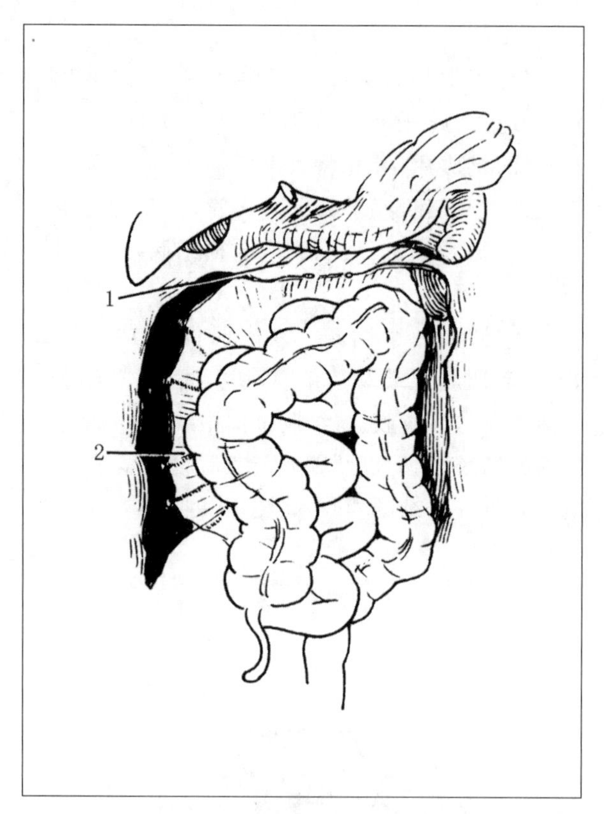

图 2
1—横结肠系膜；2—升结肠系膜

腔中剥离组织时损伤。如无恶性病变，靠近肠壁切断左半结肠系膜，并结扎其中血管。如直肠或左侧结肠有恶性病变，则肠系膜下动脉须靠近腹主动脉切断和结扎，并切除左半结肠所有的肠系膜。在直肠低处放一长直角钳，近端亦放一长直角钳(图 3)，防止肠管切断时污染，最后取出全部结肠。直肠残端用粗丝线封闭(图 4)。对残存直肠做锐性及钝性解剖，分离至愈低愈好，使以后会阴部切除直肠时减少出血。

(6)回肠永久性造口术

①从回肠末端肠壁附近开始向肠系膜根部切开肠系膜 8～10cm，并与两侧肠壁分离数厘米。若为克罗恩病，应做活检。用两把有齿止血管钳钳住已剥去肠系膜之回肠，并在两钳间切除一段回肠做病理检查，如切去之回肠检查边缘尚有病变，应再切去一段。

②在右下腹部，约在脐孔水平面下 6cm，并离正中线约 3cm，切去圆形皮肤一块，其直径约等于回肠直径的 2/3(图 5)。

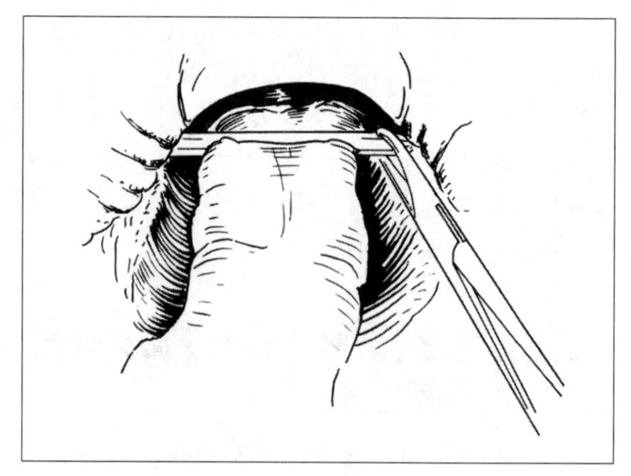

图 3

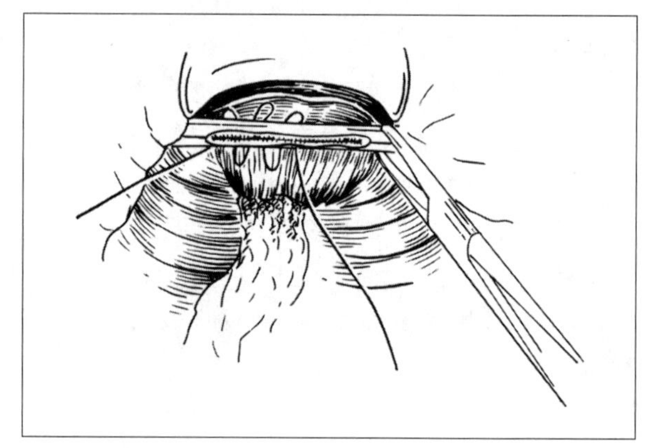

图 4

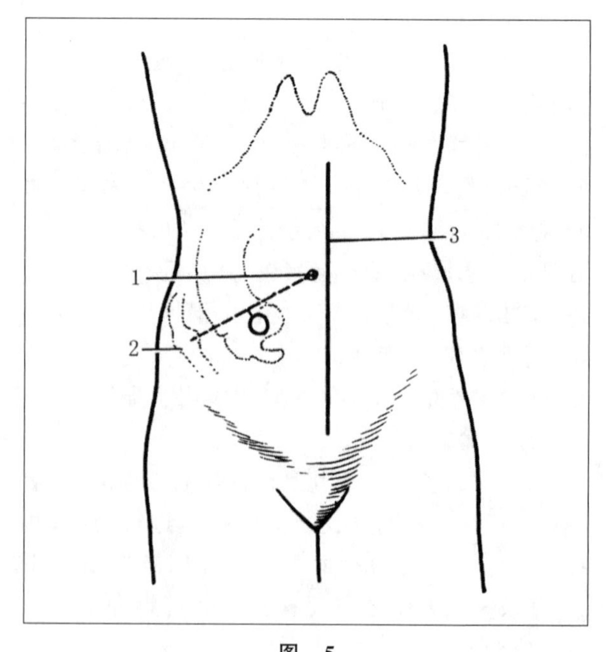

图 5
1—脐孔；2—髂前上棘；3—切口

③通过此圆形孔，切开腹直肌鞘、腹直肌和腹膜，使回肠近端恰能由此牵出。牵出回肠 8～10cm，用肺叶钳在肠腔中夹住肠壁固定一点，然后将黏膜向外翻出，以覆盖下半段回肠端（图6A）。将翻转之黏膜边缘，用间断缝线缝于皮肤上，其中一根缝线应穿过皮肤、黏膜和肠系膜，而后结扎，以使外翻之黏膜获得足够的固定（图6B）。为防止膜内疝的发生和回肠的退缩，应将回肠近端之肠系膜与侧腹腔缝合。最后在回肠造口处安置一透明的造口袋（一件式或两件式均可）。

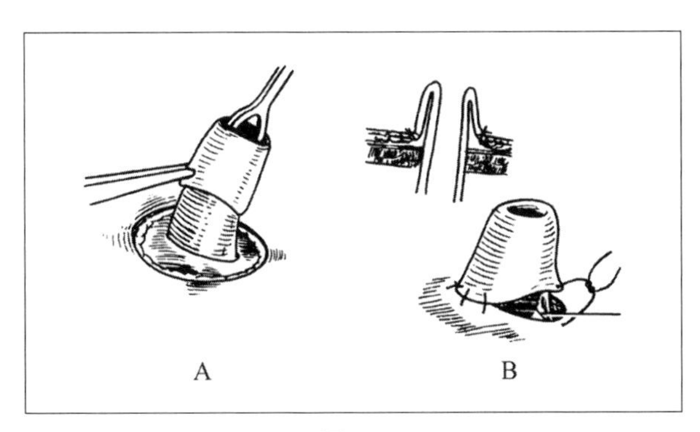

图 6

(7)缝合后腹膜。结肠切除后，腹膜后显露面应尽量覆盖，但不应将周围组织牵拉过紧。若切开的后腹膜边缘不能完全缝合，则可部分覆盖暴露面，而用缝线固定于后腹壁上。亦有人不主张缝合腹膜后显露面。

(8)关腹。最后将大网膜覆盖小肠，若大网膜血循环受损，则应切除该部分大网膜。逐层缝合腹壁切口，腹膜腔两侧置双导管引流，引流管分别在下腹壁两侧做小切口牵出。

【术中注意要点】

(1)切口应向上腹部足够延伸，使结肠肝曲、脾曲能清楚暴露，否则过度牵拉脆弱的肠管可导致穿孔及严重污染。

(2)在游离升结肠和肝曲时，应注意辨认十二指肠的腹膜后部分，用纱布钝性从结肠系膜上将十二指肠分开。在分离中要确认右输尿管的全长，从右肾向下至骨盆边缘。

(3)大网膜与横结肠十分粘着，沿胃分开大网膜较沿横结肠为易。若术者将左手放入小网膜囊内，手掌向上，能更好地显示胃结肠间的网膜，使操作容易进行。

(4)在分离增厚的脾结肠韧带时要特别小心，防止用力过度扯破脾包膜，尽量离开脾下极一些距离切断脾结肠韧带。

(5)当阑尾部位和右结肠的血供切断后，末端回肠可被进一步游离，在分离中要始终看清输尿管以防损伤。

(6)准备做回肠造口时至少有 7cm 长的回肠需清除血供，切断此段回肠的血供应十分小心，几乎一次一根血管，保持肠系膜缘一定距离间有较大的血管弓。对肥胖患者，需要游离更多的数厘米无系膜的回肠，以便能获得必要的长度。

(7)回肠造口的部位很重要，应反复查对以往标记的回肠造口部位。

(8)右结肠旁沟应予关闭，防止术后可能发生的内疝。

【术后处理】

(1)术中的失血应予补给，术后早期常需加用全血或胶体液。

(2)膀胱持续引流至少 1 周。

(3)持续使用抗生素 5～7d。

(4)若曾用类固醇治疗，应在术后继续使用。

(5)术后应经常从透明的回肠造口袋观察造口是否为粉红及有生机的颜色。回肠造口后应严格记录出入量，同时每日测定电解质，因为有富有电解质的液体大量丢失。若第 1 个 24h 内造口无功能或功能不佳，可用戴手套的小指伸入探查。偶有液体的过量丢失，则需静脉补给大量液体、电解质和胶体，以维持水与电解质平衡。

(6)引流管应缓慢地从会阴部创口拔除，要保持皮肤开口畅通数周，能满足充分引流和自内向外的愈合。

(7)术后鼓励患者参加当地的肠造口联谊会。学习及掌握造口护理的技术。

【主要并发症】

(1)腹腔脓肿及肠梗阻是术后常见的并发症，要长期反复的观察。

(2)回肠造口的并发症：如同结肠造口样，有造口脱垂、狭窄、缺血性坏死及回缩等并发症，因此在术中及术后要警惕这些并发症的发生。

(3)尿潴留及会阴伤口的并发症同“9.7.1 直肠、肛管经腹会阴联合切除术。”

8.7.2 全结肠切除加直肠黏膜剥脱及直肠肌鞘内回肠肛管吻合术

Mucosal Protectomy and Ileoanal Anastomosis, MPIA

Ravitch 认为溃疡性结肠炎及家族性结肠息肉病主要病变在大肠黏膜,行 MPIA 手术,既切除全部病变,又重建肠道,动物实验及临床试用都有好的效果。但由于大便不能自制,有严重的腹泻,并且术后并发症较多,因此未能推广。近 10 余年来,多数学者认为 MPIA 手术设计是合理的,随着外科技术的进步及熟练,并发症可预防及减少,手术效果满意。

【适应证】

(1)家族性息肉病而肛管直肠无癌变者。

(2)溃疡性结肠炎怀疑或已证明癌;狭窄合并部分梗阻;大量或反复出血;中毒性巨结肠等。

【禁忌证】

(1)有克罗恩病者不宜行此手术。

(2)有穿孔需分期手术。

【术前准备】

同"8.7.1 直肠、结肠全切除、永久性回肠造口术"。

【麻醉与体位】

硬膜外麻醉,取截石位。其他操作同"8.7.1 直肠、结肠全切除、永久性回肠造口术"。

【手术步骤】

(1)下腹旁正中切口,进入腹腔,常规探查是否合并有其他疾病,通过系膜无血管区用一纱布条结扎乙状结肠,助手经肛管用盐水或抗生素溶液冲洗直肠。

(2)按"8.7.1 手术步骤"游离全部结肠,于回盲瓣近端切断,将末端回肠用不吸收线全层缝合闭合。向下打开直肠周围的盆底腹膜,在腹膜返折以下的直肠肌层做一环形切口,于直肠黏膜与肌层之间(即黏膜下层)自上向下分离(图 1)。直达齿线上 1cm,有人认为这 1cm 直肠黏膜是获得鉴别气、液功能的关键。

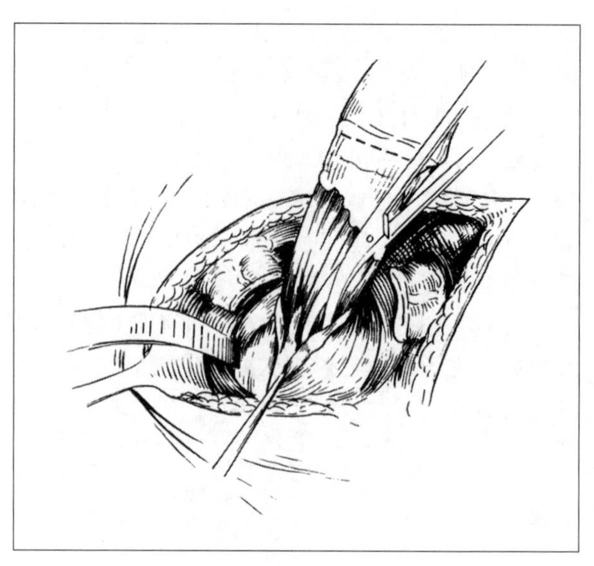

图 1

(3)也有学者主张由齿线向上分离更为方便。扩肛后,在黏膜上注入 1∶20 万倍肾上腺素溶液,使黏膜与肌 层易于剥离(图 2)。在齿线上 1cm 做一环形切口,向上剥离(图 3)。一般要求形成 5～8cm 的肌性管道。烧灼小血管止血,不要碰破黏膜。应用抗生素盐水冲洗创面,剥离时要细心耐心,一般需 2～3h。最后切除全部结肠。

(4)将游离的直肠黏膜外翻至肛门外,然后在齿线上 1cm 环形切断(图 4)。

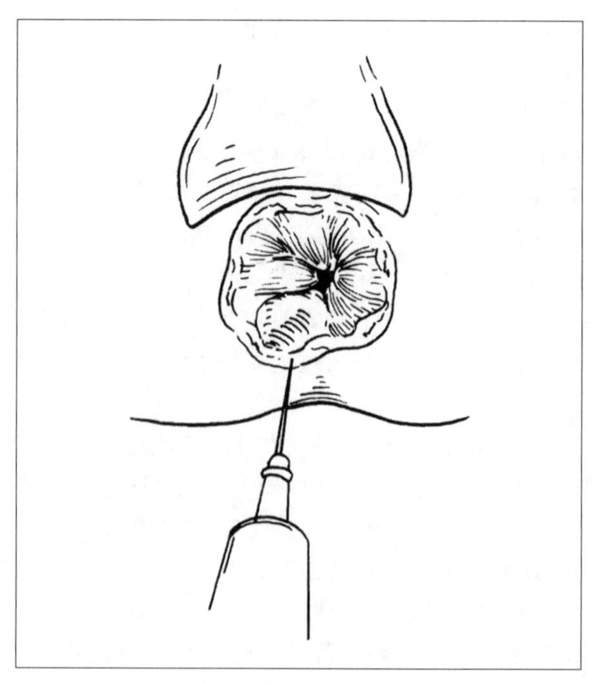

图 2

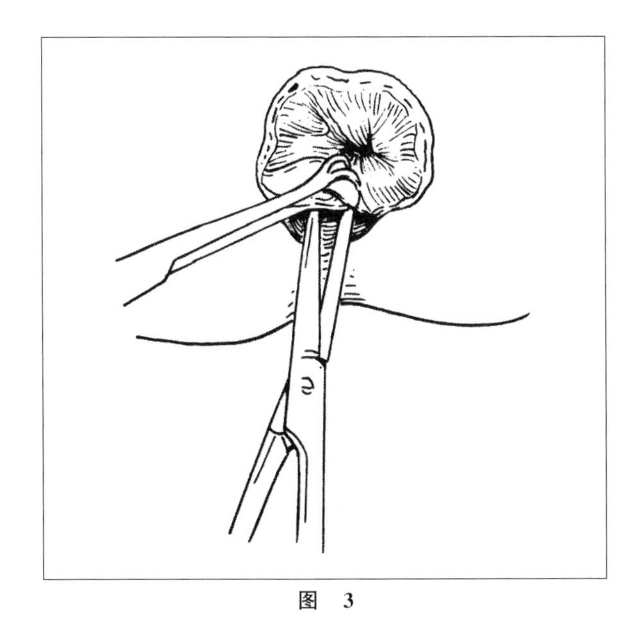

图 3

（5）自肛门内将游离好的回肠拉出，准备与肛管吻合（图 5）。将拉出的回肠末端另做一环形切口（图 6）。与肛管黏膜用肠线做全层间断缝合，边切边缝（图 7）。吻合完毕（图 8），在骶后放一双导管引流，自会阴部另做戳口引出（图 9）。

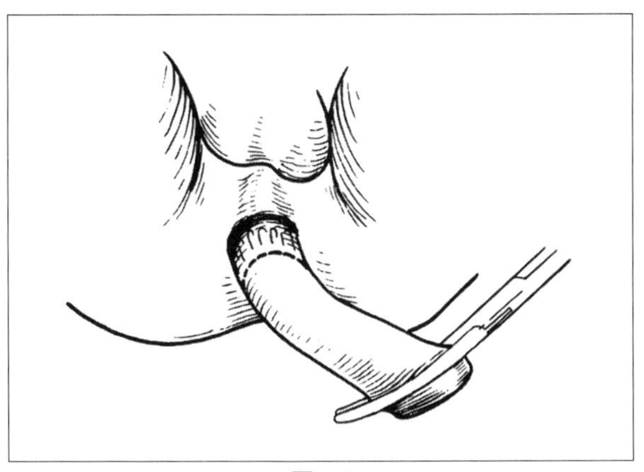

图 4

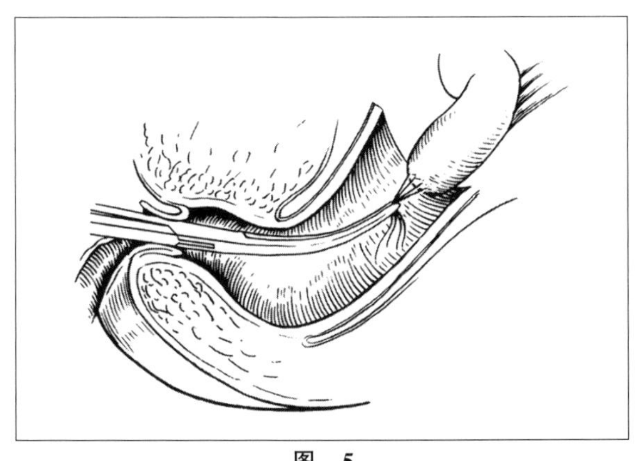

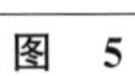

图 5

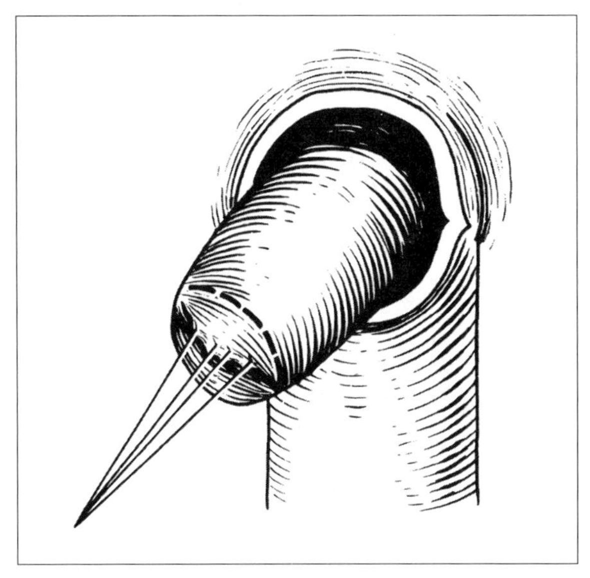

图 6

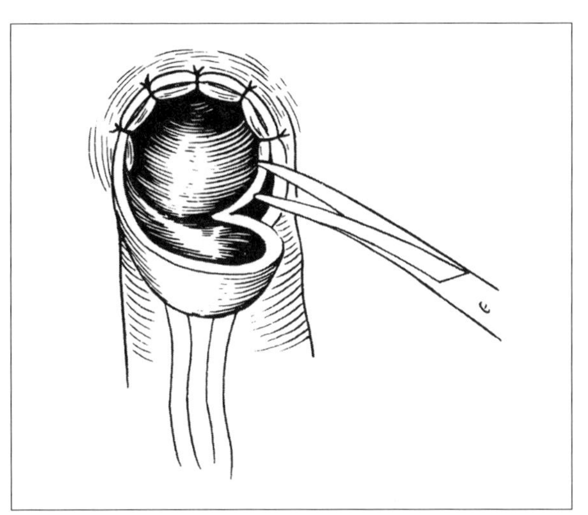

图 7

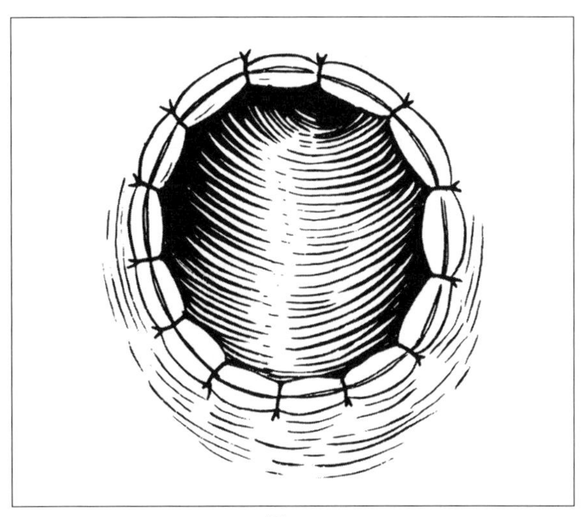

图 8

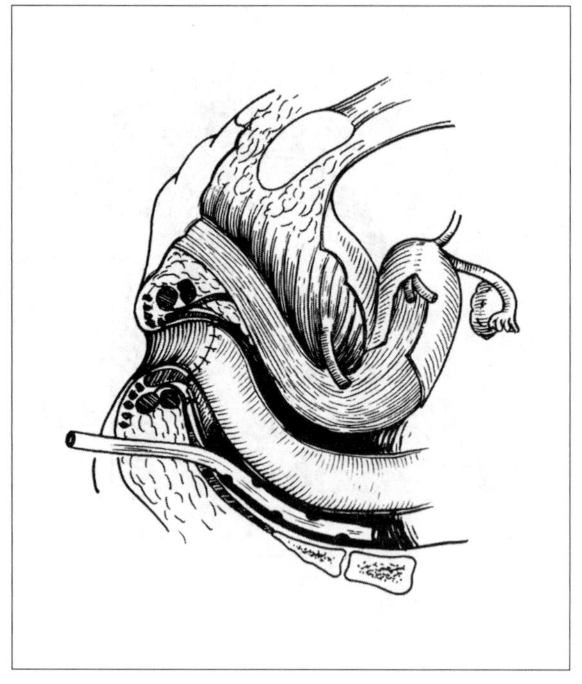

图 9

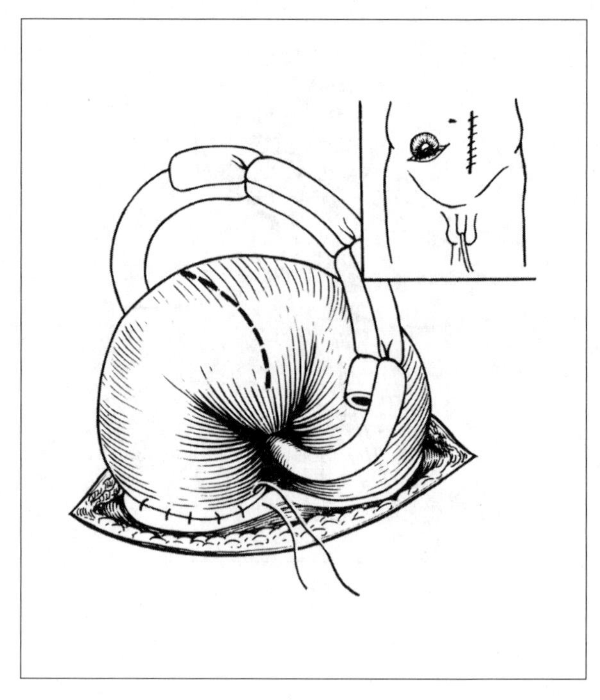

图 11

(6)将直肠袖套顶端与拖出回肠用丝线做间断缝合固定,以防肠襻滑到末端回肠下方而产生绞窄性肠梗阻(图 10)。

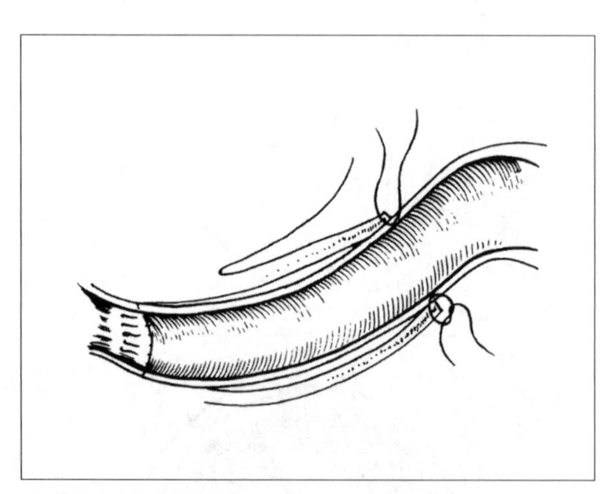

图 10

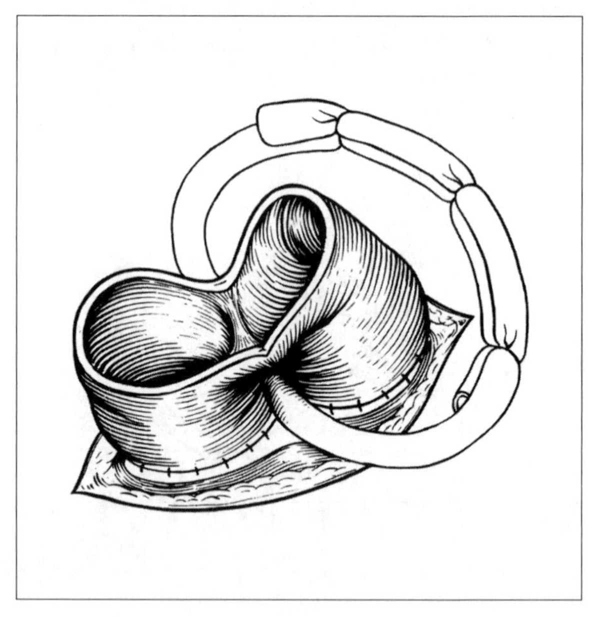

图 12

(7)最后在右下腹部行保护性回肠造口(图 11)。待腹壁切口完全缝好后立即将回肠横行切开(图 12),并装上粘贴式人工肛门袋。

【术中注意要点】

(1)直肠下端黏膜与肌层之间的分离,不论是自上向下或自下向上,都要细心耐心,不要分破黏膜,并要仔细止血。凡直肠黏膜剥离完全而又未损伤直肠及肛管括约肌,则术后多能得到一个良好的控制排便能力。

(2)游离回肠,使之达到肛门,既不要破坏回肠末端血供,又不要有张力。

(3)回肠与肛管吻合要用肠线做全层间断缝合,先做上下左右 4 针定位缝合,然后在针距间加针缝合,估计一圈为 8～12 针。吻合也可用端-端吻合器进行吻合。

【术后处理】

(1)术后 2～4d 拔去引流，如果 4d 后仍有较多引流液，可能有脓肿形成，应充分有效的引流。

(2)术后 10d 行直肠指诊，开始做肛管括约肌练习。每天扩肛 1 次。如怀疑有狭窄可能，应适当加量，直至回肠造口闭合为止。

(3)回肠造口闭合时间一般在回-肛吻合口完全愈合后 3～6 个月。回肠造口闭合后若排便次数过多，常需应用抑制肠蠕动的药物。

【主要并发症】

Martin 曾报道 17 例 MPIA 手术结果，其中 15 例获得满意效果。2 例因盆腔感染，最终行永久性回肠造口。回肠造口闭合的几周内，所有患者均出现频繁的水样便，需要用药维持来减少排便次数。只有 7 例无明显并发症。并发症：盆腔感染 3 例，切口感染 5 例，吻合口狭窄 3 例，出血 1 例，肠梗阻 3 例。半年至 1 年后，白天排便 2～8 次，为半成型便，夜里很少漏便。

8.7.3 腹部全结肠切除，直肠黏膜剥脱加回肠贮袋-肛管吻合术

Ileal Pouch Anal Anastomosis, IPAA

有些学者认为，MPIA 术后大便次数增多，是由于回肠内容物很快流入肛管，而该处又无贮留等，若能做一贮袋，则可解决排粪过频这一难题。Parks(1978)建议做盆腔回肠贮袋及直肠黏膜剥脱，既保留了肛管括约肌，又扩大了直肠容量，不需再做自制性回肠造口，此即目前较盛行的 MPIA 的由来。近年来虽有各种术式，但各种术式皆由下列主要步骤组成：切除全部结肠，剥脱肛管及直肠下部黏膜，建立回肠贮袋(S 形、J 形及 W 形)，经直肠肌鞘内行贮袋肛管吻合，同时再建立暂时性回肠造口，以后再缝合关闭回肠造口。下面介绍各种回肠贮袋的设计、方法及其优缺点(图 8-7-1)。

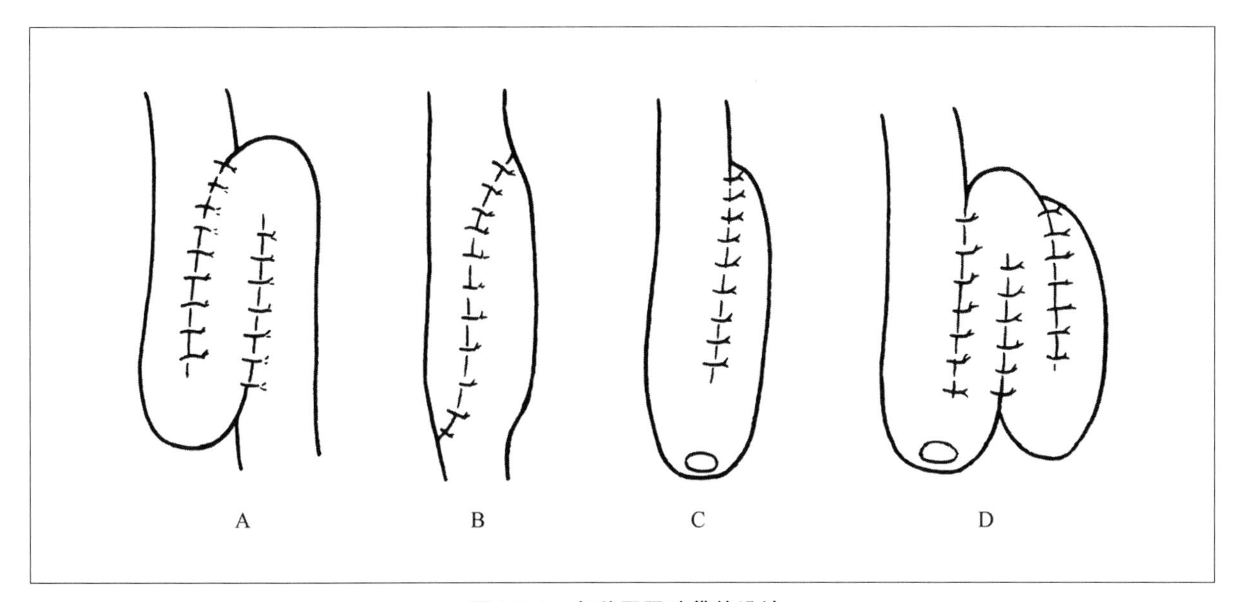

图 8-7-1 各种回肠贮袋的设计

A—三叠型；B—H 型；C—二叠型；D—四叠型

【手术步骤】

(1)三叠型(S 形袋)：由 Parks(1978)首创。将全结肠切除，直肠黏膜剥脱术后，将末端 40～50cm 回肠双折成 3 排肠襻，近端 2 排各为 12～15cm，近端 1 排肠襻为 15～20cm，对肠系膜缘切开缝合成贮袋，远端回肠贮袋经直肠内拖下与肛管缝合。如直肠肌鞘过紧，可在其后方部分切开，术毕将同一大小的气囊导管从肛管放入贮袋，5d 后拔掉，以后每天定时插管到贮袋，白天每 3～4h 一次，夜间一直留置，随耐受性增加，逐步减少插

管时间。S形囊虽大，但手术较复杂，贮袋出口常扭出，术后常有胀气和滞留，每天至少需要用直肠导管排空贮袋1次，由于肌内的收缩不能排尽贮袋的内容物，排粪要借助于腹压或近端回肠的蠕动，这是S形贮袋的不足。

(2)二叠型(J形袋)：Utsunomiya(1980)提出J形袋，游离末端回肠20～30cm，双折后做侧-侧吻合形成J形贮袋，贮袋经直肠鞘拖到肛管处，贮袋远端浆肌层与括约肌固定缝合一圈，贮袋顶端切开2cm，与肛管黏膜皮肤交界处及内括约肌缝合一圈，引流肌鞘。本法优点是术后不需放导管，手术较S形简单，并发症较少，但术后排粪次数仍较多。

(3)四叠型(W形袋)：为了改善J形贮袋产生的排粪功能不良及避免S形贮袋常需肠腔内插管的缺点，Nicholls(1985)采用了4襻式(W形)贮袋的手术。游离末端回肠40～50cm，折成4个襻，远端2个肠襻较近侧低2～3cm，向下拉至耻线，并游离相应血管以获适当的长度，3排的连续浆肌层缝合后沿回襻的系膜对侧电烧切开肠壁，两襻间连续全层缝合关闭囊袋前壁，应于前壁下段留出2指宽的开口做吻合用，在耻线水平将囊袋开口与肛管吻合(图1)。

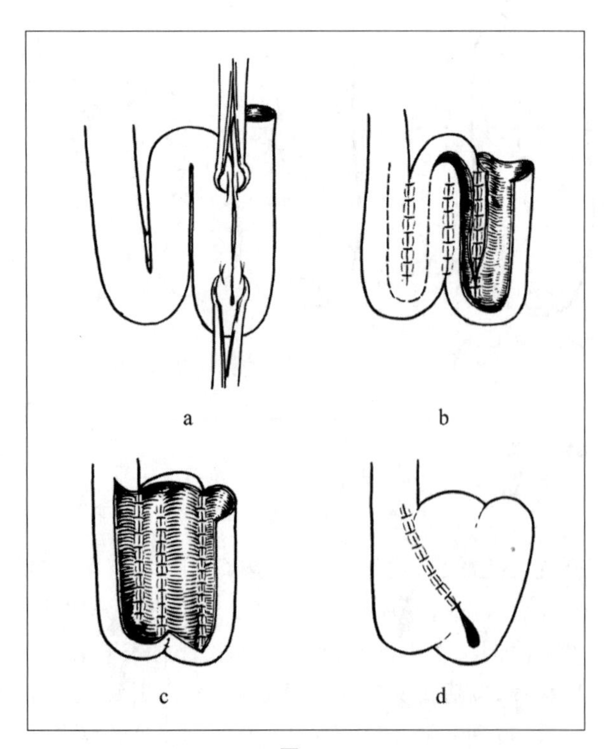

图 1

以上各种贮袋的手术可用手法缝合，也可用端-端(EEA)或残端吻合器进行吻合及缝合。

各种回肠贮袋的评价：Nicholls(1987)曾对照研究152例分别接受J形、S形、W形、IPAA手术患者术后并发症发生率及生理效应情况。152例中行J形17例(11%)，S形71例(47%)，W形64例(42%)。无并发症者各占47%、44%及63%；贮袋丧失功能各为18%、25%及6%；肠梗阻各为0、15%及12%；手术失败率各为6%、11%及1.5%。Nicholls还分别检查了123例J形，S形及W形三种IPAA关闭回肠造口后的排粪功能：排粪频数(次/24h)分别为5.5±1.4、3.6±1.4及3.3±1.0；晚间排便过频者，分别为57%、21%及14%；需服止泻药治疗失禁各占50%、10%及20%；自主排便、排气分别占76%、29%及92%；漏黏液便各占21%、21%及8%；大便失禁各占0、3%、0。生理效应总评分W形>S形>J形。显然3种术式中，W形最易被病人接受。Nicholls认为W形IPAA手术失败率(1.5%)、并发症发生率(37%)，药物辅疗率(20%)、每日排粪频数(3.3次/24h)、夜间过频排便率(14%)皆低于其他术式；92%可自制排便、排气，且性功能及排尿正常，是一种广为患者欢迎的术式。Keighley(1989)也比较了各种回肠贮袋肛管吻合术的后果，共65例，其中S形2例，J形46例，W形17例。他特别对比了J形及W形的后果，结论是该二型术后并发症及功能性都相似，效果如何的关键在于有无盆腔感染，而不在于贮袋的类型。术后功能将随着手术技术的熟练程度而增加。

【主要并发症】

许多学者报道IPAA安全性高，病死率<1%，但手术并发症约30%，常见并发症为小肠梗阻、贮袋炎、吻合口狭窄、盆腔感染和吻合口瘘。手术失败改行永久性回肠造口的主要原因为：克罗恩病、盆腔感染、贮袋炎、肛门失禁及残留直肠肛管黏膜癌变。因此，要严格掌握手术适应证。

【述评】

(1)Ravitch所提倡的MPIA在30年后才得到推广，目前已公认为溃疡性结肠炎及家族性结肠息肉病的首选手术。近年来为了减少排粪次数，而试探了各种回肠贮袋手术，但是盆腔贮袋术操作较复杂，并发症发生率亦高。因此，是否必须重建回肠贮袋；若需重建，哪型贮袋最好，目前文献上尚无一致的意见。此外，直肠肌套是否必须保留，直肠黏膜是否必须剥除，在文献上仍有争论。也有少数学者认为，直接回肠肛管吻合术手术操作简单，经一段时间适应，末段回肠逐渐扩大，大便次数也会逐渐减少。因此，上述各种手术方法中何种最为理想，仍需进一步探讨。

(2)1978 年 Parks 及 Nicholls 首先创用 J 形回肠贮袋肛管吻合术(IPAA)，以后又出现 S 形、W 形等各种形状的贮袋。近 20 年来 IPAA 已成为治疗慢性溃疡性结肠炎和家族性息肉病中采用最广泛的手术，使绝大多数病员避免了永久性回肠造口，从而使生活质量获得明显提高。IPAA 手术目的是根除病变以及疾病进一步的发展。由于完全切除直肠及肛管黏膜，术后大便不能控制是其缺点。有的学者认为若能保留部分肛管黏膜，就可保证术后病人有正常排便功能。Pemberton 认为若年龄<30 岁的溃疡性结肠炎患者，同时有良好的控制大便的能力(因病人还有 60 多年的生存期)，对于这类病人，将黏膜完全切除似乎合理。对于年龄较大，同时控制大便能力较差的病人(因患者术后生存期较短)，保留黏膜是一种有吸引力的选择。对于 FAP 病人，则应一律切除所有的黏膜。

(喻德洪)

参 考 文 献

1 第二军医大学第一附属医院. 手术图谱．上海：上海人民出版社，1975：125－127，106－111，115－118
2 喻德洪．肛肠外科疾病问答．上海：上海科学技术出版社，1983：1－3，215，210
3 沈魁．何三光．实用普通外科杂志．沈阳：辽宁教育出版社，1991，374，335
4 喻德洪，杨兴东．腹膜外直肠损伤的诊断与治疗．普外临床，1990，3：177
5 黄志强．外科手术学．北京：人民卫生出版社，1990：706－708，724－731
6 孙传兴．腹部创伤学．北京：科学技术出版社，1982：295－296
7 Turnbull RB, Weakley FL. Atlas of Intestinal Stomas. Saint Louis C V Mosby Co，1967：161
8 Romleau JL. Hidden-loop Colostomy Dis Colon Rectum, 1978，21：177
9 喻德洪．肠造口治疗进展．实用外科杂志，1990，10(8)：394
10 喻德洪，黄莛庭．重视肛肠外科疾病的研究．中华医学杂志，1991，71(10)541
11 Cappell M. Colonic adenocarcinoma associated with the axouired immune deficiency syndrome. Cancer, 1988，62：616
12 Smon J. Occult blood screening for colorectal carcinoma: acritial review. Gastroenterogy, 1985，88：820
13 周殿元．纤维结肠镜临床应用．上海：上海科学技术出版社，1985：16
14 Fenelia V. More on fecal occult blood testing and colon can. Gastroenterol, 1987，92：543
15 Geerdsen J. Radiation dose in investigations of the large bowel. Scand J Gastroenterol, 1986，21：556
16 孟荣贵，屠岳，林苗．经纤维结肠镜摘除 766 颗大肠息肉的体会．中华消化杂志，1988，8：78
17 Williams C. Practical aspects of endoscopic management of malignant polyps. Endoscopy, 1987，19：31
18 喻德洪，龚斌．直肠黏膜剥脱加回肠贮袋－肛管吻合术治疗结直肠黏膜病变．国外医学外科分册，1988，5：275
19 喻德洪．各种回肠贮袋肠襻的应用．实用外科杂志，1990，6：323
20 徐荣楠，赵维璋译．外科手术图谱．(Zollinger 父子著)第 6 版．合肥：安徽科学技术出版社，1991：156－165
21 喻德洪．肠梗阻时肠造口的应用·中国实用外科杂志，2000，20(8)：499

9 肛管、直肠手术

Operations on Anal Canal and Rectum

9.1 肛管、直肠的外科解剖学 Surgical Anatomy of Anorectum

肛管是消化道的末端，上自齿线，下至肛缘，长 3～4cm，为解剖肛管。Milligan 和 Morgan 从临床角度将耻骨直肠肌绕过角时形成的肌肉环作为肛管的上缘，即在齿线以上 1.5cm，在肛管直肠环平面，称外科肛管。因此外科肛管较解剖肛管长，后壁也长于前壁。肛管的表层，在上段为柱状上皮及移行上皮，下段为移行上皮及鳞状上皮。男性肛管前面与尿道及前列腺相毗邻，女性则为子宫及阴道；后为尾骨，周围有内、外括约肌围绕。

齿线为直肠与肛管的交界线，由肛瓣及肛柱下端组成，该线呈锯齿状，故称齿线或梳状线（图 9-1-1），为重要的解剖标志。胚胎时期齿线是内、外胚层的交界处，故齿线上、下的血管、神经及淋巴来源都不同，其表现的症状及体征也各异。齿线在临床上的重要性如下：①齿线以上主要由直肠上、下动脉供应，齿线以下为肛门动脉。齿线以上静脉丛属痔内静脉丛，回流至门静脉。若曲张则形成内痔。齿线以下静脉丛属痔外静脉丛，回流至下腔静脉，曲张则形成外痔。齿线以上感染可经门静脉而致肝脓肿；齿线以下感染，则由下腔静脉向全身扩散。②齿线以上黏膜受自主神经支配，无疼痛感；齿线以下肛管受脊神经支配，疼痛反应敏锐。故内痔的注射及手术治疗，均需在齿线以上进行，切忌累及齿线以下部位，以防疼痛及水肿反应。③齿线以上的淋巴主要回流至腹主动脉周围的淋巴结，齿线以下的淋巴主要回流至腹股沟淋巴结。故直肠癌主要向腹腔内转移，而肛管癌则向双侧腹股沟淋巴结转移。此外，齿线对排便感觉也很重要，如齿线及其附近的病变可使病人有随时排便的感觉及排不尽感。同样，齿线若完全遭到破坏，排便感也会受到影响。

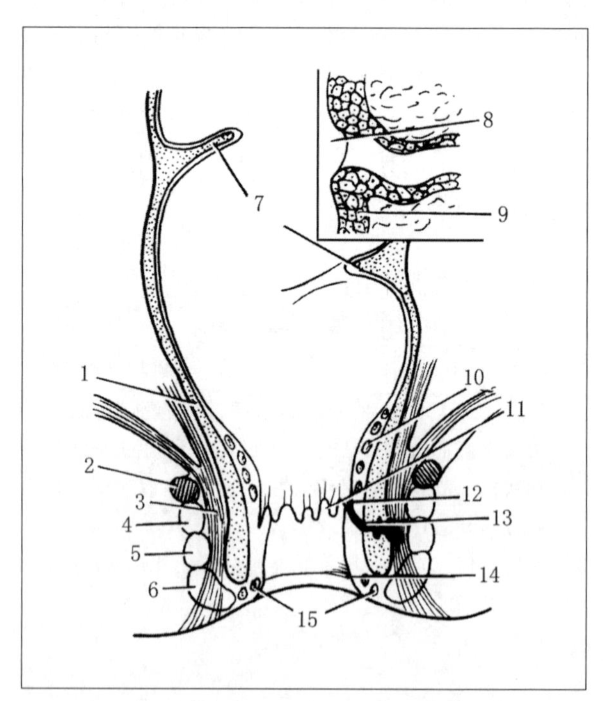

图 9-1-1 肛管解剖（右上为肛腺导管入口）

1—内括约肌；2—耻骨直肠肌；3—联合纵肌；4—外括约肌深部；5—外括约肌浅部；6—外括约肌皮下部；7—直肠瓣；8—肛腺导管入口；9—移行上皮；10—内痔；11—齿线；12—肛窦；13—肛腺；14—内、外括约肌间沟；15—外痔

齿线以上的黏膜，由于括约肌收缩，出现 6～10 个纵行条状皱襞，长 1～2cm，称直肠柱（肛柱）。此柱在直肠扩张时可以消失。直肠柱内有直肠上动脉终末支和由直肠上静脉丛形成的同名静脉，内痔即由此静脉丛曲张、扩大而成。各直肠柱下端之间，借半月形黏膜皱襞相连，此皱襞称肛瓣。肛瓣与直肠柱之间的直肠黏膜形成许多袋状小窝，称肛窦（肛隐窝）。窦口向上，深 3～5mm，底部有肛腺的开口。肛瓣下方有 2～8 个三角形乳头状突起，称肛乳头。肛瓣如撕裂，可致肛裂、肛窦炎及肛乳头炎等。正常肛管内有 4～8 个肛腺，多集中在肛管后壁，每个肛腺开口于肛窦处。肛腺在黏膜下有一管状部分，称肛腺管，肛腺管在黏膜下层分成葡萄状支管，2/3 肛腺向下向外伸展到内括约肌层，少数可穿过该肌层到联合纵肌层，极少数可进入外括约肌，甚至到坐骨直肠间隙。肛腺多是感染的入口，少数也是发生腺癌的部位。

白线位于齿线和肛腺之间，直肠指诊时可摸到一沟，为内括约肌下缘和外括约肌皮下部的交界处，一般看不见，只能摸得着。故白线一词不太确切。应称为内、外括约肌间沟，简称括约肌间沟。此沟对内括约肌切断术的切口定位很重要。

直肠盘曲于骶尾骨形成的穹隆内。由疏松的结缔组织将其固定于盆后壁。直肠上端在第 3 骶椎平面，上接乙状结肠，在齿线处与肛管相连，长 12～15cm。直肠上端的大小似结肠，其下端扩大成直肠壶腹，是粪便排出前的暂存部位，最下端变细接肛管。直肠在盆腔内的位置与骶椎腹面关系密切，与骶椎有相同的曲度。直肠在额状面有向左、右方向凸出的弯曲，当行乙状结肠镜检查时，必须注意这些弯曲，以免损伤肠壁。直肠上 1/3 前面和两侧面有腹膜覆盖；中 1/3 前面有腹膜，并向前反折形成直肠膀胱凹陷或直肠子宫陷凹；下 1/3 全部位于腹膜外，故直肠为腹腔内外各半的肠道。直肠无真正系膜，但其上后方，腹膜常包绕直肠上血管和蜂窝组织。因此，有人称为直肠系膜。在两侧有侧韧带将直肠固定于骨盆侧壁。直肠壶腹部黏膜有上、中、下 3 个皱襞，内含环肌纤维，称直肠瓣。中瓣常与腹膜反折平面相对。但直肠瓣数目可有变异，最多可达 5 个。直肠膨胀时直肠瓣消失，直肠瓣有阻止粪便排出的作用。

肛管、直肠肌肉包括随意肌及不随意肌两种（图 9-1-2）。随意肌位于肛管之外，即肛管外括约肌与肛提肌；不随意肌在肛管壁内，即肛管内括约肌；中间肌层为联合纵肌，既有随意肌又有不随意肌纤维，但以后者较多。以上肌肉能控制肛管闭合及开放。

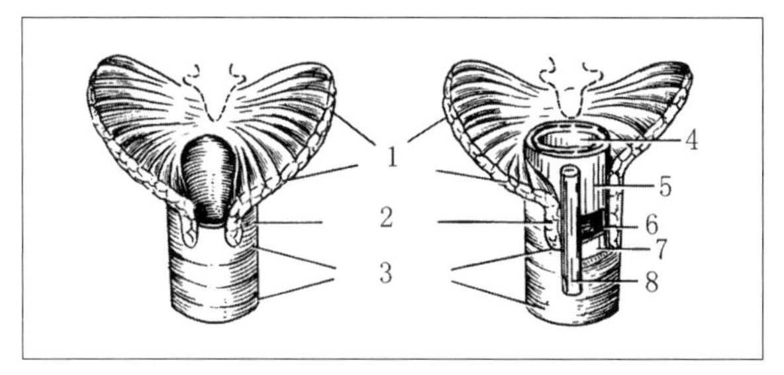

图 9-1-2 肛管及直肠下端的肌肉

1—肛提肌；2—耻骨直肠肌；3—外括约肌；
4—直肠；5—直肠纵肌；6—内括约肌；
7—肛管纵肌层；8—尿道

(1)肛管内括约肌：直肠肌层亦分为外层纵肌和内层环肌，环肌在直肠下端增厚形成肛管内括约肌。其功能：①未排便时，内括约肌呈持续性不自主的收缩状态，闭合肛管。②排便时，有“逼”的作用，将粪块挤出，使肛管排空。③主动闭合肛管时，内括约肌有补充随意肌（如外括约肌、耻骨直肠肌）的作用。④可充分松弛，保证肛管足够扩张。

(2)肛管外括约肌：被直肠纵肌和肛提肌纤维穿过分为皮下部、浅部和深部 3 部分。皮下部是环形肌束，位于肛管下端皮下层内，内括约肌的下方。浅部是椭圆形肌束，起于尾骨，向前围绕肛管，止于会阴体，与尾骨相连部分形成坚强韧带，称肛尾韧带。深部位于浅部上方，是环状肌束，与耻骨直肠肌纤维合并。但外括约肌 3 层之间，分界线并不十分明确。一般在皮下部与浅部之间常可识别，而浅部与深部，深部与耻骨直肠肌之间的分界线就很不明显。肛管外括约肌的功能是平时闭合肛管，排便时舒张，帮助排便，排便后又立即使肛管闭合。近年来埃及学者 Shafick 认为肛管外括约肌的组成像 3 个 U 形环，顶环是深部外括约肌与耻骨直肠肌，中间环是外括约肌浅部，底环是外括约肌皮下部，当外括约肌收缩时，顶环及底环向前牵拉肛管后壁，中间环向后牵拉肛管前壁，使肛管紧闭。3 个环可反复蠕动收缩,排出肛管内存留的粪便(图 9-1-3)。

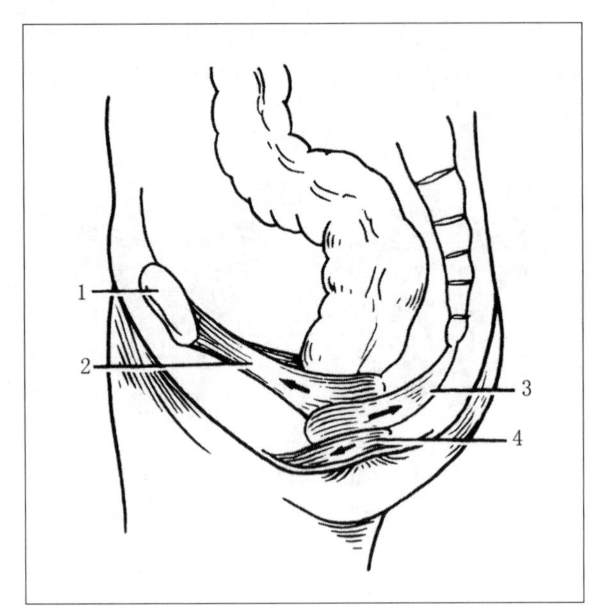

图 9-1-3 外括约肌与耻骨直肠肌的作用

1—耻骨联合;2—耻骨直肠肌及外括约肌深部;3—外括约肌浅部;4—外括约肌皮下部

(3)联合纵肌:由 3 层组成,内层是直肠纵肌的延长,中层是肛提肌悬带,外层是外括约肌环的延长。三层在内括约肌下方形成中心腱,由腱分出很多纤维隔。其功能:①固定肛管:联合纵肌层属肛管各部中轴,似肛管的骨架,借其丰富的放射状的纤维,将肛管各部包括内、外括约肌联系在一起,形成一个功能整体。这些纵肌纤维,不仅固定括约肌,还通过肛周脂肪,附着于骨盆壁和皮肤;还穿过内括约肌固定于齿线附近的黏膜,因而对防止直肠黏膜脱垂和内痔脱出起一定作用。②协助括约肌功能:联合纵肌在括约肌内部呈网状,与肌纤维相粘着。肛管括约肌的功能,是联合纵肌形成的弹性网与括约肌一起活动的结果。当括约肌放松时,借弹性网的弹力作用,使肛管张开,粪便下降。但联合纵肌层组织疏松,又为肛周感染的蔓延提供了有利条件。

(4)肛提肌:肛提肌是直肠周围形成盆底的一层肌肉,由耻骨直肠肌、耻骨尾骨肌及髂骨尾骨肌三部分组成,起自骨盆两侧壁,斜行向下止于直肠壁下部两侧,成漏斗形,对于承托盆腔内脏、帮助排便、括约肛管有重要作用。特别是耻骨直肠肌,在收缩时能将肠管向耻骨联合处牵拉,增加肛管直肠交接处的角度(直肠向下向前、肛管向下向后)形成"肛管角",有重要的括约作用(图 9-1-4)。

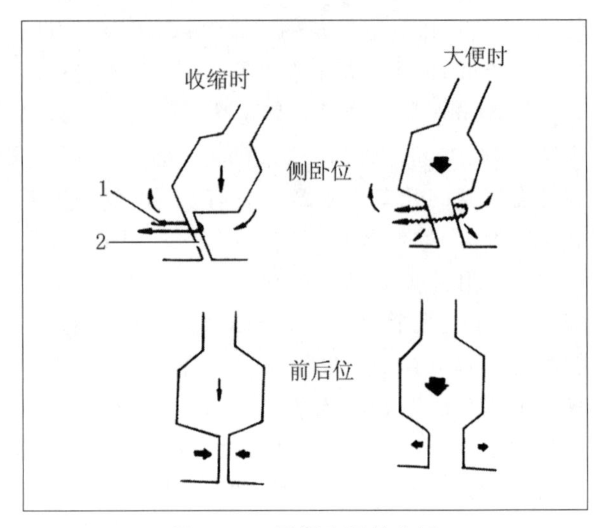

图 9-1-4 耻骨直肠的作用

1—耻骨直肠肌;2—肛管

(5)肛管直肠环:由耻骨直肠肌、外括约肌深部、内括约肌和联合纵肌纤维组成一个肌环,在直肠指诊时可清楚扪到。此环有重要括约功能,如手术时不慎完全切断,可致肛门失禁。

肛管、直肠周围间隙即外科解剖间隙。因其间含脂肪结缔组织,极易感染,形成脓肿。在肛提肌以下的有:①肛门周围间隙,位于坐骨肛管横膈及肛门周围皮肤之间,左右两侧可在肛管后相通(此外也称为浅部肛管后间隙)。②坐骨直肠间隙(亦称坐骨肛管间隙),在肛管两侧,位于肛提肌之下,坐骨肛管横膈之上,左右各一,可在肛管后相通(此处也称为深部肛管后间隙)。在肛提肌以上的有:①骨盆直肠间隙,在直肠两侧,左右各一,位于肛提肌之上,盆腔腹膜之下。②直肠后间隙,在直肠与骶骨之间,也在肛提肌之上,与两侧骨盆直肠间隙相通(图 9-1-5)。

肛管、直肠动脉的供应来自直肠上、下动脉,肛门动脉和骶中动脉 4 支:①直肠上动脉是肠系膜下动脉的末支。肠系膜下动脉的起点在十二指肠第 3 段下方的腹主动脉前壁,在进入乙状结肠系膜根部时,与左侧输尿管靠近。高位结扎肠系膜下动脉时,须将十二指肠向上推开和暴露左输尿管,以免损伤。②直肠下动脉由髂内动脉前干或阴部内动脉分出，左右各一，通过直肠侧韧带进入直肠，与直肠上动脉在齿线上下相吻合。③肛门动脉由两侧阴部内动脉分出，通过坐骨直肠间隙，供应肛管和括约肌，并与直肠上、下动脉相吻合。④骶中动脉由腹主动脉分叉处的后壁分出，紧靠骶骨前面下行，供应直肠下端的后壁。

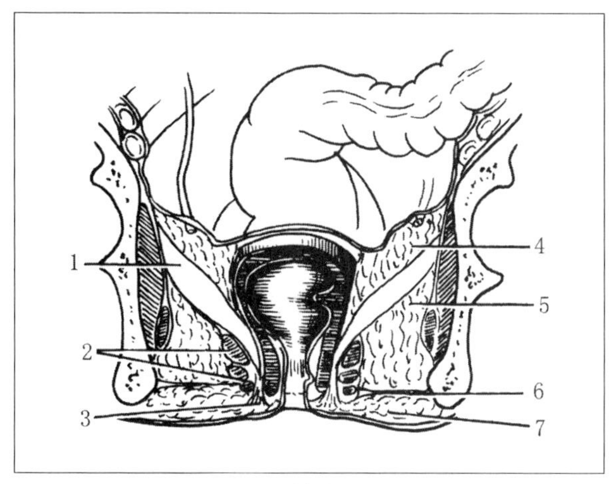

图 9-1-5 肛管直肠周围间隙

1—肛提肌；2—耻骨直肠肌和外括约肌深部；3—外括约肌皮下部；4—骨盆直肠间隙；5—坐骨肛管间隙；6—坐骨肛管横隔；7—肛门周围间隙

肛管、直肠部有两个静脉丛：①痔内静脉丛位于齿线上方的黏膜下层，汇集成数支小静脉，穿过直肠肌层成为直肠上静脉，经肠系膜下静脉回流入门静脉。因为静脉内无瓣膜易扩张成痔。由痔内静脉丛发生的痔，称内痔。②痔外静脉丛位于齿线下方，汇集肛管及其周围的静脉，经肛管直肠外方形成肛门静脉和直肠下静脉，它们分别通过阴部内静脉和髂内静脉回流到下腔静脉。由痔外静脉丛发生的痔，称外痔。

肛管、直肠的淋巴引流以齿线为界，分上、下两组(图 9-1-6)。上组在齿线以上，引流途径向上、向两侧和向下。向上沿直肠上血管到肠系膜下血管根部淋巴结，这是直肠最主要的淋巴引流途径；向两侧先到直肠侧韧带的直肠下血管淋巴结，再到盆腔侧壁的髂内淋巴结；向下穿透肛提肌至坐骨直肠间隙，伴随肛管血管到达髂内淋巴结。下组在齿线以下向外经会阴部到达腹股沟淋巴结，然后到髂外淋巴结，也可经坐骨直肠间隙到髂内淋巴结。上、下两组淋巴网有时有吻合支互相交通。因此，直肠癌有时也可转移到腹股沟淋巴结。

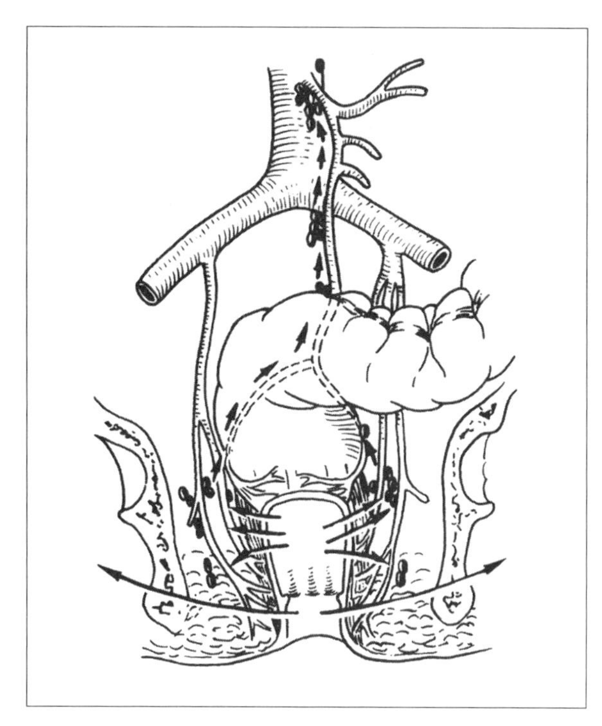

图 9-1-6 肛管直肠的淋巴引流

肛管周围主要由阴部神经的分支痔下神经和前括约肌神经，以及肛尾神经和第 4 骶神经会阴支所支配。故肛门周围局部浸润麻醉，应注射一圈，特别是两侧及后方要浸润完全(图 9-1-7)。

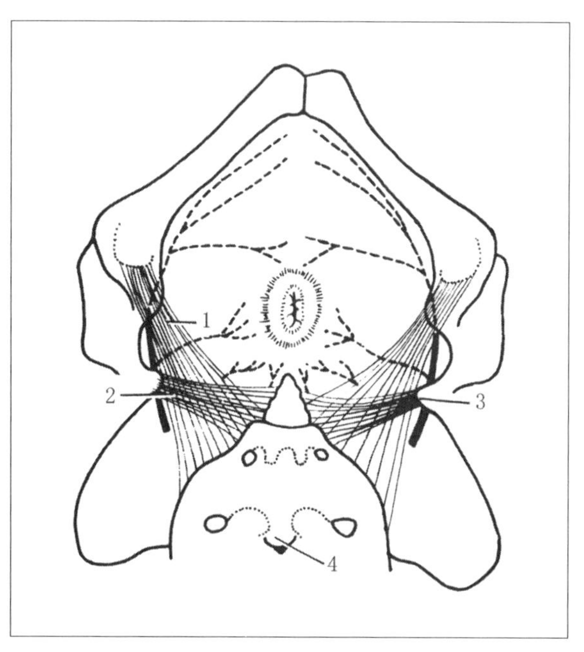

图 9-1-7 肛管周围的神经支配

1—骶结节韧带；2—骶棘韧带；3—坐骨棘；4—坐骨孔

直肠由交感神经和副交感神经支配。交感神经主要来自骶前(腹下)神经丛,该丛位于主动脉分叉下方,在直肠固有筋膜之外分成左右两支,各向下与骶部副交感神经会合,在直肠侧韧带两旁组成骨盆神经丛。骶前神经损伤可使精囊、前列腺失去收缩功能,因而不能射精,导致绝育。骶部副交感神经由第2～4骶神经分出,为支配排尿和阴茎勃起的主要神经,在会阴部手术时,要注意避免损伤(图9-1-8)。

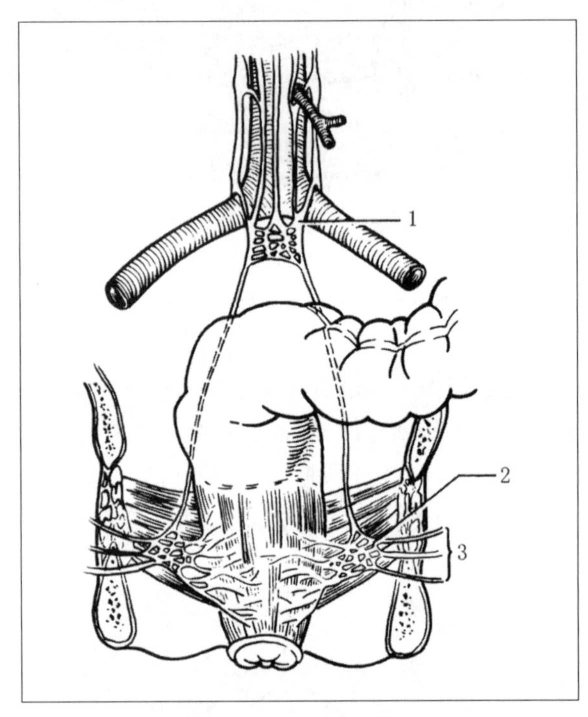

图 9-1-8 直肠的神经支配

1—骶前神经丛;2—骶副交感神经丛;3—骶副交感神经

肛管和盆底的生理很复杂。近年来,随着对其功能检查的各种先进方法的问世,例如测压、排便造影、盆腔造影、结肠运输试验和肌电图检查等,对其生理功能已有了更深入的了解。肛管的主要功能是调节和控制排便,其依赖复杂,相互关联的因素较多,如肛管直肠的括约肌、角度、感受器、松弛机制和蠕动性;直肠的顺应性、张力及排空功能;盆底相应的肌肉活动;结肠的运输及粪便的体积和性状。很多疾病,如便秘、大便失禁、直肠套叠和直肠脱垂等,都可能由肛管部位的运动异常所引起。

肛管、直肠的主要生理是排出粪便。排便是一种非常复杂而协调的动作,是由多个系统参与的生理反射功能,其中既有不随意活动,又有随意可控制的活动。排便一般是由骨盆神经丛发出冲动完成排便动作。如有便意感而不去排便,则由腹下神经和阴部神经传出冲动,随意收缩肛管外括约肌,制止粪便排出。外括约肌的紧缩力比内括约肌大30%～60%,因而能制止粪便由肛门排出,可拮抗排便反射,经过一段时间,直肠内粪便又返回乙状结肠或降结肠,这种结肠逆蠕动是一种保护性抑制。但若经常抑制便意,则可使直肠对粪便的压力刺激逐渐失去其敏感性,对排便感失灵,加之粪便在大肠内停留过久,水分被过多的吸收而变干硬,产生排便困难,这是引起便秘的原因之一。

当人们早晨起床产生的起立反射,和早饭后产生的胃结肠反射,都可促进结肠集团蠕动,产生排便反射。因此,清晨或早餐后定时排便符合生理要求。这对预防肛管直肠疾患有很大的意义。此外,排便过程中,有些辅助动作,如先深呼吸,然后紧闭声门,增加胸内压力,膈肌下降,腹肌收缩,肛提肌收缩,腹内压增加,来帮助排便。由于粪便膨胀而刺激直肠壁,反射性地引起内括约肌舒张和外括约肌松弛,而排出粪便。因此,排便是由身体各部参加的错综复杂的协调动作,也是一种协调而准确的生理功能。

9.2 先天性肛门直肠闭锁的手术

Operations for Congenital Anal and Rectal Atresia

肛管直肠畸形是小儿常见的先天性畸形,占消化道畸形的第1位,其发病率为1/1500～1/5000。肛管直肠畸形中约50%的病儿合并有瘘管。常见的瘘管是直肠会阴瘘,直肠舟状窝瘘;较多见的是直肠与膀胱、尿道、阴道有瘘管相通。

肛管直肠畸形的分类方法繁多,国内多采用耻骨联合到骶尾关节的耻骨线为界,盲端位于此线以上者称为高位肛管直肠畸形,盲端位于此线以下者称为低位肛管直肠畸形。此线至会阴肛门区的距离为1.5～2cm。

常见的肛管直肠发育畸形包括：①高位肛管直肠畸形：直肠单纯闭锁、直肠闭锁合并直肠尿道瘘；②低位肛管直肠畸形：肛膜闭锁、肛管闭锁、肛管闭锁合并舟状窝瘘(图9-2-1)。

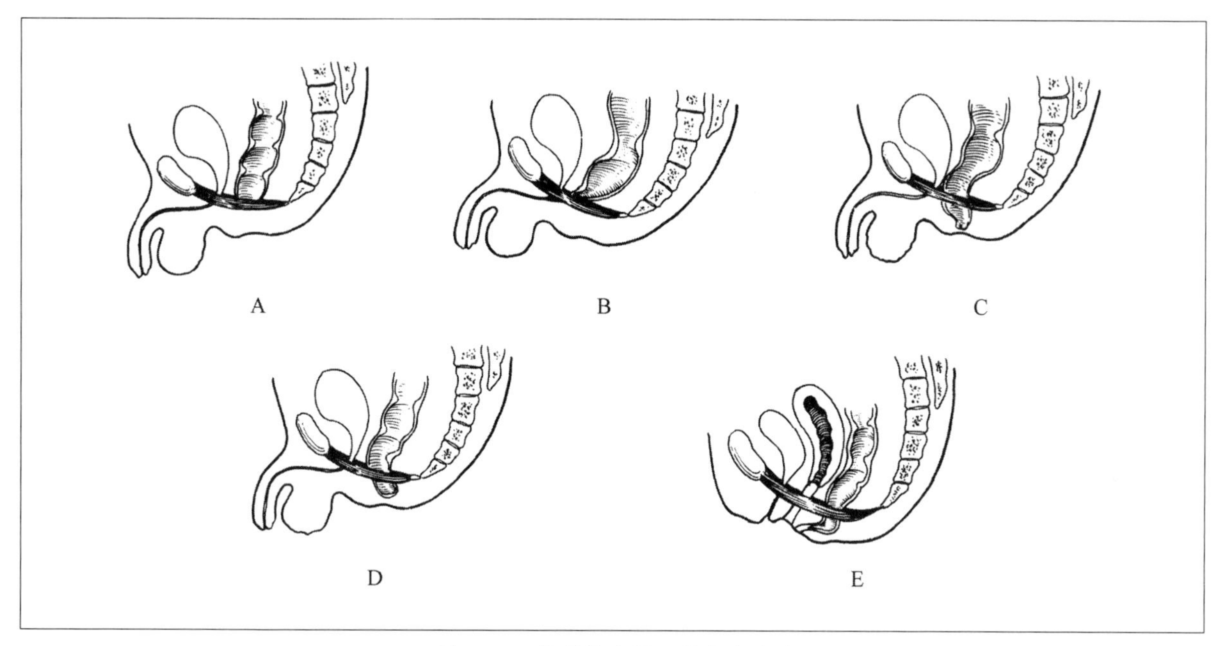

图9-2-1 常见的直肠肛管发育畸形

A. 直肠单纯闭锁；B. 直肠闭锁合并直肠尿道瘘；C. 肛膜闭锁；D. 肛管闭锁；E. 肛管闭锁合并舟状窝瘘

9.2.1 会阴肛门成形术

Perineal Anoplasty

【适应证】

(1)低位肛门畸形，无瘘或瘘孔小不能维持正常排便者，应于生后立即或新生儿时期手术。

(2)肛门狭窄或瘘孔较大，如前庭瘘等基本能正常排便者，于6个月后手术。

【术前准备】

(1)病儿就诊早，全身情况良好，无肠梗阻症状者，可不必做术前准备。

(2)就诊晚，已出现肠梗阻症状者，须行胃肠减压，补液，保温，待全身情况好转后再行手术治疗。

(3)有瘘管的病儿，术前应灌肠，直至清洁为止。

(4)注意保暖以防术后肺炎。

(5)导尿管在术中放置。

(6)配血备用。

【麻醉与体位】

全身麻醉。取膀胱截石位。

【手术步骤】

(1)切口：插消毒导尿管后，在会阴部浅窝处做纵行切口，一般长约2cm。切开皮肤和皮下组织(图1)。

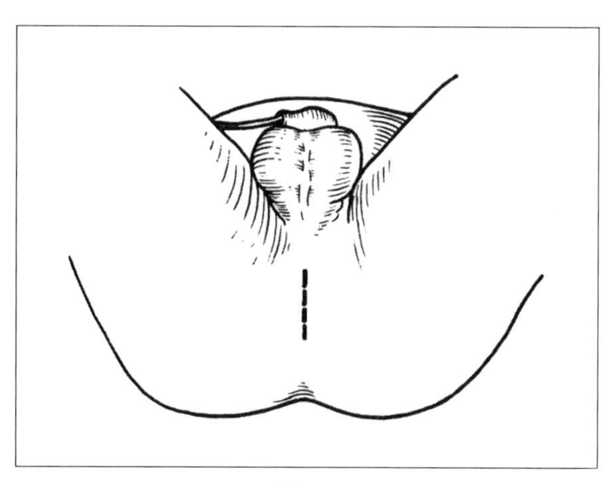

图 1

(2)分离切开肛管外括约肌的前方,将其向两侧分离后,分开肛提肌,达直肠盲端(图2)。

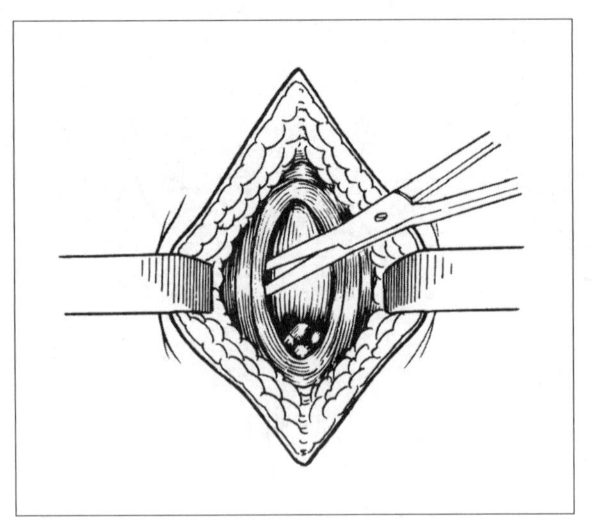

图 2

(3)牵引:在直肠盲端上缝2～3针不贯穿全层的牵引线(图3)。

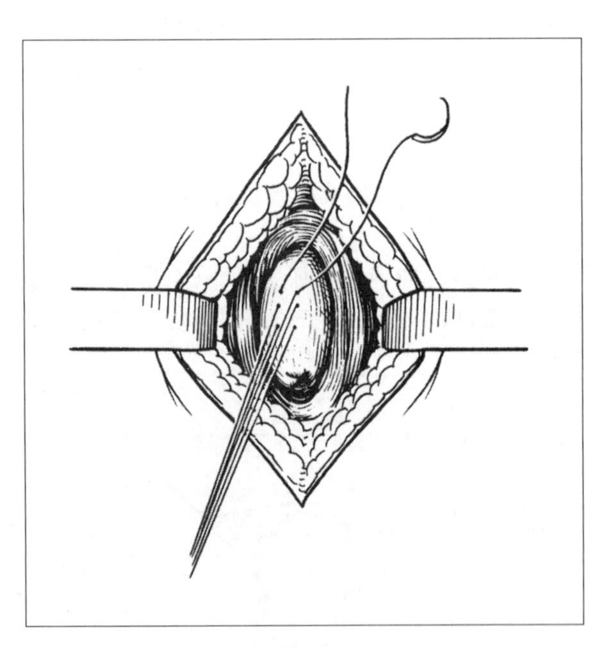

图 3

(4)游离:充分游离直肠壁,使其能被拖至肛门口皮肤处1～2cm长,使之与皮肤吻合后无张力。将直肠用4-0铬制肠线与皮下组织间断缝合。分开的外括约肌前端缝合1或2针,然后,环形切断直肠盲端,修整边缘(图4)。

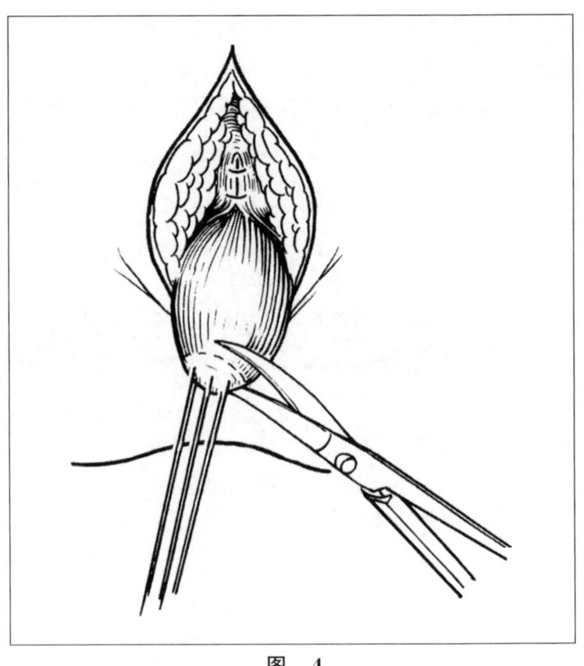

图 4

(5)用3-0不吸收线将直肠壁全层与皮肤边缘做间断缝合固定。缝合后的肛门口应能顺利通过成人的示指,以免术后收缩变窄(图5)。最后,取长6～7cm的软橡皮管外包油纱布,插入肛管内3cm,外用安全别针固定,纱布覆盖包扎。

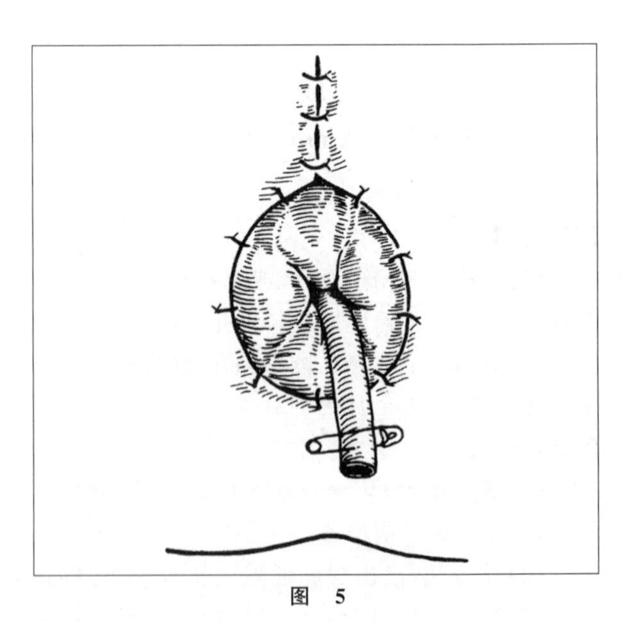

图 5

若合并有盲端外瘘时,可将瘘管与直肠盲端一齐切除,手术方法基本相同。

【术中注意要点】

(1)在解剖直肠盲端时,要经常扪摸导尿管,以免损伤泌尿生殖器官。此外,也不能误伤或切开盲端,以免胎粪漏出,影响手术野。

(2)直肠要充分游离,以保证缝合线不紧张,否则发生回缩,造成狭窄。

【术后处理】

(1)麻醉清醒后进食。

(2)合理应用抗生素。

(3)术后 2d 拔掉肛管。

(4)导尿管一般留置 4～5d,如有泌尿系瘘,则应保持 10～15d。

(5)术后 10d 拆除缝线。

(6)护理肛门部位,双腿外展分开,固定分开,暴露肛门切口,保持干燥,肛门部位用灯泡照烤,每次便后用盐水及红汞棉球清洁消毒,一直到拆线后停止照烤。

(7)若肛门口较紧,术后 2 周扩肛,可以用手指或金属扩肛器扩肛,最初每天 1 次,每次留置 15～20min,1 个月后改为隔日或每周 1 或 2 次,坚持 6 个月,应负责教会家长扩肛方法及说明其重要性。

【主要并发症】

(1)肛门狭窄:常由于直肠盲端分离不够长,致直肠回缩造成肛门狭窄。此外肛门部感染也可致肛门狭窄。

(2)直肠黏膜外翻:由于肛门周围皮肤缺损或肛门开口过大。

9.2.2 腹会阴肛门成形术

Abdominoperineal Anoplasty

【适应证】

用于盲肠的盲端位置较高或与膀胱、尿道、阴道有瘘管相通者,若病儿全身情况良好,技术条件具备者,可一期完成,但一期手术较复杂,病死率较高,应十分慎重。若条件不具备,应分期施行。第 1 期手术于出生后做右侧横结肠造口,待病儿 2 岁后,再行经腹会阴成形术及横结肠造口关闭术。

【术前准备】

同会阴肛门成形术,但术前要放胃管减压。

【麻醉与体位】

用全麻。先仰卧位,后膀胱截石位。

【手术步骤】

(1)切口:插消毒导尿管后,自脐下至耻骨联合做一左下腹直肌切口(图 1)。

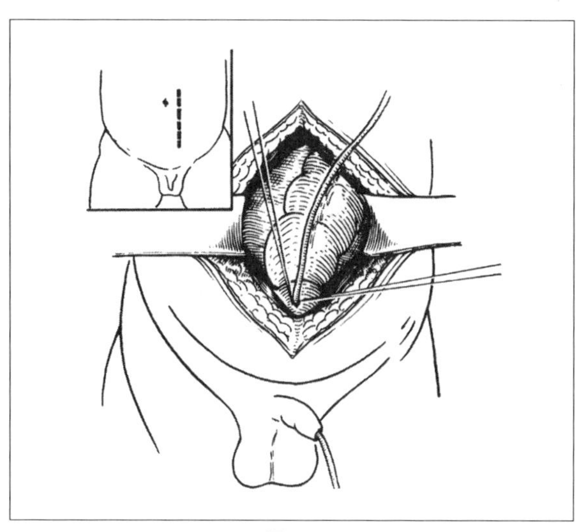

图 1

(2)耻骨上膀胱造口:若同时有直肠泌尿道瘘,而手术前放置导尿管有困难者,可于切开腹壁后,于腹膜外切开膀胱,逆行放一导尿管,并做一耻骨上膀胱造口(图 1)。

(3)分离:提取乙状结肠及直肠,剪开其两侧腹膜,从后侧向下钝性分离,注意防止损伤位于两侧的输尿管及盆壁的骨盆神经丛(图 2)。分离到直肠下端时,应注意有无瘘管。

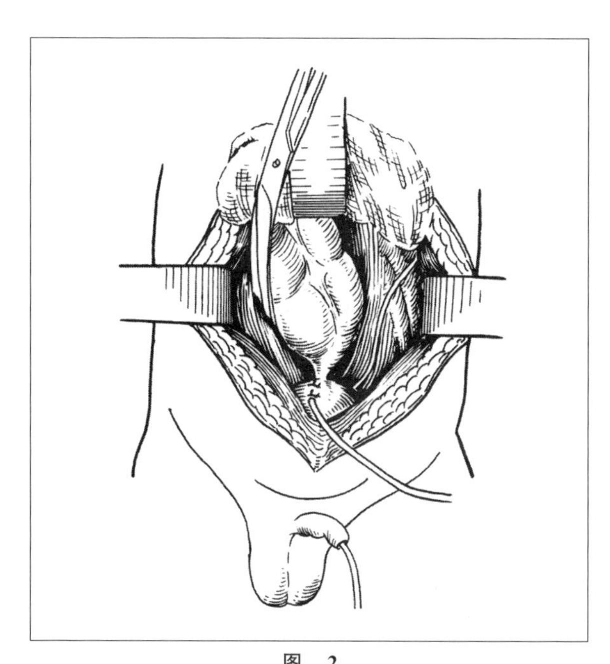

图 2

(4)直肠膀胱瘘的处理:瘘管切断后应以细丝

线缝合膀胱壁瘘口(图 3,图 4)。

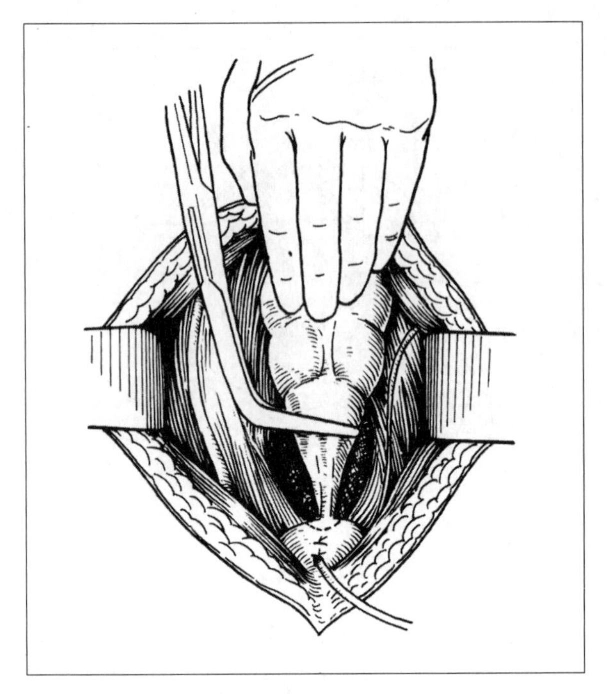

图 3

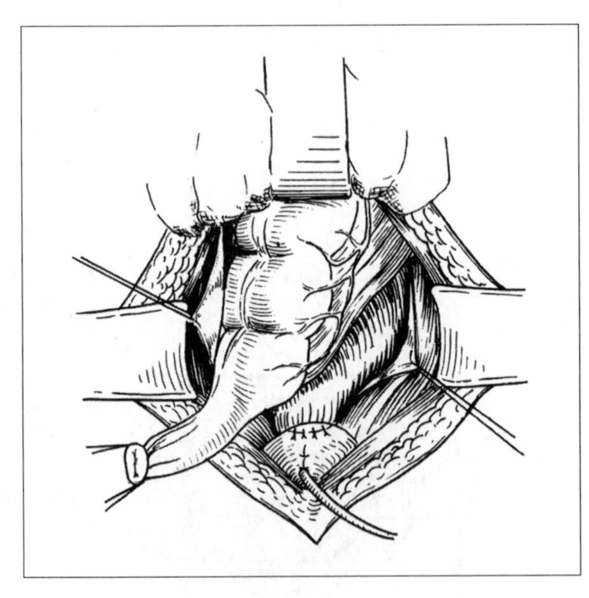

图 4

(5)游离乙状结肠及直肠:最后,进一步游离乙状结肠及直肠,使直肠盲端向下拉至肛门处而无张力。若有张力,可将直肠上动脉在起点处结扎,切断,如此可使直肠增长 3~4cm,且不致影响其血循环。

(6)会阴部手术:在会阴部肛管括约肌内做一前后方向的切口,分开外括约肌及肛提肌,经括约肌间将直肠盲端拖出至会阴部外,以 3-0 不吸收线将外括约肌与直肠浆肌层缝合(图 5~图 7)。切断盲端,将直肠断端与会阴部皮肤切口缝合(图 8)。在腹腔内缝合盆腔腹膜,关闭盆底,分层缝合切口。

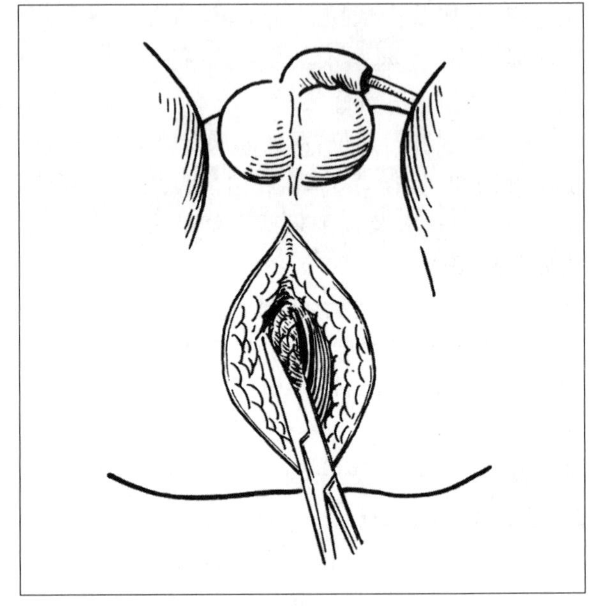

图 5

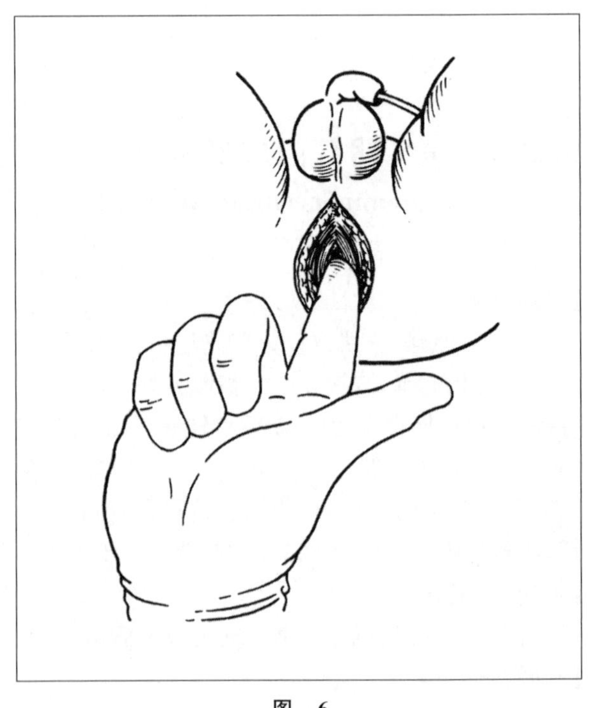

图 6

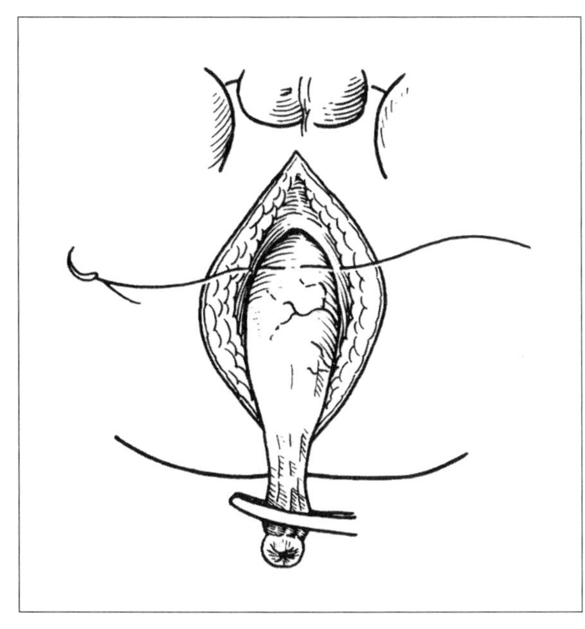

图 7

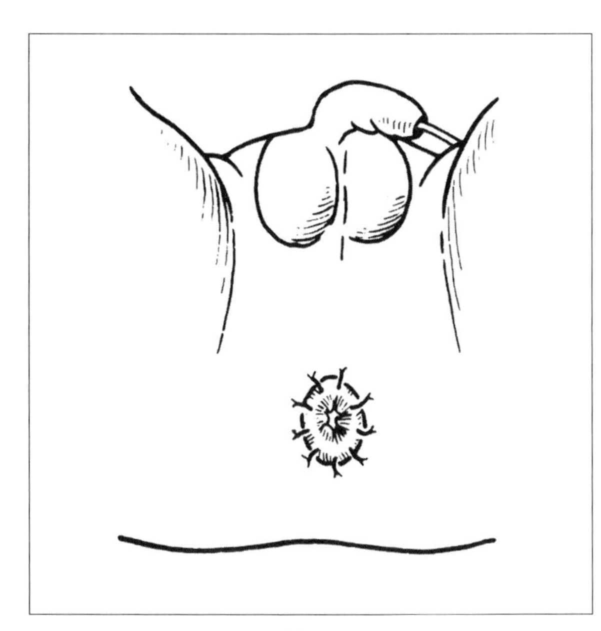

图 8

【术中注意要点】

(1)直肠盲端膨大的处理:在严格无菌条件下切开直肠,用双导管吸引器吸尽其内容物后再予缝合。

(2)术中要注意寻找有无直肠泌尿道瘘。如有瘘管存在,应予结扎、切断。直肠尿道瘘的管道常较短,需小心分离,予以结扎切断。结扎时勿强力牵拉,以免将部分尿管结扎,造成狭窄。处理直肠膀胱瘘时,要注意防止损伤输尿管口。

(3)分离盆腔时,慎勿损伤骶丛神经和外括约肌,以免术后大便失禁。

(4)一期手术创伤大,时间长,出血较多,术中应注意操作轻柔、迅速,及时输液并补充全血。

【术后处理】

(1)禁食,补液。

(2)持续胃肠减压2~3d,待肠功能恢复后进食。

(3)其他术后处理与骶会阴肛门成形术相同。

【主要并发症】

(1)肛门狭窄:较常见。主要由于会阴部切口过小、吻合口裂开、感染、瘢痕形成所致。预防的方法是充分游离直肠,使吻合处无张力及保持直肠血循环良好。术后2周开始定期扩肛。若狭窄严重则要做整形手术。

(2)肛门失禁:常见的原因是瘢痕过多,其次是损伤肛管括约肌及骨盆神经丛。

(3)直肠黏膜脱垂:由于直肠过长或肛门开口过大。

(4)尿道狭窄:由于手术时尿道的损伤。

9.2.3 骶会阴肛门成形术

Sacroperineal Anoplasty

【适应证】

主要适用于中位肛门闭锁,但对于较低的高位或较高的低位闭锁也可使用。确诊后立即做横结肠或乙状结肠造口,术后6个月行此手术。

【术前准备】

(1)术前3d口服肠道消炎药。

(2)术前灌肠直至清洁为止。

(3)术前放导尿管或金属导尿管。

(4)由结肠造口向远端放入粗肛管到直肠盲端作为术中标记。

(5)配血备用。

【麻醉与体位】

用全麻。俯卧位,耻骨垫高或右侧卧位,背部略前倾。

【手术步骤】

(1)在尾部做一长约5cm的纵切口,切口下端距肛门缘1cm(图1)。

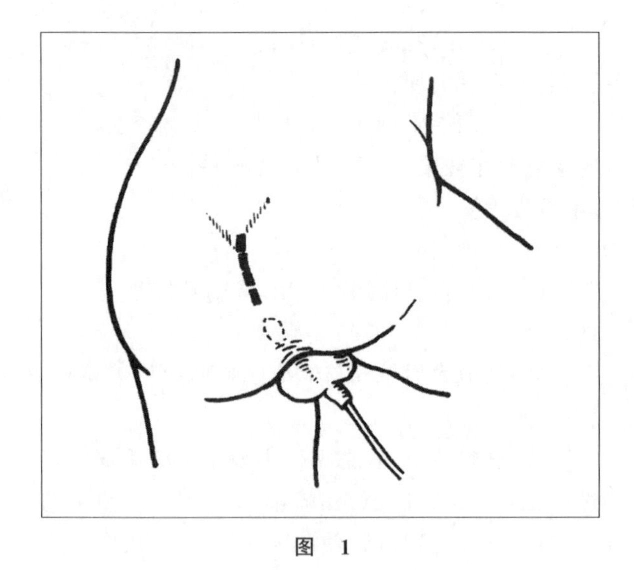

图 1

(2)沿中线切开肛尾筋膜,用直肠钳将耻骨直肠肌环拉开。游离直肠后壁及两侧壁,最后小心分离直肠前壁,特别要注意有无尿道或阴道瘘的存在(图 2)。

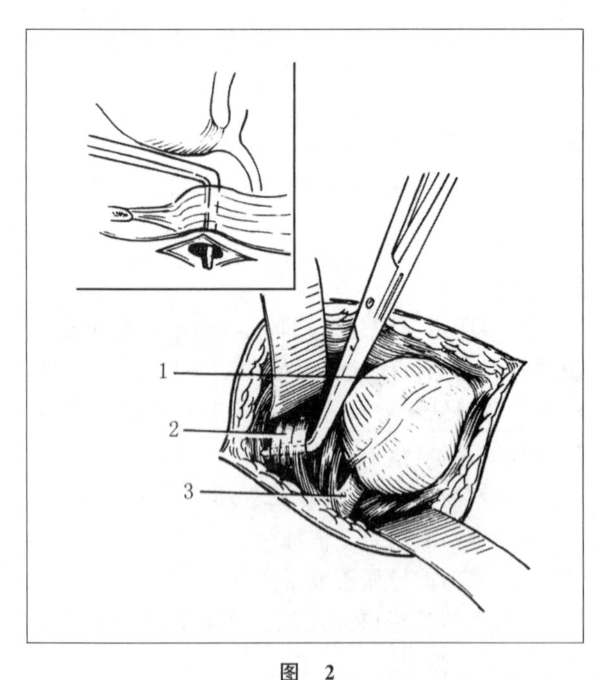

图 2

1—直肠;2—耻骨直肠肌环;3—瘘管

(3)在会阴部皮肤陷凹处做 X 形切口,寻找外括约肌,尽量避免损伤。从外括约肌的中心插入止血钳,并通过耻骨直肠肌环做一隧道,然后用宫颈扩张器逐渐扩大,到 1～2cm 能通过直肠为度,把直肠拖出会阴部切口,在骶部将直肠壁与周围组织固定数针,放一引流条于尿道后部,引流条另端由臀部戳创穿出。缝合肛尾筋膜,逐层缝合骶部伤口。拖下直肠远端做“十”字切开,与皮肤的 X 形切开之皮瓣交叉,黏膜皮肤相互缝合形成新的肛门。黏膜皮肤缝合线如锯齿状伸向肛管(图 3)。

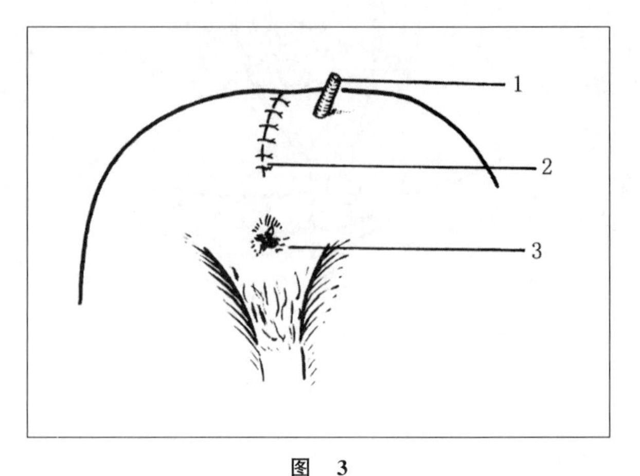

图 3

1—引流管;2—切口;3—肛门

【术中注意要点】

(1)沿中线切开肛尾筋膜,分离时应靠中线,以免损伤支配肛提肌的神经。

(2)分离直肠前壁时要特别小心,因直肠前壁与尿道或阴道间常有瘘管存在,粘连较多,剥离困难,应细致操作。

(3)直肠尿道瘘切断及缝合结扎时,不要靠尿道太近或太远,防止造成狭窄或憩室。

(4)寻找外括约肌及耻骨直肠肌时,要特别小心,必要时以电刺激找到各肌位置,务使直肠盲端准确通过肛提肌及括约肌群中央,克服盲目性。

【术后处理】

(1)麻醉清醒后或全麻后 6h 可进术前饮食。

(2)引流管术后 1～2d 拔除。

(3)导尿管可于术后 24～36h 去掉。膀胱造口管一般于术后 14d,闭管观察 1～2d 无不良反应时拔除。

(4)术后应用抗生素控制感染。

(5)术后 2～3 个月肛门部愈合良好后,可将结肠造口闭合。

【主要并发症】

同腹会阴肛门成形术。

【述评】

先天性肛门直肠畸形手术目的是解除肠梗阻、重建肛管直肠功能和切除瘘管。低位畸形常经会阴部手术；中位、较高的低位和较低的高位畸形行经会阴手术；高位行腹会阴联合肛管成形术或骶腹会阴直肠拉出术。高位畸形多行分期手术，先做结肠造口术解除肠梗阻，以后做成形手术。

9.3 肛门、肛管的手术 Operations on Anus and Anal Canal

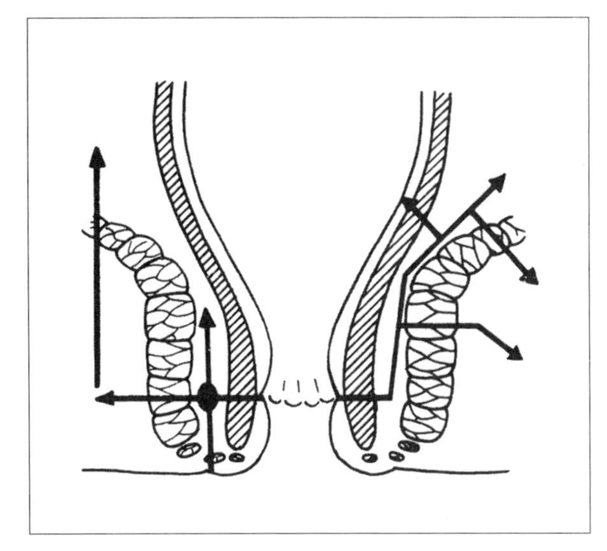

图 9-3-1 肛周脓肿扩散方向

9.3.1 肛管、直肠周围脓肿切开引流术 Incision and Drainage of Anal Canal and Perirectal Abscess

肛管直肠周围软组织内或其间隙内发生急性化脓性感染，并形成脓肿，称为肛管直肠周围脓肿。其特点是破溃或在手术切开引流后多形成肛瘘。常见的致病菌有大肠埃希菌、金黄色葡萄球菌、链球菌和铜绿假单胞菌，偶有厌氧性细菌和结核杆菌。但临床上所见的常是多种病菌混合感染。

肛管直肠周围脓肿若来自肛腺处，则多形成肛瘘，临床最常见。若病灶感染不来源于肛腺，则多不形成肛瘘，这是少数。如脓肿可直接来源于肛裂、血栓性外痔破裂、内痔或直肠脱垂药物注射后，也可来源于肛周皮肤感染、败血症、血液疾患或直接外伤，少数病例还可来源于结核、溃疡性结肠炎或克隆病等。

因肛窦开口向上，粪便易进入或损伤肛窦而致感染。感染可沿肛腺管进入肛腺，并通过腺体的管状分支或联合纵肌纤维向上、下、外3处扩散到肛管直肠周围间隙，形成各种不同部位的脓肿。如沿联合纵肌向下到肛管开口处为肛周脓肿，这是最常见的脓肿；向外穿过联合纵肌及外括约肌到坐骨直肠间隙成为坐骨直肠窝脓肿；向上到括约肌间隙则产生骨盆直肠脓肿(图 9-3-1，图 9-3-2)。

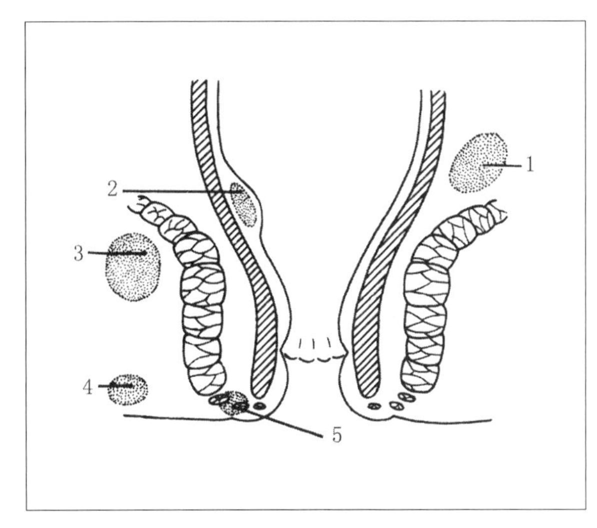

图 9-3-2 肛周脓肿分类

1—骨盆直肠脓肿；2—黏膜下脓肿；3—坐骨直肠窝脓肿；4—会阴部脓肿；5—肛周脓肿

【适应证】

(1)肛管直肠周围脓肿不易自行吸收，即使向外穿破，引流也常不畅，故应在出现波动或隆起时，即行切开引流。

(2)骨盆直肠脓肿，波动不易察觉，则可在压痛处直接穿刺，抽得脓液后，进行手术。如疑难病例，可用直肠腔内B超探查，帮助定位后穿刺。

【术前准备】

(1)肛门周围剃毛。如疼痛严重，为减少病人痛苦，手术野剃毛可在麻醉后进行。

(2)术前禁食。

(3)有发热者应给抗生素。

【麻醉与体位】

局部麻醉、骶管麻醉、鞍麻均可。俯卧位最好,截石位及侧卧位也可。

9.3.1.1 肛周脓肿切开引流术

Incision and Drainage of Perianal Abscess

【手术步骤】

(1)在脓肿中心位置或波动感最明显处,做一放射形切口,即可流出脓液。如脓液多,脓腔大,可用示指探查脓腔大小,并分开其间隔。必要时将切口边缘皮肤切除少许,以利引流,最后用油纱布条放入脓腔引流(图 1)。

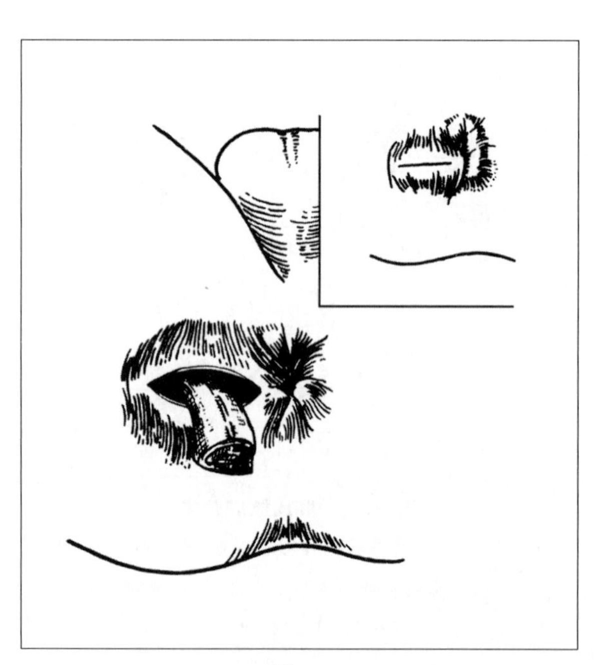

图 1

(2)如脓腔与肛窦相通,可在切开脓肿后,用探针仔细探查内口,然后切开瘘管,适当切除皮肤和皮下组织,内口周围组织也稍加切除,使引流通畅。如内口较深,瘘管通过内括约肌,可采用挂线疗法。以上手术优点是脓肿一期治愈,不再形成肛瘘。但在急性炎症中,找内口有困难时,不应盲目寻找,以免炎症蔓延或形成假道。仅行切开排脓,待形成肛瘘后,再行肛瘘手术。二期手术优点是效果确切,治愈率高(图 2)。

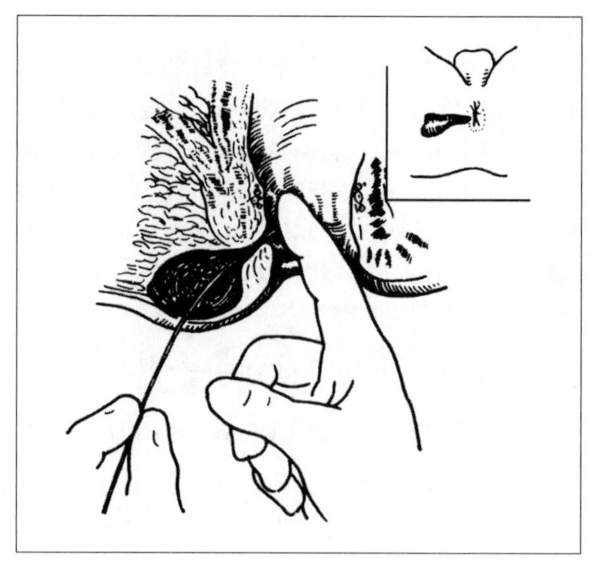

图 2

9.3.1.2 坐骨直肠窝脓肿切开引流术

Incision and Drainage of Ischiorectal Abscess

【手术步骤】

(1)在压痛明显处用粗针头先行穿刺,抽得脓液后,在该处行一前后方向切口。切口距离肛门 2.5cm 以外,以免损伤肛管括约肌。切开脓腔,伸入示指将脓腔内纤维隔分开,排净脓液,然后切除少许边缘皮肤和皮下组织,以利引流。脓腔内填入油纱条引流(图 1)。

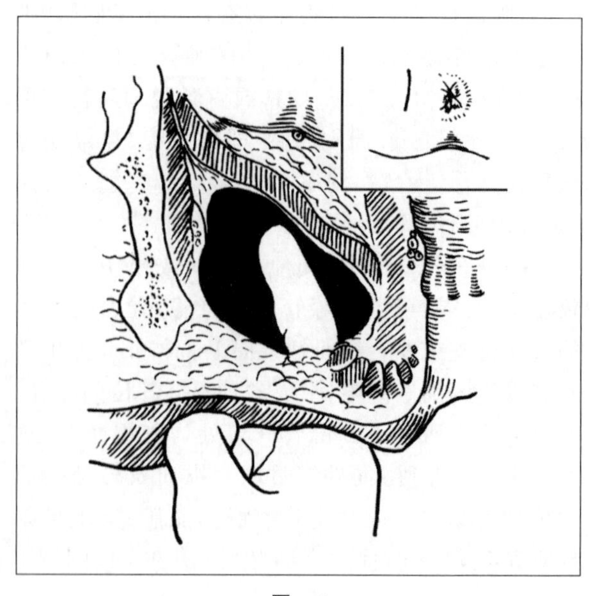

图 1

（2）在切开引流时，要注意脓液引出量，凡超过 90ml 者，多表示脓肿可能已累及对侧坐骨直肠窝，或已累及肛提肌上骨盆直肠间隙，要仔细探查。

9.3.1.3 骨盆直肠脓肿切开引流术

Incision and Drainage of Pelvirectal Abscess

【手术步骤】

（1）切口同坐骨直肠窝脓肿，但稍偏后且略长。

（2）左手示指伸入直肠内先探查脓肿位置并做引导，另一手持弯血管钳经过皮肤切口，穿过肛提肌进入脓腔，按前后方向撑开排出脓液，再用右手示指插入脓腔，分开肛提肌纤维，扩大引流，冲洗脓腔后，放入软橡皮管或烟卷引流，并用安全针固定，防止其滑入脓腔内（图 1）。

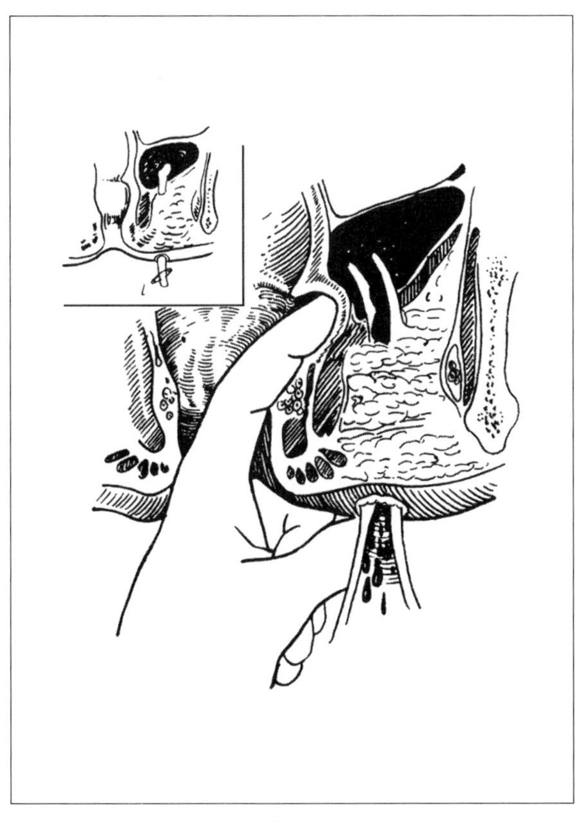

图 1

9.3.1.4 直肠后脓肿切开引流术

Incision and Drainage of Postrectal Abscess

【手术步骤】

（1）切口与坐骨直肠窝脓肿基本相同，但更偏向后方。

（2）经皮肤穿刺抽出脓液后，用弯血管钳经切口向直肠后方插入脓腔排出脓液。冲洗脓腔后置橡皮管或烟卷引流（图 1）。

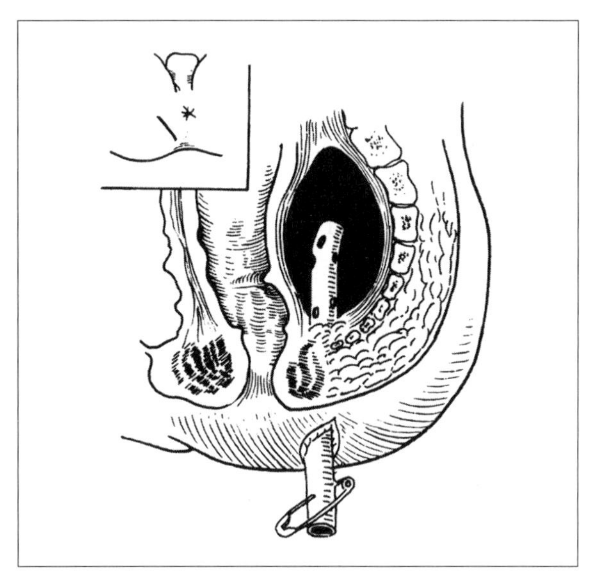

图 1

9.3.1.5 高位肌间脓肿切开引流术

Incision and Drainage of High Intersphincteric Abscess

这类脓肿位于括约肌间隙上部，直肠环肌与纵肌之间，肛提肌上方。发病隐匿，病人常在脓肿破裂后，有分泌物自直肠内排出方有感觉。因此，其症状之一是自肛管内排出脓液。

【手术步骤】

（1）在麻醉下用两叶张开式肛门镜显露脓肿，一般不直接在脓肿处切开引流，以防出血。自内口处插入一有槽探针，向上 2～2.5cm 处穿出（图 1A）。

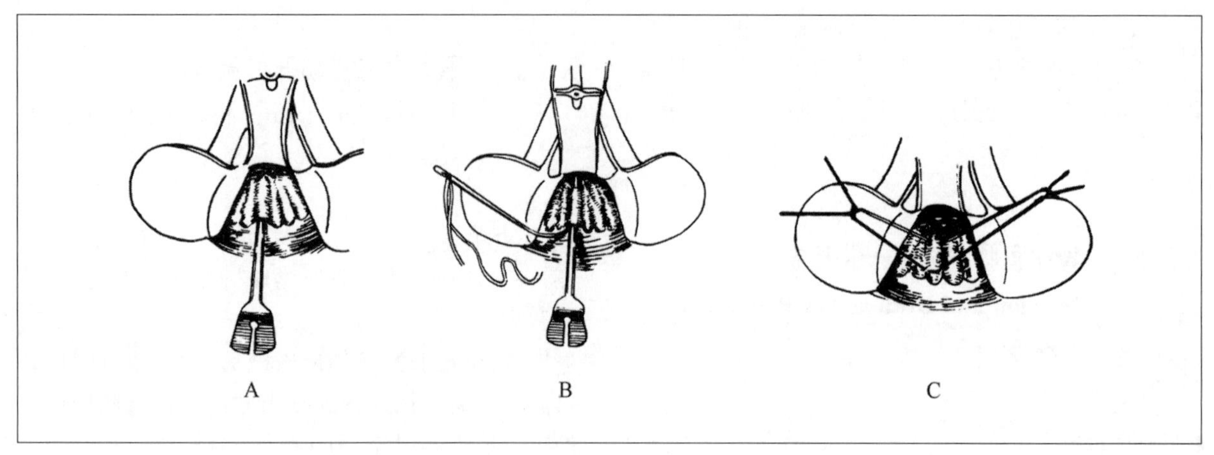

图 1

(2)用另一细探针沿有槽探针穿入,细探针另一端系紧两根粗不吸收线(图 1B)。

(3)用不吸收线将两侧的黏膜及肌层结扎,4～5d 脓肿开放(图 1C)。

(4)若内口未找到,则在脓肿下端黏膜做一小的刺伤,然后用上法切开。若脓肿已破裂,开口能容纳一指尖,常已达到引流目的。若开口小,则需扩大引流。

(5)若此脓肿与肛周脓肿或坐骨直肠窝脓肿同时存在,则先处理后者,最后用上法切开高位肌间脓肿。

【术中注意要点】

(1)肛管直肠周围脓肿应在脓肿未成熟前早期切开,减低局部张力,以阻断其扩散和向周围的蔓延。

(2)脓肿切开引流后,常形成经久不愈的肛瘘,但也有治愈的机会,而不形成肛瘘。

(3)治疗脓肿时,尽可能找到内口,将内口一并切开,避免肛瘘形成,但必须防止人为的假内口。

(4)切开引流脓肿后,待 3 个月,若有瘘管形成,再做第 2 期肛瘘手术。

(5)尽量在波动最高处或其附近切开。切口长度应根据脓肿大小而定,一般应为脓肿直径的 3/4,以利引流,切口外侧的皮肤宜修剪少许,以免切口闭合。

(6)一侧的坐骨直肠窝脓肿可通过肛门后方或前方蔓延到对侧,形成“蹄铁形”脓肿。因此探查要全面,不能局限于一侧。

(7)骨盆直肠窝脓肿虽少见,但不易诊断,如不及时引流,脓肿可穿入直肠、膀胱或阴道,有时向下穿入坐骨直肠窝,以后穿出体外。故对这类脓肿不能掉以轻心。

【术后处理】

(1)引流物一般在术后 2～3d 逐渐取出,但深部脓肿的引流物要等无脓液排出后再逐渐拉出。引流物取出后,每天用 1∶5000 高锰酸钾温水坐浴,并给予换药。

(2)深部脓肿应给抗生素。

【主要并发症】

(1)术后并发症不多见,偶有因感染扩散而致败血症,可用抗生素控制。

(2)内口位于肛管外括约肌深部者,如急于一期切开内口,常可导致肛门失禁。

(3)凡未找到内口者,术后常形成肛瘘。

9.3.1.6 肛管直肠周围脓肿切开与一期缝合术

Incision and Primary Closure of Anorectal Abscess

【适应证】

主要适用于浅表性肛周脓肿及坐骨直肠窝脓肿。

【禁忌证】

深部脓肿及合并内瘘者不适用。

【术前准备】

术前应给大剂量广谱抗生素,在麻醉前从静脉内输入。

【麻醉与体位】

骶麻或腰麻。俯卧位及侧卧位均可。

【手术步骤】

(1)切口:放射形切开脓肿(图 1)。

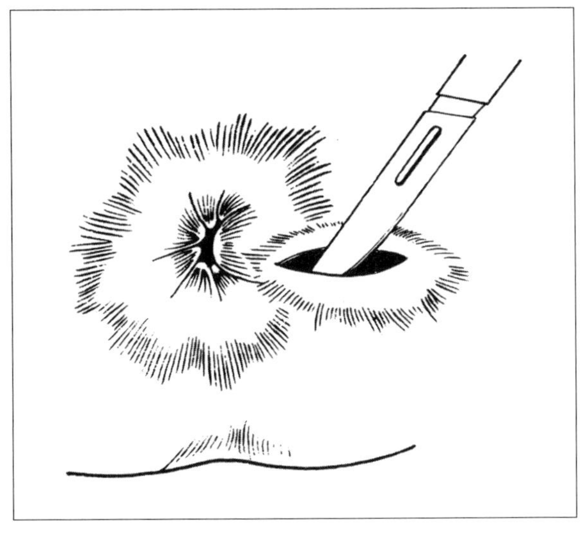

图 1

(2)探查:先用手指探查脓腔,然后用探针探明有无内瘘口,后者不宜采用本法。

(3)刮除:用锐利刮匙刮除脓腔壁,因刮除术可破坏脓腔壁的肉芽组织层,便于抗生素自血循环穿透到脓腔壁内达到灭菌目的(图 2)。

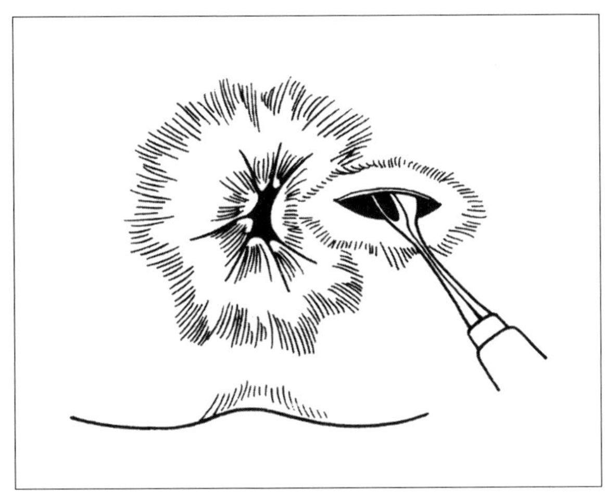

图 2

(4)缝合:用不吸收缝线将皮肤做 3 或 4 针垂直性褥式缝合。伤口用干纱布稍加压迫包扎(图 3)。

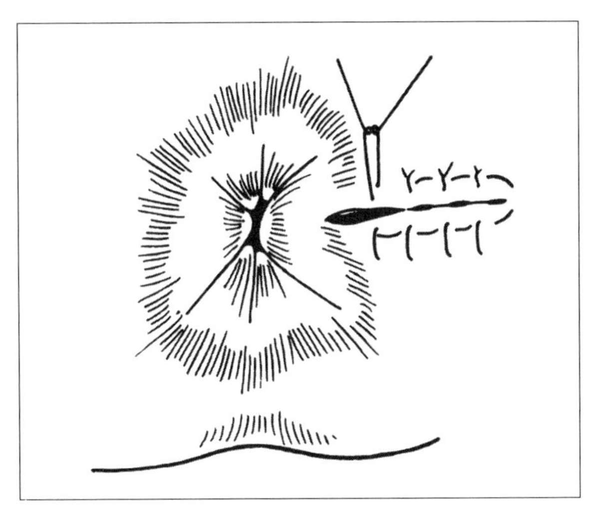

图 3

【术中注意要点】

(1)合并有内瘘者不能采用。

(2)缝合时要注意不能留有死腔。

(3)要从静脉内输入大量有效的抗生素。

【术后处理】

(1)抗生素要继续大量补给,持续 5～10d,脓液要做细菌敏感试验,根据试验选用药物。

(2)术后 5～7d 拆除缝线。凡疑有复发及炎症蔓延者,应提前拆除缝线。

【主要并发症】

脓肿复发是本手术的主要并发症。有人用一期缝合法治疗肛管直肠脓肿 100 例,并随访 2 年,15 例脓肿复发,7 例形成肛瘘,因此感染复发率为 22%,复发率与脓肿类别有关,如肛周脓肿为 15.6%,而坐骨直肠窝脓肿为 33.3%。

【述评】

肛管、直肠周围脓肿多由肛腺感染所致,经切开排脓或破溃后形成肛瘘,应早期切开引流。当局部出现红肿、触痛和皮肤有指压性水肿,即表示深部有脓肿,更应及早切开,以免脓肿扩展。如出现波动,表示脓肿已广泛蔓延。有些脓肿于术前检查或切开探查后可看到感染内口,可将内口一并切开,使伤口一期愈合,避免形成瘘管。

分期手术是第 1 期只切开排脓,但切口应大,以利引流通畅,症状很快减轻,炎症消散,伤口缩小,形成瘘管,待 3～6 个月行肛瘘切除术。分期手术优点是减少并发症,治愈效果高。肛周脓肿常行一期手术,切口与肛门成放射形。其他脓肿多行分期手术，切口应在括约肌外侧，由前向后切开，避免损伤括约肌，防止瘢痕造成肛管或肛门缺陷。

直肠腔内 B 超检查对肛管直肠周围脓肿的诊断具有较高的价值，也可诱导脓肿引流，疑有肛管直肠周围脓肿者都应做此检查。

9.3.2 肛瘘手术

Operations for Anal Fistula

肛瘘主要侵犯肛管，很少涉及直肠，是与肛周皮肤相通的感染性管道。内口位于齿线附近，外口位于肛周皮肤上，经久不愈，是肛管、直肠疾病中的常见病。肛瘘的分类方法较多，但不外乎以肛管直肠周围脓肿的所在部位、瘘管行径与肛管括约肌的关系而分。目前多按瘘管与括约肌的关系将肛瘘分为 4 类(图 9-3-3)。①括约肌间肛瘘：多为低位肛瘘，最常见，约占 70%，为肛管周围脓肿的后果。瘘管只穿过内括约肌，外口常只有一个，距肛缘较近，约 3～5cm。少数瘘管向上，在直肠环肌和纵肌之间形成盲端或穿入直肠形成高位括约肌间瘘。②经括约肌肛瘘：可以为低位或高位肛瘘，约占 25%，为坐骨直肠窝脓肿的后果。瘘管穿过内括约肌、外括约肌浅部和深部之间，外口常有数个，并有支管互相沟通。外口距肛缘较近，约 5cm 左右，少数瘘管向上穿过肛提肌到直肠旁结缔组织内，形成骨盆直肠瘘。③括约肌上肛瘘：为高位肛瘘，少见，占 5%。瘘管向上穿过肛提肌，然后向下至坐骨直肠窝穿透皮肤。由于瘘管常累及肛管直肠环，使治疗较困难，需分期手术。④括约肌外肛瘘：最少见，占 1%，为骨盆直肠脓肿合并坐骨直肠窝脓肿的后果。瘘管穿过肛提肌与直肠相通。这种肛瘘常由于克罗恩病、肠癌或外伤所致，治疗要注意其原发病灶。以上分类在高低位方面较细致，有利于手术方法的选择。

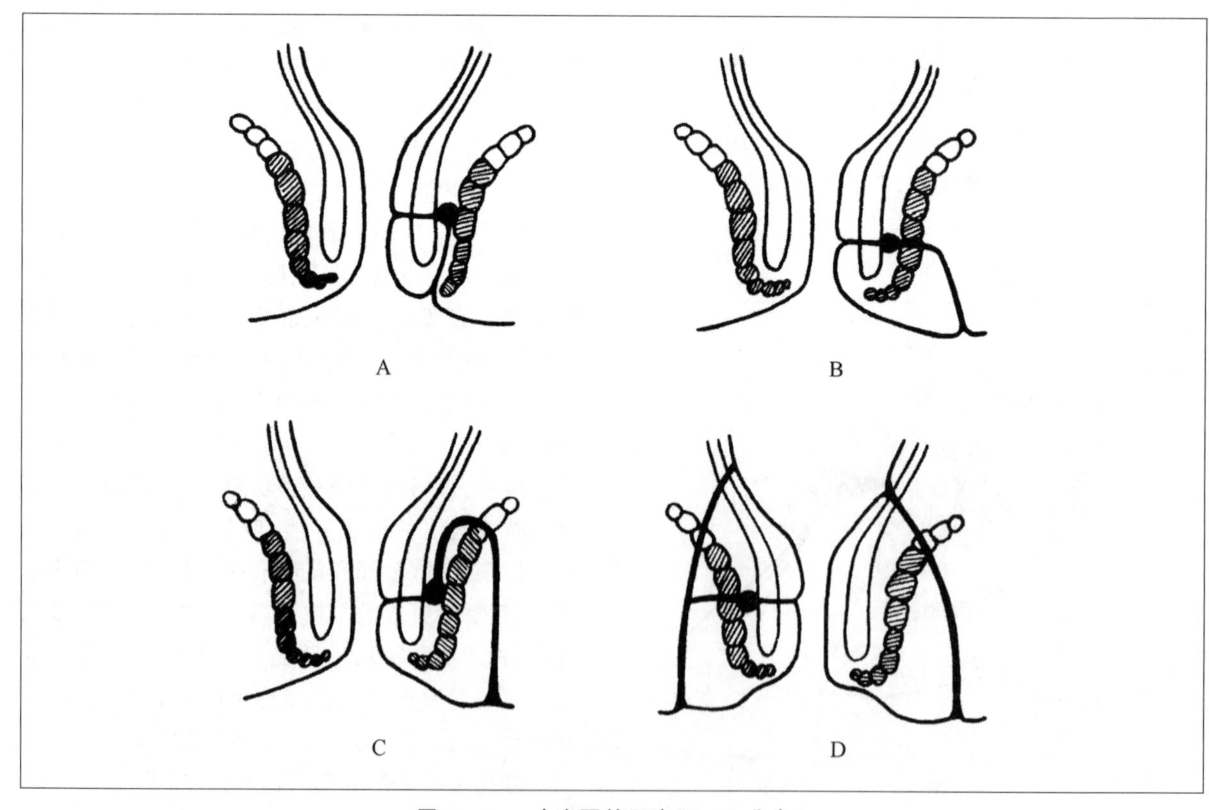

图 9-3-3　4 个主要的肛瘘(Parks 分类)

A. 括约肌间肛瘘；B. 经括约肌肛瘘(低位或高位)；C. 括约肌上肛瘘(高位)

D. 括约肌外肛瘘(肛管直肠瘘)

临床上常简单地将肛瘘分为低位或高位两类，前者是瘘管位于肛管直肠环以下，后者是瘘管在肛管直肠环以上。也有从瘘管的形状分为直瘘、弯瘘及蹄铁形肛瘘。直瘘常为低位肛瘘，蹄铁形肛瘘常为高位，弯瘘可以是低位，也可以是高位。从病理变化上，又可分为化脓性肛瘘及特异性感染所致的肛瘘。

肛瘘不能自愈，必须手术治疗。手术治疗原则是将瘘管全部切开，必要时将瘘管周围瘢痕组织同时切除，使伤口自基底向上逐渐愈合。根据瘘管深浅、曲直，可选用以下疗法。

9.3.2.1 挂线疗法

Seton Therapy

【适应证】

(1)适用于距离肛门 3～5cm 以内，有内外口的低位肛瘘，临床上能明显触及索条状的管壁，无分支和急性感染。

(2)作为复杂性肛瘘切开或切除的辅助方法。

【禁忌证】

伴有急性感染或积脓时，须先控制感染。

【术前准备】

(1)肛门周围皮肤剃毛。

(2)术前 1d 给流食。

(3)必要时术前 4～6h 做肥皂水灌肠。

【麻醉与体位】

局麻，骶管麻醉、鞍麻等可选一种。俯卧位、侧卧位或截石位。

【手术步骤】

(1)先在探针尾端缚一橡皮筋，再将探针头自瘘管外口轻轻向内探入，在肛管齿线附近处找到内口；然后将示指伸入肛管，摸索探针头，将探针头弯曲，从肛门口拉出。注意在插入探针时不能用暴力，以防造成假道(图 1A)。

(2)将探针头从瘘管内口完全拉出，使橡皮筋经过瘘管外口进入瘘管(图 1B)。

(3)提起橡皮筋，切开瘘管内外口之间的皮肤层，拉紧橡皮筋，紧贴皮下组织用止血钳将其夹住；在止血钳下方用粗丝线收紧橡皮筋并做双重结扎，然后松开止血钳。切口敷以凡士林纱布(图 1C)。

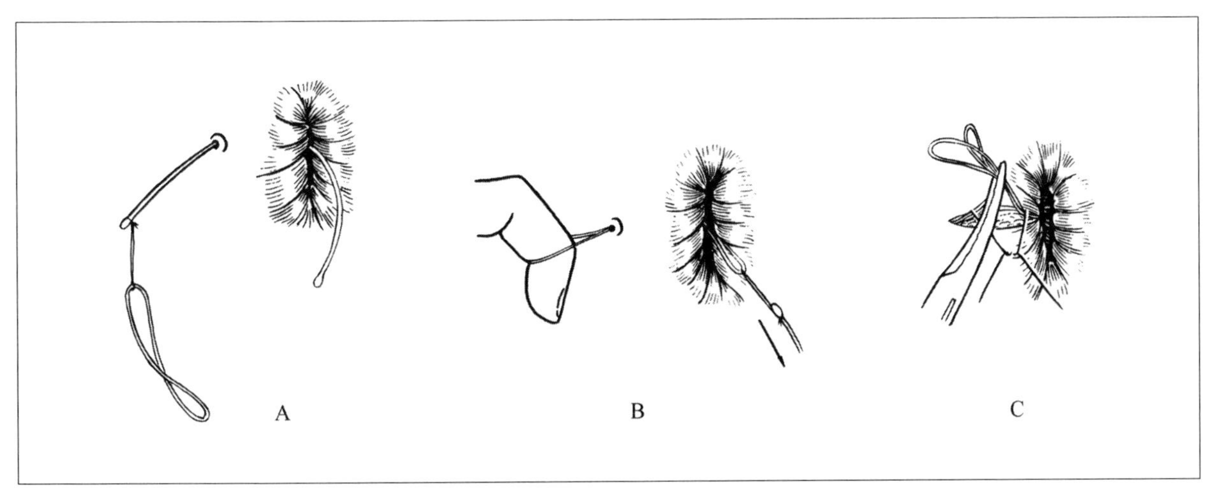

图 1

【术中注意要点】

(1)要正确地找到内口，一般在探针穿出内口时，如不出血，证明内口位置准确。

(2)橡皮筋脱落后，注意伤口必须从基底部开始，使肛管内伤口先行愈合，防止表面皮肤过早粘连封口。

【术后处理】

(1)术后每天用 1∶5000 高锰酸钾热水坐浴，并更换敷料。一般在术后 10d 左右，肛瘘被橡皮筋切开，创面用玉红膏、生肌散换药。若手术后 10d 橡皮筋仍未脱落，说明结扎橡皮筋的丝线较松，需要再紧 1 次。

(2)橡皮筋脱落后,应每日检查创口,避免粘连而致引流不畅,务使创面肉芽组织由底层向外生长。

(3)术后继续流食 1d,以后可随病人的食欲情况更换饮食。

(4)术后 24h 不大便,此后保持每天 1 次,便后热水坐浴、换药。

(5)出院前做直肠指诊,以明确有无肛门失禁及狭窄。

【主要并发症】

(1)疼痛:一般的疼痛,病人都能忍受。若有剧痛,病人难以忍受者,大多由于挂线过紧或皮肤未完全切开所致。

(2)尿潴留:除本身有泌尿生殖系统疾患外,主要由疼痛引起的反应性尿潴留。肛管神经与膀胱颈部神经关系密切,肛门部刺激常可引起后尿道和膀胱颈部痉挛,尤其在放置肛管的病例更为常见。只要除去疼痛病因,适当给予镇静药常可排尿。如仍不能排尿,可给氨甲酰胆碱 0.25mg 皮下注射。术后 12h 仍不能排尿者,须导尿。

9.3.2.2 肛瘘切开术

Anal Fistulotomy

【适应证】

(1)低位直型或弯型肛瘘,其管壁纤维组织不多者,均可采用。

(2)黏膜下瘘或肛管皮下瘘。

(3)在多发性肛瘘病人,为了减少肛管周围组织的缺损,侧支瘘管或较小的瘘管适用切开术。

(4)配合挂线疗法治疗高位或复杂性肛瘘。

【禁忌证】

同"9.3.2.1 挂线疗法"。

【术前准备】

(1)复杂性或高位肛瘘应做 40% 碘化油造影。方法是:先用温盐水灌肠,排净大便,坐浴 1 次。在肛缘及外口各放一金属标志。用造影针头(用硬膜外穿刺针或小号穿刺针去头部代之),从外口插入。先后用 3% 过氧化氢及盐水冲洗管道,增加造影成功率,然后在 X 线透视下加压注入造影剂,观察造影剂的走向,并做正位及侧位拍片。

(2)其他同"9.3.2.1 挂线疗法"。

【麻醉与体位】

同"9.3.2.1 挂线疗法"。

【手术步骤】

(1)低位直型肛瘘切开术

①截石位。用探针确定瘘管的方向和深度后,再用有槽探针从外口插入,内口通出,沿探针槽沟方向将瘘管全层切开(图 1A)。

②用刮匙刮除瘘管壁的坏死组织和肉芽组织,必要时切除周围的瘢痕组织,创口内填以油纱布(图 1B)。

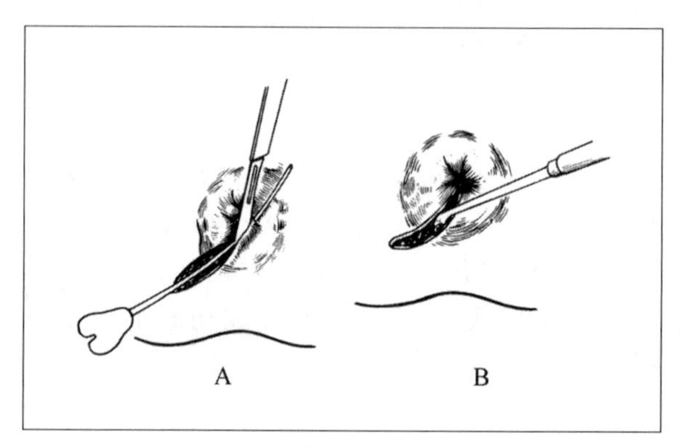

图 1

(2)低位弯形肛瘘切开术

①截石位。先在肛管内塞入一块白纱布,再用磨平针尖的注射针从瘘管外口注入消毒的亚甲蓝或甲紫少许,如纱布染有颜色,则有助于寻找内口。注射亚甲蓝也是为了便于在手术时辨认瘘管走向(图 2A)。

②将有槽探针从瘘管外口缓慢插入,遇有阻力即停止。然后沿探针方向用电刀切开皮肤、皮下组织和瘘管外壁,使瘘管部分敞开(图 2B)。

③再将有槽探针插入瘘管的残留部分,并逐步以同样方法用电刀切开探针的表面组织,直到整个瘘管完全切开为止(图 2C)。

④用刮匙将瘘管壁上染有亚甲蓝的坏死组织和肉芽组织刮除干净(图 2d)。

⑤再剪除创口边缘的皮肤和皮下组织,使成一宽阔的创面,仔细止血后,创面用碘仿纱布条或油纱布充填(图 2E)。

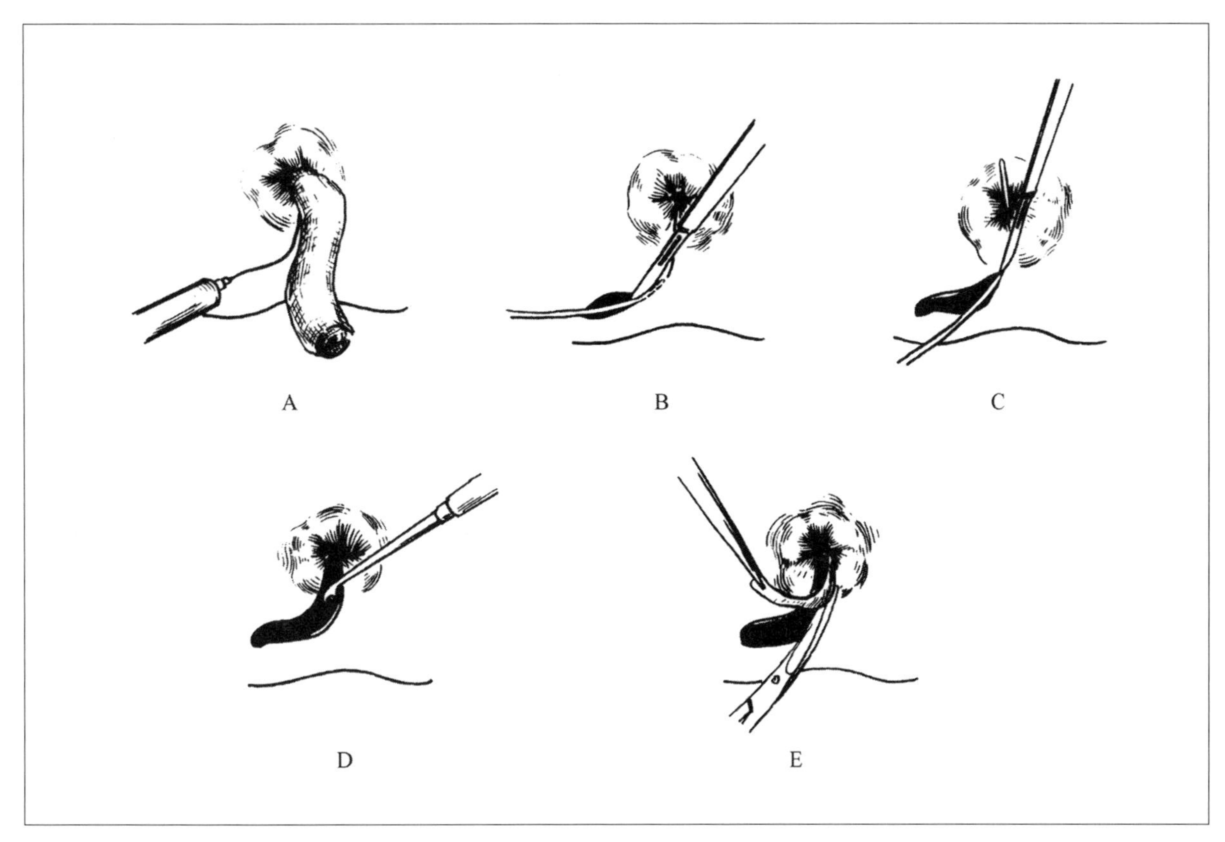

图 2

(3)蹄铁形肛瘘切开加挂线疗法:蹄铁形肛瘘是一种特殊型的贯通括约肌的肛瘘,也是一种高位弯形肛瘘,瘘管围绕肛管,由一侧坐骨直肠窝通到对侧,成为半环形如蹄铁状,故名。在齿线附近有一内口,而外口数目较多,分散在肛门左右两侧,其中有许多支管,向周围蔓延。蹄铁形肛瘘又分为前蹄铁形和后蹄铁形两种。后者多见,因肛管后部组织比前部疏松,感染容易蔓延。

蹄铁形肛瘘为高位弯形肛瘘的一种。应采用切开加挂线疗法。

(1)后蹄铁形肛瘘,先用有槽探针从两侧外口插入,逐步切开瘘管,直到两侧管道在接近后中线相遇时,再用有槽探针仔细地探查内口。内口多在肛管后中线的齿线处。

(2)如瘘管在肛管直肠环下方通过,可一次全部切开瘘管和外括约肌皮下部和浅部。

(3)如内口过高,瘘管通过肛管直肠环的上方,须采用挂线疗法。即先切开外括约肌皮下部、浅部及其下方的瘘管,然后用橡皮筋由剩余的管道口通入,经内口引出,缚在肛管直肠环上,这样可避免因一次切断肛管直肠环而造成肛门失禁。

(4)最后剪除创口边缘的皮肤和皮下组织,使创面敞开,并刮除瘘管壁的肉芽组织。创面填以碘仿纱布或油纱布(图 3)。

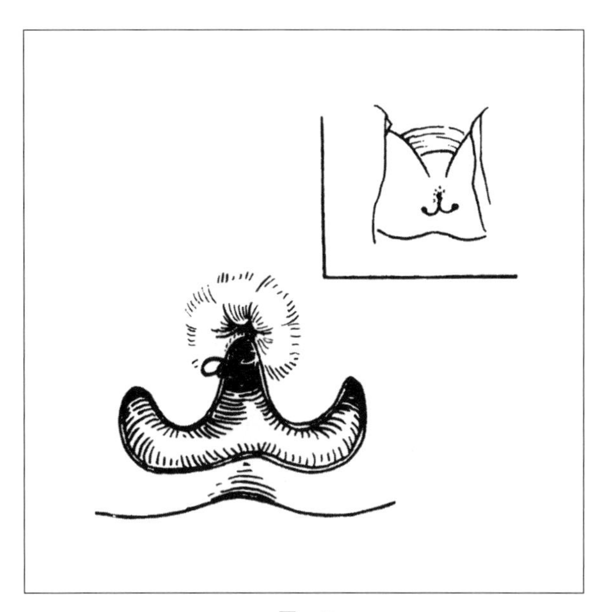

图 3

【术中注意要点】

(1)肛瘘手术成功的关键在于:①正确找到内口;②切开或切除全部瘘管,包括主管、支管和交通管;③正确处理好括约肌与瘘管的关系;④术后创口引流通畅。以上条件缺一不可,否则会导致手术失败或造成严重的后遗症。

(2)肛管括约肌切断问题:术中应仔细摸清探针位置与肛管直肠环的关系,如探针在肛管直肠环下方进入,虽全部切开瘘管及大部外括约肌及相应内括约肌,由于保存了耻骨直肠肌,不会引起肛门失禁。如探针在肛管直肠环上方进入直肠(如括约肌上肛瘘、括约肌外肛瘘),则不可做瘘管切开术,应行挂线疗法或挂线分期手术。第1期将环下方的瘘管切开或切除,环上方瘘管挂上粗丝线,并扎紧。第2期待大部分外部伤口愈合后,肛管直肠已粘连固定,再沿挂线处切开肛管直肠环。

【术后处理】

(1)术后24h更换敷料。创面较大者,可延迟48h后更换敷料。

(2)每日检查创口,避免切缘粘连而致引流不畅。务使创面肉芽组织由底层向外生长。

(3)在肛瘘治疗的全过程中,换药是重要一环。正确的换药可促进创口生长,加速愈合,不正确的换药则延缓生长,增加再次手术的痛苦。换药不应单纯理解为更换创口敷料,更主要的是密切观察创口的变化,及时处理。因此应注意下列几点:①换药时应询问病人有无自觉症状,如发热、疼痛等,是否与创口有关;还要结合创口,判断是否相符。否则应查找原因,进行处理。②注意创面肉芽组织生长是否健康,是清洁鲜红,还是紫红色。有无水肿等。③创面有无分泌物,并观察稀稠度及颜色,压迫创口周围有无继续流出分泌物。④创缘皮肤有无内翻、压迫创口造成引流不畅。⑤在治疗的中、后期,应特别注意创口有无粘连及假道形成。如出现创缘皮肤有凹陷性水肿,大多数由残余管道或感染化脓所致。⑥对高位肛瘘定期做直肠指诊,了解底部肉芽生长情况、引流及挂线的松紧度。⑦发现问题,及时处理。如肉芽组织生长过多,应及时剪除,有残留管道、感染及创口内翻等,应及时扩创、修剪。

(4)其他同“9.3.2.1 挂线疗法”。

【主要并发症】

(1)出血:不多见。常由于血管回缩而未予及时结扎所致。可暂时用纱布填塞,加压包扎。如出血仍未能停止,须手术止血。

(2)肛门失禁:虽属少见,但是严重的并发症。多由于切断了肛管直肠环,或者部分切断,而致肛门完全失禁或部分失禁。

(3)肛门瘢痕挛缩变形:主要因肛瘘创口大而深,靠近肛缘组织切除过多过广,发生创缘塌陷,愈合后瘢痕收缩发生肛门变形。其次是手术时切断肛尾韧带或切除尾骨后,肛门向前移位,改变直肠与肛管的角度。

(4)创口生长缓慢:若肛瘘创口大而深,生长慢是正常的。若生长过于缓慢,要考虑以下因素:①病人有其他疾病,如糖尿病、结核病等;②创口内有异物存留,如丝线、敷料、鱼刺等;③换药不当,处理欠及时,造成创口粘连及假道形成,甚至创口感染。

(5)直肠黏膜脱垂:常伴随肛门失禁,两者发生原因相同,必要时须同时处理。

(6)尿潴留:见“9.3.2.1 挂线疗法”。

9.3.2.3 肛瘘切除术

Fistulectomy

肛瘘切除术与切开术不同之处在于将瘘管全部切除直至健康组织。

【适应证】

(1)管道较纤维化的低位单纯性及复杂性肛瘘,管道走行方向均在肛管直肠环以下。

(2)配合挂线疗法治疗高位肛瘘。

【禁忌证】

高位肛瘘不宜行切除术。

【术前准备】

同“9.3.2.2 肛瘘切开术”。

【麻醉与体位】

同“9.3.2.2 肛瘘切开术”。

【手术步骤】

(1)从瘘管外口注入1%亚甲蓝或甲紫后,术者将示指插入直肠内作为引导标志,继用可弯曲的钝头探针从外口轻轻插入,经内口穿出(图1)。

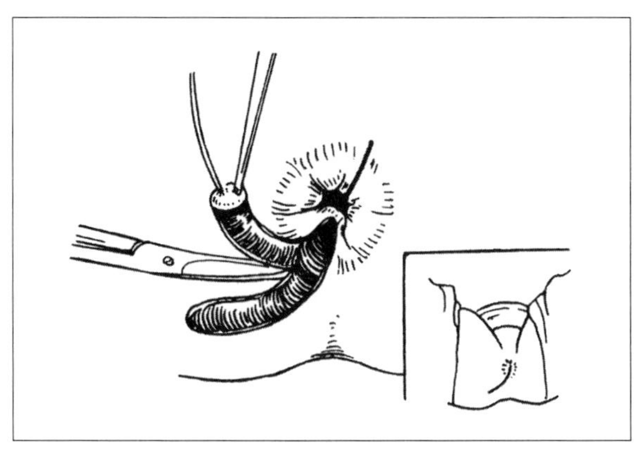

图 1

(2)用组织钳夹住外口的皮肤,切开瘘管外口周围的皮肤和皮下组织,再沿探针方向用电刀或剪刀剪除皮肤、皮下组织、染有亚甲蓝的管壁、内口和瘘管周围的所有瘢痕组织,使创口完全敞开。经止血后,创口内填以凡士林纱布。

9.3.2.3.1 肛瘘切除一期缝合术

Fistulectomy with Primary Suture

【术前准备】

(1)口服肠道抗菌药物 1d,如磺胺脒、新霉素、琥珀酰磺胺噻唑等。

(2)其他同"9.3.2.1 挂线疗法"。

【麻醉与体位】

同"9.3.2.1 挂线疗法"。

【手术步骤】

(1)按低位直型肛瘘的原则将瘘管全部切除,留下新鲜创面(图 1A、B)。

(2)伤口内用肠线将括约肌及脂肪层做数层间断缝合,肛管表面处用细肠线间断缝合,皮肤用细不吸收线间断缝合或垂直褥式缝合(图 1C～E)。

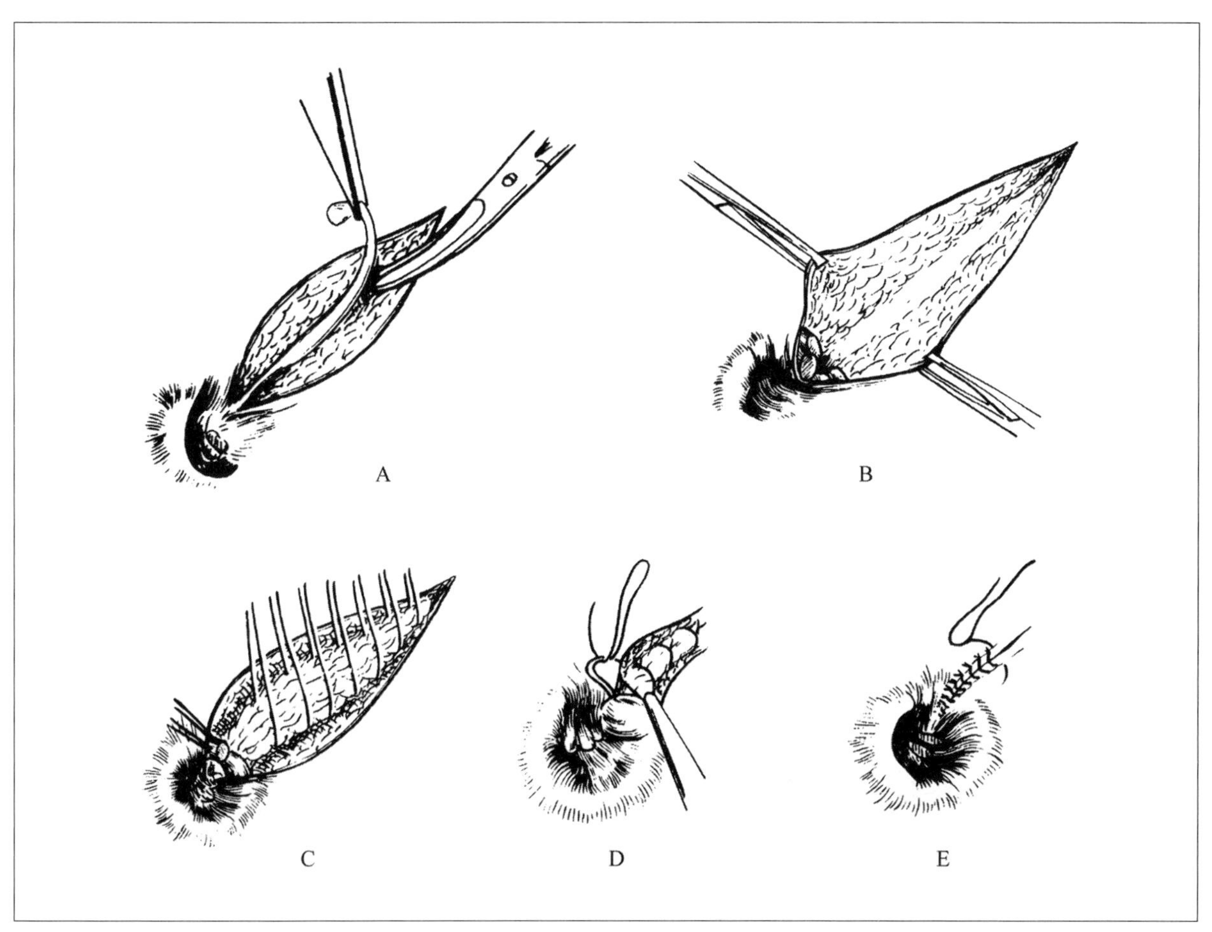

图 1

【术中注意要点】

(1)创面要新鲜,要无任何肉芽组织及瘢痕组织遗留。止血要完全。

(2)皮肤及皮下脂肪不能切除,便于伤口缝合。因此高位弯形肛瘘不宜一期缝合,因其分支较多,常需切除过多的组织才能切净其分支。

(3)各层伤口要完全缝合对齐。

【术后处理】

(1)控制 3～4d 不大便,可给阿片酊 0.2ml 加水至 10ml,每天 3 次;或复方樟脑酊 10ml,每天 3 次;连服 3～4d,协助控制大便。

(2)静脉补液 3～5d。

(3)全身应用抗生素。

(4)肛管创口每天换药,保持干燥。

(5)7～10d 拆线,如缝线呈炎症反应,可提前间断拆线。

(6)大便前可给缓泻剂协助大便。

(7)术后流质饮食 2d,少渣软食 2d,以后改为普食。

【主要并发症】

伤口感染是主要并发症,预防方法是手术适应证要严格,术前准备要充分,术中要全部切除内口及瘘管组织,缝合时各层要对齐,不留死腔。若伤口感染,则应立即开放。

9.3.2.3.2 肛瘘切除植皮术

Fistulectomy with Skin Grafting

【适应证】

低位复杂性肛瘘的内口位于肛窦,外口遍布肛周,皮肤色素沉着,瘘管潜行于肛周皮下、臀部皮下或大面积空隙者。

【禁忌证】

(1)肛周有急性感染不宜行植皮术。

(2)高位肛瘘。

【术前准备】

(1)供皮区必须无感染或皮疹。手术前日应清洗、剃毛;勿刮破皮肤。术前用 1∶1000 硫柳汞酊和 75%乙醇先后消毒各 1 次。

(2)其他同“9.3.2.3.1 肛瘘切除一期缝合术”。

【麻醉与体位】

同“9.3.2.3.1 肛瘘切除一期缝合术”。

【手术步骤】

(1)按低位复杂性肛瘘切除的原则,一一切开内口和所有管道,并大片切除向肛周及臀部皮下蔓延的坏死空隙的瘢痕皮肤(图 1A、B)。

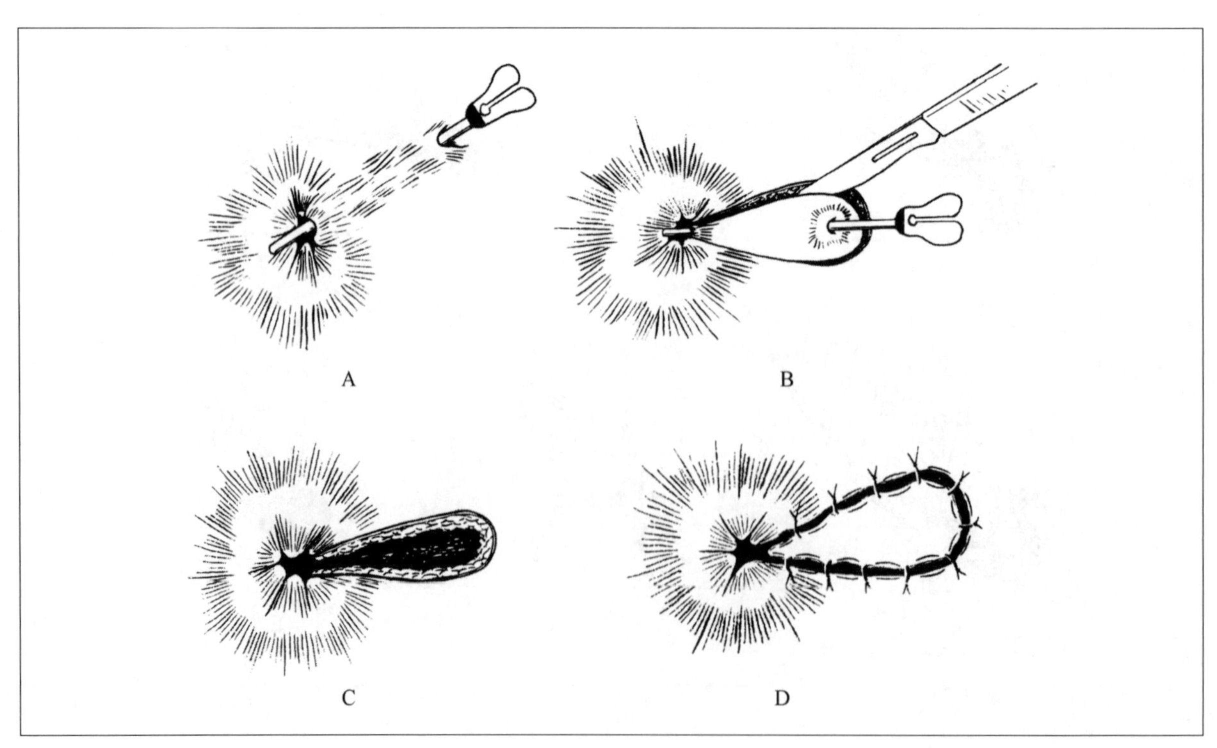

图 1

(2)搔刮坏死组织,切除残余管壁,削平创面底部,将创缘修剪成斜面创口,用热盐水纱布巾压迫创面(图 1C)。

(3)用 2-0 肠线缝合内口和肛管,不留死腔,肛管皮肤开放。

(4)根据创面大小,在大腿上 1/3 后方内侧取下中厚皮片,按常规包扎供皮区创面。

(5)将皮片修剪成与创口大小一致后覆在创面上,用细不吸收线间断缝合固定(图 1D)。

(6)在皮片上做数个小切口,便于皮下渗出液引流和减少张力。

(7)再在皮片与创面底部固定数针,防止皮片浮动和移位。用干纱布挤出皮片下渗出液。

(8)覆盖凡士林纱布,外加与皮片大小的纱布垫,利用保留的长缝线加压包扎。前后用干纱布加压包扎。

【术中注意要点】

(1)创面应平坦,止血要完全。

(2)供皮区,有人建议取大腿前方或腹部皮肤,这比取大腿内侧为好,因可便利病人侧卧。

(3)游离植皮区皮肤缝合要完全,并要加压固定包扎,防止创面下存留气体或血液,这是手术成功的主要措施之一。

(4)若创面渗血较多,则需延迟植皮,即先在创面上敷以凡士林纱布,2～3d 后再做游离植皮。

【术后处理】

(1)换药:①肛管创口每天换药,并保持干燥,与植皮区分开。②植皮区在第二天打开观察皮片颜色变化,渗出液用棉球吸干,避免用擦的手法,防止皮片移动。③如皮片液化坏死,要及时剪去,表面用红汞涂擦。

(2)拆线:术后 7～10d 皮片成活后拆线,如缝线呈炎症反应,可提前间断拆线。

(3)其他同“9.3.2.3.1 肛瘘切除一期缝合术”。

【主要并发症】

(1)皮片感染或坏死:防止的方法是皮片不能太薄,创面止血要完全,皮片要固定好,防止皮片下有积气及积液。

(2)其他同“9.3.2.3.1 肛瘘切除一期缝合术”。

9.3.2.3.3 肛瘘剥离内口结扎黏膜瓣滑动前移缝合术 Fistulectomy with Internal Opening Closure and Sliding Mucosal Flap Strengthening

【手术步骤】

(1)俯卧位,常规消毒、铺巾。再消毒肠腔,扩张肛管,用示指探查条索状管壁的走向。

(2)围绕外口做一菱形切口,游离外口。用组织钳提起游离外口,用剪刀紧贴瘘管外壁,向内口方向剥离。剥离至内口时,用手指检查,管壁组织已变软(图 1A、B)。

(3)用拉钩显露内口,当牵拉管道时有内陷现象,用乙醇消毒内口,用蚊式血管钳夹住剥离管道的根部,用不吸收线或 2-0 肠线做单纯结扎根部。在黏膜下层用 3-0 肠线做一“8”字形缝合包埋残端,创口内放一引流片。

(4)黏膜瓣滑动前移修补内口。这是另一种修补内口法。将外口及瘘管自内口处剥离出后,在内口处做一菱形切口,将内口及其组织切除,在其两侧黏膜做一纵切口,并游离长约 2cm,将内口处用 3-0 肠线修补缝合,然后将游离好黏膜瓣向下拖,与近肛缘处黏膜用肠线间断缝合,以覆盖内口创面,黏膜下放一引流片。外口不缝合。创口用敷料加压包扎(图 1C～E)。

【术中注意要点】

(1)剥离瘘管时,不要切断,务必将整个瘘管切净。

(2)内口及其周围组织要全部切除,创面要缝合。

(3)止血要彻底。

【术后处理】

(1)术后 24h 拔出引流片。

(2)每天注意创口渗出液的量,用棉球吸干,外用乙醇纱布卷压迫。若渗出液逐日增多,术后 10d 仍有分泌物渗出,不见愈合,则说明手术失败,需行肛瘘切开搔刮术。

(3)其他同肛瘘一期缝合术。

【主要并发症】

(1)肛瘘复发:由于内口及瘘管壁未切净所致。

(2)伤口感染:常由于止血不全,渗液引流不畅所致。

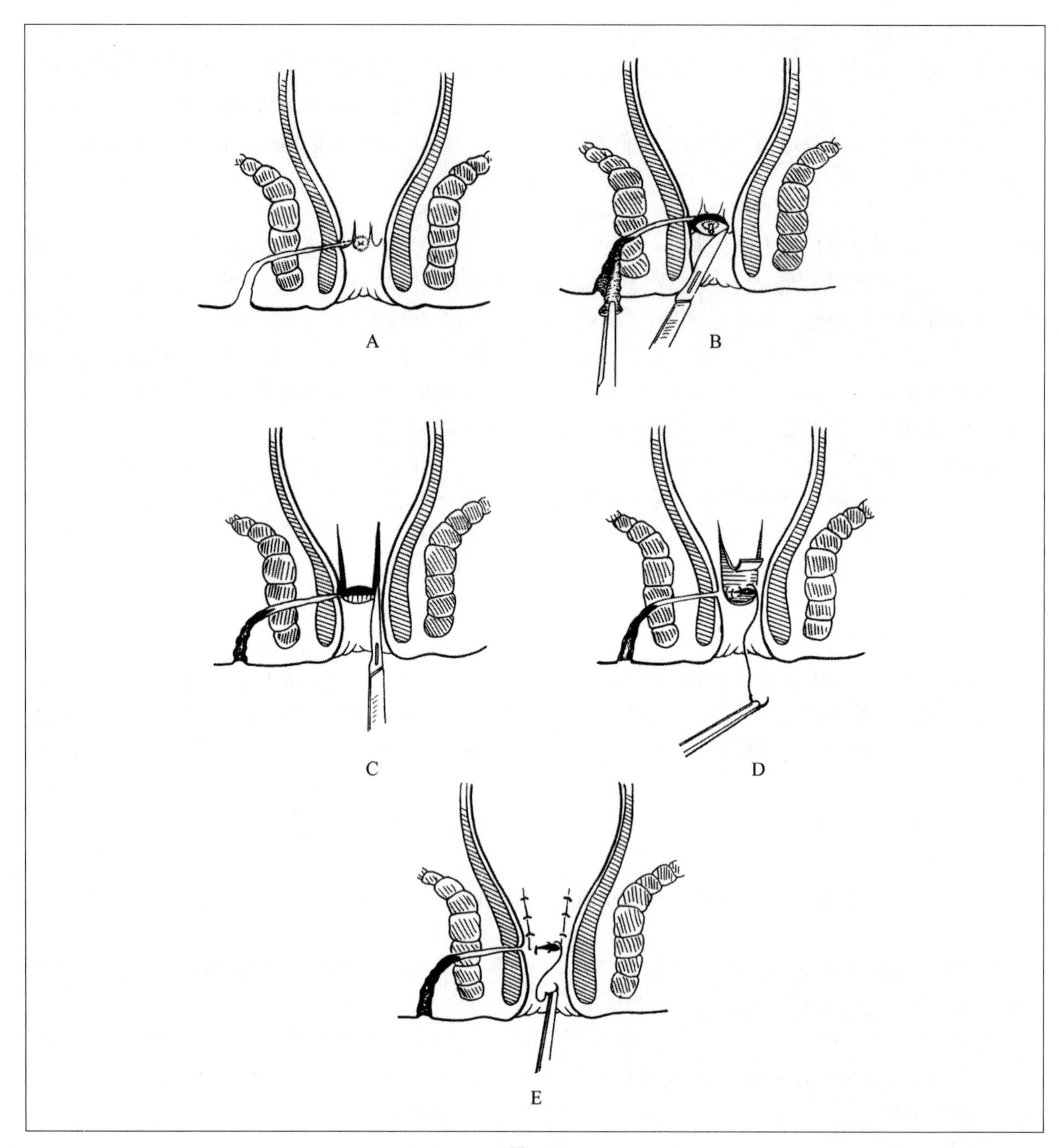

图 1

【述评】

肛瘘的手术方法应根据肛瘘的类型而定。手术前检查肛瘘内口的部位和数目，估计是何类肛瘘是很重要的，手术中检查瘘管行径与括约肌和肛管直肠环的关系，然后才确定手术方式。手术并发症主要是肛门失禁、伤口不愈和复发。绝大部分肛瘘都由肛腺感染所致，有一原发内口，处理好原发内口是治愈肛瘘的关键，因此，手术前须检查确定原发内口的部位，手术时应切开或切除原发内口，避免伤口不愈和复发。

括约肌间肛瘘和经括约肌肛瘘，可切开外括约肌，但切断方向应与肌纤维成直角方向，避免肛门失禁。凡括约肌上肛瘘、括约肌外肛瘘需切断肛管直肠环者，应采用挂线分期手术。另外，女性肛门前部肛瘘、并发肠炎的肛瘘、老年结肠的功能减低，有广泛手术瘢痕和有两个瘘管及两个内口的肛瘘，也应挂线分期手术，避免肛门失禁。

肛瘘剥离内口结扎黏膜瓣滑动前移缝合术，

手术较复杂，有极高肛门失禁及并发症，手术操作应细心，不能掉以轻心。

9.3.3 肛裂手术

Operations for Anal Fissure

肛裂是齿线下肛管皮肤层小溃疡。其方向与肛管纵轴平行，长 0.5～1cm，呈梭形或椭圆形，常引起剧痛，愈合困难。肛裂绝大多数发生在肛管后正中线上，其次是前正中处（女性多见），侧方极少见。若侧方有肛裂，或有多个裂口，应想到可能是肠道炎性疾病（如克罗恩病、溃疡性结肠炎及结核等）的早期表现，特别是克隆病更有此特点。

急性肛裂发病时期较短，色红、底浅、裂口新鲜，无瘢痕形成。慢性肛裂病程较长，反复发作，底深不整齐，上端常有肥大乳头，下端常有前哨痔，一般称为肛裂"三联征"。在晚期还可并发肛周脓肿及皮下肛瘘。

肛裂治疗的目的，是减少疼痛和促进溃疡创面的愈合，有保守疗法及手术疗法两种。早期治疗常可痊愈。若保守疗法失败，则应在局麻下做肛管扩张，可治愈大部分急性肛裂。肛裂切除术及侧位皮下内括约肌切断术治疗慢性肛裂，效果较好，其中以后者效果更好，但应严格掌握手术适应证及操作方法，避免并发症发生。

9.3.3.1 肛管扩张术

Anal Dilatation

【适应证】

(1)单纯性急性肛裂，无其他合并症者。

(2)慢性肛裂不并发息肉及前哨痔者。

【禁忌证】

合并有急性感染不宜行肛管扩张术。

【术前准备】

(1)术前排净大、小便。

(2)必要时肛周剃毛。

【麻醉与体位】

局麻或骶麻均可。侧卧位、俯卧位或截石位均可。

【手术步骤】

(1)在麻醉下消毒肠腔，手指涂足润滑剂，先用右手示指塞入肛内，按顺时针及逆时针方向来回反复做弧形扩张，使肛管有一适应过程。

(2)用两示指塞入肛内，反复弧形扩张肛门，边扩张边拉松括约肌，逐渐伸入两中指，扩张到肛管括约肌无紧迫感为止。一般扩张约需 5min(图 1)。

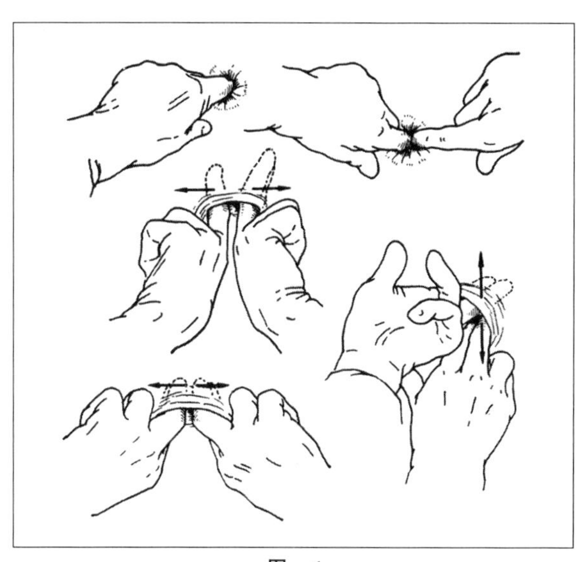

图 1

(3)扩张后，肛管内注入止痛消炎膏或肛栓。

【术中注意要点】

(1)忌用暴力扩张，以免拉伤正常组织。

(2)在男性应向前后方向扩张，避免手指与坐骨结节接触而影响扩张；女性骨盆宽，不存在此问题。

【术后处理】

(1)饮食保持正常。

(2)术后温水坐浴每日 1 次，便后也需坐浴。以后保持大便每日 1 次。

【主要并发症】

(1)若消毒不严，或用暴力扩肛，可并发出血、肛周脓肿、痔脱垂等。

(2)复发率可达 10%～16%。

9.3.3.2 肛裂切除术

Excision of the Fissure

【适应证】

(1)慢性溃疡性肛裂，即肛裂底层和四周已有瘢痕组织形成，经长期非手术疗法无效者。

(2)伴有肛乳头肥大、前哨痔及肛瘘。

【禁忌证】

同“9.3.3.1 肛管扩张术”。

【术前准备】

(1)必要时肠道准备。

(2)其他同“9.3.3.1 肛管扩张术”。

【麻醉与体位】

同“9.3.3.1 肛管扩张术”。

【手术步骤】

(1)逐渐扩张肛门到 4 指。

(2)自齿线(即溃疡上端)围绕溃疡做三角形切口(图 1),全部切除前哨痔、肥大肛乳头及溃疡(图 2)。

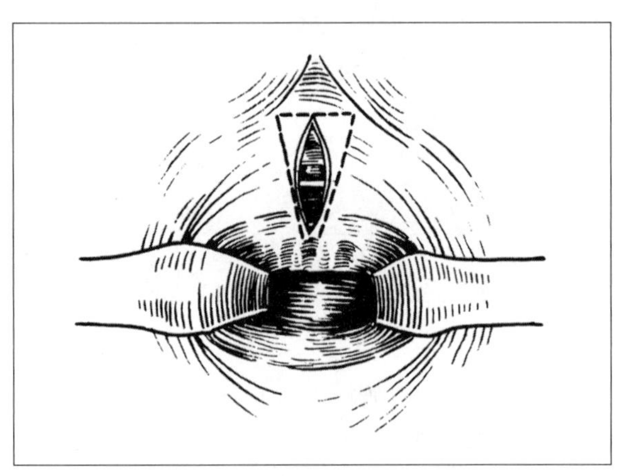

图 1

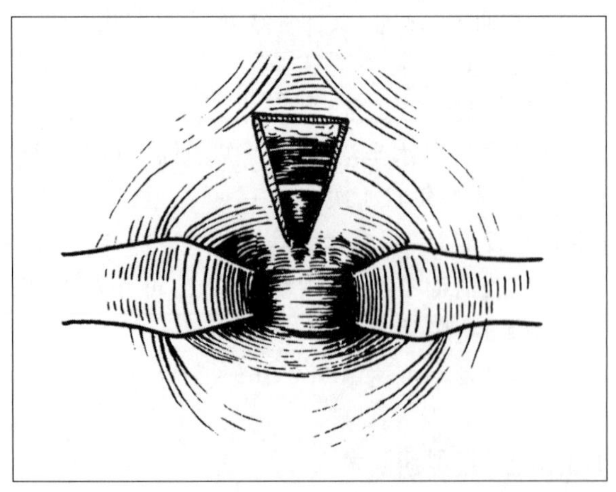

图 2

(3)如肛管偏紧,则垂直切断部分内括约肌。

【术中注意要点】

(1)病变要全部切净。

(2)修整创缘皮肤,使创面宽大,引流通畅,便于肉芽组织从基底部生长。

(3)电灼止血需仔细。

【主要并发症】

(1)创口感染。

(2)创口畸形愈合,如锁洞样。

(3)创面较大,伤口愈合缓慢。

9.3.3.3 内括约肌切断术

Internal Sphincterotomy

内括约肌具有消化道不随意环形肌的特性,易发生痉挛及收缩,这是造成肛裂疼痛的主要原因,故可用内括约肌切断术治疗肛裂。一般部分内括约肌切断术很少引起大便失禁。方法有后位内括约肌切断术、侧位内括约肌切断术及侧位皮下内括约肌切断术 3 种,各有其优缺点。

【适应证】

单纯性肛裂,便后剧痛,伴有肛管括约肌痉挛。

【手术步骤】

(1)后位内括约肌切断术

①用双叶张开式肛门镜显示后正中处肛裂(图 1),直接经肛裂处切断内括约肌下缘,自肛缘到齿线,长约 1.5cm,内外括约肌间组织也应分离(图 2)。

②若有前哨痔或肛乳头肥大,应一并切除。

③有出血时,可用电灼止血,或用棉球蘸 1∶1000 肾上腺素液后压迫止血。

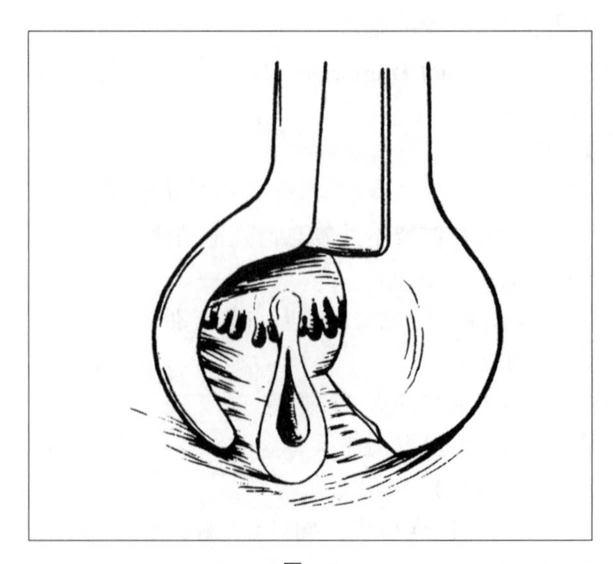

图 1

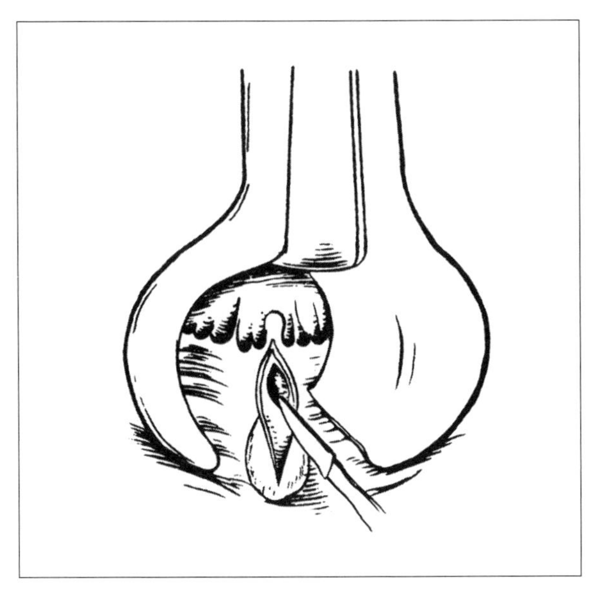

图 2

(2)侧位内括约肌切断术

①用示指摸到括约肌间沟后，在肛缘外侧皮肤行2cm弧形切口。

②用中弯血管钳由切口伸到括约肌间沟，暴露内括约肌后，用两把小弯血管钳夹住内括约肌下缘，并向上分离到齿线(图3)。

③在直视下用剪刀将内括约肌剪除一部分送活检，证实是否为内括约肌。

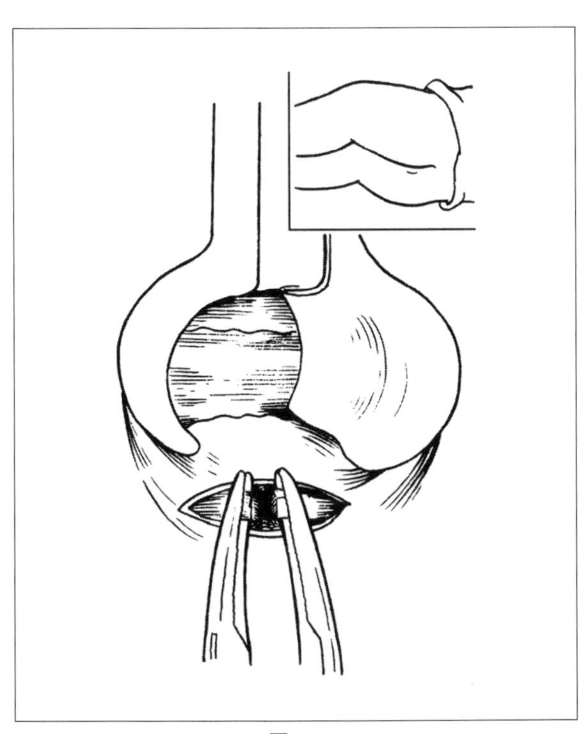

图 3

④两断端结扎止血，用细不吸收线缝合皮肤。

该法优点是，手术在直视下进行，切断肌肉完全，止血彻底，并能取组织做活检，证实切断组织是否为内括约肌。

(3)侧位皮下内括约肌切断术

①Goligher法：摸到括约肌间沟后，用眼科白内障刀刺入到内、外括约肌之间，由外向内将内括约肌切断，避免穿透肛管皮肤(图4)。

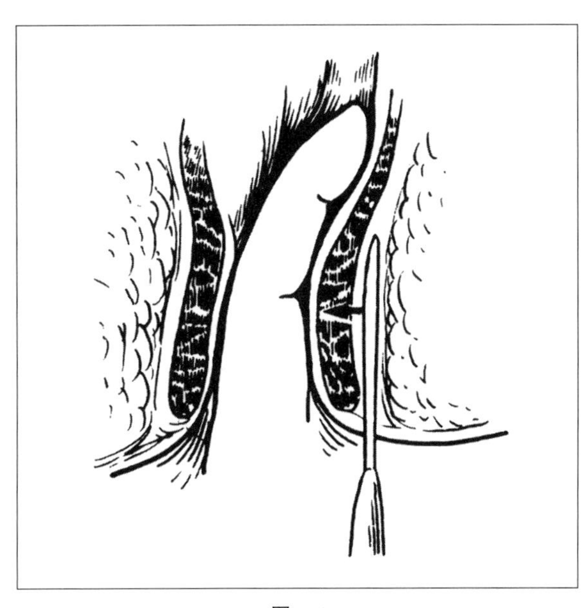

图 4

②Nataras法：将手术刀刺入到黏膜之下，由内向外将内括约肌切断(图5)。避免穿透直肠黏膜。

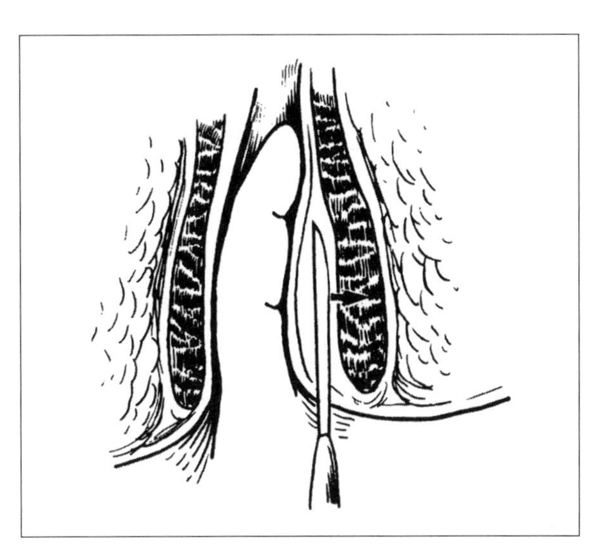

图 5

侧方皮下内括约肌切断术的优点是，避免了开放性伤口，减轻痛苦，伤口愈合快。缺点：切断肌肉有时不够完全，有时易出血，止血不易。

以上3法都可同时切除外痔和肥大乳头。

【术中注意要点】

(1)括约肌间沟定位要准，不然则易错切。

(2)止血要彻底。

(3)肛裂伴有外痔、肛乳头肥大及肛瘘时，最好同时处理。

(4)侧位皮下内括约肌切断术只适用于有经验的肛肠外科医生。

【术后处理】

与“9.3.3.2 肛裂切除术”相同。

【主要并发症】

(1)创口出血：多见于侧位皮下内括约肌切断，特别是初次手术者。避免出血的要点是：①对内、外括约肌的解剖要熟悉，刀刺入时，勿穿通直肠黏膜；②术后要压迫止血数分钟，直到创口无渗血为止；③术中注意无菌操作。

(2)创口感染：主要由于创口内血肿所致，因此止血要彻底。

【述评】

肛裂常用的手术有下列3种，各有其适应证及优缺点。

(1)肛管扩张术：该手术简单，可立即消除急性肛裂疼痛，有的可治愈，但复发率较高，是其不足。如扩张术过猛，可撕裂一些肌纤维，肛门即可发生渗血和变色。

(2)肛裂切除术：该手术是治疗合并有外痔、肥大乳头和内痔的慢性肛裂的较好手术，切除彻底，复发率低，但手术范围较大，可引起一些并发症，包括创口畸形愈合、创口感染，创口愈合缓慢是其缺点。

(3)内括约肌切断术：常用于急性肛裂和无并发症的慢性肛裂。侧位内括约肌切断术的并发症比后位及侧位皮下内括约肌切断术为低。伤口是缝合或开放，其愈合率及并发症都无显著差别。近年来虽有报道用2%三硝酸甘油涂于肛周皮肤，每日3次，共8周，有好的疗效，称为化学性内括约肌切开术，优点是免于手术。但费时长，较麻烦，且易复发，不如内括约肌切断术效果显著且治愈率高。

9.3.4 痔手术

Operations for Hemorrhoid

痔是直肠黏膜下和肛管皮肤下痔静脉丛瘀血、扩张和屈曲而形成的柔软静脉团。痔的病因并不完全了解，有静脉曲张学说、肛管狭窄学说及肛管衬垫下移学说，但以后者较盛行。多数学者认为痔是位于肛管和直肠的一种组织垫，称为肛管血管垫，简称“肛垫”，系出生后就存在的解剖现象，当肛垫松弛、肥大、出血或脱垂时，即产生痔的症状。肛垫由三部分组成：①静脉，或称静脉窦；②结缔组织；③附着肛管黏膜上的平滑肌（又称Treitz肌）。结缔组织和平滑肌构成静脉窦的支持组织。正常情况下，肛垫疏松地附着在肌肉壁上，排便后借其自身的纤维收缩作用，缩回肛管。当肛垫充血或肥大时，即易受伤而出血，并可脱出于肛管外，肛垫充血的程度除受肛管压力影响（如便秘、妊娠等）外，还与激素、生化因素及情绪有关。

痔根据其所在部位不同分为三类：①内痔：表面有黏膜覆盖，位于齿线上方，由痔内静脉丛形成。常见于左侧正中、右前及右后三处，称原发性内痔（母痔）。继发性内痔有1～4个，常与右后及左正中母痔相连。右前母痔处静脉多不再分支，故常为单个发生，而无子痔并发（图9-3-4）。②外痔：表面由皮肤覆盖，位于齿线下方，由痔外静脉丛形成。常见的有血栓性外痔、结缔组织外痔（皮赘）、静脉曲张外痔及炎性外痔。③混合痔：在齿线附近，为皮肤黏膜交界组织覆盖，由痔内静脉和痔外静脉丛之间彼此吻合相通的静脉所形成。有内痔和外痔两种特性。

内痔分4期。第1期：无明显自觉症状，仅于排便时出现带血、滴血或喷血现象，出血较多。痔块不脱出肛门外。肛门镜检查，在齿线上是直肠柱扩大，呈结节状突起。第2期：排便时间歇性带血、滴血或喷血，出血中等。排便时痔块脱出肛门外，排便后自行还纳。第3期：排便时内痔脱出，或在劳累后、步行过久、咳嗽时脱出。内痔脱出后不能自行还纳，必须用手托入或卧床休息后方可还纳。出血少。第4期：痔块长期在肛门外，不能还纳或还纳后又立即脱出。痔发展到后三期多成混合痔，因脱出痔块较大，已涉及痔内、外静脉丛，并且表面为直肠黏膜和肛管皮肤所覆盖。因此，混合痔是痔不断加重的后果。

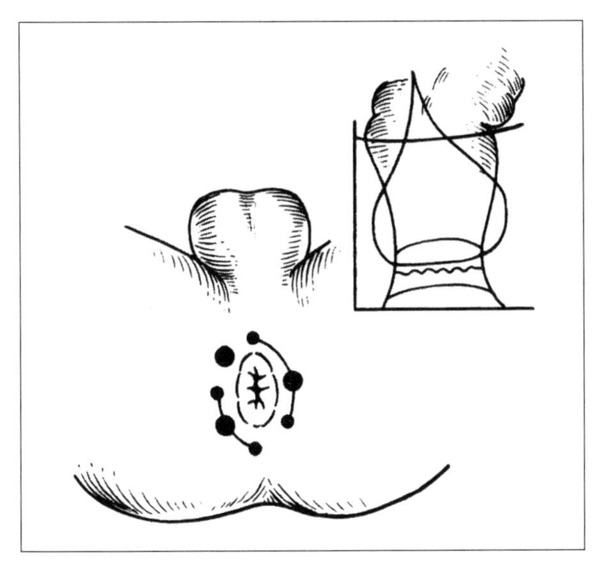

图 9-3-4 母痔和子痔 （右上图为直肠上动脉的分支与母痔的关系）

目前对痔的治疗有下列看法：①痔无症状不需治疗，只需注意饮食，保持大便通畅和会阴部清洁，预防并发症的发生。只有在并发出血、脱垂、血栓形成及嵌顿等才需要治疗。痔很少直接致死亡，但若治疗不当而产生严重的并发症，则可致命。因此，对痔的治疗要慎重，不能掉以轻心。②内痔的各种非手术疗法的目的都在于促进痔周围组织纤维化，将脱垂的肛管直肠黏膜固定在直肠壁的肌层，以固定松弛的肛垫，从而达到止血及防止脱垂的目的。③当痔的非手术疗法失败或三、四期内痔周围支持的结缔组织被广泛破坏时才考虑手术。根据以上观点，内痔的治疗宜重在减轻或消除其主要症状，而非痔根治术。因此，解除痔的症状较痔的大小变化更有意义，并被视作治疗效果的标准。

内痔治疗方法很多，可以根据病情来选择。

9.3.4.1 内痔注射疗法

Injection Therapy for Internal Hemorrhoid

【适应证】

(1)无并发症的内痔，都可用注射疗法。

(2)一期内痔，主诉便血无脱垂者，最适宜于注射治疗，对控制出血效果明显，且有很高的两年治愈率。

(3)二、三期内痔注射后可防止或减轻脱垂，痔术后再度出血或脱垂亦可注射。

(4)对年老体弱，严重高血压，有心、肝、肾等疾患者，可用注射治疗。

【禁忌证】

任何外痔及有并发症的内痔(如栓塞、感染或溃烂等)。

【术前准备】

(1)准备好 10ml 注射器或三环注射器。针头用 9 号穿刺针或特制穿刺针。此针由扁桃腺注射针改制而成，将针的尖端磨短，保留约 0.5cm 长即成。此针的后部较粗，可免刺入过深，对初学者特别适用(图 9-3-5)。

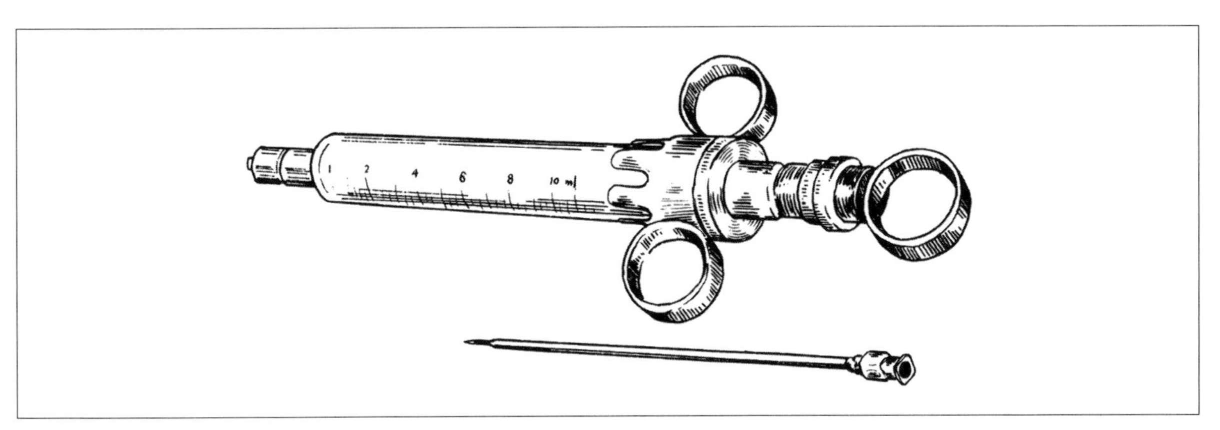

图 9-3-5 三环注射器

（2）硬化剂选用5％石炭酸植物油溶液（常用为精制花生油）最合适。遇寒冷天需加温使其液化。

（3）注射前排空大、小便。

【麻醉与体位】

不需麻醉。侧卧位、截石位及俯卧位均可。

【手术步骤】

（1）经斜头或圆头肛门镜，在注射处消毒后将针尖刺入齿线上痔块部上方黏膜下层约0.5cm，刺入后针头能向左右移动时即证明在黏膜下层，如刺入太深，进入黏膜肌层或括约肌，针尖部不易左右移动，应将针头拔出少许，经抽吸无回血，即可注射。针头不应刺入痔块中心静脉丛内，以防硬化剂进入血循环，引起急性痔静脉栓塞（图1）。

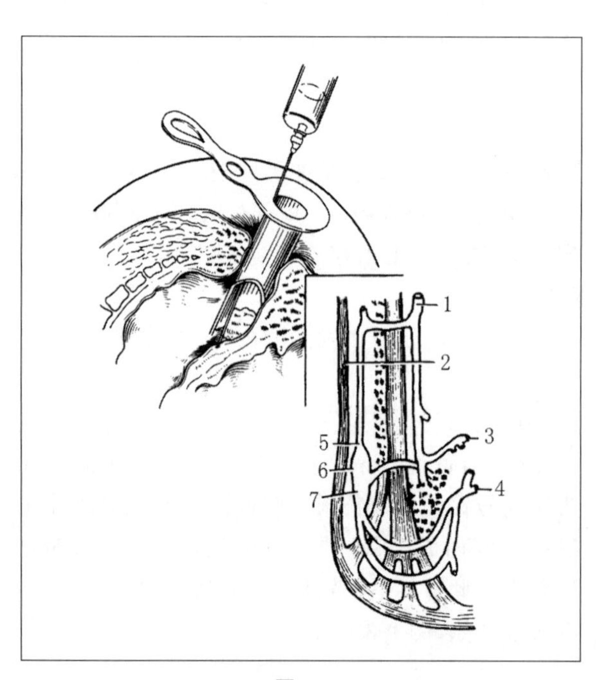

图 1

1－直肠上静脉；2－黏膜；3－直肠下静脉；4－肛门静脉；5－第1次注射；6－第2次注射；7－内痔

（2）注入5％石炭酸植物油，依黏膜松弛程度和痔块大小而定。一般每一个痔注入2～4ml，如黏膜很松弛可注入6ml。注射三个母痔，总量为10～15ml。

（3）注射后黏膜明显隆起，黏膜内微血管清晰可见（图2），表示注射在黏膜下层。如注射处黏膜呈苍白色，示针头刺入过浅，应即调整针刺深度。

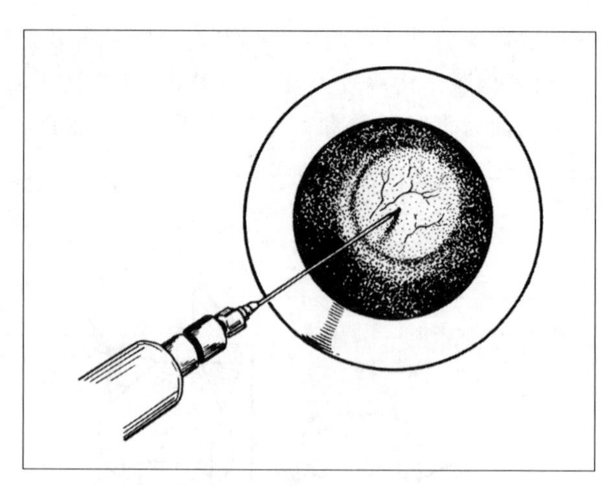

图 2

（4）注射完毕，拔针后应观察穿刺点有无出血，若有出血，可用无菌棉球压迫片刻即能止血。通常当肛门镜取出后，括约肌收缩，即可防止针孔流血或硬化剂由针孔流出。

（5）每隔5～7d注射1次，每次注射内痔不超过3个，1～3次为一疗程。第2次注射的部位应较第1次低些。若采用10％石炭酸植物油或5％鱼肝油酸钠，每次注射不得超过1ml，最好用结核菌素注射器注射。

【注射中注意要点】

（1）首次注射最重要，如注射足量，疗效良好，较少量多次注射为佳。注射针宜用9号长的穿刺针，因太细药液不易推入，太粗易出血。

（2）注射中和注射后，都不应有疼痛，如觉疼痛，往往为注射太近齿线所致。因此，针尖刺入处，绝不能在齿线以下。

（3）第2次注射前，先做直肠指诊，如痔块已硬化，表明黏膜已固定，则不应再注射；或经肛门镜先以钝针头试探，如痔核表面黏膜松弛，则再进行注射。

（4）若注射部位过深、过浅或过低，均可导致局部坏死、疼痛及脓肿形成。

【术后处理】

（1）注射后24h内不应大便，以防痔块脱垂。如有脱垂，应告诉病人立即回纳，以免发生痔静脉栓塞。

（2）注射后应卧床休息片刻，防止虚脱等反应。

（3）粪便干硬者，可口服液状石蜡。

【主要并发症】

(1)疼痛:注射疗法不应产生疼痛。如注射量过多,可能有短时间肛门发胀感。注射时有疼痛,常说明注射针刺入过深而进达肌层,或刺入部位偏近齿线,应及时予以纠正。

(2)黏膜坏死:用药剂量过多,浓度太高,特别是注射坏死剂药物,可致黏膜溃烂、坏死甚至大块脱落。术后可产生剧痛,常常招致脓肿、肛瘘和肛管狭窄等并发症,严重者更可继发大量便血。

(3)栓塞性门静脉炎:极罕见,常由于注射后感染扩散所致。预防方法,内痔伴有感染时,忌注射;此外要注意无菌操作及注射区的消毒。凡术后突发高热和腹痛,应考虑此并发症的可能。用抗生素控制感染,严密观察肝脓肿之发生。

(4)痔注射治疗所致严重并发症:坏死性筋膜炎、腹膜后感染:这是极少见的严重并发症。Kaman 等曾报道 1 例用 5%炭酸杏仁油行内痔黏膜下注射后发生肛周区皮肤坏疽及坏死,并扩展到阴囊,经急症清创及结肠造口治疗,术后发生败血症及肾衰,经抢救治愈。Barwell 等报道 1 例用 5%石炭酸植物油注射治疗 1 期内痔,4d 后发生腹膜后感染,经剖腹发现腹膜后有广泛水性脓液,无局限性脓肿,结肠未发现病变。经清创、Hartmann 手术及高压氧治疗等,术后恢复顺利。因此对痔的注射治疗不能掉以轻心,注射中要注意无菌技术,注射部位深度不能太深,只能限于黏膜下。若行第 2 次注射,应先做直肠指诊,若注射处有硬结,说明上次注射药液未完全吸收,不应再注射。

9.3.4.2 内痔胶圈套扎疗法

Rubber Band Ligation

胶圈套扎治疗内痔的原理是通过器械将小型胶圈套入痔的根部,利用胶圈较强的弹性阻断内痔的血运,使痔缺血、坏死、脱落而自愈。

内痔套扎器械有拉入套扎器(图 9-3-6)及吸入套扎器(图 9-3-7)两种。以拉入套扎器为例说明。套扎器用不锈钢制成,全长 20cm,分三部分(图 9-3-6):①套圈前端为套扎圈环,直径 1cm,有内、外两圈,内圈套入小胶圈(特制或用自行车气门芯胶管代用)后,以圈套痔块,外圈能前后移动。②杆部为一长约 20cm 带柄的金属杆,分上、下两杆。上杆与外圈连于内圈,不活动。③扩胶圈圆锥体,为将小胶圈装入内套圈之用。

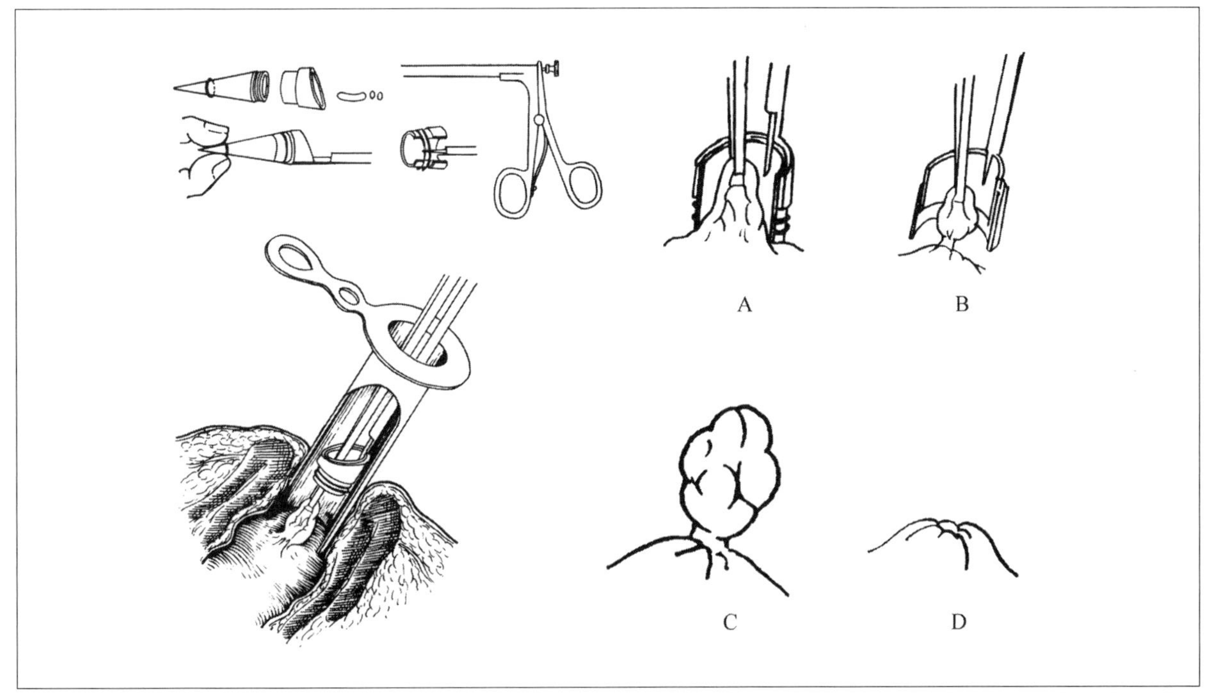

图 9-3-6 拉入套扎器及套扎法

A. 内痔拉入到套扎圈内;B. 小胶圈已套在内痔上;C. 内痔套扎完成;D. 痔坏死脱落

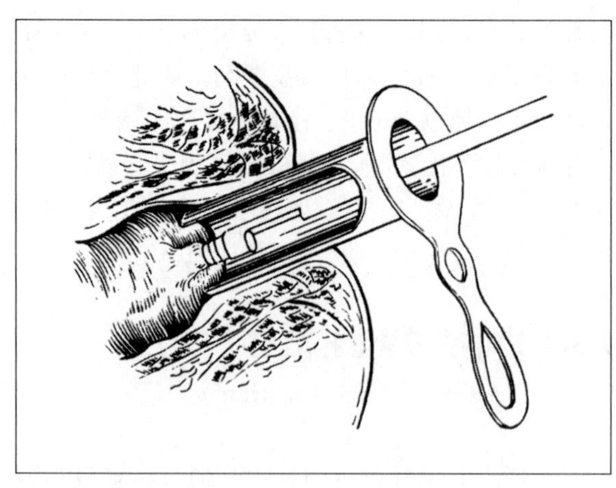

图 9-3-7 吸入套扎器

【适应证】

各期内痔及混合痔的内痔部分，以二、三期的内痔最适宜。

【禁忌证】

有并发症的内痔，如栓塞、感染或溃烂等。

【手术步骤】

(1)在侧卧位插入斜口肛门镜，显露需套扎的内痔。局部消毒后，助手固定肛门镜，术者左手持套扎器，右手持痔钳(或弯麦粒钳)，从套圈内伸入肛门内，钳夹痔块，将其拉入套扎器圈内(见图 9-3-6A)，再将胶圈推出，套扎于痔块根部(见图 9-3-6B)，然后松开痔钳，并与套扎器一并取出，最后取出肛门镜(见图 9-3-6C)。一般一次可套扎 1～3 个痔块。1 周后痔坏死脱落(见图 9-3-6D)。

(2)如无套扎器也可用两把弯血管钳代替(图 1)。

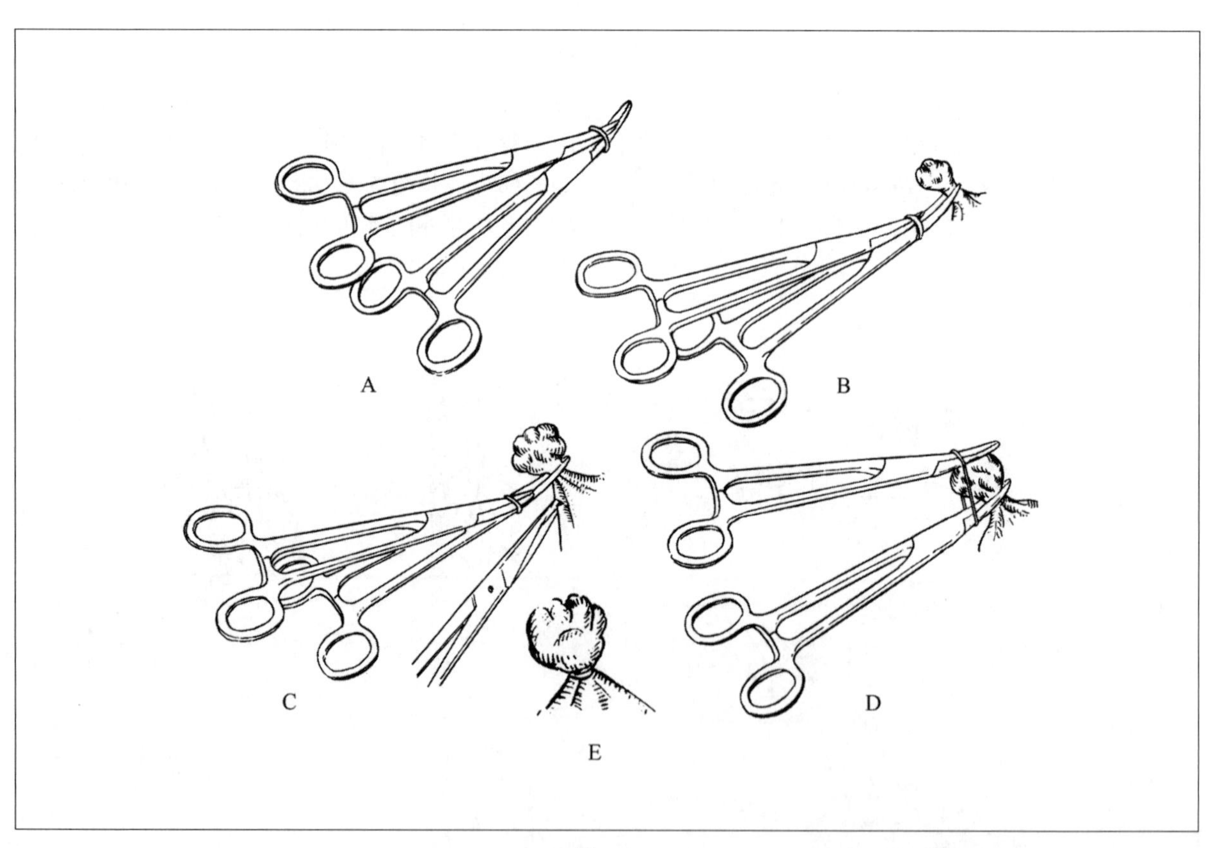

图 1

【术中注意要点】

(1)当钳夹痔块病人诉痛时，说明钳夹处靠近肛管皮肤，此时要重新向上钳夹。

(2)每个痔钳同时套 2 个胶圈，以防胶圈断裂，胶圈不宜高压消毒，以免增加脆性，丧失弹力。

(3)一次套扎以不超过 3 个痔为宜，这可减轻肛门部不适感。环状痔可以分期套扎。

(4)若套扎处靠近齿线，或套扎混合痔，可先在局麻下行 V 形剪开外痔两侧皮肤，向上剥离外痔组织，然后将剥离的外痔和内痔一起套扎，这可减轻术后疼痛及水肿。

【术后处理】

(1)套扎后24h不宜大便,以防痔脱垂,造成痔水肿、嵌顿或出血。

(2)术后行高锰酸钾热水坐浴。

【主要并发症】

(1)出血:一般在内痔脱落时有少量便血,但个别病例在套扎后7～15d内发生继发性大出血。若在套扎后痔块内注入少量硬化剂,如4%明矾液,可防止术后出血,还能防止胶圈滑脱。也有人在套扎痔块内注入少量麻醉药,可减轻疼痛。

(2)肛周皮肤水肿:多发生于混合痔及环状痔。预防方法是行高位套扎,远离齿线,可减轻疼痛及肛周皮肤水肿。套扎混合痔时,宜先将外痔行V形切开。

(3)痔胶圈套扎治疗后严重并发症:腹膜后感染:文献曾先后报道共有7例内痔经胶圈套扎治疗后发生严重的腹膜后感染,其中5例死亡,2例治愈。另有3例内痔经胶圈套扎治疗后发生严重的盆腔蜂窝织炎,其中1例死亡。因此,对胶圈套扎治疗除重视术中无菌操作外,术后也要仔细观察有无不良反应。

9.3.4.3 红外线照射疗法

Infrared Coagulation

红外线治疗痔的原理是应用其热效应,使照射区形成表浅溃疡,黏膜下纤维化,使痔血管闭塞,达到痔萎缩和止血的目的,并能使脱垂的黏膜固定在直肠肌层以减少下移达到治愈。该法优点是止血疗效快,方法简便,无疼痛,可以连续照射。缺点是复发率较高。

【适应证】

适用于一、二期内痔,止血效果好。

【手术步骤】

(1)肛门镜显露痔块后,用红外线凝结仪照射3个母痔的基部,视痔的大小,每个痔照射4点,彼此相距90°,每点照射1～1.5s,每次脉冲可产生直径3mm、深3mm的坏死。

(2)如有活动性出血,可先用棉球清除血液,暴露好黏膜后再照射(图1)。

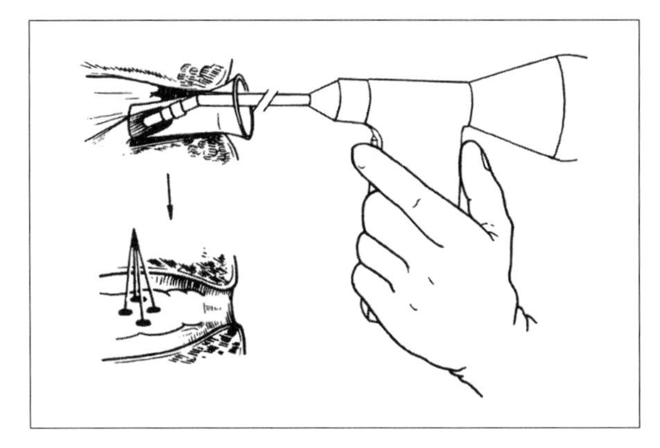

图 1

【术中注意要点】

(1)根据痔出血和脱出程度可照射1～4次,两次照射位置相差45°,间隔7～15d。

(2)照射后局部黏膜发白,病人稍有不适或有轻度烧灼感。

【术后处理】

术后每晚热水坐浴,内服石蜡油1～2d。

【主要并发症】

照射后前3d可有少量便血,无其他并发症。

9.3.4.4 内痔外剥内扎切除术

Dissection and Ligation for Internal Hemorrhoid

【适应证】

(1)脱垂内痔须手法复位者或经常脱出于肛门外的内痔(即三、四期内痔)。

(2)经注射疗法或其他非手术疗法,疗效不满意的内痔。

(3)内痔兼有息肉、肥大乳头或肛瘘时。

(4)混合痔。

【禁忌证】

(1)内痔伴有急性感染、溃疡、坏死或栓塞等并发症,手术暂缓进行。

(2)继发性内痔,如门脉高压症、心力衰竭所致者,须治疗原发病因,不宜做此手术。

(3)妊娠不宜做此手术。

【术前准备】

(1)少渣饮食1～2d。

(2)手术区剃毛。

(3)术前排尽大、小便。

(4)必要时术前晚灌肠。

【麻醉与体位】

同“9.3.2 肛瘘手术”。

【手术步骤】

(1)麻醉后用组织钳夹住痔块部位皮肤,向外牵拉,显露内痔。在痔块基底部两侧皮肤用小剪刀做V形切口,注意只剪开皮肤,不要剪破痔静脉丛(图1A)。

(2)夹取皮肤,用包有纱布的手指钝性分离外痔静脉丛,沿外痔静脉丛和内括约肌之间向上分离,并将痔块两侧黏膜切开少许,充分显露痔块蒂部和内括约肌下缘(图1B)。

(3)用弯血管钳夹住痔块蒂部,在蒂上用7号粗丝线结扎一道,再贯穿缝合结扎一道,防止结扎不牢出血,最后剪除痔块。若痔块较大,也可用2-0号铬制肠线连续缝合痔块蒂部。皮肤切口不必缝合,以利引流(图1C)。

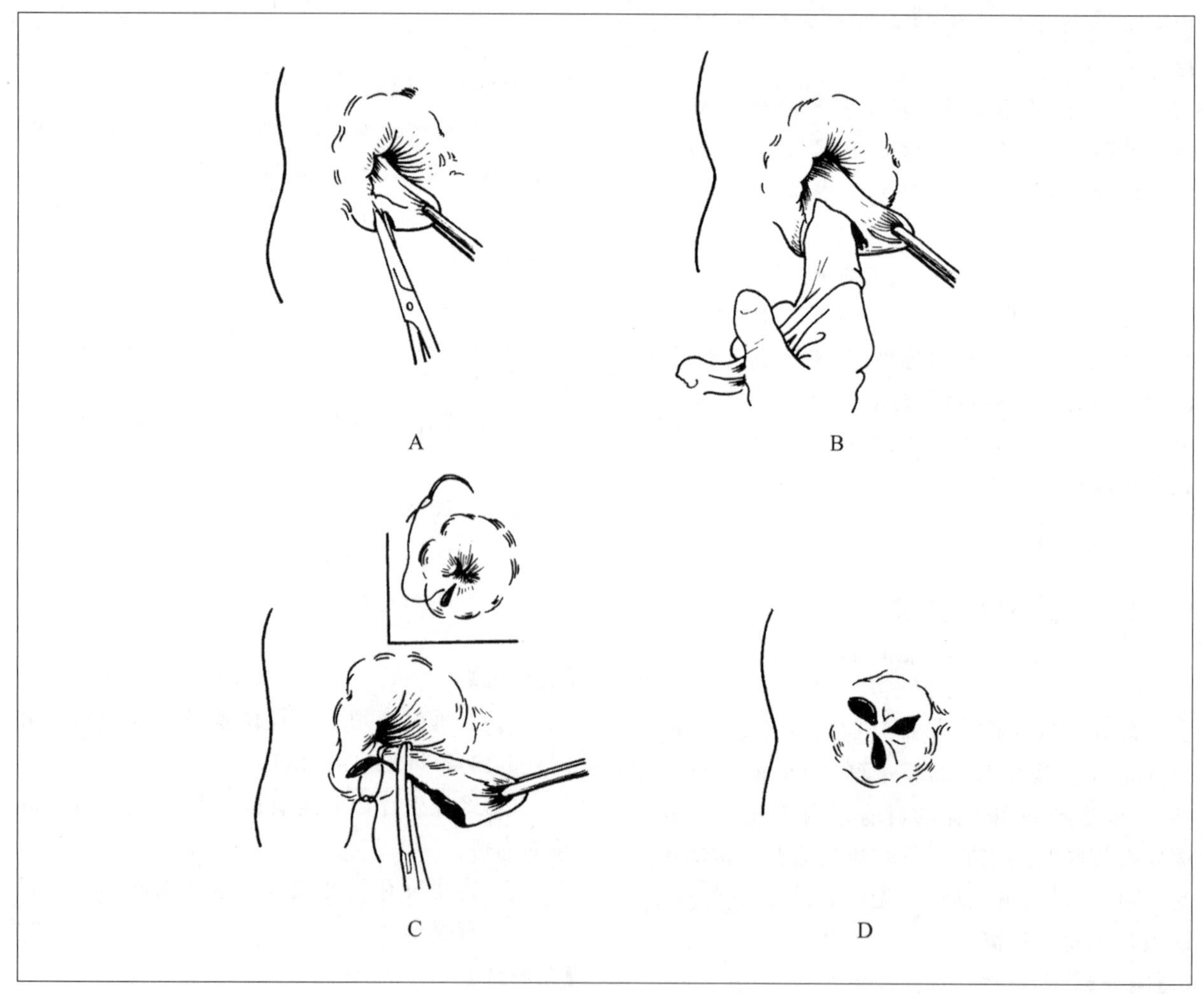

图 1

(4)用同法切除其他两个母痔。一般在切除的两个痔块之间,必须保留一条宽约1cm的正常黏膜和皮肤,以免发生肛门狭窄。创面敷以凡士林纱布(图1D)。

【术中注意要点】

(1)痔块基底部两侧皮肤不宜切除过多,以防肛门狭窄。

(2)将混合痔外痔部分钝性剥离至内痔处,一般不会有出血。

(3)痔块蒂部应做双重结扎,因痔蒂部较宽,加上7号线较粗,一道结扎常不牢靠。

(4)两个创面之间应留有皮桥,以防肛门狭窄。

【术后处理】

(1)术后流质饮食 1d,以后可更换软食或正常饮食。

(2)术后 3d 起每晚服液状石蜡 20～30ml,使粪便软化,以减轻排便对创面的损伤。

(3)出院前做直肠指诊,以明确有无肛门狭窄或失禁。

【主要并发症】

(1)创面出血:常在术后 24h 内发生,多由于止血不彻底或打结不牢滑脱所致。后期继发性出血常见于术后 7～10d,多由组织坏死或缝线脱落所引起。

痔术后早期出血常不易早期发现,因肛管括约肌的作用,血液多向上反流入肠腔,而不流向肛门外,故临床上不能发现“染红敷料”的现象。因此,这种“隐性出血”常不易早期发现。下列现象可能是“隐性出血”的早期征象:①有急迫便意,阵发性肠鸣及下腹痛;②病人有头昏、恶心、出冷汗及脉快等虚脱症状。出现上列情况时,应及时进行直肠指诊或镜检,以便及时诊断和处理。止血措施:①用气囊压迫止血(图 9-3-8);②若无气囊,可用 30 号肛管,外裹凡士林纱布,两端用丝线扎紧,外面再涂麻醉软膏(图 9-3-9),塞入肛门内做压迫止血。最后用宽胶布拉紧两侧臀大肌协助止血。一般用此法都可止血。如不能奏效,则需在麻醉下手术止血。

(2)肛门狭窄:不常见。一次切除 3 处痔核以上,或多次手术后则可发生。常见的原因有:肛缘皮肤切除过多,或皮肤创面过大而致瘢痕挛缩。如已发生,需定期用手指扩张肛门。

(3)肛门失禁:切断或损伤肛管括约肌可以导致肛门失禁。肛管放置过久,甚或超过 48h 者,也可引起暂时性的肛门失禁。观察 6 个月而失禁情况仍未改善者,均需手术修补。

(4)有关创口并发症:①创口感染不少见,严重者可扩散至肛管周围蜂窝组织而导致脓肿。高锰酸钾温水坐浴,有防止感染的作用。如已有感染,可用抗生素控制。②创口水肿:可做热敷或 50%硫酸镁湿敷。③皮赘:因肛缘皮肤水肿、感染或纤维增生所致。伴有症状者需手术切除。

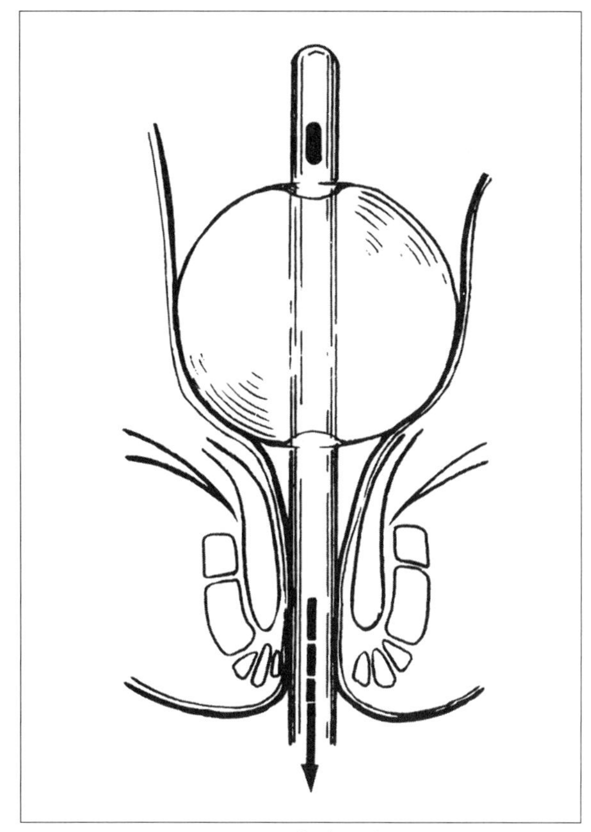

图 9-3-8 用气囊压迫止血

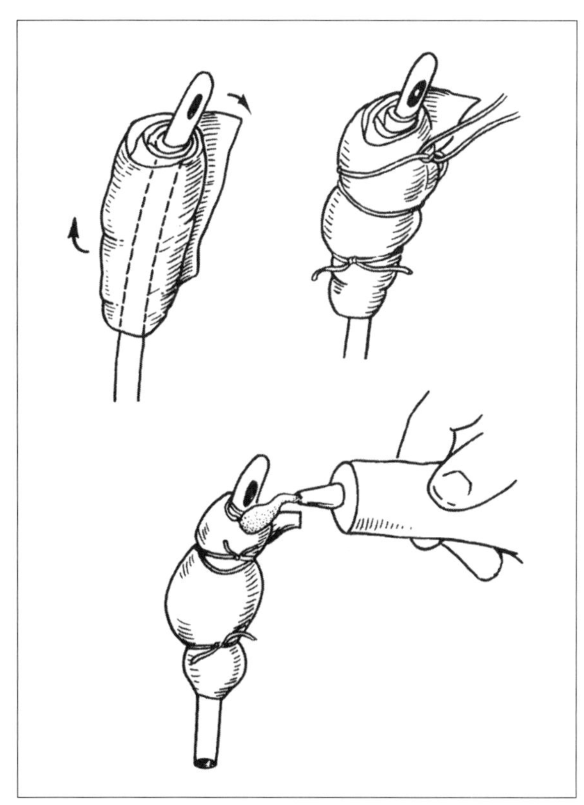

图 9-3-9 30 号肛管外裹凡士林纱布再涂麻醉软膏压迫止血

(5)尿潴留:这是痔或其他肛管手术后最常见的并发症。原因:①腰麻后膀胱神经失调;②肛管括约肌痉挛的反射;③肛管局部的直接刺激。预防尿潴留可采用下列措施:①指导病人在术前及术后当天的12h内要限制饮水,以造成轻度失水状态。Marti建议术中静脉输液限制在100ml。有人认为这是预防尿潴留一条很重要的措施,因在麻醉消失前,膀胱过早膨胀,常致尿潴留。②术后镇静药不能用得过多。③早期起床活动。④最好采用局部麻醉。⑤肛缘皮肤伤口尽量不缝合,术后直肠内尽可能不要放肛管或大块纱布做压迫止血用,可减少术后疼痛及反射性尿潴留。⑥首次排尿应争取去厕所小便,引起条件反射。如术后6~8h仍未能自行排尿,可给氨甲酰胆碱0.25mg皮下注射。术后12h仍未能排尿者须导尿。

9.3.4.5 内痔环形切除术

Circumferential Hemorrhoidectomy

【适应证】

(1)花圈状内痔或内痔数目超过4个者。

(2)内痔伴有直肠黏膜脱垂者。

【禁忌证】

凡内痔伴有感染时,不宜进行此项手术。

【术前准备】

(1)肠道准备同"9.3.2.3.1 肛瘘切除一期缝合术"。

(2)清洁灌肠极为重要。

(3)备特制软木塞数个,其直径为2~3.5cm,各为8~12cm长,中装有金属捏柄。大头针20~30枚。若无软木塞可用纱布卷代替。

【麻醉与体位】

同"9.3.4.1 内痔注射方法"。

【手术步骤】

(1)麻醉后扩张肛管,使痔完全脱出。选一口径与扩张后肛管相适应的特制软木塞,涂滑润剂后塞入直肠内,深6~10cm。然后将软木塞渐次旋转拉出2~3cm,使全部环形痔随软木塞脱出,继用大针将整圈痔固定于软木塞上。固定点应在皮肤与黏膜交界线上方的黏膜部,每隔1cm固定一针(图1A)。

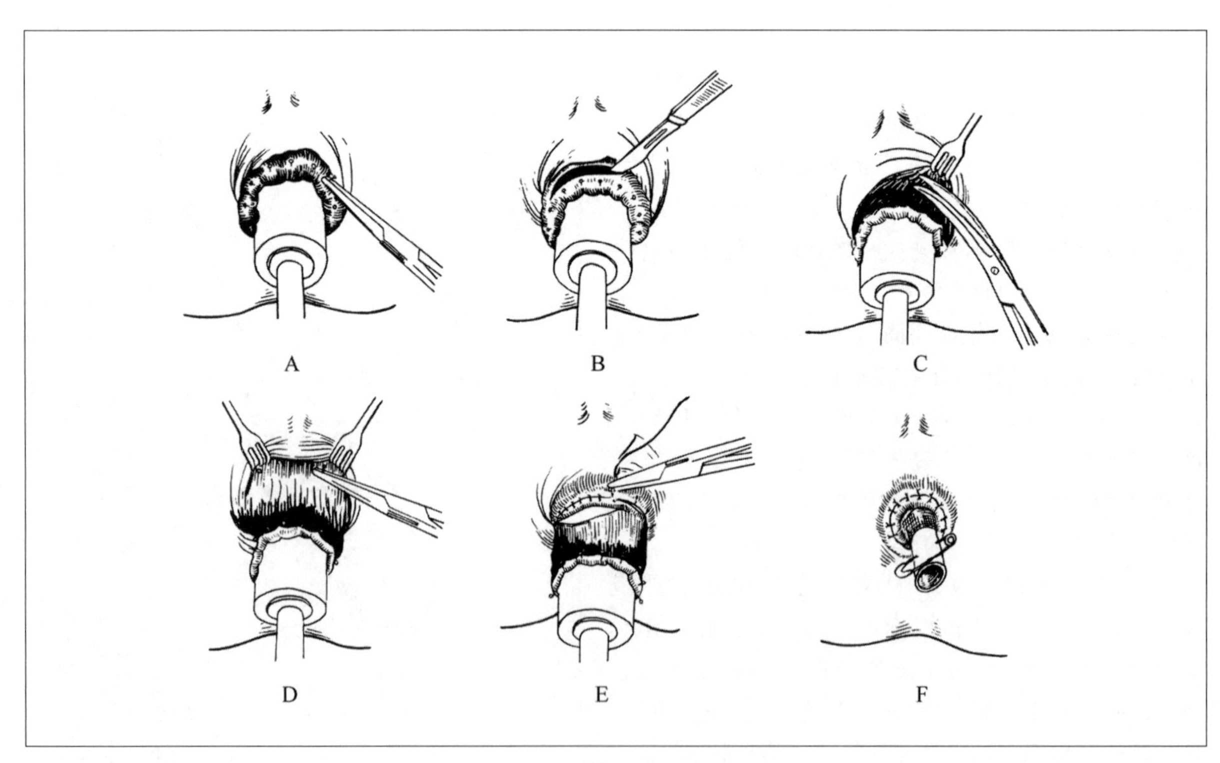

图 1

(2)将软木塞稍向外拉紧，在皮肤与黏膜交界线和大头针之间环形切开黏膜(图 1B)。

(3)将痔块和直肠下端黏膜从括约肌表面分离开，一边分离，一边将软木塞稍向外拉，但切勿滑出肛门。同时将括约肌往上推开，使整个环形痔和直肠下端黏膜成为一圆筒状被分离出来(图 1C)。

(4)在痔块黏膜上 1cm 处，再用大头针将黏膜固定在软木塞上(图 1D)。

(5)在上排大头针的下方 0.5～1cm 处，逐步环形切断直肠下端黏膜，边切边用 3-0 号铬制肠线间断缝合上下侧的黏膜切缘，并逐一拔去上排大头针。缝合完毕，将软木塞连同全部痔块组织和下排大头针一起取出。如有出血，可在黏膜切缘处加缝数针(图 1E)。

(6)最后在直肠内放一包有油纱布的橡皮管，外端用安全针固定，再加纱布包扎(图 1F)。

【术中注意要点】

(1)软木塞的大小必须恰当。术中助手必须握住圆柱，勿使滑出肛门，保证手术顺利进行。

(2)缝合黏膜切缘时，切勿将肛管括约肌缝入，以免术后发生创口剧烈疼痛。

(3)在切断直肠下端黏膜时，前、后侧的黏膜长度要一致，以防术后黏膜外翻。

(4)切除的“黏膜袖”长度须与内痔的脱垂程度相适应，若黏膜切除过短，特别是后方，则将有黏膜外翻。通常切除的长度为 2～2.5cm。如黏膜脱垂较多，可酌情增加切除长度。

【主要并发症】

(1)感染：由于手术时剥离面较广，感染机会较大，因此术中止血要完善，创口缝合张力不应过大，防止创口有血肿及创口裂开。

(2)黏膜外翻：由于脱垂黏膜切除过少或肛缘皮肤切除过多所致，因此要尽量多留肛管皮肤。外翻黏膜因受长期摩擦易致局部分泌物增多、糜烂、破裂和出血等不良后果，有人称此为“潮湿肛门”。如症状严重，需用手术修整。

(3)肛门狭窄：这是环切术后重要的并发症，由于创面感染、创口裂开、皮肤切除过多或肛门部瘢痕等所引起。术后 2 周起，每日用手指扩张肛门一次。经长期扩张无效者，须考虑手术修整。

9.3.4.6 严重脱垂性痔的吻合器治疗

Procedure for Prolapsed Hemorrhoid, PPH

1998 年，意大利 Antonio Longo 医生提出重度脱垂痔用吻合器经肛门环形切除直肠下端黏膜及黏膜下层组织 4cm，做端-端吻合，而不切除内痔、肛管及齿线等组织。由于直肠下段黏膜(距齿线 5cm)切除了 4cm，对端吻合后将下段脱垂的内痔组织向上提到肛管内将肛垫悬吊；又由于痔的血循环也受到一定程度的阻断，从而痔组织也缩小，减轻了痔脱垂，因此术后看不到原来脱垂的内痔。由于手术不侵犯肛管组织、齿线及皮肤，因此术后疼痛感觉极轻，术后气便分辨能力不受影响，术后并发症也少见，如肛管处狭窄、感染、出血等。又由于手术时间短(8min)，术后疼痛轻、住院时间短，因此很受病人的欢迎。不足之处是器械昂贵，不易推广。Rowsell 等及 Brian 等都各自比较了吻合器痔切除术及传统的痔切除术的效果，都认为前者的优点是术后疼痛轻、住院时间短、恢复工作快、近期疗效好，但需长时间的随访，观察远期疗效，是否有复发及肛门狭窄等。

【适应证】

(1)重度环状脱垂内痔(三、四期的环状混合痔)；

(2)内痔伴有重度黏膜脱垂者。

【禁忌证】

一、二期轻度内痔，不宜行此项手术。

【术前准备】

(1)肠道准备同肛瘘切除一期缝合术；

(2) PPH 的器械包括：33mm 吻合器(HCS33)、挂线器(ST100)、透明的肛管扩张器(CAD33)和肛镜(图 1)。

【麻醉及体位】

(1)麻醉：低位腰麻或硬膜外麻醉。

(2)体位：俯卧位或截石位。

【手术步骤】

(1)麻醉后扩张肛管，使内痔完全脱出，用 3 把组织钳在母痔部位夹住，使痔及黏膜轻度外翻，插入肛管扩张器，取出内塞，使脱垂黏膜落入肛管扩张器中(图 2)。

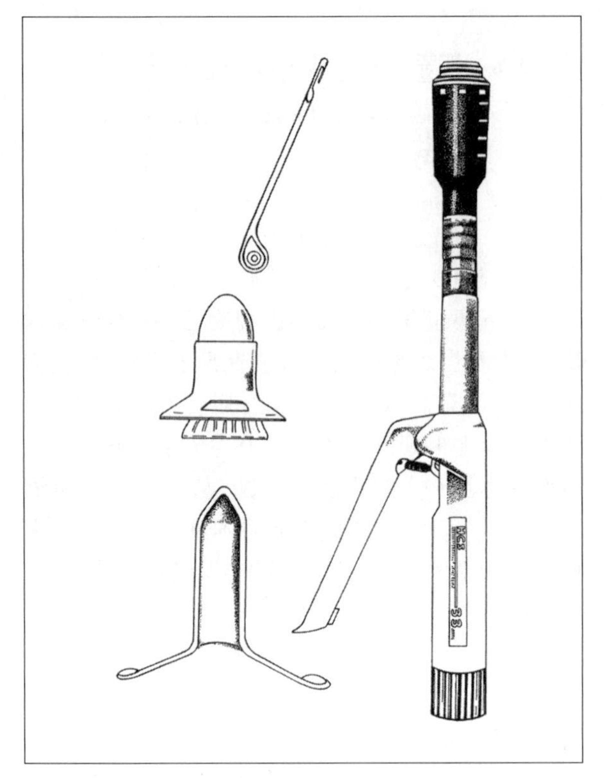

图 1

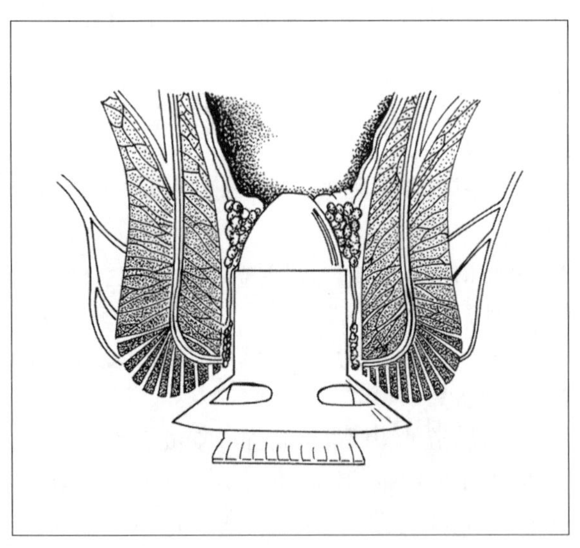

图 2

(2)通过肛管扩张器将肛镜及缝扎器置入,从肛管内可见到脱垂的黏膜,尽量减少肛镜内的脱垂黏膜便于缝合。在齿线上 5cm 通过旋转的肛门镜,用持针器在直肠黏膜下层缝扎一圈(图 3)。

(3)将吻合器张开到最大限度,头端伸入到环扎处上端,环扎缝线打结。用持线器通过吻合器侧孔道夹持线的末端(图 4)。

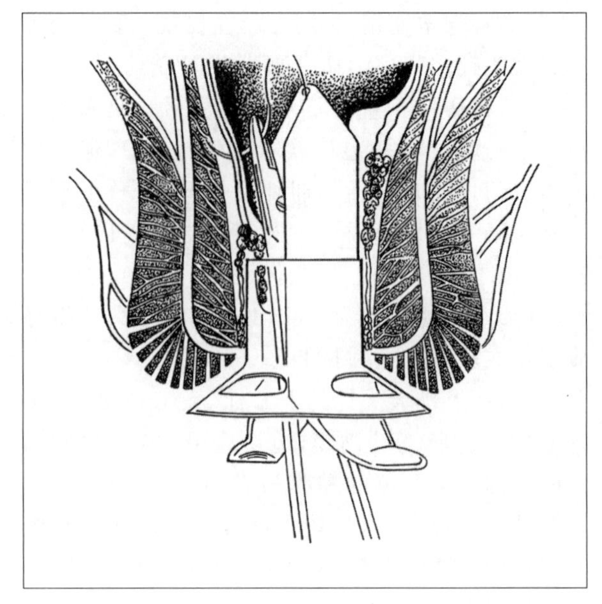

图 3

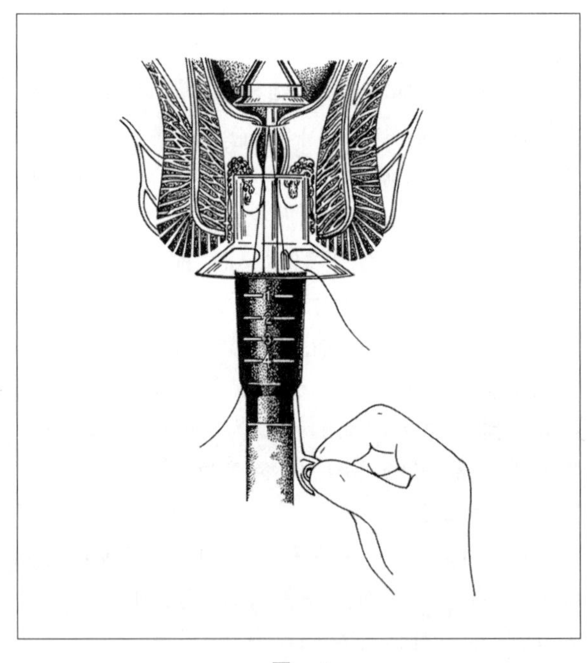

图 4

(4)线的末端引出后打结或用钳夹住。整个吻合器伸入肛管及直肠并收紧缝线(图 5)。缝线不宜结扎过紧以免捆绑于吻合圈中心杆上,影响向下牵拉。

(5)适当牵引结扎线可使脱垂的黏膜进入套管,收紧吻合器时完成结扎脱垂黏膜。在钳闭吻合针时,保持吻合器关闭状态约 20s,可起到压迫和加强止血作用(图 6)。

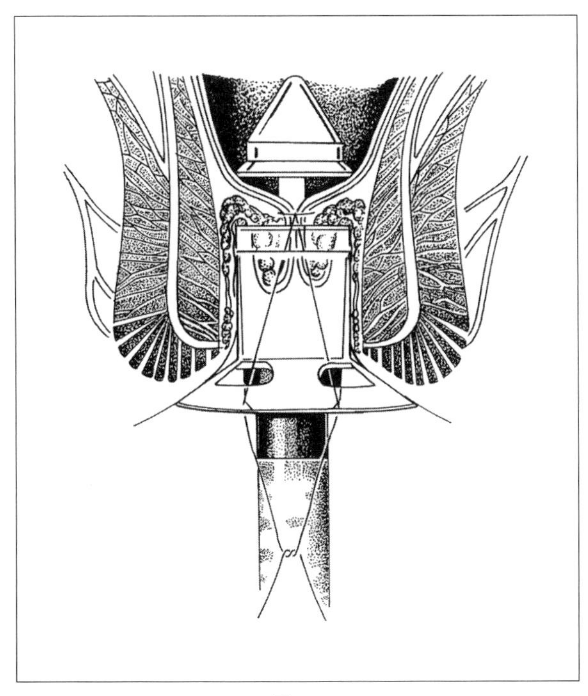

图 5

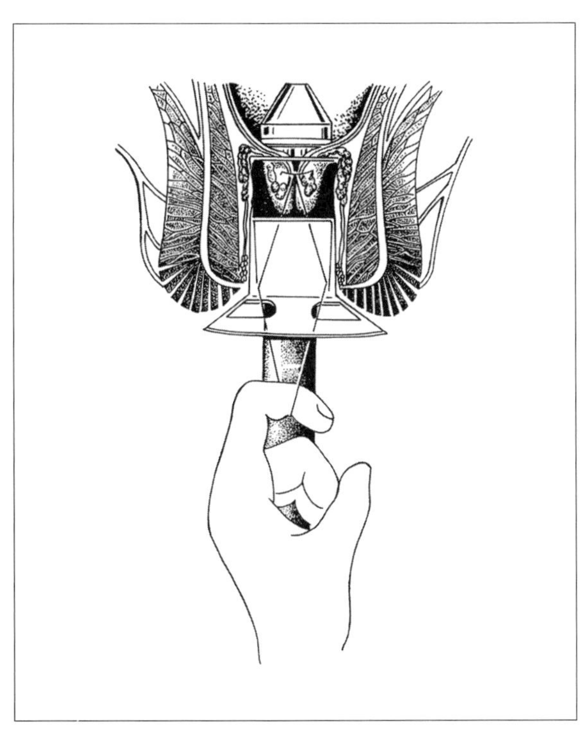

图 6

(6)将吻合器部分打开,同时取出吻合器及肛管扩张器,这较容易且安全。通过肛镜检查结扎环,必要时加缝 1 针。吻合层为黏膜与黏膜层直接吻合,至少距齿线 2cm,不影响括约肌层(图7)。

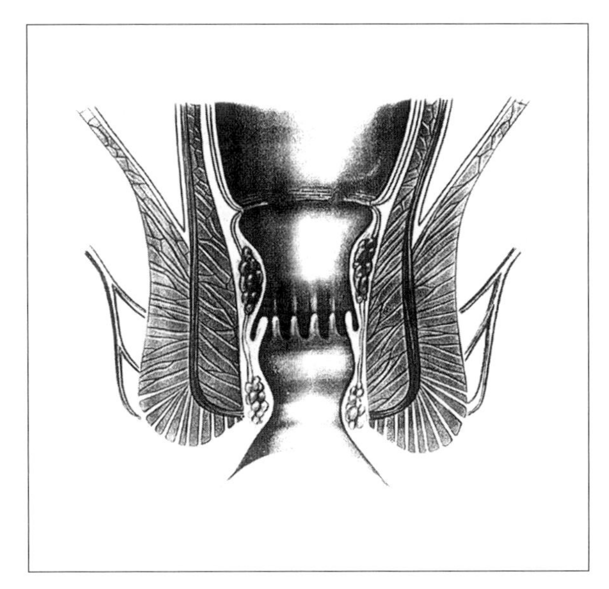

图 7

【术中注意要点】

(1)首先要用 3 把组织钳在母痔处夹住痔及直肠黏膜轻度外翻,待插入肛管前,使脱垂黏膜落入肛管扩张器内,以便于缝合。

(2)通过旋转肛镜用缝扎器做黏膜下层的环形缝合,缝合深度为黏膜下层,不能太深,以免损伤括约肌及阴道,缝线应在齿线上 5cm,必要时可做 2～3 圈环行缝合,特别是黏膜脱垂较多者。

(3)插入吻合器后可适当收紧缝线,使脱垂黏膜进入吻合器内,然后再紧闭吻合钉。

(4)取出吻合器后,检查吻合口,看是否完整及光滑,必要时可加缝几针。

【主要并发症】

(1)吻合口出血:在钳闭吻合钉时,保持吻合器关闭状态 20～30s,可起到压迫和止血作用,若仍有渗血,可通过肛镜在渗血处加缝 1～2 针。一般缝合后很少出血。

(2)吻合口裂开或漏:若荷包缝合均匀,每针距离 0.5cm,则吻合口不会裂开或漏。荷包缝合完毕,应通过肛镜检查吻合口,并用手指扪诊吻合口,若有大的裂隙应加缝 1 或 2 针。

(3)直肠阴道瘘:荷包缝合牵拉线在女性病人应避免位于直肠前壁,以防止阴道后壁被牵拉于吻合口圈内,一并切除引起术后直肠阴道瘘。文献上曾有个案报道,因行吻合器切除而发生直肠阴道瘘,致中毒性休克而死亡;也有报道在术后发生严重腹膜感染者,因此术中要严格注意无菌操作,术后应常规应用抗生素治疗,荷包缝合不能过深,深度应以黏膜下层为界。

【述评】

(1)Fazio 对吻合器痔切除术的评价

①要多中心的试验,结论要公正。评价要算住院天数而不是指疼痛的指数。

②疼痛评分包括术后静脉注射及口服止痛药的量。

③评价远期结果及对照组一定要做肛管测压检查及直肠内超声检查,以测量括约肌的功能,要有长期随访及测量肛门失禁指数。

④长期并发症,特别是狭窄及痔症状的复发一定要随访。

(2)内痔非手术疗法比较:内痔非手术疗法主要对象是Ⅰ～Ⅲ期的内痔,目的是控制内痔出血及脱垂。Salvati(1999)评价了 6 种内痔治疗方法,如注射、扩肛、套扎、冷冻、红外线及激光等。注射疗法:Salvati 用 5%石炭酸植物油在每个痔上注射 2～3ml,在数千病例中只有 2 例发生并发症。1 例因药物错配成 25%石炭酸,注射后并发大出血,经用纱布填塞止血治愈;另 1 例注射到前列腺致尿血。Salvati 认为注射疗法简单、经济、治疗Ⅰ期内痔最好。Milligan 报道 5 年内成功率 85%。肛管扩张:英人 Lord(1968)首创,由于扩张 6～8 指易并发肛门失禁,特别是老年人,现美国已不太使用,仅英国仍继续使用。胶圈套扎:始于 20 世纪 50 年代末,用于Ⅰ～Ⅲ期内痔。Salvati 有 45 000 例经验,只 1 例有感染,经用抗生素治愈,他曾随访 595 例病人 5～15 年,控制症状达 80%。冷冻疗法:该法缺点是破坏外痔困难,治疗时间长,并有疼痛,现美国已不太使用。红外线凝固疗法:虽然对Ⅰ期内痔止血好,但不如注射疗法止血快。Salvati 认为套扎比红外线疗法好。激光虽可治疗Ⅰ～Ⅱ期内痔,但仪器贵,且易损伤肌肉,Salvati 不赞成用此疗法。

(3)内痔手术疗法比较:Hayseen(1999)比较仅将有痔症状者行痔切除与习惯上行 2 或 3 个痔切除的并发症及结果,经随访 7 年,单个痔切除者很少再次手术,因此单个痔切除效果比多个痔切除为优(表 9-3-1)。

表 9-3-1 痔术后的并发症

并发症	单个痔切除		2 个痔切除		3 个痔切除	
	例数	%	例数	%	例数	%
并发症总数	2	7.7	41	46.1	68	51.1
出血	0	0	6	6.7	3	2.3
脓肿	0	0	1	1.1	1	0.8
便秘	1	3.8	15	16.9	30	22.6
尿潴留	1	3.8	26	29.2	54	40.6
肛门狭窄	0	0	1	1.1	0	0

Hosch 对比 Milligan-Morgan(M-M)即痔开放性切除肛门垫手术及 Parks(P)即黏膜下痔切除,重建肛管,保留感觉自制及降低术后疼痛。两种痔切除术的住院时间、不工作时间、症状消失、并发症及病人满意率。结果:二组无严重术后并发症;住院时间:P 为 3.2d,M-M 为 4.6d;不工作时间:P 为 12.3d,M-M 为 20.3d;术后 2 周 M-M 仍有痛,该文认为二组手术是安全、经济、满意率较高,但是 P 术后不适时间短,因此住院时间也短,恢复工作时间短,较经济。

9.3.4.7 血栓性外痔摘除术

Excision for Thrombosed External Hemorrhoid

【适应证】

发病在 1～3d 内,疼痛剧烈,肿块没有缩小趋势者,则需手术治疗。若发病在 3～4d 以后者,疼痛轻微,往往不需要手术治疗(图 9-3-10)。

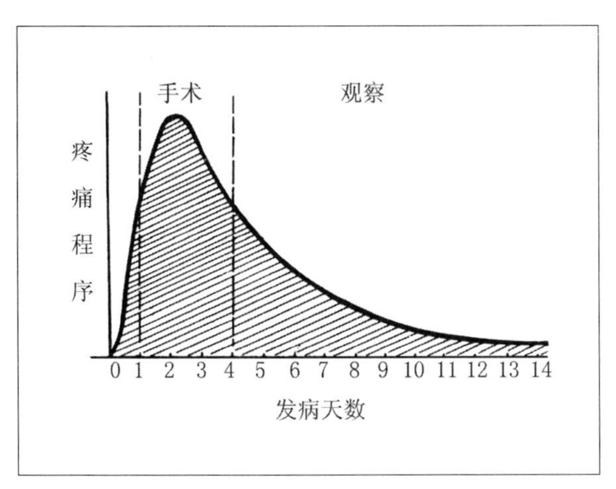

图 9-3-10 血栓性外痔发病天数、疼痛程度与手术的关系

【术前准备】

不需特殊准备。

【麻醉与体位】

局麻。侧卧位或俯卧位。

【手术步骤】

(1)在血栓所在处,做放射状切口,切开皮肤后,见紫红色血块,用拇指和示指,从血栓的底部向切口方向,用力将全部凝血块挤出(图 1A),创口内填以凡士林纱布,或填以蘸有止血粉和苯佐卡因粉的小棉球。创面不缝合,任其逐渐愈合。

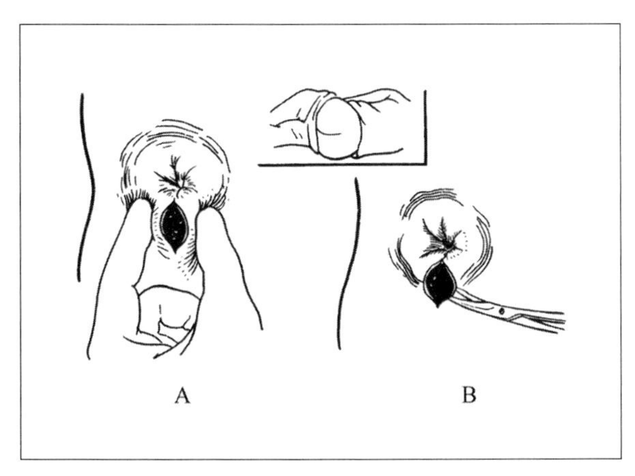

图 1

(2)如血栓周围已有粘连,用小弯剪刀做锐性分离,将血栓完整地摘除(图 1B)。

(3)如仍遇有困难,改用刮匙分块清除。

【术中注意要点】

(1)血栓如不能完整地摘除,在创口内仍遗留部分血栓,术后疼痛、肿胀等症状往往不能缓解。故术中要仔细检查创口,看血栓是否取净。

(2)如血栓较大,皮肤过多,可切除部分皮肤,以免术后遗留皮赘。

【术后处理】

(1)术后第 1 天复诊,观察创口有无淤血或残留血栓。如有淤血即将创口分开,让淤血流出;如有血栓则需在局麻下再行摘除。

(2)饮食照常。

(3)术后行高锰酸钾温水坐浴,每日 2 或 3 次,包括便后 1 次,以减少局部水肿。

【主要并发症】

一般无严重并发症,只须注意有无感染及渗血。

9.4 肛门失禁手术 Operations for Anal Incontinence

肛门失禁分 3 类:①完全失禁:肛门失去控制干便、稀便和气体的功能;②不完全失禁:肛门能控制干便,但不能控制稀便和气体;③感觉性失禁:不自觉地有少量稀便和气体溢出污染内裤。肛门失禁的原因较多,如高位肛瘘术后、直肠阴道隔的损伤、肛周脓肿一期切开术后、晚期直肠脱垂、直肠癌拉出切除术后、痔环切术后及先天性肛门疾患等,但以手术中损伤为主要原因。

因肛管直肠脱垂或长期脱出内痔等机械障碍引起肛门失禁,常将原发病治愈后,失禁即可自愈,仅少数需手术治疗。其他原因造成的失禁,如用适当的手术方法,大部分病人可以得到完全治愈或改进。手术方法的选择取决于括约肌损害的程度及类型。常用的手术方法有下列几种。

9.4.1 肛管括约肌修补术 Repair for Anal Sphincter

【适应证】

(1)仅适用于外伤或手术切断所致的肛管括

约肌损伤其缺损范围不超过肛管括约肌周径的1/3,肌肉纤维仍能收缩者。

(2)如伤口有感染,应在感染控制后6～12个月内修补,以免肌肉萎缩。

【禁忌证】

就诊时间太晚,括约肌已萎缩变成纤维组织,则术中寻找及缝合均困难者不宜手术。

【术前准备】

(1)饮食:术前3～5d进半流食,术前1～2d进清流食。

(2)泻药:术前3d,每晚内服25%硫酸镁30ml或蓖麻油30ml。

(3)灌肠:术前3d,每晚盐水灌肠1次,术前晚清洁灌肠。

(4)口服抗生素:下述方案可任选一种:①新霉素1g,红霉素0.5g,术前1d 8时、14时、18时及22时各服1次;②卡那霉素1g,甲硝唑0.4g,术前3d,每日3次。

(5)其他药物:维生素K 4～8mg,每日4次。

(6)肛周皮肤剃毛。

【麻醉与体位】

骶管麻醉或鞍区麻醉。俯卧位或截石位。

【手术步骤】

(1)以括约肌附近的瘢痕组织为中心,远离肛门,做U形切口(图1)。

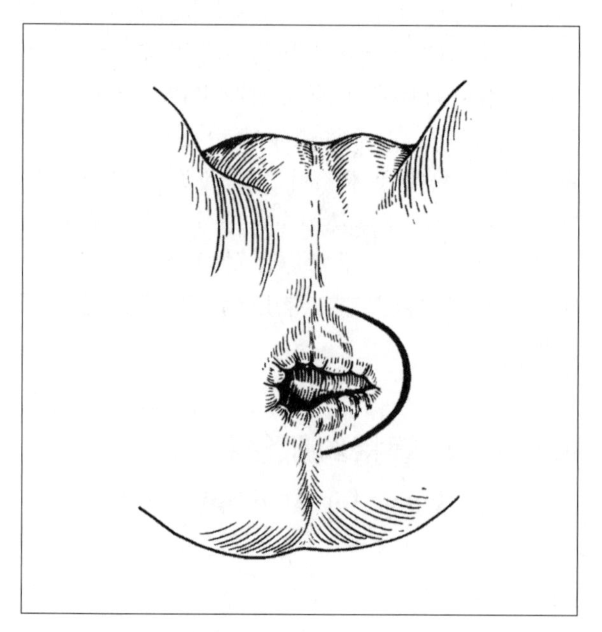

图 1

(2)切开皮肤后,剥离皮下组织,将皮瓣连同瘢痕组织向肛门侧翻开,显露括约肌,寻找其断端并切除括约肌两断端之间的瘢痕组织,保留断端上部分结缔组织,使在缝合肌纤维时不易断裂(图2)。

(3)用两把组织钳夹住内、外括约肌的断端,交叉试拉括约肌的活动度及松紧度,合适后将直径1.5cm的肛门镜塞入肛内,再试拉括约肌。用丝线分别进行端-端褥式缝合,拉拢断端后,在其外层另加间断缝合数针,仔细止血后,取出肛门镜,缝合皮瓣(图3)。

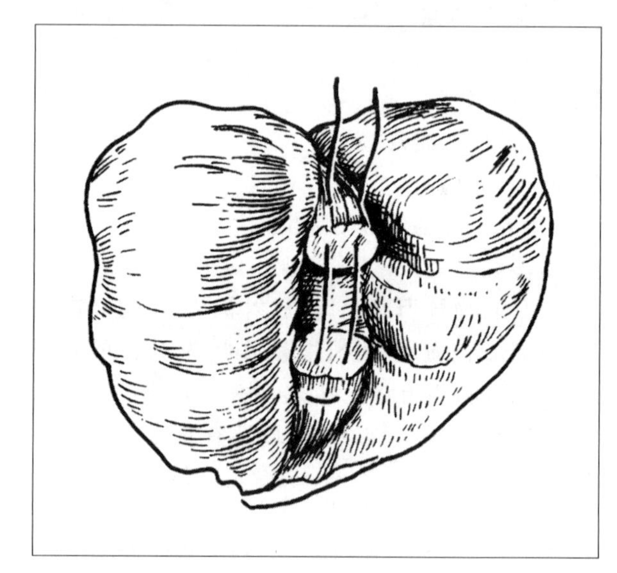

图 2

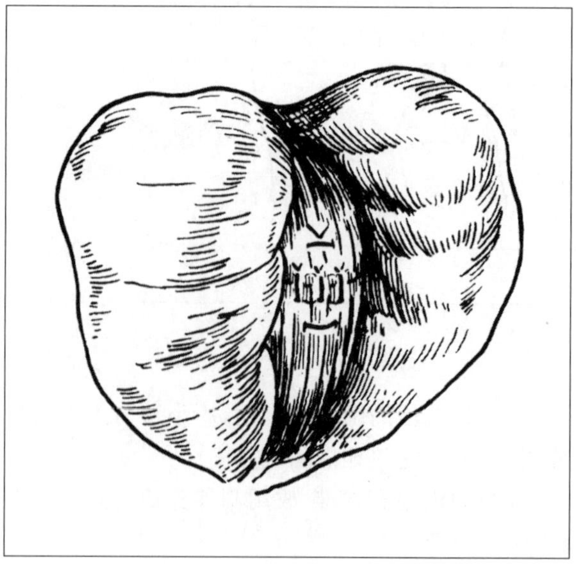

图 3

(4)如括约肌缺损范围过广,但不超过周径1/3,不能一次拉拢缝合者,可采用分期手术。按上法游离断端,切除瘢痕组织,拉拢断端,两端距离尽量靠近,暂用32号不锈钢丝将断端分别固定在邻近软组织上。3个月后,如肛门失禁情况仍未改善,可再做手术,缝合其断端。

【术中注意要点】

(1)为了避免术后创口感染,切口可远离肛门。

(2)分离内、外括约肌时,注意不要拉伤黏膜。

(3)缝合括约肌断端,缝线不宜过多和太紧,以免引起肌肉断端坏死和感染。

(4)仔细制止出血点,防止血肿形成和感染发生。

【术后处理】

(1)禁食2~3d,后逐渐改为流质、半流质及少渣饮食。

(2)补充液体3~5d。

(3)继续口服肠道抗生素。

(4)必要时口服阿片酊以控制排便。

(5)术后第7天用植物油(60~80ml)灌肠,以后,每晚给液状石蜡20~30ml,直至大便通畅为止。

(6)7d后可间断拆线,10d拆完。

(7)出院前做直肠指诊,如肌肉拉拢过紧,而有肛门狭窄者,每周用手指扩张2或3次。主要并发症:创口感染可导致肌纤维不愈合或裂开,常是手术失败的主要原因。

9.4.2 肛门后方盆底修补术

Postanal Repair for the Pelvic Floor Sphincter

【适应证】

(1)直肠脱垂固定术后仍有失禁。

(2)自发性失禁。

【手术步骤】

(1)在肛缘后方行V形切口,尖端朝向尾骨末端,向前翻转皮片,在肛管直肠后内、外括约肌之间进行分离(图1,图2)。

(2)将内括约肌和肛管牵向前方,并向上分离到耻骨直肠肌上方,尽可能显露两侧髂尾肌及耻尾肌。将两侧肌肉间断或"8"字缝合,特别是耻骨直肠肌要缝合牢固,以缩小耻骨直肠肌的作用弓,使肛管直肠角前移,恢复正常角度(图3)。

(3)最后缝合外括约肌和切口,切口呈Y形,必要时放皮下引流(图4)。

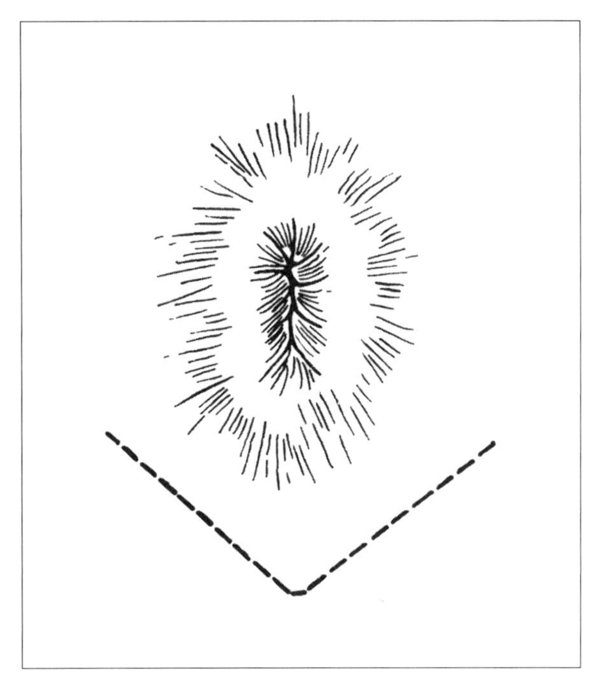

图 1

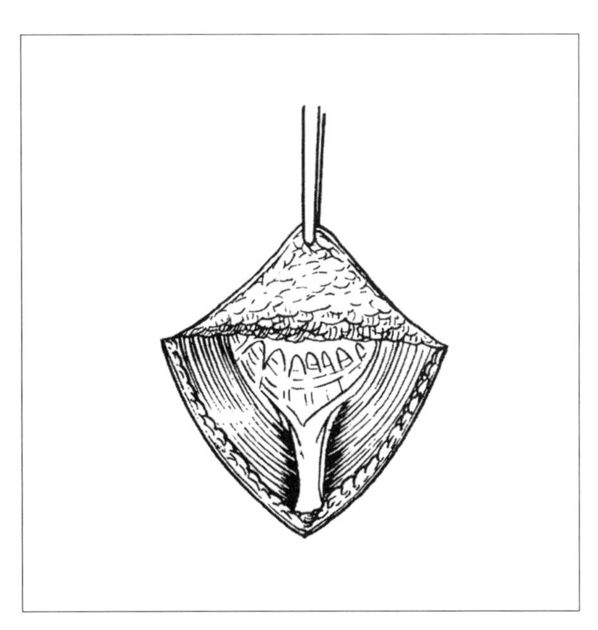

图 2

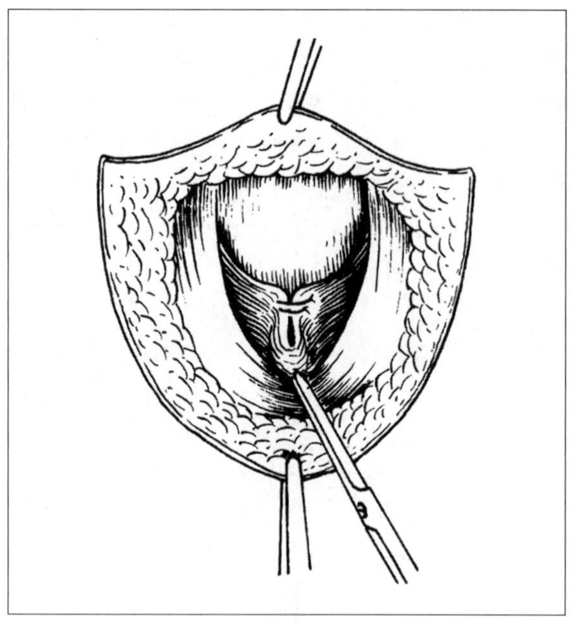

图 3

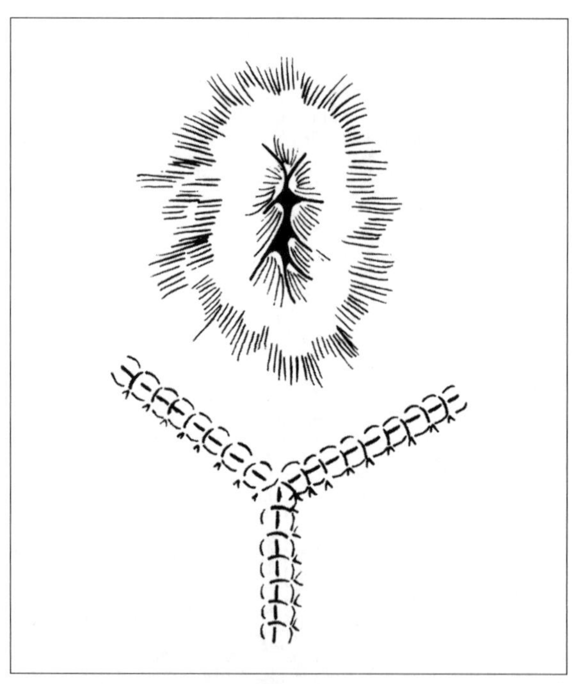

图 4

【术中注意要点】

(1)骶前筋膜不要切开,防止大量静脉出血。

(2)分离肛提肌时,特别是耻骨直肠肌,不要损伤直肠壁。

【术后处理】

同“9.4.1 肛管括约肌修补术”。

【主要并发症】

创口感染,常由于血肿及渗血所致。

9.4.3 肛门括约肌成形术 Sphincteroplasty

目前多用股薄肌或臀大肌移植于肛管周围代替或加强括约肌功能。

【适应证】

(1)肛门失禁不能行括约肌修补术,或修补后失败者。

(2)因手术、外伤或疾病致肛管括约肌破坏或松弛造成失禁者。

9.4.3.1 股薄肌移植括约肌成形术 Sphincteroplasty with Gracilis Muscle

【手术步骤】

(1)游离股薄肌:先取平卧位,沿大腿内上股薄肌处行 5～8cm 纵切口,切开筋膜,露出股薄肌,向上游离至神经血管束处。在膝内上行 3～4cm 纵切口,找到股薄肌向上游离与上切口相通。在胫骨结节行 3～4cm 斜切口,找到股薄肌的止点,在肌腱止点的骨膜处切断,再将股薄肌由股上部切口牵出,用盐水纱布包裹备用(图 1)。

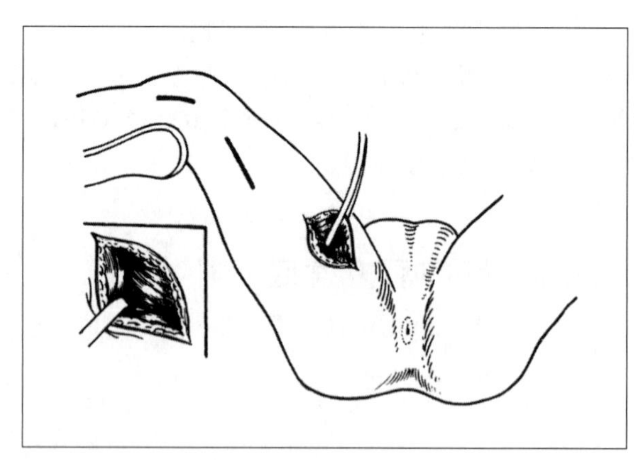

图 1

(2)股薄肌替代括约肌:改截石位,在肛门前、后正中,距肛缘 2cm 处行一切口,用长钳在皮下围绕肛门两侧分离做两个隧道,使肛门前后两个切口相通。再在对侧耻骨结节相对处行 2～3cm 切口,与肛门前切口做一个皮下隧道(图 2)。

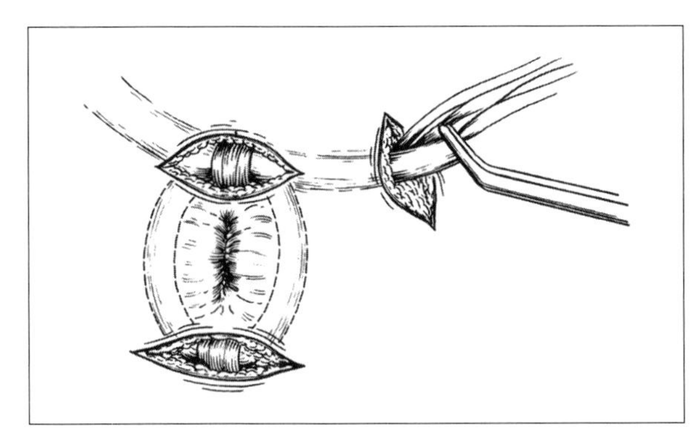

图 2

(3)股薄肌固定法：改换平卧位，下肢与身体平行。将股薄肌由股上部切口牵出，向上分离，再将肌束通过隧道拉至肛门前方切口，围绕肛门一侧到肛门后方，再绕过对侧到肛门前方，由耻骨结节处切口牵出，把股薄肌围绕肛门一周，拉紧肌腱，使肛门尽量缩紧，将肌腱固定于耻骨结节骨膜上(图 2)。固定肌腱末端时，应在肛门内插入一手指，并内收或外展右下肢，直到手指感觉压迫时，方予以固定。如肌腱拉得不紧，肛门仍呈松弛状态，手术将不起作用。

(4)最后，缝合各个皮肤切口，不置引流。一般在站立时两大腿内收可控制大便，下蹲时肛门松弛。但个体差异较大，需要有一段时间去摸索控制大便的方法。天津滨江医院(1982)报道 57 例成人术后结果：优 24 例，排便功能与正常人相同；良 25 例，干便能完全控制，但不能控制稀便，不用带垫；较好 5 例，常有粪便污染衣裤，或必须带垫；无效 3 例，无排便感觉，粪便随时外流，必须经常带垫，由于快收缩骨骼肌容易疲劳，不能持续收缩，疗效主要依赖于紧紧缠绕并造成不全梗阻，实际手术效果差，现多采用电刺激股薄肌。

【术中注意要点】

(1)习惯选用右侧股薄肌做移植用，如左侧肌肉发育较好，可优先采用。

(2)游离肌肉上部时，必须注意勿损伤由外侧进入肌肉的血管神经束，以防肌肉坏死。

(3)肛周皮下隧道，特别是自前正中切口向大腿部切口的皮下隧道，要宽大，足使股薄肌通过并能在其中自由滑动。

【术后处理】

(1)同肛管括约肌修补术。

(2)术后肛门经常处于收缩状态，仅有意识地松弛股薄肌时，肛门才得松弛。因此，训练排便动作应列为常规，但勿过早进行。通常在术后两周起开始。训练时，嘱病人坐在便桶上先外展大腿以缩紧肛门，再内收大腿和弯曲身体以松弛肛门。如此反复进行，每日练习 1 或 2 次。术后不宜采用蹲式排便。

【主要并发症】

(1)股薄肌坏死：常为手术失败的主要原因。因此，保护进入股薄肌的血管神经束极为重要。

(2)伤口感染：也可致手术失败，要重视术前肠道准备和术后避免伤口污染。

9.4.3.2 电刺激股薄肌成形术

在缝合大腿根部切口之前，在股薄肌外侧找到支配股薄肌的神经主干，然后将电极板用不吸收缝线固定在该神经主干上(图 1)。现多认为直接刺激肌肉效果好，而且避免了分离神经时造成的损伤。刺激器的开关埋藏于乳房下方的皮下，电极板与乳房下方刺激器的开关通过皮下隧道的电线来连接(图 2)，以后通过体外磁铁来控制刺激器的开关，经常保持对肌薄肌一定频率及强度的刺激，防止股薄肌的萎缩。术后 8 周开始间断电刺激，逐渐增加直至可耐受持续电刺激，排便时需关闭刺激器。

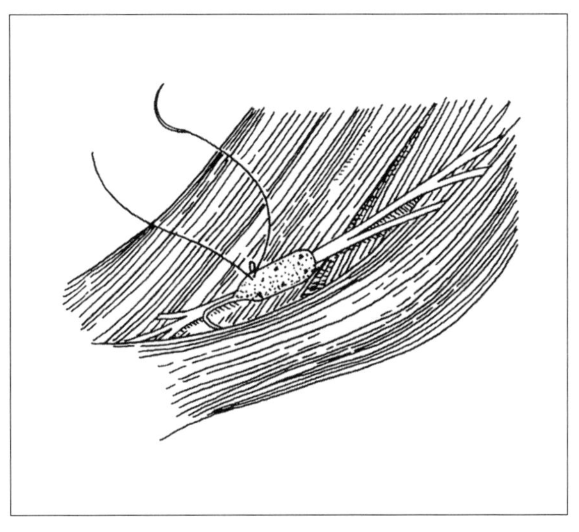

图 1 电极板置于股薄肌神经主干上

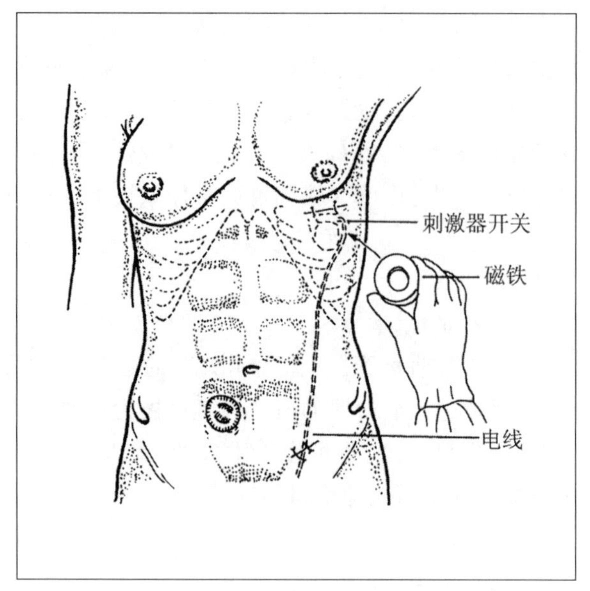

图 2 刺激器开关与电极板的连接

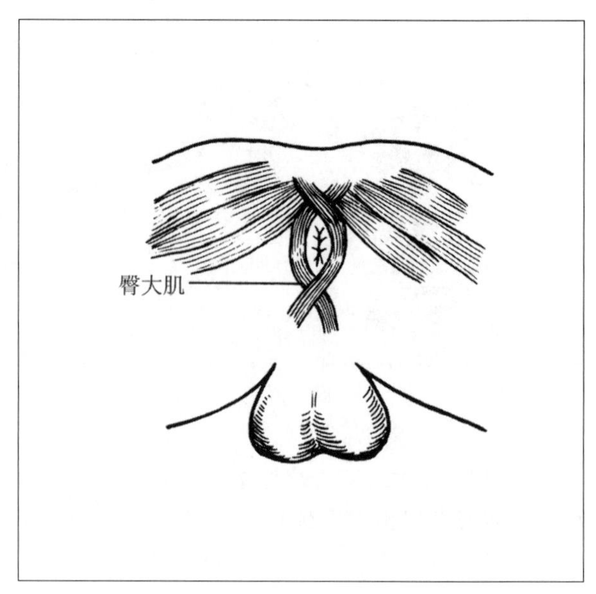

图 2

9.4.3.3 臀大肌移植括约肌成形术 Sphincteroplasty with Greatest Gluteal Muscle

【手术步骤】

（1）在肛门后方行一弯形切口，由一侧坐骨结节到对侧坐骨结节（图 1）。

（2）将臀大肌显露后，由两侧臀大肌内缘各分离一条约 3cm 的肌肉片，后端不分离，使其仍与尾骶骨附着，将肌片在肛管后方交叉，绕过肛管，并在肛管前方交叉缝合，使与会阴体肌附着（图 2）。

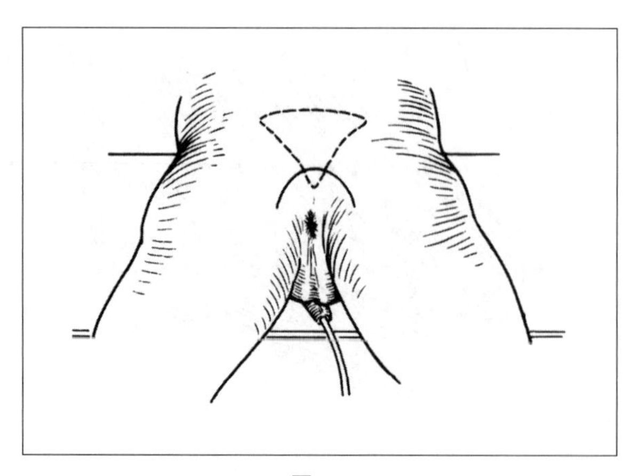

图 1

（3）最后缝合皮肤。

【术中注意要点】

（1）分离臀大肌时，要注意肌束的血行，防止缺血坏死。

（2）止血要仔细，防止创口感染。

【术后处理】

同“9.4.3.1 股薄肌移植括约肌成形术”。

【主要并发症】

臀大肌肌束坏死及创口感染常为手术失败的主要原因。

9.4.4 S 形皮片移植肛管成形术 Anoplasty with S Skin Grafting

【适应证】

适用于感觉性肛门失禁，由于肛门皮肤完全缺损和黏膜外翻。

【手术步骤】

（1）沿黏膜与皮肤连接处环形切开，将黏膜和瘢痕组织由下方括约肌分离，向上到齿线上方，显露内括约肌，必要时部分切断内括约肌，切断黏膜并将瘢痕组织切除（图 1A、B）。

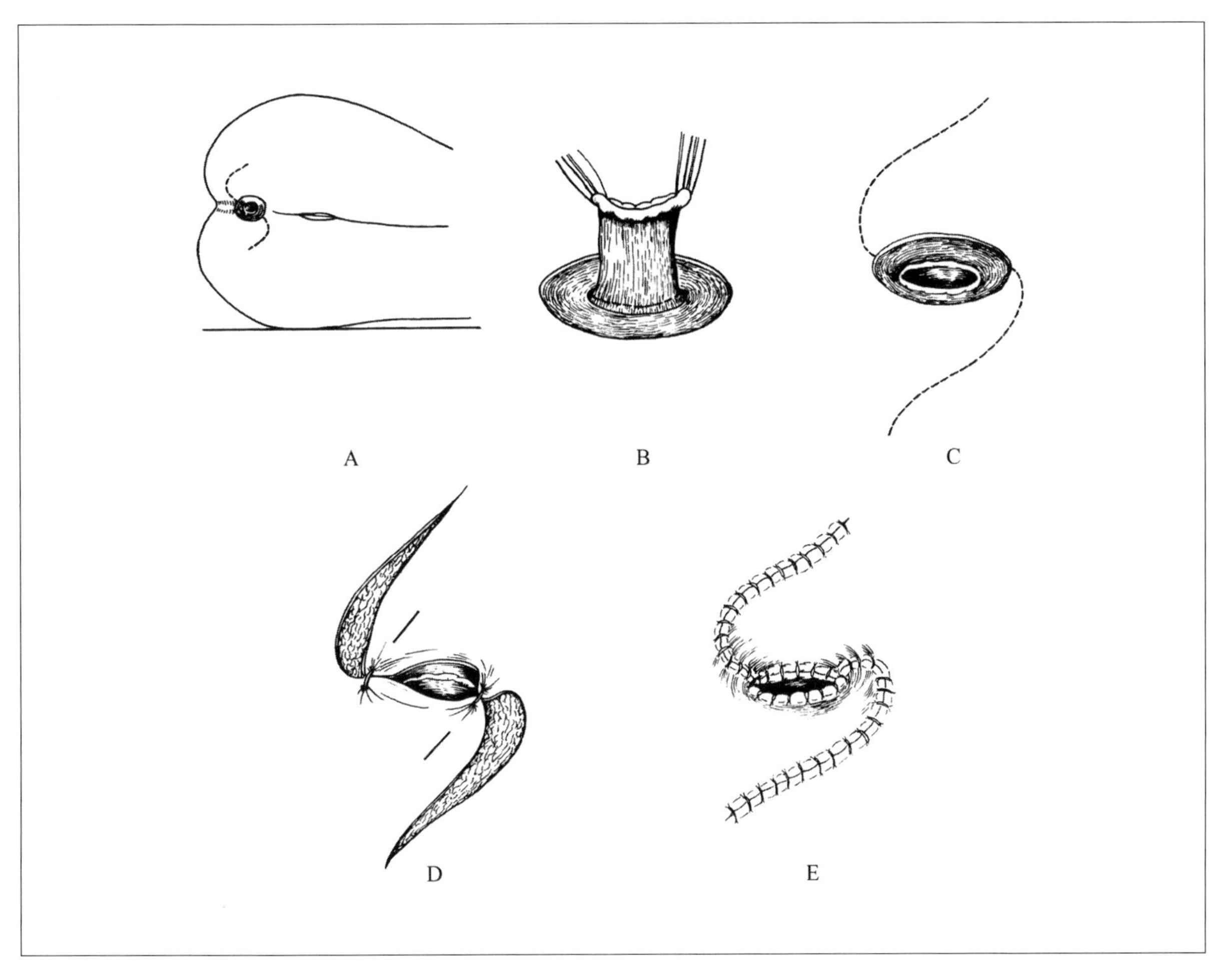

图 1

(2)以肛门为中心做S形切口,在肛门两侧做成2个皮片,皮片底在肛门两侧相对,其底宽度与其高度相等。皮片厚薄度一致并带有少量脂肪(图1C)。

(3)将一侧皮片的顶部牵向肛管前方,一侧牵向后方,与直肠黏膜缝合。两侧皮片移植后,皮片边缘在肛管前后中线上自然对合,缝合数针,从而使肛管完全由皮肤遮盖(图1D)。

(4)取皮切口可以完全缝合,有时一部分开放(图1E)。

【术中注意要点】

(1)皮片缝合后无张力,必要时可做一些小切口以减低张力。

(2)肛门外侧皮片若不能缝合,可让其开放,使二期愈合。

(3)术中止血要仔细,特别是皮片下应无渗血,防止血肿形成。

9.4.5 人工肛门括约肌植入术

1996年Wong等根据肛管解剖利用尿路人工括约肌AMS800改装制成全植入式人工肛门括约肌,对严重肛门失禁患者进行治疗。将灌注套管植入并包裹肛管,控制泵可植入阴囊或阴唇内(图1)。Wong报道12例严重大便失禁经人工肛门括约肌植入术治疗,经随访48个月,早期效果良好,仅4例(33%)有感染或机械故障,成功率为75%(9例),术后测压其静息压都较术前升高。结果:7例可控制干便,2例对控制稀便有困难,3例对排气偶有失禁。Wong认为本法简单、安全、有效,但有待长期随访观察。

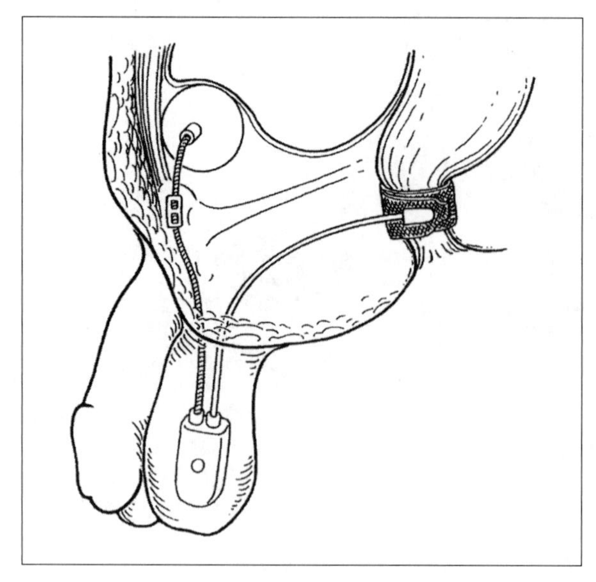

图 1

9.4.6 结肠造口术和前结肠灌洗术 Antegrade Irrigation, Antegrade Continence Enema, ACE

结肠造口对一些难治的肛门失禁不失为一个改善生活质量的好方法。结肠灌洗可进一步提高生活质量,80%的造口患者可成功应用,安全、经济。前结肠灌洗是利用阑尾造口或盲肠置管进行结肠灌洗,1990 年首先应用于先天性畸形患儿,明显提高慢性便秘和肛门失禁患儿的生活质量,免于造口,易于护理。目前文献报道已超过 100 例。也用于成人排便疾病,除盲肠、阑尾外也可选择横结肠、乙状结肠通过皮瓣植入单向阀门。

9.5 肛管直肠狭窄的手术 Operations for Anorectal Stricture

肛管直肠狭窄指肛门、肛管、直肠腔变窄,造成排便困难。狭窄的原因很多,有先天性缺陷、损伤、炎症等。如内痔注射治疗所致瘢痕狭窄,痔手术切除过多的皮肤,高位肛瘘手术,直肠吻合术及肛周克罗恩病等,特别是肛门直肠疾病手术,治疗后造成的瘢痕挛缩、纤维组织增生形成的狭窄更为多见。

肛管狭窄可分为 3 度。轻度:肛管较紧,但可通过示指或中号 Hill-Fergusson 牵开器。中度:示指及中号 Hill-Fergusson 牵开器不能进入肛管。重度:小指及小号 Hill-Fergusson 牵开器不能进入肛管。直肠狭窄按其形状分为 3 类:①环形狭窄:直肠腔由周围向内缩小,成一环形,直肠纵径<2.5cm;②管状狭窄:直肠纵径在 2.5cm 以上,成管状;③线状狭窄:是直肠腔一部分缩窄,不波及肠腔全周。

肛门部手术后或损伤后轻度狭窄,可用扩张法治疗,每周 1 次,以后逐渐延长,至狭窄消散不再复发为止,常需 6~8 周,效果良好。中度狭窄如扩张效果不大,可采用一处或多处内括约肌部分切开术。重度狭窄常需手术治疗。直肠下部环形狭窄可用扩张法治疗,每日用手指或扩张器扩张 1 次,或每周 1 或 2 次,渐渐加大扩张器。扩张时不可用力过猛并每次勿扩张过大,以免撕破肠壁。直肠上部狭窄,不宜用此法治疗,因有时可撕破腹膜。对管状狭窄,或在腹膜反折以上的环状狭窄,宜用手术疗法。

9.5.1 Y-V 皮瓣肛管成形术 Anoplasty with Y-V Flap

【适应证】

齿线以下肛管狭窄或瘢痕挛缩。

【禁忌证】

肛周有炎症应延期手术。

【术前准备】

同“9.4.1 肛管括约肌修补术”。

【麻醉与体位】

同“9.4.1 肛管括约肌修补术”。

【手术步骤】

(1)用电刀纵行切开后位狭窄环状瘢痕(图 1)。

(2)右手示指插入狭窄环上方,与肛外的右手拇指检查肛管一周,了解狭窄程度及范围。分离切口两侧瘢痕。

(3)在纵切口的外端做一 V 形切口,使创面成 Y 形。

(4)游离Y形全层皮瓣(可包括部分瘢痕),充分分离后,将皮瓣的尖端拉至切口的顶端。

(5)用2-0可吸收线及细不可吸收线,间断缝合黏膜及皮肤,伤口形成V形(图2)。必要时在前方做同样的V-Y形切口。

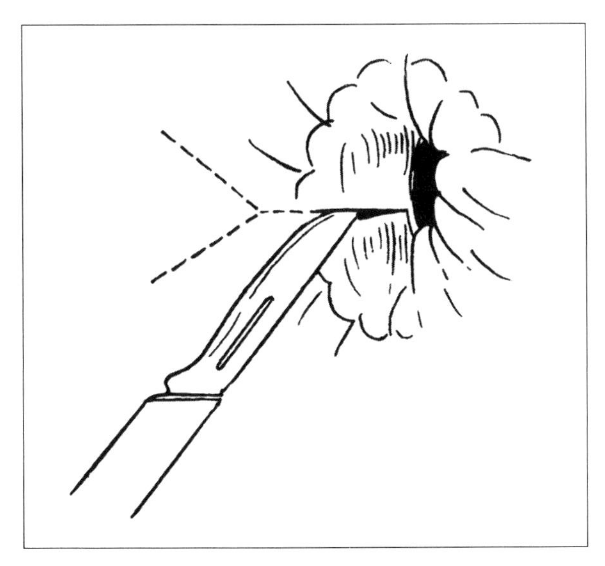

图 1

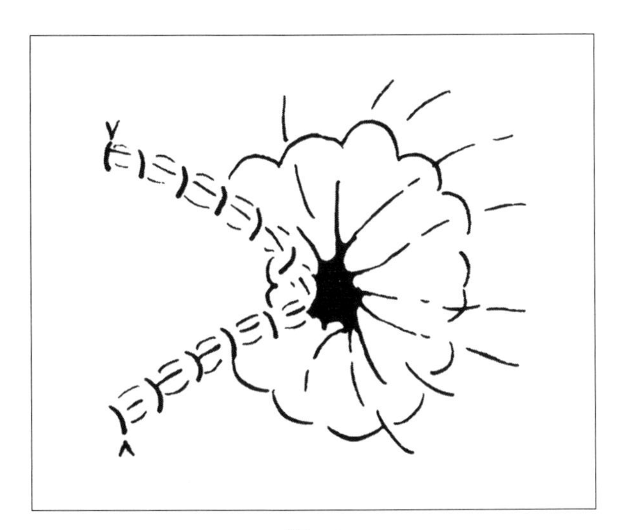

图 2

(6)消毒创口,用干纱布压迫创口,外用纱布包扎固定。

【术中注意要点】

(1)切口一般起于尾骨尖向前经过狭窄环至齿线正常皮肤。

(2)切开皮肤和皮下组织,不要切断括约肌。

(3)游离皮瓣时,应留下少数脂肪组织,不能太薄。将皮瓣尖端拉向肛管,缝合于肛管切口的上端,因而Y形切口成为V形。注意不要缝合括约肌,缝合时要避免黏膜外翻。

【术后处理】

同“9.4.1 肛管括约肌修补术”。

【主要并发症】

皮瓣感染及坏死是手术失败的主要原因,要注意预防。

9.5.2 直肠内狭窄后方切开术

Intrarectal Posterior Incision for Stricture

【适应证】

腹膜反折平面以下,手指可摸到的环状狭窄。

【术前准备】

同“9.4.1 肛管括约肌修补术”。

【麻醉与体位】

同“9.4.1 肛管括约肌修补术”。

【手术步骤】

(1)术者以手指充分扩张肛管后,以组织钳将肛缘向前、后、左、右拉开,以显露狭窄段的下缘。在后中线将环状狭窄以电刀做纵行切开,深达肠壁肌层(图1)。

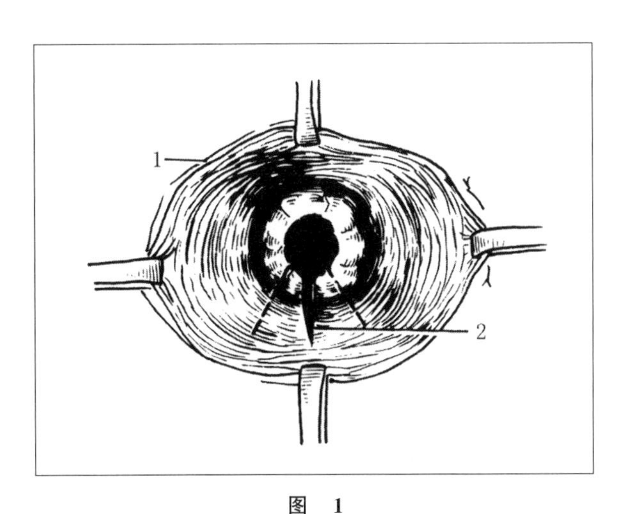

图 1

1—肛线;2—狭窄后方切口

(2)狭窄切开后,可先以手指再以扩张条做一系列扩张,直至狭窄舒张为止。需要时可在环状狭窄的后半圈再做2或3个纵行切开。出血点用电凝止血。

(3)以较粗的橡皮管,外绕凡士林纱布数层并将其固定于橡皮管后,塞入肛门内,通过已切开的狭窄肠段,以维持扩张,另一方面可控制出血并供排气。以大号别针贯穿肛门外的橡皮管以防止其缩入肛门。

【术中注意要点】

(1)术中应仔细探查狭窄的程度及范围,以决定纵行切开是单处或多处。

(2)切开深达肌层,但不要切断括约肌。

(3)止血应仔细。

【术后处理】

(1)肛门内橡皮管可在术后36～48h拔除。以后每天以手指或扩张条扩张,直至切开处愈合(一般需2～3周)。出院后继续每周扩张1或2次,直至狭窄倾向消失为止。

(2)其他同“9.4.1 肛管括约肌修补术”。

【主要并发症】

创口感染及出血常可再造成狭窄。此外术后定期扩张也是预防狭窄的重要措施。

【手术选择和效果】

(1)肛门括约肌修补术:损伤后当时修补,由于外括约肌的紧张可使断端回缩,缝线裂开,失败率高。延期修补虽已发生粘连,但肌肉断端不能回缩,手术效果较好。重叠缝合比端对端缝合的效果好,因为肌肉断端重叠有较大的接触面,能促进愈合,因肌肉紧张使肌肉回缩较小,不至于裂开。张庆荣1982年报道的26例中,优等84%,良好7.4%,较好3.7%,无效3.7%。Fang 1984年报道的79例中,优等58%,良好31%,较好7%,无效4%。

(2)括约肌折叠术:适用于阴部神经无病的病例,折叠括约肌重建会阴体和肛门成形术比单纯折叠效果好。

(3)持续电刺激股薄肌成形术:1986年Baeten等首次进行持续电刺激股薄肌成形术,之后被广泛认同,作为常规治疗失败或严重排便失禁的一种治疗方法。Verstuis给38例患者行动力股薄肌成形术,24例治愈,术后排便造影无钡剂漏出,伴有肛直角、会阴下降、肛管长度变化、肛管宽度由7mm降至1mm。排便造影是评价手术效果的客观指标,长期效果仍待观察。

(4)臀大肌移植术:因手术病例较少,评定效果困难。双侧移植效果好的占59%。Hentz 1982年报道效果好的占57%。上海仁济医院自1986－1991年收治8例因不同原因而引起肛管失禁病例,应用带蒂臀大肌重建肛管括约肌手术治疗,随访结果效果良好。

【述评】

肛门失禁的诊断:Keiting等对肛门失禁病人进行研究,发现单凭临床资料和检查远远不够,经特殊检查后可发现有19%病人失禁原因判断不准确,有16%需改变治疗方法。对肛门失禁的诊断常需多种方法综合研究,如肛管直肠测压、肌电图、阴部神经刺激实验、排便造影、肛管直肠腔内B超、磁共振成像等,其中肛管直肠生理学检查、肛管腔内B超检查可发现许多潜在病变,甚至需改变手术方案,应作为术前常规检查。

肛门失禁的病因和损伤范围不同,选择的手术方法也不相同。由于手术切断括约肌和外伤造成的损伤,检查时如果可看到断端部位,首先应选择括约肌修补术,效果较好。括约肌部分损伤造成肛门肛管松弛引起的失禁应做括约肌折叠术;如需要重建会阴体,则做括约肌折叠重建会阴体肛门成形术,效果也好。自然性失禁、扩张术后和肛管直肠脱垂并发的失禁,做肛门后方直肠固定术。先天性无括约肌、括约肌完全破坏、肛门神经损伤和中枢神经疾病造成的失禁应做括约肌成形术,如股薄肌移植和臀大肌移植术。肛管松弛引起的失禁做改良肛管缩窄术。感觉性失禁做S形皮片成形术。

9.6 直肠脱垂的手术 Operations for Rectal Prolapse

直肠脱垂指肛管、直肠甚至乙状结肠下端向下移位。只有黏膜脱出称不完全脱垂,直肠全层脱出称完全脱垂。如脱出部分在肛门直肠内称内脱垂或内套叠,脱出肛门外称外脱垂。直肠脱垂常见于儿童、老年人及经产妇。儿童型多在5岁前逐渐消失而自愈,因骶骨弯曲度逐渐形成,能有效支持直肠后壁。成年型只要产生直肠脱垂的因素存在，脱垂将逐渐加重。长期脱垂将致阴部神经损伤产生大便失禁。

根据脱垂程度，分部分性及完全性两种：①部分脱垂（不完全脱垂）：脱出部仅为直肠下端黏膜，故又称黏膜脱垂。脱出长度为2～3cm，一般不超过7cm，黏膜呈放射状，脱垂部为两层黏膜组成，脱垂的黏膜和肛门之间无沟状隙。部分脱垂应与环状内痔脱垂相鉴别，后者可见到充血肥大的痔块，呈梅花状，易出血，且在痔块之间出现凹陷的正常黏膜，直肠指诊，肛管括约肌收缩有力，而直肠部分脱垂则松弛，这是一个重要的鉴别点。②完全脱垂：为直肠的全层脱出，严重者直肠、肛管均可翻出至肛门外，脱出长度常超过10cm，甚至20cm，呈宝塔形，黏膜皱襞呈环状排列，脱垂部为两层折叠的肠壁组成，触之较厚，两层肠壁间有腹膜间隙。

不论小儿或成人直肠脱垂，在采用治疗的同时，都应尽量消除产生脱垂的因素，如积极治疗慢性咳嗽、腹泻及便秘等产生腹内压增高的疾病，并改善营养状况。

9.6.1 直肠脱垂的注射疗法 Injection Therapy for Rectal Prolapse

【适应证】

(1)儿童直肠黏膜脱垂，经对症治疗失败者，均可采用此法，疗效较好。

(2)成人直肠黏膜脱垂，如因体弱、年迈或有其他并发症不能耐受手术时，可以试用，暂时减轻症状。

【禁忌证】

黏膜脱垂伴有急性感染、溃烂或坏死时，不应采用注射疗法。

【术前准备】

同“9.3.4.1 内痔注射疗法”。

【麻醉与体位】

同“9.3.4.1 内痔注射疗法”。

【手术步骤】

直肠脱垂的注射治疗有黏膜下注射法及直肠周围注射法。前者将药物注射到黏膜下层，使黏膜与肌层粘连；后者将药物注射到直肠周围，使直肠与周围粘连。常用的药物有5%石炭酸植物油及明矾注射液。明矾（硫酸铝钾）水溶液可使蛋白质、胶体变性凝固，产生出血性凝固性坏死、瘢痕增生，形成较强的粘连而达到治疗目的。明矾液中的铝离子主要滞留在注射局部，是产生异物胶元纤维化的主要原因。铝制剂主要作用在局部，少量可被血液吸收，但很快被肾排出。常用的浓度为5%～8%。

(1)黏膜下注射法：经肛门镜消毒注射部位黏膜后，在齿线上1cm直肠黏膜下层前、后、左、右4个象限各注射5%石炭酸植物油3～5ml，7～10d注射一次，一般需注射2～4次。若用5%明矾，每个部位各注射5ml，总量为20ml，注射方法同上（图1）。

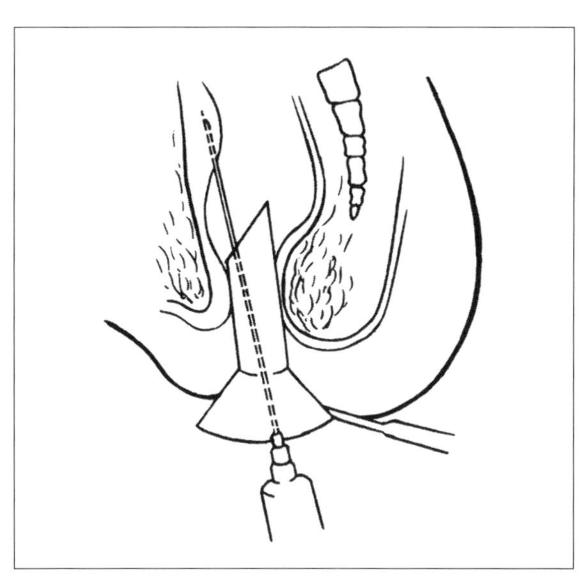

图 1

(2)直肠周围注射法：即在两侧骨盆直肠间隙（图2A）和直肠后间隙中注射（图2B）。取侧卧位或俯卧位，肛门周围常规消毒，在肛门两侧及后正中距离肛缘约2cm处，用0.5%普鲁卡因做皮丘，再于每个皮丘处各注射3～5ml，深度5～6cm，然后用腰麻穿刺针先在右侧正中垂直刺入皮肤、皮下、坐骨直肠间隙及肛提肌，到达骨盆直肠间隙。通过肛提肌时，针头有落空感。在穿刺前，注射者将示指插入直肠做引导，触摸针头部位，证实针头位于直肠外侧时，再将穿刺针逐渐刺入到5～7cm，到达骨盆直肠间隙后，将药液缓慢呈扇形注入，一侧5%明矾总量为8～10ml。注射左侧时，另换一腰麻穿刺针，同法注射。在后正中注射时，沿直肠后壁进行，刺入4cm，到达直肠后间隙，注药4～5ml。3个部位注入药物总量为20～25ml。

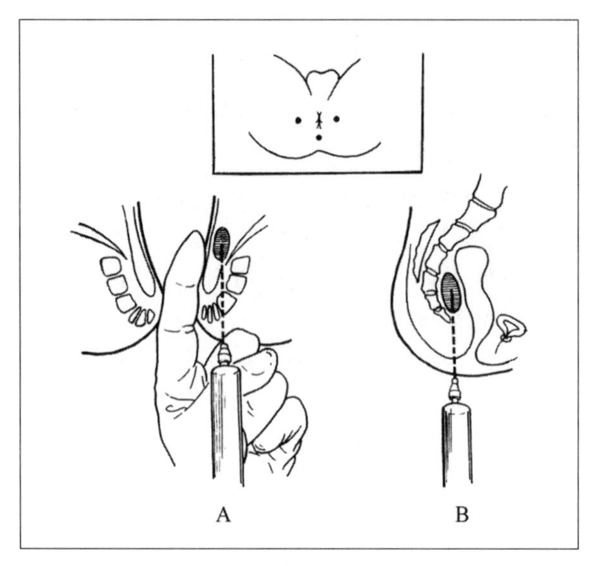

图 2

【术中注意要点】

(1)第1次黏膜下注射，应注射到脱垂黏膜的最高处，以后逐次下移到齿线以上。

(2)直肠周围注射前，注射者的示指应插入直肠做引导，保证针头不刺入直肠，防止感染。

【术后处理】

(1)注射后须卧床休息2～3d。

(2)每晚服液状石蜡20ml，保持大便通畅。

(3)流食2d，少渣软食3d，以后改为普食。

(4)必要时补充液体及用抗生素3～4d。

【主要并发症】

(1)黏膜下注射并发症同“9.3.4.1 内痔注射疗法”。

(2)直肠周围注射偶有低热、下腹胀、肛门痛及排尿困难。若穿刺针刺入直肠内可发生肛门周围脓肿及肛瘘。

(3)成人不完全脱垂或轻度完全脱垂，若括约肌正常或稍弱，可行类似3个母痔切除术或胶圈套扎治疗，也可使用硬化剂注射治疗。若括约肌松弛，可考虑做肛门环缩小术或括约肌成形术。

(4)成人完全型直肠脱垂的治疗以手术为主，手术途径有经腹部、经会阴、经腹会阴及经骶部。手术方法较多，但各有其优缺点及复发率，没有哪一种手术方法可用于所有的病人，有时对同一病人需要用几种手术方法。过去手术只注意修补盆底缺损，复发率较高，近年来对直肠脱垂的肠套叠学说进行研究，手术注意治疗直肠本身，现多使用下列手术。

9.6.2 直肠悬吊及固定术

Suspension and Fixation for the Rectum

【适应证】

成人完全型直肠脱垂。

【术前准备】

(1)与一般腹部手术同，但需肠道准备。

(2)术前放置导尿管，以利术中显露。

(3)按各手术要求，准备Teflon网悬吊、Ivalon或丝绸带。

【麻醉与体位】

持续硬膜外麻醉。头低仰卧位，使小肠倒向上腹，以利直肠前陷凹的显露。

9.6.2.1 Ripstein手术(Teflon悬吊)

Ripstein Operation (Teflon Sling Suspension)

【手术步骤】

(1)经左旁中线切口，长约20cm，切开皮肤、皮下各层进入腹腔。用温热盐水纱布垫将小肠全部推向上腹部(图1)。

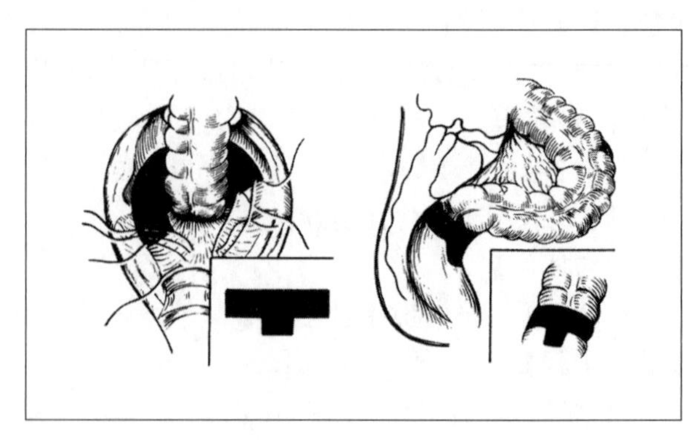

图 1

(2)将直肠后壁游离到尾骨尖,提高直肠。

(3)用宽 5cm Teflon 网悬带围绕上部直肠,用细不吸收线固定于骶骨隆凸下的骶前筋膜和骨膜,将悬带边缘缝于直肠前壁及其侧壁,不修补盆底。

(4)最后缝合直肠两侧腹膜切口及腹壁各层。

【术中注意要点】

(1)直肠应完全游离到盆底部,抬高直肠,使其固定。

(2)缝合 Teflon 时于直肠壁时,不能损伤直肠,若直肠弄破,不宜植入。

(3)分离直肠后壁,要防止骶前出血。

(4)止血要彻底,否则易致感染。

【术后处理】

(1)术后 2d 进流质饮食。

(2)术后第 3d 每晚给液状石蜡 20～30ml,至大便通畅为止。

(3)术后卧床休息 2 周。

(4)出院后 3 个月内避免重体力劳动。

【主要并发症】

有人综述了 1111 例 Ripstein 手术结果,复发率 2.3%,并发症为 16.5%,计粪块堵塞 6.7%,骶前出血 2.6%,狭窄 1.8%,盆腔脓肿 1.5%,小肠梗阻 1.4%,阳痿 1.8%,瘘 0.4%。

9.6.2.2 Ivalon 海绵植入术

Ivalon Sponge Implantation

【手术步骤】

(1)切口及游离直肠同"Ripstein 手术(1)、(2)"。

(2)用不吸收缝线将半圆形 Ivalon 海绵薄片缝合在骶骨凹内,将直肠向上拉,并放在 Ivalon 薄片前面;或仅与游离的直肠缝合包绕,不与骶骨缝合,避免骶前出血(图 1)。

(3)将 Ivalon 海绵与直肠侧壁缝合,直肠前壁保持开放 2～3cm 宽间隙,避免肠腔狭窄。

(4)有人主张,植入 Ivalon 海绵时,其内应放置抗生素粉剂,以防感染。

(5)以盆腔腹膜遮盖海绵片和直肠。

(6)最后缝合腹壁全层。

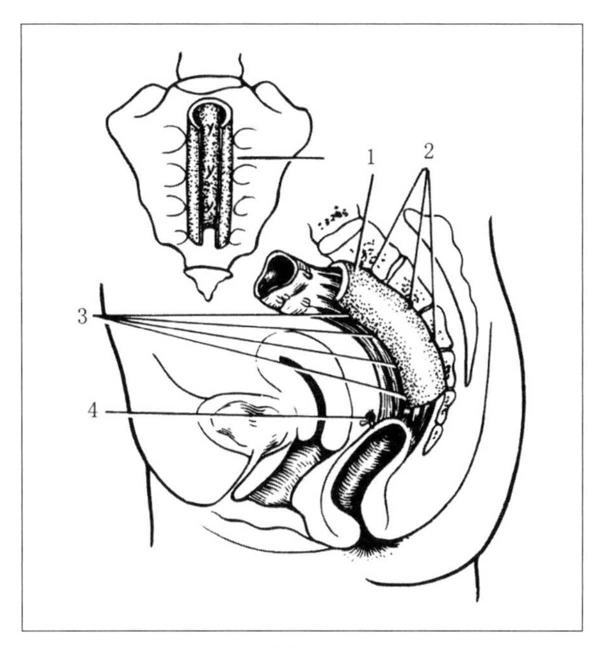

图 1

1—Ivalon 薄片;2—Ivalon 与骶骨缝合;
3—Ivalon 与直肠缝合;4—修补腹膜

【术中注意要点】

(1)直肠应游离到盆底部,使直肠抬高。

(2)术前要做充分的结肠准备。

(3)术中不慎将结肠弄破,不宜植入。

(4)止血要彻底,否则易致感染。

(5)Ivalon 只能与直肠侧壁缝合,直肠前壁应保持开放 2～3cm,防止直肠狭窄。

【术后处理】

同"Ripstein"手术。

【主要并发症】

Marti 复习了 10 位作者 688 例。Ivalon 海绵植入术的并发症如下:①感染占 2.3%;②复发率 3.3%。

9.6.2.3 直肠骶骨悬吊术

Suspension of the Rectum onto the Sacrum

早期用两条大腿阔筋膜将直肠固定在骶骨上,近年来主张用尼龙、丝绸带或由腹直肌鞘取下两条筋膜代替阔筋膜。

【手术步骤】

(1)切口同"Ripstein 术"。

(2)直肠后壁一般不需分离,避免骶前出血。

(3)用两条丝绸带(医疗用),每条宽约 2cm,长约 10cm,先将一端缝于骶骨隆凸下骨膜及筋膜,另一端缝于直肠侧壁浆肌层。另一条与骶骨处固定后再通过结肠系膜缝合于直肠另一侧,最后将骨膜上之后腹膜缝合(图 1)。

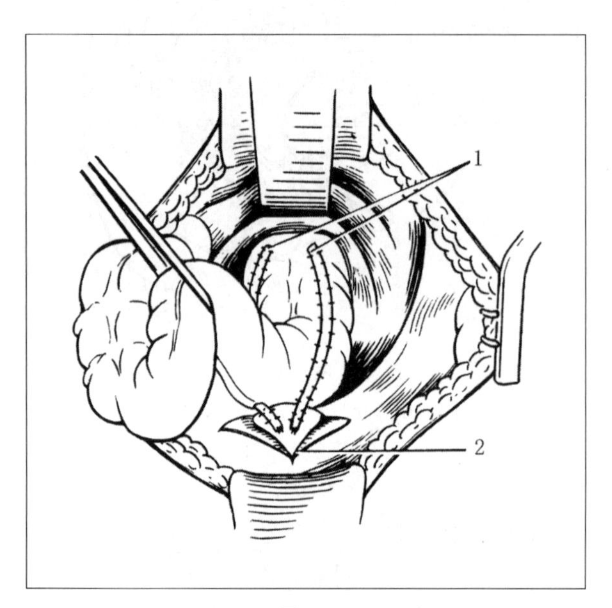

图 1

1—纺绸带;2—T 形伤口

(4)按常规缝合腹壁各层。

【术中注意要点】

(1)分离骶骨隆凸下骨膜时防止出血。

(2)将丝绸带缝合在直肠侧壁浆肌层处。防止误刺入直肠腔内。

【术后处理】

同“Ripstein 手术”。

【主要并发症】

若止血完善,按要求缝合,一般无特殊并发症。上海长海医院外科曾行 20 余例,除 1 例发生腹部伤口全层裂开外,无其他并发症。

9.6.2.4 直肠前壁折叠术

Plication of Anterior Wall for the Rectum

【手术步骤】

(1)切口,同“Ripstein(图 1)”。

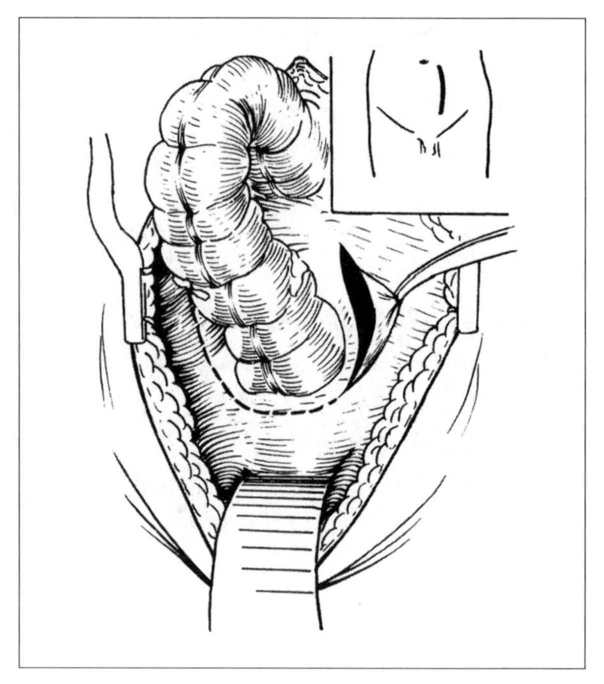

图 1

(2)显露直肠膀胱(或直肠子宫)陷凹,沿直肠前壁腹膜最低处向直肠上段两侧弧形剪开腹膜(图 2)。

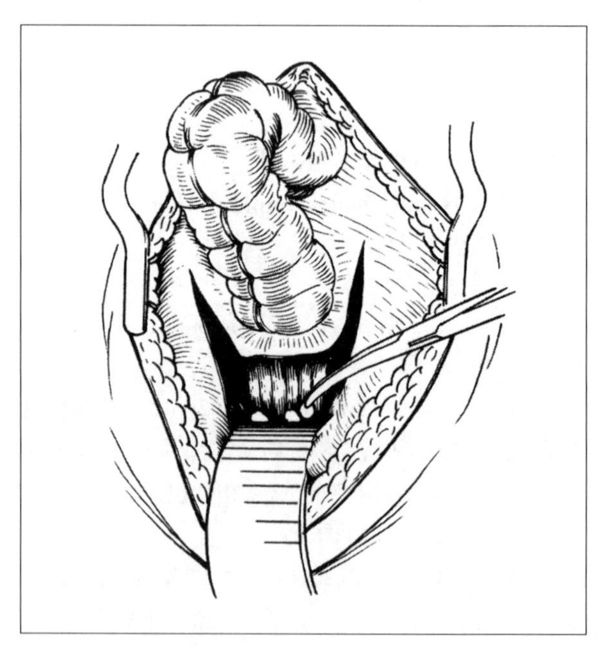

图 2

(3)分离腹膜后疏松组织,直达尾骨尖部。再分离直肠前疏松组织,直达肛提肌边缘。将原来切开的直肠膀胱陷凹的前筋膜向上提起,用丝线间断缝合于提高后的直肠前壁上。

(4)将乙状结肠下段向上提起，在直肠上端和乙状结肠下端前壁自上而下或自下而上做数层横形折叠缝合，每层用细不吸收线间断缝合 5 或 6 针。每折叠一层可缩短直肠前壁 2～3cm，每两层折叠相隔 2cm，肠壁折叠长度一般为脱垂 2 倍(一般折叠以不超过 5 层为宜)。由于折叠直肠前壁，使直肠缩短、变硬，并与骶部固定(有时将直肠侧壁缝合固定于骶前筋膜)，既解决了直肠本身病变，也加固了乙、直肠交界处的固定点，符合治疗肠套叠的观点(图 3)。

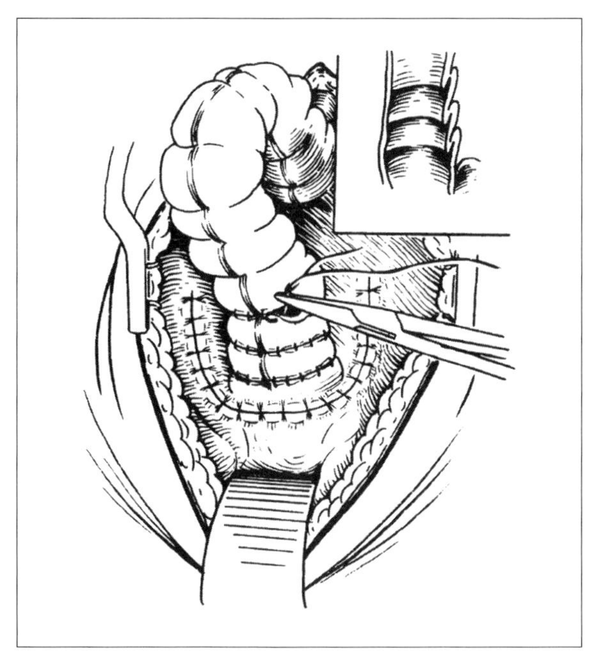

图 3

(5)最后按常规缝合腹壁各层。

【术中注意要点】

(1)肠壁折叠的凹陷必须是向下，以免粪便积留其中而引起炎症。

(2)折叠时，缝针只能穿过浆肌层，不得透过肠腔，以防感染。

(3)折叠层数虽视脱垂的长度而定，缩短的长度最好为直肠脱垂长度的一倍，但如直肠脱出长度超过 10cm 时，过多的缩短有引起粘连和肠梗阻的危险，故不必强求符合上述缩短长度的要求。

(4)直肠后壁不予处理，因为直肠前壁的脱出长度较后壁多，且后壁脱垂的发生是后随于前壁者，故仅折叠直肠前壁，足以防止直肠脱垂之发生。

【术后处理】

同“Ripstein 手术”。

【主要并发症】

(1)排尿时下腹痛，主要为术中对膀胱的牵拉及提高膀胱直肠陷凹对膀胱的影响，7 例都在术后 1 个月内恢复。残余尿可能与术中分离直肠后壁损伤神经有关，后期均恢复。

(2)腹腔脓肿及伤口感染。

(3)早期黏膜脱垂。

9.6.3 结直肠部分切除术

Partial Excision of the Colon and Rectum

9.6.3.1 经会阴部脱垂肠管切除术

Excision of Prolapsed Intestine through Perineum

多数作者主张经会阴部一期切除脱垂肠管，优点是：①从会阴部进入，可看清解剖变异，便于修补；②因不需剖腹，麻醉不用过深，老年人易耐受手术；③同时修补滑动性疝，并切除冗长的肠管；④不需移植人造织品，减少感染机会；⑤病死率及复发率低。

【适应证】

(1)老年人直肠脱垂。

(2)脱出时间较长，不能复位或肠管发生坏死者。

【手术步骤】

(1)将脱垂肠管用组织钳夹住拖出，在齿线上 3mm 处环形切开黏膜及肌层，将肠壁外层拉向下，显示出内层；切开随直肠脱垂，膀胱直肠窝的腹膜下降而形成的囊，经囊口拖出因脱垂而冗长的部分乙状结肠及直肠(图 1A)。

(2)高位缝合脱出的腹膜囊后，在乙、直肠前方缝合肛提肌(图 1B)。

(3)在齿线处切断脱垂肠管，依次结扎出血点，用铬制肠线做间断端-端吻合(图 1C)。

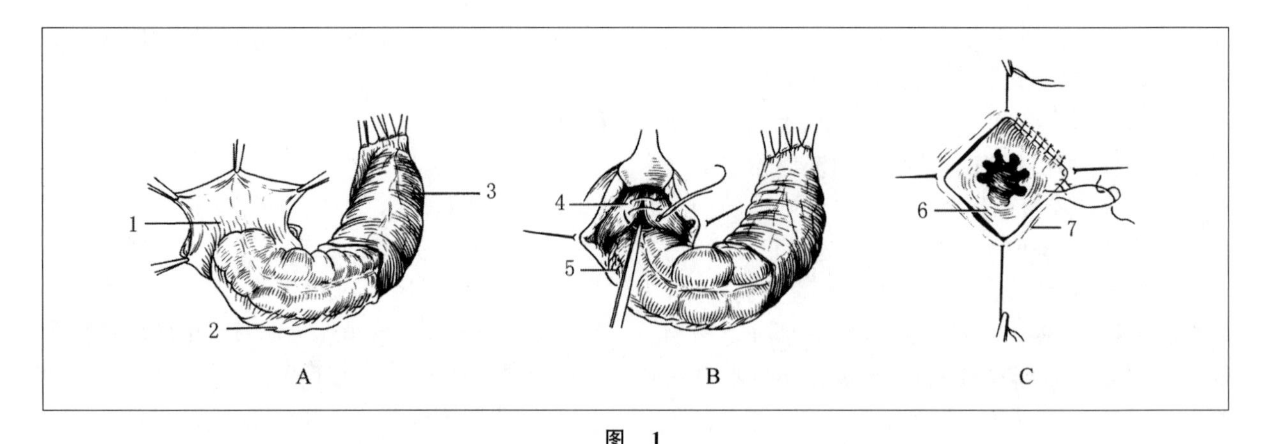

图 1

1—疝囊；2—肠系膜；3—直肠；4—肛提肌；5—缝合肠系膜；6—切断的黏膜；7—齿线

(4)手术完毕后，肛门内置裹有凡士林纱布的肛管一根。

【术中注意要点】

(1)外脱的肠管有内、外两层，其间存有腹膜囊，并与游离腹腔相通。小肠常随之脱出而嵌入其中。切除前做直肠指诊以明确有无前述情况。如有小肠嵌入，必须将其挤回。

(2)操作中必须注意无菌技术。

【术后处理】

(1)术后2周内卧床休息，不得起立行走。

(2)给阿片酊口服4～7d，以保持便秘，防止大便污染。

(3)术后6～7d去除肛管。

(4)术后给热硫酸镁液湿敷，以改善黏膜水肿。

(5)术后继续抗生素治疗。如有感染，须及时控制，以免发生腹膜炎。

【主要并发症】

手术后并发症主要包括如下两大类：

(1)早期并发症：会阴部脓肿、膀胱炎、肾盂肾炎、肺不张、心脏代偿不全、肝炎、腹水。

(2)晚期并发症：盆腔脓肿、直肠狭窄、脱垂复发。

9.6.3.2 前切除术

Anterior Resection

其主要优点是切除了冗长的乙状结肠，不需要悬吊与固定，乙状结肠切除后可消除原来可能存在的肠道症状如便秘，而其他悬吊手术有时可加重肠道症状。切除的缺点是有吻合口漏的危险，但危险性极小。手术要点是直肠应游离至侧韧带平面，吻合应在骶岬平面或其下进行，避免复发。本手术与直肠癌前切除类似，故有一般大肠切除吻合的并发症。过去Goldberg强调将直肠固定在骶骨骨膜上(图1)，但Corman等认为前切除已足够，无需加做固定，且可避免将远端直肠缝至骶前筋膜时引起大出血的风险。

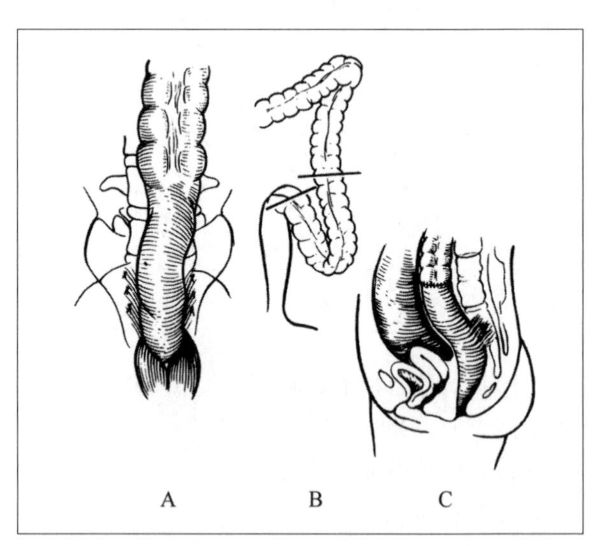

图 1

9.6.4 肛门圈缩小术

Thiersch's Operation

1891年Thiersch介绍用银丝放入肛门周围皮下组织内，使松弛的括约肌缩紧，治疗直肠脱垂，以后 Turell 简化此手术(图 9-6-1)。本法优点是手术简单，损伤小，可在局麻下进行，但这只是一种姑息性手术，且有一定的并发症，因此应用者不多。近来有人提出用硅橡胶或尼龙网带，因有一定的弹性，能扩张及收缩，有利于防止大便失禁及直肠脱垂。

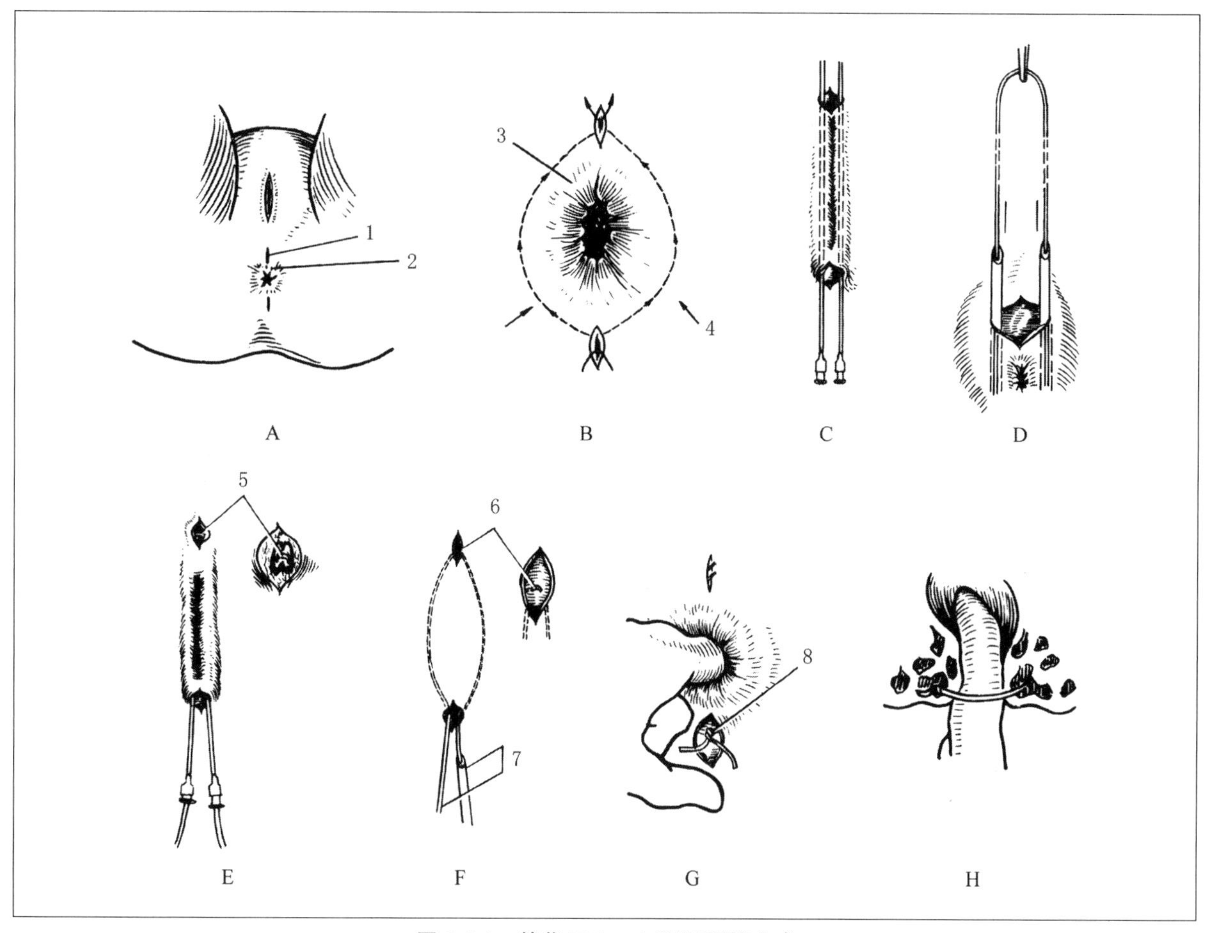

图 9-6-1 简化 Thiersch 肛门圈缩小术

1—切口长 1.5cm；2—距肛缘 1.5cm；3—松弛肛门；4—针头插入方向；5—银丝环；6—银丝环；7—针头正在抽出；8—收紧银丝

【适应证】

(1)肛门收缩无力或肛门已呈松弛的直肠脱垂。

(2)老年和身体衰弱的直肠脱垂。

(3)常与其他治疗脱垂方法相辅应用。

【术前准备】

根据手术要求，准备好 30 号银丝，涤纶或硅橡胶网带。

【麻醉与体位】

骶管麻醉或局麻。俯卧位或截石位。

【手术步骤】

(1)在前正中位距肛缘 1～2cm 做 3cm 长弧形切口，切开皮下筋膜(图 1)。

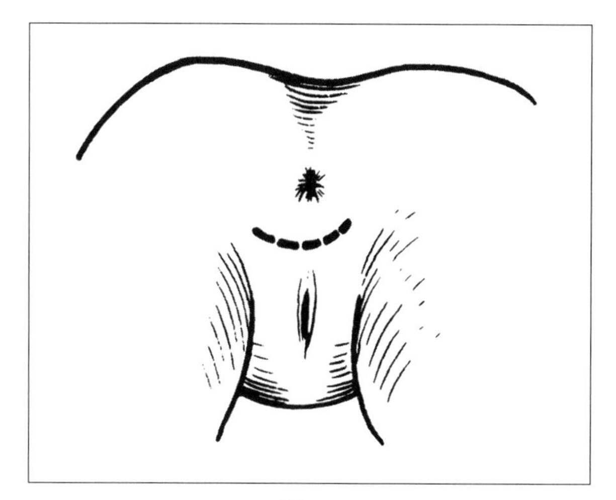

图 1

(2)用弯血管钳,围绕肛管钝性分离至会阴浅、深肌(图 2)。

(3)左示指插入直肠,右示指继续钝性分离至盆底(男性在前列腺下缘,女性在子宫颈下缘)时,右示指从肛管左右两侧向后分离,各做一隧道(图 3)。

(4)换左手手套,在尾骨与肛缘之间做一 2cm 长纵切口,用弯血管钳钝性分离外括约肌肌间隙,至肛尾韧带(图 4)。

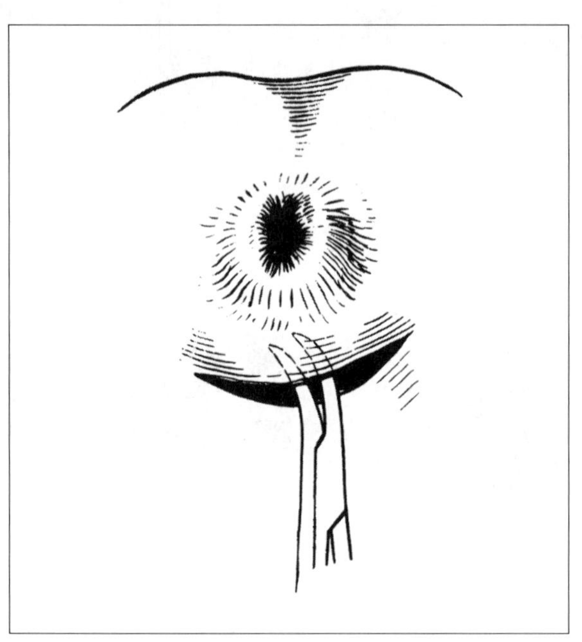

图 2

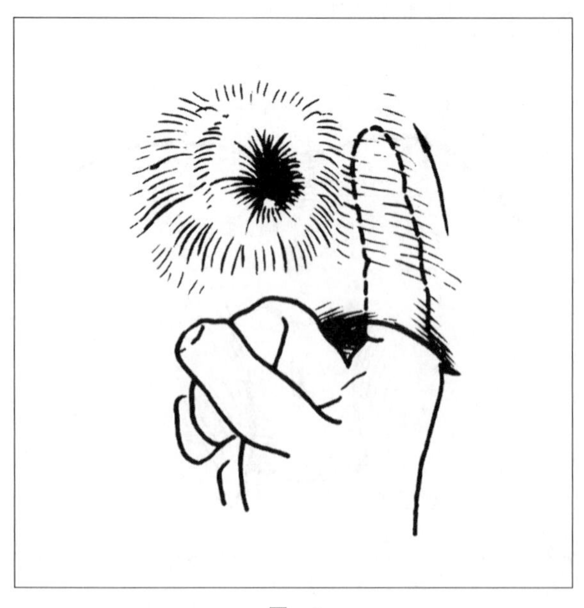

图 3

(5)用右示指进入直肠后间隙,分离肛管两侧,各做一隧道,成环形,使其能顺利通过示指(图 5)。

(6)用大弯血管钳从前位切口进入,经右侧隧道,从后位切口穿出,夹住涤纶网带的一端,平整地从前切口引出(图 6)。

(7)按同法将另一端涤纶网带,从后位切口,经左侧隧道,从前切口平整地引出,会合于前切口(图 7)。

(8)将大号肛门镜(直径 2～2.5cm)插入肛管,作为术后肛管直径大小的依据,围绕肛门镜拉紧网带,两端重叠 1cm,用丝线将网带做两道间断缝合,然后取出肛门镜(图 8)。

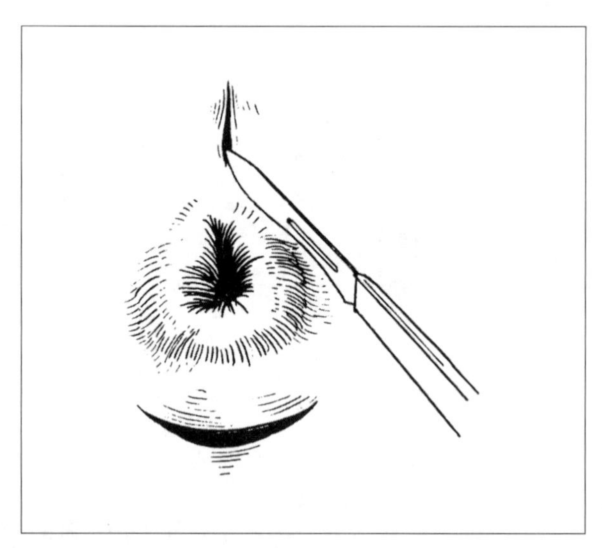

图 4

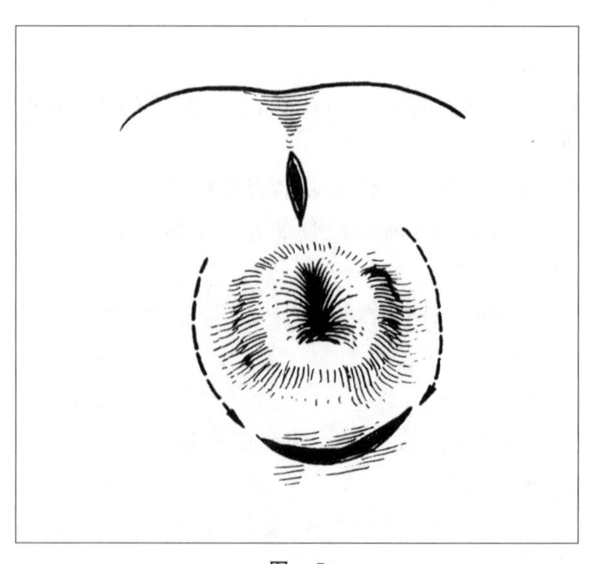

图 5

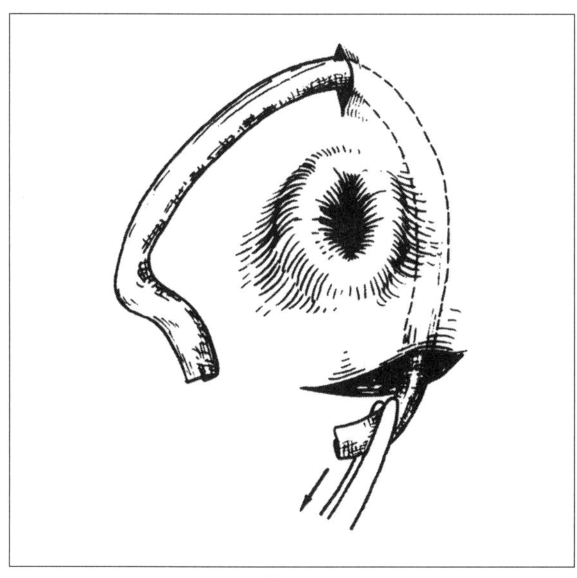

图 6

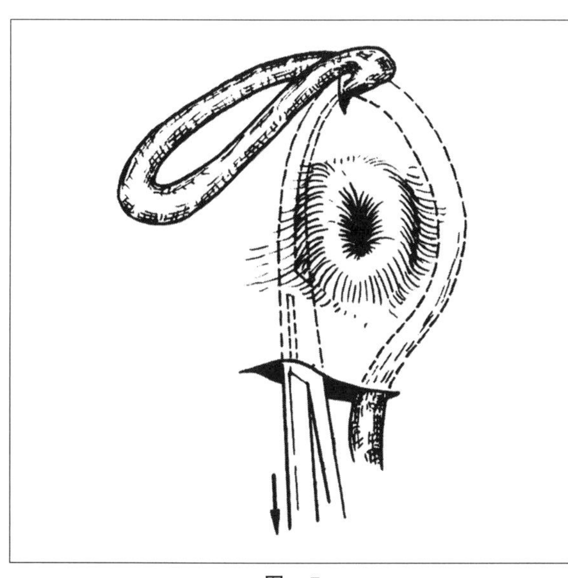

图 7

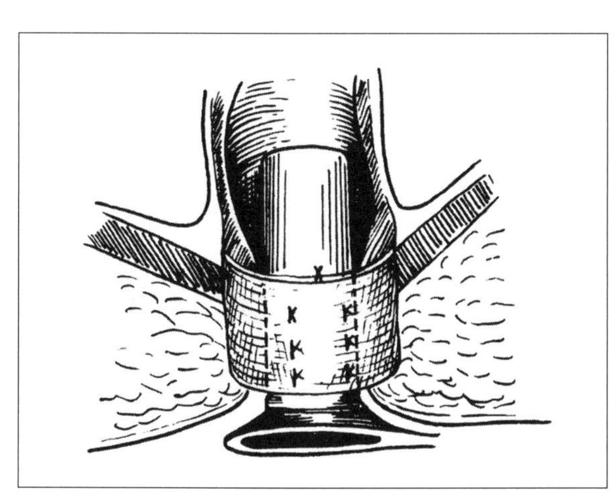

图 8

(9)用拉钩拉开前、后位切口,用不吸收线将网带上、下极与肠壁肌层各固定数针,防止网带移位折叠。

(10)最后用肠线及细不吸收线逐层缝合肛管周围组织及皮肤(图 9)。

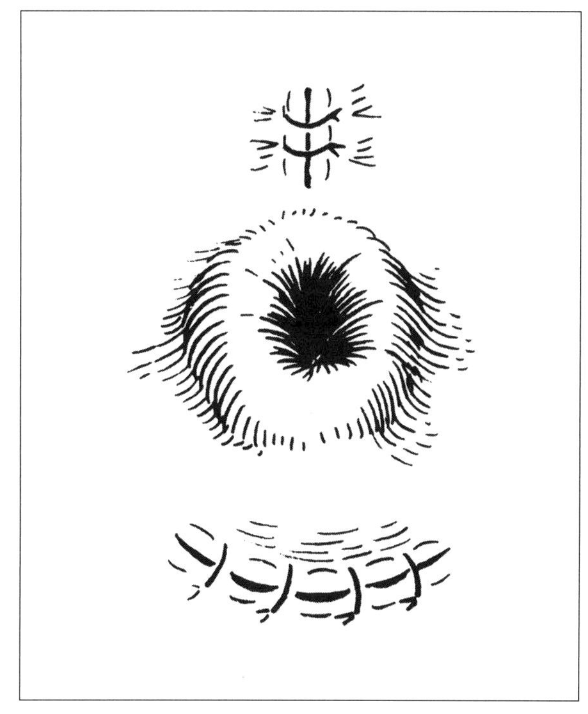

图 9

【术中注意要点】

(1)环形隧道要能顺利通过示指。

(2)缝合网带前,要用手指探查隧道内网带是否平整。

(3)术中不能损伤直肠黏膜,以防感染。

【术后处理】

(1)术后可早期下床活动。

(2)补充液体,应用抗生素 3~5d。

(3)如有粪块堵塞或排便不畅,可用手指扩张肛门,并给甘油灌肠,每晚服液状石蜡。

【主要并发症】

(1)皮下感染:如感染严重,则应取出涤纶网带。

(2)大便嵌塞:多与肛门环缩太紧有关,一般应不小于示指。用肛管扩张和灌肠多可解决大便嵌塞。

【治疗选择】

直肠脱垂有很多治疗方法，应按年龄、脱垂种类和全身情况选择不同治疗。每一种手术均有其优缺点及复发率，没有一种手术方法可用于所有需手术的病人，有时对同一病人尚需用几种手术方法。如 Goldberg 对 152 例完全性直肠脱垂使用了 10 种(173 次)手术方法。上海长海医院 1981 年以前的 78 例直肠脱垂也用了 11 种治疗方法。不论采用何种手术，术后都应尽可能去除引起直肠脱垂的各种因素，使手术固定的直肠及乙状结肠与周围组织产生牢固的粘连。

儿童和老年不完全性和完全性肛管直肠脱垂都应先采用非手术疗法，如效果不佳，可采用直肠内黏膜下注射疗法，很少需要经腹手术。成人不完全性脱垂可用注射疗法、黏膜纵切横缝术。成年人完全性脱垂则以经腹直肠固定或悬吊术较为安全，并发症、发病率及病死率都较低，效果良好。乙状结肠和直肠部分切除术效果也较好，但术后并发症较多。不能复位的脱垂或有肠坏死的可经会阴行直肠乙状结肠部分切除术。

【述评】

直肠脱垂的真正病因仍不太清楚，因此目前尚无理想的手术，一般常按病人的年龄、脱垂类型和全身情况选择不同手术。

直肠内注射硬化剂疗法对儿童和老年不完全性直肠脱垂可取得较好效果，但复发率较高。成年人完全性直肠脱垂不宜行注射疗法。

直肠悬吊及固定术：Ripstein 及 Ivalon 手术是美、英常用的手术，但有些出现并发症，如粪嵌顿、骶前出血、直肠狭窄和盆腔感染等，这与植入的异物网带有关，因此术中避免感染极端重要。直肠前壁折叠术不需用异物，是其优点。结直肠部分切除术，目前多主张用前切除术代替经会阴脱垂肠管切除术及经腹冗长乙状结肠切除术，因前切除手术简单，不需要悬吊及固定，也不需用异物网带，手术效果较好。

直肠脱垂常并有肛门失禁、便秘。失禁由于长期受到牵拉，损伤了会阴和阴部神经的结果，一旦出现排便失禁，手术常无法改善排便控制功能。因此，重要的是应在脱垂伴失禁前及早手术。需要指出的是某些病人术前并无失禁，术后反而出现失禁，原因是脱垂肠襻掩盖了失禁的出现，脱垂纠正后失禁症状就明显了。因此，对脱垂严重和病史长久者，即使术前无失禁病史，亦应警惕，并向病人及家属说明术后失禁的可能性，以免引起不必要的误会。

直肠脱垂术前可存在便秘，但其原因不清，有人解释是：①直肠内脱垂的肠管阻塞了直肠；②合并有结肠慢传输；③耻骨直肠肌收缩不协调。术后便秘可能与直肠周围的分离致瘢痕形成、直肠变硬，从而损害直肠的功能；分离直肠侧韧带破坏了直肠周围的神经；悬吊术使结肠过长而致梗阻等因素有关。

9.7 直肠癌手术 Operations for Rectal Carcinoma

直肠癌包括齿线至直肠乙状结肠交界之间的癌，是消化道最常见的恶性肿瘤之一。直肠癌位置较低，易被直肠指诊及乙状结肠镜检查发现，容易诊断。但由于其深入盆腔，手术困难，不如结肠癌易得到彻底根治，术后局部复发率高。中、下段直肠癌与肛管括约肌接近，不易保留肛门，也是手术上一大难题。

我国大肠癌中，直肠癌占 60%～75%，而直肠癌中 80%以上可用直肠指诊触及，因此要重视直肠指诊。此外，国内青年人直肠癌较国外多见，因此，对青年人直肠癌的流行病学特点应有充分了解，切不可因年轻而忽视患大肠癌的可能。

手术根治性切除仍是直肠癌的主要治疗方法，根据肿瘤情况，术前、术后辅以放射治疗、化学药物治疗及免疫治疗，可提高疗效。

直肠癌手术原则是切除包括肿瘤在内的远、近端肠段，远端肠管至少要切除 3～5cm，连同其周围可能转移的淋巴结以及可能被侵犯的周围组织和器官。如已侵犯子宫、阴道壁可同时切除。对有孤立性肝转移者，在直肠癌根治切除同时行相应的肝叶切除或楔形切除，亦有满意疗效。

由于直肠癌部位不同，应采取以下不同的治疗方法。

9.7.1 直肠、肛管经腹会阴联合切除术

Abdominoperineal Resection for Anus and Rectum(Miles'Operation)

手术切除范围包括乙状结肠下部及其系膜和直肠全部、肠系膜下动脉和周围淋巴结、肛提肌、坐骨直肠窝内脂肪、肛管和肛门周围皮肤约5cm直径以及全部肛管括约肌(图9-7-1)。乙状结肠近端在左下腹壁做永久性人造肛门。手术特点是病变切除较彻底，治愈率高，为下端直肠癌的标准手术。缺点是手术损伤较大，需做永久性人造肛门。手术分腹部和会阴部两个手术组，先后或同时进行手术。

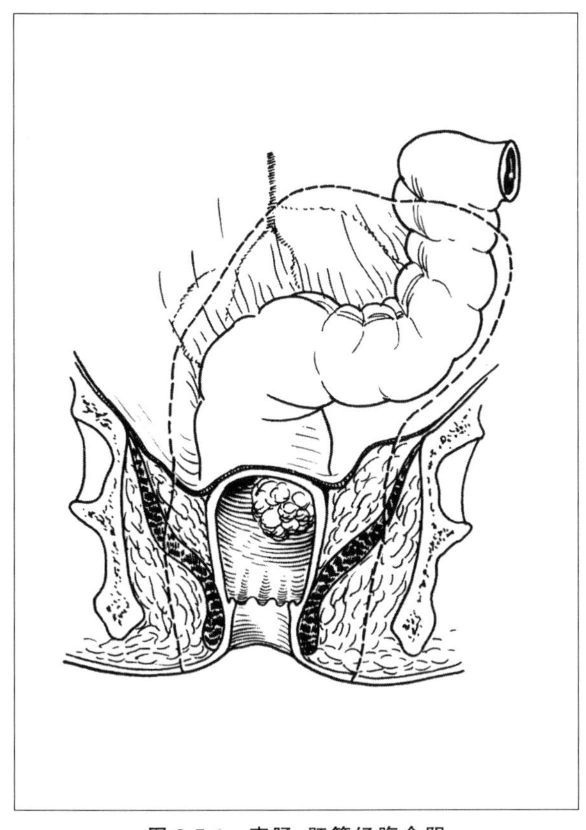

图9-7-1 直肠、肛管经腹会阴联合切除术的切除范围

【适应证】

位于齿线以上7～8cm以内的直肠癌。

【禁忌证】

若病人梗阻明显，宜行二期手术，预先做结肠造口，待梗阻解除后，再行切除术。

【术前准备】

(1)对病人要说明必须施行结肠造口术(人造肛门)的理由，如处理得当，仍可以适应正常生活。最好先介绍一个已能正常生活的结肠造口病人，同他交谈则说服力更大。

(2)尽量改善病人全身情况，如纠正贫血，血红蛋白应在120g/L以上；血清蛋白过低或体重减轻显著者，应先做静脉营养。

(3)女性病人应做阴道检查，了解有否癌肿浸润。需切除阴道后壁者，手术前2d，每天冲洗阴道。

(4)低位较固定的肿瘤，或癌位于直肠前壁且有泌尿系症状，应做膀胱镜检查及逆行输尿管造影或静脉肾盂造影，以了解泌尿生殖系统该部位有无侵犯。

(5)麻醉后在严格无菌技术下安置导尿管，最好用Foley气囊导尿管，然后将阴囊和阴茎(连同导尿管)以橡皮膏固定于右大腿内侧，导尿管连接至手术台下瓶中。

(6)术前所有的病人都应估量一下仰卧、坐位、站立时结肠造口的位置，并做一记号，最好注射少许消毒墨汁，以免术中定位不当。

【麻醉与体位】

持续硬膜外麻醉或全身麻醉。常规采用头低脚高的膀胱截石位(图9-7-2)。大腿外展，骶部稍垫高。手术分两组(腹部手术组及会阴手术组)进行。优点是当腹部手术完毕后，不需翻转病人，即可进行会阴部手术，而且在有困难的情况下，两手术组可以联合进行操作，增加手术的安全性，并缩短手术时间。

【手术步骤】

(1)行左下腹部旁正中切口，上自脐上2～4cm，下至耻骨联合。进入腹腔后，有步骤地探查全腹腔内有无癌肿转移。首先触摸肝脏有无硬结，然后检查腹主动脉前、肠系膜下血管和髂内血管附近淋巴结有无转移。最后查明癌肿的范围

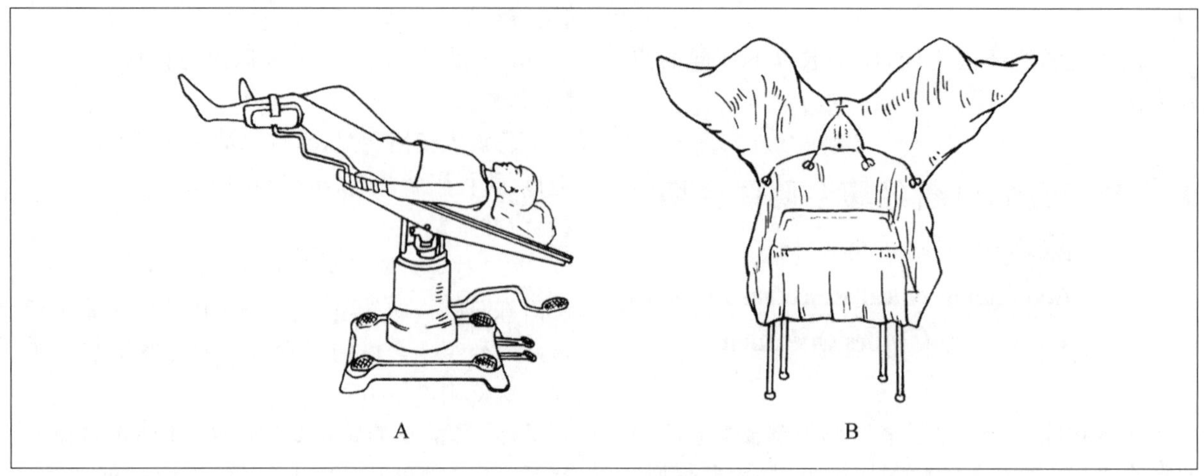

图 9-7-2 头低膀胱截石位(股伸和外展)

A—侧面观;B—会阴部观

及其周围情况。如确定可以切除时,即用湿盐水纱布垫将小肠推向上腹部,充分显露手术野。用纱布条在癌肿近端扎住肠管。提起乙状结肠,拉向右侧,沿乙状结肠系膜左侧根部及降结肠的腹膜反折处剪开,并向盆腔部延长到直肠膀胱陷凹(女性为直肠子宫陷凹)。向左分离盆腔腹膜,显露左侧输尿管、精索血管或卵巢血管,避免损伤。向右游离乙状结肠系膜到腹主动脉分叉处,注意分离和切除左髂血管附近的淋巴结(图 1)。

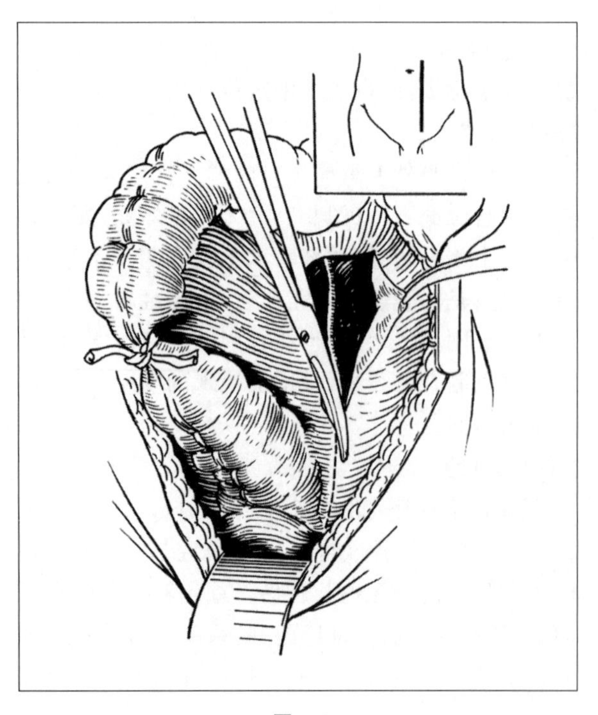

图 1

(2)再将乙状结肠翻向左侧,用同样方法将乙状结肠系膜的右侧根部切开,向上到肠系膜下动脉根部,向下至直肠膀胱陷凹,与对侧切口相会合,同时认清右侧输尿管的走向(图 2)。

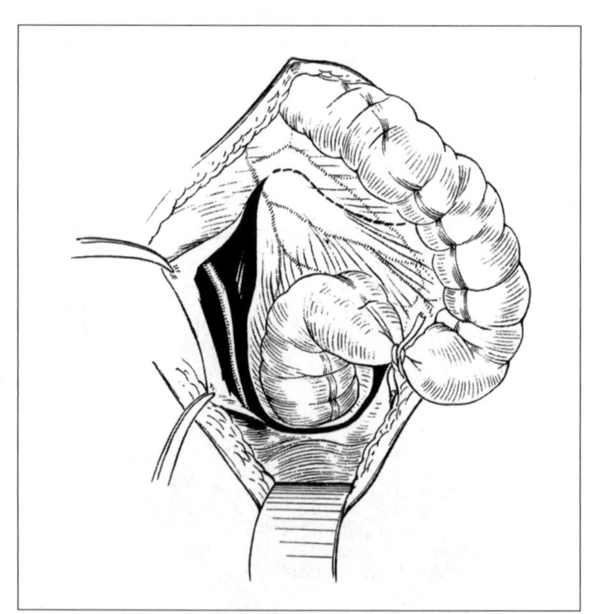

图 2

(3)在肠系膜下动脉根部的右侧显露肠系膜下静脉,注入抗癌药物后(一般注入 5-FU 250mg),用中号不吸收线结扎两道。再用 3 把止血钳夹住肠系膜下动脉(近端 2 把,远端 1 把),切断后用不吸收线结扎两道。如已发现乙状结肠系膜内淋巴结肿大、发硬,疑有癌肿转移时,应在肠系膜下动脉根部结扎,结扎时应注意避免损伤输尿管(图 3)。

(4)在骶岬前进入骶前间隙,直视下锐性分离游离直肠背侧到盆底,超越尾骨炎(图 4)。目前认为,直肠癌根治性切除应包括全部直肠系膜或至少包括肿瘤下 5cm 的直肠系膜,故称之为直肠系膜全切除(total mesorectal excision,TME),因直肠系膜内肿瘤细胞残留是术后局部复发主要原因之一。过去用手做钝性分离,易撕破直肠系膜,导致切除不全,分离时要注意不要损伤骶前静脉丛。万一有损伤出血量大时,可先以纱垫填压,继以手指压迫骶骨面上的静脉孔,再以特制的不锈钢钉钉入,可获满意的止血效果。如无不锈钢钉可填入热盐水纱布垫压迫止血。

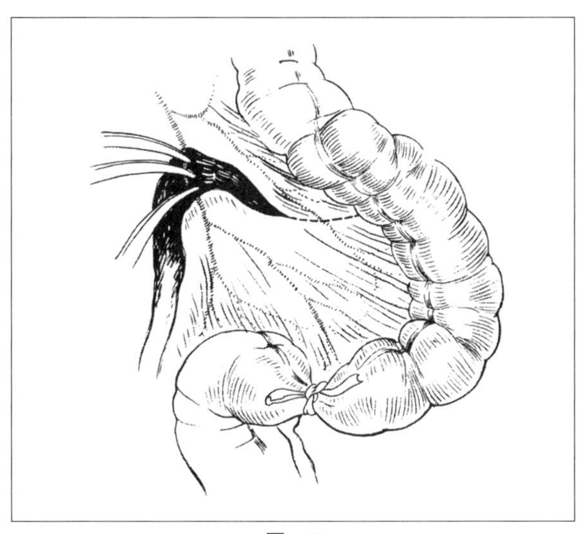

图 3

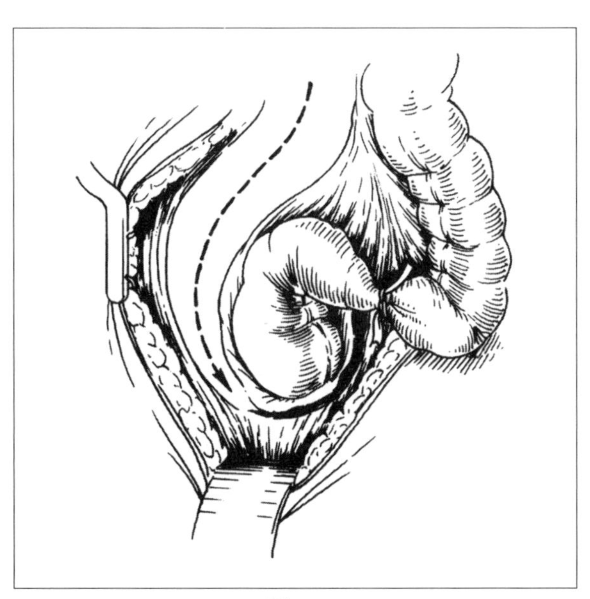

图 4

(5)向上向后提起直肠,用剪刀、电刀或剥离子分离直肠前壁,使之与膀胱、输精管、精囊、前列腺后壁分开(女性应将直肠与阴道后壁分开)(图 5)。

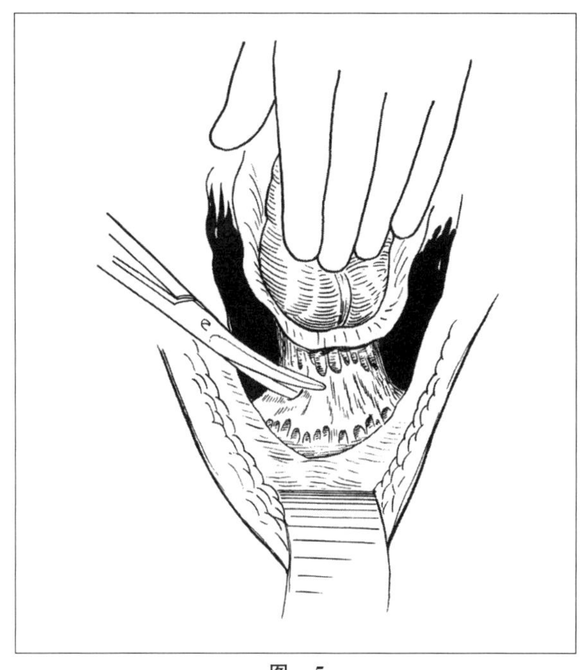

图 5

(6)分离两侧直肠侧韧带。先将直肠向上向左提起,显露右侧直肠侧韧带,用两把长弯止血钳夹住后,切断结扎(直肠下动脉亦被结扎在内)。钳夹或结扎时都应注意避免损伤输尿管。然后用同法处理左侧直肠侧韧带。将直肠前后左右都分离到肛提肌平面(图 6)。

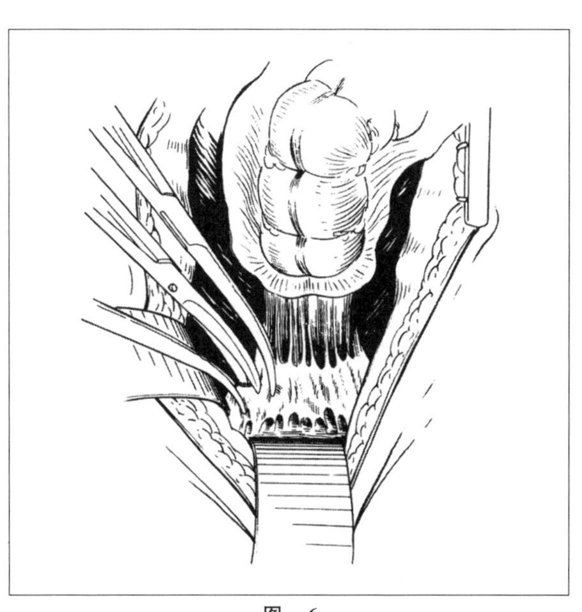

图 6

(7)在原切口左侧,相当髂前上棘与脐孔连线的中、外 1/3 交界处(即术前做造口记号处)。做一直径 2.5～3cm 的圆形切口,将皮肤、皮下组织和腹外斜肌腱膜切除。顺肌纤维方向分开腹内斜肌和腹横肌,切开腹膜。用一把有齿直止血钳自此造口处伸入腹腔内,夹住预定切断的近端乙状结肠,在其远侧再夹一把止血钳,在两钳间切断乙状结肠。将近端乙状结肠断端自造口处拉出腹外 4～6cm,做人造肛门用(图 7)。或者按 Goligher 的办法,将近端乙状结肠通过腹膜后隧道引至造口位置。腹膜外结肠造口法最大优点是:造口肠段经腹膜外引出,消除了结肠旁沟间隙,排除了小肠内疝的潜在危险。又因被覆的腹膜有一定保护作用,能抵御造口回缩、脱出及旁疝的发生,且可减少梗阻、狭窄和造口水肿等并发症。

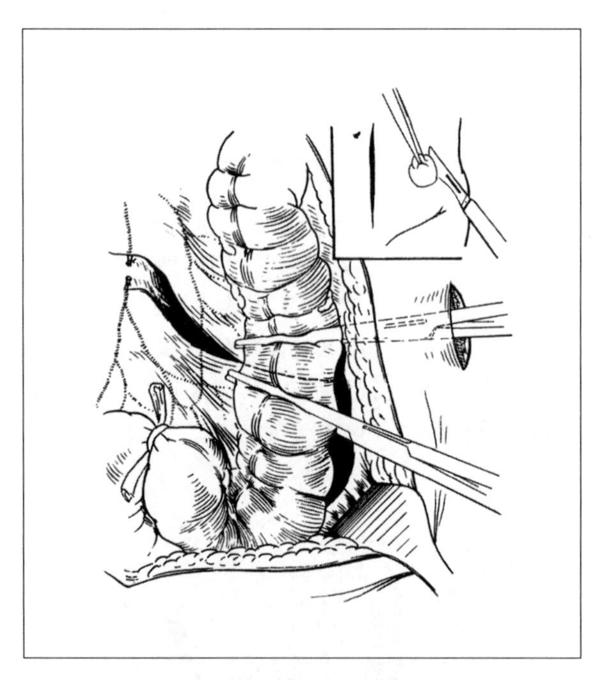

图 7

(8)近端结肠断端暂用纱布保护,远端结肠断端用粗不吸收线做荷包缝合,使残端包埋入肠腔,再用纱布包扎或橡皮手套套上,送入骶前凹内(图 8)。

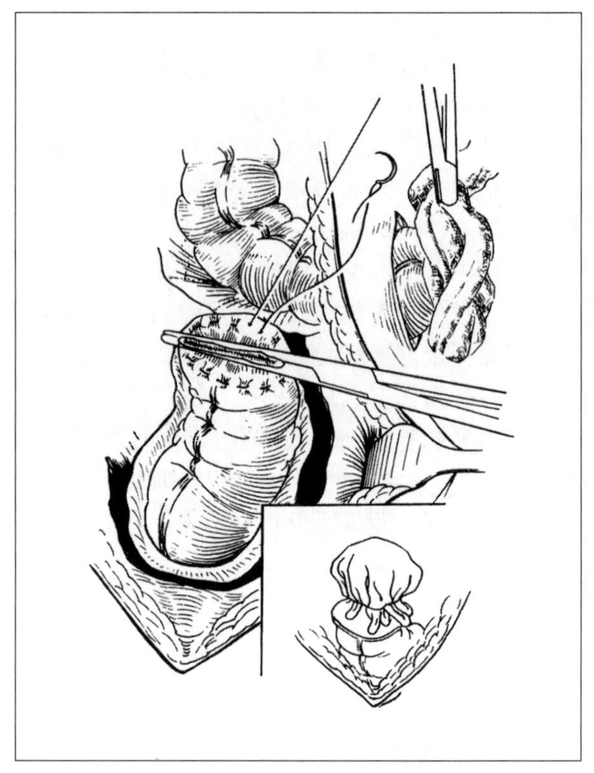

图 8

(9)当会阴部手术组将乙状结肠及直肠切除后,腹腔内用温盐水冲洗。经彻底止血后,用 1-0 号铬制肠线连续缝合盆腔底部两侧腹膜,重建盆底(图 9)。

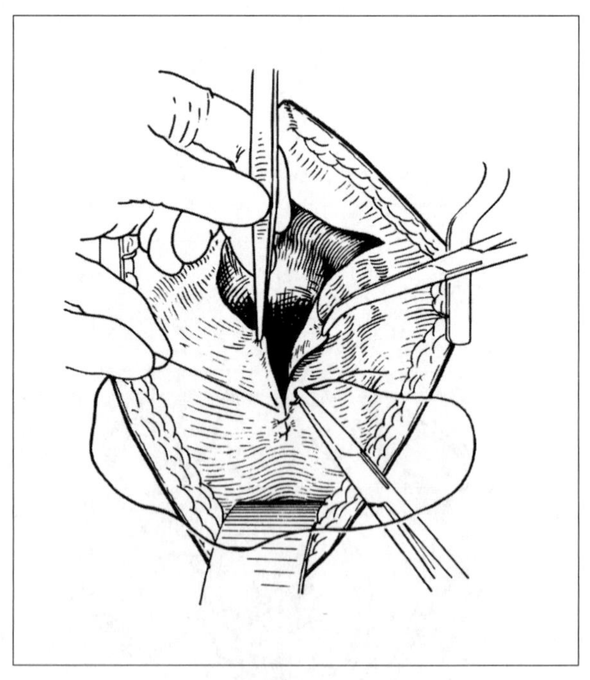

图 9

(10)近端结肠壁的脂肪与腹膜、筋膜和皮下组织各用细不吸收线间断缝合数针。拉出腹外的结肠仍用有齿止血钳夹住,术后 48h 松开(图 10)。

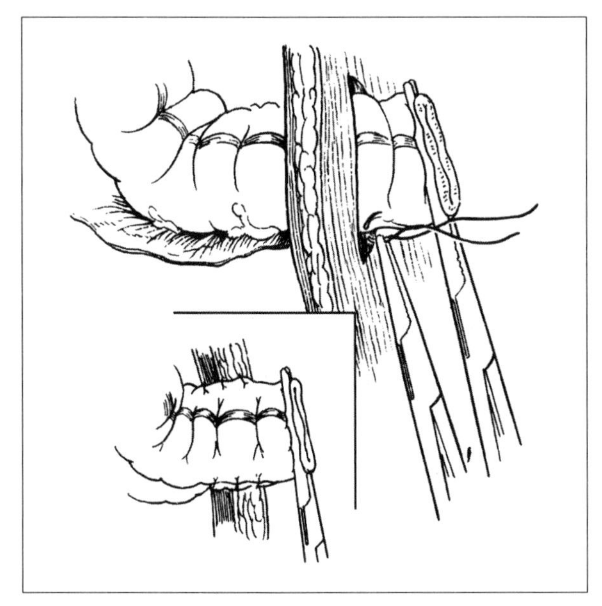

图 10

(11)目前结肠造口处多采用开放缝合法。即切除被有齿止血钳钳夹的结肠断端,用红汞消毒和止血后,将肠壁边缘全层与周围皮肤边缘用1-0号铬制肠线间断缝合一圈,每针相隔1cm(图11)。

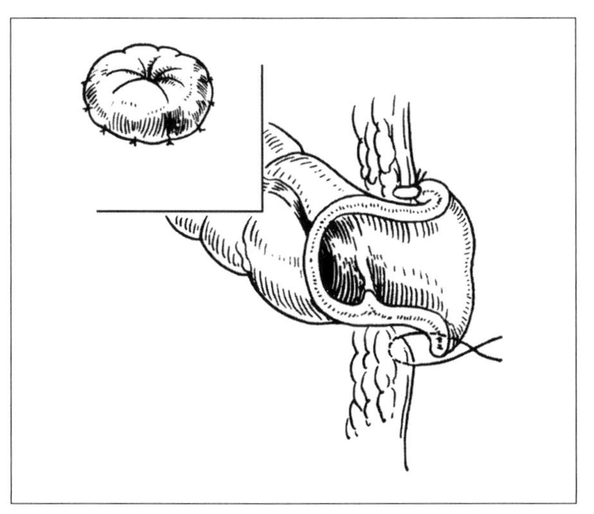

图 11

(12)人工肛门手术完毕后,立即用消毒一件式或二件式人造肛门袋;可防止伤口感染,也减轻护理负担。

(13)将近端乙状结肠系膜用细不吸收线间断缝合于外侧壁层腹膜上,以防术后形成内疝(图12)。最后将小肠恢复正常位置,将大网膜拉下覆在小肠上,使小肠不与腹壁切口接触,以防术后肠粘连。切口按层缝合。

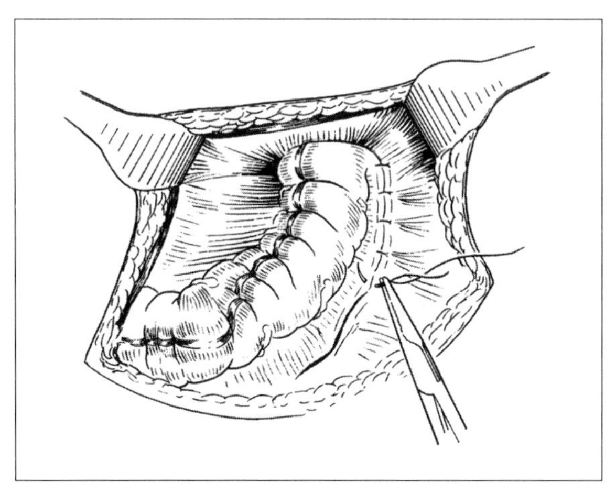

图 12

(14)当腹部手术组已将直肠完全分离后,会阴部手术组即开始手术。先用一块干纱布塞入直肠内,后用粗不吸收线围绕肛门缘做一荷包缝合,关闭肛门口。再在距离肛门2～3cm处做一梭形切口,前面到会阴中间,后面到尾骨尖端(图13)。

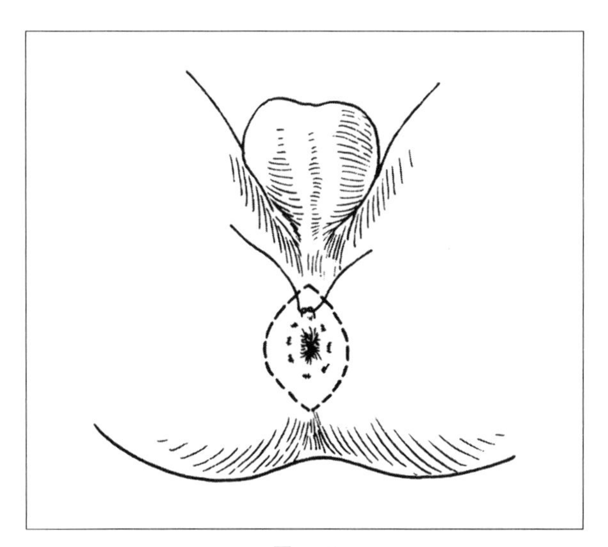

图 13

(15)切开皮肤和皮下组织,结扎出血点。用组织钳夹住肛门侧皮肤切口的两侧边缘,包住肛门。手持组织钳,把肛门拉向另一侧,用拉钩将切口外侧边缘向外牵开,沿坐骨结节及臀大肌内侧缘继续分离,并尽量切除坐骨直肠窝脂肪,显露肛提肌,注意结扎肛门动脉(图14)。

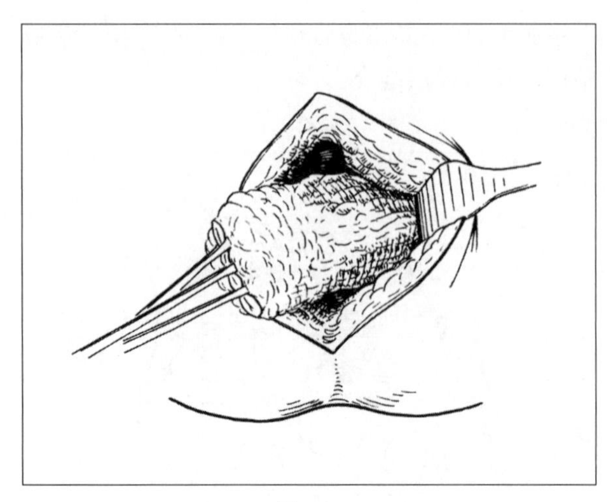

图 14

(16)将肛门直肠推向前方,在尾骨尖前方切断肛门尾骨韧带,显露肛提肌(图 15)。

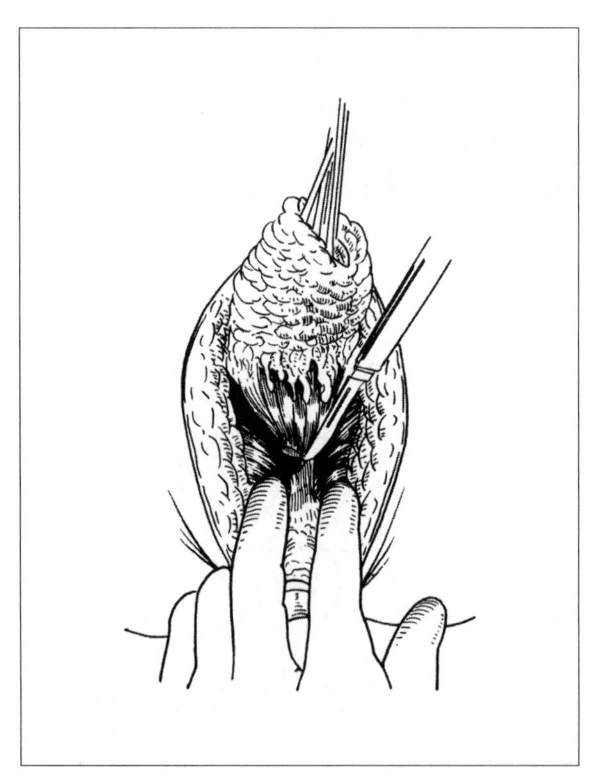

图 15

(17)用左手示指插入肛提肌上面的直肠后间隙,将左侧髂骨尾骨肌向下牵拉,使左前髂骨尾骨肌显露更加明显,在紧贴其外侧附着处用电刀切断,注意结扎出血点。然后用同法用电刀切断右侧髂骨尾骨肌(图 16)。

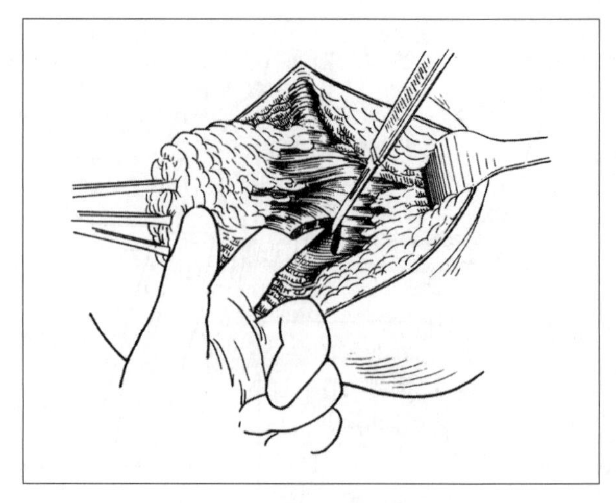

图 16

(18)将肛门直肠向前牵拉,用电刀横行切开盆筋膜壁层,用手指钝性分离,伸入骶骨前间隙,与腹部手术组会合。然后将远端乙状结肠和直肠拉出切口外,切断直肠尿道肌和部分耻骨直肠肌。在男性应按留置导尿管所标志的尿道位置细心分离,避免损伤尿道膜部;在女性须将直肠与阴道分离。这样就将肛门、直肠和乙状结肠由会阴部切除(图 17)。

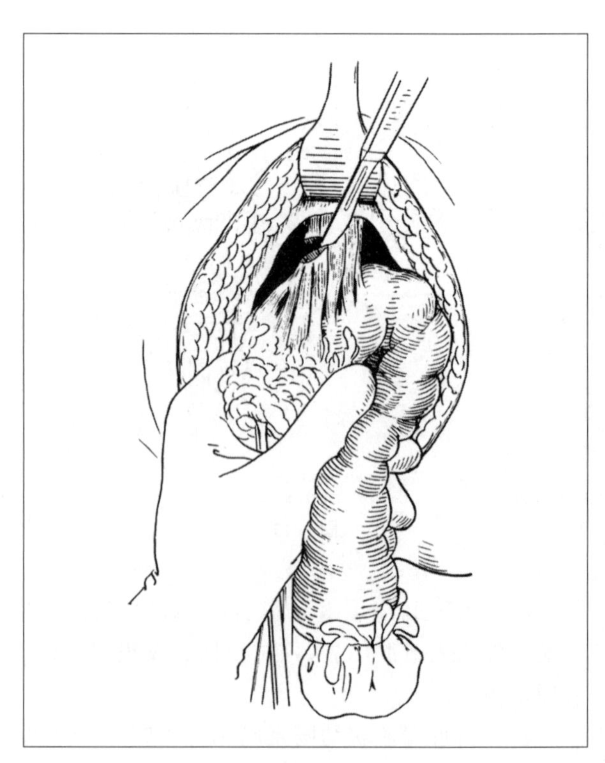

图 17

(19)盆腔创面经彻底冲洗及止血后,在创口内放两根双套管引流,各自在切口两侧另做戳创引出。会阴部皮肤切口用不吸收线间断褥式缝合(图 18)。

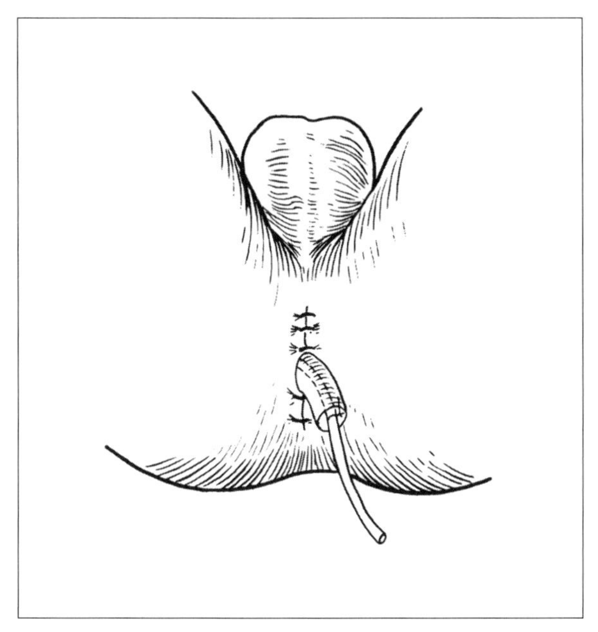

图 18

近年来,有人设计股薄肌或臀大肌代替括约肌以及套叠式人造肛门的手术,试图在去除肛管括约肌的情况下,即在 Miles 手术时,将近端乙状结肠改置于会阴部切口处,一期或二期行括约肌成形术。目前虽有好的疗效报道,但随访时间短,需实践总结。

若直肠癌侵犯盆腔脏器,不能用 Miles 手术完成根治性切除,但病人身体良好,能承受扩大手术,可行全盆腔内脏切除尿路改道术,即切除盆腔全部脏器及其淋巴结,包括直肠、乙状结肠、子宫、阴道或前列腺及全膀胱,并做尿路改道、回肠代膀胱手术(Bricker 尿粪改道术)(图 19)。本手术指征应严格掌握,因手术对病人影响较大,病人术后生存亦极不方便。

若病人因年老、体弱等原因不能行 Miles 手术或一期切除吻合,可行经腹直肠切除,永久性结肠造口(Hartmann 手术)(图 20)。即经腹将肿瘤切除,远端直肠封闭,近端结肠拉出做人造肛门。此法优点是手术操作简易迅速,出血及并发症少,恢复期短。缺点是根治性差。

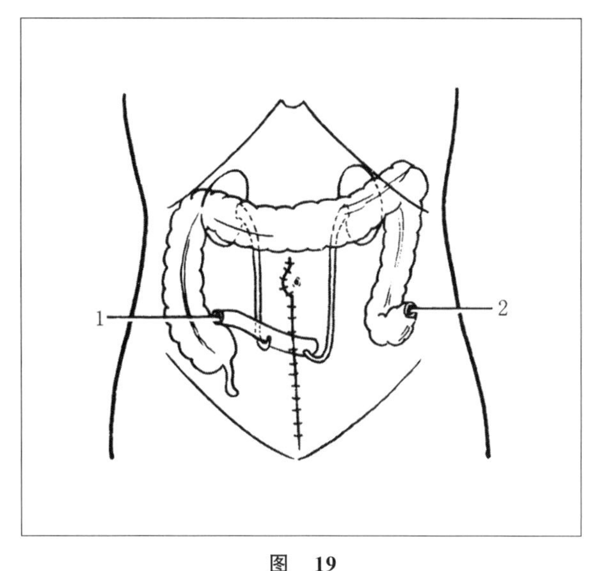

图 19
1—人工膀胱(回肠代膀胱);2—人造肛门

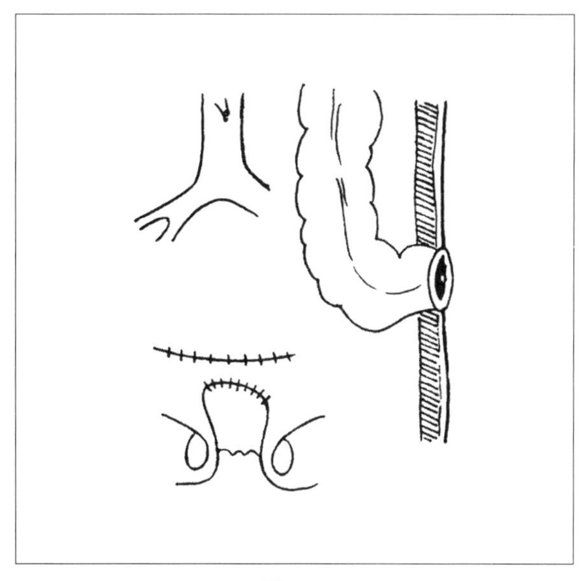

图 20

【术中注意要点】

(1)向下切开腹膜时,注意先推开膀胱勿使受损,尤其是肥胖病人更应注意。

(2)腹腔探查时要注意到肿瘤的固定是炎症浸润还是肿瘤所致。有些肿瘤往往外表似已固定,但固定也可能是由于炎症浸润所致,在试行分离后往往还是可以将肿瘤切除。坚定细致的分离有时可使看来无法切除的癌瘤变成可以切除。

(3)术中应将双侧输尿管仔细显露及保护,特别是左侧输尿管十分接近乙状结肠系膜根部,在切断这些组织时,要将左侧输尿管牵向骨盆的左侧,以免损伤。若癌肿在腹膜反折以下,体积巨大,或已浸润直肠侧韧带时,可在手术前经膀胱镜先行安置双侧输尿管导管,使输尿管易于显露而免受损伤。

(4)结扎肠系膜下动脉根部时,必须证实肠系膜下动脉在根部结扎后,造口处乙状结肠仍有足够的血液供应。在有疑问时,应以无损伤肠钳控制肠系膜下动脉的血流,随后观察造口部乙状结肠的肠壁小动脉有无搏动,再做决定。多年来,人们认为在肠系膜下动脉起始处结扎,对癌肿的治疗是重要的。但近年来有的学者认为,在该处结扎血管并不能提高手术的效果,却可能有左结肠血供缺乏的潜在危险,因此 Bricker 等认为,在肠系膜下动脉分支的起始处结扎直肠上动脉较为恰当。此分支正处在主动脉分支的平面,即使病人十分肥胖也容易找到。此处也是左结肠动脉的起点。

(5)进入骶前间隙后,应在直视下紧贴直肠系膜背侧进行锐性分离,尽可能保留骶前神经丛,并注意勿损伤骶前静脉丛,特别忌用暴力进行钝性分离。

(6)在解剖女性会阴部阶段时,必要时将一手指置入阴道,以确保该组织免受损伤;但有时为了彻底切除肿瘤,阴道后壁也可连同肿瘤一起切除。

(7)肛管、直肠、乙状结肠切除后,在骶骨前遗留一很大的空腔,这空腔实际上只是一个潜在的间隙,是由于手术拉开造成的。当腹压恢复后,女性的子宫,男性的膀胱、前列腺,以及其他附近的盆腔结构下降而使这一间隙闭合。骶前空腔的闭合有赖于:①空腔内渗血要完全制止,特别是前列腺两侧附近要注意;②用大量等渗盐水冲洗可以看清有无小的出血,还可清除由于广泛淋巴管破坏而可能残留的癌细胞;③创口内用双套管引流,可防止血清、血液及渗出物的积累,但务必使引流为顺位。引流各自在伤口两侧引出,一般不自原切口引出、防止伤口感染。骶前腔内止血完善,一般不需纱布填塞,因填塞能增加骶前腔隙感染和盆腔底部肠粘连的可能性。

【术后处理】

(1)持续胃肠减压,待肠鸣音恢复人造肛门排气后,可进流食。禁食期间应静脉补液。术后当天最好能再输血 1 次,以补偿会阴部伤口内血液及血浆的损失。

(2)直肠切除后,多数病人有排尿功能障碍,留置导尿管可防止尿潴留和膀胱膨胀,保存膀胱壁的张力,因过度膨胀能使膀胱肌层和壁间神经受到损害,导致长期尿潴留。一般留置导尿管在术后 7d 左右拔出,拔出后仍需注意观察排尿情况,如排尿困难,或残余尿超过 60ml,应继续放留置导尿管。

(3)双套管引流液若变为浆液性,或每天少于 50ml 时可拔除引流,一般需放 3～5d。

(4)结肠造口的处理

①如采用肠壁与皮肤开放缝合法,在术后 1 周内应每天观察造口肠壁的颜色,注意有无回缩、出血或坏死等情况。

②如采用闭式缝合法,止血钳在术后 48h 取除。

③术后可立即应用粘贴式人造肛门袋,根据情况,可选用一件式或二件式,并教会病人自己更换。

④术后 2 周,人工肛门处应做手指检查,注意有无狭窄,如有狭窄倾向,则须定期用手指扩张。

⑤会阴部引流管,术后应进行负压吸引,并记录每天引流量。3～5d 后,引流液变为浆液性,每天少于 50ml 时拔除导管。

【主要并发症】

(1)尿潴留:Miles 术后,所有病人均出现程度不等的尿潴留,尤以盆腔后部内脏整块切除术后或盆腔侧壁髂内淋巴结广泛切除后更为严重。其原因:①膀胱神经供应的损害:表现为逼尿肌松弛、膀胱颈收缩和膀胱膨胀感觉消失等。膀胱测压发现在充盈膀胱时压力不断增高,膀胱容量增大,往往无膀胱膨胀和鉴别冷热的感觉。多数病例在留置导尿管、不使膀胱膨胀并严格控制尿路感染下,逼尿肌张力多能逐渐部分恢复;术后 2～3 周,在排尿时如能用力收缩腹壁肌肉,并在耻骨上以手法加压,膀胱可能较满意地排空,形成所谓自主性神经原膀胱,最后残余尿逐渐减少,直至 60ml 以内。②膀胱后移位:直肠切除后,在盆腔后部骶骨前遗留下一个很大的空腔,在仰卧位时,膀胱由于缺乏支持而向后、向骶前凹倾斜移位,使膀胱和尿道成角较正常为显。当病人离床后,排尿困难有时就能好转,因此术后应尽量鼓励病人在俯位或起立排尿。③膀胱底部及其神经供应的损伤：这可致逼尿肌暂时失去收缩力，若是轻度损伤，如在术后留置导尿管7～14d，往往能使膀胱收缩力恢复正常。

(2)结肠造口的并发症

①回缩：这是一种少见的早期并发症，多见于肠壁与腹膜开放缝合法，回缩的原因主要是手术时拉出于腹壁外的结肠及其系膜过短或张力过高所致。如属轻度回缩，造口边缘的黏膜尚全部可见时，经换药及手指扩张，防止狭窄，如狭窄严重，宜重建造口。如属重度回缩，造口边缘已不能见到，或已有局部腹膜刺激体征，应立即手术处理。凡伴有结肠梗阻或肠腔准备欠佳的病人，都不应做开放缝合法。

②缺血性坏死：多由于合并术后其他并发症，如疝、脱垂及狭窄等，影响了结肠中动脉的血循环所致。坏死多为局限性，通常在肠系膜对侧距造口几厘米处，轻者留置观察，黏膜将自行坏死脱落，长出肉芽组织或上皮化自愈。如肠段坏死广泛，应立即再手术处理。切口自造口处斜行向上方延伸，将近端的健全结肠游离后，再拉出至腹壁外造口，并切除坏死肠段。预防方法：术中对造口段的血供要倍加保护，防止误伤；拉出的结肠及系膜不能有张力或扭曲；腹壁造口处开孔不能太小以至挤压肠壁和系膜。凡并发急性造口脱垂时要积极治疗，避免恶化发生坏死。

③狭窄：这是一种较常见的后期并发症，多见于外置造口法。由于肠管拖出腹壁外3～4cm，腹壁各层都与浆膜层间断缝合，因此浆膜易受粪便、分泌物等刺激而引起浆膜炎，炎性肉芽组织增生，日久瘢痕挛缩，导致结肠造口皮肤平面的环状狭窄。如狭窄在皮肤平面，尚能容纳全部小指伸入时，则每天以手指扩张，多能逐步改善，直至能通过全部示指为度。如狭窄区不能通过小指，多需采用结肠造口修复术，将结肠造口周围、皮肤平面的一圈瘢痕和挛缩组织环形切除，再以铬制细肠线间断缝合肠壁和皮肤边缘。如狭窄在皮肤平面以下的腹壁层，严重者也需手术修复，但若早期用手指扩张也可得到纠正。目前自采用黏膜和皮肤一期缝合的造口法后，狭窄倾向已大为减少。凡采用外置造口者，术后都应早期定期扩张。以防狭窄。

(3)会阴伤口的并发症

①会阴部创面出血：早期出血多由于手术时止血不彻底或结扎线脱落所致，骶前静脉丛曾损伤的病例较易发生。如出血较多，输血不能纠正者，应再次手术止血。在全身麻醉下取头低膀胱截石位，拆除全部缝线，用热盐水(50℃)冲洗创面清除血块后，出血点以电凝或缝扎法控制，并加引流。如出血仍不易控制，可用长纱条或碘仿纱布填塞骶前腔压迫止血。术后5～7d逐渐取出。

②会阴部创口延迟愈合：常见的原因为创面感染，结扎线等异物的残留，以及引流的外口太小所致。因此会阴部手术尽量用电刀止血，减少异物存留。如术后1个月仍有很深的会阴部窦道，应扩大外口进行详细检查，去除坏死组织和结扎线等异物，并对不健全创面进行搔刮。

(4)急性肠梗阻：常由于：①未封闭造口肠襻与腹侧壁所形成的空隙，引起内疝。若采用腹膜外结肠造口法，多可避免此并发症。②小肠与造口的结肠或盆腔腹膜等处粘连。术中若将小肠排列好，并将大网膜覆盖好，常可减少此并发症。③盆底腹膜缝合处裂开，小肠脱出。此并发症很少见，若仔细缝合盆底腹膜，多可避免此并发症。

【述评】

1908年美国Miles首创腹会阴联合切除加永久性人造肛门术，现统称为Miles手术。此术切除比较彻底，降低手术病死率，减少复发率并提高了5年生存率。至今仍为下端直肠癌的常用手术。此术的缺点是有腹部人造肛门，给病人在生活上带来不便。近年来由于用吻合器可做低位结肠直肠吻合，从而减少了Miles术。如浙江省肿瘤医院在20世纪80年代直肠癌保肛手术仅占5%，20世纪90年代初上升到50%，到20世纪90年代末已有70%可保留肛门。同时直肠癌手术后的5年生存率从20世纪80年代的5%上升到65%，这是可喜的成功。但是对于紧靠肛门的直肠癌或肛门部的癌还是无法保留肛门。需要提出的是，现在人造肛门并不可怕，由于近年来手术后肠造口的康复治疗有了很大的提高，如有先进的造口用品，我国已有33个城市成立了造口协会或联谊会，这对促进造口病人的康复，提高生活质量，使他们重返工作岗位做出有益的贡献。

9.7.2 经腹腔行直肠切除吻合术（前切除术）

Abdominal Resection for the Rectum (Anterior Resection)

本手术不但保留了肛管和肛提肌，并且也保留了直肠下段的感觉及其排便反射（如保留段长度在4～5cm以上时），故为直肠切除术中保留排便控制功能效果最好的手术，术后病人逐渐多能恢复控制和排气的能力。若保留肠段较短（3～4cm），在术后3～6个月内，储存功能尚未得到代偿，排便较频，鉴别排气、排便和控制液体粪便的能力也暂时减退，经过一段时间（3～6个月）和括约肌锻炼后，多能逐渐改善。

前切除命名是与早年直肠多经后侧（骶部）切除相对而言。前切除术又可分为高位前切除术及低位前切除术，前者切除吻合操作均在腹腔内进行，吻合口在腹膜内；后者切除吻合操作均在骨盆腔内进行，吻合口在腹膜外。前切除的吻合方法有两种：手法吻合及器械吻合（直肠吻合器），现分别介绍于下。

9.7.2.1 用手法行前切除术

Anterior Resection with Manual Sutures

【适应证】

（1）作为根治性切除手术，适用于距离肛门11cm以上的直肠癌或乙状结肠下段癌。

（2）作为姑息性切除手术，适用于下缘距肛门在8cm以上的直肠癌。

（3）巨大而广基的良性肿瘤（如绒毛乳头状瘤）或炎性狭窄，在切除后估计吻合口在肛缘3cm以上者。

【禁忌证】

（1）伴有部分结肠梗阻者，可考虑先做横结肠造口或先施行Hartmann手术，2周后再做吻合术。

（2）直肠中、下端癌病变已穿透肠壁并浸润周围结构者。

（3）高龄、体弱，伴有其他严重疾患的心、肺、肝、肾功能不全者，无法耐受经腹切除手术者。

【术前准备】

同“Miles术”。

【麻醉与体位】

同“Miles术”。膀胱截石位的目的，是如需要改变手术方式时（拉出切除或联合切除），则不需再改变体位。如用吻合器吻合，则更需要此体位。

【手术步骤】

（1）腹部切口、腹腔内探查、直肠及乙状结肠的分离、肠系膜下血管的结扎等手术操作步骤，与直肠癌经腹会阴联合切除术相同。但有时为了使结肠有足够的长度而在无张力的情况下与直肠吻合，须将降结肠外侧腹膜反折剪开至脾曲，游离降结肠，必要时还要切断膈结肠韧带、脾结肠韧带和部分胃结肠韧带，使结肠脾曲充分游离（图1）。

（2）提起直肠上段和乙状结肠，在距癌肿远端5cm以下的直肠夹两把直角肠钳，两钳相距约1cm，靠下端肠钳处切断直肠，直肠断端用2%红汞棉球擦拭（图2）。

（3）再用两把直角肠钳夹住拟切断处的近端乙状结肠，切断乙状结肠。取出切除的肠曲和病变组织（图3）。

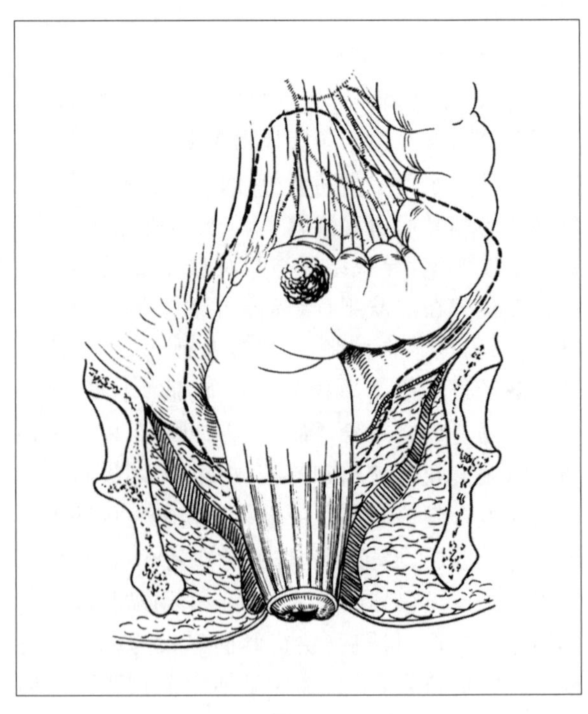

图 1

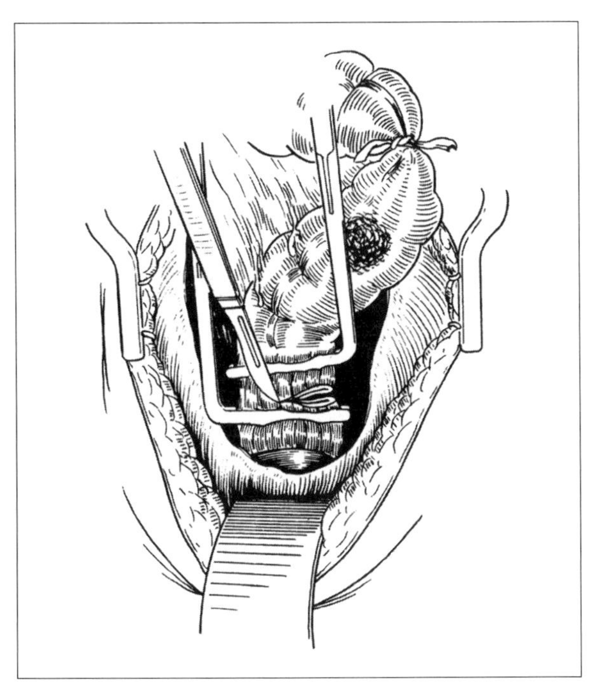

图 2

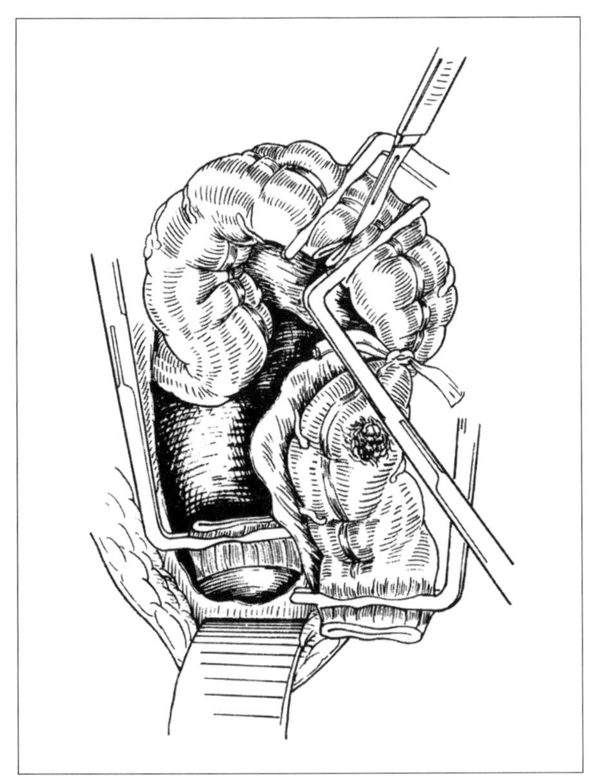

图 3

(4)将近段结肠往下送入盆腔,与直肠接近,准备做端对端吻合术。先在直肠断端和结肠断端两侧用两针细不吸收线缝合固定,并做牵引。然后用细不吸收线间断褥式缝合吻合口后壁浆肌层。在乙状结肠近端夹一把肠钳,切除乙状结肠和直肠被直角肠钳夹榨过的部分(图 4)。

(5)用 2-0 号铬制肠线做吻合口后壁的全层连续缝合(图 5)。

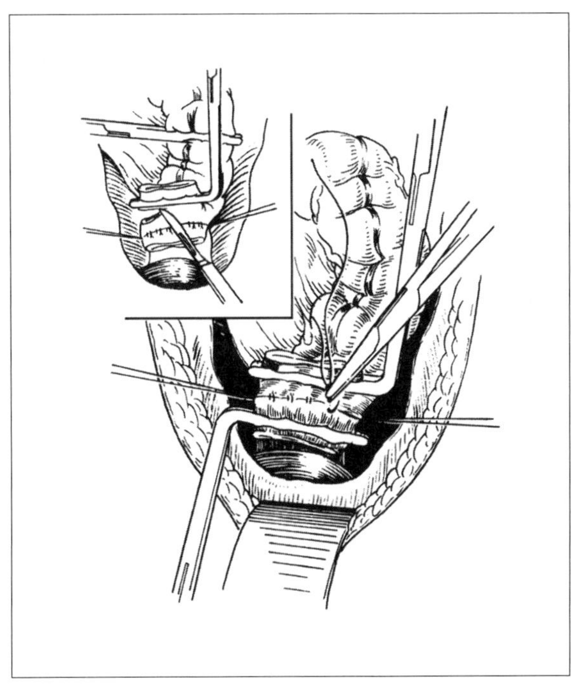

图 4

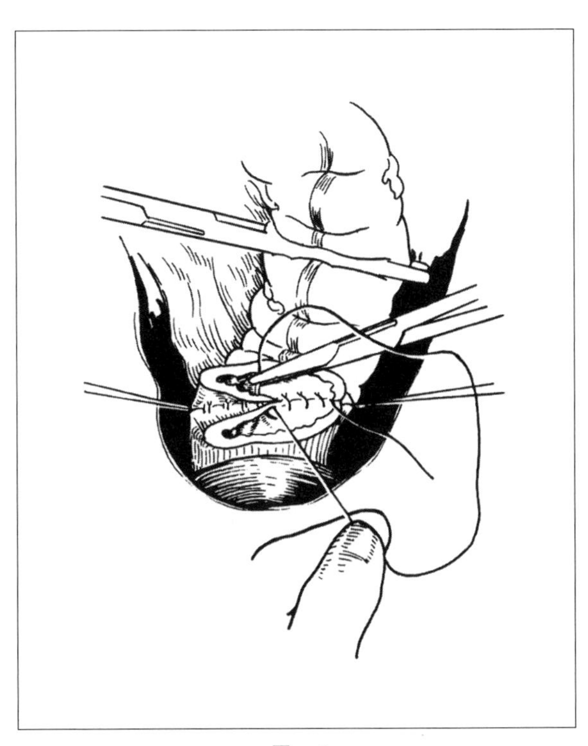

图 5

(6)再用另一根 2-0 号铬制肠线做吻合口前壁的全层连续内翻缝合(图 6)。

(7)缝合毕,剪去两侧牵引线,取出肠钳,用细不吸收线在前壁做浆肌层间断褥式缝合(图 7)。

(8)用温盐水冲洗盆腔后,在吻合口后壁置一双套管式烟卷引流,于会阴部做一戳口引出。然后用 1 号铬制肠线缝合修补盆腔底部腹膜,重建盆底,使吻合口置于腹膜腔外。最后逐层缝合腹壁切口。手术完毕,应用手指扩张肛门至 4 指(图 8)。

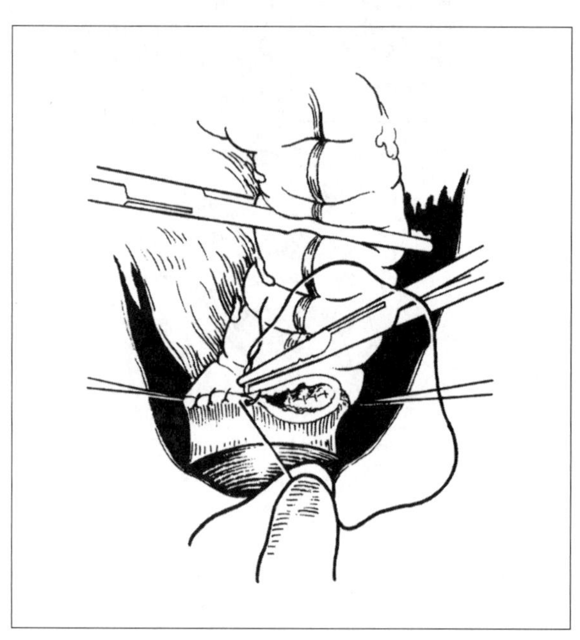

图 6

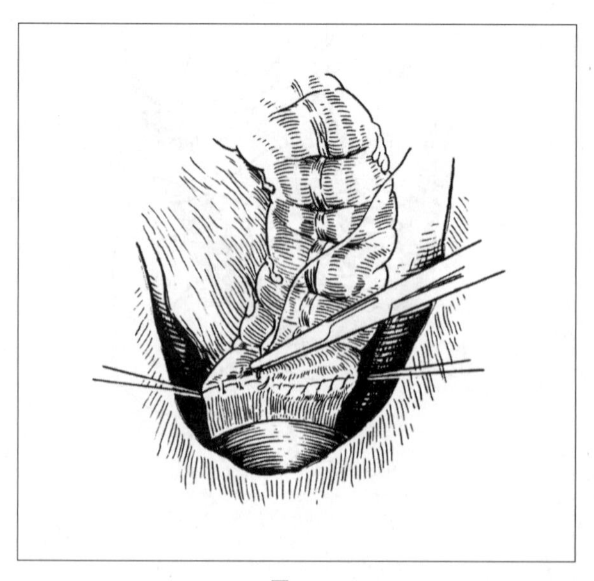

图 7

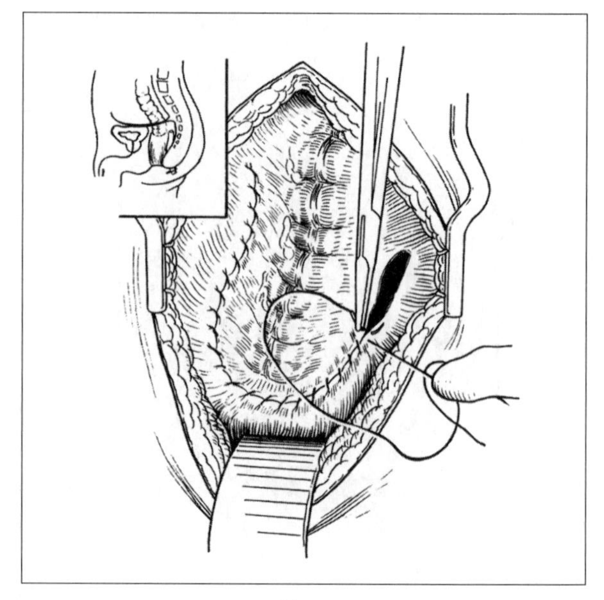

图 8

【术中注意要点】

(1)经腹腔直肠切除吻合需游离降结肠及结肠脾曲,以减少吻合口处的张力。因此手术切口多采用较长的左旁正中切口,从耻骨上延伸至脐上 4～5cm。游离结肠时应尽量注意减少对肿瘤的翻动与挤压。

(2)切断肠系膜下动脉一般多在左结肠动脉分支以下,若过高,可能影响左结肠的血循环,致吻合口愈合不良。

(3)沿乙状结肠系膜根部切开后腹膜,在骶岬平面进入骶前间隙,直视下沿直肠背侧锐性分离,直达盆底,超越尾骨尖。

(4)肠管切除的长度,上端距离肿瘤应不少于 10cm,下端应达 5cm。

(5)吻合口两端肠管的血循环必须良好。上段肠管的肠系膜边缘应有可见的动脉搏动;下端的位置深,不易观察动脉搏动,但其断面上应有较多的动脉性出血。

(6)吻合完毕后,肠管及其系膜须松弛,无张力。

(7)手术完毕后,一定要用手指扩肛至 4 指,减低吻合口处张力,防止吻合口裂开。

【术后处理】

(1)腹腔引流于手术后 4～5d 开始逐渐拔除。

(2)其余术后处理同右半结肠切除术。

【主要并发症】

(1)吻合口破裂是最主要的术后并发症。破裂原因一般由于肠吻合端血循环应不良、吻合口处有张力、缝合技术不够细致或肠腔术前准备欠佳所致。吻合口破裂多发生于后方，一般不超过1/3周径，若处理不当约半数有粪瘘形成；少数可导致腹膜外盆腔脓肿，脓肿可经吻合口再穿入直肠或穿入阴道而自行引流。凡吻合有困难而不十分牢靠或肠腔内积存粪便较多者，宜于手术完毕时在右上腹部做横结肠造口，暂时转流粪便，以预防吻合口破裂。近端结肠造口后，即使吻合口破裂及感染，也多能自愈。待吻合口愈合后4～6周，局部的炎症、水肿消退，可行结肠造口关闭术。

(2)吻合口狭窄少见，如能在吻合时注意勿使肠壁过分内翻，并采用间断缝合，则狭窄即不至发生。如吻合口曾破裂在半周以上，并曾施行横结肠造口者，则可能有吻合口狭窄产生，然此类狭窄多数能被成形的粪便自然扩张。只有吻合口几乎全周破裂的病例，以后产生的狭窄才须以扩张器扩张，以恢复适宜的周径。对同时曾施行横结肠造口者，应争取造口的早期关闭，以避免吻合口因旷置废用过久而引起狭窄。若横结肠造口不能早期关闭，则应在术后2周起定期做远端结肠灌肠及肛管扩张，以防止吻合口狭窄。术后2周不应再口服液状石蜡，以保持粪便成型，也是防止吻合口狭窄的措施之一。

【述评】

1948年美国Dixon推广了低位前切除术，故又称Dixon手术。这是目前常用的、排便效果最好的保肛手术。但要严格掌握手术适应证，不能只为了保肛而丧失了生命。因此保命是首位，而保肛是次位，绝不能本末倒置。

正确选择术式对每个外科医生都是一个考验，因为判断错误无疑都会给病员带来无法弥补的伤害，成为终生遗憾。为此，每一位外科医生在决定术式时要慎之又慎，权衡利弊；绝不能掉以轻心。

9.7.2.2 用直肠吻合器行前切除术

Anterior Resection with EEA Stapler

上海手术器械六厂生产的GF-I型吻合器与订书机的钉合原理相似，用两排缝针环形交错排列，吻合后与手工缝合相同，系内翻缝合。据动物实验，吻合口能耐受45mmHg压力而无渗漏。下消化道腔内压力在禁食状态下一般不超过40mmHg。

吻合器由两部分组成：一是主件，包括器身及中心杆。器身及中心杆上的抵针座之间的距离可通过尾端螺丝进行调节；二是可装卸的塑料配件，包括塑料组合架(内装有吻合针，推针片及环形刀)与抵针座及塑料刀座(图9-7-3)。吻合器可根据头部外径大小不同，分为4型(34mm、31mm、28mm及26mm)，成人一般使用34mm，其圆刀内径为21mm。塑料针架内装缝针20枚。整个吻合器除塑料配件及垫环需用10%甲醛溶液泡20min消毒外，其余部分均为不锈钢制成，可以煮沸或高压蒸汽消毒。

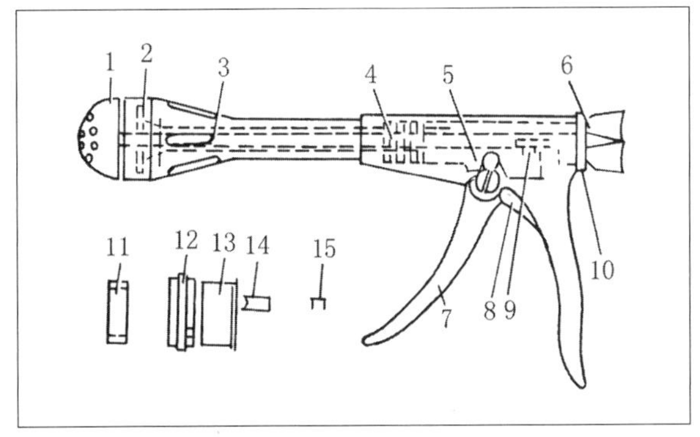

图9-7-3 直肠吻合器的结构

1—抵针座；2—推针扳；3—推杆；4—弹簧；5—滑块；6—调节螺杆；7—左柄；8—保险杆；9—指示杆；10—尾端螺钉；11—塑料刀座；12—塑料针座；13—环刀；14—推针片；15—缝合针

吻合器能扩大前切除术的适应证，使更低的直肠癌保留肛门。如上海长海医院下端直肠癌16例(距肛缘6～7cm)由于采用了直肠吻合器，减少做人造肛门的机会，深受病人欢迎。

器械吻合与手法吻合同样安全可靠。Ravitch曾复习世界上有关文献，并结合自己的经验，认为“用吻合器做低位前切除吻合，比手法缝合更方便、整齐及安全；在最低位的吻合(距肛缘3～4cm)，只有用吻合器才能成功，而手法吻合是办不到的”。笔者也有相同体会。

如正确掌握手术适应证及手术原则，吻合器低位吻合并不增加盆腔复发率及降低生存率。Luke曾对比了直肠癌用吻合器做低位前切除与Miles

手术后的盆腔复发率，结果两组无明显差别。

用吻合器做前切除术能取代某些直肠癌的保肛手术。目前做前切除吻合的最大困难是远侧直肠的荷包缝合不容易。近年来，有些作者推荐用残端缝合器(TA)或旋转头线状闭合器先闭合远端直肠，然后再自肛门插入管状吻合器(EEA)或经过改进的端-端吻合器(PCEEA)行端-端吻合。近年来这方面的动物实验及临床报道逐渐增多，这就扩大了做低位前切除术的适应证。

【适应证】

(1)适用于距离肛门 6～7cm 以上的早期直肠癌。

(2)同“用手法行前切除术”。

【手术步骤】

(1)在持续硬膜外麻醉下，取截石位，按 Miles 手术方法进行腹部组操作。充分游离直肠至病变下缘 5～7cm，清除病变部位 3～5cm 以下的直肠肌层外脂肪结缔组织，在此部位做全层粗不吸收线(7-0)荷包缝合，每针间距 0.5～0.6cm。距此荷包缝线约 0.3cm 的近端切断直肠。用同法处理直肠癌近侧切除部位肠管。在切断直肠前，宜先用无损伤直角钳在肿瘤平面下阻断直肠腔，用稀碘伏溶液进行远端直肠腔灌洗，最后再用 0.1%硫柳汞酊及 75%乙醇经肛门消毒直肠内腔，将 GF-Ⅰ型吻合器涂布石蜡油后，经肛门插入到直肠切断处(图 1A)。

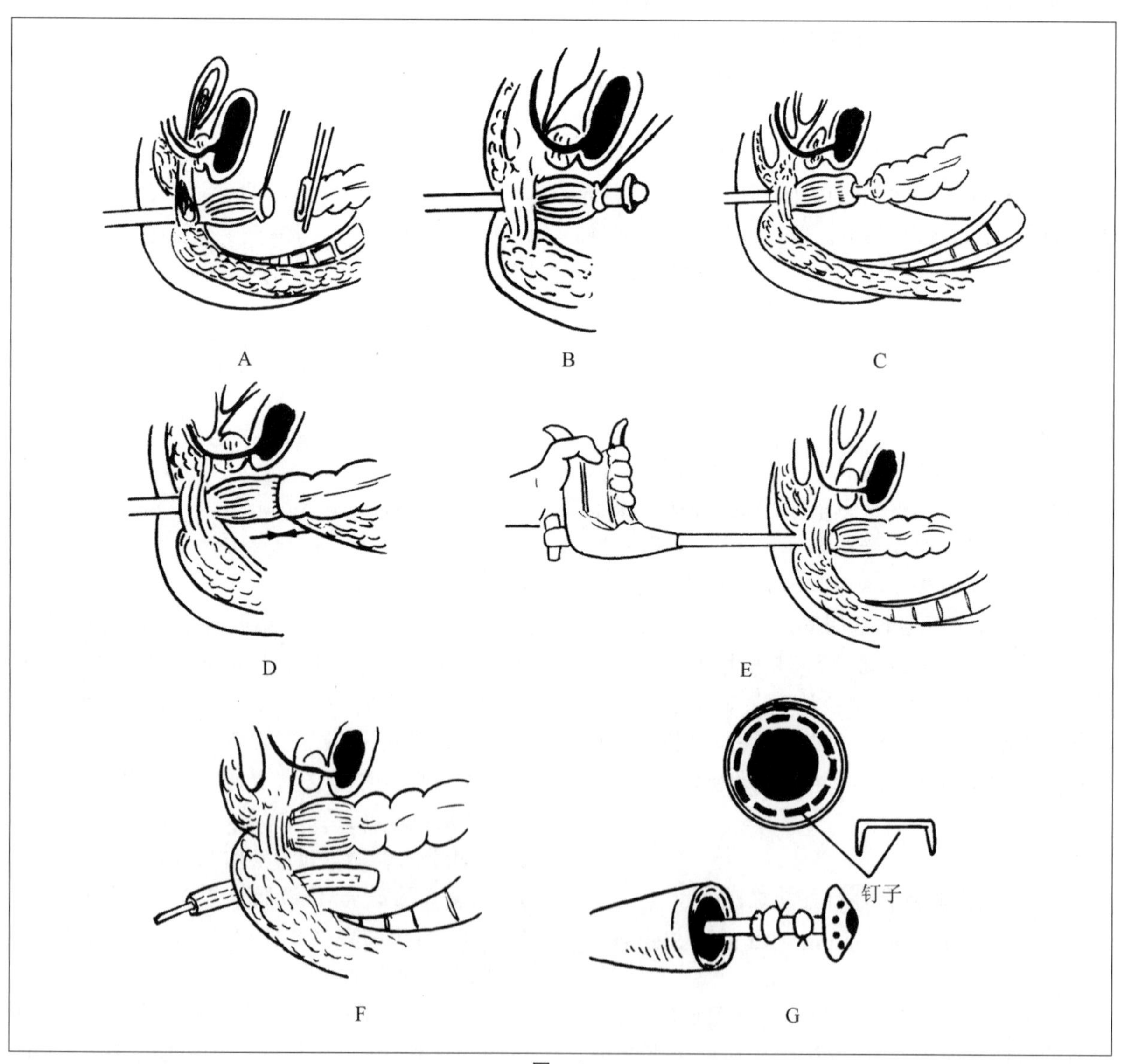

图 1

(2)旋松尾端螺丝,使抵针座与器身脱开并向上顶出切断端,将直肠荷包缝线紧扎于中心杆上(图 1B)。

(3)紧靠荷包缝线处再用粗不吸收线结扎,以加强荷包缝合,使直肠全层紧束在主轴上(图 1C)。

(4)再将抵针座塞入近端结肠断端的腔内,扎紧荷包缝线,同样加用粗不吸收线再结扎一道。将中心杆与器身重新对合后,旋紧尾端螺丝,调至适当间距,使两端肠壁压紧靠拢而无扭曲(一般旋紧到较大阻力为止,此时有一种手感),间距在 1.5～2.0mm 之间(图 1D)。

(5)打开保险闸,用力扳拢手柄,推动缝针及圆形切割刀,至有切断感为止,至此即完成切通结肠直肠壁及吻合(图 1E)。

(6)最后松开尾端螺丝,使吻合口脱开吻合器,稍倾斜器身,同时腹部组手术者用手扶持吻合部,左右轻轻摆动数次,即可退出整个器械。骶前放置双套管负压吸引(图 1F、G)。

【术中注意要点】

(1)术中要充分分离和清除两侧断端附近的脂肪组织和疏松结缔组织,这是吻合成功的关键。

(2)在荷包缝线结扎后,再加粗不吸收线结扎一道,能防止肠壁某一部位滑脱,使吻合满意。

(3)先用直角钳在预定切断部位钳夹,于其下方约 0.5cm 处做荷包缝合,然后紧贴直角钳切断直肠,这样可避免切断荷包缝线。

(4)吻合完毕应检查吻合器切割下来的两圈肠壁是否完整,如有怀疑,则由助手以一手指伸入肛管直肠内,另一手放在腹腔内吻合部,两手双合诊检查吻合口,可以发现吻合不完善之处。对吻合不全部分可加用不吸收线间断缝合。有人建议在直肠腔内做充气试验,或在术中用乙状结肠镜检查等方法,都可帮助判断吻合口是否完善,但使用中要十分谨慎。

(5)直肠远侧切断平面与癌下缘距离一般为 3～5cm,如疑有癌存留,应在切断远侧做冷冻切片,如有癌细胞残留,应改做 Miles 手术。

(6)直肠癌切除术后,上海长海医院常规放置双套管负压吸引。如吻合口位于腹膜外,双套管从会阴部引出;如吻合口在腹腔内,则可从左下腹引出(图 9-7-4)。

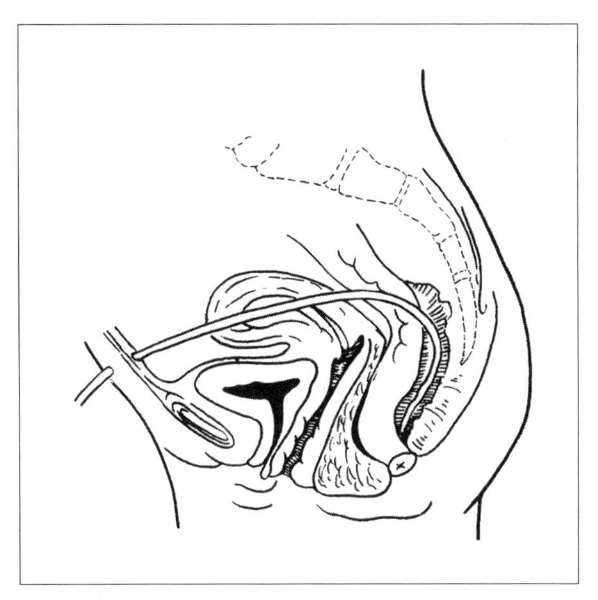

图 9-7-4 手术后放置双套管负压吸引管

【术后处理】

(1)双套管吸引于术后 5～7d 拔除。

(2)其他同“用手法行前切除术”。

【主要并发症】

(1)吻合口漏是低位前切除吻合最严重的并发症之一,由于吻合口无浆膜覆盖,而且位置较深,吻合困难,所以吻合口漏较常见。但吻合口漏的发生率与检查方法及吻合口的位置有关。如 Goligher 在术后 2 周用 Gastrografin 做常规灌肠,漏的发生率高达 69%,而一般临床报道吻合口漏最高只有 25%左右。Heald 认为直肠吻合口位置越低,则发生漏的机会越大,他报道吻合口距肛缘 7.5cm 以下者 67 例,有 13 例(19.4%)发生漏,其中距肛缘 2.5～5cm 者就有 10 例。吻合口漏发生的原因很多,但其机制不外乎与下列因素有关:①机械对合的完整性;②吻合口的高度;③吻合口的张力;④肛管直肠的血循供应;⑤结肠的血循供应;⑥盆腔处有无脓肿;⑦盆腔引流是否有效;⑧是否应用了保护性近侧结肠造口;⑨有效抗生素的应用;⑩残留肿瘤存在;⑪在愈合阶段有无腹泻;⑫成胶质细胞的活动性。上海长海医院认为预防吻合口漏最重要的是术中应充分分离和清除两侧断端附近的脂肪组织及疏松结缔组织,因附着组织太多,不但吻合时切割困难,而且金属针不易完全折叠地缝合全层,往往导致吻合失败。此外,术后应仔细检查被切下来的两个环状肠组织是否完整(图 9-7-5),若环状组织不完整,说明吻合不完全,则应在相应的缺损处加缝几针,若是半圆缺损,则应重新吻合。其他因素如吻合口的血液供应,有无张力及感染等,这与一般吻合要求相似,都不能忽视。若漏并发急性弥漫性腹膜炎,应立即剖腹引流及冲洗,并做近端结肠造口;若漏小,骶前引流通畅,且全身情况良好,可禁食给静脉营养,或少渣高营养饮食,多数可自愈。

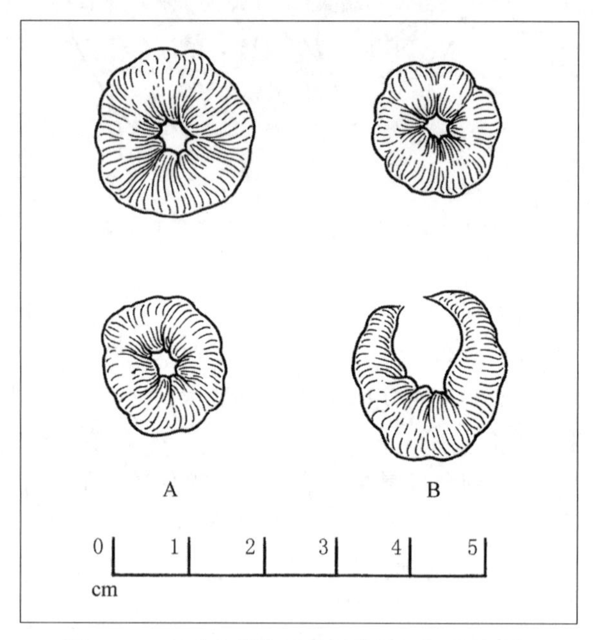

图 9-7-5 经吻合器切下的环状肌组织(面包圈)

A. 两个完整的切除圈;B. 一个不完整的切除圈,说明吻合口有缺损

(2)术后发生吻合口狭窄,常提示以前有吻合口漏或吻合口癌肿复发。一般来说,术后有成形大便经常扩张吻合口,不会发生狭窄。轻度狭窄,经扩张后多可治愈。笔者曾见 1 例吻合口狭窄,开始疑为炎症,经扩张稍有好转,以后证实为癌肿复发,术后 1 年死亡。因此,对吻合口狭窄要提高警惕。

(3)GF-Ⅰ型吻合器具有两排交错排列的缝针,止血效果较好,出血少见。笔者曾见 1 例术后第 3 天经肛门排出少量鲜血,经肛门镜在直视下涂布去甲肾上腺素压迫渗血部位,数分钟后出血停止。而苏联制吻合器仅有单排缝针,出血率稍高,如一组报道 62 例中有 3 例出血。

上海长海医院治疗结果:自 1980－1986 年底用 GF-Ⅰ型直肠吻合器行结直肠吻合术 92 例,其中直肠癌 84 例,82 例均一次吻合成功,2 例吻合失败改为手缝,其中 1 例吻合后发现吻合口有扭转,1 例为吻合口处组织留的太厚,致吻合不易,均因技术问题失败。4 例发生吻合口漏,3 例因吻合口不完全经丝线间断缝合后失败,1 例由于吻合口大部裂开,再次吻合后出现漏,该 4 例漏中 3 例经保守治愈,1 例行横结肠造口痊愈。吻合口狭窄及吻合口出血各 1 例。该组术后满 5 年者 31 例,生存 15 例,死亡 15 例(其中 3 例在术后 5～6 年死亡,4 例在手术时已有肝转移而行姑息性切除),失访 1 例,如失访者按死亡计算,根治性 5 年生存率为 66.7%(18/27),与该组手法前切除 5 年生存率 66.6%相似。

9.7.2.3 双吻合器吻合术

Double Stapling Device

双吻合器吻合技术是选用旋转头线状闭合器将直肠断端关闭,再用经过改进的端-端吻合器(PCEEA)从肛门伸入与近端肠襻行端-端吻合,这一方法解决了以往单一 EEA 吻合器对直肠残端荷包缝合以及由于结、直肠两端口径不一致而导致的吻合困难。双吻合器不但可顺利完成低位,甚至超低位吻合,并明显减低了吻合口漏的发生。自 1980 年 Knight 及 Griffen 提出此法,现已在国内外普遍开展。

上海瑞金医院报道 116 例低位直肠癌中,81 例(69.83%)采用双吻合器进行低位或超低位吻合术,无手术死亡,吻合口漏发生率为 4.4%,吻合口狭窄 10.6%,局部复发率 4.4%,充分显示出其优越性。唯一的缺点是价格较贵,难以推广。

【适应证】

适用于距离肛门 5cm 以上的早期直肠癌,残留直肠长度可行低位吻合者。

【禁忌证】

(1)低位直肠癌切除癌肿远端 3cm 时,肛直肠环需一并切除者,或无法进行端-端吻合者。

(2)同"用手法行前切除术"。

【手术步骤】

(1)手术步骤基本同手法缝合相同,在完成直肠游离、清除肿瘤平面以下 3～5cm 直肠周围脂肪血管组织后，宜先用无损伤直角钳在肿瘤平面以下阻断直肠腔。

(2)远端直肠腔灌洗：扩肛至4指后经肛门镜插入导尿管，以1∶4000洗必泰溶液或稀碘伏溶液进行灌洗，彻底清除粪渣和脱落的肿瘤细胞(图1)。

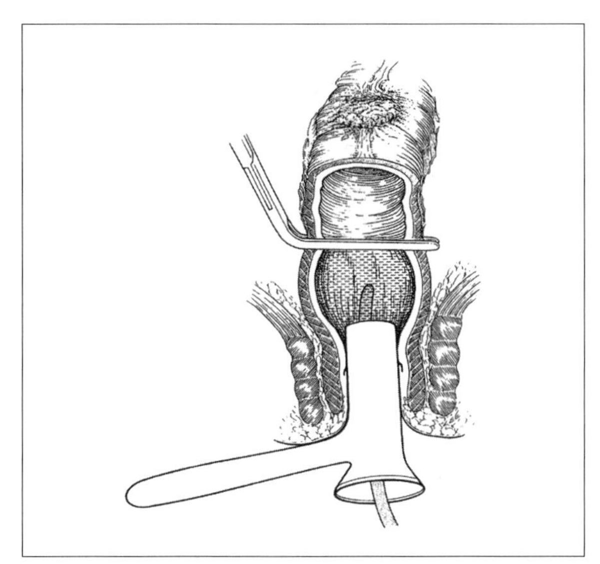

图1 用灭癌液罐洗直肠残端

(3)闭合直肠残端用旋转头线状闭合器(Roticulator 55)在直肠肿瘤平面以下3～5cm处闭合直肠残端。在闭合器上缘断离直肠，移去闭合器，此时直肠残端已完全闭合(图2)。

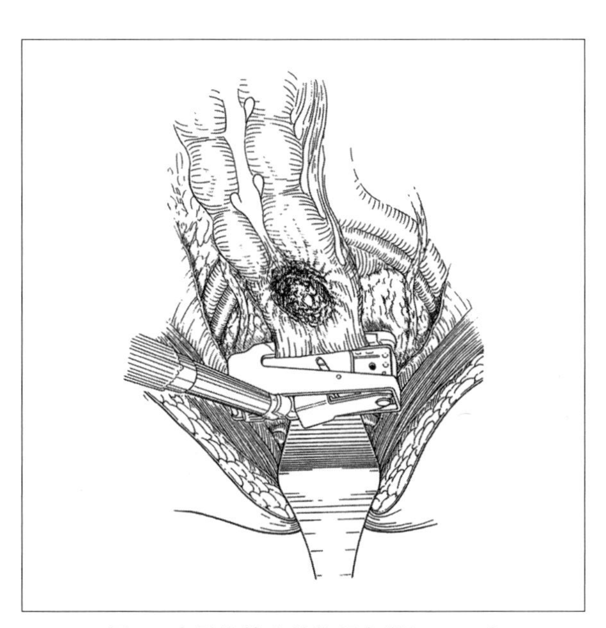

图2 应用旋转头线状闭合器(PCEEA)闭合直肠残端

(4)移去标本，继续进行肠系膜下血管根部淋巴结清除，并结扎、断离肠系膜下血管及左侧结肠系膜血管直至乙状结肠拟切除的平面，断离乙状结肠，移去标本。

(5)吻合：近侧结肠断端以2-0Vicryl可吸收缝线做一荷包缝合，置入抵钉砧座，收紧荷包缝合，进行结扎。会阴组在完成直肠腔灌洗后，可放入弧形端口吻合器(PCEEA)杆身，收紧尾端螺转器，使其锥形导头自直肠闭合端中央戳孔而出，直至全部戳出为止(图3A)，然后将近端结肠内抵钉砧座中心杆之套管套入锥形头，旋紧尾端的螺旋栓至出现有色标记，完成对合(图3B)。打开保险弹簧，握紧手柄，击发切割，打钉吻合一次完成(图3C)。最后放松尾端螺旋栓，转动、退出吻合器。

(6)检查上下面切除圈是否完整，必要时用充气试验检查吻合口是否严密，有无渗漏。

【术中注意要点】

(1)要保证近端结肠有良好血供，特别在切断、结扎左结肠血管时，必须注意保全降、乙结肠血管。

(2)吻合时，两断端要有良好的对合，不应将脂肪组织嵌入，但清除脂肪血供范围不能过大，以免影响吻合口血供。在女性切勿将阴道夹在两切端内，以免引起直肠阴道瘘等并发症。

(3)结肠拉下进行吻合时应无张力，如有张力，可游离结肠脾曲、松弛结肠系膜。

(4)吻合前，肛门应充分扩张4～6指，使肛管括约肌松弛，并对远端直肠腔以灭癌液灌洗，清除其中粪质及脱落的肿瘤细胞。

(5)其他同“用直肠吻合器行前切除术”。

【术后处理】

(1)留置导尿管接灭菌集尿袋，1周后测残余尿，如残余尿＜100ml即可去除导尿管，如＞100ml应更换导尿管后继续留置。拔除导尿管后应保持定时排尿，每4h 1次，并每2～3h饮水1杯，以利排尿。

(2)术后便频和便秘者，可给予复方苯乙哌啶口服，日服3次，每次2片；同时可给予乳酶生口服，日服3次，每次4～6片；并鼓励病人尽早恢复正常普食。

(3)其他同“用直肠吻合器行前切除术”。

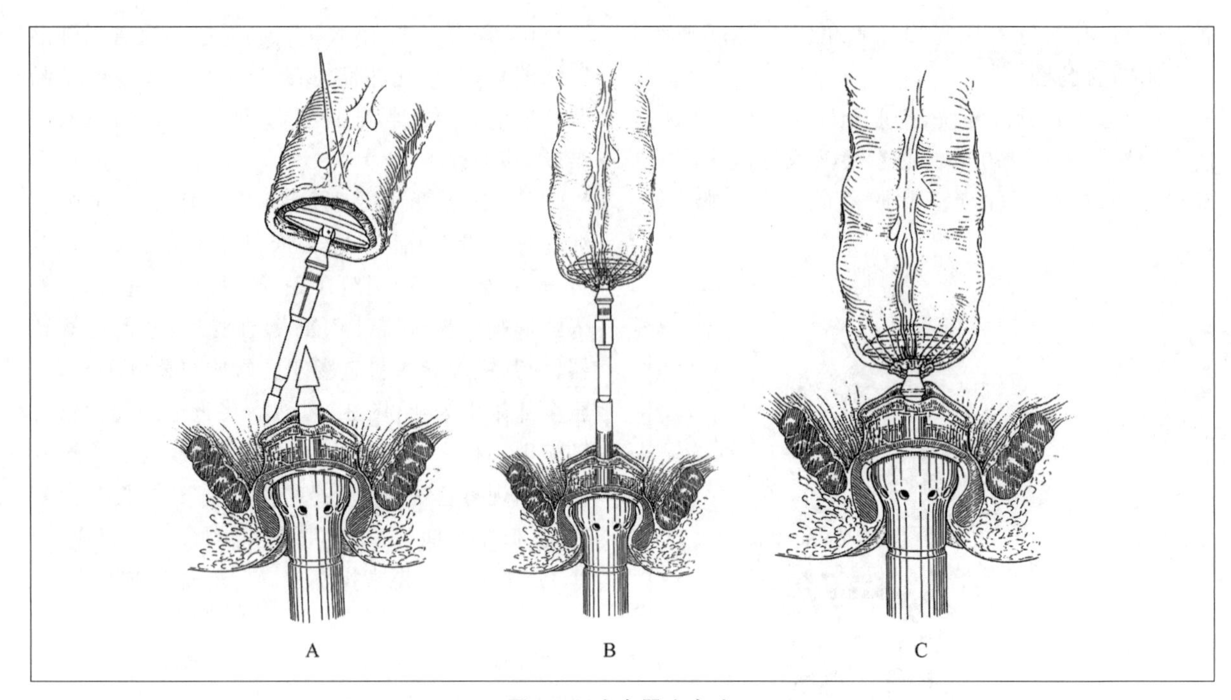

图 3 双吻合器吻合法

A. 荷包缝合近侧结肠降端，置入抵钉砧座；B. 收紧荷包缝合、结扎；C. 对合两断端

【主要并发症】

(1)吻合口漏：对吻合口漏的处理上，预防比治疗更重要。在完成吻合后要注意以下 3 点：①详细检查上下二个切除圈是否完整；②盆腔内灌满生理盐水后经肛门充气检查吻合口有无渗漏；③骶前应留置双腔管持续吸引，防止盆腔积液以免吻合口浸泡在积液中，同时可观察吸出液中有无粪汁。以上 3 点对防止和减少吻合口漏的发生是有效的。出现吻合口漏后，如无腹膜刺激征象，可加强盆腔冲洗和全身应用抗生素及支持治疗后，多能自行愈合。对伴有腹膜刺激征象者应立即行腹腔引流和横结肠失功能性造口术，术中宜对造口远端肠腔进行清洁灌洗，清除其中粪便，造口应一期切开成形。

(2)吻合口狭窄：文献报道其发生率在 0%～22%。引起狭窄因素有：①吻合口本身较细，成人吻合器应用 34mm 为宜；②术后恢复正常饮食延迟，导致粪便稀薄，不成形，以致术后缺乏成形粪便的自然扩张作用；③发生吻合口漏后易导致狭窄；④吻合口周围脂肪、血管组织清除不够夹在吻合口内，愈合时瘢痕增生导致狭窄；⑤超低位吻合的病例由于吻合口受到肛管括约肌收缩，特别是内括约肌张力的影响，更易发生狭窄，值得注意的是：术后 2 周应常规做直肠指诊，了解吻合口情况，如发现狭窄倾向应每日指检扩张，如无狭窄，术后 1 个月再复查一次，一般如能保持正常成形大便，以后将不再发生狭窄。

(3)复发：直肠系膜全切除(TME)可有效地降低双吻合器低位前切除术后的局部复发率，并保证了低位和超低位前切除术的安全性。TME 的原则是直视下采用锐性分离的技术，切除肿瘤远端直肠系膜不少于 5cm。此外，患者局部复发率还与病理的早期有关。上海瑞金医院曾报道 TME 在双吻合器低位前切除 306 例，术后复发 20 例，复发率为 6.7%，其中 Dukes B 期复发 4 例，占 B 期 2.3%；C 期复发 9 例，占 12.5%；D 期复发 7 例，占 53.9%。因此，病期的分期对局部复发具有不容忽视的作用。

【述评】

双吻合器具有操作简便、吻合成功率高、手术安全和并发症少等优点。术后吻合口漏和吻合口狭窄是双吻合器手术中的主要并发症。但无论使用吻合器或手法缝合，只要适应证选择得当，吻合技术正确，两者都可使患者获得更长的生存期和更好的生存质量。

9.7.2.4 结肠J形贮袋吻合术

Colonic J-Pouch Anastomosis

低位前切除术虽可减低结肠造口带来身体及心理上的问题，但也常致不同程度的大便失禁，从不留意及不能控制气体失禁到明显的粪便失禁；从排便急迫感到排便次数增加，有人称此为“前切除综合征”。1986年法国人Lazorthes及Parc分别报道在低位前切除后用J形贮袋做结肠肛管吻合术，J形贮袋建成后可减低一些前切除综合征症状的严重程度。

【适应证】

J形袋吻合口距肛缘低于4～8cm，特别是低于4cm更适合。

如果括约肌张力正常，年龄不是贮袋吻合的禁忌证。

【禁忌证】

(1)肛管括约肌已受肿瘤侵犯功能已不健全者；

(2)肿瘤位于肛管直肠环的顶端，因此不能完全切除骨盆肿瘤者；

(3)骨盆狭窄和结肠短者。

【手术步骤】

结肠贮袋的制作可用7.5cm的侧侧吻合器进行，长度为5～10cm，一般认为5cm贮袋效果最好，因为小的贮袋发生排空困难的机会少。结肠肛管吻合可用线形缝合器(图1)或管型吻合器以双吻合技术完成(图1，图2)。

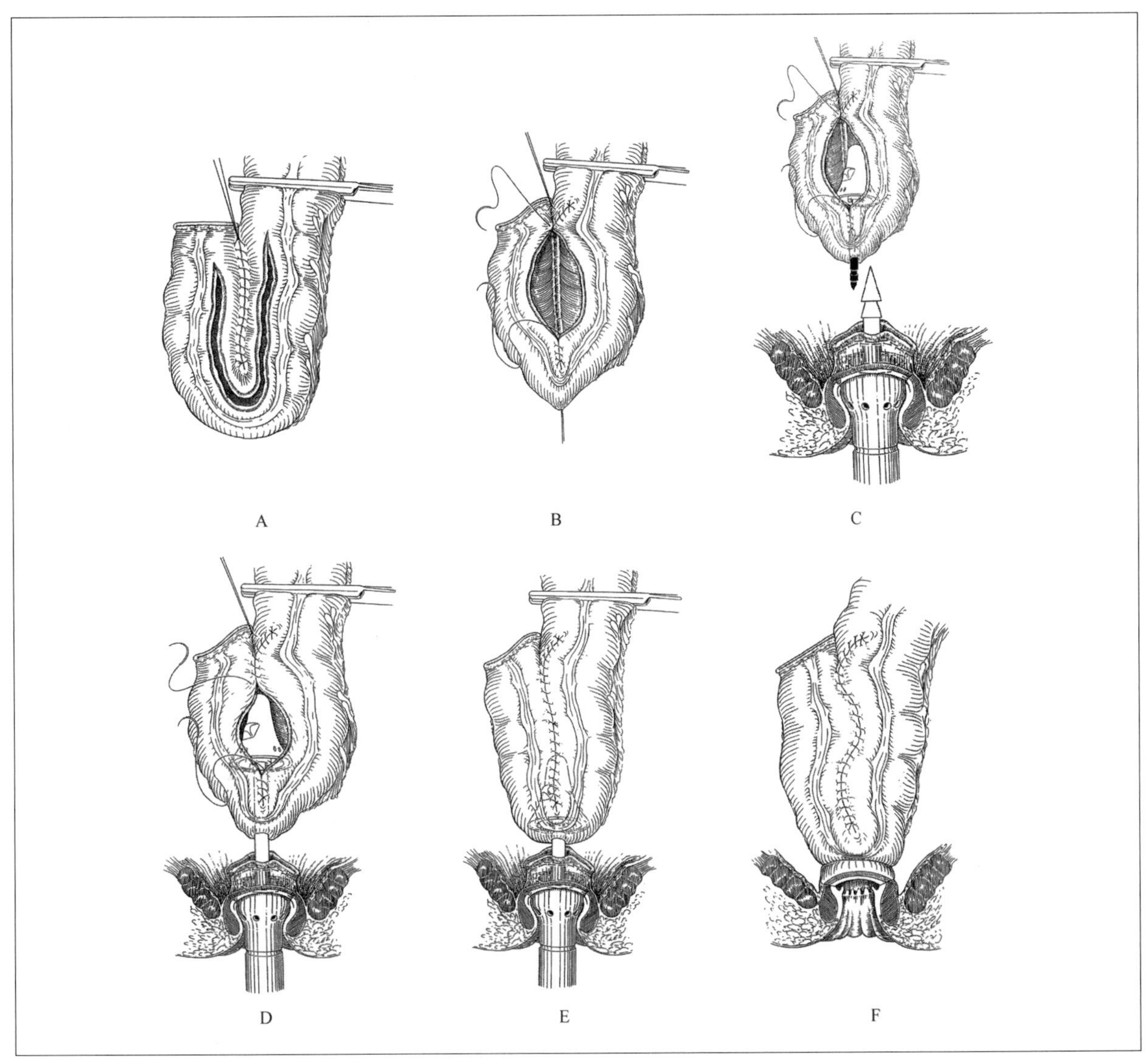

图1 用线形吻合器完成吻合

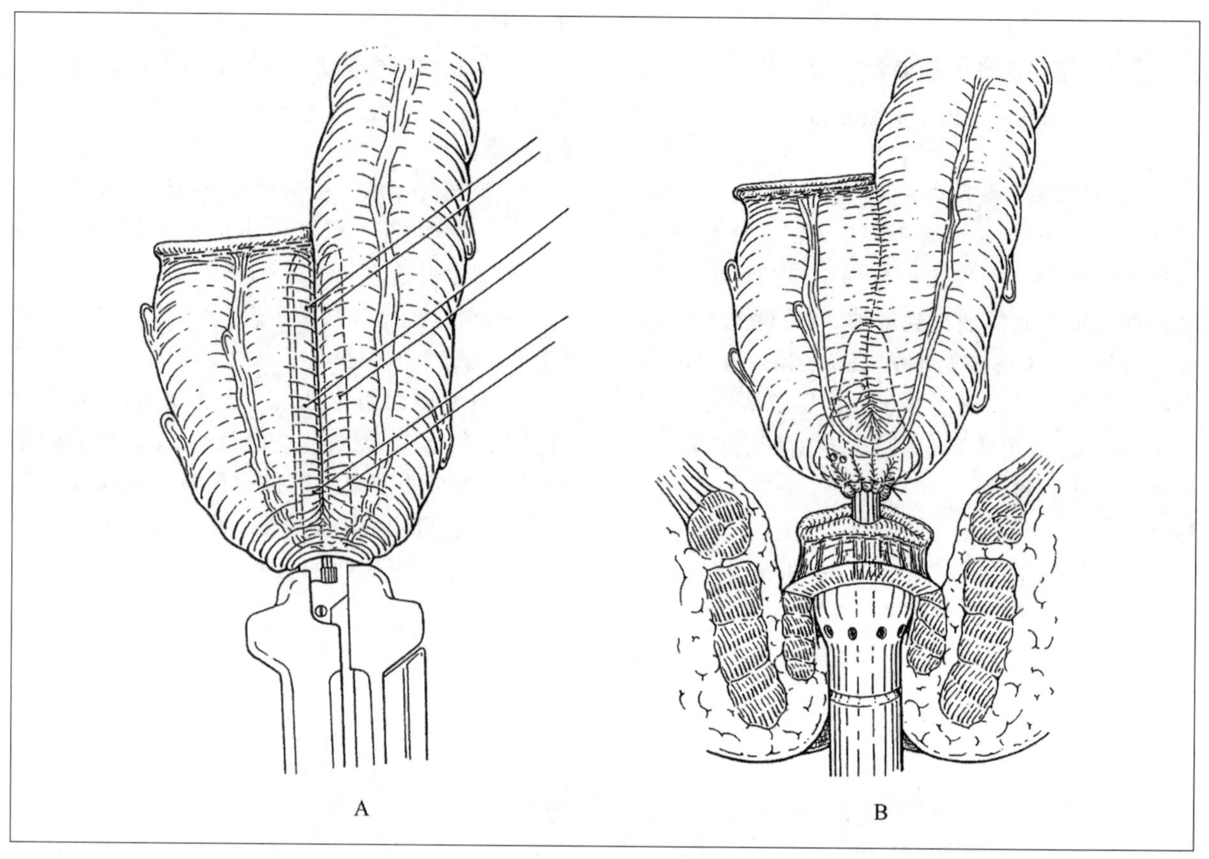

图 2 用侧侧吻合器及管形吻合器完成吻合

【术中注意要点】

(1)所有病例常规行直肠游离,并做全直肠系膜切除,以肿瘤根治。

(2)远端直肠横断水平取决于直肠系膜切除而不取决于肿瘤位置,故多数病例需在肛管顶部与贮袋吻合。

(3)多数病例需用保护性临时性结肠造口,防止吻合漏发生。

(4)贮袋是选用乙状结肠或降结肠,有时由于血管原因或其他原因不能选择。下列情况不宜用乙状结肠做贮袋:①乙状结肠憩室病;②乙状结肠肠系膜脂肪过多,可致盆腔变窄而限制贮袋扩张。虽然从理论上讲降结肠贮袋较好,但有人认为,在健康人应用乙状结肠做贮袋,可避免常规分离脾曲结肠而使手术简易;此外,有人统计,降、乙状结肠贮袋在长期及短期功能上无大差别。

【术后处理】

有排空困难或不能完全排空者,需用栓剂协助排空,或定期灌肠。一般贮袋排空困难发生率为 0～78%,文献报道,小型贮袋较大型贮袋为优。

【术后并发症】

同"双吻合器吻合术"。

【述评】

J 形贮袋的功能优于结肠肛管吻合是不容置疑,然而其优点仅限于减少大便次数,且仅限于术后 1～2 年,因在 1～2 年后结肠肛管吻合术后的新直肠多数可代偿。虽然贮袋术偶可致排便困难,但在小面积的贮袋发生率较少,理想的贮袋面积为 5～6cm。

9.7.3 拖出式直肠切除术

Pull through Operations on the Rectum

直肠中段癌(肿瘤距肛门 8～10cm)可保留肛提肌和肛管,做经腹腔、肛管拖出切除术即所谓拖出式直肠切除术(pull through operation)。先经腹部手术,完成切除直肠病灶,松解结肠,自上向下送出缝于乙状结肠残端的固定线，从会阴部伤口拖出，继续做肛门的手术。这种手术的种类及名称较多，现将常用的介绍如下。

9.7.3.1 改良 Bacon 术式

Modified Bacon's Operation

【适应证】

(1)直肠癌的下缘位于腹膜反折处或距离齿线 8cm 以上及病期较早、恶性程度较低的根治性手术。

(2)作为姑息性切除手术，癌肿下缘距肛门在 8cm 以内，5cm 以上，全身情况较好，探查时癌肿已有肝脏等远处转移而局部尚能切除。

【手术步骤】

(1)腹部手术：与 Miles 手术相同。但为了能将乙状结肠从肛门拖出，需要剪开降结肠外侧腹膜，游离降结肠及乙状结肠，有时甚至需要切开胃结肠韧带及脾结肠韧带，将结肠脾曲游离，始能将结肠拖出肛门外而无张力。在预定切除线处以粗丝线将乙状结肠结扎作为标记。提起直肠，在距离肿瘤下方 5cm 处另以粗不吸收线结扎直肠(图 1)。

(2)会阴部第 1 期手术：①以大量消毒水冲洗直肠与会阴部，擦干后，用 0.1%硫柳汞酊消毒会阴部皮肤及直肠黏膜。②充分扩张肛管括约肌。在肛门边缘前后左右各安置一组织钳，向四周牵拉，使肛管外翻显露齿线。③用电刀在齿线远端 1～2mm 处做一环形切口(图 2)，经肛管皮肤和肛管黏膜下肌层，深达内括约肌，用弯头剪刀继续向上剥离到肛提肌平面以上。然后向内向外环形切断肛提肌以上的直肠，通过肛管将直肠及乙状结肠拖出。④乙状结肠拖出的长度，一般以其上方不吸收线结扎处露出肛门外约 5cm 为准。然后检查腹腔内结肠及其系膜的张力是否过大，肠管有无扭转，结肠的血循环是否良好。⑤用细可吸收线将拖出的肠壁浆膜和肛管皮肤固定数针，以防结肠回缩。离肛门 5cm 处切断结肠(图 3)。⑥在结肠内放一直径约 1cm 软橡皮管，约 10cm 深，以利排气。用粗不吸收线在插入橡皮管处的近端约 1cm 处环绕结肠和橡皮管，紧紧结扎以绞窄肠壁控制肠壁和系膜的出血。⑦橡皮管的末端连接于引流瓶，使粪便不致污染伤口及弄脏床褥。⑧拖出的结肠周围用凡士林纱布及较软的敷料包扎。

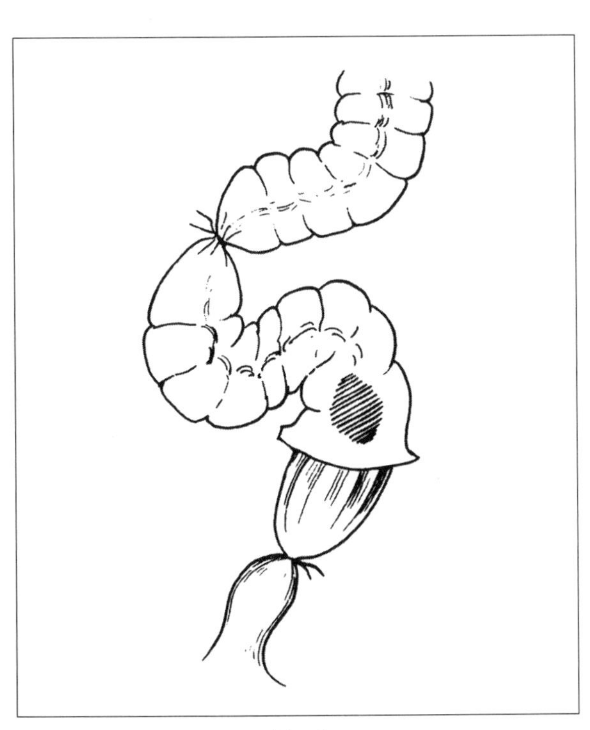

图 1

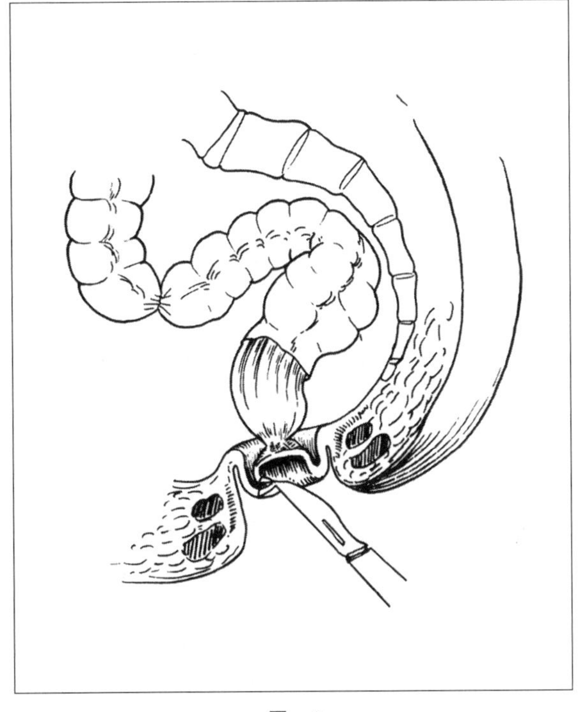

图 2

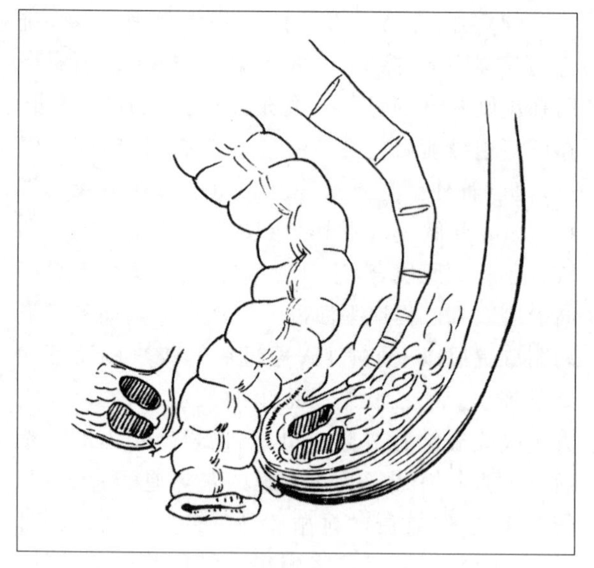

图 3

最后在腹腔内将结肠固定于新的位置。缝合盆腔腹膜。骶前间隙放一双套管引流，从会阴部戳口引出。腹部各层按层缝合。

(3)会阴部第 2 期手术：术后 7～10d，待拖出的结肠与周围组织已有初步愈合后，即可行会阴部第 2 期手术。选用低位腰麻。以肥皂及清水清洗会阴部后，拆除肛门的缝线，离直肠断端下方 1cm 处切断多余的乙状结肠，以 3-0 铬制肠线将乙状结肠断端与直肠断端间断缝合(图 4)。缝合后，水肿的结肠黏膜仍可能突出于肛门外，但经卧床休息 1～2d 后，多可回缩至肛门内(图 5)。

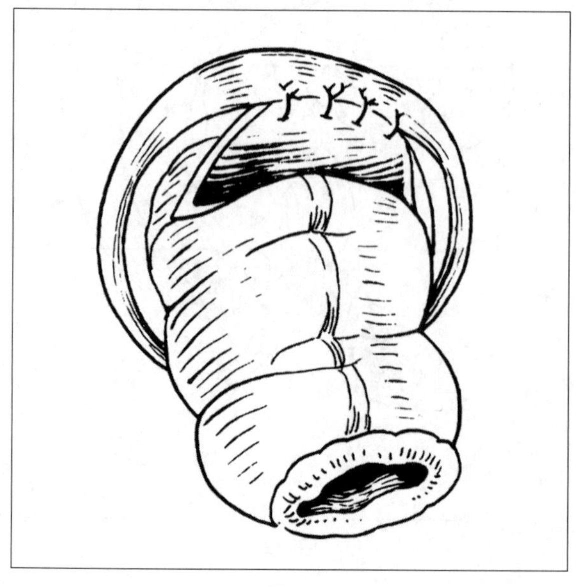

图 4

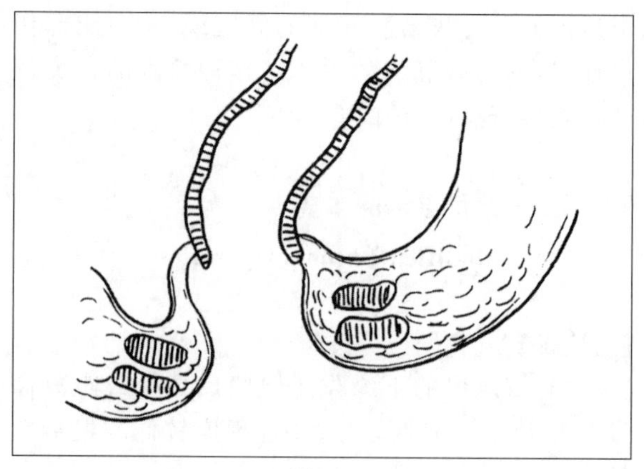

图 5

【手术注意要点】

(1)为了使乙状结肠能拉出于肛门外且无张力，左半结肠及其系膜必须有足够的长度。如乙状结肠及其系膜长度不够或血供欠佳，妨碍结肠满意拉出时，可沿左结肠外侧沟的腹膜反折向上剪开，直至脾曲。在分离脾曲时注意勿损伤脾脏下极的包膜和脾曲的边缘动脉。

(2)肛门部的手术，首先应用手指将肛管充分扩张，使肛管括约肌松弛，以减轻术后肛管括约肌收缩，减少对拉出的结肠血循环的影响。

(3)在肛管黏膜下肌层的深面向上进行解剖时，要特别细心，以免撕破黏膜。

(4)结肠拖出后，由盆腔注入大量等渗盐水，经拉开的肛管流出，以彻底冲洗盆腔和肛管创面，清除残留的血块和可能存在的游离癌细胞。然后仔细检查盆腔和肛管创面，彻底结扎出血点。

(5)盆腔底部腹膜应仔细缝合修补，以防内疝形成；当缝近结肠时可将腹膜与结肠的浆膜缝合，使骶前引流管在腹膜腔外。

(6)肛外结肠的处理一般在术后 7～10d 进行，但当盆腔内有感染存在时，应暂缓切除。切除前后各 3d 给予低渣饮食并口服抗生素，切除前晚做温热盐水灌肠 2 次。

【术后处理】

(1)一般处理同 Miles 手术。

(2)每日更换肛门部敷料，观察肛门外拉出结肠的血供情况，以防其坏死，并注意其有否回缩。每日以 30ml 温热等渗盐水冲洗橡皮肛管 1 或 2 次，以防其阻塞。

(3)术后 3～4d 去除骶前引流管。

(4)待结肠功能恢复后拔除结肠内的橡皮管,并剪除结扎线远端已坏死的肠壁。肛门部敷料有粪便污染时应随时更换。

(5)切除缝合7d后,应定期做直肠指诊,每3~4d 1次,以防止肛管结肠靠拢吻合处的瘢痕挛缩而引起的环状狭窄。

(6)切除缝合后2周,嘱病人每日做多次肛管括约肌收缩锻炼,持续约3个月,以加强括约肌的控制能力。

(7)如排便过频或粪便过稀,除控制饮食外,应给予抑制肠蠕动和使粪便干燥的药物。

【主要并发症】

(1)一般并发症同"Miles手术"。

(2)肛门外结肠段发生缺血性坏死:这是最重要的术后并发症,多由于拉出的结肠血供欠佳或拉出时有张力,尤其是将肠系膜牵拉过紧所致;或由于术后肛管括约肌收缩影响了拉出肠段的血循环。若坏死的范围局限于残留在肛门以外的部分,多不致引起严重后果。若坏死范围延至盆腔内,则将引起盆腔感染及脓肿形成,遇此情况,应立即行横结肠造口术,转流粪便,控制感染;待局部情况好转后,再对回缩的结肠做进一步处理。

(3)肛门外结肠段回缩:这是由于拉出的结肠段太短,拉出时有张力或拉出的结肠坏死所致。为了避免回缩,手术时应使肛门外血供良好的结肠段长度能达6~7cm,并避免将结肠牵拉过紧。拉出的结肠一旦回缩至肛管后,往往由于张力的解除和结肠浆膜面与盆腔创面的逐渐粘着,常不需特殊处理,即能和肛管近端逐渐愈合,但这种愈合很易导致结肠肛管靠拢吻合处的环状狭窄。

(4)肛门外结肠黏膜外翻:多由于肛管齿线以下的皮肤切除过多,或肛门外拉出的结肠切除不足或切除太迟引起。若手术时注意以上操作细节,多可避免。

(5)结肠和肛管靠拢吻合处环形狭窄:由于肛管括约肌和肛提肌的经常收缩,吻合处的环状瘢痕很易挛缩而导致狭窄,当粪便经常不成形或拉出的结肠曾有回缩时则更易发生。因此术后必须定期做肛管直肠指检,以防狭窄,若有狭窄倾向,则需定期扩张肛管。

(6)盆腔脓肿:多发生于骶前间隙,由于引流不畅所致。手术后除应注意保持引流通畅外,若出现感染症状,需即时引流。

9.7.3.2 各种拖出式直肠切除术简介

(1)Bacon(1945)手术:剥去肛管黏膜,将上端结肠自肛门拉出,使结肠浆膜面与肛管粗糙面紧贴,结肠中央置橡皮管绑住残端,2周后粘着愈合,剪去肛外多余结肠(图9-7-6)。此法优点是切除较彻底,也可避免行人工肛门,但缺点是不但切除了全部直肠,也切除了肛提肌,在切除坐骨直肠窝脂肪组织时很易损伤供应肛管感觉和肛管括约肌的肛管神经,故虽然保留了肛管括约肌,但括约功能极有限,有人认为相当于会阴部的结肠造口,几乎完全失禁。目前学者多不用Bacon手术原法,而做了一些改进,特别是保留了肛提肌及其下方组织,避免了肛管神经的损伤,术后可获满意的排便功能,故称为改良Bacon手术。

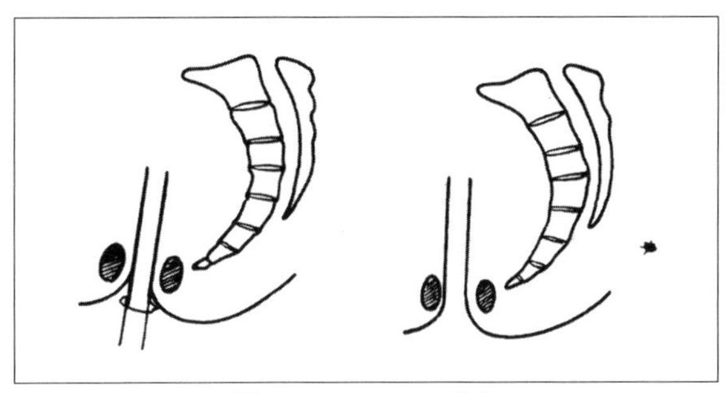

图9-7-6 Bacon手术

(2)Babcock-Black手术:肛管不剥黏膜,将结肠拉出,希望直肠残端与结肠浆膜直接长上。Babcock(1939)主张在肛管后正中处将肛管括约肌切断,并与拉出的结肠缝合,防止括约肌痉挛影响肠襻血循环;而Black(1952)只做肛管扩张效果良好,并无肠坏死发生(图9-7-7)。

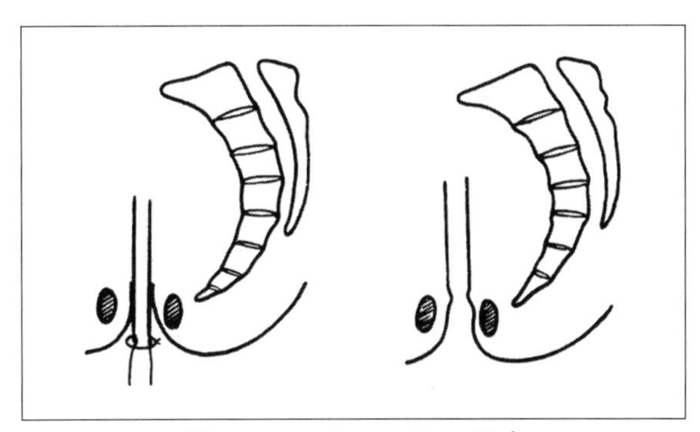

图9-7-7 Babcock-Black手术

(3) Maunsell-Weir 手术：Maunsell 在 1892 年首先提出本手术，直至 1901 年 Weir 才应用于临床，故称为 Maunsell-Weir 手术。Swenson 根据 Weir 手术的原则，用以切除先天性巨结肠病人之直、乙肠段而闻名。以后 Welch 及 Rheinlander 又用 Swenson 法切除直肠上端癌肿，故又称为 Welch 手术。手术方法是经腹低位切除后再将肛管直肠拉出外翻，将结肠拉出后，两端于肛外缝合后退回肛内。手术优点是保留了正常的排便反射和肛管括约肌功能；缺点是手术操作较困难，容易形成吻合口漏和狭窄，因此他们主张做结肠造口(图 9-7-8)。

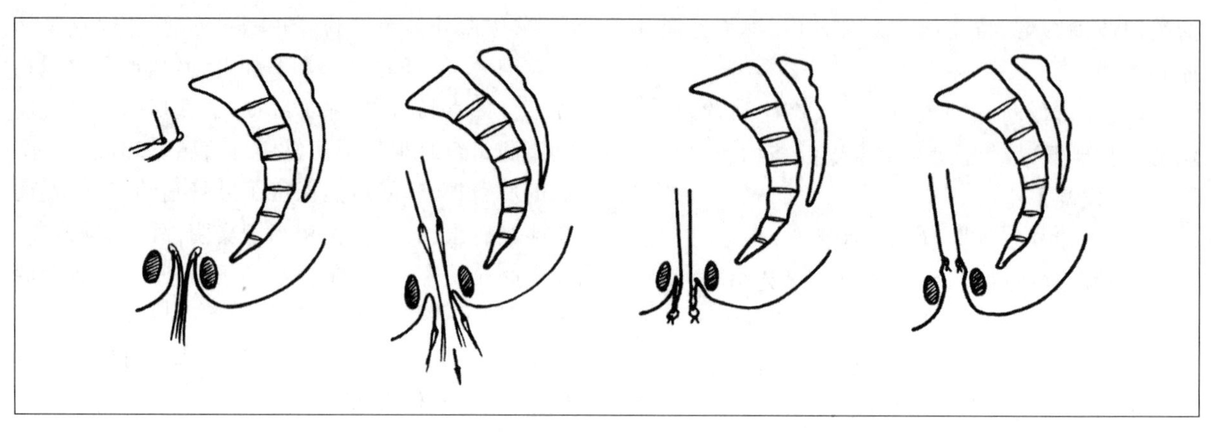

图 9-7-8 Maunsell-Weir 手术

(4) Turnbull-Gutait 手术：此手术由 Turnbull、Cuthbertson(1961)与 Gutait、Figlione 4 人分别在美国及巴西提出，故简称为 Turnbull-Gutait 手术，即将 Maunsell-Weir 手术分成二期手术，肛管直肠残端拉出外翻(图 9-7-9A)，不剥黏膜，不切断肛管括约肌，结肠从肛门拉出，与外翻肛管直肠残端缝合(图 9-7-9B)，中央置管，以敷料保护，待外翻肛管与结肠浆膜层愈合，2 周后剪去肛外结肠残端(图 9-7-9C)，肛门容其自行恢复，手术完成后，吻合口距肛缘 6cm(图 9-7-9D)。本手术吸取各法之长而去其短，比较安全。

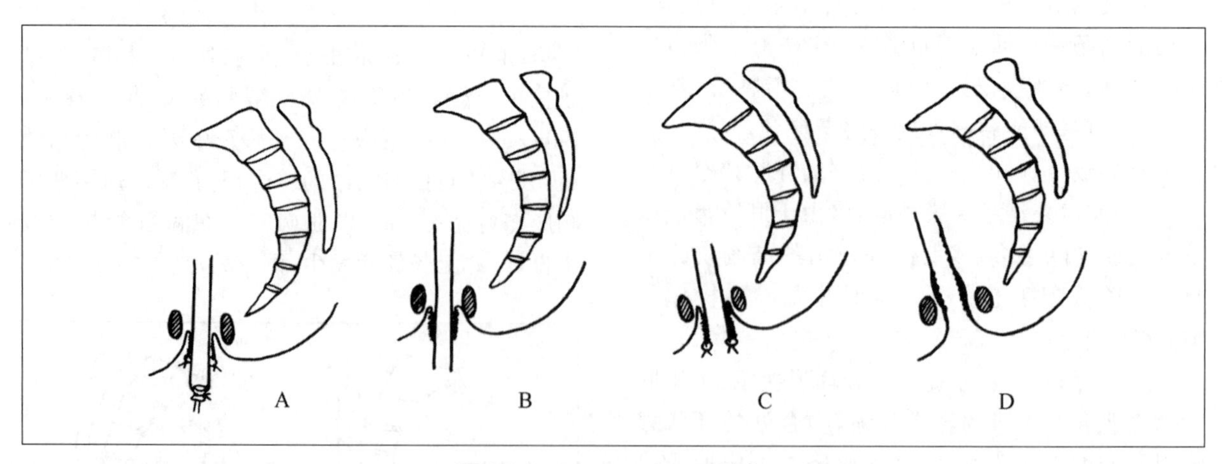

图 9-7-9 Turnbull-Gutait 手术

【述评】

(1)拖出式直肠切除又称腹肛门拉出切除术，这种手术是在很低部位切除直肠及其肿瘤，乙状结肠经肛管拉出，在肛门外吻合。该手术并发症较多，如结肠远端坏死和盆腔感染，因损伤括约肌和肛管内层，肛门功能也不满意，少数又改行 Miles 手术。近年来有了吻合器,较手法缝合方便,增加了手术成功率,但仍应严格选择手术适应证。

(2)以上 4 种拖出式直肠切除术各有优缺点,但最后确定术式取决于手术中充分游离直肠、肛提肌上剩余直肠的长度及医生自己的手术技术及经验。凡肛提肌上剩余直肠的长度>5cm 者,应首选前切除术,手缝及器械吻合均可;剩余直肠长度在 2~5cm 者,可试用双吻合器缝合或各种拖出手术。

9.8 出口处梗阻型便秘的手术治疗

Operative Treatment for Outlet Obstructive Constipation

便秘不是一种病,而是多种疾病的一个症状,一般指排便不规则,次数少,排便困难、不适或疼痛。便秘的原因很多,诊断与治疗都较困难,近年来通过排便造影、肛肠测压、结肠传输时间测定、盆底肌电图等技术检查手段,发现了新的便秘类型,如直肠前膨出、直肠内套叠及耻骨直肠肌综合征等,称"出口处梗阻型便秘"。特点是排便时盆底出口处梗阻,其中有些可经外科手术消除或缓解。但出口处梗阻型便秘常有多种因素存在,给治疗带来困难,处理时必须全面考虑。现仅介绍以上 2 种出口处梗阻型便秘的手术治疗。

9.8.1 直肠前膨出(直肠前突)修补术

Repair of the Rectocele

直肠前膨出即直肠前壁向阴道突出,又简称直肠前突,女性多见。当排便时,直肠腔中高压的作用方向改变,压力朝向阴道,而不向肛门口(图 9-8-1),部分粪块陷入前膨出内不能排出,而当排便用力停止后又可"弹回"直肠内,排便不全感可迫使病人做更大的用力,导致前膨出逐渐加深,形成恶性循环。手指插入阴道以对抗排便时的前膨出倾向,则有利于直肠排空。

分度:按膨出深度分为 3 度,轻度是 0.6~1.5cm,中度是 1.6~3cm,重度>3.1cm,按膨出部位分为高位、中位和低位 3 型。高位直肠前膨出多由于中上 1/3 阴道壁或子宫骶韧带过度伸展或断裂所致,常合并有小肠膨出、膀胱膨出及子宫脱垂,需同时行手术纠正。中位直肠前膨出最常见,由于失去了盆底的支持及分娩的影响。低位直肠前膨出常由于产伤后修复不够或分娩时过度膨胀致会阴体缺损所致。

据统计约 80%女性有无症状的直肠前膨出。凡直肠前膨出直径<2cm 多无症状,属正常发现,直径>2cm 者常有症状,有些需手术治疗。

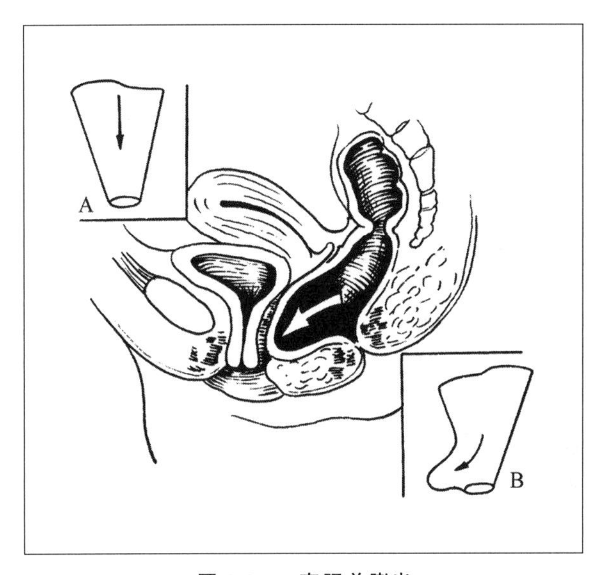

图 9-8-1 直肠前膨出

A—正常排便时,压力朝向肛门;
B—直肠前膨出排便时,压力朝向阴道

直肠前膨出有症状者均需治疗。一般先行非手术疗法,包括饮食疗法,如每日服麸皮 30g,水 2000~3000ml,多吃蔬菜水果,必要时服缓泻药,增加活动等。非手术疗法无效者可考虑手术治疗。手术原则是修补缺损,消灭薄弱区以打断恶性循环,但手术后仍须注意保持大便通畅,以防前膨出复发。

直肠前膨出修补可经直肠或经阴道,经直肠修补的优点:①可同时手术治疗痔及肛门病变和缝合冗长的直肠黏膜;②显露清楚。但直肠腔较小者则宜经阴道修补。经直肠修补的方法有切开修补法及闭式缝合法两种,现述如下。

直肠前膨出病人常有便秘症状,便秘也可是

直肠前膨出的病因,但便秘也有其本身病因。直肠前膨出修补手术有时不能完全治愈便秘,手术效果有时也不满意。因此,手术前应用排便造影、结肠运输试验、肌电图描记法,必要时行盆腔造影以除外肠膨出,以确定便秘病因。

凡有以下几点都不宜于手术:①合并结肠慢运输者;②有反常肛管括约肌收缩者,如盆底痉挛综合征,肛门痉挛;③使用泻药或灌肠帮助排便者。凡有以上病史者,手术效果多不好。

9.8.1.1 经直肠切开修补法

Open Repair of the Rectocele through the Rectum

9.8.1.1.1 Sehapayak 法

【适应证】

Beck 及 Wexner(1998)认为凡有下列其中的3点为手术适应证:

(1)直肠前膨出经排便造影直径≥4cm。

(2)直肠前膨出在排便造影有钡潴留不能或只能部分排空。

(3)直肠和(或)阴道症状长达12个月。

(4)虽然饮食纤维量(>35g/d)长达4周仍不能解除直肠或阴道症状。

(5)需用手指经直肠和(或)阴道和(或)会阴部支持协助直肠排空。

【禁忌证】

(1)无症状直肠前膨出。

(2)直肠前膨出直径<1cm。

(3)直肠腔较狭窄,应从阴道内进行修补。

【术前准备】

按结直肠手术要求。

【麻醉与体位】

局麻、腰麻或骶麻。俯卧位。

【手术步骤】

(1)扩肛到4指。在切口处黏膜下注射少许1∶1000肾上腺素,帮助止血。

(2)在直肠下端,齿线上方用电刀行纵行切口,长5~7cm,深达黏膜下层,显露肌层(图1)。

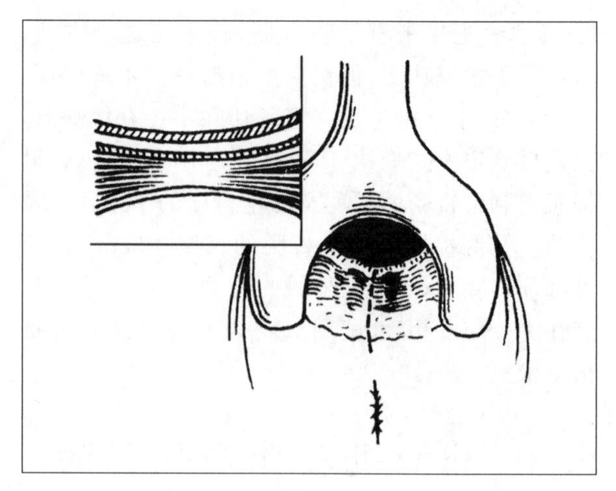

图 1

(3)根据前膨出的宽度,游离两侧黏膜瓣,各1~2cm,小心止血。

(4)术者左示指插入阴道做引导,用2-0铬制肠线,从右侧肛提肌边缘自外向内进针,然后,自左侧肛提肌边缘由内向外出针,纵行间断缝合4~6针,修补凹陷后,不留死腔(图2)。

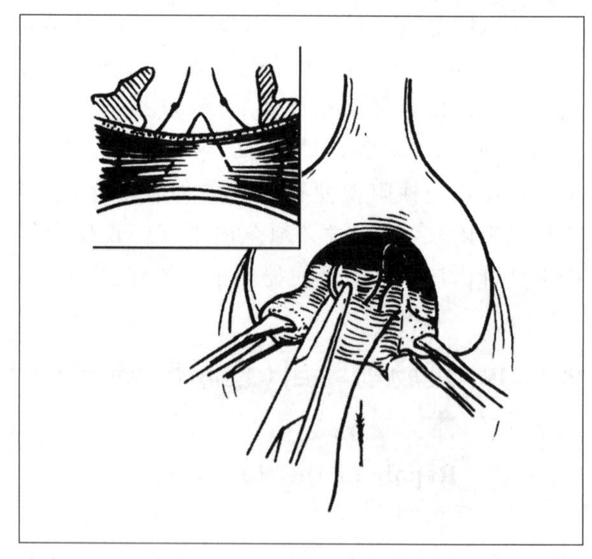

图 2

(5)剪除两侧多余黏膜瓣,用铬制肠线间断缝合黏膜切口。

(6)若合并有内痔或混合痔,可同时切除。

【术中注意要点】

(1)术中将示指插入阴道除可协助压迫止血外,还可保护阴道防止术中损伤。

(2)术中用电刀进行操作,可减少出血。

(3)缝合后不能留有死腔。

(4)直肠内切口都要用铬制肠线缝合,不得用不吸收线缝合,防止窦道形成。

【术后处理】

(1)术后继续应用抗生素 3~5d。

(2)术后流食 1~2d。

(3)大便后坐浴。

【主要并发症】

(1)伤口出血:常因术中止血不牢所致,一般为渗血,经压迫止血,即可痊愈。

(2)直肠阴道瘘:很少见,多为术中损伤所致,若用手指插入阴道,多可避免此种损伤。

9.8.1.1.2 Khubchandani 法

【手术步骤】

(1)同"Sehapayak 法(1)"。

(2)切口:先在齿线处做长 2~3cm 横切口,继在切口两端向上延长各做一纵行切口,每侧长约 7cm,成 U 字形(图 1)。

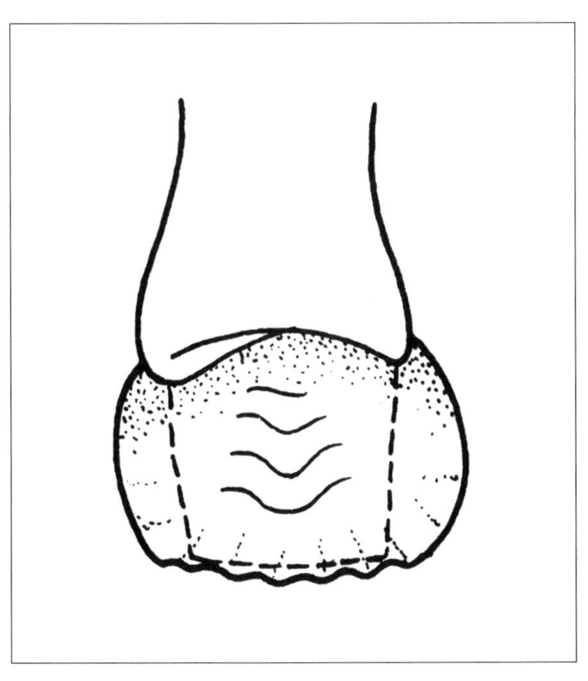

图 1

(3)分离:先游离基底部的黏膜肌层瓣(瓣内必须有肌层),然后向上分离超过直肠阴道隔的薄弱处,小心止血(图 2)。

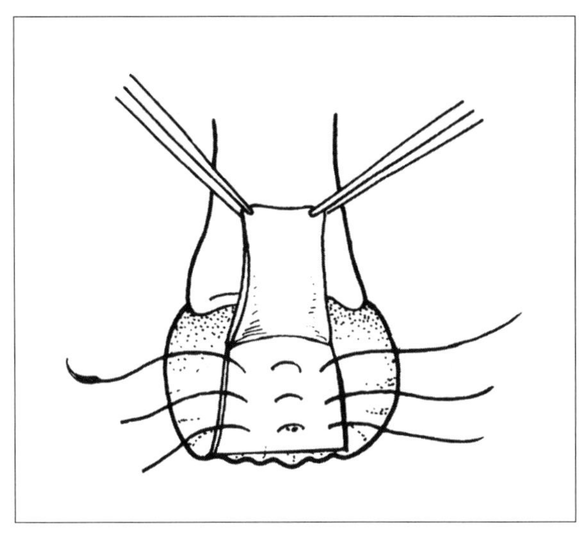

图 2

(4)缝合:用铬制肠线纵行缝叠松弛的直肠阴道隔,然后再做 3 或 4 针间断垂直缝合,缩短直肠前壁,降低缝合黏膜肌层瓣的张力,促进愈合(图 3)。

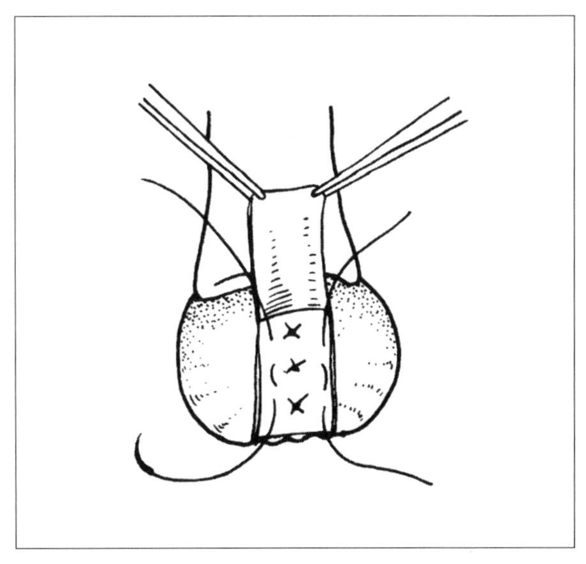

图 3

(5)切除多余黏膜:将黏膜肌层瓣边缘与齿线间断缝合,最后间断或连续缝合两侧黏膜瓣切口。

【术中注意要点】

(1)U 形黏膜瓣必须带有肌层,否则太薄易坏死。

(2)分离时要保护阴道壁,一般用示指插入阴道做引导,以防误伤。

9.8.1.2 经直肠闭式修补法(Black 法)

Closed Repair of the Rectocele through the Rectum(Black′s Method)

【适应证】

直肠前膨出,直径<2cm。

【禁忌证】

巨大直肠前膨出,直径>2.5cm。

【术前准备】、【麻醉与体位】

同“9.8.1.1 经直肠切开修补法”。

【手术步骤】

(1)用长弯止血管钳纵行钳夹突入阴道的直肠黏膜层。

(2)用 2-0 铬制肠线自下而上在血管钳下连续缝合黏膜肌层,直至耻骨联合处。缝合时应下宽上窄,防止上端形成黏膜瓣影响排便(图 1)。

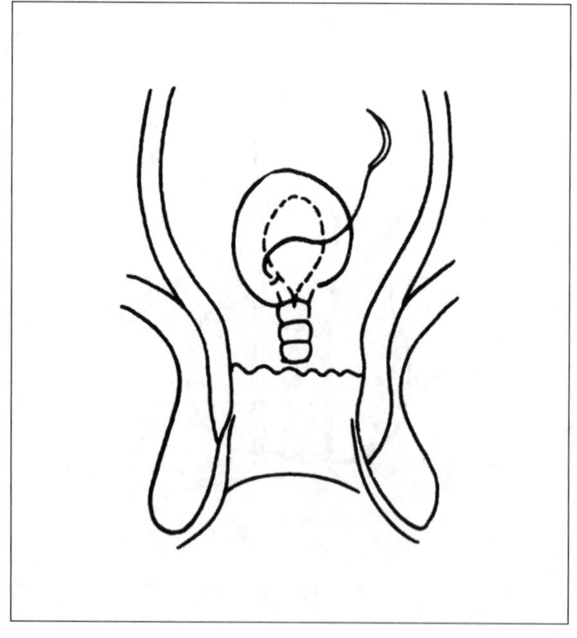

图 1

【术中注意要点】

(1)弯血管钳夹直肠黏膜前,先用两把组织钳提起膨出上下两端黏膜,防止损伤阴道。

(2)缝合时,最好用手指插入阴道,防止穿入阴道内。

9.8.2 直肠内套叠手术

Operations for Internal Intussusception of the Rectum

直肠内套叠又称不完全性直肠脱垂、隐性直肠脱垂、直肠内脱垂、黏膜脱垂。由于多发生在直肠远端,故也称远端直肠内套叠(图 9-8-2)。

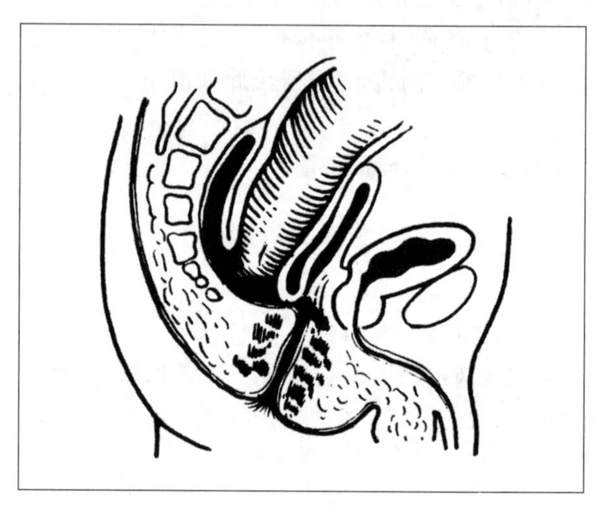

图 9-8-2 直肠内套叠

本病病因诊断较困难,因在直肠指检及乙状结肠镜检查时,套叠多复位,只有在排便时易发现,故排便造影有助诊断。

直肠内套叠应首先行非手术治疗,如指导饮食,多饮水,多吃纤维性食物,养成定时排便的习惯,必要时使用栓剂或灌肠。长期保守治疗无效,才考虑以下手术治疗。临床上多使用多排缝合固定术。

【适应证】

直肠远端内套叠,距肛缘 8cm 以内。

【禁忌证】

上端直肠内套叠,距肛缘 8cm 以上。

【术前准备】

同“9.8.1 直肠前膨出修补术”。

【麻醉与体位】

腰麻、骶麻或局麻,常用截石位。

【手术步骤】

(1)扩张肛门至 4 指。

(2)在直肠后壁及两侧分别用肠线纵行折叠缝合松弛的直肠下端黏膜,自齿线处开始向上连续缝合,缝合高度可考虑排便造影片上套叠的高度和深度,一般高达7～8cm。3排缝合中间可注射硬化剂,加强固定效果。可用4%明矾溶液,总量为20ml。

【术中注意要点】

(1)男性应避免在直肠前壁操作,以防损伤前列腺及尿道。

(2)术中要注意无菌操作,防止伤口感染。

(3)缝合时,要注意下宽上窄,防止上端形成瓣膜,有碍排便。

9.8.3 耻骨直肠肌综合征手术

Operations for Puborectalis Syndrome

这是一种以耻骨直肠肌痉挛性肥大,致使盆底出口处梗阻为特征的排便障碍性疾病。组织学改变是耻骨直肠肌纤维肥大。诊断靠下列检查:①直肠指检:肛管张力增高,肛管明显延长,耻骨直肠肌明显肥大、触痛、有时有锐利边缘;②肛管压力测定:静止压及最大缩窄压均增高,提示有异常排便反射曲线,括约肌功能长度显著增加,可达5～6cm;③气囊逼出试验:50ml或100ml气囊均不能自直肠排出(正常在5min内排出);④盆底肌电图:耻骨直肠肌有显著反常肌电活动;⑤结肠传输功能检查:有直肠潴留;⑥排便造影:各测量数据尚正常,但排便时肛管不开,在静止及用力排便时均有“搁架征”。

因耻骨直肠肌肥大造成肛管上端狭窄,病人均有长期排粪困难,反复大量用药甚至多次肛肠手术史,故保守治疗常无效。采用耻骨直肠肌部分切除有助于解除肛管狭窄,从而缓解排便困难。

【适应证】

经排便造影等检查证实为耻骨直肠肌肥大所致排便困难,经各种保守治疗无效者。

【禁忌证】

虽诊断为耻骨直肠肌综合征,但未经保守治疗者,不宜先采用手术治疗。

【术前准备】

同“9.8.1直肠前膨出修补术”。

【麻醉与体位】

骶麻或腰麻。俯卧位。

【手术步骤】

(1)切口,自尾骨尖向下做正中切口,长3～4cm距肛缘1～2cm(图1)。

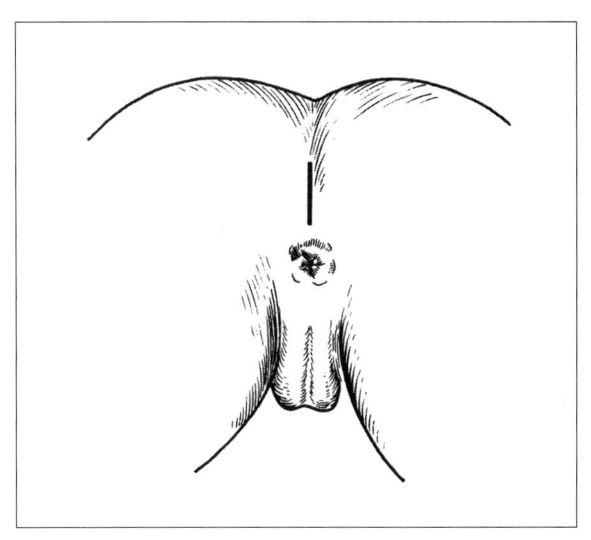

图 1

(2)电刀逐层切开皮下各层,显露尾骨尖,即为耻骨直肠肌上缘标志。

(3)术者左示指伸入直肠,向上顶起耻骨直肠肌,协助分离,并有助于止血(图2)。

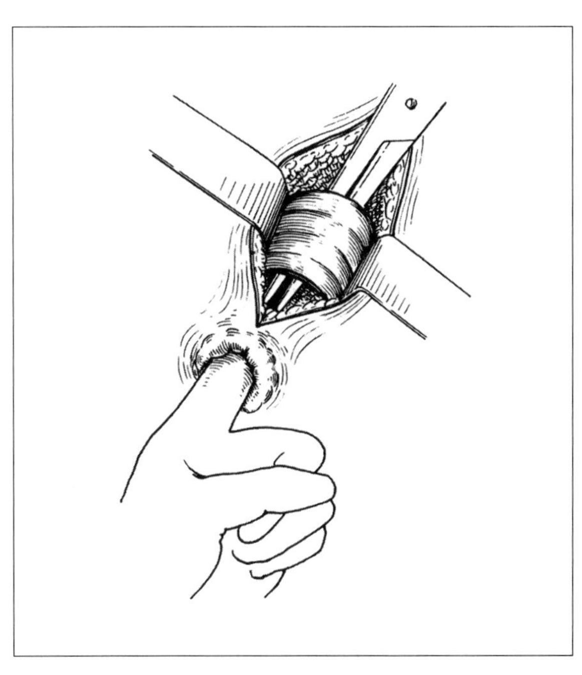

图 2

(4)用弯血管钳将耻骨直肠肌向两侧各分离出2～3cm,自尾骨尖处将耻骨直肠肌大部用中弯血管钳挑起,下缘括约肌至少要保留1～1.5cm(图2)。

(5)在耻骨直肠肌两侧各夹一弯血管钳,两钳距离约5cm,或V形,尖端向下。在两钳间切除耻骨直肠肌约5cm×3cm,断端缝扎止血(图3、图4)。

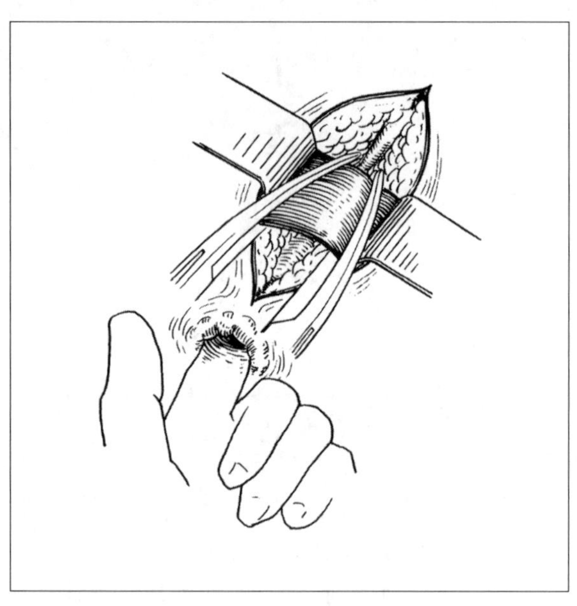

图 3

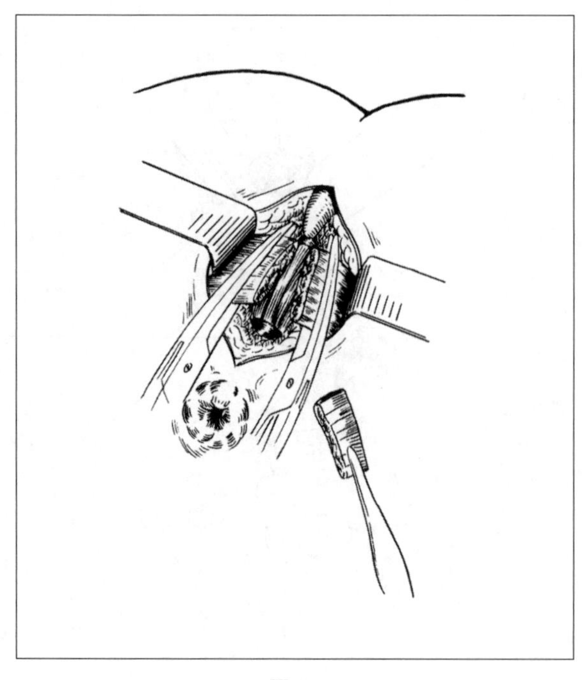

图 4

(6)冲洗伤口后,放橡皮片引流,逐层缝合皮下及皮肤各层。

【术中注意要点】

(1)在分离耻骨直肠肌后壁时,术者左示指应放入直肠,做到分离时心中有数,以免损伤肠壁。

(2)分离及切除耻骨直肠肌时,要小心止血,以防出血和感染。

(3)切除耻骨直肠肌的上端标志是尾骨尖,下端因无明显标志,一般应保留肛管括约肌及耻骨直肠肌1～1.5cm,防止大便失禁。

【术后处理】

(1)术后24h拔除橡皮引流片,拔出前做直肠指检,看有无渗血存留。

(2)术后禁食3d,保持伤口清洁。

(3)继续使用抗生素。

(4)大便后应坐浴换药。

【主要并发症】

(1)伤口出血,常因术中止血不牢所致,一般压迫止血即可奏效。

(2)伤口裂开不多见。预防方法是:伤口应10d拆线,术后少走动。

(3)伤口感染及窦道形成。很少见,多由于伤口出血后所致,一般经换药多可痊愈。

Maria对13例耻骨直肠肌综合征行渐进性肛管扩张治疗,有好的疗效。采用3种扩张器(直径分别为20、30、27mm)每日对病人行渐进性肛管扩张,由细到粗,每次扩张10min,为期3个月。治疗后6个月自然排便增加为0～5次/周,使用泻剂也减少,由4～6次/周至1次/周,同时也有助于反馈训练。

【述评】

慢性顽固性便秘手术治疗失败或效果不佳多与下列因素有关:

(1)便秘病因不是一种,临床上不能满足于一个诊断就进行手术治疗。如直肠前膨出手术修补,术后效果不佳,再复查合并有慢运输型便秘(STC);相反,STC经手术治疗效果不佳,再复查有直肠内套叠。因此,术前诊断要明确,结肠运输时间测定及排便造影必不可少。

(2)X线诊断与病史及体检要符合,不能单凭X线报告而做手术,如排便造影有直肠前膨出,若病人无典型的出口处梗阻症状,则不需手术治疗。

(3)手术方法要正确，如巨大直肠前膨出，经修补后仍可能有小的直肠前膨出，或合并有直肠内套叠，则术后效果必不好。

(4)术后仍要指导病人多食纤维素食物，多饮水及多活动，如术后不注意"三多"治疗，便秘症状仍可能持续存在。

(喻德洪)

参考文献

1 黄志强．外科手术学．北京：人民卫生出版社，1990：743－745，773－775

2 武汉医学院第二附属医院编．小儿外科手术学．北京：人民卫生出版社，1978：392－411

3 佘亚雄．小儿外科学．2版．北京：人民卫生出版社，1987：153－160

4 李正．小儿外科手册．沈阳：辽宁科学技术出版社，1983：124－130

5 张学衡，季海萍．新生儿外科学．北京：人民卫生出版社，1984：159－163

6 Goligher JC. Surgery of the Anus, Rectum and Colon, 4th ed. London:Bailliere Tindall, 1981:159

7 Marti MC, Givel JC. Surgery of Anorectal Disease. lst ed. Springer Verlag, 1990:89

8 喻德洪．肛肠外科疾病问答．上海：上海科学技术出版社，1983：128－156，161－168，81－112

9 喻德洪，马永江．肛裂治疗的国外动态．上海医学，1979，2(9)：48

10 喻德洪．肛管直肠疾病//吴阶平．裘法祖主编．黄家驷外科学．5版．北京：人民卫生出版社，1992：1263－1271

11 喻德洪，陈庆兰，屠岳．直肠脱垂．中华外科杂志，1981，19(2)：77

12 Evans J, Luck A, Hewett P. Glyceryl trinitrate vs. lateral sphincteromy for chronic anal fissure: prospective, randomized trial. Dis Colon Rectum, 2001,44(1):93

13 第二军医大学第一附属医院．手术图谱．上海：人民出版社，1975：148－159，159－162

14 Maria G. Anastasio G. Brisinda G, et al. Treatment of puborectalis syndrome with progressive anal dilation. Dis Colon Rectum, 1997,40:89

15 喻德洪．痔病诊治现况．医生进修杂志，2000，23(4)：11

16 喻德洪，杨新庆，黄莛庭．重新认识提高痔的诊治水平．中华外科杂志，2000，38(12)：890

17 Kaman L, Aggarwal S, Kumar R, et al. Necrotiaing fascitis after injection sclerotherapy for hemorrhoide: report of a case. Dis Colon Rectum, 1999,42:419

18 Barwell J, Eatkins RM and Lloyed-Davis E, et al. Lifethreatenting retroperitoneal sepsis after hamorrhoid injection sclerotherapy: report of a case. Dis Colon Rectur, 1999,42:421

19 Longo A. Treatment of heworrhoidal disesse by reduction of rucosa and hemorrhoidal prolapse with circular suturing device: a new procedure. In Proceedings of the 6th world Congress of Rndoscopic Surgery. Bologna:Monduzzi Rditore, 1998:777－784

20 Rowsell M, Bello M, Heringway DM. Circumferential mucosectomy (stapled herorrboidectomy) versus conventionel heworrhoidectomy randomised controlled trial. Lancet, 2000,355:779

21 Fazio VW. Early promise of stapling technique for hemorrrhoi-dectomy. Lancet, 2000,355:768

22 He YH, Cheong WK, Tsang C, et al. Stapled herorrhcidectomy-Cost and effectiveness. randomized, controlled trial including incont nence scoring, anorectal manometry, and endoanal ultrasound assessrents at up to three months. Dis dolon Rectum, 2000, 43(12):1666

23 郁宝铭，李东华，郑民华．双吻合器在低位直肠癌手术的地位(附113例分析)．中国实用外科杂志，1996，16(3)：140

24 喻德洪．直肠癌手术中双吻合器的应用及与手法缝合的比较．中国实用外科杂志，1996，16(3)：174

25 郁宝铭，李东华，郑民华．直肠系膜全切除在双吻合器低位前切除术中的意义．中华外科杂志，2000，38(7)：496

26 喻德洪，屠岳，金国翔．应用GF-Ⅰ型直肠吻合器施行前切除术治疗直肠癌84例分析．肿瘤，1988，8(4)：206

27 张卫，喻德洪．全直肠系膜切除术治疗直肠癌．中华普通外科杂志，1999，14(4)：397

28 Brown S, Seow-Choen F. Preservation of rectal function after low anterior resection. Techniques of colonic pouch construction, Singapore General Hospital Colorecal Week, 5th proceedings, 2000:36

29 Hida J, Yasutomi M, Maruyama T, et al. Functional outcome after low anterior resection with low anstomosis for rectal cancer using the colonic J-pouch: prospective randomized study for determination of opti-

mum pouch size. Dis Colon Rectum，1996，39：986
30 Lozorthes F，Gamagami R，Chiotasso，P et al. Prospective randomiazed study comparing clinical results between small and large colonic J-Pouch following coloanal anastomosis. Dis Colon Rectum，1997，40：1409
31 Hida J，Yasutomi M，Maruyama T，et al. Enlargement of colonic pouch after proctectomy and coloanal anastomosis：potential cause for evacuation difficulty. Dis Colon Rectum，1999，42：1181
32 Hallbook O，Sjodahl R，Comparision between the colonic J pouch anal anastomosis and healthy rectum：clinical and physiological function. Br J Surg，1997，84：1437
33 Keighley MRB and Williams NS. New techniques of sphincter-saving colon，2nd ed. Saunders WB，London，1999：1186－1190

10 骶尾部肿瘤、囊肿与窦道手术

Operations for Sacrococcygeal Teratoma，Cyst and Sinus

10.1 骶尾部畸胎瘤手术

Operations for Sacrococcygeal Teratoma

畸胎瘤多发在骶尾部，且多于新生儿出现，女多于男，男女的发生比例约为1∶20。按肿瘤主要所在部位可将骶尾部畸胎瘤分为3型：①显型：肿瘤几乎全部在体外，呈球状突出在尾部；②隐型：肿瘤位于直肠与骶骨之间，在盆腔内发展，压迫直肠和尿道，而不向臀部生长；③混合型：肿瘤向臀部及盆腔内生长，位于直肠和骶骨之间，将直肠推向前方，尾骨向后倾且被肿瘤包绕（图10-1-1）。该分型可以区别临床特点，对术式选择及估计预后均有实际意义。

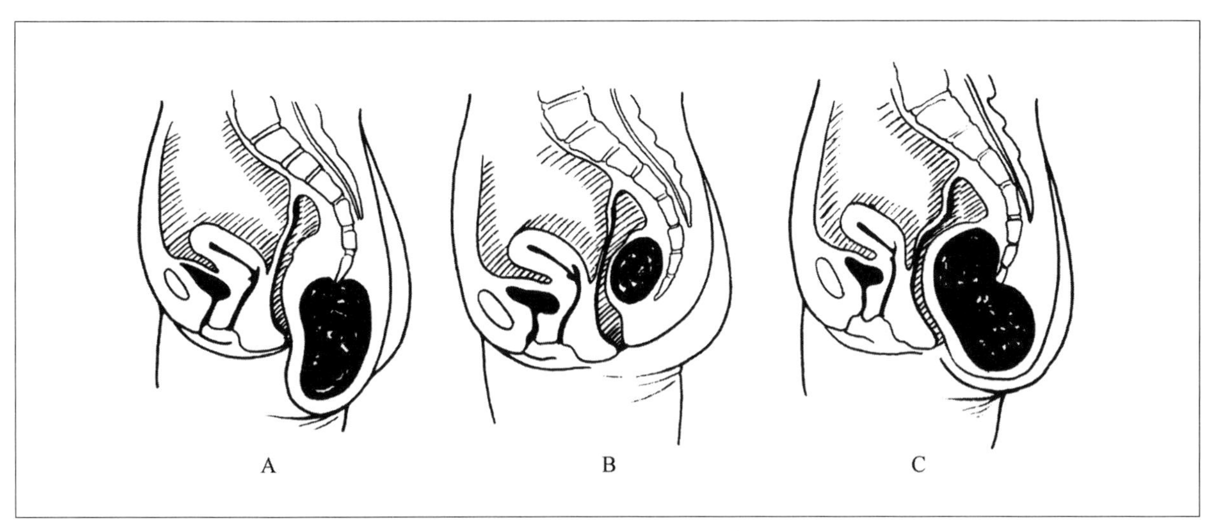

图10-1-1 骶尾部畸胎瘤的类型

A. 显型；B. 隐型；C. 混合型

骶尾部畸胎瘤多为良性，但有恶变的危险。囊性者不易恶变，实质性恶变率较高，且随年龄的增长而恶变率增高。近来，有不少新生儿恶性畸胎瘤的报道。隐型及混合型的恶变率较显型为高。肿瘤一旦发生恶变，可沿淋巴和血行转移到腹膜后淋巴结，并向肺和骨骼转移，全身情况迅速恶化，出现恶病质，不久死亡。

位于第4骶椎下方的小型肿瘤可由骶尾部切除，位于第4骶椎上方和突入腹腔的肿瘤可行腹骶联合切除术。如切除后复发可再行切除。

10.1.1 经会阴部骶尾部畸胎瘤切除术

Perineal Resection for Sacrococcygeal Teratoma

【适应证】

(1)显型骶尾部畸胎瘤。

(2)对已经或将要发生并发症者,如出现梗阻和尿潴留、囊肿破裂或囊壁菲薄并有溃疡、坏死或感染趋势者,应行紧急手术。

【禁忌证】

如已有感染,应适当控制感染后,再行手术。

【术前准备】

(1)肿瘤有感染时,术前应用抗生素。

(2)彻底清洁灌肠,并服新霉素与红霉素做胃肠道准备。

(3)术前备血,并做输血准备。

(4)肿瘤巨大者,应该留置导尿管。

【麻醉与体位】

全麻,俯卧位或侧卧位。

【手术步骤】

(1)切口:用倒 V 形切口,顶端向上,切口两侧延伸到臀部外侧,长度视肿瘤大小而定(图 1A)。

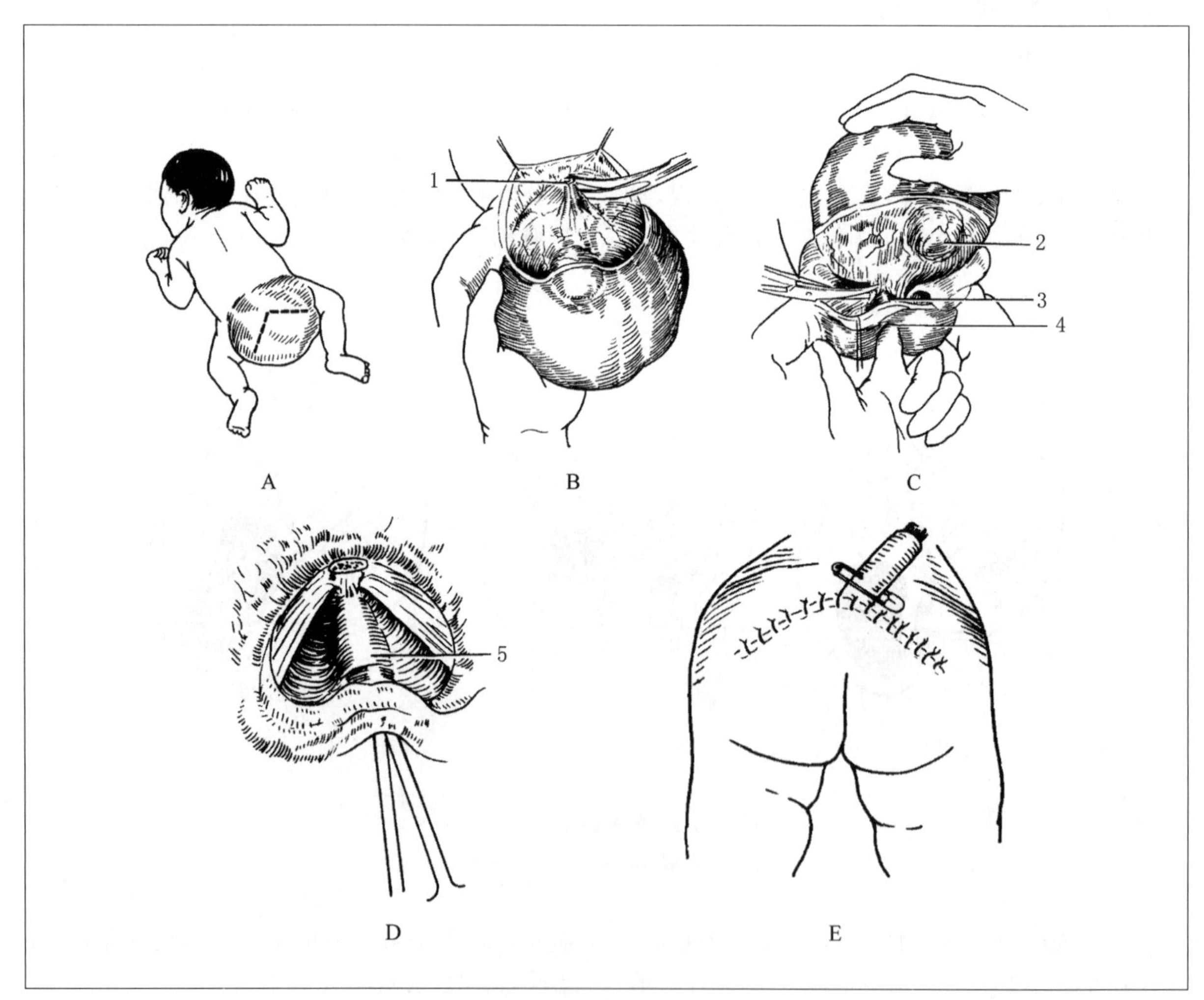

图 1

1—切断的尾骨;2—肿瘤;3—直肠;4—助手示指伸入直肠;5—直肠

(2)分离肿瘤:翻转皮瓣后,切开皮下组织,在肿瘤固有被膜外找到正确分界线,做锐性或钝性分离。臀部肌肉尽量保留。如肿瘤较小,先结扎、切断走向肿瘤的血管,再分离肿瘤周围组织,可减少血行转移。供应瘤体的骶中血管结扎后切断,肿瘤与骶尾骨粘连紧密者可切除粘连的尾骨,必要时切除第4～5骶椎(图1B)。

(3)防止损伤直肠后壁:术者或助手将手指放入直肠内作为标志,以确定直肠位置。先在肿瘤与直肠之间,仔细耐心地分出一个间隙,再沿此间隙进行分离,避免损伤直肠。当肿瘤与直肠紧密粘连不易分离时,宁可残留部分肿瘤,也不要勉强分离而使直肠破裂,污染创面。一旦发生直肠破裂,应立即修补(图1C)。

(4)摘除肿瘤:检查切除的肿瘤是否完整,必要时将基底部组织做快速病理检查,确定有无肿瘤组织残留。损伤盆腔腹膜时应修补缝合。仔细结扎出血点。消灭肿瘤切除后遗留的死腔。伤口底部放烟卷式引流。间断缝合骶前筋膜、皮下组织及皮肤(图1D、E)。

【术中注意要点】

(1)切口应尽量远离肛门,防止污染。

(2)分离肿瘤时应沿肿瘤包膜进行,防止瘤组织植入手术野引起复发。

(3)肿瘤与骶、尾骨紧密粘连时,应切除骶尾骨,以免遗留肿瘤组织。

(4)若是恶性畸胎瘤,因无完整包膜应尽量全部切除。

(5)盆腔深处的分离应紧靠肿瘤,不得损伤骶丛神经,以免发生排尿困难或小便失禁。

(6)防止出血。剥离肿瘤常有广泛渗血,摘除恶性畸胎瘤时失血量更大。剥离应沿包膜外进行,缜密止血。

(7)肿瘤常为分叶多囊形,有的囊或叶间仅有极少的疏松结缔组织,很易分离,故也易脱落,应注意剥尽脱落的小囊,以免复发。尤其是肿瘤已延伸到盆腔者,显露肿瘤上极不满意,容易遗留下小肿瘤块。

【术后处理】

(1)取俯卧位或侧卧位,及时更换尿布,防止尿、便污染敷料,造成切口感染。

(2)术后留置导尿管,1～2d后拔除。

(3)恶性畸胎瘤,术后应用放疗及化疗。

(4)术后24～48h,拔除烟卷引流。

【主要并发症】

(1)伤口感染:应继续应用抗菌药物,并防止大、小便污染伤口。感染严重时,应敞开伤口充分引流。

(2)肛门失禁或尿潴留:均因损伤骶前神经或肛管括约肌,术中应提高警惕。

(3)伤口长期不愈或遗留瘘管:若系肿瘤组织残留引起,应再次手术切除全部肿瘤。

10.1.2 腹部及骶尾部联合切除肿瘤术

Abdominosacral Resection for Teratoma

本术式的优点是:①能较好地显露盆腔肿瘤,剥离较易;②可先结扎供应肿瘤的血管,出血减少;③可经腹了解附近淋巴结有无转移。

【适应证】

(1)隐匿于盆腔内的骶尾部畸胎瘤。

(2)显型肿瘤上界很高,不能经骶部全切除者。

【术前准备】

同"10.1.1 经会阴部骶尾部畸胎瘤切除术"。

【麻醉与体位】

先仰卧位后改为俯卧位或侧卧位。麻醉方法,同"10.1.1 经会阴部骶尾部畸胎瘤切除术"。

【手术步骤】

(1)先取仰卧位做耻骨上横切口。

(2)经腹膜外分离盆腔组织,显露骶中动、静脉,结扎血管。

(3)仔细分离盆腔内的肿瘤后缝合腹壁切口。

(4)再换成俯卧位,经骶尾部切口切除尾骨,然后摘除整个肿瘤。

10.2 骶尾部囊肿与窦手术

Operations for Sacrococcygeal Cyst and Sinus

骶尾部囊肿因所在部位不同,名称各异。如

肛门后囊肿、尾部囊肿、骶骨囊肿及潜毛囊肿等，常因继发性感染后形成相应的窦。其病因尚无统一意见，但与先天性(外胚叶内陷说)及后天性(毛发逐渐进入皮肤，成一短道，以后逐渐形成窦)因素有关。病理上有3型：①骶尾部窝：位于骶尾关节、骶骨下或尾骨尖部的凹陷，在正中线上，常是单个，也可多个，壁上有很多汗腺。常无症状，临床上无何重要性。②骶尾部窦：位置与骶尾部窝相同，单纯骶尾部窦无并发症时，只有1外圆孔，排出少量分泌物，有时孔内有一束毛发，窦道常向上行，在骶骨筋膜浅面成为囊肿。窦道壁内常有急性和慢性感染。③骶尾部囊肿：是与骶尾部窦相同的病变，囊不与外界相通，若长大加深，常因感染生成脓肿，破溃或切开则形成窦。窦内常有毛发和上皮碎屑。骶尾部窝不需要治疗，骶尾部窦和骶尾部囊肿如有感染，则需抗感染治疗，如形成脓肿需切开引流。上述疗法失败，则需手术，手术应根据窦道的部位、范围及感染的程度，选择不同方法。

潜毛囊肿虽在出生后可见此病，但多在青春期后于20—30岁发生，因毛发增长和皮脂腺活动增加，才出现症状。

10.2.1 潜毛窦道切除术、切口敞开法

Excision for Pilonidal Sinus with Wound Open

【适应证】

(1)小而浅的窦道。

(2)多个窦口伴有轻度感染者。

【术前准备】

(1)术前做碘油窦道造影，摄正、侧位片，了解窦道及与骶尾骨的关系。

(2)腰骶部及肛周剃毛。

(3)必要时温盐水灌肠。

(4)手术前1d应用肠道抗生素。

【麻醉与体位】

俯卧位，硬膜外麻醉或腰麻。

【手术步骤】

(1)先用探针探查窦道走向、深浅、范围(图1)。用亚甲蓝从窦口注入2ml。

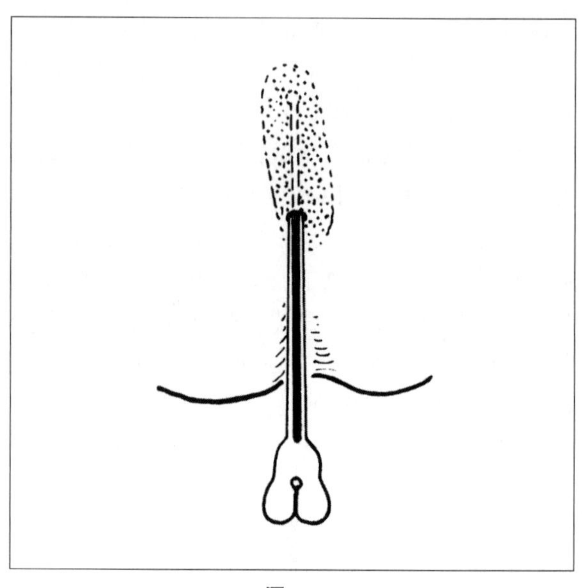

图 1

(2)根据探查结合骶尾部表皮色素沉着范围，用电刀做一梭形切口(图2)。

(3)用组织钳夹住皮肤，连同窦道底部，做大块切除。电灼止血(图3)。

(4)根据亚甲蓝着色，如无残留窦道，彻底止血，用碘仿纱条压迫创口，外用凡士林纱布敷料包扎(图4)。

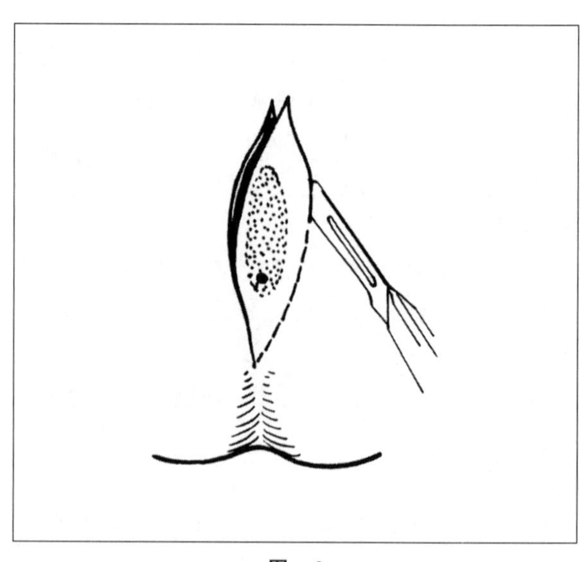

图 2

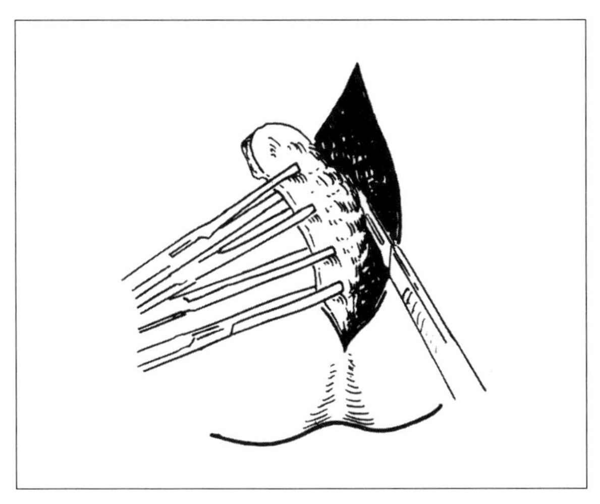

图 3

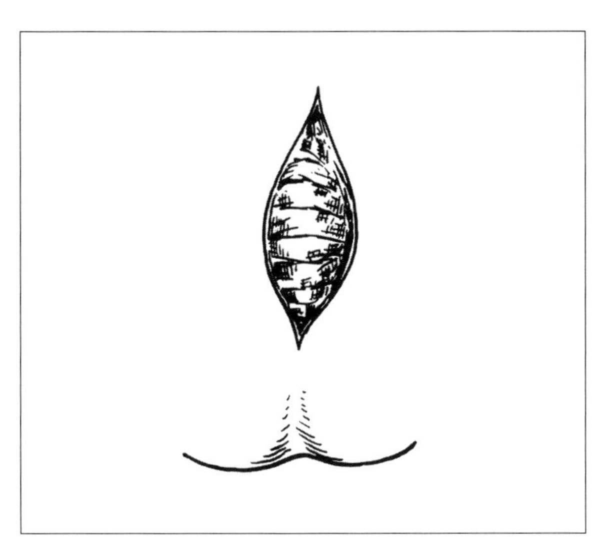

图 4

【术中注意要点】

(1)术中应将染有亚甲蓝的窦道组织切净。

(2)止血应仔细。

【术后处理】

(1)平卧位。

(2)当天流食,以后改软食或普食。

(3)术后第 3 天可大便,便后坐浴。

(4)术后 24h 可更换敷料,以后每天一次。两周后创面组织健康、平整可考虑植皮。

(5)酌情使用抗生素。

【主要并发症】

(1)本法手术简单、安全,但愈合时间长。

(2)黏着骶骨处的瘢痕,因较薄,常因损伤感染不易愈合。

10.2.2 潜毛囊肿及窦道切除一期缝合术

Excision for Pilonidal Cyst and Sinus with Primary Suture

【适应证】

骶尾部囊肿和在中线上小型感染的窦道。

【禁忌证】

有感染的囊肿及窦道不宜一期缝合。

【术前准备】

(1)刷洗皮肤 3d,每天 2 次,每次 5min。术前剃去骶尾部毛发。

(2)其他同潜毛窦道切除术。

【麻醉与体位】

同潜毛窦道切除术。

【手术步骤】

(1)手术的前 3 步与潜毛窦道切除术相同,切除全部囊肿或窦道,但要紧靠囊肿组织切到骶骨筋膜,将所有病变组织由骶骨筋膜切除,如骶骨筋膜已有侵犯,也要切除,有时需要切除尾骨。

(2)切开两侧臀大肌上方筋膜,并将切口伸向外侧 5~6cm,将两侧肌肉和筋膜游离,用粗不吸收线或 32 号合金钢线间断缝合于中线,以免有张力(图 1)。

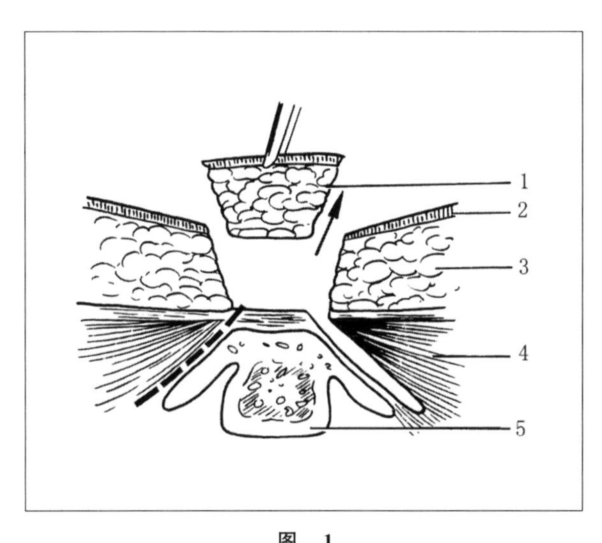

图 1

1—切除组织;2—皮肤;3—皮下组织;4—臀大肌;5—骶骨

(3)修剪创缘皮肤,用不吸收线间断缝合皮下及皮肤。

【术中注意要点】

(1)病变组织要切净,以防复发。

(2)臀大肌游离及缝合要避免张力。

【术后处理】

同"10.2.1 潜毛窦道切除术、切口敞开法"。

【主要并发症】

(1)病变组织要切净,不然易复发。

(2)止血要仔细,不然易感染。

10.2.3 潜毛窦道切除、部分缝合法 Excision for Pilonidal Sinus with Partial Suture

【适应证】

(1)窦道口及窦道较高者。

(2)窦腔较大,全部切除创口不能缝合者。

【手术步骤】

(1)同"10.2.1 潜毛窦道切除术、切口敞开法"步骤(1)～(3)。

(2)切除窦腔周围两侧壁(图1A),保留窦腔底部鳞状上皮,修整创缘皮肤后与底部窦壁做全层间断缝合,中间剩余一条伤口,由肉芽组织愈合(图1B)。

【术中注意要点】

(1)切开皮肤和皮下组织,并向外侧与皮肤表面成45°,向下切至臀肌上方筋膜到骶骨外侧;切除囊肿及其侵犯的组织,形成一底宽口窄的伤口。

(2)将皮肤和肌肉在中线上缝合于骶骨筋膜,中间留一间隙做引流用。

【术后处理】

同"10.2.1 潜毛窦道切除术、切口敞开法"。

【主要并发症】

伤口感染及窦道复发。

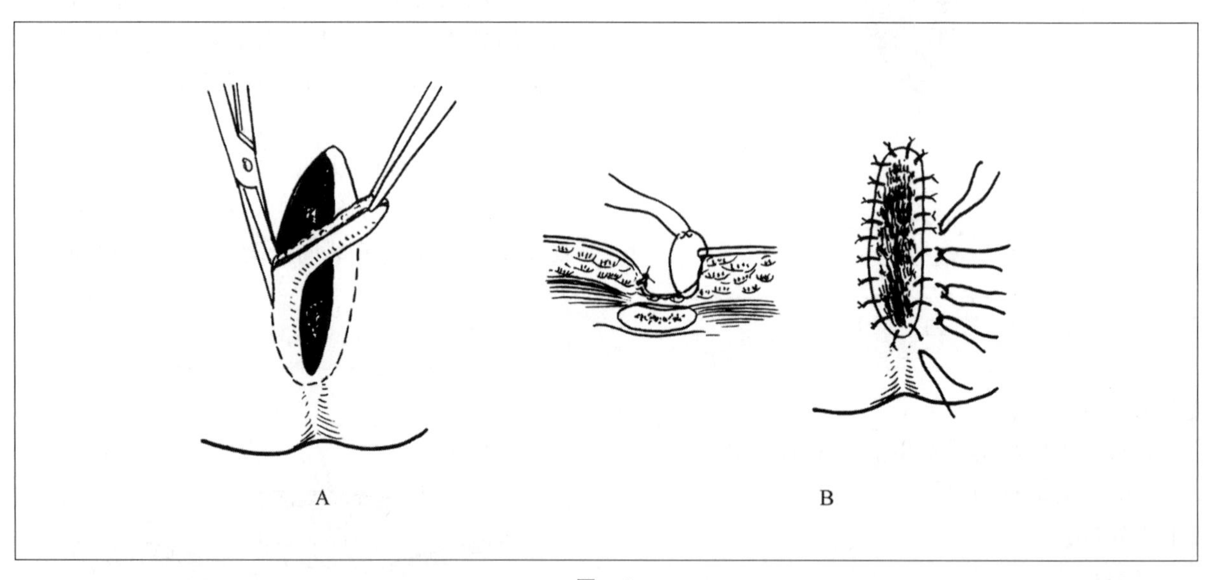

图 1

【述评】

巴西 Silva(2000)曾复习文献对比了潜毛囊肿的各种治疗方法及结果,认为切开及剖除术是一种简单的治疗方法,有以下优点:①适用于所有病例,甚至有并发症者;②不需术前特别护理,仅需肠道准备;③手术易于进行,不涉及骶骨筋膜及骨膜;④保留了正常组织;⑤伤口较小;⑥术后不适感轻微。Silva(1972)曾报道切开及剖除术治疗潜毛囊肿80例,随访了69例,瘢痕形成时间为27.2d(文献为39～44d),随访3个月～3年,复发率仅1.25%,较文献为低(4.4%～19.5%),因此Silva认为切开及剖除肉芽组织和皮毛是治疗潜毛囊肿的最好的治疗方法。

Keighley(1993)曾分析文献上潜毛窦的7种

治疗方法的复发率：①仅开放治疗为7%～24%；②切除及开放为0～22%；③切除及袋形缝合为7%～13%；④切除及一期缝合为1%～46%；⑤切除及Z形整形为0～10%；⑥切除及菱形皮瓣为3%～5%；⑦切除及分层皮肤移植为0～5%。

（喻德洪）

参考文献

1 佘亚雄. 小儿外科学. 2版. 北京：人民卫生出版社，1987：56

2 武汉医学院第二附属医院编. 小儿外科手术学. 北京：人民卫生出版社，1978：462

3 张庆荣. 肛门直肠结肠外科. 北京：人民卫生出版社，1980：223

4 童尔昌，季海萍. 小儿腹部外科学. 北京：人民卫生出版社，1991：329

5 Silva JHd Pilinidal cyst：Cause and Treatment Dis Colon Rectum，2000，43：1146

6 Keighley MR and Williams AS，Surgery of the Anus，Rectum and Colon，2nd. London：NB Saunders，1999：551

11 肝脏手术

Operations of Liver

11.1 肝脏的外科解剖学

Topographic Anatomy of Liver

肝脏是人体内最大的实质性脏器和消化腺，其大小因人而异。一般左右径(长)约25cm，前后径(宽)15cm，上下径(厚)6cm，重1200～1500g。新鲜肝脏呈红褐色，组织厚而脆，血管丰富，结构复杂，受外界暴力易损伤而破裂出血。肝脏由肝实质和一系列管道结构组成。肝内有两个不同的管道系统，一个是Glisson系统，另一个是肝静脉系统。前者含门静脉、肝动脉和肝胆管，三者被包裹在结缔组织鞘(Glisson鞘)内，经肝脏面的肝门(第1肝门)处出入肝实质内，它们不论在肝门附近或是肝内，都走行在一起。肝静脉系统即肝内血液的流出道，它的主干及其属支位于Glisson系统的叶间裂或段间裂内，收集肝脏的回心血液，经肝脏后上方的腔静脉窝(第2肝门)注入下腔静脉。尚有一些短小肝静脉注入肝后侧的下腔静脉(第3肝门)。

【表面解剖】

肝脏呈一不规则楔形，右侧钝厚而左侧扁窄，借助韧带和腹腔内压力固定于上腹部，其大部分位于右侧季肋部，仅小部分超越前正中线达左季肋部。外观可分膈、脏两面，膈面光滑隆凸，大部分与横膈相贴附，其前上面有镰状韧带，前下缘于脐切迹处有肝圆韧带；镰状韧带向后上方延伸并向左、右伸展称冠状韧带，冠状韧带又向左、右伸展形成左、右三角韧带，在右冠状韧带前后叶之间，有一部分肝面没有腹膜覆盖，称肝裸区(图11-1-1)。脏面有两个纵沟和一个横沟，构成H形。右纵沟由胆囊窝和腔静脉窝组成，其后上端为肝静脉进入下腔静脉处，即第2肝门所在，其后下端为肝短静脉汇入下腔静脉处，此为第3肝门所在；左纵沟则由脐静脉窝和静脉韧带组成；横沟连接两纵沟，为第1肝门所在，在横沟右端伸向肝右方，常见一侧沟，称右切迹(图11-1-2)。从这些沟内容易分离出门静脉、肝动脉和肝胆管的分支，同时这些沟又是肝脏分叶的脏面标志，故对肝脏手术有重要意义。在肝的脏面有肝胃韧带和肝十二指肠韧带，前者亦称小网膜；后者向上直达肝门横沟，内含门静脉、胆管和肝动脉等，其三者关系类似倒“品”形，门静脉居后，胆管在右前方，肝动脉居左。近肝门处三者主干分支点以肝管最高，紧贴肝门横沟，门静脉稍低，肝动脉则最低，较易解剖分离。另外在右侧肝的脏面还有肝结肠韧带和肝肾韧带。

【肝脏的毗邻】

肝脏的膈面与横膈相连，右顶部与右肺相邻，左顶部与心包和心脏以及左肺底的小部分相毗邻，在左肝膈面常可见一心压迹。肝的左侧脏面与食管腹段、胃及胰相毗邻，在左外叶后面有食管压迹。右侧肝的脏面与十二指肠、胆囊、横结肠和右肾及肾上腺等器官相邻，使肝表面出现相应的压迹。尾状叶与第10～11胸椎相对应，在尾状叶左后方为腹主动脉，尾状叶和腹主动脉之间隔以右膈下动脉和右膈肌脚。在腔静脉窝处有下腔静脉经过，其右侧为肝裸区，在裸区下缘稍上方与右侧肾上腺紧邻，故当游离肝裸区时，应注意避免损伤右肾上腺及其血管(图11-1-3)。

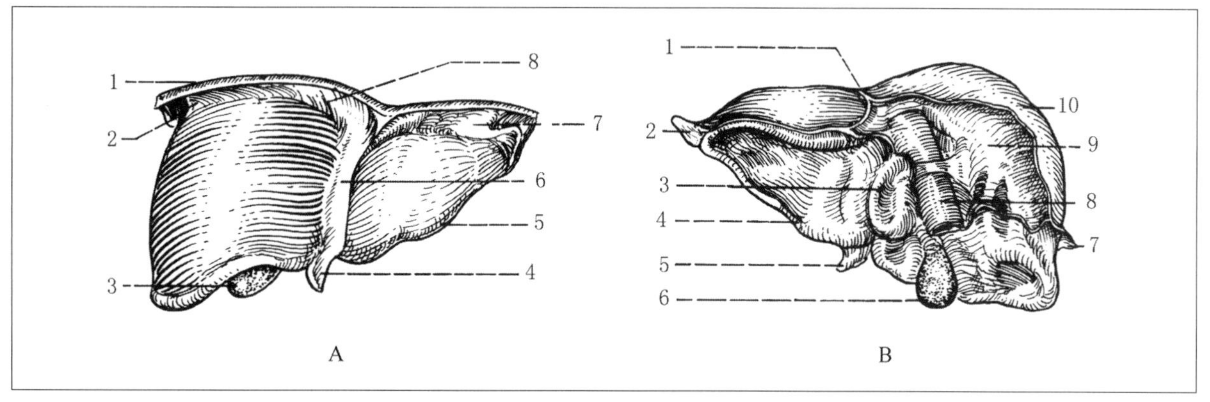

图 11-1-1 肝脏的韧带

A:膈面观 1－膈肌;2－右三角韧带;3－胆囊;4－肝圆韧带;5－肝前缘;6－镰状韧带;7－左三角韧带;8－冠状韧带

B:脏面观 1－镰状韧带;2－左三角韧带 3－尾状叶;4－肝前缘;5－肝圆韧带;6－胆囊;7－右三角韧带;8－下腔静脉;9－无腹膜部(裸区);10－腹膜反折部

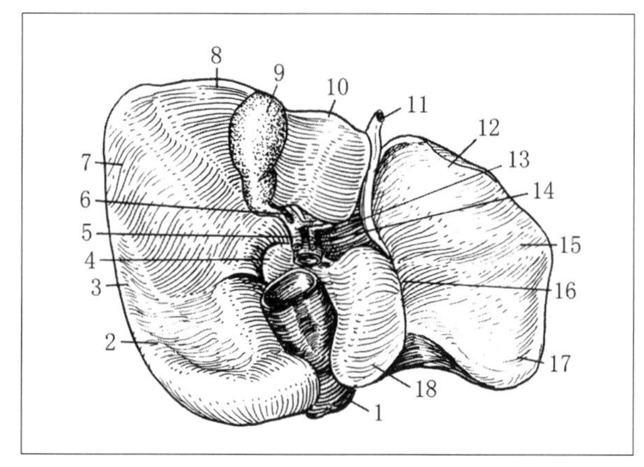

图 11-1-2 肝脏脏面结构

1－下腔静脉;2－右后叶上段;3－右段间裂;4－尾状突;5－胆总管;6－右切迹;7－右后叶下段;8－右前叶;9－胆囊;10－左内叶;11－肝圆韧带;12－左外叶下段;13－门静脉;14－肝动脉;15－左段间裂;16－静脉韧带;17－左外叶上段;18－尾状叶

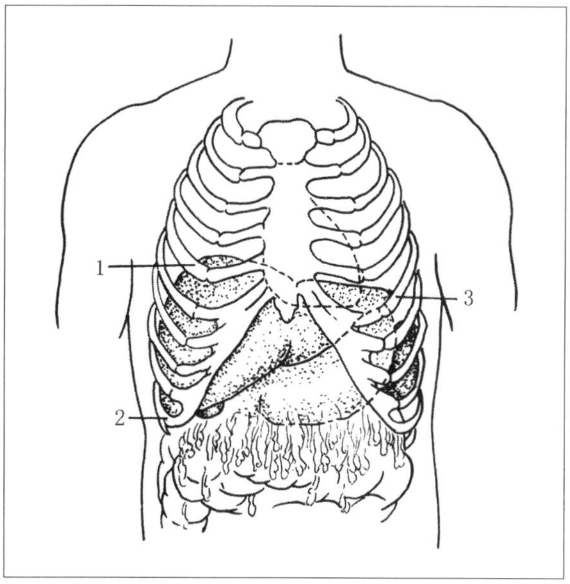

图 11-1-3 肝脏毗邻关系

1－第 5 肋骨;2－第 10 肋骨;3－第 6 肋骨

【肝脏的分叶与分段】

现代肝脏外科手术的发展是建立在对肝脏外科解剖充分研究和正确认识基础之上的。早在 17 世纪之前,人们认为肝脏仅沿着镰状韧带为界,分为左、右两叶,施行肝部分切除,而不管其肝内的叶、段平面。这种叶段划分法不仅与肝内血管分布不相符合,也不能适应外科手术的要求。自从采用肝内管道系统灌注法研究观察肝内血管、胆管的分布规律以来,对于肝脏的叶、段划分有了新的认识。肝内存在两个管道系统,一是包裹于结缔组织鞘内的门静脉、肝动脉和肝胆管组成的 Glisson 系统;一是位于叶间、段间的肝静脉所组成的肝静脉系统。在灌注标本上可见到肝内有若干平面缺少管道的分布,这些平面是肝内分叶的自然界线,称为肝裂,肝脏有 3 个主裂(正中裂——Cantile 线、左叶间裂、右叶间裂)、两个段间裂(右段间裂、左段间裂)和一个背裂(图 11-1-4)。这些肝裂将肝脏分为五叶四段,即左外叶、左内叶、右前叶、右后叶和尾状叶,左外叶和右后叶又各分为上、下两段(图 11-1-5)。这种肝叶划分法,对于肝脏疾病的定位诊断和开展肝叶切除手术都具有重要的临床意义。按肝内结构划分,施行肝叶肝段切除术,称规则性肝切除术(表 11-1-1)。然而肝内病灶的出现和生长并非规则性地局限在某叶某段,因此,临床施行标准肝叶、段切除的可能性受到一定限制,肝部分或局部切除手术的比例,近年来有上升的趋势。

此外,Couinaud 以肝裂和门静脉在肝内的解剖分布为基础,将肝脏划分为 8 段。即尾状叶为Ⅰ段,左外叶为Ⅱ、Ⅲ段,左内叶为Ⅳ段,右前叶为Ⅴ、Ⅷ段,右后叶为Ⅵ、Ⅶ段。手术切除其中一段或数段称为肝段切除术(图 11-1-6)。这种分段方法对于某一段内的早期小肝癌施行肝段切除,既可切除病灶,又可保留更多正常肝组织,有利病人术后尽快恢复。

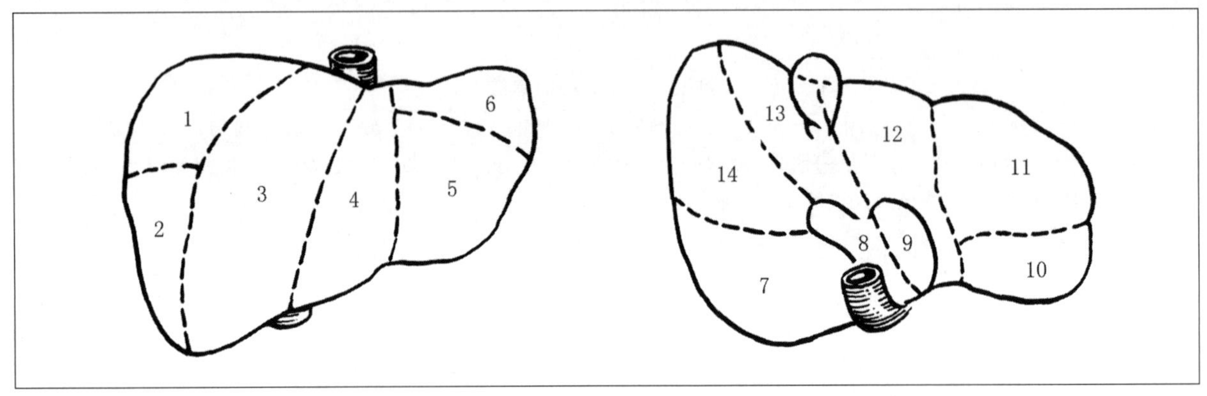

图 11-1-4 脏脏五叶四段分区

1—右后叶上段;2—右后叶下段;3—右前叶;4—左内叶;5—左外叶下段;6—左外叶上段;7—右后叶上段;8—尾状叶右段;9—尾状叶左段;10—左外叶上段;11—左外叶下段;12—左内叶;13—右前叶;14—右后叶下段

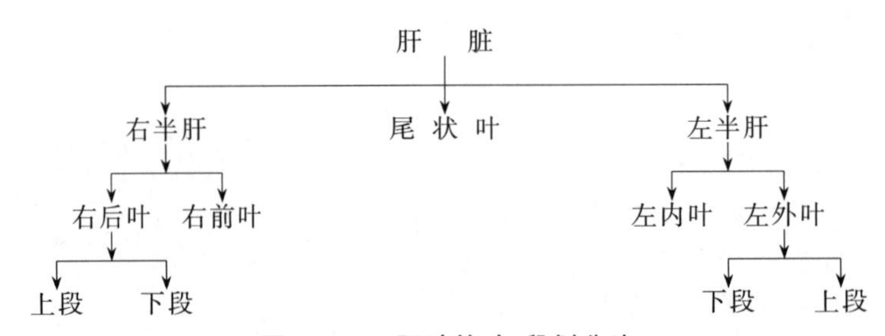

图 11-1-5 肝脏的叶、段划分法

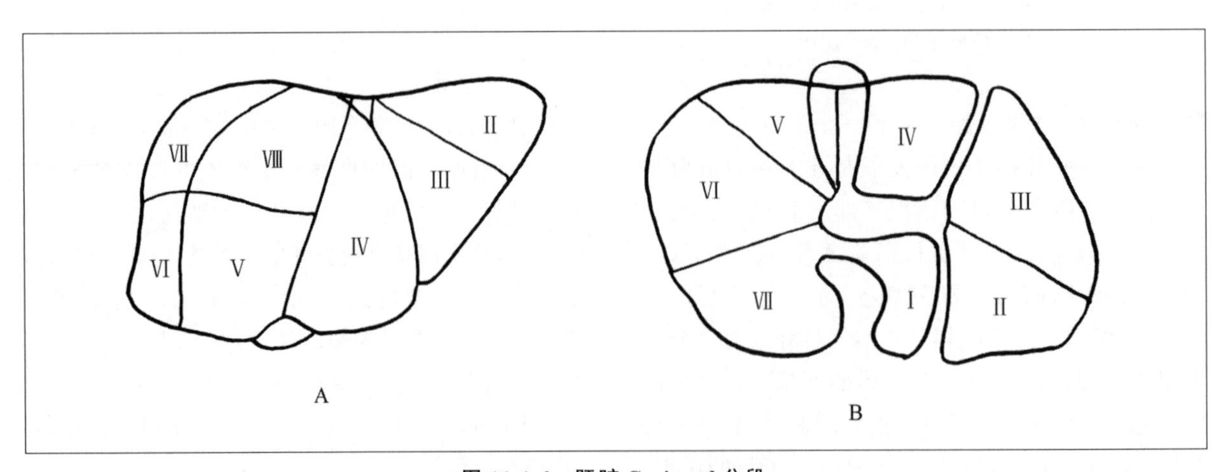

图 11-1-6 肝脏 Couinaud 分段

A. 膈面观;B. 脏面观

表 11-1-1 肝脏分叶与肝切除术的名称关系

<table>
<tr><td rowspan="2">肝脏分叶</td><td colspan="3">右后叶</td><td rowspan="2">右叶间裂</td><td rowspan="2">右前叶</td><td rowspan="2">正中裂</td><td rowspan="2">左内叶</td><td rowspan="2">左叶间裂</td><td colspan="3">左外叶</td></tr>
<tr><td>上段</td><td>右段间裂</td><td>下段</td><td>上段</td><td>左段间裂</td><td>下段</td></tr>
<tr><td rowspan="6">肝切除的名称</td><td colspan="2">右后叶上段切除术</td><td>右后叶下段切除术</td><td colspan="3" rowspan="2">右前叶切除术</td><td colspan="2" rowspan="2">左内叶切除术</td><td colspan="2">左外叶上段切除术</td><td>左外叶下段切除术</td></tr>
<tr><td colspan="3">右后叶切除术</td><td colspan="3">左外叶切除术</td></tr>
<tr><td colspan="6">右半肝切除术</td><td colspan="5">左半肝切除术</td></tr>
<tr><td colspan="3">右后叶切除术</td><td colspan="8">左三叶切除术</td></tr>
<tr><td colspan="7">右三叶切除术</td><td colspan="4">左外叶切除术</td></tr>
<tr><td colspan="3">右后叶切除术</td><td colspan="4">中肝叶切除术</td><td colspan="4">左外叶切除术</td></tr>
</table>

【肝脏的血管和胆管分布】

肝脏的血液供应非常丰富，接受两种来源的血供。一是门静脉，主要接受来自胃肠和脾脏的血液；另一是腹腔动脉的分支肝动脉。门静脉与肝动脉进入肝脏后，反复分支，在肝小叶周围形成小叶间动脉和小叶间静脉进入肝血窦中，再经中央静脉注入肝静脉(图 11-1-7，图 11-1-8)。

肝蒂的组成：肝蒂由肝十二指肠韧带及所包含的全部结构组成，但其中以门静脉、胆总管和肝动脉最为重要。肝切除术中需束扎肝蒂，阻断肝门以达到控制出血的目的。

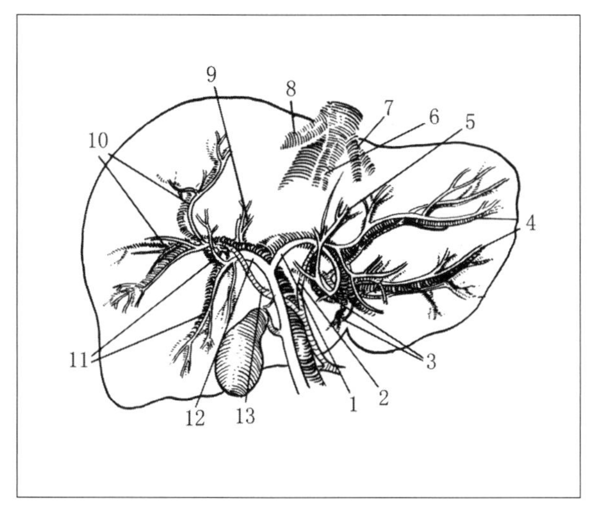

图 11-1-7 肝内 Glisson 系统及第 1 肝门

1—左肝管；2—肝左动脉；3—左内叶支；4—左外叶支；5—尾状叶段支；6—肝中静脉；7—肝左静脉；8—肝右静脉；9—尾状叶右段支；10—右后叶支；11—右前叶支；12—右肝管；13—肝右动脉

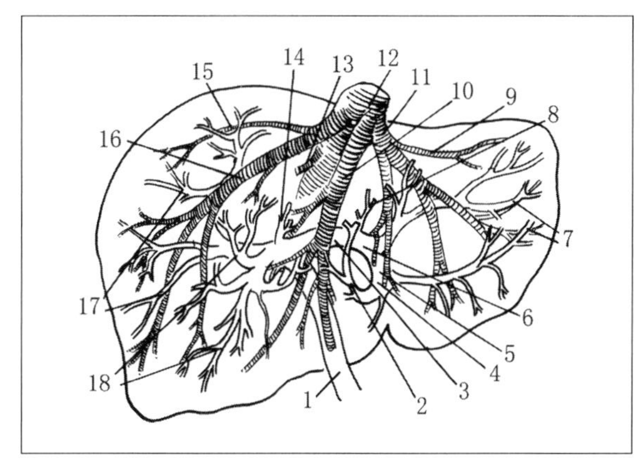

图 11-1-8 肝静脉系统及第 2 肝门

1—门静脉；2—左内叶支；3—横部；4—囊部；5—矢状部；6—角部；7—左外叶支；8—尾状叶左段支；9—左后上缘静脉；10—肝中静脉；11—肝左静脉；12—下腔静脉；13—肝短静脉；14—尾状叶右段支；15—右后上缘静脉；16—肝右静脉；17—右后叶支；18—右前叶支

肝门的结构：在第 1 肝门处，门静脉、肝动脉和肝管的关系，通常是左、右肝管在前，左、右肝动脉居中，左、右门静脉干在后(图 11-1-9)。这三种管道的分叉点或汇合点的关系是：左右肝管的汇合点最高，经常埋在肝脏的横沟内；门静脉的分叉点次之；肝动脉的分叉点最低。肝固有动脉的分叉点不仅低而且显著偏左，手术时在肝外分离左、右肝动脉比较容易。

在肝门处，门静脉、肝动脉和胆管分成相应的分支通过肝门处的横沟、右切迹、脐静脉窝，分别进入左、右半肝内。因此，在肝门处的横沟到左纵沟处可以分离出通向左半肝的所有血管和胆管分支；从肝门处的横沟到右切迹可分离出通向右半肝的所有血管和胆管分支(图 11-1-9,图 11-1-10)。

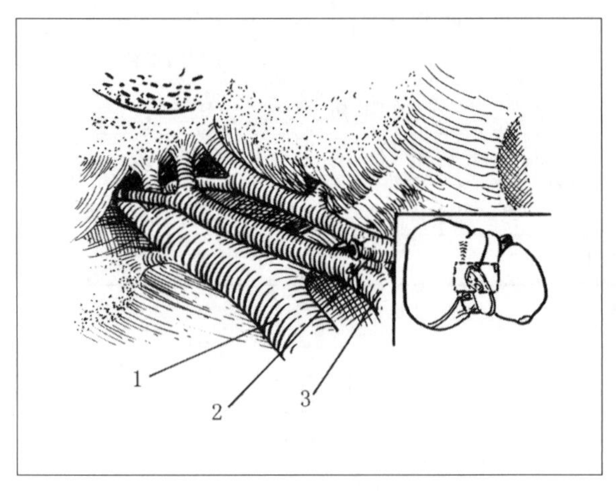

图 11-1-9　右半肝的肝门解剖

1—门静脉；2—胆管；3—肝动脉

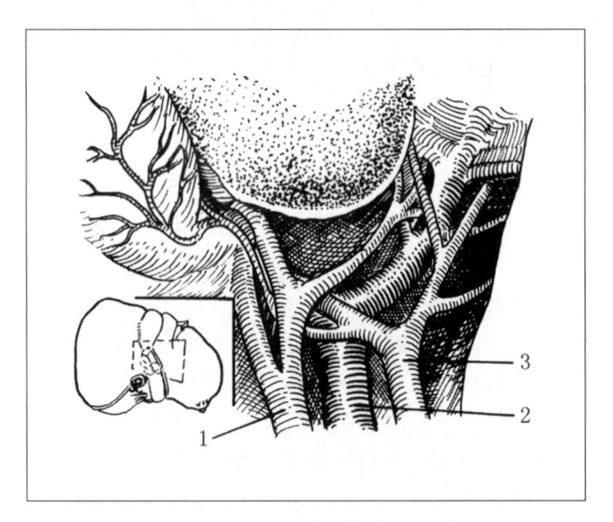

图 11-1-10　左半肝的肝门解剖

1—胆总管；2—门静脉；3—肝动脉

在第 2 肝门处，有肝左、肝中和肝右静脉，分别汇入下腔静脉。同时，尚有少数左后上缘支肝小静脉、右后上缘支肝小静脉以及副肝中静脉单独开口于下腔静脉。因此，在第 2 肝门处，肝静脉开口数可达 5 或 6 支，故暴露第 2 肝门时应充分细致分离(图 11-1-11)。肝左、肝中和肝右静脉在第 2 肝门 3cm 以内分别收纳肝的叶、段静脉支。

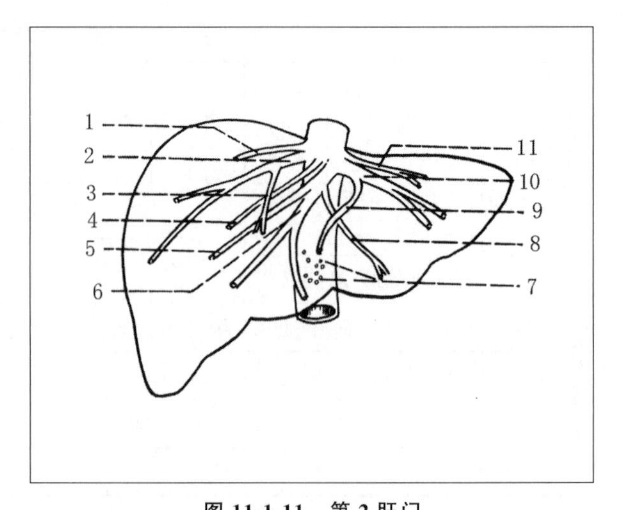

图 11-1-11　第 2 肝门

1—右后上缘支；2—肝右动脉；3—右前叶静脉支；4—副肝中静脉；5—右前叶静脉支；6—肝中静脉；7—肝短静脉；8—左外叶静脉支；9—左内叶静脉支；10—肝左静脉；11—左后上缘支

门静脉：门静脉由肠系膜上静脉和脾静脉汇合而成，其汇合点位于胰腺头部和颈部交界的后方，相当于第 2 腰椎水平。然后斜向右上方，经十二指肠第一部之后到达肝十二指肠韧带内，在网膜孔前方上升到肝门，分成门静脉左、右干入肝(图 11-1-12)。

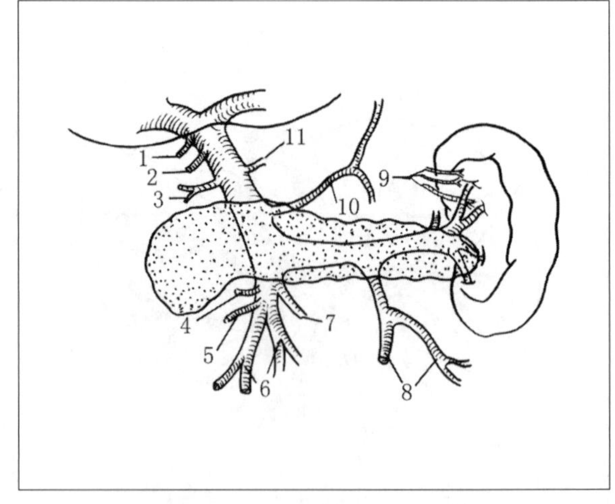

图 11-1-12　门静脉系统属支

1—胆囊静脉；2—幽门静脉；3—胰十二指肠上静脉；4—胰十二指肠下静脉；5—中结肠静脉；6—肠系膜上静脉；7—胃网膜右静脉；8—肠系膜下静脉；9—胃短静脉；10—冠状静脉；11—副胰静脉

门静脉左干沿横沟走向左侧，分为横部、角部、矢状部和囊部四个部分。横部，位于横沟内，长2～3cm，从横部近侧发出1～3小支，分布于尾状叶左半，称为尾状叶左支。角部，为横部到达左纵沟后，弯向前方转为矢状部之处，即矢状部与横部转折处，其相交的角度，一般为90°～120°，从角部的凸侧发出一大支分布于左外叶上段，称为左外叶上段支。矢状部，长1～2cm，位于静脉韧带沟内，矢状部内侧发出较大的分支，分布于左内叶，称为左内叶支。囊部，为矢状部末端略膨大部分，从囊部的外侧发出分支分布于左外叶下段，称为左外叶下段支。门静脉左干横部全长可在左侧肝门横沟中分离出来，并于横部的起始附近，常可发现分布到尾状叶左半部的门静脉支。沿左纵沟分离结缔组织，即可显露门静脉左干的角部、矢状部和囊部。如将左内叶稍牵向右侧，从矢状部和囊部的内侧，可找到左内叶的门静脉支，并有左内叶动脉和肝管与之伴行。如将左外叶牵向左侧，从角部以至囊部外侧，可见到左外叶上、下段的门静脉支。门静脉右干较左干略粗而且稍短，在右干近侧发出1或2支，分布于尾状叶右半，称尾状叶右支。

在右干的前上缘发出右前叶支，分布在右前叶肝脏。在右前叶支起点的外侧又发出后叶上段支和下段支。但有时右前叶支起自门静脉左干横部，或起自门静脉主干，如右前叶支起自左干横部，在左半肝切除时，应在其起点的远侧处理门静脉左干横部。如起自门静脉主干，在右半肝切除时，须分别结扎切断其右前、后叶支。

肝动脉：此动脉由腹腔动脉发出后，贴网膜囊后壁，沿胰腺上缘向右走行，随即转向前上方，到达十二指肠球部上缘，先后分出胃右动脉和胃十二指肠动脉，以此为界，分支前的主干称肝总动脉，分支后的主干称肝固有动脉，在肝十二指肠韧带内与门静脉、胆总管并行(图11-1-13)。肝动脉在肝内的分支、分布和行径，基本上与门静脉一致，但要比后者不规则得多。在肝门区，肝动脉位居浅层，手术时较易暴露。

肝左动脉从肝固有动脉分出后，沿着左门静脉横部及左肝管的浅面走行，其叶、段分支大部分在肝外分出。一般先分出尾状叶左动脉，再分出左内叶动脉和左外叶动脉，而左外叶动脉又分成

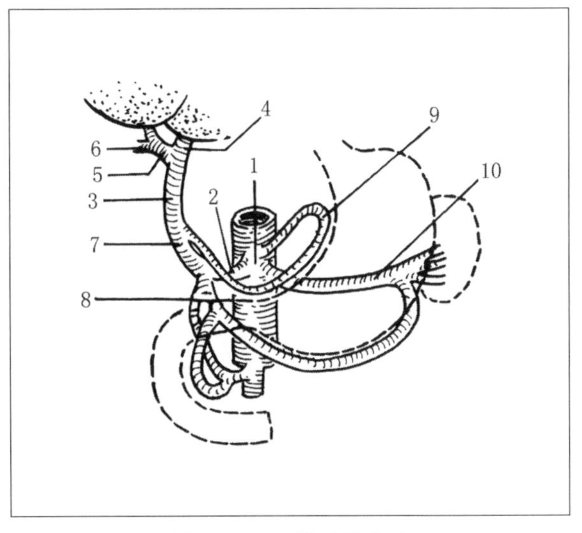

图11-1-13 肝动脉分支

1—腹腔动脉；2—肝总动脉；3—肝固有动脉；4—肝左动脉；5—肝右动脉；6—胆囊动脉；7—胃右动脉；8—胃、十二指肠动脉；9—胃左动脉；10—脾动脉

上、下段支，分布到相应的肝叶和肝段。肝右动脉从肝固有动脉分出后，很快分出一支胆囊动脉，然后沿肝总管后侧上行(80%)，亦有少数沿肝总管前面上行者(20%)，然后绕到右门静脉和右肝管的浅面，在肝门右切迹内分出右尾状叶动脉、右前叶动脉和右后叶动脉，后者又分成上、下段支，分布于相应的肝叶和肝段。以上肝动脉的分支和分布乃系一般较为常见的类型。必须指出，肝动脉及其分支的变异相当多见，因此，在肝脏以及上腹部其他脏器的手术中，对各种变异的肝动脉和分支应予注意。

胆管系统：胆管系统起于肝内毛细胆管，止于乏特(Vater)壶腹。临床上常使用肝内胆管的名称以表示左、右肝管汇合以上的肝胆管系统，而肝管汇合部以下则统称为肝外胆管。肝内部分包括左、右肝管，肝叶、段及区域肝胆管分支，目前临床已引入肝胆管分级的概念，如第1级肝胆管、第2级或第3级胆管分支等。肝外部分包括肝总管、胆囊、胆囊管、胆总管、壶腹部。胆总管又可分为十二指肠上、十二指肠后、胰腺段和十二指肠壁内四个部分(图11-1-14)。胆管系统变异较大，具体描述可参见胆道手术部分。

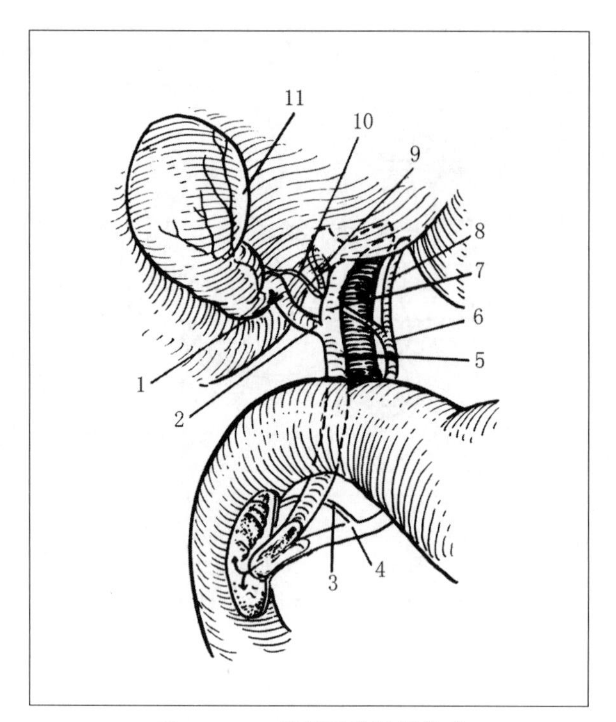

图 11-1-14 胆管系统解剖关系

1—胆囊颈；2—胆囊管；3—副胰管；
4—主胰管；5—胆总管；6—肝总动脉；
7—肝总管；8—肝固有动脉；9—肝右动脉；
10—胆囊动脉；11—胆囊

肝静脉系统：肝左静脉位于左段间裂内，主要收纳左外叶的静脉血液。肝左静脉有时与肝中静脉合为一干，然后注入下腔静脉。行左半肝切除术，处理肝左静脉时，勿将肝中静脉一并结扎。肝中静脉走行于正中裂内，主要收纳左内叶和右前叶的静脉血液。在行左或右半肝切除时，为保存肝中静脉。应在正中裂左或右侧 1～1.5cm 处切开肝脏。肝右静脉在右叶间裂内，主要收纳肝右后叶的静脉回流血液。肝右静脉的大小常有变异，一般可见 3 种类型，即右大、右小和等大 3 型。由于肝右静脉的大小不同，其引流区及其肝外投影也随之变化，在手术中应注意这种变化(图 11-1-15A、B)。肝短静脉通常有 4～8 支，主要收集尾状叶和右后叶部分的静脉血液。这些静脉短小，直接开口于下腔静脉的左、右前壁。但其中有的口径较大，称肝右后侧静脉(图 11-1-15C)，在右半肝切除时，须将其仔细分离、切断、结扎，以免撕裂出血。总之，肝静脉壁薄，手术时若不注意，易被撕裂出血，并可能发生空气栓塞，因此，肝切面以稍偏向病侧较为安全。

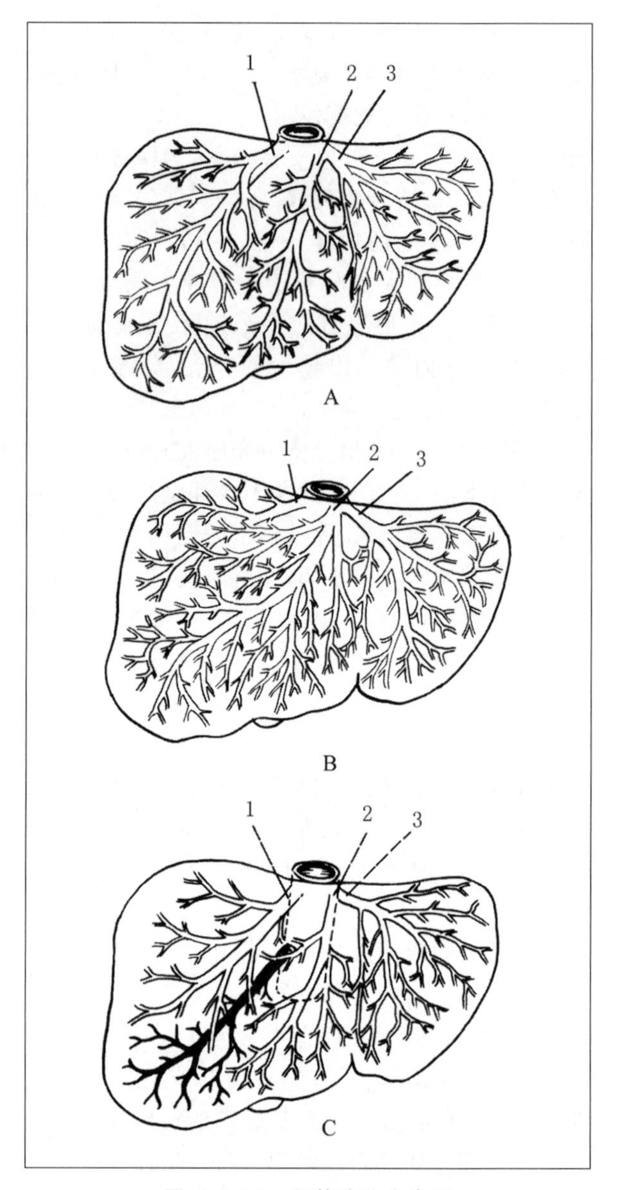

图 11-1-15 肝静脉分支类型

1—肝右静脉；2—肝中静脉；3—肝左静脉
(C 图中黑色标记为肝右后侧静脉)

【肝脏周围间隙】

膈下区是指横膈之下，横结肠及其系膜以上的一个大间隙(图 11-1-16)，肝脏居其中。肝脏及其韧带将膈下区分为若干间隙，有肝上和肝下间隙。肝上间隙被镰状韧带分为右肝上和左肝上间隙，前者又被右冠状韧带和右三角韧带分为右前肝上和右后肝上间隙。肝下间隙被肝圆韧带和静脉韧带分为右肝下和左肝下间隙，后者又被肝胃韧带分为左前肝下和左后肝下间隙。这些间隙加上肝后上部冠状韧带前后叶之间的肝裸区，具有重要的临床意义，其中右肝上和右肝下间隙为肝脏手术后膈下脓肿的好发部位。

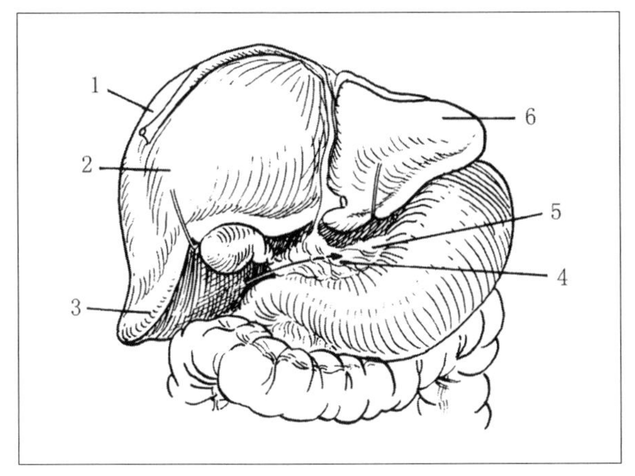

图 11-1-16 膈下间隙
1—右后肝上间隙；2—右前肝上间隙；
3—右肝下间隙；4—左后肝下间隙；
5—左前肝下间隙；6—左肝上间隙

（张柏和 吴孟超 程树群）

11.2 肝外伤的手术 Operations of Liver Trauma

肝脏虽然有胸廓保护，但因其体积、重量均较大，质地脆弱，而且被周围韧带固定。因此，不论是战时还是平时，也不论是胸腹钝性伤抑或穿刺伤，都容易使之受损并发生破裂，尤其在肝脏发生病理性肿大时更是如此。据统计，战时肝外伤约占腹部外伤的 26.7%，平时约占交通事故伤的 16%～30%。近年来，欧美各国的肝外伤病例有增多的趋势，此与车祸和暴力事件的增多有关。此外，由于难产，在分娩过程中新生儿通过狭窄的产道时或引产时也可造成肝脏挤压伤。肝脏外伤往往合并有其他脏器的损伤，如颅脑、胸部、腹部其他脏器以及骨盆和尿道的复合性损伤，故在诊断和处理过程中，切忌顾此失彼。

第一次世界大战时肝外伤的病死率高达 66.8%，战后虽有所降低，但仍在 60%左右。第二次世界大战期间，随着抗休克等复苏技术的进步，肝外伤的病死率已降至 27%。在朝鲜和越南战场上，美军肝外伤的病死率分别降到 14%和 8.5%，这与及时后送（直升机等交通工具的投入）和早期手术有直接关系，和平时期肝外伤的病死率在 10%左右。一般说来，单纯肝外伤和开放性肝外伤的病死率较低，而复杂性肝外伤和闭合性肝外伤的病死率较高，后两种情况占肝外伤总数的 12%～42%，而病死率却占 50%以上。

肝外伤可分为开放性损伤和闭合性损伤两类。前者多由于刀伤、枪弹伤和弹片伤等所致，其中散弹猎枪造成的肝损伤较一般枪伤重。后者由钝性外力如打击、挤压、爆震伤和坠落等原因使肝脏直接受到冲击或受间接对冲力影响导致受损破裂，腹壁并无创口与肝脏沟通。按病理形态分类，肝闭合性损伤又可分为肝包膜下血肿、肝破裂伴肝包膜撕裂（真性破裂）和肝中央破裂。此外，临床还有根据创伤轻重的分类法。如中山恒明的Ⅳ度分类法，Ⅰ度：包膜撕裂肝实质伤；Ⅱ度：伤口长不及 3cm，深不及 1cm 的轻度裂伤；Ⅲ度：伤口长 5～10cm，深 1～4cm 的较大裂伤；Ⅳ度：伤口呈星芒状或粉碎状的爆裂伤。目前认为按创伤轻重结合病理形态改变分级，有利于临床处理和判断预后。

肝脏接受双重血液供应，血供非常丰富，而且肝脏有产生和引流胆汁的功能，因此，肝脏损伤所引起的后果十分严重，出血所导致的失血性休克，胆汁外漏造成的胆汁性腹膜炎均可危及伤员生命。据统计，出血、感染及合并伤，在肝外伤死因中分别占前 3 位，其中大出血是肝外伤致死的主要原因。虽然轻微的被膜下破裂经过严密的观察用非手术疗法可望获得痊愈，但此种轻微损伤诊断较难确定，因此，肝外伤一般均需手术治疗。肝外伤手术时机的选择十分重要，如不顾病情在伤后立即对休克患者进行手术将增加手术的危险性，但虽经大量输血仍不能纠正休克者，过于推迟手术时间亦会失去手术时机。应根据损伤情况，有无合并伤和休克程度决定手术时间。当无休克或仅有轻度休克时，适当静脉补液后即可手术，中度或重度休克时，若输血 1000～2000ml 后，休克仍不能纠正，应迅速施行手术。肝脏外伤的手术处理原则与一般创伤外科要求一致，应包括对肝创伤的清创、止血、消灭死腔、缝合创缘和充分引流等。通常采用单纯缝合法、填塞法、引流术和肝部分切除术。在合并下腔静脉损伤时，则应根据损伤程度确定手术方案。

【适应证】

（1）单纯缝合术：适用于单纯性肝实质表浅裂伤；分布在不同肝叶或肝段相距较远的多发性肝组织破坏较轻的裂伤；肝包膜下血肿清除后肝实质单纯裂伤。

（2）填塞缝合法：适用于单纯肝脏挫裂伤，但裂口较深，单纯缝合不能止血者；肝组织缺损较多，清除失活肝组织后遗留较大腔隙，对拢缝合困难者；大量输血导致凝血障碍（含各种止血手术后），不适合做复杂手术者；两侧肝叶广泛性损伤，出血不能控制者；肝外伤出血不能控制，需转院治疗者，作为权宜措施；病情危重不能耐受较大手术者；受血源条件和医疗条件限制不能开展肝脏复杂手术时。

（3）清创引流术：适用于肝包膜下血肿合并感染者；肝组织损伤较严重的火器贯通伤。

（4）肝部分切除术：适用于当肝脏某部分有严重的挫裂伤或伤及肝内较大的血管，不能用一般的手术方法止血者；肝左叶或肝右叶的实质大块毁损；局部肝组织创伤后缺血坏死或肝组织呈不规则破碎者（星状破裂）；为显露和修补肝后腔静脉所必需者；术中其他止血方法均告失败时。

当近肝静脉损伤时，如病人休克不易纠正，手术探查中，用纱布垫局部压迫或肝门阻断仍不能控制肝脏创面大出血者，提示有肝静脉主干或肝后下腔静脉的撕裂，则应积极采取相应措施。

【禁忌证】

肝后腔静脉或主肝静脉破裂以及肾功能损害者，不能采用填塞缝合法。

【术前准备】

（1）肝损伤最大的危险是失血性休克，尤其在肝组织严重创伤需行肝切除时，一般出血量较大并伴有不同程度的休克，应积极进行抗休克和复苏治疗，包括备血、输血、输液、给氧、纠正电解质与酸碱平衡紊乱、保护肾功能，预防肾功能衰竭发生等。与此同时做好紧急手术准备，保证足够的血源，提高并维持血压，如在短时间内输血500～1000ml，血压仍不好转，即应边抗休克，边行抢救手术，不宜等待。

（2）近肝静脉损伤后患者大多伴有出血性休克、顽固性低血压或其他脏器的复合性损伤，常于入院前即已生命垂危。因此，术前处理的首要步骤是积极的液体复苏、输血、输液，伤员在入院后15min内经中心静脉或大的肢体静脉快速输入乳酸林格液；输液通路多为2或3条，选上肢静脉为宜，避免因下腔静脉及肝静脉根部损伤使输入的液体丧失。若患者血压仍低，则说明有大量活动性出血，应在迅速进行术前准备的同时，尽快手术止血并继续复苏，以缩短休克时间。休克超过半小时的患者90%以上死亡，亦有大量病例报道病死率与休克时间呈正相关。

（3）深度休克，短期内输血后血压不能回升者，可以于左侧第5肋间开胸，于膈上暂时阻断主动脉血流，使血压回升，维持心脑的血供，直至开腹行损伤处手术止血。

（4）对危及生命的严重合并伤，应首先处理。如有张力性气胸，应立即行胸腔引流等措施，以免发生严重的呼吸困难，缺氧、发绀和休克，甚至死亡。

（5）呼吸困难者，应及早气管内插管维持良好的通气并给氧。

（6）预防性应用抗生素。术前给予一个剂量，然后根据手术时间及药物半衰期，术中间隔一定时间追加一个或数个剂量。

（7）开放性损伤，应将创口用无菌敷料包扎，大量出血时加压包扎，立即进行手术。

（8）术前置放胃管和导尿管。

【麻醉与体位】

根据有无休克和损伤部位选择麻醉方法。如损伤部位为肝的外后上部，需要行胸腹联合切口，应施行气管插管和静脉复合麻醉。如损伤部位适于经腹手术者或肝损伤不严重时，以硬脊膜外腔麻醉为宜。如有休克者，可选用局部浸润或气管插管和静脉复合麻醉。

一般取仰卧位，如取胸腹联合切口可采用左侧半卧位。

11.2.1 单纯缝合术

Simple Surgical Stitching of Liver

【手术步骤】

（1）切口选择：一般取右肋缘下短斜切口，上端起自剑突下，下端至右腋前线止，使成“∫”形，入腹后根据探查结果可做适当延长。如单纯肝损伤可将切口下端延至右腋中线，以达到暴露良好的目的。如系左外叶肝损伤或合并脾损伤，可将切口沿左肋缘向左延长至合适的位置即可。如肝损伤较严重，术前休克出现早并不易纠正，也可选用右上腹旁正中切口，以达到迅速进腹的目的。当出血得到控制后，根据探查结果适当延长“┤”或“├”形切口，充分暴露手术野。

(2)控制出血和探查：进入腹腔之后，吸除积血和血块，如发现肝组织破裂处仍有急剧出血，可采用常温下肝门间歇阻断的方法控制肝动脉和门静脉，暂时阻断肝脏血流，每次阻断时间一般为15～20min。如一次阻断不能完成操作，可放松阻断带，恢复血供5min后再行第2次阻断，如此反复直至完成手术。肝脏破裂出血处，也可用纱垫压迫止血(图11-2-1，图11-2-2)。

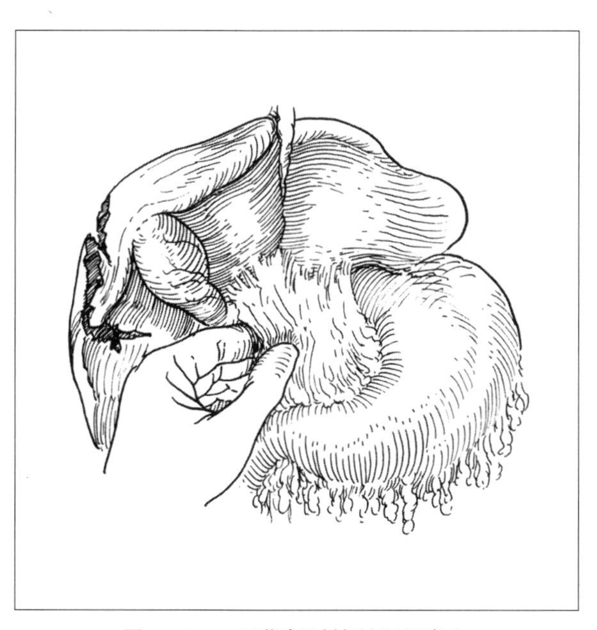

图 11-2-1 手指暂时控制肝门出血

清除腹内积血并暂时控制出血后，应仔细探查肝脏，以右手探查肝左外叶的膈面和脏面，以左手探查肝右叶的膈面、外侧、脏面、肝门和下腔静脉等处。探查中必须明确以下3点：①估计失血和输血的量；②肝损伤的部位、程度并判明损伤的类型；③是否合并腹内其他器官组织损伤，根据探查结果确定手术方法。

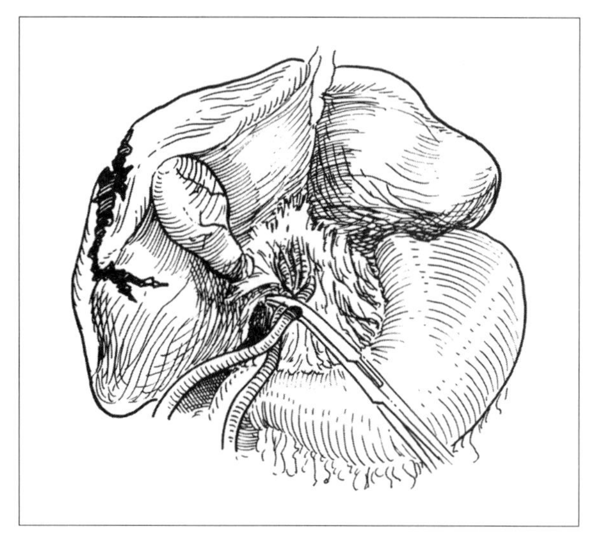

图 11-2-2 肝门束带间歇阻断控制出血

(3)对于表浅而较规则的肝裂伤，彻底清除裂口处凝血块和失活肝组织，根据有无活动性出血决定是否阻断肝门(图11-2-3)。

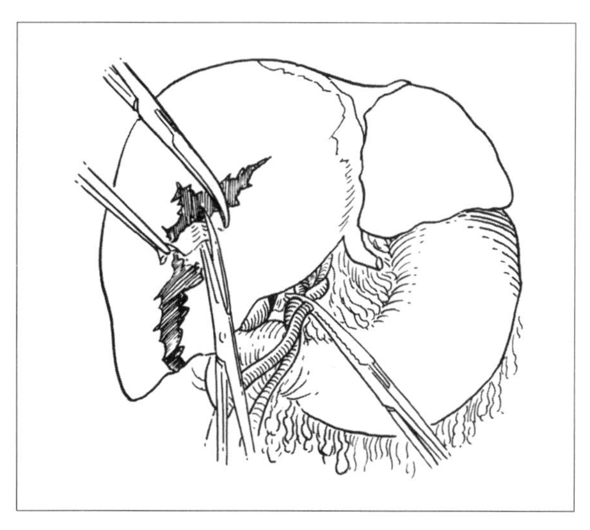

图 11-2-3 彻底清除失活的肝组织

(4)检查肝创缘，如能见到断裂的血管(肝动脉、门静脉、肝静脉的分支)和胆管支，应予钳夹，1号丝线结扎或缝扎。

(5)以10号丝线将创缘连同肝被膜一起做间断缝合，缝线距创缘1.0～1.5cm，针距1cm，缝线最好穿过裂口底部，勿留死腔(图11-2-4)。对较深的肝裂伤，若裂伤处仍有渗血或周围组织脆弱不能直接缝合时，可在距创缘1.5cm处做与创缘平行的褥式缝合，而后在褥式缝合外侧间断缝合对拢伤口(图 11-2-5)。

(6)冲洗腹腔,肝下放置双套管引流,逐层关闭腹腔(图 11-2-6)。

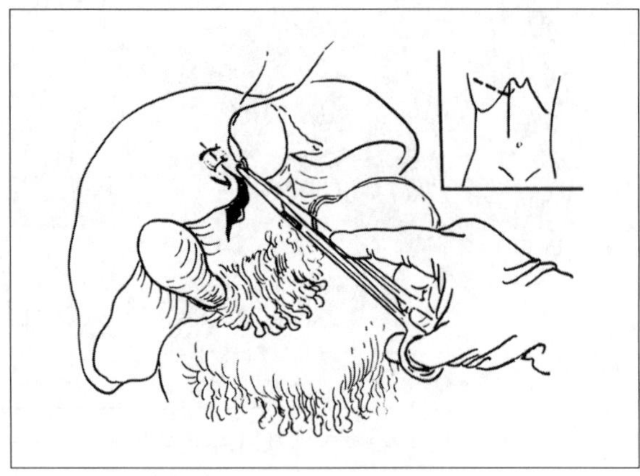

图 11-2-4 肝外伤单纯缝合

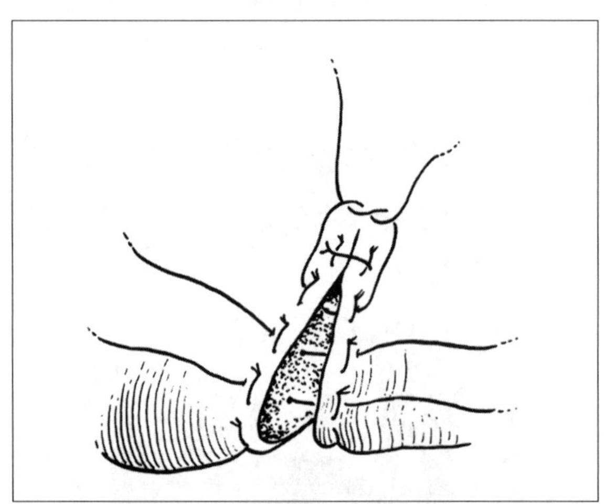

图 11-2-5 加固创缘抗张力缝合法

【术中注意要点】

(1)在行开腹探查时,如肝表面无明显损伤,应考虑到中央破裂的可能。应用手轻轻触摸肝脏,在凹陷或变软处行局部或胆总管穿刺,如有血液即可证实。还应注意腹腔内合并损伤,切勿遗漏。对脱落在腹腔内的肝碎块组织,必须彻底清除,以免日后自溶,感染。

(2)肝裂伤断面所显露出来的尚未离断的血管和肝内胆管,应予钳夹,切断并结扎,以免断端回缩后结扎困难,造成出血或胆漏。

(3)由于肝组织脆弱,结扎缝线时,应慢慢拉紧,以免缝线割裂肝脏。如肝创缘裂口较大,缝合时有张力,或创缘断面出血不易控制,可行加固创缘减张缝合法,即与肝创缘平行做一排 U 形缝合,轻柔地结扎缝线,再在上述 U 形缝合线外侧中央处间断缝合创口(图 11-2-5)。

(4)如有较大的肝内胆管损伤,为了防止胆漏或胆汁性腹膜炎,在处理肝创面时要仔细寻找,并将其修补,同时切开胆总管留置 T 形管引流,以降低胆管内压力,促进其愈合。

【术后处理】

(1)注意血压和脉搏的变化,如无其他合并伤,血压平稳后可取半卧位。但严重的肝损伤,术后发生休克的机会较多,术后 48h 内,仍须注意抗休克治疗。

(2)肝脏手术后,易发生水与电解质紊乱,应及时测定血钾、钠、氯和 CO_2 结合力,及时补充足够量的水和电解质。

(3)注意纠正出血倾向:肝创伤后凝血酶原和第Ⅶ因子均比正常降低约 40%。此外,纤维蛋白原和血小板亦有所减少。故术后给以新鲜血液、维生素 K 和其他止血药物非常必要。

(4)保持腹腔引流通畅:肝脏术后的引流是治疗中极为重要的环节,在术后护理中务必保证双套管负压吸引通畅并不能脱落。否则,常因引流不畅或引流管过早脱落,而腹腔内未达到充分引流,发生膈下或肝下化脓性感染。腹腔引流一般在术后 3～5d 拔除。若有胆汁外溢时,需持续双套管负压吸引(图 11-2-6)。T 形管引流可于手术后 2 周左右造影后拔除,如遇胆瘘发生可适当延长拔管时间。

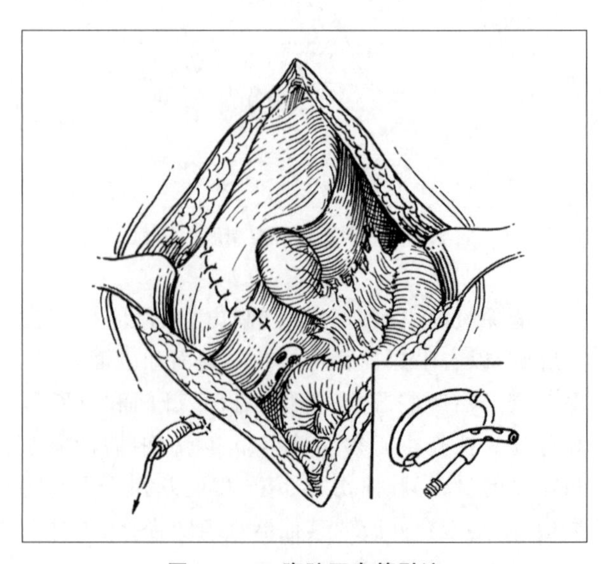

图 11-2-6 腹腔双套管引流

(5)肝损伤后,机体对细菌及其毒素的抵抗力显著降低,故不论细菌污染的程度和创伤的性质如何,都应当给予抗生素,尤以广谱抗生素为宜。

11.2.2 肝填塞缝合术 Pluggings and Stitching of Liver Laceration

【手术步骤】

(1)清除腹内积血和凝血块,检查受创部位和创伤程度,切除创缘失活的肝组织。

(2)仔细进行肝创缘止血。

(3)大网膜或止血剂填塞缝合:将大网膜、明胶海绵或氧化纤维素填入肝组织缺损处,再行缝合结扎(图 11-2-7,图 11-2-8)。这样可起到止血和防止胆汁渗漏的作用。一般采用大网膜较理想,它能较快地与肝脏裂口边缘愈合。

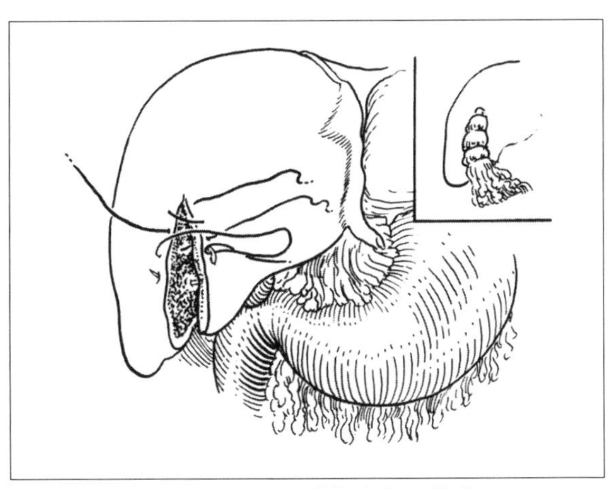

图 11-2-7 大网膜填塞加固缝合

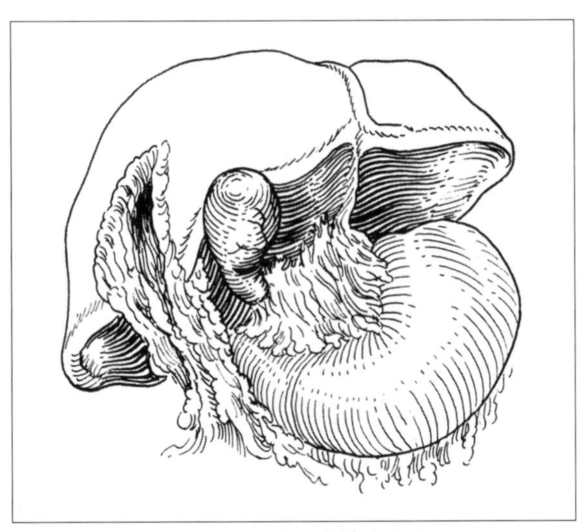

图 11-2-8 大网膜填塞止血

(4)纱布填塞止血:在肝脏严重损伤,病人危急的情况下,已不允许采用其他处理方法时,可应用此法。即先将大网膜覆盖于创面,然后用干纱垫或大块凡士林纱布紧密填塞于肝破裂处,压迫止血。另一端自腹壁切口或另行戳口引出体外,固定于腹壁(图 11-2-9)

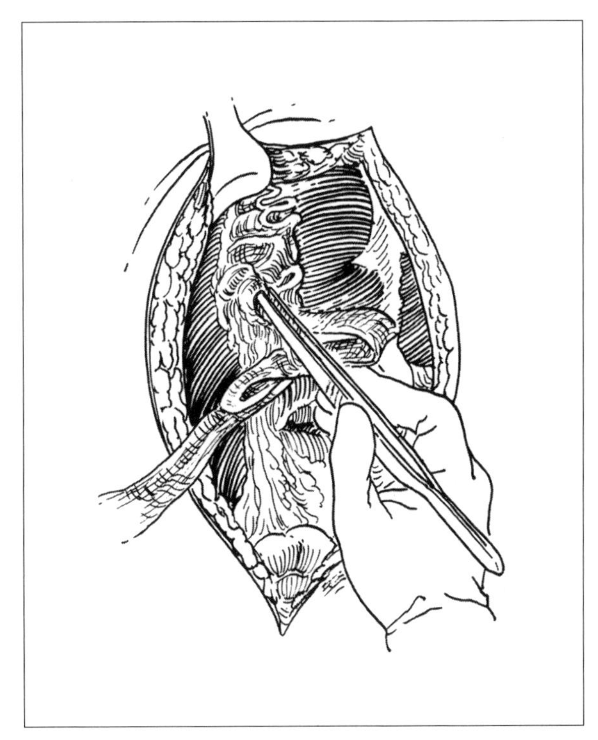

图 11-2-9 纱布填塞止血

(5)肝损伤处放置双套管引流。

【术中注意要点】

(1)近年来多认为肝创口内使用止血药效果不好,特别不宜用于深部裂伤,以免妨碍伤处引流,增加感染和继发出血的机会,应尽可能避免使用。

(2)应用纱垫、凡士林纱条填塞,虽然可以达到止血目的,但它们是不能吸收的异物,刺激性大,更由于压迫邻近组织,易造成局部缺血、坏死和粘连。同时创面引流也不通畅,常在术后引起感染和继发出血。因此,非十分必要,不宜使用。

(3)如有可能,最好取带蒂网膜作为填塞材料,它不仅能消灭死腔,还可让新生的血管长入缺血的肝组织,建立侧支循环。

(4)在做填塞止血之前,应彻底消除失活的肝组织,尽量减少术后感染的因素。

【术后处理】

(1)使用不吸收材料填塞后感染率高,应及早于 24～72h 取出。若由于肝外伤患者在短期内病情尚不稳定,不适合过早取出填塞物,可延至填塞后 3～5d 开始逐步拔除。此外,在拔除填塞物时可造成继发性出血。术后 3～4d,可将纱垫逐渐向外拔出并剪短,术后 7～10d 全部取出。

(2)参照“11.2.1 单纯缝合术”。

11.2.3 肝清创引流术 Debridement and Drainage of Liver Wound

【手术步骤】

(1)切开血肿被膜,清除血肿、破碎的肝组织以及被膜下积脓。

(2)对裂断的肝内胆管和血管分别予以结扎,尤其对仍在出血的血管必须结扎牢靠。

(3)不必缝合创口,将双套管放置在创口处,亦可放置对流冲洗引流管。

(4)对于深入肝脏的贯通伤,特别是有明显污染的损伤,只要不伴有肝内大的血管损伤出血时,冲洗清创后,在创口两端放置引流管做单纯引流即可。

(5)腹腔可放置烟卷引流。

【术中注意要点】

(1)清创引流术应以止血彻底为前提,对于肝脏广泛挫伤不宜采用此种方式。

(2)肝脏的盲管伤,往往伤道较深,如无困难应将异物取出。清创止血后在伤道周围放置引流,不宜填塞肝脏的创口或缝合盲管的入口,以免形成死腔,造成感染。

【术后处理】

(1)引流务必通畅,术后应观察引流内容物的性质和量。每日更换敷料时,应松动引流管,以免腹内渗出物包绕或填塞引流管。

(2)如引流内容物逐渐减少,可于术后 3～5d 拔除引流管。

(3)参照单纯缝合术。

11.2.4 肝部分切除术 Regional Hepatectomy

肝切除术是指按解剖分叶施行的规则性肝切除术,因其止血彻底、20 世纪 60－70 年代一度风行。近年发现在急诊条件下做肝切除术,其手术病死率高达 43%～59%,故多主张要严格掌握手术指征。Smith 收集 70 年代后期 5083 例肝外伤资料,其中 7.5%的病例做了肝切除治疗,但切除术后病死率为 52.5%。因此,目前大多主张行清创切除术即肝部分切除术,也就是指清除外伤造成的失去活力或脱落、毁损的肝组织碎块及部分肝叶、肝段,并直接在创面上止血。

【手术步骤】

(1)开腹后,立即用手指捏住肝十二指肠韧带,暂时阻断肝脏血供,然后用肝门控制带束扎肝蒂,清除积血,探查确定损伤肝的切除范围,将病人肝周围韧带进行快速游离。

(2)根据肝脏损伤的情况,在正常肝组织与已失活、缺血的肝组织之间,用手指钝性分离并将后者切除。对分离过程中所遇到的管状组织都必须仔细结扎。

(3)有时外伤的肝组织和正常肝组织之间只有少许肝组织(肝桥)相连,这种病例,只要用手指钝性折断“肝桥”,并小心妥善止血即可。

(4)具体操作,参见“肝切除术”。

【术中注意要点】

(1)行肝切除术,必须要有良好的暴露,对于第Ⅷ段肝组织损伤或有肝右静脉损伤者,可考虑做胸腹联合切口。

(2)肝创面止血困难者,则需要结扎肝固有动脉或门静脉分支。最后保留下来的肝组织若有浅表裂缝渗血时,可施行多处肝脏缝合止血。

(3)参见“肝切除术”。

【术后处理】

(1)外伤性肝切除与常规肝切除手术不同,病人往往伴有休克。因此,术后继续抗休克治疗,密切观察血压、脉搏和呼吸的变化，维持生命体征稳定尤为重要。

(2)肝脏损伤、肝脏切除和低血容量必将导致肝功能损害，为预防术后肝功能衰竭的发生，术后加强护肝治疗十分重要。极化液、支链氨基酸、白蛋白和 FDP 等药物的给予应及时。

(3)参见“肝切除术”。

11.2.5 近肝静脉损伤的手术 Operation of Juxtahepatic Venous Injury

近肝静脉损伤系指主肝静脉与肝后下腔静脉发生的损伤。由于肝后区解剖部位特殊，处理困难，迄今近肝静脉损伤仍为肝脏外科领域中最棘手的问题之一。

近肝静脉损伤在肝外伤中仅占 10%，但其病死率却很高。尽管随着近代入院前救治的进展，使愈来愈多的危重患者能够进入急症室，但近肝静脉损伤的病死率仍高达 60%～100%(平均 83%)，并且在过去 20 年间未能有显著改善。近肝静脉损伤可引起致命性大出血，这些大静脉壁薄，而且有的部分被肝组织包绕，手术与修补均很困难，加之肝后的解剖位置，显露不易，若行直视下的手术操作反而致使更剧烈的出血，并有发生气栓的危险；若行盲目止血，则能加重损伤。在西方国家，除枪伤外，钝性肝损伤病死率高于肝穿透伤，其原因主要为钝性肝损伤伴有近肝静脉损伤。国内严重钝性肝损伤病人合并近肝静脉损伤者亦不少见。据资料分析，肝右静脉损伤占 85%，肝中静脉次之，肝左静脉损伤发生概率较小。单纯肝中静脉损伤少见，多合并肝右或肝左静脉损伤。肝后下腔静脉损伤多因主肝静脉的撕裂伤而被累及。

【手术步骤】

(1)损伤处缝合修补：是处理近肝静脉损伤时常使用且简单有效的办法。术中如控制肝门止血无效或上下牵拉肝脏时出血立即发生，则提示有近肝静脉损伤。此时，先行肝后填塞止血，但大的出血填塞无效，仅为准备行其他手术前的辅助止血措施。

立即采用胸腹联合切口，剪开膈肌达下腔静脉，充分显露第 2 肝门和肝裸区，在直视下控制大血管裂口，用心耳钳夹住腔静脉裂口，缝合裂口，伴有肝叶严重挫裂伤者可切除相应肝叶。亦可用指压法控制血管裂口并修补(图 11-2-10)。近年来，采用右肋缘下切口，指压控制血管裂口并修补成功。

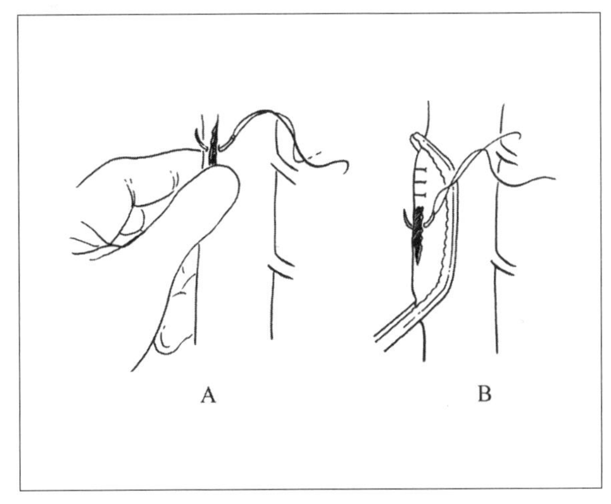

图 11-2-10 肝后下腔静脉破裂的处理

A. 指压法；B. 钳夹法

(2)肝周血管隔离与腔静脉内分流：对于直接修补失败者，应采用肝周血管隔离(全肝血流阻断)和腔静脉内分流术。全肝血流阻断即在常温下顺序阻断 4 个部位的血液，首先阻断膈下腹主动脉，然后用阻断带控制肝蒂，再在肾静脉水平上阻断下腔静脉，最后剪开心包，于其内阻断上下腔静脉，阻断时间为 30min，无不良后果。

经腔静脉内分流管转流腔静脉血流有三个途径：①经右心房插管至下腔静脉，使用 32 或 34Fr 硅胶管连接转流泵，套扎心包腔内的下腔静脉和肾静脉上方的下腔静脉。控制肝门后再修补静脉损伤处；②经下腔静脉插管分流，然后修补腔静脉损伤处；③经股、隐静脉交界处插管：用长约 66cm 长的聚乙烯分流管(28Fr)，顶端的乳胶气囊 9cm，由股、隐静脉交界处插入，气囊充水后可将自膈肌至肝下缘的腔静脉段完全阻塞，导管上的侧孔以利血液分流。完成分流后再行损伤处修补(图 11-2-11)。

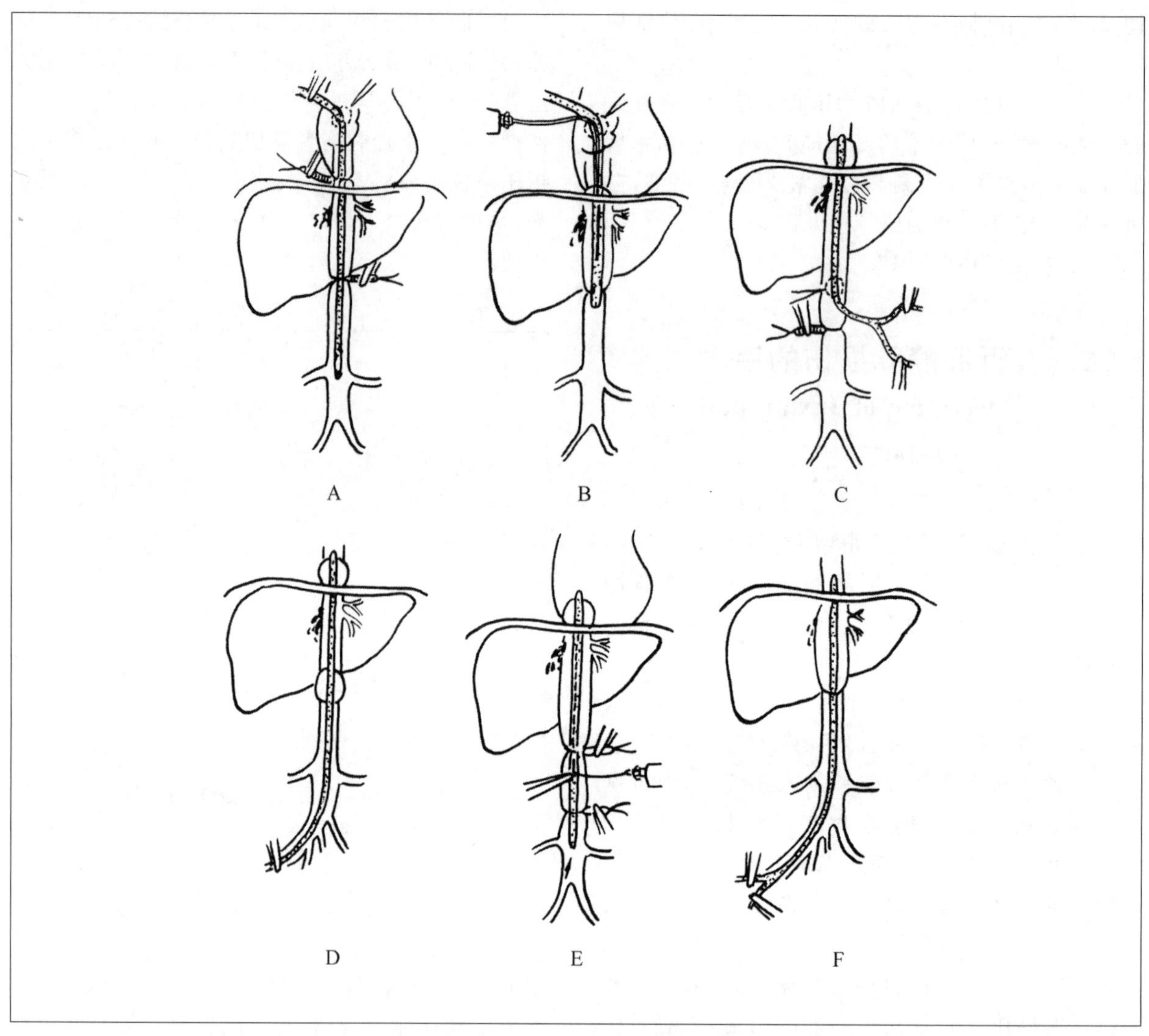

图 11-2-11 肝后腔静脉损伤后血液分流

【术中注意要点】

(1)腔静脉内分流术操作复杂,费时较多,除抗休克、复苏在术中不能中断外,麻醉和呼吸的管理应十分满意。

(2)分流中使用的转流管应有抗凝作用,转流泵工作保持正常。

(3)参见常温下无血切肝术。

【术后处理】

(1)参见"单纯缝合术"。

(2)由于手术时间长,创伤大,血液、胆汁外渗和失去活力的肝组织坏死、液化为细菌繁殖创造了良好的条件,患者机体抵御能力降低也是不可忽视的原因。开放性损伤,细菌直接被带进体内。闭合性伤,常由于合并伤的污染,或细菌经血路侵入引起感染。严重感染易导致败血症和中毒性休克。术后应加强抗感染治疗。

(3)术后病人短期内处于负氮平衡状态,应积极支持治疗,必要时可行胃肠外营养,每日补充白蛋白,血浆等蛋白制品

(张柏和　吴孟超　程树群)

11.3 肝脓肿的手术

Operations of Liver Abscess

肝脓肿主要包括细菌性肝脓肿和阿米巴性肝

脓肿两大类。细菌性肝脓肿常呈多发性的小脓肿，也有多个融合为较大脓肿。而阿米巴性肝脓肿多为单发性。肝脓肿的治疗原则以药物治疗和病灶引流为主。而病灶的引流方式应根据脓肿的不同时期和类型加以选择。

肝脓肿的外科治疗方式包括肝脓肿穿刺引流术、穿刺置管引流术、肝脓肿切开引流术和肝切除术。近些年来多倾向于经皮穿刺引流或经皮穿刺置管引流，方法简单，避免了手术、麻醉危险，不污染腹腔，病人易接受，在某些病人疗效好，恢复快。

11.3.1 肝脓肿穿刺引流术及穿刺置管引流术

Puncture Drainage for Liver Abscess

【适应证】

(1)已液化的单发性或多发性脓肿，直径≥3cm。

(2)单纯抗感染无效或中毒症状较重者。

(3)无腹膜炎或其他需要手术治疗之疾病。

(4)年老体弱、病情危重不能耐受手术者。

(5)诊断性穿刺，以了解肝脓肿类型，行细菌学检查，选择治疗方法。

【术前准备】

检查凝血功能；注射维生素 K；抗感染或抗阿米巴治疗；积极的全身支持治疗。

【麻醉与体位】

局部浸润麻醉。取仰卧或左侧卧位。

【手术步骤】

(1)选择穿刺点：在 B 超引导下，确定体表与脓腔之间能避开腹腔内其他脏器的直接径路。

(2)在穿刺点做局部麻醉后，可先用细针穿刺，吸出脓液后(图 1)，将标本送培养及镜检，然后更换 14 号粗穿刺针尽量抽净脓液，并用生理盐水反复冲洗，再注入抗生素(图 2)。

(3)如脓腔较大，可先切开皮肤约 1cm 长的切口，再将套管针刺入脓腔，经外套管向脓腔内放入一条多孔引流管，拔出套管后，以缝线将引流管固定于皮肤上，管端接无菌引流瓶，以备冲洗引流。

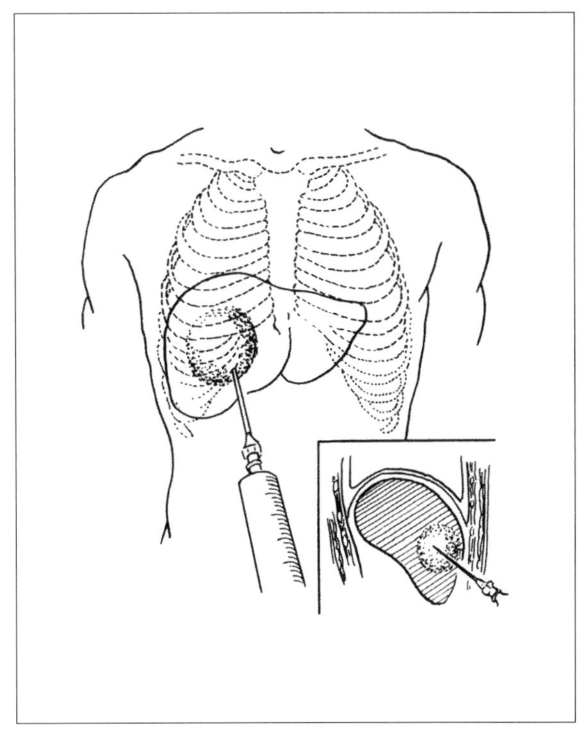

图 1

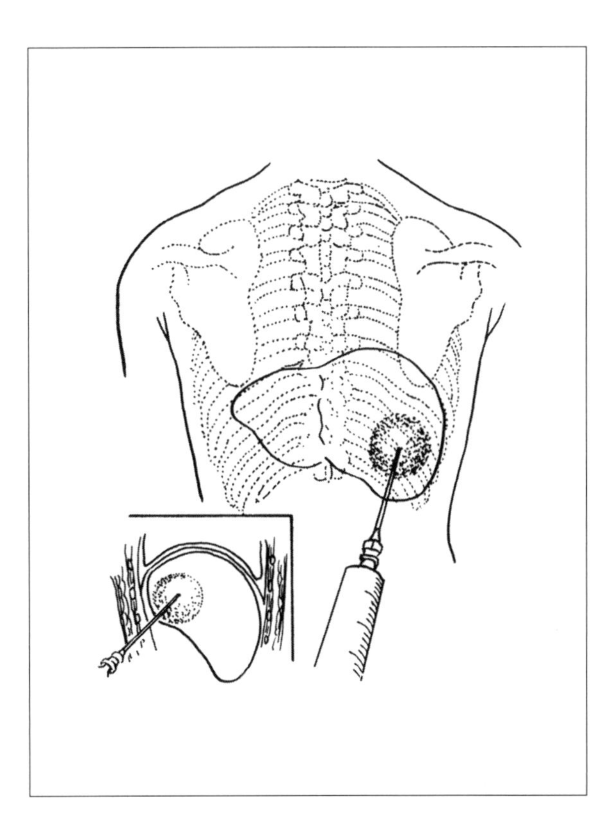

图 2

(4)脓液黏稠或脓腔内有较多坏死组织碎片时，应反复冲洗。

【术中注意要点】

(1)穿刺时病人呼吸应平稳。

(2)改换穿刺方向时,必须将穿刺针退至皮下,再行穿刺。

(3)穿刺过程中应注意观察病人呼吸、脉搏及血压变化,注意是否有内出血及气胸的征象。

(4)有侧孔的引流管,侧孔应全部置入脓腔内,以免污染腹腔。

【术后处理】

(1)用腹带加压包扎 24h,病人应静卧 12～24h。术后继续观察血压和脉搏变化。

(2)继续抗感染等全身治疗,如为阿米巴脓肿应加强抗阿米巴治疗。

(3)对置管引流者,每日用抗生素盐水冲洗脓腔。在决定拔管之前,应做脓腔造影或 B 超检查。脓腔缩小至 2cm 以下时可拔管。

11.3.2 肝脓肿切开引流术 Incision and Drainage for Liver Abscess

肝脓肿切开引流术的常用方法有两种,一种是经腹膜外切开引流,可避免污染腹腔,仅适用于靠近肝表面的孤立性脓肿或肝脓肿与腹腔有粘连者,此方法因切口限制显露,易遗漏肝内其他脓肿或腹腔内感染源,目前已少用。另一种是经腹脓腔切开引流术,自抗生素临床应用之后,此法已取代腹膜外途径。通常采用肋缘下或正中切口进腹并引流肝脓肿,能同时处理肝内其他病灶及腹腔内感染源。

【适应证】

(1)其他疗法无效,中毒症状越加严重者。

(2)腹腔内有原发感染病灶(阑尾炎、胆道感染),需一并处理的病例。

(3)脓腔大,且脓液稠厚者,脓腔分隔、脓肿部位无法穿刺置管引流者。

【禁忌证】

年老体弱、有严重心脏疾病,不能耐受肝脓肿切开引流者。

【术前准备】

无论是细菌性肝脓肿或阿米巴性肝脓肿,因炎性毒素的吸收,病人长期发热、消耗,多有营养不良、贫血、低蛋白血症等,一般情况较差。术前应积极改善全身情况,加强营养,适当输血输液,纠正贫血与水电解质平衡失调,同时应针对不同类型的肝脓肿,应用大剂量有效的抗生素或抗阿米巴药物;此外,应通过体格检查 B 超或 CT 检查,尽量明确脓肿的部位,以便选择手术入路及手术方法。

【麻醉与体位】

一般采用全麻加持续硬膜外麻醉。左肝脓肿一般取平卧位,右肝脓肿则右肩及臀部垫以沙袋,使身体向左侧倾斜 30°。

11.3.2.1 前侧肝脓肿切开引流术 Incision and Drainage for Anterior Liver Abscess

【手术步骤】

(1)右肋缘下斜切口,经腹壁各层进入腹腔后,探查肝脏,明确脓肿部位,用盐水纱布垫保护手术野四周。用穿刺针抽得脓液后,沿针头方向用止血钳钝性插入脓腔(如脓肿比较表浅,也可以用电刀切开脓肿),排出脓液,脓液送细菌培养及革兰染色,再用手指伸入脓腔,轻轻分离脓腔内间隔组织,吸净脓液。去除脓腔内坏死组织,用生理盐水或抗生素冲洗液反复冲洗脓腔,在脓腔内放一根多孔软橡皮管或双套管引流,引流管周围用大网膜覆盖。引流管从切口下方戳孔引出,并妥善固定(图 1)。腹壁切口逐层缝合。也有主张应大块切除脓腔顶部,且必须将所有的间隔打通,切除的脓腔壁送病理检查,去顶后的脓腔壁若很厚,切缘应行“8”字、绞锁褥式或连续锁边缝合,以防切缘出血。腔内放置多孔引流管及填入部分大网膜。

(2)如脓肿位于肝右叶前侧,且与前腹膜紧密粘连,也可采用前侧腹膜外进路引流脓液。方法是:做右肋缘下斜切口,经腹壁各层直达腹膜,但不切开腹膜。用手指在腹膜外向上推开肌层,直达脓肿部位,此时可看到水肿的腹膜,即用穿刺针刺入脓腔(图 2)。抽得脓液后,在穿刺部位用止血钳强行插入脓腔,排出脓液。继用手指伸入脓腔钝性分开脓腔内间隔组织,吸净脓液。脓腔内放置一根引流管。逐层缝合切口。

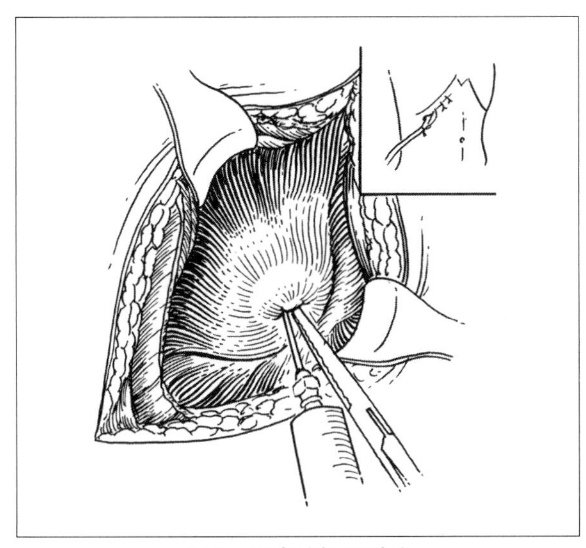

图1 经腹腔切开引流

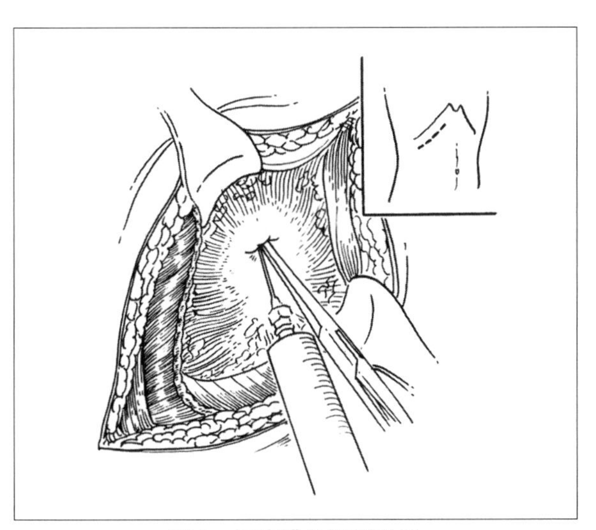

图2 经腹膜外切开引流

11.3.2.2 后侧肝脓肿切开引流术

Incision and Drainage for Posterior Liver Abscess

位于肝右叶膈顶部或后侧的肝脓肿，也可采用经腹切开引流，这样也便于处理腹腔内的感染源，如胆道结石等。取右肋缘下切口并向右腋中线延长，先充分游离肝结肠韧带、肝肾韧带、右三角韧带及部分右冠状韧带，使右肝脓肿能够充分显露于术野，然后步骤同前。右叶膈顶部的肝脓肿切开引流、去顶后，残腔易与膈肌粘连再形成脓腔积液，术中除在膈下及脓腔内放置引流管外，还应在残腔内填塞一块带蒂大网膜，以利引流及腔内积液的吸收。

后径路脓肿切开引流，主要考虑到肝右后叶脓肿与后腹膜及腹腔邻近器官的严重粘连，前径路经腹腔分离至肝裸区，分离及损伤范围大，手术相对较困难，故可以考虑后径路肝脓肿切开引流。

【手术步骤】

(1)位于肝右叶膈顶部或后侧的脓肿，可采用后侧腹膜外脓肿切开引流。病人取左侧卧位，右侧在上，左侧腰部垫一沙袋。沿右侧第12肋骨稍偏外侧做一切口(图1)。

(2)切开皮肤和皮下组织，显露背阔肌和部分腹外斜肌(图2)。

(3)切断背阔肌和下后锯肌，牵开腹外斜肌，显露第12肋骨。沿肋骨切开骨膜(图3)。

(4)用骨膜剥离器剥开肋骨骨膜。剥离时注意不要损伤胸膜(如图4)。

(5)当骨膜完全剥离后，用骨剪剪去一段肋骨，显露出肋骨床(图5)。

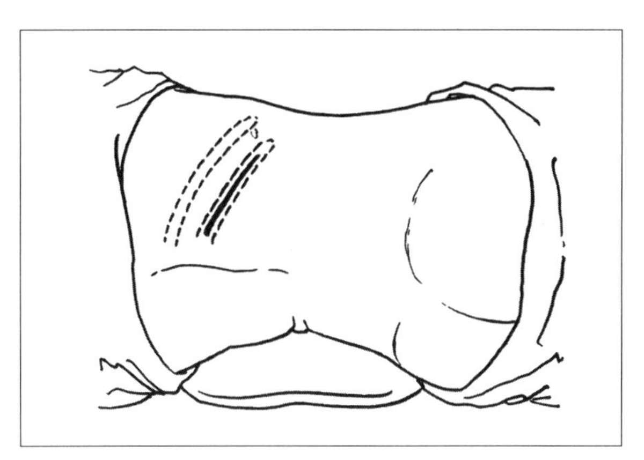

图 1

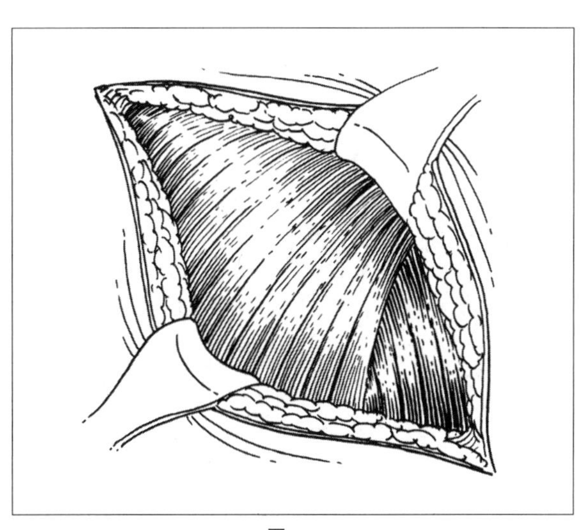

图 2

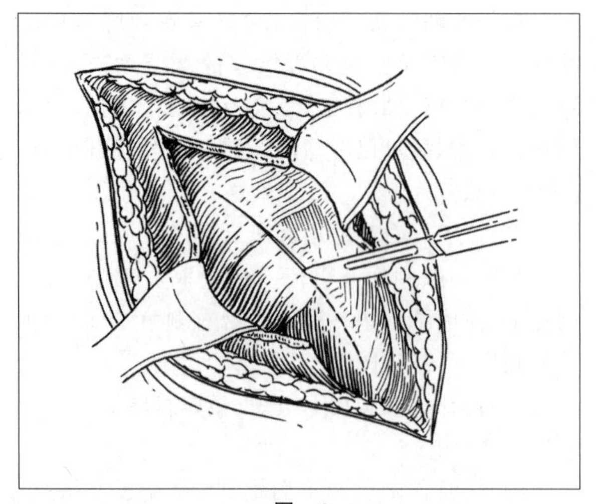
图 3

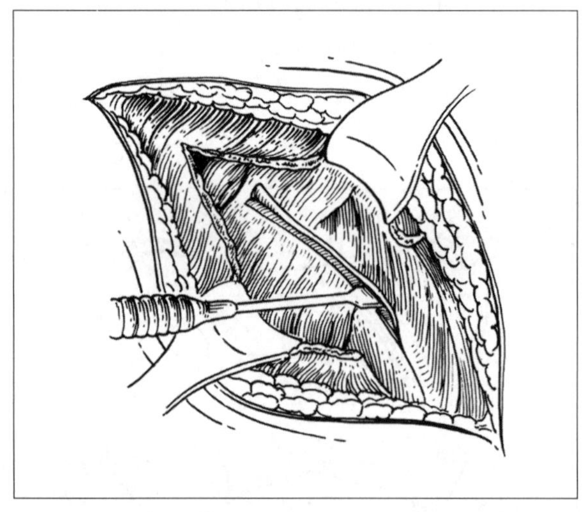
图 4

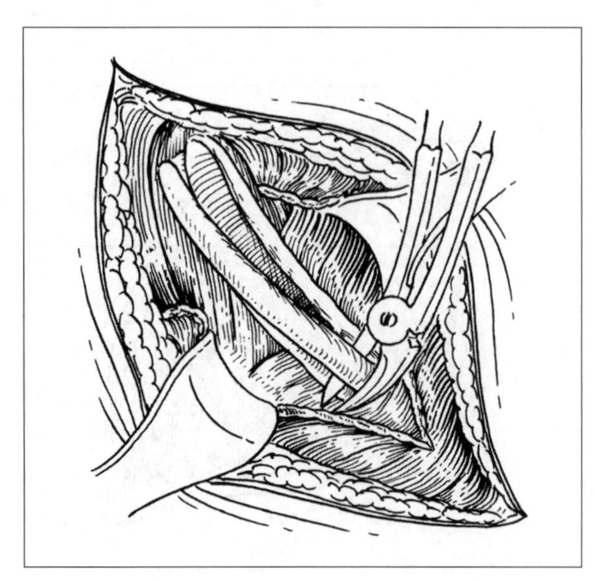
图 5

(6)在第1腰椎棘突水平的肋骨床区做一横切口,显露膈肌,有时需将膈肌切开,才能到达肾后脂肪区(图6)。

(7)用拉钩牵开切口,术者用手指向上钝性分离肾区脂肪组织,直达肾上极,显露肾脏上极与肝下面的腹膜后间隙(图7)。

(8)将示指插入肾脏上极与肝下面的腹膜后间隙,直达脓肿。用穿刺针沿手指刺入脓腔,抽得脓液后,再用示指沿穿刺部位和方向强行插入脓腔,排出脓液;也可用长弯止血钳沿穿刺部位插入脓腔,张开止血钳,扩大引流,排出脓液(图8)。

(9)用手指扩大引流口,再用吸引器伸入脓腔,吸净脓液后,放入一根多孔软橡皮管引流。切口部分缝合(图9)。

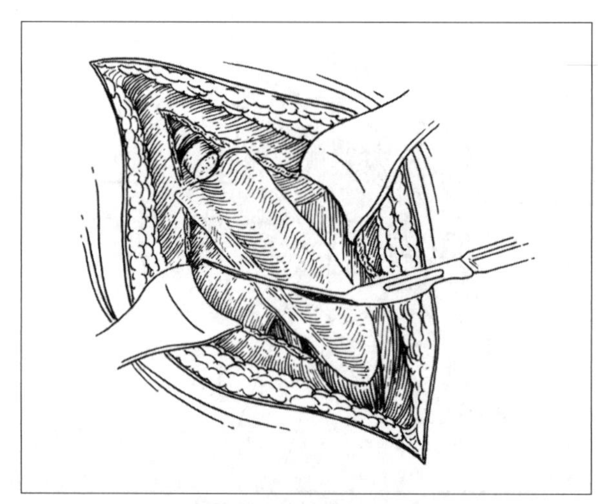
图 6

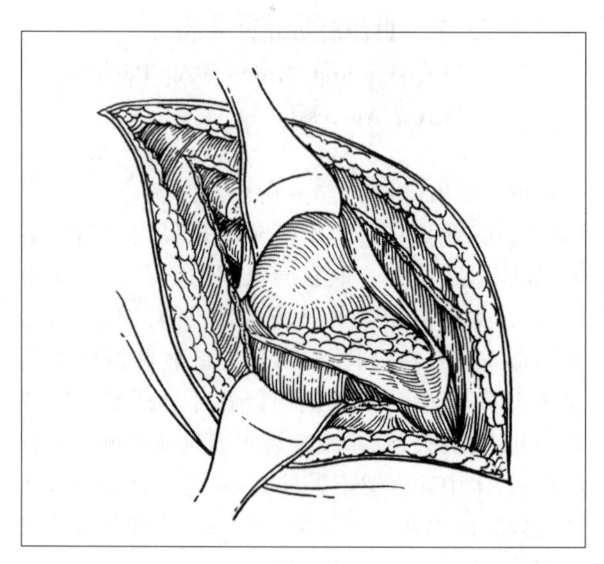
图 7

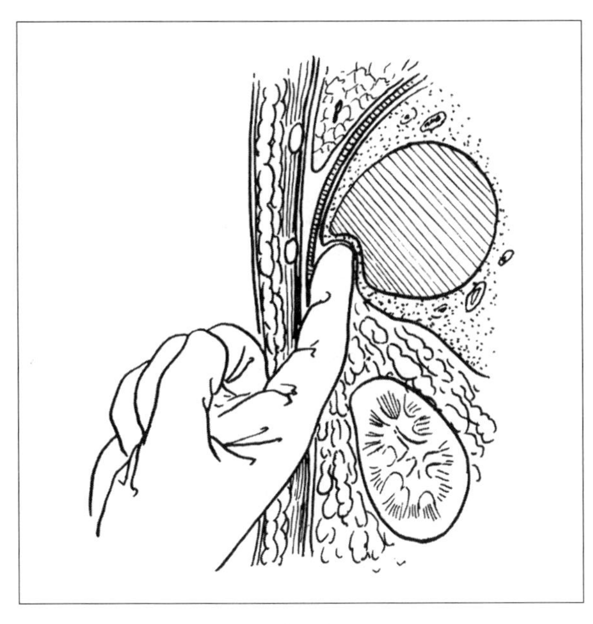

图 8

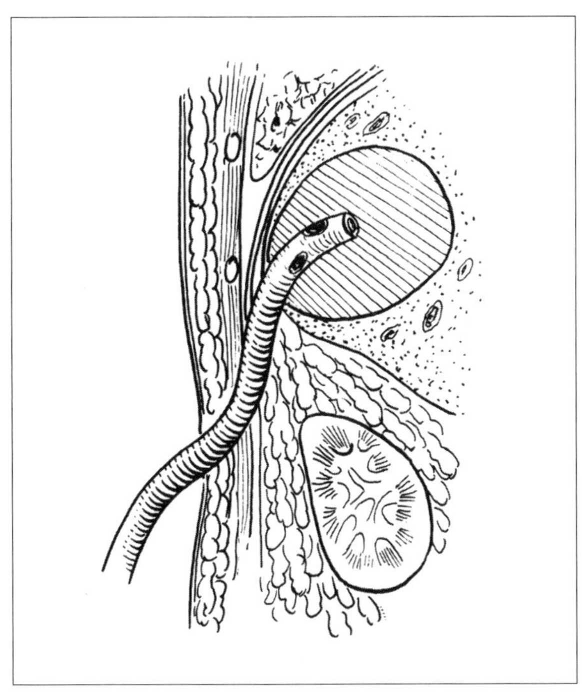

图 9

【术中注意要点】

(1)用手指分离脓腔内纤维间隔组织时,如遇到条索状物不要强行将其撕裂,以免损伤肝内血管引起大出血或脓毒血症。有时虽未损伤肝内血管,但因肝脏破坏严重,肝组织脆弱也易发生出血,故操作一定要轻柔小心。脓腔壁少量渗血,可用温盐水纱布压迫止血;如压迫止血无效,可在直视下将出血点缝扎止血,或用纱布填塞压迫,另端经切口拉出。

(2)由胆道结石、狭窄等疾患引起的肝脓肿,在脓肿切开引流的同时,还应探查胆总管,解除胆道内的原发病。在确定是蛔虫性肝脓肿时,一定要探查胆总管,取出其中的蛔虫,并同时做胆总管T形管引流。

(3)若肝脓肿已向胸腔穿破,必须同时行胸腔闭式引流。

(4)如脓肿多发,应行术中B超检查,以免遗漏未引流的脓肿。

【术后处理】

(1)取半卧位,保持引流通畅。如每日引流量少于10ml或脓腔容量＜10ml时,即可逐渐拔除引流,直至脓腔闭合。

(2)继续进行有效的抗感染或抗阿米巴治疗。

(3)继续支持疗法。全身中毒症状严重或贫血的病人,应输给新鲜全血。

(4)如术中留置纱布填塞止血,术后3～5d分次将纱布拔出,并予更换敷料。

(吴伯文)

11.4 肝包虫病的手术

Operations of Hepatic Hydatid Cyst

肝包虫病又名肝棘球蚴病,是狗绦虫(棘球绦虫)的囊状幼虫(棘球蚴)寄生在肝脏所致的寄生虫病。病原为细粒棘球幼、多房性棘球蚴或泡状棘球蚴。肝包虫病有2种类型:一种是由细粒棘球绦虫卵感染所致的单房性包虫病(即包虫囊肿病);另一种是由多房性棘球蚴或泡状棘球绦虫感染所引起的泡状棘球蚴病或称滤泡型肝包虫病。临床上以单房性包虫病多见。

肝包虫囊肿分外囊和内囊。前者由肝组织形成的一层纤维包膜,实际上不属于包虫囊肿本身;后者为肝包虫囊肿本身的包膜。囊壁可分为二层,外层为白粉皮样稍具弹性的半透明膜,称角质层;内层为生发层,由一排具有显著繁殖能力的细胞组成,它可产生育囊、头节和子囊等,囊内含透明液体及大量头节和子囊。囊液破入腹腔或胸腔可产生过敏性休克，且囊液中的头节及子囊继续发育可导致继发性包虫囊肿。此型肝包虫囊肿的治疗以手术治疗为主。手术原则是清除内囊，防止囊液外溢，消灭外囊残腔，防止感染。有以下情况可行肝切除术：①病灶局限有可能切除者；②囊肿感染后形成厚壁慢性脓肿。不能切除的肝包虫囊肿，一般行肝包虫囊肿内 囊摘除术。

11.4.1 肝包虫囊肿内囊摘除术 Extirpation of Inner Capsule for Liver Hydatid Cyst

【适应证】

单纯性肝包虫囊肿而无并发感染者。

【术前准备】

(1)常规血、尿、粪检查；肝、肾功能及凝血机制检查。

(2)术前应行肝脏 CT 及 B 超检查，以了解病变的部位、范围及数目，并做出手术方案的判定。

(3)术前给予高蛋白及高维生素饮食。

(4)术前口服维生素 B、C 和 E，术前 3d 给予肌注维生素 K_1。对凝血酶原时间延长或有出血倾向的病人，则给予大剂量的维生素 K 待凝血功能正常后才考虑手术。

(5)术晨置胃管、导尿管。

【麻醉与体位】

持续硬脊膜外麻醉或全麻。病灶位于右侧左卧 30°，病灶位于左侧取仰卧位。

【手术步骤】

(1)切口根据囊肿的位置而定，一般取肋缘下斜切口。进入腹腔后，探查整个肝脏。肝包虫囊肿在肝表面可见到灰白色隆起的囊壁。

(2)先做穿刺点定位。在穿刺前要用纱布垫把切口和囊肿周围器官遮盖好，再在纱布垫上铺一层浸有 10%甲醛溶液的纱布，以免囊液扩散污染或引起过敏反应。然后在囊壁上缝两根牵引线，在两线间穿刺并吸出部分囊内液体，证实为包虫囊肿后，拔出穿刺针。如囊内张力较大，应尽量多吸出一些液体，张力减低后，再将针拔出。正常囊液为无色透明液体(图 1)。

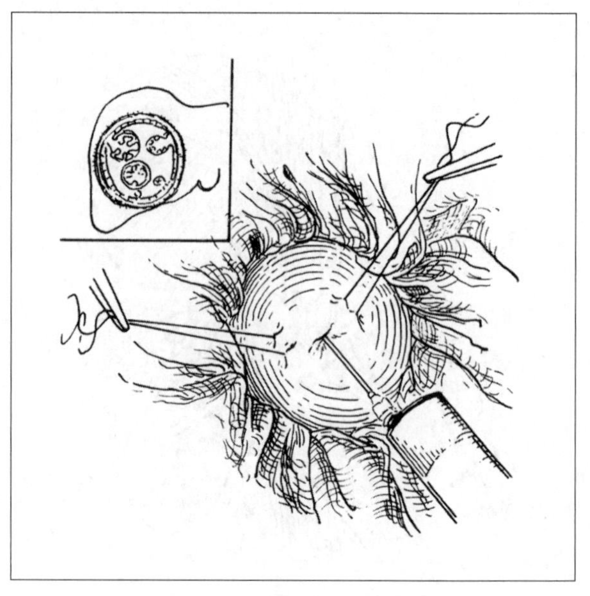

图 1

(3)将套管针的套管柄连接 Y 形管，然后分别与注射器和吸引器连接好，并用止血钳暂时夹住连接注射器的橡皮管。将套管针沿穿刺部位刺入囊腔内，拔出通管针到套管柄以上，用吸引器将囊内液体吸出，这样可在无污染条件下尽量吸除囊内液体。如包虫囊肿的内囊或囊砂堵塞套管，可用止血钳夹住吸引管，将通管针重新插入，疏通套管，并移动套管针尖端的位置，再将通管针拔出，放松止血钳，连续抽吸，直到囊内液体尽量吸净为止(图 2)。

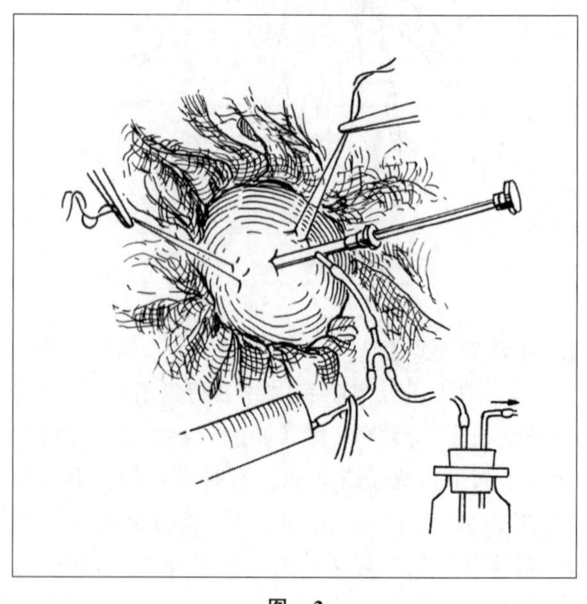

图 2

(4)囊内液体吸净后，可用止血钳夹住接吸引器的橡皮管，放松夹在接注射器的橡皮管的止血钳。按囊腔大小从注射器注入适量的10%甲醛溶液，等待5～10min后，再用吸引器吸出，如此反复2或3次，最后将囊内液体尽量抽净，拔出套管针(图3)。

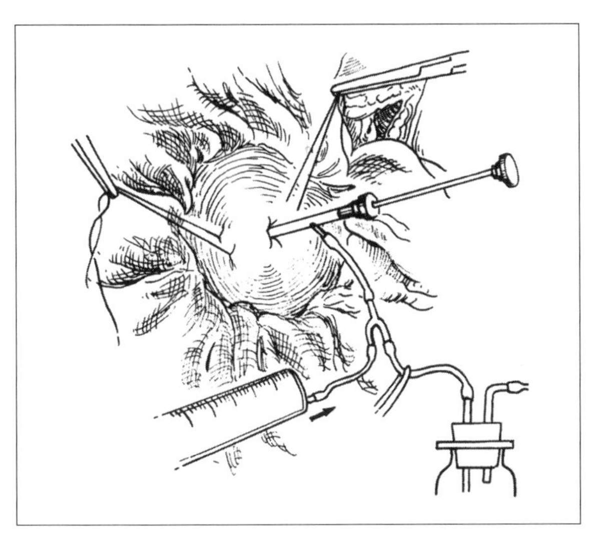

图 3

注意：如发现囊液为金黄色(正常为无色透明液体)，则可能有胆管瘘存在。在这种情况下，不能注入甲醛溶液，以免大量甲醛溶液进入胆管造成胆管的严重损害。

(5)在两牵引线间切开囊壁，可用两把组织钳夹住切口边缘，将其提起。然后扩大切口，便于取出内囊(图4)。

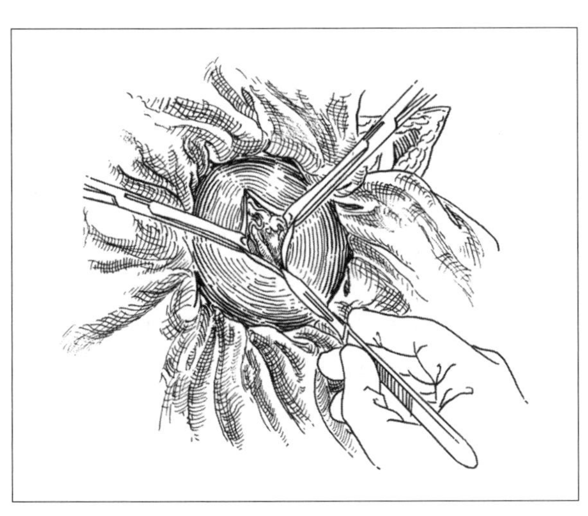

图 4

(6)用海绵钳将内囊取出(内囊呈半透明的粉皮样物)，或者用刮匙将囊内稠厚液体和所有的子囊掏尽，吸净囊内液体，取出囊内所有碎屑，包括囊内的生发层。所有手术器械用后均应浸泡在10%甲醛溶液内，以免污染手术野和手术巾(图5)。

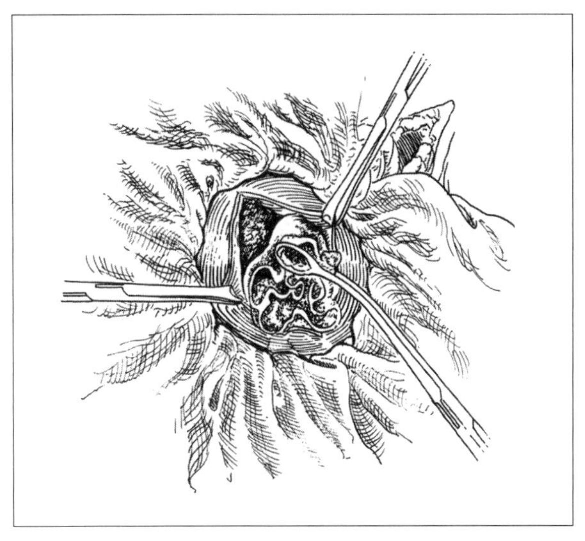

图 5

(7)再用纱布拭子浸以10%甲醛溶液轻擦全部囊腔内壁，继用盐水冲洗囊腔，最后用纱布擦干囊内残液(图6)。

(8)囊壁较大又无粘连时，可以切除部分囊壁，经止血后，用2号铬制肠线将囊壁内翻缝合，以消除囊内死腔。囊内不放置引流管(图7)。

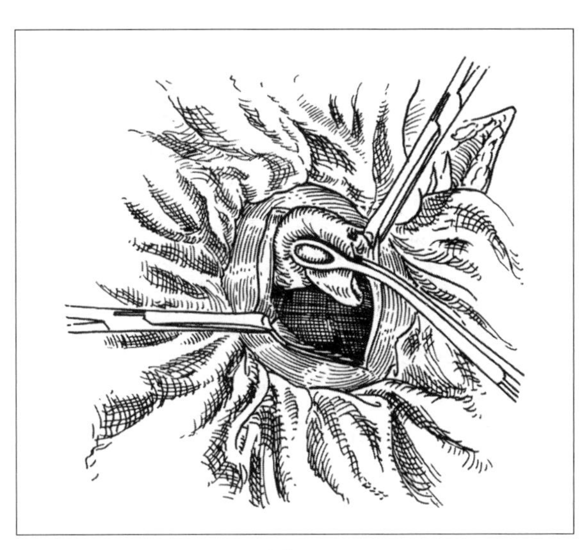

图 6

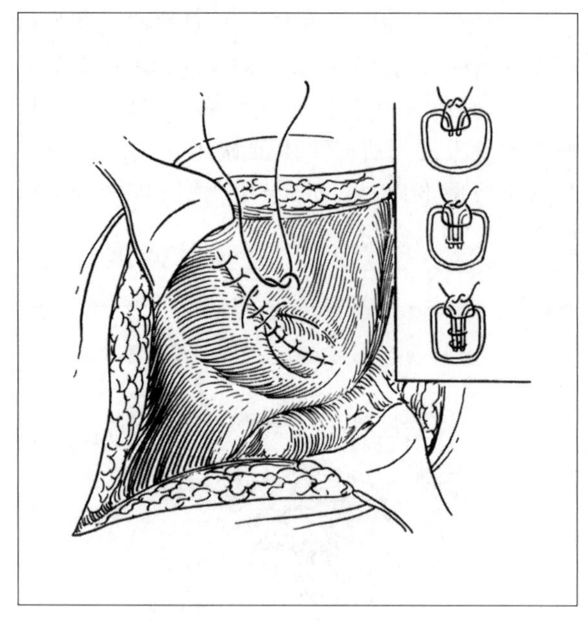

图 7

(9)如发现囊腔并发胆管瘘时,应尽量找到瘘口,用细丝线予以缝合。然后在囊腔内放入一双套管引流,引流管从腹壁另一戳口引出。如瘘口较大或术前有黄疸者,在内囊摘除后,除囊腔双套管引流外,还需做胆总管引流。对并发感染的囊腔,除将囊内脓液吸净外,也要将囊内容物尽量吸净,然后在囊腔内放入双套管引流,引流管术后接吸引器持续吸引(图 8)。

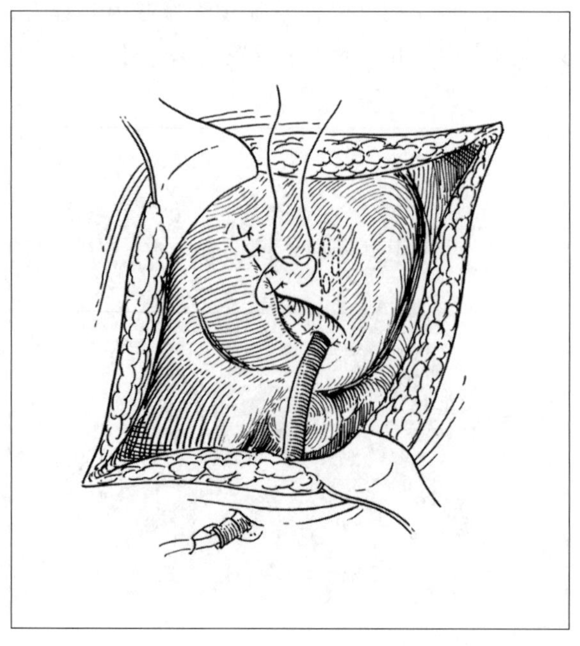

图 8

【术后处理】

(1)加强护肝疗法,给予高蛋白、高热量、高维生素饮食,必要时输注白蛋白或新鲜血浆,如行肝叶切除应吸氧及胃肠减压。

(2)应用抗生素控制感染,特别对已伴有感染的病人应行分泌物细菌培养及药敏试验,选择对细菌敏感的抗生素,大剂量联合用药。

(姚晓平)

11.5 肝囊肿的手术 Operations of Hepatic Cyst

肝囊肿是一种常见的肝脏良性疾病,国外报道腹部 B 超检查中的检出率为 1.74%(90/5184),上海长海医院对 2679 例肝脏 CT 检查中,查出肝囊肿 320 例。肝囊肿可分为寄生虫性和非寄生虫性肝囊肿,前者以肝包虫病为多见;后者又可分为先天性、创伤性、炎症性和肿瘤性囊肿,其中以先天性肝囊肿最常见。也有人将先天性囊肿称为真性囊肿,而其他囊肿称为假性囊肿。通常人们所称肝囊肿就是指先天性肝囊肿。先天性肝囊肿又可分为单发性和多发性两种。肝囊肿的处理主要有手术和非手术治疗。对于小的囊肿而又无症状者不需特殊处理,但对大的而又出现压迫症状者,应给予适当治疗。肝囊肿的手术方法包括囊肿穿刺抽液术、囊肿开窗术、囊肿引流术或囊肿切除术等。随着腹腔镜的广泛使用,对肝囊肿的手术治疗亦多采用了这种技术。与传统的肝囊肿开腹手术比较,它具有创伤小、手术效果满意、恢复快、住院时间短等优点。

11.5.1 腹腔镜肝囊肿开窗术 Laparoscopic Fenestration for Hepatic Cyst

【适应证】

(1)单发或单发多房性、有症状的肝囊肿,囊肿位置较浅，距肝组织表面的厚度不超过 1mm 为宜。

(2)腹腔镜胆囊切除术中发现的肝囊肿。

【禁忌证】

(1)交通性和肿瘤性肝囊肿均属禁忌，如囊肿与胆道相通、合并感染或怀疑癌变。

(2)多发囊肿、囊肿位于右后叶或与膈肌之间广泛致密粘连者。

(3)肝实质内囊肿，腹腔镜下无法显露。

(4)有上腹部手术史者。

(5)重要脏器的功能严重障碍。

【术前准备】

(1)与开腹手术的术前常规准备相同。

(2)肝脏 B 超、CT 或 MRI 检查是不可缺少的重要检查，可明确囊肿表面肝组织的厚度、囊肿与肝内血管、胆管的关系及体表定位。

(3)重要脏器的功能测定(心、肺、肝、肾等)。

(4)除外肝包虫病、肝囊性肿瘤。如果不能除外囊肿与胆道相通，需行逆行胰胆管造影检查。

【麻醉、体位与手术台布局】

(1)麻醉：气管内插管全麻。

(2)体位及手术台布局：平卧，头高脚低位。如囊肿位于右肝，术者可在患者左侧；囊肿位于左肝时则反之。患者亦可平卧，头高脚低位，两腿分开，术者立于患者两腿之间，可完成左右两侧的肝囊肿手术。

【手术步骤】

(1)建立气腹：沿脐下缘弧形切开 1cm，置入气腹针，确认其已在腹腔后，连接自动气腹机，使腹腔内压力达 13～15mmHg；取出气腹针后，持直径 1cm 的套管针缓慢旋转刺入腹腔，取出针芯确认在腹腔后，经此置入腹腔镜。其他套管针的位置应根据探查结果结合术前检查，估计囊肿的部位及手术后放置引流管的位置再确定。囊肿位于左肝及右肝下缘，其套管针的穿刺部位如图 1 所示。如囊肿仅位于左肝，其穿刺位置如图 2 所示。如囊肿位于右肝膈面则可将腋前线及锁骨中线的套管针的穿刺在第 8～9 肋间，一般避免在第 7 肋间穿刺以免误入胸腔。各穿刺点部位的选择应以接近病变部位，操作方便为准。

(2)探查和定位：将腹腔镜伸入右上腹直达肝前，观察囊肿的部位、大小、数目等。表浅的囊肿常能见到凸出于肝表面透明的薄层囊肿壁，透过囊壁似隐约可见其内的液体；囊壁较厚者，肝表面隆起处往往是囊肿的部位，如有困难应结合 CT 或其他影像学检查定位。如果术前影像学检查提示囊肿位于肝左叶，则腹腔镜应向镰状韧带左侧伸入直达左隔下进行探查。

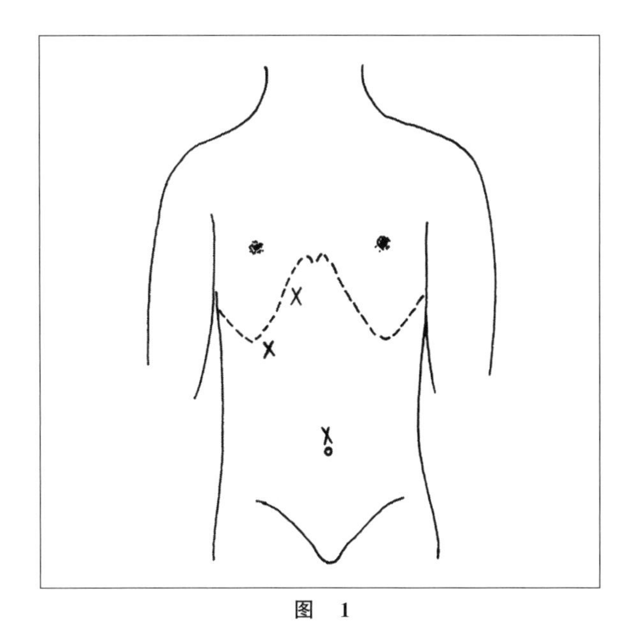

图 1

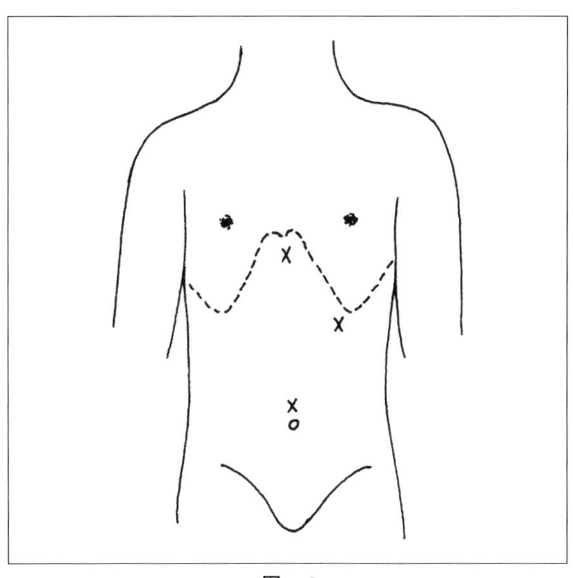

图 2

(3)囊肿穿刺：穿刺囊肿，如抽出无色或淡黄色的不含胆汁液，可确认为单纯性肝囊肿，可扩大穿刺口，行囊肿开窗术。如囊液发黄怀疑与胆道相通应注入造影剂行造影检查。无论囊液的性质如何均应收集囊液行体液常规、胆红素定量、细胞学检查及细菌培养。

（4）囊肿开窗：轻轻下压肝脏以使囊肿处于最佳显露状态，在其最薄处以电凝钩烧灼开放，此时有清亮的囊液涌出，助手可将吸引器置于囊肿开放处吸引，待囊液停止流出后，以胆囊抓钳将囊壁提起用电凝钩或剪刀在囊肿顶部开窗，开窗范围依囊肿的大小而定，以能通畅引流为准，通常是将没有肝组织覆盖的囊肿顶部全部切除（图 3）。在开窗过程中囊肿壁边缘的出血可用电凝止血，较大的血管出血可用钛夹钳夹。有条件使用超声刀则可达到"无血"效果。切开囊肿时发现囊液内含有胆汁应转开腹手术，根据开腹后所见酌情选择适当的术式。对于巨大的肝囊肿，当囊肿顶部切除后应将腹腔镜伸至囊腔上方或进入腔内观察囊壁的情况。单发多房性肝囊肿往往在浅表囊肿的内壁又可发现深部的囊肿，可穿刺证实后按上述方法先打开囊肿之间的隔膜或切除其表面的薄层囊壁，但应保留血管及胆管结构。如发现囊壁有结节时，应取囊壁结节做活检，必要时送冰冻切片检查，以除外癌变的可能。如确有恶变，则应立即转开腹手术行囊肿切除或肝脏部分切除术。

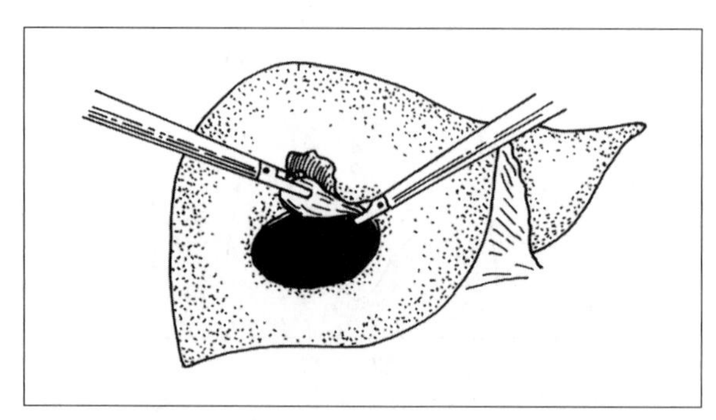

图 3

（5）引流：取出切下的囊壁，冲洗囊腔，检查有无活动出血及胆漏，吸尽腹腔内液体。囊肿巨大或多发囊肿者，可通过肋下的套管将引流管送入囊腔内，也可用大网膜填塞囊腔并以钛夹固定。术后引流管拔除时间视引流量多少而定，原则上没有引流液后即可拔除。如果囊肿较小也可不放引流物。

【术后处理】

（1）同一般肝脏手术。

（2）鼓励患者尽早下床活动以利引流和囊液的吸收。

（3）引流管接无菌袋，若无胆汁引出 2～3d 内拔除。

（4）术后应复查 B 超或 CT 了解手术效果。

【并发症及处理】

（1）胆瘘：少量胆瘘术后短时间内可自愈。胆瘘长时间不愈者，可经引流管行造影检查，明确原因，对与较大胆管相通的胆瘘应开腹手术治疗。

（2）囊肿引流不畅：巨大的肝囊肿行开窗术后引流不畅，其原因可能为囊壁开窗的范围不够或形成新的粘连。若囊肿不大，无明显症状可继续观察；若囊肿较大或有症状者，可先采取非手术治疗如反复穿刺或囊肿内注入无水乙醇等，效果不佳者应再次腹腔镜或开腹行囊肿开窗术。预防的方法：术中应尽量切除囊壁，使囊腔充分敞开；囊腔内面可用 10％碘酊涂搽，破坏其表面分泌囊液的内皮细胞；囊腔内填塞大网膜，促进囊液的吸收。

（3）囊肿残留：多发性肝囊肿或位置深在、位于右肝后方的囊肿腹腔镜下有时难以探查导致术后囊肿残留。对可疑囊肿部位可试探性穿刺抽液或术中 B 超检查。对于位置深在估计腹腔镜下难以开窗者应选择开腹手术。

11.5.2 肝囊肿开窗术

Fenestration for Hepatic Cyst

此术式简单，创伤性小，适用于对多发性肝囊肿（多囊肝）和无并发症的孤立性的单纯性肝囊肿的减压引流，一般效果较好，但有时因开窗处"窗口"为腹腔内脏器粘连阻塞致囊肿复发。手术方法是切除突出至肝表面处的一块囊壁和肝包膜。

【适应证】

（1）有明显临床症状的突向肝表面的巨大单发性囊肿或单发多房性囊肿。

（2）多发性肝囊肿。其中一处或几处囊肿较大且引起症状者，可行主要病灶的开窗术。

（3）诊断明确，囊肿无并发症。

（4）其他上腹部手术（最常为胆囊切除术）时一并处理囊肿。

【禁忌证】

（1）肿瘤性肝脏囊性病变。

(2)交通性肝囊肿(如合并胆汁瘘)。

(3)多囊肝。

(4)有合并症的肝囊肿。

(5)位置深在且无症状的小囊肿。

(6)肝内胆管囊状扩张症(Caroli 病)。

(7)重要脏器的功能严重障碍。

【术前准备】

(1)同一般肝脏手术。

(2)肝脏 B 超、CT 或 MRI 检查。

(3)重要脏器的功能测定(心、肺、肝、肾等)。

(4)除外肝包虫病,肝囊性肿瘤。

(5)如果不能除外囊肿与胆道相通,需行逆行胰胆管造影检查。

【麻醉与体位】

气管内插管全麻或硬膜外阻滞麻醉。

患者取平卧位。病灶位于右肝时亦可采用左侧卧位。

【手术步骤】

(1)根据囊肿的位置选择适宜的腹部切口。取右肋缘下斜行切口或右上腹经腹直肌切口。

(2)探查全肝情况,明确病灶数量和部位。显露拟行手术的囊肿,用 7 号或 9 号针头穿刺抽液,检查所抽出的液体的性状。单纯性囊肿的液体应为淡黄色的澄清透明水状液体。若囊液为血性、浑浊或有胆汁染色则表明有并发症,若囊液呈黏液状则可能为肿瘤性囊肿,均不宜行开窗手术。

(3)选择囊肿壁菲薄处,用尖刀切开囊壁,放出囊液。用电刀或剪刀切除纤维性囊壁与肝包膜,囊壁与肝组织交接处切缘可能有活动性出血,应予缝扎止血。剪下之囊壁留送病理检查(图 1)。

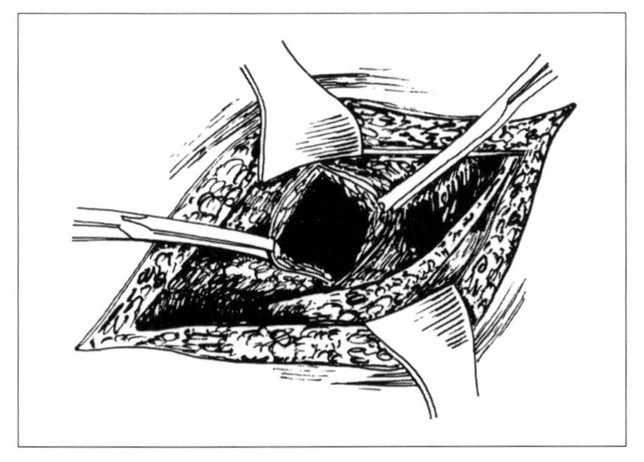

图 1 肝囊肿开窗术

(4)检查囊腔内部。单纯性囊肿腔内光滑,若有赘生物或乳头样突起,应采取活体组织做冰冻切片检查。注意鉴别囊内皱襞与肿物,前者内含肝实质萎缩后余下的血管和胆管结构,切开时会发生大量出血。囊腔内如无明确出血或胆瘘情况,可用蘸有碘酊的纱布团涂抹囊壁以烧灼破坏有分泌功能的上皮细胞。

(5)囊肿开窗后将囊腔敞开,不做缝合。较大的囊腔可用大网膜填塞,囊腔内及腹腔内一般不放置引流。但对已并发囊肿感染、囊内出血或囊液内混有胆汁时,应于囊肿开窗口旁放置双套管,术后持续负压吸引。

【术中注意事项】

(1)术中应注意开窗必须够大,一般至少应达囊肿直径的 1/3 以上。部分疗效不满意的病例,通常是因开窗较小,引流口与周围组织粘连而封闭,致使囊液又积蓄在囊腔内,因此开窗应尽可能将无肝组织的囊壁切除,至少在 1/3 以上,使开口尽量扩大,并可减少残留囊肿的分泌量。

(2)切缘应仔细缝扎止血。

(3)对存在并发症的囊肿,应先处理并发症。当囊液内混有胆汁时,在囊壁部分切除后,应注意寻找胆管开口,并予以妥善缝扎,必要时可行胆总管切开“T”管引流术,以利胆瘘的闭合。多房性肝囊肿的房间隔常有较多血管支,有的较粗大,由于囊内压力高致使血管腔萎缩,常不易辨认,如不慎损伤则出血量较大,故在处理房间隔时、必须在直视下进行。合并囊内感染或脓肿,可在囊内放置引流管引出腹外。待感染控制后,可经引流管注入硬化剂以使残腔闭合。

(4)尽量避免囊肿-空肠吻合术以免引流不充分而发生感染。如果确有需要亦仅用于合并胆瘘的孤立性巨大囊肿,禁用于多囊肝以免感染波及邻近的囊肿而导致无法控制的严重后果。行囊肿-肠道吻合时,应最大限度地切除囊壁,并做到低位引流。

【术后处理】

同一般肝脏手术及腹腔镜囊肿开窗术。

11.5.3 肝囊肿穿刺抽液乙醇注射术 Puncture Drainage with Alcohol Injection for Hepatic Cyst

【适应证】

(1)直径在15cm以下的单纯性单发性肝囊肿。

(2)年老体弱不能耐受剖腹手术的肝囊肿。

(3)合并感染的肝囊肿。

【禁忌证】

(1)散在多发的小肝囊肿。

(2)恶性肿瘤性肝囊肿。

(3)寄生虫性肝囊肿。

(4)伴有胆瘘的肝囊肿。

(5)有出血倾向或其他严重全身性疾病者。

【术前准备】

(1)做相应检查以明确肝囊肿性质并了解病人全身情况。

(2)术前1～3d适量使用维生素K。

(3)合并感染者,术前给予抗生素治疗。

【麻醉与体位】

局部浸润麻醉。体位视囊肿部位而定,一般采取平卧或左侧卧位。

【手术步骤】

(1)碘酊、乙醇消毒术区,用无菌的B超探头确定病灶部位,在穿刺部位做皮下浸润麻醉。

(2)在超声引导下用7～12号穿刺针穿至囊肿中央,尽量吸尽囊液,并留样做进一步生化和细胞学检查。

(3)依据囊腔大小注入99.5%乙醇,其量一般为20～30ml,反复抽注数次,每次保留3～5min后吸出。最后再注入无水乙醇10～20ml,拔出穿刺针,局部加压包扎(图1)。

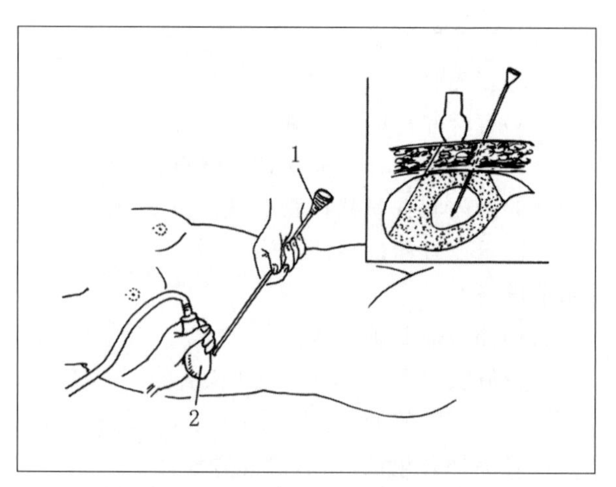

图1 B超引导下肝囊肿穿刺乙醇注射术
1—穿刺针 2—B超探头

【术中注意要点】

(1)注意无菌操作,避免继发感染。

(2)注入无水乙醇的量,每次不宜超过50ml,一般无水乙醇用量达囊腔容量的12%即能很快使囊壁内皮细胞变性,阻止囊液分泌。

(3)巨大囊肿抽液以2次为宜,防止突然减压造成虚脱。

(4)每周抽吸1次,一般2～4次即可。

【术后处理】

(1)局部用腹带包扎制动,卧床休息2h。

(2)可适量使用抗生素及止血剂。

(宗　明)

11.6 肝海绵状血管瘤手术 Operations of Hepatic Cavernous Hemangioma

11.6.1 肝海绵状血管瘤缝扎术 Suture and Ligation for Hepatic Cavernous Hemangioma

【适应证】

肝海绵状血管瘤以手术切除为主,对直径在10cm以下,瘤体位于肝中心部位者,可行肝血管瘤缝扎术;其手术方法简单、可靠,且无需切除大量正常肝组织。术后血管瘤可机化而缩小,控制其发展。

【术前准备】

(1)术前进行各项常规检查及相应处理。对50岁以上患者应做心、肺功能检查,以评估对上腹部手术的耐受能力。

(2)术前均应行肝CT和B超检查,以了解病变部位、范围及与大血管的关系等,以供术中参考。

(3)入院后适当保肝治疗，术前3d注射维生素K_1，以增强肝脏储备功能改善凝血机制。

(4)根据肿瘤大小和手术难度做好术前备血，以备术中用血。

【麻醉与体位】

同肝叶切除术。

【手术步骤】

根据血管瘤生长部位按肝叶切除的切口，选择右或左肋缘下切口或其他切口进腹。先探查肝脏，仔细查清血管瘤部位、大小，尤其是瘤体侵入肝实质内的深度。依据所在部位游离肝脏。如血管瘤位于右半肝，则将右三角韧带、右冠状韧带、右肾和右结肠韧带予以离断；如位于左半肝，则将肝圆韧带、肝镰状韧带、左冠状韧带和左三角韧带予以分离，使患侧肝显露良好。如血管瘤位置易于显露、浅在，亦可直接进行缝扎。

肝脏游离完毕后，用乳胶管束紧肝十二指肠韧带行肝门阻断(图1)，约数分钟后瘤体即变软、缩小，然后用13×34标准之大号缝肝针，穿以10-0号粗丝线，自血管瘤边缘正常肝组织进针，穿过瘤体基底部至对侧正常肝组织处出针，“8”字缝合暂不打结，用同样方法再缝合数针，每针间距1.5～2cm，然后收紧打结。解除肝门阻断管。如针眼处有渗血，可用温盐水纱布压迫数分钟，多可止血。如仍有渗血，可用细丝线在渗血处行“8”字形缝合，即可止血。检查无出血后，按层缝合切口。

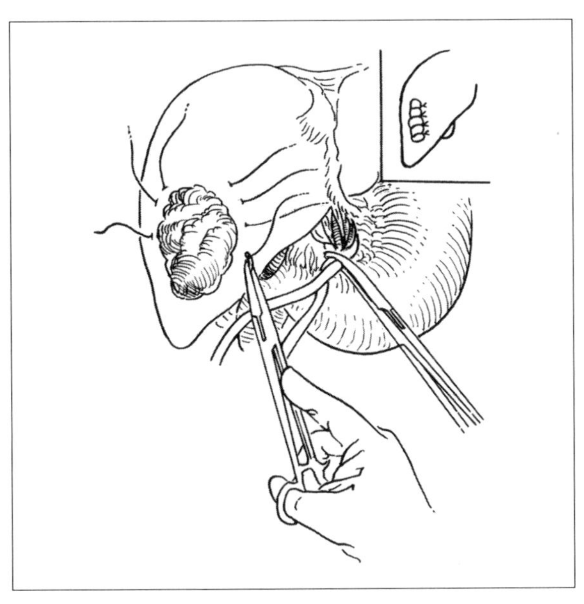

图 1

【术中注意要点】

(1)切忌在瘤体上进针做缝扎，以免引起不可控制的大出血。

(2)一般在血管瘤缝扎术后不必放置腹腔引流管。但如血管瘤大，肝周围分离面大，渗血多时，可膈下放置双套管，术后2～3d逐渐拔除。

(3)进针深度适度，特别是邻近肝门处，进针更应慎重，多需以左示指引导触摸瘤体基底的刺入通过，以免造成重要管道误缝扎，造成严重的不良后果。

(4)如针眼处渗血经压迫、缝合等方法无法止血时，可行第1肝门阻断后再行缝合止血。如用上述方法仍不能止血时，可行瘤体所属肝动脉支结扎，多可止血。

【术后处理】

(1)注意观察血压、脉搏和腹部体征等，以及时发现可能发生的术后腹腔内出血。

(2)术后24h内吸氧，流量2～3L/min。

(3)应用止血药1～2d。

(4)应用抗生素3～5d。

(5)禁食1～2d，每日补液2500～3000ml，维持酸碱与水电解质平衡；并给予适量保肝药物，以利尽快康复。

(杨甲梅)

11.6.2 解剖第3肝门巨大肝海绵状血管瘤切除术

Resection of Giant Hepatic Cavernous Hemangioma after Dissecting the Third Porta Hepatis

紧贴腔静脉的肝脏海绵状血管瘤切除，采用先解剖第3肝门，使瘤体与腔静脉分离，然后在肝门阻断下切肝，是保证切肝时不损伤腔静脉，又能有效地控制第2肝门的手术方法。本术式主要介绍右三叶及左三叶血管瘤切除。

【适应证】

(1)病人全身情况良好，主要脏器功能及凝血机制正常，无黄疸、腹水。

(2)血管瘤紧贴腔静脉或骑跨于腔静脉上皆可考虑手术切除。瘤体已侵犯三根肝静脉或左右肝门时切除要慎重。

【术前准备】

(1)做肝功能、三抗、甲胎蛋白、生化、凝血机制、心电图、肺功能、胸片、胃镜等检查。

(2)肝脏影像学检查,了解瘤体与肝门的关系,特别健侧肝静脉与肝门受侵犯情况。

(3)进行保肝及注射维生素 K_1 等治疗。备血根据瘤体大小、位置、有无经导管肝动脉栓塞术(TAE)及肝动脉结扎等治疗来决定备血量。

【麻醉与体位】

持续硬膜外+气管内麻醉。颈静脉及上肢静脉插管,保持二路静脉通道,桡动脉穿刺监测血压。

切右肝或右三叶时为左侧卧位 30°,切左肝或左三叶为仰卧位。

【手术步骤】

(1)切口:切右肝右肋缘下切口,从剑突下至右腋中线,必要时可延至左肋下。切左肝肋下"人"字形切口。

开腹应十分仔细,防止损伤紧贴腹膜的瘤体造成大出血,特别已做过 TAE 或肝动脉结扎者。以右侧瘤体左侧进腹,左侧瘤体右侧进腹为宜。

(2)探查:绝对防止因探查致使瘤体破裂造成大出血,应尽量减少探查人数,如有粘连应暂停全面探查,待粘连分离后再进行。注意瘤体大小、侵犯肝脏范围、与尾状叶关系,特别注意第 1、2 肝门受侵情况、瘤体与周围脏器的关系、健侧肝脏代偿情况。

(3)右三叶及尾状叶肝血管瘤切除

①右肝动脉结扎。患侧肝动脉结扎后瘤体变软缩小,便于分离粘连及肝周韧带。如结扎动脉有困难可在肝门阻断下分离。

②肝周韧带处理。切断缝扎肝圆韧带、镰状韧带、右三角韧带、冠状韧带、肝肾韧带。分离各韧带要仔细,特别冠状韧带必须在裸区内进行,裸区内皆为疏松组织,可用手指轻轻推开,分离至脊柱右侧,切忌分破瘤体,一旦破裂忌用血管钳钳夹,以免造成更大撕裂,如瘤体纤维化程度高可用缝扎止血,纤维化程度底、瘤壁薄者不能缝扎,可用盐水垫覆盖,用手压迫,尽快游离肝脏并切除瘤体。

③第 3 肝门的处理。此为本手术的关键,操作步骤及注意点:a. 从肝后腔静脉最下缘开始,将瘤体向左上推开,尽可能显露肝下腔静脉,剪开腔静脉表面的后腹膜,沿瘤体与腔静脉之间逐渐行锐性及钝性分离,必须在直视下进行,不能损伤肝短静脉、腔静脉及瘤体。b. 肝短静脉位于腔静脉左右两侧 4~8 支,其中右后侧肝短静脉较粗,直径可达 1.5cm。处理肝短静脉应将其周围疏松组织推开,看清走向及管径后方可用密氏钳引 4 号线结扎腔静脉端,再两端钳夹后切断、结扎,较粗静脉 4 号线缝扎,缝扎时动作要轻巧防止撕裂(图 1)。c. 处理一支后继续沿腔静脉壁向上向内分离,用同样方法逐一切断结扎全部肝短静脉,残端结扎线头要注意保护,防止由于摩擦及吸引器的吸引致使线头脱落发生出血。d. 当分离到第 2 肝门时注意右、中肝静脉,肝静脉在进入下腔静脉段较粗,能看到血管的下缘,很难看清整个管径,因此肝静脉可暂不处理,待在瘤体切除中处理。e. 术者的左手伸入到瘤体的后面将瘤体托住,此时瘤体位于掌侧,腔静脉位于背侧,瘤体与腔静脉完全分离。

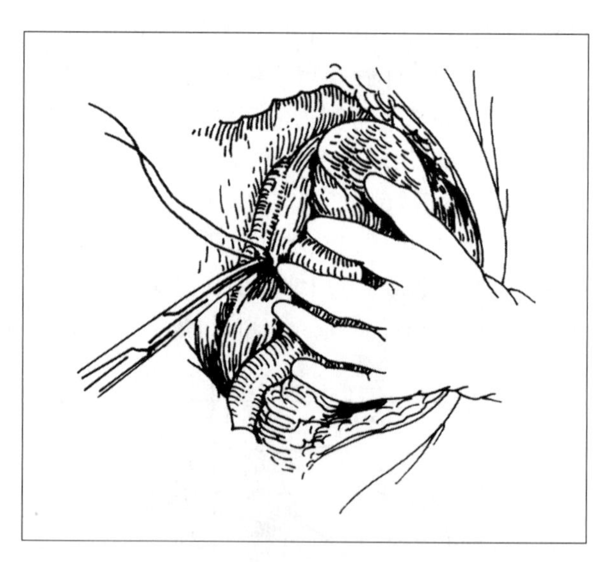

图 1

④胆囊处理。瘤体常已侵犯胆囊床,故应一并将胆囊切除,在胆囊管切断缝扎后于胆囊颈部做适当分离,暂不必将胆囊切下,可在切除瘤体时一并切除,以减少瘤体损伤的可能。

⑤瘤体切除。肝门阻断后术者左手伸入瘤后托住瘤体掌握切除方向并能避免腔静脉的损伤,主要步骤及注意点:a. 距瘤体 1cm 做切线,钝性分开肝实质,沿瘤体内侧缘逐一切断结扎血管及胆管(图 2)。b. 切至第 1 肝门时用手术刀柄将瘤

体向右侧分离避开左肝门，从肝门分出进入瘤体的细小管道皆应妥善结扎。一直分离到胆囊床部位，在确认为右肝门后距门静脉、肝总管 1.5cm 处钳夹切断缝扎（图 3）。c.第 2 肝门的处理在瘤体大部分切除后进行，术者左手尽可能靠近第 2 肝门托住瘤体，拇指在第 2 肝门前方，这样能有效

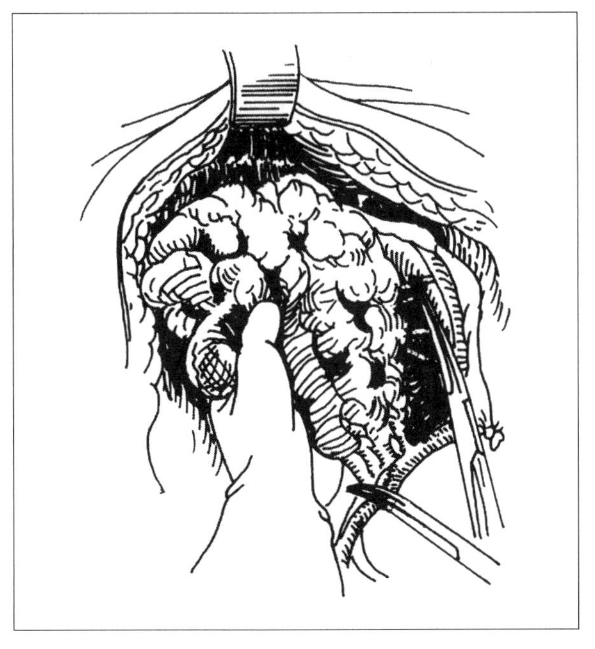

图 2

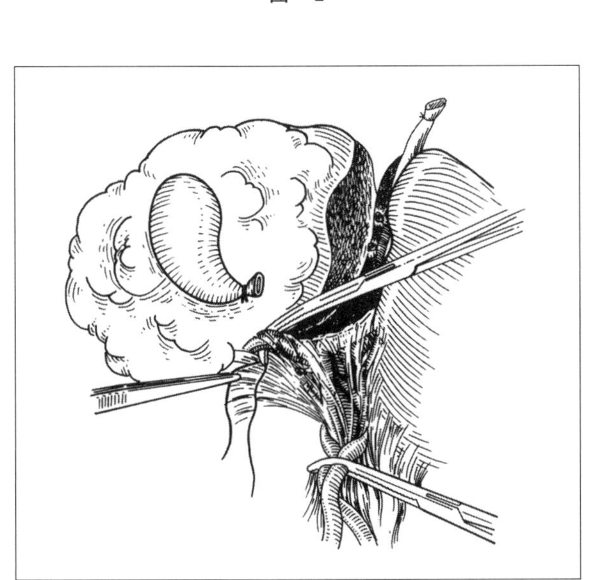

图 3

地控制三根肝静脉，沿瘤体最上缘仔细分离，用刀柄将瘤体向下方顺肝静脉走向轻轻推开，显露部分静脉后在位于瘤后示指的引导下于右肝静脉的根部用 7 号线缝扎，必须全管径地缝扎，缝针不能穿入腔静脉，于腔静脉端再双重钳夹后切断结扎。中肝静脉常与左肝静脉合干进入下腔静脉，因此尽可能远离会合部，先缝扎再双重钳夹后切断结扎（图 4）。d.肝断面在肝门阻断松解后仔细检查出血及胆漏，缝扎要特别仔细，不要损伤肝门部管道，特别是胆管，断面对拢缝合或网膜覆盖（图 5）。

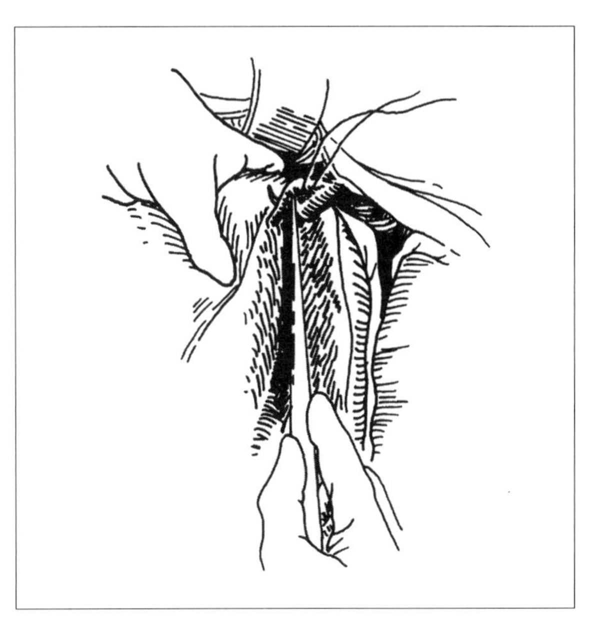

图 4

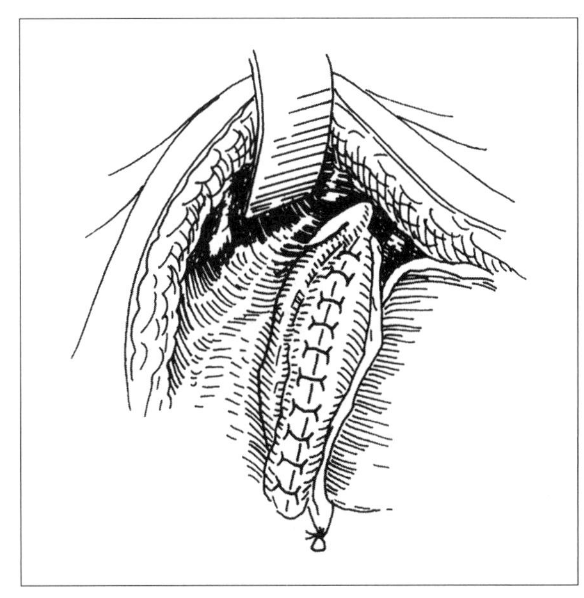

图 5

（4）左三叶及尾状叶肝血管瘤切除

①左肝动脉结扎后分离切断肝圆韧带、镰状

韧带、左右冠状韧带、左右三角韧带、肝胃韧带、肝结肠及肝肾韧带，由于瘤体巨大分离左三角韧带时有困难，钳夹切断时避免损伤脾、胃及瘤体，左三角韧带残端7号及4号线双重结扎，如无法分离到左三角韧带，可留部分肝组织，待瘤切除后再处理。胆囊处理与右三叶肝切除相同，与瘤体一并切除。

②瘤体切除。由于肝十二指肠韧带的阻碍，一般无法在瘤外经腔静脉左侧处理肝短静脉，也可经腔静脉右侧解剖，切断、结扎所有肝短静脉，但常由于瘤体除侵犯左、中肝静脉外，还紧贴右肝静脉，在切除中较易损伤，因此保留右侧肝短静脉，保证右肝血液回流十分重要，故采用在切肝时肝内切断结扎肝短静脉。瘤体切除注意以下几点：a. 肝门阻断后术者位于左侧左手伸入瘤后托住瘤体，距瘤体1cm切开肝实质，再用刀柄沿瘤体做钝性分离，进入瘤内的细小管道切断结扎（图6）。b. 分离至第1肝门时常由于巨大瘤体的推移解剖位置常有变异，可用刀柄尽可能沿瘤体向左侧分离，所遇细小管道皆要妥善结扎，必须分离到肝十二指肠韧带左侧相当于左纵沟部位，将左门静脉、左肝管及左肝动脉一并切断缝扎（图7）。c. 处理肝短静脉时尽可能将肝切面分开，沿腔静脉表面分离，肝短静脉两端钳夹后切断，腔静脉端双重结扎，使瘤体与腔静脉分离直达第2肝门（图8）。d. 术者左手经肝断面尽可能紧贴第2肝门托

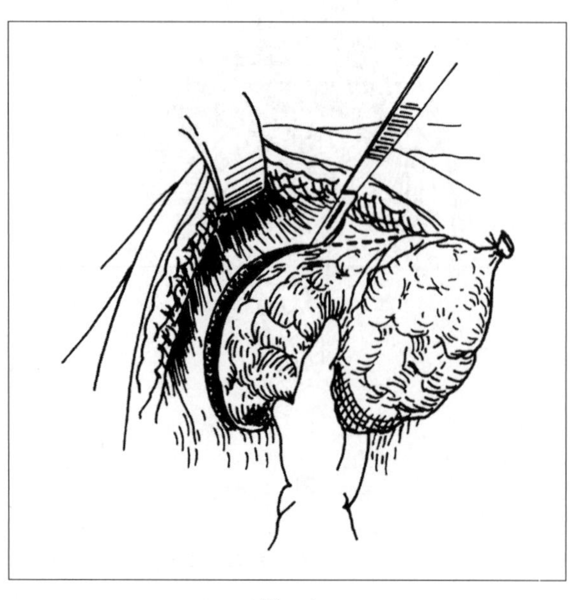

图 6

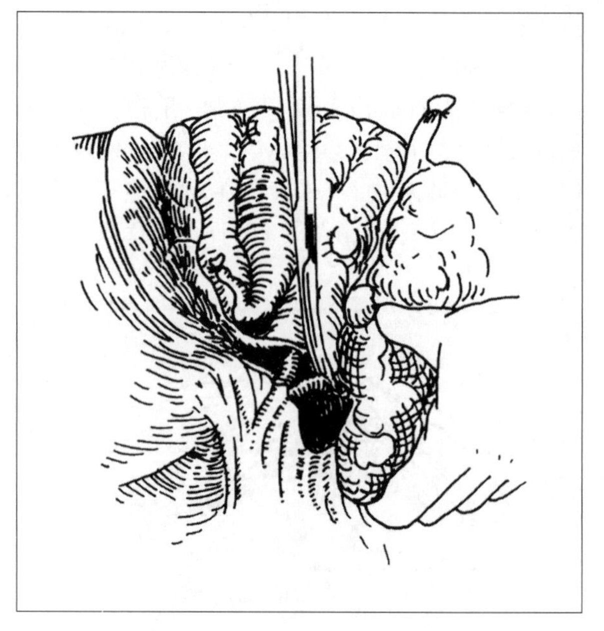

图 7

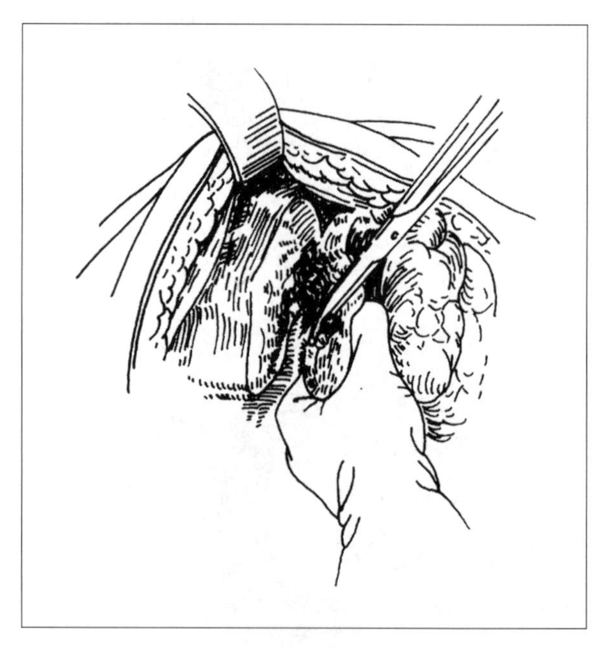

图 8

住瘤体，拇指在前控制左、中肝静脉，并将瘤体向下牵引，沿瘤体最上缘切开用刀柄钝性分离显露部分肝静脉，在术者示指指引下用7号丝线缝扎左、中肝静脉，再双重钳夹后切断结扎，瘤体完整切除（图9）。e. 检查肝断面如有出血及胆漏行“8”字缝扎，肝断面对拢缝合，肝门部位不能缝合过紧，以免影响保留肝血循环。

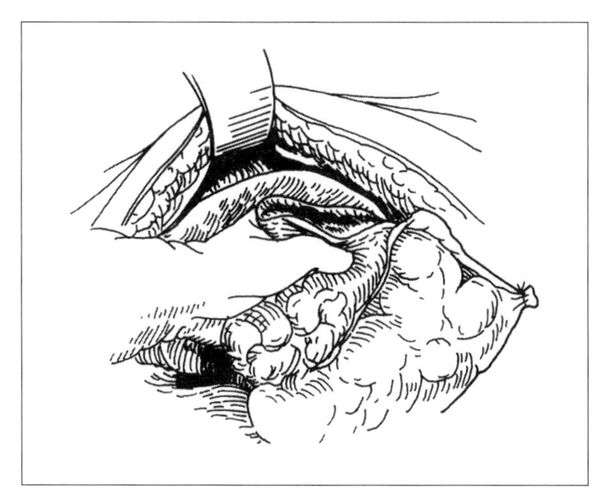

图 9

【术中意外情况的处理】

(1)术中大出血:主要发生在以下情况:

①探查时强行分离粘连使瘤体撕裂或手法不当直接损伤了瘤体。探查应尽量减少人数,如有粘连则在肝动脉结扎粘连分离后进行。

②分离韧带时损伤瘤体。瘤周有诸多韧带又都紧贴瘤体需分离,必须在肝动脉结扎瘤体变软缩小后进行,冠状韧带位置较高,应在其他韧带及粘连分离后能将瘤体向下推移充分显露的情况下进行。一旦瘤体破裂缝扎又不能止血时即用干纱垫覆盖,局部用手压迫止血,尽快分离切除瘤体。避免出血不止反复缝扎,最终因出血过多致使处理被动。

③捅破肝短静脉。这是最常发生大出血的原因,预防的关键是处理每一根静脉必须在直视下进行,看清血管的周径及方向,一旦捅破不能盲目用血管钳钳夹,以免造成更大撕裂,此时术者用左手手指捏住出血部位,吸净积血,待看清后再用血管钳钳夹或用辛氏钳连同部分腔静脉壁钳夹后再处理。

④肝静脉损伤。在第 2 肝门分离瘤体时可能发生肝静脉壁撕裂,如不能及时控制则出血较多,严重者可危及生命,因此第 2 肝门的处理必须在第 3 肝门处理完毕,瘤体已大部切除后进行,术者左手于瘤后紧贴第 2 肝门,拇指在前,如有出血可用示指及拇指捏住裂口控制出血,如为患侧肝静脉撕裂,则在示指指引下用 7 号丝线于静脉根部缝扎,如为健侧肝静脉,则左手示指向上顶住血管以减缓出血速度,看清裂口用 5-0 无损伤线缝合。

⑤肝短静脉残端结扎线头脱落,线头脱落后静脉回缩,表现为腔静脉壁上一出血孔,术者用手指堵住出血孔,用辛氏钳钳夹部分腔静脉,再用无损伤线缝合。较粗的肝短静脉结扎后应再缝扎。

(2)肝门血管受阻:最常见有两个原因:肝门部血管损伤;肝切面对拢缝合后压迫肝门血管。前者不能发生,在切除瘤体时必须注意解剖关系,决不能误伤肝门部主要管道。后者由于瘤体切除后保留肝脏肝门血管皆已显露,肝断面对拢缝合后极易受压,特别是肝静脉,缝合后除注意肝脏颜色外还应检查肝实质的张力,如张力大提示肝静脉流出道受阻,应将相应部位缝线拆除,彻底止血后局部用大网膜或明胶海绵覆盖。

【术后治疗】

同肝切除后治疗。腹腔双套管置于裸露的腔静脉旁,但不能紧贴腔静脉,防止肝短静脉结扎线头被吸脱,如有出血一般能及时吸出,术后应密切注意双套管引流量及颜色,如双套管引流量少而脉率渐加快,除行心电图检查外,特别注意腹部情况,有时由于血块阻塞引流管,血液流入腹腔,腹渐膨隆,必要时行腹穿以尽快明确诊断。腹腔双套管拔除前尽可能平卧位,防止由于体位改变使双套管靠近腔静脉。

(姚晓平)

11.7 肝切除术

Hepatectomy

自 1888 年 Langenbuch 为肝肿瘤患者试行肝左外叶切除术后,Lüke 和 Keen 等相继于 1891 年成功完成了肝左外叶切除术。至今肝脏外科已有百余年历史。但由于肝脏结构复杂,血供丰富,手术时极易发生大出血,术后并发症多,手术病死率高,因而在过去很长一段时间内,肝脏外科发展非常缓慢。直到 20 世纪 40 年代后,随着抗生素的问世、输血技术的应用、麻醉技术的改进,特别是对肝脏解剖的系统研究,大大推动了肝脏外科的发展。至 20 世纪 50 年代,不仅能施行简单的局部肝切除术,而且能够进行复杂的肝右三叶切除术,甚至肝移植术(Starzl,1963)。

我国肝脏外科起步较晚，20世纪50年代尚无肝切除的报道，至1962年，全国仅施行肝切除197例。20世纪70年代我国肝脏外科得到迅速发展，肝切除技术日趋完善，一些较简单的肝切除术在基层医院亦逐步开展。目前，我国肝脏外科已居世界先进水平，不仅肝切除例数世界第一，且总病死率已降到5%以下。其中施行肝切除术最多的单位是上海第二军医大学东方肝胆外科医院，至2001年，已超过10 000例，手术病死率仅0.62%。

11.7.1 概述

【适应证】

目前，肝切除术的主要对象是肝脏恶性肿瘤，其次为肝脏良性肿瘤，两者约占肝切除的80%。其他的适应证尚包括肝内胆管结石、肝外伤、肝脓肿、肝囊肿、肝包虫病等。

（1）原发性肝癌：原发性肝癌是我国最常见的恶性肿瘤之一。到目前为止，肝切除术仍然是治疗原发性肝癌的首选方法，特别是早期肝癌，手术切除的远期疗效较其他任何方法都好。因此，肝切除术在原发性肝癌治疗中占有重要地位。在20世纪70年代前，由于对原发性肝癌的诊断技术落后，临床上所见到的病例多属中晚期，因而切除率很低。笔者早期收治的原发性肝癌1042例中经手术探查者522例，探查率为50%，而手术探查的病例中仅246例得到切除，手术切除率为47.1%，仅占1042例的23.6%。然而自20世纪70年代开始，随着甲胎蛋白（AFP）检测技术在临床上的应用，使原发性肝癌的定性诊断有了很大的发展；20世纪80年代以来，随着B型超声、CT、MRI（磁共振成像）、肝动脉造影等先进的定位技术的应用，肝癌的早期检出率大大提高，发现了不少亚临床期的早期肝癌病人，使原发性肝癌的手术切除率明显提高。在近年报道的一些大宗病例中，手术切除率已达50%以上；而在体检中发现的小肝癌，其手术切除率可达90%以上。上海第二军医大学东方肝胆外科医院自1960－1998年共切除原发性肝癌5542例，术后5年生存率达38.1%。其中有1208例小肝癌术前确诊率为99.1%，无手术病死，术后5年生存率达79.8%，而≤3cm小肝癌术后5年生存率达85.3%。

原发性肝癌多合并有慢性肝炎或肝硬化，使肝切除术的范围受到很大限制，因此并非所有原发性肝癌患者都适宜做肝切除术。一般原发性肝癌患者行肝切除术应注意到3个基本条件：①全身情况良好，无严重的心、肺、肾等重要脏器的病变；②肝功能正常，或基本正常经保肝治疗后有明显改善或恢复到正常者（如黄疸、腹水消退，凝血功能恢复正常，白、球蛋比例不倒置等）；③肿瘤比较局限，在肝的一叶或半肝以内，无远处脏器转移，肿瘤未侵犯到第1～3肝门者，均可以考虑行肝切除术。此外，对合并有严重肝硬化者，应考虑到术后肝功能是否能代偿，一般对这种情况其切除范围不应超过全肝的50%。

原发性肝癌如发现以下情况时，均不宜手术治疗：①已有肺、骨、脑或腹腔淋巴结等处的转移；②病变为弥漫性或多发的癌灶已累及肝的两叶以上或侵及第1～3肝门者；③病人有明显黄疸、腹水或恶病质者；④合并明显肝硬化，余肝无明显代偿性增大，血浆总蛋白、白蛋白分别低于50g/L、30g/L，经积极补充白蛋白仍不能恢复者；⑤合并有明显门脉高压症伴食管、胃底静脉曲张或腹壁静脉明显扩张，或门静脉主干及分支均有癌栓形成者；⑥病人有严重出血倾向，凝血酶原时间低于50%，经用维生素K治疗仍不能纠正者。

另外，对原发性肝癌病人经手术切除后复发者，只要病人一般情况较好，肝功能正常，复发癌灶较为局限者，仍可进行手术再切除。笔者已对162例病人进行复发瘤的再切除术，术后5年生存率达43.6%。故再切除术对进一步延长病人生命具有重要意义。

对不能切除的大肝癌，经肝动脉结扎或加栓塞、介入治疗、导向治疗后，病人的病灶明显缩小，亦可进行手术切除肿瘤。自1975年起，笔者对659例病人行上述疗法治疗后肿瘤缩小，其中有73例病人获得了二期切除，术后1、3、5年生存率分别为87.6%、71.7%和61.5%。说明二期手术切除不仅扩大了手术适应证，亦为大肝癌的手术治疗开辟了一条新途径。

近年来，随着对原发性肝癌的进一步认识以及手术方法、技巧的改进，对一些原来认为不宜手术的病人亦进行了手术治疗，取得了较好的手术治疗效果。①病人虽有远处转移，但原发病灶与继发病灶均能切除者，亦可同时或分步进行手术切除治疗，如肝切除加肺部转移瘤的联合切除术等。②在原发性肝癌合并门静脉高压症伴有食管静脉曲张或明显脾脏肿大时，只要病人肝功能较好，可以考虑在切除肝癌的同时施行脾切除加食管贲门周围血管离断术，或肝癌切除的同时施行门体分流术。这样不仅切除了肝癌，又降低了门静脉压力，阻断了门奇静脉间的分流，使手术变得较为安全。笔者已施行此类手术30例，术后肝功能改变与单纯肝切除基本相同，未发生食管胃底曲张静脉破裂出血，无手术死亡。但应该强调指出，这类病人的肝储备功能较差，加之手术创伤较大，术后恢复较慢，故应有选择地施行此类手术。③对部分合并有门静脉癌栓的病人，经B超、CT等检查确认肿块能够切除者，可在术中将门静脉左(或右)干予以解剖，在肝门阻断后将门静脉切开，用特制的癌栓吸除器将癌栓予以吸出，再从门静脉内注入抗癌药物，有时也可获得良好效果。

(2)继发性肝癌：肝脏是较易发生转移性癌肿的器官，其中尤以结直肠癌、胰腺癌、胃癌等肝转移最为常见。转移性肝癌早期无明显症状，待出现肝区疼痛等症状时多已属晚期。继发性肝癌施行肝切除术时，一般应具备两个条件：①原发癌能够切除或根治；②转移性癌灶为单发或局限于肝的一叶，能施行较彻底的肝切除术。对于肝内多发的转移性癌灶，或除肝转移外，尚有其他脏器转移者，多提示原发癌恶性程度较高，扩大手术范围多不能提高生存期，且增加了手术病死率，应采用非手术方法治疗。

胆囊癌肝转移时，可以做中肝叶切除加胆囊切除，并清除附近的淋巴结，疗效较为满意。

(3)肝脏良性肿瘤：肝脏良性肿瘤中以肝海绵状血管瘤最为常见，其次为肝腺瘤、肝脏局灶性结节状增生(FNH)、肝脂肪瘤、肝纤维瘤和肝囊肿等。肝脏良性肿瘤是肝脏的局部性病变，余肝是正常的，对全身状况影响较小，肝功能一般亦正常。因此，肝脏的良性病变是肝切除术的最好适应证，肝切除术后并发症少，预后良好。

肝海绵状血管瘤生长缓慢，余肝往往会代偿性增大，给手术切除创造了条件，可以进行半肝或三叶肝切除。笔者至1993年底，已施行各种类型的肝海绵状血管瘤切除术800余例，最大的1例为63cm×48.5cm×40cm，重达18kg，行右三叶肝切除术，恢复顺利，已生存28年仍健在。肝海绵状血管瘤手术适应证如下：①肿瘤直径≥10cm，不论有无症状，只要能够切除，均应当行手术切除；②肿瘤直径在5～10cm之间，如有肝区不适、疼痛等症状，亦可进行肝血管瘤捆扎术；③血管瘤直径<5cm，无任何临床症状，可以不进行手术，定期行B超复查，如有明显增大再进行手术；④如肝血管瘤直径<5cm，但又不易与小肝癌相鉴别时，也可考虑剖腹探查，对血管瘤进行捆扎术；⑤对弥漫性多发性血管瘤，一般不进行手术切除，如病变主要在一侧肝叶，可进行主瘤切除或捆扎术，亦能起到控制病变发展的目的。

肝腺瘤边界多较清楚，多有包膜，便于手术切除。肝腺瘤有一定的恶变率，尚有破裂出血的危险，因而一旦疑为肝腺瘤，均可做肝段或肝叶切除术。

肝脏局灶性结节状增生有时不易与肝脏恶性肿瘤相鉴别，因此，治疗上多采取肝叶切除术，预后良好。

肝脂肪瘤治疗以手术切除为主，对较小的脂肪瘤或对手术治疗有顾虑者，可暂观察，如有明显增大，再进行手术。

对≥10cm的单发肝囊肿可行手术治疗，一般行囊肿开窗术即可，无需行肝切除术，但对位于肝左外叶或肝脏边缘的囊肿可行肝叶或局部肝切除术。对肝囊肿疑有恶变者亦应行肝叶切除术。近年来对<10cm的单纯性肝囊肿采用穿刺抽液加注入乙醇疗法，效果同样满意。

(4)肝内胆管结石：肝内胆管结石是我国常见的胆道疾病，主要以胆红素为主的色素性混合结石(亦称泥沙样结石)。肝内胆管结石由于反复的胆道感染，可以使病变部位的肝组织变性、坏死、纤维化，或发生肝脓肿和胆道大出血等。因此，外科手术是治疗肝内胆管结石的重要手段。手术治疗的基本目的是解除梗阻，清除病灶，通畅引流。肝内胆管结石的手术方法很多，肝切除术是其中的一种，它不仅可以清除结石，还可以清除感染病灶，减少结石再发机会。因此，肝内胆管结石在肝叶切除术中占有一定地位。笔者总结421例肝切除术，肝内胆管结石占14.2%。但肝切除术并不能完全防止结石复发的问题，所以对肝切除的适应证应严格掌握。肝内胆管结石行肝切除的适应证是：①局限于半肝以内的病变，由于肝内胆管的长期梗阻及感染，肝组织呈明显的纤维化、萎缩，使肝组织丧失功能，并引起明显的临床症状者；②某一侧半肝以内的肝胆管结石并发肝内胆管狭窄，难以用其他方法清除结石和纠正狭窄者；③左外叶肝胆管结石并发肝内胆管多处囊状扩张、结石又无法取净者；④一侧肝胆管结石并发多发性肝脓肿、肝胆管外瘘者；⑤一侧肝胆管结石并发肝内胆管大出血，用其他方法不能止血者。根据病情不同，肝切除术可以与胆肠吻合术同时施行，以利术后胆汁引流，减少结石复发的可能性。

(5)肝外伤：由于肝脏是实质性脏器，组织较脆，各种外伤因素均可以造成程度不同的肝脏破裂而引起大出血，如出血不止应进行手术止血，但对较轻和较浅的肝裂伤，且无大的血管及胆管断裂，可以采用缝合止血，不必行肝切除术。在下列情况下，可考虑行肝切除术：①严重肝外伤致大块肝组织离断或破碎，失去生机者；②肝内较大血管断裂，使局部肝组织失去血供，或较大胆管断裂，无法修补者；③大块破碎性肝组织损伤难以修补，或修补后仍不能控制出血者；④深部肝损伤并有肝内大血管损伤，出血无法控制或形成巨大血肿，需行肝切除术，以控制出血者。

肝脏损伤可能同时有门静脉、肝动脉和肝静脉系的出血，也可能同时伴有肝内胆管的损伤，在施行肝切除时应予注意，以免术后造成继发性出血、胆瘘等严重并发症，增加手术病死率。

(6)慢性肝脓肿：阿米巴性肝脓肿采用抗阿米巴治疗和穿刺排脓的方法多能治愈，一般不需行肝切除术。仅对有混合感染、长期不愈的局限性厚壁脓肿或有外瘘形成经久不愈者，才考虑行肝叶切除术。

细菌性肝脓肿在脓肿尚未完全形成时，应予以抗感染治疗。对脓肿已经形成者可在抗感染的同时结合穿刺引流或置管引流术治疗，多可以治愈。仅在下列情况下，才考虑行肝切除治疗：①局限性慢性脓肿，周围已形成厚壁纤维组织层，药物治疗无效者；②因肝内蛔虫、结石等并发的脓肿，用其他方法难以治愈者，也可行肝切除术。

(7)肝包虫病：肝包虫病亦称肝棘球蚴病，分两种类型：一种是由细粒棘球蚴引起的单房性包虫病，比较多见；另一种是由多房性或泡状棘球蚴引起的泡状棘球蚴病，肉眼所见无囊肿，呈白色质硬肿块，临床易误诊为肝癌。

单房性肝包虫囊肿可以用内囊摘除术治疗，手术简单，疗效满意。但有以下情况时，可行肝切术治疗：①位于左外叶或肝脏表浅部位的囊肿，易于行肝叶切除术者；②肝包虫囊肿内囊摘除后，遗留残腔并发感染或有外瘘形成，经引流后经久不愈者。

泡状棘球蚴病唯一的手术治疗方法是肝切除术，只要病变局限于肝的一侧，行肝切除术后效果良好。

【术前准备】

肝脏手术不但影响到肝脏本身的正常生理功能，同时还会影响到病人全身各器官的正常运转，特别对肝切除量大(肝右三叶切除)、合并有明显肝硬变者，术前做好充分准备尤为重要。

(1)在行肝脏手术前，除详细询问病史和对病人进行全面系统的体检外，还应了解病人的心、肺、肾功能情况，以及肝脏病变的性质、范围、大小及整个肝脏的质量等。因此，术前应对心、肺、肾功能指标以及各项生化指标进行详细检查，对病人的全身情况进行全面的评估。

(2)肝功能的好坏对肝脏手术病人具有极其重要的意义。一般说来，肝功能检查异常，反映肝脏有损害，或肝脏代偿能力差，肝功能越差，提示肝脏损害越严重。因此，肝功能好坏直接影响病人手术后的效果。肝功能检查尤应注意血清蛋白的含量、血清胆红素、凝血功能以及各种酶学检测。肝脏严重损害时，血清蛋白含量下降，白蛋白减少。白蛋白与球蛋白的比例倒置，在行肝切除前，必须予以纠正。一般要求蛋白总量在 60g/L 以上，白蛋白在 30g/L 以上，白/球蛋白比值应当>1。血清总胆红素升高时，应鉴别是肝细胞性黄疸抑或阻塞性黄疸。一般说来，如属肝细胞性黄疸时，则不宜手术；如属胆道阻塞性黄疸时，则应尽早手术治疗，以解除黄疸。肝切除时要求凝血酶原时间应在 50%以上。如充分供给维生素 K 后，凝血酶原时间仍在 50%以下，不但提示肝功能不全，而且手术时出血倾向较大。此外，对原发性肝癌合并肝硬化时，还应注意有无食管、胃底静脉曲张和脾肿大以及脾功能亢进，有无腹水及下肢浮肿等。

(3)根据术前检查结果和对病人全身情况及肝功能检查所做的全面估价，进行积极而有针对性的处理，如病人有营养不良，应给予高蛋白、高糖和高维生素饮食，最好每日给予含10.46～14.64kJ(2500～3500cal)热卡的饮食，特别对肝脏恶性肿瘤、合并肝硬化或进食少者，尤为重要。对无合并糖尿病者，每日可给一定量葡萄糖口服或静脉滴注。口服或肌注维生素B、C、K。对凝血酶原时间延长或有出血倾向的病人，应给予大剂量维生素K，以改善凝血功能。

(4)对血浆蛋白低者，应补充适量血浆或白蛋白，必要时也可少量多次输血，争取血清总蛋白达60g/L以上，白蛋白达30g/L以上。

(5)术前1～2d内给予抗生素治疗。但对病人情况良好，病变较小、估计手术比较容易而简单者，术前也可不用抗生素治疗。

(6)术前1d备好皮肤，术晨置胃管。

(7)根据肝切除范围备好全血，如切除半肝以上或合并肝硬化或肝功能不良者，需备新鲜血液，以免输给大量库血造成凝血功能障碍等并发症。

(8)对可能增加手术危险性的其他疾病，如内分泌紊乱(糖尿病、甲状腺功能亢进等)、心血管疾病(如高血压、心脏病等)、肺和肾脏疾病、门静脉高压等，术前都应采取积极而有效的处理，术中和术后也应采取相应的措施，以便顺利渡过手术期。

(9)手术前应做好病人家属的思想工作，取得病人及其家属的密切合作。

【术前检查】

主要目的是确定病变的性质及有无切除的可能性。术前估计肿瘤侵犯的程度及范围非常重要，这是选择手术方式和手术进路的主要决定因素。肝切除术的危险性主要是出血、胆道狭窄和胆瘘。前者系由于损伤肝门区的肝动脉或门静脉分支，或第2肝门处的肝静脉或下腔静脉；后者是因损伤胆道系统的结构所致。上述两种并发症大多发生在切除贴近下腔静脉的巨大肿瘤，或切除邻近第1肝门大血管的分叉部位的肿瘤，故术前影像学检查有助于了解血管的分布及异常血管的分布，有利于手术进行。

(1)肝血管造影：并非所有肝切除手术都需要做术前肝血管造影。如欲分辨是否有门静脉右支受压或有癌栓形成可行选择性脾动脉或肠系膜上动脉造影，经晚期门静脉相予以证实。近年发展的数字减影血管造影技术使图像显影更加确切。如系中肝叶较大肿瘤，可做MRI或下腔静脉造影摄前后位及侧位像用于证实下腔静脉是否受压或被肿瘤侵犯。

(2)超声检查：此项重要检查可以动态观察肿瘤的大小和范围以及与其毗邻管道结构的关系，对于位于肝门区的胆管癌尤为有用。如能进一步提高B超的分辨率，则会更清晰地看到肝门区的血管和胆管结构、肝静脉和下腔静脉等，在某些方面可以取代或补充血管造影显像的不足之处。

(3)CAT扫描：是一项有价值的检查，可用于证实肝周围型病变，肝门及下腔静脉是否有侵犯，这样可避免做其他如下腔静脉造影等项检查。对于中央型病变可做冠状面及矢状面CAT扫描以确定肿瘤是否侵犯大血管或邻近肝门。即使是巨大肿瘤如CAT扫描已侵犯肝门或大血管，根据我们的经验，这并不能排除切除的可能性。CAT扫描也能看出横膈受侵，多系由于肿瘤过去有过梗死引起粘连所致，此种征象同样不是切除的禁忌证。

(4)其他检查：如胸片、CAT扫描和骨扫描用于排除肝外转移，但有梗阻性黄疸则需做ERCP检查。除肝门受侵、胆管癌栓之外，肝内广泛转移也可引起黄疸，均提示无肝切除的可能性。至于术中B超检查有助于探测肝内的小病变。

【切除可能性评估】

手术前应对每一个病例的肝肿瘤做出有无切除可能性的估计。在详细的术前检查基础上，只要肝肿瘤与大血管有一定的距离，且无肝外转移者，虽然当开腹后发现肝门部有淋巴结转移，但仍有切除的可能性。另一方面，如肝肿瘤为多发性，并有远处转移，则无手术的指征。有两种情况必须加以说明：第1是肿瘤紧贴近肝门的主要血管或胆管，明显压迫或侵犯下腔静脉，术前很难判断有切除的可能性。实际上即使侵犯肝门的主要结构如胆管、门静脉分支，或明显侵犯下腔静脉，也并不能认为绝对没有切除的可能性。第2是巨大的肝肿瘤将主要管道结构向另一侧推移，但生长甚慢，难于准确决定其界限，此种压迫性变化在影像学上非常类似侵犯征象，遇此情况也不宜轻率决定不能切除。事实上这类肿瘤当开腹后难于确定其能否切除，但是一定需要在做充分的暴露与游离肝周韧带之后，方能决定有无切除的可能性。但是术前的影像学检查包括血管造影等虽可能有误导作用，但仍不能忽视其有利于估计手术困难以及最后决定剖腹探查的参考价值。另一方面，术前肝动脉化疗栓塞后肿瘤缩小再行手术也取决于影像学检查资料的证实，但对巨大肿瘤而言，为数甚少。目前手术切除仍是治愈原发性肝癌的唯一方法，因此，术前检查对于判断肿瘤的可切除性极为重要。原发性肝癌虽然也有进行肝移植的适应证，但效果欠佳，极少有存活两年以上者。即使如此，仍有主张对于不能切除的巨大肿瘤的青年患者，也只有选择肝移植，才有治愈的可能性。总而言之，肝移植的困难因素之一是过去曾做过剖腹探查和广泛的肝游离手术，由于过多的粘连影响了手术的成功率，近代观点认为决定进行肝移植之前，一定需要经过剖腹探查，然而巨大肿瘤如未行剖腹探查，也不能做出不可切除的决定，故迄今为止，对此问题仍有争议。我们采取的是积极的策略，是在全面检查的基础上，再考虑剖腹探查，尤对单发的巨大肿瘤，不伴有肝硬化或肝硬化程度较轻的青年患者，如肿瘤生长缓慢，又无肝外转移时，均应进行剖腹探查，术中需经充分游离肝脏后，方可决定是否能够进行广泛肝切除术。上海东方肝胆外科医院自 1994 年 10 月至 1997 年 2 月共切除 25 例累及第 2、第 3 肝门的巨大肝癌。肿瘤平均直径为 14.78cm(6～28cm)，分别压迫主要肝静脉根部和肝后静脉。25 例中 19 例肿瘤有包膜，14 例 AFP 阳性(300～400μg/L)，22 例伴有轻度肝硬化，25 例肝癌均得到顺利切除，全组无手术死亡，平均手术时间 205min(130～275min)，平均出血量 1058ml(400～3700ml)，平均第 1 肝门阻断时间 42min(20～108min)，其中阻断 1 次者 6 例，2 次者 14 例，3 次者 4 例，5 次者 1 例，有 1 例于肝上、肝下下腔静脉，7 例于肝下下腔静脉预置了阻断带，但仅 1 例需阻断肝下下腔静脉行肝右静脉修补。术后无 1 例发生严重并发症。截至 1997 年 5 月随访时间 3～32 个月，平均 13 个月，其中超过半年者 20 例，超过 1 年者 11 例。本组病例半年生存率为 87.23%，半年肿瘤复发率为 20%。说明切除累及第 2、第 3 肝门的巨大肝癌虽具有一定的挑战性，但只要方法得当，仍然是可行和安全的手术。肿瘤巨大以及影像学检查显示第 1 或第 2 肝门受侵者，并不是剖腹探查的绝对禁忌证，此观点尤适用于患有巨大肝肿瘤不伴有肝硬化的青年患者，如 AFP 亦为阴性时，应考虑到肝脏板层癌，需进一步检查血浆神经紧张素及维生素 B_{12} 结合力有无升高，因该病经手术切除后有良好的预后。另有一些原发性肝细胞癌患者合并胆管内癌栓引起梗阻性黄疸，此可经过 B 超或经皮胆管造影以及逆行胰胆管造影检查证实诊断，对此类患者也不能排除无肝切除的可能性。至于对侵犯门静脉位于胆管汇合部的肝门区胆管癌，文献报道有 20%～60%的切除率，故亦应争取手术治疗。

【麻醉方式】

选用麻醉方式应根据手术的类型，结合病人全身状态、肝功能情况等全面考虑。麻醉药物的选择应考虑其肝脏毒性及肝血流的影响等。肝切除常选用以下两种麻醉方法：

(1)持续硬脊膜外腔麻醉。不需开胸的各种类型的肝切除术，均可作为首选的麻醉方法。术前半小时肌注哌替啶 25～50mg，苯巴比妥 0.1g，阿托品 0.5mg。术中患者处于清醒状态，对全身干扰较小，肌肉松弛较好，术后麻醉并发症少。

(2)气管内插管静脉复合麻醉。适用于需开胸行肝切除的病人或硬脊膜外腔麻醉失败、或病人不同意硬脊膜外腔麻醉者。可采用静脉诱导快速插管做气管内麻醉。以肌肉松弛药，地西泮、氟哌利多、γ-羟基丁酸钠或芬太尼等静脉复合维持麻醉。全身麻醉效果较佳，病人能得到充分的氧气供应，可以完成较复杂的肝脏手术。但因全麻时患者意识丧失，对麻醉管理要求较高，应由有经验的麻醉医生执行。近年来，一般都选用硬脊膜外腔麻醉加气管内插管麻醉。

【体位】

根据病变范围及手术方式选择合适的体位，有利于手术操作。一般左半肝或左外叶切除术时，病人采取平仰卧位；右半肝或右三叶切除时，于病人的右肩部、腰部和臀部各垫一砂枕，使身体向左倾斜 30°～45°，右上肢固定于头架上(图 11-7-1)。

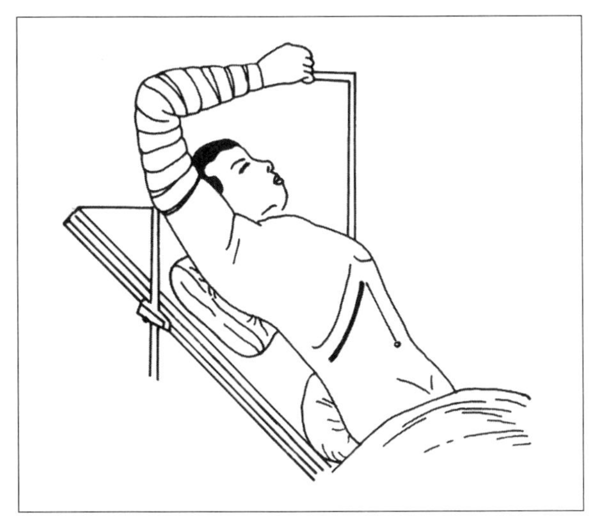

图 11-7-1 右肝切除术体位

【术后处理】

(1)除按腹部大手术及麻醉后处理外,应密切观察病人的心、肺、肾、肝等主要脏器功能情况,注意血压、脉搏、呼吸、体温、心电图及血生化和尿的色、量、比重等的变化。

(2)术后 2～3d 内禁食,胃肠减压,防止肠胀气,增加肝细胞供氧量。对切除半肝以上或合并明显肝硬变者,术后 24h 内给氧吸入。

(3)继续使用抗生素,以防感染。

(4)在禁食期间每日输给葡萄糖液和生理盐水,保持水和电解质及酸碱平衡。

(5)每日肌注或静脉滴注维生素 B、C 和 K。

(6)对切除半肝以上或合并肝硬化者,除术后积极加强保肝治疗外,术后 2 周内应适量补充血浆和白蛋白,特别在术后 5～7d 内,每天除输给大量葡萄糖和维生素外,还应适当补给血浆或白蛋白、氨基酸等,必要时还可输给少量新鲜血。

(7)保持腹腔引流通畅,密切观察引流量及性状。如引流量逐日减少,且无出血及胆汁,引流管可逐渐拔出,一般手术后 3～5d 内完全拔出。如为开胸手术,在排除胸腔积液和肺不张后,可拔出胸腔引流管,一般在术后 24h 内拔除。

(8)术后适当给予镇痛药,并鼓励病人咳痰及早期活动。给镇痛药时,应尽量避免使用对肝脏有明显损害的药物,如巴比妥类或冬眠药物等。

(9)术后 8～10d 拆除皮肤切口缝线。

(10)出院后应定期复查,包括肝功能和 B 超检查。肝癌病人术后应长期坚持保肝和药物抗癌治疗。术后每 3 个月复查肝功能、B 超、AFP 及甲胎蛋白异质体,可以早期发现复发灶,并得到及时处理。

【术后并发症】

肝切除术后常见的并发症有出血、肝功能衰竭、膈下感染、胆汁瘘、胸腔积液等,对这些并发症的预防和正确处理,是降低手术病死率和提高手术疗效的关键。

由于肝脏解剖复杂,血供丰富,组织脆弱并且具有产生各种凝血因子的重要功能,手术时和术后极易发生出血。出血是肝脏手术最严重和危急的并发症,也是肝切除手术死亡的主要原因之一。对肝脏手术止血的研究已取得了较大进展,使肝叶切除技术逐渐成熟,但仍不能有丝毫疏忽。

(1)手术中意外损伤大血管:肝切除时,在处理第 1 肝门和第 2 肝门处门静脉和肝静脉的过程中,容易损伤这些大血管;在处理肝短静脉时,也容易损伤这些小血管和下腔静脉。这是手术操作中最容易发生的意外,如处理不及时,会导致大出血。一般门静脉损伤出血较容易控制,只要用手指捏住肝十二指肠韧带,吸净血液,予以修补或缝扎出血处,即可达到止血目的。但损伤肝静脉主干或下腔静脉,出血来势猛、量大,处理应及时、准确,否则后果严重。

①肝左静脉损伤出血:行肝左外叶、左半肝切除术时,如手术野暴露欠佳或过度牵拉肝脏,特别是当左后上缘静脉撕裂出血或血管结扎不牢、线结脱落、血管断端回缩时可发生大出血。肝左静脉损伤出血时切勿盲目钳夹或缝扎,应在加快输血的同时,以左手示指压住血管破口,吸净积血,用大弯针在血管破口近端连同部分肝组织一并缝合结扎,可达到止血目的。为避免损伤肝左静脉,在切肝到达左叶间裂上方处,暴露该静脉时,应在其主干上用血管钳连同部分肝组织一道夹住,然后切断加缝扎。也可在该静脉主干走行处(相当于镰状韧带膈面附着点延长线上深入肝组织 1cm)贯穿缝扎,多可避免损伤该血管。

②肝右静脉损伤出血:该静脉较粗短、壁薄,走行变异多,又深埋于肝组织中,右半肝切除时若盲目钳夹穿破静脉,或结扎不牢或线结滑脱,均可引起大出血。出血发生后切不可盲目钳夹或缝扎,应先以指压法控制出血,吸尽积血,使视野清

晰，认清血管破裂口后，行贯穿肝组织缝扎止血。如上述止血措施不能止血，可用纱布暂时压迫止血，或用左手示指从后方向前方顶压肝右静脉根部及下腔静脉，可暂时止血。看清血管损伤的位置后缝扎止血。为避免损伤肝右静脉，在切肝达右上方肝组织时，应用刀柄仔细分离肝组织，尽量暴露该血管后钳夹止血。在切肝时勿过度牵拉肝脏，避免血管撕裂。

③肝短静脉和下腔静脉损伤出血：在行左半肝或右三叶切除时极易发生。直接从右半肝进入下腔静脉的肝短静脉中，除最粗大的一支即右后侧静脉外，其余均比较细小，且数目不定，称为第3肝门。损伤的原因多为肿瘤巨大，将右半肝向上或向左翻转时，术中又过度牵拉肝组织，以及切肝时不小心将其损伤，甚至将下腔静脉壁撕裂引起大出血。此时可采用指压缝合法，或用辛氏钳钳夹破口后修补或缝合止血。为避免损伤这些静脉，术中可不必将肝短静脉逐一分离出来，只要在肝组织离断到下腔静脉处，用血管钳沿下腔静脉右壁自下而上将肝短静脉连同肝组织逐一夹住、切断、结扎。也可以预先准备好阻断肝上、肝下的下腔静脉和肝十二指肠韧带的阻断带，术中一旦破裂出血，将阻断带缩紧，在无血状态下修补血管裂口。

④右肾上腺静脉破裂：在行右半肝或右三叶肝切除时，由于分离肝裸区上内侧后腹膜及牵拉肝组织，易损伤该静脉而发生出血。该处出血的特点是难以直视出血处，需尽快做肝切除术以获得较满意的止血视野。如出血处缝扎不确实，仍有活动性出血但不猛烈，可加用纱布填塞压迫止血，术后5～6d开始拔出；或将出血处充分显露，在直视下缝扎止血。靠近右肾上腺静脉处，有一支较粗大的右后侧肝静脉，其口径最大可达到1.5cm，它紧贴于肝脏脏面的浅表，向内上方靠近右门静脉干后方走行，开口于下腔静脉肝段的远端右前壁。在右半肝切除时，极易损伤此血管引起大出血。右后侧肝静脉收集右前叶的部分静脉回血，在肝外容易分离。因此，在切肝时应先将此血管分离出来，结扎、切断。

⑤主干及一级门静脉支损伤：当病变紧靠第1肝门或在规则性肝叶切除中肝外分离结扎门静脉支时，因其位置高而深，易损伤致大出血。此时应立即用手指捏住肝十二指肠韧带或用乳胶管阻断第1肝门控制出血后，修补损伤静脉。注意不可误断健侧门静脉干或盲目缝扎而发生胆管损伤、狭窄等严重并发症。

(2)术中肿瘤破裂大出血：多由于术中探查肿瘤时手法不正确或操作粗暴，或因肿瘤与膈肌、腹膜、大网膜粘连，分离和切除过程中导致肿瘤破裂或肿瘤表面剥脱发生出血。海绵状血管瘤破裂大出血尤为严重。遇此情况如肿瘤易于切除者应尽快切除病变。如肿瘤无法切除，则处理甚为困难。一般可行肿瘤出血处缝扎止血或局部用自体组织片或明胶海绵填塞加缝扎，再加做肝动脉结扎等。如仍不能止血可行纱布垫填塞压迫止血。

(3)肝切面出血：在肝切除后，肝切面用热纱布垫压敷，对肝切面的活动性出血以及胆汁漏逐一做"8"字形缝合止血，再用大网膜片覆盖，缝扎固定。如行肝脏部分切除，两侧肝切面可以对拢缝合，止血效果良好。也可用纤维蛋白粘胶将胶原纤维膜贴敷于肝切面上形成胶膜，可制止肝创面出血。当病人因多种原因引起凝血机制障碍，肝创面可发生"出汗样"渗血不止，一般方法难以制止，可用纱布填塞止血，同时给新鲜全血、凝血酶原、纤维蛋白原等治疗。近来也用氩气刀止血，效果亦满意。

(4)肝裸区及后腹膜创面渗血：多因分离面广泛，止血不彻底及凝血机制障碍所致。一般可采用局部缝扎止血，明绞海绵覆盖等均可止血，确实止血困难时可做纱布填塞术。

(5)手术后出血：手术后出血包括肝断面的出血和消化道出血，可以直接发生在术后24h内，也可以在术后若干时日继发出血。发生手术后出血时，可从双套管处引流出血液，这样就容易早期发现。但是，有时因引流管被血块堵塞，腹腔引流不畅，血液贮留在腹腔内，早期容易忽视，往往到出现腹胀、休克时，才被发现。因此，术后应密切观察病情，注意病人的血压、脉率等变化，经常检查腹腔引流管通畅情况以及引流液的颜色和量等，以便及早发现内出血并及时得到处理。

引起手术后出血的原因很多，常见的有：①术中止血不彻底；②血管结扎线脱落；③肝断面部分肝组织坏死，继发感染；④引流不畅，创腔积液感染；⑤出血倾向，凝血功能障碍。肝切除术最容易发生出血的部位有3处：一是切断的肝周围韧带处；二是肝裸区的后腹壁粗糙面；三是肝断面。肝周围韧带上往往有许多小血管，尤其是左三角韧带上有较粗的血管与横膈相通，如合并门静脉高压或周围有粘连时，往往还会有扩张的静脉。因此，在分离韧带时，应仔细止血。右三叶或右半肝切除时，右侧后腹壁上的粗糙面的出血点均应缝扎止血，以免术后发生出血。肝切除后，肝断面常有渗血，有时可因凝血块掩蔽而未将某些出血点缝扎，手术后凝血块溶解脱落，也可以发生出血。故肝切除后肝断面上的出血点必须彻底缝合结扎，然后用生理盐水冲洗创面，除去血凝块，检查无出血后，再用大网膜或镰状韧带覆盖。覆盖物必须紧贴肝断面，并用丝线缝合固定，使肝断面的止血更为牢靠。

处理术后出血的关键是早期发现和早期处理。一旦病人出现口干、腹胀、烦躁、脉搏增快等症状，以及套管内有大量鲜血吸出，甚至血压下降，休克，应立即处理。如出血不急，量不大，经快速输新鲜血，给凝血药物等多可自行止血。如短时间内出血量多，病情发展快，则应立即手术止血，彻底缝合出血处。处理困难时可用止血海绵或纱布垫填塞止血，同时输给新鲜血，给凝血药物及加强全身治疗等。术后并发出血，特别是合并肝切面感染时，治疗十分困难，危险性大，病死率高，尤应重视预防工作，如严格掌握手术指征和手术时机，手术操作要准确、细致，止血要彻底牢靠，引流要畅通等。

肝硬化合并门脉高压及食管胃底静脉曲张的病人在肝切除后数日可能发生上消化道出血，对这类病人应严格掌握手术适应证和注意肝切除量，术野尽量减少分离创面，必要时术中同时行门静脉减压术，术后及早拔除胃管(或术前不置胃管)。治疗按门静脉高压和食管胃底静脉曲张破裂出血处理。合并胃溃疡或术后胃应激性溃疡出血，应按其治疗原则及时处理。

(6)肝功能不全和肝功能衰竭：这是肝切除术后常见的严重并发症，常发生于右半肝或左半肝以上切除并且合并明显肝硬化者，即使手术经过较顺利，术后也常有轻微的黄疸、血浆蛋白降低、血清转氨酶升高等变化，但在余肝能够代偿的情况下，这些变化一般从术后第1周起即能逐渐恢复正常。对某些肝切除的病人，特别是合并严重肝硬化且肝功能又不正常者，则可能在术后数日或数周内发生肝功能不全或衰竭。术后肝功能衰竭可分急性和慢性两类。急性型往往在术后1～2d内出现，其临床表现为高热39～40℃以上，心跳快，呼吸急促，烦躁，嗜睡、昏迷、黄疸等；清球蛋白比例倒置，转氨酶升高，凝血功能障碍，总胆红素升高，最后导致肝功能衰竭。一般常在术后48h到数日内死亡。慢性肝功能不全或衰竭可在术后数日到数周内出现，病人持续高热，烦躁不安，谵妄、昏睡，黄疸加深，腹水加重，消化道出血，低蛋白血症，下肢浮肿，水与电解质紊乱，少尿以至无尿，最终常以肝肾功能衰竭而死亡。肝功能衰竭的病人，不论其临床表现为急性或慢性，尸检中的主要发现是肝坏死。

肝功能不全或肝衰竭的发生常与病人术前患有慢性活动性肝病和中度以上肝硬化，肝切除量过大，麻醉，术中失血过多，肝门阻断时间过长以及围手术期药物应用对肝脏的损害等因素有关。因此，严格掌握肝切除术的指征，对术前有肝功能损害者宜先短期保肝治疗，术中合理掌握肝切除量，肝门阻断时间每次在15min以内。术中减少失血，术中及术后充分供氧，术后加强保肝治疗，避免使用肝脏毒性较大的药物等，对该并发症的发生有防治作用。

肝功能衰竭另一种临床表现是肝切除后血不凝。肝脏是合成多种凝血因子的主要场所，如肝细胞受到损害，势必影响到凝血功能，而容易发生出血。此外，输用库存时间长的血液，因血液中的血小板以及其他凝血因子破坏严重，因此，对严重肝功能损害的病人，如术中输入大量库存血，则会加重凝血功能障碍，而造成肝切面渗血不止。所以术后血不凝的主要原因是肝功能损害，凝血功能障碍和术中输入过多的凝血因子已被破坏的库存血。因此，对这类病人术前短期内应积极进行保肝治疗，改善凝血功能，术中减少出血，并尽量输给新鲜血液，必要时给纤维蛋白原或凝血酶原复合物以及其他凝血药物，可以避免发生血不凝。如果一旦术后出现血不凝，预后是不良的。因此，必须重视预防，如术前肝功能有严重损害，凝血功能差，经短期治疗仍不能改善者，最好将手术时间推迟或不采用肝切除术治疗。

(7)胆汁漏:术后短时间内有少量来自肝创面的胆汁外漏,只要引流通畅,一般均在3～7d能自行停止。如持续时间超过一周以上且量增多,说明有较大胆管的损伤或结扎不牢固或有局部肝组织坏死而继发胆汁漏。

术后胆汁漏病人无腹膜炎表现者,可延长双套管引流时间,保持引流通畅,一般在2周至2个月内会自行愈合。如发生胆汁性腹膜炎,则应尽早手术引流,做胆管修补和胆总管减压引流术,并加强全身抗感染措施,加强支持疗法及营养,可望得到良好愈合。

预防胆汁漏的要点是在肝切除时尽量在肝内处理好胆管,不遗留局部缺血坏死肝组织,肝创面的处理要仔细,保证肝创面的胆管结扎牢固,术后引流通畅而充分。

(8)膈下感染:肝切除的创面大,渗血多,如果止血不彻底,术后引流不畅,引流管拔除过早等都可能继发膈下感染,严重者可致全身性脓毒血症或败血症。根据临床过程,结合B超、X线等辅助检查,膈下感染多可确诊。处理方法是在B超引导下反复穿刺抽取脓液,灌注抗生素,或置入导管引流冲洗,加强全身抗感染及支持治疗,大多可治愈。如此法仍不能解决问题,应尽早剖腹引流。

近年来由于技术的提高,术后抗生素应用,以及引流通畅,已很少发生膈下感染。

(9)胸腔积液:开胸或不开胸的肝切除术后均可能发生胸腔积液,以右侧胸腔积液多见,原因多为膈下积液且引流不畅,或右侧膈顶部、后腹膜和肝裸区存在创面,刺激胸膜渗出液增多等所致。此外,肝功能不良导致的低蛋白血症,肝周广泛分离后淋巴回流障碍等也可使胸腔内漏出液增多。

胸腔积液常表现为轻度气急和持续低热,有的病人还有胸痛。大量胸腔积液时可出现严重胸痛、气急、体位固定。只要考虑到该并发症的可能性,诊断较易。处理方法是在B超或X线确定积液量及穿刺部位后在B超引导下反复抽液,同时注入抗生素,肿瘤患者加入抗癌药物,辅以全身抗感染,补充血浆或白蛋白,加强营养支持,大多数病人可以控制。如胸水反复出现,穿刺不能控制时,可放置胸腔闭式引流。

肝切除术后的其他常见并发症还有切口裂开、切口感染、肺部感染、气胸等,只要加以重视,认真处理多能预防和治愈。

总之,肝切除术后并发症发生率较高,有些严重并发症可危及生命。因此,牢牢把握手术适应证和术式选择,精细操作,术后充分引流,加强保肝治疗,同时对各种并发症的发生情况有充分的警惕,并有一定的处理经验,可大大提高肝切除术的安全性,提高肝脏疾病外科治疗的效果。

(吴孟超　陈　汉)

11.7.2 肝切除的显露

Exposure of Hepatectomy

肝脏深居于膈下,其前方大部分为肋弓掩盖,后面有脊柱、肋骨和肌肉,还有许多韧带将肝脏固定于上腹部的膈下。因此,充分地显露肝脏及其周围组织是肝切除术的重要步骤之一。良好的显露肝脏,必须包括良好的体位、选择合适的切口和充分游离肝周围的韧带。

【手术步骤】

(1)切口:选择切口要求对第1肝门的门静脉、肝动脉和胆管以及第2肝门的肝静脉有良好的显露,以利于手术进行。一般有经腹的和经胸的两种手术途径。近年来多用经腹的途径,均可完成各种类型肝脏手术;对于复杂的右肝手术,只要加用腹腔悬吊拉钩,也可以获得良好显露,并可避免开胸,减少术后并发症。

一般行左肝叶切除,可取上腹部左肋缘下斜切口(图1);如行左半肝或左三叶切除,只要将左肋缘下斜切口延至右肋缘下,可获得良好显露。如病变位于右肝,须做右肝部分切除或右半肝或右三叶肝切除或中肝叶切除时,一般做右肋缘下斜切口,即自剑突沿右肋缘下2cm处到腋中线的斜切口(图2),再加用腹腔悬吊拉钩,则对第2肝门可获得良好显露。如病变紧贴第2肝门及下腔静脉,上述显露仍不满意时,可将切口沿右侧第7肋间(抑或切除一段第7肋骨)到右腋中线做胸腹联合切口(图3)。对于肋弓比较宽阔的病人,可做上腹部“人”字形切口(图4),同样可完成各种类型肝切除术。

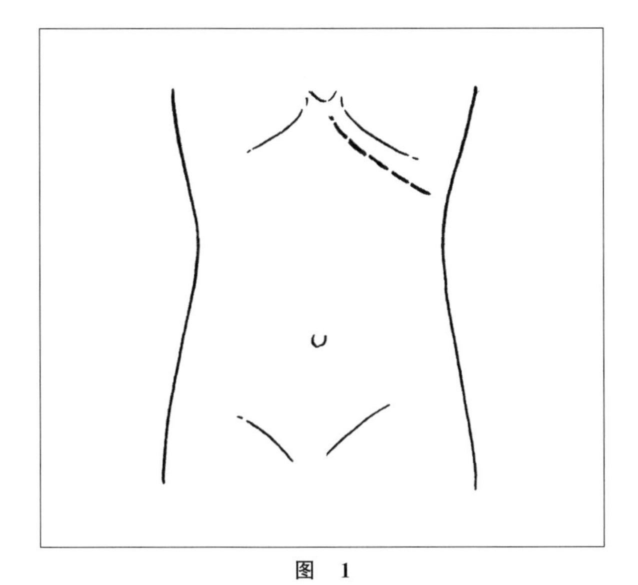

图 1

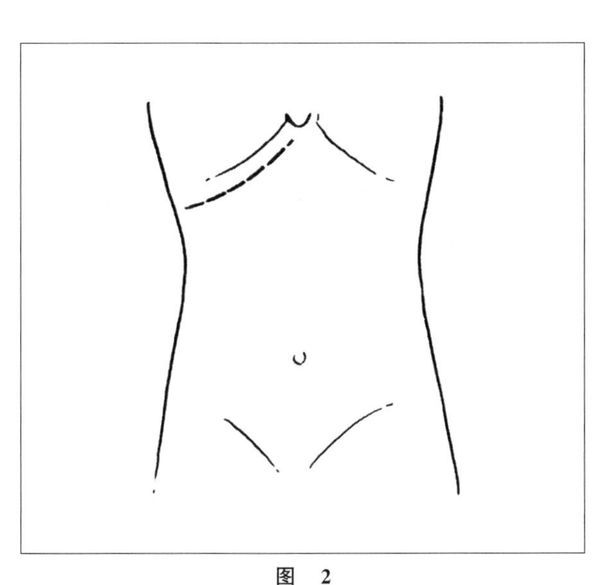

图 2

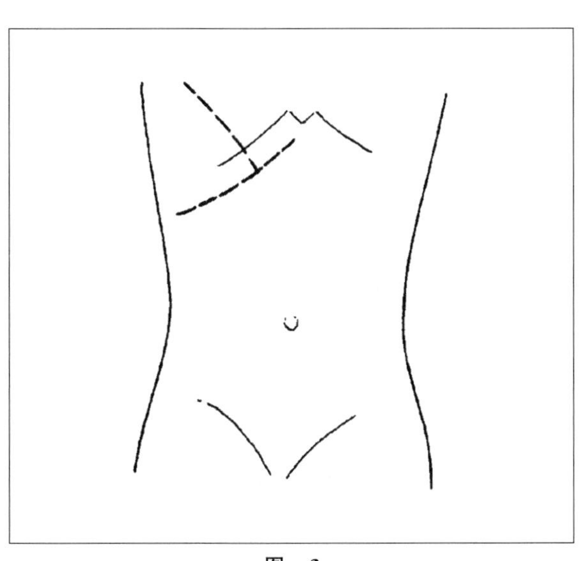

图 3

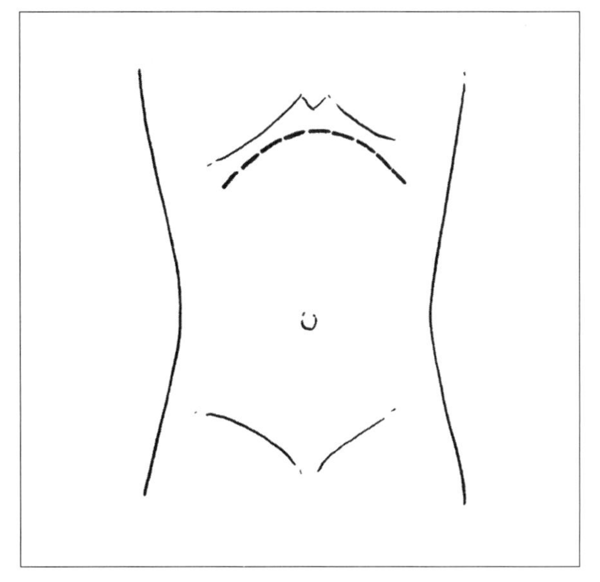

图 4

(2)分离肝脏周围韧带和粘连组织:为了充分显露肝脏,必须将病侧肝脏的周围韧带和粘连组织充分分离,以利于切除病肝。行左外叶或左半肝切除时,必须将肝圆韧带、镰状韧带、左侧冠状韧带、左三角韧带和肝胃韧带等全部切断;做右半肝或右三叶或中肝叶或右肝部分切除时,应将肝圆韧带、镰状韧带、右冠状韧带、右三角韧带、肝肾和肝结肠韧带完全切断,同时还要将肝裸区充分分离,直达下腔静脉,使右侧肝脏完全游离。如病变较小而位于肝的下缘,只须做肝楔形或局部切除时,可不必完全分离上述诸韧带,仅分离病变周围的有关韧带和粘连组织即可。分离肝脏周围韧带和粘连组织时,必须妥善结扎血管。

(3)腹腔探查:确认肝脏的肿瘤能否切除有时需要在切断肝圆韧带、镰状韧带、三角韧带以及冠状韧带之后才能决定。抬起肝圆韧带有助于观察到肝的脏面及肝门区以及脐切迹(Umblical fissure)。可用双合诊法或术中B超探查避免遗漏位于肝实质内的较小肿瘤,以手指插入小网膜囊内触诊尾状叶(Ⅰ段),了解门静脉主干有无癌栓以及肿大的淋巴结。充分扪诊肝右叶直达腔静脉的右侧,有时需要剪断肝与膈肌的粘连,切断右三角韧带及右冠状韧带,游离肝裸区。这样可使肝脏向左翻转,为了完全显露下腔静脉和右侧肝静脉,仍需要剪断下腔静脉韧带(图5),即覆盖在肝后下腔静脉上部右侧的舌状纤维组织,术者站在病人的右侧进行操作较为便当。如发现肿瘤已部分侵犯膈肌，可按解剖层次分离或切除部分膈肌，然后再行修补。

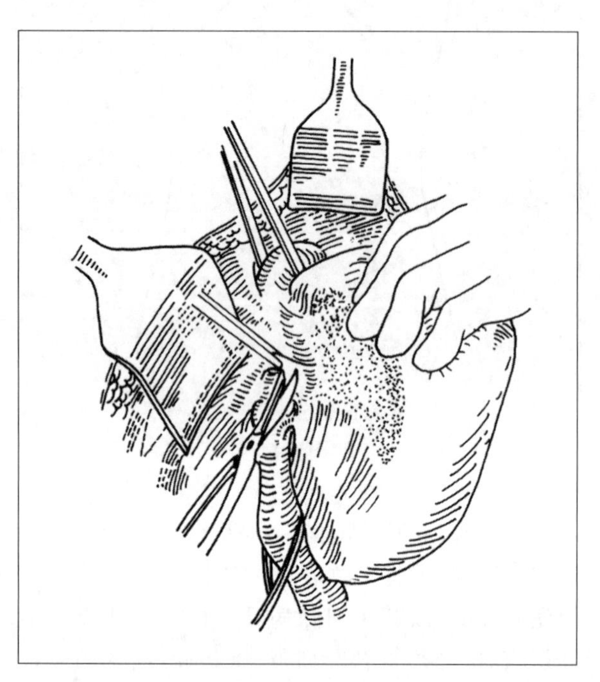

图 5

11.7.3 肝切除出血的控制

Bleeding Control in Hepatectomy

肝脏有极丰富的血流，手术时容易出血。控制肝脏出血是肝切除术成功的关键。术者必须根据具体情况，处理好各种不同情况下发生的肝出血。30 多年来，肝切除时肝血流的控制方法有了许多改进，较好地控制了出血，减少了术中及术后失血，大大减少了术中输血量和降低了手术病死率。依据肝血流控制的部位，可分为局部肝血流控制法、入肝(第 1 肝门)血流控制法和全肝血流控制法三大类。

(1)肝脏褥式缝合法：这是早年所常用的肝止血法，目前只用于肝活组织检查或病变较小而又位于肝边缘或肝组织较薄部位的肝切除术。其方法是用穿以 7 号丝线的直针或大弯圆针，在离肝切口边缘 2～2.5cm 处做一排贯穿肝组织全层的间断交锁褥式缝合。切除肝组织后，肝切面的较大血管和胆管用丝线结扎。最后将切面靠拢缝合(图 11-7-2)或不靠拢而用大网膜覆盖肝切面。肝组织很脆弱，在褥式缝合打结时，肝组织极易被结扎线所切割，因此，也可以在结扎线下填入明胶海绵或大网膜等，然后收拢打结。

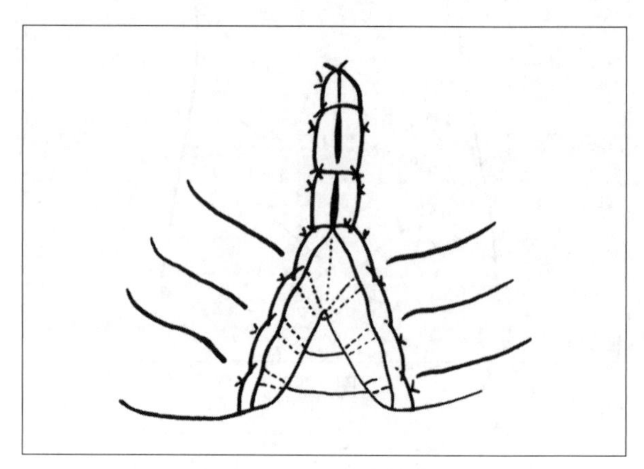

图 11-7-2　肝褥式缝合法

(2)入肝血流控制法：即在第 1 肝门处控制入肝血流而达到止血目的。常用的有肝门血管结扎法、常温下间歇阻断肝门血流法。

肝门血管结扎法(图 11-7-3)：此法适用于各种肝叶切除术，是肝切除术中一种比较合理的处理方法。它是按肝内解剖和血管分布原理，将切除部分的肝血管结扎，使切除部分与保留部分肝组织之间出现明显分界，再切除病肝，这样可使切除的范围比较明确，不致遗留过多缺血肝组织或切入正常肝组织内。这种方法又称规则性肝切除术。具体方法是从肝门处开始，先切开肝十二指

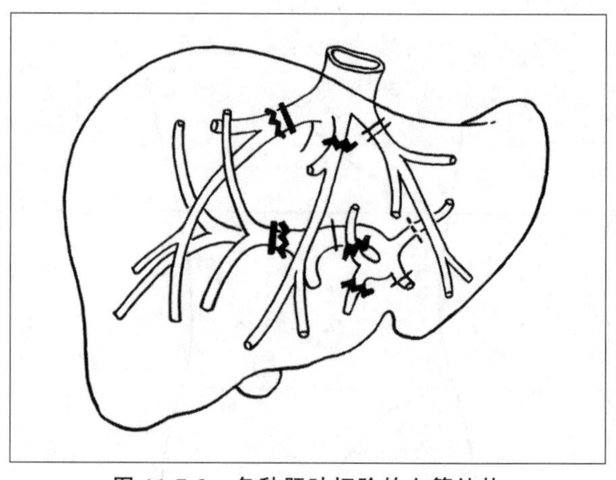

图 11-7-3　各种肝叶切除的血管结扎

┃—右半肝切除；⌇—右三叶切除；

|—左半肝切除；⋮—左外叶切除

肠韧带，找出肝动脉并向肝门追踪，将患侧肝动脉结扎切断；再分离胆管，结扎切断患侧胆管；最后分离出门静脉，结扎切断相应的门静脉支。肝静脉可在肝内或肝外处理，但由于肝静脉诸干的肝外部分都比较短，不易充分显露，且静脉壁又薄，容易撕破，发生大出血或空气栓塞。因此，我们认为以肝内处理为宜，即在切肝的同时，将患侧肝静脉结扎切断，这样比较安全。如须在肝外处理，可在肝的膈面将右冠状韧带分开，显露出肝静脉进入下腔静脉处，沿肝静脉干的走向切开肝组织，细心分离出肝静脉干，并结扎切断。如做半肝切除时，不能将肝中静脉结扎，而只能在肝内将患侧属支结扎切断。如做右半肝或右三叶切除时，要注意处理好右后侧肝静脉和肝短静脉，以避免发生大出血。肝短静脉位于肝的后面，直接汇入下腔静脉，在肝外部分极短且很纤细，因此，我们认为用血管钳连同肝组织一并钳夹、切断、结扎，要比肝外逐个结扎省时又不会损伤下腔静脉。当血管、胆管和肝静脉处理后，可沿肝表面分界处或肝裂上切开肝包膜。肝实质可用刀柄分离，也可用手指折断法，遇肝内血管和胆管逐个予以结扎切断。我们多用血管钳将肝实质连同血管和胆管一并钳夹、切断、结扎，并逐步深入肝实质，直到肝叶离断。这种边离断肝组织边结扎管道的方法能够有效地控制出血。肝外结扎血管法必须熟悉肝门的解剖，特别注意血管与胆管的变异，不然易造成意外的损伤。

虽然肝外血管结扎法是比较合乎肝脏解剖的理想方法，但由于肝门处的血管变异较多，分离血管困难，手术时间长，或由于肝门有粘连，不易暴露血管，解剖时容易损伤，造成大出血；即使完成了肝外血管结扎，由于肝内血管相互交通，肝表面常无明显分界线，切肝时肝切面出血仍然很多。因此，肝外血管结扎法既费时又出血多，故目前临床上较少应用。

肝门血流阻断法：常温下间歇肝门阻断切肝法是一种简单而能有效地控制肝血流的方法，适用于各种类型的肝切除术，是目前临床上常用的肝切除中控制肝出血的方法。（图 11-7-4）。其方法是先游离切断患侧肝脏有关诸韧带和粘连组织，然后用一根乳胶管扎紧肝十二指肠韧带（包括肝动脉、门静脉和胆管），使肝脏处于缺血状态，然后切肝。一般常温下肝门阻断时间为 20min 左右，如一次阻断未能将病变切下可放松乳胶管 3～5min，以使正常肝细胞接受血液血氧供应，然后再做第二次阻断，继续切肝。如此间断进行，直至将病变完全切下为止。如合并明显的肝硬化，每次阻断时间最好不超过 15min。我们用此方法共施行各种类型肝切除术 9000 余例，阻断次数最少 1 次，最多 6 次，以阻断 1～3 次为最多，阻断时间最长 30min，最短为 6min，以 15～20min 占多数，均未引起任何并发症。我们认为这种方法具有不必降温，操作简便，不需要分离肝门的血管和胆管，出血少，手术时间短，适用于各种类型肝切除术等优点，目前已广泛应用于临床。但应用此法切肝时应注意：①用乳胶管扎紧十二指肠韧带，使肝脏处于缺血状态，立即沿预定肝切线切开肝包膜 1cm 深，然后再用血管钳逐步将肝实质连肝内血管和胆管钳夹、切断、结扎，使在松开乳胶管后，肝切面不会有大出血。如肝切面仍有出血，可用丝线缝合止血；②在切肝时应熟悉肝内解剖，特别在处理肝门区时必须辨清主要血管和胆管的走向，只能将通向患侧肝脏的血管和胆管分支结扎、切断。

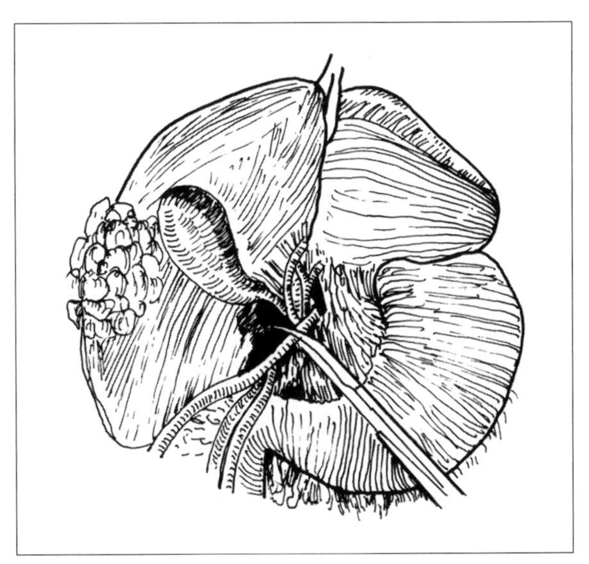

图 11-7-4 肝门血流阻断法

（3）全肝血流阻断法：这是一种控制肝脏全部血流，使肝脏处于完全无血情况下进行的肝切除术。适用于常规方法不能切除的肝肿瘤，或波及肝静脉和下腔静脉的肝肿瘤或严重肝外伤等。方法有两种：一是低温无血切肝术，又称器官隔离低温灌注术；一是常温无血切肝术，又称常温下全肝血流阻断术。前者阻断时间长(可达1h以上),有足够时间提供复杂的肝切除操作,缺点是该法操作复杂,低温灌注带来的生理、生化和凝血功能等改变比较严重,术后并发症多,目前已很少应用;后者操作简便,术中血压波动小,术后生理、生化和凝血功能等改变较轻,若能在安全时限内完成手术,则肝肾功能变化不大。缺点是阻断时间不宜过长,动物实验安全时间为30min,临床上有报道个别病例阻断时间达60min,而肝肾并未发现不可逆的损害。

常温下无血切肝术:由Heaney等在1966年首先提出,1978年Huguet等报道用此法切除了14例用常规方法难以切除的肝脏肿瘤,效果满意。1979年我们在动物实验的基础上,完成了15例用常规方法难以实现的复杂的原发性肝癌肝切除术,并进行了下腔静脉修补术,术后病人恢复顺利。常温无血切肝术的方法是先做胸腹联合切口,离断肝周围韧带和粘连组织,分开肝裸区直达下腔静脉,于腹腔动脉与横膈之间解剖出腹主动脉,于肾静脉和右肾上腺静脉之间分离出肝下的下腔静脉,切开心包,在心包内分离出肝上的下腔静脉,分别套上脐带线或无损伤血管钳,肝十二指肠韧带同样套上乳胶管,备做阻断用。

切肝按以下顺序阻断血管:腹主动脉－肝十二指肠韧带(内含门静脉、肝动脉和胆管)－肝下的下腔静脉－肝上的下腔静脉(图11-7-5)。血管完全阻断后,肝脏即处于完全缺血状态,此时可沿预定肝切线切除病变肝组织。如肿瘤累及下腔静脉,也可切除部分血管壁后予以修补,而无大出血或空气栓塞之虞。待肝切除后,即开放全部阻断,开放的顺序与阻断时相反。值得注意的是:在阻断和开放阻断时都会引起暂时性血压波动,但很快恢复正常。因此,常温下无血切肝术具有不必降温,操作简便,术中血压平稳,出血少,术后生理、生化和凝血功能改变小,以及对肝、肾功能影响小等优点。可适用平时复杂的肝切除,也可用于急诊或野战条件下进行肝外伤的救治。但对患有严重肝硬化、冠心病和高血压等病人,不宜采用本方法。

近年来,对常温无血切肝术进行了改进,简化了操作方法,对血流动力学影响更小,并发症减少。主要改进有:①不阻断腹主动脉,简化了操作,减少了血液动力改变;②不用开胸阻断肝上下腔静脉,在膈下分离出下腔静脉进行阻断,减少了因开胸所带来的并发症;③先在阻断肝十二指肠韧带下切肝,待切到紧靠下腔静脉或第2肝门处,再阻断肝上、肝下的下腔静脉,在全肝无血状态下,切除病变肝及处理下腔静脉,这样操作更简化,阻断时间更缩短,安全性更大,术后并发症少。

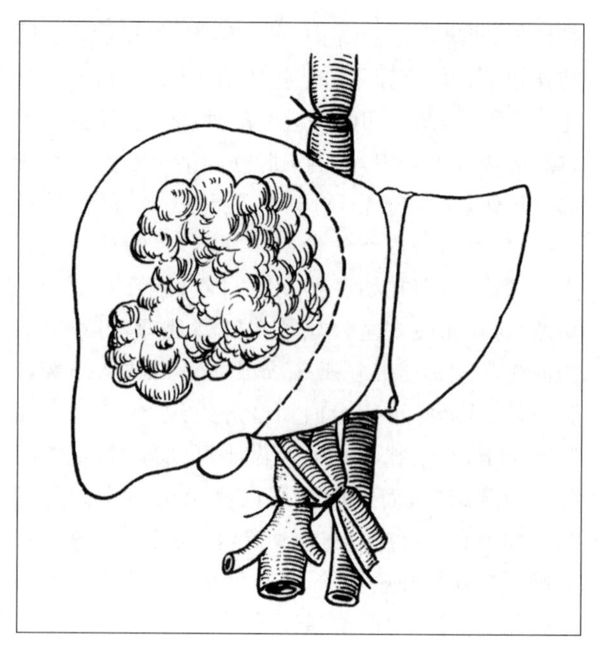

图11-7-5 常温无血切肝示意图

11.7.4 肝断面处理及引流

Hepatic Incisional Management and Drainage

肝切除后留下的断面可能有少量渗血和漏胆汁,需要妥善处理,以防止术后出血、感染和胆汁漏等并发症。当肝切除后,即用热盐水纱布垫敷压断面3～5min,肝切面上的出血点和小胆管均以细丝线做“8”字缝合结扎。检查无出血和胆汁外漏后,用温盐水冲洗断面和其他创面,轻轻除去附于创面的血凝块,再用一块白色的热盐水纱布垫压迫肝断面2～3min,如发现布垫上有黄色染点,该处即为小胆管断端所在,应以细丝线“8”字缝合结扎。然后再用一片游离或带蒂大网膜覆盖创面,并以细丝线在肝切面四周和中央区固定数针,这样不仅使肝切面光滑、止血彻底,又可预防术后肠粘连。如肝切面能够对拢缝合，亦可采用直接缝合法以消灭创面，但应注意缝针应尽量穿过创面基底部，以免对拢缝合后遗留死腔，造成积血或感染。

关腹前应在肝断面处的膈下放置双套管引流，术后持续负压吸引（图 11-7-6）。如开胸则应放置胸腔引流管，术后行闭式引流。

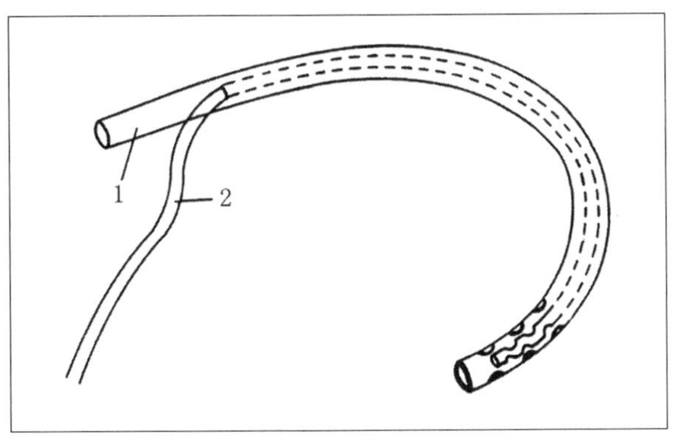

图 11-7-6 双套管引流管
1—外套管；2—内套管

11.7.5 肝切除的手术步骤与术中注意要点

Steps and Key Points in Hepatectomy

按照肝内血管分布规律所做的肝切除称肝叶切除术，其方法是沿肝裂切除肝组织，是目前常用的肝叶切除术。如左外叶切除术、左半肝切除术、左三叶切除术、中肝叶切除术、右后叶切除术、右半肝切除术和右三叶切除术等。除此之外，还有切除范围较小的肝段切除术或不规则肝部分切除术（图 11-7-7）。各类型肝切除术分述如下：

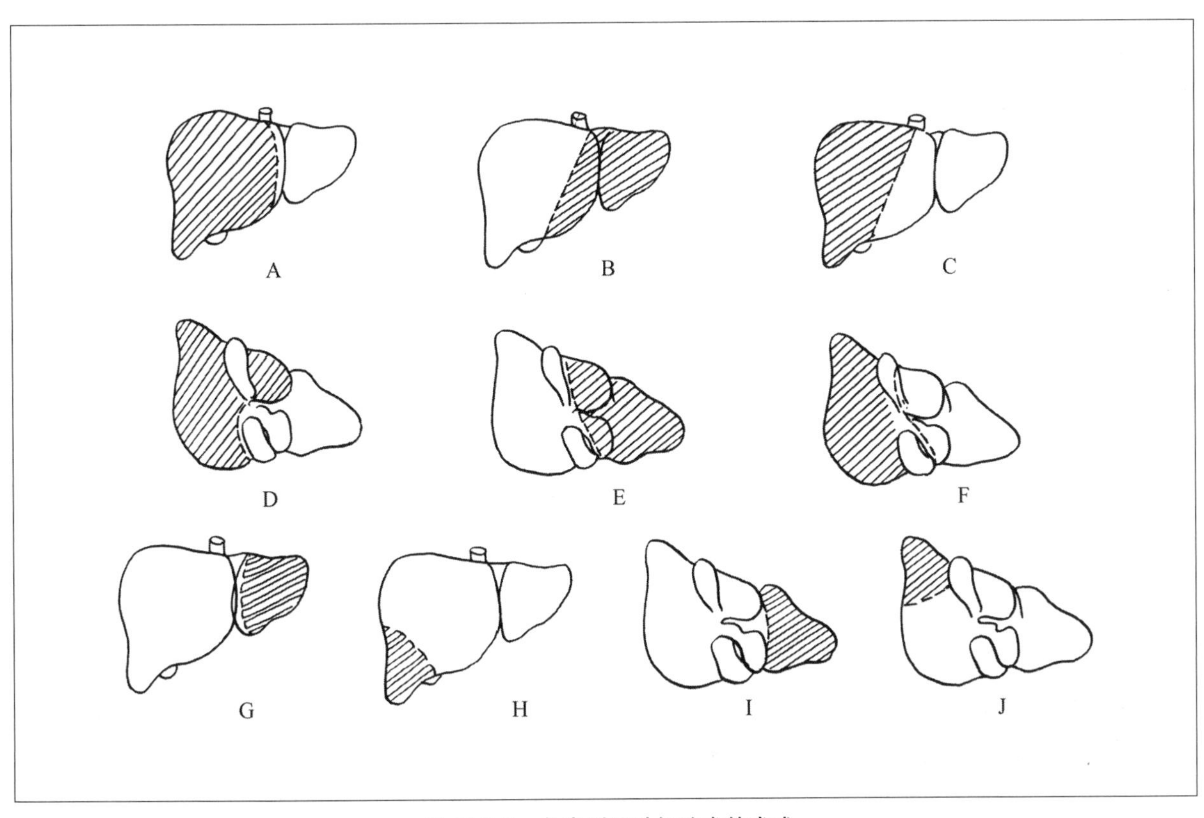

图 11-7-7 各类型肝叶切除术的术式

11.7.5.1 肝楔形切除术

Wedge Hepatectomy

肝边缘均比较薄，凡肝边缘部位的较小病变或做肝活组织检查时，均适宜做肝楔形切除术。兹介绍肝右下缘部位的肝楔形切除术。

【手术步骤】

(1)病人取平仰卧位。右肋缘下斜切口。进腹探查后，用穿以中号丝线的直针或大弯针在预定切除线外1.5cm处，做一排贯穿肝组织全层的间断交锁褥式缝合，将缝线逐个打结(图1)。

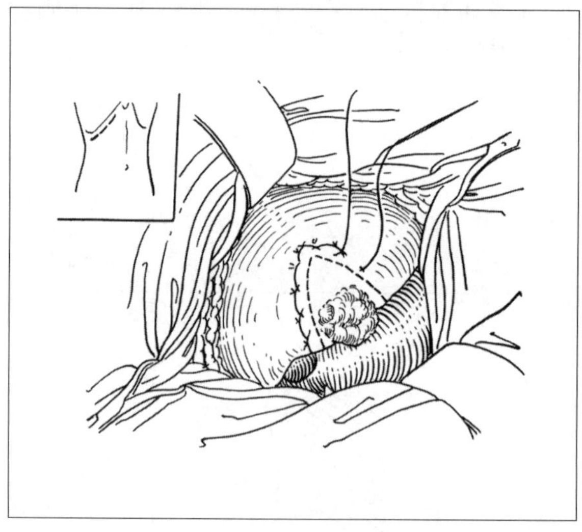

图 1

(2)在预定的肝切线上切除肝病变组织，肝切面的较大血管和胆管用丝线结扎(图2)。

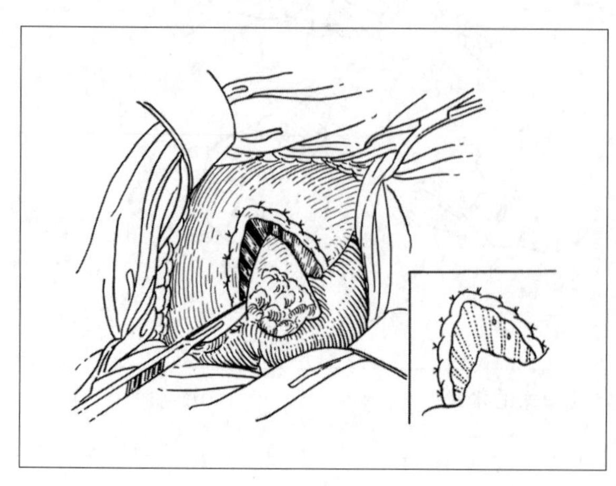

图 2

(3)再在上述褥式缝线的外缘，用中号丝线做贯穿肝组织全层的间断缝合，缝线收紧打结，使两侧肝切面对合(图3)。

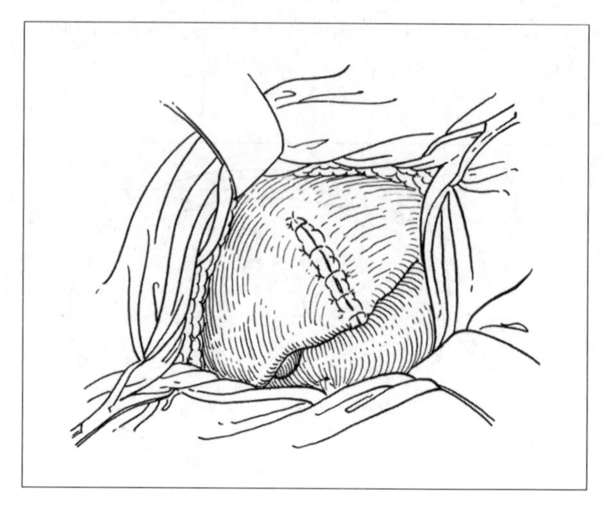

图 3

(4)检查无出血后，于肝切口下方放置一烟卷引流。腹壁切口按层缝合。

11.7.5.2 肝部分切除术

Partial Hepatectomy

肝部分切除术又称局部肝切除术，它不涉及肝门的大血管和胆管，只是将通向病变部位的血管分支和胆管切断、结扎。这种手术常用于病变较小而又不需要做肝叶或半肝切除者。特别对病变较小而又合并严重肝硬化者，最适宜这种手术方法治疗。如右肝下部的局限性肿瘤常做肝部分切除术。

【手术步骤】

(1)病人取左侧卧位，右肩部、右腰部和右臀部各垫一砂枕，使身体向左倾斜30°～45°，右上肢固定于头架上。做右肋缘下斜切口。

(2)进腹后做腹腔检查，了解肝脏病变范围。分离右三角韧带及部分右冠状韧带和肝肾、肝结肠韧带使右肝下部局限性肿瘤充分游离(图1)，用一根乳胶管通过小网膜孔缩紧肝十二指肠韧带，阻断肝动脉和门静脉血流后，立即行肝切除术。术者左手托住病变部位，右手用手术刀在距离病变2cm处切开肝包膜和浅层肝实质(图2)。

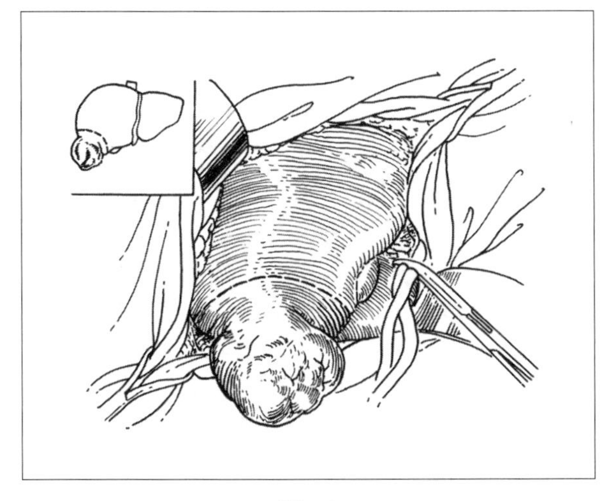
图 1

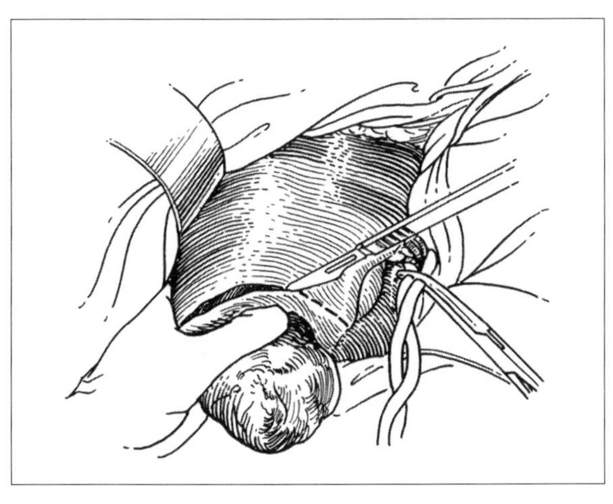
图 2

(3)用手指或刀柄分离肝实质,遇有血管或胆管逐一钳夹、切断、结扎(图 3),也可用血管钳逐步将肝实质连同肝内血管和胆管钳夹、切断、结扎。如此边分离肝组织,边切断、结扎血管和胆管,直到肝肿瘤完全切下。

(4)肝肿瘤切除后,放开肝门阻断,用热盐水布垫压敷肝切面数分钟,仔细检查肝切面的出血点和胆汁漏,用细丝线做“8”字缝合(图 4)。

(5)待肝切面完全止血后,用温盐水冲洗肝切面及手术野,然后用一片带蒂或游离大网膜覆盖肝切面,并用细丝线缝合固定于肝切面的四周及中央部;或将肝切面对拢缝合。最后在肝切面下放置一根双套管引流,引流管从原切口或另做戳孔引出腹腔(图 5),并适当固定,以免滑脱。清点器械及纱布后,逐层关腹。

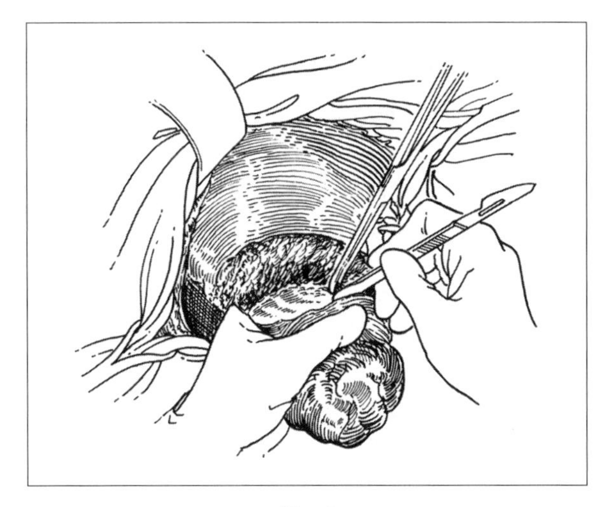
图 3

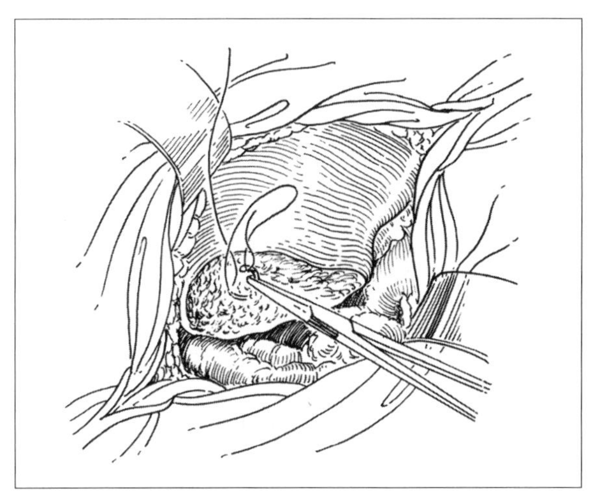
图 4

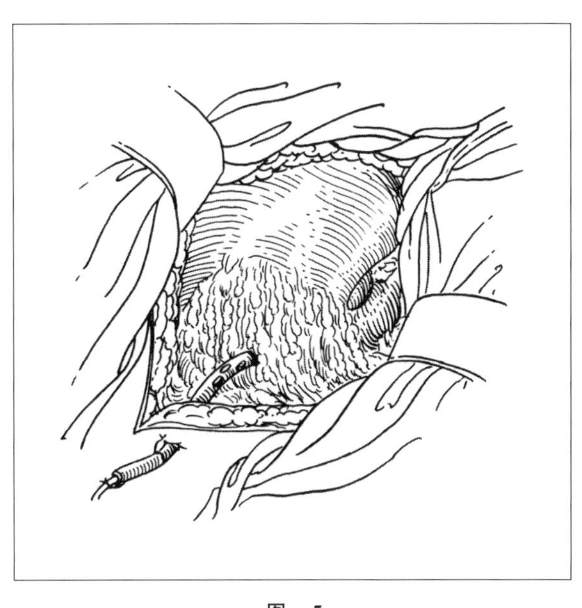
图 5

11.7.5.3 肝左外叶切除术

Left Lateral Lobe Hepatectomy

肝左外叶位于左叶间裂的左侧，膈面以镰状韧带为界，腹面以左纵沟为标志，亦称肝的Ⅱ和Ⅲ段。凡病变局限于肝左外叶，病人情况允许，可做肝左外叶切除。

【手术步骤】

(1)病人取平仰卧位。做左肋缘下斜切口。进腹探查确定行肝左外叶切除后，即将肝圆韧带切断、结扎。用血管钳夹住肝圆韧带断端，把肝脏轻轻往下拉，显露镰状韧带，在靠近腹前壁剪开镰状韧带(图 1)。注意应保留一定宽度的镰状韧带，以便在肝切除后覆盖肝断面之用。

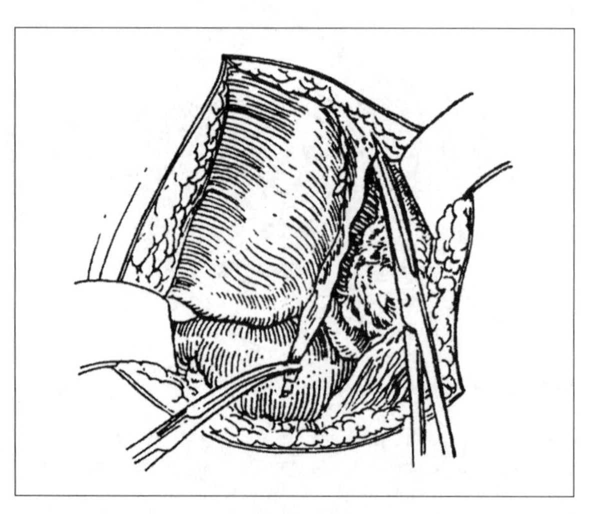

图 1

(2)分离至肝顶部处，将左外叶向下轻推，在靠近肝面剪开左冠状韧带，结扎切断左三角韧带(图 2)。此时，肝左外叶完全游离。

(3)在镰状韧带的左侧 0.5～1cm 处切开肝包膜，并且钝性分开肝实质，遇血管或胆管逐一钳夹、切断、结扎(图 3)。

(4)沿左纵沟深处分离左门静脉矢状部，用刀柄将肝组织轻轻向左侧推开，解剖出从矢状部外侧缘发出到左外叶的 2～3 支门静脉支，用血管钳钳夹、切断、结扎(图 4)。

(5)伴随左门静脉支走行的左外叶肝动脉和肝胆管也同时切断、结扎。然后向肝后上方分开

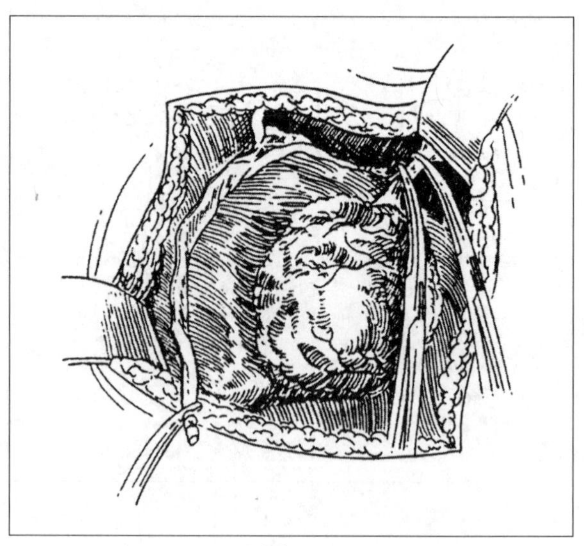

图 2

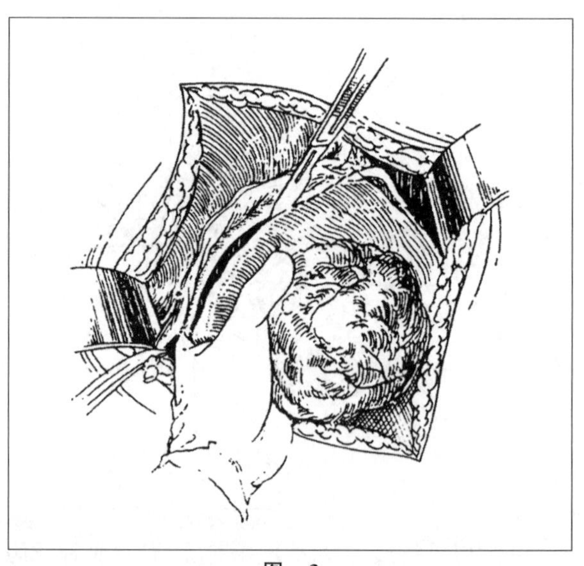

图 3

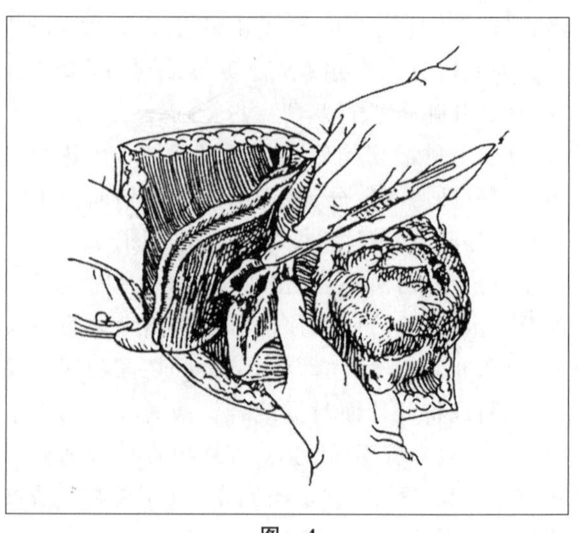

图 4

肝实质，在左冠状韧带起始部深面 2～3cm，离肝上缘 3～4cm 处，即可见到肝左静脉。用刀柄沿肝左静脉方向轻轻向左侧推开肝实质(图 5)，但不必将血管周围的肝组织完全剖离，即以血管钳穿过肝左静脉底部，连同肝组织夹住，切断，并以丝线结扎两道。

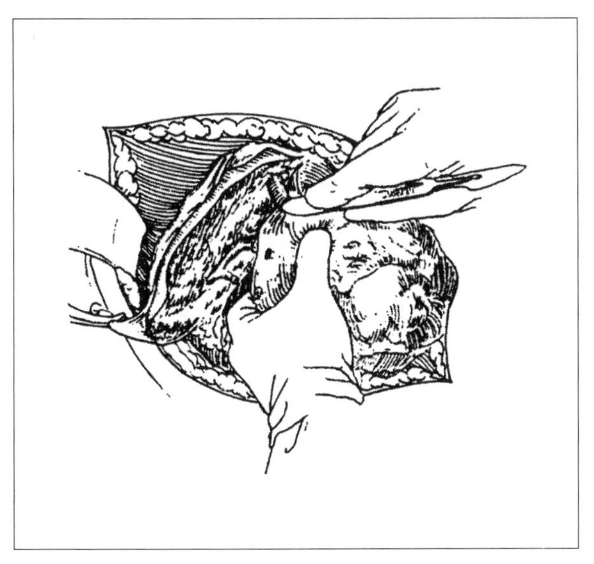

图 5

(6)余下的左上缘肝组织连同其中的左后上缘肝静脉用血管钳一并夹住，切断、结扎(图 6)。这时肝左外叶则完全离断。

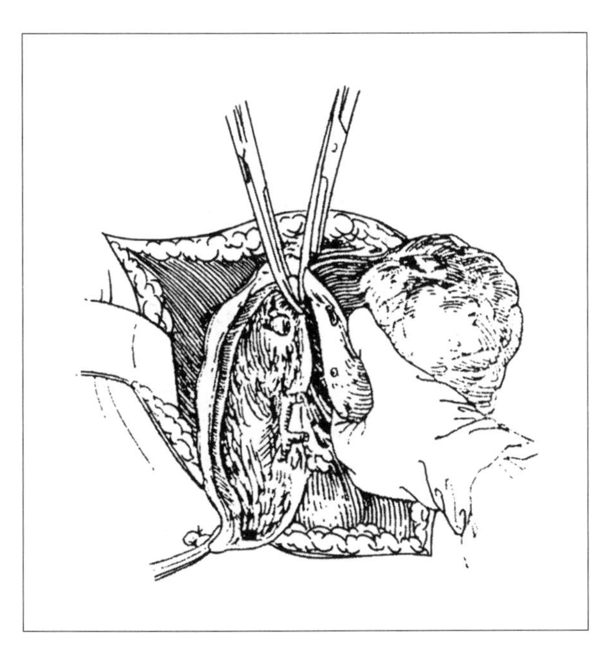

图 6

(7)左外叶切除后，肝切面用热盐水纱布垫压敷数分钟，如发现肝断面仍有出血或胆汁外漏，即用细丝线做“8”字形缝合结扎(图 7)。

(8)经检查确无出血及胆汁漏后，再用盐水冲洗手术创面，除去血凝块。将镰状韧带向下翻转，覆盖肝断面，并用丝线缝合固定(图 8)。如镰状韧带的宽度不够，也可用肝胃韧带或大网膜覆盖肝断面。

(9)检查无出血后，于左膈下放置一根双套管引流，自腹壁另做戳口引出(图 9)，并妥善固定。然后按层关腹。

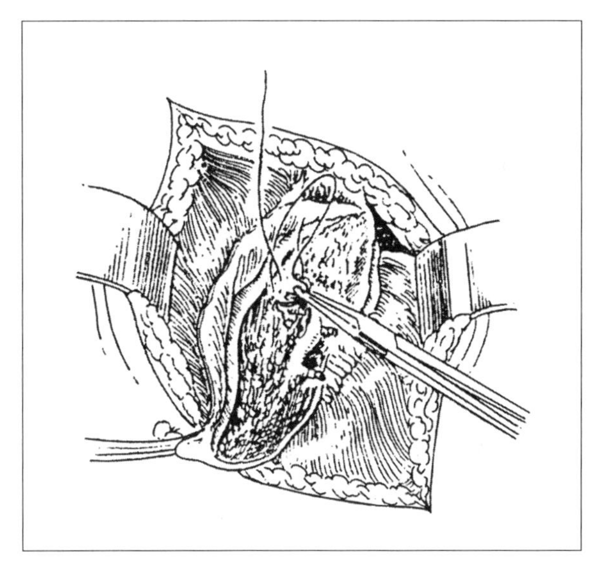

图 7

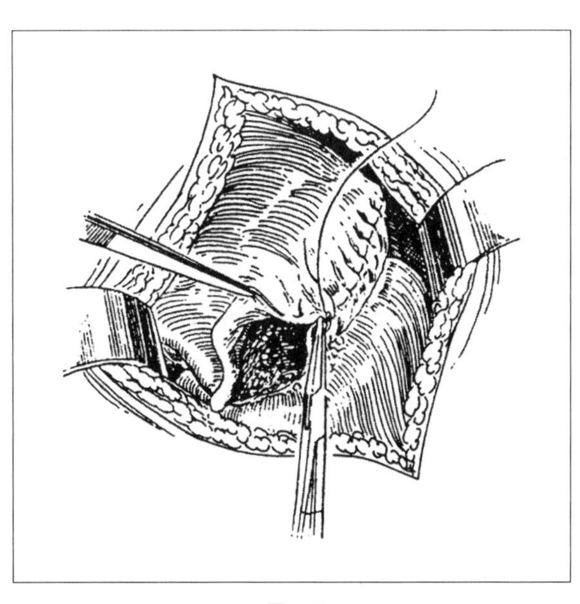

图 8

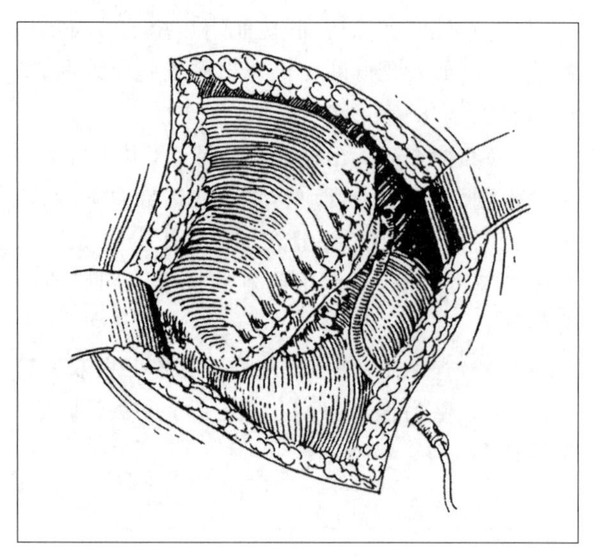

图 9

【术中注意要点】

(1)左三角韧带内往往有血管存在,切断后应做缝合结扎,结扎要牢靠,以免术后结扎线脱落发生出血。在分离结扎左三角韧带时,还应注意勿损伤胃贲门部。

(2)在处理左外叶门静脉支时,务必认清这些门静脉支的解剖关系,切不可将肝门横沟内的门静脉左干或门静脉矢状部结扎,否则可能引起左内叶的缺血坏死。如在处理过程中,不慎分破血管引起出血,不要急于用血管钳乱夹,以免误伤门静脉左干,可立即用手捏住肝十二指肠韧带,控制出血,吸净血液,认清解剖关系,再行止血。

(3)肝左静脉常与肝中静脉合干进入下腔静脉。为了避免损伤肝中静脉,应在肝左静脉汇入肝中静脉之前予以结扎。此外,肝静脉壁比较薄而易破,在处理肝左静脉时,万一发生破裂大出血,术者应立即用左手示指压住出血点,吸净血液,再用大弯圆针做深入肝组织的"8"字形缝合,即可止血。

(4)用镰状韧带或大网膜覆盖肝断面时,务必使覆盖物紧贴肝断面,以免术后覆盖物与肝断面之间遗留有死腔而引起血肿或感染等并发症。

(5)肝左外叶切除时,可以在肝门阻断下切肝,这样出血少,操作简便,时间短;但由于左外叶肝比较薄,解剖清楚,容易控制出血,也可以不用肝门阻断而直接切肝,效果亦满意。但初学者最好在肝门阻断下切肝,较为安全。

11.7.5.4 左半肝切除术

Left Hemihepatectomy

左半肝包括肝左外叶和左内叶(亦称肝的Ⅱ、Ⅲ和Ⅳ段),以正中裂为界。左半肝切除是将这两个肝叶一并切除。左半肝的界面标志是:膈面从下腔静脉到胆囊切迹的连线;脏面以胆囊左壁为界,达横沟上缘时转向左侧直至左纵沟,位于左外叶和尾状叶之间。凡病变侵及镰状韧带者,均需做左半肝切除。

【手术步骤】

(1)病人取平仰卧位。做左肋缘下斜切口,并根据手术需要将切口向右侧延长。进腹探查后,先切断肝圆韧带、镰状韧带、左冠状韧带、左三角韧带、肝胃韧带和一部分右冠状韧带,充分游离左半肝(图 1)。

(2)将左半肝向上翻起,切开肝十二指肠韧带,分离出肝左动脉,予以双重结扎后切断(图 2)。

(3)在肝门横沟左侧剪开 Glisson 鞘,分离出左肝管和左门静脉干,予以结扎(图 3、图 4)。

(4)将肝脏推向下方,显露第 2 肝门,在下腔静脉左壁切开肝包膜,用刀柄钝性分开肝实质,显露出肝中静脉和肝左静脉的根部及其分叉部。再用刀柄钝性分开肝左静脉,用动脉瘤针或弯血管钳穿过其底部肝实质,将肝左静脉结扎,暂不切断(图 5)。注意切不可将肝中静脉结扎。

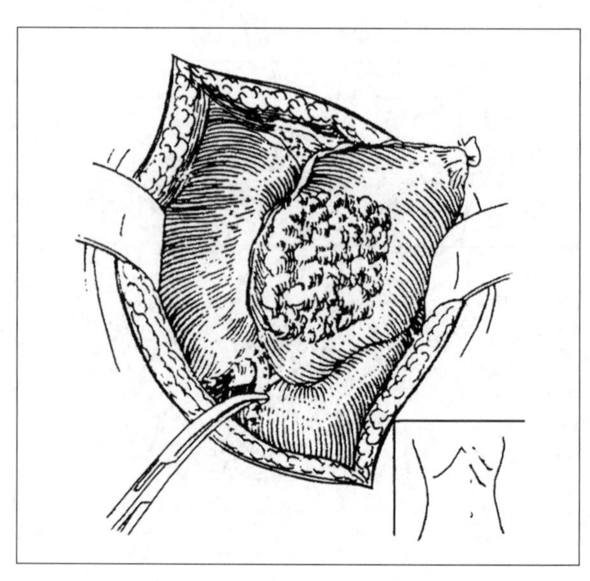

图 1

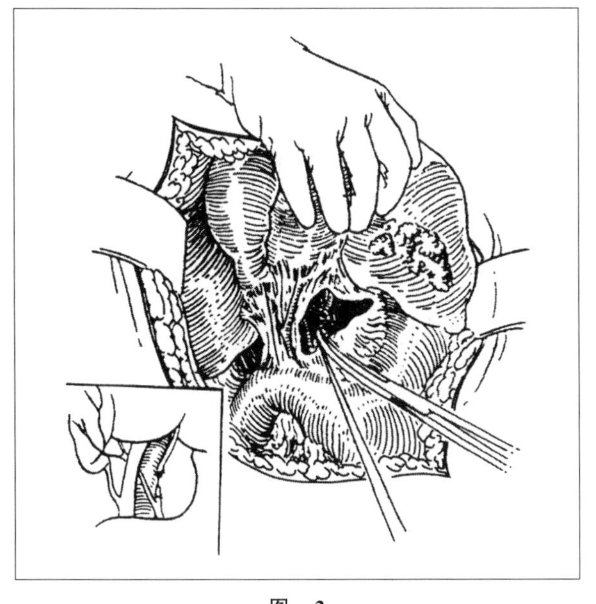
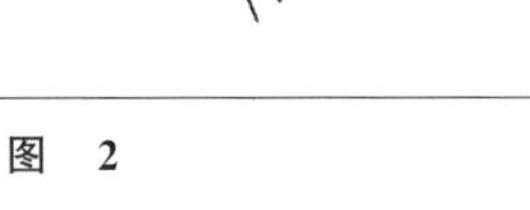

图 2

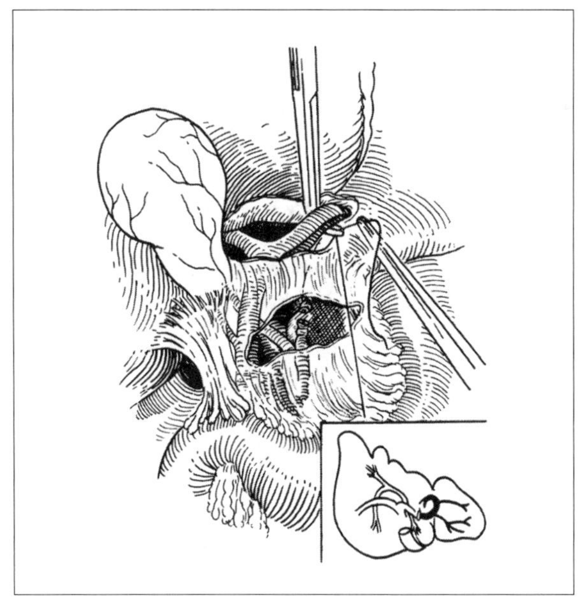

图 4

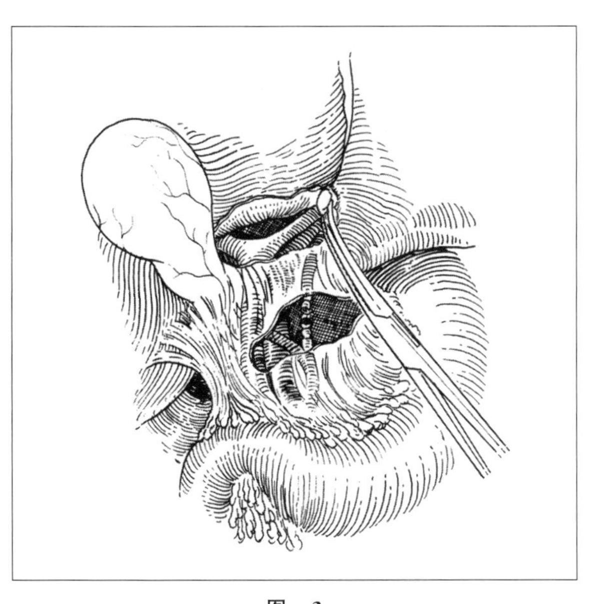

图 3

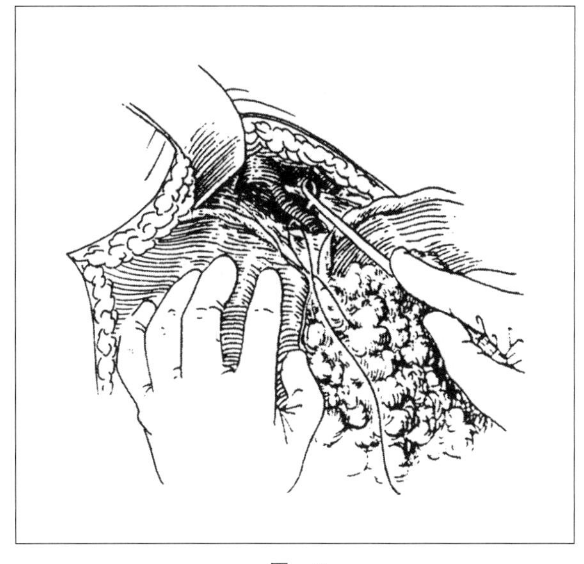

图 5

(5)左半肝所属的血管和胆管结扎后，左、右半肝之间可出现明显分界线，然后可沿此分界线切肝。如分界线不明显，也可直接沿正中裂左侧1cm处切开肝包膜，钝性分开肝实质，所遇管道均在肝内予以结扎、切断(图6)。

(6)将肝脏向上翻起，切开胆囊左侧的肝包膜和肝实质。分离时肝切面应斜向横沟左侧，到左纵沟与横沟交界处，将已结扎的左门静脉横部和左肝管用血管钳夹住后切断、结扎(图7)。

(7)再将已结扎的肝左静脉连同肝上缘部分肝组织用血管钳夹住切断、结扎(图8)，于是左半肝完全离断。

(8)左半肝切断并经仔细止血后，用温盐水冲洗手术创面及肝断面，检查确无出血及胆汁漏，用一片游离或带蒂大网膜覆盖肝切面，并用丝线缝合固定(图9)。

(9)左膈下放置一根双套管引流，必要时于小网膜孔处放置一根烟卷引流(图10)。另做戳洞创引出腹腔，妥善固定后，按层关腹。

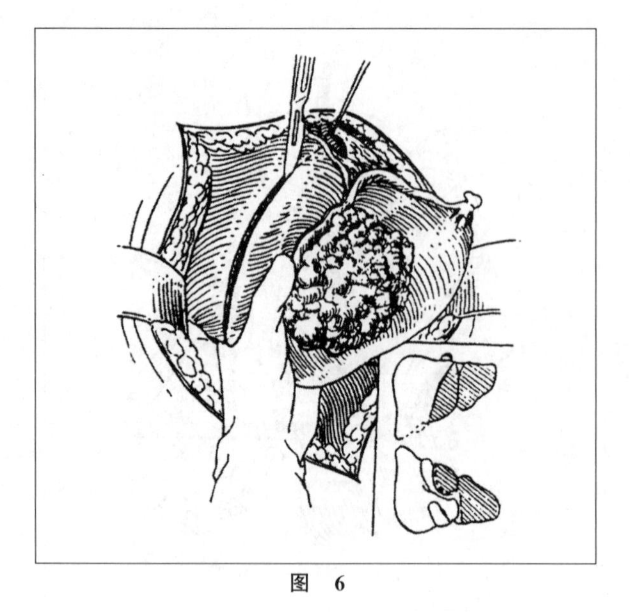

图 6

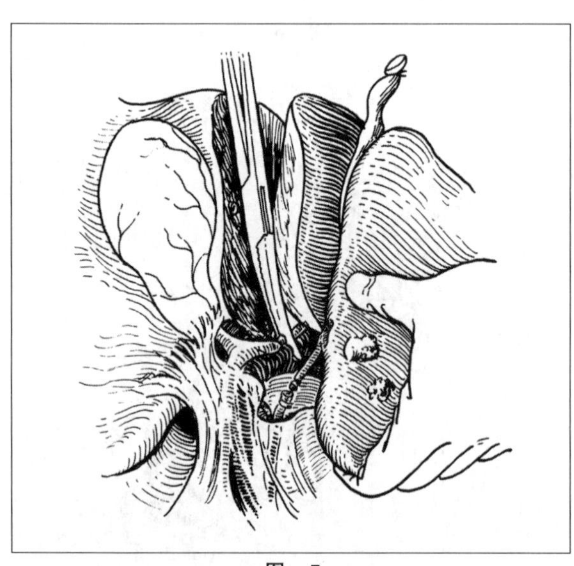

图 7

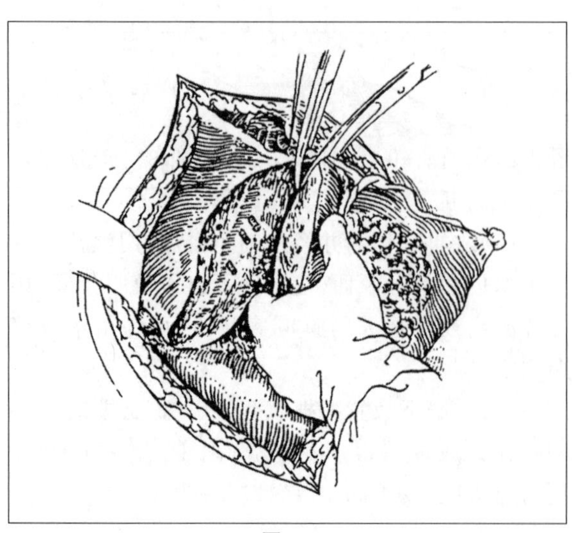

图 8

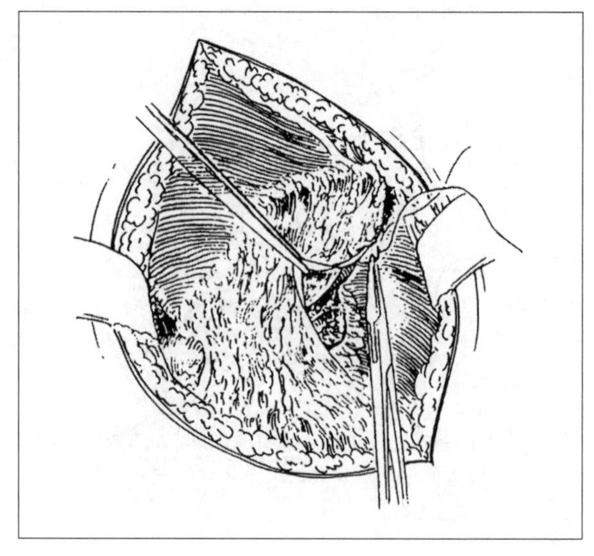

图 9

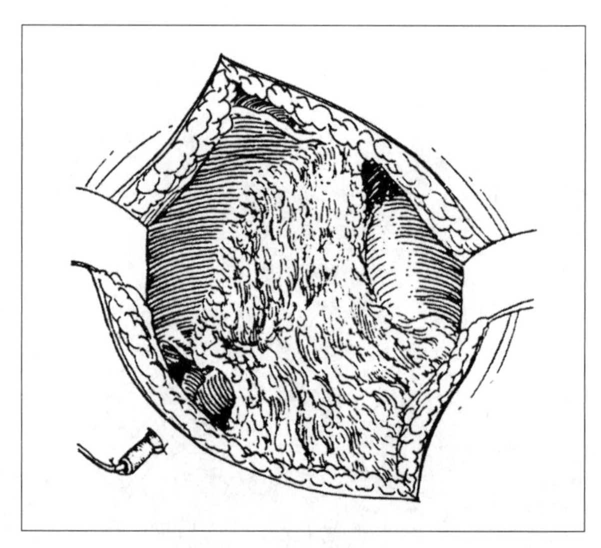

图 10

【术中注意要点】

(1)分离左肝管和左门静脉横部时,应尽量靠近左纵沟,即离门静脉分叉部越远越好,以免损伤起源于左门静脉横部的尾状叶左支或右前叶门静脉支(右前叶门静脉直接起源于门静脉主干或门静脉左干横部的约占 26.4%)。

(2)由于肝中静脉走在正中裂内,在分离肝实质时,尽量避免损伤肝中静脉。

(3)对左半肝的巨大肿瘤,或肝门处显露困难,或该处粘连严重者,结扎左半肝管道比较困难,此时也可先游离左半肝的所有韧带及周围组织,在常温下间歇阻断肝门切肝。方法是在肝门阻断后，即沿正中裂左侧 1cm 处切开肝包膜，钝性分离肝实质，各种管道在肝内逐一予以结扎、切断，直到左半肝完全切除。但在处理第 1 和第 2 肝门时，必须认清解剖关系，确定是进入或来自左半肝的血管和胆管后，方能予以结扎、切断。目前临床上多采用肝门阻断下做左半肝切除术，操作简便，出血少，手术时间短，效果好。此法要求术者熟悉肝内血管分布和熟练的操作技巧。

11.7.5.5 右半肝切除术

Right Hemihepatectomy

右半肝包括右前叶、右后叶和尾状叶右段，亦称肝的Ⅴ、Ⅵ、Ⅶ、Ⅷ段和尾状叶右段膈面以下腔静脉右壁和胆囊切迹之间的连线，脏面以下腔静脉右壁为界。右半肝切除就是将右前叶、右后叶和尾状叶右段切除。右半肝要比左半肝大，凡病变侵犯右前叶和右后叶者，均应做右半肝切除术。

【手术步骤】

(1)病人平仰卧位，右肩部、右腰部和右臀部各垫一砂枕，使身体向左侧倾斜 30°～45°，右上肢固定于头架上。在右肋缘下 2cm 处从剑突到右腋中线沿右肋缘下做斜切口。进腹探查腹腔及肝脏，确定做右半肝切除后，用腹腔悬吊拉钩牵开切口，右半肝和第 2 肝门可获得良好显露。

(2)分离切断肝圆韧带、镰状韧带、右冠状韧带、右三角韧带、肝结肠韧带和肝肾韧带(图 1)。

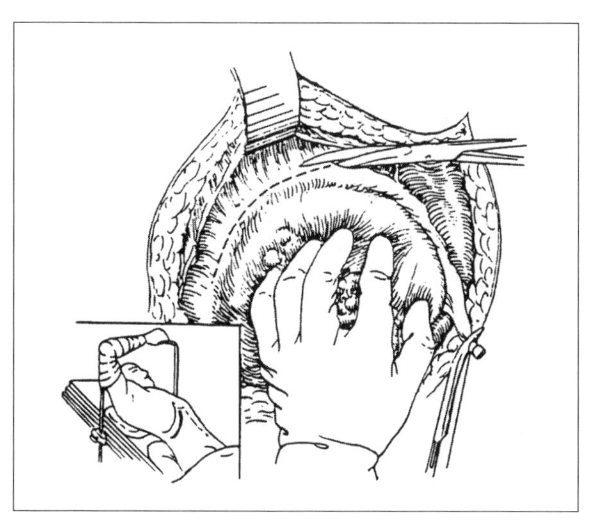

图 1

(3)同时钝性分开肝裸区直达下腔静脉(图 2)。分离肝肾韧带和肝裸区时，应注意勿损伤右肾上腺及其血管。

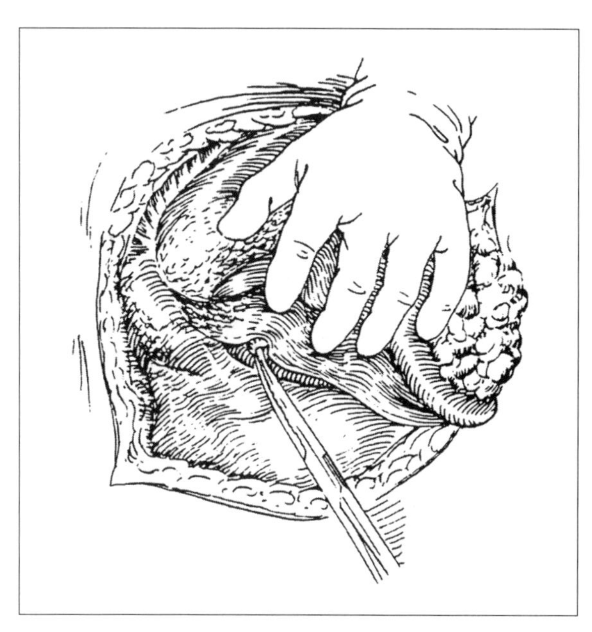

图 2

(4)右半肝游离后先切除胆囊以显露出肝门右切迹和右纵沟(图 3)。因为胆囊颈部覆盖住肝门右切迹，而该切迹又为门静脉右干、右肝管和肝右动脉所在部位，同时胆囊床也是肝门右纵沟所在部位。故右半肝切除前，须将胆囊切除，方能显露出肝门右切迹和右纵沟。

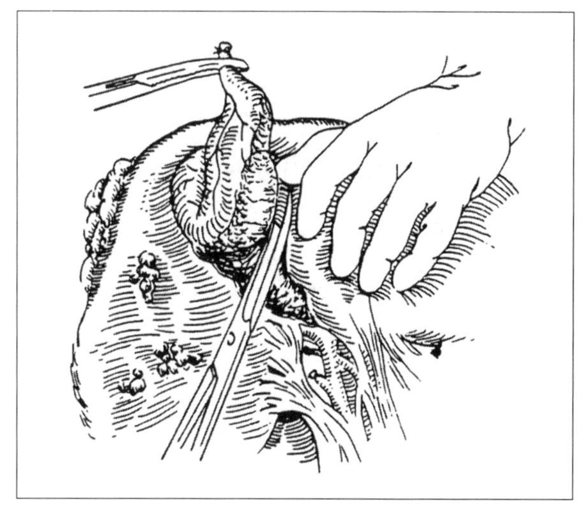

图 3

(5)用一乳胶管通过小网膜孔，扎住肝十二指肠韧带，在常温下阻断肝门血流，在肝脏暂时缺血下再切肝。在肝的膈面从下腔静脉右壁到胆囊切迹切开肝包膜(图 4)。

(6)钝性分开肝实质，所遇血管和胆道包括肝中静脉右侧属支均用血管钳夹住，切断、结扎(图 5)。但不要将肝中静脉主干结扎。

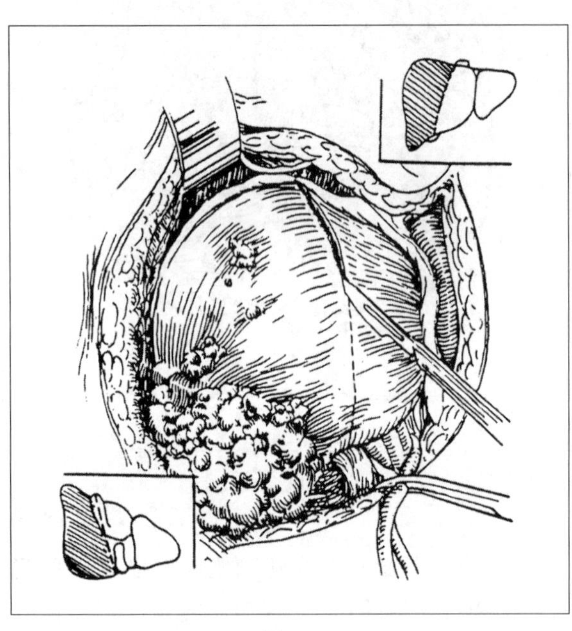

图 4

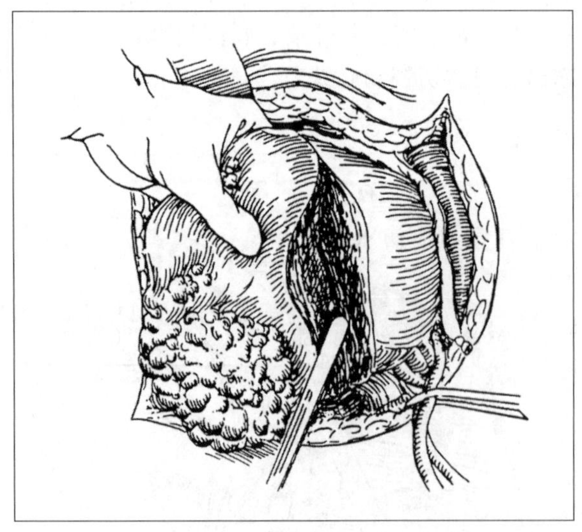

图 5

(7)将肝脏向上翻转，沿胆囊窝的右纵沟切开肝脏，钝性分开肝实质直达肝门右切迹，显露门静脉右干、右肝管和肝右动脉。用刀柄将肝组织向右侧轻轻推开约 2cm，然后用弯血管钳将这些管道连同肝组织一并夹住，切断、结扎(图 6)。

(8)将肝脏向下翻转，向上分离出肝右静脉，用血管钳穿过肝右静脉底部连同肝组织夹住，切断、结扎(图 7)。

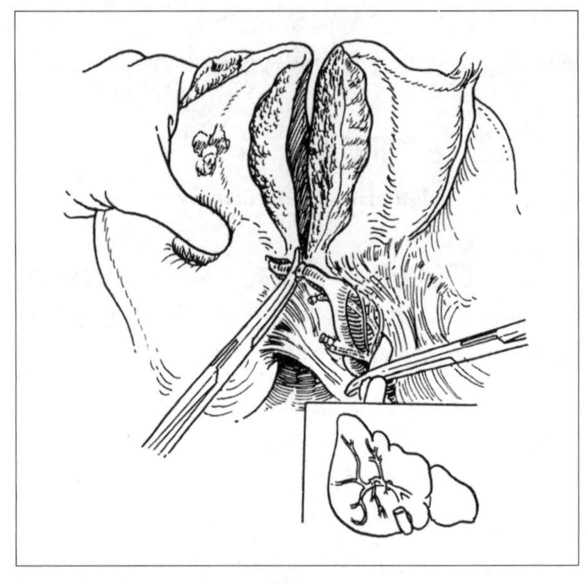

图 6

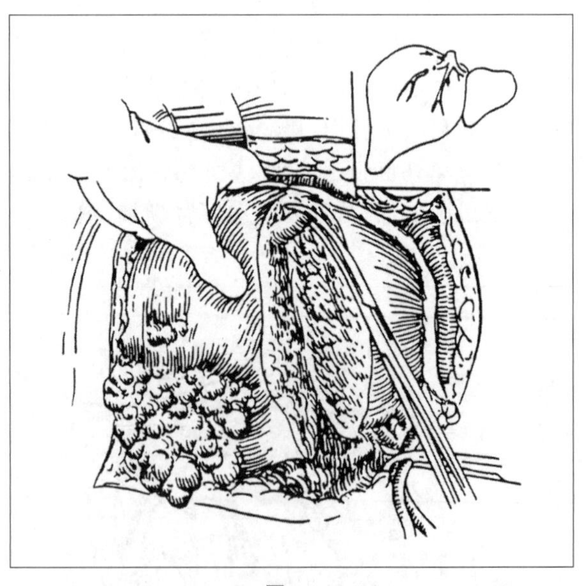

图 7

(9)处理肝短静脉时，术者可用左手示指保护好下腔静脉，在下腔静脉右壁，顺示指外侧自下而上用血管钳连同肝短静脉和肝组织一并夹住，切断、结扎(图 8)，但必须注意切不可损伤下腔静脉。

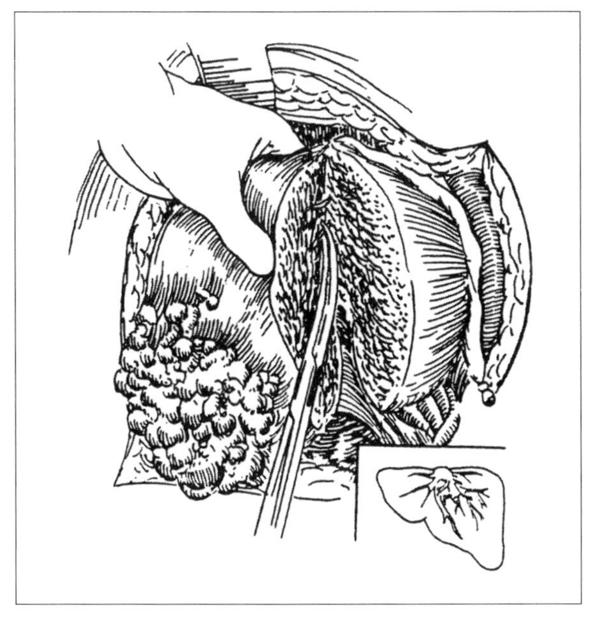

图 8

(10)最后将右后上缘肝静脉连同周围肝组织一并夹住,切断、结扎。至此,右半肝已完全离断(图 9)。

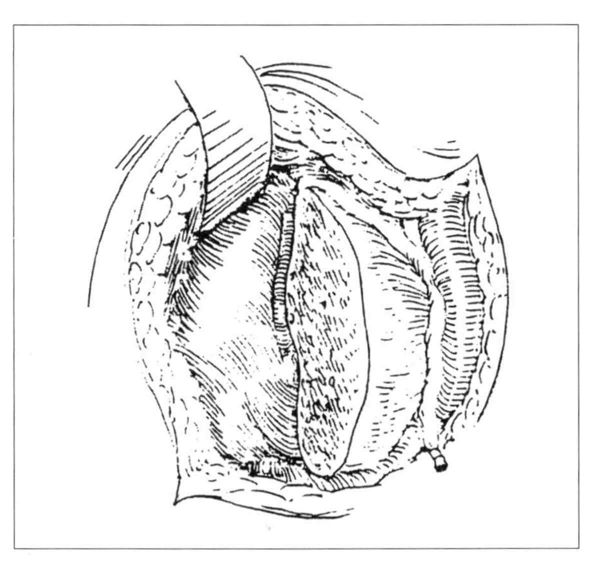

图 9

(11)右半肝切除后松去阻断肝门的乳胶管,用热盐水纱布垫压敷肝断面,彻底止血。检查无出血和胆汁外漏后,用温盐水冲洗肝切面和膈下创面,清除干净血块和积液。肝断面用一片游离或带蒂大网膜覆盖,并用丝线缝合固定。右膈下放置双套管引流,从右上腹另做戳洞引出,并妥善固定(图 10)。做胸腹联合切口者,右侧胸腔还要放置一根多孔硅胶管引流。

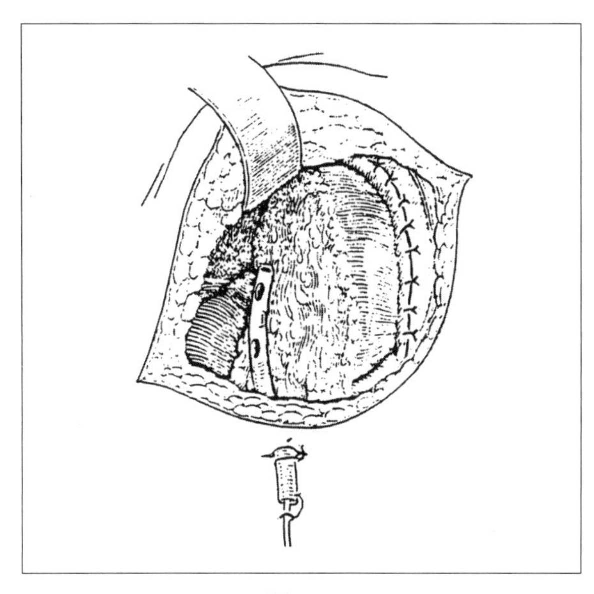

图 10

(12)将已切断的镰状韧带和肝圆韧带重新固定于原来位置上。以防术后发生肝下垂,引起上腹部不适。

【术中注意要点】

(1)分离右冠状韧带时,应紧靠肝面剪开,轻轻推开疏松组织,显露肝上的下腔静脉,此时应注意勿损伤下腔静脉和肝右静脉以及右后上缘静脉。因为这些血管位于膈顶部的右冠状韧带前、后叶之间。

(2)分离肝裸区时,须将右半肝轻轻向左上方翻转,以利显露肝裸区。同时应靠近肝面轻轻钝性分离,注意勿损伤下腔静脉和右肾上腺及其血管。

(3)在肝的下缘后面,常有一支比较粗大的右后侧肝静脉,分离时切不可将其损伤,应妥善将其分离、结扎、切断,以免引起大出血。

(4)右半肝切除时,应靠近正中裂右侧 0.5～1cm 处,以免损伤走行在正中裂中的肝中静脉。

(5)在分离和结扎肝右静脉时,应妥善结扎两道,以免滑脱。如肝右静脉损伤或结扎线滑脱而引起大出血时,可立即用左示指压住出血处,如开胸时,示指立即伸入胸内横膈后面,向前压住下腔静脉,拇指压住肝右静脉断端,即可止血。然后吸净血液，看清肝右静脉断裂处，用丝线缝扎。

(6)肝短静脉除右后侧肝静脉较粗大外，其余均很细小，数目多少不等，容易撕破，故不应在肝外逐个分离结扎。我们的经验是在切肝时，用血管钳连同肝短静脉和肝组织一并夹住后，切断结扎，比较安全。

(7)右半肝切除后，后腹壁的粗糙面应仔细止血，以免术后发生出血。

11.7.5.6 肝右三叶切除术

Extended Right Hepatectomy

肝右三叶切除术是将右半肝和肝左内叶全部切除，又称右侧极量肝切除术或右肝大部切除术。(含肝的Ⅳ、Ⅴ、Ⅵ、Ⅶ、Ⅷ段)。切除右三叶肝必须是左外叶肝有代偿增大或有足以维持正常的肝功能，否则术后容易发生肝功能衰竭等严重并发症。特别对合并严重肝硬化而左外叶又无代偿性增大者，更不宜做肝右三叶切除术。只对病变累及右半肝和左内叶肝且无明显肝硬化，而肝左外叶有代偿性增大、肝功能正常者，才可考虑做肝右三叶切除。

【手术步骤】

(1)病人体位同右半肝切除。先做右肋缘下斜切口加腹腔悬吊拉钩，牵开切口，大多数可获得良好显露。如手术有困难时，可做右侧胸腹联合切口。切除右三叶肝应沿镰状韧带右侧 1cm 处和下腔静脉右壁之间切肝，脏面从左纵沟的右侧转向肝门横沟上缘经肝门右切迹达下腔静脉右壁(图 1)。

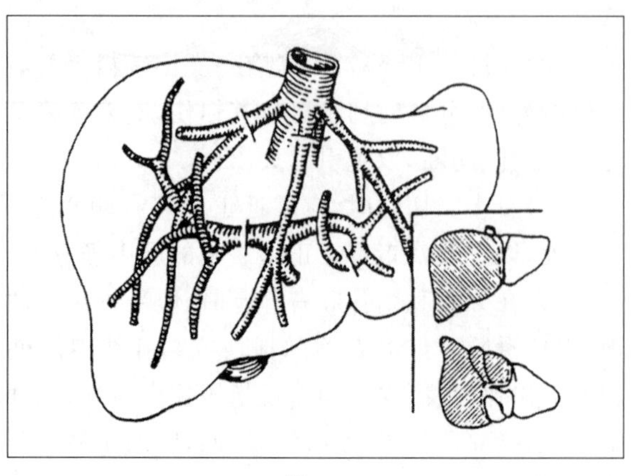

图 1

(2)先按右半肝切除方法充分游离右侧肝脏，切除胆囊，在阻断肝门下切肝(图 2)

(3)从下腔静脉右壁至镰状韧带右侧切开肝包膜，钝性分离肝实质，肝内的血管和胆管逐一结扎、切断(图 3)。

(4)将右侧肝脏向上翻转，沿左纵沟右侧和肝门横沟上缘切开肝包膜，分开肝实质，显露左门静脉干矢状部和囊部。此时尽量向左内叶侧推开肝实质，显露左内叶的门静脉支、肝管和动脉支，予以结扎、切断(图 4)。注意不要损伤左门静脉干的横部、矢状部和囊部以及左外叶的肝胆管和动脉支。

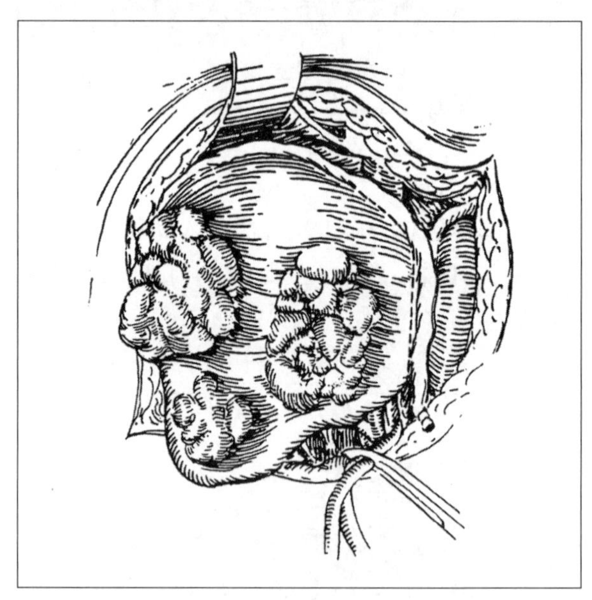

图 2

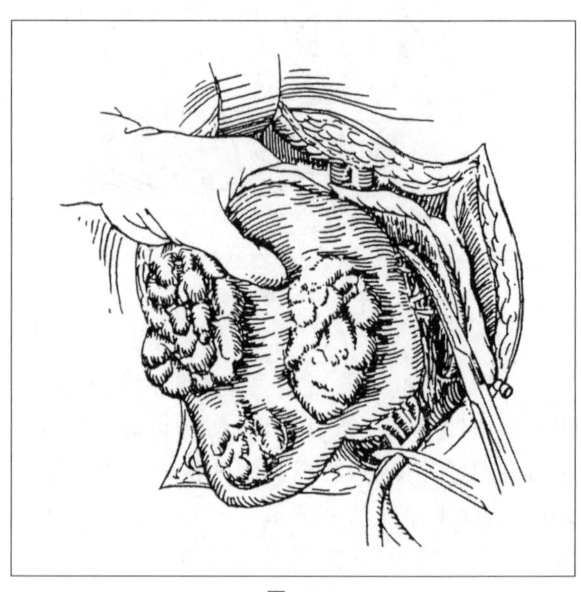

图 3

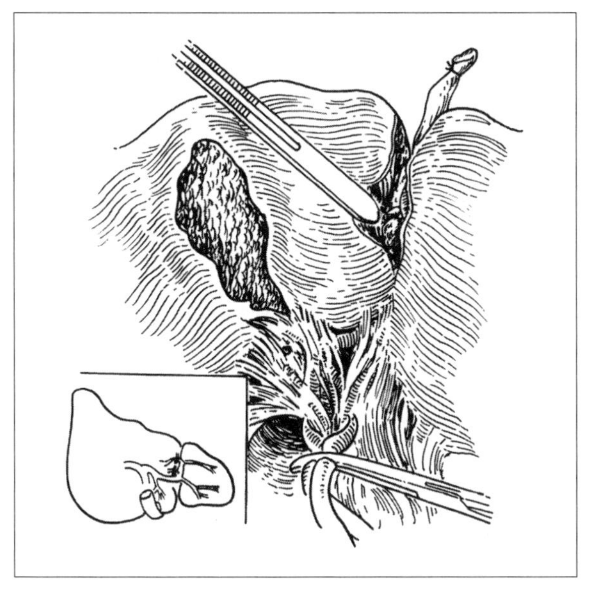

图 4

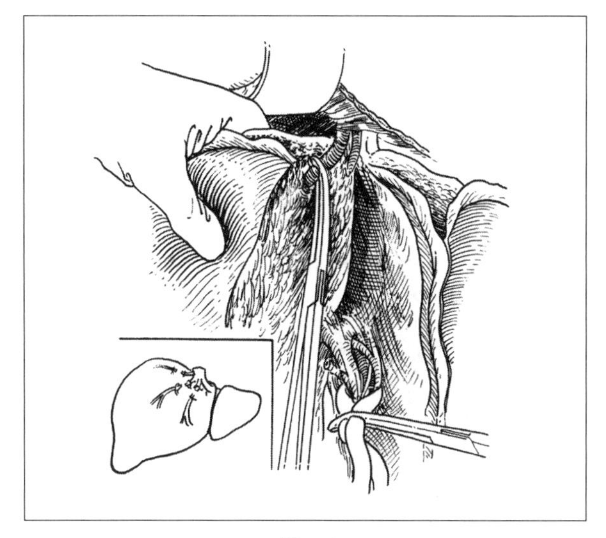

图 6

(5)沿肝门横沟上缘分开肝实质，在肝门右切迹处尽量将肝组织向右侧推开，充分显露右门静脉干、右肝管和肝右动脉，并将其结扎、切断(图5)。

(6)向上分出肝右和肝中静脉，在肝实质内予结扎、切断(图6)。右后上缘肝静脉连同肝组织一并结扎、切断。肝切面应尽量斜向下腔静脉右壁，肝短静脉的处理同右半肝切除术(图7)。

(7)右三叶切除后，松去肝门阻断管，肝断面彻底止血(图8)。

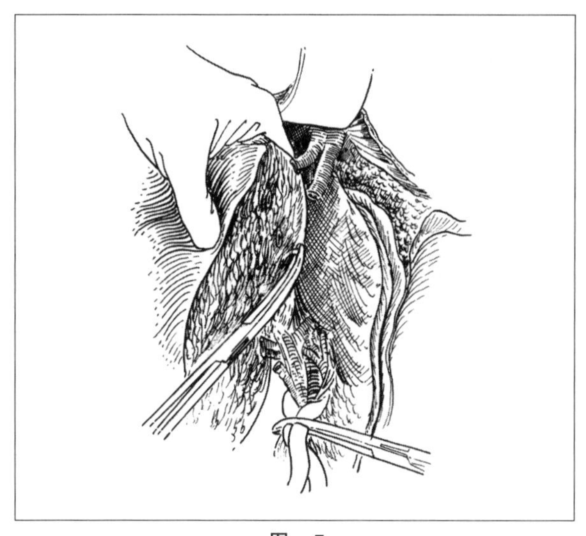

图 7

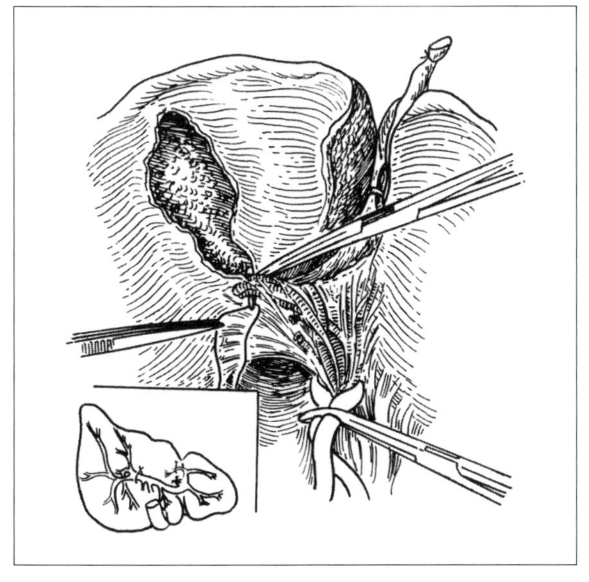

图 5

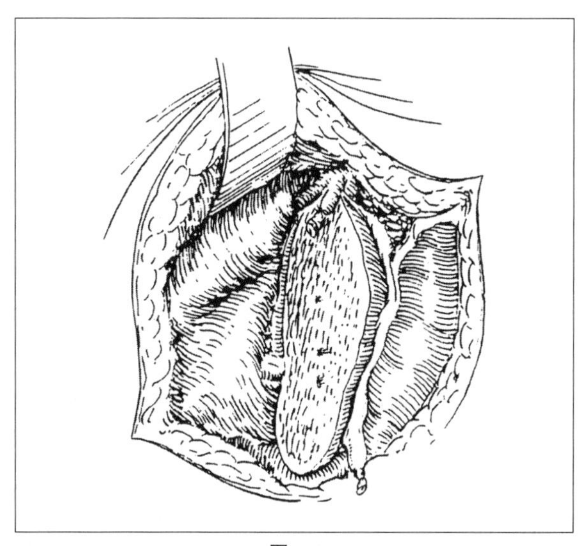

图 8

(8)检查无出血和胆汁外漏后,用一片游离或带蒂大网膜覆盖断面,并用丝线固定(图 9)。

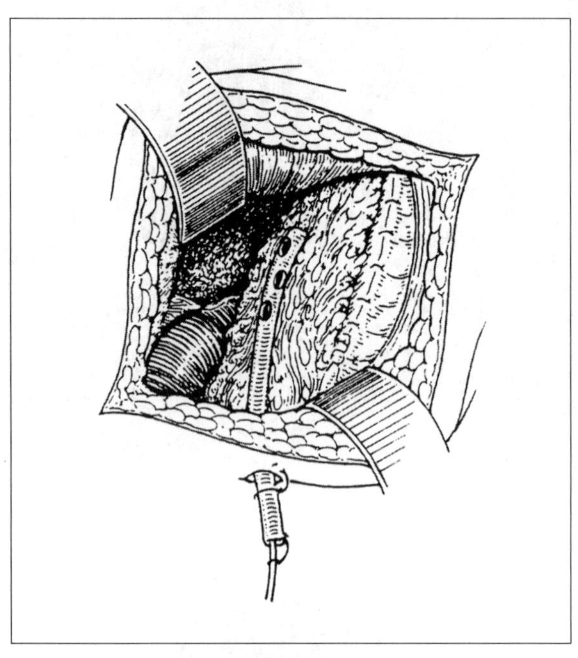

图 9

(9)镰状韧带和肝圆韧带重新固定于原来位置上,右膈下放置一根双套管引流,引流管从右上腹另做戳孔引出,并妥善固定。如开胸者,应于右胸腔放置一根引流管。

【术中注意要点】

(1)在分离左内叶的管道时,应特别注意解剖关系,切不可将左门静脉的横部、矢状部或囊部结扎,否则会导致左外叶坏死。一般可在左门静脉的横部上缘及矢状部和囊部内侧缘分开肝组织,确定属左内叶静脉支后,才能予以结扎。同时还应特别注意左肝管的走向,只能结扎左内叶肝胆管,切不可损伤左外叶肝胆管。

(2)处理右半肝门静脉支和肝胆管时,应远离门静脉和肝总管分叉部的左侧,避免损伤左门静脉干和左肝管。

(3)处理肝中静脉时,应注意不可损伤肝左静脉。结扎肝中静脉前应认清肝左、中静脉合干部位,然后将肝中静脉分出一段,远离肝左静脉处结扎之,这样才不致损伤肝左静脉。

(4)肝中静脉壁比较薄,分离时容易撕破。为了避免撕破后发生大出血和空气栓塞,可在肝实质内显露该静脉后用弯针穿过静脉底部的肝组织,连同肝组织缝合结扎。

(5)右三叶切除的肝切面应从肝的膈面斜向左侧脏面达下腔静脉右壁。

11.7.5.7 中肝叶切除术

Middle Lobe Hepatectomy

中肝叶是左内叶和右前叶的总称(含肝的Ⅳ、Ⅴ、Ⅷ段),将这两个肝叶切除称中肝叶切除术,它适用于中肝叶的肿瘤或胆囊癌合并肝转移者。中肝叶的左界为左叶间裂,右界为右叶间裂。它的脏面为肝门所在部位,膈顶部为肝静脉进入下腔静脉处。中肝叶的背面紧贴下腔静脉。中肝叶的血液供应来自左、右门静脉干的左内叶支和右前叶支,以及来自肝左、肝右动脉的左内叶动脉和右前叶动脉。有少数病例,门静脉右前叶支源出于门静脉左干的横部,且存在肝中动脉。它的胆汁引流是经过左内叶肝管和右前叶肝管分别汇入左、右肝管。它的血液回流是经过居于正中裂的肝中静脉入下腔静脉(图 11-7-8)。

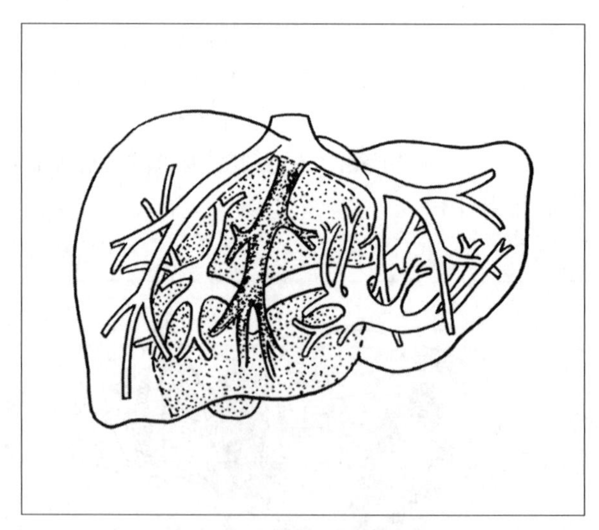

图 11-7-8 中肝叶切除范围

【手术步骤】

(1)病人取平卧位,做上腹部“人”字形切口,进腹探查腹腔及肝脏,确定做中肝叶切除后,切断肝圆韧带、镰状韧带、右冠状韧带、右三角韧带、肝结肠韧带和肝肾韧带,钝性推开肝裸区直达下腔静脉,充分游离右侧肝脏(图 1)。

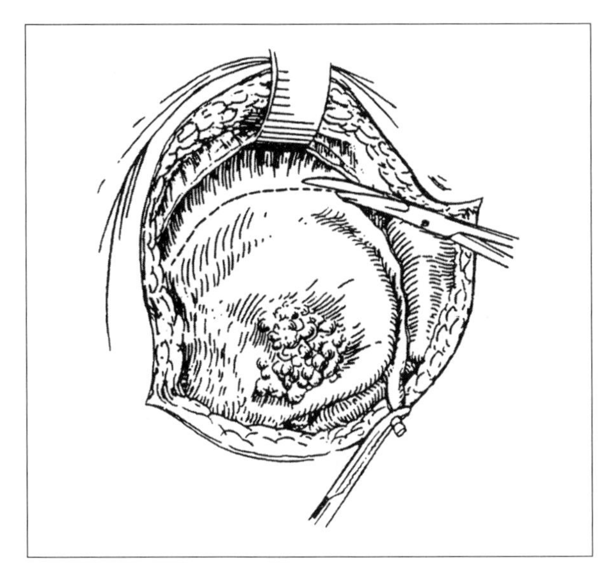

图 1

(2)在肝顶部第2肝门处，充分显露下腔静脉和肝中静脉，沿肝中静脉走向切开肝实质，离肝表面2～3cm处即可见到肝中静脉主干，在肝内予以结扎(图2)。这样既不会撕破肝中静脉，也不会损伤下腔静脉，更不会因肝中与肝左静脉合干而损伤肝左静脉。如肿瘤大，不易处理肝中静脉时，也可在切肝的最后阶段予以结扎、切断。

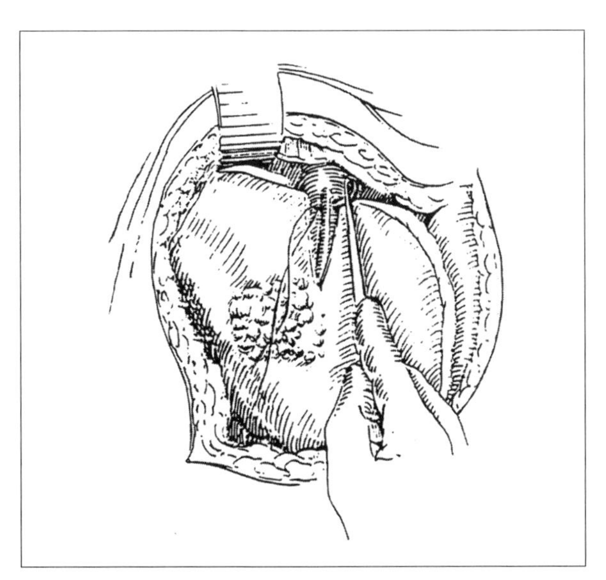

图 2

(3)肝中静脉结扎后，即切除胆囊，显露右切迹，在右切迹处切开Glisson鞘，推开肝实质，显露右前叶的门静脉支、胆管和动脉支，确认无误后，予以结扎、切断，注意不可损伤门静脉右干、右肝管和肝右动脉。

(4)用一根乳胶管将肝十二指肠韧带阻断，在胆总管左侧分离出肝左动脉，在它的行径上靠近左纵沟处即可找到左内叶动脉，予以结扎、切断。再沿肝门横沟到左纵沟切开肝包膜，在左肝管及门静脉左干的上缘推开肝组织，于门静脉左干矢状部和囊部内侧分离出左内叶门静脉支和胆管，予以结扎、切断(图3)。

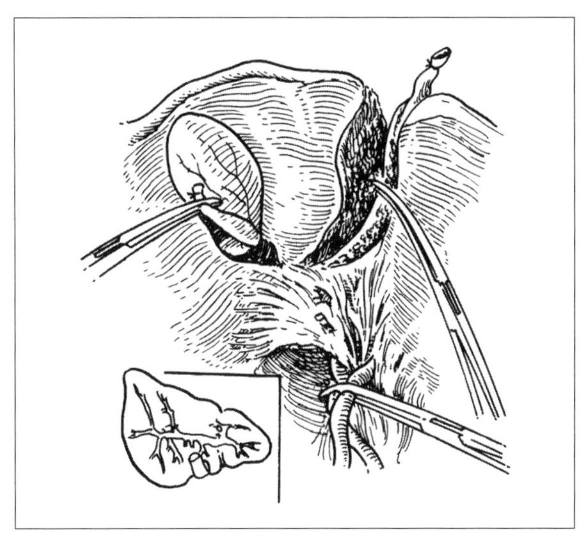

图 3

(5)沿右叶间裂和左叶间裂的膈面标界处切开肝包膜，钝性分开肝实质，肝内的小血管和胆管逐个结扎、切断(图4)。在分离肝实质时，应避免

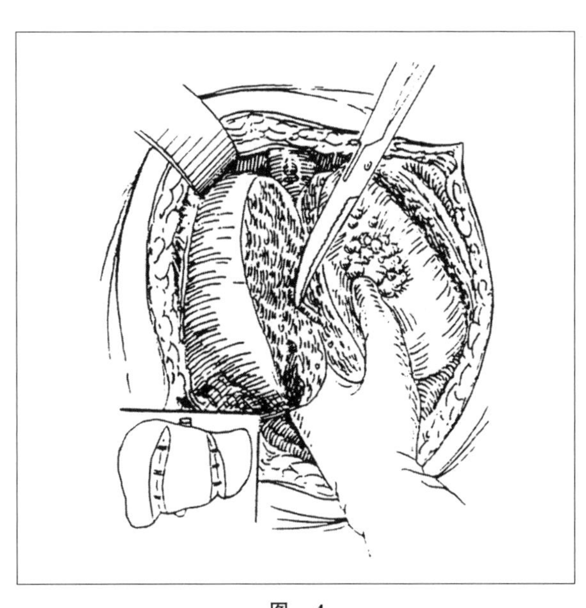

图 4

损伤肝左、右静脉以及左外叶和右后叶的血管和胆管。当分离到后面肝实质时，应注意下腔静脉，将下腔静脉前壁的肝短静脉结扎、切断。

(6)最后切断肝中静脉，将中肝叶连同胆囊整块取下(图 5)。

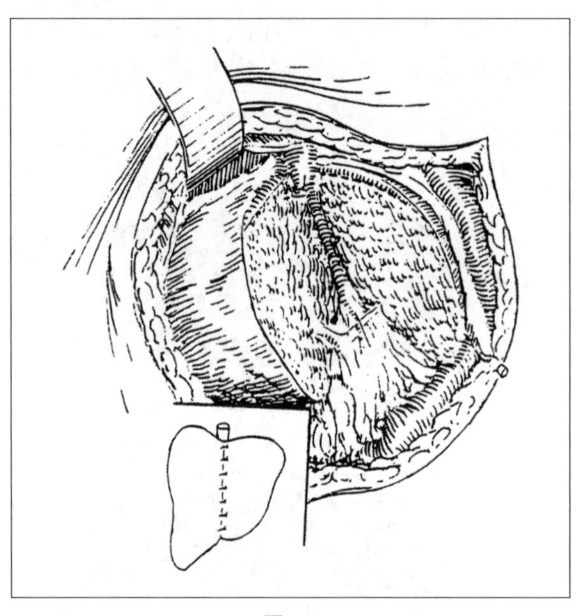

图 5

(7)肝断面彻底止血和冲洗后，用一片游离大网膜覆盖两个肝断面和下腔静脉，并用丝线缝合固定。如左外叶与右后叶能够对拢，也可以将其靠拢对合，并缝合固定。

(8)于小网膜孔处放置一根双套管引流，从上腹另做戳孔引出，并妥善固定。腹部切口按层对拢逢合。

如肝门部有粘连或肿瘤大而在肝门区处理血管和胆管有困难时，可先游离肝脏，采用常温下间歇阻断肝门法切肝，所有中肝叶的管道均在肝内处理。但切肝时应熟悉中肝叶的解剖和血管分布，遇主要大血管和胆管时，必须向中肝叶内分离出 1～2cm，确认是走向或来自中肝叶者，才能予以切断、结扎。目前临床上多采用此法做中肝叶切除。

【术中注意要点】

(1)中肝叶处于肝脏的中央部分，第 1 肝门的门静脉主干和胆总管、第 2 肝门的肝静脉以及背侧的下腔静脉均与它紧密相连。因此，在中肝叶切除时，必须熟悉解剖关系，注意勿损伤主要血管和胆管。

(2)中肝叶的左侧肝切面，应当在左叶间裂和左纵沟右侧 1cm 处切开肝组织，这样做不会损伤肝左静脉的叶间支和左门静脉干的矢状部和囊部。如肝左静脉的叶间支损伤出血，可将其结扎，但门静脉左干的矢状部或囊部切不可将其结扎，只能将其修补，以保证左外叶的供血。

(3)中肝叶的右侧切面，应在右叶间裂的左侧 1cm 处切开肝组织，这样可以避开肝右静脉的主干。分离肝门右切迹时，只能将右前叶的管道结扎，切不可损伤右后叶的门静脉支、动脉支和胆管。

(4)在处理第 1 肝门时，应在横沟上缘 Glisson 鞘外切开肝包膜，推开肝组织，避免损伤门静脉左、右干和左、右肝管。当显露出下腔静脉时，应细心地沿下腔静脉前壁分开肝组织，所遇小血管均予结扎、切断。待到第 2 肝门处，将肝中静脉结扎、切断。此时，应注意不要损伤肝左和肝右静脉。

(5)中肝叶切除时，其两侧切面应从肝的膈面斜向下腔静脉，于下腔静脉前壁会师，使整个标本呈一楔形，即膈面宽、脏面窄。

11.7.5.8 肝左三叶切除术

Extended Left Hepatectomy

左三叶包括左半肝和右前叶(亦称肝的Ⅱ、Ⅲ、Ⅳ、Ⅴ、Ⅷ段)，膈面以右叶间裂为界，脏面以肝门右切迹右端延伸至右肝下缘，向左沿肝门横沟上缘至左纵沟。左三叶切除术就是将左半肝和右前叶全部切除，又称左侧肝极量切除术。凡病变位于左半脏区侵犯部分右前叶者，可做左三叶切除术，但左三叶的切除术必须是右后叶有足够维持正常的肝功能，若合并严重肝硬化者，不宜做左三叶切除术。

【手术步骤】

(1)病人取平仰卧位，做上腹部“人”字形切口。进腹探查确定做左三叶切除后，可用腹腔悬吊拉钩牵开切口，以利手术野显露。切断肝圆韧带，镰状韧带，左、右冠状韧带，左、右三角韧带，肝胃韧带，肝结肠和肝肾韧带，充分游离肝脏(图 1)。

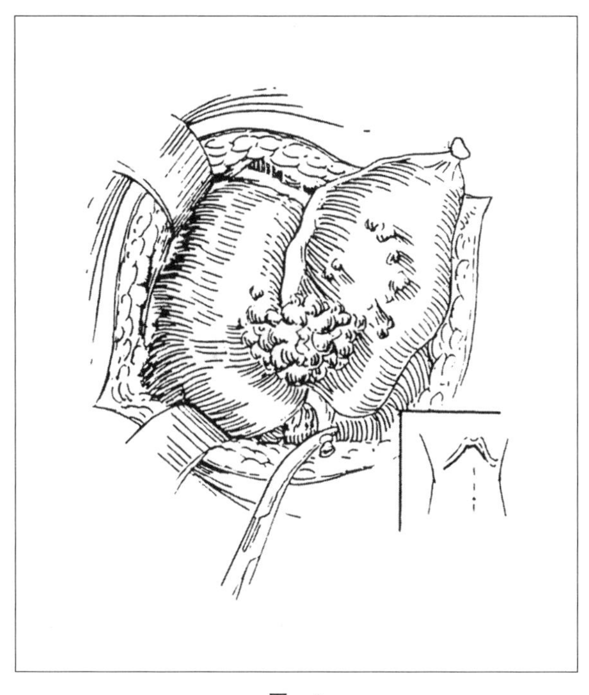

图 1

(2)切除胆囊,显露肝门右切迹(图 2)。

(3)用乳胶管阻断肝十二指肠韧带,控制肝脏血流后,立即沿右叶间裂左侧 1cm 处切开肝包膜(图 3),即在膈顶部绕过第 2 肝门达下腔静脉左壁,钝性分开肝实质,肝切面应斜向左后方达下腔静脉左壁。注意不可损伤肝右静脉,只能将肝右静脉的左侧属支结扎、切断。

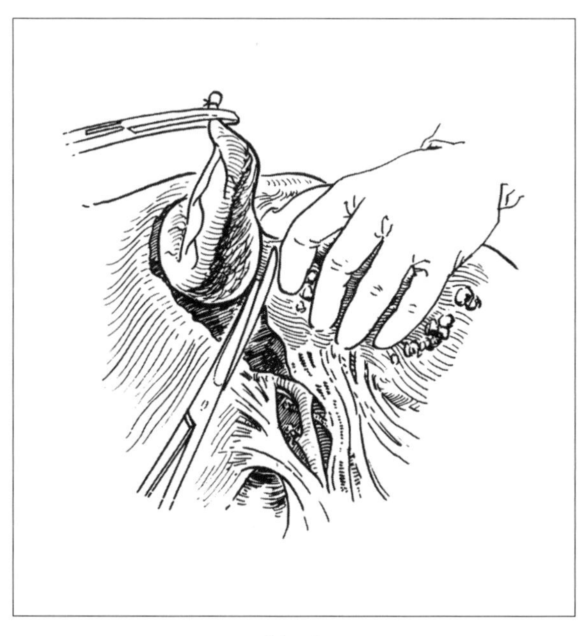

图 2

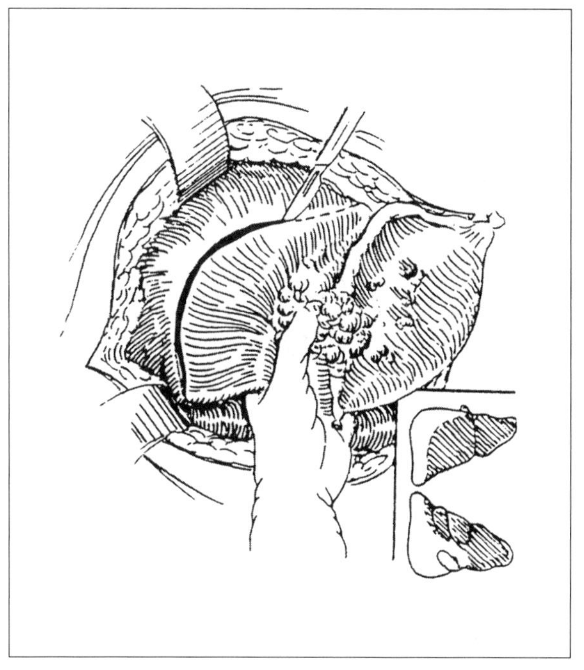

图 3

(4)将肝脏轻轻向上翻转,自右肝下缘斜向肝门右切迹切开肝组织,在右门静脉干、右肝管和肝右动脉上方的肝实质内将右前叶的门静脉支、胆管和动脉支结扎、切断(图 4)。

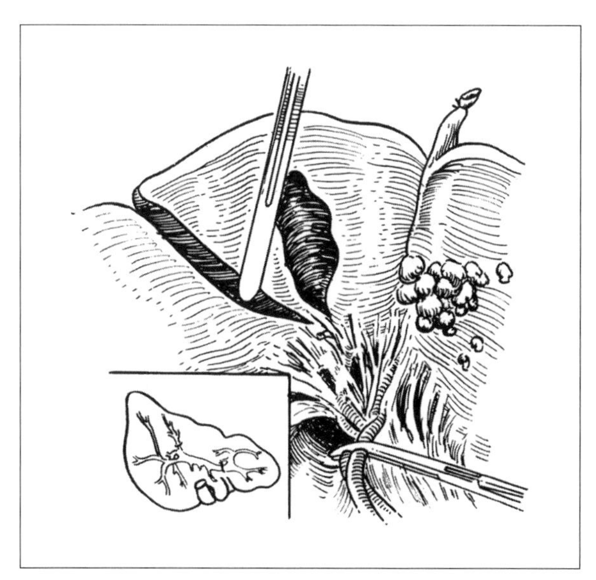

图 4

(5)再沿肝门横沟上缘到左纵沟切开肝包膜,推开肝实质,在横沟与左纵沟交界处将左门静脉干、左肝管和肝左动脉结扎、切断(图 5)。

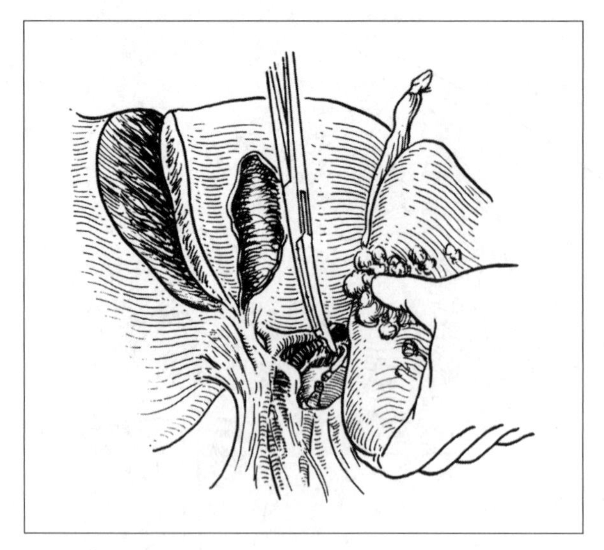

图 5

(6)将左三叶肝轻轻提起,沿下腔静脉前壁钝性分开肝组织,所有管道均予结扎、切断。此时应特别注意勿损伤下腔静脉。达第2肝门时,用血管钳将肝中和肝左静脉连同肝组织分别夹住,切断、结扎(图6)。注意切不可损伤下腔静脉和肝右静脉。肝静脉均用丝线结扎两道,以免滑脱后发生致命大出血。

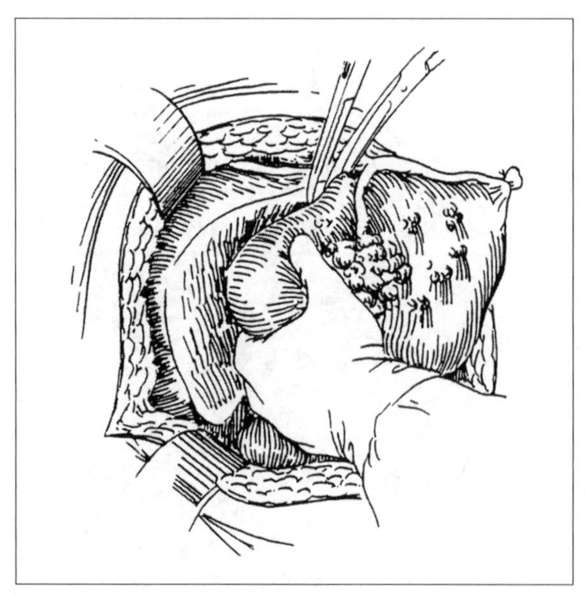

图 6

(7)左三叶切除后,松开肝门阻断管,肝断面的出面点和胆汁外漏处均用丝线做"8"字形缝合结扎。

(8)检查无出血和胆汁外漏后,用一片游离大网膜覆盖肝断面,并用丝线缝合固定数针。左膈下放置一根双套管引流,从原切口或另做戳孔引出腹腔(图7)。

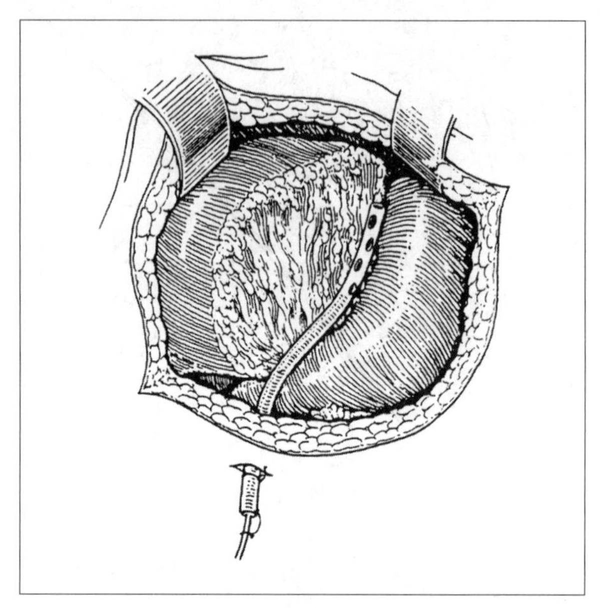

图 7

【术中注意要点】

(1)左三叶切除必须保留肝右静脉、右后叶门静脉、动脉和右后叶肝管,否则会影响右后叶的血液循环和胆汁引流,造成严重后果。

(2)在分离肝门区时,应当在肝门横沟上缘Glisson鞘外和下腔静脉壁前方进行,以免损伤门静脉和肝总管的分叉部以及下腔静脉。

(3)左三叶切除在膈面是沿右叶间裂偏向左侧切开肝组织,但右叶间裂在肝表面无明显标志。确定的方法是先在肝门右切迹向右延长线与右肝下缘交叉点作为肝下缘的标点。从这一点向上达第2肝门下腔静脉左壁的连线作为肝膈面的切线,这样既容易掌握肝的切面,又可避开肝右静脉主干,不致损伤肝右静脉。

(4)一般左三叶切除不包括尾状叶。

11.7.5.9 右后叶肝切除术

Right Posterior Lobe Hepatectomy

右后叶位于右叶间裂的右侧,分上下两段,亦称肝的Ⅵ和Ⅶ段。如肿瘤局限于右后叶者可做右后叶肝切除术。

【手术步骤】

(1)病人取左侧卧位,右肩部、右腰部及右臀部各垫一砂垫,使病人身体向左侧倾斜 45°,右上肢固定于头架上。做右肋缘下从剑突到右腋中线的斜切口,用腹腔悬吊拉钩牵开切口,手术野显露良好。如处理肝第Ⅶ段有困难时,也可做右侧胸腹联合切口。

(2)切断右三角韧带、右冠状韧带、肝结肠韧带和肝肾韧带,钝性分开肝裸区直达下腔静脉右壁,使右半肝完全游离。

(3)用一根乳胶管缩紧肝十二指肠韧带,控制肝血流后,立即沿右叶间裂部位切开肝包膜,分开肝实质,将通向右后叶的血管和胆管一一结扎、切断。如此操作逐步深入,并斜向下腔静脉,在近下腔静脉右侧时,用血管钳将肝组织连同肝短静脉一并夹住,切断、结扎(图 1)。此时应注意避免损伤下腔静脉。肝右静脉可依据具体情况只结扎、切断其右侧属支或将肝右静脉切断、结扎。

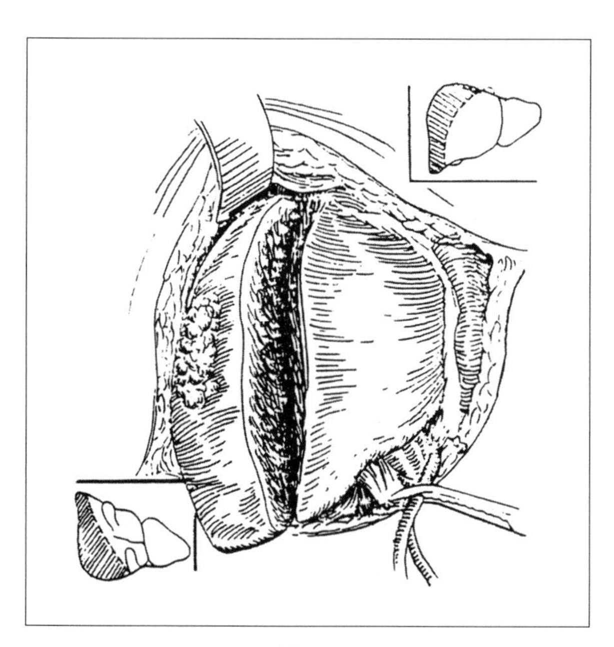

图 1

(4)右后叶完全离断后,松开肝门阻断管,使肝脏恢复血流。肝断面经完全止血后,用温盐水冲洗肝断面和右膈下区,吸净血块和冲洗液,检查确无出血点和胆汁外漏,用一片游离或带蒂大网膜覆盖肝切面,并以丝线缝合固定(图 2),或将肝切面对拢缝合。右膈下放置一根双套管引流,另做戳孔引出腹腔,并妥善固定。

(5)按层关腹。如开胸者,胸腔内放置一根多孔引流管(图 2)。

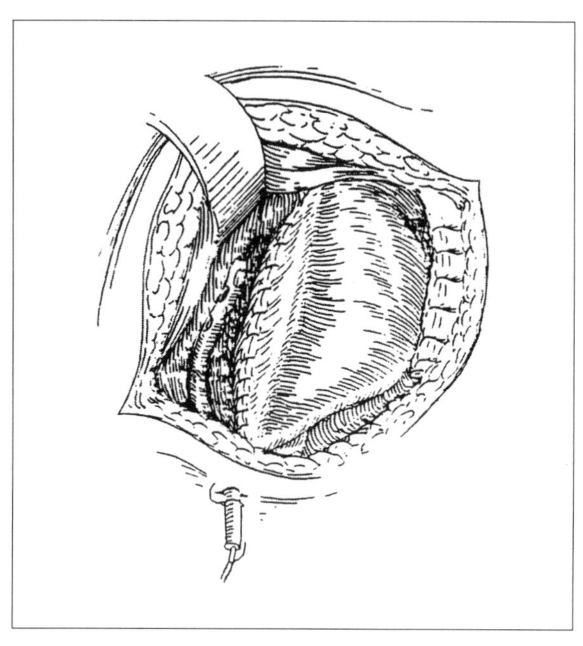

图 2

【术中注意要点】

(1)右后叶膈面小脏面大,右叶间裂的平面与水平面交成 30°~50°,角的开口向右侧。因此,右后叶切除时,肝切面也应从膈面斜向内侧达下腔静脉。

(2)右后叶也是肝肿瘤好发部位,特别是第Ⅶ段靠近下腔静脉,此部位切除时尤应谨慎小心,以免损伤下腔静脉或肝右静脉。

(3)右后叶肿瘤往往与横膈有粘连,在分离粘连和肝裸区时,注意勿撕破横膈(此处横膈很薄),易发生气胸。如撕破横膈,应立即缝闭。

(4)右后叶肿瘤切除后,如肝切口呈唇形,可将肝切口对拢间断缝合。

11.7.5.10 肝尾叶切除术(Ⅰ段切除术)

Caudate Lobectomy of the Liver

肝尾叶因其特殊的解剖位置及结构,使涉及此叶的手术难度高、风险大,是肝脏外科的难点。

【肝尾叶的外科解剖】

肝尾叶位于第1肝门与下腔静脉(IVC)之间,左侧为静脉韧带,右侧与肝右后叶相连,头侧与中肝静脉毗邻。尾状叶可分为左尾叶与右尾叶,前者又称Spigel叶(SL),后者又可分为尾状突(caudate process,CP)和腔静脉旁部(paracaval portion,PP)。SL位于IVC左侧缘,为小网膜所覆盖;CP位于门静脉主干、门静脉右支和IVC之间向肝脏面突出,其右缘与肝右后叶相融合,CP和SL之间以静脉韧带和Glisson鞘右后支为分界标志;PP则尾叶的剩余部分,位于IVC之前,紧临中肝静脉和右肝静脉平面下方,并向头侧延伸至肝静脉主干根部(图11-7-9,图11-7-10)。

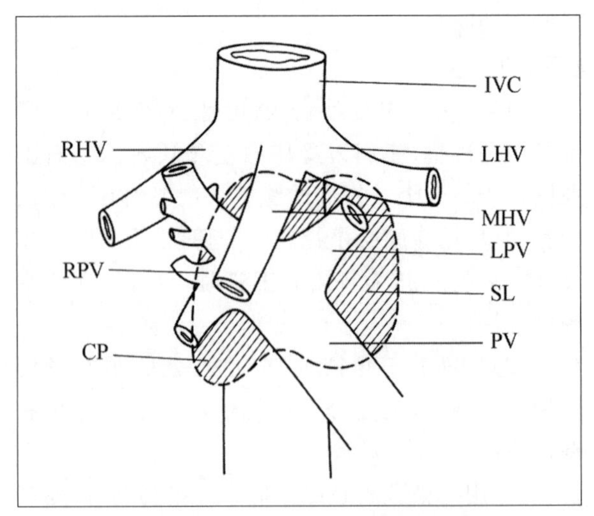

图11-7-9 尾叶与肝内血管的关系

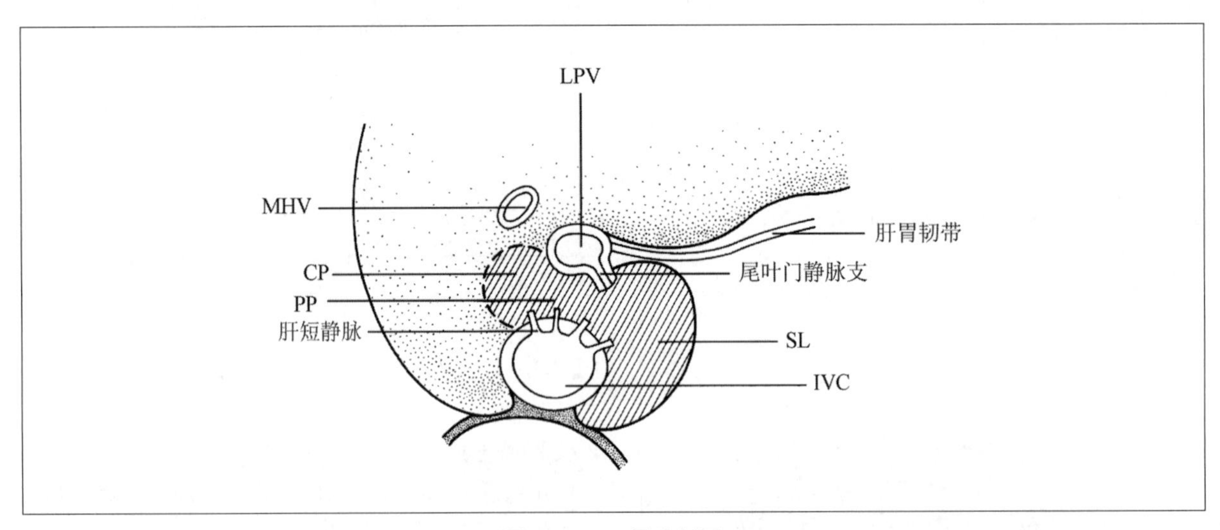

图11-7-10 尾叶剖面

尾叶的动脉由两支组成,一支来自右后叶动脉,供应CP和PP,另一支来自左肝动脉,供应SL。尾叶的门静脉分别从门静脉左、右干分出,从门静脉左干横部近端发出数支小的分支至SL,称尾叶左段支,通常为1～3支,少数可达4～5支。从门静脉右干近侧发出1～3支小分支分布于CP和PP称尾叶右段支,约有半数标本右段支很细,仅供给CP,而尾叶主要由较粗大的左段支供应。少数右段支来自右后叶门静脉。

左尾叶胆管引流至左肝管,右尾状叶胆管引流至右肝管,但也有少数引流到右后叶或右前叶肝管。尾状叶的左、右段肝管分别开口于左、右肝管者占70%,而主要引流到左肝管者占16.7%,另有13.3%主要引流到右肝管。

尾叶的静脉回流:血管与手术关系十分密切。可分为两组,一组主要收集左尾叶的血液,汇入IVC的左侧壁,此组静脉均较细小,多分为上、下两支。另一组主要收集右尾叶的血液,汇入IVC的前壁,尾状突的回流静脉有时走行于肝表面,此组静脉中常有一支较粗大的血管收集右后叶及右尾叶血液,称肝右后侧静脉,在分离中应妥善缝扎。

【手术步骤】

尾叶肿瘤切除包括单纯尾叶切除和联合尾叶切除,前者指仅切除部分或全部尾叶而不切除其他肝叶,后者指在切除尾叶的同时还联合其他肝叶切除。联合尾叶切除操作简单,切除率高,临床经常采用,而单纯全尾叶切除操作复杂、创伤大,临床应用较少。

(1)体位及切口:病人取平仰卧位,如准备行右半肝加尾叶切除,则将身体向左侧倾斜30°,右上肢固定于头架上;若行左半肝加尾叶切除或单独尾叶切除,则只需取平仰卧位。做左右肋缘下"人"字形切口,逐层进腹,用悬吊拉钩牵开切口,探查肿瘤部位、大小及与肝门的关系(图1)。

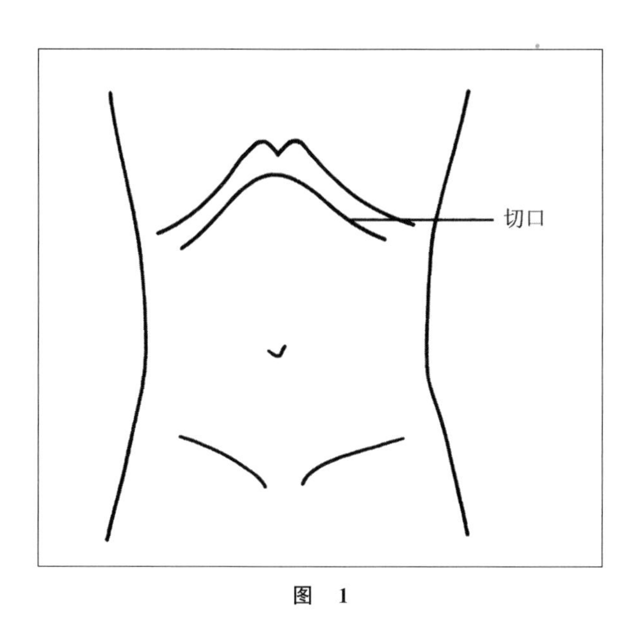

图 1

(2)游离肝脏:切断肝圆韧带、镰状韧带、左冠状韧带及左三角韧带,游离肝左叶,切断肝胃韧带显露左尾叶。切断右三角韧带、右冠状韧带、肝结肠韧带和肝肾韧带游离肝裸区至下腔静脉右侧缘,使整个肝脏得到充分游离(图2)。

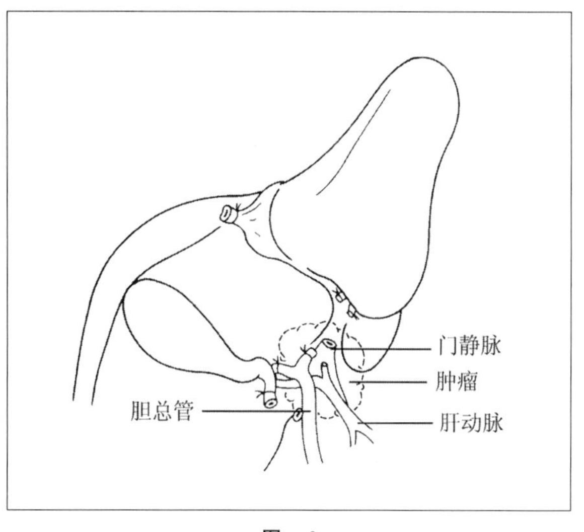

图 2

(3)剪开肝下下腔静脉前壁:腹膜于右肾静脉上缘分离出肝下下腔静脉,预置阻断带,分离第2肝门,将肝左外叶翻向右侧,显露腔静脉左侧壁,剪开后腹膜,分离出肝上腔静脉,并预置阻断带。第1肝门也预置阻断带,以防止分离过程中出血(图3)。

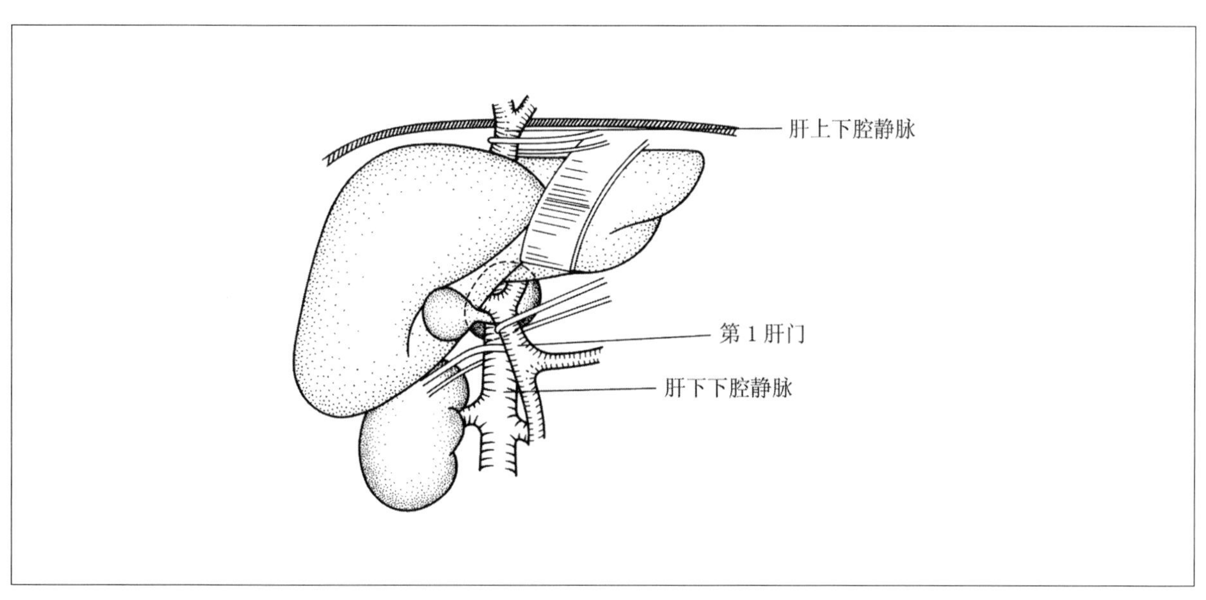

图 3

(4)分离结扎肝短静脉:将肝脏向左上方翻起,显露出肝下下腔静脉前壁及右侧壁,剪开后腹膜,按照由下至上、由右至左的原则,逐一分离、结扎、切断肝短静脉,右后下缘静脉较粗大,应予缝扎。向上一直分离至右肝静脉,向左将左尾叶完全游离,使肝尾叶与下腔静脉完全分离。当左尾叶血管显露困难时也可采用左向右原则。即将肝左叶向右上方翻起,离断左尾叶与腔静脉之间的韧带附着,分离结扎腔静脉左侧的肝短静脉(图 4,图 5)。

(5)分离结扎尾叶门脉三联:显露第 1 肝门,分离解剖门静脉主干及左右分支,沿左叶间裂基底部分离,结扎切断门静脉左干分出的尾叶血管,再沿门静脉左干向门静脉右干上缘分离结扎切断进入尾叶的血管,将尾叶与第 1 肝门分离(图 6)。

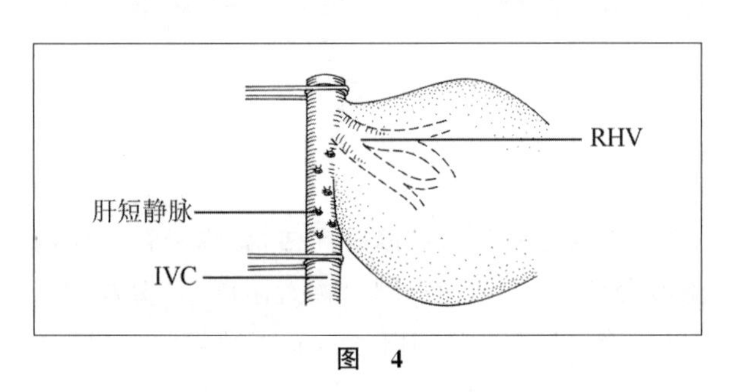

图 4

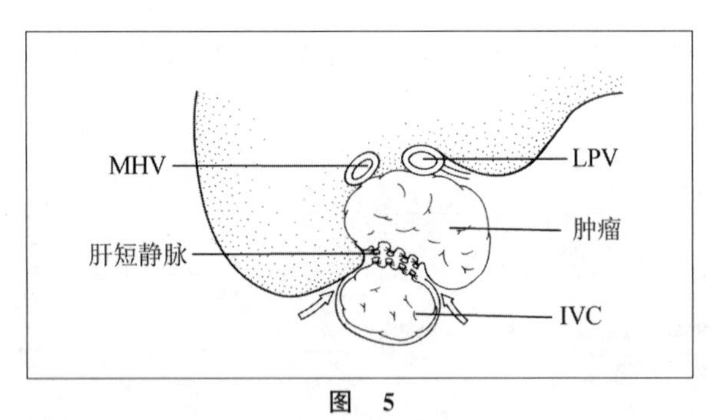

图 5

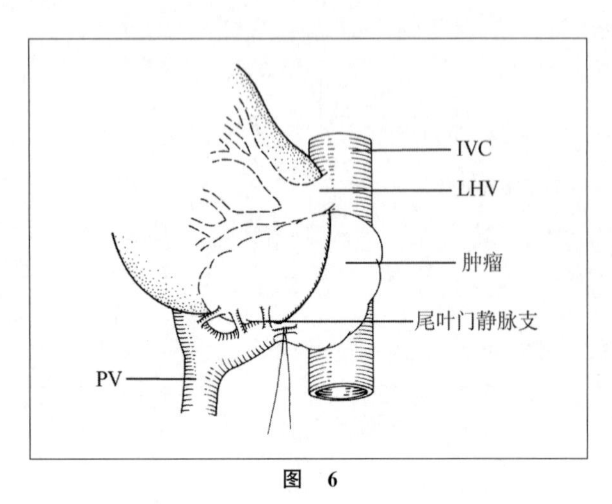

图 6

(6)切除尾叶:联合尾叶切除时根据肝叶切除的不同而分为右侧与左侧入路,尾叶加左半肝切除时采用左侧入路,尾叶加右半肝切除时采用右侧入路,单独尾叶切除时采用前方或中央入路。

①左侧入路:间歇阻断第 1 肝门,沿正中裂分离切开肝实质,沿中肝静脉左侧离断左半肝,切断、缝扎左肝门,切断、双重结扎左肝静脉,再从中肝静脉后侧向右分离肝实质。切断结扎进入尾叶的分支,直到门静脉右前支和右后支分叉处予以显露,于门静脉右干后缘尾状突右侧切开肝实质,向上分离,在中肝静脉与右肝静脉后方分离结扎进入腔静脉旁部的血管,将尾叶右半(CP 和 PP)完全游离,完整切除尾叶及左半肝。此时中肝静脉、下腔静脉、门静脉右干完全显露于肝断面上(图 7,图 8)。

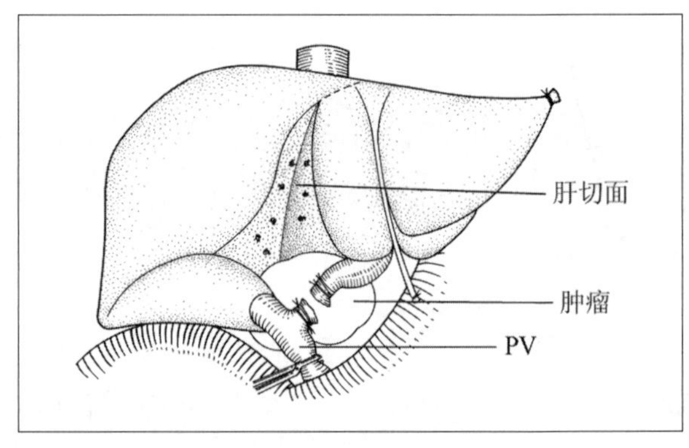

图 7

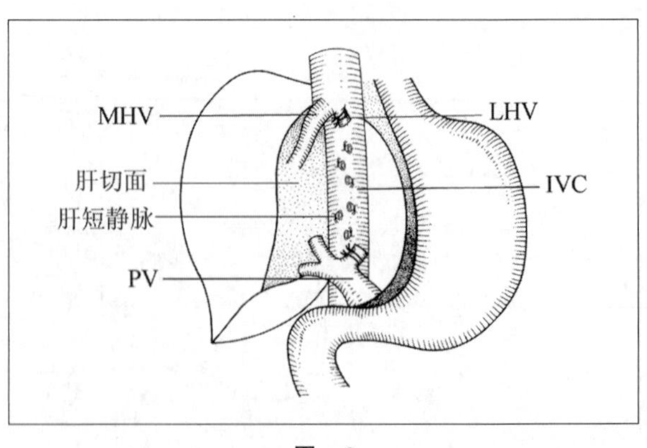

图 8

②右侧入路:同样在间歇性肝门阻断下,沿正中裂中肝静脉右侧切开肝实质,直达尾叶腹侧面,离断缝扎右肝门,切断缝扎右肝静脉,再沿中肝静脉后缘与尾叶之间向左分离,直达静脉韧带,向上

分离至中肝静脉与左肝静脉汇合处，离断左尾叶与腔静脉的韧带附着，将尾叶与右半肝联合切除（图 9，图 10）。

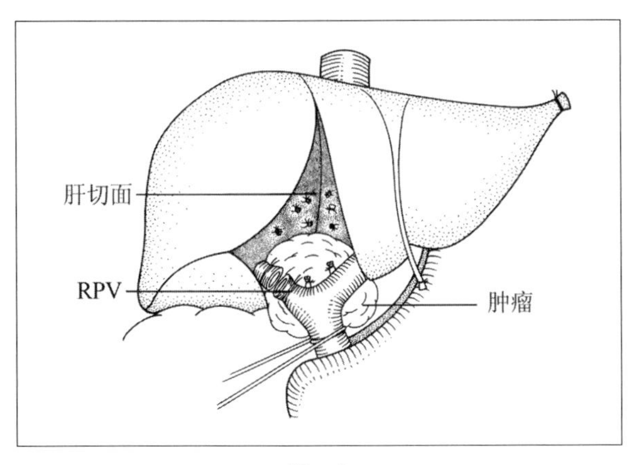

图 9

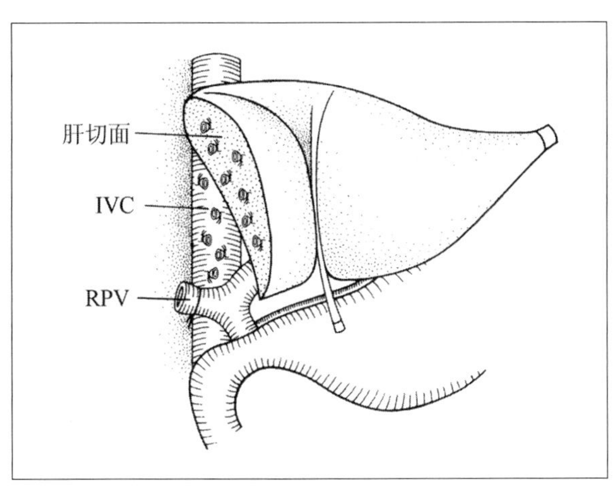

图 10

③前方入路：此方法为单独切除尾叶，而不切除其他肝叶，手术难度更大。沿正中裂切开肝实质，两侧创面小血管予结扎，至中肝静脉左侧缘完全暴露，并显露出尾叶肿瘤包膜（图 11）。沿肿瘤包膜向左侧分离，结扎切断肿瘤与肝脏之间的小血管，至静脉韧带，显露尾叶腹面，从而完成尾叶左半的离断（图 12）。继续沿肿瘤与中肝静脉后缘之间腹侧面向右分离切断进入尾叶的分支，直到门脉右前支和右后支分叉处予以显露。于 PP 右侧缘切开肝组织，将肝脏右叶向左上方翻转，沿 Glisson 鞘右后支分离尾叶背面，离断进入 CP 的分支，直至右肝静脉后缘充分显露（图 13）。最后从右肝静脉和中肝静脉后方从右向左分离，切除尾叶高位背侧实质达肝静脉主干与 IVC 汇合处，切除尾叶头端，从而使尾叶完整切除。中肝静脉、右肝静脉、下腔静脉、门脉左右干均显露于肝创面上（图 14）。

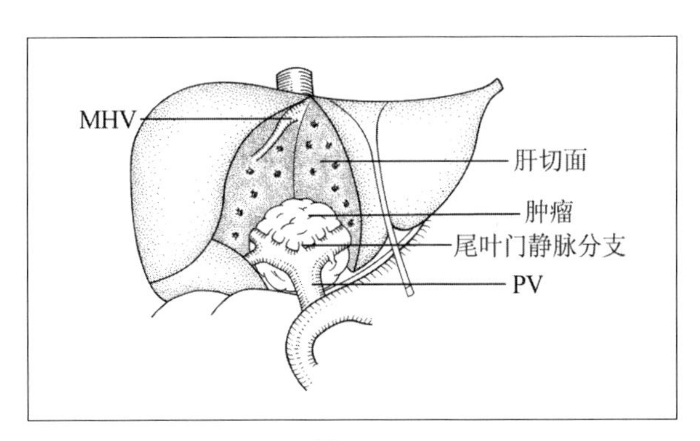

图 11

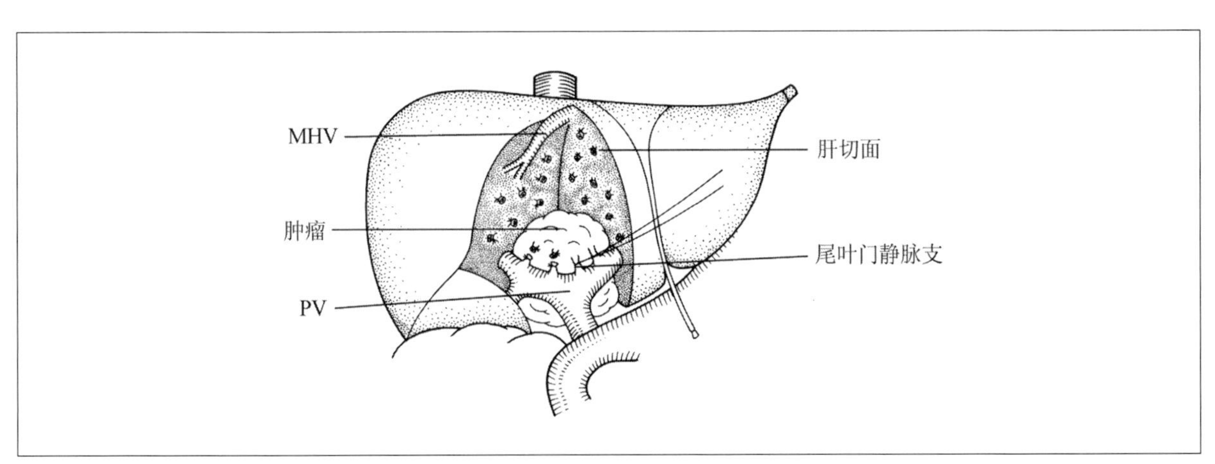

图 12

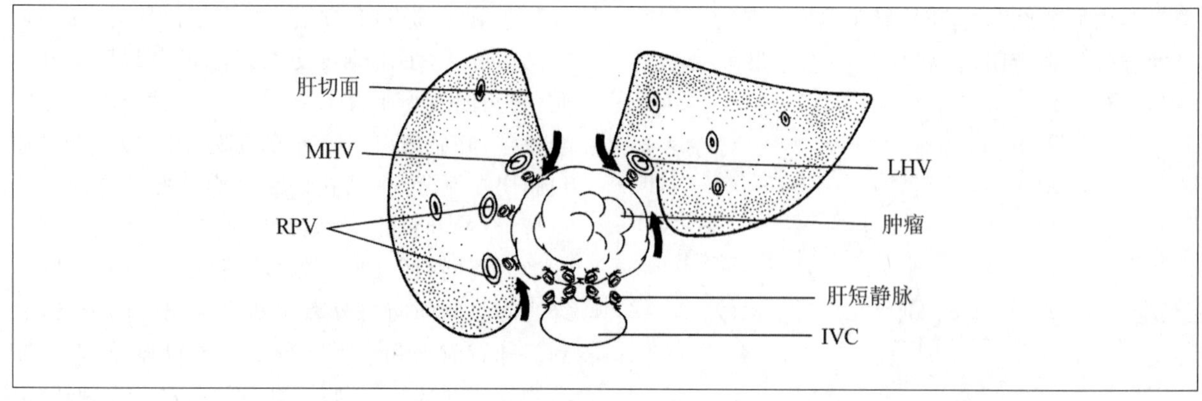

图 13

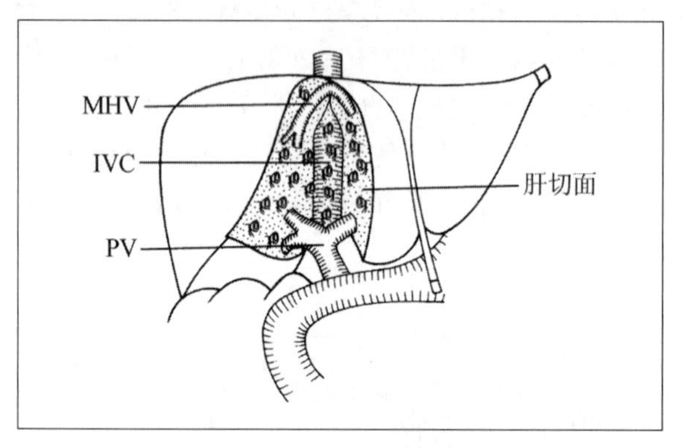

图 14

(7)仔细检查肝创面有无活动性出血及胆汁漏，肝静脉、门静脉及腔静脉壁上小出血点用无损伤针线缝扎止血。切开的正中裂肝创面可行对拢缝合，注意避免缝扎住中肝及右肝静脉，近腔静脉周围肝创面无法缝合，止血应彻底(图 15)。

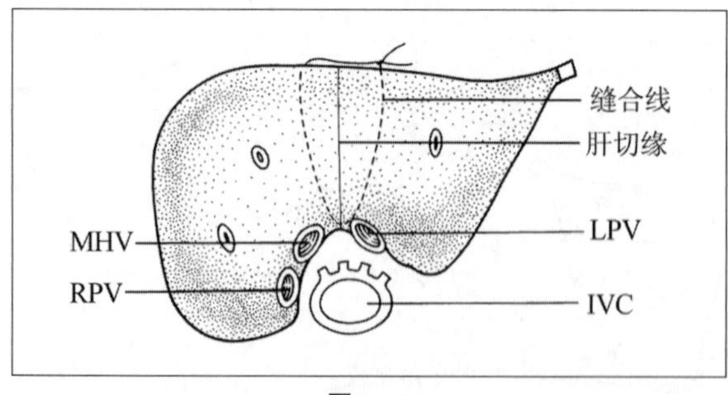

图 15

(8)于右肝裸区腔静脉旁及肝左外叶脏面腔静脉左侧各置双套管一根，自腹壁另做戳口引出，持续负压吸引。逐层关腹。

【术中注意要点】

(1)采用从右向左、从下向上的分离原则，肝短静脉容易显露，较粗大的血管应缝扎，防止结扎线脱落出血。

(2)当肿瘤与下腔静脉粘连较紧密，或瘤体部分侵犯腔静脉壁时应预先行肝上、肝下下腔静脉上阻断带，一旦在分离过程中撕破肝短静脉或下腔静脉而造成出血时可立即行全肝血流阻断止血。如果肿瘤与腔静脉无法分开，则不必勉强分离，待肝切除最后行全肝血流阻断时切除肿瘤及部分腔静脉壁，同时行腔静脉壁修补。

(3)左尾叶有时包绕下腔静脉至左后侧壁，从右侧向左分离时不易显露，此时可选择从左向右分离，即将左尾叶翻向右上方，沿腔静脉左侧壁，自下而上，逐一结扎切断肝短静脉。

(4)在分离至第 2 肝门主肝静脉汇合口处时，应注意避免损伤主肝静脉的根部，如果静脉位置深，或肿瘤挤压推移造成分离困难时，不必将主肝静脉分离出，而改在切肝时在肝内处理肝静脉与肿瘤之间的粘连。

(5)尾叶肿瘤往往将第 1 肝门推向前上方，瘤体挤压门脉三联分叉处，在分离结扎尾叶血管时应仔细辨别门脉与瘤体分界，沿瘤体包膜分离结扎进入尾叶的血管分支，尤其要注意避免损伤保留肝叶的胆管。如果肿瘤压迫紧密，可采用先切肝脏及肿瘤，然后沿肿瘤与肝门血管之间分离，注意推开保留肝叶的门脉三联，结扎进入尾叶小血管，最后离断切除肝叶的门脉三联，使肿瘤与肝叶一并切除。

(6)正中裂切开肝实质后在沿肿瘤与肝静脉之间分离时一定要注意不能损伤肝静脉的后侧壁，如向左分离时应将左肝静脉根部推开，向右分离时应在中肝静脉及右肝静脉后方分离，仔细结扎进入瘤体内的小静脉，而将肝静脉主干推开，避免造成静脉撕裂，因为一旦有破损，由于显露不佳，修补困难，同时影响肝脏血液回流。

(7)根据肿瘤位置不同选择不同切除途径以及联合切除肝叶，如肿瘤主要位于左尾叶时可采用左侧入路，联合切除左半肝及左尾叶，肿瘤主要位于尾状突或腔静脉旁部时，可采用右侧入路，联合切除右叶下段或右半肝及尾叶肿瘤。施行全尾叶切除多采用左半肝加全尾叶切除，此方法更安全、简便，单独全尾叶切除创伤大，操作复杂，技术要求高。

(周伟平)

11.7.5.11 肝腔静脉结合部肝癌切除术

Resection of Liver Cancer in Hepatocaval Confluence

肝腔静脉结合部(hepatocaval confluence)是指3支主肝静脉(main hepatic vein)与下腔静脉(inferior vena cava)汇合之处(图11-7-11)，为肝脏血液的流出道，手术切除该部位肝癌有发生难以控制的大出血和空气栓塞等致命性并发症的可能性，因此手术风险大、难度高。近年来，随着肝脏外科技术的提高和麻醉处理的进步，逐步开展了对该部位肝癌的手术切除。

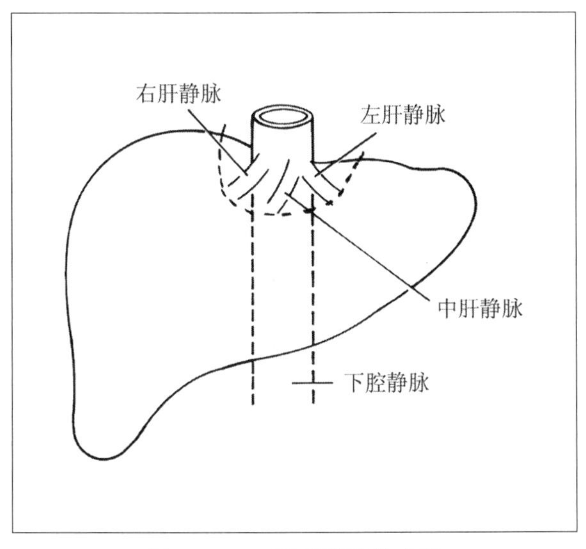

图 11-7-11 肝-腔静脉结合部

【适应证】

肝腔静脉结合部肝癌是指累及(紧贴或压迫)主肝静脉根及下腔静脉者，肿瘤可累及1支主肝静脉根，也可累及2支甚至同时累及3支；右后叶和左外叶肝癌多累及1支主肝静脉根(图11-7-12，图11-7-13)，中肝叶及占居半肝的肝癌常累及2支主肝静脉根(图11-7-14，图11-7-15)，巨大中肝叶肝癌和全尾叶肝癌可同时累及3支主肝静脉根。从肝脏外科技术的角度，累及1支、2支甚至3支主肝静脉根的肝癌均有可能得到切除，因此皆为手术适应证。

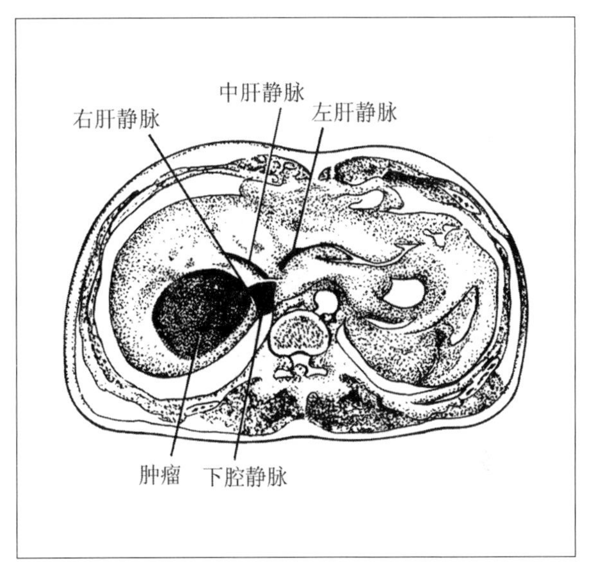

图 11-7-12 右肝癌，紧贴右肝静脉-下腔静脉结合部

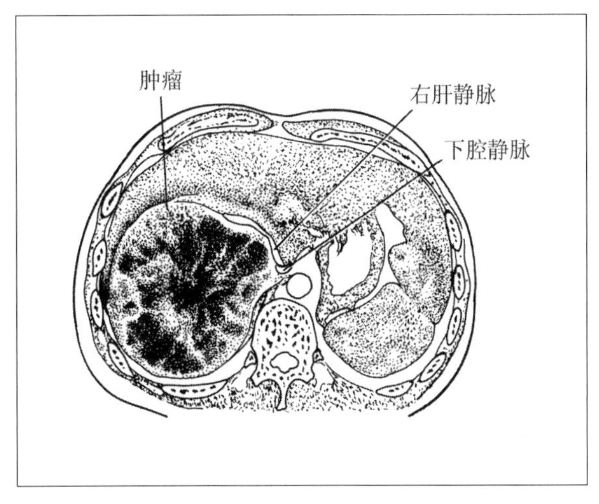

图 11-7-13 右肝巨大肝癌，压迫右肝静脉-下腔静脉结合部

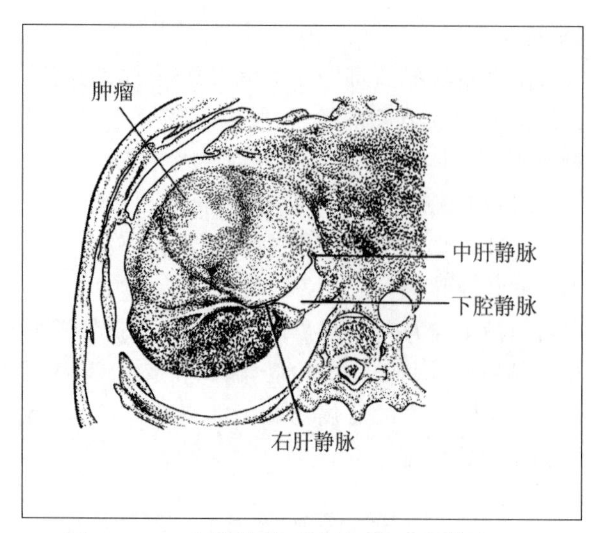

图 11-7-14 Ⅷ段肝癌，累及右肝、中肝静脉-下腔静脉结合部

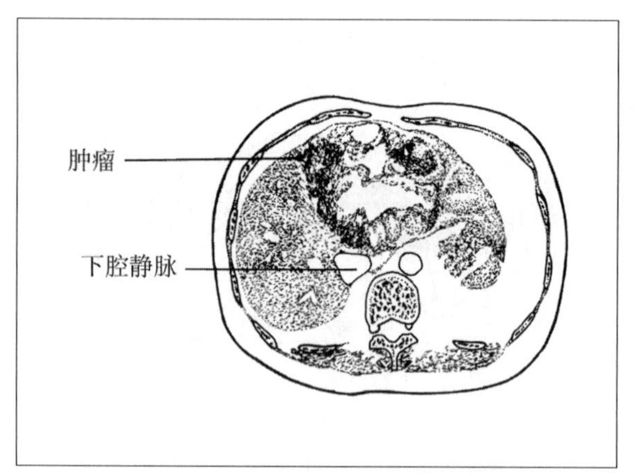

图 11-7-15 左内叶巨大肝癌，累及左肝、中肝静脉-下腔静脉结合部

切除肝腔静脉结合部肝癌除难度高、风险大外，切缘距离不够是其另一大特点，因邻近血管的一面只能紧贴肿瘤切除，无距离可让。此时保证阴性切缘的关键是肿瘤包膜，虽然肿瘤包膜也是其他部位肝癌的预后指标，但它对肝腔静脉结合部肝癌的切除更具预后意义。笔者 78 例肝腔静脉结合部肝癌切除术后的随访结果显示，肿瘤有包膜者术后 1、3、5 年生存率分别为 90.20%、72.66%和 35.67%，而肿瘤无包膜者 1、2 年生存率仅为 26.32%和 13.16%（$P<0.01$）。因此，从肿瘤根治的角度，肝腔静脉结合部肝癌有包膜者（影像学上显示肿瘤边界清楚者）是手术切除的良好适应证，应积极手术探查，而肝癌无包膜者（影像学上显示肿瘤边界不清）以非手术治疗为宜。

【手术步骤】

（1）切口：一般采用双侧肋缘下“人”字形切口，辅以悬吊拉钩牵引。

（2）游离、显露：进腹探查后离断肝周韧带及肿瘤的粘连，离断范围视肿瘤显露的要求而定，原则是游离要充分，使肿瘤及手术野得到良好显露。右侧大肝癌在累及肝腔静脉结合部时往往也累及第 3 肝门，此时还需由下而上逐一结扎、切断肝短静脉。在上述游离完成后再进一步解剖肝腔静脉结合部，显露肝静脉根，并判断肿瘤与肝静脉、下腔静脉的关系及手术切除的可行性。

（3）全肝血流阻断：在确定肿瘤可切除后，于肝十二指肠韧带置阻断带；于肝下、肾静脉入口上方游离肝下下腔静脉和肝上、膈下游离肝上下腔静脉，并分别置阻断带。在确定切肝线后，依次阻断肝十二指肠韧带、肝下下腔静脉和肝上下腔静脉，完成全肝血流阻断（hepatic vascular exclusion）。

（4）离断肝实质：沿切肝线切开肝包膜，采用血管钳与指捏相结合的方法断肝。断肝的原则是先易后难，一般从外周、浅表肝组织开始，并由下而上，逐步向中央、深层进行，最后到达肝腔静脉结合部；当肿瘤仅剩肝静脉与下腔静脉相连时，用萨氏钳控制肝静脉汇入处下腔静脉（图 1），然后再切断肝静脉根或部分下腔静脉壁，肝静脉残端或下腔静脉壁缺损以无损伤血管缝线连续缝合关闭（图 2）。

（5）肝断面处理：断肝完成后以相反的次序放松上述阻断带，恢复肝脏血流。仔细查看肝断面，对活动性出血点及胆漏点以小圆针细丝线“8”字

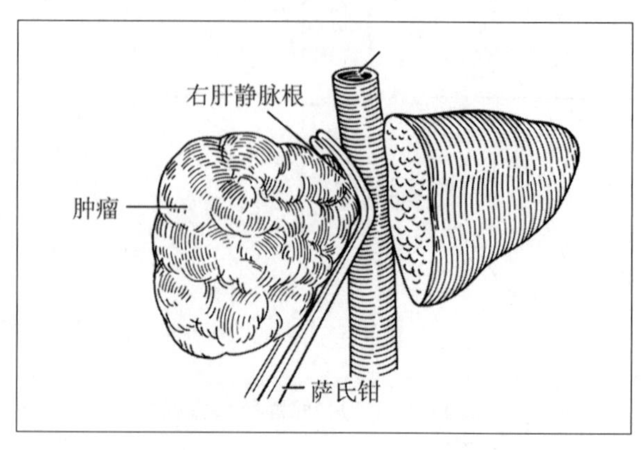

图 1

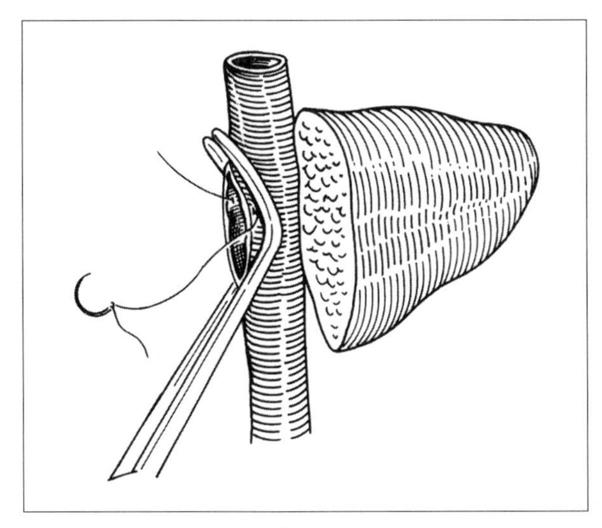

图 2

缝扎；检查无活动性出血及胆汁漏后，用可吸收止血纤维粘贴肝断面，也可用纤维蛋白黏合剂喷涂。一般不主张对拢缝合，以免影响肝脏血液回流。

（6）引流：肝断面下方放置双套管，经另戳孔引出腹外接负压吸引。关腹。

【术中注意要点】

（1）充分游离、充分显露，使解剖肝腔静脉结合部及断肝过程始终在直视下进行，这样不仅可减少损伤肝静脉和（或）下腔静脉发生大出血的机会，而且万一发生损伤出血，也便于止血处理。因此，充分游离病肝，使手术野得到良好显露是肝腔静脉结合部肝癌切除手术成败的关键。若肿瘤侵犯膈肌以及邻近组织器官，在游离过程中可能有较多出血，在不少病例此过程成为整个手术过程的主要出血环节，因此应注意止血。若在游离过程中损伤右肾上腺静脉或肝短静脉发生出血，在肿瘤未切除前因出血点显露困难有时较难止血，尤其是在肿瘤巨大时更是如此，遇到这种情况不可勉强强行止血，以免损伤下腔静脉使出血变得更加凶猛；此时可用纱布垫压迫出血点暂时止血，并继续进行切肝，待肿瘤切除后出血点便显露无遗，此时再缝扎出血点则变得轻而易举。

（2）肝腔静脉结合部是肝脏血液的流出道，一般认为切除该部位肝癌应在全肝血流阻断下进行，后者可有效地控制该部位出血及减少空气栓塞发生的机会。但全肝血流阻断方法较入肝血流阻断复杂，尤其是当肝腔静脉结合部肝癌较大时，于膈下游离肝上下腔静脉较为困难；全肝血流阻断并发症多，特别是对病人血流动力学的干扰较大，部分病人甚至不能耐受。根据笔者对肝腔静脉结合部肝癌手术切除的经验，绝大多数可仅在入肝血流阻断下得到安全切除，无需常规做全肝血流阻断。在入肝血流阻断下切除肝腔静脉结合部肝癌应注意：①断肝前诱导低血压，一般在90/50mmHg左右，这样可减少肝静脉反流出血；②断肝遵照先易后难的原则，循序渐进，可减少损伤血管的机会；③对某些特别困难的病例或手术者经验不足，可预置腔静脉阻断带，做到有备无患。若准备采用全肝血流阻断，则应注意：①游离肝上下腔静脉有困难时切忌盲目强行分离，可在阻断肝门和肝下下腔静脉后用萨氏钳阻断肝上下腔静脉，从而避免危险的游离；②阻断前扩容，以减少阻断下腔静脉带来的血压下降幅度；③在正式阻断前先试验性阻断肝下下腔静脉，观察病人的血压变化；④在全肝血流阻断过程中需要麻醉医师的积极配合和处理，以维持病人血流动力学的稳定；⑤阻断和放松应按顺序进行。

（3）肝静脉根部的处理是切除肝腔静脉结合部肝癌手术的关键步骤，也是最危险的步骤。所谓肝腔静脉结合部肝癌，一般都累及肝静脉根，有些甚至还侵犯下腔静脉，因而无足够的长度供切断、结扎，此时千万不可勉强切断，尤其是当手术是仅在入肝血流阻断下进行时，以防肝静脉残端滑脱造成难以控制的大出血；另一方面，勉强切断肝静脉根也常造成肝癌组织残留。因此，恰当的方法应该是先用萨氏钳控制住肝静脉汇入处下腔静脉壁，然后再切断肝静脉根，残端连续缝合关闭；若肿瘤已侵犯下腔静脉，还可纵行切除部分下腔静脉壁，缺损部分连续缝合修补。

（4）肝创面一般不予对拢缝合，也常常无法对拢。但有些肝创面不对拢缝合则难以止血，如Ⅷ段肝癌切除后，暴露于肝创面的右肝和中肝静脉常有筛孔样出血，这种筛孔样出血既难以缝合修补止血，又难以粘贴止血，往往需对拢缝合方可止血。此时特别须注意对拢缝合的松紧度，不可过紧而影响肝静脉甚至下腔静脉血的回流，造成医源性布-加综合征。笔者曾遇1例，术后发生大量腹水及下肢浮肿，经积极的内科治疗于术后3周症状消退。有些虽未过紧对拢缝合，但术后由于局部组织水肿及血凝块压迫，也可造成短暂的布-

加综合征，一般手术后数天内症状消失。

（王　义）

11.7.5.12 肝癌合并癌栓切除术

Resection of Liver Cancer with Thrombus

肝癌是一种侵袭性很强的恶性肿瘤，而肝脏又是一个富含管道的器官，故肝癌很容易侵犯这些管道形成各种癌栓，包括门静脉癌栓、胆管癌栓和肝静脉、下腔静脉癌栓。肝癌的侵袭性受多种癌基因、抑癌基因和生长因子的调控，而肝癌瘤内压则是肝癌细胞进入管腔的动力，肿瘤-管腔压力梯度促进肝癌细胞进入管道形成癌栓及癌栓的延长。虽然肝癌合并癌栓是一种晚期表现，但近年来的临床研究结果显示，经过恰当的外科手术治疗，部分这样的病例仍能取得较好的疗效。因此目前主张对肝癌合并癌栓者行积极的外科手术治疗，而最佳的手术方式是肿瘤切除加取栓术。

11.7.5.12.1 肝癌合并门静脉癌栓的切除

Resection of Liver Cancer with Portal Vein Thrombus

由于肝硬化结节使肝静脉受压，肝癌的出瘤血管更多地进入门静脉，即门静脉是肝癌的主要流出道，故在各种癌栓中肝癌合并门静脉癌栓最常见，30%～40%的肝癌合并肉眼门静脉癌栓，而合并镜下门静脉癌栓的发生率则更高，可达66.2%～90.2%，即使小肝癌也高达37.0%～76.6%。门静脉癌栓最早形成于荷瘤肝段门静脉支，后逐渐向较大分支延伸，最后到达门静脉主干，并可向对侧门静脉支延伸。门静脉癌栓不仅是肝癌发生肝内播散的重要原因，在癌栓堵塞门静脉主干后，还可使病人的肝功能迅速恶化，诱导急性门静脉高压症，引起顽固性腹水和食管胃底静脉曲张破裂出血，后者常导致病人死亡。因此肝癌合并门静脉主干癌栓者如不积极治疗预后极差，中位生存期仅2.7个月。近年来通过积极的手术治疗，大为改善了肝癌合并门静脉癌栓者的预后，有些病人甚至获得了长期生存的机会。肝癌合并门静脉癌栓的手术方式视原发灶大小和癌栓分布的范围而定，基本有原发灶切除＋癌栓切除和原发灶切除＋门静脉切开取栓两大类。若原发灶不可切除，单纯切开门静脉取栓一般无治疗意义。

【手术步骤】

（1）原发灶切除＋癌栓切除：原发灶与癌栓一并切除，这是最彻底的治疗术式，适用于癌栓范围局限于肝癌所在的段、叶门静脉支。如右后叶肝癌，癌栓局限于门静脉右后叶支，在做右后叶切除时一并将门静脉右后叶支及其癌栓整块切除；左肝癌合并门静脉左支癌栓，做左半肝切除一并切除原发灶和左门静脉支及其癌栓。近来有笔者报道，若癌栓延伸至对侧门静脉一级分支，在做半肝切除时也可一并切除对侧门静脉支，然后将门静脉主干与对侧门静脉断端做对端吻合或自体静脉搭桥吻合。但这种手术操作复杂，技术要求高，对肝脏造成的缺血时间长，其应用价值有待进一步评价。

（2）原发灶切除＋门静脉切开取栓：这是目前最常用的术式。病理上癌栓一般不与门静脉内膜紧密粘连，这为取栓带来了方便。

①经肝断面门静脉取栓：肿瘤切除后仍在肝门阻断下敞开肝断面门静脉，用卵圆钳或吸引器头伸入管腔内取（吸）癌栓组织，逐步深入到门静脉主干及对侧分支；取（吸）尽癌栓后放松肝门阻断，让门静脉血涌出，若有残留的癌栓组织可被门静脉血冲出；如放松肝门后仍无门静脉血涌出，或血流不畅，则表明主干内仍有较大的癌栓阻塞，应再深入主干取栓，直至有血流涌出。在放松肝门阻断后门静脉血流有可能将残留的癌栓组织冲入对侧门静脉支，故在复流后应再向对侧门静脉支取栓。在确信已取尽癌栓后，肝断面门静脉用无损伤血管钳夹持，小圆针细丝线连续缝合关闭（图1）。

②门静脉主干切开取栓，若经肝断面门静脉不能取尽主干内癌栓，可直接切开主干取栓；有时原发灶较小且位于肝表面，但形成的癌栓可延伸至主干，此时可在局部切除原发灶后直接切开门静脉主干取栓。方法是切开肝十二指肠韧带右侧的浆膜，适当游离胆总管后将之牵向左侧，分离、显露其后内方的门静脉右后壁，在肝门阻断下纵行切开门静脉取栓（图2），取栓方法同前。癌栓取尽后用5-0无损伤缝线连续缝合门静脉切口。

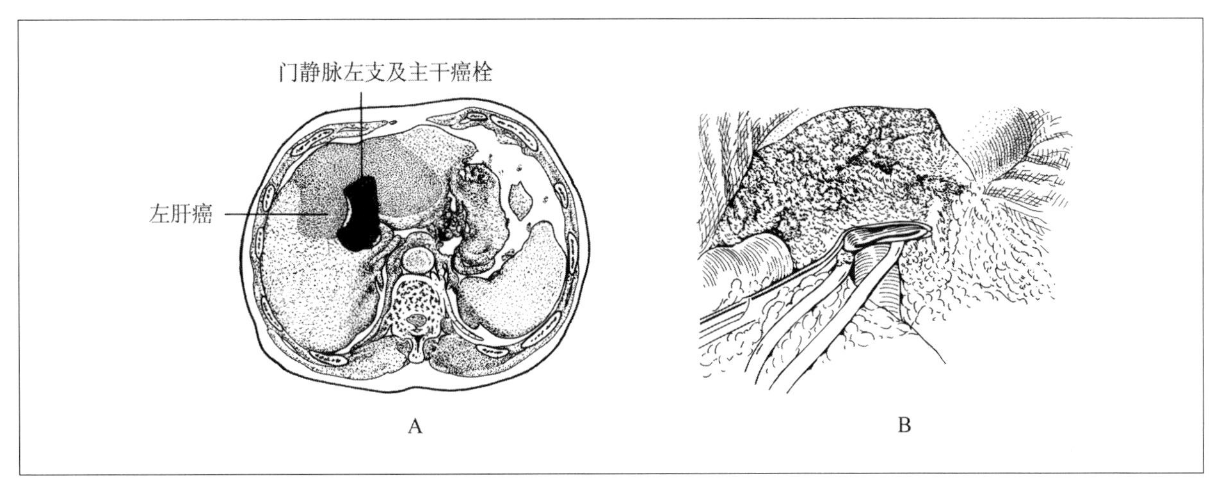

图 1

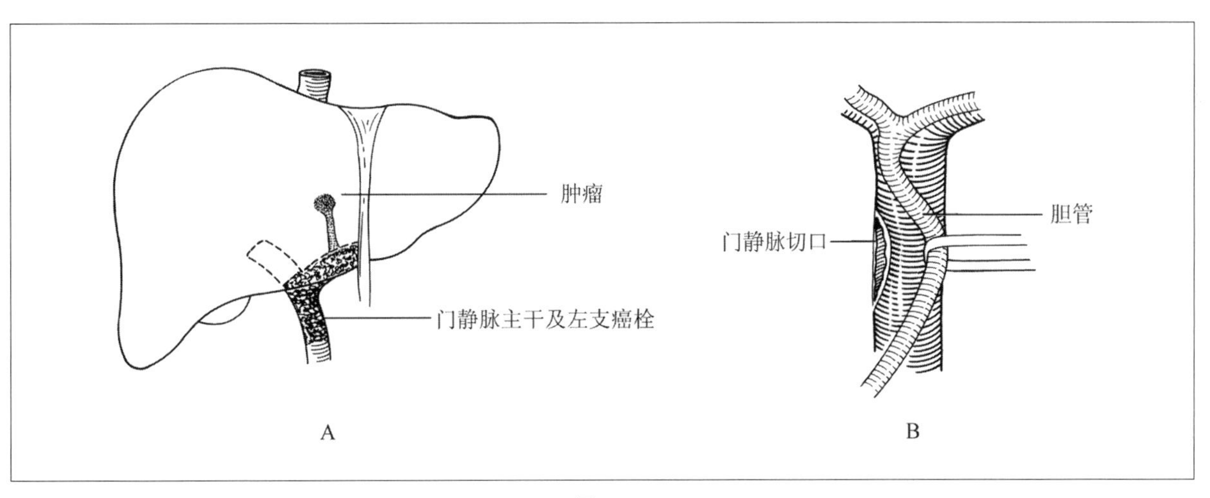

图 2

（王 义）

11.7.5.12.2 肝癌合并胆管癌栓的切除 Resection of Liver Cancer with Bile Duct Thrombus

肝癌侵犯胆管可形成胆管癌栓，其发生率为1%～5%。肝癌侵犯胆管的主要方式为直接浸润，其他可能的途径还包括：①癌细胞侵入静脉或淋巴管再逆行侵入肝内胆管壁；②癌细胞通过血道转移至肝内胆管壁营养血管，再穿破胆管上皮进入肝内胆管腔内；③癌细胞沿神经鞘间隙侵入肝内胆管壁。肝癌突破肝内胆管壁后由原发灶血管供血继续生长形成癌栓，并不断发展延伸至肝外胆管；侵入肝内胆管腔的肝癌组织也可与原发灶脱离，下行至肝外胆管形成癌栓；还有一部分肝癌侵犯胆管引起出血，在管腔内形成含癌细胞的血栓。

肝癌合并胆管癌栓者除肝癌的临床表现外，最突出的症状是黄疸，以往临床上常将这类病人的黄疸与肝癌晚期、肝功能失代偿所致的黄疸或肝癌压迫、侵犯肝门部胆管引起的黄疸混为一谈，一般划为不宜外科手术治疗一类。近10余年来临床上对本病有了新的认识：一方面，这类病人虽伴有黄疸，但一般状况往往较好，可以耐受外科手术；另一方面，这类病人经过积极手术治疗后，有的预后并不比无胆管癌栓者差，部分病人甚至可获得根治而长期生存。

【手术步骤】

手术方式以肿瘤切除＋胆管切开取栓为首选，方法类似于肝切除治疗肝内外胆管结石，在切除原发肿瘤后，经肝断面胆管取栓，同时切开胆总管探查、取栓（图 1），取尽癌栓后肝断面胆管缝闭，胆总管置“T”管引流。多数癌栓与胆管壁并无牢固连接，可整条取出；少数癌栓组织可侵入胆管壁，此时不易完整取出，可用刮匙刮。在取胆管癌栓时有时会遇胆道出血，可用浸有缩血管药物（如肾上腺素、麻黄碱等）或凝血药物（如凝血酶等）的纱条填塞胆管腔，多可压迫止血；若填塞仍不能止血，可行肝动脉结扎。虽然胆管切开取栓方法简单，但有时不易取尽，这不仅会导致术后癌栓复发，术后梗阻性黄疸也得不到解除，因此术中应力求取尽癌栓，胆总管切口应与肝断面胆管会师，胆总管下端也应注意探查，术中可行胆道冲洗，必要时应做胆道镜检查。

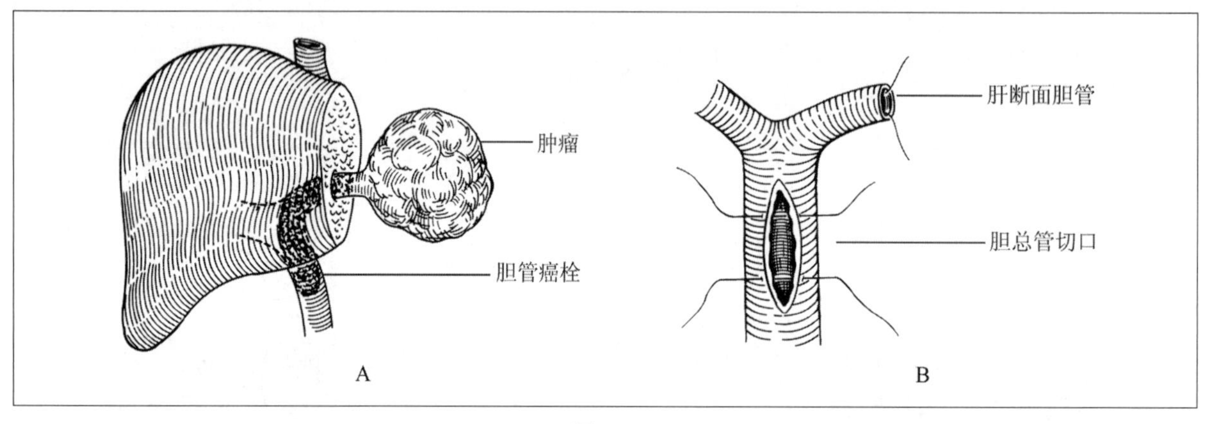

图 1

11.7.5.12.3 肝癌合并腔静脉癌栓的切除 Resection of Liver Cancer with Vena Cava Thrombus

肝癌合并腔静脉癌栓不如合并门静脉癌栓常见，但处理比较困难，一般需在全肝血流阻断（hepatic vascular exclusion，HVE）下进行。随着肝脏外科技术和麻醉处理的进步，近年来也开展了对肝癌合并腔静脉癌栓的手术治疗。

腔静脉癌栓来自肝静脉，一般是后者的延续。临床上见到的腔静脉癌栓多来自右肝静脉，也有来自右下肝静脉，故以下以右肝癌切除为例介绍腔静脉切开取栓术。未累及腔静脉的肝静脉癌栓一般在肝癌切除过程中取栓，方法上无特殊，故不予单独介绍。

【术前检查】

肝癌合并腔静脉癌栓者多无下肢水肿等下腔静脉阻塞的症状，诊断主要依靠影像学检查，故在检查时应注意观察肝后腔静脉。B 超、CT 及 MRI 可发现腔静脉癌栓，B 超应追踪肝后腔静脉全程，可显示血管腔内实质性回声；增强 CT 可显示腔静脉内充盈缺损，但有时不易与强化不佳区别，当肝癌压迫腔静脉时则不易判断有无腔静脉癌栓；MRI 显示腔静脉较 CT 清楚，故发现腔静脉癌栓的敏感性高于 CT，尤其是矢状面或额状面可清楚显示癌栓的全程。其他影像学检查尚包括经食管内镜超声和下腔静脉造影，除显示癌栓外，前者对确定癌栓的上极位置特别有意义，后者则有助于了解侧支循环建立的情况。根据影像学发现癌栓的位置、范围，术前制订详细的手术计划。

【手术步骤】

（1）置腔静脉阻断带：体位、切口同前。进腹离断肝周韧带后，将肝脏脏面翻起，游离肝下下腔静脉并套脐带线；再于膈下游离肝上下腔静脉套脐带线，做好全肝血流阻断准备。若腔静脉癌栓向近端延伸已超过膈肌水平，则应劈开胸骨打开心包游离腔静脉置阻断带。如癌栓已达右心房，则需体外循环。

(2)肿瘤切除及取栓:为防止癌栓脱落造成栓塞,切肝即应在全肝血流阻断下进行。先阻断第1肝门,再阻断肝下腔静脉,最后阻断肝上腔静脉;切肝方法同一般肝切除,待切除肿瘤后再纵行切开肝后腔静脉,用卵圆钳取栓或吸引器吸取,取尽癌栓后用肝素液冲洗管腔,最后用血管缝线连续缝合切口(图1,图2)。放松血管阻断,放松顺序与阻断顺序相反。

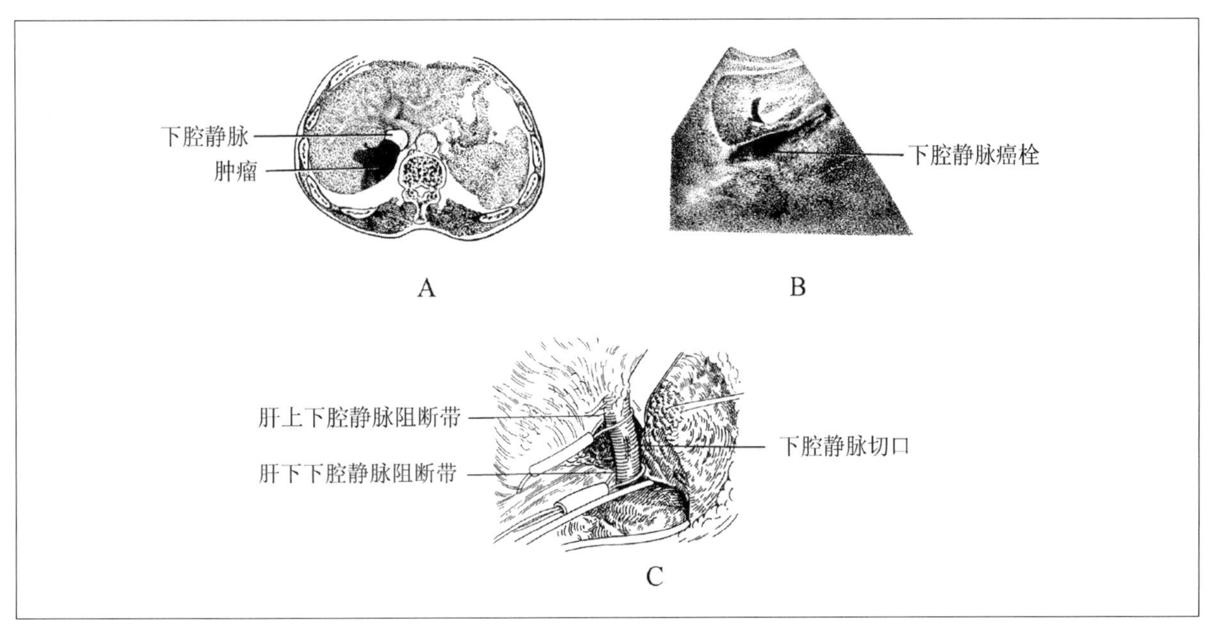

图 1

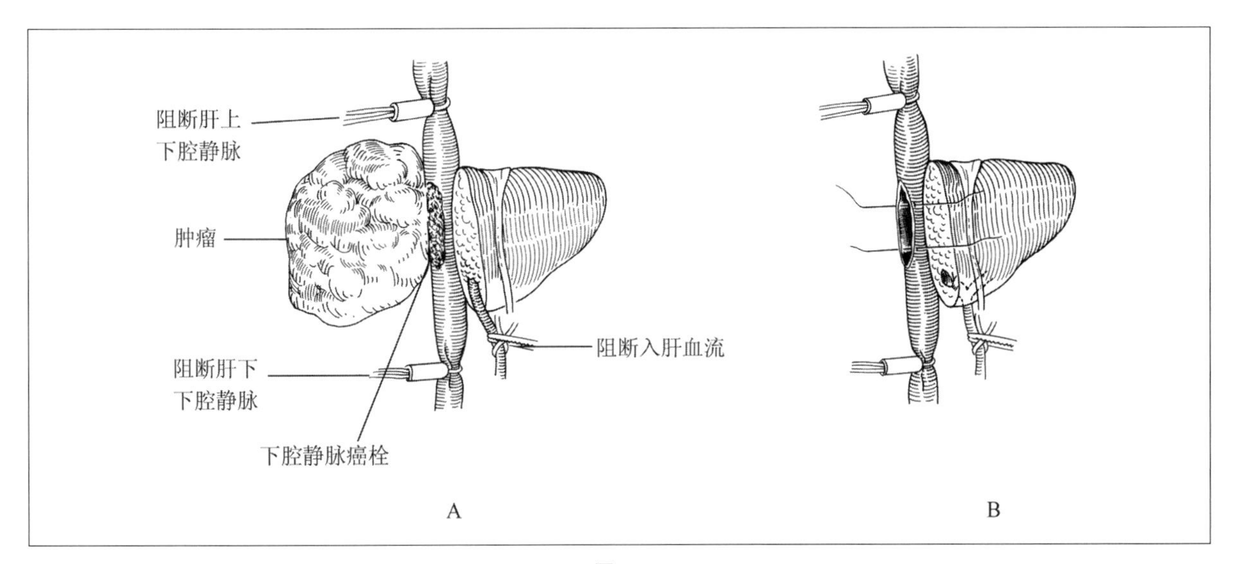

图 2

(3)若病人对全肝血管阻断的耐受性差,为了减少阻断腔静脉带来循环不稳定的影响,切肝可先在阻断第1肝门下进行,待肿瘤切除后再阻断肝下、肝上腔静脉取栓。但应注意切肝时避免挤压腔静脉,以防癌栓发生脱落。

(4)若腔静脉癌栓就在肝静脉入口附近,可不做全肝血流阻断,在切肝最后用萨氏钳控制局部腔静脉,切断肝静脉后从其残端取栓(图3),必要时可纵行切除部分腔静脉壁。

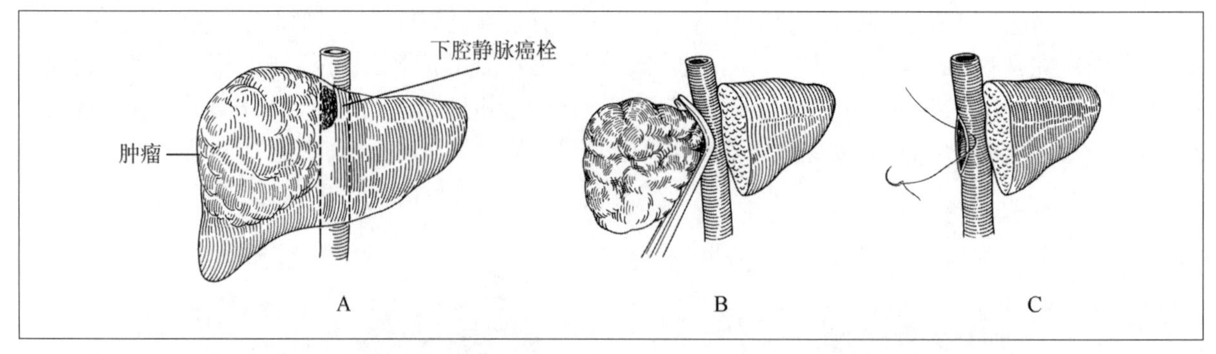

图 3

【术中注意要点】

(1)解剖、游离肝下、肝上下腔静脉时应谨慎操作,尤其在膈下游离肝上下腔静脉较为困难,应特别注意避免损伤腔静脉而发生难以控制的大出血。

(2)全肝血流阻断可引起病人的循环不稳定,需要麻醉医生的积极配合和处理,包括扩充血容量、稳定血压及纠正酸中毒等。

(3)取腔静脉癌栓应务必彻底,以免残留碎屑造成肺动脉栓塞,术中、术后应严密监测血氧饱和度。

(王 义)

11.8 肝去动脉疗法

Dearterialization of the liver

肝去动脉疗法包括单纯肝动脉结扎、全肝去动脉术、暂时性肝动脉阻断术以及肝动脉栓塞术。单纯肝动脉结扎指在肝十二指肠韧带内结扎肝固有动脉,或分别结扎肝左或肝右动脉。全肝去动脉术指结扎肝固有动脉后,切断结扎所有的肝周韧带,包括镰状韧带、三角韧带、冠状韧带和肝胃韧带等,仅于肝十二指肠韧带内保留胆总管和门静脉。暂时性肝动脉阻断术指切断肝周韧带及副肝动脉,但不切断肝动脉,仅阻断肝动脉一段时间后重新开放以延缓肝脏侧支循环的建立,同时还可经肝动脉灌注化疗药物。术中肝动脉栓塞术指在肝动脉结扎的基础上经肝动脉插管注射化疗药及栓塞剂。

肝去动脉疗法的主要目的是阻断肿瘤血供而使肿瘤坏死。按阻断时间不同可分永久性和暂时性动脉阻断,按阻断方式不同分血管外阻断和血管内阻断,前者包括肝动脉结扎,或用束带束紧或用气囊压迫血管等;后者包括经动脉内注入钢圈、明胶海绵或微球以及插入带气囊的导管等。

11.8.1 肝动脉结扎及栓塞术

Hepatic Artery Ligation and Embolization

【适应证】

按照手术目的,肝动脉结扎的适应证可分为制止肝脏出血、肝叶切除的准备、肝癌的姑息性治疗和肝癌的二期切除做准备等。

(1)制止肝脏出血:常见原因有肝外伤、肝肿瘤自发破裂和胆道出血等。

①肝外伤:肝创面大出血是肝外伤早期死亡的主要原因。因此在复杂的肝破裂如肝贯穿伤,肝中央破裂,或用填塞法治疗不能控制的肝破裂大出血以及患者条件不允许行更复杂的手术时,可采用肝动脉结扎术。

②肝肿瘤自发破裂出血:多见于肝癌、肝血管瘤等破溃出血,在病变无法切除又无法缝合止血时,可结扎患侧肝动脉支,达到止血目的。

③胆道出血:肝动脉结扎治疗胆道出血是一种简便有效的方法。肝动脉结扎治疗胆道出血的指征是:a. 肝胆管感染形成溃疡出血,出血部位难以确定者;b. 多处或双侧出血,出血部位难以确定者;c. 肝内胆道出血,肝脏无局限性病变,肝动脉有震颤,阻断肝动脉后震颤消失者;d. 病情危重难以承受更复杂的手术者;e. 技术上不具备行肝叶切除术的患者。

(2)肝叶切除术的准备:对于大的肝海绵状血管瘤术中分离困难者,可先结扎患侧肝动脉,使瘤体缩小,再行分离,可达到出血少,操作简便的目的。

(3)肝癌的姑息性治疗:肝癌适合行肝动脉结扎及栓塞的指征为:①原发性肝癌累及左右半肝或肝门而无法切除者;②肝癌破裂出血无法切除者;③继发性肝癌原发灶已控制或已切除者;④无法切除的复发性肝癌;⑤肝癌经其他方法尤其是肝动脉插管无法栓塞或效果不佳者;⑥肝硬化不很严重,无黄疸、腹水及凝血酶原时间延长者;⑦门静脉主干无癌栓者。

(4)肝癌的二期切除准备:对一期切除有困难的大肝癌,可先行肝动脉结扎及术中化疗栓塞术,待肿瘤缩小后再行二期切除,可获得很好的治疗效果。

(5)其他肝脏疾病:无法切除的肝海绵状血管瘤、肝动脉瘤以及肝动脉门静脉瘘等不能切除或移植者,可行肝动脉结扎治疗。

【禁忌证】

(1)休克或血容量和细胞外液不足。

(2)低氧血症,肝动脉结扎后会进一步导致肝脏缺氧。

(3)中度以上肝硬化或肝功能有明显损害者。

(4)肝癌或血栓等各种原因引起的门静脉主干栓塞者。

(5)有中度以上食管静脉曲张者。

(6)严重代谢紊乱如低血糖、低血钠时提示门静脉血流和血氧饱和能力降低时。

(7)严重心、肺、肾等重要脏器病变而无法耐受手术者。

【术前准备】

(1)迅速恢复血容量和细胞外液,纠正休克:失血时要补充全血,严重脱水时要补充血浆、代血浆和平衡液等,维持血压正常,纠正水、电解质及酸碱紊乱。合并有心功能降低时可应用强心剂增加心搏出量。也可考虑应用胰高血糖素及低分子右旋糖酐等,增加门静脉血流量。

(2)持续吸氧:纠正休克的同时给予吸氧,氧流量在3～4L/min,可纠正缺氧,提高门静脉血氧含量。

(3)积极护肝治疗:①术前给予高糖、高蛋白及高维生素饮食,口服维生素C、B和K,增加肝功能储备;②有低蛋白血症者给予静脉输注白蛋白,提高白蛋白含量;③患者一般情况较差时静脉输注高渗葡萄糖、支链氨基酸、能量合剂等,增加肝脏糖原储备,减少蛋白消耗。

(4)必要的术前检查:尤其是了解肝功能、肾功能情况,凝血酶原时间有无延长。上消化道内镜或钡餐检查了解有无食管静脉曲张。B超检查了解肝脏病变部位、范围、大小、门静脉有无栓塞、有无腹水等。心电图、胸片等检查了解心、肺情况等。

(5)术前备血,肌注维生素K_1,术前晚用肥皂水灌肠,术晨置胃等,目的为减少胃肠道内容物,使肠道得以休息,减少耗氧量,保持门静脉血氧含量在较高水平。

【麻醉与体位】

硬脊膜外麻醉或全麻。仰卧位。

【手术步骤】

(1)肝动脉结扎术

①做右腹直肌切口或右肋缘下切口入腹。检查肝脏,确定肿瘤不能切除但适合行肝动脉结扎后,术者将左手示指伸入小网膜孔内,拇指置于肝十二指肠韧带表面,扪及肝固有动脉搏动,并暂时捏住肝动脉血流数分钟,以观察阻断后效果,如肝外伤或肿瘤破裂出血是否停止,肝脏变色范围是否与病灶一致等。

②根据肝固有动脉搏动位置仔细剪开肝十二指肠韧带前层,分离结扎小血管及淋巴管,显露肝固有动脉,剪开动脉鞘,沿肝固有动脉继续向上分离出肝左右动脉(图1,图2)。

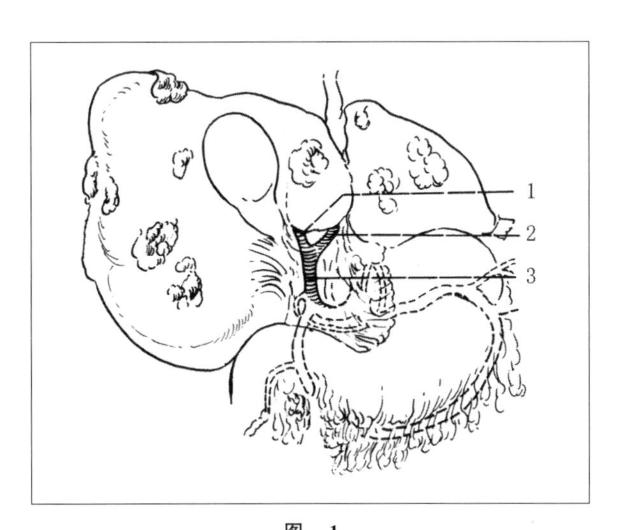

图 1

1—肝右动脉;2—肝左动脉;3—肝固有动脉

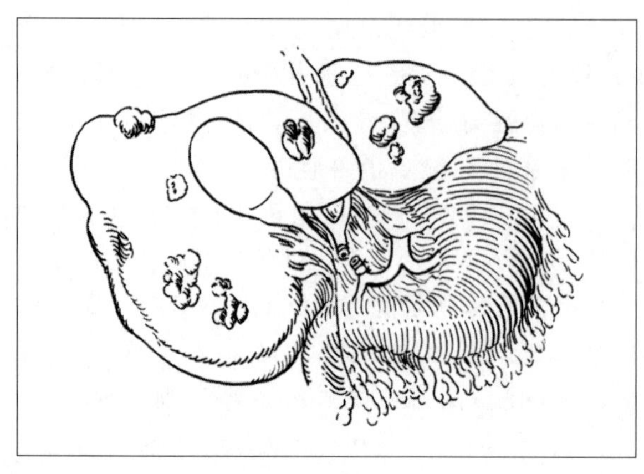

图 2

③将肝动脉游离约 0.5cm，用中号丝线双重结扎，动脉可不必切断。根据结扎部位不同，可分为肝固有动脉结扎、肝左或肝右动脉结扎等。一侧肝动脉结扎后该侧肝脏颜色变暗，则提示结扎效果好。

(2)肝动脉栓塞术

①分离出肝固有动脉及肝左右动脉后，不予结扎，继续分离出患侧肝动脉约 1cm，在其近端起始部予双重结扎。

②动脉远端悬吊一丝线作为牵引，在结扎线与牵引之间用眼科剪将动脉剪一斜切口，插入直径 2mm 左右塑料管，将牵引线结扎固定(图 3)。

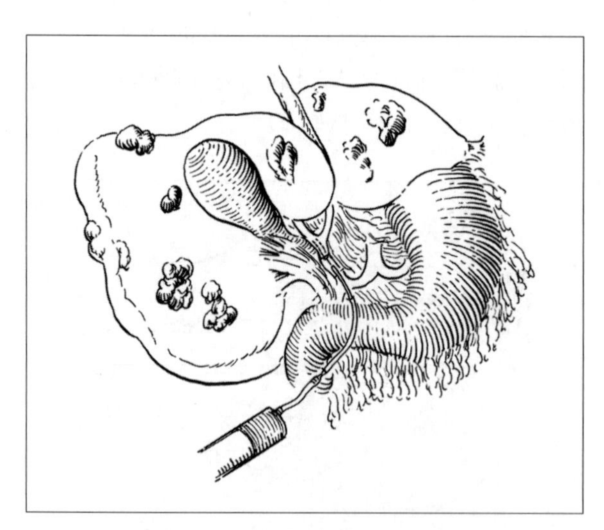

图 3 术中肝动脉结扎及栓塞

③经导管内注入亚甲蓝，观察肝脏染色情况调整导管末端深浅。一般插入 2cm 即可，过深则易进入分支内。

④经导管注入化疗药及栓塞剂包括碘化油及明胶海绵等。注射栓塞剂的量根据肿瘤大小及肝脏硬化程度决定。一般碘化油不超过 15ml，明胶海绵不超过 1 块。

⑤注射完毕后拔出导管，丝线双重结扎动脉远端。检查无出血后关腹。

【术中注意要点】

(1)肝动脉结扎部位根据需要而定，肝肿瘤一般首选肝左或肝右动脉结扎，较为安全。胆道出血，可同时结扎肝固有动脉、肝总动脉、胃十二指肠动脉及肝右或肝左动脉，以便止血彻底。

(2)先分离出肝固有动脉，再沿肝固有动脉向上分离出肝左、右动脉。在分离动脉时应仔细进行，以免损伤其后方的门静脉。

(3)约 50%的肝右动脉走行于总肝管的后方，有时紧贴胆囊管，甚至进入胆囊窝再进入肝脏，故在分离肝右动脉时应避免误伤肝胆管。

(4)结扎前可暂时阻断其血流，观察同侧肝脏颜色是否变暗，以此可判断结扎效果，如颜色无明显变化，提示可能有迷走肝动脉。在插管后注入亚甲蓝可帮助判断导管深浅，便于调整。

【术后处理】

肝动脉结扎及栓塞后患侧肝细胞会发生一定程度的水肿变化，此时仅由门静脉供血供氧，因此术后提高门静脉血容量及氧含量对术后恢复具有重要作用。

(1)持续吸氧：一般 3～4L/min 流量，持续 24～48h，可面罩或鼻导管给氧。持续吸氧增加了门静脉血氧含量，有利于肝细胞供氧。

(2)禁食及胃肠减压：胃肠内食物刺激肠蠕动并且增加肠道的耗氧量，使门静脉血氧含量降低。故术后应禁食并胃肠减压 3～4d，让门静脉血保持较高的氧含量。

(3)积极保肝治疗：肝动脉结扎尤其是栓塞后对正常肝细胞有一定程度损伤。严重者术后可能出现黄疸、腹水、转氨酶升高、白蛋白降低等，因此术后应积极保肝治疗，包括静脉输注葡萄糖液、支链氨基酸、能量合剂，大剂量维生素 C、维生素 B 等，必要时适量补充血浆或白蛋白。

(4)应用广谱抗生素：经研究肝动脉结扎后死亡的主要原因是门静脉血含有厌氧菌。肝脏肿瘤在动脉血流阻断后可缺血坏死并形成脓肿，因此术后需用广谱抗生素，防止感染。

（5）对症治疗：部分患者术后因肿瘤缺血坏死吸收而有吸收热，最高可达 41℃，对患者消耗很大，可适量用退烧药如吲哚美辛栓、复方氨基比林等，必要时可短期用皮质激素，有利于保护肝细胞。

（6）抑制胃酸：肝动脉结扎及栓塞患者易引起胃黏膜出血性病变或应激性溃疡，术后应用制酸药如法莫替丁、洛赛克等有助于抑制胃酸，保护胃黏膜，降低上消化道出血的发生率。

【并发症及防治】

（1）肝脓肿：Jochimsen 报道肝动脉结扎和肝动脉置管化疗引起的 6 例肝脓肿，发生时间为术后 0.5～5 个月不等。我院有 1 例右肝癌行肝动脉结扎加栓塞术，术后持续高热达 2 个月以上，出院后 3 个月突然因肝脓肿穿入右胸腔而死亡。故术后应输注广谱抗生素。患者持续高热不退，白细胞升高明显，B 超发现肝内有液性暗区或原肿瘤液化明显，应行 B 超引导下肝穿刺，抽出液体为脓性者应置管引流，并用抗生素溶液冲洗。至液性暗区消失后拔除引流管。

（2）坏死性胆囊炎：原因为胆囊动脉被栓塞后造成胆囊缺血坏死所致。表现为术后右上腹持续性胀痛，发热、白细胞升高，严重者出现右上腹压痛、反跳痛及肌紧张等体征，胆囊穿孔后则造成弥漫性腹膜炎体征。B 超显示胆囊明显增大，胆囊壁明显增厚水肿，胆囊腔内絮状物沉积。发生坏死性胆囊炎应积极抗炎治疗，同时行胃肠减压、禁食。如保守治疗无效，体温持续升高，白细胞计数超过 20×10^9/L，或胆囊穿孔，应考虑急诊行胆囊切除或造瘘。防止坏死性胆囊炎的关键是避免使栓塞剂尤其是明胶海绵等注入胆囊动脉引起胆囊动脉末梢栓塞，因此导管末端应超过胆囊动脉起始处，或同时行胆囊切除。

（3）肝功能衰竭：肝动脉结扎对肝功能的影响较轻，肝动脉栓塞后短期内由于其侧支循环难以建立，肝组织损害严重，肝功能异常可持续 1～2 个月以上，如肝硬化严重则可以导致肝功能衰竭，表现为黄疸进行性加深，腹水进行性增加，白蛋白降代，凝血酶原时间延长，转氨酶持续升高等。此时即使予以积极保肝治疗，肝功能也难以恢复。防止肝功能衰竭的关键是严格掌握手术适应证。

（4）肝梗死：在肝动脉栓塞尤其是明胶海绵做栓塞剂时常见，由于肝动脉末梢栓塞后无法形成侧支循环，导致局灶性肝梗死。治疗上主要为保肝及抗感染，防止脓肿形成。

11.8.2 间隙性肝动脉阻断术 Temporary Occlusion of Hepatic Artery

间隙性肝动脉阻断术又称暂时性肝去动脉术，由 Bengmark 于 1974 年首创，基本原理是间隙性阻断肝动脉，既可达到杀死肿瘤的目的，又能避免肝组织的大片坏死，因此被认为是肝动脉结扎的第 5 代衍生技术。1974 年 Bengmark 首先采用一种尼龙的肝动脉止血带，但由于止血带对肝动脉有损害，并可能形成动脉瘤，且阻断效果难以控制。1978 年 Domeiri 和 Mojab 首先采用动脉内气囊导管来反复阻断肝动脉，但此法可能造成肝动脉血栓形成、导管移位或穿破血管壁等并发症。至 1984 年 Persson 等采用了一种新型的可以埋藏皮下的肝动脉阻断器，从而使得该项技术得到推广应用。肝动脉阻断器由带有水囊的硅胶袖套、皮下注射装置和连接两者的硅胶导管组成。全部装置均不露在腹腔外，避免了感染机会（图 11-8-1）。

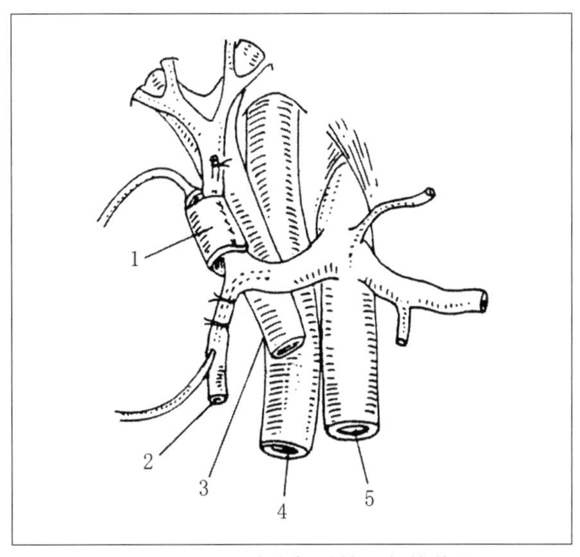

图 11-8-1 肝动脉暂时性阻断的装置

1—袖套式球囊通过硅胶导管与埋入右肋缘下的普列克斯玻璃制成的输液器相连，当从输液器内注入生理盐水后即可充满球囊压迫肝动脉；2—胃十二指肠动脉；3—门静脉；4—下腔静脉；5—腹主动脉

间隙性肝动脉阻断术的血流动力学和生物学基础主要有：①中断肝脏肿瘤的血供；②预防因缺血而迅速形成的动脉侧支循环；③反复地缺血再灌注可促使肝组织产生较多的氧派生自由基，而这些氧自由基对肿瘤细胞有杀伤作用；④肝动脉能维持完整通畅，可作为肝动脉化疗的途径。

【适应证】

(1)无法切除的原发性或继发性肝癌，肿瘤仅局限于肝内。

(2)复发性肝癌切除有困难者。

(3)门静脉主干无癌栓，无腹水及黄疸，肝门淋巴结无转移。

(4)无食管静脉重度曲张。

【禁忌证】

(1)肝癌合并有肝门转移、肝门淋巴结肿大导致肝动脉难以显露者。

(2)肝癌合并有远处转移，或伴有门静脉主干癌栓者。

(3)以往进行过肝动脉化疗栓塞者。

(4)合并有严重肝硬化及重度食管静脉曲张者。

【麻醉与体位】

同“肝动脉结扎术”。

【手术步骤】

(1)经上腹直肌切口或右肋缘下切口，探查肝脏及肝动脉情况。尤其注意有无迷走肝动脉。离断肝周围韧带，包括左右三角韧带、冠状韧带、镰状韧带和肝胃韧带，充分游离肝裸区，如遇有迷走肝动脉应予以结扎切断。切除胆囊。

(2)分离肝十二指肠韧带，离断该韧带中的所有结缔组织，仅存胆总管、门静脉和肝动脉，将肝固有动脉游离长约 2cm。

(3)将动脉阻断器袖套包绕肝固有动脉并固定，皮下注射装置埋于切口旁或肋缘下。

(4)通过皮下注射装置注射生理盐水 1～2ml，使水囊充盈，压迫肝固有动脉至其远端触摸不到搏动为止，抽出盐水记录所需注入水量。

(5)如同时行肝动脉插管化疗，则分离出胃十二指肠动脉，结扎远端后经近端插入导管至肝固有动脉，双重结扎固定导管。导管另一端经腹壁引出体外或连接另一皮下注射装置，后者亦埋于皮下。

【术中注意要点】

为确保被阻断的动脉是肝脏动脉血供的唯一来源，手术要求进行广泛彻底的肝周围血管离断，否则将影响疗效。同时还要结扎变异的迷走肝动脉，如果迷走肝动脉较粗，也可放置两个动脉阻断器，或将其吻合到肝总动脉和肝固有动脉上。术前选择性腹腔动脉造影有助于了解肝动脉的变异。

【术后处理】

(1)肝动脉阻断方法：术后 1 周左右患者恢复饮食和活动时，即可开始行肝动脉阻断。操作过程如下：腹部皮肤严格消毒，铺消毒巾，固定皮下注射装置，穿刺并注入生理盐水 1～1.5ml，第 1 次阻断时必须行肝动脉造影，进一步确定注射所需水量和肝动脉阻断程度。阻断结束后将注入的盐水回抽，使水囊回缩，解除肝动脉压迫，动脉血流恢复。一次阻断持续时间及两次阻断间隔时间各家报道不一致，有人主张每次阻断 1h，也有人主张每次阻断 16h。Persson 等的实验发现，反复短期肝动脉阻断防止动脉侧支建立的最理想时间是 2h/d。4 周后，血管造影检查该组动脉无侧支形成，而阻断时间 4h/d 的动脉有小的侧支形成，6h/d 和永久性肝动脉结扎组均有广泛的侧支建立。因此多数学者主张每次阻断 1h，每天阻断两次，认为既可以防止肝功能损害，又能延缓侧支循环的建立。3～4 周为 1 疗程。

(2)肝动脉置管化疗：在肝动脉阻断间隙，可经另一皮下注射装置注入化疗药物行肝动脉化疗，具体操作方法参见本章 11.8.4。

11.8.3 肝动脉插管及灌注术 Cannulation and Infusion of Hepatic Artery

肝动脉插管连续滴注抗癌药物适用于治疗不能切除或做姑息性切除后的肝癌患者，由于肝癌血供主要来源于动脉，故此法可使药物直接作用于肿瘤组织内，提高局部药物浓度，减少全身反应，达到治疗肿瘤，缓解症状和延长生命的目的。

【适应证】

(1)无法切除的原发性或继发性肝癌，在行肝动脉结扎的同时可行肝动脉插管术。

(2)肝癌姑息性切除肝切面有残留肿瘤，门静脉分支有癌栓者，可同时行门静脉插管化疗。

(3)行术后预防性化疗。原发性肝癌绝大部分合并有小卫星灶及门静脉内微小癌栓，术中操作挤压肿瘤是造成肿瘤扩散的重要原因之一，因此虽然为根治性切除，术后仍有必要行预防性化疗以防止复发。

(4)肝功能正常，无明显肝硬化，无黄疸、腹水，心、肺、肾等重要脏器功能正常。

【禁忌证】

(1)中晚期肝癌门静脉主干癌栓、淋巴结转移者；

(2)继发性肝癌原发灶未切除者；

(3)肝动脉变异，插管困难者；我们在操作中发现少数患者迷走肝动脉很粗，而正常肝动脉很细，导管难以插入，只能放弃插管；

(4)严重肝硬化伴有门脉高压症，患者无法耐受手术者；

(5)肝硬化严重，虽然行肝癌切除，但估计术后患者肝功能恢复困难、难以耐受化疗者。

【麻醉与体位】

同“肝动脉结扎术”。

【手术步骤】

(1)插管部位的选择

①肝癌无法切除时可在结扎肝动脉的同时于结扎动脉远端插管，主要为肝左、右动脉插管。

②肝癌切除后需保留肝动脉血供，可选择胃网膜右动脉或胃十二指肠动脉插管，尤以后者插管成功率高。

③门静脉插管可选择脐静脉或胃网膜右静脉途径。

(2)插管方法

①经肝左、右动脉插管时与11.8.2叙述的方法相同。导管引出腹壁外缝扎固定。

②经胃十二指肠动脉插管：a.分离出肝固有动脉、肝左右动脉、肝总动脉及胃十二指肠动脉，分别用丝线悬吊牵引，双重结扎胃十二指肠动脉远端；b.于胃十二指肠动脉结扎线近端剪一小斜切口，将充满肝素液的导管插入胃十二指肠动脉内，并沿肝固有动脉进入肝左或肝右动脉内，插管时用手指触摸动脉，了解导管方向及末端位置；c.双重结扎胃十二指肠动脉，导管另一端经腹壁引出体外缝扎固定(图1～图3)；d.结扎胃右动脉，必要时切除胆囊，防止化疗药及栓塞剂反流刺激胃、十二指肠及胆囊。

③确定导管的位置和药物灌注区的分布：在插管成功后于导管固定前经导管内注射亚甲蓝2ml，观察肝脏染色情况，如果肝脏仅部分染色，提示导管过深，应向外拔出，理想的位置是肿瘤被全部染色而又未超过半肝。术后可再经导管注射造影剂或碘化油，了解药物在肝内分布情况，据此可判断术后化疗栓塞的效果。

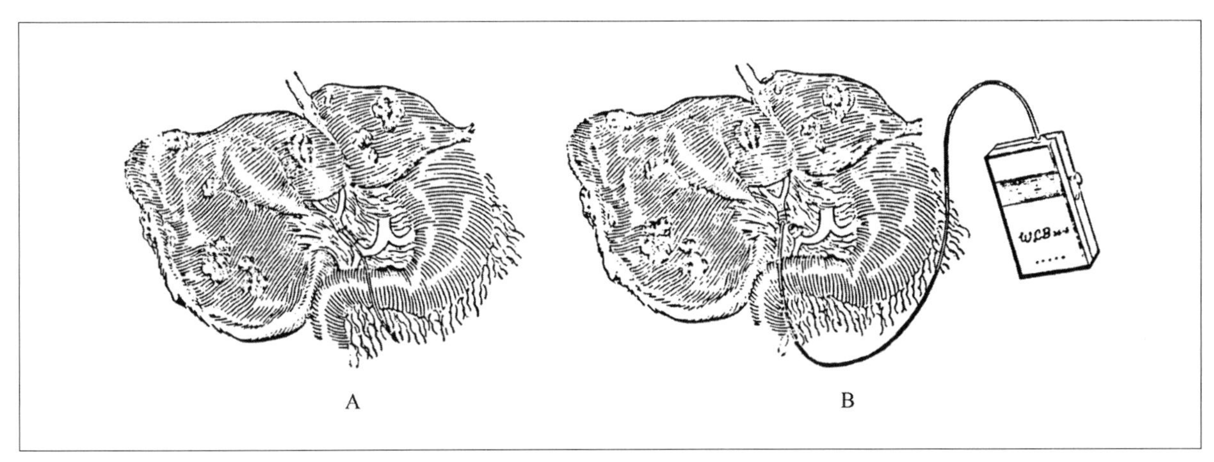

图1 各种肝动脉插管方法

A—不切断肝固有动脉，而在其结扎的远端做切口插管；B—切断肝固有动脉，近端结扎，远端做插管，导管连接微量持续注射泵

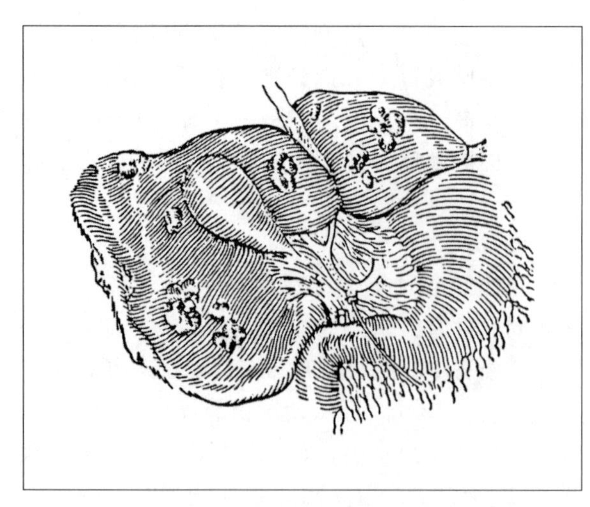

图 2　经胃十二指肠动脉插管至肝固有动脉

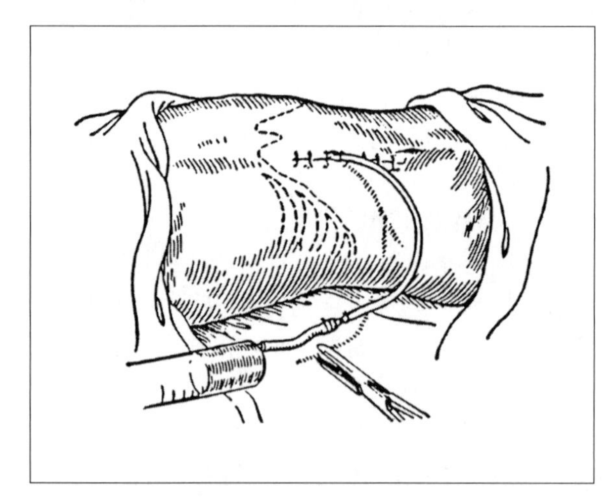

图 3　插管术结束时，将导管固定在创口皮肤上，同时自导管注射一个剂量的抗癌药液

【术中注意要点】

(1)行胃十二指肠动脉或胃网膜右动脉插管时应暂时将肝总动脉分叉处夹闭，使导管不会进入肝总动脉而能顺利进入肝固有动脉。

(2)有迷走肝左或肝右动脉时，肝固有动脉往往较细，不易插管成功，此时应结扎迷走动脉，将导管末端置于胃十二指肠动脉开口处，结扎胃右动脉。

(3)插管时切忌用力过猛而插穿动脉引起大出血。我们曾遇到 1 例因为插穿动脉引起出血而致插管失败。手术者与助手要配合熟练。

(4)导管固定前一定要调整好位置，不要太深，否则药物无法分布于整个肿瘤区。导管应双重结扎固定。

(5)导管切忌直接从伤口引出而应另戳孔引出，腹腔内置引流管时也应远离化疗导管，以免感染影响导管使用。

(6)插管成功后即可经导管注入化疗药物及栓塞剂，注射完毕后要用 1%肝素液 3～5ml 注入导管进行抗凝，并将导管夹闭或盖上肝素帽。

【术后经导管灌注化疗药物的方法】

(1)药物的选择：根据灌注药物的种类可分为 3 类：

①化疗药物：常用药有氟尿嘧啶、丝裂霉素、阿霉素、表阿霉素、顺铂、卡铂等，也可根据肿瘤化疗药物敏感试验选择较敏感的药物 2 或 3 种。

②免疫制剂：包括干扰素、白细胞介素-Ⅱ、肿瘤坏死因子、LAK 细胞、TIL 细胞等，可与化疗药同时应用，也可单独应用。

③栓塞剂：常用的栓塞剂为碘化油和明胶海绵，前者能进入血管末梢并能长时间聚积在肿瘤组织中，与化疗药混合成乳剂能长时间提高肿瘤内化疗药物浓度。后者可栓塞较粗血管，使肿瘤缺血更完全。

根据不同情况进行不同的组合，如为中晚期肝癌可选用 3 种化疗药加上碘化油、明胶海绵；若为手术后化疗，用化疗药加碘化油，不用明胶海绵；有条件者还可应用免疫制剂，尤其是 TIL 细胞对防止术后复发有较大帮助。

(2)灌注方法：分为直接推注法、输液泵加压输注法及微量注射泵持续注射法。根据药物种类，设备条件选择不同的方法。

①直接推注法：方法简便、快速，尤其是栓塞剂必须采用此法，缺点是患者反应较大，易引起血管痉挛性疼痛、恶心、呕吐等症状。操作时导管接头处及周围皮肤严格消毒，操作者需戴手套。先从导管内注射 1%利多卡因防止血管痉挛。继而依次注射化疗药物，注射速度不能太快，以免药物刺激血管内膜引起痉挛性疼痛，每种药一般需用 5～10min 推注完毕。药物注射完后再推注头孢拉定号 2g，防止感染，最后再推注 1%肝素液 5ml 抗凝，封闭导管开口。妥善固定导管，并用消毒纱布覆盖。根据化疗计划可每天推注 1 种或数种化疗药。如选用 FMC 方案，即氟尿嘧啶 1g，丝裂霉素 20mg，卡铂 200mg，可将每种药一半剂量依次注射，共分 2d 注射完。化疗前可给患者肌注灭吐

灵或枢复宁等减少胃肠道症状。如患者上腹疼痛剧烈，可肌注度冷丁止痛。化疗期间口服制酸药1～2周。

②输液泵加压滴注法：此泵是利用旋转压轮上的若干滚珠，持续地滚压嵌在导向托架上的输液管，将药液缓慢地加压滴注入动脉内。具体操作方法为：将化疗药加在50～100ml输液瓶中，接上输液管，将输液管嵌在蠕动泵转盘上，调节蠕动泵转速，使输液管滴速控制在每小时25～30ml，再将输液管连接于动脉导管，开动机器化疗药持续输入导管内。滴注完毕后用1%肝素液3～5ml充填导管，消毒并封闭导管。此种输注方法优点为化疗药能缓慢输入，患者反应较小，缺点是患者在输注药物期间须卧床，不能自由活动。

③便携式微量注射泵持续注射法：此类注射泵又分机械泵和电子泵，前者靠发条机械传送，后者靠电脑控制速度。其优点是可持续注射24～48h，尤其是后者能随意调节速度，最慢速度可达0.2ml/h，使药液能缓慢匀速注入，患者几乎无任何不适，药物输完后会自动报警。输注期间患者可自由活动，不影响日常生活，因此可在门诊使用。输注方法为将药物抽取在注射器内置于输液泵的支架上，设制输液速度，将注射器与动脉导管连接而固定，启动开关，则输注泵按照预先设定的速度持续将药物输入动脉内。药物输完后即自动报警，更换注射器后又继续输注，不需重新调整速度。

(3)化疗期间注意事项

①保持导管通畅，勿使脱出，应注意以下几点：a.必须妥善固定导管；b.经常检查导管有无回血、扭曲、破漏、滑脱以及血、气栓；c.机械泵要定时上足发条，电子泵要及时更换电池；d.保持药囊或注射器内存有药液，勿使药囊或注射器空虚；e.向患者说明该导管对治疗的重要性，协助保护好该导管勿使其脱出，如发现问题及时向医生报告；f.化疗完成后及时用肝素液抗凝。

②发热：在肝动脉灌注化疗期间患者常有低热或中等发热，但无畏寒。如果患者出现寒战、高热，提示导管内有细菌污染而导致菌血症，此时应全身以及经导管内注射大剂量广谱抗生素，如治疗后24h体温仍不退，应拔除导管，清除感染源。

③骨髓抑制：主要表现为周围血象的抑制，与下列因素有关：a.一般情况较差，呈慢性病容或营养不良者或对化疗药物特别敏感者；b.高龄患者；c.有术后并发症的患者；d.盆腔或脊柱等生髓中心施行过放疗的患者；e.肝、肾功能不全的患者。在化疗期间应定期检查血常规，如白细胞计数低于3.5×10^9/L，血小板计数低于50×10^9/L，有明显贫血及肝、肾功能损害时，应停止化疗。

④术后出现腹水：自导管周围有腹水外溢者，应拔除导管，缝合切口。

⑤根据患者对化疗药的反应来调整用药量及时间。如果患者胃肠道症状较轻，可继续原化疗方案，如果出现上腹剧烈疼痛、呕吐、出冷汗等症状时，应适时减少用药剂量，并延长注射时间。

(4)拔管方法：当化疗结束时即可拔除导管。拔管前先消毒皮肤，拆除固定线，轻轻将导管拔出，立即用纱布持续压迫创口止血，当放松压迫而无血液流出时，提示血已止住。创口用纱布包扎，腹带加压固定，继续观察1～2h。

11.8.4 肝血管全埋入式药物输注装置植入术

Subcutaneous Implantation of Delivery System to Hepatic Vessels

【输注装置组成】

全埋入式药物输注装置(drug delivery system, DDS)始用于20世纪70年代初，目前已广泛应用于中晚期肿瘤的治疗，获得了较好效果。同时，DDS亦可为长期输液及药物治疗提供输注途径，以及中晚期肿瘤的长期镇痛治疗等。DDS主要由以下几部分组成。

(1)药囊(port)：为一直径3cm大小，外观呈僧帽状，顶部为一层特制的隔膜，是穿刺注药的部位，周边由塑料或金属制成，底部有一金属片防止针头穿透，囊腔0.4～1.6cm，与导管相通。隔膜能经受数千次穿刺而不破裂，防止造成渗漏(图11-8-2)。DDS的种类很多，根据导管的植入途径不同可分为动脉型、静脉型及腹腔型；根据有无抗反流装置可分为普通型及抗反流型；根据有无动力装置可分为动力泵型及非动力泵型；根据药囊及导管管腔数目可分为单囊单腔型、单囊双腔型、双囊单腔型及双囊双腔型等。DDS的优点主要有：①用途广，适用于各种途径用药；②安全可靠；③导向准确，达到局部治疗的目的；④操作简便，可反复使用；⑤并发症少，可减少化疗的毒副反应，提高治疗效果。

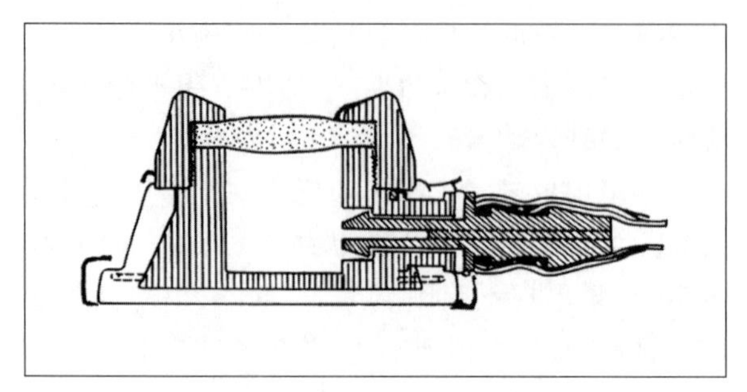

图 11-8-2 DDS剖面图

DDS主要用于中晚期肝癌化疗。植入途径为肝动脉、门静脉及肝动脉-门静脉双途径。肝动脉导管植入途径有肝左右动脉、胃十二指肠动脉、胃右动脉及胃网膜动脉，一般中晚期肝癌行肝右或肝左动脉结扎的同时行DDS植入(图 11-8-3)。门静脉植入途径主要有脐静脉、胃网膜右静脉、结肠中静脉、肠系膜上静脉分支等(图 11-8-4)。

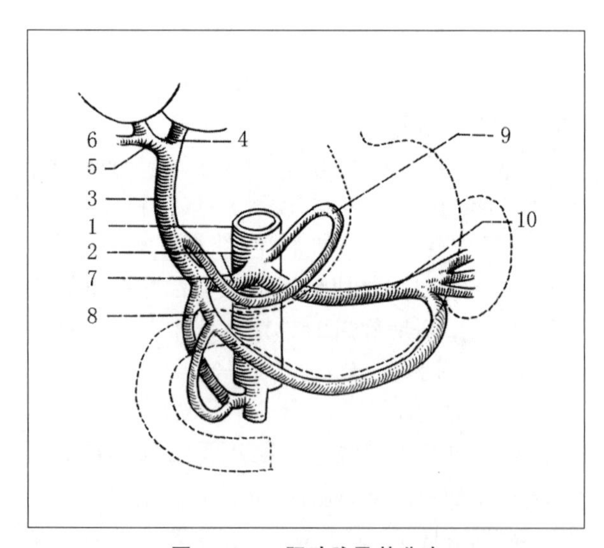

图 11-8-3 肝动脉及其分支

1—腹主动脉；2—肝总动脉；3—肝固有动脉；4—肝左动脉；5—肝右动脉；6—胆囊动脉；7—胃右动脉；8—胃十二指肠动脉；9—胃左动脉；10—脾动脉

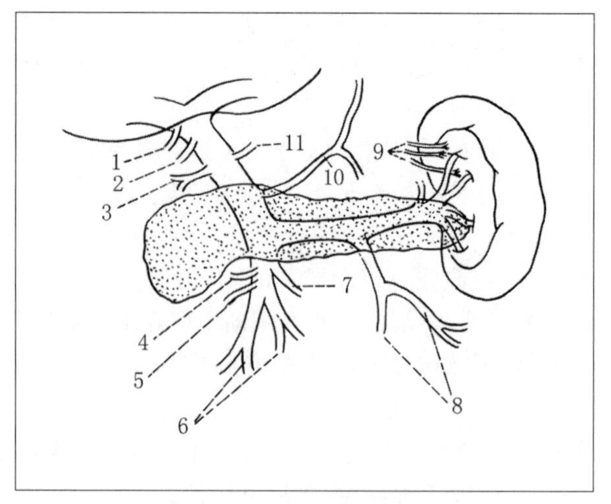

图 11-8-4 门静脉系统属支

1—胆囊静脉；2—幽门静脉；3—胰十二指肠上静脉；4—胰十二指肠下静脉；5—结肠中静脉；6—肠系膜上静脉；7—胃网膜右静脉；8—肠系膜下静脉；9—胃短静脉；10—冠状静脉；11—副胰静脉

(2)导管(gatheter)：由硅胶制成，长60～76cm，动脉型管壁外带有防滑结以防止脱落。有的导管末端带有单向阀以阻止血液反流。连接头将药囊与导管连接。

(3)非损伤性针头(noncoring needle)：针头前端稍弯曲，针尖呈三棱形，使之刺入药囊隔膜时呈一斜形隧道，不会撕裂。

【适应证】

(1)无法切除的原发性或转移性肝癌，在行肝动脉结扎的同时行DDS植入术。

(2)肝癌姑息性切除后，行术后化疗。

(3)无严重肝硬变，肝功能正常，无腹水、黄疸，心、肺、肾等脏器无严重病变。

【禁忌证】

(1)严重肝硬变、门脉高压、术后恢复困难者，虽行肝癌姑息切除，也不宜行DDS植入术。

(2)转移性肝癌原发灶未被切除者。

(3)中晚期肝癌位门静脉主干癌栓、淋巴结转移，已无法耐受化疗者。

(4)肝动脉变异难以分离者。

(5)伴有严重心、肺、肾等疾病者。

(6)伴有凝血功能障碍者。

【术前准备】

(1)护肝治疗同肝切除术。

(2)如同时行肝癌切除,则还需做好肝切除的术前准备。

(3)术前应配血,术晨禁食并留置胃管。

(4)根据不同病情选择不同型号的DDS,有时准备数种DDS,以供术中选择。

【麻醉与体位】

持续硬脊膜外腔麻醉或全身麻醉。同时行肝叶切除时应根据肿瘤部位及腹部切口选择体位,单独行DDS植入术选用平卧位。腹直肌切口或右肋缘下切口。

【手术步骤】

(1)胃十二指肠动脉DDS植入术

①分离血管:进腹后显露肝十二指肠韧带,术者左手示指伸进小网膜孔内,与拇指对合触摸肝固有动脉、肝总动脉及胃十二指肠动脉的位置。分离出肝固有动脉,用丝线穿过肝固有动脉并提起。沿肝固有动脉向下分离出肝总动脉和胃十二指肠动脉,再沿十二指肠球部上缘分离出胃十二指肠动脉1～2cm,远端用丝线双重结扎,近端套以丝线。再从肝固有动脉向上分离出肝左、右动脉,并将胃右动脉结扎切断。

②DDS的准备:若药囊与导管为可脱卸式,则将导管与药囊连接并固定。将肝素100mg加入100ml生理盐水中配成肝素液,用空针抽取肝素液3～5ml,换上无损伤针头,刺入药囊内并注入,使药囊及导管内的气体排出并充满肝素液。导管保留长度15～20cm,末端剪成斜面。

③置入导管:助手提起胃十二指肠动脉近端套线阻断血液,并反向牵拉远端结扎线使动脉保持张力;术者将胃十二指肠动脉剪一小口,左手用整形镊提起动脉切口前壁,右手用镊子夹住导管末端插入动脉内,助手将套线轻轻放松,使导管进入肝固有动脉。导管行走至肝左、右动脉分叉处,若需插入肝右动脉,则提起肝左动脉套丝,使导管转入肝右动脉2～3cm,用细丝线双重结扎胃十二指肠动脉近端并固定于防滑结上。药囊内推注入亚甲蓝1～2ml,观察肝脏染色情况以确定导管位置,再推注肝素液3ml(图1)。

④化疗药及栓塞剂注射:若仅注射化疗药,则只需将每种药物依次经药囊内推注即可。若注射栓塞剂量,需将导管与药囊拆开,将化疗药与碘化油混合成乳剂后再经导管内推注,将明胶海绵剪

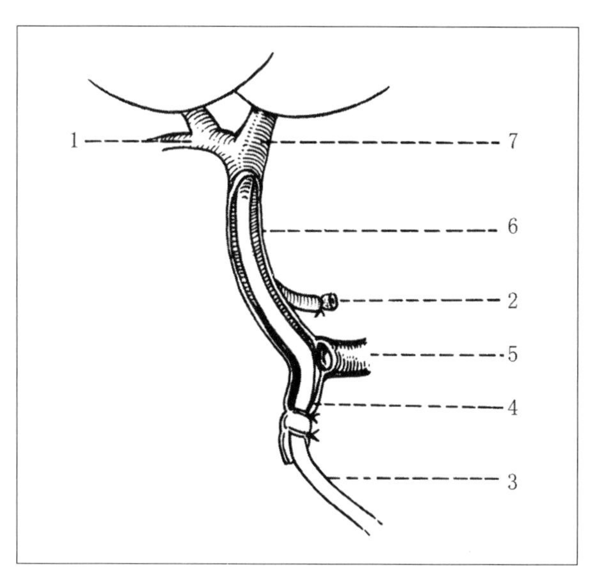

图1　胃十二指肠动脉插管及固定

1—肝右动脉;2—胃右动脉;3—DDS导管;4—胃十二指肠动脉;5—肝总动脉;6—肝固有动脉;7—肝左动脉

成碎块与生理盐水混合后经导管内推注,将导管与药囊连接并推注肝素。

⑤药囊埋藏:若为右肋缘下切口,一般可将药囊埋于切口下方皮下,肥胖病人也可埋于切口上方皮下。腹直肌切口埋于切口两侧脐上3.0cm处,消瘦病人也可埋于腹直肌前鞘下。在皮下脂肪与腹肌筋膜之间游离出长5cm宽3cm隧道并彻底止血,然后将药囊置于隧道内并固定,隧道口缝合关闭,最后逐层关闭腹腔(图2)。

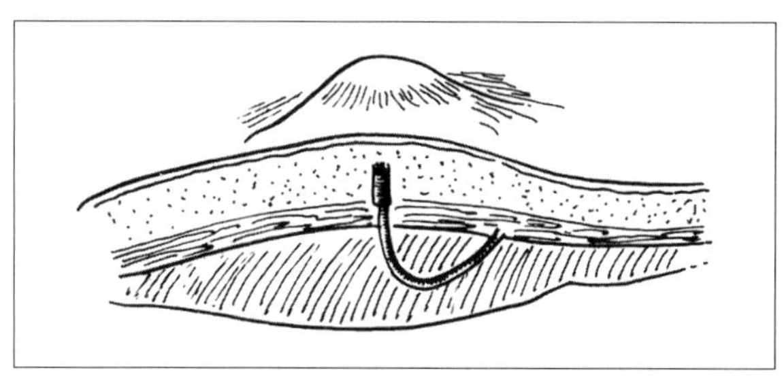

图2　药囊固定于皮下

(2)脐静脉DDS植入术:进腹后,先切断肝圆韧带,结扎离肝端,于近肝端找出脐静脉,用蚊式钳夹住静脉壁,用细探条插入静脉内进行扩张,并稍用力捅开脐静脉与门静脉之间的隔膜,拔出探条,见有血液流出后将导管插入脐静脉。当导管插入10cm时,术者触摸门静脉主干以防止导管

经门静脉左干转入主干，调整好导管位置后结扎脐静脉固定导管。暂时阻断肝十二指肠韧带，经导管内注射亚甲蓝观察肝脏染色情况，可判断导管部位。

药物注射与药囊埋藏同胃十二指肠动脉DDS。

除脐静脉外，尚可经结肠中静脉及胃网膜中静脉置入导管，此径路多适用于脐静脉胃管失败的病人。

近年来还有直接从股动脉或锁骨上动脉插管至肝动脉，将药囊固定于大腿内侧或前胸壁皮下。

【术中注意要点】

(1)分离肝门区动脉时宜先分离出肝固有动脉，再向上或向下分离出肝左右动脉、肝总动脉及胃十二指肠动脉，这样操作比较容易。

(2)行胃十二指肠动脉及胃网膜右动脉插管时宜将肝总动脉暂时夹闭，使导管不会进入肝总动脉而较易转入肝固有动脉，这样做成功率高。

(3)胃网膜右动脉及胃十二指肠动脉插管时应同时结扎胃右动脉，防止化疗药物反流入胃引起药物性胃炎。

(4)当有迷走肝右或肝左动脉时，肝固有动脉往往很细，插管不易成功，可改为门静脉系统插管。

(5)脐静脉扩张时切勿形成假道，否则易穿入肝实质内使插管失败。

(6)结肠中静脉插管时勿损伤结肠中动脉，助手一定要用手指压住肠系膜上静脉与结肠中静脉汇口处下方，使导管向上转入门静脉主干。

(7)导管留置在腹腔内不宜过长，否则易使导管缠绕在腹腔内压迫胃肠道引起不适。

(8)化疗后药囊内一定要推注抗凝药，以免导管阻塞。

(9)皮下隧道应止血彻底，防止积血造成继发性感染。药囊在皮下的位置应与切口保持一定距离。药囊埋藏深度以体外能明显触及为原则。

(10)如放置腹腔引流管，切不可将引流管与DDS管同一戳孔引出，应远离DDS引出体外，以免切口感染累及DDS。

【术后处理】

(1)应用抗生素，以防感染。

(2)换药时切忌将胶布贴于DDS所在部位的皮肤上，以免皮肤破溃；局部皮肤每日用水清洗，保持清洁，若DDS隆起较多时可用纱布或海绵保护，避免摩擦；若局部皮肤张力过大，血供不良，可用胶布将两侧皮肤拉紧，使中间皮肤松弛，改善血供。

(3)非抗反流型DDS需定期用肝素液抗凝，动脉插管每2周1次，静脉插管每3周1次。推注时应严格无菌操作，所用抗凝药为1%的肝素液3ml。当针头垂直刺入药囊触及底部金属片后，可先注入1%利多卡因3ml，如无阻力，可再推入1%肝素3ml，然后拔出针头(图3)。

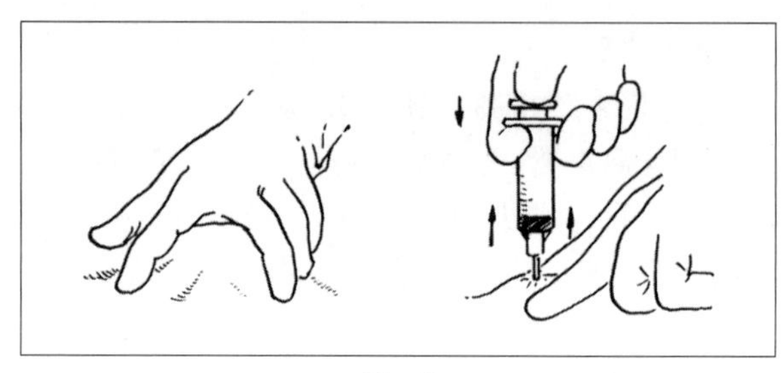

图 3

(4)DDS肝血管造影，可经药囊穿刺注射治疗剂进行肝动脉或门静脉造影，以观察疗效。

(5)定期复查B超、肝功能、AFP及白细胞，以观察肿瘤变化或术后是否复发，并为化疗做准备。

(6)经DDS化疗：根据病人恢复情况可在术后1个月左右行化疗，常用的化疗药物有氟尿嘧啶、丝裂霉素、顺铂、卡铂、阿霉素及羟基喜树碱等。亦可在化疗同时使用栓塞剂如碘化油，并可将其与化疗药物混合制成乳剂经药囊内推注，可达到化疗栓塞的目的。^{125}I-碘化油也可经药囊内推注。还有经DDS装置注入生物制剂以提高机体免疫功能，增强抗肿瘤效果。

①化疗方案的选择：单纯化疗可选用2～3种药物，每种药物分2d注射完，一个疗程4～6d。如用FMC方案，即氟尿嘧啶500mg×2d+丝裂霉素10mg×2d+卡铂100mg×2d；如与碘化油合用，可将3种药物取半量与碘化油10ml混合推注，第2天再推注另一半剂量。病人在化疗过程中可出现上腹剧痛、恶心、呕吐等症状而难以坚持时应终止化疗。

②化疗药物的注射方法：可直接推注，或用输液泵加压滴注。直接推注是将化疗药物经药囊内直接推注，病人一般反应较大而难以接受；输液泵加压滴注是在输液管上连接一微型计算机控制的

输液泵，可控制输注速度，是目前常用的方法。也可应用便携式微型输注泵来调节输注速度，患者在化疗期间可自由活动，很受欢迎。

③化疗操作过程：其方法同DDS抗凝。穿刺成功后将针头连接在输液泵的导管上，将输液泵输注速度调切在20～30ml/h，滴注完毕后推注肝素液3ml，拔出针头，第2天进行第2次化疗。采用便携式微型输注泵时，调节速度在0.5～1ml/h，用细导管与直角穿刺针头连接，开动电脑后即能24h匀速地推注。当药液推注完后会自动报警，更换注射器后又能持续推注，至药囊全部推注完后再拔出针头。

④注意事项：化疗期间应口服制酸药及止吐药保护胃黏膜，减少胃肠道反应。采用微电脑持续输注时，应经常检查针头是否脱出，若针头已脱出，则应更换针头而不能将原针头再刺入药囊；若发现药液渗入药囊外则应停止输液，拔出针头，局部加压包扎；若怀疑隔膜破裂则应将药囊取出。

【主要并发症及处理】

(1)导管脱落及出血：原因为导管固定不牢，尤其是动脉压力高时易将导管冲脱，导致腹腔内大出血。另外，导管与药囊连接不牢，且腹腔内导管保留过短，牵拉使之脱开。因此在固定导管时结扎要牢，必须双重结扎，动脉导管结扎线必须固定在防滑结上，导管与药囊连接要紧密，必要时用丝线捆扎固定。导管不宜过短，不能有张力。

(2)药囊及皮下感染：主要由于皮肤消毒不严，操作时不注意无菌技术或针头消毒不严，使细菌带入药囊内或皮下组织内造成。若发现药囊内感染，即抽出药囊内血液行细菌培养，同时在药囊内推注抗生素和全身静滴抗生素，待感染控制，症状消失，再继续推注抗生素2～3d，2周后再进入抗凝，如未再出现发热，则DDS仍能继续使用。如经治疗仍不能控制感染，则此DDS已不能使用，必须取出。皮下感染除全身应用抗生素外，局部予热敷、理疗，促进炎症吸收；若感染已消退，药囊又通畅，则可继续使用；若药囊已不通畅，感染不易控制，应将药囊取出。

(3)药囊及导管阻塞：主要原因是未按时抗凝，若固定导管时打结过紧使管腔狭窄，则更易使导管阻塞。一般情况下要求动脉导管每2周必须抗凝1次，静脉导管每3周1次。如果在上述时间内推注抗凝药时即感觉有阻力，则可将抗凝周期缩短。发现导管阻塞可先试用TB空针抽取肝素液用力推注，部分病人可疏通导管，若仍不能疏通，可将尿激酶或链激酶溶液注入药囊内溶解血栓，第2天再进行抗凝，大部分导管均能疏通。

(4)药囊破裂及药液外渗：多为药囊隔膜破裂所致。导致隔膜破裂的原因除与质量有关外，还与穿刺针头磨损、穿刺方法不当有关，因此发现针头变钝，针尖有翻卷则不能使用。药液外渗表现为药囊周围皮下组织肿胀，有波动感染，药物有刺激性时可引起疼痛甚至皮肤坏死，应将药囊取出。

(5)上腹疼痛，恶心呕吐：多发生在冲泵抗凝或化疗后。使用动脉导管者发生率高，而静脉导管则很少发生。原因为化疗药物引起的胃肠道反应；胃右动脉未结扎，使化疗药反流入胃右动脉引起化疗药物性胃炎；肝动脉反复药物刺激后内膜增生，管腔变窄，阻力增大，抗凝或化疗时引起肝区剧痛，多发生在DDS植入术半年以后。可在化疗期间口服保护胃黏膜药物，在每次抗凝或化疗前先推注利多卡因或普鲁卡因等，以减少血管刺激。如果腹痛剧烈难忍，则应暂停化疗，或改用微电脉泵持续输注，腹痛、呕吐等症状会明显减轻。

(周伟平)

11.9 肝癌的消融疗法 Ablation Therapy for Liver Cancer

11.9.1 肝癌经皮肝穿刺射频热凝术 Percutaneous Radiofrequency Ablation for Liver Cancer

【适应证】

(1)<5cm尤其是<3cm的无手术指征或因肿瘤位于肝中央区、肝门区使手术困难、疗效欠佳的原发性肝癌。

(2)再次手术切除困难的复发性小肝癌。

(3)原发灶已根治的继发性小肝癌，瘤灶数<

5个。

(4)对于无手术指征的较大肝癌应先予肝动脉化疗栓塞,再行PRFA。

(5)肝功能为Child-Pugh A或B,没有腹水。

【术前准备】

(1)术前检查:首先应详细询问病史和对患者进行全面的体检,尤应注意有无高血压、心脏病、肺气肿、糖尿病、因上消化道静脉曲张出血,以及是否有腹腔手术史等情况。术前所进行的常规检查:血、尿、粪常规化验及肝功能、肾功能、血糖、电解质、凝血酶原时间、乙型肝炎和丙型肝炎血清标志物、肿瘤标记物(如甲胎蛋白)、胸部X摄片、心电图、胃镜或上消化道钡餐、CT或MRI。术者在术前应亲自观察B超以了解肿瘤的大小、数目和位置,尤应注意与肝内重要血管的关系,根据病灶大小和部位,考虑进针路线,根据病灶范围单次或分次、分段治疗。这样,可以更加明确诊断,正确估计患者全身状况及手术耐受力,对于手术适应证的考虑、麻醉、热凝范围的控制和手术并发症的预防均有重要的临床意义。

(2)术前治疗:根据术前检查,手术前于短时间内进行积极而有针对性的处理。①改善凝血功能,如给予维生素K_1,使凝血酶原时间术前检查与对照相差不超过3s。因为凝血酶原时间既是反映肝功能也是反映凝血功能的重要指标。目前我国肝脏恶性肿瘤中,多为原发性肝癌且多伴有不同程度的肝硬化,不同程度地存在凝血功能障碍,所以不仅术前需改善患者的凝血功能,术中和术后亦应加强凝血功能,预防可能的内出血。②提高肝脏储备功能,对于肝功能较差者应加强保肝治疗,使肝功能不低于Child-Pugh B级。③对于黄疸患者,还应给予保肝、利胆治疗使总胆红素低于35μmol/L。对于阻塞性黄疸,如有2级胆管堵塞可给予胆管内置管引流,黄疸缓解后给予PRFA。④对于合并有腹水患者的治疗。因为射频穿刺针的外径约为2.2cm,如有腹水,穿刺后所遗留的针孔没有腹壁与肝脏之间的压迫易出现出血不止。所以,应在加强保肝、提高血浆白蛋白的基础上利尿,使腹水消退。

(3)基础麻醉:由于射频热凝所产生的高温对肝包膜及肝内迷走神经刺激所产生的迷走反射,可引起心率减慢、心律不齐、血压下降,严重者可导致死亡,所以术前可给予阿托品或山莨菪碱预防迷走神经反射。我们术前给予皮下常规1ml(包括吗啡10mg,阿托品0.5mg),其中阿托品可预防迷走神经反射,吗啡可镇静止痛。但是对有阿托品类药物禁忌证病人,应禁用。

【射频设备】

采用美国RTC公司的RF2000型射频发射仪,射频电极针为美国RTC公司的多极特制带鞘针LeVeen™系列,集束放射状针群(有10根电极,图11-9-1)展开直径为2.5cm、3cm、3.5cm,长度为10cm、15cm、20cm。

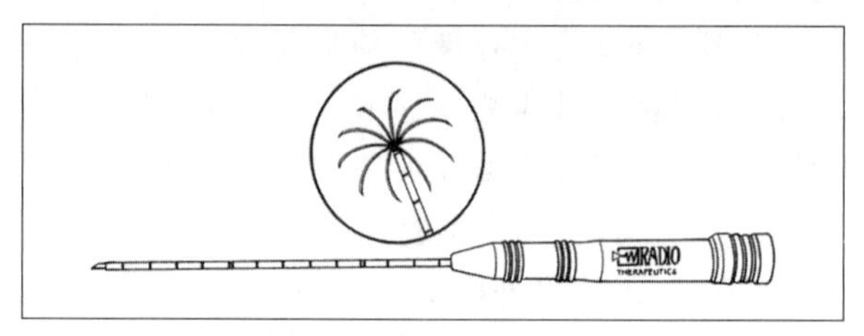

图11-9-1 多极特制带鞘针LeVeen™系列,集束放射状针群(有10根电极)

【麻醉与体位】

一般采用硬脊膜外腔阻滞麻醉,其优点是镇痛效果好,血压、脉搏等生命体征平稳,不受手术时间限制。对于位于肝实质中央的小肿瘤,可采用2%利多卡因局部浸润麻醉。亦有报道给予静脉麻醉也可取得良好的麻醉效果。

体位可根据穿刺点位置的不同而采用仰卧位、左侧或右侧卧位,以方便穿刺操作。

【手术步骤】

(1)全部治疗过程均应在严格无菌操作下进行。

(2)将电极板贴覆于患者腰背部,连接好电极导线。

(3)常规消毒胸腹术野。

(4)切开穿刺点皮肤约2mm,在B超或CT引导下,射频电极针刺入肿瘤,根据肿瘤大小释放电极,开启射频。初始功率为30~50W(根据释放电极大小确定),以后每隔1分钟增加10W,渐增至90W,待阻抗升至300Ω以上,射频功率自动降至10W以下,即可停止。为了尽可能避免10根电极尖端部位之间热凝不完全,出现凝固坏死漏空区域,予原位收回电极但不拔出射频针,旋转少许角度,再次如前热凝,可重复1或2次,以尽可能减少肿瘤热凝不完全的情况。

(5)对不同大小的肿瘤采用不同的热凝方式

①对于＜2cm 的肿瘤，射频电极针刺入病灶中央释放电极，展开电极的外径可根据肿瘤的大小而定。如一严重肝硬化患者贴近腔静脉的一个约 2cm 的肝细胞癌，射频针直接刺入肿瘤中央释放电极，展开电极约 2cm(图 11-9-2)。

②对于 3cm 左右的病灶，射频电极针刺入病灶中央近底部后释放电极，如前原位热凝 2 或 3 次后，射频针拔出 1cm 后，如前重复治疗。这样可使直径约 5cm 的球形状组织凝固坏死，凝固坏死范围可争取超过肿瘤边缘约 1cm，以达到根治肿瘤的目的。如一肝功能正常的患者右肝叶中央一约 3cm 的肝细胞癌，治疗后 1 个月复查甲胎蛋白由术前 49μg/L 降至正常，2 个月后正常工作(图 11-9-3)。

③对于 5cm 左右的肿瘤，可根据患者肝功能状况，先给予肝动脉化疗栓塞，一方面可能使肿瘤坏死缩小，另一方面可栓塞肿瘤血管减少肿瘤血流将热量带走以扩大热凝范围(图 11-9-4)。

④对＞5cm 的肿瘤：可结合肝动脉化疗栓塞进行射频热凝治疗。根据肿瘤大小分成上、下或左、右两段，也可分成上、中、下或左、中、右三段，做 2 次或 3 次热凝固。每次治疗时，根据肿瘤大小可同时先将多根射频针预先穿入肿瘤不同部位，以免热凝后 B 超显示回声增强而影响射频针穿刺入其他部分肿瘤。射频针先刺入肿瘤近边缘一侧底部，渐次凝固(凝固部分近瘤肝组织)至顶部。这样可杀灭少部分近瘤肝组织，切断肿瘤的血供，防止肿瘤转移，因为肿瘤生长活跃的部分主要在边缘。由于治疗期间产生的气体影响超声影像，所以每次操作往往只能针对部分病灶，大的肿瘤需分段、分次凝固。由于在三维上可能出现热凝的漏空区域，对于＞5cm 的肿瘤尽管可以多次热凝，但往往不能完全使肿瘤完全热凝坏死。从理论上讲，可以减少瘤负荷对机体的影响，但是由于热凝大量瘤组织和正常肝组织而产生的坏死组织对机体亦存在负面影响，其临床效果还有待进一步研究。因此，对于＞5cm 的肿瘤，射频热凝应与其他治疗结合应用，而不是一个首选方法，对于有手术切除指征者，首选肝切除手术。

因为目前所用射频电极热凝的最大直径约 5cm，所以，提出以上对不同大小肿瘤的热凝方式，如果日后电热技术进一步改进，单次热凝范围进一步扩大，对不同大小肿瘤的热凝方式亦将有所改变。

(6)术中注意事项：①动态监测生命体征：由于治疗过程中可能出现迷走神经反射，所以应实时动态监测患者心律、心率和血压变化。②热凝治疗结束前可根据患者凝血功能给予止血药物如立止血，加强凝血功能。③治疗结束，患者应予腹带胸腹部加压包扎，预防肝脏穿刺处出血。

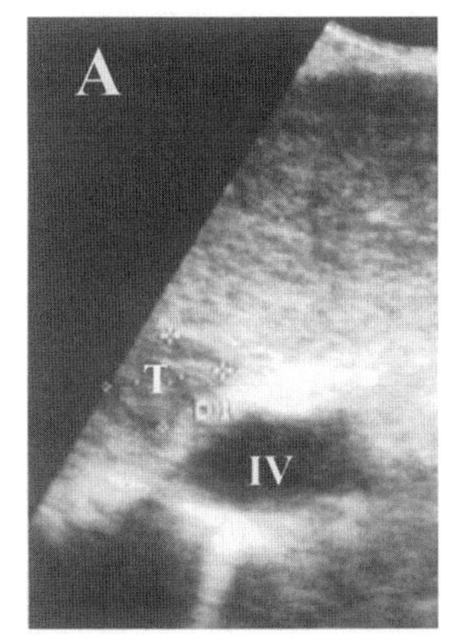

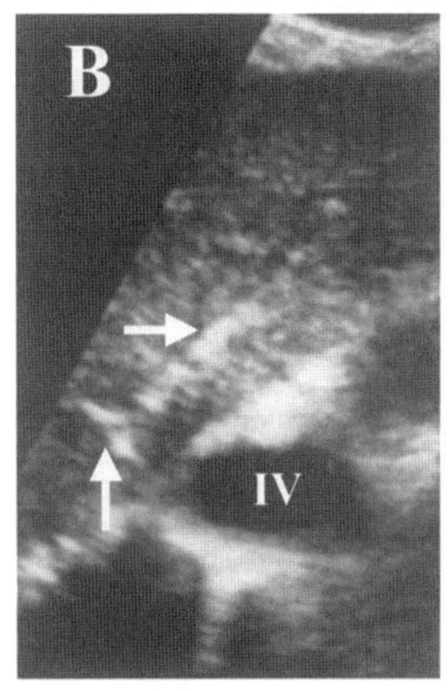

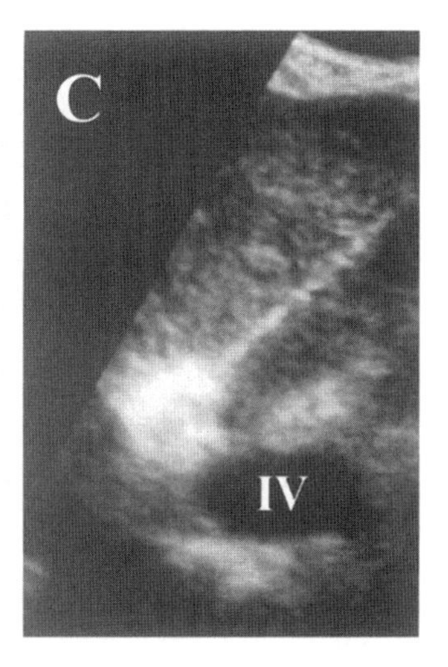

图 11-9-2

A—T 为贴近腔静脉的肿瘤，IV 为腔静脉；B—横箭头所指为射频电极针杆，竖箭头所指为展开的锚状电极；C—射频热凝后肿瘤区域呈现明显的强回声

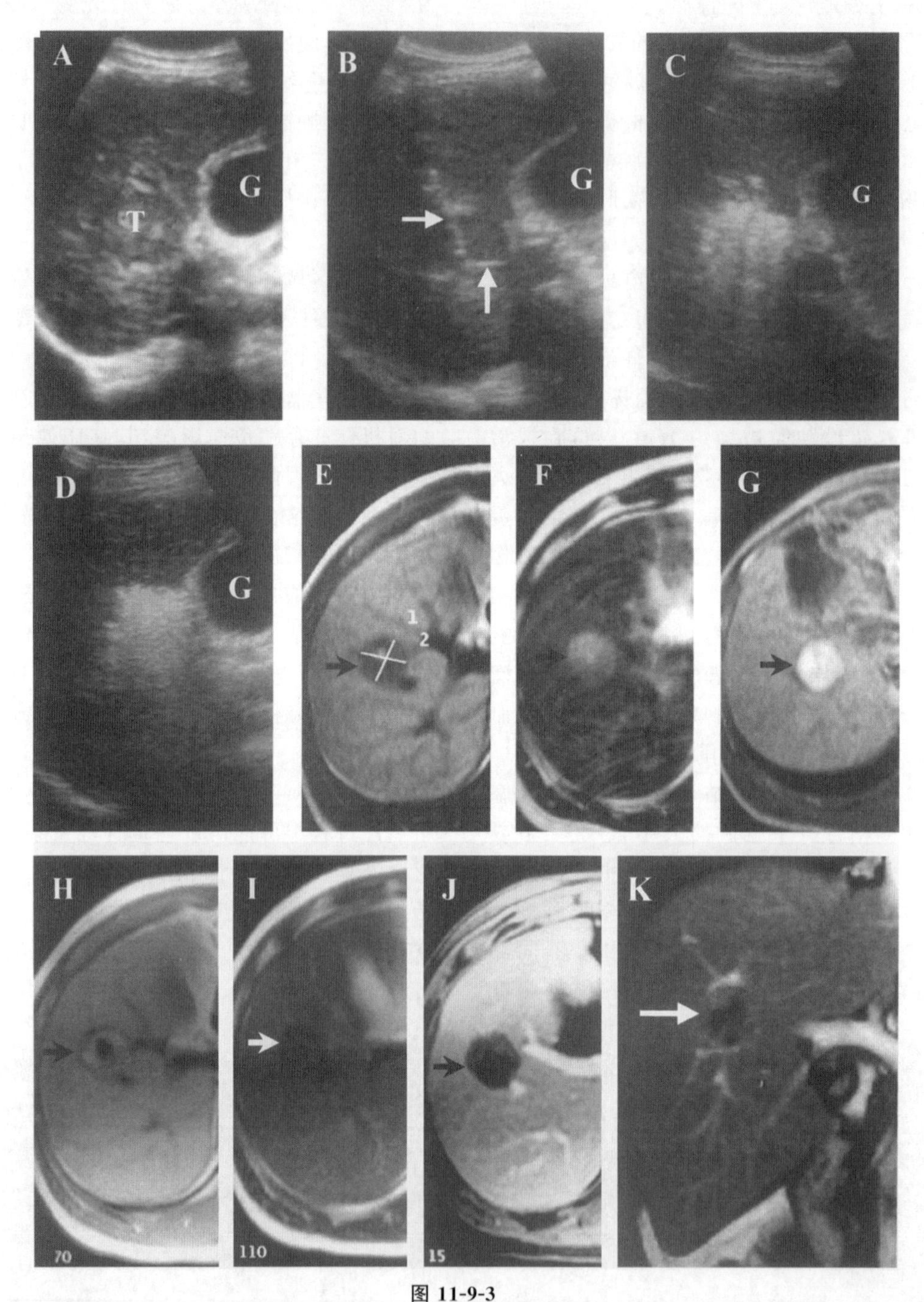

图 11-9-3

A—右肝中央部位、靠近胆囊的小肝癌；B—射频电极针刺入病灶中央近底部后释放电极。横箭头所指为射频电极针杆，竖箭头所指为展开的锚状电极；C、D—对于 3cm 左右的病灶，射频电极针刺入病灶中央近底部后释放电极，原位热凝 3 次后，射频针拔出 1cm 后，如前重复治疗。这样可使直径约 5cm 的球形状组织凝固坏死，凝固坏死范围可争取超过肿瘤边缘约 1cm，以达到根治肿瘤的目的；E—PRFA 前 MRI T_1 加权像肿瘤为低信号；F—PRFA 前 MRI T_2 加权像肿瘤为略高信号；G—PRFA 前 MRI 动态增强肿瘤明显强化；H—PRFA 后 MRI T_1 加权像肿瘤为等或略高信号；I—PRFA 后 MRI T_2 加权像肿瘤为等或略低信号；J—PRFA 后 MRI 动态增强肿瘤无强化；K—PRFA 后 MRI T_2 加权像冠状面肿瘤为等或略低信号

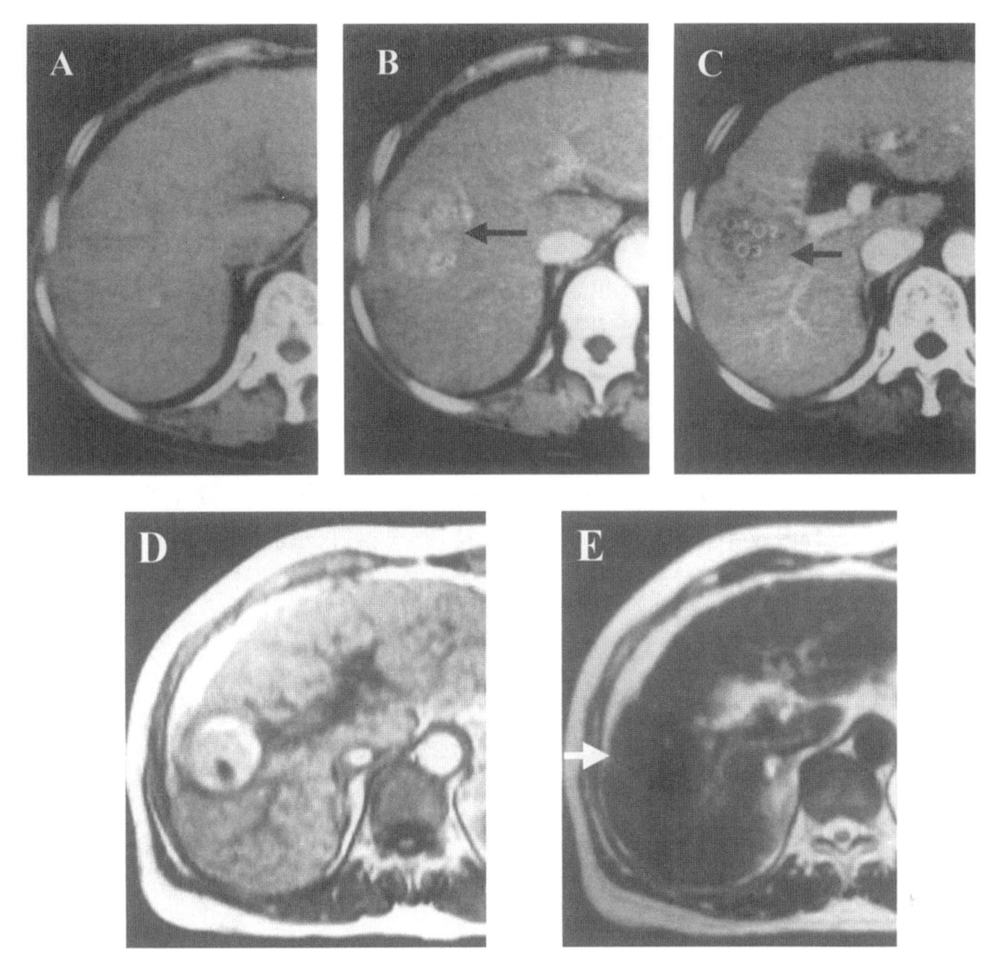

图 11-9-4

A—右肝 1 个约 5cm 的肝癌，TACE 治疗前 CT 平扫肿瘤显示不清；B—TACE 治疗前 CT 动态增强早期，肿瘤强化；C—TACE 治疗前 CT 动态增强门脉期，肿瘤呈低密度，先给予肝动脉化疗栓塞；D—TACE 后 1 个月余予 PRFA，1 个半月复查 MRI，T_1 加权像呈等或略高信号；E—MRI T_2 加权像呈等或略低信号，热凝坏死范围明显大于 PRFA 前未予 TACE 者

【术后治疗】

（1）术后 6h 密切监测呼吸、血压、脉搏和注意腹部体征的变化。

（2）术后常规吸氧（4L/min）6h。

（3）加强保肝治疗，特别对肝功能欠佳、热凝范围较大的患者尤应注意。一般术后 5～7d 每日常规给予 10％葡萄糖 500～1000ml＋胰岛素 10～20U＋10％氯化钾 10～20ml 组成的 GIK 液，还可加入维生素 C 2g、甘利欣 150mg，必要时还可加入肌苷、肝泰乐、维生素 B_6 等，促进葡萄糖转化为糖原，并可抑制肝脏对蛋白的糖原异生作用，减少蛋白质消耗，利于肝细胞的再生，有助于肝功能恢复。对于肝功能显示白蛋白低于 30g/L 者，应短期内补充适量的清蛋白。

（4）由于是热凝，肝脏穿刺处出血较少，所以一般可根据患者凝血功能短期内给予一些常规的加强止血的药物，每日维生素 K_1 20mg、止血敏 2g、止血芳酸 0.6g，对于较严重的凝血功能障碍者除术中给予立止血、凝血酶原复合物、纤维蛋白原外，术后亦可以给予这些药物。

（5）术后 5d 常规给予广谱抗生素，以预防感染。

（6）对于合并有肝硬化的患者，术后当天即可开始予静脉内输注法莫替丁 20～40mg/d，如有中或重度食管静脉曲张的患者，应加用洛赛克 20mg 口服 1 次/d，有助于预防因肝硬化引起门脉高压上消化道静脉曲张破裂出血或术后发生的应激性溃疡出血或门脉高压性胃炎出血。

(7)术后给予止痛、止吐、降温等对症治疗，及抗肿瘤、免疫、支持等综合治疗。

(8)随访：术后定期复查肝功能、血清肿瘤标记物、B超检查，治疗后1个月复查MRI或CT，以后可根据病情变化每3个月复查MRI或CT。

【并发症的防治】

(1)术中并发症的防治

①迷走神经反射：由于射频产热对肝包膜及肝内迷走神经刺激所产生的迷走反射，可引起心率减慢、心律不齐、血压下降，严重者可导致死亡，所以术前可给予阿托品0.5mg或山莨菪碱10mg预防迷走神经反射。术中动态监测心率、心律、血压和氧饱和度。如术中出现心率减慢、心律不齐、血压下降应考虑为迷走神经反射引起，可给予阿托品或山莨菪碱治疗。

②损伤肝内外胆管：为了争取能完全热凝肿瘤，热凝的范围希望能超过肿瘤的边界，但因此容易损伤周围的组织。对于肝内应避免伤及较大的胆管，因为胆汁流速慢不能很快将热量带走，射频产生的高温易损伤胆管。对于第1肝门区的小肝癌，热凝范围不宜过大。

③损伤肝周空腔脏器：对于曾有腹腔手术史或影像检查发现肿瘤侵及周围空腔脏器时，射频热凝时尤应谨慎，不能为完全热凝肿瘤而伤及空腔脏器造成内或外瘘等严重并发症。

④内出血：对于紧靠肝表面或突出肝外的肝肿瘤，肿瘤表面的肿瘤血管丰富、一旦出血不易止血。所以，穿刺时不可从肿瘤表面刺入，而应从无瘤肝组织穿入瘤组织。对于患者血小板低于$30\times10^9/L$，可考虑在术中输注少量血小板。为避免穿刺处出血，拔除射频针前常规给予立止血1U静注、1U肌注，治疗后即给予腹带胸腹部加压包扎。

(2)术后并发症的防治

①内出血：术后6h常规监测血压、脉搏，对于血小板低于$30\times10^9/L$、凝血酶原时间延长，凝血功能明显下降者，术后加强凝血药物的应用，并应密切观察腹部体征的变化。

②气胸：术中在B超引导下穿刺针尽可能避免穿入胸腔，术后注意观察呼吸是否平稳，如有呼吸困难应予急诊胸片明确诊断，如有少量气胸且呼吸较平稳者可待其自行吸收，如肺压缩超过30%或呼吸困难明显者应立即给予穿刺排气，如发现张力性气胸应立即给予胸腔闭式引流。

③肝脓肿：术后5d常规给予广谱抗生素，对于有糖尿病等易感者尤应加强抗感染。如发现肝脓肿可给予穿刺引流脓液、抗生素冲洗脓腔，并结合细菌培养和药敏实验结果，给予敏感的抗生素。

④损伤空腔脏器：损伤空腔脏器可以出现内漏或外漏。对于有腹腔脏器手术史者，术中应避免过大范围的热凝可能与空腔脏器粘连的肝包膜下的肿瘤。如出现损伤空腔脏器出现内漏或外漏，应给予胃肠减压、静脉高营养、抗感染，并根据胃肠造影、瘘管造影、漏出液的性质明确瘘的部位，并根据胃、小肠、结肠的不同部位采取引流、手术修补、手术切除等相应治疗。

⑤发热，呕吐，局部疼痛：这些为常见的并发症，可予对症处理。但对于有食管静脉曲张者，如有严重呕吐，应及时控制，避免诱发上消化道静脉曲张破裂出血。

总之，严格掌握适应证、熟练掌握操作技术和认真的术前、术中、术后的密切观察与治疗是预防肝癌经皮肝穿刺射频热凝术并发症的关键。

(张智坚)

11.9.2 肝癌经皮肝穿刺微波热凝术

Percutaneous Microwave Coagulation Therapy (PMCT) for Liver Cancer

【适应证】

原发性肝癌、继发性肝癌；肝功能Child-Pugh A. B级，凝血酶原时间(PPT)<18s，血小板计数(PLT)$>50\times10^9/L$；单个肿块直径<5cm；一次手术肝内肿块个数<5个、肿块直径<3cm；肿瘤位置影像学下可见。

【术前准备】

在完成各项检查确定手术后，术前再行B超检查，了解肝脏情况，再次排除肝腹水，了解肿瘤大小、个数、位置、确定穿刺路线。术前12h禁食水，术前30min吗啡5mg、阿托品0.25mg皮下注射，甲氧氯普胺20mg肌内注射。

【麻醉与体位】

微波经皮肝穿刺热凝肝肿瘤多采用持续硬膜外麻醉方式，该方法麻醉效果良好，简便安全，患者神志清醒，可配合手术。肿瘤位于肝实质内，周围无大血管、胆管，瘤体直径＜3cm，患者体质较好，也可采用局部麻醉方式。如以上两种麻醉方式均不适宜者可考虑行气管插管全麻。手术体位：肿瘤位于肝左叶采用平卧位，如果肝左外叶巨大肿瘤也可取右侧卧位。肿瘤位于肝右前叶一般采用平卧位，肿瘤位于肝右后叶一般采用左侧卧位。

【手术步骤】

在持续硬膜外麻醉或局麻下，穿刺点术区皮肤常规消毒，四周铺无菌巾。B超探明肿瘤位置后，选择最佳穿刺点。该穿刺点要满足穿刺天线可达肿瘤最大直径中心，穿刺天线路径无大血管、大胆管，穿刺点与被治疗瘤体间尽可能短的穿刺路径，肿瘤如突向肝包膜生长或直接位于肝包膜下时，穿刺天线路径应选择先经正常肝组织再达肿瘤组织。经肝左叶肿瘤穿刺点一般选于剑突下1～3cm位置，肝右前叶肿瘤穿刺点常选于第5～7肋间，肝右后叶肿瘤穿刺点常选于7～11肋间，部分肝右叶肿瘤穿刺点选于右肋缘下（图11-9-5）。

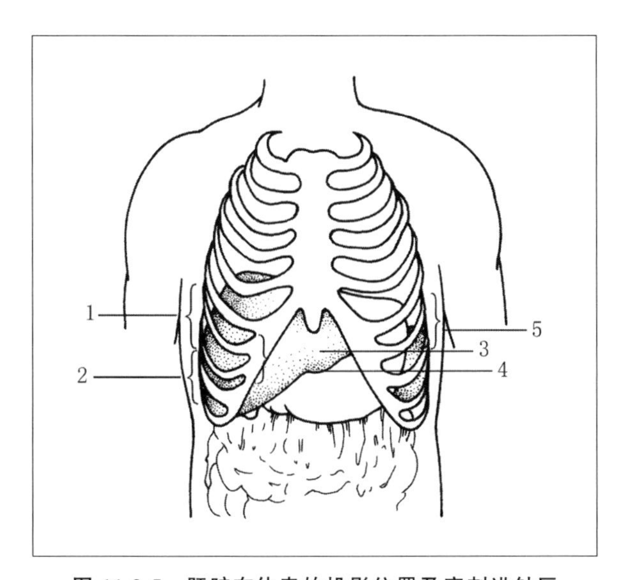

图11-9-5　肝脏在体表的投影位置及穿刺进针区

1—肝右前叶穿刺区；2—肝右后叶穿刺区；3—肝左叶穿刺区；4—右肋缘下穿刺区；5—肝左外叶穿刺区

穿刺点皮肤用手术刀于肋间平行肋骨做约5mm切口，深达肋间肌层。微波天线（图11-9-6）单根或双根在影像引导下沿手术切口插入，到达肝包膜处时B超寻找穿刺微波天线头部，此时要保持天线与肿块在B超同一平面中，将微波天线用力快速穿过肝包膜（穿透肝包膜时有落空感觉），在B超引导下将微波天线头部插入肿瘤中，尖部达瘤底。再次B超观察无误后，微波天线接通微波源进行加热。输出功率和加热时间示肿块大小、部位而定，一般功率在80～120W，加热时间3～15min为一个加热点（10min热凝瘤体直径可＞2cm圆球形，20min热凝瘤体直径可＞3cm圆球形）。加热过程中B超实时监测，确保天线在瘤体中加热，如肿块直径＞3.5cm为确保瘤体热凝彻底，可将两根天线相距1cm平行同时插入瘤体中行双天线瘤内同时加热，也可一点加热后天线退出瘤体换一角度再次插入未加热瘤体中继续热凝，一般热凝边界要超出瘤体边缘5mm以上以保证热凝彻底。实时B超下可见瘤体完全被强回声光团所覆盖。完成手术后，在B超监示下退出天线，手术切口无需缝合，肌注或静注立止血预防穿刺针道出血，穿刺点术区腹带加压包扎。如肝内瘤体数目过多，可行分次手术，每次手术间隔时间要看病人术后恢复情况而定，一般在术后1～2周（图11-9-7～图11-9-12）。

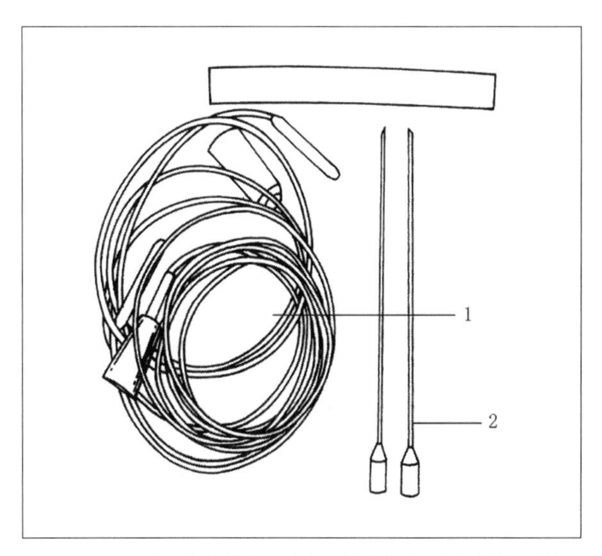

图11-9-6　用于直接经皮肝穿刺热凝肝肿瘤微波天线

1—微波传输线；2—直接经皮肝穿刺微波天线

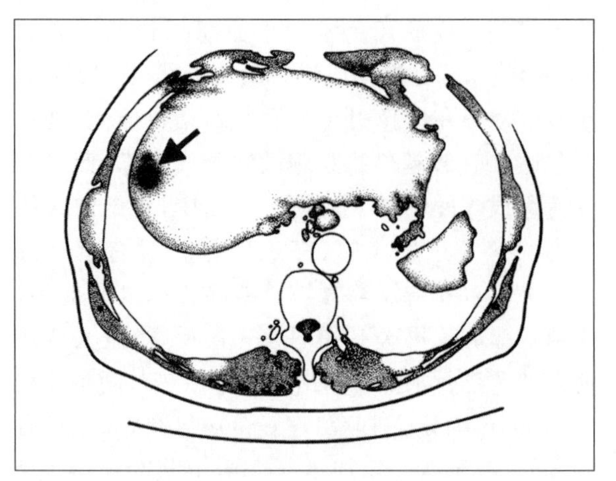

图 11-9-7 CT 示肝右前叶包膜下一增强后边界不清约 2cm×2. 3cm 肿块占位,术前 AFP 347μg/L

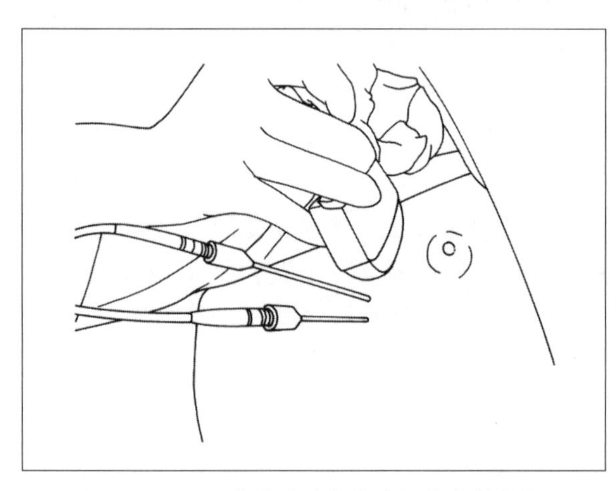

图 11-9-8 肝右前叶肿块微波经皮穿刺术中

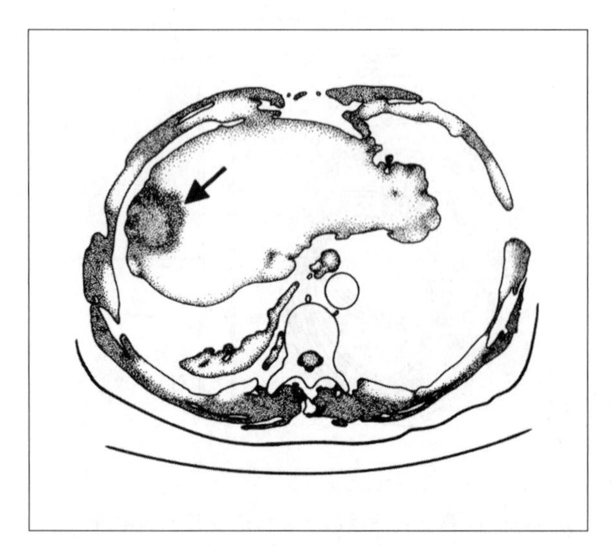

图 11-9-9 术后 1 个月 CT 增强示肿块坏死,热凝固区达 3cm×4cm,AFP 16. 8μg/L

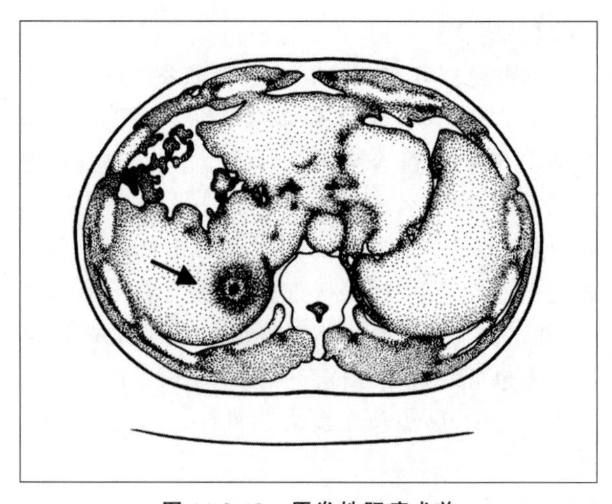

图 11-9-10 原发性肝癌术前

CT 示肝右后叶一 3cm×3. 5cm 肿瘤,术前 AFP 367μg/L

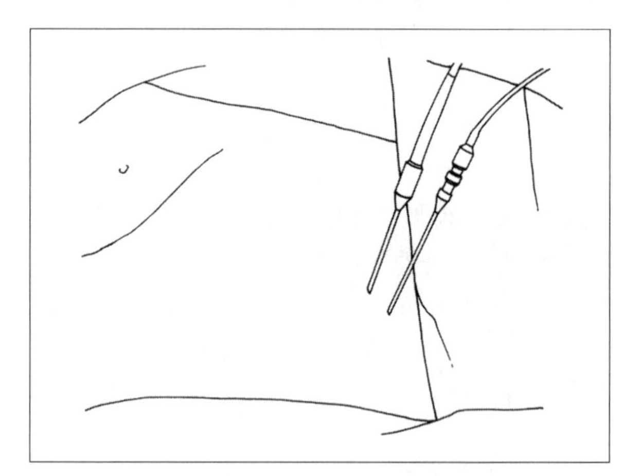

图 11-9-11 使用双路微波天线,经右腋中线第 9～10 肋间直接经皮穿刺入肿瘤中同时热凝肝右后叶肿瘤,各路输出 80W,时间 10min

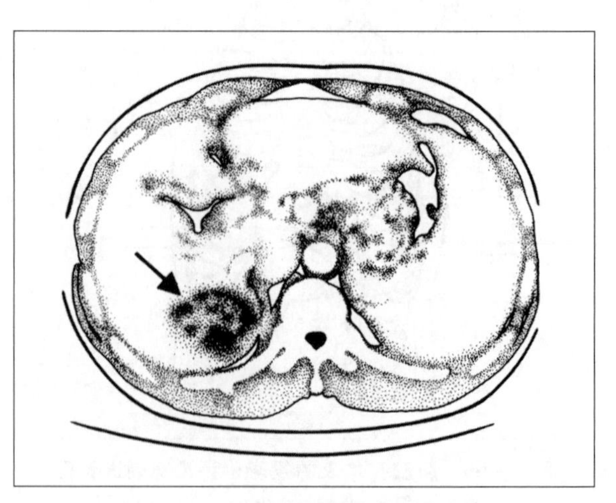

图 11-9-12 原发性肝癌术后 6 个月

CT 示肝右后叶一 4cm×4cm 肿瘤热凝固后坏死区,AFP 7. 2μg/L

术中使用双路微波天线直接经右锁骨中线第5～6肋间经皮穿刺入右前叶肝癌中，天线各路输出80W，热凝时间10min。

【术后处理】

(1)加强保肝治疗。

(2)预防术后穿刺道出血必要时予以止血药物治疗。

(3)预防术后感染：术后应用抗生素治疗，预防术后坏死肿块感染液化。

(4)预防术后消化道应激性溃疡出血：给法莫替丁或洛赛克40mg，善得定等1次/d静滴3～5d。

(5)术后肿瘤吸收热：在术后出现<38℃的低热(在确切排除感染热后)，可对症物理降温处理。低热在3～5d后一般自行减退。

(6)术后疼痛：术后出现术区疼痛，多在手术当日出现(在确切排除术后出血后)，可对症处理。

(7)术后恶心呕吐：术后平卧休息，必要时术后使用胃复安20mg或呕必停5mg肌注预防。

【术后主要并发症】

(1)术后穿刺点出血：术后密切观察穿刺点有无出血，同时还注意观察腹内有无出血，如有出血征象应及时处理。

(2)肝脓肿形成：为肿瘤热凝坏死后感染液化形成，症状为术后持续高热，白细胞计数升高。B超下可见原肿瘤热凝区有液性暗区，穿刺如抽出脓液即可确诊，可按肝脓肿治疗原则处理。

(3)坏死肿瘤吸收热：为正常术后表现，体温多在38℃以下，且肿瘤热凝坏死体积越大持续时间越长，给对症处理即可。

11.9.3 肝癌术中微波热凝治疗 Microwave Coagulation Therapy for liver Cancer in Operation

为辅助手术治疗肝肿瘤方法之一，该方法是在开腹直示下热凝肝肿瘤。可采用先凝固肿块，使肿瘤与周边血管封闭后再行手术切除，以使手术视野清晰，术中出血减少。也可在肿瘤切除后对周边疑有残瘤部位再行局部热凝，对肝内多发肿瘤可逐个手触探查，深部小肿瘤也可术中借助B超探明，微波天线再插入热凝，该法使手术切除肿瘤更彻底治疗效果更好。有准确、快速、不出血、彻底、方便、安全的优点。

【适应证】

对术中分离肿瘤出血机会增多，肿瘤切除困难，肿瘤肝内多发和肿瘤包绕大血管、大胆管无法分离切除的肿瘤。

【手术步骤】

在开腹后充分游离肝脏使其显露良好，在将要使用微波热凝的病变组织周围超出病变组织1.5～2cm以电刀电凝勾划出预热凝的肿瘤范围或预定的肝切除线，插入式天线示肿瘤厚度选择，每针距为2cm插入肝瘤体内，每点热凝功率80～100W，时间20s左右热凝，热凝彻底后以拔出天线针点不出血为据，如仍有出血说明该点热凝不完全，可将天线再按原针眼插入加凝20s至拔出天线针眼不出血为止。一点热凝直径约为2cm。如需切除肿瘤，先沿切线先做一宽约2cm的热凝固带，沿凝固带中线由浅入深逐渐切开肝实质，切至深层遇有较粗的胆管、血管应钳夹切断后结扎，这样断面可基本不出血。如肝断面有活动性出血点或漏出胆汁处均应彻底缝扎，肝断面以大网膜覆盖，引流物放置与常规切肝方法相同。如不准备做肿瘤切除，可依上述热凝方法将瘤体全部热凝覆盖，热凝后瘤体因高温脱水而缩小质变硬表面呈焦黄色。也可在先切除肿瘤后对疑有切除不彻底或无法切除的部分再使用微波热凝。微波热凝法术中可阻断或不阻断入肝血流。如肿瘤在肝实质内可借助术中B超探明肿块大小，根据肿块大小生长位置选择不同辐射形状、辐射大小的微波插入式天线，在B超引导下单根或多根插入肿块体内，功率50～150W、时间10s～5min不等，在B超监视下进行热凝固，至肿瘤完全被强回声光团覆盖为止。术中使用各种微波天线见图11-9-13。

该组术中插入式微波天线，辐射端长有1～4cm长度，适合术中不同大小的肿瘤快速热凝使用。

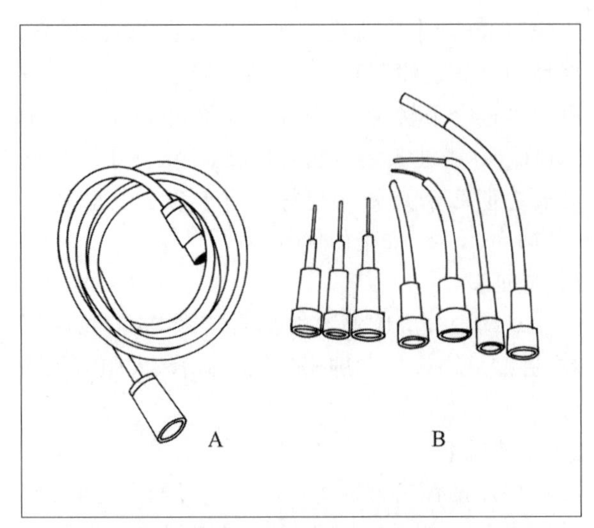

图 11-9-13 各种用于开腹术中热凝肝肿瘤微波天线

A—微波传输线;B—各种术中插入式微波天线

【术后处理】

与微波经皮肝穿刺热凝肝癌法相同,主要是:

(1)保肝、止血、抗感染:在术后常规补液保肝、止血、制酸治疗的同时要重点加强术后抗感染的处理。

(2)术后肿瘤吸收热:如前所述相同处理。

(陈 夷)

11.9.4 肝癌氩氦刀冷冻治疗术 Cryoablation for Liver Cancer

11.9.4.1 肝癌经皮穿刺氩氦刀冷冻治疗术 Percutaneous Cryoablation for Liver Cancer

【适应证】

(1)全身情况

①病人一般情况较好,无明显心肺肾脑等重要脏器器质性病变,功能状况良好。

②肝功能正常或仅有轻度损害,肝功能分级属 Child A 级。

(2)局部情况

①单个肿瘤,或 3 个以内的肿瘤,肿瘤直径<5cm。

②肝切除术后近期复发的肝癌,不适宜其他治疗者。

③TAE 术后单个或多个肿瘤缩小到直径<5cm,肿瘤数目在 3 个以内而不宜行手术治疗者。

④TAE 疗效不显著而肿瘤直径<5cm,肿瘤数目在 3 个以内者。

⑤肿瘤直径>5cm 的大肝癌多刀组合冷冻与 TACE 或局部放疗相结合仍能取得良好效果。

【术前准备】

(1)常规检查肝、肾功能,HBV 三抗,凝血酶原时间,AFP、CEA、血糖、心电图、胸片、腹部 B 超或 CT、MRI,血、尿、粪三大常规。

(2)保肝、改善凝血功能。根据病人肝功及 PT 情况予保肝输液支持治疗。如有黄疸及低蛋白血症、贫血均应予纠正。

(3)术前 12h 禁食。

(4)术前用药:阿托品 0.5mg 或 10mg,哌替啶 100mg 肌注。

【麻醉与体位】

选用连续硬膜外阻滞麻醉或局麻,由于穿刺或冷冻造成肝包膜迷走神经反射易致心率减慢、血压降低,严重者甚至可致心搏骤停,故尽量选用连续硬膜外阻滞麻醉,并应全程监测动态心电图、血压、脉搏及血氧饱和度。根据需要摆体位,按上腹部手术常规消毒铺单。

【手术步骤】

(1)B 超探测已定位好的肿瘤(图 11-9-14),设计进针路线。选好进针点,切开皮肤约 1cm。

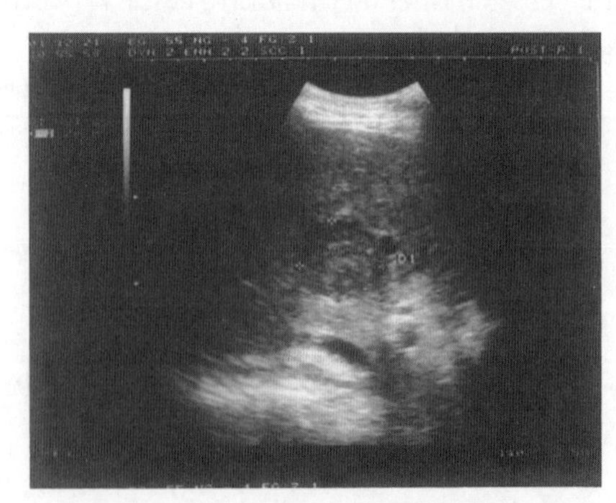

图 11-9-14 氩氦刀术前肿瘤定位

(2)以 18G 带内芯穿刺针穿刺肿瘤接近底部(图 11-9-15),去芯引入导丝,去针沿导丝引入带外鞘的扩张管,到位后拔除扩张管,去除导丝,沿外鞘引入氩氦超导刀，根据肿瘤大小将外鞘从超导刀尖位置后移3～5cm。

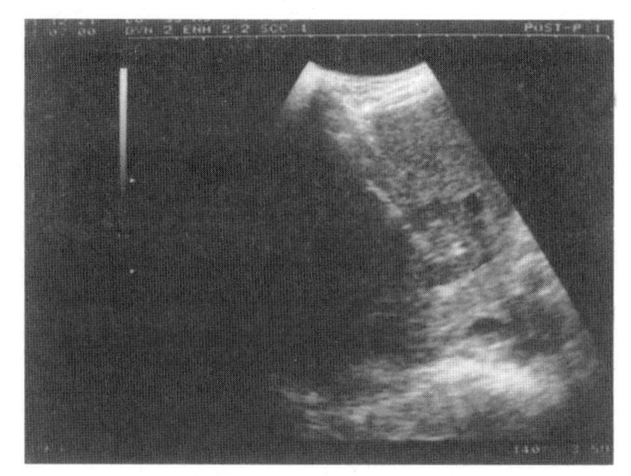

图11-9-15 穿刺针进入肿瘤底部

(3)开启氩氦刀冷冻系统(Cryocare Surgical System)，确认刀尖温度在1min内降至－120～－140℃，通过B超观察肿瘤组织的回声改变及冰球的边界(图11-9-16，图11-9-17)。

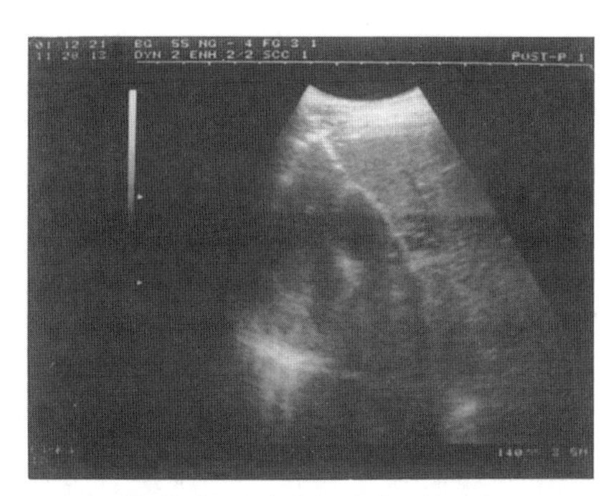

图11-9-16 氩氦刀冰球开始形成

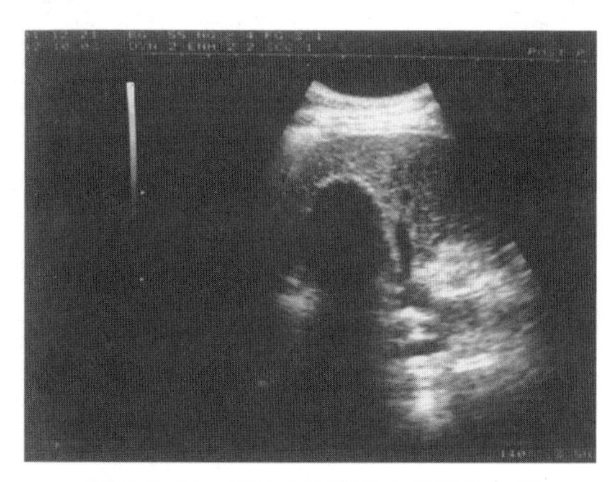

图11-9-17 氩氦刀冰球形成并覆盖肿瘤

(4)冷冻15～20min后开启氦气加热系统使刀尖温度回升至20℃以上，再重复以上循环。

(5)通过B超从各个层面及角度观察冰球范围与肿瘤范围的整合程度，理想的治疗应使冰球超过肿瘤范围1cm以上。

(6)冷冻结束后退出氩氦超导刀，经鞘塞入明胶海绵和止血生物胶封闭创道并防止出血。

(7)对于较大肿瘤可以同时或逐次使用多根超导刀联合冷冻治疗。

【术后处理】

(1)一级护理，注意生命体征变化，加强保温防止冷休克。

(2)加强保肝支持治疗。

(3)予止血敏、止血芳酸、立止血等防止术后出血。

(4)予广谱抗生素预防术后感染。

(5)抑酸药物预防术后消化道出血。

(6)术后肿瘤坏死引起的发热可以对症处理，一般1周左右消退。

(7)术后疼痛常在术后1周内消退，症状较重者可予止痛药治疗。

【术后并发症】

(1)术后出血：术后出血多发生在术后48h内，主要有经冷冻穿刺道出血和肝包膜冷冻破裂出血两种，严重者可出现失血性休克。较轻者可通过保守治疗使出血得到控制。严重者需开腹止血。

(2)术后上消化道出血：术后上消化道出血，多发生于氩氦刀冷冻术后2周，临床上表现为便血等消化道出血症状。发生率很低，具体原因不明，可能与肝功能较差而冷冻范围较广有关。

(3)肌红蛋白尿：部分中晚期肝癌患者在冷冻后1～3d内出现酱油色小便，发生肌红蛋白尿，严重者可有肾功能不全、尿量减少，常与冷冻范围过大，肝功能损害明显有关。予碱化尿液、利尿药、观察尿量、复查肾功及尿常规等，多能恢复。

(4)肝癌氩氦刀术中如范围过大亦可出现冷休克，常由于全身体温过低引起，可予输注加温液体，手术台铺电热毯等预防。

(5)氩氦刀术中冻伤其他脏器如胆道、胃肠及由于术前肝功较差，冷冻范围过大导致术后肝功能衰竭等。

11.9.4.2 肝癌开腹(术中)氩氦刀冷冻治疗 Cryoablation for Liver Cancer Intraoperatively

【适应证】

(1)全身情况

①病人一般情况良好,无心、肺、肾等重要脏器器质性病变。

②肝功能正常,或仅有轻度损害,按肝功能分级属 Child A 级。或经短期护肝治疗后有明显改善,恢复到 Child A 级。

(2)局部情况

①术中发现肿瘤靠近大血管,无法行根治性切除者。

②术中发现在左半肝或右半肝的大肝癌,边界不清,影像学显示无瘤侧肝脏组织明显代偿增大,达全肝 50%以上,无法行根治性切除或判断切除效果不佳者。

③转移性肝癌,原发灶可切除,肝内癌灶数目在 3 个以内者。

【手术步骤】

术中氩氦刀即在开腹下直视或 B 超引导下直接将氩氦刀刺入瘤体,并按最佳角度排列以确保整个瘤体被冷冻,在肿瘤周边可置入测温探针确保肿瘤边界达到－40℃。由于开腹下暴露较好,B 超探测条件好,可以使用 5mm 及 8mm 等较粗的超导刀,因此冷冻范围较大(图 11-9-18～图 11-9-23)。

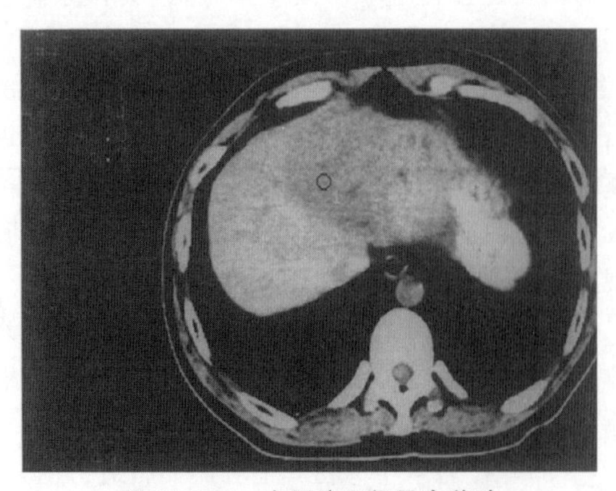

图 11-9-18 左肝癌已侵及右前叶

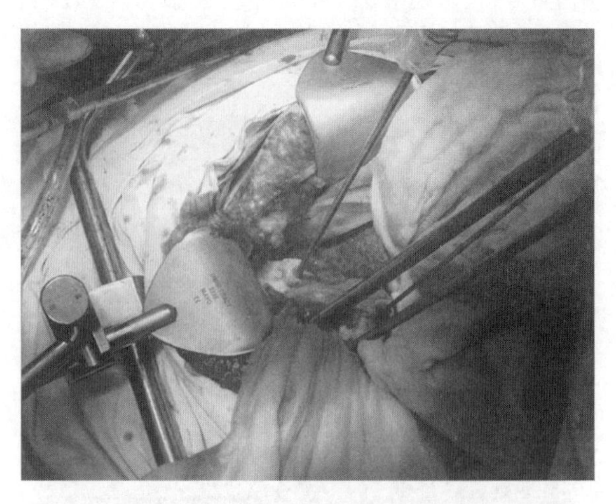

图 11-9-19 开腹直视下行多刀组合氩氦刀冷冻治疗肝癌

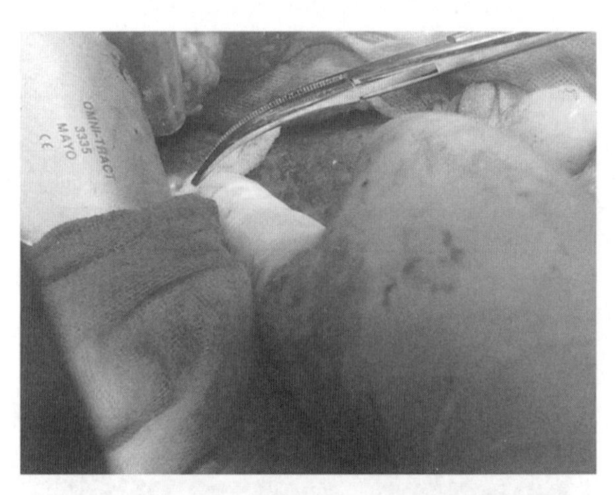

图 11-9-20 冷冻结束后以明胶海绵填塞止血

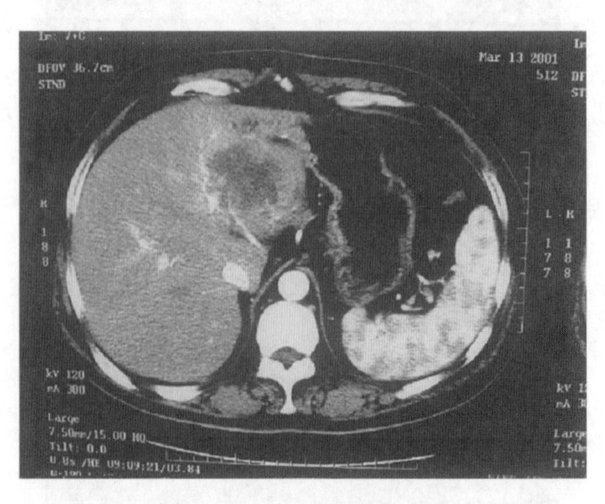

图 11-9-21 左叶原发性肝癌

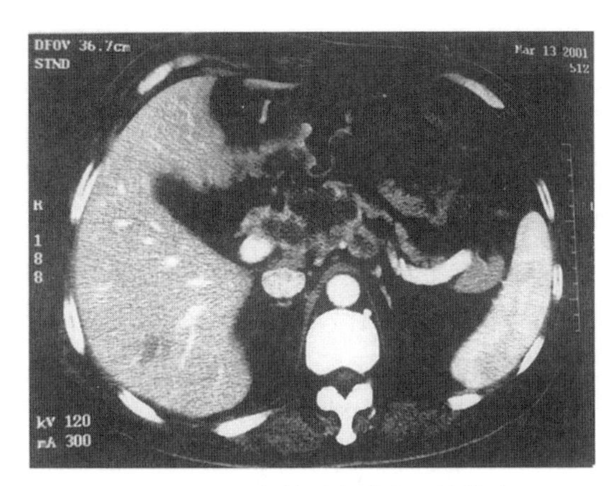

图 11-9-22 合并后腹膜淋巴结转移

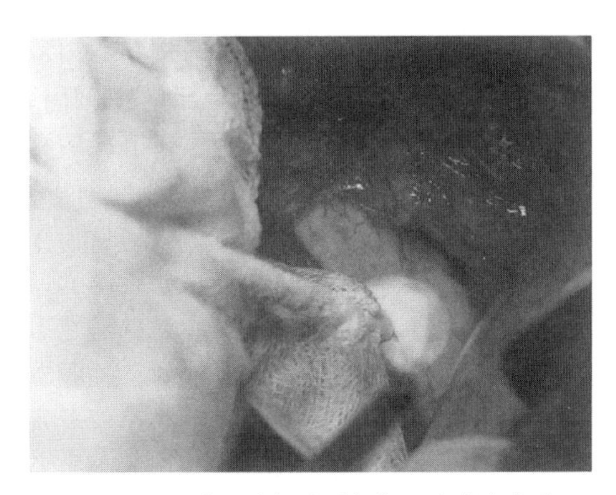

图 11-9-23 左肝癌切除后氩氦刀冷冻治疗后腹膜转移淋巴结

【术后处理】

术后常规手术处理的同时加强保肝、止血及预防感染等处理。

（钱国军）

11.9.5 肝癌无水乙醇注射术

Percutaneous Ethanol Injection

自 1983 年 Surgiural 首次报道超声引导下经皮肝穿刺肝肿瘤内无水乙醇注射术(Percutaneous Ethanol Injection，PEI)以来，该法已成为治疗肝脏恶性肿瘤十分重要的方法之一。

【适应证】

(1)孤立的或病灶不超过 3 个、直径<3cm 的肝脏原发性、继发性及复发性恶性肿瘤。

(2)肝内单发或多发性肿瘤，无法手术切除或因各种原因不能手术时的姑息性治疗。

【禁忌证】

(1)严重乙醇过敏者。

(2)严重出血倾向，凝血酶原时间延长 3s 以上者。

(3)大量腹水。

(4)全身情况差、不能耐受 PEIT，或已出现恶液质者。

【操作方法】

(1)B 超定位：用普通 B 超探头寻找至肿瘤，确定易于穿刺的进针部位。如肿瘤位于肝右后叶或靠近膈顶部，可嘱病人左侧卧位，以便操作。

(2)消毒、铺单：以拟定的穿刺部位为中心，用安尔碘消毒术区，范围距穿刺点 5cm 以上的区域。

(3)用消毒橡皮套套住 B 超探头，再次进行肿瘤定位。

(4)麻醉：用 2%利多卡因分别麻醉皮肤、皮下组织及肝包膜。针尖进入肝包膜时，调整注射针头使肿瘤与其呈一直线，然后注入麻醉药。在未看清针尖时，切勿盲目进针。

(5)沿麻醉路径，用 7 号穿刺针经穿刺点穿刺至肝包膜，看清针尖后，估计穿刺针方向与肿瘤呈直线时，即可进针，直至进入肿瘤内，拔出内芯，注入无水乙醇。如因紧张而呼吸动度较大、影响肿瘤的良好显露时，可嘱病人屏住呼吸，并迅速完成穿刺。

(6)乙醇注射量：一般按肿瘤直径大小计算，以 1～1.5ml/cm 为宜。初次注射量可略多，以后逐渐减少。

(7)注入乙醇后，可见乙醇在病灶内迅速弥散，病灶呈斑片状强回声影。如乙醇弥散不佳，或向病灶周围血管内分流，则应将穿刺针稍稍拔出，或拔出穿刺针至肝包膜下，重新调整进针方向后再次穿刺入肿瘤内。切勿将针尖拔出肝包膜外反复穿刺，易造成肝表面多个针眼，诱发术后出血。

(8)乙醇注射完毕后，切勿快速拔出穿刺针，致乙醇反溢至肝包膜外，造成病人剧烈疼痛。可将穿刺针退至肝包膜下，观察针管内有无反溢的乙醇，如有则应等待片刻。如乙醇反溢较多，可于肝包膜注入少许利多卡因，以减轻疼痛。

(9)穿刺结束后，腹部以腹带包裹 1d。严重肝硬化、少量腹水的病人,术后可嘱病人右侧或左侧卧位,压迫穿刺处1~2h。

(10)疗程:根据肿瘤的大小、数量决定疗程。一般3cm左右的肿瘤,每周可注射1或2次,3或4次为1疗程。

(杨甲梅)

11.10 肝脏移植

Liver Transplantation

肝移植是治疗终末期肝病的唯一有效的方法。1963年Starzl施行了第1例成功的肝移植术。以后肝移植虽然在各地陆续开展,但整体疗效较差。1977-1983年,我国亦相继有18个单位共施行57例临床肝移植,其中原位肝移植55例,异位肝移植2例,最长存活264d,死于癌复发。作者单位于1978-1980年共施行4例同种异体原位肝移植术,其中存活最长148d,因败血症和肝昏迷而死亡。

近10年来,随着外科技术的进步,新型免疫抑制药尤其是环孢霉素的问世,肝移植取得了划时代的飞速发展,已成为治疗终末期肝病的首选方法。目前,全世界肝移植中心已超过30个,每年平均以8000例次为基数持续上升,累计例次已超过8万;在欧洲仅1996年肝移植术就达3557例次,术后患者1年和5年生存率分别达到80%和65%,术后最长生存者已超过30年。在我国,至2000年底已超过30个单位开展了肝移植,有多个单位已超过20例次,天津市中心医院和香港玛丽医院已分别超过170例次和160例次。上海东方肝胆外科医院自1996年5月重新开展肝移植后,已连续成功施行了5例背驮式原位肝移植术,除1例于术后7个月死于肝炎复发、急性肝坏死外,其余4例已健康生存3~6年。

11.10.1 概述

【适应证】

对于没有合理的内科或外科疗法选择的、不可逆的急性或慢性肝功衰竭的许多疾病都可进行肝移植。在欧洲和美国,肝移植最主要的适应证是:肝硬化、淤胆性肝病、先天性代谢异常、暴发性肝功能衰竭和肿瘤。肝硬化患者中,肝炎后和乙醇性肝硬化是进行肝移植最常见的类型。

(1)实质性肝脏疾病

①坏死后肝硬化:在欧洲和美国,除外乙型肝炎病毒(hepatitis B virus, HBV)表面抗原(HBsAg)阳性的坏死后肝硬化患者,肝移植后1年生存率分别为75%或73%;2年生存率分别为73%或67%。肝移植后与丙型肝炎病毒(hepatitis C virus,HCV)相关的肝炎的精确发病率仍不清楚。但初步研究提示,HCV是移植后慢性肝炎的重要原因,而且有很大比例的病例存在丙肝相关疾病的复发。在HBsAg阳性患者中,肝移植后HBV再感染是常见的,患者和移植肝的存活率一直不如其他类型肝硬化高,尽管与HBV相关的肝硬化的患者肝移植后能长期康复,但大多数仍为病毒携带者,有很高的肝炎复发率。匹兹堡大学报道,在坏死后肝硬化HBsAg阴性患者中,肝移植后1年和2年患者生存率分别是76%和73%;而HBsAg阳性患者的生存率仅分别为58.8%和48.6%。但自1978年应用高效抗乙型肝炎病毒免疫球蛋白和1994年首次应用拉米呋定(lamivudine)预防肝移植后乙肝复发以来,使乙肝病毒感染的终末期肝病成了不再是有争议的肝移植适应证。

②乙醇性肝硬化:在西方社会中,乙醇性肝硬化是最常见的慢性肝病原因。对于大量、长期饮酒而致的肝硬化是否列为肝移植的指征,单从社会学角度而言,西方国家争议很大。但是,这类肝移植术后效果非常好,即使是有过静脉曲张或出血的病史。

(2)淤胆性肝脏疾病:包括原发性硬化性胆管炎(primary sclerosing cholangitis,PSC)、原发性胆汁性肝硬化(primary biliary cirrhosis,PBC)、和胆道闭锁(biliary atresia)在内的淤胆性肝病是其中最好确立的肝移植的指征。但仍要注意手术方式的选用和移植的时间。

①PSC:即便是在无症状时发现,亦是一种有相当高并发症和病死率的进行性疾病。尽管炎性肠道疾病的病人只占很小百分比实际发展成PSC,但是多达70%的硬化性胆管炎的患者一直

与炎性肠道疾病有关。该病与胆管癌有关。在溃疡性结肠炎病人中，也有较高的结肠腺癌的可能性。因此对PSC患者的估价应包括胆道和胃肠道的全面评估。建议多次经皮穿刺或内镜的胆管脱落细胞检查。无癌PSC病人肝移植后与其他淤胆性肝病和坏死后肝硬化患者比较，肝移植有极好效果。而存在胆管癌的硬化性胆管炎的患者，肝移植后的效果令人失望。Stiber等报道10例，其中6例在移植后1年内死于癌复发。仅3例在4个月到2年多时仍存活。

②PBC：PBC一直是肝移植最常见最成功的指征之一。PBC发生食管静脉曲张是常见的，而且常常是主要威胁生命的并发症。所以，静脉曲张出血史是评价患者肝移植的确切指征。肝移植后的这种患者康复是极有代表性的。脑病、瘙痒症和黄疸在成功的肝移植后，通常会迅速消除，皮肤黄色瘤常会于数周内消退。在成功的肝移植后，静脉曲张出血是罕见的，英国曾报道3例肝移植后PBC复发，而美国从未证实过。

③胆管闭锁：在婴儿和儿童所做的肝移植中大约60%是胆道闭锁。由于很难为儿童找到供肝，供肝背驮式置换于受体腔静脉上和减体积性肝移植物，是增加适用于小儿器官数量的途径。尽管胆道闭锁，技术上成功的进行了引流手术，如果持续黄疸，特别是血清胆红素＞170μmol/L，以及中度黄疸伴有持续门静脉高压的证据，如食管静脉曲张，即是肝移植的指征。

(3)先天性代谢异常：肝移植后，移植肝保留了供体的合成功能。罹患肝脏先天性代谢异常疾病的患者中，大约7%的成人和30%的儿童接受肝移植。据欧美文献报道，这些患者的术后生存率是高的。有许多疾病如肝豆状核变性（Wilson病）、α-抗胰蛋白酶缺乏症、酪氨酸血症（tyrosinmia）和糖原贮积病（glycogen storage disease），对肝脏以及其他器官和组织都有影响，肝移植后不仅纠正了代谢缺陷，而且治疗了肝功能衰竭。在另外一些情况下，如尿酸盐沉积症（oxalosis；Ⅰ型高草酸盐尿）、家族性高胆固醇血症（familial hypercholesterolemia）和C蛋白缺乏（protein C deficiency），肝脏本身基本上是正常的，但因不能产生一种关键性的代谢物质而严重影响其他器官和组织。这些病都适合肝移植治疗。尽管A型、B型血友病因为接受污染的血制品而感染了病毒性肝炎，需要多次肝移植，但一直也是经肝移植术纠正。1989年Starzl在新英格兰医学杂志上报道了先天性代谢异常疾病的肝移植情况，其中一例α-抗胰蛋白酶缺乏症肝移植后，最长生存已16.5年。

(4)血管性疾病：肝活检发现肝细胞坏死的急性布-卡氏综合征（acute Budd-Chiari syndrom），可能需要门腔和肠系膜心房减压分流术。伴有肝纤维化的慢性Budd-Chiari综合征是肝移植指征。如果在肝移植后，病人维持长期抗凝疗法，则能获得极高的生存率和很低的复发率。

(5)肝脏恶性肿瘤：肝脏或胆管癌肿的肝移植后早期生存率是高的，但不幸的是，移植后的6～18个月内癌复发很常见。移植肝通常是癌复发的早期部位，提示在免疫抑制的宿主体内，微小癌巢作为恶性细胞的来源能够回到和蔓延进入新肝这个良好环境而致肿瘤复发。慢性病毒性乙型肝炎、乙醇性肝硬化和血色素沉着症（hemochromatosis）伴有很高的肝癌发生率。小肿瘤只是在肝切除标本的病理检查时，可以被偶然发现（直径＜2.5cm）。由于这种小病灶很少是侵袭性的，移植后复发的发生率较低。纤维板层肝癌（fibrolamellar hepatoma），在肝移植后通常比普通的肝癌复发要晚，而且可以有治愈的机会。上皮样血管内皮瘤肝移植后也可见到有明显的无瘤期，而大多数其他肉瘤肝移植后效果较差。酪氨酸血症的儿童，发展到大结节性肝硬化，常伴有肝癌形成。因此，建议在2岁以前进行肝移植。肝母细胞瘤的儿童肝移植效果一直另人鼓舞，美国Koneru报道随访24～70个月生存率高达50%。总之肝脏恶性肿瘤，包括原发性肝癌、转移性肝癌和胆管癌，由于术后复发率高，并非理想的适应证，但也有长期存活者。通常的原发性肝癌，原则上应作为肝移植的禁忌证，欧洲2年生存率45%；而美国为0%。但据William报道如仔细的选择合并肝硬化的早期肝细胞癌患者，主要指单发癌灶直径≤3cm；无血管受侵犯者进行肝移植治疗，术后5年精确生存率可达75%，可见早期肝癌合并严重肝硬化应是肝移植较好的适应证。胆管癌肝移植的远期效果非常差，因此这类患者几乎可列为肝移植术的绝对禁忌证。转移性肝癌的远期效果也不佳，故目前尚不能列为适应证。

(6)暴发性肝功能衰竭(fulminant hepatic failure，FHF)：目前的临床结果证实，肝移植将明显提高这类患者的生存机会。换言之，肝移植将成为目前唯一有效的抢救手段。单纯从存活率来看，各中心报道不一，欧美国家 2 年总生存率为 56%～58%，不如选择性病人高，因为多为急诊手术，时间余地小，供受体匹配条件较差。另外同时存在的肝性脑病也影响病人的存活，脑病的分期与存活率有强烈的正相关性；进行性或迁延性Ⅳ期昏迷的患者，肝移植后一般较难存活。乙肝病毒抗原阳性者移植后肝炎可能复发，但其中一部分可以痊愈而不会发展成为慢性活动性肝炎。非甲非乙型暴发性肝炎似乎不会在移植肝复发，两者移植后 1 年存活率接近，约为 40%，近年来已明显提高。

【禁忌证】

肝移植几乎很少有绝对的禁忌证。严重的全身状况，如果高度怀疑患者耐受手术的应激能力，估计寿命不会有显著延长，或者不会提高生活质量，也不能经内外科纠正者，可能不宜做肝移植。不能控制的肝外或胆管败血症，急性血流动力学不稳定伴其他重要器官损害，肝外的或转移性癌，不能逆转的脑损害或神经功能障碍和会干扰患者为遵守必须的内科治疗能力的行为或精神病史，都是肝移植的禁忌证。自发性细菌性腹膜炎应治疗至少 48h，最好在移植前 7d 开始。以往认为老年人是肝移植的禁忌证，但 1991 年 Stiber 报道 60 岁以上患者肝移植获得良好的效果。在匹兹堡接受肝移植时最大年龄为 76 岁，至报道时已 81 岁还健康存活。人类免疫缺陷病毒(human immunodeficiency virus；HIV)阳性者，因肝移植后与艾滋病有关的病死率高达 37%，所以，目前仍认为是肝移植的相对禁忌证。肝外门静脉和下腔静脉血栓亦应作为相对禁忌证。胆管癌的患者，由于移植后癌肿的复发几乎不可避免，所以也应严格掌握。

【术前准备】

(1)病人选择与术前处理：对准备肝移植术治疗的患者的评估，包括确定原发病的诊断，病期、预后、肝脏体积的大小、门静脉的通畅，以及对肝脏肿瘤或怀疑者，应确定病变的范围。

大量胃肠道出血、肝性脑病反复发作史，进行性精神症状，顽固性腹水，近期肝功能恶化(如远期胆红素水平升高)，骨病迅速发展，自发性细菌性腹膜炎，肝脏合成功能障碍，肝脏体积缩小，进行性肌消耗，这些都是早期肝移植的指征。

用 B 超或磁共振(MRI)确定门静脉通畅，但偶尔需要动脉造影。MRI 可能是非侵入性筛选检查确定门静脉开放最可靠的，但不是始终有效。门静脉血栓不是肝移植的绝对禁忌证。动脉造影的静脉相，可能需要适当的肠系膜静脉循环检查。计算机断层显像(CT)扫描对确定肿瘤存在、有无肝外转移是有用的。而且能用来确定肝脏体积。在近 3 个月未做上消化道内镜检查者，应查静脉曲张。如存在食管静脉曲张但无出血者，多不主张预防性硬化治疗。PSC 患者，为估价胆管癌的存在，应行胆管多次内镜或经皮穿刺胆管脱落细胞检查。B 超或 CT 扫描发现有肝脏肿块的患者，应有一个大概的肝外转移的诊断性结论，包括胸腹部和骨的 CT 检查。血液的肿瘤标志物检查，包括癌胚抗原，维生素 B_{12} 结合蛋白，铁蛋白，甲胎蛋白。还应做全套的甲、乙、丙型肝炎的血清学检查。如有可能在移植前，所有证明对乙型肝炎无免疫力的患者，都应接受完整疗程的乙型肝炎病毒重组疫苗注射。正如前述，HBV 携带者(HBsAg 阳性)，可以得益于手术开始至以后投用高效免疫球蛋白。作为移植前估价的部分，应查巨细胞病毒(CMV)，带状疱疹病毒(varicella-zoster virus；VZV)免疫球蛋白滴度。CMV 原发和再活动感染都是移植后遇到的最常见和最严重的病毒感染。注意肝衰患者的营养需要也是重要的，许多这类患者都有脂溶性和微量元素的缺乏。

(2)门脉高压的处理

①腹水：顽固性腹水可能是处理棘手的问题，而且可能导致严重并发症，包括自发性细菌性腹膜炎和溃疡性脐疝。适当的利尿药和胶体液适用是需要的，而且对严重病例建议大量放腹水。腹腔静脉分流(Leveen 分流术、Denver 分流术)可能有用，并且在移植时容易去除分流管。以往分流失败的患者，在移植前，应行多普勒(Doppler)超声检查，以确定颈静脉和锁骨下静脉通畅情况，这些静脉的血栓是分流失败的并发症，可使移植

时静脉转流难以、甚至不能插入。

②曲张静脉出血：肝移植前，在处理因门脉高压曲张静脉出血中，外科医生的作用在于防止再出血。应该避免食管横断和去血管化手术，因为这可以造成严重的瘢痕，可以使肝移植手术极为困难。最近，有些报道提示，在等待肝移植行非侵入行手术控制门脉高压的患者中，经颈静脉穿刺肝内门-体静脉支撑架分流术（transjugular intrahepatic portosystemic stent-shunt，TIPPS）是一种有价值的技术。紧急肝移植处理急性出血患者，移植纠正了肝病基础，提供了紧急门脉减压，一旦移植物位置适当，大多数患者可停止出血。不幸的是在急诊情况下很少能获得适合的供肝。

【术后处理】

肝移植患者的术后处理要求严格，而且需要对患者终身负责。术后处理的错误就像在手术室里技术上遭不幸一样危险。移植手术人员和初期处理人员常继续联络和努力协调配合对患者的康复是最基本的。在典型病例中，如果移植后新肝立即发挥良好功能以及受体无额外的危险因素，进入集中护理病房（ICU）24～48h即可及时恢复，预计在普通病房住院恢复14～21d。在许多方面，肝移植患者术后处理与其他普通外科类似，但是有某些重要的不同之处。

（1）离开手术室，患者就始终处在第3间隙液体容量过多状态，而且许多患者在24～48h内尿量减少，常需用利尿药和胶体液。

（2）肝移植后早期，常见到中度凝血酶原时间延长和血小板减少，当与高血压同时存在时，患者有明显的颅内出血的危险。除了活动性出血患者，凝血酶原时间延长超过对照的15～20s以内以及血小板数低至3万/L外，不需纠正。中度凝血异常的不适当纠正，都可能造成肝动脉血栓，尤其在儿童患者中。血管血栓形成高度危险的患者，如小儿，应该用低分子右旋糖酐（右旋糖酐－40）抗凝治疗，每小时静脉注射5ml，共5d。以及给予阿司匹林150mg/d与食物一起口服并同时给予双嘧达莫。一旦凝血酶原时间少于18s，每12h每千克皮下注射肝素50U，但这些办法对成人患者很少需要。

（3）腹腔出血和原发性移植肝无功能（PGF）是手术后两个立即见到的最常见的问题。手术后明显出血的患者，即使患者情况稳定，亦主张再探查。如果腹部因血液膨隆，或非侵入性影像检查显示腹内明显的血凝块，最好排空腹腔，检查血管吻合口的完整性。面对的另一个问题是感染性血肿，或稍后的假性或霉菌性动脉瘤。在认为要再探查以前，输血以免低血压或无尿。因为某些移植肝脏在其显示明显不能支持患者以前，术后几天内仍有部分功能，故PGF可以不在术后立即出现。移植肝功衰竭的原因，包括缺血性保存损伤，血管血栓以及超急排异。持续肝功能异常，不能纠正的凝血酶原时间延长，乳酸水平升高，尿少和中枢神经系统（CNS）的改变（嗜睡、癫痫发作）都是常见的早期征象。肝移植后应避免用麻醉药及催眠药，以免CNS状况的判断受到影响。昏迷、碱中毒、高血钾和低血糖是PGF的晚期特征。必须避免静脉输钾，可以给予10%葡萄糖液，以维持血糖水平。最终，只有在肺炎或不可逆昏迷开始前急诊再次肝移植才能抢救PGF患者的生命。

（4）定期床旁多普勒（Doppler）超声检查以了解门静脉和肝动脉是否通畅。

（5）免疫抑制治疗：肝移植术后的免疫抑制治疗方案各移植中心有不同的经验，但基本已形成“二联”或“三联”用药模式，“二联”法即CsA或FK506及甲基泼尼松龙，“三联”则为CsA或FK506、甲基泼尼松龙和硫唑嘌呤，目前骁悉（MMF）已基本取代硫唑嘌呤。

（6）急性排斥反应的诊断和治疗：急性排斥反应多发生于术后5～14d，临床表现为发热、精神萎靡、食欲减退、头痛、黄疸加深、胆汁引流量减少、胆汁颜色变淡、质变稀。实验室检查可见血清总胆红素升高，胆汁及血清白介素-Ⅱ受体水平升高。确诊急性排斥反应需依靠肝穿刺活检。急性排斥反应的典型病理特征为以单核细胞为主的汇管区炎细胞浸润，伴中央静脉内膜炎和胆管内皮损伤。

一旦确诊急性排斥反应，应采用大剂量类固醇激素静脉内冲击治疗，即甲基泼尼松龙1.0g静脉注射，每天1次，共3d，以后减量至200mg/d，再逐日递减40mg，至20mg/d维持。对抗激素的甲基泼尼松龙，应尽早改为FK506或OKT_3治疗。

11.10.2 供肝切取术

Donor Liver Procurement

目前,供肝来源除少数取自活体、亲属外,大部分仍自尸体。一个高质量的供肝是保证肝移植成功的首要关键步骤。

尸体供肝者分为两类,即有心搏脑死亡供者(下称脑死亡供者)和无心搏死亡供者。有心搏脑死亡供者可以预先游离供肝,然后原位隔离灌注后切取供肝,这是切取供肝常规采用的方法,又称标准供肝切取术;无心搏死亡供者或脑死亡供者虽有心搏但很难维持血流动力学稳定时,则采用入腹后首先原位隔离灌注,整块切取供肝,然后在植入前仔细修整供肝,此法又称快速灌注法供肝切取术。

11.10.2.1 脑死亡供者供肝切取

【切口选择】

供体的皮肤准备应上自下颌、下至耻骨联合。一般选用正中胸腹联合切口,从胸骨切迹至耻骨联合,避开胸骨,剪开心包,向后剪开部分膈肌(图11-10-1)。必要时可以加做中腹部横切口。

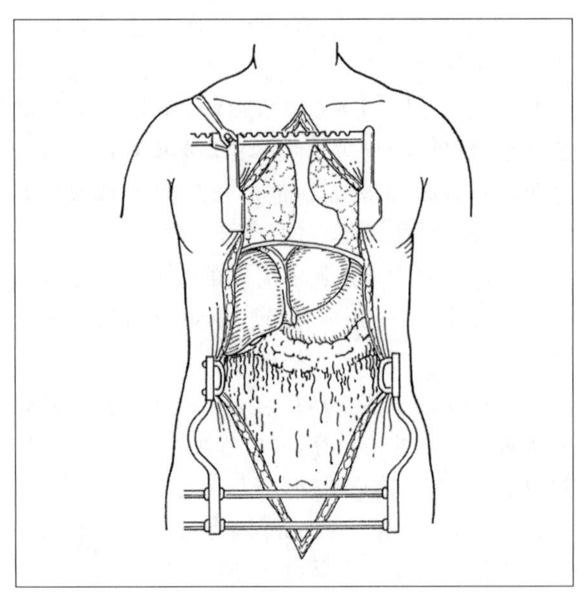

图 11-10-1 切口

【手术步骤】

(1)探查:切开腹壁后,首先对腹腔进行充分仔细的检查和扪诊,以排除肝脏和其他器官尚未发现的恶性肿瘤和其他疾病。扪诊肝脏的质地是否柔软,表面是否光滑,边缘是否锐利,有无脂肪变性,对指压的敏感性等,以评估供肝质量的重要指标。肝脏脂肪含量高、质地过软、边缘圆钝或表面呈花斑状说明供肝质量差。

保护供肝肝动脉血供尤为重要,首先,应扪摸肝十二指肠韧带以估计肝动脉所在位置,并仔细探查有无来自肠系膜上动脉的异位肝右动脉存在,或源于胃左动脉的异位肝左动脉。如果在胆总管后方可扪及动脉搏动,说明可能有来自肠系膜上动脉的异位肝右动脉存在。这时需要解剖肝右动脉直至肠系膜上动脉起始部,将肝右动脉及肠系膜上动脉一同保留。应注意保护肝胃韧带中的可能存在的异常左肝动脉。

(2)供肝的预分离

①游离盲肠、升结肠,将右半结肠、横结肠用一大的湿盐水垫包裹并推向左侧腹腔,暴露腹膜后腔,显露自肾至髂静脉的肝下下腔静脉及腹主动脉前壁(图 1)。结扎、切断肠系膜下动脉。于近 Treitz 韧带处寻找肠系膜下静脉,游离该静脉,以备门静脉插管灌注。游离髂总动脉分叉上方的腹主动脉,用 2 根牵引带环绕腹主动脉,以备动脉冷灌注(图 2)。

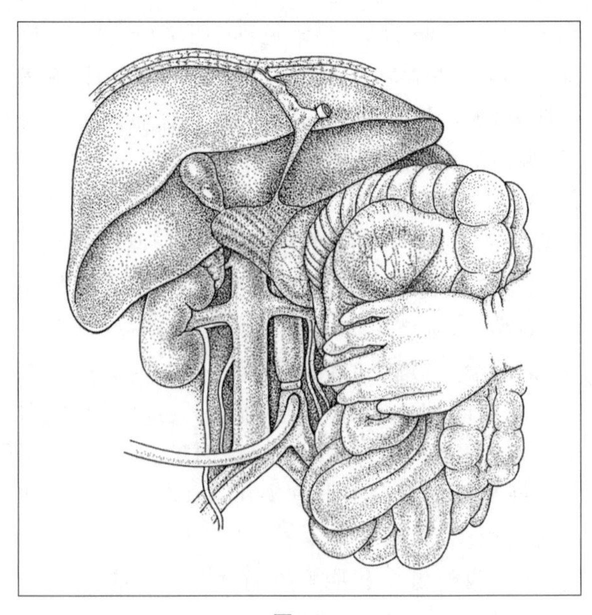

图 1

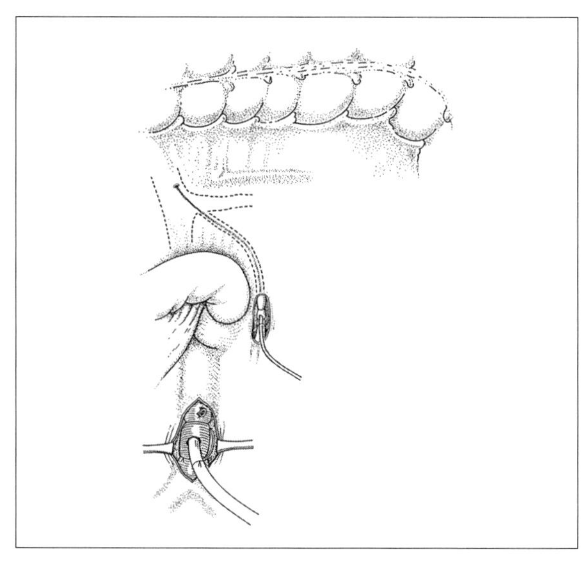

图 2

②切断、结扎肝圆韧带，用电刀切开镰状韧带、左右冠状韧带和左右三角韧带、肝结肠韧带、肝肾韧带，分离肝裸区及肝上下腔静脉。

③解剖肝十二指肠韧带。首先在十二指肠上缘分离胆总管，尽可能在其远端结扎、离断，其近端不要做过多的游离，以免损伤胆总管血供(图 3)。

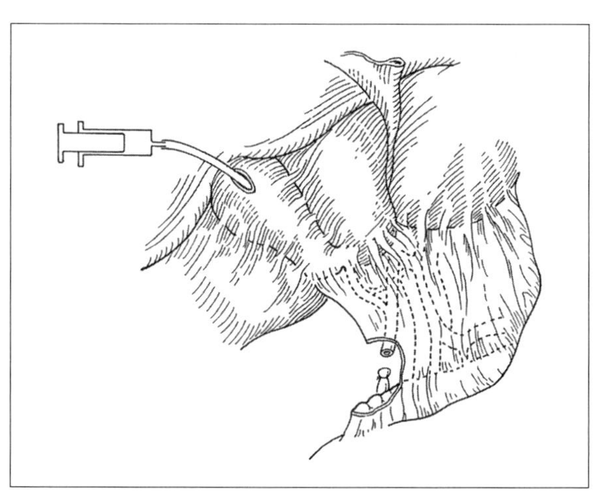

图 3

④解剖、分离肝动脉。因肝动脉解剖变异较大，应仔细探查肝动脉血供情况。将肝左外叶向右侧牵拉，检查肝胃韧带内有无起源于胃左动脉的异位肝左动脉。如有，则应仔细结扎其入胃的分支，保留胃左动脉。若无异位肝左动脉存在，则可切开肝胃韧带，并触摸肝总动脉搏动，沿肝总动脉解剖直至腹腔动脉根部。如此处摸不到动脉搏动，应考虑约 10％的供者有解剖变异的可能，其肝右动脉或肝总动脉来自肠系膜上动脉。术者应经 Winslow 孔用手指检查肝门，此时可在门静脉的右后方扪及变异动脉的搏动。

⑤结扎并切断胃右动脉。确认胃十二指肠动脉并予以仔细结扎，结扎前，可暂时阻断该动脉，然后检查肝十二指肠韧带内有无动脉搏动，如有动脉搏动，则可将其结扎切断。逆行追踪肝动脉行径，游离、解剖脾动脉、胃左动脉，显露腹腔动脉干，并游离附近的腹主动脉。靠近腹腔动脉干，切断、结扎脾动脉、胃左动脉(图 4)。如肝左动脉发自胃左动脉，则需慎重解剖、保留胃左动脉。

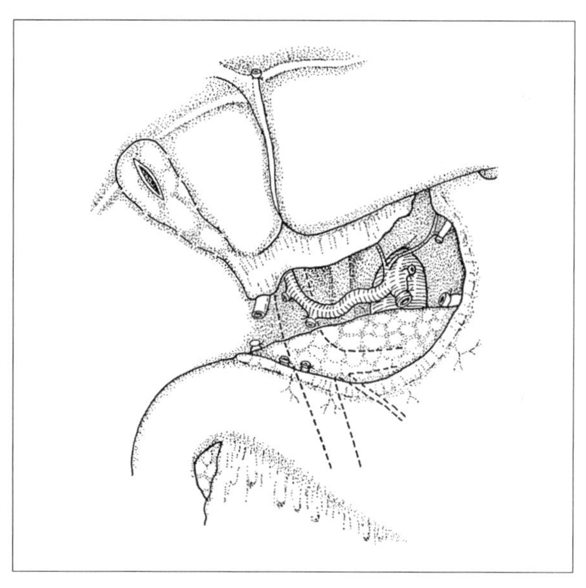

图 4

⑥轻轻提起肝动脉，显露其后之门静脉，将其从周围淋巴组织中分离出来，分离并结扎胃左静脉及来自胰腺的第一支静脉，游离出尽可能长的门静脉，并将脾静脉充分游离。

(3)冷灌注

①此时，在肾动脉水平以下切开腹主动脉前壁，插入灌注管，结扎远端腹主动脉。然后于肠系膜下静脉插入灌注管至门静脉主干。如肠系膜下静脉细小、置管困难，可小心切开胰腺颈部，迅速显露门静脉与肠系膜上静脉汇合处，更便于门静脉插管。

②在腹腔动脉干上方继续游离腹主动脉，于膈肌脚腹主动脉搏动的前方，纵行切开膈肌脚。

游离其下方之腹主动脉前、后方，以便安置血管阻断钳。此处可能有脊支动脉发出，应避免损伤。分离插管完毕后，立即经静脉给予肝素 300U/kg，行全身肝素化。

③用一血管钳阻断腹腔动脉干上方之腹主动脉（图 5），经门静脉、腹主动脉灌注管同时以 4℃ UW 液迅速进行冷灌注。剪开心房下下腔静脉使灌注液排出至胸腔；离断左肾平面上的下腔静脉，也可切开远端肝下下腔静脉使灌注液排出至腹腔或插入引流管将灌注液引流至体外（图 6）。灌注开始同时，将大量冰屑倒入腹腔和置于肝周，有利于脏器的迅速降温。结扎、切断肠系膜上动脉和肠系膜上静脉。

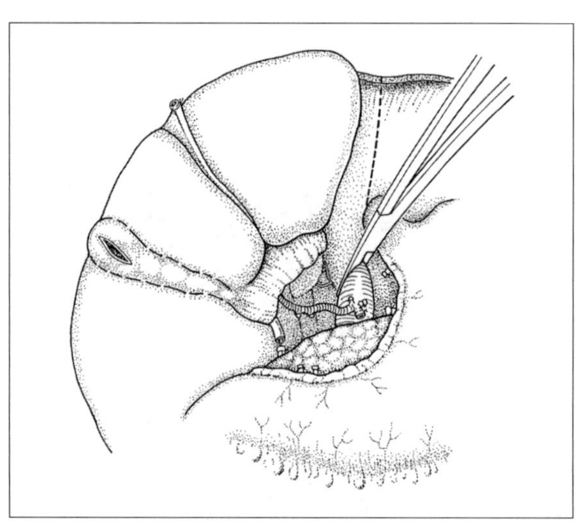

图 5

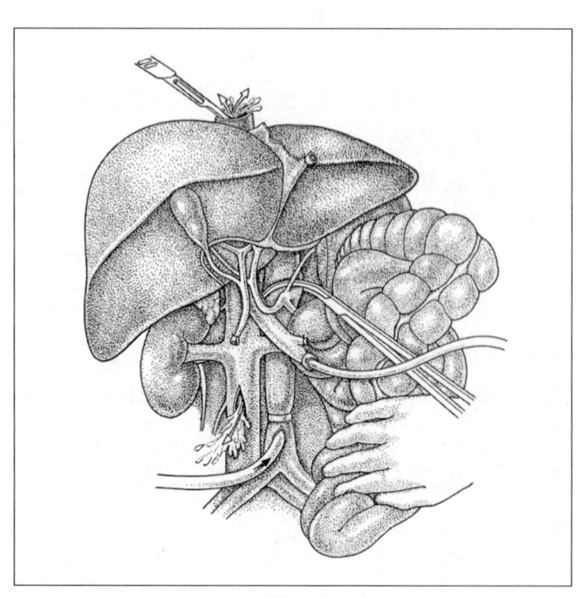

图 6

④腹主动脉和门静脉应同时进行灌注，腹主动脉必须用 4℃ UW 液灌注，门静脉可用 4℃ UW 液，也可用 4℃林格液灌注。一般情况下，肝动脉需灌注 UW 液 2000ml 左右，门静脉需灌注 4000～6000ml 林格液。

（4）切取供肝

①待供肝苍白变冷后，开始切取供肝。将供肝向下牵拉，将肝上下腔静脉与周围的膈肌组织一并切取。然后，将供肝牵向上方，于肾静脉上方切断下腔静脉。沿腹腔动脉根部周围的腹主动脉环形切取一袖口状动脉片（图 7）。如果有起源于肠系膜上动脉的异位肝右动脉（图 8），则应保留腹腔动脉和肠系膜上动脉两个根部之间的联合部，沿两根部切取一较大的袖口状动脉片（图 9）。最后，尽量靠远端横断肝十二指肠韧带（图 10）。整个供肝切取完毕。

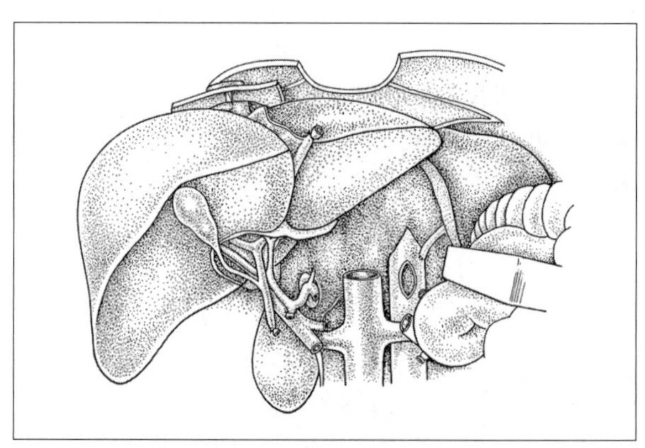

图 7

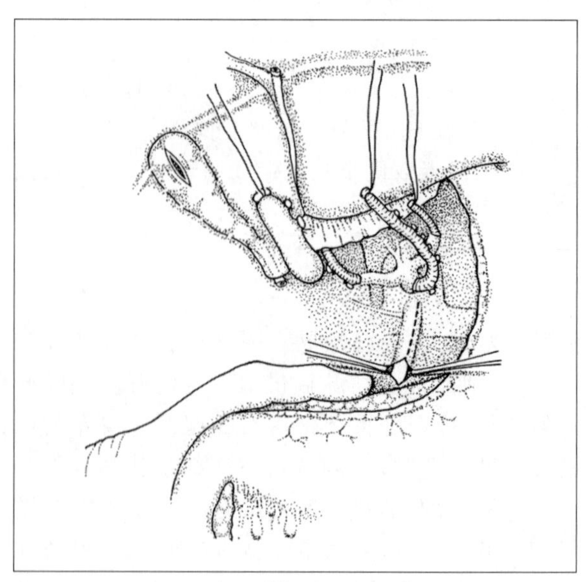

图 8

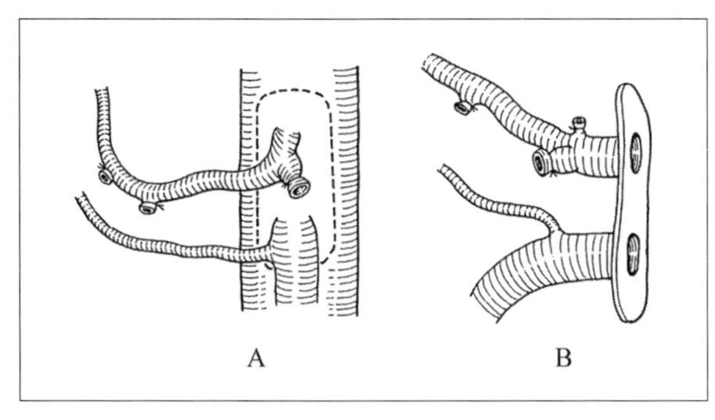

图 9

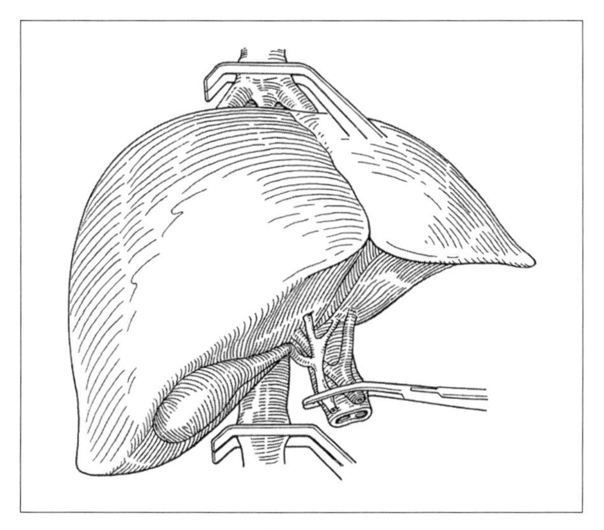

图 10

②将供肝立即放入盛有 4℃林格液的盆中，剪开胆囊底部，挤出胆汁，再以胆管冲洗器反复冲洗胆囊至无明显胆汁存留后，最后以 4℃ UW 液 20～40ml 由胆总管断端注入至胆囊内流出 UW 液为止。再小心将供肝放入 4℃ UW 液的塑料袋中，扎紧袋口，再外套 2 个无菌塑料袋，挤出其中空气，扎紧袋口，置保温箱冰屑中送受体手术室。同时切取供者双侧全长的髂动脉和髂静脉及脾组织 3 或 4 块和肠系膜等处淋巴结，保存于 UW 液中备用。

11.10.2.2 无心搏供者供肝切取术

对无心搏的新鲜尸体或脑死亡血流动力学不稳定的供体常采用快速灌注法切取供肝，即先灌洗、使供肝迅速降温，然后再做解剖。这是目前国内最常采用的方法之一。

【切口】

取腹部大“十”字形切口入腹。

【手术步骤】

(1)探查：剪开镰状韧带，迅速探查肝脏，确定肝脏可否用作供肝，同时向肝表面洒碎冰屑。

(2)原位隔离灌注：如肝脏颜色、大小、质地均正常，即开始分离。首先游离盲肠、结肠肝曲，将右半结肠及小肠推向左侧腹腔。显露腹主动脉，在肾动脉水平下切开腹主动脉前壁，插入灌注管。于 Trietz 韧带处寻找肠系膜下静脉，切开后插入灌注管至门静脉。在膈肌平面以下分离出降主动脉，并上辛氏钳阻断之。亦可左侧快速开胸，直接阻断降主动脉胸段。此时，同时行腹主动脉及门静脉冷灌注。迅速剪开膈肌，剪断右心房下之下腔静脉，或经肾静脉以下的下腔静脉插管引出灌注液。然后结扎肠系膜上静脉，以除去来自肠管血循环的血液，确保供肝灌注量及快速降温。开始灌注后，助手立即将生理盐水或林格液冰屑倒入腹腔及肝周，使供肝迅速降温。

(3)游离、切取供肝

①供肝苍白冰冷、灌注液流出清亮，术者从前向后剪开膈肌，直至腹主动脉，避免损伤食管。剪开右侧膈肌直至右肾(图 1)。向下牵拉供肝时，应避免撕破肝包膜。切断整个膈肌后，解剖肝十二指肠韧带内三管道结构。

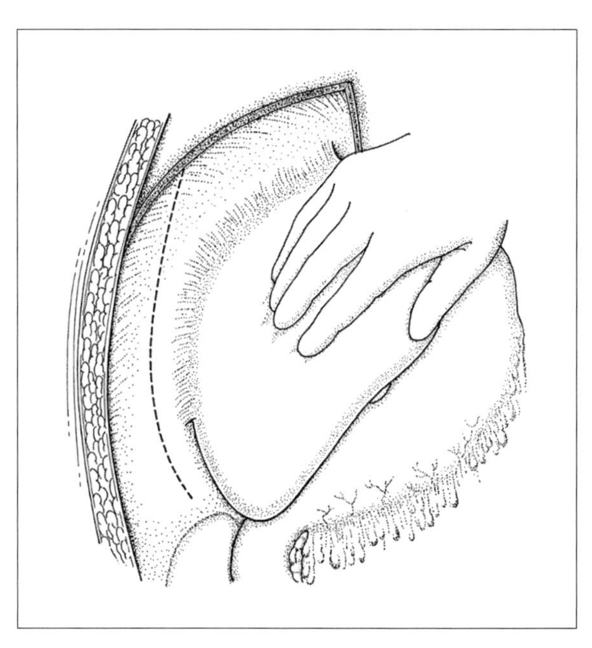

图 1

②在无血的情况下游离肝十二指肠韧带。在胰腺上缘游离出胆总管远端并切断。结扎、切断胃右动脉和胃十二指肠动脉。逆向游离解剖肝动脉,直至腹腔动脉开口。紧靠腹腔动脉开口结扎、切断胃左动脉和脾动脉。如肝左动脉如前述来自胃左动脉,应予以保留。在胰腺上缘、胃十二指肠动脉后切开无血管结缔组织,显露门静脉,沿门静脉向下分离出脾静脉和肠系膜上静脉。在门静脉灌注同时可先结扎脾静脉和肠系膜上静脉。灌注完成后离断肠系膜上静脉,将门静脉向肝门方向提起,检查门静脉后方有无源自肠系膜上动脉的异位右肝动脉。

③切开十二指肠外侧腹膜,将十二指肠和胰头向前下方牵拉,暴露胰头后方的肠系膜上动脉,在其左侧向后上方锐性分离解剖至腹主动脉,直至暴露肠系膜上动脉根部,再分离该血管的右侧,如果存在源于肠系膜上动脉的异位右肝动脉,多在离起始部 3cm 内发出。最后确定有无起源于该动脉的异位右肝动脉。如果无此动脉,则沿腹腔动脉根部周围的腹主动脉环行切取一袖口状动脉片。如果存在源于肠系膜上动脉的异位右肝动脉,则应保留腹腔动脉和肠系膜上动脉两个根部之间的联合部,沿两根部切取一较大的袖口状腹主动脉片。

④尽量在远端切断肝十二指肠韧带。在肾静脉上方横断肝下下腔静脉。将尚未离断的膈肌和附着的腹膜组织一并切断,将供肝一并切下。

⑤供肝切取后处理同脑死亡供者供肝切取术。

11.10.2.3 供肝修整术

【供肝保存】

整个供肝修整过程中应浸泡于4℃ UW 液中(图 11-10-2)。

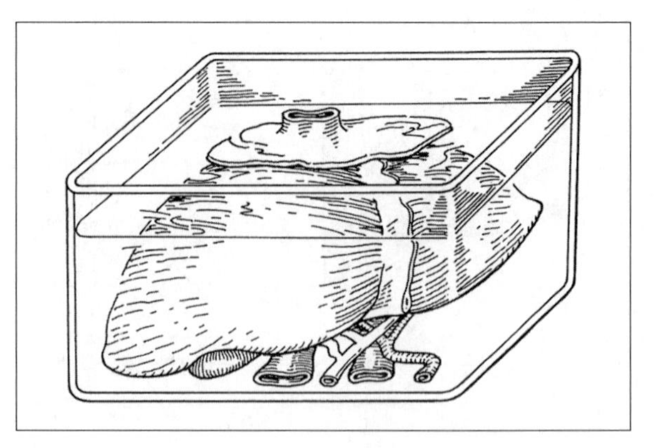

图 11-10-2 供肝在浸泡液中

【手术步骤】

(1)切除供肝的胆囊:胆囊切除时,注意切勿损伤供肝。胆囊动脉和胆囊管应予妥善结扎。

(2)第 2 肝门的修整:沿左、右冠状韧带与膈肌附着处,剪除全部膈肌的附着组织。仔细缝扎膈静脉开口和腔静脉壁之细小破口。细心分离右肾上腺与供肝脏面的结缔组织,缝扎右肾上腺静脉,切除右肾上腺。

(3)第 1 肝门的修整:尽可能地清除附着于肝动脉和门静脉上的各种组织。保留胆总管周围的结缔组织,以免影响源自右肝动脉的胆总管的血供,导致胆总管的缺血坏死和胆瘘。

(4)供肝动脉变异时血管的重建:常见于起源于肠系膜上动脉的副右肝动脉。如存在此动脉,则应修剪腹腔动脉开口及肠系膜上动脉开口处腹主动脉壁,将两开口用 6-0 无损伤缝线对合吻合,备供肝植入时,利用将肠系膜上动脉远端与受体肝动脉进行吻合(图 1)。如需要同时切取胰腺,或肠系膜上动脉损伤可以将此副右肝动脉与供体脾动脉做端-端吻合(图 2)。如果两者口径不匹配,则可将其与供体胃十二指肠动脉吻合(图 3)。

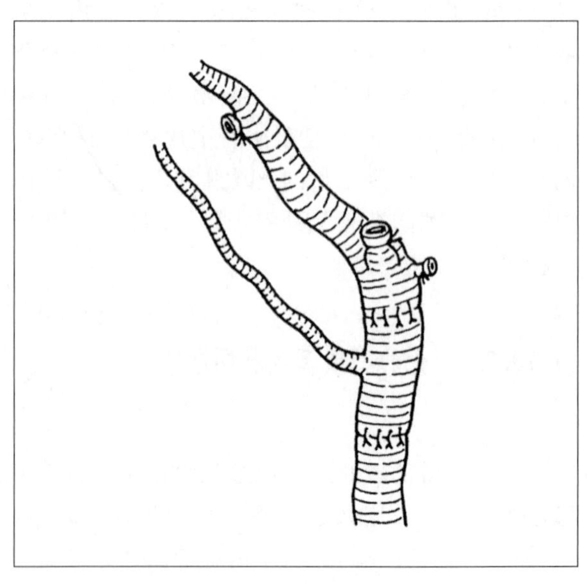

图 1

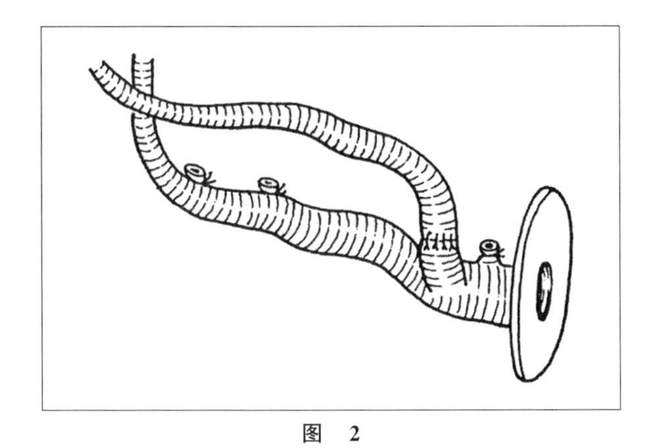

图 2

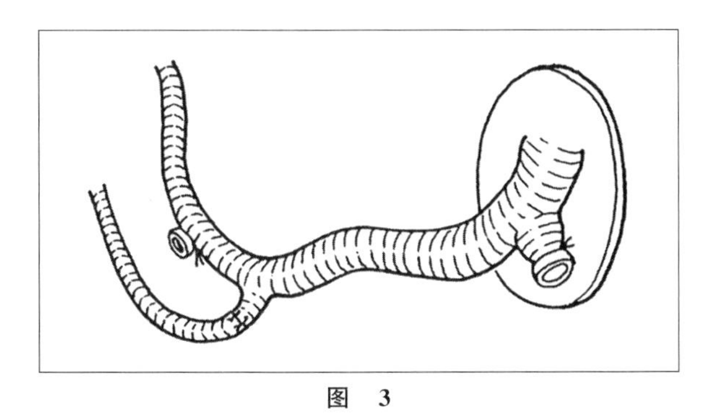

图 3

上海东方肝胆外科医院所获取供肝中,有1例除有正常起源的肝动脉外,同时有起源于肠系膜上动脉的副右肝动脉和来自胃左动脉的副左肝动脉(图4),修整时同时保留了腹腔动脉和肠系膜上动脉两个根部之间的联合部,并将两开口对合缝合,然后将供体肠系膜上动脉与受体肝动脉吻合获得成功(图5),受体已健康生存6年。

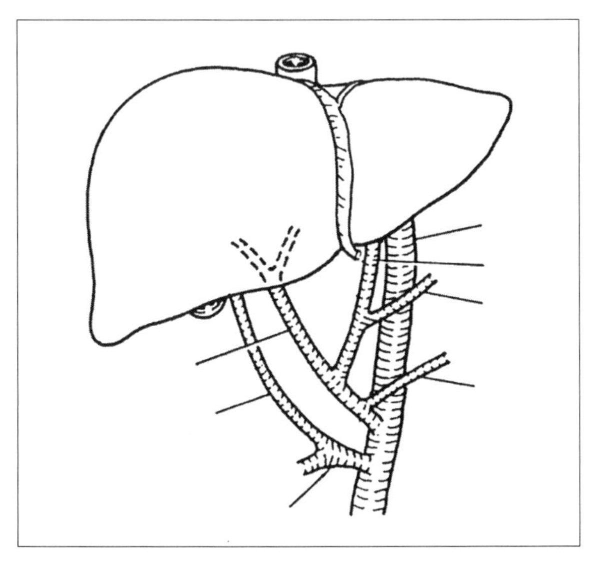

图 4

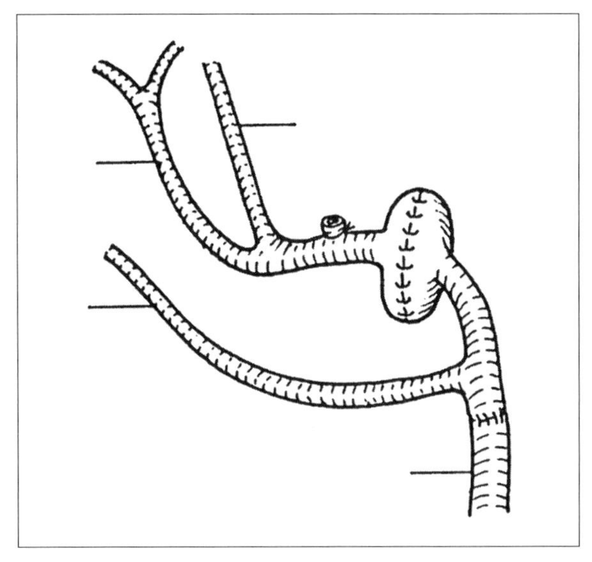

图 5

11.10.3 受体病肝切除术

Recipient Liver Resection

受体病肝的切除是肝移植手术中技术难度最大的部分之一。病人常存在着严重的肝硬化和门静脉高压,由于种种原因曾有过腹部手术史,包括胆囊切除术、脾切除、门腔分流术等,因此形成广泛的腹腔内粘连,往往与丰富的侧支循环相混合,使病肝的切除更趋困难。加之术前病人的肝功能异常,凝血机制紊乱,术中出血较多,常在开腹时就有大量的出血。因此,对术中出血应有足够的估计,遇到的所有血管均应妥善地结扎,仔细止血。

受体病肝切除术常有2种方法:常规原位肝移植术的病肝切除和背驮式原位肝移植的病肝切除。后者设专节介绍。现先介绍常规原位肝移植术的病肝切除。

【切口】

受者取仰卧位。皮肤消毒范围从颈部直到大腿中上1/3,包括上臂和腋下(图11-10-3)。

最常采用双侧肋缘下斜切口,中间垂直向上延至剑突,一般不需要开胸。右侧切口一直延伸到腋中线,在水平位置可看到下腔静脉。左侧切口至腹直肌外缘即可,尤其在有脾肿大时,左侧切口不应超出此范围,以免术中伤及脾脏(图11-10-4)。

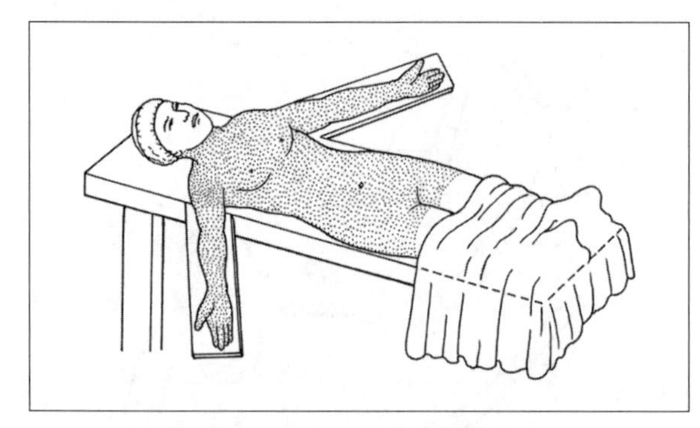

图 11-10-3 受者消毒范围

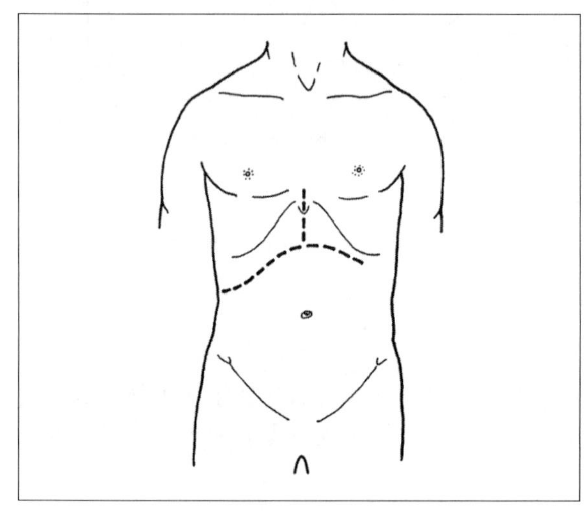

图 11-10-4 切口选择

【手术步骤】

(1)静脉-静脉转流的建立:原位肝移植时由于需阻断门静脉和下腔静脉,受者的胃肠道和下半身的血液不能再返回心脏,阻断时回心血量可骤减 50%以上,病人在无肝期可发生腹腔脏器严重淤血,特别是阻断门静脉后引起内脏毛细血管淤血和动静脉交通侧支循环开放,使门静脉高压进一步加重,全身血管阻力增加,静脉压升高,术中出血难以控制,病人出现低血容量休克综合征,内脏严重淤血、水肿、渗血,术中输血量往往高达 1 万~2 万 ml 以上,因而带来大量输血所致的凝血功能紊乱和心、肾功能损害。

此外,开放血流、无肝期结束后,积聚在内脏和组织中的酸性代谢产物和高钾的静脉血大量进入血循环,水电解质严重紊乱,产生代谢性酸中毒、高血钾等,恢复血流后液体超载、肺水肿和出血倾向使术中和围手术期病死率增加。这是早期肝移植迫切需要解决的难题。

直到 1982 年匹兹堡移植中心首次将股静脉、门静脉与腋静脉转流用于肝移植,为肝移植的应用建立了可靠措施,从而可以保证受者术中血流动力学的稳定,手术也可以比较从容地进行。经过十余年的发展和不断改进,肝移植的静脉-静脉转流已形成固定的术式,并且出现各种不同形式的体外转流泵,其中有些可免去肝素抗凝,因而也就消除了由此带来的各种出血并发症,术中输血也可大大减少。静脉转流减少了无肝期的下半身和内脏淤血;防止阻断下腔静脉时回心血容量减少而出现循环不稳定现象;有利于保护肾功能;明显减少术中的输血量;使手术者有充分的时间从容地完成血管重建大大提高了手术成功率,也能使麻醉医师较易控制无肝期血流动力学的变化。

体外转流分别经由左大隐静脉、门静脉将腔静脉和消化道血液通过转流泵驱动,由左侧腋静脉转回心脏。为了缩短该步骤的手术操作时间,开腹前应将大隐静脉、腋静脉准备好,可采用静脉切开将一导管分别置入上述静脉,也可采用经皮穿刺取代静脉切开手术,可缩短手术时间、减少腋静脉等的损伤。插管后并用特制的抗凝 Silastic 管连接转流系统。将大隐静脉导管连接,以及后来门静脉插管的连接,静脉转流系统即可开始运转(图 1)。

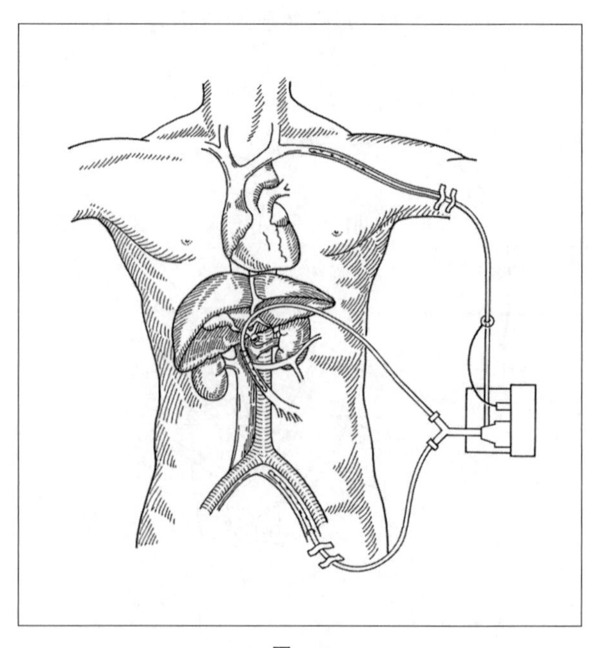

图 1

该转流系统的建立在术中可使门静脉系统压力锐减，减少术中侧支静脉出血。行静脉转流时，转流操作人员必须监控与调节其血流量，并随时与术者和麻醉师配合。

（2）游离肝周韧带：双侧肋缘下安置悬吊式拉钩，充分暴露术野。离断肝圆韧带，缝扎两侧断端。电刀切断镰状韧带，直至接近肝上下腔静脉（图 2）。离断左冠状韧带、左三角韧带，注意左三角韧带与左外叶顶端连接处通常有静脉分支，故应妥善结扎。将左外叶向右侧翻转，显露肝胃韧带，根据侧支循环严重程度用电刀或缝扎法切断肝胃韧带，如有副左肝动脉出现，应将其切断、结扎。继续离断右三角韧带、右冠状韧带、肝结肠韧带及肝肾韧带。注意病肝右侧后方与后腹膜常存在丰富的侧支循环，在分离时应仔细结扎止血。至此，整个病肝游离。

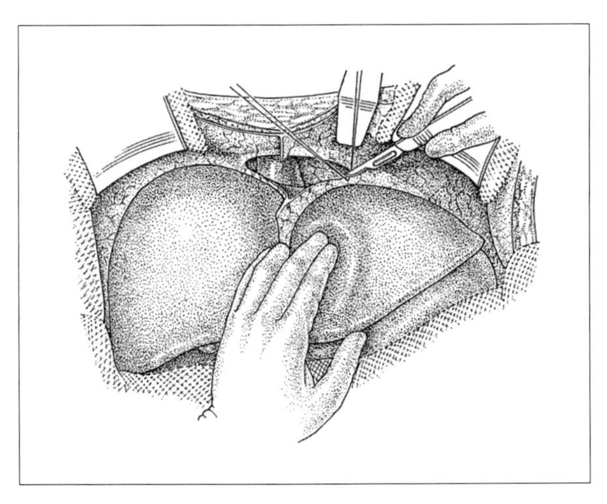

图 2

（3）预置肝上、肝下下腔静脉及第 1 肝门阻断管：控制肝门及下腔静脉的血循环至关重要，一旦肝门或下腔静脉出血即可加以控制。向下牵拉并左右翻转肝脏，分别显露左右膈静脉并予以缝扎、切断。至此，肝上下腔静脉得以显露。仔细分离肝上下腔静脉前筋膜组织，逐步钝性分离其后壁，直至用一弯止血钳顺利通过其后壁，置止血带备用。

向左侧牵开肝十二指肠韧带，显露其后方肝下下腔静脉。于肾静脉上方仔细分离其周围组织，同法置止血带备用（图 3）。

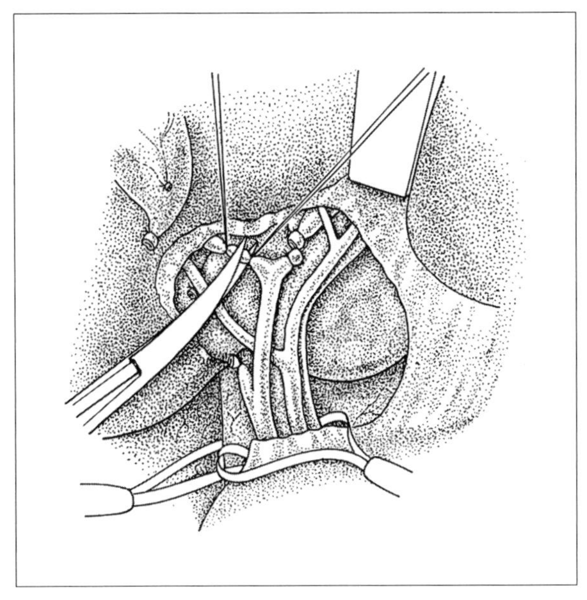

图 3

经 Winslow 孔通过肝十二指肠韧带后方置乳胶管。至此，肝上、肝下下腔静脉及第 1 肝门阻断管预置完毕。此后，即可开始进行第 1 肝门的解剖。

（4）游离第 1 肝门：首先解剖肝十二指肠韧带右侧，先确认胆总管。遇有较大的侧支静脉包绕胆管，或侧支静脉呈海绵样改变时，必须将这些静脉加以缝扎。显露足够长的一段胆总管后，继续向肝门方向分离，尽可能靠近肝脏将其结扎，避免损伤其远端的血供。如无肝门部手术史，则可在左、右肝管汇合部离断胆管（图 4）。

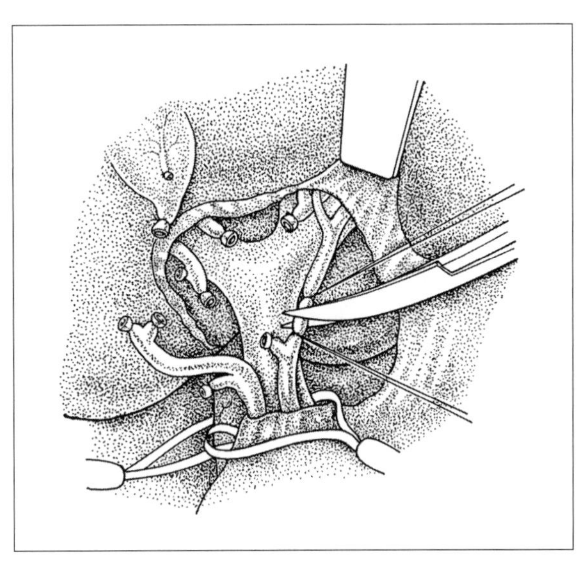

图 4

在胆总管左侧扪摸并确认肝动脉，逆行解剖肝动脉，一直游离到肝总动脉分出胃右和胃十二指肠动脉远端。注意在游离过程中应保留胃右和胃十二指肠动脉。在肝动脉远端放置标记带。然后，继续向肝门分离至左右肝动脉分叉处，尽量靠近肝门结扎肝动脉(图 5)。

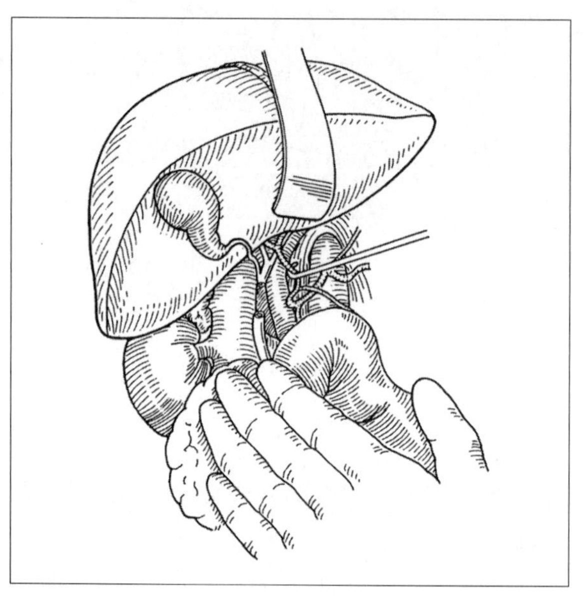

图 5

轻轻向左牵开肝动脉，显露门静脉，将门静脉从其周围增厚的淋巴组织和周围神经组织丛中分离出来(图 6)。游离门静脉 2～3cm，准备在切除病肝时近肝门高位将其离断。

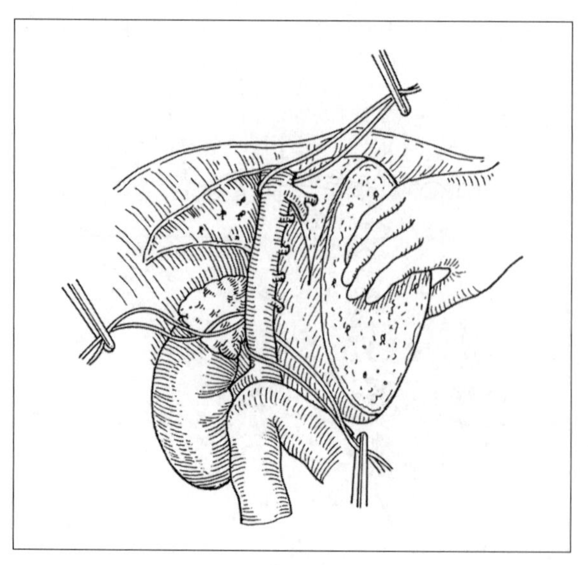

图 6

(5)游离肝下下腔静脉：切开十二指肠第 2 段外侧后腹膜，游离十二指肠第 2、第 3 段后壁，将游离的十二指肠向左牵拉，在胆总管后方，右肾静脉头侧游离下腔静脉(图 7)，提起肝下下腔静脉阻断管，逐一结扎肝下下腔静脉的腰支，游离出一段可供做血管吻合的足够长度的肝下下腔静脉。并应结扎切断右肾上腺静脉。

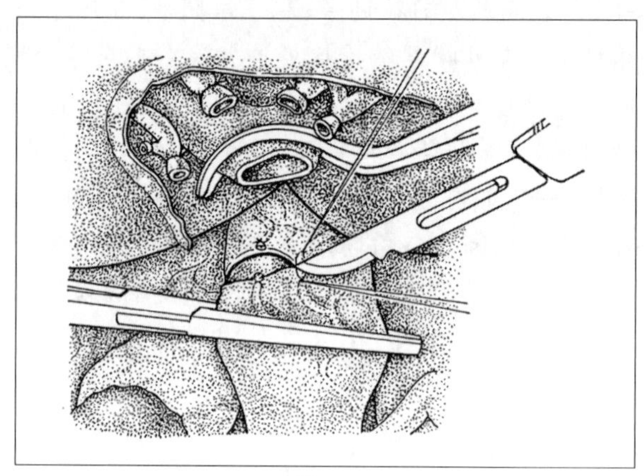

图 7

(6)切除病肝：当供肝修整完毕并确认可植入时，即可开始切除病肝。

于胃右动脉和胃十二指肠动脉远端、门静脉和肝下下腔静脉尽量靠近肝脏分别置血管阻断钳并切断，每支血管至少保留 1.5cm 游离长度，以便做血管吻合用(图 8)。至此受者进入无肝期。

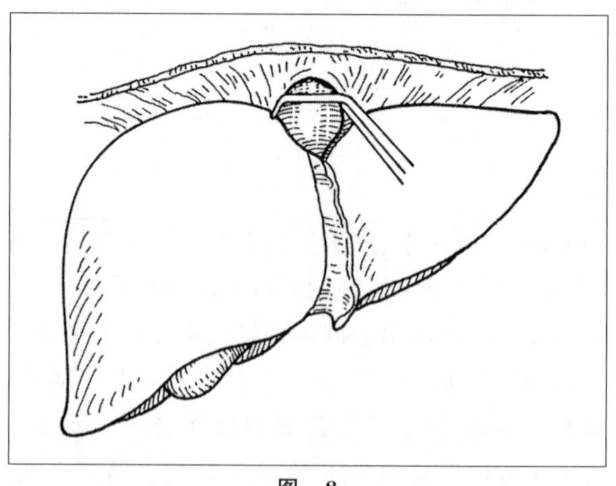

图 8

将肝脏向头侧提起，将下腔静脉后壁的汇入该血管的腰支静脉，逐一离断、结扎，同时向上分离肝脏与腹后壁间的粘连组织，并且要彻底仔细止血。此时肝脏仅与肝上下腔静脉相连。将肝脏放回原位，尽可能靠近肝脏游离肝上下腔静脉，亦可在该静脉前方纵行剖开 2cm 肝组织(图 9)能更好地游离肝上下腔静脉，获得足够长的血管便于吻合。尽量靠近膈肌置特制的弯血管阻断钳横行阻断肝上下腔静脉(图 10)。在肝静脉汇入下腔静脉处横行切开其前壁(图 11)，然后尽可能远离血管钳切断其后壁，即可获得足够长的腔静脉段(图 12)。病肝完全切除(图 13)。病肝和胆汁分别送病理检查和培养。

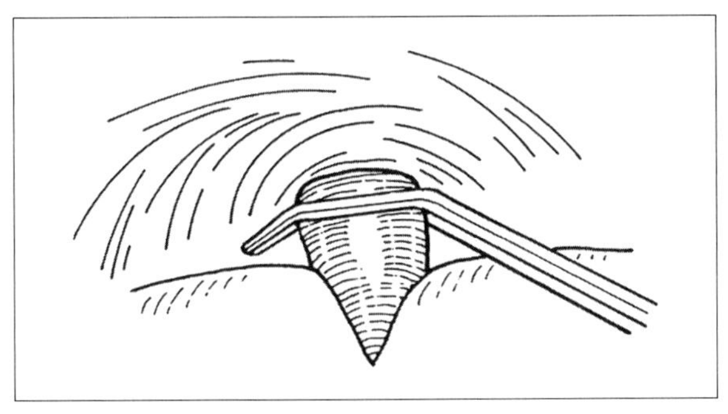

图 9

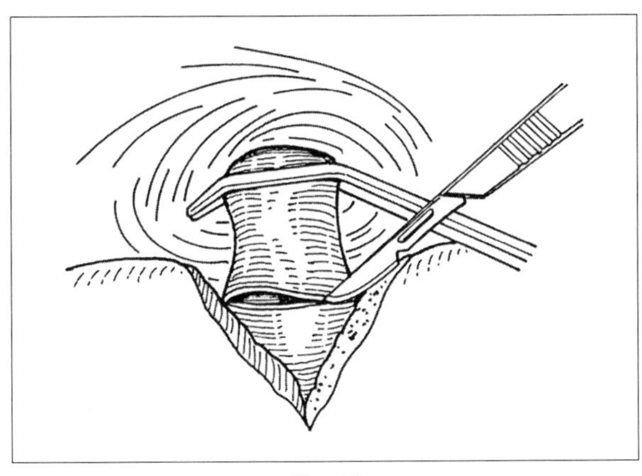

图 10

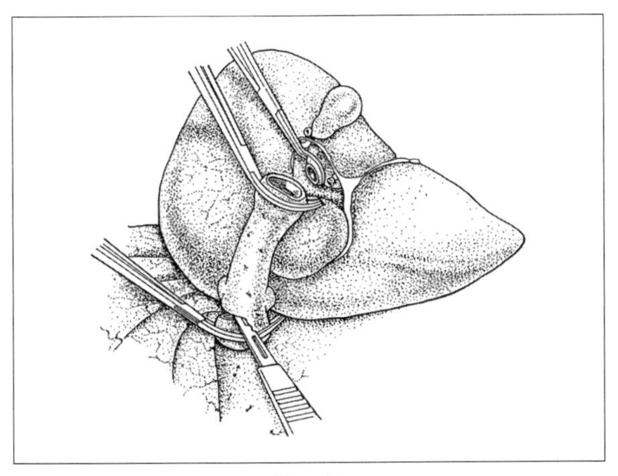

图 11

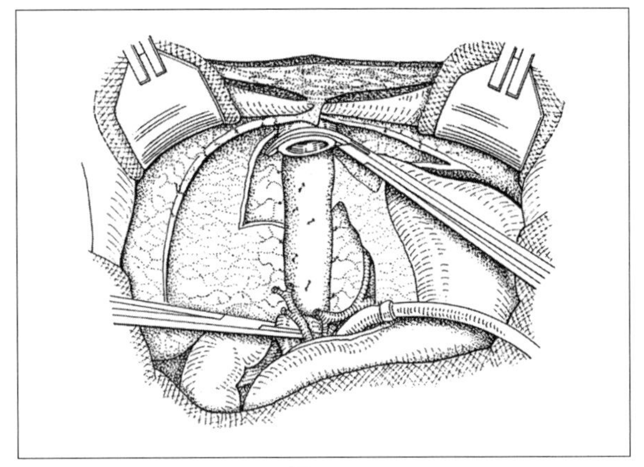

图 12

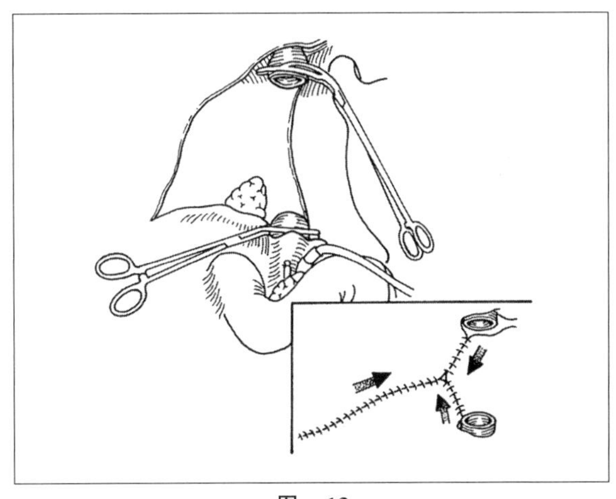

图 13

(7)肝床的处理：肝床往往有丰富的血管，应予仔细缝扎，粗糙面渗血可用氩气电刀凝血并缝闭后腹膜创面。先缝合右三角韧带区，然后缝合左三角韧带和镰状韧带区，最后缝合下腔静脉剥离面(图 14)。

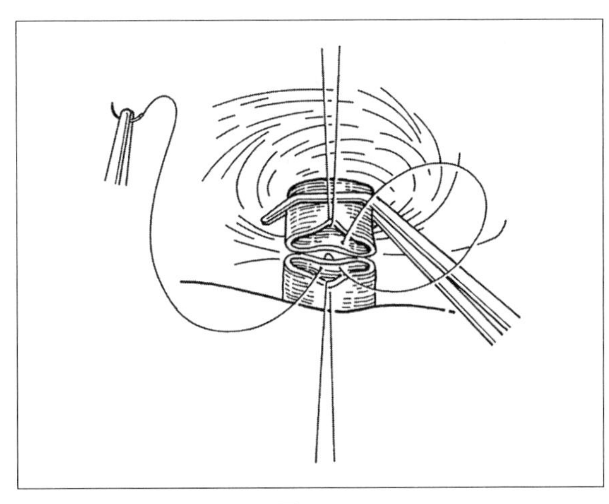

图 14

11.10.4 标准原位肝植入术

Standard Orthotopic Liver Transplantation

【手术步骤】

(1)肝上下腔静脉吻合

①将供肝原位放入受体肝床，首先吻合肝上下腔静脉后壁。尽量使供肝肝上下腔静脉与受者肝上下腔静脉靠近，先在两血管左右两侧分别用3-0无损伤缝线缝一固定线，轻轻向外侧对称牵开，然后在两血管的前壁中点处各缝一牵拉线，有利于后壁的暴露和缝合操作(图1)。

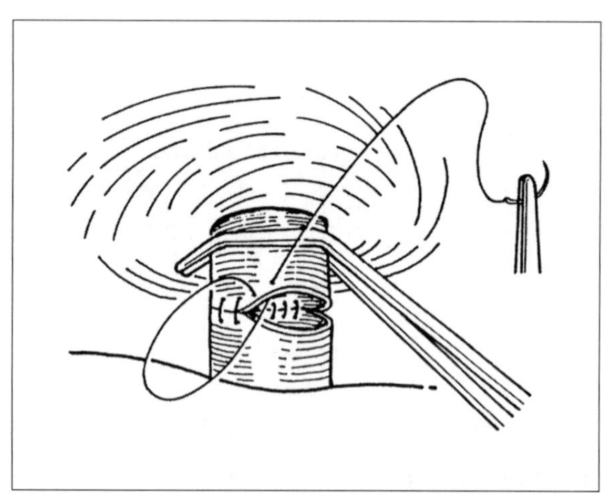

图 1

②从一端开始缝合后壁，缝针从血管外进入血管内，尽量做U形褥式外翻连续缝合(Connell式缝合)，其优点在于可使血管壁外翻、血管内膜对内膜确实，尤其对供受者的肝上下腔静脉口径不相匹配的血管吻合更有必要。肝上下腔静脉后壁的吻合须确实可靠，如缝合稀疏，一旦血管开放后漏血很难进行修补。在小儿肝移植时，使用Connell式缝合有可能使吻合口狭窄，因此宜使用单纯连续缝合。

③前壁做连续外翻缝合(图2)，但要注意勿误缝血管后壁。在小儿前壁建议采用间断缝合，可使吻合口尽量增大。

肝上下腔静脉吻合完成后，暂不松开阻断钳。随即进行门静脉吻合。

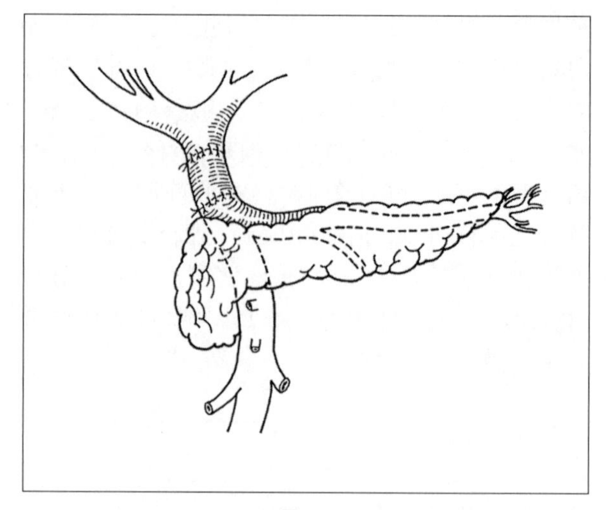

图 2

(2)门静脉吻合

①门静脉管径较粗，缝合较方便。如供受者的门静脉管径不匹配或在小儿肝移植时，可将门静脉端修剪成斜口，以增加血管口径，防止吻合口狭窄。成人用5-0无损伤缝线做3点固定牵拉线。先缝合门静脉后壁，再吻合前壁，均采用连续外翻缝合。注意缝线不可牵拉过紧，以防吻合口狭窄。小儿门静脉口径＜3mm时，应用7-0无损伤缝线做间断缝合。

②如供肝门静脉较短、不足以与受者门静脉相吻合，可用供者的髂静脉搭桥，端-端缝合在供、受者门静脉之间(图3)；当受者门静脉因栓塞、狭

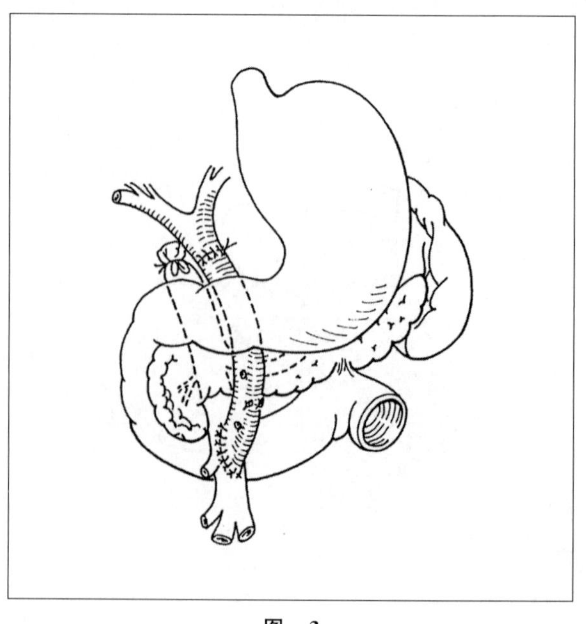

图 3

窄不能用做吻合时，可用供者的髂静脉端-端缝合至其门静脉上以延长门静脉，然后在结肠根部游离出肠系膜上静脉，用血管钳阻断之，将供者的门静脉延长段经胃后、胰腺前，通过结肠系膜开孔至肠系膜上静脉，用 6-0 无损伤缝线做端-侧吻合（图 4）。受者肝硬化时，在胃小弯往往存在大的侧支循环静脉，如口径足够大，也可用作与供肝门静脉做吻合。

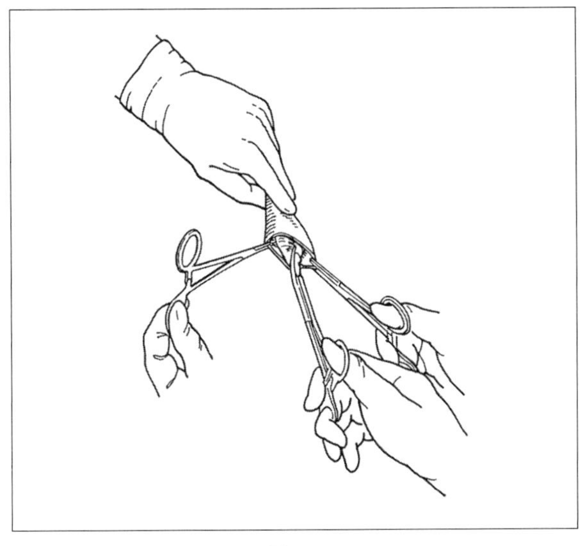

图 4

(3)门静脉癌栓的处理：如受者门静脉已有癌栓形成，则在病肝切除后，用 3 把止血钳轻轻提起门静脉断端边缘，松开门静脉阻断钳，用一无齿镊将癌栓取出（图 5），直至门静脉内有大量血液冲出。确认癌栓已被取净后再阻断受者门静脉。

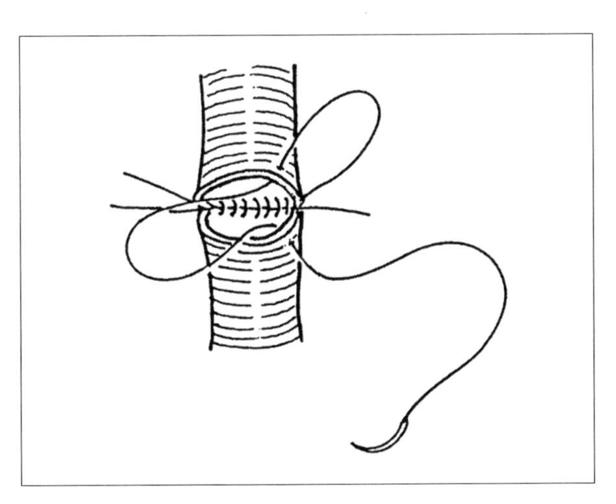

图 5

(4)恢复移植肝血供：门静脉吻合完毕后，即可开放门静脉阻断钳，恢复移植肝血供，结束无肝期。此时，暂不松开肝上下腔静脉阻断钳，将移植肝内高钾的保存液及下半身含有的酸性代谢产物的血液，经供肝肝下下腔静脉放出 250ml，然后用血管阻断钳再次阻断供肝肝下下腔静脉。

随即开放肝上下腔静脉，门静脉系统压力随之减轻，移植肝血供恢复约 2/3，结束无肝期。此时，立即经周围静脉注入环孢霉素（mg/kg），甲基强的松龙 1000mg。

(5)肝动脉的吻合：肝动脉的重建是血管重建中最关键的一步。由于供、受者肝动脉都存在变异的可能，因此，术者必须根据具体的变异情况做整形，尽可能获得较大的动脉血管做吻合。肝动脉的常规重建方法有：

①供、受者肝动脉正常解剖时：一般行供、受者肝动脉端-端吻合。如两者动脉口径差别较大，可将较小的一支修剪成斜面或做一楔形切口，再做吻合。

如供、受者肝动脉口径都较小，可将肝动脉与胃十二指肠动脉的分叉处劈开（图 6A），扩大口径后再做吻合（图 6B）；也可选用供肝腹腔动脉片与受者肝总动脉或肝动脉与胃十二指肠动脉分叉处劈开的血管片做吻合（图 6C）。肝动脉吻合常用 6-0 血管缝合线，做两定点或三定点连续缝合，也可做间断缝合。

②受者肝动脉变异时：如果受者肝右动脉直接来自肠系膜上动脉，可将供肝的腹腔动脉或肝动脉与受者肝右动脉做端-端吻合（图 7A）。

③如受者肝动脉口径较小，可将供者腹腔动脉与受者腹腔动脉近端的腹主动脉直接做端-侧吻合（图 7B），这也是小儿肝移植最常采用的术式。

④如受者的肝总动脉和腹腔动脉都无法使用，也可采用一段供者的髂血管搭桥与受者肾动脉和肠系膜下动脉之间的腹主动脉做侧-侧吻合，然后将髂血管穿过肠系膜，在胰腺前通过胃后到达肝门，与供肝的肝动脉或腹腔动脉做端-端吻合（图 8A）。如果胃后或胰腺前粘连或解剖困难，也可将十二指肠游离后将搭桥的髂血管经十二指肠外侧到达肝门，再与供肝的肝动脉做端-端吻合（图 8B）。

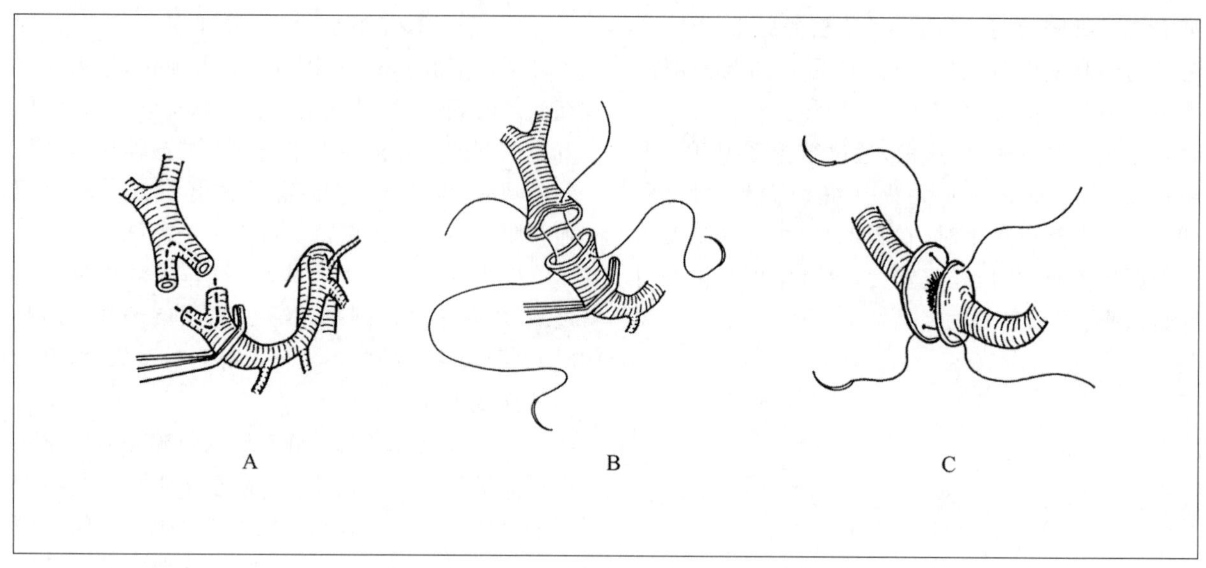

图 6

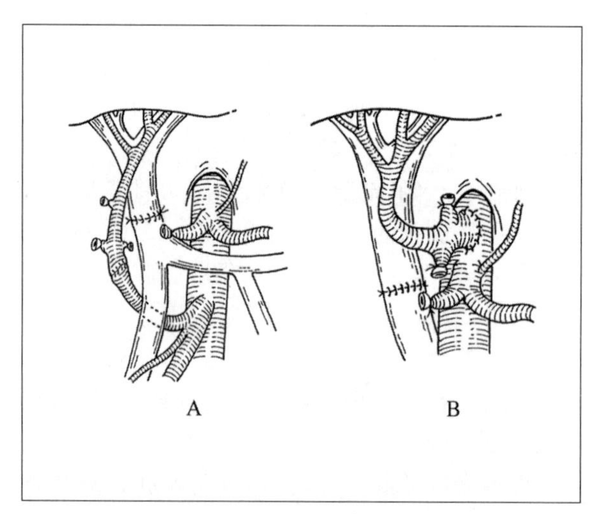

图 7

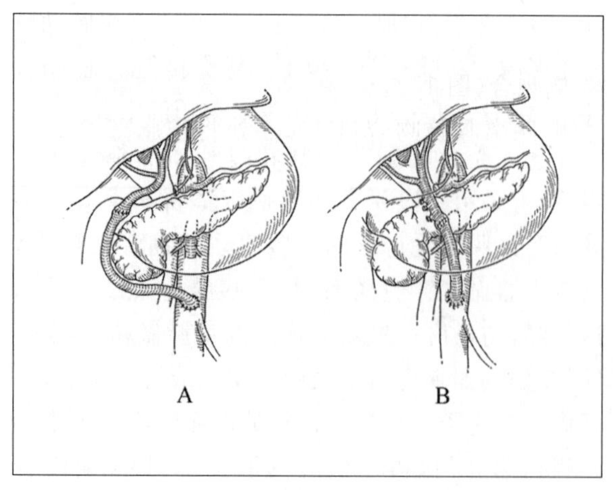

图 8

⑤当供肝有两支肝动脉时:可用较小的一支肝动脉与受者肝动脉做端-侧吻合,较粗的一支与受者肝动脉做端-端吻合(图 9A);或在修整供肝时将供肝较小的一支肝动脉与供肝较粗的一支肝动脉做端-侧吻合,然后将供肝动脉与受者肝动脉做端-端吻合(图 9B)。

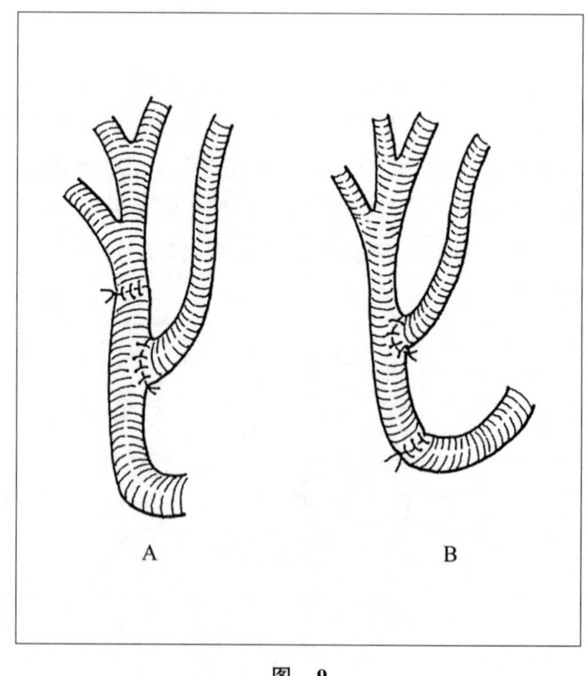

图 9

完成肝动脉重建后,开放受者肝动脉阻断钳,移植肝恢复动脉供血,此时移植肝已恢复全部血供。此时可见移植肝色泽红润，组织张力正常，很快可见到金黄色胆汁从移植肝的胆总管分泌出。

(6)肝下下腔静脉的吻合：肝动脉吻合完毕后，最后进行肝下下腔静脉的吻合。吻合的步骤和操作方法与肝上下腔静脉的吻合相似。缝合后壁时进针不宜过深，避免损伤右肾动脉。

(7)恢复全身血循环：完成肝下下腔静脉的吻合后，开放血管阻断钳，下腔静脉完全开放，下半身血液复流，全身血循环恢复，此时应注意检测血流动力学和 pH 值变化。

(8)胆管的重建：胆管的重建有两种方式：供、受体胆总管端-端吻合及胆管空肠 Roux-en-Y 吻合。

①胆总管端-端吻合：胆管对胆管的端-端吻合是肝移植最常用的胆管重建方式。切除供肝胆囊后，在胆囊管近端剪断供肝胆总管，应注意保留合适的肝总管长度，必须保证吻合时胆管保持无张力状态。

采用 6-0 不吸收线做单层间断缝合，缝合时应黏膜对黏膜。如果供、受体胆总管口径相差过大，可将较小的胆总管一侧壁剪开(图 10)；如两胆总管均较小，则两者均剪开(图 11)。

T 形管从受者胆总管引出(图 12A)，起到支撑作用，并可用于术后胆道造影，以及通过观察胆汁的量与质，判断急性排斥反应。如受者胆总管

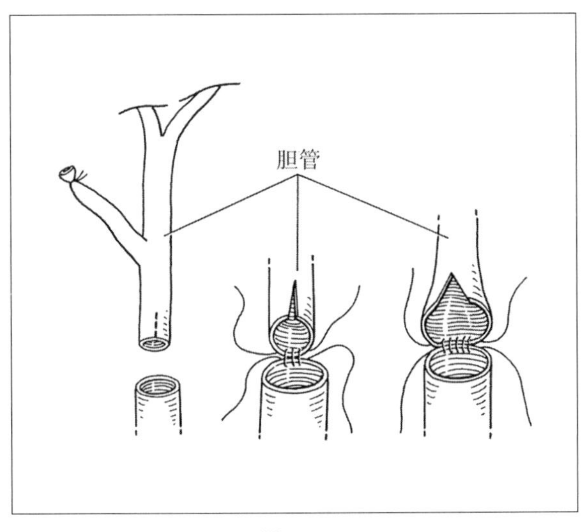

图 10

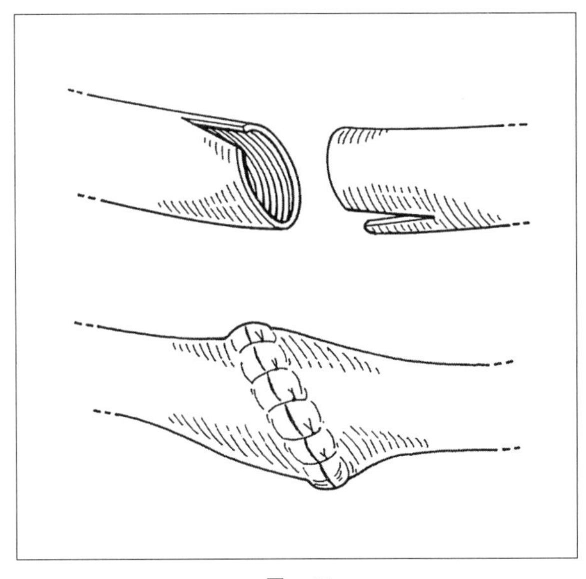

图 11

较细，也可将 T 管的短臂劈开，以缩小其口径(图 12B、C)。T 形管一般保留 3 个月。

②胆管与空肠吻合：该术式常用于以下情况：供、受者胆总管与胆总管吻合时张力过大；受者胆总管口径太小；受者远端胆总管无血供；受者胆总管病变如硬化性胆管炎；胆总管周围侧支静脉异常丰富，勉强游离胆总管时可造成大出血，不可能行胆总管端-端吻合。a. 吻合前在供者胆总管内置一支架管(图 13A)，经空肠襻穿出空肠，该处距离胆肠吻合口至少 10cm。b. 胆管空肠吻合时，一般在距 Treitz 韧带 20～30cm 处切断空肠，供肝胆总管与切断的空肠远端 Roux-en-Y 襻做端-侧吻合，胆总管-空肠吻合用 5-0 可吸收缝线做间断缝合，关闭空肠断端(图 13B)。近端空肠与距离胆肠吻合口 40cm 以上的空肠襻做空肠与空肠的端-侧吻合(图 14)。c. 在 Roux-en-Y 空肠襻系膜对侧，距离胆肠吻合口 10cm 处将空肠壁剪一小孔，将胆管支架管经该孔引出，在肠壁内做 5cm 隧道包埋，防止肠漏。支架管经腹壁单独的切口引出体外。保留 4～6 周后拔除。

(9)引流管的放置：最后，对所有部位进行检查，彻底止血。常规放置 3 根腹腔引流管：分别置于右膈下，其头部靠近下腔静脉右侧；肝门；左肝下(图 15)。术后密切观察引流量及性质并及时处理。逐层关腹。

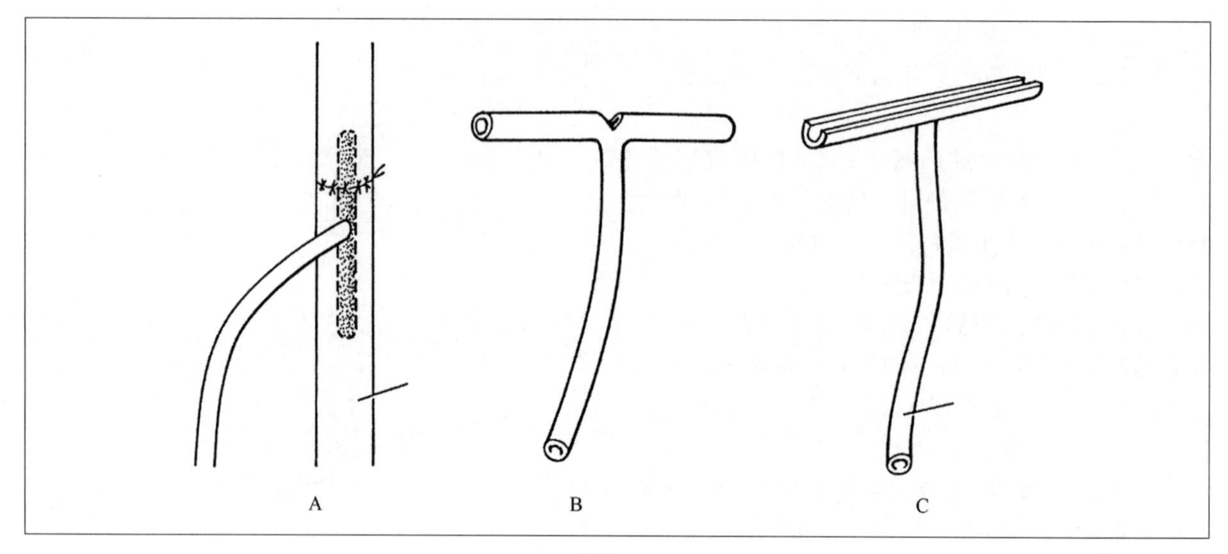

图 12

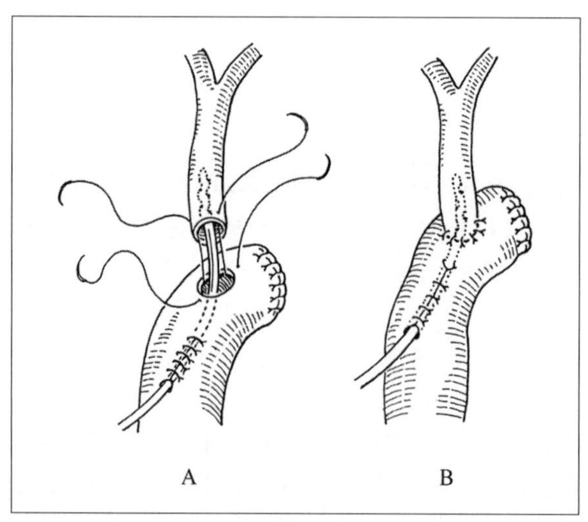

图 13

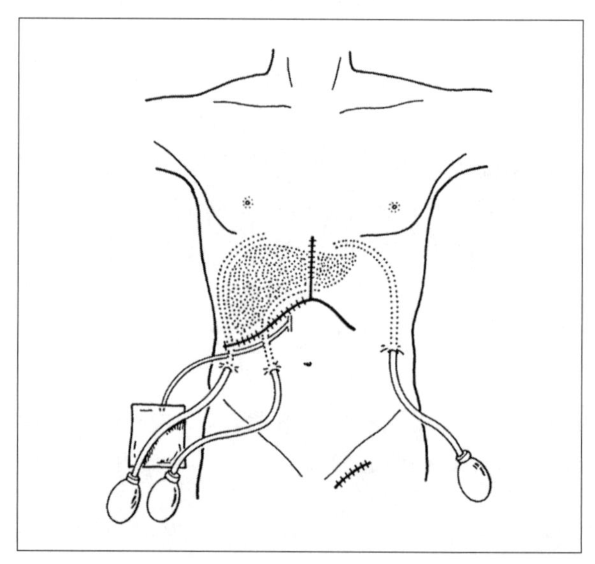

图 15

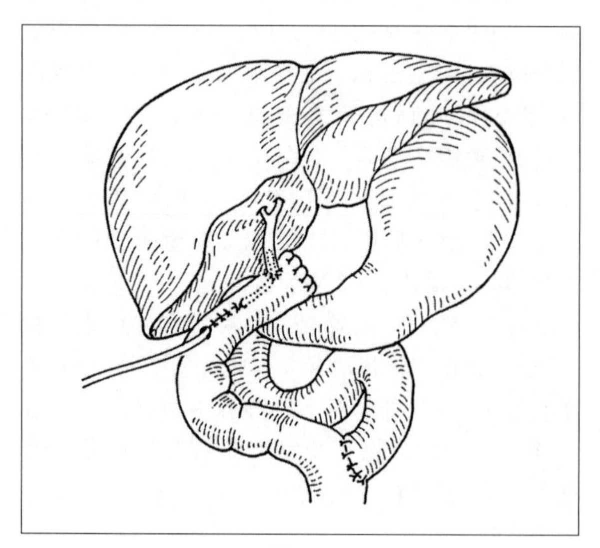

图 14

11.10.5 背驮式原位肝移植术 Piggy-back Liver Transplantation

背驮式肝移植即保留受体下腔静脉全长及肝静脉共干，将后者与供肝肝上下腔静脉做吻合，供肝肝下下腔静脉端结扎或缝闭，其他管道重建与标准肝移植术式相同。该术式由 Tzakis 于 1989 年首先报道，经过不断改良，已日趋完善。

背驮式肝移植术在无肝期内，无需阻断受体

下腔静脉，不引起受者下肢及双肾的严重淤血，不影响回心血量，对全身血流动力学影响较小，且不必应用体外静脉转流，简化了手术操作。该术式已被广泛应用于各种良性终末期肝病，但有时因病肝切除不够彻底，故不适用于某些肝脏恶性肿瘤，如肝脏恶性肿瘤已侵犯下腔静脉，或紧贴第 2 及第 3 肝门、无法从下腔静脉分离，以及尾状叶肿瘤已包绕部分下腔静脉且无法分离者。

11.10.5.1 背驮式肝移植病肝切除术

背驮术式病肝切除时，第 1 肝门和第 2 肝门的解剖和分离步骤与标准肝移植病肝切除基本相似。但其难点在于第 3 肝门的肝短静脉及较粗的右副肝静脉的游离结扎。肝短静脉数量不等，多者可近 20 支，且粗细不等。有时肝短静脉太短，尤其在尾状叶肝实质紧贴下腔静脉，不可能将其完全游离出来，所以往往连带部分肝实质在下腔静脉上，才能将病肝切除。

【手术步骤】

(1)第 3 肝门的解剖：第 3 肝门的解剖共有 3 种方法：

①第 1 肝门游离后，尽量靠近肝门切断胆总管、门静脉和肝动脉，操作同标准肝移植的病肝切除。然后将病肝向前上方轻轻掀起，显露肝后下方的肝短静脉，由下而上逐一结扎切断肝短静脉，直至肝中静脉、肝右静脉和肝左静脉。对肝短静脉太短、结扎切断较困难时，可用钛夹处理肝短静脉。细心游离出肝左、肝中和肝右静脉及其共干汇合处，在肝静脉汇入下腔静脉处置特制血管阻断钳，贴近肝脏将肝静脉切断。此法首先切断了第 1 肝门，虽然方便了肝短静脉的游离、切断，但增加了无肝期。

②在游离受者病肝第 2 肝门时，细心游离出肝左、肝中和肝右静脉及其共干汇合处，阻断和切断第 1 肝门后，在肝静脉汇入下腔静脉处置血管阻断钳，贴近肝脏将肝静脉切断。术者用手指插入病肝与肝后下腔静脉间(图 1)，以刀柄钝性分开肝实质，手指随肝实质的切开继续向下游离，直至肝下下腔静脉，将肝脏逐渐分割成左、右两半(图 2)。从分割处向左、右两侧将肝短静脉及肝后静脉支逐一结扎、切断，将病肝全部切除。此法易造成术中失血较多。

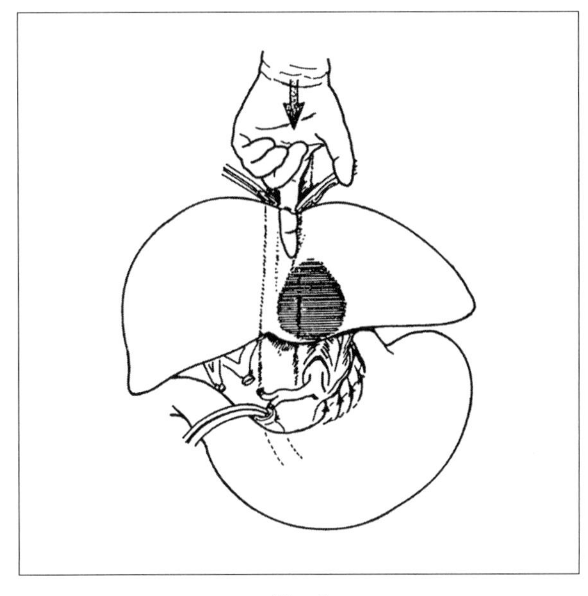

图 1

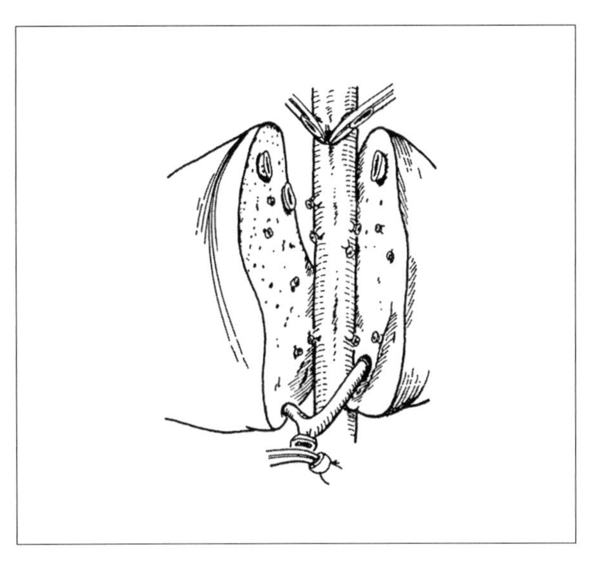

图 2

③为了尽量缩短无肝期和减少术中出血，可采用在先不切断第 1、第 2 肝门的情况下，先游离第 3 肝门的肝短静脉。游离第 1 肝门后暂不切断，将病肝轻轻提起，向左侧翻转(图 3)，显露游离肝后右下的肝短静脉，由下向上逐一结扎切断之；然后将病肝向右侧翻转，处理肝后左下的肝短静脉，直至肝静脉。

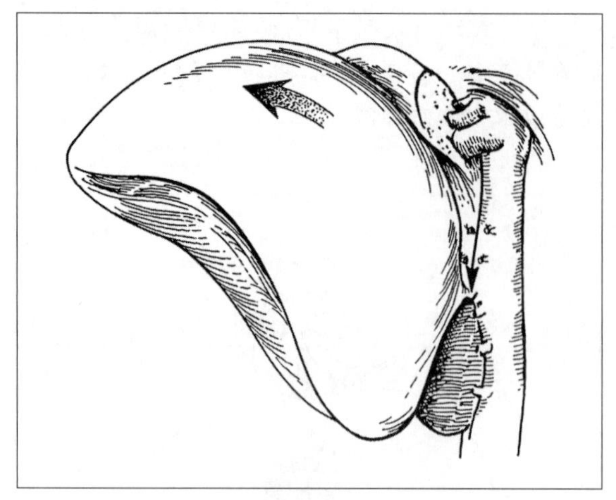

图 3

(2)第 2 肝门的解剖:肝静脉以左、中肝静脉共干居多,右、中肝静脉次之,而 3 支肝静脉共干或分别汇入下腔静脉极少。游离第 2 肝门时,分别游离出肝左、中和右静脉,选择其中两支共干的肝静脉置血管阻断钳,将用于与供肝肝上下腔静脉做端-端吻合,另一支肝静脉予以缝扎(图 4)。第 1 肝门离断后即可将受者病肝全部切下。第 2 肝门肝静脉显露困难时,可在下腔静脉前纵行剖开肝脏,直接显露肝静脉。

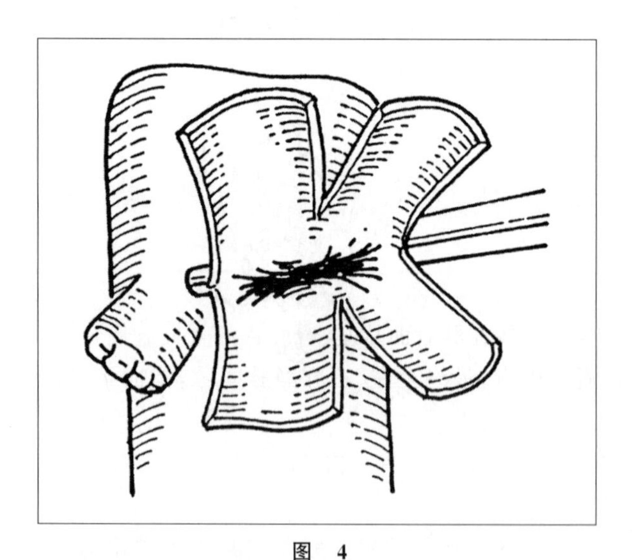

图 4

11.10.5.2 背驮式供肝植入术

【手术步骤】

(1)背驮式供肝植入时,常常将受者的左、中肝静脉汇合处修剪成一口径较大的肝静脉(图 1A),与供肝肝上下腔静脉做端-端吻合(图 1B)。

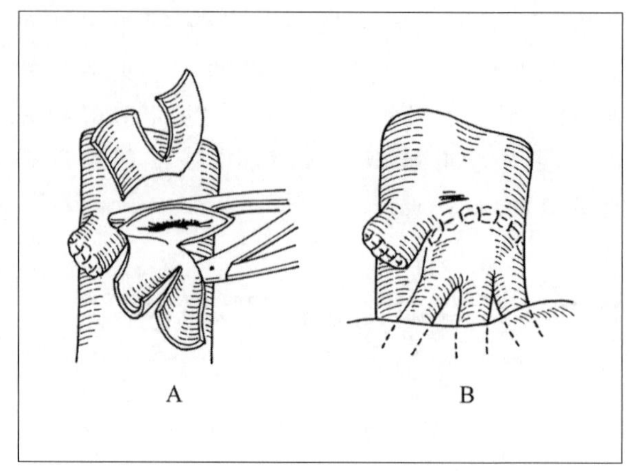

图 1

(2)与标准肝移植一样,肝上下腔静脉吻合完毕后,进行门静脉吻合。门静脉采用端-端吻合。随即开放门静脉和肝上下腔静脉吻合口恢复血供,结束无肝期。

(3)门静脉复流后,即开放供肝肝下下腔静脉,将最初 200ml 富含高钾保存液和肝内酸性代谢产物的血液排出,防止其进入受者血循环造成致死性高钾血症和酸中毒。然后缝合封闭供肝肝下下腔静脉远端(图 2)。

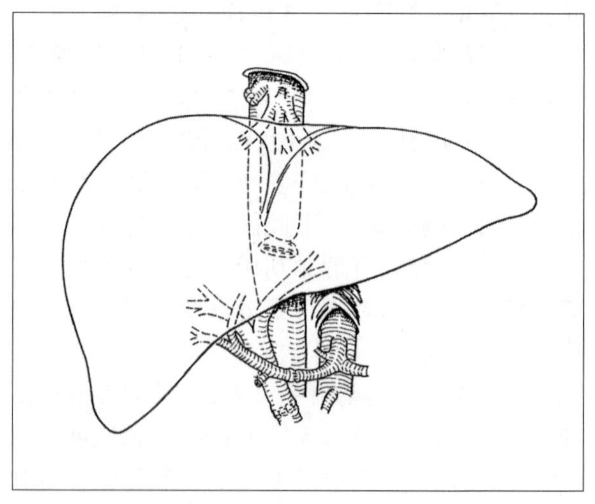

图 2

(4)随后进行肝动脉及胆管的重建。方法同于标准肝移植术。

11.10.6 减体积式肝移植术 Reduced-size Liver Transplantation

针对儿童供肝来源的缺乏，1984 年 Bismuth 和 Broelsch 分别提出将成人的供肝切除部分，减少其体积，以解决供、受体匹配的目的。目前，减体积式肝移植(Reduced-size Liver Transplantation)已广泛应用于小儿肝移植，显著降低了小儿终末期肝胆疾病等待供肝情况。

减体积技术通常以 Couinaud 肝段解剖作为基础，根据供、受者体重比来选择部分肝脏做移植。常用的有左半肝、左外叶和右半肝移植物。当供受体体重比为 10∶1时用左外叶做供肝；供受体体重比为 3∶1时，则常用左半肝做供肝。在减体积过程中，用于移植的供肝部分不仅要保证体积适当，而且在修整过程中还要注意保留肝门和下腔静脉等重要结构，并尽可能保留它们的长度和足够大的口径，以便血管吻合。左半肝或右半肝移植还可用于成人受者，但对儿童患者最常采用的是左外叶肝(Ⅱ＋Ⅲ段)结合保留受者下腔静脉的“背驮式”技术。以下以较常用的左半肝移植为例介绍减体积式肝移植的手术步骤。

11.10.6.1 减体积供肝的切取和修整

【手术步骤】

(1)用常规方法获取成人尸体供肝。在受体手术室的近旁进行修整，以便不断比较供肝和受者肝窝的大小。切除和修整的整个过程供肝均应浸泡在冷保存液中，以免供肝复温。

(2)一般均在脾静脉与肠系膜上静脉汇合处离断血管以保留足够长的门静脉。将肝动脉连同腹腔动脉干以及腹主动脉壁一同保留(图 1)，分别结扎胃十二指肠动脉、脾动脉以及胃左动脉。切除胆囊，结扎胆囊动脉，仔细辨认胆总管并在胆囊管汇入部离断胆总管。

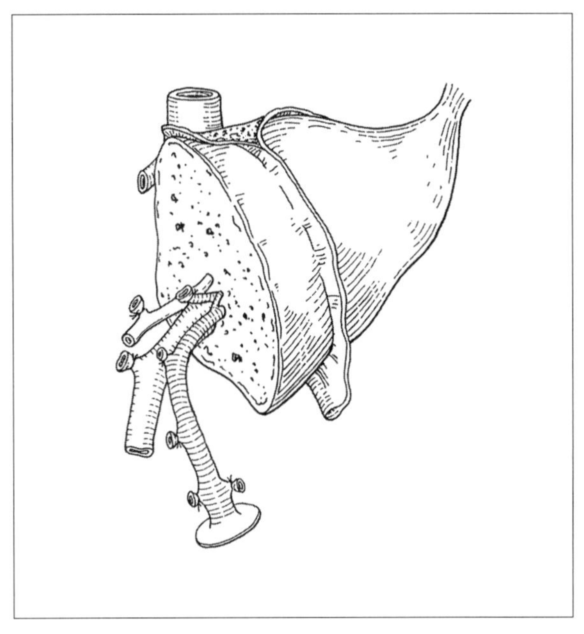

图 1

(3)为获得完整的左半肝作为部分供肝，应沿着胆囊管汇入胆总管处向肝门方向分离，直至左、右肝管汇合部。游离出右肝管并予以切断(图 1)，用 6-0 无损伤缝线连续缝闭右肝管残端开口。在右肝管下方解剖出右肝动脉，双重结扎、离断之(图 1)。需注意勿将左肝管与左肝动脉与肝总管分离开，因大部分肝总管的血供来源于右肝动脉，右肝动脉离断后，肝总管的血供主要依赖左肝动脉。

(4)游离门静脉右干并予离断，用 5-0 无损伤缝线连续缝合其开口(图 1)。将所有肝门结构牵向左半肝后侧，沿左、右半肝解剖线做切开标志线。切线在肝后面从左、右肝管汇合处起始，经胆囊窝中点，最终至左、右肝静脉间隙，指向下腔静脉前方。

(5)可用不同的方法进行肝叶切除

①手术刀锐性切开法，可既快速又准确地切除肝叶。锐性分离下腔静脉，游离、切断右肝静脉，连续缝合右肝静脉残端。用 UW 液灌洗供肝并检查有无渗漏，渗漏处需在直视下仔细予以缝合。

②锐性和钝性切除相结合的方法。沿肝表面开始切开，用蚊式钳钳夹肝实质内的血管与胆管，逐步深入。一旦分割到达下腔静脉左、右肝静脉

分叉处，即翻转供肝显露其后面，将下腔静脉自右肝叶及肝后解剖出来，仅保留肝左叶、尾状叶与下腔静脉相连。左、右半肝被分割后，除左半肝切面上的用于吻合的血管和胆管以外，其他均予妥善缝扎。沿肝切缘做几针间断褥式缝合，将肝切面轻轻压紧。最后，用纤维蛋白胶（Tisseel）喷洒肝切面。

（6）如使用左外叶作为供肝，则门静脉、肝动脉和胆总管留在左外叶侧（图 2）。

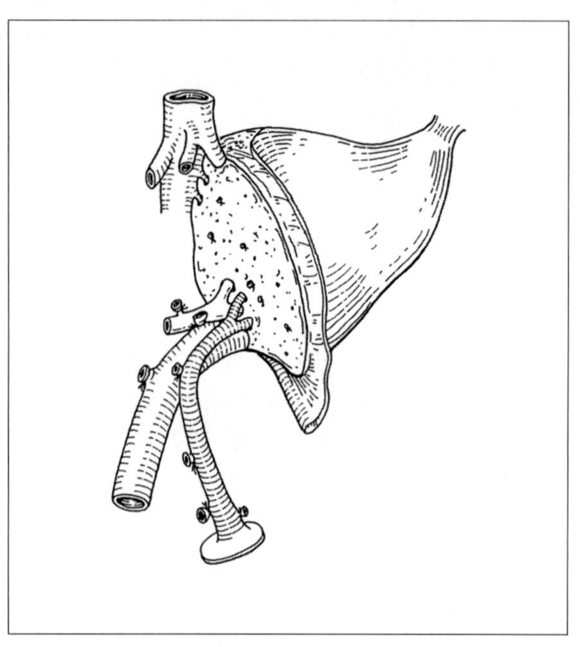

图 2

（7）如使用右半肝，其门静脉、肝动脉和胆总管则留在右半肝（图 3）。

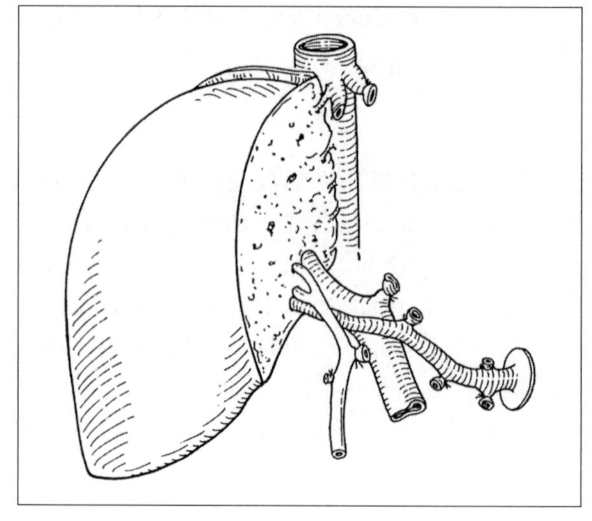

图 3

（8）成人供肝虽然肝实质的体积减少了，但供肝的下腔静脉与小儿受者的下腔静脉口径和长度相差甚大，拟行原位标准肝移植时，需要将供肝的下腔静脉予以修整缩小、缩短。

通常从下腔静脉后壁纵行剪开腔静脉，切除部分下腔静脉血管壁以缩小其直径（图 4A、B），使之与受者的腔静脉口径相一致。用 5-0 无损伤缝线连续缝合腔静脉（图 5），并使其长度符合受者的情况。

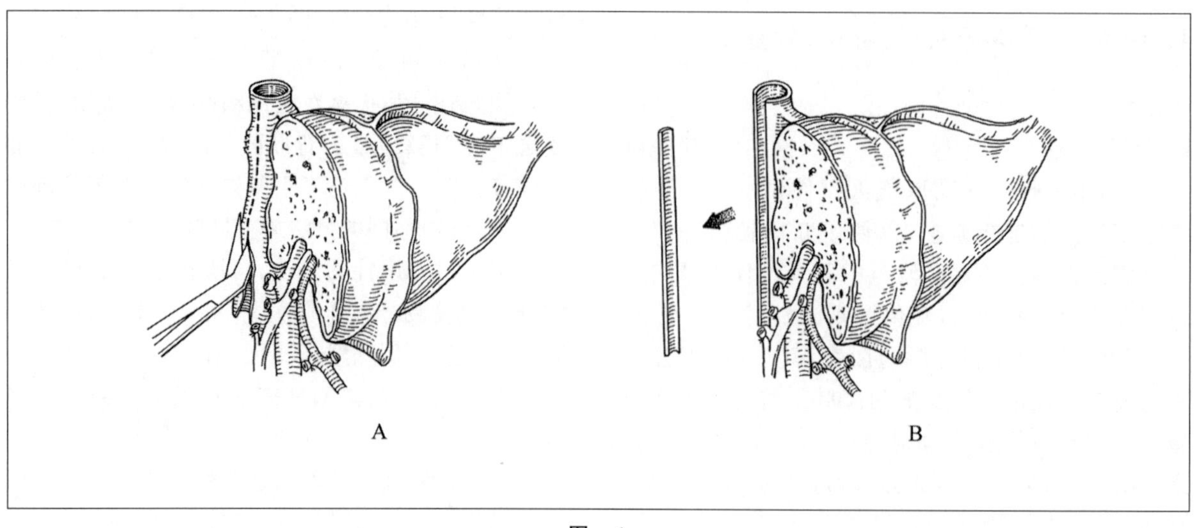

图 4

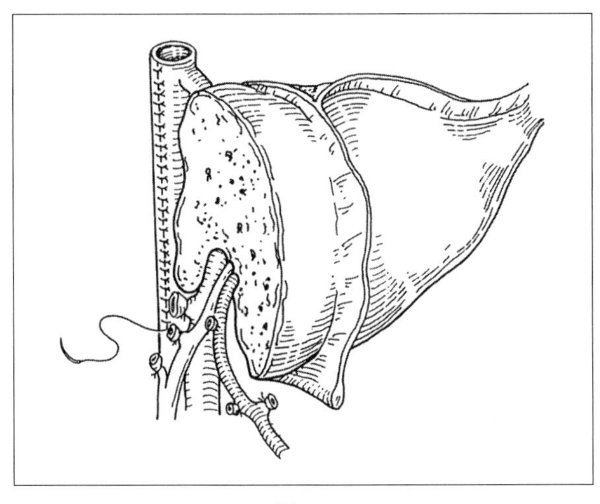

图 5

(9)如拟行背驮式供肝植入术,则无需修整供肝下腔静脉,用左肝、中肝静脉的共干与受者肝上下腔静脉做吻合。

11.10.6.2 减体积供肝植入术

【手术步骤】

以减体积左半肝植入术为例,介绍手术步骤。

(1)标准法:减体积的供肝植入可采用类似经典肝移植术式,先吻合受者的肝上下腔静脉。

下腔静脉吻合完毕后,行门静脉间的端-端吻合。由于供肝门静脉通常比受者门静脉口径大2倍,故应相应地对供肝门静脉的长度与直径进行修整。通常情况下,剪短供肝门静脉至门静脉左、右分叉处,即可直接用门静脉左干吻合,如果需要保留整个供肝门静脉长度,则必须缩小门静脉的圆周,与受者门静脉的口径大小相匹配。当完成门静脉吻合后,即可恢复供肝的血循环,但如能快速地完成肝动脉吻合,也可在完成肝动脉吻合后同时开放门静脉和肝动脉血流,使血管内的血流处于一种更符合生理的状态。

开放门静脉后,依次吻合肝动脉、肝下下腔静脉。供者肝动脉常与受者肝总动脉做吻合,且吻合口要紧靠腹腔动脉干,或者靠近肝总动脉与胃十二指肠动脉分叉处(图1)。如受者肝动脉较细,或受者肝有来自腹腔动脉干及肠系膜上动脉的双重血供,则需用肾动脉下腹主动脉与供者肝动脉做吻合。一般仅在术中才能确定,且必须用

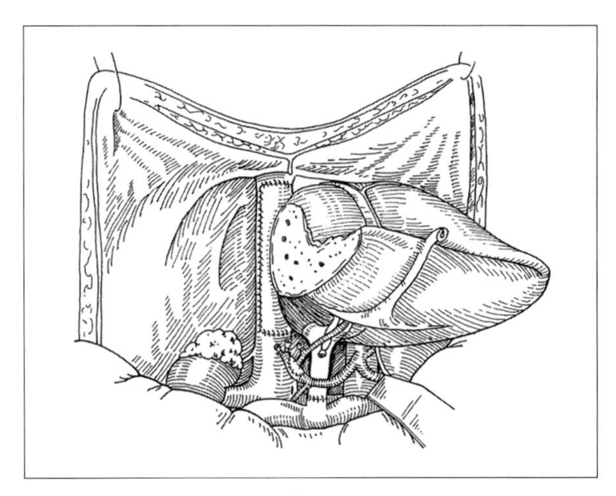

图 1

供者髂动脉做间置血管予以延长。

胆管与受者Roux-en-Y肠襻吻合(图2)。详细步骤见标准原位肝移植术中胆管的重建。

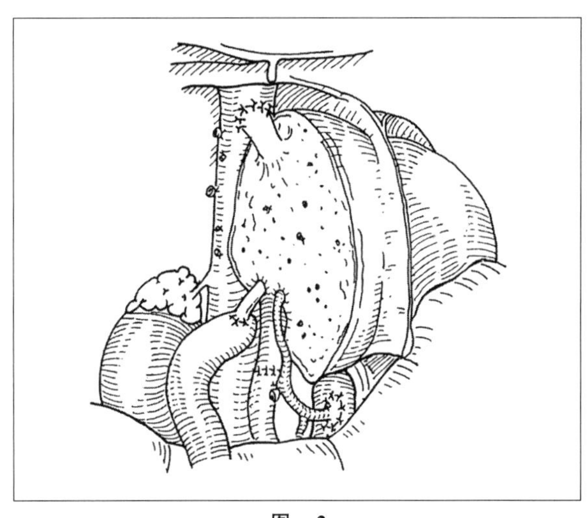

图 2

(2)背驮式:大多数减体积肝植入术采用保留受者下腔静脉完整的背驮式肝移植术式(图2)。可采用供肝的肝静脉干或经修整的肝上下腔静脉与受者的肝静脉干或下腔静脉做吻合,然后吻合门静脉,开放门静脉血流后,最后吻合肝动脉。胆管与受者Roux-en-Y肠襻吻合。

11.10.7 劈离式肝移植术

Split Liver Transplantation

由于小儿供肝来源短缺,在减体积肝移植成

功的基础上 Pichlmayr 于 1988 年创建了劈离式肝移植(split liver transplantation),即按常规切取供肝后,将一个肝脏根据其解剖分叶和分段一分为二,然后分别移植给两个受者。术者必须熟悉肝脏的局部解剖结构,了解受者的需要量,并且保证分割后两部分的血管和胆管均可用于重建。有时因为解剖的变异也可能不能获得两部分均满意的供肝,大约 75%的供肝可获分割成功。

根据受者的不同需要,可将肝脏分为左、右两叶,或分为右叶和左外叶两部分供两个受者移植用。一般沿着左、右肝叶的分界线(图 1),将肝分割为左、右两部分。肝右侧部分包括下腔静脉、门静脉右支、肝右动脉和胆总管(图 2)。肝左侧部分包括门静脉主干、肝总动脉及左肝管,静脉引流依靠右肝静脉和中肝静脉共干(图 3)。

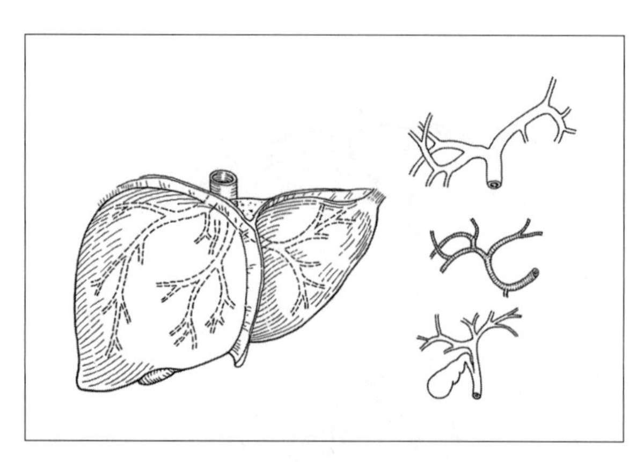

图 1

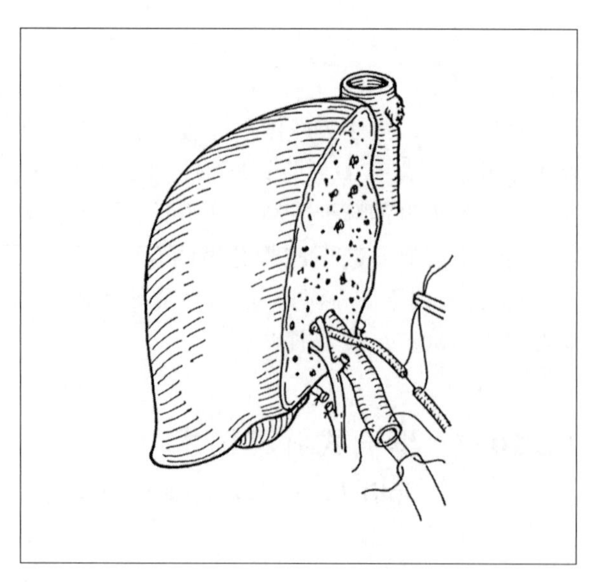

图 2

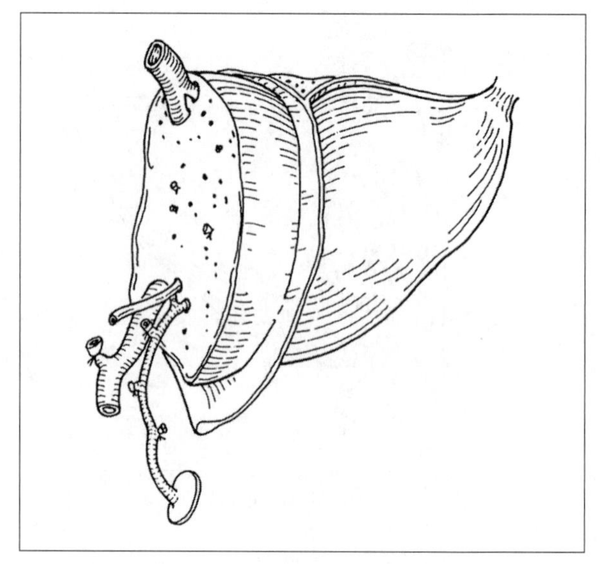

图 3

虽然第Ⅳ段可以保留在左叶或右叶,但术后易坏死,并发症较多,所以目前一般不保留该段。不保留尾状叶,将门静脉从尾状叶中游离出来后,切除尾状叶。

(1)在分割前,供肝在修肝台上应行肝动脉造影,特别是肝左动脉直接来源于胃左动脉时,确定是否仅是单支动脉供血,还是有来自肝总动脉的另一支动脉,因为肝右动脉较大可直接用于吻合,肝左动脉较小,所以一般保留与肝总动脉相连。肝动脉有各种变异,应视具体情况决定如何分割,原则是肝总动脉干要与有双支动脉侧的肝保留相连。

胆道造影有利于进一步了解胆道情况。造影后要用 UW 液将造影剂冲洗出来。

(2)门静脉干一般与左肝相连。有 20%~30%门静脉分为 3 支,缺乏门静脉右支时,门静脉主干应与右肝侧相连。

(3)右肝叶的动脉和门静脉长度不够用于血管重建时,可利用供者髂静脉和大隐静脉或供者的髂动脉移植物做间置血管,分别延长门静脉和右肝动脉。

(4)接受肝右叶的劈离式肝移植的受者病肝切除术与经典式肝移植的手术操作一样;接受左肝叶的受者病肝切除时,要保留受者下腔静脉,如同背驮式肝移植病肝的切除术。在肝静脉开口处切开一个三角形切口,用于与左外叶的左肝静脉做吻合。

11.10.8 活体亲属供肝移植术 Living-Related Liver Transplantation

1988年巴西医师Raia实施了第1例活体供肝移植术，以后该手术在其他国家逐步开展，尤以日本、中国台湾和香港等地发展较快。近几年国内有些医院亦已开展。该手术切取活体成人亲属的部分肝脏作为供肝，相对缓解了供肝的短缺。早期常用于小儿先天性肝胆疾病，尤其是先天性胆道闭锁，供体常为小儿的父母亲，切取供者左外叶（第Ⅱ和第Ⅲ肝段）或扩大的左外叶（第Ⅱ、第Ⅲ和部分第Ⅳ肝段）。近些年活体部分肝移植的适应证已扩大到成人受体，如成人的肝硬化、急性肝功能衰竭和肝癌等均可实施该手术。一般婴幼儿及儿童受者常用成人的左外叶（图11-10-5A）或左半肝（图11-10-5B），成人则用左半肝或右半肝（图11-10-5C），受体术式为原位背驮式肝移植术。

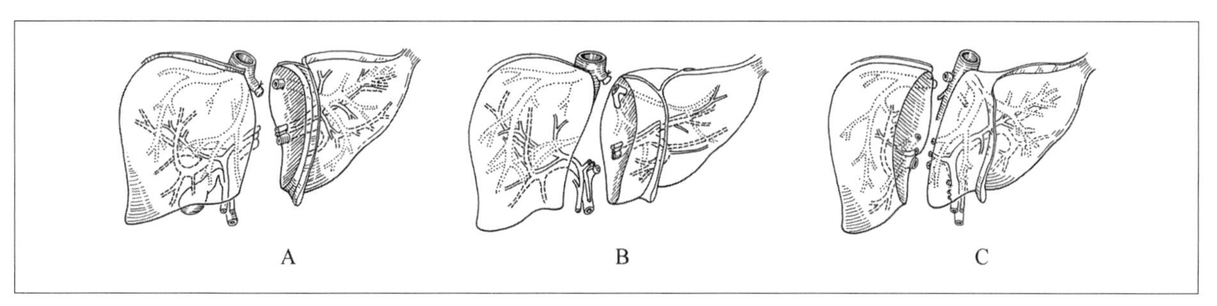

图11-10-5 肝脏分叶

术前必须对供者肝脏的血管和胆管系统有明确的了解和认识，详尽的CT、MRI和彩色多普勒检查必不可少，但应尽量避免做侵袭性创伤性较大的检查。有研究表明几乎没有哪种胆道的变异是活体肝移植的禁忌证，因此术前不必行胆道造影。术前供肝体积大小与受者之间的匹配估价非常重要，取决于两方面因素，其一为移植肝的大小，常用移植肝与受者体重百分比来表示；其二为受者的全身状况。一般而言移植肝的重量为受者体重的1%～3%最合适；0.8%～1.0%也在安全范围；0.6%～0.8%则属危险范围，只有当受者的全身状况较好时才能考虑。移植肝的体积大小也可采用移植肝的体积与受者标准肝体积的百分比来表示，此比值必须>32%，>40%是安全范围。

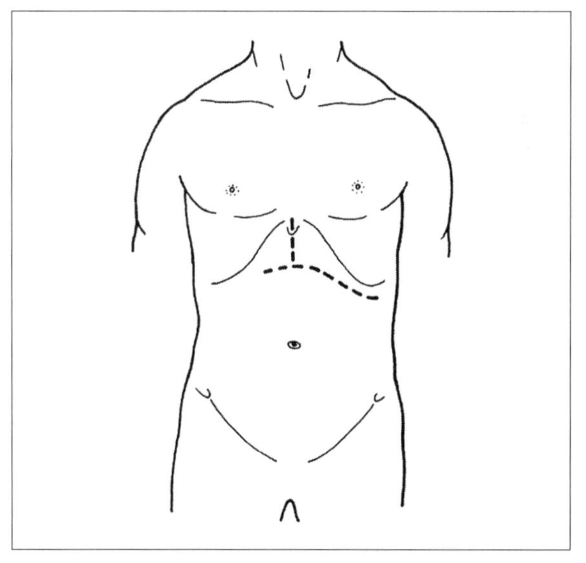

图11-10-6 取活体供肝切口

11.10.8.1 活体左外叶供肝切取术

【切口】

肋缘下"人"字形切口（图11-10-6），左侧至左腋前线，右侧至腹直肌外缘，正中切口至剑突以上，并切除部分剑突。

【手术步骤】

（1）游离左外叶进入腹腔、探查后，首先切断、结扎肝圆韧带，电刀切断镰状韧带直至左、右冠状韧带汇合部，切断左冠状韧带及左三角韧带。探查肝胃韧带，明确有无从胃左动脉发出的肝左动脉，若无则切断肝胃韧带，整个左外叶游离。若存在源于胃左动脉的肝左动脉且管径较粗时，则必须将其游离至胃左动脉处，植入时必须重建。

（2）游离第1肝门：于肝十二指肠内解剖出肝左动脉，然后在其下方游离左侧门静脉起始部（图1），因门静脉完全无弹性，分离时应谨慎，切勿损伤发自尾状叶及左内叶后面的几个分支，导致出血。切勿损伤门静脉左干和左肝静脉，且尽可能保留其长度。

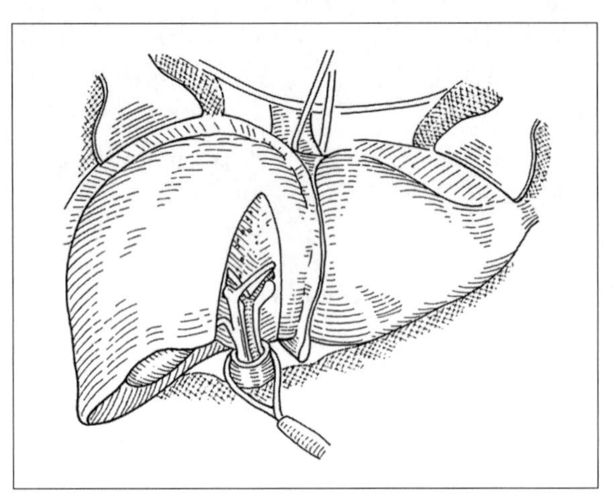

图 1

（3）游离左肝静脉：将左外叶轻轻向前、向右翻转，从其后表面沿着圆韧带向下腔静脉方向游离，显露出第2肝门，游离出左肝静脉的根部。在左肝静脉和中肝静脉间仔细分离，游离出左肝静脉，然后在左肝静脉前壁表面，用一血管钳尖部穿过左肝静脉与中肝静脉间间隙，并置一脐带线，既可作为标志，又可控制左肝静脉。

（4）分割、切取左外叶：此时确定左外叶切割线，沿镰状韧带右侧1～2cm做切割线，向上、向后延长至左肝静脉根部的右侧，脏面沿肝圆韧带切迹的右侧延至左肝门结构的右侧和下腔静脉前方（图2）。

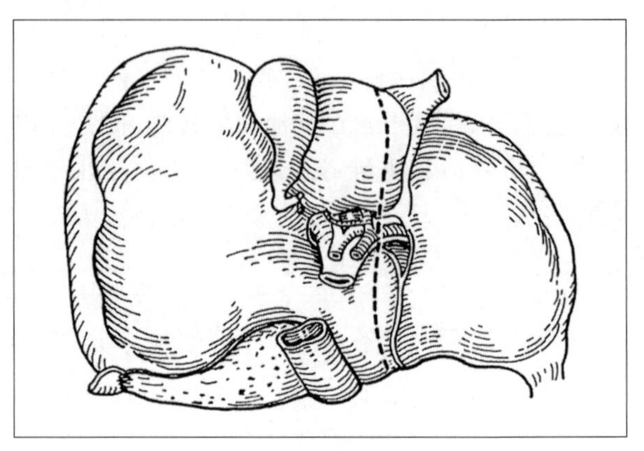

图 2

沿切割线用超声刀切开肝实质，在肝实质切开一半时，在圆韧带的基底部可直视下见到胆管。仔细解剖胆管，确认为一支单独肝管或两支小的肝管。一旦这支胆管被分离出来，结扎供者端胆管，切取端的胆管上血管阻断夹（图3A）。然后向左肝静脉的水平方向切开肝实质，切面出血予缝扎，并沿肝切缘做褥式缝合加强。近左肝静脉勿行褥式缝合，以防静脉回流受阻。切割完成时左外叶除左肝静脉、门静脉左干、肝左动脉与供者相连外，其余部分均完全游离。用血管阻断夹阻断门静脉左干、左肝动脉和左肝静脉靠近供者侧，将其分别剪断（图3B）。

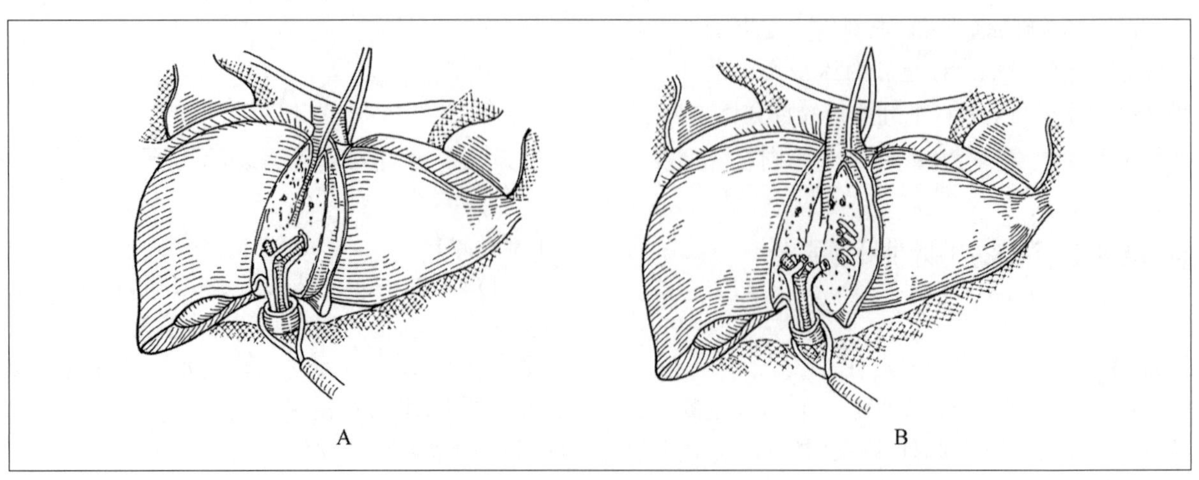

图 3

（5）供肝的灌注：在供肝切取前，准备好一用于灌注供肝的手术台和灌注液。灌注可采用原位灌注或离体灌注法。原位灌注时，在门静脉左干插管前静脉注入肝素 1000U，继之阻断、离断左肝动脉、门静脉左干原位插管，阻断左肝静脉，近供肝侧离断左肝静脉，开始用 4℃ UW 液灌注，灌注压力为 100～110cmH_2O。离断门静脉左干、左肝静脉，移出供肝。在另一操作台上继续灌注，直至左肝静脉流出液清亮。离体灌注时，将供肝切取后立即放入盛有冷（2～6℃）UW 液盆中，用 4℃ UW 液分别经门静脉和肝动脉插管、灌注（图 4）。

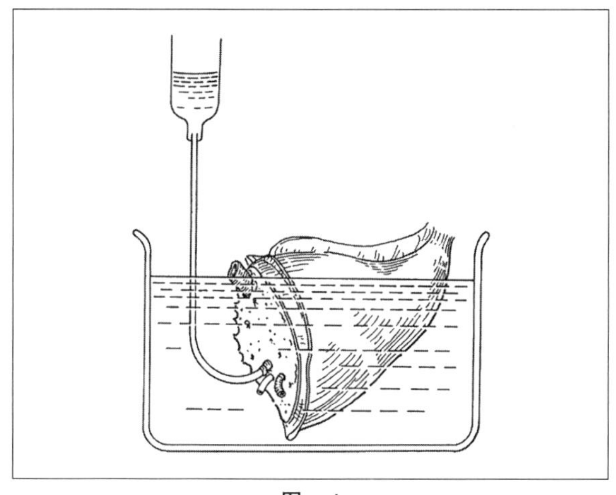

图　4

（6）供者肝断面的处理：用 5-0 血管缝线连续缝合左肝静脉在肝上下腔静脉的残端及门静脉左肝的残端（图 5）。左肝动脉残端予贯穿缝扎。肝断面出血处均予妥善缝扎。在肝断面喷涂蛋白凝胶，将大网膜覆盖于肝断面。在左外叶肝床置引流管，逐层关闭腹壁。

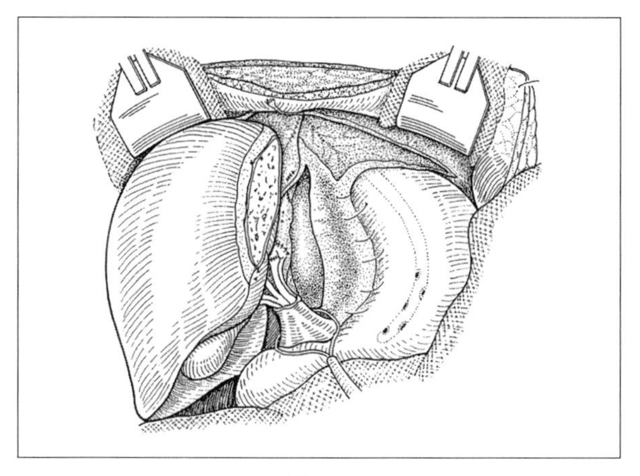

图　5

（7）供肝血管的延长：如供肝动脉长度有限，难以与受者做肝动脉重建，可取供者一段大隐静脉分别与肝左外叶的肝动脉做端-端吻合以延长肝动脉。门静脉长度不够时，可采用移植一段血管（活体供者女性常切取一段卵巢静脉；男性供者则切取一段肠系膜下静脉）延长门静脉。

11.10.8.2　活体左半肝供肝切取术

【切口】

同“活体左外叶供肝切取术”。

【手术步骤】

（1）游离左半肝：进入腹腔、探查后，首先切断、结扎肝圆韧带，电刀切断镰状韧带直至左、右冠状韧带汇合部，切断左冠状韧带及左三角韧带。紧贴肝脏切断小网膜，注意有无从胃左动脉发出的肝左动脉。将左外叶从尾状叶分离开。

（2）游离第 2 肝门：钝性分离肝上下腔静脉前壁筋膜组织，显露左肝静脉和中肝静脉，多数情况下左、中肝静脉汇合成一共干注入下腔静脉。

（3）切除胆囊：逆行法切除胆囊。经胆囊管残端插管行胆道造影，向肝门方向游离出左肝管，于拟切断部位的外侧置钛钢夹作标记。造影完后暂保留胆囊管插管，待手术结束前二次术中胆道造影后拔除，并妥善结扎，缝扎胆囊管残端。

（4）游离第 1 肝门：与左外叶切取时相同。

（5）分割左半肝：做切割线。膈面自第 2 肝门处中肝静脉的右侧沿中肝静脉在肝脏表面的投影的右侧（图 1A），至胆囊切迹的中央；脏面在胆囊床中央线延至门静脉左干、肝左动脉、左肝管、下腔静脉右侧的前方（图 1B）。

自胆囊切迹的切割线始切割肝脏。切割过程中应注意切割平面的方向，脏面的切割线为基本的方向。切割至左、中肝静脉共干汇入下腔静脉处时，可用一弯镊插入下腔静脉与肝脏之间，将肝脏推离下腔静脉，避免损伤下腔静脉。切割完成的左叶（Ⅱ、Ⅲ、Ⅳ肝段）只有血管与供者相连。

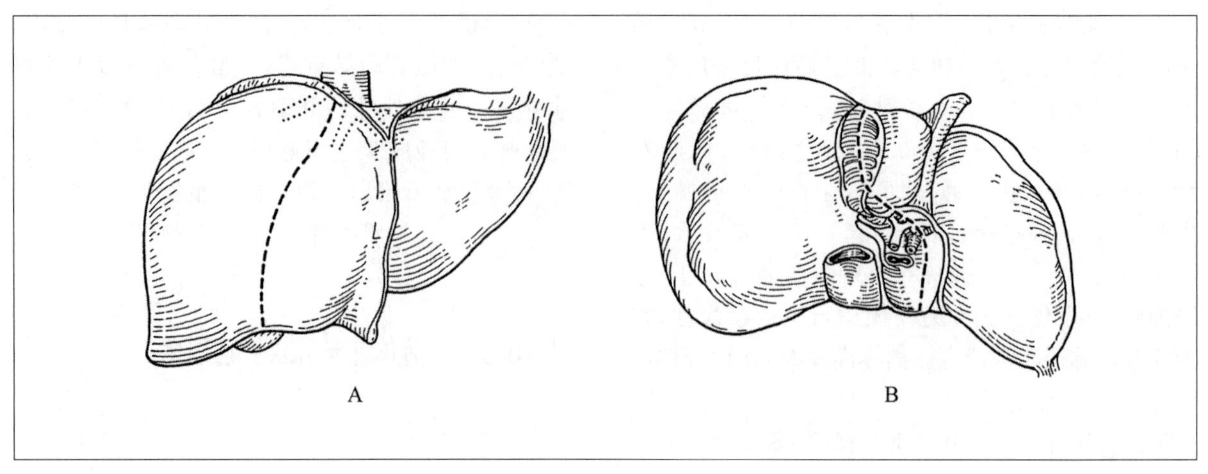

图 1

(6)切取供肝:此时,在肝门处分别用血管阻断钳阻断肝左动脉、左肝管和门静脉左支(图2A)。首先切断、结扎左肝管;然后在第2肝门处阻断左肝静脉和中肝静脉的共干(图2B);随后靠供肝侧切断左肝动脉、门静脉左干;最后切断左肝静脉和中肝静脉的共干,妥善缝扎左肝动脉、门静脉左干及左肝管残端(图2C)。供肝的灌注及胆道造影均与左外叶切取时相同。

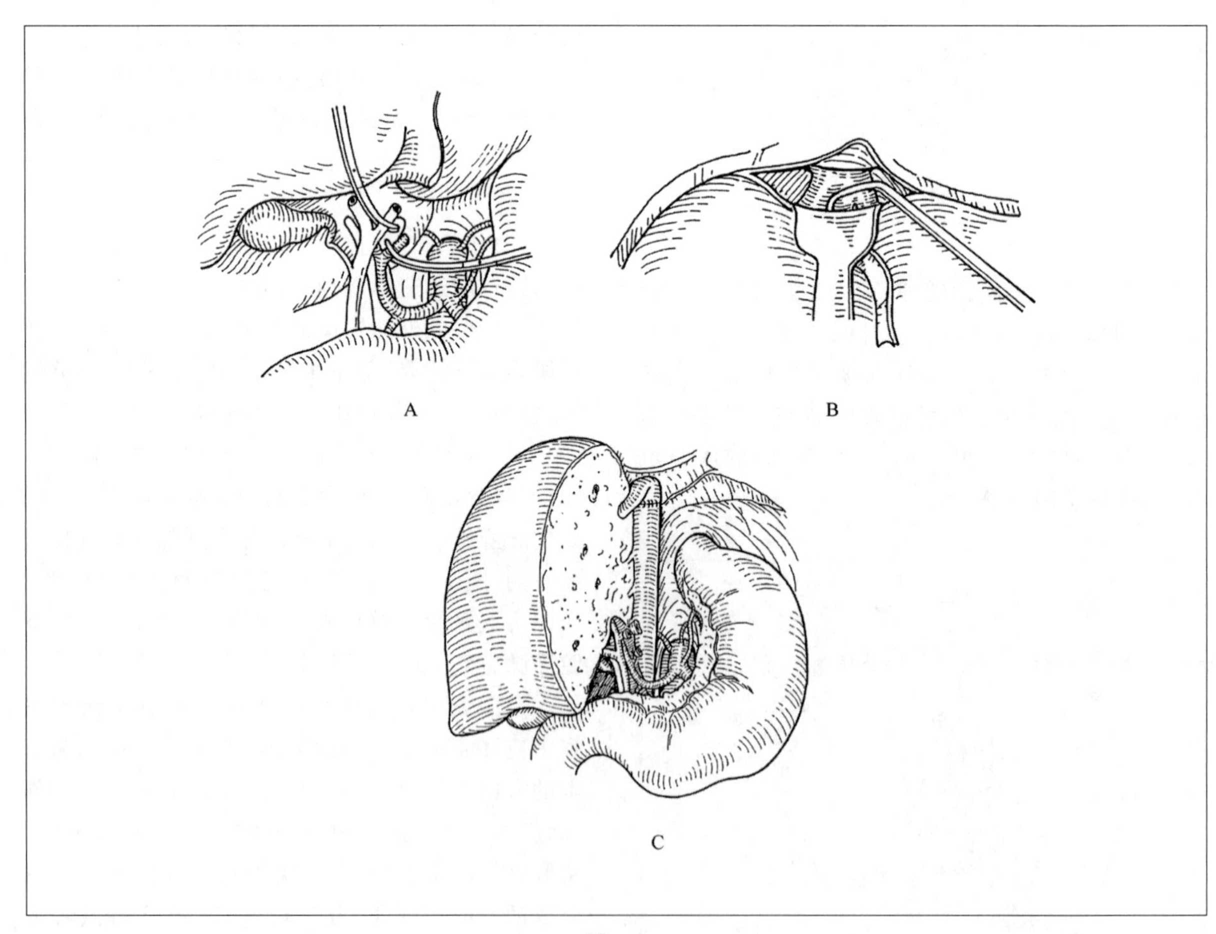

图 2

（7）供肝的灌注、受者肝断面的处理及切取左半肝后胆道造影均与左外叶切取相同。

11.10.8.3 活体右半肝供肝切取术

【切口】

肋缘下“人”字形切口，右侧至右腋前或右腋中线，左侧至左腹直肌外缘（图 11-10-7A）。正中切口至剑突以上，切除部分剑突。也可采用右肋缘下切口加正中切口（图 11-10-7B）。

【手术步骤】

（1）游离右半肝：离断肝结肠韧带、右三角韧带、右冠状韧带及肝肾韧带。游离右肝下缘及后方时，尤其注意避免损伤右肾上腺及肾上腺静脉。

（2）切除胆囊：逆行法切除胆囊，行术中胆道造影（与左肝叶切取相同）。

（3）游离第 2 肝门：离断、结扎肝圆韧带。将肝脏向下、向后压向脊柱方向，紧贴肝脏侧电刀切断镰状韧带至第 2 肝门处，显露下腔静脉和右肝静脉。

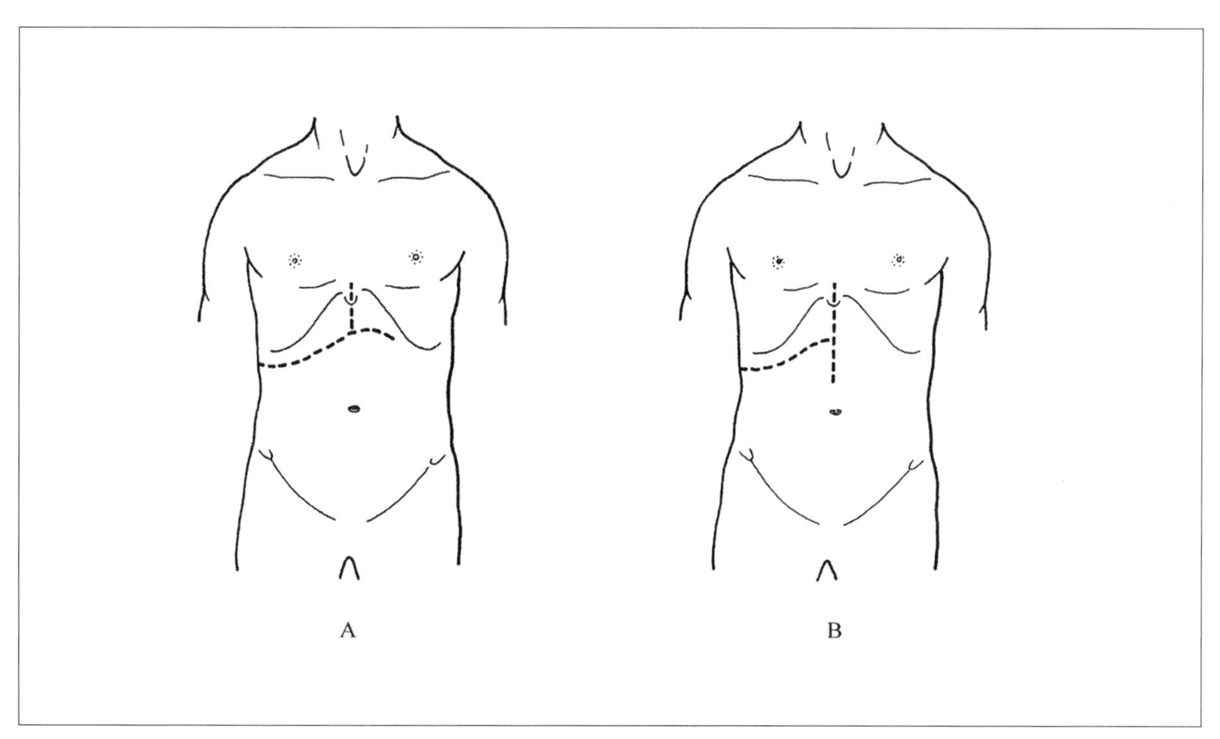

图 11-10-7 活体右半肝切取供肝切口

（4）行术中彩超，重点明确右肝静脉的情况，尤其要明确有无右后下肝静脉，管径大小及肝内引流范围。如右后下肝静脉管径较粗，则在植入时需重建。加管径较细，引流范围较小，则不必重建。

（5）游离第 1 肝门：于肝十二指肠韧带内分别游离解剖右肝动脉、右肝管及门静脉右干，其他脉管结构不必做过多游离。

（6）游离第 3 肝门：由助手将肝脏向上、向左翻转（图 1A），术者自下向上游离肝后下腔静脉的前壁和右侧壁。如彩超提示有右后下肝静脉，且管径较粗、引流范围较广泛时，则可首先游离出该支静脉（图 1B）。用 6-0 血管缝线缝扎所有肝短静脉的下腔静脉侧断端，肝脏侧用钛夹夹闭后离断，但较大的肝短静脉仍需加以缝扎，以防肝短静脉残端会缩入肝脏内导致大出血。游离结束后在下腔静脉前、肝脏后方的间隙内置一宽 2cm 的胶带，向上在第 2 肝门处右肝静脉左方引出，向下于肝门后方引出（图 1C），作为肝脏分割时的标志，同时起到保护下腔静脉的作用。

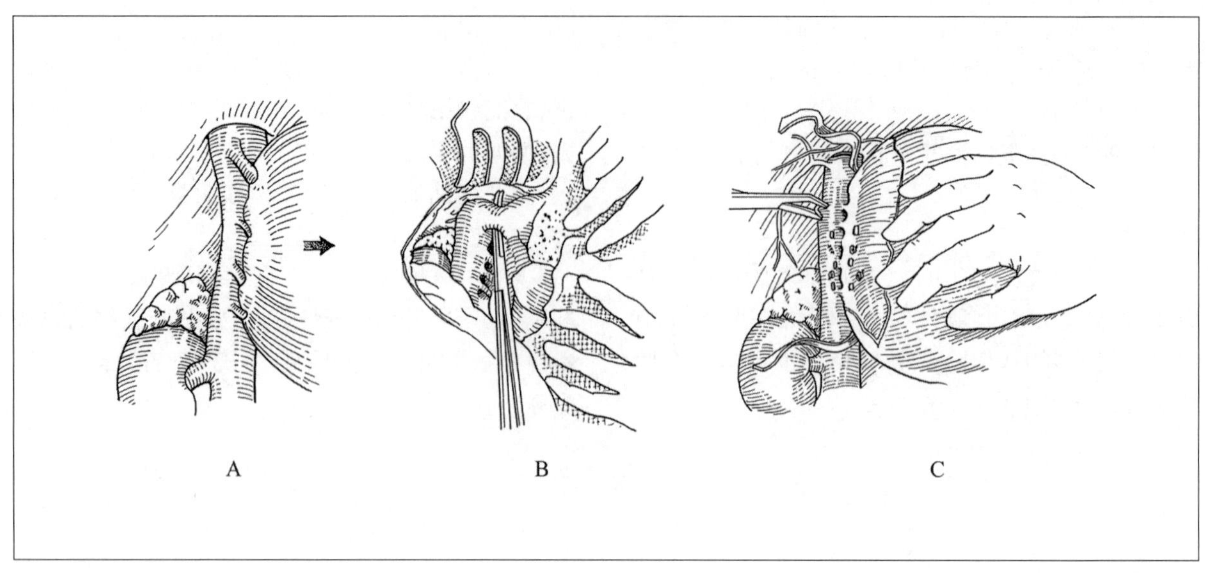

图 1

(7)分割右半肝:肝后下腔静脉游离完成后,于右肝床置2或3块纱布垫,将肝脏向前方托起。用血管夹阻断门静脉右干和右肝动脉,即可见肝脏的表面呈现明显的左、右分界线(Cantlie线)(图2A),沿此分界线于肝膈面做切割线,脏面的切割线为胆囊床中线至下腔静脉前方的延长线(图2B)。确定切割切线后即松开门静脉右干和右肝动脉的血管夹,恢复血供。

于胆囊切迹中点沿预切线用超声刀切开肝实质,遇较大的管道结构分别予缝扎切断。肝断面较小的渗血用双极电凝止血。分割过程中注意切割平面的走向。脏面切割线的方向为基本的方向。分割至下腔静脉前方时,可用一弯镊插入下腔静脉与肝脏之间,或者牵拉预置的胶带,将肝组织向前方托起与下腔静脉分开后再行进一步分割,防止损伤下腔静脉。

(8)右叶供肝的灌注(图3A)、供者肝断面的处理(图3B)与左半供肝相同。

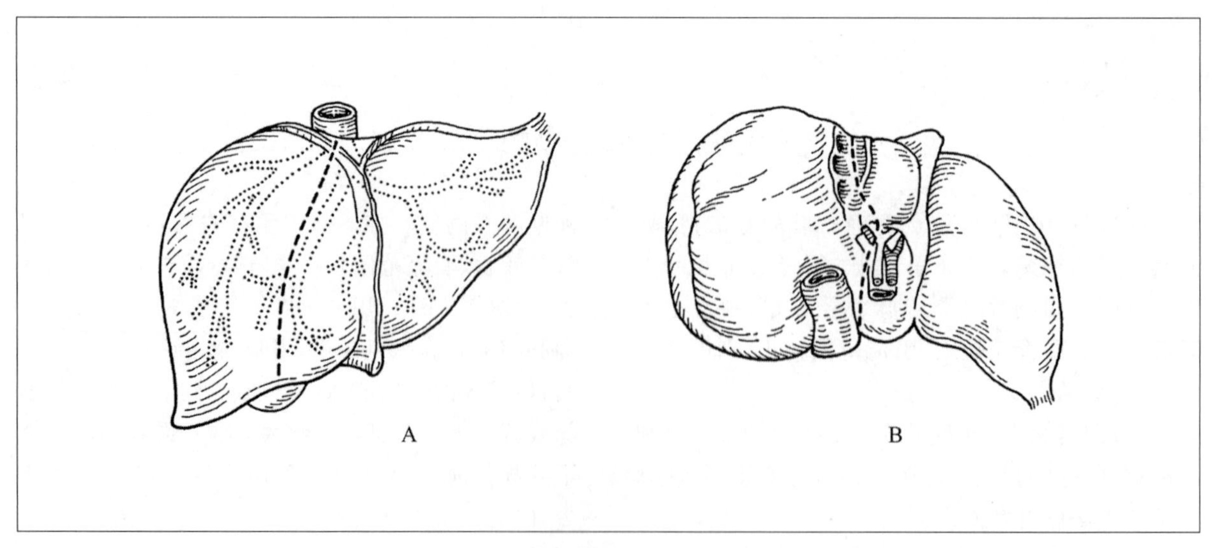

图 2

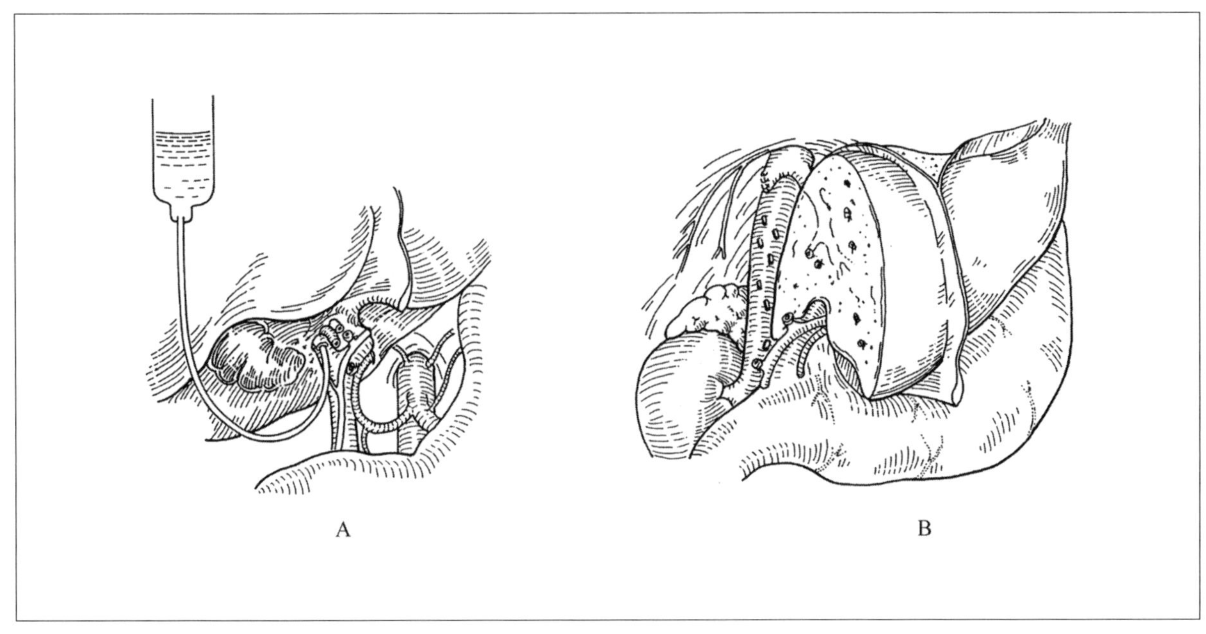

图 3

11.10.8.4 活体部分供肝植入术

【手术步骤】

(1)肝静脉的重建

①因供肝仅带有肝静脉，所以活体供肝植入时只能采用背驮式肝移植术式重建移植肝的静脉回流。一般使用供肝的左肝静脉(左外叶肝移植时)或左肝静脉与中肝静脉的共干(左半肝移植时)或右肝静脉(右半肝移植时)与受者右肝静脉残端做端-端吻合或与小儿受者下腔静脉的三角切口间行端-侧吻合(图 1A)，在缝合时三角切口的每一角及供者肝静脉的相应部位做严密缝合。同时还应考虑到供肝在膈下最终位置是倾向转至右侧的，所以吻合口要偏向右侧。受者是成人时供肝的肝静脉可以与受者肝静脉做端-端吻合。

②当肝静脉与下腔静脉吻合完成后，将血管钳直接置于吻合口的肝静脉上(图 1A)，同时移去下腔静脉上的血管钳，以尽快恢复下腔静脉血的回心灌注。吻合口如有漏血，均应修补。

③右半肝做移植物时，若右后下肝静脉必须重建，可以在右肝静脉吻合完成后，在下腔静脉相应位置做切口，行右后下肝静脉与受者下腔静脉的端-侧吻合，吻合完成后下腔静脉与移植肝之间的距离应尽可能的短，以防止术后因扭曲或压迫导致肝静脉狭窄。

(2)门静脉的重建

①门静脉长度不够时，可采用移植血管延长门静脉(图 1B)。如受者曾接受 Kasai 手术，其门静脉常有狭窄、纤维化，常需解剖游离受者门静脉至脾静脉与肠系膜上静脉汇合处，并做相应的修整，以扩大其口径。鉴于供肝的最终位置和向右旋转的特点，故所有的血管蒂均需保持足够的长度。门静脉的吻合可采用 6-0 的单股血管缝线进行，如果移植的搭桥静脉和受者门静脉口径都较大时，可行端-端连续缝合，但若口径不一致，需行间断缝合。

②在门静脉吻合即将完成前，需用 5%白蛋白溶液 250ml 经肝动脉对供肝进行灌洗，以冲出其中含高钾的 UW 液，经门静脉流出。完成门静脉吻合后，移去门静脉、肝静脉上的血管钳，开放血流，结束无肝期。

(3)肝动脉的重建

①肝动脉的重建是维持移植肝脏活性的至关重要的一步。即使对内膜的轻微损伤，也可导致血栓的形成供肝失活。所以，术中应非常仔细地游离肝动脉，并保证吻合口无任何张力。

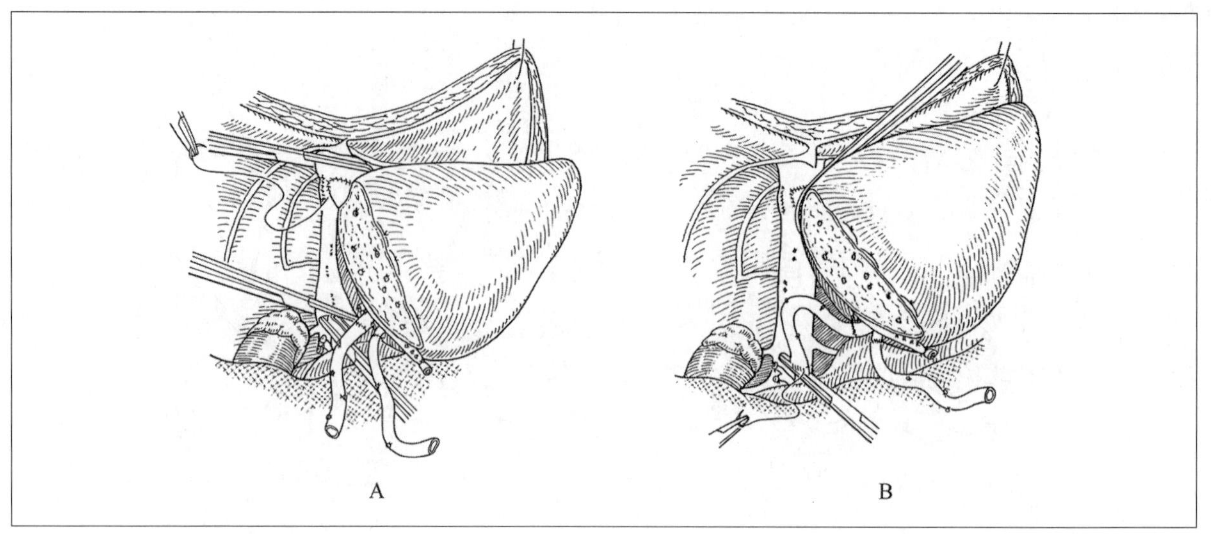

图 1

②活体供肝侧的肝动脉为肝固有动脉的分支之一，常较细小，应选择受者肝固有动脉的左、右分支中与移植肝动脉管径相当的一支做吻合。动脉的吻合尽可能地使用显微外科技术，从容细致地缝合。

③如果受者自身肝动脉太细，也可将供肝肝动脉采用间置搭桥血管直接吻合于肾下段腹主动脉上（图 2）。肾下段腹主动脉的确认，可在近 Treitz 韧带腹膜后扪摸其搏动确定，吻合前，要在主动脉前壁至供肝间建一隧道，该隧道通常位于肾静脉前，胰腺、十二指肠下，经此隧道将肝动脉（或用大隐静脉做重要动脉）拉出时，应倍加小心以防静脉扭曲，肝动脉与腹主动脉吻合时，先用 Satinsky钳钳夹主动脉，切开主动脉一小口后用 5-0 或 6-0 单股缝线进行吻合，吻合结束后，吻合口上置一层腹膜覆盖。

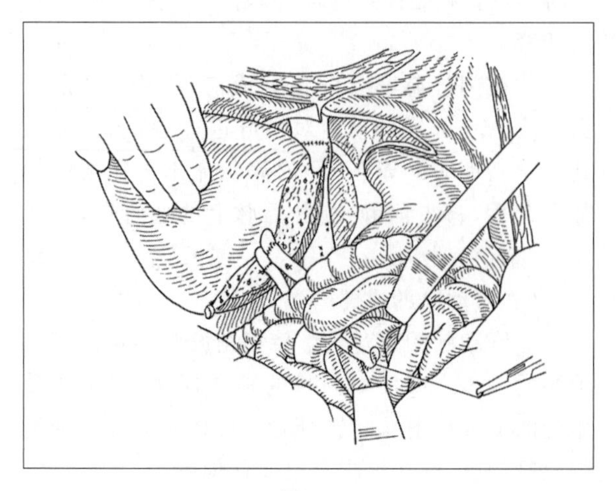

图 2

（4）胆道的重建

①胆道的重建是经结肠后采用 Roux-en-Y 空肠襻与移植肝的肝管吻合。该肠襻需保持无张力与顺蠕动状态。术中将空肠对系膜缘切一小口，用 5-0 单股可吸收缝线与供肝肝管做间断胆肠吻合。如有两个胆管，则需分别与空肠襻吻合。吻合后的肠襻其一部分位于右膈下（图 3）。

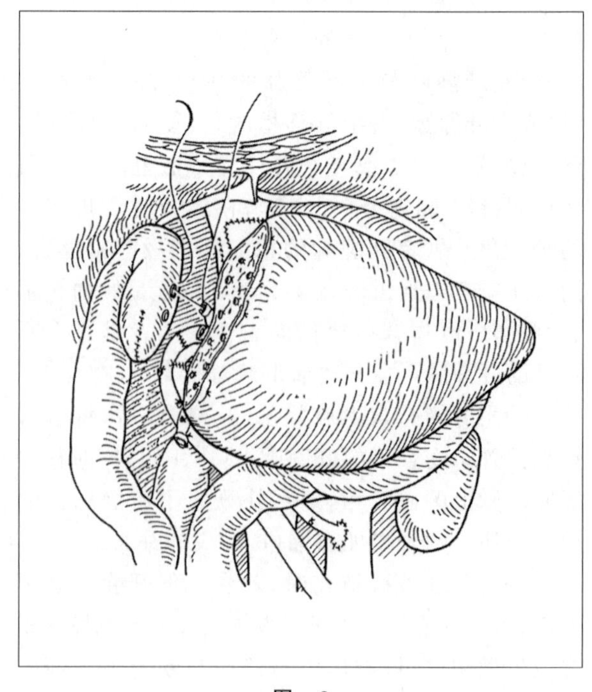

图 3

②若移植肝为左外叶或左半肝时，则将移植肝的镰状韧带的残端与受者膈肌上的镰状韧带附着处的残端缝合固定，移植左肝叶放置在自然正前位，血流动力学不会受到影响；若移植肝为右半肝时则无法缝合固定。应当注意的是，为了避免移植肝移动或移位时门静脉、肝动脉发生扭曲，所以固定时要使门静脉、肝动脉均呈轻度弯曲状态。

(5)最后，在吻合口及肝创面附近放置引流，逐层关腹。

（杨甲梅　徐　峰）

参考文献

1 吴孟超．肝脏外科学．2版，上海：上海科学技术文献出版社，2000

2 吴孟超．腹部外科学．上海：上海科学技术文献出版社，1992：249－261

3 沈魁，何三光．实用普通外科手术学．沈阳：辽宁教育出版社，1989.

4 Robert M. Zollinger, Robert, Zollinger JR. Atlas of Surgical Operations, Maemillan Publishing co. Inc. New york Fourth Edition, 1975:164－172

5 John H. Davis. Clinical Surgery, the C. V. Mesby Company, St. Louis, First Edition, 1987: 1601－1636

6 LaiFc; Ng－10; You－KT, et al. Hepatectomy for Large hepatocellular Carcinoma: the optimal resection margin. World J Surg, 1991;15(1):141－145

7 张晓华，吴孟超．复杂肝外伤的处理．肝胆胰外科杂志，1991，1：1～4

8 Hollands MJ, Little JM. Hepatic Venous injury after blunt abdominat trauma. Surgery, 1990,107(2):149

9 Ringe B, Pichlmayr R, Ziegler H, et al. Management of Serere hepatic trauma by two-staqe tolat hepatectomy and subsequent liver transplantation. Surgery, 1991,109(6):792

10 Watson CJ, CalneRy, PadhaniAe, et al. Surgical resection in the management of liver trauma. Br J Suyg, 1991,78(9):1071

11 林木生．细菌性肝脓肿外科三种疗法的疗效比较．湛江医学院学报，1990，12：53

12 林言箴．细菌性与阿米巴性肝脓肿．普外临床，1987，2：2

13 徐明谦．肝病诊断与治疗的经验附796例分析．普外临床，1987，2(2)：27

14 夏亮芳．非寄生虫性肝囊肿．普外临床，1990，5：180

15 吴孟超．原发性肝癌400例手术切除治疗的经验．临床肝胆病杂志，1986，4(3)：148

16 吴孟超．肝癌外科治疗术式．实用外科杂志，1986，6(3)：165

17 张晓华．160例肝动脉结扎术和术中肝动脉栓塞术治疗不能切除的肝癌．肿瘤，1986，6(4)：185

18 Bartlett D, Fong Y, Blumgart LH. Complete resection of the caudate lobe of the liver: technique and results. Bri J Surg, 1996, 83:1076

19 彭淑牖，牟一平，彭承宏，等．肝尾叶切除术26例报告．中华外科杂志，1999，37(1)：12

20 周伟平，姚晓平，杨甲梅，等．肝尾叶肝癌28例的手术切除体会．中华普通外科杂志，2000，15(9)：530

21 Yamamoto J, Kosuge T, Shimada K, et al. Anterior transhepatic approach for isolated resection of the caudate lobe of the liver. World J Surg, 1999,23:97

22 周伟平，吴孟超，陈汉，等．肝尾叶肿瘤的手术切除．中华肝胆外科杂志，2001，7(1)：43

23 姚晓平，周伟平，王义，等．解剖第3肝门切除巨大肝脏海绵状血管瘤．中国实用外科杂志，1999，19(1)：38

24 高志清，杜建军．左半肝加尾状叶切除术//Christoph E. Broelsch主编．高志清，杜建军翻译．肝脏外科手术图谱．西安：世界图书出版社西安公司，1996：44－45

25 陈汉，吴孟超，林川等．肝去动脉疗法治疗肝脏恶性肿瘤．中国实用外科杂志，1997，17(1)：49－50

26 张晓华，吴孟超．肝动脉阻断术治疗肝癌．普外临床，1987，2(1)：43

27 黄洁夫．反复暂时去动脉化治疗无法切除的原发性肝癌．中华外科杂志，1996，34(9)：522

28 Lindner P, Naredi P, Peterson A, et al. Influence of hepatic artery occlusion and desferrioxamine on liver tumor growth. Inter J Cancer, 1995,63(4):592

29 OK E, Yilmaz Z, Akgun E, et al. Development of collaterals in intermittent and permanent ischemia of the liver. HPB Surg, 1996,10(1):35

30 黄洁夫．肝脏移植的理论与实践．广州：广东科技出版社，1998：35－52

31 陈实．肝移植围手术期处理．肝胆外科杂志，1997，5(4)：200

32 Neuberger J, Lucey MR. Liver transplantation: Pratical management. London:BMJ, 1994

33 Belzer. Evaluation of preservation of the intra-abdominal organ. Transplant Proc, 1993, 25:2527

34 Orons PD, Zajko AB. Angiography and interventional procedures in liver transplantation. Radio Clin North Am, 1995,33:541

35 范上达,王伟林．活体肝移植外科处理．中华肝胆外科杂志,2000,6(4):253

36 Fan ST, Lo CM, Liu CL, et al. Donor hepatectomy for living-donor liver transplantation. Hepatogastroenterology, 1998,45:34

37 Yamako Y, Morimoto T, Inamoto, et al. safety of the donor in living-related liver transplantation: an 100 parental donors. Transplantation, 1995, 59:224

38 杨甲梅,严以群,陈汉,等．背驮式原位肝移植术．肝胆外科杂志,1997,5(4):198

39 杨甲梅．肝移植现况．肝胆外科杂志,2000,8(5):388

40 Bilsutil W, Klintmalm B. Transplantation of liver. Philadelphia:W. B. Saunders Company, 1996

41 Grewal HP, Thistlethwaite RJ, Loss GE, et al. Complication in 100 living-related donors. Ann Surg, 1998,228:214

42 Stephan B, Carlos OE, Waldo C, et al. Experience with Piggyback technique without caval occlusion in adult orthotopic liver transplantation. Transplantation, 1998,65:77

12 胆道手术

Operations of the Biliary Tract

12.1 肝内外胆道系统的解剖及其变异

Anatomy of the Biliary Tract and Its Anomalies

胆道系统始于肝内毛细胆管,向下止于乏特(Vater)壶腹,包括输胆管道和胆囊两部分。前者可分为肝内胆管和肝外胆管。临床上将左、右肝管称为一级肝胆管,肝叶胆管称为二级肝胆管,肝段及区域胆管称为三级肝胆管(图 12-1-1,图 12-1-2)。

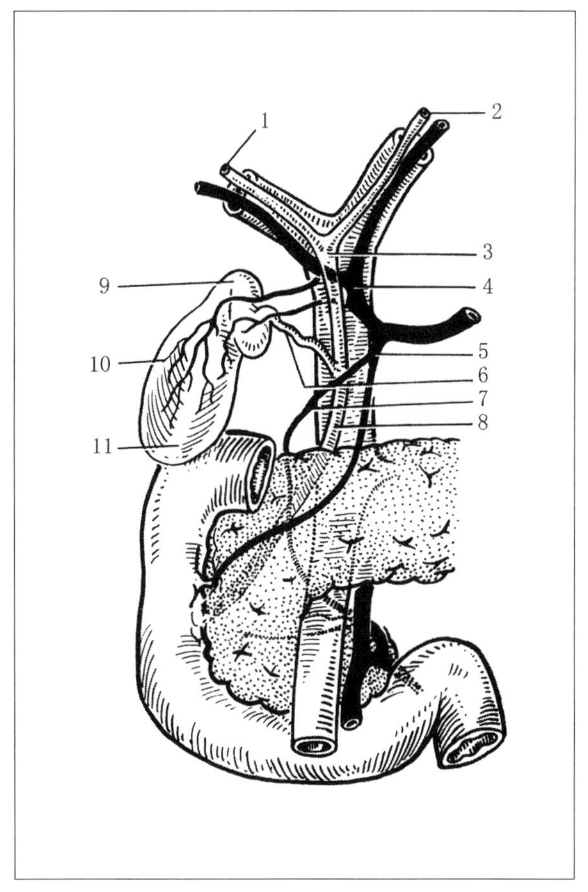

图 12-1-1 肝外胆道前面观

1—右肝管;2—左肝管;3—肝总管;4—肝动脉;5—胃十二指肠动脉;6—胆囊管;7—十二指肠后动脉;8—胆总管;9—胆囊颈;10—胆囊体,11—胆囊底

12.1.1 肝管

Hepatic Duct

肝内微胆管逐渐汇合成小叶间胆管,再逐级汇合成肝段胆管,各肝段胆管合成肝叶胆管,即左、右肝管,左、右肝管合成肝总管,其在肝门处汇合的水平因人而异,大多数人左、右肝管出肝后其汇合点位于肝门平面以下,因此从解剖学角度,左、右肝管应归属于肝外胆道系统。然而,在临床上通常以左、右肝管开口为肝内、外胆道系统的分界点,即左、右肝管开口以上归肝内胆道系统,开口以下部分归于肝外胆系。

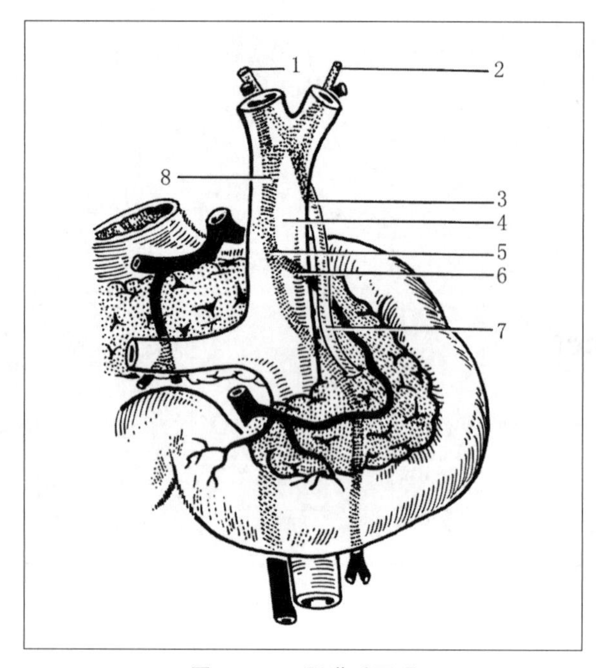

图 12-1-2 胆道后面观

1—左肝管；2—右肝管；3—总肝管；4—门静脉；5—胃十二指肠动脉；6—十二指肠后动脉；7—总胆管；8—肝动脉

肝内胆管的走行与肝动脉、门静脉的走行相一致，三者由结缔组织鞘（Glisson 鞘）所包绕，胆管通常位于门静脉的上方，而肝动脉的分支位于门静脉的下方。肝内胆管以其所在的肝段肝叶而命名，即左、右肝管（一级肝胆管）；左内叶、左外叶胆管；右前叶及右后叶胆管（二级肝胆管）；肝段胆管（三级肝胆管），包括左内上、左内下、左外上、左外下胆管及右前上、右前下、右后上、右后下胆管。

12.1.2 左肝管

Left Hepatic Duct

左肝管位于肝门横沟左侧，长约 1.6cm，直径平均 0.34cm，最大直径 0.5cm。它由左内叶肝管和左外叶肝管汇合而成。左外叶肝管又由左外叶上、下段肝管合成。左肝管在与右肝管汇合前还接受 1 或 2 支尾状叶左段的小肝管。左肝管主要引流左半肝（Ⅱ、Ⅲ、Ⅳ段）和尾状叶左段的胆汁（图 12-1-3，图 12-1-4）。由于左内叶胆管的数目和汇入部位以及有无左外叶胆管的不同而使左肝管的合成有各种类型，引流范围也不恒定，有时右前叶或右后叶肝管亦开口于左肝管。无左肝管者少见。手术前在阅读胆道造影片时不应忽视这些变异。临床上通常以脊柱右缘为左内、外叶肝管的分界标志，右缘以左的分布于左外叶，右缘以右的分布于左内叶。左外叶上段肝管走向较直，而左外叶下段肝管呈与肝左叶下缘一致的弧形弯曲，这些解剖特征可供肝左外叶切除或同时须行胆肠吻合时的参考依据。值得注意的是，在需要切开左肝管清除左肝胆管内的结石时，应注意勿损伤门静脉，因为脐状沟处的门静脉左矢状部绕过左肝管的前方，如果忽视这一点，容易导致切开左肝管时同时切破门静脉而引起出血。

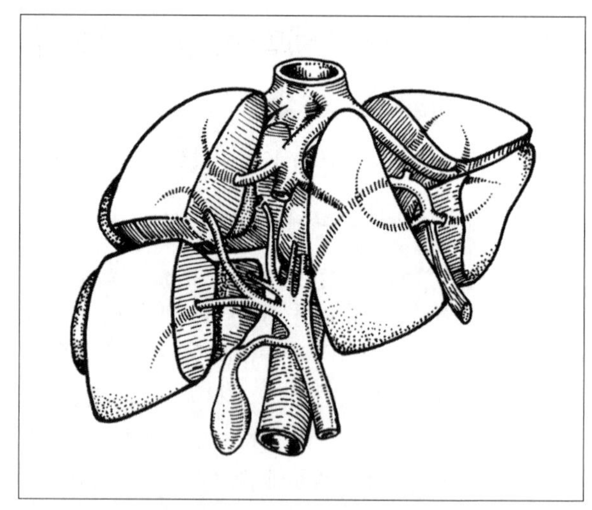

图 12-1-3 右、左半肝胆管引流

左肝管主要引流左半肝及尾状叶左段胆汁

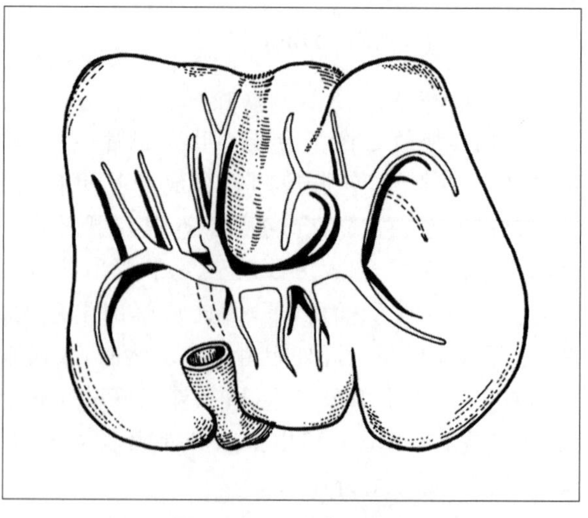

图 12-1-4 肝脏下面图

黑色代表胆道，白色代表门静脉支

12.1.3 右肝管

Right Hepatic Duct

右肝管引流肝脏Ⅴ、Ⅵ、Ⅶ和Ⅷ段的胆汁(图12-1-3,图12-1-4)。它比左肝管粗而短,长约0.84cm,平均直径0.28cm。右肝管由右前叶和右后叶肝管汇合而成,两者在肝右切迹内门静脉右干的深部汇合。右肝管还接受来自尾状叶右段及尾状突的小胆管。右肝管与肝总管之间所构成的角度比左肝管与肝总管所成角度要大,这可能是左肝胆管结石的发病多于右侧的解剖学因素,而且经胆总管切开取石时由于左、右肝管角度的差异,右前肝管内结石较左肝管内结石容易掏取。在胆管造影片上,右后叶肝管较右前叶肝管长且位置高,多呈弧形向后上方凸起。

右侧肝管的变异较之左侧多见,文献报道75.8%的人有右肝管,其中有各种类型的组合,这主要取决于右前叶胆管及右前、后叶上、下段胆管的汇入部位。约24.2%的人无右肝管。熟悉右肝管的这些变异,有助于手术中更准确地处理病变。在胆管造影片上,一般右前肝管走行较恒定,变异也较少,相当于右肝管的延续,约70%以上的人,右后叶肝管汇入右肝管。手术中有时可遇到副肝管,这是右肝叶或肝段胆管在与左、右肝管的肝外汇合,由于左肝管在肝内结合的位置高,故在左侧较少见。副肝管的走行及开口的部位可有各种不同的类型。位于胆囊窝浅层肝组织中的小胆管称为胆囊下肝管,有1~3支不等,这些小胆管注入右前叶肝管,多无门静脉及肝动脉支伴行。手术中不应忽视副肝管的存在,应予妥善处理。

12.1.4 尾叶肝管

Dorsal Lobe Hepatic Duct

尾状叶(Ⅰ段)包括两个部分,即尾叶及尾状突,前者分成左、右段。根据Healey和Schroy的意见由3个单独的胆管引流尾叶左、右段和尾状突的占44%,而26%在尾叶右段和尾状突之间有一个总管,汇流这两个部分肝叶的胆汁,另有一个独立的胆管引流尾叶左段。尾叶肝管细小,多数是分别注入左、右肝管(78%)也可一并汇入左肝管(约15%)或右肝管(约7%)。

12.1.5 肝总管

Common Hepatic Duct

左、右肝管出肝后合成肝总管,其汇合点大多在肝门的右侧门静脉分叉点的前上方偏右处,相当于门静脉右支的起点之上。肝门板(hilar plate)在左内叶的后面将左、右肝管的汇合处与左内叶分开。肝门板是包绕胆道和血管成分的结缔组织及其与Glisson鞘的联合(图12-1-5),肝门板没有血管参与,当显露左、右肝管汇合部及左肝管时可在左内叶下缘切开组成肝门板的结缔组织(图12-1-6),将Glisson鞘切开后,向上牵拉肝左内叶(Ⅳ段)即可显露肝管分叉及左肝管(图12-1-7),向上牵拉肝左内叶(方叶),沿脐裂和胆囊窝之间切开,不仅切开脐裂而且切开胆囊窝的最深部位,这个切口线可使左内叶得以广泛游离(图12-1-8),尤对高位胆管狭窄和在肝萎缩或肥大的情况下显露肝门部胆管具有特殊的意义。此时切开Glisson鞘后即可达到胆道系统(图12-1-9)。形成肝总管时,左、右肝管汇合角度多在100°~120°。肝总管长度主要取决于胆囊管汇入点的高低,多数为1.5~3.5cm,直径0.4~0.6cm,位于肝十二指肠韧带右缘,其下端与胆囊

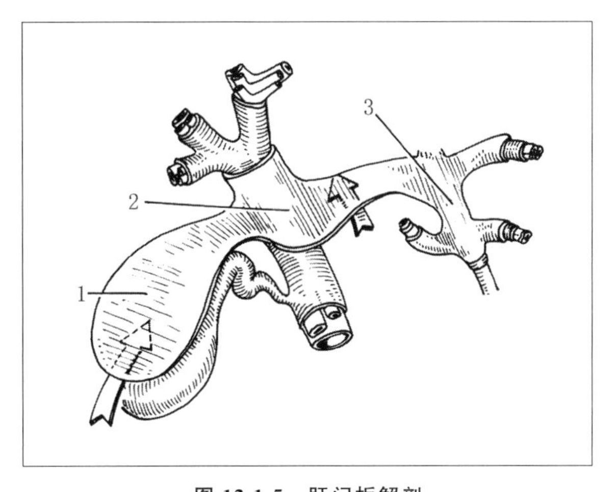

图12-1-5 肝门板解剖

1—胆囊板;2—肝门板;3—脐板

管汇合成胆总管。左、右肝管汇合成肝总管的位置可高可低，但以高位结合型居多，这种情况下左、右肝管均较短，贴近肝门内结合，有时甚至误认为在肝内结合。如果胆囊管在左、右肝管汇合处进入则可认为是肝总管缺如(图 12-1-10)。

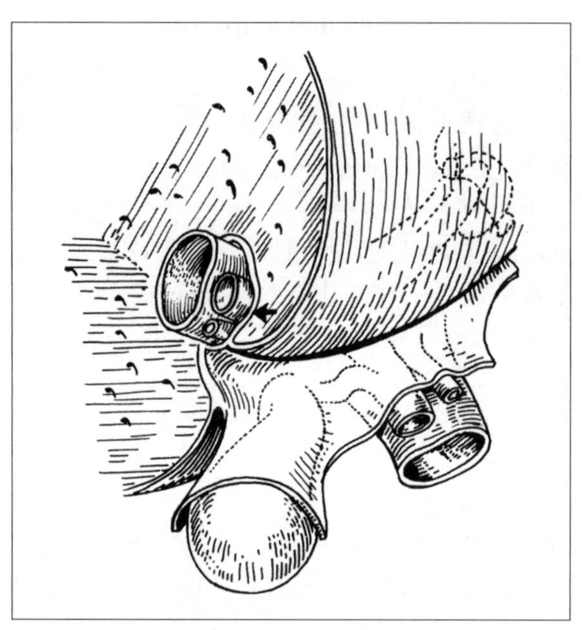

图 12-1-6　胆管分叉与左内叶后方之间的关系

肝门板(箭头)由包绕胆管、血管成分的结缔组织及 Glisson 鞘所组成

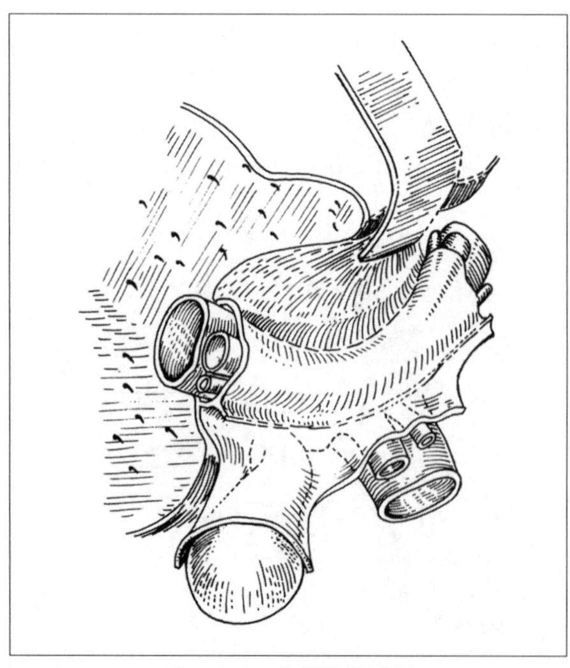

图 12-1-7　左肝管的显露

切开 Glisson 鞘后向上牵拉肝左内叶显露肝管分叉及左肝管

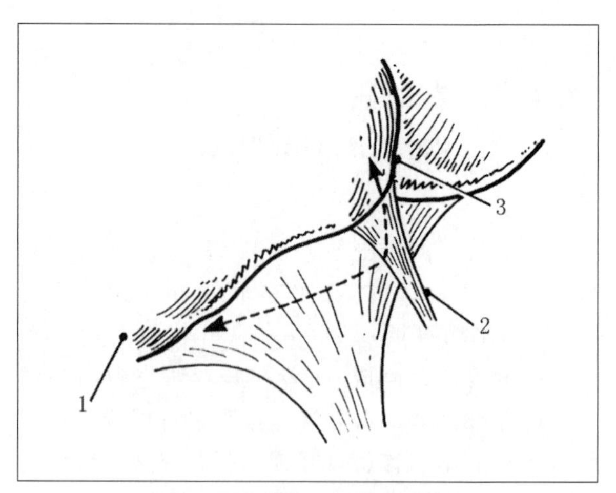

图 12-1-8　游离左内叶的切口线

1—肝左内叶；2—肝圆韧带；3—脐裂

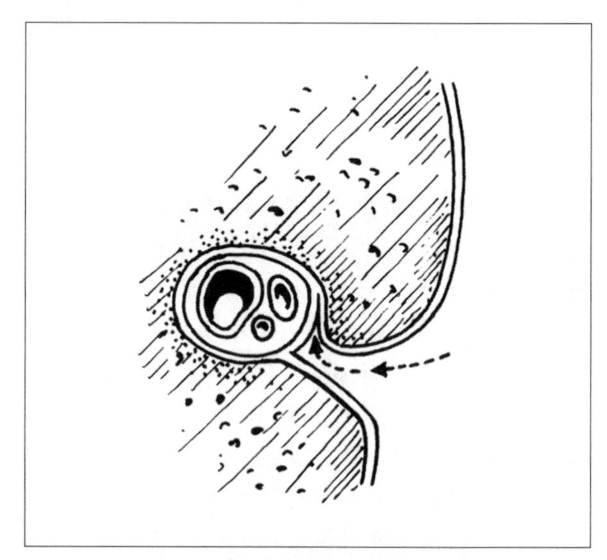

图 12-1-9　切开 Glisson 鞘以显露胆道系统(箭头)

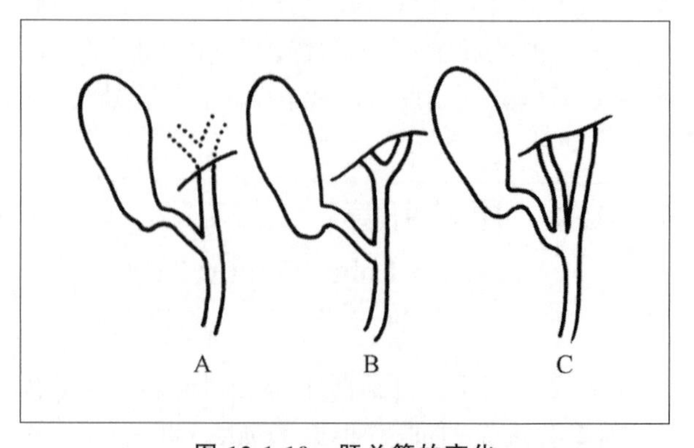

图 12-1-10　肝总管的变化

A—左右肝管在肝内汇合；B—通常左右肝管在肝外汇合；C—左右肝管在肝管远端汇合造成肝总管缺如

12.1.6 胆囊管
Cystic Duct

由于胆囊管与肝总管汇合部位的不同，其长度变化较大，一般长 2.5～4cm，直径 0.2～0.3cm。Skandalakis 在 250 例尸检中证实其长度极限为 0.4～6.5cm，直径极限为 0.3～0.9cm。这个数字在处理胆囊管时可供参考。如果外科医生对短的胆囊管缺乏思想准备，特别是当遇到因炎症水肿使局部解剖关系不清时，很可能意外地进入胆总管或将其损伤；同样，如果低估了胆囊管的长度，可能残留太长，术后发生胆囊管残端综合征。胆囊管内有螺旋状黏膜皱襞，称为 Heister 瓣。短的胆囊管其全长均有这种突入管腔的黏膜皱襞，而较长的胆囊管其远端部分缺少 Heister 瓣，胆囊管汇入胆总管可呈角形、平行形或螺旋形(图 12-1-11)。最常见的是从胆总管右侧汇入，约占 75%，且几乎都呈锐角，其余 25%以各种形式

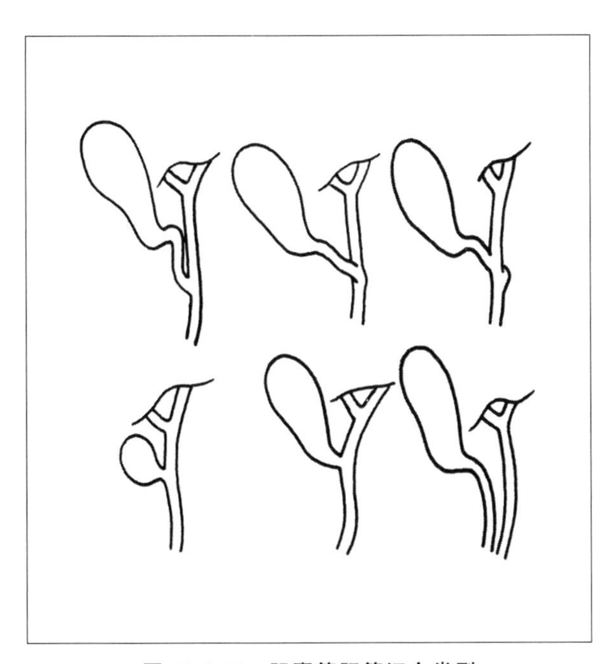

图 12-1-11 胆囊管肝管汇合类型

汇合。低位汇合约占 17%，汇于胆总管左侧的约占 8%；约有 80%的胆囊管与肝总管汇合点是在十二指肠上段，并可向下延伸到十二指肠后或胰后区，偶尔胆囊管也可汇入右肝管。

胆囊下肝管占 20%～50%，可在胆囊板内汇入肝总管或右肝管内，它不引流任何特殊的肝区域的胆汁，也不与胆囊相通，如果胆囊切除时胆囊板未予保护，可能将其损伤而导致术后胆瘘，有时可同时伴有门静脉小分支的损伤。

胆囊管变异约占 14%，常见为以下类型：

(1)胆囊管和胆总管并行由结缔组织包绕，一旦发炎，组织充血水肿，术中难以辨认胆囊管，在分离胆囊管时有可能损伤胆总管。

(2)胆囊颈直接开口在胆总管，表现为胆囊管缺如，尽管十分罕见，但不可忽视这种异常的临床意义，当遇有小的萎缩性胆囊并与周围有致密粘连，解剖关系不清时，很容易误将胆总管当作胆囊管而切断，导致胆管损伤。

(3)另一种十分罕见的类型为肝总管或左、右肝管分别开口在胆囊颈，胆囊管直接进入十二指肠，相当于胆囊的一部分加上胆囊管代替了胆总管，逆行胆囊切除时在分离至胆囊颈部如遇有较粗的管道进入胆囊颈部，要想到这种可能，只能行胆囊部分切除，保留部分胆囊颈及胆囊管以保证胆汁的通畅。

(4)实际工作中有时还可能遇到膨大的哈氏袋(Hartmann's pouch)与胆总管粘连而看不到胆囊管，手术中有可能误将膨大的哈氏袋当成胆囊管，也可能在分离胆囊颈时损伤后方的胆囊管或胆总管。

12.1.7 Calot 三角
Calot's Triangle

由胆囊管、肝总管和其上方的肝右叶边缘共同形成的一个三角区，称为肝胆囊三角，正常情况下胆囊动脉在此三角内通过。而 Calot 三角为胆囊动脉与胆囊管、肝总管所组成的三角区，胆囊动脉为三角的上界，图 12-1-12 标记的黑点处代表 Calot 三角。然而现在人们习惯上所称的 Calot 三角实际上已把肝右叶边缘视为三角的上界，这样肝胆囊三角就与 Calot 三角相一致。肝胆囊三角内有重要的血管，在胆道外科中，特别在胆囊切除时具有重要的临床意义(图 12-1-12)。

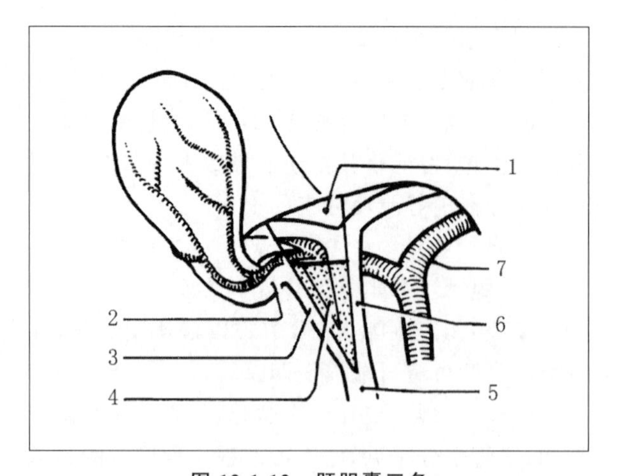

图 12-1-12 肝胆囊三角

1—肝缘；2—胆囊颈；3—胆囊管；4—Calot 三角；
5—胆总管；6—肝总管；7—肝左动脉

(1)右肝动脉。绝大多数的右肝动脉从肝总管后面进入三角区，Moosman 在尸检中发现约有20%的右肝动脉位于胆囊管 1cm 范围内，易被误认为是胆囊动脉，如果手术时在该三角区内发现直径超过 3mm 的血管多半不是胆囊动脉，应特别注意有可能是肝右动脉，应加以保护；约 18%的人在该三角内有异常的肝右动脉，约 83%的胆囊动脉起于三角内异常的肝右动脉，而这些异常的肝右动脉有时是右肝叶的唯一供血血管，如果手术时误将其认为胆囊动脉予以结扎，将带来不应有的后果。

(2)胆囊动脉。一般情况下胆囊动脉多来自肝右动脉，但有时也来自三角区内异常的肝右动脉，Moosman 在他的 482 具尸检中，96%的胆囊动脉是在肝胆囊三角之内，其中 74%是在三角区内发出；22%发自三角区以外，然后通过该三角区而达胆囊。高亚利等观察了 100 例胆囊动脉的起源，指出起于肝右动脉及其分支者占 78%；起于肝中动脉占 9.3%；起于肝左动脉占 2.7%；起于其他动脉占 6%。胆囊动脉起始的位置为起于 Calot 三角内占 40.7%，起于肝总管左侧 24.7%；起于胆总管或胆囊管右侧占 22%；起于胆囊颈或体深面占 10.7%；起于胆总管左侧占 1.3%；起于左右肝管之间占 0.7%。有关胆囊动脉的数目，以单支型多于多支型。高亚利等报道单支型胆囊动脉占 51%；双支型占 48%；3 支型占 1%。Daseler 报道 500 例胆囊标本中，双支型胆囊动脉只占 14%。在胆囊切除时要注意多支胆囊动脉的可能性。单支型胆囊动脉一般在胆囊颈分成供应胆囊浆膜面的浅支和供应胆囊肝面的深支，分别走向胆囊的游离面和附着面。双支型动脉两条均可起自肝右动脉，也可有一支起始正常，另一支变异或二者均起始变异。少数情况下，胆囊动脉起自位于肝总管左侧的肝右动脉或肝左动脉，并从胆总管前方通过进入三角区。此外，还有的胆囊动脉来自肝总动脉或十二指肠动脉，这时胆囊动脉从下面进入三角区，这些起自肝右动脉以外的胆囊动脉约占 10%，胆囊动脉的某些可能起源如图 12-1-13 所示。

在施行胆囊切除时，通常先切开三角区的腹膜，从三角区内分离出胆囊动脉干双重结扎，由于胆囊动脉几乎近一半是多支型，这些血管多由 Calot 三角外下方及胆囊体深面起始而位置深在，有时胆囊动脉的前干易于显露而后干不易暴露，因此在 Calot 三角内结扎一支动脉后不应过度牵拉，以免损伤另一支动脉的分支而导致出血。对于胆囊动脉过早分出前后支者，有时误将前支当成胆囊动脉主干而忽略了后支的处理，特别是在采用电视腹腔镜胆囊切除时尤应注意，遇有这种情况胆囊动脉的前后支应分别应用钛夹钳夹后切断。

约 93%的胆囊动脉均供应肝组织，其分支多数在胆囊窝中部两侧进入肝脏，分布在胆囊窝前 1/2 两侧肝组织，有些分支是胆囊动脉分支的末端或较粗的分支，术中剥离胆囊时应注意结扎这些分支血管，避免盲目剥离。如电视腹腔镜胆囊切除时，胆囊的肝床面应仔细电灼止血。

(3)异常的副肝管(abnormal accessory hepatic duct)。少数情况下，除左右肝管外另有一肝管，走行于肝十二指肠韧带内，并与肝外胆道的不同部分汇合，这种额外的肝管称副肝管。蔡德亨等在 200 具尸检中，发现 17 例有副肝管，占 8.5%。副肝管多为一条，双副肝管罕见。所谓副肝管实际上是肝内胆管树的一部分，它引流一定区域的胆汁，因副肝管与其他肝内胆管间并无吻合，故一旦术中误扎副肝管时，就可引起相应部位的肝脏胆汁引流障碍。副肝管的注入部位范围广泛，它可注入肝外胆道的任何部分，以注入肝总管居多。副肝管几乎都位于Calot三角区内。Moosman在

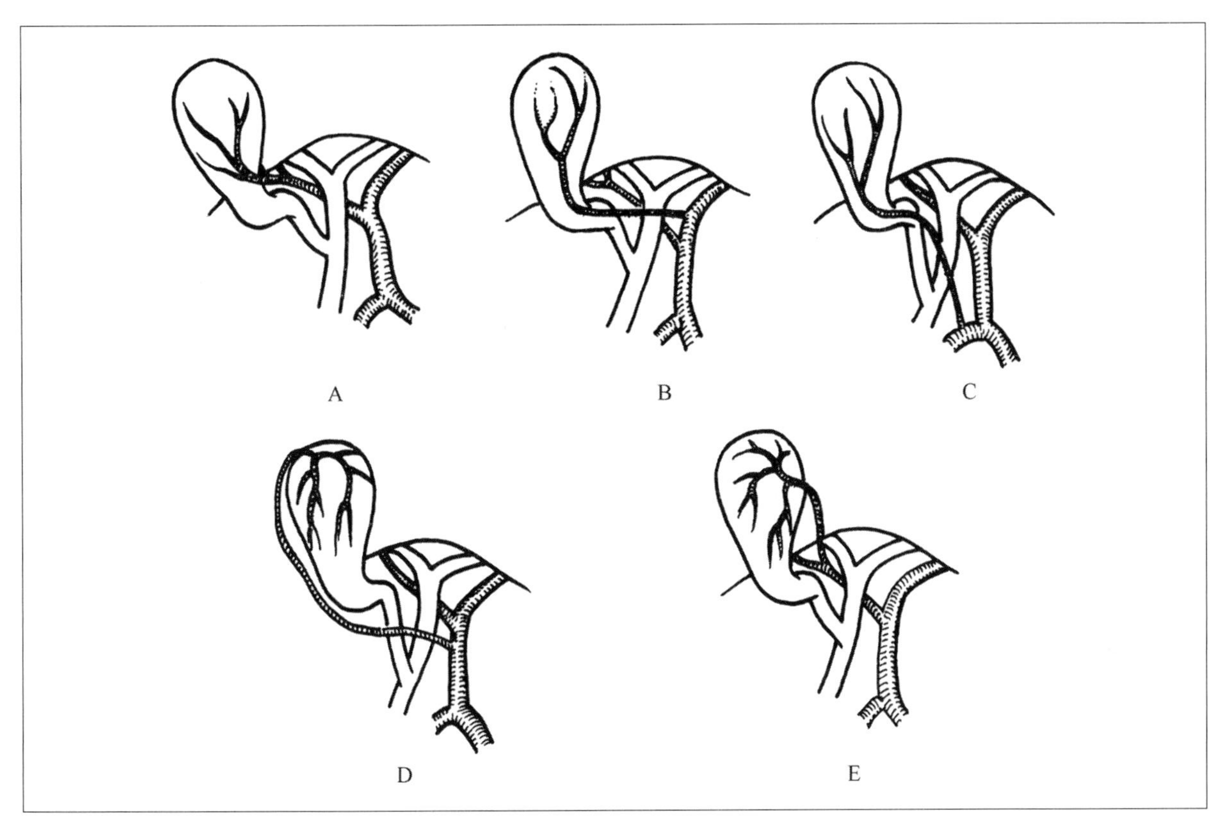

图 12-1-13 胆囊动脉起源的变异

A—来自右侧的正常或异常的肝动脉；B—起自肝总动脉或其分支或肝左动脉并在肝总管前面经过(20.5%)；C—起自胃十二指肠动脉(2.5%)，其余有各种各样的来源；D、E—为少见的胆囊动脉在胆囊底或体部到达胆囊(回返胆囊动脉)

他调查的250个病人中，16%的人在三角区内发现有异常的副肝管，这些副肝管全部是2～3mm直径的细胆管，或进入肝总管或进入胆囊管。国内文献报道，93.8%的右副肝管位于Calot三角内，并指出右副肝管与胆道其他部分的关系密切，它可位于胆囊或胆囊管的深面，而且副肝管与肝总管或右肝管之间常有通往肝脏或胆囊的动脉存在，或与胆囊动脉伴行，也可与其相交叉，这些解剖特点使胆囊切除时有可能被误扎或切断；由于这些副肝管细小，术中损伤常易忽略，一旦遗漏处理，足以引起胆汁漏入腹腔导致胆汁性腹膜炎。

12.1.8 胆囊
Gallbladder

胆囊位于左、右肝界面前缘的胆囊窝内，胆囊与肝之间有胆囊板(cystic plate)使其分开。胆囊板是由Glisson鞘和与其延长的肝门板有密切关系的结缔组织组成。胆囊窝是肝中裂的前面标志。胆囊一般长7～10cm，宽3～5cm容量30～60ml。胆囊内压30cmH_2O，它具有贮存、浓缩胆汁及调节胆道压力的作用。胆囊除肝面外均有腹膜覆盖，很少数的胆囊有系膜而使胆囊能自由活动。有时胆囊也可深陷于胆囊窝内，甚至完全被肝组织包埋，即所谓"肝内胆囊"。在胆囊与肝之间的疏松结缔组织中有细小的淋巴管、迷走胆管及自胆囊分布到肝组织去的细小血管，胆囊切除时注意结扎胆囊与肝之间的血管、迷走胆管是防止手术后渗血及胆汁漏的重要措施。

胆囊分为底、颈、及体部。胆囊底，完全被腹膜覆盖并贴近前腹壁。胆囊底向左逐渐移行的膨大部分为胆囊体部，也全部被腹膜所覆盖，仅约4%发现有胆囊系膜，此种胆囊易发生扭转。膨大的胆囊体逐渐变细，在近肝门处成为胆囊颈，颈部在胆囊窝的最深处，常呈S形弯曲，其内腔比较狭窄,黏膜皱襞呈螺旋状,颈部向左渐变细移行为胆囊管,颈部与胆囊管连接处有一囊状膨大,称为Hartmann袋,这是胆囊结石嵌顿的好发部位,并使术中显露胆囊管时遇到困难和容易造成副损伤。胆囊的血供已如前述。胆囊静脉多直接注入门静脉右干或门静脉,偶有较大的胆囊静脉与胆总管平行下行注入肠系膜上静脉,而胆囊表面靠近肝面的一些小静脉经胆囊窝进入肝内的肝静脉。

胆囊淋巴结位于肝总管与胆囊管的汇合处,它收集胆囊的淋巴,注入肝淋巴结,最后注入腹腔淋巴结。胆囊淋巴还与肝内淋巴相联系,胆囊癌时容易经淋巴途径侵犯邻近的肝组织,而胆囊炎症时可使淋巴结受累而肿大,甚至可压迫胆总管造成胆道的不全梗阻。

胆囊在B超的纵切面上通常呈圆形或卵圆形,正常胆囊壁厚1～2mm,呈轮廓清晰的光环,胆囊腔内呈无回声液性暗区。正常胆囊超声长度一般不超过9cm,前后径为3cm。

胆囊在发育过程中,可出现各种变异:

(1)胆囊重复畸形:通常很少有临床症状,可分为下列几种:

①胆囊中隔:在胆囊表面上无明显标志,只是胆囊内被部分或完全的隔膜分为2个室,这种分隔形胆囊外面没有沟(图12-1-14A)。

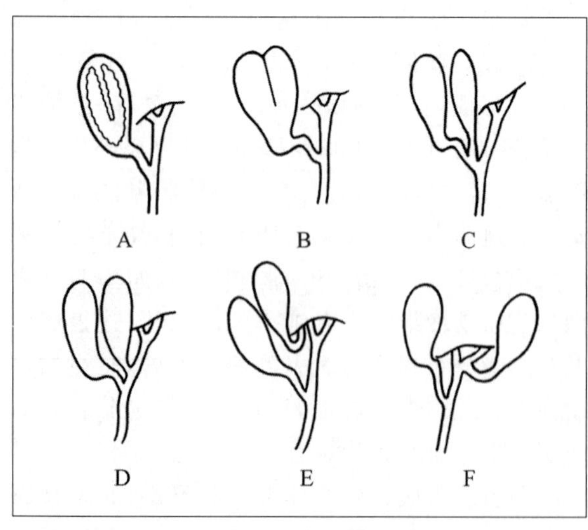

图 12-1-14 胆囊重复畸形

②双叶型(V形重复):在胆囊底部分开,呈现两个胆囊底,但在胆囊颈部汇合,胆囊底表面可见有沟,呈有凹陷的胆囊底。真正的V形重复是有2个完全分开的胆囊,每个胆囊有自己的胆囊管,但两个胆囊管在进入胆总管之前汇合形成一个总的胆囊管(图12-1-14B、C)。这两种重复畸形系因在妊娠的第5或第6周的早期伸长的胆囊原基的分裂而发生的。

③副胆囊:有2个或2个以上的胆囊管单独开口于胆道,两个胆囊可能形态相似但大小可以不同,两个胆囊可能并排在一起,有共同的腹膜覆盖,也可能是完全分开的,最靠近肝脏的一个被认为是副器官,这种类型的胆囊重复最常见,几乎占所有重复畸形的一半(图12-1-14D)。所谓小梁型副胆囊(图12-1-14E),其上方的胆囊管可在肝实质内进入右肝管。以上这两种类型(图12-1-14D、E)的副胆囊是分别来自两个胆系的原基,一个在通常的水平,另一个在更高的水平。发育中的肝索也有可能形成一个胆囊,因此称此为小梁型重复。

④其他变异:可有一个正常的胆囊,但有两个胆囊管引流。文献中还报道有“左胆囊”及三重胆囊,即除正常位置有胆囊外,在肝左叶下面也有一个胆囊(图12-1-14F)。

对于功能正常而又无症状的双胆囊,一般不须手术处理,但2个胆囊中一个发生急性炎症另一个胆囊最终也将发生胆囊炎并须行胆囊切除术,通常主张同时切除2个胆囊。

(2)胆囊缺如:其发生率很低,文献报道为0.01%～0.07%,系胚胎发育过程中,胆囊管憩室未能形成和生长所致,通常胆囊缺如常同时合并有胆总管结石。

(3)胆囊的结构异常:胆囊壁上可有异位的组织如胰腺、胃黏膜等,因而可引起胆囊炎、溃疡和出血等症状。

(4)胆囊位置异常:可位于肝右叶的后下方或肝左叶的下方,既可大部或全部埋在肝内也可呈完全游离型,有一个系膜将胆囊悬挂在肝脏上,这种完全游离的胆囊易发生胆囊扭转。

12.1.9 胆总管

Common Bile Duct

由肝总管与胆囊管汇合而成,其长度取决于

胆囊管汇入部位的高低，汇合部位越低则胆总管长度越短。通常为 4～8cm，直径 0.6～0.8cm。走行于肝固有动脉右侧、门静脉的右前方，这三者均位于肝十二指肠韧带内。胆总管经十二指肠球部后方在胰头与十二指肠降部之间向下，斜穿降部内后壁与胰管汇合开口于十二指肠乳头，汇合后膨大而构成 Vater 壶腹，此处有括约肌，由意大利解剖学家 Oddi 于 1887 年首先提出，故命名为 Oddi 括约肌，它包括胆总管括约肌(Boyden)、胰管括约肌和壶腹括约肌(图 12-1-15)。

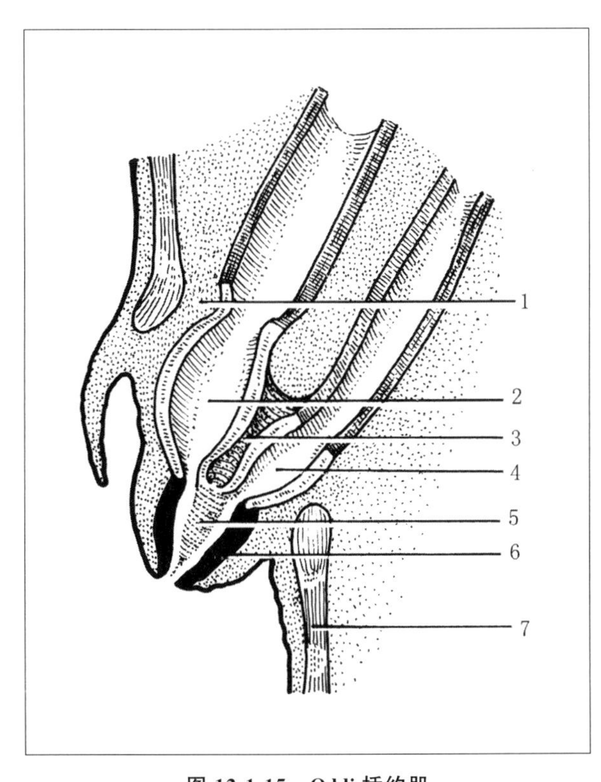

图 12-1-15 Oddi 括约肌

1—切迹；2—胆管括约肌；3—壶腹隔膜；
4—胰管括约肌；5—Boyden 黏膜隔；
6—总括约肌；7—十二指肠壁平滑肌

胆总管一般分成 4 个部分(图 12-1-16)。

(1)十二指肠上段(第 1 段)：是肝总管直接向下延续部分直至十二指肠球部上缘，平均长度 2cm，其范围从 0～4cm。该段胆管位于肝十二指肠韧带两叶之间，其左为肝动脉，后为门静脉，肝十二指肠韧带后方为 Winslow 孔，这是胆道手术时重要的解剖标志。这段胆管是胆道手术时最常涉及的部位。

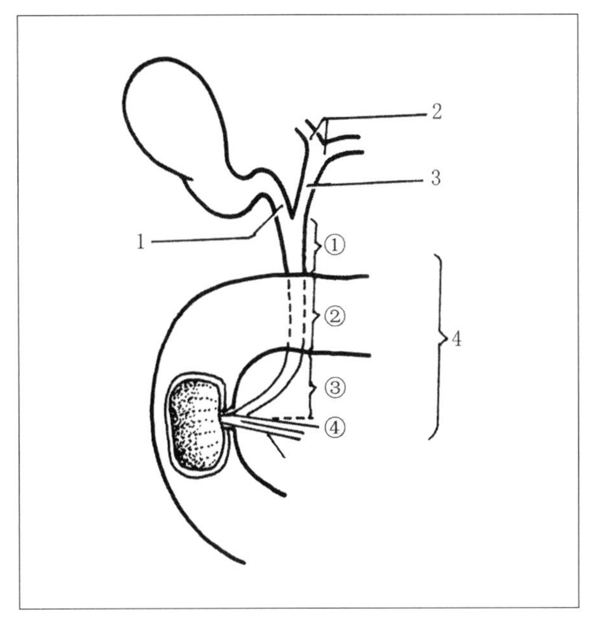

图 12-1-16 肝外胆道和胆总管的 4 个部分

1—胆囊管；2—左、右肝管；3—肝总管；4—胆总管
①十二指肠上段；②十二指肠后段；
③胰腺段；④十二指肠壁内段

(2)十二指肠后段(第 2 段)：位于十二指肠第 1 段上缘和胰头上缘之间，紧贴在十二指肠球后方，距幽门约 2.5cm。该段胆管长度约 1.5cm。它的后方为下腔静脉，左侧为门静脉和胃十二指肠动脉。

(3)胰腺段(第 3 段)：平均长度约 3cm，它的大部分被胰腺舌部所覆盖，约有 1/3 胆总管完全走行在胰腺实质胆总管沟内。据 Skandalakis 描述，胆总管被胰腺部分包裹者占 44%，全部包埋在胰腺实质内占 30%，完全在胰实质以外占 16.5%。这些解剖学特点阐明了一些急、慢性胰腺炎病人出现黄疸的原因。

(4)十二指肠壁内段(第 4 段)，该段平均长度约 1.1cm，通常与主胰管一起斜穿十二指肠降部后内侧壁，进入十二指肠壁后管腔变细。胆总管进入十二指肠的部位称胆总管十二指肠连接(choledocho-duodenal junction)，插入的裂隙称为胆管窗(fenestra choledochus)。在十二指肠壁内，环绕胆总管末端和胰管周围的平滑肌组织为 Oddi 括约肌，此肌由三部分组成：①胆总管括约肌；②胰管括约肌；③胆胰壶腹括约肌(图 12-1-17)。胆总管括约肌也称 Boyden 括约肌，胰管括约肌称 Wirsung 括约肌。

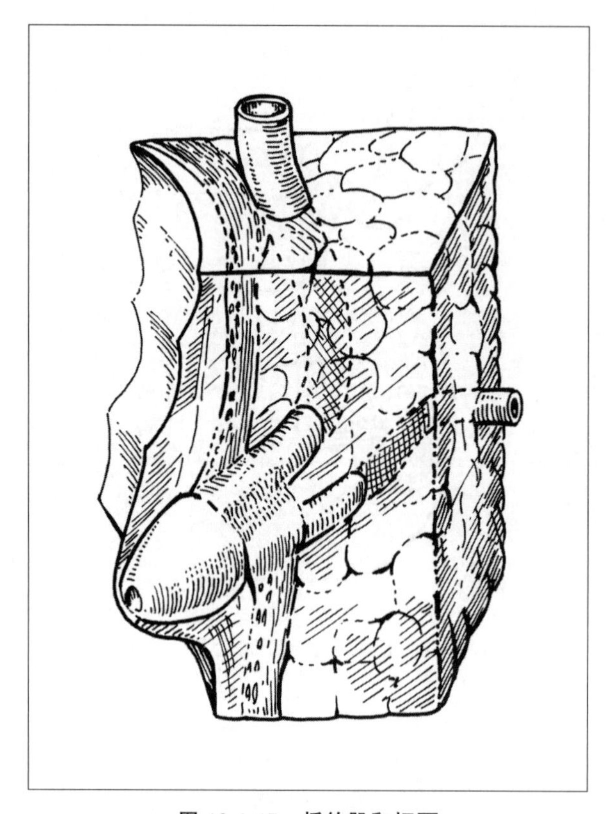

图 12-1-17 括约肌和切面

显示十二指肠乳头、胆总管括约肌、胰管括约肌及胆胰壶腹括约肌之间的关系

胆总管开口于十二指肠第2段后内侧壁上的乳头。乳头开口处直径约2.1mm,而最窄的部位是胰、胆管的汇合处,其直径仅1.9mm,结石易嵌顿在此处。

胆总管和胰管开口常见有以下几种类型:

(1)胆总管远端1/3与胰管末端汇合,在肠壁内形成壶腹(Vater壶腹),开口在十二指肠乳头,壶腹的长度在60%的人,为0.3~0.6cm。

(2)胆总管和胰管在十二指肠壁外汇合成单一管进入壶腹或无壶腹而直接开口于十二指肠。

(3)胆总管和胰管分别开口于十二指肠乳头或分别有各自的乳头。

胆总管的管壁内含有大量的弹力纤维,故可以高度扩张,当灌注压力升高时,其管径比正常可大2.5倍,一旦压力消除后管腔的扩张可以复原。因而胆总管直径的正常值与测量方法有关。胆总管的直径亦与年龄有关,据统计65岁以上的人胆总管腔径比年轻人大1~3mm。单纯以胆总管直径的大小来确定有无胆管扩张各作者意见不一,有的认为直径>10mm即为扩张,而有人指出大于12或15mm才算有扩张。Leslie认为当胆总管直径<9mm时,远端胆管无疾病,而当直径>17mm时,几乎表明远端总是有病变存在,他认为胆总管直径在9~17mm之间时,其远端应怀疑有病变:当胆总管直径为10.2mm时,胆管内有病变的可能性为50%,而直径达到14mm或更多时,远端存在病变的可能性将大大增加,因此他认为当胆总管直径>14mm时,多须切开探查,并认为直径>17mm有探查的绝对指征。

胆总管胰管的异常汇合是一种罕见的畸形,近年来随着胆道造影技术的发展,了解到胰胆管共同通道异常(anomalous junction of pancreaticobiliary duct, AJPBD)与某些胆道疾病的发生有关。Babbitt指出,由于胰胆管汇合部在十二指肠壁外的共同通道异常而导致的胰液反流入胆管是引起先天性胆管囊肿的主要原因,估计在先天性胆管囊肿病人中,约68%存在有AJPBD,由于胰液反流的刺激,可使囊肿的癌变率增高。

12.1.10 胆道的血液供应 Bile Duct Blood Supply

胆道的血供来自肝右动脉、胆囊动脉、肝动脉、十二指肠上动脉、胃十二指肠动脉、胰十二指肠动脉等细小分支,由这些小分支血管分别供应相应部位的胆道。1979年Northover将胆道血供用树脂铸型腐蚀标本扫描电镜观察,发现肝右动脉、十二指肠后动脉及门后动脉(retroportal artery)是最重要的胆道供血来源。肝外胆管的血供可分为三个部分:

(1)肝门部:左、右肝管的血供来自左、右肝动脉发出的分支,其中主要是肝右动脉,包括胆囊动脉及其分支,这些细小的动脉分支在胆管的表面形成丰富的血管丛,并与其下方的胆管周围血管相连成网,这部分血供基本上是轴向的(图12-1-18)。

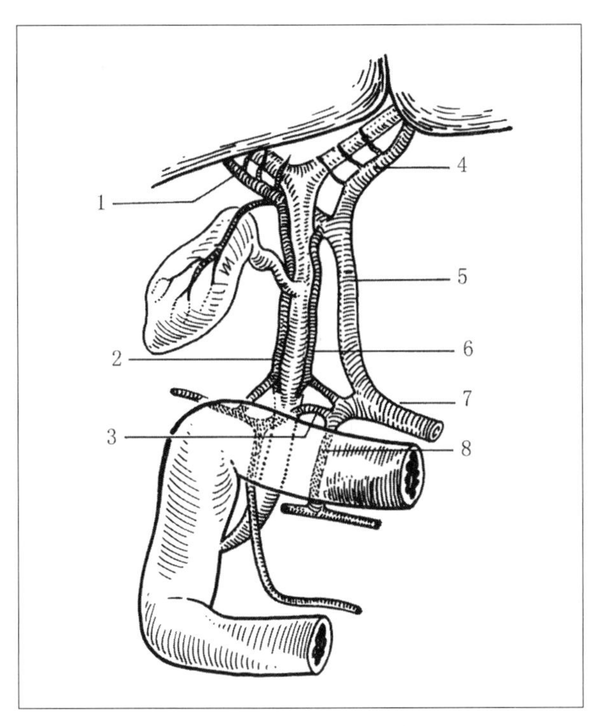

图 12-1-18 胆道的血供

1—肝动脉右支;2—9 点钟动脉;3—十二指肠后动脉;4—肝动脉左支;5—肝动脉;6—3 点钟动脉;7—肝总动脉;8—胃十二指肠动脉

(2)十二指肠上部:该部包括肝总管及胆总管上段,其血供主要来自肝右动脉和十二指肠后动脉的分支,还有胃十二指肠动脉和门后动脉,仅2%来自肝总动脉,这些血管沿胆管两侧走行,形成 2 条与胆管纵轴平行的胆管边缘吻合动脉,这两条血管被命名为 3 点钟和 9 点钟动脉(图 12-1-18)。这两条血管在胆道外科中有重要意义,因这 2 条胆管边缘动脉是该段胆管的唯一血供来源,血管细小而行程位置暴露,手术中极易损伤。十二指肠上段胆管的血供,60%的血管是由下而上的较大的上行血管,只有 38%的动脉朝下是由肝动脉和其他血管发出的,仅有 2%的血管是非轴向的直接由肝动脉主干平行于胆总管上行。

供应肝总管及胆总管上段的另一条重要血管为门后动脉,它发自腹腔动脉或肠系膜上动脉的起始部,然后向右行经门静脉后方及胰头背侧抵达十二指肠上部胆管的下端,有一部分分支与十二指肠后动脉汇合后发出细小分支进入胆总管中上段。另一部分沿胆管后方上行与肝右动脉汇合,沿途发生小分支形成胆管周围的血管丛。

(3)胰部胆管血供,这一段指胆总管下段,血供来自十二指肠后动脉和胰十二指肠后上动脉,在整个肝外胆道中,该段胆道的血供最为丰富。

十二指肠上胆管在术中易受损伤,由于管壁缺血又使该段胆管成为术后狭窄的好发部位,如见于胆肠吻合术后很快形成狭窄。因此应强调除非绝对必要,不应过多的作胆管周围的解剖,尤其应避免解剖胆管的两侧;如果必须解剖,一般不要超过 2～3cm,以免引起胆管缺血。

胆道的静脉回流:胆管壁上的静脉丛可作为识别胆总管的重要标志。胆管壁上静脉丛血液汇入与 3、9 点钟动脉伴行的胆管旁静脉,胆管旁静脉汇入胰十二指肠静脉和胃右静脉,而上方的胆管旁静脉直接入肝或进入门静脉左支。胆囊静脉位于胆囊和肝之间的疏松结缔组织内,来自胆囊表面的血液经胆囊床进入肝Ⅳ段,开口于肝静脉,少数直接汇入门静脉(图 12-1-19)。

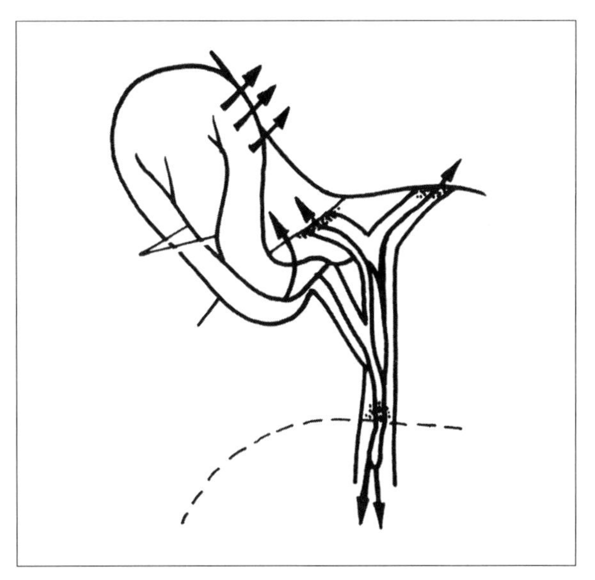

图 12-1-19 胆道静脉回流

↑为静脉回流方向

12.1.11 胆道的淋巴引流 Lymphatic Drainage of the Biliary Tract

胆囊及胆囊管的黏膜下和浆膜下淋巴丛汇合成许多淋巴管。胆囊的淋巴管分为深浅二层,浅层淋巴管位于浆膜下层，深层淋巴管位于黏膜和肌层，胆囊淋巴管连同肝管、胆总管上段的淋巴管分别与肝脏的淋巴管存在着吻合并共同注入肝淋巴结、胆囊淋巴结(位于胆囊管和肝总管汇合处)、网膜孔淋巴结和胰十二指肠淋巴结，再经腹腔淋巴结、肠淋巴干、乳糜池而后注入胸导管。一般认为胆囊淋巴结和网膜孔淋巴结是恒定的，胆囊淋巴结通常接纳来自胆囊体左半部的淋巴回流，而网膜孔淋巴结接纳来自胆囊体右半部的淋巴回流。胆总管下段的淋巴管注入胰、脾淋巴结，包括胰十二指肠后淋巴结和胰十二指肠上淋巴结。胆道的淋巴回流途径如图 12-1-20 所示。肝门部集合淋巴管很丰富，一般有 15～18 条，当肝硬化时，由于肝脏产生的淋巴增多，这些集合淋巴管明显扩张。故术中肝门部所有离断的组织均应结扎，以防止术后因淋巴漏产生腹水。在施行胰十二指肠切除术时，每可见到胆管旁有较粗的淋巴管，断离时应当结扎，以避免术后淋巴液外漏。

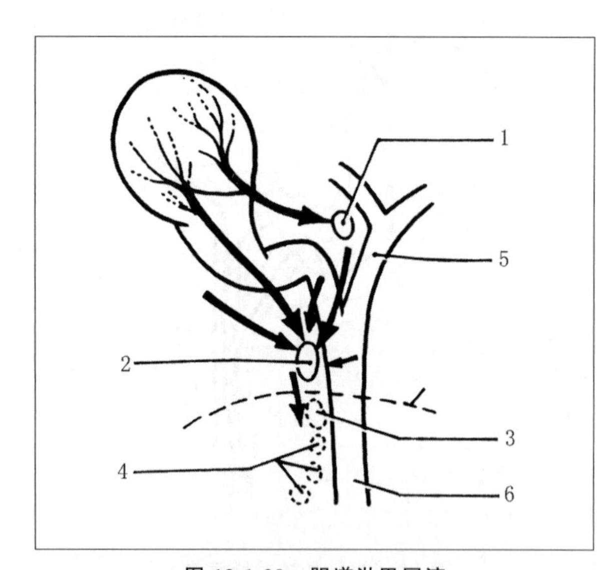

图 12-1-20 胆道淋巴回流

1—胆囊淋巴结；2—网膜孔淋巴结；3、4—胰十二指肠后淋巴结；5—肝总管；6—胆总管

(冯玉泉)

参考文献

1 黄志强. 肝脏外科. 北京：人民卫生出版社，1981：13－20

2 蒋彦永，冯玉泉. 普外手术并发症与局部解剖关系. 北京：人民军医出版社，1986：94－110

3 陈 郡. 胆囊动脉形态学的观察及其临床意义. 医学研究，1973，1：32

4 章中春. 胆囊动脉的外科解剖学. 中华外科杂志，1965，3：123

5 张年甲，等. 胆囊动脉的变异(国人腹部血管调查研究之一). 解剖学报，1958，3：123

6 郑思竞. 中国人体质调查. 上海：上海科技出版社，1986：337－338

7 Northover J M A and Terblanche J. A new look at the arterial supply of the bile duct in man and its surgical implications. Br J Surg，1979，66：379

8 Blumgart L H. Surgery of the Liver and Billiary Tract. Vol I，lst ed. London. William Clowes Limited. 1988，1－22

12.2 梗阻性黄疸

Obstructive Jaundice

12.2.1 胆道梗阻的病理解剖与病理生理

Biliary Tract Obstruction Pathology and Pathophysiology

正常人血清胆红素浓度为 2～17μmol/L，当血清胆红素超过 34μmol/L(2mg%)时，可引起皮肤、巩膜、黏膜及体液的黄染。常见的原因有溶血、肝细胞受损及胆道的机械性梗阻。前两种原因引起的黄疸主要采用内科治疗手段；因某些病变所造成的胆道梗阻，多须采用外科治疗手段。胆道梗阻可分成四种类型：

Ⅰ型：完全梗阻。指双侧肝管汇合部以下的梗阻。常见于胰腺及肝、胆系统的肿瘤。

Ⅱ型：间歇性梗阻。常见于胆管的良性疾病，亦可发生于壶腹周围肿瘤。

Ⅲ型：慢性不全梗阻。常见于胆总管狭窄、胆肠吻合口狭窄，Oddi 括约肌狭窄、慢性胰腺炎等良性病变。

Ⅳ型:肝段胆管梗阻。既可表现为完全性梗阻,也可呈间歇性或慢性不全性梗阻。通常这种梗阻临床上只有轻度或无黄疸。常见于肝胆管结石、硬化性胆管炎、胆管癌等。

正常情况下,肝细胞分泌胆汁的分泌压为1.18～2.45kPa(120～250mmH_2O),胆管内压力为0.98～1.47kPa(100～150mmH_2O),胆道梗阻初期,肝细胞尚能克服增高的胆道内压,一旦胆道完全而持久梗阻,胆道内压升高至2.94kPa(300mmH_2O)以上,超过胆汁的正常分泌压时,肝细胞即停止分泌胆汁,同时胆汁的排泄途径发生逆转,肝内淤滞的胆汁在胆道高压的驱动下,通过细胞旁通路进入细胞旁间隙再进入淋巴管和肝血窦或直接从肝细胞进入肝血窦;与此同时,肝细胞的结构与功能也遭到破坏,导致高胆红素血症和血清GPT升高。当有胆道高压和胆道感染时,临床上常表现为急性梗阻性化脓性胆管炎,此时对肝细胞的损害要比单纯的胆道肿瘤所引起的进行性梗阻来得更快而且凶猛。一旦解除胆道梗阻并迅速控制感染,肝功能也可迅速恢复正常,其恢复速度远比慢性梗阻造成的肝损害的恢复来得快。

梗阻的部位不同,对胆道压力的影响也有差异。胆道恶性肿瘤导致的胆道完全梗阻,胆道内压最高可达到3.92～4.92kPa(400～500mmH_2O)。但低位的胆道恶性肿瘤,如胰头癌、壶腹癌,当胆囊功能正常时,则胆道高压形成相对较晚。

完全而持久的胆道梗阻,病变以上的扩张胆管内,胆汁中原有的胆色素被吸收,胆管内为无色透明的"白胆汁",此时亦称之为"肝积水"。然而在组织切片上,肝细胞仍呈严重的淤胆,扩张的毛细胆管中充满浓缩的胆汁。肝内胆管积水通常被视为阻塞性黄疸最严重的类型,标志胆道高压、肝细胞受损严重。但经过胆道减压之后,肝细胞分泌胆汁的功能依然存在并可逐步恢复。

阻塞性黄疸时肝脏的病理改变包括胆管的进行性扩张,肝细胞的变性、坏死,胆管周围的炎症反应和纤维组织增生,胆管壁增厚、门脉周围和肝小叶间纤维化。肝脏的变化程度与胆道梗阻的时间成正比,晚期病人可呈典型的胆汁性肝硬化、脾肿大并可有门脉高压及食管静脉曲张。

胆道梗阻后可引起明显的肝血流改变。由于肝窦压力的增加,肝组织的门静脉血液灌流减少,而肝动脉的血流量增加,随着胆道压力的持续升高,可以出现动脉支的扩张和静脉支的闭塞,如果同时有胆道感染存在,更加速肝脏损害的进程。

某一肝段或肝叶胆管的局限性梗阻,受累的肝段或肝叶将逐渐发生萎缩,这种情况最常见于肝内胆管结石。术中常见一侧肝叶的肝管因大量结石梗阻,也可能伴有肝管或肝段胆管开口的狭窄,受累的肝叶或肝段萎缩,严重者萎缩的肝区域内只有扩张的胆管内充满大量的结石,几乎没有正常的肝组织,而且仅有的肝组织质地硬韧,明显纤维化。如果不伴有肝内胆道的继发感染,临床上可无黄疸或仅有轻微黄疸;肝脏有很强的代偿功能,当一侧肝组织萎缩,另一侧正常肝组织可呈代偿性增生,因此肝功能仍正常。这种肝组织萎缩与增生共存的现象,B超和CT检查可以清晰显示出来。从CT片上可以看到代偿性增生的肝脏向对侧呈旋转性转位,肝门部结构也向患侧移位。通过对手术后病人影像学随诊检查发现,随着梗阻的解除,原来萎缩的肝叶能够逐渐增大,说明在萎缩的肝叶中遗留下来的肝细胞仍可增生,这是一个在一定程度上可逆转的病理变化。

阻塞性黄疸病人术后容易发生肾功能衰竭。黄晓强等通过胆管完全阻塞后大鼠的肾小球血管铸型变化的观察发现,胆总管结扎后,肾皮质血液灌流减少,肾内血液分布改变及肾小球的血液灌流减少,血管铸型间接证实肾小球血管内皮肿胀,这在一定程度上对肾小球的血流灌注有阻碍作用,特别是当低血压和灌流不足时,这可以解释术后急性肾衰多发生在术中曾有低血压或休克者。

阻塞性黄疸病人术后肾衰的发生与内毒素血症关系密切,内毒素血症可以导致肾血流减少,肾血管阻力增高,这可能是功能性肾衰的发生基础。O'Hair等的研究表明中等程度的内毒素血症所致的肾动力障碍并非内毒素对肾脏的直接毒性作用,而是全身血流动力学影响的结果。

邢贻雷等通过对阻塞性黄疸大鼠肾组织中前列环素与血栓素A_2的动态观察表明,前列环素($PG I_2$)/血栓素A_2(TXA_2)的比率随黄疸加深而降低,从而使肾的微小血管痉挛,肾灌流量减少,肾小球滤过率下降。目前已认识到内毒素血症是梗阻性黄疸病人术后高并发症和高病死率的重要原因。阻塞性黄疸病人，因胆汁不能排入肠道，肠腔内胆盐缺乏，导致肠道内细菌易常增殖并产生大量内毒素，由于长期梗阻性黄疸造成小肠黏膜损伤，降低了对细菌和内毒素吸收的屏障作用，使通过肠壁吸收进入门静脉的内毒素增加，而长期的胆道梗阻又使肝脏网状内皮系统吞噬功能减退，加之肠道内细菌易位，以上综合作用的结果导致了内毒素血症。Wait 报道 207 例因梗阻性黄疸而手术的病人，术后有 9%发生肾衰，而一旦发生肾衰，病死率可高达 76%。针对内毒素血症的问题，有采用口服非肠道吸收的抗生素以降低肠道内毒素负荷、使用脂多糖抗体、术前口服去氧胆酸钠等以预防术后肾衰发生。术前及术中给予甘露醇静脉内滴注对预防术后肾衰的发生亦有较好效果。

阻塞性黄疸时机体存在着严重的细胞和体液免疫功能障碍，这是手术后高感染并发症率的重要原因之一，胆道引流后，免疫功能可得以恢复，但其进程较慢。免疫功能下降与原发疾病、癌肿、高胆红素血症、营养缺乏、高龄、病程长等均有关。

梗阻性黄疸可引起胃黏膜的损害，导致胃黏膜屏障功能的破坏。大白鼠胆总管结扎 3 周后，胃黏膜呈现明显的充血、糜烂及坏死，胃黏膜有边界清楚的脱落缺损区。梗阻性黄疸病人术后应激性溃疡的发生率明显高于一般的手术后病人。

12.2.2 梗阻性黄疸病人术前准备 Preoperative Preparation of Patients with Obstructive Jaundice

梗阻性黄疸病人手术前准备应包括对诊断和病情的全面评估，在各种现代影像诊断技术的帮助下，一般均能迅速做出梗阻部位和梗阻性质的诊断。对不同的病情和不同的手术处理的术前准备，则常因具体病人而异，但在梗阻性黄疸病人亦有其共同的一方面。

临床经验表明，梗阻性黄疸病人的肝功能状态与手术死亡率和并发症发生率关系密切，而术前准备的好坏又可直接影响到手术效果，具体措施包括：

(1)提高血浆蛋白水平：阻塞性黄疸病人入院时常有贫血和低蛋白血症，术前应间断输入血浆或白蛋白，有贫血者应输入新鲜全血，使血红蛋白达到 100g/L 左右再考虑手术。

(2)改善凝血机制：术前必须补充维生素 K_1，以纠正维生素 K 依赖凝血因子合成障碍，使凝血酶原活动度接近正常，一般每日给维生素 K_1 20mg。对高危病人兼有多种凝血因子缺乏者，手术前应给予新鲜血浆。此外，还应给予足量的维生素 B、C。

(3)改善营养：长时间的梗阻性黄疸病人常有明显的营养不良、体质消耗、体重下降、食欲减退，一般很难在短期内经口服营养纠正，故对有明显营养状态低下者，或需长时间的复杂手术者，术前 1 周即可开始给予肠外营养治疗。营养液的配方中应含有糖、脂肪乳剂、复合氨基酸，避免单纯用高糖来提供热卡，并同时给予多种微量元素。

(4)抗生素的应用：梗阻性黄疸病人，术后发生感染的机会增多。胆道梗阻时胆汁细菌培养的阳性率随梗阻的时间延长而升高，故梗阻性黄疸应是手术前后使用预防性抗生素的指征。对曾经做过胆道手术或有胆肠吻合者，胆汁中的细菌量高，特别是厌氧菌增多，故应在入院后即给对常见需氧菌和厌氧菌感染有效的抗生素；术前抗生素应用一般在术前 3d 或至迟术前 1d 开始，手术中还应通过静脉途径给予 1 次足量抗生素。目前常用的为氨基苄青霉素或头孢菌素和灭滴灵；为避免对肝脏和肾脏的毒副作用，梗阻性黄疸时宜避免使用庆大霉素一类药物。胆汁细菌培养应作为进一步调整抗生素使用的依据。

(5)术前胆道减压：目前仍有不同看法。有人主张对深度黄疸病人(胆红素超过 171μmol/L 时)术前行 PTCD 或鼻胆管引流，经过 10～14d 引流，血清胆红素水平下降到一定程度后考虑手术。但有些病人虽经胆道减压而胆红素下降并不理想，这既延误了手术时间又要承担 PTCD 引流本身可能带来一些并发症，特别是胆道感染的风险，因此不主张术前采用 PTCD 减黄，而强调术前做好充分准备的前提下尽早手术解除梗阻，我们更趋向后一种主张。

(6)纠正水、电解质及酸碱平衡失调：长期胆道梗阻的病人多因长时间的进食不佳、分解性代谢，常有电解质缺乏、血容量不足和营养低下状态；或同时伴有发热、呕吐或术前PTCD、鼻胆管引流导致大量体液的丢失，而合并胆道感染时，更加重已有的水与电解质紊乱，并常伴有代谢性酸中毒。因体液丧失所致的体液容量不足，宜采用平衡盐液补充，补液量应参照体液的丢失量。梗阻性黄疸病人特别是术前有胆道外引流者，常表现有低血钠和低血钾，以低钾血症更为常见，有的病人同时伴有酸碱的失衡，术前在纠正低血钠或低血钾时，亦要注意是否有血容量不足。低血钾病人只要有一定尿量(750ml/d)应予补钾。对严重失水少尿或无尿的病人，应先快速输液500～1000ml，使尿量达到40ml/h，即可开始补钾。由于长期摄入不足或额外丢失所造成的低血钾的纠正不能急于求成，一般需3～4d方可初步纠正，严重的低血钾纠正需7～10d或更长。根据低血钾的程度，每天补钾量为4～6g，重度低钾可给6～8g。当情况允许时，应在低血钾基本纠正后再安排手术，对同时合并有代谢性酸中毒的病人应给适量碱性药物。

阻塞性黄疸病人急症手术，术前准备工作应争取在6h内完成。术前准备主要是控制感染、纠正脱水和电解质紊乱，并应完成下列检查项目：血尿常规、血清转氨酶、胆红素、尿素氮、血糖、二氧化碳结合力、钾、钠、氯、心电图，必要时行血气分析并照床旁胸片。需要紧急处理的病人多是重症急性胆管炎合并脓毒性休克，休克属于低排高阻型，其基本的血流动力学改变为体内有效循环血量减少，动脉血压下降、周围血管阻力增高，内脏血液灌注及心功能均受到影响。因此，病人一入院应迅速建立至少2条静脉输液通道，快速输液，应以平衡盐液为首选。一般可在入院后3h内输入1000～1500ml。在输入适量的晶体液后应给予右旋糖酐-40以维持血浆胶体渗透压并有利于改善微循环。术前扩容的同时应及时纠正酸中毒。经验表明，当大量输入平衡盐液后血压仍不回升或回升后仍不稳定常提示有酸中毒，一旦给予碱性药物，情况会显著改善。通常以5%碳酸氢钠250ml作为一个输注单位，具体用量取决于休克程度及持续时间，同时应参照二氧化碳结合力或血气分析的结果。轻的酸中毒给予250ml即可，中度或重度的酸中毒可以给到500ml或750ml。为防止术前短时间过量输液，应监测尿量及中心静脉压，如果尿量低于40ml/h，尿比重＞1.02，中心静脉压低于0.588kPa(6cm H_2O)，说明有效循环血量不足，需要继续补充。如尿量达到60ml/h，说明血容量已基本补足。在快速补液过程中，必须注意避免“超量扩容”可能带来的肺部并发症。

大量的临床经验证明，补充有效血容量及纠正酸中毒是这类急诊病人术前准备的两个关键环节，在这两个环节上治疗正确，休克即可得到纠正而使手术能尽快开始。

术前如病人已处于休克状态，应给予血管活性药物，尽可能使用最小剂量使血压升至12kPa(90mmHg)左右，以便为手术创造条件。目前最常使用的升压药为阿拉明与多巴胺的联合应用。如病人呈现末梢循环不良，指趾发绀时，临床上多用山莨菪碱或阿托品，阿托品用量1～2mg/次；山莨菪碱为20～40mg/次，根据机体反应可每隔5～15min重复一次。

在纠正脱水、酸中毒同时应即开始静滴抗生素控制感染。在选用抗生素时应以胆道中浓度高的杀菌性抗生素。

全身中毒症状重的病人术前可给适量的糖皮质激素。

12.2.3 梗阻性黄疸病人术后并发症及预防 Postoperative Complications and Their Prevention in Patients with Obstructive Jaundice

除腹部手术后的一般并发症外，梗阻性黄疸病人更常发生以下严重并发症：

(1)肝功能衰竭：重症梗阻性黄疸病人，加上手术创伤、麻醉及术中可能出现的出血、低血压、缺氧，以及术后感染等综合因素，可最终导致肝衰发生。

临床表现为术后2～3d或更长时间，黄疸加深，引流胆汁颜色变淡，稀薄呈“水样胆汁”，或即使胆汁引流量并不少，有时每日量可高达近千毫升，但其胆红素含量与血浆相仿，故黄疸非但不消退反而逐日加深，血清转氨酶及胆红素均有明显升高，最后出现嗜睡、意识障碍等肝昏迷表现。除了肝细胞功能的进行性损害之外，引起术后肝功能衰竭发生的最重要因素是感染。因而预防和控制感染是防止肝衰的最重要环节。值得注意的是手术后有些病例，黄疸加深可能是腹腔感染的首发症状。因而应不失时机地去发现和处理腹腔内感染，连续多次的腹部B超观察可能有助于更早的发现问题。

(2)应激性溃疡：是阻塞性黄疸病人术后常见而严重的并发症。重度阻塞性黄疸病人术后更容易发生应激性溃疡出血，其原因系内毒素血症和胆盐对胃黏膜的损害、胃液中 H^+ 离子逆扩散，导致胃黏膜的糜烂、溃疡形成，严重的可发生广泛的胃黏膜坏死或弥漫性的溃疡形成。应激性溃疡多发生在手术后7～14d，主要临床表现为消化道出血，出血部位多在胃和十二指肠上段。术后应注意观察胃肠减压内容物的性状、酸碱度、有无血液，少量的出血采用非手术治疗多可控制，包括使用 H_2 受体拮抗药(雷尼替丁或甲腈咪胍)、洛赛克，经胃管内注入制酸药，也可应用去甲肾上腺素胃腔内注入。早已采用的冰盐水洗胃的方法目前仍在使用。冰盐水能降低胃十二指肠血流而促进止血。若出血量多，应行急症胃镜检查，如发现有活动性出血的溃疡可用10%～20%的孟氏溶液对准溃疡表面喷射或其他局部止血措施，常可起到良好的止血效果。约80%的病人经非手术治疗可使出血停止。如经内科处理不能控制出血或出血反复者，应果断手术。通常采用胃大部切除或同时行迷走神经切断，全胃切除虽肯定能控制出血，但病死率高，一般不主张做。

为预防阻塞性黄疸病人术后发生应激性溃疡，目前主张术前1d及术后常规给予雷尼替丁(ranitidine)或甲腈咪胍(cimetidine)至手术后2周，伴有肝功能不全的病人最好选用前者，因Cimetidine对肝脏可能有损害。

(3)肾功能衰竭：严重阻塞性黄疸的病人术后容易发生急性肾功能衰竭，这是重症黄疸病人术后死亡的重要原因之一。其发病率在3%～50%之间，病死率可高达25%～80%。阻塞性黄疸病人的高胆红素血症、内毒素血症、手术创伤以及术后感染是导致肾衰的重要诱因。主要临床表现为尿量进行性减少，同时出现氮质血症，尿素氮和肌酐逐渐升高，初期对利尿药尚有反应，晚期尽管加大利尿药用量也毫无反应。肾衰的发生常是多器官衰竭的一部分，它的恢复有赖于原发病的病情改善以及感染、血容量不足、缺氧状态的控制和改善。

预防措施如下。

①减少内毒素吸收及预防内毒素血症：常用术前服用抗生素进行肠道准备以减少内毒素的来源。但也有人主张术前全肠道灌洗以减少肠道细菌数，目前意见一致的是术前口服胆盐制剂，胆盐作用机制可能是a.抑制肠道厌氧性革兰阴性杆菌生长，减少内毒素产生；b.在肠道内有直接抗内毒素作用；c.胆盐可进入血循环，直接作用于内毒素分子使其分解破坏。术前口服胆盐可改善阻塞性黄疸病人的肾功能。常用的胆盐制剂为去氧胆酸钠。新近有报道应用脂多糖抗体，可显著而迅速地降低血浆内毒素浓度，已用于临床并取得良好的效果。

②合理选用抗生素：抗生素的选用应主要针对大肠埃希菌和厌氧菌并对肝、肾没有毒性的药物。

③利尿药的应用：对深度黄疸病人，术中静滴20%甘露醇250ml以维持尿量；术后如果尿量较少，可酌情再给予，使术后每日尿量不少于1500ml。Pain指出围手术期使用甘露醇能防止肾功能衰竭发生，与抗内毒素药物合用效果更好。对入院时已表现有高氮质血症、尿少的急性化脓性胆道感染病人，在全身选用有效抗生素同时应先行PTCD或鼻胆管引流，待感染控制、肾功能有明显改善后再择期手术。术后急性肾衰伴有高氮质血症病人在药物治疗无效时应采用血液透析治疗，同时注意纠正酸中毒，保持水与电解质的平衡。

(4)多器官衰竭(multiple organ failure，MOF)：阻塞性黄疸病人手术后最致命的并发症是多器官衰竭，它是黄疸病人术后最常见的致死原因，病死率高低随功能障碍的器官数目的增多而升高。以下几种情况容易发生MOF：长期营养不良的严重阻塞性黄疸术前伴有胆道感染；已伴有某一器官(如肝、肾、肺等)功能不全的急性化脓性胆管炎而又高龄者;手术创伤大或术中因失血或其他因素造成长时间的低血压或休克的病人;术后发生严重的腹腔或全身感染的病人。

临床表现多以肝功能不全为先导,接着出现消化道出血和肾功能不全;老年病人容易发生肺功能不全,临床上所遇到的多器官衰竭,实际上并非各器官同时发生衰竭,每个器官的功能障碍程度也不相同,已发生的衰竭器官可影响到尚未发生衰竭的器官,一旦发生 MOF,各个器官的相互影响引发恶性循环,最终导致凝血和代谢功能的衰竭。

预防和治疗:经验表明,MOF 的发生与感染的关系最为密切,因此最好的预防和治疗是消除感染。一旦发现明确的感染灶时,应不失时机地进行引流。对已出现的器官衰竭,应进行器官功能支持,TPN 支持亦很重要。

(冯玉泉)

参 考 文 献

1 中华医学会胆道学组. 第五届全国胆道外科学术会议论文摘要汇编(广州),1991:34-37,144

2 黄志强. 腹部外科基础. 北京:人民卫生出版社,1988:225-245

3 Blumgart L H. Surgery of the Liver and Billiary Tract. Vol I, lst ed. London. Willinam Clowes Limited,1988:111-112

4 Scott-Conner C E H, Grogan J B, Scher K S, et al. Impaired clearame of Escherichia coli bacteremia in early biliary obstruction. Am J Surg,1989, 157(2):210

5 Ball S K. Bacterial phagocytosis in obstructive jaundice. Am Surg, 1991, 57(2):67

6 O'Conner A M, Wilton P B, Barke R A, et al. Effects of biliary obstruction on hepatic clearance of bacteria. Arch Surg, 1989, 124(9):973

7 Cahill C J, Pain J A and Bailey M E. Bile salts, endotoxin and renal fuction in obstructive jaundice. Surg Gynecol Obstet, 1987,165(6):519

8 Wait R B and Kahng K U. Renal failure complicating obstructive jaundice. Am J Surg, 1989,157(2):256

9 Gathiram P, Gattin S L, Wells M T, et al. Supperior mesenteric artery occlusion shock in cats: modification of the endotoxemia by antilipopolysaccharide antibodies(anti-LPS). Circ Shock ,1986,19(2):235

10 Pain J A, Cahill C J and Bailey M E. Perioperative complications in obstructive jaundice: therapeutic considerations. Br J Surg, 1985,72(12):942

11 Folsch UR, Nitsche R, Ludtke R, et al. Early ERCP and papillotomy compared with conservation treatment for acute biliary pancreatitis. N Engl J Med, 1997,336(4):237

12 Diamond T, Park RW. Perioperative management of obstructive jaundice. Br J Surg,1997,84(2):147

12.3 胆道外科手术麻醉

Anaesthesia of Biliary Tract Surgery

胆道手术的特点是急症手术多,病情多危重,病人常伴有高热、黄疸甚至处于感染性休克状态;即使是择期手术,病人多有长期反复发作或梗阻性黄疸,全身营养状况差,甚至伴有肝肾功能不同程度的损害,或有多次胆道手术史,这些都对麻醉提出特殊的要求。

麻醉药物多在肝脏代谢并对肝细胞有一定的毒性,因而对伴有肝功不全的黄疸病人,麻醉药物及麻醉方法的选择应重视。病人随着肝功能受损程度的加重,肝脏的生物转化能力降低,对麻醉药物降解能力下降,导致病人对麻醉药物的耐受性降低,麻醉药物的作用时间亦比正常人延长,容易出现麻醉过量甚至发生中毒反应。重度黄疸病人,由于血管的反应性变化及有效循环血量不足,即使给予小量麻醉药也可出现明显的低血压或全身麻醉病人术后长时间不苏醒,因此应选用对肝脏损害轻的麻醉药而且以小剂量为宜。

麻醉药对胆道的作用方面,芬太尼等有增高胆道内压作用,大剂量芬太尼可致 Oddi 括约肌痉挛,而阿托品等可解除痉挛;目前使用的吸入麻醉药如安氟醚、异氟醚等对胆道内压无影响。

深度阻塞性黄疸病人,迷走神经处于兴奋状态,胆道部位的手术操作可刺激腹腔神经丛,引起胆-心-迷走反射,血压下降,心率变慢,严重者可诱发反射性冠状动脉痉挛,导致心肌缺氧甚至发生心搏骤停,已处于休克或低血压状态下的病人更易发生。为预防胆-心-迷走反射发生，术前应给适量的阿托品。

肥胖病人或既往有胆道手术史的病人，应有良好的肌肉松弛以便于深部显露和操作。因病人肝功能受损程度不同，对肌肉松弛药的反应也有较大差异，严重黄疸病人不宜使用琥珀胆碱（司可林），它可使肌松作用明显延长且呼吸难以迅速恢复，又无有效的拮抗药，可选用非去极化神经肌肉阻滞药。目前较新的肌松药维库溴铵（Vecuronium Bromide）与筒箭毒作用相似，但肌松持续时间短，其作用可被新斯的明等抗胆碱脂酶药物逆转，该药无组胺释放作用，因而无支气管痉挛和血压下降不良反应，它对心血管系统几乎无影响。因其肌松作用潜伏期短，肌松持续时间短，恢复速度快，特别适合气管插管时应用。目前更为理想的肌松药为阿曲库铵苯（Atracurium Besilate），肌松作用迅速、起效快、半衰期短，因该药肌松作用的终止不依赖于肝、肾的代谢和排泄，所以它的作用时间不因肝肾功能损害而受影响，对于须长时间的复杂胆道手术，应用它比 Vencuronium 更为理想。

除麻醉药选择外，术中的麻醉管理十分重要，应保持供氧充分、血压平稳、即时补充术中失血、保持肾脏血液灌流，尿量每小时应＞50ml，否则应给予甘露醇或速尿利尿。

麻醉选择：

（1）全身麻醉：全麻可完成胆道外科中任何种类的手术，它更适合于高龄、高危及伴有心肺功能不全或难度极大操作困难的复杂手术病人。全麻包括静吸（静脉与吸入）复合麻醉和全凭静脉麻醉等。鉴于胆道手术病人多伴有肝肾功能不全，在选择吸入麻醉药时要顾及药物对肝肾功能的影响。氧化亚氮、安氟醚、异氟醚对肝肾功能影响相对较小，特别是异氟醚，不仅麻醉活性高，毒性也低，对肝肾影响最小，它对心血管的抑制也最轻，优于其他任何吸入麻醉药，并且在体内排泄也快，特别适用于肝肾功能不全及伴有心脏病的胆道手术病人，是目前公认的理想的吸入麻醉剂。

（2）持续硬膜外麻醉：持续硬膜外麻醉是胆道手术最常用的麻醉方法。胆道手术一般采用中位硬膜外平面（T_4～T_{12}），为了减轻术中内脏牵拉反应及改善镇痛不全、消除病人的紧张情绪需要辅以强化药物，常用的强化药由麻醉性镇痛药及安定镇静药复合而成，前者可选用哌替啶、芬太尼等，后者可选用氟哌利多、地西泮等。

胆道手术要求较高的阻滞平面（T_4），而硬膜外麻醉可使血管扩张，加上强化药物中麻醉性镇痛药对呼吸中枢的抑制，使呼吸中枢对低氧和高碳酸血症的反应性降低，使病人在术中易出现明显的低血压，潮气量和分钟通气量均减低甚至发生缺氧及二氧化碳蓄积，同时也可使肝血流量减少。值得注意的是有的病人发生的低血压对扩容及升压药反应不明显，较难纠正，因此对老龄、心肺功能受损、低血容量病人不仅应注意控制麻醉平面，强化药物的应用也要慎重。对高危、老龄及术前已有脱水、循环血量不足或处于休克状态下的病人不宜选用硬膜外麻醉，而以全身麻醉更为安全。

（3）硬膜外加气管内插管麻醉：此法在于发挥两者各自的优点，硬膜外可获得无痛和良好的肌肉松弛，气管插管便于术中的呼吸管理及意外情况下的处理。此法以硬膜外麻醉为主，仅以少量辅助药维持气管内插管，即可避免使用大量全麻药和肌松药，又能防止全麻药和肌松药的蓄积作用，获得更大的麻醉管理灵活性，从而保证病人安全和满意的麻醉效果。这种方法更适合手术时间长而复杂的胆道大手术。

12.4 胆道外科手术前准备 Preoperative Preparation of Biliary Tract Surgery

胆道外科手术前的准备应包括：

（1）详细询问病史。

（2）全面系统的体格检查。

（3）实验室检查除常规项目外，应有血清胆红素、谷丙、谷草转氨酶（GPT、GOT）、碱性磷酸酶、血浆蛋白、应用维生素 K_1 前后的凝血酶原时间及活动度、HBsAg、甲胎蛋白（AFP）、血清钾、钠、氯、肌酐、尿素氮、血糖等项目的测定。

（4）心、肺、肝、肾等重要脏器功能的评估。

（5）重新系统地检阅各项影像诊断资料以明确病变部位、性质、范围，为手术方案的设计提供依据。

(6)预防性抗生素的应用。在下列情况下，术前应给予抗生素治疗：①急症胆道手术；②老年病人；③严重阻塞性黄疸；④术中须探查胆道；⑤胆道的恶性肿瘤；⑥伴有其他感染性疾病或糖尿病者。Kasholm 在他的研究中证实，良性胆道病变施行急症手术后，术前预防性抗生素应用与否其术后感染率分别为 8.4%和 33%，而在择期性手术病例预防性抗生素应用与否术后感染率无明显差异；但他指出，随着年龄的增长，特别是 75 岁以上者，胆汁细菌培养阳性率有明显增高。故在所有急症手术、有过急性胆囊炎、胰腺炎或有过黄疸病史以及 75 岁以上的病人，不论是急症还是择期手术均应给予预防性抗生素。

(7)有伴随病的胆道手术术前准备

①伴有肝功能障碍的胆道疾病：术前应对病人肝功能进行分析和估价，衡量肝脏有无受损的可靠指标有：血浆蛋白、血清转氨酶、凝血酶原时间及活动度、血清胆红素、有无腹水。目前认为较为安全的术前最低指标为：血浆白蛋白不低于 35g/L(3.5g%)，凝血酶原活动度不低于 60%；血清胆红素在 170μmol/L(10mg%)以下；无腹水或仅有少量腹水。

这类病人术前准备要点为：给予高蛋白高碳水化合物饮食；有低蛋白血症者输入白蛋白或血浆；对长期不能进食者给予静脉营养支持；有腹水的病人限制水、钠摄入、间断给予利尿药，凝血功能不正常者术前给予维生素 K_1，或间断输入新鲜血或多价凝血因子；黄疸特深者术前短期 PTCD 或鼻胆管引流。

②伴有肝硬化的胆道手术前准备：肝硬化增加了胆道手术的危险性，术前应特别注意对肝脏储备功能及代偿能力的评价，包括病人的营养状况；肝功能状况(特别是凝血酶原时间及活动度)；有无食管静脉曲张、腹水情况等，临床经验表明肝硬化的有无及严重程度的不同，直接影响着胆道手术的效果。Aranha 指出伴有肝硬化的胆囊切除术比无肝硬化的胆囊切除术病死率高 10 倍。Glenn 报道择期胆囊切除术病死率为 0.3%～1%以下，而有肝硬化的胆道手术病死率高达 7%～26%。死亡原因多为出血、肝衰、感染和多器官衰竭。手术前准备工作重点是严格掌握好手术适应证，应尽可能避免急症胆道手术。须行急症手术的病例，可采用胆囊切开取石或胆囊部分切除，保留胆囊后壁或仅做胆囊造瘘，这些设想应在手术前设定，以免术中不适宜的将手术做得过大，给手术后带来麻烦。有明显肝硬化甚或有门脉高压而又必须做的择期胆道手术时，术前应配好大量的新鲜血液并提前给予维生素 K_1；血浆蛋白低的病人要给予白蛋白和新鲜血浆；血小板过低的病人应输入血小板。当然，预防性抗生素是不可缺少的。术前应对手术中可能遇到的困难有充分的准备并制定相应措施。术中尽可能避免广泛的解剖，避免损伤肝门部胆道周围曲张的静脉，胆管的穿刺及切开应避开曲张的静脉，切开胆管前应在切开的两侧缝扎止血。有人主张肝硬化门脉高压严重的病人而预计胆道手术比较复杂者，应分期手术，即先行门体分流术，为以后的根治性胆道手术创造条件。但实际工作中所遇到的梗阻性黄疸病人常不允许先做门体分流术而必须先行胆道引流，如等待分流术后再行胆道手术，不仅治疗时间长而且多次手术对肝功能将是严重打击。因此 Schwartz 指出，对一般情况尚好、肝功能也尚好、无消化道出血、无急性胆道感染及黄疸又不是很重的病人，主张施行一期手术。但临床经验表明，这样做较无门脉高压症的肝硬化胆道手术病人病死率明显增高。肝硬化病人胆道手术的出血、输血量及术后并发症的发生率与肝功能的 Child 分级有密切关系，一般认为 Child A、B 级有明显症状的胆石病人可以考虑手术；C 级仅有急症手术指征，这类病人应经过严格而充分的术前准备使 C 级变为 A 或 B 级再考虑择期手术。对无症状的胆囊结石原则上不主张手术治疗。

③伴有高血压病的胆道手术：术前应使舒张压控制在 110mmHg 以下再行择期手术。以往主张高血压病人术前一周停用降压药物，但由于停药后麻醉或术中易激发高血压危象常使处理更难，故目前一致意见是继续用药直至术前，如果一直配合服用利尿药则术前应停用，因利尿引起的低钾可能导致严重的心律失常和心肌收缩力下降。如果是急症胆道手术血压过高，除给镇静药(安定、氟哌啶等)外，麻醉前应给硝酸甘油(口含或静滴)，对血压难以控制者可给硝普钠，但使用过程中应严密监测血压和脉搏变化，以免发生意外。

④伴有糖尿病的胆道手术：麻醉、手术创伤和感染等因素，术后可使糖尿病加重，术前必须控制血糖。一般认为无并发症的糖尿病，血糖水平应控制在 8.33mmol/L 左右。如同时有肾脏损害或闭塞性血管疾病，特别是老年人术后出现并发症机会将增加，这类病人血糖不能太低，否则将使组织的葡萄糖灌注下降，可能对生命器官造成损害。术前应参照空腹血糖、餐后血糖及尿糖情况酌情使用胰岛素。空腹血糖在 6.66mmol/L 以下时，需静滴 10%葡萄糖以防出现低血糖。血糖为 8.33～13.88mmol/L 应使用胰岛素，糖与胰岛素的比例 8:1或 6:1；血糖超过 13.88mmol/L 可按 4:1给予。胰岛素的用量因人而异，应根据最初的用量后尿糖的情况予以调整，使尿糖维持在(十)即可。合并糖尿病的病人全身及局部抵抗力下降，手术感染机会较高，术前应常规给予预防性抗生素。

（冯玉泉）

参考文献

1 方善德.胆道外科理论与实践．郑州：河南科学技术出版社，1991：15－18

2 国家医药管理局医药工业情报中心站，世界医药．北京：中国医药科技出版社，1987：51－52

3 Wait R, B and Kahng K U. Renal failure complicating obstructive jaundice. Am J Surg, 1989,157(2):256

4 Pedrosa C S, Casanova R and Rodriguez R. Computed tomography in obstructive jaundice part I: the level of obstruction. Radiology, 1981,139(3):627

5 Sirinck K R, Burk R R, Brown M, et al . Improving survival in patients with cirrhosis undergoing major abdominal operations. Arch Surg, 1987,3:271

6 Glenn F. Billiary tract disease. Surg Gynecol Obstet, 1981,153:401

7 Schwartz S L. Billiary tract surgery and cirrhosis: A critical combination. Surg, 1981,90:577

8 Garrison R N. Clarification of risk factors for abdominal operations in patients with hepatic cirrhosis. Ann Surg, 1984,199:658

9 Wirthlin L S, Ork H V, Malt R B, et al. Subtotal cholecystectomy: for the difficult gallbladder in portal hypertension and cholecystitis. Surg Gynecol Obstet, 1974,139:65

10 Bornman P C and Terblanche J. Predictors of surgical mortality in patients with cirrhosis and nonvarical gastroduodenal bleeding, Surg 1985,98(1):1

11 Bloch R S, Allaben R D and, Walt A J. Cholecy-stectomy in patients with cirrhosis. Arch Surg, 1985, 120:669

12 Paquet K J, Gad HA, Lazar A, et al. Analysis of factors affecting outcome after hepatectomy of patients with liver cirrhosis and small hepatocellular carcinoma. Br J Surg, 1998,164(7):513

13 Nagasue N, Kohno H, Yamanoi A. Resection of the caudate lobe of the liver for primary and recurrent hepatocellular carcinoma. J Am Coll Surg, 1997,184(1):1

12.5 胆道外科手术切口的选择、切开、显露与缝合

Incisions of Biliary Operations: Selection, Incision Making, Exposure and Closure

参见 4.1.1 “腹部的切口与缝合”。

12.6 胆囊手术

Gall bladder Operations

12.6.1 胆囊造口术

Cholecystostomy

对一些危重急症病例，由于发病时间久或全身情况差无法完成胆囊切除而病情又不允许继续非手术治疗时，胆囊造口术仍不失为有价值的治疗方法，它可使病人安全渡过危险阶段，为二期根治手术创造条件。认为胆囊造口术属于小手术的

观点是很片面或者是错误的，经验表明，它有时可能是一个非常危急和困难的手术，特别是病情危重或处在休克状态下或遇到胆囊位置深在的肥胖病人，或者胆囊因炎症被网膜完全覆盖或与附近器官紧密粘连时，识别和游离胆囊均很困难，如果局麻下选择小切口，将使外科医生处于困难境地，多数情况下不应把胆囊造口术视为简单的小手术。

【适应证】

(1)对胆囊切除术有相对或绝对禁忌证的病人，如有严重的心、肝、肾、肺功能不全者。

(2)病程超过72h，全身中毒症状严重或情况很差不能耐受胆囊切除。或因炎症、水肿周围严重粘连，局部解剖关系不清，强行胆囊切除有损伤肝外胆道可能时。

(3)限于技术和设备条件无力完成胆囊切除。

(4)作为梗阻性黄疸术前减黄的一种手段。

【禁忌证】

严重的心、肝、肾或肺功能不全，或处于严重的中毒性休克状态，估计胆囊造口术过程中即可能发生意外者可酌情采用更为简单的经皮穿刺胆囊减压引流。

【术前准备】

同“12.4 胆道外科手术前准备”。

【麻醉与体位】

一般采用全麻或局麻，如用局麻，腹直肌后鞘和腹膜需用局麻药浸润。手术体位以平卧位为宜。

【手术步骤】

(1)切口：右肋下斜切口，应有足够长度以保证充分暴露胆囊底。

(2)探查：仅行局部探查，以免引起腹腔污染，注意局部粘连情况及有无胆汁样脓性液体，注意发现有无穿孔及其部位。

(3)分离所有粘连并吸净腹腔渗液后保护切口。

(4)显露胆囊底并以盐水纱垫置于胆囊周围严密保护，以免切开时涌出的感染胆汁污染周围组织。张力高的胆囊应先穿刺减压，穿刺点选在胆囊底部中央，至少离开肝脏2～3cm，以免距肝脏太近置管后缝合包埋困难。在穿刺点周围做一大小适中的荷包缝合，以尖刀在荷包中央切开，置入吸引器吸除胆囊内容物。术前已明确胆囊内有多发结石或结石有嵌顿必须经胆囊取出者，可先不做荷包缝合而直接切开胆囊底置入吸引器减压，待完全清除结石后再行荷包或间断缝合(图1)。

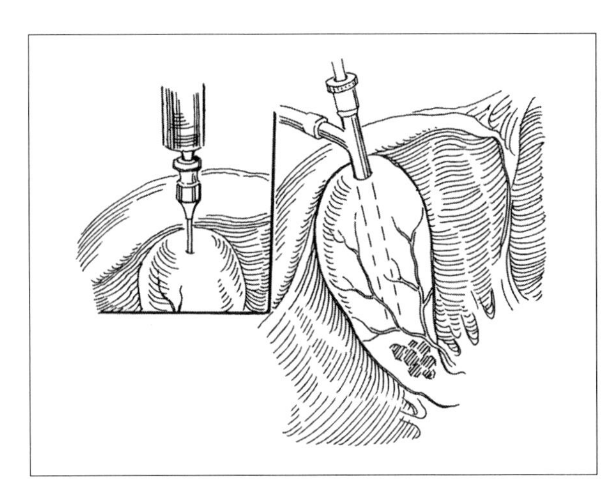

图1 胆囊造口术：胆囊减压

(5)取石钳伸入胆囊内取石，必须清除全部结石，如结石嵌顿在胆囊管处，应设法将其挤入胆囊内取出(图2)。

(6)置入蘑菇头导管，深入4～5cm，收紧荷包线并打结(图3A)。为避免术后导管滑脱，也可将导管缝合一针固定在胆囊壁上。如已有穿孔，应先清理穿孔周围的胆汁和脓液，剪除穿孔周边的坏死组织，利用穿孔处置入导管，并行荷包缝合或间断全层缝合(图3B)。为牢固起见，第1层荷包缝合之外0.5cm处应再行第2层荷包缝合，或间断全层缝合后再加浆肌层缝合。

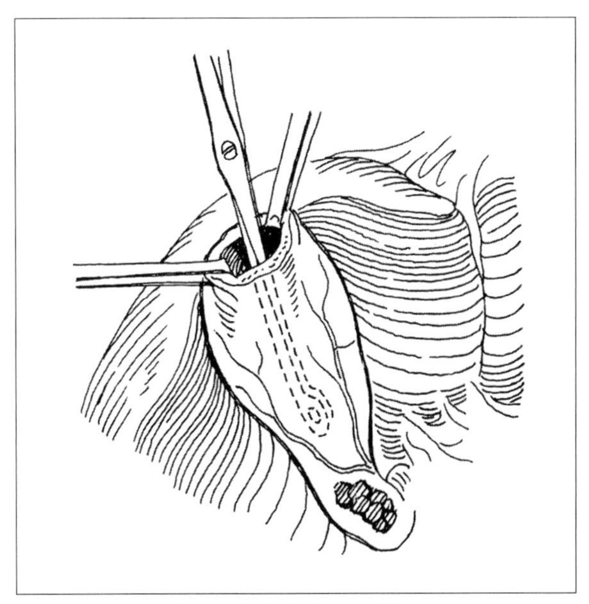

图2 经胆囊底切口取石

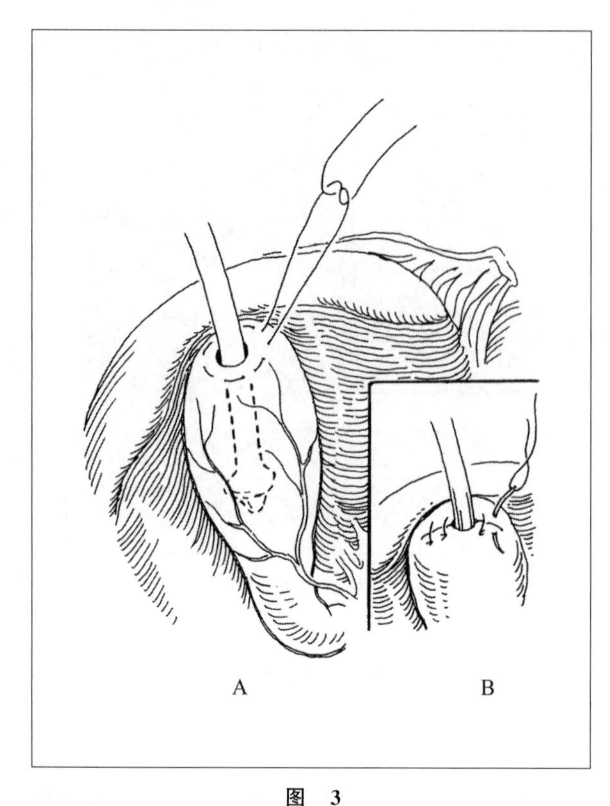

图 3
A—置入蘑菇头导管;B—切除穿孔周边坏死组织并置管,间断缝合胆囊底部

(7)经导管注入盐水冲洗,观察胆囊管是否通畅以及有无导管旁渗漏现象。

(8)胆囊下方常规放置烟卷及乳胶管引流,自切口外下方另戳孔引出,同时将胆囊造口旁的浆膜与腹膜固定数针,以免因渗漏胆汁引起胆汁性腹膜炎。腹壁切口缝合完毕后再将导管缝扎固定在皮肤上以防脱落。

【术中注意要点】

(1)胆囊造口应选在胆囊底部,与肝脏距离合适。

(2)分离胆囊时勿撕破,这类胆囊炎症重,胆囊壁十分脆弱,取石应轻柔,勿将胆囊黏膜夹破以免引起出血。

(3)缝合荷包大小要适中、结扎要牢固。

【术后处理】

(1)禁食,输液,注意保持水与电解质平衡。

(2)继续应用抗菌药物。

(3)保持胆囊造口管通畅,必要时以盐水冲洗。导管应妥善固定以防滑脱。

(4)原则上应在胆囊造口术后3个月行二期胆囊切除,以免日后胆道症状再发。但有30%~60%的病人经长期随访并无复发,故并非所有胆囊造口术后病人都必须二期切除胆囊,应根据病人全面情况具体分析,最好经导管造影,如证实胆囊管通畅又无残石而病人高龄或伴有其他疾病或其他原因不适于行胆囊切除时,可拔除造口管随访观察。

【主要并发症】

(1)胆瘘:荷包包埋不满意或导管滑脱致胆汁流入腹腔,导致胆汁性腹膜炎。晚期时,因胆囊管不通,拔除造瘘管后窦道长期不愈合,并有黏液流出。或拔除导管后经窦道口流出大量胆汁,说明胆总管下端梗阻,这类病人应再次手术处理。

(2)腹腔感染:因术中污染或术后感染,胆汁漏入腹腔可导致肝下或膈下感染,严重者可形成脓肿,应早期发现和处理。

12.6.2 胆囊切除术
Cholecystectomy

胆囊切除术是胆道外科最常见的手术,大多数情况下手术比较规范,手术后远期效果也较满意。然而由于局部解剖结构特点及可能存在变异或病变复杂,手术本身有一定危险性,临床每可见到由于手术错误给病人带来严重后果,因此不应忽视胆囊切除术的各方面细节。

【适应证】

(1)发病72h以内的有明确手术指征的急性胆囊炎(包括化脓性、坏疽性、梗阻性胆囊炎)。

(2)有症状的慢性胆囊炎,经全面检查可除外能引起类似症状的其他上腹部疾病,B超提示胆囊壁增厚或胆囊造影证实已无功能。

(3)有症状的胆囊结石。

(4)胆囊隆起性病变:直径1cm以上的胆囊息肉或胆囊癌。

(5)胆囊内、外瘘,特别是胆囊造口术后的黏液性瘘。

(6)胆囊外伤性破裂。

【禁忌证】

(1)不能用胆囊病变解释的右上腹部慢性疼

痛,B超和胆囊造影未发现胆囊异常。

(2)梗阻性黄疸病因未明确前不应盲目切除胆囊。

(3)严重心、肝、肾、肺功能不全或有其他严重内科疾病不能耐受胆囊切除者。

【术前准备】

见“12.4 胆道外科手术前准备”。

【麻醉与体位】

胆囊位置深在,术中有可能遇到肝门部血管和胆管的各种变异或由于炎症粘连使解剖关系不清,因此要求麻醉必须保证术中有良好的肌肉松弛和手术野的充分显露,年轻病人全身情况良好者可选用硬膜外麻醉;老年或有心肺功能不全者宜采用全麻。

体位:平卧位,能满意完成各种不同类型的胆囊切除术。

根据胆囊病理改变的不同,可采用不同方法完成胆囊切除,即顺行法;逆行法;顺逆结合;胆囊部分切除及黏膜烧灼。

12.6.2.1 顺行式胆囊切除术

Cholecystectomy from the Cystic Duct

【适应证】

本法为自胆囊管开始的胆囊切除术。适用于胆囊炎症不重、胆囊颈及 Calot 三角无明显炎症水肿、局部解剖清晰者。优点为先处理胆囊动脉,分离和切除胆囊过程中出血少。

【手术步骤】

(1)择期性胆囊切除术时,首先全面探查腹腔内各个脏器。在进行胆囊切除之前,左手示指伸入肝十二指肠韧带后方 Winslow 孔,拇指置其前方进行胆总管扪诊,了解其有无增粗,管内有无结石,如发现结石,应先探查胆总管取石,确认远端无梗阻后再行胆囊切除。

(2)显露:以大纱布垫卷成与切口长度适当的卷,置入切口内将结肠、胃、网膜、十二指肠和小肠推开再盖以大纱垫,第一助手左手插入创口内手掌向下拉开,以协助显露肝门区。同时,以卵圆钳或无损伤钳夹持胆囊底部或 Hartmann 袋向下牵拉,以使肝十二指肠韧带和 Winslow 孔清晰显露(图 1)。

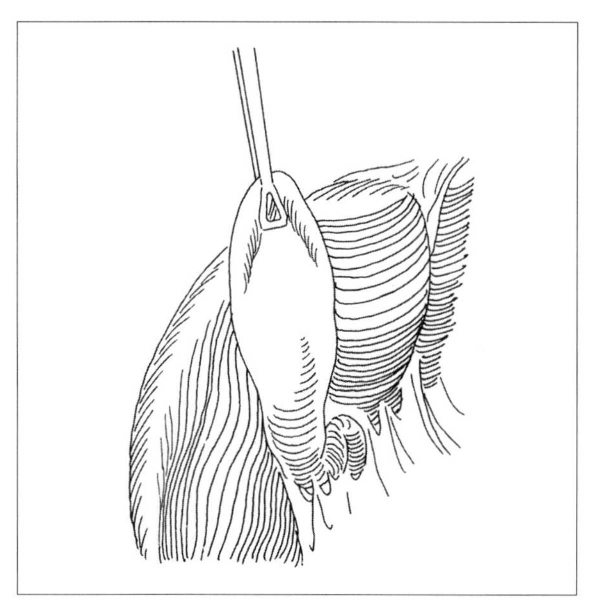

图 1

(3)在肝十二指肠韧带右缘沿图中黑色虚线切开肝总管与胆总管前腹膜(图 2)。

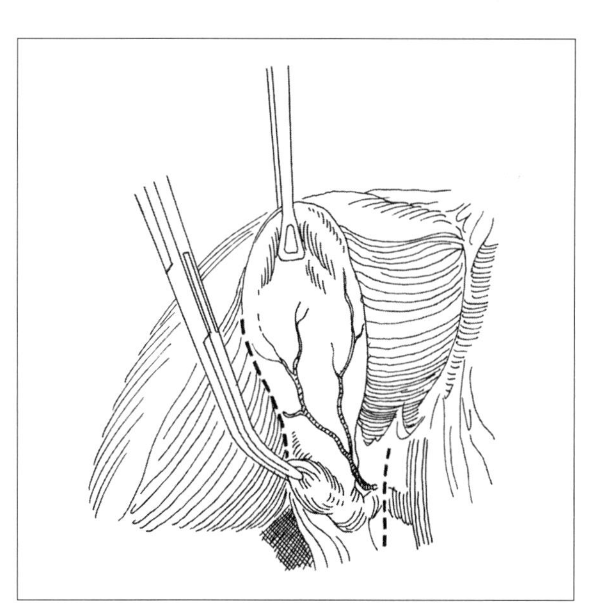

图 2

(4)钝性剥离,见到胆总管后再找胆囊管,沿胆囊管两侧钝性分离(图 3A)。在这个过程中有可能撕破胆囊动脉而有大量出血(图 3B)。此时切不可盲目钳夹宜以左手拇指及示指压迫肝动脉,暂时止血,吸除积血后,在直视下处理。胆囊管充分显露后,距胆总管 0.5cm 处先以中号丝线结扎一道但不切断。在胆囊管后上方分离胆囊动脉。胆囊动脉变异较多,可能是单一支或双支,可长可短,它可在左、右肝管、肝总管或胆总管前面或后面通过,有时可能粗大得像一支细的右肝动脉。正常在进入胆囊前分为两支或两支有各自的起点。由于胆囊动脉的这些变异或肝右动脉的异位起始而走行在Calot三角区内,只是到了胆囊颈部才分出胆囊动脉进入胆囊,为防止将肝右动脉误为胆囊动脉,应注意辨别动脉的走向,在确认其进入胆囊壁后,靠近胆囊壁钳夹并切断胆囊动脉,胆囊动脉的近端应双重结扎或缝扎(图4)。

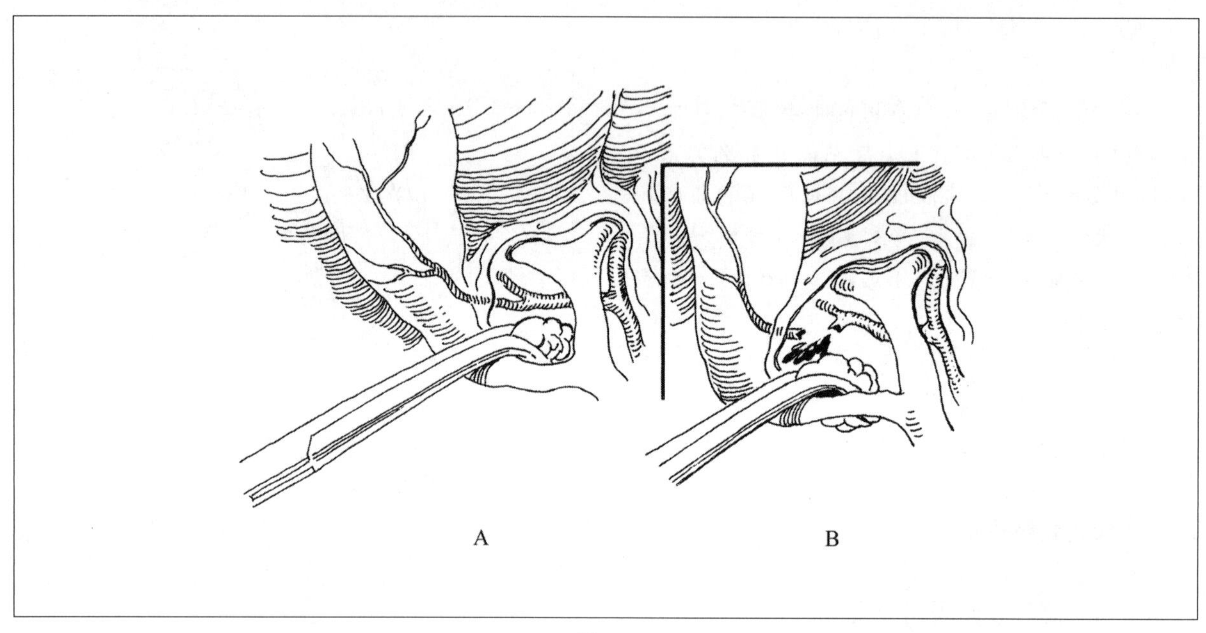

图 3

A—沿胆囊管两侧钝性剥离;B—胆囊动脉出血

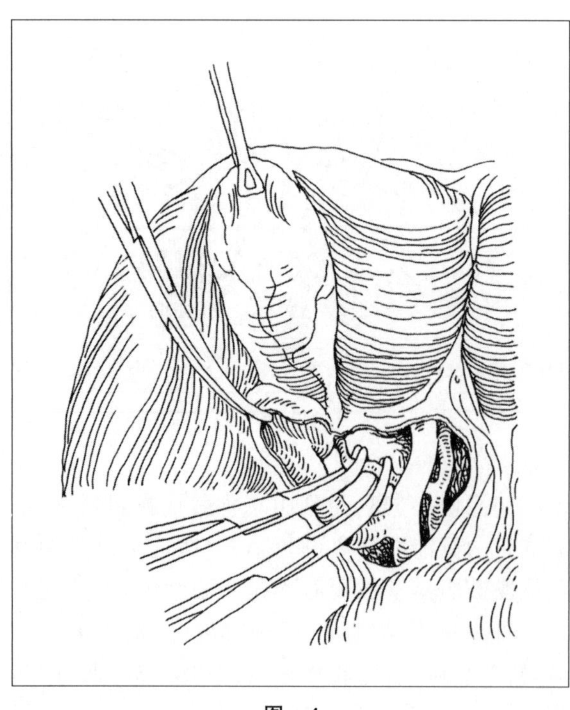

图 4

由于胆囊动脉比胆囊管更短,应先处理胆囊动脉,以免在切断胆囊管后牵引时可能导致撕破动脉。

(5)进一步游离胆囊管使其与胆总管、肝总管汇合处清晰可见,距胆总管0.5cm处(即原已结扎处)置两把血管钳,切断后近端胆囊管双重结扎或贯穿缝扎(图5)。

(6)距肝床1cm沿胆囊两侧切开胆囊浆膜(图6、图7)。

(7)自胆囊颈部向胆囊底方向游离胆囊,可用剪刀也可用电灼,游离过程中凡自胆囊走向肝实质的静脉和管道应予切断结扎(图8)。胆囊床可用细丝线间断缝合,不缝合也可。

(8)冲洗手术野,Winslow孔处置放烟卷引流。缝合腹壁各层切口。

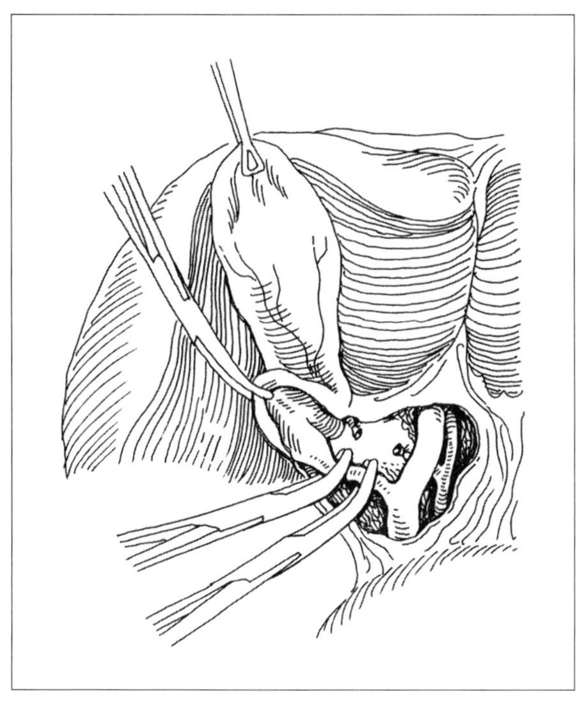

图 5

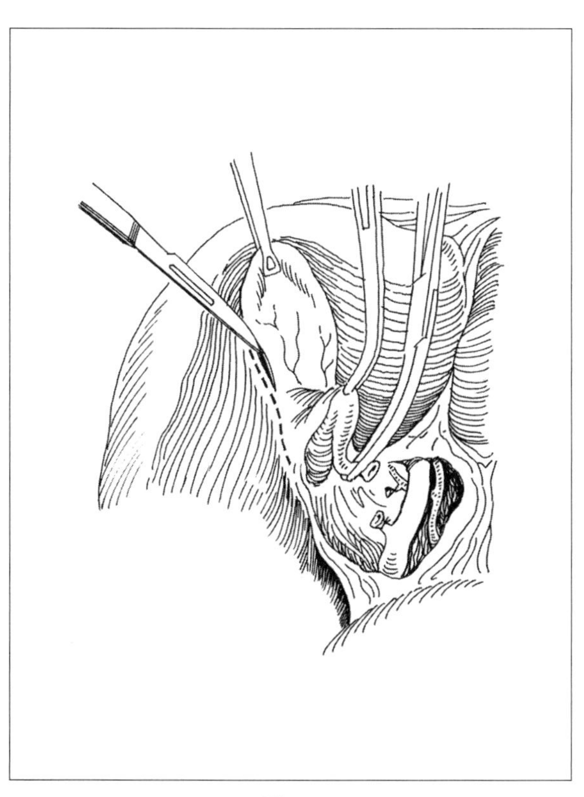

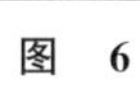

图 6

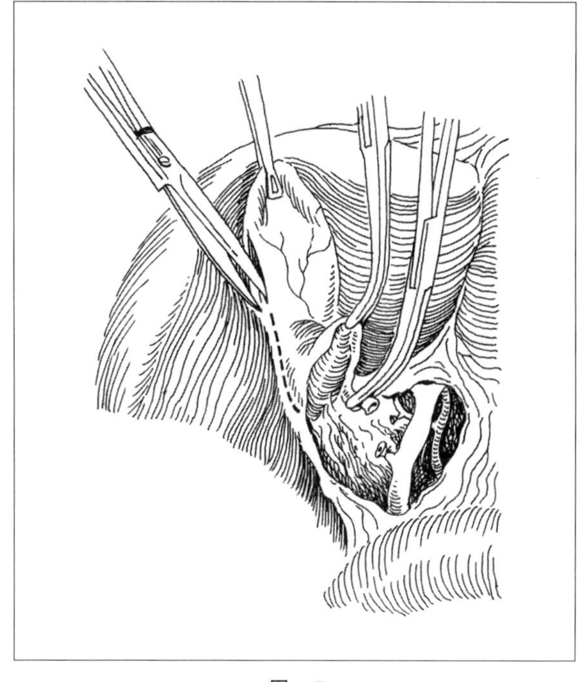

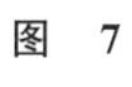

图 7

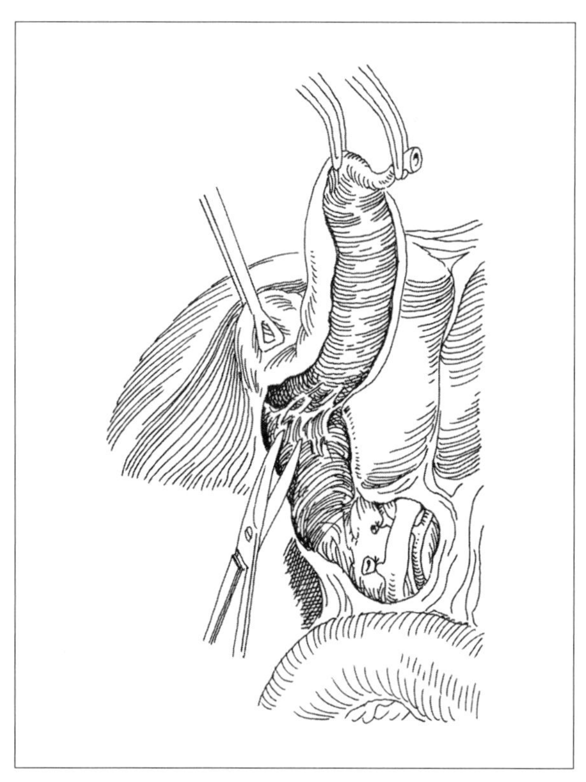

图 8

12.6.2.2 逆行式胆囊切除术

Cholecystectomy Retrograde Technique

【适应证】

当有:①急性胆囊炎因其颈部高度充血水肿;②反复急性发作的慢性胆囊炎形成致密的纤维性粘连;③萎缩性胆囊炎使 Calot 三角解剖关系不清;④胆囊颈部有巨大结石嵌顿使胆囊管阻塞变形,甚或结石嵌顿在胆囊颈与胆总管之间使胆囊管消失无法辨清胆囊管与胆总管的确切关系等情况时,难以按顺行法先行胆囊动脉、胆囊管的处理,从安全角度出发,避免意外损伤,可采用逆行式胆囊切除,即从胆囊底部开始解剖。

【手术步骤】

(1)以无损伤钳夹持胆囊底部做牵引并提起胆囊底,距肝脏 1cm 切开胆囊浆膜(图 1)。

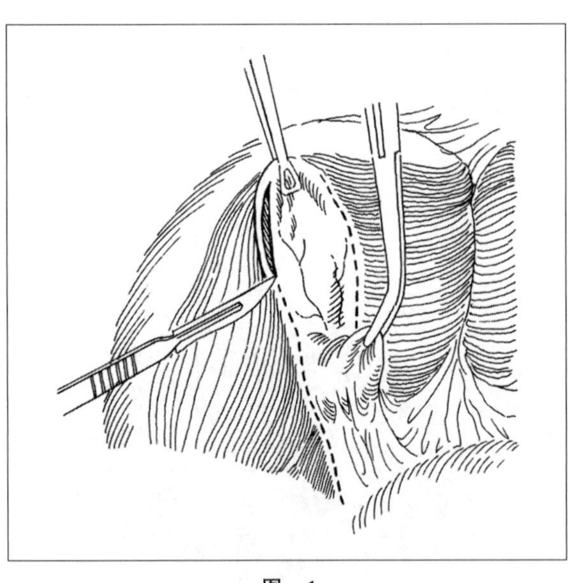

图 1

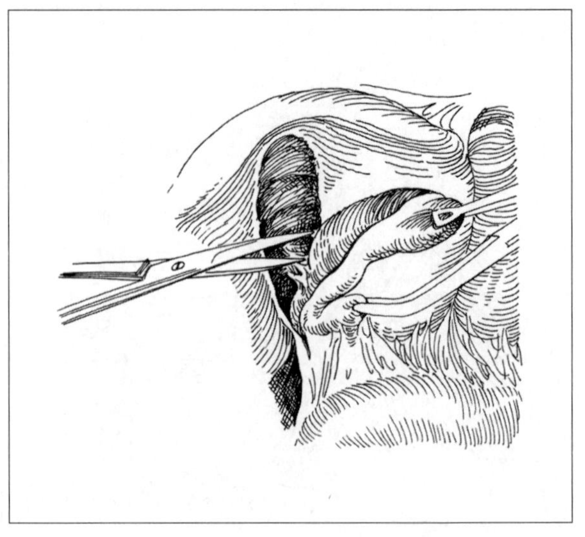

图 2

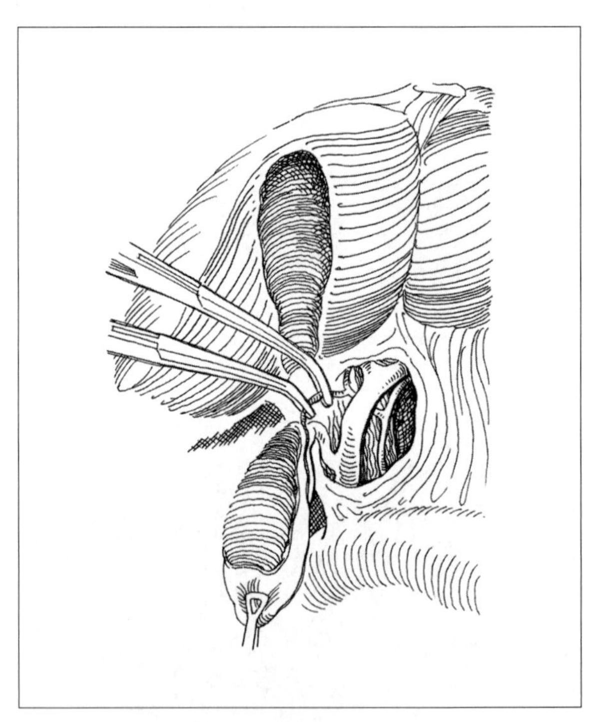

图 3

(2)自胆囊底部向胆囊颈方向游离胆囊,肝床与胆囊之间的疏松组织可用剪刀或电灼切割,遇有较大血管应钳夹结扎(图 2)。

(3)在决定逆行切除前,如胆囊与周围组织有粘连时应先分开所有的粘连,胆囊张力太高时应先行穿刺减压以利操作。当游离至胆囊颈时,轻轻向下牵拉,在其上方寻找胆囊动脉,确认该动脉走向至胆囊后,贴近胆囊壁在两把血管钳之间切断(图3)。有时因粘连或组织充血水肿,难以清晰显示胆囊动脉,术者可用左手示指放在肝与胆囊颈之间的系膜后方,在其前方以止血钳顶住左手示指并通过去,紧靠胆囊壁钳夹其系膜组织并切断,近端组织双重结扎或缝扎。

(4)胆囊动脉结扎切断后,在胆囊管和肝总管右侧缘之间的间隙内细心的解剖以显露胆囊管与胆总管的交汇处,距胆总管 0.5cm 处钳夹并切断胆囊管,近端结扎后再缝扎一道(图 4)。胆囊切除后,残留的肝面浆膜间断缝合。

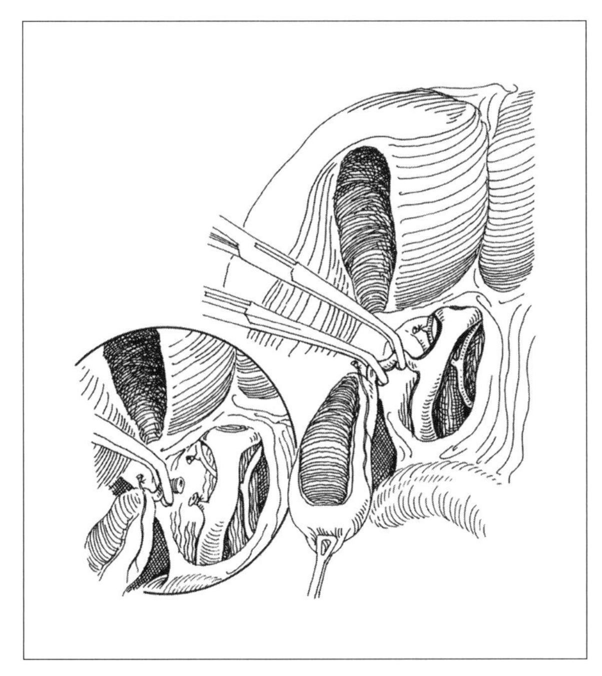

图 4

逆行法胆囊切除术优点在于对那些因炎症水肿致胆囊三角区解剖关系不清的病例可减少医源性胆管损伤，操作中应轻柔。胆囊多发的小结石，可能由于操作中的挤压使胆囊内小结石进入胆总管，故胆囊切除后应仔细检查胆总管，如胆总管内确有结石，应探查胆总管。

12.6.2.3 顺逆结合法胆囊切除术

Combined Forward-Retrograde Cholecystectomy

【适应证】

鉴于 Calot 三角内偶有异常的胆管、肝管和血管走行或遇有炎症、水肿、严重粘连致三角区组织增厚，在解剖胆囊三角及胆囊管局部时，难以准确判断肝总管、胆总管与胆囊管的解剖关系，或勉强分离胆囊动脉和胆囊管，有误伤胆管可能时，可采用顺逆结合方法切除胆囊，不仅有利于防止术中胆管损伤，还可防止胆囊内小结石因术中操作被挤压滑入胆总管的弊病。

【手术步骤】

首先显露肝十二指肠韧带及 Winslow 孔，剪开胆囊三角区的腹膜，钝性分离显露胆囊管，以直角钳穿过并引一单线先打一松结，或只将线牵起而不打结，使其既可防止胆囊内小结石因挤压进入胆总管，又可避免万一结扎了胆总管不致因结扎过紧而损伤胆道黏膜。轻轻牵拉胆囊管的结扎线，如能找到胆囊动脉，也应先将其结扎一道，如果壶腹部与肝总管甚至右肝管粘连紧密，寻找胆囊动脉困难，不必强求先结扎胆囊动脉，可从胆囊底部开始采用逆行法剥离胆囊，具体步骤与前述的方法相同。当胆囊离开肝床分离至胆囊颈并接近三角区时，对一切可疑的索状物应细心辨认，如事先胆囊动脉已先结扎一道，应提起该线再次确认是否确为胆囊动脉，如无疑问即可切断胆囊动脉，近端双重结扎；如事先胆囊动脉并未结扎，则在分离至相当胆囊动脉进入胆囊处，应紧贴胆囊壁钳夹切断，近端必须结扎牢固，以防内含胆囊动脉滑脱。此处应避免大束组织钳夹，以免将因粘连被牵拉的右肝管或肝总管损伤。至此，胆囊完全游离仅有胆囊管与胆总管相连，应再次确认原已结扎的胆囊管确实进入胆总管后方可切断。如果胆囊壶腹部与肝门部紧密粘连无法分清三角区的解剖关系，为避免肝总管或右肝管的损伤，可采用保留部分与肝门紧密粘连的胆囊壁，对保留部分的胆囊黏膜用刮匙搔刮或电灼，再以碘酊、乙醇、生理盐水擦拭。

12.6.2.4 胆囊部分切除及黏膜烧灼

Partial Cholecystectomy, Partial Resection with Mucous Membrane Singe

萎缩性胆囊炎因胆囊壁增厚，粘连致密，Calot 三角区有较多瘢痕或有结石嵌顿在壶腹部或胆囊管导致三角区的致密炎性粘连。胆囊积液、积脓，可与周围广泛粘连呈团块，使胆囊切除时因解剖困难有损伤胆管的危险。肝硬化门脉高压病人须行胆囊切除时，由于肝门区有丰富的血管侧支形成，分离胆囊管和胆囊可因门静脉的肝侧分支破裂导致出血。在这些情况下可采用胆囊部分切除——即保留胆囊后壁，术中不分离解剖 Calot 三角。胆囊部分切除因失去残留的胆囊黏膜与胆道系统的连续，因而可避免结石复发，不仅避免了因强行胆囊切除可能造成的胆管损伤或出血，又可免去因只完成单纯胆囊造口，术后不得不面临困难的二期手术。对难切除的胆囊不失为一种有效而实用的方法。

麻醉,体位及切口均与胆囊切除术相同。

【手术步骤】

充分显露胆囊后,从胆囊颈或体部切开胆囊壁,排空胆汁并取净结石,以探针探明胆囊管开口及胆囊管走行。为防损伤胆总管,可将探针留置在胆囊管内作为标志。从胆囊底向胆囊颈方向紧贴肝面全层剪开,直到胆囊管的开口处。将游离的胆囊前壁全部切除后,仅留下附在肝床上的部分胆囊后壁。残留的胆囊黏膜搔刮后再以石炭酸、乙醇、盐水拭子擦拭,然后直视下缝合胆囊管口或行内荷包缝合。对肝硬化门脉高压的病人,残留的胆囊后壁可用电凝或连续缝合以控制侧支出血;也可先切开一侧胆囊壁,缝合切缘后再切另一侧以减少出血,保持手术野的清晰,渗血不止者也可边切边缝。

本术式不需分离胆囊动脉,胆囊管口的封闭必须牢靠以防术后胆汁漏,胆囊床处应放置乳胶管及烟卷引流。

【主要并发症】

(1)切口或肝下感染:多因引流不畅或术中污染,术中在切开胆囊前尽可能先抽吸胆汁,切开后尽可能少污染周围组织。

(2)胆囊切除术后综合征:多发生在遗留胆囊管较长的病人,特别是胆囊管残端尚遗留有结石时。

(3)胆囊部分切除后因小肠可能与残留胆囊壁粘连引起肠梗阻。其预防方法可将网膜覆盖在残留胆囊壁上。

(4)胆汁漏:多因有胆囊下肝管开口在胆囊后壁或胆囊管口封闭不严导致胆汁积聚,少量的可经引流排出,大量的胆汁漏可引起胆汁性腹膜炎,须手术引流处理。

12.6.2.5 胆囊切除术术中注意事项

Precautions in Cholecystectomy

(1)胆囊动脉的处理。术中可能由于血管钳的松脱或用力牵拉造成动脉撕裂或打结时由于操作者配合不好导致滑脱而致动脉出血。因胆囊位置深在,一旦胆囊动脉出血,手术野将被血液淹没,而此时胆囊动脉多收缩至肝总管旁或其后方,只见出血而难以看清确切的出血点,此时切不可盲目钳夹止血或盲目对着可疑出血部位缝扎。一般出血不是很猛时可用纱布压迫,待清理手术野后移开压迫的纱布同时以吸引器对准出血部位,直视下对准出血点钳夹。出血很猛时术者可用左手示指、拇指暂时控制肝十二指肠韧带,吸净周围积血后直视下看清出血部位予以钳夹。

在顺行法胆囊切除时,有人主张先结扎胆囊动脉后处理胆囊管,认为有5%以上的胆囊管呈弯曲型,在游离并牵拉胆囊管时,有撕破胆囊动脉的可能,因此主张先结扎切断胆囊动脉后处理胆囊管,并强调这两个步骤不应倒置,这种看法是合理的,但不应绝对化,应依据当时的解剖而定。有些病例先处理胆囊动脉并非易事,反而在切断胆囊管后寻找胆囊动脉似更容易,遇到这种情况应灵活掌握。

(2)肝胆三角区内除胆囊动脉外,还可能有肝右动脉、门静脉右支及右肝管,在胆囊切除过程中,除胆囊动脉外,这三支管道是绝对不能切断的,为避免损伤,凡在肝总管右侧除了确认进入胆囊壁的胆囊动脉外,不能切断任何穿过三角区内的管道。辨别胆囊动脉的关键是看其走行是否最终进入胆囊,而胆囊动脉以外的管道其远端必然是进入肝实质,凡术中见其入肝的管道绝不能切断。实践中确有一些病例因胆囊炎症或局部纤维化,寻找和解剖胆囊动脉均很困难,这时不必勉强寻找或暴露胆囊动脉,应在胆囊颈的上缘紧贴胆囊壁钳夹胆囊肝系膜并切断,近端应贯穿缝扎。我们曾用这种方法完成了大量的胆囊切除,无一例发生误伤。

(3)在分离胆囊过程中,注意勿深入胆囊肝板,将肝面组织撕伤,一旦肝面有撕裂出血,可用纱布暂时压迫,小的出血点电灼止血,大的出血面可缝合止血。由于肝与胆囊之间常有交通胆管或副肝管开口在胆囊,故在分离过程中遇有硬韧的管道系统时应予以结扎。胆囊移除后应检查肝面有无渗漏胆汁,必要时应缝扎。

(4)术中胆囊管与胆总管的解剖关系确实不清时可通过胆囊管行手术中胆道造影。

(5)完全萎缩的胆囊可能仅为一个纤维化团块或紧紧包绕着结石而深陷在肝床内,如按常规方法游离胆囊则十分困难,应采用胆囊部分切除法完成。

(6)医源性胆管损伤是胆囊切除术的严重并发症,国内林守诚等报道发生率 0.3%;Moossa 等报道美国每年有 2250 例医源性胆管损伤,由胆囊切除术引起的占 5%。究其发生原因与下列因素有关:切口过小暴露不充分;Calot 三角区解剖关系不清;术中出血盲目钳夹或缝扎;医生经验欠缺或助手不力;术中未行胆道造影;病人肥胖。胆囊切除时发生的胆管损伤通常位置较高,接近肝门,日后处理十分困难。避免胆道损伤的关键在于术者认真遵守正规的手术操作步骤,熟悉肝外胆道解剖和变异,尤应熟悉胆囊三角的结构特点。不论顺行或逆行法切除胆囊,均应强调切断胆囊管之前必须清晰显露胆囊管开口上、下方的肝总管和胆总管(图 12-6-1)。只有确认胆囊管与肝总管、胆总管关系后才可钳夹切断,这是避免胆道医源性损伤的唯一可循的原则。

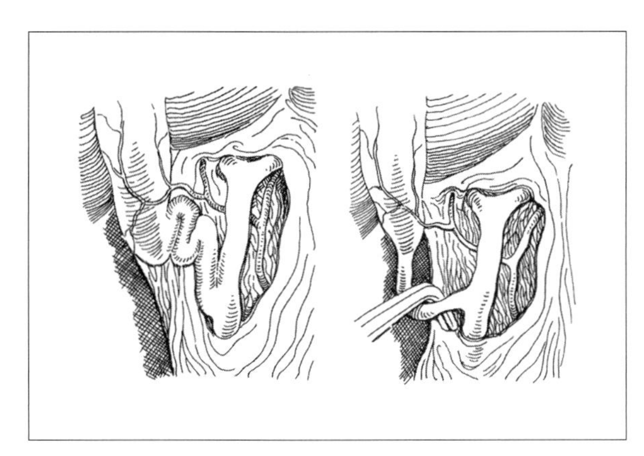

图 12-6-1 胆囊动脉、肝总管、胆总管和胆囊管

(冯玉泉)

参 考 文 献

1 林守诚,孟承伟.胆囊切除术中胆管损伤 10 例分析.实用外科杂志,1984,4(5):268

2 Blumgert L H. Surgery of the Liver and Billiary Tract. Voll, Ist ed London William Clowes Limited, 1988:559－567

3 Kenneth W W, et al. Atlas of Surgery of the Liver, Pancreas and Billiary Tract. lst ed. California. Appleton Lange, 1991:6－22

4 Moossa A R, Mayer A D and Stabile B. Iatrogenic injury to the bile duct. Arch Surg, 1990,125(8):1028

5 Ladocsi LT, Beniter LD, Fillippone DR, et al. Interoperative cholangiograph in laparoscopic Cholecystectomy: areview of 734 consecutive cases. Am Surg, 1997,63(2):150

6 Olsen D. Bile duct injuries during larproscopic cholestectomy. Surg Endosc,1997,11(2):133

12.6.3 腹腔镜胆囊切除术

Laparoscopic Cholecystectomy

1901 年,俄国的 Ott 和德国的 Kelling 分别用窥阴器和膀胱镜通过腹壁上的小切口观察腹腔,从而开辟了腹腔镜手术的历史。此种方法,虽然改进成腹腔镜,但在一段时间里,因为受技术条件的限制,一直被外科医生冷落,而在妇科却不断的发展,成为诊断妇科疾病的一种重要手段。随后,由于电子技术的迅速发展,高科技在医学领域的广泛应用,大大促进了腹腔镜技术的发展。其中有两个关键的高技术的引进,使腹腔镜技术得以广泛的开展:①人工自动气腹机的研究成功,使腹腔内能保持稳定的压力。充分的扩张腹腔的空间,使手术部位充分的显露。腹内压保持在 13mmHg 时,正好与毛细血管压力相等,而且可以防止空气进入血管形成致命的空气栓塞,同时又可减少出血;②完善了内镜摄像系统,使直接肉眼观察转变成电视屏幕观察,大大开阔了术者的视野,并能在电视监视下进行多人的配合,为进行高难度的操作提供了必要的条件。

随着以腹腔镜胆囊切除术为主的内镜外科手术的广泛应用,以创伤小,病人痛苦少,恢复快为特点,为广大病人所接受,并在不断开拓新的领域。当前,在有条件的医院,90%~95%的胆囊切除术均在腹腔镜下进行,由于胆囊结石病患者的人数众多,故腹腔镜胆囊切除已成为微创外科手术的重要内容。

腹腔镜外科的开展有赖于仪器设备的研制成功和投入使用,因而腹腔镜手术操作与仪器设备有密切的关系,现在世界上有很多型号的腹腔镜器械,并且更新的速度很快,可以说是"日新月异",以下仅将腹腔镜主要部件和功能作一介绍。

(1)气腹系统:是由气腹针(Veress 针),气腹机及与针相连的硅胶管和二氧化碳气钢瓶组成。

①气腹针:气腹针是一种具有安全装置的特殊的腹腔穿刺针。是根据 Veress 的设计原理制作的,针芯的前端钝圆,有侧孔,可以注水、注气和抽吸,在尾部装的弹簧,在穿刺腹壁时遇到阻力后针芯退到锋利的针套中,当进入腹腔、阻力消失时,借弹簧的力量将针芯弹出,以避免针套误伤腹腔脏器,但在有腹腔粘连时此针也会失去保护作用。在穿刺前应试一下针的灵敏性,有时因针弯曲或针套内被污物堵塞使弹簧失去作用。

②气腹机:气腹机起保持腹腔内恒定的气腹压力的作用,分为半自动和全自动两种。半自动气腹机需要人工控制进气量,很不方便而且很难保持气压恒定,目前已被淘汰。自动气腹机能预定压力值,腹腔内压力一般定在 13mmHg,机器还能显示腹腔压力和气体流量,连续不断监测腹腔压力,确保腹内压力不超出预定范围,并有各种报警装置。胆囊切除手术时一般需要在腹壁上插 4 个套管,而且要多次更换器械,冲洗吸引,腹腔内的气体泄漏较多、较快,若腹腔压力不够将严重地影响手术操作,因此能自动调节腹内压力并能快速注气的气腹机是腹腔镜手术的必要条件之一。

③二氧化碳钢瓶:一般腹腔镜的气腹机带有一个二氧化碳小钢瓶,但容量很小,都应配备大的二氧化碳钢瓶(25L)。

(2)摄像显示系统:由腹腔镜,摄像头,信号转换器,监视器和录像机组成。

①腹腔镜(laparoscope):是全套器械中最重要部分,它的质量好坏直接关系到图像的质量。现在有 10mm 的前直镜(0°)和前斜镜(30°和 45°)后者较符合手术者的习惯,容易观察手术野,不容易受到腹腔脏器的阻挡,使手术部位显示更清楚。镜视深度为 1～10mm,最佳距离为 1～5cm。

②摄像头:是与腹腔镜目镜连接的微型摄像头,具有体积小、重量轻及不影响操作的特点。它将腹腔镜镜端的图像以电讯号的方式输入到信号转换器,有高灵敏度(光学照明只需 2lx),高清晰度(解像度>470 线)的特点,使外科医生能通过电视屏幕进行手术操作。同时镜头有抗高频干扰功能,防水密封,可以浸泡消毒。在摄像头上可调整焦距,使手术野清晰。

③信号转换器:将摄像头传入的电讯号转换成彩色视频信号,输给监视器和录像机。并谐调色彩。

④监视器和录像机:监视器多采用 35.6～53.3cm(14～21 英寸),电视图像一般放大 8～14 倍。

(3)冷光源系统:腹腔镜光源一般用卤素灯或氙灯,将一块隔热玻璃插在光源和光缆之间,进入光缆的光就会有很高的照明度,又不含热的成分,即“冷光”。光的传导是通过几乎无光强度损失的柔软的光导纤维进行的。自动冷光源通过微机分析影像讯号后自动调节光度,确保光度最佳,影像鲜明。也可以转换成手动控制,氙灯和卤素灯的寿命超过 250h,有的可达 700h 以上。有的内置备用金属卤素灯泡及自查故障功能。

(4)高频电刀:腹腔镜用的高频电刀功率在 150～200W 之间,最大功率不应超过 200W,以保证安全。

(5)腹腔镜器械:包括套管针、电凝钩及剪刀、抓钳等。随着腹腔镜外科的发展,腹腔镜手术器械的种类将越来越多。

【适应证】

具有下列情况者,可以考虑施行择期腹腔镜胆囊切除术:

(1)有症状的胆囊结石。

(2)有症状的慢性胆囊炎。

(3)有症状的和有手术指征的胆囊隆起性病变。

(4)急性胆囊炎经过治疗后症状缓解有手术指征者。

(5)估计病人对手术的耐受良好者。

【禁忌证】

(1)相对禁忌证:①结石性胆囊炎急性发作期;②慢性萎缩性结石性胆囊炎;③有上腹部手术史;④腹外疝。

(2)绝对禁忌证:①伴有严重并发症的急性胆囊炎,如胆囊积脓、坏疽、穿孔等;②梗阻性黄疸;③胆囊癌;④胆囊隆起性病变疑为癌变;⑤肝硬化门静脉高压症;⑥中、后期妊娠;⑦腹腔感染、腹膜炎;⑧伴有出血性疾病、凝血功能障碍;

⑨重要脏器功能不全，难以耐受手术、麻醉和安放有心脏起搏器者(禁用电凝、电切)；⑩全身情况差不宜手术或病人已高龄，无胆囊切除的强有力指征；⑪膈疝。

腹腔镜手术的适应证范围随着技术的发展不断扩大。某些原来是手术相对禁忌证的疾病也不断被尝试用腹腔镜来完成。如继发胆总管结石已部分能用腹腔镜手术来解决。总之，在取得必要的经验之后，将有更多的疾病可用腹腔镜手术治疗。

【术前准备】

(1)病史、体检：重点了解胆石症发作史，注意发作中有无黄疸，有无胆石性胰腺炎。曾有剧烈胆绞痛，伴发热且病程反复多年者，提示胆囊有严重的粘连，手术较为复杂。还应了解既往腹部手术史，特别是上腹部手术史。

(2)血生化及其他常规检查：①血、尿常规，血红蛋白、白细胞计数及分类、血小板计数，出、凝血时间；②胸透、心电图；③血糖与电解质(K^+、Na^+、Cl^-、Ca^{2+})；④肝肾功能：A/G、AKP、ALT、LDH、BIL、BUN、Cr 及凝血酶原时间；⑤年龄>60 岁，或有慢性心肺疾病者应行动脉血气分析。

(3)影像学检查

①腹部 B 超：重点了解胆囊大小，壁的光滑度，与周围脏器组织的关系，结石是否充满胆囊，估计胆囊手术的难度。特别是对胆囊壁的测量，胆囊壁的厚度间接反映胆囊的炎症程度，胆囊壁超过 0.4cm 就说明胆囊炎症较重。有条件者应检查胆囊管的长度，对手术有所帮助。检查胆总管有无结石，是否扩张，若胆总管的直径>1cm，则可能有梗阻因素。此外也应了解有无肝脏、胰腺的并存疾病。对有上腹部手术史者，应用 7.5MHz 的线性扫描，可以对腹腔粘连的部位和程度做出估测，有助于选择气腹针的穿刺部位。

②逆行胆胰管造影(ERCP)：病史中有明显的 Charcot 三联征或 B 超检查有阳性发现时才选择性的实施。如证实有胆管结石，则可酌情行乳头或括约肌切开(EPT 或 EST)取石。最近外科医生重新重视术前的内镜逆行胆胰管造影术(ERCP)，ERCP 不但可了解胆总管有无结石，还能观察胆道是否有解剖学变异以防手术时胆道损伤。

总之，术前检查充分，才有可能做出正确的诊断及病情估计，选择好适应证，使腹腔镜胆囊切除术的开腹中转率和术中并发症降至最低限度。

(4)术前谈话：向病人及其家属介绍这一手术的特点和局限性，术中有转为开腹手术的可能，并向家属说明腹腔镜手术的危险性和可能出现的并发症，请家属签字。

(5)皮肤准备：按剖腹术常规准备全腹部皮肤，尤其应注意脐部的消毒。

(6)放置尿管：估计手术时间长者，应放置尿管。一般情况不必插尿管，以减少医源性尿路感染的机会；而代之以术前排空膀胱即可。

(7)肠道准备：术前 2d 禁食豆类、牛奶等易产气食物；必要时术前给清洁灌肠。放置胃管，排空胃内容物有利于术野的显露，减少穿刺过程中胃穿孔的危险。插入胃管后应反复抽空胃内积气和胃液。

(8)术前给药：术前 30～60min 肌内注射阿托品 0.5mg，或哌替啶 50mg；对过度紧张者给予地西泮 5～10mg。对血液黏稠度高的病人，为预防术中、术后发生脑梗死等严重并发症，麻醉开始前给肝素抗凝，剂量为 1mg/kg。为预防下肢静脉血栓形成，手术时可在双下肢缠以弹性绷带(一般病人上述两项措施则无必要)。手术前预防性给予抗生素。

【麻醉与体位】

全身麻醉是腹腔镜外科手术最好的选择，此种麻醉既能满足手术要求包括安全、无痛、肌肉松弛等，又可维持循环稳定和良好的呼吸管理。无论采用哪一种全身麻醉方法，均应行气管内插管，以利于术中呼吸管理。

因其他疾病而用的药物，要继续应用至手术当日，如治疗高血压的药物、抗心律失常的药物、治疗糖尿病药物等。麻醉前 30min 常规应用颠茄类药物，如阿托品、东莨菪碱等。对精神紧张或焦虑的病人还可适量应用镇静、催眠类药物，如安定类、巴比妥类等。有的病人还应加用适量的麻醉性镇痛药，如吗啡、哌替啶等。术中必须应用肌松剂，如司可林、万可松或卡肌宁等。要求麻醉平稳，保证病人完全制动，良好的肌肉松弛和术中管理，保证安全，便于手术野显露及手术操作。

病人的体位：多采用仰卧位。术者站在病人的左侧，第1助手站在病人的右侧，第2助手站在第1助手的一侧，器械护士站在术者的左侧，监视器应放在术者和助手都易见到的地方。通常使用两个监视器。手术室应有足够的空间，以便放置仪器。麻醉完成后，病人的头侧抬高10°～20°，身体右侧抬高15°，因引力的作用，使病人的内脏向左下方移位。另外还有取膀胱截石位者，现已少用。

【手术步骤】

(1)制造气腹：腹部常规消毒，铺无菌手术巾。沿脐窝下缘做弧形切口，约10mm长，若下腹有过手术，可在脐上缘切开以避开原手术瘢痕，切开皮肤。术者与第1助手各持布巾钳从脐窝两侧把腹壁提起。术者以右手拇指、示指挟持气腹针(Veress针)，腕部用力，垂直或略斜向盆腔刺入腹腔。在穿刺过程中针头突破筋膜和腹膜时有2次突破感；判别针尖是否已进入腹腔，可接上抽有生理盐水的注射器，当针尖在腹腔内时呈负压。接上气腹机，若充气压力显示不超过13mmHg，表明气腹针在腹腔内。开始充气时不应过快，采用低流量充气，1～2L/min。同时观察气腹机上的腹腔内压力，充气时压力应不超过13mmHg，过高说明气腹针的位置不正确或麻醉过浅及肌肉不够松弛，要做适当调整。当腹部开始隆起和肝浊音界消失时，可改为高流量自动充气，直至达到预定值13～15mmHg，此时充气约3～4L，病人腹部完全隆起，可以开始手术操作。

在脐部气腹针处用巾钳将腹壁提起，用10mm套管针穿刺，第1次穿刺带有一定的"盲目性"，是腹腔镜中较危险的一个步骤，要格外小心。将套管针缓慢地转动，用力均匀地进针，进入腹腔时有一个突然阻力消失的感觉，打开封闭的气阀有气体逸出，此即穿刺成功。连接气腹机以保持腹腔内恒定压力。然后将腹腔镜放入，在腹腔镜的监视下进行各点的穿刺。一般在剑突下2cm穿刺放入10mm套管以备放电凝钩、施夹器等器械；在右锁骨中线肋缘下2cm或腹直肌外缘和腋前线肋缘下2cm各用5mm的套管针穿刺以放入冲洗器和胆囊固定抓钳(图1)。这时人工气腹和准备工作已完成。

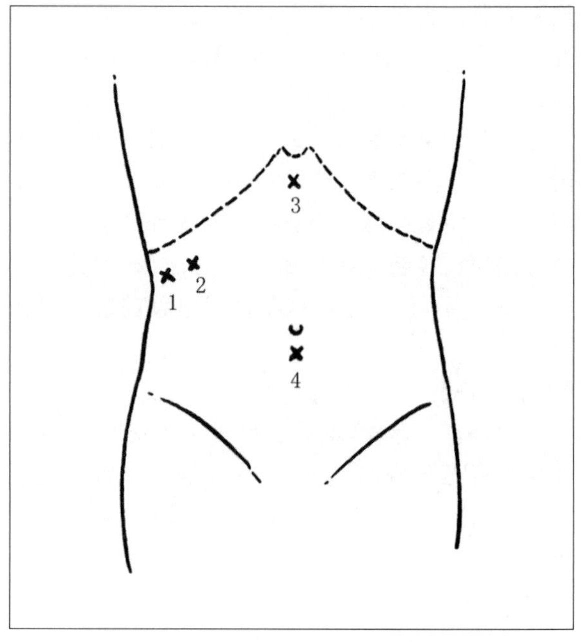

图1　鞘管插入位置

1—右腋前线，5mm鞘管，放置冲洗吸引管；
2—右锁骨中线，5mm鞘管，放置胆囊牵引钳；
3—剑突下，10mm鞘管，置入电凝钩等；
4—脐部，10mm鞘管，置入腹腔镜

由于制造气腹和第1次套管针穿刺可误伤腹腔的内大血管和肠管，且术中不易发现。近来不少人改为在脐部开一小口，找到腹膜，直接把套管针放入腹腔充气。

气腹制造成功后，开始手术操作。手术的分工各医院有不同的习惯，我们由术者掌握胆囊固定抓钳和电凝钩，负责手术的全部操作，第1助手掌握冲洗器负责冲洗吸引及协助手术野的暴露；第2助手掌握腹腔镜使手术野始终显示在电视屏幕的中央。

(2)解剖Calot三角区：用抓钳抓住胆囊颈部或Hartmann囊，向右上方牵引。最好将胆囊管牵引与胆总管垂直，以便明显区分两者，但注意不能把胆总管牵引成角。用电凝钩把胆囊管上的浆膜切开，钝性分离胆囊管及胆囊动脉，分清胆总管和肝总管(图2，图3)。因该处离胆总管较近，尽量少用电凝，以免误伤胆总管。用电凝钩上下游离胆囊管。并看清胆囊管和胆总管的关系。在尽量靠近胆囊颈的地方上钛夹，两个钛夹之间应有足够的距离，钛夹距胆总管至少应有0.5cm(图

4)。在两钛夹之间用剪刀剪断,不能用电切或电凝以防热传导而损伤胆总管。而后在其后内方找到胆囊动脉,并置钛夹剪断(图5)。切断胆囊管后不能用力牵拉,以免拉断胆囊动脉,并注意胆囊的后支血管。仔细剥离胆囊,电凝或上钛夹止血。

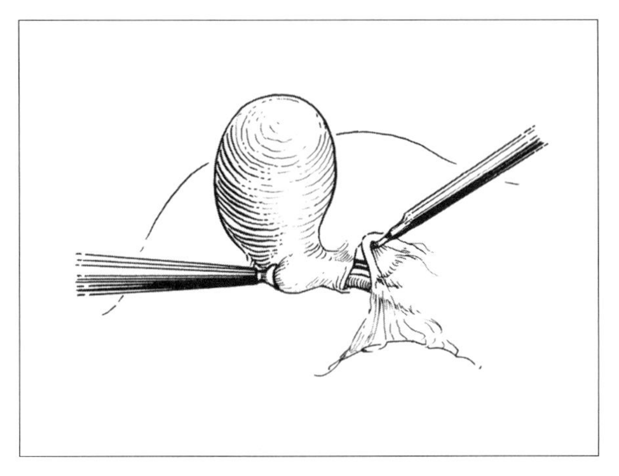

图2 切开胆囊管表面浆膜

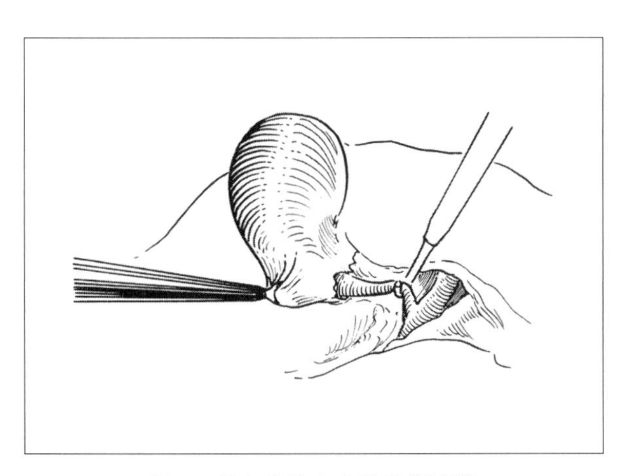

图3 用电凝钩充分游离胆囊管

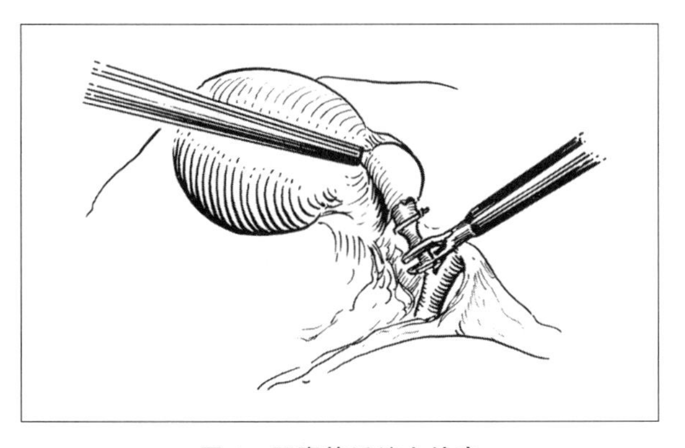

图4 胆囊管近端上钛夹

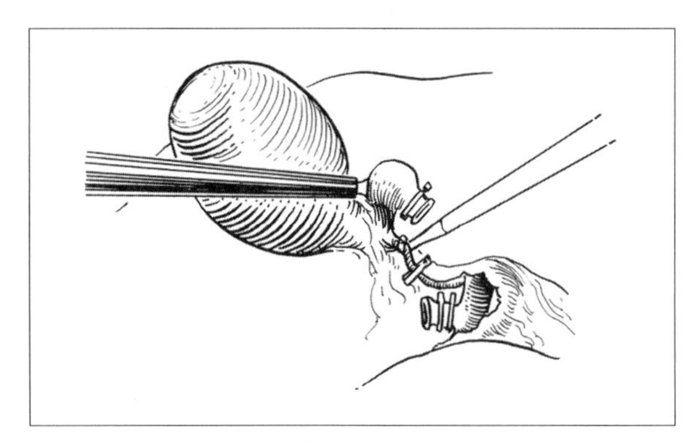

图5 剪断胆囊管,游离胆囊动脉并上钛夹

(3)切除胆囊:夹住胆囊颈向上牵引,沿着胆囊壁小心剥离,助手应协助牵拉使胆囊和肝床有一定的张力(图6)。将胆囊完整地剥下,放在肝右上方。肝床用电凝止血,用生理盐水仔细冲洗,检查有无出血和胆漏(在肝门部置一纱布块,取出后检查有无胆汁染色)。吸尽腹腔内积水后将腹腔镜转换到剑突下套管中,让出脐部切口,以便下一步从结构比较松弛、容易扩张的脐部切口取出>1cm的含结石的胆囊,如果结石较小也可以从剑突下的戳孔取出。

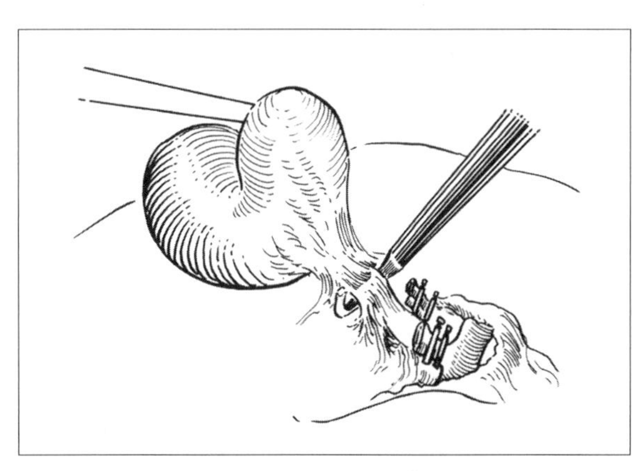

图6 剪断胆囊动脉,用电凝钩分离胆囊床

(4)取出胆囊:从脐部的套管中将有齿抓钳送入腹腔,在监视下抓住胆囊管的残端,将胆囊慢慢地拖入套管鞘内,连同套管鞘一起拔出。在抓胆囊时要注意将胆囊放在肝上,以避免锋利的钳齿误伤肠管。如果结石较大或胆囊张力高,切不可用力拔出,以免胆囊破裂,结石和胆汁漏入腹腔。这时可用血管钳将切口撑大后取出,也可用扩张器把该切口扩张至2.0cm,如果结石太大可将该切口延长。如有胆汁漏至腹腔,应用湿纱布从脐部切口进入将胆汁吸净。结石太大不能从切口中取出时也可以先把胆囊打开，用吸引器吸干胆囊内的胆汁，钳碎结石后一一取出。如果发现有结石落入腹腔中要予取尽。

检查腹腔内无积血和液体后拔出腹腔镜，打开套管的阀门排出腹腔内的二氧化碳气体，然后拔出套管。在放置10mm套管的切口用细线做筋膜层缝合1或2针，将各切口用无菌胶膜闭合。

【术中注意要点】

(1)制造气腹时的注意事项：对肥胖病人进行腹壁穿刺时，两次的突破感不明显，为证实针尖确实在腹腔内，可将抽有盐水的注射器接上气腹针，若见注射器内的盐水随着重力自然地流进腹腔，说明此时穿刺针已进入腹腔。在充气时要始终注视气体流量计，在4L/min时压力不应超过13mmHg，充气时腹部均匀地隆起，肝浊音界消失。

气腹建立后，为了进一步证实脐部有无肠管粘连，可做Palmer抽吸试验：将抽有生理盐水的10ml注射器接上18号针头，经脐部穿入腹腔，此时腹腔内的二氧化碳气体将注射器的盐水往外推，进入针管的仅为气体，提示此处无肠管，若抽出血液或抽不出液体说明局部有粘连，若抽出肠液则提示有肠管粘连。

(2)高频电刀使用注意事项：在腹腔镜脏器损伤中电刀误伤胆总管和肠管是最多见的，应引起注意：①腹腔镜器械如电凝钩等的绝缘层应完整，有损坏时要及时更换；②术前准备要充分，要进行灌肠以消除肠胀气；③采用低压高频电凝，在200V时是安全的，在切割时不应产生电离火花；④对于肠管的损伤术者往往当时未能发现，所以操作过程中电凝器械应始终置于监视画面中；⑤术者在使用电凝钩时，用力应保持向上(腹壁)，以防电凝钩反弹灼伤周围的器官。

(3)解剖Calot三角：主要是防止胆管损伤。胆管的解剖异常是常见的，所以要特别小心。在解剖时不能使用电凝以防损伤胆总管，最好只用电凝钩或分离钳细心的解剖。在Calot三角粘连很严重或充血水肿明显，胆总管分辨不清时，应及时地转为开腹手术。

(4)处理胆囊管：胆瘘发生原因之一是胆囊管处理不妥，胆囊管较短或胆囊管较粗，钛夹夹闭不全，常使胆囊管处理发生困难。遇见较短的胆囊管时，尽量把胆总管侧的钛夹夹好，把胆囊侧开放，吸尽胆汁。胆囊管断端应留有足够长度，以防钛夹滑脱。在遇见较粗胆囊管时先用丝线结扎，然后再上钛夹。现在已有大号钛夹对较粗的胆囊管效果较好。

(5)术中胆管造影：胆道术中造影的方法有多种，我们的方法是在胆道造影时，先钳闭胆囊侧的胆囊管，然后在胆囊管上剪一个小口，从腹直肌外缘的套管中放入一输尿管做导管，插入约3cm，插管的开口用固定钳夹紧，注射造影剂拍片，在操作的过程中应用腹腔镜监视。现已有造影专用钳，使用非常方便。

(6)取出胆囊：脐部套管孔的腹肌是比较薄弱的，容易用止血钳分开。在胆囊结石较大时，先将胆囊颈提出腹壁外，打开胆囊把胆汁吸尽，用取石钳从胆囊中取出结石。若结石较大可先在胆囊内钳碎再取出。取出后要蘸干积血和切口中的胆汁。切不可在切口不够大的情况下用力拔出致使胆囊破裂结石落入腹腔。如有结石落入腹腔应如数取出，否则残留结石会造成腹腔感染和粘连。

(7)腹腔镜胆囊切除术是一种有潜在危险性的手术。应录下手术的全过程，作为“黑匣子”妥善保存，以便在有手术并发症时寻找原因。

【术后处理】

(1)胃管、尿管：病人清醒后即可拔除。但术中穿刺、电凝、分离解剖时若损伤了胃肠道，在腹腔镜下做了缝合修补，则应保留胃管，做持续胃肠减压。急性胆囊炎手术中胆囊破裂，胆汁污染腹腔者，尽管术中已反复冲洗，术后仍需保留胃管。

(2)腹腔引流管：一般在腹腔镜胆囊切除术后不放置腹腔引流。但若手术经过不顺利，术后可能会发生出血、胆汁漏或感染者，必须在胆囊床下小网膜孔处放置有侧孔的引流管。术后注意观察引流液的性质和量，如无异常可在术后48h拔除。引流液较多时应做如下判断和处理：

①引流液为血性：首先应不断顺向挤压引流管保持其通畅，避免被血凝块堵塞后造成引流液不多的假象，然后判断是手术中遗留的陈旧性血液，还是新鲜的活动性出血。活动性出血则应区别是创面渗血还是血管出血。测定引流液中的血红蛋白量，可以算出实际失血量。每小时失血量＜50ml，经对症治疗后逐渐减少，或者24h量＜300ml则不

需要手术处理;否则仍以开腹手术止血为妥。若系血管出血,引流液为新鲜全血,需立即进行手术止血,不应等到出现失血性休克时才手术。

②引流液为胆汁:要观察引流液量、浓度和腹部情况进行综合判断:手术当天或术后第1天引流量超过100ml,则为胆汁漏。但要区别是胆囊床迷走胆管渗漏还是胆囊管钛夹滑脱或胆总管损伤未被发现。前者不需手术处理,后者则应立即手术补救。迷走胆管渗漏,胆汁量一般每天不超过200ml,而且会逐渐减少,腹部也没有明显的腹膜刺激症状,可继续观察,待每天引流胆汁量减至20ml以下,并继续减少便可拔管。胆囊管残端钛夹滑脱或胆总管损伤术中未及时发现者,一般每天引流量超过200ml,若每天引流量虽然少于200ml,但有明显的腹部刺激症状和体征,说明引流不畅。手术当天或术后第1天引流量少于200ml,且腹部平软,无剧痛,但以后引流量逐渐增多(这是因为麻醉和手术创伤抑制了肝脏的胆汁分泌),说明有胆汁漏,判断准确后应立即手术处理。

③引流管中出现坏死组织和脓性分泌物:炎症较重的急性胆囊炎行腹腔镜胆囊切除术后,头几天引流管中一般没有明显的固体引流物,但病人可有低热、白细胞数增高等表现,可继续保留引流管。术后1周左右,残留在胆囊床边缘被电凝过的胆囊浆肌层坏死脱落,由引流管排出,应经常挤压引流管,让其尽量排出,以缩短病人的恢复时间。

(3)镇痛药:绝大多数病人术后不需吗啡类镇痛药,口服止痛药即可,有的病人根本不需要止痛药。

(4)饮食:病人多在术后24h内恢复肠蠕动,排气、进食。也有人主张肠鸣音恢复后不需要等到排气即可进流食或半流食,然后过渡到普食。

(5)抗感染:有感染存在的病人术后应继续使用抗生素。

【主要并发症】

腹腔镜胆囊切除术至现在中国已有10余年的历史了,已成为一门比较成熟的技术。在技术开展的早期由于技术操作的不熟练,其手术并发症高于传统的胆囊切除术。并引起一些同行的怀疑和忧虑,但经过多年的普及和提高,腹腔镜胆囊切除术的并发症大为下降。从1992年,1995年和1998年全国性的统计资料显示手术的并发症是在下降的(表12-6-1)。

表 12-6-1 腹腔镜胆囊切除术并发症发生率(%)(统计资料)

并发症	1992 (n=3 986)	1995 (n=39 238)	1998 (n=142 946)
胆管损伤	0.31	0.3	0.19
胆汁漏	0.72	0.3	0.14
腹腔内出血	0.15	0.1	0.11
死亡	0.1	0.04	

从以上数据证实我国的腹腔镜胆囊切除外科手术已达到一定水平,腹腔镜手术的并发症已降到开腹胆囊切除手术并发症相同的比例,可以说腹腔镜手术和开腹手术同样安全。但腹腔镜手术后大部分病人腹腔不放引流管,这就增加术后并发症的隐蔽性,如果术后不严密观察就会拖延病情。

(1)胆管损伤:胆管损伤是腹腔镜胆囊切除手术最常见、最严重的并发症之一。胆管损伤和胆汁漏发生率约1%,应引起足够重视。主要因Calot三角解剖不清而误伤,特别是对常见的胆总管或胆囊管的变异缺乏警惕。在分离胆囊管时不慎将胆管热损伤,术中没有胆汁外漏,术后热损伤区域组织坏死脱落亦可引起胆汁漏。另外,胆囊床往往有较大的迷走胆管,术中电凝不能完全凝固,亦可形成胆瘘。胆管损伤的主要表现为剧烈的上腹疼痛、高热和黄疸。有典型表现者一般在术后得到及时处理,但少数患者仅表现为腹胀、食欲不振和低热并进行性加重,对这种病人要密切观察,有在术后数月发现腹腔内胆汁存积的报道。判断有无胆汁外漏主要靠B超或CT检查,然后在B超或CT引导下细针穿刺或用放射性核素肝胆造影加以证实。手术后MRCP、ERCP是诊断胆管损伤的有效方面,可以发现胆管的梗阻,中断、腹腔内胆汁积存。

(2)血管损伤:一类为制造气腹和放套管针时,针尖损伤腹主动脉、髂动脉或肠系膜血管引起的大出血,屡有因套管针穿刺引起死亡的报道。因此在气腹成功后,腹腔镜应将全腹窥视一遍以防遗漏血管损伤;另一类是肝门解剖不清或因胆囊动脉出血误钳夹右肝动脉或肝固有动脉,也有在解剖时将门静脉损伤的报道。曾有一例误夹右肝动脉而引起右肝坏死的报道。

(3)肠损伤:肠损伤多为电凝的误伤,主要是电凝钩没有置于电视监视画面中而不被发现,术后出现腹痛、腹胀、发热，引起严重的腹膜炎，其死亡率较高。

(4)术后腹腔内出血：术后腹腔内出血也是腹腔镜手术严重并发症之一，损伤的部位主要是胆囊附近的血管如肝动脉、门静脉等及脐周穿刺时损伤腹主动脉或腔静脉。表现为失血性休克，腹部隆起，周围循环衰竭。应立即开腹手术止血。

(5)皮下气肿：皮下气肿的原因一是在制造气腹时，气腹针没有穿透腹壁，高压的二氧化碳气体进入皮下；二是因皮肤切口小，套管针嵌得很紧而腹膜的戳孔较松弛，手术中二氧化碳气体漏进腹壁皮下层。术后检查可以发现腹部皮下捻发音。一般不用特殊处理。

(6)其他：如切口疝、切口感染及腹腔脓肿等。

(黄晓强)

参考文献

1 刘永雄，纪文斌，冯玉泉，等．电视腹腔镜胆囊切除术(国内资料汇集)．中华外科杂志，1993，31(7)：390

2 黄晓强，冯玉泉，黄志强．腹腔镜胆囊切除术的并发症(附 39 238 例分析)．中华外科杂志，1997，35(11)：654

3 刘国礼．我国腹腔镜外科发展的现状．中华外科杂志，1999，37(10)：592

4 Phillips E H，Carroll B J，Pearlstein R，et al. Laraoscopic choledochoscopy and extraction of common bile duct stones. World J Surg，1993，17：22

5 Barkun A N，Barkun J S，Fried G M，et al. Useful predictor of bile duct stones in patients undergoing laparoscopic cholecystectomy. Ann. Surg，1994，220(1)：32

6 Nduka C C，Super P A，Monson J R T，et al. Cause and prevention of electrosurgical injuries in laparoscopy. J Am Col Surg，1994，179：161

7 Walker A T，Shapiro A W，Brooks D C，et al. Bile duct disruption and biloma after laparoscopic cholecystectomy：imaging evaluation. Am J Roentgenol，1992，158：785

8 Madariga J R，Dodson S F，Selby F，et al. Corrective treatment and anatomic considerations for laparoscopic cholecystectomy injuries. Journal of the American College of Surgeons，1994，179：321

9 黄志强．腹腔镜外科学．北京：人民军医出版社，1994

10 Millat B，Deleuze A，de-Saxce B，et al. Routine intraoperative cholangiograph in feasible and efficient during larproscopic cholecystectomy. Hepatogastroenterology，1997，44(13)：22

11 Goseki N，Methaste A，Gen T，et al. Extraperitoneal retrograde transhepatic biliary drainage for common bile duct expleration for prevention of tube dislodgment and its earlier removal. Dig Surg，1998，15(1)：12

12.7 胆总管手术
Operations of the Common Bile Duct

12.7.1 胆道探查术
Exploration of the Biliary Passage

胆总管可分为自胆囊管开口至十二指肠上缘的十二指肠上段；位于十二指肠第一段后方的十二指肠后段；位于胰腺头背面胆管沟内的胆总管胰腺段和十二指肠壁内段，大多与胰管相汇合，共同经十二指肠乳头开口于十二指肠降段中部的后内侧壁(图 12-7-1)。

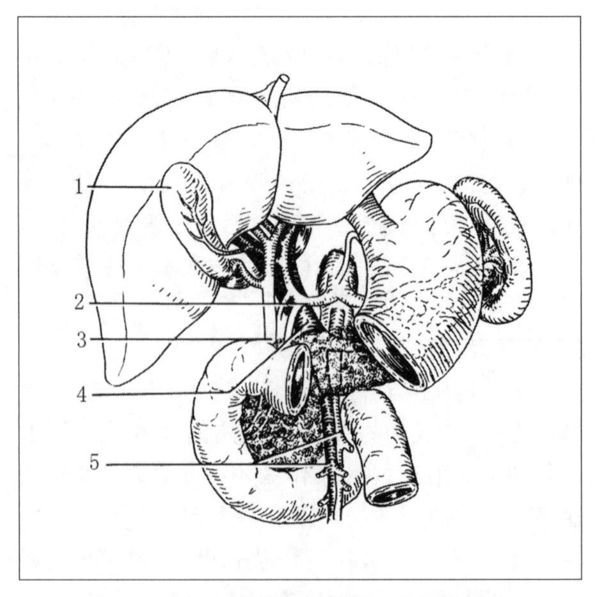

图 12-7-1 肝外胆管与其邻近结构的解剖

1—胆囊；2—肝动脉；3—胆总管；4—门静脉；5—肠系膜上动、静脉

在病理的情况下，胆总管的解剖关系可由于肝十二指肠韧带的炎性粘连，肝内胆管梗阻致不同肝叶的萎缩与肥大，使肝门明显移位（图 12-7-2），以致显露胆管十分困难，若有不慎，容易损伤肝门区大血管。高位胆管癌所致左右肝管汇合部阻塞，肝脏淤胆肿大，胆囊萎缩，胆总管空虚萎陷，此时寻找胆总管亦有困难；此外，因胆道长期梗阻及感染所继发的胆汁性肝硬化或门静脉栓塞所继发的门静脉高压病例，除由于经腹壁切口及进入腹腔可能遭遇的曲张血管和大出血外，在显露肝门区及肝十二指肠韧带时，可见许多粗大的侧支曲张血管布满手术野、胆管周围及胆管壁。此时肝门区粘连多为血管性粘连，由于肝十二指肠韧带与后方致密粘连，使网膜孔封闭而难于游离，无法控制肝十二指肠韧带血流，因而在寻找胆管时常致难以控制的广泛出血。此时寻找并切开胆管做一简单的胆总管取石引流术亦十分困难。因而在有的病例因难于控制的侧支曲张静脉出血，只能先行分流术以降低门静脉压力，半年后再二期行胆道手术。

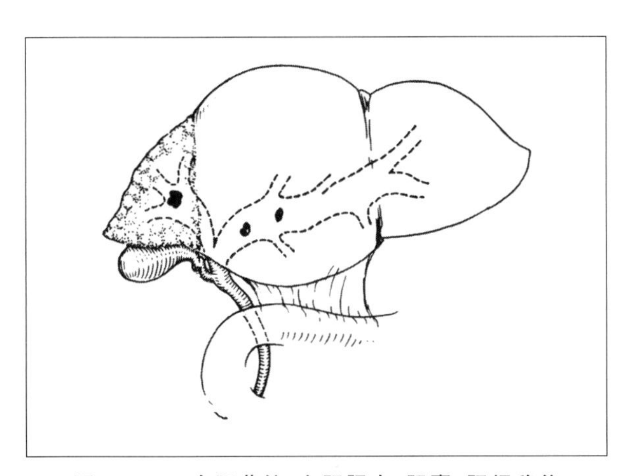

图 12-7-2 右肝萎缩、左肝肥大、胆囊、肝门移位

胆总管手术为肝胆外科最常应用的手术之一。胆囊结石继发的胆总管结石、胆源性胰腺炎、原发性胆管结石、肝内胆管结石、胆管癌、胆管良性狭窄等均需要施行复杂的胆总管手术。

胆总管手术既涉及胆管下段病变，Oddi 括约肌及胰腺病变，又涉及肝门胆管、肝内胆管病变的诊断及治疗性手术，缺乏认真细致、全面正规的胆管探查及手术，可遗留胆管下端病变及残余结石、肝内胆管病变、肝脏病变、肝内胆管狭窄及结石等，临床上“胆囊切除术后综合征”常是遗留胆管下段病变或肝内胆管病变未能发现和解除所致。所以在原发性肝内胆管结石手术时，胆总管探查切口应向上延长高位切开，使能在直视下显露出左右肝管开口及尾叶胆管开口，从而进行相应的手术处理（图 12-7-3）。

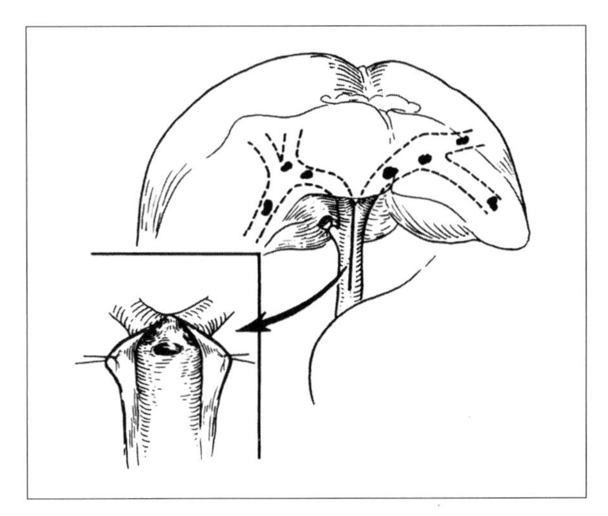

图 12-7-3 经胆总管高位切开直视下显露肝管开口

因之，做好胆道探查手术除直接明确胆总管自身病变外，尚须探查了解肝门及肝内胆管、肝脏有无病变，胆管下端及其相关的脏器病变的性质，以确立合理的手术方式和取得满意的手术疗效均至关重要。全面的胆道探查术应包括：①术中胆道探查；②手术中胆道造影术；③胆总管切开探查术等。

【术前准备】

（1）详细了解病史。胆道疾病病人多有长期反复发作病史，对每一次发作情况应详细询问诱因、发作有无绞痛、发热发冷、黄疸及持续时间、治疗情况等；对曾经施行过胆道手术的病人，应对每次手术的详细情况，手术中的探查发现、所施手术方式、术后诊断及病理诊断，以及术前术后的影像诊断资料，特别是手术后经 T 形管胆道造影照片，对提供疾病诊断是可贵的资料；对病人近期的影像资料包括 B 超、CT、MRI、MRCP 以及有关胆道影像资料片，进行认真分析研究综合判断，从而得出胆道疾病的初步诊断，进一步的诊断措施，估计所施行的手术方案。

(2)术前检测心、肺、肝及肾功能,查血电解质、血糖、血脂、血胆固醇等。

(3)对黄疸病人,须检测出、凝血时间、凝血酶原时间、纤维蛋白原等有关凝血因子,术前肌内注射维生素 K_1;对有出血倾向的黄疸病人,术前应积极进行全身支持疗法、保肝疗法及纠正出血倾向的治疗。

(4)术前酌情选用影像诊断检查,包括 B 型超声、CT、MRI、MRCP 等非侵入性检查。经以上检查尚不能对胆道病变获得基本的诊断依据时,尤其是对一些复杂的胆道疾病,以及进行过多次胆道手术的病人,因术前必须有一清楚的胆道 X 线片,以确定胆总管乃至肝内胆管的病变性质、部位及范围,从而设计合理的手术方案均是十分必要的。为此,可选用 ERCP 和(或)PTC 等侵入性检查技术。ERCP 可清楚地显示肝内外胆管,可供确定肝内外胆管的病变性质及范围;但在肝门区胆道梗阻的病人,ERCP 则不能显示近侧胆管,并可能在造影后引起上行性胆道感染,可以考虑进行 PTC 检查,以达到诊断要求。须强调指出,在合并肝内胆道梗阻或结石的病人,胆道已存在潜在的感染,上述检查后可诱发急性化脓性胆道炎症,PTC 检查还可并发胆汁漏及胆汁性腹膜炎、腹膜腔内出血等严重并发症;因此应尽量采用非入侵性检查如 ERCP,但当没有此等设备条件时,上述检查指征应严格掌握,在检查前应进行必要的准备,如输注抗生素及止血药等。同时,此等侵入性检查最好安排在手术前施行为好,一旦检查出现严重并发症,即可进行手术治疗,避免发生严重后果。

(5)梗阻性黄疸病人手术前 PTCD 减黄问题。目前国内外意见尚未一致:有的学者认为梗阻性黄疸多伴有肝功损害及凝血机制紊乱,施行术前 PTCD 可消除胆道梗阻,改善肝功能;但多数学者认为恶性梗阻性黄疸,PTCD 可丢失大量胆汁,多达每日 2000～3000ml,使病人发生严重失水及电解质紊乱,同时延误手术时机;PTCD 在 2 周以上常导致导管化脓感染,以及 PTC 本身的严重并发症,使预期的根治性手术不能进行;因肝胆管结石所致梗阻性黄疸,PTCD 多达不到畅通引流;因而不主张常规用 PTCD 来减轻黄疸,只要病人全身情况尚可承受手术,在进行充分的术前准备后进行手术为宜。胆管下端梗阻若能成功地施行鼻胆管术或内置管引流者,因其引流效果较好,并发症率较低,则可以在手术前使用。

(6)有肠蛔虫者术前应进行驱蛔治疗。

(7)除单纯胆囊切除或胆总管切开取石术外,术前应放置胃肠减压管;对复杂的胆道手术或全麻下长时间胆道手术,术前宜放置尿管,便于观测尿量。

(8)复杂的肝胆手术估计手术中可能大量失血者,如高位胆道梗阻并发胆汁性肝硬化门静脉高压症、复杂的肝内外胆管结石或病人全身情况危重者,为保证良好的输液通道和必要时术中快速输血补液,可予麻醉后行颈内静脉穿刺,经深静脉插管输液。

【麻醉】

对一般的胆道手术,大多选用连续硬脊膜外麻醉,对复杂的肝内、外胆道手术,可选用全身麻醉。

【切口】

一般的胆道手术多选用右侧肋缘下斜切口;对复杂的肝内外胆道手术,则行扩大的右肋缘下切口,须显露左侧肝叶时,切口可向左侧肋缘下延伸,向上切除剑突或行"∧"形切口。在行右肝管手术及显露右肝后叶时,肋缘下斜切口可向右肋缘下外侧延伸,以获得良好的显露,对肋弓狭小的病人,必要时在胸膜外切断两根肋骨,很少需要切开胸腔(图 12-7-4)。

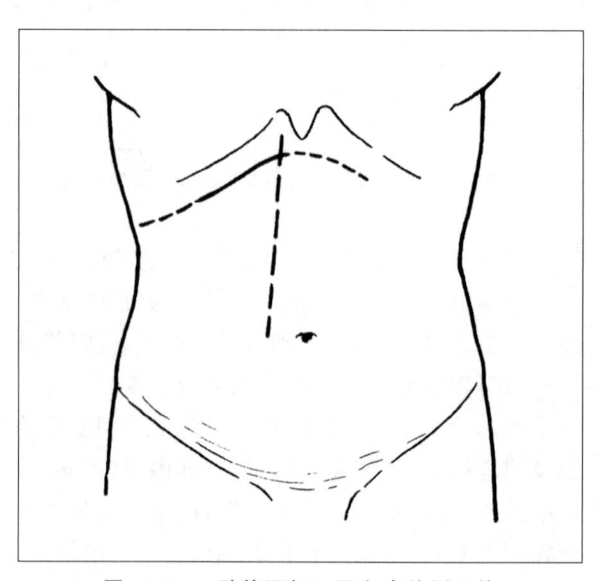

图 12-7-4 肋缘下切口可向内外侧延伸

12.7.1.1 肝脏的探查

Exploration of the Liver

【手术步骤】

(1)胆道的梗阻或炎性病变，常常引起肝脏的功能及肝脏形态的改变，因此，探查肝脏的形态变化，是全面了解胆道病变的重要组成部分。探查肝脏应从肝脏的膈面、脏面、肝右叶至肝左叶逐叶逐段全面检查，探查左外叶应在肝镰状韧带左侧进行，探查时用右手拇指及其余 4 指分别于肝膈面及脏面进行检查(图 1)。

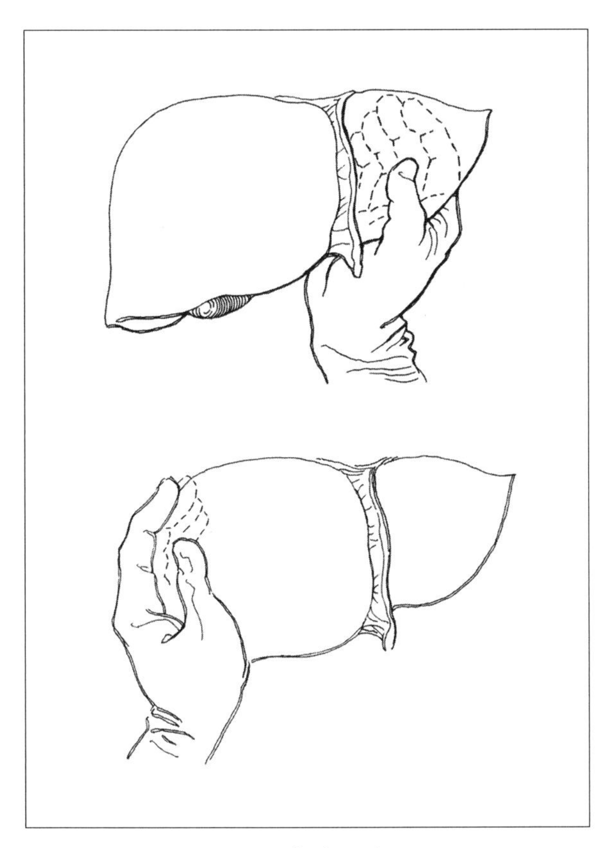

图 1 探查肝脏

(2)胆道的梗阻性病变常伴有肝脏形态的改变，如肝总管梗阻时，可见肝脏左右叶一致性肿大，胆囊及胆总管空虚；胆囊管与肝总管汇合部以下梗阻，除上述肝脏异常外，伴胆囊肿大；左侧或右侧肝管的长期梗阻，可引起该侧肝叶的纤维化改变及萎缩，对侧肝叶常呈代偿性肥大(图 2)。由于肝脏形态及位置的显著改变，导致肝门及胆道的相应变位。左肝叶萎缩的结果致肝门向内上缩，肝外胆管被伸展拉长，有时肥大的右前叶可向内上方挤压肝门胆管，引起高位胆管梗阻；右前叶肝脏明显代偿肥大，右前叶胆管向右前下方明显扩张及伸张，此时从肝门引流胆管十分困难，即使置 T 形管于扩张的右侧肝管、肝门胆管，由于胆管走向的病理性改变，难于达到通畅的引流，此时经肝引流右前叶胆管下段支，可获良好的引流(图 3)。

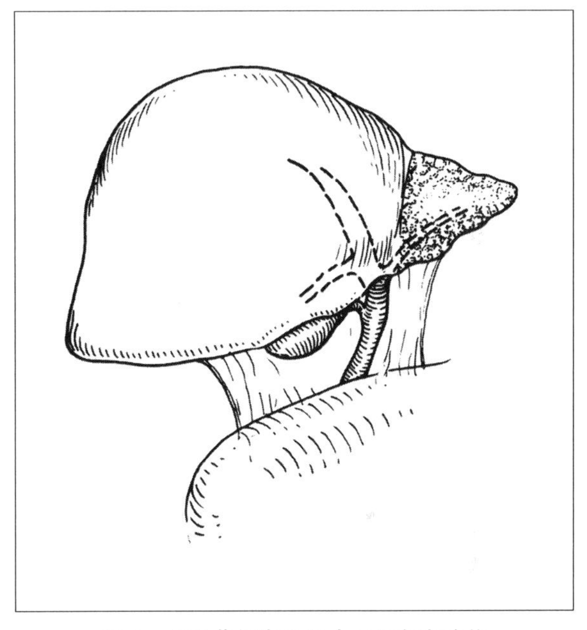

图 2 左肝萎缩右肝肥大肝门向左移位

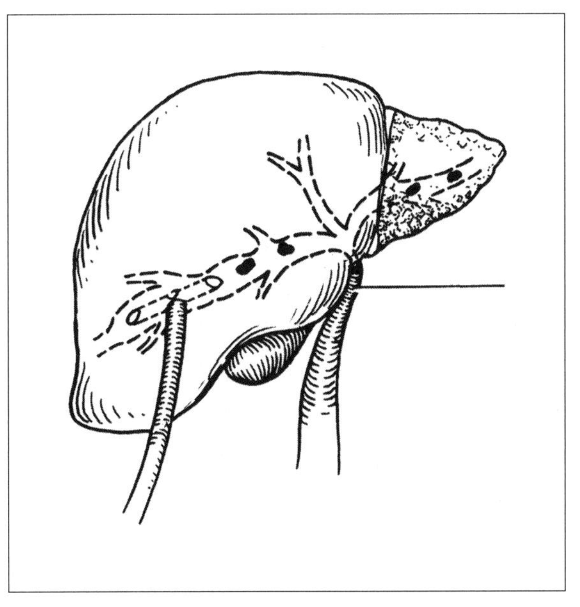

图 3 左肝萎缩肝门上缩梗阻右前叶胆管扩张

(3)右侧肝胆管的长期梗阻及感染,可引起右半肝严重纤维化及萎缩,左肝叶呈明显代偿性肥大,可继发肝门胆管向右侧、右后外旋转变位,胆囊随萎缩的肝右叶移向右后外侧,一般的上腹探查切口入腹,很难显露和切除胆囊。同时,上述移位可引起肝十二指肠韧带内肝总管-胆总管、肝动脉及门静脉三者解剖位置移位改变,肝总管及胆总管从肝动脉外侧缘转向后上方,肝动脉以及门静脉干可转向前方,此时显露胆管困难,应小心显露肝动脉,将其向内侧牵引以便显露胆管,注意避免误伤肝十二指肠韧带内大血管(图 4)。

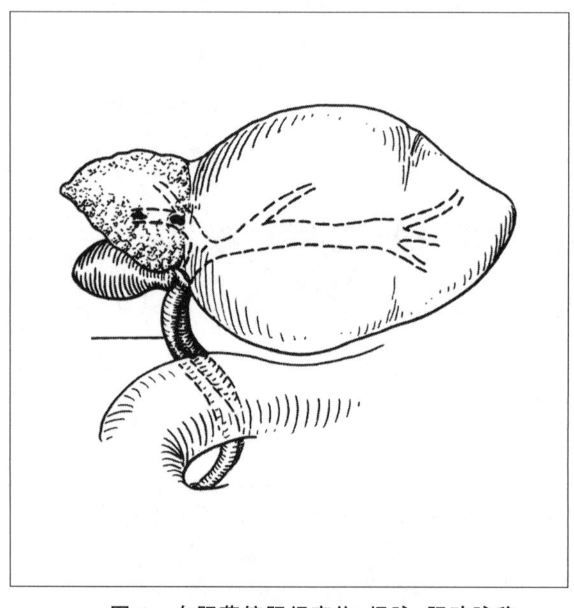

图 4 右肝萎缩肝门变位,门脉、肝动脉移向胆管前方

(4)在肝胆管多处结石及狭窄的病人,肝叶肝段多处纤维化萎缩和相应肝叶段代偿性肥大增生,肝脏完全失去正常形态;如右后叶胆管狭窄及左外叶胆管狭窄的病人,可继发右肝后叶萎缩及左外叶纤维化萎缩,继发左内叶及右前叶明显代偿肥大,则肝脏形态可呈向心性球形肿大变形,左内叶、右前叶及肝门胆管上缩深在,位居肥大的肝叶深面,同时肝门胆管可被增生肥大的肝叶挤压而阻塞,继发性门静脉高压亦可发生,因而肝总管、左右肝管的显露、切开、整形、胆道与肠道的重建手术均十分困难,有时难以完成(图 5)。

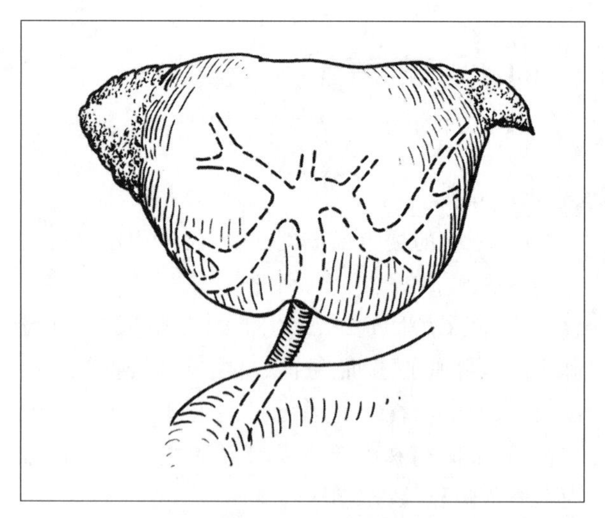

图 5 右后、左外叶萎缩,肝呈球形肿大,肝门胆管上缩

(5)通过肝脏的探查可发现肝内肿块、肿瘤及肝内囊肿,可扪及肝内结石、左肝管结石,左肝管横部、左外叶胆管结石均可扪及;右肝管结石及肝内肿块较难扪及,右前叶下段胆管比右后叶表浅,其内肿块或结石有时可以触及。须注意左外叶上段的局限性结石,手术探查时易于遗漏。由于局部肝叶萎缩及炎症,萎缩的左外叶上段与膈肌紧连,须分离肝周粘连,游离左冠状韧带后,才可以得到良好的显露。

(6)通过以上对肝脏的全面探查,一方面可以使肝脏的病变得以发现或确定,同时也为全面了解肝脏及胆道系统病变,提供了可靠依据或进一步探查的线索。

12.7.1.2 肝外胆道的探查

Exploration of the Extra-Hepatic Bile Duct

【手术步骤】

(1)经右侧肋缘下斜切口或上腹直切口入腹,腹部切口用盐水纱布垫妥为保护,用开腹露钩及肝脏拉钩,向上牵拉腹壁切口及肝脏,用S形拉钩将腹壁切口及胃牵向内侧,第一助手以纱布垫压迫结肠肝曲、十二指肠,向内下方分离结肠、十二指肠或大网膜与肝脏、肝门区和胆囊形成的粘连,即可显露肝门及肝十二指肠韧带。分离此韧带与后腹膜形成的粘连以显露小网膜孔,以便于用手探查胆道和控制肝十二指肠韧带的血流。于网膜孔内以纱布垫填塞,防止切开胆道时胆汁溢出潴留于网膜囊内。对肋弓较宽大的肥胖病人,用自动牵引方钩显露牵引肋缘切口,可以获得良好显露;对施行胆道再次手术或多次胆道手术的病人,入腹后首先分离腹部切口、大网膜与胃十二指肠和肝脏等形成的疏松或致密粘连,然后紧贴肝脏前叶下缘,逐次分离肝脏与大网膜、结肠、十二指肠及胃等形成的广泛粘连,在分离致密粘连时,应尽量紧贴肝脏侧分离而不致分破十二指肠;一些非常紧密的粘连分离十分困难且易损伤空腔脏器,可以在肝包膜下分离,顺肝缘由浅入深,并从外侧向内侧分离解剖,直达网膜孔及肝十二指肠韧带,韧带外侧缘的管状结构即为胆总管。解剖不清时用手指伸入网膜孔内可扪及搏动的肝动脉,该动脉的外侧缘应为胆管。在分离肝十二指肠韧带与腹后壁形成的粘连以显露网膜孔时,须警惕勿损伤下腔静脉。有时胆管及肝十二指肠韧带由于反复发生胆管炎及胆管周围炎后,肝十二指肠韧带短缩,并与后腹膜形成紧密粘连 ,无法游离并显露网膜孔。

(2)为了探查胆道的下段,须游离十二指肠二三段及胰腺头部:先游离肝结肠韧带,使结肠肝曲向下分离;在十二指肠旁侧的腹膜,行 Kocher 切口,向内侧充分游离十二指肠二三段连同胰腺头部向内侧分离,直达下腔静脉前面。

(3)充分游离并显露胆总管上、下段后,术者以左手拇指在前,其余 4 指在后,从肝门逐次从上到下扪摸探查,直达十二指肠上方胆总管,明确胆管的宽度,胆管壁厚度,胆管内有无结石、蛔虫、异物及肿块,以及胆管前方有无曲张血管,周围淋巴结大小及硬度等;在十二指肠及胰腺头后方扪摸探查十二指肠后段及胰腺段胆管直达壶腹部(图1)。

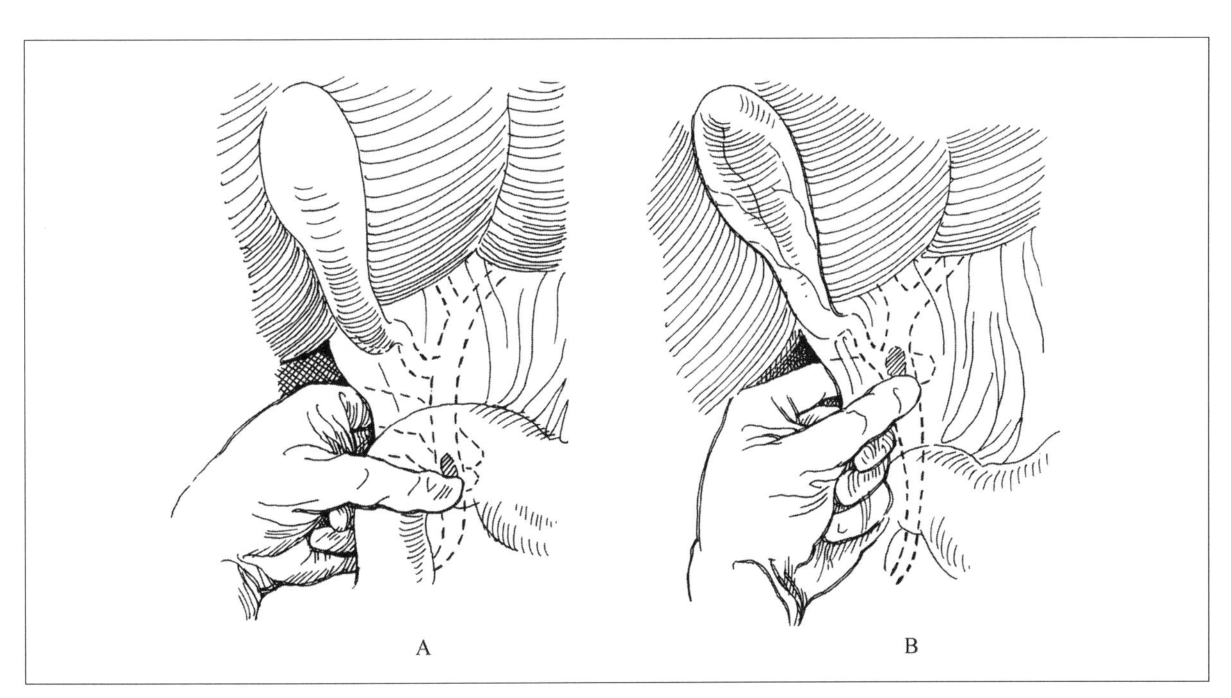

图 1 探查胆总管上段(B)、下段(A)及胰腺头部

12.7.1.3 术中胆道造影术

Intra-Operative Cholangiography

经过手术探查,一般可以对胆道手术制定一合理的方案;当有手术中探查发现与术前影像诊断不相吻合;手术探查难于确定胆总管有无结石和胆道病变;对一些复杂型胆道手术和再次手术的肝胆管结石,对肝内胆管的狭窄及结石的分布,术前影像资料和术中探查尚未明确;尤其在缺乏一清楚的手术前胆道造影照片时,可行手术中胆道造影,以求获得清楚的肝内外胆道显影,为决定手术方案提供可靠依据。

术中胆道造影术常用者有 4 种，即经皮肤肝穿刺胆道造影术（percutaneous transhepatic cholangiography，PTC）；胆囊切除术后，经胆囊管胆道造影术；经胆管穿刺胆道造影术；术中经 T 形管胆道造影术，以上方法可根据不同需要与目的加以选用。

12.7.1.3.1 经皮肤肝穿刺胆道造影术 Percutaneous Transhepatic Cholangiography (PTC)

PTC 是 20 世纪 50 年代以来开展的一项重要诊断技术，目前已广泛应用于胆道外科临床。PTC 尤其对显示肝内胆管病变有特殊价值。在肝门胆管阻塞时，内镜逆行胆胰管造影（ERCP）常不能显示肝内病变，PTC 是唯一可提供肝内病变的诊断依据。

PTC 虽有以上优点，但有一定的并发症及危险性，常见的并发症有腹腔内出血、胆汁漏及胆汁性腹膜炎、梗阻性化脓性胆管炎等。同时为避免上述一系列严重后果，PTC 应在其他各项术前检查及术前准备就绪后，多于手术前 2d 内进行，亦可在手术当日经硬膜外麻醉后，腹部手术开始前在超声引导下手术台上进行，以资获得清楚的胆道 X 线片，前述并发症均可以得到防止。

【适应证】

(1)阻塞性黄疸原因不明确，须进一步鉴别；

(2)肝胆管结石病人多次胆道手术，胆管有狭窄及结石，肝胆管有扩张者；

(3)疑为胆管癌或乏特壶腹周围癌，须确定肿瘤的部位及侵犯的范围者；

(4)胆管损伤及高位胆管狭窄者。

【术前准备】

(1)术前使用广谱抗生素。

(2)术前注射维生素 K_1 及止血药，使凝血酶原时间恢复或接近正常。

(3)术前行碘过敏试验。

(4)仔细检查肝脏大小、位置及形状，可在电视屏幕或 B 超下协助确定穿刺点及进针方向。

【麻醉与体位】

如用于手术前 PTC，在放射科内局部麻醉下施行。若为手术台上 PTC，硬膜外麻醉或全身麻醉成功后，病人取平卧位。

【手术步骤】

根据手术前肝脏检查情况，一般常用的穿刺点有：①取右侧锁骨中线与腋前线间第 7、8 肋间，如肝脏明显肿大，穿刺点可低一个肋间，穿刺针与胸壁成 70°，向内侧对着肝门方向穿刺，通过此点多穿向右肝管及其主要分支。在无肝脏肿大时，选用此穿刺点可避免穿破空腔脏器。②剑突下穿刺点，取剑突下方 2.5cm 向右 2.5cm 处，通过此点向上向后方向穿刺，此穿刺点多穿至左肝内胆管；当肝左叶肿大，特别是左肝内胆管扩张时穿刺左侧肝胆管多选用此穿刺点。

操作时用准备好的肝穿刺针，按上述规定方向进行穿刺，穿刺达一定深度，遇有扩张胆管时穿刺针多有阻力，当穿通胆管则有落空感，此时用注射器抽吸可抽出多量胆汁，则表示穿刺针已进入较大的胆管或分支。将胆汁送细胞学检查及细菌培养。如抽吸出血液，则随时用生理盐水冲洗注射器后，再改换调整穿刺针的位置及方向。在严重梗阻性黄疸病人，抽出胆汁多为无色或浅黄色，应尽量多抽出一些胆汁，可使造影剂在胆管内充盈良好，否则胆道内压太高，造影剂在胆管内只充盈部分胆管或充盈不良，而肝外胆管常不充盈，导致显影不佳甚至造成假象；如一侧肝胆管显影不佳可以变换体位以获得满意显影；如肝外胆管显影不良，可取头高脚低位，数分钟后再重复拍片。在电视下进行穿刺、注药及拍片，穿刺成功率高，且可获得更为满意显影。在电视下穿刺时，穿刺针进入一定深度后可拔除针芯，穿刺针头接上装有静脉胆道造影剂的注射器，穿刺针边前进边注入造影剂，在电视下连续观察造影剂图像，如注入造影剂呈团块状且不扩散，则穿刺针进入肝实质，如注入造影剂呈云雾状迅速消散，则穿刺针穿入血管内，穿刺针进入胆管后注入造影剂，迅速显出肝内胆管及其分支图像，则可在电视观察下继续缓慢注入造影剂，直至获得清晰的胆管图像。于穿刺摄片完毕后，尽量抽尽肝胆管内造影剂及胆汁，以消减胆道高压，避免穿刺孔渗漏胆汁。

在 B 型超声引导下做肝内胆管穿刺时，可根据屏幕显示，选择适宜的肝内胆管，用穿刺针头由引导器进行操作，其成功率高于在 X 线下的操作。

12.7.1.3.2 经胆囊管胆道造影
Trans-Cystic Duct Cholangiography

主要用于结石性胆囊炎胆囊切除术时，术前有关检查或术中探查胆管疑有病变，难于决定是否行胆总管探查术，施行经胆囊管胆道造影术，有助于防止遗留胆总管结石，亦避免做不必要的胆总管探查术。

【适应证】

(1)胆囊结石病人有胆绞痛及黄疸病史。

(2)胆囊内多发性小结石(＜5mm)或微小结石(＜3mm)者，此类结石易于并发胆管结石。

(3)非结石性慢性胆囊炎。

(4)胆囊结石虽较大，但胆总管增粗，不能除外胆管下端病变，如胆管下端狭窄或结石。

(5)术中疑有肝胆管病变及结石。

【麻醉与体位】

同“12.6.2 胆囊切除术”。

【手术步骤】

于胆囊切除后以3-0的细丝线缝合胆囊管残端2针用作牵引线，以F-8号导尿管经胆囊管残端插入胆总管内，如胆囊管过细，尿管不能插入可改用细硅胶管；如果胆囊管因炎性粘连阻塞或胆囊管螺旋瓣膜不能插入时，可试用细胆道扩张器扩通胆囊管后再予放入导管；亦可在未切除胆囊前，经胆囊管切口置入以上导管至胆总管内；亦可经胆囊管放入特制的带有气囊的胆道造影导管(图1)。

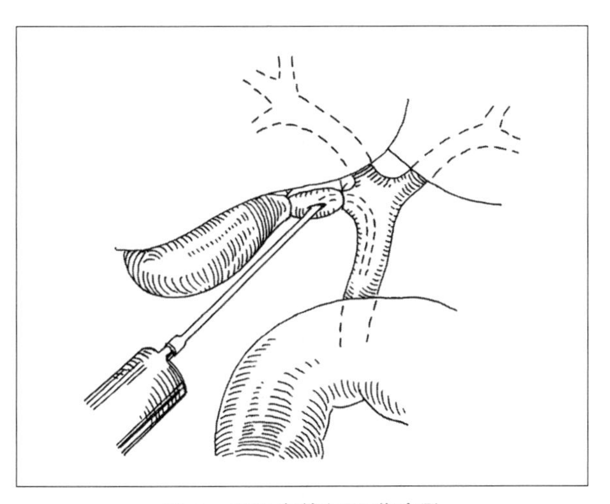

图1 经胆囊管行胆道造影

胆囊管导管置入胆管内适当位置后，以丝线结扎胆囊管残端以防导管脱出和造影剂外溢，如用气囊导管则予以气囊充气；取出手术野金属器械，通过上述导管注入20%～25%胆影葡胺15～20ml后立即摄片，造影成功后，可将胆囊管残端缝合结扎，如胆囊管短而粗结扎有困难者，可用细针线间断缝合胆囊管残端，缝合胆囊床，根据照片结果，若胆总管无须切开探查，即于肝下区网膜孔旁留置2根潘氏引流后结束手术。术后密切观察胆囊管残端有无胆汁漏发生。

12.7.1.3.3 经胆总管穿刺造影
Trans-Choledochal Cholangiography

术中经胆总管穿刺行胆道造影，由于胆总管壁薄，穿刺的针孔难于自行闭合，胆汁可从针孔不断溢出，甚至引起胆汁性腹膜炎。因此，对单纯施行胆囊切除术病人，如无明确胆总管切开探查指征而又须进一步了解胆管的情况，以施行经胆囊管胆道造影为好，尽量避免作胆总管穿刺造影，以防止发生上述严重并发症。

【适应证】

(1)胆囊结石疑有继发性胆管结石，胆囊管细小或有阻塞者。

(2)多次胆道术后胆道病变未明确者。

(3)疑有肝胆管狭窄及结石者。

【麻醉与体位】

同“12.6.2 胆囊切除术”。

【手术步骤】

显露胆总管后，根据胆总管管径大小及壁厚薄选用不同型号穿刺针(有细、中、粗不同型号，该针头前段弯曲成斜角，可避免穿刺时穿透胆管后壁，于穿刺针后端连接一段乳胶管，以连接针与注射器，注射造影剂前后针头不易自胆管滑出)。于穿刺针刺入胆管并抽吸胆汁留送化验检查，手术野准备就绪后，即缓慢注射20%～25%胆影葡胺20ml左右后拍片，尽量抽吸出胆道造影剂及胆汁，观察胆道造影片显影良好后拔除穿刺造影针头。

如无胆总管切开探查指征，以5-0细线间断缝合穿刺针孔，并于肝下及网膜孔留置潘氏引流及乳胶管引流，防止术后胆汁渗漏潴留及腹腔感染(图1)。

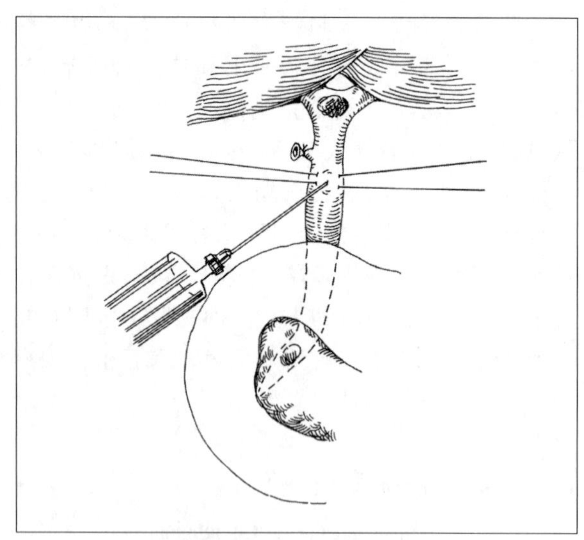

图 1 胆总管穿刺胆道造影

12.7.1.3.4 术中经 T 形管胆道造影

Operative T-Tube Cholangiography

胆总管内多发结石，肝内胆管结石经胆总管切开取石后，可能遗留结石于胆道内，因此，对胆管多发结石或广泛肝内胆管结石，于胆管切开取石及放置 T 形管后，可施行手术中经 T 形管胆道造影，如果造影发现胆道残留结石，则去除 T 形管重新打开胆道并取出胆管结石，此乃防止胆道术后残余结石和防止再手术的积极主动措施；如造影证明胆道无残余结石即可结束手术。术中 T 管造影还可以了解 T 形管的置放位置是否适当，特别经胆总管置放于左右肝管的 T 管位置是否适当，T 管有无扭曲等(图 1)。

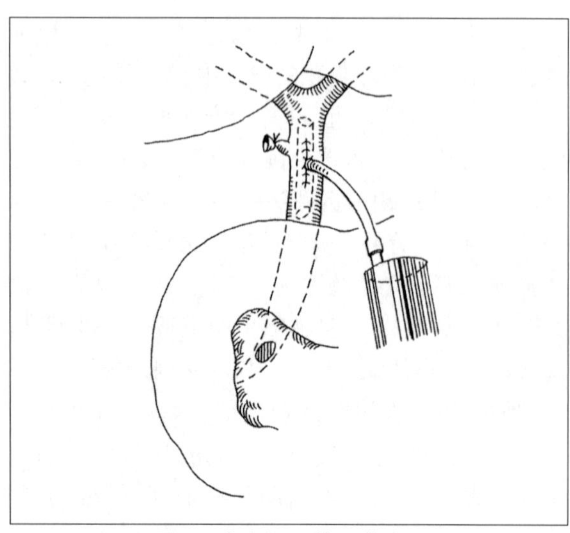

图 1 术中经 T 管胆道造影

12.7.2 胆总管探查造口术

Exploratory Choledochostomy

根据术前影像诊断资料，结合手术中对肝脏及肝外胆道探查及术中胆道造影资料，对胆道的情况已有了较为全面的了解，决定手术的方式还将最终取决于胆道的切开探查。临床实践说明有些病人的胆道切开探查是不全面的，而有的病人的胆道切开探查是不必要的，后者除延长手术时间和住院日外，少数病人尤其是胆管较细的病例，术后可能导致胆管狭窄。因此，胆总管切开探查应掌握一定的指征。

【适应证】

(1)有胆绞痛及黄疸史。

(2)胆囊多发性细小结石。

(3)有黄疸、发热等化脓性胆管炎症状，或术中胆管抽出感染胆汁者。

(4)胆道蛔虫症。

(5)有复发性胰腺炎病史；临床有胰腺炎症状，术中见胰头肿大者。

(6)存在肝内胆管结石。

(7)胆管明显增粗或疑有胆管结石者。

(8)术中胆管扪及异物或结石者。

(9)胆囊多个结石，胆囊管粗大短缩者。

(10)一侧肝叶有纤维化，硬结或纤维萎缩者。

(11)临床有胆绞痛、黄疸、上消化道出血等胆道出血症状者。

(12)原发性肝癌伴黄疸行手术探查者须探查胆道。

【麻醉与体位】

同“12.6.2 胆囊切除术”。

【手术步骤】

(1)胆总管经充分显露后，于网膜孔内填塞一大纱布垫，以防胆汁流入并潴留于小网膜囊内。

(2)用细穿刺针于胆总管前壁进行试穿，如顺利抽出胆汁则确定为胆管；观察胆汁的性状、颜色、有无浑浊、絮状物及脓液，有无胆沙、血液，并将胆汁留送细菌培养(普通细菌＋厌氧菌)和药物敏感试验。肝十二指肠韧带有炎症粘连，胆管解剖不清的病人，如穿刺针抽出为血液，可能穿刺过深穿透胆管后方刺入门静脉所致，应立即拔除针头后再次试行穿刺；一些严重梗阻黄疸伴胆汁性肝硬化门脉高压病人，胆管壁周围常为曲张静脉包绕，在试穿胆管时常在抽得胆汁中混有血液，或在抽得血性液中混有胆汁，应根据肝门周围的解剖结构仔细判断以确定胆总管。

(3)以 3-0 细线于穿刺点内外侧各缝合一针，在两牵引线之间以尖刀小心切开胆管壁，然后以剪刀扩大胆管壁切口达 1.5～2.0 cm。胆管壁出血点须用 3-0 细线一一缝扎止血，缝扎线留作牵引。合并门脉高压患者，胆管壁布满网状曲张的血管，在切开胆管壁时，更须用细针线仔细缝扎止血。

(4)经胆管切口用胆道取石钳取出所见的胆总管结石后，再进行全面的胆道探查。根据不同病因和术前诊断探查应有不同的要求、目的和重点。对一般的胆囊结石继发性胆总管结石，重点探查胆管有无结石，胆管下端有无狭窄等，切开胆管后注意胆管的宽度及管壁厚度。注意结石的性质、硬度、大小及数目，与术前胆道 X 线片所见是否一致。胆固醇结石多为胆囊结石所继发，而胆色素样结石常为来源于肝胆管的原发性胆管结石，后者应认真探查肝内胆管及肝脏病变。为探查胆管下段有无狭窄，先用导尿管试探比用金属探子为好，后者由于用力难于控制而很难判断远端有无狭窄以及确切的狭窄程度；先用 F-10 号导尿管探查胆管下端，如能顺利通过则表示胆管下段无明显狭窄，如 F-10 号导尿管不能通过，则予更换 F-8 号尿管试探仍不能通过，则说明胆管下端有梗阻和狭窄(图 1～图 5)。

此时可更换金属胆道扩张器 5 号探子(直径 5mm)探查胆道下端。扩张器沿胆管下段走行方向滑行，若受阻而不能进入十二指肠，将胆道扩张器稍加压力后可通过狭窄段并有阻力突然消失之感，说明已进入十二指肠并可在十二指肠腔内扪及胆道扩张器探头，此种情况多为乳头部的膜样狭窄，并可逐次更换扩张器至 6 号或 7 号进行扩张；如 5 号胆道扩张器探查时阻力很大不能通过胆道下段，可更换 3 号扩张器小心试探扩张，若仍不能通过胆管下端，表示胆管远端有严重的瘢痕性狭窄。在运用胆道扩张器探查胆管下端时，忌

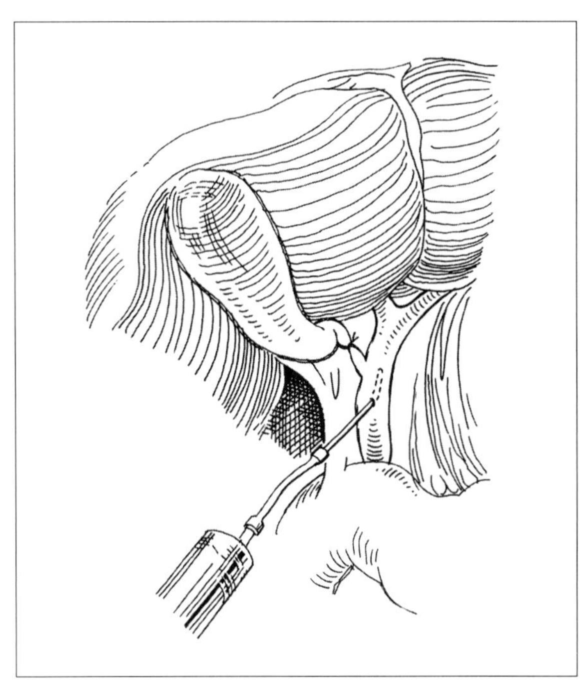

图 1　行胆管试穿

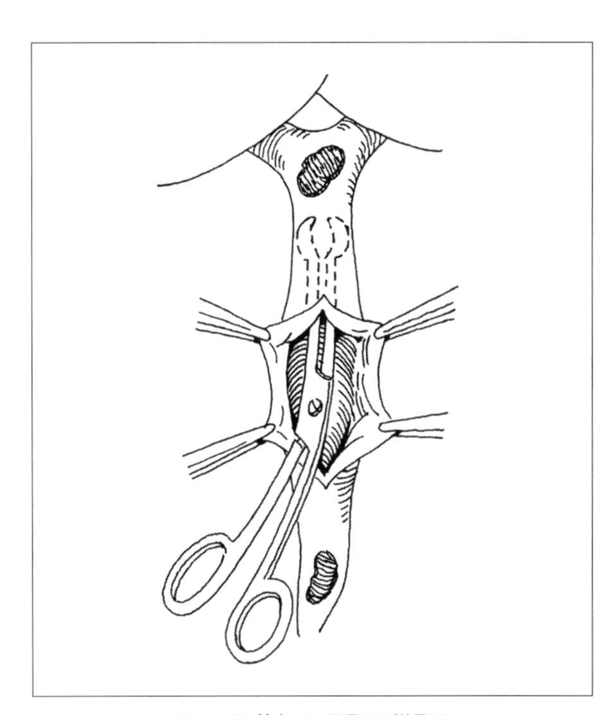

图 2　胆管切开用取石钳取石

强行扩张和用暴力通过狭窄段胆管，以免引起胆道损伤，同时此等粗暴的强行胆道扩张，很容易引起十二指肠后壁穿孔或胆道下段假道形成，并发十二指肠瘘等严重后果。胆道下端结石及狭窄行取石及扩张术后并发急性胰腺炎者亦较常见。胆管下端的轻型膜样或环状狭窄，胆管无明显扩张

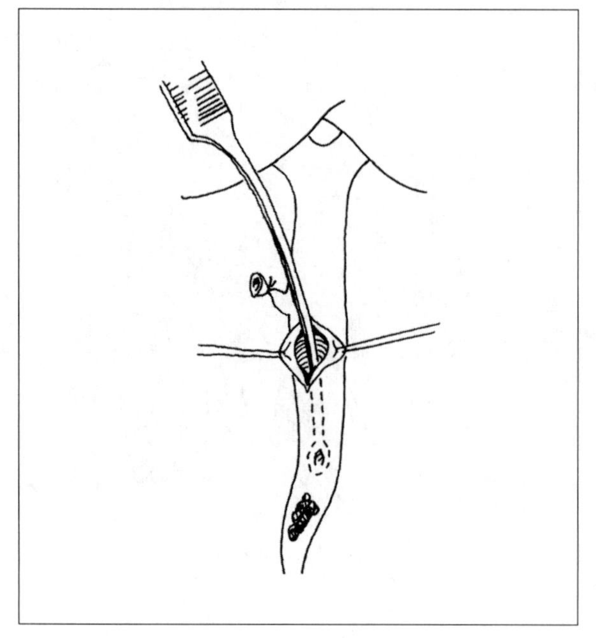
图3 用刮匙取石

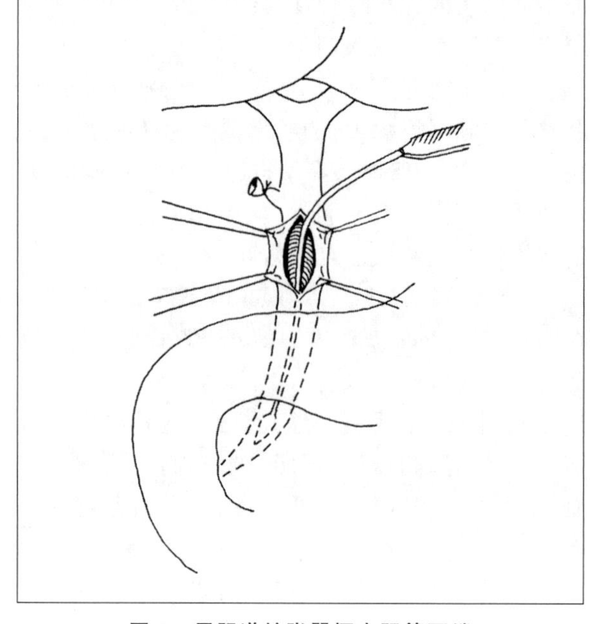
图5 用胆道扩张器探查胆管下端

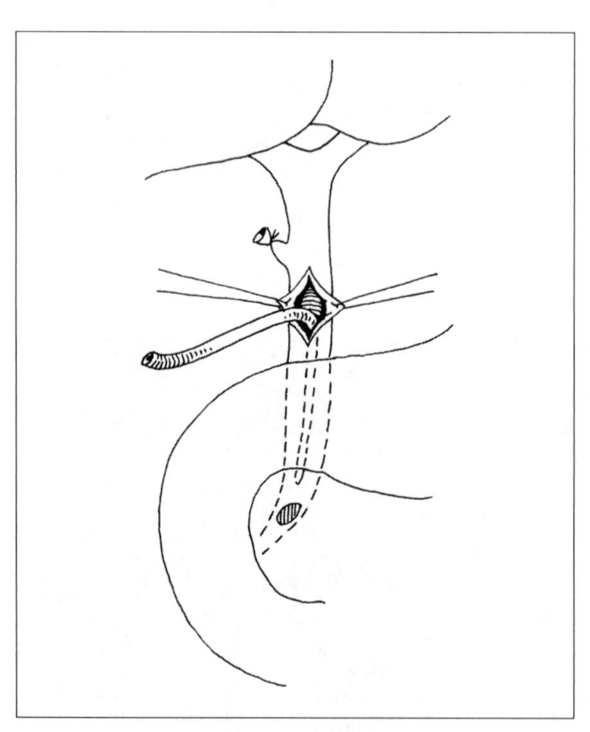
图4 用导尿管探查胆管下端

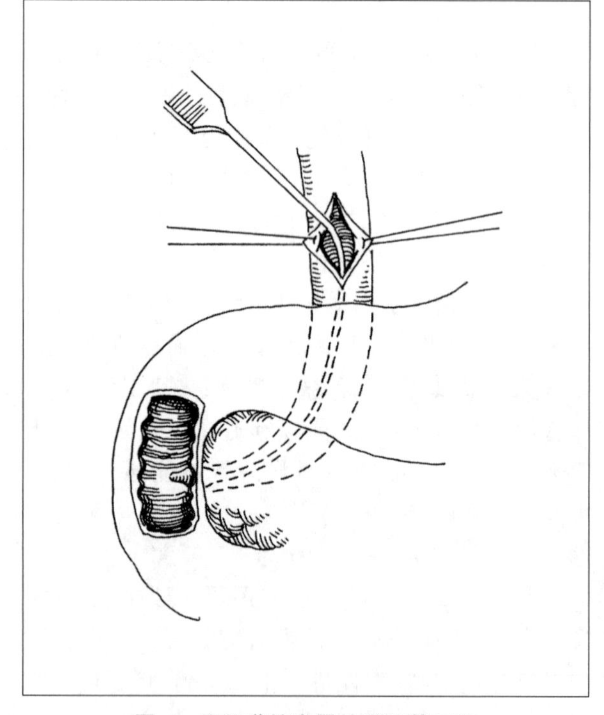
图6 用胆道扩张器扩张胆管下端

者可用胆道扩张器扩大后可达到治疗目的，对严重的瘢痕性狭窄常须行狭窄段的手术治疗，手术方式则应根据胆管扩张程度和有无慢性复发性胰腺炎等慎重选用。探查明确胆管下段病变后，对肝总管及左右肝管用胆道探查器械继续探查有无结石及狭窄(图6)。

(5)对肝胆管结石病人胆道探查，除上述肝外胆总管、胆管下段的探查外，更应重点探查近侧胆管及左右肝胆管的病变。为此，胆总管的胆道探查切口应向上延长，以能显露左右肝管开口及尾叶胆管开口为宜。

(6)有高位胆管狭窄的病人，如肝总管狭窄或左肝管开口处狭窄等，多由于原发性肝胆管结石屡发化脓性胆管炎、胆管溃疡、结石嵌顿所继发，于狭窄环以上胆管常充满结石，必须先将狭窄的肝管切开，才能取出结石并进一步进行肝内胆管探查及取石(图 7)。

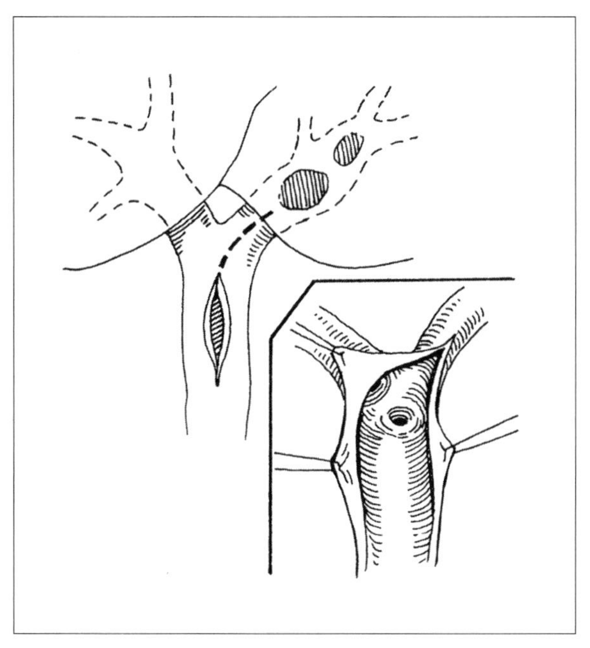

图 7　切开左肝管狭窄探查左肝管

(7)左侧或右侧肝胆管开口处结石阻塞时，可在直视下用取石钳或刮匙取出结石，尽可能取净左、右肝管一级分支内结石后，进而探查右前叶、右后叶胆管，左内叶以及左外叶胆管内有无结石及狭窄，如有结石应尽量取净(图 8)。

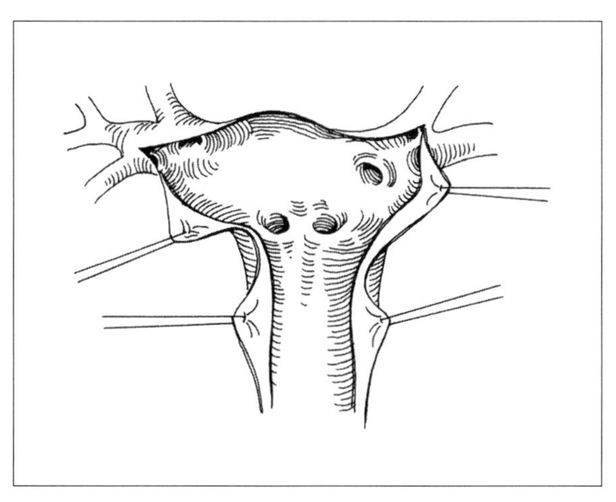

图 8　胆管高位切开显露肝内胆管

(8)胆总管经切开探查及取石后，应常规行胆总管引流术。虽有人主张对少数胆管下端通畅无狭窄、胆管壁无明显急性和慢性炎症、肝内肝外胆管无残余结石的病人，进行一期胆管切口缝合术而不置胆道 T 形管引流，可以缩短手术时间，缩短住院日，尤其对一些胆管较细的病人，可避免因放置 T 形管不当而引起的术后胆总管狭窄；但多数学者认为胆管切开探查后一期缝合术难以避免缝合口渗漏胆汁而反对此手术；此由于胆总管经切开探查和胆管取石后，胆道下端括约肌常常水肿及痉挛；由于麻醉及手术后胃肠功能紊乱，导致腹胀及十二指肠内压升高等，致胆管下端胆汁引流不畅，胆道内压增高，而从胆管切口缝合处渗漏胆汁；胆汁渗漏严重者可致胆汁性腹膜炎而需再次行胆道引流及腹腔引流术；胆汁外漏形成胆瘘；漏孔瘢痕愈合后，常常形成胆管狭窄，故对胆管切开探查术后仍以行常规胆管引流术为安全。

胆总管引流常规安置 T 形引流管，T 形管粗细选择应根据胆总管内径决定，T 形引流管外径应小于胆总管内径，才能保证缝合胆管的严密和不发生张力而易于愈合，过硬过粗的 T 形引流管引起缝合的胆管张力过大，可发生缝合切口裂开乃至胆管壁压迫缺血性坏死，形成胆瘘和胆管瘢痕性狭窄。

(9)胆管 T 形引流管应根据不同需要、不同引流部位而裁剪成不同形状：一般引流胆总管者短臂各留 1.5～2cm，正对长臂对侧中央应剪一小孔，便于畅通引流和易于拔除；在胆管较细、胆道为泥沙样结石病人，为保持 T 管引流畅通不被泥沙结石阻塞，可将 T 形管短臂对侧纵行剖开并予剪除部分管壁(图 9)。在左肝管狭窄及结石病人，行左肝管取石或左肝管狭窄切开取石后，引流胆总管同时须引流左侧肝胆管，T 形管短臂一侧略长，对侧略短，长侧的短臂置于左肝管内，短的一侧置于胆总管内，长臂从胆总管引出；为了从胆总管引流双侧肝内胆管，则可用 Y 形引流管或将 T 形管做成 Y 形，将 Y 形管短臂分别置入左、右肝胆管内，长臂则从胆总管引出；当施行肝胆管胆管空肠吻合术时，则上述 Y 形管长壁从吻合的空肠襻引出(图 10，图 11)。

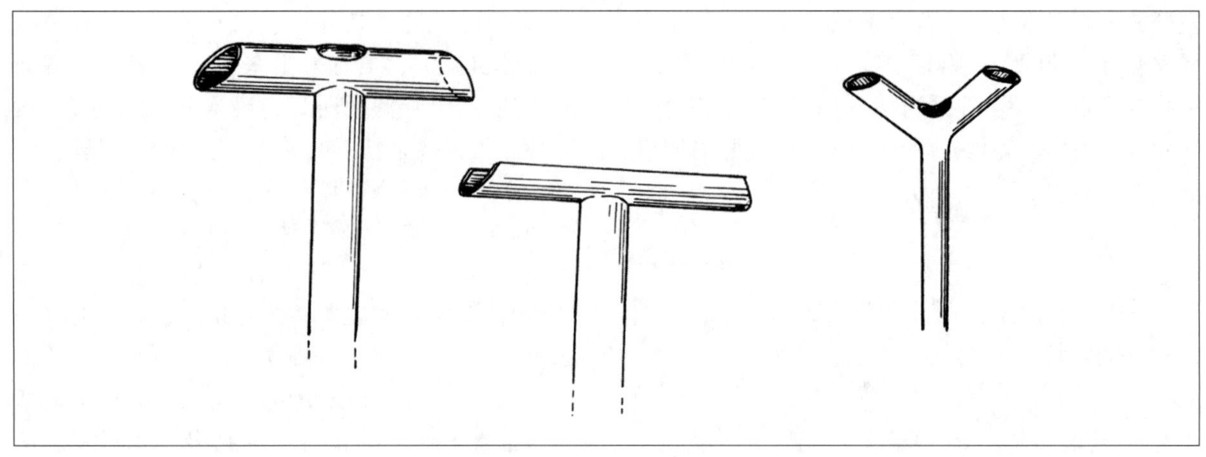

图 9 T 形管及 Y 形管

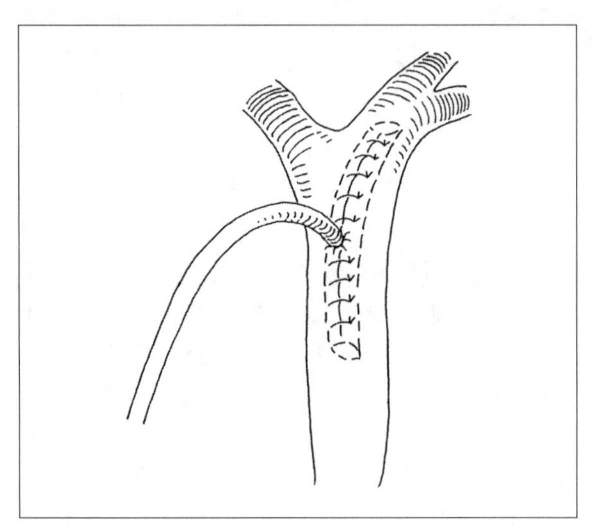

图 10 T 形管一侧短臂置入左肝管

(10)胆管壁切口的缝合多用细丝线行间断缝合(最好用合成的可吸收性线),胆管壁较薄时可用 3-0 线无创伤针缝合,胆管明显增粗时可用 1-0 线缝合,缝合时力求做到胆管壁切口对合整齐和全层缝合,不可仅仅缝合胆管壁的外纤维层,尤其在胆管炎症水肿增厚时,切开胆管后内膜层回缩,缝合时遗漏胆管内膜层,术后引起胆汁渗漏及胆瘘,甚至引起胆管纤维组织增生性炎性狭窄。

(11)胆管缝合完毕后应观察 T 形管是否引流通畅和缝合是否严密,尤其在 T 形管置入左右肝胆管引流时,T 形管短臂易于扭曲或成角或 T 形管短臂未置入适当位置,以致术后引流不畅,发生胆汁外渗和胆瘘等。简单测试方法是将少量无

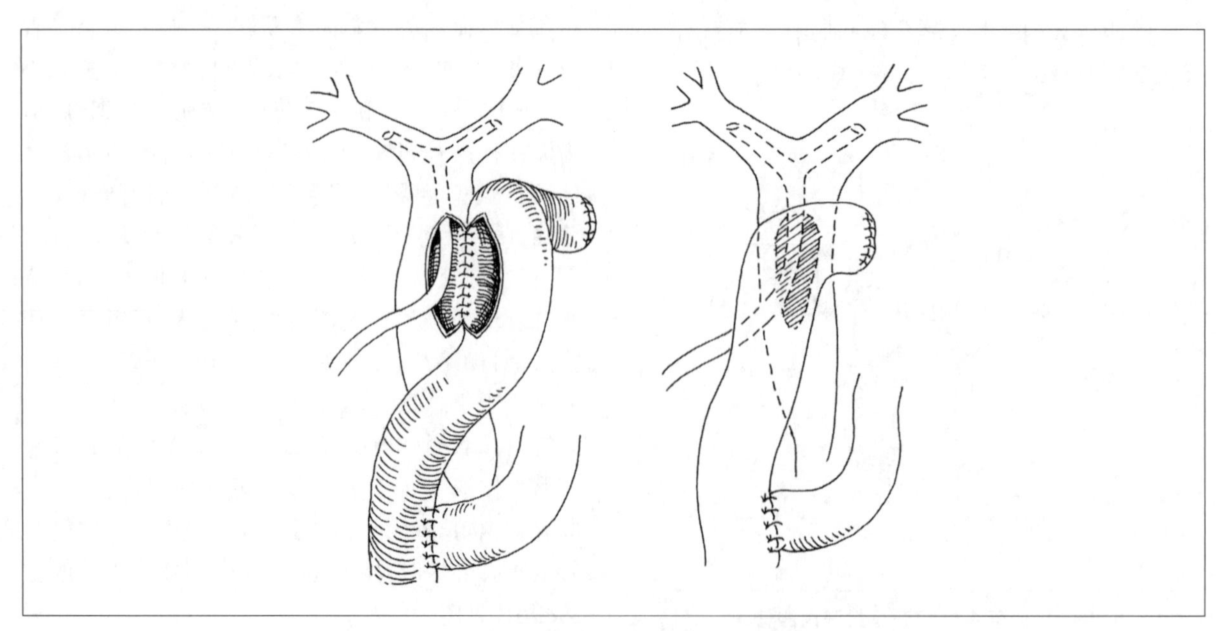

图 11 Y 形管置入左右肝管,长臂从吻合空肠引出

菌生理盐水注入T形管内并抬高T形管，观察T形管内水柱变化情况，如T形管水柱随病人呼吸时胆道内压改变而上下移动，多表示T形管引流通畅；然后用15～20ml生理盐水经T形管注入胆道内，仔细观察缝合切口及T形管周围有无液体渗漏，发现液体渗漏处必要时再予加固缝合1或2针，以达到不再渗漏为止。

(12)清理腹腔及手术野，以无菌生理盐水冲洗肝下区，以清洁无菌盐水纱布填塞胆囊床及胆管周围，观察有无胆汁渗漏及出血。将大网膜放置于胆囊床及T形管周围，以防止胆囊床、肝门与十二指肠形成紧密粘连和T形管直接压迫十二指肠，并促进T形管与腹壁形成完整窦道，防止拔除T形管时因窦道形成不全，胆汁漏入腹腔引起胆汁性腹膜炎。于肝下区及网膜孔放置引流；一般的胆囊切除及胆总管切开取石引流，选用2根潘氏引流，连同T形管长臂于肋缘下切口下方另行戳孔引出，以防渗出液污染手术切口而并发感染；在胆总管结石合并肝胆管狭窄及结石，经胆总管及肝胆管切开取石后引流胆道的病人，或并行胆管空肠内引流术或其他复杂胆道手术的病人，胆管切口或吻合口可能渗漏胆汁者，引流物除常用2根潘氏引流外，可于术野加置乳胶管引流或双套管负压吸引引流，以防渗漏胆汁潴留于腹膜腔内。

引出腹壁的T形管及其他引流物，应用缝线结扎固定于切口皮肤上，包好无菌敷料，注意防止T形管扭曲和脱出。

【术后处理】

(1)禁食及静脉输液，维持水解质平衡：一些长期严重梗阻性黄疸或并有胆汁性肝硬化病人，T形管每日引流稀薄、色浅淡的胆汁达1000～3000ml，可引起严重脱水、低钠、低钾、酸碱失衡等电解质紊乱。因此对上述病人应大量补充水、电解质液、血浆、人体白蛋白等胶体液。严重梗阻性黄疸和急性梗阻性化脓性胆管炎病人，肝细胞分泌胆汁功能受损害，表现为胆道术后胆汁流量急剧减少(每日30～50ml)，黄疸继续加深，此时可用5～10ml无菌生理盐水低压冲洗胆道T形引流管，排除引流管机械阻塞因素，则多提示为肝细胞功能衰竭，须采取积极的护肝措施等综合疗法进行救治。

一般胆道手术病人于术后24～48h肠功能恢复后，可进食少量清淡流质饮食，以后根据病人腹部情况及手术种类而逐步恢复正常饮食。

(2)胃肠减压：胆道手术，尤其是复杂胆道手术、再次胆道手术、胆肠内引流或合并肝叶切除术等，由于手术时间长，手术区域广泛，对消化功能骚扰较大，一般应予持续48h的胃肠减压，至胃肠功能恢复或肛门排气为止。一般单纯胆囊切除及胆总管取石引流术病人，可不用胃肠减压，于肠功能恢复或肛门排气后可予进食。

(3)抗生素应用：胆道感染时胆汁的常见细菌是大肠埃希菌、克雷伯杆菌属、肠球菌属、变形杆菌以及厌氧菌如脆弱类杆菌等；一般的胆囊切除、胆总管取石引流手术，为防止术后腹腔感染、切口感染，可酌情选用青霉素、庆大霉素、氨苄青霉素等；而危重的急性化脓性胆管炎胆道感染的病菌除上述需氧菌外，常合并厌氧菌感染，如脆弱类杆菌、厌氧链球菌等，应选用对需氧及厌氧菌均有效的先锋霉素、益保世灵(头孢唑肟)、青霉素及甲硝唑等，此时由于病情重，以用静脉给药途径为好，以后可根据胆汁的细菌培养和药物敏感试验结果加以调整。

(4)腹腔引流：胆囊切除胆管切开探查术后，腹腔内放置引流是必需的。国内外少数学者主张废除腹腔引流的观点是不安全的。术后合理使用腹腔引流物能有效防止术后腹腔感染并发症。一般胆囊切除胆管引流术后，腹腔引流出少量血性渗出物，则腹腔引流物可于术后2～3d拔除；如腹腔引流液较多或混有少量胆汁，应待胆汁渗出停止，腹腔渗液明显减少后，多于术后5～7d逐步拔除；对于复杂胆道手术，肝脏及肝胆管手术或渗出液多且有较多胆汁渗出，如术中未置乳胶引流管引流，则可自引流孔置入导尿管、乳胶管或双套管，连接引流瓶或持续负压吸引，以保持腹腔的充分引流，此时引流物的处理和拔除应根据引流液的多少而定。

(5)T形引流管的处理：T形管应妥善固定，防止扭曲、受压和从胆管内脱出；每日观察记录胆汁量、颜色、浑浊度及沉淀物等；术后胆汁应再次做细菌培养及抗生素敏感试验；胆汁量每日一般300～500ml，术后7～10d随胆道炎症减轻、胆管下端水肿消退，胆汁大部分经胆管流入十二指肠而逐渐减少，胆汁颜色转为澄清，此时可酌情钳闭T形引流管，钳夹T管时间可逐渐增加，先于进食前后夹管2h，逐渐增至白天夹管夜间开放，如病人无不适转为全日夹管3～5d，如病人无上腹发胀等不适，无发热，多提示胆道引流通畅。

①经T形管逆行胆道造影：为了解胆道的情况可行经T形管胆道造影；造影时应无胆道感染，夹管后无不良反应，一般在引流术后2周以上。因急性化脓性胆管炎行急症胆道引流术者，T形管胆道造影应延迟施行；造影剂宜用静脉用造影剂如胆影葡胺、泛影钠等；可稀释成20%～30%浓度，过浓易掩盖胆道内小结石，用量20ml即可，可以根据胆道有无扩张而增减用量，造影注药前应开放T形引流管，将T形管消毒后可穿刺T形管后再缓慢注入造影剂，注药时在电视屏幕下观察肝内外胆道显影情况，更易于达到临床要求，可拍胆道前后位片及斜位片；造影拍片后即时将造影剂抽出，而后开放T形管引流2d，必要时造影前后使用抗生素，以防治因T形管逆行造影诱发急性化脓性胆管炎。

②T形引流管拔管指征：胆管引流术后全身情况良好，术后3周以上，T形管造影前已全日夹管3～5d无不良反应，T形管造影胆管下段无狭窄，无胆管内残余结石，同时可见T形管窦道影形成完全者，可以拔除T形管引流管。

对复杂胆道手术或有特殊需要，T形管引流管可留置1～3个月或更长时间。如胆囊切除术致胆总管横断损伤，术中行胆管对端吻合术，用T形管作支撑胆管引流(图12)。或术中行近侧胆管空肠吻合术的T形管支撑引流(图13)，T形管须留置6个月或更长的时间，若T形管留置时间过短可致术后胆管狭窄。

对急性梗阻化脓性胆管炎病人，施行急症胆管引流术后，T形管的处理有别于一般胆管引流术病人；急性胆管炎引流后2周，虽临床症状消失，体温恢复正常，胆汁由浑浊脓性转为清澈，但肝内胆管炎症仍然存在，如过早施行T形管胆道造影或按一般胆道引流术拔除T形管，可诱发肝内胆管炎发作。因此，此类病人胆管引流时间应长一些，拔除T形管时间应根据胆管炎严重程度而相应延迟。

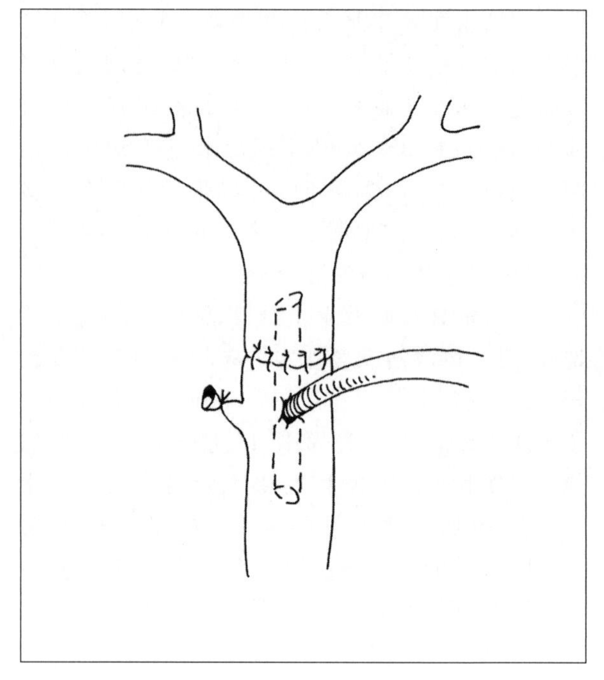

图12　T形管置于胆管对端吻合口下方

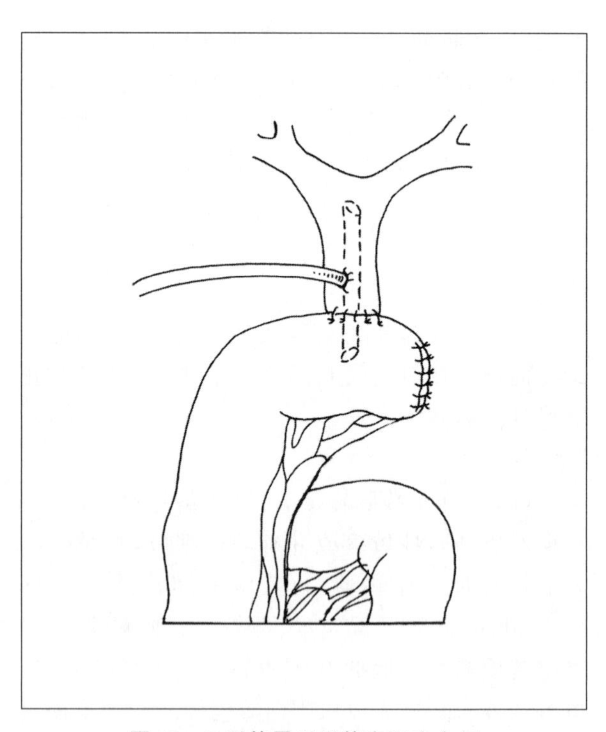

图13　T形管置于胆管空肠吻合口

T形管于胆道术后2周时拔除，少数病人仍可发生胆汁性腹膜炎，极个别病人于术后3周时拔除T形管仍有发生胆汁向腹腔渗漏者，系由于T形管窦道形成不全所致，可见于高龄、全身衰弱病人，重症胆管炎急症胆道引流术后并用肾上腺皮质激素病人以及瘦长体型病人，后者T形管从胆管口至腹壁切口引出之距离过长，若胆管引流周围未能用大网膜包裹填塞，难于形成T形管走行的完整窦道。笔者曾遇胆管引流术后15d，22d及23d拔除T形管后并发胆汁性腹膜炎者；1例从T形管引流道插入尿管行胆道引流后症状缓解，另2例经再次手术引流胆管治愈。因此，一般病人T形管拔除时间于术后3周以上较为安全，亦有主张1个月后才拔管者；对T形管胆道造影显示窦道形成不全病例，为防止T形管拔除后并发胆汁腹膜炎，可于拔除T形管后，立即从窦孔插入细导尿管引流胆道1～2d可以防止以上并发症。

【主要并发症】

(1)上消化道出血：复杂胆道手术的危重病人，手术后可发生急性胃十二指肠黏膜病变，胃底和食管下段曲张静脉破裂出血，肝内胆管溃疡出血以及胆管肠吻合口出血等，在有梗阻性黄疸的病人，以急性胃十二指肠黏膜病变出血最常见。急性胃十二指肠黏膜病变出血，是属机体应激反应，一般统称为应激性溃疡出血，是由于胃黏膜屏障减弱，致氢离子反向扩散于黏膜下引起黏膜损害所致；梗阻性黄疸时高胆盐血症、重症胆管炎伴休克、使用皮质激素等，亦是造成胃黏膜屏障损害的直接原因。在急性出血期可使用止血药如止血芳酸、止血敏及维生素K_1等，并予抗酸药、西咪替丁、雷尼替丁、洛赛克等静脉滴注，局部用氢氧化铝凝胶或硫糖铝、云南白药、凝血酶、冷盐水加去甲肾上腺素液、卡那霉素液胃内灌注及冲洗胃腔等方法，多可以达到止血目的。如出血持续而严重，应行急诊内镜检查以确定诊断及出血部位并即刻行局部止血治疗；如胃十二指肠溃疡急性出血可行溃疡周围硬化剂注射，胃黏膜表浅溃疡及糜烂可喷雾止血剂，对食管曲张静脉破裂出血亦可进行硬化剂注射止血或曲张静脉套扎止血。

(2)胆道出血：为胆道术后常见并发症，大多为少量出血；术后早期胆管引流见血性胆汁，可由于胆管壁切开后，胆管出血点缝合止血不彻底，或由于感染的胆管黏膜溃疡面出血。表现为T形管流出血性胆汁或少量血液，血液亦可经胆管排至肠道而出现黑便。以上出血经一般疗法大多可获停止。少数病人胆道术后突然短期内从T形管流出大量鲜红血液及血块，上腹剑突下剧烈阵发性绞痛、面色苍白、脉快及血压下降，可伴呕吐及吐血和黑便，T形管被血凝块堵塞后无胆汁流出，伴有发热及黄疸，数天后胆道血块被溶解排出，胆汁引流恢复，但经过7～10d或更长时间，可再次发生胆道大出血，并呈周期性反复发作。此情况多见于严重化脓性胆管炎及胆管溃疡，后者溃破伴行的肝内动脉，形成肝动脉-胆管瘘或肝动脉瘤。肝外胆管结石胆管溃疡，溃破至肝外胆管并行的肝动脉很少见。肝内胆管溃疡亦可溃破肝内门脉支，但形成肝内门静脉-胆管瘘极少见。肝外胆管或肝门区胆管溃破肝门区门静脉干，可形成门脉胆管瘘，而引起严重胆道大出血，其治疗困难有别于一般胆道大出血。

胆道小量出血在治疗下多自行停止；因肝动脉胆管瘘所致胆道大出血者病情危重，用超选择性肝动脉造影及栓塞出血肝动脉支以治疗胆道大出血为当前在有条件医院的首选治疗方法，效果较好。若缺乏介入治疗的手段，则多需急症手术治疗。术前可行超选择性肝动脉造影，确定出血的肝动脉支，亦可选用简便的术中肝动脉造影方法，以确定胆道出血部位；选用选择性患侧肝动脉结扎术及胆道引流术，多可收到良好止血效果，对局限一侧的肝胆管结石(常见为肝左叶)所并发的胆道大出血，施行患侧肝叶切除术当更为有效，既切除了肝内结石病灶，又根除了出血病源。

(3)胆汁漏：单纯胆囊切除和胆总管切开引流术后3～5d以内，腹腔引流液可能出现少量胆汁样渗出液，此可由于胆囊床处小胆管或极少数副肝管损伤，胆管切开缝合处炎性水肿愈合不佳，胆汁从切口外渗所致，随着胆道炎症的逐渐减轻，胆管及其下端水肿消退，胆道引流畅通，胆汁渗漏逐渐减少并多于术后1周内停止。如胆汁渗出不见减少且渗出量多则提示有胆瘘发生，不同手术引起的胆瘘，其原因与后果亦不一样；如单纯胆囊切除术引起的大量胆汁渗漏，多提示有较粗大的副肝管损伤或胆管损伤。如系复杂肝胆道手术后引起，如左右肝胆管狭窄切开及整形、肝胆管空肠吻合术后常难免渗漏胆汁，则必须做到充分引流，防止胆汁潴留于腹腔，同时加强抗感染和全身支持治疗，随着肝胆管与肠道逐渐粘连愈合后，胆汁漏可望停止；如胆汁漏引流不畅及并发感染可从引流管旁另置入细导尿管，以抗生素生理盐水滴注和冲洗，控制感染并保持创内畅通引流，促进胆肠吻合口愈合使胆汁漏停止。

（4）黄疸：胆道手术后黄疸常见，其发生原因复杂，可由于肝内外胆管的梗阻，肝细胞功能损害如术中的缺氧、严重复杂手术创伤和休克，大量输入库存血（3 000ml以上）以及腹腔的严重感染等因素。不同的手术方式其发生原因及后果不一样：胆囊切除术后2～3d出现的轻度黄疸，临床上偶可发现，但3～5d后黄疸消退，如术后黄疸出现快且日渐加重，多为胆道损伤胆管阻塞等严重并发症，可伴胆汁漏，少数可由于胆总管继发结石引起，必须进行严密观察以明确诊断和妥善处理；对复杂的肝胆管结石及肝管狭窄病人，术前即有肝功能损害或有黄疸，经复杂肝脏及胆道手术，术后常出现黄疸或黄疸加深；对长期阻塞性黄疸伴胆汁性肝硬化及严重肝功损害病人，术后黄疸加深，胆汁量很少并伴有腹水，须警惕肝功能衰竭发生，除保持胆道T形管通畅外，采取积极的抢救措施和护肝治疗及全身支持疗法，以挽救病人生命，上述病人的黄疸可持续较长时间。对术前无黄疸，经过长时间全麻下手术，术中大量出血及低血压、大量输血，术后出现黄疸者，多非胆道阻塞，而系严重创伤、缺氧损害肝细胞功能和大量输血所致，多于1周后逐渐减退消失。

【述评】

胆总管探查引流术是胆道外科最常见的手术，它既是诊断性手术，又是重要治疗性手术；既涉及肝外胆管尤以胆管下端病变又涉及肝内胆管病变的诊断与处理。因此，不全面的胆道探查术常常遗留胆管病变（结石或狭窄）或肝内胆管病变，影响手术疗效和预后。

（1）胆管下端病变

①胆管下端狭窄的判断：有引起胆管下端狭窄的原发病及病史，如多发性胆囊小结石，慢性复发性胰腺炎。静脉胆道造影示胆道扩张，造影剂排空延迟；术中见胆总管增粗，F8～10号尿管及3号金属胆道扩张器均难于顺利通过胆管下端，则可确定胆管下端狭窄。

②胆总管下段括约肌松弛：可见于原发性胆管结石及复发性胆管炎病人，胆道造影示胆管明显扩张，肝内胆管积气，术中见胆管扩张达2cm，括约肌松弛，F20～22号导尿管及6号胆道扩张器易于进入十二指肠；此等病人多因复发性胆管炎及反复胆道排石，导致括约肌功能障碍，胆管扩张和反流性胆管炎。

③胆管下端嵌顿结石：此常为胆囊结石所继发。若属胆管下端的细小结石，探查时易于遗漏，用金属胆道探子或细尿管可从结石旁滑过，是术后胆管下段残留结石的最常见部位。

胆管下端较大的嵌顿结石有时可误诊为胆管癌或胰头癌而误行胰十二指肠切除。此等嵌顿结石可引起严重阻塞性黄疸伴胆囊肿大，临床无胆绞痛及胆管炎症状而易于疑及恶性梗阻，B型超声及ERCP检查亦难鉴别，术中扪及胆道下段坚硬肿块酷似恶性肿瘤；如能先行充分胆道减压，游离十二指肠及胰腺头部后，再用手指触扪并挤压该肿块，如系结石嵌顿常可向上移动而排除肿瘤，向肿块穿刺可见针芯内充满胆泥亦可明确诊断；必要时可切开十二指肠及Oddi括约肌后直接窥视检查，如明确结石并将其取出后改做Oddi括约肌成形术，如系肿瘤可行活组织检查以确定诊断，并做相应的手术处理。胆道下端嵌顿结石通过胆总管探查切口多能取出；有的结石嵌顿已久，常有钙盐沉着而与胆管粘连紧密，无法用指头挤压松动，可用取石钳夹碎后逐次取出，防止结石碎片遗留。

（2）肝动脉变异的处理：胆总管切开探查取石术有时可遇见异位肝右动脉从肝总管或胆总管前方横过（图14）。在肝胆管结石伴肝总管狭窄或左肝管狭窄的病人，为解除胆道梗阻和取出结石，常须向上延长胆总管探查切口并切开狭窄处。如右肝实质损害不重，左肝无明显病变，则可结扎切断该横跨的肝右动脉，对右肝血流将无严重损害；如左肝明显纤维化萎缩，右肝代偿肥大，右肝动脉明显增粗，切断右肝动脉后将严重损害右肝循环，其处理办法是充分游离肝固有动脉及横跨胆管前方的肝右动脉，将后者牵向左上方，于此异位肝动脉下方行胆管切开及取石手术；另一处理方法是如肝十二指肠韧带炎症不重，在异位肝动脉下方横断胆总管，远侧端胆总管予间断缝合关闭，将近侧胆总管断端游离后提出于横跨肝动脉的前方，再自胆管断端行肝总管狭窄处切开取石，行近侧胆管与空肠吻合术重建胆道。

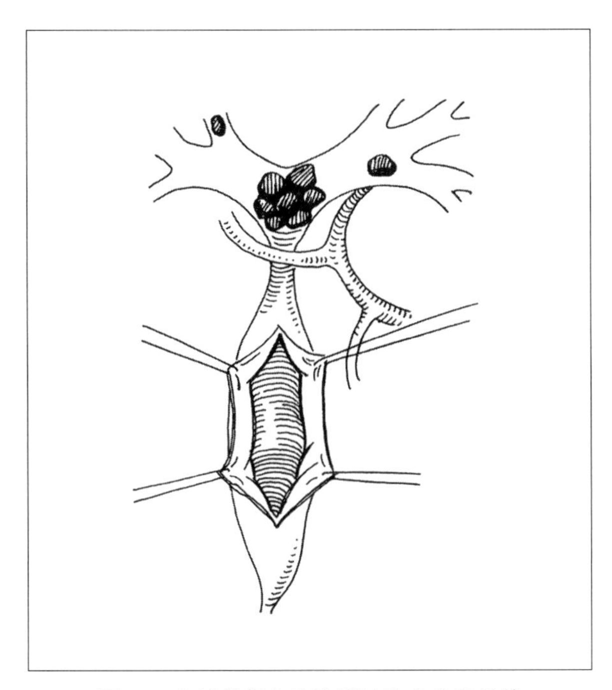

图 14 变异的肝右动脉横过狭窄的肝总管

有时门静脉左干支横跨左肝管横部，在左肝管狭窄及结石病人，为切开左肝管狭窄而须结扎切断此异位门静脉支，一般多不致引起近期左肝缺血坏死，但久后常有碍左肝血供可能并发左肝纤维化改变。

(3)急性梗阻性化脓性胆管炎的引流：急性梗阻性化脓性胆管炎病人病情严重，常伴多脏器损害，胆囊、肝脏及肝内外胆管炎症水肿充血明显，手术目的在解除胆道梗阻并充分引流胆汁，手术方式力求简单，胆囊有化脓坏疽病变的须同时行胆囊造口以防穿孔。

对肝胆管结石并发的化脓性胆管炎，肝外胆管结石取出后，可通过胆总管切口用取石钳及刮匙向上逐渐取出结石，直到胆汁畅通引流为止；一般肝内 1 或 2 级分支胆管内结石，在胆管无狭窄时多可取出，必要时借助术中胆道镜进行取石，假如左右肝管开口明显狭窄时，可用胆道扩张器逐渐扩张狭窄环后再行取石；如狭窄严重，上法不能取出，则须向上延长胆管切口并切开左侧或右侧肝管开口狭窄处，然后方可顺利取出结石，T 形管引流管应置于肝内胆管，以保证肝胆管的充分引流。

(钱光相)

12.8 胆总管囊肿手术 Operations of Choledochol Cyst

胆总管囊肿亦称先天性胆总管囊状扩张症，多见于小儿，然亦有一些病人于成年期才因胆道感染、结石形成、胆道梗阻等并发症而出现临床症状。近年来的临床观察提示胆总管囊状扩张的形成，多伴有胆胰管汇合异常，即胆胰管常在十二指肠壁外汇合，因合流的位置较高，故有胰液反流至胆道内。胆总管囊肿时胆汁的淀粉酶升高，支持胆胰管汇合异常的说法。

胰液的向胆道反流、胆总管囊肿内胆汁引流不畅、胰酶激活及其对组织的刺激作用，胆盐的分解等，均是导致胆总管囊肿的炎性病理改变、结石形成、肝脏损害和随后发生癌变的基础。胆管囊肿癌变率据报道为 2.5%～15%，若计算成人型的病例，则癌变率更高，可高达 28%或更高，并且在曾行囊肿十二指肠吻合术的病人中，癌变的潜伏期明显缩短。囊肿肠道内引流术并不能消除胆总管囊肿的各种致病因素，反而使其加重，故此种手术已逐步被放弃。中国人民解放军第三军医大学西南医院的 41 例成人胆管囊肿中发现 4 例(10%)有癌变，而在 13 例肝胆管囊肿中，2 例并发肝胆管癌，癌变率为 15.4%；文献上的 142 例肝胆管囊肿中，10 例并发肝胆管癌，占 7%。因而预防此病癌变的措施应十分重视。

胆总管囊肿或胆管囊性病变的手术方法根据囊肿的类型不同而异。一般常将胆管囊性疾病(先天性)分为 5 型：

Ⅰ. 胆总管囊状扩张。

Ⅱ. 胆总管憩室。

Ⅲ. 胆总管十二指肠壁内段膨出。

Ⅳ. a. 多发性肝内外胆管囊肿。

b. 多发性肝外胆管囊肿。

Ⅴ. 肝内胆管囊肿(Caroli 病)。

治疗上，目前的一致性意见是力求做到切除胆总管囊肿以消除病变、预防癌变和使胆胰液分流。囊肿外引流术一般只用于合并急性化脓性胆道感染时的暂时性引流减压，以便创造择期性手术的条件。囊肿十二指肠吻合术一般只适用于婴儿，因病情急而不宜做较复杂的手术者，作为一过渡性手术，待病儿稍长大之后才行囊肿切除及胆肠吻合术。成人型胆总管囊状扩张主要采用囊肿切除及肝总管肠道吻合术，单纯 Roux-en-Y 空肠囊肿吻合术现已较少应用。

对于Ⅳ型及Ⅴ型的囊肿，即肝内胆管囊肿合并或不合并肝外胆管囊肿的手术治疗比较困难，因为肝内胆管囊肿往往是多数性的和两侧性的。原则上应是切除肝内及肝外胆管的囊肿，重建消化道，此治疗方法适用于肝内囊肿限于肝脏的一叶或一侧；但是由于肝内胆管囊肿的双侧性并且范围广泛，切除有困难，故有时仍然不得不做单纯的 Roux-en-Y 空肠囊肿内引流术，有的甚至只能用长期经肝置管，以改善肝内囊肿的引流和控制胆道感染。对于弥漫性肝内胆管囊肿病者，全肝切除原位肝移植是最后解决的方法。

12.8.1 胆总管囊肿十二指肠吻合术

Choledochocystoduodenostomy

【适应证】

(1)婴儿期巨大胆总管囊肿作为过渡性手术。

(2)缺乏施行胆总管囊肿切除术必要的技术条件或病儿不能承受更大的手术者。

【禁忌证】

(1)成人、儿童甚或婴儿期胆总管囊肿病人，一般情况良好，能承受较复杂的手术者。

(2)囊肿合并急性化脓性胆管炎或囊肿穿破者应首先行囊肿引流术。

【术前准备】

(1)术前应有关于囊肿类型的鉴别诊断资料，成年病人应行 ERCP 检查，以了解胰胆管汇合部的情况。

(2)应有详细的 B 型超声和 CT 或 MRI 扫描检查，以发现有无合并肝内胆管囊肿或肝内胆管扩张甚至肝内胆管结石。

(3)排泄性胆道造影以了解胆道引流的情况，如用^{99m}TcHIDA 胆道 γ 照像可显示囊肿和有无胆管梗阻。

(4)钡剂胃肠道造影常是必需的。

(5)使用预防性抗生素。

(6)其他同胆囊手术。

【麻醉与体位】

(1)全身麻醉，成人可用持续硬膜外麻醉。

(2)成人的胆总管下端膨出型囊肿(Ⅲ型)考虑行囊肿十二指肠内引流者，可用持续硬膜外麻醉或全麻。

(3)仰卧位。

【手术步骤】

(1)右侧肋缘下斜切口或上腹部横切口，切开腹壁肌层进入腹腔，进行腹腔内探查时须特别注意检查肝脏有无合并囊肿或肝内胆管结石；需要注意检查胰腺的情况，并将手术发现与术前的影像诊断对照。

(2)胆总管囊肿一般发生在胆囊管开口下方，囊肿较大时，将十二指肠推至前下方，将肝脏推向上方，胆囊一般缩小，故手术时较易辨认。

(3)为了便于手术进行，可首先将囊肿内容部分抽出，胆汁送细菌培养和淀粉酶测定。

(4)在十二指肠上缘囊肿的低位部切开囊壁，吸除囊腔内残留的胆汁，取出结石，并注意检查囊肿内壁，若有赘生物或有可疑之处，应做组织采取及冷冻病理切片检查；在囊肿的切开处可切取一片囊壁留送病理检查。

(5)检查囊肿下端的狭窄部，注意有无可见的胰管开口。向上检查肝总管及左右肝管和囊肿与胆总管的关系，囊腔常不是由于胆总管的均匀性扩张，肝总管的开口可能在囊肿的内侧壁或后侧壁。必须注意肝总管至囊肿开口段有无狭窄，若有狭窄，则开口以上的肝总管和肝胆管呈扩张状态。当囊肿的体积较大时，虽无肝总管的开口狭窄，但常伴有肝胆管系统的普遍性扩张，有时手术者的手指也能伸入至肝胆管内。若发现肝总管开口有狭窄，就必须进行肝管开口的切开整形，否则，行囊肿十二指肠吻合术后，由于肠液向上反流而排出不畅，将必招致胆道感染加重和多次的胆道再手术。

(6)纵行切开十二指肠第 2 段，彻底止血，囊肿与十二指肠吻合做两层的间断缝合，内层最好以人工合成的可吸收性缝线，忌用粗丝线，以避免局部的炎症反应或结石形成;前层缝合应注意保持十二指肠的轴向,防止引起十二指肠阻塞(图1)。

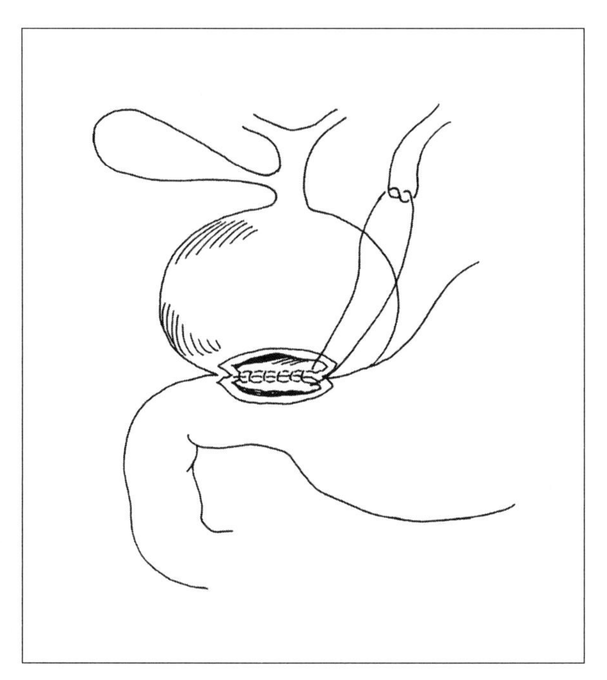

图1 胆总管囊肿十二指肠吻合术

(7)两层缝合囊肿与十二指肠吻合的前壁,宜用间断缝合,避免连续缝合,以免因荷包收紧作用而致吻合口后期狭窄。一般囊肿十二指肠吻合后可不放置囊肿内引流。分层缝合腹壁切口。腹腔引流另做戳口引出。

【术后处理】

(1)胃肠减压至胃肠功能恢复。

(2)注意腹腔引流液的量及性质。

(3)其他处理同胆囊手术后。

【主要并发症】

(1)吻合口漏形成十二指肠瘘。

(2)上行性胆道感染。

(3)后期吻合口狭窄或闭塞及感染性并发症。

12.8.2 胆总管囊肿空肠吻合术

Choledochocystojejunostomy

【适应证】

(1)成人胆总管囊肿因技术上原因不能施行囊肿切除术者。

(2)病人情况难以承受囊肿切除复杂手术者。

【禁忌证】

(1)胆总管囊肿在可能条件下应做囊肿切除手术。

(2)囊肿壁活检有恶变的可疑者。

【术前准备】

(1)应有详细的影像诊断资料。

(2)术前3天应用预防性抗生素。

(3)其他同胆囊切除术。

【麻醉与体位】

同胆总管囊肿十二指肠吻合术。

【手术步骤】

(1)一般用右肋缘下斜切口或右上腹部直切口,进腹后腹腔内探查及注意事项同前。

(2)在囊肿的低位横向切开囊壁,其长度不应少于5cm,因成人胆总管囊肿壁厚,纤维组织增生明显,以后因纤维瘢痕性收缩发生吻合口狭窄的机会较大。清除囊腔内容物,切取一片囊壁送病理检查,其注意点同前。

(3)囊肿内探查和注意有无肝总管开口部狭窄,注意点同前。成人胆总管囊肿可能合并有肝胆管狭窄和肝内胆管结石,应根据情况做相应处理。

(4)囊腔内以纱布填塞,手术暂时转至横结肠下方。提起横结肠,找出上端空肠,在距离Treitz韧带约15cm处在适当的部位切断系膜上血管弓和肠管,按Roux-en-Y空肠的要求准备肠襻(见Roux-en-Y胆总管空肠吻合术)。空肠襻在横结肠前方上提至囊肿处,注意缝合关闭系膜间的空隙。

(5)取出囊腔内的填塞物。一般是用空肠与囊肿的侧-侧吻合。缝合关闭空肠断端,在空肠的对肠系膜缘做一相称的纵切开,长度一般不少于5cm。一般是使用双层缝合法,内层缝合应避免用粗丝线,亦应避免连续缝合。成人胆总管囊肿若有明显感染时,可考虑放置胆道内引流,否则一般不放置胆道引流。若条件许可,可做胆囊切除,因囊肿空肠吻合术后,胆囊已失去其生理功能。肝下区放置腹腔引流(图1)。

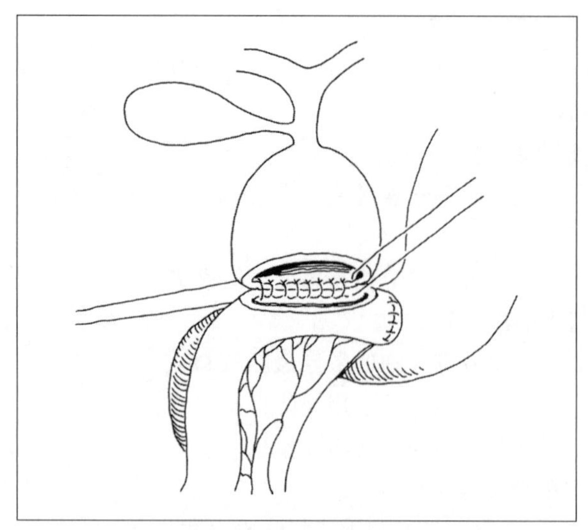

图 1 Roux-en-Y 胆总管囊肿空肠吻合术

【术中注意要点】

(1)Roux-en-Y 胆总管囊肿空肠吻合术原是治疗成人型胆总管囊肿的常用手术方法,但由于内引流术并未根除此病的病理基础,反而加重胆道的炎症和感染,加以晚期的吻合口狭窄和再次手术率高,特别是囊肿的恶性变的发生率高,因而当前一致的趋向是更多地采用囊肿切除术而尽量避免用囊肿空肠吻合术,特别是在年轻病人。

(2)囊肿长期的反复感染,囊壁的炎性改变和纤维组织增生明显,一旦内引流减压之后,囊肿缩小,吻合口亦随之而缩窄,严重者甚至发生闭塞。因而吻合口一定要够大而且尽量处于低位,并可以切除部分或大部分囊肿壁以缩小囊腔。

(3)空肠断端对囊肿的端-侧吻合,虽然可以稍微省略一些步骤,但此种吻合法往往不能充分引流囊肿,并发症较多,常在后期有囊肿内结石形成和吻合口狭窄,一般宜避免使用。

【术后处理】

同“Roux-en-Y 胆总管空肠吻合术”。

【主要并发症】

同“Roux-en-Y 胆总管空肠吻合术”。

12.8.3 胆总管囊肿切除术

Excision of the Choledochol Cyst

【适应证】

(1)胆总管囊肿第Ⅰ、Ⅱ、Ⅳ型,病人情况能承受较复杂的手术者。

(2)成年人胆总管囊肿。

(3)成年病人在幼年时曾行囊肿十二指肠吻合者。

(4)曾行囊肿肠道内引流术但症状继续。

(5)曾行囊肿内引流术的再次手术。

(6)囊肿有癌变而尚能手术切除者。

【禁忌证】

(1)病人身体情况难于耐受复杂手术。

(2)合并肝硬化门静脉高压,囊肿周围血管众多,出血剧烈,难于施行一期手术。

(3)由于技术上的原因不适宜做复杂的囊肿切除术。

【术前准备】

(1)影像学诊断了解囊肿的类型,特别是有无合并肝内胆管囊肿等肝内病变。

(2)肝功能检查了解肝功能状态,特别是对病程长、情况复杂的病人,有的病人可能合并肝硬化,有的合并肝内囊肿的病人,可能有肝纤维化。

(3)凝血象检查。

(4)应用维生素 K。

(5)术前应用抗生素,曾行囊肿内引流术者,应用对需氧菌和厌氧菌(如甲硝唑)有效的抗生素,若手术经过的时间长者,术中应追加一次。

(6)其他准备同胆总管空肠吻合术。

【麻醉与体位】

全身麻醉,仰卧位。

【手术步骤】

(1)一般采用右侧腹直肌切口,若原有手术瘢痕者,亦可选择原切口或另做切口。进腹后分离腹腔内粘连,切口两缘腹膜缝以消毒巾以减少手术中对切口的内源性污染。

(2)分离显露胆总管囊肿或其原先的囊肿肠道吻合处,注意囊肿与肝动脉、门静脉、十二指肠、胰腺头部的关系。

(3)若曾行内引流,应将原吻合口拆除,送囊壁病理切片检查。成人期的胆总管囊肿的病理改变往往较为复杂,囊肿与周围结构的关系如门静脉和肝动脉往往难于分清,囊肿壁及其周围的血管更为众多,特别是当合并有肝硬化和门静脉高压症时则更为突出,同时,肝内胆管的病变亦往往更为复杂。因而要求在囊外及囊内探查时,要仔细明确病变的关键所在和做好手术步骤的计划安排。

(4)对于首次手术、囊壁炎症较轻并与周围组织能分离清楚的病人,在抽空囊内胆汁后,切开囊肿内侧缘的腹膜层,将囊肿与肝动脉和门静脉分开,向上至左右肝管汇合下 2cm 处,切断胆管,最好能保留一圈约 0.5cm 宽的扩大部分,以利于进行胆肠吻合及减少日后吻合口狭窄的机会。一般须同时切除胆囊。

(5)向下沿囊肿壁分离至十二指肠后胆总管的胰腺头部分,此时可达到胆总管下端的较狭窄部,但尚不能盲目钳夹切断,以防损伤胰管。此时应将囊壁剪开,从囊内观察胰管的开口部位。部分病人因胰管在十二指肠外与胆管高位汇合,可在胆总管下端内见到胰管开口。在直视下剪断囊肿的下缘,远端以不吸收线缝合关闭,外层再缝合胰头包膜覆盖。

(6)对于炎症较重、周围粘连多的病例和在再次手术时,完整地切除囊肿的困难较大,并可能发生大量失血和副损伤,如损伤门静脉及肝动脉。比较安全的方法是保留囊肿后内侧的纤维性囊壁,以保护门静脉,该处囊壁只行黏膜下分离(图 1)。

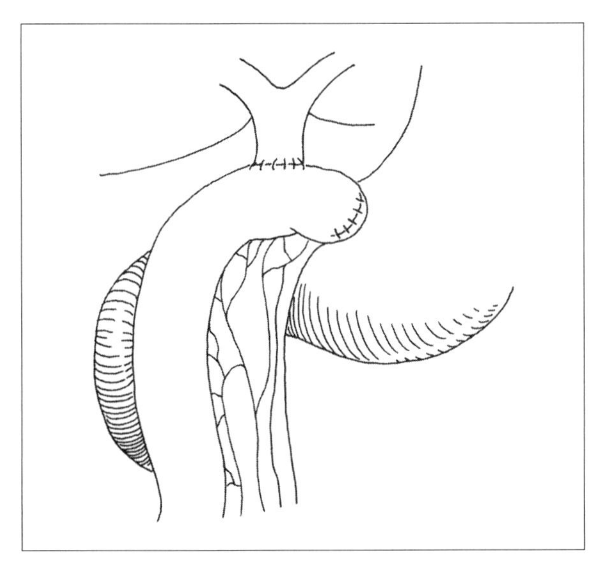

图 1 胆总管囊肿切除,Roux-en-Y 肝总管空肠吻合术

(7)按 Roux-en-Y 胆总空肠吻合的方法游离一空肠襻,旷置肠襻长 50cm,经结肠前与肝总管做端-侧吻合,一层间断缝合。T 形管两臂分别放至左、右肝管,长臂经空肠襻引出。

(8)缝合关闭系膜间的空隙。肝下区放置腹腔引流。

【术中注意要点】

(1)胆总管囊肿切除术的要点是避免发生副损伤,因而要求注意解剖囊肿的内侧缘和胰腺段,若囊壁经病理切片证实为良性病变时,在解剖困难或出血多的部位,可将其纤维壁层留置,不致发生不良后果。

(2)腹腔引流要放在肝下区和胰头处,因为在分离囊肿的下端时,需要分离胰头部组织,术后可能出现暂时性的胰漏。

(3)囊肿切除的上极必须注意留有余地,要防止在用力牵引下剪断肝总管,这样可使切缘过高,导致部分或全部损伤左、右肝管,造成手术后的高位肝胆管狭窄,处理十分困难。

另外,右肝管与左肝管的汇合可以有种种解剖学上变异,有时右肝管为低位开口或为分裂型的右肝管,要特别注意右后肝管开口所在,故切断囊肿上极时,应首先切开囊壁,从囊腔内查明各肝管的开口位置,然后在直视下剪除多余的囊壁。

(4)当胆总管囊肿合并有肝内胆管囊肿(往往是左侧)时,可以考虑同时做肝叶切除,若肝内囊肿未加处理,单纯做肝外囊肿切除和胆肠吻合术时,手术后往往并发肝内感染,需行再次手术处理。但是,假如合并肝内的广泛性的肝胆管囊肿,则手术处理上十分困难。此时,手术后并发肝内感染的机会很高,反而加重病情,在手术前应详细研究,考虑手术的得失和对肝内病变的有效处理。

(5)Roux-en-Y 胆管空肠吻合时空肠襻的处理可用典型的 Roux-en-Y 手术方法或用近年来的一些改良方法,如空肠间置、人工乳头成形、矩形瓣吻合、插入法吻合、人工套叠等,视术者对这些术式的掌握而定。

【术后处理】

(1)密切注意生命体征,保持足够的 24h 尿量。维持血压稳定。

(2)持续胃肠减压至肠功能恢复。

(3)注意腹腔引流液的性质,有无胆汁或胰液,若无过多的引流液,引流物在术后 3~5d 时拔除。若有胆汁漏或胰汁漏，应维持管道畅通，直至外漏停止。

(4)术后血、尿淀粉酶检查。

(5)全身应用抗生素，根据胆汁细菌培养结果进行调整。

(6)其他同“胆总管空肠吻合术”后。

【主要并发症】

(1)早期术后并发症可能有腹腔内出血，急性胰腺炎，胆、胰汁漏，急性胆管炎。

(2)晚期时主要是吻合口狭窄、肝胆管感染、结石形成等。

(黄志强)

12.9 手术后胆管狭窄手术 Operations of Postoperative Biliary Stricture

12.9.1 概述

手术后胆管狭窄主要是损伤性胆管狭窄。与手术后胆管狭窄相对应的是由于外伤所致的胆管狭窄，称之为创伤性胆管狭窄。手术后胆管狭窄虽难以统计它的发生数字，但它是高于创伤性胆管狭窄，国外的资料为胆道手术的 0.07%～0.2%。它发生于上腹部手术后，首要的是胆囊切除，少数见于十二指肠球部溃疡的胃大部切除术和肝外伤的清创性肝切除术。手术后胆管狭窄并不完全只是由于上腹手术时对胆管切、割、缝、扎等直接损伤引起，还应包含手术后因胆管自身营养血供的障碍、胆汁渗漏的化学刺激以及炎症、瘢痕增生产生的纤维化胆管缩窄，这常未统计入损伤病例数字之内。因之，手术后胆管狭窄实际上就是医源性胆管损伤的结局和后果。从病理的角度分析，手术后胆管狭窄可导致胆管的瘢痕性缩窄、复发性化脓性胆管炎或肝胆管炎、胆道(内或外)瘘、继发性硬化性胆管炎、肝内胆管结石形成、梗阻性黄疸、胆汁性肝硬化、门脉高压症。这些损伤后的严重复杂病理改变，处理十分困难，它所带来的痛苦与原有疾病或胆囊切除相比，要多且严重，预后也不理想。有些后期病例经多次手术，最终虽有效地解除了狭窄，但难以摆脱肝功能损害和严重胆道感染的危害。可见，应特别强调上腹手术尤其是胆囊切除术时对医源性胆道损伤的预防，即使是有多年肝胆手术经验的医生，也不应掉以轻心。手术后胆管狭窄的手术治疗，已属后期处理，一旦发生损伤后应强调及时发现，亦即当场发现，早期给予合理的手术治疗，以求得较好的结果。早期处理包括：①若肝总管或胆总管、右肝管被缝扎，应即予解除，如有管壁缺损，应予修复；②如术中胆管壁有撕裂应予修复或切除后对端吻合；③如胆总管或肝总管被切断，当近远端均已找到并无张力时，应予对端吻合；若有张力时，则可将十二指肠外侧腹剪开并将十二指肠充分游离，可顺利完成胆管的对端吻合术(图 1)。

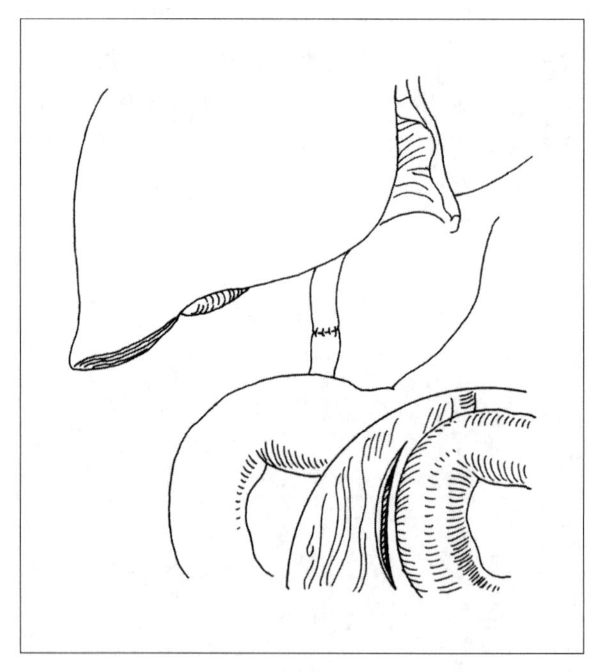

图 1　胆总管的对端吻合

有时胆管切断后未被注意，当完成胆囊切除等其他操作，或于关腹前发现手术野胆汁渗漏和胆管断裂，这种情况近端胆管由于有胆汁外溢，而较易于发现；远端胆管有可能由于胰头十二指肠位置固定而回缩，并反复搜寻而不能觅得，对端吻合已不可能，此时，应合理应用近端胆管完成一与 Roux-Y 式空肠襻的端-侧吻合术(图 2)。

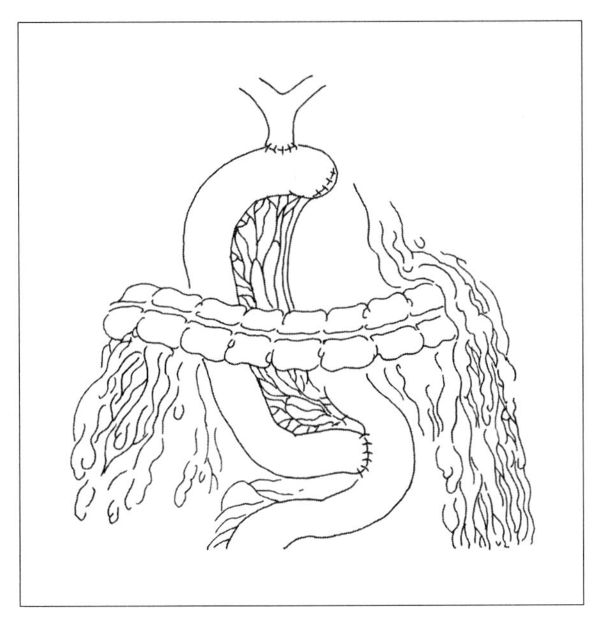

图 2 近端胆管与 Roux-Y 式空肠襻端-侧吻合

正常人的肝外胆管常常只有 5～7mm 的内径，这种情况下的胆肠吻合在技术上的要求很高，为了避免吻合口狭窄这一最严重的不良后果，还可以在近端胆管做一成形切开，即楔形切除一部分开口处前壁，以扩大胆管的周径，相应扩大吻合口，以减少手术后瘢痕狭窄的机会(图 3)。

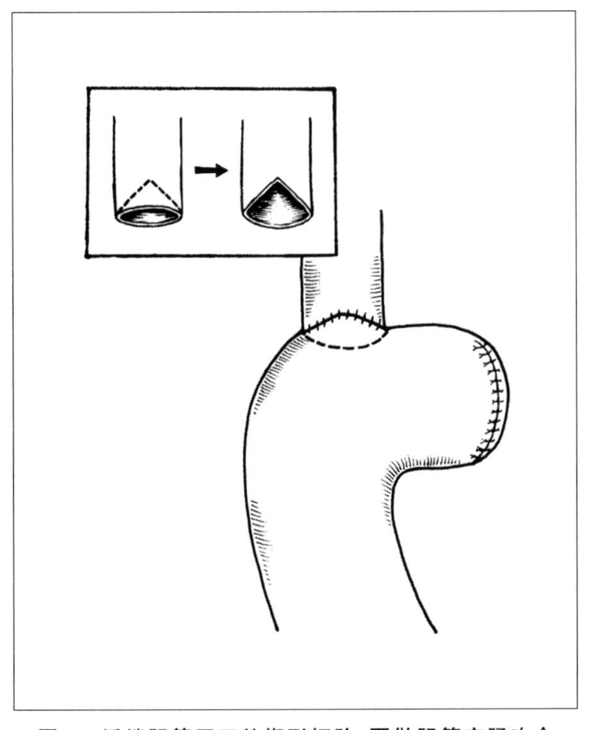

图 3 近端胆管开口处楔形切除，再做胆管空肠吻合

胆管对端吻合、胆管空肠吻合这些修复或重建手术，都应无例外地进行支撑引流，这是防止术后吻合口狭窄的一个重要措施(图 4)。

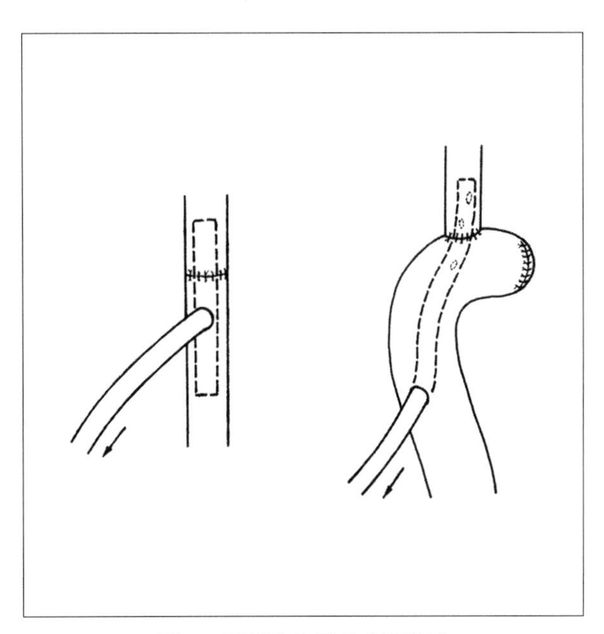

图 4 胆管吻合后的支撑引流

12.9.2 胆管狭窄的分类 Classification of Bile Duct Strictures

手术后胆管狭窄(即损伤性胆管狭窄)的分类是为了便于回答外科治疗中几个问题，而又是以损伤后胆管的病理及其带来的改变为基础的。主要是：①胆管壁为不含连续平滑肌纤维的弹力纤维结构；②胆汁酸为具有强烈化学刺激的胆汁成分，一旦外渗，将产生强烈的纤维增生和瘢痕反应；③损伤后胆管向两端收缩；④瘢痕性狭窄甚易引起反复发作和不断加重的胆道感染；⑤狭窄以上的胆管扩张，并易于形成结石；⑥无疑，以上改变均加重肝脏的损害与负担，如没有得到早期、有效治疗，预后很不理想。

从外科治疗的角度并从众多的实践中证明，胆管狭窄部位的高低，从各个方面影响着外科治疗进程和结局。因而，胆管狭窄的分类是：

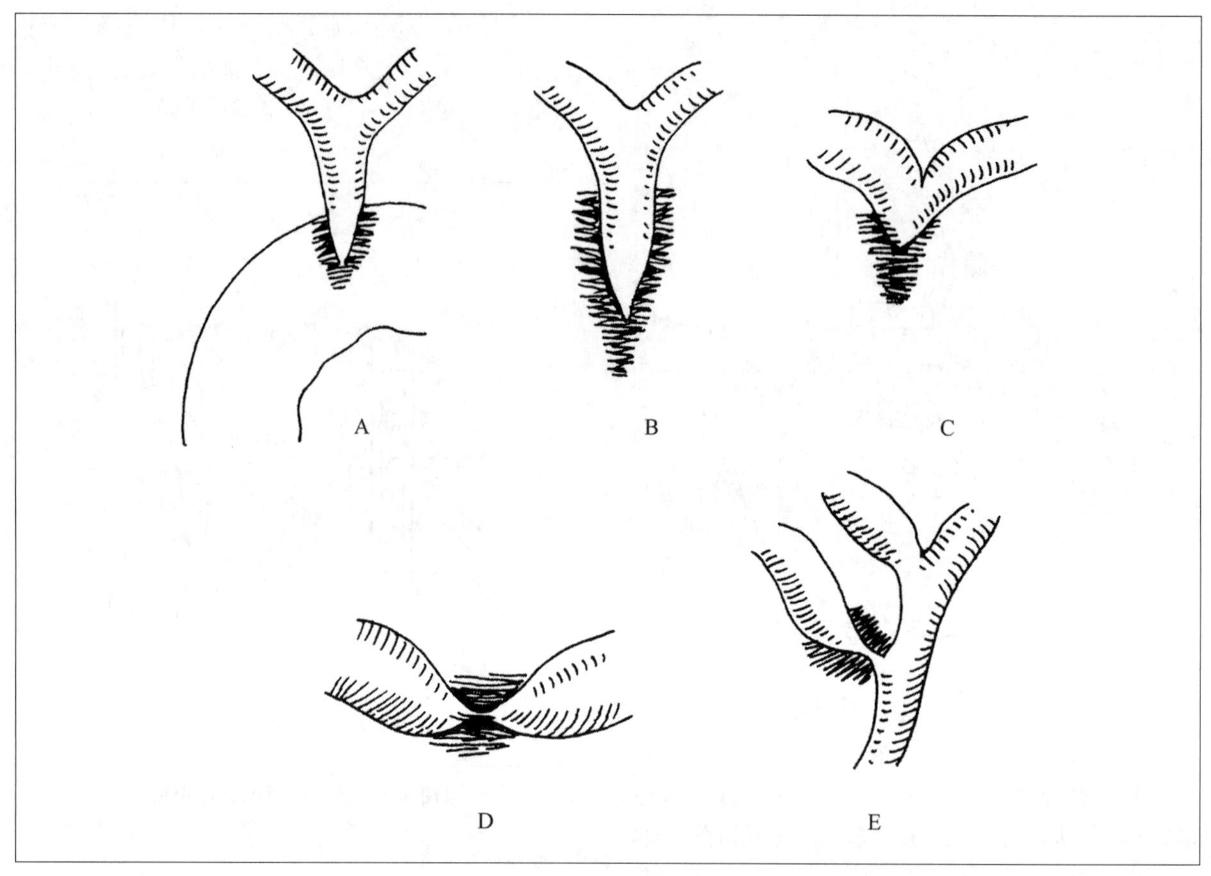

图 12-9-1 胆管狭窄的分类

(1)低位狭窄:近端胆管距肝门的长度>2cm(图 12-9-1A)。

(2)高位狭窄:近端胆管距肝门的长度<2cm(图 12-9-1B)。

(3)肝门胆管狭窄:狭窄在左右肝管汇合处下方(图 12-9-1C)。

(4)肝管狭窄:狭窄在左右肝管汇合处,并左右肝管分离(图 12-9-1D)。

(5)副右肝管损伤性狭窄(图 12-9-1E)。

12.9.3 保存括约肌胆总管狭窄修复术 Repair of Bile Duct Strictures with Preservation of Sphincter Oddi

胆管狭窄的修复手术意指仍然保持胆汁流通的天然通路,以恢复生理功能。它的好处在于:①胆汁依天然通路进入十二指肠;②保持和发挥胆胰管末端括约肌的功能,除生理性调节外,尤其可以避免肠液向胆道内的反流所引起的种种危害。胆管狭窄的修复手术主要用在病变范围较局限、远近端胆管改变不重、与周围组织无甚粘连的病例。而远端胆管及括约肌结构与功能正常,是另一个基本要素。

12.9.3.1 概述

胆管修复手术受到外科界的重视,并进行了大量的研究,积累了丰富的诊疗经验。修复术成功的关键因素主要是:①治疗要早,力争在并发症发生之前进行;②胆管与胆管的吻合应做到黏膜对黏膜;③吻合口要够大并没有张力;④用以完成吻合的组织必须血供良好;⑤必要的吻合口支撑与引流;⑥引流肝下区,避免可能的渗漏与感染。

历年来，为有效完成可靠的修复与重建手术，国内外学者多方面开发可供实际应用的各种材料，实践证明：金属代用品、塑料类制品以及纺织品，均不能达到满意的效果，往往导致修复失败，并进一步增加再修复的困难。而应用病人自体组织的报道，正在不断积累，值得进一步总结和研究。

12.9.3.2 胆总管狭窄整形术

Plastic Operation of Choledochal Stricture

【适应证】

胆总管狭窄整形术，是应用机会很少的手术。它只适用于胆总管轻度的、短的、与胆管周围组织无甚多致密粘连的环形狭窄病例。

【禁忌证】

长的(＞0.5cm)、与周围组织致密粘连并有管壁增厚的胆总管狭窄以及有其他明确病理改变的胆管狭窄或手术处理后失败的胆管狭窄都不适宜胆管整形术。

【术前准备】

同胆道探查术。

【麻醉与体位】

全身麻醉或持续硬膜外阻滞麻醉。

平卧位。

【手术步骤】

(1)首先应进行仔细的探查，并明确病变部位，胆管与周围组织的关系，最后决定胆管整形术。

(2)在狭窄段胆管的上方或下方切开胆总管进行胆道探查，以最直接地确定胆管狭窄的情况(图 1)。

(3)在胆管之前壁纵行切开狭窄胆管，其长度与无狭窄处胆管横径一致或稍长，使狭窄部敞开。

(4)应用纵切横缝的原理来矫正狭窄胆管的内径。宜用 5-0 可吸收缝线(图 2)。

(5)自整形缝合术上方或下方的胆总管探查切口，置入一合用的 T 形管，其一短臂应通过整形缝合的切口，以作为支撑(图 3)。

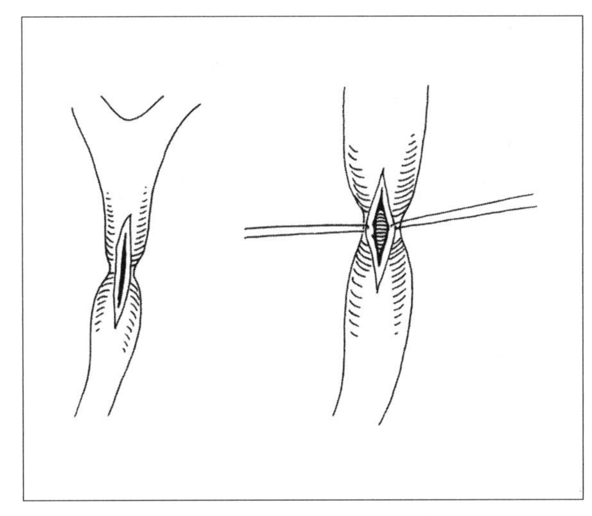

图 1

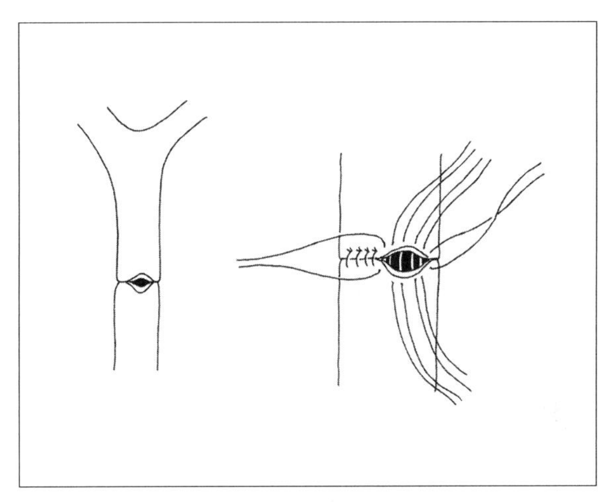

图 2

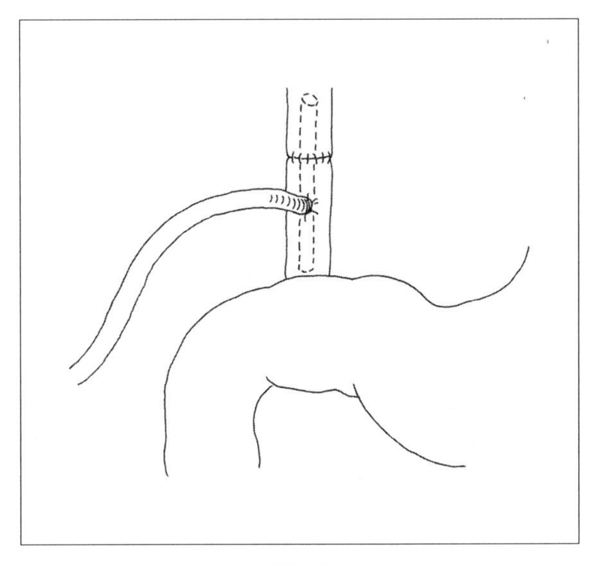

图 3

【术中注意要点】

(1)手术中探查应仔细、全面,正确辨认病变情况,合理选用治疗方案。

(2)整形手术的切开应很好设计,狭窄段上下胆管切开的长度要适宜,切线应整齐、平顺。

(3)整形缝合应用无损伤细针、细线,对合应整齐。一般以间断缝合为宜。深及黏膜下不透过全程的缝合,有助于减少术后的瘢痕反应。

(4)T 形管支撑应持续 3~6 个月。

【术后处理】

同"12.7.1 胆道探查术"。

12.9.3.3 胆总管对端吻合术

Choledcho-Choledochostomy

胆总管对端吻合术是修复胆总管损伤理想的手术,但技术要求很高,从多方面防止再狭窄是重要的目标。

【适应证】

本手术主要或几乎只适用于上腹手术中被及时发现的胆总管横断损伤。其他原因是手术切断胆总管的病例,因局部病理改变很少,有机会行胆总管对端吻合术,即使有这种情况,局部解剖条件将使手术十分困难,并且,效果亦不理想。

【禁忌证】

(1)胆总管的撕裂伤,伤面不整。

(2)瘢痕性胆管狭窄与邻近组织有致密粘连。

(3)胆总管断端血供不好或有明显的炎症者。

【术前准备】

同"12.7.1 胆道探查术"。

【麻醉与体位】

全身麻醉或持续硬膜外阻滞麻醉。

平卧位。

【手术步骤】

(1)将胆总管断端做必要的游离。若两端相距较远,吻合后有较大张力时,应在必要时,剪开十二指肠降段外侧腹膜,游离十二指肠及胰头,以缓解这种张力(图 1)。

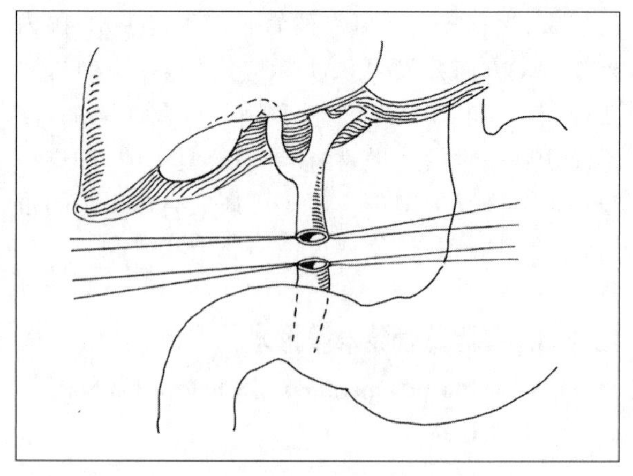

图 1

(2)以 5-0 无损伤缝线,做黏膜对黏膜的对合良好的一层间断缝合,线结应在管壁之外(图 2)。

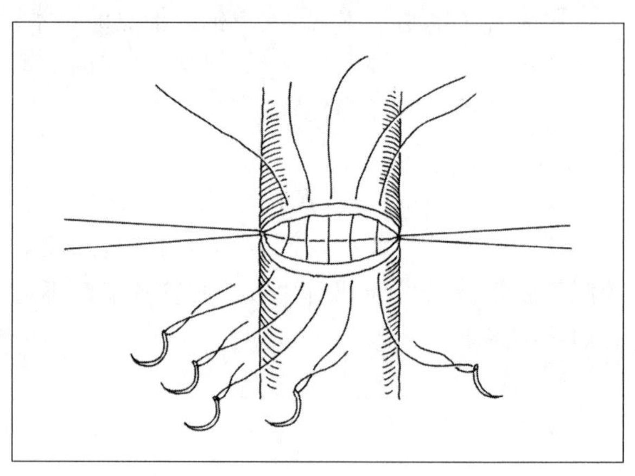

图 2

(3)在吻合口的下方另做一切口,置入一相应适合的 T 形管,将一短臂向上通过吻合口以作为支撑引流(图 3)。

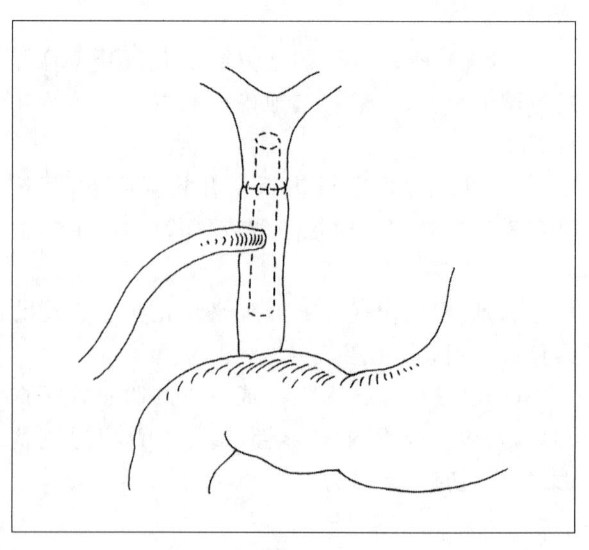

图 3

【术中注意要点】

(1)胆总管两断端的游离不宜过长,一般0.5cm左右,以能确实完成吻合即足。因过多的分离没有必要,而且会损害胆管自身营养血供。尤其在胆管内、外侧壁的分离,不宜离胆管壁太近,因胆管壁血供依紧靠胆管的内、外侧即3点钟动脉和9点钟动脉(呈轴型走向)向胆管供血。手术中应注意保护。

(2)吻合应尽可能减少损伤或瘢痕反应。实验证明以细针线做不刺入黏膜层(黏膜以下胆管壁)的缝合,吻合口瘢痕反应小。

(3)吻合口的支撑,应保持半年以上,以减少再狭窄的机会。

【术后处理】

(1)近期应防止胆汁渗漏,故宜放置肝下区引流2~4d,渗液停止后拔除。

(2)支撑引流管应妥为保护。手术恢复后2周,可逐渐将其夹闭,如无疼痛、发热、黄疸,可长期夹闭,每周开放2~4h,或以20ml无菌生理盐水低压冲洗,以防止淤堵,保持通畅。

(3)由于这种吻合方式的胆管内径细小,如处理不够理想,甚易再发生瘢痕狭窄。若术后恢复顺利,无用药禁忌时,必要时可在术后2周开始服用小剂量泼尼松(5mg,每日3次)4~6周后渐停,以期抑阻瘢痕过长。

【主要并发症】

(1)胆汁渗漏。可由于缝合不严密,吻合口端胆管血供不良或吻合口缝合太密血供不佳等引起,甚易引起吻合失败和后期吻合口狭窄。

(2)术后吻合口狭窄。吻合技术的细致与准确十分重要,狭窄可发生于术后2~3个月,反复发作的阻塞性胆管炎,是它重要的临床表现,文献报道,满意的吻合再狭窄仍可发生于术后10年、15年、20年。足见胆管壁结构的特殊性和损伤后给病人带来的危害性。

12.9.3.4 胆囊瓣修复术

Repair of Bile Duct Defect with Gallbladder Flap

胆囊是用来行胆管修复的最理想材料。平时发生的医源性胆管损伤,80%是在胆囊切除术中引起,因而,能利用自体胆囊行胆管狭窄修复的机会和病例是不多的,但应在可能利用时,做好这一手术。

【适应证】

因胃、十二指肠切除术,肝外伤的清创性切除术或肝外胆管的手术造成的肝外胆管(位于胆囊管开口水平以下者最为适宜)损伤,如胆囊壁血供良好、无较重的炎症纤维增生,而胆管损伤的范围不大,远端胆管结构正常的病人,可选用胆管壁狭窄切开后的胆囊瓣修复术。

【禁忌证】

(1)胆管狭窄重,近于闭锁,而远端胆管状况不佳,或胆管壁增厚,内腔细小不能满意缝合者。

(2)急性胆管炎发作时。

(3)胆囊壁血供不良,与周围粘连不易分离或囊壁瘢痕化增厚者。

【术前准备】

同"胆总管切开探查术"。

【手术步骤】

(1)切开狭窄处胆管,并向上、下延长胆管切口1cm(图1),以5-0细线充分缝扎止血,并留置胆管壁牵引线。

(2)自肝床上完整地分离下胆囊,充分保留其壶腹前壁的血供,切除胆囊之大部,而留下壶腹部前壁,并加以裁剪,使之大于胆管切口1~1.5cm,或在完成胆囊瓣与胆管切口内侧壁之修补缝合后,再做最后剪裁(图2)。

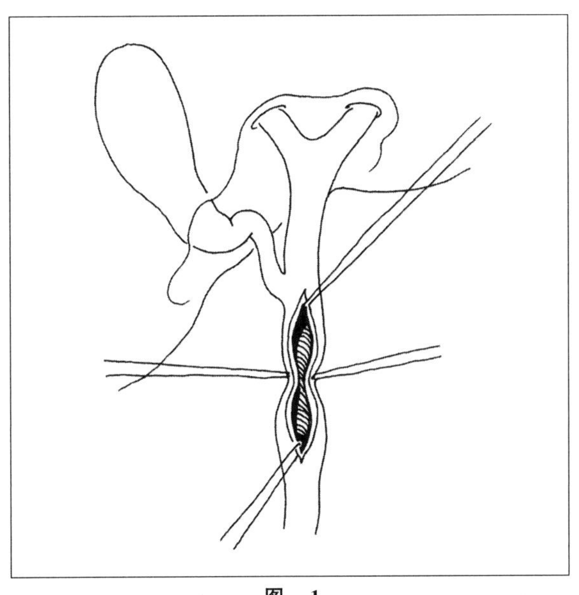

图 1

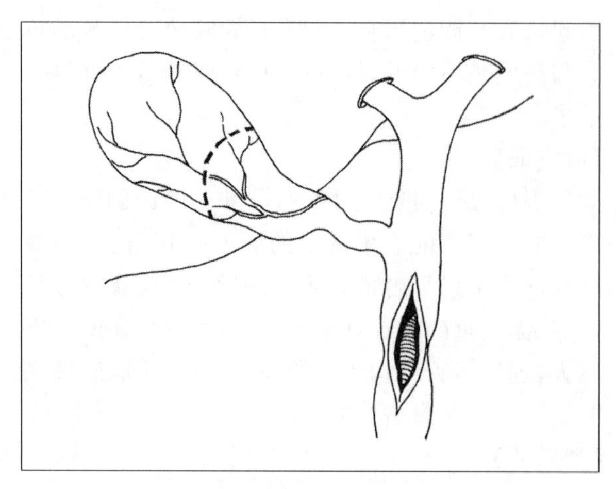

图 2

(3)将带血管蒂的胆囊瓣向胆管切口旋转,以完成胆管狭窄处切口的修补。一般先缝合胆管之内侧壁,再渐次缝合上、下缘及外侧壁,完成对狭窄处之修补。

修补完成后,在狭窄处胆管之另一端,置入一T形管,完成对狭窄修复处的支撑引流(图3)。

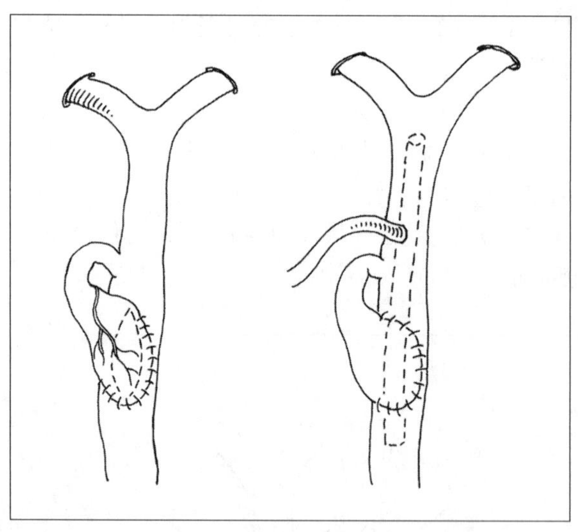

图 3

【术中注意要点】

(1)应注意狭窄处上下胆管的结构、狭窄的长度、上下胆管壁的厚度及内径。

(2)切开范围应长于狭窄处胆管1cm以上。

(3)应充分保证胆囊瓣的血液供应,血管蒂应宽松而无张力,更不能扭曲。

(4)胆囊瓣的修补缝合应平整,一般先缝合胆管切开之内侧壁,再完成外侧壁的缝合。如胆囊瓣留置太多,则呈憩室样,不利引流;若窄小,则不利于胆管狭窄切开处的扩张,使手术失效。

【术后处理】

支撑引流管应留置半年以上。

【主要并发症】

胆汁漏。应放置肝下引流。

再狭窄形成。应通过长期随访来判定。

(刘永雄)

12.9.3.5 胆管狭窄带蒂空肠瓣修复术

Pedical-Jejunal Patch Repair of Bile Duct Stricture

【适应证】

(1)左、右肝管汇合部之下的良性肝外胆管狭窄。

(2)肝外胆管狭窄段较短,狭窄部上、下方胆管无需施行复杂的手术处理。

(3)损伤性胆管狭窄,特别是部分性狭窄及施行初次修复手术者。

【禁忌证】

(1)胆总管下端狭窄。

(2)肝内、外胆管广泛病变须行胆肠吻合术。

(3)不能排除狭窄处有肿瘤的可能,例如局部黏膜上皮有非典型增生或尚难排除高分化的硬化性胆管癌者。

【术前准备】

(1)手术前应有PTC及(或)ERCP、MRCP的胆道系统造影检查,以充分了解狭窄的部位、程度、范围,以及上、下端胆管的状况。

(2)手术前预防应用抗生素。

(3)其他同一般胆道手术术前准备。

【麻醉与体位】

同一般胆道手术。

【手术步骤】

(1)手术切口应避开腹壁上的原有的引流管窦道、感染区,若首次手术切口愈合良好,并为时已在6个月以上,一般可通过原切口瘢痕(右肋缘下或右腹直肌切口)切开,否则应另设切口。

在因肝外胆管狭窄有长时间的梗阻性黄疸病

人，有可能合并胆汁性肝硬化及门静脉高压症，往往通过原切口的粘连，大网膜与腹前壁间建立丰富的侧支循环，此时可见原腹壁切口周围腹壁静脉明显或呈怒张，血流方向向上。遇有此种情况，切口应避免经原切口瘢痕或与其平行，而是采用与原切口交叉的新切口，以减少腹壁切开和分离粘连时的大量失血。

腹壁切口两缘分别以消毒巾缝合固定于腹膜缘上，以减少手术中内源性污染的机会。此等病人，因常有胆道感染或局部的慢性感染，手术时间较长，往往容易发生切口感染。

(2)分离肝外胆管的前面及外侧缘，向上达肝门处肝管的分叉部；向下至狭窄部以下正常的胆管，有时需要分开胆总管前壁与十二指肠的粘着，显露十二指肠后胆总管段。

损伤性胆管狭窄特别是以往曾做过狭窄修复但失败的病人，胆总管周围的粘连较多而紧，在辨认和游离胆管时可能有困难，克服的办法是注意肝固有动脉和胆总管下端胆总管旁淋巴结的位置(图1)。肝固有动脉在肝十二指肠韧带上可摸到其搏动，而胆总管旁淋巴结此时往往增大，亦易于发现。

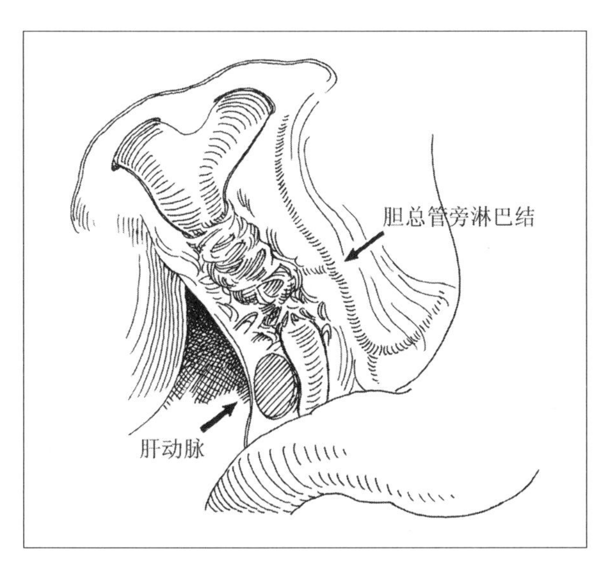

图 1

(3)并不需要游离胆总管的周径，以避免损伤胆管壁的血液供应；在狭窄部，胆管的内侧与后侧常有较多的纤维瘢痕组织，一般不做分离，以保护肝动脉和门静脉分支免受损伤。

(4)首先从狭窄部以上扩张的胆管处在2根缝线牵引间切开，探查肝内胆管系统，清除其内的胆泥或结石，留胆汁样品做细菌培养(需氧菌及厌氧菌)及药物敏感试验。然后以直角血管钳向下方探查，逐步切开狭窄处并达到狭窄以下正常胆总管的适当距离，以3-0线缝扎胆管壁切开缘上的活动出血点以达到彻底止血。

(5)向下探查胆总管末端开口是否通畅。一般宜首先以F8或F10的橡皮导尿管探查，若F10导尿管能通过，则表明无开口狭窄；如果不能通过，则有狭窄，可换以Bakes胆道探子，从3号开始。如果狭窄是由于十二指肠乳头黏膜炎性粘连所致，金属探子可以将其扩开并逐次扩大而无阻力，也不必再做进一步处理；如果狭窄是由于Oddi括约肌炎症纤维化所致，则金属探子探查会遇到较大的阻力，此时不能强行扩张，否则，创伤会加重括约肌纤维增生甚至发生意外。如果遇到此种情况，术者应重新考虑，是否仍然按原定方案或改做Roux-en-Y胆管空肠吻合术；如果按原计划手术，则有必要同时做经十二指肠括约肌成形术，以保证胆汁引流畅通。

(6)以无菌纱布块填塞胆管上切口以减少胆汁污染腹腔，然后转向横结肠以下腹腔内手术。

提起横结肠，找出上段空肠，一般选择空肠的第3支血管弓作为空肠瓣的血管蒂，根据胆管上缺损需要修复的长度，切取一段空肠，注意保存其血管蒂动、静脉的完整并且系膜应有足够的长度，将上、下两端空肠对端吻合并缝合关闭肠系膜上裂隙(图2，图3)。

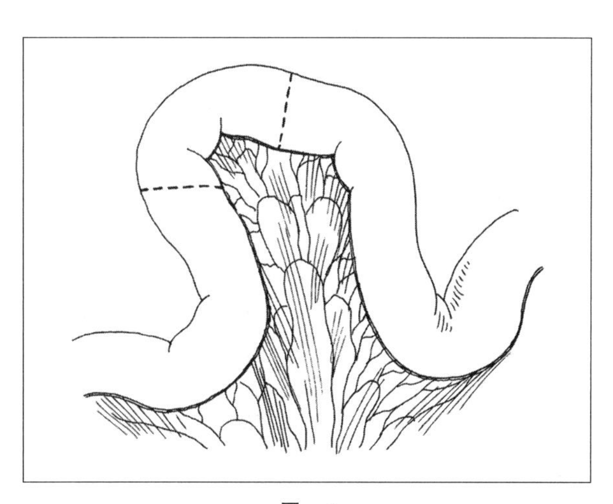

图 2

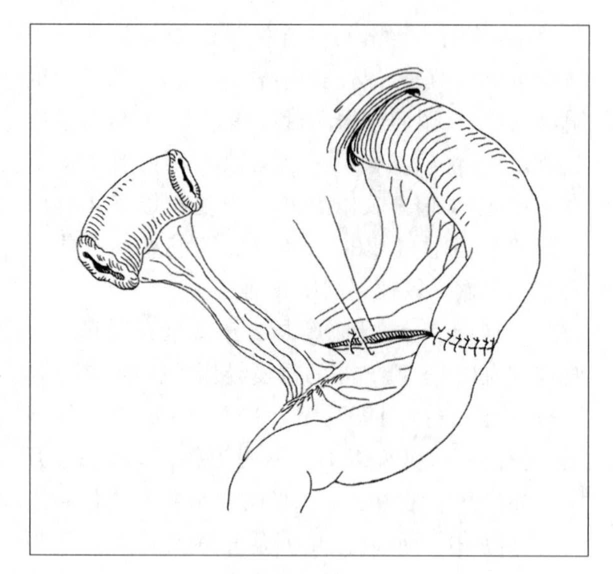

图 3

(7)切开结肠中动脉左方横结肠系膜上的无血管区,经钝性分离,将已准备好的带蒂空肠段经结肠后向上提至十二指肠的前方肝门处,准备做修复之用(图 4)。关闭横结肠系膜上的裂隙和空肠系膜蒂与横结肠系膜根部所形成的空隙,以防术后发生内疝。

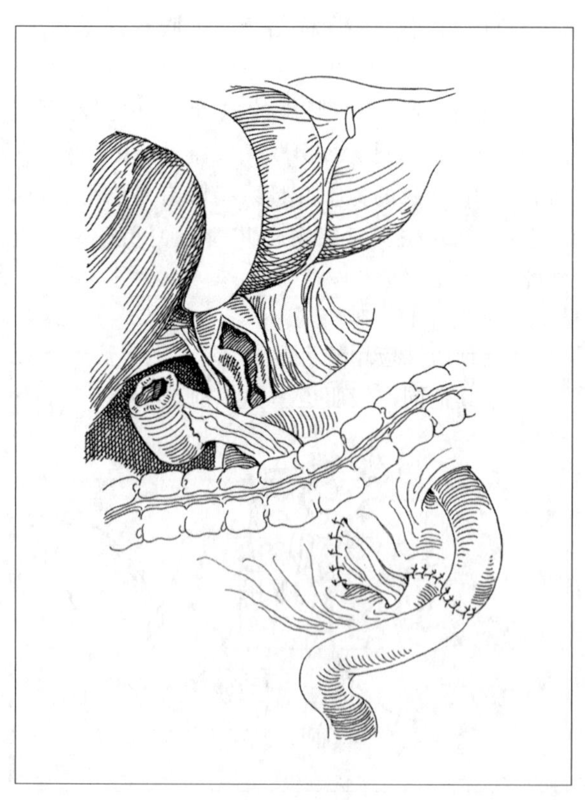

图 4

(8)胆道的支撑引流管多采用经肝脏途径放置。以 3 号 Bakes 胆道探子经左或右肝管向上在适当的位置穿出肝脏表面,引进一粗丝线,然后将一外径为 3～5mm 的硅橡胶管从里向外牵出,作为经肝脏的胆管内支撑引流;如果修复的范围波及左、右肝管时,则需要两侧同时放入引流管(图 5)。

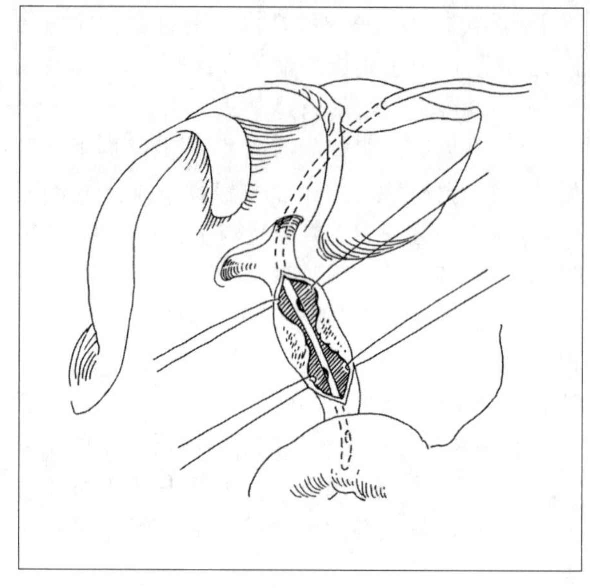

图 5

(9)在游离空肠段的肠系膜对侧缘纵行剪开空肠段,之后,再根据胆管上缺损的大小,修剪过多的肠壁组织。

将空肠瓣缝合于胆管缺损上作为胆管的前壁,必须将其血管蒂理顺,防止发生扭结或张力过大影响血液循环。

首先以 4-0～3-0 可吸收合成缝线间断单层缝合胆管的外侧壁,缝线结打在腔内;然后,单层间断缝合胆管的内侧壁(图 6,图 7),使重建的胆管外形整齐,不要参差不齐或有较大的瘘口,然而常达不到不漏水的要求。缝合完毕后,可从内置引流管注入 20ml 的消毒生理盐水,如发现有较大漏口,可用细丝线缝合加固数针。

(10)在肝下区、胆管修补的后侧和经肝引流管出肝处,均需放置引流,一般使用橡胶管和潘氏引流,引流物均应在腹壁另做戳口引出,经肝的支撑引流管应在皮肤出口处用线缝好妥为固定。

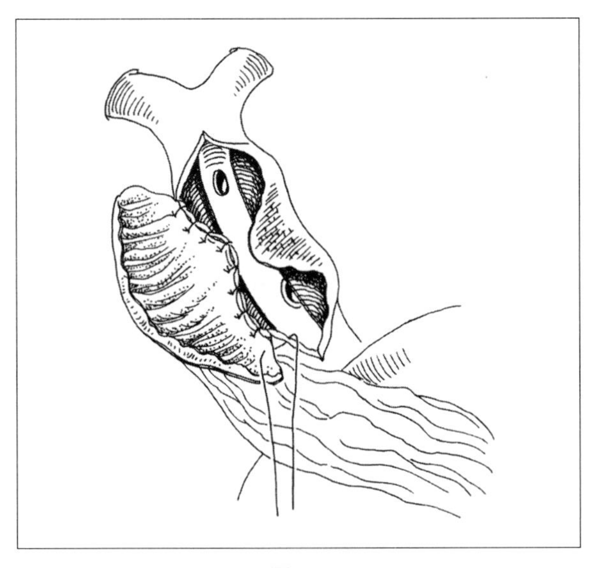

图 6

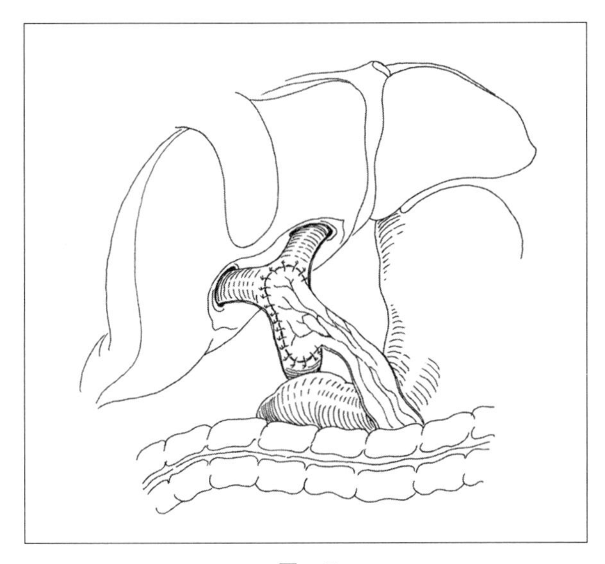

图 7

【术中注意要点】

带血管蒂空肠补片修复肝外胆管狭窄的目的在于保存正常的 Oddi 括约肌功能。此手术最适宜用于修复部分性胆管狭窄，狭窄下端的胆总管仍保存其正常的宽度，因而最常用于治疗胆囊切除术时的损伤性胆管狭窄。当有长范围的胆管狭窄，特别是当下端未能分离出正常的胆管或下端已经发生纤维化及萎缩时则不宜用此手术方法。

手术中胆管内支撑引流管放置和腹腔内引流放置在合适的位置甚为重要，因为手术后胆汁渗漏是最常见的并发症，一般持续 2 周左右，若腹腔内引流放置不当，可使胆汁积存甚至发生胆汁性腹膜炎并招致感染。

【术后处理】

除相同于一般胆道手术后的处理之外，应密切注意腹腔引流液的性质，若为胆汁性液体且量较多时，可通过引流管的内腔放进一细胶管持续吸引，避免胆汁积存，一般在 2 周左右待缝合部粘连形成及愈合后，胆汁渗漏便可自行停止。

经肝硅橡胶管支撑引流可放置 6～12 个月，平时可将引流管夹闭，若引流管内为胆色素沉渣堵塞，可每隔 3～4 个月更换新管，换管时先放入一导芯，然后拔管，再沿导芯套入另一新管放至合适的部位。

拔除胆道引流管之前，须做胆道造影检查，需要时亦可通过引流管窦道做纤维胆道镜检查。

（黄志强）

12.9.3.6 胆管狭窄带蒂胃壁瓣修复术

Pedical-Gastric Patch Repair of Bile Duct Stricture

【适应证】

同“胆管狭窄带蒂空肠瓣修复术”。

【禁忌证】

同“胆管狭窄带蒂空肠瓣修复术”。

【术前准备】

（1）术前应行上消化道钡餐检查，需要时可行胃镜检查，以了解胃及十二指肠有无病变。

（2）术前放置胃管并抽空胃内容物。

（3）预防性应用抗生素。

（4）其他同一般胆道手术术前准备。

【麻醉与体位】

同“胆管狭窄带蒂空肠瓣修复术”。

【手术步骤】

（1）腹部手术切口选择同胆管狭窄带蒂空肠瓣修复术。

（2）胆管的显露、探查、切开、置管同带蒂空肠瓣修复术。

（3）将大网膜及胃大弯充分游离，提起胃大弯，一般选择胃右网膜动、静脉终点处的胃壁作为胃壁瓣，妥为保存其血供联系；向幽门方向逐步结扎、切断胃网膜血管通向胃壁的各分支以达到足够长度为止(图 1)。

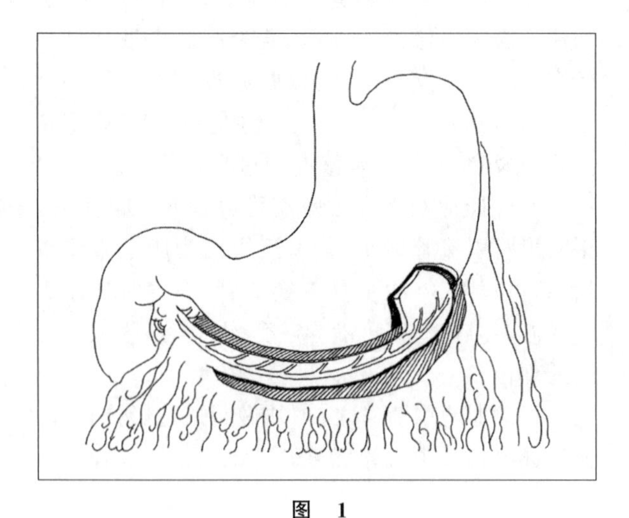

图 1

(4)根据胆管壁缺损的大小及形状,切取一块全层的胃壁组织,注意保存胃壁瓣有充足的血液循环,妥善结扎胃壁切开处的出血血管,依胃大弯的方向缝合修复胃壁(图 2)。

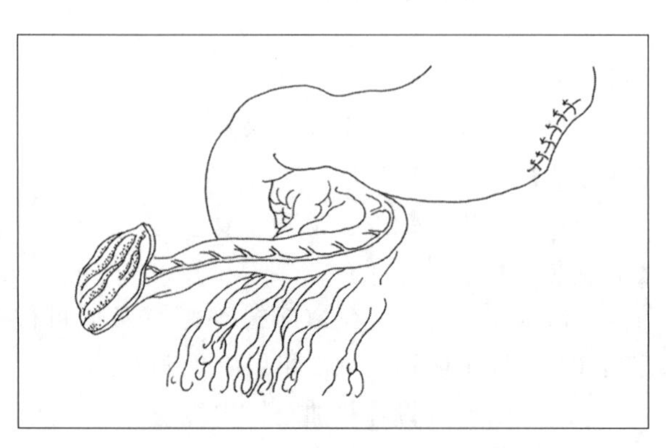

图 2

(5)根据胆管缺损大小,修剪胃瓣。由于胃壁较厚,与胆管缝合时较臃肿,最好能将肌层多剪除约 2～3mm,使有一圈黏膜及黏膜下层以便于缝合。

用 4-0 或 3-0 的可吸收合成缝线间断缝合胆管后侧壁与胃瓣的黏膜层,缝合之后,缝线逐一打结,注意胃瓣血管蒂不要扭结;以相同的方法缝合胃瓣与胆管切口的前侧壁(图 3,图 4)。之后,再将胃瓣的浆肌层用细线间断缝合固定于胆管外围的结缔组织,形成缝合线上的一层覆盖组织,有利于减少手术后的胆汁渗漏。

修复完成后,从引流管内注入生理盐水 20ml,若仍有明显的漏出,可再加缝合封闭之。腹腔内放置引流。

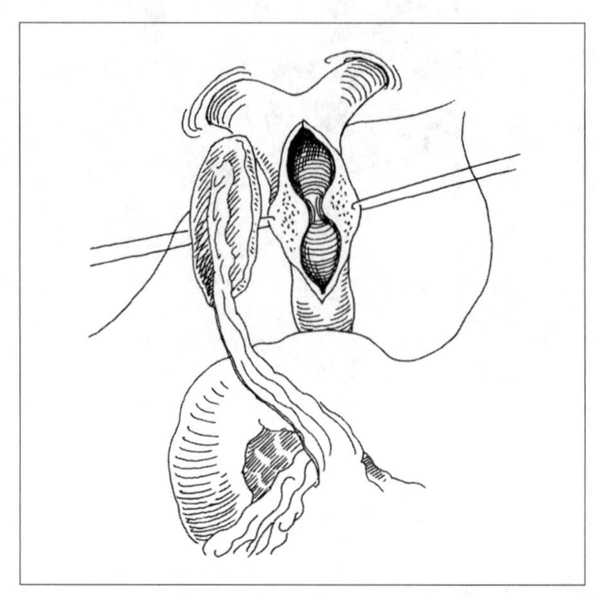

图 3

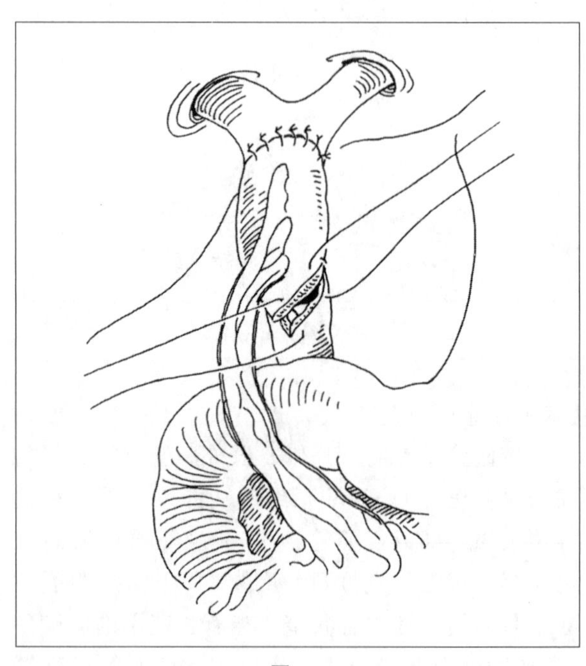

图 4

(6)对于胆总管中段的局限性狭窄,由于其位置与胃小弯很接近,故亦可以利用胃小弯前壁,做一带血管蒂的转移胃壁瓣以修复胆管缺损:①将胃大弯向下方牵拉,根据胆管缺损的大小,在胃小弯前壁上用电凝器划出拟定的切取范围；②选定需要保存的胃右动、静脉向小弯前壁的分支(图5)；③全层切取胃小弯前壁瓣，仍与血管蒂相连；④将胃瓣向右侧转移，一般约旋转90°便可；⑤先间断缝合胃瓣与胆管切开的内侧缘，然后再缝合其外侧缘；⑥从内置管注入生理盐水观察有无漏液处(图6，图7)。

其他处理与用大弯侧胃壁瓣者相同。

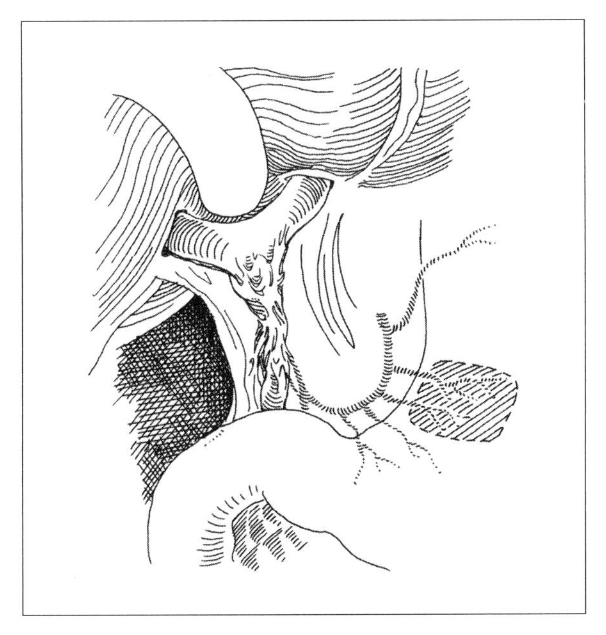

图 5

根据胆管缺损的情况，拟定胃小弯瓣切取范围和其相连的血供

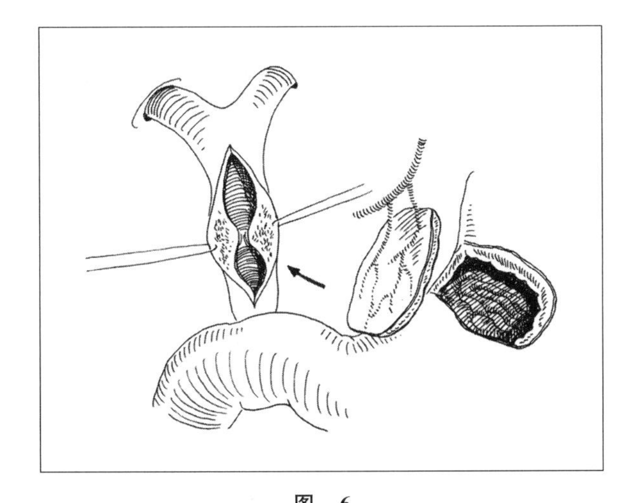

图 6

带血管蒂的胃小弯瓣，准备转移修复胆管(经肝胆管插管图中未显示)

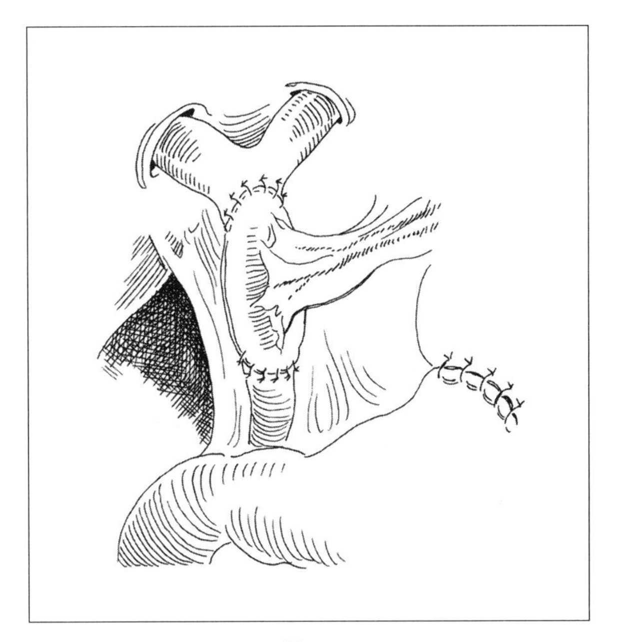

图 7

带血管蒂胃小弯瓣修复完成

【术中注意要点】

在修复胆管缺损时，胃与肝外胆管同处于一个平面，所以在切取、转移、保存血液供应等方面均比较方便，且胃的容量大，手术并不影响胃的功能。胃壁较厚，血循环丰富，移置的胃瓣仍然保存一定的泌酸功能，所以在切取胃瓣时应注意胃壁上的止血，防止发生继发性出血；同时胃壁切取要准确，避免过大，使缝合不便；胃黏膜仍保留一定的泌酸功能，若胃瓣过大时，可使胆汁的pH值降低，虽然临床上并未见有何不良后果。

【术后处理】

(1)禁食、持续胃减压至胃肠功能恢复。

(2)术后腹腔引流常有不等量的胆汁渗漏，一般在2周内便可停止，术中注意缝合严密可减少此并发症的发生。

(3)其他处理同“胆管狭窄带蒂空肠瓣修复术”。

(4)用胃壁瓣修复胆管缺损后，胆汁的pH值可因进食和胃酸分泌呈一定的周期性改变，当用的补片较大时较为明显。如1例损伤性胆管狭窄胃壁瓣修复手术后3周时，从引流管收集胆汁测定pH值，每小时1次，可见早晨自进早餐之后，pH值便有下降，至晚上8时停止进食后，pH值又回升至基础值。1例用的胃壁补片较小者，胆汁 pH 值未见下降，一般行 Roux-en-Y 胆管空肠吻合术者，胆汁 pH 值亦未见降低。胃瓣修复术后胆总管内胆汁 pH 值虽有降低，但多在生理范围，故临床上并无症状，不需特殊处理，随访的结果亦良好。

（黄志强）

12.9.4 胆管狭窄胆管空肠吻合术 Choledochojejunostomy for Postoperative Biliary Stricture

胆管空肠吻合术在损伤性胆管狭窄的外科治疗中很常用，它的特点是：①狭窄部以下的远端胆管由于诸多原因已不能应用；②狭窄部以上的近端胆管的显露和应用是该手术的关键；③这种重建是非天然通路，精确的手术技术可以成功地解除狭窄所致的胆道梗阻，但失去括约肌调控的人工通道还会带来某些病理生理改变，其中一些问题，迄今尚未得到有效的解决；④这种重建手术，应充分强调特定的技术规格，否则，影响疗效并导致手术失败。

胆管空肠吻合的一般手术步骤可参见“胆总管空肠吻合术”。

【适应证】

胆管损伤后的梗阻性黄疸、胆外瘘在急性胆管炎发作的间歇期，应尽早行这种重建手术。

【禁忌证】

(1)损伤性胆管狭窄，反复发作化脓性胆管炎，由于肝实质损害，加上梗阻性黄疸，导致胆汁性肝硬化、门脉高压、上消化道出血者，原则上不适宜一期行胆管空肠吻合术，多数情况下应分二期或三期进行。

(2)高胆红素血症，在有胆汁性肝硬化情况下，手术前应先期胆道减压，改善肝功能。

(3)肝下有胆汁性脓肿时，应先期有效引流。

(4)近端胆管炎症重，组织不健康，手术易失败，应先期引流。

【术前准备】

(1)全面了解肝、肾、心、肺功能，并加必要处理。

(2)积极改善病人的全身营养状况，纠正低蛋白血症；维持水、电解质与酸碱平衡。

(3)改善病人的凝血功能，应用维生素 K_1。

(4)治疗胆道感染，并重视胆汁的细菌学调查。合理应用抗生素。

【手术步骤】

(1)显露近端胆管：处理损伤性胆管狭窄的手术，都是再次胆道手术，有的甚至达 10 余次，是十分困难的手术。每次合并感染的发作，都使近端胆管的炎症加重，肝实质损害加重，肝肿大，变形，肝门变位。这些都使近端胆管的显露十分困难。显露近端胆管的途径和方法主要是：

①沿 T 形管走行向肝门部分离，接近胆管后，切开 T 形管窦道，取出 T 形管，进行胆管的处理。

②经胆外瘘置入导尿管，沿导尿管分离，至胆管瘘口，进行胆管的处理。

③入腹后沿肝右前叶之边缘，由浅入深，由外向内，紧贴肝包膜向下分离肝脏面及肝门部粘连愈着之网膜与肠管，直达肝的横裂并显露肝十二指肠韧带的前面。

④分离并进入小网膜孔，注意确定肝固有动脉的位置，以往手术留下的线结和胆管狭窄处的瘢痕结节，这些都有助于找到狭窄的近端胆管。

⑤对近端胆管的穿刺定位是常用的也是常规的方法。此时，应结合术前影像资料，做对比判断，有助于寻找肝外胆管的近端。

⑥当肝左内叶增生肿大时，必要时，可在肝脏面的包膜下分离，一方面可以避免损伤粘连的重要组织，另方面又易于进入肝的横裂。

⑦有时为了显露肝门横裂，以利完成重建，还可采用肝方叶(Ⅳ段)部分切除，肝正中裂劈开等来显露近端胆管。

可以看出，损伤性胆管狭窄的处理，在明确诊断，周密准备后，应用规格化的技术，力争一次高质量地完成修复或重建手术。每一次手术的失败，都给以后的治疗带来难以预料的困难，对病人更是莫大的痛苦。

(2)近端胆管的处理和准备：这是胆管狭窄重建手术中的又一个重要问题。高位的胆管狭窄常涉及肝管汇合处乃至左右肝管，使吻合困难而且易于再狭窄。因此,有时应按整形外科的原则进行设计,在切除狭窄瘢痕后,把近端肝管的几个开口,整形缝合成一个开口,用来与空肠吻合,完成重建手术。

①肝管的成形缝合。切除肝管瘢痕,解除狭窄梗阻,把近端肝管成形缝合成一个开口。

②充分利用左肝管:肝门胆管狭窄解除后,扩张的右肝管分支很高,而左肝管则常可有 2～2.5cm 可供利用,它常可以提供一个充分的吻合口,并有好的远期效果。

(3)胆管空肠吻合术:胆管空肠吻合术是利用 Roux-en-Y 空肠襻,经结肠后引向肝门,完成与肝门胆管的空肠吻合术。空肠襻的利用,以人工乳头式间置空肠胆管十二指肠吻合较为符合生理要求。

【术中注意要点】

(1)有良好的近端胆管的显露:近端胆管的显露是关系手术治疗成败的决定性因素。它受 3 方面因素的影响:①局部炎症的程度和瘢痕的多少。以往炎症的反复发作、再次的胆管引流以及不成功的修复手术,都会使瘢痕增多,而所剩近端胆管一次比一次短。②手术分离解剖的质量。这种手术有较高的难度。手术次数越多,难度越大。手术者既要善于辨认,又要善于分离。既要切除增生的瘢痕,达到有正常黏膜的胆管,又要尽可能保留胆管的长度。③保证近端胆管良好的血供。

(2)胆管空肠吻合术,应满足它的技术规格上的要求,即大吻合口,侧-侧吻合,黏膜对黏膜,间断一层可吸收性细线吻合,必要的支撑引流。

(3)保证吻合口的充足血供。

(4)充分止血。

(5)肝下区有效引流。

【术后处理】

(1)按重症监护。

(2)有效的营养支持。保护肝肾功能。

(3)保持引流通畅。防止胆管炎复发。

【主要并发症】

(1)胆管炎复发,败血症。

(2)吻合口出血或胆汁渗漏。

(3)支撑管脱落吻合口再狭窄。

(刘永雄)

参 考 文 献

1 黄志强,何振平,周永碧,等.用带血管蒂的粘膜瓣修复胆管狭窄.中华外科杂志,1986,24:523

2 张长弓,冉瑞图,何世举,等.带蒂胆囊瓣或空肠瓣修复肝胆管巨大缺损.中华外科杂志,1990,28:530

3 刘永雄,黄志强,周永碧,等.损伤性胆管狭窄的外科治疗.普外临床,1986,1:234

4 Okamura T,Oril K, Ono A, et al. Surgical technique for repair of benign stricture of the bile ducts,preserving the papilla of Vater. World J Surg,1985,9:619

5 黄志强,刘永雄.损伤性高位胆管狭窄治疗方法的改进.中华外科杂志,1980,18:368

12.10 肝外胆道癌的手术 Operations of Carcinoma of the Extrahepatic Biliary Tract

肝外胆道癌包括胆囊癌、肝外胆管癌两大内容,胆囊癌一般包括来自胆囊底部、体部、壶腹部和胆囊颈管的癌,实际上来自胆囊管的癌常与肝外胆管癌不易区别,因在后期肿瘤常侵犯至肝外胆管。肝外胆管癌分为胆管上端癌、胆管中段癌和胆管下端癌,而胆总管下端壶腹部癌则常放在壶腹周围癌的范畴。

肝外胆道癌近年来有增多的趋向。根治性手术切除是此类病人得以治愈的唯一方法,这方面近年来得到较多的重视和有较大的进展,特别是在高位的胆管癌手术治疗方面,手术切除的成功率提高了,手术病死率普遍下降,然而大幅度地提高手术后病人的长期生存率尚有待做更多的努力。

中华外科学会胆道外科学组曾对国内 1978—1989 年间经手术治疗的肝外胆道癌 1098 例进行调查分析,其中胆管癌 826 例,占 75.2%;胆囊癌共 272 例,占 24.8%,西安医科大学医院 40 年胆道癌资料的纵向分析结果则恰好相反,说明在我国胆管癌的发病率与胆囊癌的发病率随不同地区胆道疾病的发病状况而有不同,故南、北之间有一定差别;此外,在肝外胆管癌中,胆管上端癌或称肝门部胆管癌的比例最高,它占全部肝外胆管癌的60%～75%,说明治疗胆管上端癌是胆管癌治疗的主要方面,但以往胆管上端癌的切除率较低,约10%,而能得到长期治愈的病例就更少了。中、下段胆管癌的治疗与壶腹周围癌相同,其切除率和治疗效果每优于胆管上端的癌。

胆道不同部位的癌在其生物学行为特性、临床表现、手术方法等方面均有不同之处,在手术治疗效果上亦有差别。故在肝外胆道癌的手术方面,本章主要是介绍胆囊癌和胆管上端癌的手术,而胆管中段和下端癌,因为手术治疗上有许多相同之处,故放在壶腹周围癌中叙述。

12.10.1 早期胆囊癌根治性胆囊切除术

Radical Cholecystectomy for Early Carcinoma of the Gallbladder

胆囊癌当侵犯至胆囊壁肌层时,便可以早期发生淋巴结转移,最初常是发生在胆囊颈部处淋巴结,然后沿胆总管右侧的淋巴结转移,但亦有很早便发现沿肝动脉、胰头上方的淋巴结转移;发生于肝床处的胆囊癌,早期便可侵犯至其邻近的肝组织。胆囊癌可能发生的淋巴转移情况可参照日本外科学会所制定的胆囊淋巴引流分站(图12-10-1)。

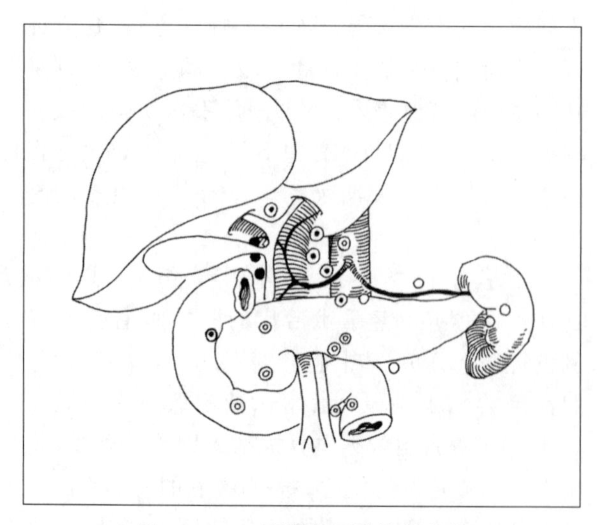

图12-10-1 胆囊淋巴引流的分站

●第1站;⊙第2站;◎第3站;○第4站

【适应证】

(1)胆囊"息肉"样病变胆囊切除术或一般胆囊切除术时发现为胆囊腺癌并已侵犯浆肌层。

(2)术前已经明确诊断的胆囊癌,术中未发现明显的胆囊外转移。

(3)术中未发现明显的胆囊外广泛的转移。

【禁忌证】

(1)已有腹腔内及远处广泛转移。

(2)已有腹膜、网膜上转移。

(3)肝十二指肠韧带浸润,呈"冷冻"状。

(4)肝脏转移。

(5)高龄、体弱及有重要器官的严重疾病不适宜于手术者。

【术前准备】

(1)一般胆囊切除术前准备。

(2)肝脏的B型超声、CT等项检查,以除外肝内及肝外的转移。

(3)重要器官的功能检查,包括心血管、肺、肝、肾、胃肠道、凝血象。

(4)使用预防性抗生素。

(5)术前放置胃减压管。

(6)术中留置导尿管。

【麻醉与体位】

(1)仰卧位。

(2)全身麻醉,气管内插管以保证供氧和意外情况的处理,若已在持续硬脊膜下麻醉施行手术,在必要时可加用气管内插管全身麻醉或两者同时并用。

(3)保证有两处输液通道,注意维持血循环状态稳定,手术过程中有足够的尿量。

【手术步骤】

(1)根据手术医师的习惯,可采用长的右上腹部直切口,自剑突下至脐下2～4cm;亦可采用长的右肋缘下斜切口,自右第11肋骨端延伸至左上腹部,切断腹白线、镰状韧带、肝圆韧带、右侧与左侧的部分腹直肌。肋缘下切口对上腹部的显露比较满意,特别在肥胖、肋角宽的病人,如借助于肋缘自动牵开器时,优点更为突出,作者多用此切口进行手术。

(2)切开腹膜后,用消毒巾分别缝合固定于两侧腹膜切缘上,以减轻切口组织承受的创伤,以及减少手术中内源性污染和肿瘤细胞的种植。此点在肥胖、手术时间长的病人更重要。

(3)依次检查腹膜及腹膜腔内各脏器有无转移,检查胆囊颈部、肝门、肝十二指肠韧带、十二指肠后、胰头上缘、肝动脉周围、脾门部、肠系膜根部、腹腔动脉周围、主动脉旁等处有无淋巴结转移,然后决定根治性治疗切除的范围和步骤。

(4)以肋缘牵开器将右肋缘尽量向前、上方拉开,用湿盐水纱垫将胃及小肠向腹腔左侧及下方推开,便可以较清楚地显露肝门部的整个肝下区。

剪开十二指肠外侧腹膜,将十二指肠降段及胰头略加游离,以便于切除十二指肠后胆总管旁淋巴结。

(5)在十二指肠上缘切开肝十二指肠韧带的前腹膜,依次分离出肝固有动脉、胆总管、门静脉主干,分别以细硅橡胶管将其牵开以利于解剖肝十二指肠韧带上淋巴脂肪组织(图 1)。在分离胆总管时应特别注意避免损伤并保护其血液供应,因此时胆总管多是较细、壁薄、柔软,血液供应主要是从下方向上。在胆管周径的 3 点钟和 9 点钟位置上,常有 2 支较粗的动脉。直接创伤和缺血均可导致手术后胆管狭窄。

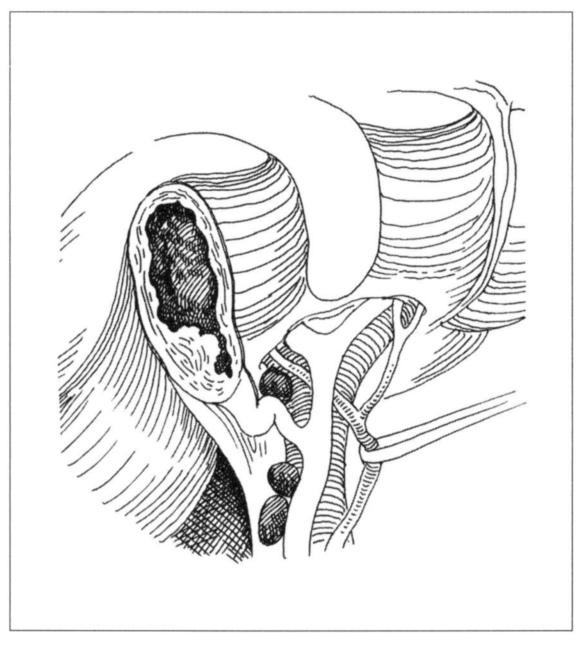

图 1

如果胆囊颈部因慢性炎症与胆总管粘连时,为了安全而准确地解剖胆管周围组织,可切开胆总管向上放入一橡皮导尿管做引导,术毕更换以 T 形管做暂时性引流。切忌在胆总管位置未明时大块钳夹肝十二指肠右侧缘的淋巴、纤维、脂肪、神经组织,因这样很容易将胆总管切断。

(6)向上方逐步地解剖分离肝动脉、胆总管、门静脉以外的淋巴、神经、纤维、脂肪组织,达肝管分叉处肝横沟部。切断胆囊管并将断端送冷冻病理切片检查;向上,沿肝总管分离胆囊三角处的淋巴、脂肪组织,注意勿损伤肝右动脉、门静脉右干和右肝管;妥善结扎、切断胆囊动脉。至此,需要保存的肝十二指肠韧带上的重要结构便与需要切除的组织完全分开(图 2)。

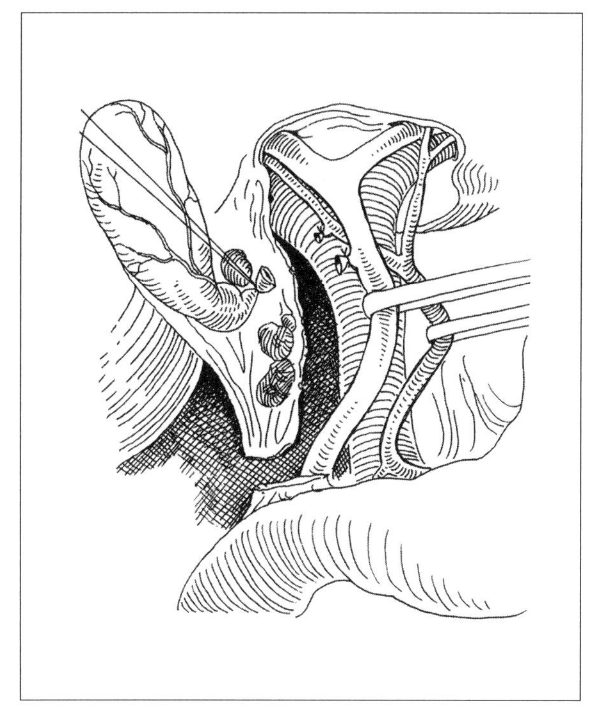

图 2

(7)楔形切除肝中部的肝组织连同在位的胆囊。在预计切除线上以电凝器烙上印记,以肝门止血带(一般用 F8 的橡皮导尿管)或分别控制肝动脉及门静脉,沿切开线切开肝包膜,钝性分离肝实质,所遇肝内管道均经钳夹后切断,将肝组织、胆囊连同肝十二指肠韧带上的淋巴组织一同整块切除(图 3,图 4)。

肝切除也可用微波加热器(微波刀)凝固组织止血而不必阻断肝门。

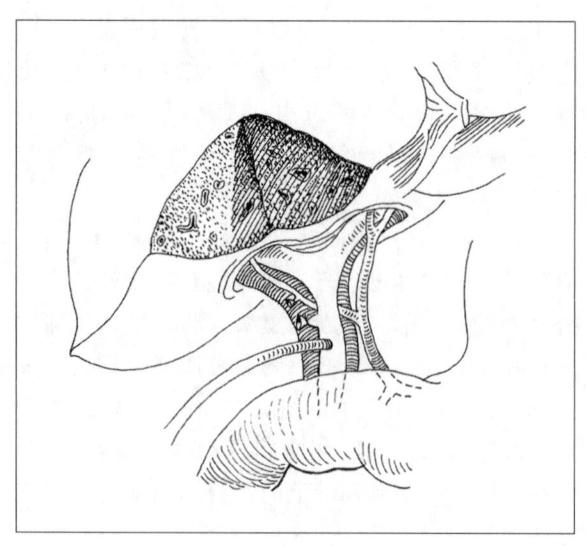

图 3

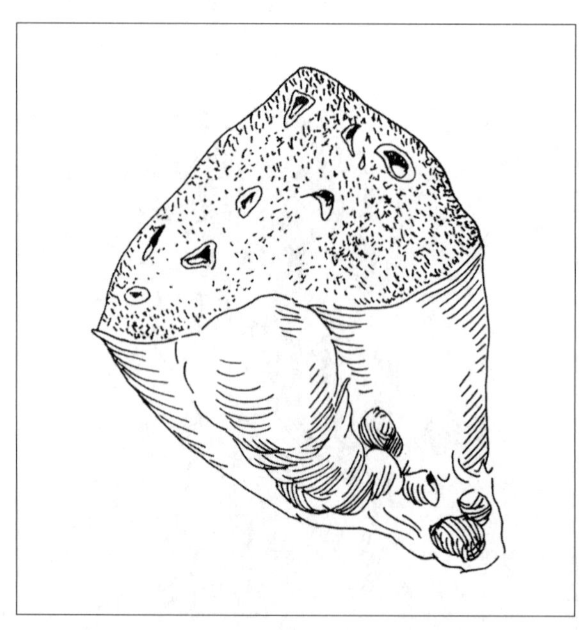

图 4

(8)缝扎肝断面上的出血处,将肝脏还于原位,经仔细检查,不再有出血或漏胆,肝断面可用就近大网膜覆盖缝合固定。肝断面处及右肝下间隙放置硅橡胶管引流,腹壁上另做戳口引出体外。

(9)对于因诊断为胆囊息肉样病变或胆囊结石已行胆囊切除在病理检查时才发现有癌变的早期病人,如果癌变限在原位(胆囊原位癌),只限于黏膜上时,一般可以不再附加扩大根治术;但是,如果癌组织已穿过肌层并有浆膜层侵犯,则多主张再附加扩大根治术,即清扫肝十二指肠及肝门部的淋巴脂肪组织并做肝脏的部分切除,因为此时可能已有附近的淋巴转移。

【术中注意要点】

(1)胆囊癌的根治性胆囊切除术是一较复杂的、手术时间长的手术,手术的范围广,术中应注意使病人的血循环保持稳定,有足够的尿量,手术中可增加1剂量的抗生素输入。

(2)从肝动脉、胆管、门静脉周围分离清除淋巴、脂肪、神经纤维组织是此手术的关键点。应该是将血管、胆管分别分离出来之后再整块切除余下的组织。清除胆总管旁和十二指肠后方淋巴结时,应将十二指肠连同胰头翻转,才有利于操作,须警惕该处来自门静脉的分支,避免误伤破裂出血。清除胰头处的淋巴结,则须将肝动脉鞘剪开,分离开肝动脉之后,再将其周围的淋巴、神经、脂肪组织切除。

(3)若已切开胆总管,因内腔一般较细,必须选择合适的T形管加以剪裁,务必使胆管壁缝合后没有张力,否则会因压迫性坏死致术后胆汁漏甚至后期发生胆管狭窄。

(4)肝切除可能是本手术中失血较多的步骤,肝中部前下段楔形切除时,所遇到的主要大血管是肝中静脉起始的左支及右支(图12-10-2),应注意将其切断结扎,若未及注意,有时在钝性分离时可能使肝中静脉的分叉处撕裂,发生难以制止的大量出血。此时应停止钝性分离,以手指按压出血处止血,然后以大弯圆针做深缝合结扎止血。

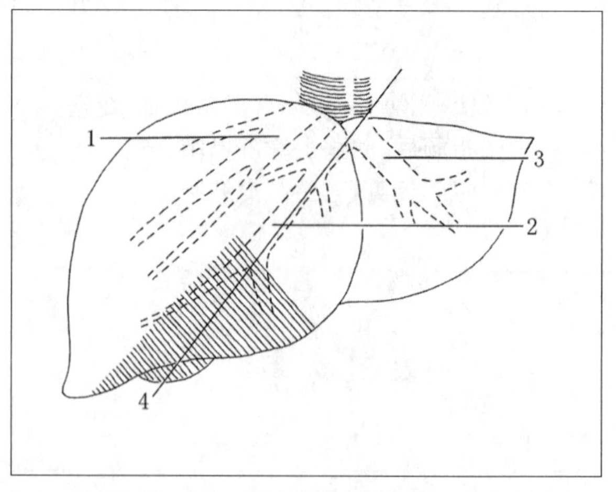

图12-10-2 早期胆囊癌肝切除范围及其与肝中静脉的关系

1—肝右静脉;2—肝中静脉;3—肝左静脉;网纹区肝切除范围;4—肝中裂

【术后处理】

(1)术后病人送外科加强护理病室,密切注意血压、脉搏、呼吸。

(2)注意腹腔引流液的性质,第 3～5 天当引流物减少时,分次拔除引流管。

(3)胃肠减压至胃肠功能恢复。

(4)抗生素使用至术后第 5 天。

(5)其余同胆囊切除术后。

(6)适当时机行放射治疗及抗肿瘤化学治疗;局限于胆囊黏膜的原位癌,可不用放疗或化疗,术后应每隔 3 个月定期复查,并检查血清癌胚抗原(CEA)。

12.10.2 晚期胆囊癌根治性切除术 Radical Resection of Late Carcinoma of the Gallbladder

晚期胆囊癌的手术治疗效果很差,许多病人于手术探查时已经不能切除,少数能施行手术切除者,术后也鲜有能生存到 5 年;近年有报道对晚期病例采取扩大根治性切除获得一定的效果,然而这方面的经验仍较少,尚不能作为常规性手术。

【适应证】

(1)胆囊癌已有胆囊外侵犯,但尚属可以切除的范围。

(2)伴有一侧(右或左)的肝内转移。

(3)侵犯及肝门部胆管(常以右侧为主),发生近端胆管梗阻及黄疸。

(4)肝十二指肠韧带上淋巴结转移,包括胆总管旁、十二指肠后、胰头上缘淋巴结。

(5)侵犯邻近脏器,常是横结肠。

【禁忌证】

(1)高龄体弱病人,不适宜于做广泛的手术者。

(2)严重梗阻性黄疸、腹水、肝肾功能不全,手术的危险性过高。

(3)腹腔内肝十二指肠韧带以外的转移,如腹膜、网膜、腹腔动脉周围及主动脉旁、肠系膜根部等处的淋巴结转移。

(4)肝门及肝十二指肠韧带广泛浸润呈“冷冻”样。

(5)双侧肝内转移。

(6)远处转移。

【术前准备】

(1)同“12.10.1 早期胆囊癌根治性胆囊切除术”。

(2)有梗阻性黄疸的病人,同肝门部胆管癌切除术。

(3)肠道准备。

【麻醉与体位】

气管内插管,全身麻醉。

体位须根据病变的部位和手术切除范围而定。胆囊癌晚期常侵犯肝右叶,故体位多按行肝右叶切除术的要求,病人于麻醉后取斜卧位,右侧垫高 30°,右臂抬高。要求有 2 条以上的静脉输液通道,有条件时可做桡动脉穿刺持续动脉压监测。放留置尿管,记录尿量。

【手术步骤】

(1)多用长的右肋缘下斜切口,从右第 11 肋尖至左侧肋缘,或用双侧肋缘下的“∧”形斜切口,以适应于上腹部广泛手术的需要。

解剖肝门和施行肝右叶切除术时,需要有自动肋缘牵开器的帮助,增进显露,能使手术易于进行。

(2)腹腔内系统的探查,活组织冷冻切片检查以确定需要切除的范围。可能采用的手术类型有 3 种:①胆囊癌根治性切除:包括肝组织、胆囊、肝十二指肠韧带上淋巴组织;保存肝外胆管、肝动脉、门静脉,用于较局限的胆囊癌;②附加肝叶(右叶、右三叶、肝中叶、左三叶)切除的胆囊癌根治性切除,用于有一侧的肝内转移时;③附加邻近脏器切除的胆囊癌根治性切除,如同时切除横结肠、胰头十二指肠等。当需要同时做肝右叶切除和胰头十二指肠切除时,由于手术的范围广泛,创伤极大,而术后病人能长期生存的机会较少,手术死亡率较高,因此只有在充分衡量考虑之后,根据病人和现有的设备与技术条件,才能做出决定。

(3)附加肝右叶切除是常用的手术类型,此时多有右肝内转移或肝门部的胆管侵犯或者两者均有,肝外胆管切除亦是手术的一个内容。

在十二指肠上缘切开肝十二指肠韧带的前腹膜,按肝动脉搏动的位置分离出肝固有动脉;向右侧分离切断与十二指肠连系的组织,直达门静脉的前面,分离出门静脉干,肝动脉与门静脉均用细硅橡胶管提起做牵引,以利于进一步分离和切除其周围的淋巴、脂肪等组织(图 1,图 2)。

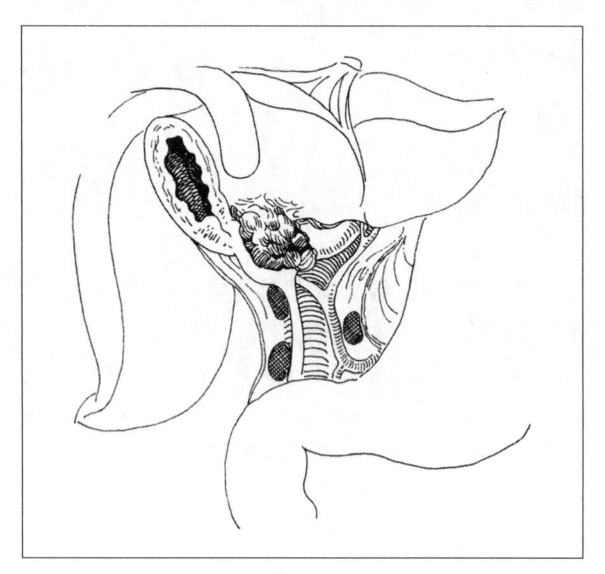

图 1
分离肝固有动脉、胆总管、门静脉

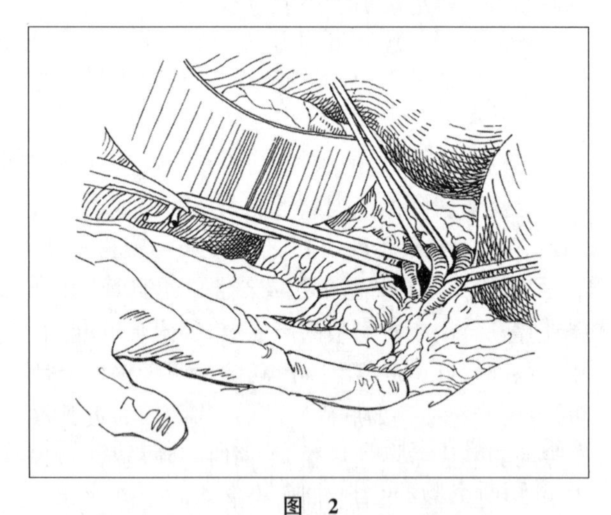

图 2
肝动脉、胆总管、门静脉分别以细硅橡胶管牵开

(4)分离出胆总管下端,在两血管钳间切断,下端断端用细丝线缝合关闭,妥善止血,上端血管钳则留作把柄,向上方牵引。切断缝扎门静脉右缘的淋巴、脂肪组织(图 3),必要时包括清除十二指肠后淋巴结,由于肝动脉和门静脉均已经游离并牵开,所以无受损伤的顾虑。

(5)清除肝总动脉周围淋巴结,切断肝动脉左侧、肝十二指肠韧带左侧缘的淋巴、脂肪、神经组

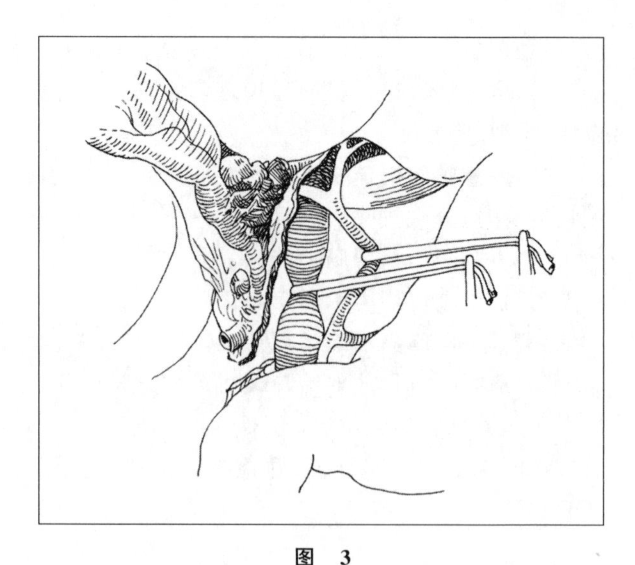

图 3
切断胆总管下端及切除淋巴脂肪组织

织;沿肝固有动脉的前面将动脉与其周围组织分开。当肝右动脉跨过肝总管后方走向肝门右侧时,常受来自胆囊癌组织的包围及侵犯。

辨认清楚肝右动脉与肝左动脉,自肝固有动脉的分出部,在胆管的左缘处切断肝右动脉支(图 4)。

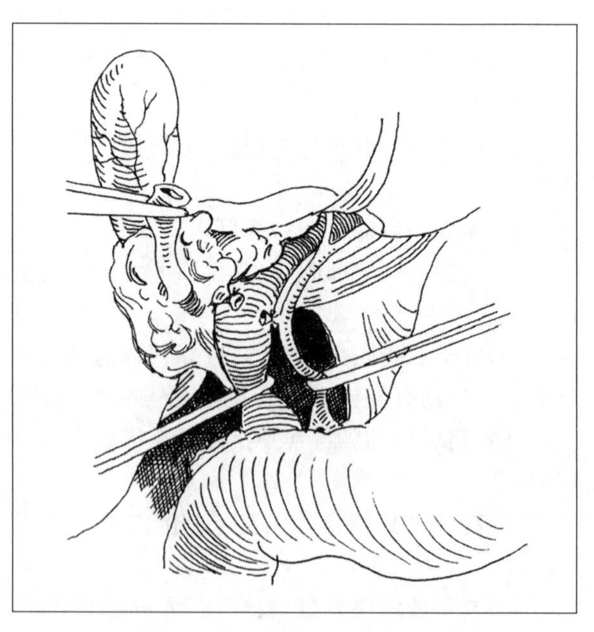

图 4

(6)向上提起胆总管的下端作为牵引,将胆管从门静脉的前面分开,在无肿瘤浸润的情况下,两者之间只有疏松组织粘着,易于分开;同时亦将门静脉与其右侧的淋巴、脂肪、神经组织分开,直至

门静脉分叉的上方。

胆囊癌已侵犯门静脉主干者，一般可认为属不能根治性切除，因为胆囊癌的生物学特性方面发展较快，即便将门静脉部分切除后修复，亦难得到良好效果。

当分离已上达肝门横沟后，将因肿瘤阻塞扩张的左肝管横部分离出来，距肿瘤边缘约 1.0cm 处切断左肝管，肝管的远端切开以缝线牵引做标志，而近端则用于向右侧牵引、翻转，以便向肝门的右份分离（图 5）。

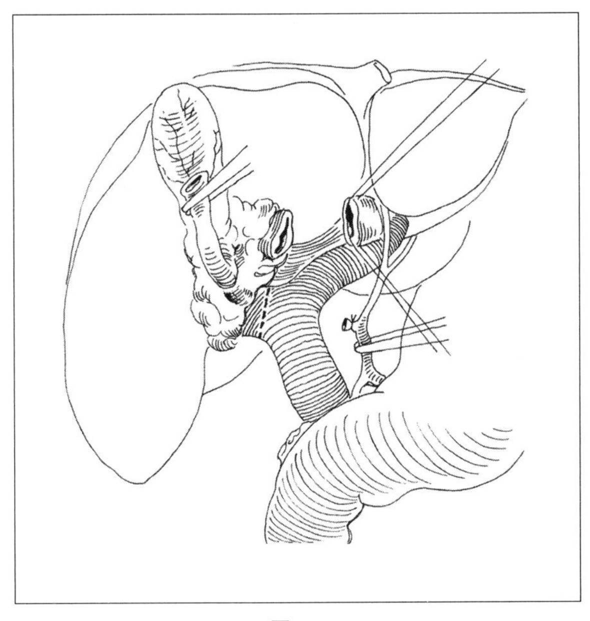

图　5
切断左肝管横部、向肝门右端分离，
虚线为门静脉右分支切断部位

（7）在镰状韧带的右侧，切断从门静脉矢状部到肝左内叶的分支及其伴行的胆管与血管；亦可以在暂时阻断肝门的情况下，在肝镰状韧带右侧切开肝包膜，分离肝实质，钳夹切断所遇到的管道结构直达第一肝门上方处。肝左内叶的切缘与左肝管切断处会合（图 6）。在分离肝实质时，应密切注意肝中静脉的位置，并将其在肝实质内切断、缝扎，切忌在钝性分离时撕破肝静脉壁而发生大量失血。

（8）分离剪断肝右叶的三角韧带和冠状韧带，游离肝右叶并向左侧翻转，分开右肾上腺与肝脏的粘着，分出肝下下腔静脉，沿下腔静脉的前外侧面分离，逐个结扎、切断右侧肝短静脉，须注意有

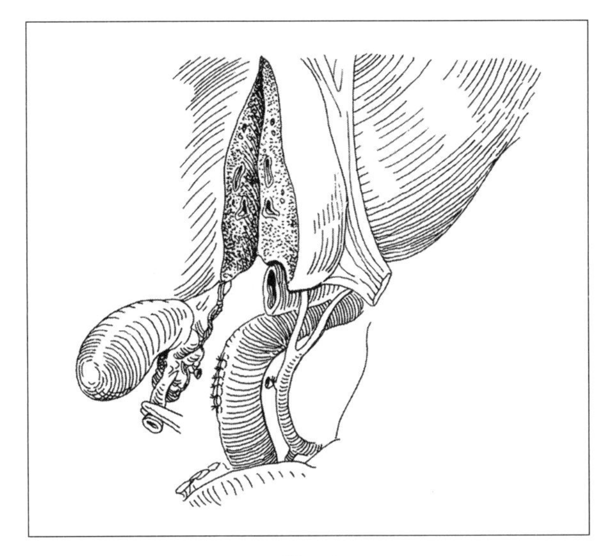

图　6
在镰状韧带右侧切断肝实质

时有粗大的肝右下静脉汇入下腔静脉。当肝短静脉已经切断后，将肝脏向前上方牵开，显露肝右静脉汇入下腔静脉处。右肝静脉扁、短而粗，分离时应注意切莫损伤。然后用一下腔静脉钳，连同部分下腔静脉壁，夹住右肝静脉的根部，在两钳间切断右肝静脉，近端以血管缝线连续缝合关闭，远端则缝扎止血。此时肝右叶便能与下腔静脉分离，并可将其向左侧翻转（详见肝叶切除术）。最后，将肝右叶、部分左内叶、胆囊及肝门区的淋巴结缔组织整块切除。

（9）保留的肝左叶断面彻底止血。肝切除后的膈下空腔，暂时用大盐水纱垫充填，手术转向横结肠以下腹腔。

提起上端空肠，确认空肠上端与 Treitz 韧带的关系。一般在空肠的第 1 支动脉之下，距韧带 15～20cm 切断空肠和 1 根空肠血管弓，依 Roux-en-Y 胆管空肠吻合术方法处理空肠，旷置空肠襻一般长约 50cm，断端缝合关闭，经结肠前上拉至余肝断面处与左肝管的断端行端-侧吻合术，缝闭空肠襻系膜与横结肠系膜间所形成的空隙。

胆管空肠吻合一般用单层间断缝合，最好是用合成的可吸收性缝线，以免日后造成吻合处的缝线肉芽肿。可放置一胆管内引流管。详见肝门部胆管癌手术（图 7）。

（10）左肝断面以网膜覆盖，右膈下区及肝断面处放置引流，从腹壁另做戳口引出。

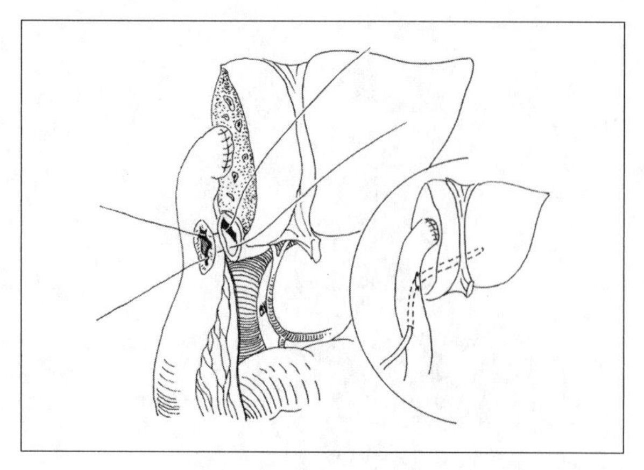

图 7
Roux-en-Y 空肠左肝管吻合，附图为左肝管内放置引流管

【术中注意要点】

（1）附加右肝 3 段切除或称为扩大肝右叶切除术是一复杂而费时的手术，虽然在一定程度上可增加手术的彻底性，但是否能使较多的病人得到手术后 5 年以上的治愈，由于文献上的报道尚缺乏大组的病例作为依据，故在手术时应仔细权衡。手术中冷冻组织切片病理检查，确定肿瘤的恶性程度以及可疑的肿大淋巴结活检，亦有助于决定手术。

（2）当手术中发现门静脉主干或肝固有动脉已受肿瘤包绕时，是否仍然施行根治性手术，对胆囊癌来说，因此肿瘤的发展快，复发率甚高，手术后生存的时间短，姑息性切除并不可取，此时可改做胆管的置管引流或肝内胆管空肠吻合术，更为合理。

（3）手术中注意事项参照胆管癌的手术治疗。

【术后处理】

（1）病人放在外科重症监护病室，加强对生命体征的监测。

（2）对重症梗阻性黄疸病人的术后处理见高位胆管癌。

（3）参照肝切除术后的处理。

12.10.3 胆管上端癌手术 Operations of Proximal Bile Duct Carcinoma

12.10.3.1 概述

胆管上端癌（proximal bile duct carcinoma）或称肝门部胆管癌（hilar bile duct carcinoma）是肝外胆管癌的最常见的部位，由于现代影像诊断技术的发展，其发现有增多的趋向。提高对肝门部胆管癌的认识、早期诊断、彻底的手术切除治疗是当前胆道外科的一项重要进展。

1957 年，Altemeier 从美国辛辛那提大学医学院报道 3 例肝管硬化性癌病人，其共同特点是虽然只经过非根治性的外科处理，但病人生存的时间较长；同时，多次的手术中冷冻组织切片检查，均难得出正确的诊断，常常是报道为慢性炎症或有大量纤维组织增生的硬化性胆管炎或闭塞性胆管炎，直至由于再发梗阻性黄疸于再次手术或最后尸检时才获得正确的诊断。

肝门部主要肝管癌可以并发胆管炎及肝内胆管结石。有的病人因肝胆管狭窄而施行引流或胆肠吻合术，最后由于再次手术或尸检时才证明为肝胆管癌。在肝内胆管结石高发的地区，肝门部的肝管狭窄甚为常见，在区别缓慢生长的肝胆管癌与良性炎症瘢痕性狭窄时，除非手术医生和病理医师能有充分的注意，常常存在困难或发生错误。其原因是胆管黏膜上皮的腺体可以深入地伸至管腔的周围，当有慢性胆管炎症时，组织瘢痕化，纤维组织增生，管壁中腺体上皮移位等改变，使其有时很难与分化良好的胆管癌区别；另一方面，硬化性胆管癌时，分化良好的腺癌分散在大量的纤维结缔组织中，常误认为硬化性胆管炎。

【病理分型】

胆管癌在大体病理上一般可分为：①乳头状型；②结节型；③硬化型；④浸润型。肝门部胆管癌以硬化型者最为常见。起源于肝胆管分叉部的胆管癌，以其早期出现黄疸和肿瘤发展缓慢的特点，具有一定的临床病理特征。1965 年 Klatskin 报道 13 例此类病人，因此对来源于肝门部肝管分叉部的癌亦被称为 Klatskin 瘤。

肝门部胆管癌的病情和预后常与该肿瘤的病理学特点有关：

（1）息肉样型或乳头状型：此类型较为少见，表现为从胆管黏膜呈息肉样突出至胆管腔内，胆管腔可因而扩大，管腔内的阻塞常是不完全的，管腔内有时可有大量的胶冻状的黏液分泌物。此类肿瘤的特点是一般没有向神经周围淋巴间隙、血管或肝组织浸润，但在附近的胆管黏膜表面上可有多发的病灶，因而若能早期手术切除，成功率高，预后亦良好。然而此种肿瘤最常在初次手术时误诊为良性的"乳头状腺瘤"，因而未能得到较彻底的处理而致复发。

(2)结节型：呈结节状向管腔内突起，瘤体一般较小，表面不规则，基底宽，瘤肿可直接侵犯其周围组织和血管并向肝实质扩展，但其程度要较硬化型为轻。我们有1例为肝管分叉部的结节型腺癌，1年多前曾行胆管内置管引流术，再次手术时仍能将肝左叶连同肝管分叉部肿瘤切除。此类型的肿瘤，手术切除率较高，预后亦较好，如Todoroki所报道的10例病人，7例能行根治性切除，其中3例手术后存活超过30个月。

(3)硬化型：肝门部胆管癌中属于此种类型者最为常见，我们手术切除的17例中，15例属于此型；Weinbren及Mutum报道的23例胆管上段癌中，22例属于硬化型癌。硬化型癌沿胆管浸润，使胆管壁增厚，并向管外浸润形成纤维性硬块，并常向肝内方向浸润，阻塞肝内二级胆管分支；此类型肿瘤有明显的向胆管周围组织、神经淋巴间隙、血管、肝实质浸润的趋向，当肿瘤已经阻塞胆管腔时，它亦已经侵犯至周围组织和肝组织，所以手术切除时常需要做肝叶切除。硬化型癌与正常胆管壁间的分界多较清楚，但有时癌细胞亦可在黏膜下扩展，以致切除胆管的断端仍可发现有癌细胞。

(4)浸润型：此类型癌在肝门部和肝内、外的胆管均有广泛的浸润，手术时常难以确定癌原始发生于胆管的哪一个部位，一般不可能手术切除。

【临床分型】

肝门部胆管癌或胆管上端癌是指肿瘤发生在胆囊管开口以上的肝外胆管，可以发生于肝总管、肝管分叉部(Klatskin瘤)及左、右肝管的第一、二级分支。肿瘤来源的部位不同，早期诊断和手术治疗方法也有一定的差别。一般可根据肿瘤的原始部位分成4型(图12-10-3)，但在一些晚期病例，由于肿瘤浸润的范围广泛，有时很难确定类型。在我国由于肝内胆管结石比较常见，有时胆管癌继发在胆管结石的基础上，故应加上是否伴有胆管结石或(及)肝内胆管结石这一项内容。

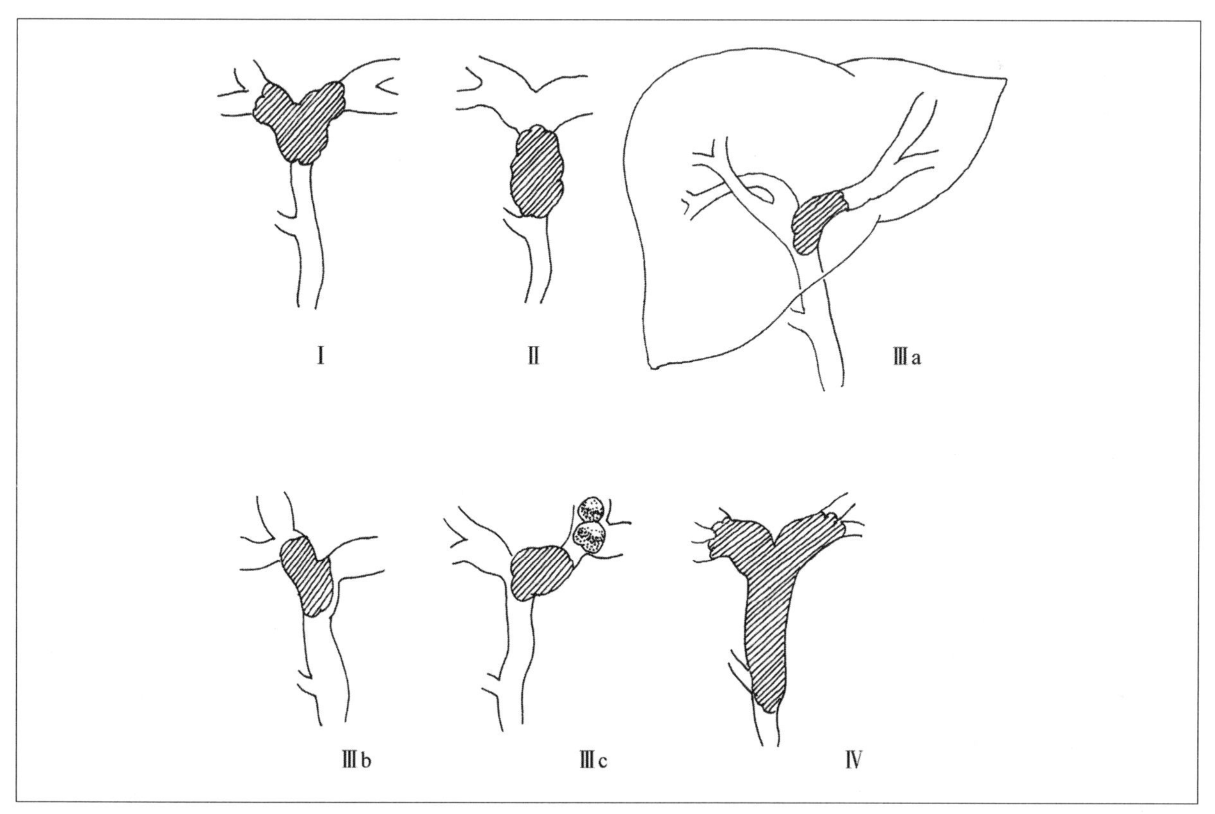

图12-10-3 肝门部胆管癌的分型

中华外科学会胆道外科学组于1989年收集全国40个单位经手术的肝外胆道癌共1098例，其中有428例为肝门部胆管癌，占肝外胆管癌的39%，其中属于Ⅰ型者45.6%(195/428)；Ⅱ型者22.0%(94/428)；Ⅲ型者21.0%(90/428)；Ⅳ型者11.4%(49/428)。

属于Ⅰ型和Ⅱ型的肝门部胆管癌的早期临床表现是相同的，即是典型的Klatskin瘤的表现，通常是无痛性的梗阻性黄疸，手术范围可能是局限于肝外胆道和肝管分叉部切除。属于第Ⅲ型的肝门部癌则可能有不同的临床表现和手术切除范围，此时常需要连同肝左叶或肝右叶切除。首先来源于一侧肝管的癌，开始时为一侧肝管梗阻，临床上并不出现黄疸，但有该肝内胆管的扩张，直至肿瘤沿胆管壁浸润，阻塞对侧肝胆管开口时，病人才出现黄疸，此时病变可能已在病侧肝管广泛浸润，常伴有肝转移或肝门部浸润，肝门处腹膜肿瘤转移亦较常见。从全国调查和我们的资料看来，来源于左侧肝管的癌较来自右侧者常见，文献上亦有相同的看法。

【影像学诊断】

在20世纪80年代之前，肝门部胆管癌一直被认为是一少见病，诊断困难，许多病人误诊为“传染性肝炎”，甚至在剖腹探查术时仍然未能获得正确的诊断。近年来由于影像诊断学的迅速发展，对肝门部胆管癌的认识才有明显的改变。第三军医大学第一附属医院总结自1975－1985年10年间手术治疗肝外胆管癌82例，其中60例(75%)为肝门部胆管癌；最近全国调查肝外胆管癌826例中，上段胆管癌482例，占58.4%。因而肝门部胆管癌应是当前治疗胆管恶性肿瘤的最重要的内容。

肝门部胆管癌的特征包括：

(1)进行性加重的无痛性梗阻性黄疸；

(2)肝肿大；

(3)胆囊不能触及或空虚；

(4)肝内胆管扩张；

(5)胆总管不扩张；

(6)肝门部肿块。

当有以上的发现时，肝门部胆管癌的诊断一般可以成立。

B型超声(BUS)一般是用于诊断的首先使用的方法，BUS一般可以准确地提供肝门部胆管癌的各种特征性的现象和解答临床上的问题：如胆囊、肝内、外胆管的扩张情况，肝门部肿块与肝动脉和门静脉间的关系及有无门静脉的侵犯。甚至在未出现黄疸的早期病人，BUS亦可以发现肝内一侧的胆管扩张。但遗憾的是临床上对无黄疸的肝内胆管扩张往往重视不够，常待黄疸出现病情已进入后期时才引起注意，此种情况特别容易发生于Ⅲ型的病人。

CT扫描可以得到与BUS相同的效果，并且二者可以互相印证，通过系列的肝门部的体层扫描，可以系统地了解肝门部以上的胆管的扩张情况，肝左、右叶有无程度不等的增大或萎缩，特别是可以根据肝内胆管扩张的形态来计划手术时显露主要的肝内胆管的途径。

BUS和CT均是非侵袭性的检查，其结果一般可以满足临床上的需要。

MRCP是一种无创性的胆胰管成像技术，成像结果接近于ERCP，且成功率高，故已广泛应用于手术前评估，而一些侵入性检查已很少使用。

经皮肝穿刺胆管造影(PTC)是传统的诊断肝门部胆管癌的主要方法，此法固然可以获得清晰的肝内胆管的X线照片，能详尽地显示肝内胆管的形态及其阻塞部位。但肝门部胆管癌时左、右肝管间的沟通受阻，有时甚至肝右叶的前、后段肝管支亦呈分隔的现象，故往往需要选择性的多处穿刺才能显示肝内胆管的全貌。细针穿刺PTC的主要严重并发症是胆汁漏和引起胆管炎，此项检查，一般是安排在手术前日或手术前，造影后应尽量抽除胆管内胆汁及造影剂，并避免多次进针穿刺。当前已更多地使用MRSP。

避免PTC后胆汁漏的措施是置管引流(PTCD)，PTCD在手术前使用亦可以降低黄疸，有可能减少手术后的并发症。PTCD作为手术前准备使用的价值是有争议的，用于肝门部胆管癌时尚存在不少缺点，主要是：

(1)PTCD后极易导致胆道感染，常有病人在穿刺后2周内并发严重的化脓性肝胆管炎，以致丧失了彻底手术切除的机会，甚者导致病人死亡。

(2)肝内胆管呈分隔样阻塞，单处引流未能起到引流全部肝内胆管系统的预期效果。

(3)2～3周的引流，血清胆红素水平虽有下降，但未能恢复肝细胞的功能。

(4)PTCD本身的并发症如胆汁大量流失、胆汁漏、腹膜炎、腹腔内出血、插管所带来的疼痛和不便。

(5)加强围手术期处理，虽然在重症黄疸的病人[血清胆红素水平>513μmol/L(30mg%)]术后并发症仍可以避免。

ERCP虽然能够显示胆管上段癌的下限，但此项资料在肝门部胆管癌手术探查前并非必需的依据，胆管癌的黏膜下浸润常超出肉眼所见的范围。ERCP在肝门部胆管癌时所存在的问题是上行性胆道感染。

选择性肝动脉和门静脉造影术可以显示肝门部入肝血管的情况及其与肿瘤的关系。胆管癌多属于硬化型少血供应的肿瘤。血管造影术一般不能对肿瘤的性质、范围做出诊断，主要是显示肝门处主要血管有无受影响或被侵犯。肝固有动脉及门静脉干受侵犯表示肿瘤的肝外扩展，难以施行根治性切除。但是需要区别血管的受压、移位和肿瘤的直接血管浸润。

【外科治疗】

胆管上段癌虽然生长较缓慢，然而因其处在肝管分叉部的关键位置，预后极差，不单纯是生存的时间短，绝大多数在1年内死亡，而且病人极其痛苦，因而每个病人，均应根据实际情况分析，是否能施行根治性切除，若无此可能，是否能做减症手术，若无手术的条件，是否能做穿刺置管内引流或外引流。总之，目的是尽量提高病人生存期的生活质量。

(1)切除术：肝胆管分叉部癌由于其所处的特殊解剖位置，以往的手术切除率很低，近年来由于影像诊断技术的发展和手术上的改进，切除率已有明显的提高。

第三军医大学第一附属医院1975－1985年10年间手术治疗肝门部胆管癌60例，只切除5例(9.1%)；全国调查资料，422例肝门部胆管癌手术病例共切除44例，平均切除率为10.4%。由于诊断技术的进步、骨骼化切除(skeletonization resection)方法的应用、手术切除范围的扩大，使肝门部胆管癌的手术切除率有较大的提高。解放军总医院自1986－1989年3年中，手术治疗肝门部胆管癌24例，切除16例(66%)，其中包括6例胆管分叉部切除，10例兼有不同范围的肝切除。解放军总医院1986－1996年10年间，手术治疗肝门部胆管癌103例，手术切除率64.1%，其中55%达根治性切除。

根治性切除是肝门部胆管癌手术治疗所要达到的目的，但当有以下的一些情况时，手术目的难以达到：

①局部肿瘤转移，如腹膜表面或大网膜上肿瘤种植转移结节；

②肝十二指肠韧带以外的淋巴结转移；

③双侧肝转移；

④双侧二级以上肝胆管受累；

⑤血管造影时显示双侧肝动脉或其主干受累；

⑥血管造影显示双侧门静脉或其主干受累。

对于肝门处血管受累与手术切除的可能性问题，存在不同的认识。由于肝右动脉与肝总管的紧密的解剖学关系，以致常被肿瘤所包围或侵犯，其血流量亦常已大为降低，切除肝管分叉部癌时，常不得不将其切除，只要保存门静脉血流通畅，一般并无严重后果。笔者有2例病人，在切除左半肝及肝管分叉部癌时，需将肝固有动脉，肝左、右动脉切除，同时行门静脉的修复，术后恢复尚平稳。Lygidakis对认为不能手术切除的肝门部胆管癌病人，广泛采用血管移植和整形的方法修复门静脉和肝动脉。

肝门部胆管癌根治性切除的标准是肝胆管的断端和周围软组织不残留有癌细胞，假如在胆管断端仍发现有癌细胞，则只能作为姑息性切除。由于硬化性胆管癌有黏膜下浸润的特点，实际上胆管断端仍残存癌细胞者并不少见。同时兼行左或右肝叶切除者，能达到“根治”性切除的机会要比单独切除胆管分叉部者要高些。文献上有的报道中达到根治性切除者极低，如Pinson(1988)报道的12例“根治性”切除术中，11例发现胆管断端仍有癌细胞。只有早期手术才有可能提高根治性切除率。

肝门部胆管癌根治性切除是一创伤性大、复杂而较为困难的手术，重度黄疸、广泛肝切除、原有胆道感染等均是增加手术病死率(手术后30d内)的重要因素。各家报道的手术切除病死率的差别很大，从0～27%，这多半与手术的方法和病例选择有关。单纯为肝门部肝管分叉部切除者，手术病死率一般很低；合并广泛肝切除特别是右半肝或右3叶切除，在有重度黄疸或肝内胆管感染的情况下，则手术病死率可能很高。术前胆道感染的来源主要是通过预先放置的PTCD引流管。

(2)内引流术：肝内胆管胃肠道内引流术是手术时对不能切除的肝门部胆管癌病人首先选择的方案，它可以减少长期带管、大量胆汁流失、胆道感染等给病人造成的不便和痛苦。虽然对此观点仍有作者持不同的意见。内引流术是指在肿瘤以上的肝内胆管肠道吻合术，吻合口应该远离肿瘤部位，以免发生阻塞。位于肝管分叉部的梗阻，若要充分引流肝内胆管系统，需要分别引流左、右侧肝内胆管；若肿瘤开始时来源于一侧肝管，该侧肝叶往往已有纤维化萎缩，而对侧肝叶增大代偿，此时单独引流代偿侧的肝管便可达到目的。

①左侧肝内胆管空肠吻合术，经典的手术方法是Longmire术式，不过此手术需要切除肝左外叶，手术创伤大而不适用于肝管分叉部的阻塞。目前常用的方法是圆韧带径路(round ligament approach)左外叶下段支肝管(Ⅲ段肝管)空肠Roux-en-Y吻合术。

在发生学上，肝圆韧带是原脐静脉的残留，肝左外叶的静脉韧带即是已闭锁的静脉导管。胎儿期时，胎盘血流过脐静脉经门静脉左支至静脉导管而达下腔静脉。因而沿着圆韧带解剖分离，便可达到脐裂(肝左裂)内的门静脉，在门静脉的左外叶下段支的上后方，通常便可发现左外叶下段支的肝内胆管，当肝门处胆管阻塞时，左外叶的肝内胆管常呈显著扩张，可供与空肠做吻合。据笔者的经验，此手术的创伤小，手术较简单，当肝左叶有一定的代偿时，引流的效果较好。

②右侧肝内胆管肠道吻合，肝门部胆管癌起源以偏于左肝管较多，故需要引流右侧肝内胆管系统才能收到较好的效果。

右侧肝管肠道吻合术时，首先需要寻找一较粗的肝内胆管分支以供吻合，但右侧肝内胆管分支的位置不像左侧那样恒定。最常用的方法是经胆囊床的肝右前叶肝管下段支切开与胆囊十二指肠或Roux-en-Y空肠吻合。根据肝门部的解剖，右肝管的前下段支在胆囊床处只有1～2cm的深度，当肝内胆管扩张时，很容易在该处切开，并将切口扩大以供吻合。手术时首先游离胆囊，注意保存其血液供给，随后，胆囊亦可以留作为一间置物，将胆囊与右肝内胆管吻合后，再与空肠Roux-en-Y襻或与十二指肠吻合，以减少手术上的困难。据笔者的经验，此手术方法较在肝右前叶切开肝组织寻找肝内胆管的方法要好些。

无论是在施行左侧或右侧肝内胆管的内引流术之前，必须有一组PTC肝内胆管造影照片，并应该采用不同的角度投照，以明确显示所欲选择的肝内胆管的解剖位置和其扩张的程度。肝脏的CT照片亦是一项重要的影像材料，它有助于对肝内胆管和手术径路的选择。

(3)置管引流术：肝门部胆管癌可用内置管引流，即将肿瘤的阻塞部扩张之后，分别向左、右肝管置入导管，导管远端置于胆总管内，缝合胆总管上切口，保存Oddi括约肌。此手术方法可获得较好早期效果，病人的生活质量亦较好。但是，内置管经3～6个月后，常易被胆色素沉渣所堵塞，因而可能发生反复发作的胆管炎及黄疸，需要再次处理。

T形管或U形管引流亦常用于不能手术切除肿瘤的病人。

以PTC外置管或内外结合置管引流，一般只用于晚期不宜手术探查的病人。在目前情况下，PTC置管一般尚不能有效地延长病人的生存时间或改善生活质量。

12.10.3.2 胆管上端癌根治性切除术

Radical Resection of Proximal Bile Duct Carcinoma

【适应证】

(1)临床确诊为胆管上端癌累及肝管的分叉部，如无手术禁忌及病人一般健康情况能耐受手术而有适当的医疗技术条件时，均宜选择根治性切除手术。

(2)有一侧肝内转移或限于肝门部肝十二指肠韧带上淋巴结转移仍可做手术切除。

(3)有肝叶增大-萎缩复合征者需要同时做肝叶切除术。

(4)诊断为胆管的乳头状腺瘤、乳头状腺癌、高度分化的肝管分叉处癌，若首次未行根治性手术，无手术的禁忌证时，可行再次手术切除。

【禁忌证】

(1)肿瘤局部转移，如腹膜上肿瘤种植，网膜上肿瘤结节、沿肝圆韧带转移至脐部等。

(2)肝十二指肠韧带以外的淋巴结转移不能包括在根治切除范围之内。

(3)双侧肝内转移。

(4)双侧肝管二级分支以上的侵犯。

(5)血管造影显示双侧肝动脉或门静脉或其主干受累。

(6)重度梗阻性黄疸，全身情况很差，不能耐受重大手术者。

(7)患有病毒性肝炎，肝实质有弥漫性损害，根治性切除时行广泛肝切除需要十分慎重。

(8)合并急性胆管炎者应首先引流胆管以控制感染，合并急性胆管炎者行根治性切除及肝切除术的病死率很高。

【术前准备】

(1)胆管肿瘤梗阻的部位和范围应有较准确的估计，一般可以通过非侵入性的检查方法如B型超声、CT、MRCP等来确定，若属必要，可于手术前行PTC以及ERCP检查，但必须注意预防胆道感染、胆汁漏等并发症。

(2)若手术前已行PTC及PTCD，应在早期适时手术，不必等待2～3周之后，因延迟手术可能并发致死性的胆道感染，并且即使引流2～3周，亦不能使肝细胞功能恢复。

(3)术前PTCD一般只用在因重度梗阻性黄疸而全身情况太差不能及时施行手术的病人，在引流下应注意避免感染和补充水分与电解质的丧失。若能做到经内镜内置管引流，则其效果优于PTCD。

(4)有明显的体重下降和营养不良的病人，术前1周开始加强静脉内营养补给，纠正低钾、低钠、贫血、低蛋白血症，补充维生素K_1。

(5)口服胆盐制剂。

(6)抗生素肠道准备。

(7)术前晚口服雷尼替丁150mg。

(8)放胃管和留置导尿管。

(9)预防性应用抗生素，鉴于梗阻性黄疸病人，手术后可能发生急性肾功能衰竭，应避免使用如庆大毒素等有肾毒性的抗生素。

【麻醉与体位】

(1)一般可用持续硬脊膜外麻醉，如果需行广泛肝切除术，可辅以气管内插管全身麻醉，麻醉过程应力求平稳，避免发生低血压及缺氧等情况。

(2)手术过程中注意维持足够的尿量，以平衡盐溶液补充液体需要，宁可略有过量而不要欠缺。

(3)在黄疸较深的病人，手术开始后自静脉内注入20%甘露醇125～250ml，以保持利尿及增加肾血灌流。

(4)仰卧位。

【手术步骤】

(1)一般采用右肋缘下长斜切口，自右第11肋前端至左上腹部，切断腹直肌、镰状韧带、肝圆韧带，以大型的肋缘牵开器向上牵开右肋弓，对肝门部和肝脏左、右侧均能满意显露；有时，若肝脏左、右叶明显肿大，可采用“屋脊”形双肋缘下切口，以增进显露(图1)。

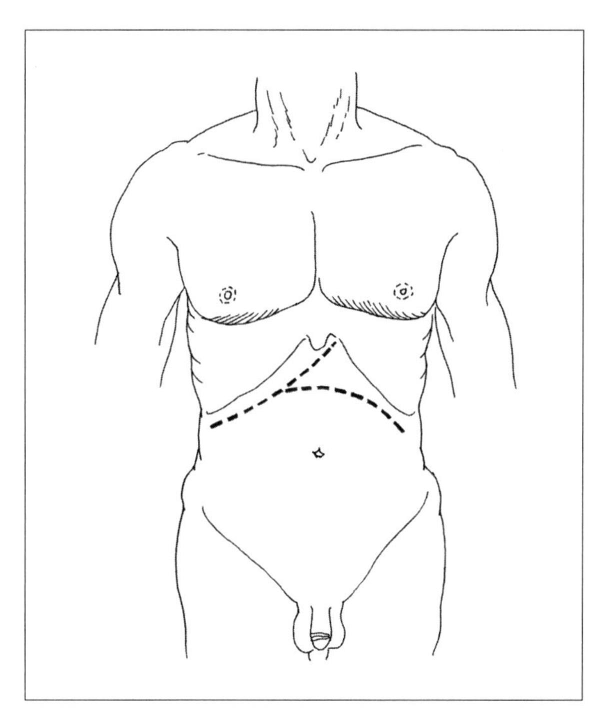

图 1

(2)腹腔内探查注意有无腹水，腹膜表面、网膜上有无种植、转移性癌结节，腹膜转移一般首先发生在肝门部腹膜表面，有时可沿镰状韧带、肝圆韧带伸延至脐部,腹膜转移说明已不能行根治性切除。

肝门部胆管癌广泛淋巴结转移较为少见,更常见的是癌组织向周围组织浸润,在肝门处形成一硬块,冷冻病理切片检查常显示为癌细胞向结缔组织浸润,神经周围淋巴间隙侵犯是常见的,亦是胆管癌局部转移的主要形式。因而手术探查时常发现肝门处肿块周围边界不清,比较固定,不易移动,但这并不是不能手术切除的标志。

确定胆管分叉部癌能否切除的重要标志之一是肿瘤与肝门部重要血管的关系。一般性探查有时尚不能做出结论。检查的方法是用左手示指及中指伸至肝门的后方,触摸肝固有动脉和肝右动脉的行径,搏动是否正常,是否被肿瘤包绕;然后检查门静脉主干及其左、右分支,若门静脉仍然柔软并可充盈,则手术切除的可能性大;若在门静脉的后方已能摸到坚硬的癌组织,说明门静脉已受癌包绕,不能做到根治性切除。

检查癌肿的上限需要确定有无肝管二级分支受侵犯,有无肝内转移,是否需做肝叶切除。若有肝叶的增大-萎缩的征象,常见为肝左叶萎缩,说明有肝管二级分支阻塞并常有伴随的门静脉支阻塞,例如来源于左肝管的分叉部癌常同时有门静脉左支的受侵犯和血管阻塞,故肝左叶切除(常连同尾叶)是必需的。

若来源于分叉部的胆管癌,肝脏左、右侧呈对称性肿大,当缺乏手术前的 PTC 照片时,为了确定肿瘤侵犯的上限,可分别在肝左裂和胆囊颈内侧以细针穿刺抽吸,若获得无色的透明液体(或胆汁),说明阻塞部位是在其下方,有可能施行肝门肝管的分叉部切除。

肝脏上的转移性硬结若仍限于肿瘤的一侧时,并不妨碍行包括肝叶切除在内的根治性切除术。

(3)肝门重要血管"骨骼化"。当确定施行根治性切除时,首先在十二指肠上缘,切开肝十二指肠韧带前面腹膜(图 2)。根据肝动脉搏动的位置,分离出肝固有动脉,用一细硅橡胶管(用于深静脉输液的硅橡胶管)将肝动脉牵起,向下方分离至与胃十二指肠动脉的汇合处,切断肝动脉内侧的淋巴、神经、脂肪组织,并将其与肝动脉分开,向上方逐步分离。

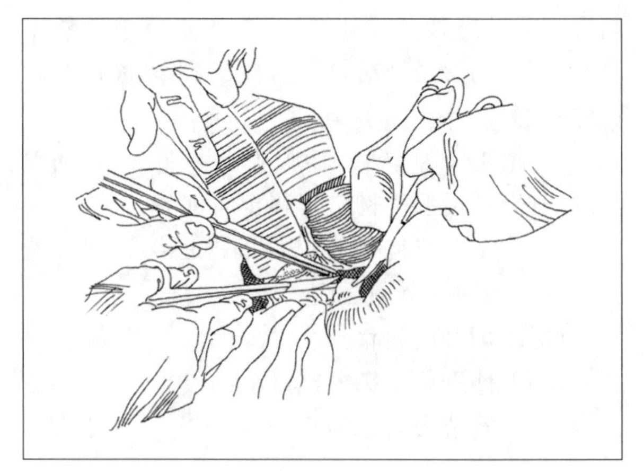

图 2

牵开肝动脉,切断门静脉周围的淋巴、脂肪、结缔组织,显示门静脉主干,以直角血管钳在鞘内分离出门静脉并穿过一硅橡胶管将门静脉提起。最后在胰腺上缘处分离出胆总管下端,将其用硅橡胶管提起,达到将肝十二指肠韧带内的重要结构"骨骼化"(图 3),除了门静脉和肝动脉之外,肝十二指肠韧带上的淋巴、脂肪、神经、纤维结缔组织皆应与胆管肿瘤整块切除。

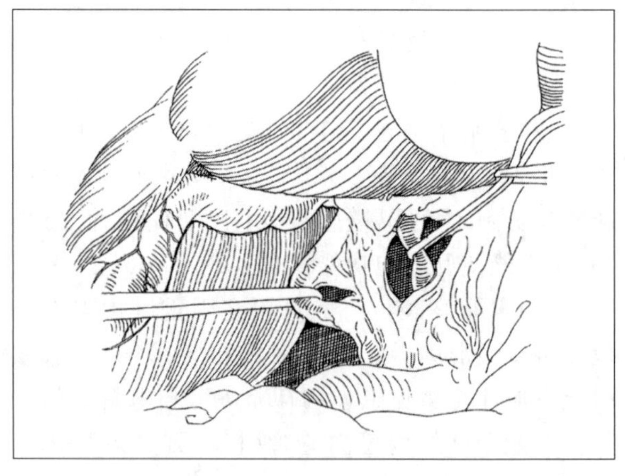

图 3

若肿瘤在肝门部的位置较深,当缺乏适用的大型框架式肋缘牵开器时,处理肝门部之前,可先行肝方叶切除,以增加手术野的显露(图 4)。

(4)肝动脉的解剖学变异较为常见。其中常见的变异是肝右动脉异位起始,通常是来源于肠系膜上动脉,此时,血管是在门静脉的深面,从胆总管的右后方上行至胆囊三角进入肝横沟的右端,并分支至胆囊。手术时应该触摸胆总管的右后方有无动脉搏动，若有此变异时，应将肝右动脉从其周围的淋巴脂肪组织分离，用细硅橡胶管牵起，因胆管右侧的淋巴、脂肪组织需要与胆管整块切除（图 5）。

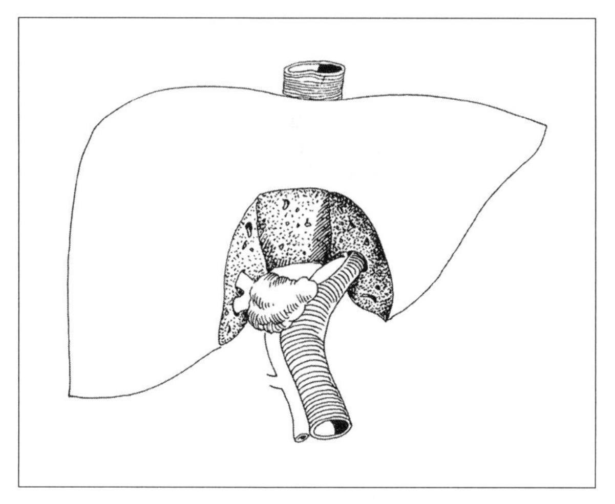

图 4

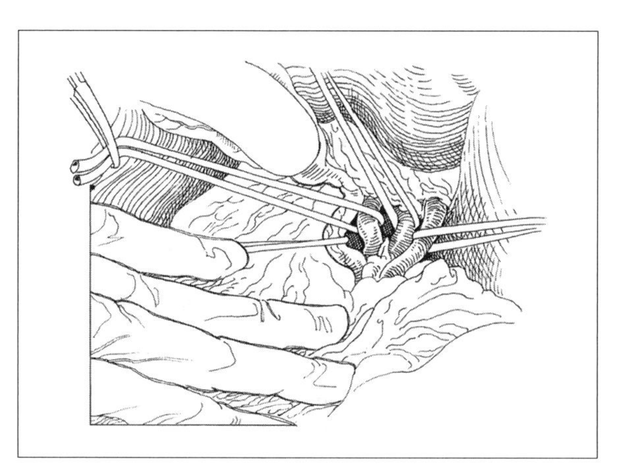

图 5

分离肝固有动脉，异位肝右动脉、门静脉及胆总管

（5）切断胆总管。在胰腺上缘自两血管钳间切断正常的胆总管下端，远端缝合关闭；若分叉部癌下缘已累及胆囊管开口，应取胆管切缘组织做冷冻切片检查，以防有时癌细胞在黏膜下浸润而难以肉眼发现。

将胆总管上端向上牵引，在门静脉鞘内将胆管与门静脉前壁分离，连同门静脉周围的淋巴脂肪组织，直至胆管的上端（图 6，图 7）。该处有肝右动脉横于胆管的后方并被包裹在同一软组织鞘内，有待进一步分离。

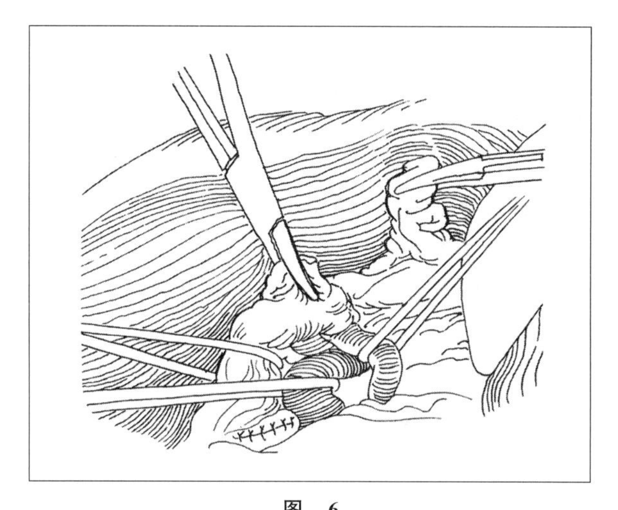

图 6

切断胆总管向上牵引，远端关闭

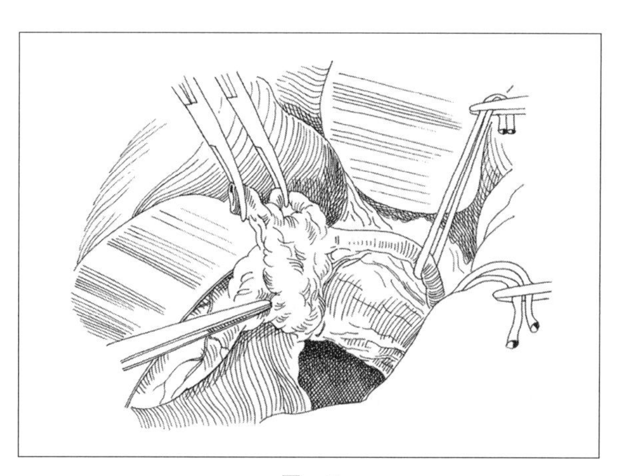

图 7

从门静脉前面向上分离

（6）游离胆囊。从胆囊底部开始，逆行游离胆囊，胆囊床的粘连及出血处均逐一结扎。牵引胆囊底部，分离胆囊颈部与肝脏的附着，若癌肿位于肝管的分叉部，便可以在胆囊颈部的后上方发现扩张的右前肝段胆管；若癌肿已侵犯右侧的二级肝管时，则发现为该部的硬块沿肝管方向肝内深入扩展，与周围组织无明确界限。

肝门横沟右端处管道系统的关系常有变异。常见的是门静脉右干的位置最低，门静脉右干与右肝管之间为肝右动脉，可以通过触摸其搏动来确定。常见的变异有：①门静脉的右后支分支过早，位置低，门静脉右干很短；②右肝动脉的前、后支分支过早；③异位起始的肝右动脉从胆囊颈后方进入右肝门；④若为分裂型右肝管，则无右肝管主干，右后段肝管常从分叉部分出，故在此步骤时难于发现。

肝门部的管道系统的解剖关系复杂，变异多，难以预知，并且当有肿瘤阻塞时，更改变了局部的解剖关系，故在此处的分离须仔细地进行，并不时地用细针穿刺抽吸，以确定所遇到的结构是血管或是胆管，避免发生血管损伤大出血。

(7)将游离的胆囊和胆管向下牵引，钩起肝方叶下缘，在肝门横沟的前缘，切开肝包膜，沿包膜下钝性分离，推开肝实质，将肝门板降低。分离肝门板时必须紧贴肝包膜下进行，避免深入至肝实质内，损伤肝中静脉的左前支发生大量出血(图8)。

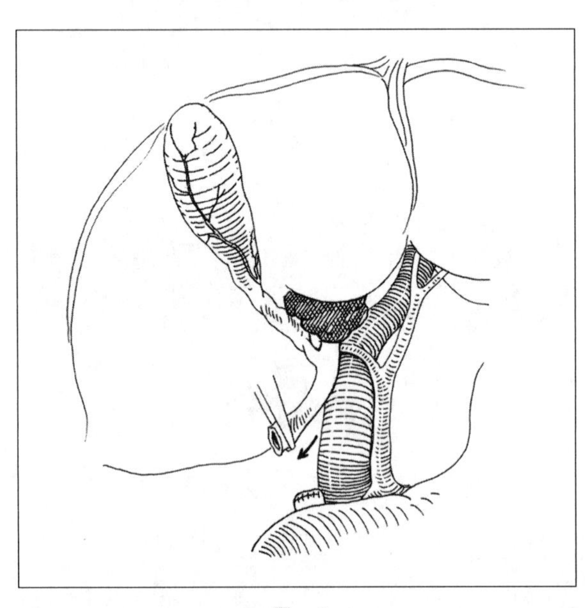

图 8
向下牵引胆管，分离肝门横沟前缘

继而将已游离的胆囊和胆总管的断端向上翻起并施加牵引，逐步将胆管上端与肝右动脉和门静脉的左、右分支分离，在较早期的病例，肿瘤可以从门静脉的分叉部分开(图9)。

肝胆管在肝门横沟处为来自 Glisson 鞘的纤维组织包绕，不容易单独分离，并且在胆管癌时癌细胞向胆管周围结缔组织浸润，故不能单独分离胆管，而必须将其与周围结缔组织和肝门板整块切除。

(8)将胆管及胆囊向右侧牵引，切开肝左外叶及内叶间的肝组织桥，使肝左裂能充分显露(图10)。

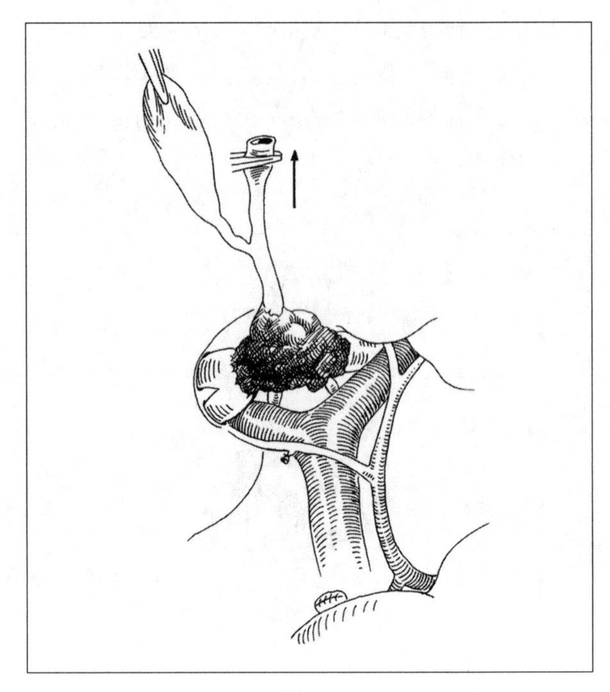

图 9
向上牵引将肿瘤从门脉分开

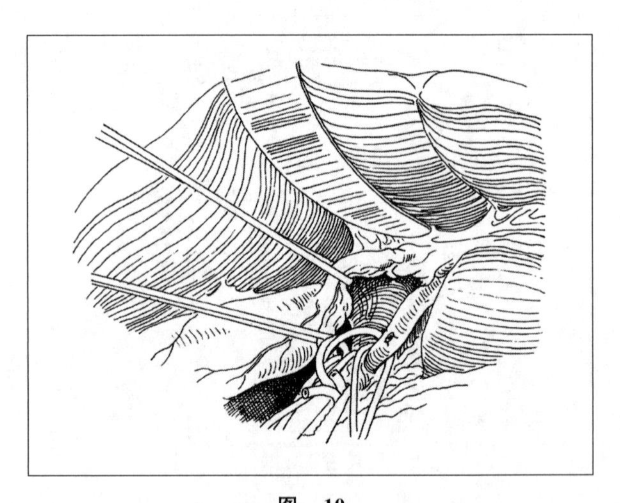

图 10
显露肝门横沟左端

胆管分叉部癌阻塞部以上之肝管呈扩张，故可以用细针在肝左裂穿刺左肝管，一般能容易地抽出扩张肝管内无色透明的胆汁，以达到定位目的，并经进一步分离，将门静脉左支与胆管分开(图11)。

经过穿刺定位之后，在肿瘤的界限以上约1cm处缝以牵引线，切开左肝管的前壁(图12)。胆管上端癌多属于高分化腺癌的类型，故肿瘤与正常胆管壁的分界多较清楚，容易辨认；有时当分界不够明确时，应选择在壁薄、扩张的胆管上切开。

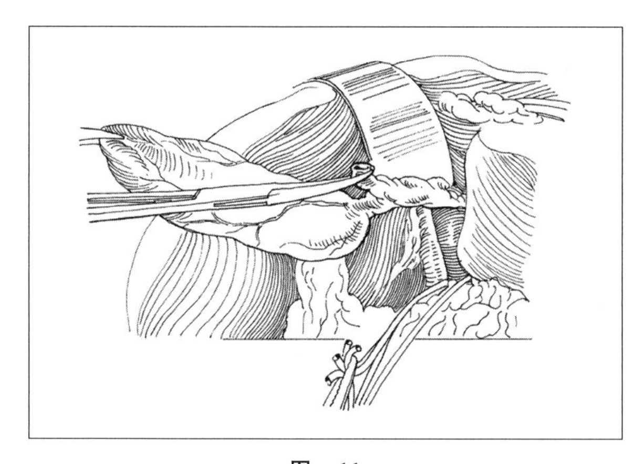

图 11
显露肝门横沟左端左肝管

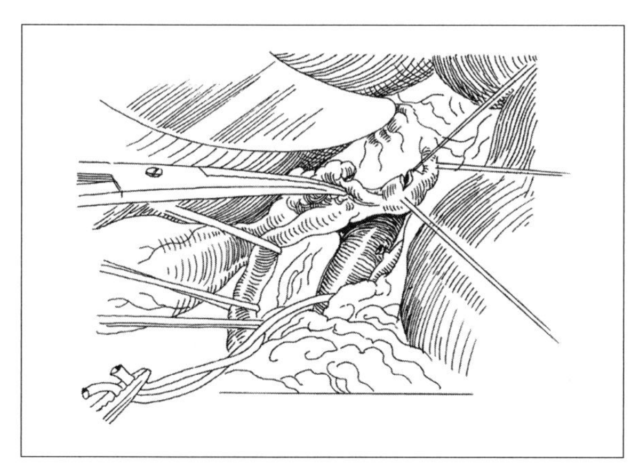

图 12

左肝管切开后，即逐步横向剪开其周径，直至将其横断，近端断端缝以二牵引线作为标志，而远端则作为牵引，以利于切除胆管的分叉部（图13）。切断左肝管时，应注意避免损伤紧贴于其后壁的门静脉左支。胆管断端的出血处均应以细线缝扎止血。

以胆总管断端和左肝管断端作为牵引，沿门静脉的前壁将门静脉分叉部与胆管肿瘤分开，当只做胆管的分叉部切除时，门静脉的左、右支可以保存完整（图14）；若门静脉有局限性受侵犯，亦可以在无损伤性血管钳的控制下，切除部分门静脉壁然后再修复。

切断左侧肝管时，若切断平面较靠近胆管分叉部，肝门的左端可能只有一较大的左肝管的开口（图15）。

若左肝管切断的平面较接近在左肝裂时，则肝门左端的左侧肝内胆管开口则不只一个，常有3或4个，包括左内叶、左外叶、尾状叶的开口，有时亦有左外叶上段（Ⅱ段）及下段（Ⅲ段）胆管的分别开口（图16）。

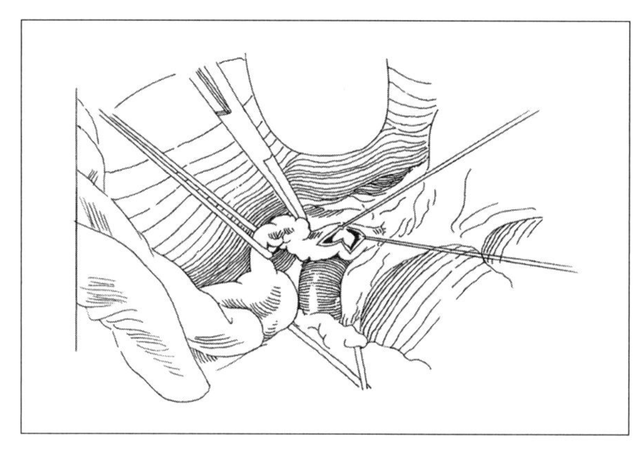

图 13

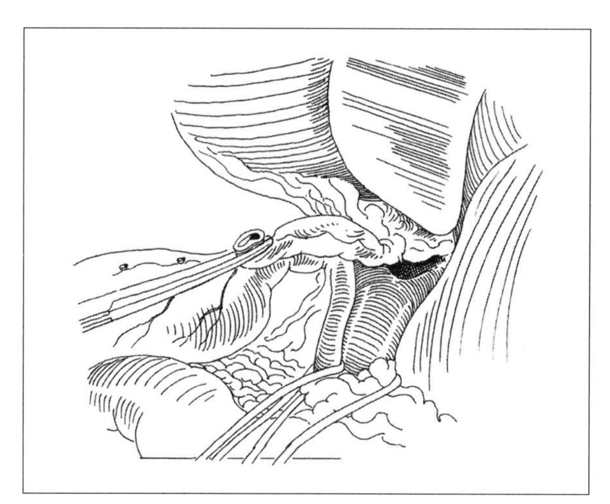

图 14

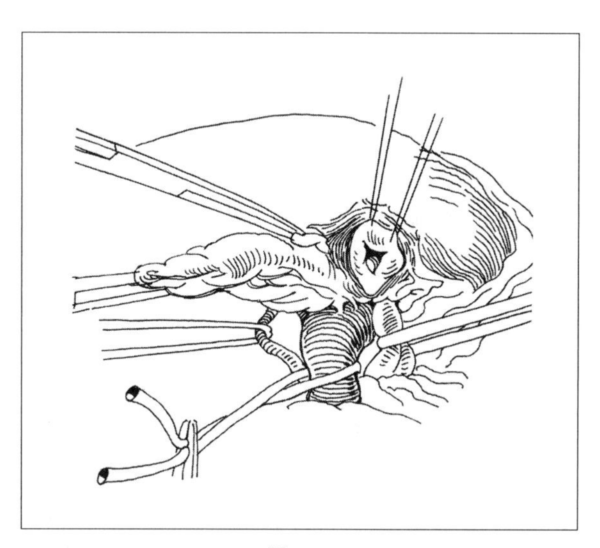

图 15

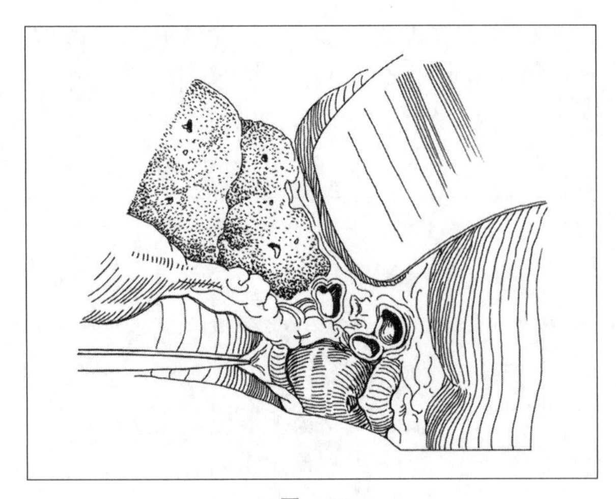

图 16

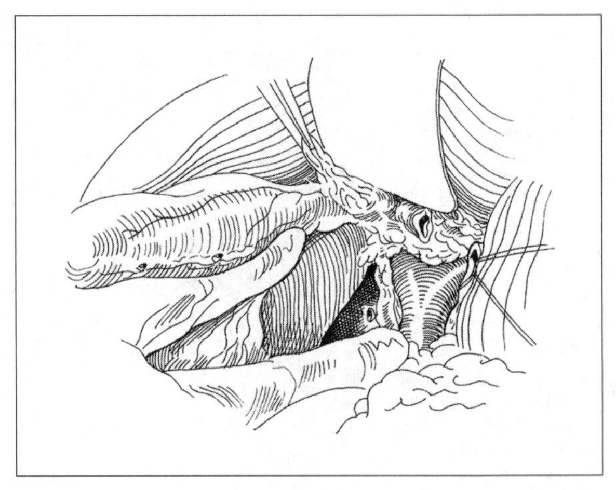

图 17

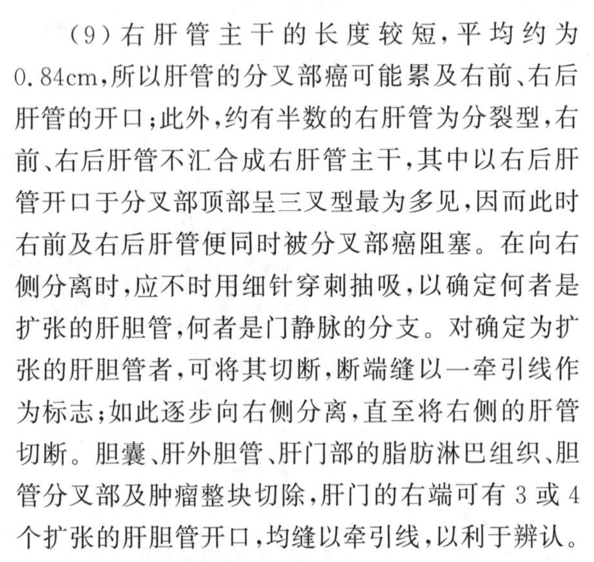

（9）右肝管主干的长度较短，平均约为0.84cm，所以肝管的分叉部癌可能累及右前、右后肝管的开口；此外，约有半数的右肝管为分裂型，右前、右后肝管不汇合成右肝管主干，其中以右后肝管开口于分叉部顶部呈三叉型最为多见，因而此时右前及右后肝管便同时被分叉部癌阻塞。在向右侧分离时，应不时用细针穿刺抽吸，以确定何者是扩张的肝胆管，何者是门静脉的分支。对确定为扩张的肝胆管者，可将其切断，断端缝以一牵引线作为标志；如此逐步向右侧分离，直至将右侧的肝管切断。胆囊、肝外胆管、肝门部的脂肪淋巴组织、胆管分叉部及肿瘤整块切除，肝门的右端可有3或4个扩张的肝胆管开口，均缝以牵引线，以利于辨认。

向右侧切除胆管的分叉部及肿瘤时，由于尾状叶肝管、右后叶肝管等结构，需要将胆囊、胆总管、左肝管断端一齐向右侧牵引，才能显露胆管分叉部的深面，并要用穿刺抽吸，发现其为胆管时，即将其切开、剪断，逐步向右侧分离（图17）。

保持对胆囊及胆管向右牵引，逐步切断所遇到的扩张的右侧肝胆管（图18）。

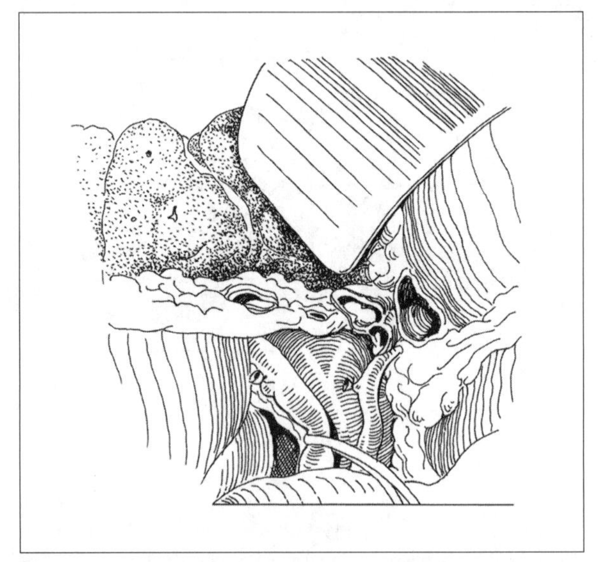

图 18

最后，整块切除肝外胆管及其分叉部肿瘤、胆囊、肝十二指肠韧带的淋巴、脂肪、神经组织，有时连同部分肝脏。肝门处留下左、右肝管开口，有待进行重建修复（图19）。

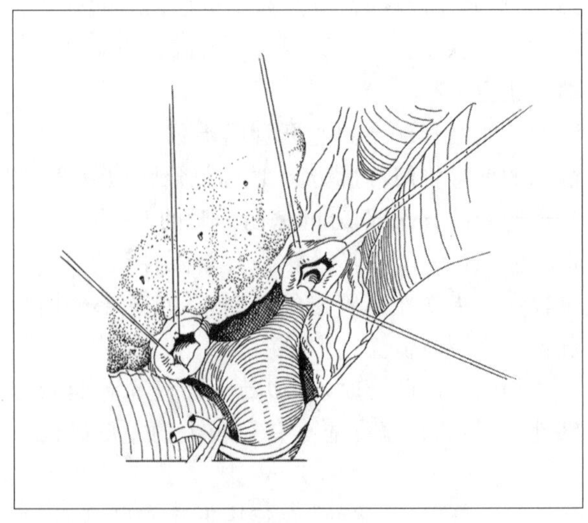

图 19

然而更常见的是在门静脉分叉以上的肝门横沟内有大小不一的多个肝内胆管开口，可多至5～8个，其与门静脉分支间的关系密切，在手术处理时应注意避免伤及门静脉（图20）。图中显示肝门处多个肝胆管开口与门静脉分支间的关系。

(10)将肝门处左、右端的邻近的肝管开口以细线缝合对拢,成一较大的胆管口,有时若左、右肝管断端比较接近时,亦可将其后侧壁部分对拢,成为肝管口的后壁。

笔者主张肝门部胆管癌切除后,宜长期置放一硅橡胶U形管。因而选择左、右侧较粗的肝内胆管,一般是左外下段支胆管与右侧的前下或后下段支胆管放置一硅橡胶U形管,经左、右侧肝表面引出(图21)。

(11)以细线(最好是带缝针的4-0可吸收的合成缝线)缝于胆管吻合口的前壁,缝线留长并保留缝针,按顺序以血管钳夹固定,置于切口的上方,以作为胆-肠吻合时的牵引及便利于吻合口前壁的缝合。至此,肝门部的手术处理暂告一段落,宜清理手术野,清除血凝块,仔细止血,肝门处填以一湿纱垫,以待下一步处理。

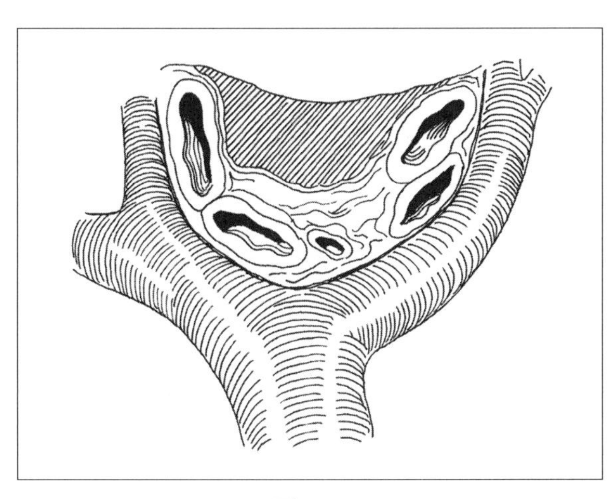

图 20

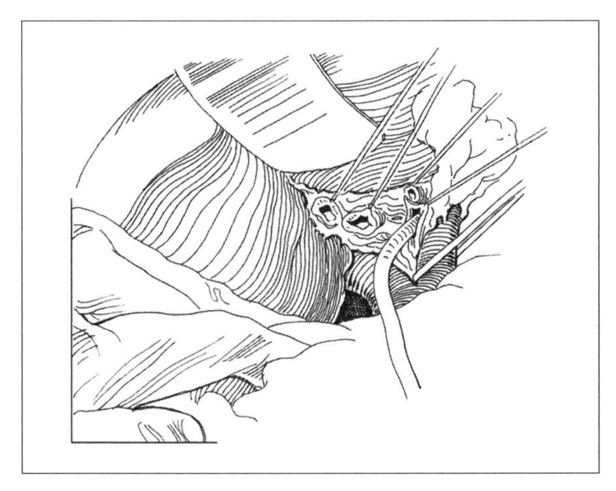

图 21

(12)提起横结肠,在左上腹部找出空肠上端,做一个Roux-en-Y空肠襻,断端缝合关闭,襻长一般为约50cm。我们习惯于做一结肠前的胆肠吻合,以简化操作。待横结肠下方的手术处理如切断、吻合空肠、关闭系膜间隙等完毕后,将肠襻上拉至肝门部准备吻合(图22)。

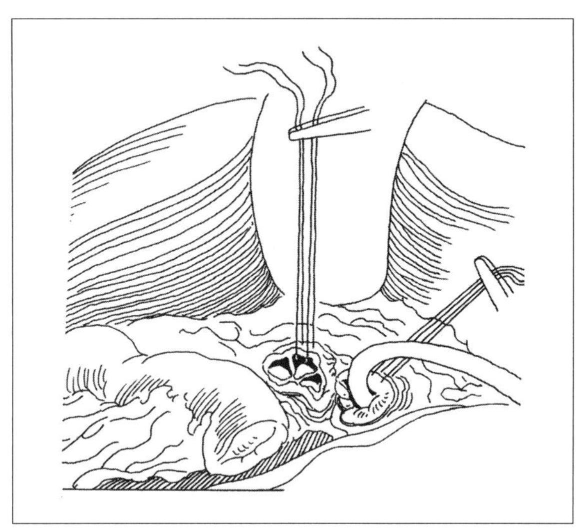

图 22

(13)空肠肝门部胆管吻合,首先缝合吻合口的后壁,缝合时缝线留长,待全部缝妥之后,将空肠上送至肝门部对拢,结扎缝线。由于肝门部胆管壁与门静脉分叉甚为贴近,并且当根治性切除后,该处已不残留多余的软组织,故在后壁缝合进针时,必须有清楚的视野,严防缝透门静脉壁以致当时或术后发生出血。

上端胆管癌切除之后,肝门处常留有多个大小不等的肝内胆管开口,当前我们并不做各个肝胆管开口与空肠吻合,因这样做非常费时并不免手术后发生胆汁渗漏;故常用的方法是将这些肝管开口作为一整体与一个Roux-en-Y空肠襻吻合(图23)。

(14)最后,将最初缝于肝管开口前壁的缝线取下,逐一从外向内缝过空肠上切口的前缘,待全部缝完后,才逐一地将缝线打结,线结打在肠腔内,肠黏膜自然内翻(图24)。

一般情况下,除了放置U形管外,我们还常放一个T形管至其他较扩张的肝管内,作为手术后的早期胆汁引流,一般在3个月左右拔除,余下的U形管则长时间放置。

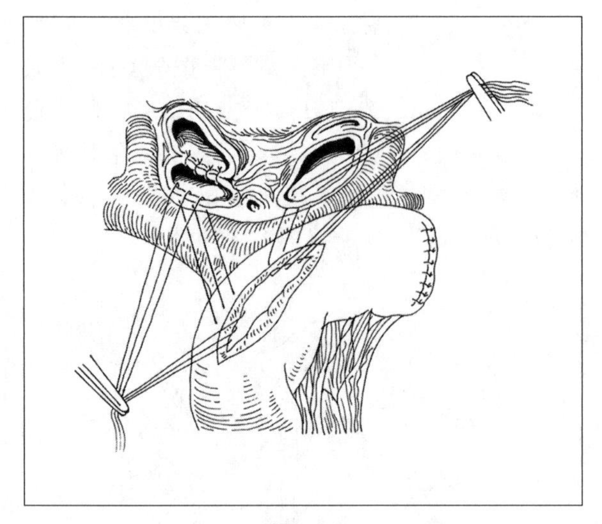

图 23

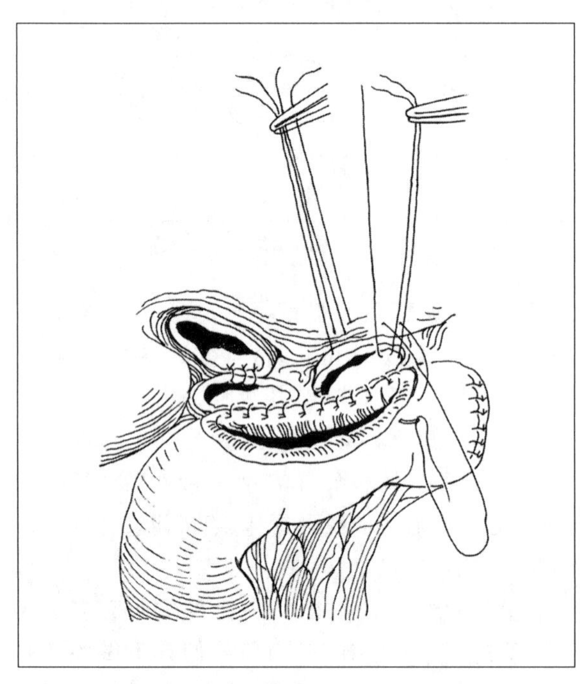

图 24

引流管和腹腔内引流均不宜经主要腹壁切口，而另经戳口引出。

有时，当上端胆管癌切除之后，在肝门部只有明显扩张的左肝管及右肝管的开口，但两者的相距较远，不能缝合靠拢，在此种情况下，我们亦采用分别的肝胆管空肠吻合的方法进行修复。即是在 Roux-en-Y 空肠襻的对肠系膜缘做两个与左、右肝管开口相对应的切口，分别与左、右肝管行黏膜对黏膜吻合。吻合时，待两者的后层吻合对拢后，放置引流管，最后缝合吻合口前壁(图 25)。

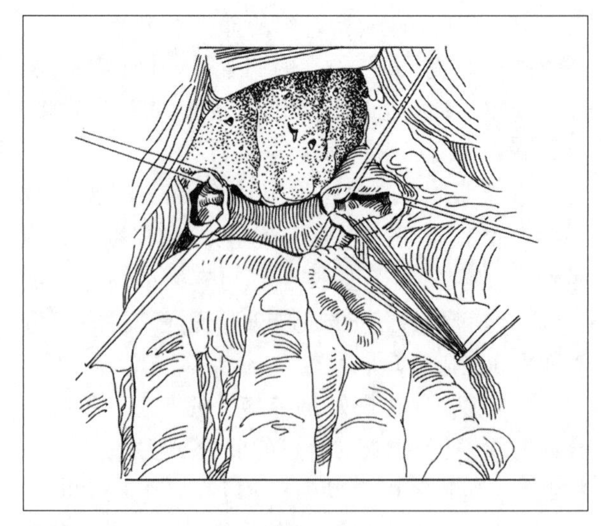

图 25

对于此类病人，我们主张通过左、右肝管长期放置经肝的硅橡胶 U 形管，U 形管的两端分别经左、右肝管穿出肝面(图 26)。

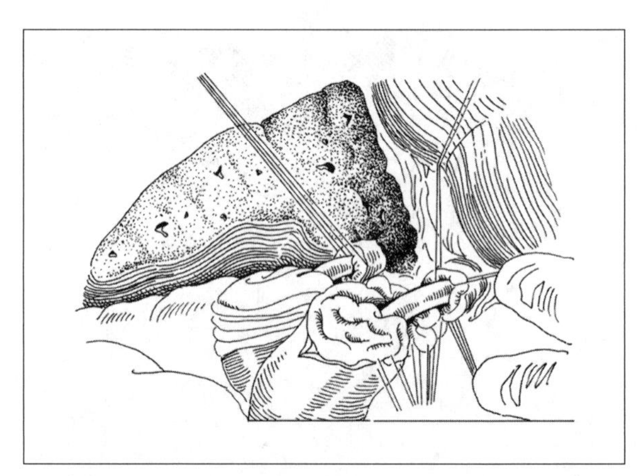

图 26

U 形管的两端，常是经肝左外叶下段和右后叶下段的肝面穿出。在穿出肝面处，宜将肝组织围着引流管缝紧，以免术后发生胆汁渗漏。U 形管在两侧的肝内及空肠内各剪一侧孔。U 形管放置完毕后，即利用原来的胆管开口上的缝线，穿过空肠壁上的切缘，完成左、右肝管与空肠分别吻合(图 27)。

最后，将空肠襻缝合固定于肝门处，使其位置自然，避免成角、扭曲(图 28)。

上端胆管癌切除后 U 形管放置可以根据术中的发现选择合适的方式，如图 29，图 30 所示。

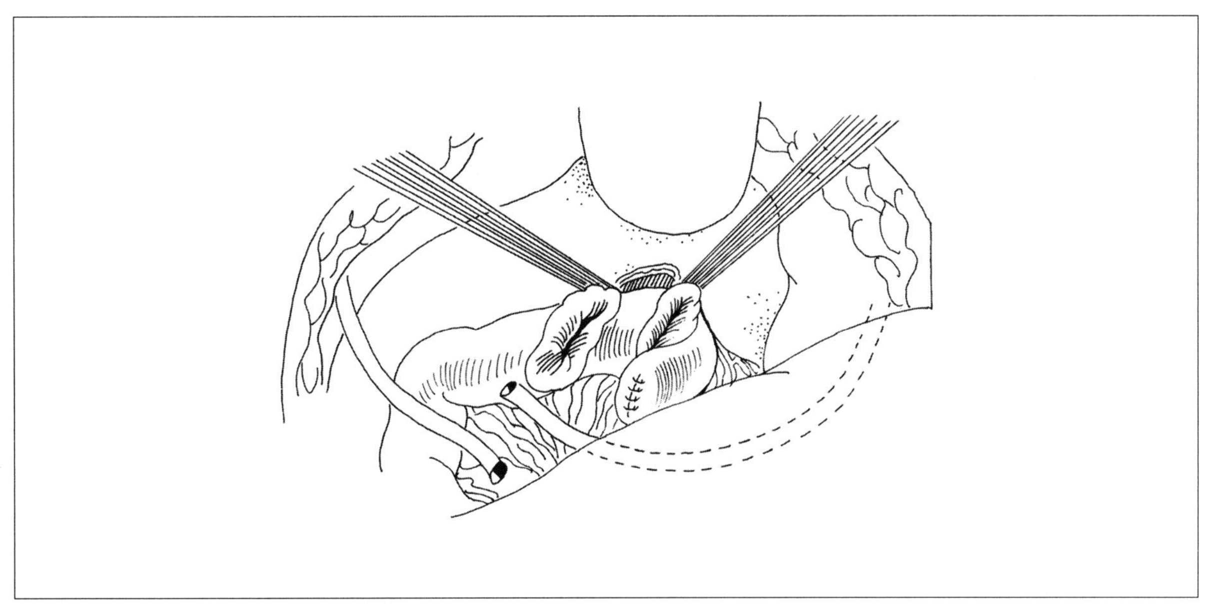

图 27

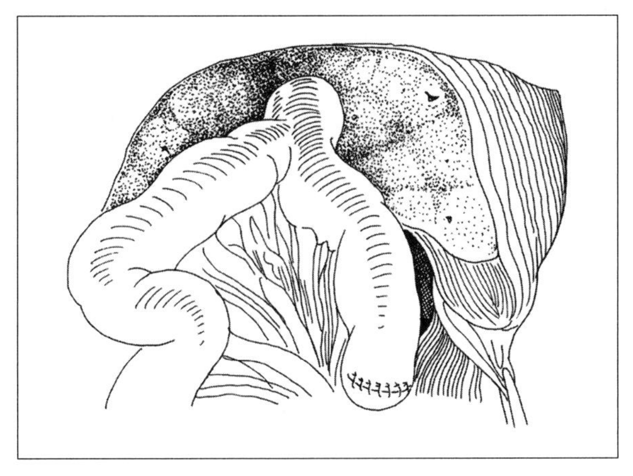

图 28

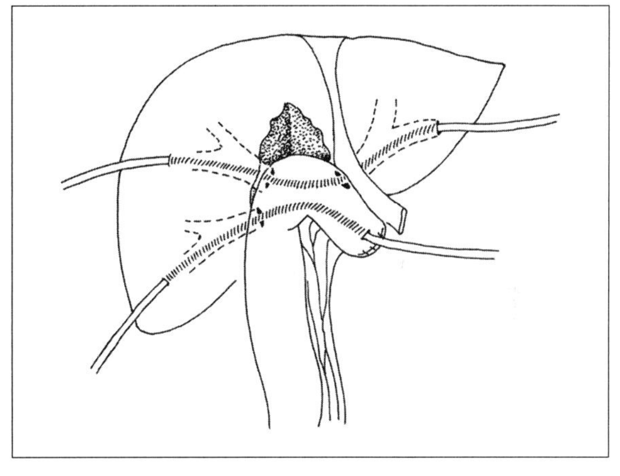

图 30

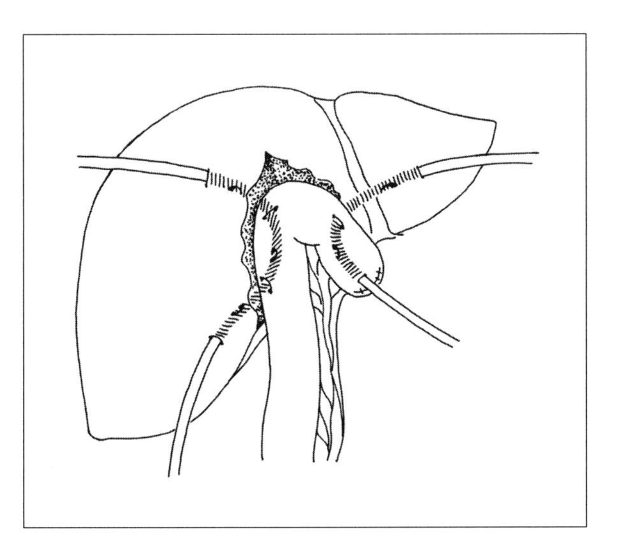

图 29

(15)手术探查时若发现一侧的二级肝管受累,便需要同时做肝叶切除或中肝叶切除术。临床上以肝左叶切除最为常用。手术方法是在切断胆总管下端及游离胆囊,分开胆管后方与门静脉前方间的疏松组织后,首先切断肝门右端扩张的右肝管分支,将胆囊及胆总管向左方牵引,分离出肝右动脉和门静脉右干,在门静脉分出左干处,门静脉主干以无创性血管钳部分钳夹阻断,然后切断门静脉左干,门静脉上之开口以 3-0 血管缝线缝闭。

(16)来源于左肝管处的胆管癌至后期,常侵犯门静脉左干并使之闭塞,有时可累及与门静脉主干的汇接处。此时可以连同一部分门静脉主干的血管壁切除，然后再以血管缝线将其缝合修复，但需注意勿使门静脉主干管腔发生狭窄，确保门静脉的血流通畅至关重要。

(17)当门静脉左干、肝左动脉切断之后，肝左叶呈缺血状态，左、右叶之间出现一明显的分界线，不过当深度梗阻性黄疸，肝脏严重淤胆时，分界线亦可能显示得不够清楚，一般是在胆囊床的左侧至下腔静脉左缘的平面切断肝脏；当胆管癌已侵犯及尾叶时，则需连同尾叶切除。切除尾叶时需分离、切断尾叶至下腔静脉的肝短静脉，分离开下腔静脉，然后将左半肝切除。肝左叶切除时，有时并非沿肝正中裂，更常见的是包括部分肝右前叶，因而肝断面上可能有 2 或 3 个或更多个的肝内胆管开口(图 31)。

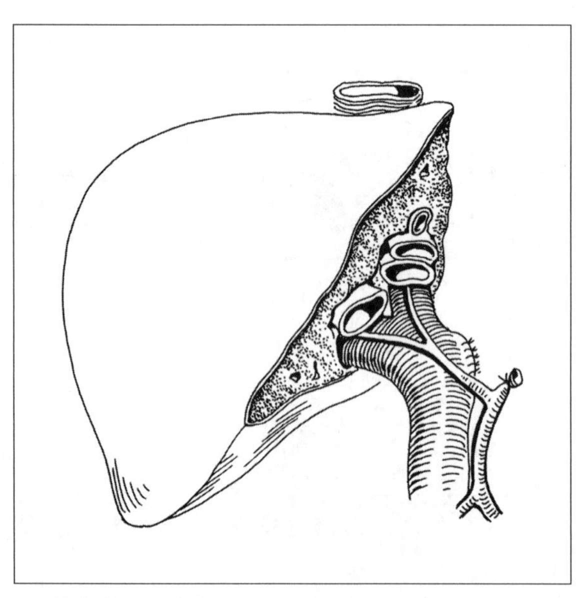

图 31

(18)若肝断面上有较多的肝胆管开口，一般难以做到将其逐一与空肠吻合，可以将其相邻的开口边缘对拢，然后将肝管开口集体与一空肠襻吻合，在主要的肝内胆管中放置支撑引流管，经空肠襻引出(图 32)。

(19)若肝门部胆管癌主要侵犯右肝管，可行中肝叶切除，切除左内叶和右前叶(图 33)，或行肝右叶切除或右三叶切除，不过在此种情况下，若病人的黄疸严重、肝功能差、全身状况差时，手术的危险性大，应做仔细衡量；若估计危险性过大时，以改做内引流术或置管外引流术为宜。

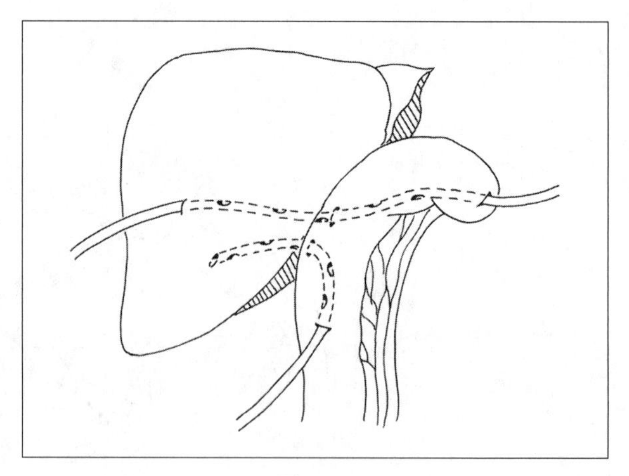

图 32

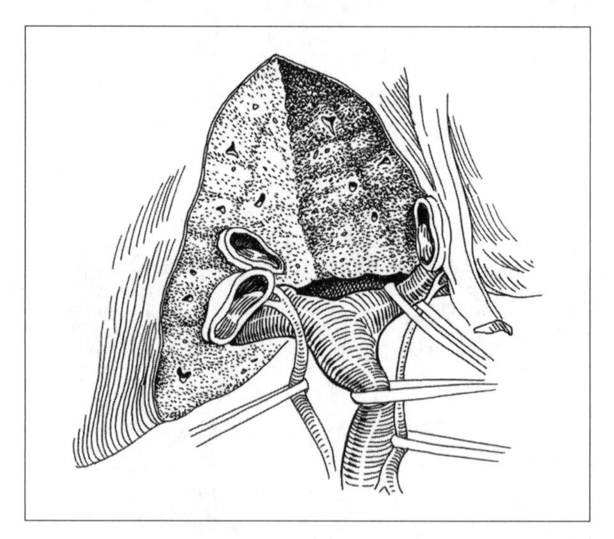

图 33

【术中注意要点】

(1)肝门部胆管癌根治性切除是腹部外科较困难而复杂的手术，加之病人常伴有重度的梗阻性黄疸、营养不良，病程长者，可合并有胆汁性肝硬化、肝功能明显损害，手术的时间往往较长，失血量多，故手术者在手术过程中应随时注意病人的整体反应，保持足够的尿量，防止发生低血压，若病人的心血管状况不够稳定时，手术者应当机立断，可修正手术方案以适用于病人的一般状况。

(2)确定能否施行根治性切除，主要是根据肿瘤沿胆管浸润的范围以及肝门部主要血管是否受侵犯。术前胆道影像照片虽然重要，但真正确定胆管切除平面的还是依靠手术中探查，笔者感到在手术中用细针沿肝内胆管行径穿刺抽吸的方法简单，不但能确定肿瘤的侵犯范围，并且指示胆管所在的位置和其距表面的深度,有利于手术进行。至于肿瘤对血管的侵犯,我们更多地依靠术前彩色多普勒超声诊断的检查,观察肝动脉和门静脉与肿块的距离,血流的改变等,有时血管受肿瘤推压所产生的改变亦很难与肿瘤直接侵犯所引起的征象相区别,故最后仍须依靠手术中探查。门静脉侵犯程度对术式有决定性的影响,如果对侧门静脉干亦已受累,说明根治性切除手术已属不可能;若门静脉主干部分受累,切除之后能进行重建者,并不作为手术的禁忌。至于肝动脉,由于肝右动脉在横过肝总管背面时,与分叉部癌非常靠近,故常被肿瘤所包绕,难以保留;不过,在门静脉血流通畅情况下,切断左、右肝动脉并未有严重的后果,侧支循环也可以很快地建立,故肝动脉的问题并不影响手术的决策。

偏于左肝管的胆管分叉部癌往往侵犯至门静脉左支,此时应该做附加的肝左叶切除。即在游离胆囊后先从肝门右端开始,切断右肝内胆管,然后向左方牵引,切断肝左动脉并分离至门静脉左支的起始部(图 34)。

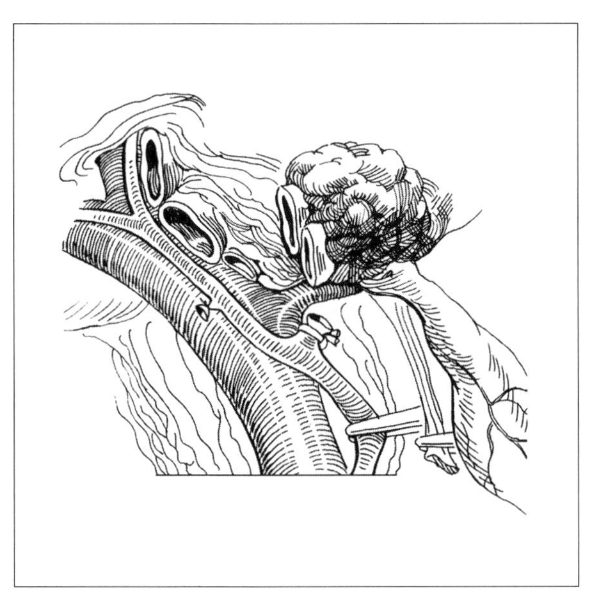

图 34

将门静脉分叉部与其周围组织分离开后,用一心耳钳或其他无创性血管钳部分阻断门静脉,切断门静脉左支,必要时可连同部分的门静脉主干切除,血管上的缺口以 5-0 血管缝线修复(图 35)。

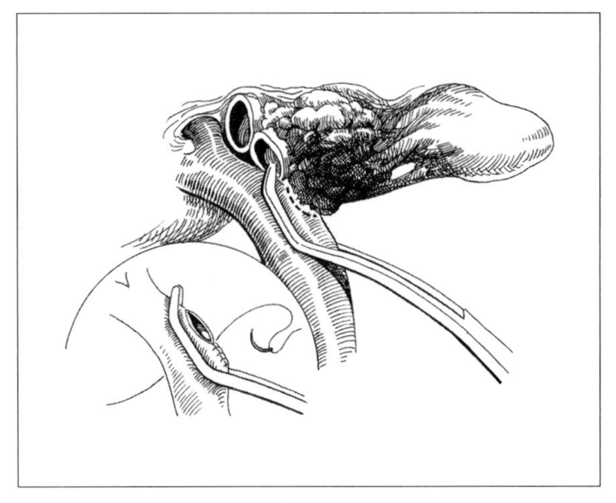

图 35

若需要切除部分门静脉主干,则将门静脉两端对端吻合,有时亦是可行的。

(3)肝门部胆管癌大多是高分化腺癌,转移方式是向邻近软组织如血管、神经的局部浸润生长,神经纤维周围淋巴间隙转移是其特点,淋巴结转移、远处转移均较少,因而根治性切除应切除肝十二指肠韧带除主要血管以外的淋巴、脂肪、神经组织,要达到此目的,将肝动脉与门静脉彻底从其周围组织游离,使其"骨骼化"是十分必要的,此措施有利于将胆管癌及其周围组织整块切除。然而,不少病人虽然按此方法处理,后期亦常难免局部复发,这可能与癌细胞在软组织内浸润和神经周围淋巴间隙浸润有关,并非来源于淋巴结转移,故如何做到更彻底的切除,尚未有良策。

(4)重建胆肠通道是此手术的另一关键性步骤。胆管分叉部癌切除之后,肝门处可留下大小不等的多个肝内胆管开口,最多时左、右侧共有 8 个开口之多,这些开口不可能逐一与空肠吻合,但是若有开口未能归纳于胆肠吻合口之内时,则手术后可能发生胆汁漏,虽然只是暂时性的,2～3 周之后多可以自行停止,但是给手术后处理带来不便。比较简单而有效的方法是将这些开口作为一个总的开口处理,即是将空肠黏膜缝于胆管外周的纤维鞘,亦即做一肝门空肠吻合,此方法省时,亦可以减少手术后发生胆汁漏的机会。至于此种吻合方式是否会在手术后有更多的病人发生吻合口的纤维瘢痕性狭窄?此问题当前尚难以回答,因为手术后期吻合口阻塞的病人,更常是合并癌的局部复发而导致狭窄和上行胆道感染。目前采用的长期置管的方针，即是针对着后期的吻合口狭窄的。

【术后处理】

(1)手术完毕后，病人置于外科重症监护病室进行严密观察。

(2)观察每小时尿量，若尿量少，应注意补足液体；若尿量仍不增加，心血管情况稳定，可用速尿 20mg 静脉内注射，重度梗阻性黄疸病人，24h 尿量不应<1500ml。

(3)观察腹腔引流，术后 2d 内，引流液一般较多，随后渐减。引流液有一部分是肝淋巴液。有较长时间梗阻性黄疸和肝脏功能损害的病人，术后第 3～5 天时，腹腔引流液常增多，呈腹水状，腹腔内亦有游离液体征，病人常伴有低白蛋白血症，低血钾、钠，应注意纠正电解质失衡，输以浓缩人体白蛋白溶液及用速尿利尿，以减少腹水渗漏。若腹水渗漏仍不能停止，同时并无胆汁或感染象征时，可拔除引流管，戳口缝闭。

(4)胆管癌切除附加广泛肝切除的病人，多不能在手术后短期内正常进食，故一般手术后均用 TPN。

(5)注意保持胆管引流通畅，若用 U 形管，术后早期便可用灌洗负压吸引，以预防胆汁渗漏。

(6)术后静脉内注射雷尼替丁 50mg，每日 2 或 3 次。

(7)胃肠减压持续至胃肠功能恢复。

(8)密切注意肝、肾功能的恢复。

【主要并发症】

除一般重大手术后的并发症外，常见于肝门部胆管癌切除术后的严重并发症如下。

(1)感染，可发生于膈下、肝下、U 形管出肝处。

(2)大量腹水。

(3)应激性溃疡出血。

(4)胆汁渗漏乃至较长时间的胆外瘘。

(5)胆道感染。

(6)肝肾功能衰竭，特别是在已有胆汁性肝硬化或病毒性肝炎后肝硬化行广泛肝切除术的病人。

12.10.4 胆管上端癌引流术

Drainage Operations of Proximal Bile Duct Carcinoma

【适应证】

(1)胆管上端癌晚期，已有肝外转移，梗阻性黄疸严重，不宜行根治性切除手术。

(2)病人情况尚可承受手术。

(3)拟行根治性切除术的病人，手术探查时发现已不能根治性切除，可改做引流术。

【禁忌证】

(1)病程末期，引流胆管不能延长病人的生存期或改善病人的生活质量。

(2)明显恶病质、大量腹水。

(3)病人情况不能承受手术。

(4)明显肝硬化和肝脏功能损害。

【术前准备】

同“根治性切除术”。

【麻醉与体位】

同“根治性切除术”。

【手术步骤】

(1)当胆管上段癌或肝门部胆管癌引起严重的梗阻性黄疸时，必然有左右肝管、肝总管汇合部阻塞，左、右肝内胆管系统分隔，互相不沟通。晚期病例，常有肝胆管的第二级分支开口受累，因而在肝脏的一侧各段之间亦呈分隔状态。来源于一侧肝管的癌，可导致该侧肝脏的萎缩、纤维化，而对侧肝脏呈增大、代偿。所以手术前应根据影像学检查，特别是 CT 照片的显示，选择有代偿功能的一侧肝脏引流其肝内胆管，而不要误选已纤维化、萎缩的一侧，否则将达不到改善肝功能、降低血清胆红素水平的目的。

手术切口一般为右肋缘下斜切口，若需引流左侧肝管，切口应延伸至左上腹部。手术探查时应结合术前检查的发现，决定手术引流的部位，为了达到较彻底的引流，常常需要同时分别引流左肝管及右肝管。

(2)左肝管引流。当癌仍局限在肝管分叉部时，左肝管横部在阻塞处以上呈明显扩张，可在肝方叶下缘扪到扩张、软、有弹性的左肝管，应注意与门静脉的左干鉴别,简易的辨别方法是直接用细针穿刺,可从胆管抽出无色、透明的白胆汁,若为门静脉支,则抽出鲜血。

以弧形拉钩将肝方叶下缘牵起,剪开方叶下缘的腹膜层,略加分离,便可显露左肝管,以 0 号丝线缝以 2 根牵引线,在牵引线间切开左肝管,吸净胆汁之后,以 Bakes 胆道扩张器向左、右方向试探,若属肝管分叉以下梗阻,探子可探入至右肝管,若为分叉部梗阻,探子则不能通过。当梗阻位于分叉部之下时,可通过左肝管切开,将一乳胶或硅胶管放至右肝管,以引流两侧肝胆管系统。

另一常用的左肝管引流方法是通过肝圆韧带径路切开肝左外叶下段支胆管(Ⅲ段胆管)。

(3)右肝管引流。右肝管引流常较左肝管引流困难,效果亦常不够理想,原因是:①右肝管较短,平均长度只有 0.84cm,所以开始于右侧的肝门部胆管癌常使右前叶和右后叶的肝管阻塞,二者处于分隔状态;②右肝管的汇合构型常为分裂型,有典型的右肝管主干者不足半数,造成定位上的困难。

右肝管引流最常用的途径是引流右前肝管的下段支(Ⅴ段胆管)。该肝管是否扩张和其所在位置可根据术前的 CT 照片或是手术中的 B 型超声检查来确定。常用的方法是在胆囊颈部的内侧穿刺抽吸,以进一步确定右前下肝管的准确位置和深度。然后切开胆囊肝床内侧缘的腹膜层,将胆囊的左缘略加游离,一般在切开胆囊床 1.0~1.5cm 时,便可达右前肝管下段支,切开扩张的右前下支肝管后,伸进一直角血管钳为引导,向肝门方向扩大胆管上的切口,直至到达肿瘤的阻塞部,再向上探查,有时可进入右后肝管的开口,然后将一引流管经右前下肝管放进至右后肝管内,引流管周围肝组织间断缝合对拢。若右后肝管开口已被堵塞,如常见于分裂型右肝管,此时右后肝管开口于左、右肝管汇合部,由于右后肝管位于右前肝管的深面,相距很近,故可以经右前肝管后壁穿刺,确定右后肝管的位置之后,直接切开,经右前肝管置管引流,一般可用直管或剪短的 T 形管。

【术中注意要点】

(1)肝内胆管的位置和构型的变异很大,特别是右侧的肝管,因而在寻找肝内胆管时,需要有准确的定位作为引导。术前多方位投照的 PTC 照片,特别是 CT 扫描照片,可对肝内胆管的位置和手术径路提供有价值的指导。

(2)必须根据穿刺所得的肝内胆管定位标志去寻找胆管,若盲目地切开肝包膜去寻找,如果不能找到主要的肝内胆管可供引流而被迫终止手术时,肝组织的切开处将有胆汁源源外漏,造成手术后的胆汁性腹膜炎。

(3)为了减少手术后的大量胆汁丧失,可以同时做一胃或空肠造口,以便将每天的胆汁重新输入。

(4)为了便于术后长期置管和更换引流管,可用 U 形管以代替一般的直管,U 形管的一端经肝实质穿出,两端均引出体外,一般采用外径约 0.5cm 的硅橡胶管。在 U 形管穿出肝表面处,宜将肝包膜缝好,以减少胆汁渗漏;另外,必须注意引流 U 形管经肝脏表面处。

(5)需长期置放的引流管不宜经腹壁的主要切口引出。因容易造成切口感染和日后的腹壁切口疝。

【术后处理】

同“胆管上端癌根治性切除术后”。

【主要并发症】

(1)胆汁漏及胆汁性腹膜炎。

(2)腹腔内或引流管内出血。

(3)腹腔内感染。

(4)大量胆汁丧失及电解质紊乱。

(5)严重病人可出现肝功能衰竭和(或)及肾功能衰竭。

(6)急性胆管炎。

12.10.5 圆韧带径路肝胆管空肠吻合术

Round Ligament Approach for Biliary Jejunostomy

【适应证】

(1)晚期肝门部癌不适宜于做根治性切除术者。

(2)胆管癌或胆囊癌有肝十二指肠韧带处转移,压迫肝外胆管,致左、右肝管汇合部以下阻塞者。

(3)良性肝外胆管狭窄因技术上原因不能在肝门部施行手术者。

(4)左、右肝管仍沟通或左侧肝叶有增生肥大者。

【禁忌证】

(1)来源于肝门部左肝管的胆管癌，左肝叶已有明显萎缩和纤维化。

(2)肿瘤已向左肝管扩展，在肝门横沟左端可扪到胆管癌的浸润肿块。

(3)肝左叶已有转移结节。

【术前准备】

(1)同肝门部胆管癌的根治性切除术。

(2)影像诊断照片显示左肝管横部扩张，未受肿瘤侵犯。

【麻醉与体位】

同“胆管上端癌根治性切除术”。

【手术步骤】

(1)开腹后，经腹腔内系统探查，以确定手术的最佳方案。

(2)剪开镰状韧带，切断肝圆韧带，结扎。肝侧夹以血管钳作为牵引。将肝左叶向下方牵引，并用弧形拉钩将肝向上钩开。在肝圆韧带的脏面，常有连接肝左内叶和左外叶间的肝组织桥，可将其切断，两侧结扎，便可以较好地显露肝脏的左矢状裂，该处有左门静脉的左矢状部，分支至左内叶和肝左外叶(图 1)。

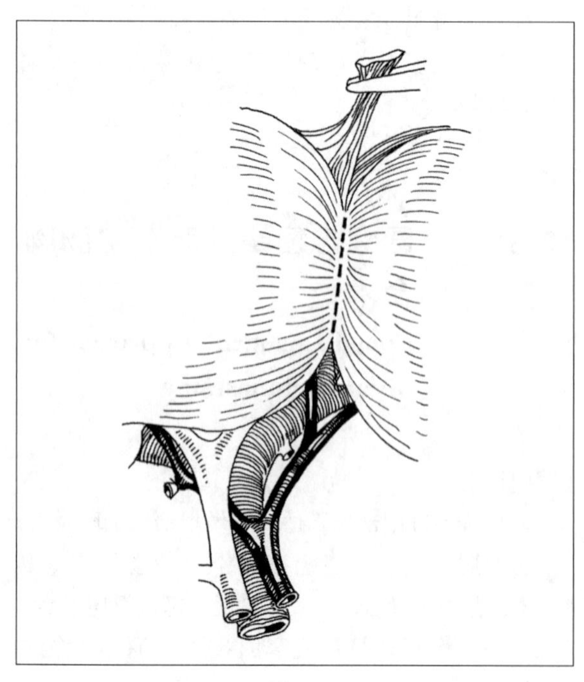

图 1

切开肝左外叶与左内叶间的肝组织桥后，向前上方牵引肝圆韧带，剪开肝左裂处的腹膜覆盖后，便可发现门静脉左支的矢状部和其通向左内叶和左外叶的分支，胆管上端癌时常可见到左内叶的扩张的小胆管(图 2)。

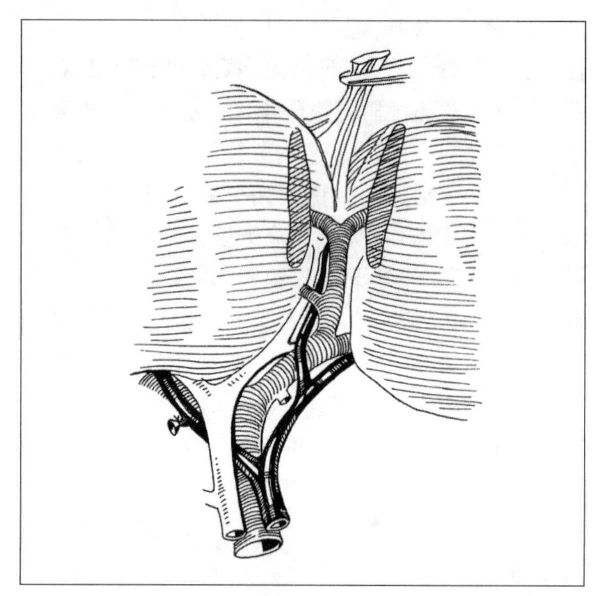

图 2

左侧肝内胆管的解剖位置比较恒定，左肝管在分出肝方叶支胆管之后，便位于门静脉矢状部的深面，向左外叶分出上段支(Ⅱ段支)和下段支(Ⅲ段支)肝管，与门静脉支伴行(图 3)。

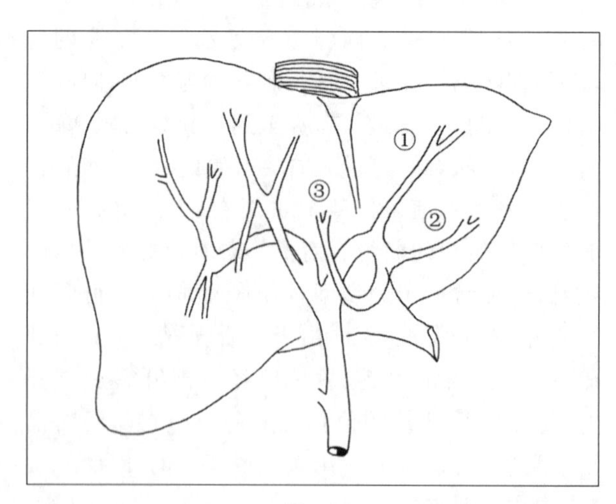

图 3

①—左外上段支(Ⅱ段支)肝管；②—左外下段支(Ⅲ段支)肝管；③—左内下段支(Ⅳ段支)肝管

(3)剪开肝圆韧带与肝脏附着的纤维组织,直至其与门静脉的连接处,便可见门静脉在其囊部通向左内叶和左外叶的分支,其向外侧的最浅的分支便是左外下段支,左外下段肝内胆管位于其深面;沿肝镰状韧带左缘切开肝包膜,钝性分离肝实质,便可达到扩张的左外下段肝管,在2根细牵引缝线间,穿刺抽得胆汁,证明其为胆管无误后,沿胆管轴向切开,逐渐向两端扩大切口,一般可以得到长约2.0cm的开口。向肝门方向探查,若分叉部无梗阻,可以顺利地探至右肝管;若为胆管分叉部癌,则只能引流左侧肝胆管系统。

圆韧带径路所见肝左外叶下段支与门静脉支的关系(图4)。

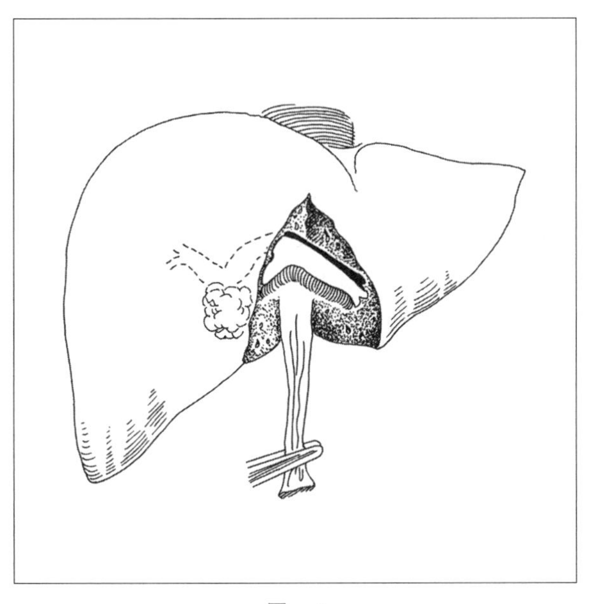

图 4

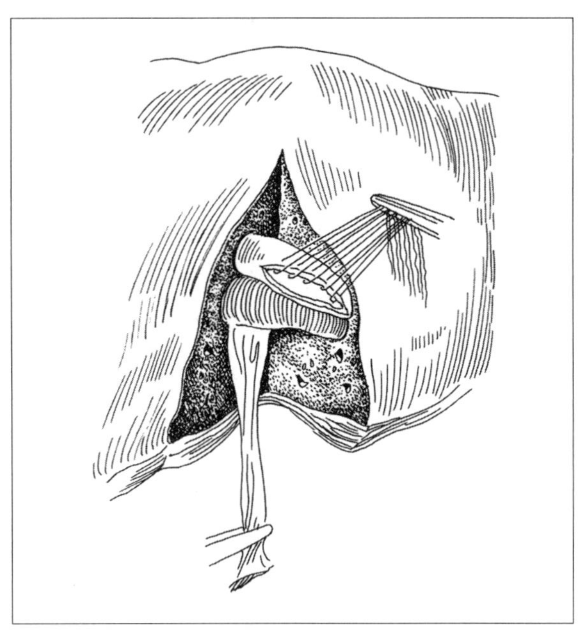

图 5

(4)以4-0可吸收性人工合成缝线缝于胆管切开的前缘,缝线留长,并依次以蚊式血管钳夹住,以减少缝合胆肠吻合口前壁时的困难(图5)。然后手术转向横结肠下方,游离一Roux-en-Y空肠襻以供吻合。

(5)缝合关闭空肠襻的断端,旷置肠襻一般长约50cm,从横结肠及胃前方拉至上腹部与左外叶下段支肝管做侧-侧吻合,向肝门方向放入一剪有多个侧孔的硅橡胶管;若肝门部肝管分叉已阻塞,有时亦只能放进一粗细适宜的T形管,经旷置的空肠壁穿出(图6)。关闭结肠系膜前的间隙,在吻合口附近放置腹腔内引流。

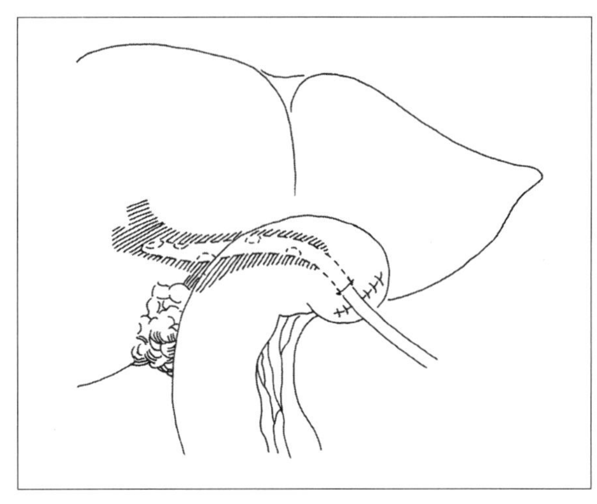

图 6

【术中注意要点】

(1)手术选择必须根据肿瘤所在部位和肝左、右叶的功能代偿状况,若遇到来源于左肝管的肿瘤,肝左叶呈纤维化,虽然在手术前CT照片上显示左叶肝内胆管明显扩张,手术显露亦较容易,但以其功能代偿障碍,引流后降低黄疸的效果不显著,故不宜选择此项手术。

(2)肝左外叶下段支肝管与该段门静脉分支的关系比较恒定,寻找时亦比较容易,除了根据手术前CT照片定位外,术中可通过肝圆韧带的始点的左侧穿刺,抽出无色的胆汁,便可了解其位置和距离肝表面的深度。

(3)肝左外叶下段支肝管位于同名的门静脉支及肝动脉支的深面,由于血管跨过的关系,有时影响肝胆管上切开的长度并妨碍吻合术进行,需要时可向肝实质内分离,应保存肝动脉和门静脉支免于被切断,因为一旦血管被切断后,可影响该部分肝组织的血供而发生纤维化、萎缩。

(4)当决定做左侧的肝内胆管空肠吻合术时,切忌在肝右叶切开肝包膜、肝实质、游离胆囊等操作去寻找右肝管,因为如果未能达到目的,则手术后必然要发生胆汁漏和胆汁性腹膜炎。

【术后处理】

(1)同“胆管癌根治性切除手术”。

(2)注意腹腔引流物的性质,有无胆汁漏。

【主要并发症】

(1)胆汁漏及胆汁性腹膜炎。

(2)胆道感染。

(3)引流管流出的胆汁量少、稀薄、颜色淡、血清胆红素下降缓慢或反而升高,有可能发生肝功能衰竭。

(4)急性肾功能衰竭、应激性溃疡出血等重型梗阻性黄疸时的并发症。

12.10.6 肝内胆管空肠吻合术(Longmire 术式)

Intrahepatic Biliary Jejunostomy (Longmire's Operation)

【适应证】

(1)肝外胆管狭窄由于技术上的原因不能在肝门部进行修复及胆管空肠吻合,左右肝管仍互相沟通。

(2)左肝管开口部狭窄不宜行肝左叶切除。

(3)肝胆管结石及狭窄时的联合手术。

(4)肝门部恶性肿瘤(原发性或继发性)引起肝外胆管阻塞不宜施行根治性手术。

【禁忌证】

(1)胆管分叉部阻塞,左、右侧肝管不相沟通。

(2)肝内胆管多数性狭窄未能纠正。

(3)晚期肿瘤病人预计生存时间较短者。

(4)伴有严重的梗阻性黄疸、腹水,不适宜于手术治疗。

【术前准备】

同“肝门部胆管癌根治切除术”。

【麻醉与体位】

(1)同“肝门部胆管癌根治性切除术”。

(2)仰卧位。

【手术步骤】

(1)手术切口的选择往往视具体病人而定,一般是在胆道手术探查的右肋缘下斜切口或右侧腹直肌切口的基础上向上伸延至剑突的左侧,以便于处理肝左外叶;若事前只计划单纯做左肝内胆管空肠吻合术时,也可用左肋缘下斜切口,以避开原右上腹部和上腹部的手术瘢痕和腹内粘连。

(2)分离腹腔内粘连时,一般是沿肝脏表面进行,先分出肝脏的前面,然后沿肝表面向其脏面部进行,切断镰状韧带和肝圆韧带,直至镰状韧带的膈肌附着处;向左,剪开左冠状韧带,然后将肝左外叶向下方牵引,将胃和脾脏以大弧形拉钩妥善牵开后,钳夹、切断肝左三角韧带,结扎。

切断左三角韧带时,应注意避免因拉钩过分牵拉而损伤脾脏上极,发生包膜破裂及出血;同时应小心结扎三角韧带断端,防止血管钳滑脱,断端回缩,若有出血时难以寻找。

肝左外叶游离后,注意检查膈肌上有无出血处,妥善处理,左膈下填以盐水纱垫。

典型的 Longmire 手术是需完全切除肝左外叶,或大部切除肝左外叶以找出其中的左外叶肝管。一般可以在镰状韧带的左侧距离 2~3cm 处切断肝组织,如此可以保留一部分肝左外叶的肝组织(图 1)。

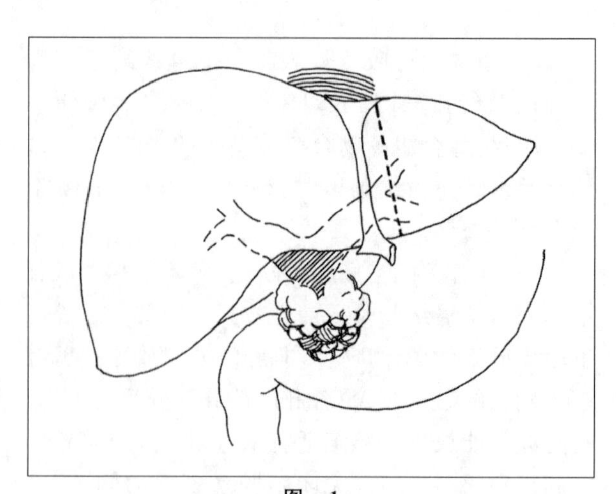

图 1

虚线为肝左外叶切除线

(3)沿镰状韧带附着的左侧约 2cm,切开肝包膜,钝性分离肝组织,肝实质内的管状结构均逐一切断结扎,有如一般的肝叶切除术。若为肝内胆管结石及肝胆管狭窄施行此项手术,则肝左外叶胆管呈明显扩张及增厚,管腔内有多量色素性结石,此时则需切开胆管清除其中结石,然后再继续进行(图 2)。

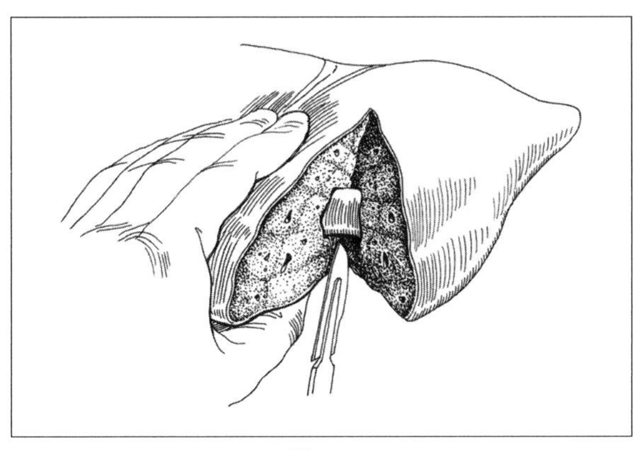

图 2

胆管阻塞时,肝动脉呈明显扩张,动脉血流量增加,然而门静脉的血流量常呈减少,尤以一侧的肝胆管结石及狭窄时更为明显,故肝断面上出血常为动脉性出血;肝胆管断端的出血,来自扩张的胆管周围动脉丛,出血亦较剧烈,均应该逐一钳夹,以细丝线缝扎止血。

大多数情况下,左外叶肝管由左外上段(Ⅱ段)和左外下段(Ⅲ段)肝管汇合而成,在切断肝内胆管时,一般距离其分叉部 1～2cm,以保留一般袖套状的肝内胆管,以备做整形缝合。

(4)以一直角血管钳,从Ⅱ段肝管断端伸至Ⅲ段肝管开口,然后沿此线剪开肝管断端的分叉,以 4-0 可吸收合成缝线对拢缝合切开的肝胆管壁,经整形缝合之后,肝管断端便成一较大的喇叭口,突出于肝断面(图 3),使肝内胆管空肠吻合易于施行,亦可减少手术后期吻合口狭窄的机会。

一般均需要通过肝断面上的肝管开口向肝门部进行探查,逆行取出结石,扩张狭窄处并采组织做冷冻切片病理检查。遇有左肝管开口狭窄及肝内胆管结石时,则须通过肝管断端逆行探查左内叶肝管并取出其中的结石。

(5)左肝外叶断面彻底止血,清洗手术野,肝断面处填以盐水纱垫,手术转向横结肠以下。提起横结肠,找出空肠的起始部,依 Roux-en-Y 肠襻的准备方法,旷置肠襻长约 50cm,断端缝闭,经中结肠动脉左侧横结肠系膜上的无血管区从胃的前方上拉至肝左外叶断面旁,以供吻合。关闭系膜间的空隙。

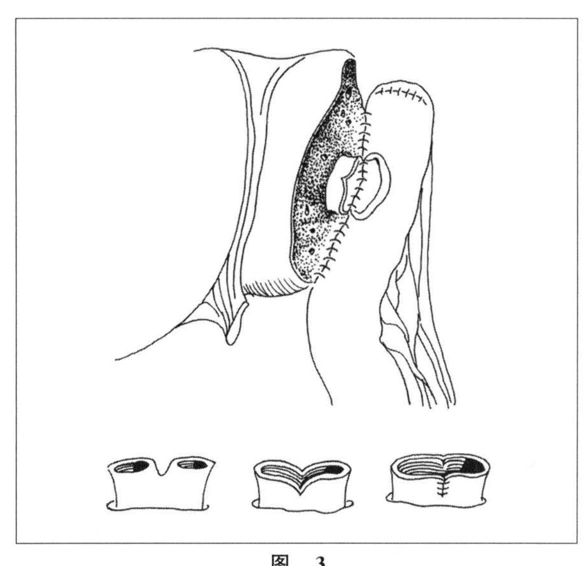

图 3

将 Roux-en-Y 肠襻的端缝合固定于肝左外叶断面,在与肝内胆管开口的相应部位的对肠系膜缘切一开口,以 4-0 合成可吸收缝线(或 3-0 丝线)行胆管端与空肠侧的单层间断黏膜对黏膜缝合,后层吻合完毕后,向肝门方向放入适宜的剪有侧孔的硅橡胶管,经空肠襻引出,然后缝合前壁,并将空肠襻与肝断面缝合固定,左膈下区置放引流(图 4)。

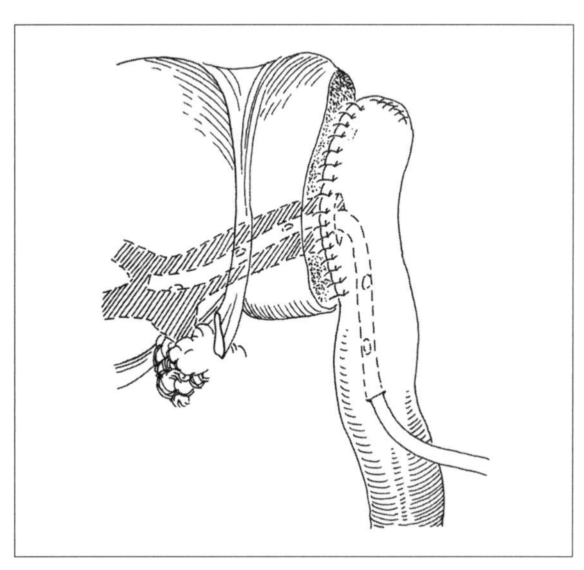

图 4

【术中注意要点】

(1)肝左外叶切除时,一般不需要预先处理肝门部血管,可由助手固定肝左外叶时在肝门的左端施加压力,便可减少出血,待粗大的肝内胆管及其伴行血管切断后,出血便很少,一般亦不需要阻断肝十二指肠韧带上入肝血流。

(2)若肝左外叶的体积较大或血流较丰富时,可用半肝入肝血流阻断,即在肝门横沟的左端相当于肝圆韧带延续的基底部内侧,当门静脉尚未进入脐窝之前,夹以一无创伤性钳,便可以将通向左外叶及部分左内叶的门静脉及肝动脉血流阻断而不影响全肝血流,止血亦较彻底。

(3)肝内胆管空肠吻合口极易发生晚期狭窄,故吻合口应力求做宽大一些,支撑管放置时间要长一些,若为肝门部恶性肿瘤阻塞,引流管放至对侧肝管时,则需要长期带管。

(4)典型的 Longmire 手术方式需要切除肝左外叶,当肝左外叶的体积较大时,手术创伤较大并影响肝脏的功能性体积,因而有时可以缩小肝切除的范围,只切除肝左外叶的下段,利用下段支胆管与空肠吻合。

【术后处理】

同"肝门部胆管癌根治性切除术"。

【主要并发症】

(1)同"肝左外叶切除术"后的并发症,可发生术后出血、左膈下感染、胆汁漏。

(2)后期可发生胆管炎、吻合口狭窄、肝内胆管结石。

(3)肝门部胆管肿瘤的发展,沿胆管扩展,可使左肝内胆管空肠吻合失去作用。

(黄志强)

参 考 文 献

1 Altemeier WA, Gall EA, Zinninger MM et al. Sclerosing carcinoma of the major hepatic ducts. AMA Arch Surg, 1957,75:450

2 Klatskin G. Adenocarcinoma of the hepatic duct at it's bifurcation with in the porta hepatis. An unusual tumor with distinctive clinical and pathological feature. Am J Med, 1965,38:241

3 Bismuth H, Castaing D and Traynor O. Resection or palliation:priority of surgery in the treatment of hilar cancer. World J Surg, 1988,12:39

4 Pichlmayer R, Ringe B, Lauchart W, et al. Radical resection and liver grafting as the two main component of surgical strategy in the treatment of proximal bile duct cancer. World J Surg, 1988,12:68

5 Bengmark S, Ekberg H, Evander A, et al. Major liver resection for hilar cholangiocarcinoma. Ann Surg, 1988,207:120

6 Lygidakis NJ, Heyde MNV, Dongen RJA, et al. Surgical approaches for unresectable primary carcinoma of the hepatic hilus. Surg Gynecol Obstet, 1988,166:107

7 Cameron JL. Mangement of proximal cholangiocarcinomas by surgical resection and radiotherapy. Am J Surg, 1990,159:91

8 钱光相,等. 肝门部胆管癌的外科治疗. 普外临床,1987,2:348

9 周宁新,黄志强,刘永雄,等. 肝外胆道癌全国调查1098例分析. 中华外科杂志,1990,28:516.

10 黄志强. 肝门部胆管癌的外科治疗. 中华外科杂志,1990,28:522

11 Huang Zhi-qiang, et al. Surgical treatment of hilar bile duct carcinoma. Chinese Med J, 1992,105:635

12 周宁新,黄志强,冯玉泉,等. 肝门部胆管癌103例外科治疗远期疗效的评价. 中华外科杂志,1997,35:649

12.11 肝胆管结石手术

Operations of Intrahepatic Bile Duct Stone

12.11.1 概述

肝胆管结石是原发性胆管结石的组成部分,近40年来,肝胆管结石病的治疗有很大的进步。在我国,肝胆管结石在结石性胆道病中仍占有较高的发病率。由于肝胆管结石所处解剖位置特殊,病理改变复杂严重,对肝脏乃至对全身损害大,因而它是非肿瘤性胆道疾病死亡的主要原因。

其中绝大多数是由于肝胆管结石(或结石同时下降至胆总管或合并肝胆管狭窄),所引起的急性化脓性胆道感染所致。1965年我们曾总结46个胆道病死亡病例,38例死于肝胆管结石病急性胆道感染及其并发症。肝内胆管残留结石是胆道再次手术的最常见的原因。我们曾总结1972年1月—1982年12月13年间702例次结石性胆道手术,胆道残留结石156例,占22%。其中肝外胆管结石手术后残留结石20/333例,占6%;而肝内胆管结石手术后残留结石136/369例,占36.85%,发生率为肝外胆管结石手术后残留结石的6倍。当前应用胆道镜取石、碎石、溶石等手段,虽能解决一部分残留结石的问题,但尚难达到彻底解决;而且因结石梗阻与感染所造成的胆管与肝脏的损害如肝胆管狭窄、胆管扩张、胆流停滞、肝纤维化、萎缩等也不会由于结石的取净而有效解除。因而,残留结石及并存的狭窄又常是导致急性化脓性胆道感染复发的重要因素。如何有效地降低肝胆管结石造成的高病死率和再手术率,仍然是今后肝胆管结石病外科治疗中的基本出发点和着眼点。

肝胆管的化脓性炎症、肝胆管梗阻和肝细胞损害是肝胆管结石病最主要的并发性病理改变。这些器质性病变,随着感染的反复发作而加重,且这些改变往往并非只限于结石存在的区域,而是不同程度地涉及整个胆道系统。反复多次的感染,还可能导致肝胆管腺癌和肝胆管腺瘤样增生。肝胆管梗阻是影响预后的核心因素,是外科治疗中的关键所在。梗阻的部位决定病变的范围,梗阻的程度和时间的长短决定病变的严重性。梗阻若不解除,可造成一系列继发性病变,如胆管溃疡、穿破、出血、胆管源性肝脓肿、肝胆管狭窄、肝叶萎缩、胆汁性肝硬化,乃至肝静脉阻塞及胆砂性血栓致肺动脉内血栓栓塞。还可并发膈下或肝下脓肿、胆汁性腹膜炎及胆瘘形成等。这些都突出地说明肝胆管结石症的严重危害及进行早期治疗的迫切性和必要性。

手术治疗的基本要求是解除梗阻、去除病灶、通畅引流。大量的临床实践资料表明,在各种各样的手术方式中,凡能满足这3方面的治疗要求的,效果就好;否则,残石率及复发率就高。3个要求是紧密联系,相互补充,缺一不可的,而解除结石和(或)狭窄造成的梗阻则是手术的关键;去除病灶常是解除梗阻的重要手段;用以通畅引流的胆-肠内引流术必须以解除梗阻、去除病灶为目标。中西医结合治疗也只有在完成上述3个基本要求后才得以奏效。近20年来,手术治疗的效果已有了显著的提高。我们长期随访1963—1975年130例肝胆管结石症(平均随访时间8年),效果优、良者占73.85%;1976—1981年80例肝胆管结石症(平均随访4年以上)效果优、良者为80.1%,大部分病人恢复了正常工作;1981—1987年的107例手术治疗结果,优、良率提高至87.8%。以肝叶切除术为主要治疗手段者,优、良率达93.0%,说明只要我们精心诊断、合理地进行外科治疗,即使病变复杂、并发症严重的病例,也能收到较好的效果。手术处理在目前仍是主要的有效治疗手段,不应消极对待。

在实施肝胆管结石症的外科治疗中,至今还面临一些复杂和困难的问题。我们曾对长期随访中效果差和术后复发死亡的34例进行分析,归纳为6个主要方面的因素:①肝胆管解剖变异,致使重要病变未能及时发现和处理;②肝胆管多发性狭窄,泛发性结石,手术难以解除小胆管病变;③手术方式选择不当,阻塞尚未解除即盲目进行内引流术;④未切实处理好主要病变;⑤术后并发症如肠襻粘连有碍胆系引流;⑥遗留肝内病变。随着临床实践的积累及诊断手段的改进,某些困难正在克服,疗效可望进一步提高。在肝胆管结石症的外科治疗工作中,要着重强调几个观点:

(1)肝脏和胆道是一个相互联系的整体,二者密切不可分割。在肝胆管结石的外科治疗上,一定要同用来治疗胆囊结石和它的并发症的治疗观点区别开来。要防止只满足于对胆囊及肝外胆道病变的处理所造成的忽略和遗漏。要从病变对肝脏和胆道系统以及所涉及的全身性改变加以综合分析,进行有目的的手术处理。

(2)熟悉肝门及肝内解剖,这既是辨认和判断病变所必需,又是实施有效、安全的外科治疗的前提。

(3)充分利用现代诊断手段,对病情做各方面的调查分析,不断提高定位诊断的能力,避免手术治疗的盲目性。应对以往发病特点,手术情况、后果和对病情发展的影响做详细了解;对病人的临床体征如黄疸的变化、肝脏形态和体积的改变及主要病变位置的判定做详细检查;B型超声波和CT扫描可提供肝形态大小的变化以及胆管有无扩张,但只能是一个个层面的情况,晚近的MRCP可以达到ERCP检查的结果且属无创性,已较常用。内镜逆行胆管造影(ERC)和(或)经皮肝穿刺胆道造影(PTC)以及左右肝胆管选择性肝穿刺胆道造影(SPTC)、经T形管逆行胆道造影和术中胆道造影等直接胆道显影法有重要参考价值,可供在术前做出正确的判断。

我们根据临床体验并结合手术探查的观察,肝胆管结石症的读片应注意:肝脏外形、肝门位置。

肝脏外形,左右肝叶大小及形状改变从腹部平片及各种造影片上均可得以分辨,它的上缘为膈肌影,下缘右侧有结肠肝曲及十二指肠、左侧有胃内气体相衬托。两叶或肝段之肝管分支长时间阻塞者,常导致该肝叶或肝段的萎缩,邻近肝叶、段或对侧肝组织呈代偿增大,片上可见肝脏变形,肝门(左、右肝管汇合处)可向萎缩侧移位。在后前位X线片上,左右肝管汇合部一般在10~11脊突右侧旁开3横指宽处,肝右叶萎缩时,肝门右移,胆囊底部右移甚可达右腋前线处。如为左叶萎缩,则肝门左移,可靠近脊柱或与脊柱相重叠。

胆道积气与胆管内造影剂排空时间。在肝区平片或静脉胆道造影片上,对于曾经历胆系手术的病人,若胆道内积气,往往提示两种情况:①胆肠内瘘的存在;②Oddi括约肌关闭不全。片上可见气体将胆树衬现,有时沿管壁的造影剂衬托使胆管内气体负影更为清晰。当静脉胆道造影于20min、40min及60min分别摄片,肝外胆管在40min与60min的片上影像最为清晰,若90min、120min仍未排空,反而显影密度更大,说明胆系排空时间延缓,提示胆管下端出口引流不畅。若同时显示胆管较正常扩大,胆管下端出口圆钝或呈鼠尾状,常提示乳头括约肌或壶腹括约肌的缩窄。

肝外胆道。不少肝胆管结石病人合并肝外胆管结石,表现胆管扩张,直径多达1.8cm,甚至4~5cm,粗如肠管,呈柱状或囊状,内含结石;下端狭窄可呈鼠尾状,或因结石梗阻十二指肠交界处显示杯口状缺损或不充盈;十二指肠内无造影剂或甚少造影剂,则表示下端梗阻、狭窄。肝总管上端狭窄占胆系狭窄的10%,狭窄部位以上的肝内胆管扩张。

肝总管狭窄可继发于胆囊切除术及右肝动脉从前方跨过压迫者,发生率12%~27%。

肝门病变,肝门部胆管狭窄,发生率占胆系狭窄87%;所谓三叉口狭窄,即肝总管上端、左右肝管开口处狭窄,表现为狭窄以上之肝内胆管及其属支均显著扩张并充满结石,PTC片上犹如菊花瓣样影像。

半肝梗阻。即左或右肝管被结石或狭窄阻塞。此时常表现为患侧肝胆管不显影,或因患侧肝组织纤维化、萎缩而同时显示肝门向患侧移位。若双侧肝内胆管均显影,则可见因患侧肝组织纤维化萎缩,肝脏内胆管分支集中,粗短,僵硬迂曲,内含结石。因增生代偿而肿大的对侧肝脏内胆管则显示扩大、延长,分支多而伸长。

左肝管。左肝管是肝胆管结石的多发部位。X线片可见:①开口部狭窄:上端显著扩张,充有结石负影。管口结石:呈杯口状充盈缺损,造影剂突然中断,狭窄呈环状,发生率为61.16%;②左肝管横部较长,平均为1.3~1.4cm,由于向左前方走向,故此处常嵌顿结石,并常有右肝管分支异常汇入(右前或右后分支),该分支多伴有结石而不易发现;③左肝管内叶分支较细小,少数扩张者可含结石。左肝管分上、下支分布于左外叶,注意其显影长度,如突然中断或显影甚短,则说明有狭窄或结石阻塞。上下支汇合处常有狭窄。右叶萎缩、左肝代偿增大时,左肝管外叶上、下段支常明显延长,此征象说明左叶代偿增大,利于右叶病变的判别与处理。

右肝管。右肝管短(平均0.84cm)且较为垂直。副肝管多见,右前叶肝管或其段支异位汇入其他部位者占43.6%。右前下支最易积存结石,由于自下而上走行,引流不佳,结石滞留率高,但又不易显影。右肝管狭窄发生率约为6.61%,表现为右叶萎缩,肝门右移,尤其右后上支狭窄时,右前叶代偿性增大,肝门向右上移位,显得肝门位置甚高或者右肝管拉长呈垂直状。若欲使右肝管分支显影,常需多针穿刺进行选择性PTC造影。

(4)强调周密、正确的围手术期处理。肝胆管结石症病程长,手术次数多,病情复杂,肝功能可能有不同程度的损害。随着技术的发展,手术治疗的范围广，程序多，费时久，对全身及重要脏器影响大。正确的围手术期处理十分重要。

(5)手术中要对肝脏和胆道进行全面的探查，最后决定必要而又合理的手术方式。由于肝胆管结石症病理改变复杂，临床表现多样，对于任何一个具体病例的手术处理，不可能有一固定的“模式”，手术前虽能提出种种预案，但最后还须依据术中具体探查的结果来加以选择。

我们主张不要轻易决定某一手术，又要努力做好每一手术。有时，盲目进行的复杂手术，其效果不如准确选用能解决关键问题的较简单手术。

12.11.2 肝胆管探查术 Intrahepatic Bile Duct Exploration

肝胆管探查术常通过肝总管联合胆总管的切开来完成，它需要一个长而高达肝门的肝总管切口，以便于在直视下对各主要肝管和尾叶肝管开口逐一进行探查并进而探查二级肝管的开口，弄清结石、狭窄等阻塞因素和肝管的病变。

肝胆管探查应结合对肝脏的探查来进行，在分离肝与膈的粘连后，先观察肝脏大小、形态，肝表面的纤维瘢痕，再牵开肝圆韧带，以左手探查肝右叶，左内叶的膈面和脏面，以右手探查左外叶，并扪摸肝门及肝横裂两端的左、右肝管。肝内胆管大的结石团块，多可在扪摸肝脏时弄清。

肝胆管探查术可以清除肝门部一级肝管、尾叶肝管内和左右肝管二级分支开口的结石，但对肝内胆管狭窄和二级分支以上的结石等病变的处理，则是有限的。这时常要联合其他手术才能达到治疗要求。

【适应证】

(1)复发性急性化脓性胆管炎或肝胆管炎史伴有或不伴有黄疸，影像学资料显示肝门部或肝内胆管扩张和结石的病人。

(2)临床确诊为胆源性败血症休克、胆道出血、肝脓肿，以及肝管支气管内瘘的病人。

(3)以往曾有肝胆管结石手术历史，术后临床症状反复发作者。

(4)上腹部创伤、肝外伤、肝门部创伤术后反复发作化脓性胆管炎者。

(5)胆囊切除术后梗阻性黄疸、肝门及肝内胆管扩张、结石形成或胆瘘形成的病人。

【禁忌证】

(1)临床表现为肝性黄疸、有乙型肝炎传染史或乙型肝炎免疫学检查阳性，慢性肝实质损害的病人。

(2)影像学(B 超或 CT、MRI)检查示肝内有强光团或钙化并曳声影但不伴有相应部位远端肝管扩张者。

(3)肝门或肝内大胆管梗阻合并重症门脉高压症，未得到有效降低门静脉压力的病人。

(4)第 1 肝门部感染或和脓肿未获有效引流的病人。

【术前准备】

肝胆管结石、肝胆管狭窄尤其是有重症胆管炎反复发作、长期梗阻性黄疸和胆外瘘的病人，局部和全身情况往往都较差，在进行各种检查、诊断的同时，即应开始进行周到的手术前准备。

(1)补充血容量，保持水盐代谢和酸碱平衡，尤其要注意对慢性失水和低钾血症的纠正。

(2)加强和改善病人的全身营养状态。给予高蛋白、低脂肪的饮食，并补充足够的热量、多种维生素。梗阻性黄疸病人要注射维生素 K_1。有的病人还需要补液、输血。完全性胆外瘘和肝功能不全的病人，常需应用静脉营养支持治疗。

(3)检查凝血机制并纠正可能出现的异常。与肝功能检查的结果一并进行综合分析，对肝的储备与代谢功能进行评价。

(4)注意保护肝功能。反复发作的胆道感染和长时间的梗阻性黄疸，常致不同程度的肝损害。若已有胆汁性肝硬化，更要注意积极的护肝治疗。长期带有外引流管的病人，若每日胆汁流量很多而颜色浅淡，常是肝功能不良的征象。白、球蛋白比例的倒置，更说明整个肝的代偿功能处于不利的状况。若有脾肿大、腹水，更应先做护肝治疗，待有一定好转后，再考虑分期处理。

(5)胆汁细菌学和抗菌药物敏感性试验的调查，以便更合理地使用抗生素。一些复杂病例，常需在术前 2～3d 开始全身应用抗生素，有助于防止手术或造影的激惹，激发胆管炎。若手术在胆管炎发作期进行，还应投用青霉素、甲硝唑(灭滴灵)等以控制厌氧菌的混合感染。

(6)保护和支持机体的应激能力,有助于平稳度过手术后创伤反应。这些病人屡遭胆道感染和多次手术的打击,常有体质的耗损;而且多数有接受不同程度糖皮质激素类药物治疗的历史,全身反应能力低下,应注意给予支持与保护。手术中应用氢化可的松100～200mg于静脉内滴注,术后2d内可再每日静滴50～100mg,常可收到良好的效果。

(7)对带有外引流管的病人,瘘口局部皮肤的准备要及早进行。对过长的肉芽组织,应予剪除。对局部的炎症和皮肤糜烂,要勤换敷料并于必要时湿敷。对有消化液溢出的瘘口,要应用氧化锌糊膏涂布保护。待瘘口清洁,皮肤健康时再行手术。

入院后应常规驱虫。

术前宜放置胃管和导尿管。

【麻醉与体位】

肝胆管探查的手术往往较为复杂,再次手术因瘢痕粘连重而需时较久,又由于要有良好的肝门显露而要求充分而持久的腹肌松弛,以气管内插管静脉复合全身麻醉最为适宜。

持续硬膜外阻滞麻醉为不全麻醉,难避免牵拉反应或腹肌松弛不良。现已不列为首选。而对于老年、体弱或病程长、病情重,以及伴有休克或全身内环境紊乱的急症手术病人,更以气管内全身复合麻醉最为安全。

一般肝胆管结石病人的手术体位,当无肝右叶萎缩、左叶增生、肿大等改变时,多取平卧位。

【手术步骤】

(1)切口。肝胆管探查的手术入路,受多种因素的影响,主要有:

①以往手术的次数。以往曾多次手术的病人,上腹或右上腹往往有相互交错的腹直肌切口、右肋缘下斜切口,少数尚有横切口。若以往曾因手术后腹内并发症而施行其他剖腹手术,如肠粘连松解术、脓肿引流术等,则上腹及右上腹会有很多的手术后切口瘢痕,使再次手术切口的选择,十分困难。

②以往腹部切口的愈合情况。若以往手术后有腹腔内感染、胆瘘或肠瘘、腹壁切口感染、腹壁伤口裂开或胆道引流管直接由切口引出等,都易导致腹壁切口的感染,伤口裂开或腹壁切口疝形成。这些也增加了再手术切口选择的复杂性。

③当前胆系病灶的所在部位及此次手术所需要解决的问题,是决定切口选择的最重要因素。涉及肝内胆管及肝脏的手术,需要广泛的显露,要求切口能满足在直视下进行操作;对右后叶肝管的病灶,往往需要考虑胸腹联合的切口。

④肝脏的大小和形态的变化。某一半肝主要胆管开口的阻塞,常因肝的病侧萎缩、健侧增生而导致不规则的肝肿大、变形,选择再手术切口时也应考虑这一因素。

⑤有否合并肝硬化、门脉高压症。胆汁性肝硬化、门脉高压症,除腹内有广泛的侧支循环外,以往手术的切口瘢痕,往往是一处重要的门-体静脉间的交通部位,有大量的侧支循环。

所以,切口应根据每个病人的情况,分别决定。而当前最常用又能满足手术操作需要的切口,是右上腹肋缘下斜切口。一般在肋缘下2指,长度根据需要决定。

(2)肝门胆管的显露。肝胆管探查术常通过肝外胆管的切开来完成。必须充分显露肝总管,并在其前方直达左右肝管分叉处,将胆总管的切口向肝总管延长(图1)。

(3)通过高达左右肝管分叉的肝外胆管切开,直视下可见左、右肝管和尾状叶的肝管开口,以利于对肝胆管的探查(图1)。

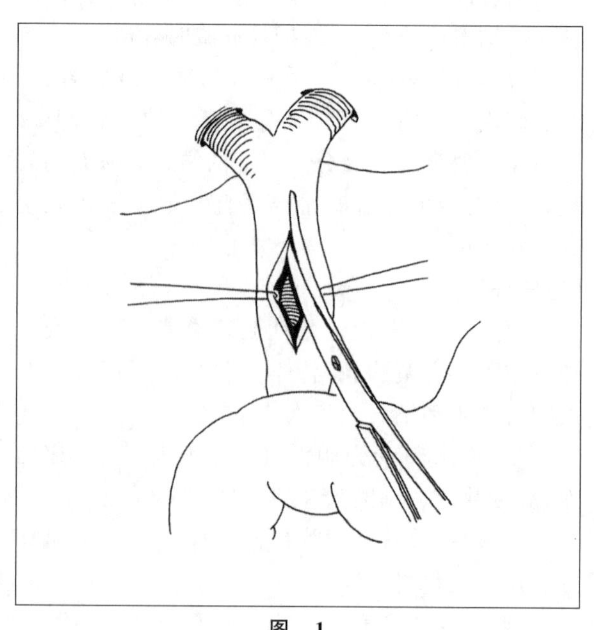

图 1

（4）以胆石匙，逐一对左、右肝管，尾叶肝管进行探查，结合术前检查以印证肝胆管结石、狭窄的部位和范围（图 2）。

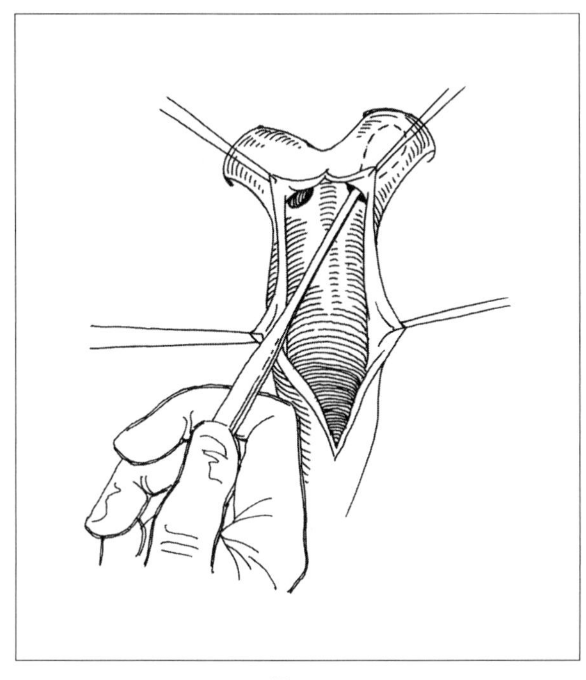

图 2

（5）取出位于肝总管开口，左、右肝管开口或一级分支和尾叶肝管处的结石。

（6）探查结束后，在胆总管内留置适当大小的T形管以引流胆道，既可避免胆汁漏，术后2周又可用以进行逆行胆道造影检查，以了解肝内外胆管的通畅情况、有否残留结石。如有残留结石，此T形管引流通道，可用为胆道镜取石的入路。

【术中注意要点】

（1）肝胆管探查的胆管切口宜够高，在肝门横裂充分显露肝管分叉是重要的步骤，细心、耐心、是手术的关键，肝总管前一般无重要结构，但在分离时要仔细辨认其界面，尽可能不要进入肝实质，以免渗血。

（2）胆管切口上的出血点，应逐一用细线缝扎止血。

（3）一定要在直视下逐一探查各肝管开口，避免遗漏。

（4）探查或取石的操作，应轻巧，忌用暴力，以避免引起损伤、出血。

（5）向肝内胆管置入细导尿管冲洗，并不能有效地清除成块结石，而只能引出其碎屑。导尿管不应嵌入肝内胆管，嵌入时应退出1～2cm，再注水冲洗，注水压力亦不宜过高，冲水后，导尿管应即抽出，以利碎石排出。导尿管嵌入肝管后再加压冲洗，甚易造成该支肝管内高压，使胆汁反流入血窦，造成感染扩散、菌血症、休克。急性化脓性胆道感染病人行肝胆管探查时，置管冲洗肝管或注药造影都是禁忌的。

（6）肝下区、肝十二指肠韧带右旁应常规放置引流。

【术后处理】

（1）应用广谱抗生素、甲硝唑以控制胆道感染。并支持全身情况。

（2）保持胆汁引流的通畅，注意每日流量和性状。

（3）肝下区引流如无渗液，可在术后48～72h拔除；若有胆汁样液体渗出，则延期拔除；胆汁渗漏量较大时，宜采用负压吸引，不使在肝下区潴留，并注意保护切口部皮肤。

（4）术后2周，可经T形管行逆行胆道造影。为使肝管充盈，可取头低足高位。造影剂浓度以25%左右为佳，以免遮盖阴性结石的负影。注意压力不宜过高，速度亦不宜太快，以免诱发胆管炎乃至胰腺炎发作。造影后，应开放引流管1～2d，而后间断夹管并延长夹管时间，完全夹管2～3d后，可以拔除。术后逆行胆道造影，为后续治疗提供重要依据。

【主要并发症】

（1）胆管炎的急性发作。主要由于反复的长时间的探查或取石，不适当的胆道冲洗等的激惹，使胆管炎发作，甚至发生感染性休克。

（2）胆汁渗漏。可能由于：①胆管切口或T形管处缝合不严密；②胆管远端出口术后的反应性水肿、痉挛，排泄不畅；③肝内胆管结石下降或肝外胆管结石残留，胆管远端阻塞。前二者在短期内经处理，多数可以消除；后者往往不能夹管，尚需在造影观察后，再做纤维胆道镜检查，取石，解除梗阻。若远端结石嵌顿，在有效处理前，不能拔管。

（3）肝下或膈下脓肿。主要由于关腹前未将肝周积液、积血及胆汁吸净；未留放引流或引流失效。这种情况，只要加以注意，一般较少发生。

12.11.3 肝内胆管结石清除术 Operations for Removal of Intrahepatic Bile Duct Stones

【适应证】

同“肝胆管探查术”。主要用于：

(1)1～2级肝管内的结石。

(2)因急性胆管炎胆管引流术后肝内胆管结石未予清除。

(3)以往胆道手术后肝内胆管残留结石或结石再发并引起症状者。

【禁忌证】

(1)局部或胆道化脓性感染未得控制。

(2)周围性肝内胆管结石无明显临床症状。

(3)仍保留有T形管可经T形管窦道行纤维胆道镜取石者。

(4)缺乏施行肝内胆管手术的技术条件或病人的情况不能承受重大手术者。

【术前准备】

同“肝胆管探查术”。

【麻醉与体位】

同“肝胆管探查术”。

【手术步骤】

(1)切口。右上腹肋缘下斜切口为最佳首选切口。其次为右上腹直肌切口，但不如右上腹肋缘下斜切口显露满意，回旋余地小。

(2)显露肝门胆管。此为这一手术的关键。应细心分离肝十二指肠韧带与肝门的粘连，并向上牵引肝脏。

(3)切开胆总管、肝总管，以充分显露左、右肝管及尾叶肝管的开口。

(4)以适用的胆石匙，逐一清除左、右肝管一、二级分支内的结石。

有的病例肝门部一级肝管内没有结石，或此处结石已顺利取出，而在左外叶肝管或右前叶肝管有一个嵌顿或一簇孤立的结石。此时，病人肝脏亦无明显损害，不宜亦无需行肝部分切除术，可选用经肝实质胆管切开、取石引流术。

(5)肝左外叶孤立性胆结石的经肝实质胆管切开取石。游离肝左外叶，并以左手握持将肝内结石定位(图1)。

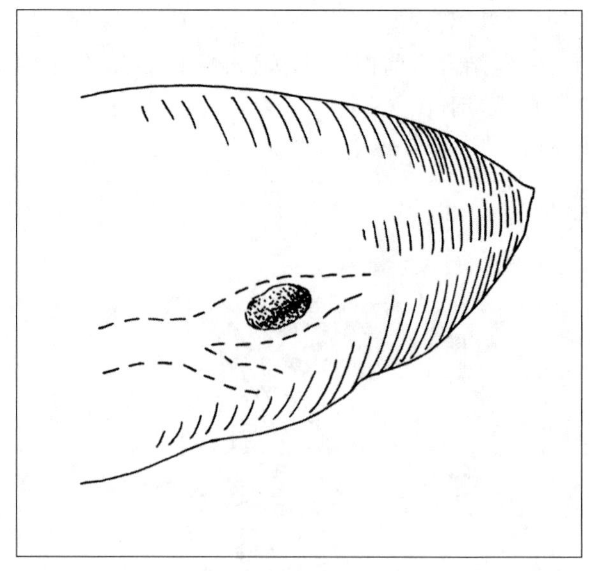

图 1

沿左肝管走行方向纵行切开肝包膜，以刀柄钝性分离肝实质，扩张的胆管与结石得以有效的显露(图2)。肝实质的小量出血可以电凝或缝扎止血。但应注意避免对与肝管伴行的门脉支的损伤。

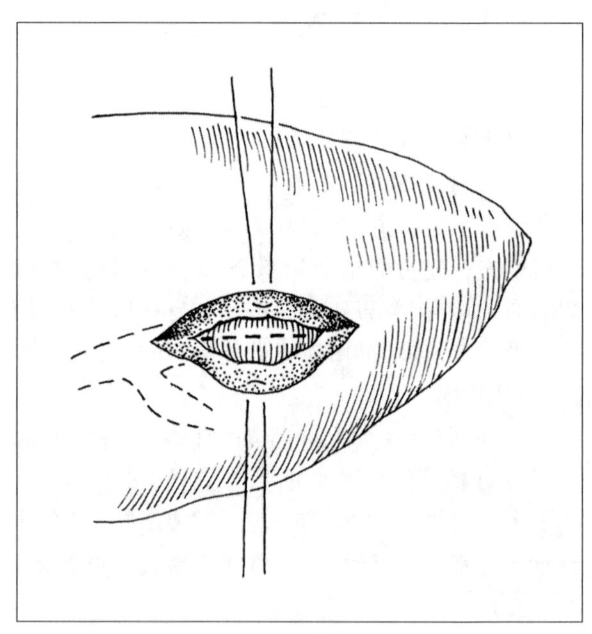

图 2

以细线悬吊牵引左肝管前壁并沿其纵轴切开，以器械逐一将结石取净，并保证其与肝门肝管的联通(图3)。

向左肝管内置大小适宜的T形管，缝合肝管并缝合肝组织，以完成左肝管引流(图4)。

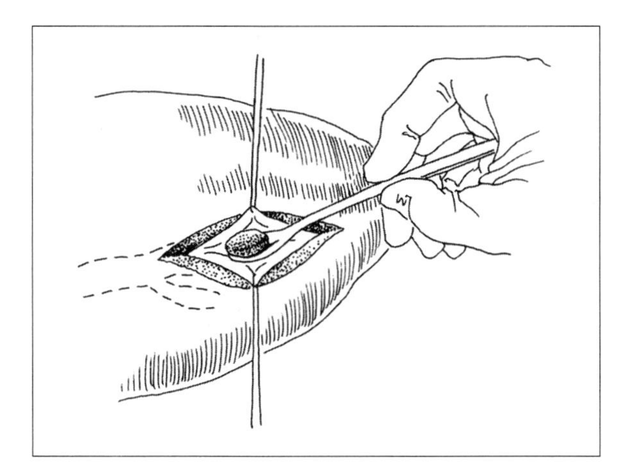

图 3

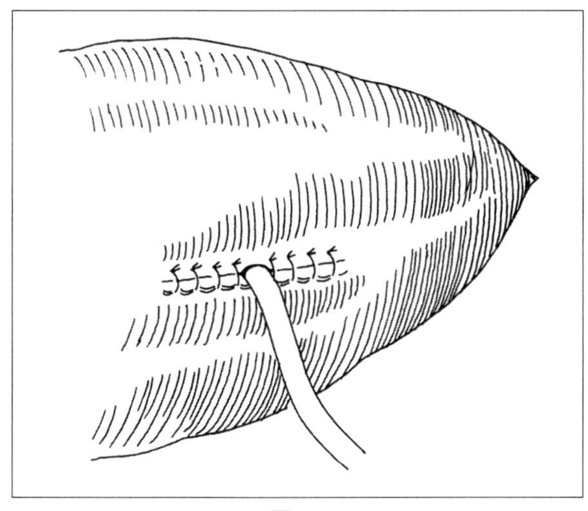

图 4

(6)位于肝前叶上段支肝管内的孤立或嵌顿性结石,往往有肝管汇合口的变异存在,常难以有效地取出。此时,结石距表面较浅,常多可扪摸定位(图 5,图 6),并由助手向下牵引肝圆韧带,以使肝脏固定。

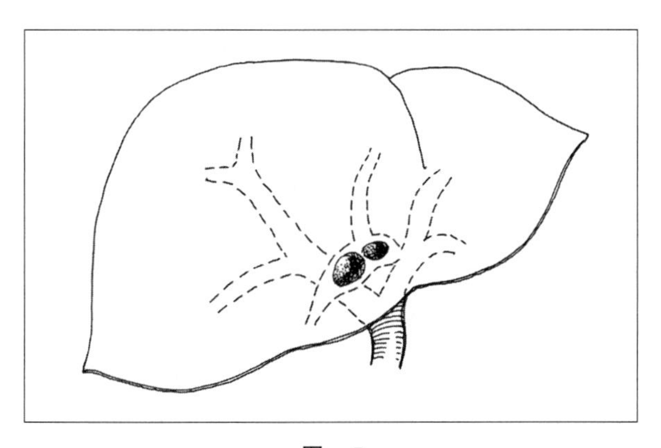

图 5

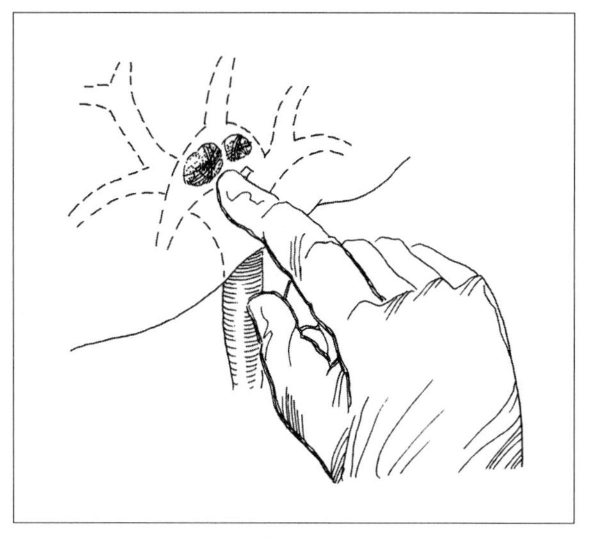

图 6

切开肝包膜,钝性分离肝实质,抵达右前上支肝管之表面,以细丝线做二悬吊牵引,切开肝胆管(图 7),取净结石。

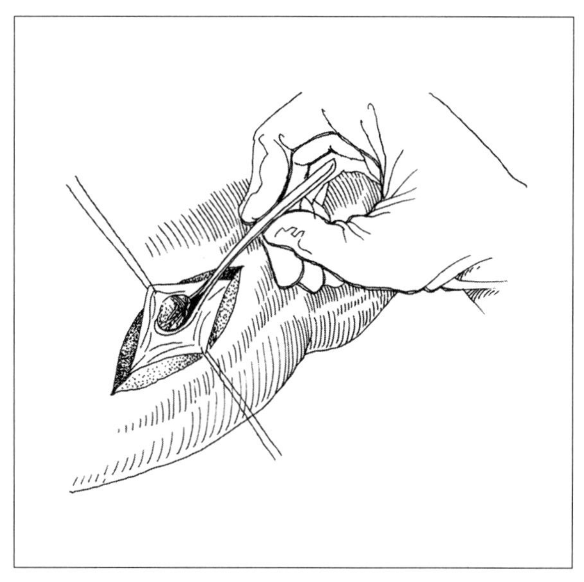

图 7

应探查并肯定其与肝门胆管的联通。有时,肝右前上支胆管迂曲开口于左肝管横部,并常有狭窄存在。

放置一大小适宜的 T 形管,对开口于左肝管的狭窄部,可以 T 形管之一臂保留一定的长度,以作为支撑(图 8),避免狭窄加重,再生结石。

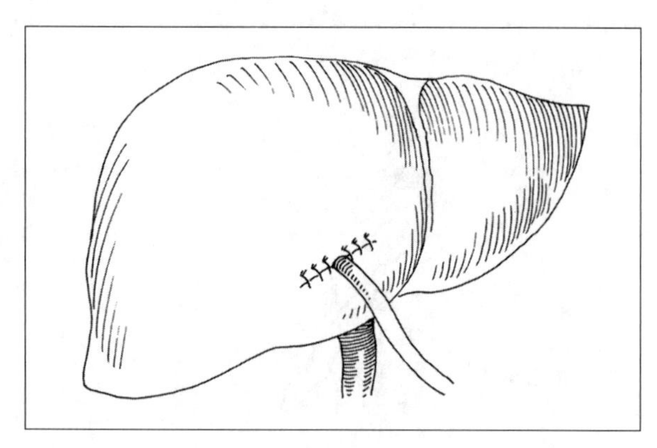

图 8

【术中注意要点】

(1)肝内胆管结石的清除,要认真、细致和耐心。尽力完成结石的清除,而不轻易把它留给手术后的器械取石。

(2)肝胆管结石的清除,操作要准确,手法要轻柔,切忌粗暴从事,以避免胆管壁的机械性损伤乃至因手术造成的撕裂、出血,亦忌用反复地加压冲洗。

(3)结石的清除,有时尚需伴以病侧肝脏的轻柔的按摩,以使肝内小胆管的结石得以松解或下落,利于清除。

(4)合并有肝外胆管梗阻或肝门胆管梗阻而近端胆管扩张的病人,在大部分结石清除后,若肝内、外胆管显著扩张,可以示指进入胆管探查,以进一步明确结石有否残留,以及所在的位置,将结石取净。但注意应十分轻柔,避免因手指过粗损伤胆管。

(5)长时间地机械取石时,忌对胆道加压冲洗,术中宜静滴广谱抗生素。

【术后处理】

同"肝胆管探查术"。

【主要并发症】

(1)术后菌血症。乃手术激惹引起。术中宜应用抗感染药物,注意术中操作轻柔,保护器官组织。

(2)胆汁漏。如引流口有少量胆汁溢出,应保持引流通畅,勿使在腹内存留;如胆汁渗出量大,必要时可在引流口另置引流或负压吸引引流。

(3)引流管堵塞。可表现为术后胆道感染、胆汁渗漏、梗阻性黄疸等。其发生可能由于:①肝内残留结石下降的阻塞;②胆道的渗血或出血、凝血块积存的阻塞;③蛔虫钻入;④细小结石在引流管内堆积,应及时给予相应处理。但在术后72h内忌注水冲洗。若进入蛔虫可用大注射器抽吸引流管,边吸边揉捏,常可将蛔虫吸出。10~12d后仍有阻塞,可拔除T形管,改以相应大小的导尿管置入引流。

12.11.4 肝部分切除术

Partial Hepatectomy

用肝部分切除治疗肝内胆管结石,于1958年由黄志强教授首先创用。40余年的实践证明,肝部分切除术用于肝胆管结石症,兼收解除肝管梗阻(结石,尤其合并存在的肝胆管狭窄)和去除化脓性感染病灶的双重效果,有效地提高了我国肝胆管结石的远期治疗效果。这一经验已得到一致的肯定。

应用肝切除术治疗肝内胆管结石的理论基础,在于对肝胆管结石和(或)狭窄的深入,长时间的观察与研究所得的认识。由于结石和(或)狭窄等阻塞因素的存在,使肝内胆管反复发生化脓性感染,不仅加重结石和狭窄的阻塞,并加重肝实质的损害,导致肝纤维化、萎缩;感染急性发作时又易发生菌血症、感染性休克、胆源性肝脓肿、胆管溃疡致胆道出血,病变晚期则可发生胆汁性肝硬化、门脉高压症等一系列严重的后果。肝部分切除术去除阻塞和感染已造成严重损害的那一部分肝组织,它所带来的好处远优于肝内胆管结石清除术,是外科治疗肝胆管结石联合手术措施中的重要的组成部分。第三军医大学一院肝胆外科1963—1976年间手术并长期(平均8年)随访的66例采用肝部分切除术的病人,优良疗效者58例为96.6%。该院另一组1975年7月—1989年7月320例中,270例获1~13年随访,远期疗效优良者为84.6%。手术病死率为1.8%,说明在肝胆管结石、狭窄外科治疗中,肝部分切除术的重要地位与作用。

【适应证】

当前对肝胆管结石病应用肝部分切除术手术指征的掌握,较之30多年前更为积极、灵活和广泛,这是由于对本病认识的加深和对各种手术方式疗效的评估比较及手术技术的发展的结果,主要手术指征为：

(1)局限于一侧或一叶的肝胆管结石，难以用一般技术得到清除者。

(2)一侧或一叶肝胆管结石和(或)狭窄，伴有肝组织的纤维化、萎缩者。

(3)一侧或一叶肝胆管结石和(或)狭窄，伴有多发性肝脓肿或肝管积脓，胆(内、外)瘘形成者。

(4)泛发型肝胆管结石，以一侧较为集中或肝损害较为严重者，可一侧行肝部分切除，另一侧行结石清除术。

(5)位于一侧或一叶的肝内胆管扩张伴结石者。

(6)局限于一肝段的肝胆管狭窄和(或)结石者。

(7)一侧或一叶肝胆管狭窄、结石或囊性扩张病伴有癌变者。

(8)肝门部胆管结石和(或)狭窄为了显露、解剖肝门结构，需切除增生、肿大的部分肝左内叶者。

【禁忌证】

(1)肝胆管结石病，处于重症急性胆管炎状态，尤其合并菌血症、感染性休克时，宜先行减压、引流手术，不宜贸然施行肝部分切除术。

(2)晚期病例，并发胆汁性肝硬化、门脉高压的病人，在未得先期减压、引流、降低门静脉压力以前，不宜首先施行肝部分切除术。

(3)长期梗阻性黄疸、慢性脱水、电解质紊乱、并有明显的凝血功能障碍的肝胆管结石病人，在未有效地纠正和引流以前，首先完成肝部分切除术有很大的危险性。

(4)因一侧胆管的长时间的梗阻、肝纤维化，萎缩，致一叶或一侧(半肝)肝组织已达“自行切除”状态的病人，若不合并结石或感染，已不需行肝部分切除。

【术前准备】

同“肝胆管探查术”。

(1)分析以往影像资料，确定手术入路。

(2)补充维生素 K_1，凝血酶原活动度应在60%以上，需要时检测其他凝血因子。纠正贫血和低蛋白血症。

(3)营养支持，必要时用 TPN。

(4)处理好腹壁窦道。

(5)术前应用广谱抗生素和甲硝唑。

(6)术前做碘剂过敏试验。

【麻醉与体位】

(1)肝胆管结石病病人常有肝周围炎症，持续硬脊膜外阻滞麻醉，不易得到满意的肌肉松弛，而且牵拉肝脏，分离粘连，病人亦常有反应，有碍于手术的顺利进行。因之，气管内插管静脉复合麻醉是最佳的麻醉方式，能满足充分供氧，平衡通气，稳定血压和心肺功能，并能获得满意的肌肉松弛和良好的显露。

(2)一般取平卧位均能顺利完成肝左叶手术，而肝右叶手术，尤其右后叶的肝部分切除术，由于粘连与肝变形变位，为充分显露肝右外后侧，应取右侧抬高 45°的体位，并将右上臂抬高固定在头架上。

(3)肝部分切除术，尤其肝右叶的肝切除术时的输液通道以颈静脉或上肢静脉为佳，以避免翻动肝脏时，因下腔静脉回流受阻而引起的循环与血流动力学改变所带来的危险。

12.11.4.1 肝左外叶切除术

Left Lateral Lobe Hepatectomy

肝左叶肝内胆管结石是肝胆管结石发生率最高的部位，肝左外叶切除也是最常用的肝部分切除手术。第三军医大学一院统计 320 例肝部分切除术中，肝左外叶切除术 268 例，占 83.7%，足见这一手术的常用性和重要性。一般位于肝左外叶胆管内的结石，通过肝门胆管的探查，甚难得以取净。此时，不论肝左外叶纤维化程度的轻重，采用肝左外叶切除术，去除了肝左外叶的结石和感染病灶，同时，又可通过肝切除断面的肝管，探查肝左内叶肝管及其分支，清除其中的结石而与肝门部胆管“会师”，增加了处理肝左叶内胆管结石的彻底性。

在肝外科技术日臻成熟的今天，肝左外叶切除术，已较少解剖、分离结扎肝门血管，在断肝时可在需要时短时阻断肝门，多数情况以手法控制左叶间裂即不致有太多出血。

【手术步骤】

(1)分离切断肝圆韧带，缝扎止血。钳夹并向下牵引肝圆韧带近端，切断肝镰状韧带，直至肝顶部。向下牵引肝左外叶，显露并剪开左冠状韧带，钳夹切断肝左三角韧带并予贯穿缝扎（图1）。

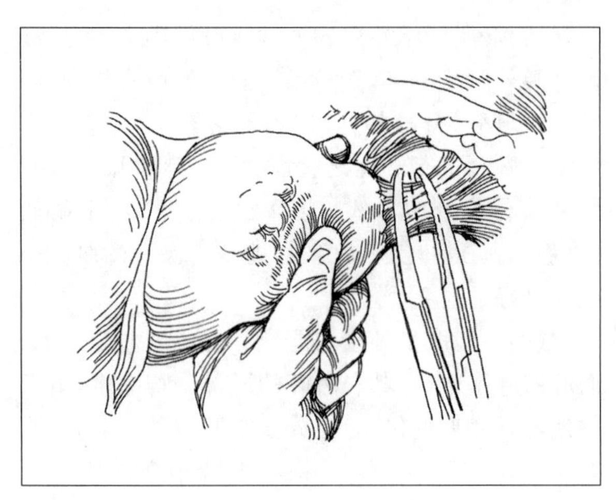

图 1

（2）在距镰状韧带左侧1～1.5cm处，切开肝包膜，由边缘向上钝性分离肝实质，钳夹、切断并结扎切线上的血管与胆管（图2）。

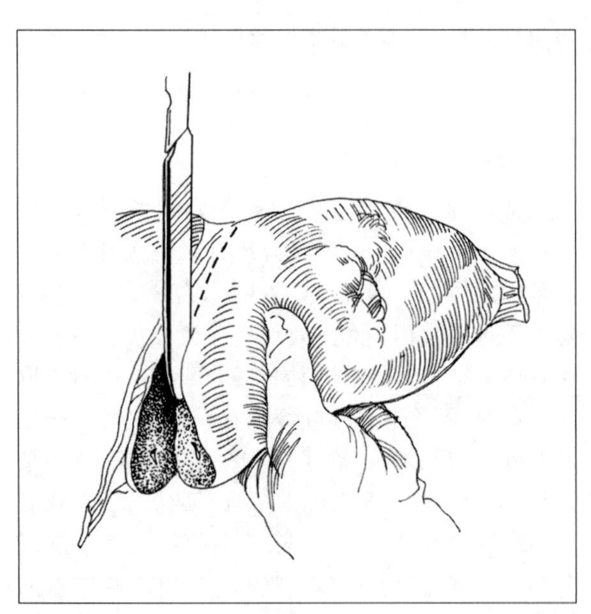

图 2

（3）从肝左纵沟左侧向肝组织深部分离，即可见到由门静脉矢状部分出的2或3支静脉和在其上方走行的扩大、增厚、内含结石的左外叶肝管的上段支与下段支以及和它伴行的肝动脉支。钳夹、切断门静脉支和肝动脉支，并予结扎或缝扎，对含有结石的肝管再将其切断。

（4）向冠状韧带起始处分离肝组织，可见到肝左静脉，将其钳夹切断后妥为结扎，再钳夹并切断左上缘的肝组织，完成肝左外叶切除术。

（5）清理和处理肝断面的出血点，以胆石匙探查左肝管及左内侧肝管分支，移除其中的结石。若无肝内胆管空肠吻合术的指征，即将左外叶上、下段肝管支断端以细线间断缝合关闭。断面以大网膜覆盖，下方放置引流（图3，图4）。

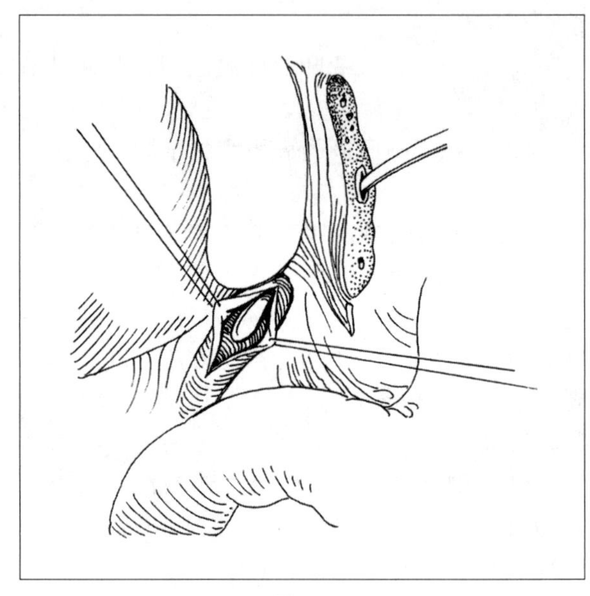

图 3

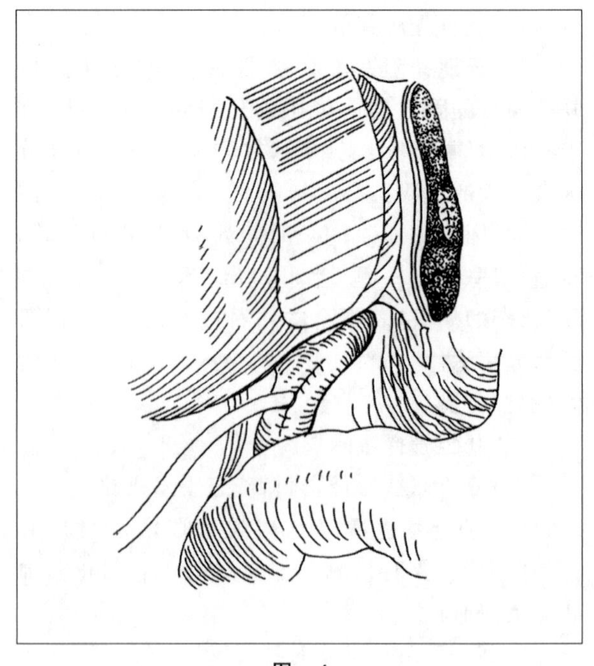

图 4

【术中注意要点】

(1)左三角韧带内含血管,甚至有扩张的肝管分支,切断后应妥为缝扎。操作时应将胃贲门及食管以纱垫隔开,以免误伤。

(2)应在肝断面切线内处理血管,勿伤及门静脉左干或矢状部。

(3)在肝断面钳夹、切断肝左静脉时,勿损伤其汇入之肝中静脉。

(4)伴行于肝管旁之肝动脉,应在直视下单独结扎,以免术后出血。

12.11.4.2 肝左叶切除术

Left Lobe Hepatectomy

肝左叶切除即切除肝左内叶和左外叶。这种手术主要用在左肝管开口狭窄或结石嵌顿等长时间的肝管梗阻所致左半肝的纤维化、萎缩。当左侧肝管有结石、狭窄但尚未造成肝实质改变时,一般不采用左半肝切除术。因为,这种情况下,切除肝左外叶,并通过肝断面肝管的探查,即可清除左肝管及左内叶支内的结石。这就是左半肝切除术较左外叶切除术要少的主要原因。

【手术步骤】

(1)先切断肝圆韧带、镰状韧带、左冠状韧带和左三角韧带,并一部分右冠状韧带及肝胃韧带,使左叶肝脏充分游离。

(2)解剖肝十二指肠韧带,在胆总管的内侧分离显露由肝固有动脉发出的肝左动脉,将其钳夹、切断,并双重结扎。

(3)在肝横裂之左侧,细心分离左肝管、门脉左干,并分别结扎。由于肝胆管结石胆管炎反复发作,胆管周围每有致密、增厚的纤维瘢痕组织,使在鞘内分离左肝管及门静脉左干特别困难,此时可分离、显露门静脉干,以备断肝时短时阻断,减少出血。

(4)在胆囊窝左侧与肝上、下腔静脉左沿的连线上断肝。肝胆管结石时,由于左半肝的纤维化、萎缩,其与右肝的分界十分清楚。切开肝包膜后,钝性分离肝组织,切断小的血管与胆管分支。在切开的肝断面分别显露、分离并钳夹切断门静脉左支和左肝管(图 1)。

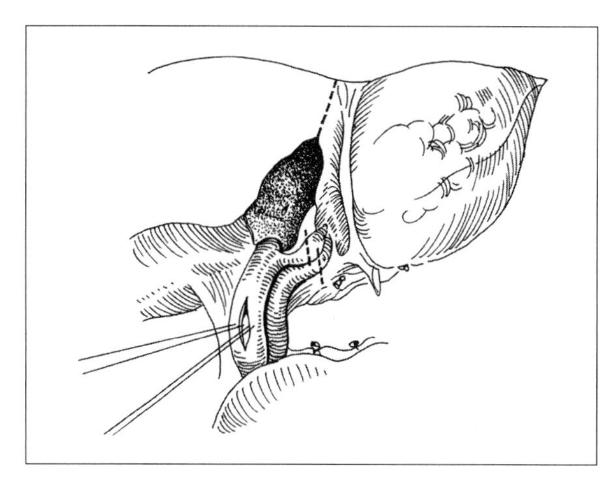

图 1

(5)在近第 2 肝门的肝切面上显露、分离肝左静脉,并将其钳夹切断,而后分离切断肝组织,缝扎各血管断端完成肝左叶切除(图 2)。放置胆管的 T 形管引流和肝断面引流。

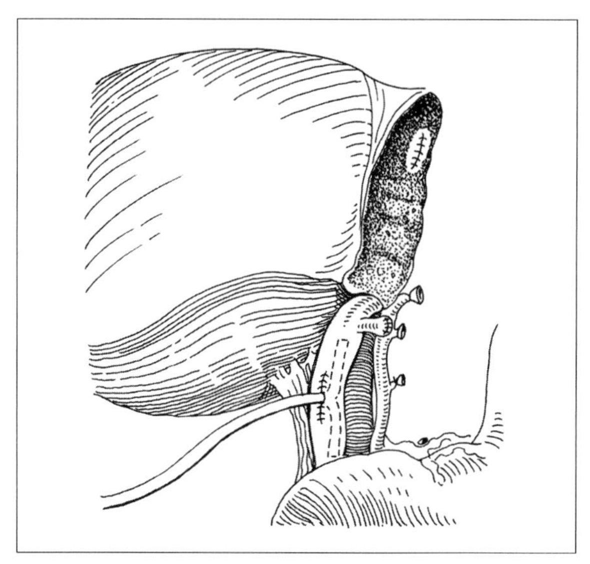

图 2

【术中注意要点】

(1)纤维化萎缩的肝左叶,常与周围组织有较多致密粘连,应细心分离,彻底止血。

(2)断肝时,在切面上要注意辨认并保护肝中静脉主干,只切断其来自肝左叶的分支。

(3)尾状叶的左侧段常增生肿大,并不需一并切除。尾叶左、右支肝管内的结石,可通过肝管探查取出。

12.11.4.3 肝右叶切除术

Right Lobe Hepatectomy

用以处理右肝管及其主要分支内结石的肝右叶切除术,具有一定的特点:①因结石阻塞和急性胆管炎反复发作,肝右叶与其相邻的周围组织如膈、结肠右曲、右肾上腺、肝后下腔静脉等有广泛而致密的粘连;②长时间的右肝管或其主要分支的梗阻和复发性感染常导致右肝大范围损害,门管区纤维化,导致相应肝组织的萎缩;③左叶肝组织的代偿性增大,使肝失去正常的形态和左右叶间的比例,并逐渐发生以下腔静脉为轴心的顺时针方向的旋转变化,从而使有病变的肝右叶被推挤至右后方,使显露及手术分外困难;④肝右叶未表现纤维化及萎缩者,由于远较肝左叶大而厚,加之炎症充血,致手术费时、创伤大、创面宽、出血或渗血多,术后并发症亦多。因而,肝胆管结石病施行肝右叶切除时,既要求定位准确,又要求手术技术娴熟,而且对手术适应证的选择也应严格掌握,从多方面考虑和衡量,力求手术安全顺利,争取近远期效果优良。肝右叶内胆管结石的发生率比左叶低,因而应用肝右叶切除的机会亦相应减少。第三军医大学一院 320 例肝叶切除术中,肝右叶切除术只有 34 例,仅为肝叶切除总数的 10.6%,不及肝左叶切除的 1/8。

【手术步骤】

(1)病人右侧垫高 45°,取右肋缘下由剑突至右腋中线的长的斜切口,切断肝圆韧带和镰状韧带后以组合拉钩牵开右侧肋弓(图 1)。

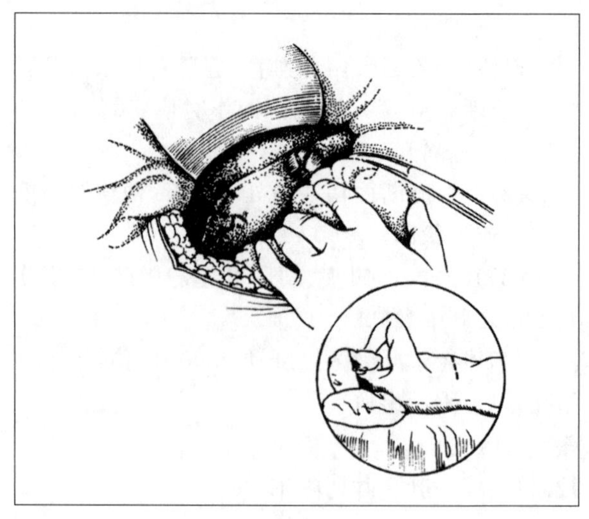

图 1

(2)分离肝右叶与各组织间的粘连,向肝右方充分游离。其右后上方应抵近肝后下腔静脉之右侧壁(图 2)。

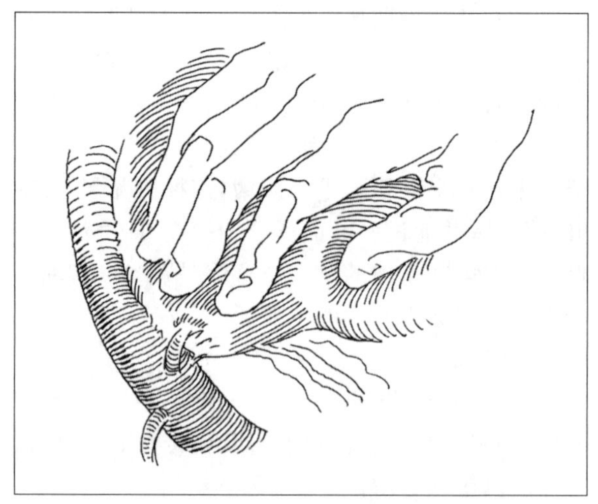

图 2

(3)切除胆囊后,分离并解剖肝十二指肠韧带及肝门板,再进一步分离解剖胆囊板,使肝右叶肝门得以显露。

(4)如能于肝横裂之右角以血管吻合器械如心耳钳或下腔静脉钳有效夹闭伴行于右肝管入肝的肝右动脉和门静脉右干,即可用以控制右半肝入肝血流,减少断肝时出血,并保持手术野的清晰(图 3)。若因粘连、挛缩无法选择性控制右半肝入肝血流时,则改用肝十二指肠韧带上间歇阻断全肝入肝血流。

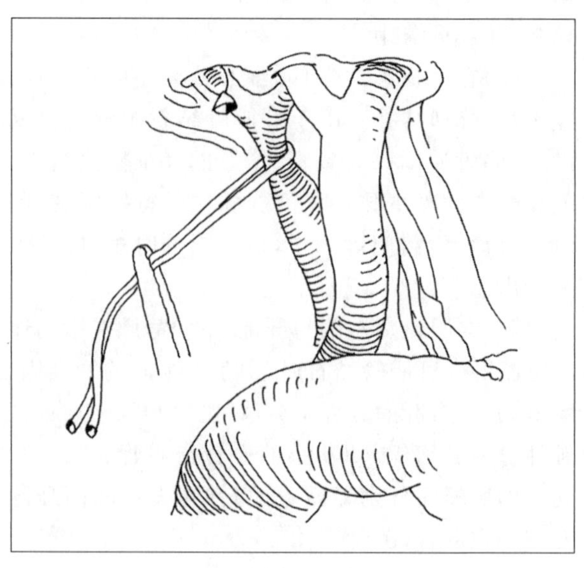

图 3

(5)肝胆管结石是以炎症为主的良性病变,肝切除术要求将因结石而狭窄梗阻或扩张的肝管和纤维化、萎缩的肝组织切除,以兼收解除梗阻、去除病灶的目的。纤维化的肝组织常有明确的界限,断肝时应注意保护肝中静脉,只切断其右侧分支。接近肝后下腔静脉的结构,无须一一分离,可在距下腔静脉 1～1.5cm 处断肝(图 4)。

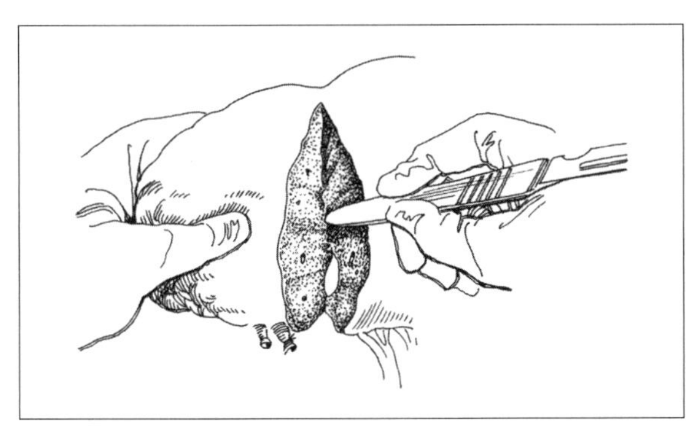

图 4

(6)肝断面应充分止血,大肝管断端在取净结石后,细心缝闭。以大网膜覆盖肝断面,并放置引流。

【术中注意要点】

(1)分离粘连严重的右冠状韧带、右后叶肝裸区时,应细心辨认。牵引或翻转时用力不应太大,以免撕裂肝后下腔静脉。

(2)分离右后叶靠近下腔静脉时,注意勿损伤和撕断右肾上腺静脉和肝短静脉,应在断肝时连同肝组织一并钳夹、切断,以减少出血的危险。

12.11.4.4 肝段切除术

Segmental Hepatectomy

当前一般采用 Couinaud(1957)的肝段划分方法(图 12-11-1)。这一划分与惯用的以门静脉划分肝内分区是相吻合的。即Ⅱ、Ⅲ段为左外叶上、下段;左内叶为Ⅳ段;右前叶上、下段为Ⅷ、Ⅴ段;右后叶上、下段为Ⅶ、Ⅵ段。在肝外科发展至今的水平上,已能为去除某一小区域肝管内的结石或狭窄梗阻,有针对性与选择性地进行小范围的肝段切除,既不过多损失肝组织,又能达到良好的治疗目的。这是肝外科一个新的发展,它要求有最高的定位诊断(包括术中 B 超)准确性,对集簇性肝胆管结石症的外科治疗,也十分重要。

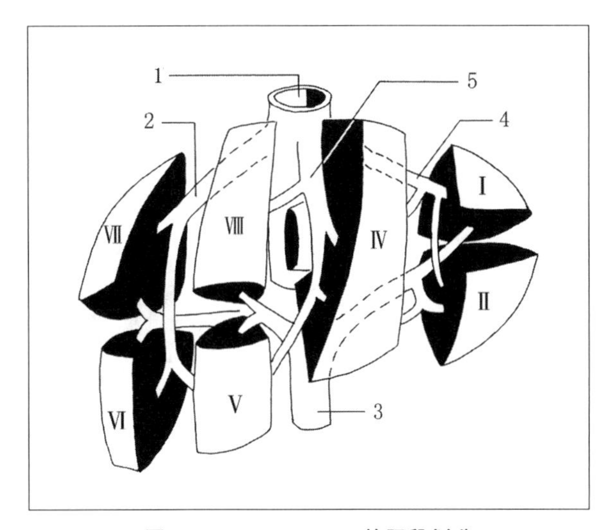

图 12-11-1 Couinaud 的肝段划分

1—下腔静脉;2—肝右静脉;3—门静脉;4—肝左静脉;5—肝中静脉

【手术步骤】

(1)先明确病变肝段的范围及肝内胆管的位置。这可以通过:①对术前造影(T 形管造影、ERCP、PTC、MRCP)片的细心分析;②术中 B 超对病变胆管及相应肝段范围的分辨与引导;③病变肝血管内注入亚甲蓝等加以显示等方法来帮助明确。

(2)Ⅱ、Ⅲ、Ⅳ段切除,应切断肝圆韧带、镰状韧带、左冠状韧带、左三角韧带,充分游离左半肝;Ⅴ、Ⅵ、Ⅶ、Ⅷ各肝段切除,应切断肝圆韧带、镰状韧带、右冠状韧带、右三角韧带,充分游离右半肝。

(3)肝血流的控制。常用 3 种方法:①解剖肝门,在肝横裂的左、右角阻断左、右半肝的入肝血流,来控制左右各肝段切除时的大部分出血;②间歇阻滞肝门部入肝血流,在无肝硬化的病人,每次可约 20min;③改良式全肝血流阻滞,这仅限于肝Ⅶ、Ⅷ段的切除的应用。

(4)断肝时,应依病人的实际情况,决定切除的范围。Ⅱ、Ⅲ段切除应保护门脉矢状部;Ⅳ段切除应保护门静脉矢状部与肝中静脉;Ⅴ、Ⅷ段切除应注意保护肝中静脉及肝右静脉;Ⅵ、Ⅶ段切除应保护肝右静脉。Ⅳ、Ⅴ、Ⅵ、Ⅶ、Ⅷ段切除时,均应保护肝后下腔静脉。

(5)肝断面应充分止血,并防止胆汁漏,以网膜覆盖并放置引流。

(6)切除Ⅱ段(肝左外叶上段)时,需要将左外叶充分游离,根据病变部位与其邻近肝组织间的界线,在控制左肝血流情况下,切除Ⅱ段,肝断面上之胆管及肝血管均应妥善结扎,创面可不做缝合,放置左膈下引流(图1,图2)。

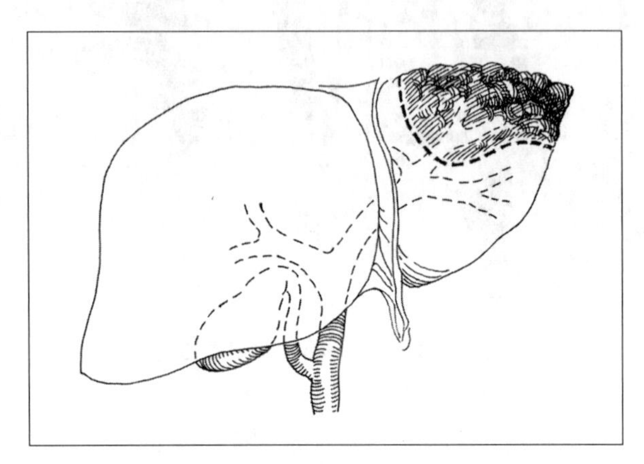

图1 肝内胆管结石Ⅱ段切除

图示肝切除范围及其与肝段胆管关系

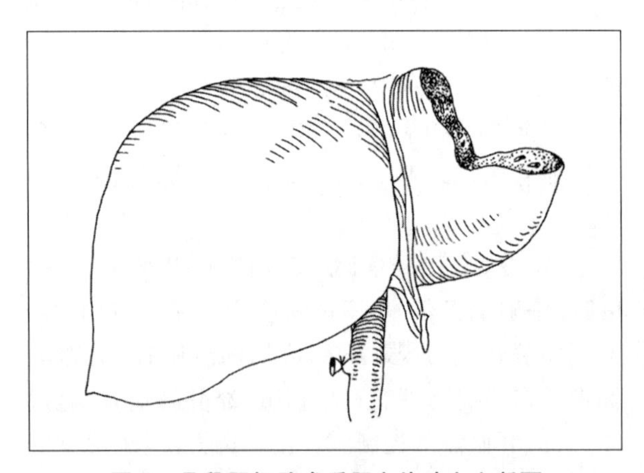

图2 Ⅱ段肝切除术后肝左外叶上之断面

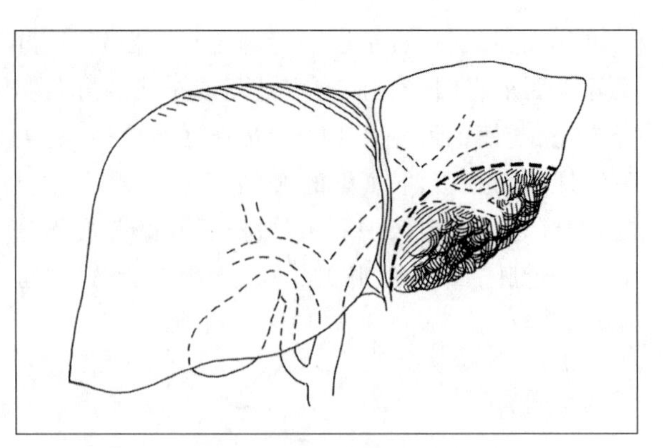

图3 Ⅲ段肝内胆管结石

图示肝左外叶改变的范围及其与段肝管的关系

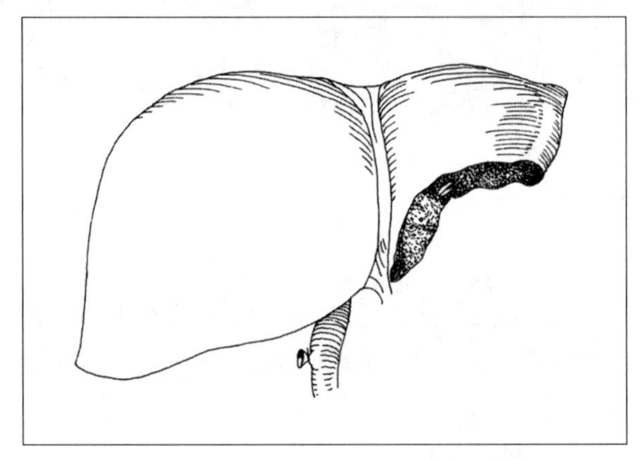

图4 肝内胆管结石时Ⅲ肝段切除

段肝管残端缝闭,断面可加用大网膜覆盖

(7)Ⅲ段肝管内结石,因其位置较浅,故一般较易于处理。但在施行Ⅲ段肝切除时,仍然要切断左三角韧带和左肝圆韧带,使肝左外叶充分游离,才能有利于手术操作(图3,图4)。

(8)Ⅵ段的肝内胆管结石的手术治疗比较困难,因其位置深并常合并有右肝后叶的肝管狭窄,切除手术时应首先切断肝右三角韧带和右冠状韧带,游离肝右叶,在右肝后垫以纱垫,使Ⅵ段能得到较好的显露(图5)。

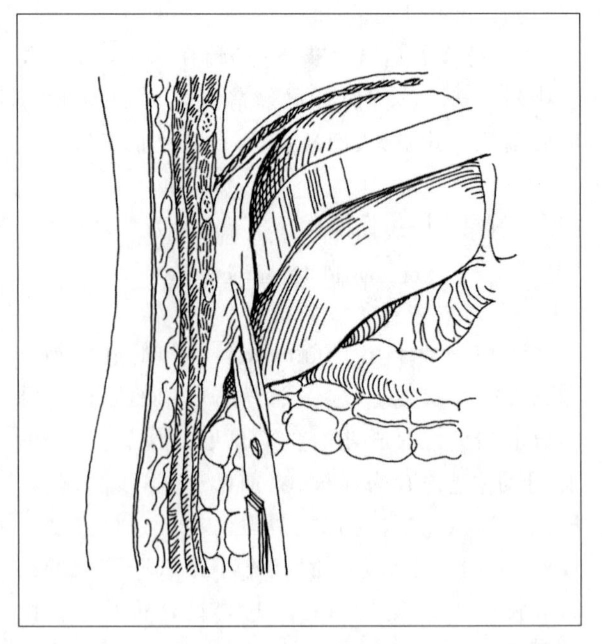

图5 Ⅵ肝段切除

切断右三角韧带及右冠状韧带

在控制入肝血流下，按结石所在和肝脏的病变范围，切除肝右后叶（Ⅵ、Ⅶ段）或Ⅵ段，肝断面上之管道妥善结扎，用大网膜覆盖并放置腹腔内引流（图 6，图 7）。

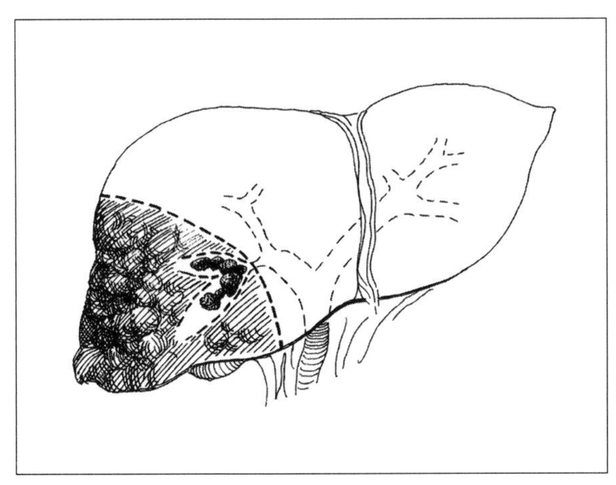

图 6　肝Ⅵ段切除

切除范围与肝段胆管内结石之关系

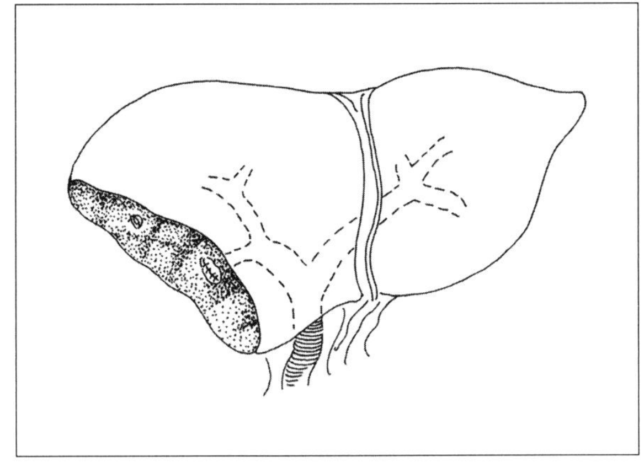

图 7　肝Ⅵ段切除

断面管道妥善结扎并用网膜覆盖

【术中注意要点】

（1）肝段是一个小区域的立体解剖概念，仍以门脉分支为中心，但在肝表面并无明确的界线，术者应熟知肝内解剖结构。

（2）一般肝段切除应遵循由浅入深，由下而上的程序，边切开、分离，边钳夹、结扎止血，而抵近后部肝后下腔静脉时，应将已充分切开游离的病损肝脏，以左手轻轻提起，再细心分离，在下腔静脉的前方或右前方钳夹、离断。切除时勿用力牵拉，致撕裂出血。

12.11.4.5　二、三级肝管切开术

2-3 Grade Hepaticotomy

二、三级肝管切开术目的在于增加对肝内胆管的显露，以求进一步直接、有效地清除结石。如果应用得当，有利于提高肝胆管结石外科治疗的效果。但应注意：①基于肝内结构的特点，不论左叶或右叶二、三级肝管一旦切开，在处理完病损以后，若再予原位缝合，必造成新的更大范围的瘢痕狭窄和梗阻，因而需应用胆肠内引流术才能加以避免；②右前叶上段、右后叶上段、左外叶上段等支肝管，深藏于肝实质之中，无法切开，只能通过切开右前叶下段、左外叶下段支肝管来显露它们的开口，处理结石或狭窄。因而，这一手术的用途也是有限的；③周围部即远离肝门的肝管内的病变，尤其是肝左外叶的梗阻或感染，采用肝左外叶切除术，既可去除左外叶病灶，又可以通过断面探查与清除左肝管及左内叶分支的阻塞性因素，处理较二、三级肝管切开彻底，效果也较可靠，有时并不需联合应用胆肠内引流术；而且，肝左外叶切除术对病人的负担并不比二、三级肝管切开重；④二、三级肝管切开，对技术熟练的医师并不复杂，但由于肝门部及肝内解剖变异多样，完成此一措施常受到某些限制，而且有时还必须损失正常结构，如门脉矢状部分出的左内叶分支，带来不利的影响；⑤二、三级胆管切开，应掌握好明确的适应证，避免盲目性。

【适应证】

左肝管外下段支或右肝管前下段肝管开口的炎性狭窄或嵌顿性结石，而其远端肝管扩张，通过肝门部胆管无法解除或取出的病例，是施行二、三级肝管切开术的主要和常用的指征。

二、三级肝管切开，是肝胆管结石联合手术措施中的一个组成部分，它常需与肝部分切除术尤其肝左外叶切除术合用。并必须与胆肠吻合术联用以重建宽大的胆汁引流通道。

【禁忌证】

（1）肝胆管结石病伴有门脉高压症的病人，在未有效降低门静脉压力以前，不宜施行本术式。因为，这不仅易引起大出血，而实际也不可能完成。

（2）肝胆管结石病，无一、二级肝管开口狭窄而含石肝管也无扩张者，不宜施行一至三级肝管

切开术。

【麻醉与体位】

同“肝部分切除术”。

【手术步骤】

(1)右上腹肋缘下斜切口,充分显露肝膈面与脏面。

(2)结合术前胆管造影片,手术中切开胆总管、肝总管,对左、右肝管进行探查。

(3)1级肝管的切开:沿肝外胆管切口向左、右肝管延长切口切开左右肝管,并进行探查。

(4)右肝管、右肝管前下支切开:先切除胆囊,分离胆囊板,以示指扪摸肝右动脉的走行,此动脉应在右肝管之后内方走过,如在其右前方走行,则应予分离并加以保护。右肝管扩张时,可用右手示指探查并扪清胆囊窝处右肝管浅面肝组织的厚度,如示指不能进入,则以直角钳做引导,逐步切开右肝管及右前下支肝管。如肝管扩张明显,其浅面的肝组织多已萎缩。若尚有一层肝组织,可连同肝管一并切开,逐一缝扎出血点(图1)。

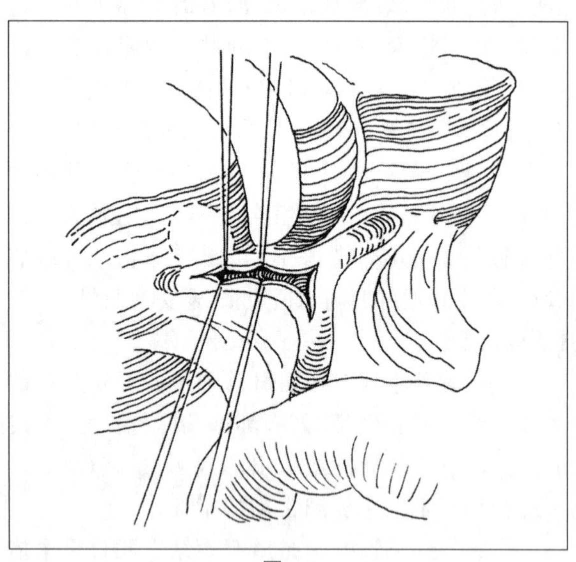

图 1

(5)通过切开的右肝管、右前叶下段支肝管,移出结石,并处理右前叶上段支,右后叶肝管开口的狭窄和取出结石。

(6)左叶二、三级肝管的切开,主要在于处理左外叶肝管开口的狭窄或结石,但这种情况常选用肝左外叶切除术而很少应用肝左外肝管切开(图2)。并且切断或损伤左门静脉矢状部时可发生大出血和晚期肝左叶的纤维化萎缩。

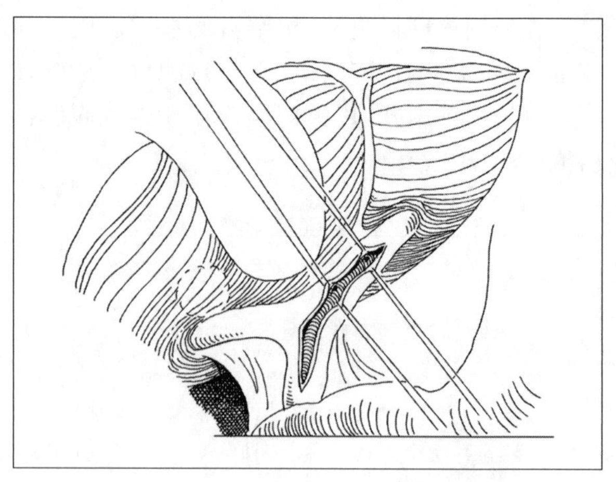

图 2

(7)有时可用左、右二、三级肝管联合切开,以造成一肝门部的宽大的肝胆管开口(图3)。

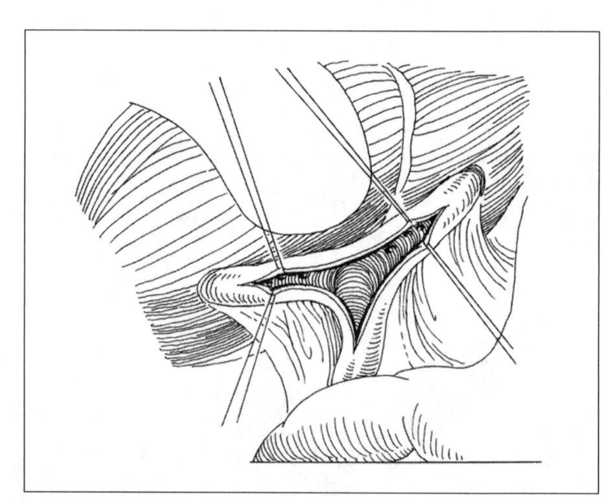

图 3

【术中注意要点】

(1)应结合术前检查,仔细探查肝脏及肝内、外胆管病变的情况,慎重决定手术方式。

(2)应细心解剖肝门部结构,了解肝动脉、门脉走行有否变异,以判明采用二、三级肝管切开的可能性和实施步骤。

(3)应判明门脉分支与各肝管分支的关系,在手术过程中,细心加以保护。

(4)切开肝管浅层肝组织时,应注意止血。

(5)二、三级肝管切开,清除肝内病变后,应完成合乎规格的肝管-空肠吻合术。

(刘永雄)

12.11.5 肝胆管结石合并肝胆管狭窄手术

Operations of Hepatobiliary Stricture Complicated by Intrahepatic Lithiasis

肝胆管狭窄，常与肝胆管结石合并存在，并相互加重。这种狭窄常是环形的，并在胆管周围形成增厚的瘢痕，狭窄的长短不一。肝胆管狭窄可以是单发的，它以左肝管一、二级分支开口为最常见。也可以是多发的，以肝门部大胆管即左、右肝管、肝总管开口为最多见。由于狭窄导致相应肝组织的纤维化、萎缩和健侧肝组织的代偿性增生而呈不规则的肝肿大，称为萎缩增生复合征（图12-11-2）。主要的肝胆管狭窄与肝胆管结石一起常是导致严重胆道化脓性感染，造成病人死亡和病人再次或多次手术的最主要的原因。

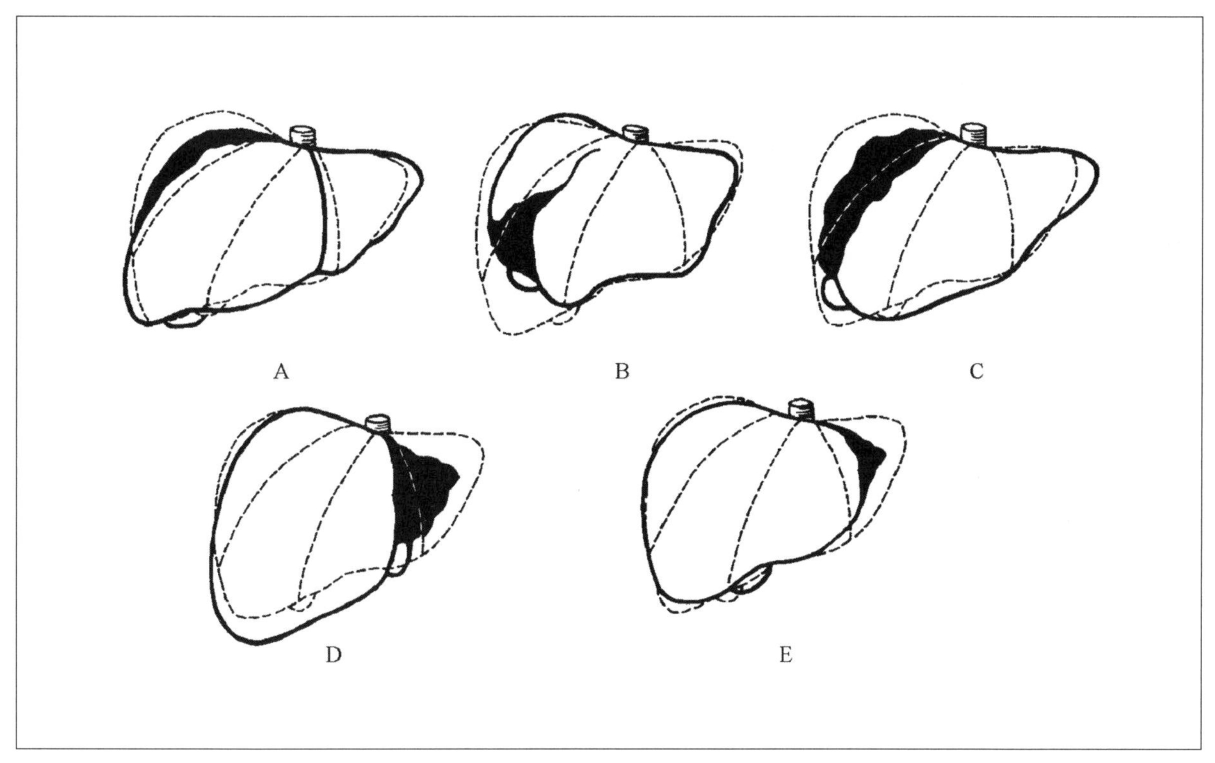

图 12-11-2 肝胆管阻塞之萎缩增生复合征

A—右后叶萎缩（正常肝形态）；B—右前叶萎缩（病理肝形态）；
C—右半肝萎缩；D—左半肝萎缩；E—左外叶萎缩

12.11.5.1 肝门部胆管成形术

Cholangioplasty at the Porta Hepatis

对于肝门部胆管环状狭窄，理论上可行胆管成形术。但是对于肝胆管结石合并狭窄时，整形缝合可以施行的机会是不多的。因肝胆管狭窄是由于急性化脓性胆管炎导致肝管溃疡与纤维组织增生，此时炎症已不仅限于胆管本身，常已蔓及肝管周围，而溃疡灶所在的部位，炎症也最重，狭窄的肝管周围，纤维瘢痕的程度一般也较重。此时，不仅胆管内腔缩小，乃至闭锁，而肝管与周围组织间亦因瘢痕粘连、固定而难有松动，况且狭窄处以上肝内结石存留，往往沿肝管纵行切开后，难以有机会完成满意的横向缝合以恢复管腔内径。手术失败机会多，复发再手术的比例也高，亦容易再发生结石阻塞。故肝胆管结石手术时，很少有机会成功施行整形术。

【适应证】

主要为左侧肝管开口处的环形狭窄，病变局

限，范围小，周围瘢痕组织少，无肝纤维化、萎缩，狭窄以上肝管内结石已经清除。

【术前准备】

同“肝胆管结石清除术”。

【麻醉与体位】

同“肝胆管结石清除术”。

【手术步骤】

(1)入腹后显露肝十二指肠韧带，向上分离肝门，直达肝的横裂，将左、右肝管汇合部的顶端显露，方法同前。

(2)分离左肝胆管的外层鞘膜，将水平走行的左肝管上、下及前面充分游离。

(3)自狭窄下方的肝总管做一切口，并沿左肝管的纵轴剪开狭窄环，并剪开一部分扩大的左肝管(图 1)，由此切口逐一探查右肝管、左肝管、尾叶肝管并尽量取出其中之结石。

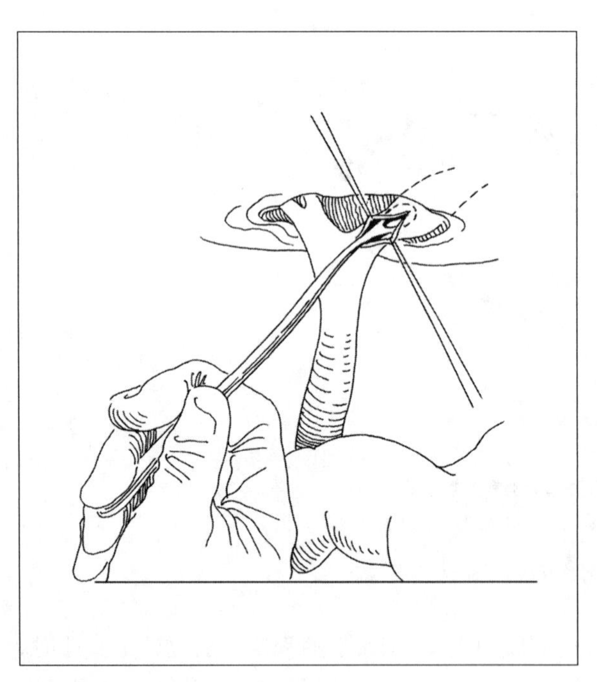

图 1

(4)用 3-0 可吸收性线间断横向缝合狭窄环上、下的左肝管壁，将所切开之左肝管纵行切口缝闭，使狭窄的左肝管腔得以扩大。

(5)在胆总管另做一纵行切口，并探查胆总管，取尽远端之结石。而后由此切口将 T 形管之二短臂，分别置左右肝管，以作支撑引流(图 2)，缝合胆总管的切口。

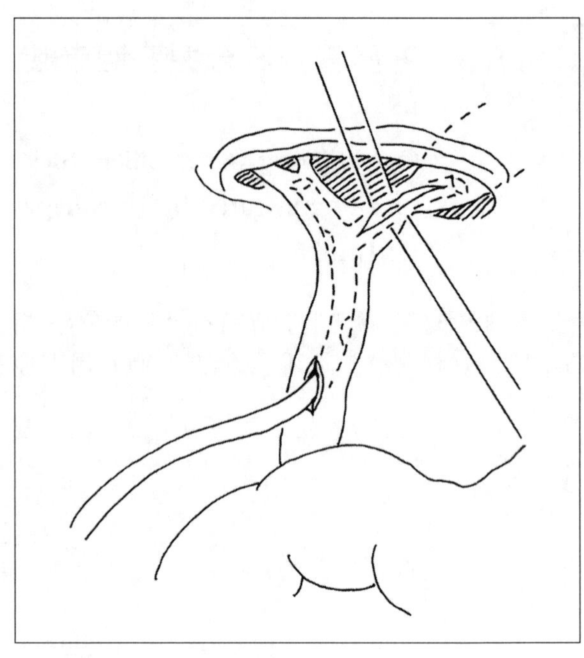

图 2

【术中注意要点】

(1)狭窄肝管的游离应充分，同时应避免损伤因粘连变位的肝动脉、门静脉。

(2)狭窄切开后，必须将其上端的结石取净，以防残留再诱发急性胆管炎。

(3)横行成形缝合切口时应细心目测，将左肝管切口之上下端对合完好。

(4)左肝成形缝合处一定要放置支撑引流管，一般半年或更长一段时间，术后早期还可短时(4～6 周)服用泼尼松(10～15mg/d)，以防止纤维增生过长，再发狭窄。

【主要并发症】

(1)胆汁漏。一般较少发生，多在术后早期，保持支撑引流 T 形管的通畅，可避免其发生。

(2)再狭窄形成。往往由于残留结石的阻塞、胆管炎再发、纤维瘢痕增生造成。此种情况，在拔除支撑引流管后，近期即可发生。

12.11.5.2 高位肝胆管空肠吻合术

High Hepaticocholangiojejunostomy

肝门部胆管狭窄包括左肝管开口、右肝管开口和肝总管上端开口的狭窄，常并发肝胆管结石，因而亦是治疗肝胆管结石时需要解决的问题。

【适应证】

右肝管狭窄、左肝管狭窄、肝总管狭窄、左右肝管狭窄和肝门部胆管狭窄，若狭窄明显，当引起明显的临床症状或伴有肝内胆管结石时，均需予以手术处理。

【术前准备】

同“肝胆管结石清除术”。

【麻醉与体位】

同“肝胆管结石清除术”。

【手术步骤】

(1)右上腹肋缘下斜切口。

(2)分离粘连，显露肝十二指肠韧带。

(3)向上分离并牵开肝方叶(Ⅳ段)。若方叶增生、肿大，使肝横裂变深，肝门难以显露，则应先施行肝方叶切除术或肝中裂分离，使肝门部胆管之前方完全暴露。

(4)纵行切开胆总管与肝总管，再以直角钳引导，切开狭窄的肝总管上端开口(图1)。

(5)再向左切开左肝管狭窄的开口，并将切口向上方扩张的左肝管前壁延长。

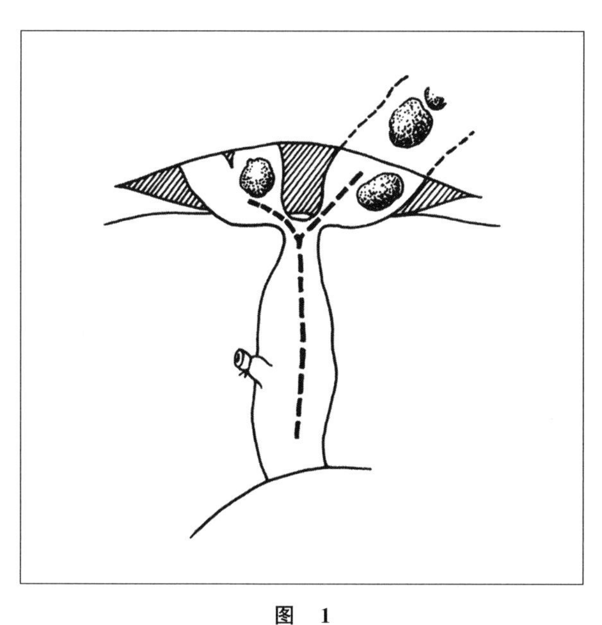

图 1

(6)剪开右肝管开口处狭窄和狭窄以上扩张的胆管，以细线牵引，逐一探查各肝内胆管开口(图2)。

(7)若为肝门部胆管的多个开口狭窄，常需应用成形缝合技术将已切开的各肝管相邻近的侧壁做成形缝合，使各狭窄肝管开口连为一体，敞开作为排胆通道的后壁，完成狭窄肝管的成形缝合(图3)，而后与一空肠襻做侧-侧吻合，以通畅引流。

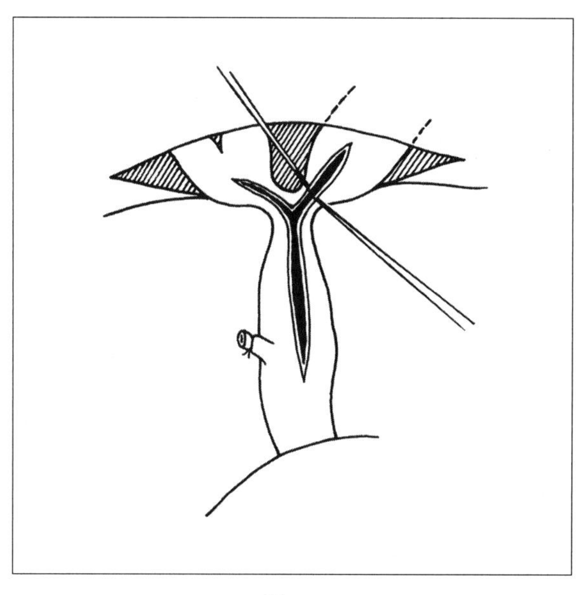

图 2

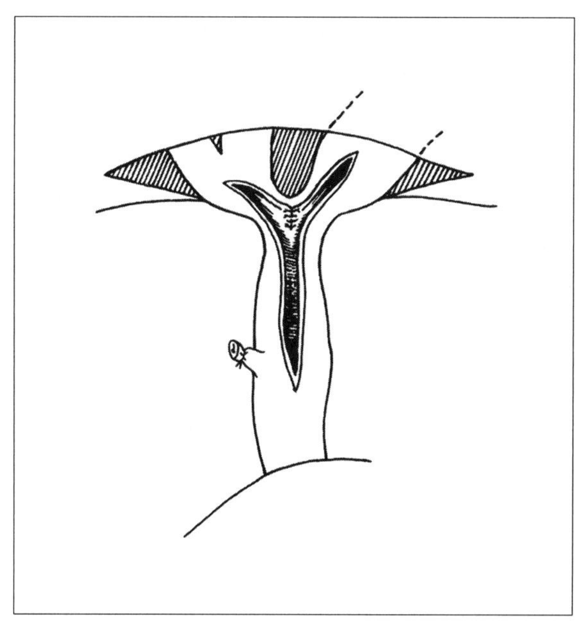

图 3

【术中注意要点】

(1)为完成肝胆管的显露，常须充分地分离肝十二指肠韧带与肝门间的粘连，因反复发作的炎症与瘢痕粘连，使这种分离十分困难，应熟知肝门部解剖，并应注意肝右动脉的走行变异(如在肝总管前面横过),应注意保护。

(2)有时肝方叶肿大,使肝门加深,为了有效地显露肝门胆管,须将肿大的肝方叶切除。此时应首先尽可能向上分离肝十二指肠韧带与肝方叶之粘连,用钳夹止血法或用微波手术刀将其切除,注意充分止血。

(3)切开狭窄的肝胆管开口及其上方的扩张肝胆管时,应逐一充分地以细丝线缝扎止血,缝线暂不剪断,留作牵引。

(4)成形缝合应以3-0可吸收线将二肝管侧壁对齐缝合,线结尽量置于管壁外。

(5)肝管空肠吻合术是在清除结石,去除肝内病灶后,保持胆液畅流的积极措施,它要求:①肝管壁切口与空肠襻切口都有良好的血供,吻合时以一层间断缝合为佳;②吻合口要大,并以侧-侧吻合为佳,因其切断了肠壁环肌纤维。尤其忌用空肠的端同肝管做吻合,否则极易发生吻合口狭窄;③吻合口应没有张力;④完善的黏膜与黏膜的对合。

(6)肝胆管结石合并肝胆管狭窄手术时必须置放某种类型的胆管引流,作为短期的控制感染或作为长时间的支撑引流(图4~图6)。

急性胆管炎期施行手术时,应该做到:将T形管的一臂放至狭窄处以上之肝胆管。

择期性手术时,亦常用肝胆管U形管支撑引流。在肝胆管开口狭窄矫正后:①先以引导器经肝胆管近端穿入肝组织并在肝的膈面(或脏面)穿出;②以双粗丝线牵引一有韧性的硅管(长50~60cm)由引导器拽入肝胆管并通过狭窄,一端经空肠引出;③U形管带有侧孔,两端均经戳口引出至腹壁外;④U形管的放置可以是单侧,也可以是双侧的(图7)。

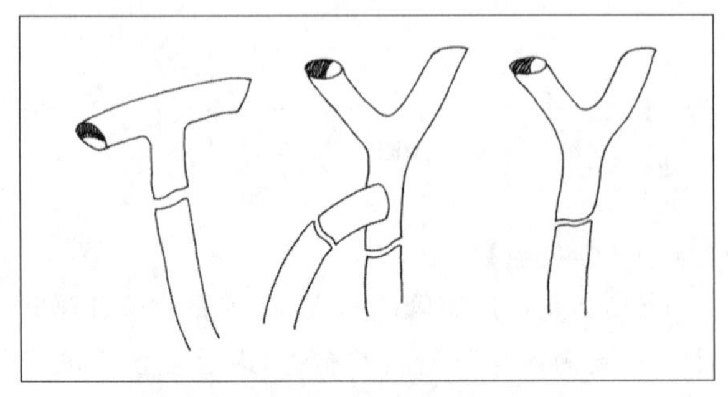

图4 肝胆管狭窄放置的不同形状的胆管内支撑引流管

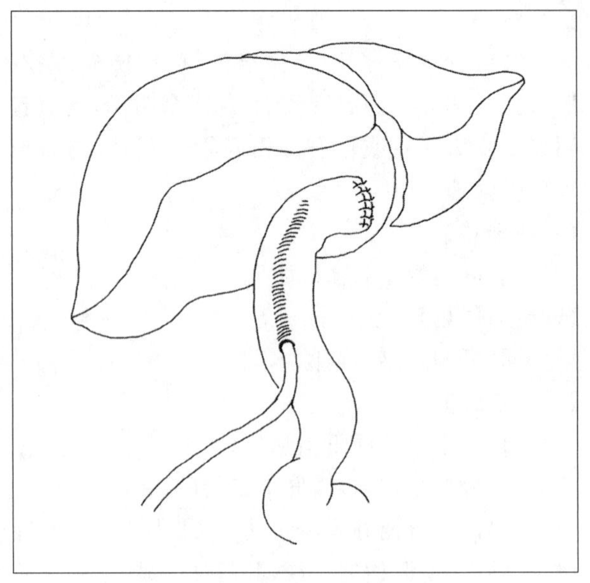

图5 常用的胆管引流引出途径

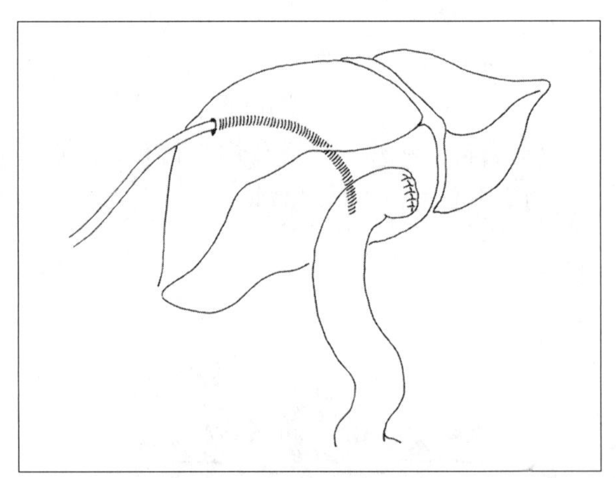

图6 经肝胆管支撑引流管

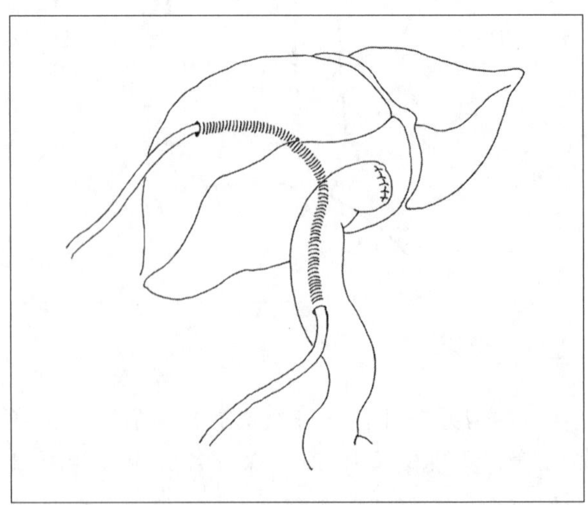

图7 经肝胆道U形管

(刘永雄)

12.12 肝门部肝胆管狭窄修复手术

Operations for Benign High Biliary Duct Stricture at the Porta Hepatis

肝胆管狭窄多为胆道感染、胆管壁溃疡和纤维瘢痕所造成。统计全国 3938 例有明确记录的肝胆管结石手术资料中，肝胆管狭窄 956 例，占 24.28%。肝胆管狭窄多位于左、右肝管开口处，肝总管上端，左肝管横部，左右肝管 2 级分支汇合处；左侧肝胆管狭窄较右侧多见，有时多处狭窄；肝胆管狭窄常合并肝内胆管结石、肝脏病理改变如肝叶代偿性增大、肝叶萎缩等，病程长者易致胆汁性肝硬化、门静脉高压症；因此，肝胆管狭窄手术难度常很大，尤其右后段肝管狭窄手术更为困难。

12.12.1 肝门部肝胆管成形术

Cholangioplasty at the Porta Hepatis

12.12.1.1 肝胆管原位成形术

Cholangioplasty in Situ

【适应证】

(1)局限性肝总管或左肝管开口处的环状狭窄，狭窄环上、下胆管明显扩张，胆管壁无明显增厚，且胆管黏膜完整。

(2)肝内胆管无结石和狭窄，亦无肝叶萎缩。

(3)肝外胆道和 Oddi 括约肌功能正常。

(4)无急性胆管炎。

【术前准备】

(1)详细询问病史，尤其手术史及胆管炎反复发作史。

(2)检查肝、心、肾功能，必要时做胃肠道钡餐或纤维胃镜。

(3)B 型超声检查，了解肝胆管扩张、有无结石和蛔虫；必要时行肝胆道 γ 照相；然后经皮肝穿刺胆道造影(percutaneous transhepatic cholangiography, PTC)或内镜逆行胆胰管造影(endoscopic retrograde cholangiopancreatography, ERCP)，以获得清晰的胆道系统 X 线影像，以明确肝胆管狭窄部位和结石分布。

(4)给抗生素以预防和控制肺部或胆道感染。

(5)有黄疸者应肌内注射或静脉滴注维生素 K，并测定凝血酶原时间。

(6)有肠道蛔虫病者，应驱蛔治疗。

(7)术前放置胃肠减压管和导尿管。

(8)根据病人营养状况，酌情给予支持治疗。

【麻醉与体位】

一般采用持续硬膜外麻醉。肥胖或心血管疾病病人宜采用全身麻醉。手术体位为仰卧位。

【手术步骤】

(1)切口：常采用右上腹直肌切口，切口上端至剑突右侧。体型肥胖或肝脏位置高的病人宜采用右肋缘下斜切口，必要时将切口延至左肋缘下，切断部分或整个左侧腹直肌(图 1)。

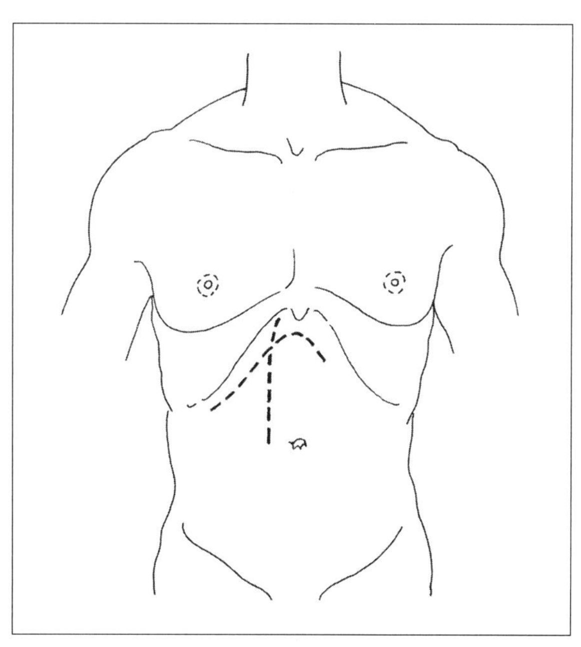

图 1

(2)显露肝总管及左肝管：经过对肝和胆道系统的全面探查后，沿胆总管前的纤维鞘膜，显露肝总管及左肝管；沿胆总管切口向上剪开肝总管前壁，并逐渐接近左肝管开口。用直角钳探查左肝管口，准确地逐渐纵行剪开左肝管口狭窄环和左肝管前壁，达狭窄处以上约 2cm，将左肝管狭窄环及扩张的左肝管充分切开(图 2)。肝中动脉常在左肝管前壁横过，需妥善缝合、结扎、切断。胆管壁上的出血点应以 3-0 丝线缝合结扎止血。

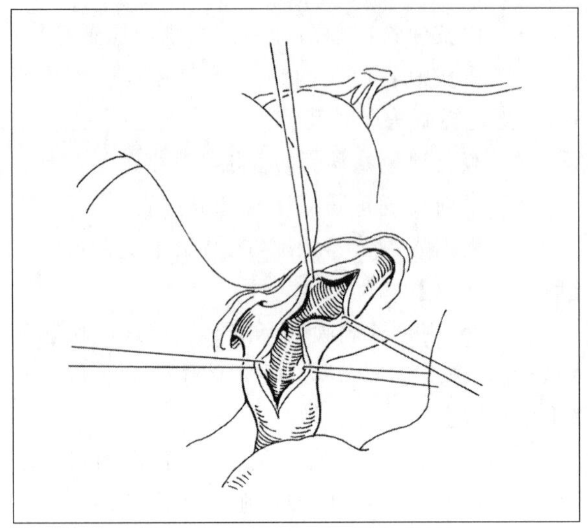

图 2

(3)肝总管或左肝管口的环状狭窄切开后，肝胆管壁呈花瓣状敞开，适当地切除狭窄部的瘢痕组织，使胆管切缘有完整的胆管黏膜，以 3-0 线将切开的环状狭窄的上下胆管壁间断整形缝合，缝线尽量少穿过胆管黏膜，线结在外，以减少再狭窄和避免线结周围发生结石(图 3)。然后以 3-0 线纵行缝合胆管前壁，并以适当大小的 T 形管的短臂通过左肝管支撑引流(图 4)。

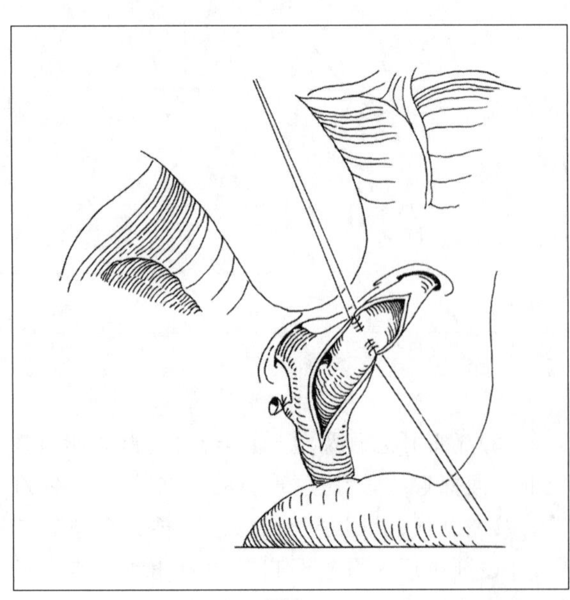

图 3

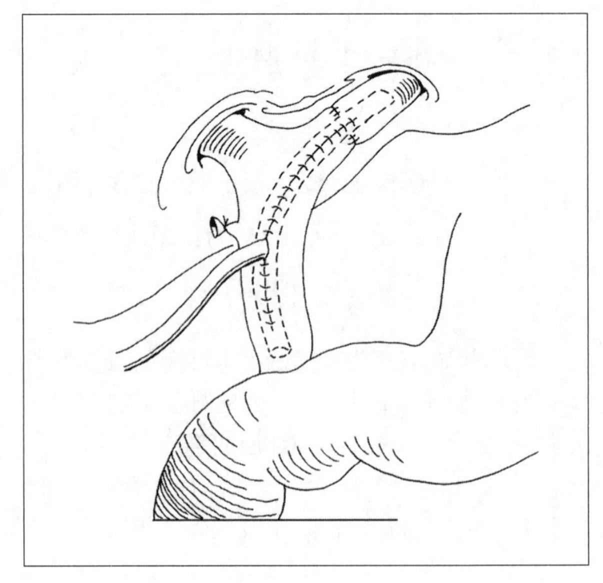

图 4

【术中注意要点】

肝胆管成形术是精细的整形手术，肝胆管及其狭窄的切开要精心设计，切口整齐；在做肝胆管成形缝合时，必须用细针线并严格掌握针距和边距，线结在外，要求吻合口平整光滑；肝胆管横行整形缝合时，必须无张力。

【术后处理】

(1)妥善固定 T 形引流管，以防脱出。

(2)保持潘氏引流(Pancoast drain)或烟卷引流通畅，术后 48～72h 或更长时间，视引流物多少逐渐拔除引流。

(3)选用有效抗生素，根据胆汁细菌培养及药敏试验及时调整抗生素的使用。

(4)胃肠功能恢复后，口服消炎利胆药物。

(5)2 周后开始用温生理盐水或抗生素溶液冲洗 T 形管，每周 2 次。3 周后开始夹闭 T 形管。T 形引流管放置时间 3～6 个月，待经 T 形管逆行胆道造影后，再决定拔除 T 形管的时间。

(6)若无溃疡病等禁忌证，1 周后开始口服泼尼松，每天用量 10～15mg，3～6 周后逐渐减量。

(7)10～14d 后，右上腹肝门部可行超短波治疗。

【主要并发症】

手术适应证选择不当，手术操作不细致或支撑的 T 形引流管拔除过早等均会造成肝胆管的再狭窄。

在一般情况下，胆管整形术后仍留有相对性狭窄，易导致肝内结石再发，故当前已较少使用。

12.12.1.2 自体生物瓣肝胆管修复术

Biliary Duct Defect Repaired with Autogenous Tissue Flap

肝胆管狭窄切开之后，肝胆管壁之缺损通常采用肝胆管空肠 Roux-en-Y 吻合术。近年来，临床上采用各种自体生物瓣包括带蒂脐静脉瓣、带血管蒂胆囊瓣、带血管蒂空肠片和带血管蒂胃浆肌瓣等修复胆管缺损，已取得了良好效果。具有肝胆管原位成形的优点，解除了肝胆管狭窄、保留了 Oddi 括约肌的功能和防止上行性胆道感染。

12.12.1.2.1 带蒂脐静脉瓣修复肝胆管缺损术

Biliary Duct Defect Repaired with Pedicled Umbilical Vein Flap

带蒂脐静脉瓣修复肝胆管缺损的优点：脐静脉取材容易，脐静脉有丰富的血液循环，脐静脉壁主要由胶原纤维和少量平滑肌构成，偶尔可见弹力纤维，因此在结构上与胆管壁很相似。手术操作方便，容易掌握。

【适应证】

（1）肝总管狭窄，尤其医源性肝总管损伤，左或右肝管狭窄及左右肝管开口处狭窄。

（2）肝胆管狭窄较长或胆管壁增厚。

（3）胆总管及 Oddi 括约肌功能正常。

（4）狭窄以上之肝内胆管无结石残留和胆管狭窄。

（5）无严重的复发性胆管炎。

（6）无肝叶萎缩等肝脏病变。

【术前准备】

同“肝胆管原位成形术”。

【麻醉与体位】

同“肝胆管原位成形术”。

【手术步骤】

（1）切口：采用右肋缘下斜切口，必要时延至左肋缘下，手术野可获得良好显露，即便需肝方叶切除也能顺利完成手术；对单纯的肝总管狭窄、体型瘦长者亦可采用右上腹直肌切口。

（2）分离肝门部粘连，显露肝胆管狭窄。

（3）左肝管狭窄伴肝方叶肿大或右肝管狭窄不能充分切开时，应行肝方叶或肝门部部分肝组织切除，以充分显露肝胆管狭窄。应用悬挂肋缘牵开器可增加显露和减少肝切除的需要要。

（4）充分切开肝胆管狭窄，清除肝胆管周围及胆管壁之瘢痕组织。胆管壁上的出血点应以 3-0 线逐一缝合结扎。

（5）脐静脉壁的血供分别由左门静脉和左肝动脉各发出一分支。

（6）分离脐静脉周围组织，将其分离至左叶间裂之桥状组织处，近腹壁侧切断脐静脉并缝扎腹壁侧断端。根据肝胆管缺损的部位，确定保留带蒂脐静脉长度；根据肝胆管缺损的宽度，适当扩张脐静脉腔；根据肝胆管缺损的长度，确定纵行剪开脐静脉的长度（图 1）。

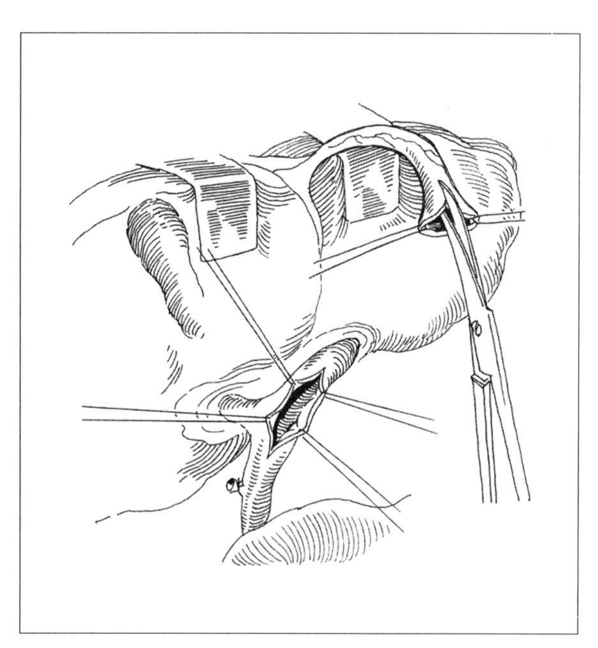

图 1

（7）肝胆管壁与带蒂脐静脉壁做侧-侧吻合。肝胆管黏膜与脐静脉内膜对合好，以 3-0 丝线做缺损的肝总管左缘和左肝管下缘与脐静脉瓣全层单层间断缝合，缝合完毕后由下而上逐一结扎，线结在外（图 2）。

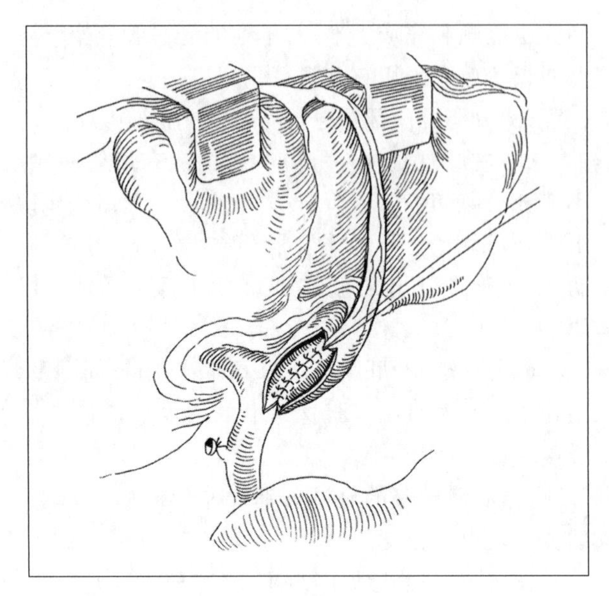

图 2

(8)通过正常的胆总管壁,将 T 形管两短臂置于左右肝管内做支撑引流。

(9)行缺损的肝总管右缘和左肝管上缘与脐静脉瓣全层单层间断缝合,可边缝合边结扎(图 3)。

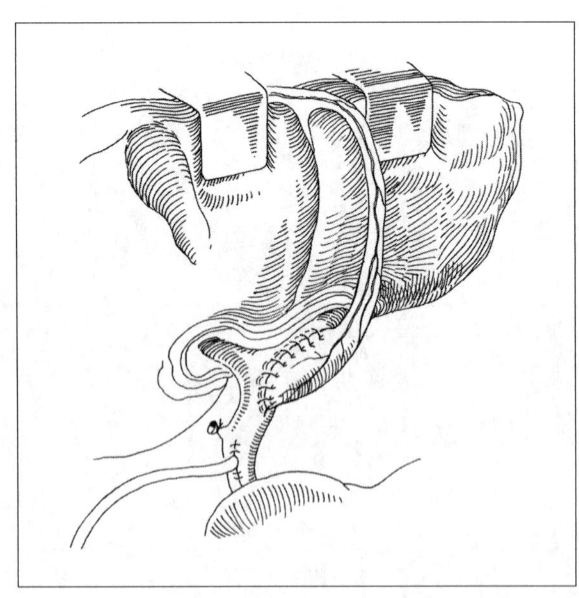

图 3

(10)清洗手术野。于小网膜孔放置引流。

【术中注意要点】

脐静脉壁越近肝脏壁越厚,质量越好,在修复胆管无张力的情况下,尽可能用近肝脏侧之脐静脉。脐静脉瓣的大小,可稍大于肝胆管壁缺损的面积。但不要过大,否则可能会造成胆管囊状扩张。支撑的 T 形管不能从脐静脉瓣或吻合口引出,必须从正常的胆总管引出。

【术后处理】

(1)T 形管支撑引流放置时间 3～6 个月,拔除 T 形管前应行 T 形管逆行胆道造影。

(2)其他同"肝胆管原位成形术"。

【主要并发症】

肝胆管再狭窄或囊状扩张。严格执行手术操作步骤和术中注意事项,术后处理措施,可以预防或减少肝胆管的再狭窄或囊状扩张的发生。

12.12.1.2.2 带血管蒂胆囊瓣修复肝胆管缺损术 Biliary Duct Defect Repaired with Pedicled Gallbladder Flap

【适应证】

(1)胆囊无明显的病理改变。

(2)其他同"带蒂脐静脉瓣修复肝胆管缺损术"。

【术前准备】

同"肝胆管原位成形术"。

【麻醉与体位】

同"肝胆管原位成形术"。

【手术步骤】

(1)保持胆囊瓣的良好血液循环。保留胆囊动脉,从胆囊底部游离胆囊至胆囊颈部,并结扎或缝扎出血点。

(2)肝胆管狭窄切开。胆总管切开,探查胆总管下端。沿胆总管切口向上切开肝总管,充分切开肝总管狭窄或左、右肝管狭窄(图 1)。当肝胆管狭窄切开有困难时,可行肝门部部分肝切除或肝方叶切除。以 3-0 丝线缝扎胆管壁上的出血点和肝胆管整形。

(3)根据肝胆管狭窄部位、长度和肝胆管壁缺损大小设计保留带血管蒂胆囊瓣的大小(图 2)。

(4)肝胆管与胆囊瓣吻合。以 3-0 线全层单层间断缝合吻合口右侧壁,吻合口右侧壁吻合完毕,由下而上逐一结扎,线结在外(图 3)。

(5)通过正常的胆总管将 T 形管两短臂置于左右肝管内,再缝合吻合口左侧壁(图 4)。

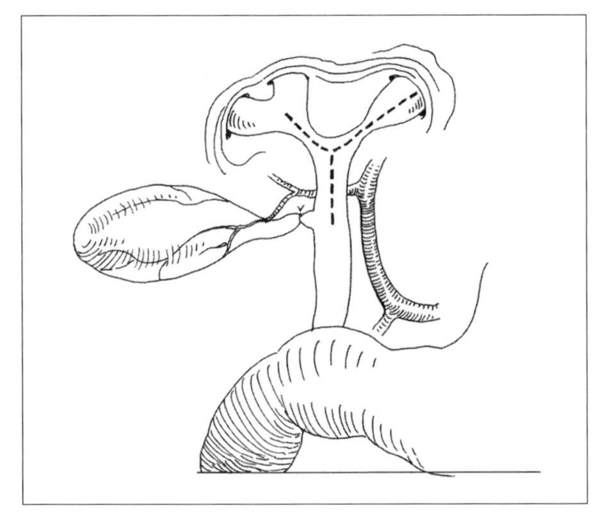

图 1

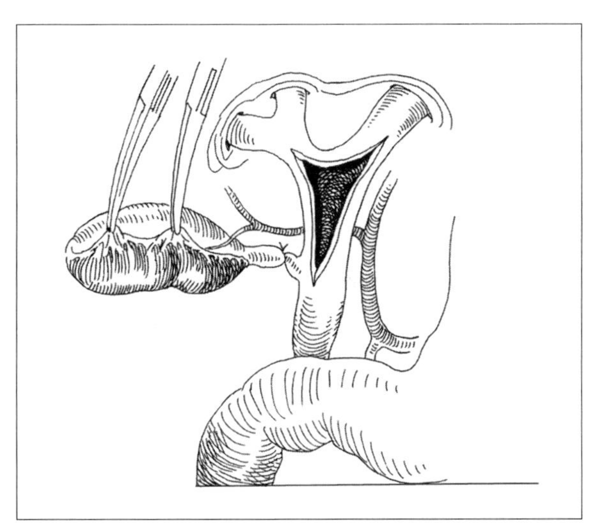

图 2

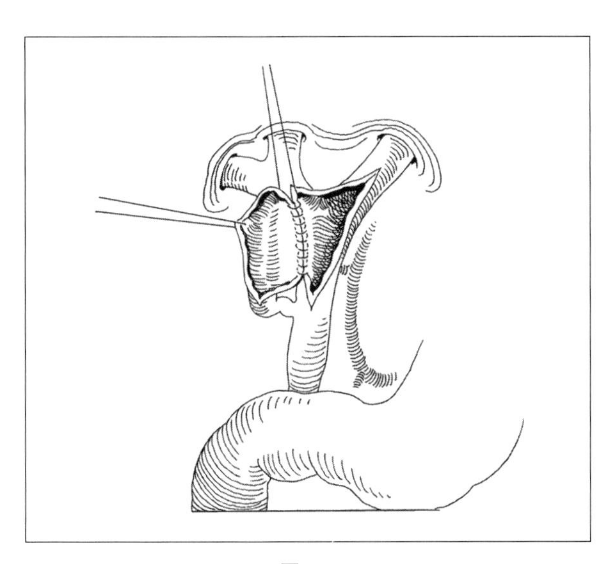

图 3

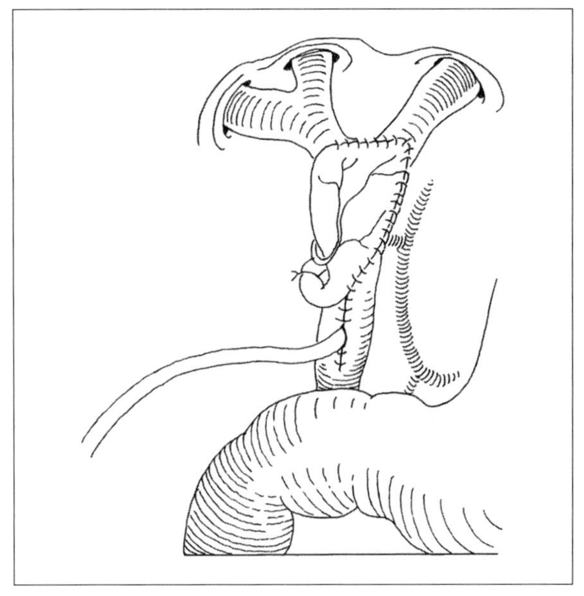

图 4

(6)清洗手术野,于小网膜孔放置引流。

【术中注意要点】

(1)保留的带血管蒂胆囊瓣的大小要与肝胆管壁缺损的大小一致。防止胆囊瓣过大形成胆管囊状扩张。

(2)胆囊瓣切缘出血点以 3-0 线缝合结扎止血。

(3)肝胆管壁与胆囊瓣缝合需注意针距和边距,一般在 3mm 左右,线结在外,以保持吻合平整。

【术后处理】

(1)T 形管放置时间 1～3 个月。拔 T 形管前应行 T 形管逆行胆道造影。

(2)其他同“肝胆管原位成形术”。

12.12.2 高位肝胆管空肠吻合术

High Cholangiojejunostomy

高位肝胆管空肠吻合时,外科医生最感到棘手的是:①高位肝胆管狭窄合并胆汁性肝硬化,门静脉高压症;②肝胆管狭窄较长、狭窄以上的肝管又无明显扩张;③在前次手术用胆道扩张器硬性将肝胆管狭窄扩开,致肝胆管狭窄多处纵行裂开,或放置的 T 形管支撑时间不够长,造成肝胆管内充满肉芽组织,无正常的胆管黏膜;④胆肠吻合术后继发的硬化性胆管炎。

12.12.2.1 汇合部肝胆管空肠吻合术 Cholangiojejunostomy of the Common Hepatic Duct

【适应证】

（1）肝总管狭窄合并肝内胆管扩张和多发性结石。

（2）肝总管损伤性狭窄，肝内胆管扩张，肝外胆管缺损长，结缔组织增生，胆管腔闭锁，不适合胆管缺损修复术者。

（3）肝总管狭窄合并胆总管下端狭窄或 Oddi 括约肌功能失调。

（4）肝总管以下肝外胆管闭锁或先天性胆道闭锁症Ⅱ型。

【术前准备】

同“肝胆管原位成形术”。

【麻醉与体位】

同“肝胆管原位成形术”。

【手术步骤】

（1）切口同肝胆管原位成形术。对再次胆道手术病人，如不影响手术野显露，应尽可能采用原切口，并切除皮肤切口瘢痕。

（2）分离肝门部粘连，显露胆总管，纵行切开胆总管前壁，沿胆总管切口向上延长切口并纵行切开肝总管狭窄，切开左右肝管汇合部胆管。必要时切开左右肝管少许，以扩大吻合口（图 1）。

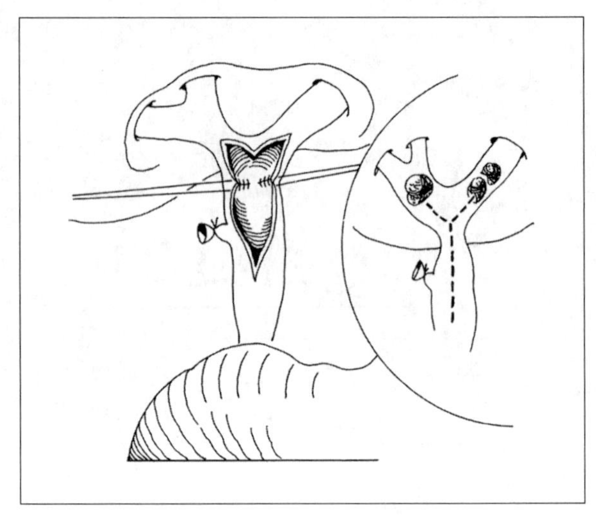

图 1

（3）清除肝胆管结石，将切开的肝总管狭窄用 3-0 线整形缝合。胆管壁出血点以 3-0 线缝合结扎止血。胆总管下端的处理：当 Oddi 括约肌功能失调合并反流性胆管炎或有 Oddi 括约肌切开、胆总管十二指肠吻合或肝内胆管多发性结石者，应将胆总管下端横断（图 2）。

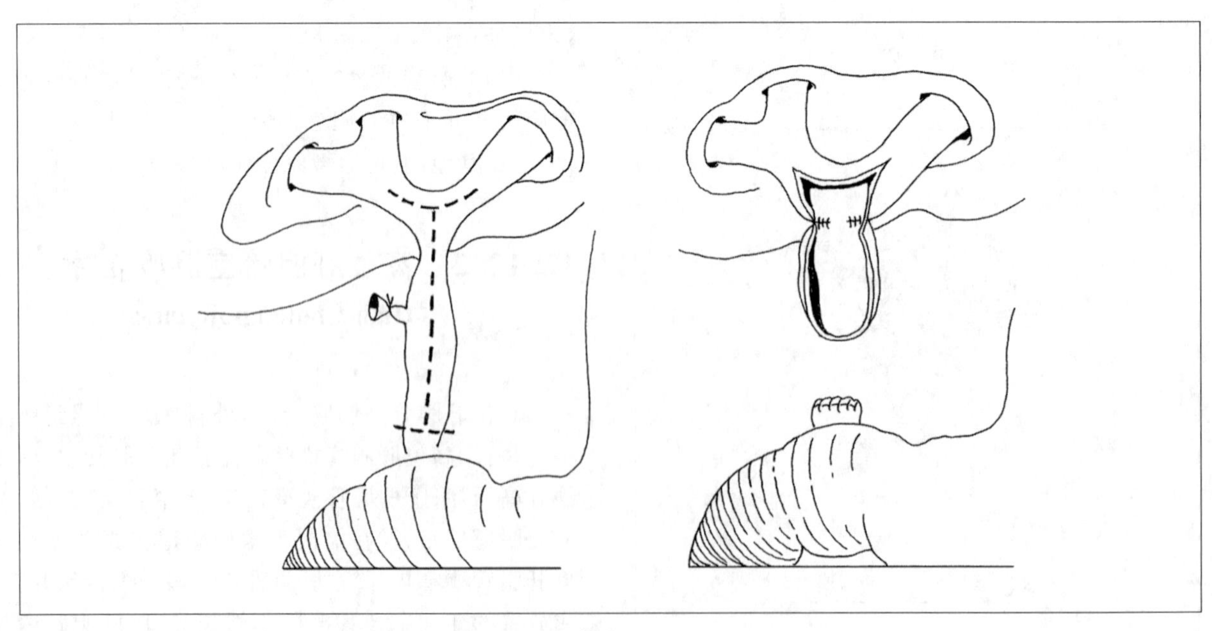

图 2

(4)胆管空肠吻合:胆管空肠 Roux-en-Y 吻合术包括以下3个内容:胆管空肠吻合;空肠襻的处理;空肠与空肠吻合。高位胆管空肠吻合在技术上是比较复杂的。

高位胆管空肠吻合,以3-0或0号线行吻合口左侧缘全层单层间断缝合,黏膜要对合整齐、内翻不宜多,注意针距和边距均匀一致,缝合线需长、暂不结扎并依次排列,待吻合口左侧缘缝合完毕,将空肠襻提至肝门部,由下而上逐一结扎。选择适当大小T形管并将其裁剪成Y形,两短臂分别置入左右肝管内,长臂通过空肠襻肠壁引出。以3-0或0号线间断缝合吻合口右侧缘(图3)。最后将空肠襻上端缝合固定于附近组织上。如有可能,最好用可吸收的合成缝线。

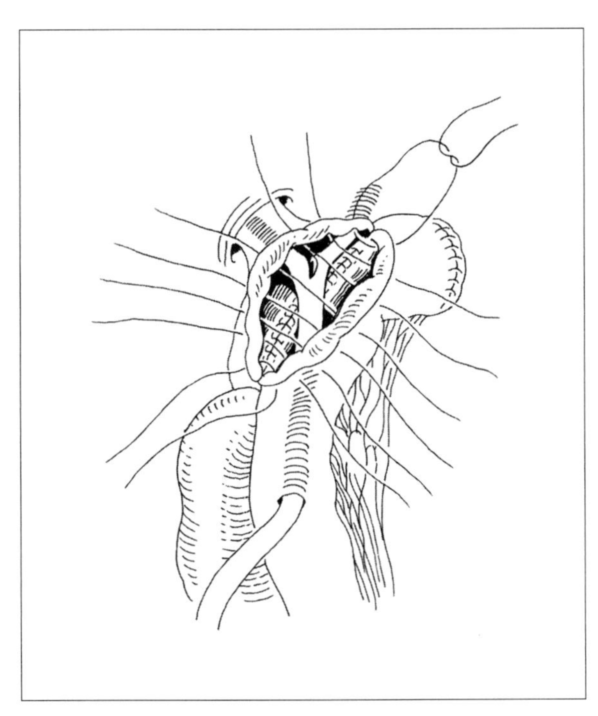

图 3

(5)清洗手术野,于肝门部小网膜孔附近放置潘氏引流(Pancoast drain)或腹腔引流管,从右侧腹壁另戳孔与T形管长臂一同引出体外,并缝合固定于皮肤上。

【术中注意要点】

(1)充分切开胆管狭窄,切开相当于狭窄以上胆管约2cm长,达到将狭窄环和扩张的胆管充分敞开,并取狭窄处瘢痕组织做冷冻切片检查,以除外癌变。

(2)对重度胆管狭窄不要强行扩张,否则会造成更难以处理的胆管再狭窄;应力求做狭窄切开,如确有困难可用带气囊T形管或U形管做定期扩张。

(3)右肝动脉变异。右肝动脉有时从肝总管前横过,肝总管狭窄切开时,需将右肝动脉游离、胆总管下端横断,将右肝动脉复位于肝总管后方;如果右肝动脉与肝总管粘连很紧不易分离时,也可将右肝动脉结扎、切断。

【术后处理】

(1)持续胃肠减压至肠蠕动恢复,肛门排气。

(2)选用有效抗生素。

(3)保持引流管通畅,48~72h或更长时间视引流物多少逐渐拔除引流。

(4)若无溃疡病等禁忌证,1周后开始服用泼尼松,每天10~15mg,3~6周后逐渐减量。

(5)2周后开始夹闭T形引流管,4~6周经T形管逆行胆道造影,如无结石残留可拔除T形管。

(6)胆道内如有结石残留,可酌情使用胆道镜、取石网或生理盐水等冲洗T形管以排出结石;当结石下降至胆总管下端不能排出者,可经内镜行Oddi括约肌切开排出结石。

(7)继续服用利胆药物如舒胆通、去氢胆酸等。

(8)生理盐水加抗生素冲洗T形管,每周2次,如胆泥多须适当多冲洗几次。

【主要并发症】

(1)残余结石:肝胆管狭窄常合并肝内胆管结石,残余结石发生的原因:①肝内胆管结构复杂、解剖变异多、结石分布广;②无清晰的胆道X线片;③术者缺乏临床经验,术式选择不当;④重症胆管炎急症手术;⑤肝内胆管多发性结石,取石后缺乏必要的术中胆道造影或胆道镜检查;⑥缺乏必要的取石器械。

(2)胆道出血:胆肠吻合术后发生胆道出血多由于损伤胆管小动脉所致,常见的原因:①缝针损伤胆管壁上的小动脉,形成搏动性血肿,并向胆管腔内破溃出血;②缝针损伤右肝动脉壁或肝固有动脉壁,逐渐形成假性动脉瘤并向胆管腔内溃破;③肝胆管因反复探查、取石、冲洗,造成胆管黏膜损伤或取石时因动作粗暴损伤肝胆管壁造成假道致肝实质出血。细致地手术操作，胆道出血多可避免。

(3)胆道感染：吻合口狭窄、吻合口以上肝内胆管残留结石或T形引流管不通畅等是造成胆道感染的主要原因。

(4)胆汁漏：由于胆肠吻合缝线脱落、缝线针距过大对合不良或T形管引流不畅而发生胆汁漏。胆肠吻合放置T形管引流可减少或避免胆汁漏的发生。

12.12.2.2 左肝管空肠吻合术

Cholangiojejunostomy of the Left Hepatic Duct

在肝胆管狭窄的病例中，以左肝管狭窄最常见，占高位胆管狭窄的52.8%～60.7%。故左肝管空肠吻合术是最常用的术式。

【适应证】

(1)左肝管狭窄、左肝内胆管扩张，但左肝叶无萎缩者。

(2)左肝管狭窄伴左肝内胆管多发性结石。

(3)左肝管狭窄伴左肝外叶萎缩。

(4)左肝管狭窄伴胆总管下端狭窄或Oddi括约肌功能失调者。

(5)左肝管狭窄不适合做胆管原位成形或自体生物瓣修复术者。

(6)左肝管或左内叶肝管狭窄并肝方叶肿大，需做肝方叶或部分肝方叶切除者。

【术前准备】

同“肝胆管原位成形术”。

【麻醉与体位】

同“肝胆管原位成形术”。

【手术步骤】

(1)分离肝门部粘连，显露胆总管、肝总管、左右肝管汇合部和左肝管前壁。

(2)胆总管前壁以3-0丝线缝合2针牵引线，穿刺抽出胆汁并纵行切开胆总管，探查胆总管、清除结石。

(3)沿胆总管前壁切口向上切开肝总管，探查左肝管开口并向左肝管方向剪开，以3-0线缝合结扎胆管壁上出血点(图1)。

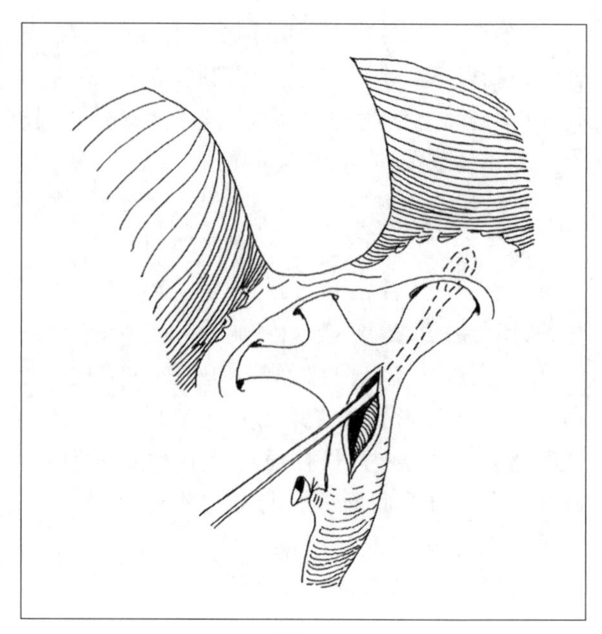

图 1

(4)切开左肝管狭窄，达狭窄处以上约2cm，将左肝管狭窄及扩张的左肝管充分敞开(图2)。在切开左肝管横部时，常会遇见肝中动脉从左肝管横部前壁横过，需将其缝合结扎、切断。

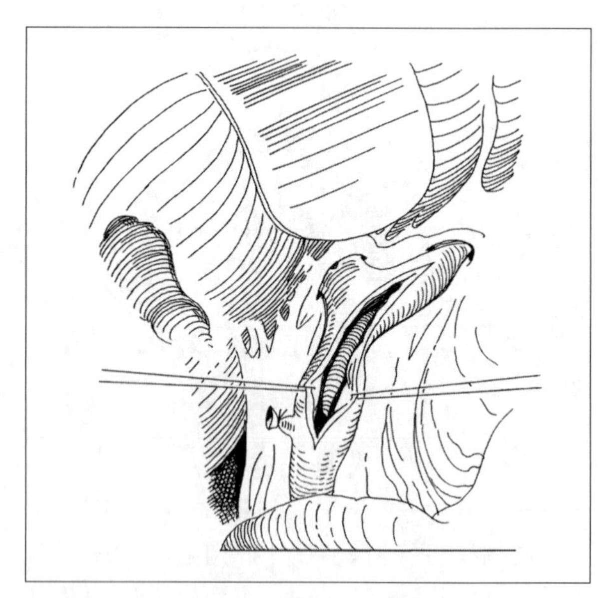

图 2

(5)显露右肝管口、尾状叶肝管口、左内叶及左肝外叶肝管口，在直视下探查和取石；对多发性肝内胆管结石应采用胆道镜检查，防止结石残留。

(6)肝胆管整形：以3-0线间断缝合肝总管切口左缘和左肝管切口下缘(图3)。

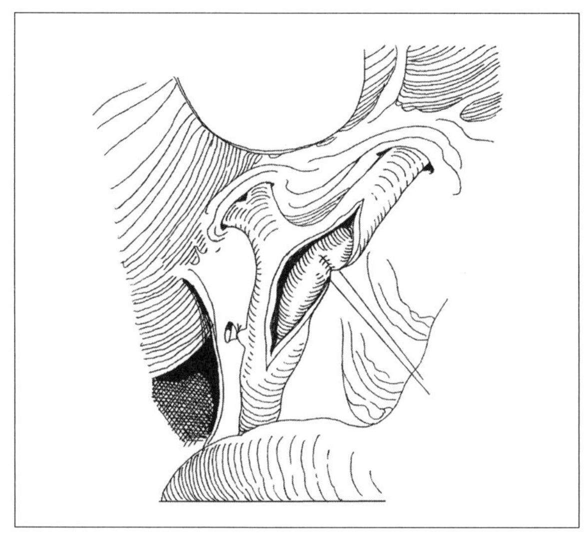
图 3

(7)肝门部瘢痕组织多,解剖关系不清,难以显露胆总管、肝总管时,可穿刺定位,显露左肝管横部,必要时可切开左肝外叶与肝方叶间之桥状组织,将肝方叶向上牵拉,在肝方叶后缘切开Glisson 鞘,显露左肝管横部(图 4A、B)。经此途径可显露肝总管和右肝管。

(8)左肝胆管空肠吻合:左肝管切口左侧角由于位置深,紧靠左门静脉分支,在与空肠吻合时操作比较困难。先将吻合口左侧缘缝合,然后在左肝管切口左侧角上缘缝合几针,待吻合口左缘缝线由下而上逐一结扎后,再将左上角的几针缝线与空肠缝合(图 5A、B)。

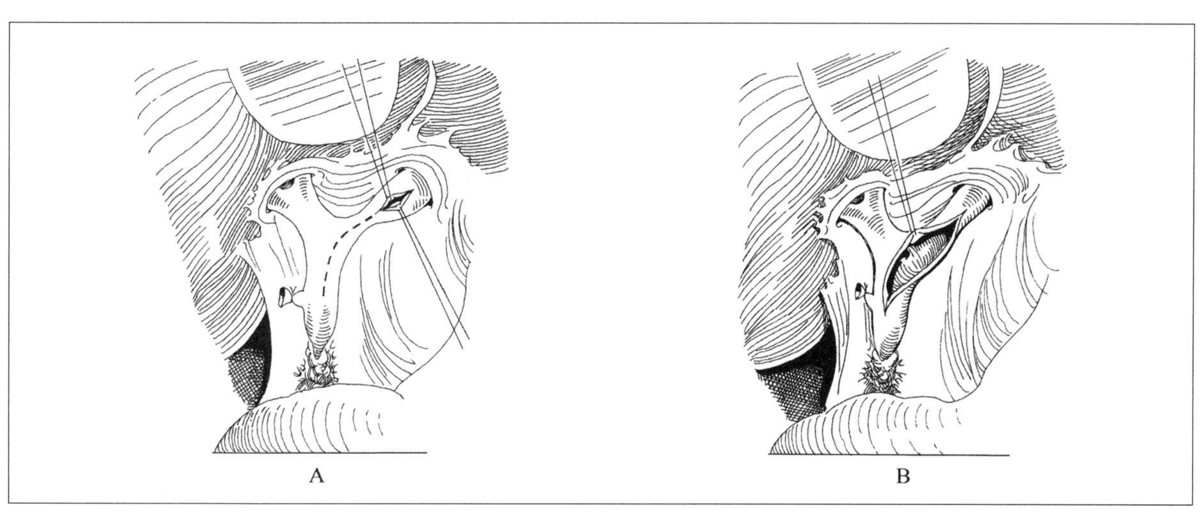

图 4

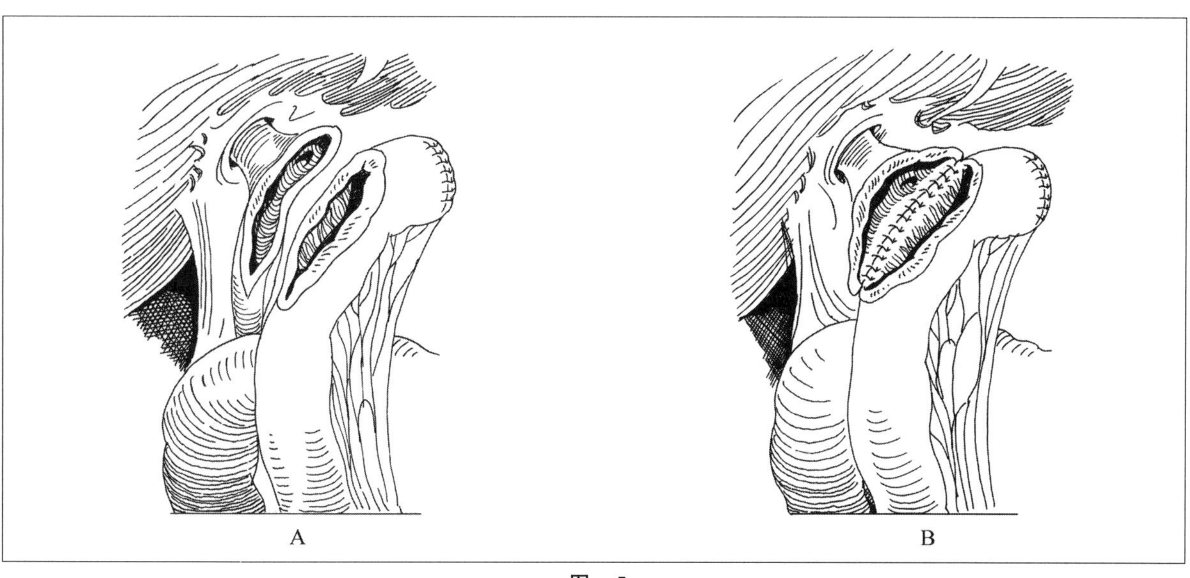

图 5

(9)将T形管的两短臂放至左右肝管内，其长臂经空肠襻引出(图6)。

(10)以3-0线缝合胆肠吻合口右侧缘，可边缝合边结扎(图7)。

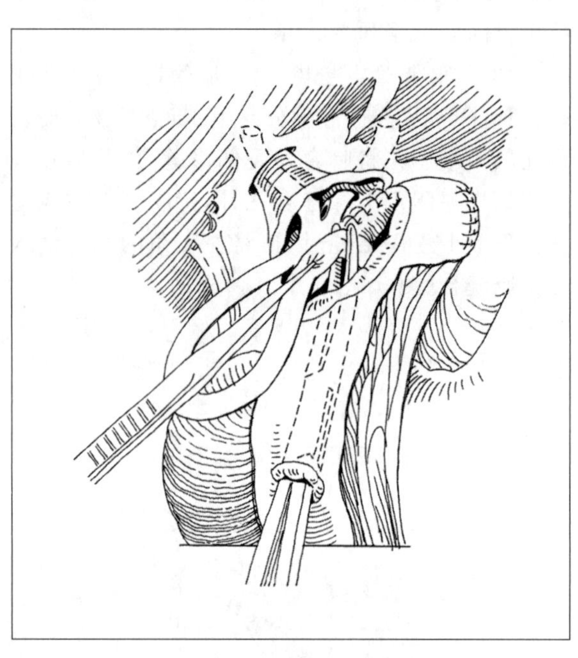

图 6

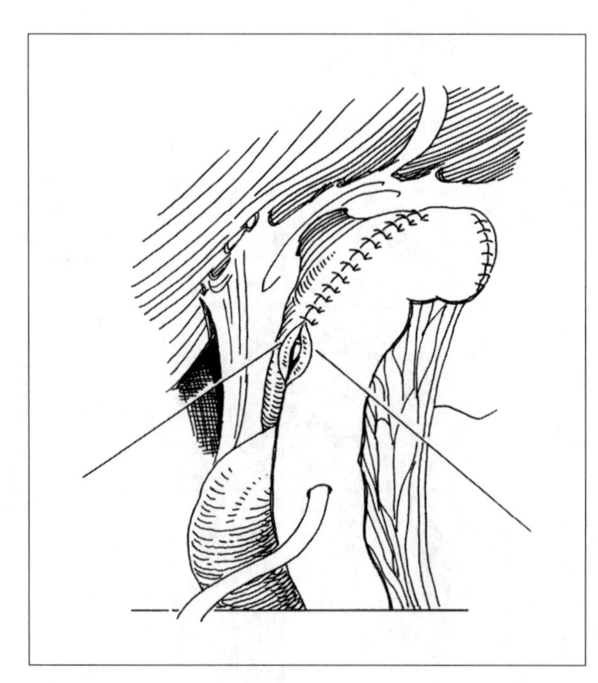

图 7

【术中注意要点】

同“汇合部肝胆管空肠吻合术”。

【术后处理】

同“汇合部肝胆管空肠吻合术”。

【主要并发症】

同“汇合部肝胆管空肠吻合术”。

12.12.2.3 左肝内胆管空肠吻合术

Cholangiojejunostomy of the Left Intrahepatic Ducts

左肝内胆管空肠吻合术，即Longmire手术。

【适应证】

(1)左肝管狭窄，狭窄上方肝管明显扩张并有多发性结石，且不能通过肝门部清除，左肝外叶明显增大者。

(2)左肝管横部狭窄，经肝门部切开狭窄有困难，且左肝外叶无萎缩者。

(3)高位胆管损伤，经多次手术失败，肝门部广泛的瘢痕性粘连、分离困难；左肝管横部也不易显露；经肝穿刺胆道造影或术中胆道造影证实左右肝管扩张，互相沟通者。

(4)肝总管狭窄、胆汁性肝硬变、门静脉高压症或门静脉变异影响肝总管狭窄切开者。

【术前准备】

同“肝胆管原位成形术”。

【麻醉与体位】

一般采用全身麻醉，手术体位为仰卧位。

【手术步骤】

(1)切口：一般采用右腹直肌切口；若采用右肋缘下斜切口，则需向左肋缘下延长。若不准备解剖肝门部，为避开原切口粘连，可行正中切口。

(2)左肝外叶大部切除：切断肝圆韧带、镰状韧带、左冠状韧带及左三角韧带，游离左肝外叶。左肝外叶大部切除，其切线在Ⅱ、Ⅲ段肝管汇合部外侧，在镰状韧带左侧3～4cm处(图1)。由肝下缘逐渐向上切开肝包膜，以刀柄或血管钳钝性分离肝组织，血管及肝内小胆管钳夹切断，并逐一缝合结扎。放开左肝管血管带上的血管钳，将肝动脉和门静脉分支分别妥善缝合结扎。将Ⅱ、Ⅲ段肝管汇合部分叉剪开，以3-0线缝合整形，形成喇叭口状，以扩大肝内胆管口径(图2)。注意清除肝内胆管结石。

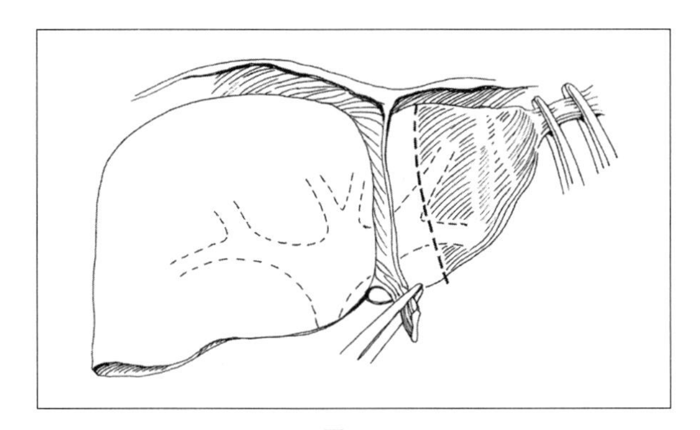

图　1

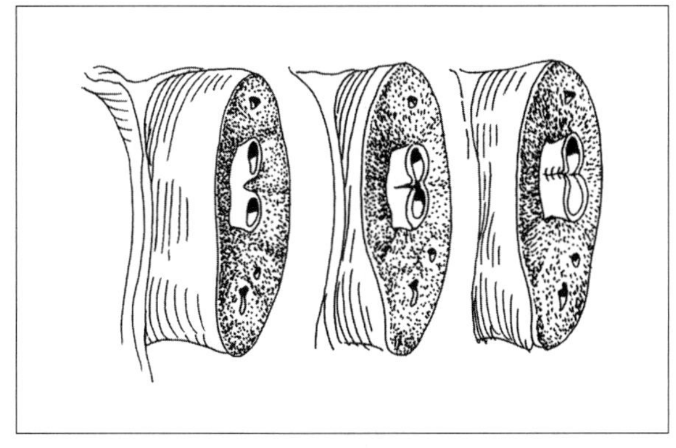

图　2

(3)左肝内胆管空肠端-侧吻合：距空肠襻断端 3～5cm 处，在肠系膜对侧缘纵行切开肠壁，切口与左肝内胆管喇叭口大小相等。将空肠襻浆肌层与左肝外叶断面后缘以 0 号丝线间断缝合，然后以 3-0 线全层单层间断缝合吻合口后壁(图 3)。

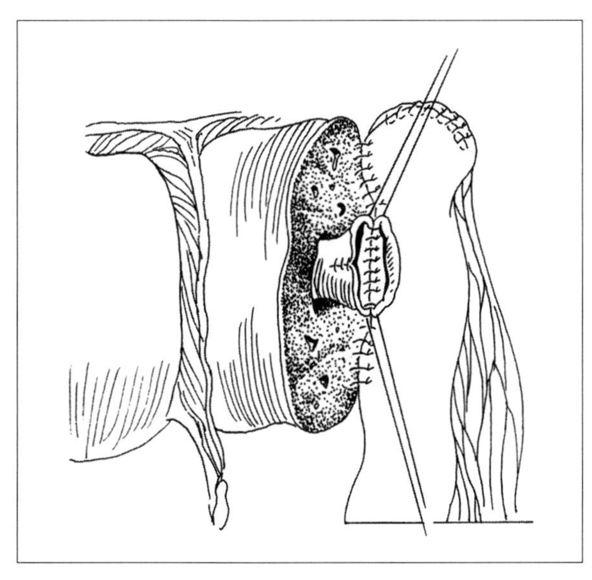

图　3

将 T 形引流管或医用乳胶管放入肝内胆管，用细针线将引流管与左肝内胆管前壁缝合固定，将引流管通过空肠襻引出。以 3-0 线继续缝合吻合口前壁。最后将空肠浆肌层与肝断面前缘或镰状韧带间断缝合(图 4)。

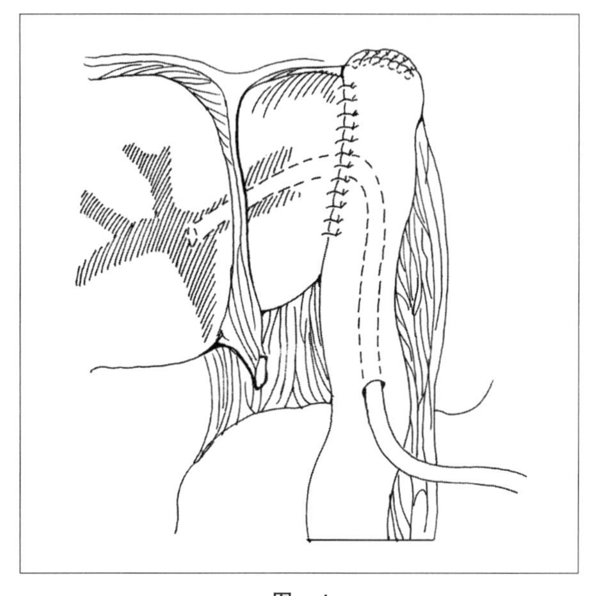

图　4

(4)反复冲洗手术野，左膈下放置引流。

【术后处理】

(1)保持各引流管通畅，肝叶切除、胆肠吻合术后膈下感染发病率高，证实确无膈下感染后方可拔除膈下的引流。

(2)其他同“汇合部肝胆管空肠吻合术”。

【主要并发症】

(1)膈下感染：在肝叶切除、胆肠吻合术后较常见。我们分析肝胆管结石、狭窄手术 220 例，膈下感染 15 例(6.8%)；而在左肝外叶切除、胆肠吻合发生膈下感染 9 例(20.9%)。其原因：①肝断面肝组织大块缝扎，致缺血坏死脱落，甚至形成胆汁漏，均有利于细菌生长、繁殖；②肝胆管狭窄胆管内胆汁常含有大量细菌，肝叶切除时常造成污染，而胆肠吻合又增加了污染机会；③腹壁引流切口过小或距手术野过远或引流拔除过早；④肝断面出血、膈下积血；⑤肝断面、手术野清洗不充分。

(2)其他同“汇合部肝胆管空肠吻合术”。

12.12.2.4 右肝管空肠吻合术

Cholangiojejunostomy of the Right Hepatic Duct

右肝管解剖变异较多，规则的右前及右后肝管汇合成右肝管者仅占49.09%，其中右前或右后肝管分别汇入左肝管或肝总管者占14.55%。右肝管狭窄常导致右肝萎缩，肝门向右、向上移位，加上肝方叶代偿性增大及肝门部粘连，造成对右肝管狭窄的暴露，甚至开口狭窄的切开都十分困难，其中右后肝管狭窄的切开更困难，常需要行肝方叶切除或肝正中裂切开，以显露右肝管或其Ⅱ级肝管。

【适应证】

(1)右肝管狭窄，狭窄以上肝管明显扩张。

(2)右前肝管或右后肝管及其开口狭窄，狭窄以上肝管明显扩张，且无明显肝叶萎缩。

【术前准备】

同"肝胆管原位成形术"。

【麻醉与体位】

采用全身麻醉，要有良好的腹肌松弛和手术野的显露。平卧位，右侧垫高20°～30°。

【手术步骤】

(1)切口：采用扩大的右肋缘下斜切口，并向左肋缘下延长。

(2)分离肝门部粘连，显露胆总管、肝总管、肝胆管汇合部及右肝管前壁。

(3)分离肝膈面粘连，近腹壁侧切断肝圆韧带、剪开镰状韧带及左、右冠状韧带，必要时分离肝裸区及右三角韧带。游离右肝使肝脏下移，便于手术野显露。

(4)沿胆总管切口剪开肝总管，并向右肝管方向剪开。根据右肝管狭窄部位、长度及狭窄以上肝管扩张程度选择肝正中裂切开或肝方叶部分切除或肝右前叶部分切除，以显露右肝管及其二级肝管。

(5)肝右前下肝管切开：右膈下垫几块纱布垫，用8号导尿管阻断肝门，经胆囊窝和肝门右切迹切开肝包膜，钝性分离肝组织1.5～2.0cm厚，便能较容易地显露右前下肝管。通过右肝管口置胆道探条于右前肝管，沿探条钝性分离肝组织，显露右肝管(图1A)。

沿肝总管切口切开右肝管及右前肝管(图1B)。将右肝管狭窄完全切开，并显露右侧尾状叶肝管及右后叶肝管开口，在直视下探查并取净其中结石。

(6)当肝方叶代偿性增大妨碍右肝管显露、狭窄切开和右肝管空肠吻合时，应行肝方叶部分切除(图2)。

(7)右后段肝管的显露与切开：规则型右后段肝管自分出后便处于右前门静脉支深面。右后段肝管切开多需切断右前门静脉支(图3)。当右后段肝管位于右前门静脉支前面，则有利于对右后肝管显露和切开(图4)。

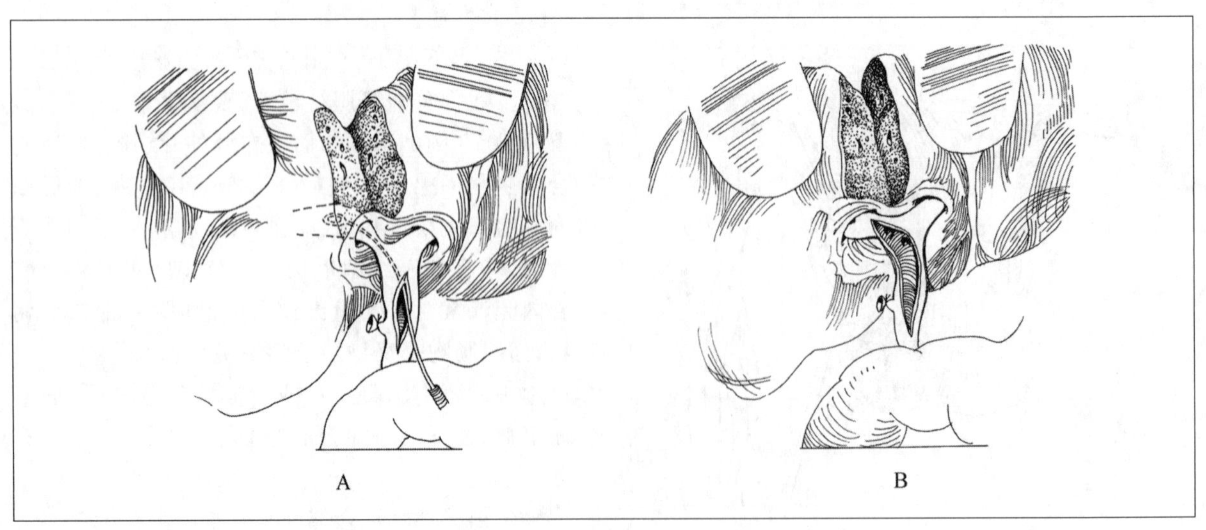

图 1

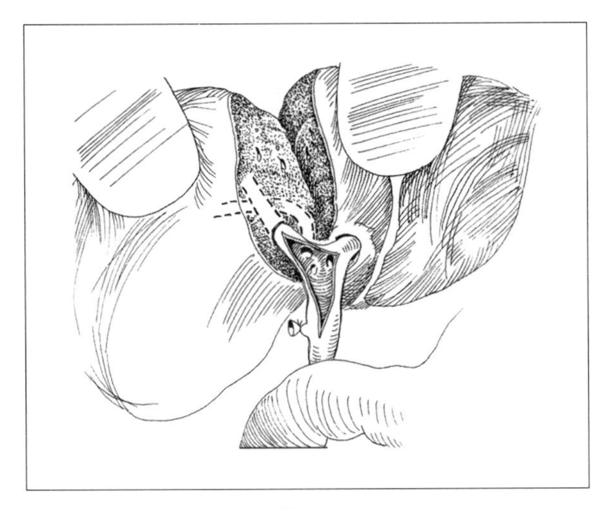

图 2

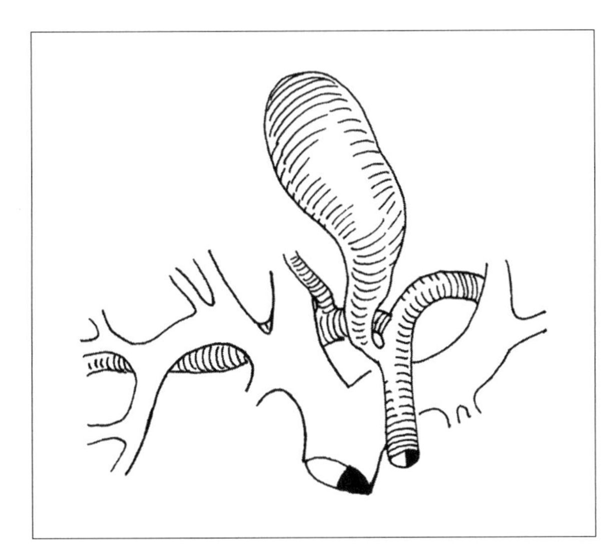

图 3 常见的右后肝管位于右前门静脉支之后方

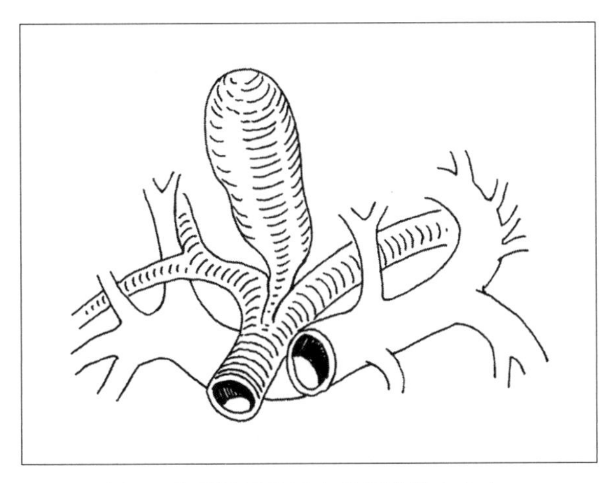

图 4 右后肝管位于右前门静脉支前方，有利于肝管切开

右后段肝管切开可沿右后肝管前壁向上边推开肝组织。若遇有门静脉分支，可将其与肝管前壁分离，剪开右后肝管狭窄，然后行肝管整形缝合（图 5）。

（8）右肝管空肠吻合：以 3-0 线全层单层间断缝合吻合口左侧缘（图 6）。

（9）当右后段肝管狭窄切开不够充分或狭窄以上肝管扩张不明显时，右后段肝管空肠吻合容易狭窄，因此宜采用空肠黏膜瓣与肝管吻合，以防吻合口瘢痕组织增生和狭窄。在空肠襻肠系膜对侧缘切开空肠浆肌层并向两侧分离以获得黏膜瓣。空肠黏膜瓣与肝管以 3-0 线间断缝合，浆肌层则间断缝合固定于肝脏切缘的肝包膜缘上（图 7）。

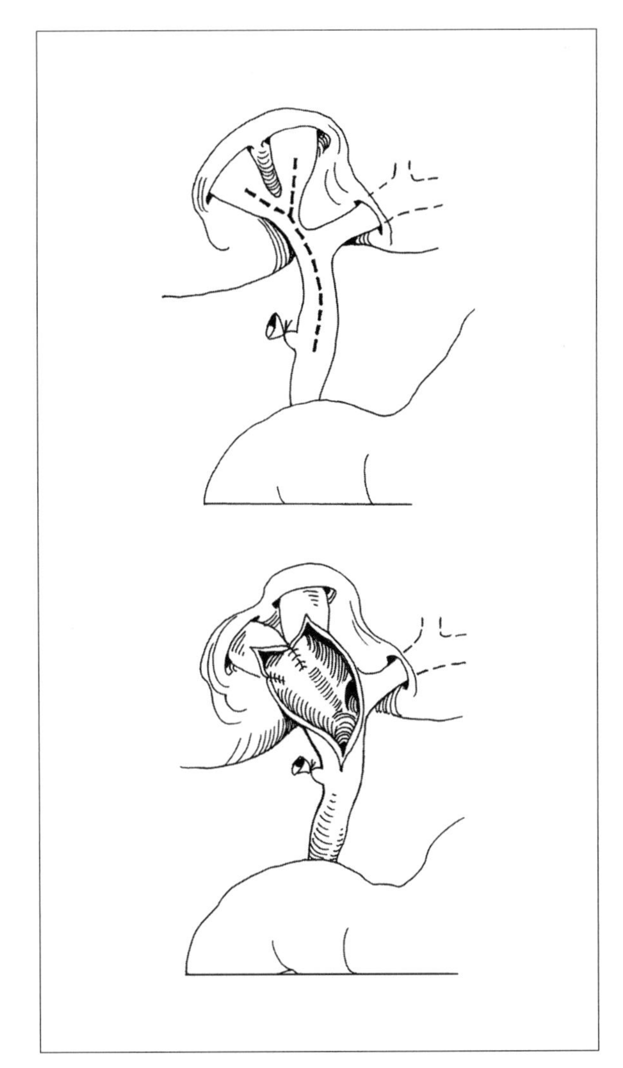

图 5

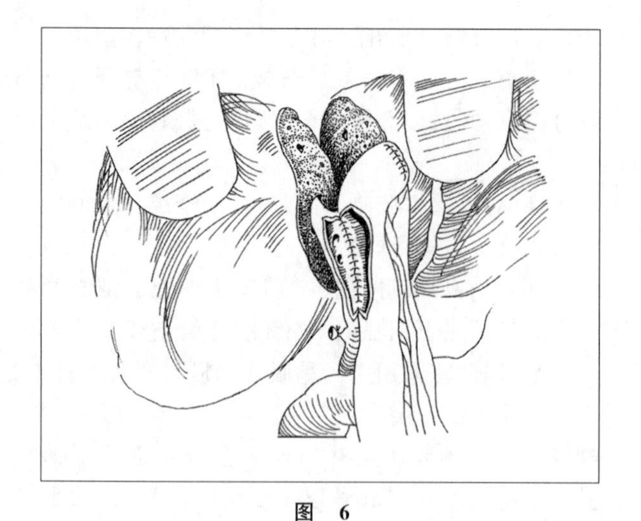

图 6

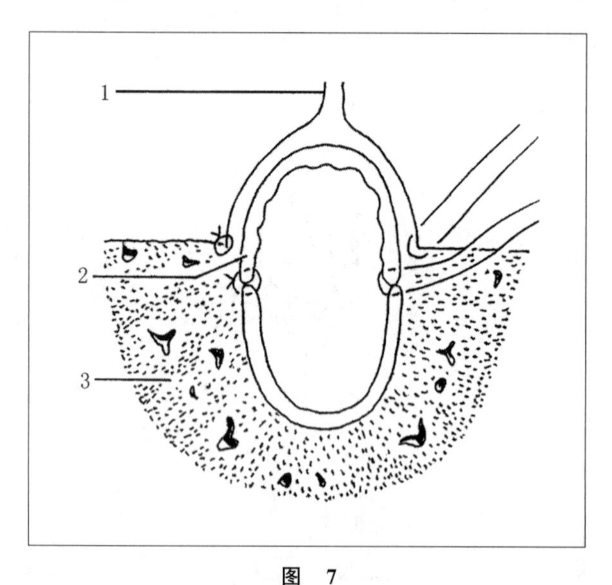

图 7
1—空肠系膜;2—空肠黏膜层;3—肝实质

(10)将 T 形管裁剪成 Y 形管,其两短臂置入左右肝管内,其长臂经空肠襻引出(图 8)。

(11)以 3-0 线继续缝合吻合口右侧缘,可边缝合边结扎(图 9)。

(12)反复清洗手术野,肝下区放置引流,与 Y 形管经腹戳口引出。

【术中注意要点】

同"汇合部肝胆管空肠吻合术"。

【术后处理】

(1)根据右肝管狭窄部位、切开程度及吻合口大小决定 T 形管或 Y 形管放置时间,必要时可延至 3~6 个月,但要注意定期冲洗,以防胆泥阻塞 Y 形管。

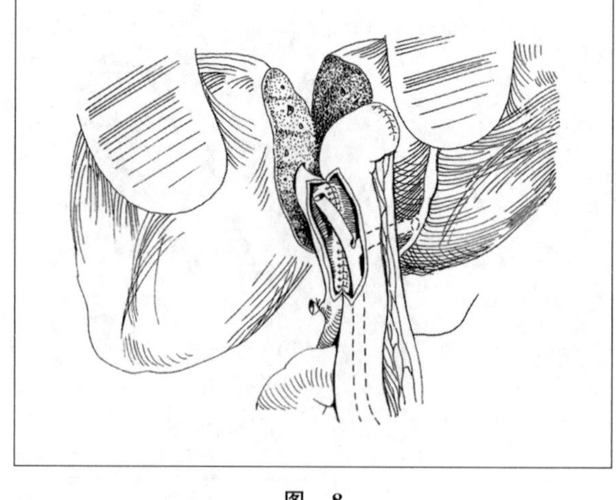

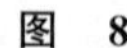

图 8

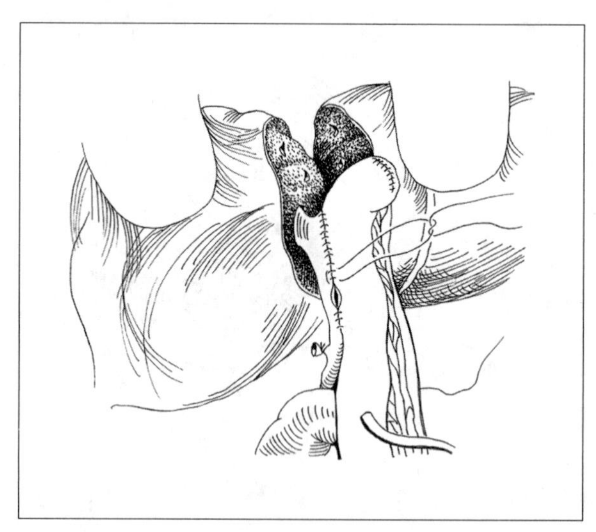

图 9

(2)其他同"汇合部肝胆管空肠吻合术"。

【主要并发症】

同"汇合部肝胆管空肠吻合术"。

12.12.2.5 双侧肝胆管空肠吻合术

Bilateral Cholangiojejunostomy of the Hepatic Ducts

【适应证】

(1)左、右肝管开口部狭窄,狭窄以上肝内胆管明显扩张。

(2)左右肝管狭窄较长,狭窄以上肝内胆管明显扩张,且无明显肝叶萎缩。

(3)左右肝管轻度狭窄合并肝内胆管多发性

结石。

(4)左右肝管及其二级肝管开口处狭窄。

【术前准备】

同“肝胆管原位成形术”。

【麻醉与体位】

一般采用全身麻醉,尤其再次胆道手术。手术体位平卧位。

【手术步骤】

(1)沿胆总管前壁向上分离,显露肝总管及左、右肝管汇合部,纵行切开胆总管及肝总管。

(2)探查左、右肝管开口及其狭窄,沿左、右肝管前壁向上分离,剪开左右肝管狭窄。通常左肝管长度为 1.40±0.75cm、右肝管 0.84±0.56cm(图 1)。

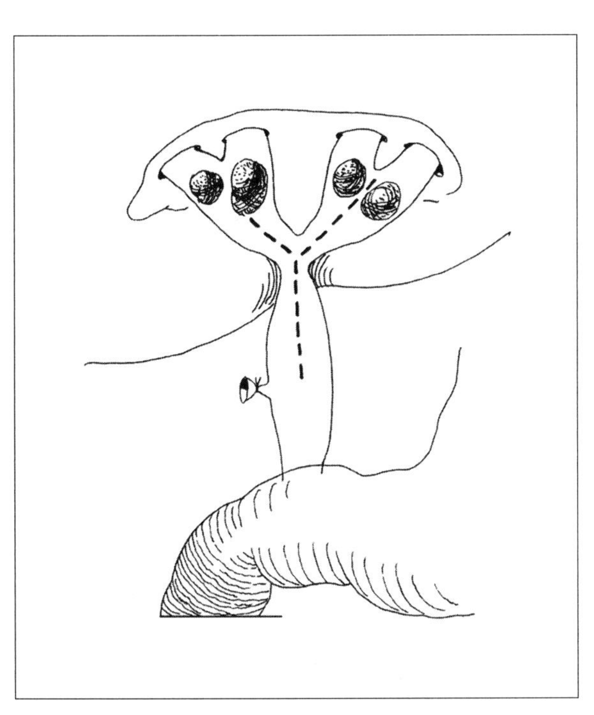

图 1

(3)左右肝管狭窄较长,右肝管狭窄的充分切开常需行肝门部局部肝切除,以显露右肝管(图 2)。

(4)左右肝管切开,肝胆管整形缝合(图 3)。

(5)肝方叶切除及左右肝管狭窄切开:适用于左右肝管口狭窄伴肝方叶肿大;右肝管及其Ⅱ级肝管口和左肝管狭窄。切断肝圆韧带及镰状韧带,将肝脏向下牵拉。阻断肝门,术者左手示指置于肝门部保护左右肝管及门静脉。左侧切线:沿

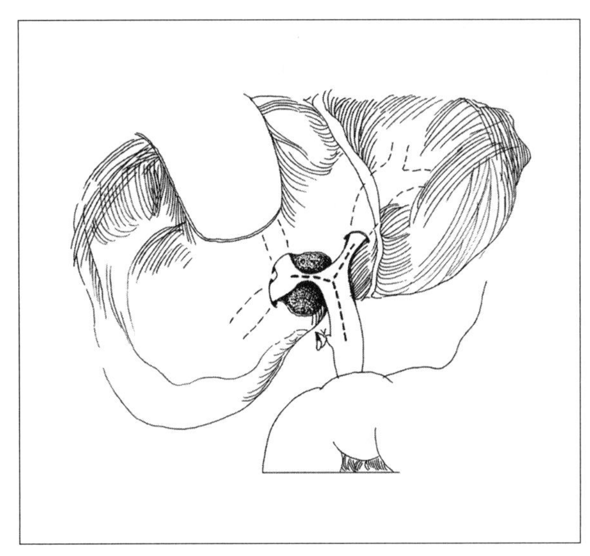

图 2

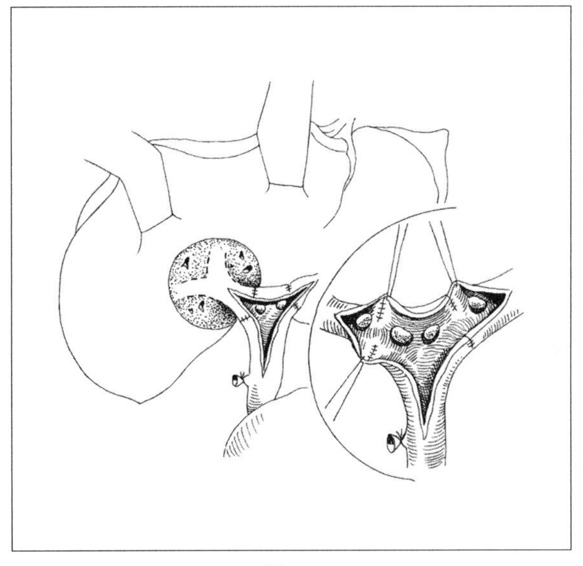

图 3

镰状韧带右侧 0.5～1.0cm 处切开肝包膜,在脏面切开肝方叶与左肝外叶之间的桥状组织,于左矢状沟右侧切开肝包膜,钝性分离肝组织,可见在门静脉囊部、矢部和角部分支(图 4),并将其切断、结扎,显露左肝管横部。右侧切线:经胆囊窝和肝左右叶分界切开肝包膜并延伸至膈面,相当于肝门部左右肝管汇合平面,钝性分离肝组织,可见肝中静脉左下属支,分别切断、结扎,显露右肝管。解除肝门阻断,肝断面的血管及小胆管逐一缝合结扎。

(6)沿胆总管切口切开肝总管及左右肝管,必要时亦可切开Ⅱ级肝管,并做肝胆管整形缝合,然

后行肝胆管空肠吻合(图 5)。胆肠吻合完毕,再次检查肝断面有无出血和胆汁漏。充分清洗肝断面,将大网膜从中央部分开,其中一半覆盖在肝断面上,周边用细针线间断缝合固定。放置引流与T 形管,通过腹壁戳口引出。

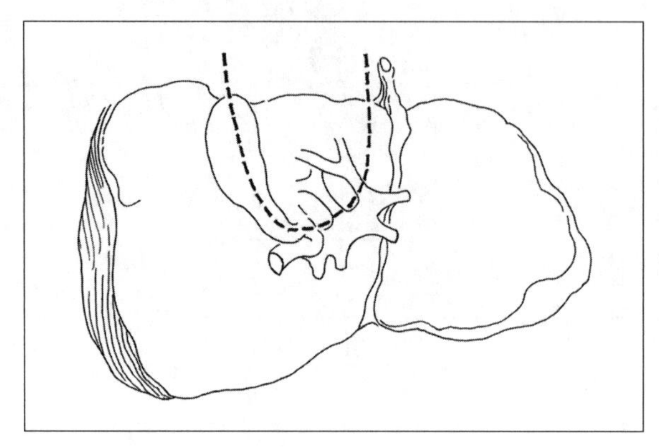

图 4 肝方叶部分切除之肝组织切除范围

图示左门静脉矢状部

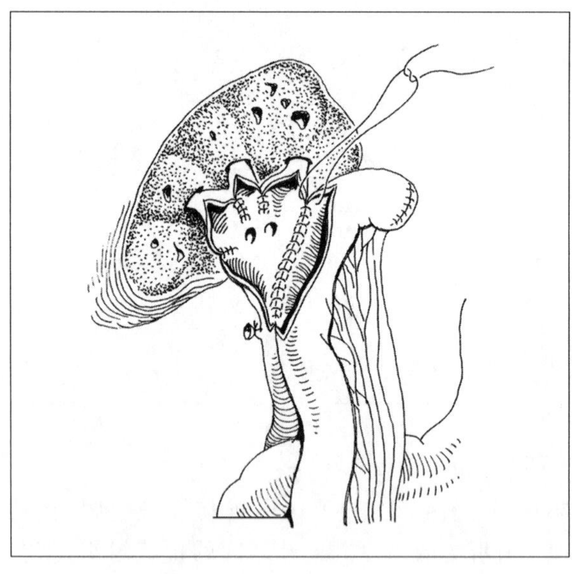

图 5

【术中注意要点】

(1)肝方叶切除,结扎或缝扎肝断面上的血管,肝门阻断如果一次不能完成,可分 2 次完成。

(2)其他同“汇合部肝胆管空肠吻合术”。

【术后处理】

同“左肝内胆管空肠吻合术”。

【主要并发症】

同“左肝内胆管空肠吻合术”。

12.12.2.6 联合肝内、外胆管空肠吻合术

Cholangiojejunostomy of Both the Intra-and Extra-hepatic Ducts

肝胆管狭窄多伴有肝实质损害和肝结构的病理改变,其狭窄常为多处,因此有时难以用一种手术方法解决所有的问题。根据肝胆管狭窄和肝脏的病理改变,有时须采用联合的肝胆管空肠吻合术。

【适应证】

(1)左肝管横部狭窄、肝左外叶萎缩,伴胆总管下端狭窄或 Oddi 括约肌功能失调。适用左肝外叶切除、左肝管全切开,或行胆总管下端横断,大口径肝胆管空肠吻合术。

(2)右肝管口及左肝管横部狭窄,但左肝外叶无萎缩,适于行左肝内胆管空肠和左右肝管空肠吻合术。

(3)左右肝管口及右前肝管口狭窄、右前肝管扩张。适用右前肝管空肠和左、右肝管空肠吻合术。

【术前准备】

同“汇合部肝胆管空肠吻合术”。

【麻醉与体位】

同“汇合部肝胆管空肠吻合术”。

【手术步骤】

(1)分离肝门部及肝脏膈面之粘连。

(2)切开胆总管、肝总管、左肝管和(或)右肝管,探查左右肝管及尾状叶肝管并逐一清除其中结石。

(3)左肝外叶切除,并通过肝断面上的左肝管断端,取除左肝内胆管结石(图 1)。

(4)将通向左肝内叶的血管先试行阻断,观察左肝内叶血液循环无改变时,再将其双重结扎、切断(图 2)。

(5)沿左肝管前壁切开左肝管横部狭窄并将左肝管全部纵行切开(图 3)。

(6)肝胆管空肠吻合:以 3-0 线全层单层间断缝合吻合左侧缘(图 4)。

(7)于左右肝管内放置 T 形管,其长臂通过空肠襻引出。继续全层单层间断缝合吻合口右侧缘(图 5)。

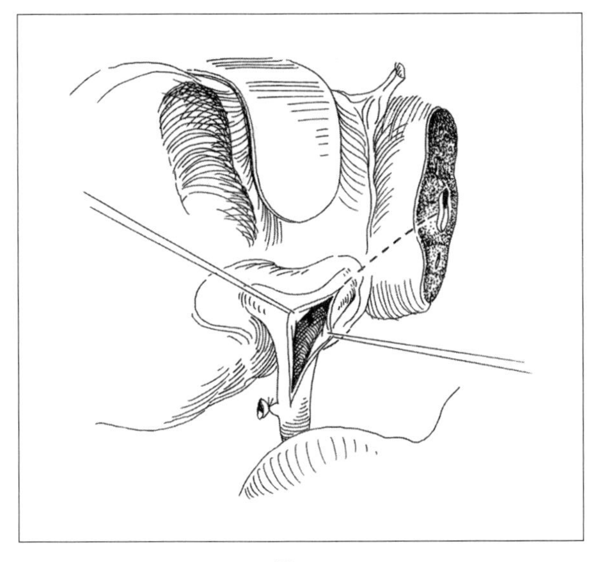

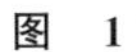
图 1

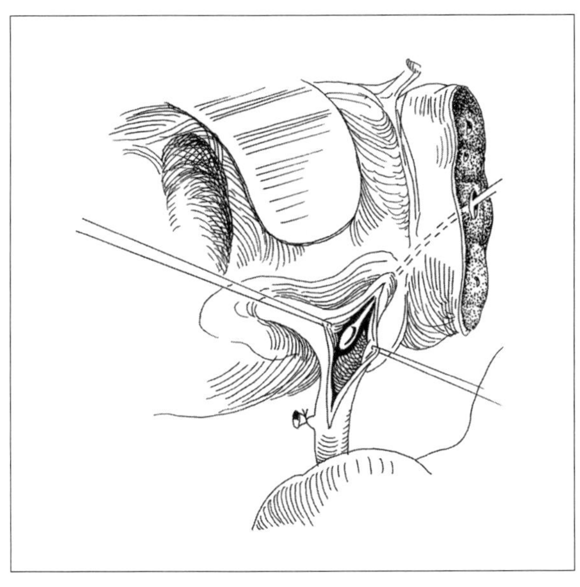

图 2

(8)当右肝管开口狭窄,左肝管横部狭窄,左肝外叶又无萎缩时,行左、右肝管切开、左肝外叶部分切除(图 6),肝管空肠吻合。

(9)双侧肝胆管与空肠侧-侧吻合;左外叶肝管与空肠端-侧吻合。以 3-0 线分别全层单层间断缝合吻合口左侧缘及后缘(图 7)。

(10)将 T 形管两短臂置入左右肝管内,其长臂通过空肠襻引出;将细乳胶管或硅胶管经左外叶肝管放至左肝管内,另一端经空肠引出。再分别全层单层间断缝合吻合口右侧缘及前缘(图 8)。

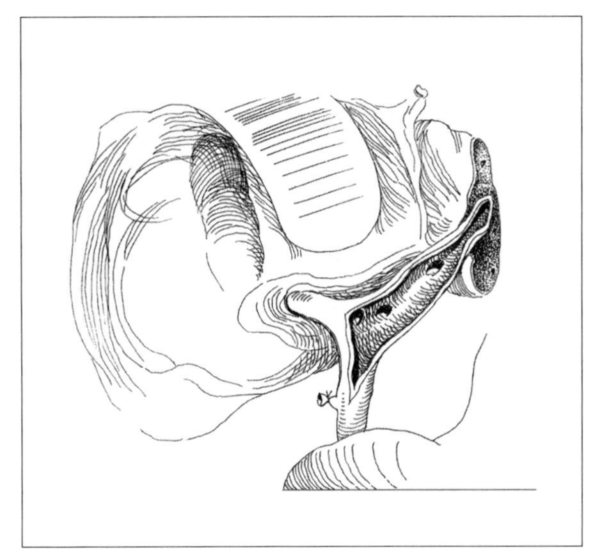

图 3

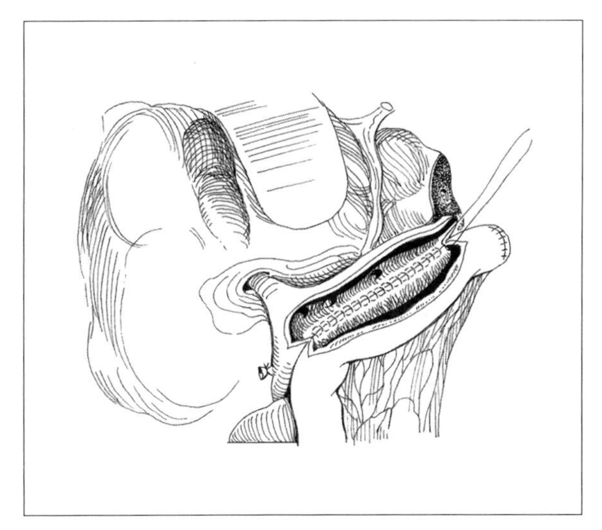

图 4

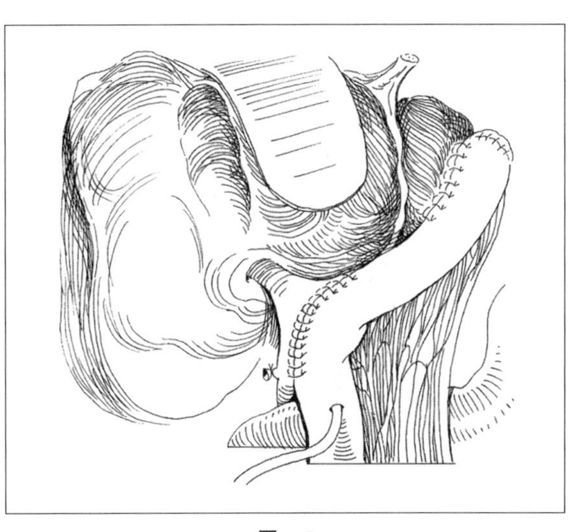

图 5

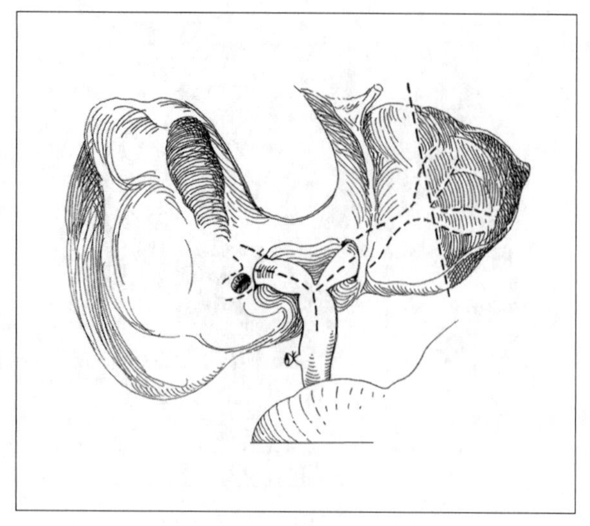

图 6

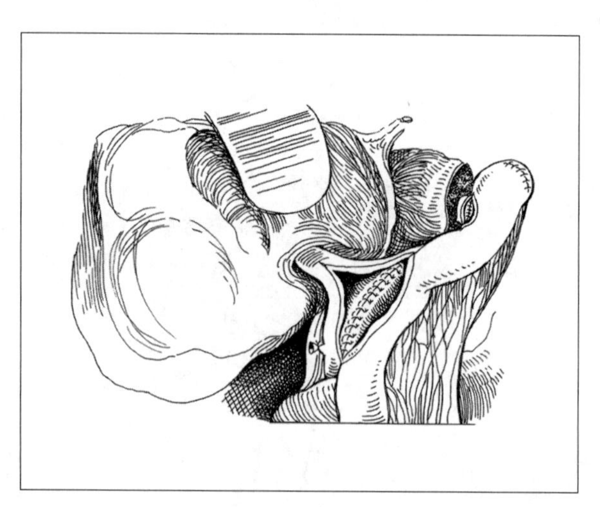

图 7

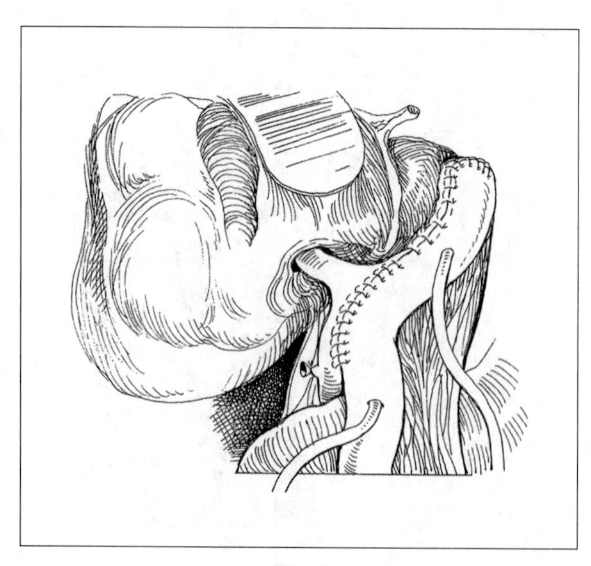

图 8

12.12.3 肝胆管引流术

Drainage of the Intrahepatic Biliary Duct System

肝胆管引流术包括肝胆管 T 形管引流术、肝胆管 U 形管引流术等。有少数病人，节段性肝胆管狭窄或胆肠吻合术后发生进行性硬化性胆管炎、肝胆管狭窄，狭窄以上的肝胆管壁因慢性炎症和纤维瘢痕增厚而无明显扩张，此类病例想再次做一个理想的吻合口很难达到，必须借助 U 形管长时期支撑引流。

12.12.3.1 左肝内胆管引流术

Drainage of the Left Intrahepatic Biliary Duct

【适应证】

(1)肝总管或左肝管狭窄，当解剖肝门部遇到不可克服的困难者。

(2)高位胆管狭窄合并胆汁性肝硬化、门静脉高压症，并证明左右肝管间相通。

(3)左外叶肝内胆管孤立性结石。

(4)通过左肝内胆管置入胆道探子解剖显露肝门部胆管。

【术前准备】

同“左肝内胆管空肠吻合术”。

【麻醉与体位】

同“左肝内胆管空肠吻合术”。

【手术步骤】

(1)切断肝圆韧带及镰状韧带。手术者左手拇指置于左肝膈面，其余手指置于左肝脏面并轻轻捏住。在镰状韧带左侧触摸扩大的左肝管或结石。此处左肝管位置较浅，而且Ⅱ、Ⅲ段肝管也在此汇合成较粗大的肝管，此进路不会遇到大的动脉或静脉分支。经肝穿刺肝管定位，沿镰状韧带左侧切开肝包膜，钝性分离肝组织，显露左肝内胆管(图 1)。

(2)纵行切开左肝内胆管前壁，探查肝内胆管或取出其中结石，放置适当大小的 T 形管或其他引流管，以 3-0 或 0 号丝线间断缝合左肝内胆管壁切口，并间断缝合肝实质(图 2)。

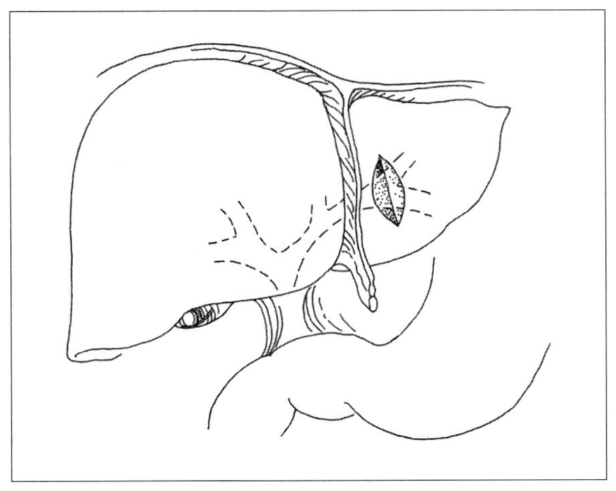

图 1

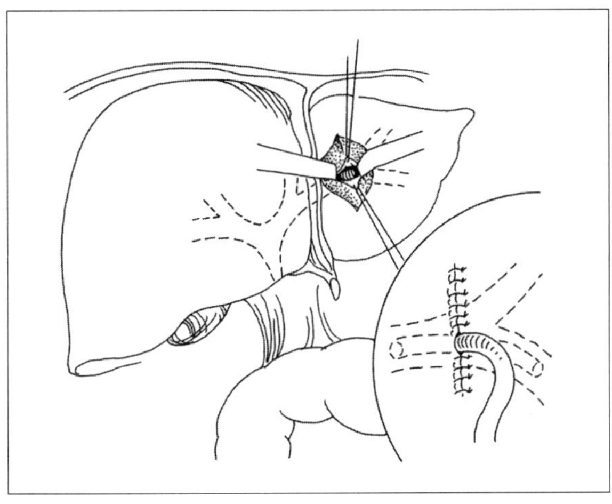

图 2

12.12.3.2 U 形管肝胆管引流术

Drainage of the Intrahepatic Biliary Duct System with U-Shaped Tubes

肝胆管病变复杂，以及因技术上的原因难以完成的肝胆管空肠吻合或肝胆管空肠吻合亦难确保术后吻合口及肝管不再发生狭窄时，采用硅胶管或较软的医用塑料管或特制的带气囊 U 形管做肝胆管或肝胆管空肠吻合，置 U 形管长时间的支撑引流。

【适应证】

(1)左右肝管狭窄段较长，切开狭窄有困难或切开不充分，虽经肝胆管空肠吻合亦难确保不再狭窄者。

(2)单纯的二级肝管狭窄或节段性肝管狭窄。

(3)右后肝管狭窄、右肝叶萎缩及肝门右移，行右肝管及右后肝管狭窄切开、肝胆管空肠吻合困难者。

(4)门静脉及其分支变异，对高位胆管产生压迫引起的肝胆管狭窄。

(5)肝胆管空肠 Roux-en-Y 吻合术后发生进行性继发性硬化性胆管炎，再度发生肝胆管或吻合口狭窄者。

【术前准备】

同“肝胆管原位成形术”。

【麻醉与体位】

同“双侧肝胆管空肠吻合术”。

【手术步骤】

(1)单纯的 U 形管肝胆管引流术：胆总管高位切开，在直视下用适当大小胆道探子，由小到大逐渐扩张肝胆管狭窄，使其与 U 形管外径相当。术者左手置于肝脏膈面，右手轻轻用力将胆道探头穿出膈面。将 U 形管的一端与胆道探头缝线打结固定，然后将胆道探子轻轻向下牵拉，U 形管经肝实质进入狭窄以上肝管，再经肝管狭窄段进入左或右肝管至肝总管、胆总管(图 1，图 2)。

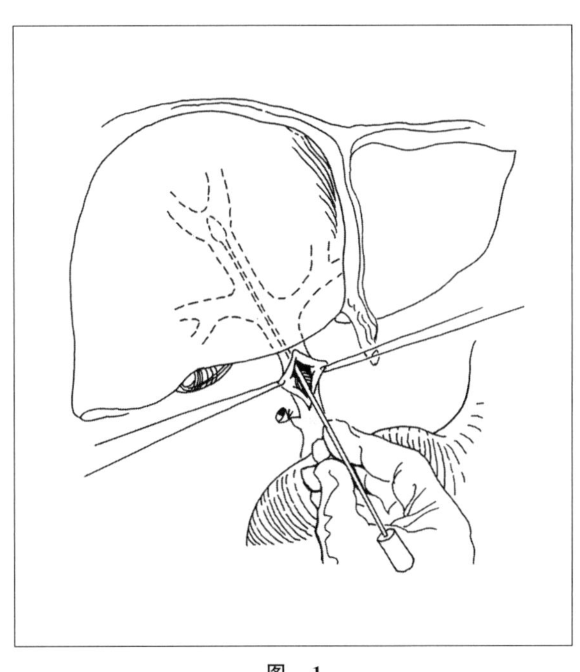

图 1

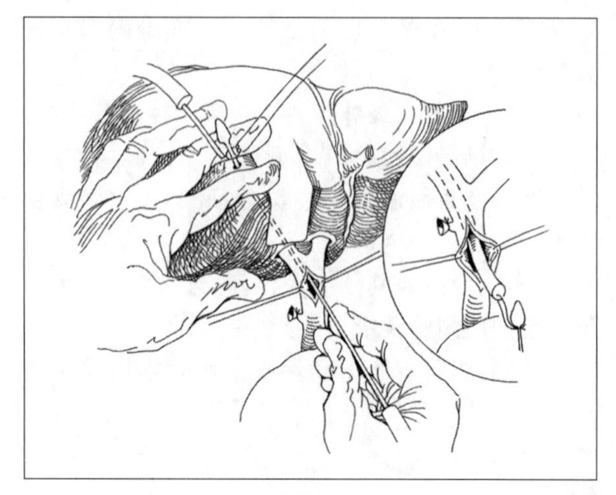

图 2

(2)肝胆管空肠吻合并 U 形管支撑引流术:肝胆管狭窄虽切开,而狭窄以上肝管扩张不明显或狭窄切开不充分或肝胆管壁厚,虽行肝胆管空肠吻合均不能确保术后吻合口和肝胆管不再狭窄,对这类病例应同时置 U 形管支撑引流,以维持肝胆管空肠 Roux-en-Y 吻合口的通畅有良好作用(图 3)。

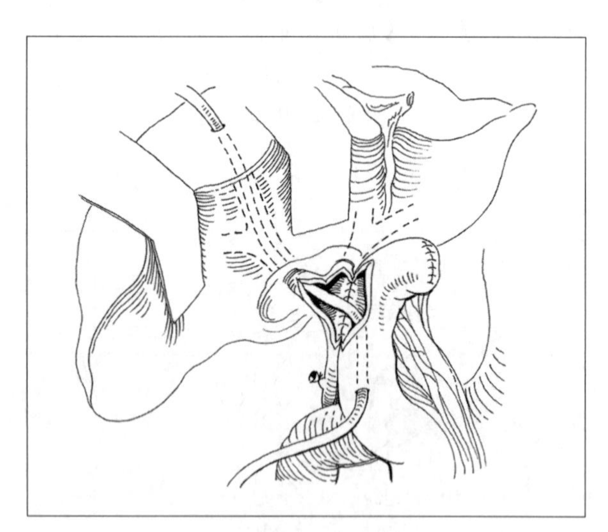

图 3

(3)双侧肝胆管空肠吻合并双 U 形管支撑引流:双侧肝胆管狭窄、胆管壁厚并伴有胆汁性肝硬化门静脉高压症者,虽经门体分流减少了肝门部门脉侧支循环,但做肝方叶切除、肝胆管狭窄充分切开则困难很大;或由于门静脉及其分支变异压迫造成的肝胆管狭窄,做狭窄切开有困难者。适当的扩张双侧肝胆管狭窄,双侧肝管放置 U 形管支撑引流,或双侧肝胆管狭窄尽可能切开,做肝胆管空肠黏膜瓣(mucosa graft) Roux-en-Y 吻合并置双 U 形管支撑引流(图 4)。

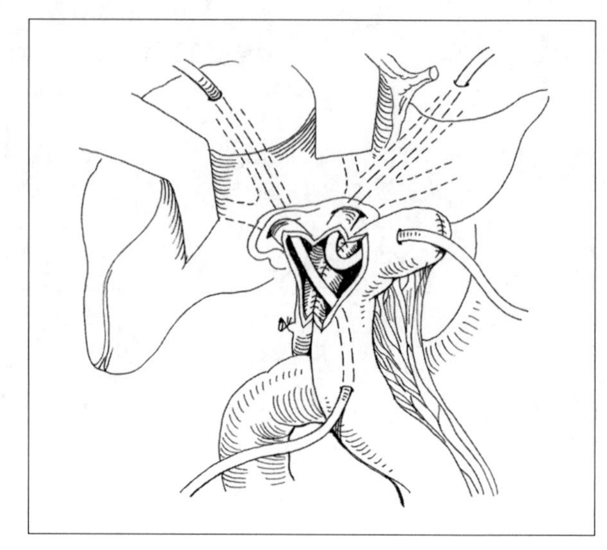

图 4

【术中注意要点】

(1)扩张肝胆管狭窄应逐渐适度地进行,过分扩张会造成肝胆管壁呈花瓣状裂开;用力过猛扩张会穿破肝胆管造成假道或胆道出血。

(2)肝胆管狭窄扩张后,置入适当大小的 U 形管或带气囊 U 形管。过粗的 U 形管会压迫胆管黏膜,影响其修复;过细则起不到支撑作用,并有利于肝胆管壁肉芽组织增生。

【术后处理】

(1)术后 1 周开始隔日冲洗 U 形管,保持 U 形管通畅、减少胆汁沉渣。另每周给予生理盐水 500ml 加肝素(12.5 万 U)冲洗 1 次。

(2)带气囊 U 形管扩张肝胆管狭窄:术后 2~3 周 U 形管注入 25%胆影葡胺,气囊导管充气,在电视监视下校正气囊与肝胆管狭窄在同一部位并固定。缓慢充气扩张肝胆管狭窄,每周 1 或 2 次。

(3)定期更换 U 形管,根据胆道造影结果必要时更换较粗的 U 形管。

(4)U 形管或带气囊 U 形管放置时间 1 年或更长时间。

【主要并发症】

(1)胆瘘:钱光相报道应用 U 形管治疗胆管

狭窄40例，并发胆瘘8例(20%)。胆瘘发生的主要原因为U形管引流不畅。每日或隔日冲洗U形管以减少胆汁沉渣、保持U形管通畅；U形管阻塞时，除冲洗U形管外，尚可更换U形管。

(2)胆道感染：在应用U形管治疗胆管狭窄40例中，发生复发性胆管炎9例(22.5%)。胆道感染主要由于U形管阻塞，故要严格执行定期冲洗U形管、胆汁培养及药敏试验，选用有效抗生素，口服消炎利胆药物及小剂量泼尼松等。

(3)胆道出血：在应用U形管的40例中，胆道出血3例(7.5%)，其中1例需再次手术。避免肝胆管狭窄的过度扩张造成胆管壁裂伤和肝胆管扩张用力过猛造成假道，保持U形管引流通畅、控制胆道感染均是预防和减少胆道出血的主要措施。

(蔡景修)

参考文献

1 第三军医大学附属一院. 胆道外科. 北京：人民卫生出版社，1976：182
2 黄志强，顾倬云，张晓卫，等. 我国肝内胆管结石外科治疗的现况. 中华外科杂志，1988，26：513
3 蔡景修，王敖川. 肝胆管结石. 狭窄手术并发症防治. 实用外科杂志，1991，11：176
4 程耕历，钟英，许健，等. 肝管的应用解剖. 第三军医大学学报，1986，8：138
5 黄志强. 高位右肝管狭窄的外科治疗问题. 中华外科杂志，1985，23：517
6 黄志强. 右后段肝胆管阻塞的手术处理. 中华外科杂志，1988，26：593
7 钱光相，刘永雄，黄志强. 肝叶切除术治疗右肝管狭窄及结石. 中华外科杂志，1988，26：529

12.13 胆肠内引流术

Biliary-Enterostomy

用于治疗胆道梗阻的胆肠内引流术是胆道外科中常用的手术，常用以治疗胆道的良性的和恶性的梗阻，并且常是一些胆道和胰腺手术的组织部分。我国的原发性胆管结石及胆道感染较为常见，因而胆肠吻合术在我国胆道外科中应用更为常见。胆肠吻合术包括自肝内胆管、胆囊、胆总管等部位与肠道的吻合，而在肠道方面，则有应用十二指肠或空肠之分，然亦有使用回盲部与胆管吻合的尝试，但这仅限于极个别的例子。从广义上说，Oddi括约肌切开成形术也是胆肠吻合术的一个内容。如何做好胆肠吻合术，在国内得到很多作者的重视，因而近年来对不同类型的胆肠吻合术的讨论甚为活跃，各种新设计的手术方法亦屡见报道。然而评定一种新的胆肠吻合术式的价值，常是较为困难的，由于胆肠吻合往往只是整个手术的一个组成部分，并且手术方法的选择标准常因人而异，而长期观察的结果又往往受到原发病的影响。当前胆肠吻合术的术式很多，评价不一，故只择其中具有代表性的和行之有效的，给予详述。

12.13.1 胆囊空肠吻合术

Cholecystojejunostomy

【适应证】

(1)胆总管下端梗阻，如胰头癌晚期不能施行根治性切除术。

(2)胰头癌的分期手术。

(3)胆总管下端恶性梗阻，胆囊管明显扩张。

【禁忌证】

(1)晚期癌引起胆囊管梗阻。

(2)胆囊管低位开口易被肿瘤阻塞。

(3)中、上段胆管癌。

(4)胆囊、胆总管结石。

【术前准备】

同“胰腺及壶腹周围癌手术”。

【麻醉与体位】

(1)一般病人可用持续硬膜外麻醉，对高危及老年病人，宜选用全身麻醉，术中保证充分给氧和维持血循环动力稳定。

(2)仰卧位。

【手术步骤】

(1)常用右侧肋缘下斜切口，亦可用右侧正中旁切口。

（2）进入腹腔后注意原发肿瘤的位置及其与胆管及胆囊的关系。注意有无原发肿瘤的腹腔内淋巴结、腹膜及脏器表面、大网膜、肝脏等脏器的转移。若原计划为二期手术，应注意是否有行彻底手术的可能，但应避免解剖检查，以免增加粘连，影响下次手术。

（3）当决定做胆囊空肠吻合术时，除做肝门区的检查外，可向胆囊内穿刺，部分抽除其中黏稠的胆汁。当胆囊管通畅时，抽出的胆囊胆汁呈黑绿色、黏稠，抽出部分胆汁后，胆总管的张力有下降。如果抽出的胆汁呈无色，常提示胆囊管有阻塞，宜改做胆总管空肠吻合术。

（4）胆囊空肠吻合术有 Roux-en-Y 空肠胆囊吻合、襻式空肠胆囊吻合；在胆囊方面则有附加或不附加胆囊胆管吻合。

12.13.1.1 Roux-en-Y 胆囊空肠吻合术

Roux-en-Y Cholecystojejunostomy

提起横结肠，在小肠系膜根部左侧找到上端空肠，并在直视下看清空肠上端与 Treitz 韧带的关系，防止发生将回肠下端误当作为空肠上端的错误。在离 Treitz 韧带约 15cm 处切断空肠，远端空肠缝合关闭，在横结肠前向上拉至胆囊处。空肠襻处理的注意事项见胆总管空肠吻合术。

在空肠断端的对肠系膜侧与胆囊底部的少血管区以细丝线间断缝合对拢，我们一般用胆囊与空肠侧-侧吻合而甚少采用空肠的端与胆囊吻合。缝合完毕后，切开胆囊及空肠的相应部位，胆囊壁上的出血应妥善结扎或缝扎，特别是当胆囊肿大，胆囊壁上血管充血、扩张时。将空肠与胆囊做黏膜对黏膜的间断全层缝合。在切开胆囊腔之后，应吸尽胆囊内积存的胆汁，并在加压胆总管时可见有胆汁排出，说明胆囊管是通畅的。

当胆囊极为肿大膨胀时，位置一般较低，并可位于十二指肠和横结肠的前上方，因而多采用结肠前胆囊空肠吻合术。Roux-en-Y 肠襻的肠系膜缘应与横结肠系膜妥善缝合，以关闭两者间的空隙。结肠前吻合对组织结构的扰乱较少，故有利于二期手术的施行（图 1）。

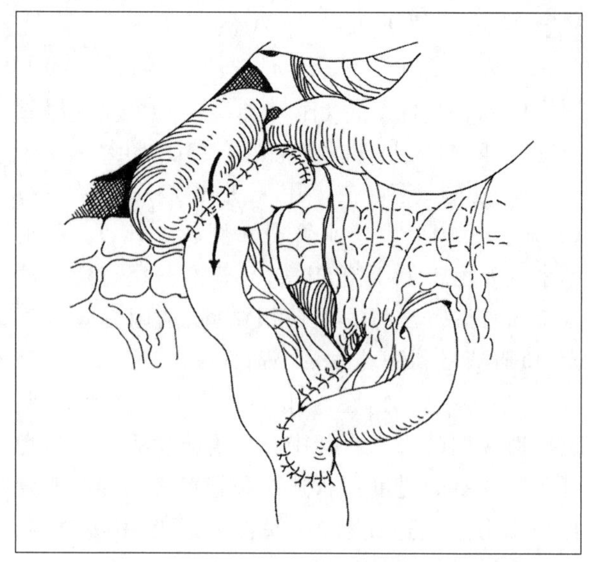

图 1　结肠前 Roux-en-Y 胆囊空肠吻合

当横结肠系膜比较长而游离时，从技术上考虑，有时亦用经横结肠系膜的途径吻合（图 2）。

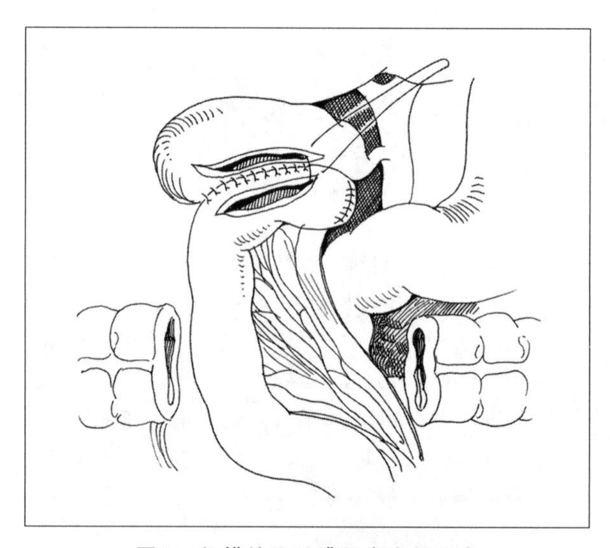

图 2　经横结肠系膜胆囊空肠吻合

12.13.1.2 胆囊空肠襻式吻合术

Loop Cholecystojejunostomy

利用空肠襻做空肠与胆囊的侧-侧吻合，手术方法简单，多用于晚期的胰头癌病人不宜做过多的手术处理时。为了防止肠内容流入胆囊及胆管内引起感染，所以均需做空肠两端的侧-侧吻合，并将上行性之肠襻在靠近侧-侧吻合处结扎或做一套叠瓣（图 1）。此法虽较简单，因为能引起逆行性胆道感染，所以并不常用。

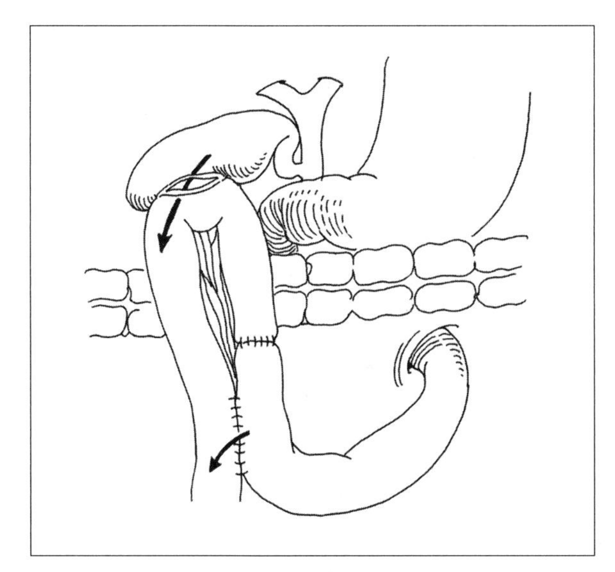

图 1 襻式胆囊空肠吻合

图示附加空肠-空肠侧-侧吻合和输入端空肠人工套叠

胆囊空肠吻合术的晚期并发症常是因胆管肿瘤的发展或长期的慢性炎症改变而致胆囊管阻塞，使引流失效并可致化脓性胆管炎。为了减少此晚期并发症的发生，可将胆囊颈部与相邻的扩张的肝总管吻合，使胆囊成为胆管与空肠间的间置物(图 2)。

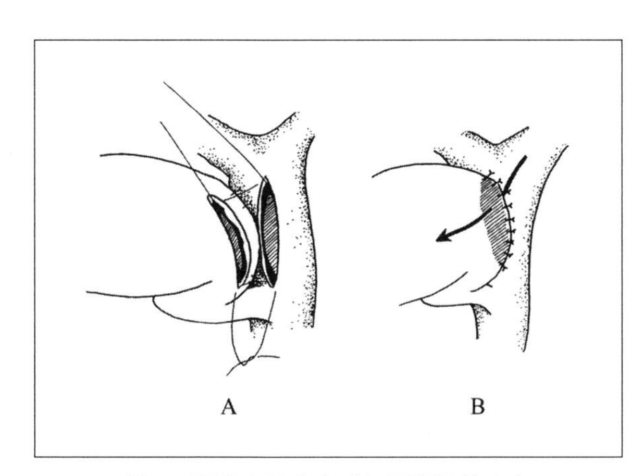

图 2 胆囊空肠吻合附加胆囊胆管吻合

A—胆囊颈部及相邻的肝总管切开；B—胆囊胆管吻合，胆汁流入胆囊不经胆囊管

【术后处理】

同“胆总管空肠吻合术”。

【主要并发症】

(1)早期并发症多与原发病和原发病引起的全身性病理生理改变有关，如重症梗阻性黄疸、营养不良、胆汁性肝硬变、腹水等。

(2)后期并发症则与胆囊管梗阻、胆道引流不畅、胆道感染以及原发恶性肿瘤的扩展等有关。由于胆囊空肠吻合在晚期可能失效，甚至需要再次补救手术，因而在可能时应尽量做胆管空肠吻合。胆囊空肠吻合不宜用于治疗胆道的良性疾病，因其引流不够充分，后期可出现胆管系统内大量结石的并发症。

12.13.2 胆总管十二指肠吻合术

Choledochoduodenostomy

【适应证】

(1)胆总管下端梗阻。

(2)复发性胆总管结石，胆总管扩张≥2cm。

(3)老年、体弱者胆总管下端梗阻不能承受更复杂的手术。

【禁忌证】

(1)胆总管上方存在未经矫正的梗阻因素，如肝内胆管结石，肝胆管狭窄等。

(2)胆总管直径<1.5cm。

(3)胆总管下端结石嵌顿未能取出。

(4)十二指肠本身的病变妨碍手术的施行。

【术前准备】

同一般胆道手术。

【麻醉与体位】

同一般胆道手术。对病情较重的年老、体弱病人，以用气管内插管全身麻醉为宜，以保证供氧及紧急情况的处理。

【手术步骤】

(1)一般用右侧肋缘下切口，显露较直接，可减少腹腔内的骚扰；其次是采用右侧腹直肌切口。此等手术病人，常有以往胆道手术的病史，本次手术时，应参照以往的胆道病变和手术的方式，再根据手术所期待解决的问题，适择相应的切口。

(2)以 2 条消毒巾缝于腹膜切口的两侧缘，以减少切口组织在手术中所受到的内源性污染。

(3)分离腹腔内粘连，显露肝十二指肠韧带中的胆总管。再次手术的病人，应首先显露肝右叶的下缘，沿肝右叶的脏面向后分离，达肝脏右结肠肝曲间隙处，然后转向内侧分离，越过原胆囊床，达肝十二指肠韧带的右缘，并将十二指肠的第一段向下方推开，当助手向下牵拉时，便可显露肝十二指肠韧带和其中的胆总管。适宜于做胆总管十二指肠吻合术者，胆管直径多扩张或内含结石，一般易于辨认。然而由于长时间的梗阻和慢性炎症的关系，胆管极扩张（>3cm）、管壁增厚，再次手术时有可能辨认不清而误当作为“肠管”，使术者犹豫不定。

初次手术的病人，胆总管探查的方法及步骤见有关手术部分。

为了确定肝内、外胆道系统的病变，需要时应做手术中胆道造影和手术中胆道镜检查。

(4)当决定施行胆总管十二指肠吻合术时，一般应避免将就用胆总管探查口为吻合口，因为一般的探查切口位置均偏高，特别是在原发性胆管结石时，为着探查肝胆管，胆总管上切口常高达左、右肝管分叉的下方。胆管上吻合口若过高，可造成手术后十二指肠内容物大量向肝内反流，应予避免。

(5)分离胆总管前壁与十二指肠后壁间的粘着，直至胰腺上缘，以便做到在胆总管的低位吻合。分离过程中，注意避免损伤位于胆总管前面的胰十二指肠前上动脉，若有损伤，应将该动脉缝扎止血，如果止血不够彻底，动脉内仍有血流通过，手术后可能因破溃发生吻合口出血。胆管的慢性炎症疾病时，胆总管与十二指肠间的小血管较多，应注意止血。

(6)向下扩大胆总管上的切口，若胆总管扩张明显，可切除部分胆总管前壁，以减少术后吻合口缩窄的机会，因为手术后的吻合口狭窄主要是由于胆总管壁的纤维瘢痕性收缩所致。

十二指肠上的开口应做在降段的开始部，不应做在球部，可以用横切口或与纵轴平行的切口，二者对吻合口的影响无何差别(图1)。

(7)用3-0的可吸收的合成缝线做胆总管与十二指肠的全层间断黏膜对黏膜吻合，后壁用单层吻合，前壁则外加浆肌层缝合(图2)。缝合忌用较粗的丝线或缝合过于紧密，因为编织的丝线纤维对局部产生致炎症刺激和形成缝线结石，而过紧密的缝合除增加局部的异物刺激外，尚使局部缺血，为后期发生吻合口狭窄的主要原因。

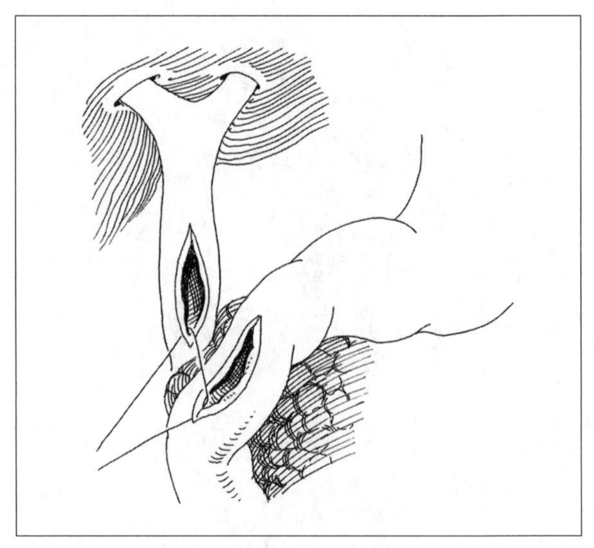

图1 胆总管十二指肠吻合

胆总管的低位切口和十二指肠降部上段切口

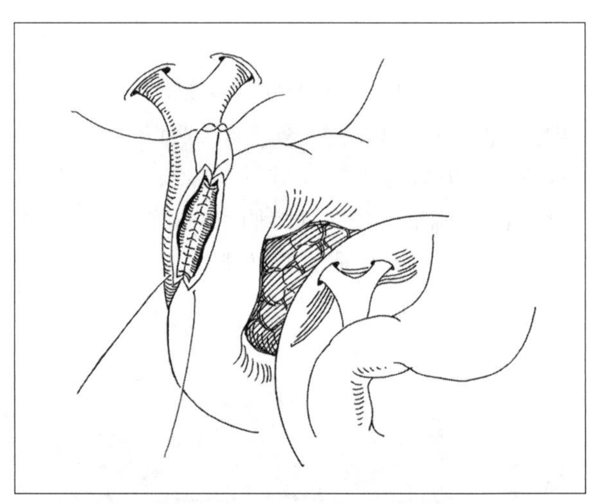

图2 胆总管十二指肠吻合和其完成后的位置

(8)若胆总管的探查切口位置过高，可将其上段以细线缝合，胆总管内一般可以不放置引流。

右肝下间隙放置腹腔内引流，通过右腹壁戳口引出体外。

【术中注意要点】

胆总管十二指肠吻合术是一较简便易行、创伤性小的手术，但需要注意手术的细节，才能得到较好的效果。

(1)术中仔细探查肝内胆管系统，需要时配合术中造影(胆道)和胆道镜检查，以确切地排除梗阻因素。如果吻合口上方有梗阻未予解除，手术后因肠内容物反流，可加重肝胆管感染，引起频发的急性化脓性胆管炎、多发性肝脓肿、感染性休克等严重并发症。然而,若肝内病变已得到充分处理,则不属胆总管十二指肠吻合术的禁忌证,如肝内胆管结石行肝叶切除术附加胆总管十二指肠吻合术亦可以获得长期的良好的结果。

(2)胆总管十二指肠侧-侧吻合术要求吻合口处于低位,不论在胆管(如肝总管)或十二指肠(如球部)的开口过高,均能引起严重的反流,发生重症的反流性胆管炎,如有的病人可因上腹持续不适、餐后疼痛,甚者麻醉药成瘾,以致不得不再手术拆除原吻合口或改做其他种类手术。

(3)吻合口狭窄是手术后期症状再发的主要原因,病人常在手术后半年内效果较好,之后,胆管炎症状又再次反复发作。再手术时常可发现吻合口已高度狭窄甚至闭锁,有时尚可见到吻合处残留有粗丝线缝线,局部组织炎症、充血、水肿、肉芽组织形成。因此,吻合开口宜尽量大些,缝线宜尽量细些,最好用合成的可吸收缝线,并避免缝线过分密集。

(4)"盲端综合征"偶可见于胆总管下端有梗阻而胆总管十二指肠间隔留得较长的胆总管十二指肠侧-侧吻合术后,此时食物的残渣如菜梗、植物壳皮、瓜子等自吻合口反流积存在胆总管下端,引起局部的刺激和慢性炎症。预防此并发症发生的方法是:①尽量采用低位的胆总管十二指肠侧-侧吻合,以缩短胆总管盲端的长度;②在吻合口的下方缝合关闭胆总管,使胆总管下端与吻合口隔离;③横断胆总管,缝闭胆总管的残端,做胆总管十二指肠端-侧吻合术(图 3),此方法比较彻底,效果往往较好,只是当胆总管周围粘连及炎症较重时,横断胆总管比较费时,并且往往出血较多,分离时需要特别注意胆总管后方的门静脉,免致发生损伤。

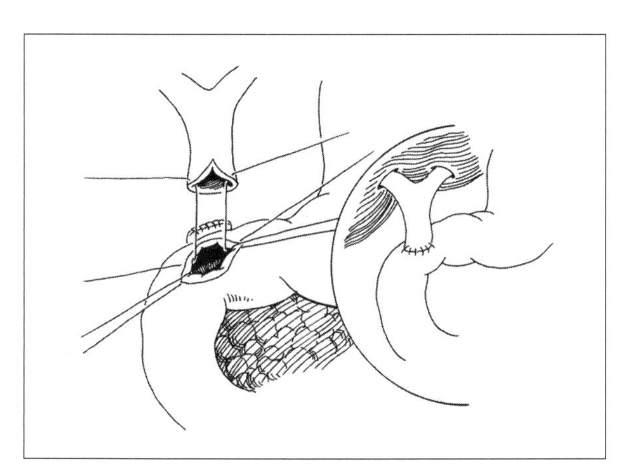

图 3 横断胆总管下端的端侧型胆总管十二指肠吻合术

【术后处理】

(1)持续胃肠减压至胃肠功能恢复。

(2)注意腹腔引流排出液的性质与量,有无胆汁染色,有无局部刺激作用,需要时做排出液的淀粉酶测定,警惕有无十二指肠吻合口瘘。

(3)日间进食后采半坐位或起立一段时间之后才平卧,少渣食物。

(4)若有肠道蛔虫病,恢复期行驱蛔治疗。

(5)其他同一般胆道手术后处理。

【主要并发症】

(1)十二指肠瘘。

(2)胆道逆行性感染。

(3)吻合口出血。

(4)逆行性胆道感染的后期并发症。

12.13.3 Oddi 括约肌成形术

Sphincteroplasty of Oddi

Oddi 括约肌成形术原是胆道外科中常用的手术,用以治疗胆总管末端的良性狭窄,如合并于胆囊及胆管结石时的 Oddi 括约肌狭窄、壶腹部结石嵌顿、原发性狭窄性乳头炎等。Oddi 括约肌狭窄常是引起"胆囊切除术后综合征"的主要原因,此外,乳头部括约肌狭窄亦常引起慢性胰腺炎及胰管阻塞。

Oddi 括约肌手术包含两种术式,一是切开的长度较短(一般在 1.5cm 以内)的乳头部括约肌切开术,只切开乳头部括约肌,而胆总管下端括约肌仍保存,因而仍有一定的括约肌的功能,手术后肠液向胆管反流亦较轻或者没有;但由于切开的长度短,故甚易再发生狭窄使症状再发。此种术式一般称为 Oddi 括约肌切开术(sphincterotomy of Oddi)。

另一种手术是完全切断 Oddi 括约肌,包括胆总管下端括约肌,切开之后,胆总管下端便完全失去括约肌控制,实际上相当于一低位的胆总管十二指肠吻合,因而不可避免地发生十二指肠液向胆管内反流。由于手术切开括约肌之后,需将十二指肠黏膜与胆总管黏膜缝合,故此类手术称为 Oddi 括约肌成形术(sphincteroplasty of Oddi)。括约肌成形术要求切开长度 2.0～2.5cm。

患有胆囊切除术后综合征的病人,除了有胆总管末端开口狭窄外,可能同时有胰管开口的狭窄和伴发胰管扩张、慢性胰腺炎,此时,切开乳头部和胆总管下端括约肌仍不能完全解除梗阻,需要做胰管开口切开,即切开胆管与胰管间之中隔,以解除胰管梗阻,此种即所谓胆、胰管双切开。

Oddi 括约肌成形术是一种在技术上要求很高和有相当难度的手术,以往常用的方法是经十二指肠的括约肌成形术,此手术的创伤大,在有慢性胰腺炎、胰腺头部肿大和在肥胖的病人中,技术上难度很大,并发症和后遗症也是常见的,例如并发术后的出血,急性胰腺炎、十二指肠瘘、十二指肠穿破腹膜后感染、十二指肠狭窄等严重并发症和有一定的病死率。自从纤维十二指肠镜的应用和开展内镜外科之后,大部分的括约肌切开手术已为内镜下括约肌切开所取代。内镜括约肌切开在有经验的术者操作上比较简单,创伤小,效果也满意。然而,在复杂的情况下,如合并有乳头旁十二指肠憩室、乳头的炎症改变插管困难等,仍需要通过手术来解决。内镜下括约肌切开亦可能发生像出血、急性胰腺炎、十二指肠穿孔、乳头部再狭窄等并发症。

【适应证】

(1)Oddi 括约肌狭窄胆总管扩张不很明显者。

(2)乳头部嵌顿结石。

(3)内镜括约肌切开有困难或切开后再狭窄者。

(4)合并有乳头旁十二指肠憩室复杂情况。

(5)Oddi 括约肌狭窄引起的胆囊切除术后综合征。

(6)病人身体情况能耐受此项手术。

【禁忌证】

(1)胰腺段的胆总管下端狭窄,狭窄的范围较长,单纯括约肌切开不能解决问题。

(2)新近发作的急性胰腺炎,胰腺头肿大。

(3)胆总管极显著扩张,直径>2.0cm,单纯括约肌切开尚不能解决胆管的引流。

(4)高龄病人或因身体情况不能耐受复杂的手术者。

(5)因以往手术局部改变难以充分游离十二指肠第 2 段,宜改做其他胆肠吻合术。

【术前准备】

(1)应有详细的以往手术和检查资料。

(2)近期的胆道造影照片以显示胆总管下端狭窄的形态和范围。

(3)按一般胆道手术术前准备。

【麻醉与体位】

一般病人可取持续硬膜外麻醉,亦可用全身麻醉。

仰卧位。

【手术步骤】

(1)一般使用右肋缘下斜切口,但若以往手术为右腹直肌切口且愈合良好者,亦可经原切口进腹。

(2)进腹后分离腹腔内粘连,做必要的腹腔内探查并了解胆道的病理改变和胰腺的情况。选择合适的手术方案,必要时尚可以配合术中胆道造影。

(3)分离肝十二指肠韧带,游离小网膜孔;分离结肠肝曲与肝右叶粘连(图 1)。

(4)向下推开横结肠系膜,剪开十二指肠外侧后腹膜,钝性分离,将十二指肠第 2、3 段向前分离,直至十二指肠和胰头能提至手术野浅部(图 2),十二指肠及胰头后方暂置一盐水纱垫。

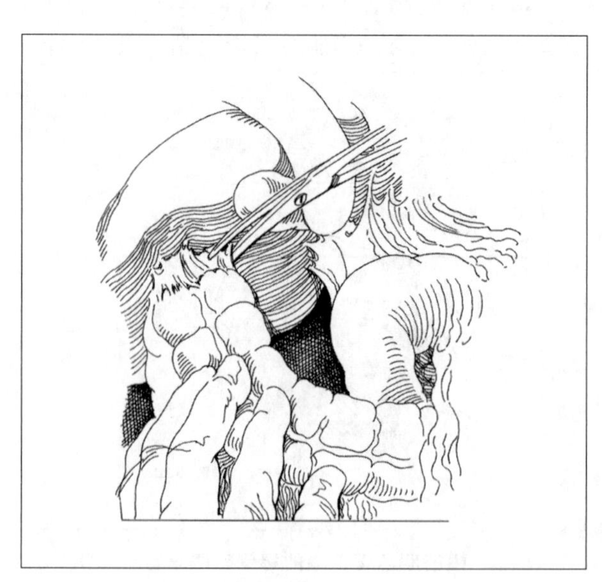

图 1

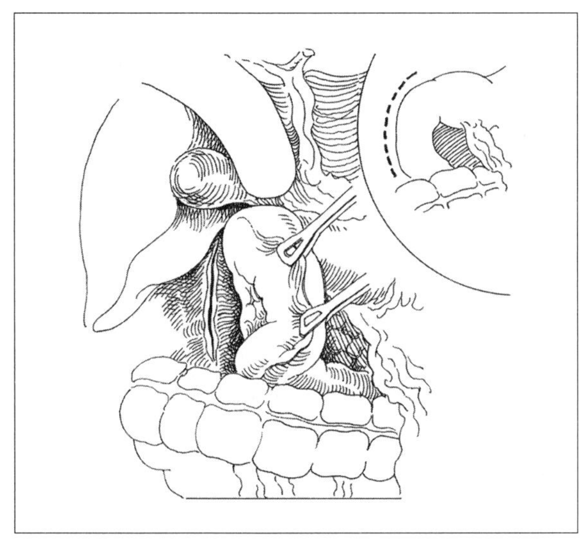

图 2

(5)切开胆总管,取除胆管内结石,向上探查,确定肝内无遗留结石或主要肝管狭窄;向下探查,确定狭窄的部位和十二指肠乳头的位置。此时若胆总管尚能通过F8导尿管,则将其留在原位,以利于十二指肠切开时寻找乳头;否则,用一根Bakes探子放至胆总管下端,在十二指肠外所摸到的探头的位置即为十指肠主乳头所在。

(6)根据探头所在的位置,在其下方1~2cm处置2条牵引缝线,笔者主张在该处十二指肠外侧壁上做一长约2cm的横切口,牵开牵引线敞开十二指肠腔,便可发现乳头的所在;或将Bakes探子稍加用力,在十二指肠后壁充分游离的情况下,可将十二指肠乳头突出至十二指肠切口外(图3,图4)。

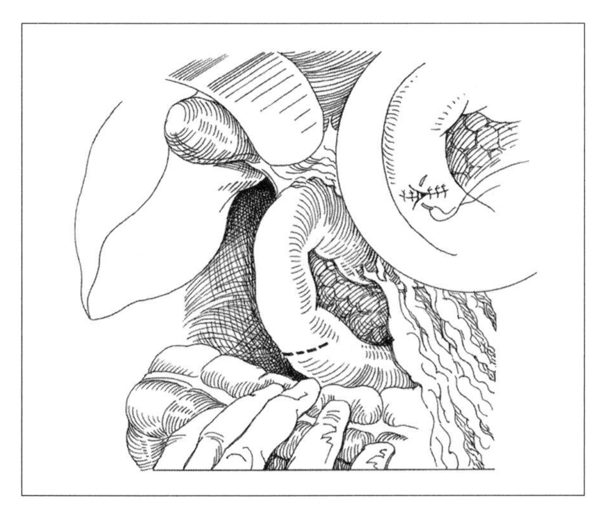

图 3

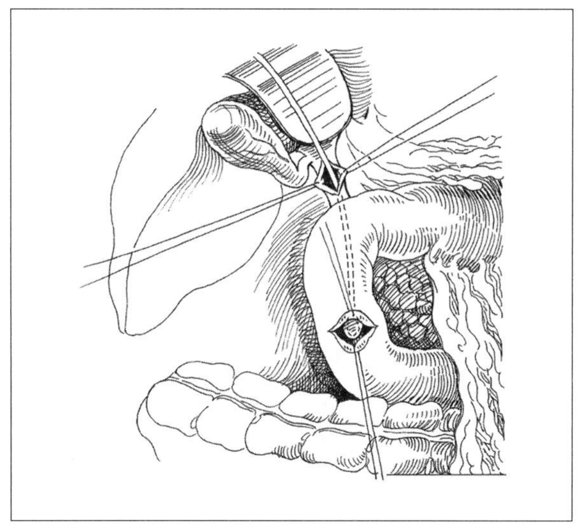

图 4

如果由于局部病变的关系或胰腺头肿大,未能将十二指肠乳头准确定位时,则可在十二指肠降部中段外侧做一长3~4cm的纵行切口,以便于寻找乳头。但必须注意在此种情况下手术常有较多困难。

(7)在十二指肠乳头的两旁和下方,各缝以牵引线,稍加牵引,便可将乳头提至十二指肠上的切口处(图5)。

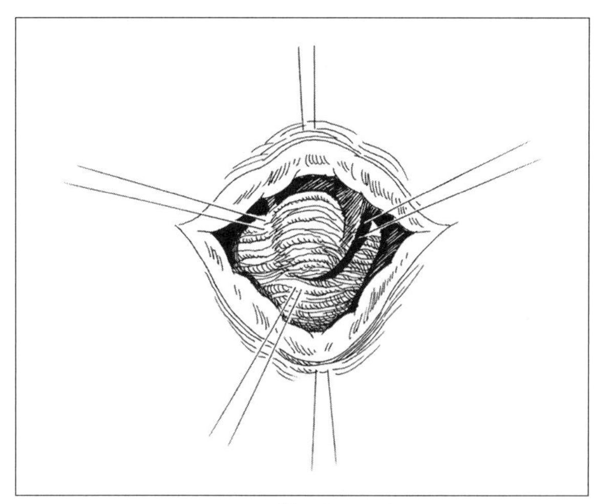

图 5

(8)在乳头开口的上方约11点钟处切开,切开后,即用蚊式血管钳夹住两侧,从两钳中间切开,每次钳夹1~2mm,随即用3-0线(最好是合成单纤维线)缝合十二指肠黏膜及胆管黏膜,达2.0~2.5cm的距离,该处已达到胆总管下端的胆管壁。必须认真缝合切开的顶端(图6)。因为胆总管下端斜穿十二指肠壁的长度因人而异，故顶部有可能已切透十二指肠壁，故需细致缝合，以防发生十二指肠瘘。

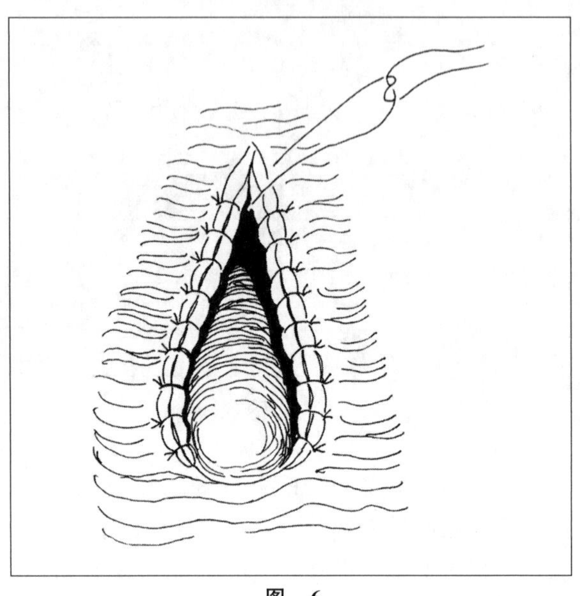

图 6

(9)括约肌切开后，将切开两缘的缝线牵引，便可以仔细检查切口上有无出血并妥为止血。需要检查胰管的开口。胰管开口一般位于乳头开口的内下方，常在3点钟处，并可见有胰液流出。可以用细的导管放至胰管内，检查有无阻塞或狭窄。有时胰管开口可能有变异，如高位开口或分别开口，使寻找困难。但必须确定胰管开口未被缝合堵塞(图7)。

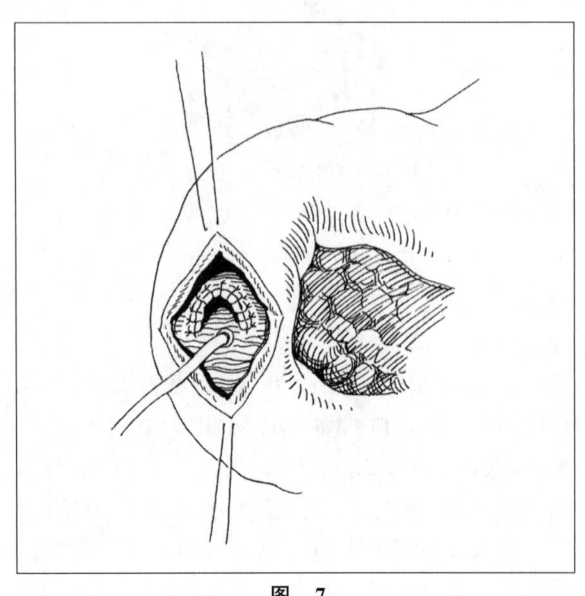

图 7

(10)分两层缝合十二指肠上切口，缝合时必须仔细对合，防止发生十二指肠腔狭窄或发生十二指肠瘘。笔者一般是用横切横缝及直切直缝的方法；但当十二指肠游离得较好，十二指肠上的纵行切开不过长时，也有采用纵切横缝的方法。手术比较复杂的病例，在缝合之前宜将胃肠减压管经幽门放至十二指肠供手术后持续减压。

(11)Oddi括约肌成形术时，一般宜同时切除胆囊，并在胆总管内放置T形管引流，但不主张用长臂T形管放至十二指肠内，以防堵塞胰管。在合并有慢性胰腺炎时，也有在胰管内放一导管，经T形管腔内引出。

(12)如果病人合并有胰管开口狭窄和慢性胰腺炎，手术时可将胰管与胆管间之间隔剪开，以扩大胰管开口。

(13)十二指肠上之切口缝合后，可以用大网膜或横结肠系膜覆盖加强(图8)，肝下区及小网膜孔处放置腹腔引流(图9)。

【术中注意要点】

(1)Oddi括约肌成形术是一细致而复杂的手术，有时手术的难度很大，如在肥胖的病人、胰腺头肿大和再次手术时，并且有一定的病死率和严重并发症，因而在选用此手术方式时应全面考虑。因为从一些治疗胆总管下端梗阻的远期疗效报道来看，其结果并不明显优于简单的胆总管十二指肠吻合术。

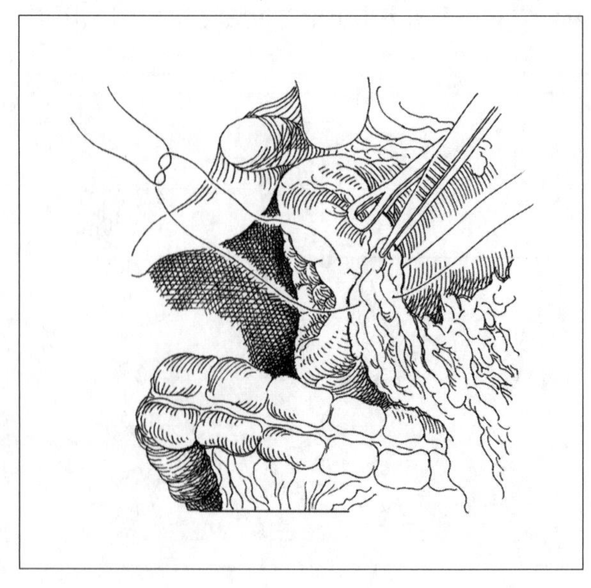

图 8

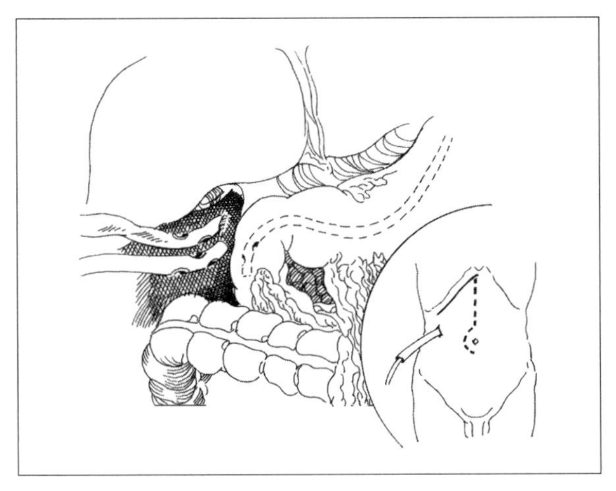

图 9

(2)在胆胰管汇合区手术应是很细致的手术，应尽量减少局部的创伤，因局部的创伤、炎症水肿，可使胰管开口受阻，术后急性胰腺炎是一严重并发症，局部的炎症可以引起后期的切开部再狭窄。

(3)必须彻底止血，包括括约肌切开部和十二指肠壁切开处。

(4)必须妥善缝合胆管壁与十二指肠壁切开的顶部，以防发生腹膜后十二指肠瘘。

【术后处理】

(1)持续胃肠减压至胃肠功能恢复。

(2)注意腹腔引流液的性质和量，有无胆汁颜色，并做胰淀粉酶检查。

(3)术后24h行血清淀粉酶检查，随后，在前3d每天测血、尿淀粉酶，若淀粉酶升高，应追踪检查至正常，并警惕手术后急性胰腺炎发生。

(4)若引流液淀粉酶不升高，3～5d拔除腹腔引流。

(5)注意胆汁引流的性质，有无十二指肠液反流，若每日胆汁及肠液引流量过多，可暂夹闭T形引流管，一般在2～3周时拔除。

(6)其他同一般胆道手术后。

【术后并发症】

(1)早期消化道内出血。

(2)十二指肠瘘及急性腹膜炎。

(3)急性腹膜炎。

(4)急性胰腺炎。

(5)腹膜后感染、脓肿。

(6)后期切开部再狭窄，急性胆管炎。

（黄志强）

12.13.4 Roux-en-Y胆总管空肠吻合术

Roux-en-Y Choledochojejunostomy

Roux-en-Y空肠襻的设计者是Cesar Roux(1893年)，最初用于胃空肠吻合，以后被广泛应用于胆道、胰腺手术及胆道与消化道吻合手术，20世纪60年代以后在我国被广泛应用。由于Roux-en-Y空肠襻具有完整的血管供应，有足够的长度可行远距离转移，且与胆管吻合的肠段为顺蠕动，利于防止反流，基于这些特点，Roux-en-Y胆道空肠吻合术成为胆道外科中的常用手术。

胆肠内引流术的主要作用是解除胆汁淤积。在胆管阻塞的近侧开一侧口，给不断分泌的胆汁建一排出道，从而使黄疸消退，使梗阻性黄疸所引起的一系列病理生理变化得以逐渐恢复。原发性胆管结石亦可经此吻合口排至肠道。

Roux-en-Y胆总管空肠吻合术的技术要点是保证胆管空肠吻合口通畅，避免吻合口狭窄，以及使Roux-en-Y空肠襻具有适当长度，既可防止肠内容物反流又不使旷置空肠襻过长。

为了达到第一个要求，首先要显露出足够长度的胆总管，以便在阻塞以上胆管有一个大的开口。在胆总管下端梗阻时，胆总管多呈扩张，分离显露足够长度的胆总管一般无困难，问题在于胆总管与空肠吻合的方式，归纳起来不外4种模式，即侧-侧、侧-端、端-侧和端-端吻合。我们认为大口径的胆管空肠侧-侧吻合较其他几种吻合方式为优，利用胆总管侧壁的吻合受胆总管管腔大小的限制较小，胆管上的切口可以自左右肝管汇合处开始直达十二指肠上肝外胆管的全长，这样大的吻合口有利于胆汁引流，胆石排出，并保持吻合口长期通畅，减少形成再狭窄的机会，只要吻合口够大，位置够低，胆总管下端存留结石或食物残渣引起的所谓“漏斗综合征”的可能性不大。

胆总管和空肠端-侧吻合，在肝外胆管损伤，胆管连续性被破坏时仍然需要应用。应用胆管断端做吻合，当胆管原来的管径不够粗时，手术后极容易发生吻合口狭窄，为了避免后期吻合口狭窄有两点必须注意：其一，在分离胆总管时，勿损伤胆管断端的血液供应，否则由于组织缺血，手术后胆管狭窄的机会增大。通过血管铸形研究，观察肝外胆管的动脉供应，其上部来自肝右动脉及胆囊动脉，下部来自十二指肠后动脉，呈纵行走向，主要血管在3点钟和9点钟血流向肝门部，尚有走行于胆总管后方的门静脉后动脉，起源于肠系膜上动脉，分支到胆管壁，参与构成胆总管周围血管网。从胆总管周围血管丛再发出分支至黏膜下，构成胆管的黏膜毛细血管网。由于胆总管血液供应的特点，胆管切断吻合更易造成胆管组织缺血。加之，十二指肠以上的胆总管壁主要由纤维弹力组织构成，含有少量平滑肌纤维，但不形成肌层，无蠕动，在愈合过程中纤维组织生成明显。局部血供及胆管壁组织特点，决定了胆肠吻合术后期的吻合口狭窄相当常见，特别在胆管空肠端-端、侧-端或端-端套入式吻合术后，尤其常见，在确定施行胆肠吻合术时，选择胆肠吻合方式应该记住这些特点。其二，增大胆管断端的吻合口径，以避免吻合口再次狭窄。对于扩张程度不很大的胆管，在横断胆管时，再将胆管前壁从中剪开达左右肝管汇合处或前壁呈V形剪开，均可做成一个相当大的吻合口。胆管空肠吻合时，一般不主张用胆管侧壁与空肠端做吻合，这是因为此种吻合方法常致后期吻合口狭窄，以及由于吻合口胆汁引流不畅而出现胆管末端结石或食物残渣存留，即所谓"漏斗综合征"的发生，以及重复发生胆管感染。端-端胆管空肠吻合和对端吻合时采用胆管端套入方式的吻合，由于晚期吻合口狭窄的可能性很大，应尽量不用。

为了达到预防Roux-en-Y空肠吻合时肠内容物排至吻合口的上方，即达到第2个要求，采用的办法有：①延长旷置空肠襻的长度，最初的长度一般为25～30cm，至今多增加至50cm甚至有人用100cm的旷置肠段。早年认为Roux-en-Y空肠襻长度达25cm，则可防止反流，但实际上，延长空肠襻长度达50～60cm仍然有反流发生。而旷置过长的空肠段，却会发生一系列病理生理改变。一是空肠旷置襻肠液细菌数明显增加，而且以厌氧菌属占优势；二是胃肠道内分泌调节紊乱，胃酸分泌量增加，可能与肠抑胃肽(GIP)的减少有关。近年有研究指出胃酸分泌增加是由于生长抑素(Somatostatin)合成和分泌减少所引起。这种手术后期并发十二指肠溃疡的发病率高，从2%～22%。尽管有这许多问题，此种手术的结果好坏在相当程度上取决于原发病变情况，如肝内胆管结石取石后实施胆肠内引流手术的效果与单纯胆管末端病变实施此术者不同，前者因吻合口以上存在病变而往往效果不好。肝内胆管有狭窄时应列为胆总管空肠吻合手术的禁忌。②使近端空肠与旷置空肠吻合后形成Y形，这是曾宪九通过临床研究对此术式的改进，他提出将近端空肠与远端空肠的横轴切口做端-端吻合，并将二空肠襻在并行位置缝合6～8cm长，近端空肠的食糜可以顺蠕动排至远段空肠内。此法简便，为临床广泛采用。为解决肠内容物反流的改良方法尚有胆管-间位空肠-十二指肠吻合；胆管-间置空肠乳头成形-十二指肠吻合；旷置空肠段做人工空肠套叠术等，将在有关章节介绍。

【适应证】

(1)良性肝外胆管狭窄。肝总管以下的良性胆管狭窄多与损伤有关。手术后(腹腔镜胆囊切除或开放法胆囊切除)肝外胆管狭窄因手术时损伤肝外胆管占80%～90%，继发于手术后胆管周围炎症、感染和缺血只占10%～20%。

(2)胆总管末端狭窄。胆管末端的炎性瘢痕狭窄，在胆道镜观察下可见组织炎性改变，括约肌呈闭锁不全，此时虽可通过8mm探条，由于括约肌功能不全，仍有胆汁郁滞表现，此种情况，多因胆管末端结石引起。慢性胰腺炎亦可引起胆管末端狭窄。

(3)十二指肠乳头开口部憩室，由此引起反复胰腺炎和胆管炎发作。

(4)先天性胆道畸形，如先天性胆总管囊性扩张，囊肿切除后的胆道重建。

(5)胆道消化道吻合口狭窄。

(6)难以切除的胆管癌和胰头癌。

【禁忌证】

胆总管以上的肝内狭窄或结石未能处理者，不应施行胆总管空肠吻合术，否则，术后不但不能起到治疗作用，反而可加重肝内胆管感染，使病情进一步恶化。

【术前准备】

(1)病人多有黄疸或有胆管炎反复发作史，或已做过1次或数次胆道手术，必须对病人全身情况做出正确的评价，老年病人更应对全身各器官功能做周密的检查，进行必要的治疗。

(2)纠正营养不良、贫血和低蛋白血症。血红蛋白在100g/L以上，血浆白蛋白30g/L以上手术较为安全。

(3)黄疸病人术前应检查凝血酶原时间，若有凝血酶原时间延长，注射维生素 K_1 每日20mg，而凝血酶原时间不能恢复至接近正常者，或肝脏酶学有显著异常者，若非紧急手术，应用中西药物治疗，待情况有所改善即刻手术，解除梗阻黄疸。

(4)近期有胆管炎发作者术前1d应用抗生素，术中及术后继续应用3～5d。老年人术前及术中应常规应用抗生素，术前1d用1次，术中继续应用，用量根据病情而定，同时注意肝肾功能状况，肾功能不全者用量可较一般成年人少1/3。

(5)择期手术者，应做下列检查：

①肝功能检查：包括转氨酶、碱性磷酸酶、转肽酶、胆红素、血浆蛋白、凝血酶原时间及活动度、血糖、血清三酰甘油、胆固醇。

②肾功能检查：血尿素氮、肌酐。

③心电图检查，老年人或有心脏病者应做超声心动图或24h动态心电图检查。

④肺功能检查：一般病人做胸透或胸片检查，老年病人或有呼吸道疾病者，应做肺功能检查及血气分析。

⑤血清电解质检查。

⑥碘过敏试验。

⑦手术日晨禁食水，放置胃管。

⑧有蛔虫感染，大便检查发现虫卵者，术前应做驱蛔虫治疗。

【麻醉与体位】

常用的麻醉方法为全麻和硬膜外麻醉。平卧位，勿须腰背部垫高，选用有术中造影装置的手术台。

【手术步骤】

(1)切口：右侧肋缘下切口。一般取右肋缘下3cm，腹中线起始至腋前线，切断右侧腹直肌及腹白线。电刀切割，费时不多。这一切口的优点是大部操作主要在横结肠及其系膜以上进行，术后小肠粘连梗阻很少发生，对高龄病人，切口裂开机会极少(图1)。

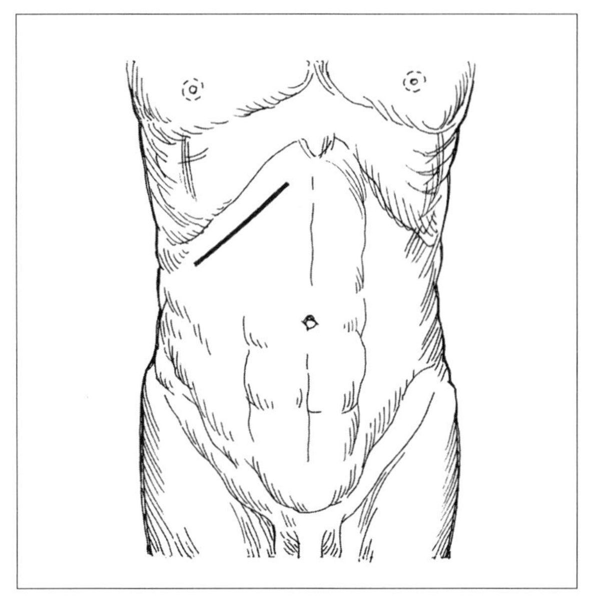

图 1

(2)探查：开腹后应对腹腔进行全面探查。确定腹腔渗液，网膜粘连情况，肝、胆、脾、胰、肾及胃肠、盆腔均须检查。着重检查肝脏及胆道，结合手术前影像学检查结果，进一步明确病变性质及范围，特别是肝内胆管有无病变，以及胆管下端病变的性质，尤其应该注意胆管下端结石与胆管癌并存时，不要只满足于胆管结石而忽略癌症的存在，若手术前进行过逆行胰胆管造影，十二指肠壶腹部曾经内镜直视检查或做组织病理检查，对手术中探查和判断将是十分有帮助的。探查还可提供有无肝纤维化及因胆管病变长期胆汁淤滞而发生门静脉高压症。

(3)显露胆管：首次剖腹手术腹腔内无粘连者，胆囊和胆总管的显露并不困难，扩张的胆总管在肝十二指肠韧带浅层前沿，易于辨识。因胆管狭窄，反复化脓性胆管炎或胆管损伤后，则因手术和炎症粘连，显露胆管并不容易。在这种情况下，首先应循肝脏脏面分离，注意勿伤横结肠和十二指肠。仔细分离开粘连在肝十二指肠韧带、肝胃韧带前侧的胃和十二指肠，瘢痕组织若很紧密，应用锐性分离，切割瘢痕，同时结合钝性分离(图2)。在相当胆总管部位，可用7号细针，穿刺抽吸胆汁，以帮助确定胆管位置。扪诊检查十二指肠后及胰腺头部胆管。

(4)胆囊切除、胆总管切开探查：方法已在有关章节介绍(图3)。

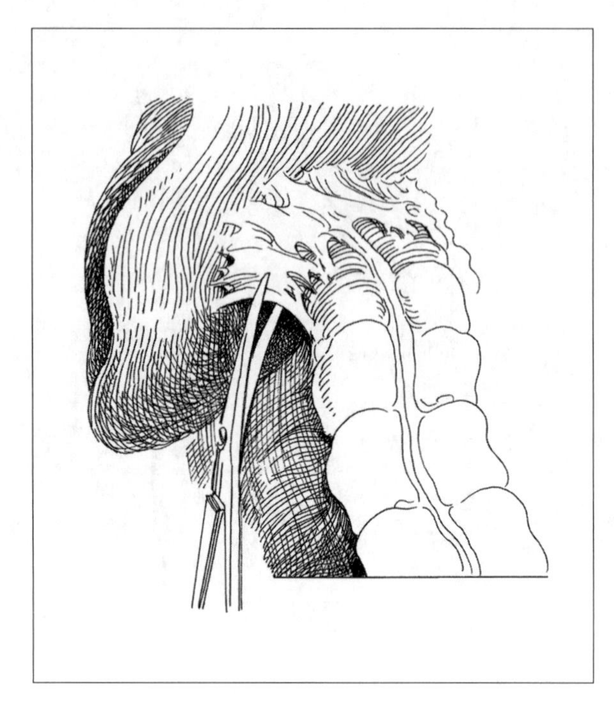

图 2

示分离肝脏面与结肠肝曲的粘连

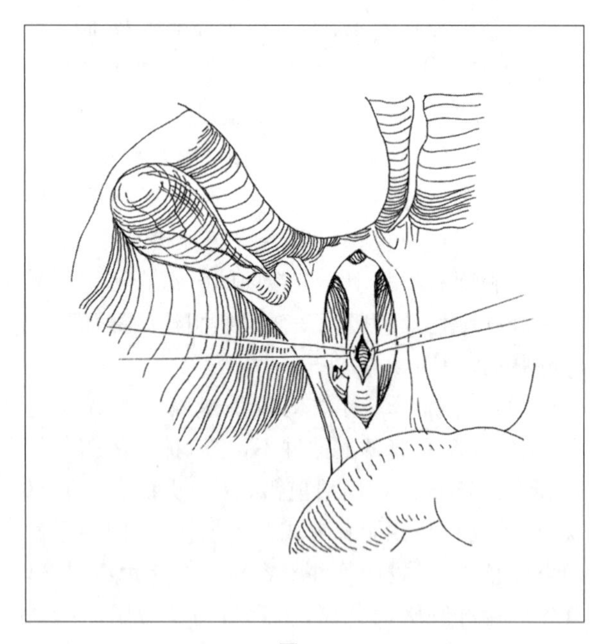

图 3

胆囊切除，肝床腹膜不必缝合，胆总管探查

(5)胆总管准备：①胆总管空肠 Roux-en-Y 侧-侧吻合：游离胆总管近端，剪开至左右肝管开口部，远端切开至十二指肠上缘(图 4)，吸尽胆汁，以干纱布填塞；②胆总管空肠 Roux-en-Y 端-侧吻合：游离胆总管至十二指肠上缘，胆总管周围炎症、粘连较轻时，可用钝性分离胆总管后壁，以弯血管钳穿过胆管后壁，横向切断胆总管，若粘连很重，则用边分离，边行胆管横向剪断(图 5)。清除胆总管远端的碎石或残渣，然后缝闭胆管断端。若胆总管在腹部手术时损伤，则应寻找胆管断端，然后向肝门侧剪开至总肝管，备做吻合。分离胆总管后壁时，应注意不可损伤门静脉。因炎症粘连出血较多时，更应分辨清楚，不可盲目钳夹或切割。前面已经提及，胆总管壁血供的特点，动脉血管走行主要循 3 点钟、9 点钟与胆管平行走向，血流自十二指肠端向肝门端走行，止血必须彻底，周围不做过多分离，以避免影响胆总管血供(图 6)。

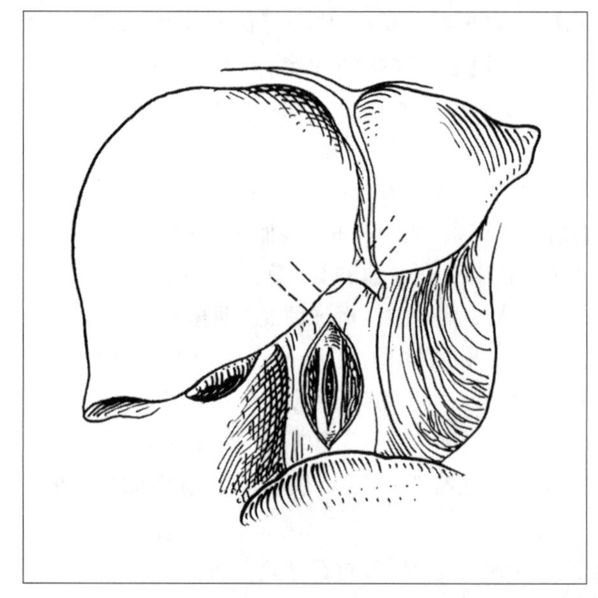

图 4

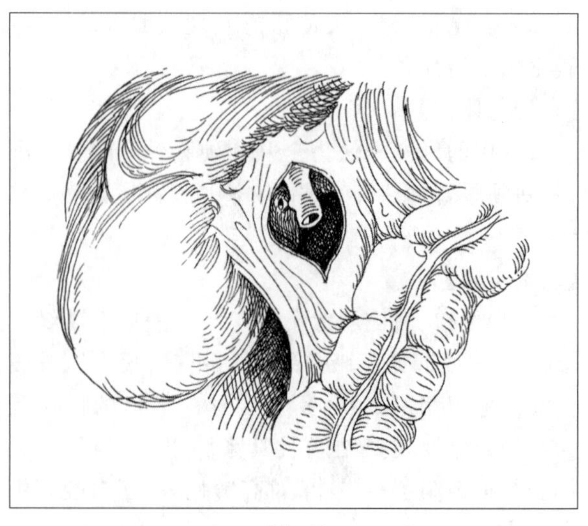

图 5

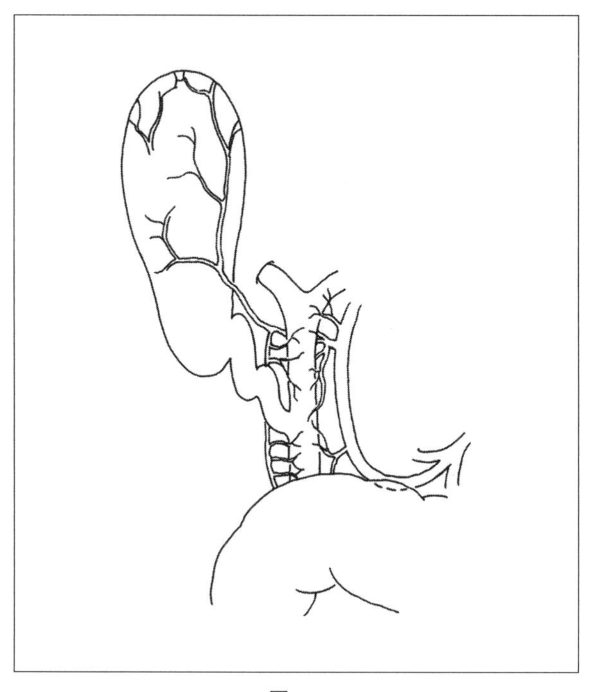

图 6

(6)Roux-en-Y 空肠襻准备:距离十二指肠空肠曲 15cm 左右,选空肠系膜血管弓供应良好的部位,切断空肠,空肠远端断端关闭,保留断端缝线以做牵引。检查空肠断端血供良好,色泽正常(图 7,图 8)。近端空肠在距离空肠襻 55cm 处行空肠空肠横轴半周端-端吻合,空肠空肠壁之间缝合使成 Y 形(图 9,图 10)。近侧空肠内容物将经过吻合口进入下行远侧空肠并顺肠蠕动向下运行,则不致反流入上行远侧空肠襻,从而避免上行感染的可能。缝合封闭空肠肠系膜之间的孔隙。

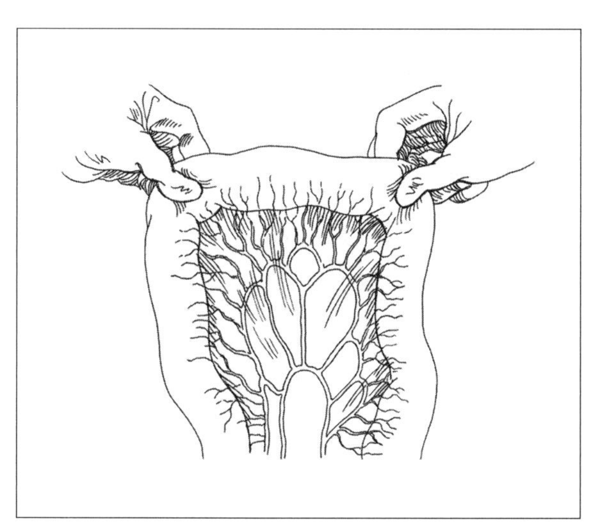

图 7

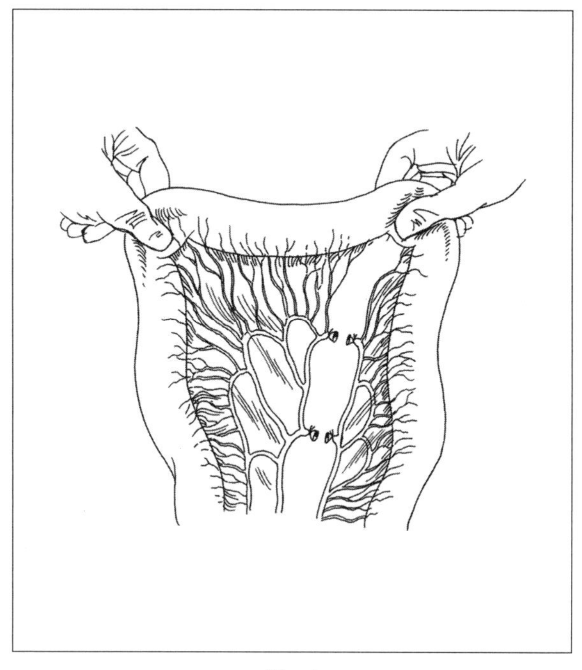

图 8

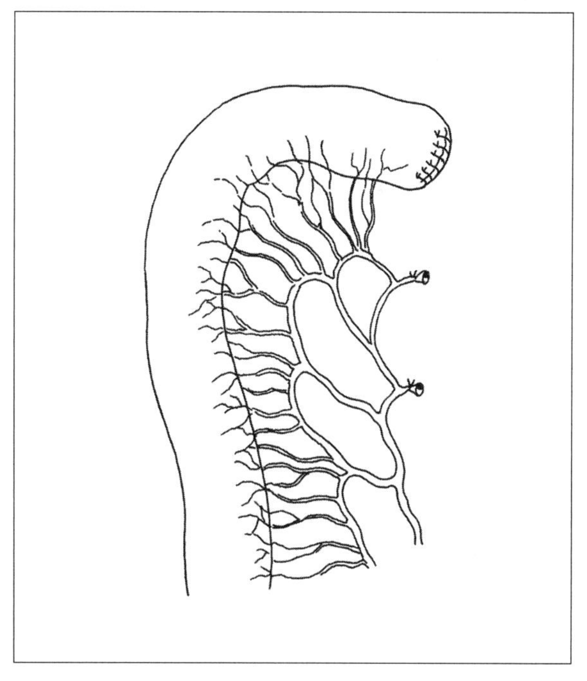

图 9

(7)将旷置空肠襻经结肠后提至肝十二指肠韧带旁:在横结肠中动脉左侧肠系膜上的无血管区做小切口,切口宜靠右靠后,带线的空肠端自此孔隙提上,动作宜轻柔,利用空肠的侧壁一般不会使系膜血管过紧(图 11)。

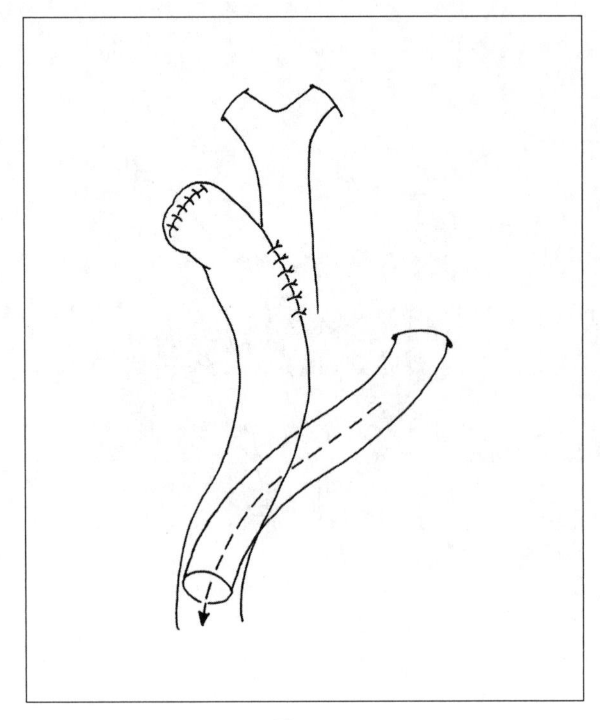

图 10

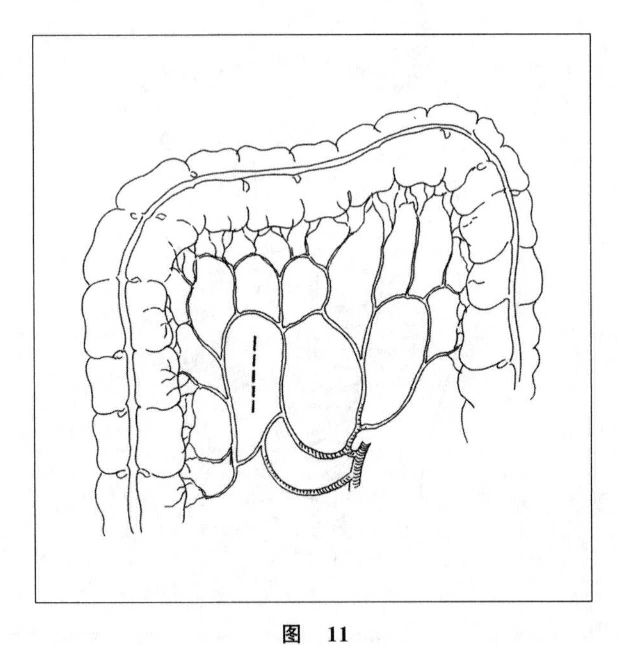

图 11

图中系膜孔为空肠通过处

(8)胆管空肠吻合:①侧-侧吻合:在空肠距末端 5cm 处的系膜对侧做切口,长度与胆管开口相当,全层间断缝合,间距 0.3cm,用 4-0 合成可吸收缝线单层缝合或 3-0 整形线缝合(图 12～图 14)。②端-侧吻合:具体操作步骤同侧-侧吻合(图 15)。

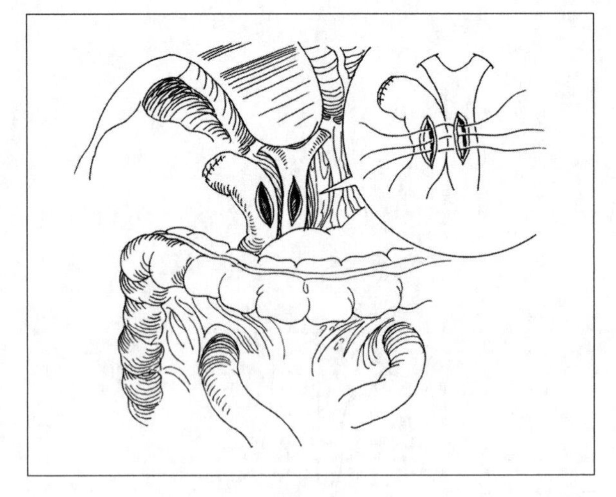

图 12

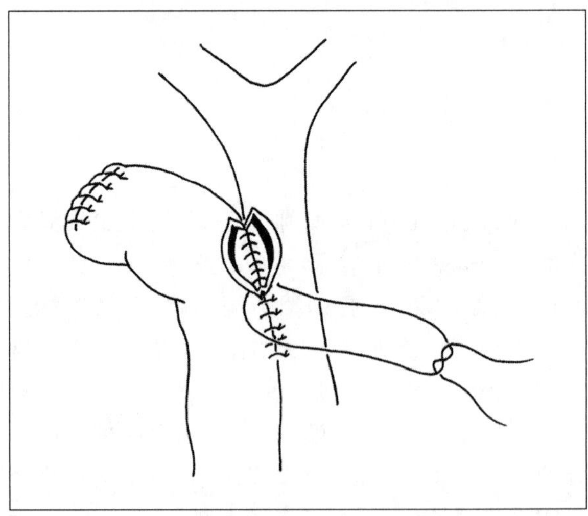

图 13

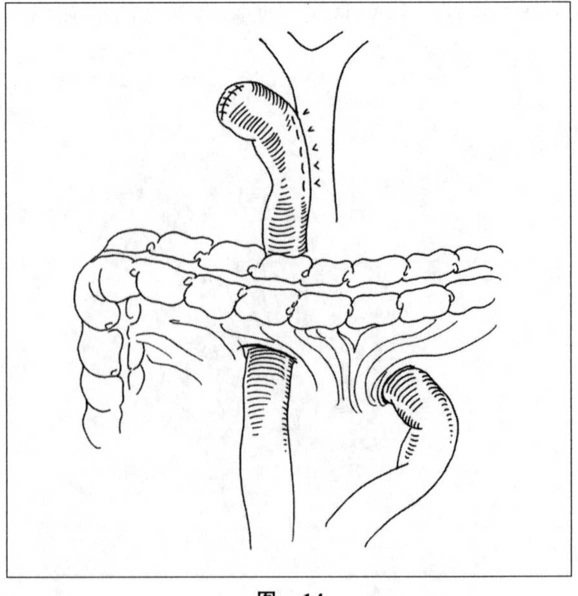

图 14

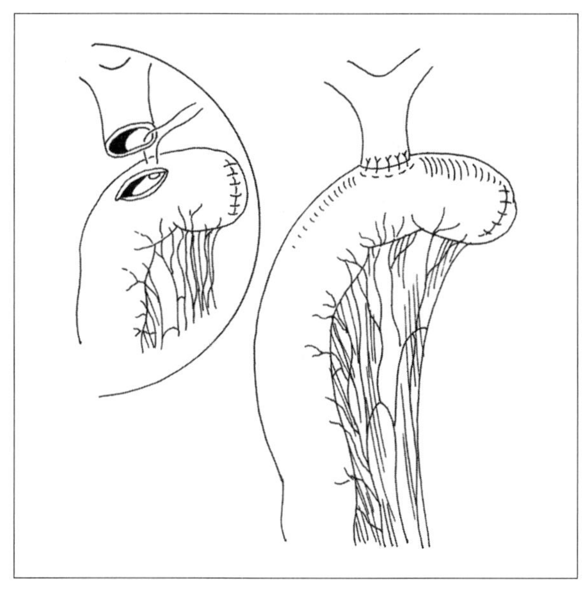

图 15

(9)关闭横结肠系膜孔隙,以防形成内疝。

(10)在胆肠吻合口的后方安置硅胶管闭式引流一根,自切口外侧戳孔引出,以防切口疝形成。

(11)清点敷料、器械后关闭腹腔。

【术中注意要点】

(1)在胆管周围分离粘连时止血必须彻底,视野清楚,防止损伤门静脉、十二指肠和结肠。

(2)胆总管空肠吻合,单层缝合确切时,则不必加浆肌层缝合,以保证吻合口够大,且不形成内翻阻隔。单层缝合后半圈线结在腔内可用 4-0 合成可吸收缝线,前半圈线结打在腔外可用 3-0 整形丝线或 1 号丝线缝合,注意缝合技巧,多可达到无吻合口渗漏。

(3)胆肠吻合口后方应常规放置引流。合成材料软质双套管最为理想,国内应用已较普遍。口径 1cm 粗细乳胶管引流效果亦满意,当发现有胆汁渗漏时,可在腔内插入 0.3cm 塑料管行双套管吸引,2～3 周渗漏处愈合,引流量逐渐减少,完全没有胆汁时引流管可逐渐拔除。无胆汁渗漏时引流管多在 5d 左右拔除。

(4)手术方式确定后,游离空肠襻确定旷置肠襻长度后,即可完成空肠-空肠间吻合及关闭空肠系膜孔隙,以减少横结肠及其系膜以下腹腔的操作,预防小肠粘连。

(5)Roux-en-Y 空肠襻置于结肠后为好,横结肠系膜孔应做在横结肠中动脉右外侧无血管区,使空肠襻不致造成对胃十二指肠的压迫。结肠与空肠襻之间的孔隙必须缝闭,以防内疝形成。

(6)胆肠吻合后是否安置 T 形管,应视病变情况而定。胆肠内引流术,一般可不放 T 形管,除非由于炎症壁厚,胆管内腔细,置管支撑;胆道重建术,术前有反复胆道感染者多放置 T 形管引流。

【术后处理】

(1)胃管减压 3d。

(2)应用抗生素预防和治疗感染,为预防用药以头孢三嗪噻肟为佳,治疗用药则应依据细菌培养结果调整。术前已有感染者并用甲硝唑静脉滴注。

(3)深度黄疸、反复胆道感染病人应监测肝、肾功能;安置有胆汁外引流管的病人,且时间可能较长者,应行胆汁回收,无菌过滤后回输。

(4)若发现有吻合口渗漏,应立即做双套管负压吸引,同时灌洗吸引效果更好。

(5)注意内出血。

(6)预防应激性溃疡,可应用雷尼替丁 50mg 1/12h,静脉滴入或奥美拉唑(洛赛克)40mg 静脉滴注每日 1 次,至病情稳定。

(顾倬云)

12.13.5 皮下盲襻(或皮肤肠瘘)式 Roux-en-Y 胆管空肠吻合术

Roux-en-Y Choledochojejunostomy with A Subcutaneous Blind Loop (or A Cutaneous Enterostomy)

皮下盲襻(或皮肤肠瘘)式 Roux-en-Y 胆管空肠吻合术是在传统 Roux-en-Y 胆管空肠吻合术的基础上加以改进的术式,改进的目的是利用胆管空肠吻合的输入空肠襻建立腹壁至胆管系的通道,以便在术后经此通道采取非手术方法处理胆道残留的或复发的病灶,以减少或防止再手术。

皮下盲襻式 Roux-en-Y 胆管空肠吻合术 1977 年为我国方干等首先报道用来治疗肝内胆管结石。此术式的关键步骤是将胆管空肠吻合的输入空肠襻近端缝闭,置于腹壁皮下(简称皮下盲襻)，以备术后应用。限于当时的条件，该作者对术后残留的胆管结石只能用胆石钳或手指经皮下盲襻夹取或掏出，因操作带有一定的盲目性，应用范围和取石效果受到影响。20世纪70年代末至80年代初，成都军区总医院腹部外科将此术式与纤维胆管镜治疗技术相结合处理术后胆道残石及其并发症，扩大了应用范围，疗效得到进一步提高，使肝内胆管残石和并发症再手术率由30%降至3%。

皮肤肠瘘式Ruox-en-Y胆管空肠吻合术是将胆管空肠吻合的输入空肠襻近端开放，并提出腹壁造口(简称皮肤肠瘘)。1980年日笠赖则等报道将输入空肠襻近端吊置于腹膜壁层，肠腔内插入口径为0.8cm的外引流管，由腹壁引出。为了手术后应用方便，该笔者认为，肝内病变若位于左侧，瘘口可设置在腹壁右侧，反之，则设置在左侧，使瘘口与病变部位在一条直线上，以利于术后治疗器械进入肝内胆管。1984年Barker和Hutson等几乎同时报道将胆管空肠吻合的输入空肠襻近端提出腹壁，肠黏膜与皮肤缝合建立肠外瘘，以便在术后处理胆肠吻合口或肝内胆管狭窄。

本术式的主要优点：为复杂的胆道外科疾病术后残留或复发病灶提供非手术治疗的"方便之门"，以降低再手术率。经皮下盲襻或皮肤肠瘘至胆管的通道为肠腔，病人可终身保留，故此通道不仅在术后近期可应用，而且在远期亦可应用。此外，通道内腔宽敞，且有一定的活动度，便于纤维胆管镜插入胆道和进行各种操作。笔者一组188例术后胆管残石和复发病灶应用胆管镜治疗，其中55例胆管镜是经皮下盲襻或输出空肠襻到达胆管进行操作，未发生通道破裂、出血等并发症，是一种颇为安全的途径。

本术式的主要缺点：皮下盲襻切开后进行胆管镜治疗的最大缺点是病人均有不同量的胆汁从切口漏出，皮肤肠瘘式手术胆汁漏出更是不可避免。尽管胆肠吻合口位于输入空肠襻的"上游"，而且又是逆向蠕动，但瘘口每日流失的胆汁量可达500ml以上。故Barker等提出在距瘘口近端3～4cm处的肠壁建立防反流瓣，以防胆汁漏出。此外，皮下盲襻在未切开时，作为肠管的盲端，易为肠内容物滞留、细菌孳生，可能引起间歇的胆道污染，是另一不容忽视的问题。

【适应证】

(1)肝胆管结石：无论采用何种胆肠内引流术，肝胆管结石病人术后残石率仍高达30%以上，特别是弥漫型肝内胆管结石，术后残留病灶几乎难以避免，有的在术后早期即发生残石"塌方"，阻塞主肝管，引起肝内梗阻性化脓性胆管炎，甚至合并胆源性脓毒症和休克，病情多险恶，再手术处理颇为困难。若病人已接受皮下盲襻式Roux-en-Y胆管空肠吻合术，则可在床旁局部麻醉下切开皮下盲襻，应用胆管镜取石并引流胆管，从而可避免再次手术。

(2)胆管损伤和损伤后狭窄：此类损伤在重建胆肠通道后，再狭窄发生率为20%～40%，在过去多需要再次手术矫正，近年来，应用经皮肝穿刺置管扩张和支撑术，处理术后胆管狭窄取得成功，但因导管不易长期固定，需要反复穿刺置管，造成肝脏更多损伤，有一定并发症和危险，远期疗效不如手术处理。Hutson等认为对胆管损伤后狭窄在首次胆肠引流手术时，如考虑术后吻合口复发狭窄的可能性较大，推荐皮肤肠瘘式手术，以便在术后通过皮肤肠瘘对狭窄进行气囊导管扩张。

(3)硬化性胆管炎：无论是原发或继发的硬化性胆管炎，一旦胆道梗阻发生后，采用任何胆肠引流术均不易获得持久的改善。经皮肝穿刺气囊导管扩张术，在一些病例可能有暂时的疗效，但易复发。通过手术或经皮肝穿刺置入永久性肝内支撑管，因胆汁沉淀可使管腔阻塞，或由于支撑管的异物作用，可导致复发性胆管炎，因此支撑法也常以失败告终。Barker等对适合胆肠引流的硬化性胆管炎病人施行皮肤肠瘘式手术，若术后因吻合口或肝内胆管狭窄复发，可经皮肤肠瘘应用气囊导管或扩张器扩张。由于皮肤肠瘘可长期保留，即使扩张后狭窄复发，也可反复经此途径扩张狭窄而无危险。

(4)慢性胰腺炎及其并发症：Barker等介绍对慢性胰腺炎引起的梗阻性黄疸合并多发性肝脓肿及支气管胆瘘病人采用皮肤肠瘘式手术治疗，其目的是为解除黄疸并在术后可经皮肤肠瘘做胆道造影，以便随时监测肝脓肿及支气管胆瘘的病情变化并加以及时处理，待病情好转后再关闭肠瘘，置于腹壁皮下。

(5)"期待性"手术：凡Roux-en-Y胆肠吻合

术后易患胆管炎、胆肠吻合口狭窄和胆道结石的病人（例如先天性肝内胆管扩张和胆总管囊肿等），在接受Roux-en-Y胆肠吻合术的同时，建立一皮肤肠瘘，等待术后出现胆道并发症时，可通过皮肤肠瘘进行非手术处理，避免再手术开腹，此即所谓“期待性”手术。尽管皮肤肠瘘式手术可采用措施防止大量胆汁外流，但终不能完全避免，因此，选择皮肤肠瘘式手术作为“期待性”手术，会给病人带来生活不便和痛苦，何况期待胆道并发症的时间难以预测，有的病人甚至术后数月至数年并不发生，如果病人长期带着皮肤肠瘘等待并发症的到来，令人不易接受。所以，“期待性”手术以选择皮下盲襻式手术为宜。此手术在术后期待期间不存在胆汁外漏等问题，病人较易接受。

【术前准备】

（1）病史：特别是胆道再手术的病人，历次手术时间、术中病情、手术方法、术后并发症、处理经过、疾病好转和复发情况，均宜详细询问，并加以综合分析，这是选择术式的重要临床依据之一。

（2）影像学检查与胆管镜的应用：充分利用现代影像诊断技术，取得有诊断价值的影像，藉以了解肝内外病灶的部位、范围和大体变化，是选择术式、收到预期效果的关键。如肝外胆管无梗阻，内镜逆行胰胆管造影（ERCP）可清晰显示肝内、外胆管和胰管系影像。若有梗阻存在，肝内胆管显示常不满意或不清，宜选择经皮肝穿刺胆管造影（PTC）以了解肝内病灶情况。有时，需要上述两种检查方法结合应用，才能得到满意的诊断依据。带T形管的病人，经T形管逆行胆道造影，一般可取得有诊断意义的照片，如有疑问，可拔除T形管，经腹壁窦道应用胆管镜检查，直接窥看肝内、外胆管的病变，以补充T形管胆道造影之不足。胆管镜的另一重要作用是可在胆道手术前进行辅助性或确定性治疗，如取残石、扩张胆管和引流脓灶等，从而有可能避免再次手术或缓解急性症状、变急症手术为择期手术，以增加手术的安全性。

（3）保护肝脏功能：长期梗阻性黄疸病人，难免发生肝脏功能损害，有时甚至继发胆汁性肝硬化和门静脉高压症。故应进行全面检查以判断病人接受手术的可能性、危险性和术后可能发生的并发症。有胆汁性肝硬化和门静脉高压症者，术中易发生出血，术后可能发生肝、肾等多器官功能衰竭（MOF），宜在术前进行强有力的支持疗法，然后再处理门静脉高压症和胆道问题。

（4）辅助性胆道引流：有梗阻性黄疸和肝脏功能损害者，在支持治疗期间，辅以胆道减压引流，对恢复肝脏功能有所助益。高位胆管梗阻可做经皮肝穿刺胆管引流（PTCD），但此法导管不易长期固定，而且肝穿刺带来的创伤性并发症如出血、胆汁漏、脓毒症等发生率较高，不可忽视。梗阻部位在胆总管下段者，适用内镜鼻胆管引流（ENBD）。目前治疗内镜的器械孔道为3.7～5.5mm。因此，可插入较粗的引流管，引流效果满意。如应用侧钩型或猪尾型导管，且可以防止脱出。有效的ENBD可快速减轻黄疸。

（5）预防性抗生素的应用：伴有黄疸和胆道感染史的病人，术后感染发生率高达20%～38%，一般应使用预防性抗生素。欲取得预防效果，关键是在细菌污染前组织内已有药物存在，细菌污染时组织内药物已达有效杀菌浓度。因此：①预防性抗生素必须在细菌入侵之前应用，因为感染发生的“决定期”是在细菌污染最初3～4h；②在整个污染危险期亦即手术全过程中要维持组织内的有效浓度；③用药及时、足量而又有连续性。超过感染“决定期”长时间的用药不仅没有必要，反而导致抗药菌株的出现、二重感染、药物毒性作用和经济浪费。根据临床经验，预防性抗生素短程（24h）给药法效果并不逊于长程（2～5d）给药。预防胆道术后感染，一般采用短程给药，即手术前晚和手术当日清晨各使用一剂量先锋霉素，如手术超过3h，术中追加一个剂量，术后再使用一个剂量即停药。对原有胆道感染者则按治疗给药，抗生素应用的时间要长一些。

【手术步骤】

（1）切口选择：胆道手术一般采用右上腹直肌切口或旁正中切口进入腹腔。再次手术者，若前次手术为腹部直切口，则以右肋缘下斜切口为宜。带T形管引流的病人，可借助T形管做引导，分离并显露胆总管，手术消毒时不应拔除，可在皮肤平面剪断T形管并结扎其管壁，再消毒皮肤。此类病人的切口不宜经过T形管腹壁窦道，应选择与引流管口有适当距离的直切口或斜切口。

（2）显露胆总管：将胃、幽门、十二指肠向左下方牵开，即可显露肝十二指肠韧带，术者以左手示指探入小网膜孔，与韧带浅面的拇指对合，可触及肝十二指肠韧带内的肝动脉。剪开韧带的腹膜，分离脂肪结缔组织，在韧带右侧游离缘即可见胆总管，正常者管壁薄，外观呈蓝色。如有梗阻和炎症存在，胆总管增粗，管壁亦变厚，外观呈灰白色。再次胆道手术者，大网膜和十二指肠往往紧紧粘连于肝的脏面，必须仔细沿肝包膜分离粘连，确认肝十二指肠韧带，再显露胆总管。带T形管引流者，可沿T形管在腹腔内形成的纤维窦道分离，直达胆总管。

(3)胆总管探查与术中胆管镜检查：经试验穿刺吸出胆汁、进一步证实为胆总管后，于其前壁缝两针牵引线，在两牵引线间纵行切开胆总管前壁2～4cm，尽可能取出结石。肝内胆管和胆总管下段泥沙状结石，用导管负压吸出较胆石钳(或匙)取石创伤小，效果好。疑有结石嵌顿在壶腹部者，须切开十二指肠外侧腹膜，游离十二指肠及胰头，触诊检查胆总管胰后段，同时经胆总管放入胆道探子，探测Oddi括约肌，由大号依次更换小号探子进行探测。如3号探子通过Oddi括约肌仍有困难，提示有狭窄存在的可能，此种病人如做侧-侧胆肠吻合术，术后易发生胆总管下段胆肠内容物淤积，故最好切断胆总管做端-侧胆肠吻合术，但应结合病人全身及局部情况而定。

鉴于用传统方法探查胆管系肝内部分和胆总管下段均带有盲目性，因此，这些部位的病变容易在手术中遗漏而未能处理，以致术后症状复发。有的病变在术中虽能查明，但传统的处理方法又无能为力。因此，对复杂的胆道病症，宜采用术中胆管镜检查，不仅可直接窥视肝内和胆总管下段病灶，明确诊断，而且可同步进行治疗，以补充传统探查方法之不足。

(4)胆管的处理：①侧-侧胆肠吻合。胆总管粘连严重，游离困难，且有轻度扩张者，适合侧-侧胆肠吻合，为加大吻合口，应适当延长胆总管切口。侧-侧胆肠吻合操作较简便，吻合后仅有部分胆汁分流，胆总管下段可能发生污水池综合征(sump syndrome)，但此种并发症在术后可采用内镜乳头切开术(EPT)处理，效果满意，多可避免再次手术。②端-侧胆肠吻合。乳头狭窄、胆总管明显扩张，且游离无困难者，可切断胆总管下端，做端-侧胆肠吻合。沿切开的胆总管前壁，采取边分离边切断的方法(图1)游离切断胆总管，以避免损伤邻近血管。有的病例胆总管前壁浅面有较丰富的血管网，易发生出血，宜采用边结扎边切断的方法分离，可减少出血，使手术野清晰。一旦发生出血，术者可采用Pringle手法暂时控制肝门，看清出血点之后，再用缝合结扎法止血，切忌盲目、仓促钳夹出血点，以免发生意外损伤。胆总管切断后，远断端双重结扎或缝闭，近断端于前壁延长切开3～4cm，如有必要可延长至左(右)肝管，以加大胆肠吻合口径(图2)。③肝门及肝内胆管空肠吻合。高位胆管狭窄，肝门粘连严重，致使肝外胆管无法利用者，可用肝正中裂切开肝实质并楔

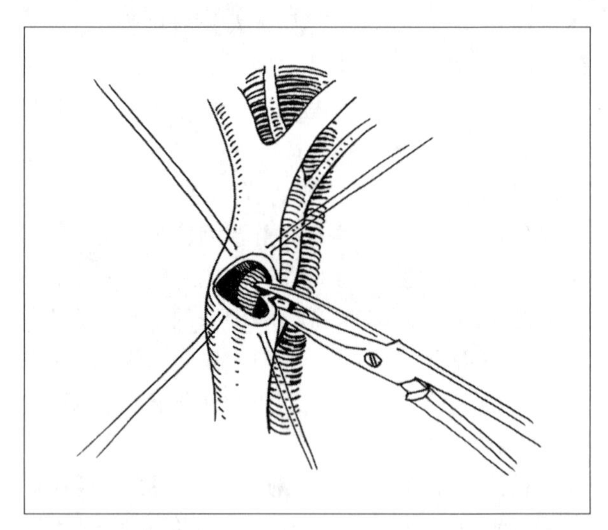

图 1

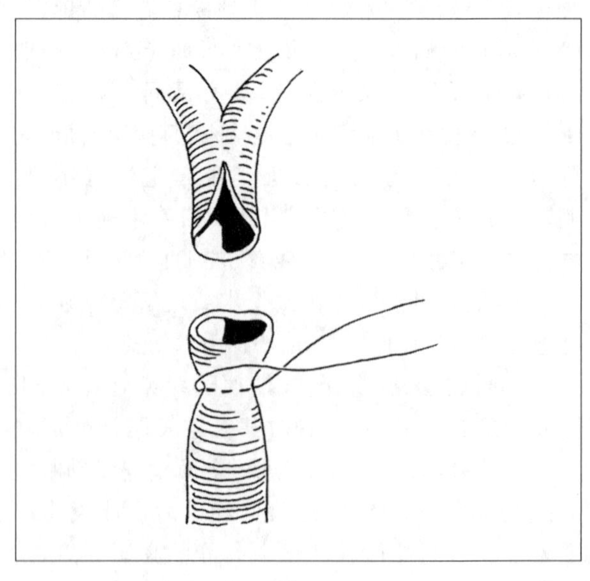

图 2

形切除部分肝方叶，以便更好地显露肝门部胆管或肝内胆管，利用扩张的肝管分别与空肠吻合，必要时放置肝内U形管，以支撑胆肠吻合口(图3)，预防狭窄。④左肝管横部空肠吻合。左肝管开口部狭窄者，可选择此种吻合术式。分离左肝管横部达左纵沟，可显露左肝管横部前壁 1.5～2.0cm，有时肝中动脉或门静脉左干分支于横部前面跨过(图4)，注意切勿损伤，以免引起出血。肝中动脉向外侧牵拉尽可能保留，门静脉左干分支可以结扎，然后沿肝总管切口向左肝管横部延长，以备胆肠吻合(图5)。

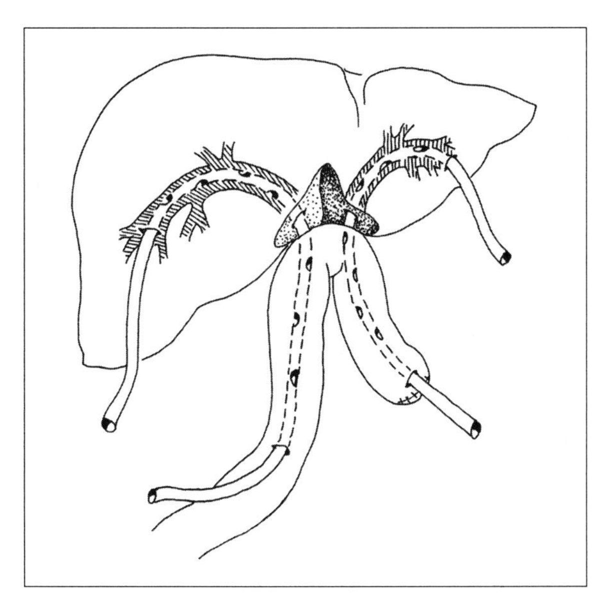

图 3

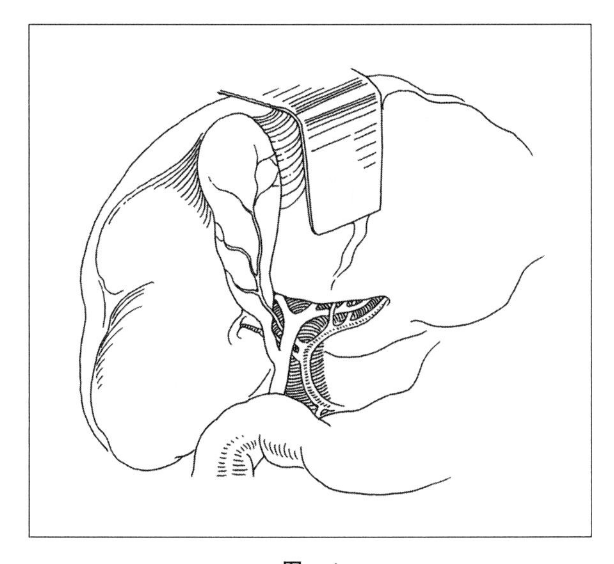

图 4

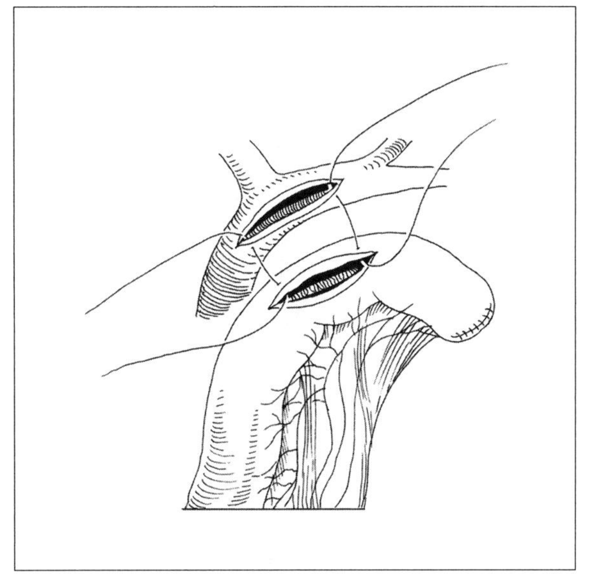

图 5

(5)Roux-en-Y 空肠襻的制备：①在十二指肠空肠韧带下 15～25cm 处离断空肠，提供 55～75cm 的空肠襻备用。在分离肠系膜时，必须注意肠襻的血循环，保留 1～2 支主要血管及其边缘动脉弓供血(图6)。②近侧空肠断端与远侧空肠襻(断端以下 55～75cm)对肠系膜缘做端-侧吻合(图7)。为加大吻合口，可在近侧空肠断端对肠系膜缘纵切开 1～2cm(图8)，修整黏膜再做吻合。

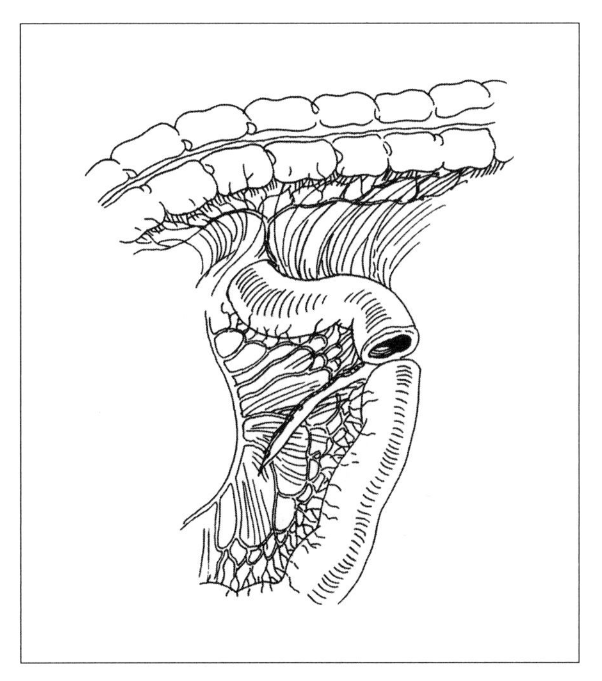

图 6

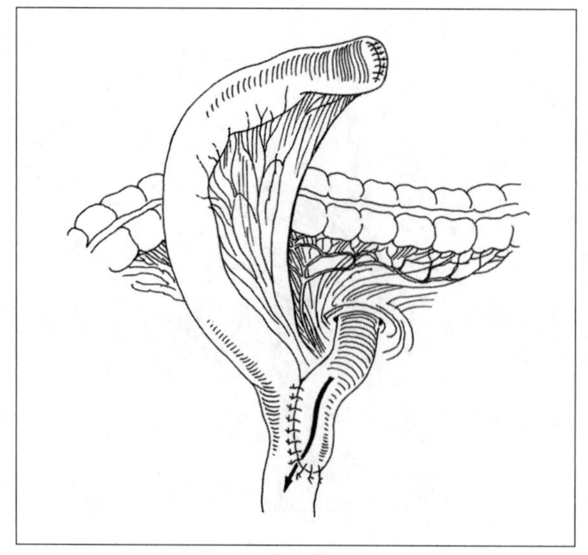
图 7

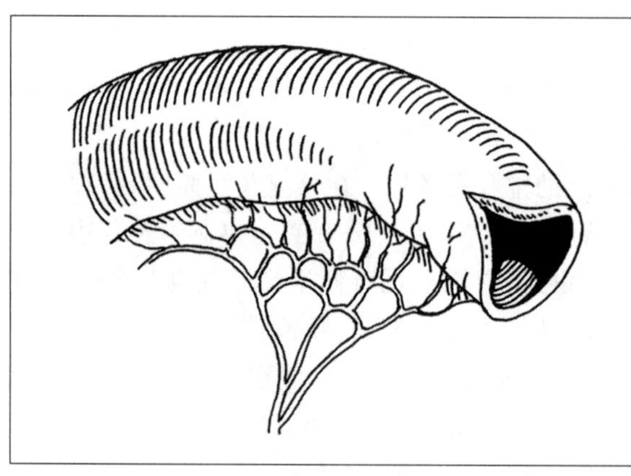
图 8

(6)结肠前胆管空肠吻合:将 Roux-en-Y 空肠襻于横结肠前向上提至胆管断端处,在距空肠襻盲端约 7～9cm 处对肠系膜缘切开空肠壁,使口径大小与胆总管断端相合。用肠线或可吸收合成缝线间断内翻缝合胆、肠后壁全层,必须对合黏膜,内翻不宜过多,以免吻合口狭窄。同法间断缝合前壁。前、后壁一般采用一层缝合(图 9)。若一层缝合欠佳,可加固一层浆膜缝合。盲襻的长度(胆、肠吻合口至盲端的距离)一般为 7～9cm,胆道位置较深者,盲襻宜稍长,位置浅者稍短。盲襻过短,不易固定至腹壁,过长则术后胆道镜通过时,会遇到很多黏膜皱褶,影响视野,致使胆道镜进入胆管不顺利。

(7)输入空肠襻盲端放置于腹壁皮下(皮下盲襻):于腹部主切口左旁另做小切口 2～3cm,将输入空肠襻盲端引至小切口皮下,缝合 4 针固定,然后逐层缝合主切口及小切口,至此,建立皮下盲袢(图 10)的操作全部完成。关于盲襻的处理方式有两种:①盲襻置于皮下。但有两点不足,一是术后小切口感染,可直接引起盲端瘘。二是术后启用盲襻时,因盲端肠壁内翻,组织肥厚,增加切开的困难。②盲端侧壁置于皮下(图 11),可能避免以上缺点。

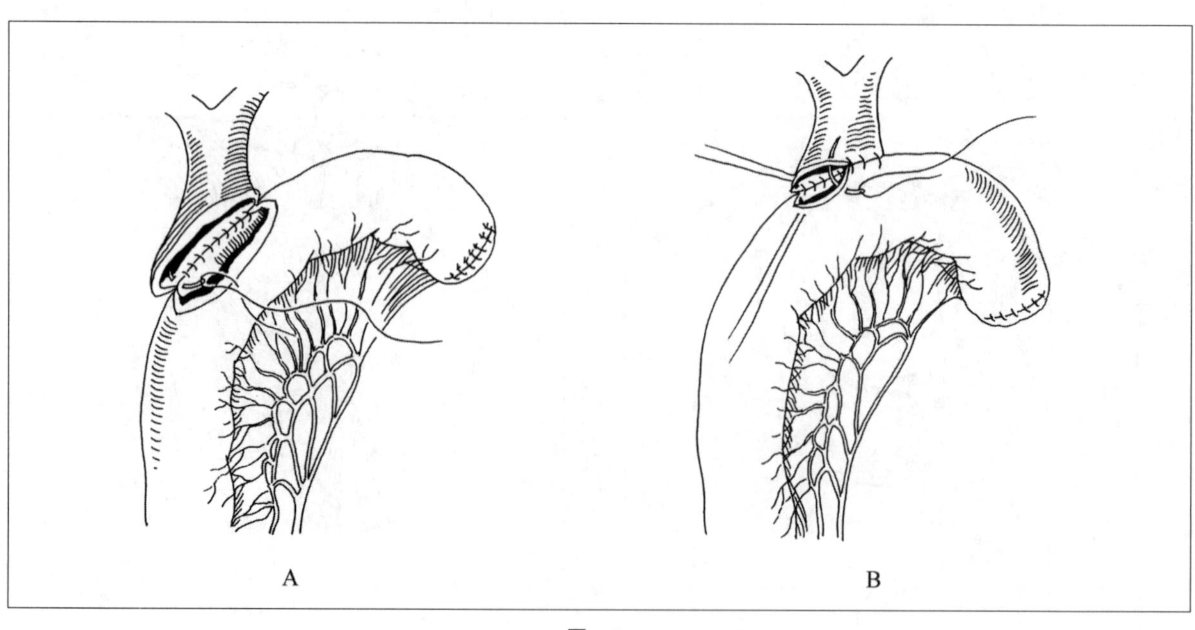

图 9

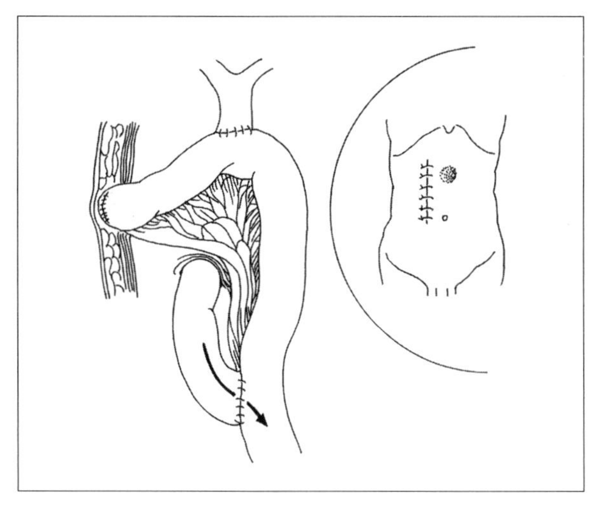

图 10

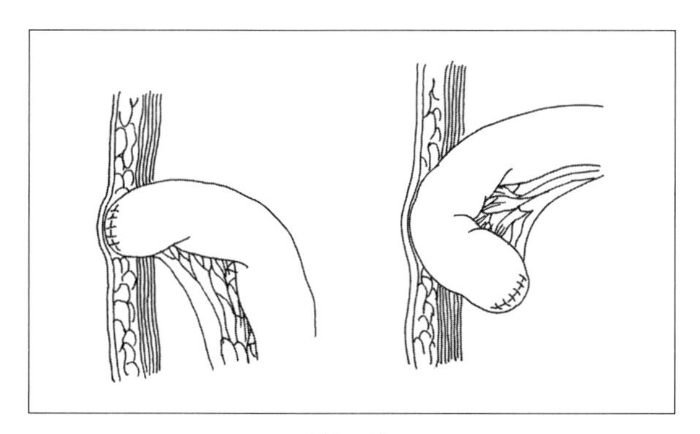

图 11

有的病人已经接受过传统 Roux-en-Y 胆肠吻合术，术后因胆石残留或复发病变需再次手术，而再次手术后仍可能发生胆道并发症，为了在再次手术后经皮肤肠瘘对发生的胆道并发症采取非手术方法处理，可将传统的术式改建为皮肤肠瘘(或皮下盲襻)式手术。改建方法有以下 4 种：

(1)利用近侧空肠改建皮肤肠瘘：若原手术近侧空肠留有足够的长度，可游离一段约 10cm 带带空肠改建成皮肤肠瘘。即将原输入空肠襻盲端切开与游离空肠的远端做对端吻合，游离空肠的近端开放，从腹壁另一小切口引出，建立皮肤肠瘘，原近侧空肠的两断端做对端吻合，以恢复肠道的连续性(图 12)。

(2)利用原胆肠吻合的输出空肠襻改建皮下盲襻：拆除原空肠-空肠吻合口，修补空肠侧壁，在其远侧 15～20cm 处重新做空肠-空肠端-侧吻合。在原胆肠吻合口下 5～7cm 处切断输出空肠襻，近侧端与空肠襻侧面做端-侧吻合，远断端缝闭，引至腹壁另一小切口皮下固定，改建成皮下盲襻(图 13)。

(3)利用原胆肠吻合的输入空肠襻改建皮下盲襻：如原胆肠吻合的输入空肠襻有足够的长度，则可将其盲襻引至腹壁另一小切口皮下固定，改建成皮下盲襻，这是最简单的改建方法。

(4)全部拆除胆肠吻合口与空肠吻合口重新改建为皮下盲襻式(或皮肤肠瘘)手术：改建技术较复杂，首先要拆除两个吻合口，然后再建立两个吻合口。操作中可能遇到分离粘连的困难，甚至发生意外损伤和出血，特别在拆除胆肠吻合时，要提高警惕。最好先切开输入或输出空肠襻，从肠腔内放入一根导管经胆肠吻合口至胆总管内，作为分离吻合口和胆总管的引导，以防发生意外损伤。

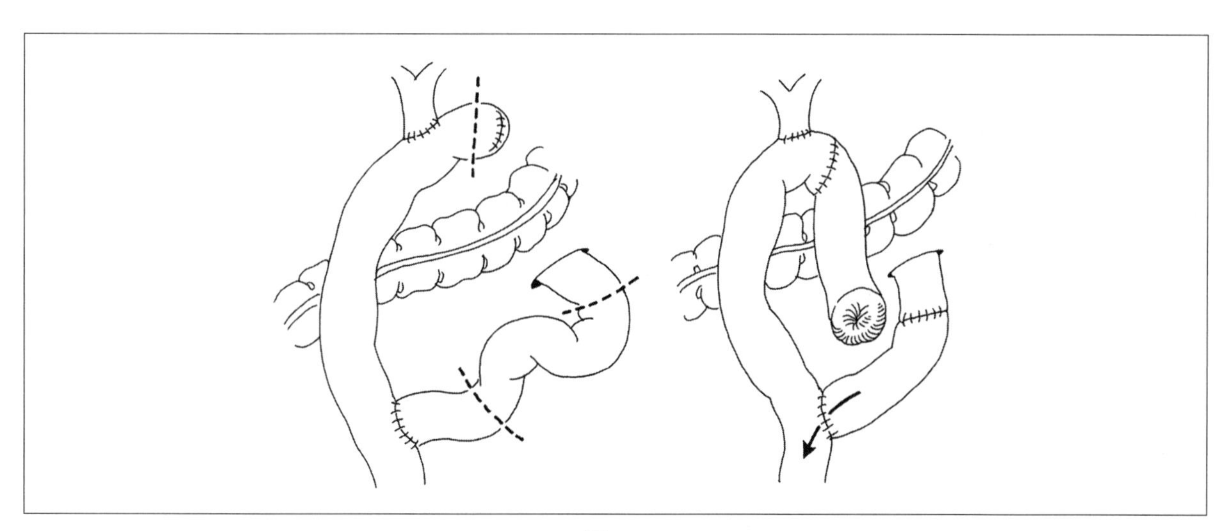

图 12

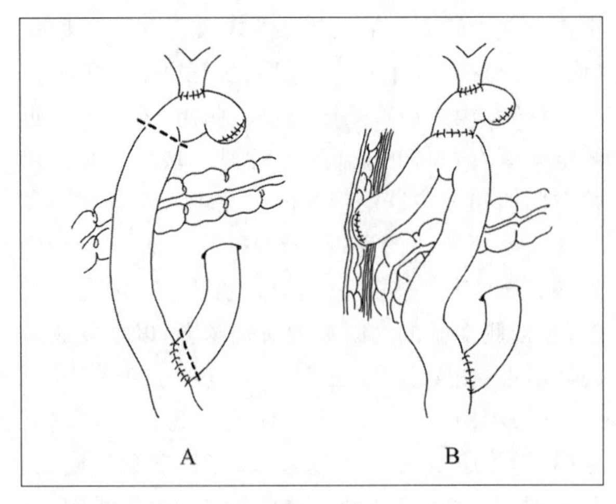

图 13

【主要并发症】

本节仅叙述与皮下盲襻或皮肤肠瘘式手术有关的并发症及其处理。

(1)盲襻端瘘:盲襻端一般置于腹壁另一小切口或手术主切口皮下,皮肤愈合后,该处腹壁稍隆起,但病人无不适感。因切口感染累及盲襻端而发生瘘者,占1%～2%。盲襻端瘘发生后,有少量胆汁漏出,经换药使感染控制后,多可自愈。少数漏出胆汁量较多,须经缝合方可治愈。如在手术中将盲端侧壁置于皮下,可能预防盲襻端瘘发生。

(2)胆汁漏出:皮肤肠瘘式手术后或皮下盲襻切开后实施治疗的病人,都有不同程度的胆汁漏出,最多流失量每日可达 500ml 以上。因此,无论是经皮肤肠瘘还是皮下盲襻处理肝内胆管残留或复发病变后,胆管内必须置管引流,每日更换敷料 1 或 2 次,待肝内病灶治愈后,再拔除引流管。皮肤肠瘘须切除缝合,置于皮下。至于皮下盲襻的切口,少数病人可自愈,多数病人需缝合一次或多次才能愈合。个别病人可形成盲端瘘,则要将盲端切除。盲端切除后,如胆管病灶复发仍经常发生胆道症状者,可游离一段带蒂空肠重建皮下盲襻。因此,在切除盲端瘘时,不宜太接近原胆肠吻合口,应保留 3～4cm 长的输入空肠襻,以便重建时易于完成空肠端-端吻合。

由于皮肤肠瘘式手术后从肠瘘口漏出胆汁不可避免,为了减少胆汁流失,Barker 等介绍在距瘘口 3～4cm 处横缝肠壁肌层,宽度为 3cm,使肠壁向腔内突出形成防流瓣(图 14,图 15),可减少胆汁漏出。

皮下盲襻(或皮肤肠瘘)在术后处理上的作用。皮下盲襻(或皮肤肠瘘)作为体外到达胆管吻合口和胆管系的永久通道,为胆道术后残留病灶和并发症的诊断与非手术治疗提供了一个新的途径。在局部麻醉或不用麻醉的情况下,通过这一途径可反复进行各种诊断和治疗处理,并发症少,效果可靠,危重病人可在床旁进行。其用途如下:

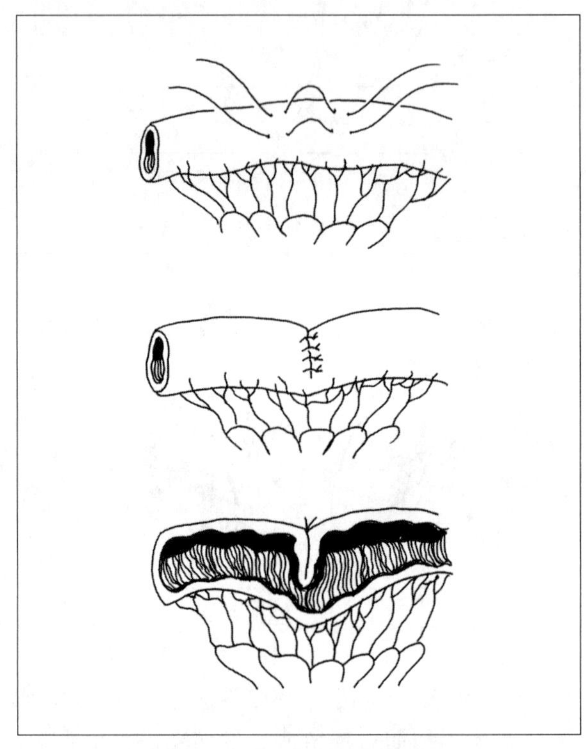

图 14 建立防胆汁反流瓣

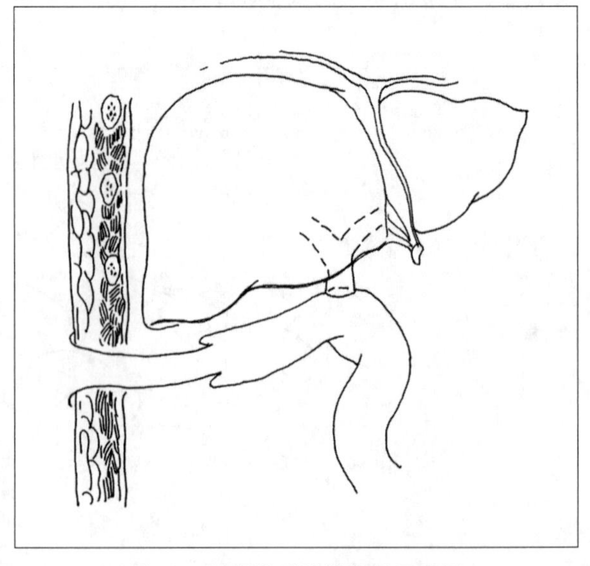

图 15 防胆汁反流瓣位置示意图

(1)经皮穿刺盲襻胆管造影:若术式为胆管空肠端-侧吻合,因胆总管已横断,且术中又未置T形管引流,术后经内镜或T形管做逆行胆管造影已不可能,而经皮肝穿刺胆管造影又有一定的并发症,笔者认为经皮穿刺盲襻胆管造影,不失为一简便、安全、可靠的替代方法。术后一周,经临床检查和X线透视确定皮下盲襻的位置(术中盲襻端已放置银夹作标记),然后在局部注射1%普鲁卡因,以刀尖挑破表皮,将套管针刺入盲襻内,刺入深度为2~3cm有落空感即拔去针芯,从针腔内放入硅塑管(长40cm,内径1.2mm),用注射器抽吸导管有胆汁出现,表明该管已进入皮下盲襻腔或胆总管内,如需做右(或左)侧选择性胆管造影,可用一根导丝插入导管,在X线荧光屏监察下将导管插入右(或左)肝胆管,拔去导丝及穿刺针,保留导管,病人取10°~15°头低位,在导管内中速推注15%胆影葡胺30~50ml后摄片。如有胆管扩张,造影剂量可酌情增加。必要时可反复注药摄片,以便获得有诊断价值的影像(图16),但应注意注药压力勿过高,以避免引起急性胆管炎。

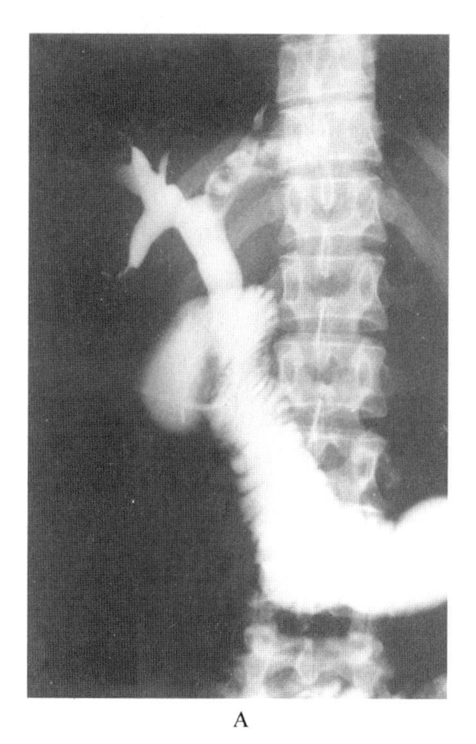
A

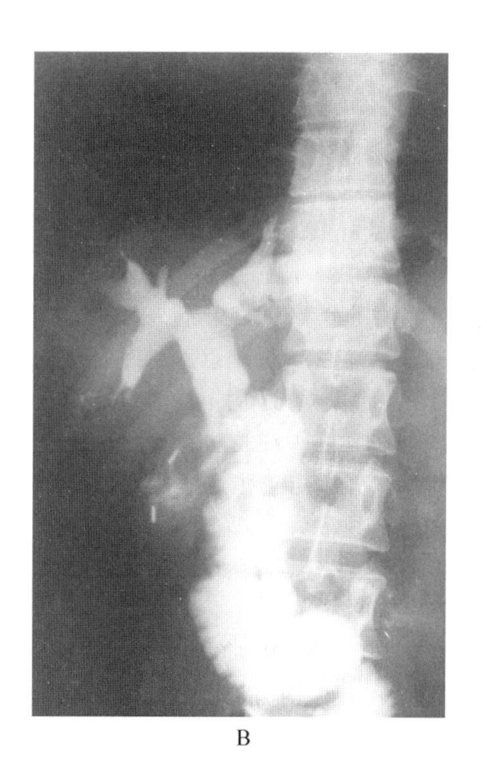
B

图16 经皮穿刺盲襻胆管造影

A—左肝管残石(取石前);B—取石后造影

(2)经皮下盲襻胆管镜取残石和蛔虫:皮下盲襻定位后,做局部麻醉,切开皮肤2~3cm,分离皮下组织,显露盲襻端,切开肠壁1cm,放入胆管镜,经盲襻、胆肠吻合口直达肝内胆管,边进镜边观察残石大小、部位、数目和并存病变。如胆管扩张,内镜可进入二级或三级肝管。残石直径<1cm,用取石网或气囊导管取出(图17)。残石>2cm,须用机械或超声波碎石器碎石,然后用水冲入输出空肠襻。若术式为胆管空肠侧-侧吻合,残石可能嵌顿于胆总管壶腹部,取出有一定困难,可试用内镜前端轻轻将其推入十二指肠,应防止用力过猛造成损伤,若仍失败,则改期做内镜乳头切开(EPT)取石。肝内胆管结石一次彻底清除困难,须反复取石。个别病例,如将远侧阻塞胆管的主要结石除去,近侧较小的结石可自然排入肠道。

胆管空肠吻合术后,由于失去Oddi括约肌的屏障作用,在肠蛔虫感染流行区,胆道蛔虫发生率增高,笔者一组术后胆道镜检查统计,有症状的胆道蛔虫发生率约为12%。但有的蛔虫从胆肠吻合口进入胆道,并不引起症状,故实际上发生率还高。蛔虫进入肝胆管可引起化脓性胆管炎和肝

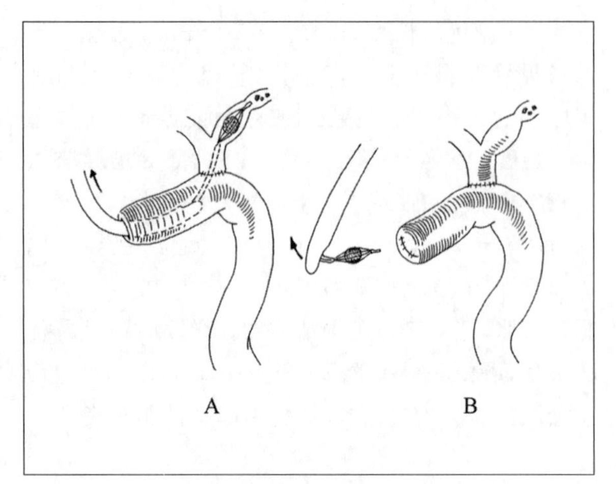

图 17 经皮下盲襻取肝内胆管残石

A—用取石网套住残石；B—残石已取除

脓肿，若发生在胆道手术后即期，病人处于恢复阶段，再次手术与否，抉择颇为困难。经皮下盲襻应用胆管镜套取蛔虫并放置胆道引流管，是一种操作简便、效果可靠的手术替代方法，病人可免除麻醉和手术的痛苦。笔者 188 例胆道术后残石和复发病灶应用内镜治疗，其中 22 例术后胆道蛔虫或蛔虫伴残石者，全部取虫取石成功。其法是经皮下盲襻放入胆管镜，再由器械孔道插入息肉圈套器至胆道，在内镜直视下张开圈套器，反复移动，待蛔虫套入后，即收紧圈套器，然后将套住蛔虫的圈套器连同胆管镜一并退出皮下盲襻（图 18）。有安放胆道引流管指征的病人，须再插入胆管镜，应用镜旁插管法将引流管随胆管镜经皮下盲襻推进，带入胆管（图 19），然后退出内镜，留引流管于胆道内。

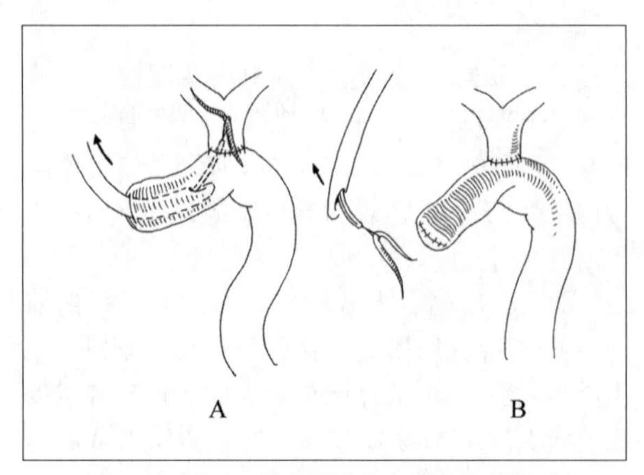

图 18 用胆管镜经皮下盲襻套取胆道蛔虫

A—圈套器套住蛔虫；B—取出蛔虫

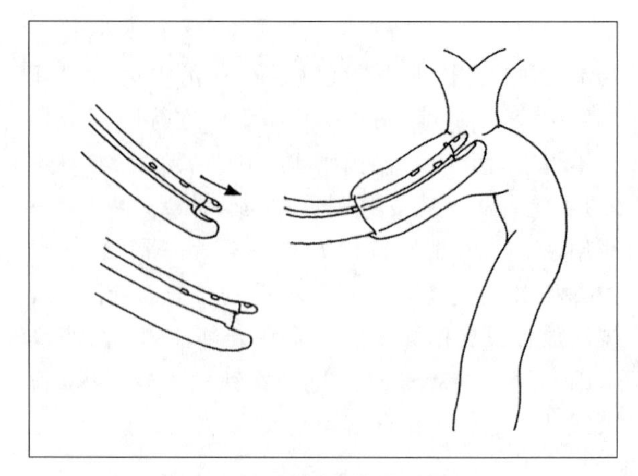

图 19 内镜旁放置胆道引流管法

（3）经皮下盲襻扩张胆肠吻合口或肝内胆管狭窄：胆管损伤或损伤后胆管狭窄胆肠内引流重建后的吻合口狭窄、局限性硬化性胆管炎术后狭窄复发等再手术有一定困难者，可经皮下盲襻或皮肤肠瘘应用器械扩张。对吻合口狭窄常定期应用胆管镜放入气囊导管扩张或借助小儿乙状结肠镜放入扩张器扩张。对肝内胆管狭窄则需通过胆管镜放入气囊导管长期支撑扩张（图 20），有些病例可取得较好的近期效果。扩张后即使症状复发，只要皮下盲襻或皮肤肠瘘存在，可反复扩张。

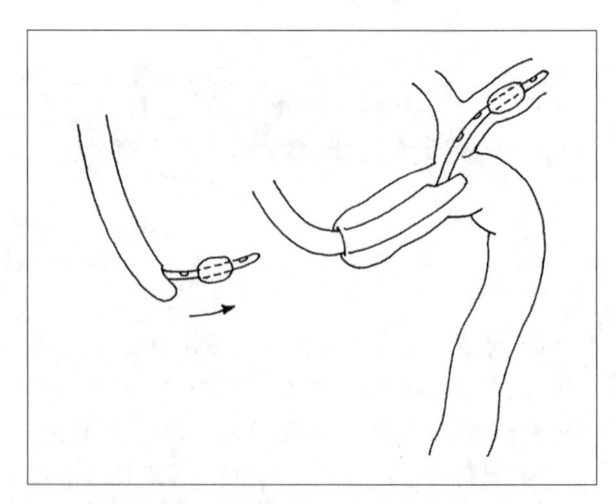

图 20 通过胆管镜放入气囊导管扩张吻合口

（4）经皮下盲襻引流化脓性胆管炎和扩张狭窄胆管：肝胆管结石病人术后复发化脓性胆管炎占 10%～20%，且常合并败血症和休克，病情多严重。其发病原因主要为胆管残石、蛔虫或狭窄所致。经皮下盲襻取出残石、蛔虫和引流胆管，常可收到预期效果。但伴有胆管狭窄者，因合并急性感染，黏膜充血、肿胀，狭窄加重，一般导管不易放入梗阻近侧，遇此情况，可以通过胆管镜应用导丝引导法将气囊导管放至狭窄近侧，达到扩张和引流的目的，待急性炎症消退后，如狭窄的胆管近侧尚有残石，再用取石网取石并继续支撑扩张狭窄胆管。

此外，经皮下盲襻或皮肤肠瘘可放置营养管进行肠道营养支持，亦可放置肝内导管滴注溶石药物或抗生素。

（巢振南）

12.13.6 游离空肠段胆管空肠吻合术

Isolated Jejunal Loop Biliary Jejunostomy

【适应证】

同"Roux-en-Y 胆总管空肠吻合术"。

【禁忌证】

同"Roux-en-Y 胆总管空肠吻合术"。

【术前准备】

同一般胆道手术。

【麻醉与体位】

同一般胆道手术。

【手术步骤】

（1）胆道手术部分同 Roux-en-Y 胆总管空肠吻合术或肝胆管空肠吻合术，视胆道病变所在的位置而定，关于对胆管病变的处理方法，可参阅有关的手术。

（2）提起横结肠，在左上腹部找到空肠上端，于空肠第 1 支动脉弓以下离 Treitz 韧带 15～20cm 处切开空肠系膜，一般需要切断 1 支空肠动、静脉弓，切取一段长 45～50cm 的空肠，肠系膜上应有 1 支以上（一般为 2 支）的动、静脉供应，以防发生空肠段的血循环障碍；空肠段的颜色应该正常，边缘动脉可见明显搏动（图 1）。

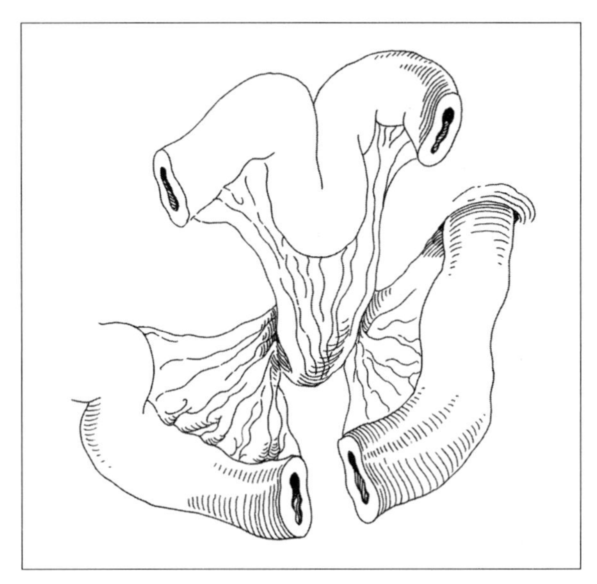

图 1 带蒂游离空肠段的切取

（3）空肠两端行对端吻合，缝合关闭空肠系膜上空隙，将近端空肠纳回原来位置。缝合关闭游离空肠段近端，可以在结肠前方或经横结肠系膜的结肠后途径拉至肝门部与胆管吻合，缝合关闭游离空肠段血管蒂与横结肠系膜间的空隙。

在移动、牵拉游离空肠段时操作应轻柔，防止系膜血管撕裂出血，甚至影响空肠段的血液循环和生活力。

（4）在空肠对端吻合口的下方约 15cm 处，横向切开空肠的系膜对侧缘，将游离空肠段远侧端重新与空肠吻合，再将空肠段与空肠做侧-侧缝合约 5cm 的距离，以对空肠内容的流通起定向作用，减少反流，故实际上手术完成之后仍为一 Y 形，但克服了肠管的逆蠕动（图 2）。

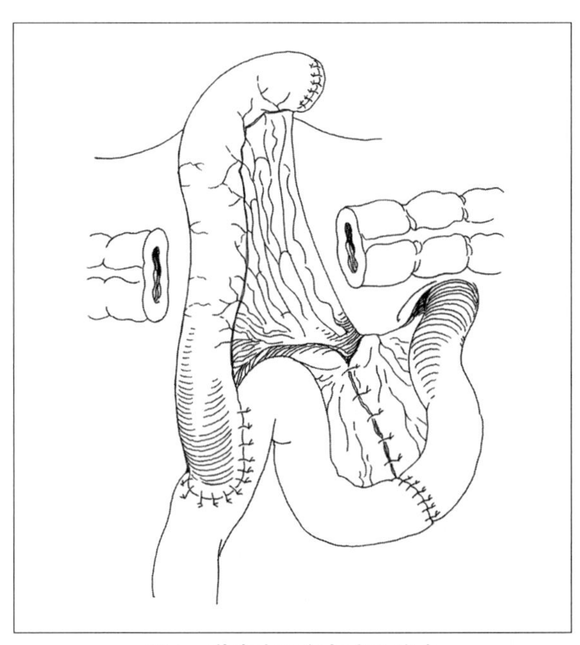

图 2 游离空肠段与空肠吻合

【术中注意要点】

游离空肠段吻合的主要特点是将旷置的空肠襻两端均切断然后重新再与空肠端侧吻合，故实际上是一间置空肠段的胆管空肠吻合，手术时应注意保护游离肠段的系膜血供，过分的牵拉、撕裂血管、扭转、缝合过紧均影响其血液循环，有时不慎致系膜血管损伤而不得不重新切取肠段，故应加以足够的注意。

游离肠段与空肠再吻合最好能距空肠对端吻合稍远一些，以免两个吻合口相距过近易形成粘连并影响空肠的排送功能，使食物沉渣在该处淤积，特别是年老体弱肠蠕动较弱者。

【术后处理】

同"Roux-en-Y 胆总管空肠吻合术"。

（黄志强）

12.13.7 间置空肠胆管十二指肠吻合术

Interposed Jejunal Choledochoduodenostomy

本手术的适应证、禁忌证、术前准备、麻醉和体位均同游离空肠段胆管空肠吻合术。

【手术步骤】

(1)胆道的手术处理同"Roux-en-Y 胆总管空肠吻合术"。

(2)带血管蒂间置空肠段长 25～30cm，近端经横结肠系膜结肠后位向上拉至肝门处，空肠段的切取方法同游离空肠段胆管空肠吻合术。

(3)提起横结肠，将小肠推至腹腔左侧及下方，在结肠中动脉的右侧横结肠系膜根部与后腹膜接连处，可见十二指肠的第 3 段；依十二指肠的方向，剪开覆盖在十二指肠前面的横结肠系膜的腹膜层，一般稍事钝性分离推开其前方的疏松组织，便可将十二指肠第 3 段的前面及下缘游离，再向上分离便至胰头及钩突部下缘(图 1)。

(4)在预定间置空肠与十二指肠吻合部缝 2 条牵引缝线，在缝线间横向切开十二指肠，长约 2cm，将此切口与间置空肠段的远端做双层间断缝合吻合，继而将腹膜缝盖于吻合口周围并关闭横结肠系膜上的空隙(图 2)。

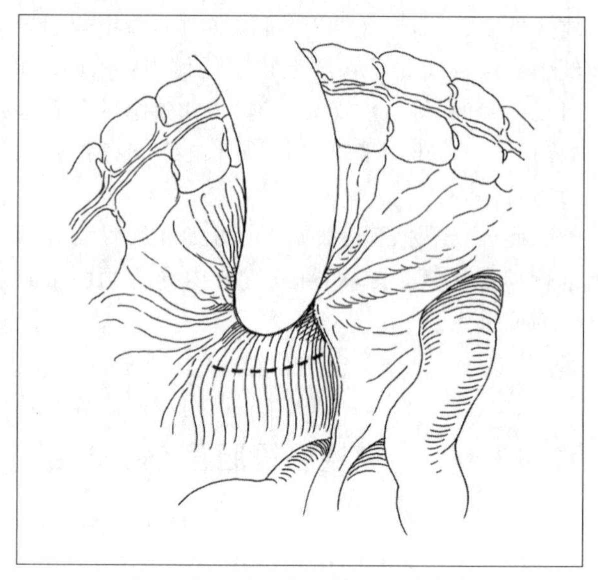

图 1 切开十二指肠第 3 段前腹膜

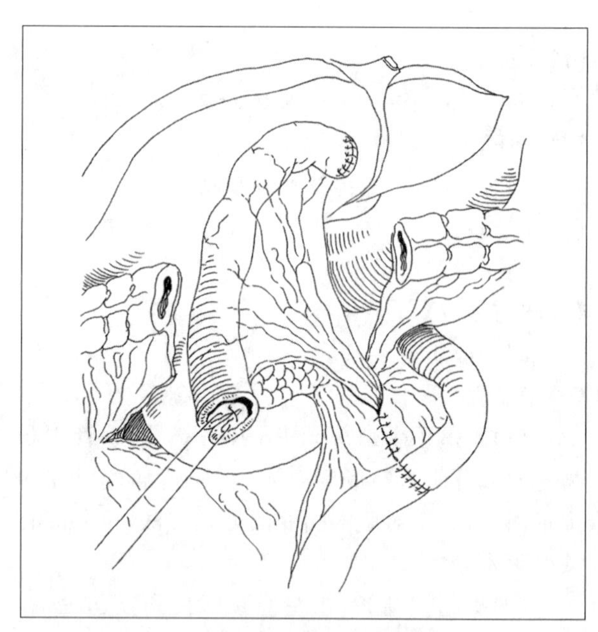

图 2 间置空肠胆管十二指肠吻合

【术中注意要点】

(1)注意间置肠段的正确位置，不要在通过横结肠系膜时使肠段系膜扭转，注意保护血管，勿受损伤、受压，特别是静脉回流容易受阻。注意关闭系膜间所造成的间隙。

(2)间置空肠段应安放在肝下至十二指肠横部这一段距离内，避免间置肠段过长，否则肠襻盘曲在肝下间隙处，造成粘连和停滞，不利于胆汁引流，有时反而造成胆管外的梗阻。间置肠段的位置及角度均应自然。

(3)十二指肠切开及吻合时，注意不损伤胰腺组织。

【术后处理】

同“Roux-en-Y胆总管空肠吻合术”。

(黄志强)

12.13.8 人工乳头间置空肠胆肠吻合术

Interposed Jejunal Biliary Enterostomy with Artificial Nipple

12.13.8.1 概述

General Consideration

Roux-en-Y式胆管空肠吻合是胆道外科中使用得最多的胆肠吻合术式，特别是我国原发性胆管结石和肝内胆管结石仍很常见，因而胆肠吻合术的应用亦甚为广泛。据一组肝内胆管结石外科治疗的全国性调查，4197例中有44%主要采用各种类型的胆肠吻合术治疗；另外，在728例用肝切除术治疗的病人中，74%亦同时使用不同种类的胆肠吻合术。最常用的Roux-en-Y胆管空肠吻合术存在的主要问题是：①仍未能有效地解决肠内容的反流；②旷置过长的上部空肠段所造成的消化道病理生理改变。

临床观察和动物实验研究的结果，均证实通常的Y形空肠-空肠端-侧吻合术后，仍不可避免地存在肠内容的反流，肝内胆管积气是一般胆肠吻合术后的共同现象。有人曾认为若空肠的逆蠕动襻长度达25cm左右，便可能有效地防止反流，但实际上并非如此，为了减少反流，曾有多种措施和手术方法上的改进，其中最常用的是延长逆蠕动襻的长度至50～60cm。长逆蠕动襻又可能带来两个问题：一是类似盲襻综合征，另一是类似短肠综合征。

肠道依赖正常的食糜通过及正常的肠蠕动和排放，以保持肠内菌群在种类及数量上处于正常状态。Roux-en-Y空肠襻和毕-Ⅱ式胃切除胃空肠吻合术后的输入空肠襻，因为与食糜的主通道隔离，可产生类似盲襻的改变。盲襻或停滞肠襻综合征(the blind or stagnant loop syndrome)的症状与小肠内菌群异常有关。正常空肠肠液的菌群数约为10^3/ml，而在盲襻综合征病人小肠菌群数量大量增加，特别是厌氧菌增多。用胃肠导管的方法从盲襻附近抽取肠液培养，其细菌计数可达10^8～10^{11}/ml，厌氧菌数超过需氧菌数，可培养出大肠埃希菌、脆弱类杆菌，亦常培养出产气荚膜梭状芽胞杆菌、粪链球菌等。Ruox-en-Y胆肠吻合术后，旷置空肠襻内的菌量大增，并且以厌氧菌属占明显优势；同时，胆汁中的细菌数亦显著增多，特别是厌氧菌。因此，旷置的肠襻反而成为细菌库并为胆道感染的致病菌来源。胆肠吻合术后的急性化脓性胆管炎，临床上往往表现得更为严重而频繁。单纯延长逆蠕动空肠襻的长度并不能从根本上解决上行性胆道感染的问题。

延长Roux-en-Y空肠襻带来的病理生理上的问题是小肠的消化吸收和胃肠的内分泌调控障碍。值得注意的是肝管空肠吻合术治疗良性胆管狭窄的后期消化性溃疡发生率高(2%～22%)，多为十二指肠溃疡且常并发出血。Roux-en-Y胆管空肠吻合术后病人的胃酸分泌、5肽胃泌素刺激的胃酸分泌、血清胃泌素水平均高于曾行胆管十二指肠吻合术的病人。小肠大部分切除后病人经常表现有高胃酸分泌。动物实验中切除不同部位的小肠时发现，切除或旷置上1/3的小肠时，会引起胃酸分泌量明显增加，而切除或旷置小肠下1/3时则否，小肠旷置后的胃酸分泌增加可能与肠抑胃肽(gastric inhibitory peptide, GIP)的分泌减少有关。GIP是一种含43个氨基酸残基的多肽，与胰泌素、胰高糖素、血管活性肠肽(vasoactive intestinal peptide, VIP)同属于一族，在空肠上部浓度最高，主要由食物中的碳水化合物、脂肪等刺激分泌，其主要作用是降低胃酸及蛋白酶分泌，抑制胃泌素分泌和胃蠕动。

从上述的临床和实验研究的结果出发，更理想的胆肠吻合术应是不改变肠内容的主通道、短襻的、并能抗反流的人工胆道重建。

人体内的防反流机制除了括约肌的作用之

外，尚有一定形状的解剖学构型，例如胃幽门的向十二指肠腔内突出，回盲瓣的突向盲肠腔，子宫颈的向阴道突出等，此种构型可起到机械的防止反流的作用。泌尿外科中行输尿管肠移植时便采用了插入和乳头形成的原理。晚近的乳头瓣形成可在一定程度上防止回-结肠吻合时结肠内细菌上移至回肠内的作用。Roux-en-Y 胆肠吻合术在空肠襻上所做的人工套叠术也形成由肠壁套叠类似乳头的作用。

笔者 1982 年在第三军医大学首次设计的手术包括以下几个主要步骤：

(1)胆总管下端横断，与空肠侧壁端-侧吻合。

(2)带血管、神经的游离空肠段，长约 15cm 左右。

(3)充分游离十二指肠降部。

(4)形成黏膜瓣乳头。

(5)空肠乳头端插入至十二指肠降段前外侧壁与 Vater 乳头相对应部位。

按照以上的手术设计，在十二指肠降部造成一新的乳头状黏膜瓣，低张力十二指肠钡剂造影时可见稍大于正常的"乳头"向肠腔内突出，无胆道内反流；纤维十二指肠内镜观察可见乳头黏膜呈正常色泽，并有胆汁随肠蠕动间歇性排出，从胆道引流管注入造影剂时，在荧光屏上可见肠蠕动和造影剂的排空。因而间置的空肠段乳头具有主动的蠕动排空和抗反流的作用，胆汁流仍然保持生理的通路。由于乳头成形的操作比较简便，很快便为国内许多单位所采用，并在技术上做了一些变更，例如将空肠端的全层翻转以代替黏膜乳头瓣、适当缝窄乳头开口以增强抗反流能力，以及将乳头端插入至上部空肠而不是十二指肠等。动物实验观察，亦证明空肠乳头成形吻合的抗反流能力胜于传统的 Roux-en-Y 吻合及间置空肠吻合。

12.13.8.2 空肠人工乳头成形术

Jejunoplasty with Artificial Nipple

【手术步骤】

空肠人工乳头成形的不同手术方法如下。

(1)黏膜乳头瓣：此手术利用薄的、柔软的空肠黏膜及黏膜下层，造成一单向的黏膜乳头瓣以防止反流。

①距离游离空肠段远端约 4cm 处，环形切开空肠的浆肌层，注意保存黏膜的完整。切开宜略向肠系膜对侧缘倾斜，使黏膜瓣插入肠腔后成<90°夹角(图 1)。

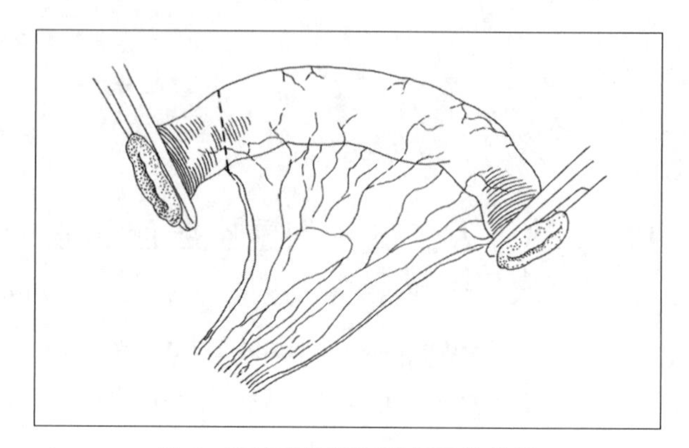

图 1　游离空肠段环形切口的位置

②用锐性法分离逐步切除肠端 4cm 内的浆肌层，保存肠黏膜及黏膜下层，此层较薄，分离时尽管倍加注意，有时仍不免有小的破孔，但一般并不影响手术的进行，因为外翻黏膜层将放置在肠腔内。如果黏膜层发生缺血坏死，应将其多余部分剪除。将黏膜断端与浆肌层切缘的相对应部做 4 定点缝合固定，一般用 3-0 缝线(图 2)。

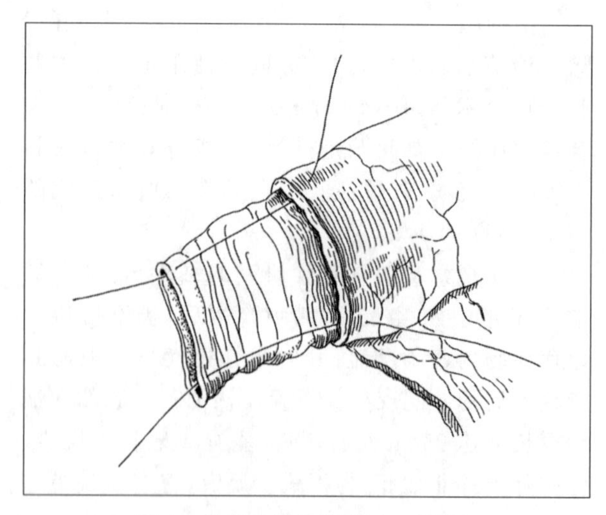

图 2　黏膜断端与浆肌层 4 点缝合

③将黏膜层反转与浆肌层切缘以 3-0 线缝合对齐，此步骤有如施行包皮环切术时将包皮皮肤反转缝合。缝毕，空肠端便为一外翻突出的黏膜

层，长 2.0cm，因黏膜柔软，尖端处往往呈对拢闭合状态(图 3)。

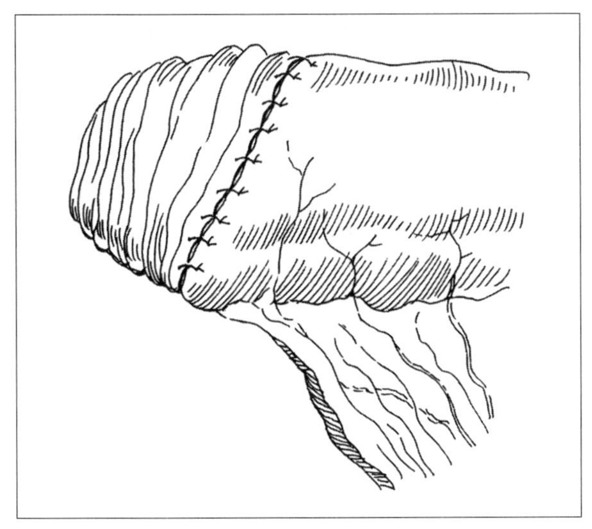

图 3 反转黏膜与浆肌层缝合对齐

(2)空肠端翻转乳头成形术：此简化手术方法只适用于肠管较细、肠壁较薄的情况。但如空肠较粗，肠壁较厚，或因水肿使肠壁增厚，不切除浆肌层，单纯将肠壁全层翻转所形成之乳头过大，早期可阻塞肠腔，晚期水肿消退、肠壁萎缩，使插入部过分松弛，影响抗反流能力(图 4)。

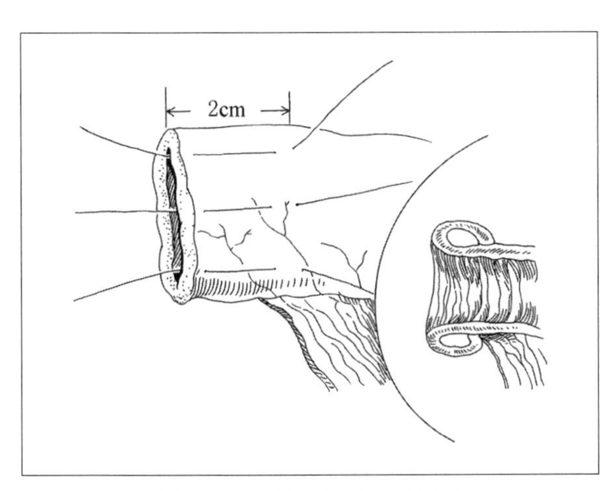

图 4 空肠端翻转乳头成形术

(3)空肠人工乳头缩窄缝合术：用于空肠管腔较大者可将空肠末端适当缩窄以提高乳头的抗反流能力。方法是沿浆肌层切缘缝以 3～4 针褥式缝线。结扎后，肠端的周径便可缩窄，至能容纳一示指为度，缝得过紧，可能造成排出障碍，影响胆汁引流(图 5)。

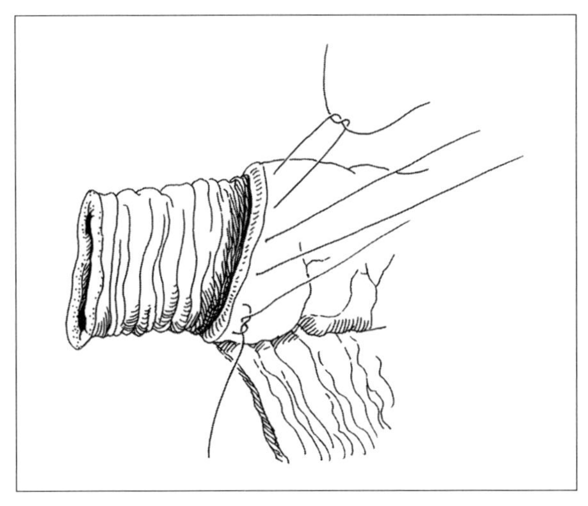

图 5 空肠人工乳头缩窄缝合术

12.13.8.3 人工乳头间置空肠胆总管十二指肠吻合术

Interposed Jejunal Choledochoduodenostomy with Artificial Nipple

手术指征、麻醉选择、体位、手术切口同“Roux-en-Y 胆总管空肠吻合术”。

【手术步骤】

以首次胆道手术者为例。

(1)根据手术前的诊断和影像学检查结果，开腹后应首先对腹腔内脏器和肝、胆道系检查，以进一步明确诊断和确定手术的指征，特别是需要确定有无肝内胆管病变、阻塞、结石、狭窄等情况和确定胆总管下端通畅度，有无狭窄、结石嵌顿、肿瘤等；任何情况未做有效处理，都会严重地影响手术的效果，因而在有必要和可能时，宜做手术台上胆道造影和(或)手术台上的 B 型超声检查，详细情况见胆总管探查术。

(2)经胆总管切开探查确定手术方法之后，切除胆囊、向下方游离胆总管至十二指肠上缘，在该处于两缝线或止血钳之间，逐步钝性分离和横向剪断胆总管；当胆总管周围的炎症、纤维性粘连较轻时，亦可以钝性分离游离胆总管后壁之后，用索带提起胆总管，横向切断胆总管，胆总管远端应无残存结石，残端缝合关闭(图 1)。

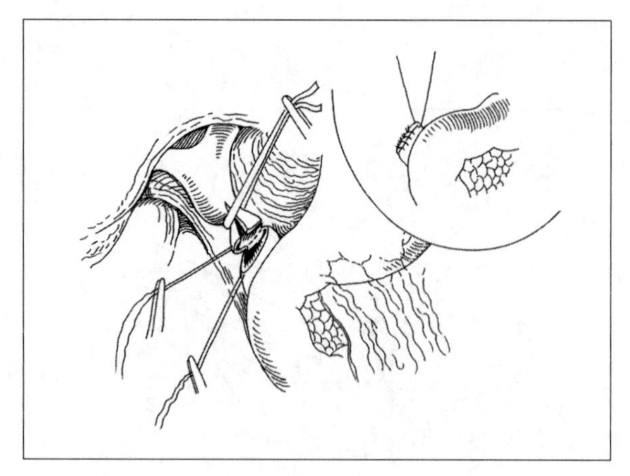

图 1

(3)横断胆总管时应注意避免损伤门静脉及其分支,在良性胆道疾病时,游离胆总管是紧贴其后壁进行,有时甚至是在黏膜下潜行分离,因为在慢性炎症疾病时,胆管周围纤维组织和血管增生较明显,出血往往较多,必须妥善止血。胆总管的动脉血供主要是胆总管壁上的轴型血管(3 点钟及 9 点钟动脉),血流自下而上,尚有不恒定的门静脉后动脉,止血要彻底,不做过多剥离(图 2)。

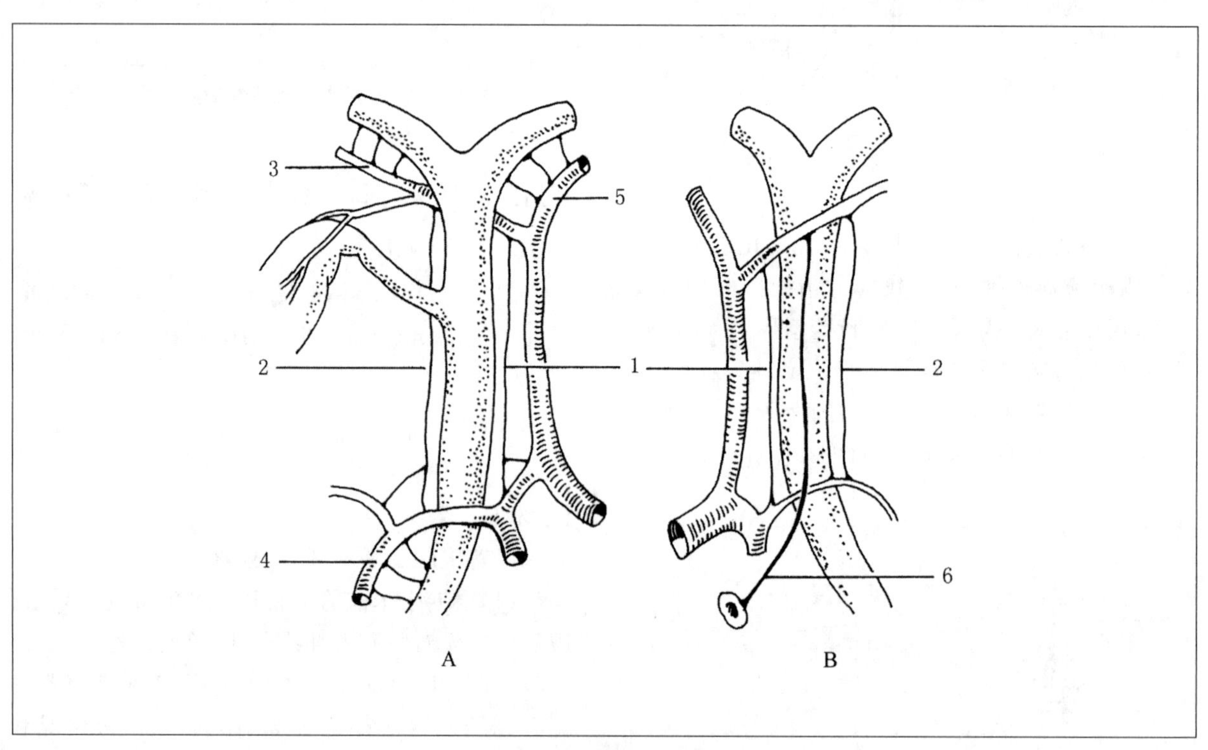

图 2 肝外胆管的血供

A—前面观;B—背面观

1—3 点钟动脉;2—9 点钟动脉;3—右肝动脉;4—十二指肠后动脉;5—左肝动脉;6—门静脉后动脉

(4)胆管前壁向上延伸切开,以防胆肠吻合口形成环状狭窄(见“Roux-en-Y 胆总管空肠吻合术”)。胆管开口暂以无创伤性钳夹闭或以纱布填塞,以减少腹膜腔胆汁污染。对再次胆道手术病人,应特别注意减少胆汁污染,因此时胆汁中的细菌含量很高,且往往有多种厌氧性细菌。

(5)切开十二指肠第 2 段外侧的壁层腹膜,向前、内方向游离十二指肠第 2、3 段及胰腺头部,在十二指肠前面剪开横结肠系膜的前叶,使十二指肠能充分游离并能向内侧翻转(图 3)。十二指肠床填以纱垫,使十二指肠的前外侧壁处手术野的浅部。在游离过程中,应密切注意保持在腹膜后间隙的正确平面进行,过深可能损伤右肾静脉、右肾上腺静脉、下腔静脉及其腹膜后的分支。因肥胖、多次上腹部手术、胰腺头肿大使十二指肠第 2 段吻合困难者,可选用十二指肠第 3 段(图 3)。

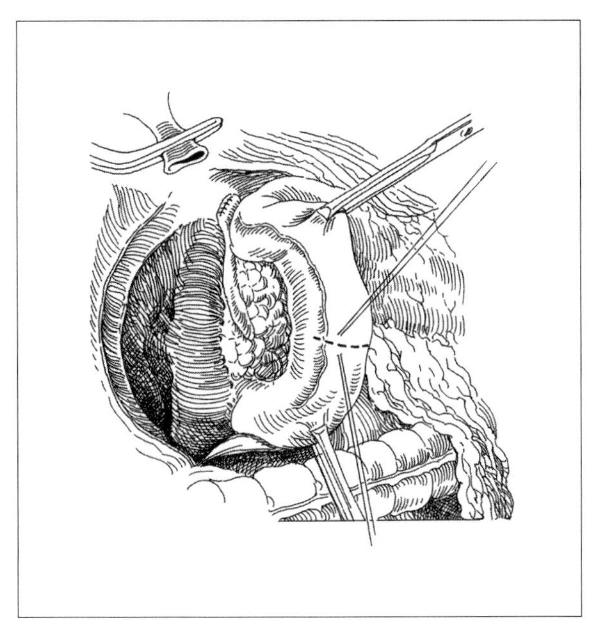

图 3

（6）选用十二指肠第 3 段（横部）为吻合部位时，将横结肠提出腹腔外，向上方牵引，即可见位于横结肠系膜根部小肠系膜右侧的十二指肠第 3 段，位置表浅。沿十二指肠横部纵轴切开横结肠系膜后叶，分离疏松组织，即可将十二指肠的前面和下面游离，其上缘为胰腺钩突，内侧缘为上肠系膜血管（图 4）。

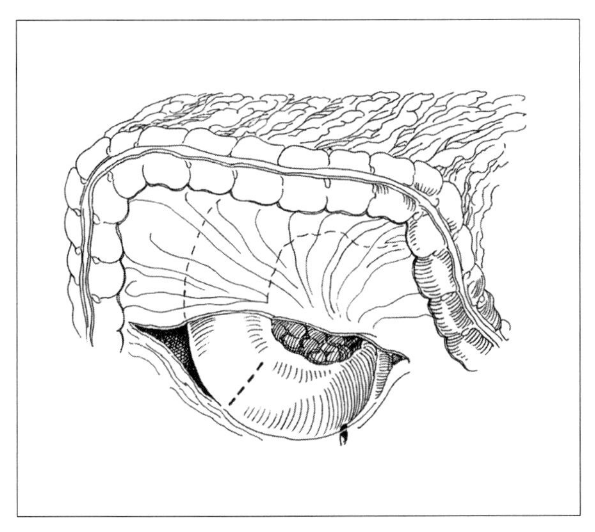

图 4

（7）游离空肠段的准备，用于十二指肠第 2 段吻合时，游离空肠段的长度需约 15cm，若用于十二指肠横部吻合时，则需长 20cm。选择空肠上段系膜比较游离、血管弓比较粗大的肠段，切取一段带神经血管蒂的空肠，手术过程中应注意保护血管勿受损伤，空肠段的血供和色泽应该良好，无静脉回流障碍，肠系膜缘小动脉搏动明显可见。缝合关闭肠段的近侧端，并做空肠对端吻合，恢复肠道通路（图 5）。

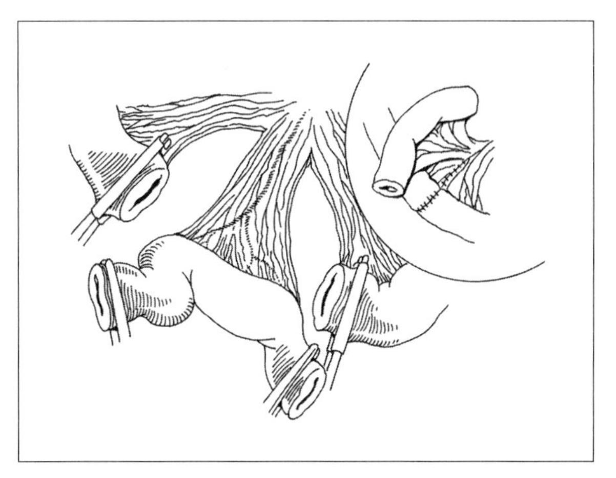

图 5

（8）将游离空肠段经中结肠动脉右侧横结肠系膜上无血管区上提至肝门部，注意勿因牵引过甚使系膜血管过紧或撕破出血。胆管空肠吻合一般是用胆总管的端-侧与空肠的侧壁吻合，吻合口可用 4-0～3-0 合成可吸收缝线单层间断缝合，T 形管的两短臂分别放置于左、右肝管内，长臂经空肠壁引出。手术方法见“Roux-en-Y 胆总管空肠吻合术”。

（9）待胆管空肠吻合完毕后，将游离空肠襻的远侧端置于已经准备好的十二指肠旁，再次检查肠端的血供和肠襻的长度是否合适。一般切取肠段应比实际需要长一些，因而需修整；但肠襻过长会在肝下区内盘曲或因粘连使胆汁在肠腔内停滞。然后按前述方法形成黏膜瓣乳头。

（10）在十二指肠降部的前外侧壁做一长 2cm 的横向切口。保持肠壁的张力和开口的“括约”作用有赖于环肌的完整。将人工乳头插入十二指肠腔内时，首先在十二指肠切口的两端与空肠的对应部以两定点缝合（图 6），对拢结扎后，注意空肠系膜是否有张力，有无扭转，然后间断缝合十二指肠切缘和空肠的浆肌层切缘，作为第 1 层半环缝合（图 7）。

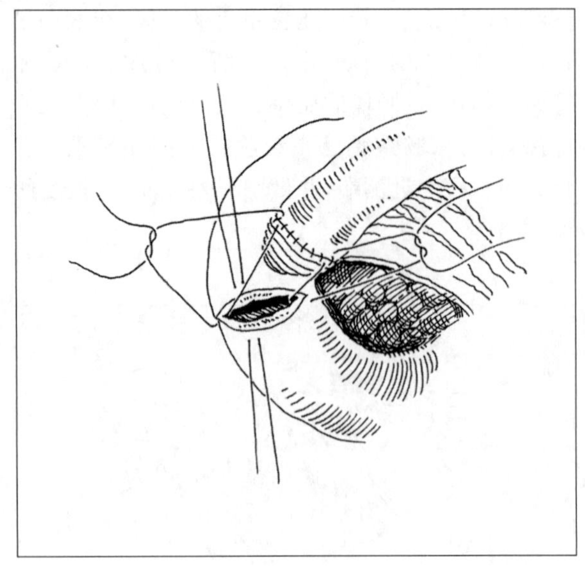

图 6

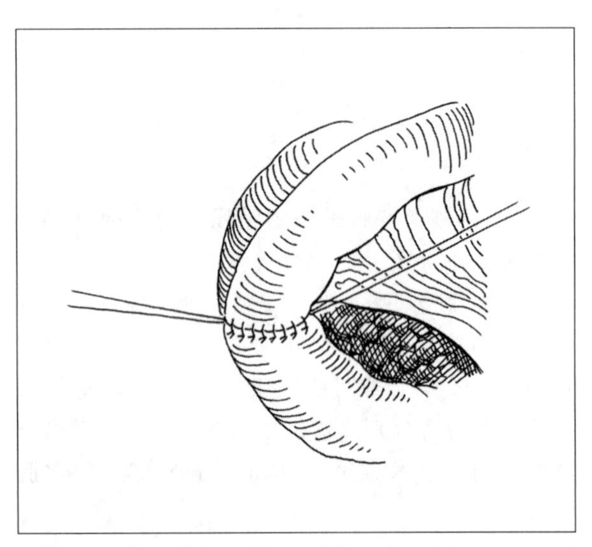

图 7

(11)将空肠襻向内侧翻转牵开，缝合吻合口第2个半环，整个黏膜乳头瓣便可以纳入十二指肠腔内(图8)。然后，整个吻合口周径再缝合第2层，并将空肠与十二指肠并列缝合固定数针，用网膜或结肠系膜遮盖吻合部。

(12)关闭游离空肠段系膜，通过横结肠系膜上的裂隙，缝合闭锁横结肠系膜与游离空肠段系膜间的空隙，以防手术后发生内疝。于手术完毕时，一般均在右侧肝下区放置引流，手术后应注意腹腔引流液的性质，有无胆汁样物以及引流液中的淀粉酶含量是否升高，注意有无十二指肠瘘发生。

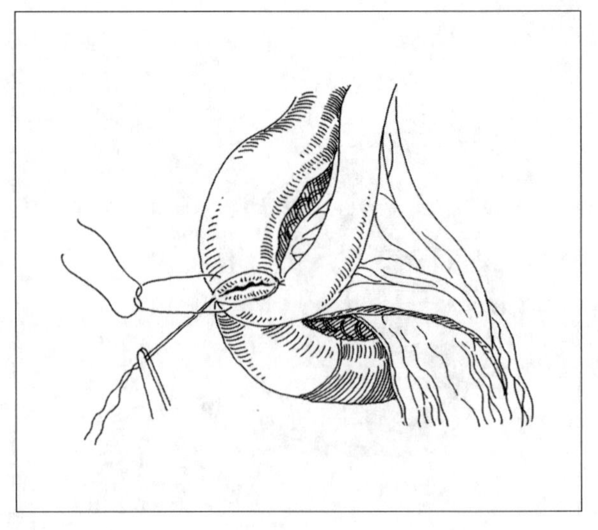

图 8

(13)用十二指肠第3段行空肠间置术时，手术操作较简单，不必游离十二指肠和胰头，切开横结肠系膜分离出十二指肠横部的前面及下缘，横向切开十二指肠(图9)。空肠乳头插入方法同前，手术完毕时吻合口在横结肠系膜的下方，吻合部可用系膜的腹膜层缝合覆盖。此手术更适用于曾行Roux-en-Y胆总管空肠吻合术后的再次胆道手术病人，因此时十二指肠的第1、2段已被Y形空肠襻及其系膜所覆盖，游离十二指肠之前必须将原空肠襻分离，且在十二指肠上做手术甚为困难，因而不宜用十二指肠第2段做吻合。简单可行的方法是在横结肠系膜下切断空肠襻，近端缝合关闭，而远端则行黏膜乳头瓣成形，手术时间可以大为缩短(图10)。

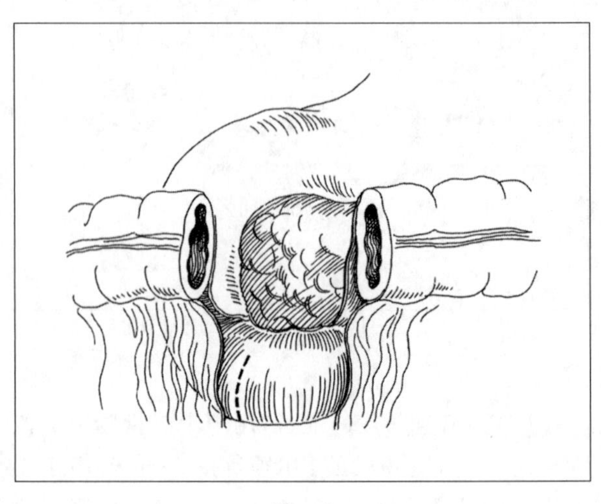

图 9

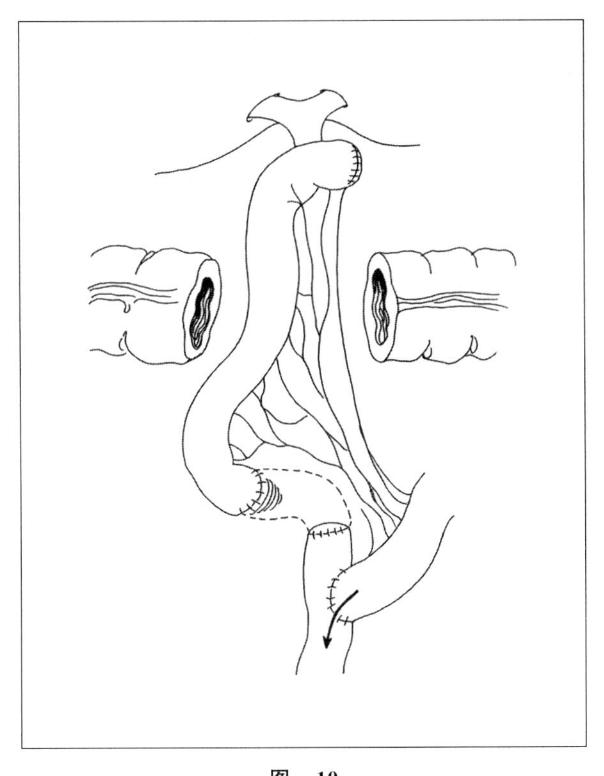

图 10

在原空肠-空肠吻合口上方旷置肠襻切断,
断端缝合关闭,旷置肠襻远端做一乳头成形,
准备插入至十二指肠第 3 段

12.13.8.4 人工乳头间置空肠胆总管空肠吻合术

Interposed Jejunal Choledochojejunostomy with Artificial Nipple

手术适应证、麻醉选择、体位、手术切口同“Roux-en-Y 胆总管空肠吻合术”。

【手术步骤】

(1)手术步骤直至空肠襻的处理均同胆总管空肠吻合术。

(2)空肠连续性的重建同间置空肠胆总管空肠吻合术。

(3)逆蠕动空肠襻人工乳头成形及插入式吻合方法同前,乳头插入的部位在距空肠对端吻合的远端约 10cm 的空肠对肠系膜缘。空肠上的切开仍然强调横行切开,以保存肠壁的环肌,同时将旷置段肠襻与空肠并行缝合约 5cm 的距离、以增强乳头瓣的抗反流作用(图 1)。

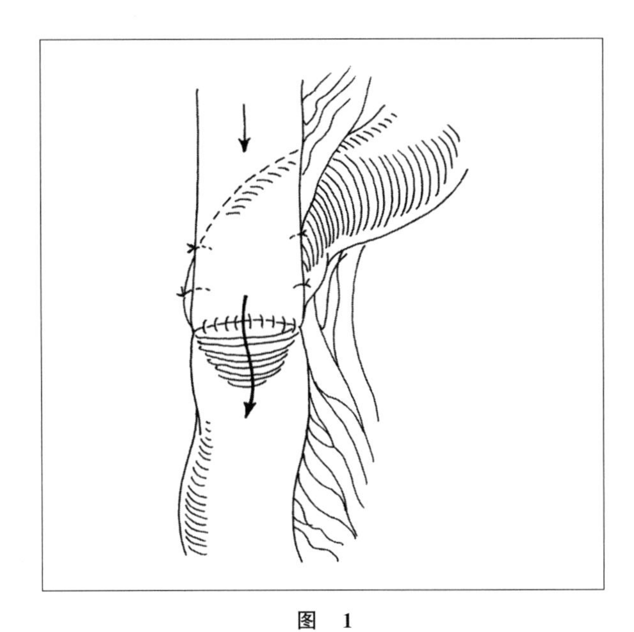

图 1

间置空肠人工乳头形成后插入至空肠,空肠并行缝合

(4)间置空肠人工乳头可以插入至十二指肠第 2 段、十二指肠第 3 段和空肠上段等不同部位,主要根据实际需要和病理的情况选择,结果可得到不同的手术方式(图 2)。

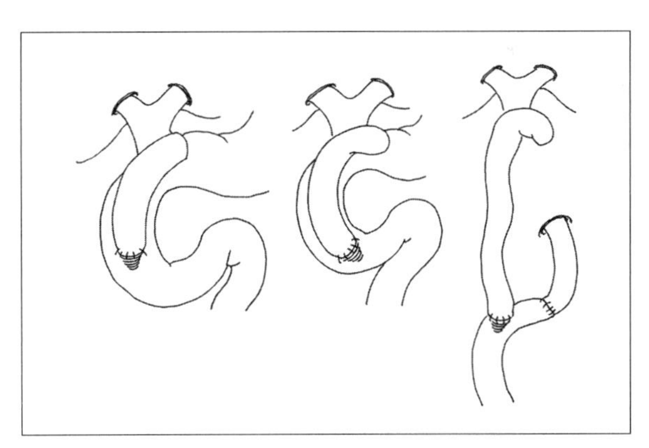

图 2

【术中注意要点】

(1)人工乳头间置空肠胆管吻合术有短旷置肠襻、抗反流、维持胃肠生理主通道的优点,故在间置肠襻的长短、间置的部位等方面,应考虑尽量保持这些特点。若间置肠段过长,可能出现一般 Roux-en-Y 式手术的缺点。

(2)间置肠襻构成胆总管的延续部分,所以在肝下区应保持肠管的自然状态,若有粘连扭曲、成角、盘旋、折叠等情况,均可影响胆流的顺利排空,导致胆道部分性梗阻。

(3)间置肠襻应有良好的血循环,注意避免系膜蒂的扭转、张力过高、血管受压、撕裂、血肿形成等。

【术后处理】

同“胆总管空肠吻合术”。

【术后并发症】

除与一般胆道手术共同者外,乳头形成胆肠吻合者尚有:

(1)空肠段血管蒂损伤致肠壁血循环障碍,多属技术性原因。

(2)十二指肠吻合口瘘,少见。

(3)大量反流,多发生于远端有梗阻性因素,如小肠粘连、部分性肠梗阻。

(4)内疝,发生于游离肠段系膜与横结肠系膜间的空隙未闭锁或再裂开。

人工乳头间置空肠胆管十二指肠吻合术在理论上能够达到:①短肠襻,一般在15cm以内,平均约10cm;②保存胆汁的自然流通径路;③有一定的抗反流能力。此理论上的优点亦得到临床和实验上的支持。中国人民解放军第三军医大学1982－1984年施行此手术11例,全部病例术后均未见有肠液自T形引流管流出,测定间位空肠内淀粉酶含量,除1例有轻度升高外,其余均在正常范围,表示无十二指肠液反流;胆管内压力测定为10～15cmH_2O,空肠段及十二指肠内压力为9～12cmH_2O;钡剂十二指肠造影于头低位加压十二指肠,均未见钡剂向间置空肠段及胆道内反流;2例于术后1个月行十二指肠内镜检查,见人工乳头位于十二指肠的外侧壁,比原内侧乳头稍大,无明显水肿,可见胆汁经人工乳头间歇排出。中国人民解放军第187医院用肠端翻转形成乳头及部分缩窄乳头出口的手术方法,在动物实验中证明可对抗肠腔内30cmH_2O以上的压力,19例行纤维十二指肠镜直接观察乳头,见其呈半圆形突入肠腔约1.0cm,表面光滑整齐,颜色与十二指肠黏膜一致,胆汁呈阵发性喷射状排出。从临床疗效看,效果是肯定的。

人工肠套叠法所形成的单向瓣在构型上与乳头瓣有相类似之处,但其根本不同之处是它依赖于肠壁的作用。手术后晚期由于肠壁的萎缩变薄,折叠肠壁的退变等,均使此种单向瓣失效。故有作者提出所谓双重的套叠瓣,但其远期的结果可能是相似的。乳头瓣的不同之处是形成乳头突入肠腔,手术后的内镜观察,证明其仍保存乳头形态和功能。至于长远的改变如何,当前尚缺乏充分的资料。但据最近的资料,结果是肯定的。天津市第二中心医院用间置空肠人工乳头胆管十二指肠吻合术治疗120例,其中106例随诊1～5年,12例在术后2～5年期间做纤维十二指肠镜检查,见突入十二指内的人工乳头仍然饱满而无萎缩,术后2～5年不同时期的病例,乳头色泽无明显变化,无炎性改变,可见胆汁从乳头间断流出。中国人民解放军广州军区总医院对79例术后0.5～3.5年的随访观察,只3例发现在头低位胃区加压时有钡剂反流入间置空肠的现象。中国人民解放军第187医院对98例进行0.5～5年的随访,72例经1～5年的多次吞钡检查均未发现人工乳头有反流。对人工乳头空肠内的细菌学调查,发现术后厌氧菌的检出率(83.33%)较手术中胆汁的检出率有显著升高。缩短间置肠襻的长度可能是降低感染的途径,做胆总管的低位吻合时,肠襻可以缩短至5cm左右。

(黄志强)

参 考 文 献

1 曾宪九.空肠Y形吻合后反流的预防.中华外科杂志,1977,15:51

2 黄志强,顾倬云.肝胆胰外科进展.北京:人民军医出版社,1989

3 黄志强.我国胆道外科五十年的进展.中华外科杂志,1999,37(7):522

4 汪谦,黄洁夫,梁力健.426例胆肠吻合术式的选择与临床疗效分析.中华外科杂志,1999,37(2):86

5 Lillemoe KD, Melton GB, Cameron JL, et al. Postoperative bile duct strictures: management and outcome in the 1990s. Ann Surg, 2000,232:430

6 Ma K, Qian G, He-Z, et al. Changes of gastric acid secretion and somatostatin after Roux-en-Y cholangiojejunostomy. Chin Med J Engl, 1995,108:282

7 施维锦,等.间置空肠和皮下盲袢间置空肠胆管十二指肠吻合术的若干技术细节.实用外科杂志,1985,

(4):217

8 巢振南,田伏渊,黄大熔.胆管镜处理肝胆管结石和复发病变.中华医学杂志,1989,69(6):327

9 巢振南,田伏渊,黄大熔.纤维胆管镜的入路.内镜,1988,5(2):199

10 巢振南,田伏渊,黄大熔.内镜治疗技术在胆道外科的应用.中华消化杂志,1988,8(2):81

11 Barker,EM and Winkler W. Permanent-access hepaticojejunostomy. Br J Surg, 1984,71(4):188

12 Molnar W ,Stockum AE. Transhepatic dilatation of choledocho-enterostomy strictures. Radiology, 1978,129:59

13 Chao Zhen-nan, Tian Fu-zhou, Gao Bi-you, et al. Diagnosis and management of intrahepatic retained stones through a subcutaneously placed afferent loop of Roux-en-Y choledochojejunostomy. Chin M J, 1987,100(7):523

14 Chao Zhen-nan, Tian Fu-zhou, Huang Da-rong, et al. Choledochoscopy in management of retained biliary stones and reccurent lesions. Chin M J,1990,103(8):634

15 Chao Zhen-nan, Jin Xi-li, Huang Da-rong, et al. Biliary ascariasis endscopic worms removal under radiological versus ultrasgonic control. Chin M J, 1986,99(2):143

16 黄志强,顾倬云,张晓卫,等.我国肝内胆管结石外科治疗的现况——全国4197例手术病例的分析.中华外科杂志,1988,26:513

17 黄志强,等.外科手术学.北京:人民卫生出版社,1975:887－888

18 McArthur MS, Longmire WP. Peptic ulcer disease after choledochojejunostomy. Am J Surg, 1971,122:155

19 Santillana M, Baumann FG and Enquist IF. Changes in gastric acid secretion following resection or exclusion of different segments of the small intestine. Surgery, 1969,65:777

20 黄志强.肝胆管结石症——一个尚未解决的问题(述评).实用外科杂志, 1985,5:169

21 Chardavoyne R, Isenberg HD, Tindel M, et al. Microbiologic efficacy of a surgically constructed nipple valve. Am J Surg, 1984,147:230

22 谢朝秀.带蒂空肠段人工乳头成形术.解放军医学杂志, 1986,11:324

23 钱光相,黄志强,韩本立,等.胆道内引流——人工乳头式间位空肠胆管十二指肠吻合术.第三军医大学学报, 1984,6:211

24 Terblanche J, Allison HF and Northover JMA. An ischemic basis for biliary stricture. Surgery, 1983, 94:52

25 王朝珍.间置空肠人工乳头胆管十二指肠吻合术的远期疗效(附120例分析).中华医学会第四次全国胆道外科学术会议(成都)论文摘要,1989:173

26 陈国忠,等.肝胆管——间位空肠人工乳头——十二指肠吻合术治疗肝胆管结石等疾病98例疗效观察.中华医学会第四次全国胆道外科学术会议(成都)论文摘要, 1989:169

27 谢朝秀,等.人工乳头式间位空肠胆肠内引流术98例疗效分析.中华医学会第四次全国胆道外科学术会议(成都)论文摘要,1989:168

28 师锦波,等.间置空肠的细菌学研究.中华医学会第四次全国胆道外科学术会议(成都)论文摘要, 1989:171

12.14 再次胆道手术

Reoperation of Biliary Tract

12.14.1 概述

胆道疾病再次手术率高,是胆道外科的突出问题。我国从20世纪的40年代始开展肝外胆道疾病的外科治疗,50年代开展肝内胆管疾病的手术治疗,在实践中不断加深对胆道疾病的认识,但限于诊断技术条件,外科手术治疗方法存在一定的盲目性。在不少的情况下,是依靠再次手术的方法来总结经验,提高疗效,促进胆道外科发展的。1955年国内率先用肝动脉结扎止血治疗胆道大出血获得成功。第三军医大学西南医院通过对大量的肝胆管结石病人的再手术,认识了肝胆管结石的复杂性。1957年用肝部分切除治疗肝内胆管结石症。为解决胆管狭窄和引流问题,设计了针对具体病理情况的肝胆管空肠Roux-en-Y吻合等方法,取得较满意的近期疗效。总结出来的取尽结石,纠正狭窄,清除病灶,通畅引流,治疗肝胆管结石症的4条原则,一直受到公认,充分反映了我国胆道外科的特点。20世纪60、70年代开展了肝胆管系统解剖学、病理学、胆石成因的研究，以及外科治疗方法的改进等，但未能使肝胆管结石症的高再次手术率问题，得到明显解决。20世纪80年代初，随着诊断技术的迅速发展，内镜技术的应用，使胆道疾病再次手术率有所降低，1981－1985年全国71所医院4197例肝胆管结石的再次手术率为37.14%。重庆西南医院1983－1990年收治肝胆管结石865例，再次手术率为30.29%。再次手术率的降低，反映了肝胆管结石的治疗，已提高到一个新的水平，但值得重视的是，肝胆管结石的发生率仍较高，占胆石症病例的16.1%，且病人的营养状况差（占1/3）、并发病多（31.5%），这可能与未获得早期治疗有关；急症入院时，39.43%的病人已出现严重并发症，一次手术率虽高达75.76%，其中急症手术占有较大比例；采用简单的胆管引流术占62.3%，胆囊切除占20.62%，术后残石率达30.36%，合并胆管狭窄24.28%～41.91%。5年随访疗效，无症状者占60.73%，改善的占27.25%，若随访时间延长，疗效还可能下降。肝胆管结石的成因研究，虽取得较多成果，但应用于结石防治，还有距离。肝胆管结石尚无有效溶石剂。胆道器械外科治疗尚存在一定限制性。有待肝内胆管结石成因的深入研究和早期发现，以求彻底治疗。术后胆管狭窄由于治疗难度大，再次手术率高，疗效不满意，已引起了许多学者的重视。目前，胆囊结石的病人增多，胆囊切除术成为最常做的腹部手术之一，胆囊切除时胆管损伤的发生率为0.2%～1.12%。胆管损伤即时发现处理或术后发现的都有很高的再次手术率（73.9%）。术后胆管狭窄者有10%～20%不是胆管的直接损伤，即或损伤也是不甚明显的。常继发于胆管壁胆汁渗漏，造成的胆管壁感染、炎症反应，或胆总管切开探查，引流，胆肠吻合，以及其他上腹部手术如胃切除、肝脏、胰腺、门静脉等手术后。这类术后胆管狭窄，有很高的再次手术率。

【应用解剖】

肝内胆管解剖变异很多，加上与门静脉的分支变异相交织，使肝内胆管解剖显得更为复杂，各家研究结果差别很大。肝内胆管解剖变异与胆道再次手术的关系密切。程耕历等对55例成人肝脏铸型和剥制标本肝内胆管及其引流范围的观察，其结果颇有实用价值。由规则的右前、右后肝管合成的规则型右肝管占49.09%，由规则的左内叶、左外叶肝管合成的规则型左肝管占32.73%。双侧规则型右肝管和左肝管汇合成肝总管（图12-14-1）。在不规则型的汇合中，尚可分为：①双侧不规则的分裂型右肝管和左肝管汇合成肝总管（图12-14-2）；②右前肝管未形成，左肝管各段支低位汇合（图12-14-3）；③右前肝管未形成，左肝内叶段支不规则（图12-14-4）；④右肝管分裂型，左肝管各段支高位汇合（图12-14-5）；⑤右肝管不规则，右前上段支直接汇入肝总管，左肝内叶肝管分支汇入左肝管（图12-14-6）；⑥右肝管分裂型，左肝管规则型（图12-14-7）；⑦右前肝管未形成，左肝管内段支和外段支高位汇合（图12-14-8）；⑧右肝管规则型，左肝内段支汇入外下段支（图12-14-9）。右肝管的解剖变异多且复杂。左肝内叶胆管不规则型占61.82%。一组312例胆管造影和手术中观察的资料分析，一、二级肝管汇合形式异常的占116例（37.28%）。右前、右后依次汇入左肝管56例（17.95%），右前肝管汇入左肝管横部的39例（12.50%），左肝管有一支汇入右肝管7例（2.24%），左、右肝管低位汇合8例（2.56%）。肝内胆管的解剖变异，常是肝内胆管疾病发病的解剖学基础，合并原发性肝胆管结石发生率高。右前肝管汇入左肝管的39例，其中发生肝胆管结石22例（56.41%），手术时8例未能发现结石。对复杂的肝内胆管解剖变异，应有认识和重视，不然，将有较高的再次手术率。

肝外胆管解剖变异不少见。一组200具尸体肝外胆管系统解剖学观察，发现副肝管17例（8.5%）。1100例内镜逆行胆胰管造影（ERCP）中，发现胆囊管变异65例（5.9%）。这些解剖变异，在肝外胆道手术，如最常见的胆囊切除术时，容易发生并发症，如胆囊管残留过长，残留结石或胆漏（图12-14-10）；胆囊管和胆总管低位汇合，其间紧密粘连时，容易损伤肝总管（图12-14-11）；高位汇合时容易发生胆囊管、肝总管和胆总管的损伤（图12-14-12）；胆囊管经肝总管前或后汇入肝总管左侧壁，常可发生肝总管损伤或胆囊管残留过长（图12-14-13、图12-14-14）。存在副肝管时可发生各种形式的副肝管损伤（图12-14-15）。术后并发症的发生将有很高的再手术率。

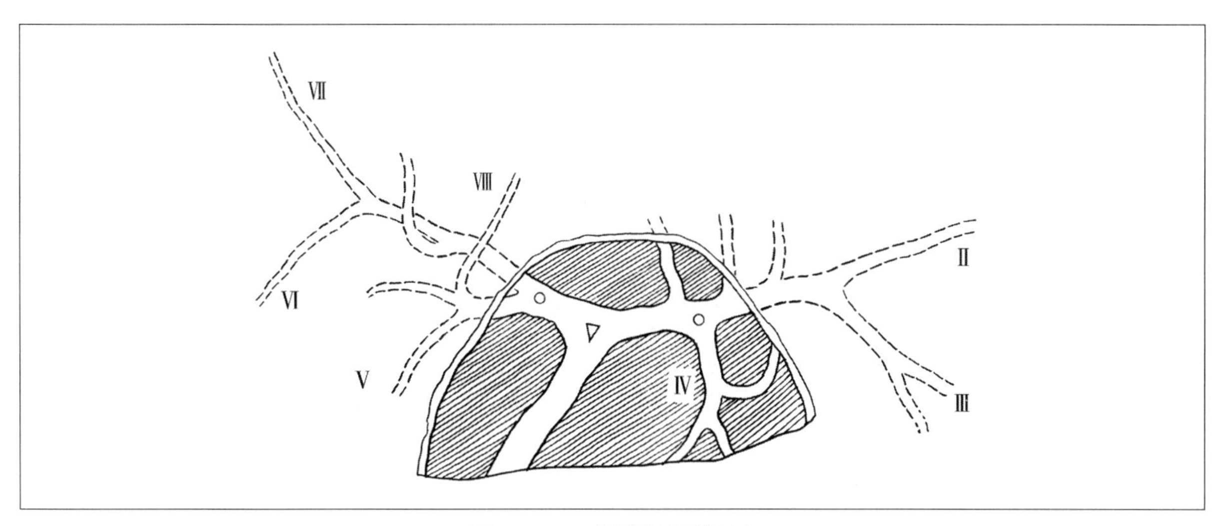

图 12-14-1 规则型肝管汇合

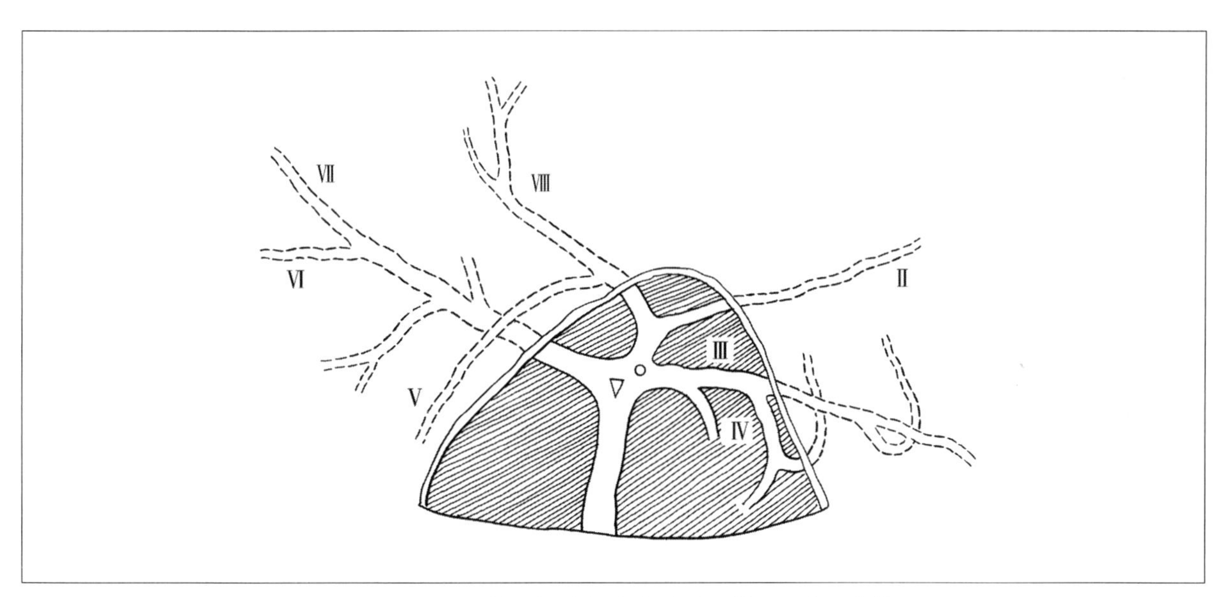

图 12-14-2 双侧不规则分裂型，左右肝管汇合成肝总管

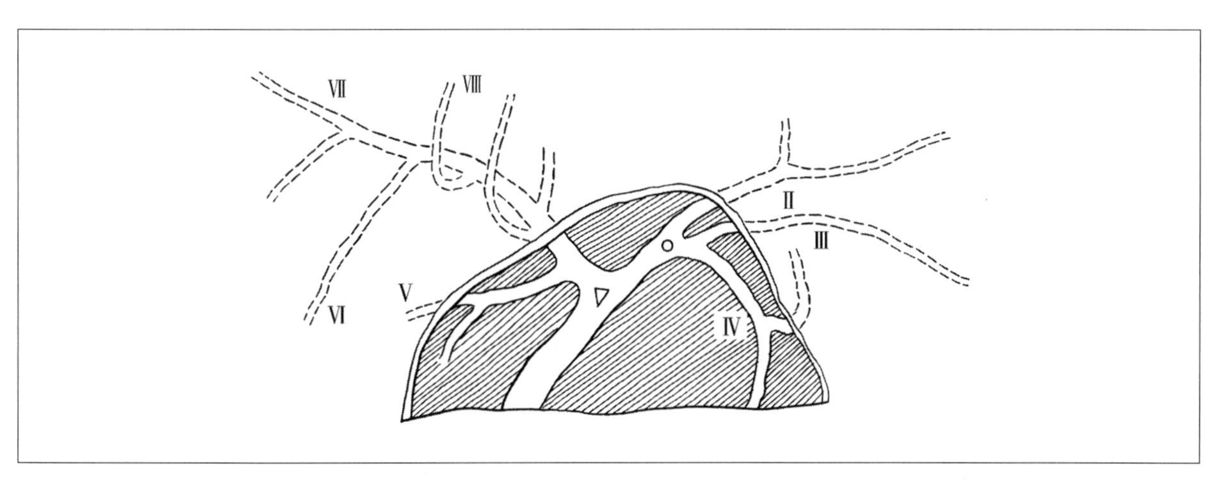

图 12-14-3 右前肝管未形成，左肝各段支低位汇合

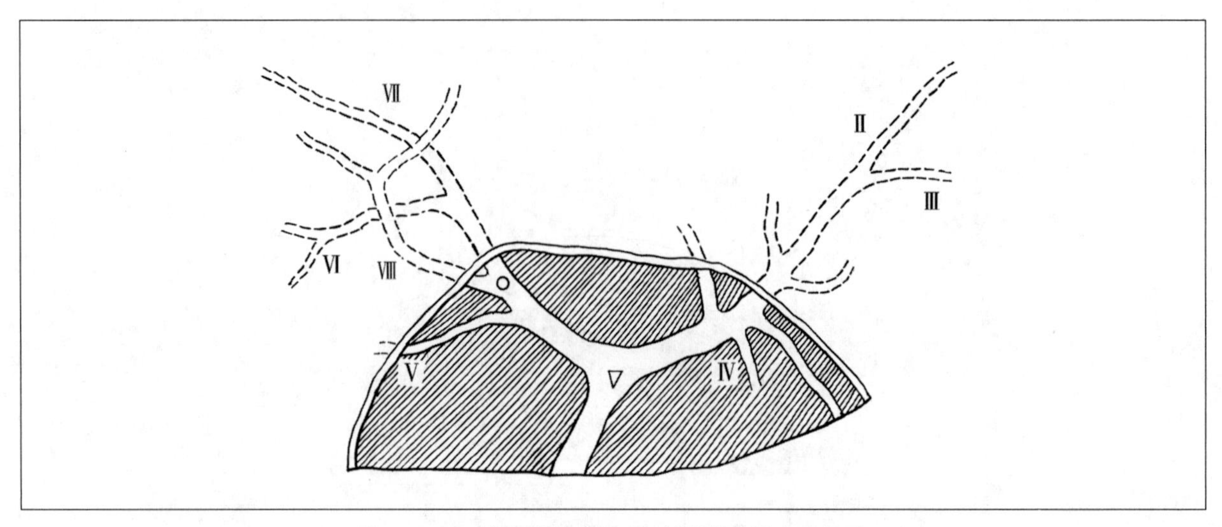

图 12-14-4　右前肝管未形成，左肝内叶段支不规则

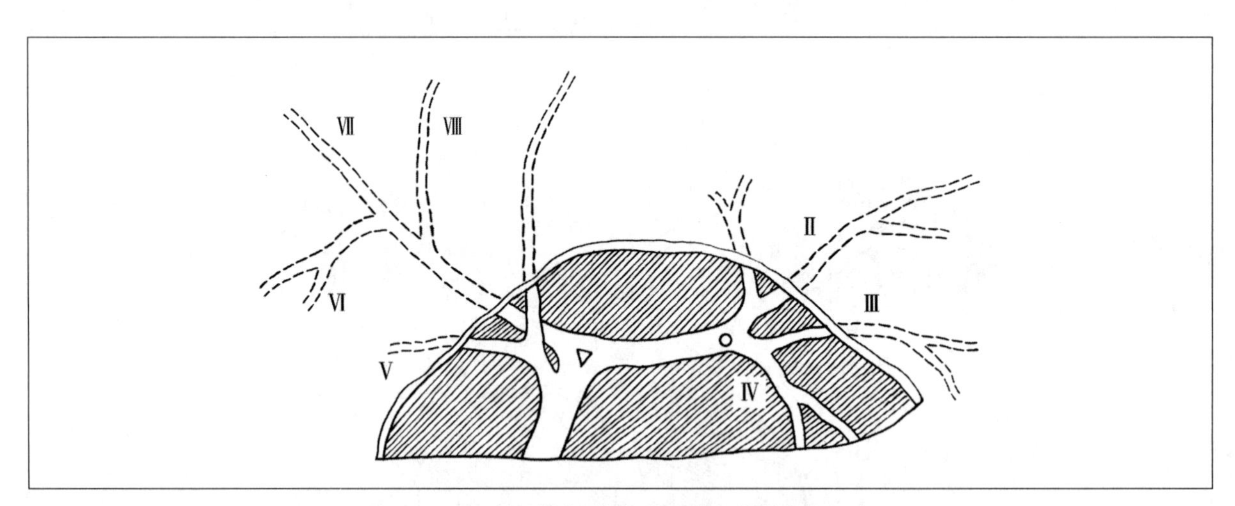

图 12-14-5　右肝管分裂型，左肝管各段支高位汇合

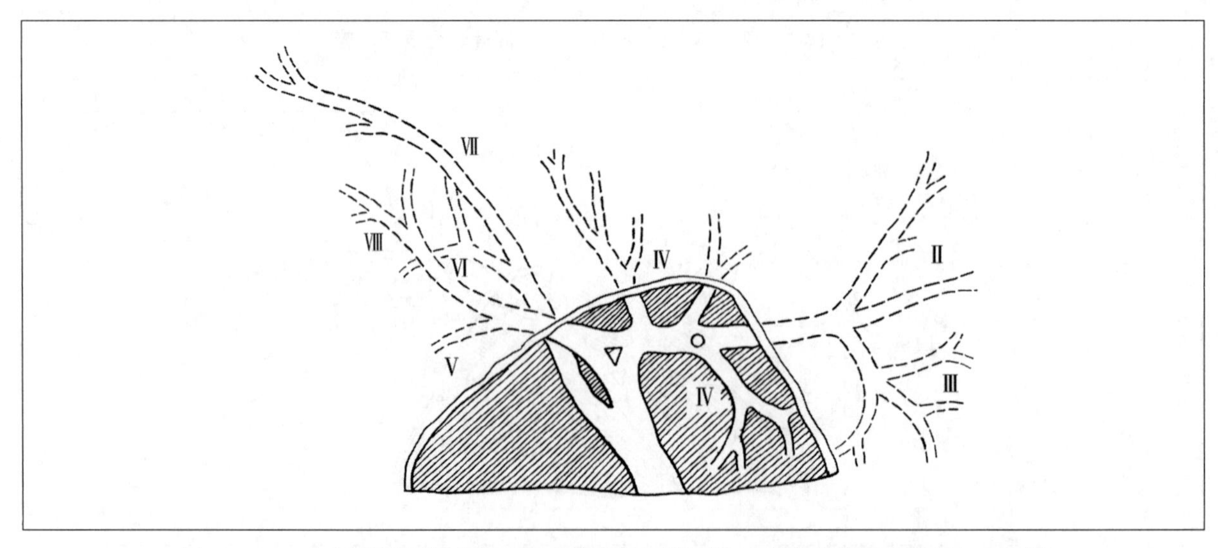

图 12-14-6　右肝管不规则，右前上段支直接汇入肝总管，左肝内叶肝管分支汇入左肝管

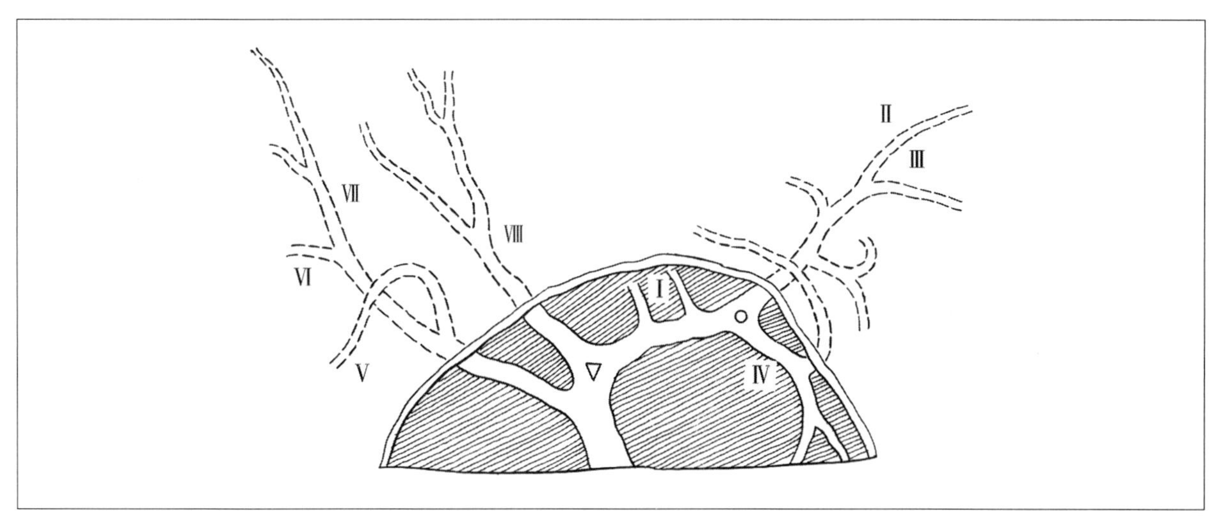

图 12-14-7 右肝管分裂型，左肝管规则型

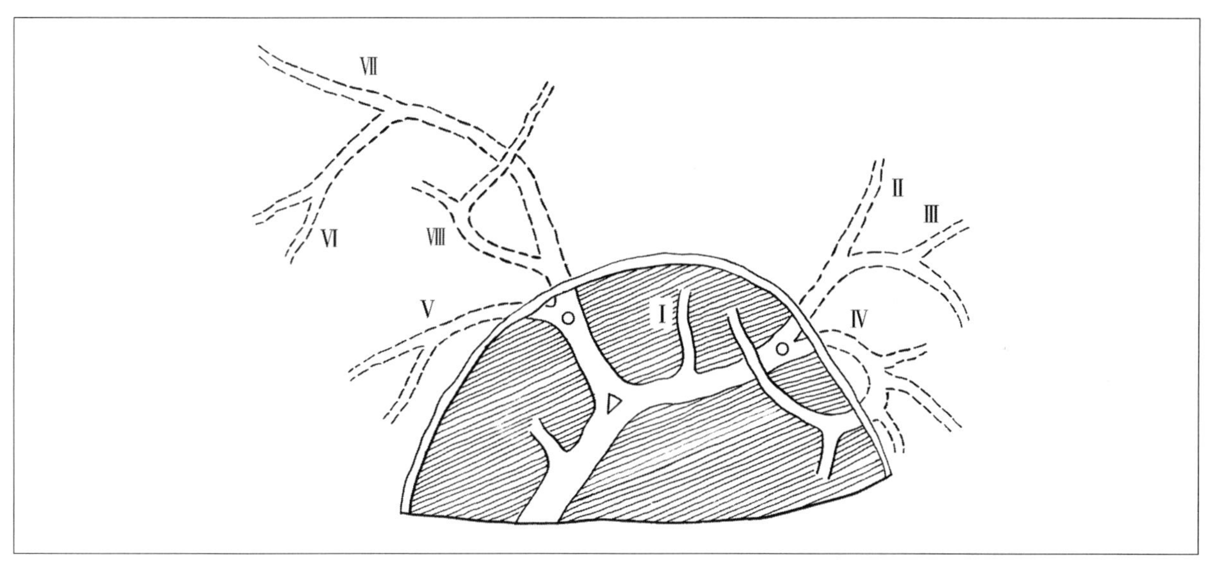

图 12-14-8 右前肝管未形成，左肝管内段支和外段支高位汇合

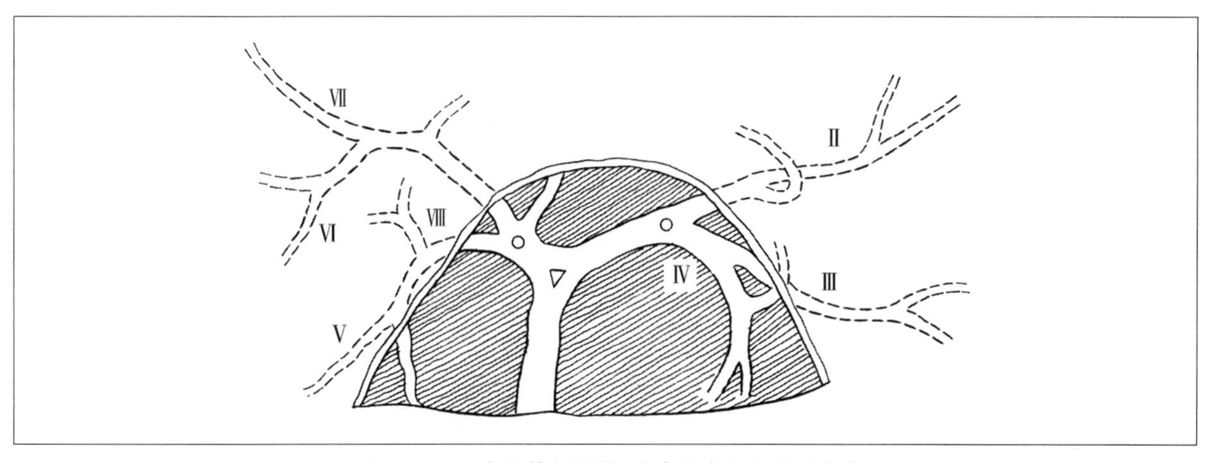

图 12-14-9 右肝管规则型，左内段支汇入外下段支

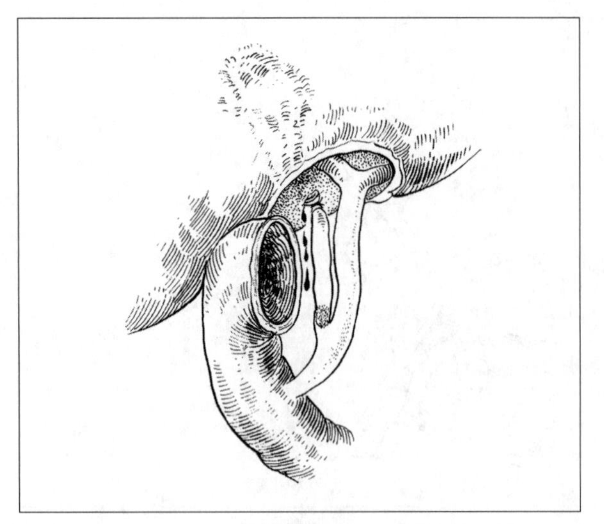

图 12-14-10 肝外胆管变异，胆囊管残留过长

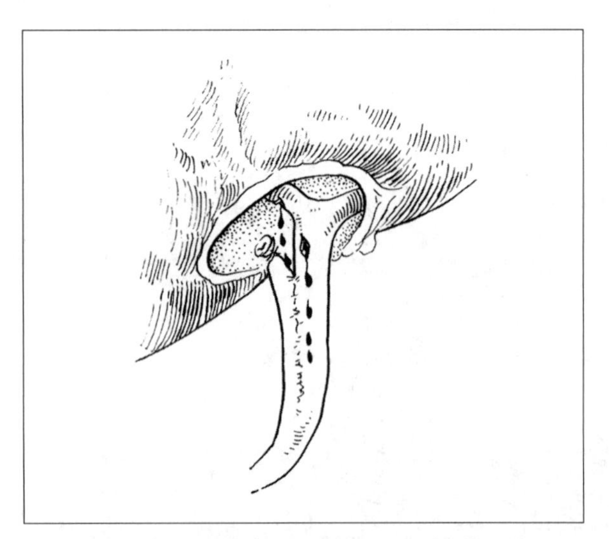

图 12-14-11 胆囊管和肝总管低位汇合，其间粘连

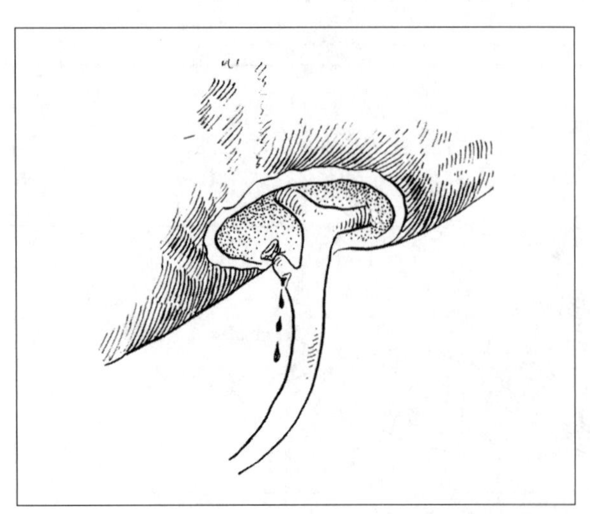

图 12-14-12 胆囊管与肝总管高位汇合，胆囊管损伤

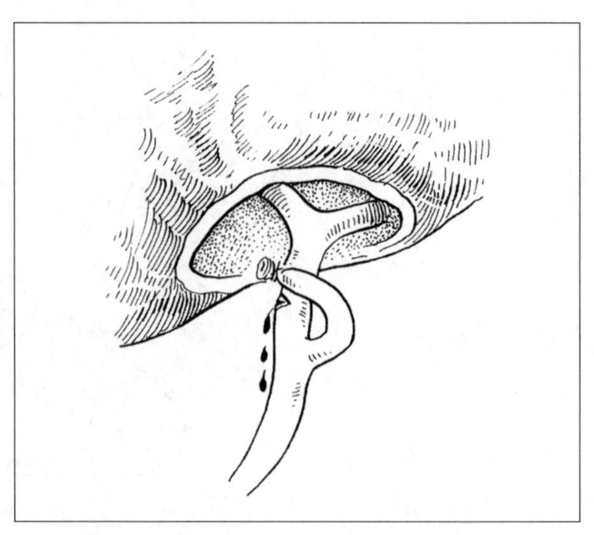

图 12-14-13 胆囊管经前面汇入肝总管

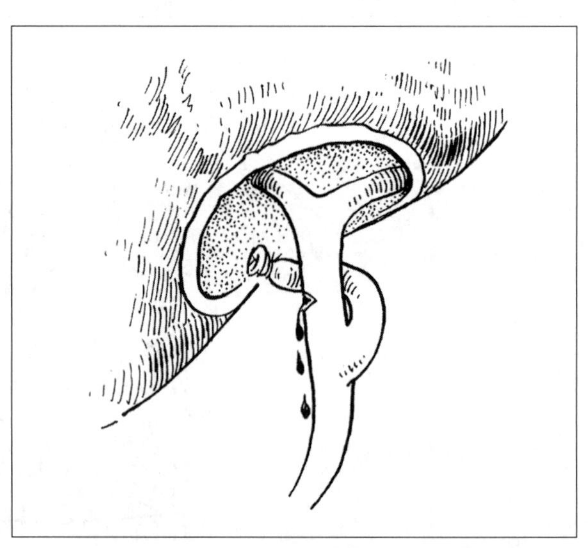

图 12-14-14 胆囊管经后方汇入肝总管

【再次手术原因】

术后胆管狭窄。部分病人因胆管直接损伤引起狭窄，也可因损伤走行于胆管轴 3 点钟和 9 点钟部位的营养动脉，导致胆管壁缺血，继而发生纤维性改变，引起胆管狭窄。另外，胆管周围胆汁积聚或感染，致胆管壁炎症反应，久后形成狭窄，须再次手术。

先天性胆管囊肿手术。因手术方式选择不当，如胆管囊肿外引流术、胆管囊肿十二指肠吻合术、胆管囊肿空肠 Roux-en-Y 吻合术等的再手术率较高。胆管囊肿合并结石、肝内胆管囊肿切除不彻底等也常是再次手术的原因。

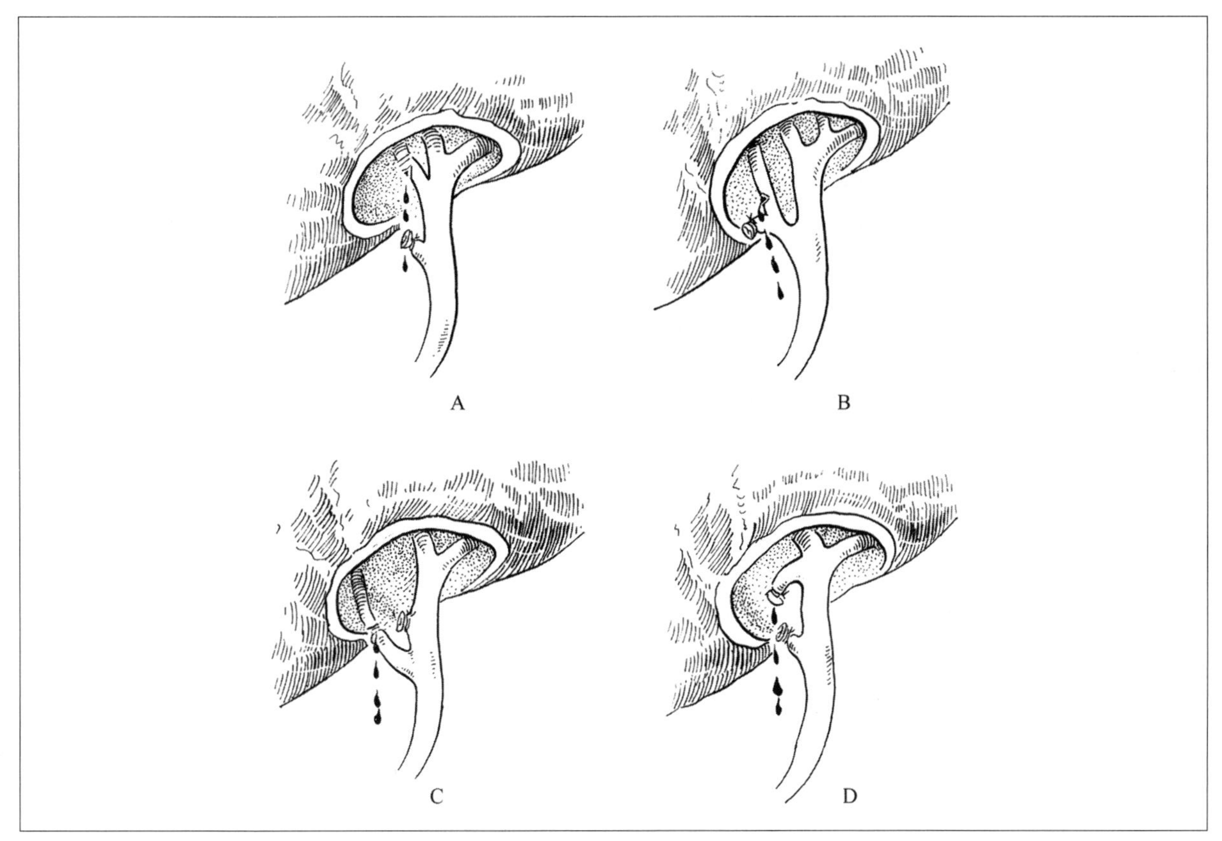

图 12-14-15 各型副肝管及手术损伤

胆肠吻合术。再次手术与原手术适应证掌握不严格有关，如手术前肝外胆管内径<0.5cm，吻合口以上肝胆管的狭窄、梗阻、结石等病变未予彻底解决，术后发生反流性胆管炎，继而演变为硬化性胆管炎、胆管狭窄、再发结石等，须再次手术；首次手术操作不当致吻合口狭窄；括约肌切开形成术与胆总管十二指肠吻合术亦常发生反流性胆管炎，须改行其他术式的手术，故 20 世纪 80 年代以后基本上放弃了胆总管十二指肠吻合术的应用；胆管空肠 Roux-en-Y 吻合术若未能充分显露高位胆管和充分切开，取净结石，也可再度发生狭窄，或发生反流性胆管炎，须再次手术。

【适应证和时机】

再次胆道手术的适应证应从严掌握，胆道系统确实存在病变，其他各种综合治疗无效，技术条件和设备条件具备，时机得当者，可行再次手术。

(1)原手术发生如下早期并发症者，常须再次手术：

①胆汁性腹膜炎和胆汁外漏。常见于胆总管或副肝管的损伤、胆囊管残端结扎线脱落、胆囊造口或胆管内 T 形管引流时周围缝合不严密或引流管滑脱、胆肠吻合口漏、拔除 T 形管时的胆汁漏等。

②胆囊切除术后发生弥漫性腹膜炎，病情严重且出现血压下降等休克症状时，应及早再次手术探查。

③胆囊切除术后发生黄疸，48～72h 内科治疗无好转或加重，经影像学检查证明有胆管损伤或狭窄，应及早再次手术探查。

④术后腹腔内及胆道出血，腹腔大出血往往由于胆囊动脉干或大分支或胆管壁周围血管丛出血。胆道内大出血常由于胆管炎或胆管壁上血管的出血。出血量大者，可首先施行选择性肝动脉造影及栓塞术，出血常可停止，若无此项设施，当出血量大而凶猛，或造成胆管引流管阻塞时，应及早再次手术。

⑤胆道手术后腹腔感染或肠瘘等可先予积极的处理，视病情发展，选择手术时机。

(2)急性化脓性胆管炎是胆道手术后再次手术的主要适应证。常发生于肝外胆管和肝内主要胆管支的梗阻、残留结石、胆管狭窄或胆肠吻合口的狭窄。重症胆管炎时病情可迅速恶化;并不都出现黄疸,所发生的感染性休克、败血症可致病人死亡。急性胆管炎在发病早期,可用非手术治疗,如经内镜置管引流,使病情缓解或胆管感染基本得到控制,并慎重地等待再次手术的机会。

(3)梗阻性黄疸病人,常由于胆总管、肝总管、左、右肝管开口等主要胆管的梗阻,梗阻原因常为结石和胆管的狭窄,在合并胆管炎时,选择再次手术要积极一些。对长期持续明显黄疸,病变复杂,曾多次手术,但无胆管炎者,要详细检查和全面支持治疗后,择期再次手术治疗。有些病人发展到胆汁性肝硬化门静脉高压症时,择期再次手术也难做到彻底治疗,甚至难以达到有效的胆管引流以解除黄疸。有的要先进行降低门静脉压的手术后,才做彻底的再次胆道手术,所谓"分期的择期再次手术"。

(4)反流性胆管炎常见于胆肠吻合术后。胆总管十二指肠吻合术后,长期随访观察,反流性胆管炎的发病率逐年增高,症状也进行性加重,需再次手术。不完善的胆管空肠 Roux-en-Y 吻合术后,尤其是肝内胆管结石和狭窄未能得到纠正的病人,胆管炎频频发作,并逐渐加重,都需要在其他胆管器械治疗不能奏效时,选择彻底的再次手术治疗。

【术前准备】

(1)术前应详尽询问病史,了解前次手术前的诊断,尽可能弄清手术失败的原因。了解前次手术探查时发现的肝脏和胆道系统的病理改变,手术时遇到的情况和处理方法,以及术后并发症和疗效不好的原因。

(2)再次手术前要求有全面显示肝胆系统的影像诊断检查,以了解现今肝胆系统的病理改变。常用的诊断手段有 B 超、经皮肝穿刺胆管造影(PTC)、内镜逆行胆胰管造影(ERCP)、CT、MRI 等。PTC 和 ERCP 常是必不可少的检查措施。但在胆管有结石嵌顿或胆管狭窄时,往往仅能显示出胆管的走行中断,不能确立结石和狭窄的部位和范围。用 B 超检查可以在体表对肝脏进行全面检查,提供有价值的参考资料,缺点是不能清晰地提供结石和胆管狭窄、扩张等病理改变的整体关系。因而应用 B 超引导下的 PTC 或多方位选择性的 PTC,右肝胆管和左肝胆管双侧同时行 PTC 检查,将可满意地显示肝胆管结石病变的全貌和病理类型。术中 B 超检查更有助于病变定位的准确性(图 12-14-16)。ERCP 检查既可了解食管和胃部有无静脉曲张等病变,对胆道术后肝内、外胆管病变的诊断很有帮助,尤其对肝外胆管病变的了解,更有价值(图 12-14-17、图 12-14-18)。胆管无狭窄的病人,ERCP 检查有时可显示肝内、外胆管的解剖变异、病变和以往手术方式等的全貌(图 12-14-19)。PTC 和 ERCP 的联合应用对肝门胆管病变的诊断价值很高。例如,一病人发生右上腹痛、发热、出现黄疸等急性胆管炎症状,第 1 次手术做胆总管切开探查、取石、置 T 形管引流。未发现胆囊。术后急性胆管炎仍反复发作,行 PTC 检查,发现为肝内胆管结石,高位胆管狭窄(图 12-14-20)。再次手术行胆总管切开、取石、胆管空肠 Roux-en-Y 吻合。术后仍发生急性胆管炎,行 ERCP 检查确认为肝内胆囊、慢性胆囊炎、胆囊结石(图 12-14-21)。再次手术,治愈。有肝外胆管的解剖变异,在胆囊切除时发生的久治不愈的胆瘘,在再次手术前行 ERCP 检查,胆管系统的影像对诊断有其重要意义。由于 PTC 和 ERCP 均属有创性检查,有一定的并发症率和失败率,当前影像检查的仪器更新,应用 MRCP 可获得可以和 ERCP 相媲美的胆管图像,且成功率高,故当前已很少用 PTC 和 ERCP 来达到诊断目的。CT 对肝胆系统疾病有较高的诊断价值。结合胆管造影,可提高确诊率。肝胆管结石前次手术时已行胆肠吻合,胆管内积气,可使 B 超检查受到影响,有时行 PTC 也不易辨别结石影和气泡影,而 CT 检查不受气体的干扰。此外,有体外胆管的引流和腹壁外造口者,在胆管感染得到较好的控制时,可经引流管或造口做胆管造影。若术前各种影像诊断资料还未能满足,再手术时可做术中穿刺胆管造影或术中 B 超检查。

(3)再次手术前做 1 次胃肠钡餐检查甚有必要。用以了解并存病、胆肠内引流和胃肠道手术后的情况。肝胆管结石并有肝硬化或门静脉高压症者高达 41.04%。钡餐检查可了解食管及胃底有无静脉曲张。对已行胆肠吻合的病人,通过钡餐检查可以了解吻合口的通畅与否、有无反流和吻合口相对狭窄等。以往胆道手术时曾行胃切除、胃空肠吻合等手术者,经胃肠钡餐检查,了解残留胃部及胃肠吻合口的病变。

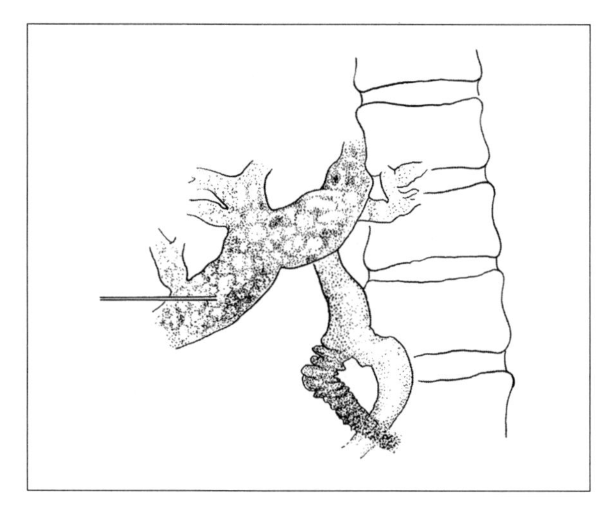

图 12-14-16 异位开口右后肝胆管结石,PTC

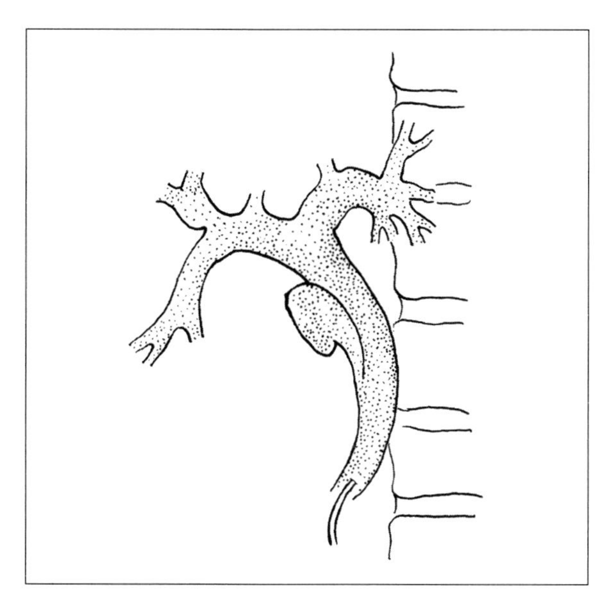

图 12-14-17 胆囊管残留过长,ERCP

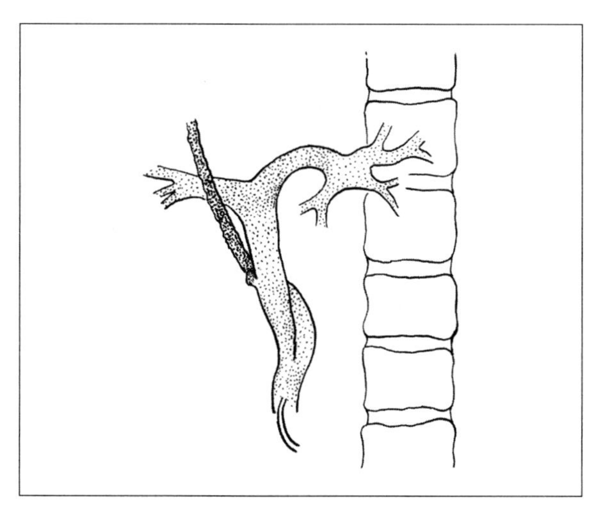

图 12-14-18 低位汇合口副肝管,ERCP

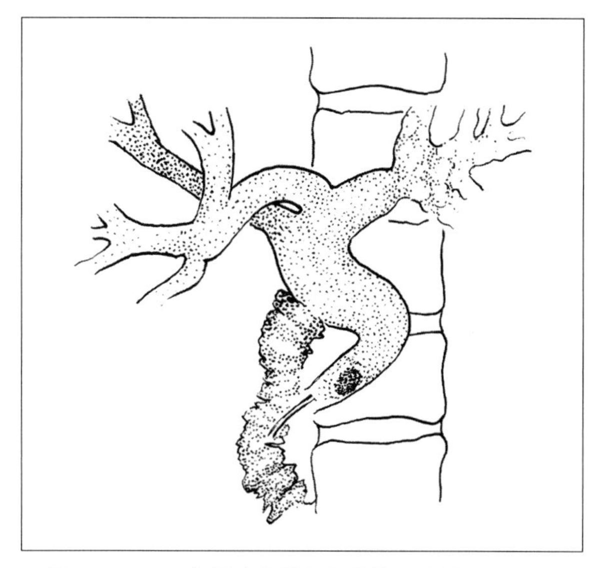

图 12-14-19 左肝内胆管及胆总管下端结石,ERCP

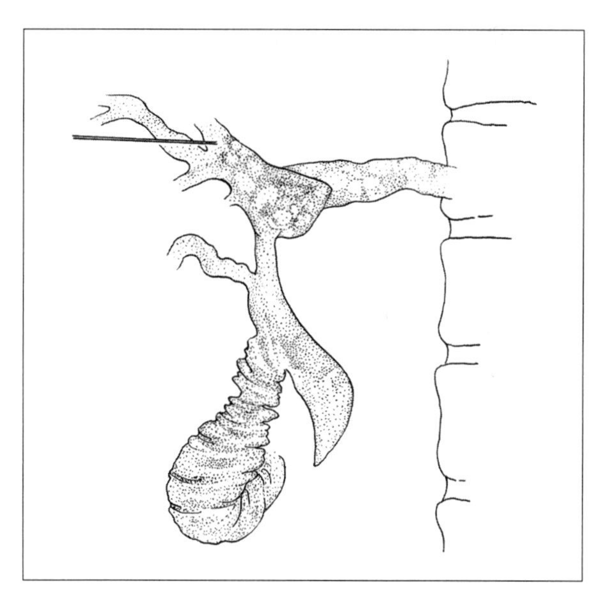

图 12-14-20 肝内胆管结石,PTC

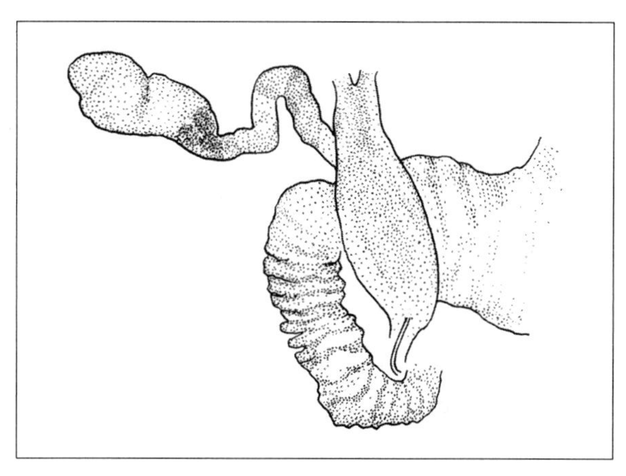

图 12-14-21 肝内位胆囊结石,ERCP

(4)再次手术前应全面检查重要器官的功能。因再次手术较复杂，麻醉和手术时间长，了解重要器官的功能可为选择麻醉和制定手术方式提供参考。

(5)梗阻性黄疸的存在可引起机体一系列的病理生理改变，对机体脏器造成极大的危害。常是再次手术要予暂时性或永久性解决的主要目的之一。持续时间长的梗阻性黄疸明显的病人，再手术前的准备，既要积极又要耐心。

(6)再次手术前要求能较彻底控制胆道感染，预防再手术时感染扩散。要了解以往胆管感染的致病菌种和抗生素应用情况，尽可能选用敏感的抗生素控制和预防感染。近年来，胆汁细菌培养结果表明，致病性大肠埃希菌、变形杆菌、铜绿假单胞菌等对常用的氨苄西林有较高的耐药性，应用丁胺卡拉霉素为好。若无胆汁细菌培养和药敏结果时，选用长效头孢曲松(罗氏芬)，因其有较高的组织渗透指数(92%)，较长的半衰期，短期的围手术期用药，可以覆盖胆道手术的感染危险期。针对厌氧菌的感染，常用甲硝唑来控制和预防感染扩散。

(7)纠正水盐代谢和酸碱平衡的紊乱，纠正低血细胞比容和低蛋白血症，恢复血容量，改善病人营养状况，纠正负氮平衡。有高流量的胆汁外漏病人，营养吸收不良，凝血酶原缺乏，低血钾、低血钠，可口服胆盐、多酶片，注射维生素 K。胆汁外漏要保持通畅，置引流管的要妥善固定，保护好局部皮肤。

(8)保护和增强机体的应激能力。病程长、病变复杂、多次手术创伤或接受激素治疗的病人，可能有肾上腺皮质功能不全，可在术前 3d 应用促肾上腺皮质激素(ACTH)，每次 8U，加入 500ml 液体内，于 6～8h 内缓慢静脉滴注。术中或术后 1～2d，每天用氢化可的松 100～200mg，静脉内滴注。常可使病情稳定。但在有溃疡病和上消化道出血的病人应慎用。

【手术方法】

(1)手术切口与显露：选择胆道再次手术腹壁切口时，要了解以往手术切口的部位、手术次数、手术方法、切口愈合情况，并为本次手术选择易于充分显露、创伤小、便于缝合、利于术后切口的良好愈合、并发症少的切口。原则上避免做 2 条成锐角或平行的切口，常选用经原切口或肋缘下斜切口。

原胆道手术后近期发生腹腔大出血、弥散性胆汁性腹膜炎、胆道大出血及阻塞性黄疸等严重并发症，需急诊再次手术时，手术切口可拆除原切口的缝线(图 1)。一般无须扩大切口，拆除腹壁各层缝线，钝性分开，进入腹腔，腹膜呈炎症反应，充血、水肿、增厚，并与网膜或内脏有纤维素性粘连者，分离或牵拉时，要防止损伤肠壁。渗血较多时，可用温盐水纱布垫轻柔地压迫止血。显露胆管一般较容易。

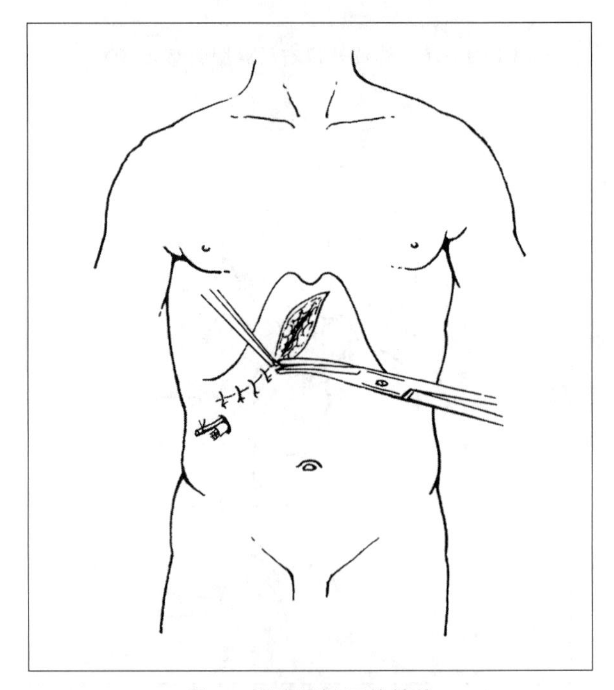

图 1 拆除原切口的缝线

后期急症再手术常用于急性梗阻性化脓性胆管炎(AOSC)的胆管引流术，要求能迅速进入腹腔，显露胆管，于胆管狭窄部位以上置 T 形管引流。常选用右侧肋缘下斜切口(图 2)。切除原切口瘢痕组织(图 3)。显露腹直肌前鞘及腹外斜肌(图 4)。在愈合的瘢痕上切断腹直肌(图 5)和腹外斜肌(图 6)。在剪开腹横肌、腹直肌后鞘及腹膜后进入腹腔(图 7)。辨认出肝脏下缘，紧沿肝脏下缘及脏面分离，显露肝十二指肠韧带，再暴露肝外胆管。若以往手术切口为右上腹直肌切口，且以往手术又不复杂，在急症再手术时，也可重新在右侧肋缘下做切口，进入腹腔后，避免分离过多的粘连，以便迅速显露胆管。

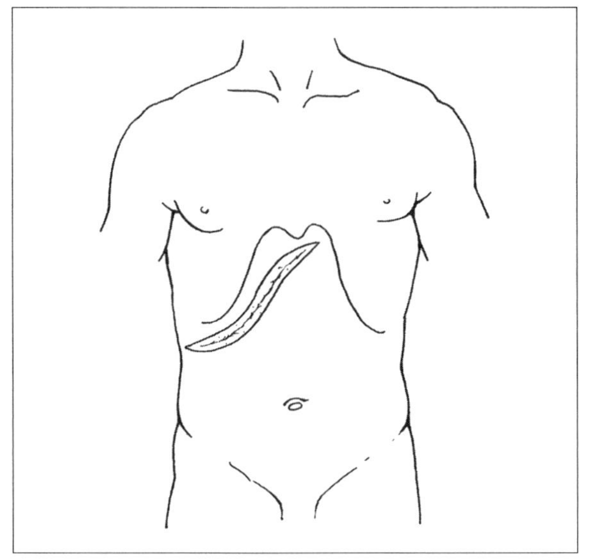

图 2 右侧肋缘下切口

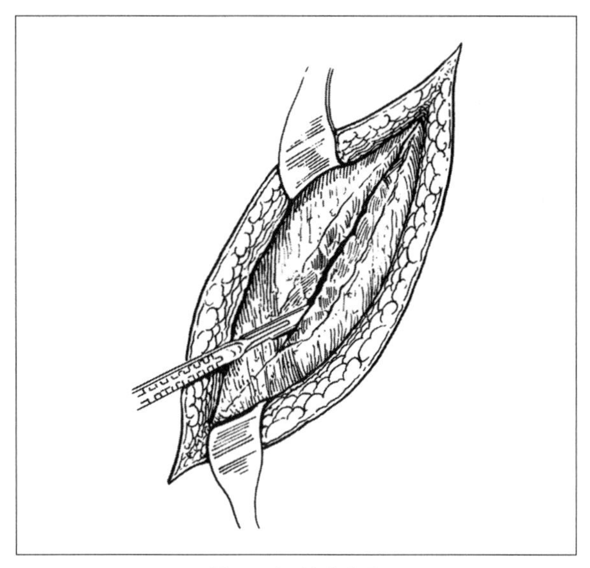

图 5 切断腹直肌

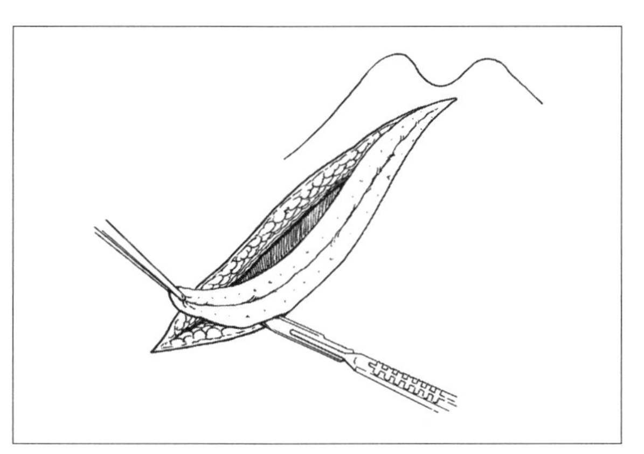

图 3 切除原切口瘢痕组织

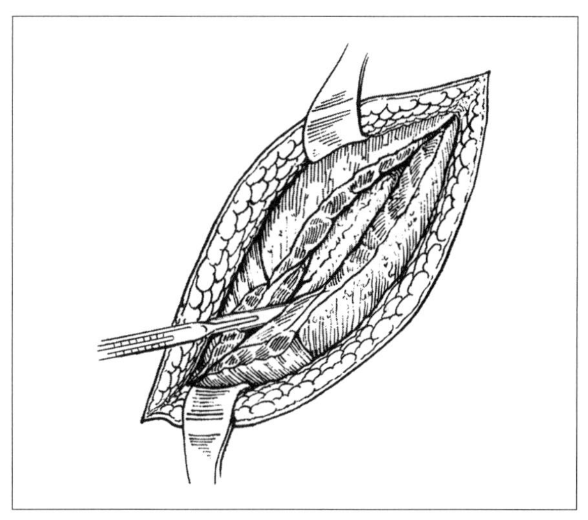

图 6 切断腹外斜肌

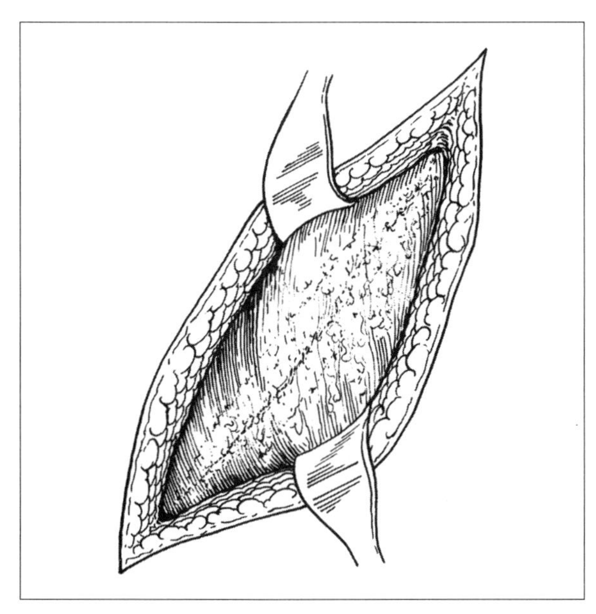

图 4 显露腹外斜肌

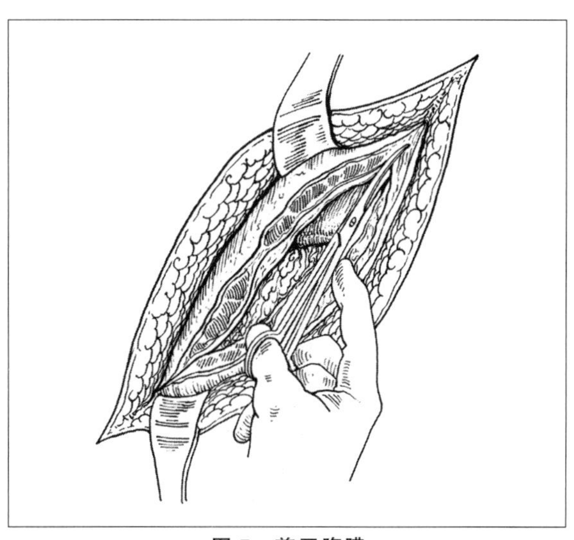

图 7 剪开腹膜

择期再次胆道手术的切口选择则很复杂，也很重要。如原手术为右上腹直肌切口，仍可选择原切口(图 8)。切除原切口皮肤瘢痕组织(图 9)。切开和分离腹直肌前鞘和腹直肌(图 10,图 11)。在切口下端切开腹直肌后鞘及腹膜(图 12,图 13)。如以往多次手术，兼有右侧肋缘下斜切口和右上腹直肌切口，本次手术须行胆肠吻合或胃空肠吻合时，宜选用原右上腹直肌切口，充分分离腹腔粘连。术中显露不良时，可加右侧横切口(图 14)。以往多次手术，有右侧肋缘下切口和右上腹直肌切口，并有切口感染，腹壁瘢痕形成，可选择在较正常的部位行右上旁腹直肌切口(图 15)。部分病人也可酌情选择右侧肋缘下斜切口

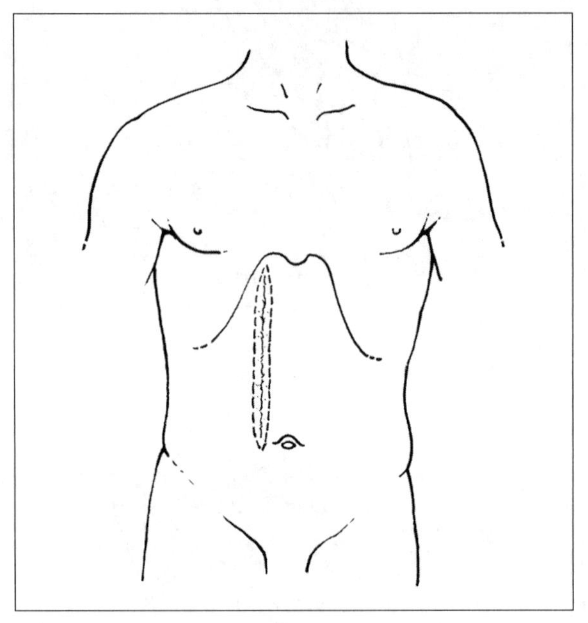

图 8 取原右上腹直肌切口

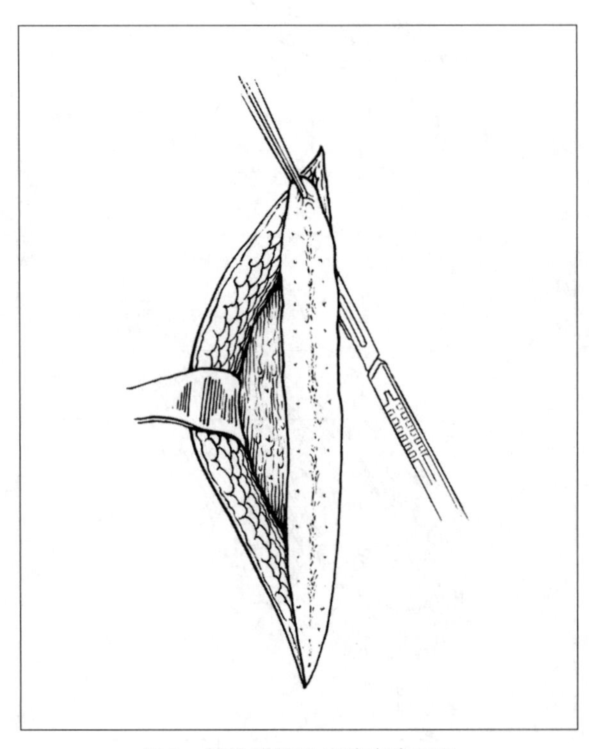

图 9 切除原切口皮肤瘢痕组织

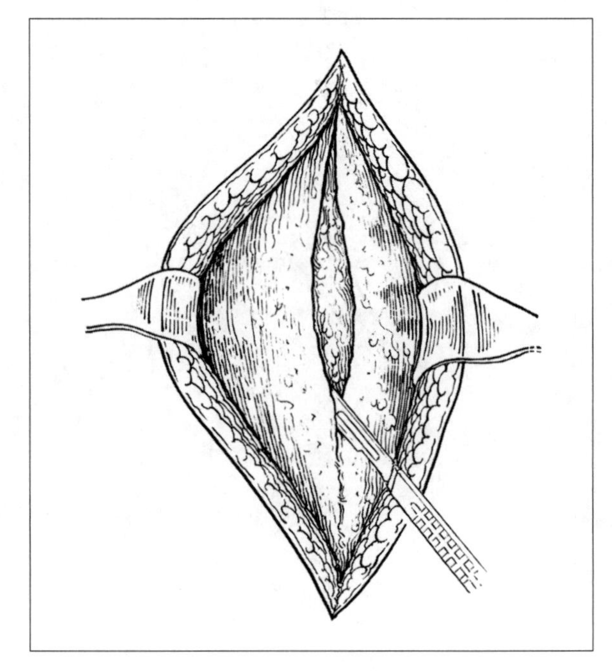

图 10 切开腹直肌前鞘

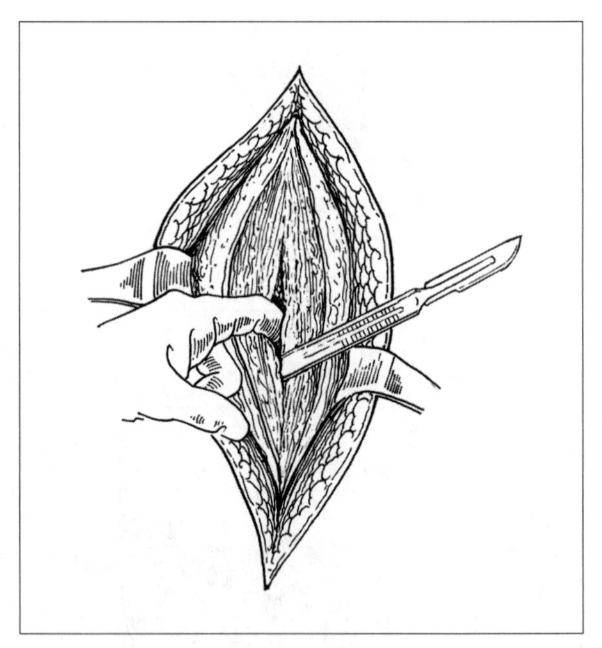

图 11 分离腹直肌

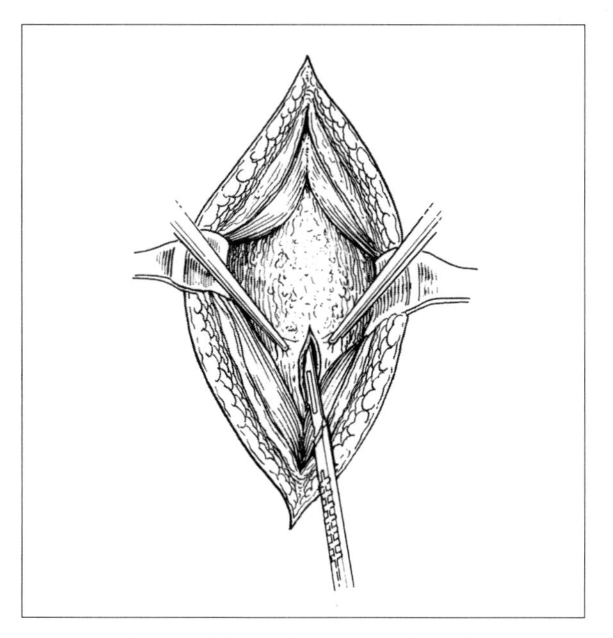
图 12 在切口下端切开腹直肌后鞘

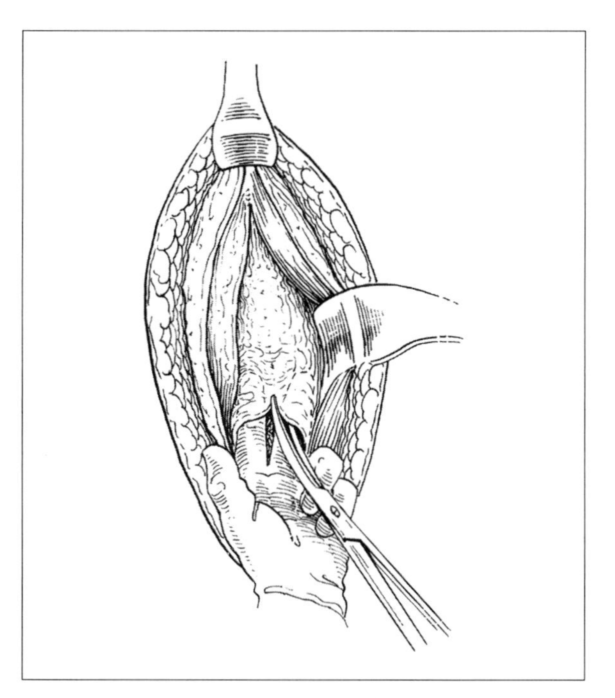
图 13 剪开腹膜

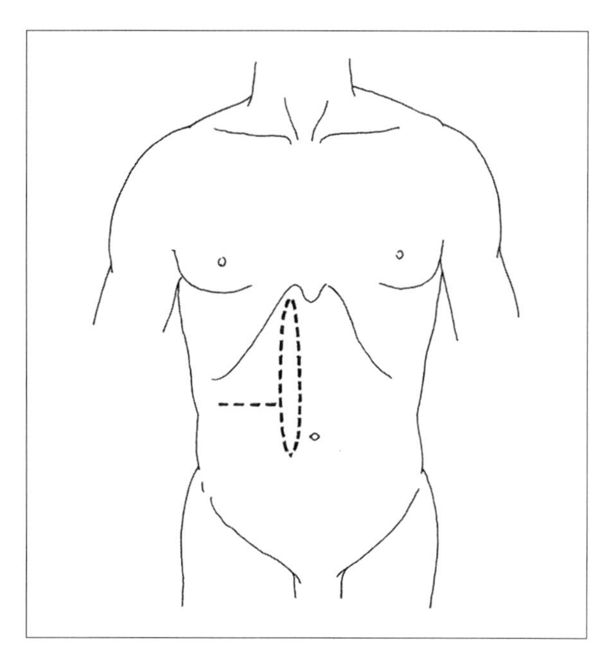
图 14 原右上腹直肌切口加右侧横切口

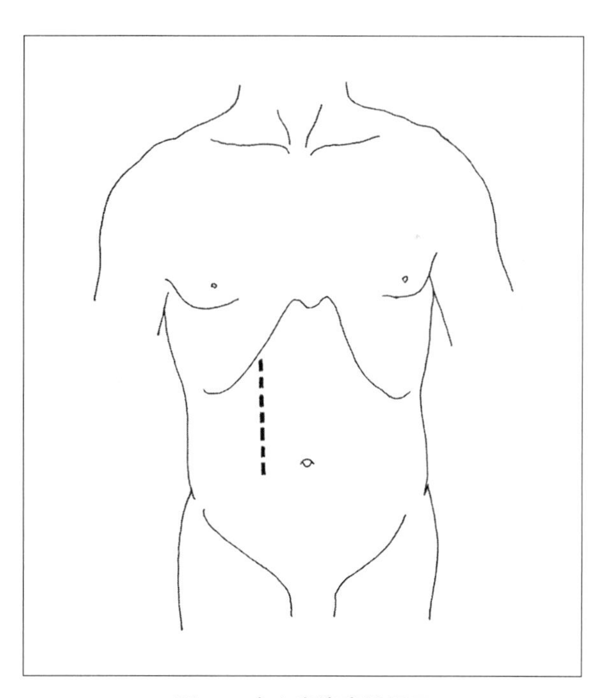
图 15 右上旁腹直肌切口

或双侧肋缘下“屋顶式”切口。选择再次手术的切口,常和要解决胆管疾病手术方式的繁简密切相关。如择期再次手术是分期的择期手术,主要目的是解除胆管梗阻,则手术切口可从简,只要能显露胆管即可。但在并发胆汁性肝硬变门静脉高压症时,即使为择期的分期手术以降低门静脉压力,手术切口也要认真研究选择。

复杂的择期再次手术。以往常有多次手术,腹壁上已有多个切口,瘢痕较多,可有切口疝形成,腹腔内也可有广泛粘连。右肝管结石、狭窄、右肝叶极度萎缩、左肝叶增生肿大者,常以下腔静脉为轴,肝门向右后上旋转,肝动脉、门静脉和肝外胆管移位(图 16)。若本次手术主要解决右肝管和高位胆管问题,可采用胸腹联合切口

(图 17)。先在右胸第 9 或第 10 肋间切开,切断肋缘,也可不进入胸腔,先显露出肝脏膈面,经此探查腹腔内与腹壁粘连的肠襻,经分离后再切开腹壁全层,避免损伤肠壁。腹腔粘连广泛的应进胸腔,切开膈肌,充分显露右上腹腔(图 18)。分离肝脏膈面粘连,再分离与肝脏脏面粘连的空肠襻(图 19)。分离肝脏脏面与结肠的粘连(图 20)。将增生肿大的左肝叶充分分离后,才可能将其向左向上翻转,显露出第 1 肝门。除了肝动脉、门静脉和肝外胆管旋转变位外,第 1 肝门和第 2 肝门、第 3 肝门间缩短了距离,这些移位给显露高位胆管带来困难。图 21 显示肝门高位胆管已显露。

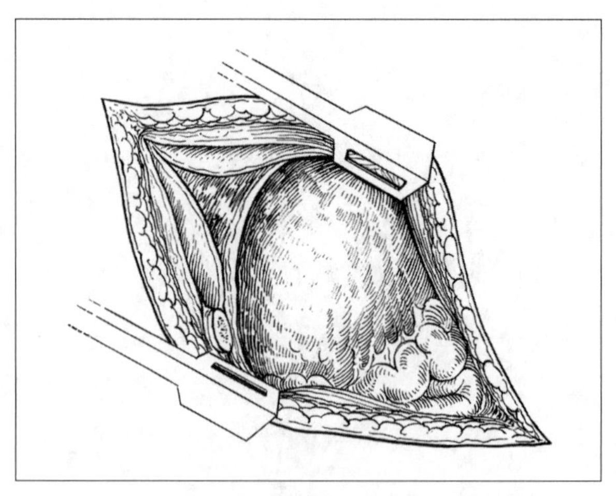

图 18 切开膈肌,充分显露右上腹腔

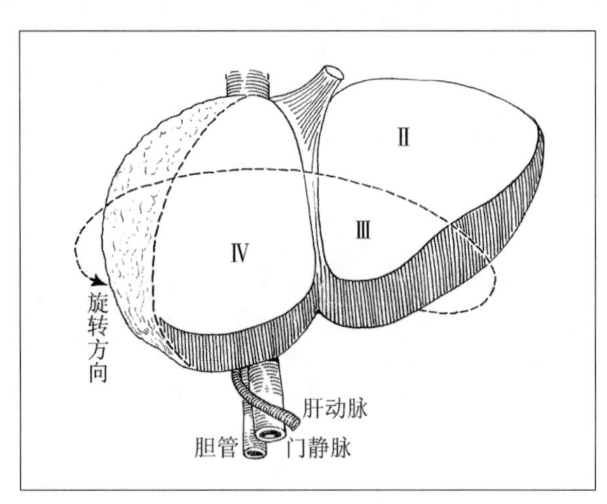

图 16 肝右叶萎缩时肝脏的转位

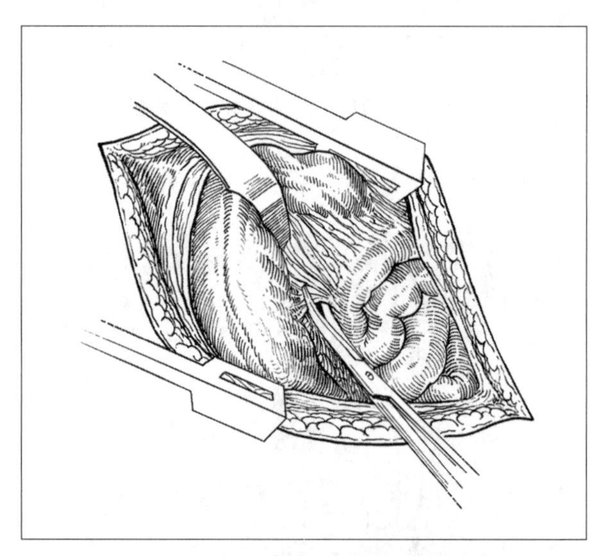

图 19 分离肝脏脏面与空肠襻的粘连

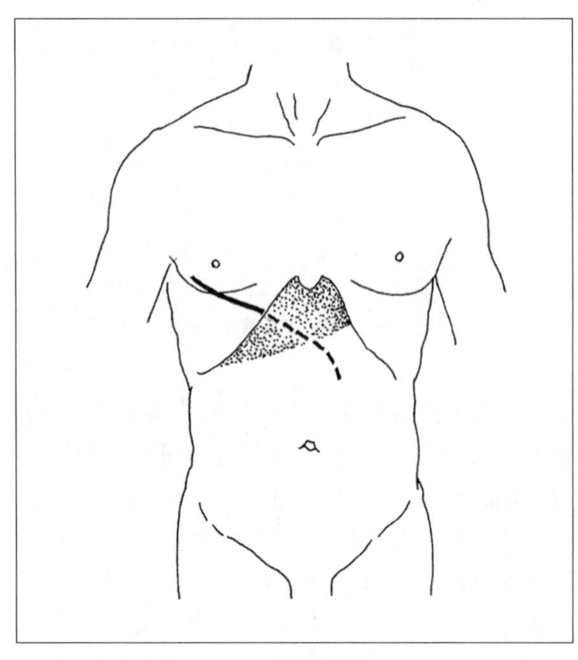

图 17 胸腹联合切口

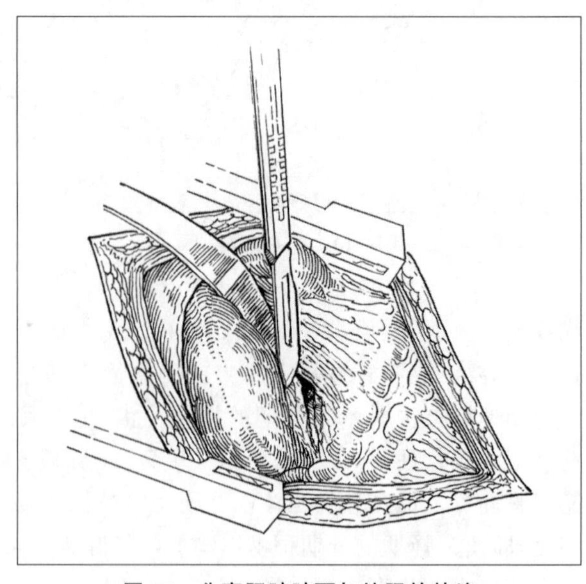

图 20 分离肝脏脏面与结肠的粘连

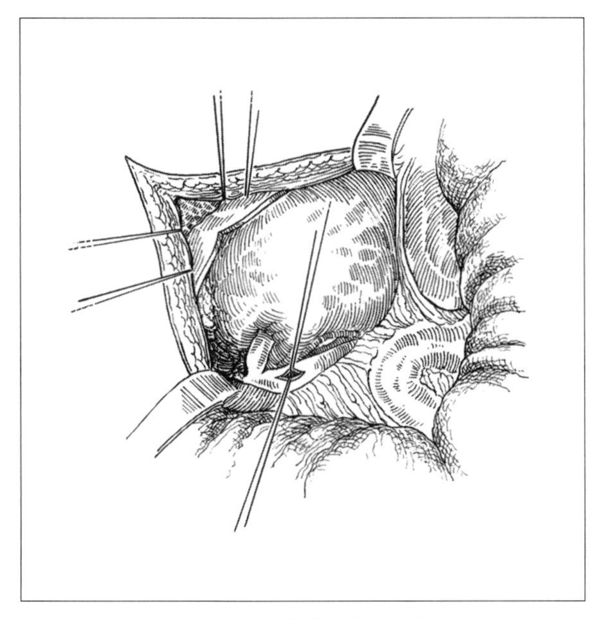

图 21 肝门高位胆管已显露

(2)肝门的显露:显露肝门部胆管是完成再次胆道手术的重要步骤。因多次手术后粘连致密,显露肝门很困难,若合并胆汁性肝硬化门静脉高压症时,显露肝门有发生大出血的危险。进入腹腔后先细心分离粘连于原切口附近的内脏,如胃、空肠、结肠等。接着分离肝脏膈面的粘连,认清肝脏下缘,紧沿肝脏下缘和脏面分离胃和肝脏的粘连(图 22)。在外侧分离肝脏和结肠间的粘连(图 23)。再分离肝与十二指肠之间的粘连,辨认出肝十二指肠韧带的外侧缘(图24)。由于腹腔内粘连,网膜孔一般已封闭。有时须小心切开后腹膜,显露下腔静脉的部分前壁(图 25)。由此,用手指轻柔地向左钝性分离,示指和拇指间扪到肝固有动脉搏动时,基本上可辨清肝十二指肠韧带平面的范围。在肝十二指肠韧带上,用手指扪到肝固有动脉搏动和走行方向,藉此估计胆总管所在部位(图 26)。若胆总管扩张,内径增粗、壁薄,穿刺抽得胆汁,容易找到总胆管。若胆总管及肝总管狭窄,管腔小、壁增厚,常要反复穿刺方获成功。当合并门静脉高压症时,常在穿刺时抽得来自胆管壁上血管内的全血,穿刺针进入胆管也常抽出血性胆汁,要耐心确认为胆总管后,切开胆总管(图 27),这是显露肝门部胆管的重要的一步。

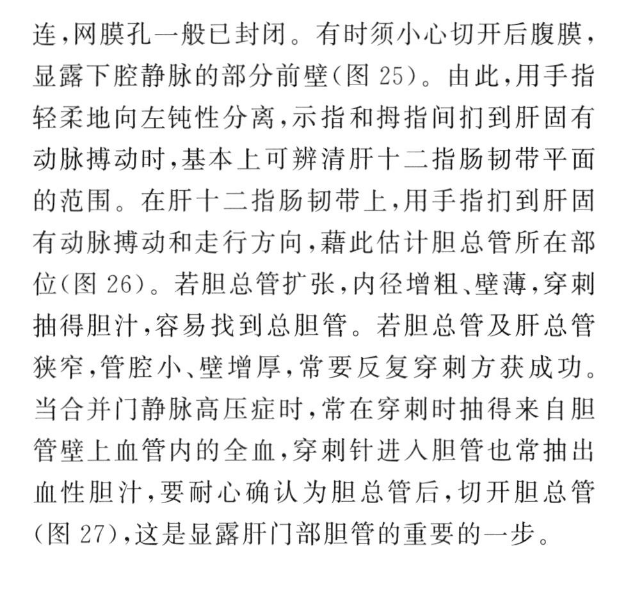

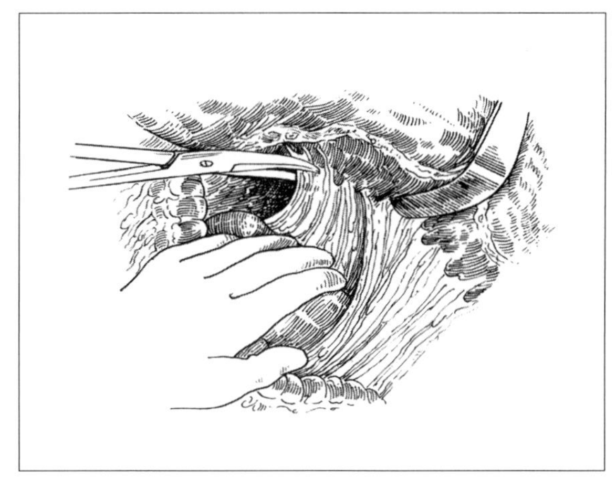

图 23 分离肝脏与结肠的粘连

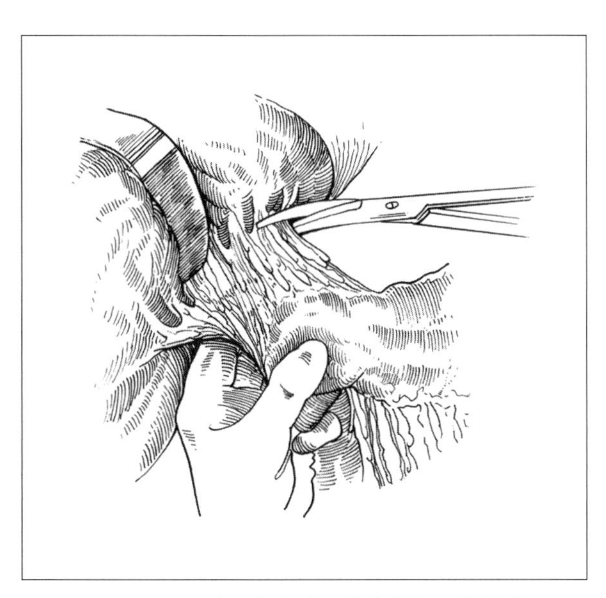

图 22 沿肝脏下缘和脏面分离胃和肝的粘连

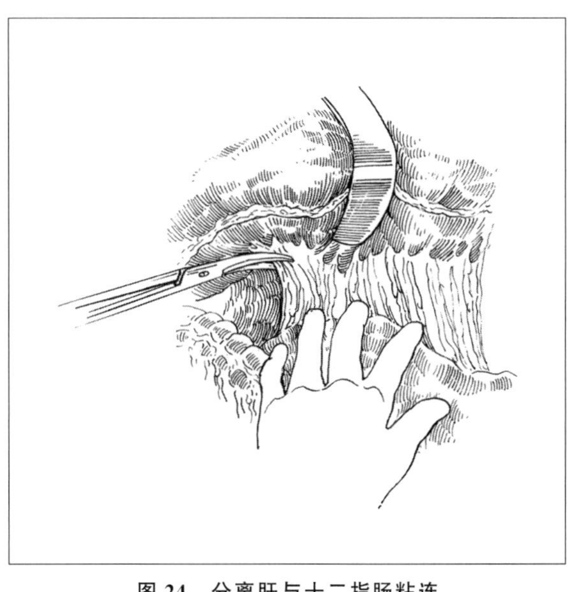

图 24 分离肝与十二指肠粘连

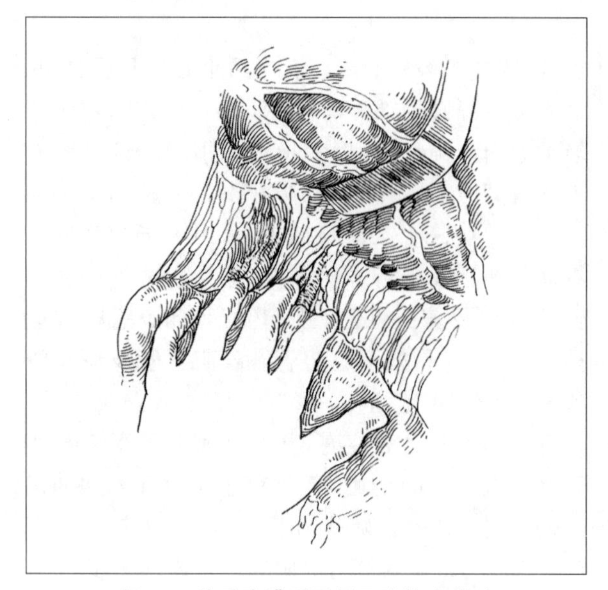

图 25　从后腹膜后显露下腔静脉前壁

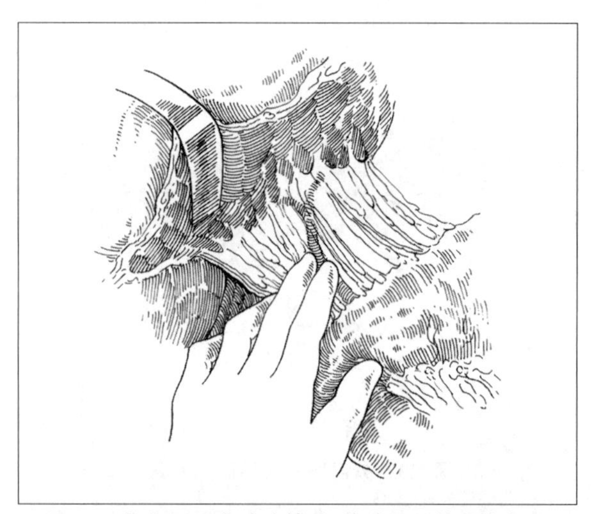

图 26　指扪肝固有动脉搏动，估计胆总管所在部位

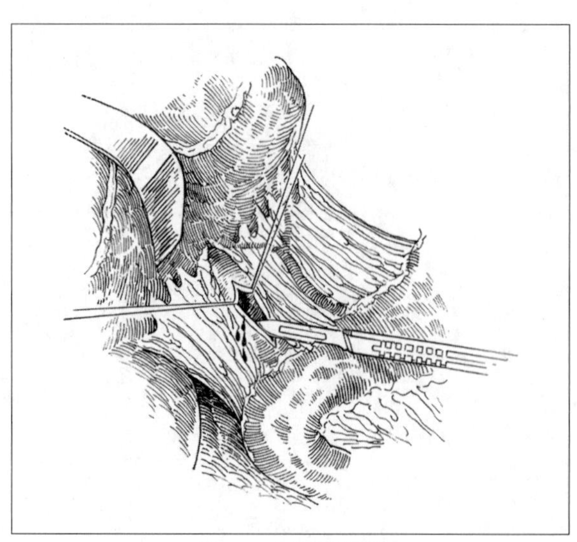

图 27　切开胆总管

肝门部胆管的显露。胆总管暴露后，可将胆总管壁上的切口向上延伸，切开肝总管和左肝管开口，并经此探得右肝管开口(图 28)。充分切开左肝管的狭窄部分，探查右肝管及左肝管各分支的开口(图 29)。显露肝门胆管困难时，可用其他方法：①于肝脏正中裂左侧劈开肝实质，显露肝门部胆管(图 30)；②肝叶增生肿大时，肝脏横裂很深(图 31)，可行肝叶部分切除和部分的右肝前下段切除，充分显露肝门胆管(图32)；③切断左肝

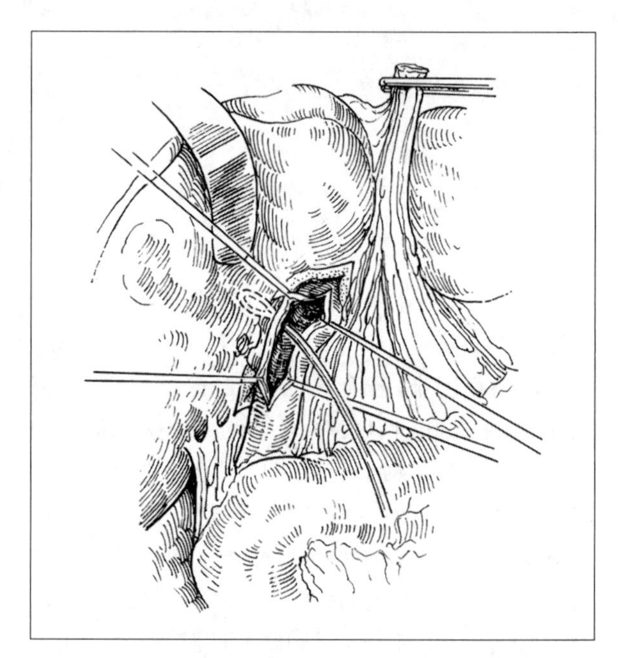

图 28　切开肝总管和左肝管开口，探得右肝管开口

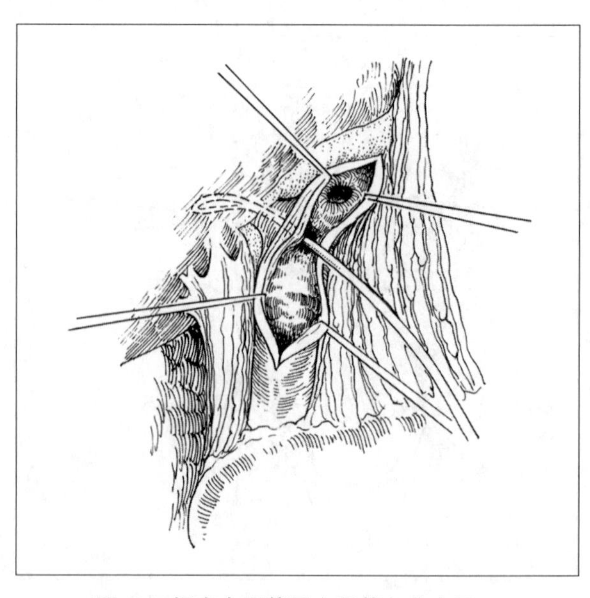

图 29　探查右肝管及左肝管各分支开口

内叶和外叶间桥状组织，经脐裂显露左肝管，经左肝管造影和探查，找出肝门部胆管（图 33）；④切开左肝外叶下段肝实质，显露胆管，经此造影或探查，找出肝门部胆管（图 34）；⑤胆囊未切除的病人，可经胆囊穿刺造影或切开探查找肝门部胆管（图 35，图 36）；⑥于右肝叶脏面相当于胆囊的肝床部位，切开肝实质显露右前下段胆管支，经此探查找肝门部胆管（图 37）。

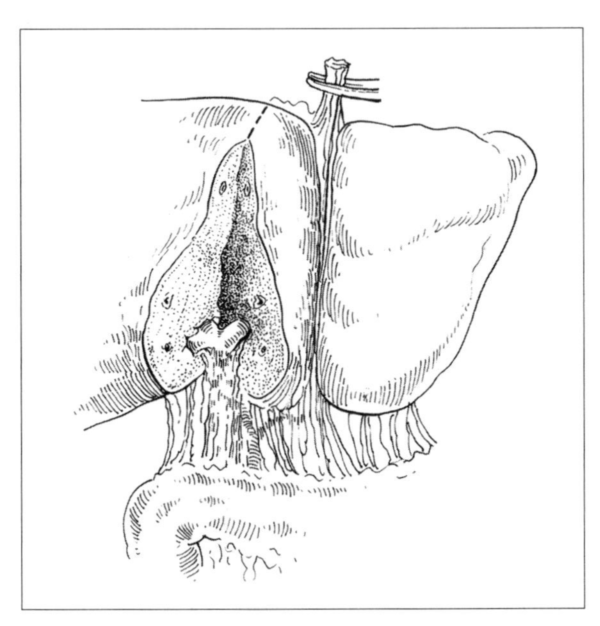

图 30 从肝正中裂旁劈开肝实质，显露肝门部胆管

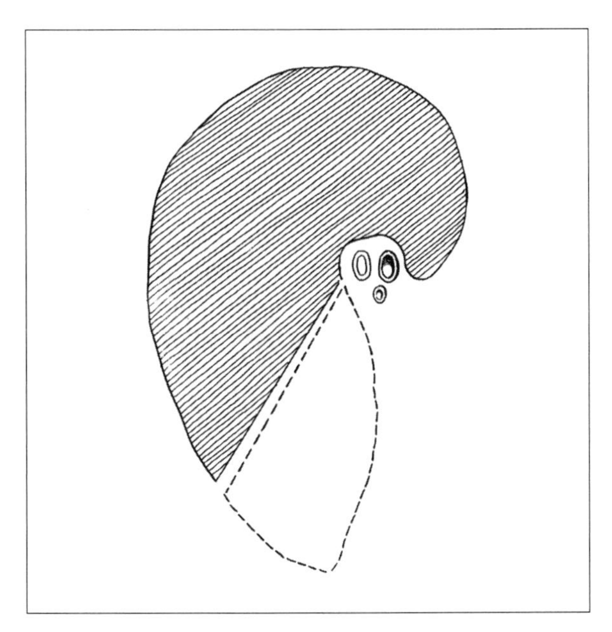

图 31 肝叶肿大、横裂加深之肝脏

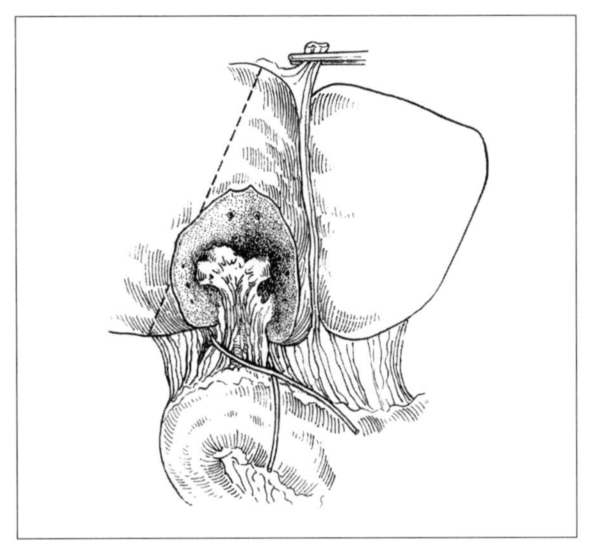

图 32 切除部分肝叶，显露肝门胆管

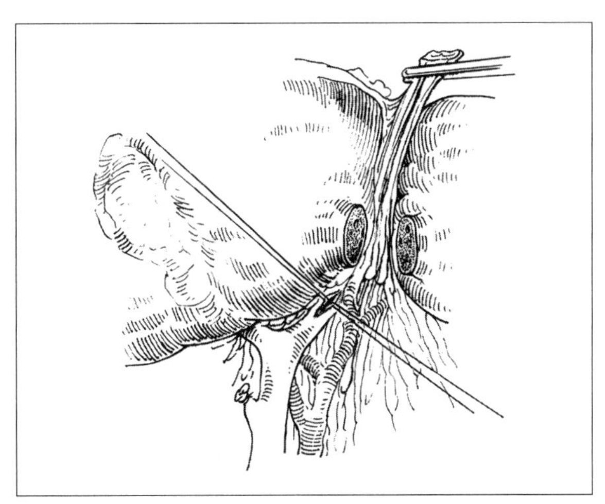

图 33 切断叶间桥状组织，经脐裂显露左肝管

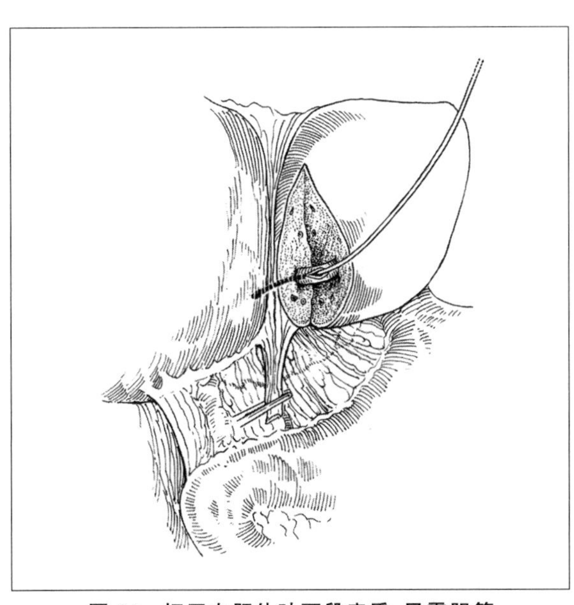

图 34 切开左肝外叶下段实质，显露胆管

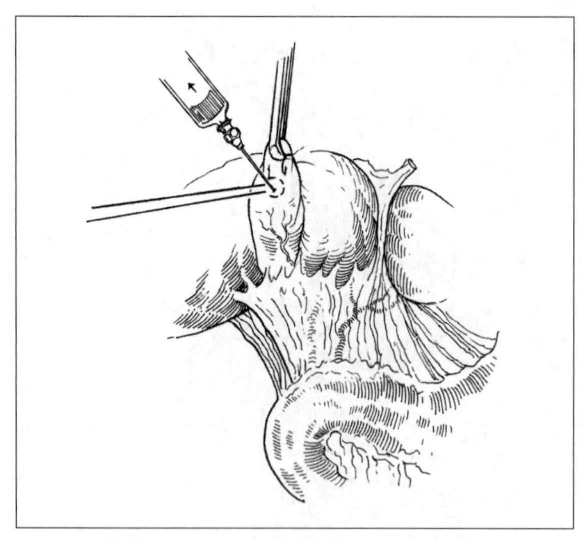

图 35　经胆囊穿刺造影查找肝门部胆管

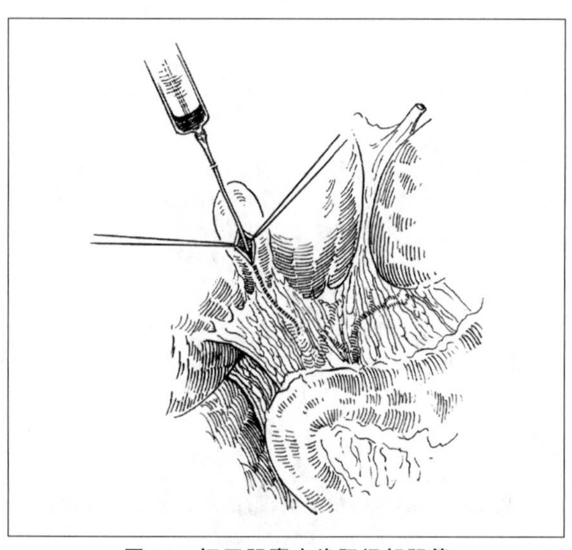

图 36　切开胆囊查找肝门部胆管

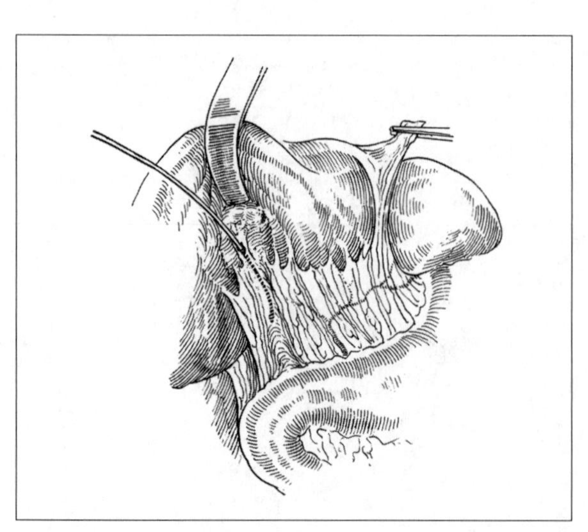

图 37　从右肝叶胆囊床部位探查肝门部胆管

12.14.2　常见情况的手术决策 Tactics of Handling Common Conditions

【手术方法】

(1)胆囊空肠吻合。胆囊开口常已阻塞,应拆除吻合口。行胆囊切除,根据具体情况改做其他胆肠吻合术(图 1)。

(2)胆管空肠吻合(图 2)。可切开吻合口空肠壁(图 3),探查吻合口、肝内胆管。

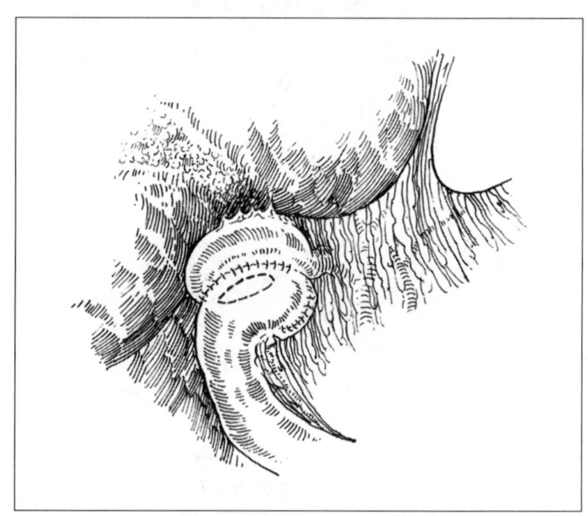

图 1　原胆囊空肠吻合,应拆除吻合口,行胆囊切除,改做其他胆肠吻合术

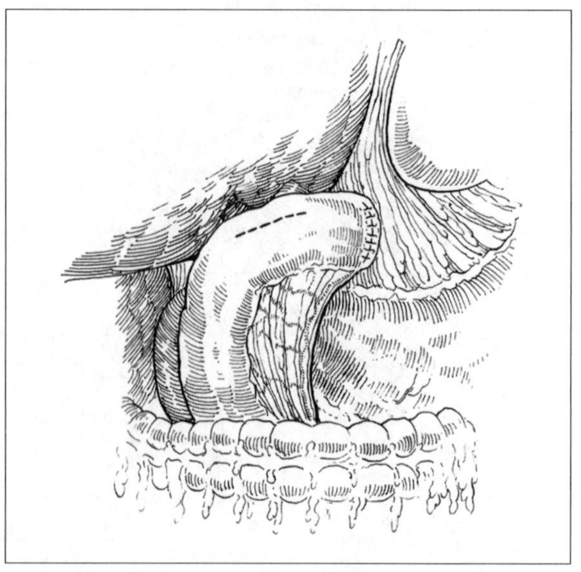

图 2　原胆管空肠吻合

(3)十二指肠上横断胆总管。缝合远端残端，利用近端改做胆管空肠 Roux-en-Y 吻合(图 4)。常用于治疗 Oddi 括约肌切开或低位十二指肠吻合术后严重的反流性胆管炎。

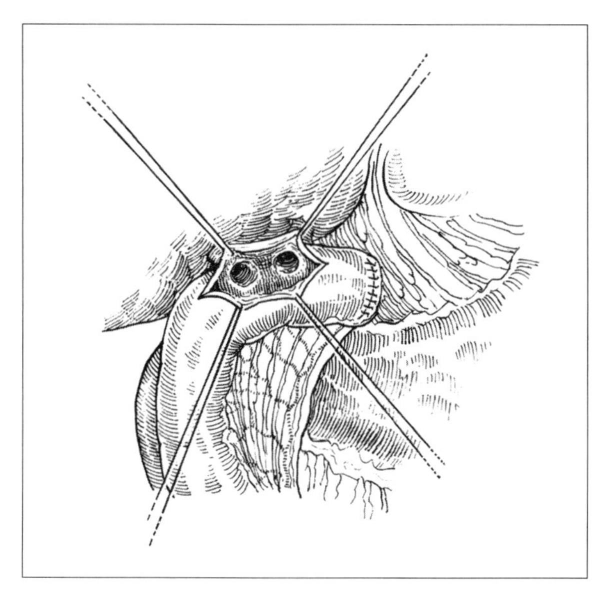

图 3 切开空肠壁,探查吻合口和肝内胆管

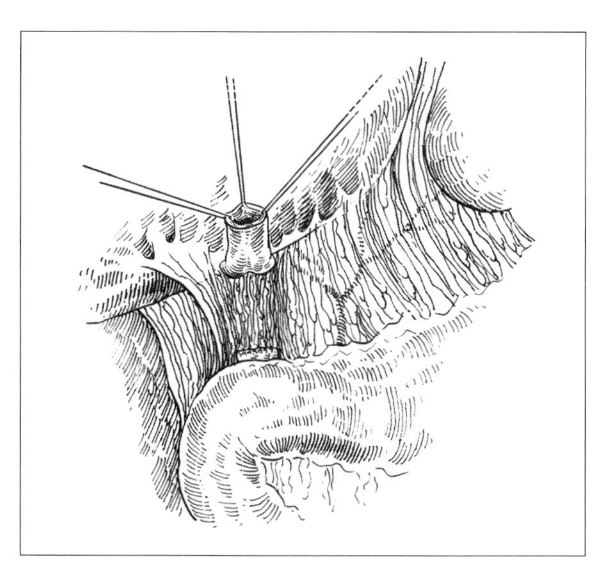

图 4 胆总管横断术,缝合远端残端,改做近端胆管空肠吻合

(4)胆总管十二指肠吻合术后发生反流性胆管炎或吻合口狭窄。拆除胆总管十二指肠吻合，于十二指肠外侧切开后腹膜(图 5)，游离十二指肠,分离胆总管和十二指肠之间的粘连(图 6)。拆除了部分吻合口(图 7)。

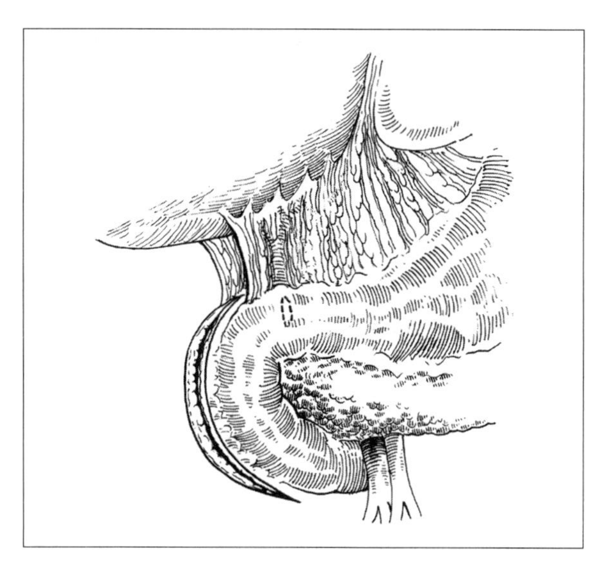

图 5 原胆总管十二指肠吻合

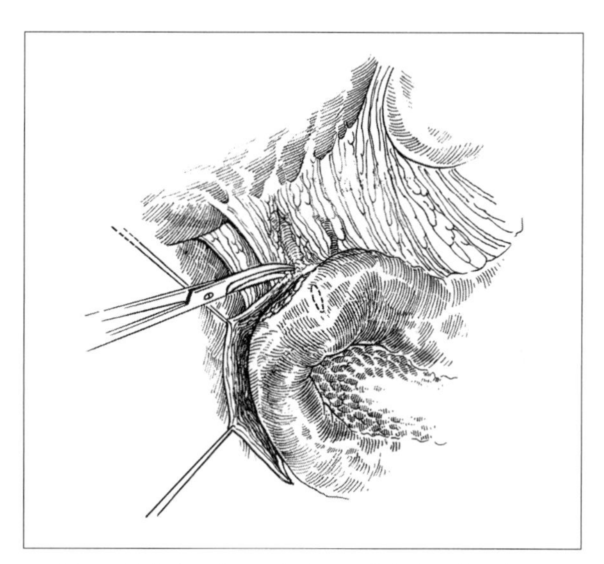

图 6 游离十二指肠,分离胆总管与十二指肠粘连

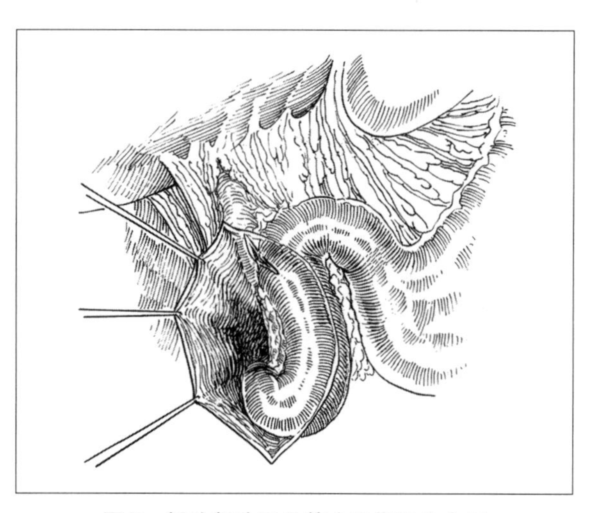

图 7 拆除部分胆总管十二指肠吻合口

吻合口完全拆开后缝合修补十二指肠壁上的开口(图 8)。胆总管壁上的开口可扩大,根据具体情况改做其他胆管引流术。

(5)腹壁外胆瘘。带有胆管引流管的,进入腹腔后,分离粘连,切开瘘管壁,可沿引流管走行,显露肝外胆管(图 9,图 10)。

腹壁管状胆瘘。根据术前造影检查,再次手术时,切开腹腔内胆瘘壁探查(图 11)。找到了胆管壁上的瘘口(图 12)。分离胆管切开瘘口,探查胆管。

腹壁胆瘘与肝下脓腔相通(图 13)。这类胆瘘在再次手术时,一般只能做到脓腔的引流。如有可能找到胆管壁上的瘘口,置入 T 形管,做胆管引流较为理想。

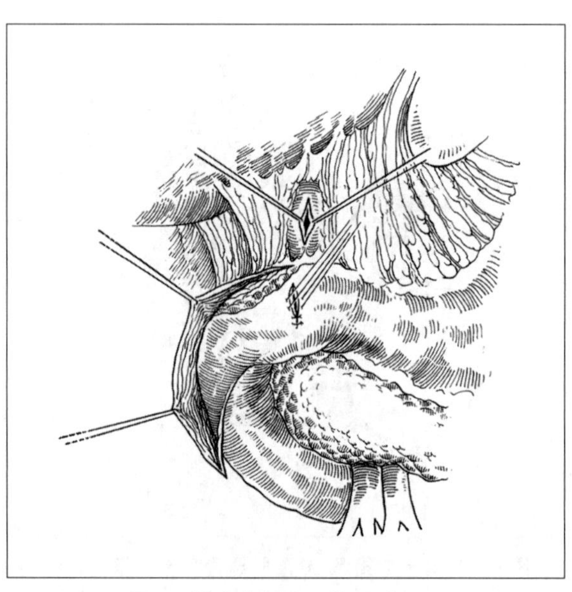

图 8 缝合修补十二指肠壁开口

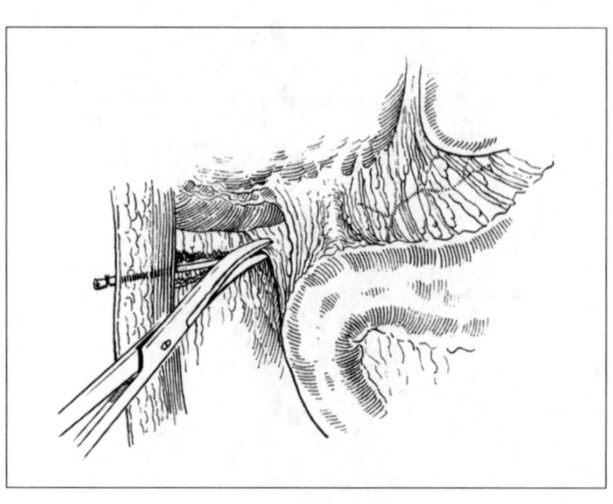

图 9 沿引流管分离粘连

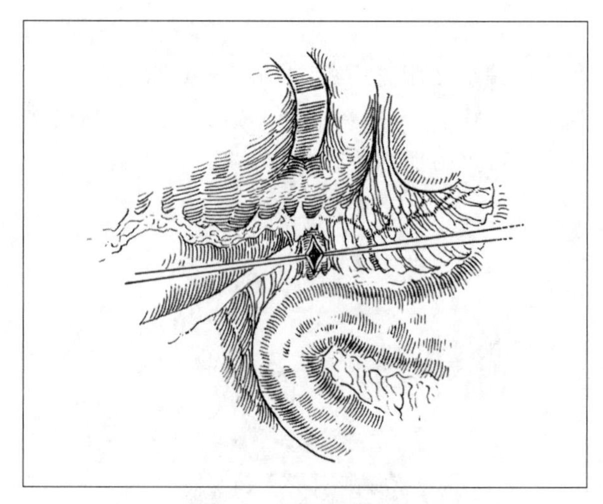

图 10 显露肝外胆管

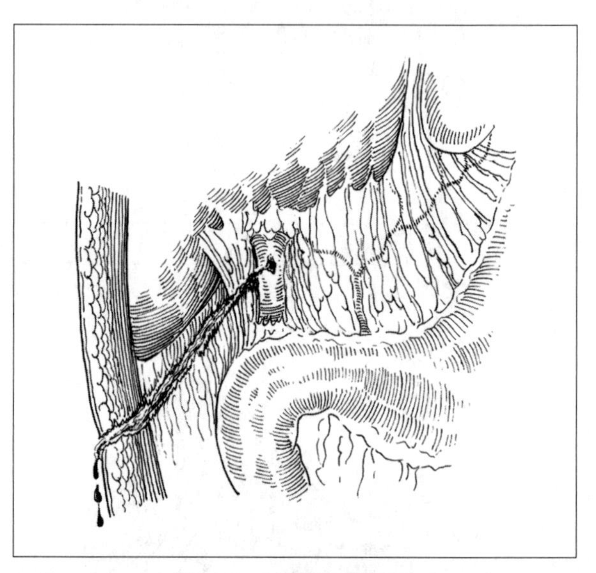

图 11 沿管状胆瘘探查

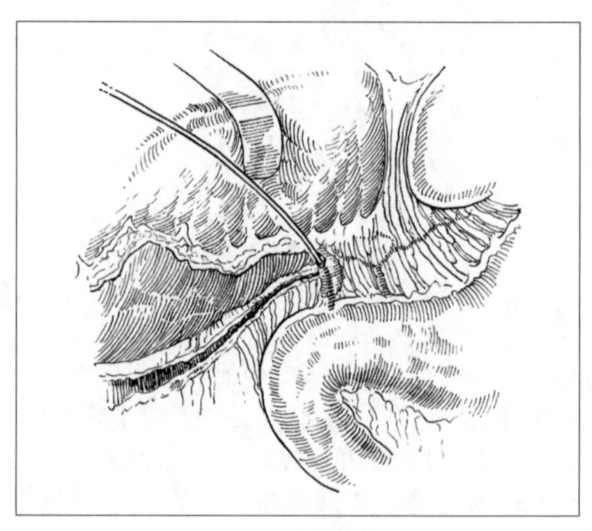

图 12 找出胆管壁上的瘘口

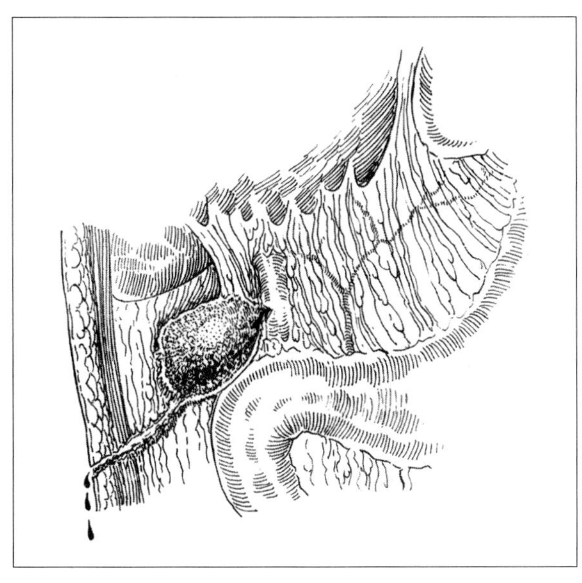

图13 腹壁胆瘘与肝下脓腔相通

（王敖川）

参 考 文 献

1 第三军医大学一院《胆道外科》编写组.胆道外科.北京:人民卫生出版社,1976
2 黄志强,顾倬云.肝胆胰外科进展.北京:人民军医出版社,1989
3 黄志强,顾倬云,张晓卫,等.我国肝内胆管结石外科治疗的现况.中华外科杂志,1988,26(9):513
4 王敖川,等.肝胆管结石的再次手术治疗.解放军医学杂志,1986,11(5):346
5 Blumgart LH,(Ed). Surgery of The Liver and Biliary Tract. Vol.1. Churchill Livingstone, Edinburgh London Melbourne and New York, 1988
6 Lillemoe KD. Postoperative bile duct striture. Surg Clin North Amer, 1990,70(6):1355
7 Roslyn JJ. Reoperation for biliary strictures. Surg Clin North Amer, 1991,(1):109

12.15 老年病人胆道手术

Biliary Surgery in Elderly

胆道疾病是老年人的常见病，胆道疾病中最常见的是胆石病，其次是胆道肿瘤、胆道炎症和创伤。胆石病随年龄增长而增多。根据近年来国内有关胆石病人群调查资料，我国大城市胆石病患病率达7%～9%。临床流行病学调查胆石病占普外科住院病人的10%。尸检调查胆石发病率为7%，而80岁以上则为23.8%。美国成年人胆石病发病率为10%，80岁以上则为30%。老年人胆道疾病不但常见，而且诊断和治疗相当困难。对手术治疗的认识也还存在分歧。首先，老年从什么年龄开始，意见尚不一致，当前文献资料规定初老期为45岁以上，65岁以上为老年期，80岁以上为高龄期，90岁以上为长寿期。当前我国仍以60岁以上为老年期。老年各个时期均有各自特点。老年外科不但是技术问题，同时也是一个社会问题。老年人胆道疾病手术治疗的决定既要根据胆道疾病的情况，也要对是否可能承受手术和麻醉做出判断，还要对减少手术并发症和降低病死率，提高手术治疗效果和术后病人的生活质量，做出全面周密的估计。老年胆道外科手术治疗的要点归纳起来：病情判断要准确，手术治疗态度应积极，围手术期监测要周密，手术方式选择宜慎重稳妥，全身并存病复杂的病人应有麻醉科、内科的密切合作。

【临床特点】

（1）胆石病患病率高，80岁以上病人的1/4～1/3检查有胆结石。老年胆石病并发化脓性胆囊炎和化脓性胆管炎的比例高，占12.8%～32%，且病变进展迅速，往往发生休克、败血症；老年胆石病并发胆管结石的比例高，胆囊结石的1/3同时或前后有胆管结石；胆囊癌的发病率较成年期增高。解放军总医院870例胆石症分析，60岁以上并发胆囊癌者为2.1%，59岁以下组为0.16%差异非常显著，急症手术所占比例高，老年组为23.9%～37.2%，59岁以下仅6.6%。

（2）老年胆道疾病患者黄疸、胆囊肿大及肝脏大为常见的体征。重度黄疸伴胆囊肿大应多考虑为胆管癌。

（3）老年胆道疾病常有全身并存病。这里所指的全身并存病亦即老年病，主要有：心血管病如动脉硬化、心肌供血不全、心肌梗死、心律紊乱、病态窦房结综合征等；呼吸道疾病如慢性气管炎，阻塞性肺气肿；脑血管疾病；胃、结肠癌；肺癌；慢性肾功能不全等。在原有老年病的基础上发生胆道疾病急性发作，增加处理的难度。

(4)老年人胆石病的胆囊外并发症增加，手术更为复杂。①胆囊结石并发胆总管结石；②胆囊与胃肠道形成内瘘。老年人长期患胆道疾病，由于炎症反复发作，胆囊与十二指肠、结肠、小肠和胃均有可能形成内瘘，手术时发现的胆囊肠内瘘，占胆道手术总数的1.5%。

【危险因素】

年龄本身虽不是手术禁忌证，然而随着年龄增长，外科手术的危险性亦增加，因此应对老年胆道手术的危险因素有所认识，并采取措施以降低老年病人胆道手术的并发症和病死率，增加老年病人手术的安全性。

(1)年龄。在评定疾病和手术的危险度时，年龄是一个重要的参数，这是由于随着年龄增长可引起生理变化，老年病随之而发生。20世纪初，50岁以上列为手术禁忌。时至今日，人们虽不以年龄作为手术决策的唯一依据，但仍然认识老年病人手术的危险性。只有在对老年人的全面情况做出评估，具备麻醉科、内科和各专科医生协助、配合的条件，方才有老年人手术的安全感。

(2)心肌梗死、不稳定型心绞痛、心力衰竭、心律紊乱。

①心肌梗死是老年人手术最危险的因素，不稳定型心绞痛往往是心肌梗死的前兆，剧烈心绞痛亦可导致死亡。老年胆道手术治疗最好选择在心肌梗死发作6个月以后实施，则术后再次心肌梗死或心脏病的病死率可降到5%以下；而手术在心肌梗死发作后3～6个月施行者，心脏原因死亡者可达15%；若在心肌梗死后3个月内施行胆道手术，则病死率可达30%。对于近期内频繁心绞痛发作的病人，择期手术不宜施行。若系急症应视具体情况而定。

②各种原因引起的充血性心力衰竭是老年病人手术的另一危险因素，心脏瓣膜病和液体超负荷是引起心力衰竭的常见原因。

③心律紊乱，如频发室性早搏或其他非窦性心律，都具有危险性。心律紊乱可能是严重的冠状动脉病以及心功能障碍的一种表现，或预示有发生严重心脏并发症的可能性。

此外，高血压、高脂血症以及吸烟都可能增加非心脏手术老年外科病人术后心血管并发症。3束支传导阻滞已安装永久性或临时性起搏器的病人，不再是手术的禁忌证。

(3)肺部感染、阻塞性肺气肿和吸烟。根据文献资料，老年外科术后呼吸道并发症为12%～46%，是发生频次相当高的手术危险因素。慢性气管炎、肺气肿是常见的老年病，吸烟者更为显著。胆道手术后，若缺少活动，呼吸道分泌物增加又不能排出，可形成肺不张，导致肺炎。肥胖者发生肺炎肺不张者更多。另外术后肺炎的发生率与血清清蛋白水平和麻醉关系密切，因此，老年病人术前必须检查血气、肺功能及胸片，术前对肺部危险做出正确的估价。若肺功能检查，残气率高于50%时，决定手术必须慎重。

(4)手术部位感染。老年人手术感染率高，根据大组统计资料，65岁以上无菌手术(一类切口)感染率为4%；老年病人其他类手术的感染率为无菌手术的2～3倍。手术后感染发生率与机体抵抗力和疾病以及手术引起的免疫功能低下有关。老年人在一般条件下，营养状况正常者，其免疫状态与年轻人类似，但一旦面对疾病或手术打击，免疫受抑制，营养下降，手术感染率增高，急症手术感染率较择期手术更高。术后感染增加了老年胆道病人的病死率，延长了住院时间。因而，如何降低外科感染，对争取老年人良好的手术结果至关重要。

(5)急症手术。老年胆道病人需要急症手术者，病情多十分危重，常见的有化脓性胆囊炎、化脓性胆管炎伴败血症或休克；胆道出血；胆汁性腹膜炎；胆石性胰腺炎。急症手术并发症和病死率增高的原因有：①全身情况差，又不能有充分准备时间；②严重感染或大出血；③可能由缺乏经验的外科和麻醉科医师手术。然而，老年外科中急症比例老年胆道手术急症比例和胆道病人的手术病死率均随年龄增加而增高。根据11 808例统计，非恶性胆道疾病手术后病死率为1.7%，65岁以上为4.9%而50岁以下侧为0.3%。

(6)其他危险因素。慢性肾脏病、糖尿病、肝硬化病人对创伤、感染的应激反应较差，增加手术后并发症的发生率，最好在病情得到控制的稳定期手术。麻醉选择很重要，65岁以上应选全身麻醉，老年人施行上腹部手术用硬膜外麻醉时，很难控制，平面过高，呼吸抑制缺氧十分有害，开腹后容易发生心律减慢，甚至心脏停搏，应十分慎重。

【预防措施】

(1)手术前仔细询问病史，全面进行体格检查和各系统的辅助检查，对全身情况做出正确的评估。

①心血管系统检查：术前应检查心电图，必要时行超声心动图、24h动态心电图检查，术前一周每日测血压。若有不正常情况应由专科给予治疗。

②呼吸系统检查：术前常规做血气、胸片及肺功能检查。发现酸碱平衡紊乱、低氧血症和急性肺部感染应治疗纠正，肺功能检查残气率超过50%应列为手术禁忌，除非有绝对适应证。发现有肺大疱的病人，气管插管麻醉，有发生张力性气胸的危险，应做好抢救准备。

③肝、肾功能检查：术前应常规检查转氨酶，胆红素，血浆总蛋白、清蛋白，凝血酶原时间，尿素氮、肌酐。血浆清蛋白低于30g/L，则应输清蛋白或血浆予以纠正。凝血酶原时间延长，特别在有梗阻性黄疸时，应给予维生素K治疗，但老年病人若有过心肌梗死或脑梗死，应用凝血药物须慎重，术前一般不长期应用。

④血糖和尿糖检查：合并糖尿病的老年患者约占须手术者的1/4。术前应连续测定血糖，用饮食、药物控制血糖水平，重症糖尿病则用胰岛素控制。24h尿糖定量，应在5g以下。手术前一天应停用口服降糖药，以防止延迟性低血糖出现。无法控制的糖尿病，择期手术应慎重。十分必需的手术在术中应用微量输液泵控制胰岛素用量以调整血糖。

(2)手术前对下列情况应给予针对性处理

①脱水、贫血、精神错乱、痴呆或假性痴呆。对脱水者应分析其原因，主要原因多为摄入不足或用利尿药所致，可以输液纠正；血红蛋白低于100g/L，应予输血纠正；神经精神障碍者应查清原因再施手术治疗。

②有急性心肌梗死者，手术至少应推迟3个月，最好在6个月以后施行；高血压病的舒张压安全限<110mmHg，降压药应用到手术当天清晨，术中若血压过高，超过安全限，可用静脉用硝酸甘油5mg加入5%葡萄糖溶液500ml静滴，根据血压情况调整滴速或停止。若用微量输液泵调整硝酸甘油输入剂量效果更佳。

③慢性气管炎或肺疾患应做针对性治疗，选择最佳时机手术，手术完毕通过气管插管充分吸引气管内分泌物，术后鼓励咳嗽，早期活动，翻身拍背，或做深呼吸，对防止肺炎和肺不张等并发症十分有益。吸烟的病人应在停止吸烟2个月以后手术，对防止术后肺部并发症很重要。

④对肝功能不全者术前应做充分准备，主要指标如凝血酶原时间及活动度和清蛋白应基本恢复正常范围，血清转氨酶不正常则应视其原因，若系胆系疾病如急性胆囊炎、胆管阻塞引起，则在去除病因前很难使之恢复正常，胆道手术后，反而可使转氨酶恢复正常。

⑤营养不良以及由此引起的免疫功能低下，会导致切口愈合延迟及术后感染并发症增加，因此对重度营养不良的病人，术前即应开始TEN或TPN治疗。切口加做减张缝合，以防切口裂开，减张缝线2～3周拆除。

⑥防止术后应激性溃疡，现多用雷尼替丁50mg，8～12h 1次静脉点滴或奥美拉唑(洛赛克)40mg静脉点滴，每日一次作为预防。另外，应激反应可使原有消化性溃疡活动，故应在术前对溃疡病进行治疗。

⑦老年人糖代谢减慢，年龄愈大糖耐量损害愈重，并可导致糖尿病。根据近年研究，65岁以上年龄组，大约25%有糖耐量减低，胰岛素生物活性下降，从而导致葡萄糖利用下降。大手术中输葡萄糖的同时应用胰岛素，在术前4～6h应测一次血糖，以确定术中用量。正在使用胰岛素的病人术中应监测血糖和尿糖，应用葡萄糖溶液同时加入普通胰岛素，按胰岛素：葡萄糖为1∶4、1∶3或1∶2调整，最好用微量输液泵输入胰岛素，以控制血糖。术后继续监测血糖和尿糖，使血糖维持在5.5～11.2mmol/L，尿糖在(+～++)，尿糖定量5g以内。糖尿病病人口服降糖药者，手术当天应停用，服氯磺丙脲(chlorpropamide)应在术前2d停药，因为此药排出较慢，易发生低血糖，低血糖对老年人有更大危险性。

⑧老年人多有前列腺肥大，应用抗拟胆碱药物后排尿困难可加重，因此对65岁以上老年人行腹部大手术者，常规留置尿管2～3d是有益的。若有泌尿系感染，术前应予治疗。

(3)麻醉选择及术中监测。老年人胆道手术以全麻最为安全,可以保证充分供氧、麻醉完全。近年来,本院应用环甲膜穿刺注射局麻药物健忘镇痛慢诱导插管全麻,相当安全。麻醉意外明显减少。手术中常规用心电图监测,对有供血不全或心律异常时,麻醉科和心内科医师合作处理,以保证术中安全。重危、急症病人、心脏功能差者,可行血流动力学监测或安装临时心脏起搏器,同时监测血气及血生化改变,及时纠正。

(4)术后ICU治疗。手术后精心治疗及良好护理是保证老年高危病人胆道手术后得以顺利恢复的重要环节,大手术后3~5d是术后关键时期。心血管监测,呼吸道护理及手术局部情况的观察和及时处理均不可忽视。

【述评】

(1)老年人胆囊结石病的治疗,应在胆石病系统治疗思想的指导下,结合病人的具体情况确定方针。当前的治疗方法有胆囊切除术、体外冲击波碎石术、溶石术、排石术。这些方法中效果最肯定的是胆囊切除。择期胆囊切除术在有经验的医师主持下,有麻醉科和内科的配合,病人无禁忌证,围手术期准备工作充分,则手术应该是安全的,总结解放军总医院(1983-1989)234例60岁以上病人施行胆石病手术(包括急症手术)无手术死亡。然而有的报道病死率在3%~4%,急症手术病死率6.8%~13.6%。因此,对于有反复急性发作的胆石病,对择期手术治疗应持积极的态度,除非有全身疾病手术危险特别大或过于年迈难以承受手术者。给老年人选用一些效果并不确实的治疗方法,往往会延误治疗时机,一旦发生并发症,其后果要比中、青年人严重得多。然而,对于老年人无症状胆结石,若有很好的定期B型超声波扫描随诊的条件,则应随访观察,一直无症状,亦无可疑并发症时可不做处理。有的老年病人症状不典型,胆绞痛发作与心绞痛发作兼而有之,难以分辨,或胆绞痛诱发心绞痛、心肌梗死,临床诊断为胆心综合征,有此等情况的胆石病,应行外科手术治疗。

(2)原发性胆管结石,胆囊无结石且功能良好的老年病人,治疗方法可以选择手术,亦可选择内镜下取石或内镜下Oddi括约肌切开取石。究竟选择何种方法,取决于手术者的技术、经验及设备条件,同时与病人条件及家属态度有关。若有明显的胆管扩张,以一期施行胆肠吻合术为宜,施行胆肠吻合术的前提是吻合部位以上的胆管无狭窄,病变已清除。选择胆管空肠Roux-en-Y吻合更为安全。

(3)老年人胆囊癌、肝门部胆管癌和胆管下端癌的治疗,态度应积极,术式选择宜慎重。

(顾倬云)

参考文献

1 顾倬云. 老年外科学. 北京:人民卫生出版社,1998:258-276

2 顾倬云,原金生,孙愚. 连续10年对4176例老年人胆结石患病率B型超声调查. 军医进修学院学报,1997,18:173

3 顾倬云,王燕生,罗忠仙. 胆结石的发生频率调查. 中华消化杂志,1985,6(1):46

4 顾倬云,王燕生,李荣. 北京地区胆石的特点. 中华外科杂志,1984,22(4):279

5 顾倬云,黄志强. 中国人胆结石特点——全国11342份胆结石手术病例临床调查. 中华外科杂志,1987,25(6):420

6 黄志强,顾倬云,张晓卫. 我国肝内胆管结石外科治疗的现况——全国4197例手术病例的分析. 中华外科杂志,1988,26(7):513

7 顾倬云,张国华. 老年外科的危险因素. 腹部外科,1990,3(2):143

8 施维锦. 老年人胆道疾病. 腹部外科,1990,3(2):99

9 顾倬云. 重视老年腹部外科术后并发症的防治. 临床外科杂志,1996,4(2):118

10 Barry PP. Primary care evaluation of the elderly for elective surgery. Geriatrics, 1987,12(1):77

13 胰腺手术

Operations of the Pancreas

13.1 胰腺的解剖与先天发育异常

Anatomy and Congenital Anomalies of the Pancreas

13.1.1 胰腺的发育

Development of the Pancreas

人胚发育至第 4 周时，形成原始肠管，即前肠、中肠和后肠。在前肠尾端腹侧靠近卵黄囊管处，内胚层增厚，称肝憩室，即肝和胆道的原基。同时，前肠尾侧端内胚层增厚，形成胰的原基。胰原基有背胰及腹胰两个，背胰在前肠尾端的背侧，略高于肝憩室；腹胰则出现于前肠尾端腹侧壁，稍低于肝憩室。

在胚胎发育过程中，胃及十二指肠旋转，腹胰随着胆总管旋转至十二指肠背侧；胚胎第 7 周时，腹胰与背胰接合，胰腺体尾部来自背胰，胰头来自腹胰。腹胰与背胰管连接成主胰管，与胆总管汇合，开口于十二指肠降部，背胰管的近侧部分常残留成为副胰管，开口于十二指肠的小乳头（图 13-1-1A、B、C）。

由于胰腺在发生过程中的一些失常，临床上可以遇到胰腺及胰管在解剖学上的变异，如可以遇到异位胰腺组织、环状胰腺、胰管与胆管和胰管间的汇合变异等（图 13-1-1C、D）。

13.1.2 胰腺与比邻结构的解剖关系

Relationship of the Pancreas and the Upper Abdominal Structures

胰腺为腹膜后脏器，呈长条形，横位于后腹壁上部，长 12.5～15cm，宽 3～4cm，厚 1.5～2.5cm，重 60～100g；老年时，胰腺的体积有缩小，重量减轻。胰腺分头、颈、体、尾和钩状突 5 部分，通常颈部较薄，常是外科手术切断胰腺的选择部位（图 13-1-2）。体尾部互相连续，边界不确定，故临床上常将体尾部作为一个单位，头部和钩突部亦然。在胰腺表面有一薄层结缔组织形成的胰囊，胰囊结缔组织伸入胰实质，将胰腺分成为许多小叶。

胰头位于十二指肠环内，三面为十二指肠包绕，相当于第 2、3 腰椎平面。胰头部与十二指肠降部有结缔组织紧密相连，并有十二指肠前、后动脉弓供血给胰头及十二指肠，胰头与十二指肠实际上不可分开，故临床外科将胰头及十二指肠作为一个整体对待。胆总管从胰头的后方通过并进入十二指肠。当胆总管扩张时，可在胰头后面扪到一凹陷的沟，称为胆总管沟。胆总管与胰腺的关系约有 84%胆总管穿过胰腺组织，16%在胆总管沟内为一层薄的纤维组织所覆盖（图 13-1-3）。在胆总管进入十二指肠前，常有一段 15～22mm 与十二指肠壁并行，其间仅为结缔组织，并无胰腺

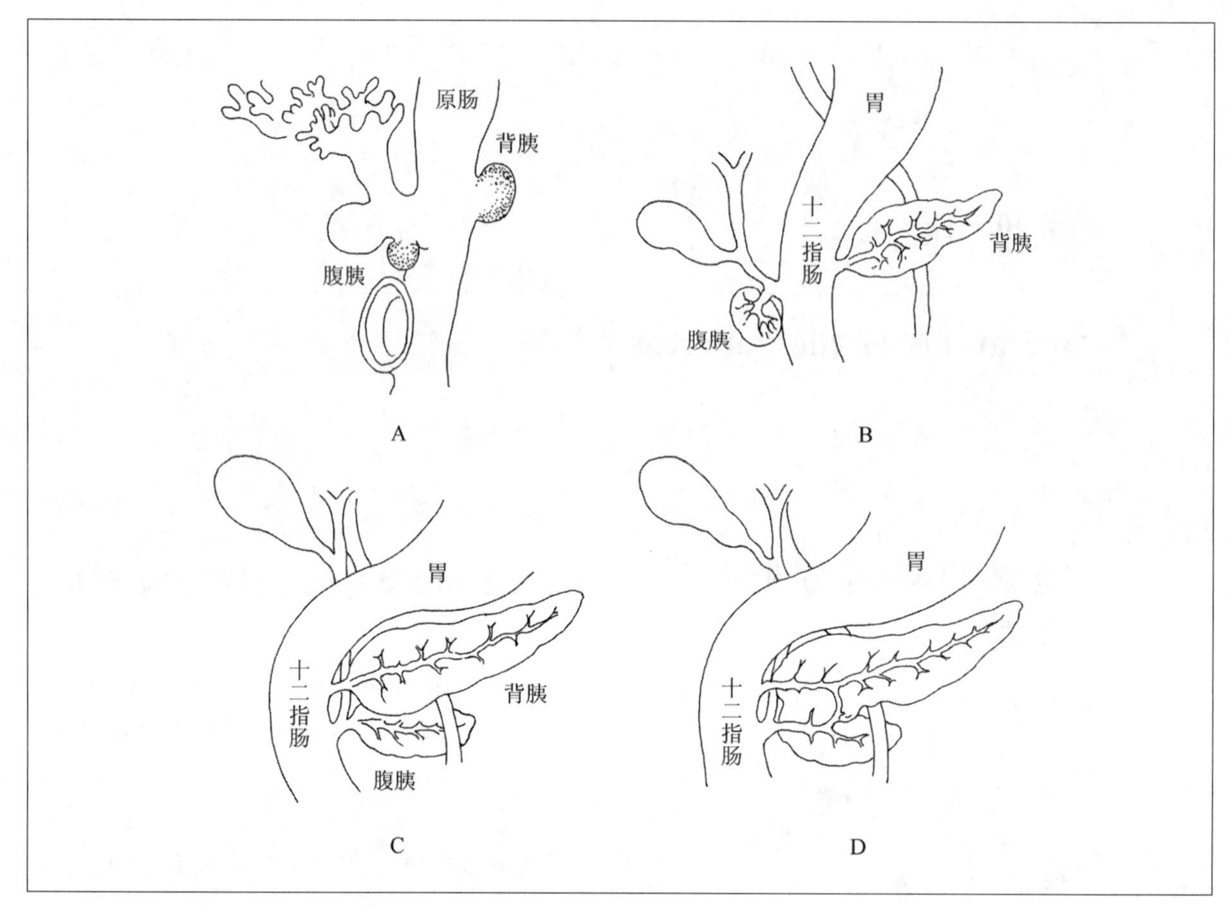

图 13-1-1 胰腺的胚胎发育

A—胰原基、原肠、腹胰及背胰；B—腹胰旋转、胃及十二指肠；C—胰腺融合；D—胰管沟通（常见类型）

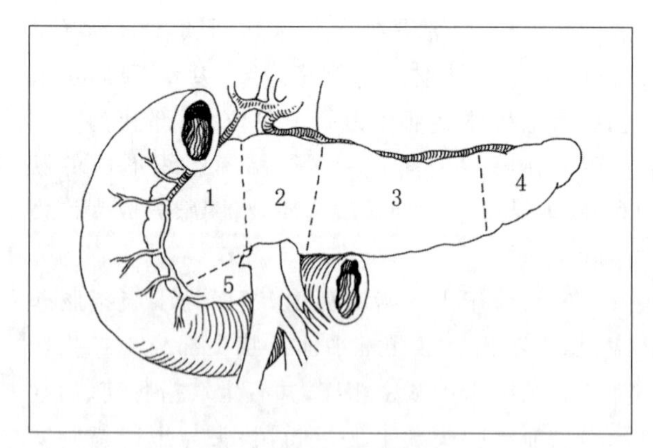

图 13-1-2 胰腺的分区

1—头部；2—颈部；3—体部；
4—尾部；5—钩突部

组织。此解剖特点与施行 Oddi 括约肌切开成形术关系重要。胆总管与十二指肠并行的长度亦与其穿入十二指肠壁时所形成的角度有关。若呈锐角，则其并行长度较长。

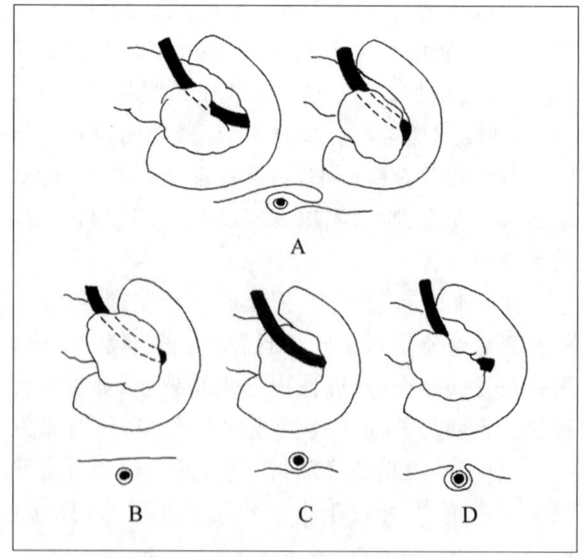

图 13-1-3 胆总管下端与胰腺的关系

（仿 Gray SW. Embryology for Surgeons. Philadephia，Saunders，1972）
A—胆总管为一薄层胰腺组织覆盖，44%；B—胆总管穿过胰腺组织，30%；C—胆总管在胰腺外，16.5%；D—胆总管部分为胰腺包绕，9%

胰腺钩突部是胰头下部向左侧突出而形成，有时钩突部较小或不明显，但也有钩突部比较发达，可突至肠系膜血管的后方，从3个方面包绕肠系膜上血管(图13-1-4)。

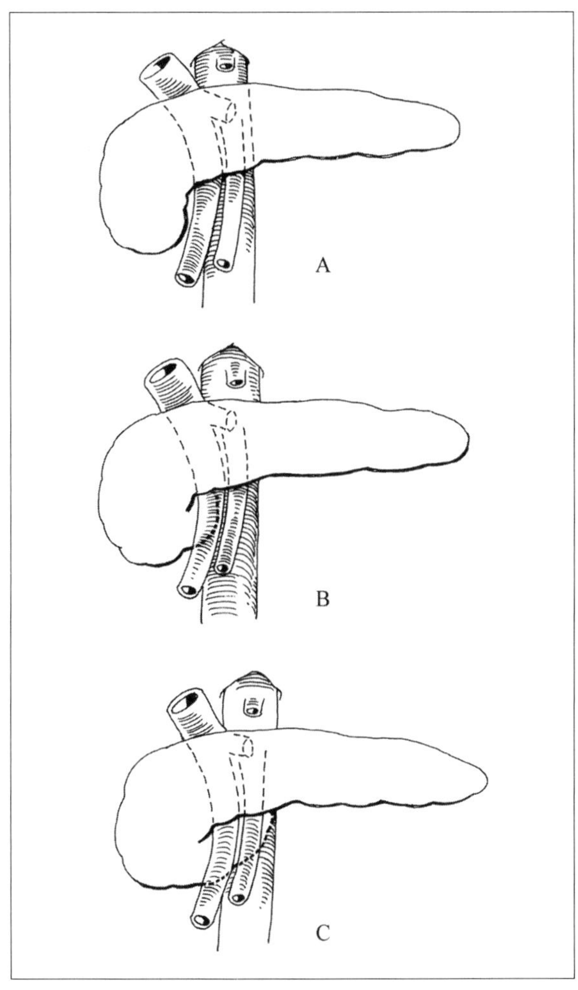

图13-1-4 钩突部与肠系膜血管的关系
A—钩突不发达；B—常见关系；
C—钩突包绕肠系膜上血管

胰腺钩突部是胰十二指肠切除术的关键部位，有时发生于钩突部的胰腺癌，因其包绕肠系膜血管，以致手术无法进行。

胰颈为连接胰头的狭窄而薄的部分，其后方为肠系膜上静脉与脾静脉汇合后构成的门静脉，胰颈后方与静脉之间一般为疏松的结缔组织，无重要的血管支相连，故一般容易用钝性分离分开，但偶尔亦有小支的血管，故分离时忌用力撑开，以免撕破血管，以致止血困难。

胰体是胰颈向左延伸的部分，位于脊柱前方，相当于第1腰椎，再向左移行为胰尾。胰体与胰尾之间并无明确的界限。胰体向前突起，故在上腹部闭合伤时，容易受损，甚至发生断裂。胰体前面被小网膜囊后壁的腹膜覆盖，后方则无腹膜，下缘为横结肠系膜的起始部。胰体部后方有腹主动脉、肠系膜上动脉起始部、左膈脚、左肾上腺、左肾及其血管；脾静脉紧贴在胰体的后方，并有多数的细小的胰腺静脉分支回流至脾静脉；脾动脉紧靠胰腺上缘，有时脾动脉亦可深在胰腺的后面。由于胰腺体部与脾血管的关系密切，所以胰腺疾病时可引起脾血管的改变，如脾静脉血栓形成、受压、受包绕，引起阻塞、扭曲、破坏，甚至动脉瘤形成等。此等现象可见于胰体尾部肿瘤、慢性胰腺炎、胰腺囊肿等，有的同时出现左侧的门静脉高压症。

胰尾是胰腺末端变细的部分，位于肾脾韧带内，伸向脾门，其位置的高低不定，高者可相当于胸$_{12}$的平面。在脾门处，脾血管多位于胰尾的上缘，有时可绕至胰尾的前方。

在胰尾处，常有较多的细小血管分支与脾动、静脉相交通。脾脏切除、脾肾静脉吻合、脾腔静脉吻合、胰腺体尾部切除保留脾脏等手术时，均须将胰尾与脾门仔细分离，有时因胰尾过大，深入至脾门处，分离有困难，亦不得不切除部分胰尾，但有胰液渗漏，可形成胰腺假性囊肿或胰瘘的危险，应注意加以避免。

胰腺与其比邻结构的关系(图13-1-5)。

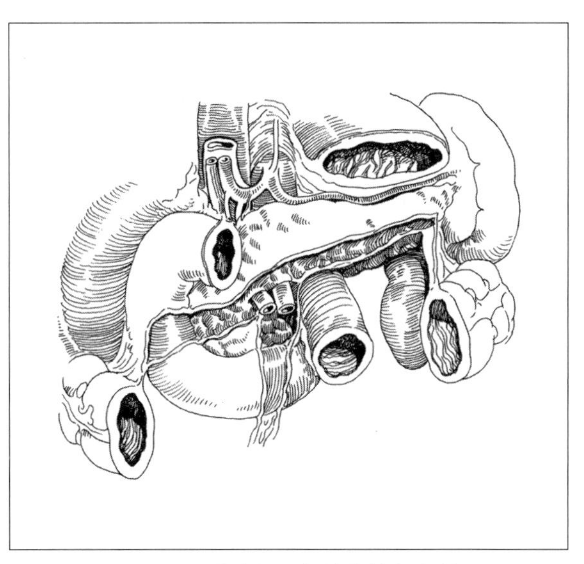

图13-1-5 胰腺与比邻结构的解剖关系

13.1.3 胰腺的血管

Blood Vessels of the Pancreas

13.1.3.1 胰腺的动脉供给

Arterial Blood Supply of the Pancreas

胰腺的动脉血供主要来源于：①胃十二指肠动脉；②肠系膜上动脉；③脾动脉。

胃十二指肠动脉发出胰十二指肠上动脉，分为胰十二指肠前上动脉和胰十二指肠后上动脉，分别组成胰十二指肠的前、后动脉弓，与相应的胰十二指肠前下和后下动脉相吻合。胰十二指肠下动脉一般来源于肠系膜上动脉，亦可与第1空肠动脉共干，分为前支与后支。胰头十二指肠区的血液供应非常丰富(图13-1-6)。

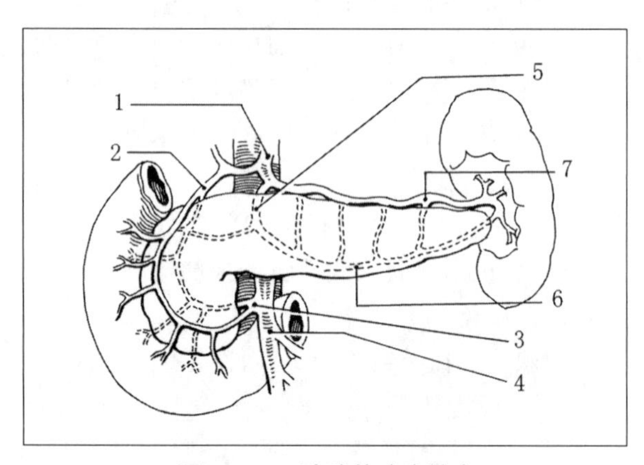

图13-1-6 胰腺的动脉供应

1－腹腔动脉；2－胃十二指肠动脉(前、后胰十二指肠上动脉)；3－前、后胰十二指肠下动脉；4－肠系膜上动脉；5－胰背动脉；6－胰横动脉；7－脾动脉

脾动脉发出的胰腺动脉有：①胰背动脉(胰上动脉)；②胰横动脉(胰下动脉)；③胰大动脉；④分界动脉；⑤胰尾动脉。

13.1.3.2 胰腺的静脉引流

Venous Drainage of the Pancreas

胰腺处于门静脉主要属支肠系膜上静脉和脾静脉的交会处，胰腺静脉血根据来源于不同部位而分别汇集至有关静脉，所以，胰腺可能成为沟通脾胃区与肠系膜上静脉区静脉血流的枢纽，在生理情况下虽然显得并不重要，但在如门静脉高压症分流术后，可能有重要作用。例如，在远端脾肾静脉分流术后晚期，由于经过胰腺的静脉扩张，压力高的门静脉血流经胰腺流至压力低的脾静脉，左肾静脉而至下腔静脉，即所谓“胰腺虹吸”(pancreatic siphon)，因而破坏了该手术后期的选择性。

胰腺的头部及颈部的静脉血汇入胰十二指肠上静脉、胰十二指肠下静脉及肠系膜上静脉，胰腺体部及尾部的静脉血通过多数的小静脉，回流至脾静脉(图13-1-7)。

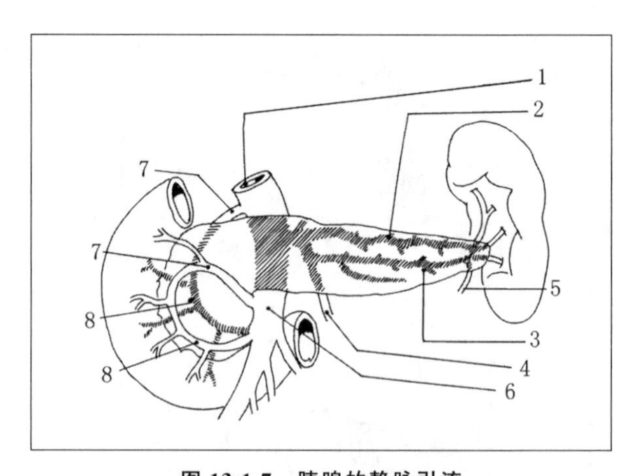

图13-1-7 胰腺的静脉引流

1－门静脉；2－脾静脉；3－胰下静脉；4－肠系膜下静脉；5－胃网膜左静脉；6－肠系膜上静脉；7－前、后胰十二指肠上静脉；8－前、后胰十二指肠下静脉

13.1.4 胰腺的淋巴引流

Lymphatic Drainage of the Pancreas

胰腺有极丰富的淋巴引流，并与胆道，十二指肠、胃窦部、脾及腹膜后的淋巴引流沟通，所以在胰腺癌时，早期便常有广泛的淋巴结转移，影响手术的预后。胰腺的淋巴结转移首先在其邻近部，如胰腺上缘转移到上缘的淋巴结，下部则至下缘淋巴结群；胰头部则至十二指肠的淋巴结(图13-

1-8,图 13-1-9)。但由于胰腺内丰富的淋巴管彼此沟通的机会很多,当某处的淋巴通道阻塞时,淋巴流可以沿迂回的通路,甚至逆流,故实际上胰腺癌的淋巴转移尚未有明确的规律可循,而在临床上所强调的是尽量切除更多的淋巴结,扩大胰腺癌根治术的提出,其意旨在切除更多的淋巴结。

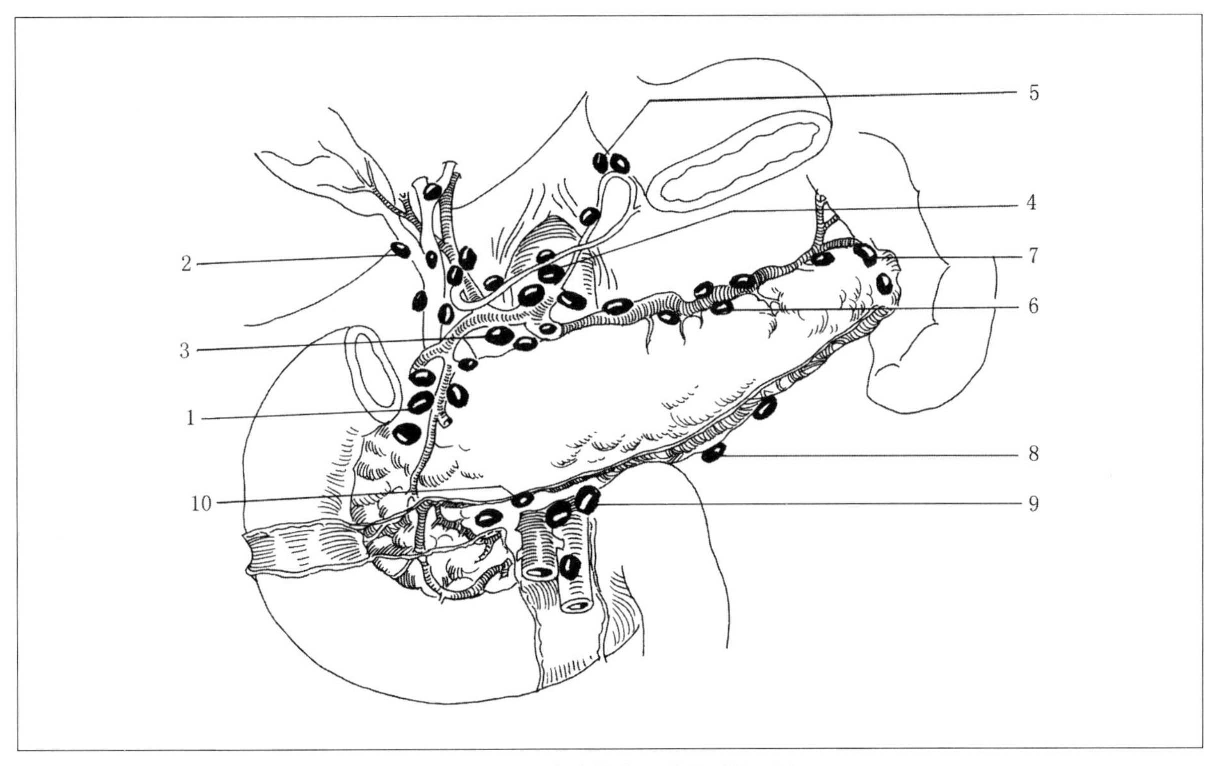

图 13-1-8 胰腺的淋巴引流(前面观)

1—幽门下淋巴结;2—肝淋巴结;3—右胰上淋巴结;4—腹腔淋巴结;5—胃小弯淋巴结;6—左胰上淋巴结;7—脾门淋巴结;8—胰下淋巴结;9—上肠系膜淋巴结;10—横结肠系膜淋巴结

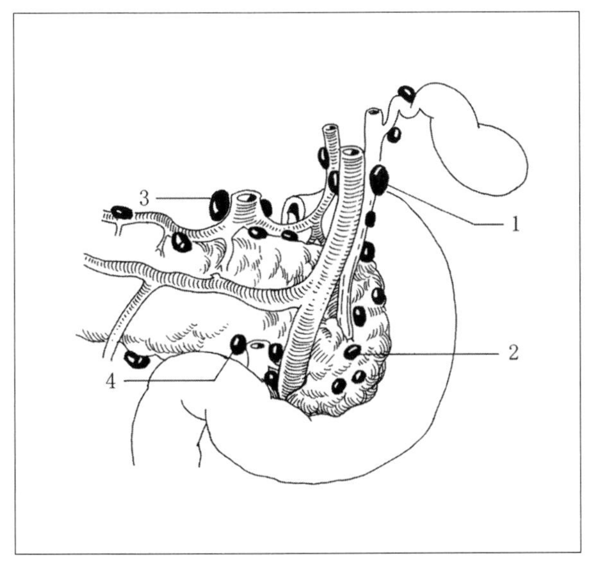

图 13-1-9 胰腺的淋巴引流(背面观)

1—肝淋巴结;2—胰后淋巴结;3—腹腔淋巴结;4—上肠系膜淋巴结

13.1.5 胰管的解剖

Anatomy of the Pancreatic Ducts

(1)主胰管:主胰管(Wirsung 管),起于胰腺尾部,走行于胰腺实质中,贯穿胰腺的全长,其在胰腺内的位置可有一定的变化,但体部段胰管多靠中央而偏后,这对胰腺切除术时寻找和处理胰管有一定的重要性。主胰管从左到右,通常是在第 1 腰椎的平面横过,胰腺内的小胰管呈直角汇入主胰管,主胰管的管腔由细变宽,管径一般为 2～3mm,在胰头部可至 3～4mm;青壮年时,主胰管径较细,且均匀平滑,老年时胰腺体积有缩小,主胰管却有增宽、扭曲。正常的主胰管系统可容纳 2～3ml 的液体,因此在 ERCP 逆行胰管造影时，造影剂量应控制在 3ml 以内，若注入量过多，则可使胰小管及胰实质也显影，造影后发生急性胰腺炎和血清淀粉酶升高。主胰管常有两个生理性狭窄，一是主胰管与副胰管的汇接处；另一是胰体的中部，相当于脊柱的左前方；这些生理性狭窄是否与急性胰腺炎的好发部位有关，尚不明确。

主胰管达到胰腺头部后，转向下及向后，至相当于十二指肠大乳头的水平时，则转向水平方向与胆总管的末端交接，穿入十二指肠壁，开口于大乳头(图 13-1-10)，通常是相当于第 2 腰椎的平面。主胰管的末端有胰管括约肌，它是 Oddi 括约肌的组成部分。

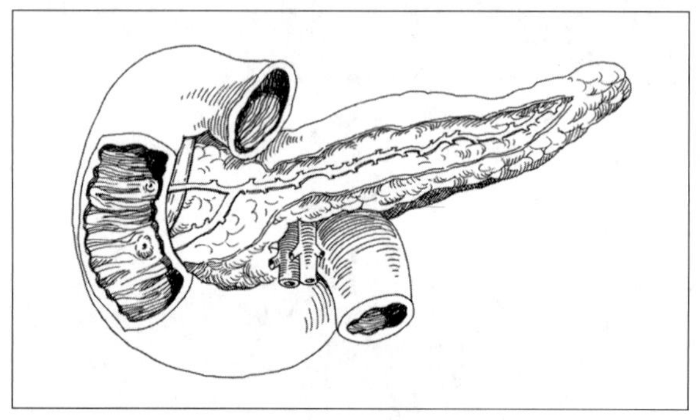

图 13-1-10　胰管的解剖

主胰管与胆总管末端汇合，开口于十二指肠大乳头，副胰管开口于十二指肠副乳头

(2)副胰管：副胰管(Santorini 管)是背胰的胰管近侧部分的残余，引流胰腺的前、上部分胰液。副胰管一般较细，在主胰管的前上方向右行，开口于约在十二指肠大乳头上方 2cm 处的副乳头。亦有少数情况(1%～7.7%)副胰管与肠腔不相通。副乳头的位置较靠前且较为接近幽门，当有十二指肠的慢性后壁性溃疡时，副胰管有可能开口于该处或其邻近，由于炎症的关系不易辨认，若胃大部切除手术时连同溃疡一并切除，可损伤副胰管，若副胰管为主要的通道时，可发生急性胰腺炎、胰瘘等严重并发症。

在发生学上，胰腺和胰管是由两个部分发生、融合而成，故主胰管与副胰管的连接上可以有多种变异，这些变异一般并不影响胰腺手术的施行。

约 10%的人中，主胰管与副胰管之间并无联系，两管分别开口于十二指肠，此种情况称为胰腺分离(pancreatic divisum)，由于缺乏胰管括约肌和乳头结构，肠液反流可引起急性及慢性胰腺炎，副乳头胰管开口狭窄，亦可以成为慢性胰腺炎和慢性上腹痛的原因。

主胰管与副胰管间的关系见图 13-1-11。

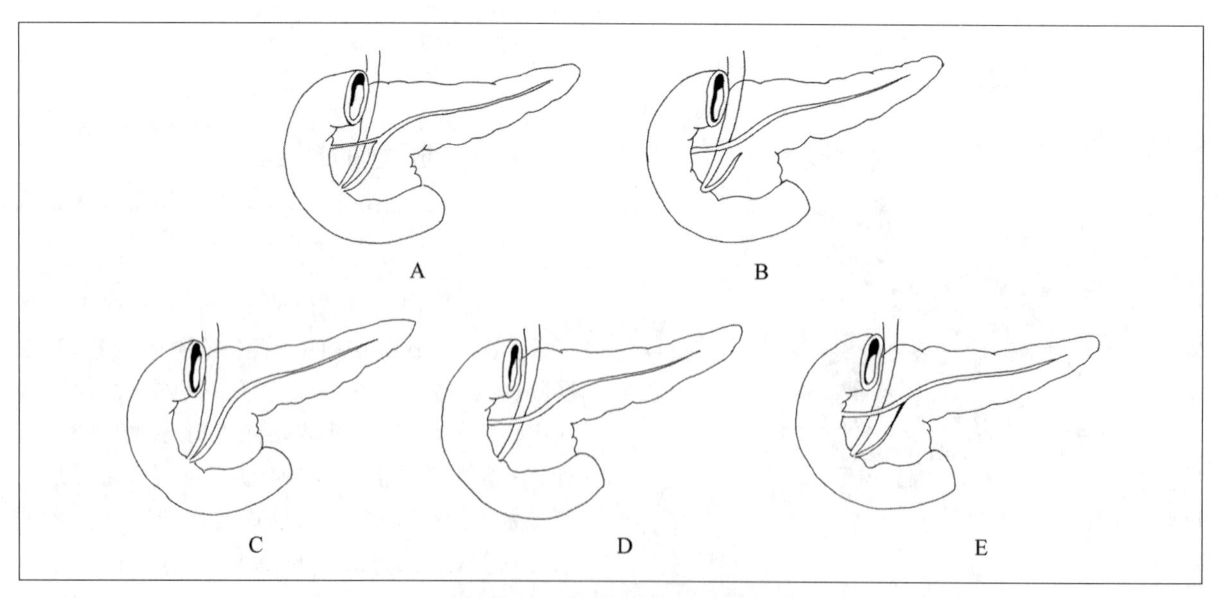

图 13-1-11　胰管汇合的类型

A—常见型；B—腹胰与背胰管未汇接；C—副胰管缺如；D—副胰管缺如，主胰管开口于十二指肠小乳头；E—腹胰与背胰管分别开口互不沟通，称为胰腺分离(pancreas divisum)

13.1.6 胰腺的先天性异常 Congenital Anomalies of the Pancreas

胰腺先天性异常，除胰管的解剖上的变异之外，较为常见而需外科手术处理者，包括异位胰腺和环状胰腺。

13.1.6.1 异位胰腺 Heterotopic Pancreas (Aberation Pancreas)

异位胰腺或称迷走胰腺是指在胰腺本身以外出现的胰腺组织，较常见的部位是十二指肠及胃，其次为空肠及回肠，偶可发生于肠系膜、大网膜、脾、胆囊、肝、胆管、横结肠、阑尾等；胃肠道的先天性憩室常有胰腺组织结构存在，特别是回肠末端的Meckel憩室。异位胰腺在临床上可因其所处器官不同而出现多样化的症状，可引起溃疡、出血、梗阻，并使临床诊断(如与肿瘤的鉴别诊断上)发生困难。异位胰腺亦可发生急性炎症或良、恶性肿瘤。胰岛细胞瘤可以发生在异位胰腺的胰岛细胞。当异位胰腺引起症状时，需施行手术切除，但手术方法因所累及的脏器而异。

13.1.6.2 环状胰腺 Annular Pancreas

环状胰腺是胰腺发育上的畸型，由于腹侧胰原基尖端固定，未能随同十二指肠向左旋转，故形成一带状的胰腺组织(一般宽约1.0cm)环绕着十二指肠，多在其降部的上段，并使十二指肠腔狭窄，出现胆管梗阻。环状胰腺是属于真正的胰腺组织，其中含有胰腺腺泡和引流管道，环状胰腺的胰管可与正常的胰管沟通或直接开口于十二指肠。

环状胰腺的主要症状是引起十二指肠第2段的部分性或完全性梗阻，分别发生在出生后2周内新生儿的婴儿型及出现于20—40岁中青年时的成人型；前者多为急性的完全性梗阻，婴儿在出生后即有频繁的呕吐，呕吐物内可有胆汁，有时可有黄疸，腹部立位X线平片可见胃及十二指肠壶腹扩张及积气，故呈两个液面，可供与胃幽门梗阻鉴别。成人型则多表现为慢性部分性十二指肠梗阻，病史可长达数年至十数年，所以病人常表现为发育不良、消瘦、营养不良及慢性十二指肠梗阻症状。胃肠钡餐上消化道造影、纤维十二指肠镜检查均可以确定梗阻的部位。成人型环状胰腺可并发急性胰腺炎、慢性胰腺炎、十二指肠溃疡、胆总管下端梗阻等。

当环状胰腺引起症状时，应行手术治疗。环状胰腺组织常与十二指肠肌层混杂生长致使十二指肠腔狭窄，故不能单纯切除环状胰腺，且有发生胰瘘的危险。常用的手术方法是十二指肠第1段与Roux-en-Y空肠吻合的捷径手术方法，当胆总管下端有梗阻时，可利用该Roux-Y空肠襻同时做胆总管空肠吻合术。

13.1.6.3 环状胰腺的手术 Operations for Annular Pancreas

【适应证】

环状胰腺引起十二指肠第2段的狭窄及梗阻，表现为高位肠梗阻症状者。

【术前准备】

(1)胃减压，减少胃潴留和减轻胃和十二指肠第1段的充血、水肿。

(2)纠正脱水和电解质紊乱。

(3)营养补充。

【麻醉与体位】

(1)视病人的年龄和一般状况，可用全身麻醉，情况较好的成年病人，可用持续硬膜外麻醉。

(2)平卧位。

【手术步骤】

(1)一般采用右腹直肌切口以便于腹内探查及腹腔内手术。

(2)手术探查时可发现胃扩张、胃壁肥厚，十二指肠第1段呈明显扩张，十二指肠第2段为环状胰腺围绕，管腔狭窄(图1)。

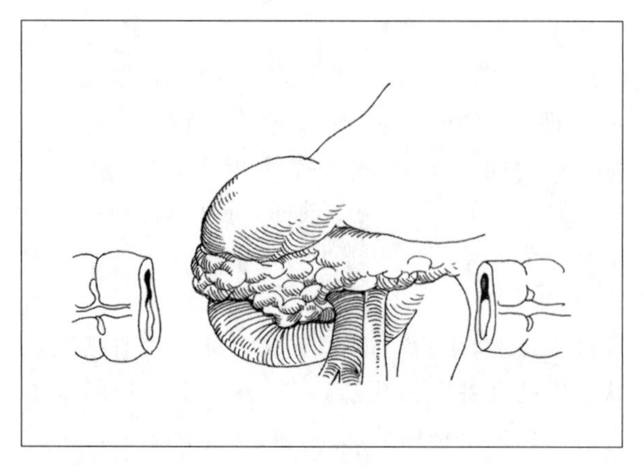

图 1

(3)将横结肠系膜前叶在十二指肠附着处剪开,略加钝性分离,便可显露环状胰腺和其上方扩张的十二指肠第1段。常用的手术方法是施行十二指肠第1段与Roux-Y空肠襻吻合,可用端-侧吻合或侧-侧吻合,一般是采用经中结肠动脉右侧结肠后的途径,注意关闭系膜间隙(图2)。

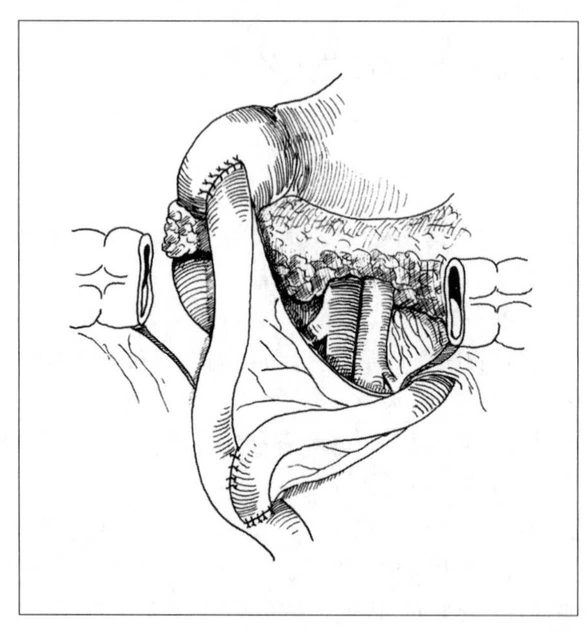

图 2

【术中注意要点】

(1)环状胰腺内有胰管,应避免试行分离及切断环状胰腺,免致发生胰瘘。

(2)环状胰腺部位的十二指肠壁多有增厚并狭窄,切断环状胰腺并不能解除十二指肠梗阻。

(3)胃空肠吻合术虽然可以引流胃内容物,但术后胃内容仍然按自然的途径通过幽门至十二指肠,使症状得不到有效的缓解,故引流手术应做在幽门以下十二指肠第1段。

(4)环状胰腺有时亦可伴有胆管下端的通过障碍,有的病人可能因诊断不清而做过胆道手术,因而手术时应了解该部的解剖关系和采取相应的手术措施。

【术后处理】

同"一般胃肠吻合术"。

(黄志强)

13.2 胰腺的生理 Physiology of the Pancreas

胰腺是一个重要的消化器官,分泌食物消化过程中不可缺少的消化酶;胰腺又是一个重要的内分泌器官,参与调节体内能量的消耗与储备,维持身体的内环境稳定。胰腺的腺泡上皮专司外分泌,而胰岛细胞却具有内分泌功能。

13.2.1 胰腺外分泌 External Secretion of the Pancreas

胰腺的外分泌单位由胰腺末房的腺上皮细胞和胰小管构成。胰腺泡上皮细胞约占胰腺细胞总量的90%,腺泡细胞呈锥形,尖端向着腺泡腔,内含有酶原颗粒。腺泡中央有由闰管插入至胰末房中的胰管上皮细胞,称为泡心细胞,细胞内不含分泌颗粒,向下则延续为高柱状上皮细胞。腺泡细胞中的酶原颗粒的内容构成胰液中的主要蛋白成分,酶原颗粒及胰液中均含有两种类型的酶:一种是活动状态的酶,如淀粉酶、脂肪酶、胆固醇酯酶、核糖核酸酶等;另一种则是以非活动形式存在的酶原,如蛋白酶、糜蛋白酶、磷酯酶等。

胰腺泡细胞能积极地摄取氨基酸等底物,合成消化酶。胰酶的分泌受神经及体液因素的控制;兴奋副交感神经能增加分泌富于胰酶的胰液,而阿托品则有抑制作用；胃肠激素中的缩胆囊素-促胰酶素（CCK-PZ）有增加胰酶分泌的效应。

胰液中除了胰酶之外，尚有含电解质的胰液，胰液中的主要阳离子是 Na^+，其浓度约比血浆中含量高出 10mmol/L；K^+ 的浓度则与血浆相当，胰液中阳离子的浓度比较恒定，并不随胰液的分泌速率而改变。胰液中的主要阴离子是 HCO_3^- 及 Cl^-，其浓度随胰液的分泌速率而改变，当分泌增快时，HCO_3^- 的浓度升高，同时 Cl^- 的浓度降低，因而阴离子的总浓度仍与阳离子的总浓度保持平衡，胰液呈碱性。胰液由胰小管上皮分泌，胰泌素是刺激胰液分泌的强有力激素，血管活性肠肽（VIP）对胰液分泌亦有一定的刺激作用，但其作用较弱。胰腺分泌液中电解质与胰酶成分间的比率，主要由胰泌素和 CCK-PZ 二者所调节。

胰液中含有多种消化酶，主要有：蛋白水解酶（proteolytic enzymes）；胰蛋白酶（trypsin）；糜蛋白酶（chymotrypsin）；弹性蛋白酶（elastase）；羧肽酶 A 及 B（carboxypeptidase A、B）；脂解酶（lipolytic enzymes）；脂肪酶（lipase）；胆固醇酯酶（cholesterol esterase）；磷脂酶 A_2（phospholipase A_2）；淀粉酶（amylase）；核苷酸分解酶（nucleolytic enzymes）；核糖核酸酶（ribonucleases）；脱氧核糖核酸酶（dexoribonuclease）。

胰液中的蛋白酶原不具活性。蛋白酶原激活可有两种形式：一是自身的活化；另一是由肠激酶激活。肠激酶是一种高分子蛋白质，来自十二指肠和空肠上端的黏膜，其作用是将蛋白酶原末端的一个短的肽链分裂出来，变成具有活性的蛋白酶，继而激活其他酶原。肠激酶只能激活胰蛋白酶原，此作用是有特异性的。激活了的蛋白酶便具有强烈的组解消化作用。

胰酶合成之后，以酶原颗粒的形式贮存，分泌时，颗粒内的酶原便全部释放，而不是根据何类食物分泌何种酶。因而，酶原颗粒内各种酶的比例在一定条件下是比较固定的。现已有较多证据证明膳食的构成可以影响酶原颗粒及胰液中脂肪酶、蛋白酶、淀粉酶三种酶含量的比例，惯用高脂肪、高蛋白质膳食者，胰液中脂肪酶及蛋白酶含量升高，这可能说明不同国家，不同地域的急性胰腺炎临床表现上有明显差别的原因。

13.2.2　胰岛

The Pancreatic Islets

胰岛是胰腺的内分泌结构，胰岛中有分泌胰岛素的 B 细胞，其所占数量最多；A 细胞产生胰高血糖素；D 细胞产生生长抑素；而 PP 细胞产生胰多肽。胰腺内分泌细胞是属于 APUD（amine precursor uptake and decarboxylation）细胞系统，具有摄取胺的前体并使其脱羧而变为活性胺的能力，此系统细胞一般认为来源于神经外胚层，故又称为神经内分泌细胞。APUD 细胞可发生肿瘤，在胰腺上最常见的是胰岛细胞瘤。APUD 细胞系统的肿瘤，通称之为 APUD 瘤（APUDoma）。APUD 瘤的特点之一是具有分泌多肽类激素或胺类激素的能力。APUD 细胞除有产生其本身固有的激素能力外，还保持产生 APUD 系统其他细胞所产生的多肽激素的潜能。因此，APUD 瘤分泌的激素往往不一定是其发生器官的固有激素，而可分泌其他 APUD 细胞所分泌的激素，因而在同一肿瘤中可有多种内分泌素，不过其中某一种在临床呈现症状；同时，由 APUD 瘤所分泌的内分泌素可能不是该脏器的固有的激素，如胰岛的胃泌素瘤分泌胃泌素等。

胰岛与外科的关系是可能遇见胰岛细胞的功能性或非功能性的肿瘤的外科治疗。同时，胰岛细胞分泌两种功能相反的激素，即胰岛素和胰高血糖素，二者在维持体内环境稳定，调节能源底物的供给，对外科手术后的恢复起着重要作用。

（黄志强）

参　考　文　献

1　黄志强. 腹部外科学基础，北京：人民卫生出版社，1988

2　陈跃钢，黄志强，杨可桢，等. 高脂高蛋白饲料对胰腺细胞稳定性及自由基损伤的影响. 第三军医大学学报. 1989，11：415

13.3 胰腺外伤
Injuries of the Pancreas

13.3.1 概述
General Considerations

与腹腔内其他脏器比较，胰腺的体积较小并且在上腹部深处，前有胃、肋缘的缓冲与保护，后有脊柱的卫护，所以胰腺外伤的发生率较低，多发生于上腹部的严重挤压伤或直接的暴力伤。战时的胰腺外伤多为开放性伤。在国外，平时的胰腺外伤亦以开放性伤为多，而国内平时胰腺外伤以闭合性伤多见，这与不同的国情有关。在我国，胰腺外伤的发生率约为闭合性腹部伤的1.2%。

胰腺是腹膜后器官，右侧在腰$_{2,3}$，左侧在腰$_{1}$的平面，横跨脊柱前方，故胰腺在脊柱前处的位置最为表浅，后方有硬的椎体，是腹部闭合性伤时最容易发生损伤和断裂的部位；右侧和左侧(胰腺的头部和尾部)处胰腺的位置较深，故只并发于该部的严重创伤时。胰腺头部在3个方面为十二指肠所环抱，并与十二指肠有共同的血供，故胰头部伤常合并有十二指肠伤，习惯上将胰头与十二指肠伤作为一个整体来考虑。

胰腺伤有不同的程度和多种损伤形式，简单的分类如下：

(1)单纯性挫伤，包膜完整。

(2)胰腺包膜破裂但无主胰管断裂。

(3)主胰管断裂。

(4)胰十二指肠复合伤。

胰腺伤有较高的伤死率，除了伤情严重和合并伤之外，一个重要原因是诊断困难，常延误治疗，不单在手术前诊断困难，手术中亦可能遗漏。胰腺伤的诊断除了根据致伤方式、部位、腹部的体征外，血清淀粉酶升高亦是诊断胰腺伤的佐证。Jones曾对过去35年中500例胰腺伤的血清淀粉酶测定进行分析，发现穿透性伤362例，仅17%有血清淀粉酶升高；138例闭合性伤者有61%血清淀粉酶活性升高，胰腺横断者亦只有65%升高，并且血清淀粉酶升高的程度并不与伤情成比例，故临床上并不能以单项血清淀粉酶升高与否作为手术探查的依据，而是要根据临床上的全面检查，血清淀粉酶正常并不能排除胰腺伤的可能。上腹部CT检查可以较好地诊断腹内实质脏器伤包括胰腺伤，但亦可有假象，手术前CT检查为阴性者，手术中仍应对胰腺进行探查，特别是在一些肝、脾外伤性破裂的病人。治疗外伤性肝破裂时遗漏胰腺伤未做处理而致严重并发症者，在临床上仍偶有发生。

胰腺外伤的手术方法很多，尚未有哪一种手术能适用于所有的情况，故手术方式应根据具体情况选择，从最简单的置放引流到复杂的胰十二指肠切除术。由于胰腺伤在临床上并不是很常见，所以尚难通过大量的临床实践以评定各种不同的手术方法的确实价值，有些手术方法可能只适用于少数的病例。

胰腺外伤手术治疗的目标仍然是降低病死率和手术并发症发生率。胰腺伤的轻重程度不一，文献资料常难对不同手术做出恰当的比较。有的资料因伤情较轻，治疗的效果亦较好；而一些以闭合性胰腺伤占多数的病例资料，因病情多较重，病死率亦较高。另外，胰腺损伤临床资料总结多是包括多年来积累的病例，其结果并不反映当前的情况。栾竞新统计国内的资料，胰腺损伤的伤死率为15.4%～18.2%。Jones分析35年来胰腺损伤500例的资料，穿透性伤的伤死率为22%，闭合性伤为19%；另收集文献报道的1462例，胰腺穿透性伤的伤死率为19%，闭合性伤为16%，总伤死率为18%。Graham治疗448例胰腺伤，总病死率为16.3%。当胰腺伤合并有十二指肠伤时，则病死率有明显增高，如68例胰十二指肠复合伤，手术病死率为26.4%。Campbell报道39例胰十二指肠复合伤，总的病死率为31%；然而Moore报道的34例胰十二指肠复合伤，采用胃幽门排外手术方法治疗，使病死率降至9%。

13.3.2 胰腺外伤的剖腹探查术
Exploratory Celiotomy for Traumatic Injuries of the Pancreas

胰腺外伤的发生率占腹部闭合性伤的1%～

2%，并且在很多情况下合并于其他腹内脏器伤，特别是在穿透性伤时更是如此，因而胰腺伤往往是在诊断为其他脏器伤行剖腹探查术时才被发现。闭合性腹部伤时，有时可能为单独的胰腺伤，甚至胰腺横断而不伴有其他腹内脏器的严重损伤。Frey 分析文献上 1066 例胰腺伤，其中 38% 合并肝外伤，31% 合并胃外伤；27% 合并大血管伤，20% 合并脾外伤，其他合并十二指肠、结肠或肾外伤者占 12%～16%。因此，在对肝、脾、胃等常见的腹内脏器伤施行手术时，均应注意探查是否合并胰腺伤；相反的，因诊断为胰外伤施行手术时，亦必须注意探查这些脏器。胰腺周围及其后方是重要的血管密集的区域，如肠系膜血管、脾血管、门静脉、下腔静脉和腹主动脉及其分支，胰腺穿透性伤时来自这些血管的出血是常见的，胰外伤本身一般并无大量的出血，故手术时若遇有大量出血，说明合并有周围的大血管伤，须立即处理。在遇有胰外脏器的合并伤，如脏器破裂、出血、穿孔等情况下，一般是将胰腺的损伤留待最后处理，首先应止血、修复脏器的裂伤和缝合胃肠道的穿孔等。

胰腺损伤后消化酶外溢，胰酶活化及对组织的消化作用是胰外伤后多种并发症的根源，最重要的措施是将胰液分泌尽可能引出体外，避免发生腹腔内胰液潴留，所以一旦发现有胰外伤时，不论其在外观上是何等轻微，均需要引流，不能疏忽。胰酶的组织消化作用可使像肠线一类的可吸收缝线过早崩解，发生继发性出血、伤口裂开、感染等并发症，因而手术中的血管结扎、缝合时不能用肠线，一般用不吸收性缝线如丝线等；人工合成的可吸收性缝线主要是通过水解的作用而逐渐被吸收而不是由于消化酶的分解作用，因而在胰腺外科也可以使用。

胰腺伤经过系统的腹腔内探查及合并伤的处理之后，便需要根据胰腺的伤情，确定恰当的处理方案。

【适应证】

（1）腹部外伤，疑有腹内脏器伤、出血或腹膜炎，有剖腹探查的手术指征者。

（2）上腹部闭合性伤，有局部体征，血清及尿淀粉酶持续升高者。

（3）腹膜腔穿刺抽出液淀粉酶升高并有腹部伤的症状和体征者。

（4）影像学诊断如上腹部 CT 检查，显示胰腺实质破裂及小网膜囊内积液者。

（5）血清淀粉酶不升高并不能否定胰腺伤。

【禁忌证】

（1）对有多发伤的病人，应根据伤情分清先后缓急，依次处理，胰腺伤本身并不立即构成对生命的威胁。

（2）单独的血清淀粉酶升高不伴有腹部的症状和体征时，不作为手术的指征。

【术前准备】

（1）积极的抗休克处理，使病人能有稳定的血循环状态以便施行手术。

（2）迅速了解伤情并做必要的检查，诊断未能明确时，应有血清及尿淀粉酶测定、腹膜腔穿刺抽液、胸 X 线片、上腹部 B 超或 CT 检查。

（3）疑有胰腺伤或腹膜后组织结构损伤者，应从上肢静脉内输血及输液，避免大隐静脉输液，因有可能合并下腔静脉及其属支的损伤。

（4）在积极的抗休克治疗下若血压不能稳定并有内出血的表现，多为胰腺以外的大血管损伤，此时宜紧急手术止血；有时，出血亦可来源于实质脏器伤，如肝、脾破裂，胰腺伤处大量出血者较少见。

（5）胰腺外伤剖腹探查术时应做好对其他脏器伤和大血管伤的紧急处理的准备。

【麻醉与体位】

（1）一般采用气管内插管全身麻醉。若有多发伤、伤情复杂或血循环情况不够稳定者，不宜用硬脊膜外麻醉。

（2）仰卧位。

【手术步骤】

（1）切口多采用长的腹中线切口，从剑突下方至脐下 3～4cm，若需要重点处理左侧或右侧腹腔内的损伤时，可做一向左或右侧的附加横切口。若有腹膜后血管伤时，切口可向下方伸延，以获得充分的显露。

（2）腹腔内的探查应首先确定有无肝、脾、肠系膜血管的破裂出血，有无消化道穿孔，逐一予以妥善的处理之后，然后探查胰腺。

（3）若手术前并未做出胰腺伤的诊断，只因其他脏器伤施行剖腹探查，当发现有以下的一些情况时，应该探查胰腺：①小网膜囊内血肿；②胃穿透性伤；③横结肠系膜根部水肿、淤血、血肿；④十二指肠壁血肿；⑤十二指肠外侧腹膜后血肿、积气、捻发感、胆汁染色；⑥腹膜后血肿；⑦腹腔内（如网膜、系膜上）有脂肪坏死皂化斑块；⑧腹腔内血性或棕色液体，或有血液，但未发现出血的来源。

（4）胰腺探查步骤一般是首先剪开胃结肠韧带，提起胃大弯，检查胃的后壁。上腹壁穿透性伤如刀刃伤时，可能穿过胃的前壁及后壁而伤及胰腺。将胃体部以一大弧形拉钩牵起后，便可以检查胰腺颈及体尾部的前面，有无挫伤、血肿、包膜破裂或腺体断裂。肠系膜血管左缘脊柱前方的胰腺体部是胰腺伤的好发部位，有时甚至在该处胰腺被横断。由于胰腺的质地较脆弱，不像其后面的血管具有韧性，所以常见到胰腺横断而其后面的血管仍无损伤。若是在穿透性伤时，则常合并血管伤。

（5）探查胰腺头部时需要分开结肠肝曲的附着，将结肠肝曲向下方游离，以显露十二指肠第2、3段及整个胰腺头部，检查胰腺前面及十二指肠有无损伤。

（6）当发现胰腺的挫伤、血肿、裂伤等损伤时，必须进一步确定有无主胰管断裂。当胰腺属正常，胰管无扩张，欲确定胰腺伤处有无主胰管断裂，常很难找到损伤的胰管，有人甚至主张行手术台上的胰管造影予以确定。为了充分检查胰腺，常有必要使用 Kocher 手法，即切开十二指肠外侧后腹膜，充分游离胰头及十二指肠，将十二指肠翻转，以检查胰头及十二指肠的后面，并可施行双合诊检查；若为胰腺体部伤则需要切开胰腺下缘的腹膜，将胰腺下缘及背面与腹膜后组织分开，然后检查胰腺的后面，并可做双合诊检查。当不能直接看见主胰管而胰腺有捣碎性伤、深及胰腺实质一半以上的横断、腺体中央部的穿透性伤时，应该认为主胰管已受损伤而需做相应的处理。

（7）未伤及主胰管的胰腺挫伤、血肿、表浅裂伤一般并不引起严重的后果。裂伤处经过缝合修复，伤部周围充分引流之后，来自细小胰管的胰液渗漏，多在引流2周之内可以自行封闭。胰腺伤在处理中最重要的一环是充分引流，即使有主胰管损伤而一时不能处理，只要有充分的引流，亦可避免发生严重并发症，引流所形成的胰瘘可以在后期处理。

胰腺伤时引流物的应用需要照顾到早期时引流的效果和后期的胰瘘形成，我们主张用橡胶管引流置于主要裂伤处并可附加负压吸引；另用多根膜状橡皮管（Penrose drain）置于胰腺的上、下缘，背面等多处，使渗出液不致在小网膜囊内分隔、潴留（图1），单一的橡皮管或烟卷引流，因引流范围局限，容易分隔，或堵塞，均有其不足之处。

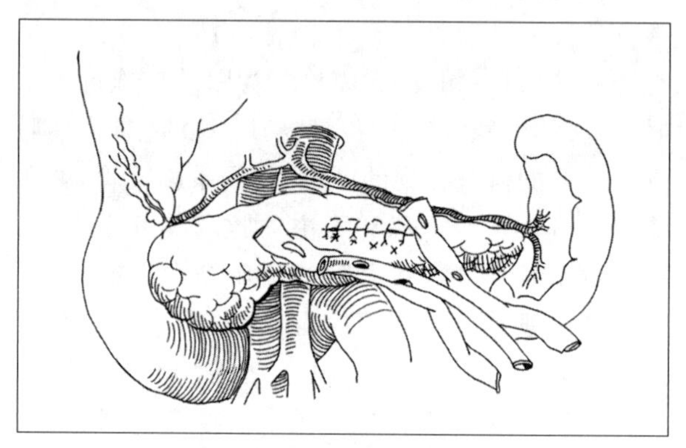

图1　胰腺裂伤缝合及引流

（8）当发现有胰头部裂伤、十二指肠壁血肿、后腹膜血肿时，必须将结肠肝曲分离，向下方推开，显露胰头、钩突部、十二指肠第2、3段，切开十二指肠外侧后腹膜，游离并翻转十二指肠和胰头，仔细检查右肾、十二指肠、腹膜后血管等结构有无破损。十二指肠破裂多见于第2段，其次为第3段和十二指肠空肠曲处。有时不止一处，并且穿孔常发生在十二指肠的后侧壁，位于腹膜外，若不将十二指肠充分游离，伤处无法察觉。胰头部的血管丰富，该部裂伤常合并有十二指肠伤，故一般出血较多，但若有大量出血时，出血来源更可能是来自胰腺周围的血管。

严重的胰腺头部伤可伴有重要的血管伤，如门静脉、肠系膜上静脉、下腔静脉、右肾静脉等的破损，出血凶猛，遇此情况，应首先用纱布暂时加压填塞止血，根据出血的可能来源，分离血管破损处的上、下方，以便控制血流或施置无创伤止血钳，然后渐次移除纱垫，缝合修复破损部。切忌贸然移除纱垫去寻找出血处，或在视野不清的情况下，盲目钳夹止血，以免发生大量失血，导致休克或心搏骤停。

严重的胰头部伤如见于汽车方向盘伤，除了

合并十二指肠伤外，可能并有肝动脉、胆总管的撕脱伤。

(9)胰十二指肠伤是胰腺伤的严重情况，病死率最高。由于胰头和十二指肠在解剖上是一个整体，故十二指肠伤亦往往划归胰腺伤的类别。胰十二指肠伤包括胰头部伤而十二指肠伤较轻、外伤性十二指肠穿孔而胰头伤较轻，以及外伤性十二指肠穿孔和胰腺破裂。后者的病死率最高，对于此种病人，重要的是选择合适的手术方式，手术的细节往往因伤情的具体情况而异。

(10)胰腺伤的处理原则一般应遵循：①保存正常的胰腺组织；②可能时修复胰腺的裂伤；③胰十二指肠切除术应十分慎重；④所有胰腺伤均须充分引流；⑤胰十二指肠伤可关闭幽门或选用较保守的手术，施行胰十二指肠切除术要慎重；⑥若有多器官伤，胰腺修复一般均可放在最后；⑦若病人的情况不佳，任何胰腺伤(甚至胰腺横断伤)均可以先用引流来处理；⑧胰腺引流应另戳口引出腹腔，避免经过主要切口，以减少切口感染和裂开的并发症。

【术中注意要点】

(1)胰腺外伤手术方法的选择，应在综合分析伤情、伤部及可能保存多少胰腺组织和胰腺功能后慎重决定。判明以下损伤类型，对选择手术方法有重要意义：①无主胰管破裂的表浅性胰腺伤；②肠系膜上血管左侧的胰腺断裂伤；③胰十二指肠伤。

(2)手术原则：首先是降低病死率和减少术后严重并发症发生率，其次才是保存胰腺功能的问题。

(3)胰外伤死亡及术后并发症的发生，与胰瘘关系密切。故手术方法的选择必须有利于减少胰瘘的发生，术中及术后的处理应着眼于减少胰瘘的发生和减轻胰瘘的危害。

【术后处理】

胰腺外伤剖腹探查手术常有多种严重并发症，术后处理可能甚为复杂，这主要决定于胰腺的伤情、手术的方式、合并伤的严重程度；无主胰管断裂的单纯性胰腺伤手术后病人常能顺利恢复；伤情严重需要施行胰十二指肠切除术者，病死率高，术后处理复杂，并发症也多。合并伤常是胰腺伤手术中和术后早期死亡的原因，如合并重型颅脑伤、腹膜后大血管伤、腹腔内大量出血等。

胰外伤手术后的一般处理应包括：

(1)重症病人宜转外科 ICU 进行密切监测。

(2)对合并伤的相应处理。

(3)保持胃肠减压及腹腔引流通畅，腹腔引流常加用负压吸引，注意引流液的性质、量、淀粉酶含量。

(4)遇有腹胀、肠麻痹、胃肠功能恢复缓慢时，应寻找其原因，可能与胰液渗漏、腹膜后感染有关。

(5)保持足够的尿量。

(6)TPN 营养支持，直至胰瘘闭合或已瘘道化。

(7)若有胰管伤，经口进食时间宜推迟，直至胰液渗漏停止，一般至少待 2 周以后。若有严重并发症，则需要更长时间，此时主要经 TPN 维持营养或经空肠造口管饲。

(8)腹腔引流管放置的时间较一般的腹部手术要长，平均约需 10d，视伤情和有无并发症而定，不能强求一致。

(9)全身使用广谱抗生素。

(10)可使用善宁(sandostatin)，善宁可减少胰液分泌，使胰瘘易于处理，但不能防止胰瘘发生。

【主要并发症】

(1)术后早期出血，多发生在胰头十二指肠伤手术后，伤情较重，术中止血困难。

(2)胰瘘。

(3)腹腔内感染，脓肿形成。

(4)十二指肠瘘。

(5)假性胰腺囊肿形成。

(6)急性胰腺炎。

(7)腹膜炎。

(8)多器官衰竭。

13.3.3 胰腺裂伤缝合修复术 **Suture Repair of Laceration Wounds of the Pancreas**

【适应证】

(1)胰腺的表浅性裂伤。

(2)胰腺表浅伤无主胰管破裂。

【禁忌证】

合并胰管破裂的胰腺伤。

【术前准备】

同“胰腺外伤剖腹探查术”。

【麻醉与体位】

同“胰腺外伤剖腹探查术”。

【手术步骤】

(1)对表浅的胰腺裂伤如无胰管破裂可行裂伤处缝合,方法是经敞开小网膜囊充分显露胰腺之后,在裂伤之两缘,以不吸收缝线做间断褥式缝合,以达到止血及控制胰液渗漏,然后再在褥式缝合之外侧,以不吸收缝线加做间断或“8”字缝合(图1)。

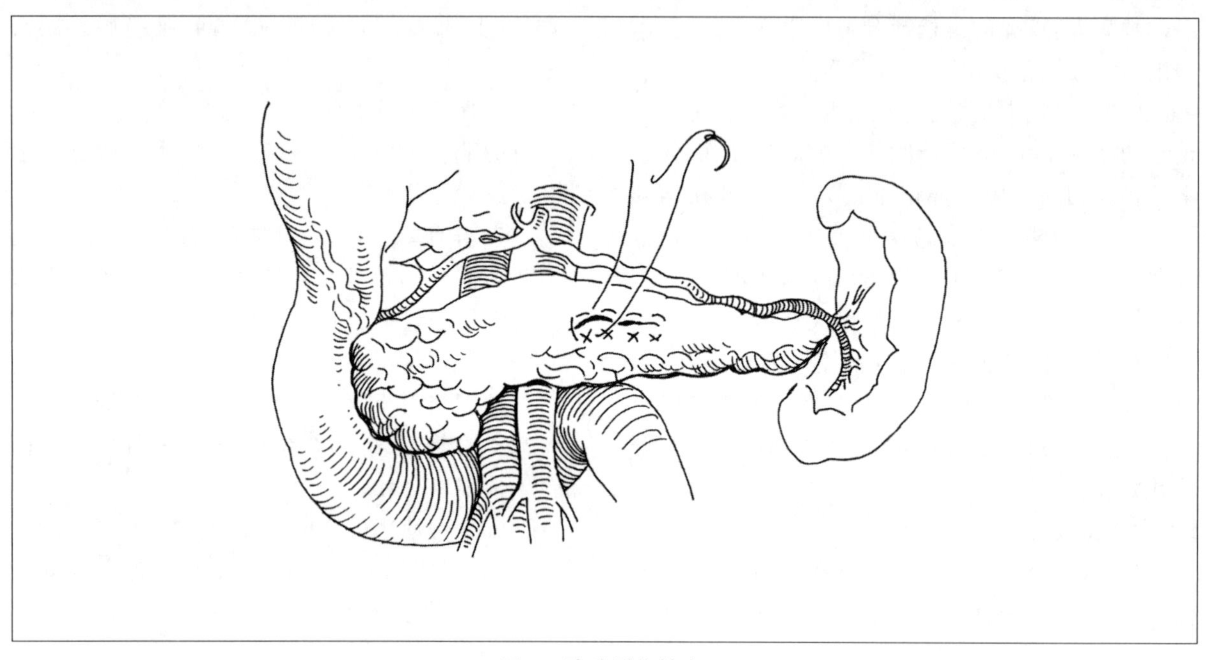

图1 胰腺裂伤缝合

(2)任何的胰腺裂伤,特别是当位于胰腺的中央部,均应查明有无胰管破裂。同时,应检查胰腺的后壁包膜是否完整。正常胰管细小,外伤后胰液分泌受抑制,当破裂腺管位于胰腺的深部时,手术中常难以发现。有建议术中静脉内注射胰泌素(secretin),观察有无胰液流出;亦有主张切开十二指肠,经大乳头胰管插管注入亚甲蓝溶液,观察有无染料外漏。总之,手术中需要十分仔细观察有无胰管破裂。

(3)所有的胰腺裂伤不管从表面看来是如何表浅,均应充分引流。在充分引流下,即使胰管破裂未能察觉时,也不致造成严重后果。引流应直接放置于裂伤处,一般是由一根较粗的硅橡胶或乳胶管,便于需要时改为双套式负压吸引管;另外,在伤部放置2或3条管状橡皮膜。单一的管状引流或烟卷引流的效果不够好。引流物应从距离最近的腹壁另做戳口引出,避免直接通过主要切口,因若有胰液渗漏时,易致伤口的消化及裂开。

【术后处理】

(1)同一般剖腹探查术后。

(2)注意腹腔引流液的性质及量,应做多次引流液的淀粉酶测定。

(3)未经与肠激酶接触的胰蛋白酶原和糜蛋白酶原均处在非活动状态,不引起剧烈的组织消化和腹膜刺激。一旦胰酶原与肠激酶接触便可活化,并导致伤口出血、感染等并发症。

(4)手术后若有持续的腹胀,多表明有腹腔内胰液渗漏。

(5)注意保护引流口周围皮肤免遭消化糜烂。

(6)腹腔引流管应保存至胰瘘已闭合时才逐步拔除。

13.3.4 胰腺左侧断裂伤手术

Operations for Transectional Injuries of the Left Side of the Pancreas

胰腺体部位于脊柱的前方，临床上常遇到发生在肠系膜上血管的左方的胰腺断裂伤。此处损伤的手术可根据伤情切除损坏的胰腺，亦可修复、保存胰腺的内、外分泌功能。此外尚有直接修复破裂的胰管，但采用此项方法者较少。

兹就左侧胰腺切除术（left-sided pancreatectomy）介绍如下：

【适应证】

（1）胰尾部伤合并有脾破裂。

（2）胰腺左侧断裂伤。

（3）合并有空腔脏器伤或伤情重，不容许做细致的修复手术者。

（4）胰腺体部的伤情重，不可能修复者。

【禁忌证】

（1）无胰管断裂伤者不必做胰体尾切除。

（2）病人情况危重不能耐受手术者，可行单纯引流作为权宜之计。

【术前准备】

同“胰腺外伤剖腹探查术”。

【麻醉与体位】

同“胰腺外伤剖腹探查术”。

【手术步骤】

（1）胰腺左侧断裂伤行胰体尾部切除时，多连同脾脏切除，手术更简单。

（2）若脾脏及脾蒂血管均属完整无损且病人的情况稳定者，亦可以单独切除胰腺体尾部而保存脾脏。

（3）沿横结肠上缘剪开大网膜在横结肠上的附着，钩起胃体部，便可以显露、检查胰腺体尾部的损伤处，彻底止血。

（4）切开胰腺下缘之腹膜，钝性分离胰腺背面的腹膜后间隙，即可以将胰腺体部游离并向前提起（图1）。若胰腺裂伤处仍有出血，以心耳钳在裂伤处近端约2cm处夹持止血，结扎出血的血管。

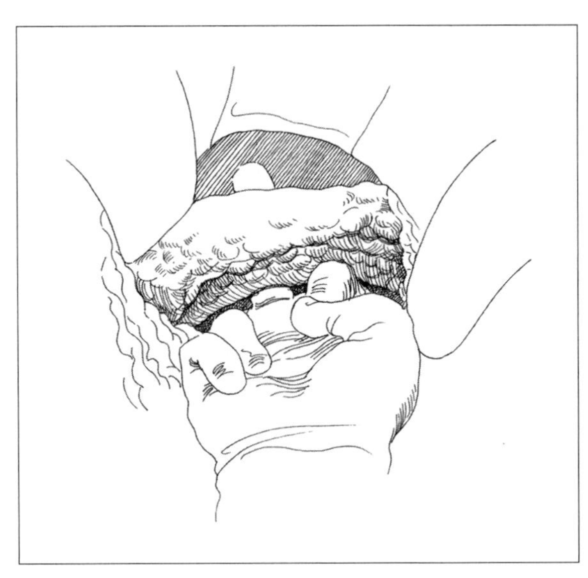

图 1

（5）在胰腺断裂处切断胰腺，找出胰管切断结扎；若同时做脾切除，先在切缘的近端切断、结扎脾动静脉，然后依常法切除脾脏。连同胰腺体尾部切除。

假如单纯为胰腺体尾部伤而脾脏和脾蒂并无损伤时，亦可单纯切除胰腺体尾部而保留脾脏；若大网膜上的血管弓和胃短动静脉仍保存完整，可将胰腺体尾部连同脾动、静脉切除但保存脾脏，并不影响脾脏的血液供应与回流。然而在腹部创伤时，由于病人的伤情重或伴有多脏器损伤，故一般不宜花费过多的时间去保存脾脏。

（6）胰腺断端的处理，在距断端1.0～1.5cm处以不吸收性缝线间断褥式缝合，再以丝线“8”字缝合断端，并用邻近的网膜或系膜组织覆盖固定（图2）。

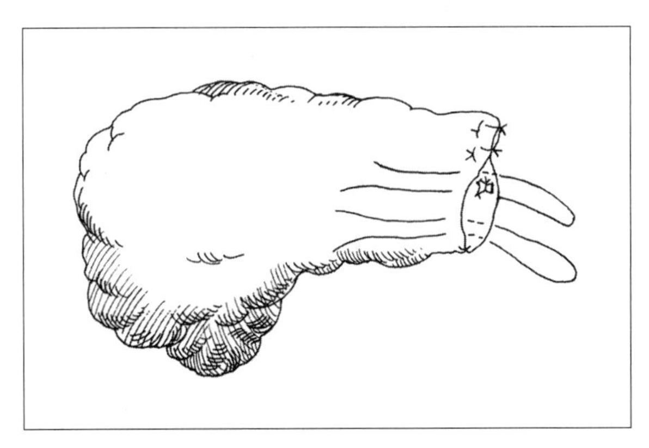

图 2

(7)胰腺断端及脾床处放置 2 或 3 根乳胶管及管状橡皮膜引流，通过另外戳口引出腹外。

【术后处理】

同“胰腺外伤剖腹探查术”。

13.3.5 胰头部伤和胰十二指肠联合伤手术

Operations for Injuries of the Head of the Pancreas and the Combined Pancreaticoduodenal Injuries

【手术方法】

胰腺头部在 3 个方面为十二指肠所包围，胰头部伤可以为挫伤、挫裂伤、肠系膜上血管右侧的胰腺断裂、胰腺挫裂伤合并十二指肠穿孔等复杂的情况，其中以胰十二指肠联合伤的情况最为复杂，手术后的并发症和病死率均较高。

(1)胰头部断裂伤手术：位于肠系膜上血管右侧的胰头断裂伤的处理，常需考虑伤处远侧端胰腺组织的保存问题，因为若做胰腺的次全切除，不单手术的时间长，创伤大，术后会带来胰腺内、外分泌缺乏。常用的手术方法是胰腺空肠吻合术。手术的方式大致可有两种：一种是将断裂近端的胰腺断端缝合，胰管结扎。取一段 Roux-en-Y 空肠襻，空肠断端与胰腺断裂的远端对端吻合，胰管内放一支撑导管，将胰液引出。手术处需广泛引流并安放持续负压吸引。此手术使胰液与肠液接触，胰酶被活化，手术后伤处感染常难于避免，故务必保持引流的畅通。

远端胰腺空肠吻合术时，将胰腺的两断面经不吸收线仔细缝扎止血后，找出两侧的胰管断端，向远侧端胰管内放入一导管；将近侧端的胰管结扎，断面用丝线做一排褥式缝合，然后再间断缝合胰腺断端(图 1)。

远端胰腺断面的处理与近端相同。然后，提起横结肠，在左上腹找到上端空肠，离 Treitz 韧带约 15cm 处切断空肠，造成一 Roux-en-Y 肠襻，旷置肠段的长度约为 40cm，经横结肠系膜上提，将空肠断端与胰腺远端行套入式双层吻合，胰管内的导管可剪短留置于空肠内，待日后自行排除；亦可用一长的导管经空肠襻引出体外以引流胰液，3～4周后待伤处完全愈合无胰瘘时再行拔除(图 2)。

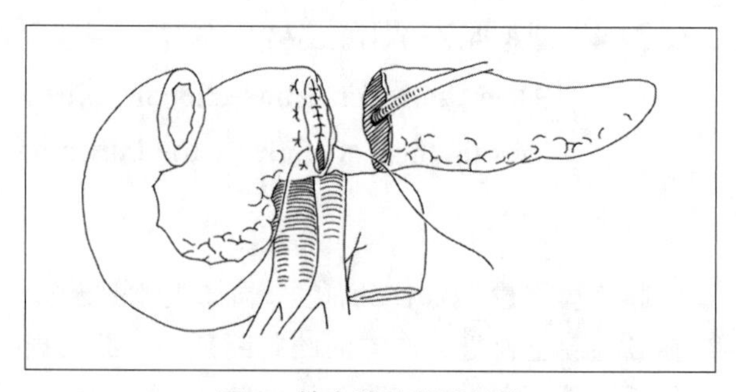

图 1 缝合胰腺断裂近端

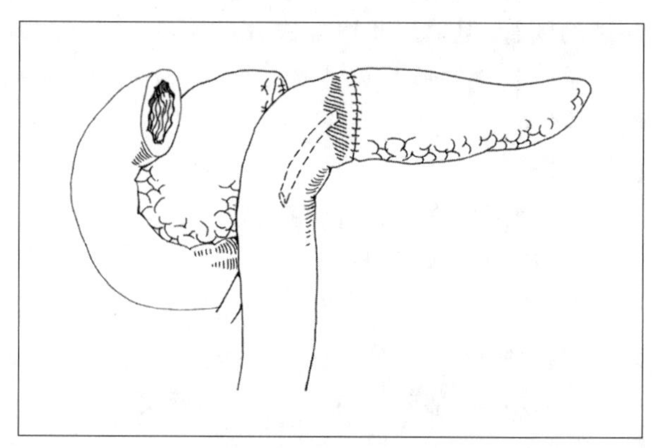

图 2 胰腺远端 Roux-en-Y 空肠吻合

另一种手术方法是将胰腺断裂的近端与远端分别与一 Roux-en-Y 空肠襻侧壁吻合，胰管内分别放置支撑引流管(图 3)。此手术方法较为复杂费时，并无更大的优越性。

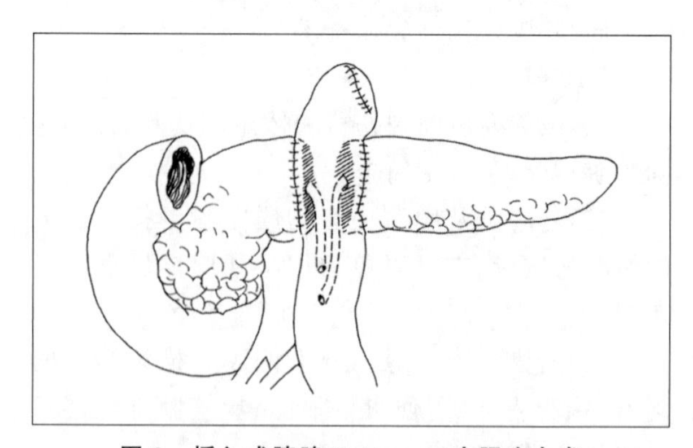

图 3 插入式胰腺 Roux-en-Y 空肠吻合术

(2)胰十二指肠联合伤手术：胰十二指肠联合伤伤情比较多样，可自简单的十二指肠穿孔至严重的胰头十二指肠损毁伤，此时，合并腹膜后血管伤及胆管伤亦较常见。胰十二指肠联合伤的手术治疗原则包括：a. 修复十二指肠穿孔和胰头裂伤；b. 外引流胆汁；c. 食物通道改道；d. 有严重损毁伤者行胰十二指肠切除术。

常用的手术方法有以下几种：

①十二指肠憩室化手术：十二指肠憩室化(duodenal diverticularization)手术是指胰十二指肠联合伤时经过修复胰头十二指肠的破裂之后，做 B-Ⅱ式胃切除及胃空肠吻合术，使食物流通途径改道，术后十二指肠有如胃肠道的一个"憩室"，手术由几个部分组成，包括：a. 胃部分切除胃空肠吻合；b. 迷走神经干切断术；c. 缝合十二指肠及胰头上破裂；d. 十二指肠造口(图 4)。

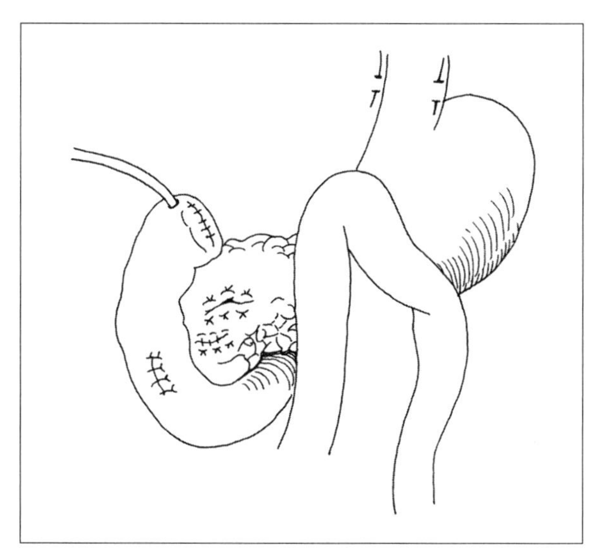

图 4　十二指肠憩室化手术

此手术一般用于较严重的胰十二指肠联合伤，因手术复杂，手术病死率较高，约在 30%。

②幽门排外术：幽门排外手术同样须将食物流通途径改道，但只是暂时性的，故免除迷走神经切断术，手术方法较为简化，手术内容包括：a. 缝合胰头及十二指肠破裂；b. 沿胃大弯切开，长约 4cm；c. 可吸收合成缝线(polyglactin suture)荷包缝合胃幽门(亦有用铬制肠线)；d. 胃大弯胃空肠吻合；e. 空肠穿刺置管肠内营养(图 5)。

此手术用可吸收性缝线关闭幽门，胃内容物经胃空肠吻合转流，以后缝线被吸收后，幽门自行开放，避免做胃切除和迷走神经切断，手术创伤较轻。据 Moore 报道本法治疗胰十二指肠联合伤 34例，总病死率下降至9%；Vaughan观察另一

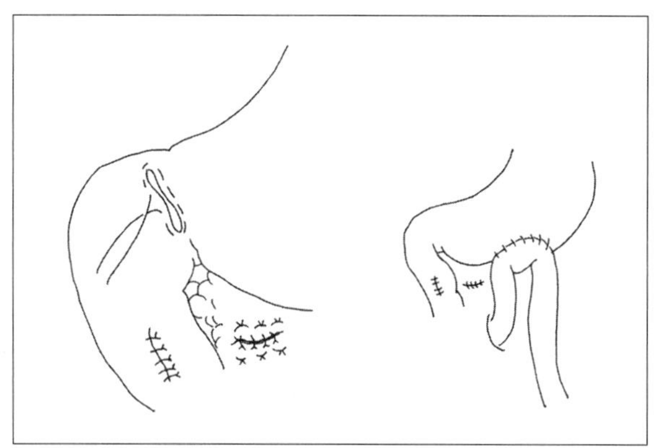

图 5　幽门排外术

A. 缝闭切开的幽门；B. 胃空肠吻合

组病人，全部病例手术后幽门可以重行开放，100 例病人中有 3 例发生边缘性溃疡。

③保留幽门十二指肠空肠吻合术：保留幽门十二指肠空肠吻合术是基于十二指肠伤多发生在第 2 段及第 3 段，波及十二指肠第 1 段者较少，参照保留幽门胰十二指肠切除术的方式，在幽门下 2cm 切断十二指肠第 1 段，行 Roux-en-Y 空肠十二指肠吻合，手术包括：a. 缝合胰腺、十二指肠裂伤；b. 幽门下 2cm 横断十二指肠第 1 段；c. 缝合关闭十二指肠远端；d. 游离 Roux-en-Y 空肠襻；e. 十二指肠空肠襻端-侧吻合；f. 胃造口(图 6)。

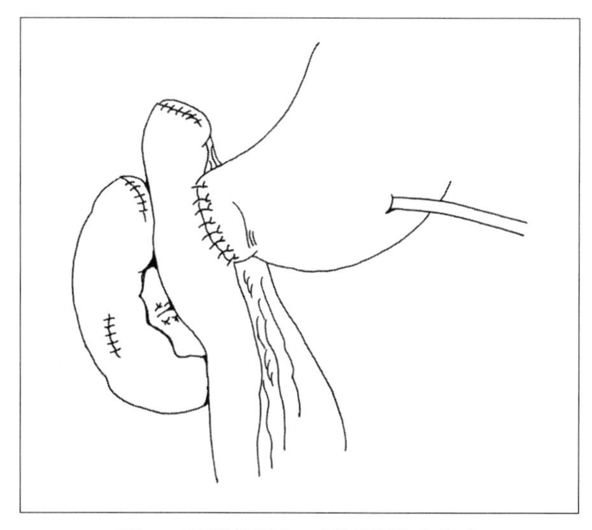

图 6　保留幽门十二指肠空肠吻合术

此手术可起到将食物通道转流，有利于一旦手术后发生胰瘘时的处理。胰十二指肠联合伤手术后发生胰瘘的机会很高，约 25%，故此手术有其一定优点。

④胰十二指肠切除术:胰十二指肠联合伤时胰十二指肠切除术的术后并发症和病死率均很高,故一般应避免采用此复杂手术;但胰十二指肠切除术有时亦是挽救病人生命的唯一手段,其手术适应证包括:a. 胰头部伤大出血不能控制;b. 胰头部的损毁性损伤;c. 十二指肠的损毁性伤无法修复。

所有胰腺十二指肠伤手术更应强调在伤部放置充分的引流,手术后持续负压吸引避免发生腹腔内液体积存;引流保持的时间要够长,平均在2周以上;经胃肠道进食的时间宜晚,术后3周内主要用TPN来维持营养,若合并有胰瘘或十二指肠瘘,则TPN时间需更长;术后腹腔内感染发生率高,应加以注意。

其他方面的手术后处理见胰腺外伤剖腹探查术和有关的胰腺手术。

(黄志强)

参 考 文 献

1 栾竞新,许桂香. 胰腺外科. 北京:人民卫生出版社,1985:120
2 Jones RC. Management of pancreatic trauma. Am J Surg, 1985, 150:698
3 Campbell R, Kennedy T. The management of pancreatic and pancreaticoduodenal injuries. Br J Surg, 1980, 67:845
4 Graham JM, Mattox KL and Vaughan GD. Combined pancreatic duodenal injury. J Trauma, 1979, 19:340

13.4 急性坏死性胰腺炎 Acute Necrotizing Pancreatitis

13.4.1 概述

19世纪中叶,胰腺作为消化器官的功能获得肯定,从而对胰腺的重要性及发生炎症性病变时的严重性有了应有的认识。Senn指出(1886年)急性胰腺炎进展到胰腺坏死或形成胰腺脓肿时可能是手术适应证,这是最早报道坏死性胰腺炎可以手术治疗的文献。Fitz在1889年发表的论文中介绍了急性胰腺炎的临床表现和病理变化,并指出急性胰腺炎时早期手术干预是无效的,甚至是有害的。Opie(1901年)通过对一例急性胰腺炎死亡者尸解时发现胰管与胆管相通,壶腹部结石嵌顿,从而提出"共同通道学说"。Moynihan在1925年报道中支持早期手术探查胰腺引流治疗所有的急性胰腺炎。他的这一观点作为急性胰腺炎治疗的标准方法流行了许多年。直至1948年Paxton和Payne用双盲对比方法比较了307例急性胰腺炎,手术治疗组病死率为45%,而非手术组病死率为21%,手术和非手术方法治疗的结果有显著性差异,此后对急性胰腺炎的治疗又有了不同观点。在我国曾宪九教授1951年最早报道急性胰腺炎,继之又发表了胰腺癌的治疗,创建了国内的外科为主的多学科协作研究组,为我国胰腺病学发展做出了贡献,是我国胰腺病学的先驱。我国在坏死性胰腺炎的治疗方面,也曾经历早期手术,非手术治疗,早期胰腺切除和在积极支持疗法基础上,对有手术适应证的病例施行手术。

急性胰腺炎是一种"自限性疾病"(self-limited disorder),90%属轻、中型,对支持疗法反应良好。只有10%(8%~15%)发展为坏死性胰腺炎。急性坏死性胰腺炎是严重的、威胁生命的急腹症,强有力的支持治疗都难以控制病情发展,严重并发症仍然很高,病死率在25%左右。

【病因与发病机制】

急性胰腺炎的病因90%与胆道病和大量饮酒有关。两种原因何者为主要,各国统计结果不同,我国仍以胆结石为主要原因。当前对胆结石引起急性胰腺炎的机制认为是由于胆石移动或嵌顿加之共同通道的解剖结构。乙醇引起胰腺炎有许多种学说,主要有:①胰液分泌增加,而Oddi括约肌阻力增加,胰管内高压,胰酶渗出致胰腺实质损伤;②胰管内"蛋白泥(protein plugging)"形成,胰管阻塞,胰酶渗出致胰腺实质损伤。迄今有关胰腺实质损伤的细胞和分子生物学变化的确切机制,仍然不清楚。

具有对病因、病理生理和临床经过的理论知识是指导正确诊断和治疗急性胰腺炎成功的关键。在诊断方面要在确定急性胰腺炎诊断基础上判断是轻、中型抑或重型伴有胰腺坏死、出血。Mc Maham 调查存活的病人中，55％住院时得到确诊，而死亡病人中仅 21％在住院时得到诊断。

【严重程度评估】

急性胰腺炎的严重程度以证据为基础做出评估：

(1)急性胰腺炎的严重程度取决于有无胰腺坏死存在，但迄今尚无理想的预测方法和生化指标可供确切判断。因此制定了多种指标组合的评估系统，其中以急性生理学和以往健康评分Ⅱ(APACHE-Ⅱ)评估系统列为首选，APACHE Ⅱ包括 12 项生理学变数加上病人以往健康状态和年龄。评分最高为 71 分，一般死亡者评分多在 19～25 分。Ranson 预后指标评定与急性坏死性胰腺炎继发感染发生率亦有相关性，预后指标＜3，继发感染率＜3％；预后指标 3～5，继发感染率达到 1/3，预后指标＞6，则 1/2 继发感染，坏死性胰腺炎继发感染者 80％死亡。

(2)探索诊断胰腺坏死的实验室单项指标。至今已提出多项判断指标，临床有实际价值者有：①C-反应蛋白(CRP)。CRP 是由肝脏产生的急性期蛋白，是反映炎症损害程度和胰腺坏死的可靠指标。在发病后 2、3、4d 血清 CRP 高峰≥210mg/L，在第 1 周末，CRP 水平高于 120mg/L，表明有胰腺坏死，与 CT 增强扫描结果作对应判断，得到有相关性结果。近年，Dervenis 报道，在急性胰腺炎症状出现后 48h CRP＜150mg/L 为轻症，CRP＞150mg/L 为重症。②血清白介素-6(IL-6)、白介素-8(IL-8)及弹力酶，在急性坏死性胰腺炎时增高，适用于急诊测定。③血清磷脂酶 A_2 可能是致胰腺坏死的酶，目前从人体的胰腺组织和胰液中已能纯化此酶，在坏死性胰腺炎时增高，但由于磷脂酶 A_2 系多源性，实际应用尚难肯定。④胰腺炎相关蛋白、激活肽如胰蛋白酶原激活肽及羧化肽酶激活肽是理想的指标，尚属研究阶段。

(3)影像学诊断：①CT 增强扫描。CT 增强扫描被认为是诊断胰腺坏死、继发感染或脓肿的金标准。连续 CT 检查对观察病情变化及治疗效果有帮助。CT 定位胰腺穿刺细菌检查可以直接确定感染及病原菌。对于增强扫描应用离子化或非离子化造影剂是否可能加重胰腺腺泡坏死，文献有两种观点，近年来临床随机分组研究结果显示，造影剂不会增加坏死性胰腺炎的临床严重度。②超声扫描，可以判断胰腺水肿，同时对诊断胆囊结石及胆管状态帮助很大。此系无创性诊断方法，应用广泛。但在病人肥胖或有重度腹胀时观察胰腺病变存在困难。③胸部平片：胸腔积液对判断重症胰腺炎并发症有帮助。④腹腔穿刺：收集腹腔渗出液做全面检查对鉴别诊断有肯定的帮助。

急性胰腺炎重症病例毋庸置疑应属于外科疾病，应接受外科 ICU 强有力的支持治疗，在此期间获取正确诊断，对病情严重性判断，具有手术治疗适应证时，应不失时机地进行手术治疗。

【适应证】

急性坏死性胰腺炎属于外科急腹症，手术治疗是总体治疗方案中的重要组成部分。在疾病的一定发展阶段，如具有手术适应证则应不失时机地实施手术治疗。当前得到共识的手术适应证如下。

(1)临床诊断不能肯定：诊断不能肯定这是认识上一致的早期手术指征。若临床上无法与下列疾病鉴别，则应立即手术探查，这些疾病包括腹主动脉瘤破裂、肠系膜血管栓塞、消化性溃疡穿孔、肠绞窄和坏疽性胆囊炎。腹部 CT 检查是最有价值的肯定诊断方法，腹部超声扫描则可在床旁进行，亦有较大价值，若仍无法确诊，为排除存在不手术而会发生致命后果的疾病，应立即剖腹探查。在这种情况下手术，必须进行系统而广泛的探查。若系坏死性出血性胰腺炎，情况就相当复杂，应该显露整个胰腺判断胰腺坏死范围及坏死程度，还应探查腹膜后间隙。按胰腺坏死范围可分为：体尾部、颈部、头部、全胰腺和多灶性坏死，然而判断有炎症的胰腺组织的活力非常困难，有的包膜表面有明显坏死，而胰腺实质并无坏死，也有相反的情况。显微镜下更常见坏死区与正常区相交错存在。其次，胰腺与十二指肠及胆管远段的血液供给特点，使胰头或全胰切除不是单一器官的手术。胰腺若有多灶性坏死(图 13-4-1)，广泛切除显然是不适当的。

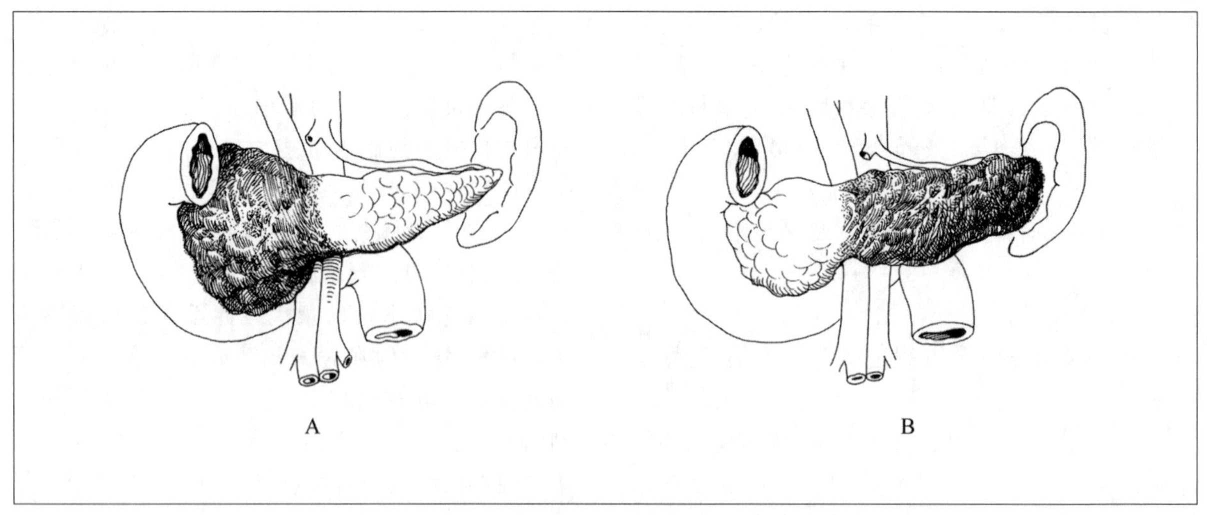

图 13-4-1 急性坏死性胰腺炎范围

A—头颈部;B—体尾部

(2)坏死性胰腺炎继发胰腺感染:继发胰腺感染是急性胰腺炎严重的、威胁生命的并发症,发生率为 2%～5%。包括 3 种情况:①胰腺假性囊肿感染;②胰腺脓肿;③胰腺坏死感染。感染的假性囊肿在胰腺囊肿节内讨论。胰腺坏死区感染可以是弥漫性或局灶性的胰腺失去活力的实质组织感染,往往同时伴有胰周脂肪坏死区细菌或真菌感染。急性胰腺炎死亡者中由于胰腺继发感染所致者达到 80%。继发性胰腺感染发生在坏死的胰腺组织和胰周组织,病原菌经邻近发炎肠管肠壁细菌移位或受累腹膜后组织血行种植等来源。实验研究证明急性胰腺炎发病早期存在肠壁渗透性增加,且肠壁渗透性增加的程度与病情严重性相关。常见的感染病原菌有克雷伯杆菌属、大肠埃希菌、变形杆菌、肠杆菌、肠球菌、沙雷菌属、假单孢菌属、葡萄球菌、链球菌、念珠菌及厌氧菌等。约 50% 系多种细菌混合感染。胰腺坏死继发感染时,临床表现发热,腹痛加重,腹胀,腹部肿块和白细胞增高,血淀粉酶持续增高,肝功能不正常,血培养阳性率不高。Ranson 指标≥3,发病超过 1 周,在强有力的支持治疗下病情恶化及有菌血症,应高度怀疑胰腺坏死继发感染的诊断。超声扫描发现胰腺水肿及胰周渗出,CT 对诊断胰腺脓肿和胰腺坏死感染是最准确的方法,增强 CT 是判断胰腺坏死的金标准。CT 引导下细针穿刺细菌检查可确定感染有无及病原菌种类。胰腺脓肿和胰腺坏死感染一经确诊应即刻手术引流同时清除坏死组织。若胰腺脓肿壁厚,局限好,亦可采用经皮穿刺置管引流。但应用 CT 检查随诊效果,若引流效果不好应即改为手术清除坏死组织同时灌洗引流。

胰腺脓肿和胰腺坏死感染外科处理,当前为多数医师接受的手术为:①剖腹探查胰腺坏死组织清除同时广槽式引流;②剖腹探查胰腺坏死组织清除开放填充引流。两种手术方法均以经前腹入路为佳,前腹入路易于达到充分显露病变范围,打开胃结肠韧带显露胰腺,胰腺周围区域,结肠后间隙,隔下间隙,清除失活的组织,清除过程中应避免出血,因此不宜用锐器,可采用手捏法。此种情况下,不宜考虑广泛切除手术。此种坏死组织清除引流手术往往需重复施行 1 或 2 次,广槽式引流腹部筋膜缝闭,置放多根大孔引流所有坏死感染和脓肿间隙,引流管通过侧腹戳孔引出。应用这一方法有 16%～40% 病人因持续胰周脓毒症需再次手术。此法治疗胰腺脓肿的病死率为 5%～50%,胰腺坏死感染的病死率为 20%～50%。选择广槽式引流抑或开放引流意见不尽一致,作者认为应根据病情选择,坏死组织脓腔巨大者亦可采取置双套管加开放式充填敷料引流。全身应用广谱抗生素在胰腺坏死感染和胰腺脓肿时是必要的措施。应针对细菌培养结果及全身反应调整用药。

(3)胆石性胰腺炎时胆道疾病的处理:胆石性胰腺炎对胆结石采取外科治疗是防止急性胰腺炎

复发危险的根本措施。手术时机选择，观点不尽一致，目前得到多数外科医师认同的意见是急性发作后及早手术，即在发作住院后1周左右同一次住院期间进行手术，行开放法或腹腔镜胆囊切除和(或)胆总管探查，术前或术中胆管造影，以确定胆管树无结石残留。以往将胆石手术时间推迟到8周，在此期间约50%病人有复发胰腺炎，从而增加治疗的复杂性和治疗的费用。对轻、中型胰腺炎有的在住院后3～5d即施行手术治疗。对重症胆石胰腺炎临床过程缓解较慢，这组病人胆道手术可在第1次出院后4周再住院施行。Acost主张急症手术，他认为，宜尽早解除壶腹部梗阻和取出胆总管结石。从理论上说这一主张是合理的，但因在临床实施中急症手术较之近期或后期手术的病死率高，分别是16%和2%，轻中型胆石性急性胰腺炎经非手术治疗可获缓解者适宜进行近期手术。

(4)急性重症胰腺炎(Ranson指标≥3)伴有胆总管结石梗阻及急性胆管炎时，应行早期手术取石，引流胆管，有的作者主张早期(72h内)ERCP内镜下括约肌切开术，报道一组121例病人随机分组对比研究早期ERCP内镜下括约肌切开与常规治疗方法的结果，两组病死率分别是4%和18%，并发症发生率分别是24%和61%。早期ERCP内镜下括约肌切开术的并发症和病死率明显低于常规治疗。早期ERCP内镜下括约肌切开术有一定适应范围，若作为常规应用，未见有并发症和病死率降低，其适应证为：重症胰腺炎非手术治疗病情无好转，同时有急性胆管炎的病例。作者认为，在这种情况下施行早期手术抑或ERCP应根据条件和技术熟练性而定。

(5)临床状况恶化。急性坏死性胰腺炎在非手术治疗情况下病情恶化是否应该早期手术处理？一直存在相互矛盾的观点，由于缺乏有对照的随机临床研究，意见难以完全一致。现在的观点趋向是外科手术适应于：①不能排除必须外科治疗的急腹症；②确定有继发性胰腺感染。坏死性胰腺炎无感染者适宜积极的支持治疗。临床实践和动物实验发现急性坏死性胰腺炎早期出现的全身各器官的损害，并不能在早期切除病变胰腺后完全恢复，另外，也发现有胰腺坏死而经过积极支持治疗后胰腺坏死仍然存在而全身症状却逐渐获得缓解。

【手术时机】

急性坏死性胰腺炎的手术，按实施手术的时间分为：

(1)早期手术，指在发病后72h内手术。

(2)近期手术，指在发病后4～14d手术。

(3)后期手术，指发病14d以后手术。

诊断不能肯定，是认识上比较一致的早期手术指征；坏死性胰腺炎继发胰腺感染诊断一经确定均宜手术治疗，多属近期或后期手术；坏死性胰腺炎经过非手术治疗不但无好转，反而恶化，应确定继发感染存在或诊断有不能肯定疾病时行手术治疗。早期和近期手术选择什么手术，达到什么目的，所有文献资料大多基于个人回顾性分析，可以说任何一种手术方法都不存在严格的对比，对于后期手术的适应证认识上很少有分歧，手术方式亦易于为大多数外科医师所接受。

【手术方式】

无论采取何种手术方法，术中都必须安置冲洗引流管，全面探查腹膜后间隙和给予静脉营养支持。

急性坏死性胰腺炎的手术方式可归纳为3大类：

(1)引流术：1925年Moynihan提出早期胰腺引流治疗急性胰腺炎，以后引流术被广泛应用。至20世纪40年代早期手术的热情冷却，而在近20年来，在治疗坏死性胰腺炎的方法中，胰腺引流重新受到重视。任何一种治疗坏死性胰膜炎的手术，引流胰腺均为重要的、不可缺少的步骤。虽然确诊为坏死性胰腺炎后，早期施行手术充分引流腹腔，小网膜囊和腹膜后间隙积聚的大量含有丰富胰酶和血管活性物质的“富酶肉汤”对早期使病人全身情况改善是有益的，但是引流和大量生理盐水灌洗并不能降低坏死性胰腺炎的后期并发症，总的病死率不但不降低反而升高，表明早期手术引流由于增加胰腺坏死继发感染，因而对胰腺坏死无感染的病例不但无益反而有害，早期胰腺引流术和灌洗术已很少有人单独应用于治疗急性坏死性胰腺炎。

(2)胰腺切除术：早期规则性胰腺切除或全胰切除术，1963年Watts首先报道全胰腺切除治疗急性暴发性胰腺炎成功，在以后的20年规则性胰腺切除，甚至全胰腺切除，以欧洲的外科医师为代表，投入了极大的热情，认为如果胰腺坏死超过50%或75%以上则有行胰腺部分切除或全胰腺切除的指征。随着胰腺规则性切除病例的积累，急性坏死性胰腺炎的病死率明显增加，胰腺体尾部切除病死率为35%，胰十二指肠切除术的病死率为60%，全胰腺切除的病死率达70%～90%。由于近端胰腺切除和全胰切除的病死率很高，加之对重型胰腺炎经规则性胰腺切除治疗存活病例的随诊，其中的40%～92%的病例发生糖尿病，因而规则性胰腺切除术20世纪80年代中期在美国已很少做，国内20世纪90年代以后也做得少了。早期规则性胰腺次全或全胰腺切除术，试图达到彻底去除胰腺病变，阻断残余胰腺继续坏死和出血，达到根本治愈的目的。但这一观点忽略了急性坏死性胰腺炎的病理生理特点，产生了与愿望相反的结果。胰腺腺泡坏死的根本原因尚不明了，重型胰腺炎的病理变化进展迅速，间质水肿，出血坏死，坏死液化或继发细菌感染交错存在，即便是大范围的规则性胰腺切除，亦不能阻断其病程发展，残留的胰腺腺泡坏死继续发展，合并出血和感染，而大量血管活性物质，细菌及毒素对全身重要器官所产生的全身性炎症反应综合征(SIRS)和多脏器功能不全综合征(MODS)亦绝非手术切除胰腺所能逆转。早期胰腺切除术还有一个关键性的问题，即术中如何对胰腺坏死的范围和深度作出准确判断。直至今天仍然无法解决这一难题，往往可能出现3种情况：①将胰被膜的广泛坏死误认为胰腺实质坏死，切除的标本检查胰腺实质并无坏死；②胰腺被膜看似没有明显坏死，而实质已广泛坏死未能发现，手术不但达不到预期目的，反而增加了感染机会，加重了病情；③病变为多灶性，正常腺泡和实质坏死交错存在，难以确定切除的界限。这3种情况往往使得外科医师在术中进退两难，术后增加了感染出血、胃肠道瘘以及多器官系统衰竭等严重并发症的发生率，病人还要承受侵袭性很大的手术创伤，以及为进一步处理残留或隐蔽的胰腺坏死、感染病灶而需要多次手术。

(3)胰腺坏死组织清除加广泛引流：治疗急性坏死性胰腺炎的现代观点是：①尽量将手术推迟至发病2周后进行，而早期手术若非不得已，应予废弃。在此期间给予积极抗感染，静脉营养，ICU治疗和预防心、肺、肾功能不全，代谢紊乱以及消化道并发症，帮助病人度过全身反应最剧烈的时期。与此同时，必须严密监测，及时发现胰腺坏死出血继发感染、脓毒血症和感染性休克，一旦出现应积极进行手术。如果病人度过了3～6周，胰腺病变局限，无继发感染征象，全身反应减弱，若增强对比CT扫描诊断胰腺坏死局限，界限分明，在严密随诊观察之下可将手术时间推迟。应该指出，每个病人的具体手术时间应根据病情做出正确的抉择。②采用胰腺坏死组织清除或腐肉切除术附加术后广泛引流和灌洗，取代规则性胰腺切除术。胰腺坏死组织清除或腐肉切除术的具体做法是清除或切除胰腺内、胰腺周围以及腹膜后间隙的坏死组织，尽可能保留有活力的胰腺组织。Beger等由于采用胰腺坏死组织清除术代替规则性胰腺切除术，病死率由24.4%降至8.1%。该手术以其损伤性小，手术易行，术后并发症少，病死率低的优点而受到推崇。有再次手术指征时，胰腺坏死组织清除还可以重复施行。

Frey的观点(1979)，急性坏死性出血性胰腺炎内科治疗病死率达100%，认为外科手术治疗才是积极的态度。1989年以后这一观点已得到修正。综合文献报道，重症胰腺炎的病死率为25%～50%。

13.4.2 急性坏死性胰腺炎的手术 Operations of Acute Necrotizing Pancreatitis

【适应证】

(1)早期(发病72h以内)

①诊断不能肯定。发病急剧，与其他不及时手术治疗有致死危险的急腹症难以鉴别时，应不失时机进行手术探查。

②非手术治疗过程中，病情无改善，反而有恶化，确定或怀疑胰腺坏死继发感染。

③重症胆石胰腺炎伴胆管梗阻，急性胆管炎。

(2)近期(发病4～14d)

①诊断不能肯定。

②病情无改善，反而有恶化，确定有胰腺坏死感染。

(3)后期(发病 15d 以后)

①胰腺脓肿。

②胰腺假性囊肿，不能自行吸收，或有继发感染。

③坏死区大出血。

④确定有胃或肠坏死。

⑤持续胃或肠瘘无自行闭合的可能性。

⑥胆石病为坏死性胰腺炎的原因，应对胆结石进行根治性手术。

【术前准备】

(1)加强医疗单位(ICU)治疗。

(2)确定诊断的关键检查。如腹腔穿刺，CT扫描，胸、腹部 X 线平片检查，以及血清及腹腔液淀粉酶、脂肪酶检查。判断胰腺坏死的有关检查，如 C-反应蛋白＞120mg/L，阳性率达 93％；CT 增强扫描，88％；乳酸脱氢酶＞270U/L，87％；α-1-抗胰蛋白酶＞4.5g/L，83％；α-2-巨球蛋白＜1.3g/L，82％。

(3)补充循环血容量，纠正代谢紊乱。

(4)抗休克，抗感染。

(5)纠正低氧血症，适时进行气管插管机械辅助呼吸。

(6)预防和治疗肾功能不全。

(7)放置 Swan-Ganz 导管进行血液动力学监测。

(8)持续胃肠减压，以缓解因麻痹性肠梗阻所致的胃肠潴留和胀气。

(9)静脉营养。

【麻醉与体位】

全身麻醉，清醒情况下经环甲膜注入局部麻药，气管内插管。平卧位。

【手术步骤】

(1)切口：①上腹正中切口，对诊断不清楚的病人，全面探查灵活性较大，且组织损伤小，但对显露全部胰腺，探查腹膜后间隙并清除腹膜后坏死组织较困难，切口开放者或栅状缝合者更易发生肠道并发症；②两侧肋缘下切口，可以得到良好的显露，全部胰腺及两侧腹膜后间隙的坏死组织均可得到处理。且网膜与腹膜缝闭后，小肠将隔离于大腹腔，横结肠系膜以上小网膜囊可以充分引流或关闭置双套管冲洗，若须重复手术，对肠道损伤机会减少。近年来一些有经验的医师倾向做两侧肋缘下切口或横切口者增多(图 1)。

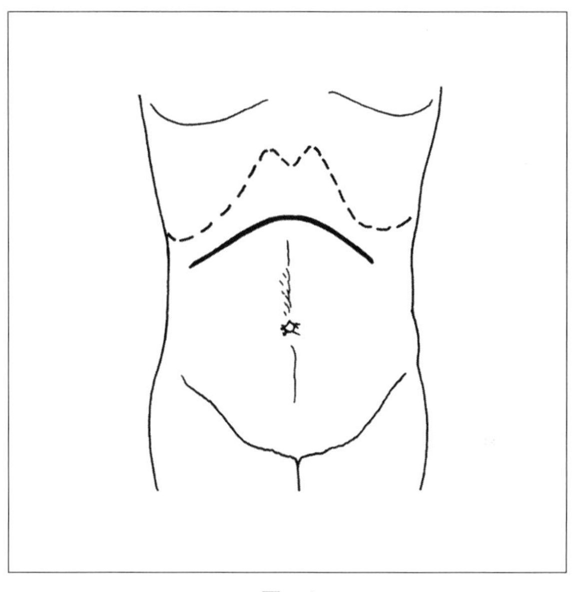

图 1

(2)显露胰腺：沿切口走向切开腹壁，切开腹膜后检查腹腔渗液，包括渗液量、性状及气味，抽取渗液做常规、生化、淀粉酶及脂肪酶检查和细菌培养。然后尽可能吸尽渗液，分离胃结肠及十二指肠结肠韧带，即显露出胰腺(图 2～图 4)。

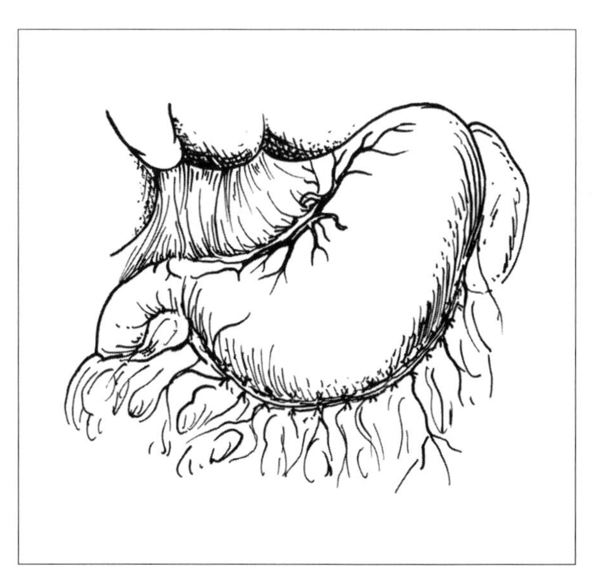

图 2 游离胃结肠韧带

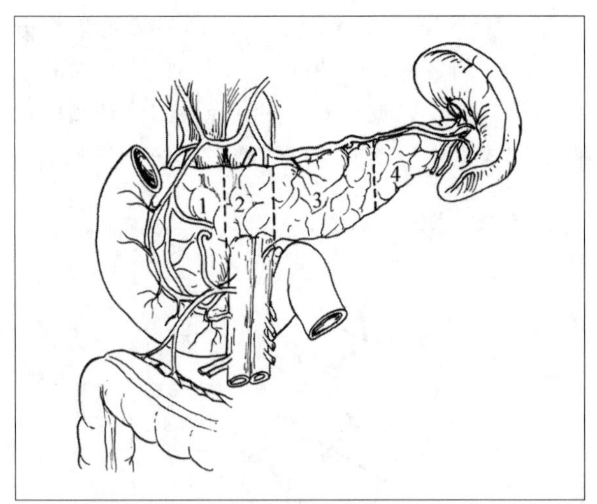

图3 显示胰腺及胰周关系
1—胰头;2—胰颈;3—胰体;4—胰尾

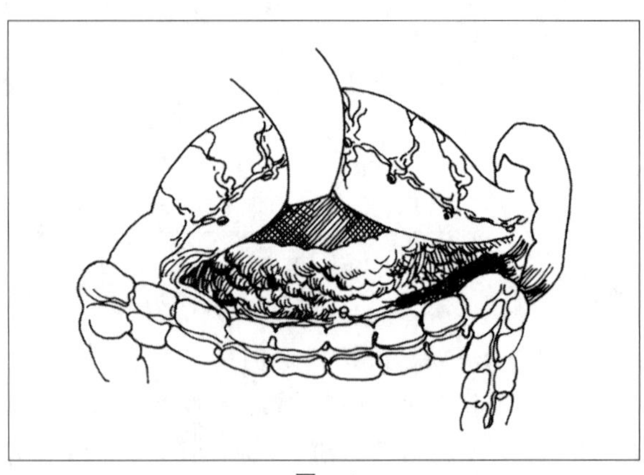
图 4

(3)确定胰腺坏死部位及坏死范围:发病3d内的手术,对胰腺坏死部位及范围的判断,仍然是关键问题,也是当前尚未解决的问题。胰腺坏死范围一般分为局灶坏死(约30%);大片坏死(50%～75%)和次全、全部坏死(75%～100%)。亦有以切除坏死组织湿重区别程度,即局灶坏死,指切除坏死组织湿重<50g;大片坏死指<120g;次全坏死指<190g;超过190g,其中未查到有活力的组织者为完全坏死。

(4)胰腺坏死组织清除:用指捏法清除坏死组织(图5),保护大体看来正常的组织,清除坏死组织无须十分彻底,肠系膜根部的坏死组织,切忌锐性解剖或试图完全清除,这样会引起误伤肠系膜上动、静脉,发生致死性的危险,明智的做法是任其自行脱落,冲洗排出。坏死腔内予以彻底止血,以免术中、术后发生大出血。手术清除的坏死物质称湿重并记录,以判断坏死范围,同时立即送细菌学检查,革兰染色涂片及需氧、厌氧菌培养,并将标本做病理检查,进一步判断坏死程度。

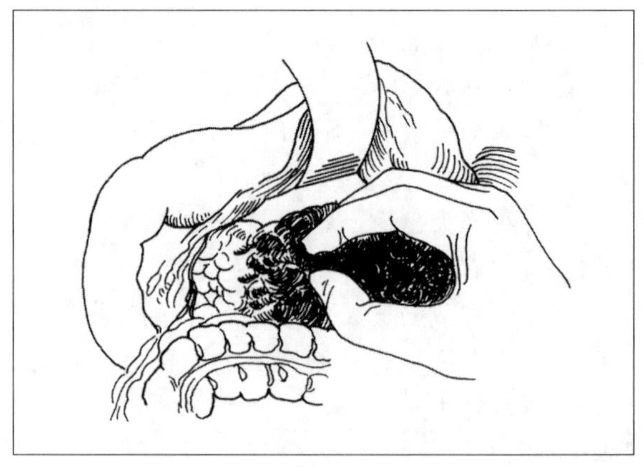
图 5

胰腺坏死严重者往往伴有胰周及腹膜后间隙大量富含血管活性物质和毒素的渗出物和脂肪坏死组织形成,因而在清除胰内坏死组织的同时还应清除胰周及腹膜后间隙的坏死组织。

腹膜后间隙探查:胰腺头颈部病变主要分离十二指肠结肠韧带,游离结肠肝曲、右侧结肠旁沟、肠系膜根部及肾周围;胰体尾部病变累及脾门,肾周围时,应游离结肠脾曲及左侧结肠旁沟和肠系膜根部。凡属病变波及的范围均应无遗漏地进行探查,清除坏死组织,吸净炎症渗液,特别应注意肾周围及两侧结肠后间隙的探查和清除(图6,图7)。

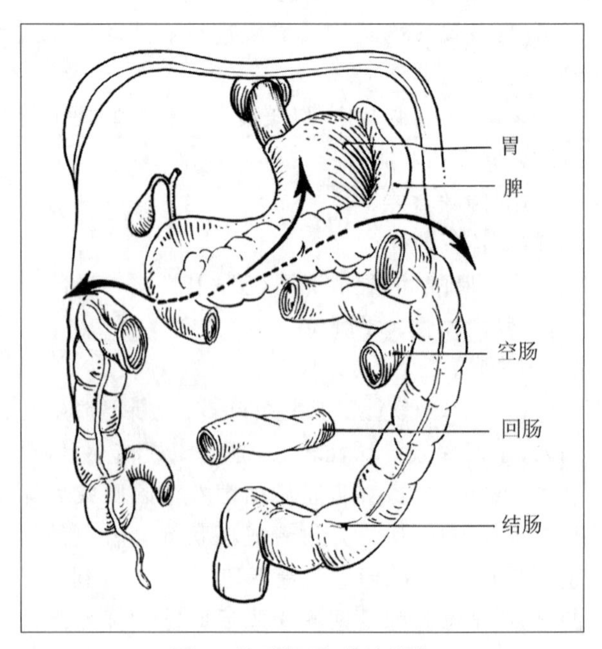

图6 胰腺坏死、渗液流向

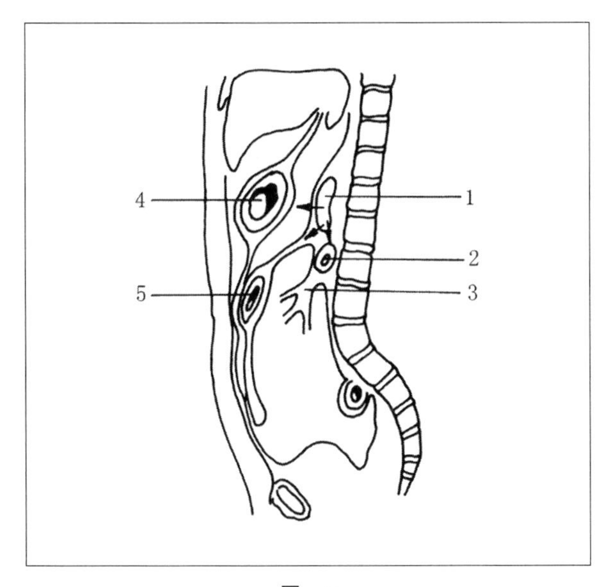

图 7

1—胰;2—肾;3—肠系膜;4—胃;5—结肠

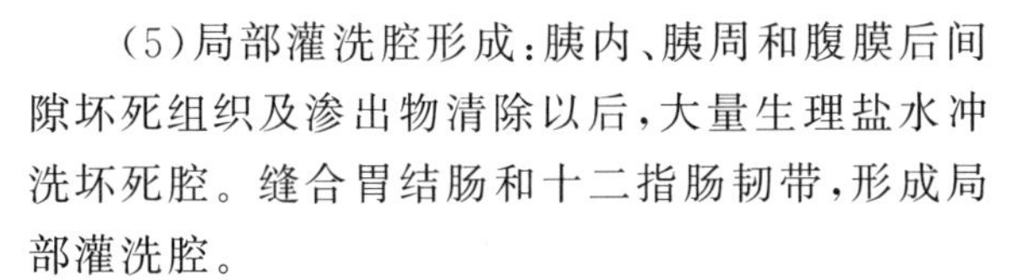

(5)局部灌洗腔形成:胰内、胰周和腹膜后间隙坏死组织及渗出物清除以后,大量生理盐水冲洗坏死腔。缝合胃结肠和十二指肠韧带,形成局部灌洗腔。

(6)引流和灌洗:单纯胰腺引流治疗急性坏死性胰腺炎目前已无人采用,但是无论胰腺坏死组织清除还是胰腺规则性切除手术后都必须安置引流和(或)采用双套管灌洗。胰腺广泛坏死者还须应用“栽葱”引流。

双套管通过胰尾(图 8)胰头部(图 9)安置在小网膜囊(图 10)、腹膜后间隙或结肠旁沟。

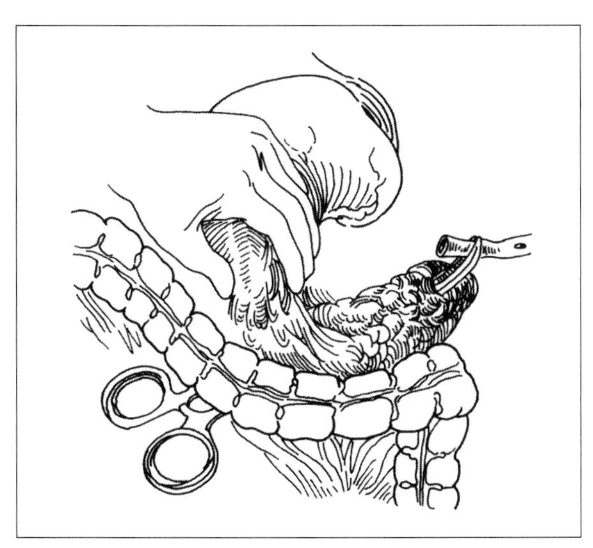

图 8

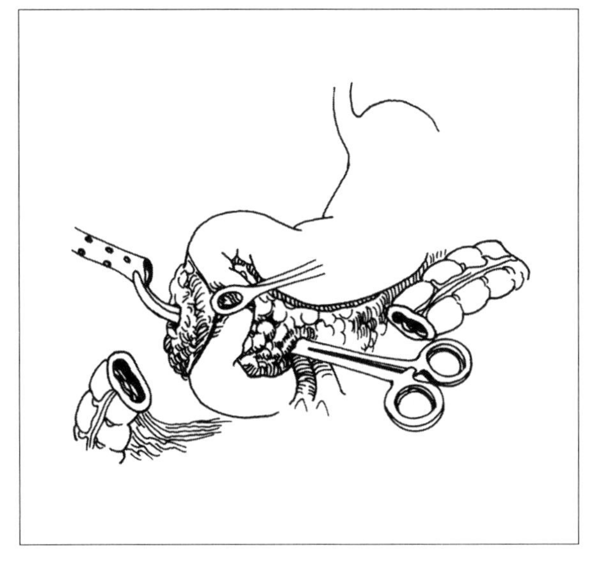

图 9

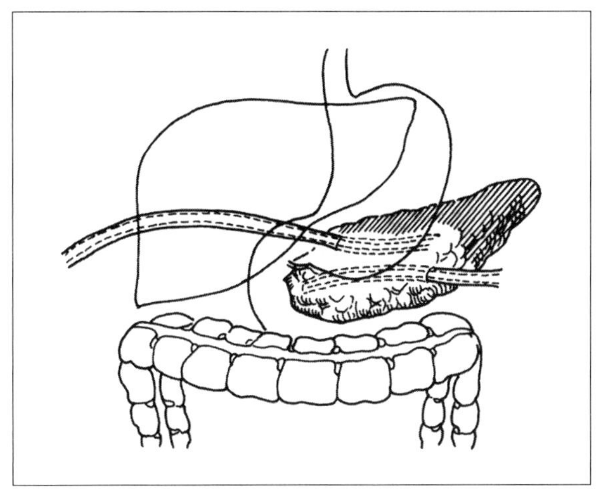

图 10

术后冲洗小网膜囊平均 25d,但根据坏死范围大小而不同,局灶性坏死平均 13d;大片坏死平均 30d,次全或全部胰腺坏死平均 49d,最长 90d。灌洗液体量平均约 8L/24h。局灶性坏死 6L/24h;大片、次全或全部坏死 8L/24h。液量最多达 20L/24h。冲洗用液体可以是等渗或稍为高渗的盐水。

停止灌洗的指征为:吸出液培养无菌生长;组织碎片极少或没有(<7g/24h);若能测定淀粉酶同工酶和胰蛋白酶则吸出液检查应为阴性。

(7)三造口术:指胆囊、胃和空肠三造口。由于急性坏死性胰腺炎病人伴有肠梗阻、肠麻痹,特别是十二指肠空肠曲近端胃肠液潴留,胃液,胆汁和十二指肠液郁积，而且胃肠道梗阻往往持续数周甚至数月，故而主张做胆囊造口、胃造口、空肠造口。近年来由于静脉营养的质量不断提高，加之三造口术在病变剧烈进展期难以达到预期目的，反而增加并发症的危险，故而主张选择性应用(图 11)。

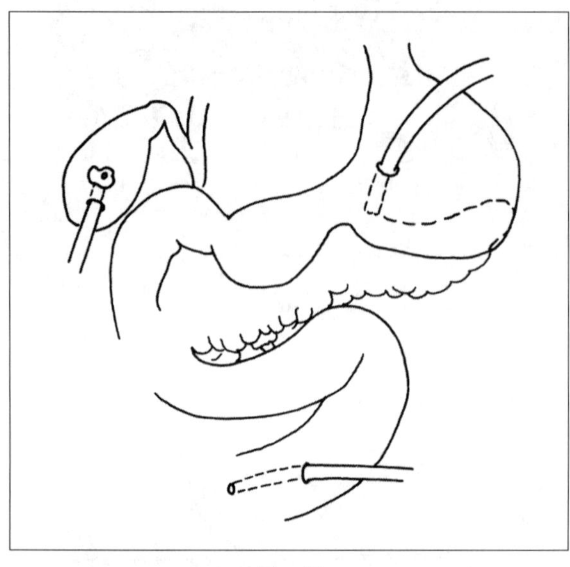

图 11

有胆囊和胆总管结石并有黄疸，又不允许施行胆囊切除者则应切开胆囊，胆总管取出结石，安置胆囊引流及胆总管 T 形管引流。

(8)腹壁切口的处理：急性坏死性胰腺炎病理变化复杂，尚无一种手术能将本病一次性彻底治愈。胰腺坏死清除术辅以坏死区冲洗虽然再次手术次数减少，但再次乃至多次手术仍难避免。胰腺早期规则性切除结果更差，据统计再次手术次数较坏死清除还多。这种再次和多次腐肉清除手术须要多次打开腹部切口，针对此点，提出对腹壁切口的几种不同处理方法。

①坏死区形成灌洗腔，插入两根粗而软的双套管，持续灌洗引流，切口缝合。

②用不易粘连的网眼纱布覆盖内脏，再以湿纱垫填充腹内及腹壁伤口，腹部切口不缝合或做全层栅状缝合几针固定。根据病情需要，定期更换敷料。此法可以动态观察病情，及时清除不断形成的坏死组织，进行局部冲洗，免去了多次切开、缝合和分离粘连。但是每次更换敷料需要全麻下进行，局部伤口形成肉芽创面后方有可能在病房内换敷料。此法仅适用于胰腺坏死已有明显感染和胰腺脓肿形成或有严重弥漫性腹膜炎的病例。

③胰腺坏死组织清除后，伤口开放，填塞敷料，然后盖以聚乙烯薄膜，在腹壁安装市售尼龙拉链闭合切口。此法优点与切口开放填塞法相同，因为有拉链闭合切口，蒸发丢失液体减少，但反复全身麻醉，以及并发出血、肠瘘、感染等严重并发症，决定了此类方法应严格选择病例，不应轻率施行。

【术中注意要点】

(1)胰腺坏死组织清除术的关键步骤是有效地清除胰内、胰周和腹膜后间隙的坏死组织及感染病灶，保护仍有活力的胰腺组织，尽量用手指做钝性分离，坏死腔内主要血管周围，肠系膜根部周围的坏死组织无须分离，切忌追求坏死组织的彻底清除导致术中或术后大出血，一旦发生出血，必须彻底止血，结扎主要血管。但若为肠系膜根部血管受累，只有保护防止其破裂。

(2)选择引流管质地应柔软，以避免长期应用形成肠瘘。有严重腹膜炎时腹腔应灌洗 1～3d。腹膜后间隙坏死，感染严重时应做充分而有效的引流。

(3)为不可避免的再次手术或重复手术所设计的腹部开放填塞或腹壁安装拉链术要注意严格选择病例，不宜作为一种常规的手术治疗方式。

【术后处理】

(1)加强医疗单位(ICU)治疗。

(2)应用抗生素防治感染。选择广谱、对需氧及厌氧菌均有疗效的药物，或联合用药。

(3)对主要脏器功能状况进行严密监测，及时治疗肺、肾、心、循环及脑功能不全。若有指征应及时应用人工呼吸机辅助呼吸；Swan-Ganz 导管观察血流动力学变化；留置导尿测每小时尿量及比重。检查神智，瞳孔变化。

(4)肠道外营养支持，一旦肠功能恢复，改为肠内营养支持。

(5)持续双套管灌洗，严格记录出入量，测量吸出坏死组织重量，吸出液行细菌培养，以确定是否停止灌洗。

(6)发现需要再次手术的指征，主要是经过胰腺坏死组织清除及灌洗，症状一度缓解，却又复恶化;有高热不退,局部引流不畅。

(7)若发现坏死腔出血,应停止灌洗,出血量不大者,应用填塞压迫止血;出血量很大则应急症手术止血。

(8)发现继发性肠瘘,应即刻施行引流。

【主要并发症】

胰腺坏死清除术的主要并发症为胰腺坏死进展,继发感染加重,形成胰腺脓肿或感染性假性胰腺囊肿;坏死胰腺累及主要血管发生大出血;严重感染、中毒进而发生脓毒血症;大出血继发休克;最终导致多器官系统功能衰竭。

(1)感染:坏死性胰腺炎手术时坏死胰腺组织细菌培养阳性率为62.8%。有手术引流不畅或感染进展时,细菌培养阳性率增高,术中培养阳性者病死率比培养阴性者高1倍。感染未能控制,发生脓毒血症者则很少存活。

(2)出血:往往由于术中企图彻底地切除坏死组织或坏死、感染侵蚀血管所引起。预防方法是术中对血管周围或肠系膜根部的坏死组织不必要求过于彻底的清除,对于出血及时发现和处理,若合并大出血,病人病死率接近于40%。

(3)肠瘘:分为小肠瘘和结肠瘘,是最常见的并发症之一,约1/10病人发生肠瘘。与坏死病变侵蚀和反复行胰腺坏死组织清除或伤口开放有关。

(4)胰瘘:术后约8%发生胰瘘,经置管引流,多可自行闭合。超过半年不闭合则应手术治疗。

(5)假性胰腺囊肿或感染性假性胰腺囊肿。

(6)胰腺脓肿。

(顾倬云)

参 考 文 献

1 顾倬云. 老年外科学. 北京:人民卫生出版社,1998:293-308

2 顾倬云. 胰腺外科//黄志强. 现代基础外科学. 北京:人民军医出版社,1992:518-542

3 顾倬云,张国华,罗忠仙. 急性胰腺炎死亡病例研究. 中华外科杂志,1991,29(4):315

4 王京泊,顾倬云. 钙离子阻滞剂降低实验性坏死性胰腺炎病死率的机制探讨. 中华消化杂志,1992,91(2):156

5 Rattner DW, Compton CC, Gu ZY, et al. Bacterial infection is not necessary for lethal necrotizing pancreatitis in mice. Inter J Pancreatology, 1989,5:99

6 Ranson JHC, Rifkind KM, Roses DE, et al. Prognostic signs and the role of operative management in acute pancreatitis. Surg Gynecol Obstet,1974,139:69

7 Ranson JC. The role of surgery in the management of acute pancreatitis. Am Surg, 1990,211:382

8 Lavin M, et al. Debridement and closed cavity irrigation for the treatment of pancreatic necrosis. Br. J Surg, 1989,76:465

9 London NJM, Neoptolemos JP, Lavelle J, et al. Contrast-enhanced abdominal computed tomography scanning and prediction severity of acute pancreatitis: A prospective study. Br. J Surg, 1989,76:268

10 Haward JM. Delayed debridement and external drainage of massive pancreatic or peripancreatic necrosis. Surg Gynecol Obstet, 1989,168:25

11 Stanten R,Frey CF. Comprehensive management of acute necrotizing pancreatitis and pancreatic abscess. Arch Surg, 1990,125:1269

12 Pederzoli P, Bassi C, Vesentini S, et al. Retroperitoneal and peritoneal drainage and lavage in the treatment of severe necrotizing pancreatitis. Surg Gynecol Obstet, 1990,170:197

13 Rattner DW, Legermate DA, Lee MJ, et al. Early surgical debridement of symptomatic pancreatic necrosis is beneficial irrespective of infection. Am J Surg, 1992,163:105

14 Bradley EL Ⅲ. Operative vs nonoperative therapy in necrotizing pancreatitis. Digestion, 1999, 60 (Suppl 1):19

15 Dervenis C,Bassi C. Evidence-based assessment of severity and management of acute pancreatitis. Br. J Surg, 2000,87:257-258

16 Hammarström LE, Andersson R, Stridbeck H, et al. Influence of bile duct stone on patient features and effect of endoscopic sphincterotomy on early outcome of edematous gallstone pancreatitis. World J Surg, 1999,23:12-17

17 Bradley EL Ⅲ. A clinically bassed classification system for acute pancreatitis. Arch Surg, 1993, 128:586-591

18 Tsiotos GG, Lugue-de-LE, Soreide JA, et al. Management of necrotizing pancreatitis by repeated operative necrosectomy using a zipper technique. Am J Surg, 1998,175:91

13.4.3 胰腺假性囊肿手术 Operations for Pancreatic Pseudocyst

胰腺的囊性疾病可有先天性、肿瘤性、寄生虫性、炎症性、创伤性等原因；根据囊肿内壁是否存在上皮细胞层，分为有上皮细胞衬里的真性囊肿和无上皮细胞衬里的假性囊肿两类。真性囊肿为肿瘤性囊肿，需行手术切除囊肿及部分胰腺。假性囊肿最为常见，可发生于急性胰腺炎、胰腺损伤、胰腺手术后，有时真正的原因不明确。

胰腺假性囊肿可以发生在胰腺实质内、胰腺外小网膜囊内或胰腺周围腹膜后间隙内。胰腺假性囊肿的形成多由于胰液、渗出液、坏死组织、血液的积存，刺激周围组织产生炎症及纤维结缔组织增殖反应，形成一层纤维性的囊壁而成。故假性囊肿的囊壁并无上皮细胞衬托，这是手术时活组织检查区别真性囊肿与假性囊肿的鉴别要点。由于假性囊肿的囊壁只是周围组织的炎症反应所形成，没有真正的囊壁，因而不能与周围组织分开，亦不能单独切除。

胰腺假性囊肿的发病过程可分为急性期和慢性期，急性期常表现为小网囊内积液。在急性胰腺炎时可用B型超声检查确定。急性期囊内积液可以被吸收，囊肿消失；若囊肿与胰管相沟通，则囊肿不能自愈并且常呈进行性增大、压力升高，囊壁薄者，有可能自行穿破至游离腹膜腔内，亦可溃破至肠腔内。假性囊肿合并感染后便成为胰腺脓肿，使病情急剧恶化。假性囊肿急性期手术主要是外引流或袋形缝合，以治疗囊肿的穿破或感染。

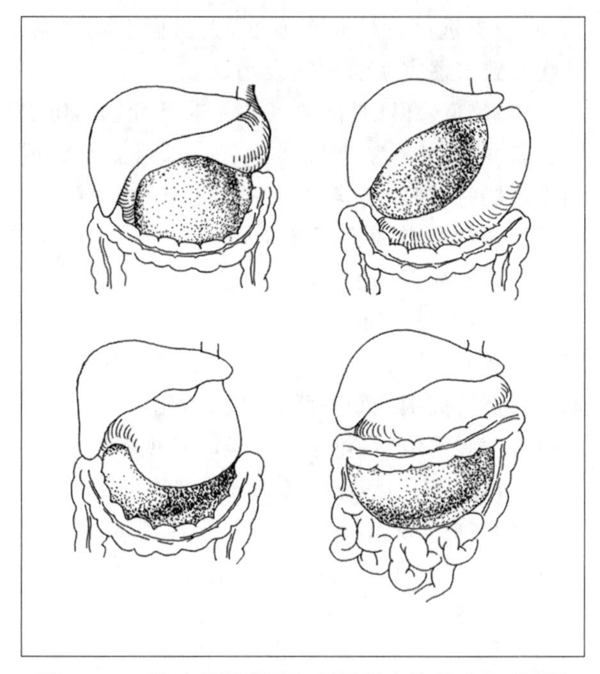

图 13-4-2 胰腺假性囊肿与邻近器官的关系(正面观)

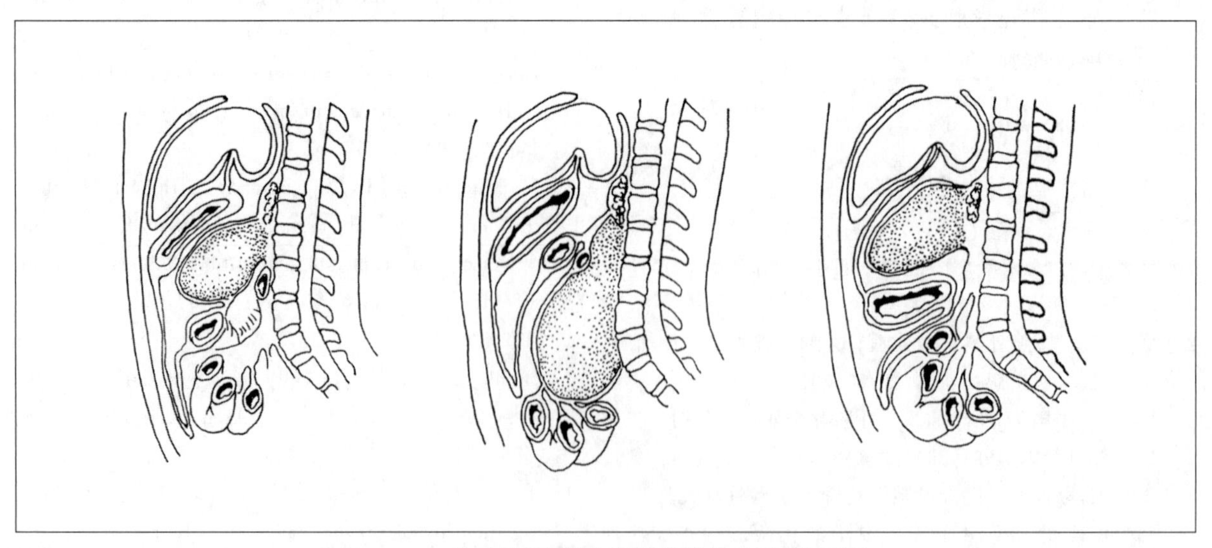

图 13-4-3 胰腺假性囊肿与邻近脏器的关系(侧面观)

慢性的胰腺假性囊肿有一纤维性囊壁，囊内液体可为墨绿色、褐色或淡黄色，若囊肿与胰管沟通，囊肿体积可以逐渐增大，囊液的淀粉酶含量很高，据记载囊液最多可达数千毫升。一般认为当囊肿形成超过6周时，便可以产生较完整的纤维性囊壁，故囊肿内引流术一般需待6周以上。

巨大的胰腺假性囊肿与腹腔内脏器的关系见图13-4-2，图13-4-3。慢性胰腺假性囊肿的治疗方法根据囊肿的体积、位置而定。较小的胰腺体尾部实质内的囊肿，可将胰腺体尾部连同囊肿及脾脏一并切除；大的小网膜囊内的囊肿则用内引流术，可做囊肿胃吻合或囊肿空肠 Roux-en-Y 式吻合；胰头部囊肿亦可做囊肿十二指肠吻合术。

13.4.3.1 囊肿空肠吻合术

Pancreatic Cystojejunostomy

【适应证】

(1)大的胰腺假性囊肿，发病时间在6周以上。

(2)无囊肿内感染或囊肿内出血。

(3)可排除真性囊肿的可能性。

【禁忌证】

(1)囊肿形成的时间短，无完整的纤维性囊壁。

(2)真性囊肿。有时胰腺或其周围的囊性肿瘤可误诊为假性囊肿，如胰腺囊腺瘤或癌、畸胎瘤、十二指肠平滑肌肉瘤囊性变均曾有误诊为假性囊肿错误地施行囊肿内引流术者。

(3)体积较小的囊肿或位于胰腺实质内的囊肿，一般均不须行内引流术，除非出现压迫症状，如胰头部囊肿压迫胆总管下端引起梗阻性黄疸。

【术前准备】

(1)术前影像学包括胃肠钡餐检查，确定囊肿的位置及其与消化道的关系。

(2)胰淀粉酶、脂肪酶、血糖测定。

(3)按一般消化道手术准备。

(4)使用预防性抗生素。

【麻醉与体位】

(1)持续硬脊膜外麻醉或全身麻醉。

(2)仰卧位。

【手术步骤】

(1)一般采用上腹部横切口，对胰腺的探查以及在左侧或右侧施行手术均较方便，若囊肿位置高，向胃小弯部突出而手术准备采用囊肿胃吻合术时，则可用左侧的上腹部直切口。

(2)腹腔内探查确定囊肿最突出的位置，选择其最低位做吻合。一般选在横结肠以上胃结肠韧带或囊肿向横结肠系膜突出处的无血管区。注意勿试图将囊肿壁与邻近脏器分离，否则会导致横结肠穿破，因为囊肿本身并无真正的壁。

(3)低位切开囊肿，长约5cm，在切缘上取一块囊壁送冷冻切片病理检查，取囊液送细菌培养和淀粉酶测定。吸净囊液，注意检查囊腔有无肿瘤样突起，对有可疑之处，取组织送病理检查。

(4)游离一段 Roux-en-Y 空肠襻，长 40～50cm，断端缝合关闭，在肠襻的对肠系膜缘切开，与囊肿行双层侧壁吻合(图1)。在吻合口周围放置腹腔内引流，另做戳口引出腹壁。

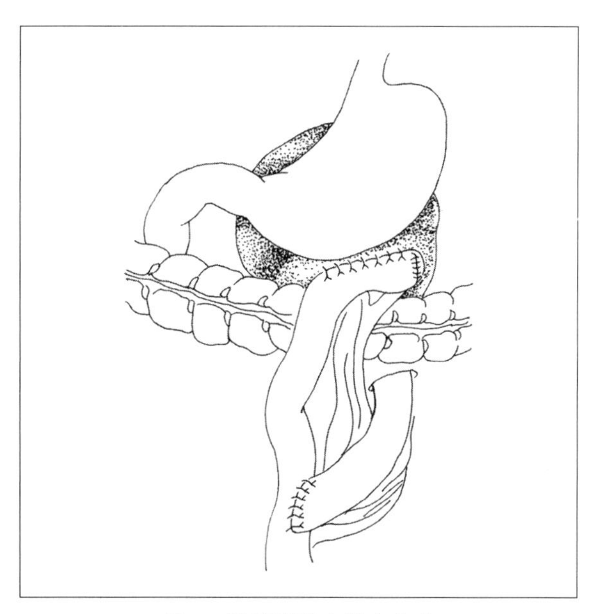

图1 胰腺囊肿空肠吻合术

【术后处理】

(1)注意腹腔引流渗出液的性质与量，测定腹腔引流液的淀粉酶含量。

(2)持续胃肠减压至胃肠功能恢复。

(3)全身应用抗生素。

(4)若无胰液渗漏，术后3～5d拔除腹腔引流。

13.4.3.2 囊肿胃吻合术

Cystogastrostomy

【适应证】

(1)主要向胃小弯部突出的小网膜囊胰腺假性囊肿,胃后壁是囊肿壁的一部分。

(2)囊肿不向胃结肠韧带或横结肠系膜处突出,并且该处可能因为粘连,解剖不清。

【术前准备】

同"囊肿空肠吻合术"。

【麻醉与体位】

同"囊肿空肠吻合术"。

【手术步骤】

(1)以细针经胃前壁向囊肿部位穿刺,抽出囊液,以确定囊肿与胃的关系。

(2)在胃体部纵行切开胃前壁,胃壁切缘以细线做黏膜下血管缝扎止血。

(3)吸尽胃内容物后,在胃后壁相应于囊肿的部位再用细针穿刺抽吸定位,选择胃后壁的切口位置,在其两旁缝以牵引线,切开黏膜层,黏膜下层以细线缝扎止血,继而切开胃后壁进入囊腔,吸尽囊腔内液体,送淀粉酶测定,囊壁送病理检查。

(4)切缘彻底止血后,以铬制肠线连续缝合胃壁与囊肿壁,使囊腔与胃腔贯通,其吻合口约4cm,不需放置引流,放好胃肠减压管,关闭胃前壁切口(图1)。腹腔内也不放置引流。

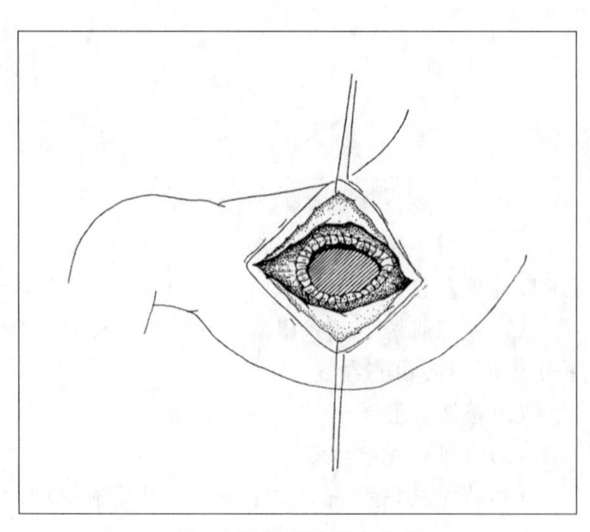

图1 胰腺囊肿胃吻合术

【术后处理】

(1)持续胃肠减压3～5d,注意观察抽出液的性质及量,有无出血。抽出液做淀粉酶测定。

(2)5d后开始进食。

(3)胃囊肿吻合术后最常见的并发症是胃后壁切开处出血,可用纤维胃镜检查,以确定出血的部位并采取适当的止血措施。

(黄志强)

参 考 文 献

1 Beger G, Buchler M. Acute Pancreatitis. eds. Berlin: Springer-Verlag, 1987:174—376

2 Pederzoli P, Bassi C, Vesentinis, et al. Retroperitoneal and peritoneal drainage and lavage in the treatment of severe necrotizing pancreatitis. Surg Gynecol Obstet, 1990, 170:197

3 Watts GT. Total pancreatectomy for fulminant pancreatitis. Lancet, 1963, 2:384

4 Beger HG. Surgical management of necrotizing pancreatitis. Surg Clin North Amer, 1989, 89:529

5 Bradley EL. Management of infected necrosis by open drainage. Ann Surg, 1987, 206:542

6 van Sonnenberg EG, Rossi RL, Heiss FW, et al. Imaging and interventional radiology for pancreatitis and its complication. Radiol. Clin North Am, 1989, 27:65

7 Wilson CA, Heads A, Shenkin A et al. Creactive protein, antiproteases and complement factors as objective markers of severity in acute pancreatitis. Brit J Surg, 1989, 76:177

13.5 慢性胰腺炎

Chronic Pancreatitis

13.5.1 概述

General Consideration

慢性胰腺炎临床表现为复发性或持续性腹痛,可伴有胰内、外分泌功能不全。病理改变为局部性、节段性或弥漫性的不规则的硬化性改变和外分泌腺的永久性破坏，可伴有主胰管或小胰管的扩张，常有胰管阻塞因素的存在，如狭窄、蛋白栓、结石、钙化等。亦有找不到梗阻原因者。胰腺有不同程度的炎性细胞浸润、水肿、局灶性坏死，常有囊肿或假性囊肿，囊肿与胰管可有交通。胰岛组织的受累常较轻。但是，慢性胰腺炎的改变是进行性的，最后导致胰内、外分泌功能丧失。

慢性胰腺炎可分为以下类型：①慢性胰腺炎伴局灶性坏死；②慢性胰腺炎伴节段性或弥漫性纤维化；③慢性胰腺炎合并结石。

另外，梗阻型慢性胰腺炎应是一独立类型，其表现为阻塞部位以上的胰管扩张，胰腺泡呈弥漫性萎缩并纤维化，胰管内结石很少见，一旦梗阻解除后，胰腺的结构和功能均得到一定的恢复。

慢性胰腺炎有不同的病理类型和很明显的地域的差别，欧美国家所见的慢性胰腺炎80%以上为乙醇性慢性胰腺炎，随着饮酒的继续而呈进行性损毁性改变，在开始时，胰腺外分泌因乙醇的刺激而过度旺盛，胰小管内有浓稠的胰酶蛋白栓，引起胰小管的阻塞，随后有钙的沉着。胰小管内的蛋白栓阻塞和钙沉着，使胰外分泌腺发生进行性的萎缩和纤维化，慢性炎症细胞浸润，最后外分泌腺消失。胰岛受累较晚但最终仍可受损害而致糖尿病。胰管可呈扩张或不扩张，胰管内可能有多数大小不一的结石，或有多处狭窄。

我国所见的慢性胰腺炎较少属乙醇性类型，大多数是继发于胆石病和Oddi括约肌的纤维性狭窄，即阻塞型慢性胰腺炎，胰管有不同程度扩张，胰管内压升高，以致胰腺泡破裂和弥漫性胰腺炎改变，但此时胰腺钙化和胰管结石并不常见。国内另一类较常见的慢性胰腺炎是继发于急性坏死性胰腺炎之后的胰腺组织破坏和纤维化，以及假性囊肿形成等。故国内的慢性胰腺炎多为复发性慢性胰腺炎。在一组经ERCP诊断的慢性胰腺炎114例中，46.5%的病人有胆石或胆管炎。

另一种类型的慢性胰腺炎在国内亦偶可见到，即类似热带胰腺炎(tropical pancreatitis)。表现为广泛的胰腺钙化、胰管结石、胰外分泌破坏，有的并发糖尿病，胰腺癌的发生率高。作者所遇见的7例类似热带胰腺炎病人中，3例发生胰腺癌，最年轻者才20岁。热带胰腺炎多见于印度的喀拉拉邦(Kerala)和印度的南部，并且被认为属地方病，发病率约5%。据一份调查报告，此等病人手术治疗的平均年龄为33.8岁，55%有糖尿病，92.6%呈胰管扩张，6%～20%伴有胆管的阻塞，癌变发生于11.2%～29.4%的病人。

由于慢性胰腺炎临床病理类型的明显的地域性差别，一个地区或某个国家的治疗经验往往缺乏普遍性的意义，特别是东、西方国家间以及与第三世界国家间的差别更为明显。如印度的热带胰腺炎(据认为与脂肪食物缺乏有关)在西方则极少见。在日本，乙醇性慢性胰腺炎亦较西方少见，例如Sato(1981)报道的114例病人中，乙醇性占42%；胆石11%；急性胰腺炎后11%；外伤5%；原因不明31%。在国内，慢性胰腺炎需要手术治疗者并不常见，并多属于慢性复发性胰腺炎。以伴有慢性胆囊炎、胆结石、括约肌狭窄为最常见的原因，其次为继于急性胰腺炎之后。胰管结石只见于少数病例，而胰腺钙化则甚少见。因而需外科治疗的病例为数较少。

梗阻型慢性胰腺炎在疾病的早期，由于胰腺的内、外分泌腺结构尚未受到严重破坏，解除梗阻、胰管减压之后，症状可获缓解，胰腺功能亦可有一定的恢复；到了晚期，胰腺实质已纤维化，即使引流胰管，外分泌功能也得不到恢复，内分泌功能亦常因纤维化不断加重而呈渐进性减退，一部分病人最后仍然出现糖尿病。此种情况在乙醇性慢性胰腺炎时更为显著。如Frey(1989)报道，纵行胰管空肠吻合术后(不切除胰腺)，有50%的病人最终发展为胰岛素依赖型糖尿病，而在术前只有26%；若就切除胰腺的手术而言，则胰腺切除80%～95%者，需要补充胰岛素的病人从9.1%上升到58%；切除80%以下胰腺组织者，手术后有32%的病人需要补给胰岛素。如Greenlee对87例胰管引流手术后长期观察，最终发生胰岛素依赖型糖尿病者达28%。文献上比较一致的认识是：晚期慢性胰腺炎的手术治疗既不能使外分泌功能得到改善，又不能预防糖尿病的发生，故其手术目的主要是缓解疼痛症状及伴随的并发症。

曾用于慢性胰腺炎止痛的手术种类繁多，从

内脏交感神经纤维切断到 Oddi 括约肌切开、胰管引流、胰腺部分甚至全胰腺切除直至典型的 Whipple 手术；能够得到满意结果者也仅有 70%～80%，说明此问题的复杂性。手术方法的选择往往取决于严重病变的范围和有无明显的胰管扩张，而手术的着眼点则是充分的胰管减压和最大限度地保存胰腺的内分泌组织。严格戒酒常是先决条件。

严重的慢性胰腺炎需要施行手术治疗者在国内并不很常见，但胰腺炎的病理改变复杂，手术方法虽多，并无一种手术可适用于所有的情况，手术效果亦往往不能完全令人满意。最重要的是手术前要有详细的检查和深入的分析，以选择最有针对性的手术方法。

顽固性疼痛往往是慢性胰腺炎手术治疗的指征。疼痛发生机制尚不完全清楚。胰腺内高压（包括胰管内压力和胰腺组织液压力的升高）是一个重要原因。当伴有胰管明显扩张时，引流胰管的减压手术能使 70%左右病人得到良好的效果，然而胰管无明显扩张或合并有复杂的局部改变者，手术效果常不满意。

有人提出"胰腺炎相关神经炎"（pancreatitis associated neuritis）的学说来阐明慢性胰腺炎疼痛的原因。胰腺炎相关神经炎是根据在炎症的胰腺组织中神经的数量增多，并有圆形细胞浸润和明显的神经束膜（perineurium）的破坏，从而失去神经纤维周围屏障（loss of function of the perineural barrier）的功能，使炎症介质和活化了的胰酶浸入导致疼痛。

慢性胰腺炎复杂的病理改变、肿块、对邻近组织的压迫、不能排除恶性改变、胰管不扩张等因素，均促使医生寻求切除性手术治疗的方法。对主要限于胰腺头部的病变，传统的手术方法是 Whipple 手术，此手术一般能收到较好的效果，但手术病死率和并发症均较高，手术后胃肠功能紊乱亦是其缺点；Longmire 的保存胃幽门的胰十二指肠切除术可以避免一些缺点，故受到注意。20 世纪 80 年代以来，慢性胰腺炎切除术出现一些保存胃和十二指肠的手术方法，但这些手术方法均较复杂，更重要的是此等手术远期疗效的最后评定有待更多的临床实践。

13.5.2 远端胰腺次全切除术 Distal Pancreatectomy

远端胰腺次全切除术多为切除 80%以下的胰腺组织。由于 80%～95%的远端胰腺切除可致胰腺内分泌和外分泌的严重缺陷，故一般应尽量避免。

【适应证】

(1)慢性胰腺炎有剧烈疼痛，病变主要在胰腺体尾部，胰管无明显扩张，不适宜行胰管空肠吻合术。

(2)胰腺管狭窄，合并狭窄部远端胰腺体尾部囊肿。

(3)体尾部病变，经囊肿空肠吻合或胰管空肠吻合术未得到明显改善。

(4)胰腺体尾部囊肿并有慢性胰腺炎。

(5)慢性胰腺炎合并脾静脉栓塞引起左侧门静脉高压症及上消化道出血。

(6)胰腺体尾部的假性动脉瘤。

(7)胰腺体尾部肿块，手术前及手术中均不能排除癌变的可能。慢性胰腺炎与癌并存时，在鉴别诊断上有时甚困难，就是采用冷冻切片病理检查，亦有可能做出不正确的诊断，其原因是组织取材的偏差及对切片的解释错误。据胰管空肠吻合术治疗的大组病例统计，约 15%病人最后证明为胰腺癌。因此，当胰腺体尾部肿物的活检报告为阴性时，尚不能完全排除在其深部处为癌的可能性，是否要做胰腺体尾部切除，完全根据手术者在手术台上的判断，当难于准确判断时，以行胰腺体尾部切除术更为安全。

【禁忌证】

(1)一般体尾部的慢性胰腺炎，无剧烈疼痛、无严重并发症、未疑及恶性变者。

(2)酗酒习惯不能戒除或麻醉药成瘾者，选择手术要慎重考虑。

【术前准备】

同"13.7.1 Whipple 手术"。

【麻醉与体位】

同"胰体尾部癌切除术"。

【术式选择】

(1)双侧肋缘下斜切口或上腹部横切口。

(2)80%以下的远端胰腺切除,手术步骤同胰腺体尾部切除术;游离脾脏,连同胰腺体尾部向右侧翻转,根据需要,切除肠系膜上静脉以左的胰腺,胰腺断端仔细缝扎止血,以丝线做一排褥式缝合以止血及减少渗漏,胰管另以丝线单独结扎,胰腺断面用系膜或网膜组织覆盖。

(3)慢性胰腺炎体尾部切除术时,亦可以将脾脏保存。保脾的胰体尾部切除术的手术步骤应从一开始便予计划,其要点是:①保存左胃网膜静脉及其血管交通的完整;②保存胃脾韧带上的胃短静脉;③保持胃冠状静脉流入门静脉的通畅。

【手术方法】

保脾胰体尾部切除术有两种方法,可根据胰腺体尾部病变的情况加以选择。

(1)保存脾血管的胰体尾部切除术(resection of body and tail of the pancreas with preservation of the splenic vessels):手术开始时将横结肠向下方牵引,沿胰腺下缘从肠系膜上血管的左侧开始,剪开横结肠系膜的前叶腹膜覆盖,结扎切断一些细小血管之后,稍加分离,便可达胰腺后方的腹膜后间隙,笔者习惯通过此间隙放一根F8橡皮导尿管,围绕着胰腺体尾部向上牵引,以便进一步分离(图1)。

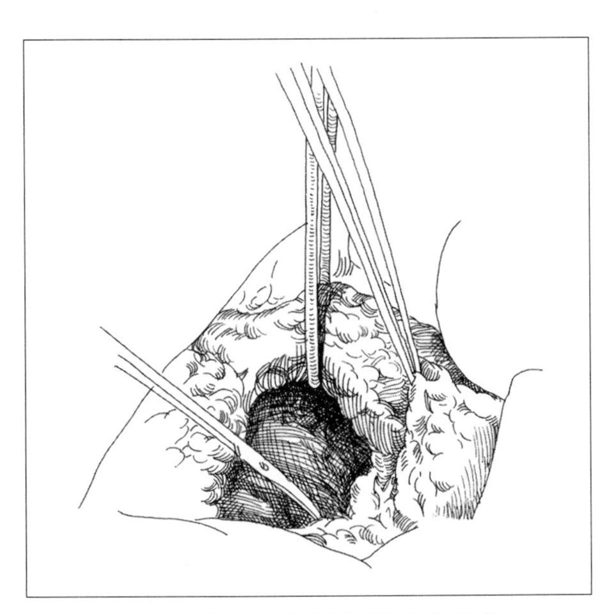

图1 用细导尿管提起胰腺,以利分离

继而将胰腺下缘向上钩起,切断胰腺,近端胰管结扎,断端缝合。显露胰腺背面的脾静脉。脾静脉接受从胰腺汇入的多数小静脉支,但其与肠系膜上静脉交接处,分支较少,故一般首先从肠系膜上静脉与脾静脉交接处,将脾静脉从胰腺背面分离,穿过一粗丝线,作为牵引,以便于逐步分离结扎切断脾静脉与胰腺背面间的小静脉分支,直至胰腺尾部处(图2)。打开胰腺上缘脾动脉的外鞘膜,沿脾动脉向脾门处将其与胰腺分离,最后将胰腺体尾部从脾血管游离、脾动、静脉仍保留于原处(图3),并在胰床放置双套管吸引引流(图4)。

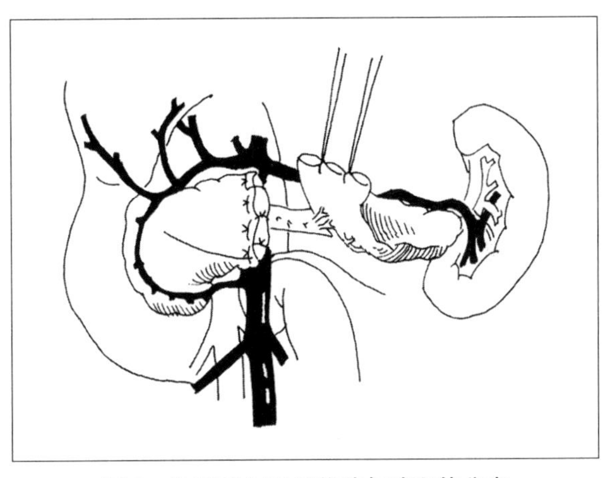

图2 从近端向远端将胰与脾血管分离

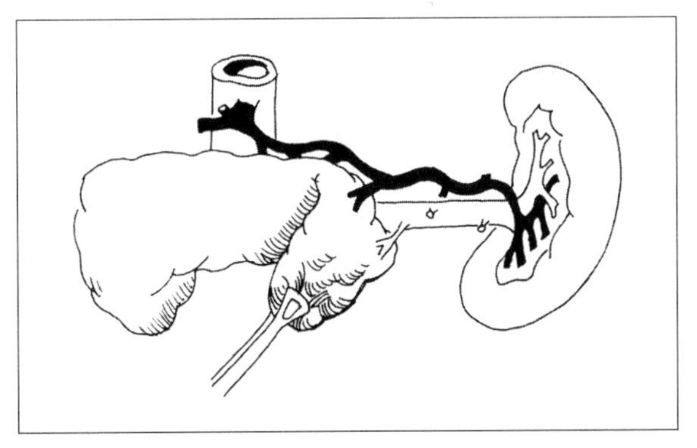

图3 从远端向近端将胰尾、胰体与脾血管分离

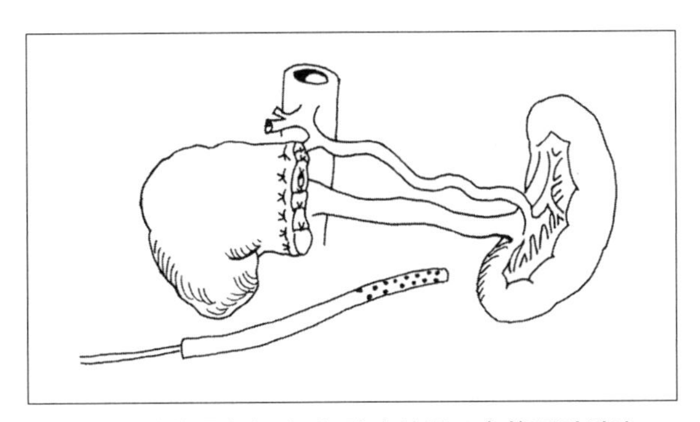

图4 胰体尾部切除后,胰床放置双套管吸引引流

(2)切除脾血管的胰腺体尾部切除(resection of body and tail of the pancreas with excision of the splenic vessels):慢性胰腺炎时胰腺周围的慢性炎症及纤维瘢痕组织增生,特别是有体尾部的胰腺假性囊肿、脾静脉栓塞等并发症时,从胰腺背面游离脾静脉十分困难,甚至不可能。故无法保留脾血管及脾脏。此时处理方法是将脾血管在脾门处切断,脾血管与胰腺体尾部一同切除。手术开始时沿横结肠上缘剪开大网膜附着(图 1),要十分注意保持大网膜血管弓的完整,特别注意保存左胃网膜血管。

钩起胃和大网膜后,便可以充分显露胰腺的前面,向左达脾蒂处。剪开胰腺下缘的横结肠系膜的前叶腹膜,用钝性分离分出胰腺后间隙,穿过一根 F8 橡皮导尿管作为牵引,以示指沿正确的解剖间隙分离胰腺后方(图 2)。

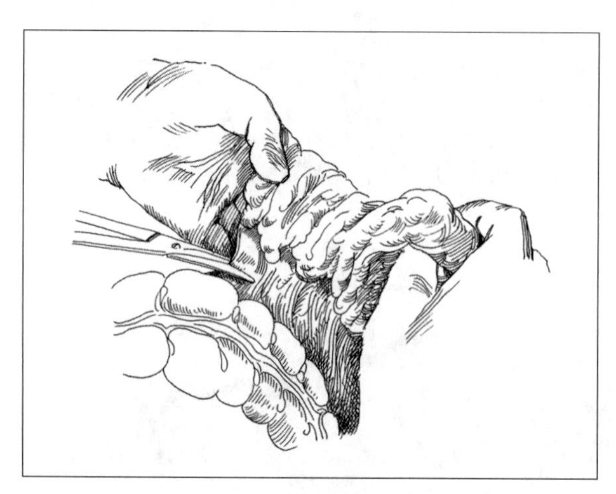

图 1

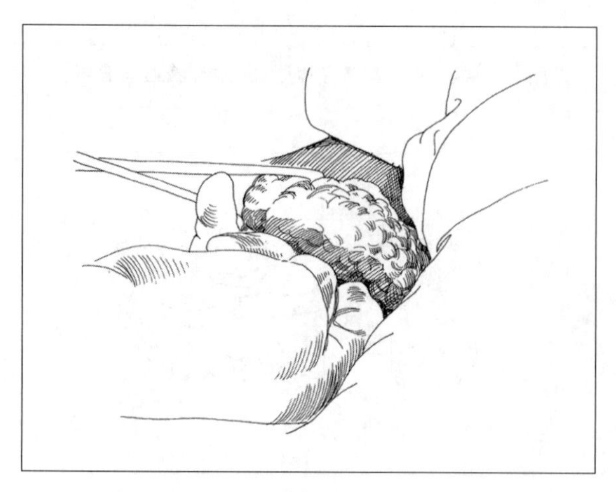

图 2

待胰腺后间隙分离清楚后,提起牵引导尿管,便可以清楚地显露胰后下缘的脾静脉并注意将其妥善保护,避免发生意外撕裂伤(图 3)。

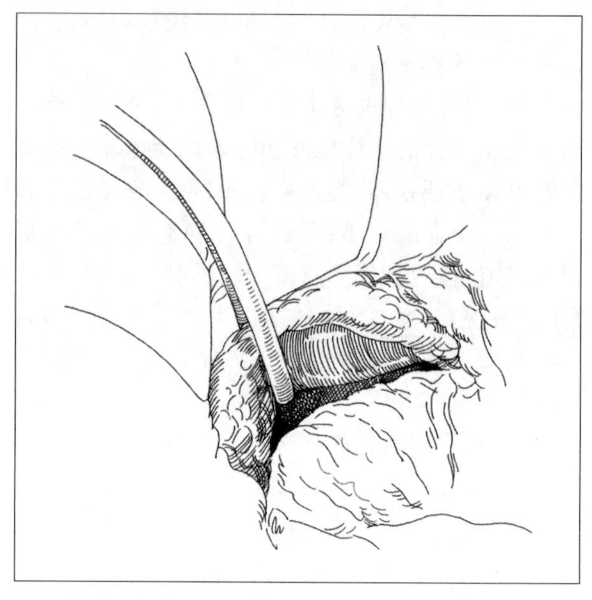

图 3

将胰尾从脾门部分离,注意勿损伤脾门处脾血管蒂,结扎、切断通向胰尾的细小的血管分支,在胰腺上缘剪开脾动脉外鞘,分离出脾动脉,并将其双重结扎后切断(图 4)。

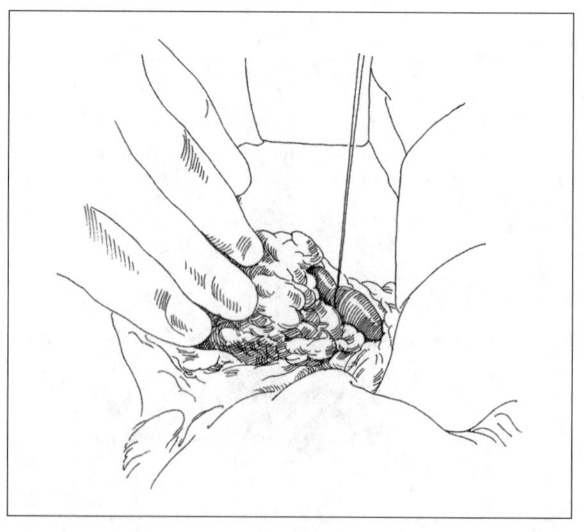

图 4

切断脾动脉后,继续分离胰尾,结扎、切断一些较细的血管分支,最后将脾静脉与其周围组织分开，使胰尾与脾门之间只有脾静脉相连，此时应特别注意避免损伤脾静脉发生出血（图 5）。小心在脾静脉上绕以结扎线（图 6）。

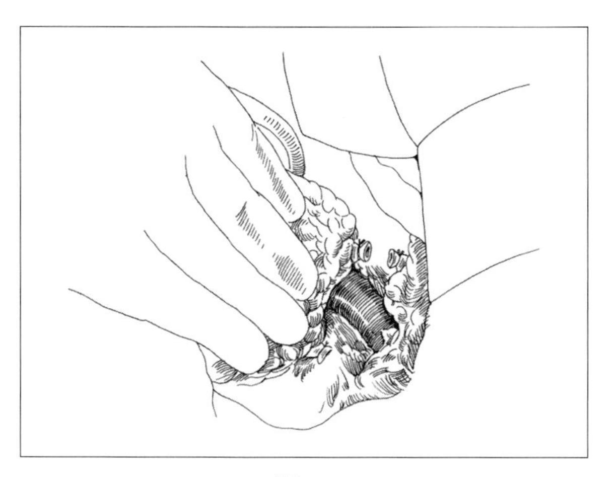

图 5

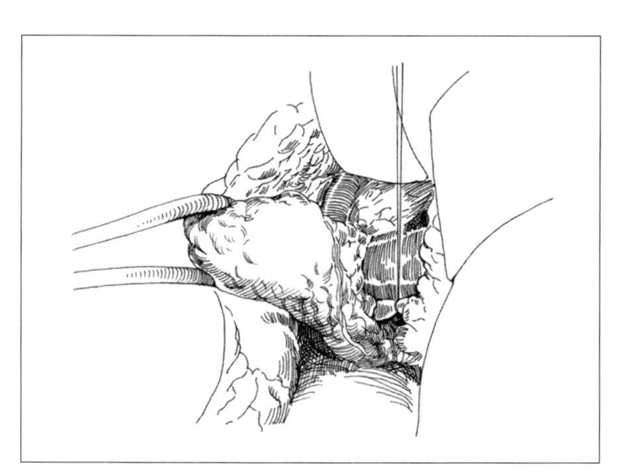

图 6

慢性胰腺炎时由于胰腺尾部与脾门处的粘连较多，分离有困难，并且可能因为出血影响手术进行。此时可以首先从上肠系膜动脉左侧切断胰腺体部，控制脾蒂的血管后，再向左侧分离，以减少出血。

提起切断胰腺的远端，向左侧分离，一般从脾动脉接近胰腺上缘处，分离出脾动脉，近端以丝线双重结扎；在肠系膜下静脉与脾静脉汇合的远端切断脾静脉，近端断端用血管缝线缝闭；若需要切除的胰腺体尾部范围更小时，亦可以直接在胰腺切线处以上 1～2cm 结扎、切断脾动脉及脾静脉。

以胰腺断端作为牵引，继续向左方游离，切开胰腺上缘的软组织达脾门部，将胰尾部从脾蒂处游离后，用心耳钳阻断脾蒂（图 7），然后以两把大弯血管钳在胰尾处钳夹脾血管、切断，将血管分别结扎及缝扎止血。

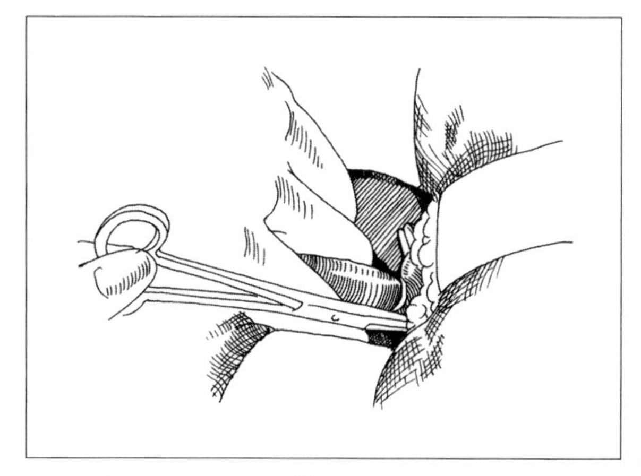

图 7

脾静脉切断后，便可以将切除的胰体尾部移除，脾门处之脾静脉断端再加缝扎，以策安全，胰床处彻底止血（图 8）。

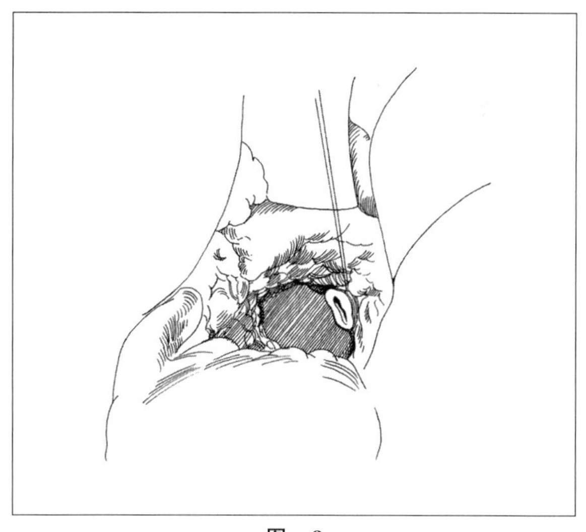

图 8

当需要切除胰腺远端 80％～95％时，在游离脾脏及胰腺体尾部翻向右方之后，在胰腺上缘结扎、切断脾动脉，脾静脉则在与肠系膜下静脉汇合之前结扎、切断，将胰腺体、颈部与肠系膜上静脉及门静脉分开。此时，将胰腺连同脾脏放回左侧，可在十二指肠上缘处切开胆总管，放入一根 Bakes 探子至胆总管下端以指示胆总管的位置。距十二指肠弯 0.5～1.0cm 处以丝线缝一排褥式缝合止血，并以此为界线保护十二指肠的血供——胰十二指肠血管弓。手术者左手固定十二指肠并感觉胆总管内探子的位置，右手用刀切除胰腺头部，注意在切除钩突部时勿损伤十二指肠系膜，在十二指肠弯内缘和下腔静脉前留下一层胰腺组织作为保护(图9)。

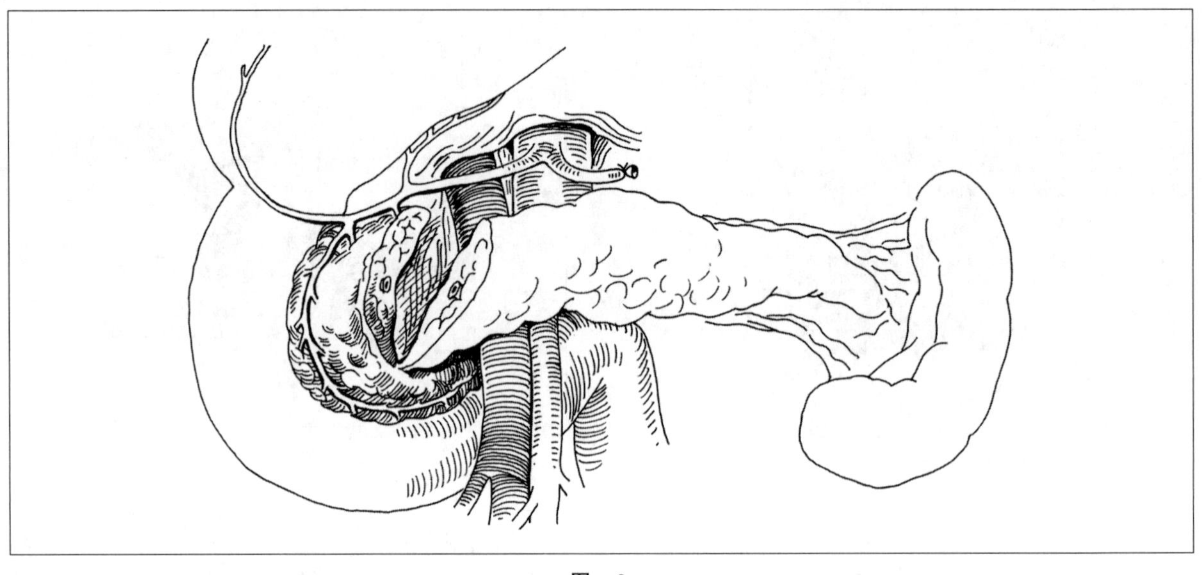

图 9

胰腺断面上以细丝线细致缝扎止血。找到切断的胰管开口，以丝线单独结扎，断面缝以网膜覆盖，胆总管放置T形管引流，腹腔左、右侧均放置引流。

【术中注意要点】

(1)慢性胰腺炎切除手术可能是有相当难度的手术。此等手术常用以治疗严重的慢性胰腺炎并有剧烈疼痛，此时胰腺多有严重的损坏、钙化、纤维瘢痕化、合并有囊肿或炎性肿块，胰腺周围的正常间隙多已封闭，脾脏亦与周围组织紧密粘连，故在正常的解剖间隙处游离脾脏及胰腺时可能遇到困难。手术时应避免损伤左侧肾脏、肾上腺和左肾静脉。

(2)若脾脏与周围的粘连严重难以游离，如继发于坏死性胰腺炎及胰腺假性囊肿时，则可以用逆行手术方法，即首先切断胰腺，切断脾动、静脉，再逐步向远端分离。在阻断脾脏的血管之后，可以减少游离脾脏时的失血，特别是在一些因脾静脉血栓形成引起左侧门静脉高压症的病人，此时在网膜及脾脏周围、脾蒂、脾胃韧带上均布满扩张的、高压的侧支静脉，此时更需要首先切断胰腺、切断、结扎脾动脉和胰腺周围的脾静脉侧支血管之后，才游离脾脏及胰腺体尾部，方可避免发生大量失血。

(3)慢性胰腺炎合并脾静脉栓塞及左侧门静脉高压者比较常见，其中一些病人并发胃底静脉曲张及上消化道出血。凡病人表现有：①胰腺疾病；②脾肿大；③上消化道出血；④肝功能正常者，均应考虑有此可能性，更多的病人可无上消化道出血史，但有胃底黏膜下静脉曲张。进一步检查实属必需。术前检查应包括纤维胃镜、上消化道钡餐、脾区B型超声和多普勒超声、CT，以查明脾门部有无扩张的血管、血流方向、脾静脉通畅度、有无胃底静脉曲张等。有条件时，可行选择性脾动脉插管脾门静脉造影，为手术处理提供必要的诊断依据。

(4)若手术前未能得出脾静脉栓塞左侧门静脉高压症的诊断，手术中发现有限于大网膜、脾胃韧带上的静脉扩张者，可以分别测量小肠系膜、胃小弯、大网膜、靠近脾门处的静脉压，若越靠近脾门处的压力越高，肝脏无硬变的表现者，诊断便可以成立。

(5)行80%～95%远端胰腺切除术时，关键是将部分胰腺头及钩突部的组织剜除，但不要损伤胆总管下端和十二指肠的血供。损伤十二指肠系膜血供时可使十二指肠壁坏死，手术后发生十二指肠瘘。当慢性胰腺炎合并有胰腺头部肿大形成炎症肿块时,手术操作比较困难,更应十分注意。若胰腺的病变主要在头部时,更多的是选择保存胃幽门的胰十二指肠切除术。

对慢性胰腺炎一般不主张做全胰腺切除,因术后不可避免地发生胰腺内、外分泌功能的缺失,处理困难;但是当处于慢性胰腺炎的末期,胰腺已丧失功能并且疼痛剧烈,亦可以考虑施行保存十二指肠的全胰腺切除术,其止痛的效果较好。

【术后处理】

(1)同胰十二指肠切除术后。

(2)注意胰床处的腹腔引流的液体量与性质,送淀粉酶测定以发现有无胰液渗漏。

(3)若病人出现上腹胀不适、腹痛、发热、胃肠功能恢复慢、呃逆等症状时,应行床旁的B型超声检查,以发现有无小网膜囊内积液、假性胰腺囊肿。检查应包括上腹部,左、右膈下区,左、右侧胸腔。

(4)若有胰腺假性囊肿,应调整腹腔引流的位置,排除液体;如果未能达到目的,可在B型超声引导下穿刺置管引流。

(5)若有胰液渗漏,应推迟经口进食,用TPN维持营养需要。

(6)用 H_2 受体拮抗剂如雷尼替丁、甲氰咪胍预防应激性溃疡。慢性胰腺炎胰腺切除后的消化性溃疡发生率增高,应注意预防及处理。

(7)检测血糖及尿糖,与内科医师协同处理糖尿病。

(8)口服胰酶制剂。

【主要并发症】

(1)腹腔内出血。

(2)胰液渗漏,胰腺假性囊肿形成。

(3)膈下感染。

(4)胸膜腔积液,多在左侧。

(5)十二指肠瘘。

(6)糖尿病。

13.5.3 胰十二指肠切除术

Pancreaticoduodenectomy

【适应证】

典型的胰十二指肠切除术治疗慢性胰腺炎伴有严重疼痛或其他并发症时适用于以下的情况:

(1)慢性胰腺炎病变主要限于胰头及钩突部,伴有严重疼痛,胰腺管无明显扩张。

(2)胰头病变,经胰管空肠吻合术后失败。

(3)手术者有充分的胰腺外科经验,胰十二指肠切除术手术病死率<2%。

(4)胰腺头部硬块合并有胆总管下端梗阻或十二指肠梗阻。

(5)胰头部硬块经活检冷冻切片检查虽未发现癌,但临床上难于除外癌的可能性,特别是 $CA_{19\sim9}$ 检查有升高时。

(6)病人能充分合作,可戒除酗酒和停止使用麻醉药品。

【禁忌证】

因慢性胰腺炎是一良性病变,手术应力求安全。

(1)手术者缺乏胰十二指肠切除术的经验。

(2)胰腺弥漫性病变。

(3)病人不合作,术后不能戒除酗酒和停止使用麻醉药品。

【术前准备】

同"13.7.1 Whipple手术"。

【麻醉与体位】

同"13.7.1 Whipple手术"。

【手术步骤】

(1)同典型的胰十二指肠切除术。

(2)胰腺空肠吻合可采用套入式胰腺空肠吻合或胰管空肠黏膜对黏膜吻合,胰管内置支撑管引流,经空肠壁引出体外;胆总管一般较细,应置T形管引流,一臂经吻合口放至空肠内。胆囊切除并非必要。

(3)为了减少胰腺空肠吻合后发生胰瘘,近年来有些笔者采用胰管堵塞法:胰管插管后,向胰管内注入堵塞剂(如醇溶性氨基酸prolamine、液态硅橡胶、氯丁橡胶、α-氰基丙酸酯单体等)将胰管堵塞,然后再做胰腺空肠套入吻合。此法可减少胰瘘,但对保存胰腺内分泌功能不利。

【术中注意要点】

同"13.7.1 Whipple手术"。

【术后处理】

(1)同"13.7.1 Whipple手术"。

(2)行胰管空肠吻合者,胰管内支撑引流管保留4～8周。

(3)若胆总管原无扩张、管径很细,需根据胆管的管径和吻合实施的情况,T形管可保留3～12个月,以预防胆肠吻合口后期狭窄。

(4)H_2受体拮抗药物降低胃酸,预防消化性溃疡。

(5)胰酶制剂补充治疗。

【主要并发症】

(1)同“13.7.1 Whipple手术”。

(2)胰管堵塞者,术后早期可并发急性胰腺炎。

(3)胰管堵塞者,后期发生糖尿病者增多。

胰十二指肠切除术(典型的Whipple手术),对主要限于胰腺头部慢性胰腺炎合并有顽固的疼痛、胰头部肿块、胰头多数囊肿、胆总管下端狭窄、十二指肠第2段狭窄等复杂情况的病例,多能得到较好的效果;而曾接受胰管空肠吻合术的病人,效果不够满意的原因常与胰头及钩突部存留有病变,如胰管结石、胰管狭窄、梗阻等有关。从1987－1989年间欧美文献报道用胰十二指肠切除术治疗慢性胰腺炎629例,获得长时间的良好止痛效果者占53%～100%;两组大样本报告(分别为237例和289例)的优异止痛效果为65%;而在661例中,因止痛效果不佳,需再次手术者只占2.9%。从以上情况看来,由有经验的外科医生进行胰十二指肠切除术,对限于胰腺头部的病变能够收到较好的效果。

然而,胰十二指肠切除术在以往一直未被作为治疗慢性胰腺炎的广泛采用的方法,因胰十二指肠切除术在一般外科医生手中仍然有10%～20%的手术死亡率和较高并发症发生率。因而,除非胰腺头部肿块难以排除恶性变的可能性,一般不采用胰十二指肠切除术以治疗慢性胰腺炎。近年来由于胰腺外科经验的积累,特别是当此手术集中在一定的医疗小组,并在经验丰富的外科医生指导下施行时,可以达到最低的手术死亡率和最少的手术后并发症。当前国内外均有关于胰十二指肠切除术无手术死亡和最少的并发症的报道。如王宇等报道1978－1988年间的胰十二指肠切除术的手术病死率和胰瘘发生率均为0;钟守先等报道手术病死率已降至2%以下。国内的手术经验多是针对恶性肿瘤而言。1988年Gall报道的胰十二指肠切除术治疗289例慢性胰腺炎病人,手术后3例死亡,病死率为1%,而没有胰瘘发生,不过此组病人是用胰管堵塞的方法。此外,手术后的加强监护和术后早期肠道外营养支持治疗,亦均是提高手术疗效的因素。

基于当前技术发展的情况,在有经验的外科医生手中,慢性胰腺炎已不是胰十二指肠切除术的禁忌证,在选择适当的适应证情况下,胰十二指肠切除术(典型的Whipple手术)可以收到优良的效果。

胰十二指肠切除术后的严重并发症多与胰瘘有关,良好的胰管空肠吻合虽能显著地减少胰瘘的发生,但不能完全避免;同样,套入式胰腺空肠吻合亦不能完全避免胰瘘。为了预防手术后早期的胰瘘,有采用胰管堵塞法以停止胰液分泌。1977年Little报道用胰管堵塞法[采用Acrylate Glue(丙烯酸酯胶)]以治疗慢性胰腺炎使胰腺外分泌停止,发生纤维化及萎缩,但内分泌可以保存。此后,胰管堵塞法被广泛应用于胰十二指肠切除术以防胰瘘并简化胰腺空肠吻合的技术,据报道此法可使手术后胰瘘发生率明显降低。该法在胰管扩张不明显时更为有用,因此时做胰管空肠吻合在技术上较为困难。

用于胰管堵塞的材料有多种,常用的有醇溶性谷氨酸(prolamine),该药无毒性,黏度低,2～5min内可以固化,在体内7～14d可以被吸收,故能在手术后早期的关键时刻起堵塞作用,此药在欧美诸国使用较广泛;氯丁橡胶(neoprene)亦用于堵塞胰管,如在胰腺移植时,因该药有中等黏度,4～9min固化,在体内不被吸收,国产有液态硅橡胶(liquid silicone rubber),4～7min可以固化,在体内不被吸收。国内西安化工研究所生产的TH胶(α-氰基丙烯酸正辛酯)用于门静脉高压症食管静脉曲张出血时胃冠状静脉栓塞,亦可以用于胰管的堵塞,但尚未见较多的临床使用报道。

胰管堵塞后首先受到影响的是胰外分泌腺呈纤维化及萎缩,胰岛亦受到一定的影响以致内分泌减少,临床上一些原无糖尿病的病人于后期出现糖尿病。Gall在1982年报道116例慢性胰腺炎术前17%合并糖尿病,胰十二指肠切除胰管堵塞术后,糖尿病发生率上升至44%。慢性胰腺炎的慢性炎症和纤维化本身亦可逐步影响胰岛，发生糖尿病，加以切除了部分胰腺组织，均是晚期糖尿病发生的原因，而胰管堵塞引起的慢性炎症、萎缩、纤维化无疑地加快这一进程。许建衡以液态硅橡胶堵塞犬胰管的观察，发现在3个月之后，随着胰腺纤维化的进行性加重，胰岛成为散在、孤立的胰岛细胞群落，内分泌颗粒减少；而部分胰岛存留在残留的外分泌腺体中者，则形态结构保持完好。因而用堵塞胰管的方法来减少手术后胰瘘会导致胰腺内、外分泌功能缺失，近于全胰腺切除，故其结果与胰十二指肠切除术的目的相违，对此还须做更多的研究与观察。

胰十二指肠切除术的另一个问题是切除胃远端和幽门导致胃肠功能的改变，如倾倒综合征、营养问题、体重下降、吻合口溃疡发病率升高等。1978年Traverso及Longmire报道用保存胃窦、幽门、部分十二指肠球部的胰十二指肠切除术（pylorus preserving pancreaticoduodenectomy）的改良Whipple手术方法，能保存胃的功能，在慢性胰腺炎时又无切除恶性肿瘤时恐怕切除不彻底的顾虑，因而很快广被接受。

13.5.4 保留胃幽门的胰十二指肠切除术

Pylorus Preserving Pancreaticoduodenectomy

保留胃幽门的胰十二指肠切除术治疗慢性胰腺炎被认为是近年来胰腺外科的重要进展。1935年Whipple等第1次报道成功地分期切除1例壶腹周围癌，在第2期手术切除胰头及十二指肠时将幽门缝闭，成为一个盲端；至1941年，Whipple提出切除胃的远端完成一期的胰十二指肠切除术，即所谓典型的Whipple手术。典型的Whipple手术因为需切除远端胃，所以常带来手术后的胃肠功能紊乱和胃切除术后的并发症，病人营养状况不好、体重下降、倾倒综合征、吻合口溃疡等。就慢性胰腺炎来说，切除胃远端和幽门并非治疗上的需要，实质上是很不理想的附加创伤，其所带来的生理上的紊乱，加重了慢性胰腺炎本身的影响。

1978年Traverso和Longmire报道在2例病人中采用保存胃、幽门和十二指肠第1段的胰十二指肠切除术（亦有文献称之为Longmire方法），其中1例为慢性胰腺炎胰头处合并有囊肿，另一例为局限性的十二指肠第3段癌。此后，此手术方式便得到较广泛的采用。一些作者（如Braasch等）提出此手术除了胆总管下端癌和十二指肠癌肿瘤靠近十二指肠的第1段者外，可以用于所有的早期胰腺癌和壶腹周围癌切除，其效果与典型的Whipple手术相似。1990年Grace从文献中收集到394例保留幽门的胰十二指肠切除术的报告，其中163例用于治疗慢性胰腺炎，213例用于恶性肿瘤，余为用于治疗其他疾病。保留幽门胰十二指肠切除术可免除切胃，手术简化，没有胃切除后倾倒综合征，食量可恢复正常，较少发生吻合口溃疡。

【适应证】

（1）同典型的胰十二指肠切除术治疗慢性胰腺炎。

（2）亦可用于全胰十二指肠切除。

【禁忌证】

（1）较复杂的慢性胰腺炎肿块已靠近十二指肠第1段难以确定其是否属恶性。

（2）慢性胰腺炎合并有十二指肠溃疡。

（3）同典型的胰十二指肠切除术。

【术前准备】

同“13.7.1 Whipple手术”。

【麻醉与体位】

同“13.7.1 Whipple手术”。

【手术步骤】

（1）主要手术步骤同“13.7.1 Whipple手术”。

（2）保留幽门的胰十二指肠切除术的关键步骤是保存胃窦和幽门括约肌的神经支配并且保持十二指肠第1段的血供。因而在慢性胰腺炎等良性疾病时，并不需要解剖和清除肝动脉周围淋巴结，同时胃右动脉应该保存并保留同胃右动脉伴行的神经纤维。

（3）胃十二指肠动脉从肝动脉分出之后切断并妥善结扎，胃网膜右动脉则在幽门处结扎切断，保存胃网膜右动脉向胃的分支和大网膜上的血管弓（图1）。

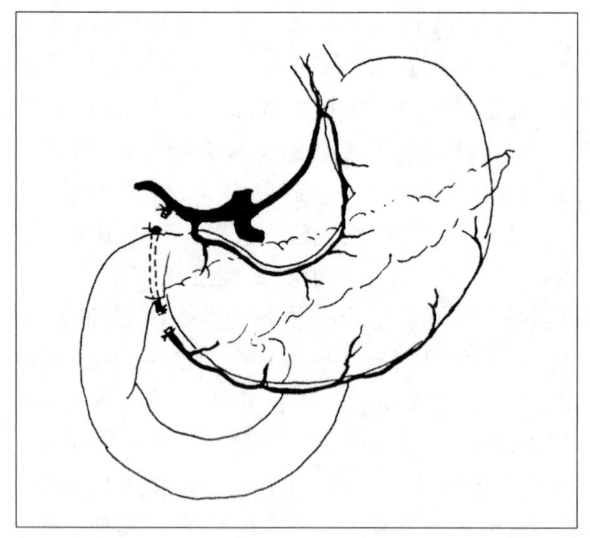

图1 切断胃十二指肠动脉和胃网膜右动脉的部位

(4)胆囊不需切除,但若合并有胆囊病变如结石时,则按照胆道的病变处理。

(5)不需解剖清除肝十二指肠韧带上淋巴结,在十二指肠上缘切断胆总管,上端以“哈巴狗”钳暂时钳闭,在离幽门2～3cm处切断十二指肠,胰腺切除步骤与典型的胰十二指肠切除术相同。

(6)胃肠道的重建按胰、胆、胃的顺序进行。根据胰管的直径、残胰体积的大小可用胰腺空肠套入式吻合或胰管空肠端侧吻合,胰管内放置引流导管;胆管与空肠端侧吻合,内放T形管。结肠前十二指肠球部与空肠端侧吻合,吻合前应充分肯定十二指肠的血循环,吻合口不宜将幽门环肌缝着,以免影响幽门的功能(图2)。

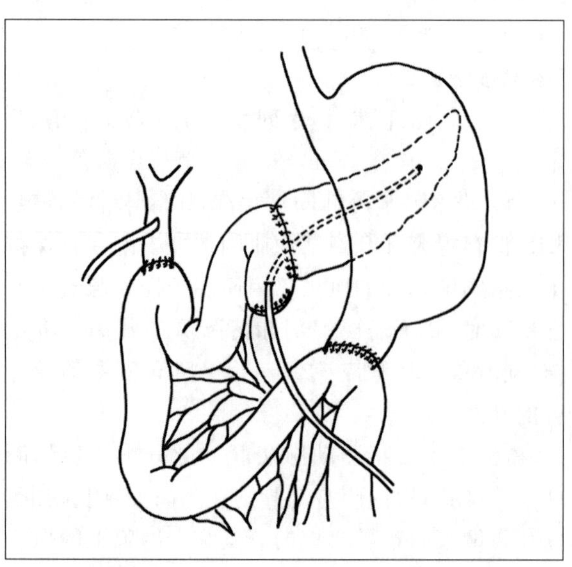

图2 保留幽门的胰十二指肠切除术的消化道重建

(7)是否需做胃造口术应根据术中肝十二指肠韧带的解剖范围而定。对壶腹部周围癌患者,由于在胰头处的解剖较广泛,手术后常有较长时间的胃排空障碍,可能长达2周,故多同时置放一根胃造口管,以便于手术后调整胃内压;若在幽门部的手术处理较少,亦可不常规放置胃造口管。但是,遇有慢性胰腺炎合并胰头部肿块等复杂情况时,以放置胃造口管为宜。

(8)其他步骤同典型的胰十二指肠切除术。

【术中注意要点】

(1)慢性胰腺炎时在切断胆总管和胃十二指肠动脉后不需再向内侧分离,此时分离十二指肠,便可以在两钳间切断,故手术比较简便。

(2)十二指肠空肠吻合前放开十二指肠上的钳,剪除被压榨的肠壁组织,观察肠壁的血循环情况,如果不够满意,可以再剪除一圈十二指肠壁至血流充足为度。用手指检查幽门环及十二指肠断端至幽门的距离。

【术后处理】

(1)同典型的胰十二指肠切除术后。

(2)术后肠外营养(TPN)支持,直至能充分经口进食。

(3)胃肠功能恢复后(一般需1周左右),可间断夹闭胃造口管,一般是日间夹管,夜间开放,直至完全夹管病人能正常进食而无腹胀等症状后(一般需2～3周),才拔除胃造口管。

【主要并发症】

(1)同“13.7.1 Whipple手术”。

(2)胃排空障碍、胃潴留。

(3)后期空肠吻合口溃疡。

13.5.5 保留十二指肠胰头切除术——Beger手术

Duodenum-preserving Resection of the Head of the Pancreas—Beger's Operation

目前慢性胰腺炎行典型的胰十二指肠切除术的手术病死率为3%～5%,但其晚期的并发症和病死率较高,这类病人常有胃切除术后的消化功能紊乱、营养状况不能维持、胆道感染、吻合口溃疡、晚期的糖尿病，糖尿病的发生率可达 20%左右。这些并发症，不单纯由病人继续酗酒引起，慢性胰腺炎的持续发展和切除了大部分的胰腺内、外分泌组织均有重要作用，降低了病人的内分泌贮备。Longmire 提出的保留幽门的胰十二指肠切除术虽然可以保存胃的完整，但在慢性胰腺炎时切除十二指肠、切断胆总管亦并非必要。

慢性胰腺炎患者可在胰腺头部形成慢性炎症肿块，在炎性肿块内又可有多数的小囊肿、胰腺坏死灶、纤维结缔组织增生、钙化灶、胰管内结石等。增大的炎症肿块可致胆总管胰腺段的受压或狭窄，引起梗阻性黄疸、十二指肠狭窄、门静脉高压等。与胰腺炎相关的神经炎可能是腹痛的原因。以上的情况均被认为是施行典型的 Whipple 手术的适应证。自 1972 年开始，Beger 采用保存十二指肠的胰头切除术治疗这类慢性胰腺炎并有胰腺头部肿块的病人，旨在更多保存脏器的生理功能。此手术包括两个主要部分：①切除胰腺头部肿块使胆总管及十二指肠得到减压；②Roux-en-Y 空肠襻间置重建消化通道。在 16 年的时间内，Beger 共用此手术方法治疗 141 例慢性胰腺炎并有胰腺头部肿块的病人，结果：住院病死率为 0.7%，晚期病死率 5%，77%的病人腹痛消失，81.7%病人的糖代谢维持手术前的情况，只有 10.1%的病人糖代谢恶化。

Beger 手术在维持病人的生理平衡上有较大的优越性，因其切除的胰腺体积只占 20%～30%，但其止痛的确定性效果尚不如典型的 Whipple 手术，因而在选择手术上应根据病人的具体情况而定。

【适应证】

(1)慢性胰腺炎有胰头肿块伴有顽固性疼痛。

(2)慢性胰腺炎胰头肿块伴有胆总管胰腺段的阻塞及狭窄。

(3)合并十二指肠梗阻。

(4)合并门静脉受压及门静脉高压症。

(5)胰头肿块难以确定其是否为癌。

【禁忌证】

(1)病人不合作，不能戒除酗酒及麻醉药瘾。

(2)因疼痛行胰管空肠吻合术失败者，此时以采用胰十二指肠切除术更为可靠。

(3)胰头肿块所引起的周围组织及脏器的影响，若此手术未能给予有效的解除，应施行相应的手术处理。如胆道、门静脉、十二指肠的手术；若发现胰头肿块有癌变，应行“13.7.1 Whipple 手术”。

【术前准备】

同“13.7.1 Whipple 手术”。

【麻醉与体位】

同“13.7.1 Whipple 手术”。

【手术步骤】

(1)右侧肋缘下切口，进行腹腔内探查，当有必要时，向左侧延长切口，成为双侧肋缘下斜切口。腹腔内探查时须注意胰腺病变的范围，有否胰管的全程扩张，胰腺头肿块切除的可能性，相邻器官病变的情况和纠正的措施以及采取组织或穿刺抽吸组织做冷冻切片检查，以进一步排除癌的可能性。

(2)从横结肠上缘分离大网膜附着，切断结肠肝曲的粘连，将结肠肝曲向下方推开，显露十二指肠第 2、3 段及胰腺的前面，方法同典型的 Whipple 手术。

(3)剪开十二指肠外侧的腹膜，将十二指肠连同胰腺头向前方游离，用左手伸至胰头的后方做探查，并作为在切除胰头部肿块时指导切除的深度和保护腹膜后结构免受损伤。

(4)在胰腺下缘分离出肠系膜上静脉的前面，沿血管与胰腺背面的间隙向上分离，慢性胰腺炎时胰腺与血管间常有程度不等的炎性黏着，不像一般情况下那样容易分离，但仍然可以分开。

(5)当慢性胰腺炎和肿块局限于胰头时，一般可以在肠系膜上静脉-门静脉的前方切断胰腺颈部，在胰腺上，下缘各缝以一丝线结扎止血并做牵引，切断胰腺时两侧的断端出血均以丝线妥善缝扎止血，注意胰管的位置，切断之后以 3-0 丝线缝于胰管前壁做牵引，从胰管断端放入 F8 导尿管，试测胰腺体部胰管有无狭窄或梗阻，然后将导管暂时留置于胰管内。

(6)术者左手 4 指置于胰腺头部后方，在距十二指肠内缘 0.5～1.0cm 的胰头部，以丝线缝一排缝合结扎以止血，并作为保护胰十二指肠前动脉弓免受损伤，在缝线内侧弯形切开胰腺组织，遇有出血处逐步缝合止血，逐步剜除胰头及钩突部，只在十二指肠弯的内侧留下一层0.5～1.0cm的胰腺组织(图1)。

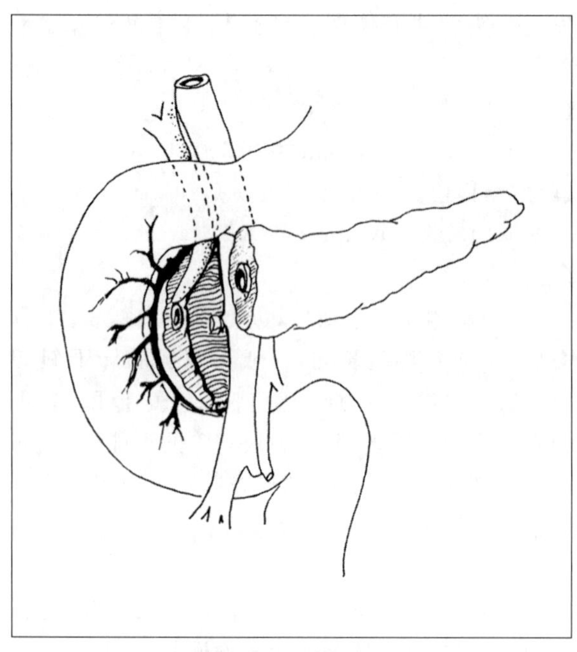

图1 胰腺切除范围

(7)胰头部肿块切除后,胆总管胰腺段可以得到充分减压,若无胆管壁本身的增厚和狭窄,可不需切开胆总管。

在切除胰头部时,不像胰十二指肠切除术那样将胰头和钩突部从肠系膜血管分离,而是保存胰腺后方的一层组织,以保护胰腺的系膜和下腔静脉。故手术的实质是将胰头部肿块从胰头部剜除而不是整块地切除。

切除胰腺钩突部时,应注意保存胰腺系膜和十二指肠系膜,避免损伤而影响十二指肠血供或发生十二指肠穿孔。

(8)胰腺头部的断面应仔细地止血。断面上的出血点均应逐一以细丝线缝扎,避免大块组织缝扎,以防组织坏死脱落后继发性出血。

(9)胰头部留下一空缺区,可游离一段Roux-en-Y空肠襻作为间置吻合,以恢复消化道通道。Beger建议将空肠襻的端与胰腺端做套入式对端吻合;胰腺头部断面(胰管结扎)与空肠襻的对肠系膜缘吻合,另外,如果胆总管下端狭窄时,可将胆总管胰腺段切开并与空肠襻吻合(图2)。胆总管下端切开吻合时,宜在十二指肠上方的胆总管放置T形管引流,以预防术后早期胆汁瘘。

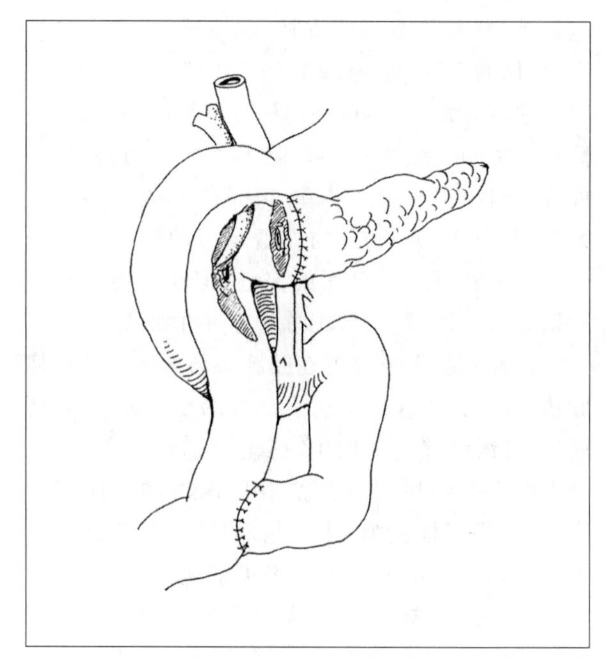

图2 胰头切除后胰腺空肠吻合

(10)如果有胰腺体尾部胰管扩张并有多数性狭窄,胰腺空肠对端吻合的效果较差,因为引流不够好。可以在胰腺的前面,沿胰管纵行切开,仔细做好胰腺切缘上的止血,清除胰管内可能存在的结石,然后将空肠襻断端的对肠系膜缘剪开,做胰管空肠侧侧吻合(详见胰管空肠吻合术)。这样处理,可以在有胰腺广泛病变时减少胰腺切除量以保存更多的胰腺组织。

【术中注意要点】

(1)Beger手术的要点是剜除胰腺头部的肿块而不损伤十二指肠的血供,胰腺组织切除后余下胰腺断面有多处的出血,均应该逐一缝扎止血,以防术后出血。术后胰腺残面的肠道出血发生率较高,据Beger统计,术后早期发生肠道出血者占8%,故值得提高警惕。

(2)切除钩突部肿块时,应注意避免损伤十二指肠系膜和系膜的血供或损伤十二指肠壁,避免术后发生十二指肠瘘。在切除胰腺钩突部时,有可能撕破胰十二指肠下静脉,出血难以处理,故在处理钩突部时应特别注意。

【术后处理】

(1)同胰十二指肠切除术。

(2)注意术后早期腹腔内或肠道出血。

(3)注意腹腔引流液有无胆汁、胰液(液体内淀粉酶活性增高)、十二指肠液,若有消化道瘘发生，应用双套管持续负压吸引引流，以避免液体在腹腔内积存。

（4）检查血清淀粉酶，以便及早发现手术后急性胰腺炎。

【主要并发症】

（1）急性胰腺炎发作。

（2）消化道出血（来自胰腺断面）。

（3）胆、胰、十二指肠瘘。

（4）腹腔内感染。

13.5.6 去神经胰腺瓣治疗慢性胰腺炎疼痛——Warren 手术 Denervated Pancreatic Flap for Control of Pain in Chronic Pancreatitis－Warren's Operation

针对顽固性的慢性胰腺炎疼痛而胰腺管不扩张的病人，Warren 设计了一种切除胰腺头部大部分并保存去神经的体尾部手术方法，以代替 95％胰腺切除术来保存胰腺的内分泌功能。

【适应证】

（1）无胰管扩张的顽固性慢性胰腺炎疼痛。

（2）胰腺病变不局限于胰头。

（3）不合并胆总管下端或十二指肠梗阻。

（4）无糖尿病。

【禁忌证】

（1）主要为胰头病变合并胆总管或十二指肠梗阻。

（2）全胰腺损毁性病变、钙化，或已有糖尿病。

【术前准备】

同“13.7.1 Whipple 手术”。

【麻醉与体位】

同“13.7.1 Whipple 手术”。

【手术步骤】

（1）双侧肋缘下斜切口，以便对上腹部左侧及右侧均能有良好的显露。

（2）从横结肠上缘分开大网膜，注意保存网膜上血管网的完整，因胃网膜左静脉与胃网膜右静脉交通支是手术后脾脏回血的重要通道。

（3）在肠系膜血管的左侧剪开胰腺下缘的腹膜，游离胰腺下缘，使胰腺背面与肠系膜上静脉-门静脉分开，在肠系膜上静脉前方切断胰腺并妥善结扎胰腺断端上的出血，方法同典型的胰十二指肠切除术。

（4）向右侧切除胰头的大部分，保存胰十二指肠动脉血管弓以维持十二指肠的血供，注意避免损伤胆总管下端和十二指肠系膜。胰头断面上的出血处必须用丝线妥为缝扎止血，因手术后来自胰腺断面的出血是常见的并发症。

（5）将胰腺体尾部向左侧牵开，分离脾静脉与肠系膜上静脉汇接处，在该处静脉的分支一般较少，故可用 2 把无创伤性血管钳夹紧后切断，而侧断端分别以 4-0 血管线缝闭；在胰腺上缘处分离出脾动脉，在两结扎线间切断（图 1）。

（6）将胰腺体尾部连同脾动、静脉向上提起，从腹膜后游离，在此过程中逐步钳夹切断胰腺上、下缘的后腹膜和纤维脂肪组织，直至胰尾借脾蒂与脾脏相连（图 2）。脾脏可以从胃短动脉得到血供，脾血经脾胃韧带上静脉、胃壁静脉网回流至胃左静脉，胃网膜静脉弓亦是重要的回流途径。由于脾动、静脉被切断，使所有的伴行神经纤维亦被切断。

（7）胃肠道重建是用一段 Roux-en-Y 空肠襻，空肠襻与胰体尾部断端套入式对端吻合或胰管空肠吻合（图 3）。

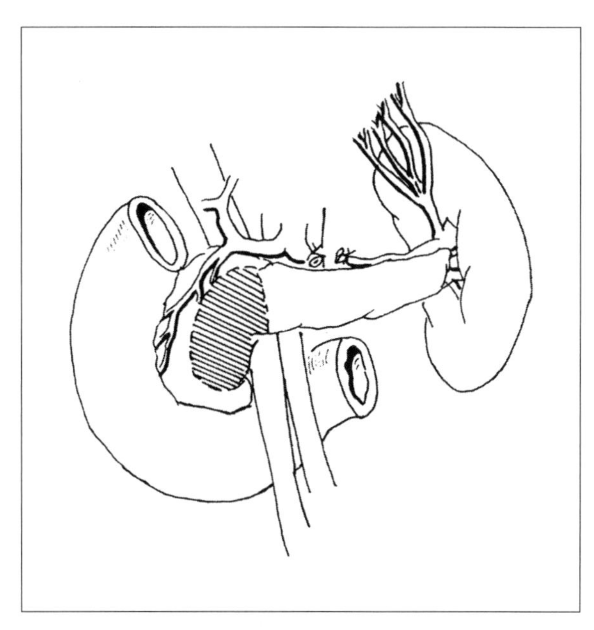

图 1　胰头部分切除并切断脾血管

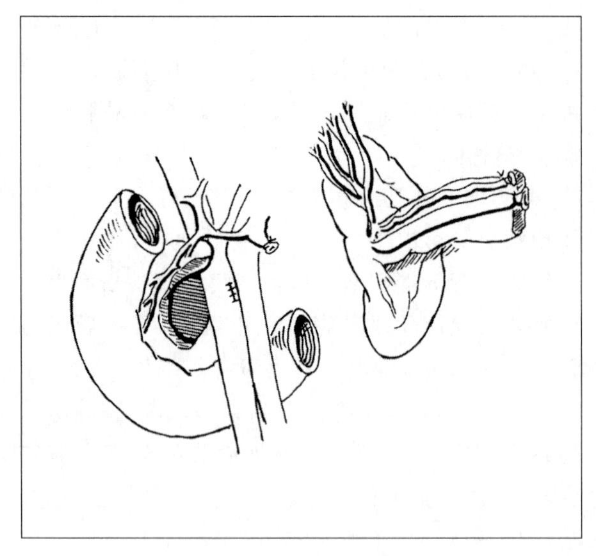

图 2 胰尾借脾蒂与脾脏相连

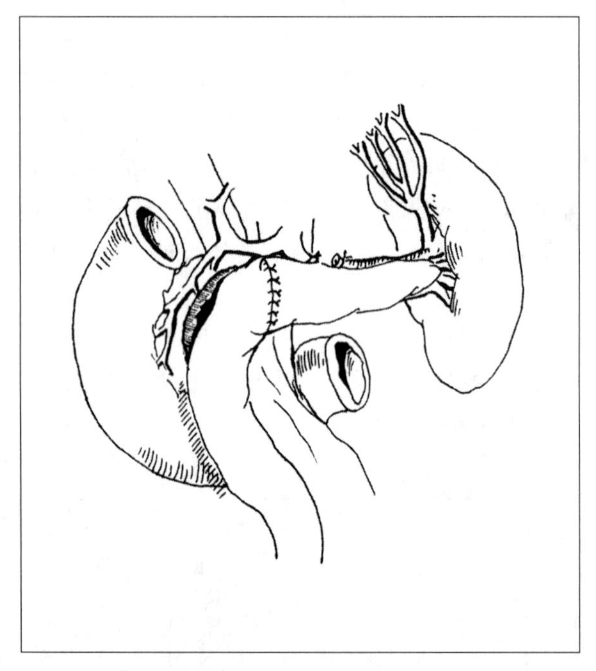

图 3 Warren 手术消化道重建，Roux-en-Y 空肠襻与胰尾瓣吻合

【术中注意要点】

因手术需要结扎、切断脾动脉和脾静脉，脾静脉血受阻可使脾脏肿大，故应注意保留脾静脉血回流的通道。此手术方式由 Warren 在 1984 年报道，至目前所使用的病例数尚少，其效果和可能出现的问题了解得尚不够清楚。

【术后处理】

同“13.7.1 Whipple 手术”。

13.5.7 慢性胰腺炎合并胆总管狭窄手术

Operations of Chronic Pancreatitis Complicated with Biliary Stricture

慢性胰腺炎时，胰头部肿块、假性囊肿、胰腺内的坏死灶、胰腺钙化灶等多种病变均可引起胆总管下端的压迫及梗阻；一些慢性纤维化性胰腺炎亦可引起位于胰腺头部的胆总下端的胆管周围纤维化性改变，最后可致胆总管下端缩窄。较少的情况下，胰腺纤维化的进程亦可影响十二指肠，引起十二指肠狭窄。

慢性胰腺炎合并胆总管梗阻的发病率的报道很不一致，这与诊断标准、检查方法、胆管下端与胰腺的解剖关系类型等的差别有关。在解剖上，胆总管的胰腺段可能被包围在胰腺头内或只有一部分在胰腺内。采用血清碱性磷酸酶测定作为诊断胆总管狭窄的指标时，则其结果偏高；若以临床上出现梗阻性黄疸为依据时，则其结果偏低，因为有时胆总管虽然有很明显的缩窄，临床上可以不出现黄疸或黄疸时隐时现。胰腺炎引起的梗阻性黄疸常不像肿瘤那样的呈进行性加重，因为梗阻部位甚少完全闭塞。因此，据报道慢性胰腺炎合并胆管梗阻的发生率有 3.2%～45.6%的差异。发生胆管梗阻者只有 5%～10%的病人可能需要手术减压处理。应用近代影像学诊断方法如 MRCP 可以更准确地判断胆管梗阻。B 超检查、CT 可以较准确地判断肝内、外胆管扩张和胰管扩张的情况，磁共振成像（MRI）能更清晰地显示胆管及胰管扩张的程度，ERCP 检查能提供直接的胆、胰管影像，但这是一项侵入性的检查，具有插管造影失败的可能性。当前主要是用 MRCP 来诊断。PTC 虽然可提供良好的胆道造影照片，但此检查属侵入性并有其本身固有的并发症，采用时要慎重。

典型的慢性胰腺炎胆管狭窄表现为胰腺段胆管的逐渐变细，内壁光滑，甚少是完全性梗阻，“屈膝”（bent knee）征象比较常见，但有时亦难以与肿瘤性阻塞鉴别。胰腺炎时胆管狭窄的自然过程尚不够清楚。在狭窄基础上可引起胆道结石、胆管炎、胆汁性肝硬变。但其发生率亦不够清楚，有资料指出平均分别为9.4%和7.3%。无胆道结石和胆管炎时，慢性胰腺炎胆管狭窄一般是无痛性的，若伴有持续性疼痛，疼痛多是由于慢性胰腺炎所致，在处理时应该考虑此问题，不然单纯解决胆道梗阻并无助于止痛。

并非所有的合并不同程度胆管梗阻的病人皆需行手术治疗，同时，不同的病理情况有其不同的最佳手术方式的选择，因此存在对病人的选择和手术方式选择的问题。

胆总管下端和括约肌处的病变亦可以发生胆总管扩张、胆管梗阻、胰管阻塞、胰管扩张等改变，此等情况不同于源于慢性胰腺炎的改变，处理上亦往往比较容易。

13.5.7.1 胆、胰管阻塞的双吻合手术 Double Anastomosis for Obstruction of Biliary and Pancreatic Ducts

【适应证】

(1)壶腹部的创伤、炎症、纤维性狭窄引起的胆、胰管梗阻。

(2)胃大部切除术时的胆胰管损伤及其后遗症。

(3)合并复发性胆管炎、胆管结石。

(4)胆总管直径＞1.5cm，胰管直径＞0.5～1.0cm。

(5)合并胰管结石。

(6)合并顽固性疼痛。

(7)合并梗阻性黄疸。

【禁忌证】

(1)胰管无明显扩张。

(2)慢性胰腺炎胰腺钙化，无明显胰管扩张。

(3)胰头部肿块不能除外肿瘤。

(4)全身情况不适宜于手术。

【术前准备】

同“13.7.1 Whipple手术”。

【麻醉与体位】

同“13.7.1 Whipple手术”。

【手术步骤】

(1)双侧肋缘下斜切口，腹腔内探查，确定胰腺病变的情况、手术范围及手术步骤。检查肝脏及脾脏的病变，取肝活组织供病理检查，注意有无脾静脉阻塞、脾肿大及左侧门静脉高压；注意有无肠系膜上静脉阻塞或门静脉血栓形成以及有无环绕胰头、十二指肠区的门静脉侧支血管网，因为在此等情况下，手术常难以进行。

(2)切开十二指肠上缘胆总管前面的腹膜，分离扩张的胆总管，在两根牵引线间切开胆总管前壁，清除胆管内结石，向胆总管下端探查，明确梗阻的部位及性质。以纱布填塞于胆总管切开处以防胆汁外溢，待做进一步手术处理。

(3)沿横结肠上缘剪开大网膜的附着，将胃向上方钩起，显露整个胰腺的前面。当胰管有明显扩张时，可在胰腺表面摸到纵行的陷沟，定位较为容易；如果胰腺实质仍略厚，胰管触感不清楚时，可用穿刺针向胰管的位置处穿刺抽吸，抽出无色透明液体，即为胰管所在，然后在该处沿胰管走向纵行切开。或者先横行切开，待达到胰管后，再纵行沿胰管切开。通过术前的CT或MRI照片，一般均能较准确地了解胰管扩张的程度。

(4)用两根牵引缝线将胰腺的切缘牵开，用直角血管钳作为引导，向头部及尾部方向逐步切开胰管，胰腺切缘上的出血处均以细丝线逐一缝扎止血。若胰管扩张显著，胰实质纤维化变薄，可用细线将胰管缘与胰腺包膜缝合对拢；在胰头和钩突部，常由于胰腺组织较厚，胰管切开常有一定困难。尽量清除胰管内全部结石(图1)。在靠近胰

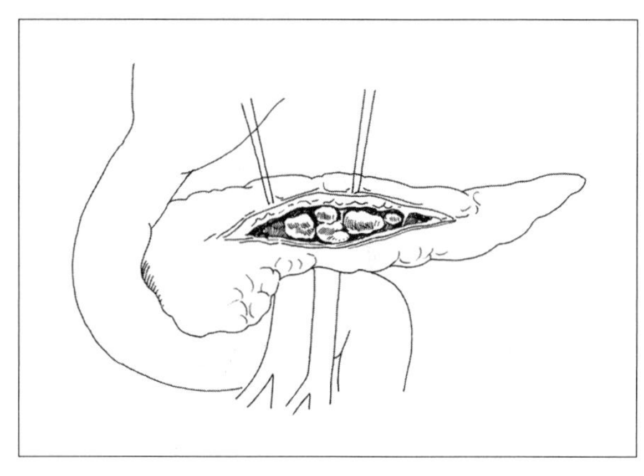

图 1

腺尾部处，有时因脾静脉分支位置的改变，血管可能跨过胰尾前方，故在此处切开胰管时，应小心避免损伤脾蒂血管。

(5)按常法准备一段 Roux-Y 空肠襻，肠襻经中结肠动脉左方横结肠系膜的无血管区上提至肝门部。肠襻可经十二指肠前方上拉至肝下区胆总管旁，行胆总管空肠侧-侧吻合(图 2)。

(6)肠襻下方与胰管侧-侧吻合。先缝合吻合口下缘空肠浆肌层与胰腺包膜，内层则将黏膜和黏膜下层与胰管缘吻合，由于黏膜层薄，活动度大，缝合较为容易。缝合时将缝线缝妥后才逐一拉紧打结(图 3)。

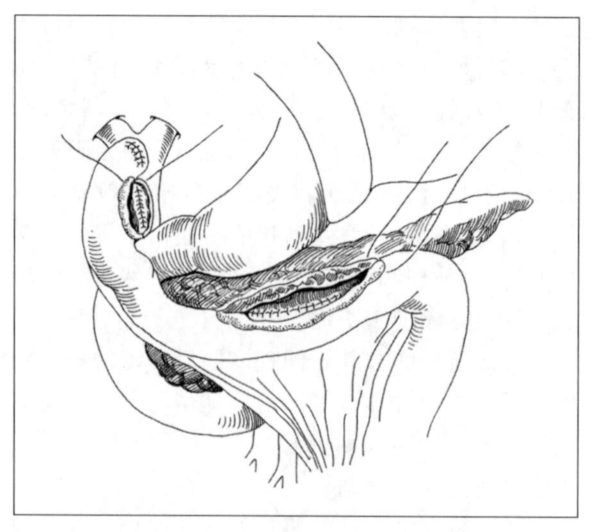

图 2

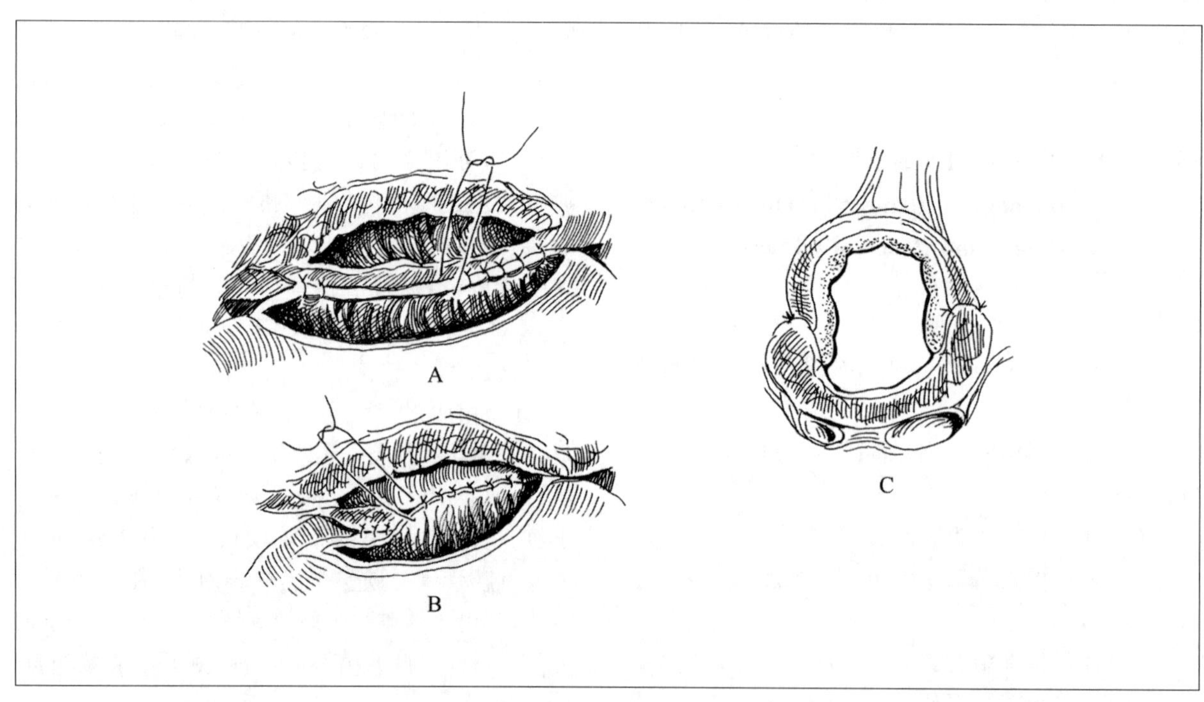

图 3

A. 空肠浆肌层切开，缝合胰包膜与空肠浆肌层；B. 切开空肠黏膜，缝合肠黏膜与胰管；C. 缝合后断面

(7)胰管内放置一根粗细合适的 T 形管，用缝线将其固定，T 形管长臂经空肠襻引出。缝合吻合口上缘(图 4)。

(8)将吻合口上缘空肠浆肌层缝合于胰腺包膜，完成两层缝合的胰管空肠吻合。右上腹部胆肠吻合旁和胰管空肠吻合口旁分别放置腹腔内引流，分别从右侧及左侧腹部引出。

若胆管扩张不很显著或有胆管炎、胆管结石时，应按一般的 Roux-en-Y 胆管空肠吻合术，胆管内放置 T 形管引流。

全部手术处理均应使用不吸收缝线，但在黏膜对黏膜吻合时，最好是使用人工合成的可吸收缝线，此种缝线是通过水解后被吸收而不被胰酶消化、崩解。

治疗慢性胰腺炎合并胆总管下端梗阻的另一手术方法是在纵行胰管空肠吻合的 Roux-en-Y 式肠襻之外，另取一游离空肠段间置于扩张的胆总管与 Y 形肠襻之间以引流胆汁，使胆汁不流经胰管空肠吻合部，此手术设计有利于发生胰管空肠吻合口漏时对胰瘘的处理，但手术操作更为复杂（图 5）。

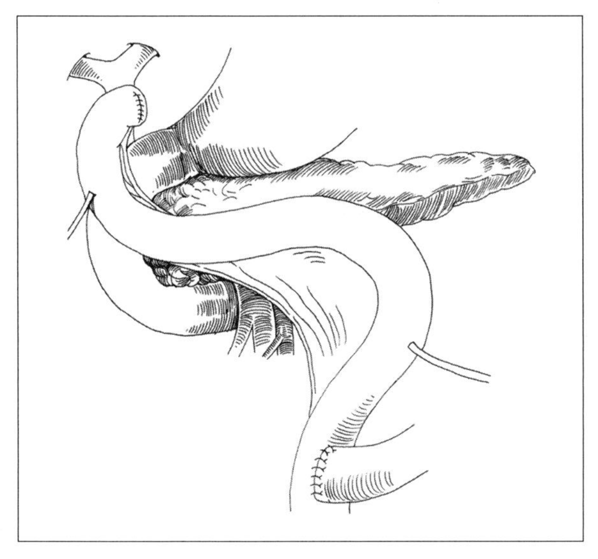

图 4

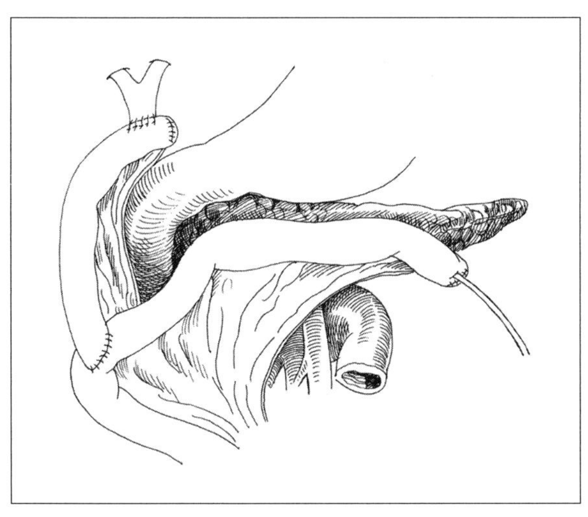

图 5

【术中注意要点】

（1）慢性胰腺炎所致的梗阻性黄疸和顽固性疼痛患者，疼痛多因胰管梗阻及胰管内高压，此时若不兼做胰管减压而单纯引流胆管，手术后疼痛可能仍然持续。

（2）胰管内结石及胰头肿大时，在胰腺头部胰管切开可能有困难，手术后疼痛症状解除不够满意。

（3）有胰腺头部肿块时，必须注意有无恶性变的可能，应在可疑处采取组织送检，有时病理检查亦无肯定的结果，而在手术后最终出现癌扩散，故很重要的是依据手术时的判断，考虑有恶性变可能时，应改用胰十二指肠切除术。

（4）有人用胆总管十二指肠吻合和 Roux-en-Y 胰管空肠吻合两个吻合来达到对胆管及胰管减压，但笔者主张用一空肠襻做胆管及胰管吻合，胆汁流经胰管吻合处并无不良后果。

（5）纤维化性慢性胰腺炎除胆、胰管阻塞外，少数病例同时有十二指肠狭窄，当有十二指肠梗阻时，应行胃空肠吻合术，此时可在胰管空肠吻合口之下方做胃空肠吻合术，即所谓“三口吻合”，亦可以在空肠上端另做胃空肠吻合。

【术后处理】

（1）同“13.7.1 Whipple 手术”。

（2）注意有无发生胆瘘或胰瘘。

（3）用雷尼替丁或西咪替丁预防因胆、胰外分泌改道后发生十二指肠溃疡。

（4）监测血糖改变。

（5）补充胰酶制剂。

（6）肠道外营养补给直至胰管空肠吻合口愈合。

（7）胰管引流维持至 3 周后确定无胰漏。

【主要并发症】

（1）肠道出血，多来源于胰腺切开处。

（2）胆瘘，常因未放置 T 形管。

（3）胰液渗漏。

（4）腹腔内感染。

（5）疼痛未能有效解除。

（6）胰外分泌功能障碍。

13.5.7.2 慢性胰腺炎胆胰管阻塞手术——Frey 手术

Operation for Biliary and Pancreatic Duct Obstruction in Chronic Pancreatitis (Frey's Operation)

本手术是 Frey 于 1987 年报道的一种主要针对胰腺炎合并胆管阻塞的新的手术方法。

【适应证】

（1）胰腺内段胆总管狭窄并发胆管炎。

（2）胆管狭窄引起胆汁性肝硬变。

(3)并发胆管内结石。

(4)胆管狭窄加重,肝内、外胆管扩张进行性加重。

(5)梗阻性黄疸。

(6)不能排除恶性肿瘤。

(7)胰管扩张直径>5mm 并有顽固性疼痛。

【禁忌证】

(1)慢性胰腺炎并发程度不同的胆总管下端狭窄常见,轻型者不需要手术治疗。

(2)慢性胰腺炎,胰腺管无扩张。

【术前准备】

同“13.7.1 Whipple 手术”。

【麻醉与体位】

同“13.7.1 Whipple 手术”。

【手术步骤】

(1)双侧肋缘下斜切口。

(2)沿横结肠上缘剪开大网膜,充分显露胰腺的前面。切开十二指肠外侧腹膜,游离十二指肠及胰头,检查胰头的厚度及有无肿块。当胰头的厚度>3～4cm 时,则很难通过单纯胰管纵行切开达到充分减压和彻底清除结石的目的。

(3)切开扩张的胰管,并准备将肿大的胰头组织剜除。为了剜除胰头组织能安全地施行,应在胰腺上下缘分清楚门静脉和肠系膜上静脉并在手术过程中随时注意,保留邻近的 4～5mm 厚度的胰腺组织,以免损伤静脉。

(4)沿十二指肠弯的内缘剜除胰头组织,保留一层约 5mm 厚的胰腺组织以保护十二指肠的血供;在胰头及钩突部的后方亦保存一薄层的胰腺组织以保护下腔静脉,并避免行 Roux-en-Y 空肠吻合时漏至腹膜后间隙引起感染(图 1)。

(5)当需要解除胆总管下端受压或梗阻时,可从胆总管内插入一胆道探子,可以在胰头处切开胆总管,最后用一段 Roux-en-Y 空肠襻与切开的胰管吻合。因而此手术只需做一个吻合以解决胆管及胰管的阻塞(图 2)。

Frey 手术的主要方面与 Beger 手术相同,只是不需切断胰腺而是使胰管纵行切开。

【术后处理】

同“13.5.5Begey 手术”。

【主要并发症】

同“13.5.5Beger 手术”。

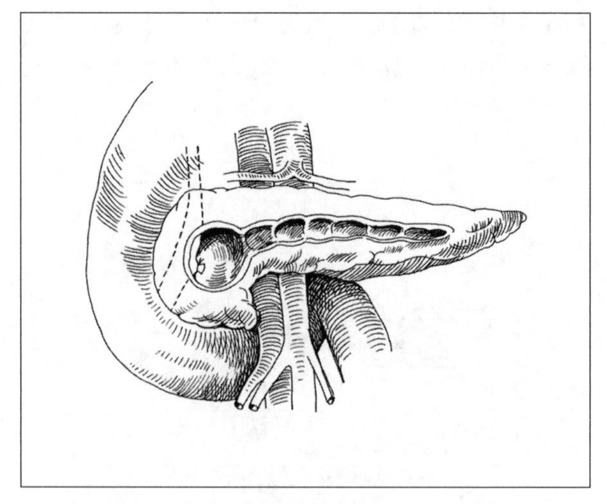

图 1 剜除胰头部肿物并切开扩张的胰管

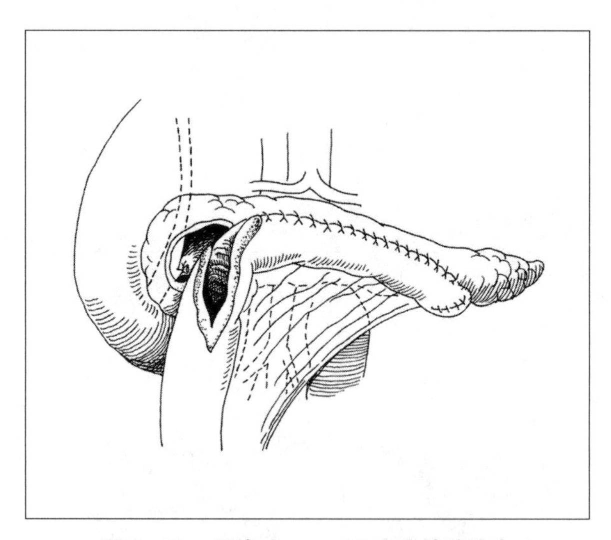

图 2 Frey 手术 Roux-en-Y 空肠胰腺吻合

13.5.8 胰管引流术 Operations of Drainage of the Pancreatic Duct

慢性胰腺炎所致的胰管阻塞、胰管结石、顽固性疼痛、胰腺的内、外分泌功能障碍,常伴有胰管的全程扩张,特别是当阻塞位于胰腺头部时;有时胰管亦可以呈多数性的狭窄,酒精性慢性胰腺炎更常合并有胰腺实质钙化,以及胰管的多数性狭窄。慢性胰腺炎病人施行手术的目的多是为了解除持续性的顽固性疼痛而非解决糖尿病或胰外分泌缺乏问题。

慢性胰腺炎的疼痛机制尚未完全清楚,近期

的研究倾向于胰管高压可能是重要的原因。ERCP 检查时测定胰管内压力，正常人平均约 $16cmH_2O$，而慢性胰腺炎病人平均为 $33cmH_2O$。用细针经皮穿刺测定慢性胰腺炎胰腺组织液压力，Ebbeh 等发现有疼痛症状者比无疼痛者显著升高，升高的程度与胰管病理表现间无明显关系。胰腺内组织液压力在不同部位可能有差别。胰管空肠吻合减压后，胰腺组织内压力有降低。基于胰管内高压是疼痛原因的理论，对表现有胰管扩张的病人，当前最常用的手术方法是胰管空肠吻合术，晚期的止痛效果可达到 70%。目前，胰管引流手术是治疗慢性胰腺炎疼痛伴有胰管扩张的首选手术方法。

13.5.8.1 纵行胰管空肠吻合术

Longitudinal Pancreaticojejunostomy

【适应证】

(1)胰头部胰管梗阻，胰管全程扩张。

(2)胰管扩张，直径>0.5cm。

(3)胰管内结石。

(4)顽固性疼痛难以用药物缓解。

【禁忌证】

(1)胰管不扩张。

(2)病人不合作。

(3)胰腺钙化者效果较差。

(4)慢性胰腺炎末期，胰腺损毁，内、外分泌功能破坏，疼痛已减轻。

(5)病人不能承受手术。

【术前准备】

(1)影像学检查包括 ERCP、MRCP 和 CT，了解胰腺的情况及有无并发症。

(2)了解胰管扩张的程度，有无胰管内结石。

(3)重要脏器功能检查。

【麻醉与体位】

(1)持续硬脊膜外麻醉或全身麻醉。

(2)仰卧位。

【手术步骤】

(1)从横结肠上缘剪开大网膜的附着，自脾门前至结肠肝曲，钩起胃大弯，将整个胰腺前面暴露，因而一般均使用双侧肋缘下斜切口。

(2)检查胰腺，当胰管有明显扩张时，胰腺实质多有萎缩，变薄，故一般较容易在胰腺表面扪到胰管的陷沟贯穿整个胰腺的长径。可在相当于胰管部以细针穿刺，抽出无色的液体以确定胰管的位置。

(3)直接纵行切开胰管，以直角血管钳为引导，逐步向胰腺头尾部切开，清除胰管内结石，以 3-0 丝线缝扎出血处。切开的长度宜贯穿整个胰腺，长约 8cm，但在胰头部近十二指肠处宜留约 1.0cm，以保护十二指肠血供；同时，在胰尾部切开时，应注意避开脾蒂血管。注意检查敞开的胰管全长，有无局部增厚或结节，在可疑之处采取活组织冷冻切片检查，以防遗漏恶性病变。

(4)取一段 Roux-en-Y 空肠襻，断端缝合关闭，经横结肠系膜上拉至小网膜腔，根据胰管切开的长度，切开空肠段的系膜对侧缘。以 3-0 丝线将空肠与胰管侧-侧吻合(图 1)。胰管内亦可以放置一根 T 形管，并用缝线固定，以防过早脱落。T 形管的长臂经空肠襻从横结肠以上引出。在胰管空肠吻合的左右侧，放置腹腔引流，分别经左、右腹部引出。所有引流管道均不宜经过主切口。切口分层缝合。腹腔内引流亦可用负压吸引引流。

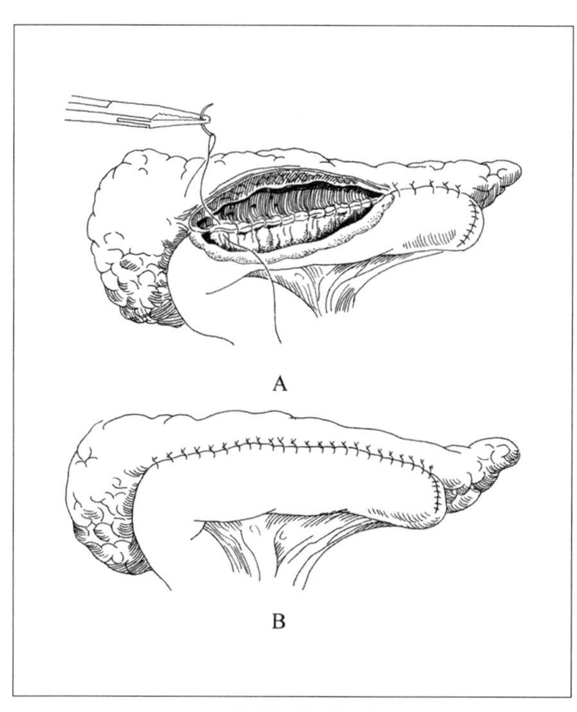

图 1 胰管空肠侧-侧吻合

A. 胰管与空肠黏膜对黏膜吻合；B. 胰管空肠侧侧吻合，空肠壁浆肌层缝于胰腺包膜上

【术中注意要点】

(1)避免损伤十二指肠及脾蒂血管。

(2)当慢性胰腺炎胰头增厚时,切开胰头部和钩突部的胰管会有困难,因而影响胰管切开的彻底性和胰管内结石清除。若有胰头部包块,则更限制了胰管切开。遗留的结石阻塞及胰管狭窄可成为术后止痛不满意的原因。

(3)切开胰头部胰管时,避免损伤胆总管下端。

(4)胰腺切开处要彻底止血。

(5)不要遗漏可能合并的胰腺早期恶性肿瘤。

(6)应同时处理胆囊结石、胆总管结石、胆总管下端狭窄等胆道原有病变。

【术后处理】

(1)同一般上腹部手术。

(2)注意腹腔引流液的性质、量,做淀粉酶测定,以了解胰液渗漏的情况。

(3)注意有无肠道出血。

(4)若腹腔引流液量少,无胰液渗漏,腹腔引流管在5～7d拔除。

(5)术后若有腹胀、胃肠功能恢复缓慢,常与胰液外渗和在腹腔内积存有关。应做血、尿淀粉酶测定、上腹部B超检查及胸部X线片,观察有无胸腔积液,特别是左侧。

(6)TPN直至能经口进食。

(7)服西咪替丁或雷尼替丁以降低胃酸分泌。

(8)胰腺引流管保留3个月。

(9)胰酶制剂补充治疗。

【主要并发症】

(1)暂时性胰瘘。

(2)肠道出血。

(3)小网膜囊内积液。

(4)胸膜腔积液,常见于左侧。

13.5.8.2 胰尾切除胰腺空肠吻合术

Pancreaticojejunostomy with Resection of the Tail of the Pancreas

胰尾切除胰腺空肠吻合术有Duval(1954)手术和Puestow(1958)手术两种。前者是将胰尾与空肠端对端套入吻合,后者则是胰管广泛切开胰腺空肠套入吻合,其他的手术步骤两者基本上相同。Duval手术的后期结果欠满意,考虑与胰管断端后期发生狭窄有关,此手术当前已较少用,二者均需做脾切除术,手术较复杂。

【适应证】

(1)慢性胰腺炎病变主要在胰尾部,并有胰管扩张。

(2)左侧慢性胰腺炎伴顽固性疼痛。

(3)胰尾部肿块或囊肿。

(4)慢性胰腺炎伴脾静脉阻塞及左侧门静脉高压症。

(5)胰尾部肿块难以排除肿瘤。

【禁忌证】

(1)无胰管扩张。

(2)胰管全程性病变难以通过胰尾减压。

【术前准备】

同“13.7.1 Whipple手术”。

【麻醉与体位】

(1)持续硬脊膜外麻醉或全身麻醉。

(2)仰卧位,左侧垫高15°。

【手术步骤】

(1)长的左腹部直切口,必要时向左腰加做一横切口;此外亦可用左肋缘下斜切口或上腹部横切口。若病人有胰腺尾部囊肿、脾肿大或左侧门静脉高压症时,则脾切除和游离胰尾部往往比较困难,左上腹部应有较好的显露。

(2)切开胃结肠韧带、胃脾韧带,探查胰腺的病变情况及范围;脾脏与周围的粘连情况,是否易于游离。对慢性复发性胰腺炎特别是曾有急性坏死性胰腺炎、胰腺假性囊肿者,胰腺与腹膜后、脾脏与其周围的粘连严重,且多属纤维瘢痕性粘连、血管丰富,手术的难度相当大。

(3)在肠系膜上血管的左侧,切开胰腺下缘的腹膜,钝分离胰腺背面的腹膜后间隙,直至胰腺的上缘,以直角血管钳引过一根F8橡皮导尿管,将胰腺提起,以便分离胰腺后间隙,并在需要时阻断胰腺尾部和脾蒂血管,这是增加手术安全的重要措施。

(4)剪开脾肾韧带,游离脾脏,将脾脏翻向右侧,分离胰腺后间隙,切断胃脾韧带和脾膈韧带后,脾脏连同胰尾便可翻至右方,选择适宜的平面,切断胰尾,辨明胰管断端,脾血管在断端以上约2.0cm处结扎、切断,用3-0丝线缝扎胰腺断端的出血点，移除脾脏。

(5)曾患急性坏死性胰腺炎、假性胰腺囊肿、胰腺周围炎或脾周围炎者，脾周围瘢痕性粘连多而紧，或有左侧门静脉高压，使常规游离脾脏十分困难，在此种情况下，可用逆行法切除胰尾及脾脏，有时在粘连过紧处，不得不做包膜下游离脾脏。手术方法是首先切断胰尾和切断结扎脾蒂血管，然后向脾门方向逐步分离，最后从脾脏的下极向上分离切除脾脏。

(6)准备一段 Roux-en-Y 空肠襻，通过横结肠系膜左侧无血管区拉至左上腹部与胰腺吻合。从胰尾断端处之胰管向近端探查，必要时可做手术中胰管造影。根据胰管的情况，选择 Duval 或 Puestow 手术。

(7)Duval 手术一般只用于胰管有全程明显扩张，阻塞在胰腺头部时。手术是将胰尾与空肠对端套入吻合，胰管内可放一橡胶管，经空肠襻引出(图 1)。

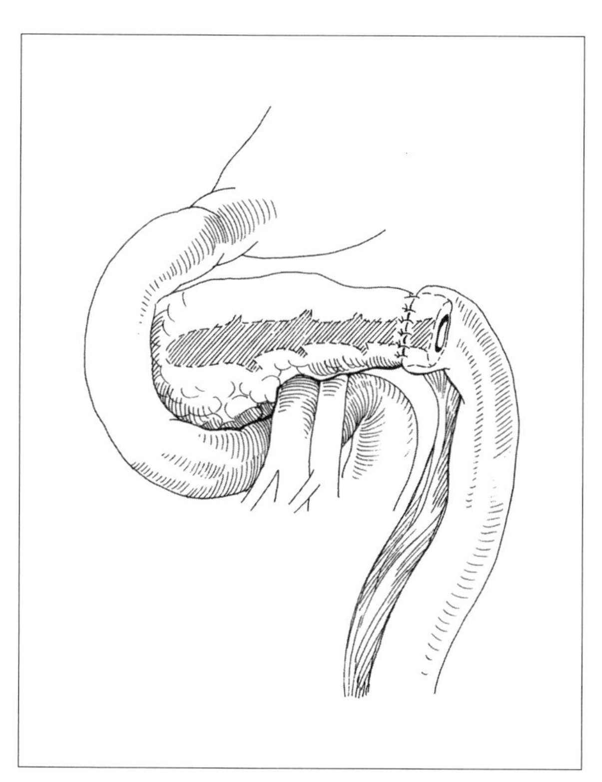

图 1　胰尾切除胰尾空肠套入吻合(Duval 手术)

(8)Puestow 手术是用于当胰管内有结石、胰管有狭窄处、胰腺的慢性炎症重、估计用 Duval 手术容易发生胰管狭窄者。手术方法是从胰腺的前面沿胰管切开一段距离，亦可切除少许胰腺组织使其体积缩小，然后将胰腺套入至空肠内(图 2)。此手术目的是将胰管部分纵行切开，以减少晚期狭窄的发生。

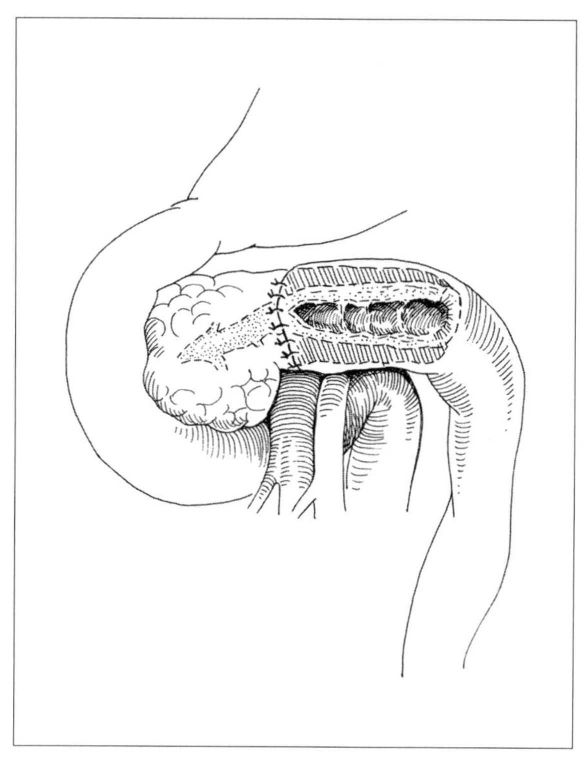

图 2　胰尾切除，胰管切开，胰腺空肠套入吻合(Puestow 手术)

(9)胰腺空肠吻合周围置放腹腔引流，经左上腹部戳口引出。切口以丝线分层缝合。

【术中注意要点】

(1)术中常遇到的困难是游离脾脏和胰尾，由于粘连多，应注意避免损伤左侧的腹膜后结构，如左肾上腺、左肾静脉。

(2)Duval 手术容易发生后期的胰管断端开口狭窄，使症状复发，故目前已较少采用。

(3)有脾静脉阻塞和左侧门静脉高压症，特别是合并胃底静脉曲张和上消化道出血者，是本手术的最好适应证。在其他情况下，目前已多采用纵行胰管空肠吻合术，手术较为简便并且能保存更多的胰腺组织。

【术后处理】

同胰管空肠吻合术。

(黄志强)

参 考 文 献

1 黄志强，等，外科手术学. 北京：人民卫生出版社，1975
2 Gu Zy，Zhang KH. Chronic pancreatitis in China：etiology and management. World J Surg，1990，14：28
3 Bradley EL. Pancreatic duct pressre in chronic pancreatitis. Am J Surg，1982，144：313
4 Ebbehj N，Borly L，Madsen P，et al. Comparison of regional Pancreatic tissue fluid pressure and endoscopic retrograde pancreatographic morphology in chronic pancreatitis. Scand J Gastroenterol，1990，25：756
5 Greenlee HB，Bradley EL，Steven ZC，et al. Long-term results of side-to-side pancreaticojejunostomy. Worl J Surg，1990，14：70
6 Beger HG，Buchler M. Duodenum preserving resection of the head of the pancreas in chronic pancreatitis with inflammatory mass in the head. World J Surg，1990，14：83
7 Beger HG，Krautzberger W，Bitter，R，et al. Duodenum-preserving resection of the pancreas in patients with severe chronic pancreatitis. Surgery，1985，97：467
8 Beger HG，Büchler M，Bittner RR，et al. Duodenum-Preserving resection of the head of the pancreas in severe chronic pancreatitis. Ann Surg，1989，209：273
9 Warren WD，Millikan WJ，Henderson JM，et al. A denervated pancreatic flap for control of chronic pain in pancreatitis. Surg Gynecol Obstet，1984，159：581
10 Frey CF，Suzuk M，Isaji S，et al. Pancreatic resection for chronic pancreatitis. Surg Clin N Amer，1989，69：499

13.6 胰腺及壶腹癌 Pancreatic and Ampullary Carcinoma

胰腺头部、十二指肠、胆总管下端及其壶腹部的解剖部位紧密相邻，在手术方法上有许多共同之处，手术治疗时，常将其作为一个单元看待。尽管在这个部位的不同来源的肿瘤，无论在其生物学行为特性和治疗结果方面，均有明显的差别。在世界范围内，胰腺癌的病死率近年有增高的趋向，我国的情况也相似，而外科治疗效果却未能取得重大的进展，故如何降低手术病死率和提高长期生存率，受到广泛的注意。目前对胰腺癌的外科治疗态度和合理的手术方法选择仍有意见分歧。

13.6.1 分类与分期

（1）胰十二指肠区肿瘤的种类：胰十二指肠区的肿瘤习惯上分为壶腹部和胰头部的肿瘤。壶腹周围的肿瘤除了胰管的开口之外，可以来源于胆总管下端、胆总管壶腹部、十二指肠乳头和其周围的十二指肠黏膜。壶腹部肿瘤多是恶性的肿瘤，良性的十分少见，属于腺癌。由于壶腹部癌与胰头部癌的临床表现有很多相似之处，治疗方法也常常是一致的，因而临床上常把壶腹部癌和胰腺癌放在一起加以讨论。事实上，晚期壶腹部癌达到相当大的体积时，常侵犯胰腺，甚至在病理上亦常难以鉴别其来源；反之，来源于胰腺头部的肿瘤也常有侵犯壶腹部的情况。不过，两者间的鉴别对决定手术治疗方针上是有意义的。

胰十二指肠区不同的恶性肿瘤有着不同的生物学行为特性，其手术切除率、手术后5年生存率等均有很大的差别。这个部位的主要的恶性肿瘤有：

①胰腺癌：a. 胰腺导管腺癌（pancreatic duct adenocarcinoma）；b. 胰岛细胞癌（功能性及非功能性）（islet cell carcinoma，functional and no-functional）；c. 囊腺癌（cystadenocarcinoma）。

②胆总管下端腺癌。

③壶腹部腺癌。

④十二指肠腺癌。

⑤其他少见的恶性肿瘤。

临床上常用胰头部癌和壶腹部癌作为该部恶性肿瘤的诊断名称，此两种肿瘤的区别有时是很含糊的，不少较晚期的病人，有时在手术中甚至在病理检查时亦难以将其截然分开，但两者的手术切除率和治疗效果却截然不同。美国的 van Heerden 总结 Mayo 医院的经验，列出胰十二指肠区不同种类的癌的手术切除率和5年生存率（表13-6-1）。

表 13-6-1 胰癌的手术切除率和5年生存率

	切除率(%)	5年生存率(%)
胰导管腺癌	10	5
壶腹部癌	95	40
十二指肠癌	50	45
胰囊腺癌	90	40
胰岛细胞癌	65	35

从以上可见胰导管癌的手术切除率只有10%，而手术后病人能生存至5年以上的只有5%，能够用手术切除挽救生命的病人微乎其微。可是，到当前手术切除仍是胰腺癌唯一有望治愈的途径。但是，另外一些类型的胰十二指肠区的癌，往往没有胰腺导管癌那样强侵袭性的生物学特性，手术切除率高，预后也较好，特别是壶腹部癌，当肿瘤的体积尚很小时便早期发生梗阻性黄疸，引起病人和医生的注意而获早期处理。因此，区分胰十二指肠区恶性肿瘤的性质与来源，对于制定手术治疗方案和选用手术方法均有重要意义。对于十二指肠癌、壶腹癌、胆总管下端癌、胰岛细胞癌、胰腺囊腺癌等，当前一致的意见是争取做积极的切除手术。但对胰腺导管癌，意见是有分歧的。

(2)胰腺癌的分类与分期：对胰腺肿瘤尚未有一个很完善的分类方法。胰腺的肿瘤大致可分为外分泌腺肿瘤和内分泌腺肿瘤两大类。WHO于1978年提出外分泌腺肿瘤的分类方法(表 13-6-2)。

表 13-6-2 胰腺肿瘤的组织学分类(WHO)

Ⅰ.上皮性肿瘤
  A.良性
    (1)腺瘤(乳头状腺瘤)
    (2)囊腺瘤
  B.恶性
    (1)腺癌
    (2)鳞状细胞癌
    (3)囊腺癌
    (4)腺泡细胞癌
    (5)未分化癌
Ⅱ.胰岛细胞肿瘤
Ⅲ.非上皮性肿瘤
Ⅳ.其他类型肿瘤
Ⅴ.未分类肿瘤
Ⅵ.造血及淋巴样肿瘤
Ⅶ.转移性肿瘤
Ⅷ.上皮病变
Ⅸ.瘤样病变

此法根据组织学类型来分类，比较明确，但尚有一些类型的肿瘤未能包括在内，因而随后又有提出根据肿瘤来源的分类法。按这种分类法，胰腺外分泌腺的癌以来源于导管的导管腺癌最为常见。德国汉堡 Klöppel 的264例胰腺外分泌腺肿瘤中，导管腺癌占81.1%，腺泡细胞癌占1.1%。而囊腺癌、黏液癌、鳞状细胞腺癌等只占1.1%～3.8%，故临床上所治疗的胰腺癌主要是导管腺癌。

根据 TNM 定期标准，在不同的病人中可以做到具体的比较。当前，手术切除治疗胰腺癌的前景仍是很暗淡的，估计手术后的5年生存率不会超过2%～5%，这与肿瘤的隐蔽性和难以早期发现有关，能够发现属于Ⅰ期(T_1N_0)的病人的机会是非常少的。同时，早期的胰癌，发生转移的机会也较多，如 Klöppel 所报道的7例肿瘤体积<2.0cm 的胰腺癌，其中4例已有胰周浸润，2例已有局部淋巴结转移；当肿瘤的体积更大时，转移的发生率更高。

(3)壶腹及壶腹肿瘤：壶腹及壶腹肿瘤可按照其来源进行分类：①来源于 Vater 壶腹、Vater 乳头及十二指肠壁部分胆总管的肿瘤；②胰头部肿瘤侵犯及乳头部；③十二指肠肿瘤侵犯及乳头部。

位于十二指肠壁内胆总管以上的胆管肿瘤(癌)，如发生在胰腺段或胰腺段以上的胆管癌，称为胆管下端癌，不纳入于壶腹部癌范畴，不过两者临床症状及治疗方法均相同，临床上常难以断然分开。

胰腺癌病人外科治疗的5年生存率低于5%，估计约为3%，在大宗病例统计，胰腺头癌的手术切除率约为15%，而胰腺体尾部癌的手术切除率只约为5%。因此，手术前的定期有助于治疗方法选择，免除一些无谓的剖腹探查；手术中的定期有助于对病程预后估计，和利于治疗效果的比较。现行的胰腺癌定期分类法有国际抗癌联盟(Union Internationale Contre le Cancer，UICC)的 TNM 分类和定期以及日本胰腺学会(Japan Pancreas Society，JPS)定期标准。

(4)UICC TNM 分类和分期

TNM 分类

T　T_1 局限在胰腺

　T_{1a}，<2cm

T_{1b}，>2cm

T_2 直接扩展至十二指肠、胆管、胰周组织

T_3 直接扩展至胃、脾、结肠、邻近大血管

N N_0 无局部淋巴结转移

N_1 局部淋巴结转移

M M_0 无远隔淋巴结转移

M_1 有远隔淋巴结转移

分期

Ⅰ期 T_1，N_0，M_0

T_2，N_0，M_0

Ⅱ期 T_3，N_0，M_0

Ⅲ期 T，N_1，M_0

Ⅳ期 T，N，M_1

UICC的分类方法主要是根据肿瘤的大小(最大径)和有无局部及远隔淋巴结转移为标准。

(5)JPS的定期分类

JPS的分类着重于手术中发现和局部淋巴结转移的情况：

Ⅰ期 T_1，<2cm，N_0，S_0，RP_0，PV_0

Ⅱ期 T_2，2～4cm，N_1，S_1，RP_1，PV_1

Ⅲ期 T_3，4～6cm，N_2，S_2，RP_2，PV_2

Ⅳ期 T_4，>6cm，N_3，S_3，RP_3，PV_3，远隔转移

注 S：胰前包膜侵犯；RP：胰后侵犯；PV：门静脉侵犯。

日本的分类法着重于手术时发现的淋巴结转移作为决定预后的重要因素。日本分类中，胆胰淋巴结群的分布、命名和根据肿瘤的原发部位转移途径的分站均做了明确规定，比较繁琐。日本方面的胰腺癌切除手术均要求廓清范围到达相应的第2站淋巴结。

壶腹及壶腹部周围的肿瘤，绝大部分属于腺癌的组织类型，只有很少数为类癌或表现为假瘤的良性病变。良性病变中常见的类型有：①乳头部的慢性炎症和纤维化的改变使乳头部狭窄并可发生息肉样病变，此种情况多伴发于胆道结石病；②慢性胰腺炎，十二指肠黏膜下囊肿压迫壶腹部；③壶腹内黏膜的腺体增生症。

壶腹及乳头部的胆管末端癌属腺癌性质，由于其所发生的浸润和硬化性改变很早期便阻塞了胆总管，黄疸很早出现并且常是首发症状，在梗阻的上端胆总管和胆囊呈明显扩张，所以一般能够做到早期诊断，手术切除率达80%～90%或更高，预后也较好。手术时典型的发现是在十二指肠外可扪到乳头肿大、变硬，常如"花生米"样大小突向十二指肠腔内；但是，有时肿瘤并不形成肿块而只表现为胆总管的末端增厚。例如一例梗阻性黄疸的男性病人，手术探查时未能发现胆总管下端肿块，金属胆道探子可进入十二指肠，胆管下端刮出物亦未发现癌细胞，故经扩张括约肌和置放T形管而结束手术，手术后黄疸消退，但3个月后，又出现黄疸，再次手术时证明为壶腹部癌，经胰十二指肠切除术后至今已超过6年，情况良好。这种经验，在我们所遇到的病例中并不是个别的。

壶腹十二指肠部黏膜的乳头-绒毛状腺瘤应认为是壶腹部癌的前期病变或其中某一局部已经发生癌变，故应该按照恶性肿瘤的处理原则进行手术切除。据估计约有20%的壶腹部及其周围癌是该部黏膜乳头-绒毛状腺瘤的癌变，由于癌变的部位可能是不匀称或开始只是局灶性的，所以活组织采取冷冻切片检查可能并不反映病变的全貌。临床上有的是第1次手术病理报道属良性腺瘤，只做局部烧灼等一般性处理。但随后症状再发或再次手术时，证实为癌。因而对壶腹部的腺瘤样改变亦应施行手术切除。不过手术切除范围可以较为局部化。

来源于乳头周围十二指肠黏膜的癌可侵犯乳头并致梗阻。十二指肠黏膜来源的癌多为乳头状腺癌，细胞分化程度较好，癌表面呈溃疡改变，胆管阻塞可能时轻时重，所以临床上梗阻性黄疸亦可以有明显的起伏。作者曾遇1例并有胆总管结石的壶腹周围十二指肠黏膜乳头状腺癌，黄疸曾经消退半年，后再出现，施行胰十二指肠切除术，手术后长期生存(超过10年)。

壶腹及壶腹部周围癌组织学上多属于高分化性腺癌，早期病例较少发生局部或远处的淋巴结转移，即使有胆总管旁或十二指肠后的局部淋巴结转移，亦不妨碍做根治性的胰十二指肠切除，手术后的5年生存率达30%～40%；但如已有远处淋巴结转移(如腹腔动脉周围淋巴结，肠系膜、腹主动脉旁淋巴结等)或广泛转移，则不能手术切除。亦有少数的壶腹及壶腹部周围癌的细胞分化程度低，呈浸润性扩展至邻近的结构，侵犯神经周

围淋巴间隙，并转移至十二指肠后、胰腺上方的淋巴结，若手术时间较晚，则难以彻底切除。目前，壶腹及壶腹部周围癌尚无统一的定期标准，一般认为当肿瘤直径＞2.0 cm时，则预后较差。

13.6.2 手术治疗进展

1935年Whipple对1例壶腹癌病人施行二期的胰十二指肠切除术，开创了胰腺的外科手术治疗。第一期手术是做胆囊空肠吻合术，待黄疸消退后，再行第二期的全十二指肠及胰头大部切除，胆总管下端及胰管均结扎，胰断端缝合，病人手术后情况良好，只是22个月之后死于肝转移。此后便不断有二期胰十二指肠切除术的临床应用报道。随后，由于维生素K的使用，降低了梗阻性黄疸病人手术的危险性；同时，注意到胰腺手术时使用不吸收性缝线的必要性，减少和避免了使用肠线（吸收性缝线）时所致的出血、吻合口漏、腹膜炎等并发症，使手术趋于安全。但是，二期手术的固有缺点是腹膜腔内粘连增加了第二次手术的困难。1940年Whipple施行第1例一期胰十二指肠切除术，该病人的手术前诊断为胃窦部癌，无黄疸，术后诊断为胰头癌，手术程序包括胃部分切除、全十二指肠和胰腺头部及部分体部切除，胰管结扎，缝合胰腺断端，结肠前胃肠吻合及胆肠吻合，术后病理检查发现胰腺癌可能是来自胰岛细胞但不合并低血糖症。1945年Whipple指出一期胰十二指肠切除术的优点：①手术中的渗血可因术前使用维生素K得到控制；②避免两次麻醉和两次大手术的危险；③避免了腹腔粘连；④持续硬膜外麻醉和输血和输血浆使一期手术趋于安全。8例二期手术病死率为38%（3/8）而19例一期手术的病死率为31%（6/19）；⑤一期手术时改进了两个步骤，其一是将胆总管断端与空肠吻合而避免了因胆总管断端结扎处溃破产生胆汁漏；其二为移植胰管至胆肠吻合开口以下的空肠上。

此后，Whipple的一期胰十二指肠切除术便成为治疗壶腹周围癌和胰腺癌的经典手术，40多年来，虽然有多种技术上的革新，但始终未有突破性的进展。对Whipple手术的技术上的改进，有的只是某些作者的尝试和少数病例使用的经验，从来未曾广被接受，这些改革更多的是针对胰管处理问题，因为胰瘘往往是胰十二指肠切除术后最常见的严重并发症和死亡的重要原因。胰漏特别容易发生在胰腺仍比较正常，胰管无明显扩张的病人。此时胰管空肠吻合术是困难的，胰瘘发生率高，结扎胰管和缝合胰腺断端又不可避免地发生胰瘘，所以一些作者把胰腺癌不合并胰管扩张作为全胰腺切除的一个手术指征。近来的胰管堵塞术有停止胰外分泌和减少手术后胰瘘发生的效果，但内分泌功能亦呈进行性减退，故其最后的评价有待更多的临床观察。

1944年Child对Whipple的一期胰十二指肠切除术的手术方法做了重要的修改，其主要方面包括两部分：

（1）改变胰、胆、胃重建的顺序。即改变原Whipple手术时的胃肠吻合-胰-胆肠吻合的顺序，而是按胰-胆-胃的顺序重建胃肠通道，此改变认为有助于减少胃肠吻合口溃疡，改善食物与消化液的混合，但更重要的是使胰腺-空肠吻合处于上游，从而降低了一旦胰漏出现时的危害性，亦减少上行性胆道感染的机会。

（2）变胰管空肠吻合为胰腺空肠对端套入。此方法减少胰管空肠吻合技术上的复杂性，简化手术操作，并在一定程度上降低胰瘘的发生，特别是在那些胰腺残留的体积较小和胰管无明显扩张的情况下。

Child的改进很快在临床上广被采用，但其结果并未能明显地减少胰瘘和降低手术病死率。经验证明，近年来胰腺切除手术病死率的明显降低，更重要的是外科医生的因素，即是在一些专门从事此项工作的医生手中，胰十二指肠切除术的病死率可以降至最低限度（0%～5%），但在一般的外科医生手中，病死率一般仍然较高（10%～15%）。

其他对Whipple手术方法的修改是对胰、胆与空肠吻合时Roux-en-Y肠襻的处理。有报道用单一的Roux-en-Y肠襻，亦有报道用双重的Y形肠襻分别与胆管及胰管吻合，以避免上行性感染和一旦发生胰瘘时的严重后果，但这些手术方式均缺乏广泛的支持者。另外，有主张用胰腺胃吻合术以防止胰瘘，原因是胰腺与胃邻近，操作上较容易，胃酸可使胰酶减活。对于空肠襻的处理，尚有置于横结肠前、经横结肠系膜或经原来之十二指肠床拉至上腹部之分，但这种处理并未改变手术方法的主要内容。Catell 尚建议用襻式空肠做胃空肠吻合、胰管空肠吻合、胆管空肠吻合，在胰肠吻合之前，加做一空肠-空肠侧-侧吻合，以转移食糜的流向，然此术式依然仍未广被采用。

兹将 Whipple 手术的部分修改方式列图如下（图 13-6-1）。

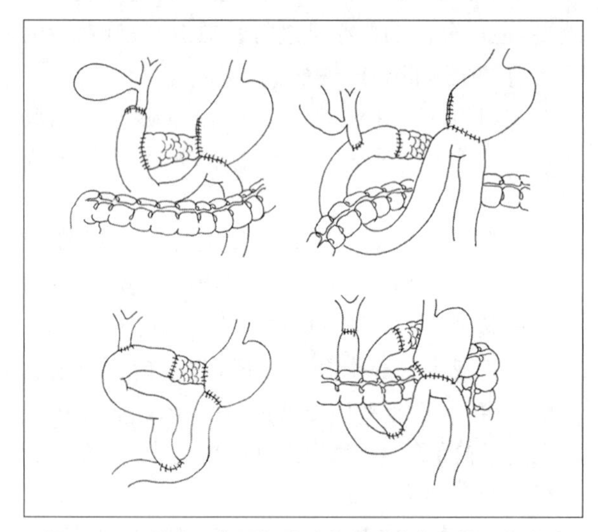

图 13-6-1 胰十二指肠切除消化道重建术式的几种设计

胰腺及壶腹部周围癌用经典的 Whipple 胰十二指肠切除术后常遇到的 3 个主要问题是 5 年生存率低、手术病死率高和全身营养状态恢复不满意。手术后的营养吸收障碍与切除幽门和胃窦部有关。经典的胰十二指肠切除术后晚期的吻合口溃疡发生率高，为 6%～20%或更高。为了预防后期吻合口溃疡的发生，做约 50%的胃切除，甚至有作者建议同时加做胃迷走神经切断术。这不仅使手术更为复杂，并使病人术后的营养状况更难恢复。1978 年 Traverso 及 Longmire 提出保留幽门和十二指肠的第 1 段 1～2cm 的保存幽门的胰十二指肠切除术（pylorus-preserving pancreaticoduodenectomy）用于慢性胰腺炎和早期的壶腹部癌的切除。此手术方法因能保留幽门，故可以降低手术后期吻合口溃疡的发生率，无需切除胃，自然也无需做迷走神经切断术，病人可以保持较好的营养状态，手术亦较为简单，因而得到较多作者的支持。但此手术后常有暂时性的胃排空障碍，因而需要做暂时性的胃造口以避免长时间放置鼻胃管。Warshaw 认为当胰头癌不包围、侵及十二指肠第 1 段时可以采用此手术方法。美国 Lahey Clinic 的 Braasch 更是此手术的积极支持者，并将此手术用于壶腹癌、胆管下端癌、十二指肠癌、胰腺癌、胰岛细胞癌、胰腺囊腺癌、十二指肠肉瘤等病人，获得较好的效果，营养状况可以恢复至接近患病前的水平。

保留幽门的胰十二指肠切除术是典型的胰十二指肠根治术的一项突出的改进，其唯一有争议之处是在胰腺癌时，保留幽门的胰十二指肠切除术是否会因为切除得不够彻底而使病人丧失这唯一的虽然很微小的治愈的机会呢？与典型的 Whipple 手术相比，此手术的唯一的问题是遗留幽门和胃小弯侧的可能已有转移的淋巴结。但是对胰腺癌而言，当有胃小弯侧的淋巴结转移，也就无法做到根治性切除。Cooperman 观察了 140 例胰腺及壶腹周围癌切除标本，未发现有肿瘤侵犯至幽门近端。从现有的资料看来，保留幽门的胰十二指肠切除术的远期效果并不逊色于典型的 Whipple 手术，因而此项手术方式值得进行更多的应用与观察。

胆管下端癌、壶腹及壶腹部周围癌的根治性切除的效果较好，约 35%的病人可以生存至 5 年或更长，手术方法也比较确定；然而对胰腺癌来说，情况则不同，手术切除率低（10%左右），术后 5 年生存率低（2%～5%），因此在手术治疗方针上存在 3 种不同的意见：

（1）胰腺癌的发展迅速，手术切除无法达到彻底性，一旦诊断确定，应只做姑息性的手术，此观点为少数人所主张，未能得到广泛的赞同。

（2）对尚未有邻近组织侵犯和广泛转移的较早期病例，仍应做胰十二指肠切除术，可以减轻症状、一定的延长生存时间和改善生活质量。此种态度仍是多数学者所主张。

（3）胰腺癌的典型 Whipple 手术后果不好反映手术本身的欠彻底性，况且胰腺导管癌可能是多发灶，因而主张扩大胰腺切除范围，如 Brooks 主张全胰腺切除术、Fortner 主张区域性胰腺切除术和日本学者主张的扩大胰癌根治术。但由于手术范围的扩大，相应地增加了手术的病死率和并发症发生率，而效果未有显著的提高，故尚不能得到多数人的赞同。更多的人是主张用典型的Whipple手术以治疗胰头癌，而只在有胰腺的多数性癌灶或胰管细而薄，手术后发生胰瘘的机会很大时，有保留地采用全胰切除术。近年由于手术技术的成熟，扩大的胰癌根治术亦有增多趋势。

在国内，曾宪九于1951年成功地施行胰十二指肠切除术，至1981年的30年中，中国协和医院共行胰十二指肠切除术105例，手术病死率为19.8%。1954年国内余文光首次报道胰十二指肠切除术。到20年之后，国内的胰十二指肠切除手术病死率多在5%以下：如中国协和医院的56例手术病死率为1.7%；中国医科大学的27例中无死亡。上海长海医院近4年的114例胰十二指肠切除术于手术后30d内无死亡。这些数字说明胰十二指肠切除术的风险性已比10年前有很大的降低，虽然在胰腺癌切除的5年生存率方面仍没有起色。

总之，胰腺癌手术治疗发展至今，情况仍不容乐观，提高治疗效果恐怕非单纯依靠扩大切除范围所能达到，更须努力提高胰腺癌的早期诊断并寻找有效的辅助治疗措施。

13.6.3 降低手术病死率和并发症的措施

当前胰十二指肠切除术的手术病死率在一些医疗中心虽已降至5%以下，但在一般医疗单位中，手术病死率仍高，严重并发症更较为常见，故应该加以重视。近年来的经验指出，此复杂手术如能集中由少数富有经验的外科医生来进行，手术病死率会有明显的降低。

【手术前处理】

近年来胰十二指肠切除术的手术病死率明显降低，首先与早期诊断有关。现代影像诊断技术的发展，使对梗阻性黄疸的原因和部位能迅速得到确诊。对于胰腺癌，CT检查的确诊率高，而MRCP或ERCP的胰管造影可以发现胰管异常，因而使病人能在较早的时期，经较短的时间进行诊断之后，接受手术治疗，免致在后期全身情况恶化之后才进行手术。同时，快速的螺旋CT、MRI和腹部血管三维成像技术的应用，改善了对胰癌的可切除性的手术前评估，有利于选择手术病人。胰十二指肠切除术后的死亡和并发症有时并非由于手术技术的原因，而是与疾病本身所引起的全身性改变有关：如重度、长时间的梗阻性黄疸、体质消耗、重度消瘦、内分泌功能障碍等，手术前对于这些不利因素，应进行适当的处理。

(1)黄疸：长时间的梗阻性黄疸使肝细胞的结构及功能均发生明显的改变。维生素K缺乏，引起依赖维生素K的凝血因子(凝血酶原、因子Ⅶ、Ⅸ、Ⅹ)合成障碍；创伤、手术时容易出现纤维蛋白溶解现象及手术野渗血。胰十二指肠切除术后最常见的手术后并发症如腹腔内出血，虽然绝大多数是由于技术上的原因，然而与在重度的梗阻性黄疸下施行手术并非没有关系。

与梗阻性黄疸有密切关系的另一个术后严重并发症是急性肾功能衰竭。临床资料提示手术后急性肾功能衰竭的发生率与手术前血清胆红素水平呈同步升高。Braasch在一组病人中，发现当血清胆红素水平$>340\mu mol/L$时，手术后肾功能衰竭发生率高达9.0%。梗阻性黄疸时手术后肾功能衰竭发生的机制尚不完全清楚，可能有多方面的因素。高直接反应胆红素血症可增加肾脏对低血压和缺氧的敏感性。发生急性肾衰的病人，常有术中或术后低血压的病史；长时间的梗阻性黄疸使肝脏Kupffer细胞的功能受抑制，肝脏清除肠源性的细菌和内毒素功能受损，此等病人常有内毒素血症。近来注意到手术后急性肾功能衰竭与内毒素血症有密切关系。从这些因素出发，病人的手术前准备应补充血容量和增加尿量，避免脱水，口服胆盐制剂和肠道抗生素准备，以减少肠道内细菌和内毒素负荷，手术中应及时补足血容量及液体，避免发生低血压及缺氧，输注甘露醇溶液以维持利尿状态，手术后24h尿量不宜少于1500ml。

1978年Nakayama报道对梗阻性黄疸病人，术前采用PTCD引流胆汁，使血清胆红素水平降低至$85.5\mu mol/L$，然后再进行手术，可使重症梗阻性黄疸病人的手术病死率明显降低，因而术前PTCD的作用受到广泛的注意。经过2周的引流，一般能使血清胆红素水平下降50%左右，所以手术一般安排在第2～3周进行。然而，由于PTCD是一种侵袭性措施，本身有一定的并发症和病死率,特别是引起胆道系统感染,对随后的手术治疗有不利的影响。一些前瞻性研究所得出的结论是术前 PTCD 在降低手术病死率和减少急性肾功能衰竭方面并无显著的效果,同时,PTCD 亦有其本身的并发症,如出血、胆汁瘘、感染等,特别是黄疸程度不太高、一般情况尚较好的病人,PTCD 反而增加并发症和延长住院治疗时间。因而,目前 PTCD 只用于那些一般情况比较差,不能即时进行手术,血清胆红素>340μmol/L 的病人。在引流期间,应注意补充电解质和液体的丧失,有时胆汁的引流量很多,24h 可超过 1000ml,若不注意补充,反而使体液耗损,发生肾功能损害。

手术前如果能降低黄疸的水平,解除胆管系统内的高压,自然对手术有利。我们主张在有可能性时,经十二指肠内镜将一内置引流管插至梗阻部的上方,内置管引流可以较快地减轻黄疸,改善病人的全身状况,因为没有胆汁的体外流失,感染发生的机会也较少,因而是一可取的措施。但此项措施要求有一定的设备和技术条件。

(2)营养不良:早期的壶腹周围癌病人,因病程较短,一般尚能维持较好的营养状况;但是,重度消瘦、营养不良、贫血常是大多数胰腺癌病人的突出表现。摄入量不足、持续性疼痛、消化吸收障碍、慢性失血等致使病人体质消耗;长期的蛋白质摄入量不足,导致体内的蛋白质消耗,如肌肉、心肌、酶、抗体等的消耗与合成欠缺,使病人的免疫功能低下,对创伤反应的适应能力降低,容易发生休克、术后感染、伤口愈合不良、切口裂开等并发症。随着体重的迅速下降,病人的总血容量亦将减少,手术前体内血管床呈相应的收缩,故尚可维持一定的血压水平和组织灌流;但是,在麻醉、手术的情况下,血管床的扩张或有额外的失血、失液时,有效循环血量锐减,可引起低血压、组织低灌流及休克。长时间的食量不足情况下,组织分解生成较多的内生水,将发生水潴留、组织间水肿、稀释性低钠、缺钾等代谢性改变。

改善病人的营养状况能明显降低手术后的并发症和病死率。肠道外营养补给和输血及血浆是手术前准备的一项重要内容,对有贫血的病人,多次输血是有好处的,但亦不必追求在短期内补至正常的计算血容量,以免心脏过度负荷。应特别注意术中及术后的血容量补充,手术后 48h 内,往往在腹腔及腹膜后区域有多量渗出,故略微过量的补充比低容量更为安全。临床上常低估手术后的液体丧失,因为部分液体是潴留在第三间隙中。每小时尿量可反映肾血灌流量,应维持不少于 60ml/h 的水平。

(3)内分泌改变:胰腺癌病人可能合并有糖尿病。高血糖症病人,麻醉、手术创伤、儿茶酚胺释放增多、输入葡萄糖液、外源性糖皮质激素等,均能加重糖尿。一般认为糖尿病病人手术后维持轻度的糖尿(血糖 5.55～16.65mmol/L,尿糖＋～＋＋＋)较为安全,可避免手术后发生低血糖的危险。原用长效胰岛素者,术前数天应改用正规胰岛素,每日剂量的 60%用于早晨,40%用于晚间。手术日晨抽血查空腹血糖,并开始从静脉内滴入 5%葡萄糖液,手术后宜 24h 持续滴注。手术后根据血糖、尿糖及酮体检查情况,在原用量基础上,加用正规胰岛素(尿糖＋＋＋＋者加用 15U;＋＋＋者加用 10U;＋＋者加用 5U;＋者不用增加);对用 TPN 者,应按葡萄糖量加用胰岛素。手术后,特别是当使用糖皮质激素时,糖尿每有加重,宜及时调整胰岛素用量,并补充钾盐等。

【手术中处理】

手术中处理包括手术方式和手术范围的选择与实施,是胰十二指肠切除术的主要环节,往往需要由经验丰富和配合密切的团队来完成此项手术。

就壶腹部周围癌而言,经典的手术方式是 Whipple 手术,此类肿瘤,多属于分化程度较高而预后亦较好,所以在有附近淋巴结转移而尚处于可切除的范围之内者,亦多施行根治性切除术。然而对来源于胰腺的导管癌,由于肿瘤的早期侵袭性生长和淋巴结转移,若已有淋巴结转移,血管侵犯,一般认为已不能根治,勉强的施行全胰腺切除或连同切除肠系膜上血管与血管重建,并不能有效地提高远期生存率,反而有较高的手术病死率,故并不可取。

胰十二指肠切除术最常发生的严重并发症是胰瘘,胰瘘常为手术后感染、出血及导致死亡的原因。胰管空肠吻合在有胰管明显扩张的情况下,手术较为容易,也较少发生胰瘘;但当胰腺和胰管仍较正常时,则胰管空肠吻合术的难度很大,对技术上的要求很高，胰瘘的发生率也高。采用Child的胰腺空肠套入式吻合，并不能完全避免胰漏的发生，并且胰漏的发生率与胰空肠吻合术相仿；但亦有报道完全用胰管空肠吻合者在50余例中并无胰瘘发生，说明胰瘘的发生并非完全是手术方法的问题，更重要的是手术者的熟练程度和在手术的细节上起有关键性作用。为了减少胰瘘的发生和减少胰瘘的遗害，常规在胰管内放一支撑引流管将大部分胰液引出体外，可认为是一安全措施。例如1例误诊为胰腺假性囊肿行囊肿空肠内引流术的十二指肠平滑肌肉瘤病人，因发生出血及感染而再次施行胰十二指肠切除术，手术后腹内发生感染、切口裂开，但由于胆汁和胰液均已引流至体外，未出现更严重的并发症，在肠道外营养支持下，伤口得以逐步愈合。对于二期胰十二指肠切除术的病人，因感染并发症发生率较高，更宜采用胰管外引流。

生长抑素能有效地抑制胰液分泌。商品善宁(sandostatin)手术后早期使用，可减少胰液分泌量，使一旦发生胰瘘时较易处理，但并不能防止胰瘘发生。

保留幽门的胰十二指肠切除术手术创伤较小，可适当缩短手术时间，故病人更易耐受，因而用此手术方法时，可以适当放宽病人年龄的限制，适用于较早期的胰腺头部癌和壶腹周围癌、胆总管下端癌的病人。

【手术后处理】

胰十二指肠切除术后的严重并发症常见的是出血、感染、胰瘘、胆瘘，其中许多情况下均源于胰瘘，胰液渗积于腹腔内造成感染和出血。手术后早期的腹腔内出血多是由于技术上的原因如手术时止血不够彻底。容易发生手术后出血的部位是胰腺钩突部切除的残留部分、十二指肠第3、4段系膜上的血管、残留胰腺的上、下缘和胃十二指肠动脉的断端。这些部位的出血表现为腹腔内出血。手术后的腹腔内出血一般可经腹腔引流排出，故可以早期发现；但有时腹腔引流管可能被血凝块所堵塞，致引流液较少，造成假象，而病人却表现腹胀、脉搏快、口渴、血压下降等内出血征象。腹腔穿刺可以明确腹腔内出血。由于黄疸、凝血功能障碍所致之异常出血者一般较为少见。因此在手术后早期若有腹腔内出血并影响血循环动力学的稳定者，应早行再次手术探查腹腔、制止出血；此等病人，常有重度梗阻性黄疸，若低血压、低血容量的时间过长，首先是引起急性肾功能损害，若手术过晚，则往往在止血之后，随之而来的是急性肾功能衰竭，难以挽救。

避免胰漏或胆漏所引起的严重并发症的措施要点是：

(1)腹腔引流放置于低位，以避免液体积存，引流物不能过早拔除，应测定腹腔引流液的淀粉酶活性以了解有无胰瘘。

(2)手术后的超声、CT检查以发现腹腔内液体积存，并在必要时在B超引导下穿刺及置管引流；若积液量大或闭合引流的效果不好时，应及时采用开放引流，不能延误时机。

(3)全胃肠道外营养是使有并发症的病人最终能够恢复的重要保证。近年来胰十二指切除术的手术病死率明显降低与完全胃肠道外营养(TPN)的应用有关。对此等手术病人，我们均于手术前或手术后早期便开始TPN，若手术后经过顺利，可以改作为辅助性的营养支持，一般持续至手术后2周左右；若遇有胰瘘，则TPN的时间需视病人的具体情况而适当延长，避免过早经口进食。

此外，胰十二指肠切除术后可能出现多种并发症，需要根据情况及时处理。

13.6.4 Whipple胰十二指肠切除术后的残留胰腺功能

Functions of the Residual Pancreas after Whipple's Pancreaticoduodenectomy

典型的Whipple胰十二指肠切除术保留胰腺的体尾部，旨在保存胰腺的内、外分泌功能。临床上亦观察到壶腹周围癌行胰十二指肠切除术后，病人可以恢复其接近正常的消化、吸收功能，体重可以恢复至接近手术前的水平。

【影响术后胰腺功能的因素】

对于手术后胰腺功能的维持，依赖于多个因素的作用：

(1)手术前胰腺本身的病变，慢性胰腺炎病人,若胰腺实质有广泛纤维化、腺体破坏、实质钙化、萎缩等的损毁性改变,胰十二指肠切除术后残留胰腺的外分泌功能难以恢复;但是,在壶腹周围癌的病人,梗阻的时间多较短,胰腺的梗阻性慢性胰腺炎(obstructive chronic pancreatitis)所致的胰腺纤维化可以在胰十二指肠切除术后,当胰管引流通畅时,得到逐步减轻而外分泌功能亦有一定恢复。

(2)手术切除方式对胰外分泌和消化、吸收的功能的恢复亦有密切关系;胰十二指肠切除同时切除十二指肠全部和胃幽门者对手术后的脂肪及蛋白质的消化、吸收影响最大;但是,若保留十二指肠和胃幽门时,则消化功能可以保存,故切除十二指肠对消化的影响较大,保存幽门的胰十二指肠切除术引起的消化功能紊乱则要比典型的Whipple手术要轻。

(3)胰腺组织的切除量与剩余的胰腺术后内、外分泌功能有直接关系:相当于90%的胰腺外分泌组织受损时,临床上便可出现明显的脂肪泻;当>70%的胰腺切除时,往往在手术的后期出现糖尿,并且糖尿常难以控制。

【检测方法】

Tanaka等采用PABA检测方法对壶腹周围癌病人胰十二指肠切除术后蛋白质消化方面的胰外分泌功能改变进行观察,其原理是口服苯甲酰-酪氨酰-对-氨基苯甲酸(N-benzoyl-L-tyroryl-P-amino benzolic acid,BTPABA),在肠道内被糜蛋白酶分解成PABA而被吸收,在肝脏中经结合后从尿中排出,因而测定服药后不同时间尿中排出PABA的量,可以间接地推测胰液中糜蛋白酶的活性。结果发现35例中,术后1年时,胰外分泌有明显改善;在动物实验方面,结扎犬的胰管3个月后,使呈纤维化,再切除将近50%的胰腺组织和切除十二指肠及空肠,经过胰管梗阻解除后,胰腺的纤维化减轻,外分泌功能也和对照组接近,证明在保持胰液引流通畅的情况下,梗阻性慢性胰腺炎所引起的改变可有一定的恢复。

切除十二指肠及胰腺的70%以上时,手术后晚期,常出现糖尿,并且糖尿病的情况有时比全胰切除后更难以控制。Mizumoto的实验研究表明,切除>90%的胰腺时,残胰胰岛中的A、B、D细胞数均呈明显减少,而在切除70%~90%的胰腺组织时,残胰的胰岛中B细胞数减少,A、D细胞数却相对增加,因为胰岛内分泌细胞的失衡,A细胞是分泌胰高血糖素,使术后胰岛素的需要量比90%胰腺切除时大3~4倍,此种内分泌的不平衡,可能解释70%以上胰腺切除后反而可能遇到难以控制的糖尿病的原因。

(黄志强)

参 考 文 献

1 黄志强,顾倬云.肝胆胰外科进展,北京:人民军医出版社,1989:232

2 Longmire WP. Cancer of the pancreas:palliative operation, Whipple procedure or total pancreatectomy. World J Surg, 1984,8:872

3 Braasch JW, Jin Gong-liang, Rossi RL, et al. Pancreaticoduodenectomy with preservation of the pylorus. World J Surg, 1984,8:900

4 Klöppel G, Heitz PU. Pancreatic Pathology, Edinburgh:Churchill-Livingstone,1984:79

5 Mok KT, Wang BW, Liu SI. Management of pancreatic remnant with strategier accordings to the size of pancreatic duct after pancreatioduodentectomy. Br J Surg, 1999,86(8):1018

13.7 胰十二指肠切除术

Pancreaticoduodenectomy

13.7.1 Whipple 手术

Whipple's Operation

【适应证】

(1)胆总管中、下段癌。

(2)乏特壶腹周围癌。

(3)十二指肠恶性肿瘤。

(4)胰腺头部癌早期。

(5)严重胰十二指肠损伤。

【禁忌证】

(1)腹腔内已有广泛转移。

(2)胰腺癌侵犯肠系膜上血管。

(3)严重营养不良、重度梗阻性黄疸、全身情况差、70岁以上高龄、重要器官功能衰退,不能承受重大手术者。

【术前准备】

(1)心、肺、肝、肾等重要器官功能检查。

(2)胸部X线摄片以除外转移性病灶。

(3)注射维生素K,以提高凝血酶原活动度。

(4)纠正常有的低钾和低钠等电解质紊乱。

(5)对因进食量过少有明显营养不良者,术前1周开始静脉内补充营养,输全血及血浆以纠正贫血及低蛋白血症。

(6)对有梗阻性黄疸病人,术前1周口服胆盐制剂,以减少肠道内细菌滋生。

(7)术前晚服雷尼替丁150mg以降低胃酸。

(8)应用预防性抗生素。

(9)血清胆红素>171μmol/L的病人,身体情况尚适宜手术者,不强调常规使用术前经肝穿刺胆管引流(PTBD)以降低黄疸,若已行PTBD者,应特别注意由于大量的胆汁丧失可能引起的电解质紊乱,一般在引流后2~3周施行手术,注意预防由PTBD所引起的胆道感染。经皮经肝胆囊穿刺引流亦可以达到相同的目的。在条件具备的情况下,可行术前经内镜置管引流,通过胆总管开口放入一较粗的特制的内置引流管至梗阻的上方,可使病人情况较快改善。

(10)术前放置胃肠减压管。

【麻醉与体位】

(1)持续硬脊膜外麻醉,老年病人及病情较重者,可同时气管内插管辅助以全身麻醉。

(2)术中麻醉经过应力求平稳,避免发生缺氧、低血压,充分补液,维持足够的尿量,必要时术中滴注20%甘露醇溶液125~250ml。

(3)仰卧位。

【手术步骤】

(1)手术切口可根据术者的习惯而定。常用的切口有两种,一是右肋缘下的斜切口,比一般的胆囊切除术切口约低2cm,跨过中线,延伸至左上腹部,切断镰状韧带及肝圆韧带向上方牵引。此切口平行于胰腺的轴线,并且可在必要时安放大型肋缘自动牵开器,使手术野得到最充分的显露,我们较常使用此种切口;另一常用的切口是右上腹部直切口,切口必须够长,才能得到充分显露,故常需延至脐下方4cm左右,并且可能需向左侧加做一横切口,才方便于操作。直切口用于体型肥胖的病人时,手术常感困难。此外,亦有采用上腹部横切口,手术野显露亦较佳。

(2)因胆管、胰腺、十二指肠部病变施行手术时,虽然手术前已有较多的影像学诊断资料,但在剖腹探查时,仍需要再诊断,以确定手术方案和步骤。

腹腔内探查须注意有无腹膜、盆腔内、大网膜、肝脏、肝十二指肠韧带、胰腺周围、腹腔动脉周围、肠系膜根部、腹主动脉旁淋巴结转移。虽然不同来源的肿瘤,其转移的途径和范围略有差别,但是当有以上远处的转移时,说明已属晚期,作为根治性手术切除已不可能,对于恶性程度高的肿瘤,应改用较简单的姑息性手术。若在腹腔内探查发现有转移性结节时,应即取该处组织送冷冻切片病理检查。

当前尚有主张在开腹前施行腹腔镜检查,若发现已有转移,可以避免不必要的剖腹探查术。

提起横结肠,检查横结肠系膜根部、小肠系膜根部、胰腺下缘有无转移淋巴结或肿瘤的直接侵犯,因胰腺钩突部、体尾部癌常出现以上部位转移或肿瘤侵犯。

胰腺及壶腹部周围癌时,胆囊及肝外胆管呈明显扩张,常需要在胆囊底部穿刺抽吸以降低张力,有利于探查的进行(图13-7-1)。

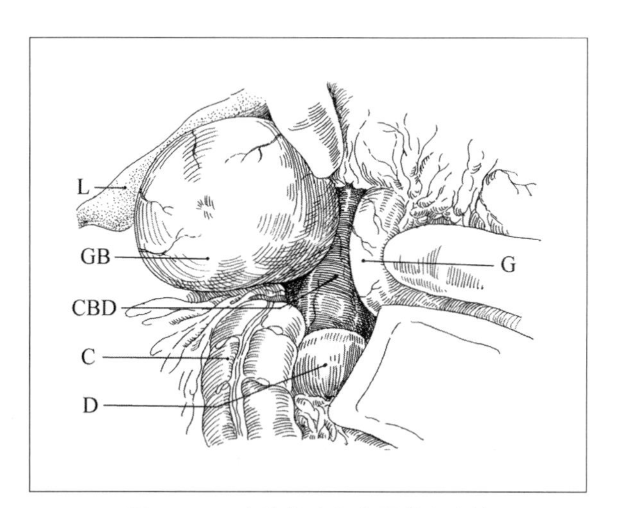

图13-7-1 壶腹部癌肝外胆道高度扩张及其与邻近脏器的关系(右肋缘下切口)

L—肝;GB—胆囊;CBD—胆总管;G—胃;D—十二指肠;C—横结肠肝曲

(3)切开十二指肠外侧腹膜,将十二指肠第2段连同胰腺头部从腹膜后向前游离,亦即Kocher手法,以进一步探查胰腺的后方(图1)。

十二指肠及胰头后方与腹膜后的结构间有一正常的解剖间隙,当胰腺癌尚无胰外侵犯至胰周组织时,只要不偏离此间隙,可用手指钝性分离,分开一些疏松的结缔组织,便可将十二指肠连同胰腺从腹膜后游离,游离范围向左应达腹主动脉的前方,十二指肠的第3段应得到游离,因而需要剪开横结肠系膜的前叶(图2)。

十二指肠及胰头游离后,便可以将其提起置于腹部手术野的浅部,以便进一步探查和随后的手术操作(图3)。

继而手术者以左手示指及中指在十二指肠后方,拇指在其前方,触摸胆总管下端、壶腹部及胰头处的肿物,并注意其性质及与邻近结构的关系(图4)。

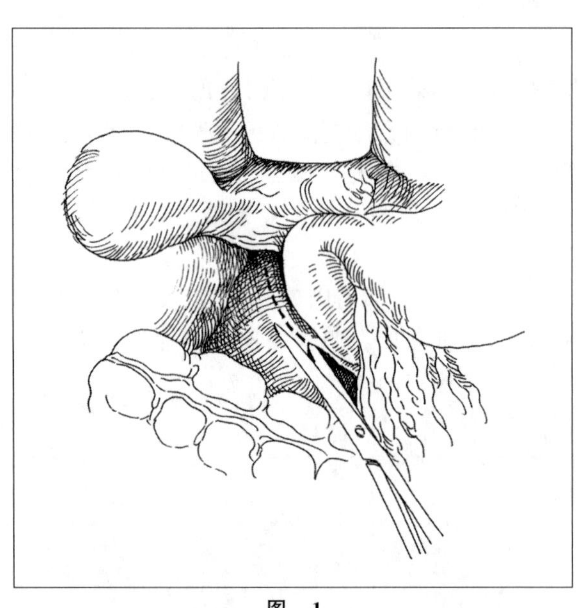

图 1

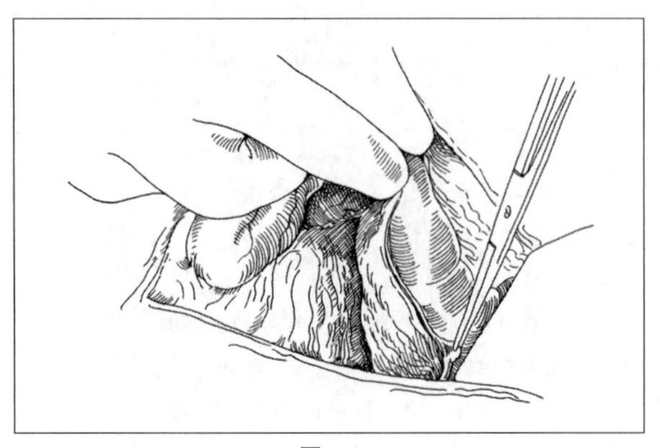

图 2

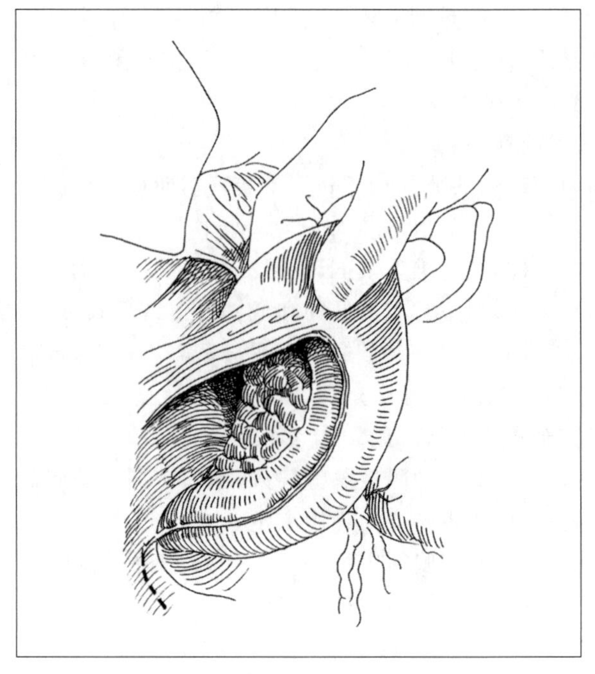

图 3

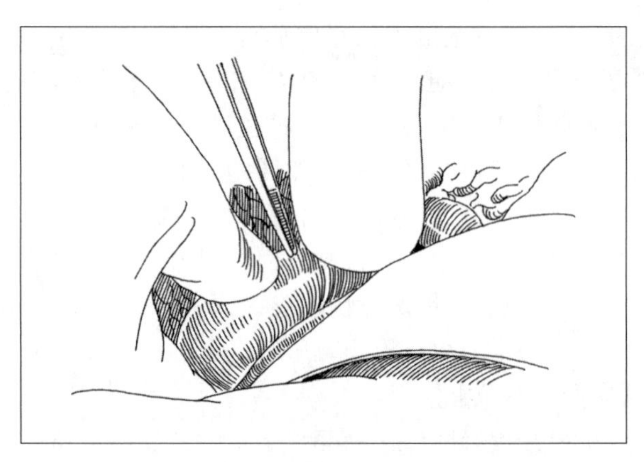

图 4

(4)游离十二指肠和胰腺头部,可探查肿块与下腔静脉和腹主动脉间的关系,并探查胰腺头后方是否有淋巴结转移;乏特壶腹周围癌早期一般甚少腹膜后组织侵犯,但在胰腺头部癌时,则可能发生腹膜后组织浸润和下腔静脉壁浸润,说明肿瘤已超出可能根治性切除的范围。

对位于胆总管下端和壶腹部的肿块,此时有必要进一步确定其性质。最重要的是判断属于良性病变还是恶性的病变,良性病变中需考虑壶腹部的嵌顿性结石和慢性胰腺炎胰腺头部硬结。乳头部和十二指肠的肿瘤多数均能依靠手术前内镜检查和活检确定。嵌顿性结石的特点是触摸时质地坚硬、与周围组织的分界清楚、无浸润性改变的感觉；在判别困难的情况下，可用左手示指和拇指将肿块固定，然后用20号穿刺针直接穿刺，若有针头遇到坚硬物的感觉，并且针芯为结石渣所堵塞，结石的诊断便可确定。然而应当注意的是胆管下端癌、胰腺头部癌均可以合并有胆囊结石和（或）胆总管结石，因而在切开胆管探查取出结石之后，仍然需要注意检查有无两者并存的情况，并在必要时在梗阻部位取组织送冷冻切片检查。

文献上有将胆总管下端嵌顿结石误诊为癌而行胰十二指肠切除术的报道，应引以为戒。慢性十二指肠溃疡有可能穿透至胰腺头部形成炎症性肿块，手术前内镜检查一般可做出诊断，但亦有将其误以胰头癌而行胰十二指肠切除术的报道。对乳头部及十二指肠的病变，术前若未能确诊，此时亦可以通过切开十二指肠探查并做病理学诊断。切开十二指肠时，必须注意妥加保护，防止肿瘤细胞在腹膜腔内播散种植。

慢性胰腺炎与早期胰腺头部癌的鉴别有时最为困难，因为胰腺癌常合并有慢性胰腺炎，当癌灶的位置较深时，胰腺的活检结果病理报告多为“慢性炎症”，原因是采材过浅，但若切取较深而证明为慢性胰腺炎时，则手术后常在活检部形成胰瘘，使胰腺活检手术的风险加大。用穿刺针活检的方法可以获取较深处的组织，且可以多处取材，增加诊断的准确性。若仍有疑问，当前倾向于由有经验的手术医师依靠大体的检查结果判断，决定是否做胰十二指肠切除。这是因为当前在有经验的医师看来，胰十二指肠切除术已是较常做的手术，手术并发症率和病死率均较低，故在难以区别胰腺癌早期或为慢性胰腺炎的病人，宁可采用较彻底的胰十二指肠切除术。当必须取得病理诊断时，亦可以用左手示指和拇指将肿块固定，以便活检针通过十二指肠穿刺入肿块内取出组织送病理做细胞学检查。此法活检的并发症较少，可以避免胰瘘，但要有熟练的病理学家配合。

（5）游离横结肠肝曲和横结肠的右端以便将十二指肠第2、3段向前游离，进一步检查胰腺头、钩突部及其与肠系膜血管间的关系。壶腹周围癌一般到晚期才有血管侵犯，而胰腺癌则可早期侵犯门静脉，来源于钩突部的癌可将肠系膜血管包绕。手术中B超探查更有助于判断胰头部肿块与肠系膜上血管及与门静脉间的关系。是否将门静脉壁浸润作为胰十二指肠切除术的禁忌证，意见尚不一致。笔者的意见是当只有部分侵犯时，并不妨碍手术进行的情况下，可以将门静脉壁部分切除后重新修复或做对端吻合；至于当门静脉的侧壁和后壁均受侵犯时，胰十二指肠切除术，虽然包括切除门静脉，并未能有效地延长病人生命或改善生活质量，反而增加术后并发症率和病死率，在此情况下应以改行较保守的手术方法为宜。

（6）在横结肠上缘剪开大网膜，在横结肠的附着或切开胃结肠韧带，打开小网膜囊（图5），将胃向上钩开后，显露整个胰腺的前面，检查胰腺的改变及其与肿块的关系。胰腺头部癌常呈头部不均匀的肿大、变硬，而胰腺体尾部呈纤维化、萎缩，有时可从胰腺表面扪到扩张的胰管凹陷；而慢性胰腺炎所致的头部肿大，胰腺体尾部则常表现为一致性的增大，胰腺及其周围组织有炎症、水肿的改变。但这些情况并不作为定性诊断的依据，因二者常可以合并存在。

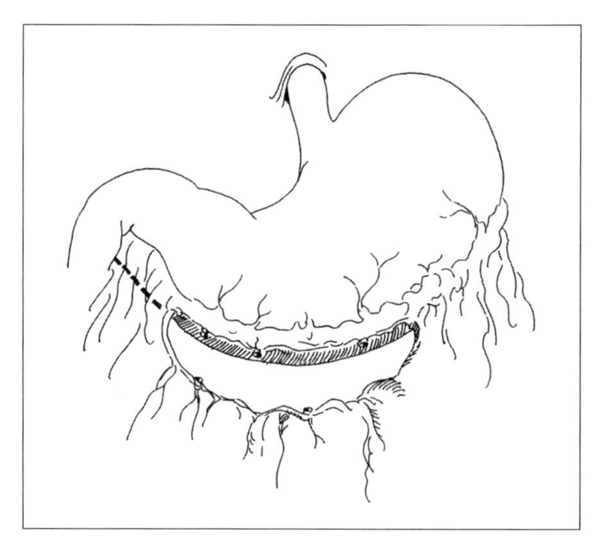

图 5

胆总管下端癌、十二指肠癌因不影响胰腺管的引流，故胰腺可接近正常，胰管亦不扩张。

继而在胰腺的下缘，根据肠系膜上动脉搏动的位置，剪开腹膜层及纤维脂肪组织，结扎一些引流胰腺血液的小静脉支，稍加分离，便可到达肠系膜上静脉。剪开静脉前面的疏松组织，继续向上分离。胰腺颈部背面与门静脉之间，一般无血管支沟通，故易于分离，直至手指能沿门静脉前方伸至胰腺的上缘（图 6），说明门静脉未受肿瘤侵犯。若有慢性胰腺炎，胰腺与门静脉的粘连较紧，但一般仍可分离；若有胰腺癌侵犯，则粘着紧而坚，门静脉壁增厚，与胰腺不可分开。当寻找肠系膜上静脉有困难时，可沿中结肠静脉分离，到达其与肠系膜上静脉汇接处，便可以较为迅速地显露肠系膜上静脉。

手术进行至此步骤时，一般便可以做出是否可以施行胰十二指肠切除术的决定。

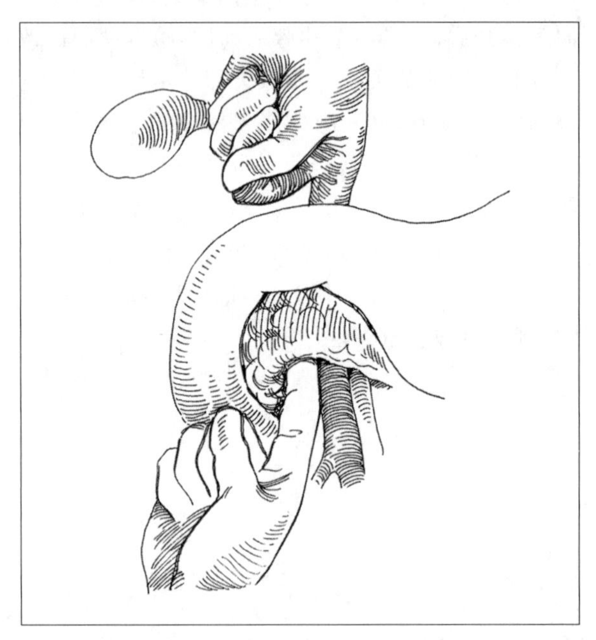

图 6

（7）当决定施行胰十二指肠切除术后，一般首先横断胃体部，预计胃切除量约为 50%，连同其网膜和幽门区的淋巴结。近端胃的处理一般是在细致地结扎黏膜下的血管后，将断端的胃小弯侧缝合关闭，按 Hoffmeister 术式行胃空肠吻合；胃的远端则向右侧翻转，继而切断胃左血管、胃右动脉、小网膜（图 7）。

（8）根据动脉的搏动，分离出肝总动脉及肝固有动脉，分开动脉周围的淋巴-脂肪组织，将其与胰腺及十二指肠一起切除。

将肝总动脉向上牵起，便可以分离出胃十二指肠动脉。胃十二指肠动脉的主干有时较短，可以首先穿过一根丝线牵引，然后向远端分离，直至游离的动脉有足够的长度；双重丝线结扎，远端钳夹后切断，远端一般需贯穿缝扎止血，以防单纯结扎后线结在手术操作时滑脱出血（图 8）。有时胃十二指肠动脉粗而短，年老病人可有动脉粥样硬化改变，结扎时可造成血管壁内层断裂，手术后形成假性动脉瘤并破裂出血。遇有此种情况时，最好在无创伤血管钳控制肝动脉血流下，用 4-0 血管缝合针线缝合关闭胃十二指肠动脉的断端较为安全，并且应在手术完成后用大网膜将动脉的断端与胰腺断端及胆肠吻合口隔开，以减少继发出血的机会（图 9）。

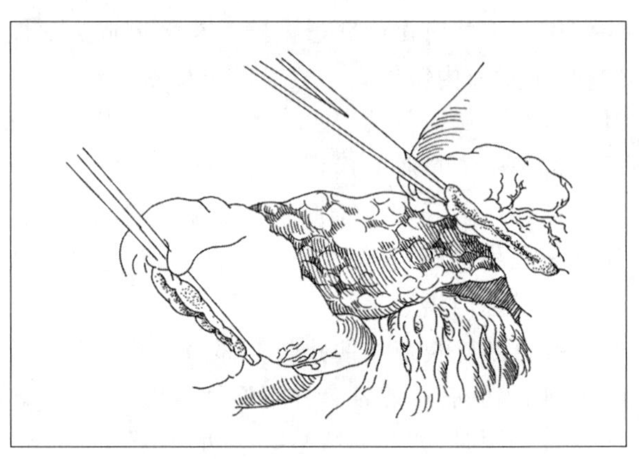

图 7

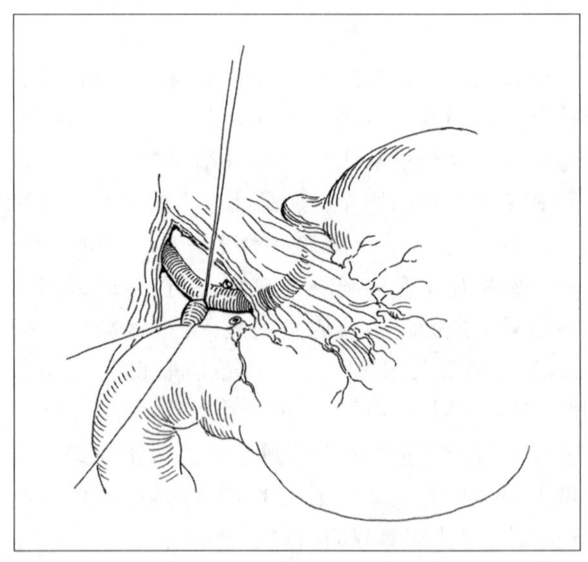

图 8

（9）一般情况下应连同胆囊一起切除，在肝总管切断胆管，与空肠吻合。有时对比较早期的壶腹部癌，亦有在胆总管处横断胆管，不做胆囊切除；但当胆囊管低位开口时，则必须切除胆囊。

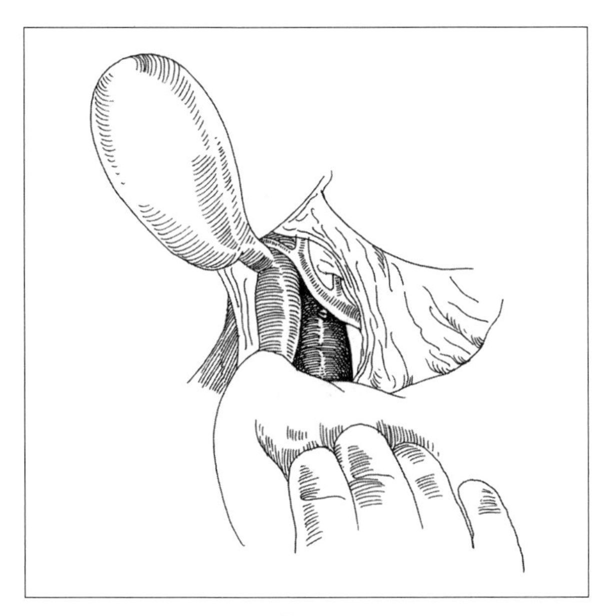

图 9

长时间的胆总管下端梗阻、胆囊肿大、壁厚、充血、水肿，切除胆囊亦常是创伤较大、失血较多的步骤。

胆管在二缝线牵引下横行切开，吸尽其中黏稠胆汁，若胆囊仍原保留，则略加压使其内容物排空；胆管切断的上端，暂以一无创伤性钳夹闭，以防胆汁外流，下端则可以通过管腔内探查，确定阻塞的部位，若尚未获得病理诊断，可以用一锐匙刮取少许组织，与胆管断端组织一并送病理检查。

(10)胆管切断后，连同胆管旁的淋巴组织向下分离，缝合关闭胆管远侧断端，剪开门静脉外的疏松纤维组织，使门静脉得以清楚地显露。沿门静脉前面向下分离，便可与从肠系膜上静脉向上分离的手指或长弯血管钳会合(图 10)。

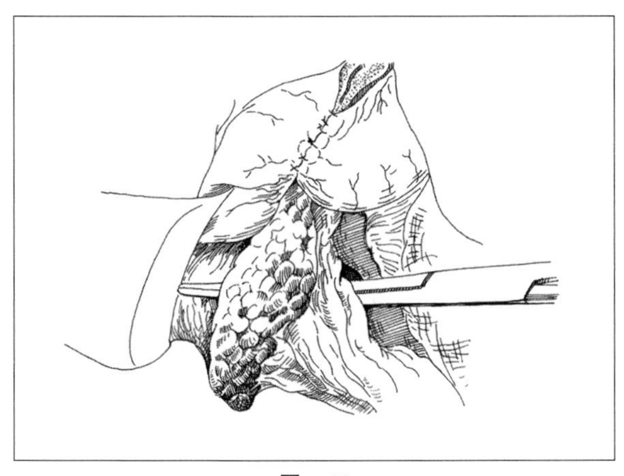

图 10

(11)在肠系膜上静脉的左侧胰腺的上下缘各缝以一中粗丝线，结扎，以做止血及牵引；另在胰颈背面引过一粗丝线，向胰头方向结扎，以控制胰腺切断时来自胰头部的出血(图 11)。

通过胰腺与肠系膜上静脉间，向胰腺的远端，在二牵引缝线的左侧，安置一心耳钳或其他无创伤血管钳，由助手扶持，轻轻夹紧至能控制胰腺断面上的出血为度(图 12)。

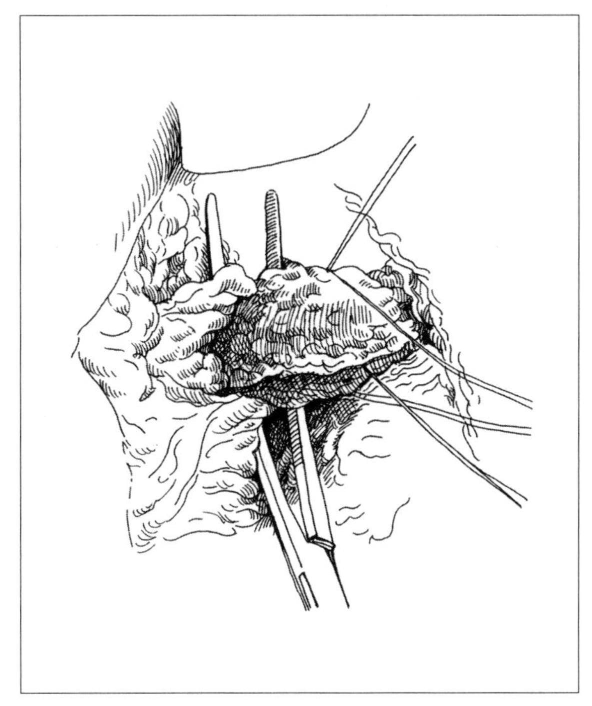

图 11

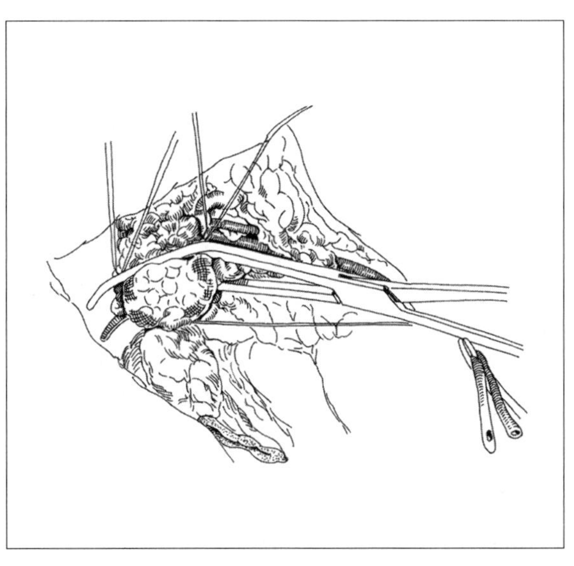

图 12

(12)在肠系膜上静脉左侧逐步切断胰腺,注意发现胰管所在的位置。胰管断端一般留长约0.3cm,以3-0丝线缝一根牵引线,以便于随后寻找和处理。胰腺完全切断后,向胰管远端放入一剪有侧孔的粗细适宜的橡皮导尿管或硅橡胶管,胰腺断面上出血均以丝线仔细缝扎止血,胰腺断端先用间断褥式缝合以减少胰液渗漏,再间断缝合对拢切缘(图13)。胰腺上所用的止血及缝合均须用不吸收性缝线。肠线在胰酶的作用下过早降解,可导致继发性出血及胰漏。

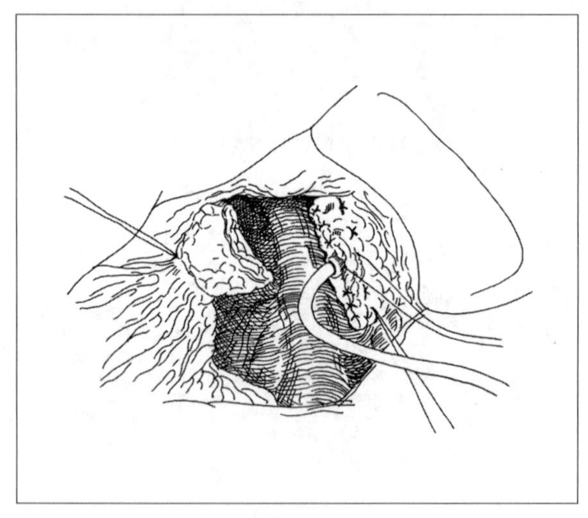

图 13

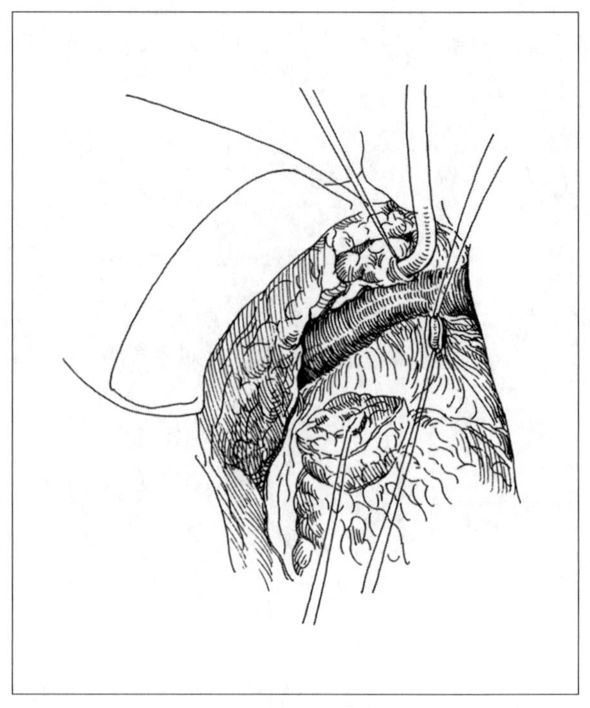

图 14

(13)将胃远端和胰头翻向右侧,显露脾静脉、肠系膜上静脉和门静脉,引流胰头及钩突部血液的静脉多汇合至门静脉及肠系膜上静脉的右侧及后侧,主要有管径较粗的胰上静脉和胰下静脉,另外尚有数目不等的细小静脉支。结扎和切断这些静脉支时需要轻巧和耐心。这些静脉多可在两根细丝线结扎之间切断,若遇分离出的静脉干较短时,在门静脉及肠系膜静脉端可用4-0的无创伤血管缝线穿过其外鞘膜后结扎,而胰腺端则可钳夹后贯穿缝扎。此处的血管壁薄,忌用血管钳钳夹,否则极易撕裂或伤及门静脉或肠系膜上静脉而发生出血。一般是用蚊式止血钳将其与周围组织分开后,引过两根细丝线结扎后切断(图14)。

此处的静脉分支处理完毕后,门静脉和肠系膜上静脉便可与胰头及其钩突部分离(图15)。

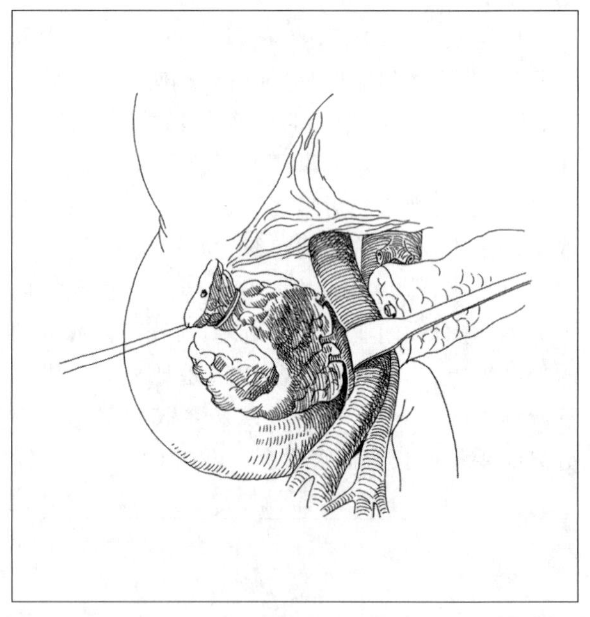

图 15

(14)提起横结肠,找出空肠上端,剪开Treitz韧带,游离近端空肠(图16A、B),在离Treitz韧带10～15cm处切断空肠(图16C),远端缝合关闭,近端则暂时以粗线结扎,从小肠系膜的后方拉至右侧(图16D)。

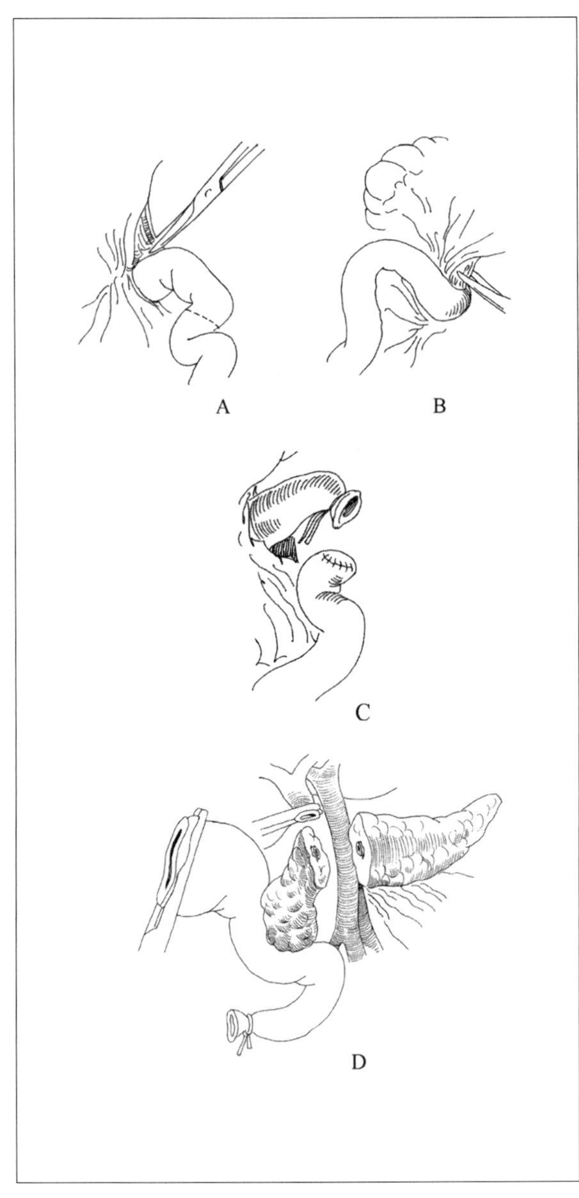

图 16

如此逐步分离、结扎、切断一些引流静脉支之后，将门静脉与胰头钩突部分离开(图 17)。

另一方法是在充分游离十二指肠第 3 段后，将十二指肠向右侧牵引，在右侧剪开 Treitz 韧带的腹膜附着，便可以将空肠上端拉至右腹部，离 Treitz 韧带约 10cm 切断空肠，远端缝合关闭，还纳至左上腹部，近端则留做牵引，以便于切除胰头及十二指肠(图 18)。

切断之空肠远端缝合关闭。回纳至左上腹部，近端空肠和十二指肠则用为牵引，以便进一步分离和切断钩突和十二指肠系膜(图 19)。

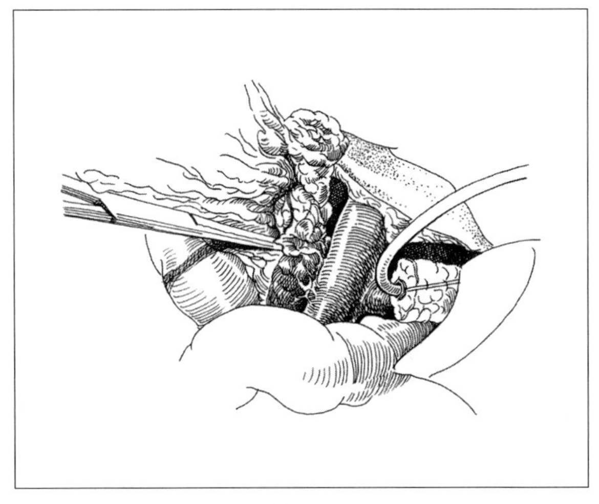

图 17

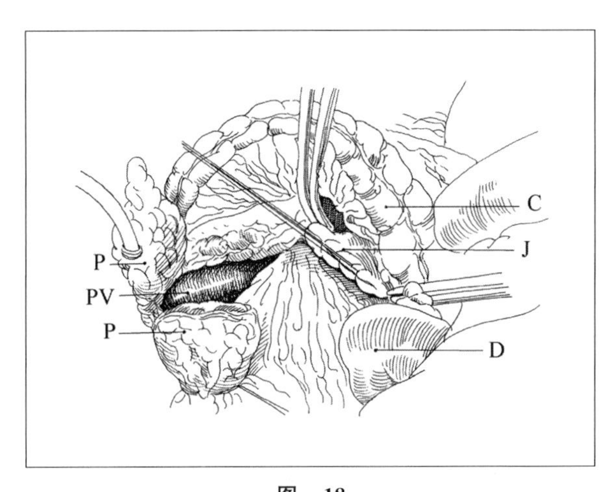

图 18

P－胰腺；PV－门静脉；C－横结肠；J－空肠上段；D－十二指肠

(15)将胃远端、胰头、十二指肠、空肠上端向右侧牵引，以门静脉拉钩将门静脉牵至左上方，便可以显露肠系膜上动脉。为了能完全地切除胰头钩突部，一般是沿肠系膜上动脉的前方纵行剪开其纤维鞘膜；略加分离，便可将钩突部系膜分离清楚，然后术者的左手四指在后感觉肠系膜上动脉的搏动和走向，拇指在前牵开胰腺钩突部并感觉胰十二指肠下动脉的所在，在胰腺实质之外，逐步由上而下地钳夹、切断、结扎肠系膜上动脉与胰腺间的联系，胰十二指肠下动脉则单独结扎、切断，有时亦可分别结扎其前分支和后分支，最后结扎切断胰十二指肠下静脉和处理上端空肠系膜，移除切下的整块组织。

当汇入门静脉的细小分支已经切断后，门静脉即可部分游离并牵向左侧。肠系膜上动脉位于门静脉的左后方，此时术者可用手指触及肠系膜上动脉的搏动而确定其位置(图 20)。

用静脉拉钩或一夹有小纱球的弯血管钳将门静脉向左上方钩开，便可显露出肠系膜上动脉。肠系膜上动脉外有纤维鞘包裹，可用手指触摸其行径(图 21)。

沿肠系膜上动脉前壁纵向剪开动脉外鞘，向右侧缘分离，便可以清楚地显示肠系膜上动脉及其胰十二指肠下动脉分支，并可以将该动脉单独分离、结扎、切断。显露和分离肠系膜上动脉，可保证胰腺的钩突部能彻底切除(图 22)。

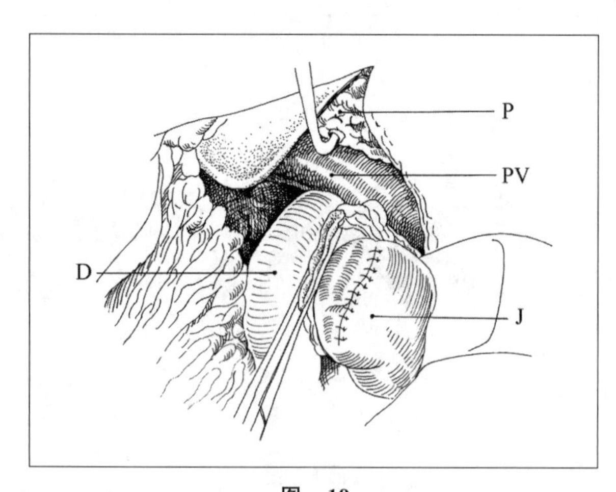

图 19
PV—门静脉；D—十二指肠；
J—空肠断端缝合；P—胰腺

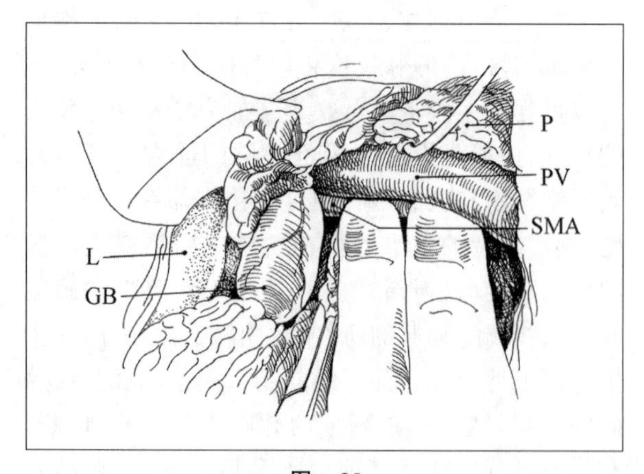

图 20
P—胰腺断端；PV—门静脉；SMA—肠系膜上动脉；L—肝；GB—胆囊

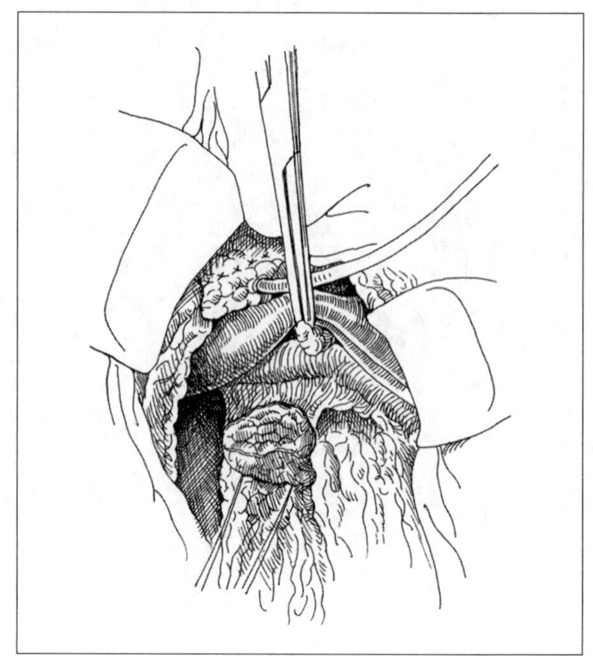

图 21

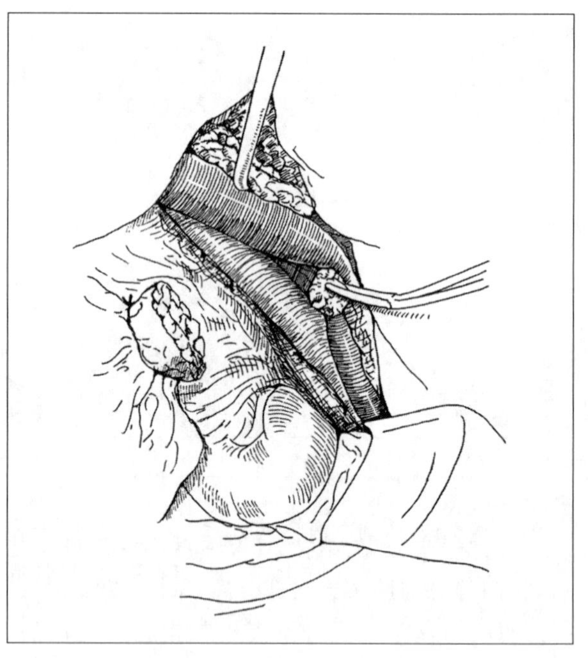

图 22

有时由于局部粘连较多或因渗血，肠系膜上动脉得不到很好的显露和分离。此时，可在向胰头及十二指肠施加牵引之下，沿肠系膜上动脉之方向在胰腺钩突部系膜上平行夹上一把下腔静脉钳，然后逐步切断及结扎钩突部系膜的神经、纤维、血管，使残留的胰腺组织减少至最低限度(图 23)。

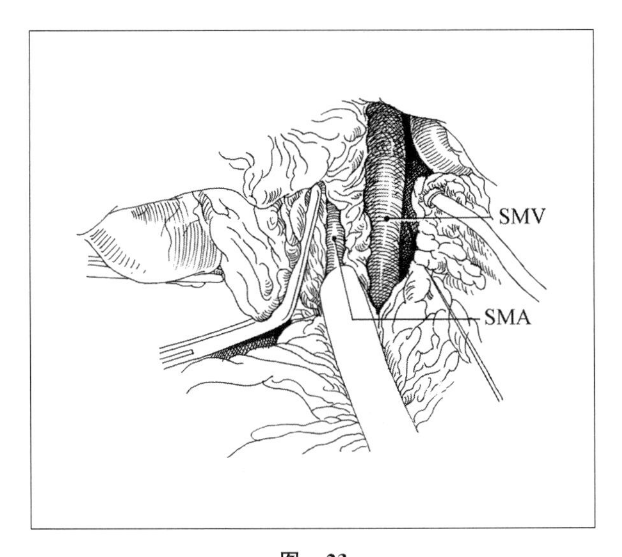

图 23

SMV—肠系膜上静脉;SMA—肠系膜上动脉

钩突部系膜切断处最易在术中及术后发生出血,因其位置深在,常被门静脉和小肠系膜所遮盖,不易发现。因此,当标本移除后,应即吸尽伤口处的血液和血凝块,将门静脉和小肠系膜牵起,仔细检查钩突系膜的断端有无渗血或活动的小出血点,并将其逐一缝合止血直至完全满意为止。有时,从安全角度出发,可以将系膜的断端增加一层连续缝合。

亦有主张在切除钩突部系膜时,可以离开肠系膜上动脉稍远一些,钳夹切断时可以保留少许的胰腺组织,以缩短手术的时间。但此方法所遗留的胰腺组织可能在手术后发生坏死、出血,同时亦影响对胰腺头部癌切除的彻底性,因而我们主张对胰腺钩突部完整切除。

曾行胆道引流的第2期手术病例(常见于壶腹部周围癌),此时在肝十二指肠韧带处和胆管周围常有充血、水肿和较多的粘连,并且常有引流瘘道和胆汁内细菌生长,为了技术上的原因和减少手术野的污染,常把切断胆管放在最后一步。在切断胃和切断胰腺之后,在胰头上缘分离出肝总动脉和胃十二指肠动脉(图24)。其处理方法同前述。

待切断空肠上端和切断胰腺钩突部与肠系膜上动脉的联系之后,将标本向下方牵引,分离门静脉与胆总管间的粘连,然后用一把心耳钳钳夹胆总管,选择适当的部位切断胆总管(图25)。

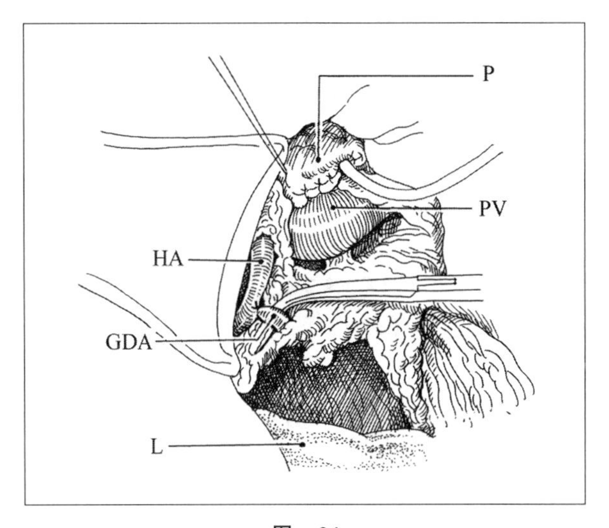

图 24

P—胰腺;PV—门静脉;HA—肝动脉;GDA—胃十二指肠动脉;L—肝

切断胆总管下端并移除标本。再次手术的病人,由于胆管壁增厚,有时难于与肿瘤浸润鉴别,故应将胆管切缘送冷冻切片检查,以确保切除的彻底性(图26)。

(16)胰十二指肠切除术后消化道重建的方法较多。

一般多采用胰管空肠吻合术。

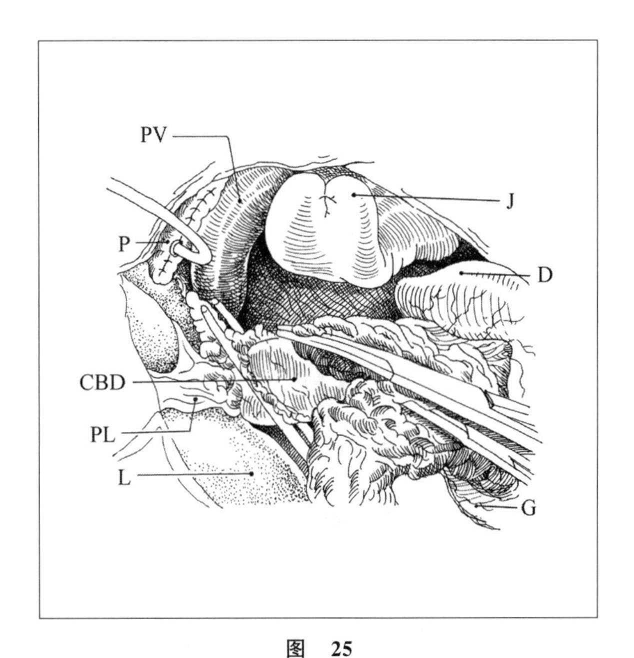

图 25

P—胰腺断端;PV—门静脉;J—空肠远端;FL—镰状韧带;CBD—胆总管;D—十二指肠;L—肝;G—胃

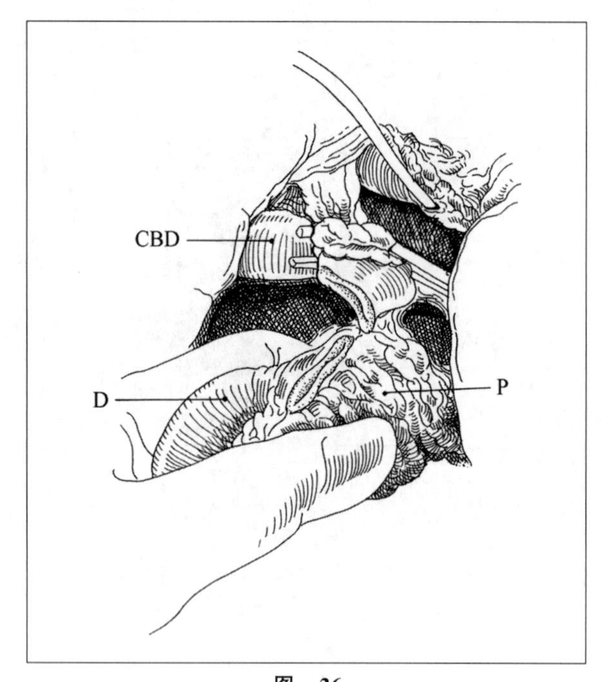

图 26
CBD—胆总管;P—胰腺;D—十二指肠

缝合关闭小肠系膜与腹后壁间的间隙。在结肠中动脉左侧横结肠系膜上的无血管区切开,将空肠上端上提,首先与残留的胰腺做胰管空肠吻合。

经横结肠系膜上无血管区将断端已经缝合关闭的空肠远端向上拉至右上腹部,准备首先与胰管吻合。上拉的空肠襻系膜应无张力,胰腺断端与门静脉前壁分离应达3cm左右,以利吻合进行(图27)。

以胰腺断端上的缝线作为牵引,提起胰腺,将胰腺后缘包膜与空肠襻的对肠系膜缘相对应部位以细丝线或合成缝线连续缝合对拢(图28)。

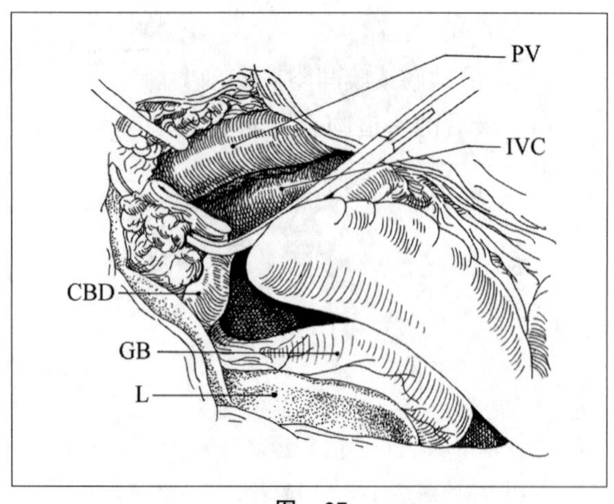

图 27
PV—门静脉;IVC—下腔静脉;
GB—胆囊;L—肝;CBD—胆总管

切开相应空肠襻的浆肌层,再在相对称的空肠黏膜层剪开一小孔,供作胰管黏膜与空肠黏膜吻合;在相应部位做3针胰管与空肠黏膜的3-0丝线缝线,作为胰管空肠吻合的后壁缝合(图29A、B)。

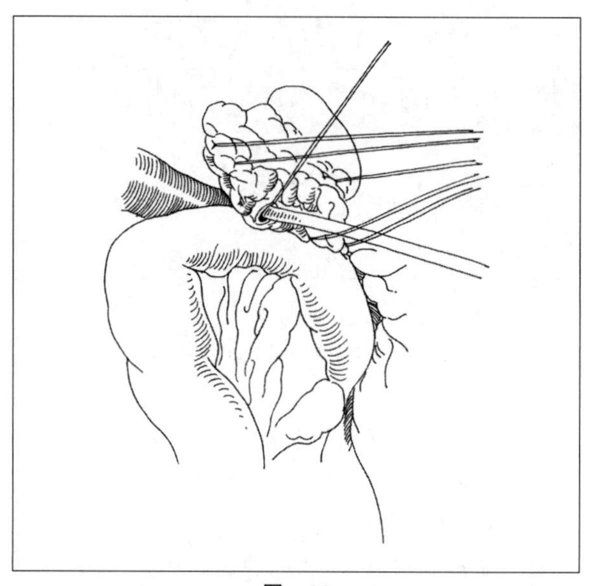

图 28

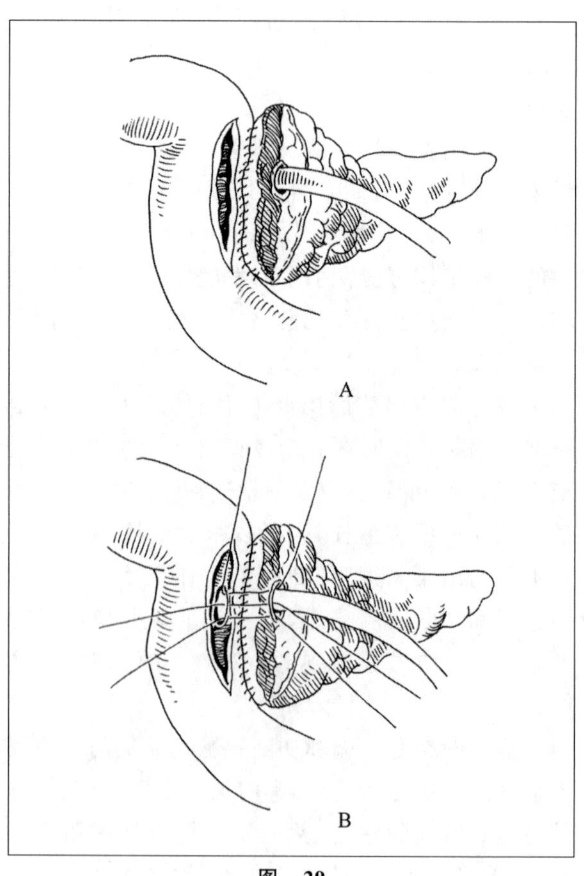

图 29

继而将原先放置在胰管内的引流导管经空肠引出，引出的位置一般是在吻合口的上游，导管在经吻合口处以缝线固定，以防在手术过程中滑脱。导管穿出空肠处以荷包缝合固定，以防术后早期胰液漏渗。然后以3根缝线缝合胰管空肠吻合口的前壁，最后将前壁的浆肌层连续缝合固定于胰腺包膜上(图30A、B)。

当胰管有明显扩张时，胰管空肠吻合较为容易亦较牢固，术后发生胰瘘的机会少，此时亦可在胰管及空肠内置入短管作为暂时性的支撑引流而不必将引流管引出体外。

(17)胆管空肠吻合是消化道重建时的第2个吻合，距离胰管空肠吻合口约10cm，此段空肠段不宜过长纡曲。胆管空肠吻合多用双层缝合，内层黏膜对黏膜吻合最好用4-0可吸收合成缝线或用3-0非吸收性缝线以减少术后因缝线反应产生炎症及吻合口狭窄甚至形成结石。胆管内一般置放T形管引流，长臂从胆管另做切口引出，而短臂的一端则剪有侧孔，经吻合口放至空肠内，作为引流及减压，吻合完成后，将空肠襻缝合固定于肝脏下缘，使其位置自然，不致成角或过分牵拉(图31)。

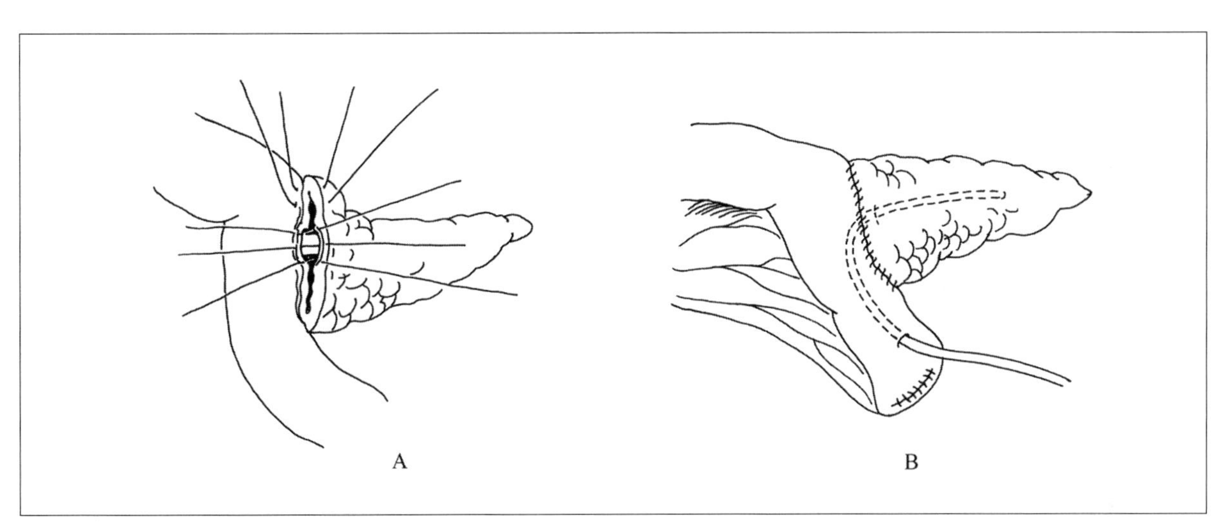

图 30

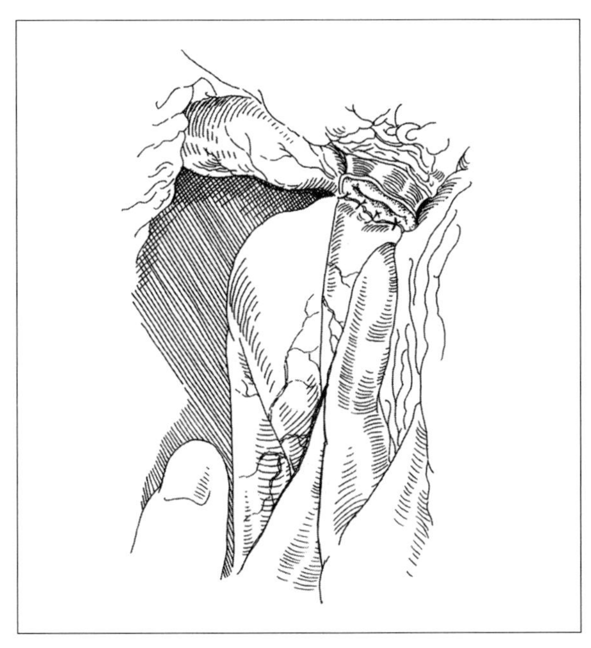

图 31

胆总空肠吻合时，一般经胆总管放置T形管，一根短臂经吻合口放至空肠，作为术后引流减压，但当胆总管高度扩张、壁薄、吻合比较满意者，有时亦不放T形管，肠襻的位置应该自然(图32)。关闭横结肠系膜与空肠间的空隙。

(18)最后的一道吻合是胃空肠端侧吻合术。胃空肠吻合一般是用横结肠前输入端空肠对胃小弯侧的方式，胃肠吻合口与胆肠吻合口间的距离为35～40cm。输入端空肠不宜对胃大弯侧，否则会造成食物的反流。

梗阻性黄疸病人胃肠吻合时，应特别注意对胃壁血管的黏膜下缝扎，彻底止血。此类病人手术后胃出血的发病率高，有的来自胃黏膜上的应激性溃疡出血，有的则来自胃肠吻合处出血。

一般在胰管空肠吻合之前，将大网膜组织覆盖固定在胃十二指肠动脉断端处，以防术后可能发生胰液渗漏时对结扎的血管残端的腐蚀出血(图33)。

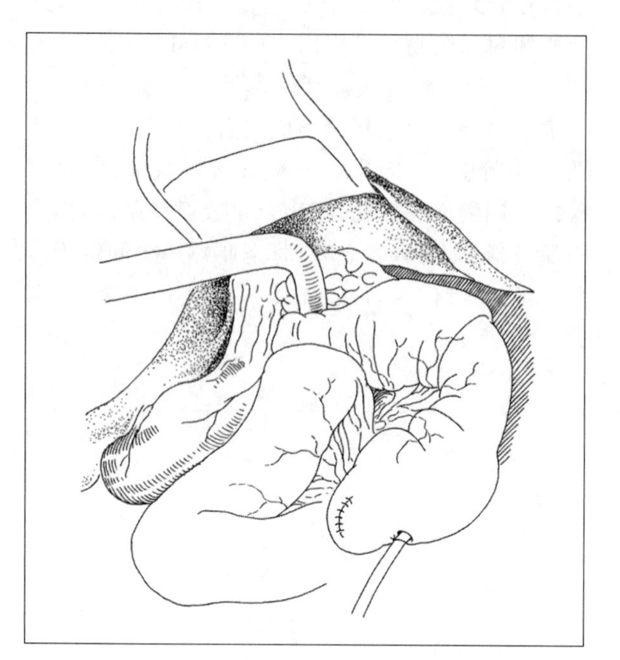

图 32

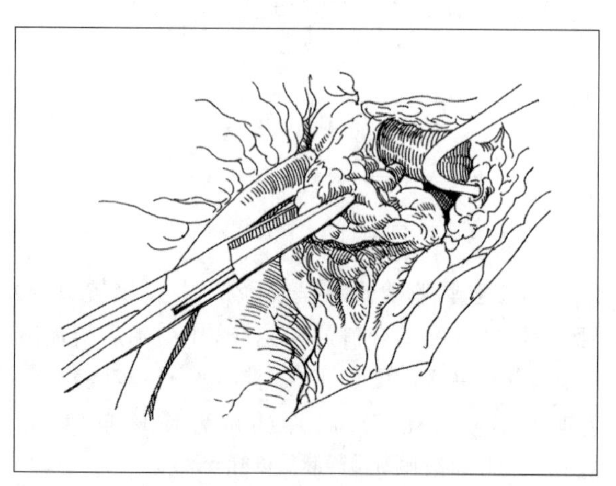

图 33

(19)腹腔内引流放置的位置应合适,引流应充分,以便能对可能发生的胆汁漏或胰汁漏进行有效地引流。引流物一般采用管状引流和潘氏引流二者的结合,引流胆囊窝及胆肠吻合者从右上腹部引出;引流胰管空肠吻合及胃后区者从左上腹部引出。此外,T形管及胰管引流亦分别截口引出。

(20)典型的Whipple胰十二指肠切除术时手术切除的范围包括胃的远端、胆囊及胆总管(有时亦可保留胆囊)、全部十二指肠、空肠上端10～15cm(图34)。

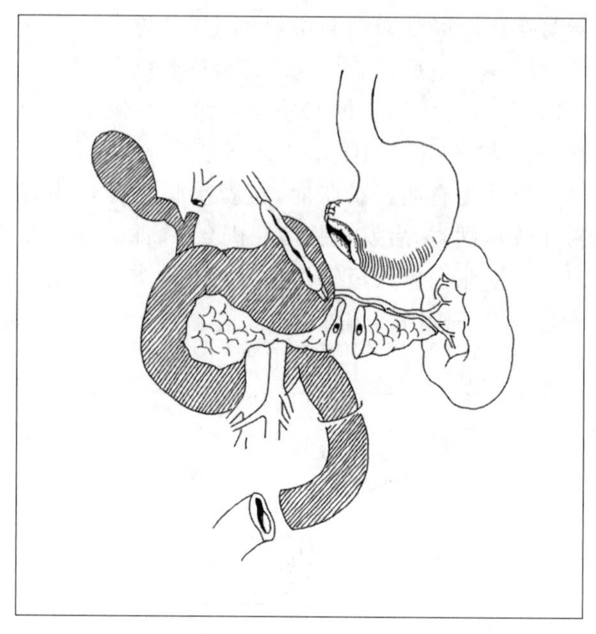

图 34

典型的Whipple胰十二指肠切除后消化道重建的安排虽然在不同作者之间有一定的差别,我们常用的重建方式如图35。

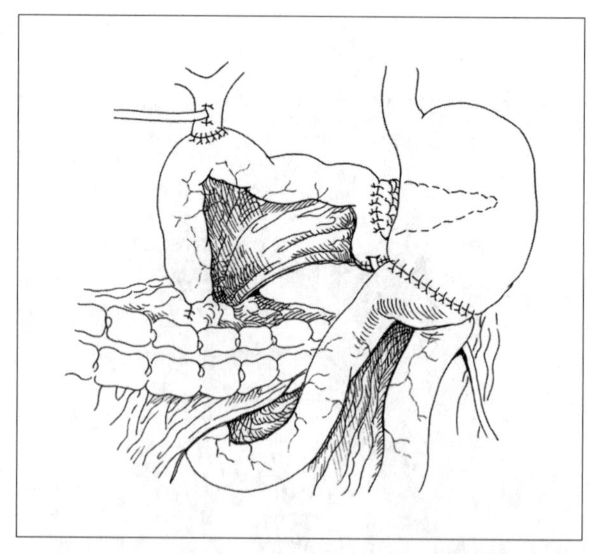

图35 常用的胰十二指肠切除术消化道重建方式

【术中注意要点】

(1)决定胰十二指肠切除术之前须对病变性质做出判断。在较大系列的手术病例报告中,均有一定数量的慢性胰腺炎病人不恰当地施行了本手术，其中多数是因胰头部肿块在认为可能是恶性肿瘤的前提下施行的；另外，又有更多的病人因组织学检查为慢性胰腺炎未行切除术而最终证明其为胰腺癌。对胰腺头部肿块的手术决定当前更多地依靠手术探查时所观察到的大体病理改变。手术中反复等待活检报告是相当费时的，而且往往病理诊断也不可靠。根据术中发现决定手术要有两个前提：①手术者对此项病变的认识要有一定的经验；②保证胰十二指肠切除术能有较低的并发症发生率和病死率，使一旦证明其为良性病变时，不致得不偿失。

胆总管下端癌早期手术中诊断也常发生困难，特别是当合并有胆管炎和胆管结石时。此时，正确的病理诊断是必需的，然而在组织采取上却常有不少困难。早期的胆总管下端癌可能只表现为胆总管壁的增厚，病理学诊断要求直接切取病变处组织。可行的方法是将十二指肠第2段游离翻转后，分离覆盖于胆总管下端的薄层的胰腺组织，直接切开胆总管下端，切取增厚的胆管壁送病理检查。

(2)胰十二指肠切除术的决定性步骤是从切断胰腺开始，在这以前，如游离十二指肠、分离肠系膜上静脉及门静脉、切断胆管，甚至切断胃体，若遇有不宜做根治性切除术的情况时，仍然可以改做较简单的姑息性手术，因此在准备切断胰腺之前，应对情况有清楚的估计。影响根治性切除术实施的最重要原因是肿瘤对肠系膜上血管和门静脉的侵犯，此情况主要发生在胰头癌，而胆总管下端、壶腹部、十二指肠来源的癌，早期很少侵犯肠系膜血管，故其手术切除率较高。胰头钩突部癌可以首先侵犯肠系膜血管，而黄疸出现较晚，当出现黄疸时，病程已属晚期。

(3)胰十二指肠切除术后腹腔内出血的并发症并非很少见，应特别注意预防。腹腔内出血的来源，常见的部位有：①胃十二指肠动脉的残端，可出血至腹膜腔内或穿破至其邻近的胆肠吻合空肠襻内引起严重的上消化道出血；②胰头钩突部的系膜断端处，可因手术时忽略了小的活动出血或手术后残留过多的胰腺组织坏死出血，有时是胰十二指肠下动脉未能单独分离结扎处理，以致术后大块缝扎的组织坏死后线结松动继发出血；③胰腺断端的上缘或后缘，因手术时止血不彻底，以致术后腹膜腔内出血或形成搏动性血肿穿破至空肠襻内发生消化道出血。因此，手术中在处理上述部位的血管及组织时，应特别注意妥善止血。

(4)有时门静脉与胰头的粘连较紧，如发生在胰头上缘胰十二指肠上静脉汇入门静脉处。有时在门静脉壁上有一小块受到肿瘤的浸润，此时不宜强行分离，因有穿破门静脉壁的危险。可以暂时绕过此点分离门静脉的后壁，然后以一弯的无损伤血管钳部分夹住门静脉，再以尖刀锐性分离，切断静脉分支或切除部分门静脉壁，然后以5-0血管针线连续缝合修复(图36)。有时若遇到门静脉的一节段受侵，亦可将该段门静脉切除再行对端吻合。胰癌之侵犯门静脉，只是由于位置贴近，而不是此时的癌生物学特性有何不同。

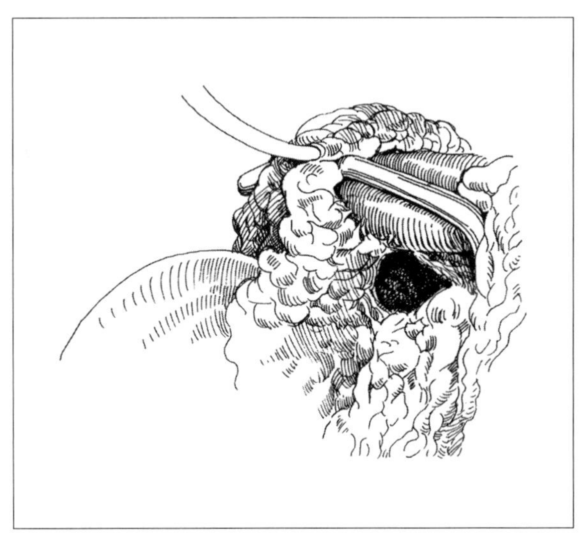

图36 胰头部(P)与门静脉(PV)粘连紧密时，部分阻断门静脉后进行分离

(5)切除胰腺时，手术者的左手4指在肠系膜上动脉的后方，经常感觉动脉的搏动，以得知动脉的位置和行径，这是避免损伤肠系膜上动脉的可靠方法。由于手术者的左手保持在恒定的位置，所以钳夹切断钩突部系膜及血管结扎的操作，均由第一助手实施。有时钩突部的胰腺组织与肠系膜上动脉很贴近，甚至可绕至动脉的后方，此时有效的处理方法是剪开肠系膜上动脉的纤维鞘，在鞘内分离肠系膜上动脉并将其向左侧牵开，这样便可以较清楚地分离并切断胰十二指肠下动脉和切除钩突部的胰腺组织。但是当胰癌侵犯至钩突部时，肿瘤组织在肠系膜上动脉后方浸润，使完整切除钩突难以实施，甚至遗留下肿瘤组织亦在所难免。

(6)胰管空肠吻合是此手术的关键步骤，当胰管有明显扩张，胰腺有纤维化时，如见于壶腹部癌，胰管有时扩张直径达>1.0cm，此时行胰管空肠吻合较为容易，黏膜对合准确，术后一般不致产生胰汁漏，手术亦较安全。但是，当胰管未呈明显扩张时，胰管空肠吻合多不能做到准确的黏膜对黏膜缝合，手术后发生胰液渗漏或胰瘘的机会较高，而胰汁漏常是手术后多种严重并发症的原因，故有些作者甚至主张在胰腺癌手术时，若发现胰腺属正常，胰管无明显扩张者，可考虑行全胰十二指肠切除术，以避免胰汁漏的发生。经验证明，当发现胰管无明显扩张时，应强调做好：①细致的胰管与空肠黏膜对合，胰管内置导管引出体外；②注意胰腺断端与空肠侧壁的连续缝合，实际上是将胰腺断端包埋在空肠壁内，而黏膜层上的开口可供外渗的胰液引流；③胰管吻合部位的有效引流和手术后较长时间的肠道外营养支持(一般为10～14d)，直至无胰汁漏的可能之后才开始经口进食。如此处理，可以有效地防止胰瘘的发生和降低已发生胰瘘的危害性。

【术后处理】

(1)胰十二指肠切除术是一复杂而创伤大的手术，手术前病人多有明显的营养不良和重度梗阻性黄疸，故手术后病人均应住入外科重症监护病室，周密地观察生命体征和各种临床指标。

(2)根据循环状况、尿量、伤口渗出液量和各种引流量调节输入量，务必保持血压稳定，尿量>1500ml/d，保持电解质平衡。

(3)重度黄疸的病人，多在手术过程中给予20%甘露醇125～250ml，手术后若循环状况稳定而尿量较少时，可给予呋塞米10～20mg；对于术中或术后曾有低血压的病人，应每小时记录尿量，要求每小时尿量在60ml以上，以确保肾脏灌注。

(4)持续胃肠减压至胃肠功能恢复。

(5)避免使用有肾毒性的抗生素，如庆大霉素等。

(6)术后2周内主要经肠道外提供营养支持。

(7)胆管及胰管引流可在术后2～3周时关闭，若恢复顺利，可予拔除；若有胰汁漏或胆汁漏并发症则应继续保留。

(8)雷尼替丁50mg静脉内注入，每日2次，保持胃液酸度pH 5.0左右。2周后可停药。

【主要并发症】

胰十二指肠切除术后的并发症仍然比较常见，可发生在术后早期或在出院之后。

(1)腹腔内出血发生在手术后24～48h内者，主要是由于止血不够彻底。如在钩突部系膜的切断处，胰腺断端、术中损伤血管、胃十二指肠动脉、胰十二指肠下动脉的处理欠妥善等。手术复杂、经历时间长的重症病人，间有发生血管内播散性凝血(DIC)和凝血物质消耗创面渗血。由于维生素K缺乏所致的凝血障碍及出血在经过手术前准备的情况下已很少见。手术后早期出血若量多而不能很快停止时，应采取紧急措施再手术探查止血，应避免因处理不及时或使用升血压药物使病人长时间处于休克或低血压状态下，否则，虽然最后出血可以制止，但病人可能死于多器官衰竭。

(2)手术后消化道出血比较常见，可来源于：①胃肠吻合口出血；②应激性溃疡、出血性胃炎；③吻合口溃疡出血少见；④来源于胰腺或其他处血管的出血穿破入肠道。遇有术后的上消化道出血时，应行纤维胃镜检查，以求发现出血的来源，若出血量多而不能及时停止者，应再次手术探查止血。笔者曾遇1例因胃十二指肠动脉残端破溃形成假性动脉瘤穿破入空肠襻而大量出血者，再手术时结扎了肝总动脉和肝固有动脉，病人得以康复。

手术后合并胆瘘或胰瘘时，可能因腐蚀邻近血管而致出血。

对出血来源难以定位者，可行急症选择性动脉造影检查，以了解出血的来源，并即时行栓塞术止血。

(3)胰瘘。

(4)胆瘘。

(5)胃肠吻合口瘘。

(6)腹腔内感染，膈下脓肿常与吻合口瘘有关。

(7)急性肾功能衰竭。

(8)肝功能衰竭。

(9)胃潴留，胃排空功能障碍。

(10)其他并发症如心血管并发症,门静脉血栓形成等。

(11)胰十二指肠切除术后的晚期并发症可有:①胆肠吻合口狭窄及梗阻性黄疸;②吻合口溃疡;③糖尿病;④胰外分泌功能障碍。

13.7.2 Child手术及其他修改方法 Child's and Other Modifications

【适应证】

(1)胰腺体积缩小、慢性炎症、纤维化、胰腺断端便于套入至空肠内者。

(2)胰腺较正常,胰管无明显扩张。

(3)胰管空肠吻合技术上有困难。

(4)手术者习惯于采用此手术方法。

【禁忌证】

(1)同"13.7.1Whipple手术"。

(2)胰腺肿大,不能套入至空肠内,或套入之后,张力过大,影响愈合。

【术前准备】

同"13.7.1Whipple手术"。

【麻醉与体位】

同"13.7.1 Whipple手术"。

【手术步骤】

(1)手术步骤与Whipple手术相同,其区别点主要是胰腺与空肠吻合的方式。

(2)在消化道重建步骤,游离近端空肠,从结肠前或后向上拉至胰腺断端处以供吻合。

(3)为使胰腺断端顺利地套入至空肠内,宜将胰腺从其后方的脾静脉分离出不短于2.0cm的长度。胰腺断端缝扎止血,前后切缘用不吸收性缝线缝合对拢。

(4)在胰腺背面离断端2.0cm处与空肠离切缘2.0cm处的相对应位置上缝以不吸收性缝线,线尾留长,暂不打结,待全部缝线缝妥后,逐一打结对拢,成为胰腺空肠吻合的后壁的外层(图1)。近来有主张胰肠吻合外层用不吸收缝线连续缝合,以避免胰液外渗。

(5)空肠断端的后缘与胰腺断端以不吸收性缝线间断缝合,成为胰腺空肠吻合后壁的内层,胰管内可放置短的或长的支撑引流管(图2A、B)。

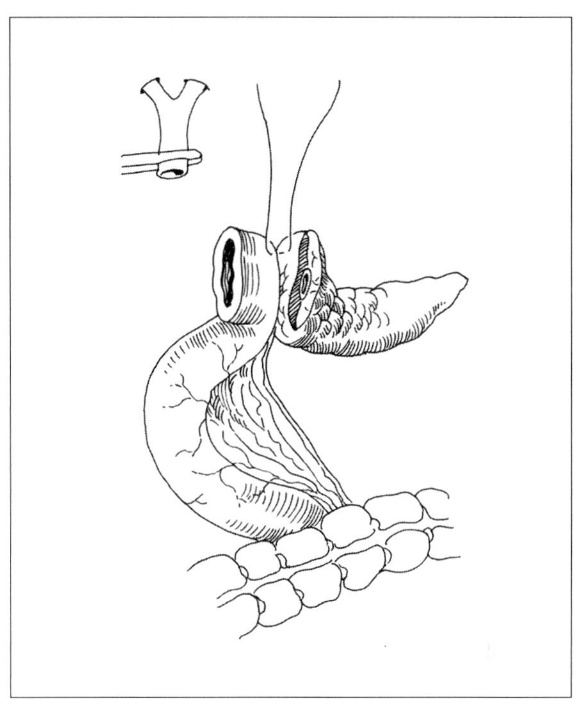

图 1

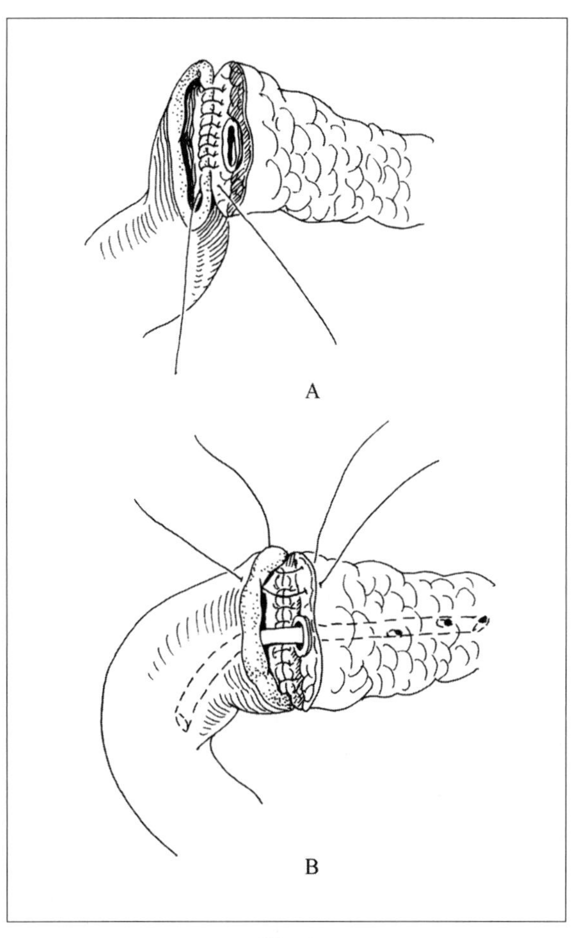

图 2

(6)缝合胰腺断端前壁与空肠断端的前壁,然后将胰腺套入至空肠内,在距胰腺断端 2.0cm 的胰腺包膜上与相应部位距离断端 2.0cm 的空肠浆肌层缝以不吸收缝线,待全部缝妥后将缝线逐一拉紧打结,使胰腺断端套入至空肠端内(图 3)。

胰十二指肠切除后,按 Child 方法重建消化道,重建后的情况如图 4。

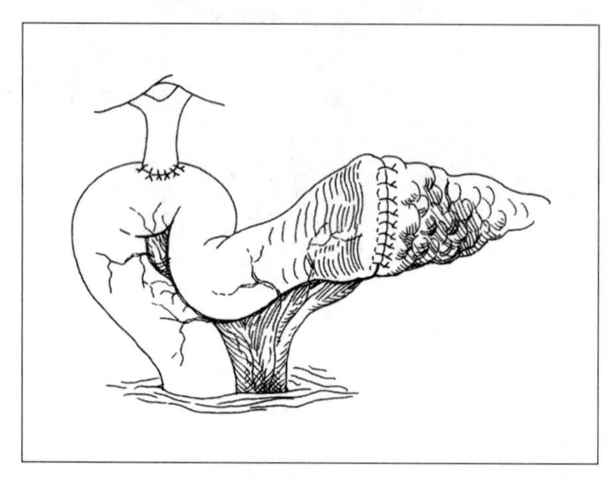

图 3

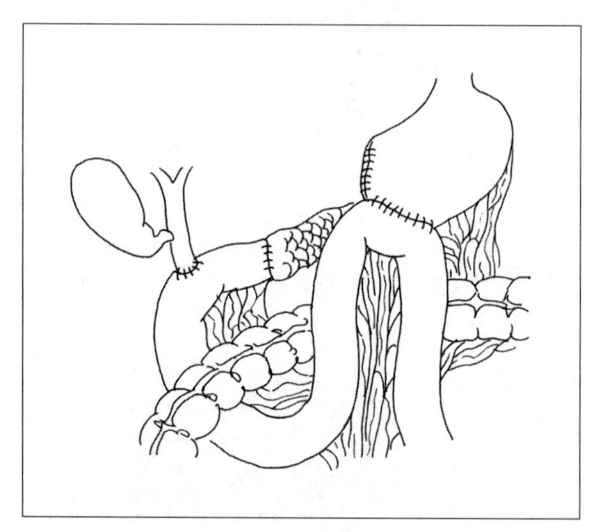

图 4

(7)Child 手术的要点是做空肠胰腺吻合而不是胰管空肠吻合,所以手术操作上比较容易,在理想的情况下,可以减少胰瘘的发生。手术的关键性步骤是将胰腺断端顺利地套入空肠端内而无过分张力,因此要求胰腺的体积不能过大,为了达到此目的,胰腺切除线可在肠系膜上动脉的左方,即需切除部分胰体部并切断一些汇入脾静脉的胰腺小静脉,因该处胰腺较细,一般可以顺利地套入空肠断端内。

胰腺空肠对端吻合并不强调放置胰管内支撑引流导管,但导管放置可以减少术后早期的胰液渗漏和维持后期的胰管通畅,因此我们仍然主张常规放置导管,并将导管暂时固定在胰管上,以防过早脱落。

其他修改方法:

胰十二指肠切除后胃肠道重建的修改方法种类尚多,但均是围绕着用端端吻合或端侧吻合;用胰管空肠吻合或胰腺空肠套入;或像北京协和医院钟守先所建议的将胰管吻合与胰空肠套入法结合起来。另外,亦有主张用胰胃吻合以减少胰汁漏的发生。胰胃吻合可使手术更简化,但吻合处出血的并发症增多,如 Fabre(1998)报道连续 160 例胰胃吻合术,住院病死率 3%,胰汁漏 2.5%,再手术率 12%,再手术者多是治疗胰断端出血的止血。

13.7.3 保存胃幽门的胰十二指肠切除术

Pylorus Preserving Pancreaticoduodenectomy

【适应证】

(1)慢性胰腺炎及其他良性病变需行胰十二指肠切除术者。

(2)胰头十二指肠损伤需行胰十二指肠切除术者。

(3)早期的乏特壶腹周围癌。

(4)早期的胰头部癌。

【禁忌证】

(1)十二指肠癌。

(2)较晚期的乏特壶腹周围癌及胰腺癌,保留胃幽门及十二指肠第 1 段将影响手术的彻底性者。

(3)胰腺癌是否可用胃幽门保存手术的意见尚不一致,有资料表明此手术并不影响术后远期生存率。

【术前准备】

同“13.7.1Whipple 手术”。

【麻醉与体位】

同“13.7.1Whipple 手术”。

【手术步骤】

(1)手术探查的步骤和方法同“13.7.1 Whipple 手术”。

(2)需要保存胃幽门时,切断十二指肠上段胆总管及胆总管旁的淋巴组织,胆囊一般可以保留在原位,分离出胃十二指肠动脉,切断该动脉,近端双重结扎或用 4-0 血管缝线缝闭断端;一般保留胃右动脉以保证十二指肠有充分的血液供应,同时保存 Latarjet 神经向幽门部的分支以减轻手术后胃潴留。

(3)切断胃结肠韧带,如属恶性病变时,需切除幽门下淋巴结群,直至十二指肠旁,在距幽门环约 2.0cm 处在两把有齿直血管钳间切断十二指肠,近端十二指肠与胃用纱布垫包好,翻向左侧留待处理,胰腺切除的其他手术步骤同“13.7.1Whipple 手术(图 1)”。

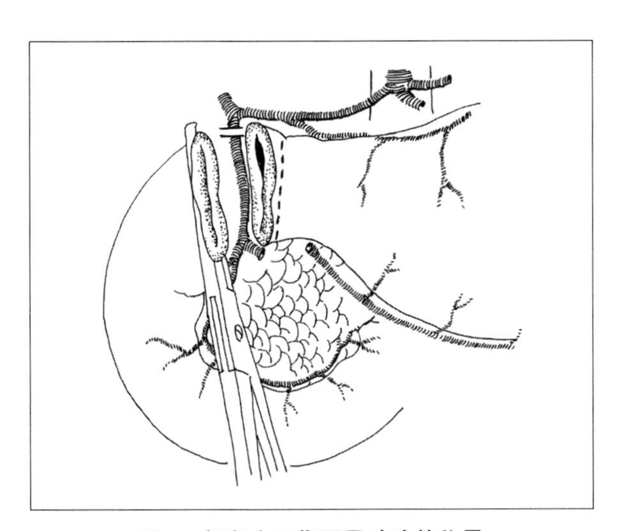

图 1　切断十二指肠及动脉的位置

本手术的切除范围在良性病变时可以保守一些,不必顾及清除局部及区域淋巴结问题;但如果用于治疗恶性肿瘤,则除了胃小弯和幽门上方的淋巴结外,其他要求与典型的 Whipple 胰十二指肠切除术相同(图 2)。不过当胃小弯已有淋巴结转移时,则病情已届晚期,不宜采用此手术。

(4)胰管空肠吻合或胰空肠吻合及胆管空肠吻合方法同“13.7.1 Whipple 手术”或 Child 手术。

(5)胃肠道重建的顺序一般是胰──→胆──→十二指肠空肠吻合,空肠襻可经结肠后或结肠前。

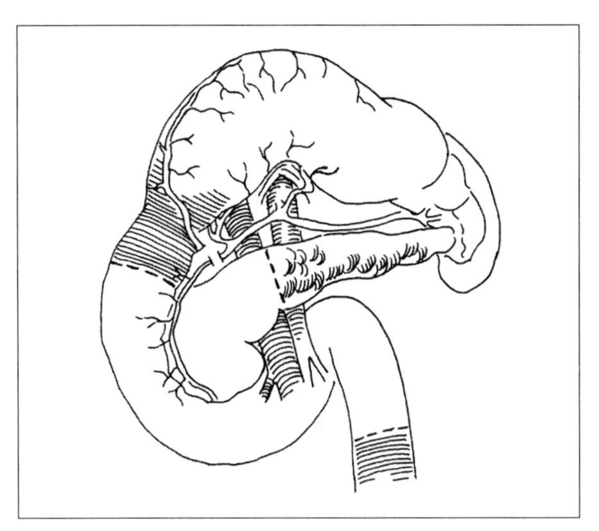

图 2　保留胃幽门的胰十二指肠切除术的切除范围

十二指肠空肠吻合口一般距胆管空肠吻合口约 40cm。开放夹在十二指肠上的有齿直血管钳,剪除受压榨的肠壁,观察断端的出血情况,如果血流不够旺盛,可再向上剪除 0.5～1.0cm 的肠壁至血循环情况满意为止,但注意勿距幽门环过近,因如果将幽门环缝于吻合口上,将影响胃的排空功能。

(6)先做十二指肠后壁与空肠对肠系膜缘的侧壁间断缝合,切开空肠,做十二指肠与空肠的间断全层缝合,线结打在肠腔内,最后缝合前壁浆肌层,完成吻合手术。

一般须放置胰管引流、胆管引流和胃造口管(图 3)。

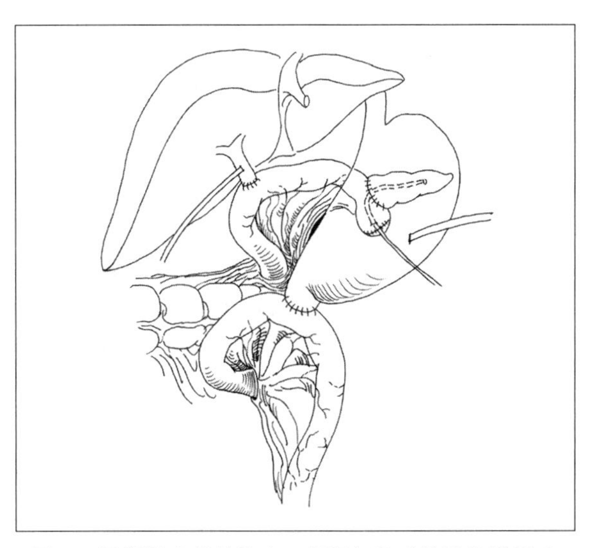

图 3　保留胃幽门的胰十二指肠切除术的消化道重建

(7)由于保存胃幽门的胰十二指肠切除术后早期经常有胃潴留,需要较长时间放置胃管,经常长达2周,病人的痛苦较大,因而常在手术完毕时放置一胃造口管,早期可用于减压,后期则可用于调节胃内张力,避免发生胃潴留,待胃排空恢复正常后,便可拔除胃造口管。

(8)其他手术处理同"13.7.1Whipple手术"。

【术中注意要点】

保存胃幽门的胰十二指肠切除术需要保存十二指肠的血供和胃窦及幽门的神经支配,因而在清扫肝十二指肠韧带、肝动脉周围的淋巴组织上受到限制。所以此手术只适用于壶腹部癌的早期,对良性病变则有其明显的优越性,同样,用于胰十二指肠损伤而必须做胰十二指肠切除术时,它的创伤较小,优于典型的胰十二指肠切除术("13.7.1Whipple手术");十二指肠癌因有黏膜下扩散的特点,故不宜保留幽门及部分十二指肠。

【术后处理】

同"13.7.1Whipple手术"。

【主要并发症】

同"13.7.1Whipple手术"。

保留幽门的胰十二指肠切除术治疗良性病变的价值已得到充分肯定,但此手术当前已推广应用于治疗壶腹周围的恶生病变,包括早期的胰头癌,对此问题尚有不同的意见,需要从多方面加以分析。

(1)保留幽门的胰十二指肠切除术是否影响手术的彻底性?这是临床上最为关心的问题,因为彻底切除是使患胰十二指肠部癌的病人的唯一的获得治愈的途径,假如手术本身缺乏彻底性,势必丧失了治愈的机会。要透彻地回答这个问题,目前尚有一定难处。

①美国的一些作者(Braasch,1988)报道用保存幽门的胰十二指肠切除术治疗82例恶性肿瘤病人,其5年生存率(保险统计法)在壶腹部癌为65%;胆管癌为45%;胰头部癌为20%;此结果并不逊色于典型的胰十二指肠切除术(分别为37%~60%,17%~30%,6%~18%),因而认为此手术方法能达到同样的彻底性。Grace观察26例经组织学证明为胰头腺癌的病人,13例用保存幽门胰十二指肠切除而另12例则用典型的Whipple手术,前者5年生存率为25%而后者3年生存率为12%,说明其结果并不比传统的手术方法差。其他的材料亦支持在审慎的选择下,保留胃和幽门的手术方法可以取得与传统的切除手术相当的效果而后者则造成更多的胃肠道生理上的紊乱。

②赞同保留幽门的胰十二指肠切除术的另一个理由是保留十二指肠第1段并不破坏胰十二指肠切除术的彻底性,因为经典的Whipple手术的切缘往往是离肿瘤很近,很难做到保持有足够的正常的组织的范围,故手术本身往往并不是很彻底的。保存幽门的胰十二指肠切除时,术中应取十二指肠断端处组织送病理检查,明确无癌组织残留,以提高手术的彻底性。北京协和医院和中国人民解放军总医院都曾用此术式治疗壶腹部癌收到较好的早期结果。

(2)保留幽门的胰十二指肠切除术是否能如预期那样保存胃肠道的生理功能?

①Warshaw在1985年的报道中提出手术后胃排空障碍的问题,8例保留幽门者与8例Whipple手术病人比较,发现两组病人的肠蠕动恢复的时间相同,但在保留幽门组平均需14.1d才能拔除胃肠减压管而Whipple手术者平均只需5.8d,且平均在10d之内即可进固体食物,而保留幽门组平均需16.1d。其他的一些作者亦有类似的经验。保留幽门的胰十二指肠切除术后一般约需10d才能停止胃肠减压,一组284例的资料报道,27.1%的病人有术后胃排空障碍,而根据Braasch观察则可以高达50%。有的病人因长时间的胃潴留得不到缓解而做了第2次手术处理。我们的经验亦证明保留胃幽门的胰十二指肠切除术后胃潴留比较常见,因而我们附加一胃造口,以减少长期置胃管的不便。

②有作者认为术后无并发症的保留幽门的胰十二指肠切除术,胃功能恢复与Whipple手术者无明显差别;但在有术后并发症病例,常常是小的胰漏,则其临床上的首先表现为胃排空延迟,此点在我们的经验中亦得到证实。因而当有胃潴留时,应认真检查有无局部的或全身的并发症。少数病人曾做过手术后早期的胃肠功能检查,比较一致的意见是胃恢复其正常功能,与术后早期有无胃潴留之间并无关系。

③晚期吻合溃疡的发生率如何，各家结果尚未能趋向一致。Longmire 本来的意旨是此手术能防止后期的吻合口溃疡发生。实际上有的报道并未遇到此并发症，而有的则可高达 19%。此外对吻合口溃疡存在诊断上的准确性的问题。但据 Braasch 的 126 例和 Fink 的 46 例保留幽门的胰十二指肠切除术病人后期的观察，5%的病人发生了吻合口溃疡。

(3)保留幽门的胰十二指肠切除术治疗恶性病变有什么潜在的危险？与典型的 Whipple 手术相比，最大的危险是遗留浸润及十二指肠第 1 段的肿瘤。保留幽门的胰十二指肠切除术并不清扫幽门周围和腹腔动脉周围淋巴结。有报道在胰头癌时癌细胞可沿十二指肠的肌间神经丛向上浸润至胃幽门，因而手术切除总是冒着有遗留下微小的转移灶的危险。当前此手术用以治疗恶性肿瘤尚有很多争议的情况下，不宜用于靠近十二指肠很近的胆管下端癌、较晚期的十二指肠癌、壶腹周围癌及胰头癌。但在经过仔细的选择，用于切除较早期的局限的病变，可望获得和典型的 Whipple 手术相仿的结果。

(黄志强)

参考文献

1 Sharp KW, Boss CB, Holter SA, et al. Pancreatoduodenectomy with pyloric preservation for carcinoma of the pancreas: A cautionary note. Surgery, 1989, 105: 645

2 Hunt DR, McLean R. Pylorus-preserving pancreatoduodenectomy functional results. Br J Surg, 1989, 76:173

3 Grace PA, Pitt HA, Longmire WP. Pylorus preserving pancreatoduodenectomy: an overview. Br J Surg, 1990, 77:968

4 Warshaw AL, Torchiana DC. Delayed gastric emptying after pylorus-preserving pancreaticoduodenectomy. Surg Gynecol Obstet, 1985, 160:1

5 Fabre JM, Arnaud JP, Navano F, et al. Results of pancreatogastrostomy after pancreatoduodenectomy in 160 conseeutive patients. Br J Surg, 1998, 85:751

13.8 扩大的胰十二指肠切除术

Extended Pancreaticoduodenectomy

13.8.1 全胰十二指肠切除术

Total Pancreaticoduodenectomy

【适应证】

(1)胰腺导管癌，全胰腺受累或全胰有多发性病灶。

(2)胰腺癌仍限于胰腺内，未有广泛转移或肠系膜血管侵犯。

【禁忌证】

(1)胰腺癌晚期和广泛转移并不是全胰十二指肠切除术的指征。

(2)无条件接受手术后长期糖尿病治疗者。

(3)70 岁以上高龄或有重要器官功能障碍不宜施行重大手术者。

【术前准备】

同“13.7.1 Whipple 手术”。

【麻醉与体位】

同“13.7.1 Whipple 手术”。

【手术步骤】

(1)原计划施行全胰十二指肠切除术者，多采用上腹部弧形切口，从右侧第 11 肋端前方经上腹部中点至左侧第 11 肋端前，切断腹壁肌肉、镰状韧带、肝圆韧带，向上牵开切口上缘后，上腹部及腹腔左、右侧均能得到良好显露；如果开始探查手术时是采用右肋缘下斜切口，决定做全胰十二指肠切除术后，则须改成双侧的肋缘下斜切口；如果探查切口为右侧腹直肌切口，则需要增加一横切口，经脐上方至左第 11 肋端前方。

(2)手术中探查了解胰腺肿瘤的范围及其与肠系膜上血管和门静脉的关系的手术步骤同胰十二指肠切除术。术中常需要在胰腺多处做冷冻切片病理检查，一般说来，如能保存约占全胰 20%

的胰尾部组织,手术后糖尿病的处理可以不像全胰腺切除术后那样困难。

(3)当决定做全胰腺切除之后,切断胃结肠韧带和胃脾韧带,在预计切除胃组织50%~60%处切断胃体,近端胃小弯侧胃断端部分双层缝合关闭,胃壁血管皆做黏膜下缝扎止血。胃远端翻向右侧。

(4)切开脾结肠韧带和脾肾韧带,术者以右手将脾脏连同胰腺的体尾部向前方游离并翻向右侧,切断结扎胃脾韧带的血管,逐步将脾脏及胰腺翻向右侧以显露脾蒂的背面。由于脾脏一般并不肿大,胰腺尾部亦无巨大的肿块,所以并不需要事先结扎脾动脉或预先分离胰腺体部,胰腺背面的腹膜后解剖间隙亦易于辨认。

(5)逐步钳夹切断胰腺上、下缘的腹膜、纤维脂肪组织、小血管、淋巴管,使胰腺连同脾脏能进一步向右侧翻转,在胰腺上缘达脾动脉与胰腺接近处,在胰腺下缘则达肠系膜下静脉汇入脾静脉处,如果肠系膜下静脉的汇合点有变异,则可分离至脾静脉与肠系膜上静脉汇接处。

(6)在脾动脉与胰腺上缘相遇处,分离出脾动脉,在双重丝线结扎的远侧切断脾动脉,远端以丝线结扎或缝扎;如遇脾动脉粗大,或有动脉粥样硬化,脾动脉结扎时可使内膜断裂出血,则宜在控制血流下用4-0血管缝合针线缝闭断端以策安全。在老年病人,动脉粥样硬化病变严重,脾动脉可能在分离、钳夹时便断裂出血,处理起来甚为困难,应注意避免发生此种意外。

脾静脉一般可以在肠系膜下静脉汇入的远侧切断,近端用血管线缝合关闭,远端则结扎止血;如果肠系膜下静脉的汇合点有变异,则可用一无损伤血管钳夹住肠系膜上静脉的侧壁后,切断脾静脉,其开口用血管针线缝闭,远端则结扎。

在切断脾静脉时,为了减少因血管钳意外松脱而至出血的危险,操作时采用边剪断、边缝合的方法。

(7)分离肠系膜上静脉及门静脉前方与胰腺颈部的间隙,切断门静脉的左前方与胰腺背面的联系。当脾动脉与脾静脉均已经切断之后,此处已无重要的结构与胰腺相连。将胰腺体尾部连同脾脏翻至右侧,结扎切断胰十二指肠上、下静脉和一些从胰头及钩突部直接汇至门静脉及肠系膜上静脉的小静脉。

(8)切断空肠上端及钩突部系膜,移除脾脏、胰腺及十二指肠,手术步骤同胰十二指肠切除术。

(9)胃肠道重建的方法是用结肠前胆管空肠端-侧吻合和胃空肠端-侧吻合,二吻合口间的距离约40cm,关闭横结肠系膜与空肠系膜间的空隙,因胰腺已切除,省去了胰腺空肠吻合。右侧肝下区放置腹腔引流。分层缝合切口。

【术中注意要点】

全胰十二指肠切除的手术步骤实际上是包括胰十二指肠切除术(Whipple手术)和胰腺体尾部切除术时的手术要点,不过一般并不需切断胰腺,因为在胰腺导管癌时胰管内可有脱落的癌细胞,切开胰管可导致播散。全胰十二指肠切除因不须做胰管或胰腺空肠吻合,故消化道重建时较为简单。全胰切除时手术创伤较大,手术时间较长,故手术病死率一般高于胰十二指肠切除术,应加以全面考虑。

【术后处理】

(1)同胰十二指肠切除术。

(2)术后不致发生胰瘘。

(3)注意手术后血糖水平的变化,应使用胰岛素并密切注意其用量,注意避免血糖水平有大的波动甚至有可能出现低血糖性休克,因此手术后的处理应与内分泌科医师密切配合。

(4)胰岛素的使用应根据病人具体情况而定,一般在手术后早期以维持尿糖在(++~+++)为宜,手术后持续滴注5%葡萄糖液,相当于每4g葡萄糖用1U正规胰岛素。

(5)术后TPN避免用高渗糖,配合以脂肪乳剂和氨基酸溶液提供能量。

(6)补充胰酶制剂。

【主要并发症】

(1)同“13.7.1 Whipple手术”,但不再有胰瘘。

(2)糖尿病,病人除丧失胰岛素内分泌外,亦丧失胰高血糖素分泌,故糖尿病的处理常较困难。

(3)胰腺外分泌丧失,引起消化不良、腹泻、体重下降等症状。

13.8.2 区域性胰腺切除术
Regional Pancreatectomy

13.8.2.1 概述
General Consideration

自 1935 年 Whipple 首次报道胰十二指肠切除术后，此手术便成为治疗早期的胰腺头部癌、胆总管下端癌、乏特壶腹周围癌、十二指肠癌及该部位其他肿瘤的经典手术。起初手术病死率和并发症率是高的，此手术方法经过数十年的改进，手术病死率和并发症发生率已大为降低，当前手术病死率已经<10%，甚至国内、外已有一些报道手术病死率已降至 0。然而由于胆总管下端、胰腺、十二指肠所处的位置，使手术不能按照恶性肿瘤的外科切除原则来处理，即整块切除肿瘤及其邻近组织和区域淋巴引流，所以在胰腺癌及进展期的壶腹周围癌病人，在手术切除的标本上往往可以发现癌细胞已超出切除的范围，残留的癌灶将行复发或发生转移，故此类病人手术后能达到 5 年治愈者为数甚少。

另一解剖学特点是肠系膜上静脉及门静脉在三个方向受胰腺包围，彼此间的关系密切，所以胰腺癌病人有 1/3 以上在早期即有静脉的癌侵犯，一般意见认为门静脉受侵犯是不能手术切除的标志。但是，由于经验的积累，若只是门静脉-肠系膜上静脉局部受累者，包括部分门静脉的胰十二指肠切除术的手术危险性并不比经典的 Whipple 手术高，然而切除门静脉亦不增加手术治疗的效果。

为提高胰腺癌的手术切除率和扩大整块切除胰腺的范围并包括其引流的淋巴组织，1973 年 Fortner 提出“区域性胰腺切除术”(regional pancreatectomy)的概念和手术方法，至 1983 年已用于治疗 56 例病人。

按 Fortner 的意见胰腺后的后腹膜间隙是胰腺的淋巴引流通向腹主动脉周围、腹腔动脉周围淋巴结的径路，并称之为胰腺后的“淋巴盆”(lymphatic basin)，一般的胰十二指肠切除术游离胰腺和十二指肠时是通过这个淋巴区，违反了外科手术治疗原则。Fortner 手术是切开肾筋膜(Gerota 筋膜)在下腔静脉，腹主动脉、肾脏血管之前清除淋巴组织，并使胆管、门静脉、肝动脉、下腔静脉、肾静脉、肠系膜上动脉、腹腔动脉等血管达到“骨骼化”(skeletalization)。另一个要点是将胰腺段的肠系膜上静脉和门静脉随同胰腺整块切除而不是将门静脉从胰腺分离出来，因此需要做门静脉血管的重建；有时若肠系膜上动脉或异位起源的肝右动脉受累时，亦要同时做动脉的部分切除及重建。Fortner 在其 56 例恶性肿瘤及 5 例良性病变病人中，1979 年以前手术者 37 例，手术病死率 32%，并发症发生率 76%；1979 年以后手术者 24 例，病死率为 8%，并发症发生率为 55%。用此手术方法，手术切除率可以提高到 30%，但对胰腺导管癌的治疗结果并未见有明显的改善，至报道时只有 20%的病例仍生存，最长的为手术后 18 个月。因此，对该手术方法仍存在争议。并不能为多数的外科医生所接受，因而曾一度被冷淡，然而当前日本的一些学者主张扩大的胰腺癌根治术，取得优于经典的 Whipple 手术的结果。

13.8.2.2 区域性胰腺切除术(Fortner 手术)
Regional Pancreatectomy(Fortner's Operation)

【适应证】

(1)胰腺导管癌。

(2)胰腺癌局部浸润或局部淋巴结转移尚在可切除范围。

(3)病人情况能承受重大手术。

【禁忌证】

(1)早期乏特壶腹周围癌及胰头癌适宜用典型的 Whipple 手术处理者。

(2)局部侵犯或淋巴结转移已超出能够根治切除的范围者。

(3)病人情况不能承受重大手术。

【术前准备】

同“13.7.1 Whipple 手术”。

【麻醉与体位】

同“13.7.1 Whipple 手术”。

【手术步骤】

根据Fortner的经验，手术由5个步骤组成，并且根据对肠系膜上动脉是否做切除及重建，将手术分成Ⅰ型和Ⅱ型：

1. 区域性胰腺切除术Ⅰ型

(1)第1步

①腹腔内探查，开始时用双侧肋缘下斜切口，左侧至腹直肌外缘，右侧至右腋前线，切开腹壁肌肉进入腹腔进行探查。首先并不探查胰腺，而主要是检查其邻近脏器和腹膜腔，以了解根治性切除的可能性。须注意检查肝脏有无转移性结节，检查腹膜及盆腔腹膜有无肿瘤种植；检查肝门部、腹腔动脉周围有无淋巴结转移；检查主动脉旁淋巴结，特别是Treitz韧带处的主动脉旁淋巴结；检查小肠系膜有无肿瘤侵犯，以及肠系膜血管的情况，肝右动脉的位置及行径，估计切除后能否宜做血管修复。最后轻轻地检查胰腺癌本身。

当决定施行区域性胰腺切除术后，将左侧的腹部切口延长至左腋前线，切口缘用消毒巾缝合保护。

②将横结肠肝曲至横结肠中部处的大网膜附着剪开，并分离横结肠系膜的腹膜至横结肠系膜血管弓以下；切开肝结肠韧带，将右半结肠向内及向下方翻转，便显露右肾、十二指肠第2、3段和胰头的前面。切开覆盖肾脏中部前面的腹膜，深至肾筋膜(Gerota筋膜)下，将此层软组织向内侧分离，将软组织从肾、肾血管、输尿管、下腔静脉前面分开，结扎及切除部分的生殖静脉(男性为右精索静脉；女性为右卵巢静脉)，继续向内侧分离，清除下腔静脉及腹主动脉前面及两者之间的脂肪和淋巴组织，下至肠系膜下动脉处；向左侧清除左肾静脉、下腔静脉左缘、腹主动脉左侧前方的脂肪及淋巴组织，直至肝脏的下缘(图1)。

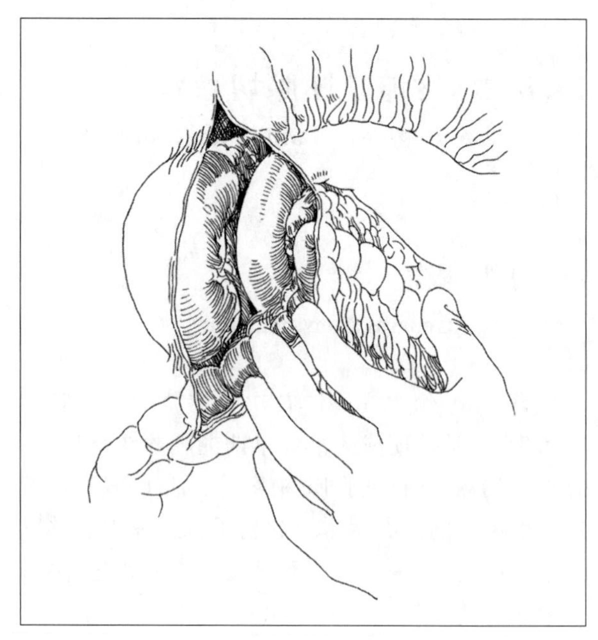
图 1

至此时，手术者可用左手4指伸至胰腺的后方，拇指在前，检查胰腺及其肿块的情况(图2)。

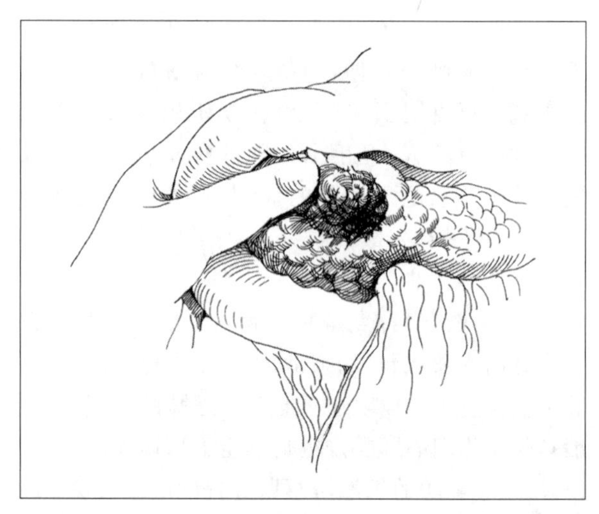
图 2

(2)第2步

①将胆囊自底部开始从肝床游离，全部游离后保留胆囊管仍与胆总管连接，暂不切断，切断肝总管右侧的淋巴及软组织，结扎；在分叉部以下2.0cm处切断肝总管，上端以“哈巴狗”钳钳夹，以防胆汁外溢；继续向内侧分离，使门静脉、肝固有动脉“骨骼化”，切断肝十二指肠韧带内侧的淋巴及软组织，妥善保存肝固有动脉和肝总动脉，将肝门部组织除了肝动脉及门静脉之外，整块地推向下方。

②切开肝总动脉前方的腹膜及疏松组织，在胰头部上方分离肝总动脉、肝固有动脉、胃十二指肠动脉，将胃十二指肠动脉分出，以丝线牵引，向其远端分离，直至有足够的长度，近端用双重丝线结扎，远端钳夹、切断后缝扎，近端的断端应有0.5cm左右的长度，不能过分贴近肝总动脉；然后

沿肝总动脉向上分离直至其与腹腔动脉汇接处。在胰头上缘一般有一些淋巴结，分离时应该避免直接切开该处的淋巴结而是在淋巴结间的间隙进行分离。

(3)第 3 步

①将小肠向下方牵引使小肠系膜伸张，其次提起横结肠，牵引横结肠系膜，在小肠系膜的根部，根据动脉搏动的位置，切开腹膜及其周围的淋巴脂肪组织，找出肠系膜上动脉。此处所切断的软组织及淋巴必须妥善结扎，以防手术后发生淋巴液漏。在肠系膜上动脉的右侧为肠系膜上静脉，应将其与周围组织仔细分离，切断并结扎其周围的淋巴管联系，分离出肠系膜上静脉的空肠静脉分支和肠系膜上静脉干上至胰腺的下缘，一般需要有 3～5cm 的距离，以便于随后的血管吻合。

②将大网膜从横结肠上缘剪开直至横结肠脾曲部，分离结肠系膜前叶腹膜至胰腺下缘，切断结扎右结肠动脉、中结肠动脉、左结肠动脉，注意保存结肠系膜上的血管弓，至此，横结肠便可以下降置于下腹部。

③提起上端空肠，在 Treitz 韧带下方切断空肠，远端缝合关闭，近端以丝线结扎，并向下方、右侧牵引，切断 Treitz 韧带及十二指肠第 3、4 段的系膜血管，将近端空肠通过小肠系膜的后方牵至右侧腹部，有如胰十二指肠切除术时的处理。

④剪开后腹膜及 Treitz 韧带至胰腺的下缘，结扎、切断肠系膜下静脉，将切口与原先的腹膜后游离会合，并继续向上分离至左肾静脉前方。在腹膜后分离时所切断的组织及淋巴管均应妥为结扎，以防手术后的淋巴漏。

⑤切断胃体部有如胰十二指肠切除术。

⑥切断胰腺。胰腺切除的范围须根据胰腺癌的位置而定，一般要求距肿瘤边缘有 4cm 的正常胰腺组织，故在胰腺头部癌时，一般是在脾动脉与胰腺上缘汇接处切断胰腺；若需要多切除一些胰腺，则可以将脾动脉从胰腺分开，切断胰腺，最少保留约 5cm 的胰尾(图 3)。

由于手术时需要切断脾静脉和胃冠状静脉，保存脾动脉可致脾脏急性充血肿大，脾脏血液回流障碍可致左侧的门静脉高压及胃底静脉曲张出血，我们主张宜同时切断脾动脉。

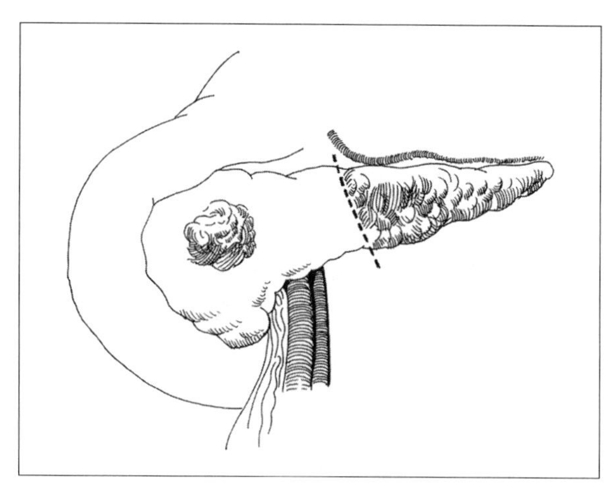

图 3

若需要行全胰腺切除时，则将脾脏连同胰腺体尾部游离，翻向右侧，同全胰腺十二指肠切除术。

(4)第 4 步

①手术者移到病人的左侧，继续分离腹主动脉的左侧及前方，将肠系膜上动脉与腹主动脉之夹角间的软组织清除，切开肠系膜上动脉的外鞘，将其完全游离，此时必须注意分离及切断从肠系膜上动脉分出的胰十二指肠下动脉，此动脉可能不只 1 个分支，至此，肠系膜上动脉便从胰腺分离(图 4)。

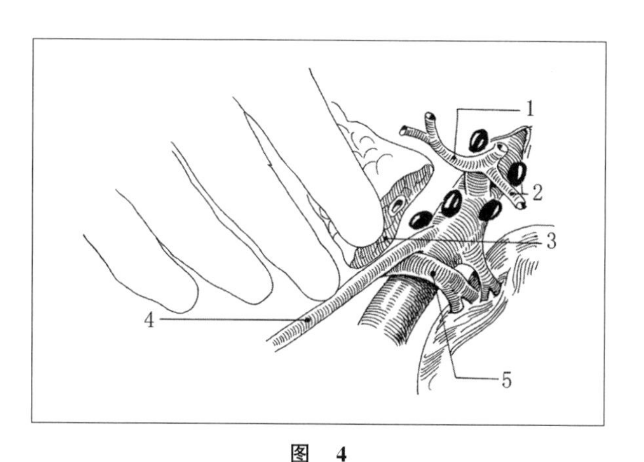

图 4

1—肝总动脉；2—脾动脉；3—胰腺断端；4—肠系膜上动脉；5—左肾静脉

②将腹主动脉周围的分离继续向上及向右方进行，直至腹腔动脉与腹主动脉的汇接处并完全清除腹腔动脉周围的淋巴组织，与在开始时腹膜后的分离面相汇合(图 5)。

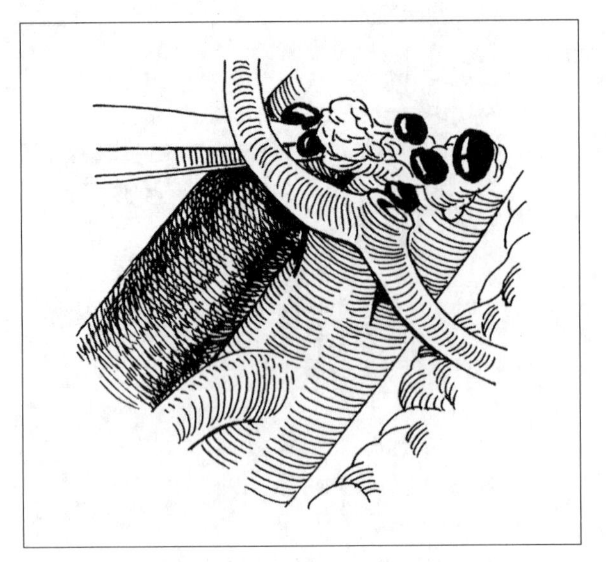

图 5

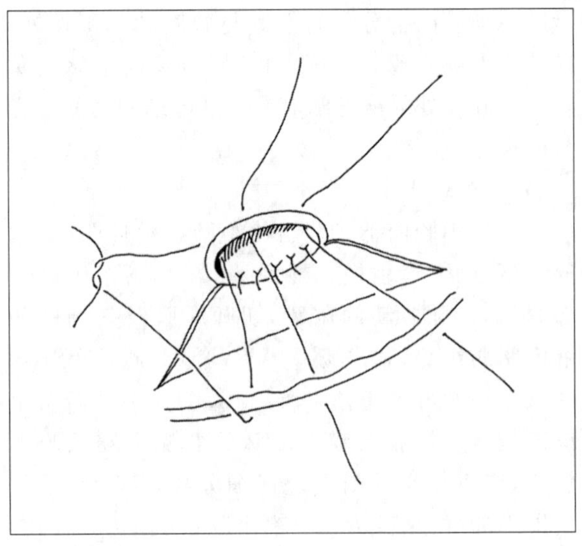

图 6

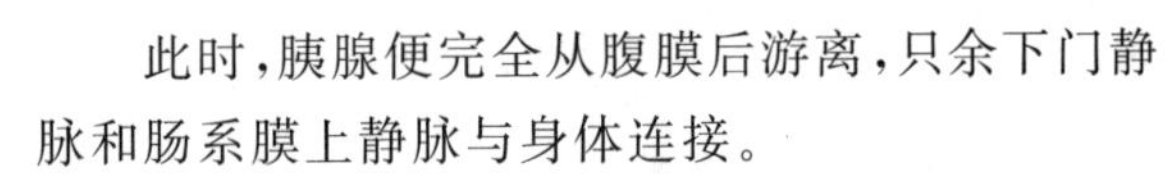

此时，胰腺便完全从腹膜后游离，只余下门静脉和肠系膜上静脉与身体连接。

(5)第 5 步

①在胰腺的上、下缘分别以无创血管钳阻断并切断门静脉和肠系膜上静脉，移除整块标本。由助手将小肠及小肠系膜向上推送，迅速用 5-0 血管缝线做门静脉与肠系膜上静脉的对端吻合。血管吻合一般没有什么张力，需要注意血管轴线对合应良好，避免发生扭转，而吻合处一定要细致，不漏血。

②提起空肠上端，行空肠胰管端侧吻合，可采用典型 Whipple 胰十二指肠切除术时胰管空肠吻合的方法，亦可以采用 Fortner 所建议的方法。Fortner 方法是将胰腺断端的后缘与空肠襻对肠系膜缘缝合，作为吻合的后层；切开空肠，以数针细线缝合胰管后壁与空肠壁(图 6)。

再将胰管前壁与空肠切口的另一侧缝合数针，打结之后，完成胰管与空肠的黏膜对黏膜吻合，胰管内可放置一支撑导管。然后在离胰腺切缘 1.5～2.0cm 的胰腺前面包膜与空肠壁缝以数针，缝妥后，将两者对拢，缝线打结。结果胰腺的断端便套入至空肠腔内，再将胰腺与空肠套入处缝合加固(图 7)。

③行胆管空肠端侧吻合，最后做胃空肠端侧吻合，方法同“13.7.1 Whipple 手术”。

④缝闭腹腔内系膜间的空隙。腹腔内左、右侧分别放置引流。

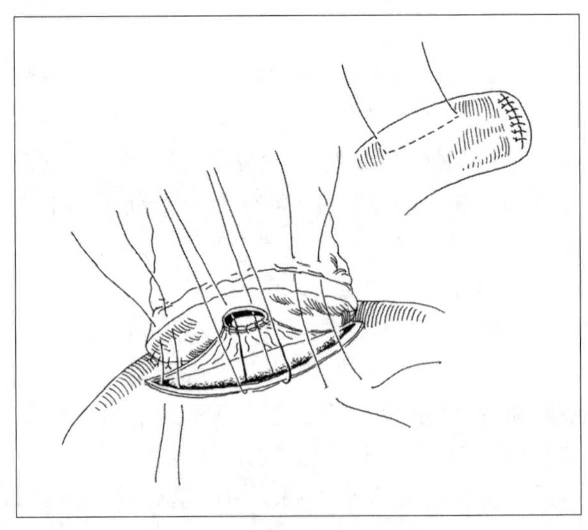

图 7

2. 区域性胰腺切除术Ⅱ型

本术式是在Ⅰ型的基础上附加动脉的切除和重建：

(1)有时肝右动脉可异位起源于肠系膜上动脉，贴近胰头的后方通过，经门静脉的右侧上行至肝门部，胰腺头部癌时此异位动脉常受累，并且因其位在胰头后的淋巴组织范围内，亦不宜将其游离、保存，故手术时可将该处之肝右动脉切除，待门静脉修复完毕后，再行动脉的吻合修复。

(2)遇有肠系膜上动脉受肿瘤的局限侵犯，需要考虑切除一段肠系膜上动脉时，可以在游离肠系膜上动脉后，找出上段空肠一条动脉分支，放入灌注导管，用冷却肝素林格液灌注小肠，如同在小肠移植时那样操作,然后切除受累的一段血管,重新做肠系膜上动脉两断端的对端吻合。

此外,尚有区域性胰腺切除术,即保存肠系膜上动脉和门静脉,此时肿瘤多属于早期,因而一般认为没有必要采用此种手术方式。

【术中注意要点】

(1)区域性胰十二指肠切除术是一创伤性很大的手术。腹膜后解剖的范围广泛,手术后的并发症和病死率均增加,手术结果是否能有效地提高5年生存率尚缺乏更多的资料支持,故在决定采用此手术方法时应该十分慎重,既要考虑病人对手术的承受能力,亦要考虑手术者的条件和采用创伤性较小的胰十二指肠切除术能否达到相近的结果。一般说来,早期的壶腹周围癌不宜使用此手术,而较晚期的胰腺癌用此方法亦难以明显地提高治疗的效果。

(2)此手术的腹膜后分离广泛,技术上复杂,手术时间长,失血量多。例如Fortner的56例病人中,手术时间最长者达29h,手术时间中位数为10.5h;失血量最多者达26 000ml,失血量中位数为5860ml,近年手术失血量有减少,但其中位数仍为4650ml。因而若要施行此手术,必须考虑支持治疗的充分保证,否则在手术过程中可能出现进退两难的局面。

(3)手术过程中应有各项重要生理指标的监测,维持血循环动力稳定和重要脏器的充分灌流,避免发生缺氧、低血压、少尿、酸碱平衡紊乱等。术中应使用预防性抗生素。

(4)此手术的重要步骤是清除腹膜后的淋巴组织,如腹主动脉旁、腹主动脉与下腔静脉间,腹腔动脉及肠系膜上动脉周围等处的淋巴组织,此处的解剖应细致地进行,避免血管的意外损伤,所切断的淋巴管必须妥为结扎,以防淋巴瘘。

(5)将肠系膜上动脉从胰腺背面分开和分离肠系膜上动脉、肠系膜上静脉时,手术甚费时,需要仔细地进行,切断和结扎包围着血管的神经纤维、淋巴管、小血管分支和纤维脂肪组织。切断的淋巴管必须妥善结扎。

(6)手术需要切断胰腺下缘的横结肠系膜根部,包括切断右结肠动脉、中结肠动脉、左结肠动脉,在切断动脉干时应防止伤及分叉较低的系膜上的血管弓,此时结肠的血供左方是来自肠系膜下动脉而右方是来自回盲动脉,所以在清扫腹主动脉前及旁边的淋巴组织时,应避免损伤肠系膜下动脉,否则将会导致结肠缺血,并需切除横结肠。

(7)切断胰腺段的门静脉时,应事先做好血管吻合的一切准备,以尽量缩短血管阻断的时间。门静脉对端吻合要维持其正确的轴线,防止扭转,一般情况下,对端吻合不至有张力,若肠系膜上静脉的切断处位置过低或其分支过高,则会影响血管吻合,故在准备施行此手术之前,应该对肠系膜上静脉情况进行充分探查和游离,要求有3～5cm长的肠系膜上静脉干。

【术后处理】

(1)病人放置在外科重症监护病室进行细致的护理并监测各项重要生理指标。

(2)一般处理同胰十二指肠切除术后。

(3)术后早期腹腔内引流有大量的淋巴液流出,有时24h内多达2000～3000ml,以术后3d内最多,有时可持续更长时间,然后减少,淋巴液的丧失应以冷冻新鲜血浆补充。

(4)针对血糖水平和尿糖情况给予胰岛素,参照腹部手术后病人的营养支持。

(5)持续胃肠减压至胃肠功能恢复。

(6)肠道外营养,至病人已能经口进食足够的热量。

(7)补充胰酶制剂。

(8)持续辅助呼吸至呼吸功能恢复。

【主要并发症】

区域性胰腺切除术后有较高的术后并发症和手术病死率,有的并发症最后导致病人死亡,主要并发症有:

(1)肺部并发症如急性呼吸窘迫综合征(ARDS)、肺不张、肺炎、胸膜腔积液、呼吸交换障碍。

(2)休克、低血压、心力衰竭、心律失常。

(3)感染包括败血症、伤口感染、腹腔内脓肿、腹膜炎、真菌感染。

(4)胃肠道出血及腹腔内出血。

(5)胰瘘、胆瘘、胃肠吻合口瘘。

(6)多器官衰竭。

(7)消化性溃疡在区域性胰腺切除术后较一般胰十二指肠切除术后更为常见。

(黄志强)

13.9 十二指肠肿瘤手术

13.9.1 十二指肠乳头部肿瘤局部切除术

Local Resection of the Duodenal Papllia

对十二指肠乳头部肿瘤传统的手术是行胰十二指肠根治术(Whipple 手术)。对病情(黄疸)严重,年龄高或全身情况难以耐受此类大手术的病人,则做胆肠吻合术,解除胆道梗阻,文献中亦有报道采用肿瘤局部切除术治疗十二指肠乳头部肿瘤,但因各种原因,未能推广。

过去认为十二指肠乳头部良性肿瘤发病率很低,这可能是由于肿瘤在良性阶段很少出现症状,往往得不到诊断,在转变为恶性肿瘤后生长较为迅速,易出现胆总管的梗阻,才可能得到诊断,从胃和大肠的腺瘤可以发展为腺癌的现象来分析,不少十二指肠乳头部的癌,亦可能是由良性腺瘤转化而来。

由于现代检诊手段的发展,尤其是 B 型超声检查可以较早地测出胆总管的扩张甚至有可能在临床上未出现黄疸前,就测得胆总管的扩张,纤维十二指肠镜可以直视观察十二指肠乳头部的病变,并可行活组织检查,弄清病变的性质。因此,有可能发现更多的十二指肠乳头部的良性肿瘤和较早地发现十二指肠乳头部的癌。所有良性肿瘤和部分较早的癌,均可采用十二指肠乳头部局部切除术来解决。此手术创伤小,能切除原发肿瘤,解除胆管和胰管的梗阻,安全有效,并发症少,但手术不能清除转移之淋巴结,根治性受到一定的限制,目前各家对此手术所持态度不一。

(1)近年来,此项手术已在国内多家医院内逐渐展开,并取得较为满意的结果。开展此手术的医师体会到此手术方法简单,技术难度小,对病人损伤少,手术并发症很少,无手术死亡,而其 5 年生存率并不比做根治术的低。已有不少医院写了文章报道。5 年生存率有高达接近 50%的。因此建议有条件的单位可以开展此手术。

(2)图 6 改进的缝合方法是将间断缝合改为连续毯边式缝合,若有条件可用一双针的可吸收线,由 12 点处开始缝合,一针顺时针,另一针逆时针连续缝,每缝合 2 或 3 针,加一针间断缝合。连续缝合可防止缝合缘的出血,使缝合过程中,术野基本无血,清晰。加间断缝合可避免连续缝线拉紧时使吻合口有环状缩窄的趋势。

(3)术后随访时,可用钡餐检查,常可见钡剂进入胆道,但由于吻合口较大,钡剂都能很快排出,所以不会发生逆行胆道感染。

【适应证】

(1)十二指肠乳头部,包括胆总管末端的良性肿瘤。

(2)十二指肠乳头部,包括胆总管末端的癌。

(3)高龄或周身情况不允许做胰十二指肠根治术的十二指肠乳头部的癌。

【禁忌证】

(1)十二指肠乳头部癌已较晚期,已侵犯十二指肠壁或胰头组织,局部已不能切尽原发肿瘤者。

(2)胰头癌或高部位的胆总管癌,不属本手术治疗的范围。

【术前准备】

(1)术前应做 B 型超声探测及纤维十二指肠镜检和活组织病理检查,对病变的部位及性质有明确的判断。

(2)除一般的周身检查外,重点对肝、肾功能有较准确的评估。

(3)补充维生素 K_1,使凝血酶原活动度能达到正常范围。

(4)若无胆道感染不必提前用抗生素,可在手术日早晨投给抗生素。

(5)手术日早晨放置鼻胃管。

【麻醉与体位】

此手术涉及的范围较小,采用硬膜外麻醉可满足手术要求,体位无特殊要求,多取平卧位。

【手术步骤】

(1)切口:右上腹肋缘下斜切口,外侧达腋前线，内侧可略过中线。此切口的优点是暴露好，虽然需切断腹壁各肌群，但术后很少出现切口裂开，此切口下无小肠，故很少出现术后粘连性肠梗阻等并发症，远较用直切口为优越（图 1）。

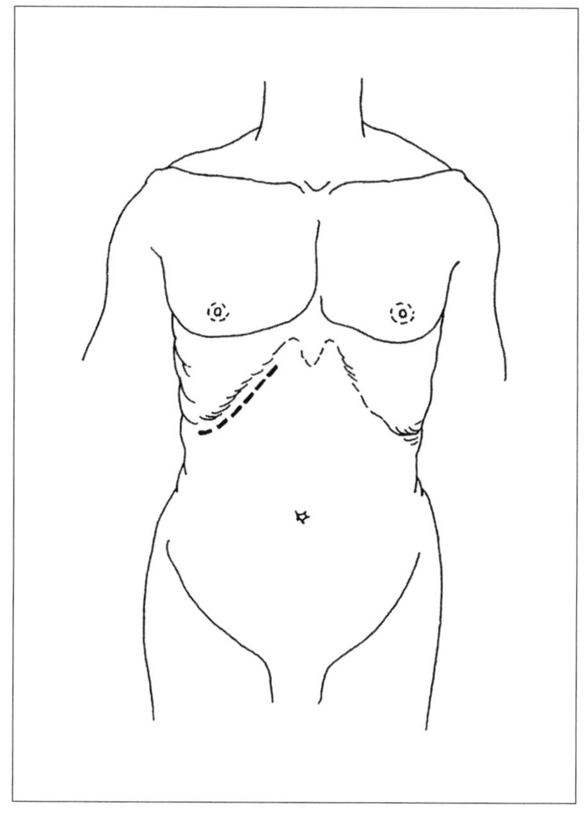

图 1

（2）先做全面探查，了解肝脏有无转移结节，沿肝十二指肠韧带有无肿大之淋巴结，触摸十二指肠乳头部的大小及范围。

（3）在十二指肠外侧做一 Kocher 切口，切开后腹膜，游离十二指肠降段，可进一步将十二指肠降段及胰头置于拇指和其他四指间触摸肿瘤的大小及范围（图 2）。

（4）解剖游离胆总管，在胆囊管进入胆总管之下方，尽量靠近十二指肠上缘处，在胆总管前壁正中缝两针牵引线，在其间切开胆总管约 1cm，用金属尿道探子插入胆总管的切口，向下探到十二指肠乳头的开口处（图 3）。

（5）在十二指肠乳头相对的十二指肠前外侧壁处，做一纵切口，切开十二指肠壁，暴露十二指肠乳头部肿瘤的全貌（图 4）。

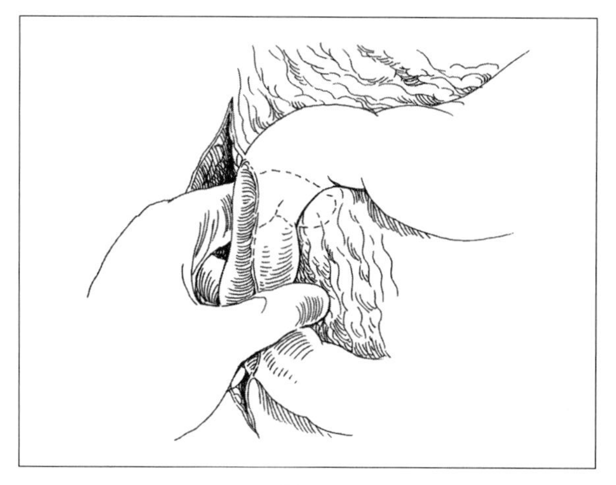

图 2

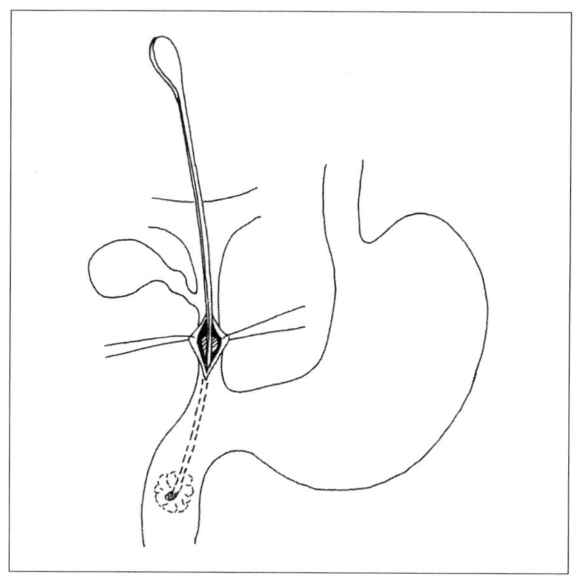

图 3

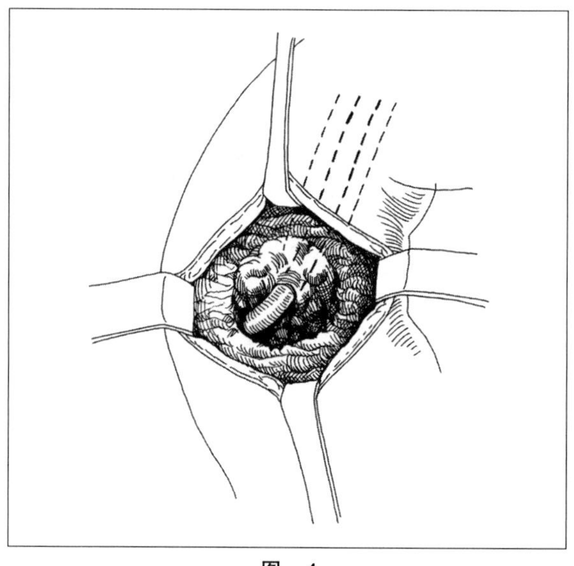

图 4

(6)在距肿瘤上缘 1.5～2.0cm 的十二指肠壁处切开十二指肠及胆总管下端的前壁，切开后即可见到探子。将切开的十二指肠壁的近端切缘与切开的胆总管前壁的近侧缘用 3-0 的可吸收合成线做间断缝合(图 5)，将十二指肠切缘的远侧与胆总管切缘亦做间断缝合，做牵拉肿瘤用。

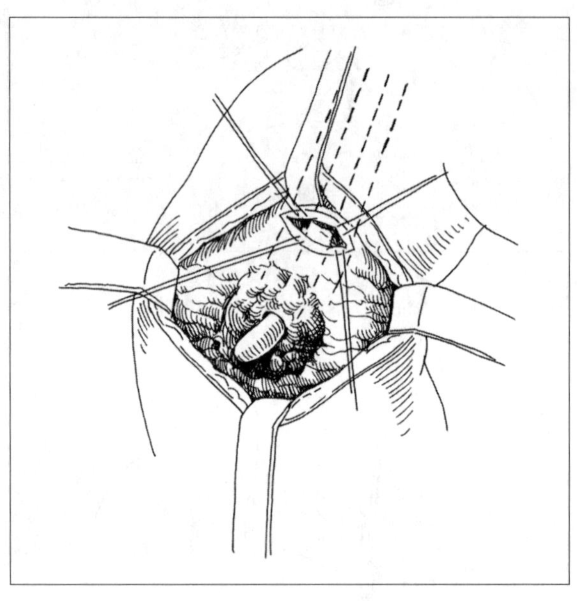

图 5

(7)分别向内外，环绕肿瘤基部上 1.5～2.0cm 处，边切开，边做间断缝合(图 6A，图 6B)直至将肿瘤全部切除，在切至内下方时，可切断胰管的末端，将胰管与十二指肠壁做数针间断缝合，将胰管与胆总管壁间邻处亦做数针间断缝合(图 7)。

(8)将一 T 形管在其长臂末段前 5～6cm 处用一粗针头刺入，将一直径 2mm 的硅胶管通过针孔放入，直至其远端超过 T 形管的一短臂 7～8cm，将此短臂的一侧 V 形切除 0.5cm，将硅胶管置于切开之缝中(图 8)。

(9)由胆总管前壁之切口放入上述 T 形管，其向下之短壁连同硅胶管放至超过十二指肠与胆总管的吻合口，将硅胶管插入胰管内，在胰管口用一可吸收线做一固定缝合，另一短臂剪短后向上置放胆总管内(图 9)。

(10)用丝线间断缝合胆总管之切口(图 10)。

(11)用丝线分两层将切开之十二指肠前壁做横行的间断内翻缝合(图 11，图 12)。吻合前，应将十二指肠降段做充分的游离，以降低十二指肠切口部的张力。

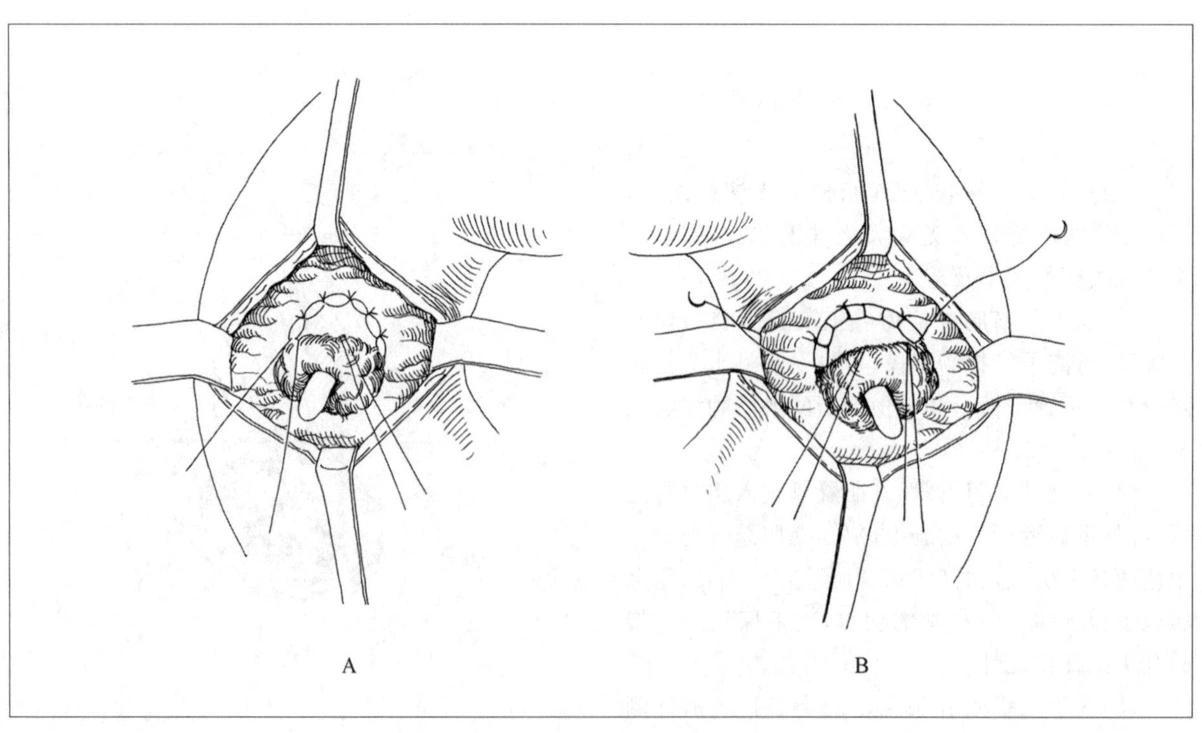

图 6

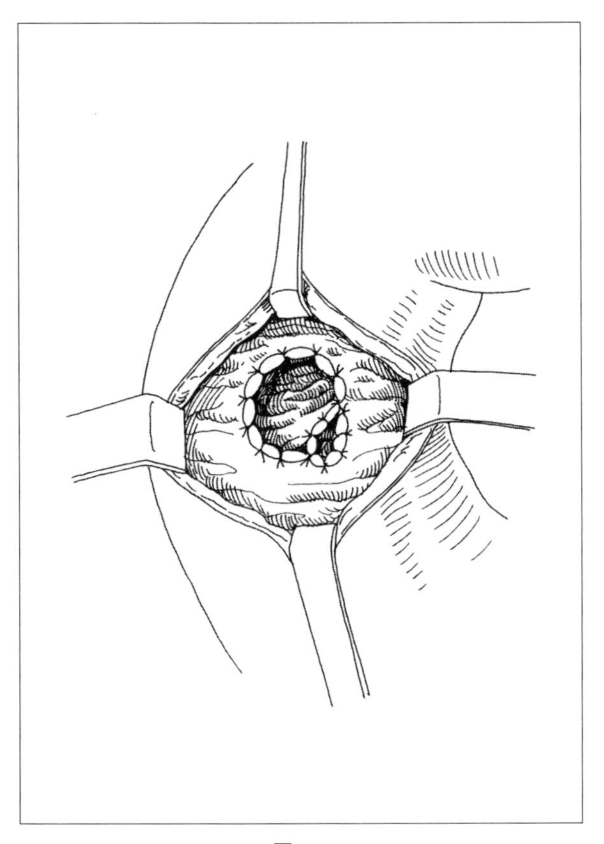

图 7

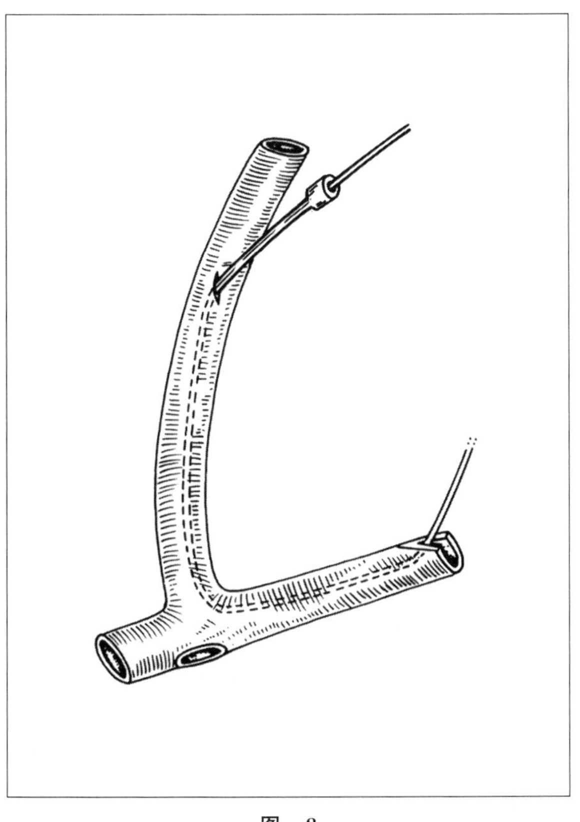

图 8

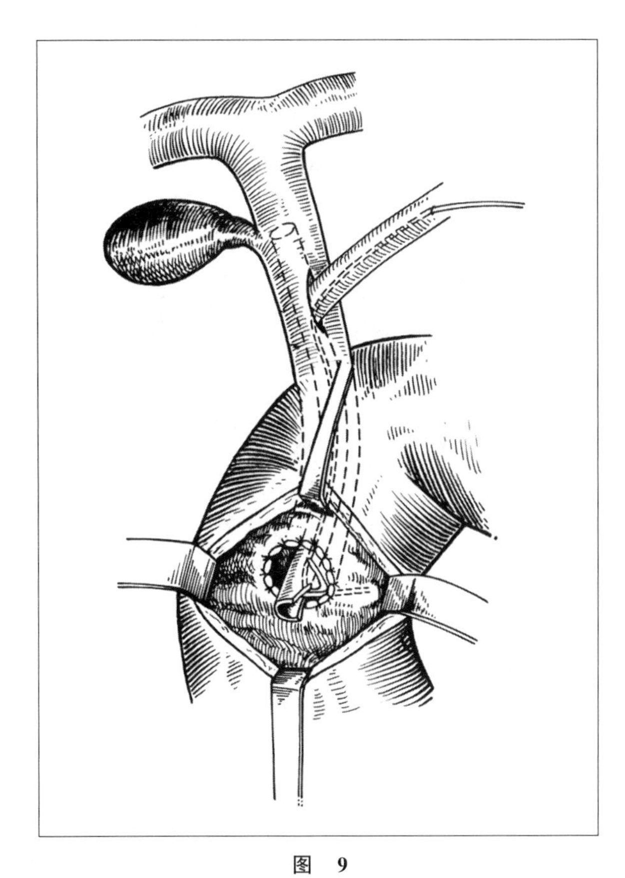

图 9

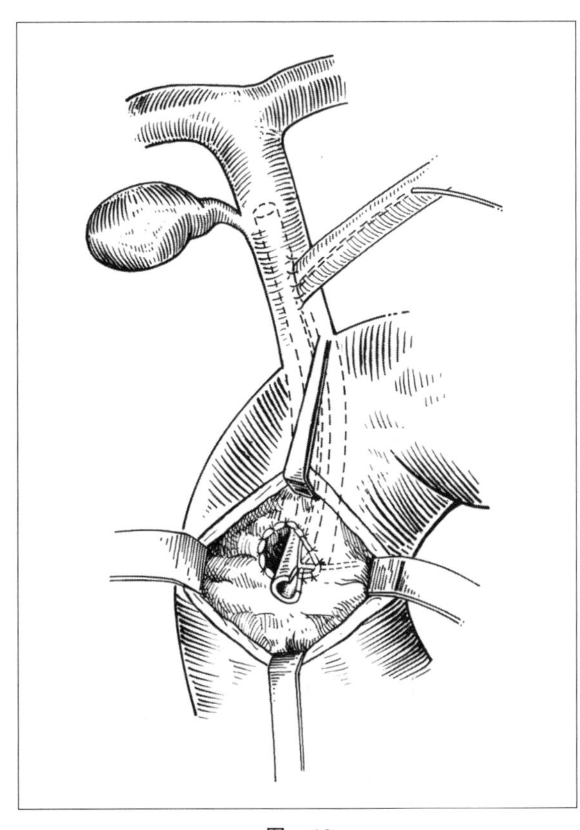

图 10

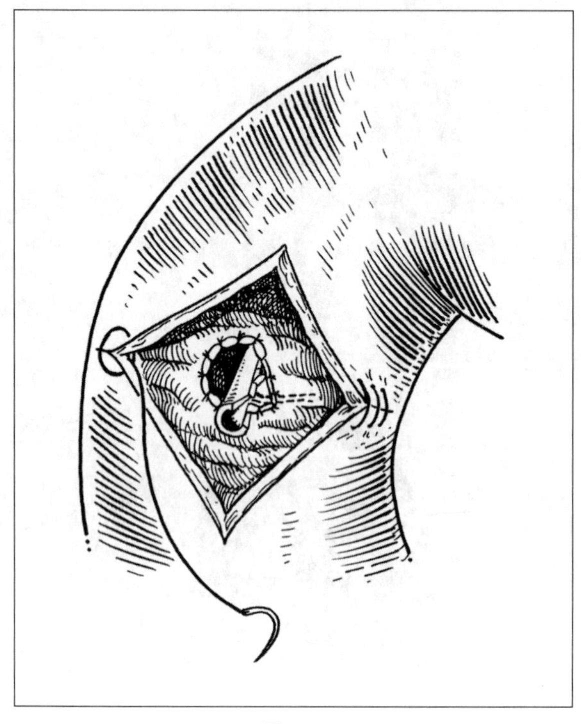

图 11

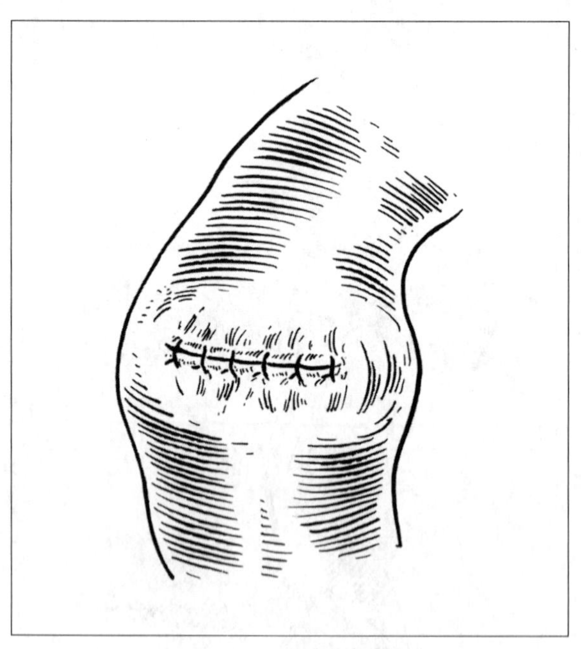

图 12

(12)将 T 形管连同硅胶管由腹壁另戳的小口引出体外,并用缝线加以固定(图 13)。

(13)冲洗术野后,在十二指肠外侧及肝下放置烟卷及乳胶引流管各 1 根或放置双腔负压引流管,由横切口外端或另外切口引出,切口用丝线分层间断缝合(图 14)。

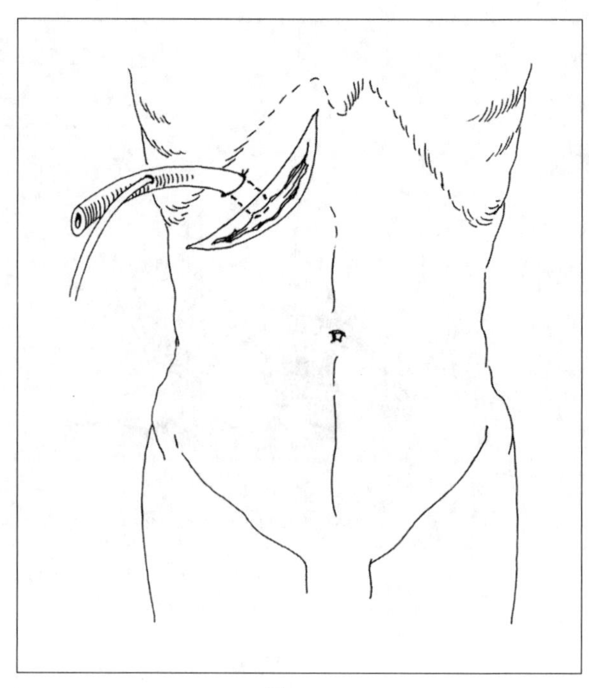

图 13

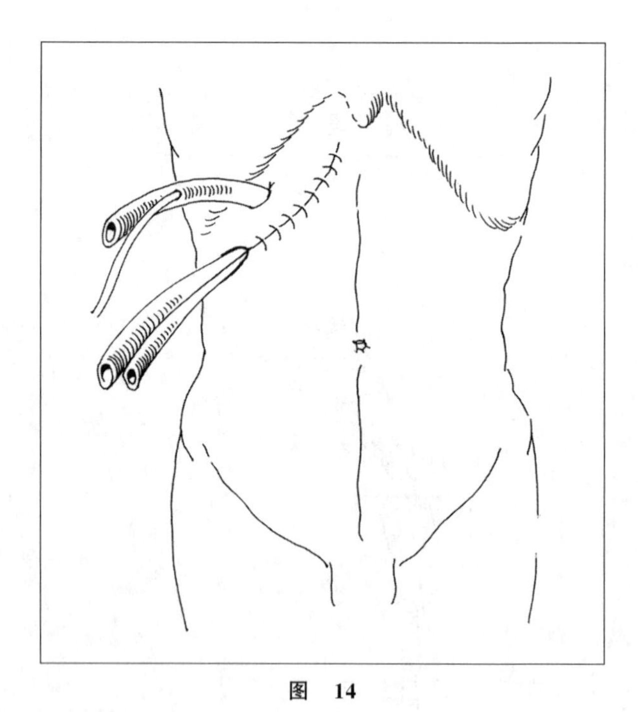

图 14

【术中注意要点】

(1)本手术要求将肿瘤局部切尽,先从 12 点处距肿瘤基部 1.5～2.0cm 处切开十二指肠壁及胆总管前壁,再向左由 12 点到 9 点到 6 点及向右由 12 点到 3 点到 6 点逐步切除的过程中,一定要始终保持距肿瘤基部有一定的距离,保证切缘不残留肿瘤,切下的标本应送病理做冷冻切片,证实切缘无肿瘤。

（2）边切边缝时，每步间距离不宜过大，缝合时要注意缝扎住黏膜下层被切断的血管，必要时做“8”字缝合，尽可能在清晰无血的情况下准确缝合，防止术后出血，并保证吻合口能正常愈合。

（3）切开的十二指肠前壁缝合第一层时应充分内翻，以防吻合口发生漏。

【术后处理】

（1）T 形管及放入胰管内的硅胶管要固定牢靠，分别接于无菌引流袋内，要保持引流通畅，准确记录引流液的量，此两管一般在术后 3 周左右、体温正常、黄疸基本消退后一并拔除。

（2）腹腔内的烟卷引流在术后 48h 拔除，乳胶管应放到 1 周后（进食后 3～4d）再拔除。

（3）正常情况下黄疸可在术后 2～3 周内消退，在此期间应给予保护肝脏和促进黄疸消退的药物治疗。

（4）此类手术，术后出现应激性溃疡的机会较大，故需用 H_2 受体阻滞药西咪替丁或雷尼替丁，预防其发生。

（5）抗生素的应用宜简单，时间尽量短。

【主要并发症】

此手术损伤小，安全性大，很少出现并发症，胆总管十二指肠壁的吻合口止血不良时，可能发生术后少量出血，可采用一般的止血药控制，必要时可在纤维十二指肠镜直视下电灼或喷止血药止血。十二指肠前壁切口的缝合，一般不应发生漏，在病人营养情况差，低蛋白血症时，术后应适当延长胃肠减压时间，推迟进食时间，并给静脉营养治疗，以防吻合口愈合不良而发生漏。

笔者有 6 例此类手术的经验，2 例良性，4 例恶性，术后均顺利恢复，无并发症，4 例恶性的已随诊 4～6 年，均存活，且无逆行性胆道感染等并发症。

（蒋彦永）

13.9.2 十二指肠外路径壶腹肿瘤切除术

Vater 壶腹恶性肿瘤的首选外科治疗是胰十二指肠切除术（Whipple 手术），其 5 年生存率达到 50%～60%，手术病死率低于 5%，并还有下降的趋势，壶腹切除术目前还没有大宗的病例随访以证明它的手术切除效果和胰十二指肠切除术相同。由于壶腹切除术的切除范围受限制，大多数学者认为壶腹切除术适用于较少见的良性肿瘤如：肿瘤，淋巴管瘤，平滑肌纤维瘤等。壶腹切除术的创伤虽然较小，但对手术者的技术水平要求高，并且亦可能发生严重并发症，当用于恶性肿瘤的局部切除时，重要一点是需要冷冻切片病理检查作为辅助，以保证手术切缘无残留的肿瘤细胞。

对于胆总管下端或十二指肠乳头的良性肿瘤多主张采用局部切除，手术的大小和难易程度与肿瘤的位置及体积有关系。以往的壶腹切除方法是采用切开十二指肠途径，在十二指肠内做乳头和胆总管下端切除，此时显露胆总管下端和胰管较困难。此方法的最大缺点是切除的范围小，对胆总管下端的肿瘤切除不彻底，扩大切除时受限制。我们提出的十二指肠外径路切除胆总管下端时则不受限制，并它可以显露胆总管的全程，根据肿瘤发生的部位确定切除胆总管的长度，能较彻底地切除肿瘤，并且在需要时可同时施行胰十二指肠后方淋巴结清扫。但十二指肠外切除法的缺点是约 30%的病人胆总管的胰腺段完全在胰腺实质内，需要切开一段胰腺实质，分离胆总管，手术有一定的难度。除壶腹部及乳头的良性病变外，此种手术可用于选择性胆总管下端癌和壶腹部癌切除，特别是对于一些高龄或全身情况差不能耐受胰十二指肠切除的病人，可考虑用这种方式。其效果好于单纯支撑引流者。

【适应证】

（1）十二指肠乳头以及胆总管下端良性肿瘤。

（2）壶腹部癌早期未向胰头侵犯，肿瘤仅局限在十二指肠乳头或胆总管下端，全身情况差不能承受胰十二指肠根治术手术。但因手术只局限在十二指肠乳头部，很容易切缘残留肿瘤细胞，在恶性肿瘤病人时应严格选择。

【禁忌证】

（1）十二指肠乳头或胆总管下端癌已有周围组织侵犯，超出局部切除的范围。

（2）已有局部淋巴结转移之壶腹癌。

（3）对于全身情况好可以承受胰十二指肠根治术的病人尽量不做局部切除，因局部切除这种方法有局限性，切除的范围和淋巴结清扫都受到限制。

【术前准备】

手术前需做纤维十二指肠镜检查，仔细观察十二指肠乳头的病变范围，评估是否可做局部切除。并取组织活检确定病变的性质。

术前准备同胰十二指肠根治术手术要求。

【麻醉与体位】

因为术中有可能扩大切除范围，要求肌肉松弛，以全身麻醉为宜。体位为平卧位。

【手术步骤】

(1)切口为胰十二指肠根治术采用的右肋缘下斜切口，比胆囊切除的切口要低，亦可用右上腹直肌切口。

(2)进腹后先做腹腔内探查，重点在肝脏，胰腺上、下缘、胰头后方淋巴结以及十二指肠乳头病变的大小。需注意肿瘤的侵犯范围有时和十二指肠镜下所观察的不一致，镜下看起来很局限，但手术中探查肿瘤已侵犯胰腺实质，不能做局部切除。

(3)在十二指肠外侧做 Kocher 切口，切开腹膜，完全游离十二指肠的降段，将十二指肠完全翻起。在十二指肠上缘胆总管前壁正中缝两针牵引线，在两线之间纵行切开胆总管。用金属胆道探子插入胆总管中，一直下探至胆总管下端十二指肠乳头处，确定乳头的所在位置。把十二指肠向内翻，暴露胆总管的走向。胆总管在胰腺段内的位置有多种形式，但常见有 2/3 胆总管是包裹在胰腺组织中，所以需要将胆总管外包裹的胰腺组织从十二指肠附着处分开，边缘缝合结扎。

(4)在胆总管进入十二指肠前，用金属探子顶起胆管壁，在距肿瘤 2cm 或距乳头 2cm 的胆管壁上缝牵引线后在胆总管外侧横行切开胆总管。切口用缝线牵引，切断胆总管外侧壁和前壁(图 1)。

(5)再沿十二指肠乳头环向切开十二指肠肠壁，将十二指肠乳头翻出十二指肠外。并用组织钳提起(图 2)。

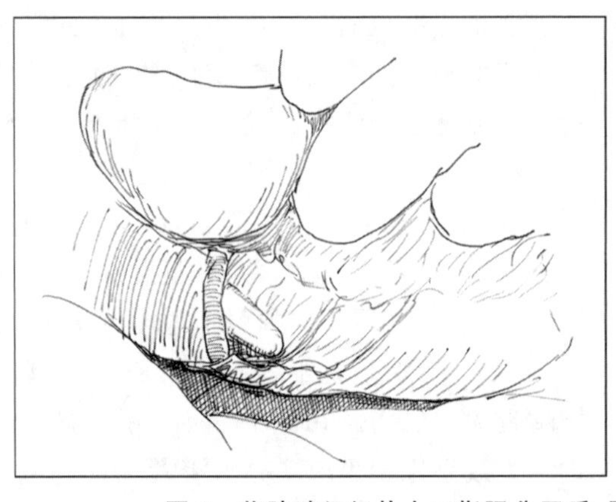
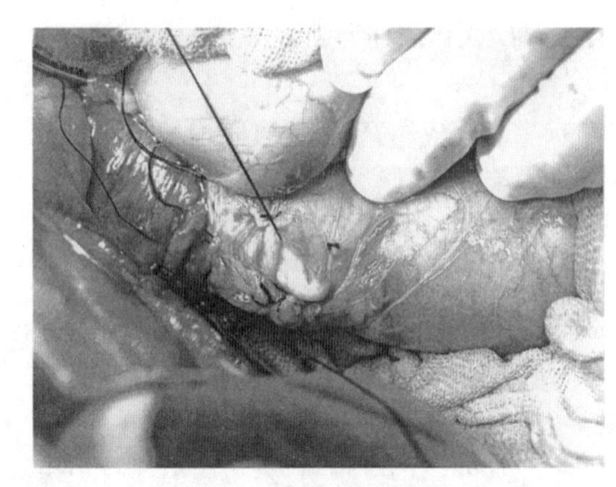

图 1　将胰腺组织从十二指肠分开后，胆总管内放入胆道探子，指示胆管的末端

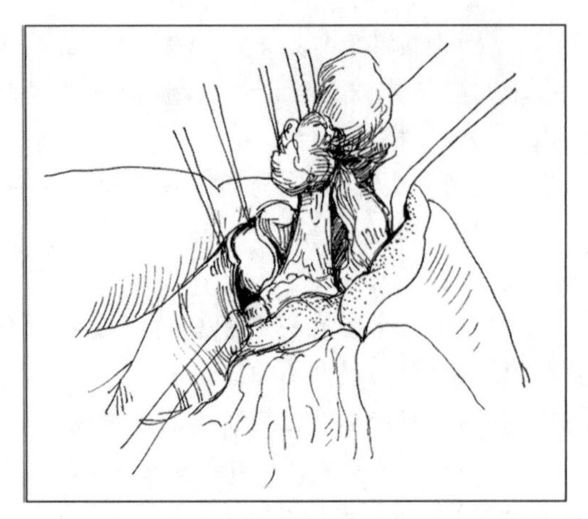
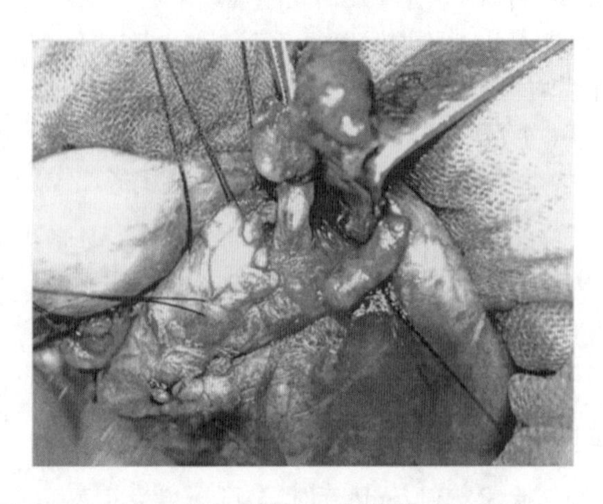

图 2　切断胆总管下端及环向切开十二指肠，将壶腹及十二指肠向上牵引，显示与其相连的胰管

(6)在乳头处5～6点钟的地方，要注意胰管开口。在切开时胰管是无特别颜色的管道，粗约0.3cm。切开胰管后，在胰管中放入硅胶管起支撑引流作用(图3～5)。

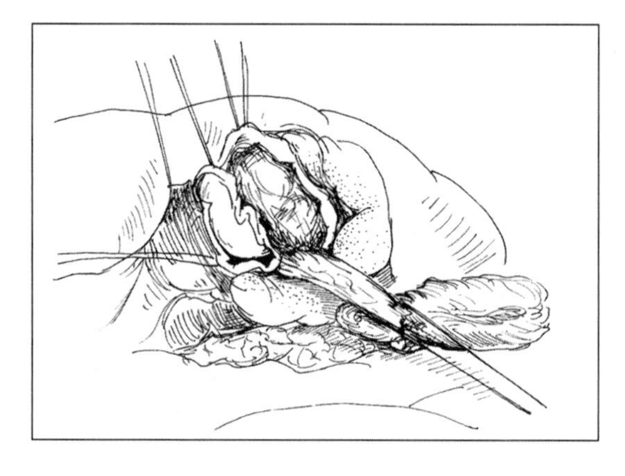

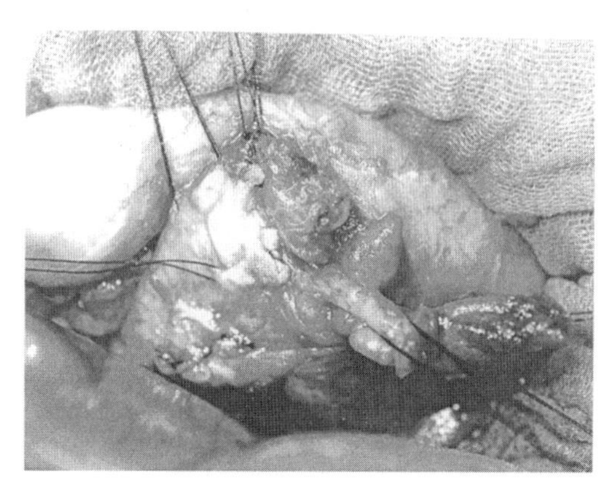

图3 分离出胰管，准备在适当部位切断胰管

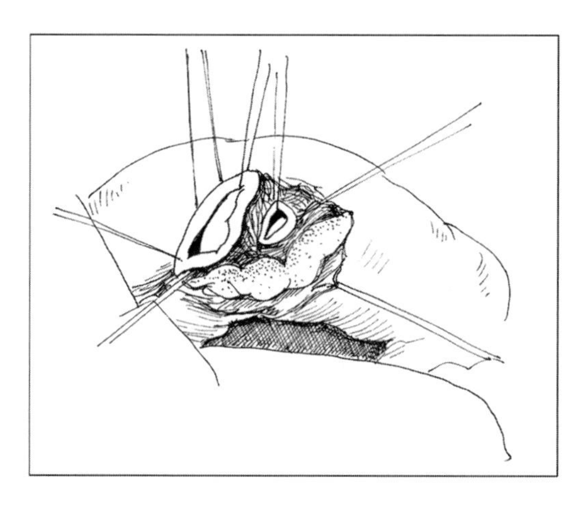

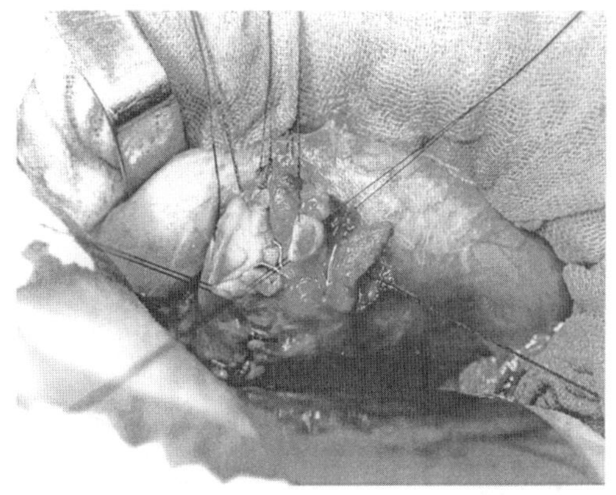

图4 胆管壶腹部及十二指肠乳头已切除，胆管与胰管断端以缝线牵引

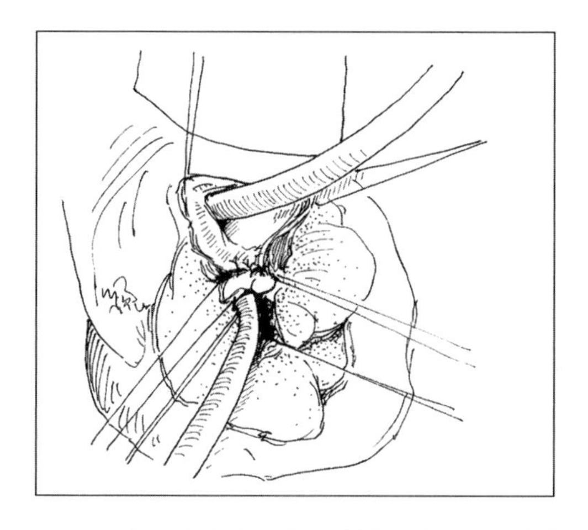

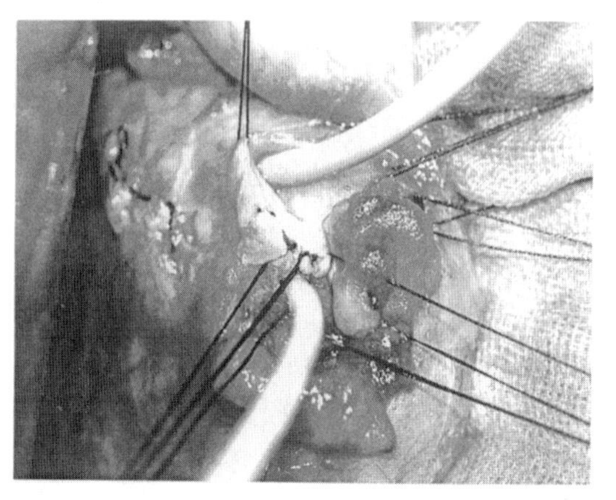

图5 胆管(上)及胰管(下)分别放入导管，胆管后壁与胰管及十二指肠壁间断缝合对拢

(7)边切边间断缝合将胆总管下端及十二指肠乳头一块切除，将十二指肠壁和胆总管后壁缝合对拢。把胆总管和胰管缝数针，再将胰管和十二指肠黏膜缝合数针。把胰管引流管放入十二指肠远端或经胆总管前壁分别引出(图6)。胆总管内置T形管，间断缝合胆总管切口。把胃管放置在十二指肠内做胃肠内吸引。然后将胆总管开口的前壁和十二指肠做间断内翻缝合，两层缝合(图7)。外加网膜组织覆盖切口。冲洗手术野，在十二指肠外侧放置乳胶管引流。

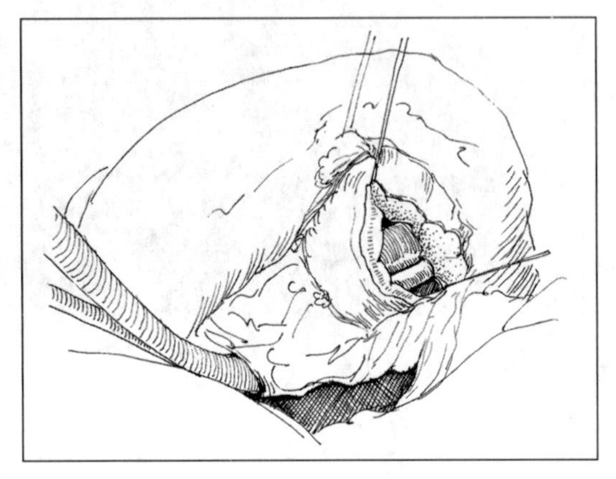
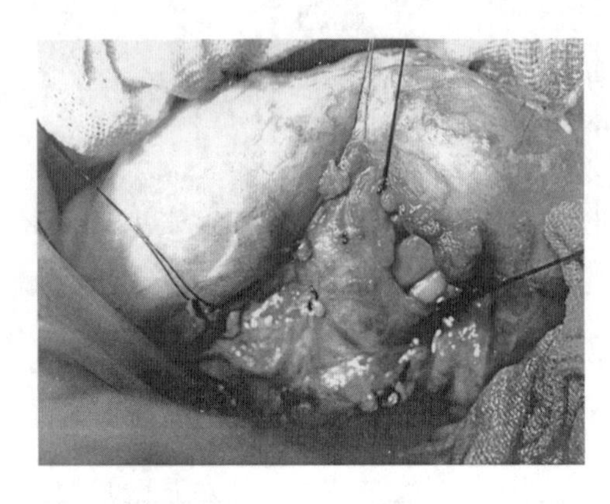

图6 胆管内T形管及胰管引流管均经胆总管分别引出，缝合胆总管与十二指肠切开前壁

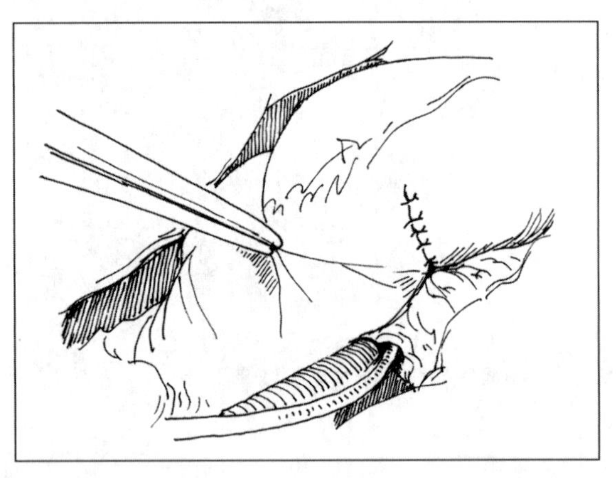
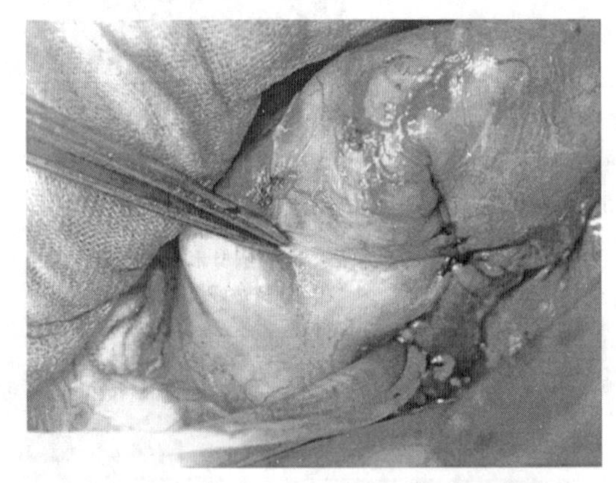

图7 手术完成后十二指肠之环形切口缝合

【术中注意事项】

(1)胆总管切除的长度是根据肿瘤的部位所定，在恶性肿瘤，切缘应距肿瘤2cm以上，以保证肿瘤彻底切除，并且做术中组织冷冻切片病理检查。

(2)在切除十二指肠乳头时，十二指肠肠壁不能切除太多，以免在吻合时造成困难。在十二指肠肠壁缝合时，尤其要避免有张力的缝合，以防吻合口裂开。

(3)术中找胰管是关键，如果胰腺开口找不着，术后胰腺炎和胰瘘的可能性就大为增加。所以在胰腺开口的部位要仔细寻找，并用纱布拭干，检查有无透明的胰液流出。胰管外观可能呈“纤维索”状，故注意避免误将胰管当做纤维带而结扎。

(4)吻合后在十二指肠后方放置多根引流管以防胰瘘和十二指肠瘘。

【术后处理】

(1)T形管术后接无菌引流袋，保持胆汁引流通畅。并每天记录胆汁量，T形管妥善固定，定期换药。病人恢复后在术后3周拔除T形管。

(2)术后第1天测血清淀粉酶和引流液的淀

粉酶，以防术后出现急性胰腺炎。查引流液中淀粉酶以确定有无十二指肠瘘或胰瘘。

(3)持续胃肠减压5～7d，以防十二指肠缝合处漏。另外局部切除也容易出现术后胰腺炎，所以病人进食要晚于一般的胃肠手术的病人。

(4)术后给予 H_2 受体阻滞药如雷尼替丁或氢离子泵抑制药如洛赛克等。减少胃酸分泌，预防胃黏膜出血。

(5)术后常规给予抗生素。

【主要手术并发症】

此手术创伤比胰十二指肠切除术要小得多，并发症的发生率也少，所以一般高龄和体弱病人均能较好地耐受。术后主要是注意十二指肠瘘的发生，注意观察引流液的性质和及时测淀粉酶。如果引流液的量突然增多并且淀粉酶值升高，要考虑十二指肠瘘。术后出现急性坏死性胰腺炎是另一严重并发症，此时，病人表现症状往往不典型，容易和手术创伤后的症状混淆，因而术后要注意血清淀粉酶和腹腔引流液淀粉酶的改变，出现胰腺炎时应及时处理。

（黄晓强）

13.10 胰腺体尾部癌切除术

Resection of the Body and Tail of the Pancreas

【适应证】

(1)胰腺体尾部癌。

(2)胰腺体尾部囊性腺癌、胰岛细胞癌。

(3)亦适用于胰腺体尾部的良性肿瘤，常见的如囊性腺瘤、功能性和无功能性胰岛细胞瘤等。

(4)胃癌根治术时附加胰腺体尾部及脾脏切除。

(5)其他少见的胰腺体尾部肿瘤。

【禁忌证】

(1)胰腺体尾部癌已有广泛的腹膜后转移。

(2)已有腹膜腔内，肝脏、肺或其他远处转移。

(3)因严重疼痛、麻醉药成瘾、体质严重消耗不能承受手术者。

【术前准备】

(1)胰腺体尾部癌早期诊断困难，当出现剧烈的腰背部持续性疼痛时，病程多已至晚期，因而术前对肿瘤的定位、局部和远处的侵犯及转移情况应有清楚的了解。

(2)应有胸部X线照片、上腹部CT、选择性血管造影检查，胰腺体尾部癌常引起脾静脉阻塞并致左侧门静脉高压症，选择性血管造影可显示脾静脉、门静脉及其侧支血管的影像。

(3)B型超声及多普勒超声检查，了解门静脉及脾静脉的管径与血流的情况。

(4)上消化道钡剂检查了解有无食管和(或)胃底静脉曲张，胃、十二指肠、空肠上端与肿块间的关系等。

(5)钡灌肠检查了解横结肠和脾曲处有无肿瘤侵犯。

(6)术前按肠道手术准备。

【麻醉与体位】

(1)持续硬脊膜外麻醉或全身麻醉。

(2)平卧位，左侧垫高15°。

【手术步骤】

(1)为使整个胰腺得到充分显露，多采用上腹部弧形切口，从右侧第11肋骨尖前方，经剑突与脐联线的中点至左侧11肋尖的前方，切开腹壁肌层，切断镰状韧带和肝圆韧带，借助大型自动牵开器将切口上缘向上牵起，便可以得到充分的显露，需要时，可同时对左上腹及右上腹部进行手术处理。

(2)腹腔探查主要是明确胰腺体尾部癌是否有腹腔内及其他脏器转移，有无胰腺外侵犯，有无淋巴结转移及转移的部位，特别是腹腔动脉周围和腹主动脉旁淋巴结转移，肿瘤是否包绕肠系膜上血管、肝动脉、腹腔动脉，以及肿瘤是否仍有一定的移动度。由于胰腺体尾部癌的治疗效果很差，手术切除后鲜有生存达5年以上者，故当血管受包绕严重时，切除可能有较大的危险性时，一般不宜勉强施行切除手术。然而，有些肿瘤的恶性程度较低，如囊性腺癌，或有的属良性的肿瘤，体积虽然很大，但切除之后，仍可收到长期治愈的效果；有时，来源于左侧腹膜后的肿瘤，亦可能与胰腺体尾部癌相混淆，故在决定进行切除或放弃切除手术之前，均须有明确的病理诊断。

(3)决定施行手术切除之后，对位于胰腺远端贴近脾门处的肿瘤，一般首先切断胃结肠韧带和脾胃韧带，再将胃以大号弧形拉钩向上牵开，在肠系膜上动脉的左侧沿较为正常的胰腺下缘剪开覆盖的腹膜，略加分离，便可达脾静脉后方的腹膜后间隙，该处为正常的解剖间隙，并无重要的结构通过，稍事分离之后，便可达胰腺的上缘。切开胰腺上缘的后腹膜后，可引过一根 F8 橡皮导尿管，以导尿管作为牵引，有助于游离胰腺和肿瘤与腹膜后组织的粘着而不致偏离正确的解剖间隙(图 1)。导尿管牵引的组织包括胰腺、脾静脉和脾动脉，必要时可将其收紧，起到对胰腺体尾部和脾脏的止血带作用，并可以向上提起胰腺，以利于分离其后面的粘着。

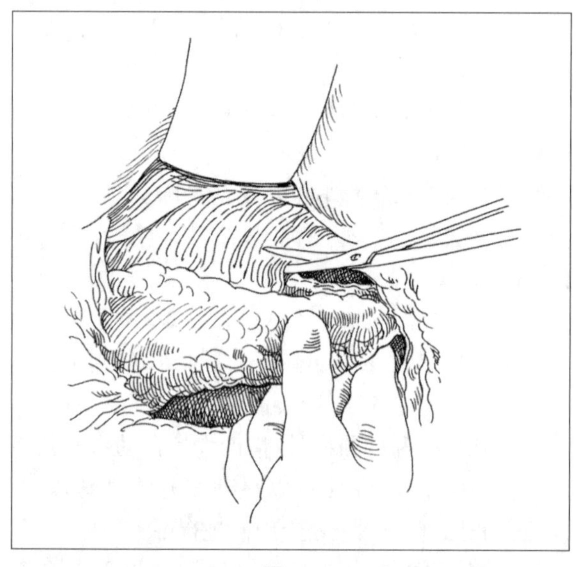

图 1

(4)切断脾结肠韧带，将横结肠脾曲分开，注意勿损伤结肠。有时胰腺体尾部癌可能浸润至横结肠系膜或侵犯至结肠，可以将该部结肠连同肿瘤一起切除，结肠两端做对端吻合，并不过分增加手术的复杂性。

继而剪开脾肾韧带，术者用右手沿脾脏后面的后腹膜间隙分离，逐渐将脾脏连同胰腺尾部及其肿瘤向前、向右方翻转，将脾脏挽出至腹部切口，其后方填以盐水纱垫。然后，切断脾胃韧带的上端和脾膈韧带，使脾脏与其周围脏器分开。

胰体尾部癌切除时脾脏游离不如一般情况下那样容易，因为肿瘤常与腹膜后组织粘着，需要逐步分离切断，并且常需要将胰腺向前牵开，然后从下方向上逐步分离。

切断脾肾韧带和脾脏与后腹膜的附着时，术者可用手指钝性分离，推开腹膜后组织，并以手指为引导，剪开脾外侧的后腹膜(图 2)，此时宜将脾向右侧加以翻转、牵引，以增加显露，但应避免过分用力引起脾蒂血管撕裂。

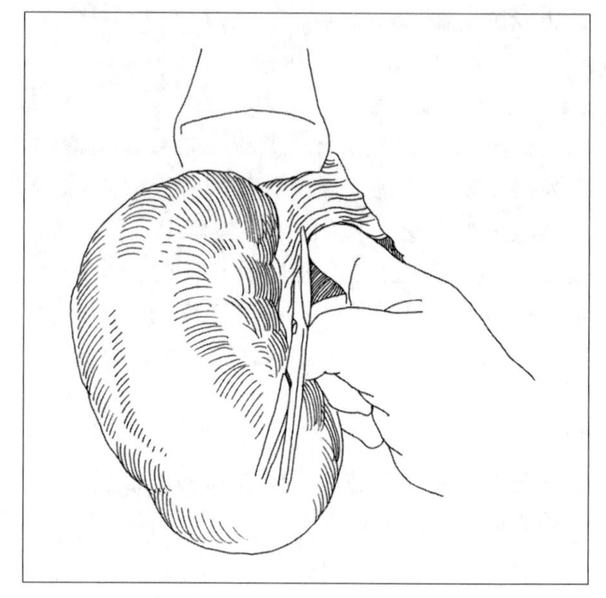

图 2

当剪开脾脏与后腹膜的附着后，脾脏便可以向右侧逐渐翻转，移至切口处，然后从脾上极开始，逐步钳夹、切断脾膈韧带和脾胃韧带。胃底部脾胃韧带上的血管，在胃侧宜加以缝扎止血，以免手术过程中牵引胃体时使血管回缩出血(图 3)。

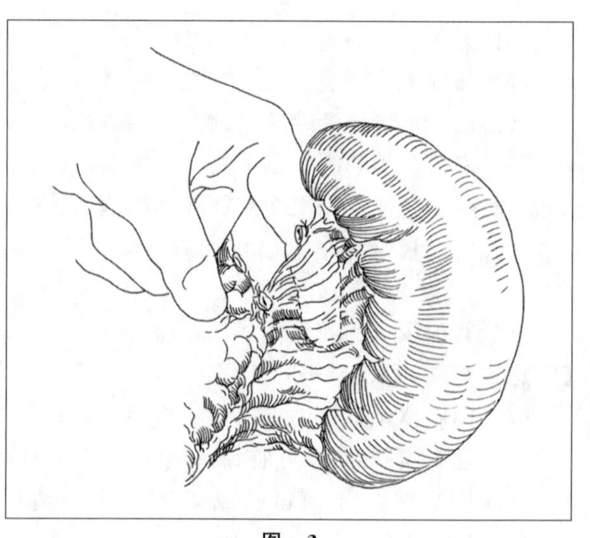

图 3

(5)从胰腺的下缘和脾脏下极向上逐步分开胰腺与腹膜后的粘着，在早期病例，沿腹膜后间隙分开多无困难；在较晚期的病例，特别当瘤体较大时，则困难较多。有时肿瘤侵及周围的纤维脂肪组织，需要将肾周围筋膜一并切除。分离腹膜后的粘着时，应注意勿损伤左肾上腺和左肾静脉，因在该处胰腺尾部与二者的关系甚为密切，在病理情况下更可使正常的解剖关系模糊。

当胰腺的下缘与腹膜后的组织分开之后，通过胰腺后的腹膜后间隙和脾蒂后方的腹膜后间隙，将脾脏连同胰尾逐步向前游离。此处属正常的解剖间隙，故并无重要血管通过；但若偏离此间隙，向后可能损伤肾静脉，向前则可能损伤脾静脉。

当脾脏连同胰尾已游离后，术者可用手指钝性分离分开胰腺上缘后腹膜，沿胰腺上缘钳夹、切断、结扎腹膜后组织，并注意避免损伤脾动脉或其他主要血管分支(图 4)。

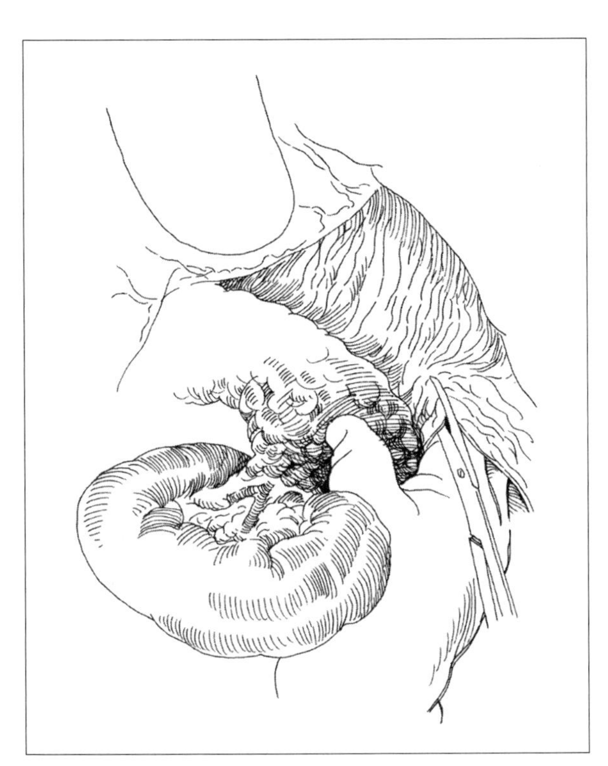

图 4

(6)沿胰腺上缘逐步钳夹切断后腹膜及纤维脂肪组织，妥为止血并结扎该处的淋巴管。当胰腺上缘的组织切开后，脾脏便可以连同胰腺体尾部及其肿瘤一同翻转至右侧，分离直至肠系膜动脉的左侧(图 5)。

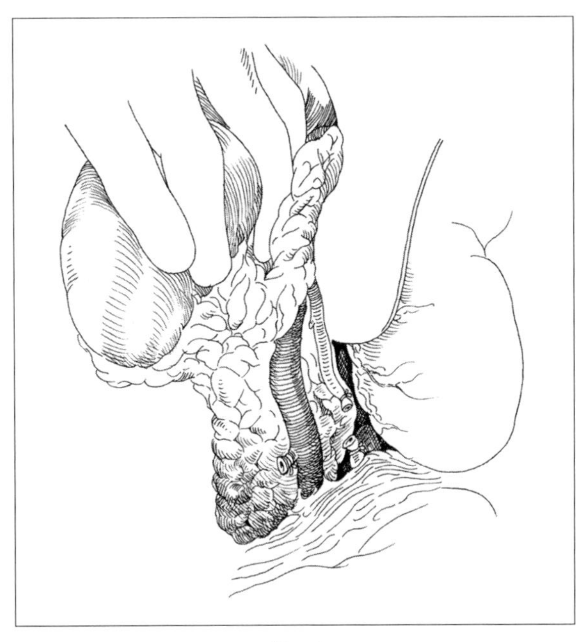

图 5

(7)在预定切断的胰腺体部的上下缘各缝一针，缝线结扎、留长些，作为牵引和切缘的标志。在胰腺的上缘，分离出脾动脉，在距切缘约 2.0cm 的上方，切断脾动脉，断端双重结扎；在胰腺的背面，分离出脾静脉及其与肠系膜上静脉的汇接部，以无损伤血管钳暂时阻断脾静脉、切断，近端断端用 3-0 不吸收线连续缝合关闭，远端则予以结扎或缝扎(图 6)。

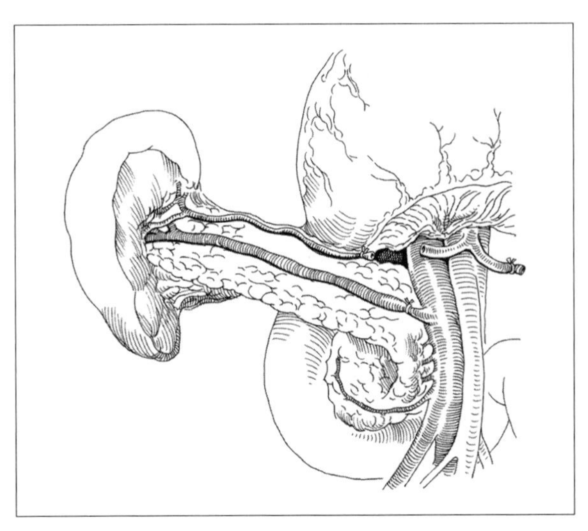

图 6

胰腺体尾部癌常使脾静脉因受压、受侵犯致血栓形成而阻塞，有时在阻塞的远近端形成多数的脾静脉侧支血管；亦有时脾静脉栓塞一直延伸至与肠系膜上静脉的交接处，此时可用无损伤血管钳部分阻断肠系膜上静脉，切断脾静脉后，再将其开口修复。

(8)胰腺体尾部癌的淋巴转移首先发生在胰腺上缘的淋巴结，并扩展至腹腔动脉周围淋巴结，这些肿大的淋巴结互相联结，影响对脾动脉的处理。遇有此等情况时，常须改变处理脾动、静脉的途径，首先分离出肠系膜上静脉的前面，向上分离，在肠系膜上静脉的前方切断胰腺颈部，两侧断端妥为止血。继而将胰腺远端向左侧分离，直至显露肠系膜上静脉与脾静脉的汇接部，以无损伤血管钳部分阻断肠系膜上静脉，切断脾静脉，近端以 3-0 线缝合关闭，远端则缝扎止血。

继续向上游离门静脉并向右侧牵引，便可以显露肠系膜上动脉的前面，纵行切开肠系膜上动脉外鞘，分离出肠系膜上动脉的前面及左侧缘，将肠系膜上动脉牵向右侧。

逐步向上钳夹切断肠系膜上动脉鞘与胰腺后方的联系，使胰腺连同肿瘤能逐步向上方翻转。继而剪开腹主动脉外鞘，从肠系膜上动脉开口处向上方分离，达腹腔动脉开口处，将腹腔动脉周围的淋巴结推开，以能获得一定间隙放置无损伤血管钳，以便于处理脾动脉根部时能暂时控制腹腔动脉的血流。

进而分离出肝动脉，将肝动脉与肿大的腹腔动脉周围淋巴结分开，最后在无损伤血管钳的控制下，切断脾动脉，断端用 3-0 或 4-0 不吸收缝线缝合关闭。脾动脉根部血管管径较粗，不宜用一般的方法结扎，以免日后发生出血。脾动脉切断之后，便可将脾脏、胰腺体尾部、区域淋巴结整块移除。

(9)胰腺断端的处理，首先是找出主胰管，以细丝线单独结扎。在距胰腺切缘约 1.0cm 处，以不吸收缝线做一行褥式缝合，作为止血及防止胰液渗漏，另做间断缝合将切缘前后对拢，最后一层缝线是将附近的系膜或网膜组织缝合覆盖于胰腺断端上。单独结扎胰管是防止术后发生胰瘘的重要措施。

(10)以大量生理盐水和蒸馏水(用于胰体尾部癌)冲洗手术野，彻底止血，胰腺断端及左膈下放置乳胶管及潘氏引流，从左上腹部另做戳口引出。

【术中注意要点】

(1)胰腺体尾部癌手术时，肿瘤与腹膜后结构常呈紧密粘着。将脾脏、胰腺体尾部连同肿瘤从腹膜后游离是手术的关键性步骤，单纯从脾脏的外侧分离，容易误入错误的组织间隙，造成损伤及出血。从脾脏外侧和胰腺后方游离的联合途径，对处理困难的情况时较为安全，因为在必需时尚可以阻断脾动脉、脾静脉和胰腺的血供。

(2)在处理较大的胰腺体尾部癌时，由于胰腺上缘的肿大的淋巴结的障碍，处理脾动脉往往困难较大。脾动脉一般自腹腔动脉发出后，即通向胰腺的上缘，该处的间隙很小，容易损伤脾动脉。比较安全的方法是先切断胰腺颈部，向上分离，待能够控制脾动脉的根部后，才进行分离，切断和缝闭脾动脉的断端。

(3)处理胰管和胰腺断面是另一个重要步骤，胰管断端必须确实、牢固地结扎，因而在切断胰腺时，有必要将胰管稍为留长，以便于结扎及缝合。胰体尾部切除后，胰腺的断面术后早期仍不免有些渗漏，术后早期引流液中的淀粉酶测定数值很高，若引流不充分，胰液积存在小网膜囊内，形成假性囊肿。故在置放腹腔内引流时，应将一管径较粗(1.0cm)的硅橡胶管或乳胶管直接放在胰腺的断端处，另一潘氏引流置于胃后壁小网膜囊内，若术后形成胰瘘，可通过粗管内置一小管持续吸引。

【术后处理】

(1)同“13.7.1 Whipple 手术”。

(2)测定腹腔引流液的淀粉酶活性，以便早期发现胰漏，若引流液量多，可经粗管内放入细管持续负压吸引。

(3)若有胰液渗漏时，不宜过早经口进食，可用胃肠外营养(TPN)维持，待渗漏停止后，才逐渐经口进食。若无不良反应，胰液渗漏停止，可以拔除引留管，否则，胰断端处的胶管引流宜继续保留，直至渗漏停止。左膈下的引流可于术后 3～5d 拔除。

(4)术后早期床旁 B 超检查，以便发现上腹部和左上腹部的液体积存。

(5)术后血糖、血清及尿淀粉酶检查,每周2次。

(6)雷尼替丁50mg每日2次,静脉内注射,或150mg每日2次口服至术后2周。

【主要并发症】

(1)术中及术后出血。

(2)胰瘘。

(3)腹腔内感染,膈下脓肿。

(4)胰腺假性囊肿。

(黄志强)

13.11 胰腺神经内分泌瘤 Neuroendocrine Tumors of the Pancreas

胰腺神经内分泌肿瘤起源于胰岛的神经内分泌细胞,所以也可称为胰岛细胞瘤(Pancreatic Islet Cell Tumors)。临床上不常见,发生率约为1/20万。

【分类】

胰腺神经内分泌瘤按其细胞来源分为两大类,现已知的有12种,分别如下。

(1)原位胰腺神经内分泌瘤:胰岛素瘤、胰高糖素瘤、生长抑素瘤、胰多肽神经内分泌瘤、胰腺类癌胰岛素瘤。

(2)异位胰腺神经内分泌瘤:胰腺胃泌素瘤、胰腺血管活性肠多肽瘤、胰腺甲状旁腺瘤、胰腺促肾上腺皮质激素瘤、胰腺胃抑肽瘤、胰腺胆囊收缩素分泌瘤、胰腺加压素分泌瘤。

【临床表现】

胰腺神经内分泌瘤按其临床表现,又可分为功能性胰腺神经内分泌瘤,占这类肿瘤的60%~70%;无功能性胰腺神经内分泌瘤占30%~40%。

50%以上的胰腺神经内分泌瘤是恶性的,胰岛素瘤例外。少部分胰腺神经内分泌瘤可伴随多发性内分泌肿瘤综合征Ⅰ型。表13-11-1列出较为常见的几种胰腺神经内分泌肿瘤的特征。

表13-11-1 胰腺神经内分泌瘤的分类及特征

肿瘤名称		主要激素	综合征	恶性发生率(%)	大小	是否伴随MEN-Ⅰ
功能性	胰岛素瘤	胰岛素	低血糖	5~16	小	4%~10%
	胃泌素瘤	胃泌素	Z-E综合征	60	中	18%~41%
	胰高糖素瘤	胰高糖素	高血糖、皮疹等	82	大	罕见
	VIPoma	血管活性肠多肽	WDHA综合征	50	小	4%
	生长抑素瘤	生长抑素	高血糖、腹泻	90以上	大	不明
	PPoma	胰多肽	不明	100	中	不明
非功能性能		—	—	100	大	不明

注:MEN-Ⅰ 即多发性内分泌肿瘤综合征Ⅰ型

【诊断】

对怀疑胰腺神经内分泌肿瘤的病人进行诊断,应包括:①确定有无某种临床综合征;②血清中的激素水平异常;③为手术切除提供准确的肿瘤定位。

近些年来,生物化学检验技术的提高,对诊断胰腺神经内分泌肿瘤有很大的帮助。血浆嗜铬粒蛋白A水平的测定,不仅可早期检出小的胰腺神经内分泌肿瘤,而且可以用做监测治疗效果的标志物。肿瘤增殖标志物KI-67的治疗前后对比,对判断预后有帮助。80%~90%的胰腺内分泌肿瘤可有生长抑素受体表达,用奥曲肽(octreotide)闪烁法可以用于常规诊断分期,也可作为观察生长抑素类药物治疗效果的手段。正电子发射断层扫描(PET)研究胰腺神经内分泌肿瘤的代谢,对诊断的提高也是近年来的一个进步。因为5-羟色胺的前体5-羟色氨酸可被肿瘤摄取,所以PET可以用于观察治疗的效果。

定位诊断对治疗胰腺神经内分泌肿瘤很重要,因为完整的手术切除肿瘤是根治本瘤的唯一手段。目前临床上应用的B型超声检查,CT、MRI、核素检查等,其定位准确率为40%~80%。血管造影对胰腺神经内分泌肿瘤的准确率也仅为40%~70%。这均与大多数胰腺神经内分泌肿瘤的体积较小有关。经肝门静脉分段取血测定特异的激素,对功能性胰腺神经内分泌肿瘤定位价值高于上述诊断方法,但由于技术上的原因,加之本法有一定的并发症,临床上未能广泛应用。

术中定位是胰腺神经内分泌瘤手术切除成功的关键。手扪的准确率可达80%以上。术中超声检查是定位诊断较为广泛采用的方法,但对隐性肿瘤有一定局限性。术中门、脾静脉分段取血快速测定激素水平定位诊断的准确率高,但由于需要特殊设备,广泛开展有一定的难度。

【治疗】

(1)外科手术切除胰腺神经内分泌瘤,包括局限的肝转移病灶,是可能治愈的最佳选择,对难以进行根治性手术的病例,减体积手术也是可取的。这是因为近年来针对肝转移的肝动脉栓塞和药物治疗取得显著的进步。

(2)链佐霉素和氟尿嘧啶或阿霉素联合化疗可有一半中位反应期的40%~60%缓解率。顺铂和依托泊苷联合使用可使67%间变的肿瘤有不同程度的消退。干扰素对类癌的治疗有延缓病情的作用。

(3)生长抑素类药物中奥曲肽(octreotide)应用较广,50~500μg,每天2或3次皮下注射,可使30%~75%肠血管活性肽和胰高糖素瘤的病例有12个月的中位反应期,大量使用奥曲肽治疗可诱导神经内分泌肿瘤细胞出现凋亡。使用奥曲肽治疗胰岛素瘤时,应注意低血糖症状可能发生。1999年推出的生长抑素缓释药——Sandostatin-LAR,每2~4周肌内注射1次,可减轻病人每日注射之苦。此外,核素标记的生长抑素类药物也已进入临床试用阶段,若加上干扰素联合应用,疗效更为明显。

13.11.1 胰岛素瘤手术

Operation of Insulinoma

胰岛素瘤引起的综合征特点是继发于高胰岛素血症的症候性低血糖,临床上表现为Whipple三联症:①空腹或活动后的低血糖症状发作;②发作时血糖值低于2.78mmol/L(50mg/dl);③口服或静注葡萄糖后症状消失。但是引起这种综合征的疾病甚多,临床上还需要进行深入的诊断和定位。本病常有以下的一些特点:

(1)本病60%是男性,多发于中年及老年。

(2)90%的胰岛素瘤为良性,10%为恶性。

(3)90%的胰岛素瘤为单发;4%~10%病人属于MEN-Ⅰ型;大多数多发肿瘤见于MEN-Ⅰ型病人。发现多发胰岛素瘤者中,37%有甲状旁腺瘤,25%有肾上腺肿瘤,还有25%有脑垂体瘤。

(4)胰岛素瘤的直径,70%<1.5cm。恶性者直径平均为6.2cm;肝转移者可达47%,局部淋巴结转移为29%,两者均转移者占18%。

(5)肿瘤分布于全胰腺(图13-11-1),2%~3%可能是异位的,包括十二指肠黏膜、脾门和胃结肠韧带等部位的异位胰岛素瘤。

(6)胰岛素瘤的临床表现是低血糖综合征。据统计,92%的病人以神经症状为主,包括情感淡漠、易怒、意识模糊、谵妄、定向力障碍、复视、眩晕、惊厥以及昏迷等。17%的病人有心血管改变,如心悸、心绞痛和心动过速。此外还有胃肠道的表现,如饥饿、恶心、呕吐、体重增加等。

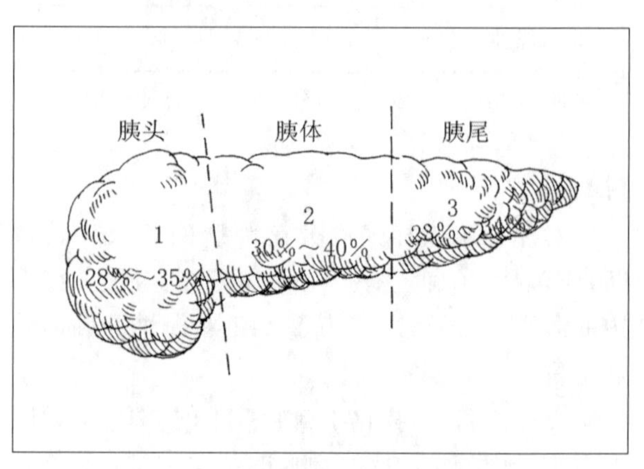

图13-11-1 胰腺各部胰岛素瘤发病构成

(7)实验室检查对胰岛素瘤的诊断有决定意义。当有低血糖症状发生时，首先测定血糖，而后判明低血糖发生在空腹或餐后。大多数其他原因引起的低血糖是餐后的。当怀疑胰岛素瘤时，再查空腹血胰岛素、C肽及血糖水平。计算胰岛素/葡萄糖之值(μU胰岛素/ml比mg葡萄糖/dl)。正常人此比值低于0.4，胰岛素瘤的病例可高达1.0以上。这一比值有重要诊断价值，因为1/3病人的空腹胰岛素值在正常范围。空腹试验测定葡萄糖，空腹24h的诊断准确率为71%；48h可升至92%；72h可高达98%。输钙激发试验和C肽抑制试验有助于胰岛素瘤的诊断。

(8)定位诊断对外科治疗特别重要，鉴于胰岛素瘤具有丰富的血供，血管造影可显示团状血管影像，此征象的定位诊断敏感率可高达84%～87%。CT的诊断阳性率则低得多，仅为43%。术前超声诊断的阳性率为22%。术前经皮经肝门、脾静脉分段取血测定胰岛素值，对胰岛素瘤的敏感率可高达90%。

术中B型超声检查的敏感率为86%，配合手扪成功率可以高达100%。但是对直径0.5cm以下的肿瘤两者均有局限性。术中门脾静脉分段取血快速测定胰岛素对胰岛素瘤的定位准确性更高。我们曾对13例病人进行这一检查，其敏感性为100%；而且用这一方法成功地切除1例肿瘤直径为0.4cm和1例在体尾部有2个微小胰岛素瘤的病例。

外科手术是治愈本病的主要手段。根据病情，可供选择的手术术式有三：胰岛细胞瘤剜出术、胰腺体尾部切除术、胰十二指肠切除术。鉴于胰岛细胞瘤90%为良性，绝大部分又是单发，因而前两种术式是治疗胰岛细胞瘤的基本术式。胰十二指肠切除术在本病极少采用。

以往推荐的盲目胰腺远侧切除术，进行性胰腺切除术或次全胰腺切除术治疗隐性胰岛素瘤，当前已经废止，因为隐性胰岛素瘤最常发生于胰头部。经过反复检查未能发现的隐性胰岛素瘤应中止手术。经过短期的药物治疗后，在钙血管造影术引导下施行手术，可达到治疗目的。

13.11.1.1 胰岛素瘤剜出术

Enucleation of Insulinoma

【适应证】

胰腺头、体或尾部的单发腺瘤，所在部位表浅，剜出术不致于损伤主胰管者。

【禁忌证】

(1)重要脏器严重疾病不能耐受手术者。

(2)证实有多发肿瘤且伴有MEN-Ⅰ型者。

(3)恶性胰岛素瘤者。

【术前准备】

(1)给予足够的水分和盐类，保持水电解质和酸碱平衡。

(2)避免低血糖现象发生，手术前晚可开始静脉滴注5%或10%的葡萄糖液及适量生理盐水。

【麻醉与体位】

一般采用全身麻醉。仰卧位。

【手术步骤】

(1)切口：上腹正中直切口适用于肋弓角较窄、腹壁较薄的病人(图1)。为了得到充分的显露，切口上端可绕过剑突，下端可绕过脐。

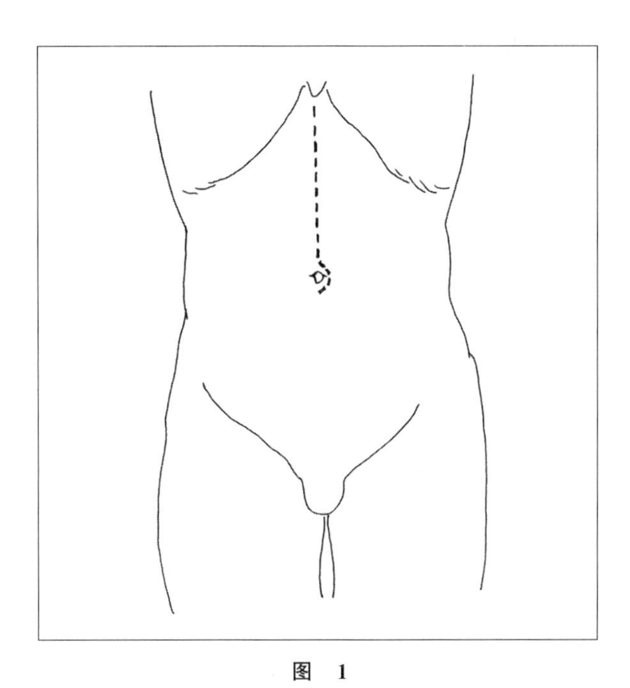

图 1

胸廓宽的病人，可选用横切口。要使整个胰腺显露充分，则需做上腹部反U形切口(图2)。

(2)显露胰腺:开腹后,对腹腔内脏进行全面探查,对可疑的改变应予以追究。显露胰腺是完成本手术的首要步骤。有3个途径可供选择以显露胰腺。

第1种对体型较瘦的病人,腹腔内脂肪较少,可分开血管不多的胃肝韧带,将胃向下牵引。这一途径显示腹腔轴,脾动静脉和胰腺体尾部的上面最为清楚。

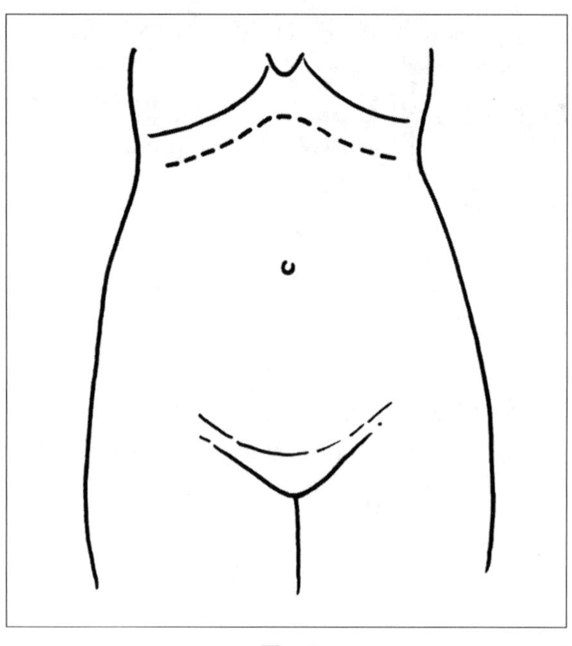

图 2

第2种途径是切开胃结肠韧带,打开小网膜囊,对整个胰腺体尾部和胰头的前表面进行观察,这种途径显露胰腺最为方便。

第3种途径是切开横结肠系膜。将大网膜和横结肠向上牵开,在结肠中动脉和肠系膜血管左侧切开横结肠系膜。这一途径对显示胰腺下缘及周围淋巴结最为便利。

(3)切开胃结肠韧带显露法:在胃、结肠间无血管区切开胃结肠韧带,逐步向左分离,而后向右分离,并结扎切断的血管。此时注意保护胃网膜血管和结肠的完整。将胃向上牵开,显露胰腺体尾部。为了使胰腺尾部显露更好,可以切断一些胃短血管(图3)。

(4)游离胰腺体尾部:在胰腺上、下缘切开后腹膜,钝性分离胰腺后部,注意保护肠系膜下静脉及脾动静脉。此时,可对整个胰腺体尾部进行探查。而且可对腹腔轴、胰后、肝门部、肠系膜上动脉、主动脉前、脾门等处的淋巴结进行探查。

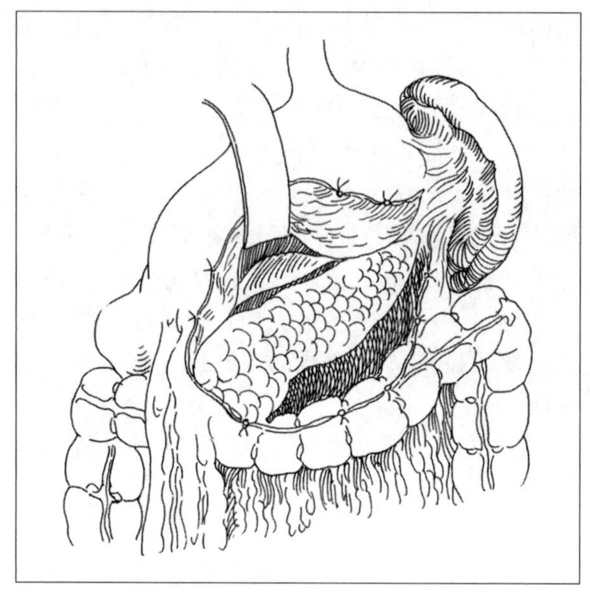

图 3

(5)胰腺头及钩突部的显露和检查:切开十二指肠右外侧后腹膜,钝性分离,可将十二指肠第1、2、3段和胰头向左侧游离翻转,可以清晰地看到下腔静脉和腹主动脉的一部分。用左手在胰头后面,右手在十二指肠内侧和肠系膜血管的右侧扪诊,或用左手的示指和中指垫在胰头后部,拇指在胰头前面扪诊以确定胰头部有无异常。钩突的检查最好是用左手垫在胰头的后面,右手在横结肠系膜下,分开部分肠系膜血管从后方进行检查(图4)。

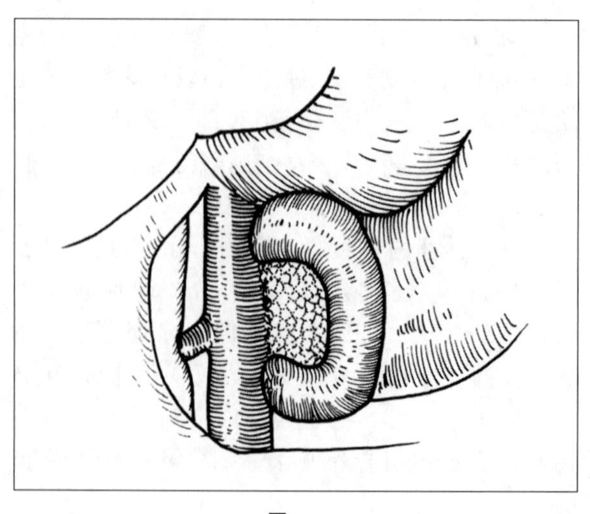

图 4

(6)胰腺头部胰岛素瘤的剜出:完全切除肿瘤,对胰腺组织尽可能地少损伤。不损伤主胰管是本手术的要领。由于胰岛素瘤多为良性,有较完整的包膜,尽管包膜很薄,如能按上述要求操作左手置于胰头后方,拇指在十二指肠和胰头前方,钝性和锐性切除相结合,轻柔地将肿瘤剜出(图 5A、B)。

若肿瘤在胰头后面,可将十二指肠和胰头向左侧翻转,用同法剜出肿瘤(图 6)。

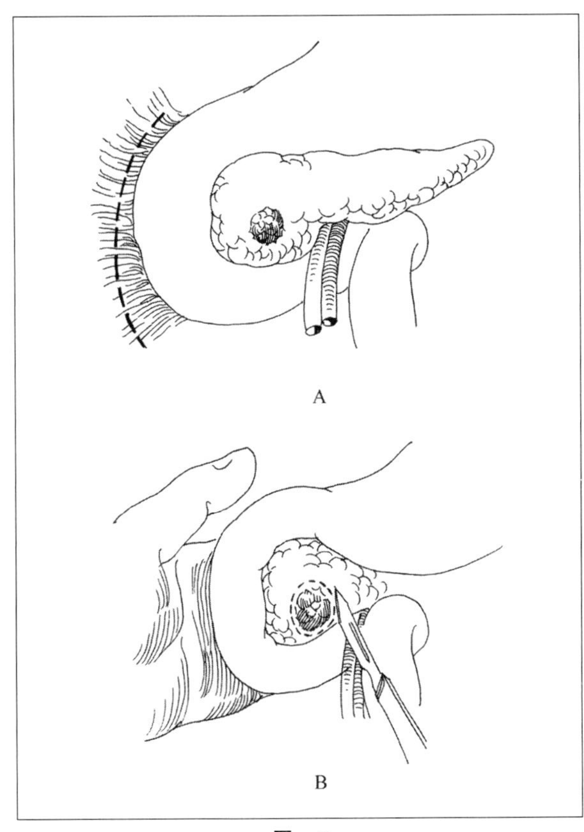

图 5

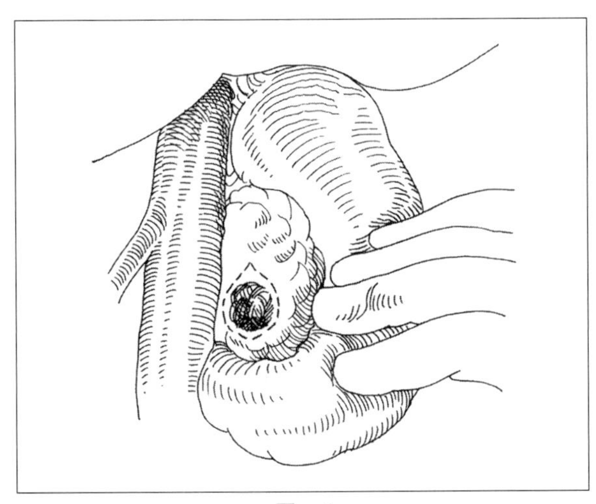

图 6

(7)胰腺钩突部胰岛素瘤的剜出:由于胰腺钩突部嵌在腹主动脉之前方和肠系膜血管及其主要分支后方,切除肿瘤时注意勿损伤十二指肠、下腔静脉、左肾静脉、肠系膜上血管、腹主动脉以及胰十二指肠血管。将肠系膜上动、静脉向左牵引,用支持线将胰腺组织牵起,即可显露出整个胰腺钩突部。然后将肿瘤剜出。

(8)胰腺体尾部胰岛细胞瘤的剜出:胰腺体尾部显露比较容易。按图 3 所示显露胰腺体尾部前面,表浅的胰岛素瘤可以按上述方法剜出。深在的肿瘤,若靠近胰腺后面,可从胰腺上、下缘的后腹膜切开,钝性分离胰腺后面,将胰腺体尾部向上翻转,暴露胰腺后面将肿瘤剜出。

(9)缝合胰腺切口:胰岛素瘤剜出后,胰腺切口用细丝线间断缝合。主胰管附近的切口缝合时,注意勿缝合太深,以免将主胰管损伤或缝扎。

(10)关闭切口:用盐水冲洗腹腔,彻底止血,逐层缝合切口。

(11)放置引流:在胰岛细胞瘤剜出部位,放置烟卷引流和橡皮管引流,另行切口引出固定。

【术中注意要点】

本手术的关键有以下几方面:

(1)避免副损伤。

(2)检查手术切除胰岛素瘤是否准确、完全。典型的胰岛素瘤为单发性,呈棕色,直径 1.5cm 左右,境界清楚,容易辨认。但是很难用肉眼观察就能肯定切除的包块一定是胰岛细胞瘤。冷冻切片快速病理检查对确定诊断有帮助。术中监测周围血中葡萄糖值和局部血中胰岛素值,对手术有效性、彻底性的结论,有参考价值。

(3)全面探查胰腺及其周围组织,也是避免手术遗漏的必要步骤。

(4)充分引流是减少术后并发症重要措施。

【术后处理】

(1)手术后高血糖可能延续 10～20d,一般不需特殊处理。

(2)给予抗生素预防感染。

(3)观察腹腔引流的量和性状。若腹腔渗出量大,渗出液为血性或清亮液体,以胰瘘的可能性大,用无菌袋接腹腔引流管,减少胰液对周围组织及皮肤的刺激。经 8～10d,待胰液引流停止后,拔除引流管。

（4）若术后仍有低血糖症状，则需要药物治疗（见后）及进一步检查。

【主要并发症】

胰岛素瘤的第1次手术病死率为0～6%，第2次手术病死率可达18%。胰岛细胞瘤剜出术后的主要并发症有：

（1）短期肾上腺功能不全，可能继发于垂体功能不全。主要表现为低血压、恶心和高热，给予肾上腺皮质激素可使症状缓解。

（2）急性胰腺炎。

（3）胰瘘。充分引流是治疗胰瘘的首要措施，使用抑制胰腺外分泌的措施可减少胰瘘的发生。据报道手术期给予Octreotide acetate对防治胰瘘的发生有明显的作用。

（4）术后高血糖及低血糖。

13.11.1.2 胰腺体尾部切除术

Resection of the Body and Tail of the Pancreas

【适应证】

（1）胰腺体尾部多发腺瘤或增生性胰岛素瘤。

（2）胰岛素瘤直径＞3cm，且靠近胰腺体尾部的主胰管。

（3）胰腺体尾部胰岛细胞增生。

（4）胰腺体尾部胰岛细胞癌。

（5）伴有MEN-Ⅰ型的胰腺体尾部胰岛细胞瘤。

【禁忌证】

（1）全身脏器有严重疾病不能耐受手术者。

（2）诊断不清应尽量避免盲目胰腺体尾部切除术。

【术前准备】

同“胰岛素瘤剜出术”。

【麻醉与体位】

全身麻醉。仰卧位。

【手术步骤】

（1）切口：上腹正中切口，若切除胰尾部困难，可加左侧横切口。体型宽的病人，可选用上腹部横切口。

（2）胰腺的显露和探查同胰岛素瘤剜出术。

（3）胰腺体尾部切除的范围，肿瘤在肠系膜上动脉和静脉左侧者为75%，在其右侧者为90%（图1）。一般胰腺体尾部切除术指的是前者。

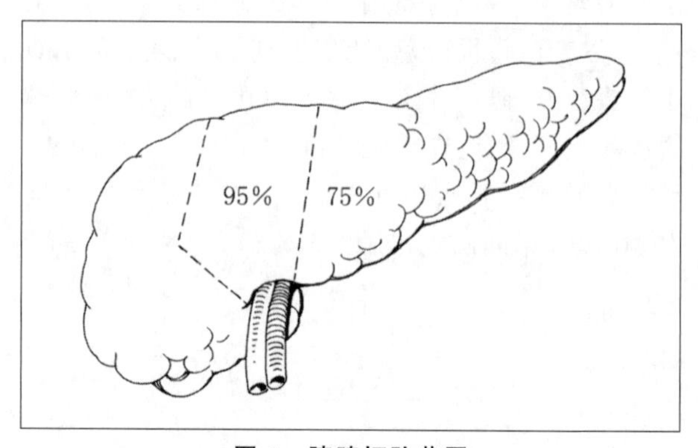

图1 胰腺切除范围

（4）游离胰腺体尾部：切开胃结肠韧带、暴露胰腺体尾部，从脾门向肠系膜上动脉及静脉左侧游离（图2）。

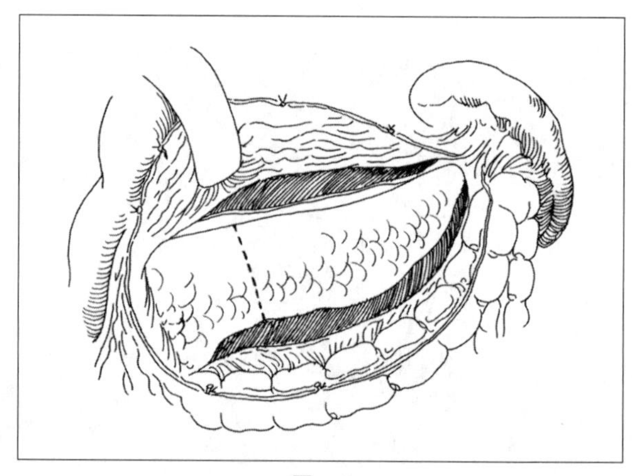

图 2

（5）钝性分离肠系膜上动脉及静脉的前面和胰头后面。

（6）分离脾动脉及脾静脉，并予以双重结扎、切断：这一步骤可减少切除胰腺和脾脏时的出血。

（7）将脾脏向中线牵引，切断脾膈、脾肾韧带和脾结肠韧带，并予以结扎。对胃短血管的切断、结扎应小心，因为这些血管靠近脾门，而且深在，短而脆，容易出血。

（8）切除胰腺体尾部：将胰腺体尾部与脾脏完全游离后，在胰腺后面靠近肠系膜血管部仔细分离。在拟切除的平面缝支持线，切除胰腺体尾部。出血点用缝扎法止血，胰腺导管及其伴行血管予以分别结扎。也可采用保留脾脏的术式。

(9)胰腺残端的处理:妥善结扎胰管,彻底止血后,将胰腺前后包膜行间断缝合,分一或二层将胰腺残端关闭(图 3,图 4)。

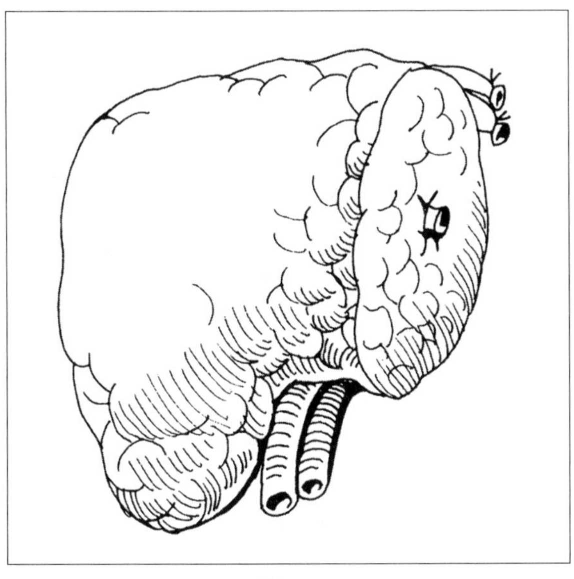

图 3

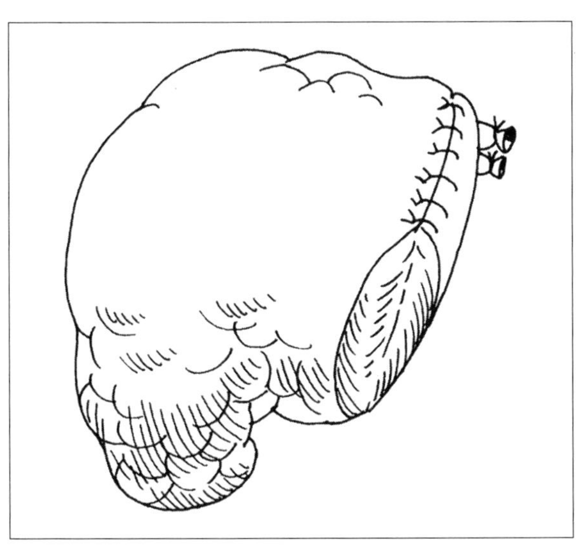

图 4

(10)关闭切口:用盐水冲洗腹腔及切口,彻底止血,逐层缝合切口。

(11)放置引流:在胰腺残端附近和脾窝、膈下分别放置橡皮管和烟卷引流,另行切口引出固定。

【术中注意要点】

(1)避免副损伤。

(2)彻底止血。

(3)尽量避免过多损伤胰腺组织,主胰管结扎要牢靠,胰腺残端缝合要严密,减少胰腺炎及胰瘘发生机会。

(4)检查手术是否彻底,具体做法同剜出术。

(5)引流充分。

(6)全面探查。

【术后处理】

(1)同胰岛素瘤剜出术。由于手术创伤比剜出术大,加之切除脾脏,术后并发症的发生率较高,危险性更大。故术后应密切观察病情,防止并发症的发生更为重要。

(2)药物治疗对有转移的胰岛素癌、胰岛素瘤术后症状仍然存在的病人都是必需的。在临床上曾试用胰高糖素、肾上腺皮质激素和肾上腺素等治疗低血糖,但收效不大。二氧偶氮(diazoxide)可以抑制胰岛素的释放,每次 100～150mg,每 8h 1 次,对胰岛素瘤病人的症状有控制作用。这种药物的不良反应有胃肠道刺激和水潴留,重则有粒细胞缺乏现象发生,有些病人对这种药物无反应。近几年,用类似生长抑素的药物——octreotide acetate(sandostatin)降低胰岛素瘤病人的胰岛素水平,并使血糖恢复正常,有 50%～60%的成功率。对 MEN-Ⅰ病人,应先行甲状旁腺手术,因为高血钙对这种药物的作用有干扰。

链佐霉素(streptozotocin)对抑制胰岛素癌的转移有一定作用,其反应率为 38%～64%,完全缓解率为 17%～25%。与氟尿嘧啶联用的反应率可提高到 86%。链佐霉素的不良反应较大,包括恶心、呕吐、蛋白尿、肾功障碍以及肝功能异常等。故在使用中应慎重。

【主要并发症】

(1)胰瘘:若通往十二指肠的胰管通畅不良,胰瘘发生的机会多。减少胰腺外分泌的措施可以减少胰瘘的发生。若胰瘘一旦形成,通畅的引流很重要。可用全静脉内营养减少对胰腺的刺激;还可用胰酶片、氟尿嘧啶、sandostatin 等抑制胰腺的外分泌;若 3～4 周胰瘘仍不愈合,可以行深部 X 线照射控制胰瘘。

(2)腹腔感染是胰瘘、胰腺炎及脾切除术致抵抗力下降后发生的并发症,也常是致死的原因。故应积极预防并处理。

(3)术后高血糖有可能发生,若这种现象长期存在,可按糖尿病处理。若仍有低血糖现象发生,则应进一步检查并用药物处理，不要急于再次手术。

13.11.2 胃泌素瘤手术
Operation of Gastrinoma

胃泌素病又称 Zollinger-Ellison 综合征，其特征主要是暴发性消化性溃疡，是胃泌素高分泌使胃酸分泌过度造成的结果。

(1)发病率：胃泌素瘤在人群中的发病率大约是1∶250万，约占消化性溃疡病人的1%。

(2)虽然从儿童到老年均可有本病发生，但大多数病人的年龄在30－60岁，平均为50.5岁。60%的病人是男性。

(3)20%～40%病人有MEN-Ⅰ，其发病率年龄比不并有MEN-Ⅰ者小，而且70%为良性、多发性瘤，分布可超出胰腺范围。

(4)胃泌素瘤的分布主要在胰腺，6%～23%可在十二指肠壁，还有其他内脏异位发生者。在胰腺本身，肿瘤发生在体尾部较多。

(5)60%的胃泌素瘤为恶性，35%为腺瘤，5%为胰岛细胞增生。明确诊断时，50%～80%的恶性胃泌素瘤已有转移，肝脏是最常见的转移器官。

(6)大多数胃泌素瘤是单发的，20%～40%可能是多中心的，特别是并有MEN-Ⅰ者。90%隐性胃泌素瘤发生在胆囊管与胆总管交接处，十二指肠的第2、3段的边缘和胰腺颈部与体部交界处的三角区内(图13-11-2)。

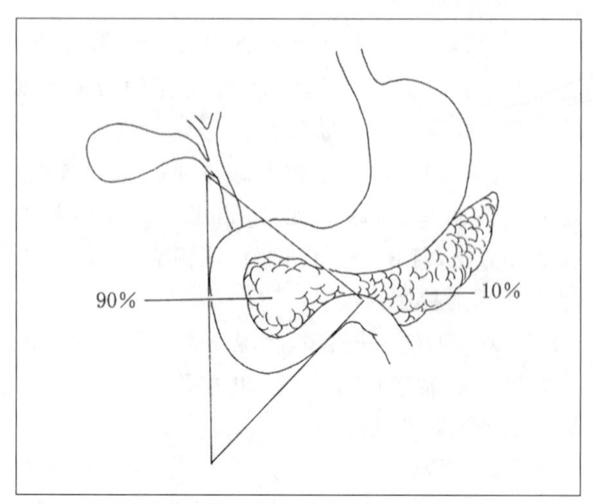

图 13-11-2　隐性胃泌素瘤好发部位

(7)胃泌素瘤的主要临床表现是溃疡病素质，占90%～95%，疼痛占90%～95%，出血的发生率为45%～55%，穿孔10%～18%。还有30%～31%的病人有腹泻症状。

(8)18%的胃泌素瘤有骨质疏松、肾结石和肾钙化等甲状旁腺功能亢进症状。5%～19%可伴有Cushing综合征。

(9)胃肠钡餐和内镜检查可见十二指肠多发溃疡，且可扩散到远侧十二指肠和空肠。

(10)高胃泌素血症：正常成人空腹胃泌素水平不应高于100ng/L，而胃泌素瘤病人则可超过500ng/L。40%的病人，胃泌素水平为150～500ng/L，对不典型的病例可用胰泌素激发试验或输钙激发试验进一步诊断。若空腹胃泌素水平在1500ng/L以上，说明已有转移的情况。

(11)经典的胃酸分泌检验对诊断胃泌素瘤虽不如胃泌素测定那么精确，但仍有一定诊断价值。68%的胃泌素瘤病人的基础酸分泌(BAO)高于548mmol/h(15mEq/h)。BAO与MAO(最大酸分泌)之比在0.6以上有诊断意义，但有高达50%的病例在0.6以下。两种结果结合起来诊断意义更大。

(12)定位诊断：20%～40%的胃泌素瘤在手术前不能定位。超声诊断只有20%的可靠性。CT的敏感性为32%～80%。选择性血管造影的敏感性为50%～70%，对肝转移的诊断敏感性可高达86%。经皮经肝门静脉分段取血可检出直径<1cm的肿瘤，对胃泌素瘤的早期诊断有帮助。一组27例的报道，90%得到定位，其中43%在手术中不能扪及肿瘤，盲目切除胰腺后证实有微小胃泌素瘤。但是一般的报道认为，这种方法的敏感性为50%～74%。

术中超声检查定位和手扪的作用相似，因此只在术前未能定位或再次手术者与扪诊并用。

每一个胃泌素瘤病人均应施行开腹探查，但是术式的选择则因人而异。开腹探查可以判断有无肿瘤和转移病灶，这对估计病人的预后有帮助。若没有大体可见的肿瘤，5年生存率为100%，10年生存率为80%，而且死亡本身与肿瘤无关。若肝脏有转移，5年生存率只有40%，个别病例可存活10年以上。若肿瘤局限于胰腺内，60%的病人可生存5年，40%可生存10年以上，对胃泌素瘤使用的术式有迷走神经切断加幽门成形术、全胃切除术、肿瘤切除术、远侧胰腺切除术或半胰腺切除术等。

【适应证】

(1)若开腹探查未发现具体肿瘤，病人对长期用药物控制有困难，又不接受全胃切除者，可用迷走神经切断加幽门成形术；病人愿接受全胃切除者，应以全胃切除术为妥。

(2)若发现肿瘤在胰腺内、十二指肠或胰腺周围，应行肿瘤切除术。鉴于肿瘤切除术后还有85%的病人有高胃酸分泌，若病人体弱、体重明显下降，或有其他内科情况，加做迷走神经切断加幽门成形或胃窦切除术。病人情况许可，可行全胃切除术。

(3)肿瘤较大或病变广泛者，可行胰腺远侧切除术或半胰腺切除术。由于术后并发症多，病死率高，对胃泌素瘤不主张做胰十二指肠切除或全胰腺切除术。

(4)伴有转移病灶者，若有可能应行局部病灶切除术加全胃切除术。

(5)胃泌素瘤是MEN-Ⅰ的病灶之一者，不管能否施行肿瘤切除，一律需做全胃切除术。

【禁忌证】

(1)全身脏器有严重疾病不能耐受手术者。

(2)病人拒绝施行手术者。

【术前准备】

有严重并发症的消化性溃疡素质的病人，术前应用H_2受体阻滞药治疗一段时间，待全身情况稳定，择期手术比急症手术的效果好。使用H_2受体阻滞药控制胃液pH 5.5以上最为理想。药物治疗的方法见后述。

【麻醉与体位】

一般采用全身麻醉。平卧位。

【手术步骤】

(1)胃泌素瘤手术，一般均采用上腹正中切口。

(2)欲获得较好的显露，需要施行剑突部位的牵引(图1)；通畅的鼻胃管将胃内容抽空；将左肝叶牵开，必要时切断左肝三角韧带；彻底止血，保持手术野清晰；对上腹部解剖要精通，搞清楚各个器官和结构的关系。

(3)切开胃结肠韧带，进入小网膜间隙，探查胰腺体尾部。

(4)切开十二指肠外侧腹膜，钝性分离，将十二指肠向左侧翻转，探查胰腺头部。

(5)对可疑的包块活检，行冷冻切片检查以明确包块性质。

(6)对局限性胃泌素瘤可施行肿瘤剜出术(参照胰岛素瘤剜出术)，送冷冻切片检查。

(7)肿瘤较大或病变广泛者，可行远侧胰腺切除术(参看胰岛素瘤有关部分)。

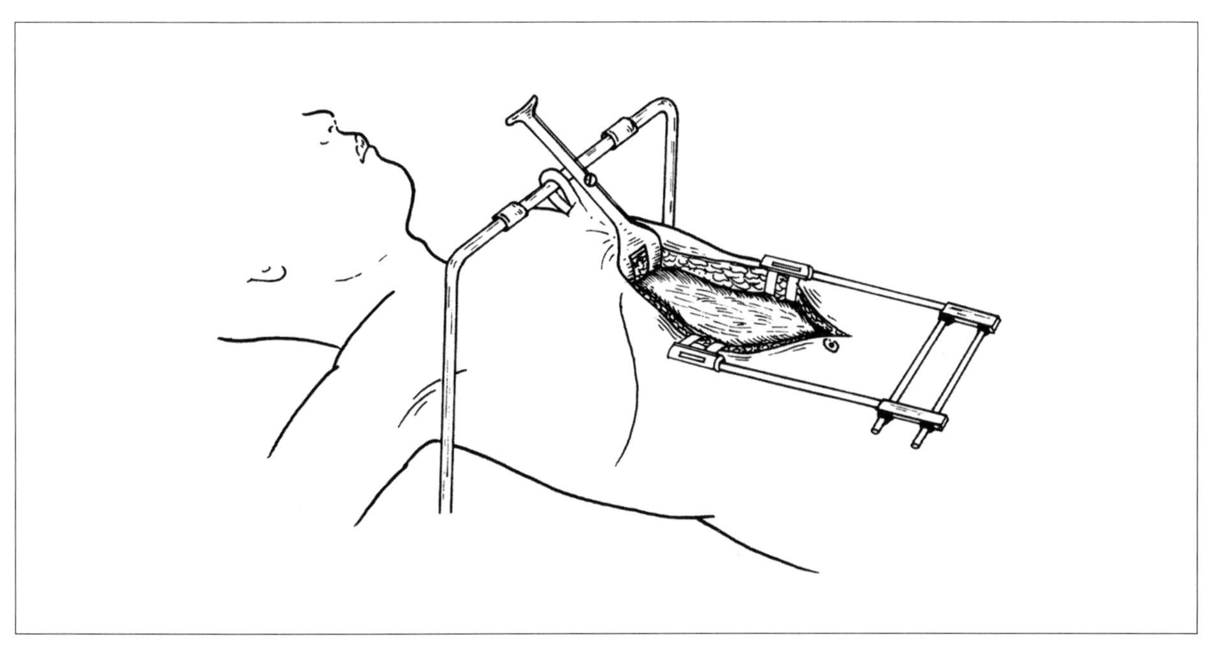

图1 迷走神经切除术、全胃切除术的最佳显露

(8)迷走神经切断术(vagotomy):迷走神经切断术有3种术式可供选择,即迷走神经干切断术、选择性迷走神经切断术及近侧胃迷走神经切断术。

居于食管中下段的食管神经丛在食管近贲门部形成左、右两支迷走神经干。左迷走神经干在食管壁前方的贲门部分出肝支和Latarjet支;右迷走神经在食管壁后方的同一水平分出腹腔支和后Latarjet支(图2)。

迷走神经干切断术:在食管下段贲门部将食管游离,在食管前方分离迷走神经干左支及其分支;在食管后方分离迷走神经干右支及其分支。切断双侧迷走神经干。

选择性迷走神经切断术:在迷走神经肝支下切断左迷走神经干,右迷走神经则只切除胃支,同时结扎胃左动脉(图3,图4)。

近侧胃迷走神经切断术:为了减少胃壁细胞的分泌又不影响胃窦及幽门的功能,将迷走神经的前、后Latarjet支分别切断,保留左迷走神经的鸦足部分(图5)。

幽门成形术一般常用Heineke-Mikulicz法。

(9)全胃切除术(total gastrectomy):前已述

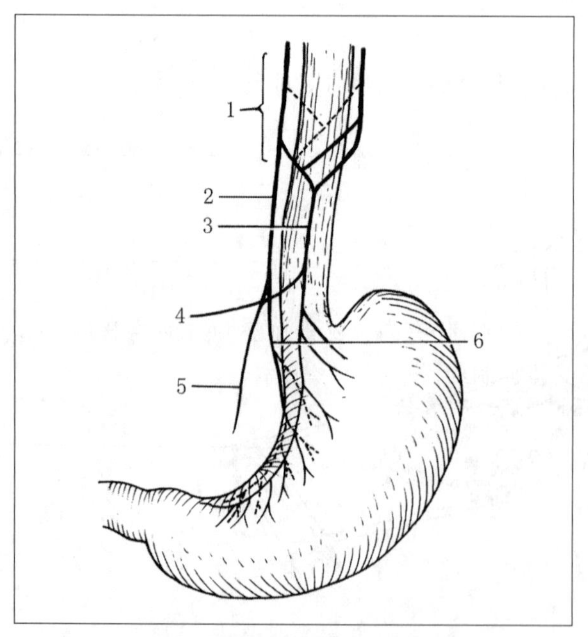

图2 胃部迷走神经解剖图

1—迷走神经食管丛;2—右迷走神经;3—左迷走神经;4—肝支;5—腹腔支;6—Latarjet支

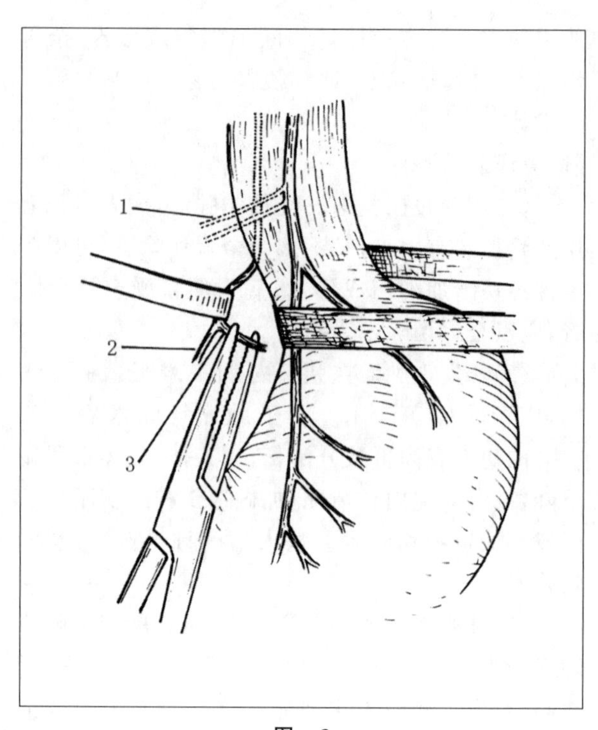

图 3

1—肝支;2—腹腔支;3—Latarjet后支

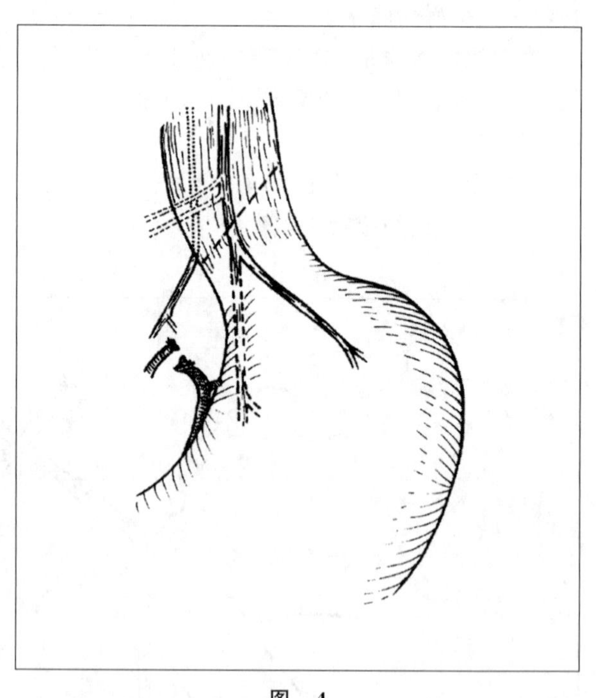

图 4

及,胃泌素瘤的主要并发症和致死原因均由溃疡素质引起,常规治疗溃疡病的方法往往无效。本病60%以上为恶性,手术时多已转移,好在本病

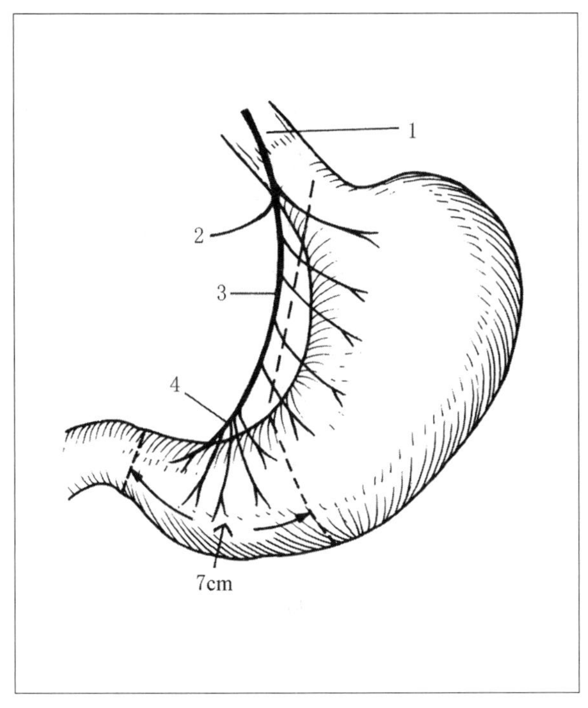

图 5

1—左迷走神经干;2—肝支;3—Latarjet 前支;4—鸦足

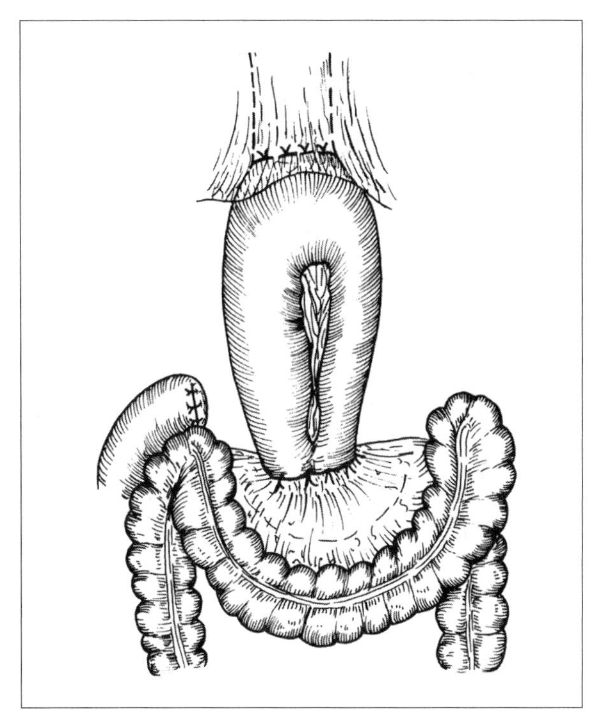

图 6

进展缓慢,肿瘤虽不能彻底切除,但若切除靶器官(全胃切除),不仅能缓解临床症状,少数病人的原发病灶可能萎缩。故而全胃切除术是治疗胃泌素瘤的基本方法。

施行全胃切除首先要游离胃大、小弯,切断结扎血管,将全胃游离,关闭十二指肠残端。

切断迷走神经。在横结肠系膜戳孔,将近侧空肠引上,与食管下端行端-侧吻合(图 6)。

为减轻胆汁反流对食管的刺激,空肠侧-侧吻合可在结肠系膜下施行。

(10)关闭切口:用盐水冲洗腹腔,彻底止血,逐层缝合切口。

(11)放置引流:在胰腺切除部位和食管空肠吻合口附近放置引流,并另行戳口引出固定。

【术中注意要点】

(1)要保证手术成功,必须有充分的显露。

(2)探查要全面,对可疑的病灶应做冷冻切片检查。

(3)根据适应证选择术式。

(4)防止副损伤,止血要彻底。

(5)迷走神经切除术要保证胃壁细胞去神经,必须将食管游离 5～7cm,除了迷走神经干的主要分支外,还要注意来自迷走神经丛的小分支,否则手术效果欠佳。

(6)全胃切除术时,要做到胃黏膜全部切除。如果在食管下端残留一小段胃黏膜,由于空肠对胃酸刺激的抵抗能力低,手术后会出现吻合口或空肠溃疡。

(7)充分引流,保证术后顺利康复。

【术后处理】

(1)术后应定时检查胃泌素水平。

(2)未施行全胃切除者,应定时检查胃酸的水平。

(3)若仍有高胃泌素血症和胃酸高,可用 H_2 受体抑制药。

(4)有转移者,给予化疗。

(5)全胃切除术后,每月应给予维生素 B_{12}。若有缺铁性贫血,应予以治疗。

(6)对病人家属进行全面检查,监测是否有 MEN 的问题。

【主要并发症】

(1)胃泌素瘤的病人若仅施行胰腺部分切除,其并发症的发生与胰岛素瘤类似。

(2)迷走神经切断术者,术后可能发生的问题有胃排空不良、腹胀、腹泻、胆石形成等。若胃壁细胞分泌胃酸未得到控制，则溃疡、出血、穿孔等问题仍可能出现。

(3)全胃切除术后可能有吻合口瘘、腹腔感染、吻合口狭窄、反流性食管炎、贫血以及倾倒综合征等。

H_2 受体阻滞药的出现，从根本上改变了对胃泌素瘤的处理。在此之前，即使是急症情况下，其基本治疗方法也是全胃切除术，病死率较高。最早应用于临床的制剂是西咪替丁(甲氰咪胍)。该药能使胃泌素瘤引起的临床症状得到控制，虽然仍有高胃泌素血症。然而有 23%～50%的病人即使在大剂量的用药情况下，还需全胃切除或迷走神经切断术以处理溃疡并发症。西咪替丁应用的优点是免除急症手术的危险性。西咪替丁用量超过 2.4g/d，可出现不良反应，如阳萎、性欲减退、乳瘤和男性乳房女性化等。但是有的病人每日需用 10g。

雷尼替丁的作用比西咪替丁强 3 倍，不良反应也小。用 0.6～3g/d 可使 66%病人的症状得以控制而无不良反应发生。

非莫替丁(famotidine)抑制胃酸分泌的作用比西咪替丁更强，而且不良反应比以上两药更小。

以上 3 种药物还有一个缺点是机体对其耐受量随着时间的延长而增加；使用剂量越大产生不良反应的机会越多。针对 H_2 受体阻滞药的不良反应，可用抗拟胆碱药对抗，如异丙酰胺(isopropamide)、格隆溴铵(glycopyrrolate)和 pirenzepine 等。

奥美拉唑(omeprazole)通过抑制胃壁细胞的 H^+/K^+ 三磷酸腺苷酶系统抑制胃酸分泌，是当前另一种用于抑制胃酸分泌药。这种药的不良反应小，用药量小，临床应用效果好，但不能解决高胃泌素血症。

由于病人的胃黏膜仍然受到高胃泌素的营养作用，而且这种作用对胃泌素瘤本身也可能有影响。加之实验动物用 omeprazole 处理后有胃底类癌的发生，认为也是高胃泌素血症长时间营养作用的结果。因此，在使用上述药物时都有一些顾虑。

当前，若需长期药物治疗最好的选择是用生长抑素类似药——sandostatin(octreotide acetate)。经临床应用证明，对 Z-E 综合征病人有抑制胃酸分泌和降低血中胃泌素水平的作用，而且是一种长效药。这种药的优点是阻滞促分泌素和降低它对靶器官的作用，抑制继发的肽高分泌，可使 MEN-Ⅰ病人其他内分泌瘤处于亚临床状态。这种药的不良反应小，经临床小批病人的应用，对胃泌素瘤治疗反应率为 76%，长达 41 个月保持良好状态。本药的使用方法是 100～250μg，皮下注射，每日 3 次。

13.11.3 胰高糖素瘤手术

Operation of Glucagonoma

胰高糖素瘤起源于胰腺的 α 细胞(A 细胞)，主要临床特征是重症皮炎和轻度的糖尿病。按临床表现分为 3 种类型：具有典型皮肤改变型、未有皮肤综合征型和属于 MEN 的一个部分型。

胰高糖素瘤是一种少见病。到 1994 年我国只有 9 例报道，而且是临床诊断。据文献统计，世界上总共只有 200 例左右。笔者遇到 1 例，经手术切除和病理证实。

本瘤发病年龄 20－73 岁，平均 52 岁。男女之比是 3.1∶2.1。胰高糖素瘤可能是 MEN 的伴随病。因此对其家族应进行系统检查，了解是否有多发内分泌瘤的存在。

胰高糖素瘤几乎只发生在胰腺，88%分布在胰腺体尾部，至今只有 1 例以肾脏为原发部位者。这种肿瘤在诊断时的体积一般较大，其直径为 3～35cm。82%的病例是恶性的，在确诊时 50%的病例有转移。只有 2%～4%的肿瘤为多发性。

胰高糖素瘤的主要临床表现是：低氨基酸血症、贫血、葡萄糖不耐受、坏死溶解性迁移红斑、体重下降、舌炎或口腔炎、血栓栓塞、腹泻以及外阴阴道炎等。其中以皮肤改变和轻度糖尿病为基本表现。

对本病的诊断最有意义的检查是高胰高糖素血症。胰高糖素的正常值是 25～250ng/L，其他许多病如肾功能衰竭、肝硬变或肝衰竭或重度应激时也有胰高糖素血症，但是不会超过 500ng/L。如果病人的胰高糖素超过 1000ng/L 时，应是胰高糖素瘤的特征性诊断依据。

由于胰高糖素瘤通常是单发的,直径大而且富有血供,定位诊断比较容易。一般CT检查能够准确定位;若CT诊断不明时,可用动脉造影辅助,其准确率在80%以上。

外科手术是目前唯一可能治愈本病的手段,但只有30%的胰高糖素瘤有手术治愈的机会。如果手术能完全切除肿瘤,皮疹等软组织病变可消失,血中氨基酸水平上升,大多数病人的糖耐量好转,由于β细胞群的减少,有些病人的糖耐量欠佳仍无改变。

【适应证】

(1)若肿瘤较小,且是单发者,剜出术是最佳的选择。

(2)直径较大、恶性的或多发性胰高糖素瘤则需要行胰腺切除术。

(3)鉴于大多数胰高糖素瘤在体尾部,远侧胰腺切除术是常用术式。若需要更广泛的切除时,胰腺次全切除术比全胰腺切除好。

(4)即使肿瘤较大,而且有转移,仍应争取根治性切除或大块切除。因为这种肿瘤生长缓慢,手术后可有较长的缓解期,还可以使药物治疗的效果增强。

【禁忌证】

(1)全身脏器有严重疾病不能耐受手术或病人拒绝施行手术者。

(2)广泛转移的胰高糖素瘤,失去手术时机者。

【术前准备】

(1)病人的情况应稳定。

(2)用高营养疗法纠正分解代谢状态。

(3)用sandostatin 150μg皮下注射,每日3次,可降低血胰高糖素,还可使全胃肠外营养作用更佳。

(4)有凝血倾向者,适量给予肝素,有利于病人康复。

【麻醉与体位】

一般采用全身麻醉。平卧位。

【手术步骤】

同“13.11.1 胰岛素瘤手术”。

【术后处理】

(1)术后定时检查胰高糖素水平。

(2)对恶性胰高糖素瘤,应辅助以化疗。

(3)辅助治疗和药物治疗。鉴于胰高糖素瘤绝大多数难以手术根治,辅助治疗和药物治疗的意义较大。对皮炎的处理,主要是预防感染。激素类药如地塞米松和锌制剂有助于改善症状。

全胃肠外营养对改善病人的全身情况有帮助。

肝动脉内化疗和栓塞对肝转移的病例有缓解作用。

全身化疗:用链佐霉素可使33%病例有所好转。DTIC(氮烯唑胺)有稳定胰高糖素瘤的作用。阿霉素单用,对胰高糖素瘤有20%的反应率,与链佐霉素的联合应用正在研究中。一种类似链佐霉素的新药——chlorozotocin肾毒性较低,正在临床试用阶段。还有报道DTIC与氟尿嘧啶联用取得成功的经验。

sandostatin可使胰高糖素瘤的症状得到改善,可以明显降低血循环中的胰高糖素水平,可使皮肤改变显著消退。但对肿瘤的大小和生长无明显影响。

【主要并发症】

同“13.11.1 胰岛素瘤手术”。

13.11.4 VIPoma手术
Operation of VIPoma

VIPoma(血管活性肠多肽瘤)综合征以水泻、低血钾和无胃酸或低胃酸为特征,也称为WDHA综合征(waterydiarrhea,hypokalemia and achlorhydria)由于它由Verner和Morrison在1958年最先报道,故又称为Verner-Morrison综合征。VIP是本病的致病因子,其他物质如PHM(peptide histidine isoleucine,肽组氨酸异亮氨酸)、前列腺素E等,与本病引起的症状也有关系。

VIPoma是一种少见的胰岛细胞瘤。到1987年全世界报道201例,1980年以来我国有8例报道。11%的病人的年龄在10岁以下,其他多为中年人。大约84%的肿瘤是在胰腺内,还有10%以上是神经节瘤或肾上腺肿瘤引起WDHA综合征,我们曾治愈1例嗜铬细胞瘤所致的这种综合征。

胰腺的VIPoma中,80%是单发的,肿瘤大小在2～6cm；75％发生在胰腺体尾部。50％的胰腺VIPoma是恶性的，在诊断时有一半已有转移。多数神经性肿瘤为良性的，只有10％是恶性的。大约40％的病人是MEN-Ⅰ型。

大量的分泌性水泻(70％的病人每日排出水样便30 000ml以上)是本病的临床特点，若每日大便量在700ml以下，可排除本病。随之而来的临床表现有体重下降、电解质紊乱、脱水和代谢性酸中毒。75％的病人低胃酸或无胃酸。其他还可能出现的症状有腰部绞痛、低磷血症、高血钙、葡萄糖不耐受、红晕、高血糖以及肾结石等。CT是基本的定位诊断方法。选择性胰血管造影的脾门静脉插管分段取血测空VIP水平只有个例报道。

测定空腹VIP水平是最好的诊断方法。血浆VIP的正常值是0～170ng/L(0～170pg/ml)，一组29例报道，所有的VIPoma病人的VIP水平均明显升高，平均值为956±285ng/L。

最好的治疗是将肿瘤完全切除。对单发的较小的VIPoma可采用剜出术。较大的肿瘤可用胰腺部分切除术。不能定位的肿瘤可考虑盲目远侧胰腺切除术，因为75％的胰腺VIPoma在胰腺体尾部。

手术中应进行腹腔全面探查，包括肾上腺和交感神经链。还可借助手术中超声检查找寻肿瘤所在部位。

VIPoma已转移者，姑息性切除原发病灶对延缓病程有益。

具体术式及其有关问题参见胰岛细胞瘤手术。

内科治疗对术前的病情稳定以及不能切除的病人都是重要的。输液纠正脱水及电解质、酸碱平衡的异常。减少大便量用药有泼尼松60～80mg/d，吲哚美辛25mg，每8h 1次，或碳酸锂300mg，每日2次。sandostatin不仅可减少大便量，还可以使循环中的VIP水平下降。

对已转移的VIPoma，链佐霉素、氟尿嘧啶可使50％以上的肿瘤缩小。对肝转移者，可行肝动脉内注入链佐霉素治疗。

(张国华)

参考文献

1 Mozell E. Functional endocrine tumors of the pancreas: Clinical presentation, diagnosis, and treatment. Current Problems in Surgery, Vol XXVII(No. 6): 1900

2 Cuschieri A. Essential Surgical Practice. 2ed Ed. London: Wright. 1988

3 Howard JM, Frely WK. Surgical Disease of the Pancreas. Philaselphia: Lea & Febiger, 1987

4 Senten RJ. Diagnosis and Management of Endocrin—related Tumors. Boston: Martinus Nijhoff Publishers, 1984

5 Geelhoed GW. Problem management in Endocrine Surgery. Chicago: Year Book Medical Pub, 1983

6 Kisker O, Bartsch D, Weinel RJ, et al. The value of Somatostatin-Receptor Scintgraphy in Newly Diagnosed Endocrine Gastroenteropancreatic Tumors. Journal of the American college of Surgeons, 1997, 187: 487

7 Nobels FRE, Kwekkeboom DJ, Rouillon R, et al. Chromogranin A: Its Clinical Value as Marker of Neuroendocrine Tumours. Europeon Journal of Clinical Investgation, 1998, 28: 431

8 Orefors H, Sundin A, Ahlstron H, et al. Positron Emission Tomography with 5-Hydrotryptophan in Neuroendocrine Tumors. Journal of clinical Oncology, 1998, 16: 2534

9 Wymenga ANM, Eriksson B, Salmela PL, et al. Efficacy and safety of prolonged-Release Lanreotide in Patients with Gastrointestinal Neuroendocrine Tumors and Hormone-Related Symptoms. Journal of Clinical Oncology, 1999, 17: 1111

10 Eriksson B, Oberg K. Neuroendocrine Tumours of The Pancread. British Journal of Surgery, 2000, 87: 129

11 Dolan JP, Norton JA. Occult Insulinoma. British Journal of Surgery, 2000, 87: 385

13.12 胰腺移植术

Pancreatic Transplantation

胰腺移植主要用于治疗胰岛素依赖型糖尿病，包括采用血管吻合方法的胰腺移植(简称胰腺移植术)和移植胰岛的胰岛移植术。

胰腺移植术有连同十二指肠的胰十二指肠移植、全胰腺移植和不同范围的胰节段移植术。胰腺可以单独移植或与肾脏联合移植。1966年12月，美国明尼苏达大学医院Kelly，Lillehei，Merkel，Idezuk 4位外科医师给2名糖尿病肾功能衰竭生命垂危的病人，做了首次胰腺-肾脏移植术，开始了临床胰腺移植术的新纪元。从1966年至1986年的20年间，国际胰腺移植登记处(International Pancreas Transplantation Registry)共收到932例糖尿病人的1001次胰腺移植的报道，总的1年的胰腺功能率为35%，病人的1年存活率为75%。胰腺移植术的问题比较复杂，开始时的移植成功率较低，影响此疗法的广泛应用。自1983年环孢素A(CsA)的问世和广泛应用及移植技术的进步，胰腺移植又有较快的发展，至1990年6月15日，全球胰腺移植累计已达2639例次，移植胰腺1年成活率为56%，病人术后1年存活率为85%左右。到1997年底，全球已行胰肾联合移植7559例次，单独胰腺移植2260例次，其移植效果已达到其他大器官移植的水平。

当前，在一些器官移植中心，胰腺移植的早期结果是令人鼓舞的。目前，美国明尼苏达州大学Sutherland拥有最丰富的胰腺移植经验，从1978—1986年间，一共施行161例胰腺移植；1983年之前，62例移植胰腺1年功能率为21%，而自1983年之后，使用CsA、硫唑嘌呤及泼尼松三联抗免疫治疗，并开始使用保存的供体胰，99例胰腺移植病人1年存活率为88%，移植胰腺的术后1年功能率为40%。法国里昂LaRocca自1976—1986年对73例胰岛素依赖型糖尿病病人共施行76次胰腺移植，其中64例为同时做胰腺与肾脏联合移植，在CsA、泼尼松、硫唑嘌呤三联免疫抑制治疗下，病人、胰腺和肾脏的1年存活率分别为86%、77%、80%；10例施行胰腺十二指肠移植者，病人、胰腺的21个月存活率分别为89%及80%。当前，胰腺移植已经通过了临床试用阶段而进入临床应用阶段。以往的胰腺移植术多将胰管引流至膀胱，但这种非生理性重建手术本身亦存在一定缺点，故当前已逐步趋向于胰管与肠道吻合，重建胰液排出的生理性通道。

胰腺移植失败的原因与多胰腺外分泌所致的并发症有关，如血管吻合处的血栓形成、感染、胰瘘、胰腺炎。至目前，最佳的胰腺移植手术方法仍在研究探索中。

【适应证】

(1)胰岛素依赖型糖尿病。

(2)年龄18—45岁。

(3)进行性糖尿病神经、血管并发症。

(4)全身情况尚可。

(5)病人有强烈要求。

(6)继肾移植后的胰腺移植者，血清肌酐水平应<221.0μmol/L(2.5mg/dL)，并已行手术6个月以上。

肾移植与胰腺移植同时施行的适应证：

(1)糖尿病肾病终末期。

(2)预计在1年之内需依赖透析。

(3)血清肌酐水平>530.4μmol/L。

(4)肌酐清除率<15ml/min。

【禁忌证】

(1)年龄过大，已有全身性的器官损害。

(2)全身性感染未能得到控制。

(3)糖尿病的严重中枢、心血管并发症。

(4)病情晚期。

(5)恶性肿瘤未能治愈。

【供体的条件】

胰腺移植术必须有合适的器官来源(供体)，供体胰主要是来自“脑死亡”的人的胰腺，一个供体通常可提供多器官采取，作为单一器官或多器官联合移植。胰腺的外分泌腺体部分对热缺血甚敏感。器官获取注意点见本书肝、肾移植术的有关部分。供体胰可以有胰十二指肠、全胰腺、胰体尾部的节段胰腺等方式。有时节段性胰腺移植供胰亦可来自病人的亲属，此时供胰应限于左侧的节段胰腺，以免供体日后发生糖尿病。供体的条件为：①脑死亡者；②年龄<50岁；③无糖尿病；④无胰腺炎及胰腺疾病；⑤未行十二指肠或胰腺手术；⑥无感染及全身性感染或肝炎病毒抗原；⑦无恶性肿瘤(除脑或皮肤的肿瘤)。

若为病人的亲属活体供胰，要求供体的年龄至少比病人开始患糖尿病时年龄>10岁，且病人糖尿病的病程至少在10年以上，并在家庭成员中无糖尿病病人；供者口服葡萄糖耐量试验应为正常；无胰岛抗体，可的松刺激的葡萄糖耐量试验时血中胰岛素水平应高于正常。在这种情况下，切除部分胰腺一般不致使供体发生糖尿病。

供体血型应与受体ABO血型相容，淋巴毒试验阴性，可能时做HLA配型。

【术前准备】

(1)详细了解、判定病人的心血管功能。

(2)详细了解肾脏功能。

(3)单纯胰腺移植用于尚未发生肾功能衰竭、尿毒症的病人。

(4)已发生尿毒症者,应先行肾移植;对条件适合的年轻病人,可同时做胰腺与肾脏联合移植。

(5)注意纠正代谢紊乱。

(6)应用预防性抗生素。

(7)准备好供体胰。

【麻醉与体位】

全身麻醉或硬膜外麻醉。仰卧位。

【手术步骤】

胰腺移植包括供胰的切取和移植两部分,可以分成两个手术组进行;前者有尸体供胰的切取,多与其他器官联合采取(图 1～图 5),以及亲属供胰的节段胰腺切取等方法。

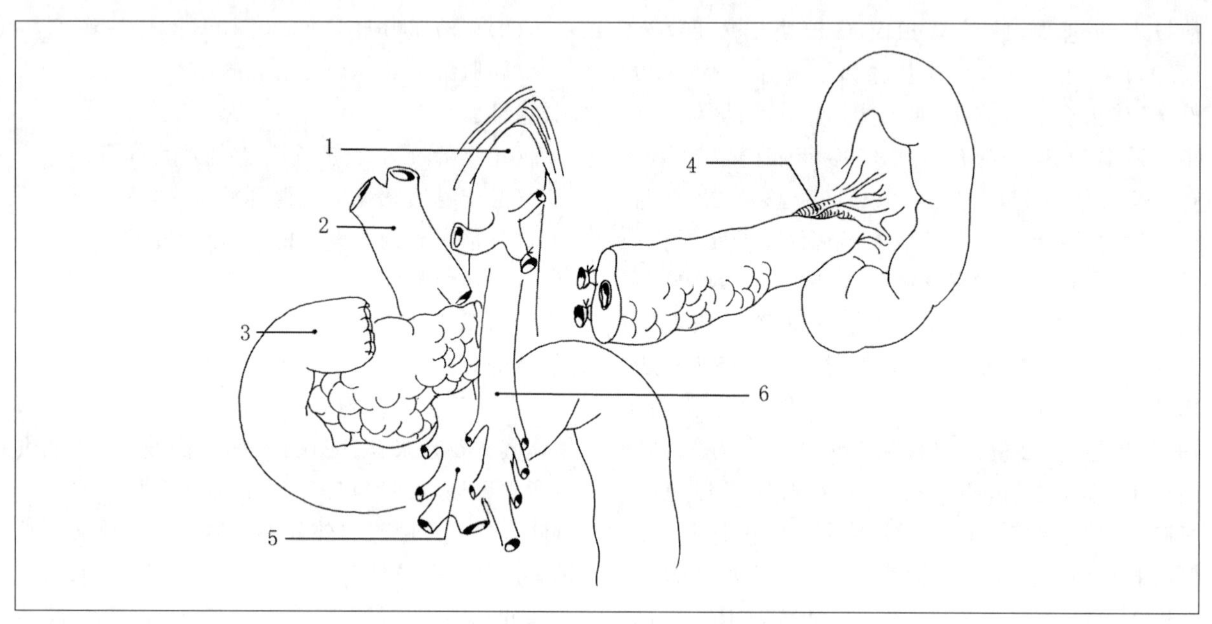

图 1　尸体节段供胰获取:保存通向肝脏的血管

1—腹主动脉;2—门静脉;3—十二指肠;4—脾动脉;5—肠系膜上静脉;6—肠系膜上动脉

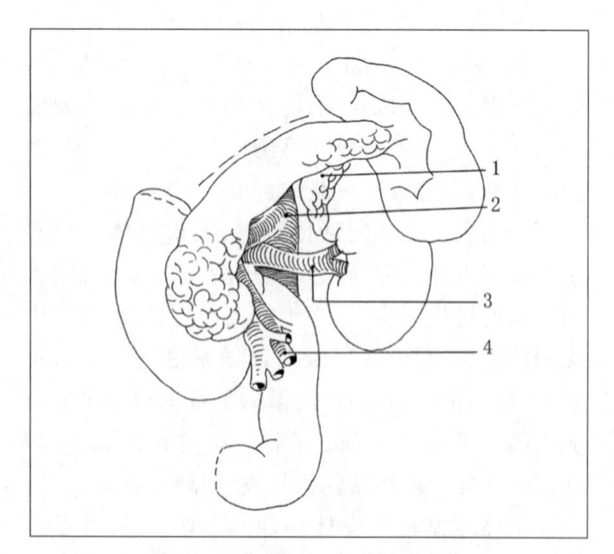

图 2　尸体胰十二指肠联合获取

1—肾上腺;2—腹主动脉;3—肾动脉;4—肠系膜上动脉

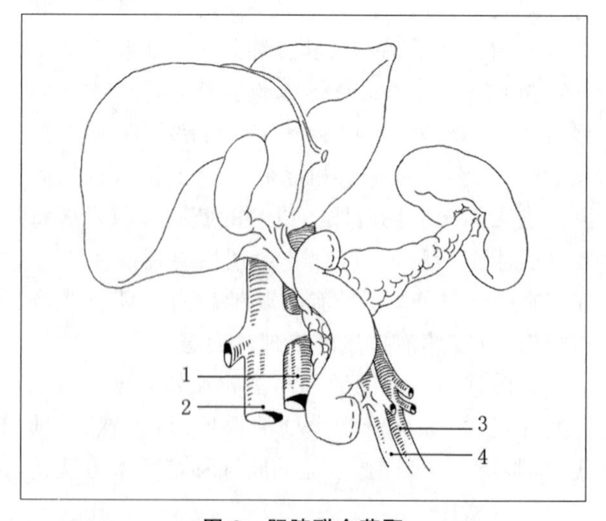

图 3　肝胰联合获取

1—腹主动脉;2—腹腔静脉;3—肠系膜上动脉;4—肠系膜上静脉

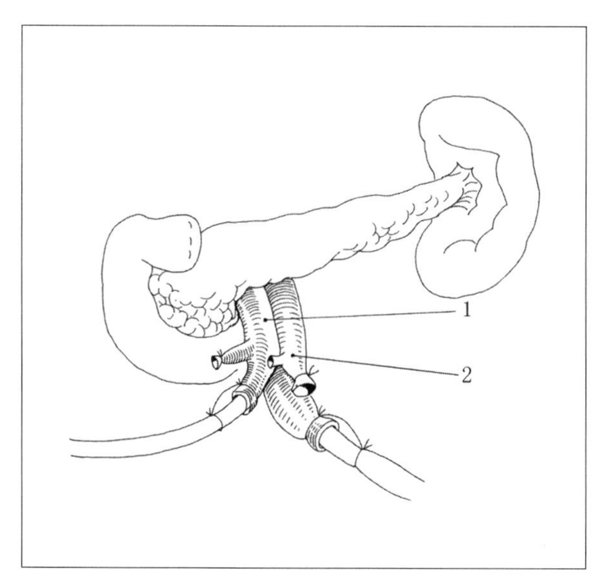

图4 腹主动脉与肠系膜上静脉低温灌注

1—肠系膜上静脉；2—肠系膜上动脉

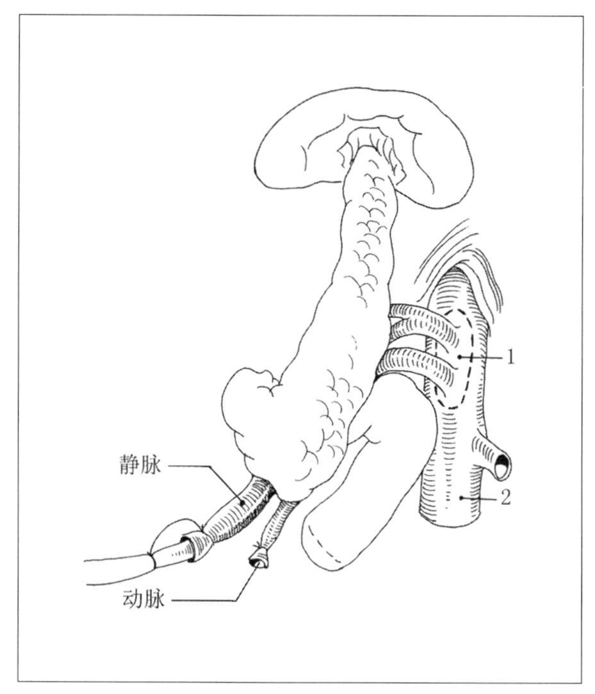

图5 肝胰联合获取时切取主动脉壁的Carrel片(Carrel patch)

1—Carrel片；2—腹主动脉

(1)尸体胰的采取

①迅速切取供胰后，立即经脾动脉插管，用1～4℃的细胞内型溶液(Collins液或改良Collins液)重力灌洗，直至脾静脉流出液清亮为止，将经低温处理的供胰，置于内盛平衡液的塑料袋内，扎紧，再置入另一塑料袋中，放入一铝制容器，在塑料袋周围放置冰屑，再放于一保温器内暂时保存。供胰保存的时间不宜超过6h。

②供胰的剪修：根据移植手术方案来施行，可以有连同十二指肠的全胰腺、全胰腺或节段胰腺；若供体同时提供做肝移植用，则只能供做节段胰腺移植。

③将供胰浸泡在1～4℃平衡液中，切除脾脏，结扎远端脾动、静脉，再结扎肝动脉、胃左动脉和肠系膜上静脉。为了保证技术上容易施行和保持吻合口通畅，可用带腹腔动脉或腹主动脉袖片的脾动脉和带门静脉袖片的脾静脉。

④如用胰管堵塞法，则向胰管内注入堵塞物如硅橡胶、α-氰基丙烯酸正辛酯等堵塞剂。

⑤将剪修好的供胰浸泡于1～4℃的平衡液内待用。

(2)亲属活体供胰采取

①亲属供胰只能切取胰腺的左侧体尾部，以避免供者日后发生糖尿病。

②常用左侧上腹部直切口。

③从横结肠上缘无血管区剪开、分离胃结肠韧带，注意保存胃右网膜血管、胃左网膜血管和大网膜上的血管弓的完整。保存脾胃韧带上之血管。

④以大型弧形拉钩牵开胃大弯，显露胰腺体尾部的前面。

⑤在脊柱的左侧、胰腺下缘，切开横结肠系膜根部的腹膜层，寻找适当的腹膜后间隙，钝性分离，将胰腺体尾部从腹膜后间隙游离，直至胰腺的尾部，注意应始终遵循正确的解剖学间隙，避免损伤脾门血管或胰腺实质。

⑥术者以示指在胰腺背面为引导，扪清脾动、静脉的位置，在胰腺的上缘切开后腹膜，避免损伤脾动、静脉、结扎后腹膜切开处的出血点和淋巴管，直至脾动脉与胰腺上缘的交会部(图6)。

⑦以软橡皮带绕过胰腺体尾部，向上轻轻提起，以方便于在脾门处分离胰尾和脾蒂血管。

⑧在胰腺尾部分别结扎、切断脾动、静脉，脾脏仍保留于原位。脾静脉血将经过胃短静脉和胃壁交通静脉网流至胃冠状静脉、胃左静脉以及经大网膜上的交通支流入胃网膜右静脉而至门静脉，一般并不致发生脾梗死。

⑨切断胰腺体部，分别结扎、切断脾动、静脉，

最好将脾血管略微留长一点附于切除的供胰上，以利于移植吻合(图 7)。切下的胰腺立即由另一手术组进行冷冻灌洗，找出胰管做相应处理，将移植体准备妥当后做移植。

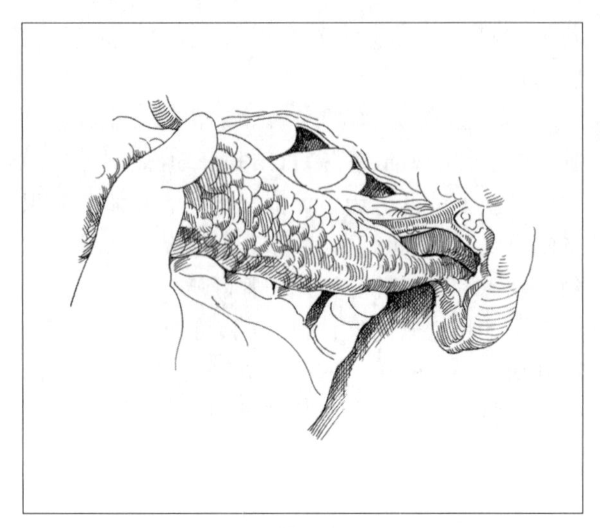

图 6

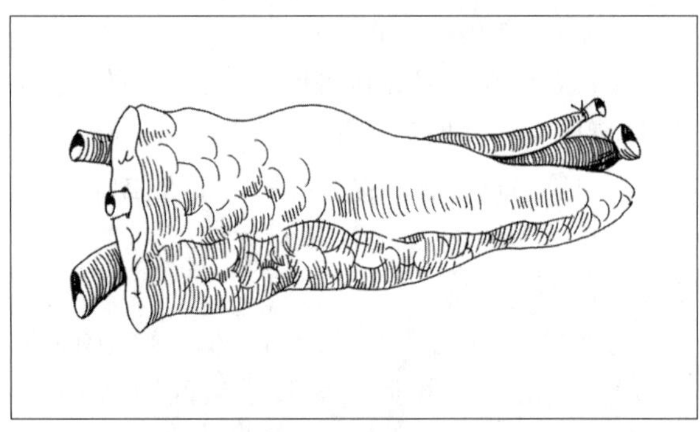

图 7

⑩在余下的胰腺断端找出胰管，以不吸收缝线结扎，胰腺断端缝以一排褥式缝合，以止血并防胰液渗漏。胰腺断端再以“8”字缝合，外覆盖以网膜或系膜组织。

认真止血，清洗腹腔，胰腺残端及左膈下放置引流管。

(3)胰腺移植：有全胰腺移植，胰十二指肠移植、胰节段移植，常用者为胰节段移植。解剖上胰腺的位置深在，周围有重要的组织结构，而糖尿病时胰腺的改变属良性病变，故移植术时没有切除原胰腺或做胰腺原位移植的必要，故胰腺移植时通常是做髂窝部的胰腺异位移植术。

①用盐水纱布垫将腹腔内的肠管与手术野隔开，移植物可以置于右侧或左侧髂窝内，胰腺节段的断端向上，尾端向下。

②脾静脉端与髂外静脉侧壁吻合，用 5-0～7-0 的聚丙烯缝线做两点法吻合。

③脾动脉与髂外动脉端侧吻合(图 8)。吻合完毕后，先开放髂静脉之血管阻断夹，然后再开放动脉阻断夹，使胰腺恢复血流灌注。检查移植胰腺上有无出血并妥为止血。

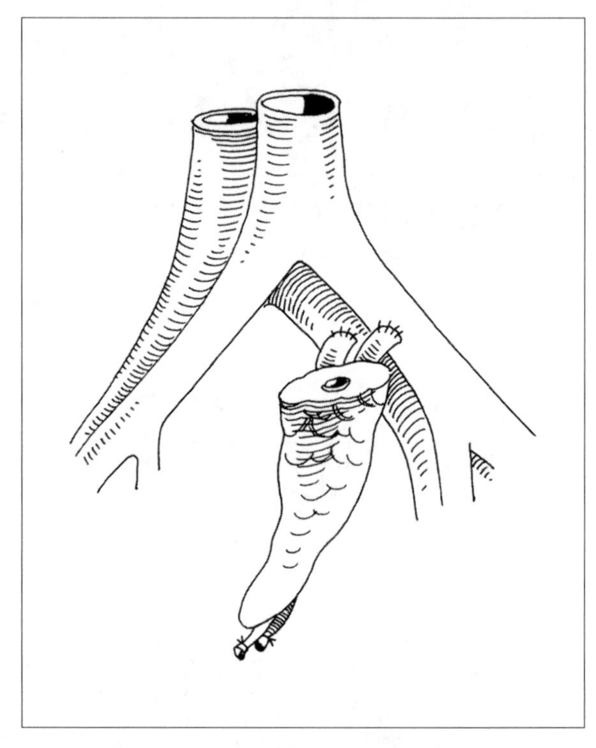

图 8

④胰管处理：胰管处理是胰腺移植的关键环节，可以将胰管结扎、堵塞、开放至腹膜腔、与泌尿系吻合、与 Roux-en-Y 空肠襻吻合。当前，胰管结扎与胰管开放法均已很少采用，而其他 3 种方法仍然使用，三者长期效果相近，移植胰腺的 1 年功能率亦相近。胰管堵塞法手术简便，可避免发生胰瘘，但在后期可因胰腺纤维化加重而影响胰腺内分泌功能，故近年来采用胰管肠道吻合恢复胰腺外分泌引流方法有增多。胰管肠道吻合时，多使用 Roux-en-Y 空肠襻的断端将胰腺断端包裹吻合，胰管内放置一根导管，经空肠引流至体外(图 9)。此法可以减少早期胰瘘的发生和通过对引流胰液的监测，早期发现排斥反应。

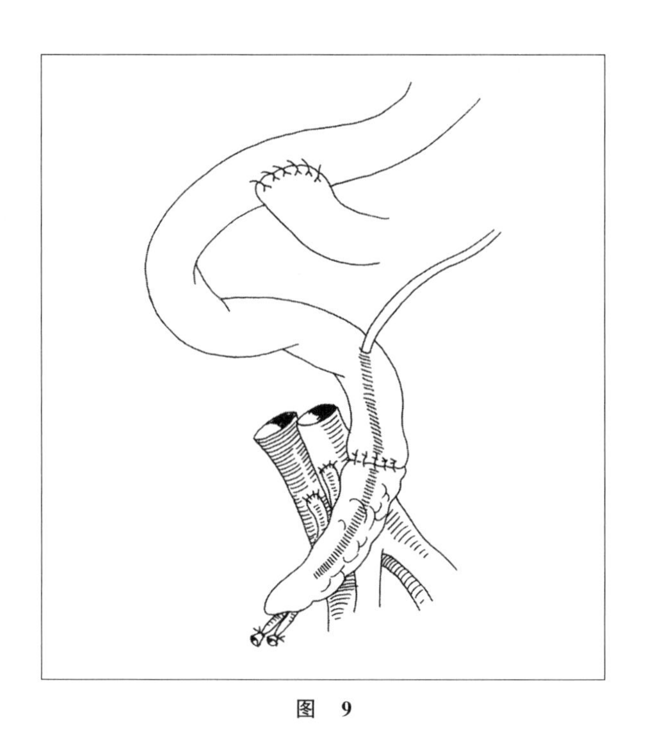

图 9

⑤胰十二指肠移植术在近些年来应用增多，其原因是组织保存技术进步和抗排斥治疗的发展。移植的胰腺带有一小段十二指肠，十二指肠则吻合于膀胱(图 10)。

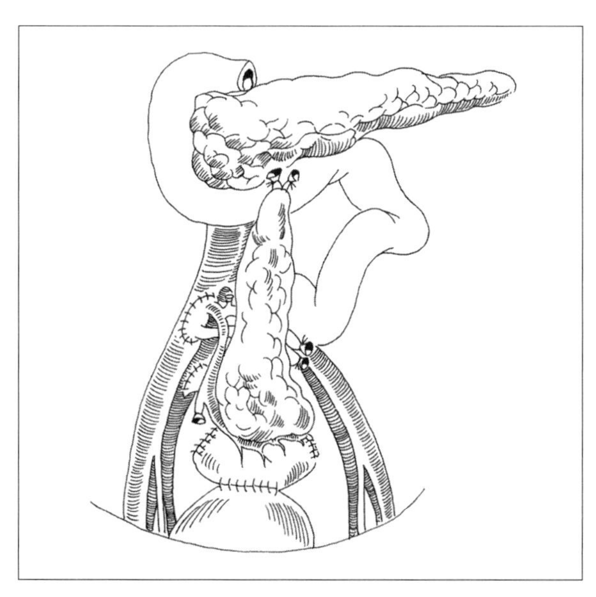

图 10

若将胰液引流至肠道内，则将十二指肠段的对肠系膜缘与空肠襻的对肠系膜缘做侧-侧吻合，距离 Treitz 韧带约 50cm，胰管内放置一根 F4 或 F6 的导管，在胰管开口处用 5-0 可吸收缝线做荷包缝合结扎，胰管内导管经空肠壁引出体外(图 11)。

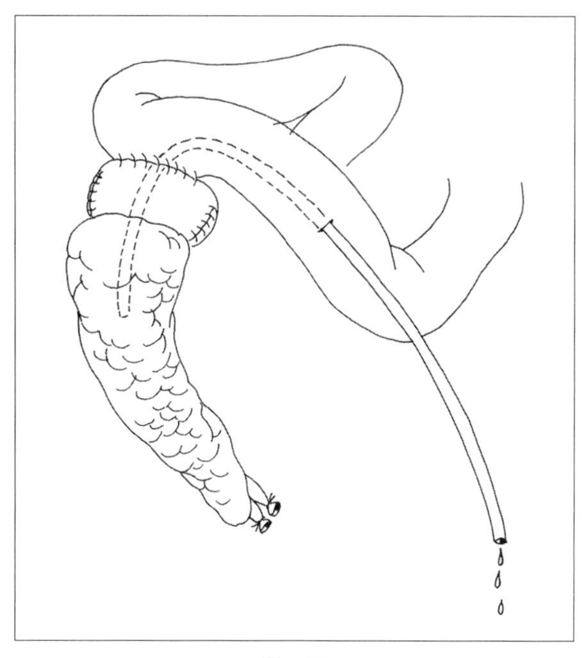

图 11

【术中注意要点】

胰腺移植术的难点是对胰外分泌的处理。胰管结扎的胰瘘发生率高，胰管开放则可并发胰源性腹水和腹腔内感染，故不宜使用。胰管泌尿系吻合时，可吻合至肾盂、输尿管，但技术上较为困难，故多采用与膀胱吻合。胰腺膀胱吻合后，可通过经常测定尿的淀粉酶活性值以早期发现排斥反应，然而每天大量的碱性的胰液从尿中排出，可致酸碱代谢平衡紊乱，胰液的局部刺激，可引起膀胱炎和龟头炎。胰管与空肠吻合可恢复胰液排至肠道内的通道，但亦可引起胰瘘和感染。若无胰管外引流导管，不易早期发现排斥反应。有人试行胰腺与胃吻合，但在异位胰腺移植时，二者的位置相距较远，技术上有相当困难。

据美国外科学院/国家卫生署(ACS/NIH)的器官移植登记处的记录，自 1977 年 7 月 1 日开始的 642 例胰腺移植术中，289(45%)是采用胰管堵塞法，胰管肠道吻合或胰管泌尿系吻合分别做了 225 例(35%)和 86 例(13%)；在 1983－1985 年间，430 例胰腺移植手术中，183 例(43%)使用了胰管肠道吻合法，157 例(37%)使用了胰管堵塞法，63 例(15%)将胰管移植至膀胱，18 例(14%)

胰管与输尿管吻合。采用胰管空肠吻合的方法日见增多。

【术后处理】

(1)胰腺移植常与肾脏移植联合施行,故此类病人需要处理肾功能不全,如手术前后透析治疗等。

(2)注意维持水与电解质平衡。

(3)注射葡萄糖液时,应使用胰岛素,使血糖值维持在7.4mmol/L以下。

(4)术后经常检测血糖值和C肽,以期及早发现排斥反应和移植胰功能减退。

(5)移植后抗排斥反应,可将CsA、泼尼松、硫唑嘌呤、ATG联合使用。

(6)行胰管膀胱吻合者,应监测每小时尿中排出淀粉酶的活性(U/h)。发生排斥反应时,尿中淀粉酶排出量减少先于血糖值升高。移植胰功能正常时,尿淀粉酶值一般为1000～8000U/h,若其降低值超过25%以上,应考虑有排斥反应。

(7)经常检查肾功能状态,警惕CsA引起的肾功能损害。

(8)全身应用抗生素。

(9)术后ICU监护并隔离,防止交叉感染。

【主要并发症】

(1)糖尿病人常合并有全身多器官的病变并可造成手术后的并发症。

(2)血栓形成及血管吻合口堵塞。因脾静脉远端结扎,形成盲端,血流迟缓,形成血栓。血栓形成常是影响手术成功的重要因素。有用脾动、静脉吻合造成动静脉瘘以加速脾静脉血流,预防血栓形成。术后早期宜用肝素抗凝及输注右旋糖酐-40、甘露醇、口服阿司匹林等措施以降低血栓形成机会。

(3)胰瘘。

(4)移植局部感染。

(5)胰腺炎。

(6)胰管肠道内引流术的有关并发症如吻合口瘘、腹腔内感染、出血、肠梗阻、肠穿孔、移植物坏死等。

(黄志强)

14 脾脏的手术

Operations on the Spleen

14.1 外科解剖与生理

Surgical Anatomy and Physiology

脾脏(spleen)在种系发生过程中是出现较早的器官,当胚胎发育至第 5 周(8mm)时,由背侧胃系膜中的间质沿向左侧分化形成脾脏。成人脾重 100～200g,长 12cm,宽 6～7cm,厚 3～4cm。脾深居于左上腹,位于膈肌之下,其前、侧、后方均有肋骨保护,正常脾脏在肋缘下不能触及。脾形似咖啡豆,质软而脆,呈蓝灰色或红紫色。脾有两面,背外侧凸面紧贴肋骨和侧腹壁,内凹面中央为脾门,是脾血管和神经进出脾脏并构成脾蒂的所在。脾前缘有切迹,数目不定,后缘钝圆。脾脏所处的位置与其所含的血量以及胸廓的形状有关,正常脾脏的上极位于第 9～11 前肋的背后,瘦长体型较矮胖者脾脏所处的位置略深,这对于选择脾脏手术的切口有一定的意义(图 14-1-1)。

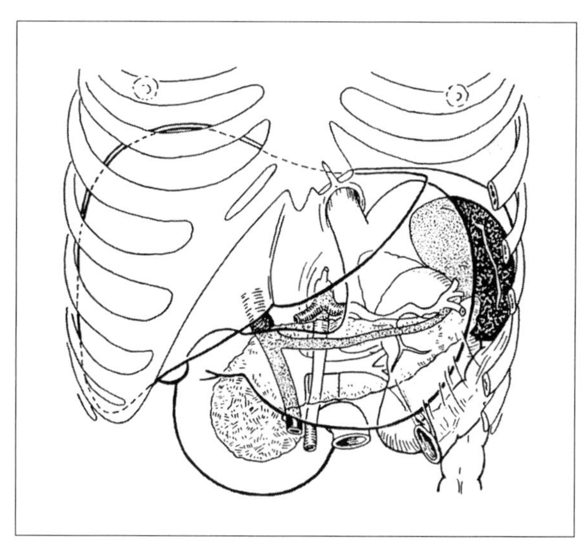

图 14-1-1 脾脏与毗邻器官的解剖关系

脾脏除脾门区及接近胰尾的部分外,几乎全为腹膜所覆盖,形成 3 个腹膜反褶,共同构成小网膜囊。腹膜反褶又称韧带,其中脾膈韧带(phrenicolienal ligament)位于脾脏的左侧和小网膜囊后壁的外侧部分,脾膈韧带自膈肌下面伸延至脾门并包绕胰尾,包含着所有脾脏血管和左胃网膜动脉(left gastroepi-ploic artery)的起始部,最后向下与脾结肠韧带连接,这部分包括有脾脏大血管和胰尾的脾膈韧带,又称脾胰韧带(splenopancreatic ligament)。当胚胎发育期,脾血管和胰腺均与后腹膜间隙的后壁相固定,仅有胰尾和脾血管的远端是游离的,此即胰尾与脾脏能够同时移动的原因。胰尾常伸入脾蒂,紧贴脾门,在行脾切除术钳夹处理脾蒂时,常易损伤。在胃大弯和脾门之间有一薄层浆膜连接,称脾胃韧带(gastrolienal ligament)构成小网膜囊的腹侧面,其近侧部分有胃短动、静脉,远侧有左胃网膜动脉通过。该韧带的上段往往较短,使脾脏上极与胃底大弯侧十分靠近,手术切断此韧带时易损伤胃壁。第 3 个韧带是连接结肠脾曲与脾下极的脾结肠韧带(lienocolic ligament),其上方与左肾前后腹膜相连接处又有脾肾韧带。脾脏的位置不仅由上述韧带固定,而且还受到邻近脏器及膈结肠韧带(phrenicocolic ligament)的支撑,后者连接着膈肌与结肠脾曲,像一个吊床承托着脾下极(图 14-1-2)。在脾周诸韧带中除含有脾动、静脉，胃短动、静脉和胃网膜左动、静脉以外，较少有其他血管，但当存在门静脉高压时，往往出现广泛、丰富而扩张的侧支血管，手术分离或切断时容易引起严重的渗血。

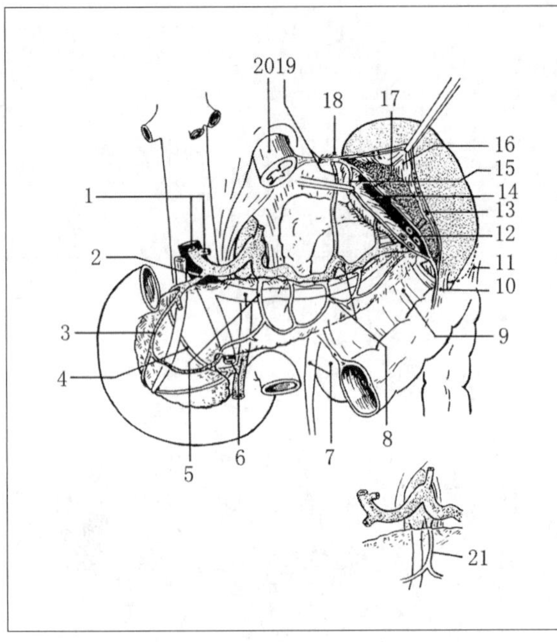

图 14-1-2　脾脏的血管和韧带

1—肝固有动脉，胃右动脉；2—胃十二指肠动脉；3—胰前侧动脉弓；4—胰后侧动脉弓；5—胰背侧动脉，脾静脉；6—肠系膜上动、静脉；7—肾；8—胰大动脉，脾动脉；9—胰结肠韧带；10—脾结肠韧带；11—膈结肠韧带；12—脾动脉分支；13—胃网膜左动脉；14—脾上极动脉；15—脾膈韧带；16—脾胃韧带；17—脾隐窝；18—胃膈韧带；19—胃后动脉；20—食管；21—胰背侧动脉

脾动脉是腹腔动脉最大的分支，一般向左呈弓形走向，偶见呈螺旋形走行于胰腺的上缘。脾动脉沿途发出较大较多的分支至胰体和胰尾，称胰大动脉（pancreatic magna artery）和胰尾动脉（pancreatic caudal artery）。脾动脉在距脾门 2～6cm 处分出左胃网膜动脉后，即分为上、下 2 支或上、中、下 3 支，再分为二级或三级分支进入脾门。脾动脉除主干发出的分支外，尚可有 1 支独立的上极动脉和下极动脉，前者常发自脾动脉的胰段，后者可由胃网膜左动脉或脾动脉的下支发出。根据脾动脉分支情况，可将脾脏划分为 2～3 个叶和上极段、下极段 2 个段。脾上叶或上极动脉又有数目不定的分布到胃的胃短动脉分支，最远有分布到大网膜的小分支（图 14-1-3）。脾动脉分支进入脾实质后为节段动脉，它进而分为小梁动脉，最后形成终末动脉。Dixon 根据脾动脉的分布情况将脾实质由内到外划分为脾门区、中间区和外周区 3 个区带，当脾损伤时可采用不同的止血技术。外周区仅有小动脉和血窦，浅表的脾损伤用局部止血方法即能控制出血；中间区较深在的损伤需采用结扎、缝合、红外线或激光凝血技术；而影响到脾门区的撕裂伤或切割伤，因涉及较大的血管，则必须予以缝合结扎，仅用局部止血药物、黏合剂或光凝止血技术是无效的（图 14-1-4）。

脾静脉血由各脾段的静脉直接在脾门的后方汇合形成的脾静脉回流，大的静脉在脾动脉的远端和胰腺的背侧走行，收集胃短静脉、左胃网膜静脉以及胰腺和十二指肠静脉的回血。当脾静脉加入肠系膜下静脉后，再与肠系膜上静脉汇合形成门静脉的主干。

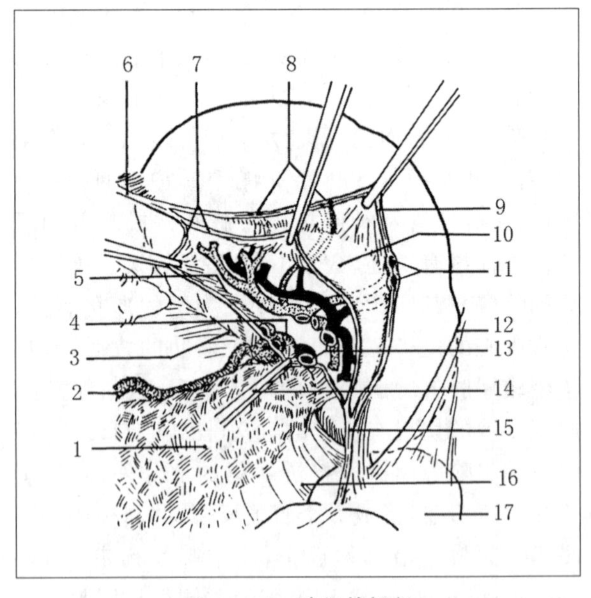

图 14-1-3　脾门的解剖

1—胰腺；2—脾动脉；3—脾隔韧带；4—胰尾；5—脾上极动脉；6—胃膈韧带；7—脾膈韧带；8—胃短血管；9—脾胃韧带；10—脾隐窝；11—胃网膜左血管；12—膈结肠韧带；13—脾静脉；14—脾胰韧带；15—脾结肠韧带；16—胰结肠韧带；17—结肠

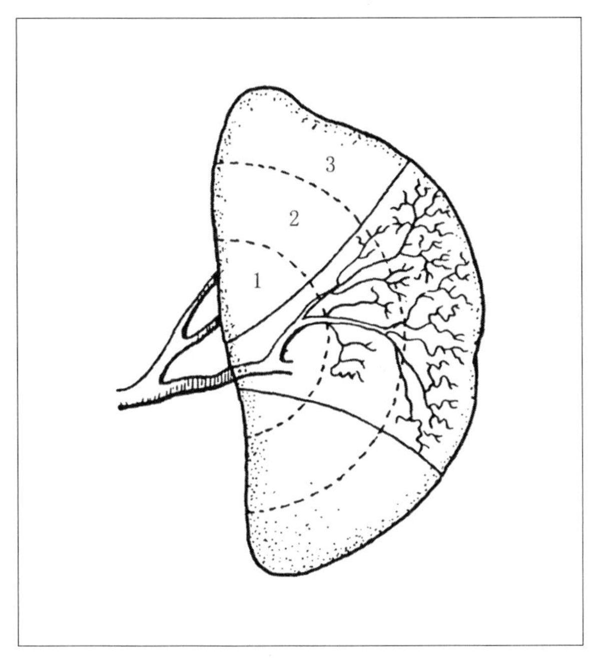

图 14-1-4 脾内血管分布及区带划分

1－脾门区；2－中间区；3－外周区

脾脏的神经来自腹腔神经丛的交感神经，是伴随着脾动脉分布到该器官的，虽然在某些动物中已确认脾脏含有副交感神经，但在人类中尚未得到证实。

脾门存在有区域淋巴结（regional lymph node），其淋巴管与位于胰腺上缘的淋巴管共同走行，约在第1腰椎水平汇入邻近主动脉右侧的乳糜池。

脾脏表面有结缔组织的包膜，内含弹力纤维组织和少量平滑肌组织。包膜结缔组织向脾脏内部延伸，形成粗细不等的条索状脾小梁，构成脾的支架，将脾实质分成许多小叶。脾的血管、神经、淋巴管经脾门沿着脾小梁进入脾内。脾实质分为白髓和红髓。白髓由动脉周围的淋巴鞘，又称淋巴索和淋巴滤泡，或称脾小结构成。淋巴鞘的结缔组织网内主要含T淋巴细胞，偶见B淋巴细胞、浆细胞和巨噬细胞，而不含红细胞。脾小结主要含B淋巴细胞，其周围包绕T淋巴细胞和巨噬细胞。脾小结内常有生发中心，其中可见树状突细胞和巨噬细胞。当受抗原刺激引起体液免疫反应时，淋巴小结迅速增大并增多，生发中心亦明显。红髓占脾实质的2/3，包括脾索和脾窦。脾索是由网状细胞及网状纤维构成的多孔支架，也是B淋巴细胞的集合处，并含有各种血细胞及吞噬细胞。脾窦是纡曲成网的管道结构，窦腔大小可随血容量的多少而改变。脾索与脾窦间为窦壁分隔，壁上附有直径2～3μm的滤孔。血液从脾索中的毛细血管进入脾窦需流经此孔，红细胞也需经过塑形才能通过。故血液进入脾索后流速即缓慢。红白髓之间的移行区称边缘带，是抗原物质进入脾内与各种细胞接触，而引起免疫应答反应的重要场所。

脾脏具有独特的微循环系统，脾脏动脉毛细血管有的直接开口于脾窦内；而另一种形式则是血液先经脾索再流入脾窦。这种循环使血液中的血细胞和其他颗粒物质，沿着脾索，通过脾窦壁的滤孔，再进入脾静脉，使脾脏能过滤吞噬细菌、不正常或衰老的红细胞和其他颗粒物质。

脾脏有极丰富的血液循环，实际上是插在脾动脉与脾静脉间的一个大血窦；脾脏又是体内最大的淋巴器官，约占全身淋巴组织总量的25%，内含大量的淋巴细胞和巨噬细胞，其功能和结构上与淋巴结有许多相似之处，故脾脏又是一个重要的免疫器官。脾脏的生理功能有：

（1）造血：胚胎发育早、中期，脾脏是生成各种血细胞的造血器官。到第21周其造血功能被骨髓代替，而淋巴组织成分逐渐增多，逐渐从髓样器官变成淋巴器官。出生后，脾脏仍能产生淋巴细胞和单核细胞，而无其他造血功能。但脾内含有少量干细胞（约为骨髓的1/10），在严重贫血、某些白血病、破坏血细胞的药物中毒以及某些传染病时，脾索内可重新出现造血现象，产生各种血细胞，称为髓样化生。

（2）储血：脾脏通过血窦发挥储血作用。脾的被膜及小梁中含有少量平滑肌细胞，当休息时脾脏的平滑肌松弛，血窦扩张，把血液尤其是红细胞储存起来。当剧烈运动、情绪激动或失血时，平滑肌收缩，将血液尤其是储存的红细胞输送入血液循环，增加血容量和红细胞比容。正常人的脾脏体积小，储血量估计仅40ml左右，因此并无重要意义。但当脾脏显著肿大时，其储血量即增加。

（3）滤血作用：每天大约有350L血液流经脾脏，它能对血液的内容作选择性的过滤。正常的血液成分可以迅速通过，而有缺陷的、衰老的或脆性增加的红细胞，颗粒性抗原（如细菌等），以及细胞碎片等则被清除。巨噬细胞经常吞噬衰老的红细胞。但衰老的红细胞并不是全部在脾脏内被破坏，多数是在血液循环中破成微屑，放出的血红蛋白在脾内为巨噬细胞吞噬并分解，释放出胆红素和铁；前者在血液内与蛋白质结合后被运到肝细胞，而铁则被输送到骨髓以合成新的血红蛋白。正常成人，每天经脾脏约清除20g红细胞。

除了选择性过滤清除以外，还能剔除红细胞内的铁颗粒、Howell-Jolly小体、Heinz小体、疟原虫等。故当脾丧失后，外周血中出现较多含Howell-Jolly小体等异常结构的红细胞。畸形和不成熟红细胞，如痘痕红细胞、有核红细胞等增多。此外，血小板经正常生存期后亦在脾脏内被清除。

(4)免疫功能：脾脏参与免疫涉及特异和非特异性细胞的和体液的防御反应。脾脏白髓与红髓交界的边缘区及脾索的组织结构为多孔隙的网状支架，含有大量巨噬细胞、淋巴细胞及浆细胞，血流在此很缓慢，血液中的颗粒抗原、异物、细菌及原虫等在此滤过，并被巨噬细胞吞噬清除。脾脏也是淋巴细胞居留和增殖的场所，含有T细胞、B细胞、K细胞和NK细胞，并产生免疫球蛋白(特别是IgM)、补体、调理素等免疫成分。以及主要是在脾脏产生的一种粒细胞、单核细胞和巨噬细胞激活因子Tuftsin及补体旁路激活系统中的重要组成部分：备解素。此外，还能合成一种能直接抵抗白血病细胞的内源性细胞毒性因子。

一个正常的脾脏可贮藏血小板循环总量的1/3，并于需要时将其释入血循环内；血小板经正常生存期后亦在脾脏内被清除。脾切除术后，周围血液中白细胞和血小板计数在几小时内即可迅速上升，扁平红细胞和靶形红细胞明显增多，这个现象有人认为是由于脾脏有控制血细胞自骨髓释放入血液循环的功能。

临床上同种脾脏移植治疗血友病甲获得成功，说明脾脏还是生产和合成抗血友病球蛋白(第Ⅷ凝血因子活性部分)的场所之一。

14.2 脾切除术
Splenectomy

创伤性脾切除最早由军队外科医师施行，而非创伤性疾病的脾切除系由Quittenbaum(1926)创先。1970年以后，脾切除术方在全球范围内广泛开展。脾脏手术频率的增加有4个方面的原因：①胃癌手术时常规行脾切除已受到普遍重视和推广；②选择性近端迷走神经切断术以及Nissen胃底折叠术(fundoplication)等邻近脾区的新手术开展，造成医源性脾损伤增加；③严重车祸逐年增多；④脾脏手术适应证有扩大趋向，如移植外科的发展，以及用于治疗霍奇金病的分期性剖腹探查术均涉及脾脏。随着对脾脏在机体免疫学的重要性的深入认识，保脾手术技术已有更多的改进。尽管如此，脾切除术对某些病人来说，仍属首选手术方式，适当的术前准备和选择最佳的手术时机有助于降低脾切除后并发症的发生率。近10年来，随着内镜外科技术的不断发展，腹腔镜脾切除术已成功得到推广应用。由于其具有微创伤、痛苦少、恢复快和住院时间短的优势，发展较快，现腹腔镜脾切除术已可应用于绝大多数需外科手术切除脾脏的疾病，包括血液病、脾脏的良恶性肿瘤、脾囊肿、游离脾及艾滋病脾切除等。同时腹腔镜脾切除术还可与其他手术合并进行，如腹腔镜脾胆囊联合切除或妇科附件联合手术等。目前在小儿外科中的应用逐步增多，更能突显腹腔镜手术的优势。

14.2.1 开腹脾切除术
Open Splenectomy

【适应证】

(1)外伤性脾破裂。

(2)各种原因引起的脾功能亢进。

(3)特发性或HIV相关的血小板减少性紫癜。

(4)遗传性球形红细胞增多症。

(5)脾囊肿。

(6)脾脓肿。

(7)游走脾。

(8)脾肿瘤。

(9)胃癌、胰体尾癌根治术及门脉高压症断流或分流术的附加手术。

(10)慢性淋巴细胞和粒细胞白血病。

(11)霍奇金病的分期性剖腹探查术。

【禁忌证】

15岁以下的患儿或有溶血危象者，不宜行脾切除术。

【术前准备】

(1)外伤性脾破裂，往往伴有大量腹腔内出血、休克等，故应在积极输血和抗休克的同时，进行紧急手术。

(2)其他慢性病例，在术前应改善肝功能，纠正出血倾向和贫血等。

(3)术前1～2d应用预防性抗生素，免疫功能低下者提前至术前1～2周。

【麻醉与体位】

通常用气管内插管麻醉或持续硬膜外麻醉。取仰卧位，左腰背部垫枕，抬高10cm，手术台略向右倾斜。

【手术步骤】

(1)可做左上腹部肋缘下斜切口。如脾脏较小或外伤性脾破裂时，则做左上腹部经腹直肌切口，必要时可向左侧加一横切口，使切口呈“⊢”形。进腹后，如发现脾破裂，应立即用手指捏住脾蒂以控制出血，然后吸净腹腔内积血，进行脾切除。如系脾肿大，则先探查脾脏、肝脏和上腹部其他器官，特别注意脾的大小、周围粘连等。尤应注意脾胃韧带、结肠系膜以及胰腺上缘是否有副脾存在。然后助手将胃轻轻向右牵开，脾脏前缘向左拉开，显露出脾胃韧带，在其无血管区剪开一小孔(图1)。

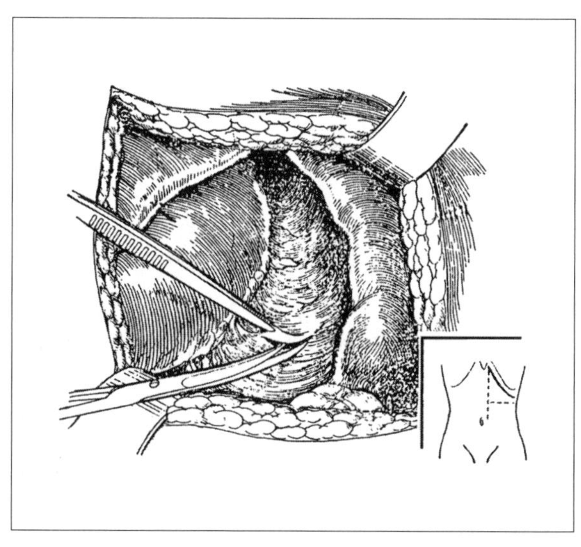

图　1

(2)从剪开的小孔处，自下而上逐渐剪开脾胃韧带，并将其中的血管用止血钳夹住后切断、结扎。此时，小网膜囊已打开，显露出胃后壁、胰体和胰尾部。在胰尾上缘可隐约看到脾血管，并可清楚扪到脾动脉搏动(图2)。

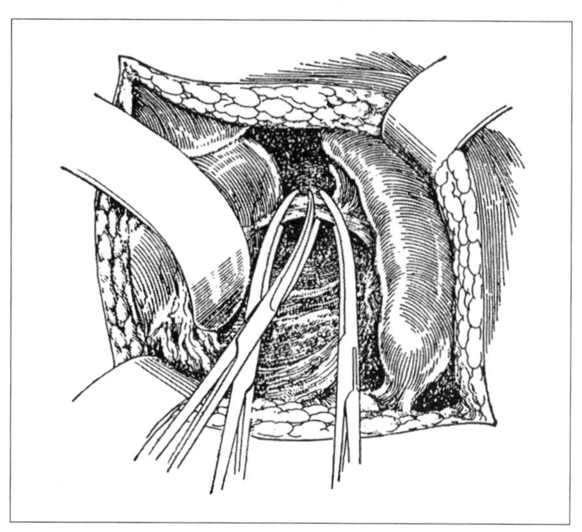

图　2

(3)用长镊子提起脾动脉前的腹膜，剪开后显露出脾动脉，再剪开动脉鞘膜，用剥离子轻轻分离出脾动脉1～2cm，用直角钳将脾动脉从鞘内轻轻挑起，穿过一根粗丝线，予以结扎(图3)。

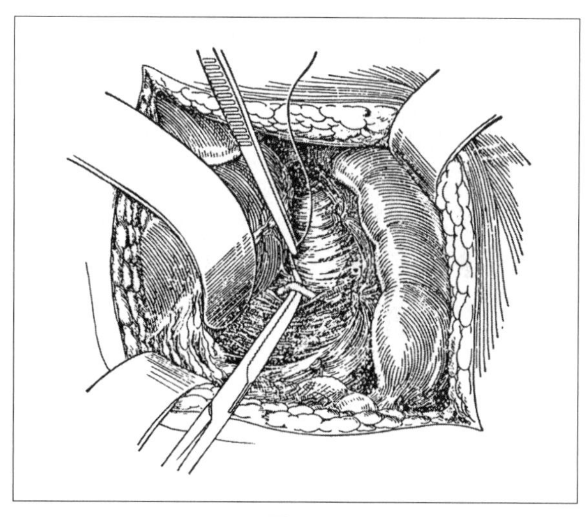

图　3

(4)助手将脾脏下极向左向上翻开，显露脾结肠韧带，用止血钳夹住后切断、结扎。这时应注意避免损伤结肠及其系膜的血管(图4)。

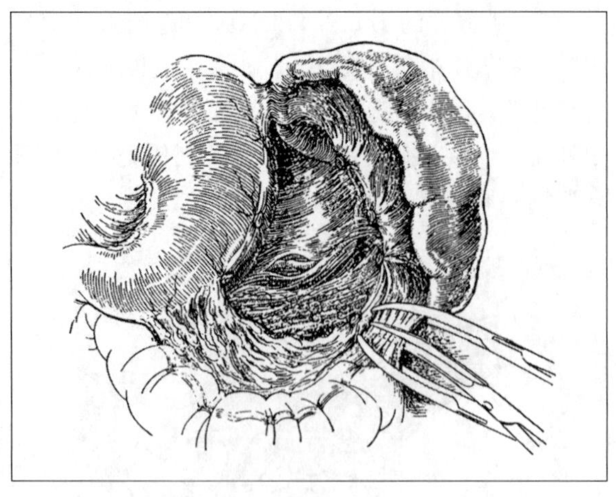

图 4

(5)术者用右手伸入脾与膈肌之间,用手指沿脾脏表面细致地钝性分离脾和膈肌以及后腹膜之间的疏松组织,包括脾膈韧带等。接着,用右手握住脾脏上极,向下、向前和向右方向将脾脏托出切口外(图 5)。但应注意如脾与膈肌以及后腹膜之间有广泛坚韧的粘连和丰富的侧支血管时,强行钝性分离常会引起大出血。在这种情况下,应充分显露脾脏,在直视下逐步切断缝扎脾膈韧带、侧腹膜和粘连组织,才能有效地控制出血。

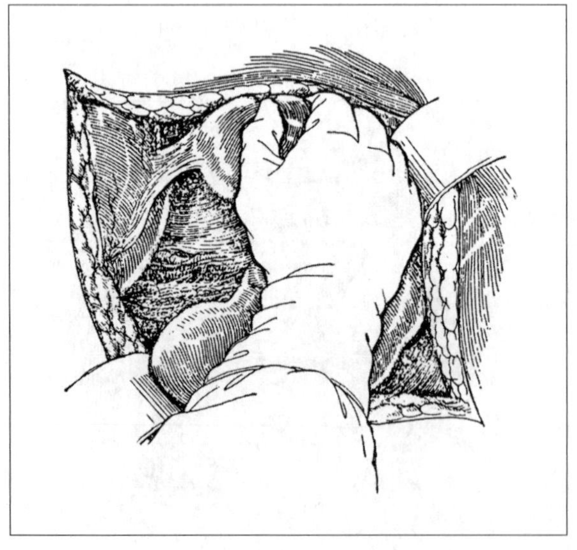

图 5

(6)当脾脏托出切口时,立即用温盐水纱布垫塞入脾窝,这样既可使脾脏不致重新滑入腹腔,同时又可止住因钝性分离所引起的膈面和后腹膜的渗血(图 6)。

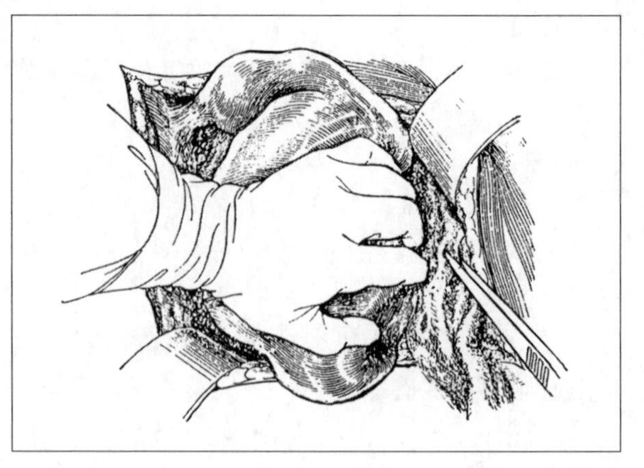

图 6

(7)最后用止血钳将胃脾韧带上段未分离部分连同其中的胃短血管一道夹住,切断、结扎(图 7)。此处胃脾间距离很短,钳夹时应避免误伤胃壁。胃侧结扎尤应牢固,以免结扎线脱落,引起出血。至此,整个脾脏已完全游离,可以置于切口之外。

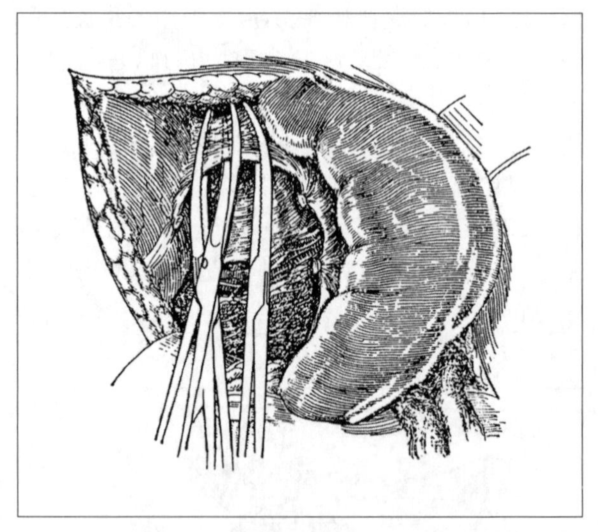

图 7

(8)将脾脏轻轻地向右侧翻转,显露脾门后缘,翻转时切不可用力过猛,以免撕破脾蒂引起大出血。然后用手指轻轻推开脾蒂和胰尾之间的疏松组织(图 8)。

(9)助手托住脾脏,术者用左手示、中两指从脾蒂后侧绕过,钩住脾蒂,右手用 3 把长弯止血钳夹住脾蒂(包括脾动、静脉),然后在中间与脾侧止血钳之间,靠近脾侧剪断脾蒂,切除脾脏(图 9)。

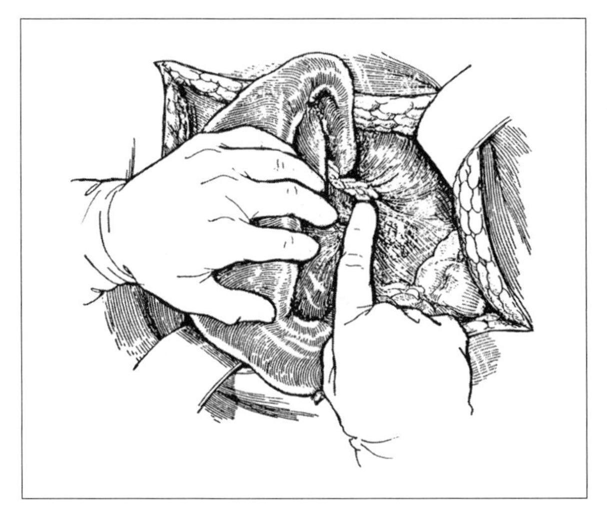

图 8

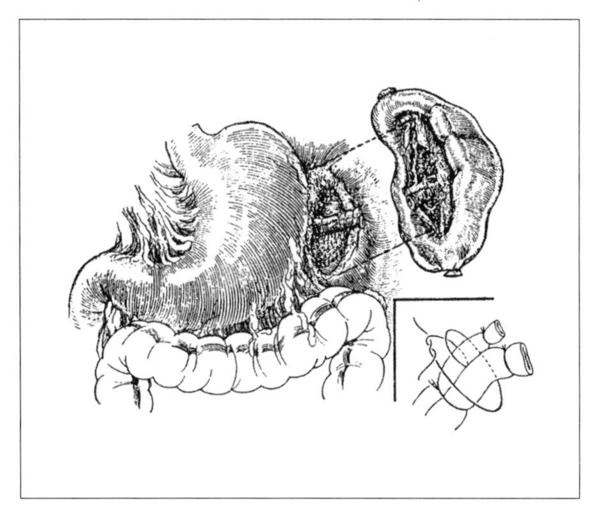

图 10

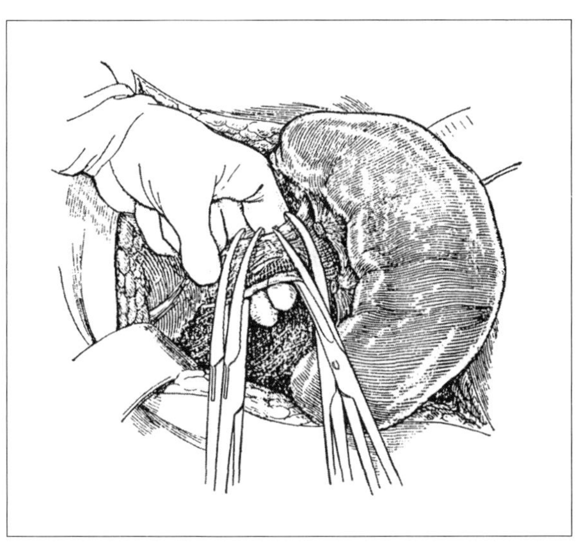

图 9

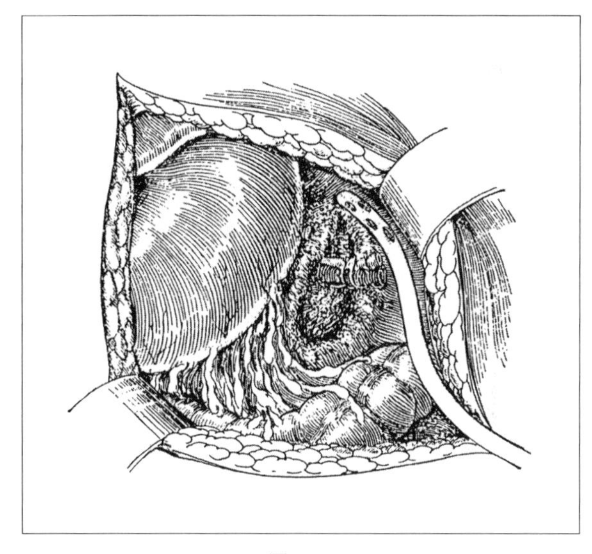

图 11

(10)脾蒂的断端用粗丝线结扎,并在其远侧做一个贯穿缝扎,必要时还可将脾动、静脉的断端再分别结扎一道(图 10)。

(11)脾切除后,取出塞入脾窝内的纱布垫,进行彻底止血。常易出血的部位有:胃底部的胃短血管,脾膈韧带的膈面和脾外侧后腹膜面以及胰尾部。对这些部位要特别注意细致止血,出血点可用丝线做"8"字形缝扎。检查无出血后,用温盐水冲洗手术野,如渗血较多,应在膈下放一根多孔软橡皮管引流,由切口外侧引出(图 11)。

(12)如系门静脉高压病例,可将大网膜松松地塞入脾区创面内,不必做固定缝合,以便建立侧支循环(图 12)。最后逐层关闭腹壁切口。

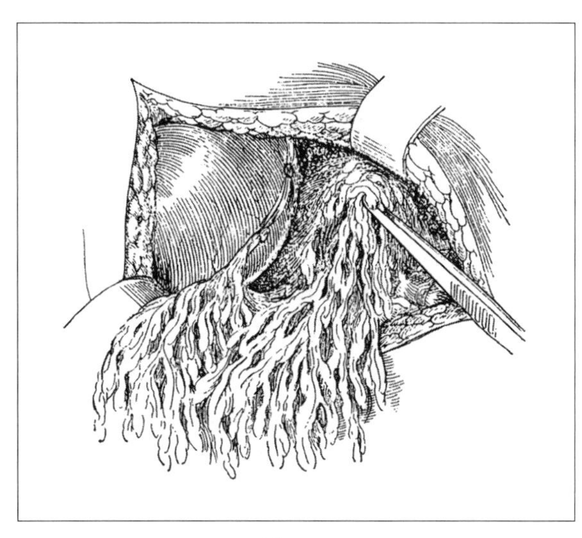

图 12

(13)门静脉高压症和血吸虫病引起的脾肿大,在脾切除后,取下的脾脏内仍存有不少血液,这些血液经过处理后,可回输给病人。闭合性损伤造成的脾破裂(不合并其他腹腔脏器的损伤),流入腹腔内的血液,经过处理后,也可再回输给伤员。具体操作方法如下:

①将切下脾脏的脾门对准盛有 ACD 保存液的容器,放开夹住脾蒂的止血钳,让脾内血液自然地流入容器内,不要挤压脾脏。助手不断地、均匀摇动容器,使脾血和保存液均匀相混,不致发生血凝块。保存液不可太少,一般每 100ml 脾血需 25ml 保存液(图 13)。

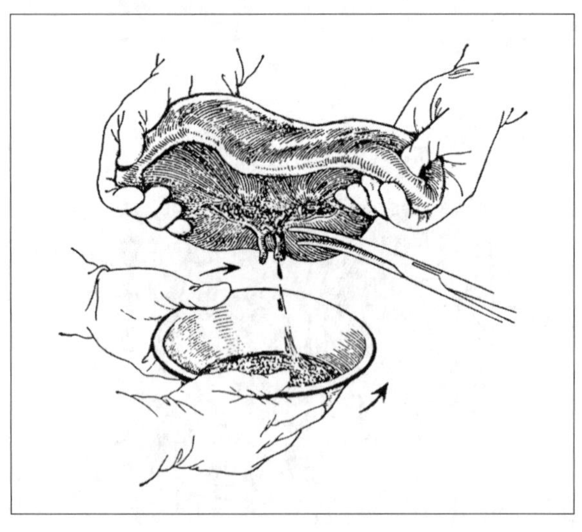

图 13

②将含有保存液的脾血经过纱布过滤,流入输血瓶内,在输血导管上再经过一次过滤,即可输入患者的血管(图 14)。

注意:采血过程必须注意无菌操作,以免污染。每 100ml 的 ACD 保存液中含枸橼酸钠 1.33g,枸橼酸 0.47g,葡萄糖 3.0g。

【术中注意要点】

(1)要求切口有良好的显露,必要时可将切口向左侧延长。

(2)充分游离、切断脾周围韧带后,再行脾切除术,注意勿损伤胃、结肠以及胰腺等邻近器官。

(3)解剖脾动脉时切勿损伤脾静脉,牵拉和托出脾脏时不要用力过大,以免撕裂脾蒂造成难以控制的大出血。

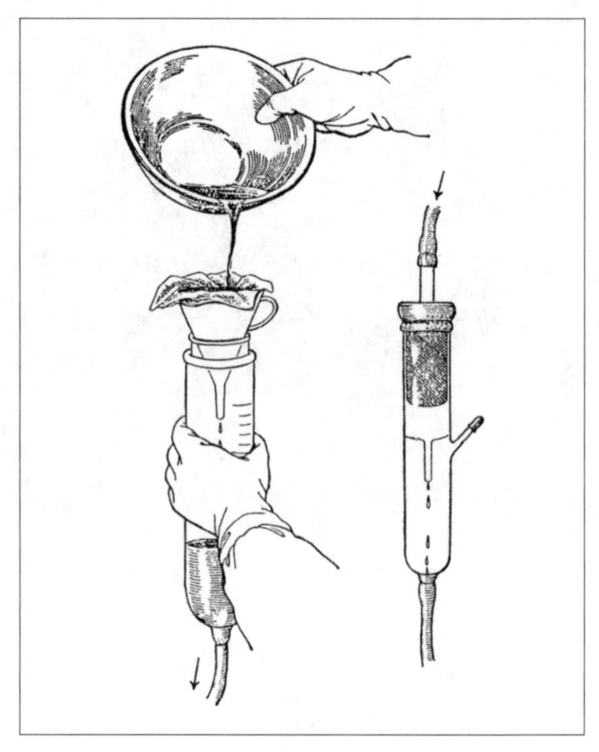

图 14

(4)一般先结扎脾动脉,以减少脾脏充血,使其体积缩小和在分离脾周围韧带或粘连时减少出血。如粘连严重,剥离有困难时,可不必先结扎脾动脉,等到脾切除时和脾静脉一道处理。

【术后处理】

(1)除同一般腹部手术后处理外,对肝功能有损害者,还应积极采用保肝疗法。

(2)如有引流管,可连接于床旁消毒瓶内,于术后 3d 拔除引流管。

【主要并发症】

(1)感染。术后即期感染的发生率为 5%~55%,包括肺炎、切口感染、膈下脓肿、泌尿系感染以及败血症等,病死率为 3%~4%。败血症和泌尿系感染的致病菌依次为大肠埃希菌、金黄色葡萄球菌、肠球菌、克雷伯杆菌、肠杆菌和假单胞菌等。手术前后预防性应用广谱抗生素可避免各类感染的发生。

脾切除术后凶险性感染(overwhelming postsplenectomy infection,OPSI)已被公认为是一临床综合征,可发生于术后数周至数年,多见于术后 2~3 年内。其临床特点是隐匿性发病,开始可能有轻度流感样症状,继而骤起高热、头痛、呕吐、恶心、精神错乱，乃至昏迷、休克，常可在几小时至十几小时内死亡。常并发弥漫性血管内凝血，菌血症。发病后尽管及时使用大剂量抗生素治疗，病死率仍很高。50%病人的致病菌为肺炎球菌，其他如嗜血性流感杆菌、脑膜炎球菌、大肠杆菌、乙型溶血链球菌等。

根据大宗临床资料统计，脾切除后病人因感染性疾病所致的病死率大大高出于正常人群，尤其是儿童。另一方面，这种危险性的增加也与原有疾病的种类密切有关。如因珠蛋白生成障碍性贫血，单核吞噬细胞系统疾病如霍奇金病、组织细胞增生症-X等而行脾切除者，发生OPSI的危险性最高，因外伤、原发性血小板减少性紫癜和遗传性球形细胞增多症行脾切除者，发生的危险性低。

鉴于上述事实，总的来说，对于全脾切除，特别是4－5岁以下儿童的全脾切除，应持慎重态度。

由于OPSI半数病原菌为肺炎球菌，可用青霉素(青霉素过敏者，可用红霉素等)或接种多价肺炎球菌疫苗进行预防。主要用于儿童，但2岁以下不采用接种疫苗的方法。一旦发生OPSI，则应积极应用大剂量抗生素控制感染，输液、输血，抗休克，纠正水与电解质紊乱等治疗。

开展脾脏修补缝合、部分脾切除及脾脏移植等保留脾脏的手术，无疑有利于保持脾脏的免疫功能，但问题在于究竟应保留多少脾脏组织，才足以防止脾切除后严重感染性疾病，迄今仍不明确。

(2)手术后出血。约占脾切除的2%。多由于止血不彻底，忽视了小的出血点或结扎线脱落所致。罕见因凝血障碍或损伤胰尾导致高纤溶状态引起出血者。如术后12h内发现有内出血征象，应立即行手术探查。

(3)血栓形成和栓塞。发生率为5%～10%。系由于脾切除后血小板数升高和血液黏稠度增加引起。血栓大多起源于脾静脉残余部，可蔓延至门静脉，如阻塞肠系膜上静脉，则可造成不良后果。门静脉血栓形成常在术后第2周血小板计数达高峰时出现临床症状，表现为上腹钝痛、恶心、呕吐、血便、体温升高、白细胞计数增多及血沉加快等。但也有无临床症状者。B超检查可确定诊断。如无禁忌证时可试用纤溶疗法。经抗凝、禁食、输液以及抗生素治疗度过急性期后，门静脉亦可再通。预防脾切除后血栓形成可采用肝素疗法。

(4)胰腺炎。发生率约为2.5%。与术中游离脾床时损伤胰腺有关。在胰腺近端结扎脾动脉，由于影响胰尾的血供，也是原因之一。如血清胰淀粉酶升高超过3d并伴有症状者，则可确诊胰腺炎。用生长抑素治疗，有良好的疗效。

(5)胃肠功能紊乱。脾切除后常见胃肠蠕动恢复缓慢，此与结肠向左上移位引起小肠扭曲以及改变了门静脉血流的动力学而伴有小肠暂时性淤血有关。脾床渗液和手术创伤也可影响胃和上段小肠的功能恢复。如不及时治疗，可迅速出现麻痹性肠梗阻症状。因此必须与机械性肠梗阻和代谢原因造成的肠麻痹相鉴别，以便及时采取有效的治疗。

(6)脾热。脾切除后常见有不明原因的发热，体温升高可达39℃，并持续数天之久，不经治疗亦会逐渐下降。对有脾热患者应首先排除腹腔感染，然后给吲哚美辛(消炎痛)12.5～25mg，每日3次，可使发热得到暂时缓解。亦有主张不需治疗任其自然缓解者。

(7)其他并发症。脾切除后尚可出现不明原因的白细胞增多症，白细胞计数可高达40×10^9/L，不经治疗，可与血小板同时下降至正常范围。尚有因术中应用拉钩过度用力，压迫心包，发生心包炎，临床表现发热，心率加速和典型的心电图改变。亦有并发机械性小肠梗阻的报道。

14.2.2 腹腔镜脾切除术

Laparoscopic Splenectomy

【适应证】

(1)特发性或HIV相关的血小板减少性紫癜。

(2)血液病性溶血性贫血。

(3)脾囊肿。

(4)游走脾。

(5)外伤性脾破裂血压稳定或经处理后稳定者。

(6)脾肿瘤。

(7)淋巴瘤、白血病。

(8)腹腔镜门脉高压症断流术的附加手术。

【禁忌证】

(1)上腹部粘连严重者。

(2)脾长＞30cm 的巨脾。

【术前准备】

(1)器械准备:腹腔镜主机 1 套,30°腹腔镜 1 根,超声刀 1 台配弯形分离器刀头,相应穿刺套管 4 只,五爪拉钩 1 只,分离钳、抓钳及施夹器各 1 把,吸引器 1 台,并备圈套器和侧-侧吻合器等。

(2)其他准备同开腹脾切除。

【麻醉与体位】

气管内插管麻醉,多采用头高脚低右侧卧位。

【手术步骤】

(1)穿刺孔位置与作用:观察孔位于脐左 1cm,置放 30°腹腔镜。主操作孔位于左腋前线和左锁骨中线肋缘下,插入分离钳或超声刀等,负责主要的手术操作。辅助操作孔位于剑突下左侧,插入五爪拉钩负责暴露术野(图 1)。

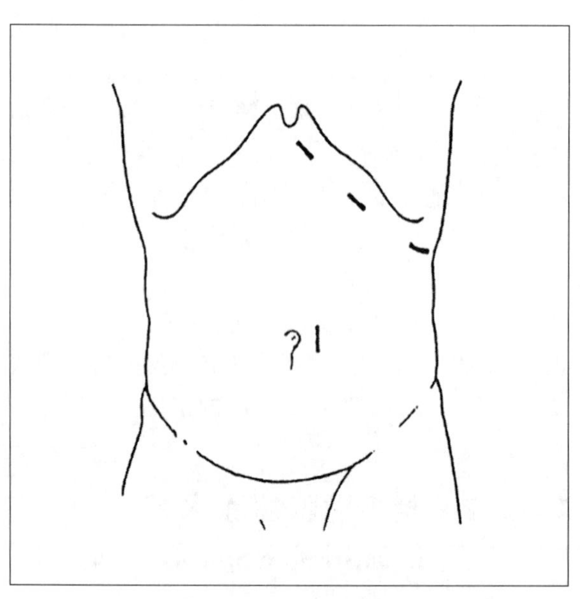

图 1　腹壁穿刺孔位置

(2)腹腔穿刺后注入 CO_2 气体建立气腹,4 个穿刺点分别置入 10mm 的穿刺套管,插入相应的手术器械。

(3)脾周韧带分离:用超声刀自胃大弯侧中上部分离脾胃韧带,显露脾门(图 2)。在近脾门处分离出脾动脉,丝线结扎,此时脾脏缩小,被膜损伤的大出血可能性减少。沿脾结肠韧带近脾侧分离脾下极(图 3)、后腹膜(图 4)及脾上极,使脾脏充分游离。

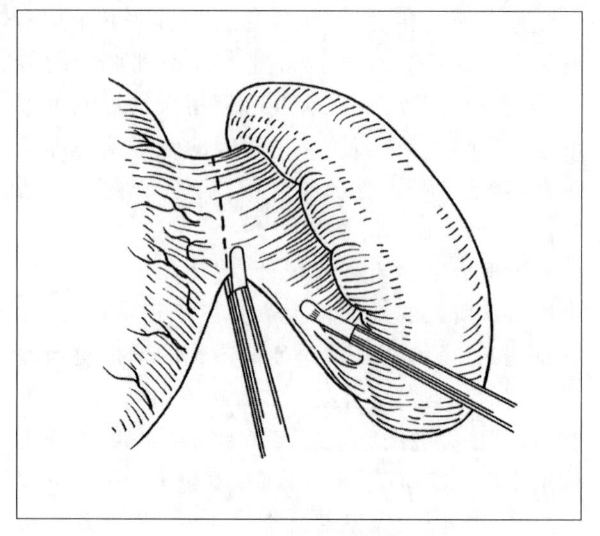

图 2　切断脾胃韧带

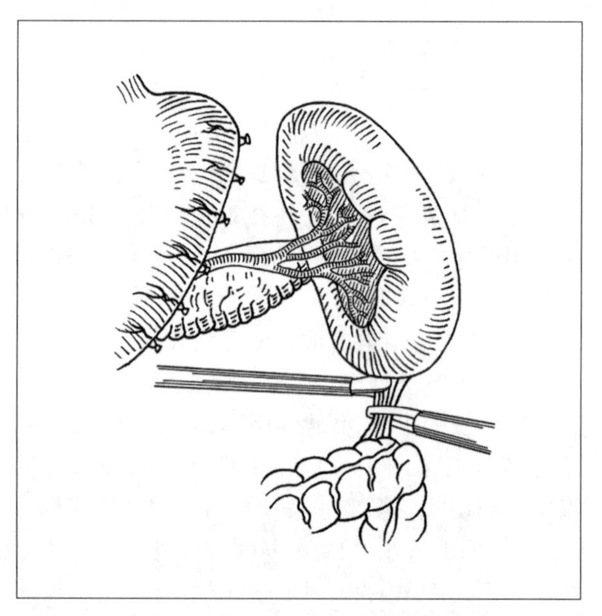

图 3　游离脾下极脾结肠韧带

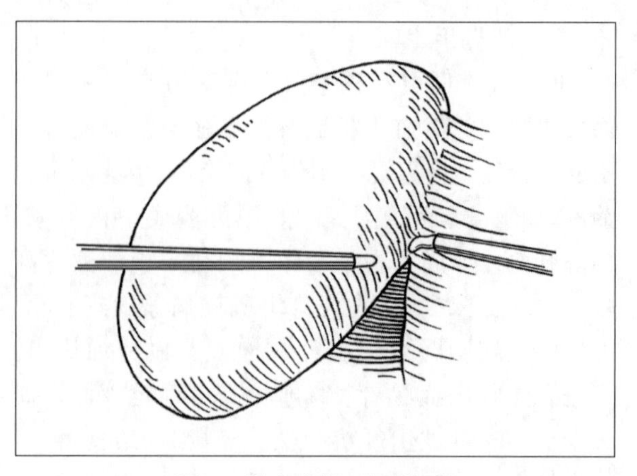

图 4　游离脾肾、脾膈韧带

(4)脾蒂血管的处理:应用血管自动吻合器将脾蒂的主要血管一次性夹闭切断,也可应用中、大号以上钛夹夹闭后切断(图5)。为避免自动吻合器或钛夹钳夹过厚组织而使血管滑脱,钳夹前应尽量把脾蒂外脂肪组织分离干净。随着腹腔镜技术的提高,已能对脾蒂血管进行结扎或缝扎处理,操作方法与开腹手术无异。

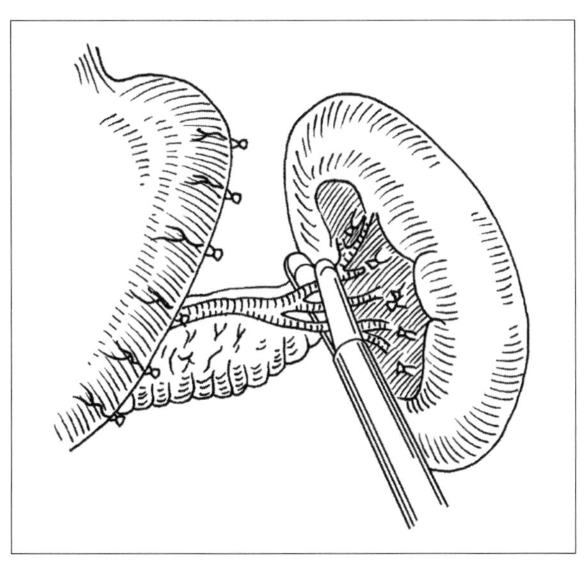

图5 脾蒂的切断

(5)脾脏取出:切断脾蒂后,将左上腹穿刺孔扩张成18～20cm,由孔内置入塑料回收袋,袋口两侧由剑突下及腋前线处的钳子抓牢后撑开,以有钩持物钳将脾放入袋内(图6)。袋口拖出腹壁外,用卵圆钳将脾夹碎后分块取出(图7)。若脾脏巨大,也有人建议在左下腹做一小切口取出脾脏。

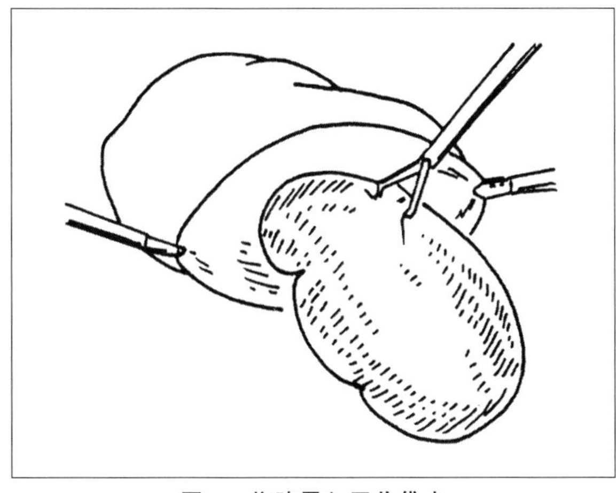

图6 将脾置入回收袋中

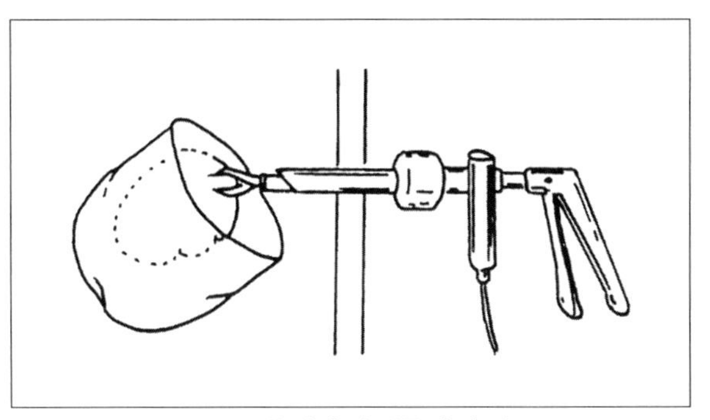

图7 将脾夹碎后取出腹腔

(6)寻找副脾:切脾操作结束后,复查术野,观察有无活动性出血和周围脏器损伤,并积极寻找有无副脾存在。

(7)脾窝放置引流管后,排出气体,取出穿刺套管,缝合穿刺孔。

【术中注意事项】

(1)分离脾周韧带时应尽量靠近脾侧,以免损伤胃底、结肠等邻近脏器。

(2)脾蒂主血管的处理是腹腔镜脾切除手术成败的关键,应引起足够的重视。

(3)术中发现脾脏粘连严重、巨脾切除困难或术中发生大出血而腹腔镜又无法迅速止血者,应及时中转剖腹手术或改为单手辅助下腹腔镜脾切除。后者的方法是在左下腹或右侧腹部做一长约6cm的小切口,术者的一只手经hand port装置(防止漏气)进入腹腔,协助完成腹腔镜下脾切除。

【术后处理】

(1)术后常规处理同开腹脾切除术。

(2)一般术后3d即可出院。

【并发症】

同开腹脾切除术,但腹壁伤口并发症极少。

【疗效评价】

腹腔镜脾切除术已有近10年的历史,现适应证越来越广泛,手术也渐趋成熟,中转剖腹手术率小于7%,并发症发生率约12%,病死率为0.8%,极少病人需要输血,手术时间1.5～4小时,一般术后3d即可出院。与传统剖腹手术相比,腹腔镜脾切除术具有创伤小、痛苦少、恢复快及并发症和病死率低等优点,疗效与剖腹手术相当,但手术适应证较后者为窄,术中寻找副脾也不尽如人意。

14.3 附带性和意外性脾切除 Incidental and Accidental Splenectomy

附带性脾切除是指上腹部手术时已计划进行脾切除作为附加的手术。如胃癌根治术时为清除脾门和胰腺上缘脾动脉周围的淋巴结,必须附带做脾切除。又如胰尾切除或因过去手术造成致密粘连,由于操作上的困难需同时做脾切除术。意外性脾切除是指在邻近脾区进行其他手术时,无意中造成医源性脾损伤而做的脾切除。其中1/3的原因发生于近端胃迷走神经切断术,尤其是在剥离远端食管和切断至胃底的迷走神经过程中易于损伤脾脏。此外,尚可发生于因治疗反流性食管炎而行胃底折叠术以及胃短路手术、胃切除术、左半结肠切除术、左肾和肾上腺手术,亦有报道发生在左肺手术过程中者。这种医源性脾损伤多系过分牵拉脾脏的有关韧带引起,而由拉钩压迫或手术器械直接损伤者较少见。文献上统计意外性脾损伤约占脾切除总数的20%,附带性脾切除亦为20%左右,提示切除健康有功能的脾脏数约占脾切除总数的1/3以上,故应尽量避免做脾切除。兼有切脾的手术,术后病死率、并发症发生率以及住院时间均有明显增加。各种上腹部手术如附加脾切除,其病死率可高达30%。肥胖患者行胃短路手术时意外切脾后的膈下脓肿发生率为2%～30%。Kassam(1977)等报道胃切除同时切脾后发生吻合口瘘者甚为多见,其原因可能是因同时做脾切除者必须切断胃短动脉,从而减少了胃的血供,虽然剩余的胃供血动脉能有足够的代偿,但仍会发生暂时性血供障碍,尤其患有动脉硬化者更易发生吻合口漏。一般来说,医源性脾损伤是完全可以避免的。如在术中始终注意保护脾脏,细心推开或切断脾下极的腹腔粘连,谨慎牵拉上部分的胃脾韧带,则能减少这类脾损伤。如做胃底折叠术时,应采用Nissen法自胃前壁作胃底袖套,可避免对脾脏带来张力。尽管如此,通常所见的医源性脾损伤均为浅表撕裂伤,不需切脾而采用局部止血法如光凝法或缝合法等处理,也能达到止血目的。

14.4 脾脏的原位手术 Procedures on the Spleen in Situ

当脾损伤时不做脾切除而采用各种方法进行缝合修补以保留脾脏,称为脾脏原位手术,也称为保脾手术。现一致认为儿童和不到60岁的成年人脾损伤应尽量做保脾手术。目前保脾的手术方法很多,但无统一的规范性手术适合于各种类型的脾损伤,故该手术方法仍处于临床发展研究阶段。其适应证与损伤的部位、程度以及病人的一般情况有密切关系。随着新型手术的广泛开展,已有术后出血、脾脓肿或囊肿、膈下脓肿、胸水、胰瘘以及全身感染等并发症的报道,因此各种手术方法的应用仍有待最后评价。除择期脾段切除可选择理想的Kehr或左肋缘下切口外,通常是按照腹部外伤急诊原则选择上腹部手术探查切口,如探查中发现脾损伤并需做保脾手术时,可将原切口扩大,只有良好的显露,方能进行此项手术。除仅有浅表的脾撕裂伤外,一般来说,保脾手术在技术上有一定的困难。这是因为必须将脾脏托出切口才能正确判断其损伤的程度,以便选择适当的方法有效地控制出血。保脾手术与脾切除相比,费时较多。因此,对于出血严重、脾周韧带游离困难及上腹正中切口显露不良者,不宜增加更多的创伤而勉强做保脾手术。如为脾外伤,经较大切口进腹后,首先以左手示指和拇指捏住脾动脉控制出血,清除腹内积血后,游离松动脾脏,再确定脾损伤的程度、部位以及脾门血管有无撕裂伤,根据病人的一般情况,采取进一步的手术措施。对于脾裂伤区域的血肿,应予切开后仔细清除其中无活力的组织和血块,脾实质内断裂的较大血管进行缝扎或用银夹止血。如为包膜下血肿,必需剪开后检查脾实质内的损伤。切忌对已停止出血的浅表裂伤和脾包膜下的大血肿不做任何处理而关腹,因为有发生延期出血的危险。对于小的脾裂伤用明胶海绵或纱布填塞压迫止血也是错误的。对创伤性脾破裂,仅有20%～30%适合做保脾手术,因星状撕裂伤多有较长、较深的裂口以及严重的出血,脾门区损伤则常有1支以上的大血管裂伤以及中心型撕裂伤,均应立即做脾切除术，但可选用保存脾功能的自体脾组织移植术。对患有败血症和经过激素治疗的患者，因脾脏质地变软，不能耐受缝合止血，不考虑做保脾手术。对有腹腔污染如结肠开放性损伤者，亦禁忌做此项手术。当脾裂伤经处理止血后，应将脾脏放回原位，观察 10min，如无出血才能关腹。术后应用软橡皮管做闭式引流 24～36h，以观察有无再出血情况。同时应用抗生素，绝对卧床 24～48h，至少需住院 14d。4 周后做核素扫描检查确定存留的脾组织有无活力。一般来说，保脾手术的病程和并发症的发生率与单纯脾切除相同，仅在数周内有左上腹疼痛，但经 2～3 个月后均能缓解。以下介绍几种保脾的手术方法。

14.4.1 脾动脉结扎术
Ligation of the Spleen Artery

本法仅适用于不需游离脾脏而进行脾裂伤处理的病例，或在保留胃短动脉和源于脾动脉的上极动脉的情况下，才能结扎脾动脉，因为这些广泛的侧支循环网能代偿暂时性的脾供血不足。当脾动脉结扎后，必须观察 20min，看脾脏有无缺血表现，对可疑无活力者，应立即做脾切除术。如胃短动脉搏动无力或不存在脾上极动脉，同时脾表面有缺血现象者，亦为脾切除的指征。单纯用脾动脉结扎使脾裂伤停止出血者极为少见。一般不主张将脾动脉结扎作为局部脾裂伤的附加手术，尤其当胃短动脉和脾上极动脉被切断结扎后，无疑会引起脾实质坏死。1976 年 Witte 等曾试用脾动脉结扎治疗门脉高压症，结果证明无论有无良好的侧支循环，都会发生脾梗死，但罕有需做脾切除者。临床上可有短暂的发热及左上腹疼痛等症状，一般不会造成梗死区不愈合的后果。但不能排除发展成囊肿、脓肿以及脾静脉血栓的可能性，脾动脉结扎后因不能肯定能剩余多少有功能的脾组织，故此法不足为取。

14.4.2 脾裂伤缝合术
Suture on the Spleen Laceration

脾质地虽然脆弱，但仍可进行缝合，此法尤适用于儿童及青年人未伤及大血管的脾裂伤。

【手术方法】

用 2-0 至 4-0 无损伤可吸收缝线（肠线、铬制肠线、聚羟基乙酸缝线）做靠拢缝合，进针和出针点距裂伤边缘至少为 1cm，缝线必须穿过裂伤底部，做褥式、U 形或“8”字缝合较单纯缝合更好。两针间必须有重叠交错，最好做与脾长轴成对角线的缝合。横向缝合只会损伤更多的血管而加重出血。为分散缝合线的张力，可在伤口两侧交替打结，恰好使伤口靠拢为宜，如将线尾留长，亦可用大网膜覆盖裂伤表面后再打结固定。如裂伤深达脾实质，则须分别钳夹结扎其中出血的血管。也有主张用细丝线同时做脾包膜的缝合，如此法因脾质地脆弱而造成切割撕裂不能使伤口靠拢时，可用特氟隆（Teflon）垫片做单纯褥式缝合（图 1）。也有加用大网膜片，局部止血剂或脾动脉结扎术等联合应用的缝合方法。

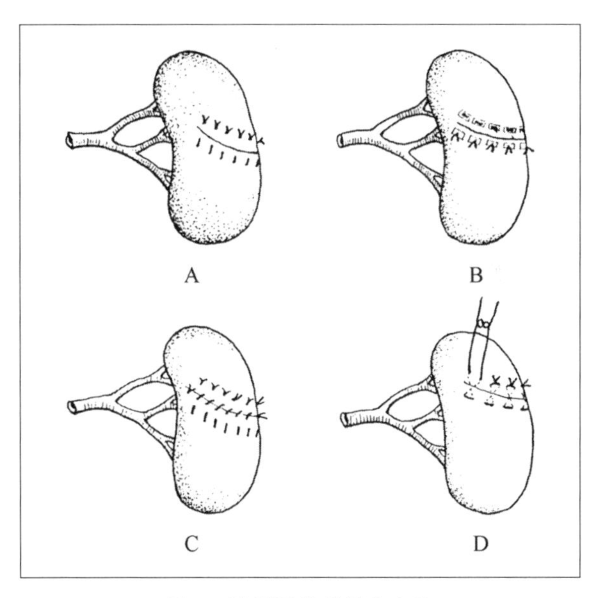

图 1 脾撕裂伤的缝合方法

A—单纯褥式缝合；B—用特氟隆（Teflon）垫片做单纯褥式缝合；C—跨过脾包膜的单纯褥式缝合法；D—单纯交叉缝合法

14.4.3 生物片修补法
Patch on the Biomembrane

本法可用于仅为脾包膜的撕裂伤或为表浅的较小裂伤。最适用于儿童，因其脾包膜相对较为坚韧，能够耐受缝合。本法也常作为脾实质裂伤缝合后的一种补充手段。

手术方法：用大网膜或腹膜片覆盖创面后，再以4-0至6-0可吸收缝线将其缝合固定即可达到止血目的。

14.4.4 局部止血剂的应用 Topical Hemostatic Agents

仅适用于医源性范围较小、出血量不多的脾包膜损伤，如裂伤深入脾实质，单独使用此法制止严重出血是无效的。在脾段切除或清创切除后，应用局部止血剂可作为一种处理脾创伤的辅助方法。

使用方法：将各类止血剂包括氰基丙烯酸丁酯(butylcyanoacrylate)黏合胶、明胶海绵、氧化再生纤维素(oxidized regenerated cellulose)、微晶纤丝胶原(microfibrillar collagen)、纤维蛋白组织黏合剂(fibrin tissue adhesive)等涂敷在创面上，用手指轻轻加压3～5min，即可止血。如还有出血则可重复此法，再行压迫止血。使用黏合剂时必须注意使其超出创缘并充填到伤口底部，达到完全封闭伤口缺损为宜。

14.4.5 凝固止血法 Coagulation Procedures

本法系用物理方法，如红外线、氩气等进行止血，尤适用于严重的出血、弥漫性渗血的脾实质性损伤以及部分脾切除的创面。禁忌用电凝止血，因其反而使伤口扩大，引起更多的出血。

使用方法：红外线凝血法是以碘钨灯为光源，间歇0.5～3s发射1次红外线，经石英导体传送到脾实质的表层创面，组织吸收来自红外线蓝宝石凝固器(infrared sapphire coagulator)发射的光线经1.5～2s后即由光能转换成热能形成雾化层，通过分段重复应用，创面凝固干燥而停止出血。红外线对组织仅有轻度碳化作用。使用时可按创面的形状选择平面的、直角的或球形的各种不同的红外线发射头，为使创面易于接触红外线，常需要游离搬动脾脏或为使创面能适应凝固器头的形状而需切除部分脾实质。据Guthy临床经验证明，自应用此法后，在上腹部手术中因医源性损伤而行脾切除已从2.5%下降至0.5%。此外，钕镱铝-石榴石激光器(neodinium-yttrium-aluminum-garnet lasser, N-YAG lasser)激光辐射止血法目前尚处于动物实验与临床研究阶段，尚无应用结果报道。

近年尚有应用氩气凝血器(argon beam coagulator)进行脾创面止血的，此又称ABC止血法。本法是通过笔形喷嘴，利用一束电离的氩气流作为媒介，将高频能量传导至组织细胞表面，而达到凝固止血的作用。当喷嘴距离创面1cm时，即喷出常温气流，可以吹去创面上的积血，使出血点显露清晰。对于直径在1mm以下的血管止血，效果甚佳。本法的优点是不需要搬动脾脏，组织干化和热电凝所形成的薄层焦痂不易脱落，不会损坏已有的缝扎线。

14.4.6 腹腔镜下止血术 Laparoscopic Coagulation

本法适用于创伤小、出血不多的浅表脾损伤。

手术要点：在腹腔镜直视下，吸净腹腔内积血及凝血块，冲洗脾区，探查脾脏。对于裂口较小的浅表破裂，可用电凝止血、破裂处覆盖止血纱布或局部应用止血剂等止血。裂口较大或经上述处理后仍不能止血者，可通过腹腔镜下缝合止血，或加行脾动脉结扎、线网包套止血。若探查发现脾损伤严重，脾脏不能保留者，则应行腹腔镜下或开腹脾切除术。

14.4.7 脾段切除术 Segmental Resection of Spleen

基于认识到在解剖学上脾脏的各段间不存在有吻合支，脾动脉亦为终末动脉，如在脾门区结扎某一分支后可导致该动脉供血区的脾段梗死而不影响其他脾段，因而创用了本手术方法。

骨髓纤维化引起的脾亢，可用本法避免做全脾切除。脾上极或下极的横断伤，本法尤为适用。

医源性脾损伤一般不需要做脾段切除。本法不适用于治疗 Hodgkin 病，主要因为剩余脾脏可能会有病灶残留。

手术方法：择期性脾段切除是先剪开网膜囊，沿胰腺上缘分离出脾动脉，然后绕以脐带线作为临时性备用止血带。接着仔细检查脾门区血管排列上的变异情况，自脾床游离出脾脏后，必须游离被切除脾段的供血动脉，在近脾门处加以双重丝线结扎。此项操作在有小动脉分支时甚为费时或很困难，亦有损伤胰腺的可能性，因此必须由助手将脾下极旋转向上，术者才能顺利进行脾下段切除。当脾段动脉被结扎后，其供血脾区即迅速变色。如脾下极的供血动脉在脾实质内分支，则必须鉴定脾上极动脉并予以保留，亦即脾动脉的结扎点必须保证脾脏的中上部分仍有良好的血供。如不能发现起源于脾动脉主干的脾上极的终末分支动脉，只要胃短动脉能充分供血给保留部分的脾脏时，仍可做脾段切除。当确定做脾段切除后，可沿变色线切开包膜，但需先紧缩止血带或手压脾门区以减少严重的出血，用钝性指折法离断脾实质，也可用剥离子或刀柄予以分断。同时保持手术野的吸引，以便看清血管后予以钳夹、切断、结扎或用银夹止血。如主要血管经结扎或缝扎后仍有渗血，可用带有 2-0 可吸收缝线的无损伤性直针或弯针重叠褥式缝合法闭合横断的切面，并可起到压迫止血的作用。脾包膜并不需要勉强靠拢。缝线应在切面的两侧交替打结。未闭合的断面可加用局部止血剂或光凝止血法，亦可用一片大网膜覆盖在切面上并加以固定。最后将游离后的脾脏固定于原位，以防止脾扭转(图 1～图 3)。

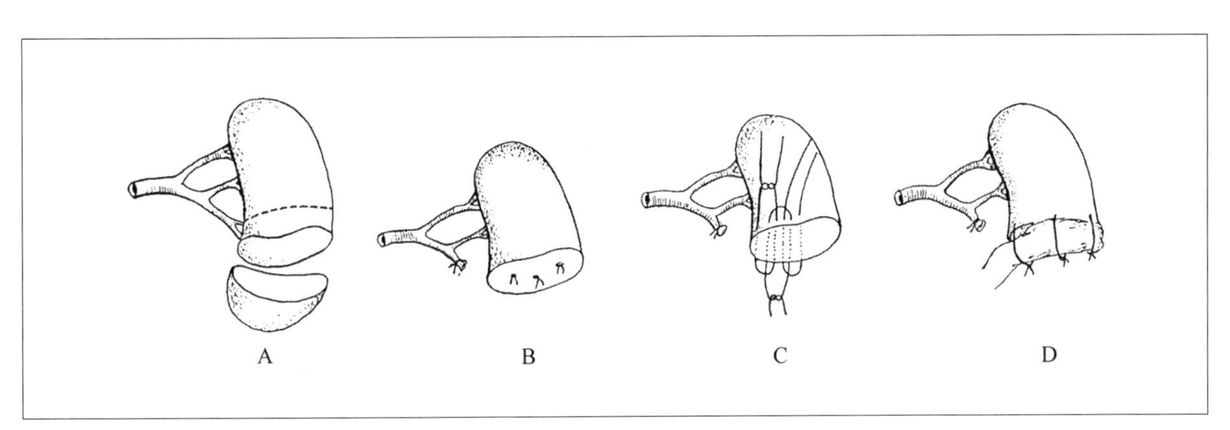

图 1 脾下极创伤性断裂的脾段切除方法

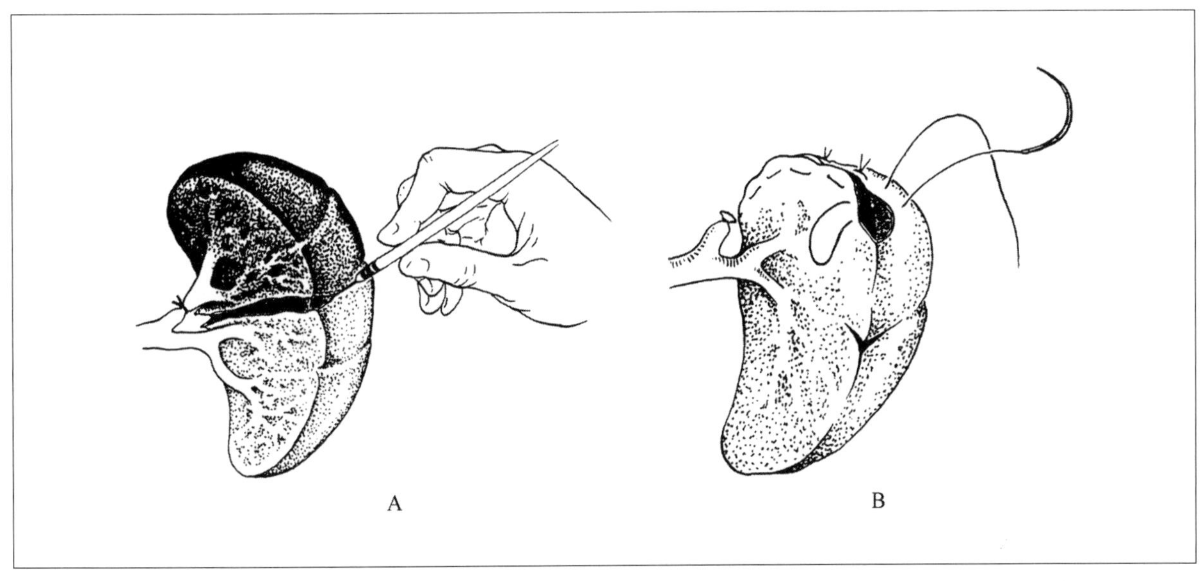

图 2 上半脾损伤的切除方法

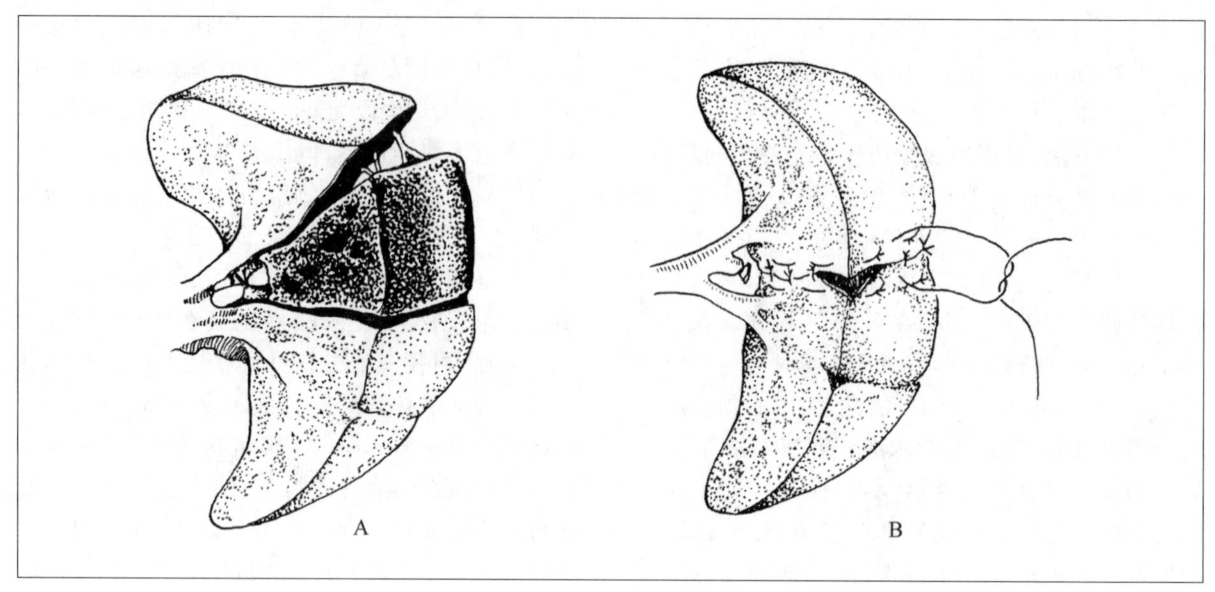

图3 脾中上段损伤的切除方法

14.5 脾脏栓塞术

Splenic Embolization

【适应证】

(1)门脉高压所致脾功能亢进和食管静脉曲张破裂出血。

(2)特发性血小板减少性紫癜。

(3)地中海贫血、遗传性球形或椭圆形红细胞增多症。

(4)脾动脉瘤。

(5)外伤性脾破裂。

(6)脾肿瘤、霍奇金病。

(7)肾移植后或肝癌介入治疗时的白细胞减少症。

(8)脾静脉、门静脉血栓形成或海绵样变并发脾功能亢进。

【禁忌证】

(1)脓毒血症、体质严重衰竭及碘过敏为绝对禁忌。

(2)肝功能不全、凝血功能障碍为相对禁忌。

【术前准备】

(1)器材准备:数字减影血管造影(DSA)机,高压注射器,脾动脉造影导管导丝,穿刺针,造影剂,明胶海绵或不锈钢螺圈等栓塞材料。

(2)常规术前检查,明确肝功能、肾功能、凝血酶原时间、血象及脾脏肿大程度。

(3)术前2d预防性应用广谱抗生素。

【栓塞方法的选择】

(1)脾功能亢进的栓塞:各种原因引起的脾功能亢进及具有切脾指征的血液病多选用部分性脾栓塞,以明胶海绵条栓塞脾段动脉为好,栓塞范围控制在40%～60%。部分性脾栓塞既达部分性“脾切除”以缓解临床症状,又保留了脾脏的免疫功能。当患者体质较弱或临床症状缓解不满意时,可多次重复进行,是目前公认的安全有效方法。

(2)脾肿瘤的栓塞:分手术前栓塞和晚期肿瘤姑息性栓塞两种。术前栓塞可致肿瘤缺血坏死,减少术中出血,防止肿瘤细胞播散。术前栓塞可用明胶海绵细小颗粒做全脾栓塞,栓后3d即可手术切除。晚期肿瘤姑息性栓塞也采用全脾栓塞,除用明胶海绵颗粒或无水乙醇做末梢栓塞外,脾动脉近端也做栓塞,可导致全脾梗死。全脾栓塞后严重并发症及病死率很高,仅限于脾肿瘤栓塞。

(3)脾外伤和脾动脉瘤栓塞:只做脾动脉近端栓塞。栓塞材料多选用体积较大的不锈钢螺圈,也可采用大的明胶海绵条或可脱性球囊等。脾动脉主干栓塞后,脾脏可经胃短动脉、胃左动脉及胃网膜动脉形成的侧支循环获得足够的血供,一般不产生梗死,故仅用于脾外伤和脾动脉瘤的栓塞治疗。

【手术步骤】

(1)采用 Seldinger 技术经股动脉或肱动脉穿刺插管行腹腔动脉造影,以每秒 8ml,总量 15～20ml 注入造影剂,观察脾动脉走行。

(2)借助导丝将导管超选至脾动脉造影,以每秒 5～8ml,总量 15～30ml 注入造影剂,观察脾脏的大小及脾内病变情况,脾破裂可见造影剂外渗、血管离断等影像改变。

(3)根据脾脏病变及不同的栓塞方法选择栓塞材料。部分脾动脉栓塞多采用明胶海绵颗粒,约 $2mm^3$,浸入含青霉素和庆大霉素的生理盐水中;也有主张用明胶海绵短条,约 2mm×8mm 大小,插入 2ml 注射器乳头中注入,一般为 6～8 条。栓塞时导管尽量超选至深处,最好越过胰背动脉,以防误栓造成医源性胰腺炎。术中通常根据脾动脉的血流来判断脾脏栓塞程度,笔者的经验是脾动脉血流稍减慢栓塞范围为 30%～40%,明显减慢为 50%～60%,若短暂停流后呈蠕动前进为 70%～80%。全脾栓塞时多采用明胶海绵粉末或无水乙醇,导管超选应更为准确、深入,必要时可通过 3F 微导管或球囊导管注入无水乙醇等液态栓塞剂,以免反流。脾动脉主干栓塞时多选用不锈钢螺圈,栓子直径应略大于脾动脉管径,导管置于脾动脉近端,但仍应越过胰背动脉开口。

(4)再次脾动脉造影,明确脾栓塞程度。若感不足,可补加栓塞,直至满意为止。退出导管,穿刺处压迫止血后加压包扎,平卧 24h。

【术后处理】

(1)静滴广谱抗生素,预防感染。

(2)支持对症治疗,必要时可应用糖皮质激素改善患者症状。

(3)定期复查血常规、肝肾功能、胸片、脾脏 B 超或 CT。

【并发症及处理】

(1)栓塞后综合征:部分脾栓塞后几乎所有患者皆有一过性发热、左上腹疼痛和食欲不振。发热一般在 38℃左右,少数可达 39℃以上,持续 1～3 周,中度腹痛,对症处理即可。

(2)支气管肺炎和胸腔积液:多见于左侧,与脾栓塞后疼痛限制左侧呼吸运动及反应性胸膜炎有关。经抗生素和对症治疗可以恢复。

(3)脾脓肿:为细菌感染所致。与脾栓塞后脾静脉血流减慢、肠道细菌逆流入脾组织及无菌操作不严有关。控制栓塞范围、严格的无菌操作及围手术期预防性抗生素的应用可有效降低脾脓肿的发生率。一旦出现脾脓肿,应积极抗炎,尽早穿刺置管引流,或行外科手术治疗。

(4)脾破裂:栓塞后脾脏淤血、水肿,当有囊肿或脓肿形成时,可能出现脾破裂。一经发现需立即手术治疗。

(5)意外栓塞:常因插管过浅、注射压力过高及栓塞剂应用过量所致。深入超选插管和透视下缓慢注射栓塞剂是避免意外栓塞的关键措施。

14.6 脾移植术
Spleen Transplantation

14.6.1 自体脾组织移植术
Autotransplantation of the Spleen

1978 年 Pearson 等发现脾破裂后有脾组织碎屑可能播散至全腹腔,有些脾组织颗粒得以存活并可见到核素显像,同时周围血中有空泡的红细胞数目减少。说明机体仍保存有脾脏的过滤功能。Buchbinder (1939)将此自然现象称之为"脾组织植入腹腔"(splenosis peritonei)。约 50%因脾破裂行脾切除的病人可查出有残留的脾组织,但仍有发生凶险性感染(OPSI)的可能性,约比正常人高出 50～200 倍。我国脾切除后 OPSI 的发生率为 1.5%～3.47%。因此,近年来多主张在"抢救生命第一,保留脾脏第二"的原则下,不论儿童还是成人,均可采取各种形式的保脾手术。自体脾组织移植现已被公认是全脾切除后弥补脾脏功能的简易而有效的方法。

【适应证】

严重的脾实质广泛破裂,或脾蒂离断,发生汹涌大出血,已无法在原位进行修补或部分切除,必须施行全脾切除者。

【禁忌证】

(1)合并严重的脑、胸等处的联合外伤。

(2)有腹腔内污染或空腔脏器破裂者。

(3)凝血机制异常或为病理性脾脏者。

【术前准备】

同"脾切除术"。

【麻醉与体位】

同"脾切除术"。

【手术步骤】

(1)将切下的破裂的脾脏连同血管钳置放在盛有4℃平衡液的容器内(平衡液1000ml内加入肝素12 500U,庆大霉素12万U,青霉素160万U)。

(2)提起该血管钳,连同脾门的脾组织一起剪除,放尽脾内的积血。以备用的冷平衡液冲洗脾脏。用解剖剪将包膜剪开4～5cm,沿包膜游离脾脏,切取1/3以上的健康脾组织,将其切成(3～4)cm×(1.5～2)cm×0.5cm的若干脾块(图1),放于配好的4℃溶液中进行漂洗。

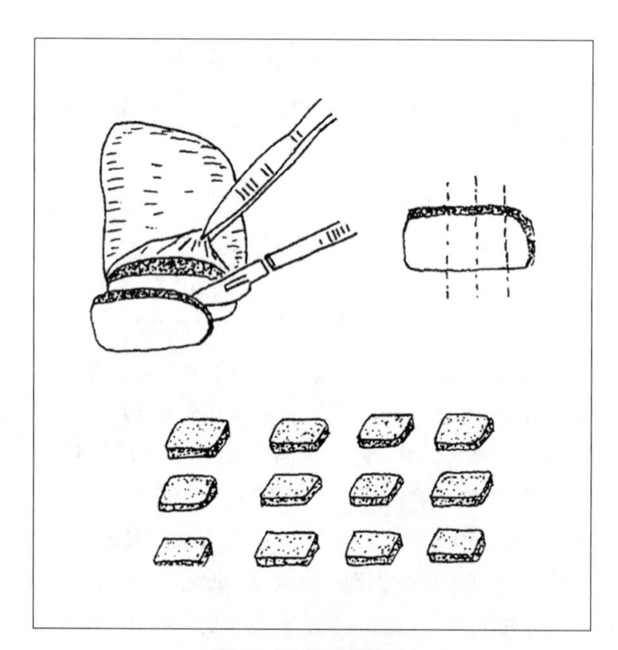

图1 脾组织片制作

(3)然后展开大网膜,术者用无齿镊提起大网膜前叶,剪一小孔,助手双手持镊将剪开的前叶撑开,术者即可将已制备好的脾组织块逐一置入大网膜内。各脾块之间可用圆针、"0"号线固定,以防脱落或重叠(图2)。最后将大网膜平展好,关腹。国外学者也有在脾切除后,将其切割分为2～3大块,每块再切成小块,将脾实质面置于孔径为0.2cm的特制的摩擦器上,轻轻加压摩擦,所得标准颗粒组织在40～70mg。然后用汤匙将脾组织颗粒薄薄一层平铺在大网膜上,最后卷起大网膜,使之与网膜有充分的接触,扩大渗透区域。囊袋用可吸收的细线做单纯缝合封闭,并用银夹标记。

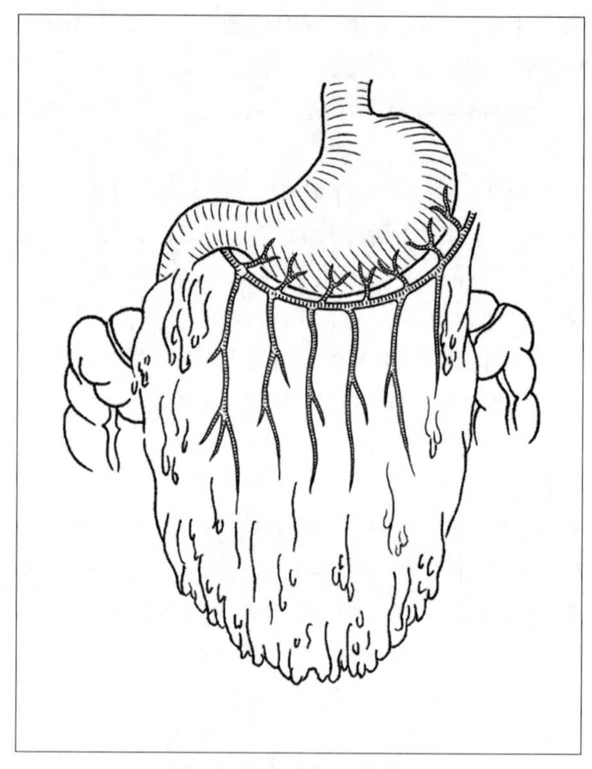

图2 脾片移植于网膜囊

【术中注意要点】

(1)移植脾组织块的量应占全脾1/3左右,如为脾组织颗粒则应为原脾的50%～80%。

(2)脾块大小要适度,过大太厚不易成活。

(3)移植的脾块应不含有脾包膜,以利于脾组织产生的激素物质进入血液循环。

【术后处理】

(1)术后4周用$^{99m}T_C$扫描,观察移植脾块有无良好的血供。

(2)余同"脾切除术"。

【主要并发症】

因粘连所致的肠梗阻是最常见的并发症。此外,尚有报道移植物发生无菌性坏死,对此如无感染可不予取除。罕有形成脓肿需再次手术切除或引流者。术后经过基本上与严重的复合伤者相同。

14.6.2 带血管脾移植术

Transplantation of Spleen with Vessels

1910 年,Carrel 首先报道了带血管蒂的全脾移植术,但效果不佳,此后中断近半个世纪未见报道。近 20 年来,随着保脾手术的兴起,脾移植得到了较为迅速的发展。带血管脾移植可分两类,即带血管自体脾移植术和带血管同种异体脾移植术。

【适应证】

(1)带血管自体脾移植术:脾部分严重撕裂但主要血管尚完好;游走脾估计韧带紧缩效果不佳者。

(2)带血管同种异体脾移植术:伴遗传性凝血因子(Ⅷ:C)缺乏的出血性疾病(如血友病甲);晚期肝癌及其他原发或转移性癌肿。

【禁忌证】

(1)心、肝、肾功能不全。

(2)脾血管主要分支撕裂难以修复者。

(3)有活动性肝炎、结核及溃疡者不宜行异体脾移植。

【术前准备】

(1)制备移植器官灌洗液:常用改良 Hartmann 液或肝素平衡液(12 500U/1000ml),临用前加普鲁卡因酰胺(500mg/500ml)、庆大霉素 16 万 U,4℃保存备用。移植器官灌洗液还可选用 CollinsⅡ液、WMO Ⅰ液等。

(2)同种异体脾移植应多次检测Ⅷ:C 水平,术前 2d 开始补充抗人球蛋白(AHG),提高受者的Ⅷ:C 水平至 50%以上,KPTT 及血栓弹力图接近正常。

(3)供、受者可进行预处理,防止超急性排斥反应的发生。

(4)备同型新鲜血 1000~2000ml。

【麻醉与体位】

气管内插管麻醉。平仰卧位。

【手术步骤】

(1)切口选择:根据脾移植种类及移植脾部位而定。自体脾切除移植左髂窝,可取左腹直肌切口伸延至耻骨结节上 3~4cm,向左外横断部分腹直肌使切口呈 L 形。因左髂窝部有乙状结肠,移植后常有挤压现象,故也可先经左肋缘下斜切口取脾,再经右下腹斜切口移植至右髂窝。

(2)脾切除与供脾修整:按常规脾切除术切除脾脏,操作应轻柔细致,勿损伤脾蒂主要血管,不要造成新的裂口,脾蒂血管周围脂肪和结缔组织应去除干净以利灌洗及吻合。若病情不允许,可尽量远离脾门切断脾蒂。迅速将供脾置入 0~4℃的灌洗液中,解剖脾蒂显露脾动静脉,经脾动脉进行低温重力灌洗直至脾静脉流出液清亮为止,修补撕裂创面备作移植。

(3)游离髂血管:取右髂窝时,切口自髂窝内上方 2~3cm 向下斜达耻骨结节上方,逐层切开腹外斜肌腱膜与腹内斜肌,切勿进入腹腔,将腹膜向左上方轻轻推开,分离腹膜后间隙至下腔静脉,显露髂总血管,分别游离髂内动脉及髂总静脉备作吻合(图 1)。所遇淋巴管均应妥善结扎,以免发生淋巴漏或淋巴囊肿。左髂窝可经左侧 L 形切口进入。

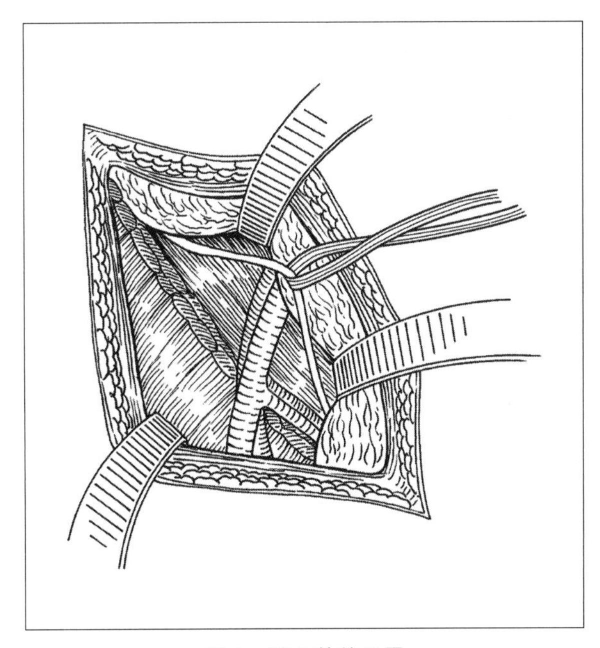

图 1 髂血管的显露

(4)供脾植入:供脾修整后放入预制的双层纱布袋中,两层纱布袋间放入适量冰块,脾蒂血管自纱布袋相应区域所剪洞口露出以便吻合。植入时脾上极仍应向上,脾门朝内,脾动脉应在脾静脉之后。血管吻合先吻合静脉，再吻合动脉，脾静脉端与髂总静脉用3-0无损伤尼龙线行端侧吻合（图2），脾动脉与髂内动脉用5-0无损伤尼龙线行端端吻合，两者口径应尽量修剪一致，髂内动脉远心端缝扎关闭。缝合完毕，先开放阻断的静脉，再开放动脉，此时可见移植脾色泽迅速转为红润，脾脏重现活力。最后将供脾置入髂窝最适宜的位置，上极和脾侧壁各缝合1～2针固定（图3，图4）。

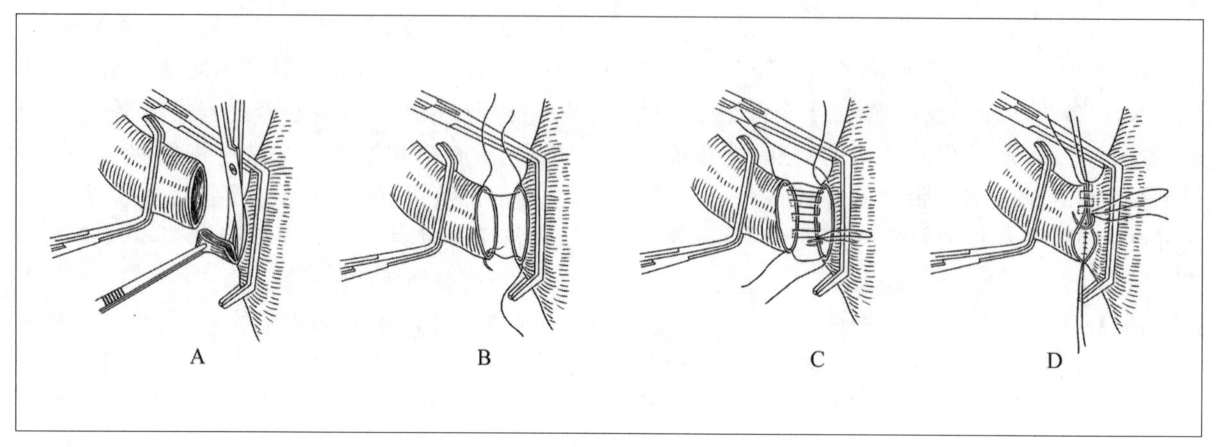

图2 静脉吻合方法

A. 切除髂总(外)静脉上椭圆形静脉壁；B. 两角定点悬吊；C. 连续外翻缝合后壁；D. 同法缝合前壁

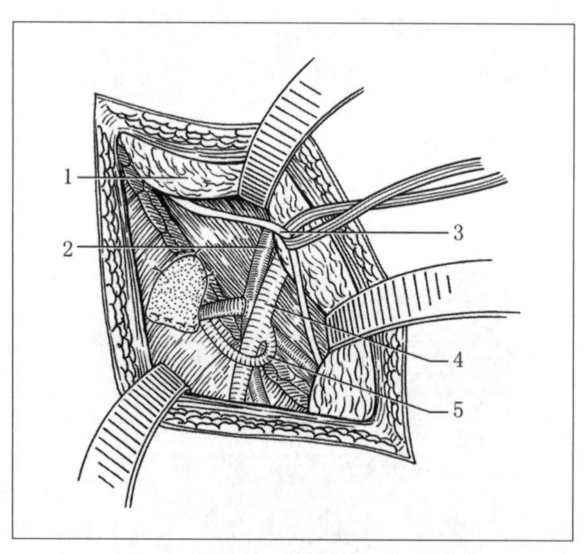

图3 半脾植入

1—腹膜；2—髂总静脉；3—输尿管；4—髂总动脉；5—髂内动脉

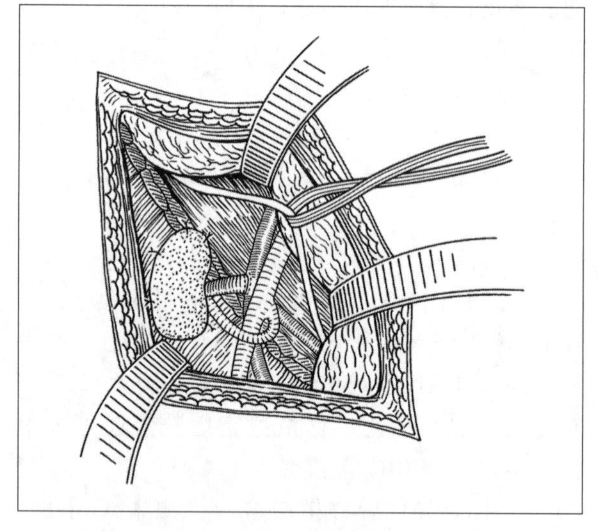

图4 全脾植入

（5）原脾窝放置引流后，逐层关闭腹壁切口。

【注意事项】

（1）切脾或取脾时，操作应细致轻柔，切勿损伤脾蒂主血管或造成新的裂口。

（2）及时修整供脾，尽量缩短冷却时间。

（3）髂内动脉离断处口径应与脾动脉断端相适宜，动脉断端要尽量修剪一致以便吻合。

（4）静脉吻合时应避开髂静脉内瓣膜，以免发生吻合口阻塞。动脉吻合时遇有血管痉挛，在动脉周围或血管腔内注入少许利多卡因即可缓解。吻合完毕前应将血管腔用肝素盐水冲洗干净，以防发生异物或空气栓塞。

（5）血管吻合后供脾放置应合适，脾周常规固定数针，以免术后发生脾扭转。

【术后处理】

（1）继续抗凝治疗，72h后改用低分子右旋糖酐500ml/d，共10～14d。

（2）应用抗生素预防感染，定期检测血尿常规和肝肾功能。

（3）凝血因子缺乏患者术后继续输新鲜全血或AHG补充外源性Ⅷ因子，连续监测Ⅷ：C、KPTT及血栓弹力图，当Ⅷ：C水平上升至40%以上时，逐渐减少外源性Ⅷ因子的输入，一般在术后5～7d停用。

（4）同种异体脾移植术后，常规应用环孢素A、硫唑嘌呤及泼尼松三联免疫抑制剂抗排斥反应。

（5）应用B超、彩色Doppler、ECT或DSA监测移植脾存活情况。

【并发症及防治】

（1）术后出血：多见于移植术后48h内，与抗凝药物的应用、凝血因子缺乏、吻合口漏血、脾断面渗血、静脉回流障碍及脾蒂扭转等有关，重者可导致出血性休克，必要时再手术去除移植脾。熟练的血管吻合技术，断面彻底止血，移植脾适当固定确保静脉回流通畅，输注AHG补充凝血因子，控制肝素药物的用量，移植脾侧下肢屈曲抬高15°～30°并适当制动等均为预防术后出血的重要措施。

（2）吻合口血栓：多见于静脉吻合口，易发生脾梗死。可给予尿激酶治疗，用药无效且加重者应及时切除移植脾。预防措施有①动静脉口径比例合适，如动脉管径较粗，则应适当扩大静脉口径。②血管吻合时张力应保持松紧适当，内膜应充分外翻，脾动脉应在脾静脉之后。③静脉端侧吻合时一定要避开髂总静脉内瓣膜，并在髂静脉壁上剪个孔，其周径与脾静脉口径一致，以利静脉血回流。④血供重建后，脾脏即充盈、质软、压之有弹性，表明血液回流通畅，最后移植脾应摆正，脾蒂不能扭曲，血管不可受压。⑤术后3d开始应用低分子右旋糖酐等解聚抗凝药物，也可根据PT、KPTT酌情加用肝素，以防血栓形成。

（3）排斥反应和移植物抗宿主反应（GVHR）：脾移植24h后即可能出现剧烈排斥反应，严重者可发生移植脾破裂，被迫切除。为防止和减轻急性排斥反应，供受体需常规预处理，降低其免疫原性。一般1个月后排斥反应程度减轻，发生概率减少。一旦出现高热、移植脾区疼痛、脾脏肿大变硬、Ⅷ：C水平下降以及B超或ECT扫描异常等排斥反应时，应及时给予冲击治疗。一般用甲基强的松龙0.5～1.0g/d和环孢素A200～300mg/d，同时补充AHG。若受者出现不同程度的慢性顽固性腹泻、皮肤丘疹和轻度肝损害，则可能是脾移植术后发生了GVHR，可选用深部X线或^{60}钴局部照射，既可鉴别是否发生了排斥，又可证实排斥药物是否有效。

（4）感染：自体脾移植与一般腹部手术相似。异体脾移植常为血友病或晚期肿瘤患者，机体抵抗力差，术后又长期应用多种免疫抑制药物，极易发生感染，严重者将使脾移植失败，甚至危及生命。严格无菌操作，空气定期净化消毒，掌握围手术期抗生素的合理应用等，可有效防止术后感染的发生。

（5）淋巴囊肿：术中剥离创面过大，游离髂血管时未对淋巴管进行结扎，术后引流不通畅等，易致淋巴液积聚形成囊肿。

（6）移植脾功能减退：脾移植后必须了解脾脏功能如何，目前尚无特异的监测方法，仅借助B超、彩色Doppler、ECT以及对Ⅷ：C水平的动态监测进行判断。如欲了解移植脾血供情况首选DSA检查。一般急性脾功能减退多见于排斥反应或血管病变，慢性脾功能减退或消失多见于移植后期，可据实际情况对症处理。

14.6.3 脾细胞移植

Transplantation of Splenic Cells

1963年，Woodruff首先应用脾细胞移植治疗8例晚期癌症病人，取得了暂时性症状缓解。1969年，Desai首次采用脾细胞输注治疗血友病，患者Ⅷ因子水平升高并维持了一段时间。目前，脾细胞移植仍主要应用于血友病及晚期肿瘤的辅助治疗。

【适应证】

（1）血友病甲。

（2）晚期癌肿。

（3）先天性免疫缺陷症、放射线病、戈谢病。

【脾细胞悬液制备与保存】

取胎龄4～5个月经水囊引产的胎儿脾脏，或常规多器官联合切除法取尸脾。迅速将供脾置入0～4℃的保存液中，解剖脾蒂显露脾动静脉，经脾动脉用4℃平衡液进行低温重力灌洗。剪去脾门组织，去除被膜，将脾脏剪成小块与冰屑一起放入细胞悬液制备机内，启动后不断加入冰盐水，5～10min后将捣碎的脾组织液过滤即可制成脾细胞悬液。留存于0～4℃的ACD或CPD保养液中，悬液常规做细菌培养、细胞计数及活力测定。脾细胞冷存后24h活力降低25%，36h降低50%，故最好在12h内进行输注移植。

【脾细胞输注与处理】

脾细胞悬液制备好后，应尽早输给病人。脾细胞移植途径有腹腔内注射，外周静脉输注，或经门静脉、肝动脉输注。为防止移植后发生过敏、急性排斥或移植物抗宿主反应，输注前应常规静脉滴注琥珀氢化可的松100～200mg，或甲基强的松龙40～80mg，并在脾细胞悬液内再加5～10mg地塞米松。脾细胞输注量尚无统一标准，有学者介绍1次输注脾细胞不能少于150亿，活力应在50%以上，否则疗效差。目前治疗血友病甲或晚期肿瘤，一般输注量230亿～880亿，活力最好在80%以上。

输注期间及输注后应严密观察患者的生命体征及有无血尿、皮疹等反应，个别病人输注时有轻微胸闷感，一般减慢输注速度即可。输注后3～5d内需口服免疫抑制剂，常用泼尼松0.25～0.5mg/(kg·d)。少数病人需服2周，反应严重者可加环磷酰胺1mg/(kg·d)。移植后定期监测血常规、肝肾功能、KPTT及Ⅷ因子水平等。

【疗效评价】

脾细胞移植简便安全，不必长期服用免疫抑制剂，无需ABO及HLA配型，易在基层医院推广应用，虽长期疗效不佳，但可经反复输注弥补，尤其适合我国国情。目前，脾细胞移植尚待解决的问题有：①脾细胞输注后流动迅速，行踪难以确定；②脾细胞保养液的有效保存时间太短，一般在2～10h，平均8h；③与器官移植相比，脾细胞移植后的疗效期太短，一般4～6个月，最长不过1年。长期疗效的提高及脾细胞保存液的改良是今后脾细胞移植研究的关键。

14.7 分期性剖腹探查术

Staging Laparotomy

恶性淋巴瘤是一组源于淋巴组织恶性增生的实体瘤，分霍奇金病和非霍奇金淋巴瘤两大类。前者组织学类型(表14-7-1)和临床分期(表14-7-2)的确定，对决定治疗方案和预后有密切关系。而临床分期往往不够确切，如体检时脾肿大并不常见，但病理检查50%已有病变。故主张对临床Ⅰ期和Ⅱ期病人行诊断性剖腹探查和脾切除分期(表14-7-3)，以制定针对性的治疗方案(表14-7-4)。此外，脾切除还可使病人全身症状如发热、乏力等获得缓解，并可解决脾功能亢进，提高血象，增强对放疗或化疗的耐受性。近年来，由于CT、MRI、PET、淋巴管造影及电视腹腔镜等无创和微创诊断技术的发展，放疗或联合化疗显著提高了对霍奇金病的疗效，故分期性剖腹探查已较少应用。非霍奇金淋巴瘤临床表现复杂，病情进展较快，且其侵犯结外器官又无规律性，分期性剖腹探查价值不大。

表14-7-1 Hodgkin病的组织学类型(Bye会议，1965；欧美修改法，1994)

类　型	相对频率(%)		预　后	组织学特点
	欧美地区	我　国		
淋巴细胞为主型(LP)	5～15	25.3	好	大量成熟淋巴细胞，R-S细胞少见
结节硬化型(NS)	40～75	13.3	较　好	双折光胶原纤维束将病变组织分隔成大小不一的结节，典型R-S细胞罕见
混合细胞型(MC)	20～40	47.1	差	嗜酸性粒细胞、淋巴细胞、浆细胞、组织细胞等多种细胞成分，多数R-S细胞，见坏死灶
淋巴细胞消减型(LD)	5～15	12.4	最　差	淋巴细胞显著减少，大量R-S细胞，可见坏死灶，弥漫形纤维化

表 14-7-2 霍奇金病的临床分期[①]（Ann Arbor 会议制订，1971；Costwold 会议修改，1989）

分 期	病 变 范 围
Ⅰ	病变涉及一个淋巴结区（Ⅰ）或一个淋巴组织（如脾、胸腺、咽淋巴环）或一个淋巴结外部分（Ⅰ E）
Ⅱ	病变涉及膈肌一侧的两个或更多的淋巴结区（Ⅱ），并应标明涉及的解剖部位数目（如$Ⅱ_2$）
Ⅲ	病变涉及膈肌两侧的淋巴结区（Ⅲ） $Ⅲ_1$：有或没有脾门、腹腔或门脉区淋巴结受侵 $Ⅲ_2$：有主动脉旁、髂部、肠系膜淋巴结受侵
Ⅳ	侵犯淋巴结（脾）以外的部位

①每期又分为有临床症状（A）和无临床症状（B）两型。临床症状指不能解释的发热，体温达 38℃，夜间盗汗和诊断前 6 个月体重减轻 10%以上

表 14-7-3 霍奇金病的诊断

1. 淋巴结活检确定组织学类型
2. 病史，淋巴结状态
3. 实验室检查：血沉，蛋白电泳，转氨酶，免疫球蛋白等
4. 放射学检查：胸片正侧位，必要时做断层摄影，两足的淋巴管造影术，腹部 CT，需要时检查有无骨异常
5. 肝脾超声并除外肿大的腹腔淋巴结，并与淋巴管造影对照
6. 骨髓活检：除外骨髓病变
7. 选择性检查：骨扫描，腹腔镜和肝活检
8. 剖腹探查及脾切除确定病理分期

表 14-7-4 霍奇金病的治疗

分 期	组织学类型	治 疗 方 法
ⅠA	淋巴细胞显著型	受侵组织及其邻近组织的淋巴结放疗
ⅠA	结节硬化型	增加倒 Y 形照射野
ⅠB	混合细胞型	如无纵隔淋巴瘤，可省略该处照射野
ⅡA	淋巴细胞显著型	增加倒 Y 形照射野，如纵隔无淋巴瘤可不做该处的放疗
ⅡA，ⅡB 多至 3 个淋巴结区受侵	结节硬化型， 混合细胞型	增加倒 Y 形照射野，用抑制细胞生长疗法，治疗大的纵隔肿瘤
ⅡA，ⅡB 3 个以上淋巴结区受侵	结节硬化型， 混合细胞型	全淋巴结照射后，用抑制细胞生长疗法
ⅠA，ⅠB	淋巴细胞缺少型	全淋巴结照射
ⅡA，ⅡB 多至 3 个淋巴结区受侵	淋巴细胞缺少型	全淋巴结照射
ⅡA，ⅡB 3 个以上淋巴结区受侵	淋巴细胞缺少型	全淋巴结照射后给化疗
ⅢA	所有组织学类型	全淋巴结照射后给化疗
ⅢB	所有组织学类型	化疗后照射主要的受侵局限部位
ⅣA，ⅣB	所有组织学类型	化疗

【适应证与禁忌证】

（1）孤立性纵隔肿瘤不需探查。

（2）右侧颈区为单一病灶，特别是组织学类型良好者，仅有相对探查指征。如手术危险性较大，

且伴有其他严重疾病时，或年龄不到 16 岁以及 60 岁以上者均应避免探查。

(3)Ⅱ期患者，如组织学类型良好并有纵隔及颈淋巴结受侵时，仅有相对探查指征。

(4)ⅡB 期病理组织学类型不良者，必须探查。相同情况也适用主要侵犯左侧或两侧颈淋巴结患者，因其常存在有腹内病变。

(5)临床诊断不明确者必须进行探查。

(6)当应用大剂量放疗或放疗加化疗的患者，例如淋巴细胞缺少型并有 3 个以上区域的淋巴结受侵者，无必要探查，因病理学分期不影响已计划好的治疗方案。如应用临床诊断方法已确定为ⅢA 期，则不需探查，均应采用全淋巴结照射加化疗。手术探查仅限于淋巴管造影和肝活检仍不能肯定仅为膈上病变或已属Ⅳ期的病例。至于ⅢB 期和Ⅳ期患者需全身性治疗，亦不必进行探查。经皮肝活检如提示肝脏受侵，即已属Ⅳ期病变。对于晚期病例再做探查有时也有必要，因为可以了解治疗的效果，尤其对于疗效不肯定者，此又称"再分期手术"。

【麻醉与体位】

同"脾切除术"。

【手术步骤】

(1)一般选择自剑突至脐下 3～4cm 的正中或左正中旁切口。要求能够探查到全腹部的所有区域，包括肝、脾、小肠、上腹及下腹淋巴结。对绝经前妇女还应探查卵巢。如做卵巢移位手术，尚需延长切口。

(2)先做肝活检，切取肉眼观察认为可疑的病变并附带一部分正常肝组织，然后用"0"号肠线或铬制肠线做褥式或"8"字缝合缺损部位。

(3)做脾切除的同时清除脾门淋巴结，再用银夹标记脾蒂作为照射野外侧缘的标志，以保护左肾和左下肺不受放射线的损伤。因即使脾表面无可见病变，也不能说明脾实质不受肿瘤侵犯。

(4)系统和彻底检查腹部不同区域的淋巴结并做活检。先切除首先受到膈上原发病灶侵犯的上腹部淋巴结，方法是先剪开小网膜囊，显露膈肌与胰腺上缘之间的区域，在主动脉或腹腔动脉部位切除 1 个或 2 个有代表性的淋巴结。然后再切除肝门区的淋巴结。如该部位无淋巴结存在，则可切除位于远端胆总管与十二指肠夹角区的淋巴结。然后提起横结肠和大网膜，将小肠推向右方，自横结肠下方，于主动脉左侧剪开后腹膜长 4～5cm，此处应注意不要损伤肠系膜下静脉。接着切除主动脉两侧的淋巴结，因其位置深在，并被包埋在厚层网络状神经丛和小静脉内，不易触到，常常需用锐性结合钝性解剖法剥离后才能发现。当切开 Treitz 韧带并游离十二指肠第 4 部分后，才能分离切除十二指肠旁和胰腺下方的肿大淋巴结。暴露此处淋巴结的另一方法是做 Kocher 切口，松动十二指肠并自侧腹壁处剪开腹膜，游离翻转右半结肠后再予以清除淋巴结。自胰腺下方解剖向下直达主动脉和下腔静脉分叉部位方能显露此下缘区域的淋巴结(图 1)。可切除一个或做整条淋巴结链的清除术。然后间断缝合后腹膜切口。

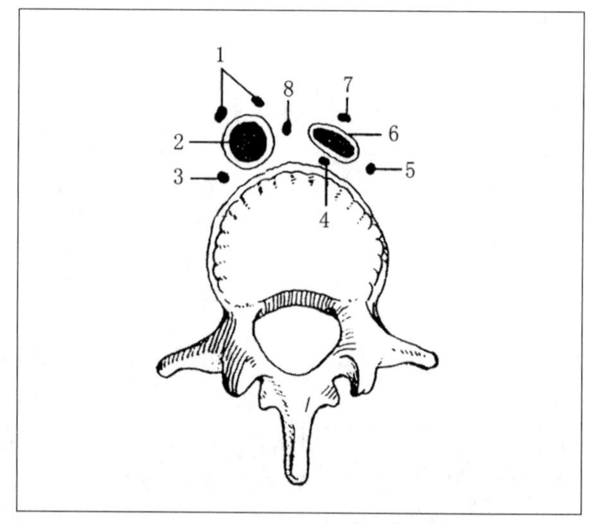

图 1　腰$_1$水平面的淋巴结局部解剖

1—主动脉前淋巴结；2—主动脉；3—主动脉旁淋巴结；4—腔静脉后淋巴结；5—腔静脉旁淋巴结；6—腔静脉；7—腔静脉前淋巴结；8—主动脉腔静脉间淋巴结

(5)切除位于小肠系膜上的所有较大淋巴结。

(6)对所有做过淋巴结活检的区域均用银夹标记，便于术后放疗。唯小肠系膜因其在腹腔内的位置不恒定，故不进行标记。

(7)如为育龄妇女，必须做卵巢移位手术，以避免因放疗引起闭经和不孕。卵巢移位固定术的方法是从其侧方附着点处游离双侧卵巢，使之在宫颈后面靠拢，用缝线缝合固定，并在两卵巢的外侧用银夹标记，这样对同时有腹内侵犯的患者做倒Y形放疗(远端主动脉和两侧髂外动脉)时，卵巢不在照射野之内，在手术操作过程中应始终注意不要损伤输卵管(图2)。

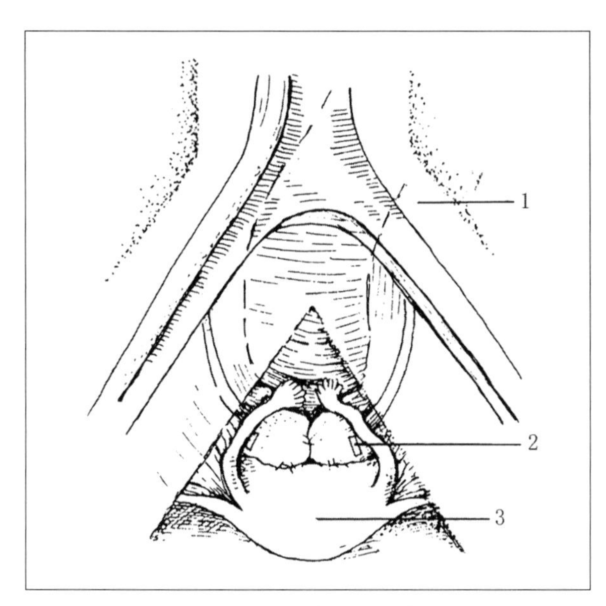

图2 中位卵巢固定术

1—照射野;2—银夹;3—子宫

【术中注意要点】

(1)全面探查腹腔，尽可能在不游离肝脏的情况下检查肝表面的所有部分。如肝脏无可疑病灶，可于肝左、右叶前缘区各切取一块较大楔形组织做活检，同时用针刺法于两叶各做深部组织活检。穿刺时应自肝门处水平方向进针吸取组织，如自肝脏面进针，可能会穿透肝膈面而引起胆汁性胸膜炎。穿刺部位需缝合止血。

(2)每一处活检需分别收集，并标记好其来源部位，以免错乱混淆。

(3)如已做过淋巴管造影，应在检查后48h做探查手术，因炎症变化可能影响组织学检查的结果。

(4)如治愈机会渺小，经病人同意后，可同时做输卵管结扎术。

【术后处理】

同“脾切除术”。

【主要并发症】

手术探查后病死率不到1%，并发症的发生率约为11%，包括伤口感染、短期发热、高胰淀粉酶血症、暂时性胃肠胀气以及少量胸水等，均不需要手术治疗。其中较重的约占30%，有肺炎、膈下脓肿、败血症以及血栓栓塞等，这些并发症与手术探查范围有明显关系。因此对手术指征的掌握，应认真考虑患者的年龄、临床分期、肿瘤组织学活检结果，以及有无并存其他疾病等因素。对于儿童期患者应限制进行剖腹探查，一般情况较差者亦不宜急于手术。对有巨大纵隔肿瘤，应先行放疗，待缩小后再行手术。

(陈 汉 杨业发)

参考文献

1 吴孟超.腹部外科学.上海:科技文献出版社,1992

2 吴阶平、裘法祖主编.黄家驷外科学．第6版,北京:人民卫生出版社,2000

3 曹金铎．脾脏外科．北京:人民卫生出版社,2002

4 Burke JA, Simon GT. Electron microscopy of the spleen. I. Anatomy and microcirculation. Ⅱ. Phagocytosis of colloidal carbon. Am J Pathol, 1970,58:127

5 Cullingford GL, Watkins DN, Watts ADJ, et al. Severe late postsplenectomy infection. Br J Surg, 1991, 78:716

6 Dunham CM, Cornwell Ⅲ EE, Militello P. The role of argon beam coagulator in splenic salvage. Surg Gynecol Obstet, 1991,173:179

7 Eguchi A, Hashizume M, Kitano S, et al. High rate of portal thrombosis after splenectomy in patients with esophageal varies and idiopathic portal hypertension. Arch Surg, 1991, 126:752

8 Holdsworth RJ, Irving AD, Cuschieri A. Postsplenectomy sypsis and its mortality rate: Actual versus perceive risks. Br J Surg, 1991, 78:1031

9 King DR, Lobe TE, Hase GM, et al. Selective management of injured spleen. Surgery, 1981, 90:677

10 Lucas CE. Splenic trauma choice of management. Ann Surg, 1991, 213:98

11 Martin JK, Clark SC, Beart RW, et al. Staging laparotomy in Hodgkin's disease, Arch Surg, 1982, 117:586

12 Pinple W, Dapunt O, Kaindl H, et al. Incidence of septic and thromboembolic-related deaths after splene splenectomy in adults. Br J Surg, 1989, 76:517

13 Patel J. Williams JS, Shmigel B, et al. Preservtation of splenic function by autotransplanation of traumatized spleen in man. Surgery, 1981, 90:683

14 Robinette CD, Fraumeni JF. Splenectomy and subsequent mortality in vetervans of the 1939－45 War. Lancet, 1977, 2:127

15 Shandling B. Splenectomy for trauma, a second look. Arch Surg, 1976, 3:1325

16 Seufert RM, Mitrou PS. Surgery of the spleen. New York: Thieme Inc, 1986

15 门静脉高压症手术

Operations for Portal Hypertension

15.1 概述

【解剖】

门静脉系统的两端均为毛细血管网，是一种无瓣膜的低压力静脉系统，它包括腹腔消化道内脏和肝脏两个系统。

门静脉主干由肠系膜上静脉和脾静脉于胰颈部后方汇合而成，其长度为 6～8cm（图 15-1-1）。门静脉主干形成后，经肝十二指肠韧带上行入肝分成左右干，并不断分支变小，最终于肝小叶的窦状隙以毛细血管网的形式与肝动脉毛细血管相汇合，血液流入肝小叶中央静脉，再经肝静脉入下腔静脉。

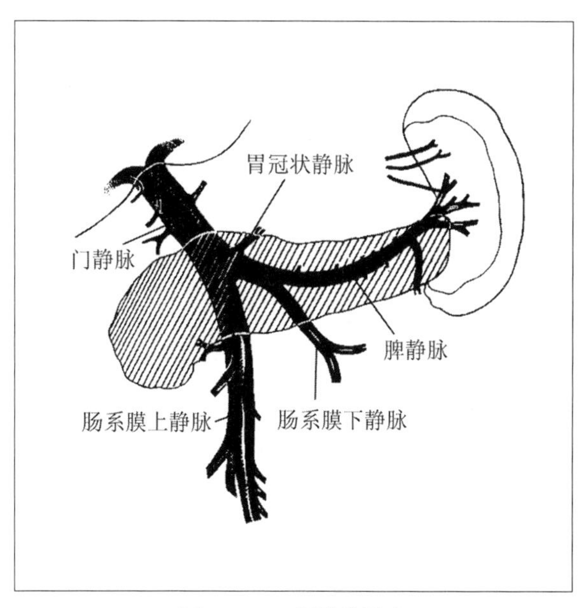

图 15-1-1 门静脉属支

门静脉系统中，门静脉主干的解剖学变异甚少，然而，门静脉的主要属支，如肠系膜上静脉、脾静脉、胃冠状静脉的解剖学变异则不少见，并其有一定的临床意义。

【生理】

门静脉系统和腔静脉系统之间，在肝外存在多种有着重要病理生理作用的交通支（图 15-1-2），当门静脉压升高至一定阈值时，它们将开放形成门腔间侧支循环，分流门静脉系统血流。在门腔中，临床以胃冠状静脉（胃左静脉）、胃后静脉及胃短静脉与上腔静脉的奇静脉和半奇静脉与胃底、食管下段交通侧支最为重要。因为，在门静脉高压（protalhypertension，PHT）时，它是门体静脉间主要的交通循环通道，而由此产生的食管胃底静脉曲张及其破裂出血也是 PHT 所引起的最严重并发症。

另外，在肝内窦前小叶间汇管区，肝动脉与门静脉之间亦存在许多交通支。这些动静脉交通支一般仅在肝硬变和肝内血流量增加时才开放。

门静脉主干及其属支脾静脉、肠系膜上静脉和胃冠状静脉是常用的门体分流术血管，而肠系膜上静脉做分流术的部位一般取其外科干。肠系膜上静脉外科干系指回结肠静脉与 Henle 干或其分支分出处间的肠系膜上静脉段。Henle 干则为右结肠静脉与胃网膜右静脉汇流的静脉干。

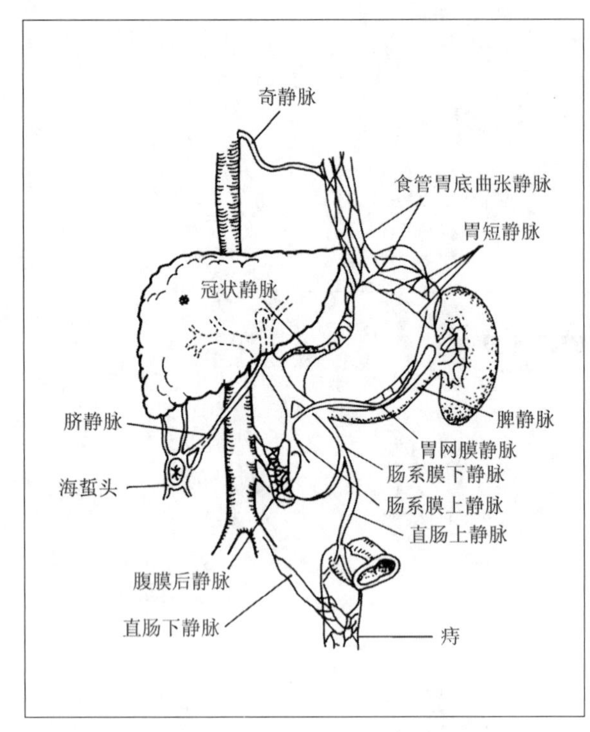

图 15-1-2　门-体静脉交通侧支

【病理】

肝脏是人体内唯一有动脉和静脉双重供血的器官,其平均血流量为每分钟 1500ml,几乎达心脏输出量的 25%。其中,门静脉所供给的血量占肝总血流量的 2/3。在门静脉血流中,约 75%收集腹腔内消化器官,25%来自脾脏的血液。正常时门静脉的压力为 13～24cmH_2O。若门静脉系统血液回流受阻或门静脉血流量增加,均会使门静脉压力升高。当门静脉压力超过 25cmH_2O,即定义为 PHT;而当表现有脾脏肿大、门腔静脉间侧支循环形成以及腹水等征象时,临床上诊断为门静脉高压症。

PHT 的病因很多,但在临床上 90%～95%的门静脉高压症由肝硬化所致,特别是肝炎后肝硬化为国内最常见的病因,其次是血吸虫病后肝硬化,该病在已往的流行区还不少见,而酒精性肝硬化在近年也有增多。关于 PHT 的分类,随着对本病研究的深入,其分类方法亦显繁杂,就手术学角度而言,分肝前、肝内及肝静脉流出道梗阻性三型即可。

肝前型 PHT 的常见原因为门静脉及其属支血栓形成、门静脉海绵样变,尤其是血栓形成,几乎占儿童 PHT 病因的 50%;另外,在一些胰腺炎症或胰腺肿瘤病人中,可见单纯的脾静脉受压或血栓引发所谓的“左侧门静脉高压”(left-sided portal hypertension),或称区域性门静脉高压(regional portal hypertension)。此种 PHT 只有脾胃静脉的高压,而门静脉和肠系膜上静脉的压力正常,胃网膜左静脉成为主要的侧支血管,治疗上仅做脾切除就能解除 PHT 问题。肝静脉流出道梗阻型 PHT 又称布-加综合征(Budd-Chiari syndrome),多由肝静脉和(或)下腔静脉阻塞引起。

【手术目的】

时至今日,除肝脏移植术外,其他各种手术并不能改善肝脏原有的病变,换言之,手术只能治标不能治本。因此,无论分流术、断流术加脾切除术抑或分流术加断流术,手术目的尚限于防治食管和(或)胃底曲张静脉破裂出血以及切除巨脾治疗脾功能亢进。就此而言,一种理想的手术应能达到以下目的:①止血效果好,再出血率低;②手术对肝脏功能影响小,以免手术加重肝功能损害,引发肝功能衰竭和肝性脑病;③手术并发症少,病死率低;④术后远期效果满意,病人生存质量高。

【手术适应证】

(1)食管和(或)胃底曲张静脉破裂出血,经非手术治疗无法控制出血时,若病人肝脏及其他生命器官功能允许,宜不失时机地采取手术止血。

(2)食管和(或)胃底曲张静脉破裂出血,经非手术治疗控制出血后,为防再出血可行择期手术治疗。这是一种被医学界广为接受的手术适应证。因食管和(或)胃底曲张静脉一旦发生破裂出血,一年内再度出血的可能性在 70%以上。

(3)食管和(或)胃底静脉重度曲张,内镜检查提示有出血倾向的病人,亦可行择期手术治疗,以防曲张静脉(首次)破裂出血的发生。有关该适应证,临床尚有一定的争议。主张手术的理由为尽管只有 1/3 左右的食管胃底曲张静脉并发破裂出血,但大出血的病死率很高;反对手术的观点是约 2/3 的食管胃底静脉曲张病人经非手术疗法可预防出血的发生,而无需手术治疗。

(4)巨脾合并明显脾脏功能亢进和影响生活质量的 PHT 病人,可择期行脾切除术。若伴有中度以上食管和(或)胃底静脉曲张,也可同期加做预防出血的手术。

(5)对终末期肝病的 PHT 病人,可行肝脏移植术。

【术式选择】

(1)急诊手术:一般选择断流术。若肝功能许可,技术条件成熟,方可施行急诊分流术。对断流术后再发出血者,可行限制性的门—腔或肠—腔静脉分流术;特殊情况下,可考虑食管下端和胃近侧切除术。手术应由经验丰富的外科医师主刀实施。

(2)择期手术:原则上讲,在决定治疗方案前,应综合分析以下几方面情况:①病人条件,如全身情况、肝脏功能、凝血机制。有时,还应根据术中发现,如肝脏大小、色泽、硬度以及内脏静脉曲张情况改变术式;②所选手术对门静脉供肝血流量影响;③现时已将门静脉循环分为肠系膜和胃脾功能区,后者对食道胃底静脉曲张最有影响。因此,手术要重点针对胃脾区门静脉系统的问题;④就手术一般原则来说,在确保疗效相仿时,应选择创伤小、安全系数高,并发症少,生理功能破坏小,术后生存质量好和远期生存率高的手术;⑤还应考虑手术人员的技术问题及相关的手术设备条件等因素。

就手术原理来讲,断流术并没有影响门静脉的供肝血量,相反能维持一定的门静脉压力,增加门静脉向肝血流灌注,且手术操作较简单,易于掌握和推广应用,止血效果确切,并发症、死亡率和肝性脑病发生率均低于分流术。另外,断流术对病人条件较分流术要求要低,手术适应证较宽。因此断流术在现时国内已成为治疗 PHT 的主流术式。据统计,近年国内行断流术与分流术的比例为 2.86∶1。断流术的主要缺点是部分文献报道的术后再出血率较高(16.3%～29.6%),究其原因是胃冠状静脉的高位食管支以及胃后静脉被遗漏,以致断流不长久所造成。此外,近年有文献报道断流术后 PHG 发生率高达 30%。在断流术的诸多方法中,以 Sugiura 手术及其改良术式的断流为彻底,疗效较满意,有报道再出血率仅 1.5%～3%。

门体静脉分流术对门静脉系统降压效果满意,止血率及食管静脉曲张和腹水消失率高,再出血率低,以上优点使分流术在欧美地区盛行,它也一度是国内治疗 PHT 出血的主要术式。但是,分流术可引发两个严重并发症:①肝功能损害加重;②分流性脑病,以致严重影响病人的生存质量,降低其远期生存率。原因是各种分流术均使肝脏的门静脉血流灌注量减少,一些门体完全分流术(如传统的门腔、脾肾、肠腔分流术等),甚至可使肝动脉的血流经门静脉逆流入下腔静脉,导致术后肝功能迅速恶化,抑或肝功能衰竭而死亡。为此,自 20 世纪 60 年代中后期及 70 年代初,有人开展了选择分流术和限制性分流术,其目的是在降低门静脉压力的同时,维持一定的向肝血流,取得了一定的效果;然而无论是选择性分流术还是限制性分流术,仍有 14%和 10%的肝性脑病发生率,以及 7%和 11.4%的术后再出血率,疗效不尽如人意。简而言之,门体分流术经历了近乎百年的发展,推广和改进过程几经周折起落,对其的评价如其他 PHT 手术术式,仍有许多争议,但应该说它依然是治疗 PHT 出血的一类重要术式。目前临床上常用的门体分流术有远端脾肾分流术、冠腔静脉分流术、限制性门腔静脉侧侧分流术、限制性门腔静脉架桥分流术,限制性肠腔静脉侧侧分流术、限制性肠腔静脉架桥分流术以及近端脾肾分流术。

分流+断流联合手术:随着对 PHT 研究的深入,人们已认识到治疗 PHT 食管胃底曲张静脉破裂出血的理想术式是在有效降低门静脉压力的同时,又能最大限度地维持门静脉向肝血流量,以免手术给肝脏功能带来进一步损害。但实际情况是单纯的断流术或分流术,因术后再出血率或术后高脑病发生率而难以达到上述手术目的。鉴此,现已不断有学者提出并偿试行分流+断流联合手术治疗 PHT 的临床报道,意图通过断流与分流的优势互补,以获得更好的治疗效果。目前常用的联合手术有肠腔 H 形架桥分流+脾切除+贲门周围血管离断术、脾肾静脉分流+脾切除+贲门周围血管离断术、TIPS+改良 Sugiura 手术等。但是,有关联合手术的临床实践结果尚有限,效果并非理想,而争议很多,因联合手术对病人的条件要求更高,手术创伤亦较单纯分流或断流手术更大,多数学者持反对意见,其价值或合理性尚待探讨。

【手术时机】

PHT 病人，特别是肝炎后肝硬化患者，病情多较复杂，术后并发症多，远期预后也较差。病人术前的全身情况和肝功能状态与预后密切相关，特别是肝功能代偿的好与差，往往为手术治疗成与败的决定因素。有报道 Child A、B、C 级病人的手术病死率分别为 2%、10%和 50%左右。所以，对 Child-Pugh 肝功能分级属 C 级者，原则上不行择期手术治疗。

15.2 围手术期处理

Perioperative Management

【术前准备】

(1)给予高糖、高蛋白、高维生素、低盐和低脂肪饮食。对胃纳差的病人，应给予适当的肠外和肠内营养支持，如静脉补充 GIK 液和支链氨基酸，以加强营养，改善全身情况。

(2)大出血后病人，若有中度以上贫血和明显的低蛋白血症，术前 1 周应间断输注适量新鲜全血和人体白蛋白或血浆。

(3)护肝治疗：除使用一般的护肝药物外，必要时可选用肝细胞生长因子、肝细胞再生素、胰高糖素等。

(4)改善凝血机制。术前 1 周常规肌注或静脉注射维生素 K_1。对凝血酶原时间明显延长和血小板值显著低下的病人，有条件的应于术前输注血小板悬液、冷沉淀液或新鲜冻干血浆(内含多种凝血因子的前体物质和纤维结合蛋白)。

(5)预防性应用抗生素。术前 30min 应给予 1 个剂量，并备 1～2 个剂量术中用。抗生素应选择广谱药物，如氨基糖苷类、头孢菌素类药物；并合用抗厌氧菌药物，如甲硝唑或替硝唑。

(6)消化道准备：拟做食管横断的病人，术前应予 0.1%的新霉素漱口加内服，以清洗口腔和食管；术前晚宜清洁灌肠，也可用硫酸镁粉 25～50g 加温开水 1500ml 混和服用，清理肠道，以免灌肠；术前 30min 放置细而质软的鼻胃管，置管前宜先口服液体石蜡 30ml 以润滑食管。

(7)术前一般应留置导尿。

【麻醉及术中注意点】

(1)麻醉方法：一般采用静脉复合麻醉和因 PHT 患者血小板过少或有出血倾向的不宜取硬膜外麻醉。

(2)手术切口的选择视手术方式、病人体形和术者的习惯而定。

(3)术中探查应注意肝硬化程度和类型，肝脏色泽、硬度和有无肿物，必要时应做肝活检；脾脏大小，周围有无粘连及粘连程度，侧支循环是否丰富；脾静脉、门静脉有无血栓形成或静脉炎；胃、十二指肠有无溃疡。

(4)测门静脉压力。

(5)术中应控制晶体液输注量，胶、晶体液输注比例以 1∶3 为宜，胶体液以全血和新鲜血浆为主，血制品不足时亦可用适量羟乙基淀粉或贺斯液替代。

(6)脾脏切除注意点：①脾脏巨大者，宜先结扎脾动脉，可使脾脏缩小，便于手术操作，减少术中大出血机会，同时可使脾内血液反流入循环血内以减少失血量；②分离脾周韧带时，应防止撕裂脾蒂血管而发生大出血；③如有副脾，应一并切除；④适当游离胰尾部，有助于处理脾蒂，但应避免损伤胰腺；⑤有条件时，应尽可能做脾脏自体血回输；⑥术毕，脾窝应常规放置单腔或双腔管引流。

(7)断流术中注意点：①脾切除注意点同上；②断流必须彻底，要求完全离断胃后静脉、左膈下静脉和胃冠状静脉的高位食管支，特别是高位食管支和胃后静脉，它们是断流术后再出血的主要隐患；③冠状静脉的高位食管支一般于贲门上 2～4cm 进入食管，但少数病人于 6cm 左右可发现异位的更高位食管支。因此，为保断流彻底，宜游离食管下段 8～10cm；④在游离过程中，应注意避免损伤胃壁和食管壁，特别是食管壁；⑤游离毕，胃小弯应做间断浆肌层细丝线缝合。

(8)分流术中注意点：①充分显露拟行的血管吻合区，注意吻合用静脉的直径，一般应在 1cm 以上；②游离足够长度的分流用静脉，一般应达 3cm 左右；③吻合时，注意血管不能扭曲，吻合口张力不能过大；④＜1cm 的吻合口应做间断吻合；⑤吻合完成前，应松开脾或门静脉钳，少量放血以冲出血管腔内血凝块，而后用肝素液（1mg/1ml）适量冲洗吻合口，以防血栓形成。

【术后处理】

（1）加强监护和观察。放置引流管者，应保持引流管畅通，并注意引流情况，待无血性液引出时，及早拔除引流管。

（2）维持有效血容量和体液水、电解质和酸碱平衡。术后早期应记录24h入出量。

（3）支持治疗，给予营养支持，可取葡萄糖和脂肪乳剂双能源供应热量。此外，术后早期应适量输注人体白蛋白、血浆。

（4）护肝、护肾治疗。PHT手术对肝、肾功能可带来一定的损害，术后除常规给予吸氧、继续用护肝药物及忌用一切损害肝脏、肾脏的药物外，若病人无溃疡病和PHG，可短期使用小剂量糖皮质激素，以减轻肝脏损害和机体反应。

（5）防治感染：术后继续预防性应用抗生素3d左右。

（6）定时检验血常规、肝功能和血生化，必要时做动脉血气分析和血氨检测。

（7）手术3d后，如病人仍有高热，应行胸部X线片、腹部（尤其是膈下）B超或CT检查。若检查发现有膈下积液，需及时在B超引导下穿刺置管引流，并留取标本做常规和细菌培养加药敏测试；若系感染，应及时调用有效抗生素。

（8）能经口饮食时，视病情宜尽早改肠外营养为肠内营养，术后早期一般给低盐、低脂肪、低蛋白、高热能、高维生素和易消化的饮食。

15.3 门奇静脉断流术 Disconnection of portalazygous Venous Collaterals

断流术是用手术阻断门奇静脉间的反常血流，以达到控制门静脉高压症并发食管胃底静脉曲张破裂出血的目的。断流手术方法很多，阻断的部位和范围也各不相同，目前应用较多且疗效最为满意的断流术是贲门周围血管离断术和横断食管或胃底血管的联合断流术。从广义上讲，经皮经肝冠状静脉栓塞术和内镜下硬化剂注射食管下段曲张静脉或食管曲张静脉套扎术也属断流术。断流术既能确切控制食管胃底曲张静脉破裂出血，且可保持肠系膜向肝血流，术后肝功能损害小，肝性脑病发生率低，但术后有较高出血复发率。

贲门周围血管可分成四组，即冠状静脉、胃短静脉、胃后静脉和左膈下静脉。冠状静脉又可分为胃支，食管支和高位食管支。熟悉贲门周围血管解剖，特别是高位食管支的行走，才能彻底手术阻断门奇静脉的反常血流（图15-2-1）。

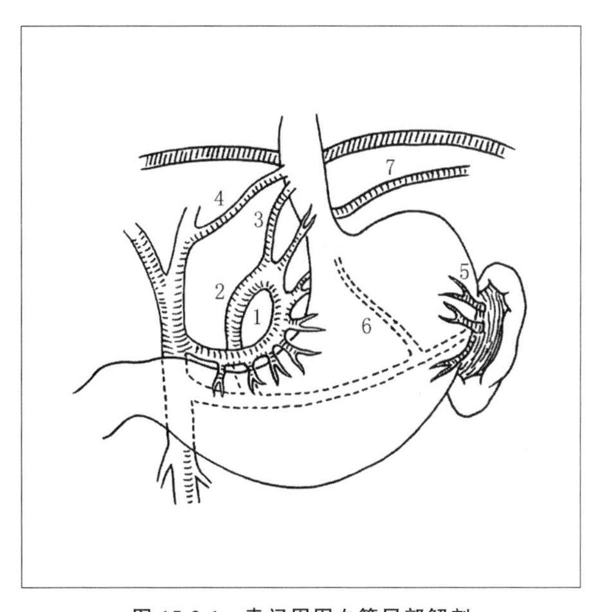

图15-2-1 贲门周围血管局部解剖

1—胃支；2—食管支；3—高位食管支；4—异位食管支；5—胃短血管；6—胃后静脉；7—左膈下静脉

15.3.1 贲门食管周围血管离断术

【适应证】

（1）门脉高压症并发食管或胃底静脉曲张破裂出血患者，药物和内镜治疗无效需行急诊止血。

（2）病人肝功能较差，术前已有肝性脑病前兆或症状，不能耐受分流术或分流术后会加重肝性脑病症状。

（3）门脉高压症肝外侧支血管尚未充分建立，

门静脉仍有较多向肝血流，分流术后会加重肝功能损害。

（4）脾静脉病变所致的区域性门脉高压症。

（5）分流术后再出血患者。

【禁忌证】

伴有严重腹水或黄疸，肝功能为 Child C 级的门脉高压症患者。

【术前准备】

（1）肝脏功能的评估：术前应检测血生化和凝血酶原时间，合理进行 Child 分级，对低白蛋白患者应注意区分原因为失血或肝细胞合成障碍。

（2）门脉高压状况的评估：上消化道钡剂和胃镜检查可发现食管静脉曲张的存在、严重性及进一步明确出血的病因，彩色超声、CT 和 MRI 观察肝脏形态、大小、占位和门静脉血管解剖及血流，有条件者可行间接或直接门静脉造影了解门静脉系统解剖、血流及冠状静脉解剖。

（3）对急性食管静脉曲张破裂大出血患者，在药物、内镜治疗无效时，可在三腔二囊管压迫止血、生命体征稳定情况下手术治疗。

【麻醉与体位】

一般选用全身麻醉。体位为平卧位。

【手术步骤】

（1）上腹部正中切口或左肋下缘切口。

（2）首先切除脾脏。沿胃大弯向上游离胃脾韧带，直到胃体、胃体完全游离，同时结扎切断所有的胃短静脉。分离结扎脾动脉，游离脾结肠、脾肾韧带，切除脾脏，缝扎和结扎脾蒂，连续缝合脾床止血。

（3）将胃体向左下方牵拉，张紧小网膜，自胃小弯切迹开始，紧靠胃壁向上分离，切断结扎冠状静脉的胃支，向上直达贲门右侧。

（4）离断膈下食管前浆膜至 His 三角，以手指钝性分离食管后壁，进一步分离食管右侧壁和后壁，游离食管下段长度达 5～7cm，切断结扎冠状静脉食管支和高位食管支。分离食管下段左侧壁，离断结扎左膈下静脉。

（5）将胃向上翻起，于胰腺上缘分离结扎胃左动静脉。

（6）手术野仔细缝扎止血，左膈下放置腹腔引流（图 1）。

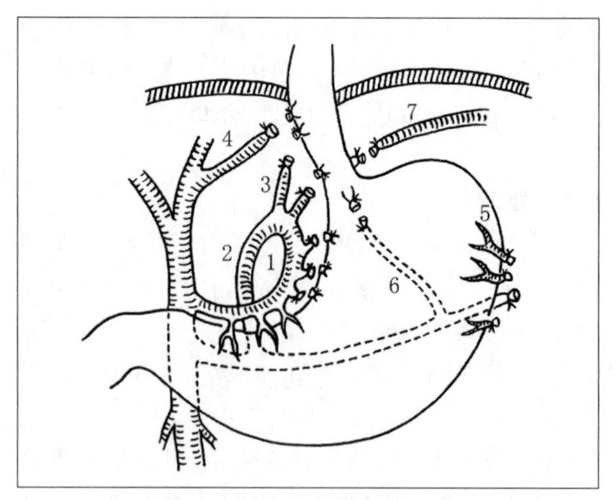

图 1　贲门食管周围血管离断术

1—胃支；2—食管支；3—高位食管支；4—异位食管支；5—胃短血管；6—胃后静脉；7—左膈下静脉

【术中注意要点】

（1）术中遗漏冠状静脉高位食管支是形成断流术后再出血的重要原因，高位食管支位置较高且隐蔽，一般位于 3～4cm 或更高处进入食管肌层，分离时应加以注意。异位高位食管支可起源于冠状静脉主干，也可起源于门静脉左支，距贲门右侧更远，在贲门以上 5cm 或更高处才进入食管肌层。异位高位食管支的位置更深、更加隐蔽。因此，食管下段游离长度必须＞5cm。

（2）冠状静脉解剖存在显著的个体差异，电子束 CT 和 MRI 血管成像、间接或直接门静脉造影可显示冠状静脉变异，术中阻断冠状静脉，从而提高断流的彻底性。

【术后处理】

（1）术后密切观察生命体征，加强重要脏器功能的监护。

（2）术后凝血功能障碍：肝功能不良时凝血因子合成减少，术后患者可表现为手术野渗血，严重者可表现为全身出血，术后应及时补充凝血酶原复合物、新鲜血浆、纤维蛋白原和维生素 K_1。有活动性出血者应及时再手术止血。

（3）急性胃黏膜病变：断流术后加重胃黏膜缺血缺氧和胃黏膜屏障损害，易发生呕血和便血。采用洛赛克、生长抑素或口服心得安治疗。

（4）门静脉、肠系膜上静脉血栓：门静脉高压症患者门静脉系统血流缓慢，呈淤滞状态，断流术后门静脉血流淤滞更为严重；脾切除术后血小板急骤升高，血液呈高凝状态；断流时门静脉侧支广泛结扎，脾静脉、冠状静脉阻断后形成盲端。这些因素均可促进脾静脉血栓形成，血栓延伸导致门静脉及肠系膜上静脉血栓。临床表现为中、重度腹水，严重者可出现绞榨性肠梗阻。早期抗凝、祛聚疗法有一定疗效。腹水者给予静输白蛋白和利尿治疗。若出现肠坏死，则需手术切除，但预后差。

【主要并发症】

(1)腹腔内出血：术后24h最常见并发症是腹腔内出血。出血的主要原因是胃大弯侧胃短血管结扎线脱落或脾床渗血。临床表现为腹腔引流管有大量不凝固血和失血性休克。如为活动性出血则需再次手术止血。

(2)左膈下感染：多见于术后1周。临床表现为持续高热，白细胞升高，B超、CT示左膈下低密度病变。B超引导下的脓肿穿刺引流应为首先治疗方法。

(3)术后再出血：断流不彻底或门脉高压性胃黏膜病变可导致早期术后再出血，可采用生长抑素和洛赛克治疗。

(4)胃排空障碍：断流术时损伤迷走神经主干，术后可发生胃排空障碍。胃肠减压、肠外营养和胃镜治疗可恢复胃排空功能。

15.3.2 横断食管或胃底的联合断流术

该手术又称为经腹联合断流术或改良Sugiura术。在贲门食管周围血管离断基础上，采用吻合器经腹横断吻合食管下段或缝合器阻断胃底前后壁，进一步阻断胃壁、食管壁内门奇静脉的反常血流，提高断流的彻底性，降低术后再出血的发生率。

适应证、禁忌证、术前准备、麻醉与体位均同贲门食管周围血管离断术。

【手术步骤】

(1)按贲门食管周围血管离断术行脾切除、贲门食管周围血管离断。

(2)切开胃前壁，置入管状吻合器行贲门上方3cm食管下段横断再吻合，检查吻合口无明显出血，采用缝合器关闭胃前壁。

(3)若为胃底静脉严重曲张，于贲门下2cm胃小弯横行切开胃壁约1cm，采用缝合器行胃前、后壁缝合阻断，前后壁缝合阻断线应在His三角处相连。

(4)术毕于左膈下放置腹腔引流(图1)。

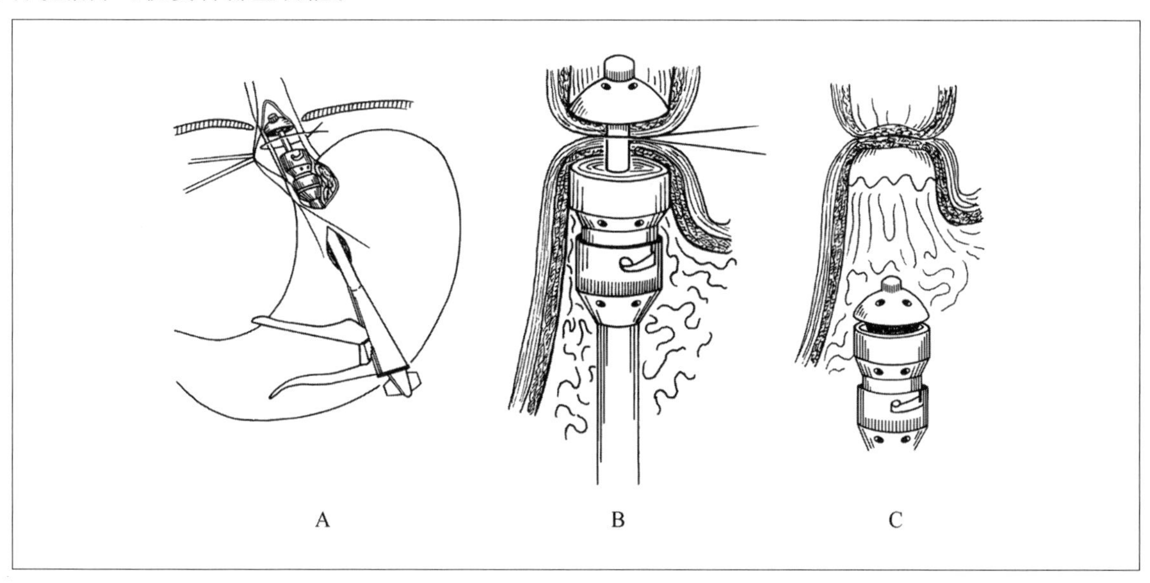

图1 吻合器横断食管下段断流术的方法

【术后处理】

同“贲门食管周围血管离断术”。

【主要并发症】

(1)吻合口瘘：在食管下段横断再吻合时未能

正确使用吻合器或胃壁阻断关闭小弯侧胃壁时缝合不仔细，术后会发生食管下段吻合口瘘或小弯侧胃瘘。临床表现为左膈下或左肝下局限性感染，严重者则会发生弥漫性腹膜炎。一旦发生需再次剖腹引流或在B超引导下穿刺置管引流。

(2)其他并发症同“贲门食管周围血管离断术”。

15.4 门体分流术

Portacaval Shunts

门体静脉分流术是将门静脉主干或主要分支血管与下腔静脉或其主要分支血管吻合，使高压的门静脉系统血流经吻合口进入低压的下腔静脉，从而降低门静脉压力，达到预防和止血的目的。门体静脉分流术的术式多样，大致分为全门体分流、部分分流和选择性分流。全门体分流是发展最早、降压充分、止血可靠和肝性脑病发生率最高的门腔静脉分流术，手术包括门腔静脉端侧吻合术和侧侧吻合术。部分分流是在降低门静脉压力的同时保持部分门静脉血流向肝灌注，术后肝性脑病发生率低，手术包括限制性门腔静脉分流术、肠腔静脉分流术、近端脾肾分流术，采用介入放射技术经颈内静脉途径行肝内门体分流(TIPS)亦属限制性门体静脉分流术。选择性分流术是在选择性降低胃食管曲张静脉压力的同时，尽可能保持门静脉向肝血流灌注，即可有效控制曲张静脉出血，又能减轻对肝细胞功能的损害，减少术后肝性脑病的发生。手术包括远端脾肾分流术和冠腔静脉分流术。

15.4.1 门腔静脉端-侧分流术

End-to-Side Portacaval Shunt

门腔静脉端侧分流术能直接降低门静脉压力，将门静脉入肝血流完全转流至体循环，减压作用明显，但对肝功能损害严重，肝性脑病发生率高，该术式在我国已基本不用。

【适应证】

(1)肝内阻塞型门脉高压症并发食管胃底静脉曲张出血。

(2)脾切除或脾肾分流术后再出血。

(3)肝静脉远端阻塞型布-加综合征。

【麻醉与体位】

全身麻醉，患者仰卧，右臂外展，右侧腰背垫高，使躯体斜向左侧约20°。

【手术步骤】

(1)取右肋下切口，向内可越过中线，向外至腑前线(图1)。

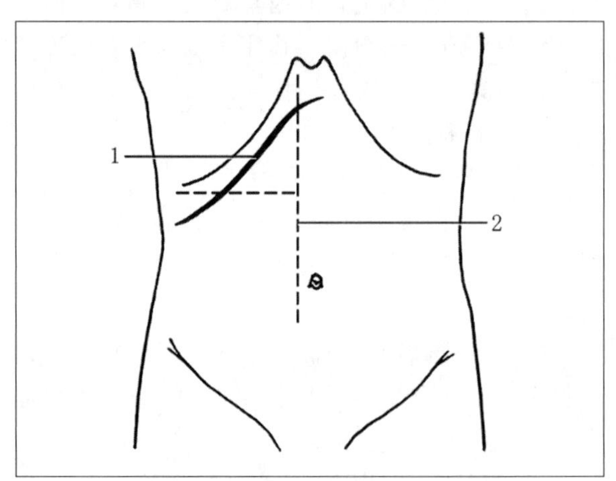

图1 门腔静脉分流术切口

1—肋缘下切口；2—纵切口加横切口

(2)切开十二指肠降部侧腹膜，上至肝十二指肠韧带下方，下达降部和水平部交界处，将十二指肠向前内方翻起，显露胰头后部、胆总管下部和下腔静脉(图2)。

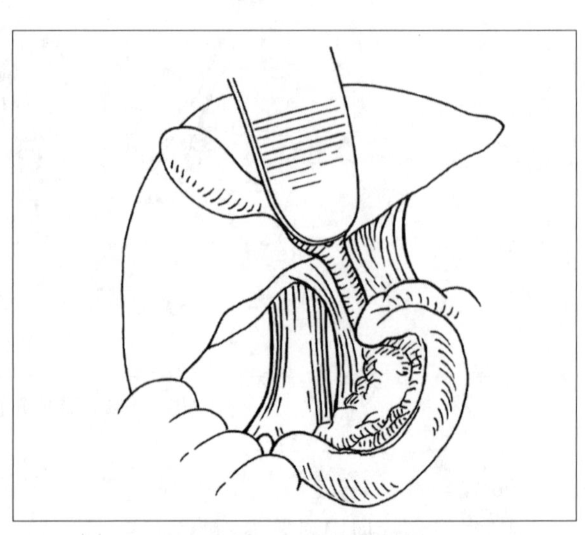

图2 切开十二指肠外侧腹膜显露下腔静脉

(3)切开肝十二指肠韧带外侧腹膜，确认门静脉前壁和外侧壁，游离、牵拉胆总管以显示门静脉(图3)。

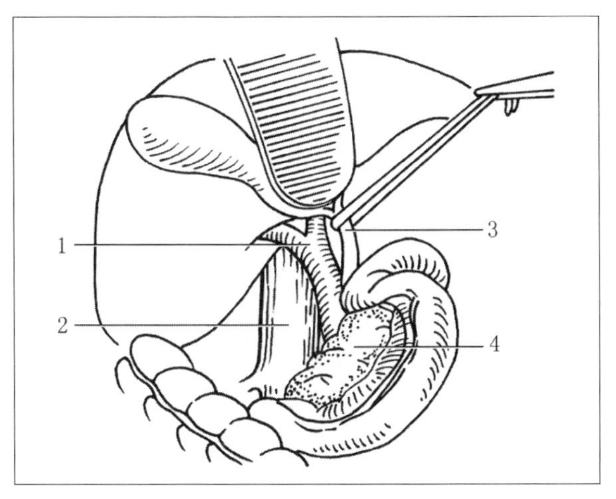

图3 显示肝门静脉

1—肝门静脉；2—下腔静脉；3—胆总管；4—胰头后部

(4)进一步游离门静脉后壁和内侧壁，上达门静脉分叉，下至胰头部，在胆总管和门静脉之间结扎、切断起源于门静脉主干的冠状静脉(图4)。

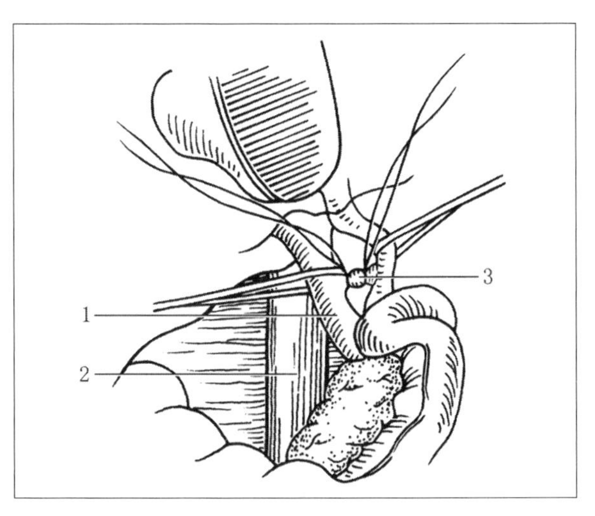

图4 结扎切断门静脉内侧冠状静脉

1—肝门静脉；2—下腔静脉；3—胃冠状静脉

(5)将十二指肠第二段向左前方牵拉，显示下腔静脉，切开下腔静脉前壁血管鞘，上至肝下，下达右肾静脉水平。游离下腔静脉周径2/3，长约5cm，两侧血管分支结扎后离断(图5)。

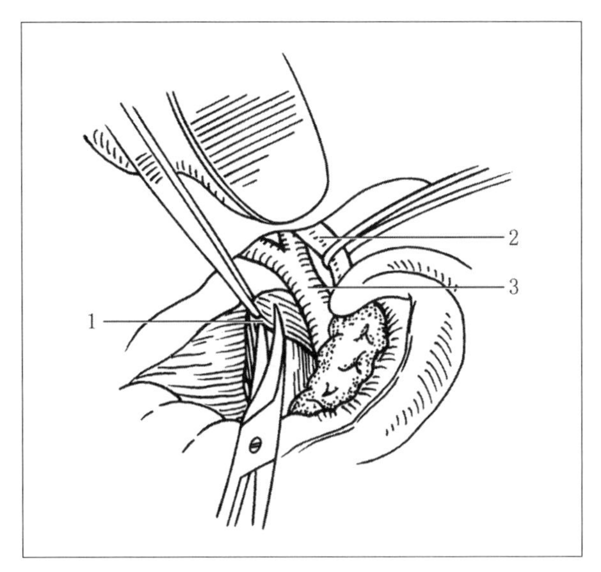

图5 切开下腔静脉血管鞘

1—切开下腔静脉血管鞘；2—胆总管；3—肝门静脉

(6)在十二指肠上方采用勃氏钳阻断门静脉，于门静脉左右支下方结扎切断门静脉，肝门部门静脉予以缝扎(图6)。

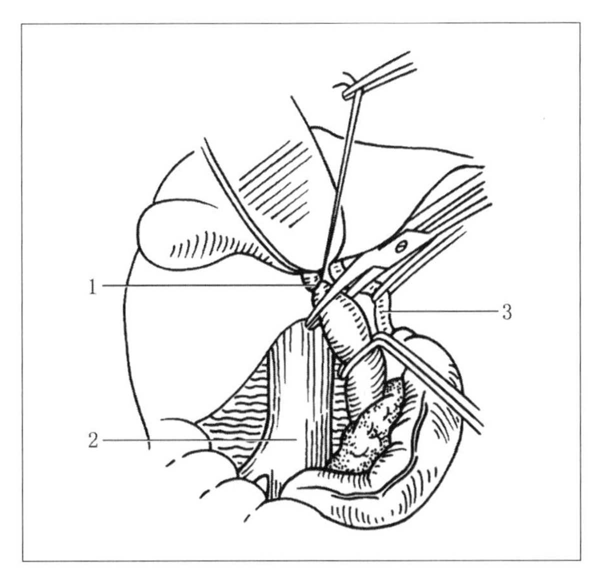

图6 结扎切断门静脉近肝侧

1—肝门静脉结扎；2—下腔静脉；3—牵开的胆总管

(7)Satinsky心耳钳部分阻断下腔静脉，门静脉游离段向下腔静脉转动，在确认无张力情况下用弯形血管剪剪去下腔静脉小片前壁，形成一个较门静脉管径略大的椭圆形缺口(图7)。

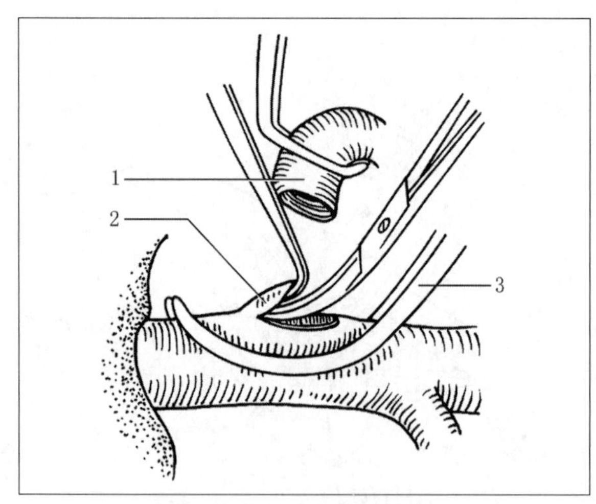

图7 剪去下腔静脉前壁

1—肝门静脉；2—下腔静脉管壁；3—心耳钳

(8)用5-0涤纶或聚丙烯线行门静脉和下腔静脉的端侧吻合。首先行两血管角端的缝合固定，然后采用连续外翻缝合的方法分别行吻合口后壁和前壁吻合，在关闭吻合口前壁前，开放门静脉阻断钳，排出可能存在的血凝块，再重新阻断和吻合(图8，图9)。

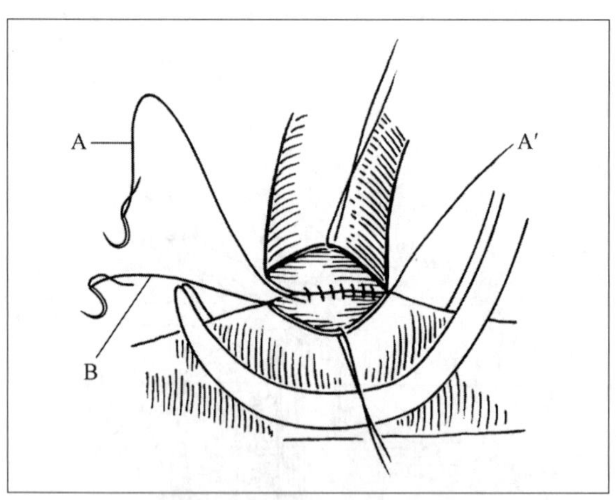

图8 门腔静脉后壁连续吻合

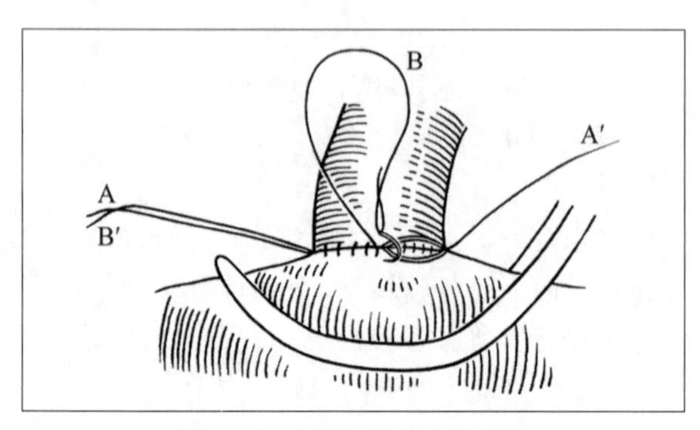

图9 门腔静脉前壁连续吻合

(9)先松开下腔静脉阻断钳，再开放门静脉阻断钳，若吻合口有较大裂隙，重新阻断后补缝1或2针；若出血量少，以热盐水纱布稍加压迫即可(图10)。

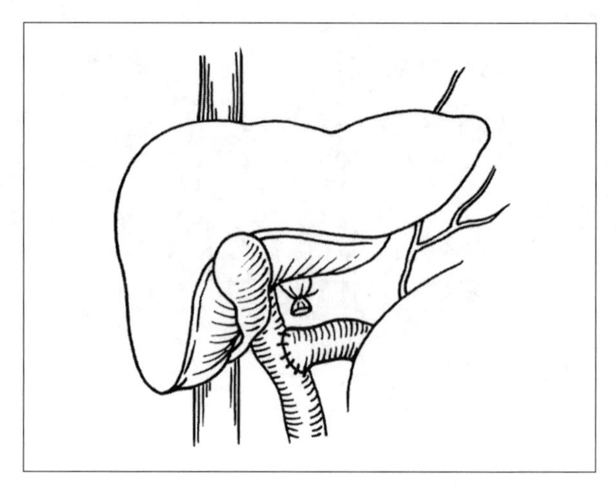

图10 门腔静脉端侧分流示意

(10)取小块肝组织行病理检查，再测门静脉压力，肝下放置腹腔引流。

【术中注意要点】

(1)分离血管时损伤血管，避免盲目钳夹，以防裂口扩大，应压迫裂口，在良好显露下进行缝合。

(2)门静脉和下腔静脉的小分支壁薄，应采用分离、结扎和离断的方式处理，以防血管撕破出血。

(3)在分离门静脉时应仔细分离结扎淋巴管，以免引起淋巴漏。

(4)游离门静脉长度适中，下腔静脉切口呈椭圆形，其长度与端侧血管口径相同或稍大。

【术后处理】

(1)肝炎后肝硬化门脉高压症并发食管胃底静脉曲张出血，全身状况欠佳，肝功能有不同程度的损害，术后应加强全身支持疗法，纠正出血倾向，注意水、电解质平衡。

(2)补充足够白蛋白、血浆，纠正低蛋白血症，防止大量腹水。

(3)应用全身性抗生素预防感染，严重感染常可加重肝损害和诱发肝性昏迷。

(4)术后以低蛋白、低脂肪饮食为宜，避免诱发肝性脑病。

(5)术后使用小剂量激素,减轻手术创伤反应及对肝脏的损害。

【主要并发症】

(1)早期上消化道出血:门腔静脉分流术后早期上消化道出血的原因包括合并胃十二指肠溃疡、应激性溃疡、吻合口血栓形成等。术后应用洛赛克预防和治疗溃疡出血。精湛的吻合技术是预防吻合口血栓的重要步骤。术后一旦发生出血,对于肝功能已有损害的患者,极有可能发生肝功能衰竭和肝性脑病。

(2)肝性脑病:门腔分流术后肝性脑病发生率高,这与分流术后氨中毒、假神经递质、氨基酸失衡等因素有关。临床可分为急性、慢性发病。一旦出现肝性脑病前驱症状,应及早治疗,除积极改善肝功能外,还应采取以下措施:①去除诱发因素;②减少过量氨的产生;③清除已产生的氨;④对抗假神经递质;⑤纠正氨基酸代谢失衡。乳果糖是预防和治疗肝性脑病的重要药物。

(3)肝肾综合征:起病急,进展快,可突然出现少尿或无尿。患者有腹水、黄疸、神志淡漠、嗜睡,甚至昏迷。除大力护肝及防治其他并发症外,还应采用下列措施:①扩充血容量;②应用利尿药;③应用血管活性药物;④纠正水、电解质与酸碱失衡;⑤血液透析以缓解氮质血症。

15.4.2 门腔静脉侧-侧分流术

Side-to-Side Portacaval Shunt

门腔静脉侧-侧分流术是将门静脉和下腔静脉侧侧吻合,吻合口大小决定分流术的降压作用和门静脉向肝血流量。一般多为 1～1.2cm。为防止术后吻合口扩大,有作者主张于吻合口附加吻合环。

手术适应证、麻醉方式和体位均同门腔端侧吻合术。

【手术步骤】

(1)按门体端侧分流术显示门静脉和下腔静脉(图 1)。

(2)将门静脉外后壁和下腔静脉前内壁选为侧侧吻合口部位。采用无创伤三翼钳阻断门静脉和下腔静脉侧壁(图 2)。

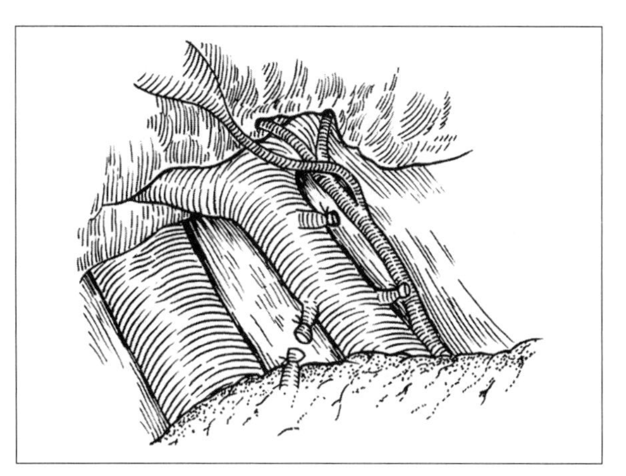

图 1 显示门静脉和下腔静脉

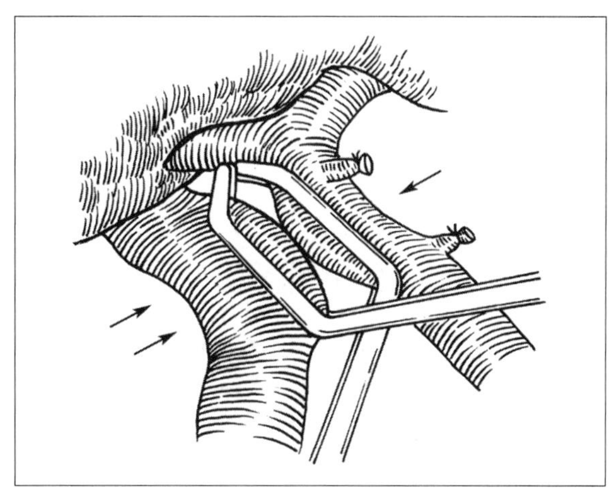

图 2 三翼钳阻断门静脉和下腔静脉侧壁

(3)于吻合部位的血管壁上各剪一个椭圆形孔,最大长度为 0.8～1.2cm,缝合方法同门腔端侧吻合(图 3～图 7)。

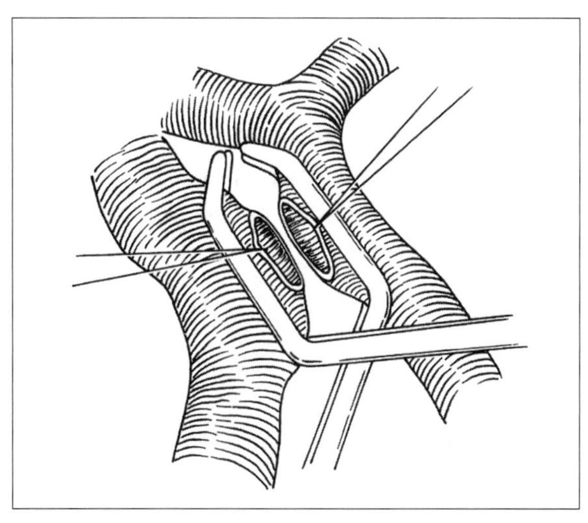

图 3 门腔静脉椭圆形侧侧吻合口

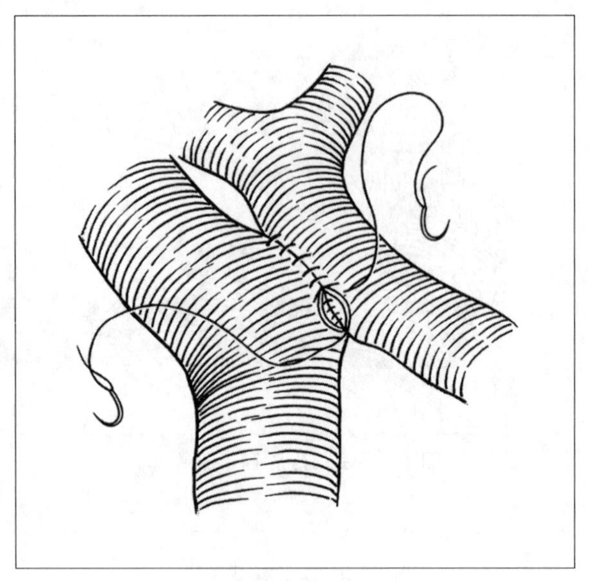

图 4　门腔静脉侧侧吻合

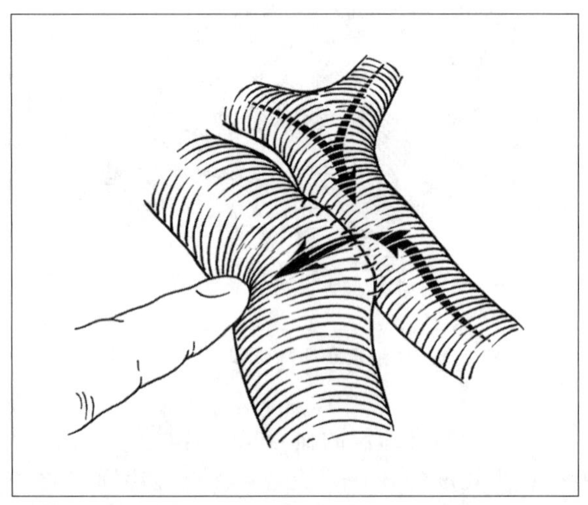

图 5　门静脉血流经吻合口进入下腔静脉

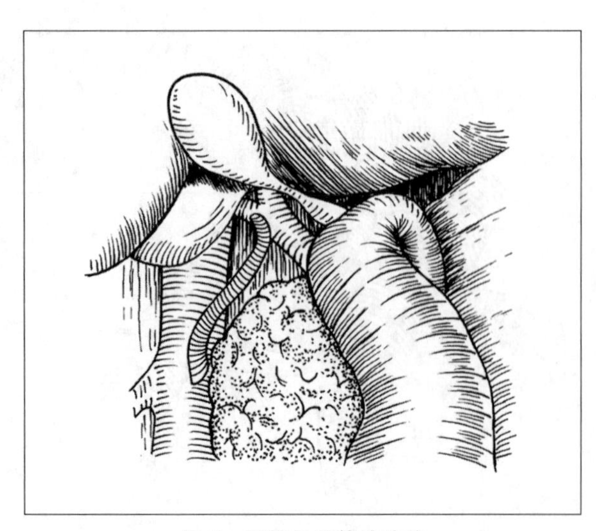

图 6　H 形门腔静脉分流

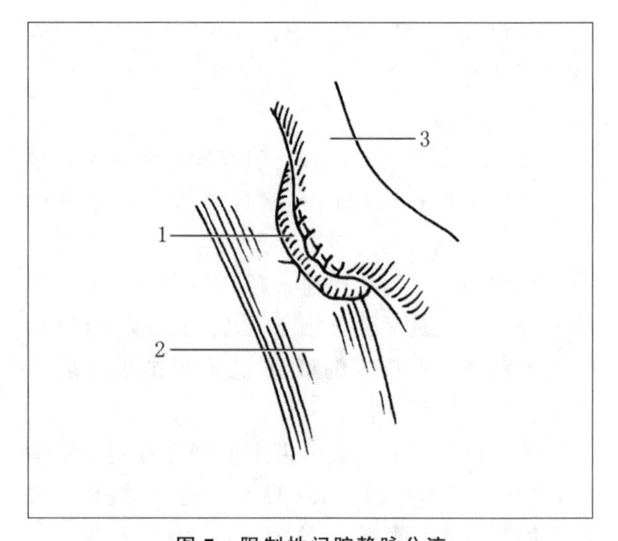

图 7　限制性门腔静脉分流

1—限制环包绕吻合口；2—下腔静脉；3—肝门静脉

(4)若因肝尾状叶过大或其他原因致使门静脉与下腔静脉距离过大无法拉近吻合，可采用一段涤纶或膨体人造血管行两端与门静脉和下腔静脉端侧吻合，形成门腔静脉 H 形分流。

(5)为防止分流口径自然扩大，可行限制性门腔侧侧分流，在吻合口外置一内径与吻合口相同的限制环。限制环可由血管造影导管构成。

【术中注意要点】

(1)下腔静脉和门静脉应充分游离以减少吻合口张力，必要时可切除肥大的尾状叶以改善下腔静脉的暴露，或采用 H 形门腔静脉分流。

(2)游离门静脉时应仔细结扎、离断其内侧的冠状静脉，以防撕裂出血。

【术后处理】

同“门腔静脉端侧吻合术”。

15.4.3　脾肾静脉分流术

Splenorenal Shunt

脾肾静脉分流是切除脾脏，将脾静脉端同左肾静脉侧做吻合。它的优点在于：①切除了肿大的脾脏，解除了脾功能亢进；②分流量小，术后仍保留部分门静脉向肝血流，肝性脑病发生率低；③直接引流胃脾区曲张静脉血流，有效预防胃脾区静脉曲张所致出血。缺点是吻合口较小，并可能受胰尾影响而发生扭曲，术后易发生吻合口血栓,再出血率较高。

【适应证】

(1)伴有中度以上脾大和脾功能亢进的食管静脉曲张出血患者。

(2)肝功能状况与门腔分流术相同,均为Child A、B级患者。

【禁忌证】

肝功能分级为Child C的门脉高压症患者或脾静脉口径<1cm患者。

【术前准备】

同“门腔分流术”。

【麻醉与体位】

全身麻醉。患者左臂外展,左腰垫高,躯干向右侧倾斜约20°。

【手术步骤】

(1)左上腹L形切口或左肋下切口,有利于寻找左肾静脉和行脾肾静脉吻合。

(2)探查腹腔和肝脏,测门静脉压力。

(3)切开胃脾韧带,切断结扎胃左血管;向右上方牵拉胃体,于胰体尾上缘寻找、分离和结扎脾动脉。锐性分离脾结肠、脾肾和脾膈韧带。

(4)托出脾脏,分离脾静脉与其周围组织,于脾静脉上缘切断结扎脾动脉,采用Satinsky钳阻断胰尾和脾静脉。

(5)于胰尾背侧游离脾静脉,结扎离断脾静脉进入胰腺的细小分支静脉,游离脾静脉3~4cm。切断近脾侧脾静脉,移去脾脏。缝合脾床止血。

(6)切开肾门表面的腹膜后纤维脂肪组织,向深部分离直达左肾静脉表面,切开血管鞘,切断并结扎左肾上腺静脉,锐性分离肾静脉前壁和上下缘,游离左肾静脉周径的2/3左右,长为3~4cm。

(7)将脾静脉端向肾静脉靠拢,采用Satinsky钳阻断肾静脉前壁,剪去大于脾静脉口径的管壁,采用5-0无损伤缝线行脾静脉与肾静脉端侧吻合,在关闭吻合口前壁前开放脾静脉阻断钳,冲出可能存在的血凝块(图1~图10)。

(8)吻合完成后先后开放肾静脉和脾静脉的阻断钳,少许渗血可用热盐水纱布压迫止血。

(9)止血、测压,左膈下放置腹腔引流。

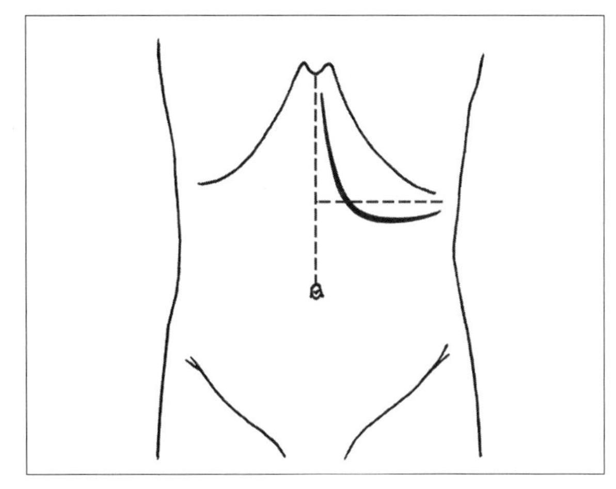

图1 左肋缘下切口或左上腹L形切口

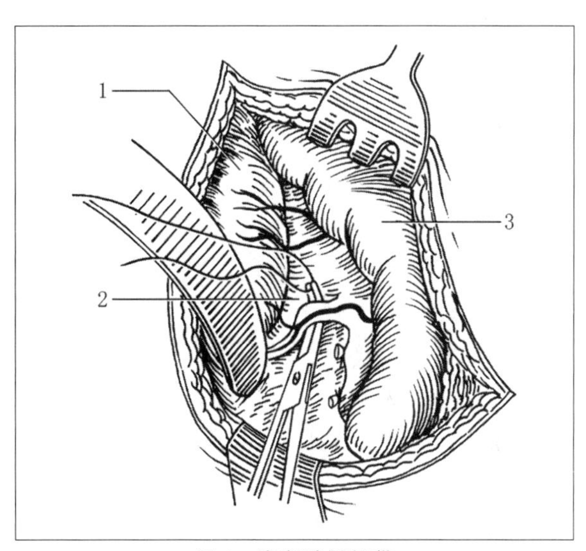

图2 离断脾胃韧带

1—胃底;2—胃大弯;3—脾脏

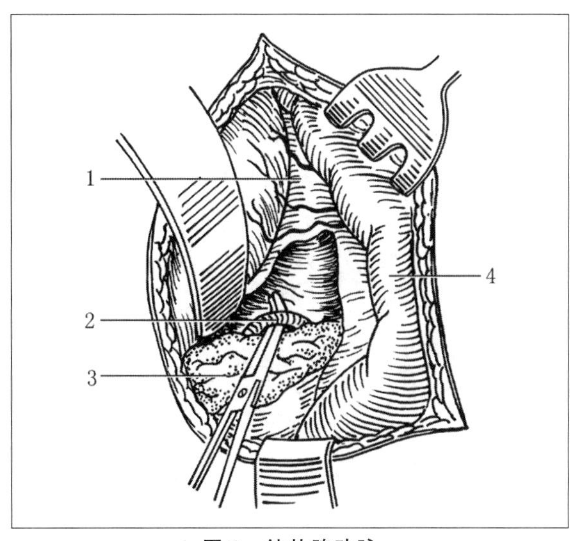

图3 结扎脾动脉

1—胃大弯;2—脾动脉;3—胰体;4—脾脏

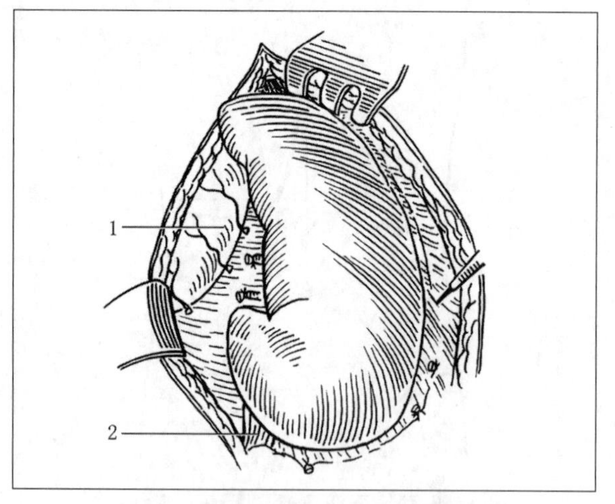

图 4 切离脾结肠、脾肾和脾膈韧带

1—胃大弯；2—切断结扎的脾结肠韧带

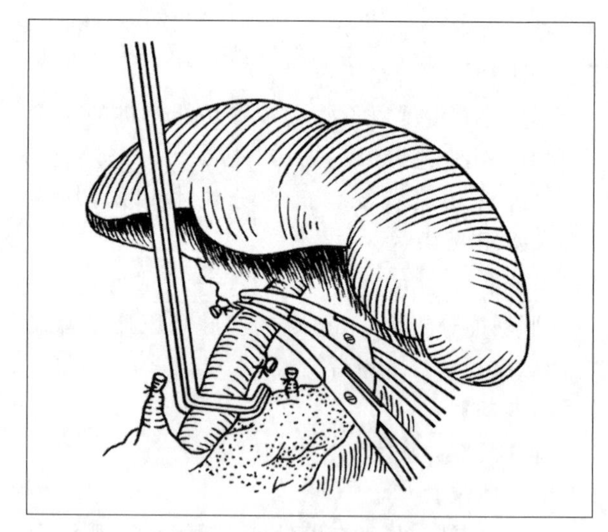

图 7 距近脾侧切断脾静脉

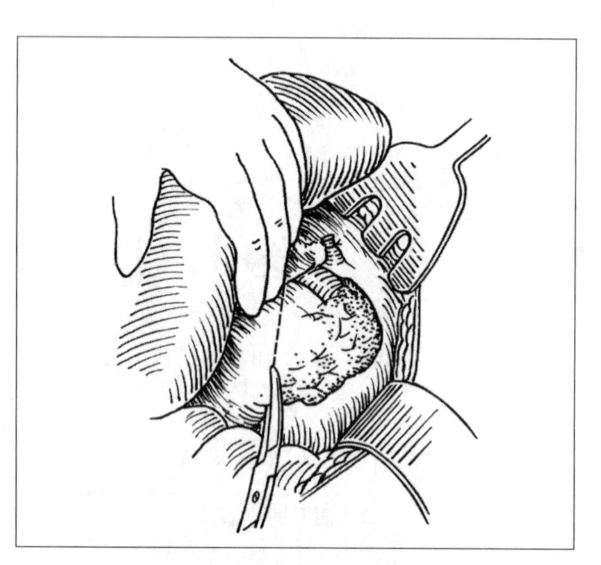

图 5 托出脾脏，显示脾蒂后部

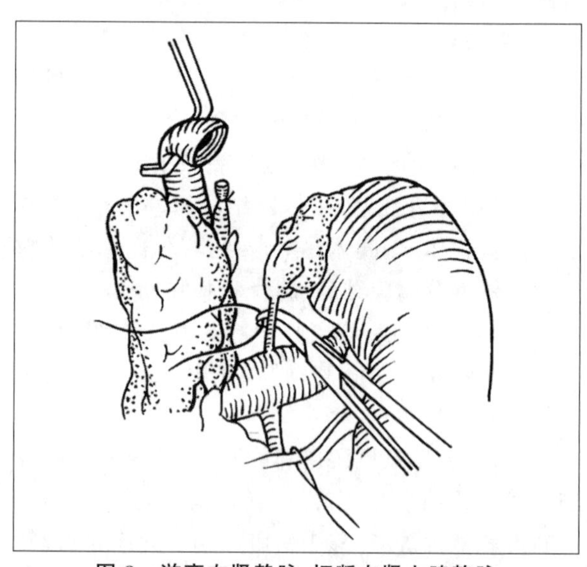

图 8 游离左肾静脉，切断左肾上腺静脉

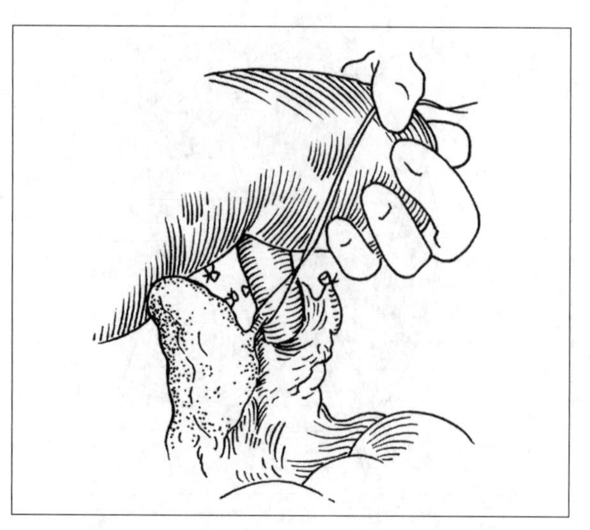

图 6 结扎切断胰腺和脾静脉的细小静脉

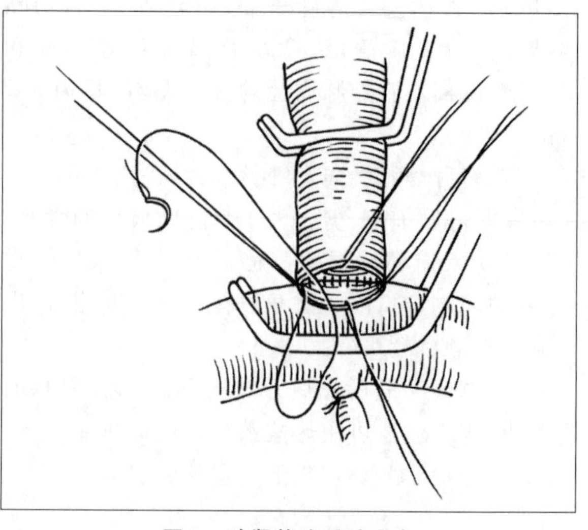

图 9 脾肾静脉后壁吻合

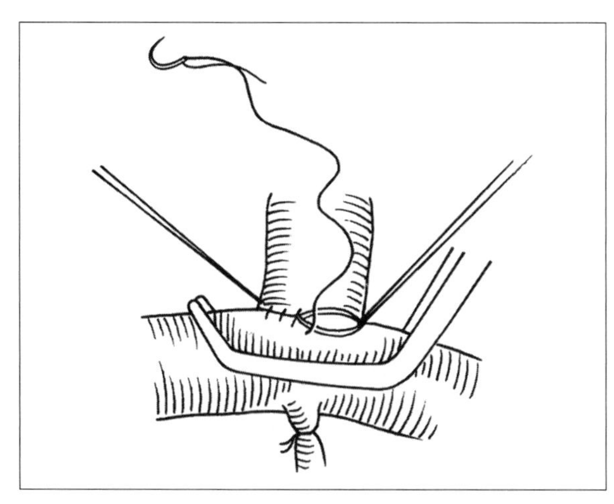

图 10 脾肾静脉前壁吻合

【术中注意要点】

术中仔细检查胰体尾有无水肿和炎症，若胰腺有明显炎症，与脾静脉粘连严重，脾静脉分离十分困难，应及时放弃脾肾静脉分流术。探查时还需注意脾静脉有无血栓，脾静脉因炎症和血栓表现为红、白相夹的斑驳状，后壁显著增厚、变脆，且与胰腺血管床严密粘连，极大地增加了手术困难，吻合后易发生血栓，遇此情况也应放弃脾肾分流术。若胰尾肥大，妨碍操作或压迫吻合口，应予切除。

【术后处理】

同"断流术和门腔分流术"。

15.4.4 远端脾肾静脉分流术

Distal Splenorenal Shunt

远端脾肾静脉分流术，又称 Warren 手术，属于选择性分流术。术中游离切断近肠系膜上静脉侧脾静脉，将其与左肾静脉进行端侧吻合，在选择性降胃食管曲张静脉压力的同时，尽可能保持门静脉的向肝血流灌注和肠系膜上静脉压力，以便有效地控制曲张静脉出血，减轻对肝细胞功能的损害和肝性脑病发生率。针对远端脾肾分流术后脾胰静脉的"虹吸"现象，又附加了脾胰断流术。因此，远端脾肾分流术实际是单纯脾肾分流术加脾胰断流术。

【适应证】

食管胃底静脉曲张出血但脾肿大和脾功能亢进不严重患者。

【禁忌证】

(1)肝前性门脉高压症。

(2)其他禁忌证同"脾肾分流术"。

【术前准备、麻醉方法和体位】

同"脾肾静脉分流术"。

【手术步骤】

(1)切口：上腹部正中切口或双肋下弧形切口。

(2)探查腹腔和测门静脉压力。

(3)离断结扎胃结肠韧带，提起横结肠，于系膜根部横行切开其下叶腹膜达胰腺下缘，钝性分离胰腺后间隙，显露其后方的脾静脉。

(4)切开血管鞘，游离脾静脉，结扎脾静脉进入胰腺的细小静脉，向左游离至脾门，游离的脾静脉长达 6～7cm。

(5)结扎切断脾静脉下方的肠系膜下静脉或位于脾静脉近端和门静脉的冠状静脉。

(6)在距门静脉 1cm 切断脾静脉，连续缝合关闭门静脉侧脾静脉。

(7)于肠系膜上动脉右侧、十二指肠上方左肾静脉前方的后腹膜，向下深入左肾静脉，切开血管鞘分离肾静脉，结扎切断左肾上腺静脉，游离肾静脉 4～5cm 和周径的 2/3。

(8)血管吻合的方法同前(图 1～图 7)。

(9)再次测压，行肝活检，缝合腹壁各层。

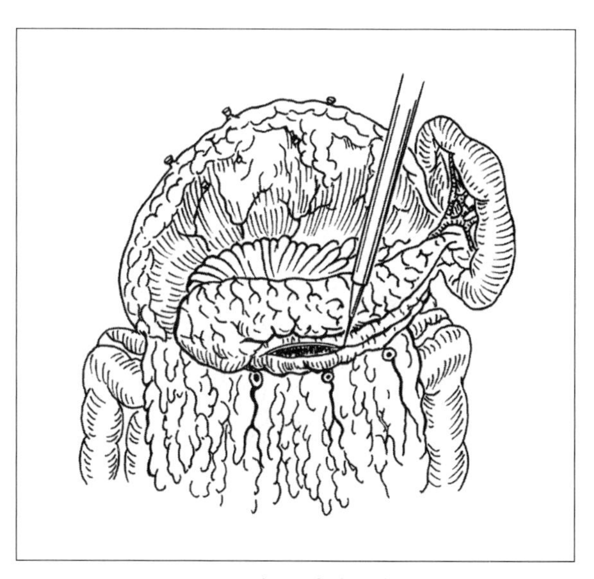

图 1 切开胰腺下缘

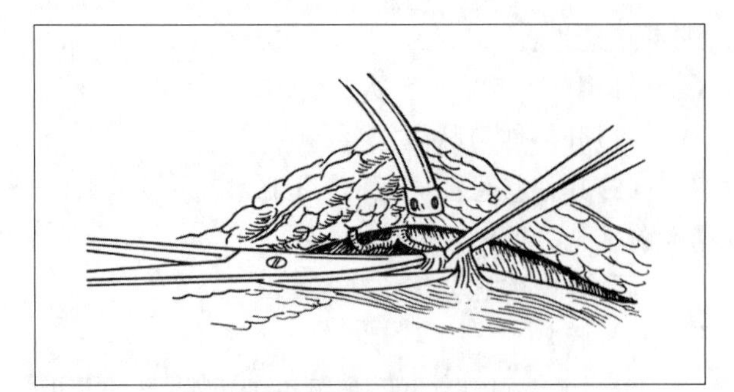

图 2 显露脾静脉，切开血管鞘

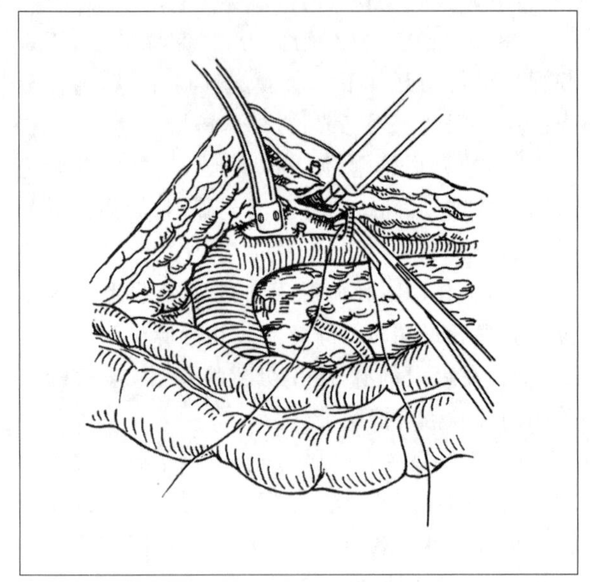

图 3 结扎胰腺小静脉和肠系膜下静脉

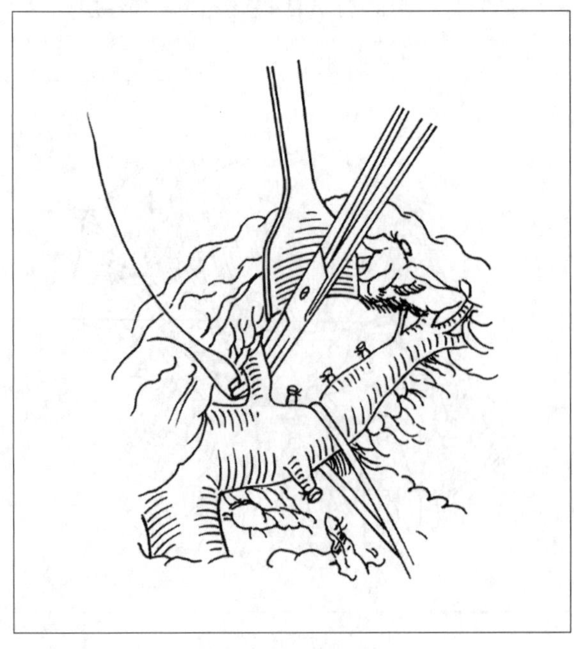

图 4 结扎冠状静脉

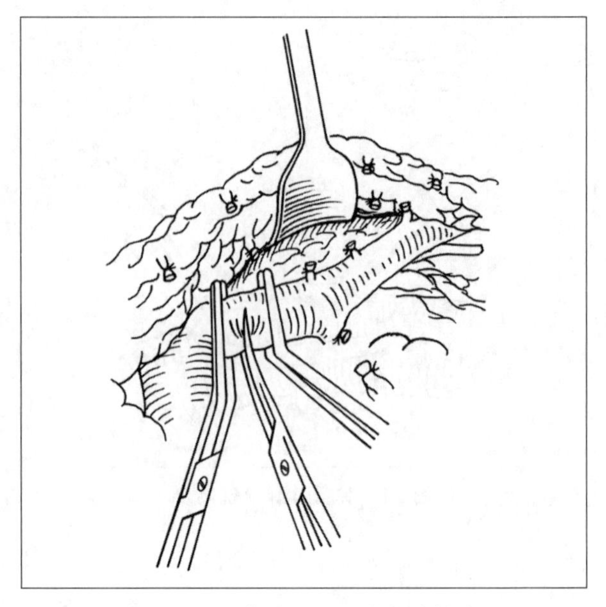

图 5 距门静脉 1.0cm 离断脾静脉

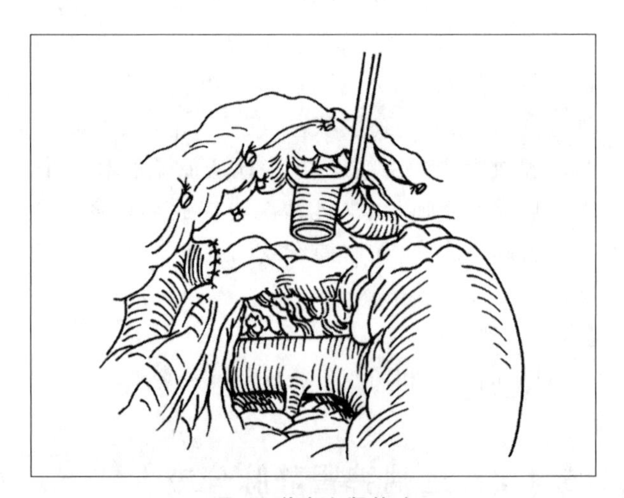

图 6 游离左肾静脉

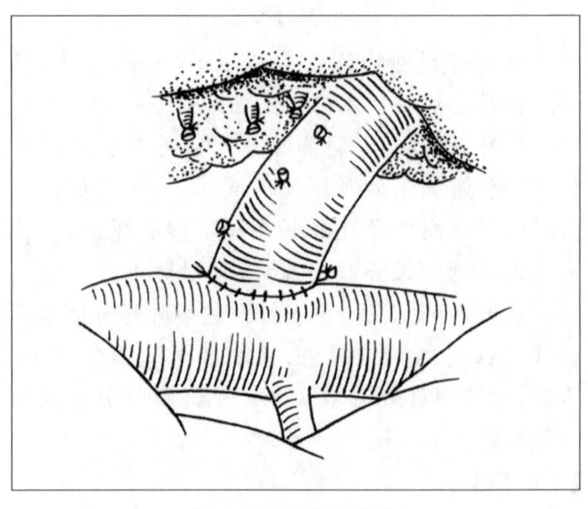

图 7 脾肾静脉吻合

【术中注意要点】

(1)脾胰静脉离断是远端脾肾吻合术的关键，汇入脾静脉的胰腺静脉约有10支，纤细而壁薄，离断时应先结扎后离断。

(2)肠系膜下静脉是术后形成侧支循环的重要血管，术中应在肠系膜下静脉汇入处切断和结扎，同时还应切断脾结肠韧带，游离结肠脾曲，阻止术后沿结肠系膜形成的侧支循环。

(3)游离胰尾部脾静脉极易造成脾静脉损伤，一旦发生将失去远端脾肾分流术的机会，因此操作时应十分小心。

【术后处理】

同"脾肾分流术"。

15.4.5 肠系膜上静脉下腔静脉吻合术

Mesocaval Shunt

肠系膜上静脉与下腔静脉吻合术简称肠腔分流术，主要术式为肠腔静脉侧侧分流和肠腔静脉血管间置分流术。前者是两血管直接吻合，减少吻合口血栓形成的机会，但不适用于两血管间距较大的患者。后者采用人造血管间置两血管，减少吻合口的张力，又不必广泛分离下腔静脉，操作比较方便。但是，两个吻合口增加血栓形成机会。

15.4.5.1 肠腔静脉侧侧分流术

【适应证】

(1)肝外型门脉高压症患者。

(2)断流术和脾肾分流术后再发食管胃底静脉曲张出血患者。

(3)肝静脉闭塞综合征患者。

【禁忌证】

(1)肠系膜上静脉口径小，系膜短而厚，组织水肿明显。

(2)肠系膜上静脉和下腔静脉间距过大。

【术前准备、麻醉方法】

同"远端脾肾静脉分流术"。

【手术步骤】

(1)腹部正中或右腹直肌切口。

(2)腹腔探查和测压。

(3)提起横结肠，在系膜根部无血管区做横行切开，向左达小肠系膜根部，扪及肠系膜上动脉搏动后，在其右侧切开系膜，显示肠系膜上静脉，切开血管鞘，游离肠系膜上静脉，上至胰腺下缘，游离长度约5cm，结扎该静脉右侧包括结肠右静脉的所有血管分支。

(4)向上牵拉十二指肠第3段，切开下腔静脉前后腹膜组织，显露下腔静脉，切开血管鞘膜，游离前壁和两侧壁，必要时切断两侧腰静脉，游离长度约5cm，周径的2/3。

(5)将肠系膜上动脉血管鞘与下腔静脉外膜间断缝合，使两血管相互靠拢，以利于血管吻合。

(6)采用三翼钳分别阻断肠系膜上静脉右侧壁和下腔静脉左侧壁，切开肠系膜上静脉长约1cm，剪去下腔静脉管壁，形成长1.0cm的椭圆形开口。

(7)采用5-0无创性缝线分别行后壁和前壁吻合，先放开下腔静脉阻断，然后放开肠系膜上静脉的阻断(图1～图6)。

(8)再测压、肝活检和缝合腹壁各层。

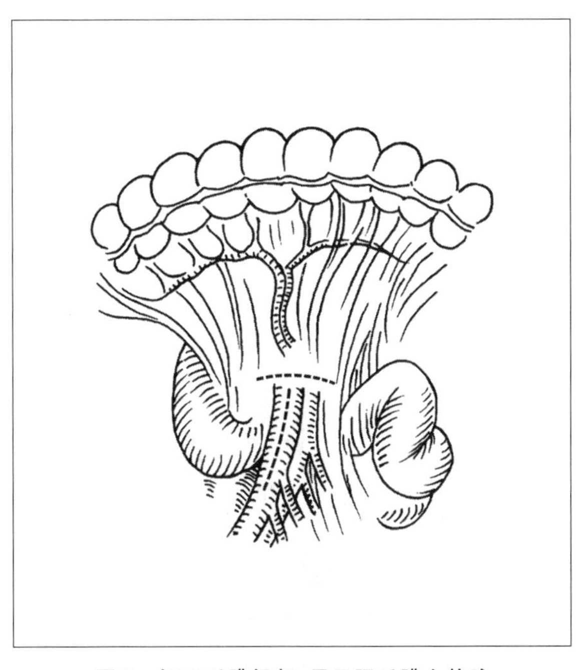

图1 切开系膜根部，显示肠系膜上静脉

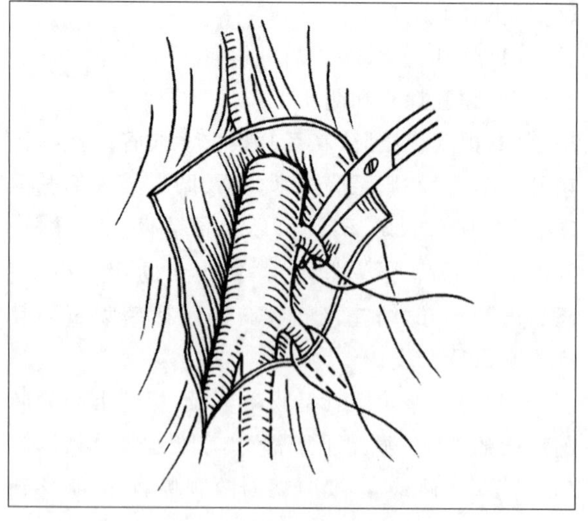

图 2　游离肠系膜上静脉

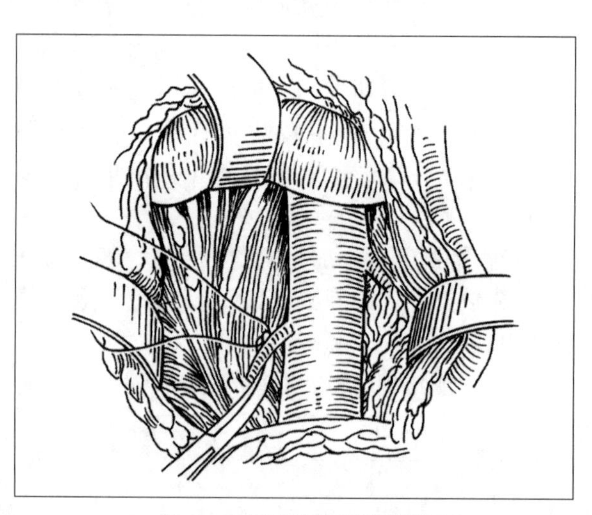

图 3　显示并游离下腔静脉

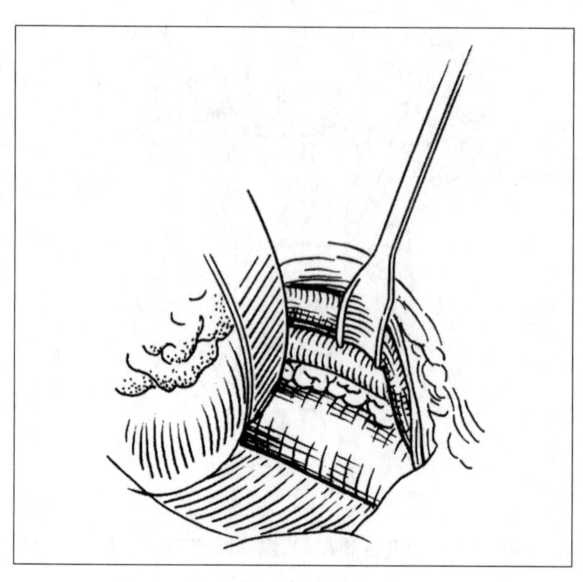

图 4　间断缝合两血管鞘，缩短距离

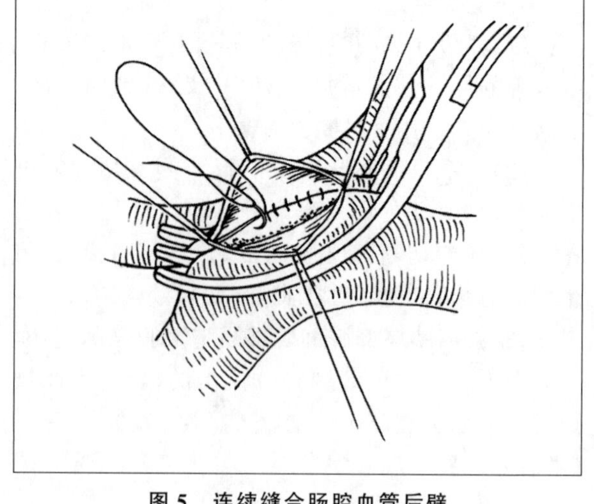

图 5　连续缝合肠腔血管后壁

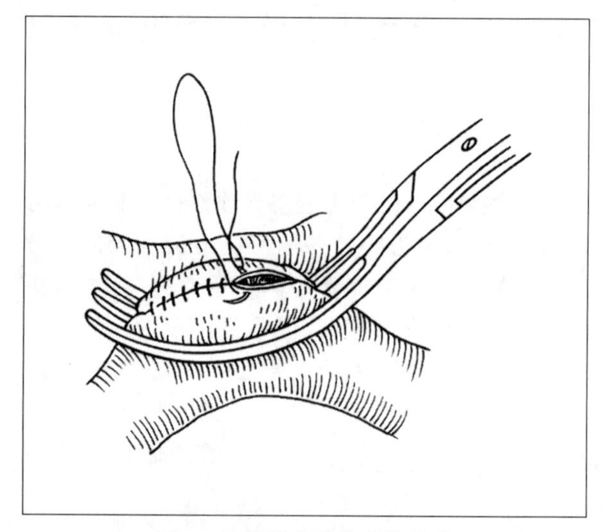

图 6　连续缝合肠腔血管前壁

【术中注意要点】

同"脾肾分流术"。

15.4.6 间置人造血管肠-腔静脉桥式分流术

Artificial Vessel Interposition Mesocaval Shunt

其手术步骤与肠腔静脉侧-侧吻合术基本相同，不过静脉游离的范围不必如侧侧吻合术时那样广泛。桥式吻合方法及注意点如图 15-4-1。

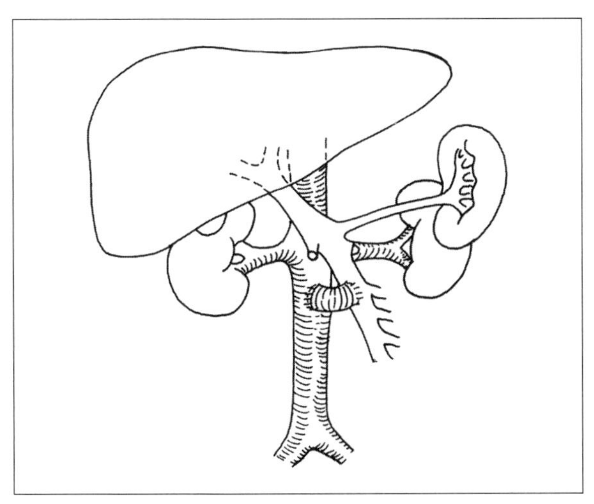

图 15-4-1 完成的肠-腔 H 形桥式分流术
(人造血管直径以 10～12mm 为宜)

(马优钢 陈 汉)

15.4.7 肠-腔静脉血管间置分流术
H-Graft Mesocaval Shunt

适应证、禁忌证、麻醉和体位均同肠腔静脉侧-侧分流术。

【手术步骤】

(1)切口、手术探查、游离肠系膜上静脉和上腔静脉均同肠腔侧侧分流术。

(2)采用 Satinsky 钳部分阻断下腔静脉,根据人造血管管径(0.8～1.0cm)剪去下腔静脉前内侧小片管壁,5-0 无创伤缝线行人造血管与下腔静脉端-侧吻合;开放下腔静脉阻断钳,无创伤血管钳阻断人造血管,检查吻合口无漏血后,修剪人造血管长度(3～5cm),管腔内注入肝素溶液以防凝血。

(3)采用 Satinsky 钳阻断肠系肠上静脉右后壁,纵行切开肠系膜上静脉,用同样的方式行人造血管和肠系膜上静脉的端侧吻合,分别开放人造血管阻断钳和肠系膜上静脉阻断钳。

(4)人造血管呈垂直方向位于两血管间,可扪及血流的轻微震颤,肠系膜管径有所缩小(图 1～图 4)。

(5)测压和关腹。

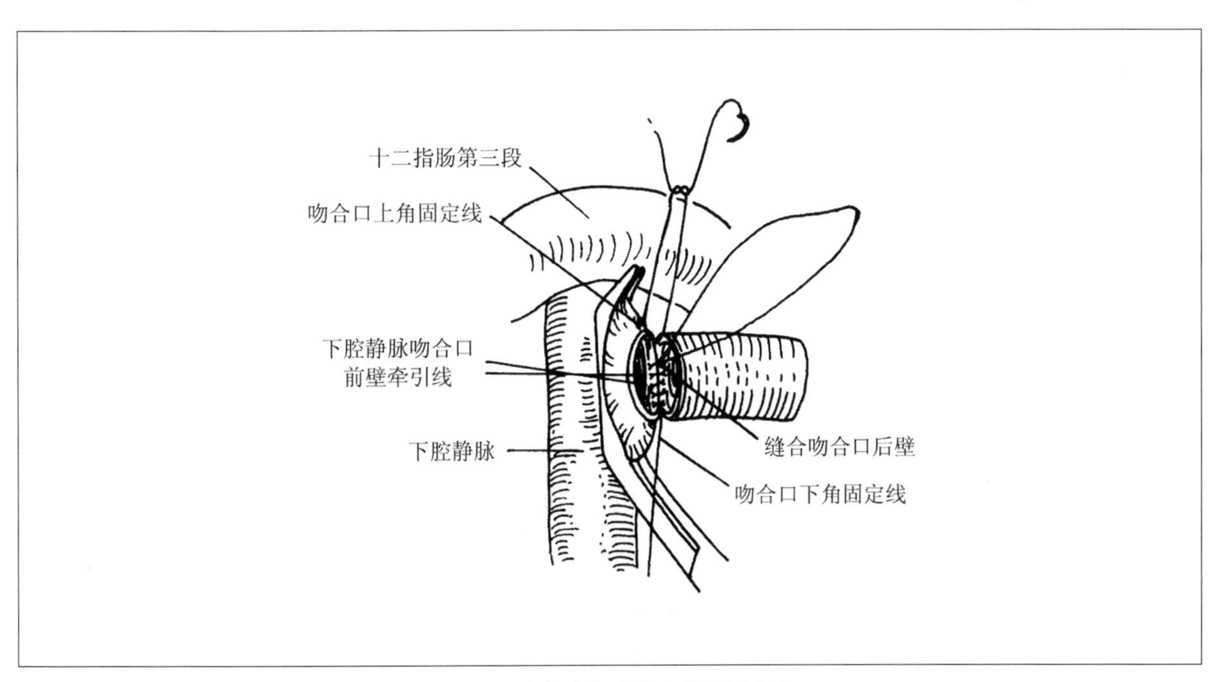

图 1 下腔静脉与人造血管后壁吻合

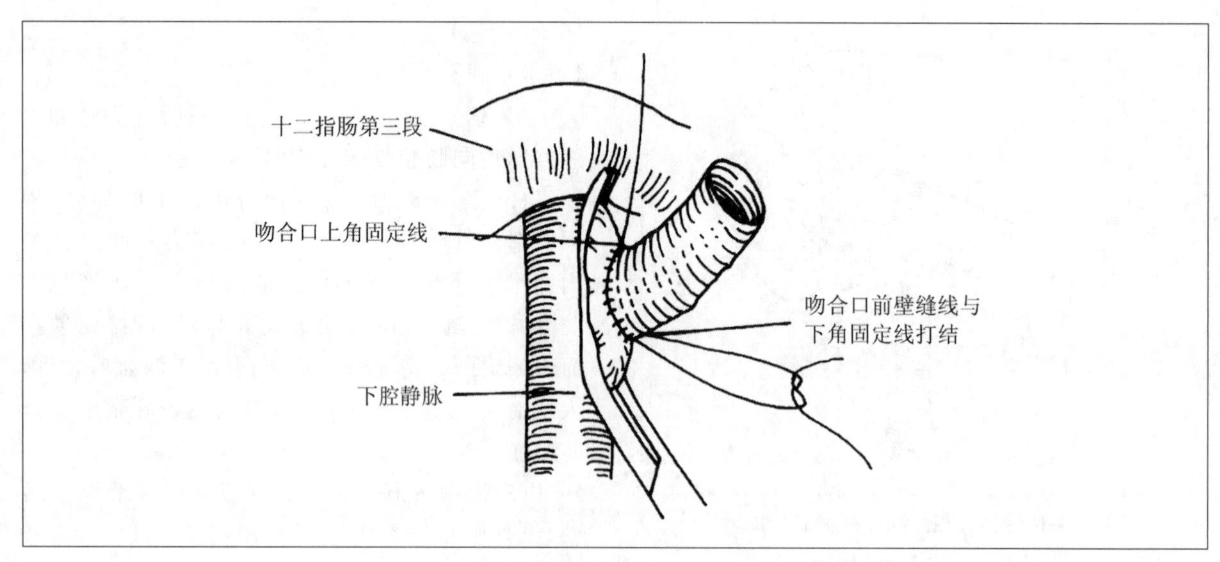

图 2　下腔静脉与人造血管前壁吻合

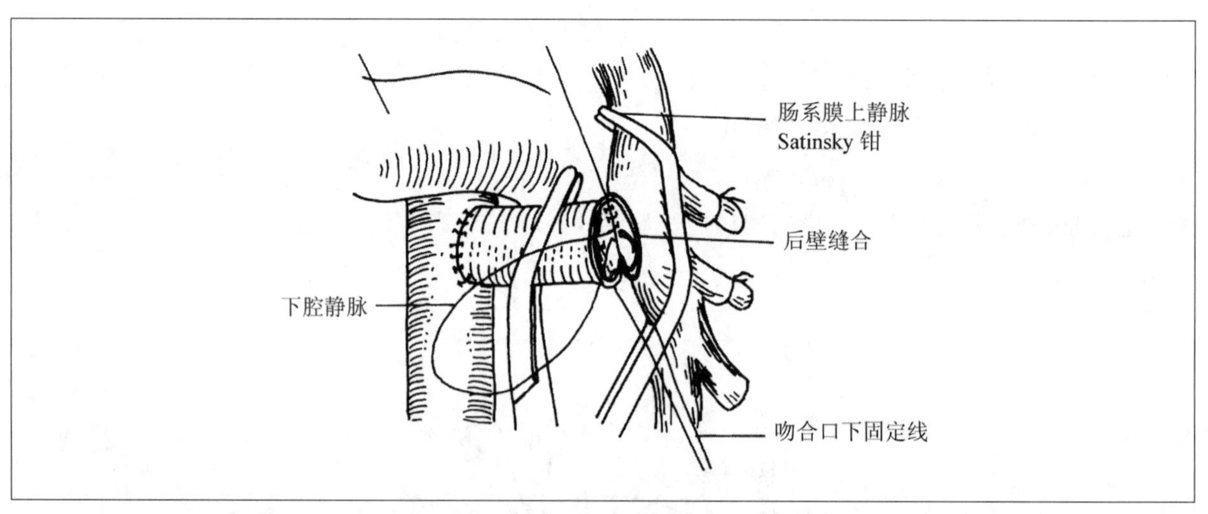

图 3　肠系膜上静脉与人造血管后壁吻合

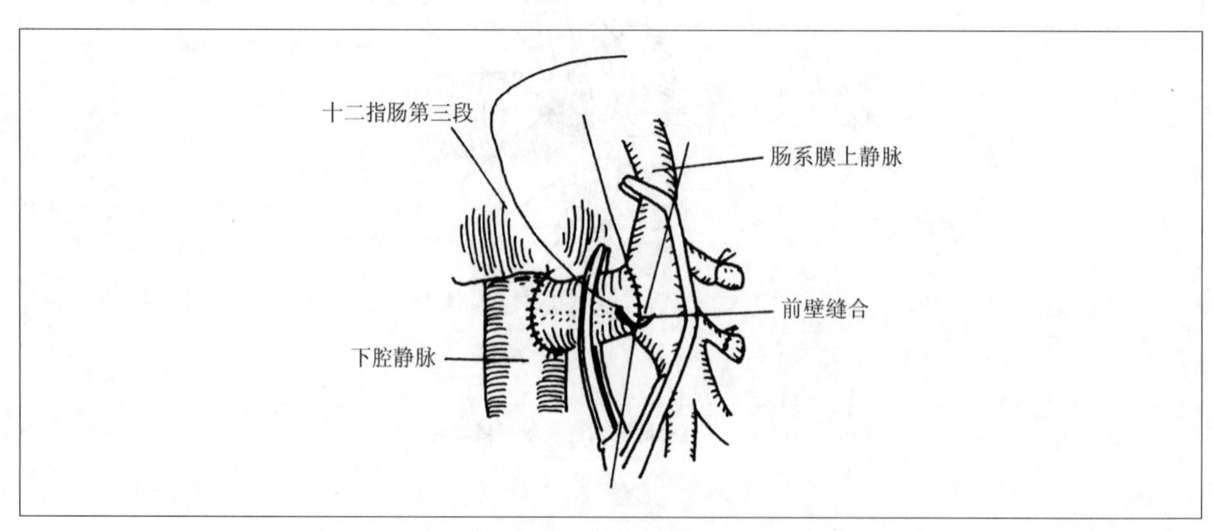

图 4　肠系膜上静脉与人造血管前壁吻合

【术中注意要点】

(1)人造血管质地较坚韧,缝合时应从人造血管进针,静脉侧出针,若反向则会导致出血。

(2)选择吻合部位时应注意下腔静脉和肠系膜上静脉间存在 20°～30°的成角,上腔静脉为前内侧壁,肠系膜上静脉为右后壁,人造血管张度适中,防止吻合扭曲成角。

【术后处理】

同“脾肾分流术”。

15.4.8 冠-腔静脉分流术

Coronary-Caval Shunt

1967 年 Inokuchi 创用了冠状静脉与下腔静脉间搭桥分流术即冠腔静脉分流术,该手术直接分流高压的贲门胃底区门静脉血流,既能高选择性区域性减压分流,降低食管胃底曲张静脉的压力,防止出血,又能维持肝脏门静脉血供,有利于维护肝脏功能,防止肝功能衰竭,从理论上讲具有合理的解剖生理和血流动力学基础,并有较好的疗效。但因冠状静脉较薄,变异较多,手术难度大,手术重复性少。

【适应证】

术前超声或门静脉造影显示单支冠状静脉且直径<0.5cm 食管静脉曲张出血患者。

【禁忌证】

同“脾肾分流术”。

【手术步骤】

(1)上腹部正中切口,腹腔探查和测压。

(2)切开肝胃韧带,于胰腺上缘、肝十二指肠左侧寻找冠状静脉,向冠状静脉汇入部位仔细游离,将带有部分门静脉或脾静脉壁的冠状静脉切断,其断端呈喇叭形以利于吻合,5-0 无损伤缝线间断缝合关闭门静脉和脾静脉切口。

(3)切开十二指肠降部侧腹膜,于胰头后方游离肝下下腔静脉前内侧壁 3～5cm。钝性分离下腔静脉与冠状静脉间疏松组织,形成一个能通过血管的隧道。

(4)采用三翼血管阻断钳阻断下腔静脉前内侧壁和冠状静脉断端,5-0 无创伤缝线分别行吻合口后壁和前壁吻合。

(5)若两血管间距大,可切取大隐静脉或人造血管材料行血管间置吻合。

(6)吻合完毕,开放血管阻断钳,吻合口处血管充盈,血流通畅(图 1～图 5)。

(7)常规切除脾脏,切断结扎胃网膜右血管和胃左血管。

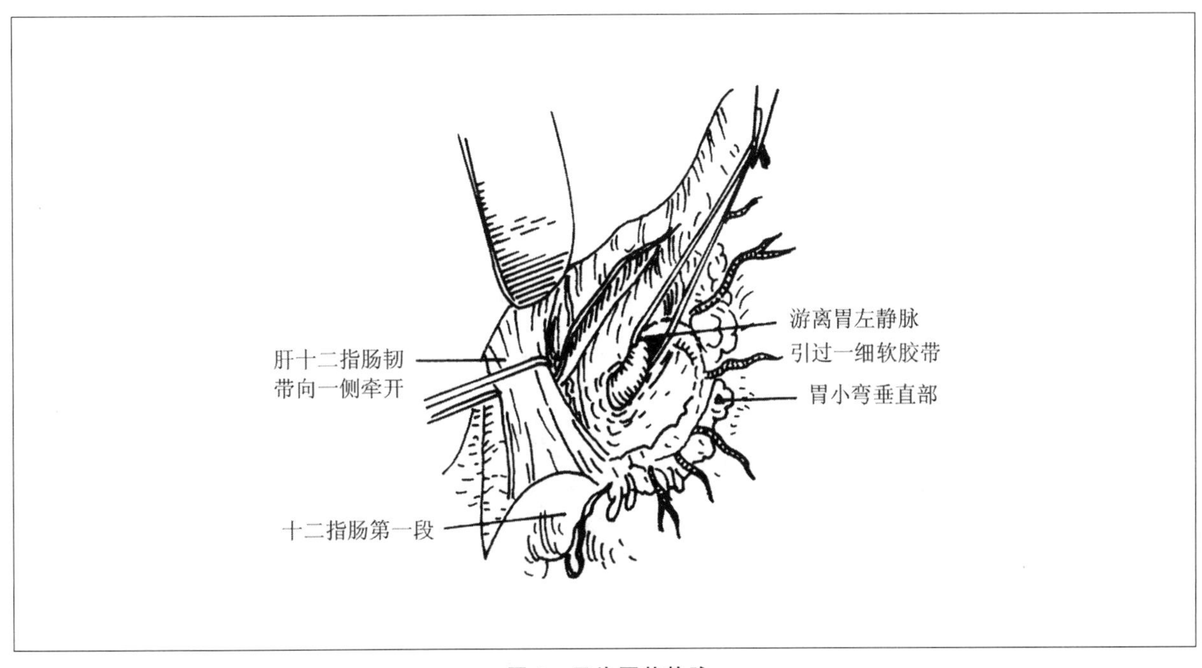

图 1 寻找冠状静脉

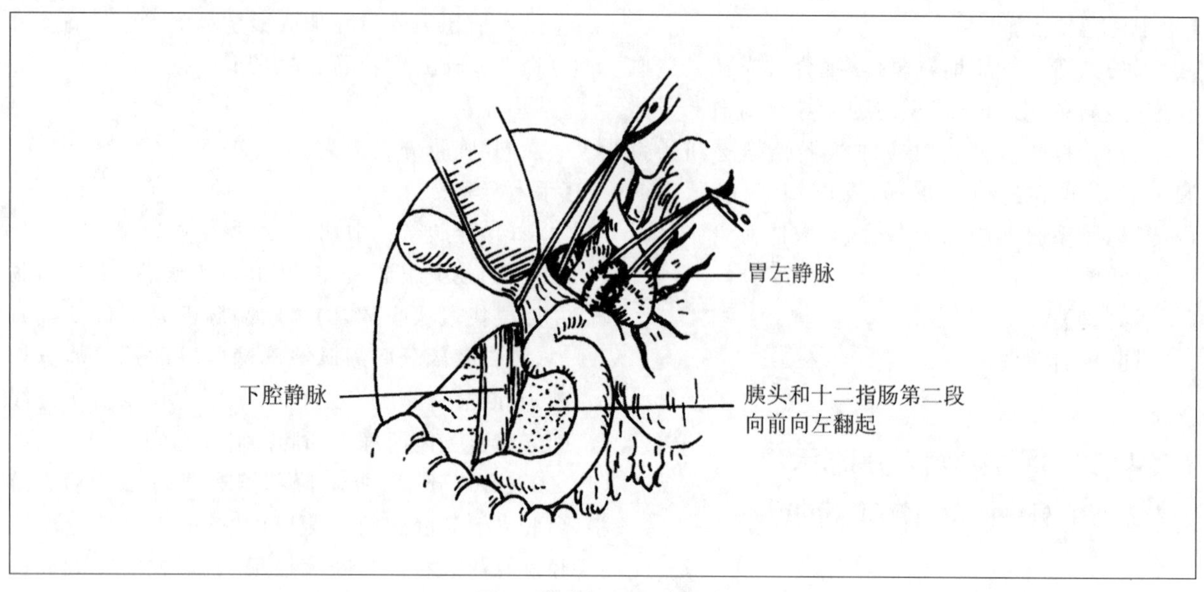

图 2 游离肝下下腔静脉

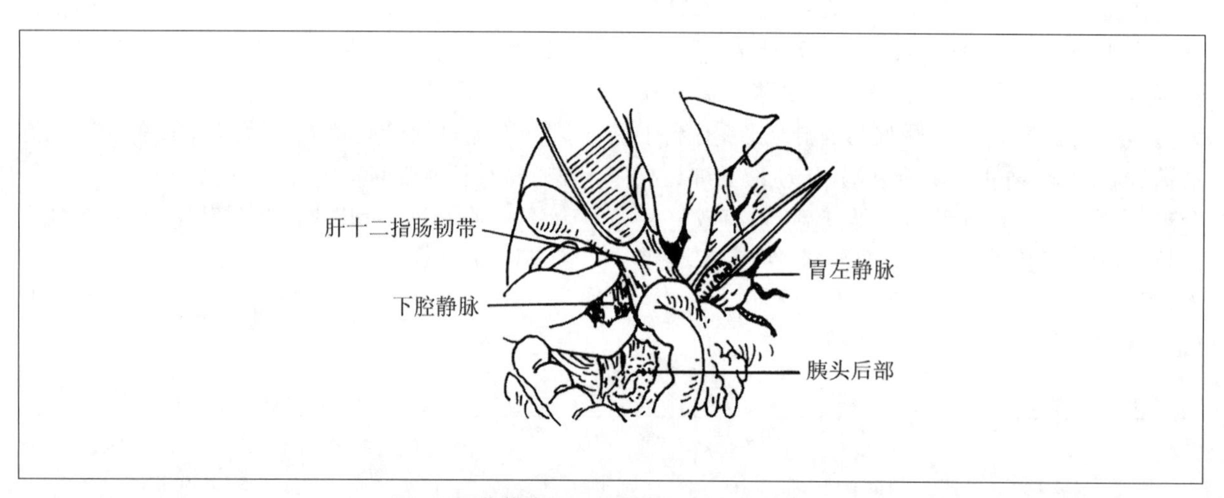

图 3 冠状静脉和下腔静脉间形成血管隧道

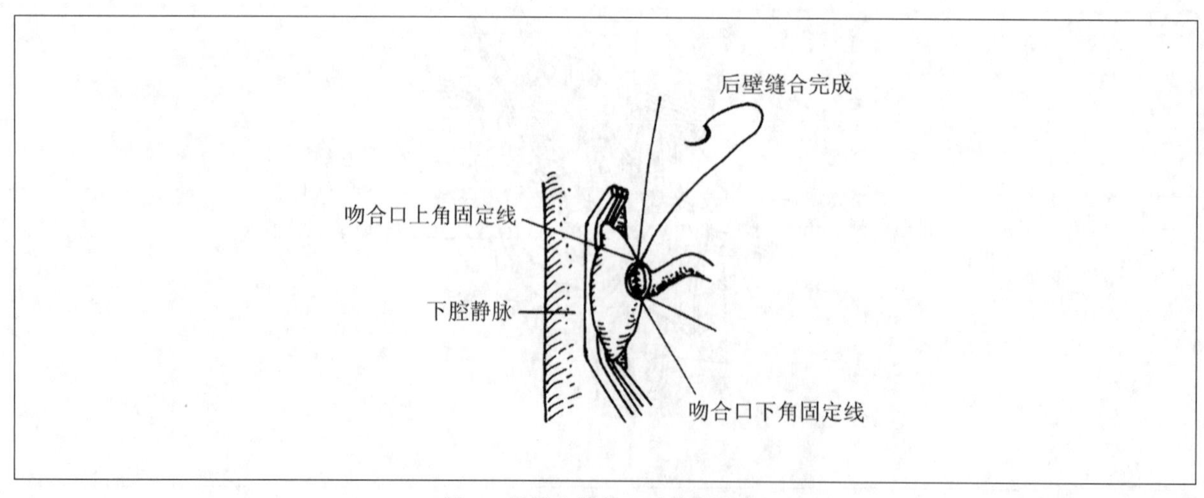

图 4 间置血管与下腔静脉吻合

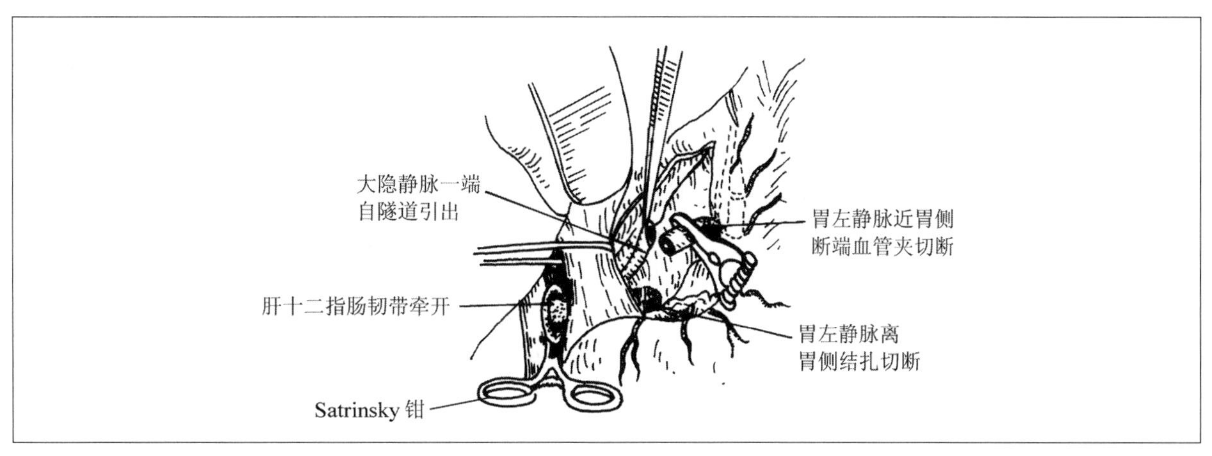

图 5 间置血管与冠状静脉吻合

【术中注意要点】

(1)冠状静脉解剖变异大,汇合部位可为门静脉主干、脾静脉或门脾静脉交汇部,亦可为单支或多支。

(2)冠状静脉壁薄,分离时易撕破出血致手术失败。

(3)间置血管应保持通畅。

(吴性江)

15.4.9 间置人造血管门-腔静脉桥式分流术

Artificial Vessel Interposition Portalcaval Shunt

对无法行门腔静脉侧-侧吻合的病人,可用聚四氟乙烯人造血管(Gore-Tex)行门腔架桥分流术(图 15-4-2)。Gore-Tex 一般选直径为 10～12mm、长度约 4～5cm。

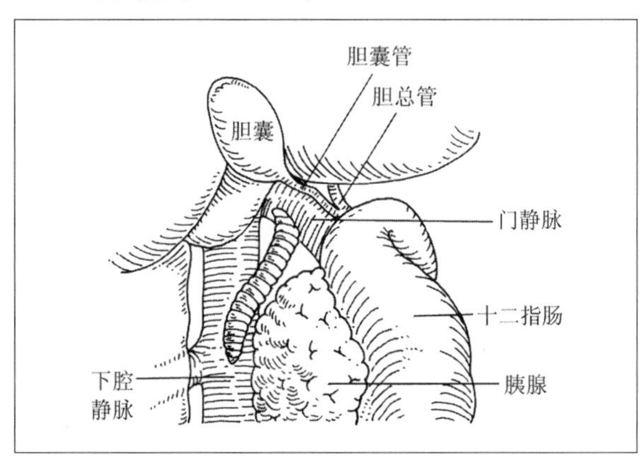

图 15-4-2 完成的门-腔 H 形桥式分流术

(马优钢 陈 汉)

15.4.10 经颈内静脉肝内门体分流术

Transjugular Intrahepatic Portosystemic Stent Shunt

经颈内静脉肝内门体分流术(TIPS)是 20 世纪 90 年代治疗门静脉高压症的新方法。该方法创伤小、成功率高、并发症低、适应证广、降低门静脉压力显著、控制食管静脉曲张出血疗效可靠。TIPS 作为门静脉高压症治疗措施之一,特别适用于晚期肝硬化患者,在门静脉高压症治疗中有着极为重要的作用。

【适应证】

(1)门静脉高压症伴食管静脉曲张破裂大出血经非手术治疗无效者。经内镜硬化剂注射、套扎和药物是治疗食管静脉曲张破裂大出血的重要方法,但是仍有 10%～20%患者出血难以控制需行 TIPS 治疗,通过肝内分流道降低门静脉压力,控制出血以挽救患者的生命。

(2)预防食管静脉曲张再出血。TIPS 术后 1 年分流道通畅率 25%～66%,出血复发率 18%～31%;从门静脉高压症远期疗效考虑,TIPS 不宜作为首次食管静脉曲张破裂出血的首选方法,更不应作为食管静脉曲张的预防性治疗。

(3)断流术后再出血。断流术后腹腔内广泛粘连严重影响再次手术治疗,TIPS 不受腹腔粘连的影响,应为断流术后再出血的首选方法。由于断流术改变了门静脉系统的正常解剖，血管直径缩小，走向异常，增加了TIPS的操作困难。同时，断流术增加门静脉血栓发生率，临床应用时应加以注意。

(4)顽固性腹水。TIPS仅适用于以门静脉压力增高为主要原因的顽固性腹水患者。TIPS术后50%～92%患者腹水部分或完全消退，1年生存率为33%～52%，其中腹水显著消退者1年生存率高达75%～80%。

(5)布加综合征。TIPS能够有效地治疗肝静脉病变所致门静脉高压。急性布加综合征行TIPS治疗，门静脉立即减压以保存肝功能储备，减少肝功能衰竭；慢性布加综合征行TIPS治疗，缓解肝脏瘀血，增加肝脏供血，术后肝功能明显改善，1年生存率为80%。

(6)肝移植前的准备性治疗。TIPS是肝移植的桥梁，为晚期肝硬化伴食管静脉曲张出血患者进行肝移植等待供体提供了时间，同时，TIPS不影响肝移植的血管解剖，门静脉压力的降低又显著减少移植过程中的出血。作为肝移植前准备性治疗，支架应位于肝实质内，但肝外支架并不构成移植手术的反指征。

(7)断流术的术前准备。TIPS作为断流术的术前准备，降低门静脉压力，改善门静脉循环，有效地预防断流术后门静脉血栓和胃黏膜瘀血；术中门静脉造影显示冠状静脉解剖，提高断流的彻底性；分流道的长期通畅能预防断流术后新的侧支血管的形成。断流术是TIPS的补充，避免了分流道过大所致的肝功能损害和分流道过小、狭窄和阻塞所致的出血复发。两者互为补充，共同提高门静脉高压症的临床疗效。

【禁忌证】

(1)严重肝功能损害：重度黄疸(总胆红素>171mmol/L)，SGPT显著升高(>500U)，PT明显延长(>20s)，严重肝性糖尿病。

(2)门静脉狭窄或阻塞：门静脉狭窄或阻塞影响肝静脉向门静脉穿刺、肝内分流道的建立和门静脉血液分流量。虽有作者采用经皮经肝门静脉穿刺疏通血栓，再行TIPS操作，但技术难度大，成功率低。断流术后或硬化剂注射治疗后门静脉血栓发生率较高，原发性肝癌患者亦易并发门静脉癌栓，对这类患者术前需认真筛选。

(3)肝脏占位性病变：肝右静脉向门静脉反复穿刺可导致位于第1、2肝门部肿瘤的血行转移。远离分流道建立部位的肝癌患者合并食管静脉曲张破裂出血仍可采用TIPS治疗。

(4)器质性心脏病：TIPS术后回心血流量增加25%～30%，加重心脏负荷，易发生心功能衰竭。

(5)严重肝性脑病：TIPS可诱发或加重肝性脑病，值得注意的是对因大出血所致肝性脑病患者，TIPS控制出血后即可改善症状。

【术前准备】

(1)肝功能评估：常用的肝功能评估方法是Child分级和Child-Pugh评分标准。白蛋白、胆红素、SGPT、PT和腹水是肝功能评估的主要指标。活动性肝炎、严重肝损害、肝功能评分>11者慎用TIPS治疗。

(2)超声多普勒：检测内容包括肝、脾大小、腹水、门静脉主干及左右分支的管径、血流速度和方向、血流量，特别注意有无门静脉血栓和肝脏占位性病变。超声多普勒检测门静脉系统的作用在于筛选病人、研究手术前后门静脉血流动力学变化和早期发现肝内分流道的狭窄或阻塞。

(3)选择性肠系膜上动脉造影：间接显示门静脉主干及其分支，了解门静脉系统的解剖、侧支循环、血流方向和反流情况，进一步排除门静脉血栓，并为肝静脉向门静脉肝内分支穿刺定向和定位。该项检查应在TIPS操作过程中进行。

(4)磁共振成像(MRI)和电子束CT血管成像：根据磁共振成像和电子束CT血管成像显示的肝静脉和门静脉肝内分支的距离，选择肝静脉向门静脉分支穿刺点、穿刺深度和角度，有助于提高门静脉穿刺成功率。

【手术步骤】

(1)TIPS操作在C-2000 DSA X线机监视下进行。

(2)患者平卧后头偏向左侧，显露右侧颈部血管三角区，1%普鲁卡因注射液行局部麻醉，穿刺颈内静脉，穿刺成功后置入导丝，经上腔静脉、右心房至下腔静脉。沿导丝将Rups-100导管装置送入下腔静脉并选择性送入肝右静脉，分别行造影和测压。

(3)以肝静脉距下腔静脉入口2～3cm为穿刺点，向前调整导向器方向，穿刺方向为前下方，穿刺深度为3～4cm，退出穿刺针，回抽5F导管，回抽血流通畅，注入造影剂显示门静脉肝内分支后，置入BENTSON软头导丝经门静脉主干至脾静脉或肠系膜上静脉，沿导丝将5F导管送入门静脉主干，进一步证实导管经门静脉肝内分支进入主干，此时则示门静脉穿刺成功。

(4)采用AMPLATZ超强导丝取代BENTSON导丝送入门静脉和肠系膜上静脉，沿导丝将同轴的Rups-100导管装置经肝组织突破门静脉分支推入门静脉主干，分别行门静脉造影和测压，退出5F导管、金属导向器和导管鞘，保留引导鞘于门静脉内。

(5)沿导丝送入直径8或10mm气囊扩张管，分别扩张门静脉、肝实质及肝静脉，门静脉和肝静脉腰形压迹消失后退出气囊扩张管，向门静脉内推注造影剂无外溢现象后放置内支撑，以门静脉压迹为标志，置入可扩张性内支撑，内支撑应覆盖整个肝内分流道，门静脉造影示门静脉血流经分流道进入右心房。

(6)若食管静脉曲张仍有显示，选择性插管至冠状静脉行栓塞治疗。

(7)再行门静脉和肝静脉测压，拔除引导管，保留5F导管于门静脉内，5F导管经颈内静脉引出(图15-4-3A～E)。

TIPS操作成功的标志：①门静脉造影示门静脉血流经肝内门体分流道进入肝静脉、下腔静脉和右心房；②冠状静脉和食管曲张静脉消失；③门静脉压力下降12～15cmH_2O，门体压力梯度<12mmHg；④食管、胃底静脉曲张出血停止。

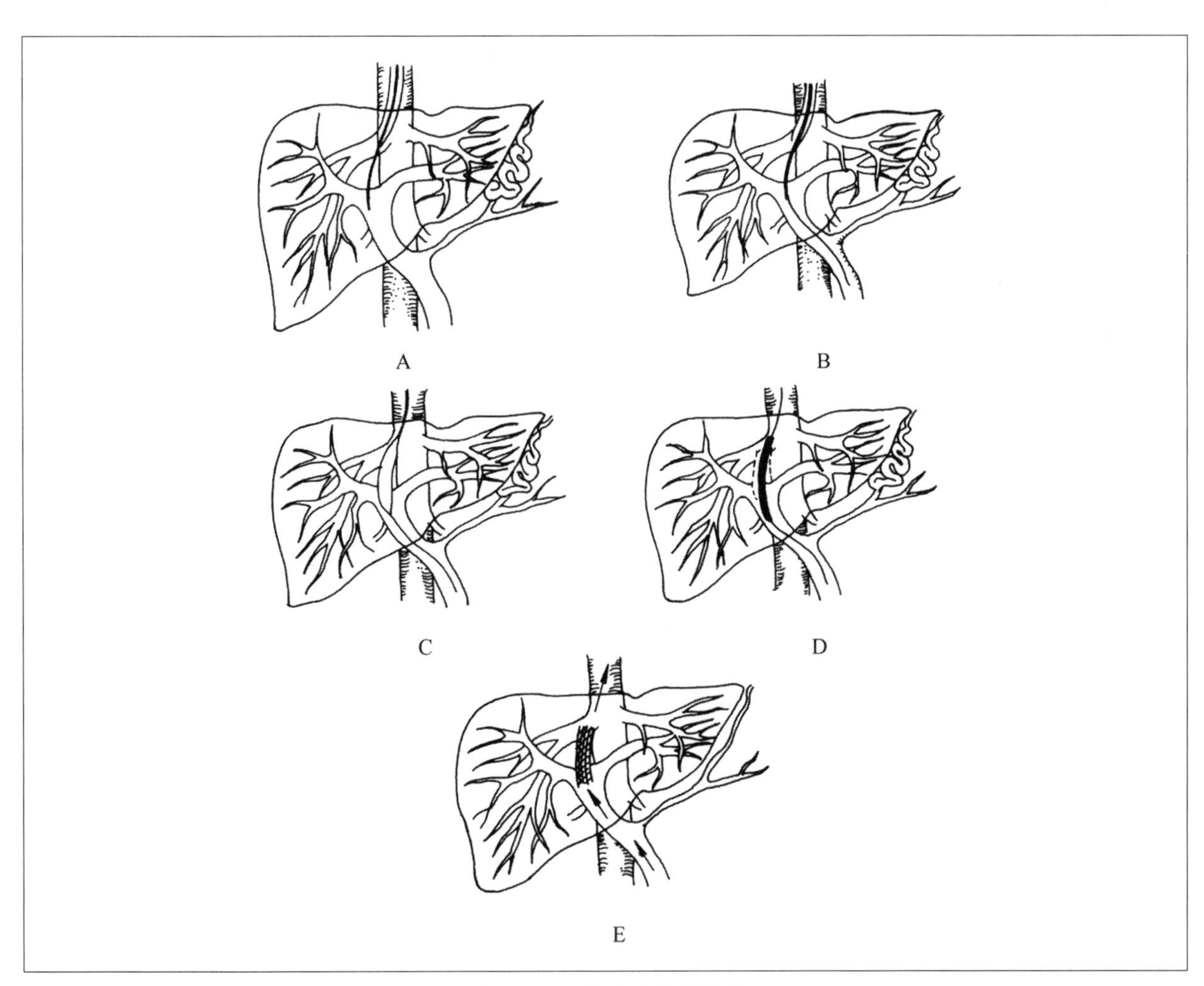

图15-4-3　肝静脉穿刺插管

A. 肝静脉向门静脉穿刺；B. 置入导丝至门静脉；C. 扩张肝内分流道；D. 置入内支撑；E. 门静脉血流经分流道进入下腔静脉

【术中注意要点】

(1)门静脉穿刺:从肝静脉向门静脉肝内分支穿刺是TIPS操作中最为关键的步骤,这一操作步骤决定TIPS操作能否成功。肝静脉穿刺点多位于肝右静脉距下腔静脉开口2~3cm,门静脉穿刺点应位于左右分支距门静脉主干1~2cm及肝内门静脉二级分支,若穿入门静脉左右交叉,应警惕少数患者左右分叉位于肝外,在此部位扩张或置入内支撑可能会导致致命性腹腔大出血。穿入后推注少量造影剂显示门静脉分支对判断门静脉穿入部位极为重要。

(2)血管内支撑的选择和放置:分流道口径的选择取决于肝功能状况和治疗方式,一般采用分流道口径为10mm,门静脉压力梯度<12~15mmHg,若肝功能状况较差或TIPS与断流术和冠状静脉栓塞联合运用,分流道口径可<8mm,而内支撑的直径应大于分流道直径的10%~20%以防移位。分流道肝实质段长度为3~3.5cm,支撑在分流道内应向肝静脉和门静脉突出1~2cm,内支撑长度为6~7cm。为防止分流道的急性阻塞,内支撑的正确放置非常重要。内支撑应完全覆盖肝内分流道,放置时以门静脉压迹为标志,放置后再行门静脉造影进一步确认内支撑是否完全分流道,特别注意肝静脉段,若发现分流道狭窄或门静脉压力下降不显著,应及时修整以保证分流道的通畅。对TIPS术后准备行肝移植患者,应控制内支撑肝静脉段长度,防止支撑过长影响肝移植的进行。

【术后处理】

(1)一般处理:术后24h内密切观察生命体征和腹部情况,注意腹痛、腹胀等症状,及时发现腹腔内出血;观察心和肺功能,防止急性心功能衰竭和肺水肿;生命体征平稳时使用速尿,促进造影剂的排泄;计24h尿量,测腹围和体重的变化;注意观察股动脉和颈内静脉穿刺点有无血肿和皮下瘀斑;检测肝、肾功能、电解质、PT、血常规、血小板和血氨浓度。

(2)预防肝性脑病和肝功能衰竭:①限制蛋白摄入量;②及时纠正水、电解质平衡紊乱;③口服乳果糖,10~20g/次,每日3次,根据每日大便次数调整乳果糖的用量。乳果糖能酸化肠道,促进大便排泄,减少肠道对氨的吸收,是预防和治疗肝性脑病的重要药物;④静滴支链氨基酸,纠正氨基酸代谢失衡;⑤应用降氨药物如精氨酸、谷氨酸等降低血氨浓度;⑥其他保肝药物如前列腺素E、门冬氨酸钾镁等;⑦应用血浆和白蛋白等,纠正低蛋白血症,改善全身营养状况。

(3)抗凝剂的应用:采用微量泵持续24h经门静脉留置导管输入肝素注射液,剂量为每日4000~6000U,持续使用2周。

(4)门静脉留置导管的管理:导管颈部入口处每周更换3次敷料,碘伏局部消毒,同时检查局部有无红肿和分泌物,将浸有碘伏液的明胶海绵盖于导管入口处,再覆盖无菌纱布,四周密封。每周2次行导管入口处细菌培养。一旦出现导管阻塞或疑有导管感染及时拔管。

【手术并发症及其处理】

(1)腹腔内出血:腹腔内出血是TIPS术后最严重和最危险的并发症,发生率为3%~7%,在TIPS开展的早期,由于采用经皮经肝门静脉穿刺造影引导TIPS操作,腹腔内出血发生率较高。随着引导门静脉穿刺方法的改进,显著降低了腹腔内出血的发生率。引起腹腔内出血的主要因素是:①经肝静脉向门静脉穿刺过深;②门静脉左右支分叉在肝外,而分流道建于肝右静脉与门静脉左右支分叉之间;③穿透肝外门静脉主干后壁。穿出肝外引起的腹腔内出血多为自限性,分流道建于肝外或门静脉主干导致的出血后果较为严重。预防措施:①术前仔细了解门静脉肝内分支的解剖;②严格掌握穿刺深度;③门静脉穿刺成功后准确辨认门静脉穿刺点的位置;④肝内分流道扩张后手推少量造影剂观察有无异常瘘道的形成。治疗:①因穿出肝外引起的出血,在完成TIPS同时密切观察生命体征和腹部情况;②穿透门静脉主干后壁和门静脉左右分支交叉处引起的出血,立即终止TIPS操作,造影显示出血点采用气囊扩张管压迫出血点,在气囊压迫止血的同时立即剖腹探查,控制第1肝门,吸净腹腔内积血,行出血点缝扎止血和门静脉修补术,生命体征平稳时再行断流术。

(2)胆道出血:发生率为1%~4%,门静脉穿刺过程中虽可穿入肝内胆道分支,抽出淡黄色胆汁,注入造影剂见胆道显影,肝内分流扩张亦可损伤肝内细小胆管,然而,胆道出血极为少见,只有门静脉或肝动脉与胆道相通出现血管胆管瘘才会有术后发热、黄疸、腹痛、便血或呕血等症状。大多数患者症状较轻,病程为自限性,仅需非手术治疗,严重者须行肝动脉造影和直接门静脉造影,了解内瘘发生的原因和部位。诊断明确后行肝动脉或门静脉分支栓塞、TIPS 分流道阻塞或置入带膜内支撑,必要时剖腹探查、肝动脉结扎和 T 形管引流。

(3)肝动脉损伤:肝硬化患者肝动脉直径显著增粗,血流量增大,肝静脉向肝门部门静脉穿刺时可能穿入肝动脉造成损伤。肝动脉损伤时表现为肝动脉血栓形成或腹腔内出血,无论哪种形式的肝动脉损伤都是致命的。肝硬化时门静脉血管阻力增加,肝动脉血管阻力降低,肝动脉血流代偿性增加以维持肝脏功能,一旦肝动脉损伤必将减少肝脏血供,同时肝内门体分流建立后部分门静脉血流进入体循环,肝脏血供的急剧减少将导致急性肝功能衰竭。肝动脉损伤还可表现为动-门静脉瘘,TIPS 术后肝内分流道通畅,门静脉压力无明显变化,超声多普勒示分流道内呈高速血流,且有脉冲血流,门静脉内血流速度较低。选择性肝动脉造影和栓塞是诊断和治疗肝动脉损伤的唯一方法。

(4)急性心包填塞:较为罕见,多与操作不当有关。Rups-100 导管装置进入下腔静脉时损伤右心房,致心包内积血而出现急性心包填塞症状。正确使用 Rups-100 导管装置是预防这一并发症的关键,导管的运行必须在 X 线监视下,由导丝引导送入选定目标,盲目运行易导致这一并发症的发生,心包引流是治疗心包填塞的首选方法。

(5)内支撑移位或成角:内支撑抗压强度小,展开不完全或分流道呈锐角,内支撑顺应性差,放置时内支撑易成锐角、塌陷,从而引起分流道急性阻塞和 TIPS 术后近期食管静脉曲张再出血。一旦发生需行分流道再扩张和重置内支撑。扩张时分流道直径大于内支撑直径或支撑弹性差,内支撑可能会移位到门静脉或右心房,甚至会导致肺动脉梗塞。

(6)肝性脑病:TIPS 术后肝性脑病发生率为 13%～25%。肝性脑病的发生与年龄、肝功能 Child 分级、分流道口径和门体压力梯度密切相关,患者年龄＞60 岁、严重低蛋白血症、既往有肝性脑病史和 TIPS 术后门体压力梯度＜12mmHg 患者术后极易发生肝功能衰竭。与传统门体分流术相比,TIPS 术后肝性脑病症状轻,易控制,口服乳果糖能有效地预防和治疗肝性脑病。

(7)肝功能衰竭:TIPS 术后肝功能衰竭是由于肝脏缺血性损害所致,术前须认真评估患者肝功能和肝动脉血流状况。如患者术前存在胆红素和转氨酶显著增高、PT 显著延长或伴有右心功能衰竭、动脉硬化、腹腔动脉或肝动脉狭窄和阻塞、肝动脉功能不全和肝内动静脉瘘,TIPS 术后极易发生肝功能衰竭,其预后极差。近年来,有学者报道采用缩减性内支撑治疗 TIPS 术后肝功能衰竭,缩减性内支撑能促使内支撑和分流道形成血栓,减少 42%的分流道血流,改善肝功能,控制肝损害的进一步发展。

(8)溶血性黄疸:TIPS 术后溶血性黄疸发生率为 1%～10%。临床表现为贫血、网状红细胞增多、间接胆红素浓度增高和结合珠蛋白降低。肝脏超声或 CT 可排除肝内或外周血肿等导致间接胆红素增高的因素。TIPS 术后溶血性黄疸与心脏机械瓣膜术后的溶血性黄疸相似,肝内分流道内高流速血流产生的应切力导致红细胞损伤,从而出现黄疸。肝硬化患者红细胞结构和功能异常,同时伴有脾功能亢进,红细胞寿命短,严重肝硬化患者还存在红细胞膜胆固醇代谢和胆固醇/磷酸脂比例异常,破坏了红细胞膜的结构和流变性。因而,高流速异常红细胞在通过支撑棱网孔时易遭受损害,红细胞结构和功能异常是 TIPS 术后溶血性黄疸的易感因素。TIPS 术后溶血性黄疸常为自限性,无需特殊治疗,分流道内膜形成降低血流的应切力和内支撑对红细胞的损伤,术后 12～15 周黄疸可以缓解。

(9)分流道狭窄和阻塞:分流道狭窄和阻塞是 TIPS 术存在的主要问题,严重影响 TIPS 的中远期疗效。术后 1 年分流道的狭窄和阻塞率为 31%～80%,部分患者表现为呕血和腹水复发。引起分流道狭窄和阻塞的因素包括急性血栓形成、内支撑展开不全、分流道内膜过度增生,其中分流道内急性血栓和内支撑展开不全导致早期分流道阻塞,而分流道内膜高度增生导致后期分流道狭窄和阻塞。观察分流道的组织病理改变有助于探讨内膜增生的发生机制。分流道内膜增生可能与下列因素有关：①支撑内壁血小板进行性聚集和血栓机化；②扩张肝实质时细小胆管损伤和胆汁外溢导致局限性炎症；③血小板活化因子激活平滑肌细胞移行为假性内膜；④分流道内高速的血流形成的应切力。分流道狭窄多位于肝静脉段，其次是分流道内。下列指标可作为分流道狭窄或阻塞的诊断标准：①分流道血流速度＜50cm/s或分流道直径＜50%；②分流道血流量＜1000ml/L；③门静脉血流速度＜20cm/s或＜TIPS术后门静脉血流速度增加的50%；④门体压力梯度＞12～15mmHg。根据分流道和门静脉血流速度，超声多普勒诊断分流道狭窄或阻塞的特异性、敏感性和预测性分别为100%、98%和90%。TIPS术后定期超声多普勒随访是诊断分流道狭窄和阻塞的首选方法，特别应加强术后第1年的随访，根据分流道和门静脉血流的动态变化可获得早期诊断。一旦症状复发或超声多普勒诊断分流道狭窄和阻塞，需行直接门静脉造影进一步明确诊断。支撑内局部抗凝能有效预防早期分流道血栓形成，抑制血小板聚集和血小板激活生长因子的药物能显著减少分流道狭窄率，分流道内球囊成形术、再置内支撑、腔内内膜切削术和溶栓等治疗方法可延长分流道的通畅时间。再治疗后1、2年分流道通畅率为80%～90%。

（吴性江）

参考文献

1 吴孟超．肝脏外科学．2版．上海：上海科学技术文献和上海科学教育出版社，2000：474

2 黎介寿，吴孟超，黄志强．手术学全集．普通外科卷．北京：人民军医出版社，1996：1044

3 黄志强，黎鳌，张肇祥．外科手术学．2版．北京：人民卫生出版社，2001：966

4 马优钢，陈汉，吴孟超．改良Sugiura手术治疗门静脉高压症的疗效评价．中华普通外科杂志，2002，17(2)：135

16 布-加综合征手术

Operation for Budd-Chiari Syndrome

布-加综合征是指肝静脉流出道受阻或下腔静脉回流障碍所导致的肝静脉高压、中央静脉和肝窦扩张、瘀血或下腔静脉瘀血，临床表现为门静脉高压如肝脾肿大、食管静脉曲张出血、腹水、脾功能亢进等，亦可表现为躯干及双下肢静脉曲张、下肢肿胀、色素沉着和久治不愈的溃疡。按血管阻塞部位可将布加综合征分为下腔静脉膜性和节段性阻塞、肝静脉开口或远端广泛性阻塞和肝静脉下腔静脉混合性阻塞。由于分类复杂，手术方法较多，尚无一种方法能治疗不同病理类型的布加综合征，应根据其病理类型选择治疗方法。近年来介入放射的发展改进了布加综合征的治疗，采用介入或介入加手术的方法显著提高了布加综合征的临床疗效。

16.1 下腔静脉成形内支撑术

在我国下腔静脉隔膜阻塞是布加综合征的主要类型。采用下腔静脉成形内支撑术治疗能有效地解除下腔静脉梗阻，具有创伤小、并发症低、临床疗效显著等特点。

【适应证】

下腔静脉膜性或节段性阻塞伴肝静脉通畅者。

【禁忌证】

(1)下腔静脉病变远端继发性血栓形成者。

(2)肝静脉和下腔静脉混合梗阻者。

【术前准备】

除常规检查外，术前行彩色多普勒和MRI血管成像或电子束CT血管成像了解血管阻塞的部位和范围。

【麻醉与体位】

采用局部麻醉。患者仰卧于C-2000 DSA操作台上。所有操作在C-2000 DSA X线引导进行。

【手术步骤】

(1)按Seldinger方法行右股静脉穿刺，置入导丝和导管，分别行下腔静脉造影和测压。

(2)根据下腔静脉造影进一步判断下腔静脉梗阻范围和部位。若为下腔静脉狭窄或膜性梗阻伴小孔，将导丝经狭窄或小孔送入右心房，采用直径20～30mm的球囊扩张病变(图1)。

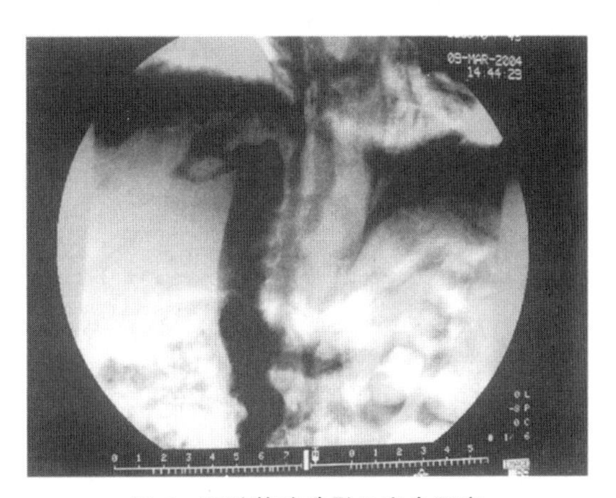

图1 下腔静脉造影示完全阻塞

(3)若为下腔静脉完全阻塞，需穿刺阻塞段，穿刺可采用Brochenbrouch房间隔穿刺针由下向上穿刺或采用Rups-100装置经右侧颈内静脉至下腔静脉近心段由上向下穿刺。前者在穿刺过程中易损伤下腔静脉或右心房造成出血和急性心包填塞；后者以病变下方导管为指导，会师穿破阻塞病变，减少穿破下腔静脉的可能性。穿刺成功后置入导丝，采用直径 20～30mm 球囊扩张病变(图 2)。

(4)球囊扩张压迹消失后，根据病变的长度选择支架，以病变压迹为标志，通过血管鞘释放支架，支架应完全覆盖病变并向两端延伸 1～2cm(图 3)。

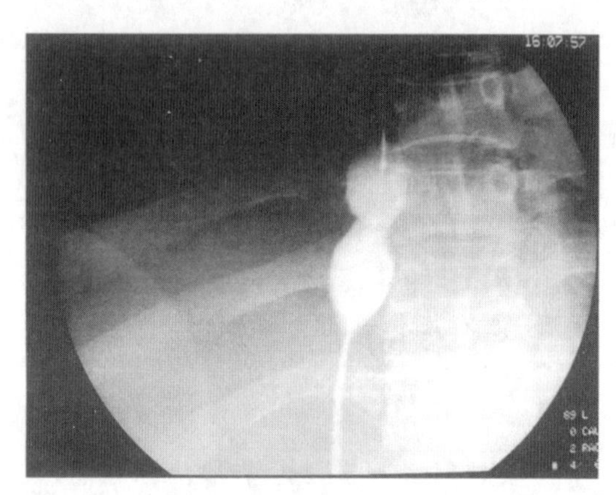

图 2　气囊扩张阻塞部位

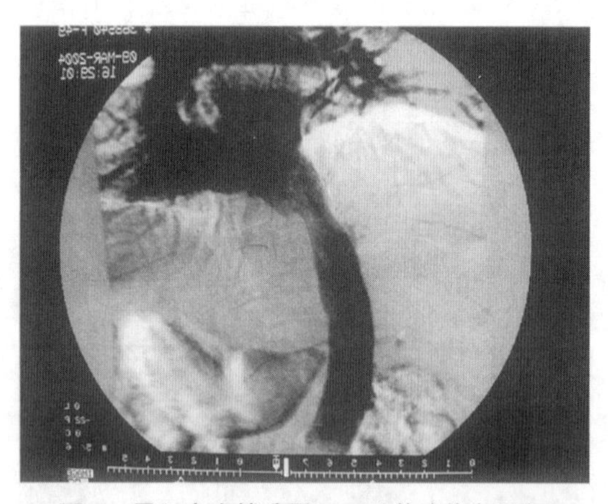

图 3　置入内支撑造影示下腔静脉恢复通畅

(5)在内支撑下方再次行下腔静脉造影和测压，压力下降，下腔静脉恢复通畅则示手术成功。

(6)留置 5F 导管于内支撑下方，导管经右颈内静脉引出，保留导管用于局部抗凝。

【术中注意要点】

穿透阻塞病变和释放内支撑是该方法的关键步骤。由上向下的会师穿刺法能提高成功率，防止并发症的发生。内支撑直径应大于球囊直径 10%，长度应完全覆盖病变并向两端延伸 1～2cm，以防内支撑移位。

【手术并发症】

(1)急性心包填塞：由下向上穿透下腔静脉阻塞时穿破心包可导致急性心包填塞，患者表现为大汗淋漓、呼吸困难和休克。应立即将患者转送手术室抢救。打开心包，修复损伤的下腔静脉，同时治疗原发病。阻塞病变上下方对穿可有效地防止穿透心包。

(2)急性肺梗死：下腔静脉隔膜下方的血液处于瘀滞状态，容易形成血栓。治疗前必须明确有无漂浮或新鲜血栓存在，这对预防下腔静脉扩张后致命性肺动脉栓塞极为重要。一旦发生，病情凶险，病死率极高。

(3)急性心功能不全：下腔静脉扩张内支撑术后，大量瘀滞的血液回流加重心脏前负荷，患者可表现为突然心慌气短，端坐呼吸，应及时给予强心、利尿、吸氧和镇静剂治疗。

(4)内支撑移位：内支撑弹力小，释放时支撑展开不完全或内支撑直径小于气囊直径均可导致内支撑移位，一旦移位至右心房则需要手术取出。

16.2　肝静脉开口成形内支撑术

肝静脉阻塞可为肝静脉开口膜性闭塞、近端开口节段性闭塞或肝静脉广泛性狭窄或闭塞，肝静脉阻塞亦可合并下腔静脉狭窄或闭塞。恢复肝静脉通畅能有效地解除门静脉高压症状。

【适应证】

(1)肝静脉开口膜性闭塞或节段性狭窄或闭塞。

(2)肝静脉开口病变合并下腔静脉病变需同时行下腔静脉扩张成形内支撑。

【术前准备】

同“下腔静脉成形内支撑术”。

【麻醉与体位】

采用局部麻醉。患者仰卧于 DSA 操作台上。

【手术步骤】

(1)经颈内静脉行肝静脉成形内支撑术：按

Seldinger 方法行右颈内静脉或股静脉穿刺，将猪尾巴导管置入肝内段行下腔静脉造影，初步了解和分析左右肝静脉开口的位置，然后将引导管如 Cobra 导管、Rups-100 穿刺导针送入下腔静脉肝内段，经引导管送入穿刺针，在透视下于肝静脉开口部位试穿肝右静脉或肝左静脉，穿刺成功后分别行肝静脉造影和测压，置入导丝和直径 8～10mm 气囊扩张管行肝静脉扩张，病变压迹消失后再行造影和测压，根据病变范围选择和置入内支撑。

(2)经皮经肝和经颈内静脉行肝静脉成形内支撑术：对于经颈内静脉途径肝静脉穿刺失败者可采用经皮经肝和经颈内静脉途径联合穿刺肝静脉行成形内支撑术。经皮经肝穿刺肝静脉门静脉可在 B 超引导下或透视下进行，前者采用 21G Chiba 针试穿肝静脉，造影显示肝静脉病变的部位和范围及肝静脉间交通血管，然后采用 18G 套管针选择性穿入肝静脉主干并置入导丝至肝静脉阻塞部；若采用 B 超引导则可直接穿入肝静脉主干和置入导丝至肝静脉阻塞部。在透视下沿肝静脉走向向下腔静脉穿刺破膜，破膜成功后将导丝送入下腔静脉内。

经颈内静脉导管鞘置入血管异物钳至下腔静脉肝静脉开口部位，捕捉已位于下腔静脉内的导丝，并将肝静脉内导丝经颈内静脉导管鞘引出，从而形成经皮经肝进入肝静脉、下腔静脉、右心房、上腔静脉和颈内静脉的导丝轨迹。

沿导丝送入球囊扩张肝静脉阻塞部位并放置肝静脉内支撑，再行造影和测压。

退出经皮经肝穿刺导管，在肝实质内注射明胶海绵块以防出血。

【术中注意要点】

(1)在肝静脉和下腔静脉同时存在病变的复杂性布加综合征患者，置入内支撑时应首先放置肝静脉内支撑，再放置下腔静脉内支撑。

(2)如肝静脉造影显示第 3 肝门的副肝静脉代偿性扩张，肝脏血流经副肝静脉回流至下腔静脉，此时仅需行下腔静脉成形内支撑术，无需行肝静脉成形内支撑术。

【手术并发症】

同“下腔静脉成形内支撑术”。

16.3 经右心房破膜术

经右心房破膜术是治疗肝上下腔静脉膜性阻塞的重要方法，随着介入放射技术的发展，下腔静脉成形内支撑已取代经右心房破膜术，显著降低手术并发症，提高临床疗效。但是，对介入治疗失败者可采用经右心房破膜术。

【适应证】

(1)隔膜型下腔静脉梗阻，肝静脉通畅或仅开口部阻塞。

(2)局限性下腔静脉狭窄，肝静脉通畅或仅开口部阻塞。

(3)球囊扩张术失败者。

【禁忌证】

(1)隔膜下新鲜血栓存在。

(2)长度 3cm 以上的阻塞。

(3)肝静脉局限性阻塞。

【术前准备】

同“下腔静脉成形内支撑术”。

【麻醉】

全身麻醉。

【体位】

取右前胸切口者右上胸略垫高，右上肢固定在头架上；取胸骨正中切口者平卧。

【手术步骤】

(1)自腋中线至胸骨右缘第 4 肋间切开皮肤、肋间肌群，切断第 4 肋骨前缘，置胸腔牵开器。推开右肺，显露右心房。在膈神经前方纵切心包，上至上腔静脉，下至心底。游离阻塞近端下腔静脉并绕以套带。

(2)于右心房中下方缝一牵引线，提起牵引线，采用心耳钳纵行钳夹右心房侧壁长约 3cm，以 4-0 无创伤缝线于近心耳钳处荷包缝合心房壁，两线头穿入一段细胶管以控制右心房切口，避免切开后出血。

(3)切开右心房，术者右手示指在放开心耳钳、收紧荷包缝线的同时迅速插入右心房。沿下腔静脉走向探查隔膜位置和厚韧程度。

(4)指尖触及隔膜后均匀用力向前穿破隔膜，因隔膜光滑而富有弹性，常需反复数次向前用力才能将其穿破，继之示指顺时针方向旋转扩张。

(5)当隔膜不能穿破时，可经股静脉置入带内芯的球囊导管或下腔静脉破膜器，经右心耳送入血管扩张器，在联合作用下对隔膜施以穿破、扩张。

(6)手指从下腔静脉和右心房逐渐退出，收紧荷包缝线，心耳钳夹住右心房，剪除荷包缝线及牵引线，采用2-0无损伤缝线连续缝合右心房切口，松开心耳钳，仔细检查有无出血，必要时补充缝扎。去除下腔静脉套带，部分缝合心包(图1，图2)。

(7)彻底止血，置胸腔引流管和缝合腹壁切口。

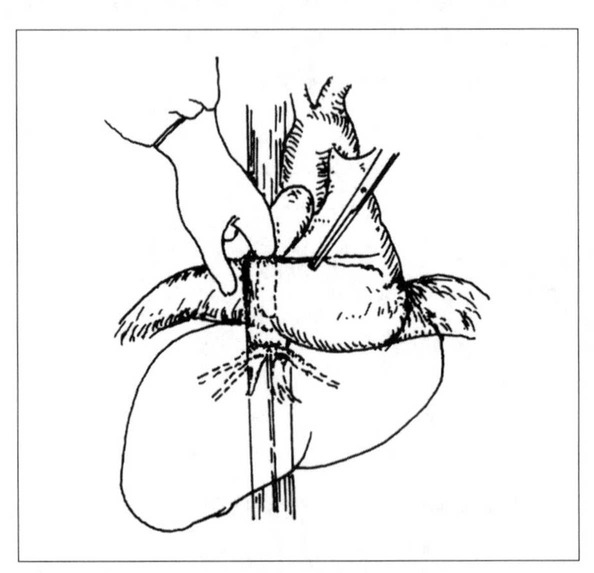

图1　经右心房破膜术

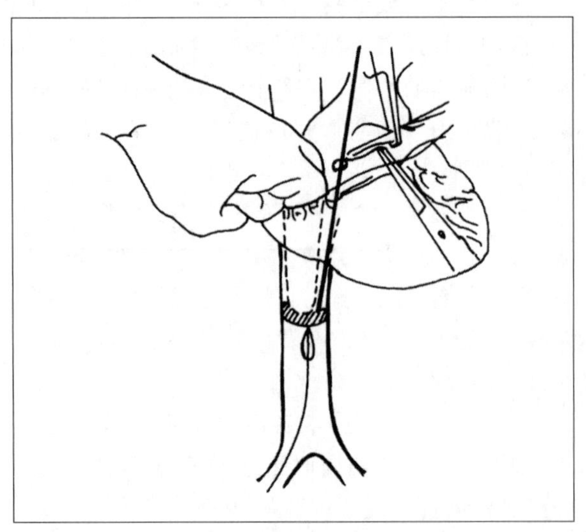

图2　经右心房股静脉联合破膜术

【术中注意要点】

(1)钳夹心包壁过于靠近与右心耳交界处可能影响窦房结致心律不齐；钳夹靠前可能影响右冠状动脉分支，导致心肌缺血坏死；过于靠上腔静脉入口，可明显影响回心血量致休克和心搏骤停，因为患者下腔静脉阻塞已致回心血流量受限，而小心脏患者又增加了发生这些并发症的机会。因而必须试夹数分钟，确认安全后才能切开右心房和进行下一步操作。

(2)右心房切口过小，手指伸入困难，易撕裂心房导致难以控制的大出血。此时应收紧荷包缝线，重上荷包钳，修补裂口。

(3)当手指伸入右心房时，应以下腔静脉套为引导，切勿误穿右心房或三尖瓣；扩张下腔静脉隔膜后，再探查肝静脉各开口，若有膜性梗阻应同时破膜。

(4)破膜扩张成功后，肝静脉和下腔静脉瘀滞的血液回流加重心脏前负荷，中心静脉压快速上升，术中要控制输液量，术后应给予强心、利尿和吸氧等治疗。

【术后处理】

(1)严密监测生命体征和尿量，谨防胸腔出血和肾功能不全。

(2)严格控制输液量，给予强心、利尿治疗，预防右心功能衰竭。

(3)应用抗凝剂，500ml右旋糖酐-40，静滴每日1次，3～5d，速避凝0.4ml，皮下注射，持续1周，以后改为口服肠溶阿司匹林，连服3个月。

(4)若术后3个月腹水仍不消退，并证实下腔静脉已通畅而肝静脉不通，应考虑行肠腔侧侧分流术。

【主要并发症】

(1)失血性休克：主要原因：①右心房缝合不严密；②胸腔内侧支血管分支结扎不彻底；③下腔静脉破裂；④凝血功能障碍。预防：破膜后右心房缝合应严密，仔细缝扎和结扎下腔静脉及其分支，积极改善全身状况和凝血功能。

(2)肺栓塞：破膜后隔膜下方游离血栓脱落导致术中或术后急性肺动脉栓塞。预防：破膜后仔细探查隔膜下方有无游离血栓，一旦发现应在术中完全取净，术后常规抗凝以预防血栓形成。

16.4 腔-房转流术

右心房和下腔静脉人造血管转流术是治疗下腔静脉膜性或节段性梗阻性布加综合征的主要方法，尽管新型人造血管的应用和吻合技术的改进提高了该手术的临床疗效，目前，该手术主要用于介入治疗失败者。

【适应证】

（1）下腔静脉局限性阻塞或狭窄，而肝静脉至下腔静脉通畅或有粗大的副肝静脉。

（2）下腔静脉破膜或切膜术后复发者。

【禁忌证】

（1）下腔静脉广泛性狭窄和阻塞。

（2）肝静脉完全阻塞或伴继发性肝硬化。

（3）患者全身状况难以耐受手术。

【术前准备】

同“下腔静脉成形内支撑术”。

【麻醉和体位】

全身麻醉。采用前路者取平卧位，腰部略垫高；采用后路者则取左侧卧位。

【手术步骤】

（1）行上腹部正中切口或右腹直肌切口，探查腹腔，检测肝脾大小，吸净腹水，测门静脉压，切取肝组织行病理检查。

（2）提起横结肠，于十二指肠第三段切开后腹膜，或锐性分离结肠肝曲和升结肠侧腹膜，向左推开升结肠和输尿管，显露下腔静脉长达 4～6cm，必要时结扎切断腰静脉。

（3）胸部手术：对中等量腹水者宜采用前胸骨正中切口，对无或少量腹水则可采用右第 4 肋间前胸切口，切断肋间肌群进胸，充分止血。推开右肺，于右膈神经前方纵切心包，显露下腔静脉、右心耳和右心房，同时做心包牵引。

（4）于右膈前缘切开直径约 2cm 裂口供人工血管通过，取直径 16mm、长 30cm 以上的带外支持环的聚四氟乙烯或涤纶人工血管，一端修剪成喇叭形或蛇头形，阻断下腔静脉前壁，卵圆形切开血管壁，采用 5-0 无创性缝线行人工血管与下腔静脉端侧吻合，吻合口应受外支持环的自然扩张作用。

（5）人工血管另一端经结肠后、胃和肝前，通过膈肌戳孔至右侧胸腔和纵隔，修剪人造血管另一端，阻断右心房壁长 3cm，采用连续外翻连续缝合的方法行人造血管与右房端侧吻合。吻合完毕后，在胸腔段插入针头以排出人造血管内空气，先后松开下腔静脉和右心房阻断钳，转运血管充盈后去除排气针头，漏血点以蚊式钳稍加钳夹便可止血（图 1，图 2）。

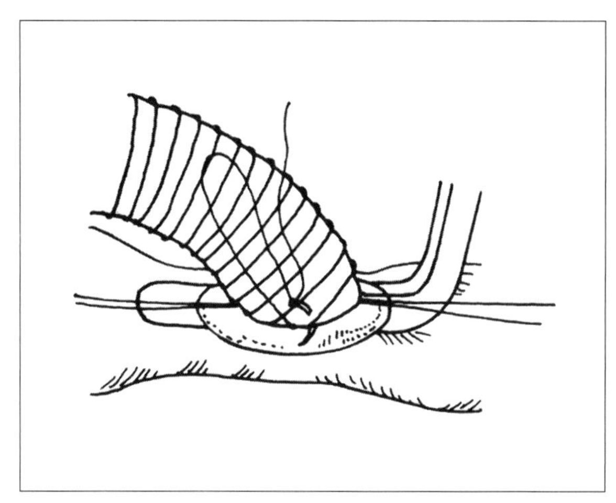

图 1 人造血管与下腔静脉吻合

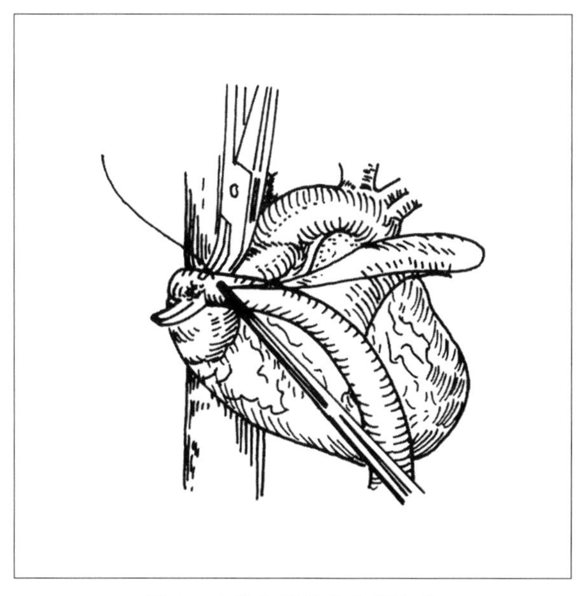

图 2 人造血管与右心房吻合

（6）重复门静脉测压，部分缝合心包，置胸腔或纵隔引流管后逐层缝合胸腹切口。

（7）后路腔房转流术：取标准右侧胸腔切口，从第 6 或 7 肋床进入腹腔，推开右肺，切断、结扎肺下韧带，游离右膈神经并向后牵，于右膈神经的位置切开心包，沿下腔静脉切开膈肌，在肝裸区显示下腔静脉至正常处，按上述方法以16mm直径的带外支持环的聚四氟乙烯人造血管先后行人造血管与下腔静脉和右心房端侧吻合，排除管内空气，先后松开下腔静脉和右心房阻断钳，置胸腔引流管逐层关胸。

【术中注意要点】

(1)在显露下腔静脉和吻合时，一旦发生出血，应以指压法和血管阻断钳止血，采用无创性缝线缝合止血。阻断心房时应防止上腔静脉阻断过多影响回心量致休克和心搏骤停。

(2)当吻合成功后，大量瘀滞的血液回流加重心脏前负荷，应注意预防急性右心功能衰竭。

(3)病变周围下腔静脉有粘连瘢痕，侧支循环较多，分离困难，出血较多，应熟悉解剖，分离细致，止血彻底。

(4)下腔静脉病变下方可能存在血栓，切开下腔静脉后尽量取净血栓，取栓后向下腔静脉内注入尿激酶4万～8万U，时刻谨防术中、后发生急性肺动脉栓塞。如在术中发生肺动脉栓塞，立即在体外循环下行肺动脉取栓；若术后发生，除立即给予大剂量尿激酶外，还应做好体外循环和手术准备。

(5)术中发现人造血管血流不畅，应重点检查吻合口，必要时重做吻合。

【术后处理】

同“右心房破膜术”。

【主要并发症】

(1)血栓形成：人造血管材料的发展显著提高血管的通畅率，吻合技术和血管扭曲是造成血栓形成的主要因素，熟练的吻合技术、良好的血管材料和正确选择血管长度和口径是预防血栓和提高通畅率的关键。

(2)其他并发症同“右心房破膜术”。

16.5 肠-房分流术

下腔静脉节段性梗阻同时伴有广泛性肝静脉和门静脉血栓，患者表现为顽固性腹水、严重食管静脉曲张出血，采用腔房分流术和TIPS治疗均无法解除门静脉高压，而肠系膜上静脉与右心房间的人造血管转流术可以降低门静脉压力，消除门静脉高压症状。

【适应证】

下腔静脉局限性阻塞或狭窄伴有广泛性肝静脉和门静脉血栓而肠系膜上静脉通畅，全身状况尚能耐受手术者。

【禁忌证】

(1)肠系膜上静脉阻塞者。

(2)一般情况差难以耐受手术者。

【术前准备】

同“下腔静脉成形内支撑术”。

【麻醉和体位】

同“腔房转流术”。

【手术步骤】

(1)沿上腹部正中切口进腹，吸净腹水，探查腹腔。测门静脉压力，行肝组织活检。

(2)提起横结肠，沿十二指肠第3段切开后腹膜至屈氏韧带，于肠系膜上动脉右侧分离肠系膜，寻找肠系膜上静脉，切开血管鞘，分离血管至胰腺下缘，显露肠系膜上静脉主干长为4～6cm。

(3)沿右侧第4肋间或胸骨正中切口进胸，纵行切开心包，显露右心房。

(4)选用直径14～16mm、长30cm带外支持环的聚四氟乙烯人造血管，两端修剪成喇叭形或蛇头形。

(5)以二叶钳阻断肠系膜上静脉前侧壁，纵行切开前壁，采用5-0无创性缝线行人造血管与肠系膜上静脉端侧吻合。

(6)将人造血管另一端经结肠后、胃和肝前引入胸腔或纵隔。采用心耳钳纵行钳夹右心房侧壁，切开后行人造血管与右心房端侧吻合。排除管内空气，先后松开肠系膜上静脉和右心房阻断钳(图1)。

(7)吻合完毕后肝脾缩小，门静脉压力下降。充分止血。置胸腔引流管和缝合胸腹壁切口。

【术中注意要点】

大量腹水患者常伴有肠系膜严重水肿，肠系膜上静脉管壁脆薄，分离和吻合时可出现大出血和吻合失败，仔细分离缝扎出血点和良好的血管吻合技术是手术成功的关键。

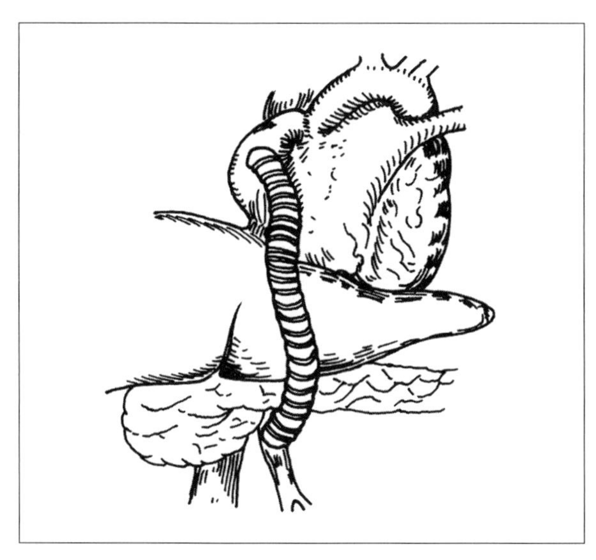

图 1 肠-房转流术

【术后处理和并发症】

同“腔-房转流术”。

16.6 下腔静脉隔膜切除成形术

直视下下腔静脉隔膜切除成形术既可完全切除隔膜，清除隔膜下血栓，又可探查肝静脉，并切除肝静脉隔膜，手术效果好，复发率低。然而，下腔静脉病变段位于肝脏裸区，显示相当困难，血管周围有大量侧支循环和淋巴管，术中易发生出血或损伤淋巴管，术后并发顽固性乳糜胸。因而选用隔膜切除成形术时应严格掌握适应证。

【适应证】

（1）局限性阻塞或狭窄伴继发性血栓形成者。

（2）球囊扩张、经右房破膜术、腔房、肠房转流术失败者。

（3）下腔静脉病变伴肝静脉流出道膜性梗阻。

【禁忌证】

（1）下腔静脉长段梗阻或狭窄。

（2）全身情况差难以耐受手术者。

【麻醉和体位】

气管内插管全身麻醉。沿侧径者取左侧卧位，沿前径者取仰卧位。

【手术步骤】

（1）沿侧径者取右侧经第 6、7 肋床的标准胸切口，沿前径者取胸骨正中切口和上腹部正中切口。

（2）进胸后置牵开器，推开右肺，切断结扎右肺下韧带，游离右膈神经，纵行切开心包，游离心包内下腔静脉并绕以牵引带，沿下腔静脉切开膈肌和膈神经裂孔，充分显露肝裸区。在膈平面下方 2～4cm 可触及增厚和发硬的病变区，呈环状，进一步显露病变远侧约 3cm 下腔静脉。

（3）在病变近端阻断下腔静脉，纵行切开病变上方下腔静脉，遇有较大侧支血管出血时，可插入 Fogarty 导管或缝扎止血。将转流管向上插入右心房，收紧近端下腔静脉阻断带，远端插入带气囊转流管，通过阻塞段至正常下腔静脉，生理盐水充起球囊并向近侧牵拉压迫止血。采用连接管连接转流管，下腔静脉和肝静脉血流经转流管进入右心房，在直视下沿下腔静脉壁完整剪除隔膜或切除病变组织。如病变下方有粘连血栓一并剥出。将球囊推向远端，进一步探查肝静脉。

（4）静脉管腔无狭窄后，首先撤出近侧转流管，采用 5-0 血管吻合线分别至下腔静脉切口上下方向中央缝合。于未关闭切口下方预置小心耳钳，迅速吸瘪球囊，撤出远侧引流管，阻断下腔静脉末缝闭处，完成最后数针的连续缝合。松开阻断钳，收紧缝线打结。如下腔静脉局部管腔狭窄，可取相应大小心包膜或补片材料行补片移植术（图 1～图 3）。

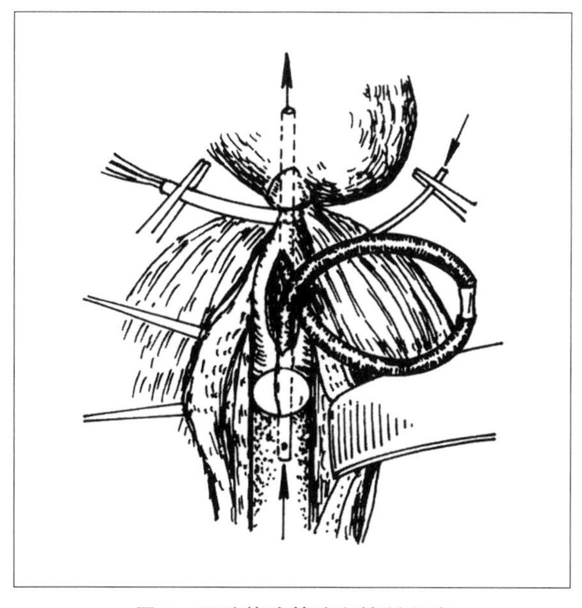

图 1 下腔静脉转流和控制血流

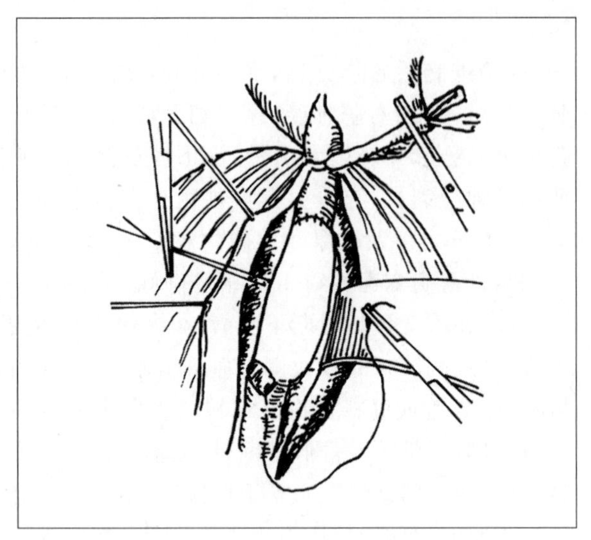

图 2　病变切除后补片移植术

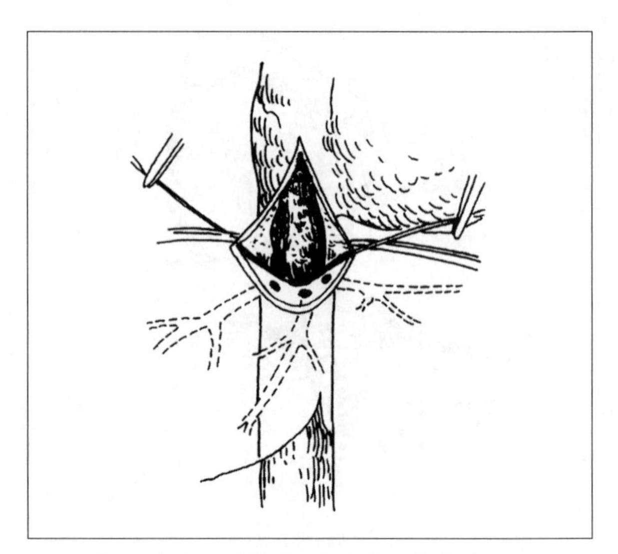

图 3　切开下腔静脉肝组织显示肝静脉开口

(5)冲洗胸腔,充分止血,置胸腔引流管和缝合胸壁。

(6)若下腔静脉病变段较长或肝静脉主干阻塞性病变,需要在下腔静脉内切除部分肝组织,可在常规体外循环下行根治性切除。

【主要并发症】

(1)大出血:根治性切除术涉及游离梗阻上下段下腔静脉、腔静脉切开、经腔静脉肝组织切除、撤管及缝合腔静脉或补片移植,稍有不慎均可发生大出血,操作前必须有充分的准备。

(2)肺栓塞:肺栓塞可由残留于下腔静脉的血栓脱落或恢复血流通畅前腔静脉内未排尽的气体所致。手术时关键在于预防。

(吴性江)

17 腹膜后肿瘤切除术

Resection of Retroperitoneal Tumors

腹膜后肿瘤主要来自腹膜后间隙的脂肪、疏松结缔组织、筋膜、肌肉、血管、神经、淋巴组织以及残留的胚胎组织等，不包括原在腹膜后间隙的各器官(大部分十二指肠、胰、肾上腺及输尿管等)的肿瘤。腹膜后肿瘤并不少见，有良性和恶性两大类。恶性肿瘤占60%～80%，其中常见者有脂肪肉瘤、纤维肉瘤、平滑肌肉瘤、神经纤维肉瘤及恶性淋巴瘤等，少见者有恶性纤维组织细胞瘤(malignant fibrous histiocytoma)、黄色肉芽肿等。良性肿瘤中，以纤维瘤，神经纤维瘤、畸胎瘤等为常见。一般而言，腹膜后肿瘤中，囊性者常为良性，实质性者多为恶性。

腹膜后肿瘤起初因无明显症状，就医常较晚，不少病人就诊时肿瘤已侵及邻近器官或重要血管。常见症状有腹胀、腹痛、腰背痛和腿痛等，厌食和发热多见于肿瘤有广泛浸润的病例。近代应用B超、CT及磁共振(MRI)、血管造影等对腹膜后肿瘤的形态、大小及其与附近一些组织、器官的关系有比较清楚的显示，因此对肿瘤的定性、确定范围和鉴别诊断有较大帮助。最后诊断有赖于剖腹探查及病理检查。外科手术切除是本病的主要治疗方法。

腹膜后肿瘤全切除的概念是瘤块肉眼观的全部切除。腹膜后肿瘤广泛切除是指在切除腹膜后肿瘤的同时，将与其紧密粘连无法分离的器官或组织一并切除。良性肿瘤应尽量将其完全切除。如瘤块较大，不能完全切除者，也可考虑做包膜内切除术，以缓解对胃肠道、泌尿道或血管、神经的压迫。恶性肿瘤如无远处转移，应争取广泛切除，但也不宜强行切除，以免造成术中难于控制的广泛渗血或大出血，以致危及生命。

【适应证】

(1)凡诊断为腹膜后肿瘤而瘤体不是太大、基底不宽，且尚未固定者，可以手术探查。

(2)初次探查未能切除的肿瘤，如在探查后经放疗或化疗，肿瘤明显缩小并估计有可能切除者，可以再次手术探查。

(3)腹膜后肿瘤手术切除后复发，若尚能移动且无禁忌证，也可争取二次手术切除。

【禁忌证】

(1)高龄、全身衰弱，不能耐受手术者。

(2)有心、肺疾患伴严重功能障碍者。

(3)远隔部位确定有肿瘤转移者。

(4)有大量血性腹水。

(5)肿瘤巨大，且粘连固定者。

【术前准备】

(1)根据肿瘤大小、性质及其与大血管的关系，准备足够的血液(通常需备2000～3000ml)。

(2)做静脉肾盂造影，了解双侧肾功能及输尿管移位情况。因为有时需合并切除一侧肾脏。

(3)术前行选择性动脉造影可以了解肿瘤血供情况，并可进行栓塞，使肿瘤缩小，再行手术。做磁共振血管造影(MRI)或动脉数字减影造影(IA-DSA)可以了解肿瘤血管情况，估计粗大肿瘤血管的解剖位置，以便术中控制这些血管，减少出血。

(4)肠道准备同大肠手术前准备。可用庆大霉素、甲硝唑等药物。

(5)血管准备包括备好血管手术器械和人造血管，以便在重要血管受累或受损时做修补或移植用。

(6)术前禁食,放置胃管,并行胃肠减压。

(7)申请术中冷冻切片检查。

【麻醉与体位】

估计不需开胸者,以持续硬膜外麻醉较好,但应做好气管内插管准备,以应开胸的需要。

【手术步骤】

(1)可采用经腹、经胸腹或经腰部斜切口。肾区以外的腹膜后肿瘤,可根据肿瘤大小和部位选择各种类型的腹部切口(图 1)。上腹部的巨大腹膜后肿瘤,开腹后发现有必要时,可经肋间或切除一段肋骨改做胸腹联合切口。

(2)探查、分离、显露肿瘤,探查清楚肿瘤与周围组织、脏器及重要血管的关系(图 2)。术中宜切取小块组织送冷冻切片检查,以助诊断。

(3)保护大血管免受损伤。有些大肿瘤开腹后可先用粗针穿刺,较多液体(包括血性、脓性或尿样液)被抽出后,瘤体变小,可以提高肿瘤切除率和减少血管损伤率。

(4)通常先从四周分离与肿瘤的粘连,再逐渐向其基底部分离,边分离,边用纱布垫压迫止血,见到血管,应逐一结扎或缝扎,渗血可喷洒去甲肾上腺素溶液(4～6mg/100ml)。

(5)如在分离肿瘤与周围组织之间的紧密粘连过程中出血较多且不易控制时,应考虑在不影响生命的前提下将受累脏器与肿瘤整块切除。

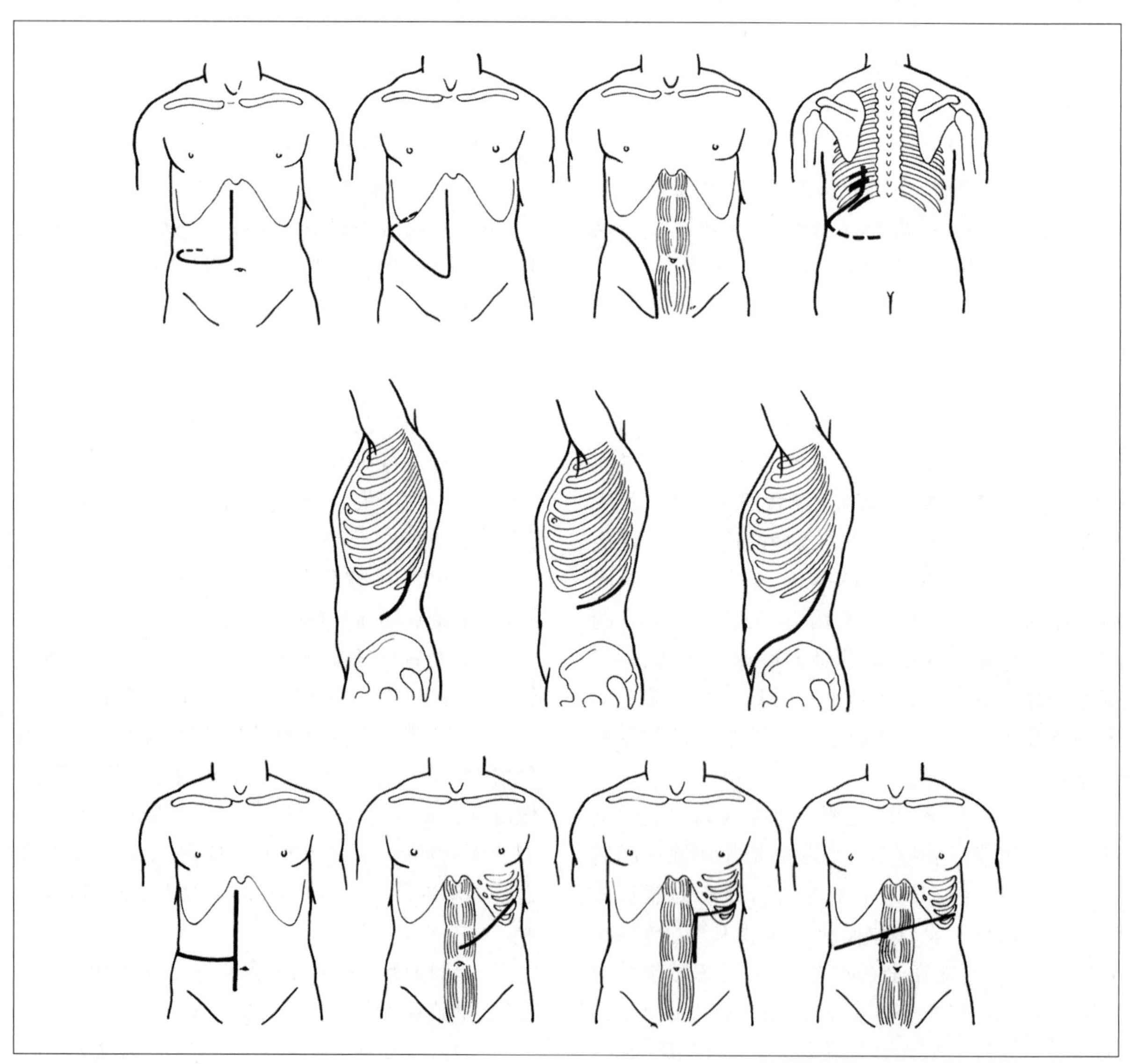

图 1

(6)盆腔腹膜后肿瘤切除术中大出血机会较多,应事先做好暂时阻断腹主动脉或其主要分支的准备。

(7)若在分离过程中发生大出血,一般可先用干纱布垫填压止血,在快速输血、输液的同时,术者密切配合,迅速将肿瘤从包膜内钝性剥离摘除。肿瘤取出后,再用纱布垫填塞肿瘤床(图 3)。约10min 后,慢慢取出纱布垫,看清出血点,逐一加以缝扎或将撕破的血管进行修补。

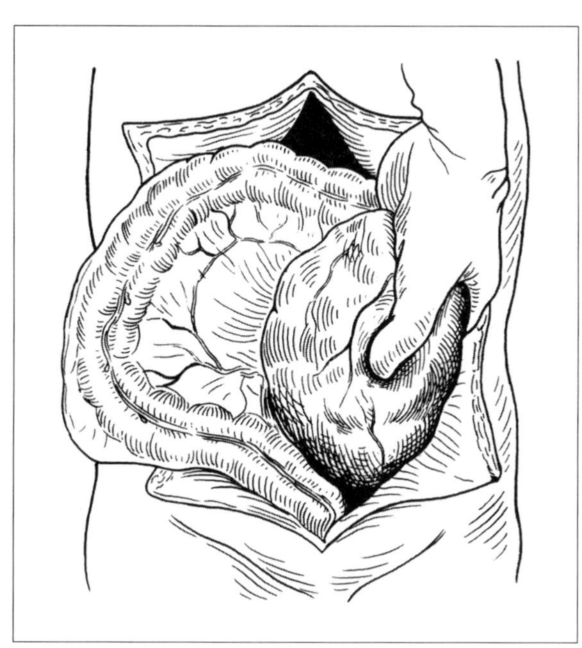

图 2

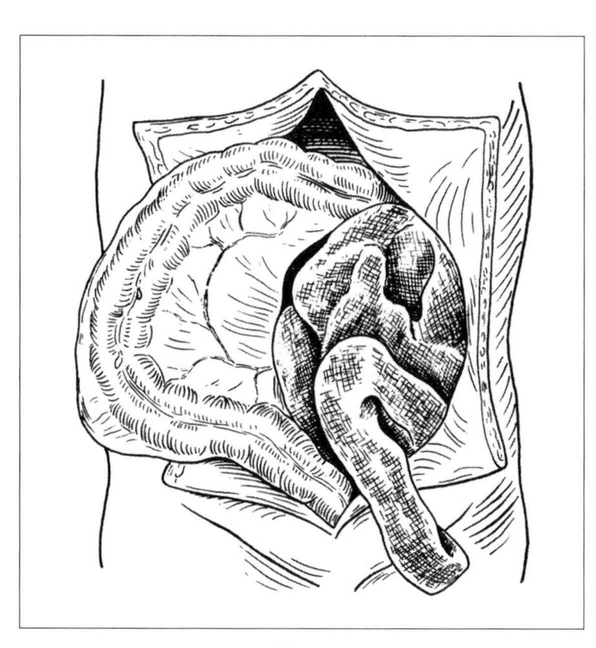

图 3

(8)一般止血措施实在无效时,也可考虑用消毒塑料袋剪多个小孔,内填干纱布条或碘仿纱布条于出血部位。也可先用明胶海绵填于局部后,再加纱布条填塞,纱布条的尾端从腹部戳口外引。纱布填塞区中应放负压双套管轻轻吸引。术后5~7d 开始抽出纱布条,10d 左右抽完。这种压迫止血法对广泛渗血往往有效(图 3)。

(9)腹壁切口冲洗干净后,分层缝合。腹腔内放置烟卷式或双套管引流。

【术中注意要点】

手术最大的危险是大出血,换言之,手术成功的关键是有效控制大出血。具体措施如下:

(1)术前给予维生素 K_1、安络血等药物,术中还可给维生素 K_1、止血敏、止血环酸、立止血等。

(2)按解剖层次进行分离,手术野应有良好的显露。

(3)做好暂时阻断腹主动脉、髂总动脉或髂内动脉的准备。

(4)在肿瘤和大血管严重粘连部分进行操作时,强调多用锐性分离而少用钝性分离。

(5)应从容易分离处入手,使大部分肿瘤松动游离,然后处理困难部分。如肿瘤基底部解剖不清,不得已时可先将肿瘤大部切下取出,留下基底部较少部分再加以处理。此时视野清楚,出血也易于控制。

(6)如脏器已被侵犯,剥离时出血很多,不易控制,紧急情况下可以考虑牺牲某些脏器,保全生命。

(仲剑平)

参 考 文 献

1 Richard T, Shackelford. Surgery of the alimentary tract. Vol 3. Philadelphia W B Saunders ,1991:2155－2439

2 第二军医大学手术图谱编绘组. 手术图谱. 上海:上海人民出版社,1975:42－58

3 崔志刚,等. Shouldice 改良法治疗腹股沟疝 79 例报告. 中级医刊,1991,26(4):39

4 郑泽霖,曹路宁. 腹膜后肿瘤的手术原则和径路. 实用外科杂志,1991,11(6):282

5 王亚农，等. 原发性腹膜后肿瘤手术中大出血的预防和处理. 实用外科杂志，1991，11(6)：297

6 Joseph G，Mc Carthy. Plastic surgery. Vol 6. Philadelphia：W B Saunders，1990：3764－3770

7 Curtis，P，Artz. Management of surgical complications. Philaderphia：W B Saunders，1975：659－670

8 George T，Pack. Treatment of cancer and allied diseases. Vol 5. Hoeber Paul B，1962：306－331

18 血管手术

Vascular Surgery

18.1 周围血管手术的基本技术

Basic Techniques for Peripheral Vascular Surgery

血管的切开、缝合和吻合是血管外科的基本技术，如血管损伤的缝合、动静脉血栓的摘除、血管的转流及移植等。血管手术是否成功，与切开、缝合和吻合等基本操作的熟练程度有着直接的关系。

施行血管手术，除一般器械外，尚需一些特殊的器械。如血管镊、血管剪、细头持针器、各种类型的无创伤血管钳、血管夹、控制血流的橡皮管、橡皮带等(图 18-1-1)。

选择的缝合材料越细，组织反应越轻。但也要注意缝线的强度，一般周围血管的缝合或吻合可根据不同的血管口径采用 2-0～7-0 的缝线。可采用 1/2 或 3/8 圈的无损伤缝针。一般主张采用聚四氟乙烯或聚丙烯制成的单丝缝线。缝线两头带针使用更为方便。

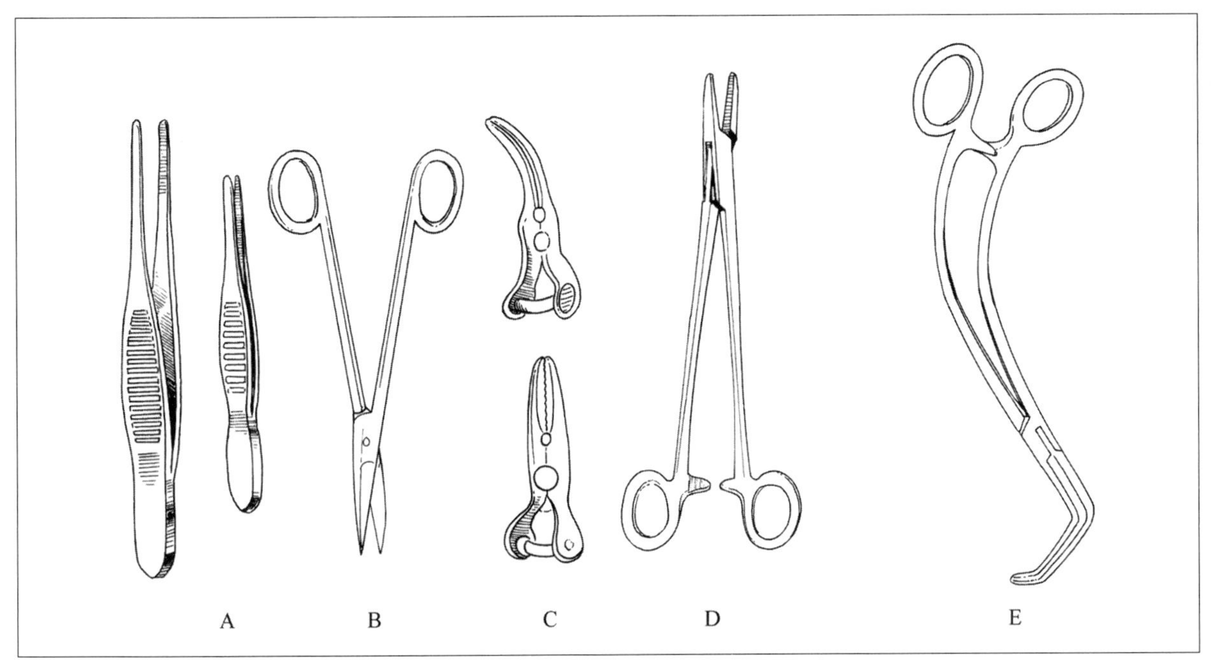

图 18-1-1 常用血管手术器械

A. 血管镊；B. 血管剪；C. 血管钳；D. 细头持针器；E. Satinsky 钳

18.1.1 血管缝合法
The Vascular Suture

不论采用哪种血管缝合方法，都应注意以下几点：①修除多余的周围组织，以免缝合时这些组织嵌入血管腔内，促使血栓形成；②应尽量避免用血管钳直接钳夹血管及其边缘，一般应采用血管镊夹持其边缘；③必须垂直进针全层缝合，以防遗漏内膜；④缝合或吻合时必须外翻，不可内翻。

血管缝合的方式可分为：①单纯间断缝合；②单纯连续缝合；③褥式外翻间断缝合；④褥式外翻连续缝合（图 1）。

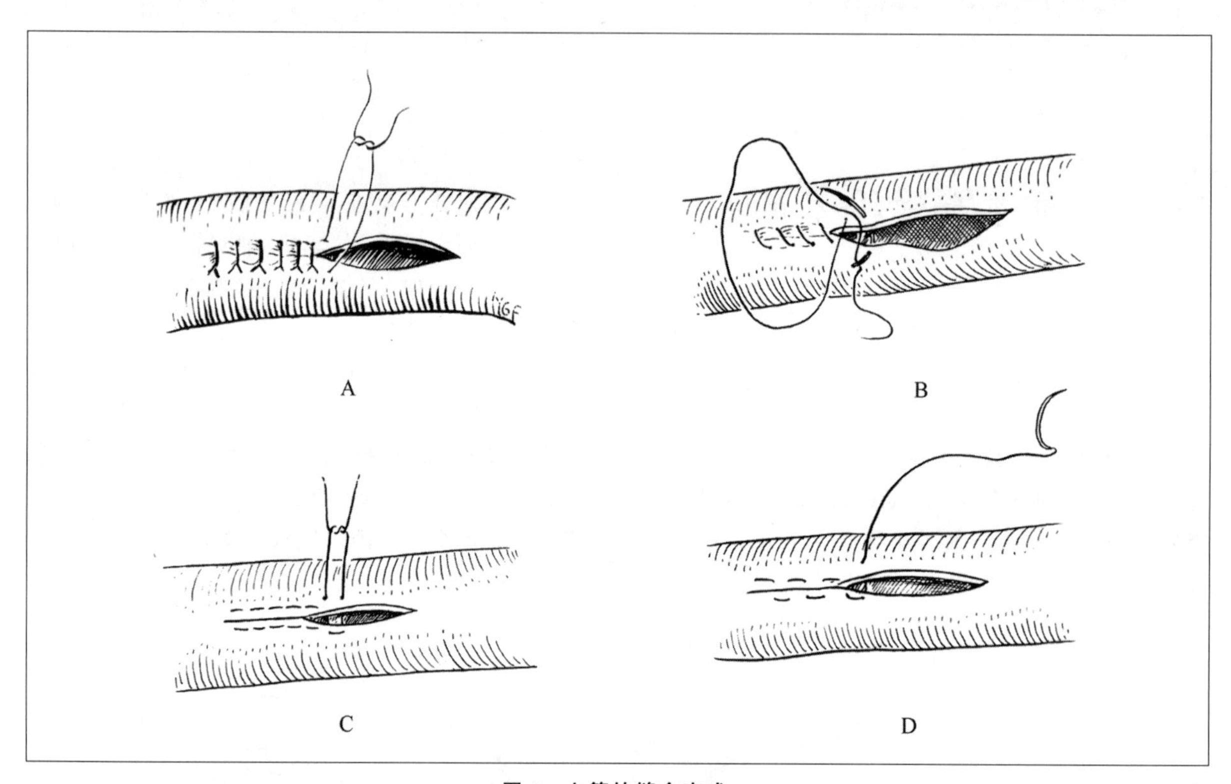

图 1　血管的缝合方式

A. 单纯间断缝合；B. 单纯连续缝合；C. 褥式外翻间断缝合；D. 褥式外翻连续缝合

18.1.2 血管吻合法
The Vascular Anastomoses

血管吻合的技术要求比缝合更为严格，因为吻合的质量关系到手术的成败。血管吻合时应注意以下几点：①应尽量选择正常或接近正常的血管做吻合，尽量选择口径相等的血管做吻合。血管两端必须要有良好的血管床；②吻合的血管长度必须适中，过长易于折曲、扭转，过短时吻合口有张力，造成吻合失败或血栓形成；③吻合时针距的大小视血管的大小、管壁的厚薄、压力的高低及缝线的粗细决定。一般血管较大、管壁较厚、缝线较粗时针距可以较大；④能做端-端吻合的不做端-侧吻合，因端-端吻合符合血流动力学的要求，易于保持通畅。

血管吻合的方式，可分为端-端吻合、端-侧吻合和侧-侧吻合 3 种类型。

（1）端-端吻合法：对比较粗的血管、吻合两端均具一定活动度者可采用两点牵引法。

先取一点做两断端血管的贯穿缝合，作为牵引，然后在相距 180°处同样缝合一针并打结，留一根做牵引，另一线做单纯连续缝合，缝合至对角时，即与另一牵引线中的一根打结，然后将控制血流的血管夹转位 180°。牵引线及血管夹连同血管壁前后对换位置，按缝合前壁同样的方法缝合后壁完成吻合。然后将血管回复至原来位置。

若血管的活动度有限，不允许翻转位置，则在做两点牵引后先在腔内连续缝合血管后壁，注意不使其内翻，然后再缝合前壁(图 1)。

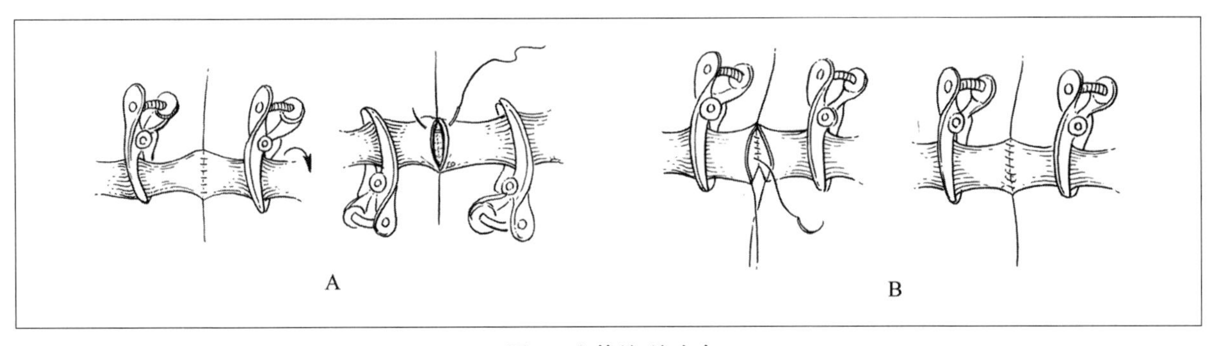

图 1 血管端-端吻合

A. 先缝前壁，翻转缝合后壁；B. 先在腔内缝合后壁再缝合前壁

口径更粗的血管，为了保持吻合口内壁的光滑，可采用外翻缝合法。先取两端的相应点做一针外翻缝合，在相距 180°的另一点再做一针外翻缝合，如用双针单丝缝线可从一端开始分别向两侧做连续缝合，在另一端会合后打结。也可连续褥式外翻缝合，或间断褥式外翻缝合(图 2)。

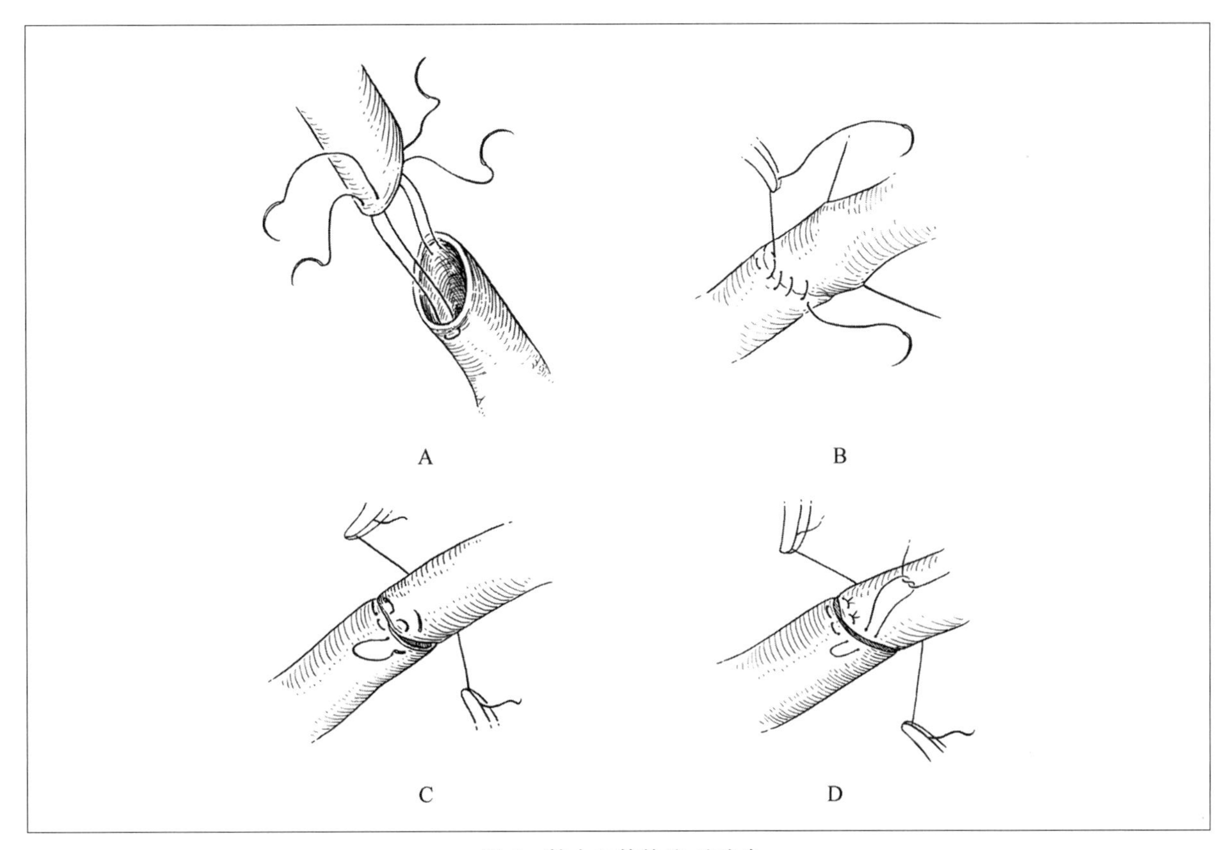

图 2 较大血管的端-端吻合

A. 在相距 180°的两点做 2 针外翻缝合；B. 用单丝双针缝线从一端开始分别向两侧做连续缝合；C. 褥式连续外翻缝合；D. 褥式间断外翻缝合

较小的血管，如采用两点牵引缝合，不管是缝合前壁或后壁，均易将另一壁缝合在一起，因此可以采用3点牵引法。先在血管两端相距120°缝合3针，将血管牵引成等边三角形，然后连续或间断缝合3边，完成吻合，连续缝合时从一点缝合到另一点时均需与另一点的一根牵引线打结，以防引起"荷包口效应"，造成吻合口狭窄(图3)。

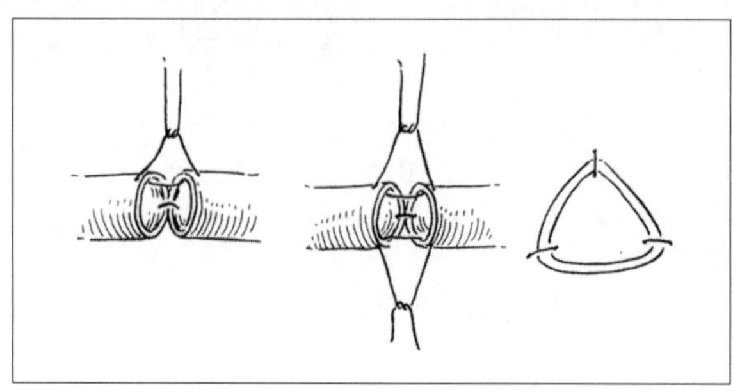

图3 小血管吻合的3点牵引

(2)血管的端-侧吻合：如为较粗大的血管，可先用Satinsky钳纵行钳夹受体血管，然后纵行切开并剪去少许血管壁组织，形成与供体血管端口径基本相同的吻合口。中等以下口径的血管则不用Satinsky钳，而用阻断钳或血管夹控制血流然后切开。供体血管断端根据所需角度剪成斜面(40°～45°)，吻合时令其锐角一侧朝向受体血管来血方向，这样吻合后的血管呈Y形而不是T形，较易保持通畅。吻合从钝角端开始，用双针线缝合一针打结，然后分别从两侧向锐角方向做连续缝合，较难缝合的一侧应先缝，待两线均达锐角顶端时打结，吻合即告完成(图4)。

端-侧吻合的另一种方法是在受体血管纵行切口的两端与供体血管断端之间各缝一针作为两点牵引，然后在腔内连续缝合后壁，缝合达另一端时与另一端牵引线中的一根打结，再用另一根连续缝合前壁至起始点打结，吻合即告结束(图5)。

(3)血管的侧-侧吻合：将平行的两根血管的部分管壁做吻合为侧-侧吻合。一般可采用两把Satinsky钳分别钳夹两根拟行吻合血管的部分管壁；或可用一把大号Satinsky钳或用一把三翼式Satinsky钳同时钳夹两根拟行吻合血管的部分管壁，然后纵行切开，最好部分剪除两侧的血管壁，形成互相平行大小一致的吻合口。于两端各缝一针牵引线做两点牵引，先从一端开始连续缝合后壁至另一端，与另一端牵引线中的一根打结，再将另一根牵引线连续缝合前壁至起始端打结，吻合即告完成(图6)。

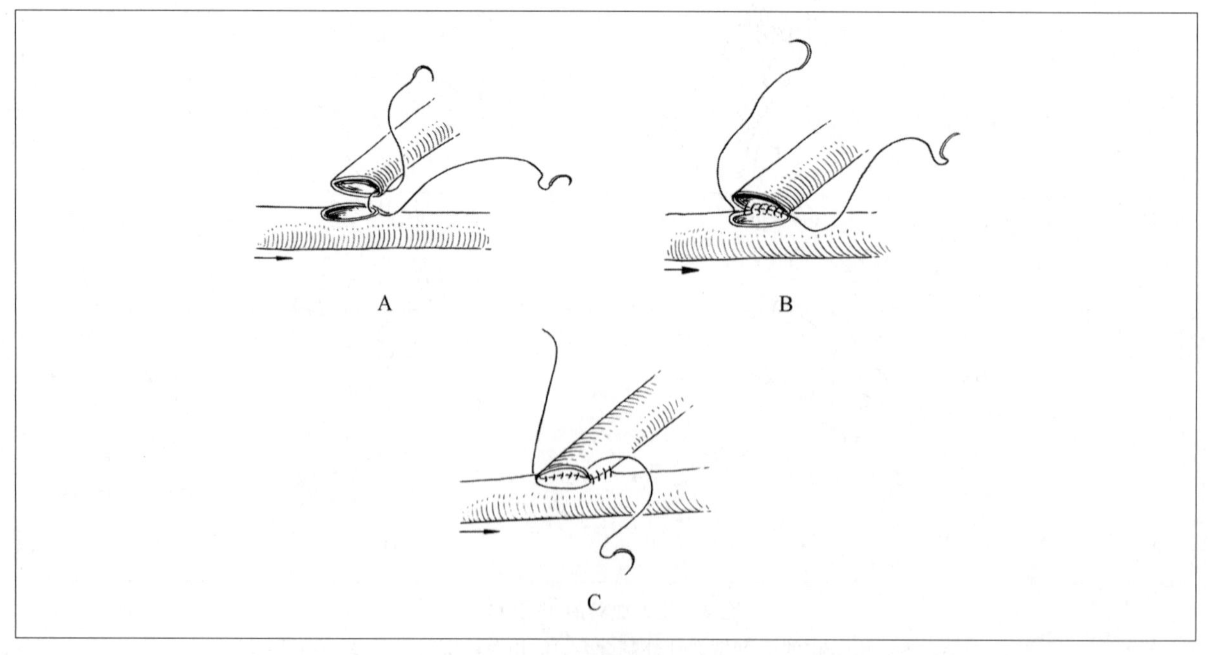

图4 血管的端-侧吻合之一

A. 钝角端用双针线缝合一针打结；B. 连续缝合后壁；C. 用双针线的另一针连续缝合前壁达锐角顶端打结

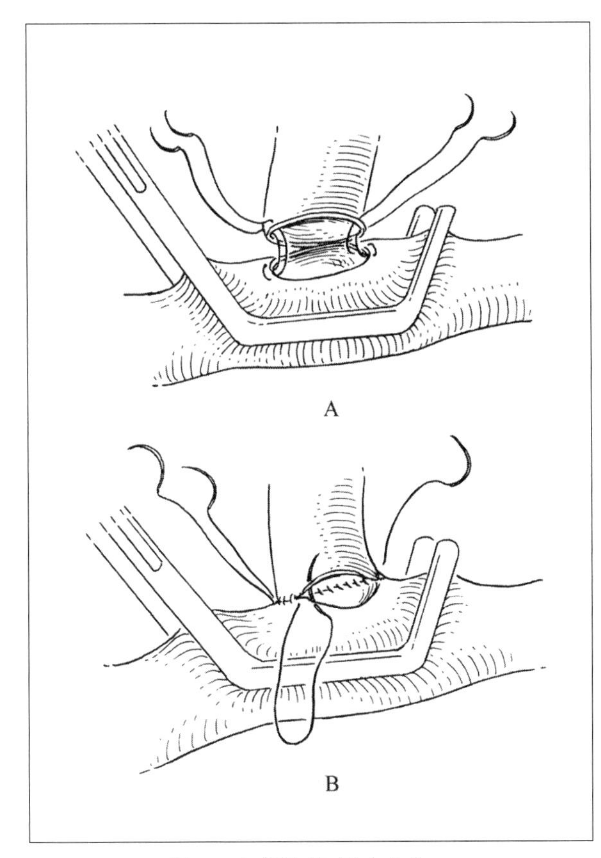

图 5 血管的端-侧吻合之二

A. 纵行切口的两端缝牵引线做两点牵引；
B. 连续缝合前后壁

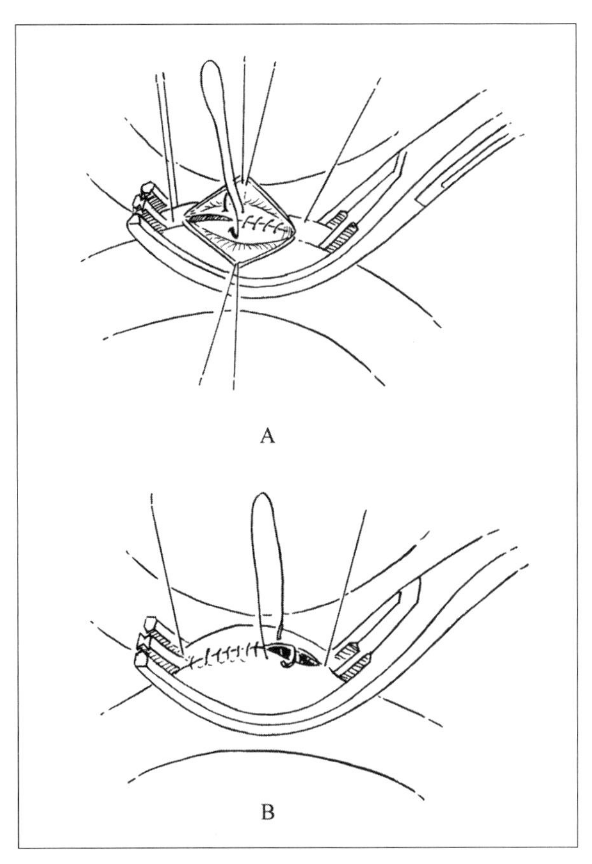

图 6 血管的侧-侧吻合(三翼钳法)

A. 吻合后壁；B. 吻合前壁

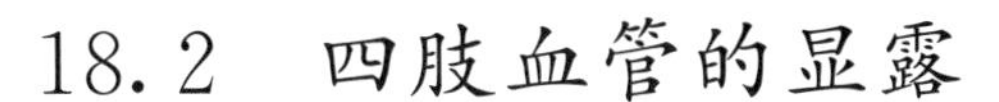

18.2 四肢血管的显露
Exposure of Peripheral Major Blood Vessels

18.2.1 腋动脉第 1 段的显露
Exposure of the First Portion of Axillary Artery

(1)体位和切口：显露腋动脉第 1 段取平卧位，上肢外展呈 90°，于锁骨下一横指处与锁骨平行做切口(图 1)。

(2)浅层解剖：切开皮肤、皮下组织，显露胸大肌筋膜，沿胸大肌锁骨头肌纤维方向切开胸大肌筋膜，分离胸大肌，显露腋动脉血管鞘，必要时可切断胸肩峰动脉(图 2)。

(3)切开血管鞘：这时可触及血管搏动，沿着血管的走向切开血管鞘，腋动脉第 1 段即可分离。腋静脉在其内下方，谨防损伤(图 3)。

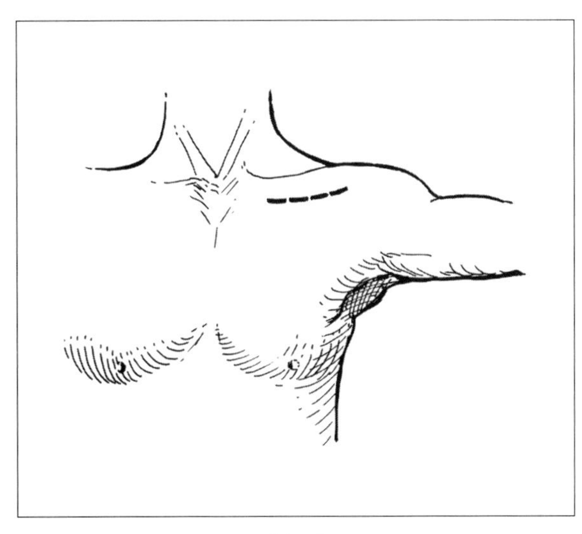

图 1

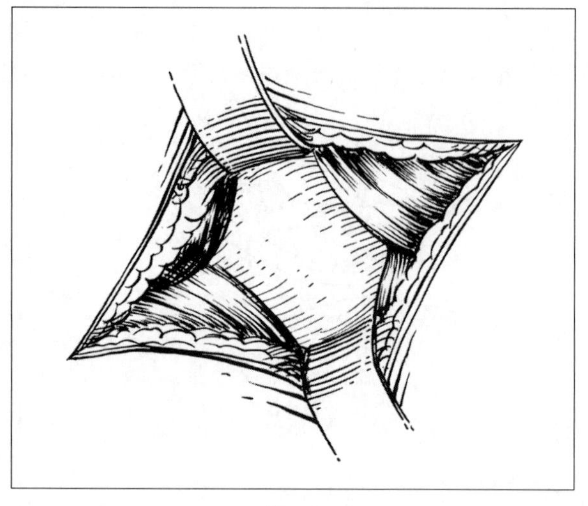

图 2

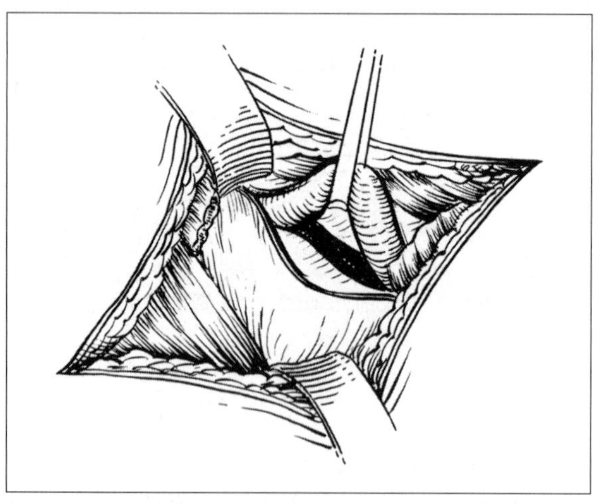

图 3

18.2.2 腋动脉第2、3段的显露

Exposure of the Second and Third Portion of Axillary Artery

(1)体位和切口：平卧位，上肢外展90°，沿腋动脉搏动的走向于胸大肌肌腱的下方做一纵行切口。如无动脉搏动，喙肱肌与三头肌之间的肌间沟可作为切口的标志(图1)。

(2)浅层解剖：切开皮肤、皮下组织，显露胸大肌肌腱，将胸大肌肌腱拉向上方，必要时可将胸大肌肌腱部分切断，即可显露腋窝及血管鞘(图2)。

(3)深层解剖：剪开血管鞘，内侧为腋静脉，后侧为臂丛神经，静脉与臂丛神经之间为腋动脉，此处并可见肩胛下动脉的起始部位(图3)。

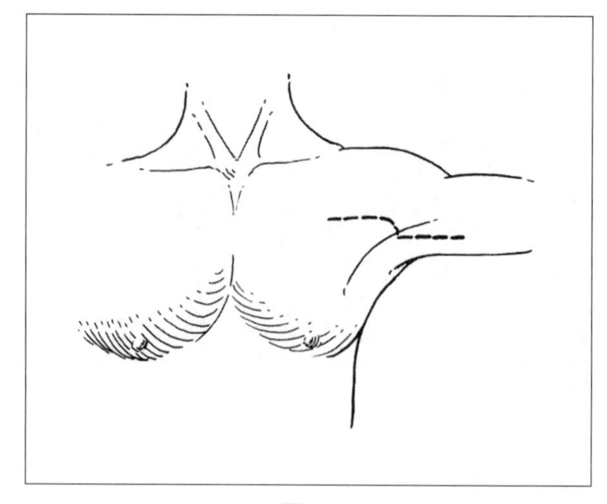

图 1

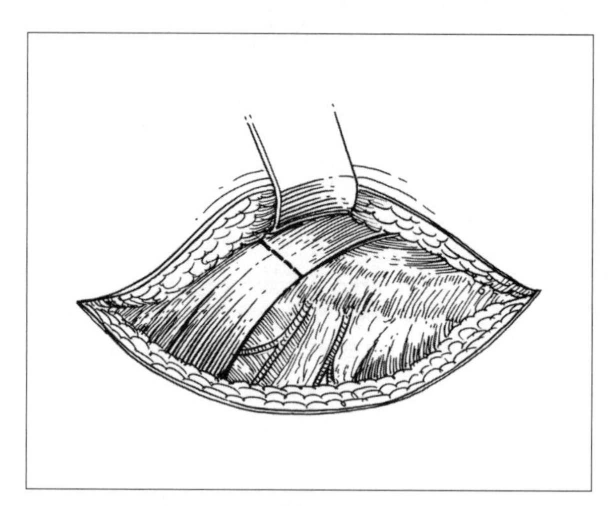

图 2

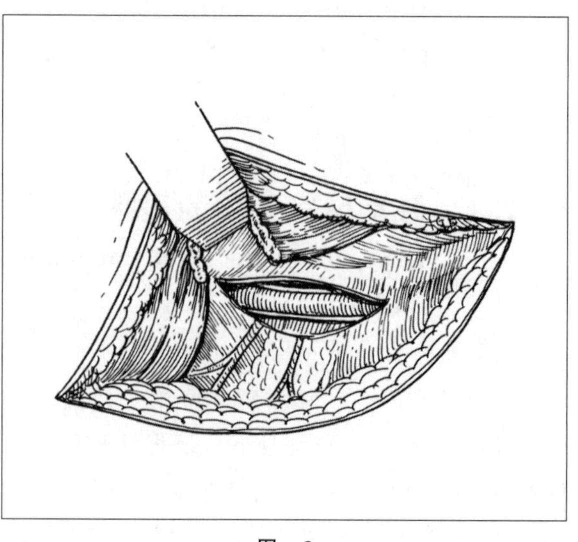

图 3

18.2.3 肱动脉的显露
Exposure of the Brachial Artery

(1)体位及切口:平卧位上肢外展,于上臂内侧沿肱动脉搏动做切口。如无肱动脉搏动,可沿肱二头肌和三头肌肌间沟做切口。切口长度根据手术需要决定(图 1)。

(2)解剖:切开皮肤、皮下组织,分离肱二头肌及三头肌肌间沟,并将该两肌肉拉向两侧,剪开神经血管鞘。静脉和正中神经从后侧向内侧与动脉交叉。贵要静脉在此处穿过深筋膜与肱静脉汇合。正中神经、前臂皮神经在其旁通过。分离肱动脉时应谨慎(图 2)。

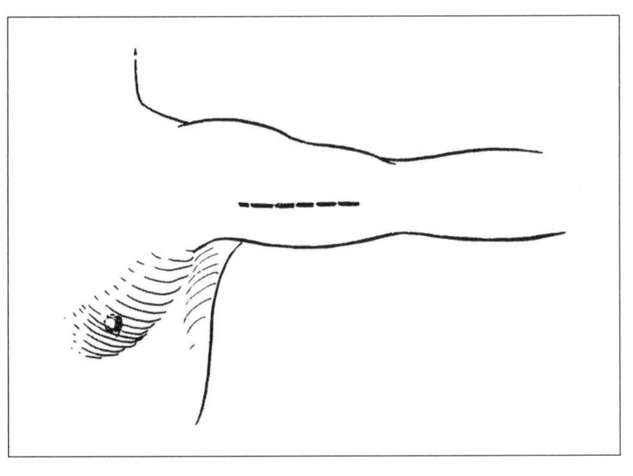

图 1

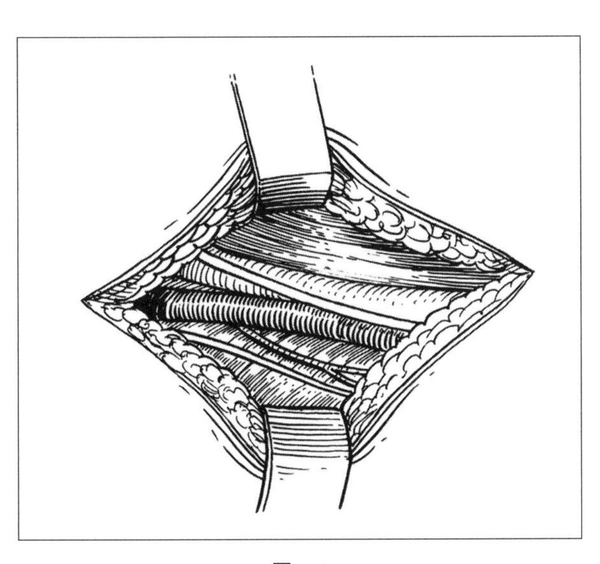

图 2

18.2.4 肘部肱动脉的显露
Exposure of Brachial Artery at the Elbow

(1)切口:于肘关节内侧做一曲折切口,由尺侧内上方经正中折向桡侧外下方(图 1)。

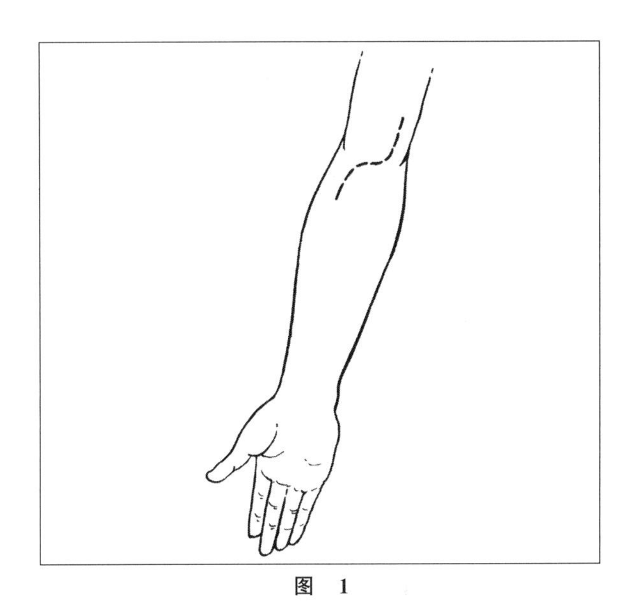

图 1

(2)浅层解剖:切开皮肤、皮下组织。肘部肱动脉被肘静脉、深筋膜及肱二头肌腱膜覆盖,两根前臂皮神经位于切口的中位及外侧。应避免损伤(图 2)。

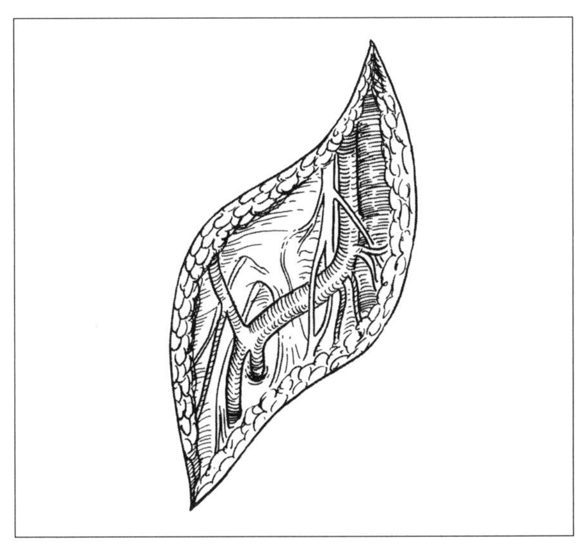

图 2

(3)深部解剖:结扎并越过浅静脉,切开肱二头肌腱膜,即能显露肘部肱动脉,一般与深静脉伴行,肱动脉的末端位于二头肌肌腱的内侧,并开始分叉(图 3)。

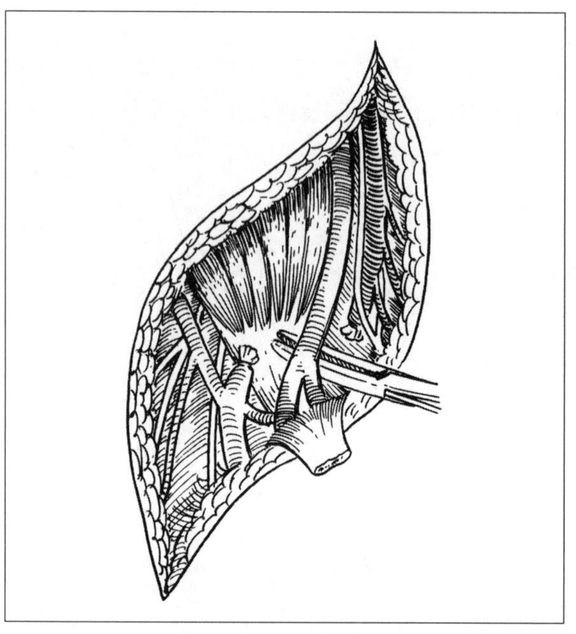

图 3

18.2.5 腕部桡动脉的显露 Exposure of the Radial Artery

(1)切口:桡骨茎突以上 3～4cm 为中心做一纵切口或横切口(图 1)。

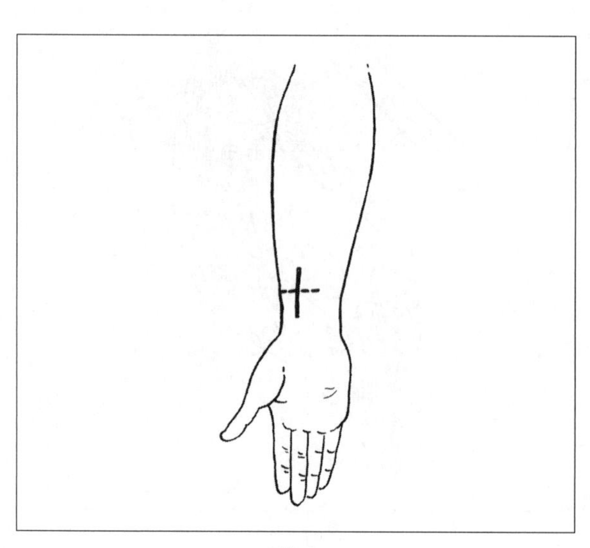

图 1

(2)解剖:切开皮肤、皮下组织及浅筋膜,腕部桡侧可发现头静脉的下端终末支,桡动脉位于深筋膜的下方较深的水平,有静脉伴行。该处动静脉均较游离并接近,便于做侧-侧吻合,血液透析时的动静脉瘘一般在此形成(图 2)。

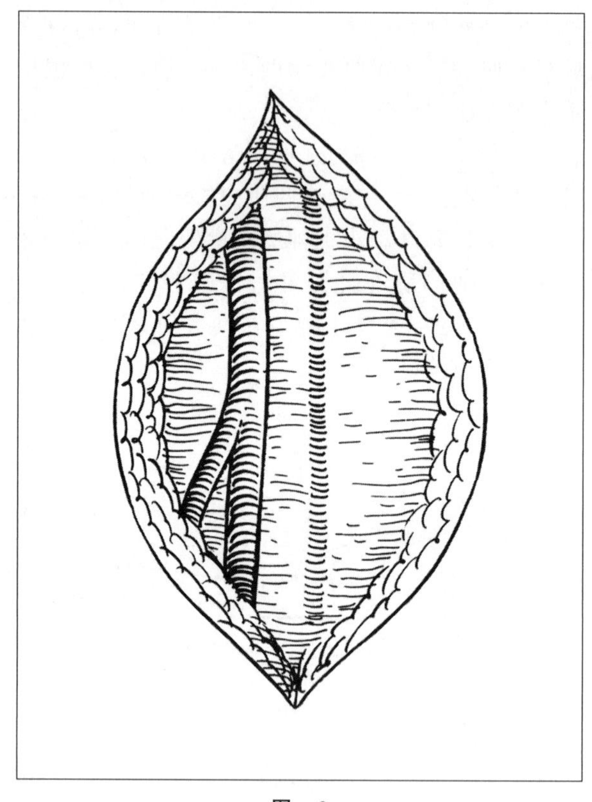

图 2

18.2.6 髂总动、静脉的显露 Exposure of the Common Iliac Artery and Vein

(1)切口:显露髂总动静脉可采用腹膜外径路,在腹股沟韧带上方一横指处做一与之平行的斜切口,切口的 1/3 在髂前上棘与脐连线的上方,2/3 在该连线的下方(图 1)。

(2)解剖:切开皮肤、皮下组织,剪开腹外斜肌腱膜,切断腹内斜肌及腹横肌显露腹膜,将腹膜向内侧翻转,即可显露髂总动静脉及输尿管(图 2)。

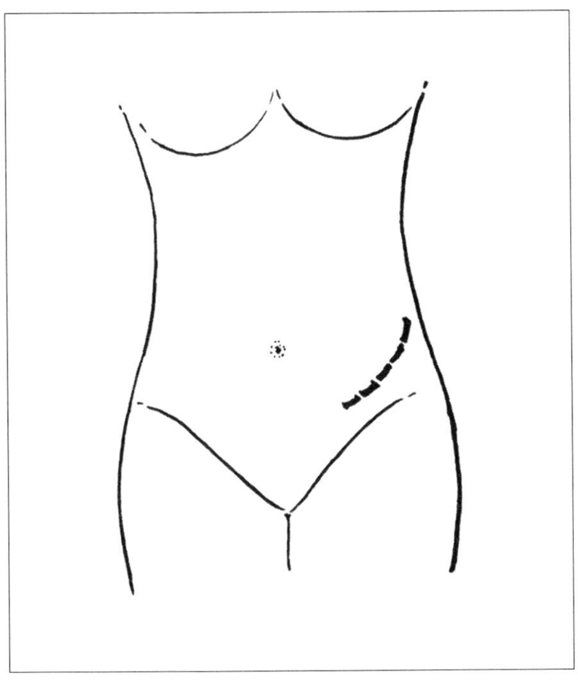

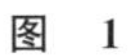

图 1

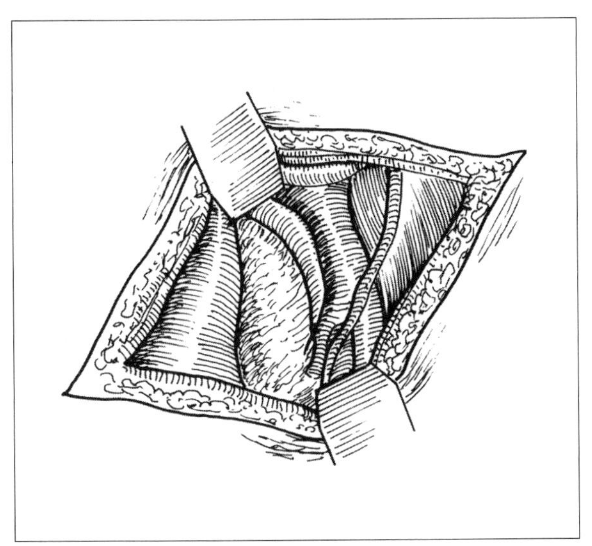

图 2

18.2.7 腹膜外显露髂外动脉

Extraperitoneal Exposure of the External Iliac Artery

(1)切口：于腹股沟韧带上方做一与该韧带平行的斜切口，内侧起自中线，外侧至髂脊前上方(图 1)。

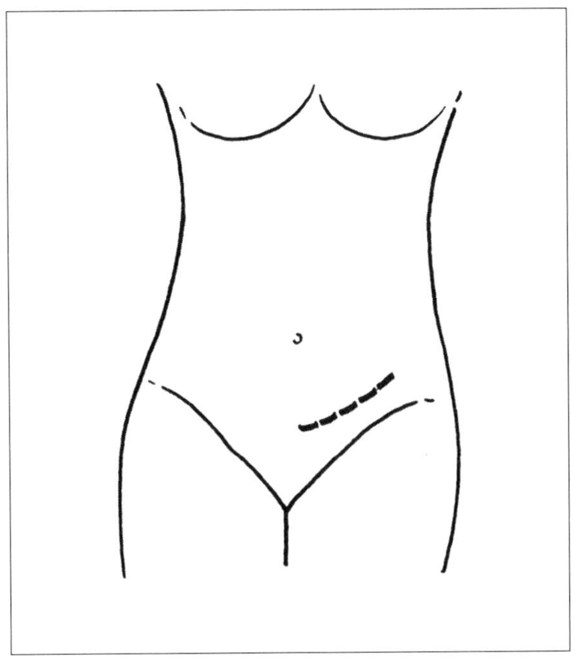

图 1

(2)解剖：切开皮肤、皮下组织、深筋膜，剪开腹外斜肌腱膜，分离腹外斜肌，切断腹内斜肌、腹横肌显露腹膜，钝性分离腹膜并将其向内、向上翻转。即可显露髂外动静脉及髂内、髂外分叉处，输尿管在分叉处前方越过动脉，髂外静脉位于髂外动脉之后方，分离时应十分谨慎(图 2)。

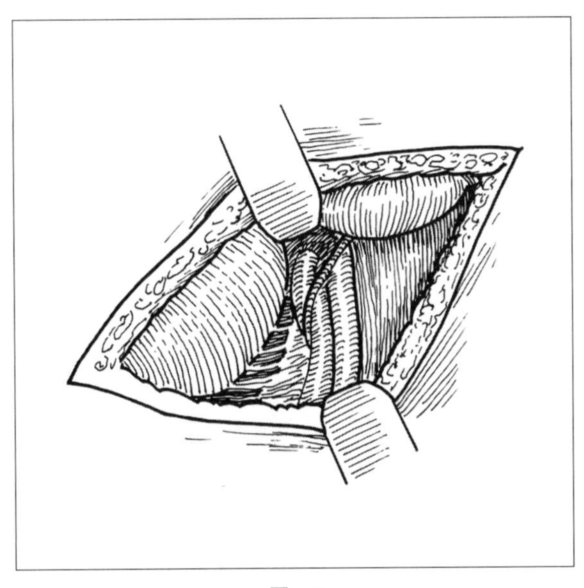

图 2

18.2.8 股总动、静脉的显露 Exposure of Common Femoral Artery and Vein

(1)切口:耻骨结节旁一横指腹股沟纵行切口可以充分显露股总动脉,切口的上端超过腹股沟韧带,下端可以根据需要延长(图1)。

(2)浅层解剖:切开皮肤,皮下组织及深筋膜,显露大隐静脉末端,结扎切断大隐静脉各分支,但主干应该保存。如外阴动脉浅支在大隐静脉与股动脉之间通过,可以结扎切断(图2)。

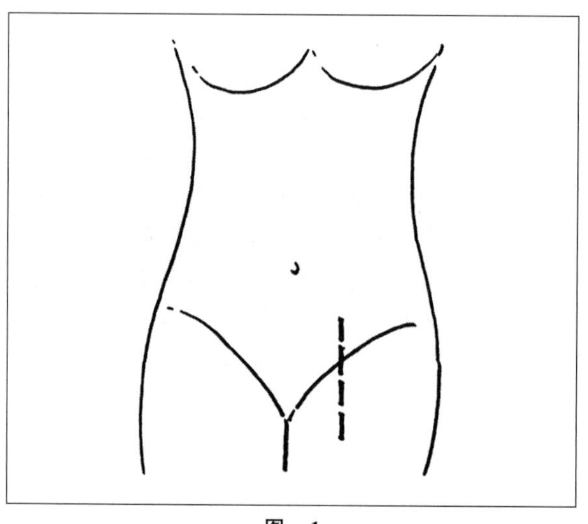

图 1

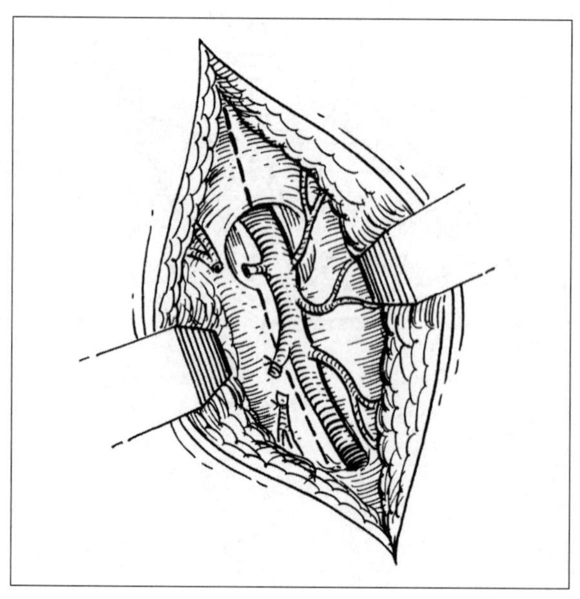

图 2

(3)深部解剖:将大隐静脉向内侧牵开,分离肌肉,打开股鞘,即可显露股血管。股神经在其外侧。必须找到股深动脉,它位于股动脉的后外侧,股深动脉的起始部与股深静脉的汇流处有密切关系。有时也可遇到股深动脉过早开始分叉(图3)。

(4)髂股联合部的显露:切口上延,超过腹股沟韧带,将腹股沟韧带切断,即显露出髂股血管结合部。腹壁下动脉在该处分出,应予以保护。

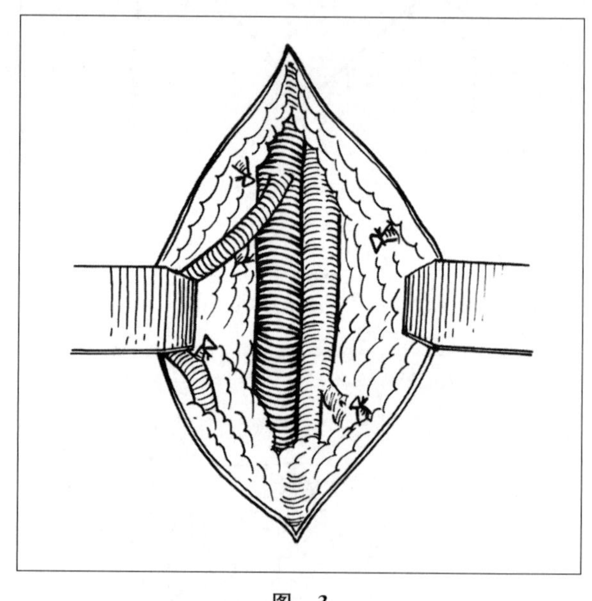

图 3

18.2.9 内收肌管股浅动脉的显露 Exposure of Superficial Femoral Artery in Hunter′s Canal

(1)切口:大腿内侧沿缝匠肌前缘做一纵行切口。下肢可轻微弯曲并外展,用一沙袋垫在膝关节下方,更便于做切口(图1)。

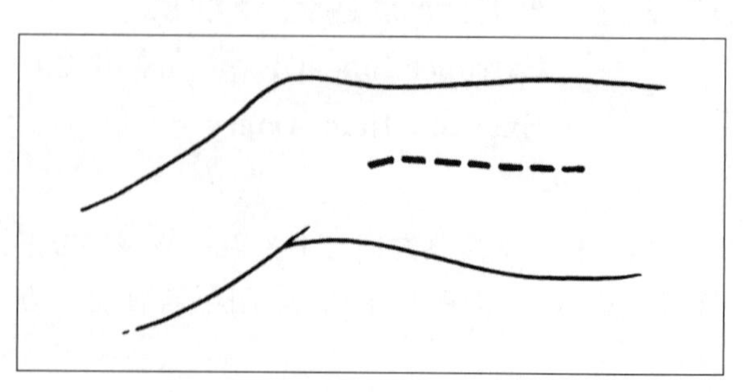

图 1

(2)浅层解剖:切开皮肤、皮下组织,仔细解剖并保护好大隐静脉,显露大腿深筋膜和缝匠肌(图 2)。

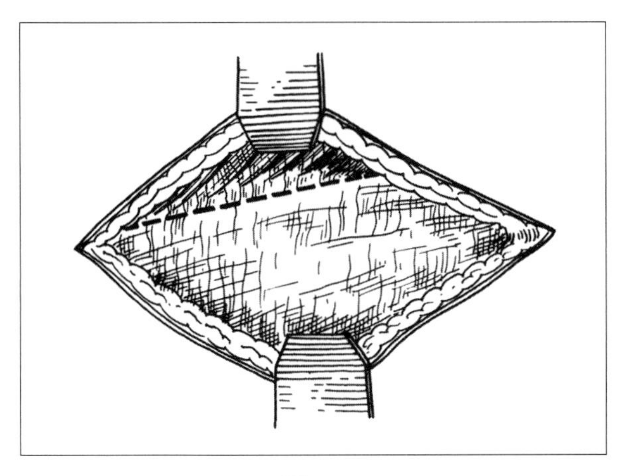

图 2

(3)深部解剖:切开深筋膜及缝匠肌,将缝匠肌向后侧牵引,内收肌管的顶端筋膜即显露,切开内收肌管筋膜,显露隐神经及股浅动脉和股浅静脉,此处还有较多伴随血管,注意保护(图 3)。

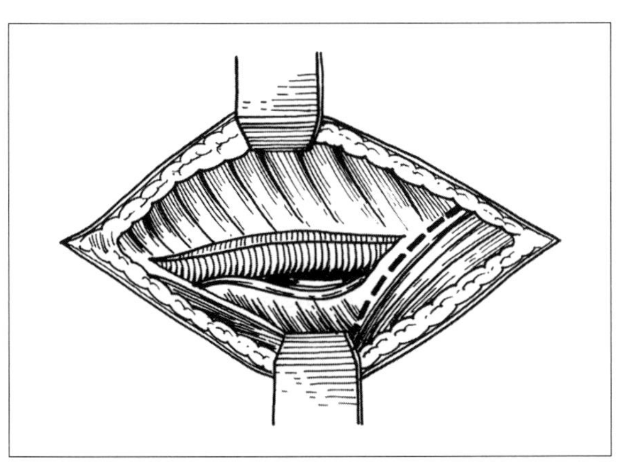

图 3

18.2.10 内侧径路腘动脉的显露 Exposure of the Popliteal Artery and Vein-Medial Approach

(1)膝内侧切口显露腘动静脉上段:患者仰卧位,膝关节微屈并外展,下方垫一沙袋,切口位于膝关节内侧,从膝关节以上 4cm 开始,经股骨内髁后侧向后向下,切口的长度由所需显露血管的长度而定(图 1)。

(2)解剖:切开皮肤、皮下组织,从缝匠肌的前缘切开,并将该肌向后牵引,显露较厚的内收肌管腱膜,切开并分离内收肌肌腱,可先找到隐神经,然后沿神经切开筋膜,向下显露腘窝脂肪,即可显露腘动静脉的上段(图 2)。

(3)膝内侧切口显露腘动静脉下段:患者仰卧位,膝关节微屈并外展,下方垫沙袋,切口从膝关节内侧沿胫骨后缘向下延伸(图 3)。

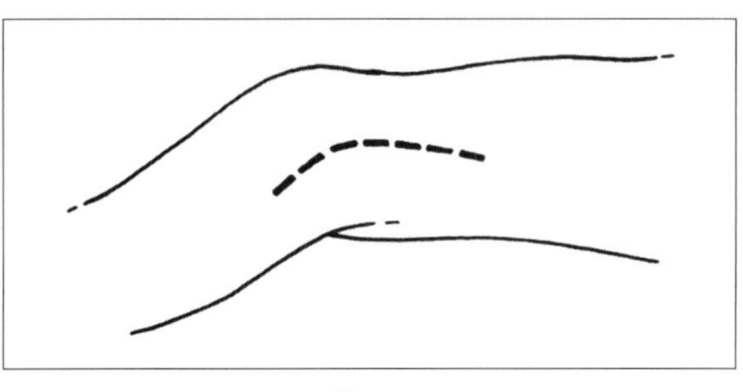

图 1

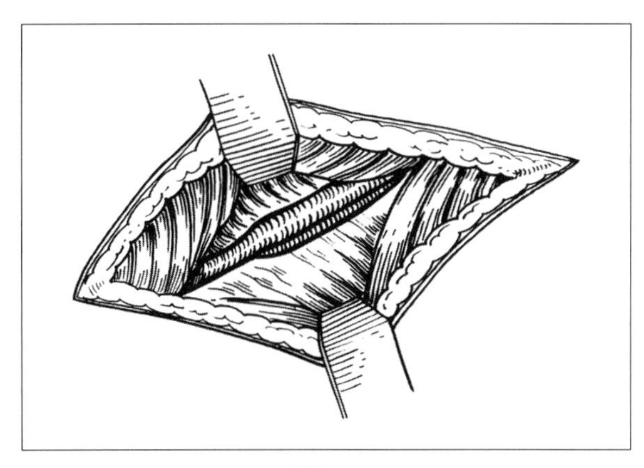

图 2

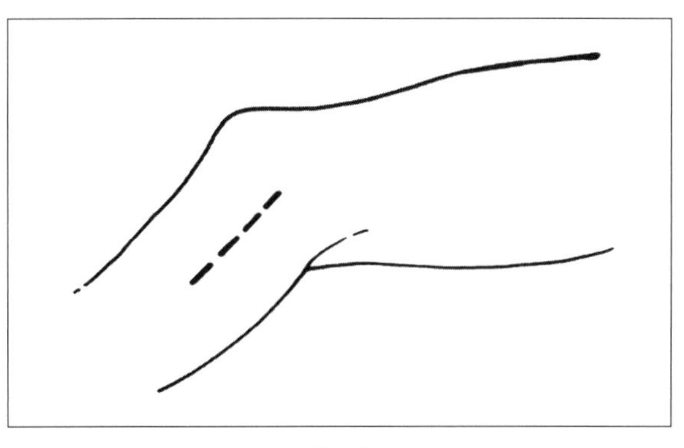

图 3

(4)解剖:切开皮肤、皮下组织,切开很厚的一层深筋膜,将腓肠肌的内侧头向后牵引,即可显露腘窝的脂肪,分开脂肪即可找到腘动脉及腘静脉的下段。再向下解剖即可显露胫动脉分叉处。注意不损伤内侧的腘神经(图 4)。

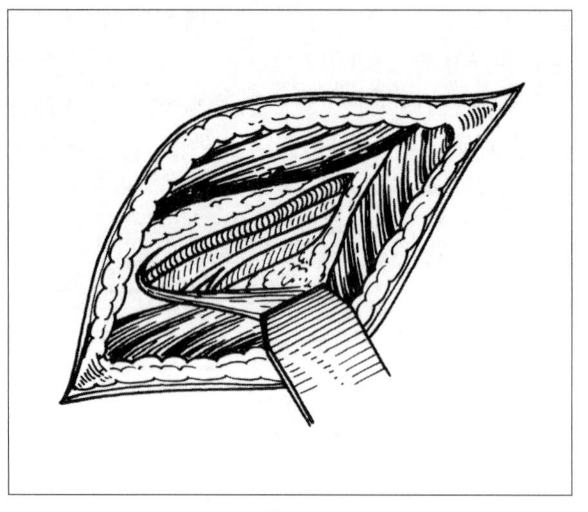

图 4

18.2.11 后侧径路显露腘动-静脉 Exposure of the Popliteal Artery and Vein-Posterior Approach

(1)切口:膝关节后侧的垂直切口常常并发复发性溃疡及瘢痕挛缩,由内上方至外下方的 S 形切口可以避免这些并发症,切口的中间部分应与腘窝的皮纹相一致。然而垂直形的切口便于向下延长,可以显露腘动静脉的下段,并可在腓肠肌两个头之间显露胫后动静脉(图 1)。

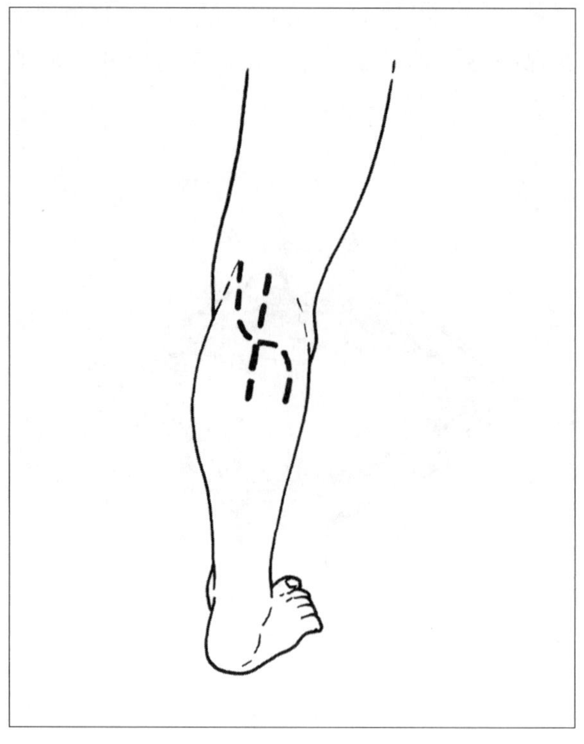

图 1

(2)浅层解剖:切开皮肤、皮下组织,解剖出小隐静脉及腘筋膜,其旁为后侧皮神经。纵行分开筋膜及纤维组织即可显露腘窝脂肪(图 2)。

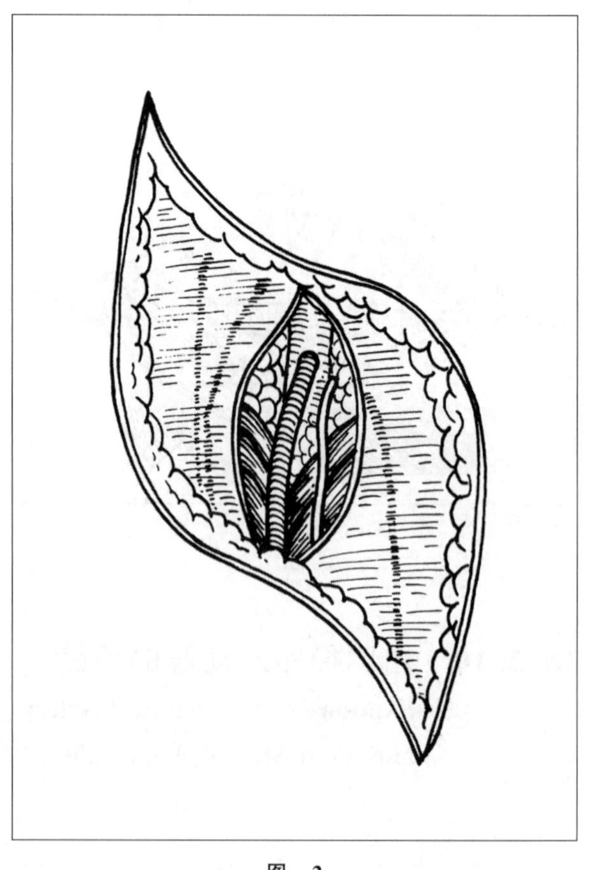

图 2

(3)深部解剖:从两根腘神经之间清理脂肪即能显露腘静脉,小隐静脉为其分支之一。腘静脉的深处即可发现腘动脉,腘动脉周围有很多血管交叉,主要是从腓肠肌头中间穿出的较大的静脉,这些血管必须予以切断,小隐静脉应尽可能保存(图 3)。

(4)胫后动脉的显露:切口由小腿后侧向下延长,分开腓肠肌和比目鱼肌肌纤维,剪开深筋膜,沿着深部屈肌即可显露胫后动脉(图 4)。

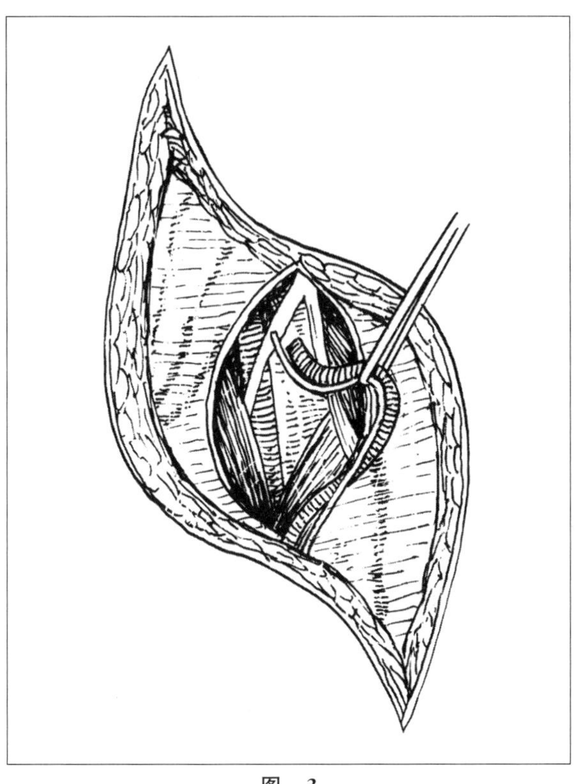

图 3

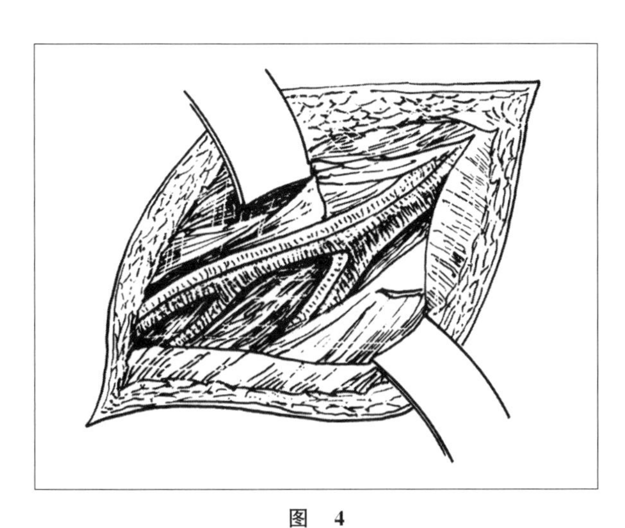

图 4

18.2.12 胫后动脉的显露

Exposure of the Posterior Tibial Artery

(1)切口:因肾功能不全做血液透析时,可以建立胫后动脉与大隐静脉之间的短路。于内踝上4~6cm,胫骨后缘后侧 0.5cm 做纵行切口(图 1)。

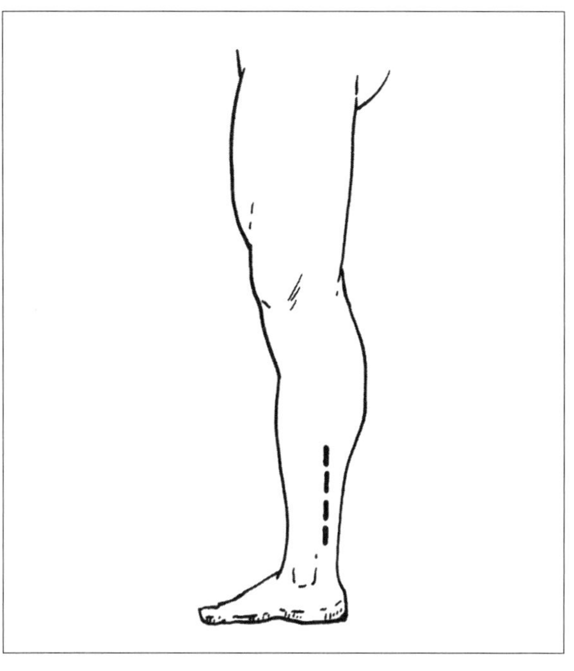

图 1

(2)解剖:切开皮肤、皮下组织,在切口前缘皮瓣下找到大隐静脉起始部,切口下方直接切开深筋膜,找到胫后动脉。然后可于胫后动脉与大隐静脉起始部之间建立短路(图 2)。

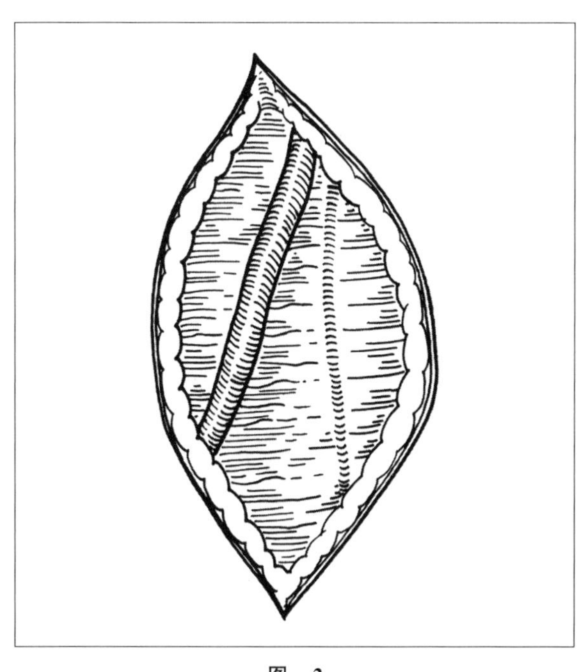

图 2

18.3 血管移植术

Vascular Grafting

血管移植是血管外科的基本技术之一。创伤所致动、静脉短缺的修复,动、静脉闭塞的转流,动脉瘤或动静脉瘘切除后血流的重建,需借助于血管移植术来完成。血管移植有三种:自体血管移植,同种异体血管移植和人造血管移植。其中同种异体血管因来源困难,灭菌、保存等程序复杂,且在小血管移植中难以取得良好效果,同种异体血管移植术在临床上已很少使用。

18.3.1 自体血管移植术

Autogenous Blood Vessel Grafting

四肢或器官动、静脉的自体移植一般采用倒置的自体大隐静脉作移植材料。现将大隐静脉的摘取方法介绍如下。

【适应证】

各种不同需要的大隐静脉自体移植。

【禁忌证】

深静脉或大隐静脉急慢性静脉炎。

【麻醉与体位】

摘取大隐静脉可行局部浸润麻醉或连续硬膜外阻滞麻醉。患者仰卧位,下肢外旋。

【手术步骤】

(1)切口:大隐静脉位于下肢深筋膜的外层,沿大腿内侧靠后上行进入卵圆窝,汇流入股静脉。摘取大隐静脉全长时,先做腹股沟切口,于耻骨结节外侧一横指向大腿内侧做一弧形切口,然后分别于大腿内侧、股骨内髁后两横指、小腿胫骨内侧缘单独添加切口,各切口间距不应超过5~6cm,共需做3或4个切口。如摘取大隐静脉的某一部分,则根据所需大隐静脉的长度及部位设计切口(图1)。

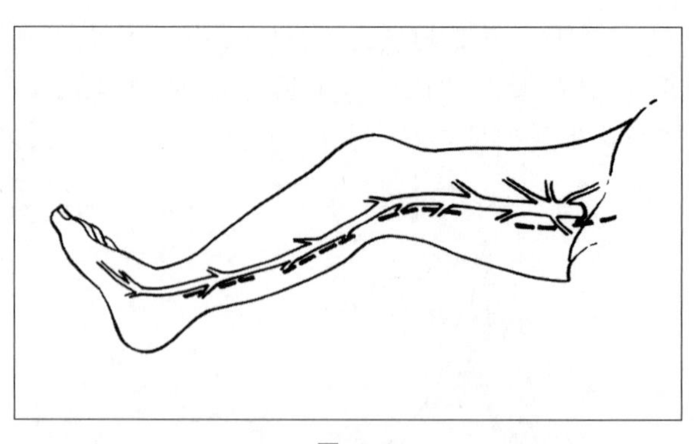

图 1

(2)解剖大隐静脉根部:切开浅筋膜找到大隐静脉主干后向上做锐性分离,结扎切断大隐静脉各分支,结扎分支时应非常小心,切不可结扎主干管壁,以免引起内腔狭窄。分离达大隐静脉股静脉汇流处,远端用无创伤血管夹夹闭,近端距股静脉0.5cm切断,结扎加贯穿结扎,继续沿大隐静脉主干向下分离,结扎切断各穿支,谨防主干或分支撕裂(图2)。

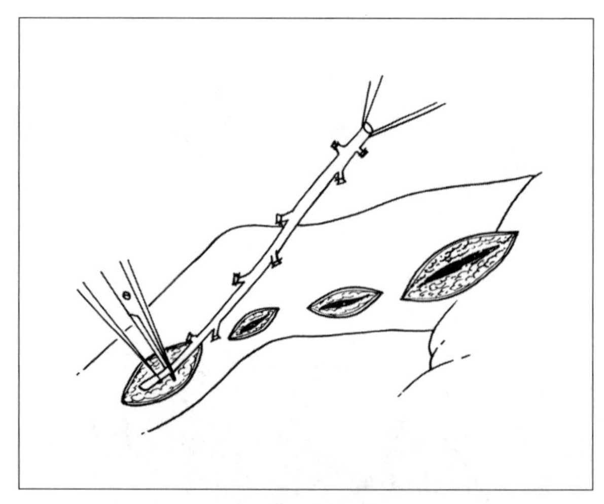

图 2

(3)分段分离大隐静脉:根据所需大隐静脉的长度,分别于大腿内侧、膝内侧和小腿内侧切开浅筋膜,找到大隐静脉主干,结扎切断各分支,使大隐静脉完全游离,最后将大隐静脉拉出切口,结扎远端,切断取出。

(4)大隐静脉检查:取出的大隐静脉其近心端用无创伤血管夹夹闭,或由助手捏住。用50ml注射器连接一钝头塑料管插入大隐静脉远心端,注入生理盐水肝素溶液(每200ml中加肝素50mg)或其他缓冲盐液肝素溶液,检查大隐静脉有无破裂,有无漏扎的分支,如有撕裂须用5-0的不吸收线缝补,然后浸入肝素盐溶液中备用

(图 3)。需要明确的是,大隐静脉有瓣膜,血流只能从远端向近端流动。因此,注射器应从远端插入。

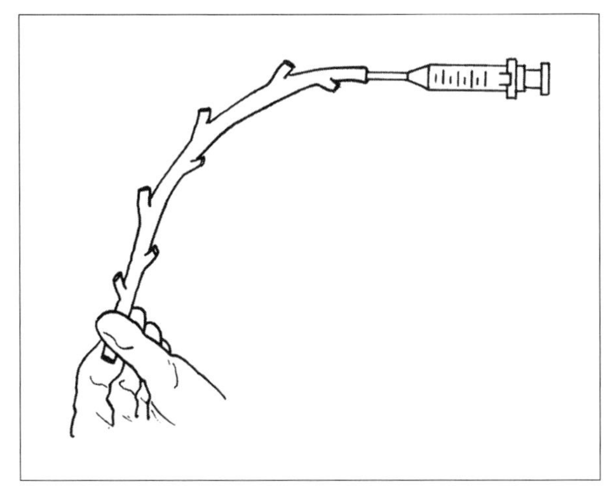

图 3

(5)大隐静脉的合并扩大:如果大隐静脉的管腔太小,不适宜于较大血管的移植,则可将大隐静脉加以扩大。例如可将大隐静脉截成相等长度的两段,纵行剖开,重新缝合成一条血管,其管腔扩大近一倍(图 4)。也可选择一根口径与所需移植血管相当的塑料管作为轴,将大隐静脉纵行剖开成静脉带,然后将静脉带内膜朝内螺旋形包绕在塑料管上,缝合静脉带相对应的边缘,去除塑料管,即成一根所需口径的血管(图 5)。也可将大隐静脉的开口扩大,将两段大隐静脉缝制成一条具有 3 个开口的血管(图 6)。

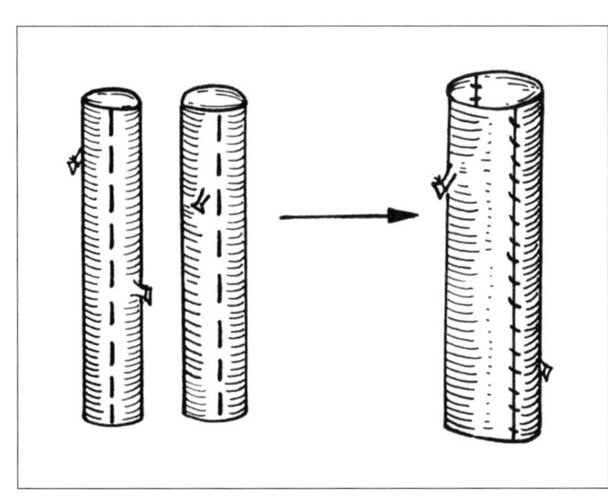

图 4

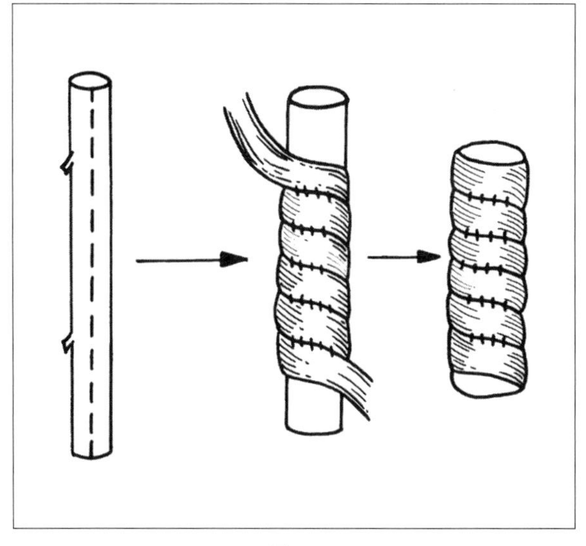

图 5

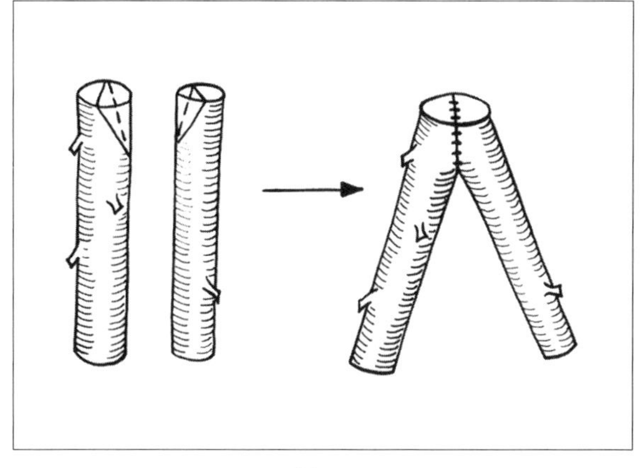

图 6

18.3.2 人造血管移植术

Artificial Blood Vessel Grafting

虽然公认自体大隐静脉是血管移植最好的材料,但常常受到口径及长度的限制。同种异体血管又有来源、保存及消毒等方面的种种困难,因此人造血管在血管外科中已被广泛应用。如用于腋动脉-股动脉旁路,主动脉瘤切除及肾动脉狭窄等。

用作人造血管的材料有天然丝织品人造血管、府绸人造血管、尼龙或涤纶人造血管等。目前广泛应用的是不同口径、不同类型的涤纶人造血管。或采用聚四氟乙烯管,它有异物反应小、不漏血、柔韧性好等优点,而且弹性也比涤纶管强,不易压瘪。现介绍腋动脉-股动脉人造血管移植术。

【适应证】

有些患者因主动脉或髂血管闭塞需要手术处理,但患者的全身情况又不能耐受腹部深层的大手术。腋动脉-股动脉人造血管移植是一种可供选择的有效治疗方法。如一侧的髂血管闭塞,可施行腋动脉-股动脉人造血管移植术,如腹主动脉分叉处以上闭塞或两侧髂血管闭塞,可施行腋动脉-股动脉-股动脉人造血管移植术。

【麻醉与体位】

一般需采用全身麻醉,也可采用局部浸润麻醉。患者取仰卧位。

【手术步骤】

(1)显露股动脉:患者需做广泛的皮肤准备,上方到肩胛部及颈部,下方到腹股沟部及大腿上1/3,包括胸腹部前外侧。做腹股沟及大腿内侧纵行切口,显露大隐静脉,结扎大隐静脉各分支,分离肌肉,显露股总动脉、股浅及股深动脉,剪开血管鞘,分别绕过橡皮带。选择好动脉粥样硬化斑最少的血管段,准备吻合(图1)。

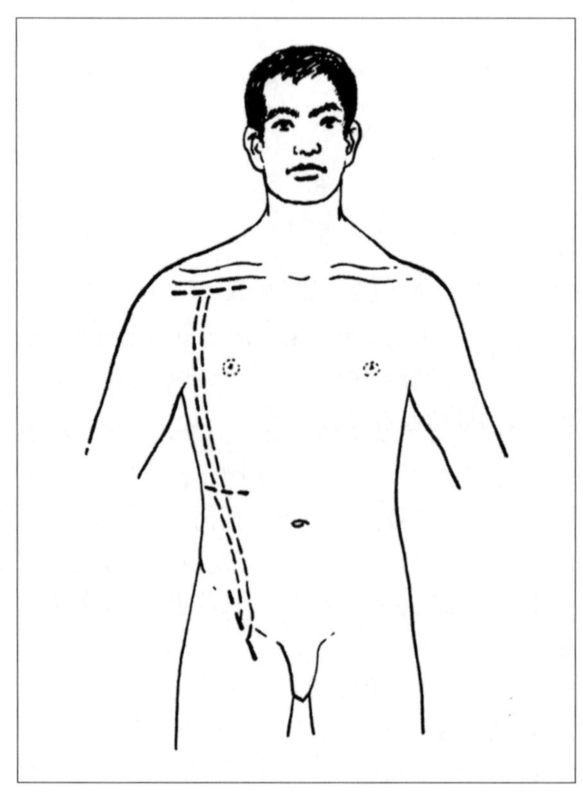

图 1

(2)显露腋动脉:锁骨下方一横指做一与锁骨平行的切口长8cm,分离胸大肌,切开喙锁筋膜,即可发现该筋膜下的腋动脉。结扎切断腋动脉的分支及胸最上动脉,使腋动脉充分游离。此时可见胸肩峰动脉,可予保留。然后在胸大肌、胸小肌之间筑一隧道,该隧道沿腋中线在皮下深层下行,经腹股沟韧带上方直达股三角。通常可从腋部到腹股沟部或从腹股沟部到腋部经隧道置入人造血管而不需要另做切口(图2)。

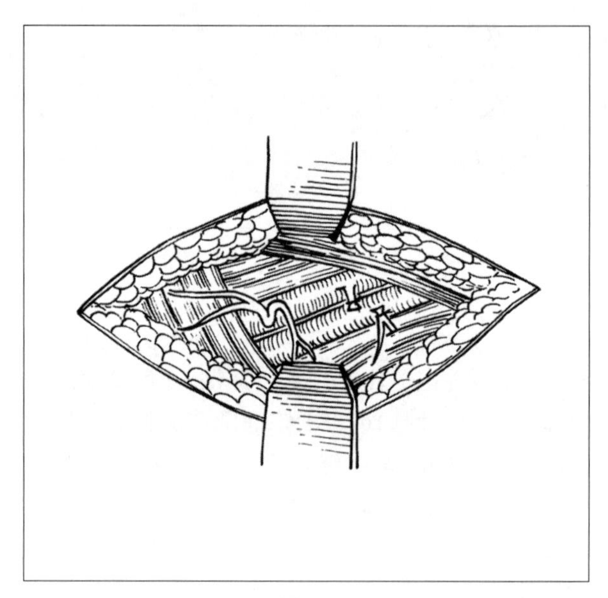

图 2

(3)血管吻合:开始做吻合前静脉注射肝素50mg。准备一根直径8~10mm的聚四氟乙烯或涤纶人造血管,其长度足以从腋动脉至股动脉。先将腋动脉与人造血管做吻合。用无损伤血管钳阻断腋动脉血流,在腋动脉前方做一纵行切口,用肝素溶液冲洗管腔后用5-0缝线做人造血管腋动脉连续外翻端-侧吻合。吻合完成后将人造血管通过胸腹壁隧道拉向股动脉,开放腋动脉阻断钳,使血流进入人造血管,检查吻合口有无渗漏,同时排出人造血管内的空气。阻断股动脉血流,将人造血管与股动脉前壁做端-侧吻合,在吻合到最后2或3针时,开放人造血管近端血流。将血块冲出。吻合完成后先开放腋动脉血流,排出空气泡后再去除股动脉阻断钳(图3,图4)。

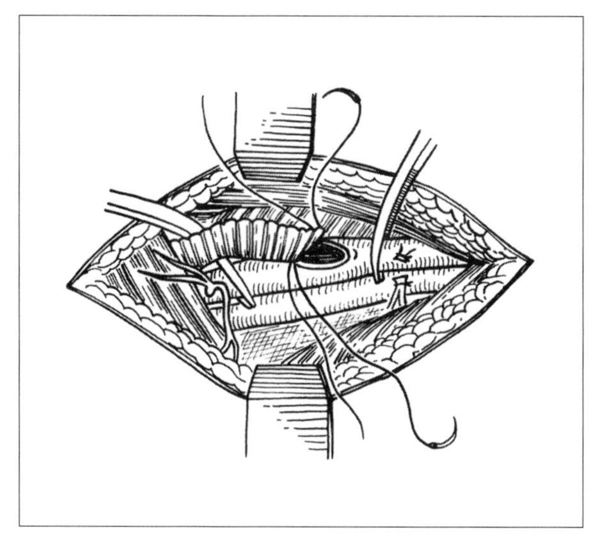
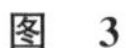

图 3

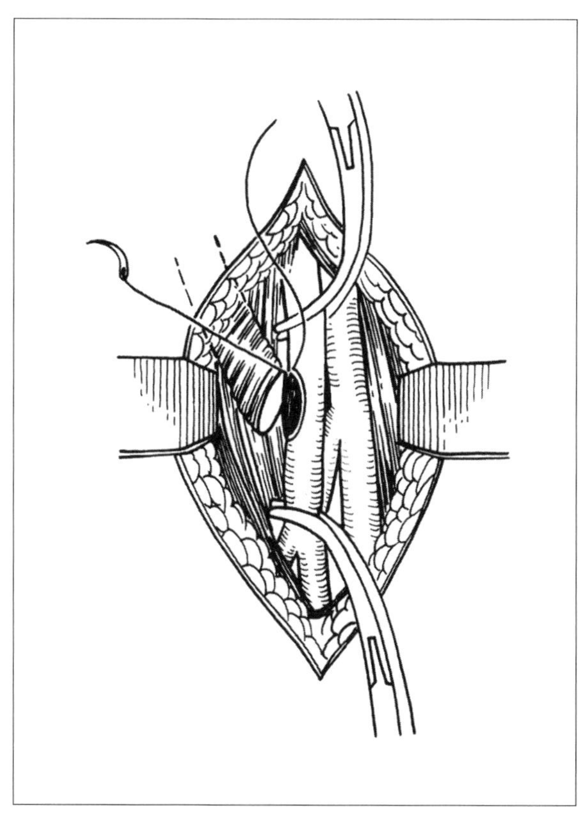

图 4

(4)股动脉-股动脉人造血管移植：如需做腋动脉-股动脉-股动脉人造血管移植者，用另一根人造血管先与一侧的股动脉做端-侧吻合，然后从耻骨上做皮下隧道引向另一侧股动脉，并与另一侧股动脉做端-侧吻合(图 5)。

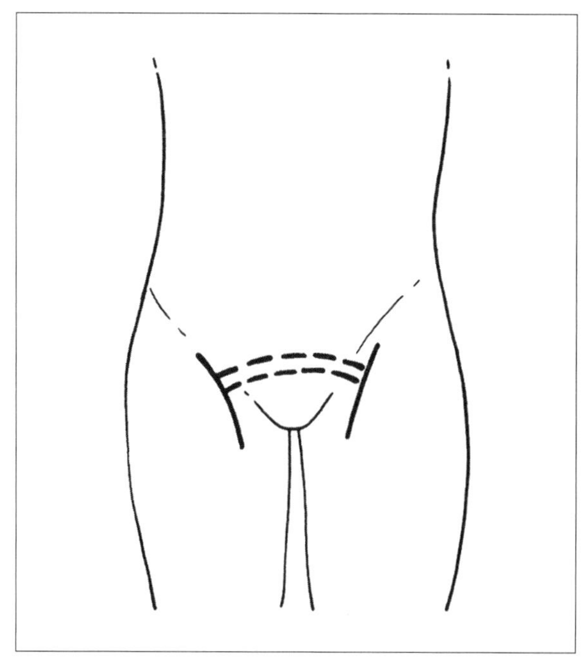

图 5

18.4 慢性股动脉-腘动脉硬化性闭塞手术

The Operation for Chronic Femoro-Popliteal Arteriosclerotic Occlusions

股动脉、腘动脉硬化性闭塞是下肢最常见的动脉疾患，占下肢动脉病变的 50％～60％。病人以 60 岁以上者居多。引起股动脉、腘动脉闭塞的病因主要是动脉粥样硬化。动脉闭塞的部位常常位于大动脉的起点或分叉的开口处，多见于股浅动脉，尤其是内收肌管内的一段。

股动脉、腘动脉硬化性闭塞的治疗目的是恢复血流的畅通。对病变段较短的病例可以采用动脉内膜剥脱术，方法是显露病变段动脉，两端阻断后于前壁纵行切开外膜，行内膜下剥离并切除病变段内膜，两断端内膜仔细修剪整齐后重新缝合外膜切口。对病变范围较为广泛的病例可采用自体大隐静脉移植术。自体大隐静脉移植术包括倒置大隐静脉和不倒置大隐静脉两种方法。

18.4.1 自体大隐静脉倒置转流术 Bypass with Reversed Autogenous Long Saphenous Vein

【适应证】

股、腘动脉硬化性闭塞，根据其动脉闭塞的程度不同，可分 3 级：Ⅰ级有较严重的间歇性跛行，影响日常生活和工作。Ⅱ级有中度或重度静息性疼痛，用非手术疗法症状不能缓解。Ⅲ级肢体远端出现不同程度的坏疽，疼痛更为剧烈。对Ⅰ级的患者，治疗的目的是改善症状，如果间歇性跛行不严重，不影响日常生活及工作，可以不做手术；若间歇性跛行严重，影响日常工作及生活，应列为手术的主要适应证。Ⅱ、Ⅲ级患者，治疗的目的是保留肢体。因此疼痛严重、尚未出现肢体坏疽是最好的手术适应证；肢体已出现坏死，但仅局限于末端，手术也可能有较好的效果。

【禁忌证】

(1)病变过于广泛，闭塞已超过腘动脉分叉以下或远端动脉虽然未闭塞但动脉壁没有吻合的条件。

(2)肢体已有坏死并有继发感染，特别是感染已扩散到踝关节以上。

(3)年老体弱有心肺功能不全等其他疾病。

【术前准备】

(1)详细了解病情，做下肢动脉造影，了解闭塞的程度及范围。

(2)做下肢静脉造影，了解大隐静脉及下肢深静脉的通畅情况。

(3)对已有末端肢体坏死并有轻度感染的患者，应提早应用抗生素，有效控制感染不使扩散。

【麻醉与体位】

可采用全身麻醉或硬膜外麻醉。患者取仰卧位，手术侧膝关节弯曲 30°～60°，大腿外旋，膝关节下方垫以沙袋。肢体末端已有坏死或溃疡者，必须完全与手术野隔绝。

【手术步骤】

(1)切口：根据需要选做腹股沟、大腿内侧及膝关节内侧切口。要求有合适的长度，既能取出大隐静脉，又能充分显露近端拟做架桥的总股动脉及股浅、股深动脉，远端切口则要求充分显露腘动脉的远端部分(图 1)。

(2)摘取大隐静脉并检查大隐静脉，用生理盐水肝素溶液冲洗备用。

(3)显露股总动脉：切开深筋膜，分离肌肉，打开股鞘，显露股总动脉并向下解剖，分别游离出股浅动脉及股深动脉，穿过橡皮带以备控制血流，或可用阻断钳控制血流(图 2)。

(4)显露腘动脉：膝关节内侧，股骨内髁后 2 横指处做弧形切口，切开深筋膜及缝匠肌，在内收肌肌腱的下方即能发现腘动脉(图 3)。

(5)筑成静脉隧道：在内收肌管前，缝匠肌的深处用手指或扩张器筑成隧道。并使倒置的大隐静脉通过隧道，谨防扭曲(图 4)。在闭塞部位下方可显露腘动脉下段(图 5)。

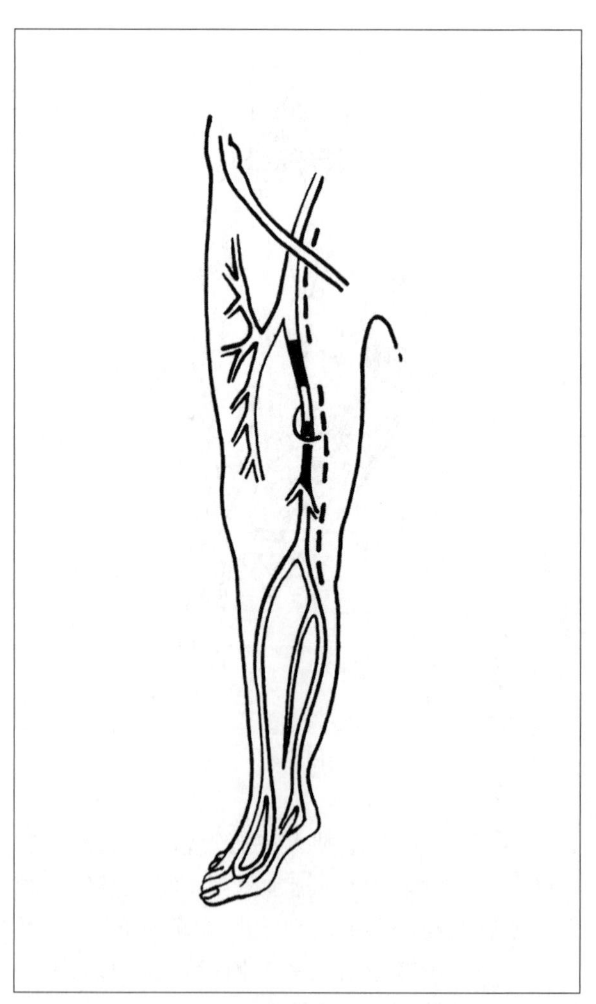

图 1

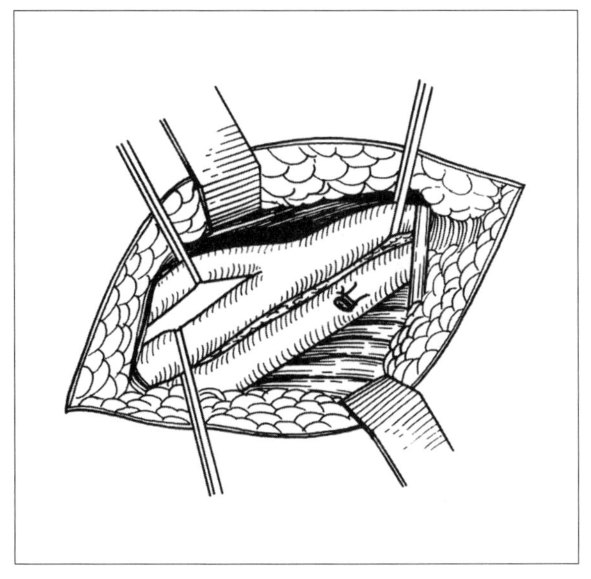

图 2

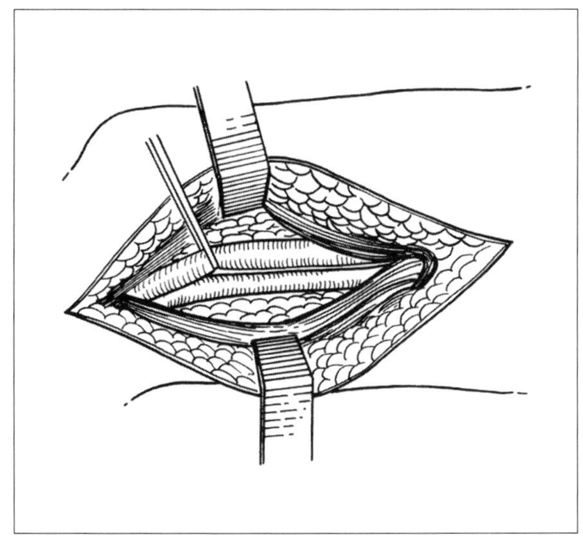

图 3

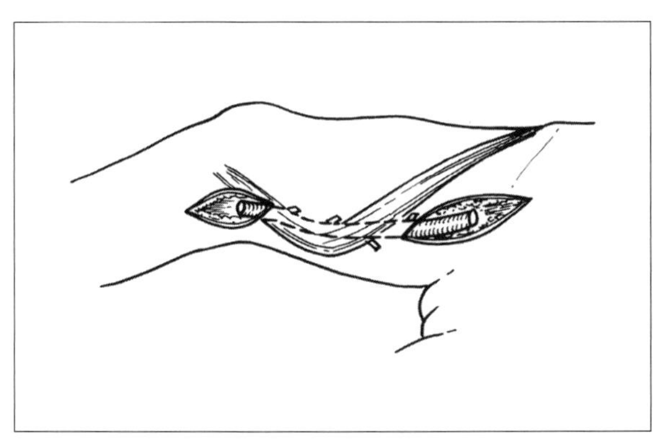

图 4

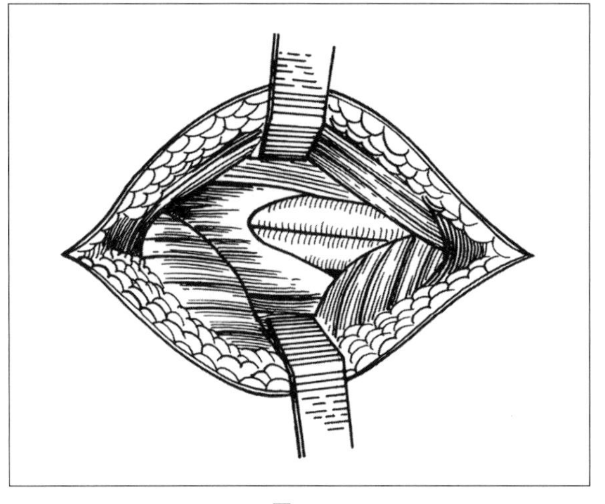

图 5

(6)旁路血管吻合:两端吻合的先后可自由选择。先吻合远端,操作较为便利。剪开大隐静脉近心端后壁约 0.5cm,将其修剪成鱼口状(图 6)。控制腘动脉血流,在其前壁做一纵行切口,长度与扩大了的大隐静脉口径相一致。从两角开始用 5-0 线做单层连续外翻缝合(图 7)。吻合完成后,经移植大隐静脉的另一端开口注入生理盐水肝素溶液,检查血管是否通畅,吻合口有无渗漏,如有渗漏必须修补。

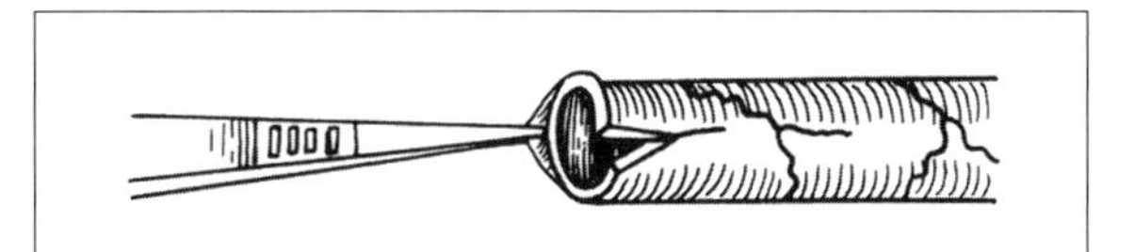

图 6

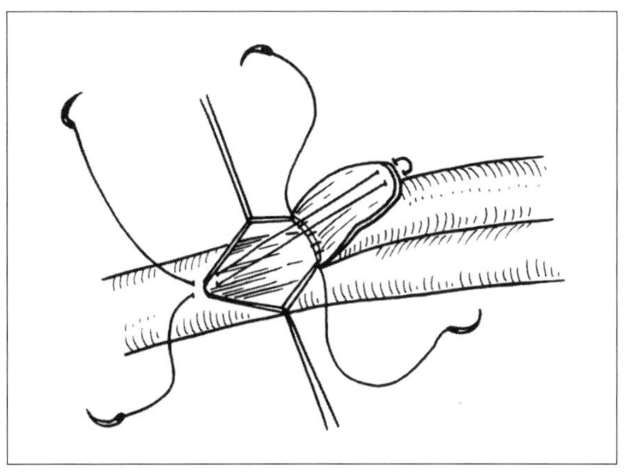

图 7

在股深动脉与股浅动脉交界处下方，将大隐静脉远端与股浅动脉做吻合(图 8)。移去大隐静脉上的血管钳及股动脉上的控制带使远近端血管立即充盈，吻合完成(图 9)。

(7)关闭切口：吻合完成后，仔细止血，不放置引流，分别关闭各段切口。

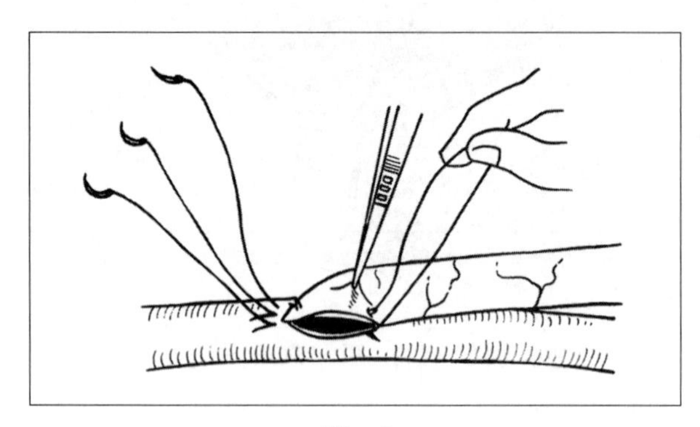

图 8

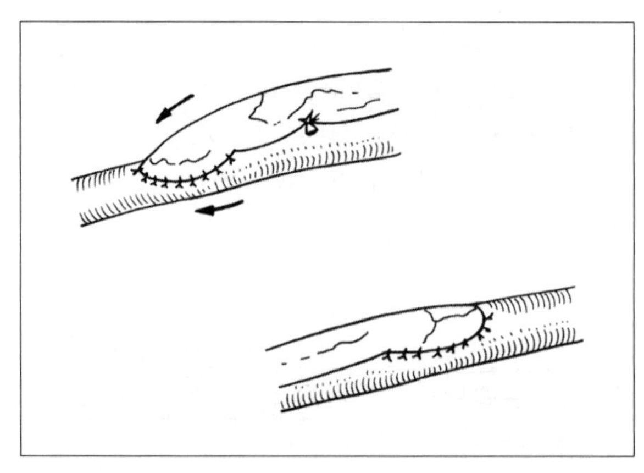

图 9

18.4.2 大隐静脉不倒置原位旁路吻合术

In Situ Bypass with Unreversed Long Saphenous Vein

倒置的自体大隐静脉移植，血流通过逐渐增粗的血管，血流速度减慢；而不倒置的大隐静脉移植，血流通过逐渐变细的血管，可以增加流速。同时大隐静脉在原位，易于吻合，减少感染的机会。

手术适应证、禁忌证、术前准备、患者体位、麻醉方法、大腿近段切口、分离股总、股深、股浅动脉均与倒置自体大隐静脉旁路手术相同。

【手术步骤】

(1)解剖大隐静脉根部，消除大隐静脉瓣膜功能：游离大隐静脉，结扎切断大隐静脉各分支，在距股静脉 0.5cm 处结扎切断大隐静脉。用 3～4mm 大小的平头静脉内剥离器由上向下放入大隐静脉内，遇到阻力时手术者稍用力继续推进即有大隐静脉瓣膜已被推开的感觉。如遇有较大的阻力，则可能该处为大隐静脉分叉处，在该处做切口，直视下结扎血管分支将剥离器继续向前推进，至膝关节处多数病人有 3 个瓣膜，这样一般均较方便地使瓣膜失去功能。或用特制的倒钩状静脉瓣膜切开器，经远端切口插入大隐静脉并推进至近端，用几个往返动作将不同方向的瓣膜切开，至液体能自近而远地畅通流出为止。

(2)结扎各分支：在膝关节上方及大腿中段分别做切口，找到大隐静脉，将大隐静脉在 3 个切口的皮下潜行分离，使大腿部的整段大隐静脉充分游离，不遗漏一个分支。也不损伤静脉壁(图 1)。

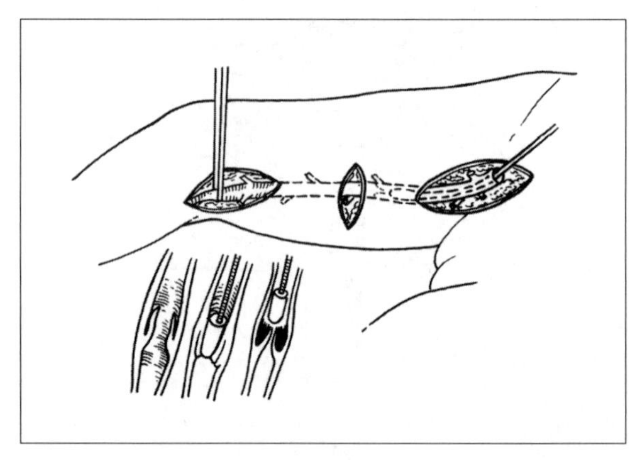

图 1

(3)处理大隐静脉远端：根据动脉造影所示动脉闭塞的范围，使扩张器到达动脉闭塞远端的大隐静脉相应部位。由膝关节内侧切口显露大隐静脉。将大隐静脉钳夹切断，远端结扎，用作旁路的大隐静脉长度应足够，以免吻合后产生过大张力，待用的大隐静脉用生理盐水肝素溶液冲洗。同时显露闭塞以下的腘动脉。

(4)吻合口的建立：同自体大隐静脉转流倒置术。

【术中注意要点】

(1)无论是倒置或不倒置自体大隐静脉移植，

用作旁路的自体大隐静脉长度要足够,吻合不能有张力。

(2)做血管吻合时,大隐静脉内应充满生理盐水肝素溶液,吻合完成前应用肝素溶液冲洗吻合口,避免形成血栓。

(3)用作旁路的大隐静脉,避免内膜损伤,避免大隐静脉扭曲。这些均直接影响手术成败。

【术后处理】

(1)应用抗生素,防止各切口感染。

(2)卧床休息,抬高患肢。因手术后有不同程度的淋巴回流障碍,下肢可能出现不同程度肿胀。如发生淋巴漏,应有良好的引流,严格无菌操作以防继发感染。

(3)密切观察患肢血供改善情况。一般足背动脉搏动可以恢复。也可通过下肢血流图等观察疗效。

(4)如足背动脉搏动恢复后又减弱甚至消失,应做动脉造影观察有无狭窄或血栓形成。

18.4.3 自体大隐静脉股动脉-胫前动脉旁路术

Operations for Femoro-Tibialis Anterior Artery Bypass with Autogenous Long Saphenous Vein

有时动脉硬化性闭塞累及腘动脉或腘动脉以下的脉管,如胫前动脉或胫后动脉主干的狭窄或闭塞。旁路远端的吻合口必须在腘动脉以下。如果动脉造影显示胫前动脉远端有良好的血管吻合条件,可选择股动脉-胫前动脉大隐静脉旁路术。一般采用原位大隐静脉旁路术,其优点是大隐静脉不需移位,远端的大隐静脉口径较细便于与胫前动脉做吻合。

手术适应证、禁忌证、术前准备、麻醉与体位同股动脉-腘动脉大隐静脉旁路术。

【手术步骤】

(1)切口:可在大隐静脉根部、大腿内侧、膝内侧、小腿外侧胫前动脉通畅段表面分别做多个切口(图1)。

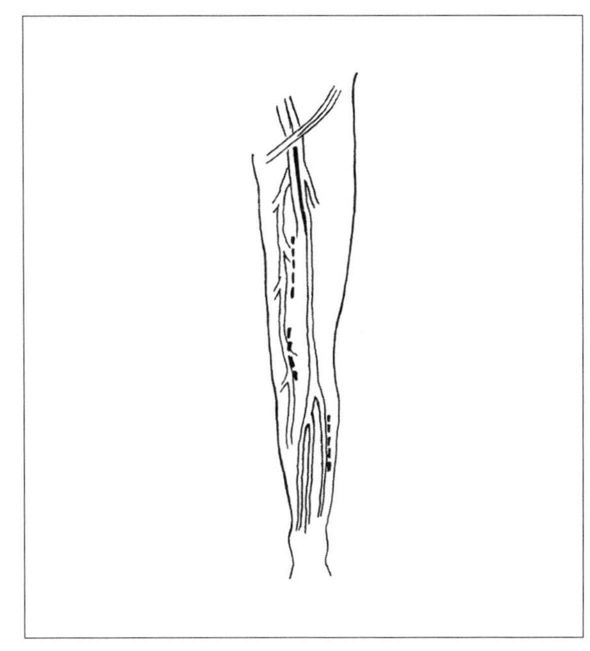

图 1

(2)解剖大隐静脉根部,结扎各分支。将大隐静脉在根部切断。解剖大腿内侧、膝内侧、小腿内侧之大隐静脉,分别结扎各支。切断远端并从远端插入静脉瓣膜切开器,来回几次将瓣膜完全切开(图2,图3),并从近端用生理盐水肝素溶液冲洗(图4)。

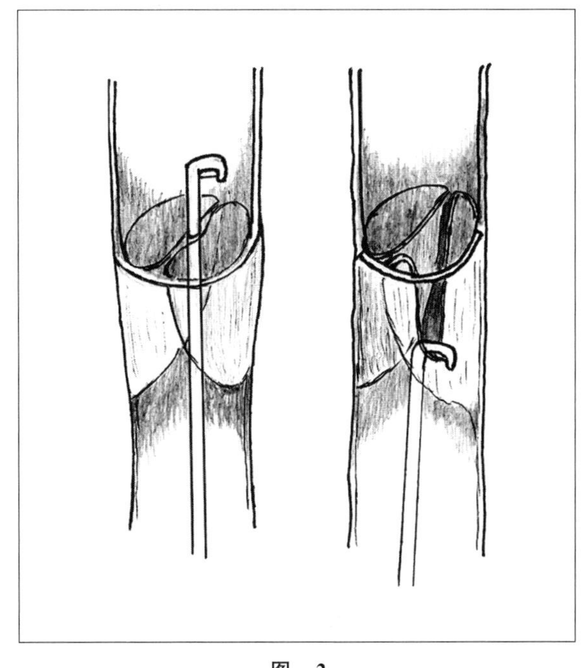

图 2

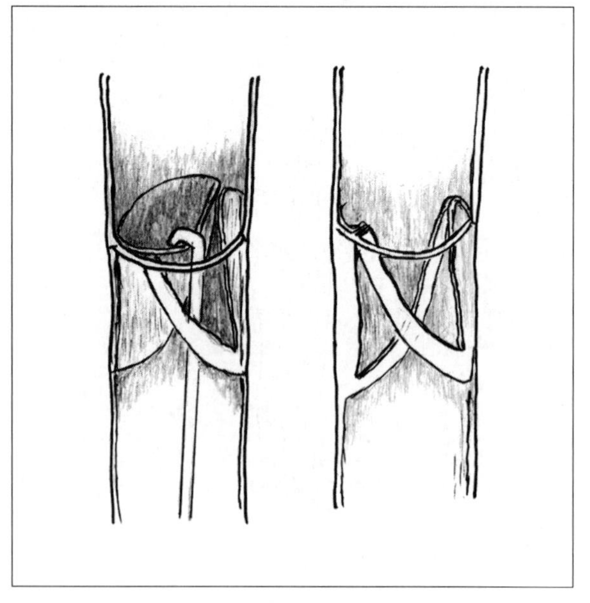
图 3

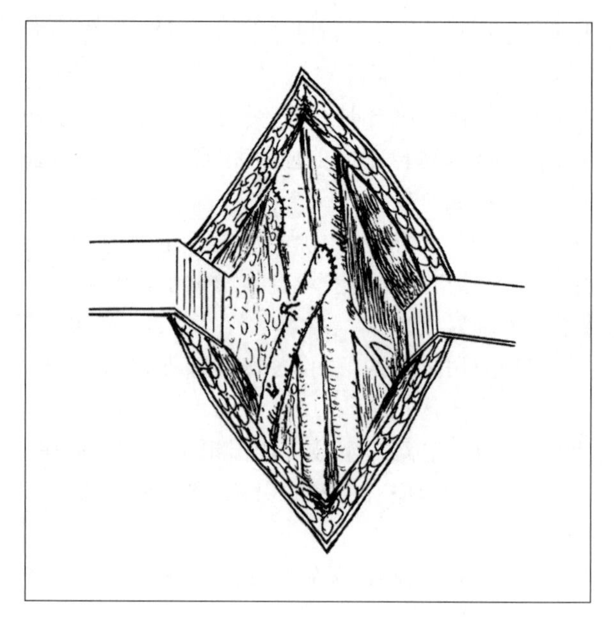
图 5

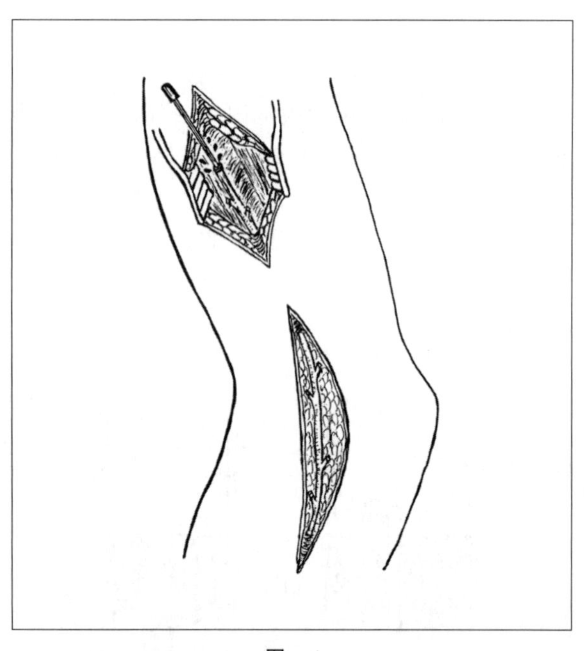
图 4

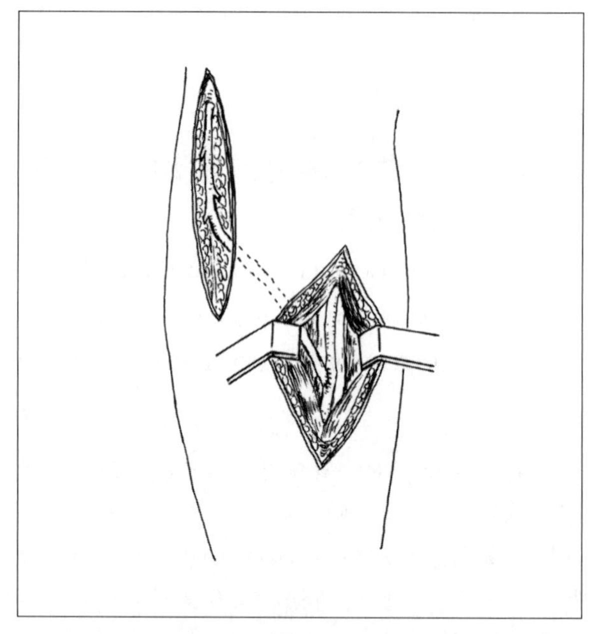
图 6

(3)将大隐静脉近端与股动脉用 5-0 单股缝线连续缝合(图 5),大隐静脉远端留待与胫前动脉做端-侧吻合。

(4)胫前小腿外侧切口显露胫前动脉。做皮下隧道将大隐静脉引向外侧,注意不可扭曲。用 5-0 单股缝线连续缝合,将大隐静脉远端与胫前动脉做端-侧吻合(图 6)。

(5)也可用血管钳穿过骨间膜(图 7),将大隐静脉远端通过骨间膜引向外侧与胫前动脉做端-侧吻合(图 8,图 9)。

(6)如果近侧的股浅动脉有较长一段通畅可以利用,或只有较短的一段大隐静脉可用作旁路,则可用相应长度的倒置大隐静脉做股动脉-胫前动脉旁路术(图 10)。

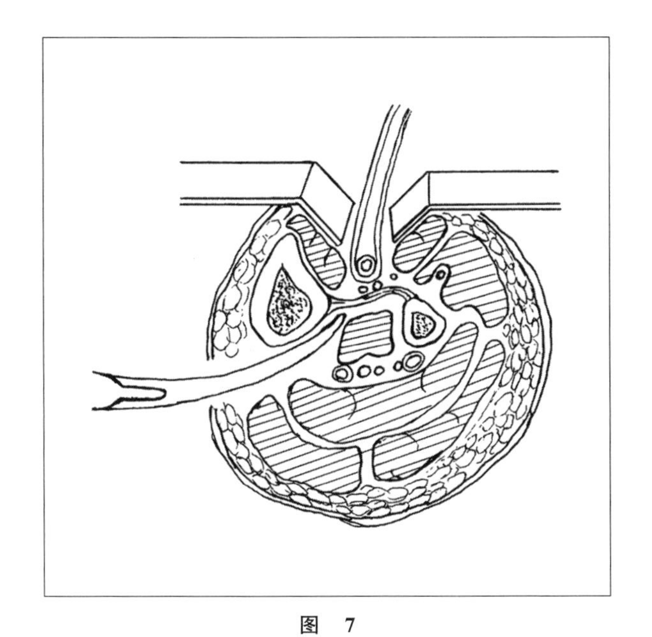

图 7

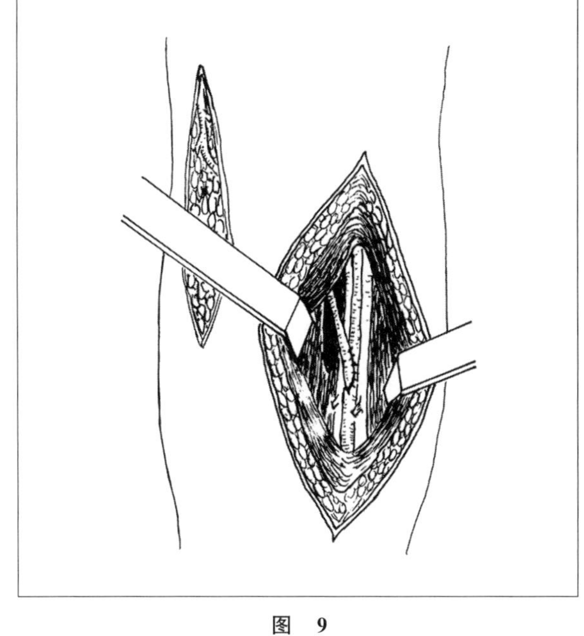

图 9

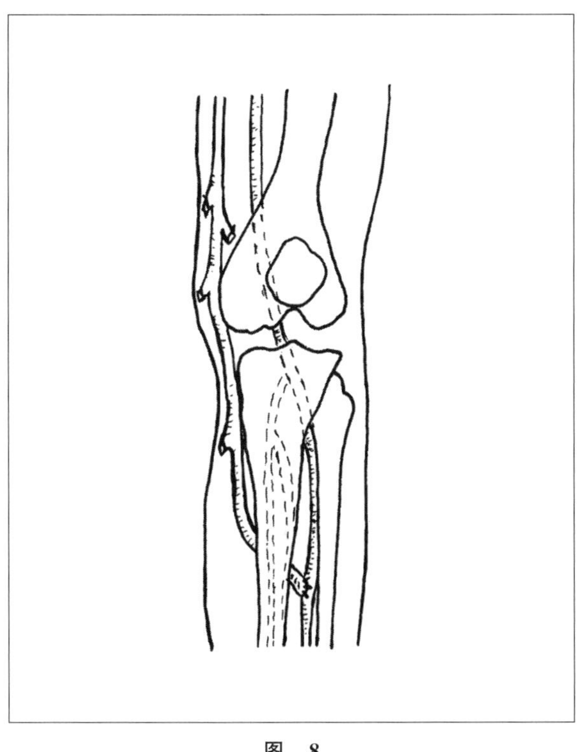

图 8

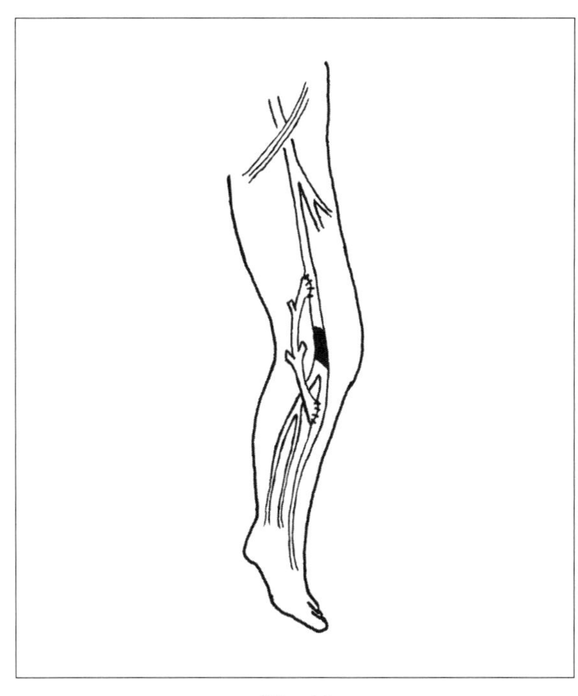

图 10

【术中注意要点】

(1)自体大隐静脉各分支必须全部结扎,静脉瓣膜必须充分破坏使其失去功能。保证吻合后的自体大隐静脉完全畅通。

(2)游离的大隐静脉必须有足够的长度,避免吻合时有张力;不能扭曲。

(3)吻合近端后,分支已结扎的自体大隐静脉内应充满生理盐水肝素溶液,以防血栓形成,然后再吻合远端。

【术后处理】

(1)卧床休息,抬高患肢。

(2)密切注意患肢血供,观察足背动脉搏动情况,必要时做下肢血流图。

18.4.4 自体大隐静脉股动脉-胫后动脉旁路术

Operations for Femoro-Tibialis Posterior Artery Bypass with Autogenous Long Saphenous Vein

如果下肢动脉硬化性闭塞累及腘动脉及胫前动脉，无法施行股动脉-胫前动脉旁路术，而动脉造影胫后动脉显影良好并有条件做血管吻合，则可做股动脉-胫后动脉旁路术。

手术适应证、禁忌证、术前准备、麻醉与体位同股动脉-腘动脉大隐静脉旁路术。

（1）切口：于大隐静脉根部、大腿内侧、膝内侧、小腿内侧胫后动脉投影的表面分别做切口（图 1）。

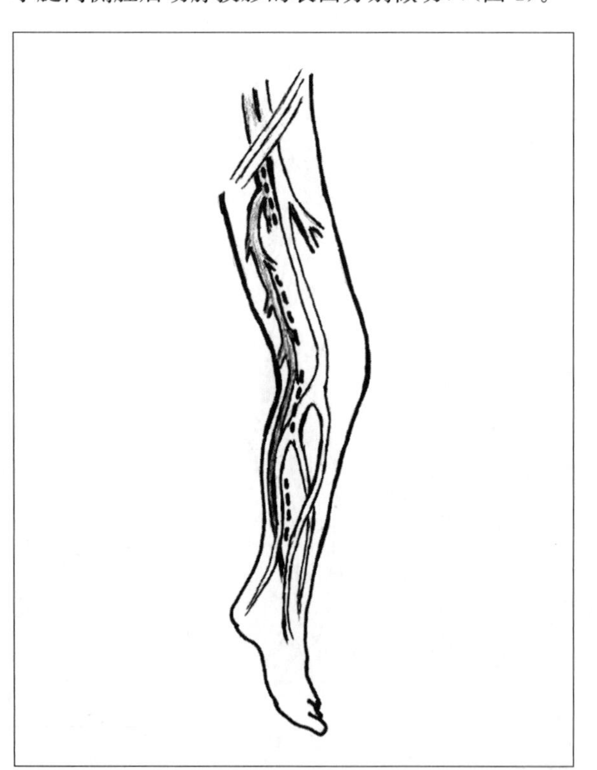

图 1

（2）解剖大隐静脉根部，结扎各分支切断大隐静脉。解剖大腿内侧、膝内侧及小腿内侧之大隐静脉，结扎各分支。切断远端，插入瓣膜切开器来回几次切开瓣膜。

（3）将大隐静脉近端用生理盐水肝素溶液进行灌洗，务必充分通畅。将大隐静脉近端与股动脉做端-侧吻合。

（4）小腿内侧切口，牵开腓肠肌，切断比目鱼肌并向深层解剖。

找到可做吻合的胫后动脉（图 2，图 3）。将大隐静脉远端与胫后动脉用 5-0 单股缝线做端-侧吻合。

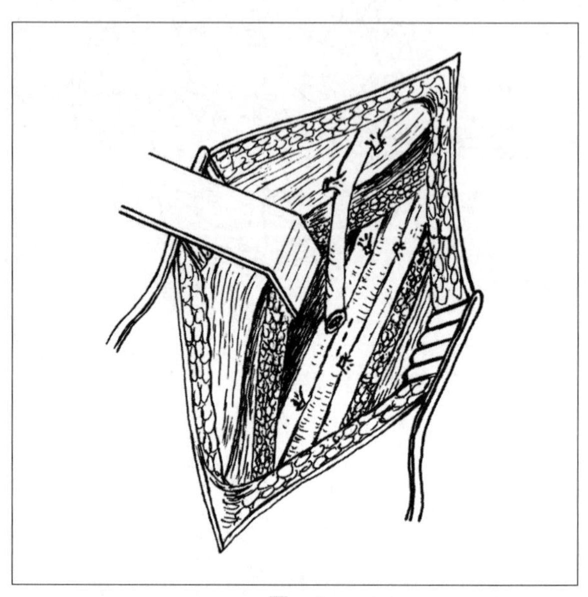

图 2

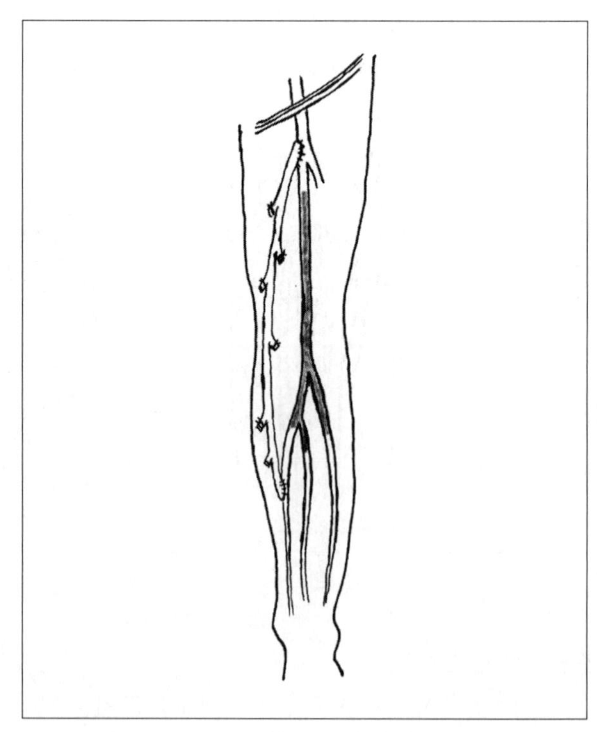

图 3

术中注意要点及术后处理同股动脉-胫前动脉大隐静脉旁路术。

18.4.5 自体大隐静脉股动脉-腓动脉旁路术

Operations for Femoro-Peroneal Artery Bypass with Autogenous Long Saphenous Vein

如果胫前动脉、胫后动脉均无法做血管移植，而腓动脉畅通，可行股动脉-腓动脉大隐静脉旁路术。腓动脉位于胫腓骨之间，其近侧 2/3 内侧入路较易显露，而远侧 1/3 很难经内侧入路显露，须外侧入路。现介绍内侧入路股动脉-腓动脉旁路术。

适应证、禁忌证、术前准备、麻醉与体位同股动脉-腘动脉大隐静脉旁路术。

【手术步骤】

(1)切口：分别于大隐静脉根部、大腿内侧、膝内侧、小腿内侧腓动脉投影的表面做切口。

(2)解剖大隐静脉根部，结扎各分支，切断大隐静脉。解剖大腿内侧、膝内侧、小腿内侧之大隐静脉，结扎各分支。切断远端，插入瓣膜切开器，来回几次切开瓣膜，用生理盐水肝素溶液灌洗。

(3)用 5-0 单股缝线将大隐静脉近端与股动脉做端-侧吻合。

(4)在胫骨内侧缘，根据动脉造影，于腓动脉表面做切口，显露比目鱼肌，并将其在胫骨上的附丽处切断(图 1)。

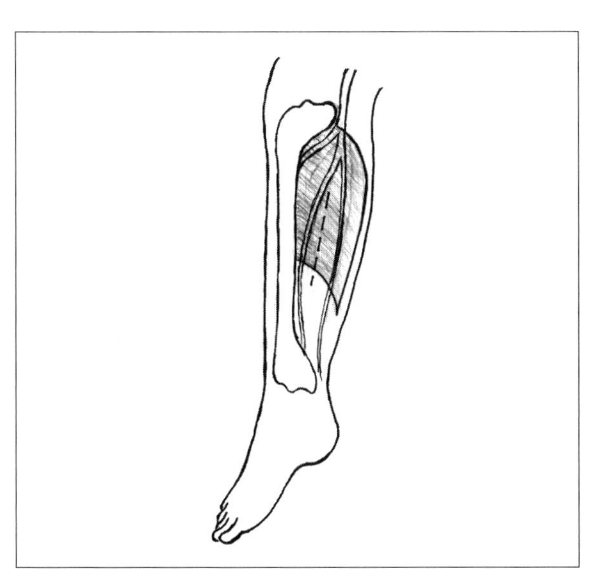

图 1

(5)牵开离断的比目鱼肌，向深层解剖，找到硬化闭塞的胫前动脉并向外侧牵开。解剖出腓动脉，鉴别其通畅性，将大隐静脉远端与腓动脉用 5-0 单股缝线做端-侧吻合(图 2，图 3)。

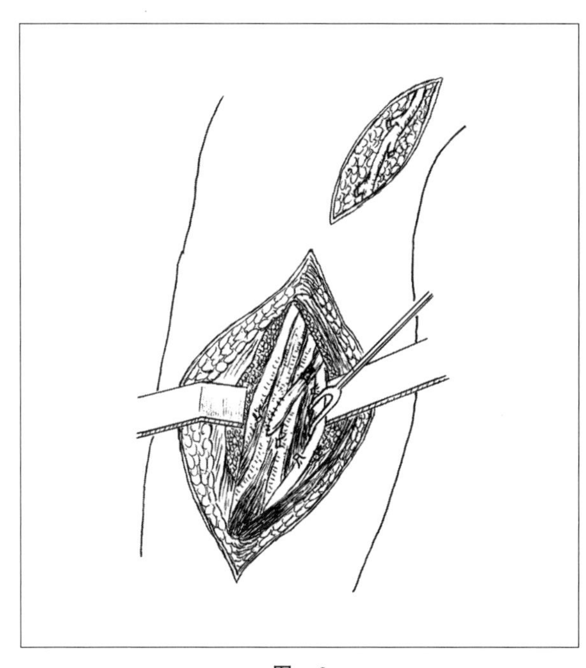

图 2

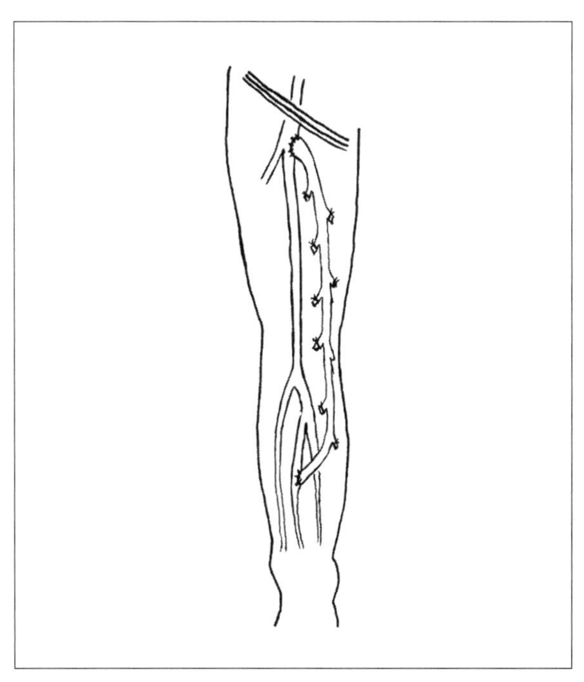

图 3

术中注意要点及术后处理同股动脉-胫前动脉大隐静脉旁路术。

18.5 周围动脉瘤切除手术

Peripheral Aneurysmectomy

周围动脉瘤总的发病率比体腔主动脉瘤少，主要分为动脉粥样硬化动脉瘤及外伤性动脉瘤两类。后者周围动脉多于体腔动脉。周围动脉瘤可发生于锁骨下动脉、肱动脉、尺动脉、髂动脉、股动脉、腘动脉等部位。但股动脉和腘动脉是好发部位。国外报道腘动脉瘤最为常见，约占周围动脉瘤的60％。国内报道股动脉瘤最为多见，腘动脉瘤居第2位，两者共占周围动脉瘤总数的50％。

18.5.1 腘动脉瘤切除大隐静脉移植术

Popliteal Aneurysmectomy and Long Saphenous Vein Grafting

【适应证】

动脉瘤有不断增大的特性，且容易发生远端动脉栓塞、血栓形成、破裂出血等并发症。因此，一旦诊断明确即应进行有效的治疗。手术是唯一有效的治疗措施。出现下列情况者尤应尽快手术治疗。①瘤体增大迅速，有破裂倾向者；②动脉瘤造成远端血管闭塞，影响远端肢体血供者；③瘤体压迫周围组织，如伴行静脉及神经，引起症状者；④瘤体发生感染引起疼痛者。

【禁忌证】

(1)多发性动脉瘤，并有广泛严重的周身动脉粥样硬化。

(2)患者全身情况不良，有严重的心、肾及脑部疾病，而其预后比动脉瘤更为恶劣者。

【术前准备】

(1)动脉造影了解动脉瘤的大小、范围以及瘤体远端血管有无闭塞。

(2)应用抗生素预防感染，如瘤体已有感染者则感染应基本得到控制。

(3)全面检查心、肝、肾、肺等重要器官的功能。检查全身其他部位是否存在动脉瘤，特别是脑血管动脉瘤。

【麻醉与体位】

一般采用连续硬膜外麻醉，也可采用全身麻醉。如取膝关节后侧径路，患者取俯卧位。如病人不能俯卧，可取膝关节内侧径路，患者仰卧，患肢外展外旋。

【手术步骤】

(1)切口：从腘窝内上方至外下方做S形切口，中间部分与皮纹平行。切开皮肤、皮下组织，解剖出小隐静脉及腘筋膜，剪开腘筋膜，分离脂肪组织，解剖出腘静脉并牵开。显露动脉瘤(图1)。

(2)解剖动脉瘤：先找到动脉瘤近端血管，绕过橡皮带控制血流；再找到远端血管，绕过橡皮带控制血流(图2，图3)。

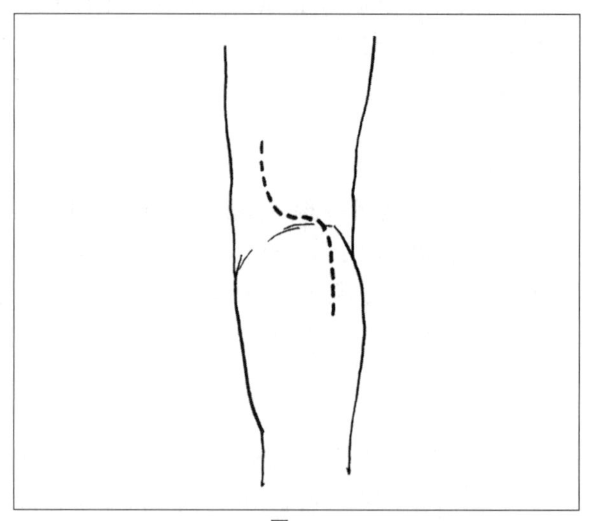

图 1

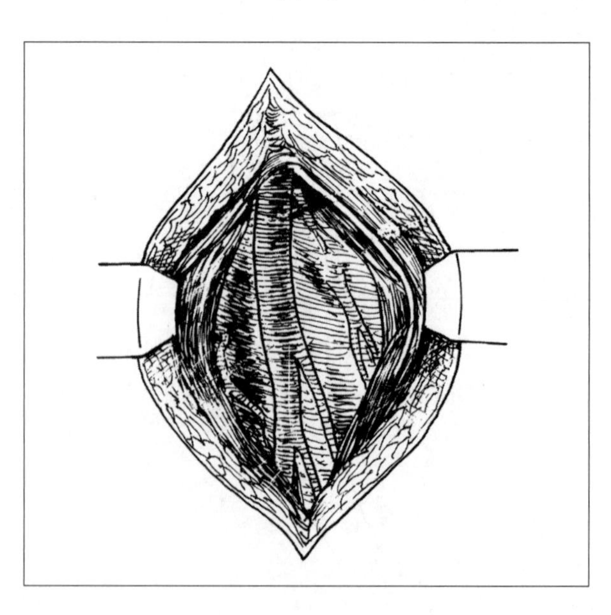

图 2

(3)切除动脉瘤:如瘤体与周围组织可以分离,先切除,然后截取相应长度的大隐静脉,做血管移植(图 4)。先做近端的端-端吻合,大隐静脉内注入生理盐水肝素溶液,检查有无渗漏,再做远端的端-端吻合(图 5,图 6)。如瘤体与周围组织粘连严重,不易分离切除,可将瘤体远近端血管结扎切断,截取相应长度的大隐静脉做移植。

【术中注意要点】

(1)大隐静脉段的长度应适当,既要避免过短造成张力过大,又要避免过长造成扭曲。

(2)移植前应仔细检查大隐静脉段内是否存在瓣膜。如有瓣膜存在,应做倒置移植。

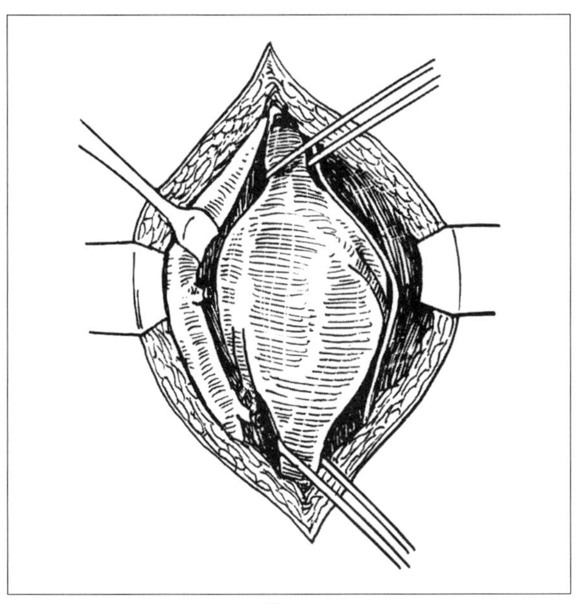

图 3

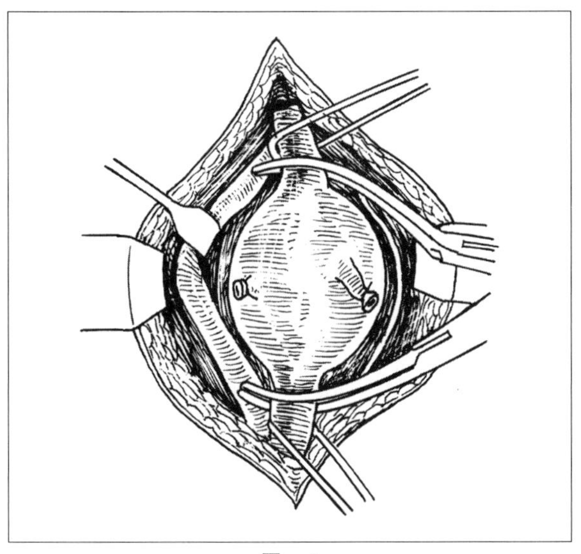

图 4

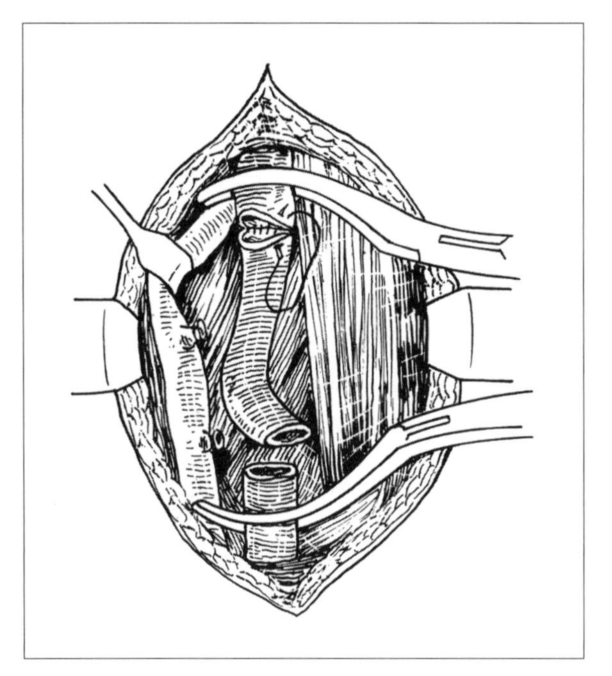

图 5

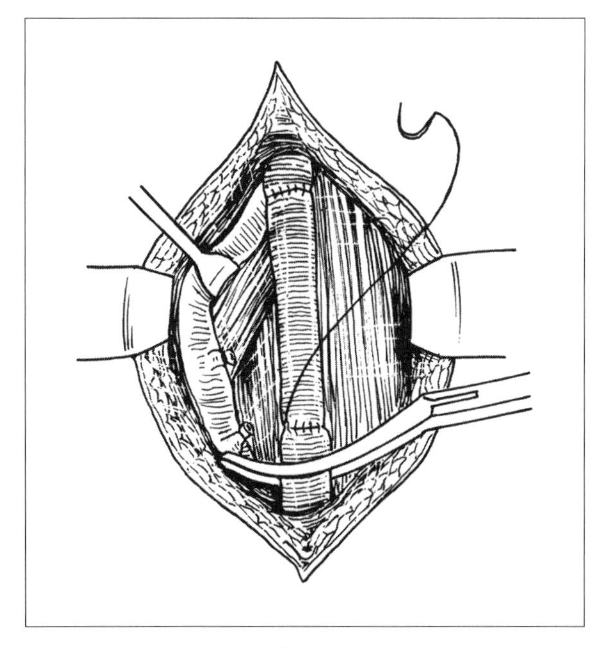

图 6

【术后处理】

(1)全身应用抗生素,防止感染。

(2)用石膏托固定膝关节,制动两星期。

(3)密切观察患肢远端动脉的搏动、皮色、皮温、毛细血管充盈等情况,如远端肢体出现循环障碍,应做多普勒 B 超或动脉造影,分析原因。

(4)患肢若发生严重肿胀,应切开筋膜减压。

18.5.2 股动脉瘤切除人造血管移植术

Femoral Aneurysmectomy and Artificial Blood Vessel Grafting

大腿内侧股三角是动脉瘤的好发部位。股动脉瘤的病因以损伤和动脉粥样硬化多见。前者常见于年轻人,后者常见于50岁以上的中老年人,常伴有高血压及其他部位的动脉粥样硬化疾病。

适应证、禁忌证、术前准备与腘动脉瘤切除大隐静脉移植术相同。

【麻醉与体位】

常用连续硬膜外麻醉,也可采用全身麻醉。病人取平卧位,患肢轻度外旋。

【手术步骤】

(1)切口:大腿内侧耻骨结节旁一横指做纵行切口。若为股总动脉瘤,需显露股动脉近端及髂外动脉,切口上端须到髂前上棘水平,并需切断腹股沟韧带。

(2)解剖动脉瘤:切开深筋膜,分离肌肉,显露动脉瘤瘤体,分别解剖出近端的股总动脉及远端的股深动脉、股浅动脉,分别绕过橡皮带以备控制血流(图1)。

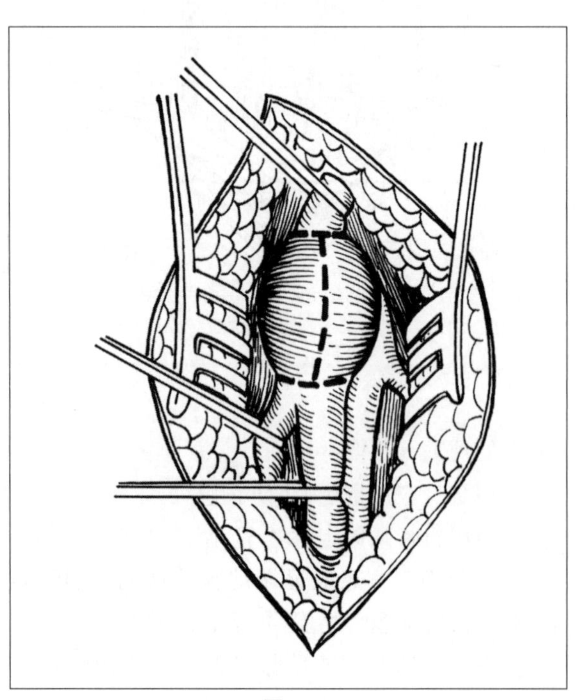

图 1

(3)动脉瘤切除人造血管移植:控制血流后将动脉瘤完全游离切除,用相等口径的人造血管做端-端吻合(图2)。如动脉瘤与周围粘连紧密,不易分离,可将动脉瘤切开,清除血块,然后用人造血管做瘤腔内的端-端吻合,外面再用瘤体血管壁包裹(图3)。

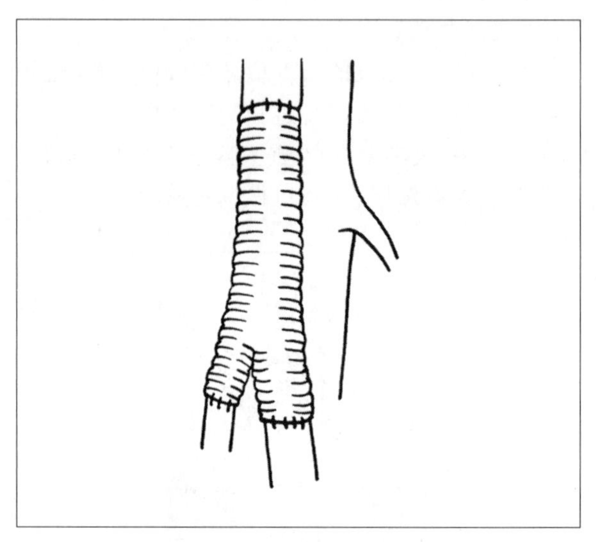

图 2

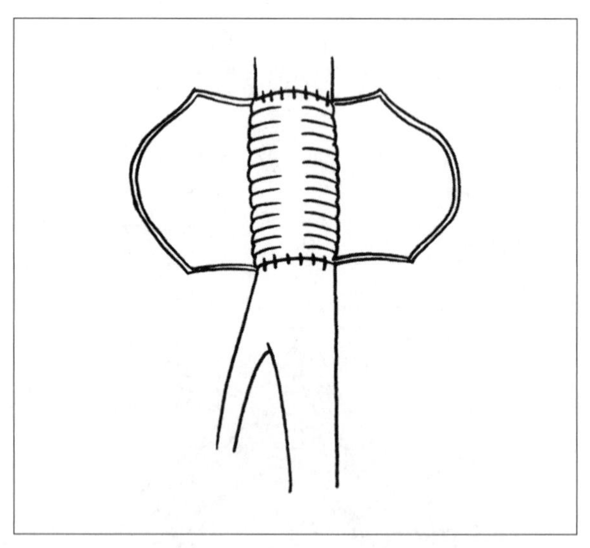

图 3

(4)股浅、股深分叉处动脉瘤切除:如果股总动脉瘤累及股浅、股深分叉处,动脉瘤切除后需用一根分叉的人造血管分别与股总动脉、股浅、股深动脉做端-端吻合,也可将人造血管分别与股总、股浅做端-端吻合,股深与人造血管做端-侧吻合(图4)。

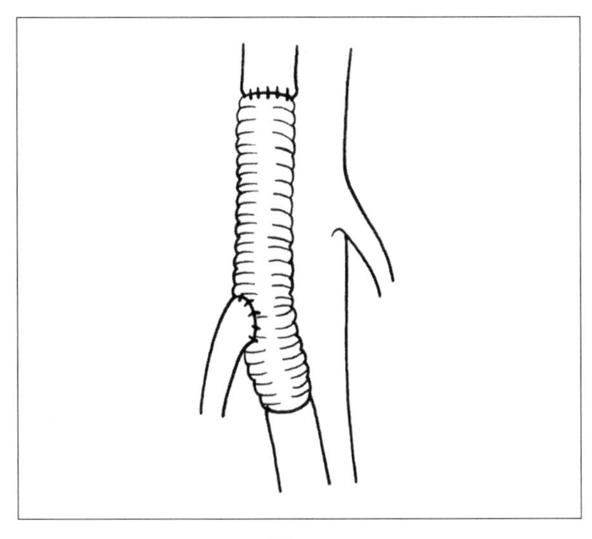

图 4

【术中注意事项】

(1)选用的人造血管口径必须与股动脉口径基本一致。不致造成吻合困难。

(2)人造血管移植操作过程中应用生理盐水肝素溶液浸泡手术野及人造血管管腔,以防血栓形成。吻合完成后应先开放远端血管。

【术后处理】

(1)应用抗生素防止感染发生。

(2)密切观察下肢循环状况,若有循环障碍应及时检查,尽早处理。

(3)观察切口有无出血及淋巴渗漏,若有淋巴液渗漏,应做引流,并应严格消毒以防继发感染。

18.6 外伤性动静脉瘘手术

Operations for Traumatic Arteriovenous Fistula

外伤是后天性动、静脉瘘的主要原因,如枪伤、刺伤、割伤使同在一个鞘内的动、静脉同时受到损伤,造成动、静脉之间的异常沟通。少数病例可因挫伤、挤压伤及粉碎性骨折引起多个通道的广泛性动、静脉异常交通。外伤性动、静脉瘘的发生部位以四肢多见,下肢占 50%,其次是肱动脉、颈总动脉和锁骨下动脉与其相应静脉之间的动、静脉瘘。外伤性动、静脉瘘呈动、静脉之间单纯瘘口者少见,绝大多数合并动脉侧外伤性动脉瘤或静脉侧呈动脉瘤样扩张或动、静脉之间形成动脉瘤。也可多根血管形成多个通道。外伤性动、静脉瘘,诊断明确者一般均需进行手术治疗。

外伤性动、静脉瘘切除手术分两类:一类是闭合性手术,如动脉结扎瘘口切除;动、静脉上下端结扎术(四头结扎)等。如果受累者为肢体主要血管,使用此法有可能造成远端肢体缺血甚至坏疽。目前已废止使用。另一类为瘘口闭合后动、静脉重建。

【适应证】

动、静脉瘘一般均需做手术治疗。以前多数学者主张手术的时机在外伤后 3~6 个月后,待侧支循环建立再做结扎动静、脉瘘口的手术。但随着血管外科的进展,目前主张早期手术。因在创伤的早期容易找到瘘口进行修补或做血管移植。若已延迟到 5~7d,局部外伤性炎性组织反应已开始出现,局部肿胀,血管壁脆弱,这时容易发生出血感染,则可间隔 1~2 个月,待组织反应消退后,再行手术。已经进入慢性期的病人,应及早进行手术治疗。晚期手术的一个严重缺陷是肿胀不能消除。因为长期的动、静脉瘘的存在,使静脉极度扩张,静脉瓣膜功能被破坏。手术虽然处理了瘘口,消除了静脉高压,但血液倒流问题仍然得不到解决。

【禁忌证】

只要全身情况允许,并没有局部感染,无手术禁忌证。若有心肺功能不全应尽可能予以纠正。大的动、静脉瘘,本身就是心肺功能障碍的原因,有时不处理动、静脉瘘,心功能障碍得不到彻底纠正。

【术前准备】

(1)手术开始前全身应用抗生素,若肢体已发生炎症或形成溃疡者,感染应基本得到控制。

(2)有心功能不全者应尽量先改善心脏功能。

(3)充分估计手术的困难性,准备好大小合适的人造血管或设计好自体静脉的摘取部位。

【麻醉与体位】

根据动、静脉瘘的部位决定麻醉和体位。上肢可做臂丛神经阻滞麻醉,平卧位。下肢可做连续硬膜外麻醉。股动、静脉瘘可取仰卧位,患肢外旋。

【手术步骤】

以常见的股动静脉瘘为例。

(1)切口:腹股沟部做一与股动脉方向一致的纵行切口,切开皮肤、皮下组织、深筋膜,将内收肌牵向内侧，缝匠肌牵向外侧，即能显露股动静脉瘘的部位（图 1）。

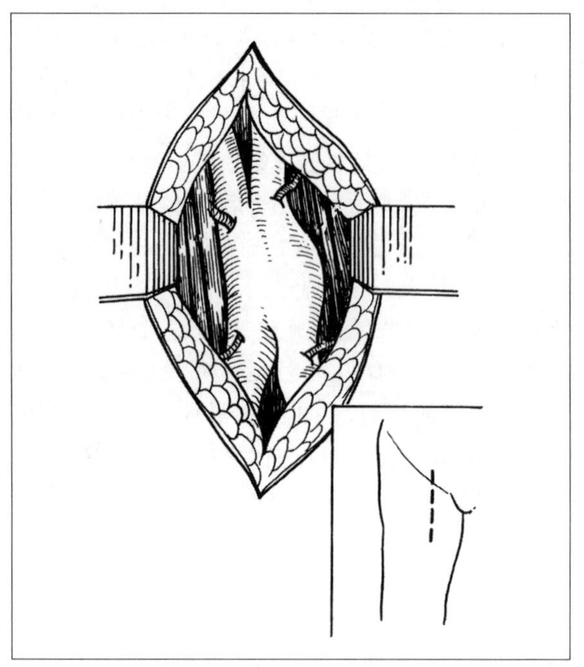

图 1

（2）解剖出动静脉瘘近、远端的动脉和静脉，分别绕过橡皮带控制血流，或用阻断钳控制血流。剥离动静脉瘘动脉侧的管壁，该处有致密的瘢痕组织及众多的血管穿支，均应结扎止血，直剥离至瘘口附近。然后剥离静脉侧管壁，使其完全游离（图 2）。

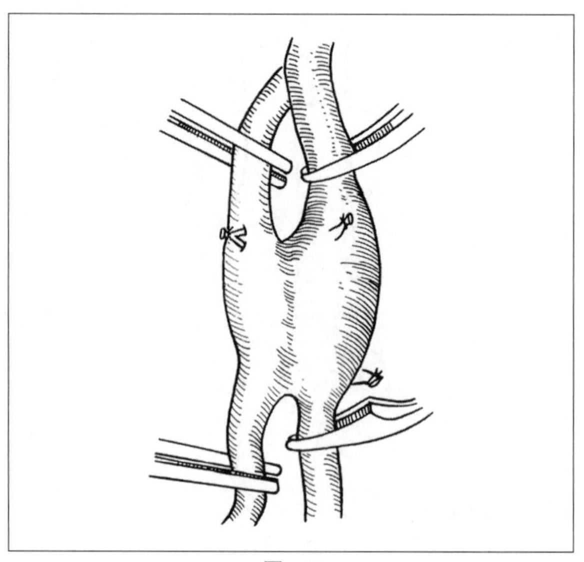

图 2

（3）闭合性手术：闭合性手术包括瘘口近端主干动脉结扎以减少血流量和动静脉上下端结扎，即四头结扎。前者适用于颈部或骨盆深处的动静脉瘘，远端动静脉难以显露时；后者仅适用于肘膝关节以下的血管分支的动静脉瘘，四头结扎后不至影响远端肢体的血供（图 3）。

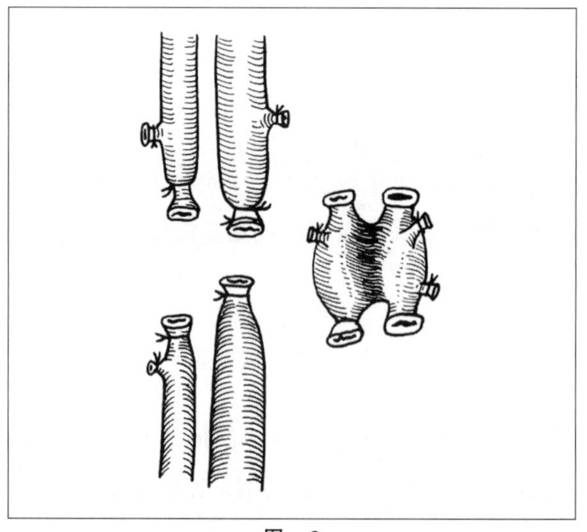

图 3

（4）经静脉修补动脉瘘口：对较小的静脉病变范围不大的动、静脉瘘，可以通过静脉修补动脉瘘口。先阻断瘘口近、远端血流，切开静脉壁，即能发现瘘口（图 4）。用 5-0 缝线连续缝合。静脉的切口可以做缝合，也可结扎切断，并将静脉残端固定在动脉壁上（图 5）。

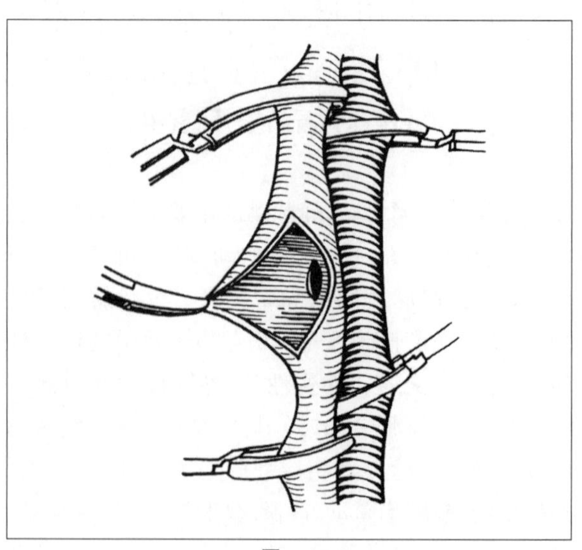

图 4

（5）动、静脉瘘切除血流重建：控制远近端血流，将瘘口附近充分游离的动、静脉一并切除。静脉侧做修补或切断结扎；动脉侧若无张力，做对端吻合（图 6），若有张力做自体静脉或人造血管移植（图 7）。

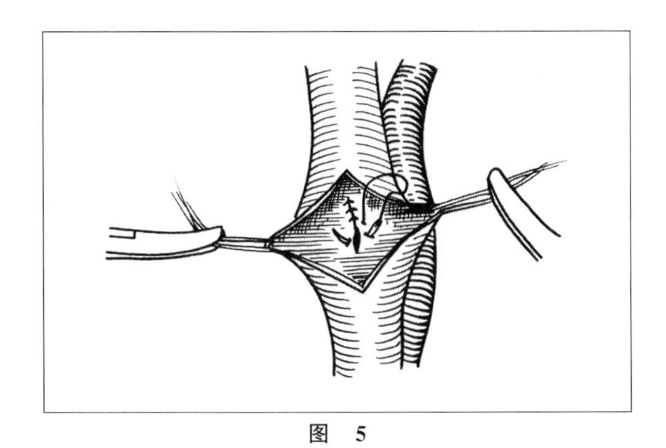

图 5

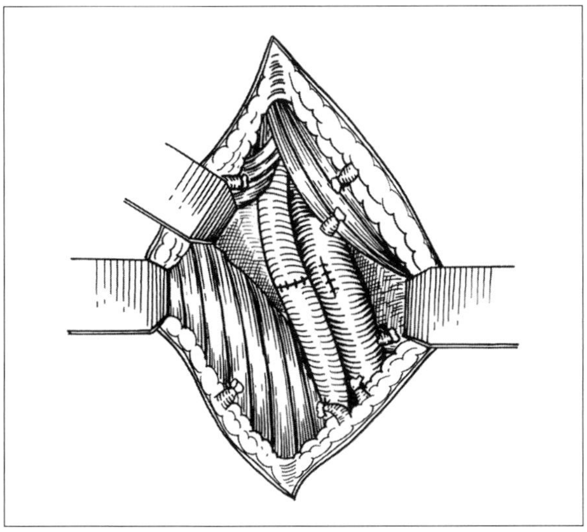

图 6

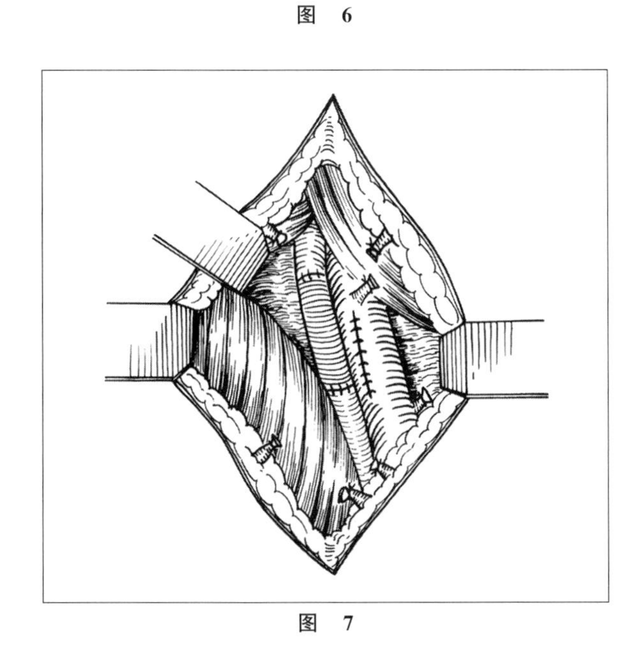

图 7

【术后处理】

(1)全身应用抗生素预防感染。

(2)动静脉瘘患者常伴有血容量过多,心排出量增大,术后可能出现心力衰竭,因此应密切观察脉搏血压等循环状况,限制液体输入,连续或定期监测中心静脉压,如有心力衰竭出现应及时处理。手术前已有心力衰竭者应进行心电监护并延长卧床时间。

(3)密切观察下肢血液循环状况,一般有一反应性充血期,如有供血不良征象时应及时查明原因做相应处理。

(4)术后 2~3 个月内避免重体力劳动。

18.7 急性周围动脉栓塞手术

Operations for Acute Peripheral Arterial Embolism

动脉栓塞是由脱落的栓子堵塞口径与其相近的动脉造成的急症。绝大多数栓子来源于心脏,常见于风湿性心脏病或动脉硬化性心脏病伴发心房纤颤,绝大多数栓子嵌塞于腹主动脉末端及其下方的下肢动脉。发病突然,栓塞部位远端的肢体因急性缺血发生剧烈疼痛,病情进展迅速,可很快出现肢体坏疽,预后严重,因此需要紧急处理。

18.7.1 Fogarty 带囊导管取栓术

Embolectomy by Fogarty Catheter with Balloon

自 1911 年首次施行取栓治疗急性动脉栓塞以来,取栓术已有 80 多年历史。以往采用动脉切开取栓,总有效率约 77.6%,1963 年后 Fogarty 带囊导管的应用,简化了手术操作,扩大了手术适应证,提高了有效率(可达 94.6%)。

【适应证】

原则上动脉栓塞除肢体已发生严重坏疽者或栓塞的动脉支较小,远端已建立良好的侧支,不影响血供者外,只要患者全身情况许可均应积极施行取栓术。

发病时间的长短与栓子摘取术效果有密切关系,手术施行越早效果越好,一般认为最好争取在发病后 6~8h 内施行。但也有对发病数天或更长时间的患者施行取栓术而取得良好效果的。因此只要肢体还存活或濒于坏疽，仍应施行后期取栓，争取挽救肢体。

【禁忌证】

施行取栓术唯一的禁忌证是栓塞时间过长，肢体已经发生大范围的坏疽。对一些全身情况不良，特别是一些心律失常、心脏功能较差的患者，取栓术当然有一定危险性，但栓塞本身能促使心脏病进一步恶化，因此除一些处于濒危状态不能经受任何打击者外，应该积极改善全身情况，做好手术前准备，进行手术取栓。

【术前准备】

(1)采用各项措施，改善患者的全身情况，特别是改善患者的心脏功能。

(2)采用肝素抗凝治疗。术前给予 50mg，术中根据情况可再给 50mg。术前应给右旋糖酐-40 静脉滴注。

【麻醉与体位】

下肢动脉栓塞采用 Fogarty 带囊导管取栓可用局部麻醉，也可采用硬膜外麻醉。上肢动脉取栓可用局麻或臂丛麻醉。

【手术步骤】

Fogarty 带囊导管长约 80cm，管径自 F_2～F_7 不等。远端装置一小乳胶橡皮囊并有一小孔与导管相通，可从导管末端注入少许液体使囊袋充盈(图 1)。

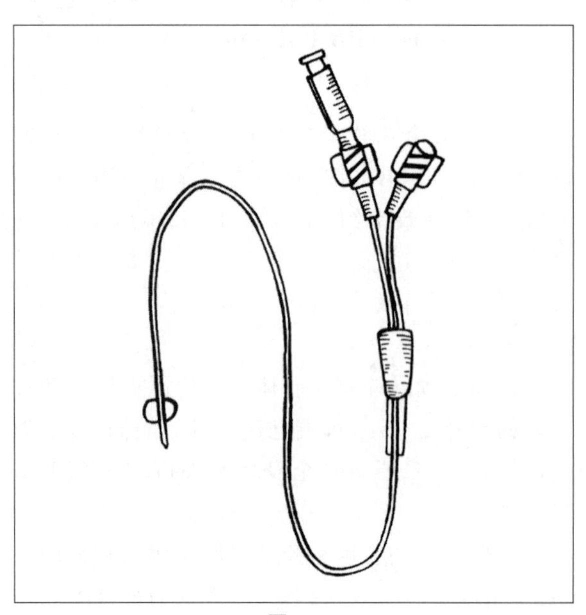

图 1

(1)股动脉及其远端栓子取出术：腹股沟切口显露股总、股浅、股深动脉，分别绕过橡皮带，先中等度收紧但不完全阻断血流。在股总动脉上做一长 1～1.5cm 的纵切口，将 F_3～F_4 Fogarty 管插入股浅动脉或股深动脉，导管尽量插向远端，然后一手按管壁标明的容量注入生理盐水，另一手在体表按扪导管并逐渐拉出导管。栓子即能从动脉切开处取出。也可插入近端取除髂动脉栓子。Fogarty 导管不可能进入每一个动脉分支，因此取栓后若在远侧动脉内注入 5 万～6 万 U 尿激酶，阻断 10min，效果可能更好。连续缝合关闭动脉切口，彻底止血，不放引流(图 2，图 3)。

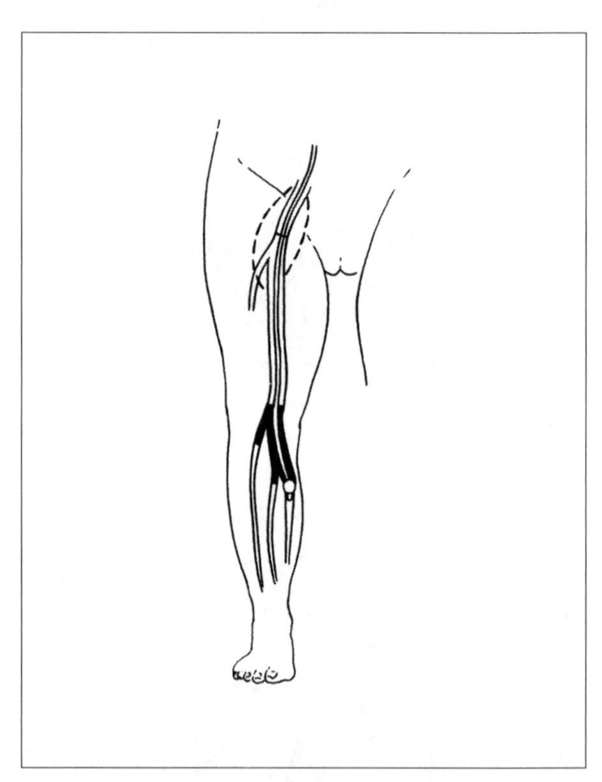

图 2

(2)经腘动脉取栓术：经股动脉取栓后，应有血流自远端涌出，如流出不畅或经 X 线动脉造影怀疑远端有栓子残存时可经腘动脉取栓。膝关节内侧切口，显露腘动脉及其分叉，分别绕过橡皮带，切开腘动脉插入 F_3～F_2 Fogarty 管，插至远端后注入少许生理盐水并向上拉出，如有血栓可在切口处取出。

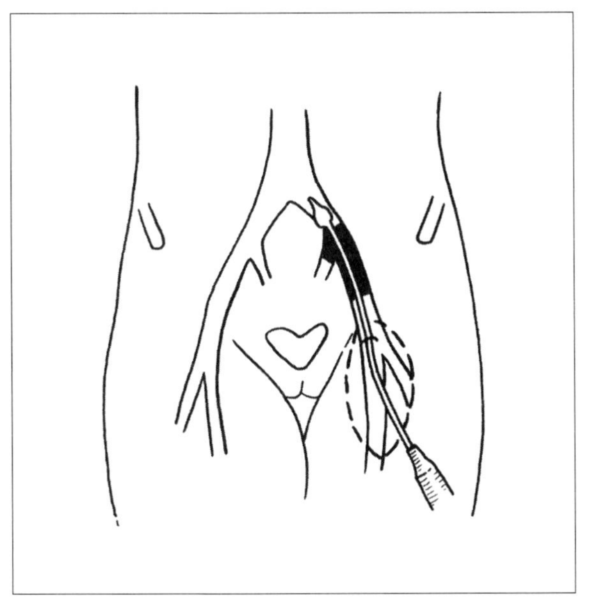

图 3

(3)经双侧股动脉腹主动脉分叉处血栓取出术:如栓子嵌塞在腹主动脉分叉处,则需经双侧股动脉取栓。双侧腹股沟切口,显露双侧股总动脉,游离 5～6cm,每侧分别绕过两道橡皮带(图 4)。先用无损伤阻断钳阻断右侧股动脉,收紧左侧股动脉的两根橡皮带,在两道之间切一 1～1.5cm 小口,向上插入 F_5～F_6Fogarty 管,至分叉以上水平,导管囊内注水后慢慢拉出,取出栓子(图 5,图 6)。用同样方法取出对侧栓子。直至两侧股动脉搏动恢复(图 7)。

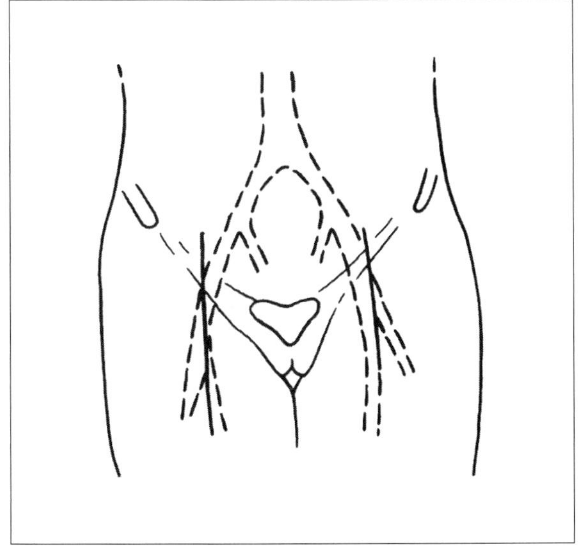

图 4

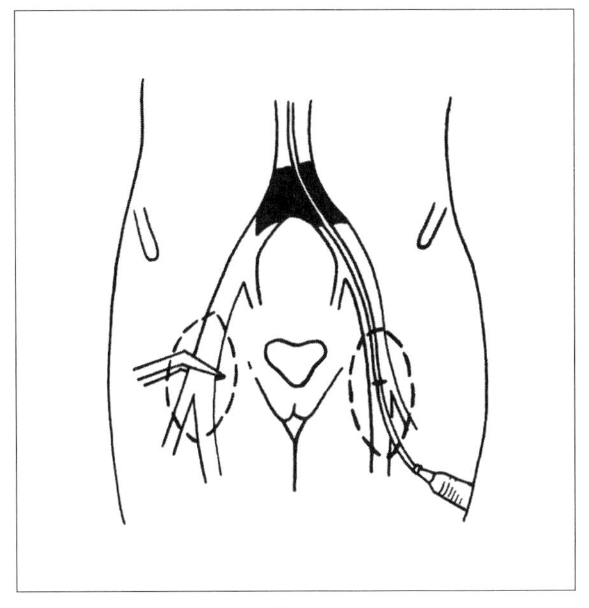

图 5

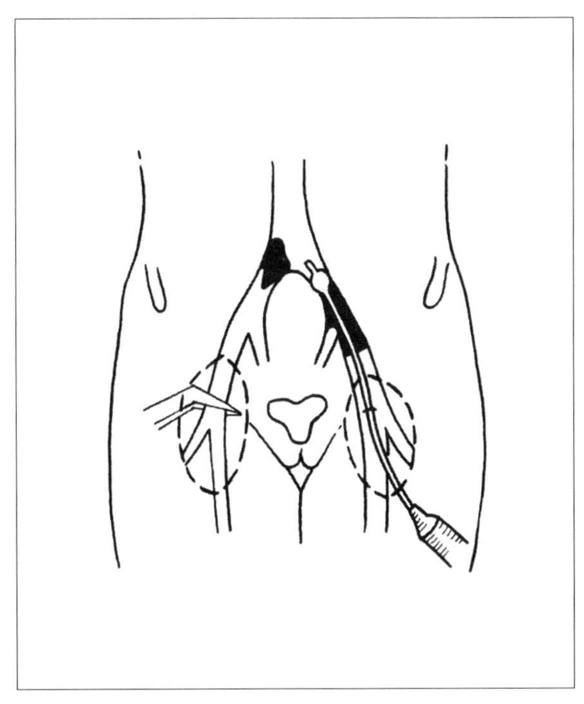

图 6

【术后处理】

(1)全身应用抗生素预防感染。

(2)500ml 右旋糖酐-40 每日 1 次静脉滴注。手术后第 1 天起继续抗凝治疗,给予肝素皮下注射,肝素用量以使用试管法测定的凝血时间维持在 15～20min 为宜。

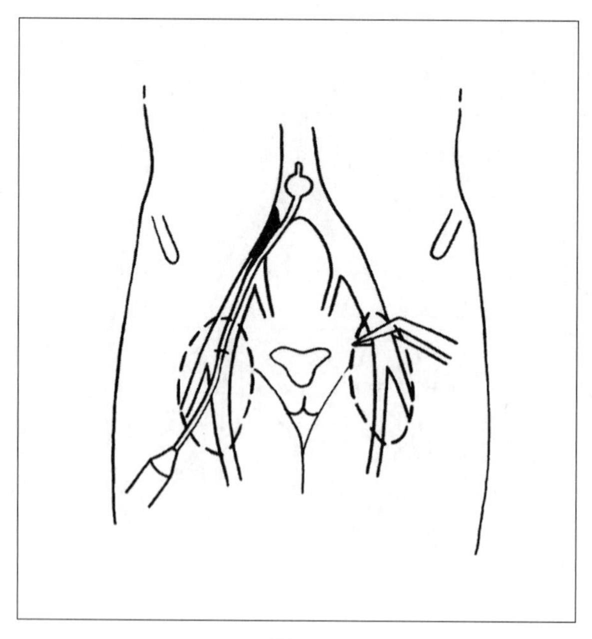

图 7

(3)密切观察切口有无出血。如有渗血应妥善处理。

(4)观察肢体血供情况,必要时进行多普勒 B 超检查或动脉造影了解血管通畅情况。

【主要并发症】

(1)导管戳破动脉引起出血,因此插管不能用力过猛。

(2)充盈过大的囊拉出时会损伤动脉内膜,或使粥样斑块脱落再次形成栓子。因此管径选择要适当,囊不能充盈过大。

(3)导管在拖出时断裂而残留,或囊与导管分离,使囊壁残留在血管内。因此导管在使用前必须仔细检查,导管一般应一次性使用。

18.7.2 动脉切开取栓术

Embolectomy by Arteriotomy

如一时没有 Fogarty 带囊导管,可以做动脉切开取栓术。

适应证、禁忌证、术前准备等与采用 Fogarty 管取栓术相同。

【麻醉与体位】

腹主动脉分叉处取栓采用硬膜外麻醉,仰卧位,可经腹或经腹膜后进入。股动脉或腘动脉取栓可用局麻或硬膜外麻醉。股动脉取栓做腹股沟纵切口,平卧位,患肢外旋。腘动脉取栓做膝内侧切口。平卧位,患肢曲屈,外旋。

【手术步骤】

(1)显露栓塞动脉段:栓塞定位,一般不困难,栓塞的近端动脉可触及有力的搏动。栓塞段动脉较为膨大,动脉壁呈紫红或暗红色,栓塞远端动脉变细,变窄,搏动减弱或消失。

(2)解剖动脉:先在栓塞的远端解剖动脉,游离出一段后绕过橡皮带,控制血流并防止血栓流向远端。解剖栓塞近端动脉,游离后绕过橡皮带控制血流,也可用阻断钳控制血流。最后游离栓塞段动脉(图 1)。

(3)切开动脉取栓:于栓塞动脉段做一纵行切口,其长度以能清除管腔内栓子为标准,这时可开放血栓近端的动脉控制带,让高压血流将栓子冲出,也可用手指挤压或用血管钳取出栓子,近端血流通畅后再次阻断近端血流并注入少量肝素溶液。这时可开放远端控制带,若有大量鲜血涌出,说明远端血流畅通,若无鲜血涌出,说明远端有残存血栓,必须予以清除。待远近两端血流通畅后,缝合血管壁(图 2)。

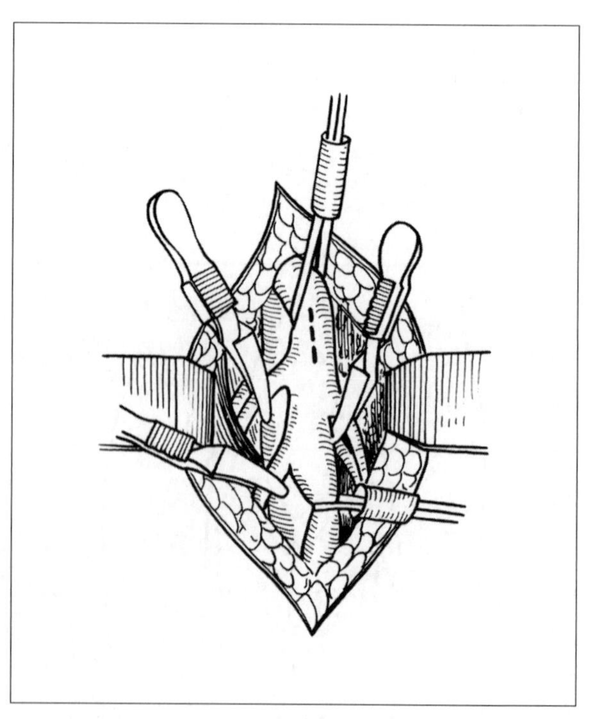

图 1

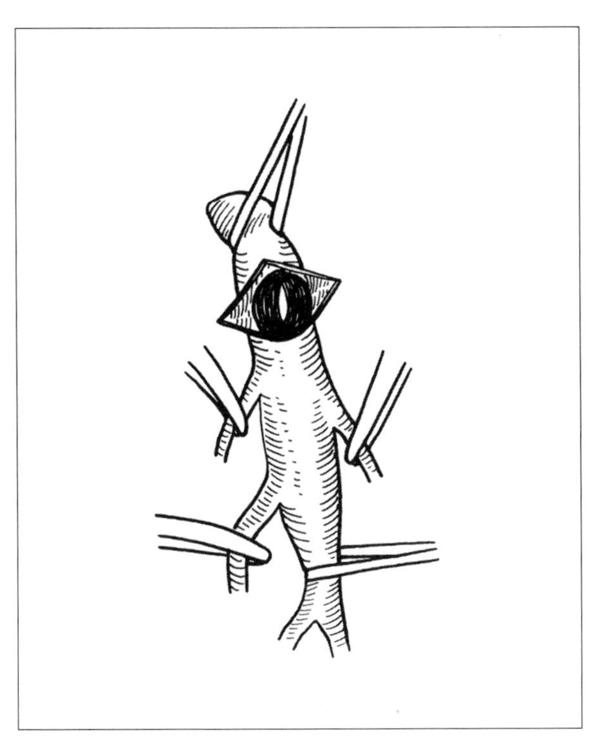

图 2

【术后处理】

同“Fogarty 带囊导管取栓术”。

18.8 Fogarty 带囊导管髂股静脉取栓术

Iliofemoral Venous Thrombectomy by Fogarty Catheter with Balloon

髂股静脉血栓形成是指髂总静脉、髂外静脉、股总静脉范围内的血栓形成。因为它是下肢静脉回流的主要途径，一旦静脉血栓形成，除及早得到治疗者外，一般均将后遗下肢深静脉功能不全。

髂股静脉血栓形成是否应该进行手术取栓，长期存在争论。20 世纪 50 年代开始许多学者主张手术取栓，当时主要是切开取栓，60 年代以后采用 Fogarty 带囊导管取栓，提高了有效率。70 年代开始，取栓术受到许多学者的否定，认为不能减少深静脉功能不全的发生率，另一方面仍有不少学者进行手术取栓，总之应该严格掌握手术的适应证。

【适应证】

原发性髂股静脉血栓形成，发病期不超过 48h 者，取栓有较好的疗效。第 3～4 天静脉壁开始增厚，炎性反应开始出现，取栓后容易再次形成血栓，因此疗效较差。5 天后病变已进入晚期，一般不宜再做手术取栓。

【禁忌证】

（1）血栓性静脉炎，该病一般均是大腿或小腿深部静脉及小静脉血栓形成在前，且合并不同程度的炎症反应，然后血栓逐渐向上延伸至髂股静脉。

（2）原发性髂股静脉血栓形成，病期已超过 5 天者。

（3）严重的心肺功能不全者。

【术前准备】

（1）明确诊断，必要时做静脉造影明确栓塞的部位及范围。

（2）备血 600～1000ml 以供手术中使用。

【麻醉与体位】

可采用硬膜外阻滞麻醉或全身麻醉，也可用局部浸润麻醉。病人仰卧位，双下肢外旋。

【手术步骤】

（1）两侧腹股沟切口，显露患侧股总静脉，游离 5～6cm，绕过两道橡皮带。同时显露健侧大隐静脉股静脉汇合处（图 1）。

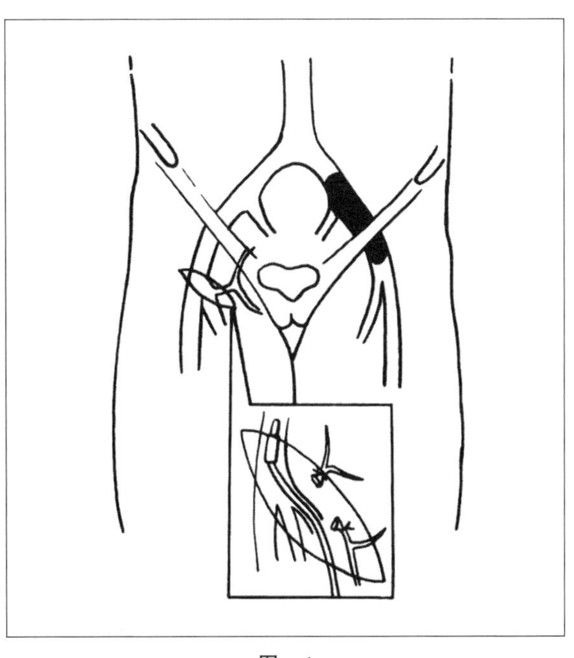

图 1

(2)通过健侧大隐静脉或其分支插入 F_5 Fogarty 带囊导管直达下腔静脉，注入生理盐水使水囊充盈，暂时阻断下腔静脉血流，以防取栓时血栓脱落。同时从患侧股静脉插入第 2 根 Fogarty 管(图 2)。

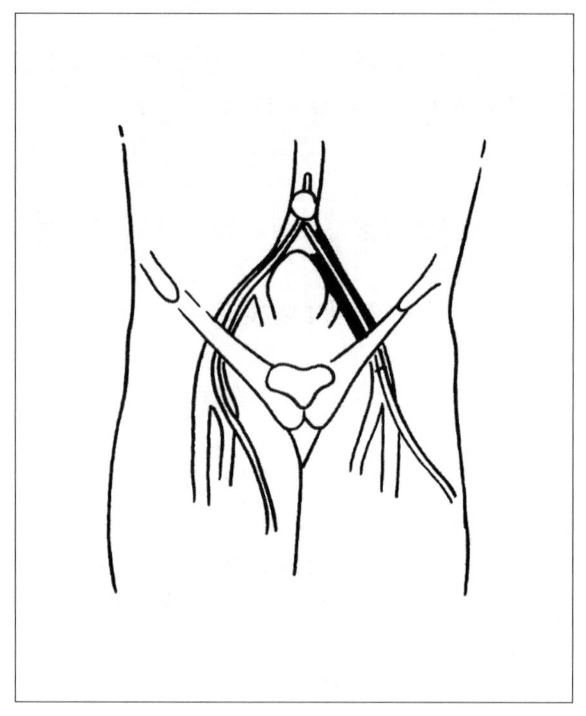

图 2

(3)收紧患侧股静脉控制带，通过股静脉切口插入第 2 根 Fogarty 带囊导管直达血栓上方，此时可静脉注射肝素 50mg。第 2 根 Fogarty 管囊内注水充盈，同时将第 1 根管囊内水液放出，恢复血流通畅(图 3)。将第 2 根 Fogarty 管拉出，从股静脉切开处取出血栓(图 4)。近端取栓后，检查远端有无血栓，如有血栓一般稍加压迫血栓即可溢出。必要时可将 Fogarty 管插入远端取栓，血栓完全取出的标志是远近端均有大量涌血。

【术后处理】

(1)全身应用抗生素，预防感染发生。

(2)进行抗凝治疗，先以肝素开始，然后改服双香豆素类衍生物，延续 6～8 周。

(3)抬高患肢，膝关节弯曲 5°～10°。

(4)维持液体及电解质平衡，并可给予 500ml 右旋糖酐-40 静滴，每日 1 次。

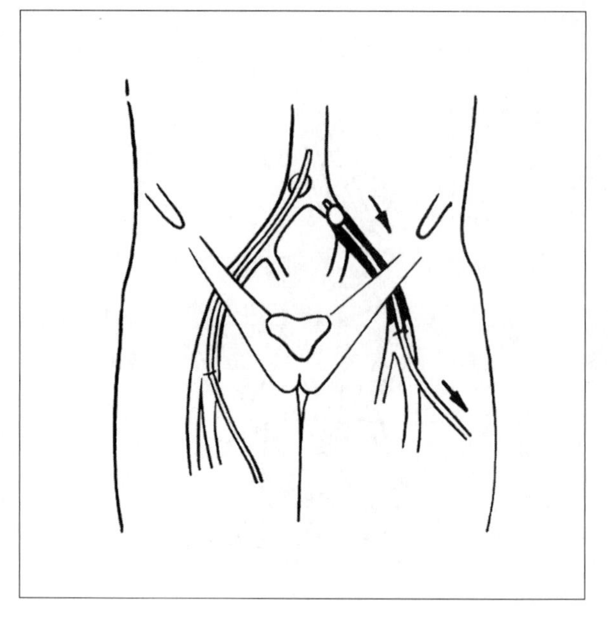

图 3

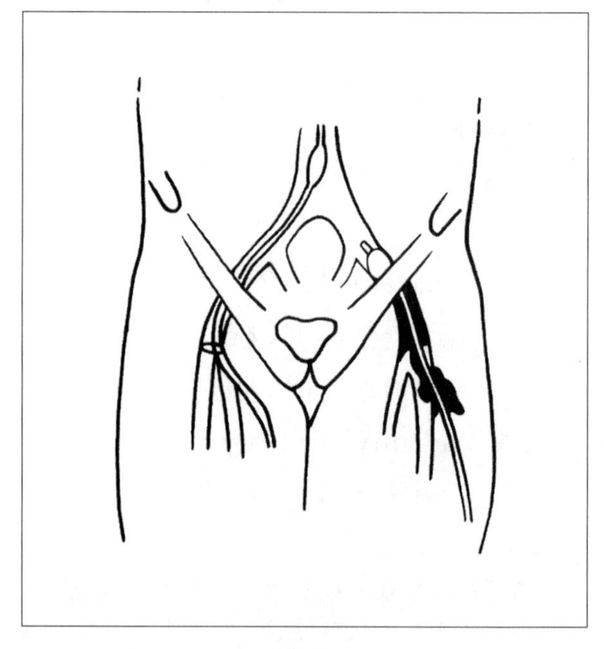

图 4

18.9 交感神经切除术 Operations for Sympathectomy

交感神经是人体自主神经的主要组成部分。其中枢位于脊髓胸$_1$至腰$_{2、3}$的侧角。脊柱的两侧有交感干，由交感干神经节和节间支连接而成。

交感神经节的数目与脊神经的数目相似。但颈部神经节相互融合，只分颈上、中、下3个交感神经节，而下颈交感神经节又与第1胸交感神经节融合称为星状神经节。

交感神经节与相应的脊神经之间有交通支相连。交通支有白交通支和灰交通支两种。白交通支含有来自脊髓侧角细胞发出的节前纤维，经前根、脊神经前支到交感神经节。交感神经节前纤维只存在于胸$_1$至腰$_3$的脊神经和交感神经节之间。节前纤维到达交感神经干后，一部分终于同一平面的交感神经节或上位、下位的交感神经节内，另一部分穿过交感神经节终止于椎前神经节。交感神经的节后纤维一部分随交感干的分支分布到所支配的内脏。另一部分节后纤维经灰交通支到脊神经，随脊神经分布到全身皮肤的汗腺、竖毛肌和血管平滑肌，对血管的收缩和弛张起主要的调节作用。

支配上肢血管运动的交感神经节前纤维，主要起于脊髓胸$_2$至胸$_5$的侧角细胞，其节后纤维灰交通支进入臂丛，经臂丛的分支正中神经、尺神经和桡神经分布于上肢腋动脉节1段以下的各分支。因胸$_1$的节前纤维经白交通支在交感干内上行终止于颈上交感神经节，其节后纤维分布到头面部血管、汗腺、唾液腺及瞳孔开大肌等处。因此做胸交感神经节切除，只切除胸$_2$胸$_3$交感神经节，保留胸$_1$交感神经节以防发生霍纳综合征。

支配下肢血管运动的交感神经节前纤维，主要起自胸$_{10}$至腰$_{2、3}$的侧角细胞，节后纤维经灰交通支进入腰丛和骶丛，经股神经、闭孔神经、坐骨神经分布到下肢股动脉以远的各分支。因腰$_1$交感神经节含有胸$_{12}$腰$_1$侧角细胞发出的节前纤维，这些纤维与射精有关。因此腰交感神经节切除，只切除腰$_{2、3}$交感神经节，保留腰$_1$交感神经节。

交感神经节切除的目的是去除病变段动脉的交感神经支配，使血管平滑肌弛缓，血管扩张，血流改善。但这种改善是相当有限的，疗效难以持久，对主要问题在于机械阻塞而不是血管痉挛的病例效果更差。目前这一类手术已很少有人施行，但作为经典手术，还有介绍的必要。

18.9.1 腰交感神经节切除术

Lumbar Sympathectomy

【适应证】

(1)下肢血栓闭塞性脉管炎。

(2)动脉粥样硬化引起的下肢动脉硬化性闭塞病，病情不允许行自体血管移植术者。

(3)作为腹主动脉、髂动脉或股动脉旁路手术的附加手术。可以提高旁路手术的效果。

【禁忌证】

只要全身情况允许，除心、肺功能严重不良者外一般无禁忌证。

【术前准备】

术前应先行交感神经节普鲁卡因阻滞试验，阻滞后测量皮肤温度，并与对侧进行比较，观察皮肤血管舒张反应是否良好，疼痛症状是否减轻，如交感神经节阻滞后皮温没有升高，或反而下降；疼痛没有减轻或反而加重者，交感神经节切除可能是无效的，应放弃手术。

【麻醉与体位】

采用硬膜外阻滞麻醉。麻醉平面如能达胸$_6$水平，即可使腹肌完全松弛。亦可采用全身麻醉。病人仰卧位，手术侧腰部用沙袋垫高，向对侧偏25°～30°，使髋、膝关节处于弯曲位。

【手术步骤】

(1)切口：髂嵴与肋缘之间相当于第2腰椎水平做一横切口，长8～10cm。或从第12肋尖开始向下向内做一斜切口，长8～10cm(图1)。

(2)切开皮肤，皮下组织，充分显露腹外斜肌。顺肌纤维方向，从第12肋尖端开始分开腹外斜肌，剪开筋膜部分(图2)。

(3)剪开腹内斜肌肌膜，顺肌纤维方向分离腹内斜肌。在第2腰椎水平分开腹横肌至腹直肌鞘外侧(图3，图4)。

(4)剪开腹横筋膜，钝性分离腹膜，将腹膜及腹内脏器连同输尿管一并推向中线，逐步与腰方肌、腰大肌分开(图5，图6)。

(5)将腹膜钝性分离至椎体前缘，切开腰大肌内缘和脊椎旁筋膜，在脂肪组织中可找到黄白色结节状的腰交感神经节(图7)。上方游离至膈

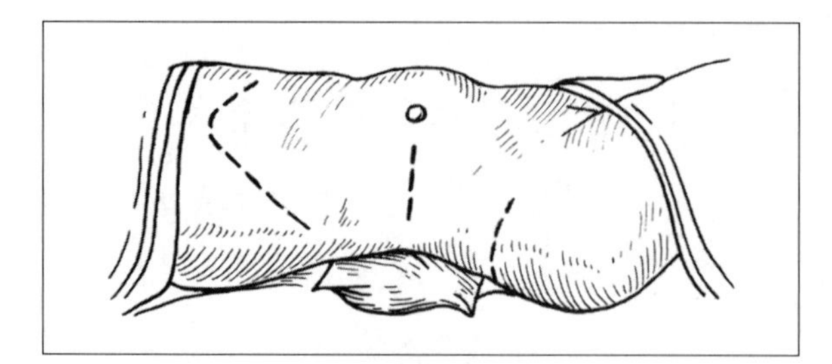
图 1

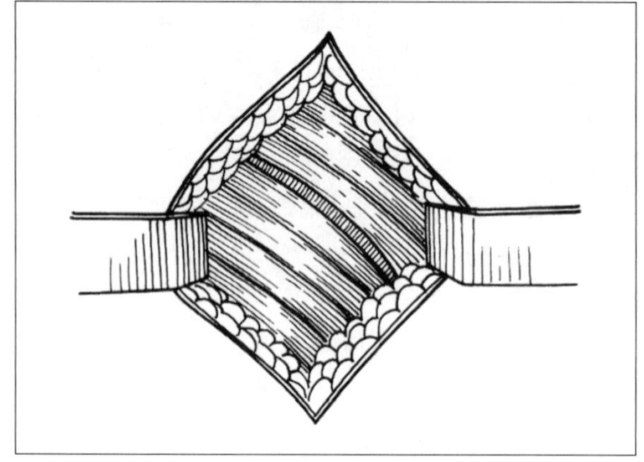
图 2

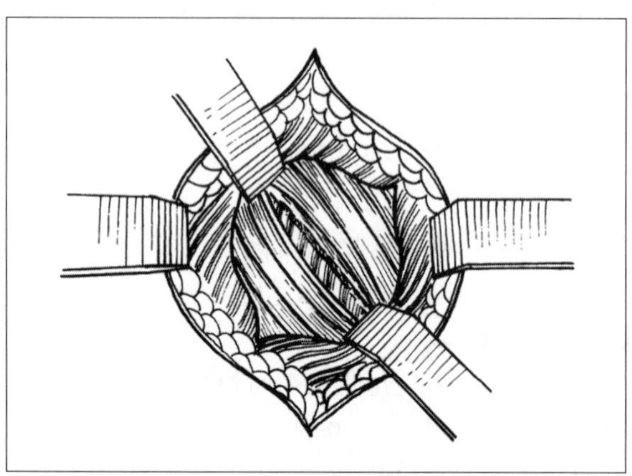
图 3

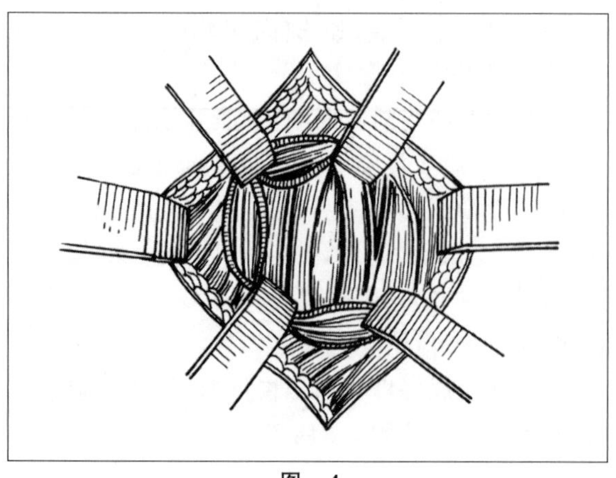
图 4

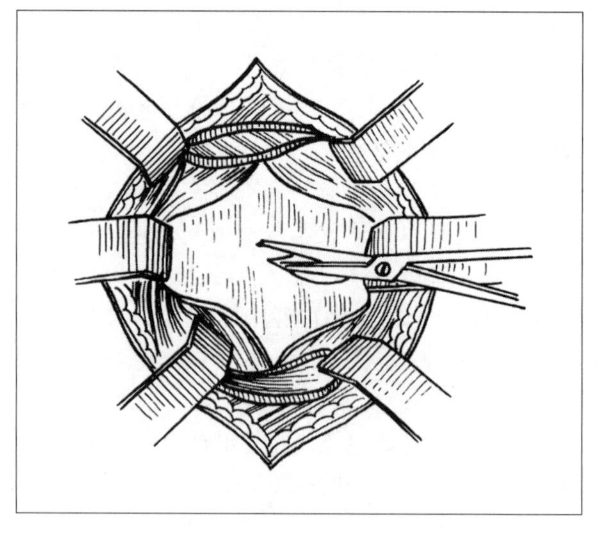
图 5

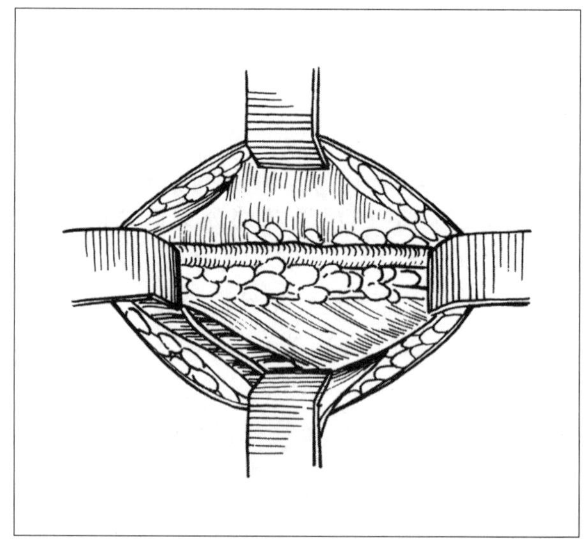
图 6

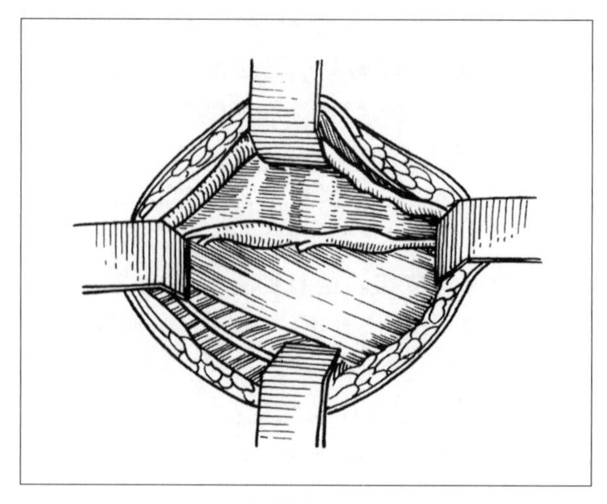
图 7

肌,下方游离至腹主动腹分叉处。切断交感神经分支(图 8)。第 1 腰交感神经节位于膈肌脚内,不予切除,也不易看到。夹银夹后切断交感神经(图 9)再切除腰$_{2、3}$交感神经节即可(图 10)。

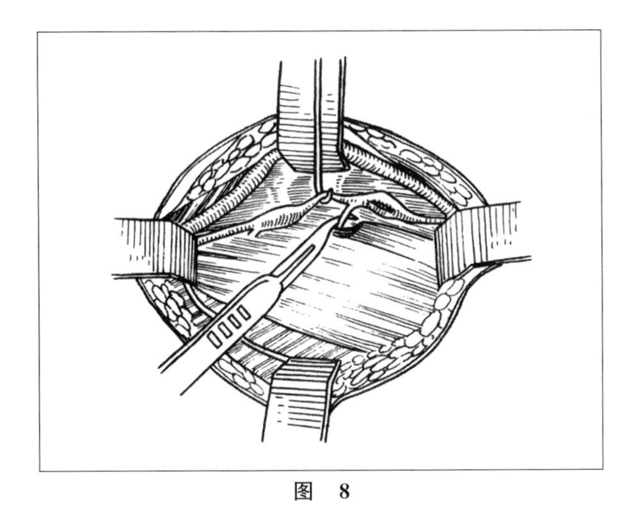

图 8

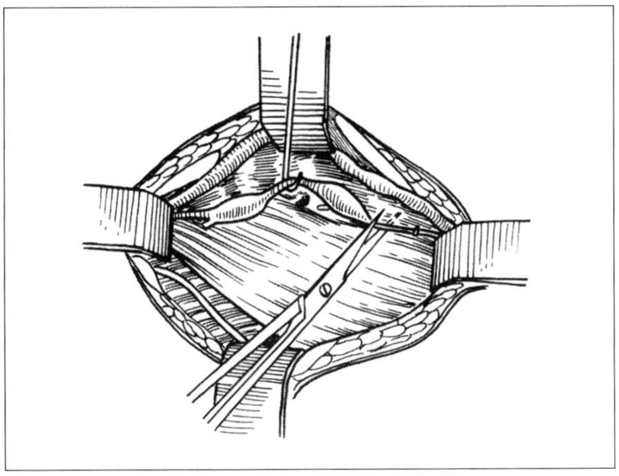

图 9

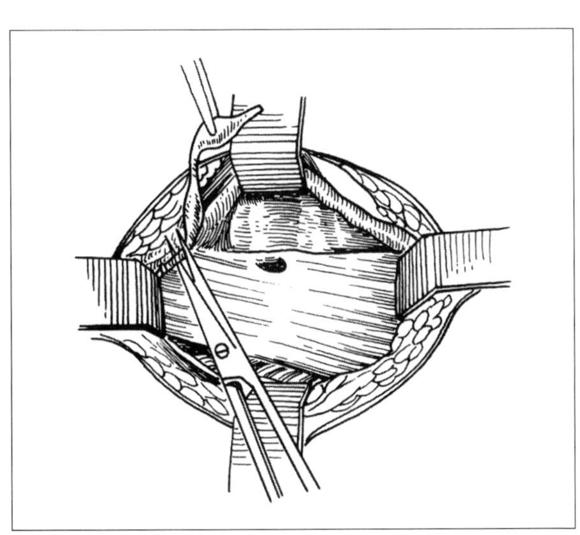

图 10

【术中注意要点】

(1)注意勿误伤输尿管及生殖股神经。交感神经节位于腰大肌内侧缘,呈黄白色结节状。输尿管及生殖股神经位于腰大肌前方,不呈结节状可做区别。

(2)腰交感神经节多变异,可有 2～8 个,第 2、3 腰交感神经节有时呈一长条形结节,节间神经干亦可能有 2 或 3 根。

(3)右侧第 3、4 腰静脉常在右交感神经干前方跨过,因此右腰交感神经节切除应谨慎,防止撕裂腰静脉造成出血。一旦发生腰静脉出血,应先填塞止血,然后显露好手术野,最好用银夹止血或电灼止血。用血管钳钳夹止血易使裂口扩大甚至损伤下腔静脉造成大出血。

【主要并发症】

(1)肠麻痹,一般 2～3d 能自行缓解,不需特殊处理。腹胀严重时可行胃肠减压。

(2)性功能障碍,第 1 腰交感神经节切除后约有 30%的男性患者丧失射精能力。部分患者可自行恢复。

(3)神经痛,约有 10%的患者术后 7d 左右发生大腿前疼痛,一般持续 3～6 周自行消失。

18.9.2 胸交感神经节切除术

Thoracic Sympathectomy

【适应证】

(1)上肢动脉闭塞性疾病,血栓闭塞性脉管炎或动脉硬化性闭塞病。

(2)雷诺综合征。

(3)非血管疾病,如多汗症、手发绀、损伤后营养障碍。

【禁忌证】

无明显手术禁忌证。

【术前准备】

(1)明确诊断,若为动脉闭塞性疾患需做动脉造影证实。

(2)术前应做胸交感神经节封闭或颈交感神经节封闭。然后对比观察两上肢的皮温及血管扩张状况,观察症状有无改善。若封闭后症状明显减轻,皮肤温度升高则手术有较好的疗效。

【麻醉与体位】

上胸交感神经节切除，一般切除胸$_{2、3}$交感神经节。可有3种入路：经腋窝经胸入路、经腋窝胸膜外入路及锁骨上入路。前两种入路需插管全麻。侧卧位，手术侧朝上，上肢悬吊。颈部入路者平卧位，头颈偏向手术对侧，可用局部浸润麻醉。

【手术步骤】

(1)经腋窝经胸腔入路胸交感神经节切除术。

①腋下第4肋间横切口，长7～8cm，前方超过胸大肌外缘，后方超过斜方肌前缘。切开皮肤、皮下组织，胸大肌拉向前方，斜方肌拉向后方，显露胸长神经并保护之(图1)。

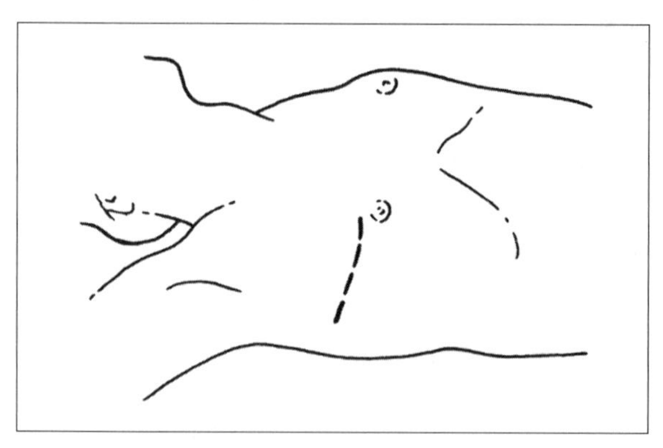

图 1

②由第3肋间进入胸腔。切断肋间肌，剪开胸膜，进入胸腔。安置肋骨牵开器，充分显露手术野(图2)。

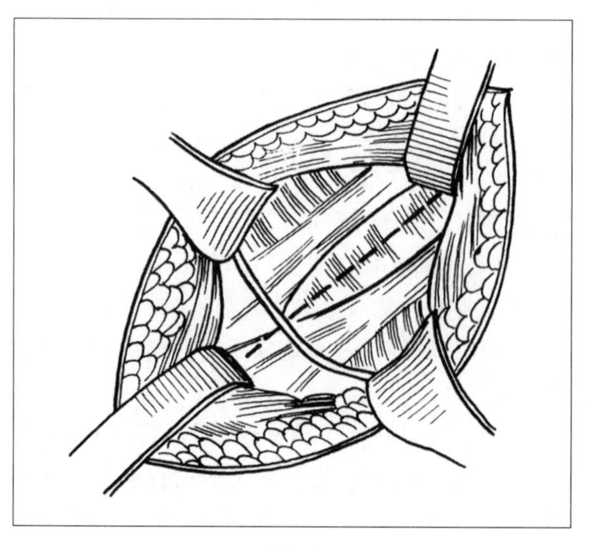

图 2

③用纱布垫和牵开器将肺尖向下推。在胸顶部，沿脊椎旁肋骨头部胸膜下即可见到上胸交感神经节，位于相应的肋骨上(图3)。切开胸膜，游离出上胸交感神经干和神经节。一般只切除胸$_{2、3}$或胸$_{2、3、4}$交感神经节(图4)。

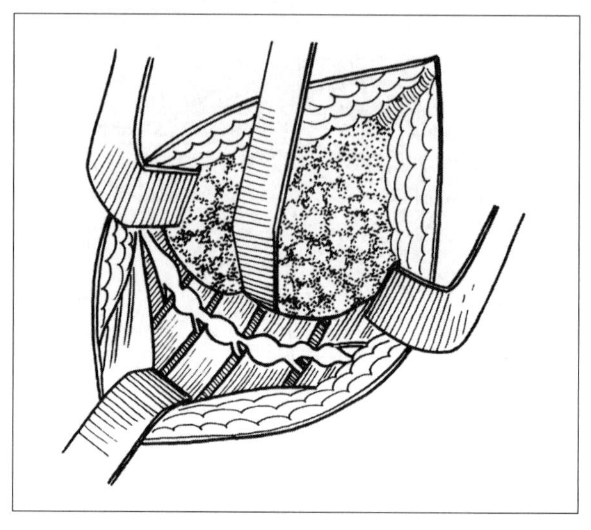

图 3

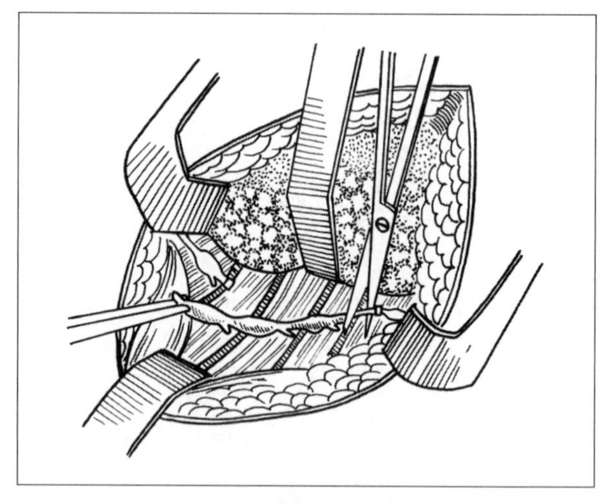

图 4

(2)经腋窝胸膜外胸交感神经节切除术。

①腋下第3肋间隙横切口，长7～8cm，显露胸长神经，牵开胸大肌及斜方肌(图5)。

②切断去除第1肋，显露胸膜，用手指钝性将胸膜完整剥离，胸膜内的肺上叶逐渐萎陷(图6)。

③在臂丛第1胸神经根与锁骨下动脉之间找到星状神经节，直视下向下解剖找到第2、3胸交感神经节，予以切断(图7)。

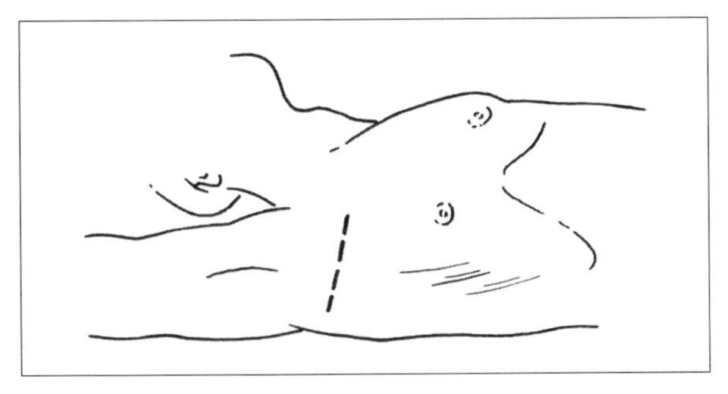

图 5

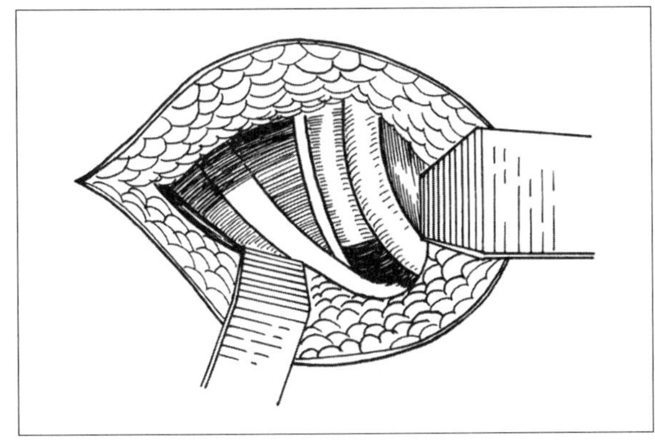

图 6

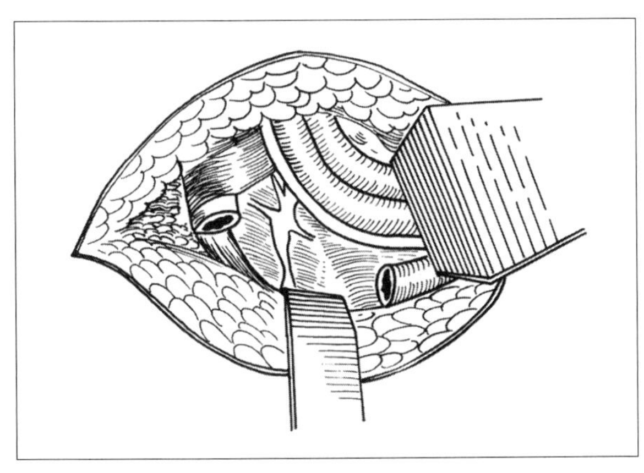

图 7

(3)经锁骨上径路切除胸交感神经节。

①锁骨上两横指做一个与锁骨平行的横切口,长约8cm(图8)。

②切开皮肤、皮下组织、颈阔肌,结扎切断颈外静脉,显露胸锁乳突肌和肩胛舌骨肌。切断肩胛舌骨肌及胸锁乳突肌的锁骨头(图9)。

③在颈深筋膜下分离颈横动脉,结扎切断。在前斜角肌上分出膈神经,然后在第1肋骨附着点切断前斜角肌,如为左侧需保护好位于该肌后方的胸导管。牵开前斜角肌即能显露臂丛神经及锁骨下动脉(图10)。

(4)结扎切断锁骨下动脉的分支甲状颈干(图11)。将锁骨下动脉牵向下方,沿第1肋切开肋胸膜韧带,用手指将胸膜从第1肋骨和肋骨脊椎角分离,并继续向下剥离至第3肋骨下(图12)。沿肋骨脊椎角即可见到上胸交感神经及交感神经节。用银夹钳夹交感神经干,并切除胸$_{2、3}$交感神经节(图13)。

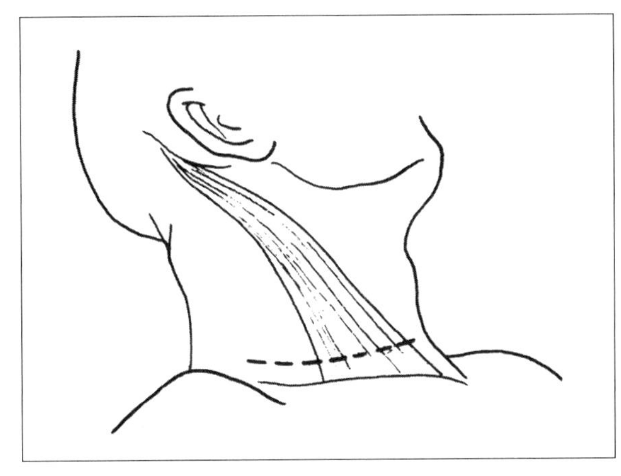

图 8

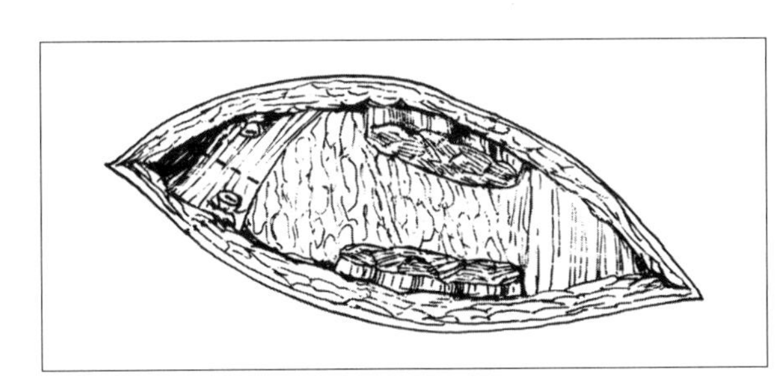

图 9

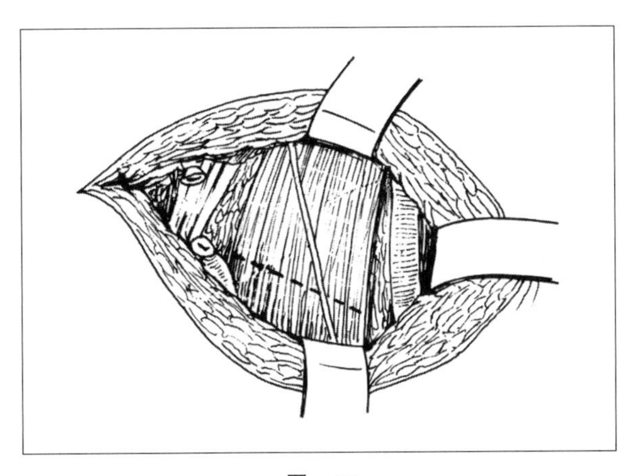

图 10

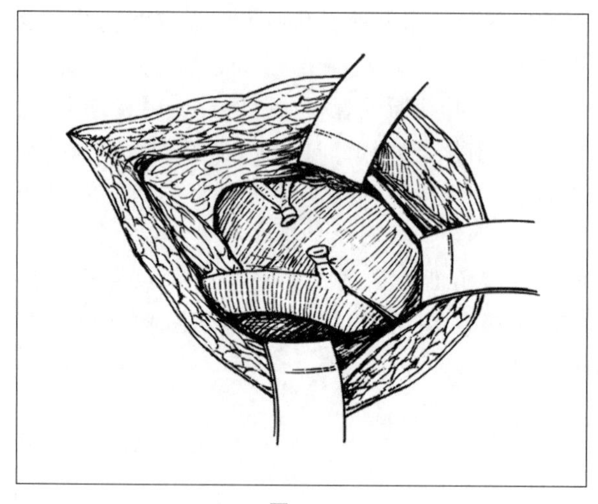

图 11

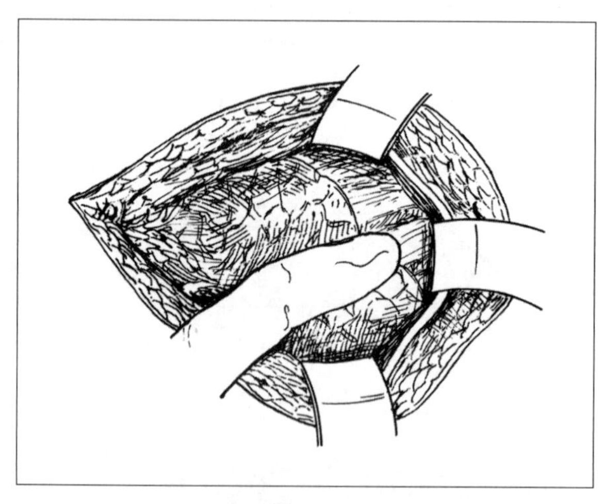

图 12

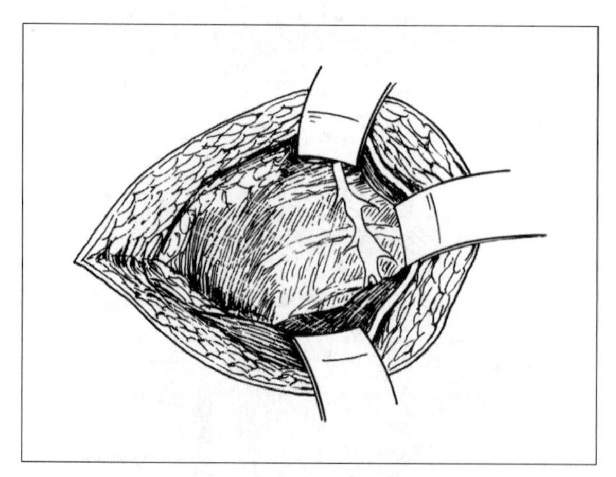

图 13

【术中注意要点】

(1)解剖胸交感神经干时,应避免损伤交感神经旁的最上肋间动脉,以免引起难以控制的出血。

(2)胸膜外径路不进胸腔,损伤小,不必放闭式引流,显露好,但当肺上叶有病变及局部有瘢痕粘连时,难以剥离,应改做经胸途径。

18.10 静脉动脉化治疗下肢血栓闭塞性脉管炎

Arterialization of Vein for the Thromboangiitis Obliterans

血栓闭塞性脉管炎是我国常见的血管疾病,长期缺乏有效的治疗方法,晚期造成肢体远端严重缺血坏疽。1986 年,孙建民等首次在动物实验的基础上,采用分期静脉动脉化治疗下肢广泛性动脉闭塞。其原理是:先在闭塞血管的近端建立动、静脉瘘,2~6 个月后,当远端静脉扩张,静脉瓣丧失功能时,结扎瘘近端的静脉,使血流循静脉单向灌注到缺血的远端组织。也有作者将环绕瘘近侧静脉的线端埋藏于皮下,二期手术时只需切开皮肤,便可将近侧静脉结扎阻断。1991 年,吴志全等施行一期静脉动脉化,其原理是:动、静脉瘘建立后,同时将瘘近侧的静脉环缩 2/3。这样,手术后近期,流入静脉的动脉血为双向分流,有部分流向远端,部分向近心端回流,随着远端静脉瓣功能逐渐丧失,向远端静脉灌注的动脉血流逐渐增多。虽然静脉动脉化后其微循环的模式尚不十分清楚,但却有良好的临床效果。

【适应证】

(1)下肢血栓闭塞性脉管炎,经系统非手术治疗效果不良,且有明显静息性疼痛者。

(2)下肢广泛性动脉闭塞,末端肢体严重缺血并开始局部坏疽者。

【禁忌证】

(1)广泛性动脉闭塞,病变累及股浅动脉及股浅动脉以上者。

(2)末端肢体已有严重缺血坏疽并有严重感染者。

(3)合并深部静脉炎或深部静脉血栓形成者。

【术前准备】

(1)动脉造影了解下肢动脉闭塞情况。一般从对侧股动脉插管,做患侧髂总动脉以下造影。

(2)必要时做患侧深静脉造影,了解深静脉通畅情况,但不必作为常规。

(3)已有末端肢体坏疽并有炎症者必须尽量控制炎症。

(4)提前应用抗生素。准备下肢皮肤。

【麻醉与体位】

一般可采用连续硬膜外阻滞麻醉。取平卧位,患肢轻度外展。

【手术步骤】

(1)切口的选择:根据动脉闭塞的情况,决定做股浅动-静脉之间架桥或腘动-静脉之间架桥。前者做大腿前内侧切口,后者做膝关节内侧切口。现以前者为例。

(2)切开深筋膜,分离肌肉,显露并游离股浅动脉及股浅静脉各 5~6cm,分别绕过两根橡皮带,以备控制血流,也可采用无创伤血管夹控制血流(图 1)。

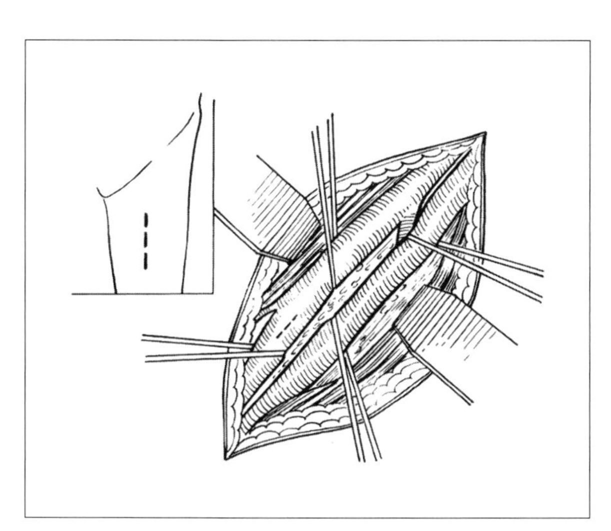

图 1

(3)准备大隐静脉:截取大隐静脉约 4cm,用生理盐水肝素溶液冲洗,该静脉段必须不带瓣膜,如带有瓣膜吻合时须倒置。该静脉段两端剪成相互平行的 45°斜面(图 2)。

(4)血管架桥:先控制股浅动脉血流,做一与大隐静脉段上端斜面相当的纵切口,用 5-0 尼龙线连续外翻缝合,将大隐静脉段与股浅动脉做端-侧吻合。控制股浅静脉血流,在第 1 个吻合口下方约 4cm 处将大隐静脉段下端与股浅静脉做端-侧吻合。开通血流,动脉侧血流经大隐静脉桥分流入股浅静脉(图 3)。

(5)股浅静脉近端的处理:如分期处理,则 2 个月后再次手术,将吻合口近侧的股浅静脉予以结扎,使动脉血单向灌注到股浅静脉远端(图 4A)。如为一期手术,可在完成架桥开通血流后,将吻合口近侧的股浅静脉环缩 2/3。此时环缩远侧的股浅静脉压力开始升高,血流逐渐向远端灌注(图 4B)。

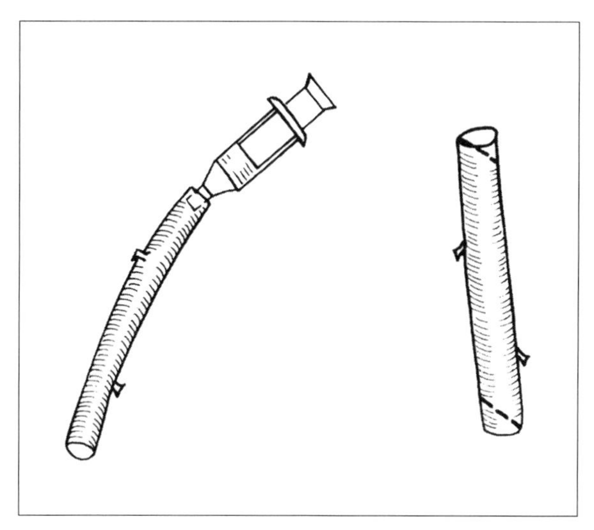

图 2

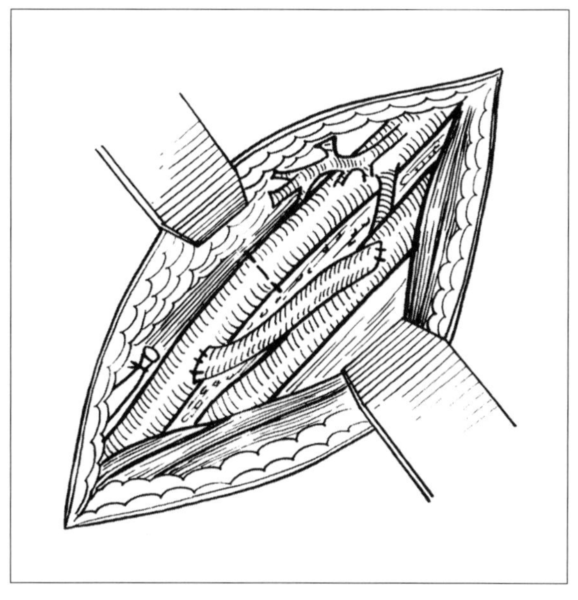

图 3

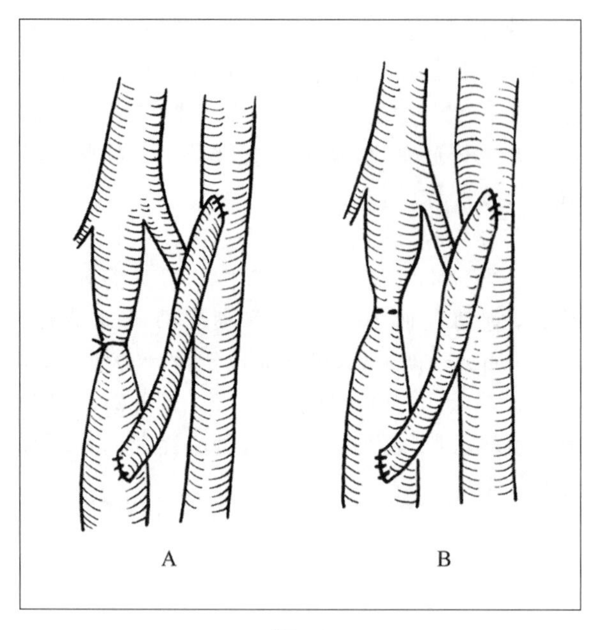

图 4

【术后处理】

(1)连续应用抗生素 3～7d。

(2)500ml 右旋糖酐-40 静滴,每日 1 次,持续 7～10d。

(3)观察患肢皮温及临床症状有无改善。

(4)2～3 个月后可做动脉造影,观察血流灌注情况。

【主要并发症】

主要并发症为下肢静脉压力升高,下肢出现肿胀。活动后肿胀可能加重。因此,静卧时应抬高患肢,有利静脉回流。

18.11 下肢静脉曲张手术 Operations for Varicose Veins of Lower Extremities

下肢静脉曲张是一种常见疾病,在我国周围血管疾病中发病率最高。下肢静脉曲张是指下肢的浅静脉系统——大隐静脉、小隐静脉和它们的分支处于伸长、蜿蜒和扩张状态。早期很少症状,长期静脉淤血可继发静脉炎、皮肤营养不良性变化、色素沉着及溃疡形成。

大隐静脉起始于足背部,在内踝前方沿小腿内侧上行,至膝关节内下方;向前向后有数个分支。其主干经股骨内髁后部沿大腿内侧上行。整个行程均位于深筋膜的浅面,在卵圆窝处穿过筛筋膜与股静脉汇合。大隐静脉在汇入股静脉以前的 5～7cm 处,一般有 5 个分支:旋髂浅静脉、腹壁浅静脉、阴部外浅静脉、股内侧浅静脉和股外侧浅静脉。

小隐静脉起自足背静脉网外侧,经外踝后缘于小腿后侧上行。下 1/3 位于深筋膜浅面,中 1/3 位于腓肠肌腱膜下,上 1/3 穿过深筋膜进入腘窝。

大隐静脉与小隐静脉之间,深、浅静脉之间均有交通支相互沟通。大腿交通静脉主要位于缝匠肌下、内收肌管及膝部。小腿的深浅交通静脉主要位于内踝和外踝。交通支在下肢静脉曲张中占重要地位,交通支的功能破坏必然导致浅静脉曲张。

大隐静脉及小隐静脉内均有袋形瓣膜,大隐静脉瓣膜全程 9～15 对,小隐静脉有 6～12 对。大隐静脉进股静脉入口附近有一对大瓣膜,称为隐股静脉瓣,该瓣膜的破坏造成股静脉血向大隐静脉逆流,发生下肢静脉曲张,为单纯性大隐静脉曲张。如因深静脉血栓或先天性因素等造成深静脉瓣膜功能不全,继而交通支瓣膜功能不全,使深静脉血逆流到浅静脉,称为继发性大隐静脉曲张。20 世纪 70—80 年代以来,对下肢静脉曲张的传统观念及治疗方法有所更新。

18.11.1 大隐静脉高位结扎、抽除或曲张静脉切除术 Flush Ligation and Stripping or Segmental Resection of the Long Saphenous Vein

【适应证】

大隐静脉瓣膜功能不全所致的大隐静脉曲张。

【禁忌证】

(1)深静脉血栓形成或盆腔肿瘤等压迫所致的继发性大隐静脉曲张。

(2)深静脉或浅静脉急性静脉炎。

(3)布-加综合征同时出现大隐静脉曲张应先

治疗布-加综合征。

【术前准备】

(1)术前应仔细检查下肢静脉的瓣膜功能,必要时做深静脉造影。单纯大隐静脉瓣膜功能不全,交通支瓣膜功能良好者,理论上只需做大隐静脉高位结扎及分段结扎大隐静脉及其分支,即可阻断股静脉血液倒流,使曲张静脉消失。大隐静脉瓣膜功能不全,合并交通支瓣膜功能不全者,应将瓣膜功能不全的交通支的部位做好标记,手术时大隐静脉高位结扎后,应将大隐静脉抽除,或将曲张的大隐静脉分段切除并将瓣膜功能不全的交通支全部结扎切断。深静脉瓣膜功能不全者另有处理方法(见"18.12 下肢原发性深静脉瓣膜功能不全的手术")。以上原则同样适用于小隐静脉曲张。

(2)准备好自下腹部开始至踝部的皮肤,用龙胆紫液将曲张静脉的行径绘出。功能不全的交通支的体表部位也做出标记。

【麻醉与体位】

可采用连续硬膜外麻醉或局部浸润麻醉。

【手术步骤】

(1)大隐静脉高位结扎

①切口:自腹股沟韧带向内下方做一长 6cm 的斜切口,切口上端需跨越卵圆窝。或做一弯向内侧的弧形切口(图 1)。

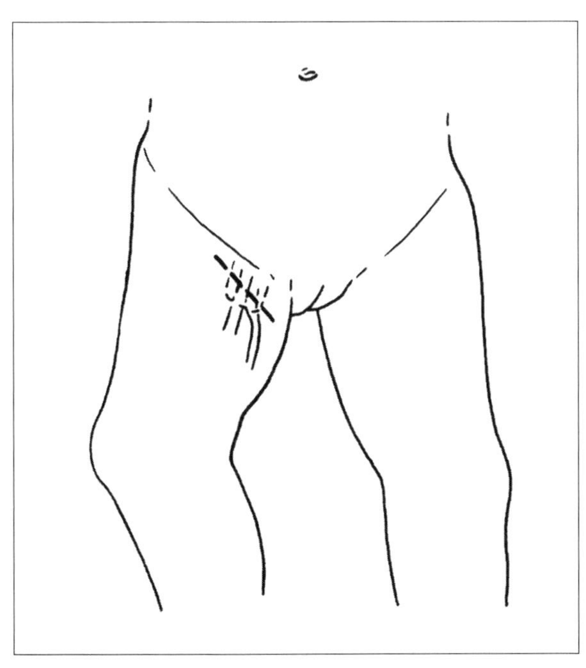

图 1

②结扎各分支:切开皮肤、皮下组织和浅筋膜,显露卵圆窝,解剖大隐静脉与股静脉的汇合处(图 2)。分别解剖出旋髂浅静脉、腹壁浅静脉、阴部外浅静脉及股内外侧浅静脉,分别结扎切断(图 3)。

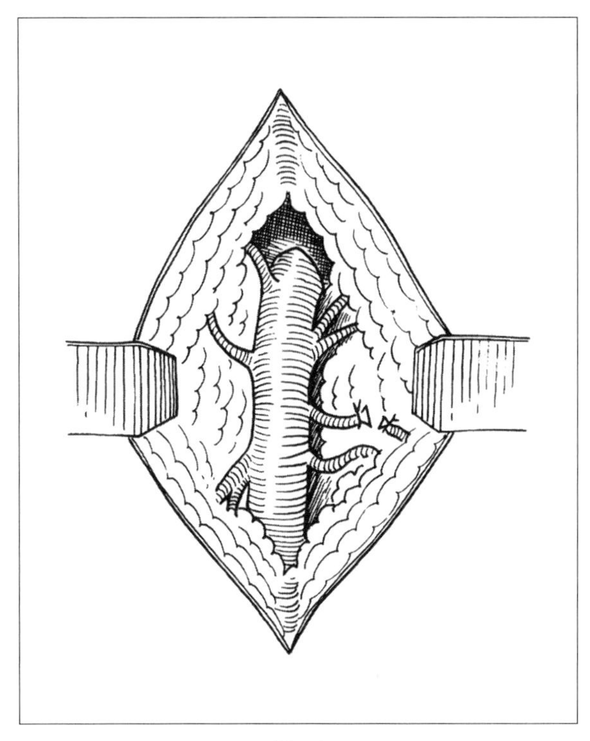

图 2

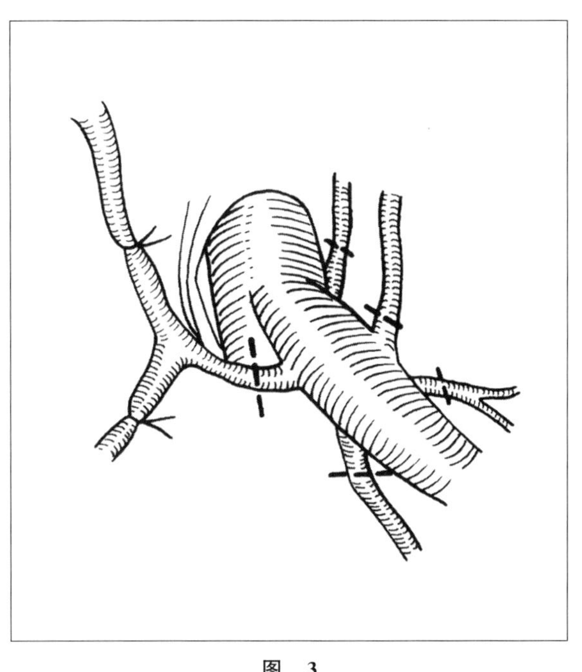

图 3

③高位结扎：在距股静脉 0.5～1cm 处结扎并钳夹切断大隐静脉(图 4)。近端双重结扎或贯穿结扎(图 5)。远端用止血钳暂时钳夹等待剥离。

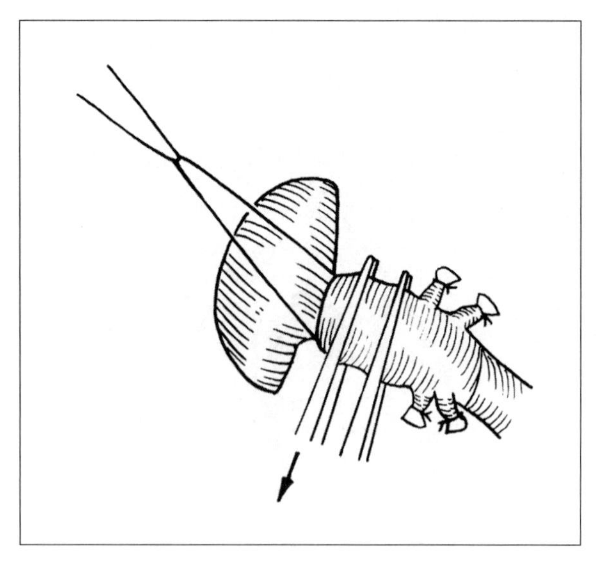

图 4

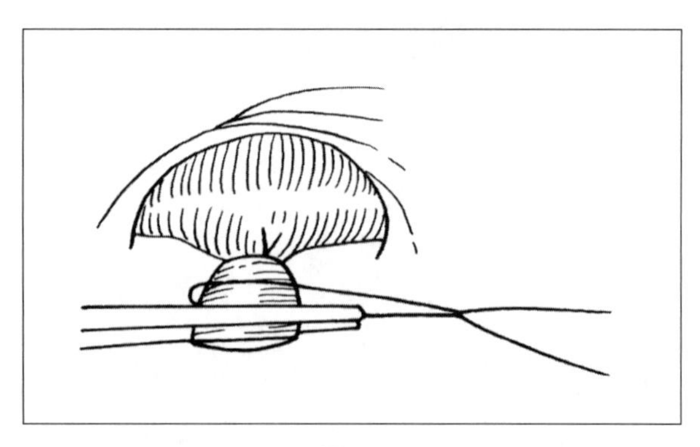

图 5

(2)大隐静脉抽除

①显露小腿部大隐静脉：在小腿适当部位做一切口，显露大隐静脉，钳夹切断，远端结扎，近端暂时钳夹。

②大隐静脉抽除：将带有椭圆形头的剥离杆从小腿大隐静脉的近端缓缓插入，直达腹股沟大隐静脉的远端并伸出端外(图 6)，将大隐静脉端结扎在剥离杆上(图 7)。然后从小腿部平顺拉出剥离杆(图 8)。应避免使用强力，如遇有较强阻力时，说明该处有较粗大的分支，应另做皮肤切口，将其切断结扎，然后继续下拉，直至拉出为止(图 9)。

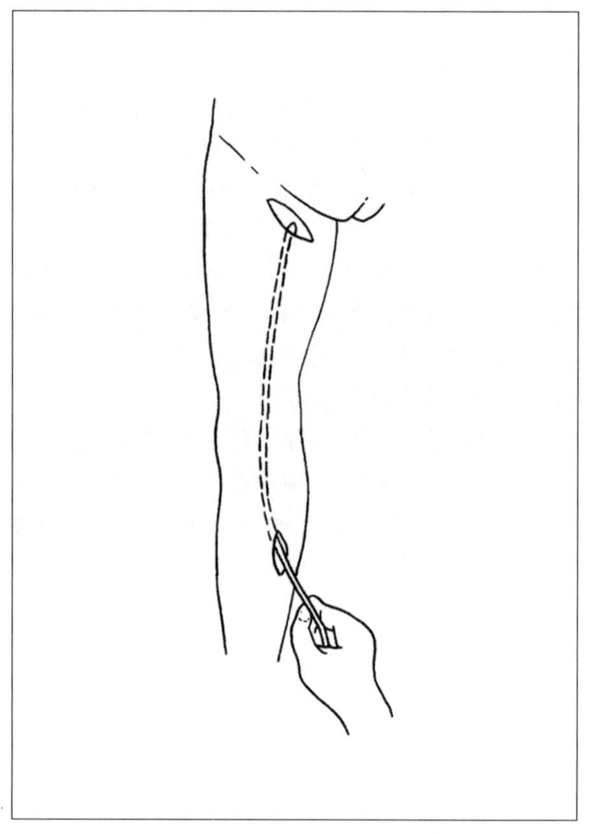

图 6

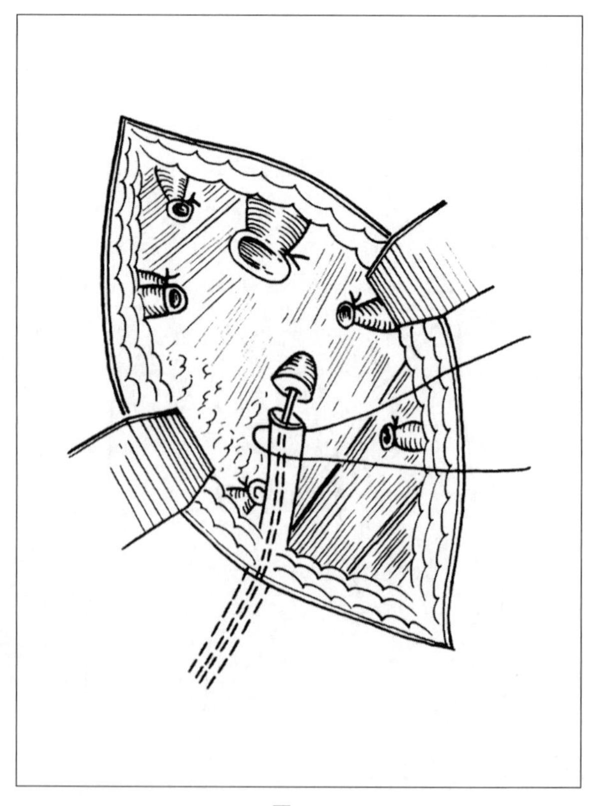

图 7

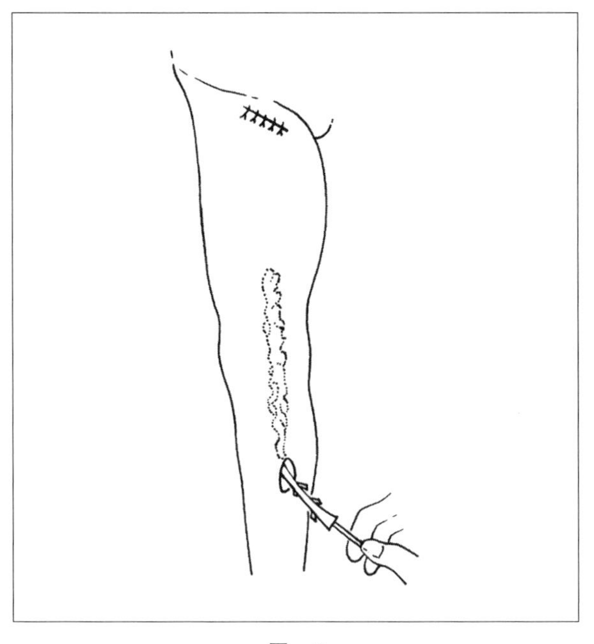

图 8

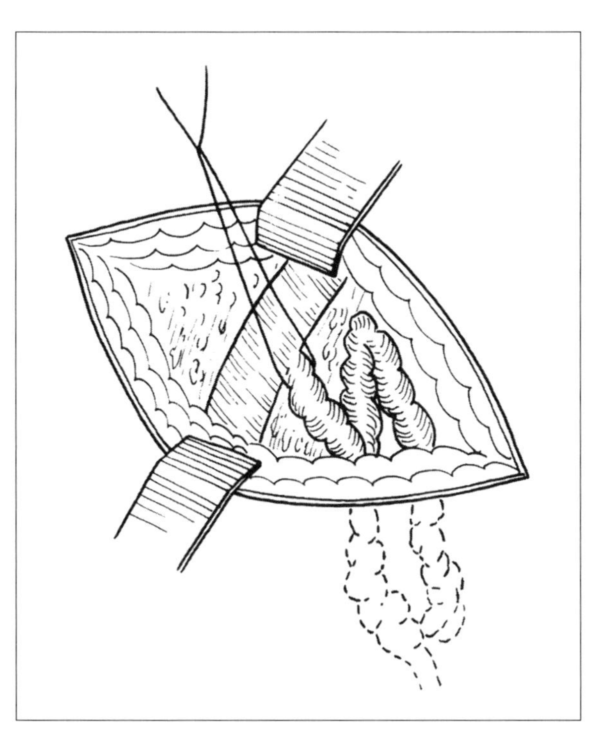

图 9

(3)曲张静脉剥离切除:严重曲张的大隐静脉分支,常常合并交通支瓣膜功能不全,高位结扎及主干抽除后并不能消除曲张的静脉,应该予以分段剥离切除。切口随曲张静脉的部位而定,仔细切开皮肤,在皮下做潜行分离,结扎切断交通支,将曲张静脉充分剥离切除(图 10)。

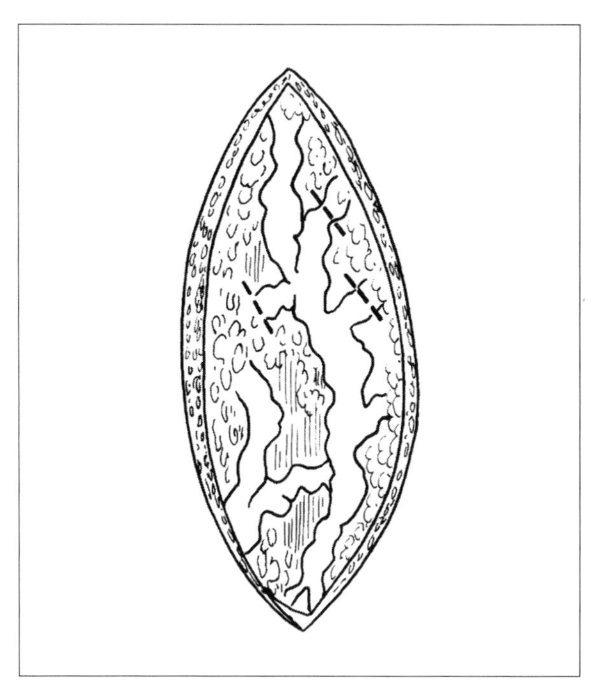

图 10

【术后处理】

(1)整个下肢均应用弹力绷带或弹力袜套加压包扎,以防止剥离部位出血,也可预防静脉炎。

(2)抬高患肢 15°～30°,以利于下肢静脉回流,降低下肢静脉压。

(3)鼓励早期起床活动,使深静脉在肌肉的挤压过程中加速向心回流。

(4)手术后 10d 拆线,但弹力绷带或袜套最好持续应用 3～5 周。

18.11.2 小隐静脉高位结扎、抽除或曲张静脉切除术

Flush Ligation and Stripping or Segmental Resection of the Short Saphenous Vein

【适应证】

原发性小隐静脉曲张。大隐静脉曲张如合并有小隐静脉曲张,处理大隐静脉曲张后还需处理小隐静脉曲张。

【禁忌证】

(1)小腿深、浅静脉急性血栓性静脉炎。

(2)深静脉血栓形成。

【术前准备】

(1)仔细检查小隐静脉瓣膜功能及小隐静脉与深静脉之间交通支的瓣膜功能。如有交通支瓣膜功能不全应标定其体表位置。

(2)准备腘窝及小腿皮肤,用龙胆紫液绘出曲张静脉的行径。

【麻醉与体位】

采用硬膜外阻滞麻醉或局部浸润麻醉。患者取俯卧位,膝关节稍屈曲。

【手术步骤】

(1)切口:腘窝皮肤皱襞上方的 2cm 处做一横切口,长约 5cm(图 1)。

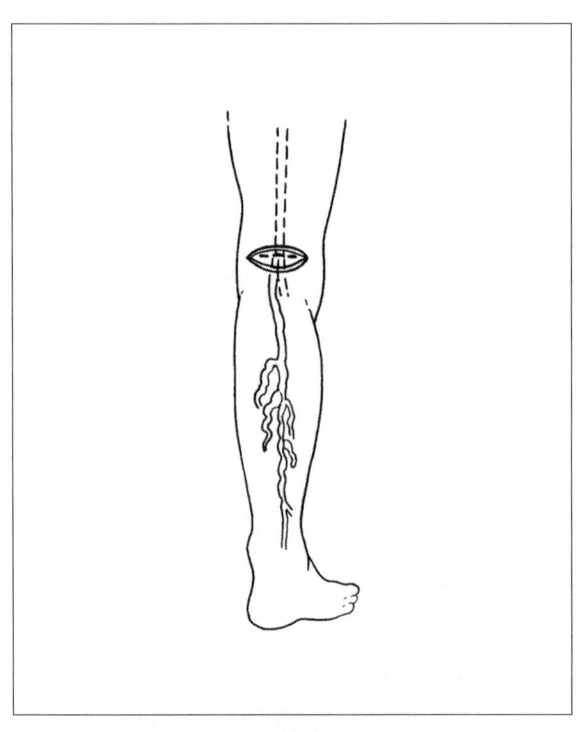

图 1

(2)高位结扎:切开皮肤、皮下组织,直达腘筋膜,切开腘筋膜,在腘窝中、外 1/3 交界处,腓肠肌两头之间找到小隐静脉,其所有分支均应予以结扎切断(图 2)。于腘静脉汇合处结扎切断小隐静脉,近端双重结扎,远端暂时钳夹(图 3)。

(3)小隐静脉抽出:踝部静脉曲张处另做切口,找到小隐静脉,结扎切断。近端插入带有椭圆形头的剥离器并从腘窝处远端静脉端通出。将静脉端结扎在剥离杆上,向下缓缓拉出。缝合切口,加压包扎(图 4)。

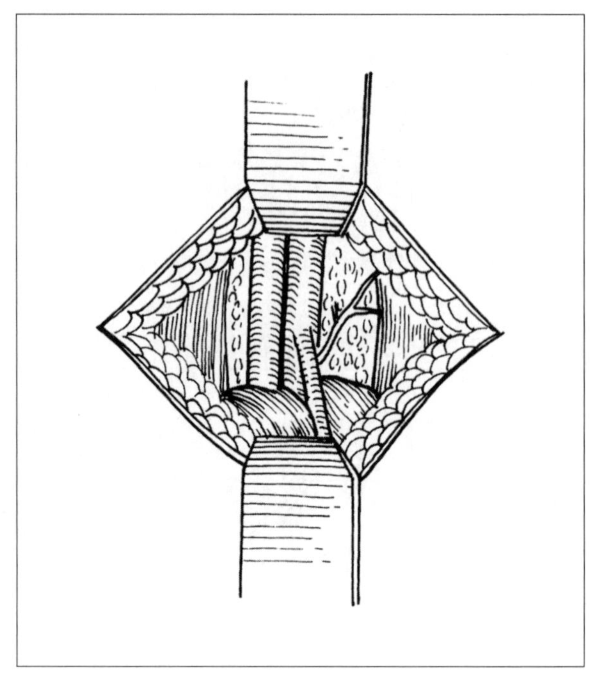

图 2

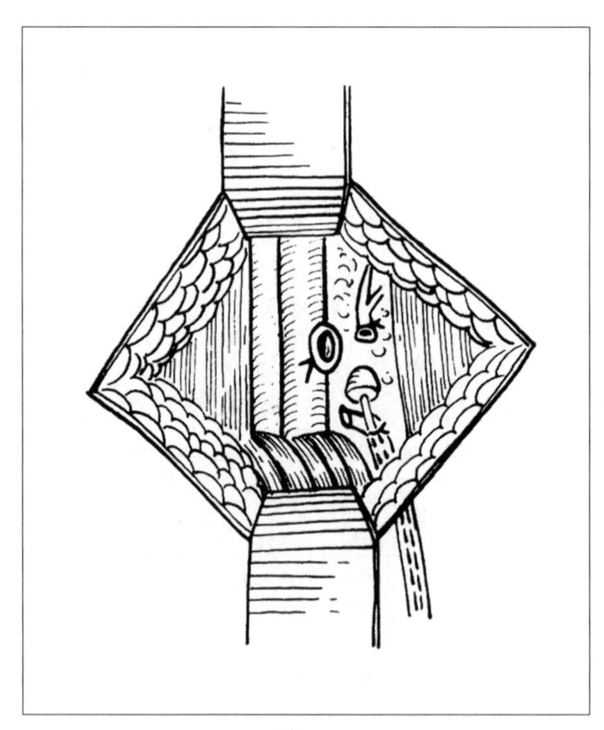

图 3

(4)曲张小隐静脉切除:如不做抽除术或抽除术后还有曲张小隐静脉残留,可做切除。切开皮肤,在皮下做潜行分离,结扎切断交通支,将曲张的小隐静脉全部剥离,缝合切口。

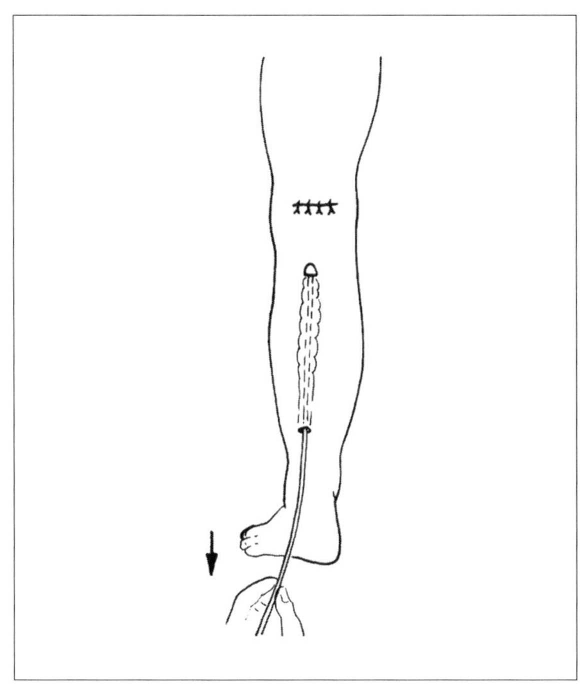

图 4

【术后处理】

(1)敷料包扎伤口(图 5)。

(2)整个下肢用弹性绷带或弹性袜套加压包扎(图 6,图 7)。

(3)患肢抬高 15°～30°。

(4)鼓励早期起床活动。

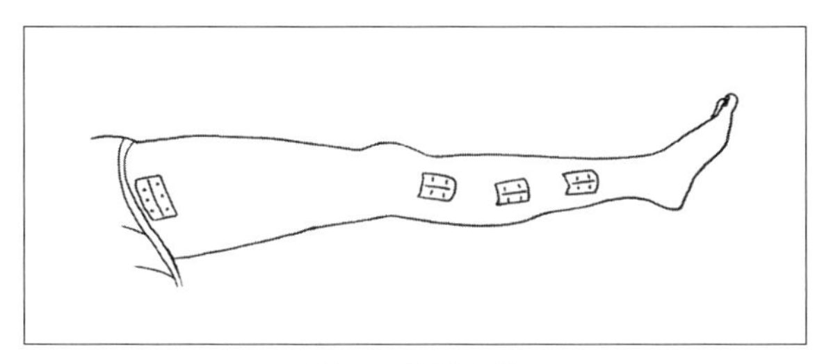

图 5 敷料包扎

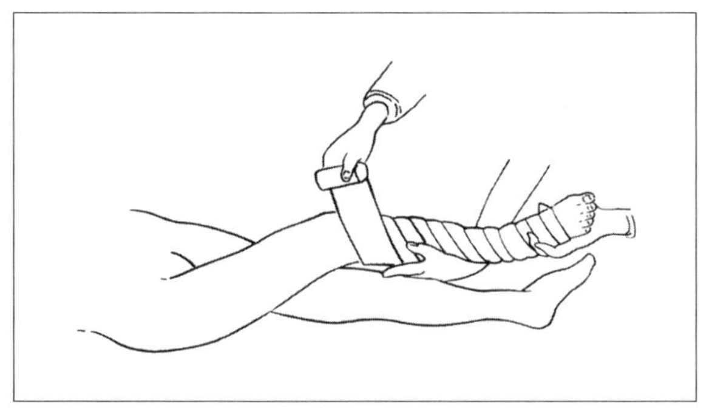

图 6 整个下肢用弹力绷带加压包扎

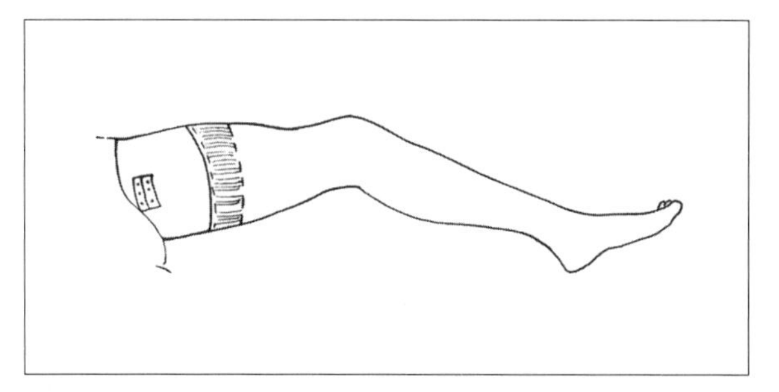

图 7 整个下肢用弹力袜套加压包扎

18.12 下肢原发性深静脉瓣膜功能不全的手术

Operations for Primary Valve Insufficiency of Deep Veins of Lower Extremities

为了使人体在任何体位时下肢血流都能向心回流,下肢的深静脉内有很多对袋形瓣膜。愈向远端瓣膜愈多,小腿的胫、腓静脉内几乎每隔 2.5cm 就有一对瓣膜;愈向近端瓣膜愈少。大腿的股静脉内,平均只有 5 对瓣膜。但股浅静脉与股深静脉汇合处以下有一对较恒定的坚强瓣膜,防止股总静脉的血流向股浅静脉内逆流。

20 世纪 60－70 年代以来,随着下肢静脉造影技术的发展,对传统的下肢静脉曲张的理论有了新的认识。认为原发性下肢深静脉瓣膜功能不全的主要原因是先天性瓣膜发育不良,包括股静脉甚至髂静脉的瓣膜。其次才是外伤、退行性变、慢性咳嗽导致腹内压增高等后天性因素。认为传统观念的单纯性大隐静脉曲张并不多见,大多数下肢静脉曲张和交通支瓣膜功能不全是继发于深静脉瓣膜功能不全。

随着原发性下肢深静脉瓣膜功能不全的重新认识,也设计了新的手术方法。下肢深静脉瓣膜功能不全的手术分两大类,一类为促使血液回流的手术,另一类是制止血液倒流的手术,应根据病变性质和程度的不同,选择手术方法。

18.12.1 大隐静脉移位转流术

Bypass with Displaced Long Saphenous Vein

该手术的目的是利用瓣膜功能尚属良好的大腿段大隐静脉，部分替代瓣膜功能不全或有局部阻塞的大腿段深静脉。由于这种情况相当少见，临床上也较少施行这一手术。

【适应证】

(1)股总静脉大隐静脉入口处以下到腘静脉之间的深静脉瓣膜功能不全及部分阻塞。

(2)深静脉瓣膜功能不全，合并小腿部交通支瓣膜功能不全及小腿部大隐静脉继发性曲张。

(3)大隐静脉入口处以上深静脉瓣膜功能及大腿段大隐静脉的瓣膜功能必须良好。

【禁忌证】

(1)大隐静脉入口处以上股总静脉瓣膜功能不全及阻塞。

(2)大腿段大隐静脉瓣膜功能不全。

(3)深静脉血栓性静脉炎。

【术前准备】

(1)术前必须做逆行和顺行静脉造影，确定深静脉瓣膜功能不全或阻塞的部位及程度。同时做浅静脉造影，确定大隐静脉系统的瓣膜功能状况。必须严格选择手术指征。

(2)手术前1d静滴右旋糖酐-40 500ml，手术开始前应用抗生素。

【麻醉与体位】

采用硬膜外麻醉或全麻。患者取仰卧位，下肢外旋，膝关节微曲。

【手术步骤】

(1)切口：根据下肢静脉的分布(图1)，在大腿下1/3内侧至小腿胫骨内侧缘做切口(图2)。

(2)解剖大隐静脉、腘静脉：切开皮肤、皮下组织，找到大隐静脉。切开深筋膜，分离肌肉，找到腘静脉。

(3)大隐静脉与腘静脉做端-侧吻合：分离结扎并切断大隐静脉各分支，使大隐静脉有足够的长度与腘静脉吻合。大隐静脉在腘窝附近常有一个粗大的分支，可以做成喇叭样吻合口。用Satinsky钳钳夹腘静脉，纵行剪除管壁2cm×0.1cm，用5-0或6-0的血管吻合线将大隐静脉与其做端侧吻合。如病变累及腘静脉，可将大隐静脉与胫后静脉做端-侧吻合(图3)。吻合后血流方向有相应的改变(图4)。

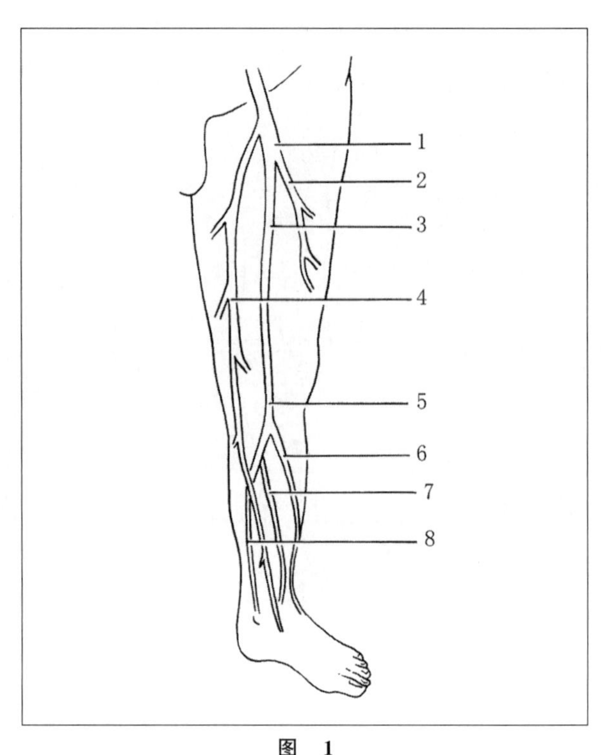

图 1

1—股总静脉；2—股深静脉；3—股浅静脉；4—大隐静脉；5—腘静脉；6—胫前静脉；7—腓静脉；8—胫后静脉

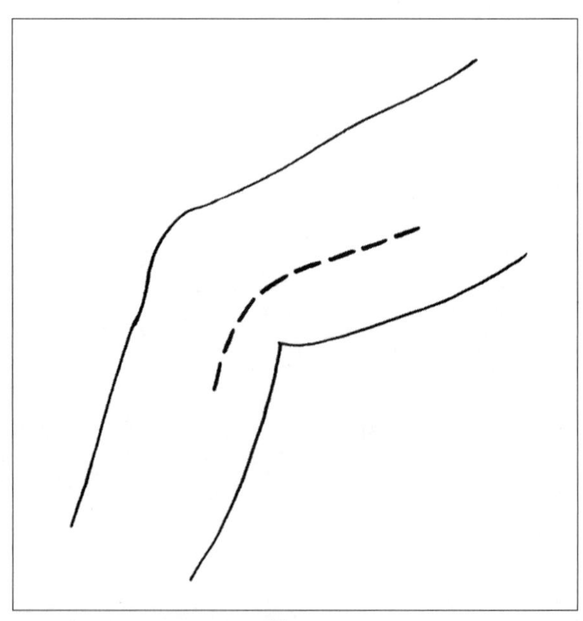

图 2

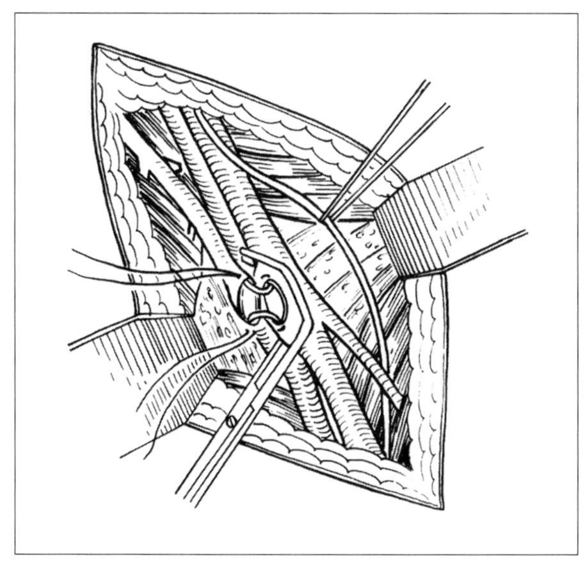

图 3

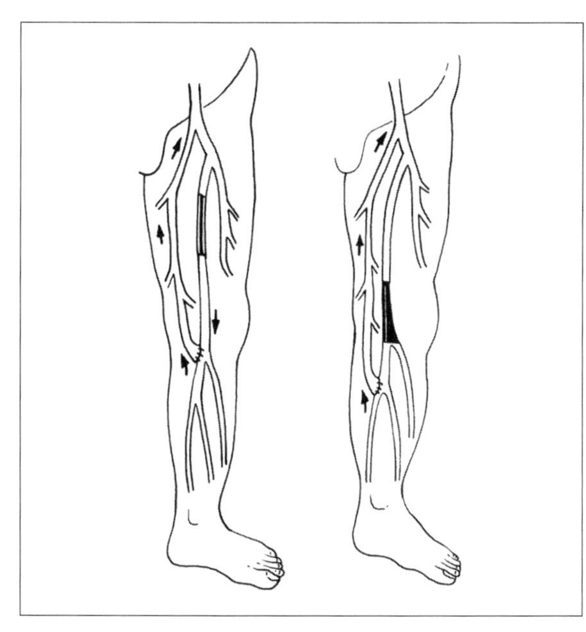

图 4

【术中注意要点】

(1)如小腿部有继发性静脉曲张,必须将曲张的静脉分段切除,并结扎交通支。

(2)大隐静脉必须有足够的长度。吻合时谨防扭曲。

(3)大隐静脉穿过腘窝部深筋膜与腘静脉吻合,其深筋膜开窗应足够大,以防静脉受压。当膝关节伸展时,该处肌腱挤压血管,一般不影响回流。

【术后处理】

(1)全身应用抗生素 1～2d,预防切口感染及静脉炎。

(2)静滴 500ml 右旋糖酐-40,每日 1 次,持续 5～7d。

(3)下肢加压包扎,抬高患肢,3d 后下床活动。

18.12.2 自体大隐静脉交叉转流术 Cross-over Bypass with Autogenous Long Saphenous Vein

【适应证】

(1)髂总静脉或髂外静脉血栓形成或血栓性静脉炎后遗的该静脉阻塞。

(2)盆腔内良性或恶性肿瘤所致的外压性髂总静脉或髂外静脉阻塞。

(3)髂总或髂外静脉阻塞所致的继发性下肢深静脉瓣膜功能不全,交通支及浅静脉瓣膜功能不全。

【禁忌证】

(1)血栓性静脉炎炎症期。

(2)髂股静脉阻塞向下延伸到股浅静脉。

(3)双侧髂静脉阻塞,或对侧髂股静脉虽未阻塞但大隐静脉瓣膜功能不全。

【术前准备】

(1)术前必须做双下肢深浅静脉造影,明确诊断为髂股静脉高位阻塞。健侧深静脉必须畅通,且大隐静脉瓣膜功能良好。

(2)术前开始应用抗生素。

(3)准备双下肢皮肤。

【麻醉与体位】

可采用低位连续硬膜外阻滞麻醉。患者取仰卧位。

【手术步骤】

(1)切口:患侧做腹股沟纵行切口,长约 10cm。健侧做腹股沟纵行切口及大腿内侧切口。

(2)显露患侧股静脉:切开皮肤、皮下组织,分离肌间隙,找到扩张的股浅静脉。

(3)解剖健侧大隐静脉:先做健侧腹股沟切口,找到大隐静脉,用 4-0 不吸收线仔细结扎大隐静脉各分支。然后向下做大腿内侧切口,仔细解剖大隐静脉,结扎各分支,并测量出使其能转移到对侧股静脉的所需长度。在内收肌管附近一般有一粗大分支，可利用该分支将口修剪成喇叭样，在大隐静脉-股静脉入口处用一血管夹夹闭，用生理盐水肝素溶液冲洗大隐静脉远端，检查有无未被结扎的分支渗漏，然后充满肝素溶液，在末端用另一血管夹夹闭待用(图1)。

(4)做成皮下隧道：由两侧腹股沟切口分别向上向内侧做皮下隧道，并使隧道相通。通过一小儿乙状结肠镜或其他导管将健侧的大隐静脉导向患侧腹股沟部(图2，图3)。

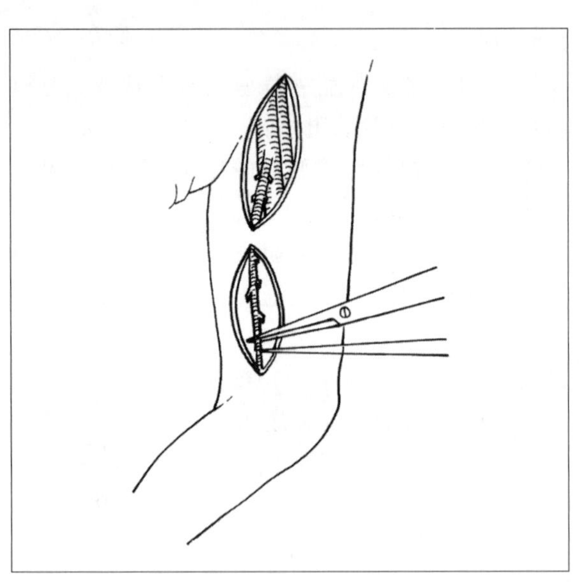

图 1

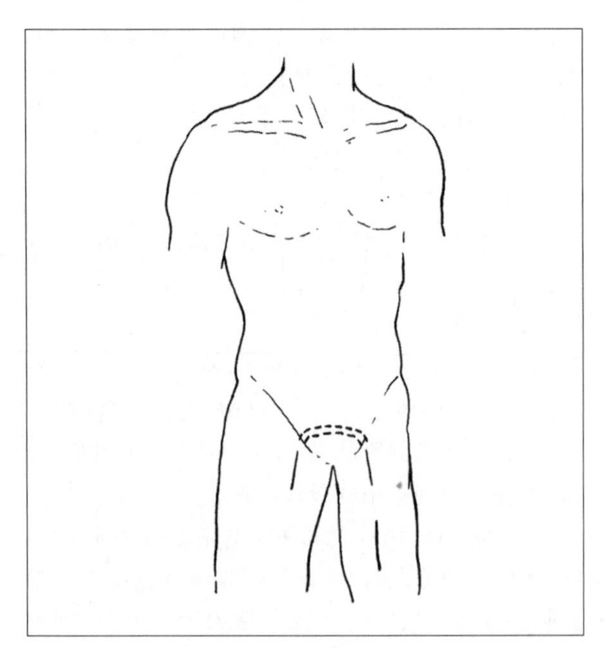

图 2

(5)血管吻合：血管吻合前静脉注射肝素50mg，用Satinsky钳钳夹部分股静脉，根据大隐静脉端的口径，在股静脉上做一相等长度的纵行切口，用5-0血管吻合线连续外翻缝合，做大隐静脉股静脉端-侧吻合(图4)。彻底止血，缝合切口。吻合后血流方向有相应变化(图5)。

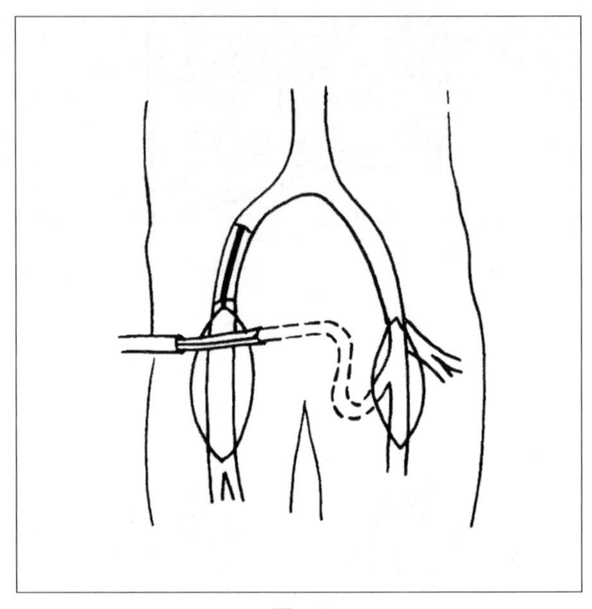

图 3

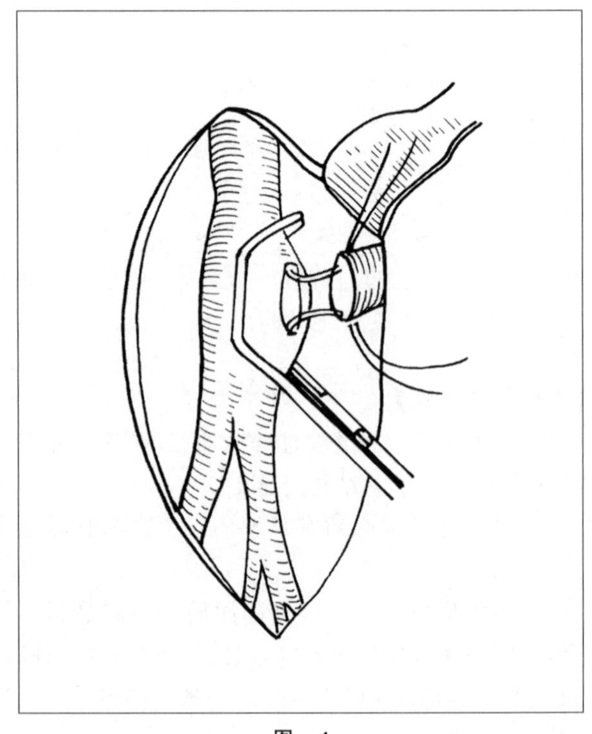

图 4

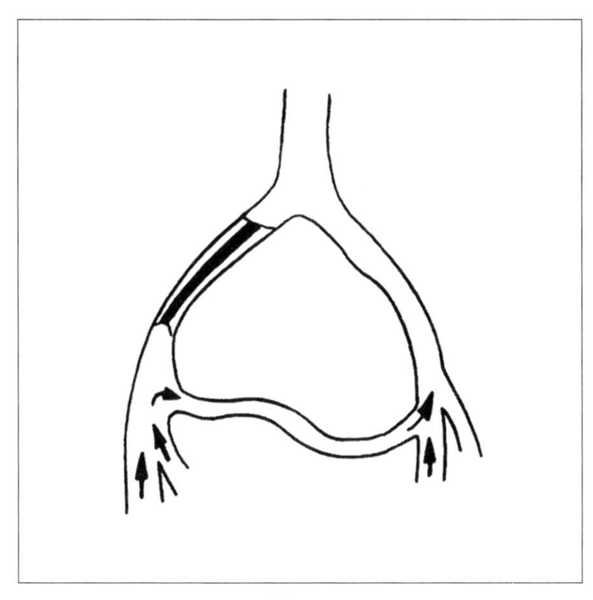

图 5

【术中注意要点】

(1)大隐静脉通过隧道时,应注意避免扭曲。

(2)大隐静脉与股静脉的吻合口应尽可能大,以避免狭窄。

(3)若为盆腔恶性肿瘤所致的髂静脉阻塞,手术时应避免切破肿瘤,以防肿瘤扩散或种植。

【术后处理】

(1)手术后继续应用抗生素 1～2d,预防切口感染及静脉炎的发生。

(2)抬高患肢,促进静脉回流。

(3)采用 500ml 右旋糖酐-40 静滴,每日 1 次,持续 5～7d。

(4)鼓励早期在床上活动,1 周后可下床活动。

(5)1 个月后可行静脉顺行造影,观察转流静脉的通畅情况。

18.12.3 半腱肌-二头肌腱襻腘静脉瓣膜代替术

Substitute Valve with Musculo-tendinous Loop Formed by Semi-tendinous and Biceps Muscles

【适应证】

(1)原发性深静脉瓣膜功能不全,特别是腘股静脉瓣膜功能不全或腘股静脉瓣膜缺如,继发深浅交通静脉瓣膜功能不全及大隐静脉系统瓣膜功能不全。

(2)深静脉血栓形成,造成继发性交通支瓣膜及浅静脉瓣膜功能不全,经造影证实深静脉已完全再通,并髂静脉通畅者。

【禁忌证】

(1)深静脉阻塞(完全再通者除外)。

(2)瓣膜功能不全,同时合并下肢急慢性血栓性静脉炎。

【术前准备】

(1)术前做下肢深静脉逆行造影,了解深静脉瓣膜功能不全的程度及部位。同时观察深浅静脉逆流情况,必要时加做浅静脉顺行造影。

(2)有下肢溃疡者术前 3d 开始应用抗生素。

(3)准备下肢皮肤。

【麻醉与体位】

采用连续硬膜外阻滞麻醉。患者先取仰卧位,做大隐静脉高位结扎及曲张静脉分段切除。然后改俯卧位,或向健侧侧卧,健肢屈曲,患肢伸直。

【手术步骤】

(1)切口:腘窝正中皮肤皱襞稍上处做一横 S 形切口(图 1)。

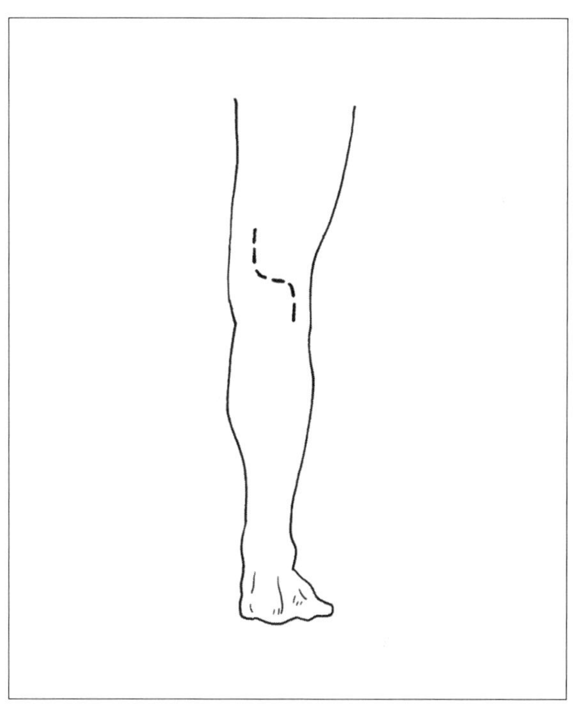

图 1

(2)显露腘静脉:切开皮肤、皮下组织,切开腘筋膜,显露腓总神经和胫神经,连同腘窝脂肪向内侧分离,解剖位于深面的腘静脉,使腘动、静脉之间形成一间隙,以能通过示指为宜(图2)。

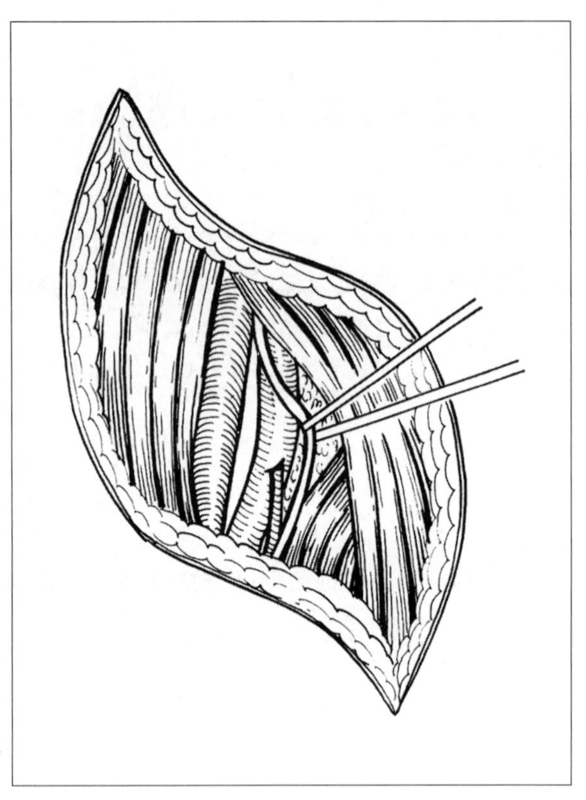

图 2

(3)组成腱襻:于切口内侧解剖半腱肌,切断其止点蹼形腱,并尽可能向近端游离,须注意保护腱鞘完整无损。纵行剖开股二头肌内侧部分肌腱,其厚度与宽度应与半腱肌肌腱相仿,从止点切断,游离适当长度后将腱膜缘包绕缝合使游离的肌腱有光滑的外形(图3)。将半腱肌肌腱通过腘动、静脉的间隙拉向外侧,与二头肌肌腱做端-端重叠缝合1cm,即于腘动静脉之间形成一个U形肌襻(图4)。该肌襻松弛时,腘静脉开放;该肌襻拉紧时,腘静脉受阻,起静脉瓣的作用。肌襻松紧应适当,以能提出皮肤表面2~3cm为宜,过紧易致腘静脉回流受阻甚至血栓形成,过松则不起作用。放置引流,缝合切口,下肢加压包扎。

(4)在做瓣膜替代术前,应先按常规方法做大隐静脉高位结扎及曲张静脉分段剥离。

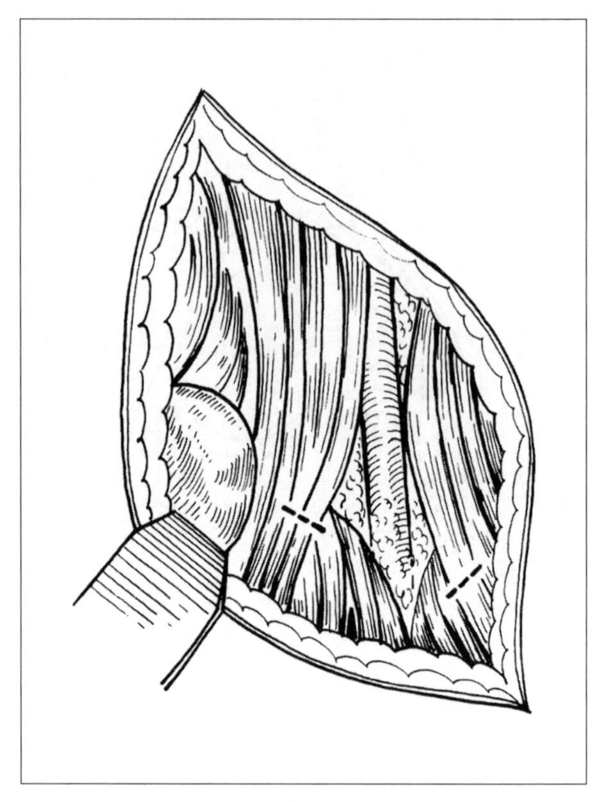

图 3

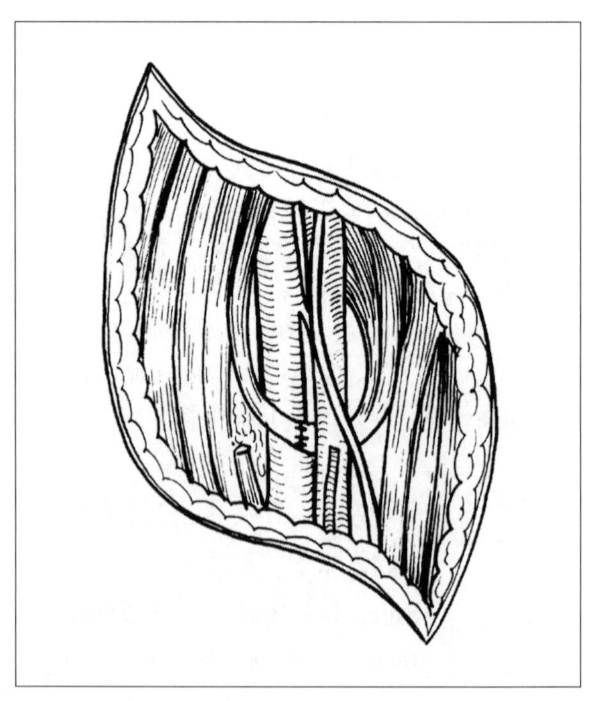

图 4

【术后处理】

(1)应用抗生素1~2d预防切口感染及静脉炎。

(2)500ml 右旋糖酐-40 静滴,每日 1 次,持续 5d,以防静脉血栓形成。

(3)手术后鼓励早期在床上活动,促进静脉回流,防止肌襻粘连。8d 起床活动。

(4)术后 14d 可做静脉压测定及静脉造影,检查肌襻的瓣膜替代功能。

18.12.4 自体带瓣静脉段移植术 Autotransplantation of Vein Segment with Valves

【适应证】

(1)严重的深静脉瓣膜功能不全,继发交通支瓣膜功能不全及大隐静脉系统瓣膜功能不全。

(2)深静脉血栓形成,继发性深静脉瓣膜功能不全,而深静脉阻塞已完全再通且髂静脉通畅。

【禁忌证】

(1)深静脉血栓形成,完全闭塞。部分再通病例,施行深静脉带瓣静脉段移植术应谨慎从事。

(2)深静脉瓣膜功能不全合并静脉炎。

【术前准备】

(1)行逆行和顺行深静脉造影,明确深静脉瓣膜功能不全的程度及范围,应严格选择手术适应证。

(2)手术开始前应用抗生素。有下肢溃疡者术前 3d 开始应用抗生素。

(3)500ml 右旋糖酐-40 静滴,每日 1 次,术前 3d 开始。

(4)准备患肢及一侧上肢皮肤。

【麻醉与体位】

采用全麻。仰卧位。上肢外展。

【手术步骤】

(1)腹股沟切口:腹股沟纵行切口,长 10cm。

(2)切开皮肤、皮下组织,分离肌肉,显露股总静脉、股浅及股深静脉,分别绕过橡皮带控制血流。

(3)截取肱静脉:上臂内侧沿肱动脉搏动做纵切口(图 1),分离肱二头肌及肱三头肌肌间沟,牵开肌肉,剪开神经血管鞘,分离肱静脉,截取带有静脉瓣的肱静脉长约 2cm。用生理盐水肝素溶液冲洗。检查瓣膜功能必须完好(图 2)。

(4)血管移植:控制股总、股浅及股深静脉血流,在股浅股深汇合点以下去除股浅静脉约 2cm,

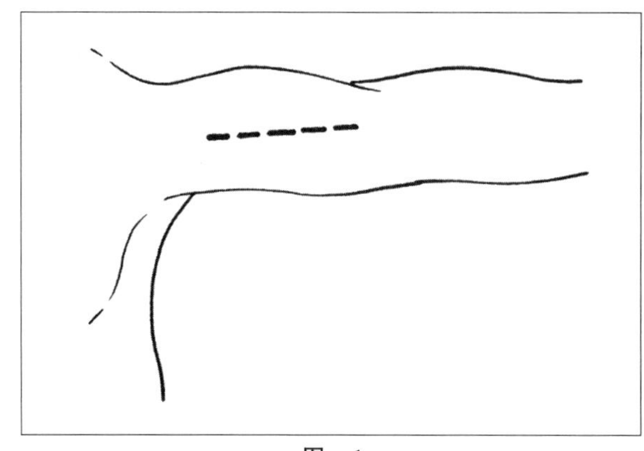

图 1

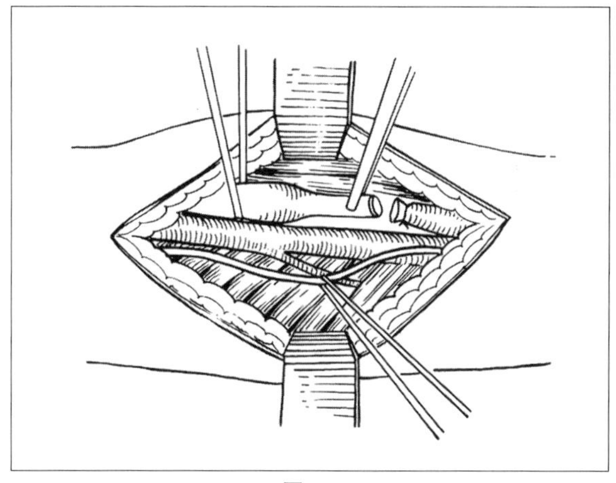

图 2

将带有瓣膜的肱静脉段顺行置入做端-端吻合,用 7-0 或 8-0 的单根尼龙线做连续外翻缝合,肱静脉的近端对股浅静脉的近端。缝合切口(图 3)。

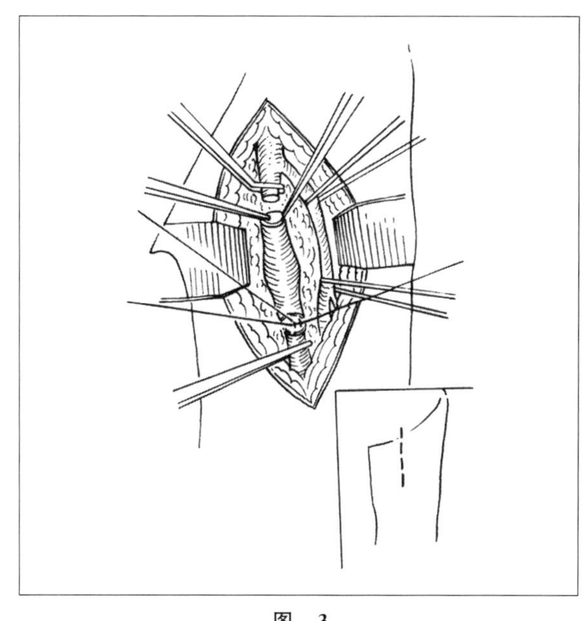

图 3

【术后处理】

(1)应用抗生素 1～2d 预防感染及静脉炎。

(2)抬高患肢,促进血液回流。

(3)500ml 右旋糖酐-40 静滴,每日 1 次,持续 1 周。

(4)术后 2～3 个月行静脉逆行和顺行造影观察深静脉瓣膜功能状况。

18.12.5 大隐静脉及股浅静脉瓣膜环缩术

Encircling Tighting of the Long Saphenous Vein and Superficial Femoral Vein

治疗原发性下肢深静脉瓣膜功能不全及其继发性大隐静脉曲张,除上述几种方法外,20 世纪 80 年代以来利用自体静脉片施行股浅静脉瓣或隐股静脉瓣或股浅静脉-隐股静脉瓣联合环缩术,取得了良好的疗效。此手术的原理是:深静脉瓣膜功能不全时其瓣膜所在的静脉段均有扩张,使瓣膜更进一步丧失功能,造成血液逆流。而大隐静脉股静脉汇合处以下第 1 对瓣膜及股浅、股深静脉汇合处以下的股浅静脉第 1 对瓣膜尤为重要。如用一自体静脉片将该两处瓣膜所在的静脉做环缩,则原来失去的瓣膜功能可以重新建立。此手术与带瓣静脉段移植相比方法简便,不切开静脉,并发症少,易于开展。

【适应证】

(1)原发性下肢深静脉瓣膜功能不全伴隐股静脉瓣膜功能不全所致的大隐静脉曲张,可施行股浅静脉瓣及隐股静脉瓣联合环缩术。

(2)单纯大隐静脉瓣膜功能不全所致的大隐静脉曲张可施行隐股静脉瓣环缩术。

【禁忌证】

(1)大隐静脉曲张合并急性、慢性静脉炎。

(2)深静脉血栓性静脉炎。

(3)深静脉血栓形成或其他原因所致的静脉回流障碍。

【术前准备】

(1)术前应做下肢深静脉顺行造影,了解深静脉瓣膜的功能状况及深静脉的通畅性。有条件应做逆行造影及数字减影检查,观察静脉的逆流情况。

(2)如有下肢慢性溃疡,应连续换药使伤面较为洁净,周围炎症消退,并提前应用抗生素。

(3)准备患肢皮肤。

【麻醉与体位】

一般采用连续硬膜外阻滞麻醉。患者取平卧位,患肢略外展。

【手术步骤】

(1)以腹股沟部股动脉搏动为标志做大腿前内侧纵行切口长 6～8cm。显露大隐静脉,结扎大隐静脉各分支。辨认好大隐静脉、股静脉入口以下的第 1 个静脉瓣的位置(图 1)。

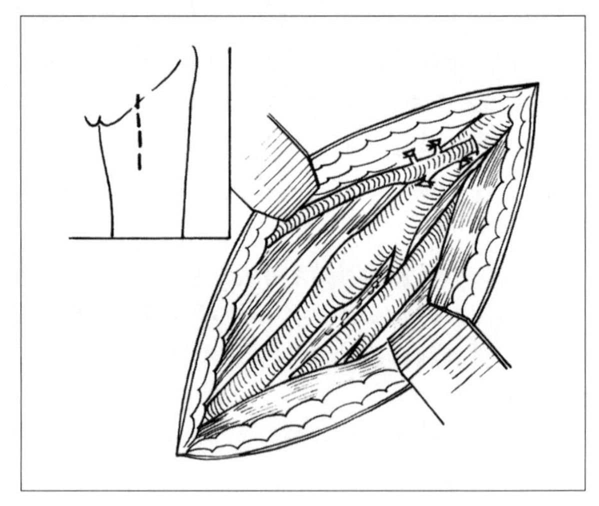

图 1

(2)解剖股总静脉、股浅及股深静脉,并辨认出股浅静脉汇合处以下第 1 个静脉瓣的位置。游离该静脉瓣上下各 1cm 的静脉段(图 1)。

(3)截取大隐静脉的一分支长约 2cm,纵行剖开可形成约 2cm×0.5cm 的静脉片。如做两处环缩,可将该静脉片纵行一分为二,也可另取一段大隐静脉分支做成另一个静脉片待用(图 2)。

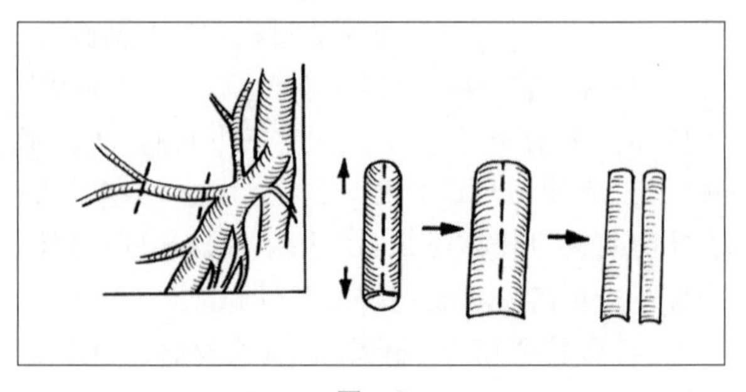

图 2

(4)将制成的静脉片在股浅静脉瓣窦处围绕一圈,形成“带戒”状。用带有5-0缝线的无创伤针缝合两端,约缝3针,上下缘与静脉壁各固定3针以防滑动。环缩后的股浅静脉口径约相当于静脉痉挛时的口径,约环缩原来静脉口径1/3。静脉片也可只包绕被缩窄静脉的2/3圈,其两端固定于静脉壁上(图3)。环缩前后静脉瓣功能有明显变化(图4)。

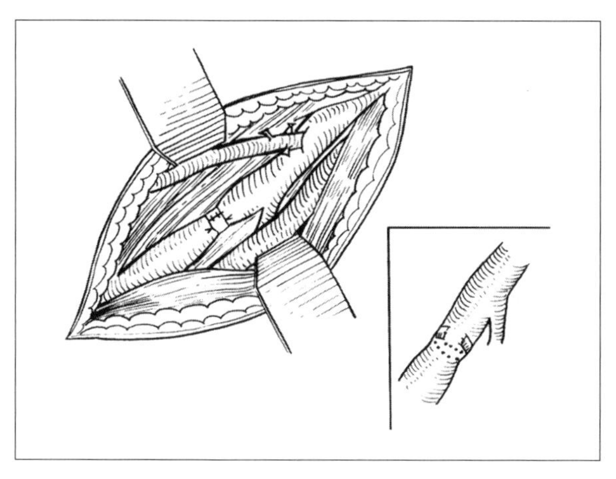

图 3

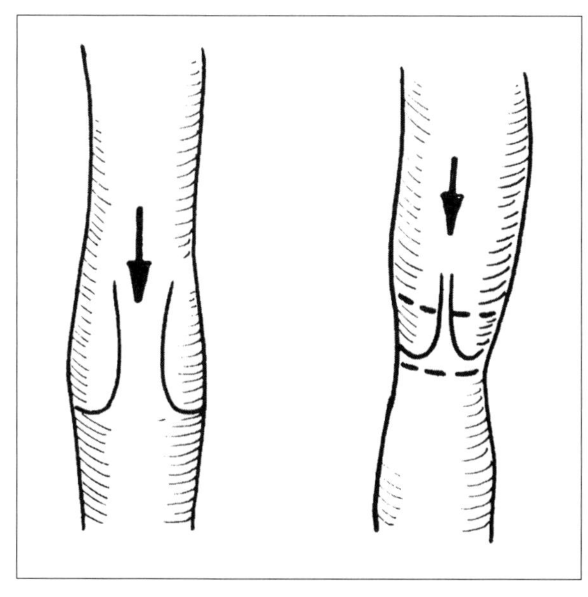

图 4

(5)隐股静脉瓣的环缩方法同上。如不做隐股静脉瓣环缩,可将大隐静脉做高位结扎。

(6)小腿部位的曲张的大隐静脉各分支应做分段剥离切除。

【术后处理】

(1)500ml右旋糖酐-40,每日1次,静滴。

(2)应用抗生素1～2d。

(3)卧床时抬高患肢,以利静脉回流,第2天可下床活动。

【主要并发症】

(1)淋巴液渗漏:该处淋巴结、淋巴管丰富,术中要严密止血及结扎淋巴管。一旦发生淋巴漏应充分引流,严密防止继发感染。

(2)深静脉血栓形成:环缩的松紧度要合适,不可环缩过紧。缝合及固定时要避免损伤静脉壁。

(陆家齐　黎沾良)

18.13 腹部大血管手术 Operations on Major Abdominal Blood Vessels

18.13.1 下腔静脉损伤手术 Operations for Inferior Vena Cava Injuries

下腔静脉损伤虽然少见,却是病死率最高的静脉系统损伤。战时累及下腔静脉的火器伤,几乎都未及抢救而死亡;平时下腔静脉损伤,即使在运送和急救条件很好的大城市,也有约40%伤员在到达医院之前死去。能活着送到大医院或创伤中心的伤员,病死率也高达50%左右。在平时,常见的致伤原因依次为枪弹伤、刺伤和钝性伤(如交通事故)。创伤的部位,以肾静脉平面以下者居多,约占3/4,肝后段损伤约占1/4。

除了伤员运送效率、失血程度和复苏质量等因素外,下腔静脉损伤的预后与损伤部位和合并伤严重程度有很大关系。肾静脉平面以上的下腔静脉损伤处理困难,病死率为50%～60%,而下段损伤在30%左右。在合并伤中,对预后影响最大的是腹部其他血管伤,其次是腹腔脏器伤。致伤因素中，刺伤预后最好(病死率10%左右)，枪弹伤其次(30%～40%)，钝性伤最差(60%～70%)。

腹腔内大出血诊断不难，但确定为下腔静脉损伤很难。由于剖腹止血刻不容缓，也不宜在术前进行诸如血管造影等定位性检查，以免延误。剖腹后迅速清除腹腔内积血，查明出血原因。膈肌下阻断腹主动脉后仍有凶猛出血，提示下腔静脉系统损伤。关于处理原则，过去肾静脉平面以下的损伤常做下腔静脉结扎，但大多引起长时期下肢水肿；肾上段下腔静脉结扎病死率更是高达90%。目前结扎只用于肾下段损伤同时生命指征很不稳定、不能耐受修复性手术者。曾经有作者提出静脉修复后可发生血栓形成及肺动脉栓塞，不如结扎术安全。近年大量临床报道表明情况并非如此，倒是结扎后血栓形成机会可能更多。因此只要有可能，都应在止血的同时修复静脉，恢复血流。方法有单纯侧壁缝合、利用补片修复、切除吻合和切除后自体或人造血管移植术等。

18.13.1.1 肾静脉平面以下的下腔静脉损伤修补术

Operations for Infrarenal Vena Cava Injuries

【适应证】

肾静脉平面以下的下腔静脉损伤。

【术前准备】

在强有力复苏的同时，胸腹部备皮上至胸骨切迹，下至大腿中段；全身应用抗生素预防感染；备血并准备好自家输血装置。

【麻醉与体位】

采用气管内插管全身麻醉，机械呼吸，充分给氧。平卧位。

【手术步骤】

(1)正中切口快速进腹。

(2)迅速清除腹腔内积血，找到出血部位后先用手压法控制出血，然后打开升结肠外侧腹膜和肝结肠韧带，将右半结肠向内侧掀起，显露肾下下腔静脉(图1)。用两个卵圆钳各夹持一个纱布球分别压迫创口上下端下腔静脉以代替手压(图2)。

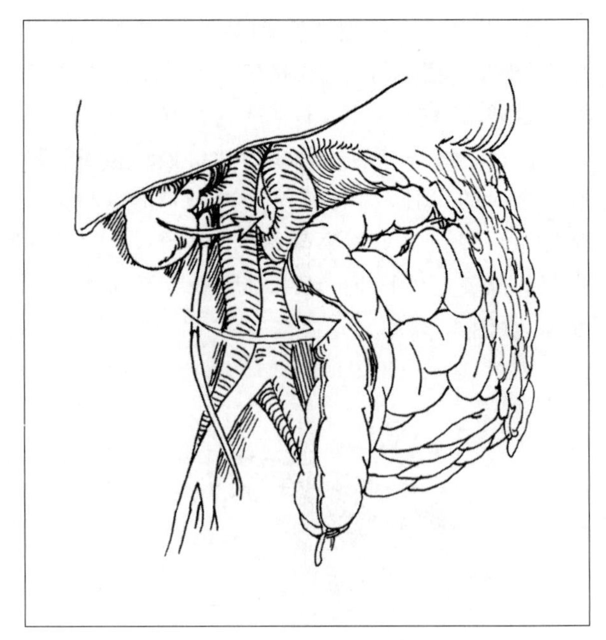

图 1

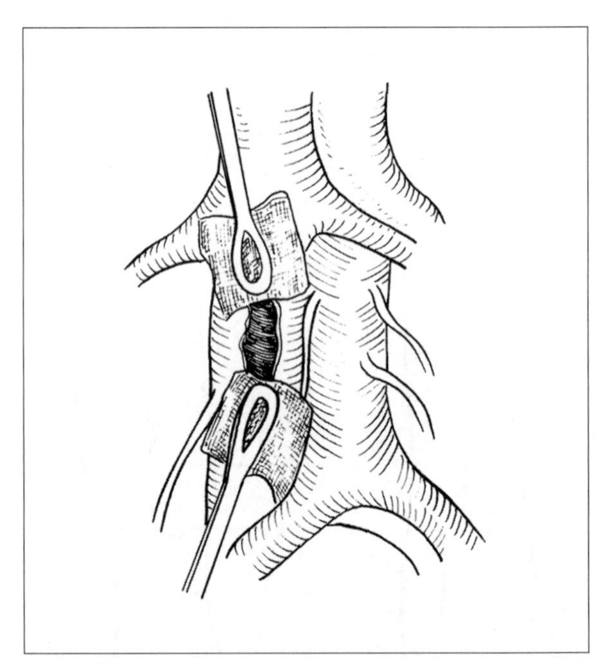

图 2

(3)以无损伤血管镊提起创缘，用Satinsky钳夹持，即可撤去两个卵圆钳。

(4)无损伤5-0单股不吸收线连续缝合创口(图3)。开放Satinsky钳。

(5)静脉前后壁的贯通伤，需要更好的显露。损伤处上下两端可用血管阻断钳夹持以改善显露，但需十分小心，因静脉壁非薄脆弱，容易撕裂。比较安全的方法是用细乳胶管环绕静脉后穿过一段橡胶管拉紧固定，阻断血流。修补方法有两种，一是结扎、切断1或2支腰静脉，游离下腔静脉后壁，将其翻转后直接缝合(图4)。二是当翻转缝合无法完成时，通过前壁裂口(必要时可适当扩大)先修补后壁，再修补前壁(图5)。

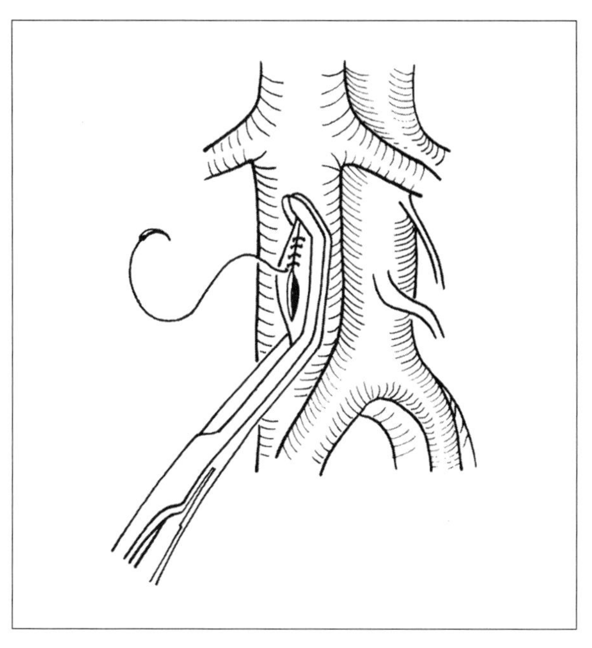

图 3

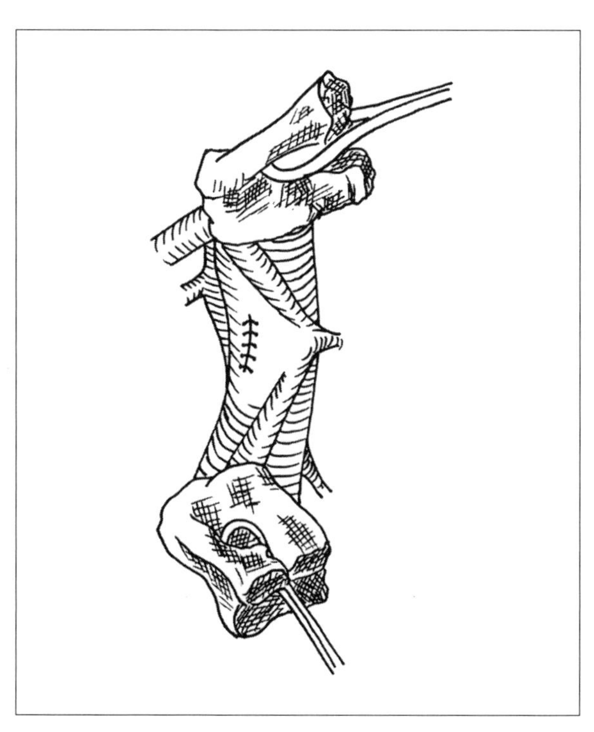

图 4

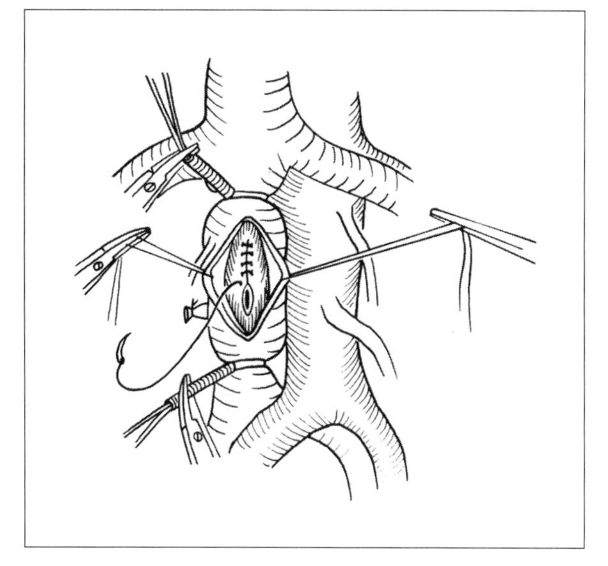

图 5

(6)若静脉壁缺损过大(图6)，单纯缝合会造成狭窄，增加血栓形成的机会。可用自体大隐静脉补片进行修复(图7)。也可利用颈内静脉或经剖开、拼接的大隐静脉行整段移植(图8)。

(7)拼接静脉的方法有两种：①纵行拼接法(图9～图11)；②螺旋形拼接法(spiral vein graft)，以相应口径的橡皮管作临时衬垫(图12)。

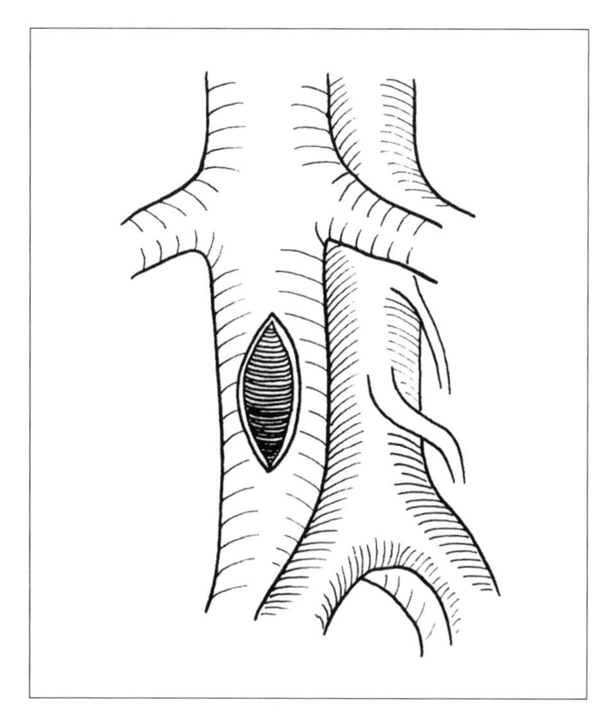

图 6

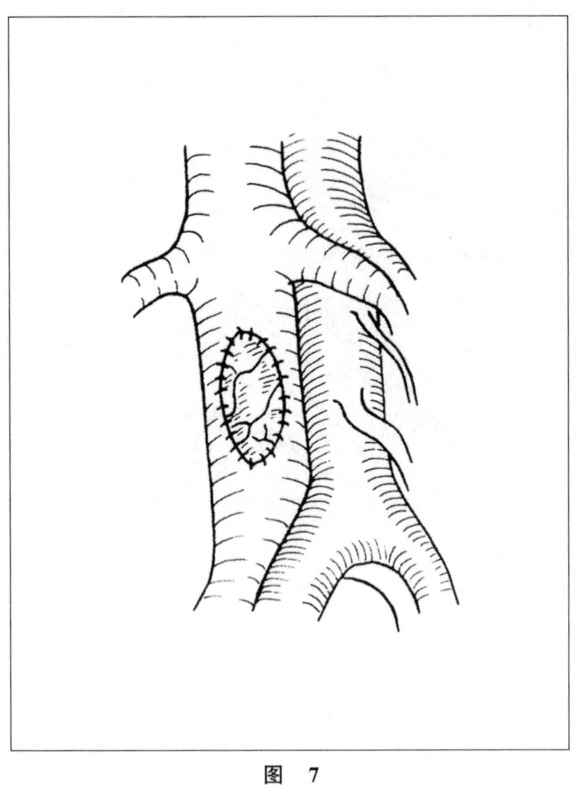

图 7

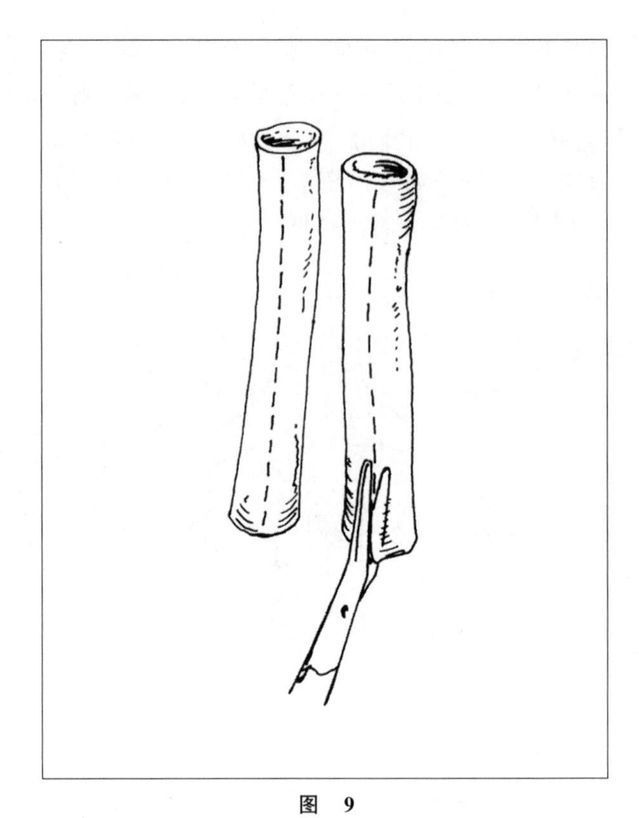

图 9

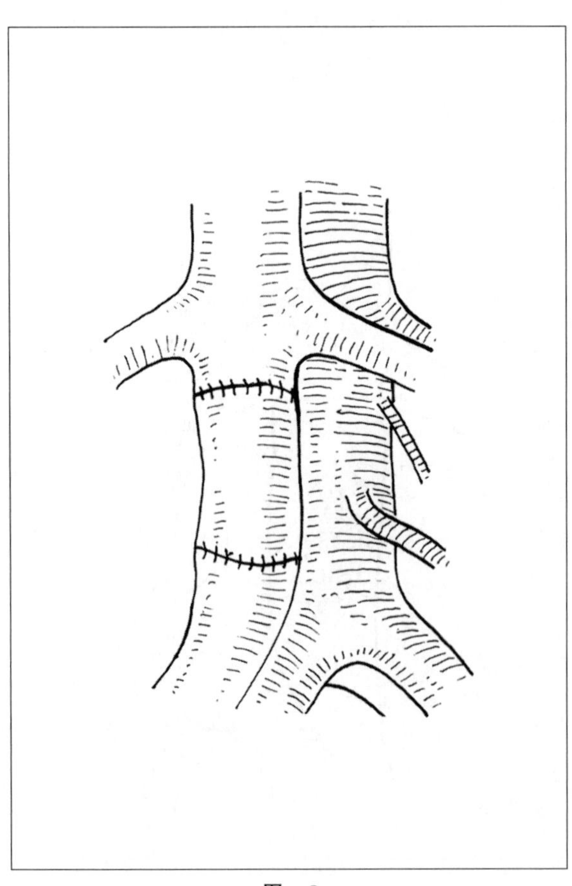

图 8

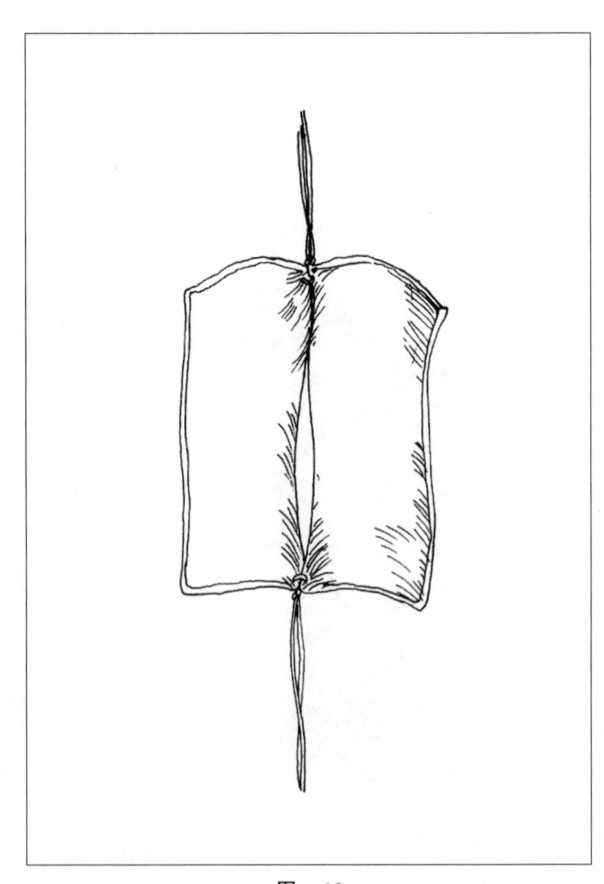

图 10

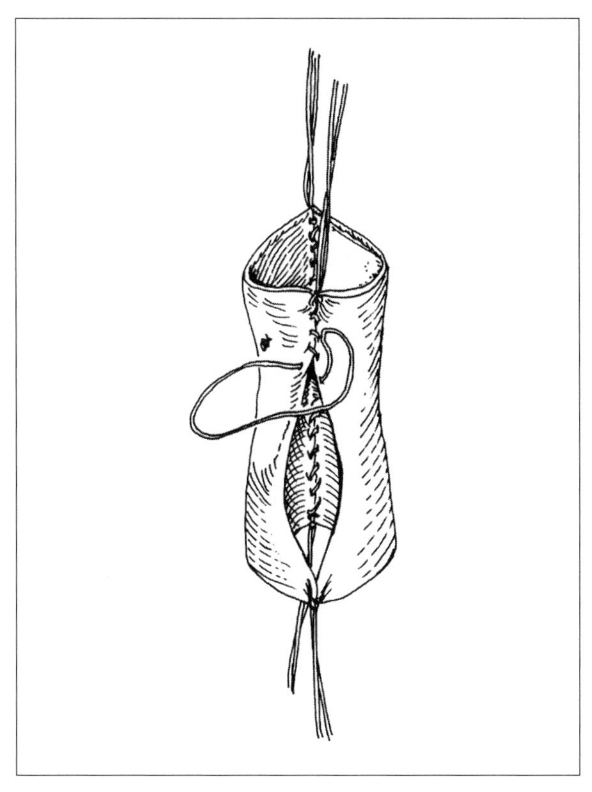

图 11

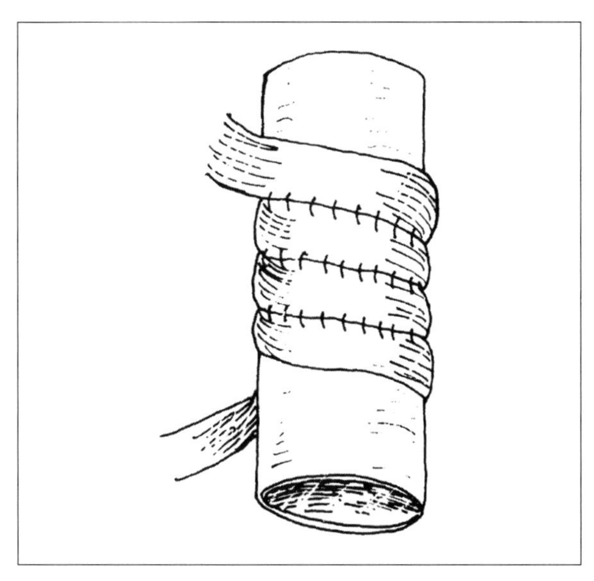

图 12

(8)关闭后腹膜,妥善覆盖修补过的下腔静脉。

【术中注意要点】

(1)剖腹后如发现出血凶猛,又一时无法确定其来源也无法控制,可以暂时阻断腹主动脉,既能控制动脉系统出血,又能立即提高伤员血压,为抢救赢得时间。方法是用倒T形的主动脉压迫器或用卵圆钳夹持纱布球在膈肌裂孔处将腹主动脉紧压于脊柱上(图13)。清除积血,寻找并控制出血源。

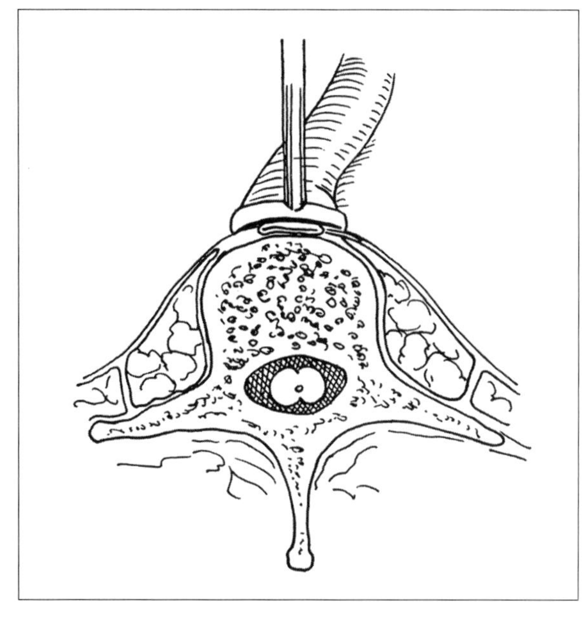

图 13

(2)临时控制出血后,应对腹腔进行大致探查,以便及时发现其他重要脏器伤特别是大血管伤。若发现空腔脏器破裂,可用卵圆钳或肠钳将破裂处暂时夹闭,不使内容物继续流出污染腹腔。必要时进行局部初步清洗。基本原则是先处理血管伤,后处理脏器伤。最后仔细全面探查一遍以防遗漏,并进行彻底清洗。

(3)尽可能采集不合并空腔脏器破裂者的腹腔积血,过滤后予以回输,既节省血源,又能避免大量输入库存血的不良后果。

(4)术中不用全身抗凝。局部则可用肝素溶液(5000～10 000U/100ml)冲洗。

(5)血管修补处一般不放引流,视脏器伤情况决定是否放置腹腔引流。

【术后处理】

(1)继续全身应用广谱抗生素。

(2)输注7～10d右旋糖酐-40,可减少血栓形成的机会。

(3)若血管修补处不得不放引流,引流物应在24～36h拔除。

【主要并发症】

直接并发症有修补处出血和血栓形成，后者导致下腔静脉阻塞甚或肺动脉栓塞。只要处理得当，发生率不高。更多见的并发症主要与应激或脏器伤有关，如 ARDS、肺部感染、肾衰、腹腔脓肿、瘘等。

18.13.1.2 肾静脉平面以上的下腔静脉损伤修补术

Operations for Suprarenal Vena Cava Injuries

下腔静脉肾上段尤其是肝后段的损伤，由于部位隐蔽、显露困难，是最难处理、病死率最高的血管损伤之一。伤员往往合并严重休克以及肝和其他脏器损伤。

术前准备、麻醉与体位同“肾静脉平面以下的下腔静脉损伤修补术”。

【手术步骤】

(1)腹部正中切口，必要时向右添加横行切口。有时尚需上延劈开胸骨进入心包腔，或转向右上沿第 6 肋间进入胸腔。

(2)肝下段下腔静脉可通过切开肠系膜根部和升结肠外侧腹膜及 Kocher 操作，将升结肠和肝曲、十二指肠、胰头向左侧翻起进行显露(图 1～图 3)。

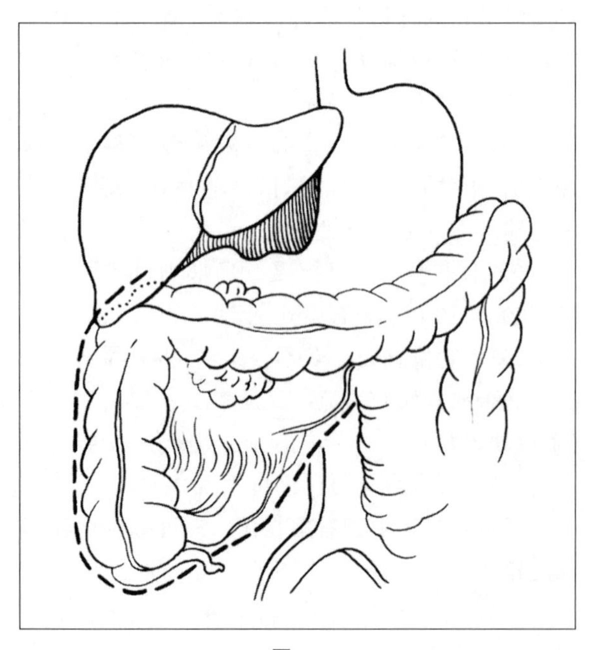

图 1

肝后段下腔静脉显露最为困难，需切断右肝三角韧带及冠状韧带，将右肝向左翻转方能达到。

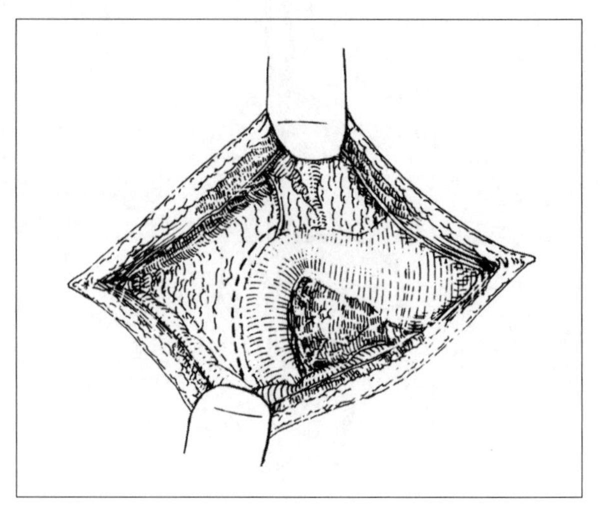

图 2

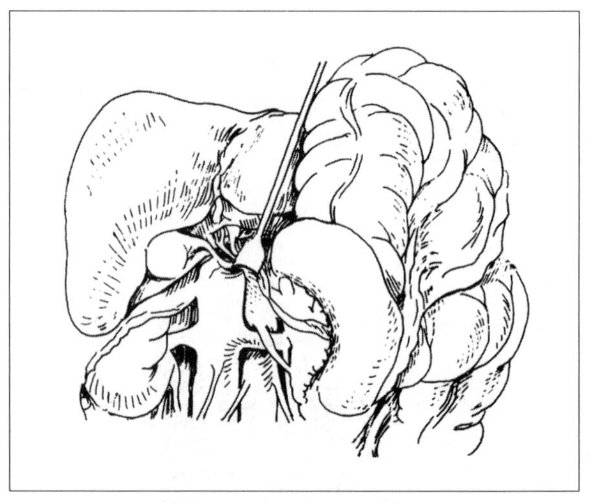

图 3

(3)肝下段下腔静脉损伤，可做侧壁缝合，方法与肾下段下腔静脉相同。

肝后段下腔静脉损伤，有 4 个可供选择的处理方案。①缝合肝裂伤止血。此段静脉损伤往往是肝叶间裂伤的延续(图 4)，静脉压力不高。可先试行将位于左右肝之间的裂口从两边向中央挤压靠拢，若能止血，则用大针线将肝脏裂口对拢缝合(必要时加带蒂网膜填塞)即可(图 5)。②简易阻断血流后修补。阻断第一肝门(含肝固有动脉、门静脉和胆管)，助手用手法分别将膈下(或膈上)和肝下下腔静脉压向后内方脊柱上阻断血流(图 6)，然后

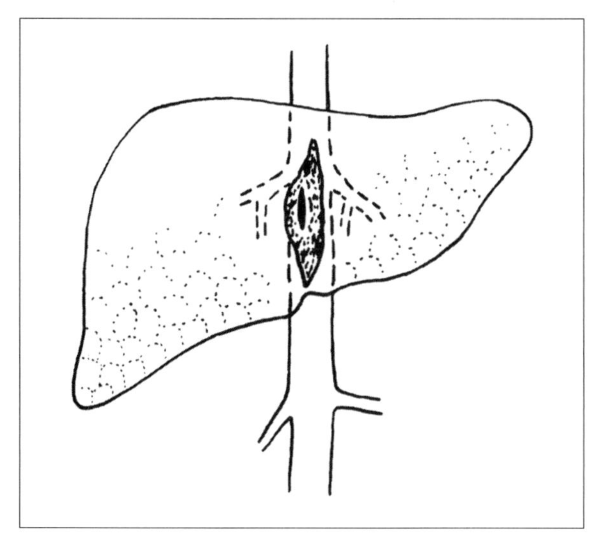

图 4

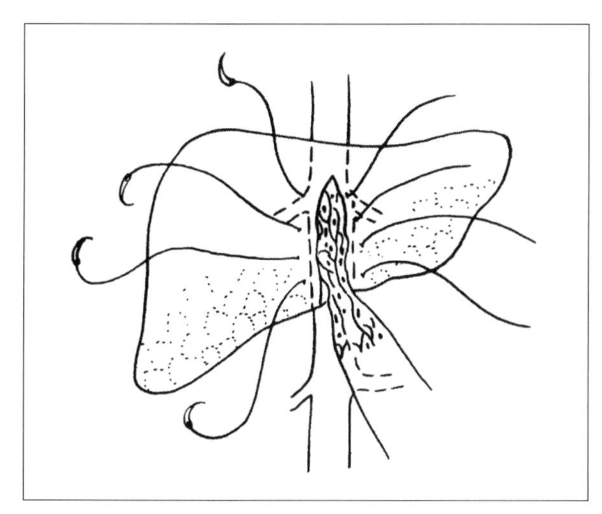

图 5

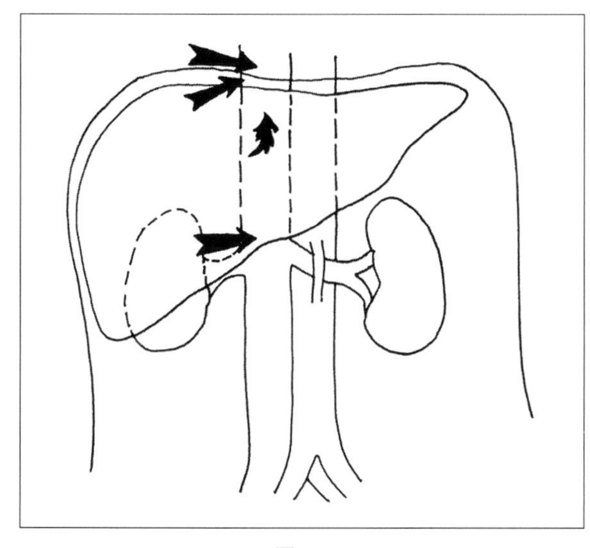

图 6

通过肝裂伤处找到静脉破口，用血管镊提起边缘直接缝合修补。恢复血流后仔细止血，缝合肝裂伤。③阻断血流后修补。若用上法止血失败，只得直接显露静脉裂口予以缝合修补。为了有效控制显露过程的致命大出血，必须暂时阻断血流。方法是顺序钳夹或压迫阻断主动脉、第1肝门、用止血带阻断肝上（在心包腔内）、下方下腔静脉（图7）。控制出血后，迅速游离右半肝，将其向左侧翻转，显露肝后段下腔静脉。有时翻转显露困难，则不得不切除部分甚至整个右肝。用Satinsky钳夹住裂口后，去除上述四处的阻断，用6-0不吸收线自上而下和自下而上往返连续缝合裂口（图8）。若无法上Satinsky钳，则在无血情况下行侧壁修补。有肝静脉根部撕裂者，一并修补。缝扎下腔静脉前方肝创面上出血点后，将右半肝复位。④建立临时分流后修补。用带囊或不带囊的导管（如气管导管、粗Foley管、胸腔引流管）插入进行暂时性分流，需切开心包，经右心耳戳口插入导管（在尖端附近及预定留置右心房处预先做好侧孔）到肾静脉开口以下。用止血带将心包内下腔静脉及肾静脉平面以上的下腔静脉勒紧到导管上，同时阻断肝门

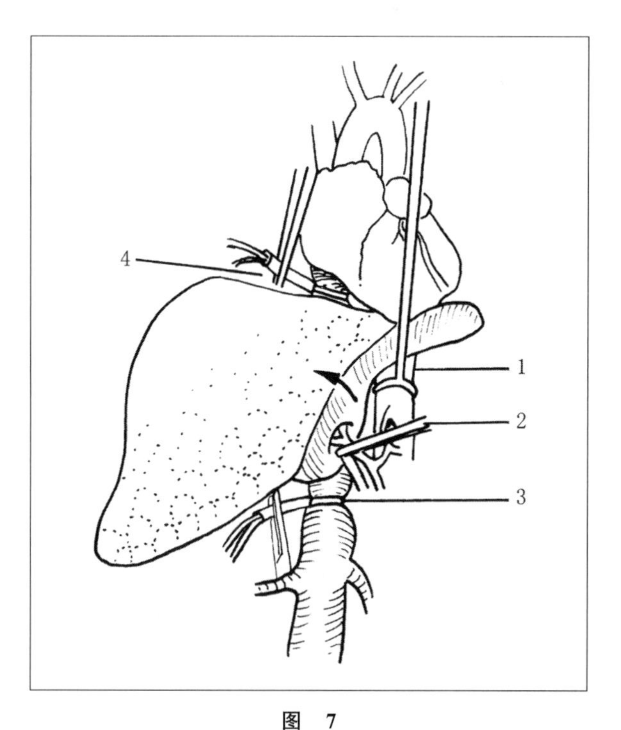

图 7

1—压迫阻断腹主动脉；2—钳夹阻断第1肝门；3—勒带阻断肝下下腔静脉；4—勒带阻断膈上下腔静脉

(图 9)。或从肾静脉平面下方切开下腔静脉,向上插入 Foley 导管至右心房,使球囊位于膈上段下腔静脉内,注水充盈进行阻断,将下端下腔静脉勒紧到导管上,同时阻断肝门(图 10)。也可用双腔带香肠状囊的导管从右心耳插入,囊内注水控制出血,可以省去下腔静脉两处阻断的操作(图 11)。控制出血后用上法缝合修补。此法理论上合理,实际上效果并不理想,因创伤过大,多数病人死于手术台上。

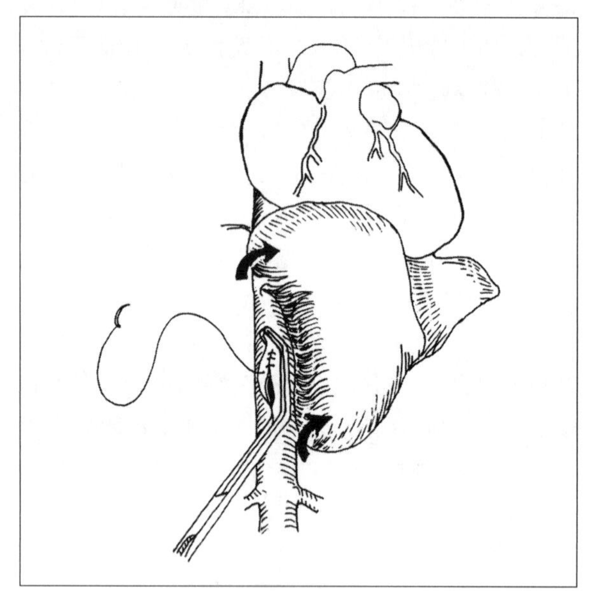

图 8

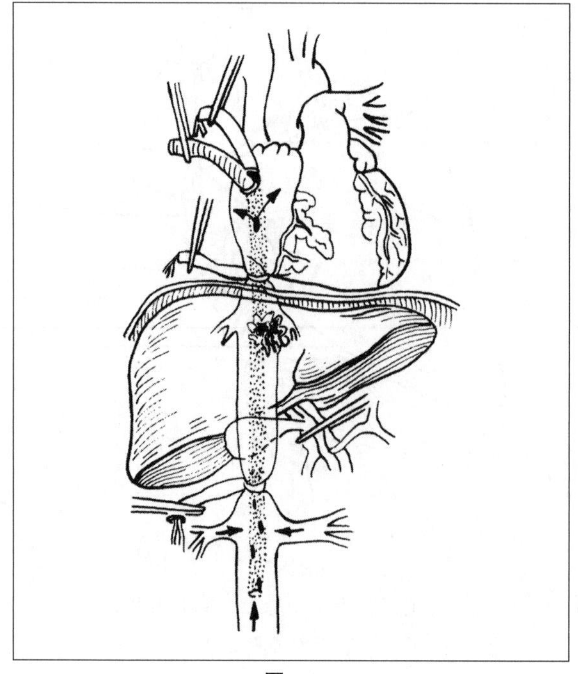

图 9

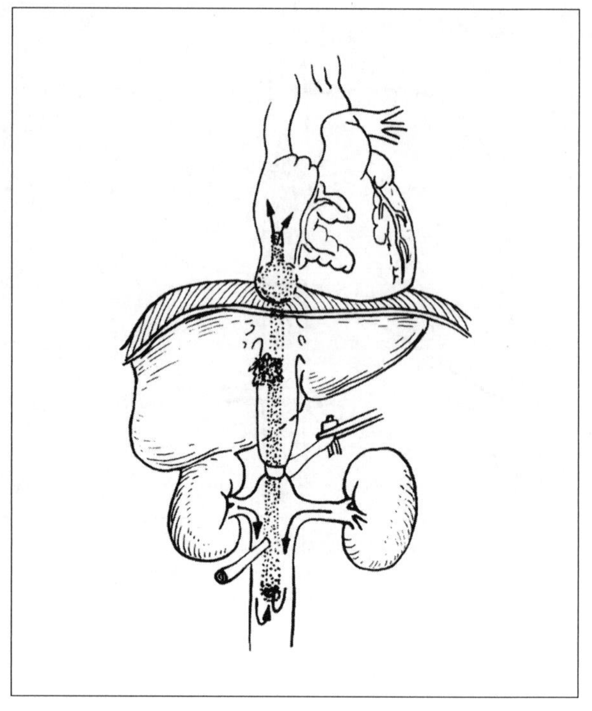

图 10

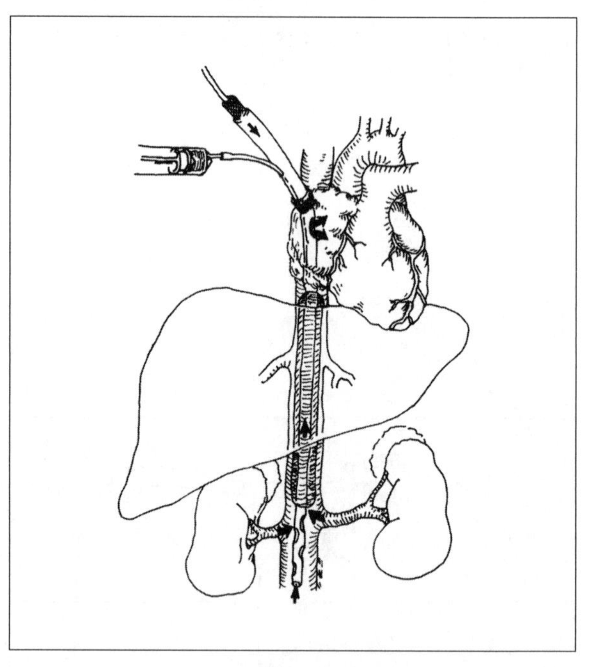

图 11

【术中注意要点】

参见“肾静脉平面以下的下腔静脉损伤修补术”。此外,由于下腔静脉上段静脉压低,加上失血造成低血容量,在处理该段静脉损伤时应警惕发生致命性空气栓塞。手术中维持正压呼吸和必要时阻断膈上段下腔静脉是有效的预防手段。

【术后处理】

同“肾静脉平面以下的下腔静脉损伤修补术”。

18.13.2 腹主动脉及主要分支慢性闭塞重建术

Reconstructive Operations for Chronic Occlusion of Abdominal Aorta and its Major Branches

腹主动脉和髂动脉狭窄在我国虽远不如西方国家那样普遍，仍然是血管外科常见疾病之一。本病绝大部分由动脉粥样硬化引起，其累及的范围有一定规律性，最多见于腹主动脉肾下段、可累及双侧髂总动脉及髂内动脉；髂外动脉较少受累或只是在起始段 1～2cm 内受累。但本病往往呈进展性，可引起腹主动脉分叉附近闭塞，也可向远端蔓延到髂外动脉、股总动脉和股浅动脉甚至腘动脉，只留下股深动脉作为下肢的主要供应血管。幸运的是腹主动脉肾下段的上端即靠近肾动脉处很少受累，使得重建手术能在容易显露的范围内完成。腹主动脉造影是最可靠的定性、定位诊断方法。手术方法主要有两种：动脉内膜剥脱手术和人造血管架桥手术。两种手术各有优缺点。内膜剥脱术可通过腹膜外途径完成，相对安全，并发症少，无异物，不易感染，但只适用于病变相对局限者，且手术时间较长，大段游离血管则失血较多，创伤较大。血管架桥术需经腹或腹膜外施行，血管游离范围小，操作相对简单，手术时间短，不受病变范围的限制，但遗留有异物，偶可发生感染。由于本病有进展趋向，有时内膜剥脱后仍不能阻止病变向远端蔓延，影响远期疗效，故近年来多采用架桥术，少用内膜剥脱术。若腹主动脉严重狭窄接近完全闭塞，而又年迈多病或在紧急情况下，有时需行解剖外血管架桥(extra-anatomic bypass)，如腋动脉-股动脉架桥及股动脉-股动脉架桥手术。

18.13.2.1 腹主动脉及髂动脉内膜剥脱术

Aortoiliac Endarterectomy

【适应证】

动脉狭窄相对局限，即限于腹主动脉肾下段、腹主动脉分叉、髂总动脉、髂内动脉，而髂外动脉基本完好者。动脉壁有钙化者也可行此手术。

【禁忌证】

病变段腹主动脉有局限性扩张(膨出或变粗)者不宜行内膜剥脱术。扩张是动脉中膜退行性变的表现，此时若剥去内膜，将加快形成假性动脉瘤。

【术前准备】

(1)备皮上至剑突下至大腿下 1/3，因术中有可能变更方案，改行主动脉-股动脉架桥术。

(2)预防性使用抗生素。

【麻醉与体位】

气管插管全身麻醉。平卧位。若选用腹膜外进路，左侧躯干略垫高使成 30°。

【手术步骤】

(1)切口：病变比较局限者，做左侧腹膜外大斜行切口，从左第 12 肋尖起到脐下 5～7cm 中线处止(图 1)。

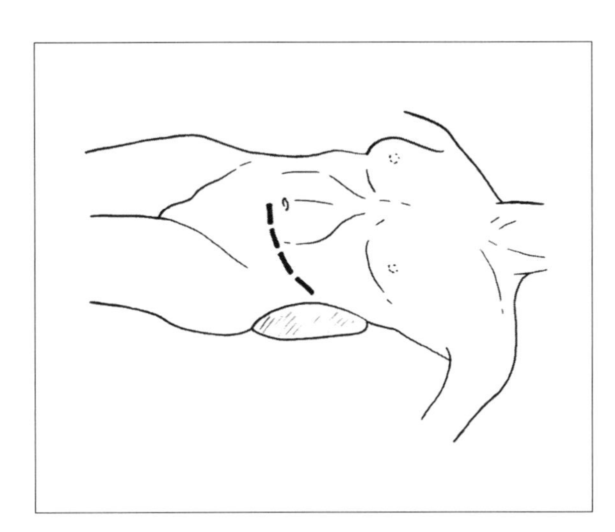

图 1

切开腹直肌前鞘后将腹直肌向中线牵引，必要时可部分切断，逐层切开腹外斜肌、腹内斜肌及腹横肌，显露腹膜(图 2)。将腹膜连同降结肠、乙状结肠向内侧推开，进入腹膜后间隙。沿腰大肌前缘继续向中线做钝性剥离，将腹腔内脏器连同左输尿管一起用纱垫覆盖后牵向右侧，显露腹主动脉及双侧髂总动脉(图 3)。必要时可切断肠系膜下动脉以增加显露。

病变比较广泛者，仍需做正中经腹切口。

(2)游离：仔细游离腹主动脉及两侧髂总动脉、髂外动脉及髂内动脉，以超过病变范围 2～3cm 为准，同时游离出荐中动脉和相应平面的腰动脉并加以控制(图 4)。

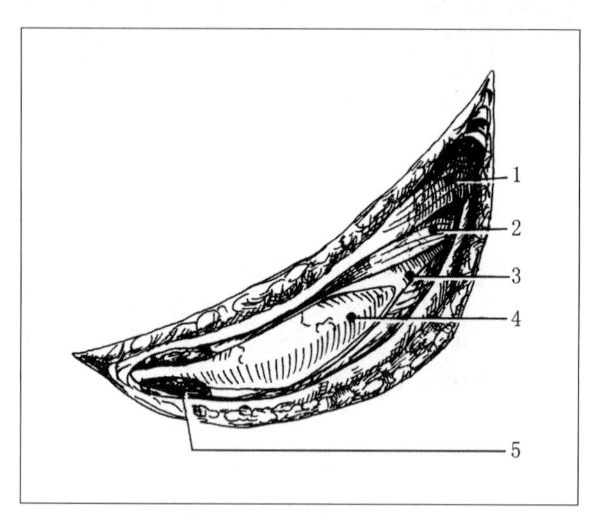

图 2

1—腹外斜肌；2—腹内斜肌；
3—腹横肌；4—腹膜；5—腹直肌

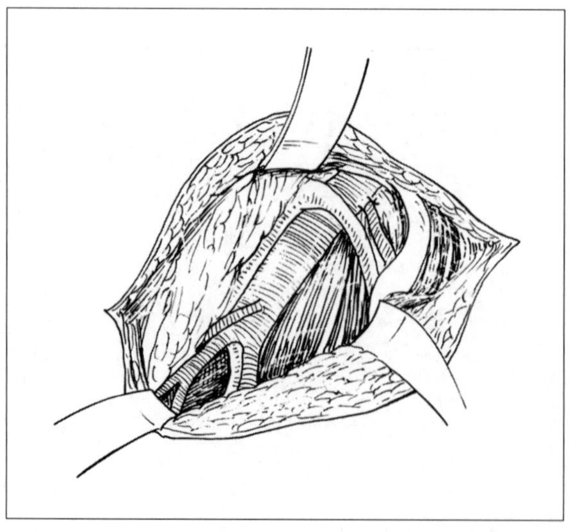

图 3

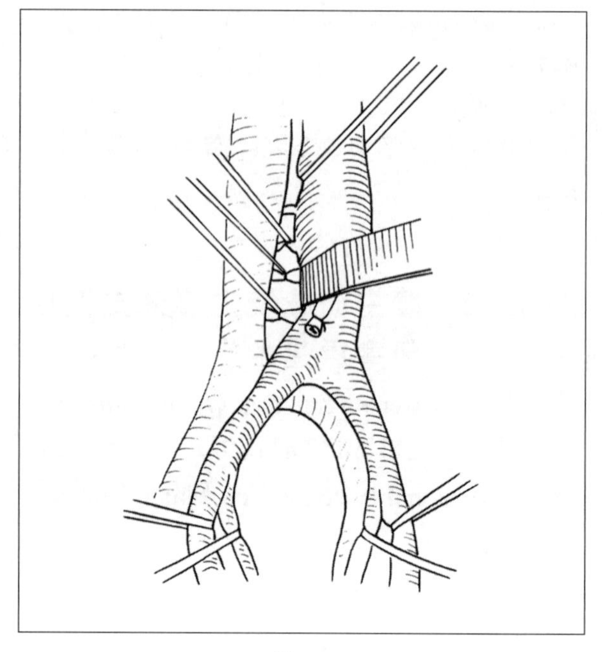

图 4

(3)动脉切开：分别用血管阻断钳控制腹主动脉及双侧髂内、外动脉后沿病变血管前壁切开进入血管腔内。切口应超过病变范围以便清楚显露拟留下的内膜。对维持男子性功能有重要作用的交感神经丛位于腹主动脉分叉部左侧，应悉心加以保护。为此，血管切口宜做成左右两个，避免做“人”字形切口(图 5)。

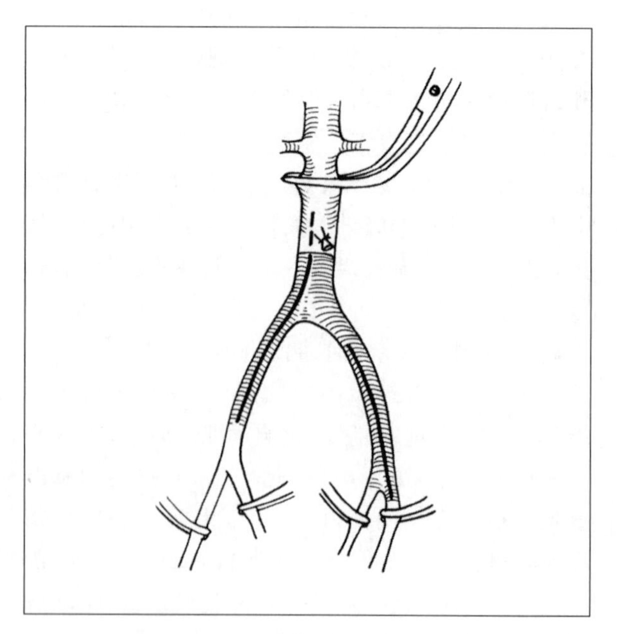

图 5

(4)内膜剥脱切除：准确找到动脉内膜下间隙，用内膜剥离器或钝头弯组织剪做病变内膜的全周径剥离(图 6)。继续向上下方剥离直到病变内膜终止处，此处内膜变薄，与中膜粘连紧密。先在上端将内膜切断，然后检查远端剥离是否足够，确认无疑后将其切断(图 7)。

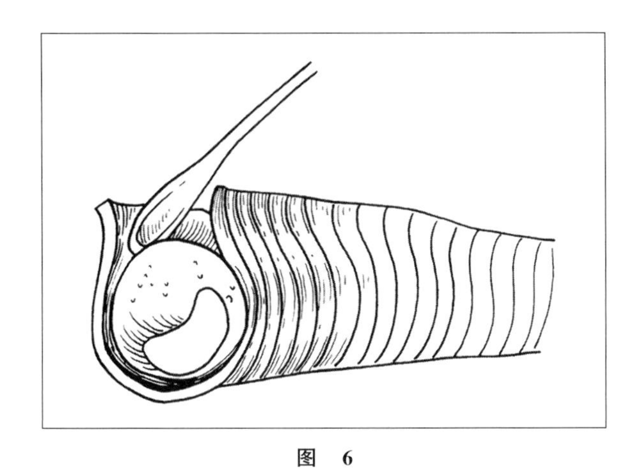

图 6

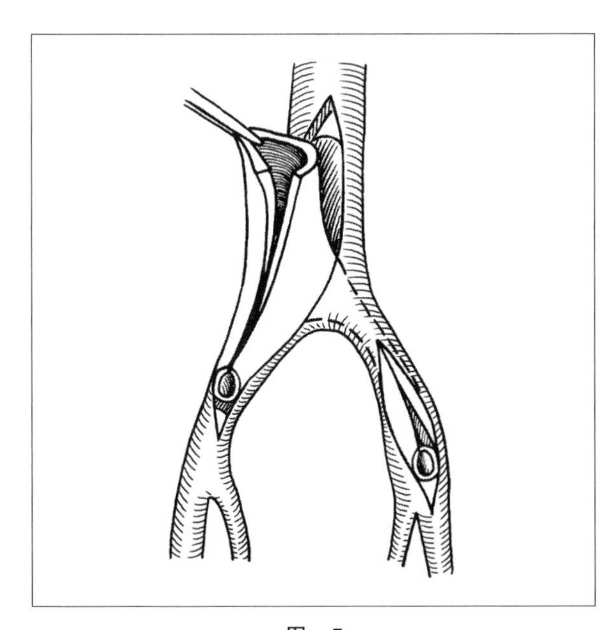

图 7

(5)远端内膜缘固定：用肝素盐水(肝素 5000U/100ml)冲洗血管腔，检查远端有无游离飘起的内膜，如有，将其仔细修剪干净。用 6-0 单股不吸收线将内膜边缘与血管壁做间断缝合固定，线结朝外(图 8)。

(6)动脉缝合：用 4-0 或 5-0 单股不吸收线连续缝合血管。切口下端缝线拉紧结扎之前，分别瞬时开放远、近端血管阻断钳，以冲出可能残留的碎片或血凝块(图 9)。结扎完毕后，先开放远端阻断钳，检查有无漏血，必要时间断补针。再开放近端阻断钳。用盐水纱垫压迫片刻以止住小的漏血。

(7)动脉补片：若内膜剥除后管腔依然较细，可添加涤纶或聚四氟乙烯(PTFE)补片(一个或两个)以扩大口径(图 10)。

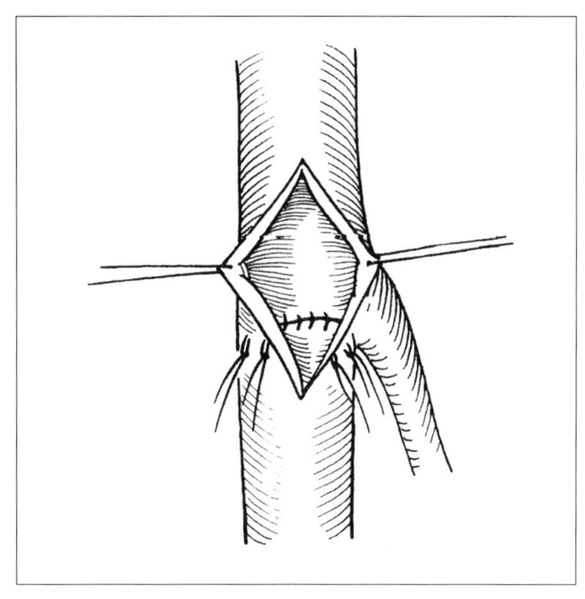

图 8

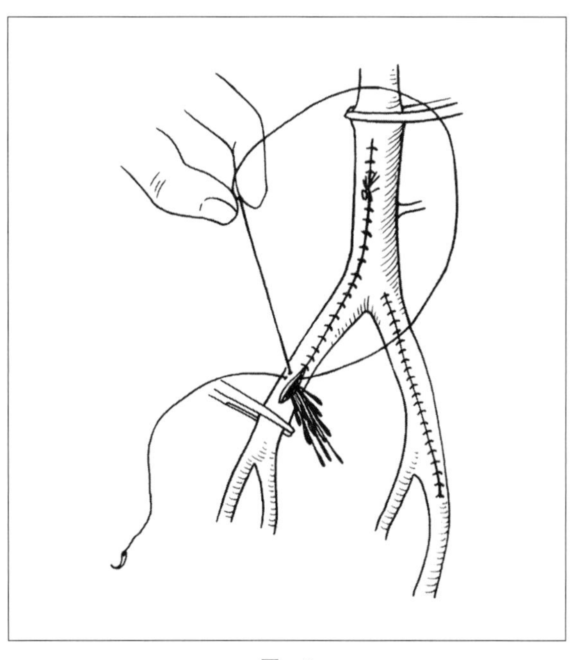

图 9

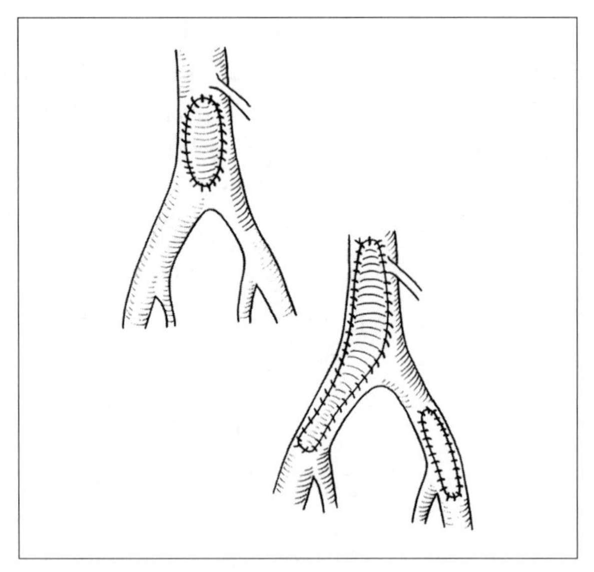

图 10

(8)创面彻底止血,冲洗吸净后,逐层缝合切口。不放引流。

【术中注意要点】

(1)剥离内膜的层次要找准,层面太深会伤及中膜,使留下的血管壁过薄,有破裂出血的危险。

(2)病变内膜上界一般离肾动脉平面不远,要注意剥离干净不要遗留。偶可遇到腹主动脉已接近完全闭塞,其近端形成血栓且向上蔓延累及肾动脉开口。此时应在更高位置阻断腹主动脉并控制双侧肾动脉,将主动脉切口上延至肾动脉开口平面,直接将血栓连同肾动脉开口以下 5cm 一段内膜一同去除。缝合此段主动脉切口,将主动脉阻断钳下移至肾动脉开口以下,开放肾动脉。其余步骤同前。

(3)正确掌握远端内膜切除平面十分关键,要将内膜切净,又不切除多余的正常内膜。其平面一般都在髂总动脉分叉部以远。内膜切缘必须整齐,不要留下已剥离的内膜,并将留下的内膜边缘间断缝合固定于血管壁上,保证恢复血流后不会有飘起的内膜阻塞血管腔造成手术失败。

(4)尽管两侧髂总动脉受累情况不一,必须剥离切除双侧病变内膜,才能达到好的远期疗效。

(5)术中 B 超多普勒监测远端(髂外动脉、股动脉)血流改善情况,对判断内膜剥脱是否足够颇有裨益。

(6)麻醉师应与术者密切配合,采取有力措施维持好病人的生命指征。阻断主动脉时须避免血压陡然上升,否则应暂停阻断;开放阻断钳时须防止血压骤降,否则应立即重新阻断,加强扩容后再试撤钳。

【术后处理】

(1)病人多属老年,术后应严密监测生命体征,保持好心脏功能和适当的循环血容量。注意观察有无内出血。

(2)注意观察下肢血供情况,及时发现内膜剥离段动脉内血栓形成或内膜碎片或凝血块造成的下肢动脉栓塞,并予以相应处理。

(3)静脉滴注 7～10d 右旋糖酐-40。

【主要并发症】

(1)动脉缝合口出血。

(2)动脉内血栓形成。

(3)下肢动脉栓塞。

(4)主动脉前神经丛损伤引起男子性功能障碍。但需与动脉狭窄或闭塞所致腹壁下动脉供血不足造成的阳痿相鉴别,后者在术前就有性功能低下表现。

18.13.2.2 腹主动脉-髂动脉架桥术及腹主动脉-股动脉架桥术

Aortoiliac and Aortofemoral Bypass

【适应证】

动脉狭窄或闭塞范围较广,内膜剥脱难以达到治疗目的者。

【禁忌证】

因全身情况不佳不能耐受经腹大手术,或存在腹腔感染不宜经腹行大血管手术者。

【术前准备】

同"腹主动脉及髂动脉内膜剥脱术"。

【麻醉与体位】

气管插管全身麻醉。平卧位。

【手术步骤】

(1)切口:做从剑突到耻骨联合的正中大切口。如需行腹主动脉-股动脉架桥,则加做双侧大腿根部切口。该切口正对股动脉,上端超过腹股沟韧带 1cm,必要时还可向外上方延长;下端应超过股动脉分叉处(图 1)。不需切断腹股沟韧带,将其向上方拉开即可。

（2）显露腹主动脉：用盐水纱垫包裹小肠拉向右侧，切断屈氏韧带，将十二指肠牵向右上方。在肠系膜根部左侧沿腹主动脉切开后腹膜（图 2）。腹主动脉前方有多数淋巴管，需切断结扎以防术后发生淋巴漏。向上继续游离直到左肾静脉，必要时还可将其游离一段并向上牵引以增加显露（图 3）。病变位置很高的，偶尔不得不切断左肾静脉。紧贴汇入下腔静脉处切断左肾静脉，一般不会引起严重回流障碍（图 4）。中线偏左侧有肠系膜下静脉向上行走，将其牵向左方。狭窄部近

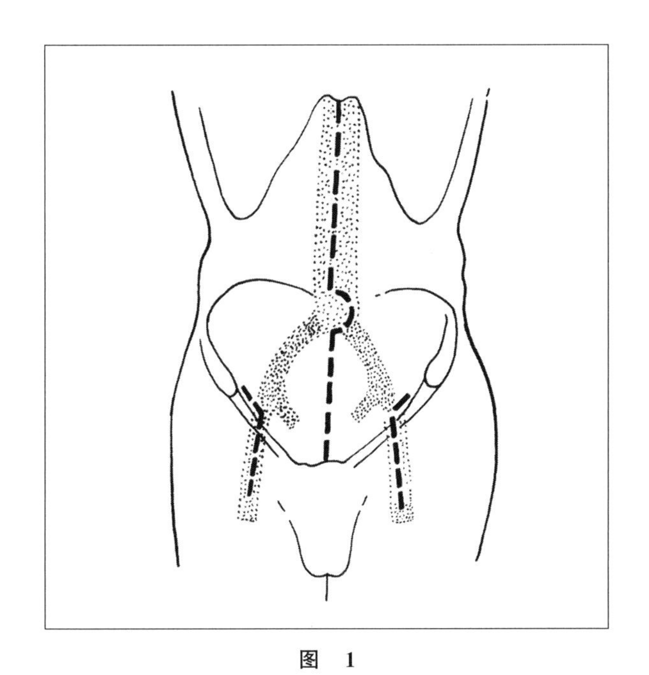

图 1

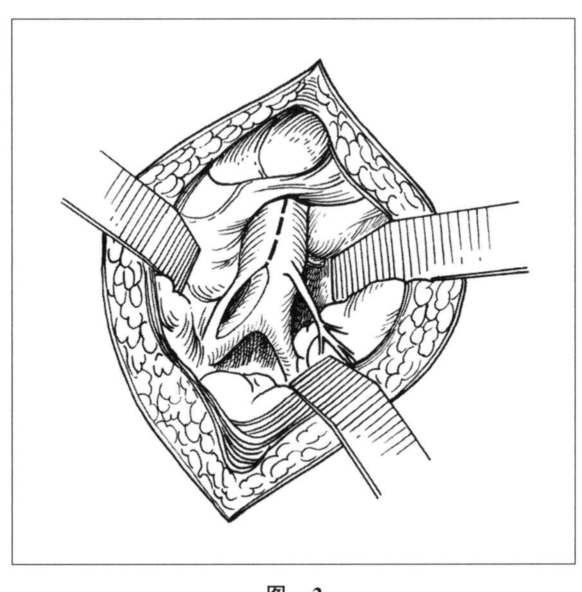

图 2

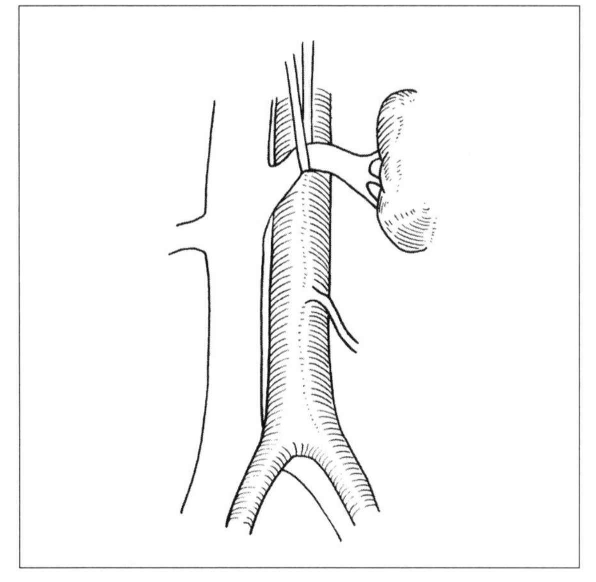

图 3

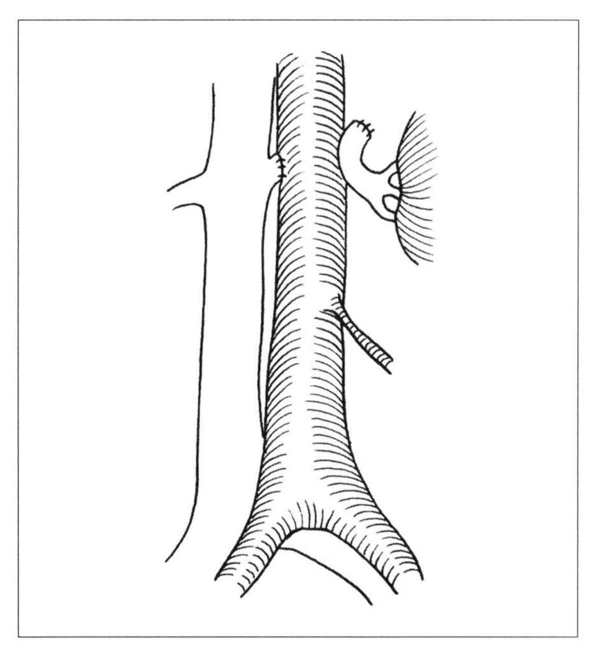

图 4

段腹主动脉相对正常，血管壁柔软，可做人造血管主动脉端-侧吻合者，不必做主动脉全周径游离。但如该段主动脉仍有明显增厚内膜造成管腔狭窄，则宜将其切断后行端端吻合术。为此需切断 1 或 2 对腰动脉，将 2～3cm 一段主动脉做全周径游离。

（3）探查髂动脉：髂总或髂外动脉完好者，可在该处架桥，有创伤较小、人造血管不通过伸屈部位、伤口感染机会较少等优点。但动脉闭塞性疾

病有继续蔓延趋势，临床证实股动脉架桥的远期效果确比髂动脉架桥好，因此目前多主张径直施行腹主动脉一股动脉架桥手术。

(4)人造血管预凝处理：无论采用编织的还是纺织的人造血管，都需做预凝处理，以封闭纤维间的孔隙不使漏血，并在腔内壁形成一层光滑的纤维蛋白衬里，减少血栓形成的机会。目前采用最多的是编织涤纶血管，预凝更应充分。首先选好口径与腹主动脉相同或略细的人字形人造血管，将两个细臂末端夹闭，置于弯盘内。在全身肝素化之前从腹主动脉或下腔静脉抽出100ml血液，吸入尖嘴洗疮器（追金空针）或注射器中与置于垂直位的人造血管对接，缓缓注入血液至满。此时血管壁逐渐湿透并渗出血液。继续注入血液（漏出到弯盘的血液还可再用），直至漏血基本停止。用于灌注的血液2～3min便会凝固，若人造血管仍未准备好，可以再抽新血。漏血停止后，将夹闭两个细臂的血管钳撤去，放出血液并用肝素生理盐水反复冲洗，去除管腔中的凝血块后备用(图5)。

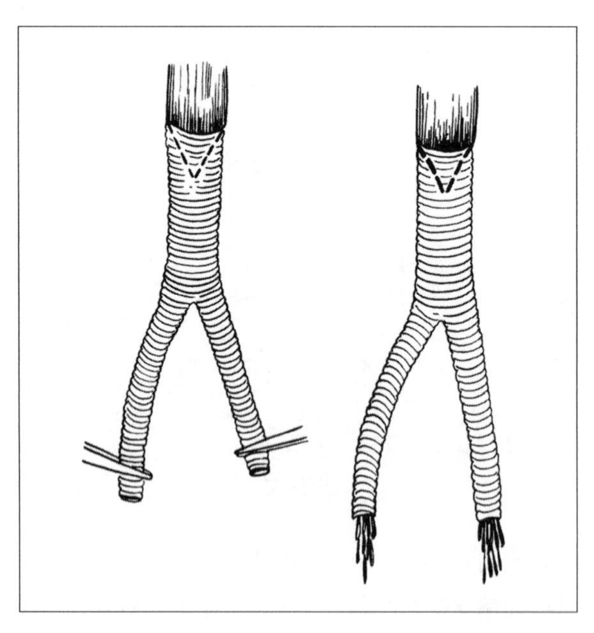

图 5

(5)建立隧道：拟架桥到股动脉者，在对人造血管进行预凝的同时，即着手建立隧道。先将横跨髂动脉的输尿管从后方分开，术者手指紧贴髂总及髂外动脉前壁钝性向远端分离。另一手指从大腿根部紧贴股动脉前壁向上分离，直到两手指会师。用大弯钳自下而上穿过隧道，将一布带或细乳胶管引过隧道备用(图6)。

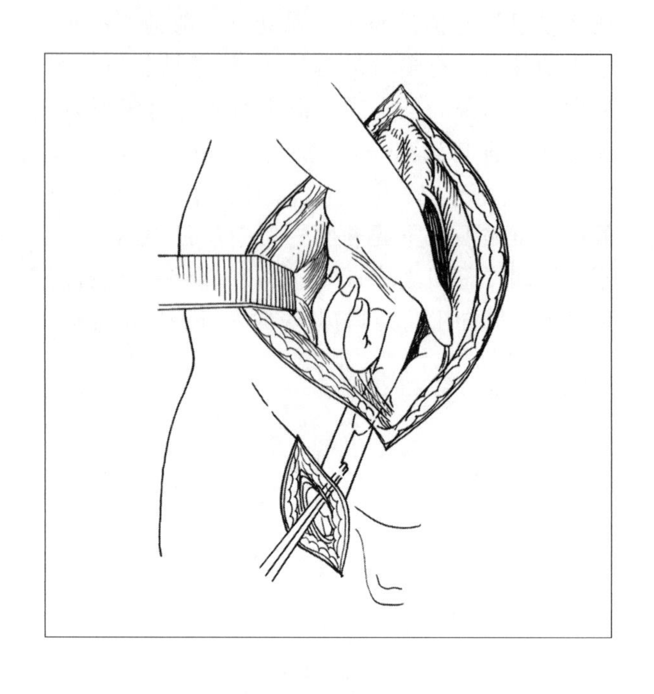

图 6

(6)肝素化：按100U/kg剂量静脉注入肝素。再次检查人造血管腔内有无凝血块或纤维蛋白碎块，如有，可用钳取出并用肝素液冲净。根据实际需要量剪除多余的人造血管粗臂部分。

(7)近端吻合：做端-侧吻合者，分别用阻断钳控制拟吻合处的上下两端，下端的钳应呈斜行以便同时阻断腰动脉。也可用大号Satinsky钳，但吻合时略嫌手术野狭小，不如分夹两把钳方便。在两钳间将腹主动脉前壁剪去一块使成一椭圆形孔。把人造血管粗臂端剪成斜面，用3-0或4-0双针单股不吸收线做吻合。缝合从斜面根部即远端开始，先缝1针（或头1针做外翻褥式）打结(图7)。然后从一侧做连续缝合直到斜面尖端即向心端(图8)。再以同法缝另一侧，到尖端后两线打结。注意缝合腹主动脉时应从内膜进针，外膜出针，否则有造成内膜剥离的可能。

更常用的是端端吻合，优点是可以对主动膜近段增厚的内膜做适当剥脱，提高吻合口的质量。横断已游离好的腹主动脉后，远端用3-0单股不吸收线封闭，做两排缝合，一排水平褥式，一排普通连续缝合(图9)。或以一根线往返连续缝合后打结亦可。

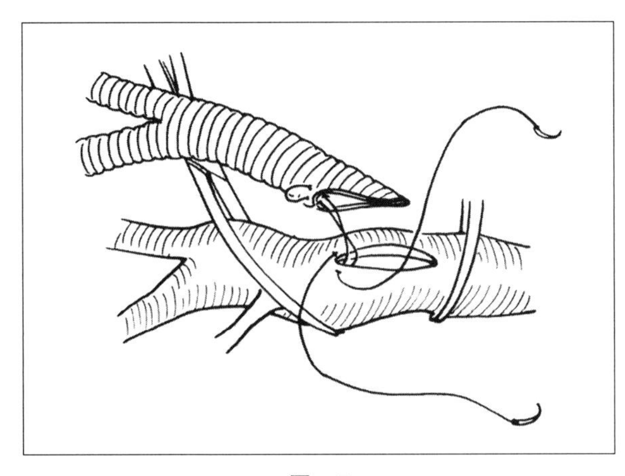

图 7

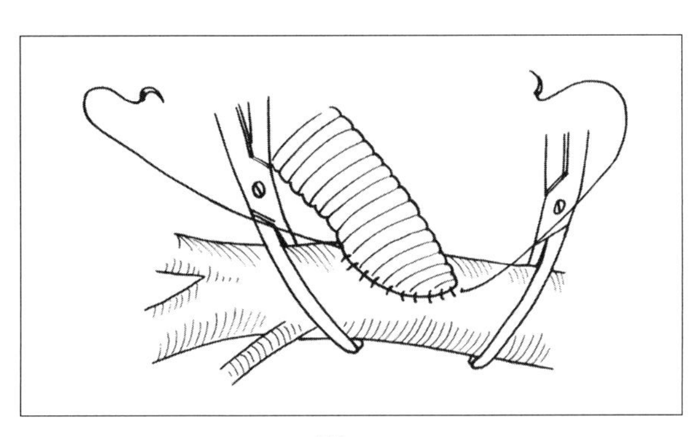

图 8

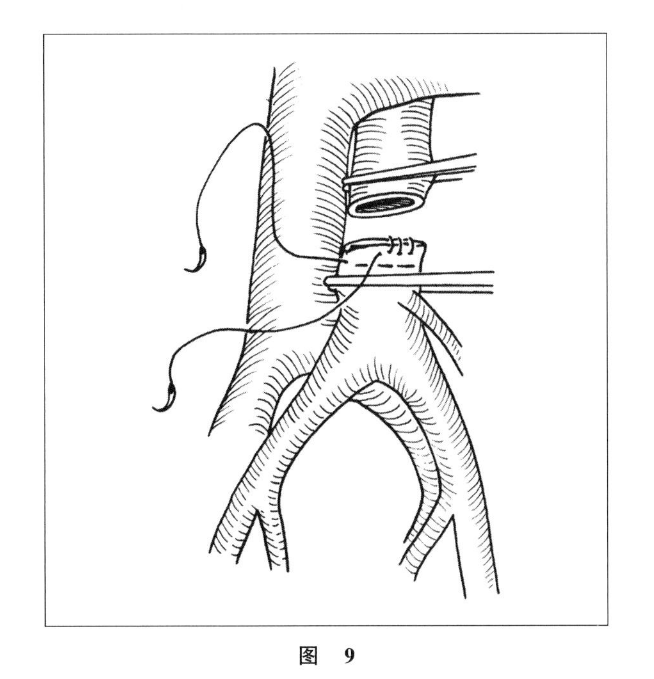

图 9

近端与人造血管吻合，从后壁正中开始，连续外翻缝合，两线到达前壁相会后互相打结（图10）。

（8）检查吻合口密合性：瞬间开放主动脉阻断钳随即重新夹闭，此时人造血管充满血液。在靠近吻合口处夹闭人造血管，去除两细臂（即远端）上的血管钳，让血液完全排空。再次开放腹主动脉阻断钳（图11）。若漏血严重，可重新阻断，在漏血处做间断缝合修补；若漏血不严重，可取出阻断钳，吻合口用纱垫压迫片刻即可止血。

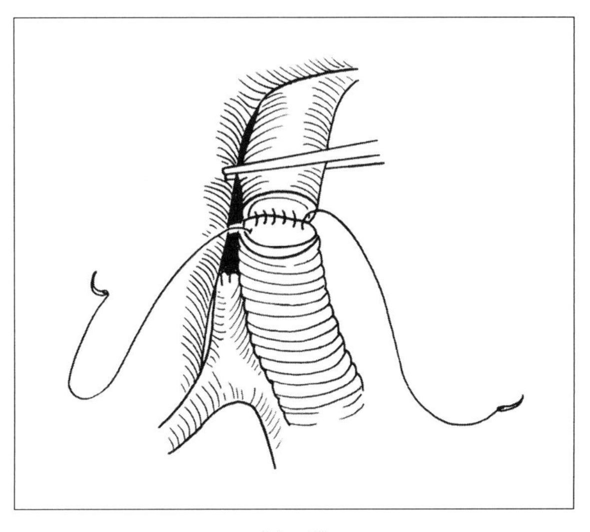

图 10

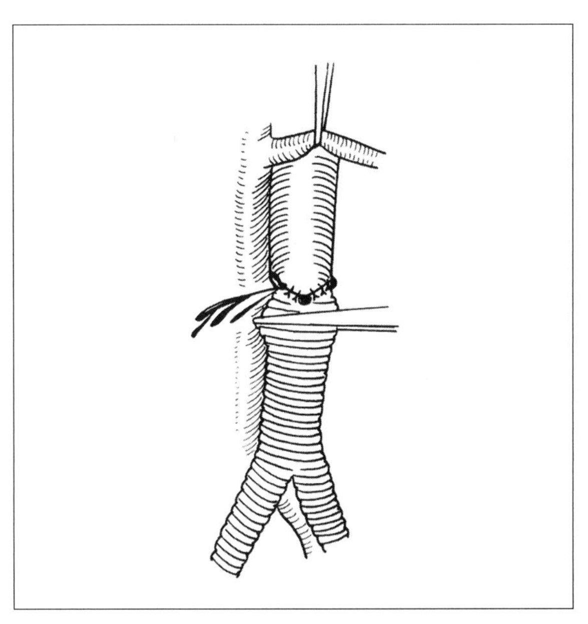

图 11

（9）裁剪人造血管远段：根据拟架桥到髂动脉还是股动脉，将人造血管两个细臂分别剪短到所需长度。压力颇高的动脉血流通过涤纶血管后，血管上的环形皱褶会部分展平，血管变长，尤其国产人造血管更是如此。在裁剪时必须把血管拉长测量再剪断，以免通血后冗长纡曲。如行股动脉架桥，先顺原先留置的布带或细胶管自下而上伸进大弯钳，将人造血管尖端夹住拉到股三角部位，注意避免旋转扭曲，然后裁剪。应将人造血管剪成S形斜面，根部朝上，尖端朝下(图 12)。

(10)远端吻合：选择好吻合部位，以血管壁较少受累处为好。向股动脉架桥应尽量做到股动脉分叉处，使从切口能清楚看到股深动脉开口，必要时可加做该处内膜剥脱，或将切口延长到股深动脉开口以保证有足够血流量。吻合方法与近端端-侧吻合相同。只是斜面朝向相反，即斜面尖端应朝远心端，用 5-0 缝线(图 13，图 14)。吻合口最后一针打结之前，用血管钳紧靠分叉处夹住人造血管另一细臂，间断松开近端吻合口下方的阻断钳，血流即从吻合处缺口喷涌，将可能存在的血凝块冲出(图 15)。同样目的短暂松开远端阻断钳。确认无凝血块后，缝线打结完成吻合，同时移除上述阻断钳，恢复该肢体血流。同样方法完成对侧的远端吻合。

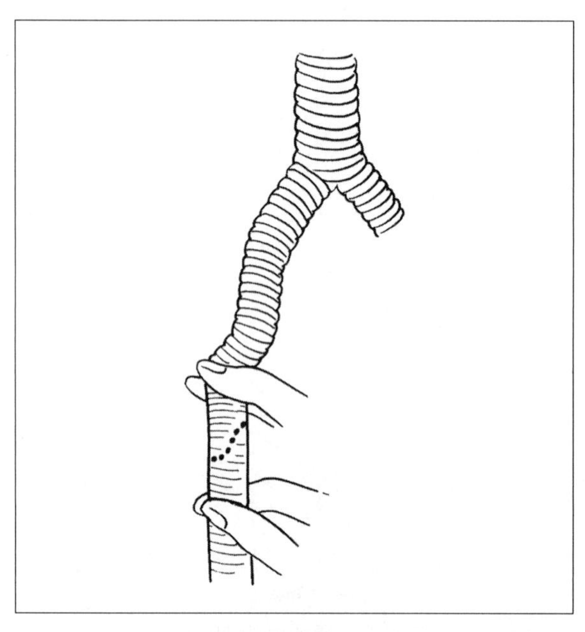

图 12

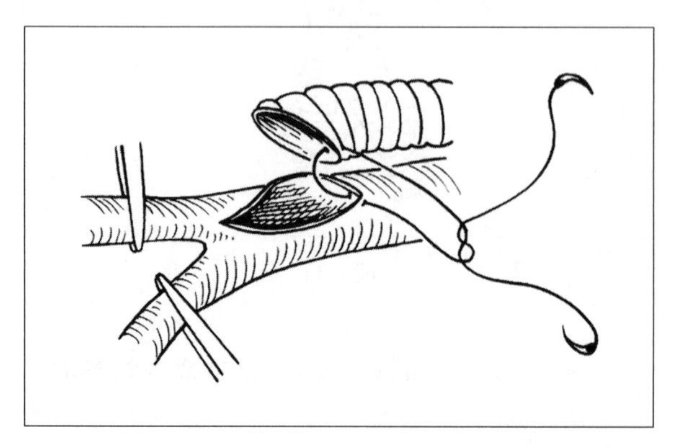

图 13

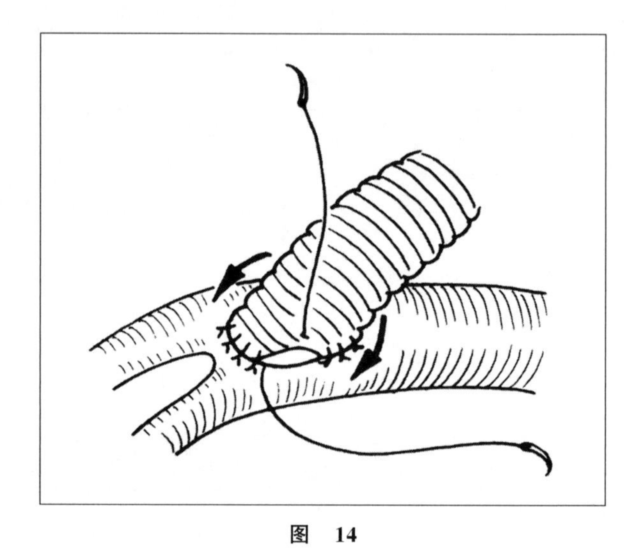

图 14

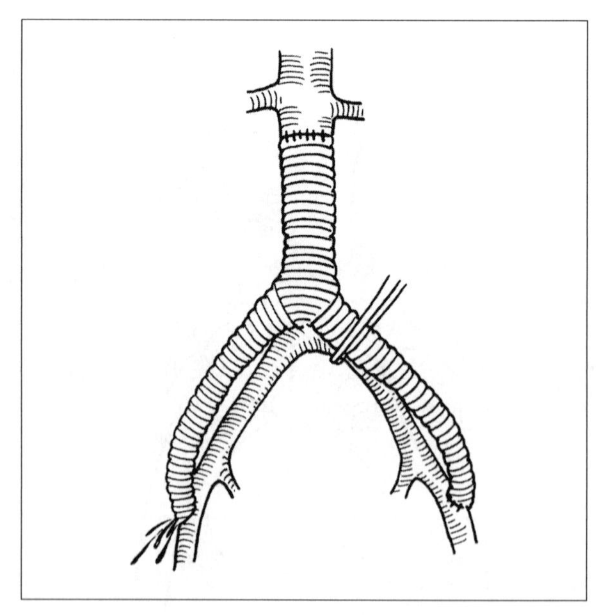

图 15

(11)肠系膜下动脉的处理：为显露和解剖腹主动脉，一般需切断肠系膜下动脉(IMA)，通常并不会引起左半结肠缺血。但如术前动脉造影发现 IMA 粗大纡曲，而肠系膜上动脉有供血不足表现，则有可能需要将切断的IMA重新植回。手术探查时可试行阻断IMA，观察左结肠血供有无障碍，术中多普勒检测对此很有帮助。初步判断需重新植入者，应将IMA根部一圈主动脉壁剜出使与IMA连成一体呈喇叭口状。主动脉上缺口予以缝闭。此时可试行开放IMA阻断钳，若有足量回血，则IMA无需再植，将其结扎即可。否则，在架桥完成后将其植入于人造血管上(图16)。所幸这种情况很少见。

(12)彻底止血后，关闭后腹膜，将人造血管全部覆盖。逐层缝合切口。不放引流。

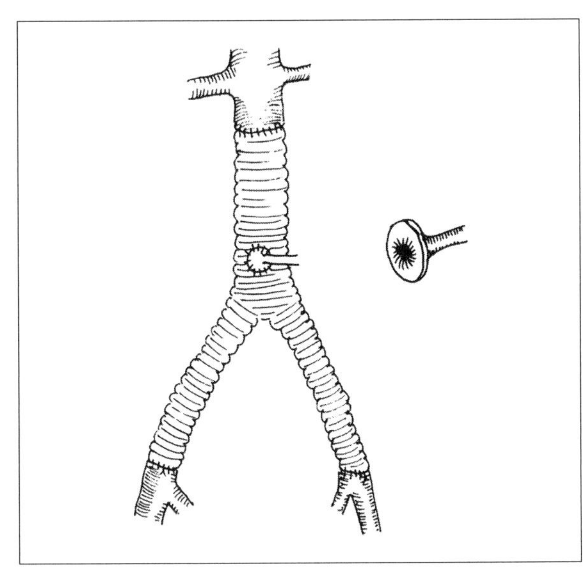

图 16

【术中注意要点】

(1)腹主动脉前方和股三角区域富含淋巴管，解剖游离时要注意将其结扎，以免引起术后淋巴漏，影响伤口愈合甚至招致感染。

(2)阻断腹主动脉及开放人造血管阻断钳以恢复下肢血流时应严密监测血压变化，防止骤升急降。若松钳时血压陡然下降，应重新阻断，加强扩容等措施后再试行开放。

(3)阻断下肢血流后会发生局部酸性代谢物质积聚，恢复血流再灌注后，有可能造成全身酸中毒，需注意适当输注碳酸氢钠溶液加以预防或纠正。

(4)手术完成后若有出血倾向，可用硫酸鱼精蛋白25mg缓慢静注，10～15min后查出凝血时间，若仍长于正常，可再给25mg。

(5)缝合后腹膜时，务必将吻合口妥为覆盖，使之与肠管隔开，减少产生动脉肠管瘘的机会。游离开的十二指肠复位即可，不必重新固定于后腹膜。

(6)手术开始前和结束后各用一个剂量的广谱抗生素静滴以预防感染，若无特殊情况，手术后可不再用抗生素。

【术后处理】

(1)加强监护，维持好循环系统功能。

(2)注意观察有无内出血和酸中毒并给予相应处理。

(3)术前有高凝状态者，手术后可每天再给肝素100U/kg，2d。

(4)输注每天500ml右旋糖酐-40，7～10d。

(5)术后不用促凝血药。

【主要并发症】

(1)吻合口出血或创面渗血。

(2)切口感染，以大腿根部切口感染较为多见。

(3)动脉桥内血栓形成并可向远端蔓延。

(4)脱落的血凝块或内膜斑块可引起下肢远端动脉栓塞。

(5)勃起功能障碍。腹主动脉分叉处(尤其偏左)不要广泛游离以减少损伤神经丛的机会。有人主张在腹主动脉-股动脉架桥时中途加做一个到髂总动脉的侧-侧吻合口以改善腹壁下动脉血供，对预防和治疗血管源性阳痿(vasculogenic impotence)有帮助。

18.13.2.3 腋动脉-股动脉及股动脉-股动脉架桥术

Axillofemoral Bypass and Femoro-femoral Bypass

【适应证】

(1)腹主动脉及髂动脉闭塞性疾病需行架桥手术，但病人因年迈体衰或有严重基础疾病不能耐受腹部手术，甚至不能耐受全身麻醉者。

(2)患有腹腔感染或腹膜后感染，同时又急需行架桥手术者。

(3)既往曾行架桥术，人造血管发生感染，需要重新建立血供者。

【麻醉与体位】

可采用全身麻醉或局部麻醉。平卧位。

【手术步骤】

(1)做好切口及隧道标记。上方以锁骨中、内1/3交界处为中点,顺锁骨下一横指做切口,长约8cm。下方是通过股三角的直切口或斜行、弧形切口。隧道中段沿腋中线走行(图1)。

(2)显露股动脉:由于股动脉常无可触及的搏动,可沿大隐静脉找到股静脉,在其外侧显露股动脉。向远端游离,暴露股浅及股深动脉。通过扪诊检查动脉通畅情况及血管壁状态,选择好适宜的架桥部位。

(3)显露腋动脉:切口下顺纤维将胸大肌劈开向两侧牵引,切开喙锁筋膜,即可找到腋动脉。将跨越其前方的小静脉及胸最上动脉切断结扎,尽量保留肩胸干。游离一段腋动脉准备架桥(图2)。

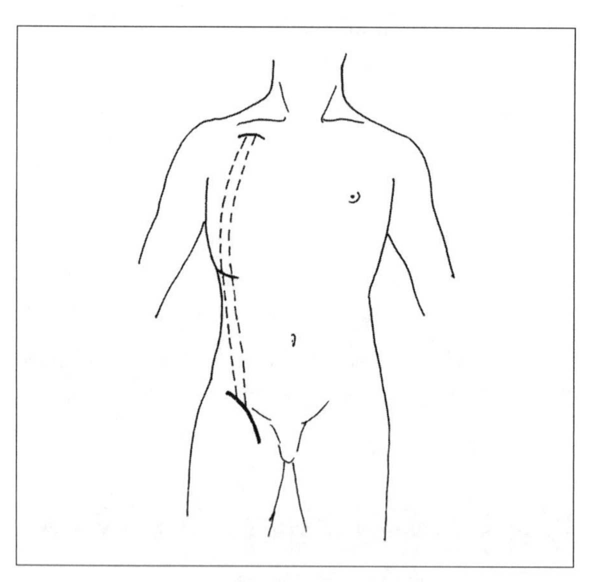

图 1

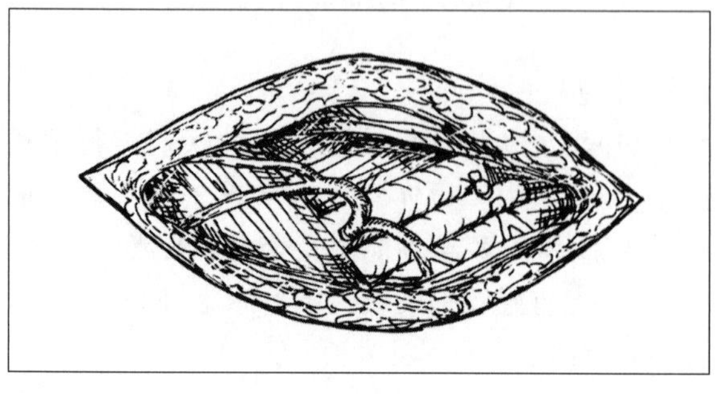

图 2

(4)建立隧道:从腋动脉开始,隧道从胸大、小肌间穿过到达腋窝下方腋中线处,然后将特制的隧道通条在皮下深层向远端推进,必要时在季肋部添加一个切口。在髂前上棘上方转向内下,最后到达股三角部切口。也可用其他器械代替通条。

(5)血管吻合:最好选用聚四氟乙烯(PTFE)人造血管,优点是不漏血,同时内壁光滑,不易形成血栓。若用涤纶血管,需细心做好预凝。静注肝素(100U/kg)后阻断腋动脉,在其下壁(不是前壁)做纵行切口,与剪成斜面的移植血管用5-0线做端-侧吻合(图3)。在吻合口下方夹住人造血管,间断开放腋动脉阻断钳,确认吻合口不漏血后去除阻断钳,恢复上肢血流。通过冲洗吸引去净人造血管中的血液。将移植血管拉过隧道,注意防止扭曲和旋转,并按所需长度进行修剪(PTFE血管通血后不会像涤纶血管那样延长),与股动脉行端-侧吻合。吻合口最后一针打结前,松开人造血管上的阻断钳以排出空气,然后打结,同时开放股动脉及其分支上的阻断钳。吻合完成后,缓缓静注鱼精蛋白25～50mg中和多余的肝素。

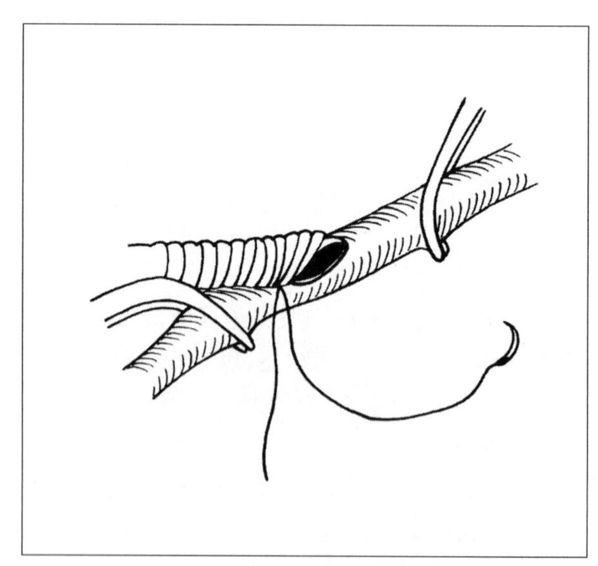

图 3

(6)股动脉-股动脉架桥:若对侧肢体也缺血,需加做股动脉-股动脉架桥。为此用手指在皮下组织深处做成隧道,经耻骨联合上方与对侧隧道会合(图4)。将人造血管两端修剪成斜面,先做输出的端-侧吻合(图5)。再做输入侧的吻合。

也可做腋动脉-双股动脉架桥术(axillobifemoral bypass),即从腋动脉-股动脉桥上再搭出一桥,穿过皮下隧道与对侧股动脉吻合(图6)。将桥架到对侧不仅能解除对侧肢体的缺血症状,而且能增加来自腋动脉的血流量,提高其远期通畅率。

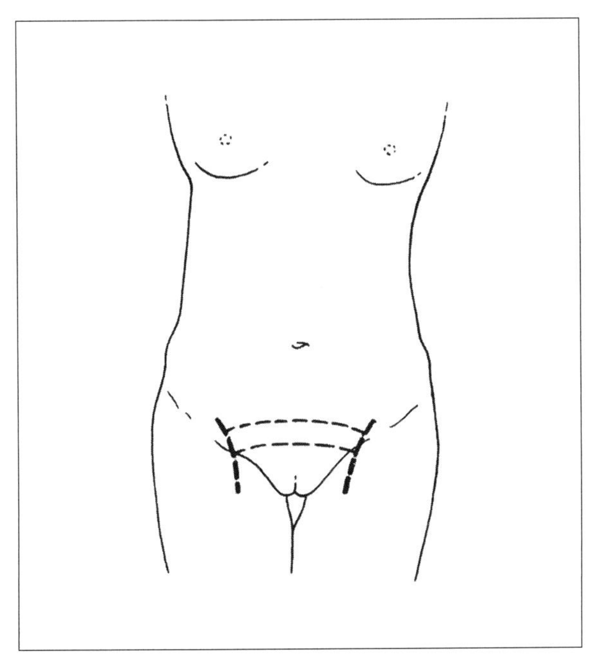

图 4

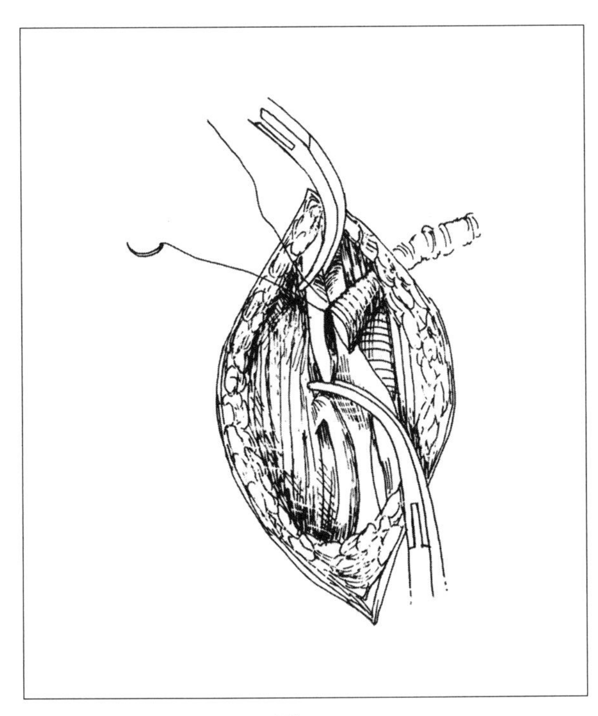

图 5

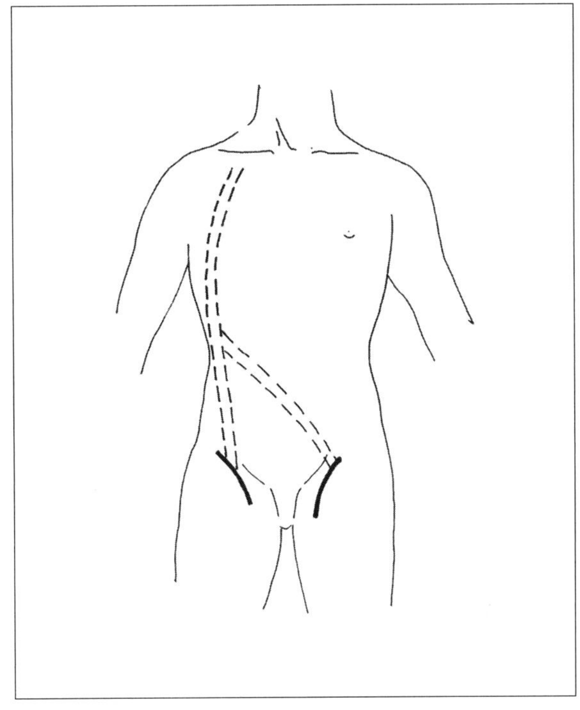

图 6

【术后处理】

(1)注意观察有无吻合口出血,并给予相应处理。

(2)术后可静脉输注右旋糖酐-40 500ml/d,7~10d。有高凝状态者可继续用肝素1~2d。

(3)注意体位,避免压迫人造血管引起堵塞。

(4)万一发生人造血管内血栓形成,可在中段切开,用Fogarty球囊导管取出血栓。

(5)用广谱抗生素预防感染。

18.13.2.4 腹主动脉-腹腔动脉架桥术和腹主动脉-肠系膜上动脉架桥术

Aortocoeliac Bypass and Aorta to Superior Mesenteric Artery Bypass

腹腔动脉及肠系膜上动脉(SMA)慢性闭塞的主要原因仍然是动脉粥样硬化。主要症状是消化道缺血三联征:腹痛、腹泻和消瘦。进食后腹痛加重是其特征。危险在于一旦并发血栓形成,即导致所供应脏器的急性缺血,迅速发生广泛性坏疽,多见于小肠和右半结肠。狭窄部位一般都在该动脉从腹主动脉发出的开口处，这也是外科治疗的病理解剖基础。血管造影能提供准确的定位诊断。

治疗方法有球囊扩张、局部内膜剥脱和架桥三种。前两种方法因远期疗效欠佳现已基本被摒弃。

【适应证】

有消化道缺血症状体征，血管造影证实狭窄局限于开口部位，病人情况能耐受腹部大手术者。

【禁忌证】

(1)腹腔感染。

(2)腹腔严重粘连。

(3)因严重基础疾病不能耐受大手术者。

【术前准备】

(1)对营养不良病人应进行短程肠外营养支持，改善其一般情况。

(2)术前积极治疗可能存在的基础疾病。

【麻醉与体位】

采用气管插管全身麻醉。平卧位。

【手术步骤】

(1)取正中切口，上至剑突，向下绕脐至脐下5cm。

(2)全面探查应注意排除胃、胰、结肠等的恶性肿瘤，因少数血管闭塞症状是由这些肿瘤引起的。检查消化道有无缺血表现和系膜血管搏动情况。

(3)横行切开横结肠根部腹膜，向上牵开十二指肠，找到SMA主干，将其游离一段并确认其通畅性(狭窄部位在胰腺后方不能看到)。

(4)切开肝胃韧带，解剖出腹腔动脉，3个分支也应做适当解剖。

(5)若病变只累及SMA而腹腔动脉完好，且肾下腹主动脉壁正常，可只行主动脉-SMA架桥。材料可用倒置的大隐静脉主干或涤纶人造血管。用Satinsky钳夹持肾动脉平面以下的腹主动脉前壁，切除一小块。将移植血管一端修剪成斜面，先与腹主动脉吻合，用4-0或5-0线(图1)。如大隐静脉过细，可将其剪开一口以增大吻合口口径(图2)。用动脉夹阻断SMA(图3)。再完成第2个吻合，开放阻断钳(图4)。

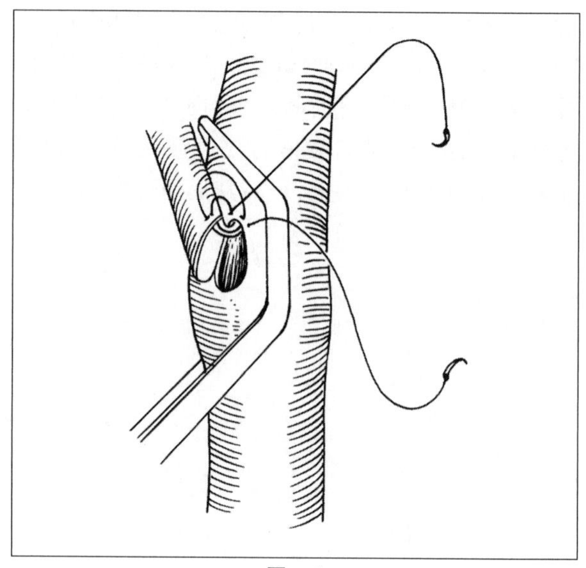

图 1

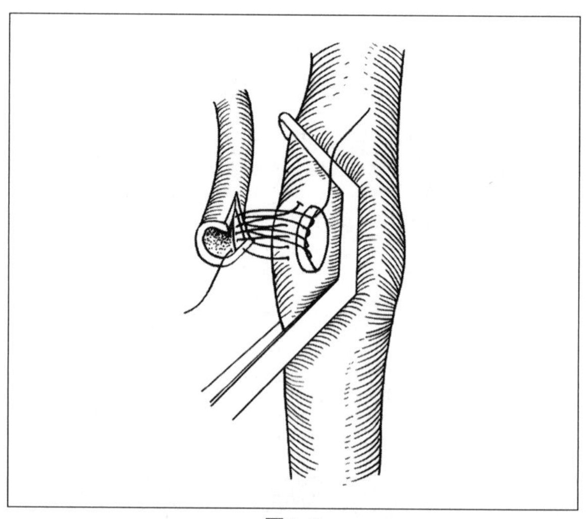

图 2

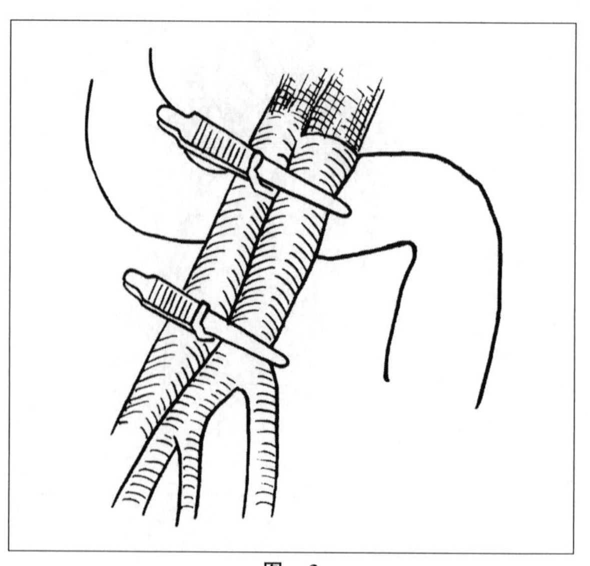

图 3

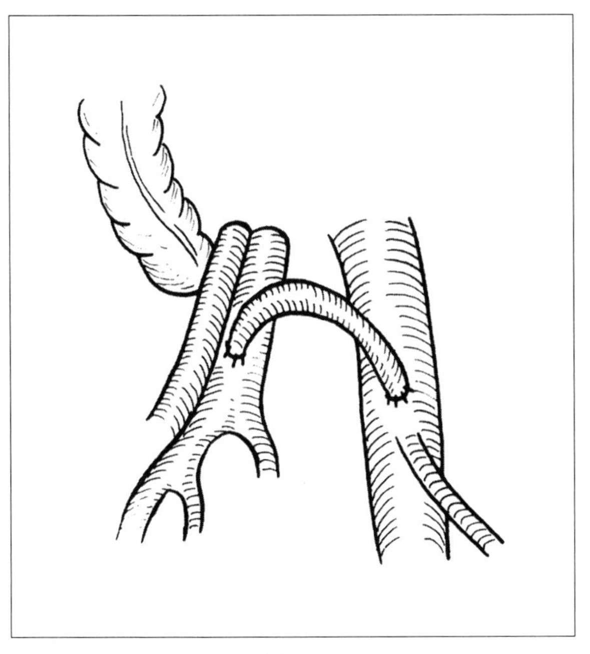

图 4

(6)若病变同时累及腹腔动脉及SMA,应采用“人”字形人造血管同时做两处吻合。为此将肝左叶向上牵引,在腹腔动脉根部上方分开膈肌脚,显露该段腹主动脉(图5)。用Satinsky钳夹持腹主动脉,将其前壁切除一块使其成椭圆形孔洞(图6,图7)。用3-0或4-0线做腹主动脉-人造血管

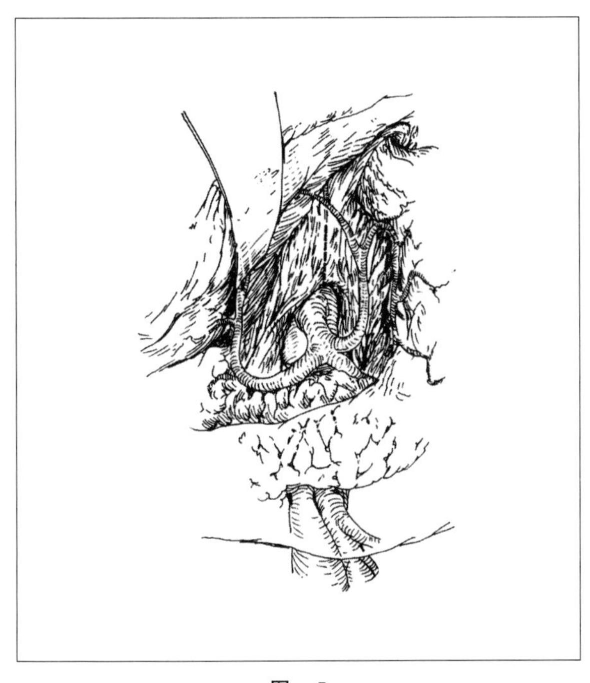

图 5

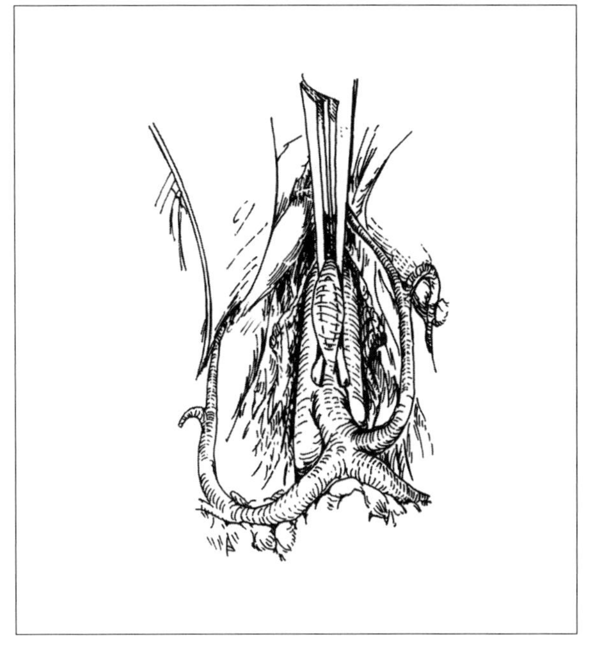

图 6

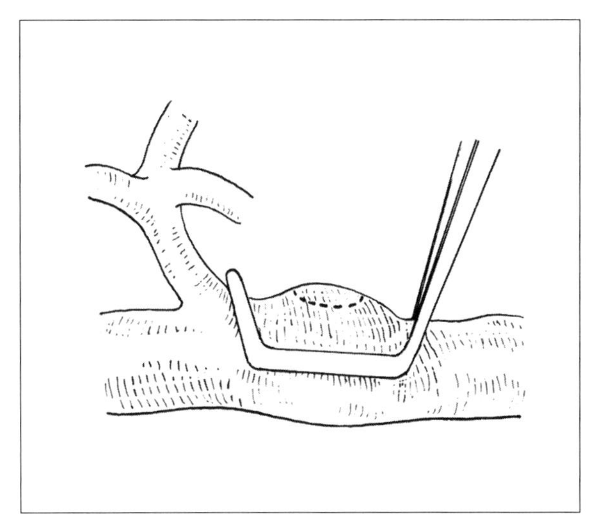

图 7

端-侧吻合,检查确认不漏血后,靠近吻合口阻断人造血管,开放Satinsky钳。阻断腹腔动脉及其分支。选择一较粗大、壁较薄的分支,将人造血管一个细臂剪短后与之做端-侧吻合。开放各阻断钳。把已先行于分叉下夹闭的另一细臂自胰腺前方引向下方,用4-0或5-0线与SMA做端-侧吻合。开放阻断钳(图8,图9)。

(7)仔细止血后关闭后腹膜。逐层缝合切口。不放引流。

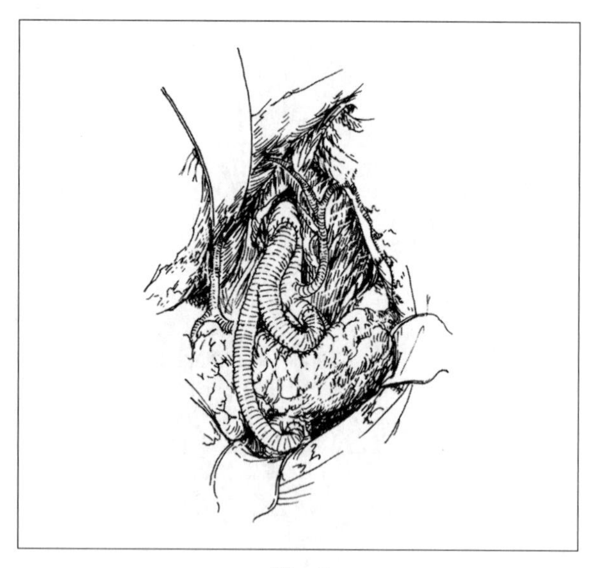

图 8

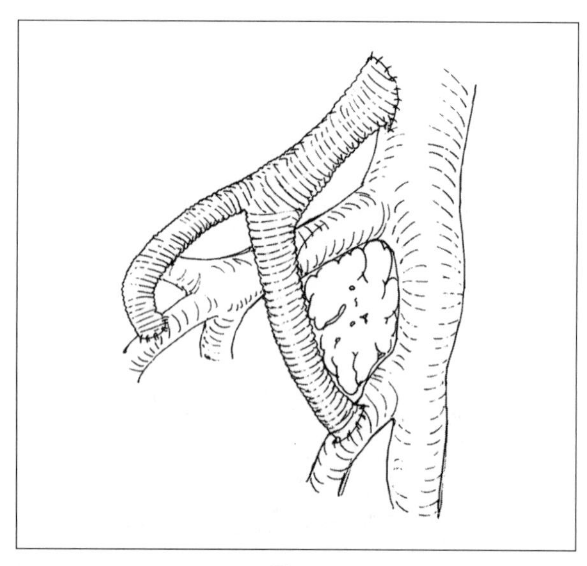

图 9

【术中注意要点】

(1)吻合前要全身肝素化(100U/kg),吻合完成后可酌情给鱼精蛋白(25～50mg,静注),参见“腹主动脉-髂动脉架桥术及腹主动脉-股动脉架桥术”。

(2)在上段腹主动脉架桥的优点是该处血管壁一般完好,吻合口通畅率高。缺点是位置甚高,显露和操作都相当困难。Satinsky 钳夹持必须牢靠,切勿滑脱。吻合质量要高,否则漏血时很难处理。

(3)如主动脉壁普遍有硬化病变不能做吻合,也可将桥架到一段较好的髂动脉上。

(4)架桥后的血管应有良好的搏动和血流,如无搏动或搏动微弱,应仔细查找原因。必要时做术中血管造影,或在人造血管上做横行切口,用 Fogarty 带囊导管插入疏通。

【术后处理】

参见“腹主动脉-髂动脉架桥术及腹主动脉-股动脉架桥术”。

【主要并发症】

(1)术后早期血栓形成虽然少见,却极易造成肠坏死。应严密观察,必要时再剖腹进行处理。

(2)吻合口出血。

(3)动脉栓塞。

(4)吻合口肠道瘘(晚期)。

18.13.3 腹主动脉瘤切除术

Resection of Abdominal Aortic Aneurysm

腹主动脉瘤几乎全由动脉粥样硬化引起,梅毒或真菌感染所致的动脉瘤很少见。内膜增厚、变粗、溃破以及中膜的退行性变,使动脉壁不能耐受血流的不断冲击而逐渐膨胀、凸出,形成动脉瘤。瘤腔内多有血栓形成。一般累及肾动脉平面以下到分叉部的腹主动脉,有时也波及髂总动脉。病人可全无症状,也可有腹部胀满、隐痛等主诉,有的自己发现搏动性包块。病变呈进展性,有自发破裂趋势,一旦破裂,只有少数病人能够获救。病人多为 50 岁以上的中老年人,常伴有高血压及冠心病。X 线平片和 B 型超声有助于诊断,但更有价值的是 CT 和血管造影。CT 能准确测出动脉瘤的大小;数字减影血管造影则能明确血管瘤与肾动脉的关系、髂动脉与其他内脏血管有无受累以及肠系膜下动脉的供血情况。手术是唯一有效的治疗。动脉瘤切除及腹主动脉-髂动脉或腹主动脉-股动脉架桥是公认的标准术式。

【适应证】

原则上所有情况良好的腹主动脉瘤病人都应手术。瘤体越大,破裂的危险性越大,对有症状者或高血压病人尤其如此。据报道动脉瘤直径＜6cm 者,50%能活过 5 年;≥6cm 者则只有 6%。6cm 直径的腹主动脉瘤,每年有 10%发生破裂。瘤体＜5cm 发生破裂也并不少见,因此尽早手术是明智之举。但另一方面，腹主动脉瘤切除是颇具风险的手术，术中对腹主动脉的阻断和开放，会引起血流动力学的明显改变，而病人大都有某种或几种基础疾病，有的还相当严重。在已知的高危因素中，心脏疾病名列首位，包括不稳定心绞痛、充血性心力衰竭和近期心肌梗死史；其次是呼吸系统疾病（呼吸困难、需间断吸氧）和肾功不全（肌酐＞265μmol/L 即 3mg/dl、依赖透析治疗）。年龄则是比较次要的因素。决定是否施行手术，必须先对病人进行深入检查，掌握血管瘤和脏器功能两个方面的详尽资料，在此基础上认真权衡动脉瘤破裂和手术究竟哪个危险更大，慎重作出决断。按目前的水平，手术病死率约为 5%，并发心肌梗死是主要死因。

【禁忌证】

心肌梗死后不到 3 个月、难以纠正的心力衰竭和心律紊乱、严重心肌供血不足、进展期恶性肿瘤属禁忌证。

【术前准备】

(1)积极治疗基础疾病，尤其是心、肺、肾的疾病，使病人以尽可能好的状态迎接手术。

(2)术前禁烟 1 个月以上。指导病人进行深呼吸锻炼，术后间断深呼吸对减少肺不张和其他呼吸系统并发症有很大帮助。

(3)备足血液(1500～2000ml)。

(4)手术前 12h 内静脉输注晶体平衡液 1000～1500ml。

(5)手术前 30min 静脉给予广谱抗生素预防感染。

(6)安放胃管、尿管。

【麻醉与体位】

采用气管插管全身麻醉。至少建立两个静脉通道，其中一个是腔静脉插管以便监测中心静脉压。对高危病人最好插入 Swan-Ganz 漂浮导管，随时监测右房压、肺动脉嵌入压和心排出量；同时插入桡动脉导管以监视动脉血压与血气分析。病人采取平卧位。

【手术步骤】

(1)切口：腹部正中切口，从剑突到耻骨联合(图 1)。

(2)显露动脉瘤：全面探查后，将全部小肠用湿纱垫裹好，挡向右上方(部分置于腹腔外)，横结肠牵向上方，从屈氏韧带开始向下到骶岬下方剪开后腹膜，并将其向两侧游离，显露动脉瘤及两侧髂动脉(图 2)。

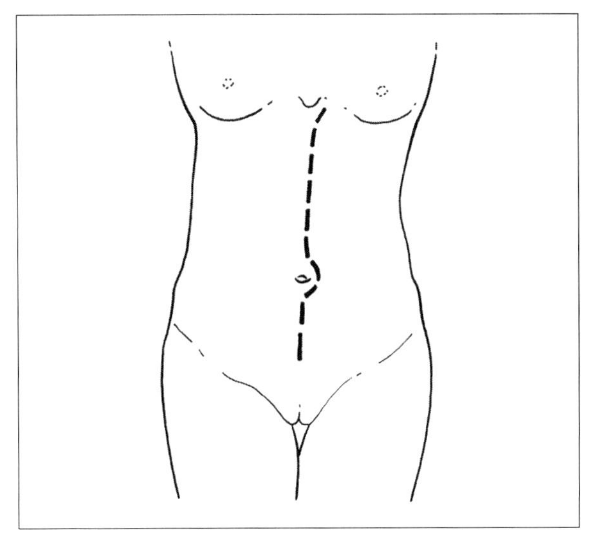

图 1

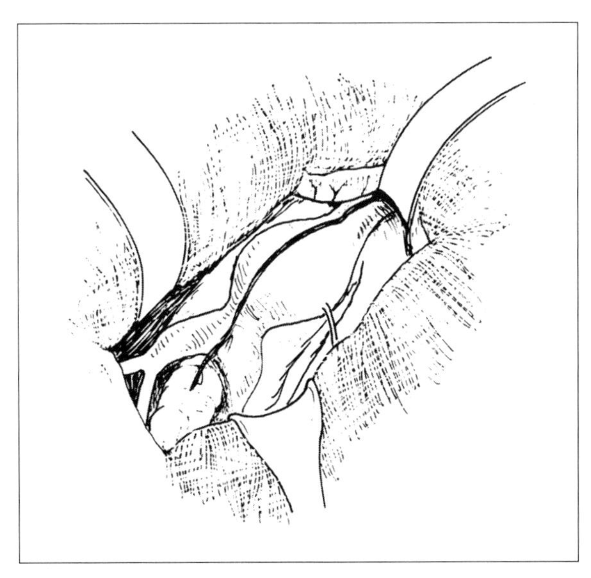

图 2

(3)解剖动脉瘤近段腹主动脉：游离十二指肠第 3、4 段并将其与肠系膜上静脉适当分离，以便向右上方进一步牵开。紧贴腹主动脉外膜锐性加钝性向上解剖，直到左肾静脉，将其与腹主动脉分开并向上方推开，为此可以将左侧精索内静脉切断。游离该段主动脉两边的侧后方，使主动脉能从脊柱向前方提起，但不必做环形游离以免引起腰动静脉撕裂出血(图 3)。

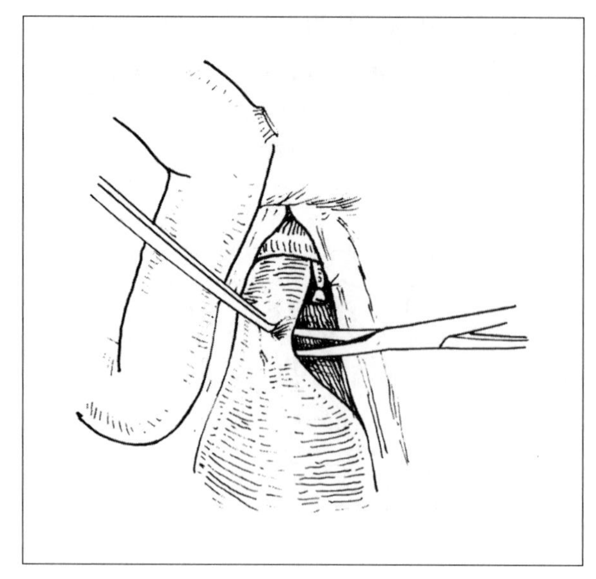

图 3

从动脉瘤发出的肠系膜下动脉多数已严重狭窄或闭塞，可以从根部切断结扎。但少数情况例外，切断后需重新植回，参见“18.13.2.2”。

（4）显露髂总动静脉：找到输尿管并予以保护，适当分离髂总动脉使能被术者手指捏起（以保证阻断钳能到位不致滑脱），但不做全周径分离。

静注肝素 100U/kg 使病人肝素化。用无损伤钳先后阻断双侧髂总动脉及腹主动脉（图 4）。先阻断远侧是为了防止近端钳夹时内膜硬化斑块或血栓脱落造成下肢动脉栓塞。

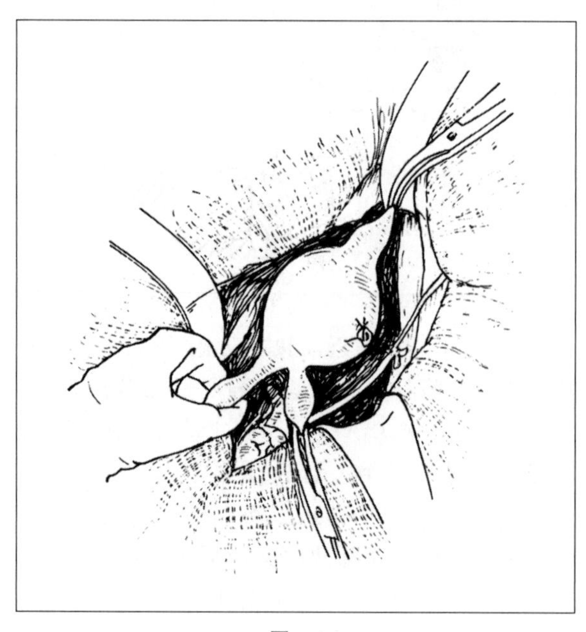

图 4

（5）部分切开动脉瘤壁：最好用电刀，顺正中线纵行切开外膜和中膜，尽量先不切进瘤腔。上端到达瘤体与正常动脉交界处停止，改做一横行切口使其成 T 形。该横切口占周径的 40%～50%。如两髂总动脉并未受累，可在分叉上做同样的 T 形切口，准备与移植的单管人造血管远端吻合。但约半数病例髂总动脉有不同程度受累，需延长切口将其打开。

用刀柄剥离瘤体。剥离平面可在中、内膜之间，也可在内膜和与之粘着的机化血栓之间进行（图 5）。

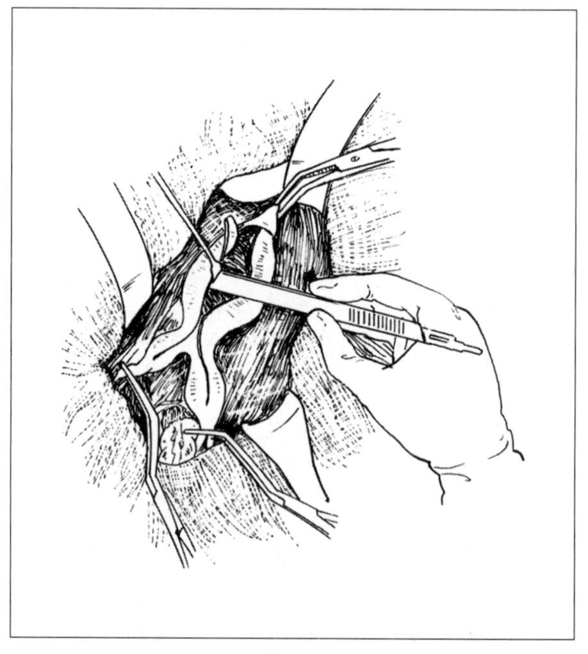

图 5

（6）剥离到一定范围，便可进入到瘤腔，此时鲜血涌出。立即顺原切口将动脉瘤壁全长剪透，迅速清除瘤内血栓和增厚硬脆的内膜。腰动脉大多已闭塞，未闭塞者可用 4-0 不吸收线做“8”字缝合止血。若在显露动脉瘤过程中未曾找到肠系膜下动脉，此时可以从腔内壁认出并予以缝闭（图 6）。

（7）涤纶血管预凝处理，参见“腹主动脉-髂动脉架桥术及腹主动脉-股动脉架桥术”。

（8）做近端吻合：先将人字形涤纶血管的粗臂按需要剪短（通血后人造血管会显著展长，修剪时要在拉长的状态下剪断）。由于主动脉后壁并未切断,须认准正常动脉壁与动脉瘤之间的边界(一般不难)。用 3-0 双针线将此边缘中点与涤纶血管后壁正中做 1 针外翻缝合,打结。然后用这两根针线分别向两侧做连续外翻缝合(图 7)。连续缝线转向前壁,继续进行直到与对侧线会合,最后两线互相打结(图 8)。

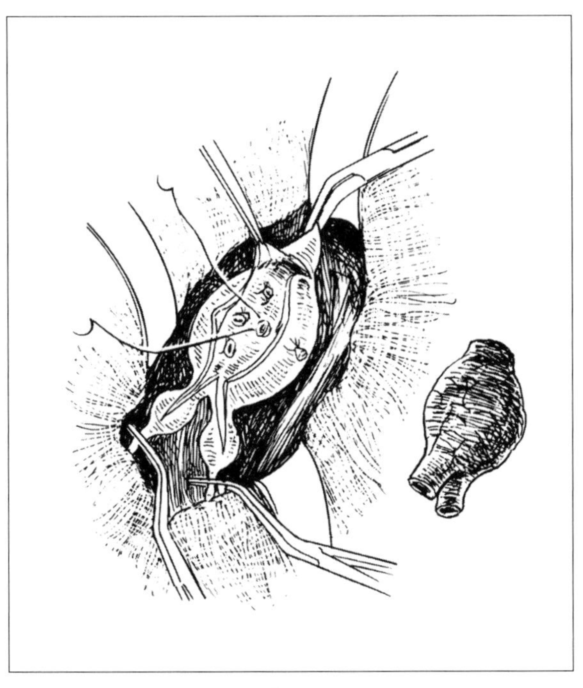

图 6

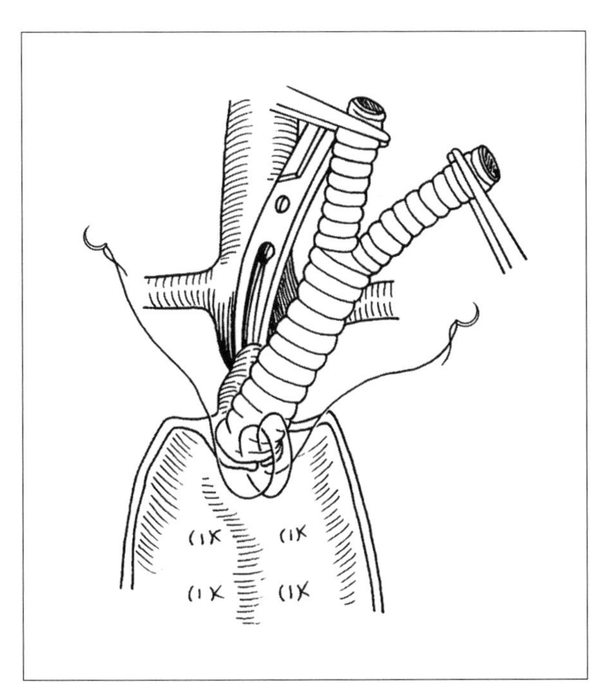

图 7

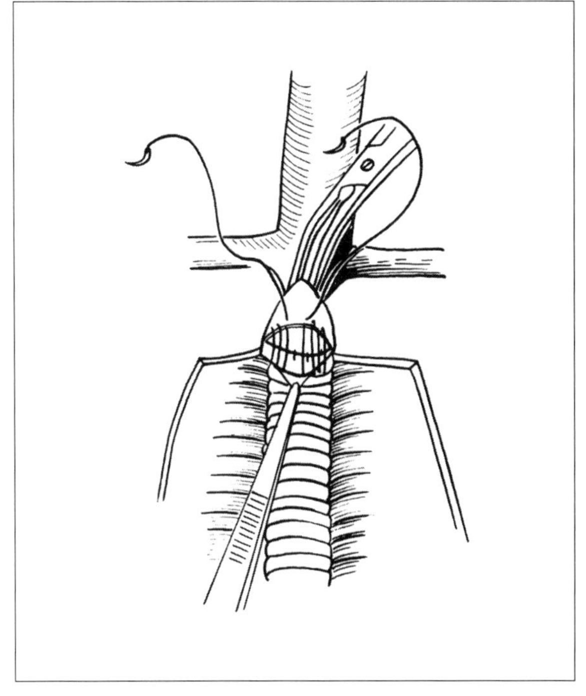

图 8

(9)检查吻合口密封性:血管钳夹闭人造血管远端,慢慢松开腹主动脉的阻断钳,人造血管即时充盈。如吻合口有明显漏血,做单纯缝合或褥式缝合修补(图 9)。小的漏血可通过短暂压迫解决。确认不漏血后,将靠近吻合口的人造血管阻断,同时开放远端阻断钳,将人造血管腔内血液排空吸净。

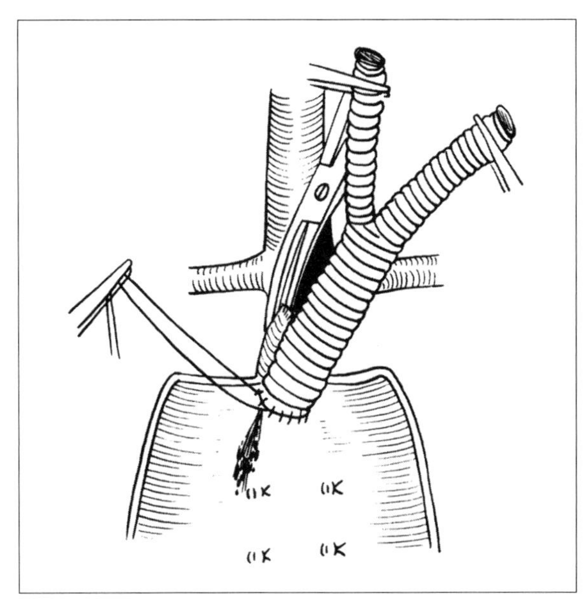

图 9

(10)做远端吻合:若条件许可在主动脉分叉上方做吻合,操作比较容易。但需事先仔细检查拟吻合处血管后壁状况,如有内膜硬化斑块需将其剔除,然后判断该处是否能牢靠缝合。吻合方法与近端吻合相同(图 10)。

若髂总动脉近段受累而远段完好,则用人字形涤纶血管的细臂与其做端-端或端-侧吻合(图 11)。若整个髂总动脉受累而髂外动脉完好,也可与髂外动脉吻合。血管吻合时,注意从内膜进针,从外膜出针而不是相反,以防将容易剥离的病变内膜挑起(图 12)。

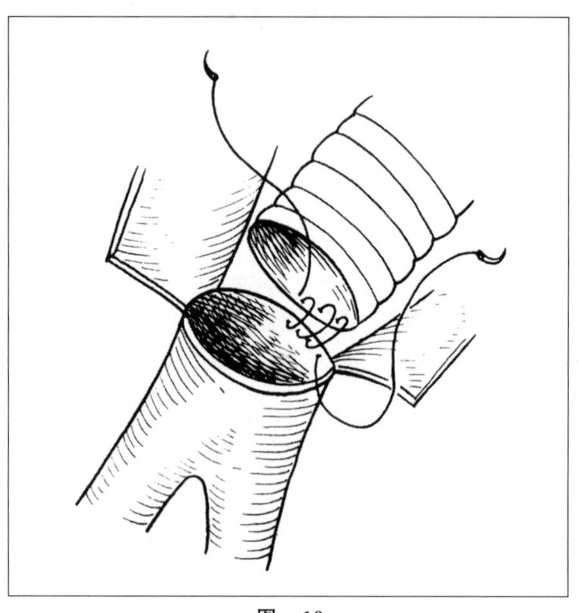

图 10

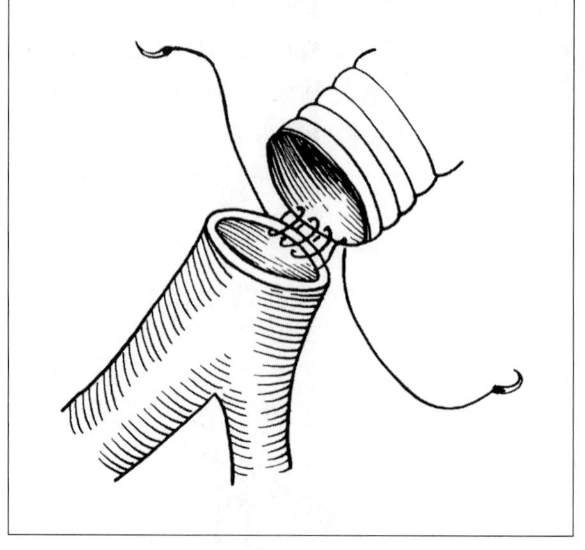

图 12

远端吻合口最后 1 针打结之前,要分别开放近远端阻断钳以便排出人造血管中的空气和血凝块。打结后,还要检查是否漏血,参见“18.13.2.2”。确认不漏血后,在人造血管分叉下夹闭对侧细臂,除去同侧诸阻断钳,恢复该下肢血供。

当髂动脉因病变广泛不能用于吻合时,只能向股动脉架桥。为此:①缝闭髂总动脉断端;②于股三角做切口,显露股动脉;③沿髂外动脉前方做腹膜外隧道,将人造血管引向股三角部(图 13);④与股动脉行端-侧吻合(图 14),细节参见“腹主动脉-髂动脉架桥术及腹主动脉-股动脉架桥术”。

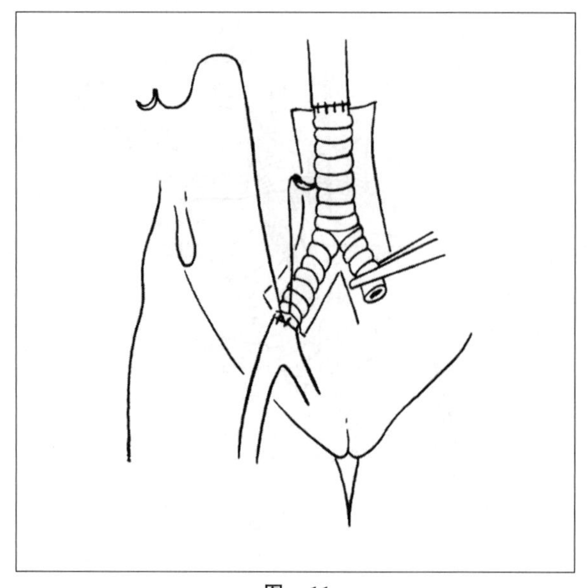

图 11

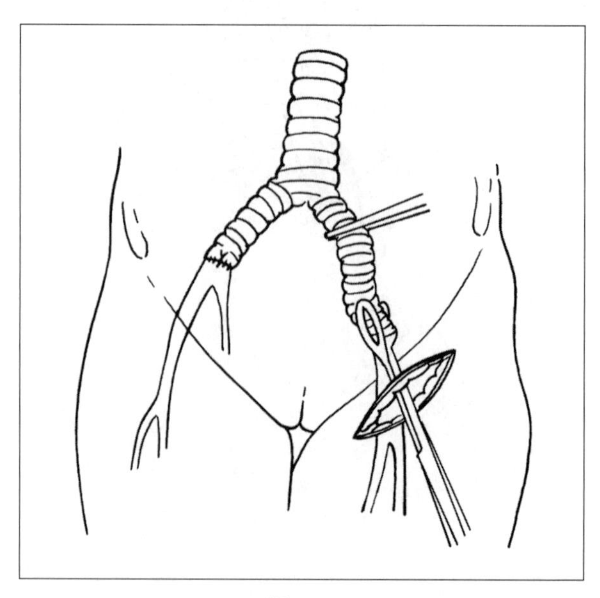

图 13

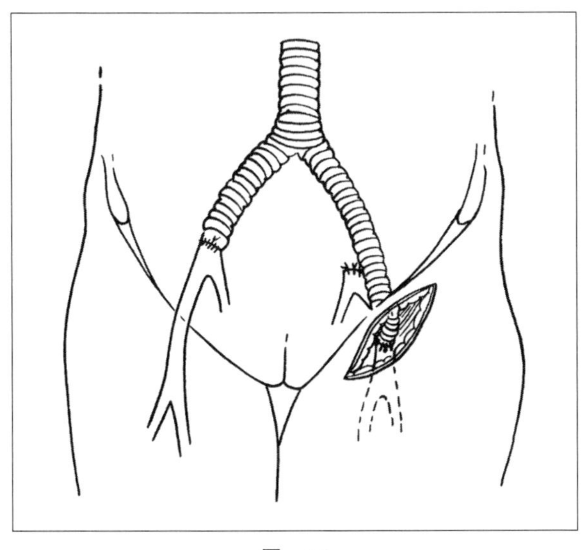

图 14

吻合全部完成后，静注鱼精蛋白 25～50mg以利止血。

(11)关闭后腹膜与动脉瘤囊壁：为防止发生动脉肠道瘘，人造血管尤其是吻合口必须妥为覆盖，与十二指肠及小肠隔开。动脉瘤囊壁彻底止血后，包绕缝合于涤纶血管之外。如囊壁有富余，可做重叠缝合，不必再修剪以免需重新止血。也可把后腹膜及囊壁一道缝合，为此先从上端开始，用肠线连续缝合后腹膜裂口。到达吻合口水平时，带上囊壁一起缝合(图 15)。注意在缝囊壁上缘时，需带上吻合口近端血管的外膜一针，使吻合口的覆盖更加可靠(图 16)。

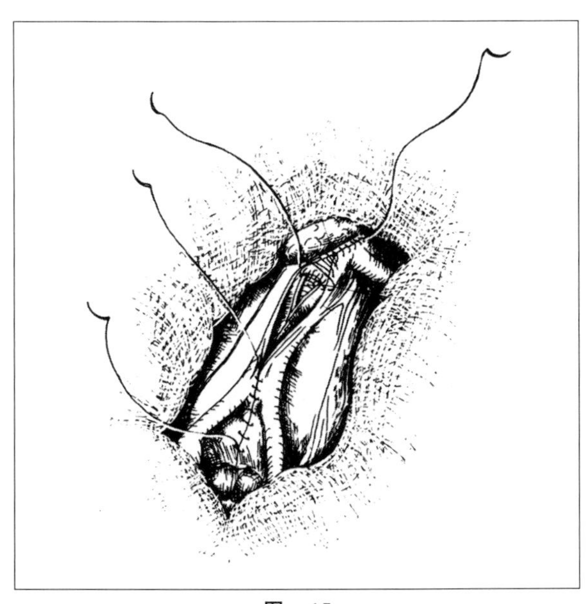

图 15

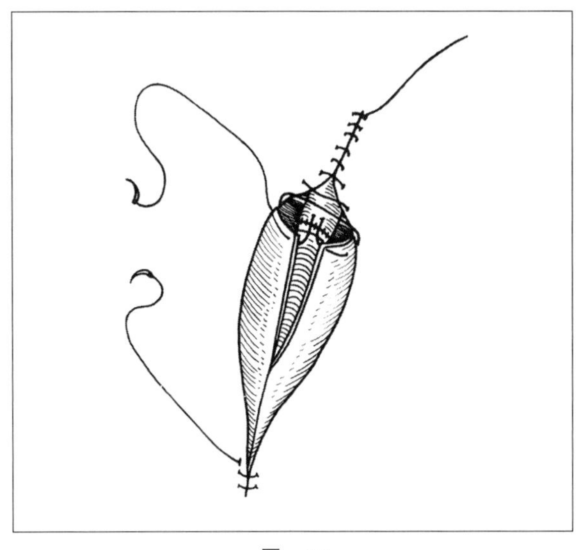

图 16

(12)偶可遇到动脉瘤上界甚高，接近肾动脉开口水平，无法在通常位置安放阻断钳和完成吻合。较简单的解决方法有：①在膈肌裂孔处阻断腹主动脉(见 18.13.1.1)，钳夹两侧肾动脉并分别将带囊导管插入腹腔动脉及肠系膜上动脉，向囊内注水以阻断逆行血流，便可完成动瘤切除和吻合。②将大号带囊导管穿过人造血管插入腹主动脉到肾动脉开口水平，使充盈后的水囊同时阻断腹主动脉和两侧肾动脉，为完成后续操作提供条件(图17)。常温下阻断内脏动脉30min不至

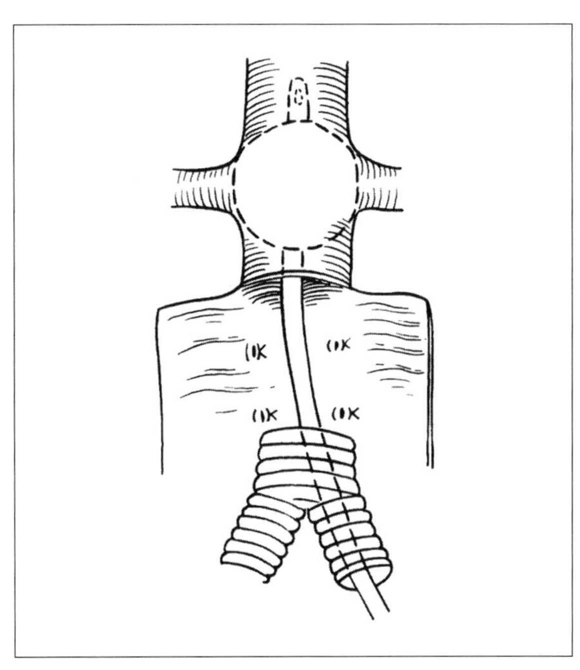

图 17

于带来明显不良后果。更高位的腹主动脉瘤则需通过大胸腹联合切口,从左侧腹膜后途径进入,并重建腹腔动脉、肠系膜上动脉及肾动脉开口。

【术中注意要点】

(1)手术的成功有赖于麻醉师与手术者的密切配合。持续监护必不可少。在阻断腹主动脉时要采取措施不使血压骤然上升太多,必要时可给予硝普钠加以控制。开放阻断钳恢复血流时要防止血压急剧下降,必要时采取间断开放的办法,在10min内逐步达到完全开放。在整个手术过程中要全力维持肺动脉嵌入压基本稳定,充分给氧,防止心肌缺血。

(2)显露必须充分,才能应付各种困难情况。但又不要进行多余的解剖游离以减少创伤和失血。

(3)做近端吻合时,后壁必须缝得够深,缝住全层,否则容易撕脱内膜造成漏血。从后壁向前壁缝合时,要注意严缝转角处。

(4)吻合时遇到的内膜硬化斑片应予清除,吻合口才能密合。

(5)术中最好进行自家输血,减少输库存血。

【术后处理】

(1)严密监护至少24~48h,特别注意维持有效血容量,保证心肌灌注。

(2)充分给氧,必要时维持机械呼吸。监测血气至少48h。撤除机械呼吸后,要敦促病人做深呼吸运动,定期给予翻身、叩背,鼓励并协助病人咳嗽、咯痰。适当给止痛药使病人不至于因疼痛不敢咳嗽。

(3)注意观察有无内出血发生。

(4)输注7~10d右旋糖酐-40以减少血栓形成的机会。有高凝状态者可再给肝素1~2d。

(5)注意发现和处理酸中毒。

(6)继续使用广谱抗生素48~72h。

【主要并发症】

(1)心肌梗死。

(2)肺不张和肺部感染。

(3)内出血。

(4)血凝块或硬化斑脱落所引起的远端动脉栓塞。

(5)勃起功能障碍。参见“腹主动脉-髂动脉架桥术及腹主动脉-股动脉架桥术”。

18.13.4 腹主动脉瘤腔内隔绝术 Endovascular Exclusion of Abdominal Aortic Aneurysm

经典的腹主动脉瘤切除术(准确的名称是腹主动脉瘤切开人造血管置换术)创伤大,并发症多,病死率较高。许多高龄病人或伴有心、肺、肝、肾等基础疾病者因无法耐受此种手术而失去了治疗的机会。1990年Parodi首先开展腔内隔绝术,其后在全球范围内得到推广并不断完善,为腹主动脉瘤病人开辟了新的治疗途径。腔内隔绝术是将支架-人造血管复合体(外层为涤纶人造血管,内层为可充张的金属支架)导入腹主动脉,膨胀后将腹主动脉瘤与血管腔隔绝,促使其逐渐机化、缩小,从而消除瘤体破裂、出血的隐患,达到治愈的目的。

为施行血管腔内隔绝术,研制开发出了各种各样的导入(工具)系统和移植物系统,这里简要介绍当前在我国广泛使用的TALENT系统。导入系统由硅塑料鞘(16~17F)、多腔导管(尖端下方可带有中央球囊,用于扩张移植物,有的在顶端处还有另一球囊,用于阻断近端血流)和推杆(前方带有不锈钢帽状尖端)组成(图18-13-1)。移植物属全程支撑弹性自扩张式,有直管型、分叉形和

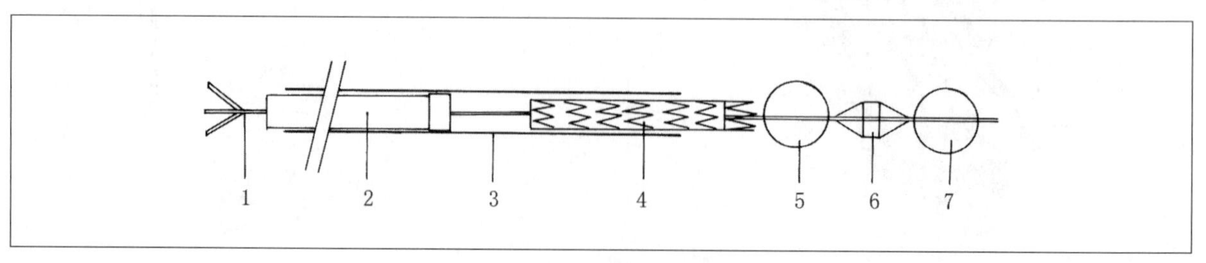

图 18-13-1 TALENT 导入系统

1—多腔导管;2—推杆;3—导鞘;4—移植物;5—中央球囊;6—帽状尖端;7—顶端球囊

主动脉-髂动脉型3种(图18-13-2)。组成部分有:①自扩张支架,由单根镀钛的镍合金丝呈Z形折叠成环制成;②涤纶编织无螺纹人造血管。使用前,将几个支架顺序塞入人造血管,支架保留5mm间距,以涤纶线连续缝合,再用一根直的金属丝将所有的支架连接起来。这种全程分级内支架移植物有一定的可弯曲率,又有足够的强度。在移植物近心和远心端各加一个直径稍大的Z形支架,一端缝合于移植物上,另端暴露于人造血管之外呈喇叭口状(图18-13-2),以便提供足够的周向张力来维持移植物的无缝合固定。要根据术前CT血管造影成像所测得的各种参数选择适当的移植物。

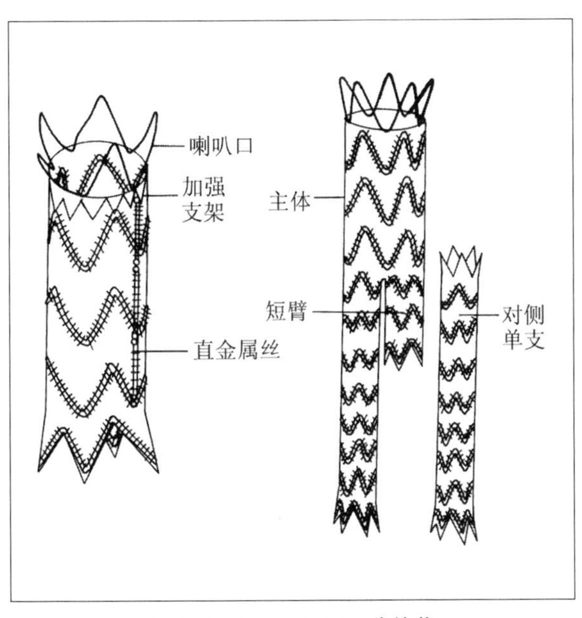

图18-13-2 TALENT移植物

【适应证】

(1)原则上所有肾动脉开口以下、近端瘤颈≥1.5cm的腹主动脉瘤都是腔内隔绝术的适应证。但在目前,腔内隔绝术大多用于年龄较大、伴发病较严重或有多种伴发病、不能耐受传统腹主动脉瘤人工血管置换术的病人。

(2)远端瘤颈≥1cm者,可采用直管型或分叉形移植物。

(3)瘤体侵及主动脉分叉,远端瘤颈消失者,必须采用分叉形移植物。

(4)瘤体侵及髂总动脉者,需在分叉形移植物基础上加套延长单支,有时甚至要延长到髂外动脉(封堵一侧髂内动脉)。

【禁忌证】

(1)腹主动脉瘤的位置或形态不适于腔内隔绝手术者,如范围广泛的胸腹主动脉瘤或近端瘤颈<1.5cm因而无法固定移植物者。但近年已开发出近端带有裸支架的移植物,近肾腹主动脉瘤已经不是绝对禁忌证。

(2)导入通路病变使手术难以完成者,如双侧髂动脉严重狭窄扭曲以致导丝、导管不能通过。

(3)有严重伴发病,如严重心肌供血不足、心律失常、难以纠正的心力衰竭,严重肾功能障碍,严重凝血功能障碍等。

(4)并存恶性肿瘤或其他严重疾病,预期寿命不超过1年者。

【术前准备】

(1)全面检查,重点查清并认真评估病人心、肺、肝、肾及出凝血系统功能。

(2)如合并有高血压症、糖尿病,应加强治疗,将其控制在尽量好的状态。

(3)认真做好穿刺、置管部位的皮肤准备。

(4)术前3d开始口服肠溶阿司匹林(50mg,4次/d)、双嘧达莫(25mg,3次/d)。

(5)术前留置导尿。

(6)预防性应用抗生素。

【麻醉与体位】

手术在数字减影X线机下进行。全身麻醉,平卧位。

【操作步骤】

(1)选择髂动脉通畅的一侧,在腹股沟韧带下沿股动脉走行做纵行切口长约5cm,解剖出长3cm的一段股总动脉,远近两端分别穿过止血吊带备用。

(2)直视下以Seldinger法穿刺股动脉,导入5F导管鞘。

(3)经导鞘送入导丝至腹主动脉,沿导丝送入猪尾巴导管到第12胸椎水平,撤出导丝,行主动脉造影。

(4)在监视屏上做相应标记后,准确测量瘤颈和瘤体的长度和直径、髂总动脉直径、肾动脉开口至髂内动脉开口的距离,并与术前螺旋CT和磁共振动脉造影结果对照,据此选择适当口径和长度的移植物。下面主要介绍最常见的分叉形移植物置入方法。

(5)插入超强导丝后退出造影导管,静脉注射肝素 125U/kg 使全身肝素化。以穿刺点为中心做股动脉横行切口约 1/2 周径,沿导丝导入 TALENT 导管至腹主动脉。当移植物上缘到达肾动脉开口后(图 1),释放移植物的前端(2 节)(图 2),向远端拉动移植物,使预置的移植物上缘标记与肾动脉开口下缘标记重合,然后充张导管内附有的球囊,使移植物近端扩张并牢靠固定于腹主动脉壁上(图 3)。

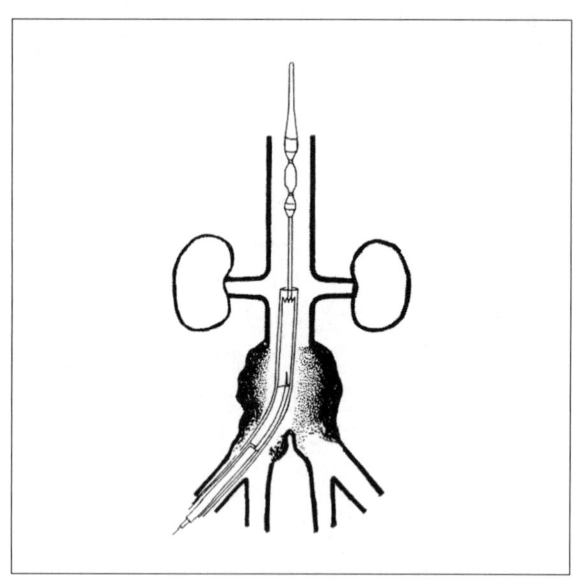

图 1

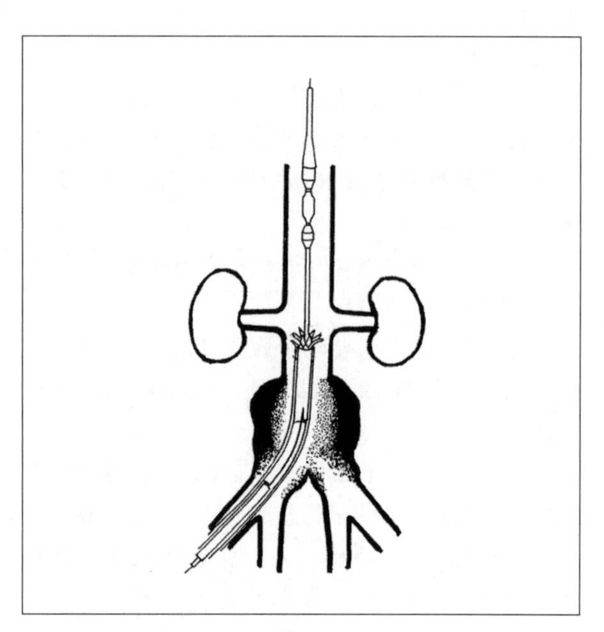

图 2

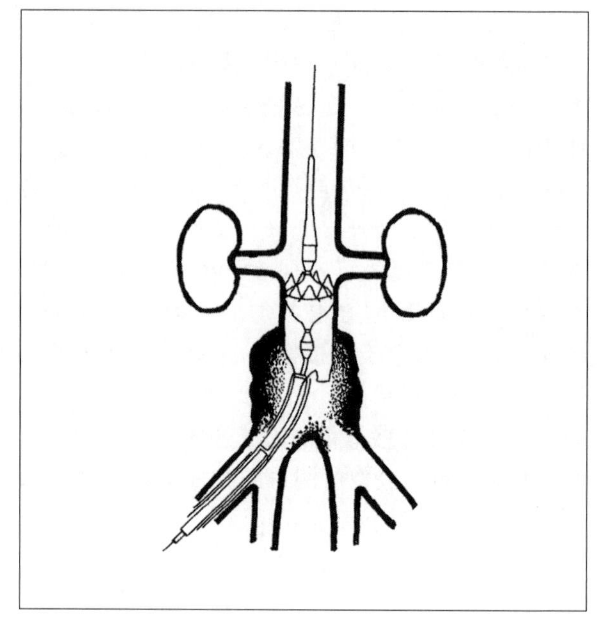

图 3

(6)保持球囊充盈以固定移植物,退出外鞘管,使被释放的记忆合金支架自动张开,移植物下端短臂位于瘤体内,长臂则进入髂动脉。缓慢退出球囊,在此过程中移植物被逐节扩张,固定于血管壁上(图 4)。

(7)暴露对侧股总动脉,穿刺后插入超硬导丝经移植物短臂开口送入移植物主体。切开股动脉,沿导丝将长度适宜的人造血管送入移植物短

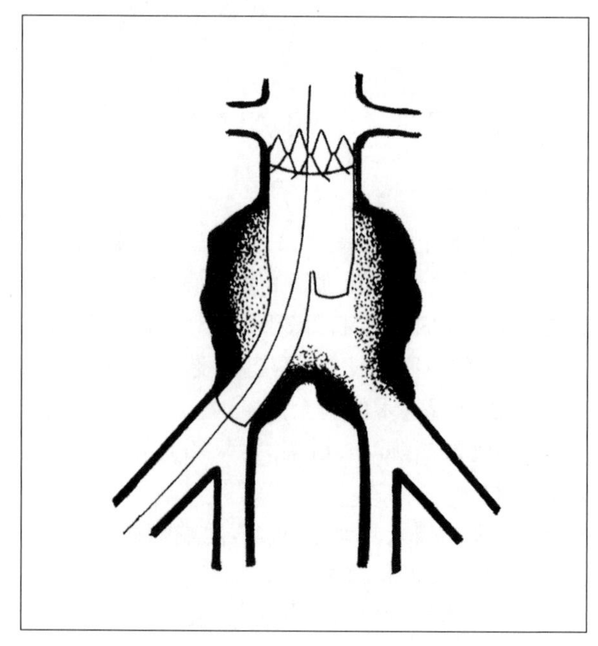

图 4

臂内，准确定位后，释放该单支，使其自动张开，与移植物短臂妥善连接(图 5)，连接部分至少要重叠一节支架的长度(图 6)，远段固定于髂动脉血管壁上。

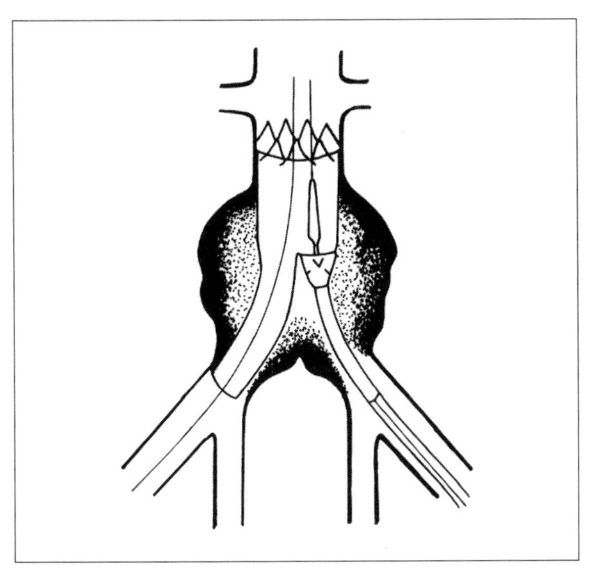

图 5

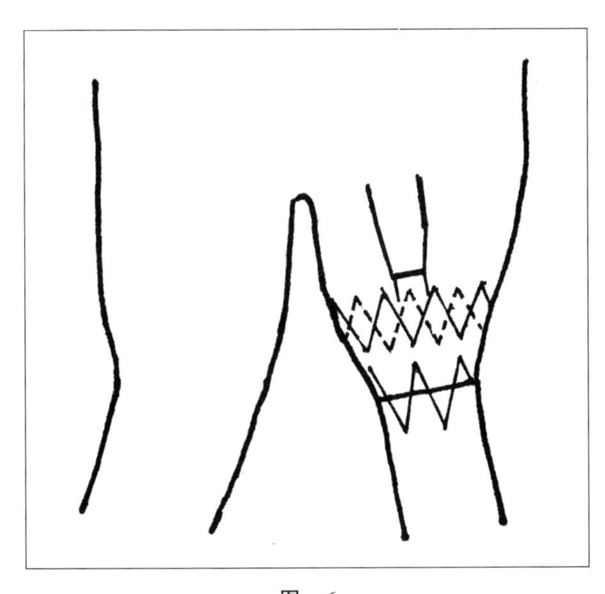

图 6

(8)再次做腹主动脉造影，观察移植物和肾动脉、髂动脉是否通畅，移植物有无扭曲、异位，近端和远端有无内漏。

(9)证实瘤体已被完全隔绝后，退出 TALENT 导管，以 5-0 Prolene 线横向缝合股动脉切口。逐层缝合切口。

(10)直管型移植物只需将其远端固定于腹主动脉分叉上方，操作更为容易(图 7)，但由于腹主动脉瘤自身有向远端蔓延的倾向，目前已较少应用。

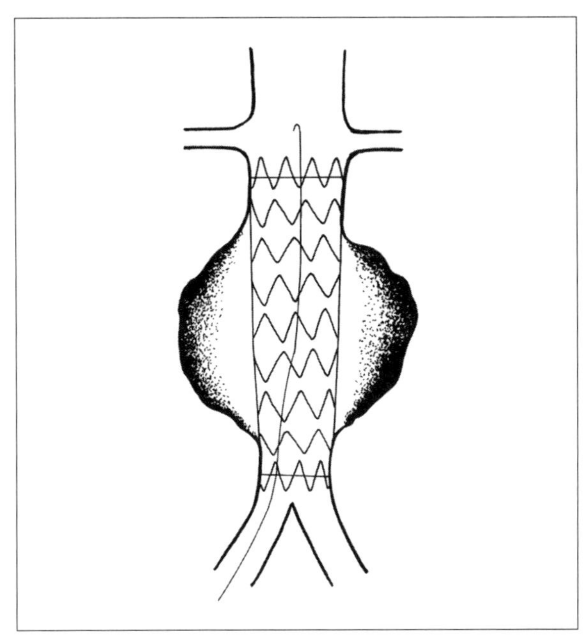

图 7

【术中注意事项】

(1)近肾(瘤颈长度＜1.5cm)腹主动脉瘤不能使用普通移植物，应使用近端带裸支架、即近端 1.5～2.0cm 一段支架外没有人造血管覆盖的移植物。这种支架可以固定在肾动脉开口部位或开口以上的动脉壁上而不会阻断肾动脉的血流。

(2)导入动脉狭窄者，可先行球囊扩张，再插入导丝和导管。如不能成功扩张，需通过辅助手术经腹膜外途径显露髂总动脉，直接插入导丝和导管。

(3)在释放近端移植物过程中，要注意监测肾动脉通畅情况，避免误闭肾动脉。如误闭不幸发生，应尽量采取补救措施，如将充张适当的球囊保留于原位，借助血流冲击带动球囊和移植物一同下移，直到肾动脉开口开放。确实无法补救时，应紧急施行腹主动脉-肾动脉旁路术。

(4)放置分叉形移植物时，要掌握好移植物的三维位置，谨防移植物短臂在转向状态下被释放。一旦发生短臂位置错误，可试行将导丝导入短臂以帮助其与随后导入的单支人造血管对接，若原导丝无法导入短臂，或虽然导入短臂但仍无法实现对接，则应放弃此种尝试，改从一侧肱动脉插入导丝，经移植物主体和短臂出口导入髂动脉，以两头持引导丝法完成与单支人造血管的对接。

(5)两段移植物的对接，必须重叠一节支架(2cm)的长度，严防滑脱造成严重内漏。一旦发生滑脱，应另选一段口径适宜的移植物，经原导丝导入，将滑脱的两端对接起来。若无法按原导丝导入，可经两头持引导丝导入。

(6)扩张移植物远侧端时，应掌握好力度，防止造成动脉破裂。一旦发生破裂，可立即用球囊阻断破裂部位，暂时控制出血，同时准备一段口径适宜的移植物，导入至适当部位，将破裂处封闭隔绝。

【术后处理】

(1)严密监护24h。

(2)注意观察有无内出血征象以及下肢血供(足背动脉搏动)情况。

(3)一般无需继续抗凝。

(4)术后6h可以进食，次日可以下床活动。

【主要并发症】

(1)内漏。发生率为7%～20%。持续存在的内瘘可导致腔内隔绝术失败，瘤体继续扩大甚至破裂。发生内漏的主要原因包括：①适应证选择不当(瘤颈血管壁斑块钙化，瘤颈严重扭曲，动脉瘤壁大量斑块使移植物变形等)；②移植物类型选择不当；③移植物口径和长度不适当；④未曾处理仍保持通畅的腰动脉和肠系膜下动脉。继发性内漏可以通过手术结束前腹主动脉造影发现；延迟性内漏的诊断则有赖于定期的严密随诊。近端内漏后果最为严重，应在手术中即时解决。可用球囊在瘤颈部做适当扩张，或添加一段套管，一般可以奏效。如仍有大量内漏，应果断施行传统手术，以免发生破裂。远端附着点内漏大多由移植物与动脉口径不匹配造成，延长一段移植物通常有效，但应避免同时隔绝双侧髂内动脉。

(2)肾动脉闭塞：肾动脉闭塞大多在释放移植物后立刻发生。原因是定位不准确或操作失误，致使带膜支架覆盖了肾动脉开口。少数病人发生手术后延迟性肾动脉闭塞，可能与移植物裸支架超肾动脉固定对肾动脉血流动力学产生干扰有关。肾动脉闭塞会导致肾功能减退和高血压，但若肾梗死面积不很大，肾功能有逆转可能，高血压也可用药物控制。如果肾动脉完全闭塞，需行腹主动脉-肾动脉旁路手术。

(3)腹主动脉瘤腔内隔绝术后综合征：有些病人手术后出现不明原因的发热，一般不超过38.5℃，红细胞、白细胞和血小板计数下降，一过性C-反应蛋白升高，但无感染证据，故笼统称之为“术后综合征”。发生机制尚不清楚，可能与瘤腔内血栓形成后的吸收、移植物的异物反应、移植物对血细胞的机械性破坏等因素有关。对症治疗可用非甾体类镇痛药(如吲哚美辛)和肾上腺糖皮质激素，一般可以奏效。

(4)缺血性结肠炎：多发生于乙状结肠，主要原因是肠系膜下动脉封堵后乙状结肠侧支循环供血不足。因此，两侧髂内动脉不宜同时隔绝或栓塞，至少保留一侧通畅。即时发生乙状结肠缺血病死率甚高(＞50%)，但很少见。在腔内隔绝术后，多数缺血是由逐渐发生的髂内动脉闭塞引起，病情呈渐进性，从出现症状到发生肠坏死有一个过程。早期发现、早期治疗十分重要。主要症状是腹痛，结肠镜检查发现肠黏膜苍白、水肿或散在出血点便可确诊。使用血管扩张药和降低血液黏稠度、疏通微循环的药物，促使侧支循环尽快建立是主要治疗措施，效果尚好。若发生肠坏死，只能手术切除。

(黎沾良)

参考文献

1 兰锡纯.心脏血管外科学.北京：人民卫生出版社，1984

2 后字245部队.外科手术学.北京：人民卫生出版社，1975

3 后字245部队.手术图谱.北京：人民卫生出版社，1975

4 尚汉祚，张培华，孙建民，等．利用半腱肌-股二头肌肌袢治疗下肢深静脉功能不全的评价．中华外科杂志，1986，24(8)：464

5 孙建民，等.分期动静脉转流术重建肢体血液循环的实验观察.中华实验外科杂志，1985，5(1)：29

6 陈翠菊，黄毓琪．股静脉瓣膜带戒术治疗下肢深静脉原发性瓣膜功能不全．中华外科杂志，1988，26(2)：

74
7 景在平,冯翔. 腹主动脉瘤. //景在平主编. 血管腔内治疗学. 北京:人民卫生出版社,2002:153—180
8 DeWeese JA. Vascular Surgery. In: Dudley H, Carter D, eds. Rob & Smith's Operative Surgery. 4th ed, London: Butterworths, 1985
9 Husni EA. In situ saphenopopliteal bypass graft for incompetence of the femoral and popliteal veins. Surg Gyn Obs, 1970,130:279
10 Dale WA. Cross-over vein grafts for iliac and femoral venous occlusion. Ann Surg, 1986,168:317
11 Taheri SA. Surgical treatment of post-phlebitic syndrome. Br J Surg, 1982,69(Suppl):559
12 Bergan JJ. Technique of aortic aneurysm resection. In: Bergan JJ, Yao JST, eds. Operative techniques in vascular surgery. New York: Grune & Stratton, 1980:1
13 Cronenwett JL. Small asymptomatic abdominal aortic aneurysms. In: Ernst CB, Stanley JC, eds. Current therapy in vascular surgery. Toronto: Decker Inc, 1987: 107
14 DeWeese JA. Treatment of abdominal aortic aneurysms. In: Dudley H, Carter DC, eds. Rob & Smith's Operative Surgery. 4th edition. London: Butterworths, 1985:123
15 Graham JM, et al. Traumatic injuries of the inferior vena cava. Arch Surg, 1978,113:143
16 Mannick JA, et al. Nonruptured infrarenal and juxtarenal aortic aneurysm. In: Ernst CB, Stanley JC, eds. Current therapy in vascular surgery. Toronto: Decker Inc, 1987:98
17 Ogburn N, et al. Reconstruction of the mesenteric and coeliac arteries. In: Dudley H, Carter DC, eds. Rob & Smith's Operative Surgery. 4th edition. London: Butterworths, 1985:152
18 Pasch AR, et al. Results of venous reconstruction after civilian vascular trauma. Arch Surg, 1986,121:607
19 Ricotta JJ. et al. Aortoiliac reconstruction: thromboendarterectomy, bypass graft. In: Dudley H, Carter DC, eds. Rob & Smith's Operative Surgery. 4th edition. London: Butterworths, 1985: 136
20 Rutherford RB, Flanigan DP. Extra—anatomical bypass. In: Bergan JJ, Yao JST, eds. Operative techniques in vascular surgery. New York: Grune & Stratton, 1980:239
21 De Weese JA. Vascular Surgery. In Dudley H, Carter DC, eds. Rob & Smith's Operative Surgery. 4th ed. London: Butterworths, 1985:123—140
22 Jackson MR, Olson DW, Beckett WC, et al. Abdominal vascular trauma. Am Surg, 1992,58:622
23 Burch JM, Feliciano DV, Mattox KL, et al. Injuries of the inferior vena cava. Am J Surg, 1988,156:548
24 Klein SR, Baumgartner FJ, Bongard FS. Contemporary management strategy for major inferior vena caval injuries. J Trauma, 1994,37:35
25 Feliciano DV, Burch JM, Graham JM. Abdominal vascular injury. In: Mettox KL, Feliciano DV, Moore EE. eds. Trauma. 4th ed. 北京:人民卫生出版社, 2001:792—797
26 Sabiston DC. Aortic abdominal aneurysms. In: Sabiston DC. ed. Textbook of Surgery. 15th ed. 北京:科学出版社,1999:1665—1673
27 Sabiston DC. Thrombotic obliteration of the abdominal aorta and iliac arteries. In: Sabiston DC. ed. Textbook of Surgery. 15th ed. 北京:科学出版社, 1999:1689—1693

19 肝胆胰腹腔镜手术

Laproscopic hepatobiliary and pancreatic Surgery

19.1 腹腔镜肝切除术

laparoscopic hepatectomy

自1991年美国妇产科医师Reich等首次报道腹腔镜肝良性肿瘤切除术以来，腹腔镜技术在肝良、恶性疾病中的应用日渐广泛。我国大陆地区，周伟平教授于1994年完成首例腹腔镜下肝切除手术，之后不断有文献报道腹腔镜下肝切除手术，手术切除范围和难度也不断增加。2008年Louisville宣言指出，对于有着丰富肝胆外科手术及腹腔镜手术经验的外科医师来说，腹腔镜肝脏手术是安全、有效的。腹腔镜肝切除范围亦由局部切除、楔形切除逐步扩大至半肝或半肝以上切除，甚至供肝切取等。经过20多年的临床实践证明，与传统开腹肝切除术相比，腹腔镜肝切除（laparoscopic hepatectomy，LH）具有创伤小、出血少、住院时间短、并发症发生率低等优势。

【腹腔镜肝切除术的类型】

（1）全腹腔镜肝脏切除术（laparoscopic hepatectomy）：即狭义的腹腔镜肝切除术，完全在腹腔镜下完成肝脏切除，技术难度高于手助式腹腔镜肝切除术或腹腔镜辅助的肝切除术。以下无特殊说明情况者均指全腹腔镜肝脏切除术。

（2）手助式腹腔镜肝切除术（hand assisted laparoscopic hepatectomy）：将手通过特殊的腹壁切口伸入腹腔，以辅助腹腔镜手术操作，完成肝切除术。

（3）腹腔镜辅助肝脏切除术（laparoscopic assisted hepatectomy）：在腹腔镜或手助腹腔镜下完成肝切除术的部分操作，而肝切除术的主要操作通过腹壁小于常规的切口完成。

【腹腔镜肝切除术的手术方式】

（1）非解剖性肝切除术：指肝楔形切除、局部切除或病灶剜除术，适用于病变位于Ⅱ、Ⅲ、$Ⅳ_B$、Ⅴ、Ⅵ段的病灶，以及病灶表浅的$Ⅳ_A$、Ⅶ、Ⅷ段的病灶，病灶未侵犯主要肝静脉。

（2）解剖性肝切除术：指预先处理第一、二肝门部血管，再行相应部分肝切除术的方式。包括肝左外叶切除、左半肝切除、右后叶切除及右半肝切除。对于肝尾状叶切除、左三叶切除、右三叶切除、肝中叶切除（Ⅳ、Ⅴ、Ⅷ段）以及供肝切除，由于手术操作难度较大，目前尚难以广泛推广应用。

【手术适应证】

（1）良性疾病：有症状的或直径超过10 cm的海绵状血管瘤，肝内胆管结石，与恶性肿瘤难以鉴别的局灶性结节增生、肝脏腺瘤，部分肝囊肿、肝脓肿等具有开腹肝切除良性疾病的适应证。

（2）恶性疾病：原发性肝癌、转移性肝癌以及其他少见的肝脏恶性肿瘤。

【禁忌证】

除与开腹肝切除禁忌证相同外，还包括：不能耐受气腹者；腹腔内广泛粘连难以分离暴露病灶者；病灶紧贴或直接侵犯大血管者；病灶紧贴第一、第二或第三肝门，影响暴露或分离者；肝门部侵犯或需要大范围的肝门清扫者。

【术前准备】

（1）患者一般状况的评估：无明显心、肺、肾等重要脏器功能障碍，无手术禁忌证。肝功能Child-Pugh分级在B级以上，吲哚菁绿排泄实验(ICG)评估肝脏储备功能在相对正常范围(图19-1-1)。

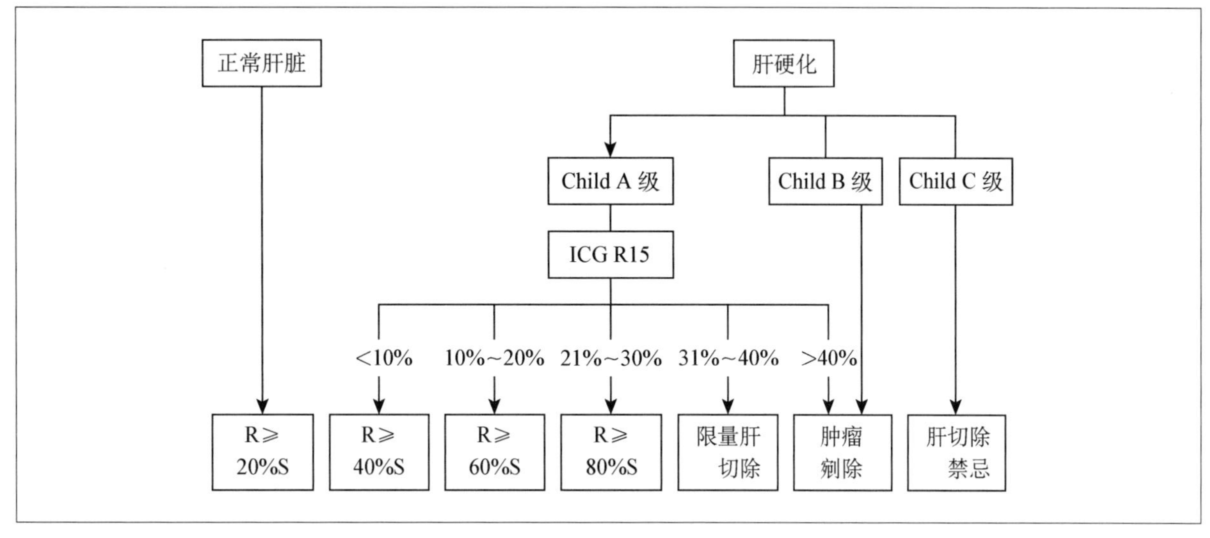

图19-1-1 肝切除安全限量的个体化评估决策系统

R. 剩余功能肝体积；S. 估算的标准肝体积

(2)局部病灶的评估：分析影像学(主要是B超、CT和MRI)资料，了解局部病灶是否适合腹腔镜肝切除。对于恶性肿瘤，还需明确有无大血管侵犯及肝外转移。

【麻醉方法】

气管内插管全身麻醉，注意术中控制中心静脉压(CVP)。

【手术设备与器械】

(1)腹腔镜设备：高清摄像与显示系统、全自动高流量气腹机、冲洗吸引装置、录像和图像存储设备。

(2)术中超声：术中超声可发现术前影像学和术中腹腔镜未能发现的病灶，可进一步确定肿瘤的可切除性。术中超声可再次明确病灶的大小、边界及子灶情况，提高手术的根治性，还可减少不必要的手术探查。另外，腹腔镜下超声还可以确定肝内重要管道结构的位置，有效避免其损伤，预防术中大出血及气体栓塞等严重并发症。

(3)一般器械：气腹针、5～12 mm套管穿刺针、分离钳、无损伤钳、双极电凝、剪刀、钛夹、锁扣夹、标本袋等常规腔镜手术器械。常规备开腹肝切除手术器械。

(4)特殊器械：主要指分离和断肝设备，包括超声刀、LigaSure、超声吸引装置(CUSA)、腹腔镜多功能手术解剖器、微波刀、内镜下切割缝合器等。术者可根据医院条件及个人习惯选用其中的一种或多种器械。

【手术体位、气腹压力和操作孔布局】

(1)手术体位：①一般取平卧、头高足低位；②患者双下肢是否分开，可根据术者的站位、自身经验和习惯决定，笔者单位常规采用分腿位；③对于肝右前下段或右后下段病灶，可采取左侧卧位。

(2)气腹压力：CO_2气腹压力建议维持在12～14 mmHg(若为小儿患者，建议维持在9～10 mmHg，1 mmHg＝0.133 kPa)，同时术中应避免气腹压大幅度变化。

(3)操作孔布局：建议采用四孔法或五孔法，对于肝脏边缘较小病灶也可采取三孔法。观察孔位于脐上或脐下，操作孔位置根据肝脏病灶所在位置而定。病灶与左右手操作孔位置应遵循等腰三角形原则，且主操作杆要与肝断面呈一定夹角。主操作孔应尽可能接近病灶。若病变在右肝者，取剑突下布孔；若病变在左肝者，则取左锁骨中线肋缘下。

【术中入肝及出肝血流的处理】

肝脏是血供丰富的器官，术中难以控制的出血是腹腔镜肝切除术最常见的中转开腹因素。因此，预防和处理术中出血是决定手术成功的关键，其中预防是重点。入、出肝血流阻断技术是预防出血的关键，尤其是入肝血流阻断。

因操作简单，止血效果确切，Pringle 法为入肝血流阻断中最常见技术，但此方法因长时间阻断入肝血流，易致肝脏缺血再灌注损伤、肠源性细菌易位和胃肠道淤血，甚至术后肝功能衰竭等并发症。对于非解剖性肝切除，肝切除范围往往较小，故一般不解剖第一肝门或第二肝门的脉管结构，可于第一肝门处预置肝门阻断带，如发生难以控制的出血，则及时行 Pringle 法肝门阻断。腹腔镜下区域血流阻断技术目前正成为解剖性肝切除术中推荐的方法。区域性血流阻断技术为预先解剖出欲切除区域的入肝血管并予阻断。相较 Pringle 法在术中出血量及输血率方面占有优势，对于合并肝硬化或肝功能较差的病人，能有效减少术后并发症。

在解剖入肝血管的操作中，可分为 Glisson 鞘内解剖法与鞘外解剖法。鞘内解剖法即打开 Glisson 鞘后解剖游离其内的肝动脉、门静脉和胆管，并分别予以阻断，此法优点是通过精细解剖实现可靠阻断，但需要较高的操作技巧；鞘外解剖法即游离出完整的 Glisson 鞘后予以阻断，此法操作简便、安全可行。需要注意的是降低肝门板可缩短鞘外解剖时间，降低血管和胆管损伤的风险。

区域性入肝血流阻断目前多采用直接解剖患侧 Glisson 鞘。大部分情况容易实施，但有时肿瘤侵犯，或多次肝胆手术粘连，或肝胆管结石引起局部炎症纤维化可致第一肝门解剖结构欠清，分离困难，难以进行区域性入肝血流阻断。对策如下：①继续小心分离致密粘连，进行区域性入肝血流阻断。②从肝门部尾侧入路开始解剖，解剖出肝固有动脉后，向头侧寻及肝左或肝右动脉，同样解剖出门静脉主干后向头侧寻及门静脉左或右支，再分别游离阻断。③放弃解剖，采用非选择性入肝血流阻断下劈开肝正中裂前下部后再解剖肝门，分别游离、夹闭、离断肝动脉相应分支和门静脉属支；也可行鞘外解剖肝蒂，利用腹腔镜下切割闭合器离断。④放弃解剖，采用非选择性入肝血流阻断的方法控制出血。

出肝血流控制一直是一个难点。腹腔镜下解剖第二肝门难度很大，因此，术者须根据自身经验和技术水平选择性地进行腹腔镜下第二肝门解剖，并游离、阻断肝静脉。行腹腔镜右半肝切除术时，出肝血流的控制还涉及第三肝门解剖和右侧肝短静脉的处理。在掌握右肝游离技术前提下，采用前下或右侧入路处理右侧肝短静脉相对安全。如果以肝外解剖第二、第三肝门时确实困难，也不要勉强，可在切肝后期处理。对于部分复杂的腹腔镜右半肝切除，行第二、第三肝门处理比较困难，可采用前述的前入路方法，劈开肝正中裂，离断肝组织后再处理肝右、肝短静脉。

出血控制技术还包括肝组织离断时的出血预防和处理。术者需熟悉肝脏解剖尤其是切除线附近的解剖，术前仔细阅片，术中行 B 超检查明确血管走行，断肝过程中充分运用各种能量设备的特点进行仔细操作，精准解剖，切忌操之过急。

【腹腔镜下切肝技术及肝断面处理】

腔镜下切除肝脏需利用各种能量设备及器械，每种设备都有其优缺点，可根据操作者熟练程度和医院实际情况灵活选用。目前临床上使用最普遍的是超声刀。首先用电刀划定肝脏预切线，切开肝包膜，随后使用超声刀等从前至后、由浅入深离断肝实质。距肝表面 1 cm 范围内肝实质内往往无大的脉管，可一次离断较多肝实质；至深部后则需小心，一次离断肝实质不宜过多。对于直径 3 mm 以下的脉管可以直接超声刀切断，大于 3 mm 的管道，应用钛夹或锁扣夹闭后再予切断。特别对大于 7 mm 的管道，应予以丝线结扎或切割闭合器缝闭。处理大的脉管和肝蒂时，建议使用切割闭合器，且使用过程中需保证切割组织内的大血管完整离断。

断面处理的主要目的是确切止血、防止胆漏。若为创面渗血，可予双极电凝或氩气刀喷凝止血；对于细小血管，可直接使用电凝凝闭。反复电凝止血效果不佳者，应仔细寻找出血点，进行局部缝扎止血；如管道直径超过 3 mm，可使用钛夹夹闭。断面处理完后需用生理盐水冲洗，确认无出血和胆漏，局部可酌情使用止血材料填压。肝断面下一般放置 1～2 根橡皮引流管。

【手术步骤】

(1)腹腔镜肝左外叶切除术(参见具体术式)

(2)腹腔镜左半肝切除术(参见具体术式)

(3)腹腔镜右半肝切除术(参见具体术式)

【中转开腹的指征】

行腹腔镜肝脏切除术时，如出现下列情况之一，应立即中转开腹进行手术：①出血难以控制；②患者无法耐受气腹；③切除困难，如术区显露不佳、病灶较大等情况。因此，除了暴露良好的肝脏边缘病灶，腹腔镜肝切除术的患者应常规准备中转开腹的手术器械。

笔者认为除上述情况外，以下情况也应考虑及时中转开腹：①腹腔粘连广泛、致密，腹腔镜下分离困难且出血多；②肝硬化程度重，合并较严重门静脉高压症，预估术后残肝功能难以代偿或预后不良；③肿瘤较大，影响第一肝门或第二肝门的暴露和解剖者；④术中出血达 1000 ml 为中转开腹的警戒线，若出血达 2000 ml 仍不能完成手术者应果断中转开腹；⑤肝静脉出现较大损伤，为预防 CO_2 气体栓塞，或已发生气体栓塞者；⑥难以控制的突发肝内大血管出血或肿瘤破裂出血；⑦肝癌合并门静脉或腔静脉癌栓；⑧肿瘤边界不清。

【术后处理】

(1)常规给予吸氧，监测患者的生命体征。

(2)注意监测血常规、肝肾功能、电解质、凝血功能的变化，肝硬化的患者行大部肝切除时注意监测血氨的变化。

(3)术后禁食 2～3d，对无腹胀的患者可拔除胃管，术后第 2 天可予流质饮食。禁食期间注意给予静脉营养，维持水电解质酸碱平衡。

(4)早期活动：应鼓励患者早期下床活动，以促进胃肠道功能恢复及预防深静脉血栓的发生，进行呼吸功能锻炼防止肺部并发症。

(5)保持腹腔引流管及 T 管引流通畅。注意引流液的量、颜色及性状，有无出血及胆漏，无胆漏的情况下引流量 24 h＜50 ml 可拔除引流管。T 管拔管在术后 1 个月左右。

(6)对于肝硬化较严重者，应积极给予保肝、补充白蛋白、维生素 K_1，新鲜血浆、冷沉淀等血制品。

(7)术后酌情使用抗生素。

【术中及术后并发症】

(1)术中大出血：常见于门静脉分支和肝静脉主干的分支损伤或结扎不牢靠。①解剖第一肝门时的出血来源于肝动脉或门静脉分支，颜色较鲜艳，呈“喷射”状，多由于分离肝动脉或门静脉分支侧壁撕裂，或钛夹脱落所致。行半肝切除时，在离断肝左或肝右动脉、离断左肝管或右肝管后，分离门静脉一般较容易。应用切割闭合器离断门静脉分支时，可有效避免血管夹脱落引起的大出血。一旦发生大出血，可行第一肝门阻断或用无损伤夹夹住出血的血管，然后应用吸引器冲洗干净，找到出血的血管后再用血管夹夹闭或进行缝扎止血。②行解剖性半肝切除时，断肝时应该偏离肝正中裂 1～2 cm。助手扒肝时过度牵拉肝脏易损伤肝中静脉及其属支，因此要时刻关注牵引的方向和力度。遇到较大属支时应将其适当游离足够长度，分别夹闭远、近端后从中间离断。降低中心静脉压是减少肝静脉出血的最有效手段之一。肝中静脉属支出血是腹腔镜半肝切除最棘手的问题。直径小的属支出血可使用止血纱压迫止血，大属支需要妥善缝合止血。③解剖第二肝门时应特别小心，应该在断肝后，于肝实质内离断肝左或肝右静脉。建议充分游离后使用切割闭合器离断。若肝左或肝右静脉损伤出血，应该迅速用无损伤钳夹住出血的近端，后以钛夹或锁扣夹夹闭血管，必要时行腹腔镜下缝合修补。④ 对无法有效控制的大出血，应及时中转开腹手术。

(2)CO_2 气体栓塞：由于腹腔内 CO_2 气体压力高，同时肝静脉呈负压状态，若肝静脉破裂，大量 CO_2 气体可通过肝静脉进入循环系统形成气体栓塞。总体上气体栓塞发生率较低，但若短时间大量气体进入循环系统可导致心律失常或完全性肺动脉栓塞，严重者可威胁病人生命。随着腹腔镜肝切除术适应证的扩大，术中对于肝静脉、肝短静脉解剖游离越来越多，这些血管的损伤可能导致气体被吸入下腔静脉。因此，预防气体栓塞主要是在离断上述血管时需操作仔细，同时适当降低气腹压力，正压通气，维持一定中心静脉压。术中应定时血气分析。

(3)胆漏：多因肝内胆管结石行腹腔镜肝切除后。若患者术后出现发热、肝功能异常、腹痛、胃瘫则应警惕胆漏。适时完善 B 超、CT 检查以进一步明确诊断，必要时行穿刺引流。对胆漏量大或有弥漫性腹膜炎的患者，需行腹腔镜或开腹探查。

(4)术后出血：肝断面渗血、血管夹脱落、凝血功能障碍是术后出血常见原因。休克早期活动性出血,应尽早手术探查。对于血流动力学平稳,血红蛋白下降不明显者,可密切观察病情变化并给予补充维生素 K_1,新鲜血浆、冷沉淀等血制品。

(5)肝功能不全:感染是术后肝功能不全的常见原因,可表现为大量腹水、低蛋白血症、凝血功能障碍。术前准确评估肝功能,术中选择合理术式,减少出血,术后保持引流通畅,可有效减少肝功能不全的发生。

19.1.1 腹腔镜肝左外叶切除术 laparoscopic left lateral hepatectomy

【手术适应证】

(1)良性疾病:肝左外叶有症状的或直径超过 10 cm 的海绵状血管瘤;肝左外叶胆管结石,特别是伴有肝左外叶胆管狭窄、肝纤维化、萎缩或合并感染甚至慢性脓肿者;左外叶占位与恶性肿瘤难以鉴别者。

(2)恶性疾病:位于肝左外叶的原发性肝癌,转移性肝癌以及其他少见的肝脏恶性肿瘤。

【手术步骤】

(1)探查和游离肝周韧带:超声刀离断肝圆韧带、镰状韧带(图 1)、左冠状韧带和左三角韧带(图 2)。若左三角韧带内走行较粗血管,需夹闭后切断。助手将肝左外叶翻起,超声刀离断肝胃韧带(图 3)直至静脉韧带根部附近(部分患者可遇见副肝左动脉,妥善夹闭后切断)(图 4),充分的游离为后续手术操作打下重要基础。术中无须刻意显露左肝静脉或下腔静脉。

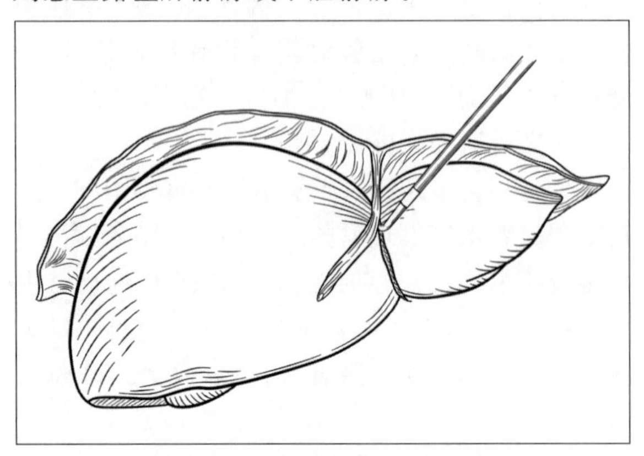
图 1 离断肝圆切带、镰状切带

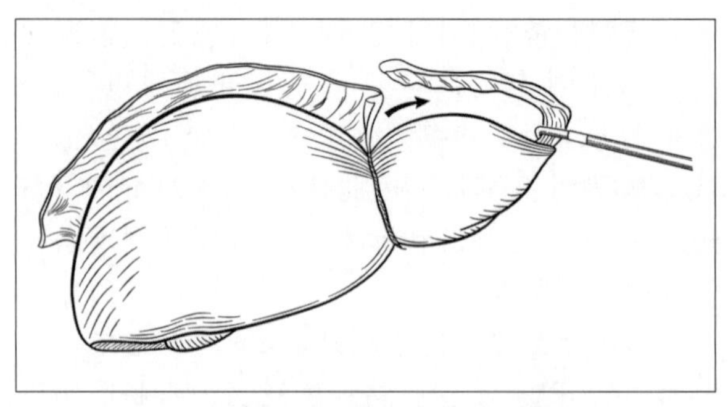
图 2 离断左冠状韧带、左三角韧带

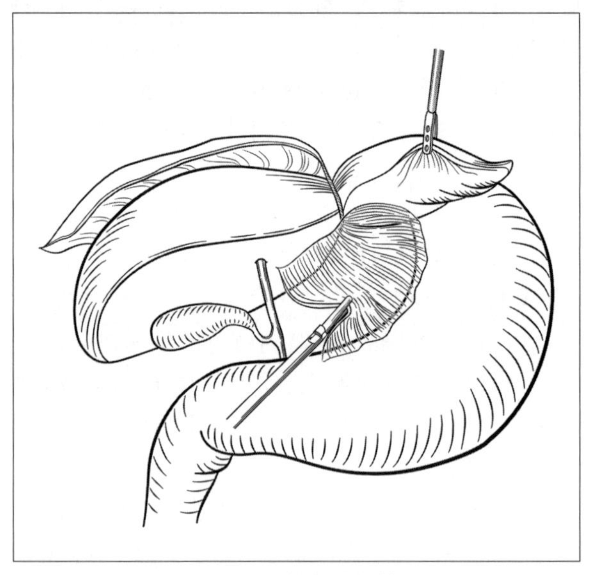
图 3 离断肝胃韧带

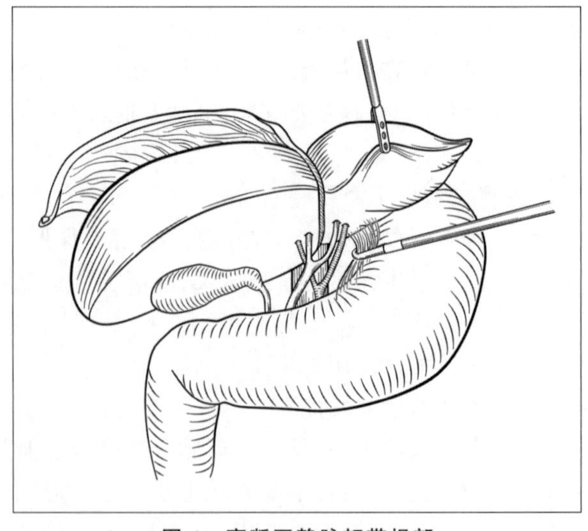
图 4 离断至静脉韧带根部

(2)预先于第一肝门处置肝门阻断带(图 5),如发生难以控制的出血,可立即行 Pringle 法阻断肝门。对胆管内多发结石伴有胆总管结石,则先行胆管切开取石,否则行肝门阻断时会造成第一肝门副损伤。如为肿瘤患者行第一肝门预置阻断带可不行此步骤。

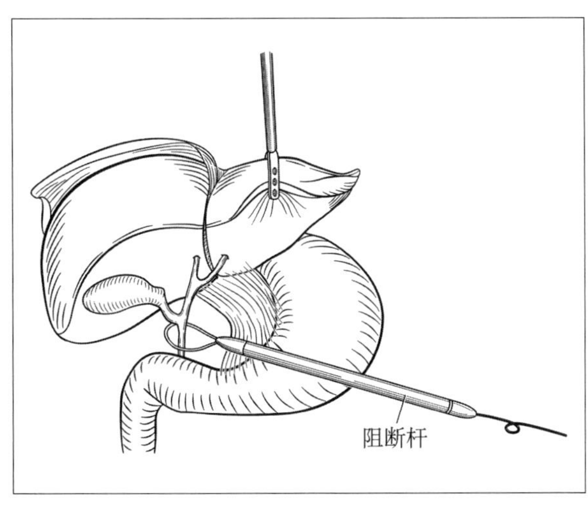

图 5　第一肝门阻断术

(3)肝实质离断:沿肝圆韧带及镰状韧带左侧缘,在肝脏表面以电刀标记预切线(图 6),从足侧向头侧,由浅入深,用超声刀逐步离断肝实质。将Ⅱ、Ⅲ段 Glisson 鞘上下方肝组织离断以显露Ⅱ、Ⅲ段 Glisson 分支。肝实质离断过程中遇较粗管道,使用外科夹、钛夹或可吸收夹等(图 7)夹闭后再予切断。

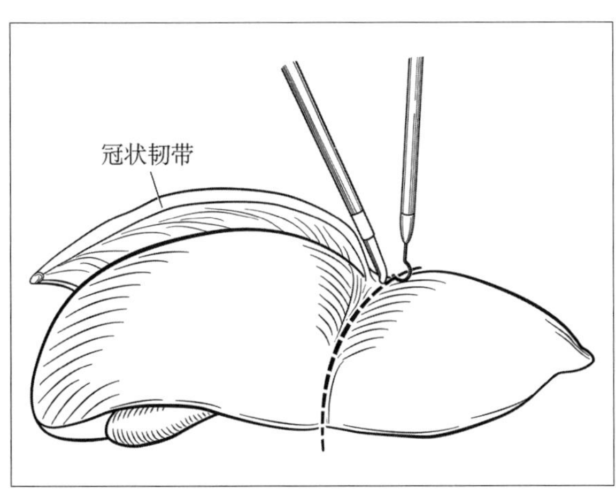

图 6　标记预切线

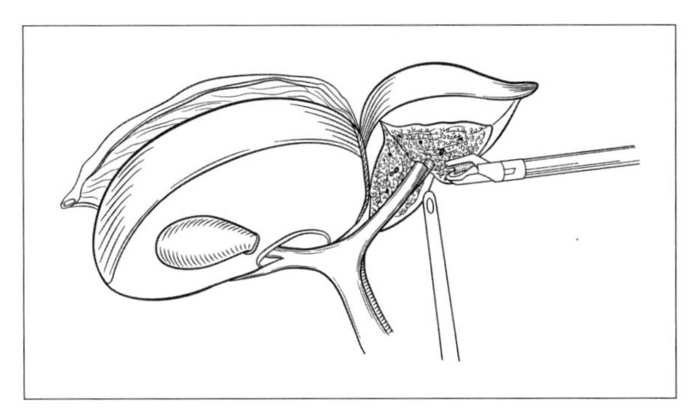

图 7　初步暴露Ⅱ、Ⅲ段 Glisson 分支,钛夹夹闭肝实质断面血管

(4)离断Ⅱ、Ⅲ段 Glisson 蒂:经主操作孔或右侧辅助孔置入腹腔镜下直线切割闭合器,一并闭合切断Ⅱ、Ⅲ段 Glisson 蒂(图 8)。

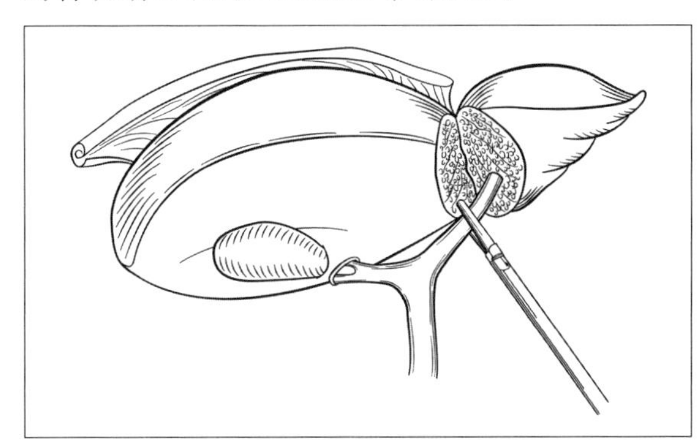

图 8　闭合Ⅱ、Ⅲ段 Glisson 蒂

(5)显露并离断肝左静脉:继续向肝左静脉根部方向离断肝实质,将肝左静脉上下方肝组织离断,显露肝左静脉根部,以腹腔镜下直线切割闭合器切断闭合肝左静脉(图 9)。操作过程中注意避免损伤膈肌。

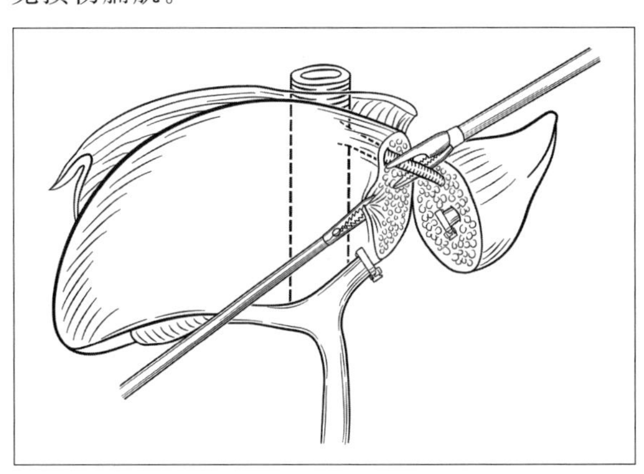

图 9　离断肝左静脉

(6)如果是胆总管结石合并有左外叶肝内胆管结石,或左肝肝内胆管结石不伴有左肝管开口狭窄的病人,为确保胆总管及肝内胆管无结石残留,再次行胆道镜检查,胆总管内置入 T 管。将切除胆囊、肝左外叶及结石装入一次性取物袋中(图 10～图 13)。

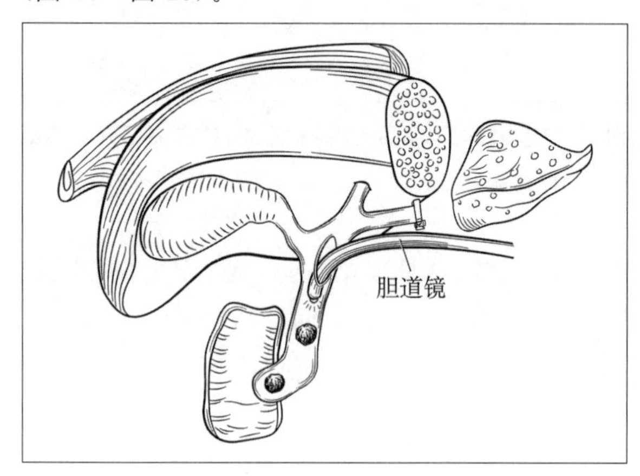

图 10 胆道镜取石

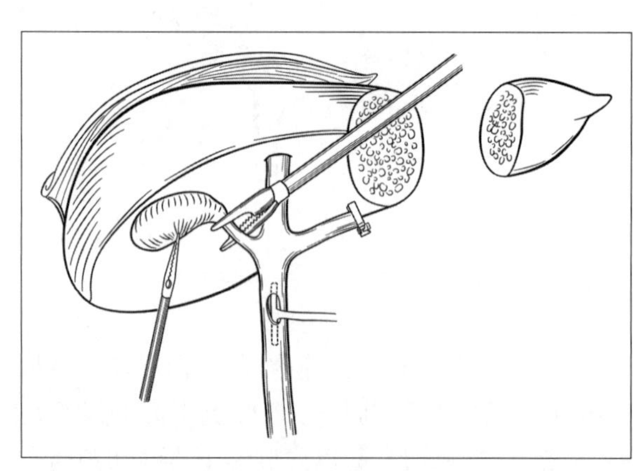

图 11 切除胆囊,置 T 管

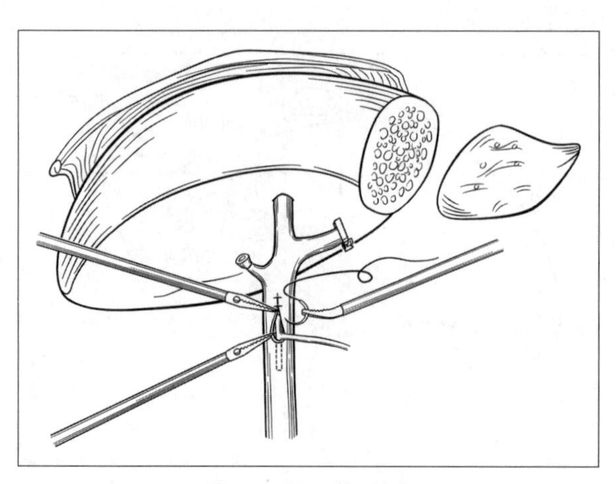

图 12 置 T 管,缝合

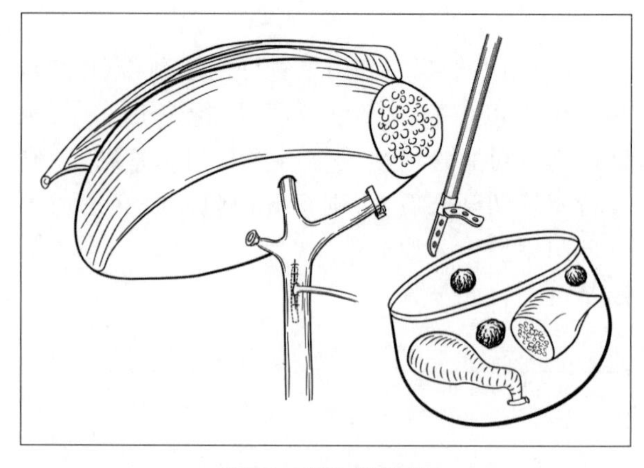

图 13 置入取物袋

(7)肝断面处理及引流:肝断面止血可使用双极电凝。胆漏处需行缝扎。选择性使用引流管,并置于肝断面下,自右侧穿刺孔引出体外(图 14)。肝断面填塞止血材料(图 15)。

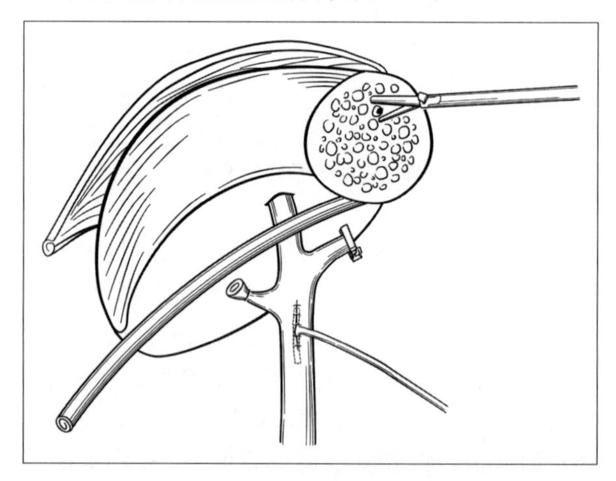

图 14 肝断面、胆漏缝扎,双极电凝

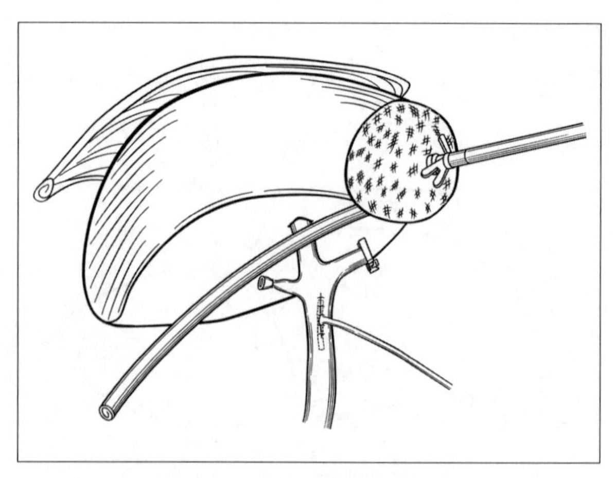

图 15 肝断面覆盖止血材料

(8)标本取出:小的标本可直接扩大穿刺孔取出,大的标本可于下腹部另做横切口或从肋缘下的 2 个穿刺孔连线做切口取出。

19.1.2 腹腔镜左半肝切除术

laparoscopic left hemihepatectomy

【手术适应证】

(1)良性疾病:位于左半肝有症状的或直径超过 10 cm 的海绵状血管瘤;肝左叶胆管结石,尤其是合并左肝管狭窄、肝纤维化、萎缩或合并感染甚至慢性脓肿者;肝脏占位与恶性肿瘤难以鉴别者。

(2)恶性疾病:位于左半肝的原发性肝癌、转移性肝癌以及其他少见的肝脏恶性肿瘤等。

【手术步骤】

(1)探查及游离左半肝:超声刀或电凝钩游离肝周韧带(见腹腔镜左外叶切除),小心损伤变异的副肝左动脉。

(2)切除胆囊(图 1),第一肝门预置阻断带(图 2)。

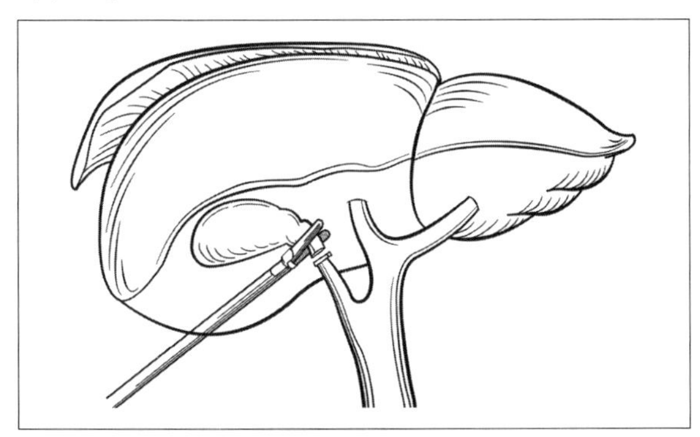

图 1 切除胆囊

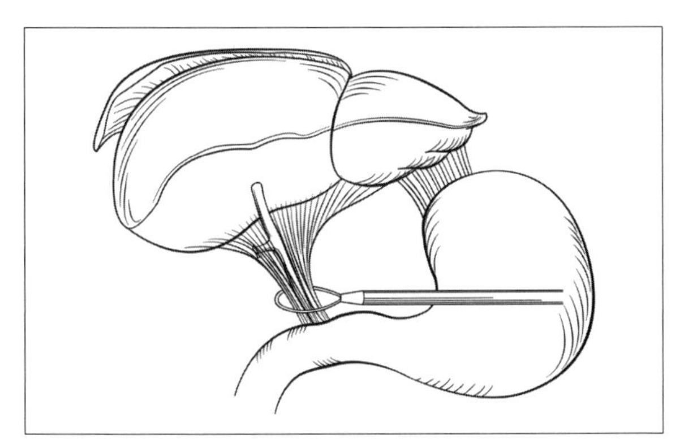

图 2 第一肝门预置阻断带

(3)解剖和处理第一肝门:分为鞘内解剖和鞘外解剖法两种。①鞘内解剖法:于入肝处解剖出左肝动脉,锁扣夹夹闭后切断(图 3)。游离出门静脉左支,以 2-0 丝线将其结扎阻断(图 4)。不建议在肝外分离左肝管,可在离断左肝蒂时一并处理。②鞘外解剖法:即在 Glisson 鞘外结扎左肝管、肝左动脉和门静脉左支。先沿 Glisson 鞘左干上、下各 0.5 cm 处做钝性分离,深入至肝实质内 1 cm 左右。分离时切记勿撕裂鞘内走行的血管。解剖清楚后,在距门静脉主干分叉左侧约 2 cm 处用粗丝线牵引(图 5),后以一次性直线型切割闭合器离断左肝蒂(图 6)。

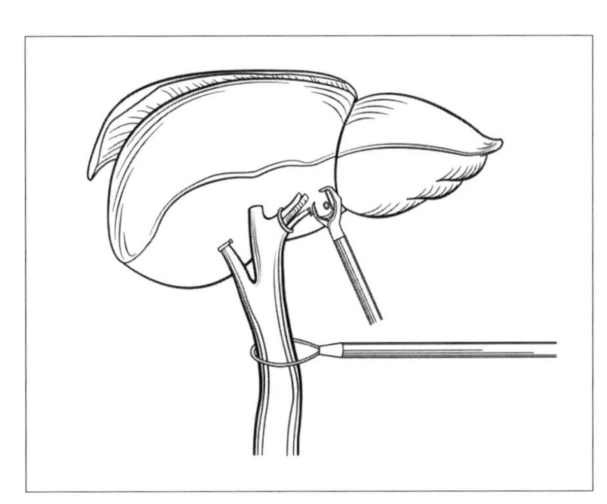

图 3 夹闭左肝动脉

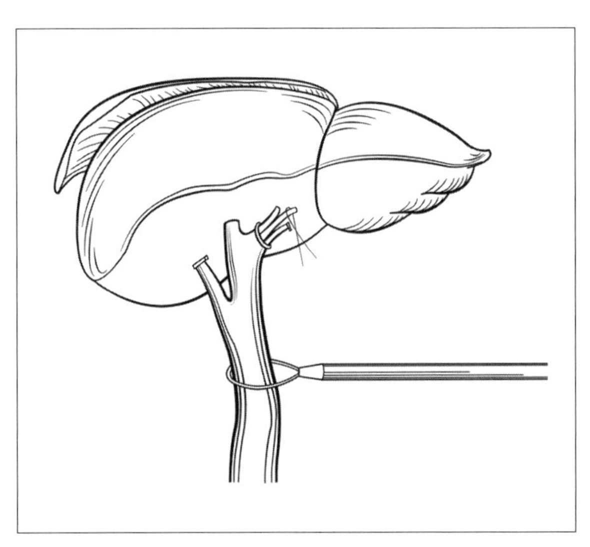

图 4 结扎门静脉左支

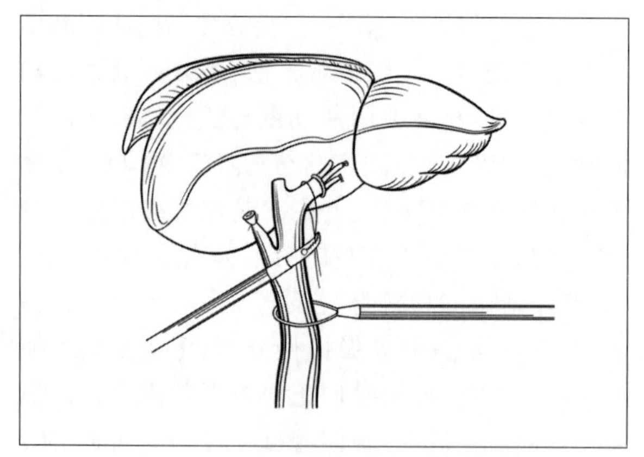

图 5　粗丝线牵引 Glisson 鞘，鞘外分离

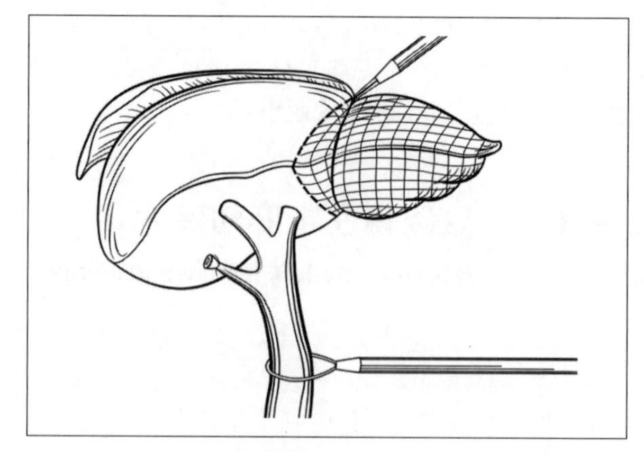

图 7　肝表面缺血区标记预切线

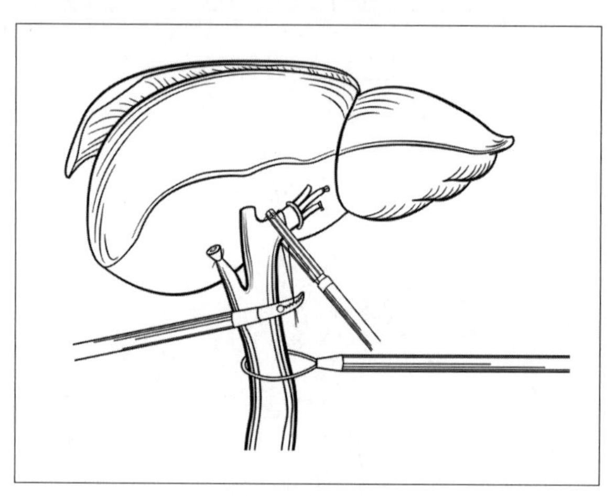

图 6　离断左肝蒂

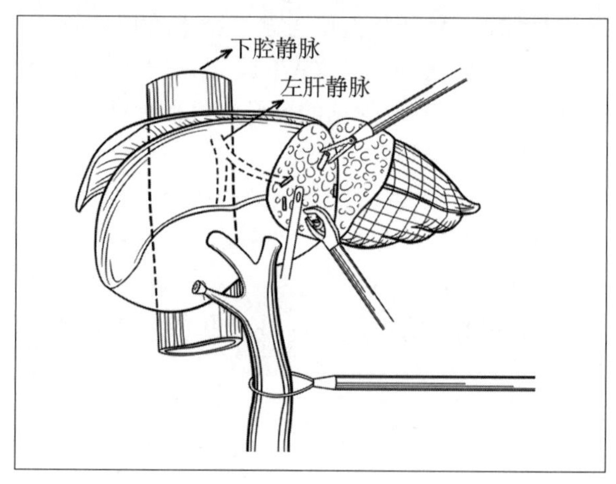

图 8　离断面处理

(4)解剖及处理第二肝门：若肝外分离肝左和肝中静脉，可于肝外解剖肝左静脉主干，并用 7 号丝线结扎。若左肝静脉游离困难，则不必强求肝外解剖，待肝实质离断至左肝静脉根部时，于肝内处理。

(5)肝实质离断：沿肝表面的缺血交界标记预切线(图 7)，以超声刀、双极电凝等设备离断肝实质直至第二肝门。离断面是肝表面缺血线、肝中静脉左缘、下腔静脉构成的平面。肝实质离断遇较粗大的管道，可用外科夹、钛夹或可吸收夹等夹闭后再予切断(图 8)，也可用血管缝线缝扎止血(图 9)。

(6)离断左肝蒂：随着肝实质离断的深入，肝门周围肝组织逐渐分离，包绕左肝管的 Glisson 鞘也逐渐显露，可以直线切割闭合器离断(见图 6)。也可分别解剖离断左肝管、左肝动脉和门静脉左支。若伴有胆管癌栓，须切开左肝管，取出癌栓。

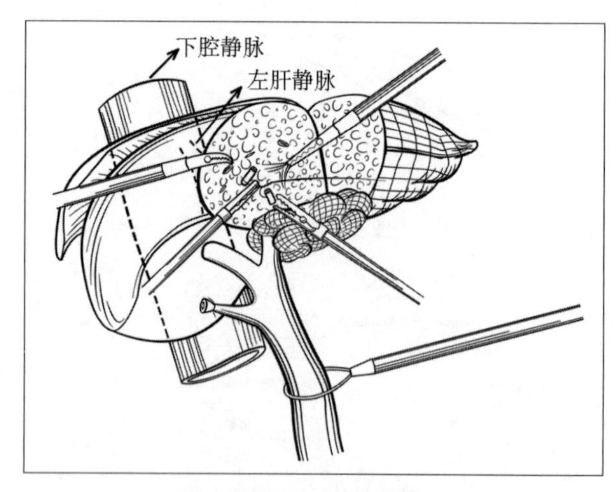

图 9　断面夹闭、缝线止血

(7)离断左肝静脉：离断肝实质至第二肝门时，肝左和肝中静脉汇合部显露清楚，可予血管切割闭合器离断肝左静脉根部(图 10)。

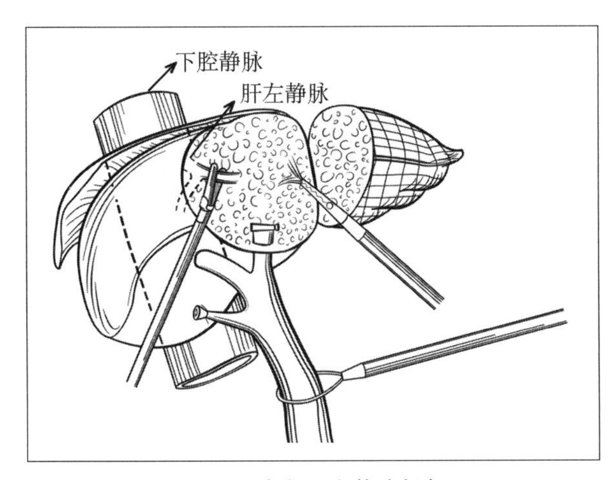

图 10 离断肝左静脉根部

(8)肝断面处理和引流:肝断面止血可用双极电凝,胆漏处缝扎。选择性使用引流管,可于肝断面下放置引流管自右侧穿刺孔引出体外,肝断面填塞止血材料(图 11)。

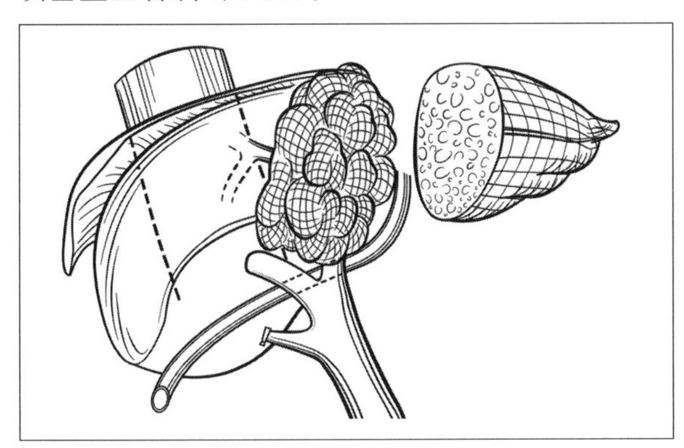

图 11 肝断面置引流管

(9)标本取出:将切除标本以一次性取物袋装好后(图 12)经延长脐孔或耻骨上小切口取出。

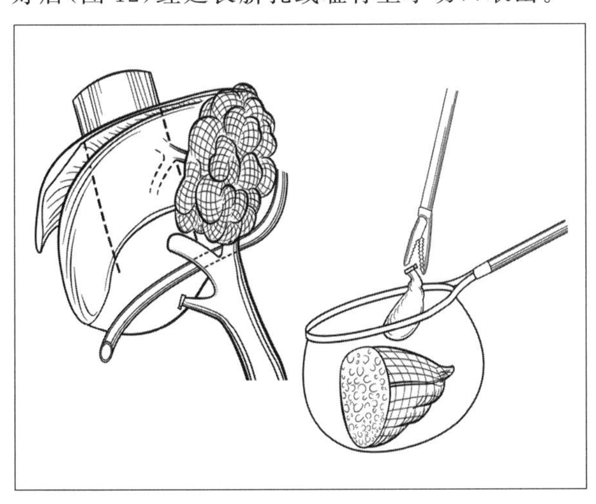

图 12 标本处理

19.1.3 腹腔镜右半肝切除术 laparoscopic right hemihepatectomy

【手术适应证】

(1)良性疾病:位于右半肝有症状的或直径超过 10 cm 的海绵状血管瘤;肝右叶胆管结石,特别是合并右肝管狭窄、肝纤维化、萎缩或合并感染甚至慢性脓肿者;肝脏占位与恶性肿瘤难以鉴别者。

(2)恶性疾病:位于右半肝的原发性肝癌、转移性肝癌以及其他少见的肝脏恶性肿瘤等。

【手术步骤】

(1)探查及游离右半肝:超声刀或电凝钩依次切断肝圆韧带(图 1)、镰状韧带(图 2)、右肝肾韧带(图 3)、右三角韧带(图 4)、右冠状韧带(图 5),至肝右静脉(图 6)充分游离右肝。有时为方便旋转,还需切断部分腔静脉左侧的左冠状韧带,直至显露下腔静脉。若游离困难,不必强求完全游离右肝,可采用前入路途径,离断肝实质后再游离右肝周韧带。

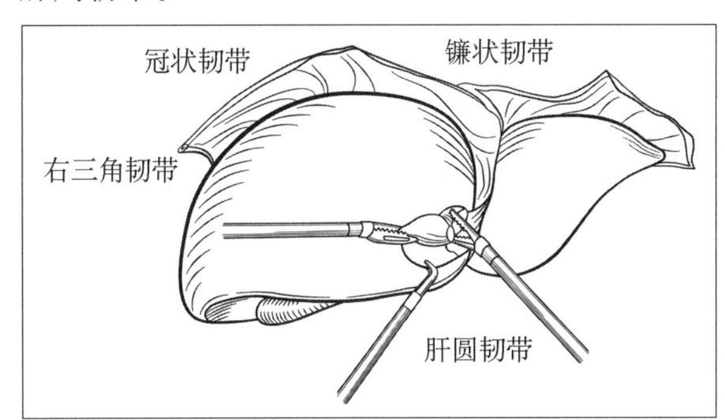

图 1 切断肝圆韧带

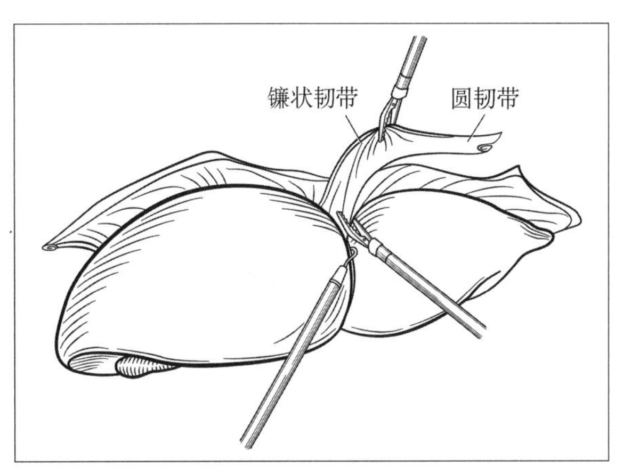

图 2 切断镰状韧带

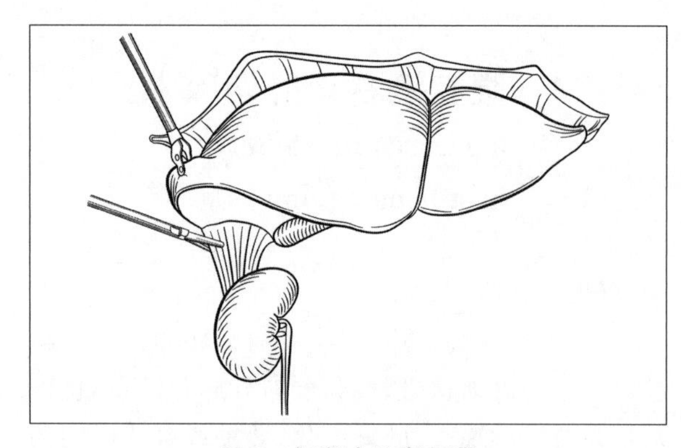

图3 切断右肝肾韧带

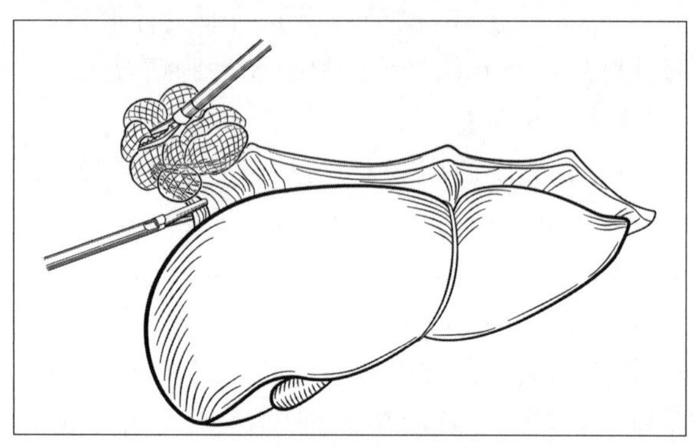

图4 切断右三角韧带

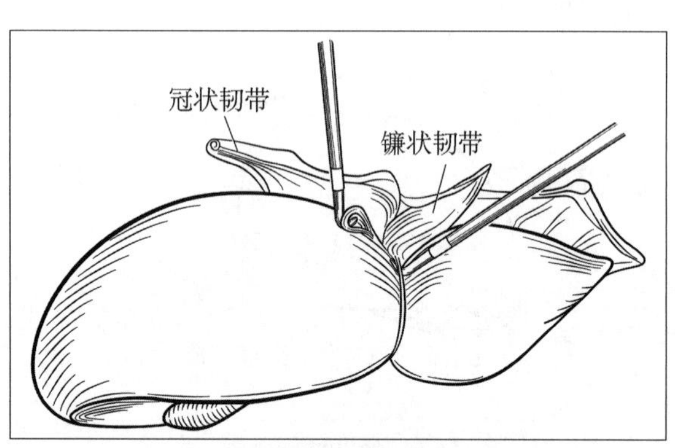

图5 右冠状韧带与镰状韧带交界外

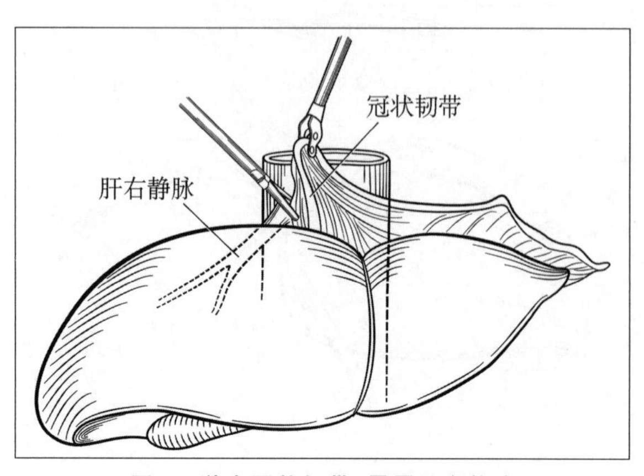

图6 游离冠状韧带,暴露肝右静脉

(2)解剖及处理第一肝门:选择性右肝阻断,先以鞘内解剖法解剖胆囊三角,夹闭、切断胆囊动脉和胆囊管,将胆囊切除或留作牵引。纵行切开肝十二指肠韧带右侧腹膜,分离出右肝动脉(图7),锁扣夹夹闭后切断。解剖出门静脉右支,丝线结扎(图8)。右肝管如果肝外解剖困难,则无须强求,待离断右肝蒂时再处理。此时,可见右半肝缺血线(图9)。

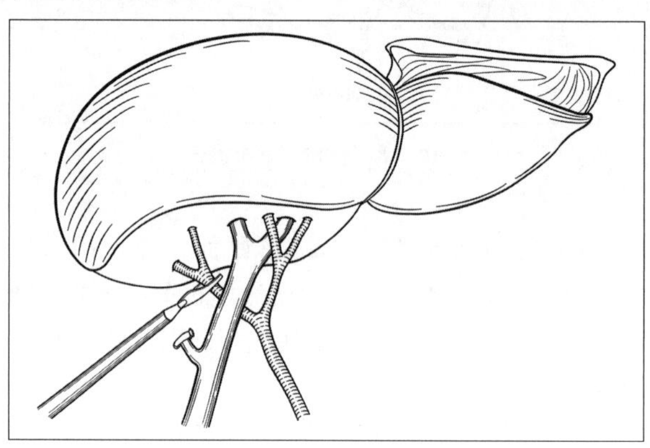

图7 切断右肝动脉

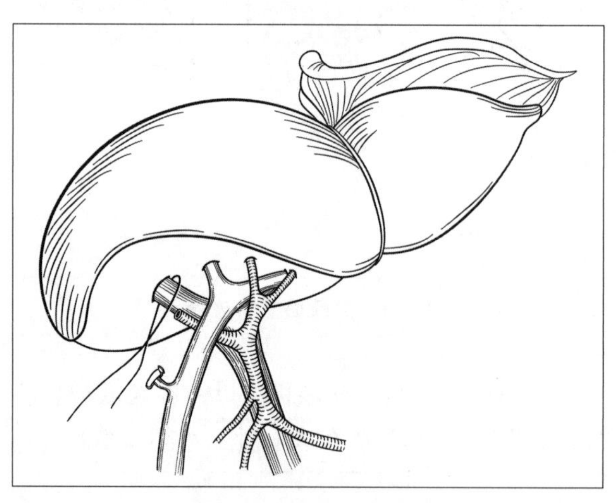

图8 丝线结扎门静脉

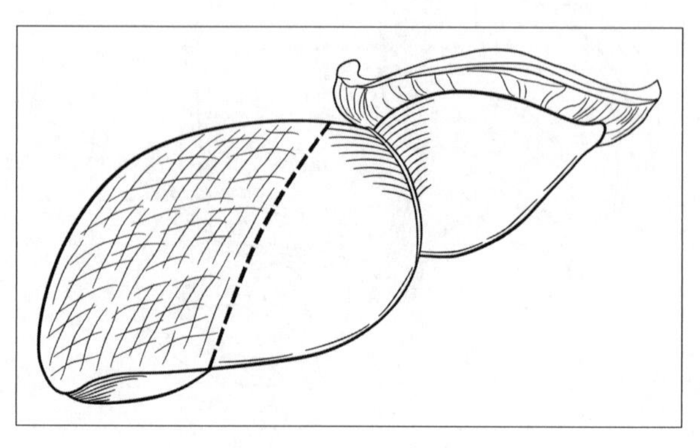

图9 右半肝缺血线

(3)解剖肝后下腔静脉：打开下腔静脉前方腹膜，显露肝短静脉(图 10、图 11)，从足侧向头侧逐支夹闭后切断。切断下腔静脉韧带(图 12)，显露肝后下腔静脉右侧壁及前壁。

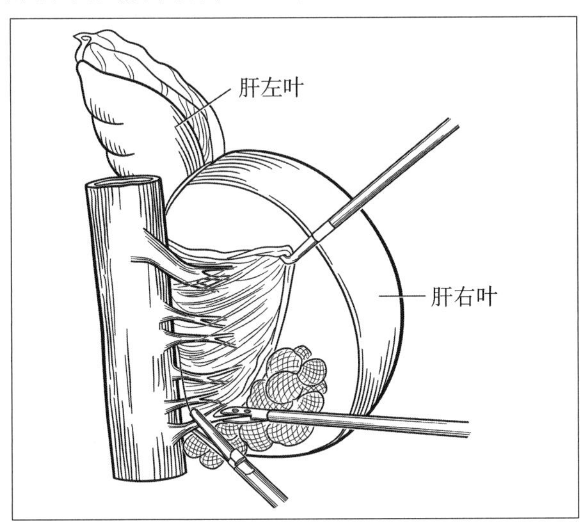

图 10　下腔静脉右侧。断肝短静脉(1)

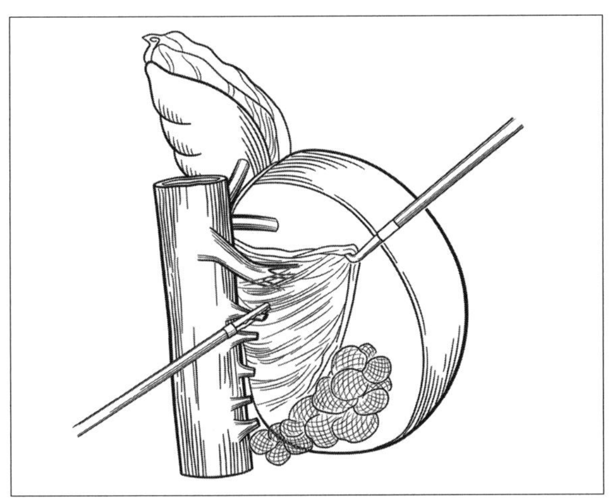

图 11　断肝短静脉(2)

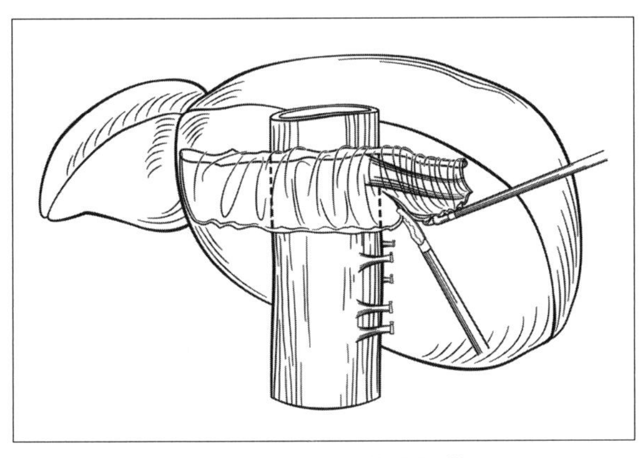

图 12　断离下腔静脉韧带

(4)解剖及处理第二肝门：完全游离右肝至下腔静脉右侧壁，沿下腔静脉前壁向头侧分离肝后下腔静脉间隙，从腔静脉陷窝向下方小心分离，两者结合可解剖出右肝静脉主干，穿入牵引带后备用或用直线切割闭合器切断。肝右静脉的游离和处理可在肝实质离断之后进行，这样相对安全。

(5)肝实质离断：肝实质离断方法同腹腔镜左半肝切除。离断面是肝表面缺血线、肝中静脉右缘、下腔静脉中线的平面(图 13、图 14)。术中超声探查确定肝中静脉走行，从而帮助调整离断平面(图 15)。对于较粗大的管道，可用锁扣夹、钛夹或可吸收夹等夹闭后再予切断(图 16)。

(6)离断右侧肝蒂：伴随肝实质离断的深入，右肝蒂逐渐显露，可用直线切割闭合器离断(图 17)，也可分别离断肝右动脉、门静脉右支和右肝管。若为肝内胆管结石或胆管癌栓患者，则需切开右肝管，取出结石或癌栓。

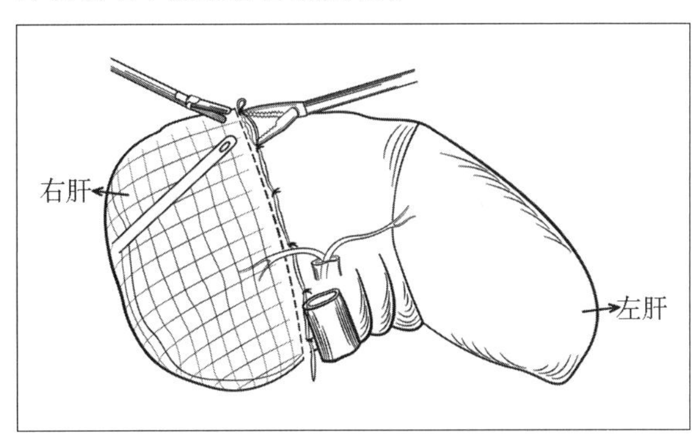

图 13　离断面，肝表面缺血线，肝中静脉的右缘，下腔静脉中线

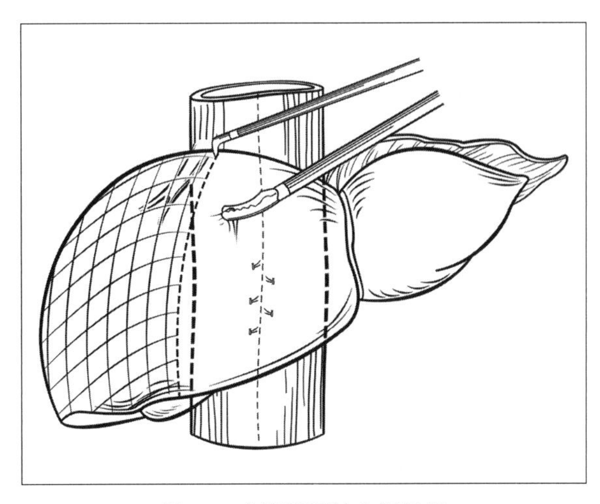

图 14　右肝表面缺血标记线

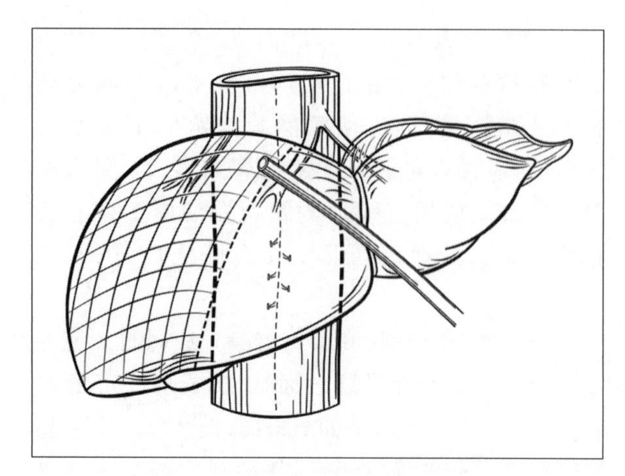

图 15　超声探查肝中静脉走行

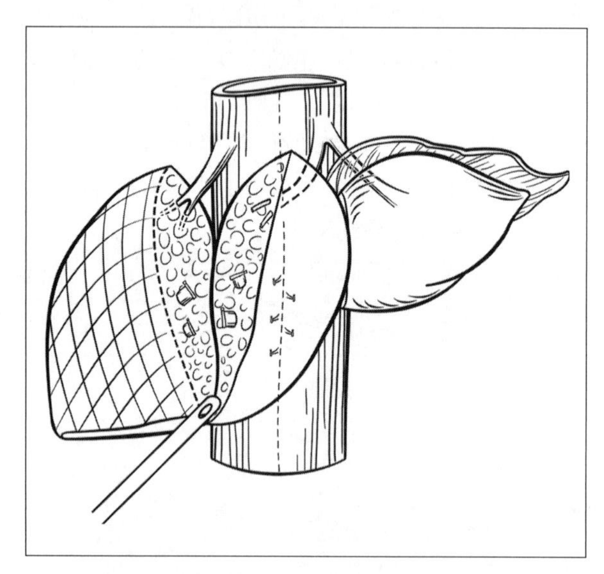

图 16　切断右肝缺血区

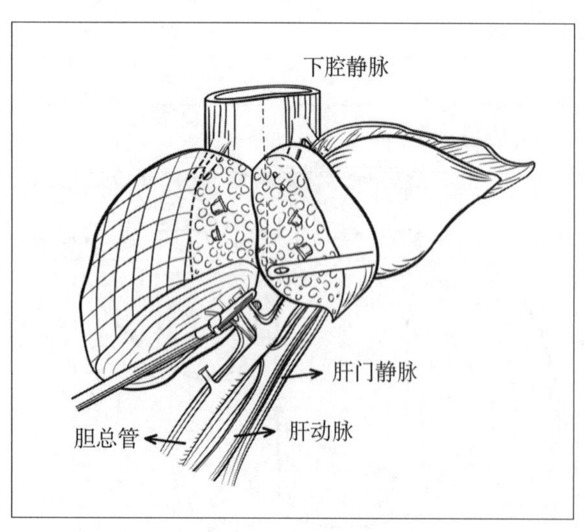

图 17　切断右肝蒂

(7)显露和离断肝右静脉：肝实质离断至第二肝门时，肝右静脉根部显露，采用直线切割闭合器离断肝右静脉(图 18)。

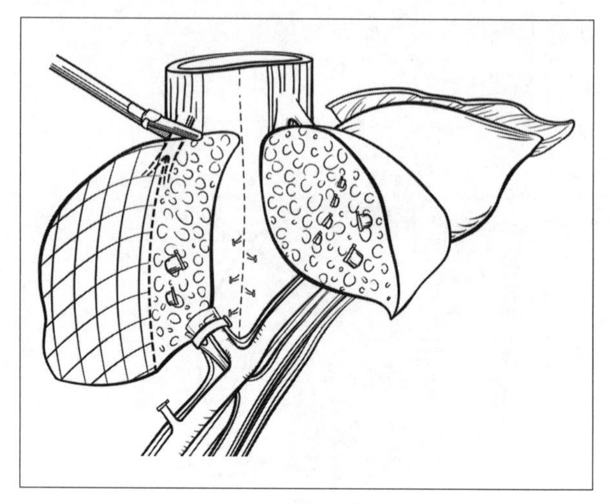

图 18　离断肝右静脉

(8)标本取出：将标本装入一次性取物袋中(图 19)，经下腹部另做横切口取出，亦可从腹正中线的 2 个穿刺孔连线做切口取出。下腹横切口具有疼痛轻、切口隐藏、美观的优点。

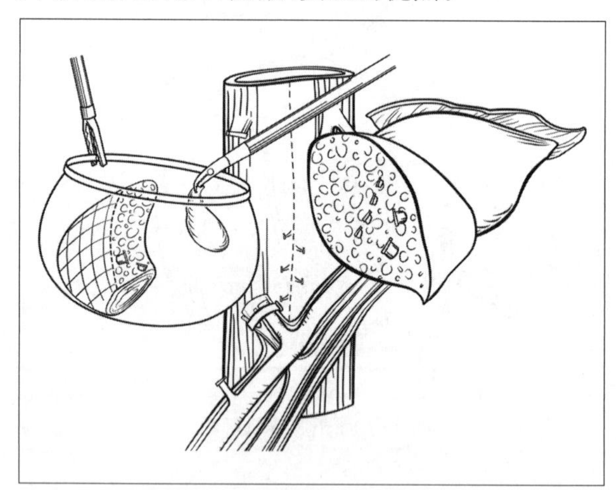

图 19　取出标本

(9)肝断面处理：关闭标本取出切口，重新建立气腹。肝断面填塞止血纱(图 20)，如有细小渗血，可使用双极电凝或氩气刀喷凝止血。若为活动性出血或胆漏，须缝合止血或关闭胆管残端(图 21)。最后可将镰状韧带和肝圆韧带缝合固定于腹壁(图 22)，防止左半肝向右过度旋转。右膈下放置腹腔引流管。

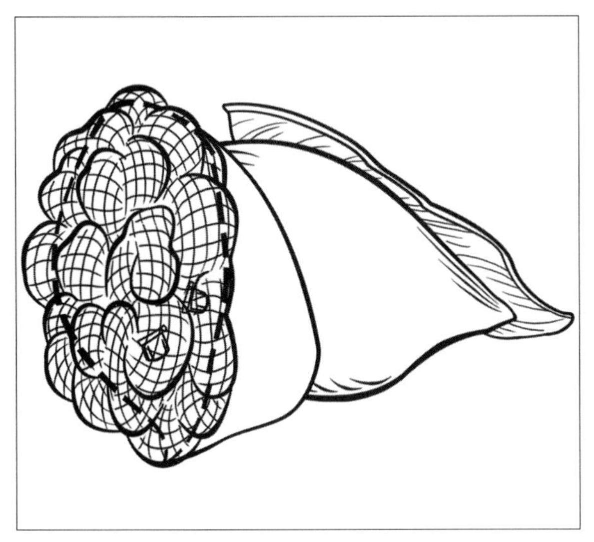

图 20 断面处理(1)

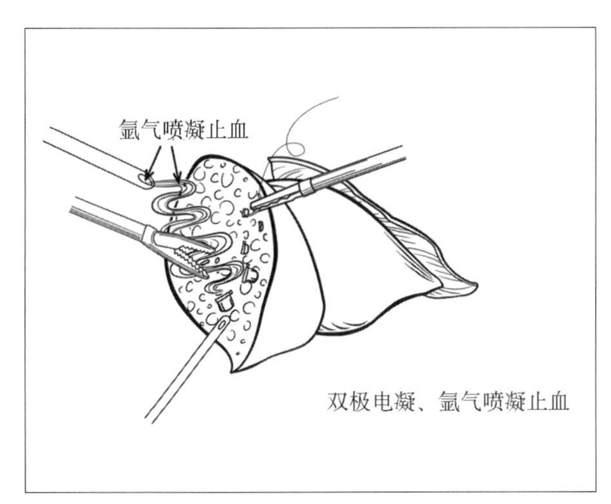

图 21 断面处理(2)

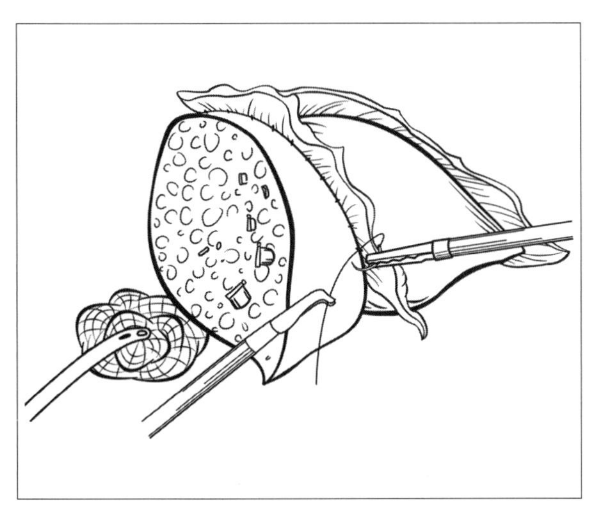

图 22 缝合镰状韧带和肝圆韧带

19.2 腹腔镜胆囊切除术

laparoscopic cholecystectomy

腹腔镜胆囊切除术(LC)具有手术创伤小、恢复快、住院时间短等优点,患者接受度高,已成为各种胆囊良性疾病手术治疗的“金标准”。目前有条件的医院 90%~95%的胆囊切除术均在腹腔镜下进行。LC 是目前开展数量最多、最普及、最成熟的腹腔镜手术,然而 LC 也是手术难易程度变化最大、潜在风险最高、手术预见性最差的腔镜手术。近年来,腹腔镜技术和微创器械、能量设备的不断进步,其手术适应证逐渐扩大。但手术适应证的选择与术者的临床经验和手术技术息息相关,而不管如何选择,保障手术安全,尽量减少并杜绝重大手术并发症尤为重要。

【手术适应证】

(1)有症状的胆囊结石。

(2)有症状的慢性胆囊炎。

(3)无症状的胆囊结石:①多发结石和结石最大直径≥2~3 cm;②胆囊壁出现钙化或瓷化胆囊;③合伴胆囊息肉;④胆囊壁增厚(>3 mm)即伴有慢性胆囊炎;⑤合并心血管疾病或糖尿病患者。

(4)发病 48 h 内的急性胆囊炎。

(5)胆囊隆起性病变:①有症状的胆囊息肉;②胆囊息肉直径>10 mm;③胆囊息肉伴有胆囊结石;④胆囊息肉短时间明显增大有癌变可能者;⑤胆囊腺肌症等。

【禁忌证】

(1)相对禁忌证:①发病超过 48 h 的急性胆囊炎;②慢性萎缩性结石性胆囊炎;③有上腹部手术史;④腹外疝。

(2)绝对禁忌证:①合并梗阻性黄疸原因未明确;②合并严重肝硬化、门脉高压症;③伴有出血性疾病,凝血功能障碍;④中、后期妊娠;⑤腹腔严重感染、腹膜炎;⑥重要脏器功能不全难以耐受气腹及全麻。

【术前准备】

(1)病史及体检:详尽的病史采集及全面的体格检查尤为重要,特别是了解上腹部手术史。

(2)实验室检查:三大常规、肝肾功能、电解质、血型、病毒8项及凝血功能等常规检查。

(3)影像学检查:常规行心电图和X线胸片检查。胆囊疾病首选B超检查,对于超过65岁的老年患者应增加心肺功能评估,例如超声心动图、肺功能检测,以准确评估患者对全麻和气腹的耐受情况。对病程短、无黄疸或肝胆管扩张的年轻患者,LC术前可不必行其他影像学检查;对于反复发作上腹痛或合并黄疸、胰腺炎的患者应该增加CT及MRCP检查,以进一步了解胆道情况。

(4)皮肤准备:注意脐部的清洁及消毒。

(5)选择性放置胃管及尿管,如患者影像学提示胆囊周围炎症较重,建议行胃肠减压,如预计手术时间较长者可留置导尿管。

【麻醉方法】

气管内插管全身麻醉。

【体位】

LC术的患者一般采用反Trendelenburg体位(reverse Trendelenburg position),患者头高足低位(约15°),并右侧抬高。主监视器位于患者右侧,主刀医师和扶镜助手站在患者左侧,器械护士站在右侧。一助站在患者右侧持胆囊固定抓钳帮助主刀医师显露,有条件的单位也可以在手术台左侧也放置一台监视器,与主监视器同步(图1)。

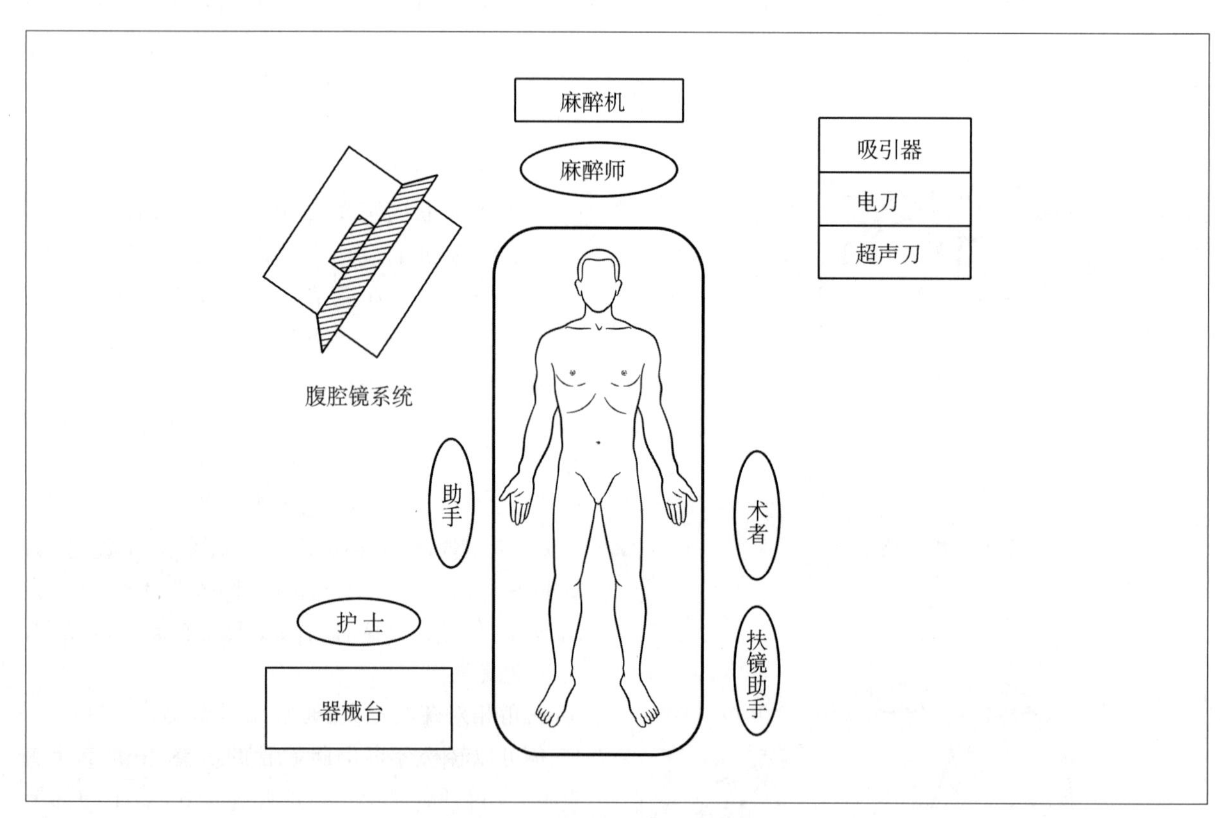

图1 患者体位与术者站立位示意

【穿刺套管针布局】

穿刺套管针(Trocar)布孔,目前常用三孔法或四孔法。笔者医院仍采用经典的四孔法,脐部做10 mm长切口,作为观察孔放置腹腔镜镜头。剑突下做10 mm长切口,位于镰状韧带右侧,作为主操作孔。右侧肋缘下锁骨中线及腋前线分别做5 mm长切口。右锁骨中线Trocar作为副操作孔,可以放置无损伤抓钳牵拉胆囊,腋前线Trocar置胆囊固定钳帮助主刀医师显露。随着微创技术的不断进步,近年来采用单孔法完成LC的病例也逐渐增多,受到年轻女性患者的青睐。

【手术步骤】

(1)建立气腹:气腹法是目前LC应用最广泛

的方法。临床上还有采取腹壁悬吊的免气腹法。建立气腹的方法有两种，最常用的是气腹针腹腔穿刺法，但对于腹壁松弛、极度肥胖及腹部有手术史的患者穿刺有时比较困难，容易引起肠管损伤和腹膜外皮下气肿。另一种方法是开放式建立气腹，在脐部或剑突下做一小切口，直接切开至腹腔并置入 Trocar 后充气，该方法相对安全，但创伤较大，操作费时费力，只在特殊情况下使用。临床常用的为气腹针腹腔穿刺法：腹部常规消毒、铺巾。于脐上/下缘皮肤皱褶处做 10 mm 的弧形切口，切开皮肤。主刀医生与一助各持布巾钳将脐两侧腹壁提起。主刀医生以右手拇指、示指挟持气腹针（Veress 针），腕部用力，垂直或略斜向腹刺入腹腔。在穿刺过程中针头突破筋膜和腹膜时有 2 次突破感；判断气腹针是否已进入腹腔，可接上抽有生理盐水的注射器，当水流顺利流入腹腔，接上气腹机，若气腹压力显示不超过 12 mmHg，表明气腹针在腹腔内，表示穿刺成功；如气腹机显示气压很高，表明气腹针有异物阻塞或不在腹腔内，同时观察腹腔有无隆起，腹腔叩诊是否有明显鼓音。

（2）置入 Trocar：气腹达到设定的压力后拔出气腹针，主刀医生及助手使用布巾钳将腹壁提起，用 10 mm Trocar 进行穿刺，将套管针缓慢地旋转，用力均匀，当 Trocar 进入腹腔时有阻力消失感，打开气阀有气体逸出，表明穿刺成功。连接气腹机，然后置入腹腔镜，在腹腔镜的监视下进行其他穿刺点的穿刺。一般在剑突下 2 cm 主操作孔放入 10 mm Trocar 以备放电凝钩、超声刀、吸引器等器械；在右锁骨中线肋缘下 2cm 或腹直肌外缘和腋前线肋缘下 2 cm 各用 5 mm Trocar 以放入无损伤抓钳及胆囊固定钳。

（3）腹腔探查：腹腔探查以脐部为中心，镜身旋转 360°，了解整个腹腔情况。常规探查腹腔内脏器的全貌，以发现其他病变或异常情况。然后探查胆囊的大小、炎症及周围粘连情况。如胆囊与邻近腹壁及网膜有粘连则需以电钩及超声刀分离胆囊周围粘连（图 2）；胆囊颈部结石嵌顿时造成胆囊积液、肿胀，张力较高时，可用穿刺针穿刺胆囊底部进行减压（图 3）。

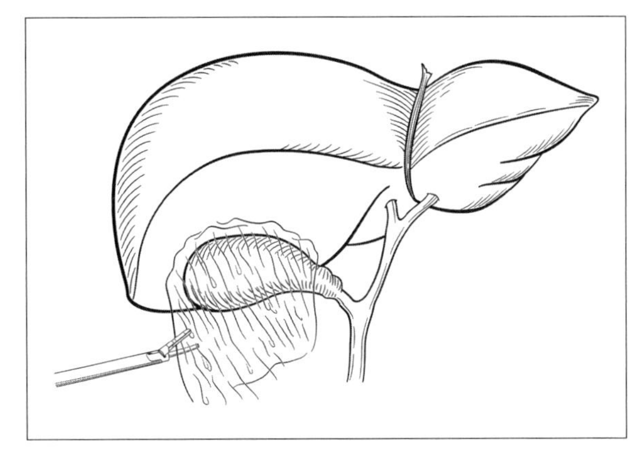

图 2 超声刀分离胆囊周围粘连

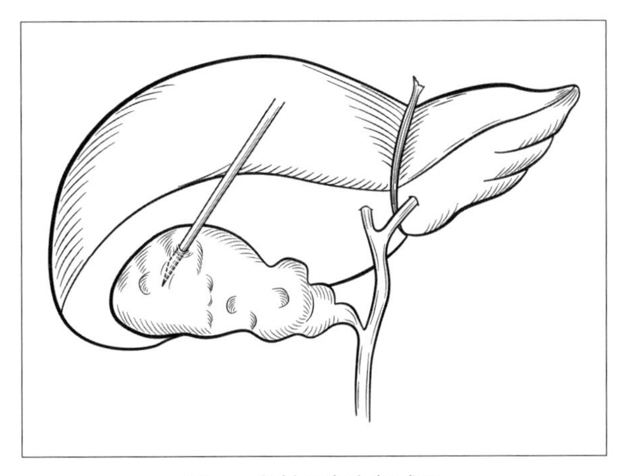

图 3 穿刺胆囊底部减压

（4）解剖胆囊三角：用无损伤抓钳抓住胆囊颈部或 Hartmann 囊，向右肩部方向牵引。注意不要过度牵拉，避免将胆总管牵引成角。右手用电钩或超声刀于胆囊颈下缘切开浆膜层，前层覆盖胆囊前三角，后层覆盖胆囊后三角。与开腹手术不同的是，腔镜手术一般先分离后三角（图 4），因后三角相对疏松宽大，通常无胆囊动脉穿过，从后三角可以轻松分离出胆囊管的后壁，并能拉直舒展与胆总管贴得很近的胆囊管，更好地显露前三角。随后小心分离前三角表面浆膜（图 5），不可过深，打开前三角浆膜后有时很容易见到穿过三角区的胆囊动脉，近端上钛夹后以电钩离断胆囊动脉远端（图 6），也可以用超声刀凝闭后离断。此时胆囊管可完全伸展，进而探查其与肝总管的关系。明确后三管关系后胆囊管上可用吸收夹或锁扣夹，以剪断胆囊管（图 7）；也可先分离出胆囊管并确定后切断，然后分离胆囊动脉并进行离断。

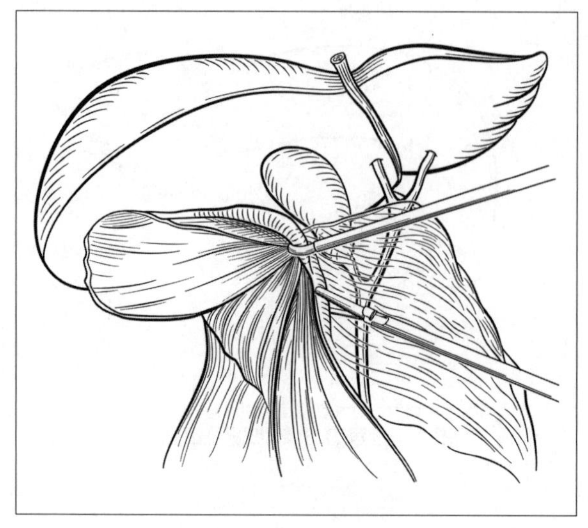

图 4 分离胆囊后三角

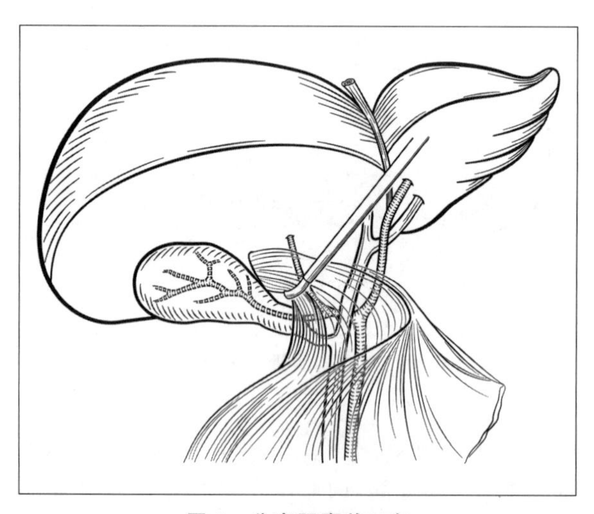

图 5 分离胆囊前三角

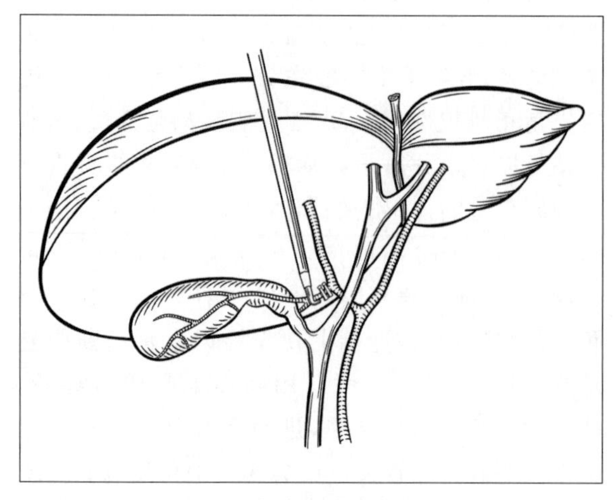

图 6 电钩离断胆囊动脉

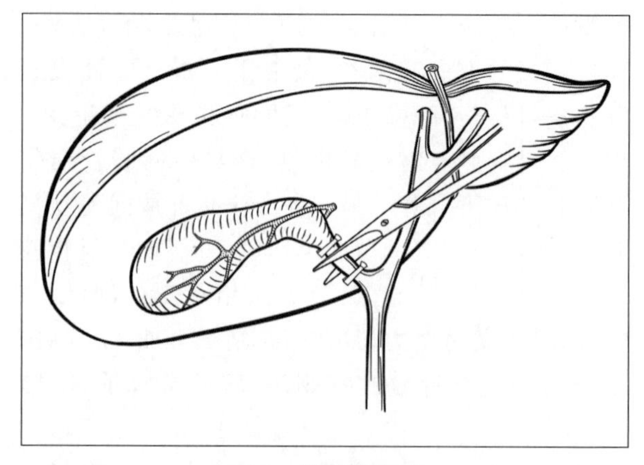

图 7 剪断胆囊管

(5)切除胆囊:胆囊床分离的难度与胆囊附着于肝床的类型、炎症水肿的程度密切相关。系膜型胆囊是容易分离的一种,但是如果胆囊床较宽大或深入肝组织内,再加上局部炎症、粘连重,则分离较为困难。总的原则是先易后难,辨明组织层次,顺行切除结合逆行切除,宁可损伤胆囊组织,也要避免损伤肝脏及胆管。当分离完胆囊三角内组织后,在胆囊床的最低点可见脏层腹膜分为前后两层包裹胆囊体,建议先分离胆囊床的前壁,将胆囊轻轻拉向外侧,打开前壁浆膜,认准胆囊壁与肝床之间的一层疏松组织,在此间隙由内至外分离,像翻书一样将胆囊壁与肝床分离(图8),再由下向上轻松分离后壁胆囊床。如果首先分离后壁,必然会加大胆囊对肝脏组织的牵拉力度,造成肝组织撕裂而出血,这样带来的麻烦是影响视野,层次把握不准,进一步损伤胆囊致其破裂。逆行切除胆囊时需从胆囊底部开始分离胆囊床,当伴有急性胆囊炎或胆囊炎症增厚时,胆囊床的层次欠清,很容易在操作过程中深入肝实质而导致术中出血和术后胆漏,此时宁可保留部分胆囊壁于肝床上,待大部分胆囊切除后再做处理。残留胆囊壁力争术中切除,在大部分胆囊切除后,残留胆囊壁的显露和分离就相对容易,若切除实在困难,可用电刀烧灼残留的胆囊黏膜后旷置。肝床用电凝止血,并用生理盐水反复冲洗,仔细检查有无出血和胆漏[在胆囊床置一白色纱布块,取出后检查有无胆汁染色(图 9)]。

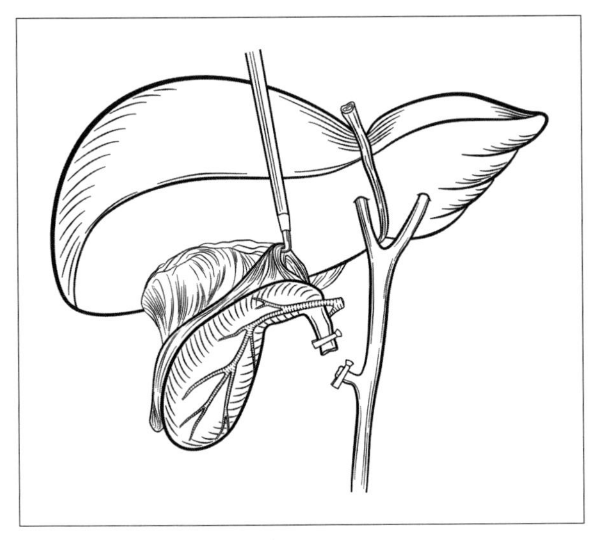

图 8 分离胆囊床

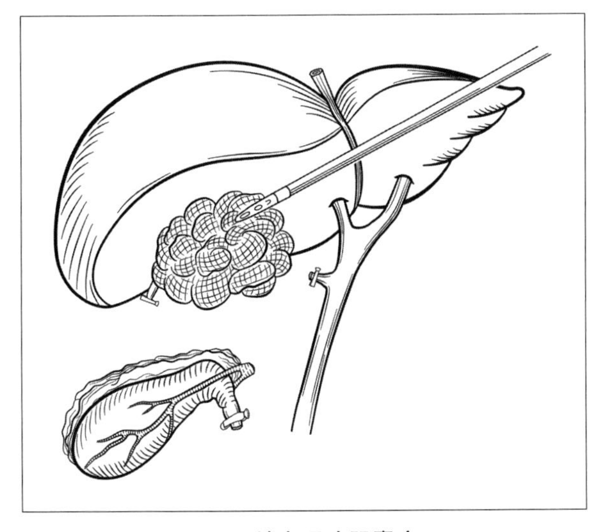

图 9 纱布压迫胆囊床

(6)取出胆囊:如胆囊炎症较轻,胆囊无破损,分离无出血,可不必冲洗或放置引流。如胆囊有急性炎症、渗出多、出血多或胆囊破损则应以生理盐水反复冲洗创面。肝床分离较深或胆囊管残端炎症水肿严重时,为防止术后胆漏,应放置引流。胆囊标本的取出有时会很困难,如胆囊结石不大,炎症水肿不明显时可直接由直径 10 mm 的主操作孔拉出。如结石卡在主操作孔或胆汁多且黏稠,可在胆囊的腹壁外部分剪一小口,吸净胆汁,并经胆囊切口伸入皮钳取出或夹碎结石,此时胆囊可顺利取出。如果胆囊壁很厚,结石较大,甚至怀疑有恶变可能,应当将胆囊置于一次性标本袋内(图 10),稍微扩大切口或者在标本袋内剪碎胆囊再取出,注意不要剪破标本袋或使胆汁污染创面。在腹腔镜监视下拔出各穿刺套管,仔细观察穿刺孔有无出血,如有出血,可使用电钩电凝止血。打开 Trocar 阀门排出腹腔二氧化碳气体,最后拔出 Trocar 及腹腔镜。各切口用可吸收缝线做筋膜层缝合,皮肤可用无菌敷料贴合。

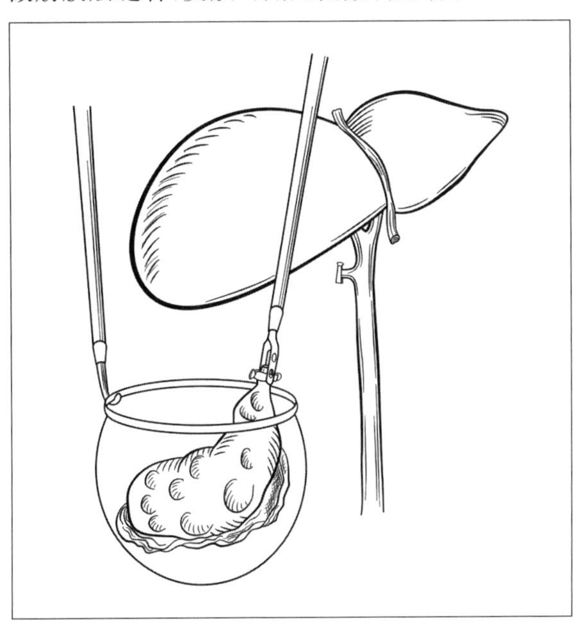

图 10 胆囊结石置于标本袋

【术中处理要点】

(1)上腹部有手术史患者气腹及操作孔的建立:首先要在远离原手术切口部位建立气腹和腔镜观察孔,采用直接切开建立气腹相对安全,可以选择脐部切开也可选择剑突下切开建立气腹,置入腹腔镜。其次,在腹腔镜监视下观察腹腔粘连的情况,并建立第二操作孔,经第二操作孔以超声刀分离腹腔粘连,然后依次建立第三、第四操作孔。

(2)术中出血的处理:术中出血主要分有三种情况。①动脉性出血,胆囊动脉出血,主要因分离过程中胆囊动脉滑脱,或电钩直接电灼损伤,或分离过程中损伤肝固有动脉或肝右动脉致出血;②静脉性出血,多在分离胆囊三角时撕裂其中的小静脉致出血,合并门静脉高压症和门静脉海绵样变性者更容易导致静脉大出血;③分离胆囊床时,分离过深或牵拉过猛,胆囊床撕裂而导致的肝组织出血,严重时损伤肝中静脉导致大出血。

腹腔镜下的出血与常规手术不同,当发生出

血时，切忌盲目上钛夹进行夹闭，也不要随意进行电切电凝，否则极易造成胆道损伤或出血难以控制。需要扶镜手快速调整视野，主刀医师用无损伤或分离钳小心夹住出血处，或放入腔镜纱布条按压止血，然后用吸引器迅速吸尽积血和血凝块，仔细寻找出血部位。①胆囊动脉断端滑脱的出血，主刀医师可双手配合、找到血管断端小心提起，确认无胆管及重要血管的损伤，精准上钛夹进行夹闭。②如果未发现血管断端，在避开胆道及重要血管的前提下，可用抓持钳提起出血处，进行电凝，也可上钛夹进行夹闭；肝固有动脉和肝右动脉破裂出血凶猛，应压迫止血后尽快中转开腹。③门静脉及其分支的小的撕裂伤，可在腹腔镜下用血管缝线仔细予以缝合修补；如止血效果不满意则果断开腹止血。④胆囊床上的迅猛出血，可先夹住出血点再上钛夹，或使用大功率电凝以及双极电凝止血；也可用无损伤线仔细缝合，处理后的渗血可以止血海绵压迫止血。

(3) 胆囊三角的处理：处理胆囊三角是困难LC成功的关键。炎症反复发作常造成胆囊三角严重粘连，术中辨认胆囊管与胆总管关系困难，操作不当极易造成胆管损伤。预防肝外胆管损伤的关键措施包括：①术前和术中警惕肝外胆道的解剖变异，有条件者术前行MRCP检查及术中胆道造影；②通过解剖分离显示胆囊壶腹、胆囊管、肝总管和胆总管四者之间的关系，切勿盲目切断没有认定的管道；③分离应紧贴胆囊壁、胆囊壶腹，如果由于炎症粘连无法显露胆囊管，可采用逆行分离法即先游离胆囊床，确定胆囊壶腹向胆囊管延伸的部分，靠近胆囊壶腹切断胆囊管较为安全；④结扎胆囊管时勿过度牵拉，以免钳子夹住部分肝总管管壁；⑤熟练精确使用各种分离器械，避免胆管热损伤和其他意外损伤，分离及电灼时尽量远离肝胆管；⑥经验技术不足，术野和胆囊三角结构不清，或术者认为没有把握时，及时中转开腹手术是防止胆道损伤的重要措施。

(4)胆管损伤的处理：胆管损伤是腹腔镜胆囊切除术的严重并发症之一，胆管损伤在开腹胆囊切除术中的发生率是0.2%～0.5%，而在LC中的发生率是0.2%～3%，远高于开腹胆囊切除。对于胆管损伤的处理，应本着“早期诊断，可靠引流，尽早修复”的原则。在胆管损伤或胆漏位置不明确时，最好及时中转开腹。具备修复条件时，根据术中情况进行修复：①边缘整齐、损伤局限且≤1/3胆管周径可采取局部修复(图11)。②当胆总管已完全断裂或者是并无扩张的胆总管发生损伤时，应该采取开腹，在直视下仔细修复损伤并放置可靠的胆道引流。对于及时发现的单纯横断者，最好在直视下行胆总管-胆总管端端吻合(图12)。若发现吻合张力较大，可游离肝周韧带以及

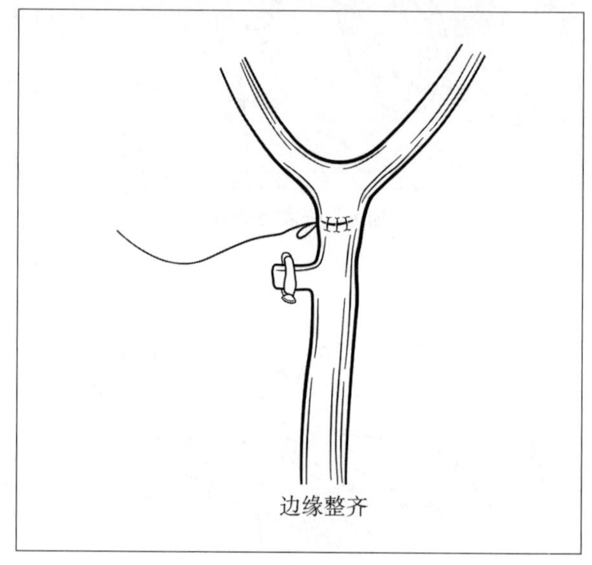

图11　局部修复

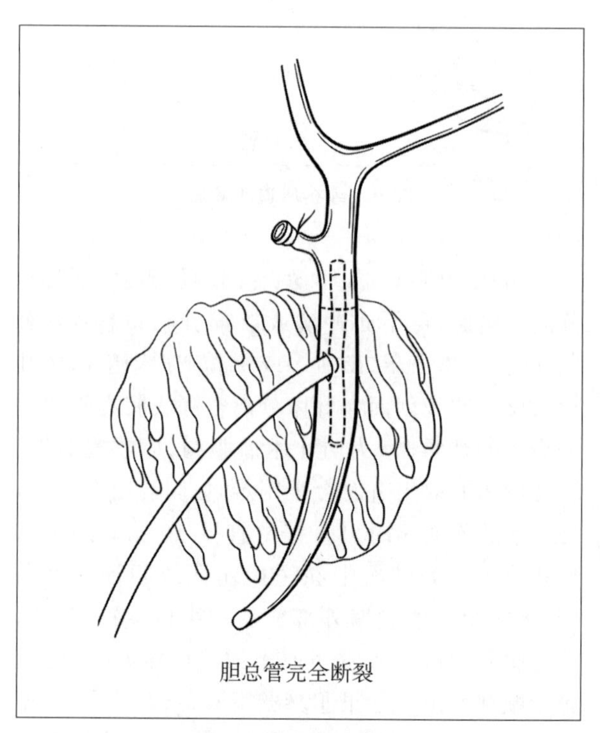

图12　吻合置引流管

胰头十二指肠，减少吻合口张力，多数缺损的胆管断端可以端端吻合。吻合前要对两断端进行修剪，去除不健康的胆管组织，建议用5-0以上的可吸收缝线做精准的单层间断或连续缝合。③若缺损长度超过3 cm，端端吻合困难，则行胆管-空肠Roux-en-Y吻合术（图13）。如果手术医师不具备修复条件时，单纯地放置引流并立即转诊上级医院是最佳的处理方式，避免进一步探查加重二次胆管损伤。

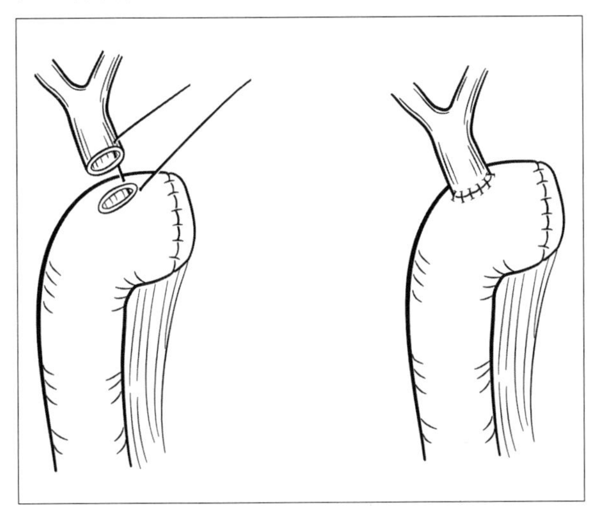

图13 胆管-空肠 Roux- en-Y 吻合术

（5）胆囊管的处理：胆囊管处理不当是术后胆漏原因之一。胆囊管较短或胆囊管结石使得胆囊管处理变得困难。胆囊管增厚、直径较大时，应警惕胆囊管结石，可使用分离钳将结石挤入胆囊，确定胆囊管无结石时，可使用大号钛夹或锁扣夹夹闭；若胆囊管较粗，也可用丝线结扎近端后再行夹闭。如胆囊管结石嵌顿无法挤出时，可将胆囊管剪开，去除结石；如胆囊管残端过短，可行连续缝合关闭。萎缩性胆囊炎，胆囊解剖层次消失，术中分离困难。可先逆行剥离胆囊，分离至胆囊壶腹部时，可切除部分胆囊，取出结石，明确胆囊管开口后离断胆囊壶腹部行胆囊大部切除术，避免术中出血及胆道损伤。

（6）中转开腹：中转开腹手术不能视为腹腔镜手术的失败，而是其必要补充。中转时机应根据手术医师的经验和患者的实际情况灵活把握。中转开腹分为主动和被动中转。主动中转指主刀医师判断术中解剖结构欠清，或者病情复杂致腔镜下处理超出其能力，为避免发生严重的胆管、血管、肠管损伤而采取的明智选择。被动中转则是术中出现严重的胆管损伤、肠管损伤或无法控制的大出血而迫使术者采取补救措施。中转开腹手术情况一般有：①胆囊三角区炎症粘连严重，解剖结构辨认困难，如病史长、反复发作的胆囊炎、Mirrizi综合征等；②术中发现需要开腹手术处理的其他病变，如怀疑胆囊恶变、肝癌等；③创面出血严重，影响解剖分离和止血；④无法判断是否存在胆管损伤或已有明确的胆管损伤，以及腔镜下无法处理的其他脏器损伤；⑤术中出现不能纠正的高碳酸血症时，中转开腹是明智的选择。

【术后处理】

（1）胃管、尿管：胃管、尿管不需常规留置，对于炎症较重、有上消化道手术史术中广泛分离胃肠道粘连、怀疑胃肠道有损伤并行修补以及胆囊内瘘的患者，建议留置胃管行持续胃肠解压，直至胃肠道恢复通气后方可拔出。对于高龄、预计手术时间较长的患者，推荐留置尿管，并于术后1～2 d拔除。

（2）早期活动：鼓励患者术后早期下床活动，促进胃肠道功能恢复及预防深静脉血栓的发生，并进行呼吸锻炼，如深呼吸、咳嗽、咳痰，以防止肺部感染。

（3）抗生素：术后一般不推荐使用抗生素。对于炎症较重，高龄且伴有糖尿病等免疫力低下患者可酌情使用敏感抗生素。

（4）术后镇痛：若术后患者疼痛，可予强效镇痛药，必要时可重复使用，一般术后1～2 d即可缓解。镇痛可以有助于减轻患者焦虑及恐惧心理，有利于早期咳嗽咳痰，减少肺不张及肺部感染的发生，有助于患者早日恢复。

（5）腹腔引流管：术后应仔细观察患者引流液的性质和引流量，警惕术后出血、胆漏及肠瘘的发生。如无异常，可在术后24～48 h拔除。

（6）饮食：若手术顺利，术后第一天可予流质饮食，以后逐步过渡半流质饮食。

（7）出院：患者无发热、腹痛，无恶心、呕吐，肛门恢复通气，进食无不适即可出院，2～3周后可恢复至术前状态。

【术后并发症及防治】

（1）术后出血：术后出血多由于胆囊动脉钛夹脱落或凝闭不全，Trocar孔出血以及胆囊床肝创面渗血所致。临床表现为术后上腹胀痛，可向肩部放射，出血严重者可出现腹膜刺激征甚至休克。可通过B超、CT、腹腔穿刺、血流动力学监测、血常规检查综合判断出血速度和出血量，而腹腔引流管引出的血量不能作为实际出血量的依据，重要的是评估腹腔积聚的血量以及血流动力学变化情况。根据具体情况谨慎妥善选择再次腹腔镜探查或开腹探查止血。部分出血量不多，病情稳定的患者可选择非手术治疗。出血的预防，关键是术中处理好胆囊动脉，通过电凝凝闭动脉不可靠，最好是通过血管钛夹或锁扣夹夹闭。分离时认准层次，不伤及肝组织和血管，术毕应仔细检查创面，退镜时在镜下观察每个Trocar孔有无出血，必要时胆囊窝放置引流以方便术后观察。

(2)胆漏：要根据引流液情况和腹部症状、体征进行综合判断。需分清是胆囊床迷走胆管渗漏还是胆囊管钛夹滑脱或胆总管损伤。前者不需手术处理，后者需立即手术。迷走胆管渗漏，胆汁量一般不超过200ml/d，而且呈逐渐减少趋势，腹部很少出现腹膜刺激症状。可予观察，待每天引流量减至20ml以下便可拔管。胆囊管残端钛夹滑脱或胆总管损伤术中未及时发现者，一般每天引流量超过200ml，如果有明显的腹膜刺激症状和体征，应行腹部超声或CT检查。在腹腔镜下分离时一定要讲究层次，明确解剖关系后处理管道，以免损伤迷走胆管和副肝管。切断胆囊管应使用剪刀而不是电刀或超声刀，以免残端坏死脱落形成胆漏。锁扣夹较钛夹组织反应轻，夹闭牢靠，不易脱落。

(3)胆管损伤：胆管损伤是LC最严重的并发症之一，发生率仍然明显高于开腹胆囊切除术。一旦发生胆管损伤，处理不当常导致严重的后果，必须引起高度重视。胆管损伤的原因多因胆囊三角解剖显示不清、出血时的盲目烧灼、钳夹以及分离工具的热损伤造成。其可分为胆管穿孔、撕裂、狭窄、横断甚至缺损等损伤类型。胆管损伤的主要表现为剧烈上腹痛、黄疸和高热。有典型表现者一般在术后得到及时处理，但少数患者仅表现为腹胀、食欲不振和低热，难以发现。对怀疑胆管损伤的患者应及时行逆行胰胆管造影(ERCP)、经皮肝穿刺胆管引流(PTCD)术、磁共振胰胆管成像(MRCP)以及增强CT，明确胆管损伤、狭窄的范围和程度，根据损伤的类型和并发症情况选择相应的处理方法。原则是：早期诊断、早期修复、充分引流、控制感染。由于胆管损伤的治疗复杂，专业性强，最好由经验丰富的胆道外科专科医师实施。文献表明由专业的胆道外科医师实施的胆管损伤修复成功率可达90%以上，而由一般普通外科医师修复的成功率仅为25%。如果胆道发生狭窄，同时合并血管损伤，处理难度更大，少数情况须行肝切除或肝移植术。

(4)邻近脏器的损伤：常见于十二指肠球部、结肠肝曲、小肠及肝脏损伤。术后常出现腹痛、腹胀、发热，甚至严重的腹膜炎，诊断明确后应尽早行清创、引流、修补、切除等处理。

(5)结石残留：结石残留分为三种情况。①胆总管结石残留：主要由于术前漏诊胆总管结石，或术中操作过程中将胆囊管结石挤入胆总管。术后患者可出现腹痛或黄疸，磁共振胰胆管造影(MRCP)可协助诊断，多数可通过ERCP或行乳头肌切开(EST)取石成功。结石较大或有EST禁忌证时可考虑开腹或腹腔镜下胆总管切开取石。②胆囊管结石残留：胆囊管较长，结石位于胆囊管与胆总管交界处，胆囊管游离不充分都会导致胆囊管内残留小结石。应在确保不损伤肝、胆管的前提下，尽量游离胆囊管至汇合部，夹闭胆囊管前常规向胆囊方向挤压胆囊管，如胆囊管内有结石，可剪开胆囊管一小口，挤出结石后再予夹闭胆囊管。胆囊管残留结石常致术后上腹痛和消化不良，如症状明显应再次手术切除过长的胆囊管。③腹腔结石残留：对于胆囊结石的患者，尤其是多发结石，如果术中胆囊壁破裂，结石落入腹腔可致残留。因此在游离胆囊床时，应尽量保持胆囊壁完整。对于胆囊张力高、水肿严重的患者，我们往往会在胆囊底部主动开口减压，这时减压后胆囊的破口要用钛夹结扎或缝扎。如果不慎将结石落入腹腔，应耐心将所有结石钳夹装入标本袋内取出，以减少术后内瘘或腹腔脓肿等并发症。细小结石可经大量生理盐水冲洗后用吸引器吸出。

(6)皮下气肿：主要原因有二，一是在建立气腹时，气腹针没有穿透腹壁而在皮下，造成二氧化碳气体进入皮下；二是因皮肤切口小，Trocar孔外口紧，而内口腹膜层较松弛，术中二氧化碳气体经内口进入腹壁皮下层。体格检查可以发现腹部皮下捻发音。一般不需特殊处理。

(7)其他：如切口感染、切口疝及腹腔脓肿等。

19.3 腹腔镜胆总管探查术

laparoscopic common bile duct exploration

据报道，5%～15%的胆囊结石病人常伴有胆总管结石，其可引起严重并发症，因此对其治疗需采取更积极的态度。1991 年 Fletcher 和 Sctoker 等分别报道了腹腔镜下经胆囊管途径胆总管探查术及腹腔镜下胆总管切开取石术。我国于 1992 年开展了该术式。近年来，伴随微创外科的发展，特别是腹腔镜、纤维胆道镜的临床应用，肝外胆管结石的治疗进入微创时代。腹腔镜下胆总管探查术（LCBDE）治疗肝外胆管结石疗效确切，且创伤小，安全性高。术中根据胆总管情况选择 T 管引流或胆管一期缝合。

【手术适应证】

（1）术前或术中诊断明确的原发或继发性肝外胆管结石。

（2）原发性肝内外胆管结石，胆管无狭窄，胆道镜可取石，无需肝切除或胆肠内引流。

（3）ERCP 无法取石或取石失败的肝内外胆管结石。

（4）肝外胆管结石造成的梗阻性黄疸或急性胆管炎。

（5）术前不能明确胆管扩张原因者。

（6）胆道蛔虫病。

【禁忌证】

（1）存在腹腔镜手术的禁忌证，如腹腔多次手术史，估计腹腔广泛致密粘连。

（2）肝内外胆管结石伴有胆管严重狭窄，胆道镜取石困难者。

（3）胆总管结石过大或胆总管下端结石嵌顿者。

（4）胆管癌变或可疑癌变者。

（5）胆总管直径＜5 mm 者。

（6）合并严重出血性疾病或重度凝血功能不全者。

【术前准备】

（1）术前详尽采集病史、全面的体格检查至关重要。需重点了解胆石症的发作史，有无黄疸，既往腹部手术史，尤其是上腹部手术和胆道手术史。

（2）血常规、生化、凝血功能及肿瘤标志物等常规检查。

（3）术前 B 超、CT 及 MRCP 等影像学检查，进一步明确胆管结石的数目、大小、分布，有无结石嵌顿，胆管有无狭窄，胆管扩张等情况。

（4）急性炎症患者应积极抗炎、补液，维持水电解质平衡，出血倾向者改善患者凝血功能，重度黄疸患者补充维生素 K_1，待病情稳定后行手术。

【麻醉方法】

气管内插管全身麻醉。

【体位】

同腹腔镜胆囊切除术，即患者平卧手术台，头高足低位（约 15°），并向左侧倾斜。

【穿刺套管针布局】

常规采用四孔法（图 1），一般采用脐部上缘或下缘（A 点）穿刺建立气腹，置入 10 mm Trocar，放置腹腔镜作为观察孔。腹正中线剑突下切口（B 点）置入 10 mm Trocar，作为主操作孔。右锁骨中线肋缘下切口（C 点）置入 5 mm Trocar，作为副操作孔。右腋前线肋缘下 3～5cm 切口（D 点）置入 5 mm Trocar，作为副操作孔。C 点及 D 点的位置应该比 LC 术适当下移，以免术后 T 管或腹腔引流管经肋缘压迫弯曲引出体外，不能起到胆管支撑减压和腹腔引流的目的，同时减少引流管紧靠肋缘引起的疼痛和不适。

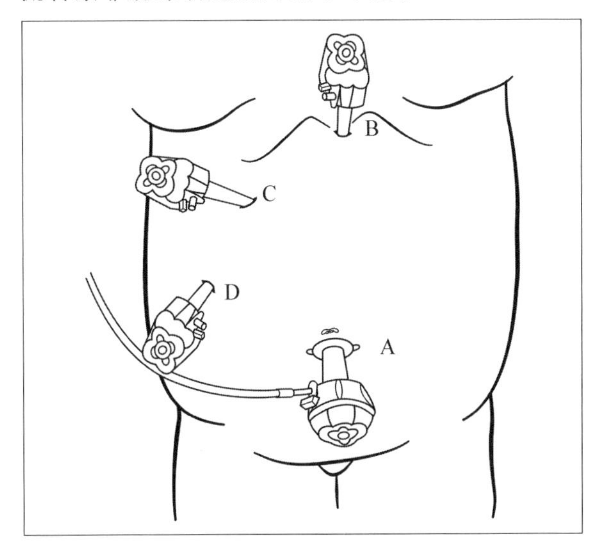

图 1 四孔法

【手术步骤】

（1）建立气腹：同腹腔镜胆囊切除术法，改变体位，置入腹腔镜，在腹腔镜监视下置入 Trocar

及操作器械。

(2)探查:观察胆囊大小形态,周围有无粘连以及腹腔、盆腔是否有异常。

(3)解剖胆囊三角:同 LC 术,显露胆囊三角,主刀以分离钳、电钩或超声刀解剖胆囊三角,妥善处理胆囊动脉。用锁扣夹或钛夹夹闭胆囊管远端,防止胆囊结石在操作过程中掉入胆总管。小网膜处置腔镜纱布条一块,以方便吸引胆道镜冲洗水及胆汁,并防止胆管切开后结石流入腹腔(图 2)。

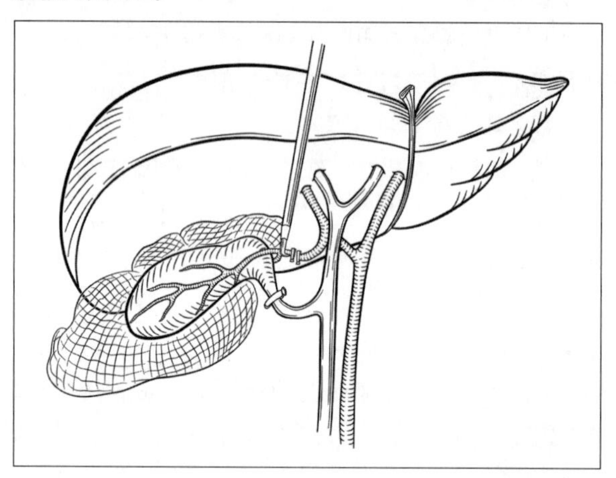

图 2 小网膜处置纱布,分离胆囊动脉,夹闭胆囊管远端

(4)解剖胆总管前壁:助手以胆囊抓钳抓紧胆囊壶腹部,并将其向外上方牵拉,以便更好显露胆囊三角和肝外胆管。如患者胆囊已切除,助手可使用胆囊抓钳钳夹纱布条予胆囊床位置向上牵引肝脏(图 3)。主刀医师通过 C 孔、B 孔以电钩或超声刀分离肝外胆管的浆膜及周围脂肪结缔组织显露肝外胆管。

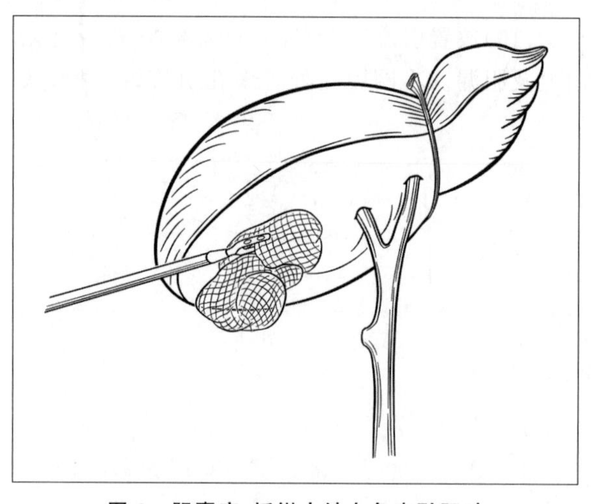

图 3 胆囊床,抓钳夹纱布条牵引肝脏

(5)切开肝外胆管:主刀者从 B 孔置入带有小针头的持针器行肝外胆管穿刺,见黄色胆汁流出后即可确认为肝外胆管。若肝外胆管结构清楚并明显扩张,也可不穿刺直接以电刀切开(图 4)。术前肝外胆管结石诊断明确者,直接切开胆总管。对于肝内胆管结石而无肝外胆管结石者,可切开肝总管。对于肝外胆管直径较小者,予胆管切开处缝 1～2 针牵引线(图 5),主刀者左手提起牵引线牵拉胆管,右手剪刀剪开胆管前壁 1～2 cm(切开大小根据胆管结石大小和纤维胆道镜直径综合判断)。切开肝外胆管后可见胆管胆汁溢出,胆管壁出血可以电钩短暂电凝止血。

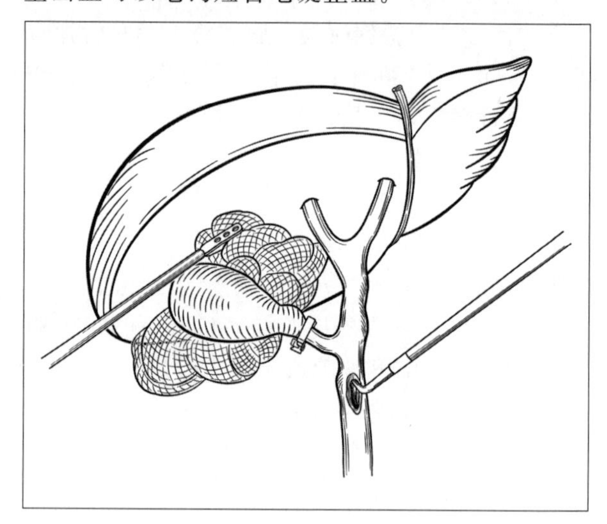

图 4 肝外胆管明显扩张,电钩切开

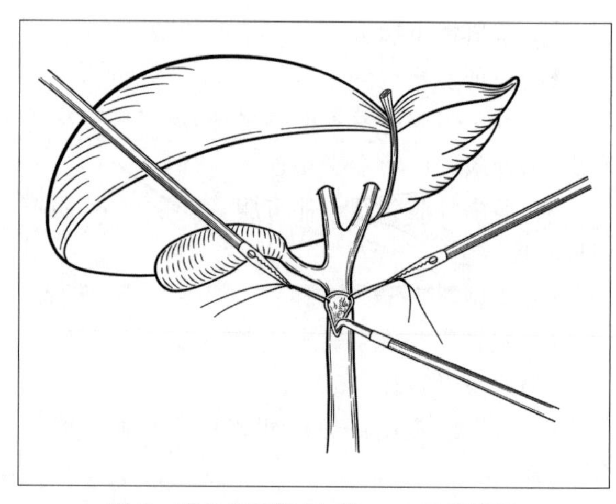

图 5 肝外胆管切开,缝 1～2 针牵引线

(6)取石:吸引器吸尽术野的胆汁和血液后即可取石。取石方法有多种:①应用腹腔镜无损伤钳直接经胆管切口取石;②拔出 B 孔 Trocar,经

切口置入开腹胆道取石钳从胆管切口取石；③将吸引器向上挤压胆管下端，将结石挤出胆管切开处(图 6)；④于胆管切开处置入导尿管，引出体外进行注水反复冲洗，将结石冲出；⑤胆道镜取石法，该方法为最为常用及有效的取石方法。B 孔置入纤维胆道镜，在胆道镜直视下经取石网篮取石(图 7)。若结石太大，或取石网篮不能通过嵌顿结石，可使用液电碎石设备，将结石击碎后取出。将取出的结石置入标本袋。

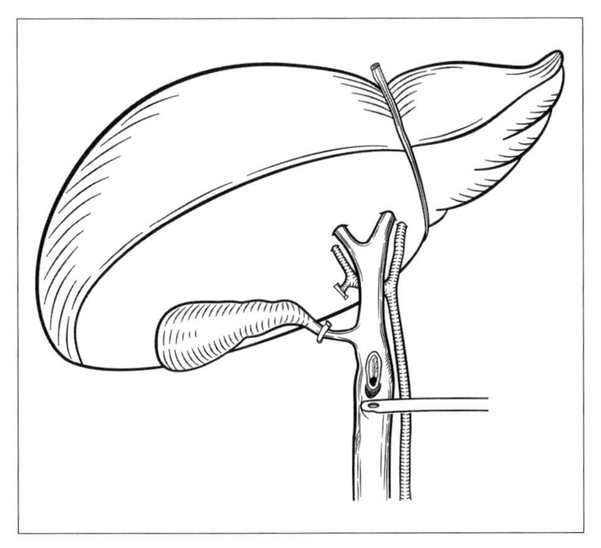

图 6 吸引器挤压结石至胆管切口

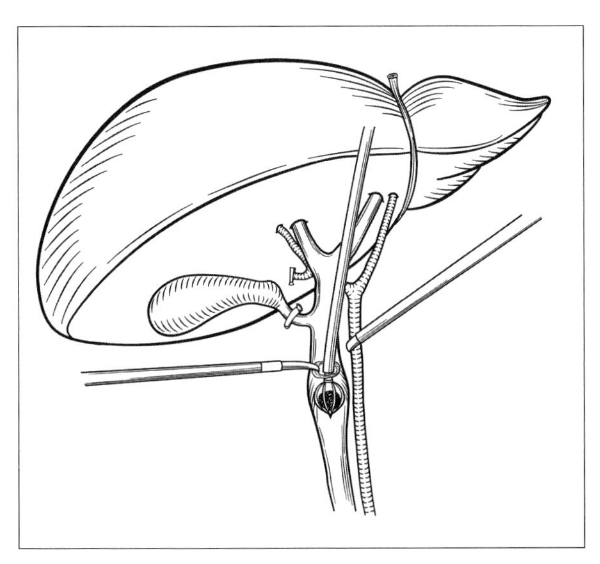

图 7 胆道镜下取石

(7)胆道镜探查：结石取尽后再次置入胆道镜，仔细检查胆管有无结石残留，胆管炎症，狭窄程度，以及 Oddi 括约肌收缩、舒张功能。

(8)缝合 T 管：根据胆管的直径选择合适型号的 T 管。修剪 T 管的短臂，长臂以丝线结扎或钛夹夹闭，防止缝合过程中胆汁经 T 管流入腹腔。经剑突下 Trocar 将 T 管置入腹腔，随后经分离钳将 T 管短臂置入切开处胆管内，用分离钳夹住 T 管长臂，沿胆管上下滑动 T 管，防止 T 管短臂在胆管内扭曲或折叠。以 3-0 或 4-0 可吸收带针缝线连续或间断缝合胆管切口。缝合针距及边距均在 1.5mm 左右。缝合结束后轻轻提拉 T 管，观察有无松动，有无胆汁渗漏，如有渗漏给予加针缝合(图 8)。

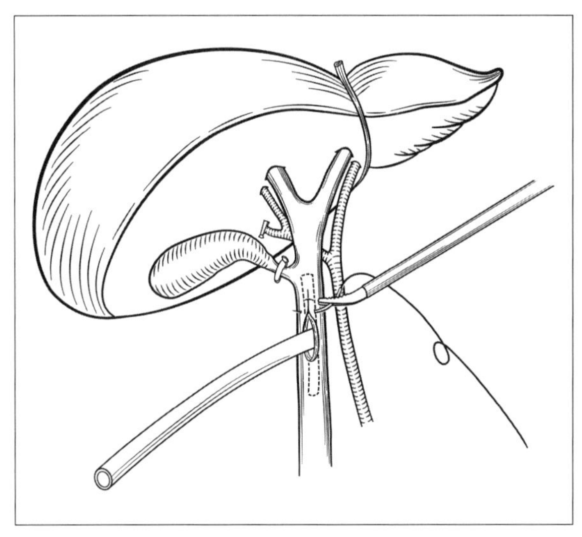

图 8 置 T 管，缝合胆管切口

(9)切除胆囊：胆囊管近端以锁扣夹夹闭，剪刀离断胆囊管后常规切除胆囊。切除胆囊后将胆囊、纱条及胆管结石置入标本袋经剑突下 Trocar 一并取出。

(10)放置引流：生理盐水冲洗术野，检查有无出血及胆漏。小网膜孔处置多孔引流管一根，从 D 孔引出并固定于皮肤。T 管长臂经 C 孔引出并固定于皮肤。解除气腹时，适当调节 T 管长臂在腹腔内的长度，防止 T 管在腹腔内弯曲，影响 T 管引流。

(11)缝合穿刺孔：在放置 10 mm 套管的切口用可吸收缝线做筋膜层缝合 1～2 针，皮肤可用无菌敷料贴合。

【术中处理要点】

自 1989 年 Keher 缝合胆总管切口时放置 T 管以来，一直沿用至今。关于 LCBDE 后是放置

T管还是一期缝合尚存在争议。放置T管的主要理由有:①术中反复取石可致十二指肠乳头水肿,胆道压力升高,T管引流可降低胆道内压力,减少胆漏;②为术后胆管残余结石取出提供通道;③支撑胆管,防止狭窄。放置T管的缺点为:①T管刺激胆管引起胆道感染、出血,易导致胆管再发结石;②留置T管引流可致大量消化液丢失,继而引发水电解质紊乱和酸碱平衡失调;③T管脱落、移位致胆汁性腹膜炎;④腹腔镜术后腹腔粘连少,T管窦道形成延迟或不牢靠,拔除T管时造成胆漏;⑤T管影响患者生活质量,延长住院时间。

随着腹腔镜及胆道镜技术的不断发展,部分专家推荐对于部分患者LCBDE后建议行胆管一期缝合。胆管一期缝合的主要理论依据:①利用胆道镜在直视下取石,动作精细轻柔,可降低对胆管和十二指肠乳头的机械损伤,可减少术后胆管压力升高引起的胆漏;②术中胆道镜能明确肝内外胆管狭窄程度,结石残留情况,为一期缝合提供可靠的保证;③高清腹腔镜的局部放大作用使得胆管缝合质量可靠;④无术后拔T管胆漏可能;⑤术后患者生活质量明显提高,缩短了住院时间。

综合国内外腹腔镜胆总管探查行T管引流和一期缝合的临床研究表明,两者术后胆漏等并发症没有显著差异,行一期缝合患者在术后生活质量、住院时间方面明显优于行T管引流者。笔者推荐以下情况行一期缝合:①胆总管直径8~10mm以上;②无胆管炎症或胆管炎症较轻;③肝内外胆管结石已取尽;④胆总管探查为阴性者;⑤胆总管下端及十二指肠乳头通畅性好;⑥术中腹腔镜下缝合技术过硬。笔者推荐以下情况行T管引流:①术前合并急性胰腺炎或重症胆管炎;②胆总管直径<8 mm;③术中发现肝内外胆管结石无法取尽;④胆总管狭窄或损伤修复后需胆管支撑引流;⑤术前有中、重度黄疸,术中发现胆道炎症较重;⑥胆总管下端充血水肿,Oddi括约肌开闭不佳;⑦高龄及一般情况较差者。

要综合考虑患者和术者的各项因素,重要的是腹腔镜胆总管探查行一期缝合应严格把握适应证,尽可能避免术后胆漏和胆管残余结石的发生,术前向患者及家属详细说明两种术式的优缺点。

【术后处理】

(1)常规监测生命体征(体温、脉搏、呼吸、血压),给予持续吸氧。

(2)术后大多数患者会出现胃肠道胀气,需持续胃肠减压24~48h,待肛门排气,胃肠功能恢复后予以拔除胃管,随后从流质饮食逐步过渡到正常饮食。

(3)禁食,静脉补液以维持水、电解质、酸碱平衡,T管引流量大者,应大量补充水和电解质液体。

(4)合理使用抗生素,使用头孢菌素及抗厌氧菌制剂。

(5)妥善固定腹腔引流管,密切观察腹腔引流液的颜色、性状,是否有胆汁样和血性液体引出,并准确记录引流量。如果术后每天引流量<50 ml且无胆汁引出,可于术后3 d拔除引流管。如果引流液混有胆汁,需要保持引流管通畅,直至无胆汁流出时拔除。

(6)保持T管引流通畅。T管接引流袋并妥善固定。防止T管受压、扭曲或脱落。记录T管24h引流量,观察胆汁的性状、颜色,以及有无结石碎渣及泥沙沉淀物等引出。T管引流的胆汁应为金黄色,每天超过200~400 ml提示胆总管下端梗阻可能。Oddi括约肌松弛或切开时,十二指肠液反流可致T管引流量增加,此时胆汁颜色较浅且浑浊。一些伴有长期梗阻性黄疸或胆汁性肝硬化患者,T管每日可引流稀薄、色淡的胆汁1000 ml以上甚至更多。胆汁引流量大者,易诱发水电解质紊乱,需适当补充蛋白质。

【术后并发症及防治】

(1)胆漏:①多见于胆管切口缝合不严密;②术中反复取石致胆管下端或Oddi括约肌痉挛致胆管压力一过性升高;③术后胆管炎症未消退,特别是十二指肠乳头水肿,胆汁排泄不畅,易致胆漏。若发生胆漏,重点是保持腹腔引流管在位,通畅。对于引流不畅或形成局限性胆汁瘤者,可在B超或CT定位下重新穿刺引流。合并弥漫性腹膜炎者,应及时行腹腔镜或开腹手术探查。

(2)胆道出血:术后早期出血可表现为T管引流血性胆汁或胆汁中混有血液,多因胆管壁出血点缝扎止血不彻底,或针眼渗血,或胆管黏膜溃疡出血。经静脉应用止血药物后多数能停止。如短期内突然从T管流出大量鲜血或凝血块,同时合并剑突下阵发性绞痛,患者面色苍白、脉快、血压下降等全身表现,则应高度警惕是否有肝动脉或门静脉胆管瘘。怀疑此病时应行选择性肝动脉造影，一方面可明确诊断，找出出血部位，另一方面进行血管栓塞治疗。没有选择性肝动脉造影条件的单位，须急诊手术治疗，术中行肝动脉患侧分支结扎、胆道引流和病变肝叶切除都是可供考虑的有效术式。门静脉胆管瘘则应切开病变胆管，直视下修补门静脉瘘口。

(3)胆管残余结石：经 T 管窦道插入纤维胆道镜行胆管检查，可取出残留结石，观察胆道狭窄，以及胆总管下端通畅程度。术后经 T 管窦道行胆道镜检查者，T 管需至少保留 6 周以上，待纤维窦道坚固后方可实施。

(4)T 管相关并发症：①夹管试验。将 T 形管完全夹闭 2～3d，观察患者有无不适。患者可能出现右上腹轻微不适，此为夹管后的正常反应，可自行缓解。如出现严重的腹胀腹痛，甚至寒战、发热，则需立即放开 T 管，引流胆汁。②T 管造影。T 管拔除前常规进行 T 管造影，明确有无结石残留、胆道有无狭窄，造影剂能否顺利排入十二指肠。如 T 管造影提示残留结石，需保留 T 管 6 周以上，待 T 管窦道形成坚固后，经瘘道行纤维胆道镜取石。T 管造影后病人可出现寒战、发热，体温可高达 39℃甚至更高，首先考虑胆道感染。处理：开放 T 管，可予抗生素及激素。若 T 管造影无异常，可开放 T 管引流 24 h 以上，利于造影剂顺利排出。再次夹闭 T 管 2～3 d，如无异常，拔除 T 管。拔管时注意不要暴力，以防撕裂胆管及周围瘘管。③拔管时间。腹腔镜胆道探查术由于创伤小，机体反应小，纤维窦道形成慢，拔管需 1 个月以上。如拔除 T 管后立即出现腹痛、发热，考虑 T 管周围纤维性包裹不严，胆汁通过窦道破口排入腹腔。此时可迅速沿原 T 管瘘管放入一较小的引流管(如导尿管)，将胆汁引出，结合抗感染治疗，患者症状多数能缓解。④T 管意外脱落。是胆总管术后严重不良事件，多由患者翻身、躁动时不小心拔出，偶因医护人员误拔 T 管。处理不当可造成胆汁性腹膜炎、胆管炎性狭窄等严重后果，偶尔导致威胁患者生命的事件。术后早期 T 管脱落，应毫不犹豫地再次手术，重新放置 T 管并妥善固定。如脱落时已接近术后 2 周，且患者无腹痛、发热等腹膜炎症状，可不立即手术，但应密切观察病情，也可经 T 管瘘道置入导尿管引流胆汁。

19.4 腹腔镜胰十二指肠切除术

laparoscopic pancreatoduodenectomy

腹腔镜胰十二指肠切除术(LPD)是在用腹腔镜下完成或辅助完成的胰十二指肠切除术，是目前普通外科最复杂、难度与风险最大的腹腔镜手术之一。Gagner 于 1992 年首次完成了 LPD，我国卢榜裕教授于 2003 年首次报道了我国第一例 LPD。2012 年 Asbun 等开展了大样本的 LPD 与开腹胰十二指肠切除术(open pancreatoduodenectomy，OPD)的临床研究，其结果表明 LPD 能减少术中失血量、减少输血率、缩短住院时间及重症监护室监护时间，缺点是手术时间更长。令人欢欣鼓舞的是 LPD 并未增加术后并发症发生率，并且在肿瘤学效果方面与 OPD 无明显差异。此后，LPD 在全球范围内迅速发展，近几年来在我国也迅速开展，大量的胰腺外科中心不同程度地开展或准备开展 LPD。但由于胰腺解剖位置的特殊性、手术的复杂性及 LPD 学习曲线长、术中及术后风险高等特点，目前不推荐该术式在全国所有医院常规开展和推广，仅限于一些大的胰腺外科中心开展，并必须严格遵循腹腔镜学习曲线的客观规律，循序渐进，逐步发展。

【腹腔镜胰十二指肠切除术的类型】

(1)全腹腔镜胰十二指肠切除术：胰十二指肠切除和消化道重建均在腹腔镜下完成。

(2)腹腔镜辅助胰十二指肠切除术：包括胰十二指肠切除在腹腔镜下完成、然后通过上腹部小切口开腹完成消化道重建和手助腹腔镜胰十二指肠切除术(腹腔镜下主刀医师通过上腹部小切口将手伸入腹腔内协助完成胰十二指肠切除和重建)。

(3)腹腔镜机器人联合手术：在腹腔镜下完成胰十二指肠切除，然后再利用达芬奇机器人手术系统完成消化道重建。

手术医师应根据术者的操作习惯和医院手术所具备的条件选择具体术式。目前推荐在学习曲线早期阶段采用腹腔镜辅助胰十二指肠切除术，逐渐过渡到全腔镜胰十二指肠切除术。有条件的单位可以采用3D腹腔镜或达芬奇机器人手术系统进行胰十二指肠切除和消化道重建。

【手术适应证】

LPD的适应证与OPD一致，包括：

(1)胰头部肿瘤。

(2)胆管下段肿瘤。

(3)十二指肠肿瘤。

(4)壶腹部肿瘤。

(5)胰头慢性肿块性胰腺炎怀疑恶变者。

【禁忌证】

(1)绝对禁忌证：除OPD的禁忌证外，还包括不能耐受气腹或难以建立气腹者，以及腹腔内广泛致密粘连和腹腔镜下难以显露、分离病灶者。

(2)相对禁忌证：病灶紧贴或直接侵犯肠系膜上静脉需行大范围血管切除重建者；病灶过大，难以在腹腔镜下解剖和显露者；重度肥胖腹腔镜下操作困难者。

【术前准备】

(1)患者一般身体状况的评估：同OPD，还应该加强调对患者心、肺等重要脏器功能的评估，以及是否可耐受长时间气腹可能导致的功能障碍。术前减黄及病理学诊断原则同OPD。

(2)局部病灶的评估：建议应用薄层CT、CTA和MRI以及三维重建等检查，充分了解肿瘤大小、位置，与周围毗邻脏器及肠系膜血管之间的关系，是否存在肝动脉等重要血管的变异，评估是否适合行LPD。对诊断不明确的患者，可选择超声内镜细针穿刺活检、PET-CT等进一步检查。

【麻醉方法】

采用气管插管全身麻醉。

【手术设备与器械】

(1)手术设备：手术需要的设备包括高清腹腔镜系统，或三维腹腔镜系统，或达芬奇机器人手术系统和全自动高流量气腹机等腹腔镜设备。

(2)一般器械：气腹针、5～12mm套管穿刺针、分离钳、无损伤抓钳、单双极电凝、持针器、钛夹、锁扣夹、可吸收夹和一次性标本袋等常规器械。常规备开腹胰十二指肠切除所需器械，以便术中出现特殊情况时迅速及时中转开腹。

(3)特殊器械及耗材：包括腹腔镜下直线型切割闭合器及不同高度的钉仓、超声刀、腹腔镜下Bulldog、LigaSure血管闭合系统等。术者可以根据所在医院的条件及个人喜好选择使用适合自己的手术器械及耗材。

【手术体位、气腹压力和操作孔布局】

(1)手术体位：①一般选取平卧、头高足低位；②患者双下肢是否分开，可根据术者的站位、自身经验和习惯决定，笔者单位常规采取分腿位。主刀者站在患者右侧，助手站在患者左侧，扶镜手站在患者双腿中间。

(2)气腹压力：CO_2 气腹压力建议维持在12～14mmHg，应避免较大幅度的气腹压变化。

(3)操作孔布局：一般采用五孔法，呈V字形分布(图1)。具体位置可根据手术者习惯、病灶位置和患者体型决定。根据术中具体情况可以增加辅助孔协助手术操作。

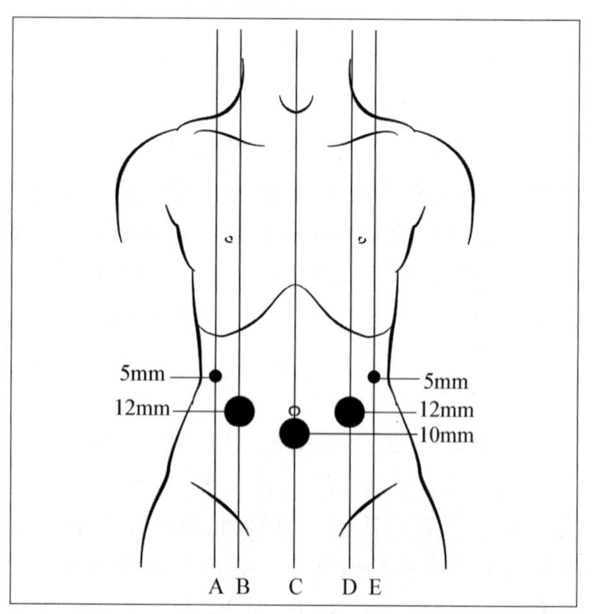

图1 手术体位

A. 右腋前线；B. 右锁骨中线；C. 正中线；D. 左锁骨中线；E. 左腋前线

【手术步骤】

LPD手术过程分为两个阶段：标本切除阶段和消化道重建阶段。

手术路径的选择可根据患者疾病具体情况、术者操作习惯和不同学习曲线阶段进行合理选择。建议根据肿瘤和血管的关系合理选择动脉或静脉入路。学习曲线早期阶段建议优先处理容易操作的步骤，随着经验的积累逐步形成相对固定的手术路径。具体手术步骤包括以下几个方面，依据操作者习惯可合理调整下述手术操作顺序。

(1)标本切除阶段

①探查腹腔:探查整个腹腔了解有无粘连,腹腔其他脏器(网膜、肝脏及膈肌等)有无肿瘤播散及转移。

②打开胃结肠韧带:主刀医师以无损伤抓钳提胃体,于胃大弯血管弓外以电刀、超声刀或LigaSure等能量器械自左向右离断胃结肠韧带。小血管可直接凝闭后离断,较粗的血管上钛夹或锁扣夹夹闭后离断。解剖分离幽门下方组织,清扫第六组淋巴结,结扎并离断胃网膜右动、静脉(图2)。

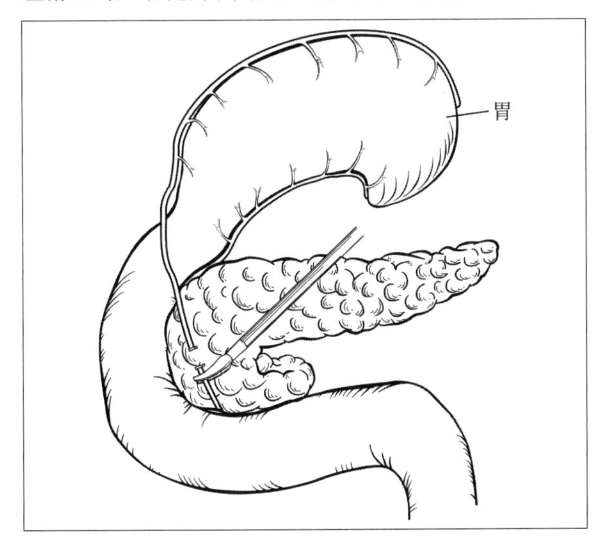

图2 夹闭胃网膜右动脉

③下降横结肠及其系膜:以超声刀继续向右分离,充分游离横结肠、结肠肝曲及横结肠系膜。此步骤需充分下降横结肠及其系膜至显露十二指肠水平段(图3)。

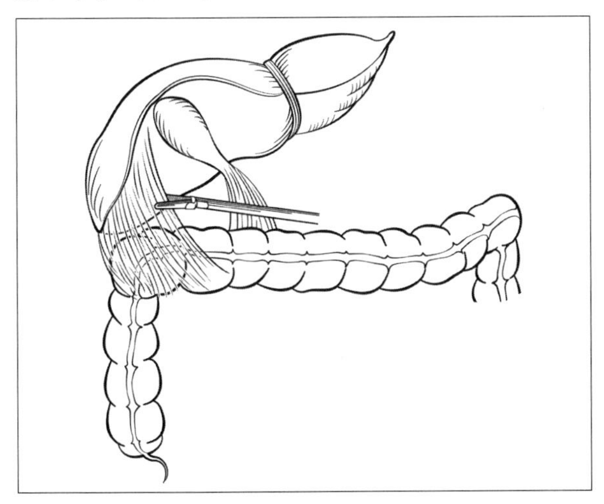

图3 游离结肠肝曲动脉

④Kocher切口:切开胃结肠韧带后,行Kocher切口游离十二指肠。有传统Kocher路径和反向Kocher切口路径。传统Kocher切口同开腹胰十二指肠切除术方法,沿右肾前筋膜、十二指肠降部、胰头后方路径向左侧充分游离直至腹主动脉左侧缘。根据术者习惯及肿瘤局部情况,可选择是否优先探查、游离、悬吊肠系膜上动脉;清扫肠系膜上动脉右侧180°淋巴结及结缔组织;夹闭或结扎、离断胰十二指肠下动脉。探查腹腔干根部,从其根部向肝总动脉、脾动脉方向清扫淋巴结。反向Kocher切口则是先离断空肠,沿空肠和屈氏韧带后方分离十二指肠降部、水平部和胰头后方的结缔组织,直达十二指肠降部外侧缘(图4)。建议根据肿瘤情况和术者习惯合理选择不同的Kocher切口路径和是否采用动脉入路。笔者医院在横结肠系膜根部右侧显露十二指肠水平部,切开十二指肠水平部后方腹膜,显露下腔静脉。十二指肠水平部与下腔静脉间隙为相对无血管区,沿此间隙持续向头侧游离,向左侧游离显露左肾静脉和下腔静脉的夹角(图5)。

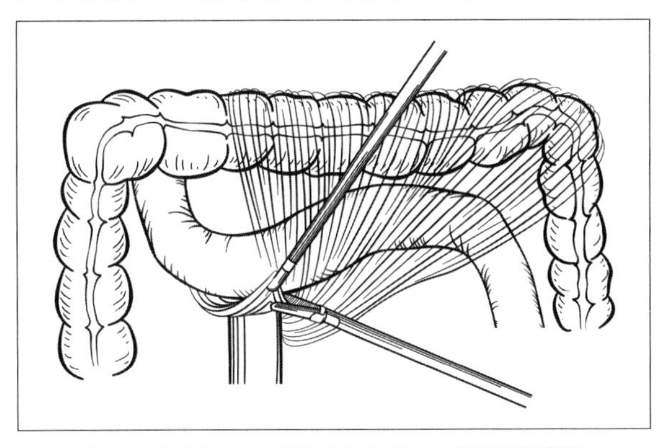

图4 切开十二指肠后方腹膜,显露下腔静脉

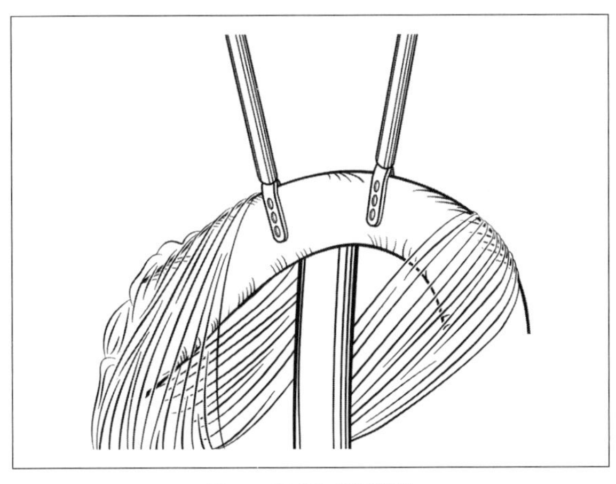

图5 显露下腔静脉

⑤胰颈的解剖及胰后隧道的建立：用超声刀解剖胰腺下缘，显露肠系膜上静脉（可循胃网膜右静脉寻找肠系膜上静脉），建立胰颈后方隧道。至此确定肿瘤的可切除性，完成手术探查。

⑥离断胃：是否保留幽门国内外仍有争议（笔者医院均行不保留幽门的 LPD），在保证切缘阴性的情况下，保留和切除幽门的术式均可采纳。低度恶性肿瘤及良性肿瘤可采取保留幽门 LPD，恶性肿瘤不建议行保留幽门 LPD。保留幽门 LPD 应在距幽门至少 2 cm 位置以腹腔镜下切割闭合器离断十二指肠。对于不保留幽门的 LPD，打开胃结肠韧带及小网膜囊，用 hem-o-lock 夹闭、离断胃大弯侧及小弯侧的血管。嘱巡回护士或麻醉医生向外退出部分胃管，以腹腔镜下切割闭合器夹持胃壁数分钟，再次确认切割闭合器未夹住胃管，击发并离断部分胃壁。根据胃壁厚度合理选择钉仓高度（建议蓝钉或紫钉），以减少断端出血（图 6）。

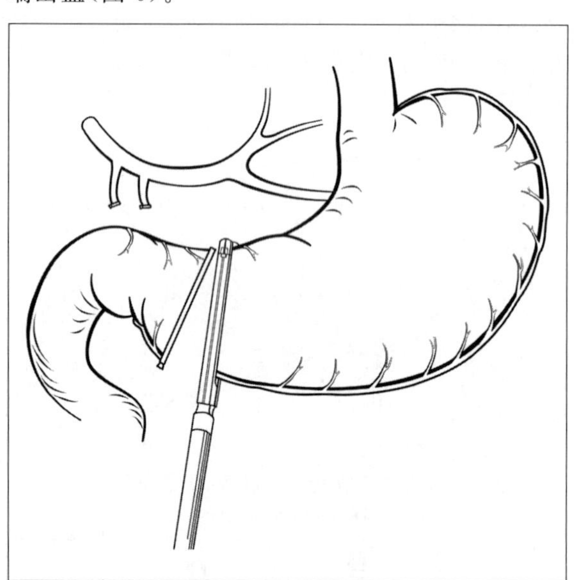

图 6 离断远端胃

⑦解剖肝十二指肠韧带：在胰颈上缘解剖、悬吊肝总动脉，清扫肝总动脉、周围淋巴结；继续解剖胃十二指肠动脉、肝固有动脉，清扫肝十二指肠韧带淋巴结。清扫门静脉前壁淋巴结，在门静脉悬吊和充分暴露下清扫其后方淋巴结至肝门板处。于胃十二指肠动脉和胃右动脉根部予以丝线结扎，再用 hem-o-lock 夹闭后离断，以减少术后假性动脉瘤的发生（图 7）。

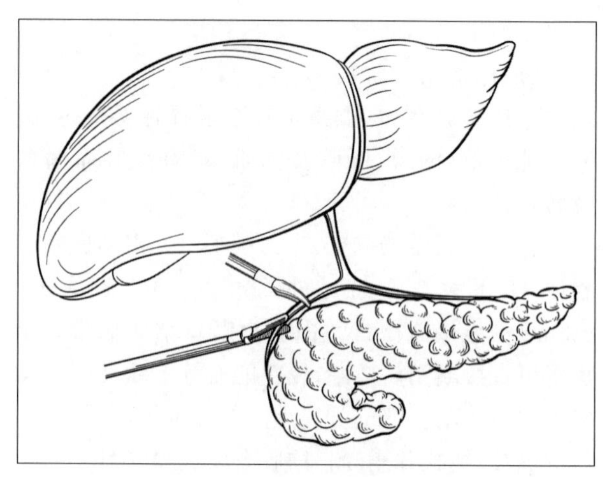

图 7 切断胃十二指肠动脉

⑧离断胰腺：分离胰颈下缘，明确肠系膜上静脉和门静脉位置，建立胰后隧道。如胰后隧道建立困难者，无需强行建立。采用胰腺上下缘缝扎悬吊胰颈后以电钩、超声刀或其他能量器械离断胰腺（图 8）。接近胰管处建议使用剪刀离断胰管，其有利于进行胰肠吻合（图 9）。胰腺断面仔细止血。常规行胰腺远端切缘术中快速冰冻切片病理学检查，保证胰腺切缘的阴性。

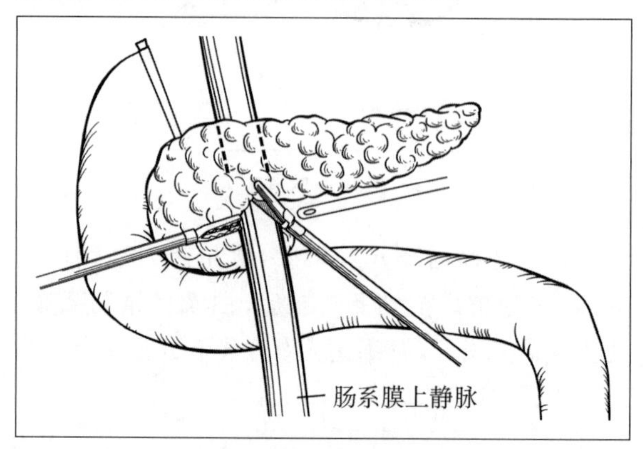

图 8 离断胰腺

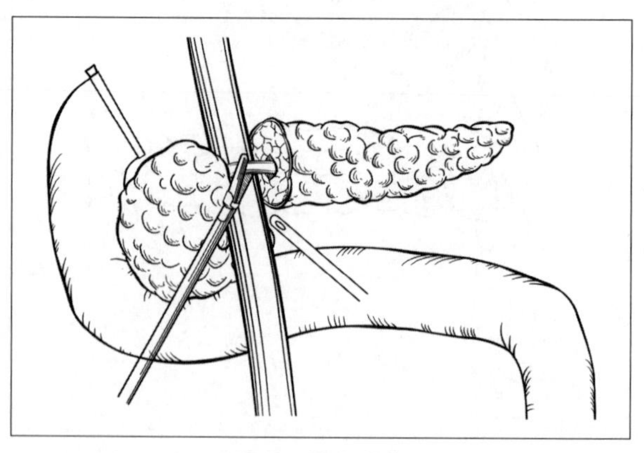

图 9 剪断胰管

⑨切除胆囊、离断胆管：解剖胆囊三角，离断胆囊动脉（图 10），顺行或逆行自胆囊床剥离胆囊。自胆囊管和肝总管汇合水平以上离断胆管（图 11）。推荐术中行快速冰冻切片病理学检查明确胆管切缘。

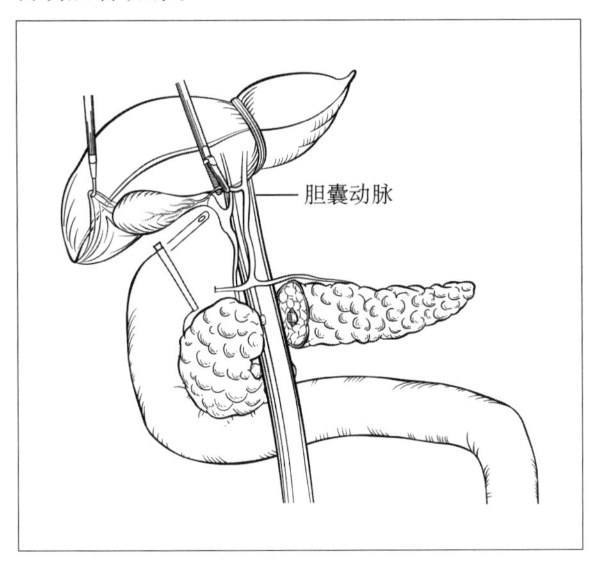

图 10 离断胆囊动脉

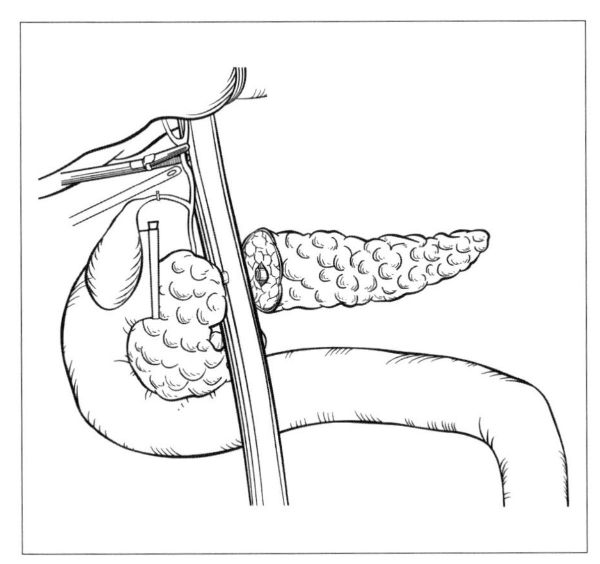

图 11 离断胆管

⑩离断空肠：提起横结肠，确定空肠和屈氏韧带位置，距屈氏韧带 10～15 cm 处以一次性腹腔镜下直线切割闭合器离断空肠（图 12）。紧贴空肠游离至屈氏韧带左侧缘，注意保护肠系膜下静脉。将游离的空肠近端自小肠系膜根部后方置于胰头十二指肠后方。

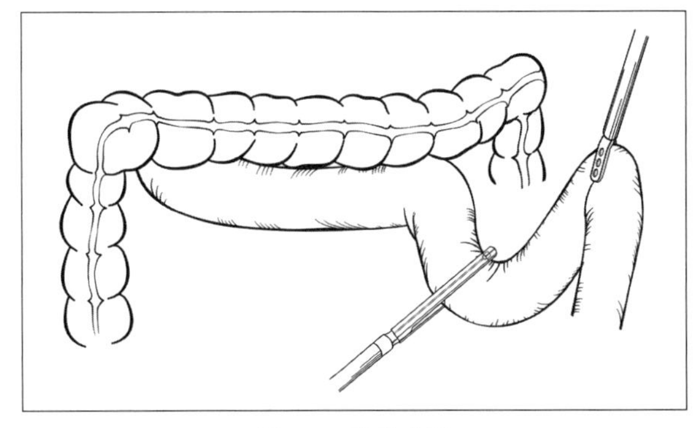

图 12 离断空肠

⑪离断胰腺钩突：悬吊肠系膜上静脉，将其向左牵拉，以 hem-o-lock 夹闭后离断肠系膜上静脉的分支血管，粗大的分支血管建议以血管缝线进行缝扎，以免血管夹脱落后引起大出血（图 13，图 14）。显露肠系膜上动脉，自下而上清扫肠系膜上动脉右侧 180°的神经、淋巴结及结缔组织，遇见动脉分支血管以 hem-o-lock 夹闭后离断（图 15，图 16）。在肠系膜上动脉根部附近注意保护副右肝动脉及替代的右肝动脉。完整切除标本后装入标本袋。

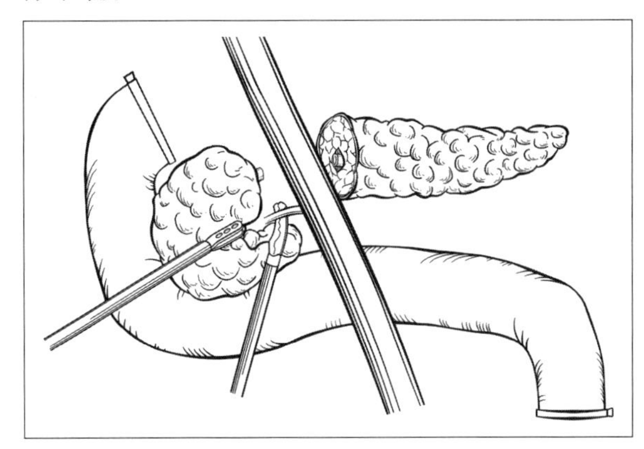

图 13 离断肠系膜上静脉分支(1)

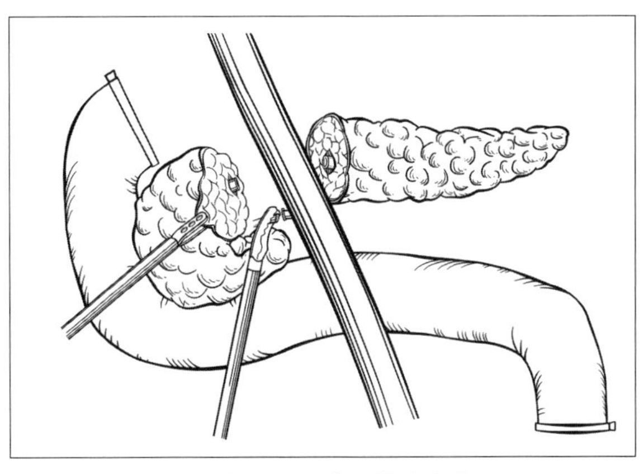

图 14 离断肠系膜上静脉分支(2)

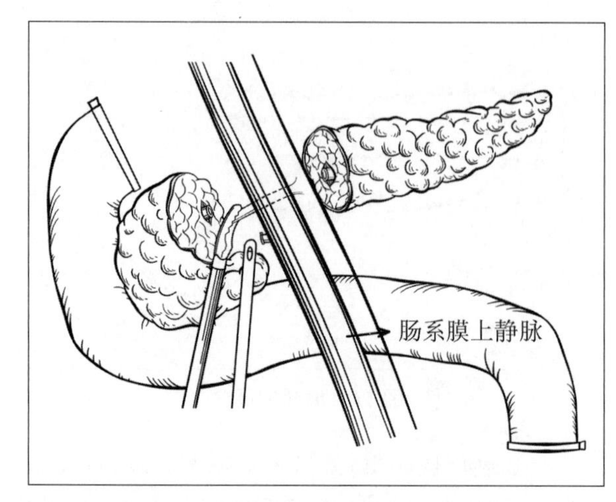

图15 离断胰十二指肠下动脉(1)

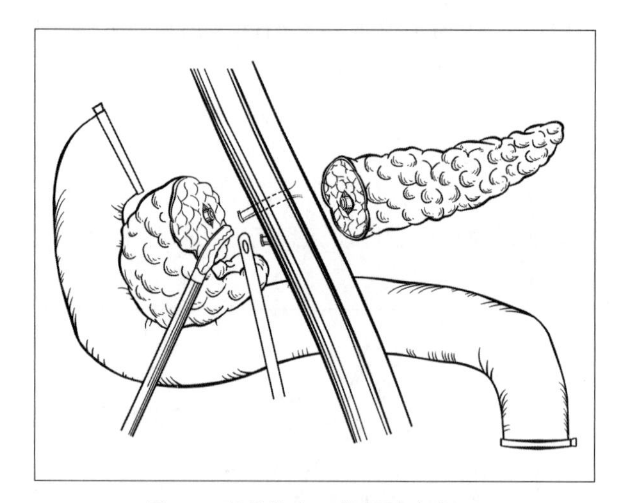

图16 离断胰十二指肠下动脉(2)

(2)消化道重建阶段

消化道重建分为腹腔镜下重建(机器人消化道重建)和小切口开腹重建。腹腔镜完成切除后进行的小切口开腹重建方式同OPD,推荐在学习曲线早期可采用上腹部小切口开腹辅助重建。消化道重建,包括胰肠吻合、胆肠吻合和胃肠吻合。

①胰肠吻合:笔者医院均采用胰管空肠导管对黏膜吻合,常规放置内支撑引流管。在结肠中血管右侧打开横结肠系膜,将空肠拖向结肠上区行胰肠吻合。根据胰管直径选择不同粗细的支撑引流管。将支撑引流管最大程度插入远端胰管,以4-0血管缝线贯穿缝合全层胰腺及支撑管并打结固定,固定后向右侧牵拉以确保固定牢靠(图17)。再以3-0血管缝线(大针)自上而下行胰腺全层与空肠浆肌层"U"字缝合,钛夹固定缝线,缝线不打结,通常缝合3针即可,缝合结束后一并打结(图18)。电刀打开吻合处空肠全层(图19),以5-0血管缝线间断全层缝合胰管及空肠,缝合结束后打结完成后壁吻合(图20)。置入内支撑管,以5-0血管缝线间断全层缝合胰管及空肠,缝合结束后打结完成前壁吻合(根据胰管粗细,缝合4～6针)(图21)。再以3-0血管缝线(大针)自上而下行胰腺残端前壁与空肠浆肌层"8"字缝合(图22)。

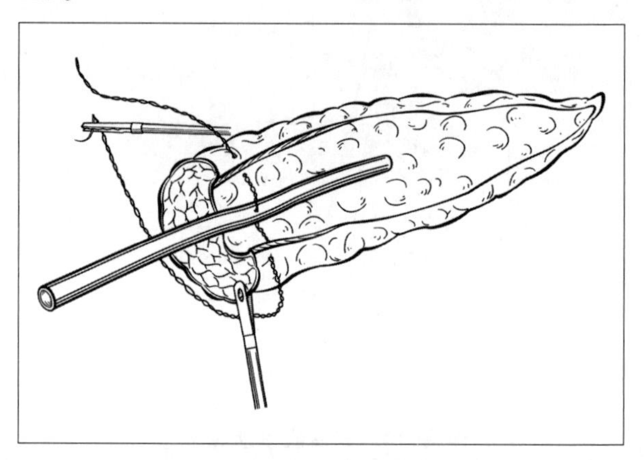

图17 缝线贯穿缝合胰腺及支撑引流管(剖面图)

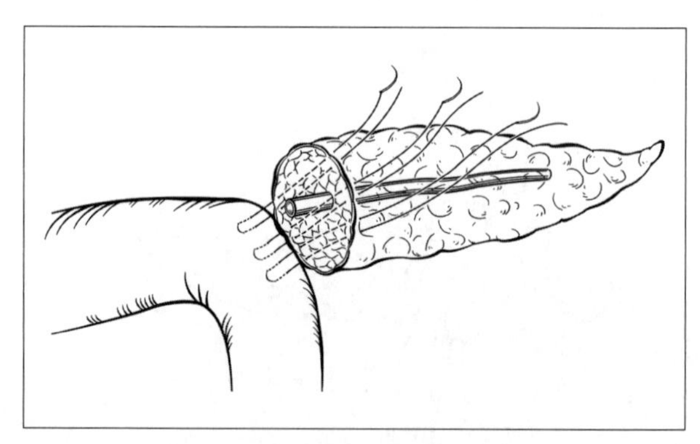

图18 左侧胰腺与空肠三针缝合

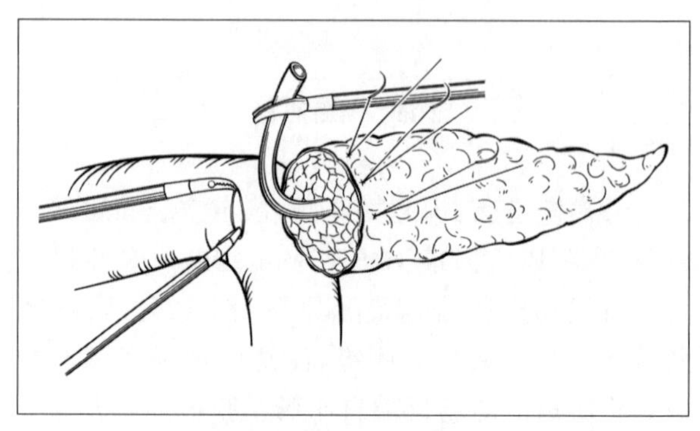

图19 电刀打开吻合口

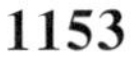

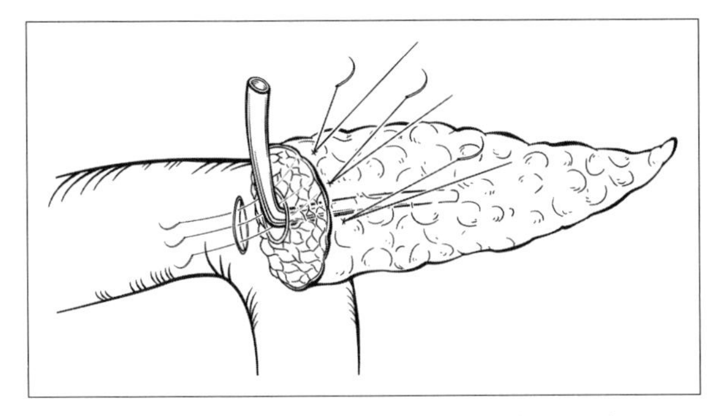

图 20 内支撑管缝入胰管空肠吻合口后壁

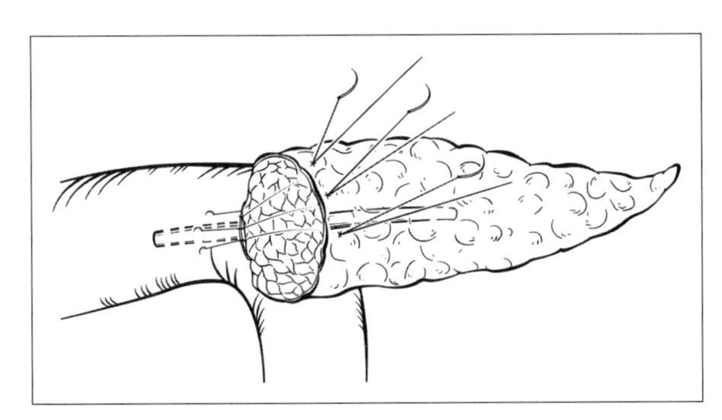

图 21 胰管空肠吻合口前壁

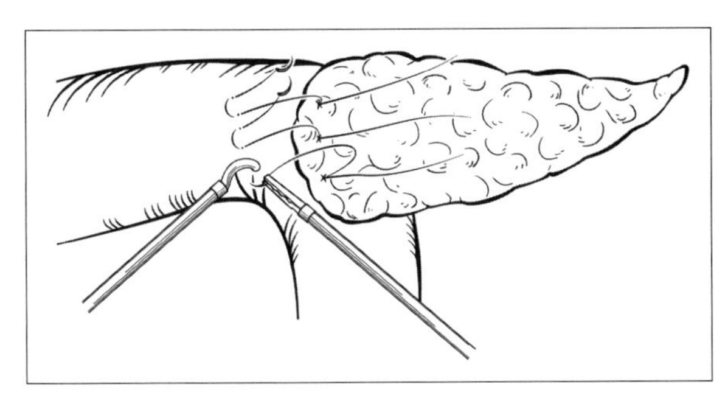

图 22 胰腺残端前壁空肠吻合

②胆肠吻合:距胰肠吻合口 5～10 cm 处行胆肠吻合。胆肠吻合可采用连续缝合、间断缝合及连续间断缝合相结合的方法。笔者医院采用可吸收 4-0 倒刺线后壁连续缝合,前壁可吸收缝线间断缝合(如胆管较粗也可采用 4-0 可吸收倒刺线前壁连续缝合)。胆管直径小于 5 mm 的患者可选择放置内支撑引流管(图 23,图 24)。

③胃肠吻合:距胆肠吻合口 45 cm 处将空肠浆肌层及胃后壁浆肌层缝合固定一针,再用电刀分别打开胃后壁及空肠,置入腹腔镜下直线切割闭合器行侧侧吻合(图 25),确认吻合口无出血,将胃管置入空肠输入襻,以 3-0 可吸收倒刺线连续缝合共同开口(图 26)。

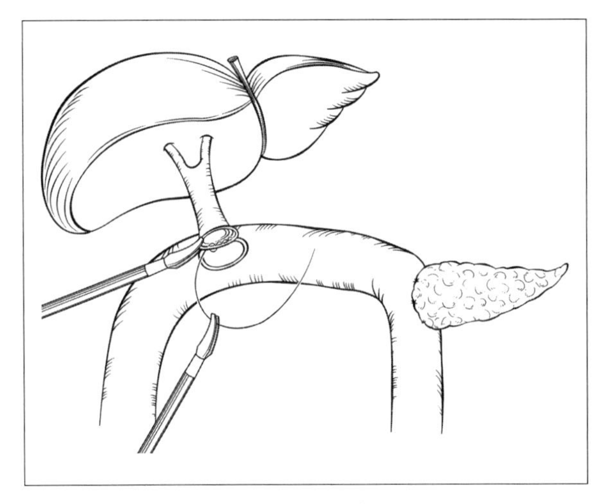

图 23 胆肠吻合(1)

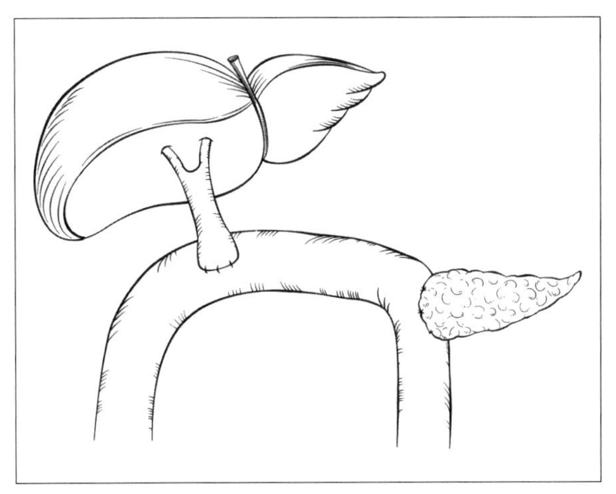

图 24 胆肠吻合(2)

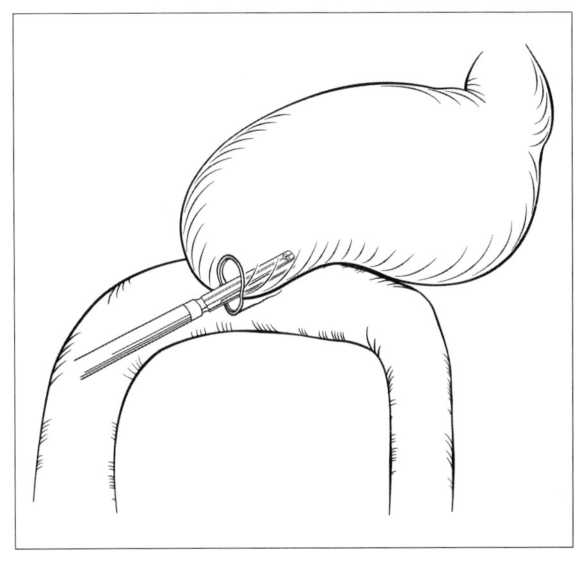

图 25 空肠胃直线切割闭合

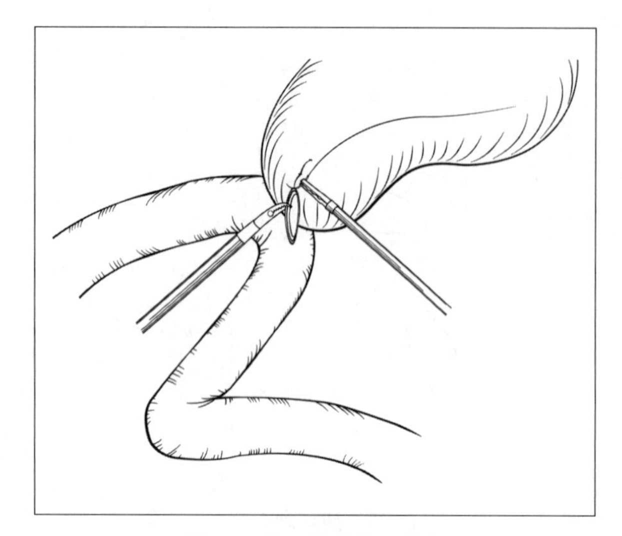

图 26 空肠胃吻合口缝合

④标本取出、放置引流管：关闭气腹，上腹部正中小切口取出标本，连续缝合后重新建立气腹。胰肠吻合口前方、胆肠吻合口及胰肠吻合口后方分别放置腹腔引流管（充分利用操作孔合理放置腹腔引流管）。关闭气腹，仔细检查各穿刺孔有无出血，缝合各穿刺孔及固定腹腔引流管（图 27）。

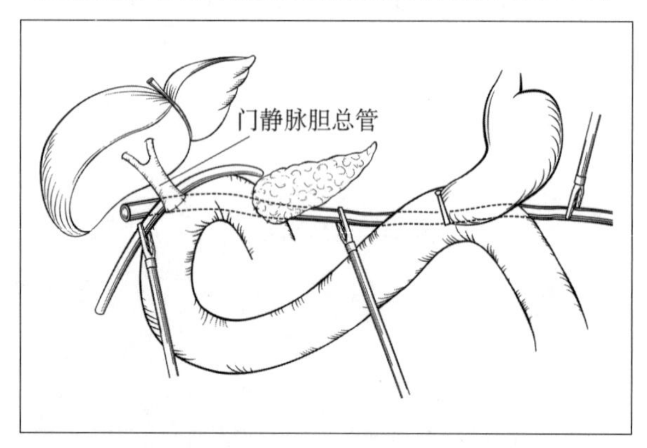

图 27 胰肠吻合口前、胰肠吻合口后、胆肠吻合口放置引流管

【中转开腹的指征】

LPD 出现以下情况应及时中转开腹：术中大出血难以控制或患者难以耐受长时间气腹；病灶较大侵犯胰头区域外且在腹腔镜下难以明确切除范围；患者有急性胰腺炎或慢性胰腺炎病史，因严重炎症导致切除极为困难；无法明确切除病灶范围或病灶显露极其困难；肿瘤侵犯血管范围大，难以在腹腔镜下完成血管重建；患者胰管或胆管较细，腹腔镜下手术消化道重建困难或无法完成。

【术中处理要点】

（1）血管变异情况：由于腹腔镜手术缺少触觉反馈，故术前应行上腹部 CT 血管成像检查评估有无血管变异，术前明确有无肝总动脉、右肝动脉及胃十二指肠动脉的变异，防止术中出现血管损伤。笔者医院行 PD 手术患者常规行上腹部 CT 血管成像检查以了解有无血管变异情况。常见的血管变异包括右肝动脉起源于肠系膜上动脉、肝总动脉缺如等。

（2）完整切除胰腺钩突：胰腺钩突位置较深，有多支静脉分支汇入肠系膜上静脉/门静脉系统，这些分支静脉血管壁较薄，分离过程中极易撕裂造成术中难以控制的出血。腹腔镜下要做到钩突部的完整切除难度较大，这也是部分外科医生对 LPD 持有异议的原因之一。笔者医院的经验为充分游离肠系膜上静脉并以血管吊带悬吊向左侧牵拉，显露后方的肠系膜上动脉并自下而上打开其血管鞘，做血管鞘内解剖可降低出血风险，同时可清晰显露肠系膜上动脉到胰头的血管分支及起源于肠系膜上动脉的变异右肝动脉，避免术中出现血管损伤。对于胰头钩突血管分支采取以下处理：对于直径小于 1 mm 的小静脉用超声刀直接凝闭，对于直径大于 1 mm 的血管则采用钛夹/hem-o-lock 夹闭后离断，必要时以血管缝线缝扎止血。需要注意的是在切除钩突过程中，助手的反复牵拉可造成钛夹/hem-o-lock 夹脱落造成大出血。

（3）淋巴结清扫范围：淋巴结清扫范围同 OPD。目前研究结果显示，扩大淋巴结清扫不能改善患者预后，反而增加术后并发症的发生，因此不推荐常规进行扩大的腹膜后淋巴结清扫，行标准的淋巴结清扫范围即可。

（4）胰肠吻合：胰瘘是胰腺外科术后重大并发症之一。除了患者本身因素外，术者如何通过改进胰肠吻合方式来降低胰瘘的发生率在 LPD 中显得极其重要。目前临床上胰肠吻合方法众多，缺乏统一标准。但是胰肠吻合方式中胰管对空肠黏膜或其改良方式仍然是当前 LPD 的主要吻合方法。笔者医院以 3-0 血管缝线（大针）自上而下行胰腺全层贯穿与空肠浆肌层“U”字缝合，然后再行胰管对空肠黏膜间断缝合，并置入合适管径的内支撑引流管，最后行胰腺残端前壁空肠浆肌层间断缝合。对于胰管直径极细者也可采用“洪氏一针法”行胰肠吻合。

【术后处理】

胰腺术后外科常见并发症的预防及治疗同OPD。

19.5 腹腔镜胰体尾切除术 laparoscopic distal pancreatectomy

胰体尾切除术是治疗胰腺体尾部良恶性肿瘤的主要方式,早期以开腹手术为主。1996年Cuschier首次报道了腹腔镜胰体尾联合脾脏切除。近年来随着腹腔镜技术及手术器械的不断进步,腹腔镜胰体尾切除(LDP)在临床上迅速开展。目前LDP已成为治疗胰腺体尾部良性肿瘤和低度恶性肿瘤的标准术式。但胰腺恶性肿瘤容易侵犯周围的器官和血管并较早就出现神经侵犯和淋巴结转移,其手术切除率和远期生存率均不高,因此LDP治疗胰体尾部恶性肿瘤目前仍有一定争议。传统观点认为胰腺和脾脏是一个解剖单位,一般在行胰体尾切除时同时联合脾脏切除。随着人们对脾脏的免疫和造血功能的进一步理解以及外科技术的不断进步,保脾手术保留了患者脾脏的免疫功能,可避免脾切除术后凶险性感染的可能,越来越多的外科医生在腹腔镜下实施保留脾脏胰体尾切除术。腹腔镜胰体尾切除包括腹腔镜胰体尾联合脾脏切除术(laparoscopic distal pancreatosplenectomy,LDPS)和腹腔镜保留脾脏胰体尾切除术(laparoscopic spleen-preserving distal pancreatectomy,LSPDP)。其中LSPDP包括Kimura法(splenic vessel presercing,SVP)和Warshaw法(Warshaw tenchique,WT)两种术式。Kimura法完整保留脾动静脉,符合生理,保护了脾脏功能,但手术难度较大,费时费力,有术中大出血的风险。Warshaw法在胰颈和胰尾近脾门处分两次离断脾动静脉,仅保留胃短动静脉血管,手术操作相对简单,但有术后发生脾梗死甚至脾脓肿的风险。因此对于行LSPDP,应先尝试Kimura法保留脾动静脉,若术中脾血管无法分离或保留困难者再改行Warshaw法保脾,若术中离断脾血管后发现脾脏血供较差,则不应勉强保脾,应该果断行联合脾脏切除。

19.5.1 腹腔镜胰体尾联合脾脏切除术 laparoscopic distal pancreatosplenectomy

【手术适应证】

(1)胰体尾部良性肿瘤:包括胰腺囊肿、浆液性囊腺瘤,肿瘤与脾动静脉及脾门关系密切者。

(2)胰体尾部交界性肿瘤:包括导管内乳头状黏液瘤、黏液性囊腺瘤、神经内分泌肿瘤等。

(3)胰体尾部低度恶性肿瘤:实性假乳头状肿瘤等。

(4)胰体尾部恶性肿瘤:胰腺导管癌、囊腺癌、神经内分泌癌等。

(5)胰体尾部慢性肿块性胰腺炎不能排除恶变者。

(6)行腹腔镜保留脾脏胰体尾切除术保脾失败者。

【禁忌证】

(1)除开腹胰体尾切除术的禁忌证外,还包括不能耐受气腹或无法建立气腹者,以及腹腔内广泛粘连和难以显露、分离病灶者。

(2)有胰外器官侵犯或转移的胰体尾癌者。

【术前准备】

(1)患者一般状况的评估:同开腹胰体尾切除术,还应更加强调对患者心、肺、肾等重要器官功能的评估及其是否可耐受长时间气腹可能导致的功能障碍,控制或改善可能影响手术的相关疾病。

(2)局部病灶的评估:建议应用超声、CT、CT血管造影和MRI等检查,充分了解肿瘤大小、位置和与周围血管关系,以及是否存在重要血管(腹腔干、肝总动脉、脾动脉)的变异,评估是否适合行LDP。对诊断困难患者,可选择超声内镜穿刺活检、PET-CT等进一步检查。

【麻醉方法】

采用气管插管全身麻醉。

【手术设备与器械】

(1)手术设备:手术需要的设备包括高清腹腔镜系统,或三维腹腔镜系统,以及全自动高流量气腹机等腹腔镜设备。

(2)一般器械:气腹针、5～12 mm 套管穿刺针、分离钳、无损伤抓钳、单双极电凝、持针器、钛夹、锁扣夹、可吸收夹和一次性标本袋等常规器械。常规备开腹胰体尾切除所需器械,以便术中出现特殊情况,迅速及时中转开腹。

(3)特殊器械及耗材:包括腹腔镜下直线型切割闭合器及不同高度的钉仓、超声刀、腹腔镜下Bulldog、LigaSure 血管闭合系统等。术者可以根据自身医院的条件及个人喜好选择使用适合自己的手术器械及耗材。

【手术体位、气腹压力和操作孔布局】

(1)手术体位:①一般选取平卧、头高足低位;②患者双下肢是否分开,可根据术者的站位、自身经验和习惯决定,笔者单位常规采取分腿位(图1)。主刀者站在患者右侧,助手站在患者左侧,扶镜手站在患者双腿中间。

(2)气腹压力:CO_2 气腹压力建议维持在12～14 mmHg(若为小儿患者,建议维持在 9～10 mmHg,1 mmHg＝0.133 kPa),应避免较大幅度的气腹压变化。

(3)操作孔布局:一般采用五孔法(图1至图3)。具体位置可以根据手术者习惯、病灶位置和患者体型决定。根据术中具体情况可以增加辅助孔协助手术操作。

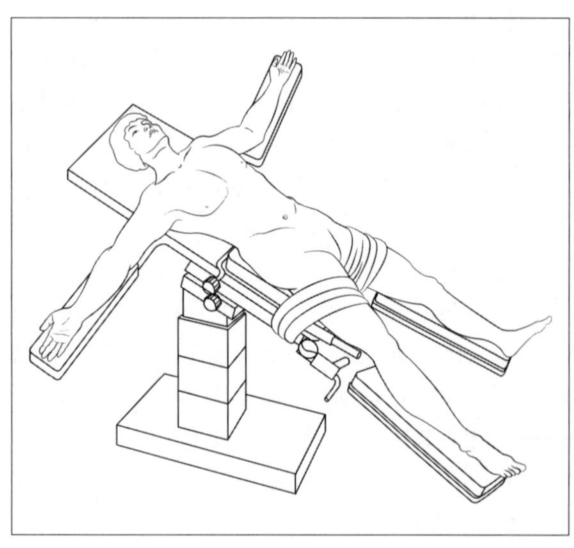

图1 手术体位

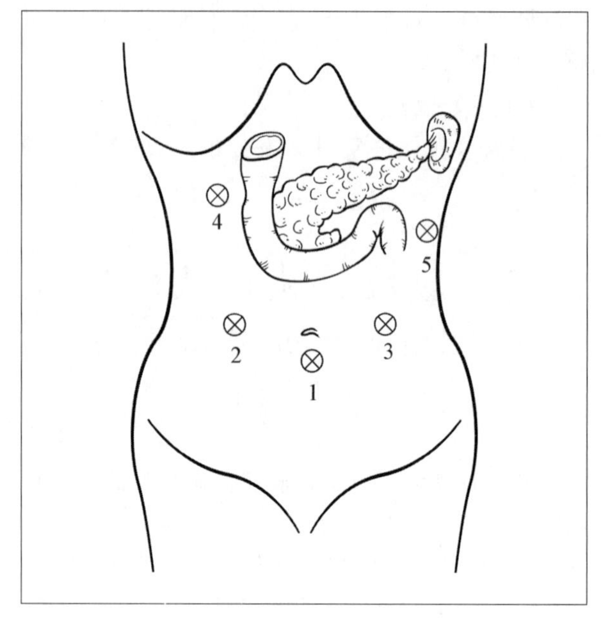

图2 五孔法

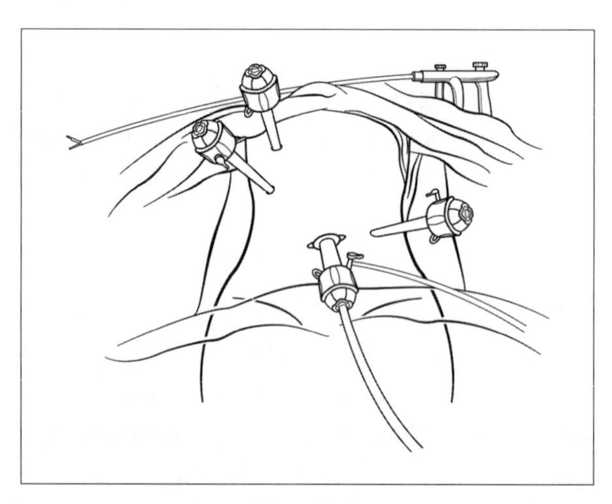

图3 体位

【手术步骤】

(1)探查腹腔:探查整个腹腔了解有无粘连,其他脏器有无肿瘤播散及转移。

(2)游离胰腺上下缘探查胰腺:以超声刀或LigaSure 在胃血管弓下方打开胃结肠韧带,从右向左分离(图4),遇粗大血管可采用钛夹/hem-o-lock 夹闭后离断,较细血管用超声刀或 LigaSure 直接凝闭,离断胃网膜左血管(图5)。无损伤钳提起胰腺下缘,以超声刀或电钩打开胰腺下缘被膜,显露胰腺下缘(图6)。以超声刀打开小网膜囊,打开胰腺上缘后腹膜,并向左分离,显露胰腺上缘(图7)。

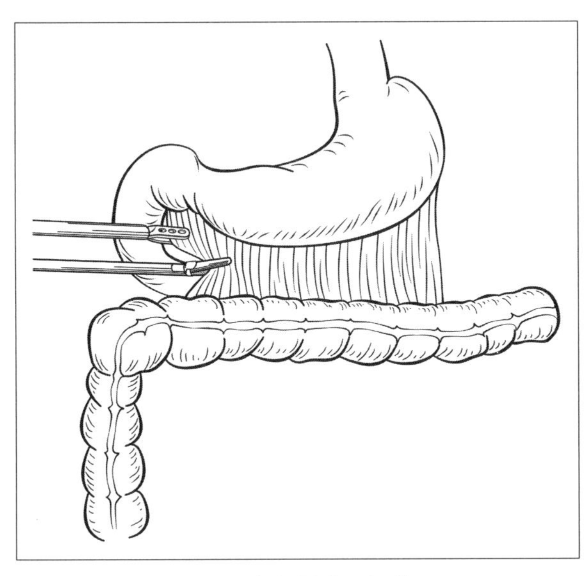

图 4 离断胃结肠韧带

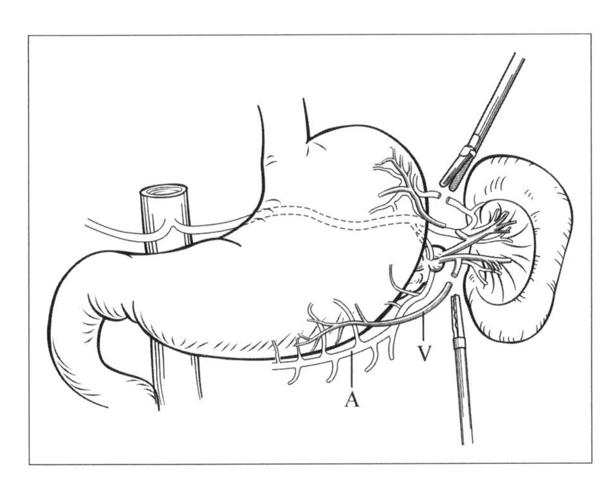

图 5 离断胃网膜左血管和胃短血管

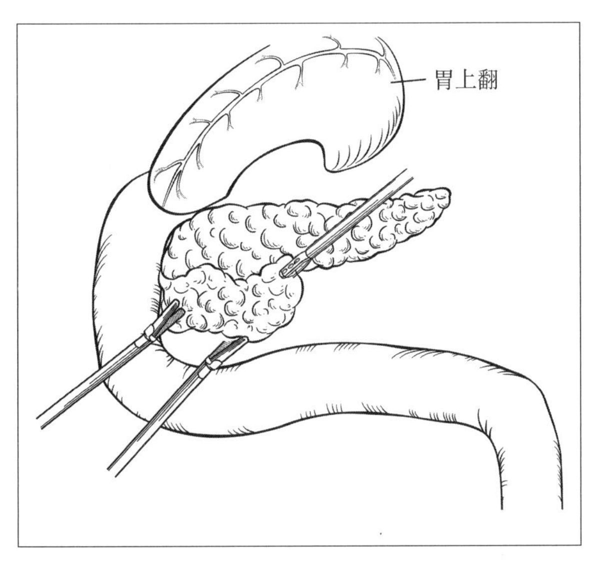

图 6 分离胰腺下缘至胰腺后方

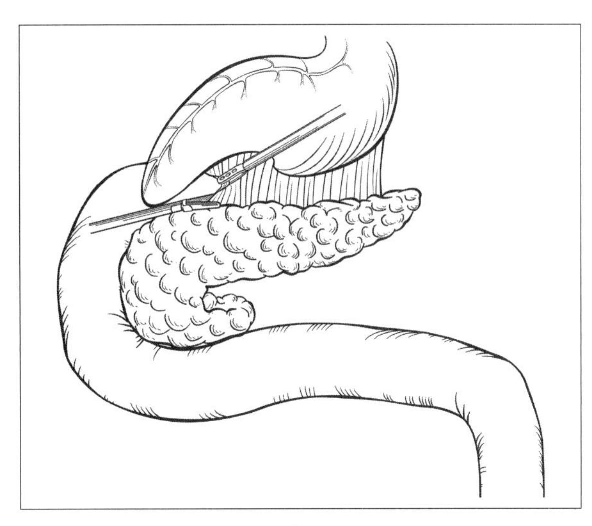

图 7 分离小网膜囊，显露胰腺上缘

(3)解剖并离断脾动静脉：于胰颈部下缘从足侧向头侧分离胰腺后方并显露脾静脉，离断胰腺分支血管(图 8)。完全游离脾静脉后，以 7 号丝线或血管吊带悬吊后以 hem-o-lock 夹闭后离断或以腹腔镜下直线型切割闭合器离断(图 9)。于胰颈部上缘解剖腹腔干根部，游离出肝总动脉及脾动脉，以 7 号丝线或血管吊带悬吊脾动脉，需仔细辨认肝总动脉及脾动脉(图 10)。

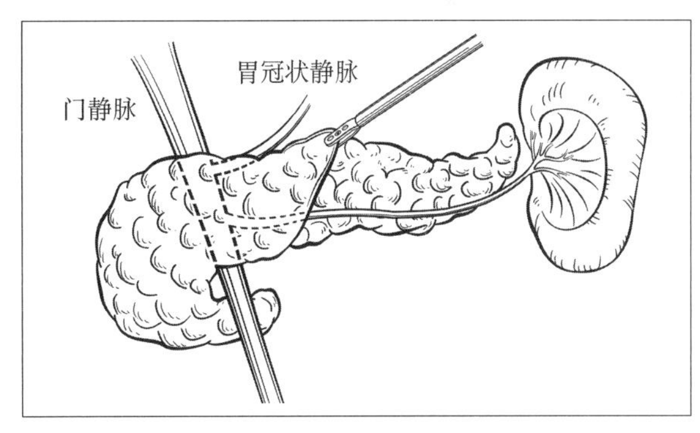

图 8 分离胰腺尾至头，显露脾静脉、胃冠状静脉

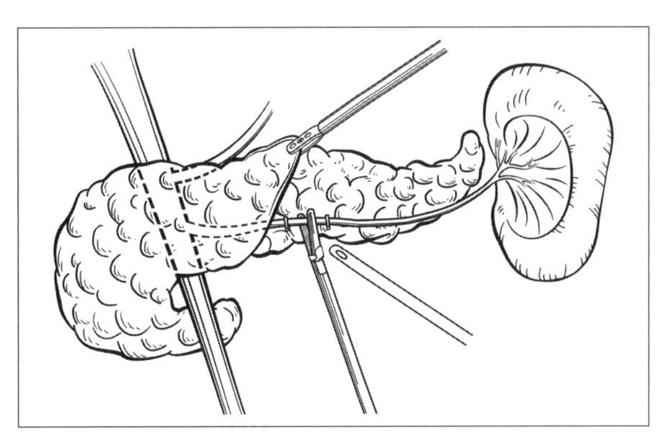

图 9 分离脾静脉

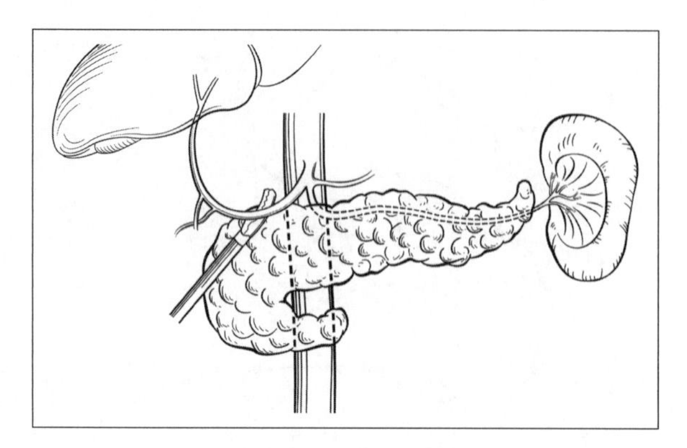

图10 肝总动脉游离

(4)离断胰腺及脾动脉:沿脾动静脉走行打开胰腺后方组织间隙,用阻断带或7号丝线穿过胰后间隙并向上牵拉胰腺远端(图11)。于胰腺后方间隙置入腹腔镜下直线型切割闭合器,根据胰腺厚度选择合适高度钉仓(笔者医院采用紫钉或蓝钉),注意缓慢压榨胰腺组织3~5min,以减少胰腺残端出血和胰瘘的发生(图12)。仔细确认脾动脉,以血管吊带牵引后用hem-o-lock夹闭,离断或以腹腔镜下直线型切割闭合器离断(图13)。

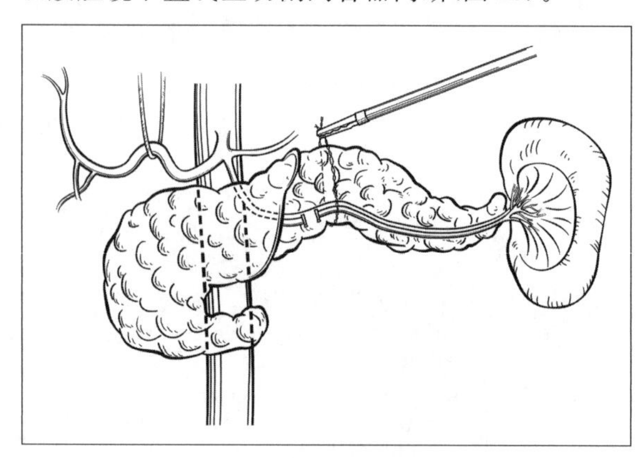

图11 牵拉胰腺远端

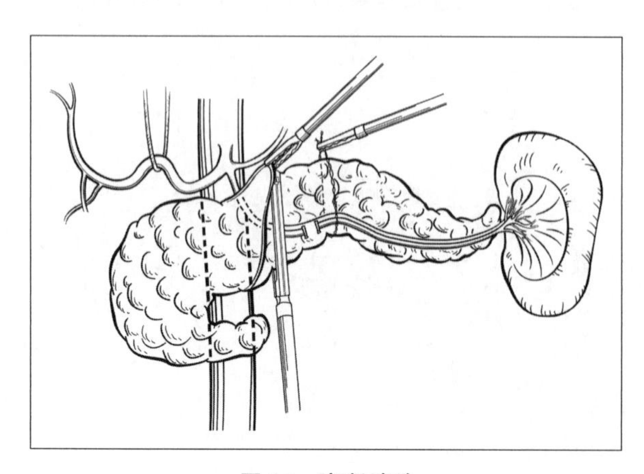

图12 离断胰腺

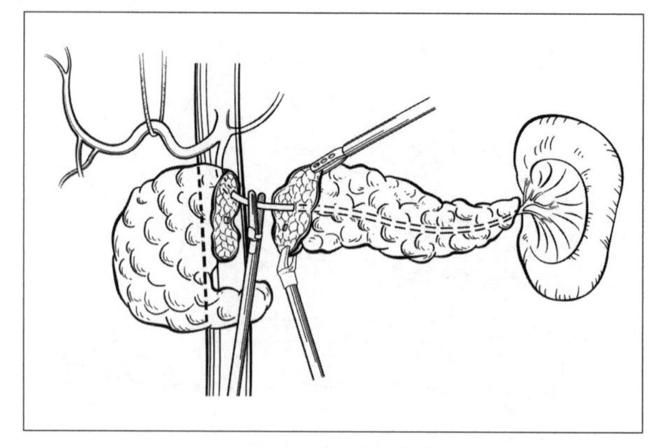

图13 离断脾动脉

(5)离断脾周韧带:以超声刀或LigaSure依次离断脾胃韧带(图14)、脾膈韧带(图15)、脾结肠韧带(图16)及脾肾韧带(图17)。遇粗大血管可采用钛夹/hem-o-lock夹闭后离断,较细血管用超声刀或LigaSure直接凝闭。

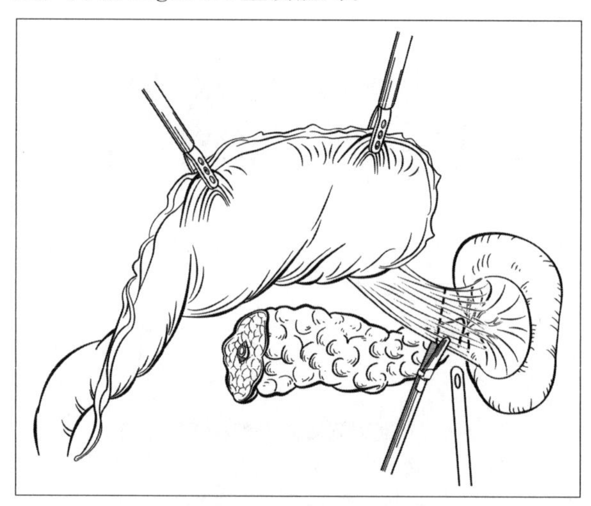

图14 离断脾胃韧带

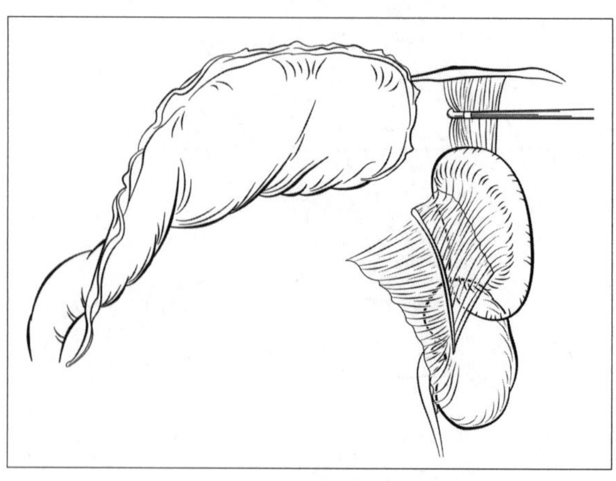

图15 离断脾膈韧带

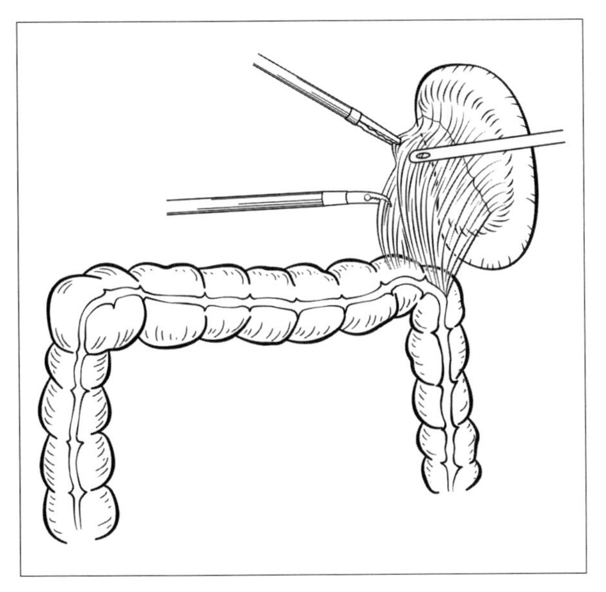

图 16 离断脾结肠韧带

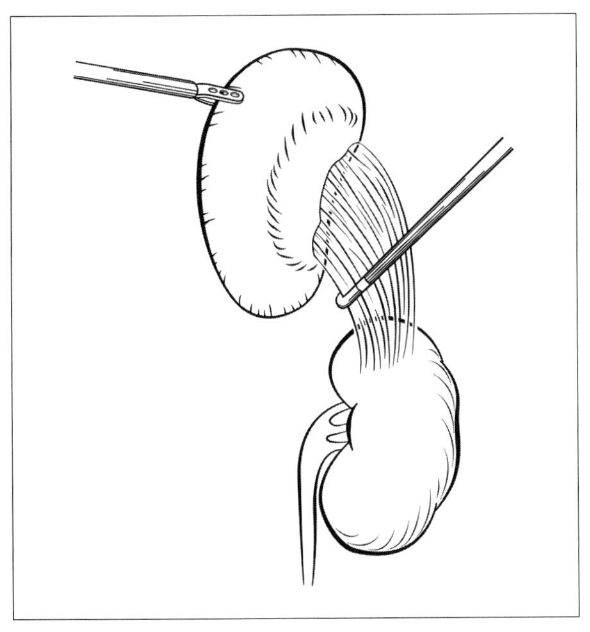

图 17 离断脾肾韧带

(6)完整切除标本:无损伤抓钳提起胰腺远端,以超声刀沿 Gerota 筋膜向左游离胰腺后方及左侧肾上腺,沿左侧肾上腺前方腹膜后间隙游离远端胰腺直至脾门(图 18)。保留左侧肾上腺及左肾周脂肪组织(图 19)。如果肿瘤侵犯胰腺后缘,可联合左侧肾上腺一并切除。完整切除胰体尾和脾脏后将标本置入标本袋。仔细检查胰腺断端及腹膜后创面有无出血,如有出血可采用单/双极电凝止血,电凝止血效果不佳时可用血管缝线缝扎止血(图 20),并再次以生理盐水反复冲洗创面,检查有无活动性出血及渗血(图 21)。

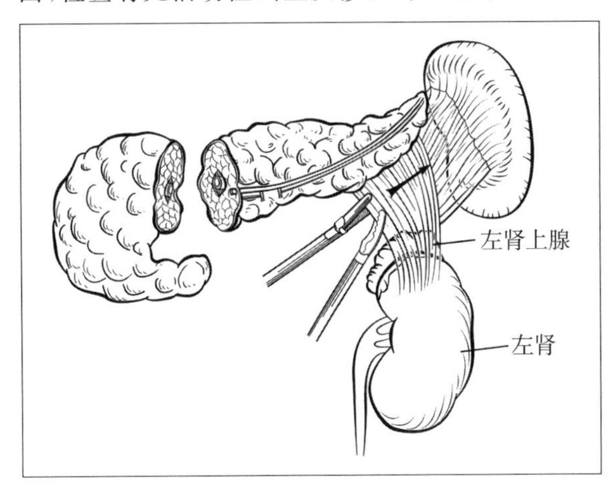

图 18 游离胰及左肾上腺至脾门

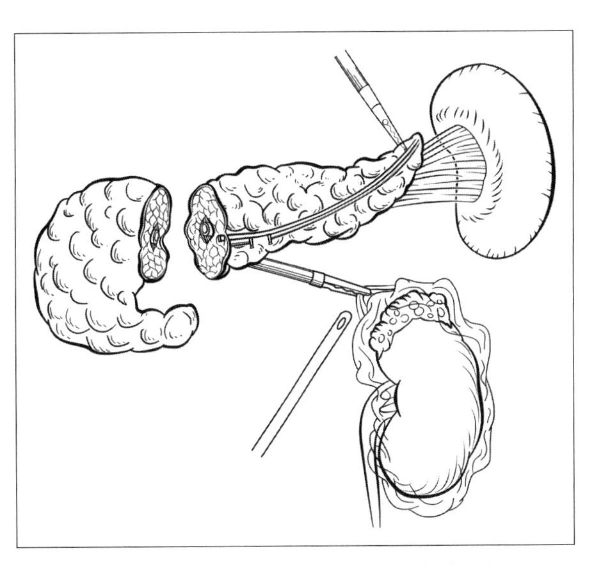

图 19 保留左肾及左肾上腺周围脂肪组织

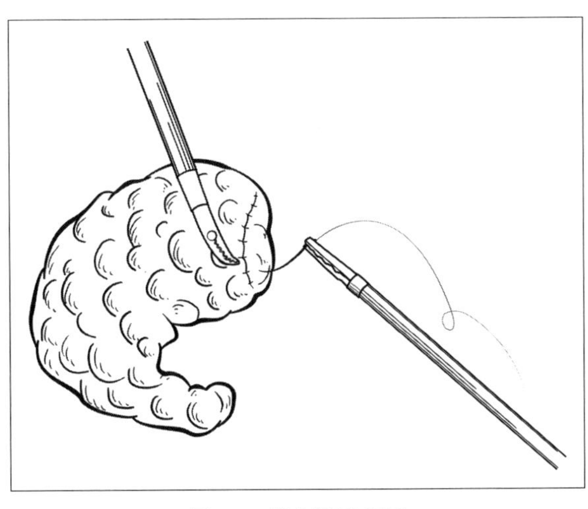

图 20 缝合胰腺切口

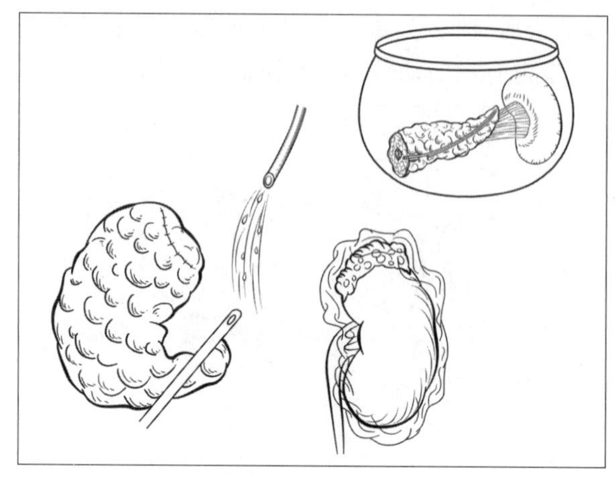

图21 冲洗,取出标本

(7)取出标本及放置腹腔引流管:关闭气腹,上腹部正中小切口取出标本,连续缝合后再次重新建立气腹。胰腺断端切缘可以覆盖可吸收止血纱布止血(图22),脾窝及胰腺断端分别放置多孔腹腔引流管(充分利用操作孔合理放置腹腔引流管)(图23)。在腹腔镜监视下拔除穿刺套管,仔细检查各穿刺孔有无出血,关闭气腹,缝合各穿刺孔及固定腹腔引流管。

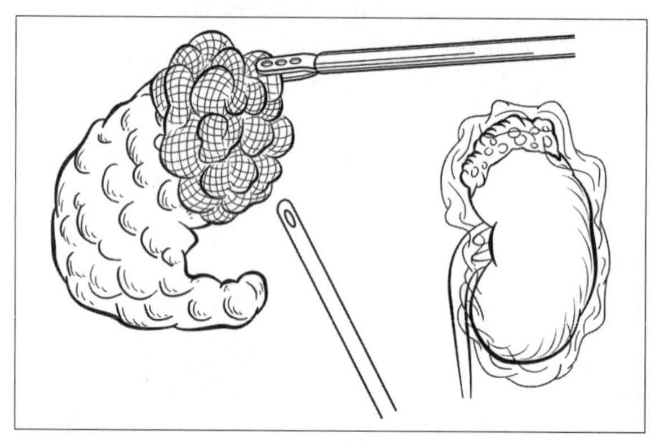

图22 胰腺段置纱布

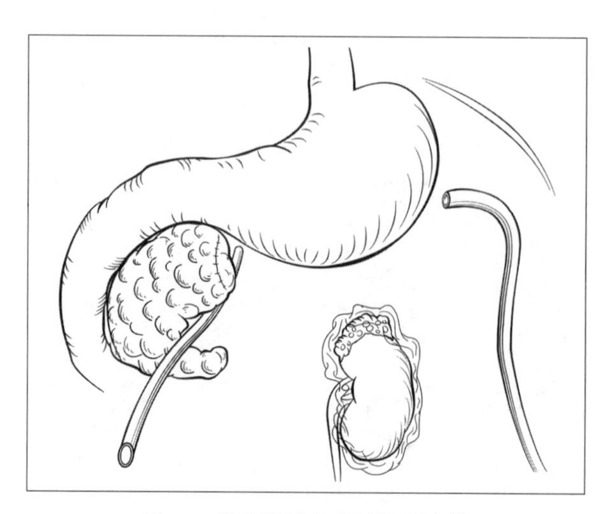

图23 脾窝及胰腺断端置引流管

【术后并发症及处理】

(1)胰瘘:胰瘘是术后最常见的并发症之一,据报道胰体尾切除术后胰瘘发生率高于胰十二指肠切除。术后胰瘘常引起其他严重并发症,如严重腹腔感染、腹腔脓肿、大出血,甚至多器官功能衰竭。目前研究表明通过术中对胰腺残端的各种技术操作可以减少胰瘘的发生(离断胰腺时根据胰腺厚度选择合适高度钉仓、切割前对胰腺组织缓慢压榨以及对胰腺残端的缝合等)。术后应监测腹腔引流液的量及性质,常规监测引流液淀粉酶,如果发生胰瘘,应保持引流管通畅,采用生长抑素及其类似物的药物治疗。对于术后恢复良好但仍存在胰瘘的患者可以带管出院,直至引流液减少后逐步退管再拔除腹腔引流管。对于存在腹腔感染的患者,应及时送细菌培养,根据药敏结果给予抗生素针对性治疗。对于引流不通畅,可疑存在腹腔脓肿者及时复查腹腔彩超、CT等,尽早穿刺置管引流。

(2)术后腹腔出血:术后根据出血的时间分为早期出血和晚期出血。早期出血指术后24 h内出血,多由于术中止血不彻底造成,在循环稳定的情况下先行保守治疗,一旦出血迅速或循环不稳定,应尽早行腹腔镜探查或剖腹探查止血。晚期出血多由于胰瘘腐蚀血管或假性动脉瘤破裂引起,应先采用介入血管造影明确出血部位,尽可能行血管栓塞止血。如以上方法效果不佳,应积极再次手术探查止血。

(3)腹腔感染:多数与术后发生胰瘘相关,严重者可形成腹腔脓肿。对于可疑腹腔感染者及时复查腹腔彩超、CT等,明确脓肿部位,尽早穿刺置管引流。根据引流液细菌学结果选择敏感的抗生素进行治疗。鼓励患者早期下床活动,早期进食,排除胰瘘后早期拔除腹腔引流管可降低术后感染的发生。

(4)腹腔引流管拔除时机:目前对于胰腺术后引流管的拔除时机各医院尚无统一标准,笔者医院建议根据患者自身情况及术中情况个体化分析,对于腹腔引流液淀粉酶<5000 U/L,且引流量较少的胰瘘低风险患者,尽早拔除腹腔引流管,可减少术后感染及胰瘘的发生,促进患者术后快速康复。

（5）术后胰腺内、外分泌功能的监测：术后常规监测血糖，血糖较高者请内分泌科会诊，给予胰岛素或其他降糖药物控制血糖。对消化功能不良者，给予补充外源性胰酶替代治疗。

19.5.2 腹腔镜保留脾脏胰体尾切除术 laparoscopic spleen-preserving distal pancreatectomy

【手术适应证】

（1）胰体尾部良性肿瘤：包括胰腺囊肿、浆液性囊腺瘤，肿瘤与脾动静脉及脾门关系不密切者。

（2）胰体尾部交界性肿瘤：包括导管内乳头状黏液瘤、黏液性囊腺瘤、神经内分泌肿瘤等。

（3）胰体尾部低度恶性肿瘤：实性假乳头状肿瘤等。

【禁忌证】

（1）胰腺恶性肿瘤：胰腺导管腺癌、胰腺黏液囊腺癌等。

（2）有血管侵犯或胰外脏器侵犯及腹腔转移的胰体尾癌。

（3）肿瘤与脾动静脉及脾门关系密切者。

（4）不能耐受气腹或无法建立气腹者，以及腹腔内广泛粘连和难以显露、分离病灶者。

【术前准备】

同腹腔镜胰体尾联合脾脏切除术。

【麻醉方法】

同腹腔镜胰体尾联合脾脏切除术。

【手术设备与器械】

同腹腔镜胰体尾联合脾脏切除术。

【手术体位、气腹压力和操作孔布局】

同腹腔镜胰体尾联合脾脏切除术。

【手术流程】

对于行腹腔镜保留脾脏胰体尾切除术，首选保留脾动静脉的Kimura法，若脾血管无法分离或分离失败再改行Warshaw法保脾，若术中离断脾血管后发现脾脏血供较差，则不应勉强保脾，应该果断行联合脾脏切除。

腹腔镜保留脾脏胰体尾切除术（Kimura法）流程：首先分离胰腺上缘→解剖脾动脉（血管吊带悬吊）→分离胰腺下缘→解剖脾静脉（血管吊带悬吊）→贯通胰后隧道→离断胰腺（腹腔镜下直线型切割闭合器）→完整游离胰体尾。

【手术步骤】

（1）探查腹腔：探查整个腹腔了解有无肿瘤播散及转移。

（2）显露胰腺：以超声刀或LigaSure在胃血管弓下方打开胃结肠韧带，从右向左分离，遇粗大血管可采用钛夹/hem-o-lock夹闭后离断（图1），较细血管用超声刀或LigaSure直接凝闭。注意保留胃网膜左血管及胃短血管（为Warshaw法提供条件）。将胃向上牵拉或悬吊肝左外叶，进入小网膜囊（图2），显露胰体尾，确定胰腺肿瘤的位置、大小及毗邻关系。

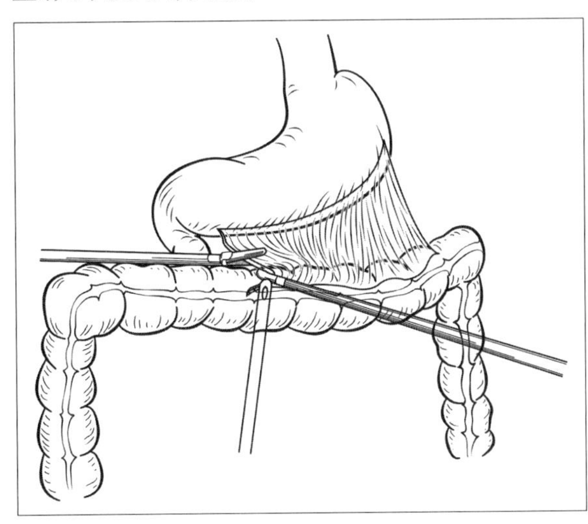

图1 分离胃结肠韧带

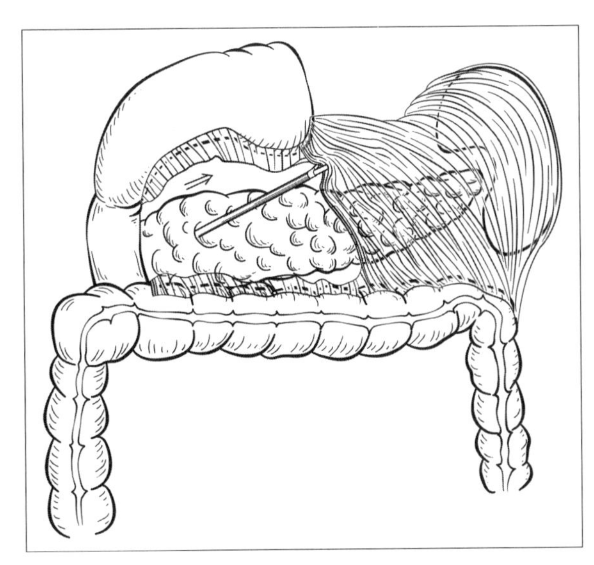

图2 显露胰体尾

(3)解剖脾动脉:以超声刀打开胰腺上缘后腹膜,并向左分离,在胰腺上缘找到脾动脉起始部,仔细游离并解剖出脾动脉,游离脾动脉 2～3 cm 后(图 3),以血管吊带提拉悬吊(图 4)。继续分离脾动脉,遇脾动脉细小分支以超声刀直接凝闭,较大分支以钛夹夹闭后离断。如在分离过程中损伤脾动脉,血管吊带提拉悬吊脾动脉控制出血,血管两端以哈巴狗夹夹闭,以 5-0 血管缝线缝合血管裂口。如破口较大难以缝合,可以采用钛夹/可吸收夹夹闭,观察脾脏色泽。如脾脏色泽无明显改变,血供佳可考虑继续采用 Warshaw 法保脾。如术中观察发现脾脏颜色明显变暗,则果断放弃保脾行腹腔镜胰体尾联合脾脏切除。

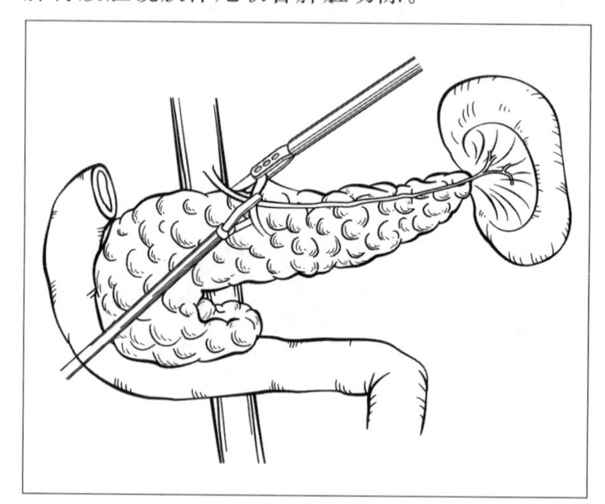

图 3 胰腺上缘找脾动脉起始部

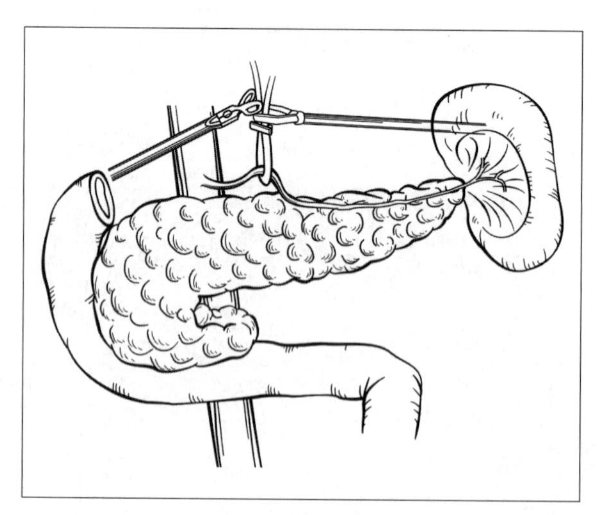

图 4 悬吊脾动脉

(4)解剖脾静脉:于胰颈部下缘从足侧向头侧分离胰腺后方并显露脾静脉(图 5),游离脾静脉 2～3cm 后,以血管吊带提拉悬吊。遇脾静脉细小分支以超声刀直接凝闭,较大分支以钛夹夹闭后离断(图 6)。

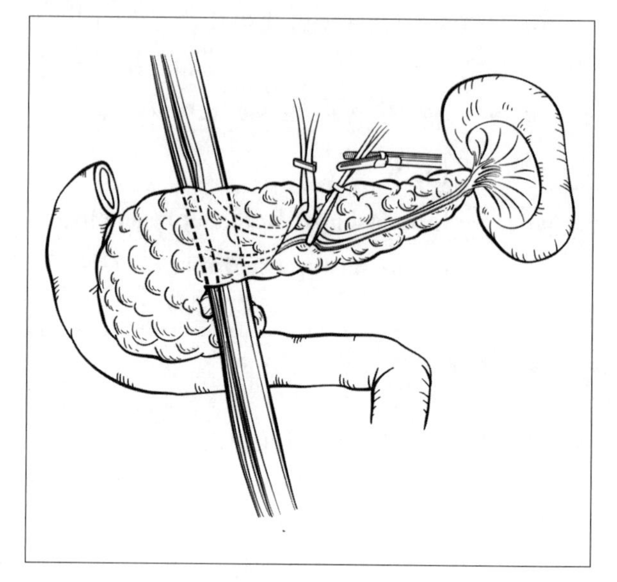

图 5 分离脾静脉

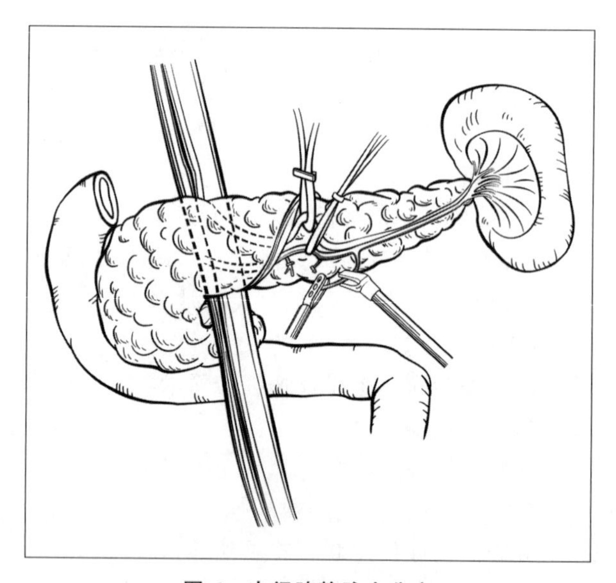

图 6 夹闭脾静脉小分支

(5)离断胰腺:沿脾动静脉走行打开胰腺后方组织间隙(图 7),用阻断带或 7 号丝线穿过胰后间隙并牵拉胰腺远端。于胰腺后方间隙置入腹腔镜下直线型切割闭合器,根据胰腺厚度选择合适高度钉仓(笔者医院采用紫钉或蓝钉),注意缓慢压榨胰腺组织约 5 min(图 8)。为减少胰腺残端出血和胰瘘的发生,笔者医院以血管缝线连续缝合胰腺近端切缘(图 9)。

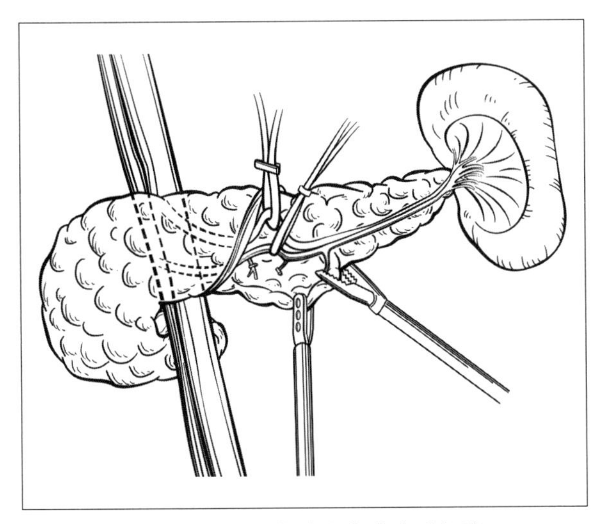

图 7 沿脾动、静脉分离胰腺后间隙

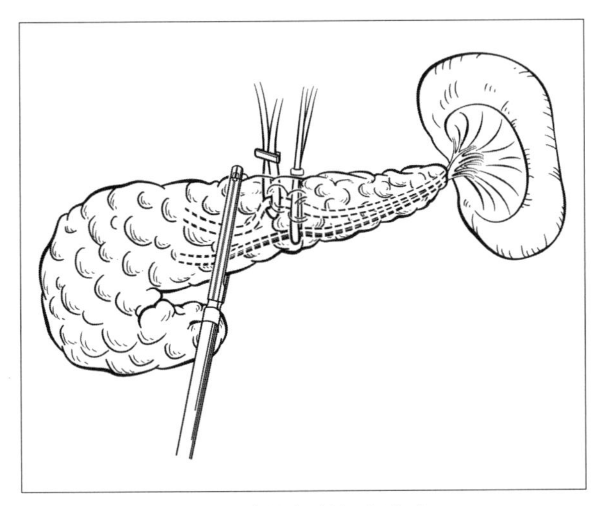

图 8 直线切割闭合胰腺

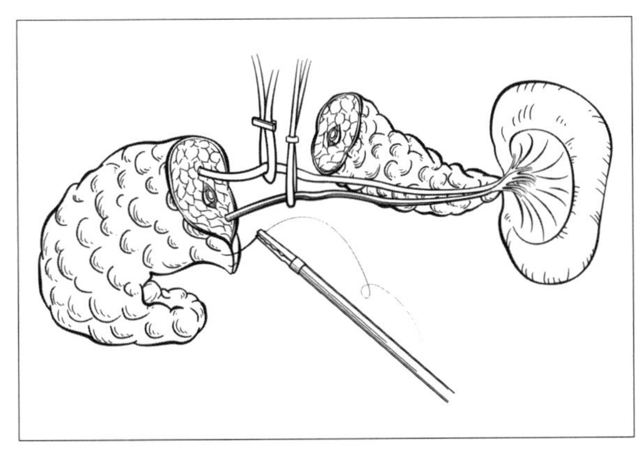

图 9 缝合胰腺近端

(6)切除标本：提起胰腺远端，以超声刀沿脾动静脉与胰腺之间的间隙分离远端胰腺直至脾门(图 10)。将脾动静脉从胰腺实质完全游离，遇脾动静脉细小分支以超声刀直接凝闭，较大分支以钛夹夹闭后离断。完整切除胰体尾，将标本置入标本袋(图 11)。

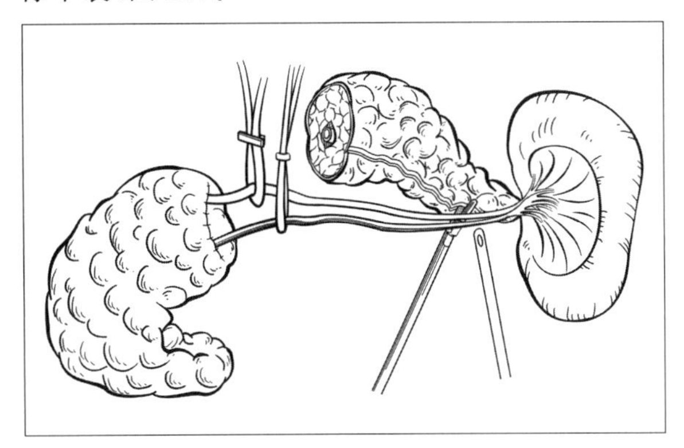

图 10 分离脾动、静脉至脾门

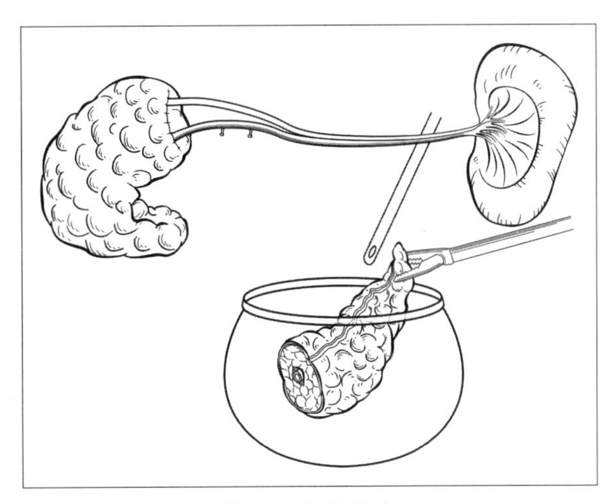

图 11 切除标本

(7)放置腹腔引流管：关闭气腹，上腹部正中小切口或扩大穿刺孔取出标本，缝合切口后重新建立气腹。胰腺近端切缘覆盖可吸收止血纱布(图 12)，近端切缘及胰床放置腹腔引流管(充分利用操作孔合理放置腹腔引流管)(图 13)。腹腔镜监视下，仔细检查各穿刺孔有无出血，关闭气腹，缝合各穿刺孔及固定腹腔引流管。

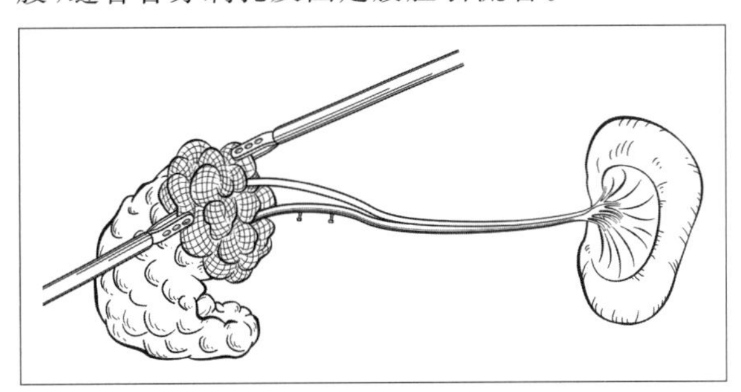

图 12 胰腺近端切缘置吸血纱布

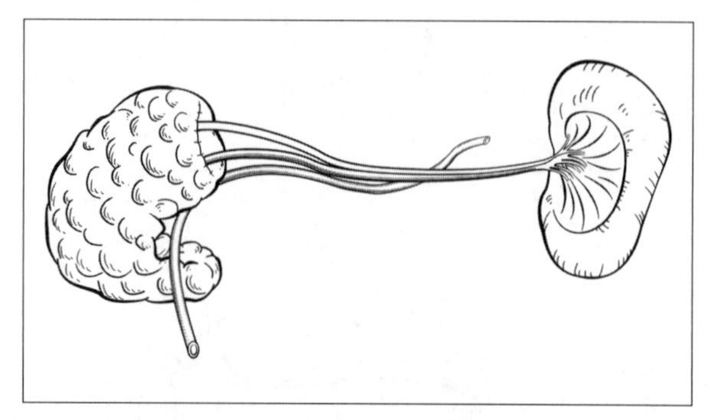

图 13 近端切缘及胰床置引流管

腹腔镜保留脾脏胰体尾切除术（Warshaw 法）：基本操作步骤同 Kimura 法。Warshaw 法在胰颈和胰尾近脾门处分两次离断脾动静脉，仅保留胃短动静脉血管，操作相对简单，但有术后发生脾梗死甚至脾脓肿的风险。

【术中处理要点】

（1）保脾要点：①Kimura 法最重要的是完整保留了脾脏的动静脉。脾动静脉均走行于胰腺背面，脾动脉在脾静脉上方，并发出胰背、胰大动脉及多个分支为胰体尾提供血供，脾静脉靠近胰腺下缘，回流胃网膜左静脉、胃短静脉等，同时胰体尾内多支小静脉亦回流至脾静脉。术中逐一结扎切断这些小分支是腹腔镜保留脾脏胰体尾切除术的关键所在，尤为重要的是脾静脉小分支的处理。离断小分支时，注意不要紧贴血管主干，应与脾血管主干保持一定的距离。为了减少术后出血和胰瘘的发生，应尽量避免脾门侧胰腺组织的残留，完整切除标本。目前将胰体尾与脾血管分离有两种方式：一种为从近端胰体尾向远端脾门侧分离，另一种为从远端脾门侧向近端胰体尾分离。术中具体采取哪种方法要根据患者脾血管的解剖类型和术中具体情况以及手术医师的经验及习惯综合来考虑。②Warshaw 法中为减少脾梗死的发生，离断脾血管前可以先以动脉夹夹闭，然后观察脾脏颜色的改变，若无明显变化可离断脾血管，离断后建议观察 30 min，若脾脏色泽明显改变，建议及时行脾切除，避免二次手术行脾切除术，给患者带来一定的痛苦。手术操作时尽量减少脾周韧带的游离，尤其是脾胃韧带以保护胃短血管弓。同时建议在脾动静脉发出二级分支前离断，尽量在远离脾门处胰腺实质内离断脾动静脉。术前即存在脾肿大、脾功能亢进的患者，需谨慎选择 Warshaw 法。

（2）脾动静脉的游离：①游离脾血管必须操作细致、精准、轻柔，特别是游离脾静脉时，由于脾静脉壁薄，分支较多，牵拉不当极易造成大出血，造成保脾失败及中转开腹可能。②预先显露脾动静脉主干并预置血管吊带，在血管破裂出血时可牵拉吊带，控制出血，避免术中出血引起慌乱。③脾动静脉出血时，如有明确出血点，可以无损伤钳控制出血，吸尽后先以钛夹夹闭破口，然后以 5-0 血管缝线缝合血管裂口，再移除钛夹。如出血点不明确，出血量较小时，可先以纱布块或可吸收止血纱布暂时压迫止血，待切除标本后再仔细寻找出血点。如出血量较大，出血无法控制时应及时中转开腹手术。

【术后并发症及处理】

同腹腔镜胰体尾联合脾脏切除术。

（周家华）

汉 英 索 引

（以汉语拼音为序）

B

C

D

G

H

J

R

S

Y

Z

其　他